FISIOLOGÍA MÉDICA

FUNDAMENTOS DE MEDICINA CLÍNICA

6.ª EDICIÓN

FISIOLOGÍA MÉDICA

FUNDAMENTOS DE MEDICINA CLÍNICA

6.ª EDICIÓN

EDITADO POR

RODNEY A. RHOADES, PHD

Professor Emeritus
Department of Anatomy, Cell Biology and Physiology
Indiana University School of Medicine
Indianapolis, Indiana

DAVID R. BELL, PHD

Associate Professor
Department of Anatomy, Cell Biology and Physiology
Indiana University School of Medicine–Fort Wayne
Fort Wayne, Indiana

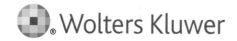

Philadelphia • Baltimore • New York • London
Buenos Aires • Hong Kong • Sydney • Tokyo

Av. Carrilet, 3, 9.a planta, Edificio D-Ciutat de la Justícia
08902 L'Hospitalet de Llobregat
Barcelona (España)
Tel.: 93 344 47 18
Fax: 93 344 47 16
Correo electrónico: consultas@wolterskluwer.com

Revisión científica

Dr. Josué Camberos Barraza
Secretario Académico
Unidad Académica Facultad de Medicina
Universidad Autónoma de Sinaloa

Dr. Pedro Gallardo Munizaga MSc, PhD
Profesor Asociado
Escuela de Medicina. Facultad de Medicina
Universidad Finis Terrae. Santiago, Chile

Dr. Celso Enrique Cortés Romero
Doctor en Ciencias Fisiológicas
Facultad de Medicina
Benemérita Universidad Autónoma de Puebla

Dr. Ángel Solana Rojas
Médico Pediatra Neonatólogo
Docente de Pregrado. Facultad de Medicina. UNAM
Médico Especialista. Instituto Mexicano del Seguro Social

Traducción: Wolters Kluwer
Dirección editorial: Carlos Mendoza
Editor de desarrollo: Cristina Segura Flores
Mercadotecnia: Pamela González
Cuidado de la edición: Olga A. Sánchez Navarrete
Maquetación: Carácter Tipográfico/Eric Aguirre, Aarón León, Ernesto Aguirre S.
Adecuación de portada: ZasaDesign/Alberto Sandoval
Impresión: Quad. Reproducciones fotomecánicas / Impreso en México

Copyright de la edición en español © 2024 Wolters Kluwer
ISBN de la edición en español: 978-84-19284-28-0
Depósito legal: M-19021-2023
Edición en español de la obra original en lengua inglesa *Medical Physiology. Principles for Clinical Medicine*. 6th Ed., de Rodney A. Rhoades y David R. Bell, publicada por Wolters Kluwer.
Copyright © 2022 Wolters Kluwer

Two Commerce Square
2001 Market Street
Philadelphia, PA 19103
ISBN de la edición original: 978-1-9751-6043-2

PREFACIO

La fisiología humana es la ciencia que explica cómo interactúan células, tejidos y órganos y funcionan como un sistema integrado. La 6.ª edición de *Fisiología médica: fundamentos de medicina clínica*, provee la última información de cómo funcionan los diferentes aparatos y sistemas del cuerpo para permitirle enfrentar los retos de sus ambientes interno y externo. Al hacerlo, aborda cómo el cuerpo mantiene una salud óptima y asegura la supervivencia. Aunque el énfasis de la 6.ª edición es en la fisiología normal, también se hace la descripción de la fisiopatología para mostrar en qué manera las funciones alteradas participan en los procesos patológicos. Este enriquecimiento de la fisiología básica refuerza sus principios fundamentales, además de mostrar cómo los conceptos básicos de la fisiología se relacionan con la medicina clínica.

Nuestra misión para esta edición está basada en décadas de instrucción y mentoría de estudiantes de medicina y su retroalimentación. Hemos creado un recurso de aprendizaje de componentes múltiples para abordar tres preguntas que los estudiantes de medicina nos han expresado con mayor preocupación en su entrenamiento académico: *"¿qué debo saber?"*, *"¿cómo sé que lo sé bien?"* y *"¿cómo se adapta a la medicina lo que aprendí?"* Cada componente de este libro de texto presenta una oportunidad de aprendizaje con estas preguntas en mente. Hemos pretendido llevar al máximo cada oportunidad, mientras se provee una introducción clara, precisa y actualizada a la fisiología médica.

A QUIÉN VA DIRIGIDO Y CÓMO LEERLO

Este libro, como la edición previa, está escrito para estudiantes de medicina, pero también será útil para estudiantes de posgrado de enfermería y ciencias biomédicas básicas, así como para estudiantes de odontología y veterinaria. Esta 6.ª edición se centra en los principios fisiológicos clave básicos que se requieren para comprender la función humana y su contexto fundamental en la medicina clínica. Se pretende alcanzar el difícil equilibrio educativo médico entre un tratado enciclopédico de fisiología por un lado y una revisión básica y descriptiva de la fisiología por el otro. Otro objetivo importante de la 6.ª edición es demostrar al estudiante que la fisiología es clave para comprender otras ciencias médicas como la farmacología y la fisiopatología. Si bien este libro está escrito principalmente con el estudiante en mente, la 6.ª edición también será una referencia clara, concisa y útil para los médicos y otros profesionales de la atención sanitaria.

Todos los capítulos se revisaron, actualizaron y editaron sustancialmente para lograr la unidad en la expresión y hacerlos tan concisos y lúcidos como fuera posible. En la 6.ª edición se revisó cada capítulo para eliminar minucias y llevar al mínimo la compilación de hechos aislados. Cada capítulo hace hincapié en explicar la fisiología en lugar de limitarse a describirla.

Los capítulos son escritos por profesores titulares de escuelas de medicina expertos en su campo y con décadas de experiencia en la enseñanza de la fisiología, quienes centraron su material en el conocimiento que es importante transmitir a los estudiantes de medicina. Se evitó a propósito la descripción de métodos de laboratorio de investigación o material histórico. Si bien estos temas son importantes en otros contextos, la mayoría de los estudiantes de medicina está demasiado ocupada para soportar la carga de tal información y prefiere centrarse en lo esencial. También se evitaron temas que hasta ahora no se han definido, con el reconocimiento de que la nueva investigación constantemente provee discernimientos novedosos, y a veces pone en reto ideas antiguas.

CONTENIDO Y ORGANIZACIÓN

Esta obra inicia con una descripción de los conceptos fisiológicos básicos, como la homeostasis y la señalización celular, en el capítulo 1. El capítulo 2 aborda la estructura, el transporte y el potencial de la membrana celular. La mayoría de los capítulos restantes se dedica a diferentes órganos, aparatos y sistemas: nervioso (capítulos 3-7), esquelético y muscular (capítulo 8), cardiovascular (capítulos 11-17), respiratorio (capítulos 18-21), renal (capítulos 22-23), gastrointestinal (capítulos 25-27) endocrino, (capítulos 30-35) y a la fisiología de la reproducción (capítulos 36-38). Se incluyen capítulos especiales respecto de la sangre (capítulo 9) y la inmunología (capítulo 10). En el de inmunología se insiste en sus aplicaciones fisiológicas. En los capítulos sobre la regulación acidobásica (capítulo 24), de la temperatura (capítulo 28) y el ejercicio (capítulo 29) se describen esas complejas funciones integradas. Por último, un nuevo capítulo de la 6.ª edición (capítulo 39) trata de la fisiología del envejecimiento. El orden de presentación de los temas sigue el de la mayoría de los cursos de fisiología de las escuelas de medicina de Estados Unidos. Los capítulos pueden leerse como unidades independientes, aunque en muchos casos el estudiante comprenda el contenido de un capítulo mediante uno de los capítulos anteriores. Algunos capítulos se pueden pasar por alto si el tema se trata en otros cursos (p. ej., neurobiología e inmunología).

CAMBIOS EN LA 6.ª EDICIÓN

Para la 6.ª edición, las secciones sobre neurociencias, cardiovascular, fisiología renal, gastrointestinal y endocrina se han revisado exhaustivamente. También se han incorporado expertos para actualizar y reescribir el capítulo sobre composición y función de la sangre, así como los tres capítulos de la sección de neurociencias que abarcan motoras, sensoriales y de integración del sistema nervioso central. Se han revisado y escrito numeros Enfoques clínicos y Ciencias médicas integradas para muchas secciones del libro. Se ha ampliado el número de preguntas tipo USMLE en cada capítulo y, como en ediciones anteriores, se continúa proporcionando explicaciones de las respuestas correctas e incorrectas de cada pregunta. También se han revisado muchas de las respuestas de estas preguntas para alinearlas con la guía USMLE para la redacción de preguntas tipo examen. También se ha ampliado el número de preguntas para cada capítulo disponible en línea para estudiantes y reescrito para que tengan el mismo estilo que marcan las guías USMLE. Por último, la 6.ª edición incluye un capítulo completamente nuevo que examina un campo apasionante y en rápida expansión en "Fisiología del envejecimiento y la función de los órganos".

CARACTERÍSTICAS PRINCIPALES Y HERRAMIENTAS DE APRENDIZAJE

Como en ediciones anteriores, la 6.ª edición incluye numerosas herramientas de aprendizaje auxiliares como complemento del texto básico.

Objetivos de aprendizaje activo

Hoy en día, los estudiantes de medicina tienen acceso fácil a grandes cantidades de información médica y de ciencias básicas. Desde cursos hasta los medios electrónicos en constante expansión, esta abundancia de información a veces puede resultar abrumadora por su alcance, de calidad variable y detalle. Para los estudiantes que se inician en una de las carreras médicas, que, al estar siempre disponibles independientemente de su etapa de formación, pueden ser fuentes que les confundan en el contexto de la importancia y el valor de la información para su formación médica.

No obstante, cabe destacar que los estudiantes de medicina necesitan comprender el funcionamiento de la fisiología para ser competentes en la resolución de problemas médicos. La palabra clave es *comprender*. Para esto se establecen objetivos de aprendizaje claros y aplicables *antes* de empezar a aprender material nuevo. Además, su beneficio aumenta si esos objetivos les ayudan a comprobar si conocen el material lo suficientemente bien como para aplicar la ciencia aprendida a la solución de preguntas y problemas médicos. Los *objetivos de aprendizaje activo* de los capítulos se han diseñado a propósito para orientar a los estudiantes hacia lo que deben ser capaces de hacer con el material del capítulo si lo dominan. En muchos casos se trata de su capacidad para usar los principios fisiológicos para explicar problemas médicos. El solo hecho de mencionar los temas contenidos en un capítulo no proporciona a los estudiantes objetivos de estudio que les ayuden a enfrentarse a cómo esos conocimientos son realmente utilizados por los profesionales de la medicina. Los objetivos de aprendizaje de este libro de texto no son intencionadamente conjuntos de temas de capítulo o listas de hechos básicos. Los objetivos de aprendizaje activo dirigen a los estudiantes a explicar, predecir y postular en lugar de simplemente describir, definir y recitar. Ayudan a los estudiantes a saber lo que son capaces de hacer con los conocimientos que han obtenido una vez que dominan los principios y procesos fisiológicos que han aprendido.

Preguntas de repaso comentadas, ejercicios de aplicación clínica y ejercicios clínicos avanzados

Proporcionar a los estudiantes herramientas de evaluación formativa es esencial para que puedan determinar lo que saben, lo bien que lo saben y lo que no saben. Además, es muy frustrante que los estudiantes estudien mucho y, si se equivocan en algunas preguntas de las evaluaciones prácticas, no sepan por qué una opción distinta a la suya era correcta y por qué la suya y otras opciones eran erróneas. Hemos comprobado que la incapacidad de reconocer las opciones erróneas como "erróneas" es una de las principales causas del bajo rendimiento de los estudiantes en las disciplinas médicas La 6.ª edición de *Fisiología médica: fundamentos de medicina clínica* continúa y amplía la tradición de proporcionar a los estudiantes un enfoque de varios niveles para la autoevaluación formativa. Esta edición se ha ampliado para proporcionar a los estudiantes más de 450 preguntas de opción múltiple tipo USMLE que están organizadas por el contenido del capítulo y con explicaciones para las respuestas correctas e incorrectas. Dar a los estudiantes explicaciones completas de las opciones de una pregunta les ayuda a calibrar su comprensión de la fisiología que están aprendiendo en ese momento y a determinar mejor si conocen bien el material. Además, al proporcionar a los alumnos explicaciones tanto de las respuestas incorrectas como de las correctas, se les permite identificar las lagunas en su comprensión y evitar la frustración que surge al saber que han seleccionado la respuesta incorrecta pero no pueden entender por qué.

Al igual que en ediciones anteriores, la 6.ª edición amplía este tipo básico de evaluación formativa a niveles más complejos con el fin de mejorar la capacidad de resolución de problemas de los alumnos. Contiene dos *Ejercicios de aplicación clínica* con cada uno de los 39 capítulos del libro; uno de ellos se incluye en la versión impresa, mientras que el otro se incorpora con un amplio material de estudio complementario en línea. Estos ejercicios de capítulo son pequeñas viñetas clínicas restringidas al contenido del capítulo. Se plantean al estudiante preguntas de respuesta libre basadas en la viñeta y el contenido del capítulo. Se proporcionan explicaciones a las respuestas de todas las preguntas. Este tipo de método de "historia-problema" para desarrollar las habilidades de resolución de problemas difiere del típico formato de estudio de casos de la enseñanza de la medicina. En este último, no es raro incluir en el caso materiales que el estudiante aún no ha aprendido o a los que aún no ha sido introducido. Esto puede ser contraproducente, ya que puede confundir y desorientar a los estudiantes cuando intentan centrarse en el problema en cuestión. Pueden tener dificultades para resolver casos tan amplios porque todavía no se les ha enseñado cierta información y complejidad clínicas. Por lo tanto, no pueden discernir si las dificultades que pueden tener con ese problema provienen de una falta de información o de comprensión de la información que se les ha pedido aprender. Esto último es lo más importante para ellos cuando intentan dominar la fisiología. En consecuencia, los *Ejercicios de aplicación clínica* de este libro se limitan al contenido del capítulo en el que se presentan. Como tal, un estudiante con problemas para responder a las preguntas planteadas en el ejercicio sabe que su problema radica en la comprensión del material y no en la falta de tener el material adecuado a la mano. Los ejercicios de aplicación clínica basados en capítulos están diseñados para ayudar a los estudiantes a aprender mejor cómo aplicar la fisiología que están aprendiendo en el momento a problemas reales clínicamente relevantes y reconocer las deficiencias en su comprensión de los procesos y principios. Además, este tipo de ejercicios ayuda a los estudiantes a ver inmediatamente la relevancia clínica de la fisiología que están aprendiendo; les muestra dónde encaja la fisiología en la medicina clínica.

Por último, los recursos en línea que acompañan este libro contienen 38 *Ejercicios de resolución de problemas clínicos avanzados*. Se trata de escenarios clínicos más largos y complejos, con múltiples preguntas y explicaciones de las respuestas. A diferencia de los *Ejercicios de aplicación clínica* basados en capítulos, esos ejercicios avanzados se basan en la comprensión del estudiante de múltiples disciplinas dentro de la fisiología, así como de otros campos biomédicos. Estos ejercicios son más parecidos a verdaderos estudios de casos clínicos médicos. Permiten al alumno evaluar su capacidad para integrar múltiples disciplinas dentro de la fisiología y aplicar su comprensión colectiva hacia las respuestas a un problema clínico multifacético. Estos ejercicios son útiles sobre todo para los estudiantes que han terminado su curso de fisiología médica y estén avanzando hacia el segundo año de la carrera de medicina. Estos ejercicios avanzados elevan las habilidades de resolución de problemas del estudiante y mejoran aún más su capacidad para determinar lo que saben y lo que no saben bien. Estos ejercicios avanzados demuestran al estudiante las fuertes conexiones entre el estudio de la fisiología y la medicina clínica.

Ensayos de enfoque clínico y ciencias médicas integradas

Para la 6.ª edición, los *Enfoques clínicos* de cada capítulo han sido actualizados nuevamente. Estos breves ensayos abordan la fisiopatología, fisiofarmacología y correlación clínica de la fisiología, incluida la terapéutica básica y las herramientas clínicas. Además, en la 6.ª edición se ha mantenido la función de las *Ciencias médicas integradas* con cada capítulo. Estos ensayos abordan una tendencia creciente en la formación de los estudiantes de medicina que consiste en integrar la totalidad de las ciencias médicas, básicas y clínicas, en determinadas unidades de enseñanza. No es raro que a los estudiantes se les enseñe patología, fisiopatología, farmacología y medicina introductoria al mismo tiempo, para que comprendan mejor una enfermedad o afección concreta. Las *Ciencias médicas integradas* incluidas en cada capítulo están dirigidas a conectar la fisiología de un capítulo con otro tipo de ciencia médica. Juntos, ambos tipos de ensayos por capítulo ofrecen a los estudiantes una visión adicional de la conexión entre la fisiología y la comprensión de las enfermedades humanas y su tratamiento.

CARACTERÍSTICAS EDUCATIVAS ADICIONALES

La 6.ª edición incorpora muchas características diseñadas para facilitar el aprendizaje y guiar al estudiante a lo largo de su estudio de la fisiología. Las características incluidas en la versión impresa de la 6.ª edición incluyen las siguientes:

- **Ilustraciones y tablas.** El texto nuevamente contiene abundantes figuras y diagramas de flujo a todo color. Las tablas de revisión también se incluyen como resúmenes útiles del material que se explica con mayor detalle en el texto. Las ilustraciones dentro del texto a menudo muestran las interrelaciones de diferentes variables o componentes de un sistema. Estas ilustraciones en color son más que sólo atractivas desde el punto de vista visual. Empleadas por primera vez en la 4.ª edición, en esta se continúa el uso de imágenes en color como herramienta didáctica. Más que aplicar arbitrariamente el color, este se usa con un propósito y tiene un significado. Gráficas, esquemas y diagramas de flujo, por ejemplo, incorporan un esquema coordinado: el rojo se usa para indicar estimulación, aumento o mayor efecto, en tanto el azul denota inhibición, alteración o disminución del efecto. Se usa también un esquema de color coordinado para señalar sistemas de transporte. Esa clave, donde los poros de membrana son azules, los transportadores activos primarios rojos, los transportadores facilitados morados, los receptores químicos celulares verdes, los cotransportadores anaranjados y los transportadores con compuerta de voltaje amarillos, añade un grado de capacidad de instrucción a las figuras, que no se observa en otros libros de texto de fisiología. Mediante la diferenciación de estos elementos integrales del trabajo de la fisiología por su función en las imágenes de la 6.ª edición se refuerza su propósito de instruir a los estudiantes más que meramente hacer representaciones. Estos hermosos esquemas conceptuales a todo color guían a los estudiantes a una comprensión de los fundamentos generales de la fisiología. Las figuras se conjuntan con el texto para proveer un contenido significativo y amplio.

- **Resúmenes de capítulos con viñetas.** Estos enunciados con viñetas proveen una descripción sumaria concisa del capítulo y constituyen una buena lista de revisión del mismo.

- **Subtítulos de conceptos claves.** Se incluyen subtítulos secundarios del capítulo en negritas dentro del texto, como declaraciones de concepto activo diseñadas para incluir los puntos clave de una sección determinada. A diferencia de los subtítulos de los libros de texto típicos que simplemente dan nombre a una sección, éstos se incluyen con un formato de oración completa activa. Por ejemplo, en lugar de subtitular a una sección "Edema", en su lugar se expresa "El edema altera el transporte entre los capilares por difusión". De esta manera es de inmediato evidente la idea clave de una sección. Cuando son tomados juntos en un capítulo, estos subtítulos dan al estudiante otro significado de revisión.

- **Negritas.** Los términos clave se anotan en negritas en su primera aparición en un capítulo, se explican en el texto y se definen en el glosario para referencia rápida.

- **Abreviaturas y valores normales.** Se incluye un apéndice de abreviaturas comunes en fisiología y una tabla de cifras sanguíneas, plasmáticas o séricas, normales en las contraportadas del libro para su acceso conveniente. Todas las abreviaturas se definen cuando se usan por primera vez en el texto, pero la tabla de abreviaturas en el apéndice sirve como acceso rápido y útil a las de uso frecuente en fisiología y medicina. También se incluyen en el texto los valores normales en sangre, pero la tabla de las contraportadas anterior y posterior provee una referencia más fácilmente accesible y completa.

- **Índice alfabético de materias.** Un índice amplio permite al estudiante buscar con facilidad el material en el texto.

- **Glosario.** Se incluye un glosario de todos los términos del texto en negritas, para acceso rápido a su definición. Los estudiantes apreciarán la inclusión de tan útil herramienta en el texto.

Legibilidad y diseño

Es un placer leer el texto y los temas se desarrollan de manera lógica. Se explican claramente los conceptos difíciles en una forma unificada y se respaldan con ilustraciones abundantes. Se evitan las minucias y los temas esotéricos. El diseño interior de la 6.ª edición no solo facilita la navegación por el texto, sino que también da al lector una perspectiva visual inmensa y el uso estratégico del color. De manera similar, en el diseño se resaltan las características pedagógicas, lo que las hace más fáciles de encontrar y usar.

Recursos en línea

Muchos más de los elementos didácticos auxiliares contenidos en el libro de texto están disponibles en un gran paquete de recursos en línea. Los recursos en línea incluyen lo siguiente:

- **Valoraciones formativas adicionales.** Además de las herramientas de valoración formativa ahora incluidas en la copia impresa del libro de texto, se dispone de preguntas de revisión adicionales del capítulo y ejercicios de aplicación clínica en línea, junto con ejercicios avanzados de resolución de problemas clínicos. Como en la versión impresa de este libro, todas las preguntas son de naturaleza analítica e indagan la capacidad del estudiante de aplicar los principios fisiológicos para resolver problemas, más que recordar aspectos de hechos básicos. Contienen explicaciones de las respuestas correctas e incorrectas. Las preguntas basadas en el capítulo fueron escritas por el autor correspondiente y no por un contrato de un servicio de redacción de preguntas.
- **Lectura sugerida.** Se proporciona en línea una breve lista de artículos de revisión recientes, monografías, capítulos de libros, artículos clásicos o sitios de internet, donde los estudiantes pueden obtener información adicional relacionada con cada capítulo.
- **Animaciones.** En la quinta edición se incluyen animaciones en línea que ilustran conceptos difíciles de la fisiología. Estas animaciones están narradas y contienen paneles duales que muestran simultáneamente imágenes en movimiento y representaciones gráficas de los procesos fisiológicos.
- **Banco de imágenes para los instructores.** Se dispone de un banco de imágenes que contienen todas las figuras del libro en PowerPoint en el sitio de thePoint.

Por último, deseamos agregar que la disciplina de la fisiología está cambiando. En los últimos 25 años ha habido un énfasis adicional en la genética para comprender lo que "nos enferma" y esto ha dado como resultado la creencia de que los genes controlan la biología humana, lo que ha tenido un impacto importante en la fisiología médica y en la forma que se tratan las enfermedades. Esto cambió recientemente con la emergencia de la nueva ciencia de la epigenética, que significa regulación de los genes. Se puede definir a la epigenética como el mecanismo por el cual los genes pueden apagarse y activarse, pero estos mismos y su código genético no se alteran. Esto significa que la síntesis de proteínas y otras funciones celulares pueden controlarse más allá del ámbito del gen. La investigación reciente muestra que las señales del estilo de vida y ambientales pueden modificar y regular la actividad génica, y demuestra que aspectos como el ejercicio, la nutrición, el estrés, los traumatismos, las emociones, la actitud, la actividad social y las toxinas pueden modificar la función de los genes sin alterar el código genético. Es todavía más notorio que estas modificaciones epigenéticas pueden transmitirse a la siguiente generación. La epigenética está dando un vuelco a nuestra comprensión de la regulación en la fisiología y ha abierto una nueva frontera en la fisiología humana y el futuro de la medicina. La fisiología está pasando de las relaciones estructura-función a las relaciones funcionales inducidas por la epigenética, lo que ha dado como resultado nueva investigación, que demuestra cómo aproximadamente 15% de las enfermedades crónicas (p. ej., hipertensión, cardiopatías, asma, obesidad, diabetes, osteoporosis, artritis, cáncer, etc.) está específicamente relacionado con la genética. El restante 85% corresponde a factores que se deben a opciones del estilo de vida (p. ej., alimentación, ejercicio, estrés físico, estrés emocional) y a factores ambientales (toxinas, tabaquismo, pesticidas, abusos de sustancias, etc.). La 6.ª edición de *Fisiología médica: fundamentos de medicina clínica*, provee a todos los estudiantes una sólida base para seguir avanzando mediante este nuevo y excitante campo de la epigenética.

Quisiéramos expresar nuestro agradecimiento y aprecio más profundos a todos los autores colaboradores. Sin su experiencia y cooperación esta 6.ª edición no hubiese sido posible. También deseamos expresar nuestro aprecio a todos los estudiantes y colegas que aportaron comentarios y criticas útiles durante la revisión de esta obra. Además, desearíamos agradecer a nuestro personal editorial por un trabajo bien hecho, incluidos los coordinadores editoriales Louis Monoharan y Remya Divakaran por su guía y asistencia, para mejorar significativamente cada edición de este libro. Un agradecimiento muy especial a nuestra editora de desarrollo, Robyn Alvarez. No podríamos haber pedido un editor mejor para este proyecto, en especial en un momento caótico creado por el COVID-19. Fue un placer trabajar con Robyn y apreciamos enormemente su capacidad de organización, diligencia, y perseverancia a lo largo de todo el proyecto. Robyn comprendió la esencia del proyecto desde el principio. Su atención a los detalles, su intuición y su aportación editorial fueron esenciales para completar la 6.ª edición. También estamos en deuda con nuestra artista Jennifer Clements y la artista Holly R. Fischer, MFA. Finalmente, desearíamos agradecer a Crystal Taylor, nuestra editora de adquisiciones en Wolters Kluwer, por su respaldo, visión y compromiso con el libro. Estamos en deuda con sus talentos administrativos y su manejo del personal y los recursos materiales para este proyecto.

Por último, deseamos agradecer a nuestras esposas, Pamela Bell y Judy Rhoades, por su amor, paciencia, respaldo y comprensión con nuestra necesidad de dedicar gran parte del tiempo y la energía personales al desarrollo de este libro, especialmente durante este último año de desafíos sin precedentes causados por la pandemia de COVID-19.

Rodney A. Rhoades, PhD
David R. Bell, PhD

COLABORADORES

David R. Bell, PhD
Associate Professor
Department of Anatomy, Cell Biology and Physiology
Indiana University School of Medicine–Fort Wayne
Fort Wayne, Indiana

Robert V. Considine, PhD
Associate Professor
Departments of Medicine and Anatomy, Cell Biology and
    Physiology
Indiana University School of Medicine
Indianapolis, Indiana

Jeffrey S. Elmendorf, PhD
Associate Professor
Department of Anatomy, Cell Biology and Physiology
Indiana University School of Medicine
Indianapolis, Indiana

Carl F. Marfurt, PhD
Professor Emeritus
Department of Anatomy, Cell Biology and Physiology
Indiana University School of Medicine–Northwest
Gary, Indiana

Rakesh Mehta, MD
Associate Professor of Clinical Medicine
Division of Hematology–Oncology
Department of Medicine
Indiana University School of Medicine
Indianapolis, Indiana

Rodney A. Rhoades, PhD
Professor Emeritus
Department of Anatomy, Cell Biology and Physiology
Indiana University School of Medicine
Indianapolis, Indiana

Jennelle Durnett Richardson, PhD
Assistant Professor
Department of Clinical Pharmacology and Toxicology
Indiana University School of Medicine
Indianapolis, Indiana

Denise Slayback-Barry, PhD
Senior Lecturer
Department of Biology
Indiana University–Purdue University Indianapolis
Indianapolis, Indiana

Frank A. Witzmann, PhD
Professor Emeritus
Department of Anatomy, Cell Biology and Physiology
Indiana University School of Medicine
Indianapolis, Indiana

Robert W. Yost, PhD
Professor of Teaching
Department of Biology
Indiana University–Purdue University
Indianapolis, Indiana

REVISORES

El editor y los autores agradecen los comentarios recibidos durante el proceso de planificación de esta edición.

CONTENIDO

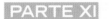

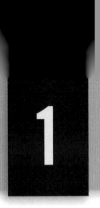

1 Fisiología médica: una revisión general

INTRODUCCIÓN

La fisiología humana es la ciencia que investiga cómo las células, los tejidos y los órganos se organizan en diferentes sistemas para permitir al cuerpo funcionar mientras enfrenta cambios internos y externos. De acuerdo con esto, una faceta importante de la fisiología es revisar cómo los diferentes aparatos y sistemas corporales se relacionan e interactúan en el mantenimiento de la función normal, el crecimiento y la salud óptima.

ALCANCES DE LA FISIOLOGÍA

La fisiología médica constituye la base de la clínica que incorpora muchos principios biológicos en la **integración** de mecanismos funcionales para una salud óptima. Un objetivo principal de este libro es examinar las importantes conexiones entre los acontecimientos moleculares/celulares y la función de los órganos. Una comprensión más lúcida de estas relaciones no solo aumenta nuestra comprensión de la función de los órganos, también proporciona una nueva visión de la fisiopatología subyacente de los mecanismos de las enfermedades. En consecuencia, el cuidado de la salud mejora de manera continua como resultado de la obtención de nuevos conocimientos entre la interacción de la biología molecular/celular y la fisiología de los órganos. Los nuevos descubrimientos entre los acontecimientos celulares y la función de los órganos proporcionan las bases de un diagnóstico más oportuno y un mejor tratamiento de las enfermedades.

El medio interno corporal está regulado de manera estrecha para mantener una función celular óptima

El cuerpo humano está constituido por más de 65 billones de diversas células, las cuales se organizan en tejidos especializados (muscular, epitelial, conectivo y nervioso), y estos se agrupan en órganos, que son un conjunto de tejidos autónomos que desempeñan una función específica (p. ej., corazón, hígado, pulmón). Los órganos, a su vez, se estructuran en sistemas (p. ej., sistema respiratorio, cardiovascular y nervioso). Esta organización sirve de base para la función humana.

La regulación del ambiente interno comienza a nivel celular y está estrechamente controlada de manera compatible para sostener la óptima función de las células. Tejidos y órganos se encargan de regular muchos procesos celulares indispensables, como las condiciones físicas y químicas del líquido extracelular dentro de un rango estrecho. Ejemplos incluyen el volumen de agua y la **osmolalidad**, las concentraciones de electrolitos esenciales, los sustratos metabólicos, las concentraciones de los gases

oxígeno y dióxido de carbono, el pH y la temperatura. La capacidad de mantener un ambiente estable y constante del cuerpo ante cambios variables en el interior o el ambiente externo se llama **homeostasis.**

El control homeostático del medio interno de la célula ante los retos muy intensos es parte de la esencia de la fisiología. Por ejemplo, el cuerpo humano se puede visualizar como un organismo cálido y húmedo que sobrevive en un mundo frío, seco y hostil. La energía que gasta nuestro cuerpo para mantener funcionando los procesos celulares se deriva de la oxidación de moléculas orgánicas básicas. El metabolismo tisular consume enormes cantidades de oxígeno y, en el proceso, vierte suficiente dióxido de carbono al líquido extracelular para disminuir con rapidez el pH sanguíneo de 7.4 a 1. Por lo tanto, el cuerpo debe enfrentar de manera constante las amenazas de la **deshidratación,** la hipotermia y la acidosis. Las células también necesitan combustible metabólico para las reacciones de oxidación. Algunos órganos, en particular el cerebro, solo pueden usar glucosa como fuente de energía para ese propósito. Además, las fuentes de nutrimentos que se originan en los alimentos que ingerimos constan de moléculas complejas de naturalezas químicas muy diferentes. Estas polimoléculas requieren energía y un procesamiento coordinado en el cuerpo para convertirse en sustratos monoméricos que puedan ser absorbidos y utilizados por las células. El oxígeno necesario para combinarse con estos sustratos y producir energía pasa al interior de las células por difusión simple, que en sí no requiere gasto de energía. Sin embargo, durante la inhalación se necesita un esfuerzo considerable para que los pulmones capten suficiente oxígeno para cubrir el consumo requerido y así satisfacer las demandas metabólicas. Además, el proceso de difusión con ahorro de energía solo funciona cuando lleva el oxígeno de los pulmones a las proximidades (dentro de 100 μm) de todas las células del cuerpo. Sin la arquitectura única del sistema circulatorio que lleva el oxígeno a las proximidades de las células no sobreviviríamos. De manera similar, el dióxido de carbono no puede solo filtrarse fuera del cuerpo desde los lugares donde se produce; debe neutralizarse, transportarse fuera de las células y expulsarse a través de los pulmones. El aparato circulatorio trabaja en coordinación con el respiratorio en el transporte de los nutrimentos, los gases sanguíneos y los productos residuales, hacia y desde las células. Los pulmones captan oxígeno de la atmósfera y transportan el O_2 al aparato circulatorio y, al mismo tiempo, expulsan el CO_2 productor de ácido. Es fácil imaginar que si los aparatos cardiovascular o respiratorio se ven comprometidos, todos los sistemas orgánicos del cuerpo funcionarán mal en cuestión de minutos y si esto no se corrige puede provocar la muerte.

El sistema neuroendocrino proporciona una intrincada red de comunicación a tejidos y órganos

La función normal del cuerpo y su supervivencia requieren comunicación entre los medios externo e interno, así como entre los órganos y dentro de ellos. En consecuencia, el funcionamiento óptimo de los órganos y nuestro bienestar dependen mucho de la comunicación que facilite la coordinación y la regulación de los procesos fisiológicos básicos. De ello se encargan los sistemas endocrino y nervioso del organismo. El sistema nervioso se compone de los sistemas nerviosos central y periférico, y estos dos componentes trabajan en conjunto para desencadenar y transmitir en forma muy rápida información acerca de los ambientes interno y externo en forma de señales eléctricas. Estas señales nerviosas a su vez envían mensajeros químicos a diferentes tejidos especializados y órganos. Nuestro cuerpo no solo usa tal sistema de percepción y señalización neurológica, sino que también aprovecha la existencia del sistema de transporte sanguíneo provisto por el aparato cardiovascular para transmitir señales químicas y moléculas reguladoras de un sistema de órganos a otro. Este tipo de sistema de información química interna a larga distancia encaja perfecto con los mecanismos neurogénicos en lo que, de manera colectiva, se llama **sistema neuroendocrino**, el cual es indispensable para regular funciones homeostáticas, el crecimiento, el desarrollo y la reparación tisular. También participa en el mantenimiento de todas las vías metabólicas celulares, el almacenamiento de sustratos metabólicos, concentraciones iónicas, la estructura ósea, la maduración sexual, la reproducción y el nacimiento.

Muchos nervios están organizados en circuitos que funcionan como efectores y **reguladores** de múltlples procesos fisiológicos. Por ejemplo, la ventaja de presentar movilidad física para la supervivencia se efectúa a través de circuitos neuronales básicos que reciben e integran las señales de nuestros sentidos para activar los mecanismos apropiados en los músculos corporales. Reflejos neurales más sencillos también son importantes para las funciones de protección. Así, el reflejo de retirada (p. ej., alejar la mano de un horno caliente), el reflejo tusígeno, el reflejo de distensión y el reflejo de rascado son todos partes del sistema de defensa de protección corporal. Este conjunto de reflejos simples echa a andar un proceso para asegurar que los tejidos y órganos corporales se protejan de la exposición al calor, la luz, la presión y las sustancias químicas tóxicas.

Los reflejos neurales intervienen en los ajustes momentáneos del funcionamiento de los órganos para satisfacer las necesidades del organismo. Por ejemplo, intervienen en el aumento del bombeo de sangre por el corazón y el movimiento del aire al interior y fuera de los pulmones durante el **ejercicio**. También participan en una exquisita regulación y coordinación con las señales endocrinas en el proceso multiorgánico de digestión de alimentos complejos en sustratos metabólicos utilizables por el organismo.

Por último, el sistema neuroendocrino, así como otros órganos, aparatos y sistemas, no funcionarán bien, si acaso, a menos que la composición química y el volumen del ambiente acuoso que rodea a todas las células esté bien regulado. El sistema renal tiene esta responsabilidad primaria de la regulación homeostática del medio extracelular. Juntos, los aparatos y sistemas renal, neural, endocrino, cardiovascular y pulmonar actúan de manera integral para mantener las funciones homeostáticas en el cuerpo.

Las miocinas son producidas por el músculo esquelético

Otro ejemplo de cómo los reflejos simples actúan como parte de las defensas del cuerpo es la conversión de un músculo esquelético contráctil en un órgano endocrino. Cuando el músculo esquelético se contrae, se liberan citocinas y péptidos, llamados **miocinas**, que actúan en una forma cuasiendocrina. Las miocinas ejercen un efecto local sobre el metabolismo muscular y participan en la reparación e hipertrofia del músculo (aumento de su masa) y también intervienen en la regeneración tisular, reparación e inmunorregulación de otros órganos. De hecho, la inmunorregulación fue el propósito de la investigación inicial. Una de las primeras miocinas en identificarse y detectar que se secretaban hacia la corriente sanguínea en respuesta a la contracción muscular fue la **interleucina-6** (IL-6), una citocina que participa en la respuesta inflamatoria corporal para luchar contra las infecciones y reparar heridas. La secreción de IL-6 aumenta en forma exponencial, de manera proporcional a la duración del ejercicio y la masa muscular. En términos prácticos, la secreción de IL-6 inducida por el ejercicio asume importancia fisiológica para la protección contra ciertos tipos de enfermedades crónicas, lo cual se tratará con más detalle en el capítulo 10.

El sistema nervioso autónomo regula las funciones de los órganos internos

Otro componente estructural de la red de comunicación corporal que es parte del sistema nervioso es el **sistema nervioso autónomo**, cuya función es la regulación del funcionamiento de los órganos internos (p. ej., el estómago, el hígado, los riñones, la vejiga, los pulmones, el corazón y las glándulas salivales y digestivas) y los vasos sanguíneos.

El sistema nervioso autónomo también participa en el sistema de defensa del cuerpo. Por ejemplo, el nervio vago recibe y envía señales reflejas neurales a muchos órganos, tiene una participación importante en la inflamación así como en sus conocidas funciones cardiaca y gastrointestinal. La estimulación del nervio vago inhibe la síntesis de mediadores inflamatorios clave que se sabe exacerban las condiciones de la artritis reumatoide y otras enfermedades autoinmunológicas.

DIRECTRICES RECIENTES PARA LA FISIOLOGÍA MÉDICA

Los continuos avances en nuestra comprensión de la fisiología tienen una participación cada vez más importante en la creación de la estructura para comprender el mantenimiento de la salud óptima y las defensas corporales. Los nuevos descubrimientos de la fisiología continúan dándonos discernimiento para comprender "lo que nos mueve", así como trazar nuevas directrices para los tratamientos e intervenciones médicas futuros. Muchos de los descubrimientos surgen de la aplicación de nuevos conocimientos de otras disciplinas (p. ej., biología molecular, genética, inmunología, biofísica y bioingeniería) para investigar diversas facetas de las funciones celular y orgánica y su regulación en el contexto de la fisiología de todo el organismo.

La fisiología médica sigue siendo la base de la medicina clínica en el siglo XXI, como lo fue en el siglo XIX. La tabla 1-1 muestra los galardonados con el Premio Nobel de Fisiología y Medicina de 2009 a 2019. Aunque todos estos nuevos descubri-

TABLA 1-1	Recientes galardonados con el Premio Nobel de Fisiología o Medicina	
Año	Destinatario	Descubrimiento o desarrollo
2009	Elizabeth H. Blackburn Carol W. Greider Jack W. Szostak	Descubrimiento de cómo los cromosomas están protegidos por los telómeros y la enzima telomerasa
2010	Sir Robert G. Edwards	Desarrollo de la fecundación *in vitro*
2011	Bruce A. Beutler Jules H. Hoffmann	Descubrimientos relativos a la activación de la inmunidad innata
	Ralph M. Steinman	Descubrimiento de la célula dendrítica y su papel en la inmunidad adaptativa
2012	Sir John B. Gurdon Shinya Yamanaka	Descubrimiento de que las células maduras de un tejido especializado pueden reprogramarse para convertirse en células inmaduras capaces de desarrollarse en todos los tejidos del cuerpo
2013	Randy W. Schekman Thomas C. Südhof	Descubrimiento de cómo la célula organiza su sistema de transporte: las moléculas se transportan dentro de las células y entre ellas en pequeños paquetes denominados *vesículas*
2014	John O'Keefe May-Britt Moser Edvard I. Moser	Descubrimientos de células que constituyen un sistema de posicionamiento en el cerebro
2015	William C. Campbell Satoshi Ōmura	Descubrimientos relativos a una nueva terapia contra las infecciones causadas por parásitos ascáride
	Tu Youyou	Descubrimientos sobre una nueva terapia contra la malaria
2016	Yoshinori Ohsumi	Descubrimiento de los mecanismos de la *autofagia*, proceso fundamental de degradación y reciclaje de los componentes celulares
2017	Jeffery C. Hall Michael Rosbash Michael W. Young	Descubrimiento de los mecanismos moleculares que controlan el ritmo circadiano
2018	James P. Allison Tasuku Honjo	Descubrimiento de una terapia contra el cáncer mediante la inhibición de la regulación inmunológica negativa
2019	William Kaelin, Jr. Sir Peter J. Ratcliffe Gregg L. Semenza	Descubrimiento del modo en que cada célula percibe la disponibilidad de oxígeno y se adapta a ella

Datos de los Premios Nobel de Fisiología o Medicina. NobelPrize.org. Nobel Media AB 2020. https://www.nobelprize.org/prizes/lists/all-nobel-laureates-in-physiology-or-medicine.

mientos repercuten en nuestra salud y bienestar, cuatro de ellos en particular han tenido un gran efecto en la configuración de la futura dirección de los estudios de fisiología humana.

Los telómeros protegen los cromosomas y mejoran el funcionamiento de los órganos y la longevidad

Blackburn y Epel recibieron el Premio Nobel de Fisiología y Medicina 2019 por su descubrimiento de los **telómeros** y su acción biológica. Las largas y filiformes moléculas de ADN que transportan nuestros genes están empaquetadas en cromosomas, y los telómeros son las tapas de sus extremos (fig. 1-1). El descubrimiento pionero de los telómeros, que son análogos a las puntas de plástico del extremo de las agujetas de los zapatos que evitan que estas se deshilachen, demostró que estaban implicados en la protección de los cromosomas frente a la degradación. Los trabajos de Blackburn y Epel, entre otros, no solo dilucidaron el efecto telomérico a nivel celular, sino que también demostraron que los telómeros desempeñaban un papel importante en la fisiología de todo el organismo. Las investigaciones demostraron que un estilo de vida poco saludable (p. ej., el estrés emocional, el abuso de sustancias y el sedentarismo) daña los telómeros,

lo que provoca una disminución de la calidad de vida y causa envejecimiento prematuro y trastornos neurológicos. Además, la acción biológica de los telómeros a nivel de todo el cuerpo proporcionó el fundamento y la base científica para la medicina holística y la hipotética conexión mente-cuerpo-espíritu.

El sistema inmunológico protege el funcionamiento de los órganos

Un segundo campo de investigación que ha tenido una gran repercusión en nuestra comprensión de la fisiología de órganos y sistemas es el de la inmunología. Nuestro sistema inmunológico ha evolucionado a lo largo de millones de años como parte del sistema de defensa de nuestro cuerpo para combatir las amenazas de microorganismos patógenos (p. ej., bacterias, virus, hongos y parásitos). Nuestro cuerpo es muy bueno luchando contra las infecciones, pero a veces la reacción inmunológica es tan fuerte que daña órganos vitales. Estas reacciones exageradas suelen provocar insuficiencia renal o hepática con una caída precipitada de la tensión arterial. Este fenómeno se denomina **sepsis** o choque septicémico. La magnitud de este trastorno en términos de salud humana es significativa. En la actualidad,

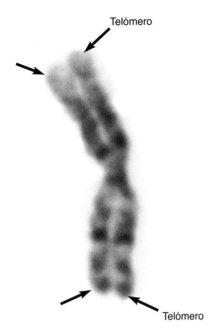

Figura 1-1 Los telómeros son los capuchones protectores de los extremos de un cromosoma (la estructura que transporta el ADN). (Reimpresa con permiso de Braun C, Anderson C. *Applied Pathophysiology*. 3rd ed. Lippincott Williams and Wilkins; 2017 modificado de McClatchey KD. *Clinical Laboratory Medicine*. 2nd ed. Lippincott Williams & Wilkins; 2002.)

en Estados Unidos, cerca de tres cuartos de millón de personas desarrollan una reacción séptica al año, y el índice de mortalidad asociada a la sepsis supera 20% en todo el mundo. Esto supone más muertes que las que se atribuyen al cáncer.

Dos recientes premios Nobel de Fisiología o Medicina –uno en 2011 y otro en 2018– han puesto de relieve nuevas investigaciones sobre la interacción de la inmunología y el funcionamiento de los órganos. Los descubrimientos de los tres Premios Nobel de 2011 muestran cómo se activan las fases innata y adaptativa de la respuesta inmunológica. Sus trabajos aportaron nuevos conocimientos sobre los mecanismos de las enfermedades (fig. 1-2) y demostraron cómo las proteínas receptoras pueden reconocer microorganismos y activar la inmunidad innata, el primer paso de la respuesta inmunológica del organismo y de la protección contra las disfunciones orgánicas. También descubrieron que las células dendríticas del sistema inmunológico tienen una capacidad única para activar y regular la inmunidad adaptativa, las fases posteriores de la respuesta inmunológica durante las cuales se eliminan los microorganismos del cuerpo.

Como se muestra en la figura 1-2, la primera línea de defensa, la inmunidad innata, puede destruir los microorganismos invasores y desencadenar una inflamación que contribuye a bloquear su ataque. Si los microorganismos traspasan esta línea de defensa, entra en acción la inmunidad adaptativa, que recurre a las células T para combatir la infección. Estas células especializadas producen anticuerpos contra el **patógeno** y también destruyen las células infectadas. Tras combatir con éxito la agresión infecciosa, el sistema inmunológico adaptativo mantiene una memoria inmunológica que permite una movilización más rápida y potente cuando el mismo microorganismo ataca la próxima vez. El trabajo científico de estos tres investigadores ha demostrado cómo estas dos líneas de defensa proporcionan protección contra la infección. Sin embargo, el sistema de defensa del organismo también supone un riesgo para el funcio-

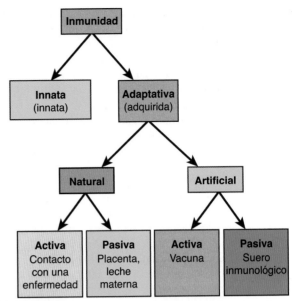

Figura 1-2 **El sistema inmunológico del organismo tiene dos líneas de defensa (inmunidad innata e inmunidad adaptativa) para protegerse de los microorganismos.** La función de la inmunidad innata es destruir los microorganismos invasores y desencadenar la inflamación para bloquear su ataque. Si los microorganismos traspasan esta línea de defensa, se activa la inmunidad adaptativa, que recurre a las células T para combatir la infección. (Reimpreso con permiso de Cohen BJ, DePetris A. *Medical Terminology*. 8th ed. Lippincott Williams and Wilkins; 2017.)

namiento de los órganos. Por ejemplo, si el umbral de activación es demasiado bajo, o si moléculas endógenas pueden activar el sistema, puede sobrevenir una enfermedad inflamatoria grave.

Los primeros trabajos de los tres galardonados con el Nobel de 2011 abrieron nuevas vías para la prevención y el tratamiento de enfermedades de origen inflamatorio (p. ej., asma, artritis, aterosclerosis, pancreatitis, enfermedad de Crohn), cáncer y enfermedades infecciosas como la sepsis. En particular, el Premio Nobel de Fisiología o Medicina de 2011 se concedió a dos científicos que establecieron un principio totalmente nuevo (**inmunoterapia**) para el tratamiento de enfermedades inducidas por la inflamación, como el cáncer, diferente de otros tratamientos, como la cirugía, la radiación y la quimioterapia. El nuevo tratamiento, denominado "**terapia de puntos de control inmunológicos**", ha cambiado de manera radical el pronóstico de ciertos grupos de pacientes con cáncer avanzado. El sistema inmunológico recurre a las células T para combatir el cáncer. Estas células especializadas son en extremo potentes y pueden dañar a las células sanas. Los puntos de control inmunológicos son una parte normal del sistema inmunológico y su función es impedir que una respuesta inmunológica sea tan potente que destruya células de órganos sanos. La terapia de puntos de control actúa frenando el sistema inmunológico para que las células T reconozcan y ataquen a los tumores, pero que no sean tan potentes como para atacar a las células sanas.

Un reloj biológico interno mantiene el ritmo natural de funcionamiento de los órganos

Hace tiempo que sabemos que tanto las plantas como los animales tienen un reloj biológico interno que les permite adaptarse a los ciclos de luz/oscuridad y de sueño/vigilia. Esta adaptación se conoce como **ritmo circadiano**. Pero cómo funciona en realidad el reloj biológico recién lo han descubierto los galardonados con el Premio Nobel de Fisiología o Medicina de 2017. Sus descubrimientos han dilucidado el funcionamiento interno del reloj y explican, a nivel celular, cómo los seres humanos, así como las plantas y los animales, sincronizan sus relojes biológicos con los ciclos de luz/oscuridad y sueño/vigilia.

Los premios Nobel aislaron un gen llamado *gen del periodo* que controla el ritmo biológico diario normal. A continuación descubrieron que este gen codificaba una proteína llamada *proteína PER*, la cual se acumula en la célula durante la noche y luego se degrada durante el día. Más tarde, identificaron otros componentes proteínicos que controlan la subida y bajada de la proteína PER y funcionan como una asa molecular de retroalimentación negativa. Desde sus descubrimientos seminales sobre la exquisita precisión del reloj biológico interno del cuerpo, la biología circadiana se ha convertido en un vasto campo de investigación que tiene importantes implicaciones para nuestra salud y bienestar. Varios procesos fisiológicos críticos se adaptan a las distintas fases del día, como los niveles hormonales, los patrones de sueño, la presión arterial, la temperatura corporal, el metabolismo y el comportamiento alimentario. Y lo que es más fundamental, el trabajo de los investigadores ilustra la importancia del ritmo circadiano cuando hay un desajuste entre el entorno externo y el reloj biológico interno del organismo. Por ejemplo, al viajar a través de varias **zonas horarias** experimentamos "jet lag". Además, hay indicios de que el desajuste crónico entre el estilo de vida y el ritmo circadiano está relacionado con el aumento del riesgo de padecer diversas enfermedades.

El oxígeno y el HIF, protagonistas

La cuarta gran área de investigación que está teniendo un impacto significativo en la fisiología y la medicina es el papel que desempeña el oxígeno en la función celular. El oxígeno es esencial para la vida animal. Este gas, que constituye cerca una quinta parte de la atmósfera terrestre, es utilizado por las mitocondrias de las células para convertir los alimentos en energía útil. Otto Warburg, Premio Nobel de Fisiología o Medicina en 1931, demostró que esta conversión era un proceso enzimático. Después, Corneille Heymans recibió el Premio Nobel de Fisiología o Medicina en 1938 por su descubrimiento que demostraba cómo los niveles de oxígeno en sangre se mantienen en niveles óptimos gracias a las células sensoras de oxígeno a través del **cuerpo carotídeo**, el cual controla la respiración comunicándose de forma directa con el centro respiratorio del cerebro.

Además de la respuesta rápida controlada por el cuerpo carotídeo a los niveles bajos de oxígeno (*hipoxia*), existen otras respuestas fundamentales. Una respuesta fisiológica clave a la hipoxia es el aumento de la hormona **eritropoyetina** (EPO), que conduce a una mayor producción de glóbulos rojos (**eritropoyesis**). La importancia del control hormonal de la eritropoyesis ya se conocía a principios del siglo xx, pero la forma en que este proceso estaba controlado por el oxígeno seguía siendo un misterio hasta que los galardonados en 2019 (Kaelin Jr., Ratcliffe y Semenza) sentaron las bases para dilucidar el mecanismo por el cual las células individuales disponían de un mecanismo sensor único para detectar cambios en la presión parcial de oxígeno (Po_2) en el líquido extracelular. Estos investigadores también identificaron los componentes celulares que mediaban la respuesta. En concreto, se descubrió un complejo proteico que se une al segmento de ADN identificado de forma dependiente del oxígeno; el complejo se denomina **factor inducible por hipoxia**

(FIH). Lo significativo de su investigación fue el descubrimiento de que el gen de la EPO está presente en todas las células y no solo en las renales, donde por lo regular se produce la EPO. El hecho de que el gen de la EPO pueda expresarse en todas las células demuestra que este fenómeno funcional está en esencia presente en todos los tipos celulares.

El mecanismo de detección de oxígeno permite a las células adaptar su metabolismo a niveles bajos de oxígeno, como ocurre en los músculos durante el ejercicio intenso. La detección de oxígeno es fundamental para un gran número de procesos adaptativos controlados por el FIH, como la formación de nuevos vasos sanguíneos, el desarrollo embrionario/neonatal, la respuesta inmunológica a las infecciones, etcétera. La detección de oxígeno también es fundamental en un gran número de enfermedades (tabla 1-2). Por ejemplo, los pacientes con insuficiencia renal crónica suelen padecer anemia grave debido a la disminución de la expresión de EPO, como se ha explicado antes. Además, la maquinaria regulada por oxígeno desempeña un papel importante en el cáncer. En los tumores, la maquinaria regulada por oxígeno se utiliza para estimular la formación de vasos sanguíneos y remodelar el metabolismo para una proliferación eficaz de las células cancerosas. En la actualidad, los laboratorios académicos y las empresas farmacéuticas realizan intensos esfuerzos para desarrollar fármacos que puedan interferir en diferentes estados patológicos mediante la activación o el bloqueo de la maquinaria regulada por el oxígeno.

Las funciones celular y orgánica se regulan por encima del nivel del gen

Muchos de los nuevos descubrimientos realizados en los últimos 10 años sobre la función humana son el resultado de la convergencia de varias disciplinas biológicas con la fisiología, que proporciona un puente entre los acontecimientos moleculares/celulares y la función de los órganos. Un campo en particular es la genética. El descubrimiento por Watson y Crick de la estructura química del ADN en 1953 provocó una explosión de nueva información en biología. James Watson empezó a trabajar en el ADN como doctorando en la Universidad de Indiana en Bloomington (Indiana). Más tarde, Watson se unió a Francis H. C. Crick, experto en cristalografía de rayos X. Su colabora-

TABLA 1-2 Mecanismos de detección de oxígeno que afectan a las funciones normal y anormal	
Normoxia (funcionamiento normal)	**Hipoxia (fisiopatología)**
• Metabolismo	• Anemia
• Ejercicio físico	• Hipertensión arterial
• Desarrollo	• Accidente vascular cerebral
• Inmunidad	• Infarto de miocardio
• Adaptación (ambiental)	• Infecciones
• Cardiopulmonar	• Cicatrización de heridas
• Renal	• Cáncer
• Neural	• Neurología
• Reproductivo	

ción dio como resultado el descubrimiento de que la estructura biofísica de la molécula de ADN consistía en una doble hélice. Aunque dicho descubrimiento ha aumentado de manera considerable nuestra comprensión del papel que desempeña el ADN en la biología, ha dado lugar a que se haga demasiado hincapié en el papel que desempeña la genética en el control de los procesos funcionales, desde el desarrollo del neonato hasta la fisiología del envejecimiento. Ciertamente, la genética interviene en muchos procesos biológicos y, en algunos casos, la disfunción está vinculada a un gen específico. Nuevas investigaciones demuestran que hay otros factores más importantes que la genética. Sin embargo, los titulares informan continuamente del descubrimiento de nuevos genes que se han relacionado con la personalidad, la obesidad, las enfermedades cardiacas, la depresión y la enfermedad de Alzheimer. Estos anuncios suelen incluir la promesa de que la genética es la clave para futuros diagnósticos y tratamientos. Lo que ha faltado en estos informes son los demás factores que constituyen un vínculo causal con estas enfermedades. Por ejemplo, la comunidad médica descubrió los genes *BRCA1* y *BRCA2*, un hallazgo importante para la cura del cáncer de mama. Pero los informes no mencionan que la expresión de estos genes puede prevenirse comiendo ciertos alimentos o siguiendo un estilo de vida más saludable. Aún más significativo es el hecho de que más de 95% de los casos de cáncer de mama no se debe a un gen o genes defectuosos, sino que está causado por el estrés crónico, las toxinas ambientales y un estilo de vida poco saludable.

Aunque el proyecto de la función humana está controlado por el ADN del cuerpo, recién se ha demostrado que la regulación de los procesos celulares se produce por encima del nivel del gen, porque el ADN no es el verdadero centro de actividad de la fisiología. Esas actividades son realizadas sobre todo por proteínas que se expresan por el ADN de la célula. Por ejemplo, son estas proteínas las que intervienen en la contracción muscular, la función cerebral, el transporte de oxígeno y la producción de anticuerpos. Ha surgido un nuevo campo de investigación, la **proteómica**, que aporta nuevos conocimientos sobre las variaciones funcionales a nivel celular u orgánico. La proteómica es un campo interdisciplinario que abarca el estudio a gran escala de las proteínas, su estructura, su modificación postraduccional y su función fisiológica; ha permitido identificar un número cada vez mayor de proteínas que son esenciales para la función celular. Además, es en especial importante para comprender la actividad de las proteínas en la célula, ya que la mayoría de los mecanismos fisiopatológicos son el resultado de una actividad proteica alterada. Por consiguiente, las nuevas dianas de la actividad proteica alterada pueden utilizarse en el diagnóstico oportuno y el tratamiento de enfermedades.

La participación del ADN es portar el código para sintetizar todas estas diferentes proteínas. El código genético es el punto de inicio necesario. Sin embargo, si solo el ADN fuese importante, los gemelos idénticos siempre serían iguales desde el punto de vista funcional, pero no siempre ocurre así. Varios estudios demuestran que los gemelos idénticos con el mismo genotipo muestran diferencias fenotípicas. Gemelos idénticos que nacen de los mismos padres, viven juntos y crecen en la misma comunidad han mostrado diferencias, por ejemplo, uno es delgado y el otro presenta sobrepeso, uno es alto y el otro bajo, uno tiene diabetes y el otro no, y uno es alcohólico y el otro no. Las diferencias fenotípicas entre los gemelos se tornan todavía más evidentes cuando se separan al nacer y viven separados en otra comunidad. Uno pudiese argüir que esas diferencias fenotípicas observadas en los gemelos

idénticos se deben a mutaciones del ADN. Sin embargo, la investigación muestra que estas son raras en los gemelos. Si nada sucedió al código del ADN en estos individuos, entonces la pregunta es: ¿por qué están ocurriendo estas diferencias? La respuesta viene de una ciencia emergente de la biología llamado **epigenética**. Nuevos descubrimientos en dicha ciencia están teniendo un impacto importante en nuestra comprensión de la biología y salud humanas. La epigenética investiga los mecanismos biológicos que activan y desactivan los genes. En otras palabras, la epigenética es el estudio de los cambios en la expresión de los genes (genes activos frente a inactivos) que no implican cambios en la secuencia de ADN subyacente (es decir, un cambio en el fenotipo sin un cambio en el genotipo). La epigenética demuestra que el ADN da las instrucciones para que se produzcan diversas proteínas intracelulares, pero no regula su expresión. Por ejemplo, explica cómo leen los genes las células y, después, si estas deben producir las proteínas pertinentes. Una buena ilustración de este fenómeno es el gen *COL1A1*, presente en todos los tipos de células, pero "expresado" solo en las de la piel para producir proteínas de colágeno de tipo 1. Además, la expresión del gen *COL1Al* en las células de la piel puede verse alterada por factores nutricionales y ambientales, lo que indica que la regulación está por encima del nivel del gen.

El epigenoma está formado por compuestos químicos y proteínas que pueden unirse al ADN y dirigir acciones como la activación o desactivación de genes, controlando así la producción de proteínas en células específicas. Un tipo común de modificación epigenética es la **metilación**, la cual consiste en unir pequeños grupos metilo, cada uno formado por un átomo de carbono y tres átomos de hidrógeno, a segmentos de ADN. Cuando se añaden grupos metilo a un gen concreto, ese gen se desactiva o silencia, y no se produce ninguna proteína a partir de él. La revolución epigenética ha dado lugar a una nueva exploración de las relaciones entre el genoma y los compuestos químicos que lo modifican. En particular, las investigaciones en curso se centran en el efecto que tienen las modificaciones sobre la función génica, la producción de proteínas, la función celular y la salud humana.

La epigenética está cambiando nuestra comprensión de cómo se controla nuestra biología. Factores como la mala alimentación, el sedentarismo, el estrés emocional, los traumas, la falta de interacción social y el abuso de sustancias pueden modificar la expresión de los genes sin alterar el código genético. En la figura 1-3 se muestra un ejemplo que ilustra el papel de la epigenética en la obesidad. La figura muestra que la epigenética es la causa principal de muchas de las enfermedades crónicas como la obesidad y desmiente la creencia dogmática de que estamos condenados por nuestros genes. En consecuencia, la nueva ciencia de la epigenética está llena de notable intriga y complejidad y ha abierto una nueva frontera en la regulación de la función de los órganos y el tratamiento de las enfermedades.

Está ocurriendo un cambio de paradigma en la fisiología humana

Los fisiólogos que trabajan en el ámbito médico ya no ven al cuerpo solo como una máquina donde la biología descriptiva relaciona sucesos de estructura-función. En los últimos 10 años han estado identificando mecanismos celulares específicos y encontrando los enlaces faltantes que están teniendo un gran impacto en la regulación metabólica a nivel de órgano. Además, grandes áreas de la fisiología están siendo influenciadas por nuevos descubrimientos en proteómica y la epigenética que se ha demostrado que alteran toda la función corporal, a veces para siempre.

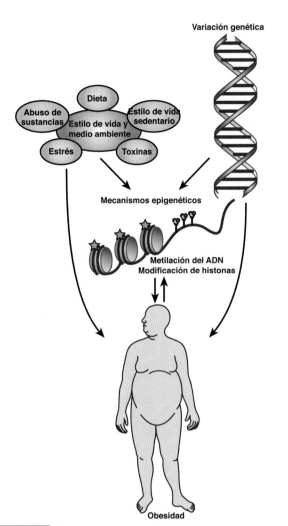

Figura 1-3 **Mecanismos subyacentes de la obesidad.** Los genes y los factores epigenéticos (p. ej., el estrés, el abuso de sustancias, la dieta, las toxinas o el sedentarismo) pueden provocar de manera directa un aumento de la adiposidad. Aunque ambos factores interactúan a través de su influencia en el epigenoma, más de 75% de la adiposidad se debe a la epigenética y 25% a la genética.

La influencia de la biología molecular/celular y la epigenética en la fisiología ha causado un cambio de paradigma. La fisiología, y en especial la fisiopatología, ha cambiado de las relaciones de estructura y función a las de factores epigenéticos-funcionales. Por ejemplo, se están haciendo descubrimientos importantes en la neurofisiología en el tratamiento de trastornos neurológicos, como la demencia y la enfermedad de Alzheimer, que son independientes de la intervención farmacológica o quirúrgica. Los cambios funcionales inducidos por la epigenética, como se muestra en la figura 1-3, también están llevando a nuevos descubrimientos en las causas subyacentes de la obesidad, una enfermedad que ha alcanzado proporciones epidémicas por todo el mundo en los últimos 15 años. En Estados Unidos, cerca de dos de cada tres adultos presentan sobrepeso. La obesidad tiene vínculo con una amplia variedad de problemas de salud, que incluyen hipertensión, artrosclerosis, accidentes vasculares cerebrales, diabetes tipo 2 y cáncer. Además de comer en exceso, los dos estudios citados en las revistas *Cell* y *Nature* en 2010 proporcionan evidencias de que la alimentación de un padre puede influir de forma directa en la modificación epigenética que predispone a su descendencia a la obesidad y la diabetes.

Otro campo en el que los cambios funcionales inducidos por la epigenética están teniendo participación significativa es en la ciencia del envejecimiento (*véase* capítulo 39), que se puede definir como "la declinación progresiva de la función orgánica, que en un momento dado provoca disfunciones". Puesto que los gemelos idénticos con el mismo genotipo pueden envejecer de diferente manera, las incógnitas para la investigación futura serán determinar cómo la epigenética cambia con la edad. Será de igual importancia determinar cómo esta ciencia puede tener ambos, un efecto positivo y uno negativo, sobre el envejecimiento. Por ejemplo, un estilo de vida saludable, que incluye ejercicio diario, buena alimentación, interacción social, niveles bajos de estrés y evitar el tabaquismo/abuso de sustancias puede causar cambios inducidos por la epigenética que mantengan al cuerpo más joven y más inteligente. Por el contrario, un estilo de vida sedentario con malos hábitos de alimentación, mucho estrés, tabaquismo e ingestión excesiva

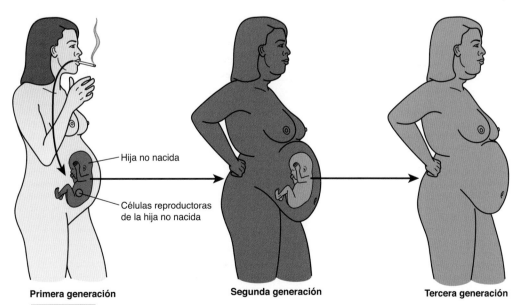

Figura 1-4 **Los factores inducidos por la epigenética se transmiten de una generación a otra.** Una mujer que fuma durante el embarazo induce modificaciones epigenéticas que pueden afectar a tres generaciones: 1) a sí misma, 2) al feto y 3) a las células reproductoras del bebé.

de alcohol puede causar efectos inducidos por la epigenética que aceleran el proceso de envejecimiento. El cambio de paradigma también ha modificado nuestra idea de fronteras inesperadas en la función humana. Por ejemplo, los científicos médicos veían la salud y supervivencia humanas desde el ámbito de solo un gen. Sin embargo, la nueva ciencia de la epigenética está dejando claro que existe un vínculo entre la naturaleza y la crianza, y que los factores epigenéticos desempeñan un papel fundamental en nuestra salud, bienestar y longevidad. Es incluso más sorprendente el hecho de que las modificaciones epigenéticas puedan transmitirse a la siguiente generación (fig. 1-4).

En resumen, la fisiología ha provisto un discernimiento notorio respecto de cómo las células, los tejidos y órganos interactúan, funcionan y se regulan. La fisiología humana está fomentando enfoques nuevos e innovadores en el tratamiento de enfermedades, en lugar del uso de fármacos o cirugía. Además, la interacción entre la fisiología y la nueva ciencia de la epigenética está mostrando que la salud y bienestar humanos ya no son determinados por los límites establecidos por nuestros genes. Más evidencia de los avances recientes en ciencias médicas muestran la extraordinaria influencia que los individuos tienen sobre el control de su salud, calidad de vida y longevidad.

Objetivos del aprendizaje activo

Con el dominio del material de este capítulo, usted será capaz de:

- Explicar cómo la retroalimentación negativa y el control por anteroalimentación trabajan juntos para mantener la homeostasis.
- Explicar la diferencia entre estado estacionario y equilibrio, incluido el papel del gasto de energía asociado con estos conceptos.
- Describir cómo los distintos tipos de moléculas que constituyen la membrana plasmática realizan las diferentes funciones que esta proporciona a la célula.
- Explicar la diferencia entre transporte simple y transporte mediado por portador de soluto a través de la membrana plasmática.
- Explicar cómo las células pueden mantener una concentración de iones diferente a la del líquido intersticial, y cómo esto hace que la célula tenga una carga negativa en su interior en relación con el líquido extracelular.
- Diferenciar la forma en que se abren los canales regulados por voltaje y ligando.

- Describir los componentes necesarios para el transporte activo primario y explicar cómo el mecanismo del transporte activo secundario es diferente.
- Describir las propiedades de las células epiteliales necesarias para producir el movimiento transcelular de los solutos y el agua.
- Explicar los dos mecanismos que muchas células usan para regular su volumen cuando se exponen a estrés osmótico.
- Describir la diferencia entre las señales autocrinas, paracrinas y endocrinas en el control de la función celular.
- Explicar cómo la señal intracelular producida por los receptores acoplados a proteínas G es diferente de la producida por los de tirosina cinasa.
- Explicar por qué se necesitan niveles bajos de calcio intracelular para que el calcio sea un segundo mensajero y cómo se propaga la señal del segundo mensajero del calcio.

INTRODUCCIÓN

El alcance de la fisiología va desde las funciones de moléculas y células individuales hasta la interacción del cuerpo con el mundo externo. Es medular para el estudio de la fisiología la comprensión de cómo se controlan los diferentes tipos celulares que constituyen los tejidos, cómo interactúan tanto dentro de un tejido como con otros, y cómo se adaptan a las condiciones cambiantes. Para conservar la salud deben optimizarse las condiciones del cuerpo mediante procesos de regulación estrecha que requieren una comunicación eficaz entre células y tejidos.

Las células están delimitadas por su membrana plasmática, una barrera que separa al citosol del líquido extracelular (LEC). La membrana plasmática mantiene sin escape a los iones, metabolitos y proteínas necesarios para el funcionamiento celular normal, permite que iones y moléculas específicas ingresen e impide la entrada de factores no necesarios. Para funcionar en coordinación con el resto del organismo, las células envían y reciben información que en primer término es procesada por proteínas específicas de la membrana plasmática.

En este capítulo se introducen los temas de homeostasis celular y la comunicación entre células y tejidos. Estos temas se desarrollan más profundamente en otros capítulos.

BASES PARA LA REGULACIÓN FISIOLÓGICA

Nuestros cuerpos están constituidos por materiales increíblemente complejos y delicados, sujetos de forma constante a todos los tipos de alteraciones y, sin embargo, activos durante toda la vida. Es claro que las condiciones y los procesos corporales deben estar controlados y regulados de manera estrecha, esto es, mantenerse dentro de cifras apropiadas. A continua-

ción, se describe en términos amplios la regulación fisiológica del organismo.

Es indispensable un medio interno estable para el funcionamiento celular normal

El fisiólogo francés de siglo XIX Claude Bernard fue el primero en formular el concepto del medio interno (*milieu intérieur*) al señalar que un ambiente externo rodea a los microorganismos (aire o agua), en tanto un ambiente líquido interno (LEC) circunda a las células que constituyen organismos multicelulares. Las células no están expuestas de manera directa al ambiente externo, sino que interactúan con él a través de su ambiente circundante, que se renueva de modo continuo por la sangre circulante.

Para una función óptima de células, tejidos y órganos en los animales, deben mantenerse ciertas facetas del medio interno dentro de límites estrechos, que incluyen, pero no se limitan a 1) las presiones parciales de oxígeno y dióxido de carbono; 2) las concentraciones de glucosa y otros metabolitos; 3) la presión osmótica; 4) las concentraciones de los iones de hidrógeno, potasio, calcio y magnesio; y 5) la temperatura. Las desviaciones desde las condiciones óptimas pueden causar disfunción, enfermedad o la muerte. Bernard expresó: "La estabilidad del medio interno es la principal condición para una existencia libre e independiente" y reconoció que la independencia de un animal respecto de las condiciones externas cambiantes tiene relación con su capacidad para mantener un medio interno relativamente constante. Un buen ejemplo es la capacidad de los animales de sangre caliente para vivir en diferentes climas. Dentro de un amplio rango de temperaturas externas, la temperatura central en los mamíferos se mantiene constante por mecanismos tanto fisiológicos como conductuales, una estabilidad que ofrece gran flexibilidad y tiene un valor obvio para la supervivencia.

La homeostasis se mantiene en el cuerpo por mecanismos fisiológicos coordinados

La clave para mantener la estabilidad del medio interno corporal es la coordinación magistral de los mecanismos regulatorios importantes. El renombrado fisiólogo Walter B. Cannon capturó el espíritu de la capacidad corporal de autorregulación al definir el término **homeostasis** como la conservación de estados estables dentro del cuerpo mediante mecanismos fisiológicos coordinados. Para funcionar de manera óptima ante una variedad de condiciones, el cuerpo debe percibir las desviaciones respecto de lo normal y, entonces, tener la capacidad de activar mecanismos para restablecer las condiciones fisiológicas. Las desviaciones de las condiciones normales pueden variar desde muy importantes hasta mínimas, por lo que hay mecanismos para hacer cambios opuestos en cualquier dirección.

La regulación homeostática de una variable fisiológica a menudo implica la cooperación de varios mecanismos, que se activan al mismo tiempo o en sucesión. Mientras más importante es una variable, más numerosos y complejos son los mecanismos que actúan para mantenerla en una cifra deseada. Cuando el cuerpo no puede restablecer las variables fisiológicas, surge la enfermedad o puede presentarse la muerte. La capacidad de mantener los mecanismos homeostáticos varía en la vida de una persona, con algunos que todavía no se desarrollan por completo al nacer y otros que declinan con la edad. Por ejemplo, un recién nacido no puede concentrar la orina tan bien como un adulto y, por lo tanto, tiene menor capacidad para tolerar la privación de agua. Los adultos mayores son menos capaces que los más jóvenes de tolerar tensiones como el ejercicio o el clima cambiante.

El término homeostasis tradicionalmente se refiere al LEC que baña los tejidos, pero también puede aplicarse a condiciones intracelulares. De hecho, el propósito final de mantener un medio interno constante es promover la homeostasis intracelular, y para ese fin se regulan de manera estrecha las circunstancias presentes en el citosol.

La retroalimentación negativa promueve la estabilidad y el control por anteroalimentación promueve cambios

La retroalimentación es un flujo de información a través de un asa cerrada. Los componentes de un sistema de control simple por retroalimentación negativa incluyen una variable regulada, un sensor, un controlador y un **efector** (fig. 2-1). Cada componente regula al siguiente. Pueden surgir diversos trastornos dentro y fuera del sistema y causar cambios indeseables en la variable regulada. En la **retroalimentación negativa** se percibe una variable regulada, se retroalimenta información al controlador, y el efector actúa para oponerse al cambio (de ahí la denominación de *negativa*).

Un ejemplo conocido de control por un sistema de retroalimentación negativa es el de control termostático de la temperatura de un cuarto (variable regulada), que está sujeta a alteraciones. Por ejemplo, la temperatura ambiente desciende en un día frío. Un termómetro (sensor) en el termostato (controlador) la detecta. El termostato está ajustado para determinada temperatura (punto de ajuste). El controlador compara la temperatura real (señal de retroalimentación) con el punto de ajuste, y se genera una señal de error si la temperatura ambiental disminuye más allá de la ajustada. La señal de error activa al horno (efector). Se vigila el cambio resultante en la temperatura ambiente y, cuando aumenta lo suficiente, se apaga el horno.

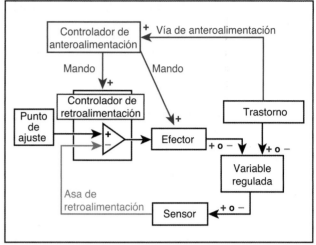

Figura 2-1 **Elementos de los sistemas de control por retroalimentación negativa y anteroalimentación.** En un sistema de control por retroalimentación negativa, la información fluye en un asa cerrada. Se percibe la variable regulada y se provee la información en cuanto a su concentración a un controlador de retroalimentación que la compara con la cifra deseada (punto de ajuste). Si hay una diferencia, se genera una señal de error que lleva al efector a conducir la variable regulada más cerca de la cifra deseada. Un controlador de anteroalimentación genera órdenes sin percibir directamente la variable regulada, aunque puede detectar un trastorno. Los controladores de anteroalimentación suelen funcionar a través de los de retroalimentación.

Este sistema de retroalimentación negativo permite alguna fluctuación en la temperatura ambiente, pero los componentes actúan juntos para mantener la temperatura preestablecida. Es importante ajustar la comunicación eficaz entre el sensor y el efector para mantener estas oscilaciones en un mínimo.

Hay sistemas similares de retroalimentación negativa para mantener la homeostasis corporal. Por ejemplo, el mantenimiento del agua y las sales dentro del cuerpo se conoce como **osmorregulación** o equilibrio de líquidos. Durante el ejercicio, la pérdida de agua por sudor produce aumento de la concentración de sales en la sangre y los líquidos tisulares que se detectan por las células en el cerebro (*véase* capítulo 23). El cerebro responde ordenando al riñón reducir la excreción de agua y también aumentando la sensación de sed. Juntos, la disminución de la pérdida de agua en los riñones y el aumento de la ingestión de agua, regresan la sangre y los líquidos tisulares a la concentración osmótica correcta. Este sistema de retroalimentación negativa permite fluctuaciones menores en las concentraciones de agua y sales en el cuerpo, pero compensa rápidamente los trastornos para restablecer condiciones osmóticas aceptables.

El **control de anteroalimentación** es otra estrategia de regulación de sistemas corporales, en particular cuando se desea un cambio con respecto al tiempo. En este caso, se genera una señal de mando que especifica el objetivo o propósito. La operación momento a momento del controlador es una "asa abierta"; esto es, no se percibe la variable regulada. El mecanismo de control por anteroalimentación a menudo percibe una alteración y puede, por lo tanto, ejercer una acción correctiva que previene el cambio. Por ejemplo, la frecuencia cardiaca y la respiración aumentan incluso antes de que una persona haya empezado el ejercicio.

El control por anteroalimentación suele actuar en combinación con sistemas de retroalimentación negativa. Un ejemplo es el levantar un lápiz. Los movimientos del brazo, la mano y los dedos son dirigidos por la corteza cerebral (controlador por anteroalimentación); son suaves y las fuerzas son apropiadas solo en parte por la retroalimentación de información visual y sensorial desde los receptores en las articulaciones y los músculos. Otro ejemplo de esta combinación ocurre durante el ejercicio. Los ajustes respiratorio y cardiovascular coinciden de manera estrecha con la actividad muscular, de modo que las concentraciones arteriales de oxígeno y de dióxido de carbono (la **presión parcial** de un gas dentro de un líquido) difícilmente cambian durante todo ejercicio, excepto el extenuante (*véase* capítulo 21). Es importante que se pueda adaptar la función del sistema de control con respecto al tiempo. La experiencia previa y el aprendizaje pueden cambiar el mensaje de salida del sistema de control, de modo que se conduzca de manera más eficaz o apropiada.

Aunque los mecanismos de control homeostáticos suelen actuar para beneficio del cuerpo, a veces son deficientes, inapropiados o excesivos. Muchas enfermedades, como el cáncer, la diabetes y la hipertensión se desarrollan por defectos en los mecanismos de control. La formación de una cicatriz es ejemplo de un mecanismo homeostático importante para la curación de las heridas, pero en muchas enfermedades crónicas, como la **fibrosis pulmonar**, la cirrosis hepática y la enfermedad intersticial renal, la formación de cicatrices fracasa y se torna excesiva.

La retroalimentación positiva promueve el cambio en una dirección

En la **retroalimentación positiva** se percibe una variable y se inicia la acción para reforzar un cambio. El término positiva se refiere a que la respuesta ocurre en la misma dirección y lleva a un efecto acumulativo o amplificado. La retroalimentación positiva no lleva a la estabilidad o la regulación, sino a lo contrario, un cambio progresivo en una dirección; un ejemplo de ello es la sensación de orinar. Conforme la vejiga se llena, los sensores mecánicos en su interior se estimulan y el músculo liso de su pared empieza a contraerse (*véase* capítulo 22). Conforme la vejiga continúa llenándose y se distiende más, las contracciones aumentan y la necesidad de micción se hace más urgente. En respuesta, se presenta una sensación de alivio inmediato al vaciar la vejiga y esta es una retroalimentación positiva. Otro ejemplo de retroalimentación positiva ocurre durante la **fase folicular** del ciclo menstrual. Las hormonas sexuales femeninas, o estrógenos, estimulan la secreción de hormona luteinizante, que a su vez induce una mayor síntesis de estrógenos por los ovarios, retroalimentación positiva que culmina en la **ovulación** (*véase* capítulo 37). La retroalimentación positiva no regulada puede llevar a un círculo vicioso y situaciones peligrosas. Por ejemplo, el corazón puede estar tan debilitado por una enfermedad que puede no proveer un adecuado flujo sanguíneo a su tejido muscular, lo que lleva a una disminución adicional de su capacidad de bombeo, e incluso a un menor flujo sanguíneo coronario y un más importante deterioro de su función. La tarea del médico a veces es interrumpir asas de retroalimentación positiva cíclicas lesivas.

La energía es necesaria para mantener el estado estacionario y el equilibrio celular

Cuando dos compartimentos están en **equilibrio**, *se encuentran balanceadas las fuerzas opuestas* y no hay transferencia neta de una sustancia particular o de energía de un compartimento a otro. El equilibrio ocurre si ha transcurrido un tiempo suficiente para el intercambio y ninguna fuerza física o química favorece el movimiento neto en una dirección u otra. Por ejemplo, el equilibrio osmótico entre las células y el LEC por lo regular está presente en el cuerpo, por la gran permeabilidad al agua de la mayoría de las membranas celulares. Una condición de equilibrio, si no se altera, se mantiene estable. No se requiere gasto energético para mantener un estado de equilibrio.

A veces se confunden equilibrio y **estado estacionario**. Este último es solo una condición que no cambia con el transcurso del tiempo. Indica que la cantidad o concentración de una sustancia en un compartimento se mantiene constante. En un estado estable no hay ganancia o pérdida netas de una sustancia dentro de un compartimento. El estado estacionario y el equilibrio sugieren condiciones estables, pero el estado estacionario no necesariamente indica una condición de equilibrio y puede requerirse un gasto de energía para mantenerlo. Por ejemplo, en la mayoría de las células corporales hay un estado estable para los iones de Na^+, la cantidad que entra y sale de las células por unidad de tiempo es igual. Pero las concentraciones intra y extracelulares del ion Na^+ están lejos de un equilibrio. El $[Na^+]$ extracelular es mucho mayor que el intracelular y el sodio tiende a pasar al interior de las células de acuerdo con gradientes de concentración y eléctricos. La célula utiliza de manera continua energía metabólica para bombear Na^+ hacia afuera con el objetivo de mantener un estado estacionario con respecto a los iones Na^+. En los sistemas vivos, las condiciones a veces se desplazan del equilibrio mediante el gasto constante de energía metabólica.

En la figura 2-2 se ilustran las diferencias entre estado estable y equilibrio. El nivel de líquido en el lavabo es constante (un estado estable), porque las velocidades de ingreso y salida son equivalentes. Si fuésemos a aumentar la velocidad de ingreso (abertura de la tapa), el nivel del líquido aumentaría y, con el tiempo, podría establecerse un nuevo estado estable a nivel más alto. En la figura 2-2 B los líquidos en los compartimentos X y Y no están en equilibrio (los niveles de líquido son diferentes), pero el sistema como un todo y cada compartimento están en un estado estable, porque los ingresos y salidas son equivalentes. En la figura 2-2 C el sistema está en estado estable y los compartimentos X y Y están en equilibrio. Note que la denominación *estado estable* puede aplicarse a uno o varios compartimentos; el término *equilibrio* describe la relación entre al menos dos compartimentos adyacentes, que pueden intercambiar material o energía entre sí.

CITOSOL Y MEMBRANA PLASMÁTICA

El líquido intracelular de las células vivas, el **citosol**, tiene una composición muy diferente de la del LEC. Por ejemplo, las concentraciones de iones potasio y fosfato son mayores en el interior de las células que en el exterior, mientras que las concentraciones de iones sodio, calcio y cloruro son mucho menores en el interior de las células que en el exterior. La **membrana plasmática** de la célula crea y mantiene estas diferencias estableciendo una barrera de permeabilidad alrededor del citosol. Se impide que los iones y las proteínas celulares necesarios para el funcionamiento normal de la célula salgan al exterior; los que la célula no necesita no pueden entrar libremente en ella.

La membrana plasmática tiene permeabilidad selectiva. Las células deben recibir nutrientes para funcionar y deben eliminar

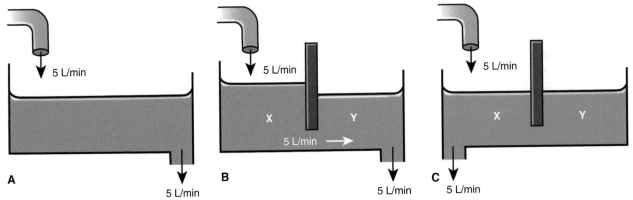

Figura 2-2 **Modelos de los conceptos de estado estacionario y equilibrio.** Las partes (**A-C**) corresponden a un estado estable. En (**C**) los compartimentos X y Y están en equilibrio.

los productos metabólicos de desecho. Para funcionar en coordinación con el resto del organismo, las células reciben y envían información en forma de señales químicas, como hormonas y neurotransmisores. La membrana plasmática tiene mecanismos que permiten a determinadas moléculas atravesar la barrera que rodea la célula. Una barrera selectiva rodea no solo a la célula, sino también a todos los orgánulos intracelulares que requieren un medio interno distinto del citosol. El núcleo celular, las mitocondrias, el retículo endoplásmico, el aparato de Golgi y los lisosomas están delimitados por membranas de composición similar a la membrana plasmática.

Singer y Nicolson propusieron el **modelo de mosaico fluido** de la membrana plasmática en 1972, el cual describió la organización e interacción de las proteínas con la **bicapa de lípidos** (fig. 2-3). Con modificaciones menores, este modelo aún se acepta como la imagen correcta de la estructura de la membrana plasmática.

La membrana plasmática consta de diferentes tipos de lípidos con funciones diversas

Los lípidos que se encuentran en las membranas plasmáticas se pueden clasificar en dos amplios grupos: **fosfolípidos**, que contienen ácidos grasos como parte de la molécula, y **colesterol**, que no cuenta con ácidos grasos en su estructura.

Los fosfolípidos son los lípidos complejos más abundantes que se encuentran en las membranas celulares. Se trata de moléculas **anfipáticas** formadas por dos ácidos grasos (por lo regular uno saturado y uno insaturado) y un grupo de ácido fosfórico sustituido en el eje de una molécula de glicerol o esfingosina, arreglo que produce una zona **hidrofóbica** formada por los dos ácidos grasos y una cabeza hidrofílica polar. Cuando los fosfolípidos se disponen en una bicapa, las cabezas polares se encuentran en el exterior y los ácidos grasos hidrofóbicos en el interior (*véase* fig. 2-3). Es difícil que las moléculas hidrosolubles y los iones pasen directo a través del interior hidrofóbico de la bicapa de lípidos.

Los fosfolípidos con un eje de esfingosina (un aminoalcohol largo) suelen llamarse *esfingolípidos* y están presentes en pequeñas cantidades en todas las membranas plasmáticas. Son en especial abundantes en el cerebro y las células nerviosas. La ceramida es un segundo mensajero lipídico generado a partir del esfingolípido esfingomielina.

Los *glucolípidos* son moléculas de lípidos que contienen azúcares y sus derivados (en lugar de ácido fosfórico) en la cabeza polar. Están localizados sobre todo en la mitad externa de la bicapa lipídica, con las moléculas de azúcar frente al LEC. Las proteínas se pueden asociar con la membrana plasmática mediante enlace con el fragmento azúcar extracelular de los glucolípidos.

Figura 2-3 **Modelo de mosaico fluido de la membrana plasmática.** Los lípidos se disponen en una bicapa. El colesterol da rigidez. Las proteínas integrales se asocian a una de las dos monocapas o pueden atravesar la bicapa completa. Algunas de las proteínas que atraviesan la membrana forman poros y canales. En algunos casos especializados, los poros transmembrana de células adyacentes se funden para formar uniones en hendidura, que facilitan la comunicación entre dos células. Otras proteínas que atraviesan la membrana son receptores. Las proteínas periféricas no penetran la bicapa. Las balsas de lípidos forman microdominios estables compuestos por esfingolípidos y colesterol.

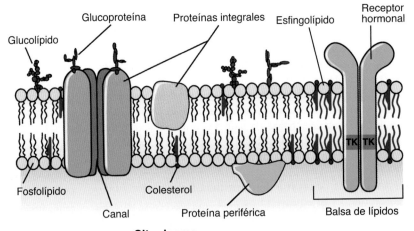

El colesterol es un componente importante de las membranas plasmáticas de los mamíferos. El porcentaje de colesterol en las membranas plasmáticas varía de 10 a 50% de los lípidos totales, tiene una estructura rígida que estabiliza la membrana celular y disminuye la movilidad natural de lípidos y proteínas en su interior. Algunas funciones celulares, como la respuesta de las células del sistema inmunológico a la presencia de un antígeno, dependen de la capacidad de las proteínas de la membrana de moverse en uno de sus planos para unirse al antígeno. Una disminución de la fluidez de la membrana, resultante de un aumento en el colesterol, altera estas funciones.

Los agregados de esfingolípidos y colesterol pueden formar microdominios estables llamados **balsas lipídicas,** que se difunden a los lados dentro de la bicapa de fosfolípidos. La proteína **caveolina** está presente en un subgrupo de balsas lipídicas (llamadas **caveolas**), que hacen que se forme una estructura que simula una cueva. Se cree que una función de las balsas lipídicas, tanto caveolares como no, es facilitar las interacciones entre proteínas específicas por inclusión (o exclusión) selectiva de estas proteínas del microdominio de la balsa. Por ejemplo, las balsas lipídicas pueden mediar el ensamblaje de receptores de membrana y proteínas de señalización intracelular, así como la selección de proteínas de la membrana plasmática para su interiorización.

La membrana plasmática contiene proteínas integrales, proteínas periféricas y glucoproteínas

Las proteínas son el segundo componente principal de la membrana plasmática, presentes aproximadamente en la misma proporción que los lípidos. Dos tipos diferentes de proteínas se asocian con la membrana plasmática. Las **proteínas integrales** están incrustadas en la bicapa de lípidos y muchas la abarcan por completo. La cadena polipeptídica de estas proteínas puede cruzar la bicapa de lípidos una vez o hacer múltiples pasos a través de ella. Los segmentos que abarcan la membrana suelen contener aminoácidos con cadenas laterales no polares, y se disponen en una conformación ordenada α helicoidal. Las **proteínas periféricas** no penetran la bicapa de lípidos y están en contacto con el lado externo de solo una de las monocapas de lípidos, ya sea la que se está frente al citoplasma o la que se encuentra frente al LEC (*véase* fig. 2-3). Muchas proteínas de la membrana tienen moléculas de carbohidratos (azúcares) anexas a la parte de la proteína expuesta al LEC y se denominan **glucoproteínas**. Algunas de las proteínas integrales de la membrana pueden desplazarse en el plano de esta, como pequeños botes que flotan en el "mar" formado por la bicapa de lípidos. Otras proteínas de membrana están ancladas al **citoesqueleto** en el interior de la célula o a proteínas de la matriz extracelular.

Las proteínas en la membrana plasmática tienen una variedad de funciones. Muchas proteínas periféricas de la membrana son enzimas y muchas de las proteínas integrales que se extienden en la membrana son transportadoras o forman canales para el desplazamiento de moléculas hidrosolubles y iones hacia el interior y el exterior de la célula. Las **uniones en hendidura** son canales proteínicos especializados formados por la proteína **conexina**, que facilita la comunicación directa entre una célula y otra. Seis conexinas se ensamblan en la membrana plasmática de una célula para formar la mitad de un canal, llamado **conexón**. Dos conexones alineados entre dos células vecinas se unen entonces en sus extremos para formar un canal intercelular entre sus membranas plasmáticas. Las uniones en hendidura permiten el flujo de iones y pequeñas moléculas entre el citosol de células vecinas, proporcionando así la transmisión rápida de señales eléctricas entre las células del corazón, del músculo liso y algunas nerviosas. Se cree que las uniones en hendidura participan en el control del crecimiento y la diferenciación celulares, al permitir que células adyacentes compartan un ambiente intracelular común. A menudo, cuando se lesiona a una célula las uniones en hendidura se cierran y aíslan a la célula dañada de sus vecinas.

Las proteínas de la membrana también tienen una función estructural, por ejemplo, para mantener la forma bicóncava de los eritrocitos. Por último, algunas proteínas de la membrana sirven como receptores altamente específicos en el exterior de la membrana celular, a los que se pueden unir moléculas extracelulares, como las **hormonas**. Si el receptor es una proteína que abarca la membrana, provee un mecanismo para convertir una señal extracelular en una respuesta intracelular.

La composición del líquido intracelular difiere de la del líquido extracelular

El componente líquido del cuerpo constituye casi 60% de su peso total. En un modelo simple se puede dividir a los líquidos corporales en dos compartimentos principales: líquido intracelular y LEC, separados por las membranas plasmáticas de las células. El compartimento de líquido intracelular constituye alrededor de dos tercios del agua corporal y contiene K^+, otros iones y proteínas. El compartimento de LEC constituye una tercera parte del agua corporal (~20% del peso corporal) y consta de todos los líquidos corporales fuera de las células. Sobre todo se trata de una solución de NaCl y $NaHCO_3$, que se puede dividir en tres subcompartimentos: el de **líquido intersticial** que baña las células (incluyendo linfa); el plasma, que circula como el componente no celular de la sangre; y el líquido transcelular contenidos en espacios revestidos de epitelio, como el cefalorraquídeo, líquidos digestivos y el moco.

El líquido intersticial que baña las células tiene una concentración de pequeños solutos (principalmente iones) similar a la del plasma sanguíneo. La principal diferencia entre estos dos fluidos es la presencia de proteínas y, en menor medida, de lípidos en el plasma. Las proteínas del plasma no pueden equilibrarse a través de las paredes de la mayoría de los capilares. Las proteínas plasmáticas ocupan ~7% del volumen plasmático y tienen carga eléctrica, lo cual altera un poco la distribución de iones entre el plasma y el líquido intersticial. Por ejemplo, la concentración de Na^+ en el plasma libre de proteínas es de 153 mM frente a 145 mM en el líquido intersticial. La concentración del ion Cl^- cargado negativamente es de 110 mM en el plasma libre de proteínas y de 116 mM en el líquido intersticial. En el capítulo 23 hay una descripción detallada de la distribución del agua corporal total y la concentración de iones de los distintos compartimentos.

La concentración intracelular de iones es muy diferente de la del líquido intersticial que baña las células. Como se muestra en la tabla 2-1, la concentración de Na^+, Cl^- y Ca^{2+} en el citosol es muy baja, y la de K^+ muy alta, en comparación con el líquido intersticial. Las bombas de iones de la membrana plasmática, que utilizan energía en forma de ATP, crean y mantienen estas diferencias en la concentración de iones entre el líquido intracelular y el intersticial, las cuales son necesarias para el correcto funcionamiento celular.

TABLA 2-1 Composición del citosol y del líquido intersticial

Soluto	Líquido intersticial (extracelular)	Citosol (intracelular)
Na$^+$ (mM)	145	15
K$^+$ (mM)	4.5	120
Cl$^-$ (mM)	116	20
Ca^{2+} (mM)	1.2	0.0001
Mg^{2+} (mM)	0.55	1
HCO$_3^-$ (mM)	25	15
Proteína (g/dL)	1	30
Glucosa (mM)	5.9	Muy baja
pH	7.4	~7.2
Osmolalilad (mOsm/kg H$_2$O)	290	290

MECANISMOS DE TRANSPORTE DE SOLUTOS

Todas las células deben importar oxígeno, azúcares, aminoácidos y pequeños iones, y exportar dióxido de carbono, desechos metabólicos y secreciones. Al mismo tiempo, las células especializadas requieren mecanismos para transportar moléculas, como enzimas, hormonas y neurotransmisores. El desplazamiento de grandes moléculas se realiza por endocitosis y exocitosis: transporte de sustancias al interior y fuera de la célula, en ese orden, por la formación de vesículas y su fusión con la membrana plasmática. Las células también cuentan con mecanismos para el desplazamiento rápido de iones y moléculas de solutos a través de la membrana plasmática. Estos mecanismos son de dos tipos generales: **transporte pasivo**, que no requiere gasto directo de energía metabólica, y **transporte activo**, que utiliza energía metabólica para desplazar solutos a través de la membrana plasmática. La fuerza motriz que determina el transporte pasivo de iones (p. ej., Na$^+$, Cl$^-$) a través de la membrana plasmática incluye una contribución del gradiente de concentración (gradiente química). También contribuye la gradiente eléctrica que es una relación entre la valencia del ión y el potencial de membrana. Los mecanismos de transporte activo suelen funcionar en contra del **potencial electroquímico** de un ion o soluto.

El ingreso de materiales extracelulares ocurre por fagocitosis y endocitosis

La **fagocitosis** es la ingestión de grandes partículas o microorganismos, que por lo general ocurre solo en células especializadas, como los **macrófagos** (fig. 2-4). Una función importante de los macrófagos es retirar las bacterias invasoras del cuerpo. La vesícula fagocítica (de 1 a 2 µm de diámetro) es casi tan grande como la célula misma que la forma. La fagocitosis requiere un estímulo específico. Ocurre solo después de que la partícula extracelular se unió a la superficie externa de la célula, que entonces es envuelta por expansión de la membrana celular a su alrededor.

La **endocitosis** es un término general para el proceso en el que una región de la membrana plasmática es tomada para formar una vesícula endocítica en el interior de la célula. Durante la formación de la vesícula se atrapa algo de líquido, solutos disueltos y material particulado del medio extracelular al interior de la vesícula y se ingresan a la célula. La endocitosis produce vesículas endocíticas mucho más pequeñas (de 0.1 a 0.2 µm de diámetro) que la fagocitosis. Ocurre en casi todas las

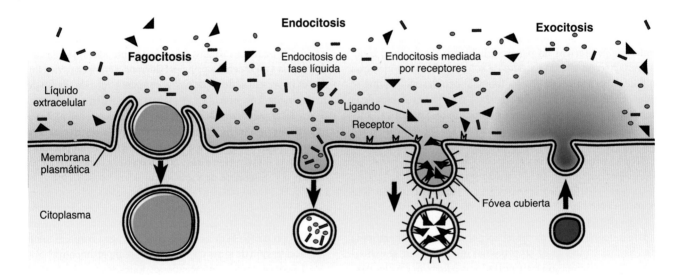

Figura 2-4 **Transporte de macromoléculas a través de la membrana plasmática mediante la formación de vesículas.** El material particulado en el líquido extracelular (LEC) es englobado por la célula e interiorizado por fagocitosis. Durante la endocitosis de fase líquida, el LEC y las moléculas disueltas ingresan a las células en vesículas endocíticas que se desprenden en depresiones de la membrana plasmática. La endocitosis mediada por receptores hace uso de los de membrana en las fóveas cubiertas para unirse a solutos específicos e interiorizarlos (ligandos). La exocitosis es la expulsión de macromoléculas destinadas a salir de las células. Estas se empacan en el interior de vesículas de secreción, que se fusionan con la membrana plasmática y liberan su contenido fuera de la célula.

células y está denominada como proceso constitutivo, porque se presenta de manera continua y no requiere estímulos específicos. En contraste adicional con la fagocitosis, la endocitosis se origina con la formación de depresiones en la membrana celular, que se desprenden unos cuantos minutos después de formarse y dan origen a vesículas endocíticas.

Se pueden distinguir dos tipos de endocitosis (*véase* fig. 2-4). La **endocitosis de fase líquida o fluida** es la captación inespecífica de LEC y todos sus solutos disueltos. El material se atrapa dentro de la vesícula endocítica y es llevado al interior de la célula. La cantidad de material extracelular interiorizado por este proceso es directamente proporcional a su concentración en el líquido extracelular. La **endocitosis mediada por receptores** es un proceso más eficaz, donde se hace uso de aquellos sobre la superficie celular para unirse a moléculas específicas. Estos receptores se acumulan en depresiones específicas llamadas **fóveas cubiertas**, denominadas así porque la superficie del citosol en este sitio está cubierta por una capa de varias proteínas. Las fóveas cubiertas se desprenden de manera continua para formar vesículas endocíticas, que proveen a la célula un mecanismo para la interiorización rápida de una gran cantidad de una molécula específica, sin necesidad de endocitosis de grandes volúmenes de LEC. Los receptores también aumentan la captación de moléculas presentes a concentraciones bajas fuera de la célula. La endocitosis mediada por receptores es el mecanismo por el que las células captan una variedad de moléculas importantes, incluidas hormonas, factores de crecimiento y proteínas de transporte sérico, como la acarreadora de hierro, la **transferrina**. Las sustancias extrañas, como la toxina de la difteria y algunos virus, también ingresan a las células por esta vía.

La salida de macromoléculas ocurre por exocitosis

Muchas células sintetizan importantes macromoléculas que se destinan a la **exocitosis** o salida de la célula. Esas moléculas se sintetizan en el retículo endoplásmico, se modifican en el aparato de Golgi y se empacan en el interior de **vesículas** de transporte, que deben desplazarse hacia la superficie celular, fusionarse con la membrana y liberar su contenido al exterior (*véase* fig. 2-4).

Hay dos vías de exocitosis, constitutiva y regulada. La secreción continua de moco por las **células caliciformes** en el intestino delgado es un ejemplo de la *vía constitutiva* de exocitosis, que está presente en todas las células. En otras células, las macromoléculas se almacenan en su interior en vesículas secretoras. Estas vesículas se fusionan con la membrana celular y liberan su contenido solo cuando arriba un estímulo extracelular específico a la membrana celular. Este proceso, denominado *vía regulada*, se encarga de la secreción rápida "a demanda" de muchas hormonas, neurotransmisores y enzimas digestivas específicos.

Los solutos sin carga atraviesan la membrana plasmática por difusión pasiva

Cualquier soluto tenderá a ocupar de manera uniforme todo el espacio disponible, desplazamiento que se conoce como **difusión**, resultado del movimiento browniano espontáneo (aleatorio) que todas las moléculas experimentan. Una gota de tinta colocada en un vaso de agua se difundirá y lentamente teñirá toda el agua. El resultado neto de la difusión es el traslado de sustancias de regiones de alta concentración a otras de baja concentración. La difusión es una forma eficaz para desplazar sustancias a corta distancia.

La velocidad con la que ocurre la difusión de un soluto en el agua depende de la diferencia de concentración, el tamaño de las moléculas y las posibles interacciones de la sustancia difusible con el agua. Estos diferentes factores aparecen en la **ley de Fick**, la cual describe la difusión de cualquier soluto en agua. En su forma más simple, la ley de Fick se puede expresar como:

$$J = DA(C_1 - C_2)/\Delta X \qquad (1)$$

donde J es el flujo de soluto de la región 1 a la 2 en la solución; D es el coeficiente de difusión del soluto, determinado por factores como su tamaño molecular y sus interacciones con el agua; A es el área de sección transversal a través de la que se mide el flujo del soluto; C es la concentración del soluto en la regiones 1 y 2 y ΔX es la distancia entre las regiones 1 y 2. En ocasiones J se expresa en unidades de cantidad de sustancia por unidad de área por unidad de tiempo, por ejemplo, $mol/cm^2/h$, y también se conoce como **flujo** de soluto.

La principal fuerza que impulsa la difusión pasiva de un soluto no cargado a través de la membrana plasmática es la diferencia de concentración entre el interior y el exterior de la célula. En el caso de un soluto con carga eléctrica, como un ion, la difusión también es impulsada por el **potencial de membrana**, que es el gradiente eléctrico a través de la membrana.

La difusión a través de una membrana no tiene dirección preferencial; puede ocurrir del exterior al interior o en sentido opuesto. Es posible medir el **coeficiente de permeabilidad** (P) de cualquier sustancia, el cual aporta la velocidad de la difusión por unidad de área de membrana plasmática para una determinada fuerza propulsora. La ley de Fick para la difusión de un soluto no cargado a través de una membrana se puede escribir como:

$$J = PA(C_1 - C_2) \qquad (2)$$

la cual es similar a la ecuación 1. P incluye el grosor de la membrana, el coeficiente de difusión de soluto y su solubilidad en ella. Los gases disueltos, como el oxígeno y el dióxido de carbono, presentan coeficientes de permeabilidad elevados y se difunden con rapidez a través de la membrana plasmática. Como resultado, el intercambio de gases en los pulmones es muy eficaz. La difusión a través de la membrana plasmática implica que el soluto en difusión ingresa a la bicapa lipídica para atravesarla; por lo tanto, es importante su liposolubilidad (p. ej., en un solvente de lípidos, aceite de oliva o cloroformo), en comparación con su solubilidad en agua, para determinar su coeficiente de permeabilidad.

La solubilidad de una sustancia en aceite, en comparación con la correspondiente en agua, es su **coeficiente de partición**. Las sustancias lipófilas (liposolubles) como gases, hormonas esteroidales y fármacos anestésicos, que se mezclan bien con los lípidos en la membrana plasmática, tienen coeficientes de partición elevados y, como resultado, altos coeficientes de permeabilidad; tienden a atravesar fácilmente la membrana plasmática. Las sustancias **hidrofílicas** (hidrosolubles), como iones y azúcares, no interactúan bien con el componente lipídico de la membrana, tienen coeficientes de partición y de permeabilidad bajos y se difunden a través de la membrana de modo más lento.

Los solutos como el oxígeno se difunden con facilidad a través de la parte lipídica de la membrana plasmática por difusión simple. Así, la relación entre la velocidad de movimiento y la diferencia de concentración entre los dos lados de la membrana es lineal (fig. 2-5). A mayor diferencia de concentración $(C_1 - C_2)$, mayor cantidad de sustancia cruzará la membrana por unidad de tiempo.

Las proteínas integrales de membrana son responsables de la mayoría del transporte pasivo de moléculas a través de la membrana plasmática

Para muchos solutos de importancia fisiológica, como iones, azúcares y aminoácidos, la velocidad de transporte a través de la membrana plasmática es mucho mayor de la esperada por difusión simple a través de una bicapa de lípidos. Además, la relación entre velocidad de transporte y la diferencia de concentración de estas sustancias hidrofílicas, sigue una curva que alcanza una **meseta** (*véase* fig. 2-5). El transporte de membrana con estas características a menudo se llama **difusión facilitada** o **difusión mediada por *carrier***, debido a que una **proteína integral de la membrana** facilita el desplazamiento de un soluto a través de la membrana. Las proteínas integrales de la membrana pueden formar poros, canales o *carrier*, cada uno facilita el transporte de moléculas específicas a través de la membrana.

Hay un número limitado de poros, canales y acarreadores en cualquier membrana celular; por lo tanto, al aumentar la concentración del soluto al principio se usan los poros "conservados", canales o acarreadores presentes, para transportar el soluto a una mayor velocidad que por difusión simple. Conforme la concentración de soluto aumenta más y más molécu-

las se asocian con el poro, el canal o el acarreador, el sistema de transporte en un momento dado se satura, cuando todos los poros, canales y acarreadores participan en la translocación de moléculas de soluto. En este punto, cualquier aumento adicional de la concentración de soluto no aumenta la velocidad de su transporte (*véase* fig. 2-5).

Los tipos de mecanismos de transporte por proteínas integrales de la membrana aquí considerados pueden trasladar un soluto únicamente en el sentido de su gradiente de concentración, como en la difusión simple. El movimiento neto se detiene cuando la concentración de soluto tiene el mismo valor en ambos lados de la membrana. En este punto, con referencia a la ecuación 2, $C_1 = C_2$ y el valor de J es 0. Los sistemas de transporte funcionan hasta que las concentraciones de solutos se equilibran. Sin embargo, el equilibrio se alcanza mucho más rápido que con la difusión simple.

Poros de la membrana

Un poro provee, a través de la bicapa de lípidos, un canal que siempre está abierto a ambos lados de la membrana. Las **acuaporinas** en las membranas plasmáticas de células específicas del riñón y el tracto gastrointestinal permiten el desplazamiento rápido de agua. Dentro del **complejo de poros nucleares**, que regula el movimiento de moléculas al interior y fuera del núcleo, hay un poro acuoso que solo permite el traslado pasivo de moléculas más pequeñas de 45 kDa y descarta aquellas mayores de 62 kDa. El **poro de transición de la permeabilidad mitocondrial** y **el canal aniónico dependiente del voltaje (CADV) mitocondrial**, que atraviesan las membranas interna y externa de las mitocondrias, promueven su decadencia cuando se forman con el resultado de la generación de **especies reactivas de oxígeno** y la muerte celular.

Canales regulados

Los iones pequeños, como Na^+, K^+, Cl^- y Ca^{2+}, atraviesan la membrana plasmática más rápido de lo que se esperaría con base en sus coeficientes de partición en la bicapa de lípidos. La carga eléctrica de un ion le dificulta transportarse a través de la bicapa de lípidos. La excitación de los nervios, la contracción de los músculos, el latido del corazón y muchos otros sucesos fisiológicos son posibles por la capacidad de los pequeños iones de ingresar o salir de la célula con rapidez. Este movimiento ocurre a través de canales iónicos selectivos.

Los **canales iónicos** están constituidos por varias subunidades polipeptídicas que atraviesan la membrana plasmática y tienen una compuerta que determina si están abiertos o cerrados. Estímulos específicos causan un cambio conformacional en las subunidades proteínicas para abrir la compuerta, creando un canal acuoso a través del cual pueden transportarse los iones (fig. 2-6). De esta manera, los iones no tienen que entrar a la bicapa de lípidos para atravesar la membrana; siempre se encuentran en un medio acuoso. Cuando los canales se abren, los iones se difunden con rapidez de un lado de la membrana al otro a favor de su gradiente de potencial electroquímico. Las interacciones específicas entre los iones y los lados del canal producen una velocidad de movimiento iónico muy rápida; de hecho, los canales permiten una velocidad mucho mayor de transporte de solutos (casi 10^8 iones/s) que los sistemas mediados por *carriers*, discutidos a continuación. Los canales iónicos tienen un filtro de selectividad que regula el transporte de ciertas clases de iones, como aniones o cationes, u otros específicos como Na^+, K^+, Ca^{2+} y Cl^- (*véase* fig. 2-6).

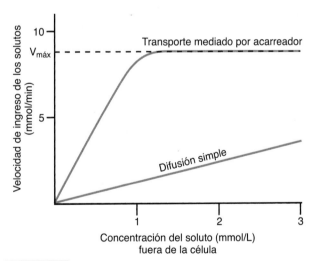

Figura 2-5 **Transporte de solutos a través de la membrana plasmática por difusión simple o difusión facilitada.** En la difusión simple, la velocidad de ingreso del soluto aumenta en forma lineal con su concentración extracelular. Dando por hecho que no hay cambio de la concentración intracelular, el aumento de la concentración extracelular incrementa el gradiente que impulsa el ingreso del soluto. En la difusión facilitada, la velocidad de transporte es mucho mayor y aumenta de manera lineal conforme lo hace la concentración extracelular del soluto. El aumento en el transporte es limitado por la disponibilidad de canales y acarreadores. Una vez que todos están ocupados por el soluto, los mayores aumentos en la concentración extracelular no tienen efecto sobre la velocidad de transporte. Se alcanza una velocidad máxima de transporte ($V_{máx}$) que no se puede rebasar.

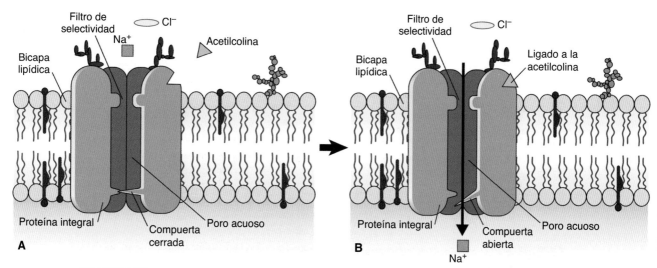

Figura 2-6 **Los canales iónicos con compuerta proporcionan un rápido transporte específico de iones a través de la membrana plasmática.** (**A**) Las subunidades polipeptídicas de las proteínas integrales atraviesan la membrana plasmática para proveer un poro acuoso a través del cual los iones pueden pasar. Se usan diferentes tipos de compuerta para abrir y cerrar los canales iónicos, que son selectivos para un ion específico. En este ejemplo, el neurotransmisor acetilcolina se une a un canal específico de Na^+ situado en la unión neuromuscular. (**B**) La unión de la acetilcolina induce un cambio conformacional que abre la compuerta, permitiendo que el Na^+ fluya por su gradiente de concentración hacia el interior de la célula.

En general, los canales iónicos tienen dos estados: uno abierto y uno cerrado, y se abren y cierran con gran rapidez. La frecuencia con que un canal se abre y el tiempo que se mantiene abierto (por lo general unos cuantos milisegundos) también son variables. La velocidad total de transporte iónico a través de una membrana se puede controlar cambiando la frecuencia de apertura de un canal y el tiempo en que se mantiene abierto.

La mayoría de los canales iónicos suele abrirse en respuesta a un estímulo específico. Los canales iónicos se pueden clasificar de acuerdo con sus mecanismos de compuerta, las señales que les hacen abrir o cerrar. Hay canales regulados por voltaje y por ligando. Algunos canales iónicos son más como poros de membrana, porque siempre están abiertos; sus proteínas forman lo que se conoce como *canales no regulados*.

Los **canales iónicos regulados por voltaje** se abren cuando el potencial de membrana cambia más allá de cierto umbral. Los canales de este tipo participan en la propagación de la señal de excitación a lo largo de los axones, e incluyen a los de sodio y potasio (*véase* capítulo 3). Los canales iónicos regulados por voltaje se encuentran en muchos tipos celulares. Se cree que algunos aminoácidos cargados, localizados en un segmento helicoidal α de la proteína del canal que atraviesa la membrana, son sensibles al potencial transmembrana. Los cambios en el potencial de membrana causan que estos aminoácidos se muevan e induzcan un cambio conformacional de la proteína, que abre el camino a los iones.

Los **canales iónicos regulados por ligando** no se pueden abrir, a menos que primero se unan a un agonista específico. La apertura de la compuerta se produce por un cambio conformacional en la proteína inducido por la unión del **ligando**, que puede ser un neurotransmisor, que proviene desde el medio extracelular. También puede ser un segundo mensajero intracelular producido en respuesta a alguna actividad celular u hormonal, que alcanza el canal iónico desde el interior de la célula. El canal del **receptor nicotínico de la acetilcolina**, que se encuentra en la unión postsináptica neuromuscular (*véanse*

capítulos 3 y 8), es un canal iónico regulado por ligando que se abre por acetilcolina (*véase* fig. 2-6). Los ejemplos de canales iónicos regulados por mensajeros intracelulares también abundan en la naturaleza. Este tipo de mecanismo de compuerta permite al canal abrirse o cerrarse en respuesta a sucesos que se presentan en otros lugares de la célula. Por ejemplo, un **canal de sodio con compuerta** intracelular regulada por el monofosfato cíclico de guanosina (GMPc) se localiza en los bastones de la retina y se abre en presencia de GMPc (*véase* capítulo 4). Otras membranas celulares contienen canales de potasio, que se abren cuando la concentración intracelular de iones de calcio aumenta. Varios canales conocidos responden al trifosfato 1,4,5 de inositol, la parte activada de las proteínas G, o al trifosfato de adenosina (ATP). El canal de cloro epitelial, con mutación en la fibrosis quística, en general tiene compuerta regulada por ATP.

El transporte mediado por *carrier* permite el paso de iones y solutos orgánicos de manera pasiva a través de las membranas

En contraste de los poros y canales iónicos, las proteínas integrales de la membrana que forman *carriers* o transportadores proveen un canal que nunca está abierto en ambos lados al mismo tiempo, lo que se debe a la presencia de dos compuertas (fig. 2-7). Durante el transporte mediado por un *carrier*, la unión del soluto a un lado de este induce un cambio conformacional en la proteína, que cierra una compuerta y abre la segunda, lo que permite al soluto pasar a través de la membrana. Como con los poros y canales, los *carriers* actúan hasta que las concentraciones de solutos se han equilibrado.

Los sistemas de transporte mediados por *carriers* tienen varias características:

- Permiten el transporte de moléculas polares (hidrofílicas) a velocidades mucho mayores que las que se esperarían dado su coeficiente de partición.

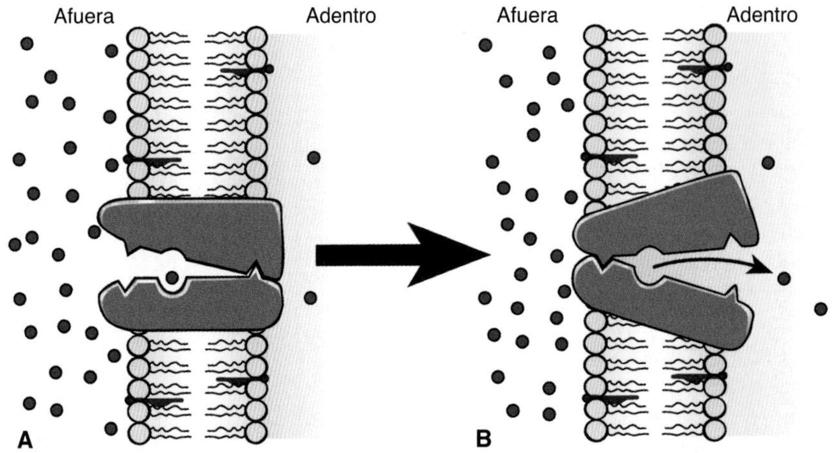

Figura 2-7 **Las proteínas transportadoras facilitan la difusión de moléculas de solutos a través de la membrana plasmática.** En este ejemplo, el transporte de solutos al interior de las células es impulsado por su elevada concentración en el exterior, en comparación con el interior. (**A**) La unión del soluto extracelular a la proteína integral que atraviesa la membrana desencadena un cambio en la conformación que expone al soluto unido al interior de la célula. (**B**) El soluto unido se disocia con facilidad del acarreador por su baja concentración intracelular. La liberación del soluto permite al acarreador volver a su conformación original (**A**) para reiniciar el ciclo.

- En un momento dado alcanzan la saturación a una concentración elevada de sustrato (*véase* fig. 2-5).

- Presentan especificidad estructural, lo que significa que cada sistema transportador reconoce estructuras químicas específicas y se une a ellas (un transportador de D-glucosa no se unirá a la L-glucosa y por ende la transportará).

- Muestran inhibición competitiva por moléculas con estructura química similar. Por ejemplo, el transporte de D-glucosa mediado por transportador se presenta a una velocidad más lenta cuando también están presentes moléculas de D-galactosa. Esto es debido a que la galactosa, estructuralmente similar a la glucosa, compite con esta por las proteínas acarreadoras disponibles.

Un ejemplo específico de transporte mediado por acarreador es el paso de la glucosa de la sangre al interior de las células. La mayoría de las células de mamífero utiliza la glucosa sanguínea como principal fuente de energía y se transporta a su interior a favor de su gradiente de concentración. El proceso del transporte en muchas células, como los eritrocitos o las células del tejido adiposo, hepático y muscular, implica proteínas de la membrana plasmática denominadas **glucotransportadores (GLUT)**. La GLUT 1 de los eritrocitos tiene afinidad por la D-glucosa casi 2 000 mil veces mayor que por la L-glucosa.

El transporte mediado por transportador, a semejanza de la difusión simple, no tiene una preferencia de dirección. Actúa de forma equivalente ya sea llevando sus solutos específicos al interior o fuera de la célula, según su gradiente de concentración. El movimiento neto en el transporte mediado por acarreador cesa una vez que las concentraciones dentro y fuera de la célula se equiparan.

El intercambiador de aniones AE1 es una proteína integral muy abundante en la membrana de eritrocitos y es un muy buen ejemplo de la reversibilidad del transportador pasivo. La AE1 está plegada en al menos 12 hélices α transmembrana y por lo regular permite un intercambio, uno por uno, de iones de Cl^- y HCO_3^- a través de la membrana plasmática. La dirección del movimiento iónico depende solo de los gradientes de concentración de los iones transportados. La AE1 tiene una partici-

pación importante en el transporte de CO_2 de los tejidos a los pulmones. Los eritrocitos en los capilares sistémicos captan CO_2 de los tejidos y lo convierten en HCO_3^-, que sale de las células a través de AE1. Cuando los eritrocitos ingresan a los capilares pulmonares, el AE1 permite al HCO_3^- plasmático ingresar a los eritrocitos, donde se convierte de nuevo en CO_2 para ser espirado por los pulmones (*véase* capítulo 21).

Los sistemas de transporte activo mueven solutos en contra de gradientes de concentración o potencial eléctrico

Todos los mecanismos de transporte pasivo tienden a llevar a la célula a un equilibrio con el LEC. Las células deben oponerse a estos sistemas de equilibrio y conservar sus concentraciones intracelulares de solutos, en particular de iones que son compatibles con la vida.

Transporte activo primario

Las proteínas integrales de la membrana que utilizan de manera directa la energía metabólica para transportar iones en contra de un gradiente de concentración o un **potencial eléctrico** se conocen como **bombas iónicas**. El uso directo de la energía metabólica para llevar a cabo el transporte define a un **mecanismo de transporte activo primario**. La fuente de energía metabólica es el ATP sintetizado por las mitocondrias, y las diferentes bombas iónicas hidrolizan el ATP en ADP con uso de la energía almacenada en el tercer enlace fosfato para realizar el transporte activo. Las bombas iónicas también se llaman **ATPasas**, por su capacidad de hidrólisis del ATP.

La bomba iónica más abundante en los organismos de más alta estirpe biológica en células animales de invertebrados y vertebrados es la bomba de sodio-potasio o **ATPasa de Na^+/K^+**, que se encuentra en la membrana plasmática de casi toda célula eucariótica animal, y se encarga de mantener bajas las concentraciones de sodio y altas las de potasio intracitoplásmicas, por el transporte de sodio fuera de la célula y de potasio al interior. La bomba de sodio-potasio es una proteína integral de membrana constituida por dos subunidades. La subunidad α tiene 10 segmentos transmembrana y es la subunidad catalítica que une e hidroliza ATP y que media el transporte activo. La subunidad β, más pequeña, tiene un segmento transmembrana y es indispensable para el ensamblaje adecuado del heterodímero y para que la bomba alcance la membrana. La ATPasa de Na⁺/K⁺ se conoce como **ATPasa de tipo P**, porque la proteína se fosforila durante el ciclo de transporte (fig. 2-8). La bomba contrarresta la tendencia de los iones de sodio a entrar a la célula y la de los iones de potasio a abandonarla de manera pasiva. Mantiene una concentración intracelular elevada de potasio necesaria para la síntesis de proteínas. La Na⁺/K⁺-ATPasa es **electrogénica** porque establece un potencial eléctrico a través de la membrana plasmática separando la carga a través de la membrana con un movimiento neto de tres iones Na⁺ que salen de la célula y dos iones K⁺ que entran en cada ciclo. La bomba de sodio-potasio puede inhibirse por venenos metabólicos que interrumpen la síntesis y el aporte de ATP, o por bloqueadores específicos de la bomba, como la **digoxina**, un **glucósido cardiaco** que se usa para tratar una diversidad de trastornos del corazón.

Así como la ATPasa de Na⁺/K⁺ transporta iones de sodio y potasio contra su concentración o potencial eléctrico, otras bombas transportan sustratos específicos a través de las membranas con uso de la energía liberada por la hidrólisis del ATP.

- Las **bombas de calcio** son ATPasas de tipo P localizadas en la membrana plasmática y la de los organelos intracelulares. Las ATPasas de Ca^{2+} de la membrana plasmática bombean el calcio fuera de la célula. Las bombas de calcio en las membranas del retículo endoplásmico y el retículo sarcoplásmico de las células musculares (llamadas *SERCA* para las ATPasas

del calcio de estos retículos) bombean calcio hacia la luz de estos organelos que lo almacenan y como resultado ayudan a mantener una concentración citosólica baja de este ion.

- La **ATPasa H⁺/K⁺** es una ATPasa de tipo P presente en la membrana luminal de las células parietales de las glándulas oxínticas (secretoras de ácido del estómago). Mediante el transporte de H+ hacia el lumen glanduar y de K⁺ hacia el citosol de la célula parietal, esta bomba mantiene el pH ácido en el estómago, necesario para la digestión adecuada. También se encuentra en el colon y en los túbulos colectores del riñón, donde su función es secretar iones de H⁺ hacia la orina cuando desciende el pH de la sangre, y reabsorber iones de K⁺ (*véase* capítulo 24).

- Las **bombas de protones** o **H⁺ ATPasas** se encuentran en la membrana de los lisosomas y el aparato de Golgi. Impulsan protones del citosol hacia estos organelos y mantienen su interior más ácido que el resto de la célula. Estas bombas se clasifican como **ATPasas tipo V** porque se descubrieron por primera vez en estructuras vacuolares intracelulares, pero también están presentes en las membranas plasmáticas. La secreción de protones por la ATPasa tipo V en los **osteoclastos** ayuda a solubilizar el mineral óseo, y crea un ambiente ácido para la fragmentación del hueso por las enzimas. La bomba de protones en el riñón está presente en las mismas células que la ATPasa H⁺/K⁺ y ayuda a secretar iones de H⁺ hacia la orina cuando el pH de la sangre desciende.

- Los **transportadores de la familia ABC**, forman una superfamilia de transportadores constituidos por dos dominios transmembrana y dos de unión de nucleótido por ATP en

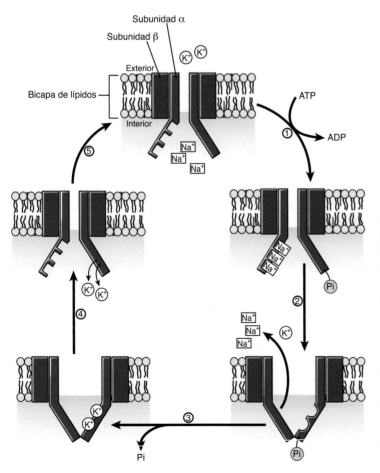

Figura 2-8 **Función de la bomba de sodio-potasio.** La bomba de sodio-potasio está formada por dos grandes subunidades α que hidrolizan ATP y transportan los iones. Las dos subunidades β más pequeñas son chaperones moleculares que facilitan la integración correcta de las subunidades α en la membrana. En el *paso 1*, tres Na⁺ intracelulares se unen a la subunidad α y se hidroliza ATP en ADP. La fosforilación (Pi) de la subunidad α da lugar a un cambio conformacional que expone al Na⁺ al espacio extracelular (*paso 2*). En el *paso 3*, el Na⁺ se difunde y se unen dos K⁺, con el resultado de la desfosforilación de la subunidad α. La desfosforilación regresa a la subunidad α a una conformación intracelular. El K⁺ se difunde alejándose y el ATP vuelve a formarse para iniciar otra vez el ciclo (*paso 6*).

el citosol. Los dominios transmembrana reconocen solutos específicos y los acarrean a través de la membrana utilizando diferentes mecanismos, incluido el cambio conformacional. El dominio de unión de nucleótido o ABC tiene una secuencia muy conservada. Los transportadores ABC participan en varios procesos celulares, que incluyen la captación de nutrimentos, el tráfico de colesterol y lípidos, la resistencia a fármacos citotóxicos y antibióticos, la respuesta inmunitaria celular y la biología de los citoblastos.

- El **ABCA1**, un miembro de la subfamilia A de ABC tiene una función importante en el eflujo del colesterol, los fosfolípidos y otros metabolitos desde las células. El ABCA1 transfiere lípidos y colesterol a las **lipoproteínas de alta densidad,** pobres en lípidos **(HDL).** El ABCA1 es un transportador ABC único porque también es un receptor que se une a las HDL pobres en lípidos para facilitar la carga del colesterol que el transportador está sacando de la célula.

- La subfamilia C de transportadores ABC tiene una participación importante en el desarrollo de la **multirresistencia farmacológica (MDR,** *multidrug resistance).* Hay varios transportadores diferentes codificados por múltiples genes MDR. El transportador MDR1 está distribuido de manera amplia en el hígado, el cerebro, el pulmón, el riñón, el páncreas y el intestino delgado, y transporta una amplia variedad de antibióticos, antivíricos y fármacos de quimioterapia fuera de la célula. Los **transportadores proteínicos asociados con MDR** forman una clase relacionada de transportadores ABCC, que también interfieren con los antibióticos y los fármacos quimioterapéuticos. El regulador de la conductancia transmembrana de la fibrosis quística (ABCC7) es otro miembro de esta familia.

- Los **polipéptidos de transporte de aniones orgánicos (PTAO)** son miembros de una familia de transportadores de solutos con expresión elevada en el hígado, el riñón y el cerebro; transportan sustancias químicas aniónicas y catiónicas, esteroides y cadenas peptídicas, por lo general al interior de la célula. La **tiroxina, los ácidos biliares** y la **bilirrubina** son solutos importantes transportados por los PTAO, que también importan sustancias como los inhibidores de la reductasa de 3-hidroxi-3-metilglutaril-CoA (estatinas), los inhibidores de la enzima convertidora de angiotensina, los antagonistas del receptor II de angiotensina y los glucósidos cardiacos, al interior de las células.

- Las **ATPasas de tipo F** se localizan en la membrana interna de las mitocondrias. Este tipo de bomba de protones por lo regular actúa a la inversa. En lugar de usar la energía almacenada en moléculas de ATP para bombear protones, su principal función es de síntesis de ATP utilizando la energía almacenada en protones que cruzan la membrana mitocondrial interna de acuerdo con su gradiente de concentración, generado por la cadena respiratoria.

Transporte activo secundario

Similar a las bombas iónicas, los transportadores activos secundarios utilizan la gradiente electroquímica como fuerza impulsora para mover un soluto en contra del gradiente de concentración. Un ion libera energía potencial cuando se desplaza a favor de un gradiente electroquímico y esa energía se puede usar para realizar trabajo. La mayoría de estos mecanismos hace uso del sodio como soluto conductor y utiliza la energía de su gradiente para llevar a cabo el transporte "ascendente" de otro soluto importante (fig. 2-9). El gradiente de sodio se mantiene por la hidrólisis de ATP a ADP por la ATPasa de Na^+/K^+. Por lo tanto, este proceso se denomina **transporte activo secundario** porque depende del aporte de energía a la bomba de sodio-potasio. La inhibición de la bomba con inhibidores metabólicos o bloqueadores farmacológicos hace que estos sistemas de transporte se detengan cuando el gradiente de sodio se disipa.

Los sistemas de transporte activo son proteínas integrales de la membrana; tienen especificidad por el soluto que transportan y muestran una cinética de saturación e inhibición competitiva. De manera estructural similar a los canales iónicos, los múltiples segmentos que atraviesan la membrana dentro de la cadena polipeptídica forman una vía hidrofílica para el transporte rápido de iones y solutos a través de la bicapa lipídica hidrofóbica. De modo funcional, los diferentes sistemas de transporte activo secundarios se clasifican en **simportador** (cotransporte) y **antiportador** (contratransporte). Los sistemas simportador transportan el soluto en la misma dirección que el ion sodio.

- El **transportador de glucosa dependiente de sodio (SGLT1)** se localiza en la membrana apical de las células mucosas del intestino delgado (*véase* capítulo 25). Una segunda isoforma (SGLT2) se encuentra en el túbulo proximal de la nefrona (*véase* capítulo 22). En ambos tejidos, estos cotransportadores trasladan la glucosa desde el lumen del túbulo renal o del intestino hasta la célula utilizando el gradiente de sodio favorable (fig. 2-9). En las personas con diabetes de tipo 2, los inhibidores de SGLT2 se utilizan para reducir la glucemia bloqueando la recaptación de glucosa, lo que provoca su **excreción** por la orina (*véase* capítulo 34).

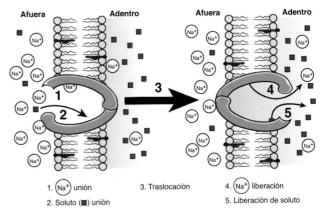

1. Na^+ unión   3. Traslocación   4. Na^+ liberación
2. Soluto (■) unión   5. Liberación de soluto

Figura 2-9 **Mecanismo del transporte activo secundario.** Un soluto se desplaza en contra de su gradiente de concentración por acoplamiento con el Na^+ que se traslada siguiendo un gradiente favorable. La unión del Na^+ extracelular a la proteína transportadora (*paso 1*) aumenta la afinidad de los sitios de unión del soluto, de modo que este también se une al acarreador (*paso 2*) aunque su concentración extracelular sea baja. Un cambio de conformación en la proteína acarreadora (*paso 3*) expone los sitios de unión al citosol, donde el Na^+ se disocia con rapidez por su baja concentración intracelular (*paso 4*). La liberación de Na^+ disminuye la afinidad del acarreador por el soluto y fuerza su liberación dentro de la célula (*paso 5*), donde su concentración ya es alta. El acarreador libre recupera entonces la conformación requerida para el paso 1 y el ciclo se inicia otra vez.

- Los **cotransportadores Na⁺/K⁺/Cl⁻** utilizan el gradiente de Na⁺ para transportar K⁺ y Cl⁻ al interior de las células. NKCC1, la isoforma presente en las células epiteliales, contribuye a la regulación del volumen celular. La NKCC2 se localiza en la membrana apical de las células que recubren la rama ascendente gruesa del asa de Henle en el riñón (*véase* capítulo 22). La NKCC2 es inhibida por la furosemida y la bumetanida, denominados diuréticos del asa porque aumentan la producción de orina al bloquear la recaptación de Na⁺ K⁺ y Cl⁻ en el asa de Henle.

- El **cotransportador Na⁺/Cl⁻ (NCC)** se localiza en la membrana apical de las células del túbulo contorneado distal del riñón (*véase* capítulo 22). Los diuréticos **tiazídicos** bloquean este sistema de cotransporte para aumentar la producción de orina.

- Los **transportadores de aniones inorgánicos impulsados por el sodio** están presentes en el intestino y en el túbulo proximal renal. Estos cotransportadores mueven fosfato inorgánico o bicarbonato para mantener las concentraciones extracelulares de fosfato o el equilibrio ácido-base, respectivamente.

En los sistemas de antiporter o intercambiadores, el ion sodio y el soluto se desplazan en direcciones opuestas. En la membrana plasmática se localizan dos antiportadores principales.

- El **intercambiador Na⁺/H⁺** (familia NHE3) usa los gradientes de sodio para eliminar protones de la célula, controlar el pH intracelular y contrarrestar la producción de protones en las reacciones metabólicas. Este intercambiador también interviene en la regulación del volumen celular. Es un **sistema electroneutro**, porque no hay movimiento neto de la carga. Un Na⁺ ingresa a la célula por cada H⁺ que la abandona.

- El **intercambiador Na⁺/Ca²⁺ (NCX)** se localiza en la membrana plasmática retira el calcio de la célula y junto con bombas de calcio diferentes ayuda a mantener una concentración baja de calcio en el citosol. Es un **sistema electrogénico** porque hay un movimiento neto de la carga, con tres Na⁺ que ingresan a la célula y un ion Ca²⁺ que la abandona en cada ciclo.

Las células están eléctricamente polarizadas negativamente en el interior en comparación con el exterior

Las membranas plasmáticas todas las células que están vivas están eléctricamente polarizadas; lo que se traduce en que el interior celular es negativo respecto del exterior. La Na⁺/K⁺-ATPasa y otras bombas electrogénicas separan la carga a través de la membrana plasmática manteniendo gradientes de Na⁺, K⁺, y Ca²⁺ en un **estado estacionario** con medio extracelular. Por ejemplo, la concentración intracelular de Na⁺ en una célula muscular (10 mM) es mucho menor que la extracelular (140 mM), por lo que el Na⁺ ingresa a la célula por transporte pasivo a través de canales de Na⁺ no regulados (siempre abiertos). La velocidad de ingreso de Na⁺ es equiparada, no obstante, por la de transporte activo de Na⁺ fuera de la célula a través de la Na⁺/K⁺-ATPasa (fig. 2-10). El resultado neto es que se mantiene constante el Na⁺ intracelular y en una cifra baja, aunque el Na⁺ ingrese y salga de manera continua de la célula. Ocurre lo inverso con el K⁺, que se mantiene a concentración alta dentro de la célula, con relación al exterior. La salida pasiva de K⁺ a través de canales de K⁺ no regulados es equiparada por su ingreso activo a través de la bomba (*véase* fig. 2-10). El mantenimiento de este estado estacionario con concentraciones iónicas diferentes de las externas dentro de la célula es la base para la diferencia del potencial eléctrico entre los dos lados de las membranas

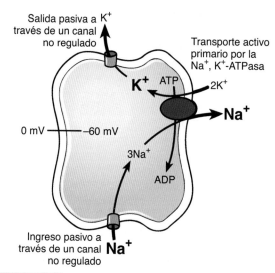

Figura 2-10 **Los gradientes de concentración de iones a través de la membrana plasmática dan lugar a células eléctricamente polarizadas.** La Na⁺/K⁺-ATPasa y otras bombas electrogénicas separan la carga a través de la membrana plasmática manteniendo gradientes de Na⁺, K⁺ y otros iones en estado estacionario con la solución extracelular. Por ejemplo, la velocidad de ingreso pasivo de Na⁺ es semejante a la del transporte activo de Na⁺ fuera de la célula mediante la ATPasa de Na⁺/K⁺. La concentración intracelular de Na⁺ se mantiene baja y constante. De manera similar, la velocidad de ingreso pasivo de K⁺ a través de los canales no regulados de K⁺ es semejante a la velocidad de transporte activo de K⁺ al interior de la célula mediante la bomba. La concentración intracelular de K⁺ se mantiene alta y constante. Durante cada ciclo de la ATPasa se intercambian dos K⁺ por tres Na⁺ y se hidroliza una molécula de ATP. En la tabla 2-1 se indican las concentraciones intracelulares y extracelulares de los principales iones que contribuyen al potencial de membrana. Las fuentes con *trazo más grueso* y las de *trazo normal* indican concentraciones altas y bajas del ion, respectivamente.

plasmáticas o **potencial de membrana en reposo**. Los distintos tipos celulares tienen diferentes potenciales de membrana en reposo que oscilan entre -50 y -90 mV (*véase* tabla 2-2). Los mecanismos que establecen y mantienen el potencial eléctrico de la membrana plasmática en los distintos tipos celulares se tratan en detalle en los capítulos 3 y 6.

El transporte transcelular mueve los solutos a través de las capas de células epiteliales

Las células epiteliales forman capas u hojas que permiten el movimiento direccional de los solutos, no solo a través de la membrana plasmática, sino también de un lado de la capa celular al otro. Tal movimiento regulado se logra porque las membranas plasmáticas de las células epiteliales presentan dos regiones distintas con morfologías diversas y sistemas de transporte disímiles. Estas regiones son la **membrana apical**, que está orientada hacia el lumen del tubo o ducto y la **membrana basolateral**, orientada al espacio extracelular donde se localizan los capilares sanguíneos (fig. 2-11). La organización especializada o polarizada de las células se mantiene por la presencia de **uniones estrechas u ocluyentes** en las zonas de contacto de aquellas adyacentes. Dichas uniones evitan que las proteínas de la membrana apical difundan hacia la basolateral y viceversa. Así, el ingreso y la salida de solutos son pasos que se pueden locali-

Tipo de célula	Potencial de membrana en reposo
Músculo esquelético	−90 mV
Músculo cardiaco	−90 mV
Neurona	−70 mV
Músculo liso	−60 mV
Epitelio	−50 mV

zar en lados opuestos de la célula, lo que constituye la clave del **transporte transcelular** epitelial.

Un ejemplo es la absorción de glucosa y de aminoácidos en el intestino delgado. La glucosa ingresa a las células epiteliales por transporte activo secundario, utilizando el sistema cotransportador electrogénico de Na^+-glucosa (SGLT1) en la membrana apical. Esto aumenta la concentración intracelular de glucosa por arriba de la glucemia y las moléculas de glucosa se desplazan de forma pasiva al exterior de la célula y el interior de la sangre por un mecanismo de transportador de equi-

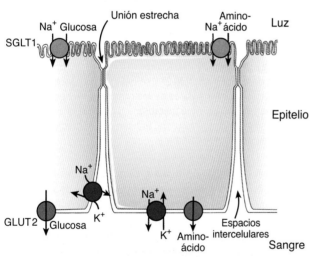

Lado apical (luminal)

Lado basolateral

Figura 2-11 **El transporte transcelular, el movimiento de solutos a través de las láminas celulares, se consigue mediante localización de los sistemas de transporte en diferentes regiones de la membrana plasmática.** En una célula polarizada, como las células epiteliales del intestino delgado, la entrada y salida de solutos como glucosa, aminoácidos y Na^+ se presenta en lados opuestos de la célula. Por ejemplo, la glucosa cruza la membrana apical vía el transportador de glucosa dependiente de sodio-1 (SGLT1) y sale de la célula a través de la membrana basolateral mediante el transportador de glucosa 2 (GLUT2). El Na^+ que ingresa a través de los simportadores apicales se bombea al exterior por la ATPasa de Na^+/K^+ en la membrana basolateral. El resultado es un movimiento neto de solutos del lado luminal de la célula al basolateral, lo que asegura la absorción eficaz de glucosa, aminoácidos y Na^+ de la luz intestinal.

librio (GLUT2) en la membrana basolateral (*véase* fig. 2-11). El GLUT2 intestinal, a semejanza del GLUT1 eritrocítico, es un transportador independiente del sodio que transporta la glucosa de acuerdo con su gradiente de concentración. A diferencia de GLUT1, el transportador GLUT2 puede aceptar otros azúcares, como galactosa y fructosa, que también se absorben en el intestino. La ATPasa de Na^+/K^+ que se localiza en la membrana basolateral, bombea al exterior iones de sodio que ingresan a la célula con las moléculas de glucosa en el SGLT. La organización polarizada de las células epiteliales y las funciones integradas de los transportadores de la membrana plasmática forman la base por la que las células logran el movimiento transcelular, tanto de glucosa como de iones de sodio (Enfoque clínico 2-1).

TRANSPORTE DE AGUA A TRAVÉS DE LA MEMBRANA PLASMÁTICA

El agua puede desplazarse rápidamente al interior y exterior de las células, pero su coeficiente de partición en lípidos es bajo; por lo tanto, la permeabilidad de la bicapa de lípidos de la membrana también es baja para el agua. Algunas proteínas de membrana específicas actúan como canales de agua y explican su rápido desplazamiento a través de la membrana plasmática. Estos pequeños canales de agua (30 kDa) son conocidos como **acuaporinas,** proteínas integrales de la membrana. De las 13 acuaporinas conocidas en los mamíferos, ocho se expresan en el riñón, donde el transporte de agua a través de la membrana plasmática es en particular rápido.

En el riñón, la acuaporina-2 (AQP2) es abundante en los túbulos conectores y colectores y es sitio de acción de la hormona **arginina vasopresina**, también conocida como *hormona antidiurética,* la cual aumenta el transporte de agua dentro del túbulo colector, en parte por estimulación del reclutamiento de proteínas AQP2 en la membrana plasmática apical. La AQP2 tiene participación crítica en los trastornos heredados y adquiridos de la reabsorción de agua por el riñón (*véase* capítulo 22).

La diferencia en la presión osmótica mueve agua a través de la membrana plasmática

El movimiento espontáneo del agua a través de una membrana impulsado por un gradiente de concentración es el proceso conocido como **ósmosis**. El agua pasa de una zona de concentración alta a una de baja concentración. Se define a la concentración por el número de partículas por unidad de volumen; por lo tanto, una solución con elevada concentración de solutos tiene una baja concentración de agua, y viceversa. Se puede considerar a la ósmosis como el movimiento de agua desde una solución donde su contenido es elevado (baja concentración de solutos) a una con menor concentración de agua (alta concentración de solutos). La ósmosis es un mecanismo de transporte pasivo que tiende a equilibrar las concentraciones totales de solutos de las soluciones a ambos lados de toda membrana.

Si una célula se encuentra en equilibrio osmótico y se transfiere a una solución más diluida, presentará ingreso de agua, aumentará su volumen y disminuirá la concentración de solutos en el citoplasma. Si la célula se pasa a una solución más concentrada, expulsará agua, disminuirá el volumen y la concentración de solutos del citoplasma se incrementará.

La fuerza que impulsa el movimiento del agua a través de una membrana plasmática es la diferencia de concentración entre sus

ENFOQUE CLÍNICO | 2-1

Absorción insuficiente de hexosas en el intestino

La absorción insuficiente de hexosas en el intestino puede ser resultado indirecto de varias circunstancias, como un aumento de la **motilidad** intestinal o defectos de la digestión por insuficiencia pancreática. Aunque con menor frecuencia, la absorción insuficiente puede ser resultado directo de un defecto específico en el transporte de hexosas. Al margen de la causa, los síntomas son comunes e incluyen diarrea, dolor abdominal y producción de gases. El reto es identificar la causa, de manera que se pueda aplicar un tratamiento apropiado. Algunos lactantes presentan diarrea acuosa y copiosa cuando reciben leche que contiene glucosa o galactosa, o los disacáridos lactosa y sacarosa. Estos últimos se fragmentan en glucosa, galactosa y fructosa por las enzimas intestinales. La deshidratación puede iniciarse durante el primer día de vida y llevar a una muerte rápida si no se corrige. Por fortuna, los síntomas desaparecen cuando se usa una preparación láctea sin carbohidratos fortificada con fructosa, en lugar de leche. Este trastorno es una rara enfermedad heredada conocida como **malabsorción de glucosa-galactosa (MGG)** y se han comunicado alrededor de 200 casos graves en todo el mundo. Al menos 10% de la población general presenta intolerancia de glucosa o lactosa; sin embargo, es posible que manifiesten formas más leves de la enfermedad. Un defecto específico en la absorción de glucosa y galactosa se puede demostrar por pruebas de tolerancia, en las que la administración de estos monosacáridos por vía oral produce poco o ningún aumento de la glucosa o galactosa plasmáticas. El principal defecto yace en la proteína cotransportadora

de Na⁺-glucosa (SGLT1), localizada en el ápice de la membrana plasmática de las células epiteliales intestinales (fig 2-11). La glucosa y la galactosa tienen estructuras muy similares y ambas son sustratos para el transporte por SGLT. El transporte de fructosa no se afecta por un defecto de SGLT, porque hay un transportador específico de la fructosa llamado **GLUT5** presente en la membrana apical. El SGLT humano se clonó en 1989 y se han identificado casi 30 mutaciones diferentes en pacientes con MGG. Muchas de las mutaciones producen el cese prematuro de la síntesis de la proteína SGLT o alteran el traslado de su forma madura a la membrana plasmática apical. En unos cuantos casos, el SGLT alcanza la membrana apical, pero ya no es capaz de transportar glucosa. El resultado en todos los casos es que no hay proteínas SGLT funcionales presentes en la membrana apical, de manera que la glucosa y la galactosa se mantienen en la luz intestinal. Conforme se acumulan estos solutos, la osmolalidad de los líquidos intestinales aumenta y retarda la absorción de agua, lo que causa diarrea y pérdida hídrica grave del cuerpo. La identificación de cambios específicos en las proteínas SGLT defectuosas en los pacientes ha aportado claves en cuanto a los aminoácidos específicos, indispensables para la función normal de SGLT. Al mismo tiempo, los avances en la biología molecular han permitido una mejor comprensión del defecto genético en el ámbito celular y cómo este lleva a los síntomas clínicos. La MGG es un ejemplo de cómo la información de una enfermedad puede aumentar el conocimiento de la fisiología y viceversa. ∎

---

lados. Por motivos históricos, esta fuerza impulsora no se llama gradiente químico del agua, sino diferencia de **presión osmótica**. Se define a la presión osmótica de una solución como aquella necesaria para detener el movimiento neto de agua a través de una membrana permeable que separa de forma selectiva la solución del agua pura. Cuando una membrana separa dos soluciones de diferente presión osmótica, el agua se dirigirá de aquella con menor presión osmótica (de concentración abundante en agua y baja en solutos) a la solución de elevada presión osmótica (menos agua y elevada concentración de solutos). En este contexto, la denominación *selectivamente permeable*, indica que la membrana es permeable al agua, pero no a los solutos. En realidad, la mayoría de las membranas biológicas contiene proteínas de transporte de membrana que permite el movimiento de los solutos.

La presión osmótica es una propiedad coligativa de una solución depende de su *número* de partículas disueltas, la concentración total de todos los solutos, al margen de los tipos presentes. Muchos solutos, como sales, ácidos y bases, se disocian en el agua, por lo que el número de partículas disueltas en la solución es mayor que su concentración molar. Por ejemplo, el NaCl se disocia dentro del agua en Na⁺ y Cl⁻, por lo que una molécula de NaCl producirá dos partículas con actividad osmótica. En el caso del $CaCl_2$, hay tres partículas por molécula. La ecuación para obtener la presión osmótica de una solución es

$$\pi = nRTC \qquad (3)$$

donde π es la presión osmótica de la solución, n es el número de partículas producido por la disociación de una

molécula de soluto (2 para NaCl, 3 para $CaCl_2$), R es la constante universal de los gases (0.0821 L·atm/mol·K), T es la temperatura absoluta y C es la concentración del soluto en moles/L. La presión osmótica se puede expresar en atmósferas (atm). Las soluciones con la misma presión osmótica se llaman **isosmóticas**. Una solución es **hiperosmótica** con respecto a otra si tiene una presión osmótica más alta e **hiposmótica** si tiene una presión osmótica más baja.

La ecuación 3, llamada *ecuación de Van't Hoff*, es válida solo cuando se aplica a soluciones diluidas, donde las partículas de los solutos están tan separadas entre sí que no hay interacciones entre ellas. En general, esto no ocurre a concentraciones fisiológicas. Las interacciones entre partículas disueltas, sobre todo iones, hacen que la solución se comporte como si la concentración de partículas fuese menor que su valor teórico (nC). Se necesita introducir en la ecuación un coeficiente de corrección, el llamado *coeficiente osmótico* (Φ) del soluto. Por lo tanto, la presión osmótica de una disolución se puede escribir con mayor precisión como

$$\pi = nRT\Phi C \qquad (4)$$

El coeficiente osmótico varía con relación al soluto específico y su concentración. Tiene valores entre 0 y 1. Por ejemplo, el coeficiente osmótico del NaCl es 1.00 en una solución diluida al infinito, o cambia a 0.93 a la concentración fisiológica de 0.15 mol/L.

A cualquier T determinada, debido a que la R es constante, la ecuación 4 muestra que la presión osmótica de una solución es directamente proporcional al término nΦC. Este término se conoce como la osmolalidad o *concentración osmótica* de una solución, y se expresa en Osm/kg de H_2O. Más soluciones fisiológicas, como el plasma sanguíneo, contienen muchos solutos diferentes y cada uno contribuye a la osmolalidad de la solución. La osmolalidad de una solución que contiene una mezcla compleja de solutos suele medirse por la disminución de su punto de congelación, que en una solución acuosa de solutos es menor que el del agua pura y depende del número total de partículas de soluto. En comparación con el agua pura, que se congela a 0 °C, una solución con una osmolalidad de 1 Osm/kg de H_2O se congelará a −1.86 °C. La facilidad con la que puede medirse la osmolalidad ha llevado al amplio uso de este parámetro para comparar la presión osmótica de diferentes soluciones. Las presiones osmóticas de las soluciones fisiológicas no son triviales. Considérese, por ejemplo, el plasma sanguíneo, que suele tener una osmolalidad de 0.28 Osm/kg de H_2O, determinada por la disminución del punto de congelación. La ecuación 4 muestra que la presión osmótica del plasma a 37 °C es de 7.1 atm, casi siete veces mayor que la presión atmosférica.

La osmolalidad del líquido extracelular regula el volumen celular

Los cambios en el volumen celular ocurren en respuesta a cambios en la osmolalidad extracelular; esto ocurre en condiciones fisiológicas como fisiopatológicas. La acumulación de solutos puede también producir cambios de volumen por incremento de la osmolalidad intracelular. Muchas células pueden corregir esos cambios de volumen. La regulación del volumen es en particular importante en el cerebro, donde el edema celular puede tener consecuencias graves, porque la expansión se limita estrictamente al cráneo rígido.

Tonicidad

La osmolalidad de una solución es determinada por la concentración total de los solutos presentes. En contraste, la **tonicidad** de una solución está determinada por la concentración de aquellos osmoles que no entran a la célula. La tonicidad determina el volumen celular, como se ilustra en los siguientes ejemplos. El Na^+ se comporta como soluto osmol efectivo, porque es bombeado fuera de las células por la Na^+, K^+-ATPasa a la misma velocidad que ingresa. Una solución de NaCl de 0.2 Osm/kg de H_2O es hiposmótica en comparación con el citosol, que tiene una osmolalidad de 0.3 Osm/kg de H_2O. La solución de NaCl también es **hipotónica**, porque las células acumularán agua y se hincharán cuando se colocan en esta solución. Una solución que contenga una mezcla de NaCl (0.3 Osm/kg H_2O) y urea (0.1 Osm/kg H_2O) tiene una osmolaridad total de 0.4 Osm/kg de H_2O y es hiperosmótica en comparación con el citosol. La solución es **isotónica**, no obstante, porque no produce un cambio permanente en el volumen celular. El motivo es que las células al inicio se encogen como resultado de la pérdida de agua, pero la urea es un osmol efectivo que ingresa con rapidez a ellas. El ingreso de urea aumenta la osmolalidad intracelular, por lo que ingresa agua y aumenta el volumen. La entrada de agua cesa cuando la concentración de urea es la misma dentro y fuera de las células. En ese punto, la osmolalidad total tanto dentro como fuera de las células será de 0.4 Osm/kg de H_2O y se restablecerá el volumen celular a la normalidad. Por extensión, puede verse que el plasma sanguíneo normal es una solución isotónica, porque el Na^+ es el soluto predominante en él y no es penetrante.

Esto estabiliza el volumen celular, en tanto otros solutos del plasma (glucosa, aminoácidos, fosfato, urea, etc.) entran y salen de las células, según sea necesario.

Mecanismos de regulación del volumen

Cuando el volumen de una célula aumenta por hipotonicidad extracelular, la respuesta en muchos casos es una activación rápida de mecanismos de transporte que tienden a disminuirlo. Diferentes células usan diversos mecanismos **reguladores de disminución de volumen (RDV)** para expulsar solutos y disminuir el número de partículas en el citosol, lo que hace que el agua salga de la célula. Puesto que las células tienen concentraciones intracelulares altas de potasio, muchos mecanismos de RDV implican un mayor **eflujo** de K^+, ya sea por estimulación de la apertura de los canales de potasio o por activación de mecanismos simportadores para KCl. Otras células activan el eflujo de aminoácidos, como taurina o prolina. El resultado neto es una disminución del contenido intracelular de solutos y del volumen de la célula, hasta cerca de su valor original.

Cuando se colocan en una solución **hipertónica**, las células pierden agua con rapidez y su volumen disminuye. En muchas células, un volumen disminuido desencadena mecanismos **reguladores de aumento de volumen (RAV)**, los cuales incrementan el número de partículas intracelulares, que llevan agua de regreso al interior de las células. Puesto que el Na^+ es el principal ion extracelular, muchos mecanismos de RAV implican el **ingreso** del sodio a la célula. Los simportadores NKCC NCC y el intercambiador NHE del cotransportador NCC, de Na^+–K^+–2Cl^- y el antiportador de Na^+/H^+, son algunos de los mecanismos activados para aumentar la concentración intracelular de Na^+ y llevar el volumen de retorno a su valor original.

Los mecanismos basados en un aumento del ingreso de Na^+ son eficaces solo durante un breve periodo, porque en un momento dado la bomba de sodio aumentará su actividad y disminuirá el Na^+ intracelular hasta su cifra normal. Las células que por lo regular encuentran LEC hipertónicos han desarrollado mecanismos adicionales para mantener el volumen normal. Estas células pueden sintetizar solutos orgánicos específicos, que les permiten aumentar la osmolalidad intracelular durante un tiempo prolongado y evitar modificar las concentraciones de aquellos iones que deben mantenerse dentro de un rango estrecho. Los solutos orgánicos suelen ser pequeñas moléculas que no interfieren con la función celular normal cuando se acumulan en el interior de las células. Por ejemplo, células de la médula del riñón de los mamíferos pueden aumentar la concentración de la enzima reductasa de aldosas cuando están sujetas a una osmolalidad extracelular elevada. Esa enzima convierte la glucosa en un soluto osmóticamente activo, el sorbitol. Las células cerebrales pueden sintetizar y almacenar inositol. La síntesis de sorbitol e inositol representa un par de respuestas diferentes al problema de aumentar la osmolalidad intracelular total, que permiten mantener el volumen celular normal en presencia de un LEC hipertónico.

El tratamiento de rehidratación oral se impulsa por el transporte de solutos

La administración oral de soluciones de rehidratación ha disminuido de manera notoria la mortalidad resultante del cólera y otras enfermedades que implican pérdidas excesivas de agua y solutos por el tracto gastrointestinal. Los principales ingredientes de las soluciones de rehidratación son glucosa, NaCl y agua. La glucosa y los iones de Na^+ se reabsorben por el SGLT1 y otros transportadores en las células epiteliales que revisten la luz del intestino delgado (*véase* fig. 2-11). La deposición de estos solutos en el lado basolateral de las células epiteliales aumenta la osmolalidad en esa región, en comparación con la luz intestinal e impulsa la absorción osmótica de agua. La absorción de glucosa y los incrementos obligatorios en la absorción de NaCl y agua ayudan a compensar las pérdidas de sal y agua excesivas por diarrea.

FORMAS DE COMUNICACIÓN Y SEÑALIZACIÓN

El cuerpo humano tiene varios medios para transmitir información entre las células, mecanismos que incluyen la comunicación directa entre células adyacentes, las señales autocrinas y paracrinas y la liberación de neurotransmisores y hormonas producidas por nervios y células endocrinas.

Las células se comunican de forma local por señales paracrinas y autocrinas

Las células pueden enviar señales entre sí mediante la liberación local de sustancias químicas. En la **señalización paracrina** se libera una sustancia química desde una célula, que difunde una distancia corta a través del LEC y actúa sobre las células cercanas. Las señales paracrinas afectan solo al ambiente inmediato y se unen con elevada especificidad a receptores celulares en la membrana plasmática de la célula receptora. También son destruidos con rapidez por las enzimas extracelulares o se unen a la matriz extracelular, impidiendo así su amplia difusión. El **óxido nítrico (NO)** es un ejemplo de molécula de señalización paracrina, porque tiene un tiempo de vida media intrínsecamente corto y, por lo tanto, puede modificar células localizadas directamente a continuación de la célula productora de NO. El NO tiene dos funciones principales: en la disminución del músculo liso vascular y en la eliminación de microbios por los macrófagos (*véanse* capítulos 10 y 15).

En contraste, en la **señalización autocrina,** la célula secreta una hormona o mensajero químico (*autocrina*) al LEC. La autocrina entonces se une a un receptor autocrino en la superficie de la misma célula que lo secretó, lo que conduce a un cambio funcional. Los eicosanoides (p. ej., prostaglandinas) son ejemplos de moléculas de señalización que pueden actuar de manera autocrina y funcionan como hormonas locales para influir en una diversidad de procesos fisiológicos, como la contracción del músculo liso durante el embarazo.

El sistema nervioso coordina las entradas para una comunicación rápida y dirigida

El SNC incluye al cerebro y la médula espinal, que enlazan al SNC con el sistema nervioso periférico (SNP), constituido por nervios o haces de neuronas. Juntos, SNC y SNP, integran y coordinan una vasta cantidad de procesos sensoriales y respuestas motoras. Las funciones básicas del sistema nervioso son captar estímulos sensoriales del ambiente interno y externo, integrarlos, y después, activar una respuesta. Los impulsos sensoriales hacia el sistema nervioso pueden presentarse en muchas formas, como el gusto, el sonido, el pH sanguíneo, las hormonas, el equilibrio u orientación, la presión o la temperatura, y estos estímulos de ingreso se convierten en señales que se envían al cerebro o la médula espinal. En los centros sensoriales del cerebro y de la médula espinal, las señales que ingresan rápidamente se integran, y se genera una respuesta. Esta, en general, es un impulso

motor, señal que se transmite a los órganos y tejidos donde se convierte en una acción, como un cambio de la frecuencia cardiaca, la sensación de sed, la secreción de hormonas o un movimiento físico. El sistema nervioso también está organizado para actividades bien definidas; tiene un número enorme de "líneas privadas" para enviar mensajes de un sitio distante a otro. La conducción de información por los nervios ocurre mediante señales eléctricas llamadas *potenciales de acción,* y la transmisión de señales entre los nervios o entre estos y sus estructuras efectoras ocurre en una **sinapsis**. La transmisión sináptica es mediada por la secreción de sustancias químicas específicas o **neurotransmisores** desde las terminales nerviosas. Las células inervadas contienen receptores en sus membranas celulares, que se unen de manera selectiva a los neurotransmisores. En el capítulo 3 se discuten las acciones de diversos neurotransmisores y cómo se sintetizan y degradan. En los capítulos 4 a 7 se describe la participación del sistema nervioso en la coordinación y el control de las funciones corporales.

El sistema endocrino proporciona una comunicación más lenta y difusa

El sistema endocrino produce hormonas en respuesta a una diversidad de estímulos. En contraste con los efectos rápidos y dirigidos resultantes de la estimulación neuronal, las respuestas a las hormonas son mucho más lentas en su inicio (de segundos a horas) y los efectos a menudo duran más. Las hormonas son secretadas por **glándulas endocrinas** y tejidos, y son dirigidas a todas las partes del cuerpo por la corriente sanguínea. Una célula particular puede responder a una hormona solo si posee el receptor específico. Los efectos de la hormona pueden ser dirigidos. Por ejemplo, la arginina vasopresina aumenta de forma específica la permeabilidad al agua de los túbulos colectores del riñón, pero no altera la de otras células. Los efectos hormonales pueden también ser difusos, cuando afecta la función de células de distintos órganos. Por ejemplo, la tiroxina (tetraodotironina, T4) tiene un efecto general estimulante del metabolismo. Las hormonas tienen una participación crítica en el control del crecimiento, el metabolismo y la reproducción.

Células que tradicionalmente no son endocrinas producen una categoría especial de mensajeros químicos, llamados **factores de crecimiento tisular**. Estas moléculas proteínicas influyen en la división, diferenciación y supervivencia celulares a través de la señalización autocrina, paracrina o endocrina. El **factor de crecimiento nervioso** impulsa el desarrollo de las células nerviosas y estimula el crecimiento de los axones. El **factor de crecimiento epidérmico (FCE)** estimula la proliferación de las células epiteliales en la piel y otros órganos. El **factor de crecimiento derivado de plaquetas** estimula la proliferación del músculo liso vascular y las células endoteliales. Los **factores de crecimiento similares a insulina** estimulan la proliferación de una amplia variedad de células y median muchos de los efectos de la hormona de crecimiento. Los factores de crecimiento son importantes durante la maduración del organismo y en la regeneración y reparación de los tejidos dañados.

Los sistemas nervioso y endocrino se superponen en el control

La diferenciación entre los sistemas de control nervioso y endocrino no siempre es clara, debido a que el SNP ejerce control sobre la función secretora de las células endocrinas. El sistema nervioso central puede también regular el flujo sanguíneo dentro de la glándula endocrina, con impacto en la distribución y función de la que produce hormona. Por otro lado, las hormonas pueden afectar el SNC con alteración de la conducta y el estado de ánimo. Además de esta relación muy integrada, se tiene la presencia de células nerviosas especializadas llamadas **neuroendocrinas** o **células neurosecretoras**. Estas células convierten la energía eléctrica de una señal nerviosa en energía química de una hormona secretada. Ejemplos de ellas son las neuronas del hipotálamo, las cuales liberan factores liberadores que controlan la secreción por la hipófisis anterior, y las neuronas hipotalámicas que secretan arginina vasopresina y oxitocina a la circulación. Además, muchos neurotransmisores encontrados en las terminales nerviosas también son hormonas bien conocidas, incluidas arginina vasopresina, colecistocinina, encefalinas, norepinefrina, secretina y el péptido intestinal vasoactivo. Por lo tanto, a veces es difícil clasificar una molécula particular como hormona o neurotransmisor.

BASE MOLECULAR DE SEÑALIZACIÓN CELULAR

Una descripción general de una comunicación célula a célula es como sigue: una hormona, o ligando, se une al dominio extracelular de su receptor en la membrana plasmática. Esto da como resultado la activación del receptor, que puede adoptar una nueva conformación, formar agregados (polimerización), fosforilarse o desfosforilarse. Las proteínas adaptadoras se asocian con el receptor, uniendo moléculas que transducen y amplifican la señal extracelular, generando un segundo mensajero intracelular. El resultado de la cascada intracelular de transducción de señales es una respuesta fisiológica, como una secreción, un movimiento, crecimiento, división o la muerte. Es importante recordar que estas respuestas fisiológicas son resultado colectivo de una multitud de señales a las células en diversos tejidos.

Tres clases generales de receptores de membrana plasmática son receptores acoplados a la proteína G (GPCR), enlazados con canales iónicos, y catalíticos o enlazados con enzimas. Los receptores de membrana plasmática a menudo se encuentran en **balsas de lípidos**, que pueden compartimentalizar y organizar el ensamblaje de complejos de señalización.

Los receptores celulares también pueden existir en el medio intracelular. Dos ejemplos son los receptores esteroides y las hormonas tiroideas, que se encuentran en el citosol y en el núcleo, respectivamente. Los ligandos de estos receptores pueden atravesar con facilidad la membrana plasmática para unirse a sus receptores en el interior de la célula, por lo que no necesitan segundos mensajeros para transmitir sus señales.

Los receptores acoplados a las proteínas G transmiten señales mediante la activación de proteínas G heterotriméricas

Con más de 1 000 miembros, los receptores pertenecientes a la familia de **receptores acoplados a proteínas G (GPCR)**, ejercen su acción a través de proteínas intermediarias o proteínas G. Estas proteínas toman su nombre del hecho que su función depende nucleótidos de guanina (GTP). Las proteínas G son heterotrímeros porque están formadas por tres subunidades: alfa, y el dímero beta-gamma (fig. 2-12). Los GPCR median las respuestas celulares a numerosos tipos de moléculas de señalización extracelular, y muchos ligandos pueden activar diferentes GPCR.

Los receptores de la familia GPCR constan de 7 dominios transmembrana que están conectados entre sí a través de asas extracelulares y citosólicas. Por el lado extracelular, varios dominios conforman el sitio de unión del ligando extracelular. Por el lado intracelular se encuentra el sitio de interacción con las proteínas G. La unión del ligando u hormona al dominio extracelular induce un cambio conformacional que permite la

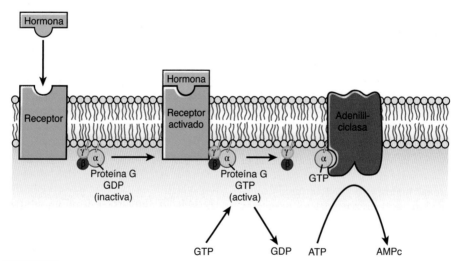

Figura 2-12 **La activación de un receptor acoplado a la proteína G conduce a producción del segundo mensajero monofosfato cíclico de adenosina (AMPc).** Cuando las proteínas G están inactivas, tiene unido una molécula de difosfato de guanosina (GDP). Cuando un ligando extracelular se une al receptor, el complejo receptor-ligando activa la proteína G. En esta condición, en la subunidad alfa se disocia del dímero beta-gamma e intercambia GDP por trifosfato de guanosina (GTP). La subunidad alfa activada a su vez activa a la adenilil ciclasa, que aumenta su velocidad de síntesis de AMP cíclico a partir de ATP.

interacción del receptor activado con una proteína G heterotrimérica. La interacción entre el receptor activado y la proteína G, a su vez, activa a la proteína G, que se disocia del receptor y transmite la señal a su enzima o canal iónico efector.

Las proteínas G heterotriméricas reciben ese nombre por su requerimiento de unión al **trifosfato de guanosina (GTP)** e hidrólisis. Las proteínas G heterotriméricas están compuestas por tres subunidades distintas: la subunidad α, que se une al GTP y lo hidroliza; y la β y la γ, que forman un dímero βγ enlazado, no covalente, estable y rígido. Cuando la subunidad α se une al **difosfato de guanosina (GDP)** se une con las subunidades βγ para formar el complejo trimérico αβγ. La interacción del complejo trimérico unido a GDP con el GPCR hormonal activa el intercambio de GDP por GTP. El intercambio de GDP por GTP causa que la subunidad α se disocie del receptor y de las subunidades βγ. La subunidad α puede entonces asociarse con una proteína efectora de la membrana, con el resultado de la generación de segundos mensajeros. La hidrólisis de GTP a GDP por la subunidad α da como resultado la reasociación de las subunidades α y βγ, que entonces están listas para repetir el ciclo (fig. 2-12).

Una molécula efectora muy importante y que es regulada por subunidades de proteínas G es **adenililciclasa (AC)**. La asociación de una subunidad Gα activada con AC puede estimular o inhibir la producción de AMPc. La asociación de una subunidad $α_s$ (la s se refiere a estimulación, en inglés) promueve la activación de la AC y la producción de AMPc. La asociación de una subunidad $α_i$ (i se refiere a inhibitoria) promueve la inhibición de la AC y disminución en el AMPc. Así, se logra la regulación bidireccional de la AC por acoplamiento de diferentes clases de receptores de membrana plasmática a la enzima, mediante G_s o G_i (fig. 2-13).

Además de las subunidades $α_s$ y $α_i$, se han descrito otras isoformas de subunidades de la proteína G. Por ejemplo, la subunidad $α_q$ activa a **fosfolipasa C (PLC)**, con el resultado de producción de los segundos mensajeros, DAG y trifosfato de inositol. Esta **cascada de señales** se analiza con más detalle más adelante en este capítulo. Otra subunidad Gα, la $α_T$ o **transducina**, señales de activación la efectora *fosfodiesterasa de GMPc* (*PDE*), que degrada el GMPc a GMP 5'. Esta degradación provoca el **cierre** de los canales de sodio y la **hiperpolarización** de la célula (*véase* capítulo 4). En resumen, las subunidades de la proteína G se expresan en diferentes combinaciones en tejidos diversos, lo que contribuye tanto a la especificidad de la señal transducida como al segundo mensajero que se produce.

Los canales iónicos activados por ligandos transducen una señal química en una señal eléctrica

Los canales iónicos pueden abrirse o cerrarse por la unión de ligandos a los receptores de membrana. En algunos casos, el receptor y el canal iónico son la misma molécula (receptores ionotrópicos), como el receptor colinérgico nicotínico de la célula muscular esquelética (receptor de acetilcolina) en la unión neuromuscular. Cuando el neurotransmisor acetilcolina se une a un receptor, activa el canal al permitir la entrada de Na+ y provocar la despolarización local de la membrana. En otros casos, el receptor y el canal iónico se enlazan a través de una proteína G, u otro segundo mensajero. Por ejemplo, la unión del ligando al receptor del sabor amargo de la lengua activa la proteína G transducina, que a su vez activa la PLC, lo que provoca la

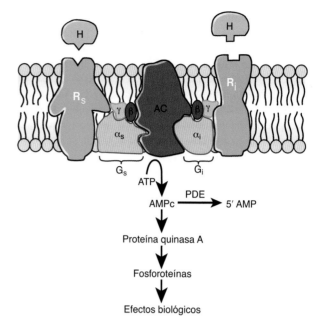

Figura 2-13 **La adenililciclasa está regulada por las proteínas G estimulantes e inhibitorias.** Los receptores hormonales activan o inhiben la adenililciclasa (AC) a través de las proteínas estimulantes (G_s) o inhibitorias (G_i). Cada proteína G es un heterotrímero constituido por subunidades Gα, Gβ y Gγ, que son diferentes y proveen la especificidad para la activación o inhibición de la AC. Las hormonas que se unen a receptores (R_s) "estimulantes" se acoplan con AC mediante proteínas G estimulantes (G_s). En cualquier momento, la concentración citosólica de AMPc depende de la actividad de la adenilil ciclasa (síntesis) y de la actividad de la fosfodiesteresa (PDE) que degrada AMPc a AMP lineal.

liberación de Ca^{2+} intracelular. El aumento del Ca^{2+} intracelular activa los canales de **cationes** monovalentes, lo que provoca la despolarización de la membrana. En ambos ejemplos, los canales iónicos activados por ligandos transducen una señal química en una señal eléctrica.

Los receptores con actividad tirosina cinasa son activados por su fosforilación

Muchas hormonas peptídicas como la insulina y factores de crecimiento (**mitógenos**) actúan uniéndose a receptores que tienen actividad tirosina cinasa. La unión del ligando activa el receptor fosforilando residuos de tirosina en dominios citosólicos del receptor. Los receptores de la tirosina cinasa cuentan con una forma intrínseca de la enzima dentro de su región citoplásmica (fig. 2-14) o, cuando son activados, se asocian con una tirosina cinasa citoplásmica. La activación de los **receptores de la tirosina cinasa** puede dar como resultado la captación de glucosa en la célula, y la transcripción de genes involucrados en el crecimiento, la diferenciación y los movimientos celulares (de arrastre o cambio de forma). En particular, los receptores de la tirosina cinasa no generan segundos mensajeros, como AMPc o GMPc.

La señalización por receptores con actividad con tirosina cinasa se inicia con la unión del ligando a la porción extracelular del receptor (*véase* fig. 2-14), que causa que se asocien dos de los receptores (**dimerización**) unidos al agonista. Esta dimerización solo ocurre después de la unión del ligando y es clave para la activación de los dominios tirosina cinasa. La tirosina cinasa activada fosforila entonces a moléculas de tirosina de la otra subunidad (fosforilación cruzada) del **dímero** para activar por completo al receptor y crear sitios puerto para moléculas de señalización adicionales o proteínas adaptadoras que tienen una secuencia específica llamada **dominio SH2**. Las proteínas adaptadoras pueden ser cinasas de proteína de serina/treonina, fosfatasas u otras proteínas puente, que transmiten la señal de un receptor activado a la vía de señalización, con el resultado de una respuesta celular. Muchos factores de crecimiento activan a la familia **ras** de *proteínas G monoméricas* que, a su vez, inician una serie de señalización intracelular que involucra la fosforilación y activación de *proteínas cinasas activadas por mitógenos* (*MAPK*, por sus siglas en inglés). ERK, la última cinasa activada en esta vía, se transloca al núcleo, donde induce la transcripción de genes (Enfoque clínico 2-2).

Los receptores intracelulares de hormonas activan directamente transcripción en las células

Las hormonas esteroides se unen a receptores solubles localizados en el citosol o el núcleo, o a receptores ya unidos a los elementos promotores de los genes blanco. Los receptores citoplásmicos o nucleares de las hormonas esteroides incluyen a los de hormonas sexuales (andrógenos, estrógenos y progesterona), los de glucocorticoides (cortisol) y los de mineralocorticoides (aldosterona). Son ejemplos de receptores de hormonas esteroides unidos a ADN, los de la vitamina A, la vitamina D, retinoides y hormonas tiroideas.

Los receptores de hormonas esteroides tienen cuatro dominios reconocidos. El *dominio variable* N-terminal es una región con poca similitud entre receptores. El *dominio de unión al ADN* de localización central consta de dos segmentos globulares, donde el zinc se coordina con moléculas de cisteína (**dedo de zinc**). Este dominio puede también presentar sitios para la fosforilación por cinasas de proteína involucradas en la modificación de la actividad de transcripción del receptor. Entre los dominios de unión al ADN central y de unión de hormonas C-terminal, se localiza un *dominio bisagra,* que controla el movimiento del receptor hacia el núcleo. El *dominio de unión de hormonas y dimerización* carboxilo terminal, se une a la hormona y, después, permite que el receptor presente dimerización, un paso necesario para la unión al ADN.

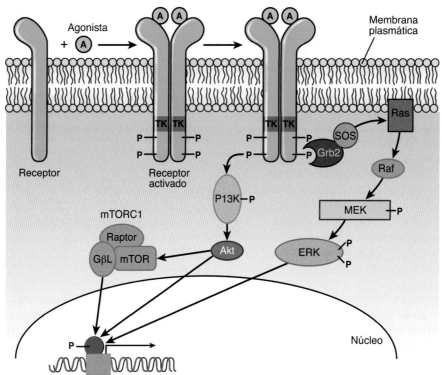

Figura 2-14 **Los receptores de la tirosina cinasa señalizan a través de cascadas de fosforilación, empezando por la fosforilación del propio receptor.** La unión del agonista al receptor de la tirosina cinasa (TK) causa dimerización, activación de la tirosina cinasa intrínseca y fosforilación de las subunidades del receptor. Los residuos de fosfotirosina sirven como sitios de recepción de proteínas intracelulares Grb2, que reclutan el Son of Sevenless (SOS), un factor de intercambio de nucleótidos de guanina al complejo receptor. El SOS regula la actividad de Ras por promoción de un intercambio de GDP por GTP. La combinación activa Ras-GTP activa a la cinasa de serina/treonina Raf, que fosforila y activa la MEK (proteína cinasa activada por mitógenos [MAP2K]). La MEK fosforila ERK (mitógeno activado cinasa de proteínas [MAPK]), la cual se transloca al núcleo y fosforila factores de transcripción que regulan la transcripción genética. El receptor tirosina cinasa activado también puede fosforilar la fosfatidilinositol 3 cinasa (PI3K), que fosforila Akt. La Akt activada puede regular la transcripción génica de manera directa o mediante la activación del complejo mTORC1. Las proteínas con unión de P representan la fosforilación de los residuos de tirosina o serina/treonina.

ENFOQUE CLÍNICO | 2-2

Inhibidores de la tirosina cinasa en la leucemia mieloide crónica

Puede ocurrir cáncer por defectos en las moléculas de señalización críticas que regulan las propiedades de las células, como proliferación, diferenciación y supervivencia. Las proteínas reguladoras celulares normales o **protooncogenes** pueden alterarse por mutación o expresión anormal durante el desarrollo del cáncer. Los oncogenes, proteínas alteradas que surgen a partir de protooncogenes, en muchos casos son proteínas de **transducción de señal**, que actúan por lo general en la regulación de la proliferación celular. Son ejemplos de moléculas de señalización que pueden convertirse en oncogénicas, abarcan toda la vía de transducción de señal e incluyen ligandos (p. ej., factores de crecimiento), receptores, moléculas adaptadoras y efectoras, y factores de transcripción.

Hay muchos ejemplos de cómo las proteínas celulares normales se pueden convertir en oncoproteínas. Uno ocurre en la **leucemia mieloide crónica (LMC)**, enfermedad que se caracteriza por aumento y ausencia de regulación de la proliferación clonal de células mieloides en la médula ósea. La LMC es resultado de una anomalía cromosómica heredada que implica una translocación recíproca, o intercambio de material genético entre los cromosomas 9 y 22, y fue el primer cáncer que se vinculó con una anomalía genética. La translocación se conoce como *cromosoma Filadelfia* y causa la fusión del gen *bcr* con parte del gen *abl* (*c-abl*) celular. El gen *c-abl* codifica una proteína tirosina cinasa. Esta proteína anormal de la fusión Bcr-Abl tiene actividad de tirosina cinasa no regulada, y a través de los dominios SH2 y SH3 de unión, se une al receptor de la interleucina $3\beta(c)$ y la fosforila. Este receptor está ligado al control de la proliferación celular y la expresión de la proteína Bcr-Abl no regulada activa las vías de señal que aceleran la división celular. La proteína Bcr-Abl también inhibe la reparación del ADN y causa inestabilidad del genoma, haciendo a la célula más susceptible para la aparición de más anomalías genéticas.

La translocación cromosómica que da lugar a la formación de la oncoproteína Bcr-Abl se presenta durante el desarrollo de los citoblastos hematopoyéticos y la observación de un cromosoma Filadelfia 22, más corto, es el diagnóstico de este cáncer. La translocación da como resultado inicialmente una LMC que se caracteriza por leucocitosis progresiva (aumento del número de leucocitos circulantes) y la presencia de hemocitoblastos circulantes. Sin embargo, otras mutaciones secundarias pueden presentarse de manera espontánea en el hemocitoblasto mutado y causar leucemia aguda, una enfermedad de evolución rápidamente progresiva y a menudo fatal.

A lo largo del tiempo la LMC se trató por quimioterapia, administración de interferón y trasplante de médula ósea. Con el conocimiento de las moléculas y las vías de señalización que dan como resultado este cáncer devastador, se han desarrollado estrategias terapéuticas dirigidas para atenuar la enfermedad. El mesilato de imatiniba fue el primer inhibidor de la tirosina cinasa (desarrollado en el año 2001), que podía disminuir la actividad de señalización de Bcr-Abl. Además, desde entonces se han desarrollado inhibidores de la tirosina cinasa más potentes, que pueden inducir la remisión completa de la LMC y mejorar mucho la calidad de vida, la longevidad y la esperanza de vida del paciente. ∎

Las hormonas esteroides unidas a su receptor se translocan al núcleo, donde el complejo se une a la región promotora de un gen de respuesta hormonal. La secuencia de ADN objetivo en el promotor se denomina **elemento de respuesta hormonal (ERH)**. La unión del complejo hormona-receptor al ERH puede activar o reprimir la transcripción, con el resultado de síntesis de nuevas proteínas o enzimas que modifican el metabolismo celular (fig. 2-15).

Las hormonas tiroideas, el ácido retinoico, las vitaminas A y D se unen a receptores que ya se relacionaron con elementos de respuesta del ADN de los genes blanco. Los receptores no ocupados se mantienen inactivos hasta que la hormona se une y sirven como represores en su ausencia. En el capítulo 32 se describe la actividad de los receptores de hormonas tiroideas.

Los segundos mensajeros intracelulares amplifican la señal del receptor a objetivos posteriores

El concepto de los segundos mensajeros y su participación medular en la señalización se inició con Earl Sutherland hijo, que recibió el premio Nobel en 1971 "por sus descubrimientos acerca de los mecanismos de acción hormonal", quien descubrió el AMPc y mostró que era un intermediario crítico en las respuestas celulares a las hormonas. Los **segundos mensajeros** transmiten y amplifican las señales de los receptores a moléculas objetivo anterógradas dentro de la célula. Hay tres tipos generales de segundos mensajeros: hidrofílicos, hidrosolubles, como IP_3, AMPc, GMPc o Ca^{2+}; hidrofóbicos, insolubles en agua, mensajeros lipídicos, que en general se asocian con las membranas ricas en lípidos, como DAG y los fosfatidilinositoles (p. ej., PIP_3); y gases, como NO, CO y las especies reactivas de oxígeno (ERO), que se pueden difundir tanto a través del citosol como de las membranas celulares. Los segundos mensajeros pueden *sintetizarse y degradarse rápidamente por enzimas celulares*, ser secuestrados con rapidez en un organelo unido a membrana o una vesícula, o tener una distribución restringida dentro de la célula. El fino ajuste de la reacción de señalización se consigue así con la rápida aparición y desaparición de los segundos mensajeros. Por ejemplo, cuando un receptor celular es estimulado apenas brevemente por un ligando, la generación de un segundo mensajero termina rápido. Por el contrario, cuando persiste una gran cantidad de ligando para estimular a un receptor, las concentraciones aumentadas del segundo mensajero dentro de la célula se mantendrán durante un periodo más prolongado, antes de terminar. Cada célula en el cuerpo está programada para responder a una combinación específica de ligandos y segundos mensajeros, que despiertan respuestas fisiológicas distintas en diferentes tipos celulares. Por ejemplo, el neurotransmisor acetilcolina puede causar relajación del músculo cardiaco, contracción del músculo liso y secreción por las células que tienen esa capacidad.

La proteína cinasa A media los efectos de señalización del AMPc, el segundo mensajero predominante en todas las células

Un aumento en el AMPc activa la **proteína cinasa dependiente de AMP cíclico (PKA)**. La PKA es un tetrámero constituido por dos subunidades catalíticas y dos reguladoras en estado inactivo.

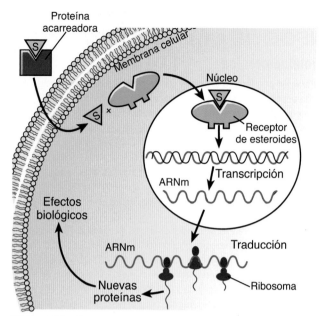

Figura 2-15 **Las hormonas esteroidales se unen a receptores intracelulares para activar la transcripción de genes.** Las hormonas esteroides (S) son liposolubles y pasan a través de la membrana plasmática, en la cual se unen a su receptor específico en el citoplasma. El complejo hormona esteroide-receptor se traslada entonces al núcleo y se une al elemento de respuesta hormonal (ERH) en el promotor de genes de respuesta específica ante hormonas. La unión del complejo hormona esteroide-receptor al elemento de respuesta inicia la transcripción del gen. El ARNm se traslada al citoplasma, donde se traduce en una proteína, que participa en una respuesta celular. Las hormonas tiroideas actúan por un mecanismo similar, aunque sus receptores ya están unidos a un ERH, que reprime la expresión genética.

La PKA inactiva está formada por dos subunidades catalíticas (C) y dos regulatorias (R). Un aumento de la concentración citosólica de AMPc gatilla la activación de la PKA mediante la unión de moléculas de AMPc a las subunidades regulatorias, dejando libres las subunidades catalíticas, que corresponde a la forma activa de la PKA (fig. 2-16). Una vez activado, la PKA fosforila proteínas celulares, canales iónicos y factores de transcripción, modificando su actividad o función para producir una respuesta celular.

La señal intracelular provista por el AMPc termina rápido con su hidrólisis a AMP 5′ por una familia de enzimas conocidas como **fosfodiesterasas (PDE,** por sus siglas en inglés), que pueden activarse por la presencia de concentraciones elevadas de nucleótidos cíclicos u otros procesos de transducción de señal. En ausencia de AMPc, las subunidades reguladoras de la PKA se reasocian con las subunidades catalíticas y se desactiva la actividad enzimática de la cinasa.

La guanilil ciclasa soluble y transmembrana produce GMPc

El segundo mensajero GMPc es sintetizado por la enzima **guanilil ciclasa (GC).** La **proteína cinasa G (PKG)** es el principal objetivo del GMPc, pero puede también activar directamente canales iónicos y bombas, que regulan las concentraciones citoplásmicas de Ca^{2+} en el músculo liso (*véanse* capítulos 8 y 15) y los tejidos sensoriales (*véase* capítulo 4). Hay dos formas de GC, una soluble citoplásmica y una localizada en la membrana. La GC soluble es una proteína heterodimérica que contiene dos fragmentos

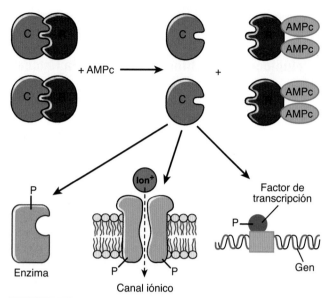

Figura 2-16 **Activación de la proteína cinasa A por AMPc.** La proteína cinasa A inactiva consta de dos subunidades reguladoras complejas con dos subunidades catalíticas. La activación de adenililciclasa produce aumento de la concentración citosólica de AMPc. Dos moléculas de AMPc se unen a cada una de las subunidades reguladoras y llevan a la liberación de subunidades catalíticas activas. Estas pueden entonces fosforilar enzimas objetivo, canales iónicos o factores de transcripción, con el resultado de una respuesta celular. R, subunidad reguladora; C, subunidad catalítica; P, grupo fosfato.

hemo (un compuesto orgánico constituido por hierro, unido a un anillo heterocíclico llamado *porfirina*) como grupos prostéticos. La GC soluble es objetivo de la molécula de señalización paracrina, óxido nítrico (NO), que se une a los grupos prostéticos hemo y activa a la GC, lo que lleva a la producción de GMPc. El NO producido por las células endoteliales se difunde al interior de las células de músculo liso para aumentar el GMPc, activar la PKG y los canales iónicos, lo que reduce las concentraciones citoplásmicas de Ca^{2+}, con el resultado de una relajación del músculo liso. La degradación del GMPc es mediada por una PDE activada por concentraciones elevadas de GMPc. La semivida muy breve del NO también sirve para concluir la vía de señalización. El NO al inicio se llamó **factor de relajación derivado del endotelio (FRDE).** La investigación que mostró que el FRDE era en realidad NO gaseoso, dio como resultado la asignación del premio Nobel en 1998 a Robert Furchgott, Louis Ignarro y Ferid Murad. El NO es producido por la enzima sintasa de óxido nítrico (NOS) en una reacción que convierte la L-arginina en L-citrulina.

La forma transmembrana de la GC es un receptor para el péptido natriurético auricular (PNA) producido por los cardiomiocitos auriculares en respuesta a un mayor volumen sanguíneo. La unión de PNA a la GC transmembrana en el riñón aumenta el GMPc, lo que estimula la excreción de Na^+ para disminuir el volumen sanguíneo (*véase* capítulo 23).

La fosfolipasa C produce los segundos mensajeros diacilglicerol e inositol trifosfato, que se derivan de los fosfolípidos de la monocapa interna de la membrana plasmática

Algunos GPCR están acoplados con la enzima efectora, fosfolipasa C (PLC, por sus siglas en inglés), localizada en la capa interna de la membrana plasmática. La unión de un ligando al GPCR produce activación de la proteína G asociada, por lo general, $G\alpha_q$ (o G_q), que luego estimula a la PLC con el resultado de hidrólisis del fosfolípido de membrana **fosfatidilinositol 4,5-bifosfato (PIP$_2$)** en **diacilglicerol (DAG)** y **trisfosfato de inositol (IP$_3$)**. Ambos, **DAG** e **IP$_3$**, sirven como segundos mensajeros en la célula (fig. 2-17).

El DAG se acumula en la membrana plasmática y activa a la enzima sensible a calcio y lípidos unida a la membrana, **proteína cinasa C (PKC)**. PKC activada fosforila proteínas específicas dentro de la célula para producir efectos fisiológicos apropiados, como la proliferación. Los **ésteres de forbol,** promotores de tumor, pueden simular la estructura del DAG, que evade a los receptores para activar directamente a la PKC con el resultado de la proliferación celular.

El IP$_3$ promueve la liberación de Ca^{2+} hacia el citoplasma por activación de los canales de liberación de calcio regulados por IP$_3$ del retículo sarcoplásmico o del endoplasma (*véase* capítulo 8). La baja concentración de iones de calcio libres en el citoplasma de la mayoría de las células está dentro del rango de 10^{-7} M y puede, de manera abrupta, aumentar 1 000 veces o más. El incremento resultante en el calcio citoplásmico libre se bombea con rapidez de retorno a su sitio de almacenamiento, lo que restablece la concentración citoplásmica de calcio hasta niveles previos al estímulo.

La ceramida, otro segundo mensajero lipídico, es generada a partir de la esfingomielina mediante la acción de la esfingomielinasa asociada con la membrana plasmática. Ocurre activación de la esfingomielinasa. Ca^{2+} tiene sinergia con la acción del DAG en la activación de algunas formas de PKC y puede también activar otros procesos dependientes del calcio.

Para terminar la señalización de DAG e IP$_3$, las moléculas se retiran con rapidez del citoplasma. El IP$_3$ se desfosforila a inositol, que puede reutilizarse para la síntesis de fosfoinosítidos. El DAG se convierte en ácido fosfatídico por la adición de un grupo fosfato al carbono número 3. El ácido fosfatídico puede entonces utilizarse para la resíntesis de fosfolípidos de inositol de la membrana (*véase* fig. 2-17). Al retirarse la señal del IP$_3$, las **citocinas** que median respuestas inmunitarias e inflamatorias (p. ej., **factor de necrosis tumoral [FNT]** e **interleucina 1**) a sus receptores. La liberación de ceramida de la membrana plasmática activa la señal vía de MAPK (*véase* capítulo 10).

Las células usan el calcio citosólico como segundo mensajero. En reposo, las células mantienen una baja concentración de calcio iónico citosólico

El nivel de calcio citosólico en una célula no estimulada es cerca de 10 000 veces menor que en el LEC (0.0001 mM frente a 1.2 mM; tabla 2-1). Este gran gradiente de calcio se mantiene por la permeabilidad baja de la membrana plasmática al calcio, los mecanismos de transporte activo de calcio de la membrana plasmática (bomba de calcio, NCX) y del retículo (SERCa) mantienen baja la concentración citosólica de calcio. Además, las células cuentan con proteínas citosólicas que unen calcio, funcionando como amortiguadoras de la concentración de calcio iónico. Los diversos canales iónicos de la membrana plasmática sirven para aumentar la concentración de calcio en el citosol. Estos canales iónicos son regulados por voltaje y se abren cuando la membrana plasmática se despolariza, o pueden ser controlados por PKA o la fosforilación de proteína cinasa C.

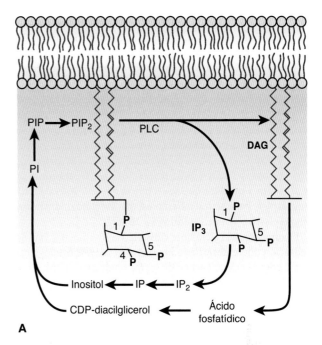

A

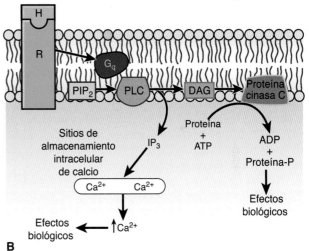

B

Figura 2-17 **El fosfatidilinositol se metaboliza en los segundos mensajeros IP$_3$ y DAG.** (**A**) La fosforilación sucesiva del fosfatidilinositol (PI) lleva a la generación del 4,5 difosfato de fosfatidilinositol (PIP$_2$). La fosfolipasa C (PLC) cataliza la fragmentación del PIP$_2$ a trifosfato de inositol (IP$_3$) y 1,2 DAG, moléculas señalizadoras que pueden reciclarse para generar fosfatidilinositol. (**B**) La unión de la hormona (H) a un receptor (R) acoplado con la proteína G, libera la proteína G G_q, que activan la PLC para fragmentar PIP$_2$ a IP$_3$ y DAG. El IP$_3$ interactúa con los canales de liberación de calcio en el retículo endoplásmico para enviarlo al citoplasma. El aumento intracelular de calcio activa enzimas dependientes del ion. Una acumulación de DAG en la membrana plasmática activa a la enzima dependiente de calcio y fosfolípidos, proteína cinasa C, y fosforila a sus objetivos anterógrados: Proteína-P, proteína fosforilada.

El retículo endoplásmico tiene dos tipos principales de canales iónicos que liberan calcio al citoplasma cuando son activados. IP$_3$ se une y activa el **canal de liberación de calcio** en la membrana del retículo endoplásmico o sarcoplásmico (un tipo especializado de retículo endoplásmico en el músculo liso y estriado). El canal activado se abre para permitir el flujo del calcio a favor de su gradiente de concentración en el citoplasma. El **receptor de rianodina** se localiza en el retículo sarcoplásmico de células musculares. En los músculos cardiaco y esquelético, los receptores de rianodina liberan calcio para desencadenar la contracción muscular cuando un potencial de acción invade el sistema de túbulos transversos de esta célula. Ambos tipos de canales son regulados por retroalimentación positiva, en la que el calcio liberado al citosol puede unirse al receptor para producir una mayor liberación de calcio. Esta forma de retroalimentación positiva se conoce como **liberación de calcio inducida por el calcio** y produce que se secrete el ion de manera súbita en una espiga, para acto seguido presentar un flujo ondulatorio en el citoplasma (*véanse* capítulos 8 y 13).

El aumento del calcio libre citosólico activa muchas vías de señalización diferentes y lleva a numerosos sucesos fisiológicos, como la contracción muscular, la secreción de neurotransmisores y la polimerización del citoesqueleto. El calcio actúa como segundo mensajero en una de dos formas:

- Se une directamente a una molécula efectora, como la PKC, para promover su activación.

- Se une a una proteína citosólica intermedia de unión de calcio, como la calmodulina.

La **calmodulina** es una proteína pequeña (16 kDa) con cuatro sitios de unión con el calcio. La unión del calcio a la calmodulina produce un cambio conformacional espectacular de la molécula e incrementa su afinidad por sus efectores (fig. 2-18). Los complejos calcio-calmodulina se unen a una variedad de proteínas celulares y las activan, incluyendo cinasas de proteína, que son importantes en la contracción del músculo liso (cinasa de la cadena ligera de miosina; *véase* capítulo 8) y la síntesis de aldosterona (*véase* capítulo 33).

Hay dos mecanismos que terminan la acción del calcio: el IP_3 es desfosforilado por fosfatasas celulares para inactivarlo. Además, las bombas de calcio impulsadas por ATP en la membrana plasmática, el retículo endoplásmico, el retículo sarcoplásmico y la mitocondria transportan el calcio libre fuera del

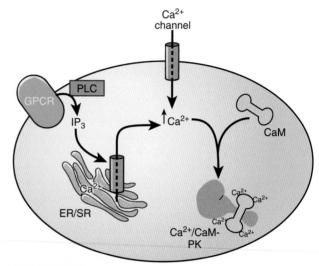

Figura 2-18 El calcio es un segundo mensajero que activa la unión de calcio citosólica proteína calmodulina. Los canales de plasma iónicos unidos a la membrana permiten el ingreso de calcio desde el espacio extracelular. El calcio puede también liberarse de las reservas intracelulares a través de la activación de la fosfolipasa C (PLC) mediada por la proteína G y la generación de trifosfato de inositol (IP_3). El IP_3 libera calcio del retículo endoplásmico (RE) o sarcoplásmico (RS) en las células musculares, por activación de los canales iónicos de calcio. Cuando el calcio intracelular aumenta, cuatro iones de calcio forman un complejo con la proteína calmodulina (CaM) para inducir un cambio conformacional. Pueden entonces unirse Ca^{2+}/CaM a proteínas objetivo, que incluyen a las proteínas cinasas dependientes de la calmodulina cálcica (Ca^{2+}/CaM-PK), que después fosforilan otros sustratos.

citosol hacia el espacio extracelular o a un organelo intracelular. La disminución del calcio citosólico desvía el equilibrio para su liberación desde la calmodulina, que entonces se disocia de las diversas proteínas que estaban activadas y la célula retorna a su estado basal.

CIENCIAS MÉDICAS INTEGRADAS

Fosfodiesterasa, angina de pecho, hipertensión pulmonar y disfunción eréctil, ¿cuál es el vínculo?

Una fosfodiesterasa (PDE) es una enzima que hidroliza una unión fosfodiéster. Las PDE de nucleótidos cíclicos son importantes en el contexto clínico, ya que controlan las concentraciones celulares de segundos mensajeros (AMPc y GMPc), y las vías de transducción de señal reguladas por estas moléculas. Hay muchas PDE de nucleótidos cíclicos, que se clasifican de acuerdo con su secuencia, regulación, especificidad de sustrato y distribución tisular. La expresión específica de PDE de un tejido presenta la oportunidad de hacer blanco en una PDE específica con un fármaco de inhibición o activación.

Los agentes terapéuticos para la angina de pecho (dolor torácico intenso debido a un flujo sanguíneo insuficiente de los tejidos cardiovasculares) incluyen la administración de nitrato, un agente de uso frecuente que aminora la demanda de oxígeno miocárdico. Los nitratos actúan como fuente exógena de óxido nítrico (NO), que estimula a las GC solubles para aumentar el GMPc, transducción de una señal que promueve la relajación del músculo liso vascular en las arterias y venas. El efecto saludable de los nitratos para tratar la **isquemia miocárdica** es de dilatación venosa, que permite que la sangre pase del interior de los ventrículos a los tejidos periféricos.

Esto disminuye la distensión en el corazón y aminora la demanda de oxígeno miocárdico. Un efecto secundario común de los nitratos es la **taquifilaxia**, o disminución de la capacidad de respuesta a un fármaco por su uso crónico. La búsqueda de nuevos fármacos para tratar la angina de pecho y otras enfermedades cardiovasculares similares llevó al descubrimiento del sildenafil, que hoy se encuentra en el mercado con el nombre comercial de Viagra. El sildenafil es un inhibidor bastante selectivo de la PDE5 y su administración aumenta las concentraciones de GMPc en células del músculo liso vascular, lo que lleva a la vasodilatación. Por desgracia, las semividas relativamente breves frustraron la utilidad de este fármaco como tratamiento práctico para la angina de pecho crónica. Además, se observaron varios efectos secundarios durante los estudios clínicos, que incluían la capacidad del sildenafil de aumentar los efectos vasodilatadores de los nitratos. Otro interesante efecto secundario observado fue el de erección peneana y los estudios clínicos subsiguientes validaron el uso de este fármaco como agente terapéutico contra la disfunción eréctil (DE).

Hay muchas causas clínicas de DE que incluyen trastornos sicológicos, como la depresión. Las condiciones clínicas frecuentes asociadas con la DE incluyen enfermedad vascular; diabetes; trastornos neurológicos, como las lesiones de la médula espinal, esclerosis múltiple y enfermedad de Parkinson; y numerosos trastornos inflamatorios. Durante la estimulación sexual, las arterias cavernosas del pene se relajan y dilatan, lo que permite un aumento del flujo sanguíneo, que junto con la compresión de los músculos trabeculares causa colapso y obstrucción de la salida venosa para producir una erección rígida. Para que ocurra una erección, el NO activa a la ciclasa de guanilato soluble y causa mayor síntesis de GMPc. Las cifras celulares de GMPc reflejan un equilibrio de las actividades entre la producción de NO por la sintasa correspondiente y su degradación por la PDE cíclica. Así, el uso de un inhibidor transitorio de la PDE5, la principal PDE en las arterias cavernosas y el músculo trabecular, provee una vasodilatación temporal razonable en esos tejidos.

Después de su amplio uso como fármaco terapéutico para la DE, se descubrió otra aplicación para el sildenafil: el tratamiento de la hipertensión pulmonar, con el nombre comercial de Revatio. Ocurre hipertensión pulmonar por elevación de la presión arterial en la circulación pulmonar. Se trata de una enfermedad progresiva con mal pronóstico, debido a la disfunción consiguiente de las cavidades cardiacas derechas, y a menudo es fatal. La utilidad de Revatio se basa en los datos de que, en modelos animales de hipertensión pulmonar, la cifra de PDE5 aumenta en la aorta pulmonar y otras arterias del pulmón, lo que lleva a disminución del GMPc y el aumento del tono en ese vaso. Así, la administración de sildenafil tiene un efecto benéfico por aumento de GMPc y relajación. Cuanto más se aprenda acerca de la PDE, es probable que se descubran usos adicionales del sildenafil y otros compuestos con blanco en la PDE cíclica. ■

Fisiología celular

Resumen del capítulo

- La homeostasis es el mantenimiento de estados estables en el cuerpo por mecanismos fisiológicos coordinados.
- Se usan retroalimentaciones negativa y positiva para regular las respuestas del cuerpo a los cambios en el ambiente.
- Estado estable y equilibrio son circunstancias diferentes. Estado estable es una condición que no cambia con respecto al tiempo, en tanto el equilibrio representa un balance entre fuerzas opuestas.
- Las macromoléculas atraviesan la membrana plasmática por endocitosis y exocitosis.
- El movimiento pasivo de un soluto a través de una membrana disipa el gradiente (fuerza de impulso) y alcanza un equilibrio, en cuyo punto no hay movimiento neto de solutos.
- La difusión simple es el paso de solutos liposolubles a través de la membrana plasmática por difusión a través de la bicapa de lípidos.
- La difusión facilitada es el paso de solutos hidrosolubles y iones a través de una vía hidrofílica creada por una proteína integral que atraviesa la membrana.
- La difusión facilitada de pequeños iones es mediada por poros y proteínas de canales iónicos específicos.
- En el transporte activo se usa una fuente de energía metabólica para mover solutos en contra de gradientes, y el proceso impide un estado de equilibrio.
- La organización polarizada de las células epiteliales asegura el movimiento direccional de solutos y agua a través de la capa epitelial.

- El agua atraviesa las membranas plasmáticas con rapidez a través de canales de proteínas llamadas acuaporinas. El movimiento de agua es un proceso pasivo impulsado por diferencias en la presión osmótica.
- Las células regulan su volumen por movimiento de solutos al interior y exterior, a fin de impulsar el ingreso o la salida de agua osmóticos, respectivamente.
- La fuerza de impulso para el transporte de iones es la suma de los gradientes eléctrico y químico, conocido como gradiente de potencial electroquímico a través de la membrana.
- Las células están polarizadas con el interior negativo respecto al líquido extracelular. Esto se debe a las diferencias en la concentración de iones cargados en el citosol en comparación con el líquido intersticial.
- La comunicación celular es indispensable para integrar y coordinar los sistemas del cuerpo de manera que participen en diferentes funciones.
- Un aspecto sobresaliente de la señalización celular es que es regulada con una variedad de mecanismos, tanto para activar como para terminar la transducción de señales.
- Los activadores de las vías de transducción de señales incluyen iones, gases, pequeños péptidos, hormonas proteínicas, metabolitos y esteroides.
- Los receptores captan las moléculas señal; están localizados sobre la membrana plasmática o dentro de la célula.
- Los segundos mensajeros son importantes para la amplificación y el flujo de la señal recibida por los receptores de la membrana plasmática.

Preguntas de revisión del capítulo

1. Si una región o un compartimento está en estado estable con respecto a una sustancia particular, entonces:
   A. La cantidad de la sustancia en el compartimento está aumentando.
   B. La cantidad de la sustancia en el compartimento está disminuyendo.
   C. La cantidad de la sustancia en el compartimento no cambia con respecto al tiempo.
   D. No hay movimiento al interior o fuera del compartimento.
   E. El compartimento debe estar en equilibrio con su entorno.

2. La hormona paratiroidea (PTH) actúa sobre los osteoblastos en el hueso y las células tubulares renales. Se une al receptor de PTH para causar la liberación de calcio desde el hueso hacia el cuerpo, un proceso llamado osteólisis. Si usted trata a un animal con PTH y observa un aumento de la concentración de AMPc en el tejido óseo, ¿a qué tipo de receptor pensaría usted que se une la PTH?
   A. Esteroide
   B. Tirosina cinasa
   C. Nuclear
   D. Acoplado a la proteína G
   E. Huérfano

3. Una célula aislada dentro un cultivo de músculo cardiaco recién aislado se inyecta con un colorante fluorescente que no atraviesa membranas celulares. En minutos, varias células adyacentes se tornan fluorescentes. La explicación más probable de esta observación es la presencia de:
   A. Receptores de rianodina.
   B. Receptores de ip_3.
   C. Túbulos transversos.
   D. Desmosomas.
   E. Uniones en hendidura.

4. El tratamiento de las células epiteliales intestinales con la toxina mitocondrial 2,4 dinitrofenol, produce pérdida de la síntesis de ATP. El transporte de glucosa desde el lado apical (luminal) al basolateral de la célula intestinal disminuirá, porque:
   A. La GLUT2 no estará disponible para transportar la glucosa a través de la membrana apical.
   B. El gradiente de Na^+ a través de la membrana apical hacia el interior de la célula se disipará.
   C. El SGLT en la membrana apical no podrá transportar Na^+ fuera de la célula.
   D. La ATPasa de Na^+/K^+ en la membrana basolateral no podrá transportar glucosa fuera de la célula.
   E. El gradiente de K^+ a través de la membrana basolateral al interior de la célula aumentará.

5. Las células pueden utilizar el calcio como segundo mensajero porque:

   A. La concentración de calcio citosólico es el doble de la concentración de magnesio citosólico.

   B. Un aumento del calcio citosólico activa la fosfolipasa C para generar diacilglicerol (DAG).

   C. El calcio estimula la producción de éster de forbol, que activa la proteína cinasa C (PKC).

   D. La calmodulina se une a las proteínas cinasas en presencia de calcio.

   E. Las bombas de calcio activadas del retículo endoplásmico y de la membrana plasmática aumentan los niveles de calcio citosólico.

1. **La respuesta correcta es C.** En un estado estable, la cantidad o concentración de una sustancia en un compartimento no cambia con respecto al tiempo. Aunque puede haber movimientos considerables al interior y fuera del compartimento, no hay ganancia o pérdida netas. Los estados estables en el cuerpo a menudo no representan una condición de equilibrio, pero se desplazan de este por el gasto constante de energía metabólica.

2. **La respuesta correcta es D.** La generación de AMPc en las células ocurre en respuesta a la activación de la adenililciclasa, un efector acoplado con GPCR. Las otras respuestas representan diferentes mecanismos de señalización intracelular, que no regulan la generación de AMPc.

3. **La respuesta correcta es E.** Las células del músculo cardiaco tienen muchas uniones en hendidura que permiten la rápida transmisión de la actividad eléctrica y la coordinación de la contracción del músculo cardiaco. Las uniones en hendidura son poros constituidos por conexiones pares, que permiten el paso de iones, nucleótidos y otras pequeñas moléculas entre las células.

4. **La respuesta correcta es B.** La pérdida de ATP detendrá a la ATPasa Na^+/K^+ en la membrana basolateral, respecto de la expulsión de Na^+ de la célula; por lo tanto, el gradiente de Na^+ a través de la membrana apical se disipará y el SGLT no podrá cotransportar Na^+ y glucosa. La GLUT2 transporta glucosa a través de la membrana basolateral y el SGLT transporta Na^+ al interior de la célula, no fuera de ella. La ATPasa de Na^+/K^+ no transporta glucosa y la pérdida de ATPasa de Na^+/K^+ disminuirá el gradiente de K^+ a través de la membrana basolateral.

5. **La respuesta correcta es D.** Cuando el calcio intracelular aumenta, se une a la calmodulina, induciendo un cambio conformacional que permite a la Ca/calmodulina activar las proteínas cinasas asociadas, que a su vez fosforilan las dianas corriente adelante. La concentración de calcio citosólico es el doble que la de magnesio citosólico, pero ambas son bajas. Se requiere un aumento del calcio citosólico para que el calcio actúe como segundo mensajero. La fosfolipasa C es activada por una proteína G. Los ésteres de forbol son activadores exógenos de la PKC que no intervienen en la activación fisiológica de la enzima. Las bombas de calcio activadas del retículo endoplásmico y de la membrana plasmática eliminan el calcio del citosol para poner fin a los efectos de señalización del calcio.

Ejercicios de aplicación clínica 2-1

COLAPSO DE UN JUGADOR DE FUTBOL AMERICANO

Un adolescente de 16 años de edad llega al servicio de urgencias de un hospital de Texas en estado semiinconsciente. Es transportado ahí después de colapsarse mientras jugaba futbol americano. La temperatura de una tarde de agosto había alcanzado 38.9 °C y el equipo había estado practicando casi durante 4 horas antes de que se presentara este suceso. En el camino al hospital se inició una venoclisis y se administraron fluidos IV. Se queja de mareo cuando se sienta, calambres y náusea, y había vomitado antes de ser transportado al hospital. A la exploración se le encuentra en excelente estado físico general, aunque su frecuencia cardiaca y temperatura están elevadas y no puede proveer una muestra de orina. Afirma que solo bebió unos cuantos sorbos de agua durante la práctica y de repente se desmayó. Después de la rehidratación oral durante varias horas, se le da de alta.

PREGUNTAS

1. ¿Qué trastorno es compatible con los síntomas de este paciente?

2. ¿Cómo debe tratarse a este paciente para regresarlo a un estado homeostático?

RESPUESTAS

1. Los síntomas de este paciente son compatibles con la deshidratación producida por el ejercicio, un trastorno grave y que potencialmente pone en riesgo la vida, porque el volumen de agua dentro del compartimento corporal es insuficiente para las funciones normales. Muchos atletas no mantienen una **hidratación** adecuada durante el ejercicio y, en consecuencia, experimentan los efectos adversos de la deshidratación, que aminora su capacidad de tolerar el ejercicio prolongado.

2. La deshidratación es una condición que ocurre cuando la pérdida de líquidos corporales y agua es mayor que la cantidad que ingresa al cuerpo. La cantidad de pérdida de agua del cuerpo por sudor depende del ambiente y de la composición de los líquidos corporales antes del ejercicio. Los efectos tempranos de la deshidratación son de aumento de la frecuencia cardiaca, y esto altera la transferencia de calor por la contracción muscular hacia la piel, donde se disipa por enfriamiento. La sudoración es la vía

corporal para eliminar el calor que se produce por el ejercicio muscular. Las glándulas sudoríparas producen un líquido que se deriva de los espacios intersticiales y capilares cutáneos, similar al plasma en su composición, sobre todo respecto del agua y los iones de sodio. Conforme se evapora el sudor, disipa el calor excesivo para enfriar al cuerpo; mientras más seco el aire, más rápido se presentan la evaporación y el enfriamiento para ayudar a mantener la homeostasis. La pérdida de agua por sudor proviene de los compartimentos de líquidos corporales, por lo que hay un incremento neto de la concentración de electrolitos (iones) en ellos, que crea hipertonicidad (una mayor concentración de electrolitos dentro de los compartimentos de líquidos que fuera). Si la pérdida de agua durante el ejercicio y la sudoración no se restituyen, puede ocurrir deshidratación. La solución del problema es beber abundantes líquidos antes y durante el ejercicio. Sin una restitución de agua adecuada, el desequilibrio de agua y electrolitos puede llevar al golpe de calor e incluso a la muerte. Rara vez hay necesidad de restituir el sodio perdido, si bien muchas bebidas deportivas contienen tanto sodio como potasio. El motivo de ello es que el agua ingerida que se absorbe rápidamente a través del intestino produce una restitución adecuada del agua, por absorción del contenido del tubo digestivo.

3

Potencial de acción, transmisión sináptica y función nerviosa

Objetivos del aprendizaje activo

Con el dominio del material de este capítulo, usted será capaz de:
- Explicar cómo la organización del sistema nervioso respalda las funciones aferente y eferente.
- Describir cómo se restringe el acceso de los componentes provenientes de la sangre hacia el cerebro.
- Explicar las funciones especializadas de los diferentes tipos celulares del sistema nervioso.
- Explicar el mecanismo por el cual se transportan los componentes entre el soma y las terminaciones neuronales.
- Relacionar la función de los canales iónicos con los potenciales de membrana.
- Explicar qué se entiende por "potencial de equilibrio" y cómo se calcula a partir de la ecuación de Nernst.
- Explicar qué factores determinan el potencial de membrana en reposo.

- Describir cómo se pueden utilizar las ecuaciones de conductancia de cuerda y de Goldman para determinar el potencial de membrana en reposo.
- Explicar cómo el paso de los iones a través de los canales puede producir un potencial de acción.
- Explicar por qué el potencial de acción es unidireccional y cómo se propaga sin decremento.
- Describir cómo la mielinización y el diámetro de las fibras nerviosas pueden afectar la velocidad de conducción del axón.
- Describir cómo difieren las transmisiones eléctrica y química.
- Explicar cómo la especialización de las sinapsis contribuye a la transmisión.
- Comparar los receptores ionotrópicos y metabotrópicos en términos de señalización celular.
- Describir los diferentes transmisores sinápticos en términos de su tipo de señal, función y participación en enfermedades.

SISTEMA NERVIOSO

El sistema nervioso está constituido por células en el cerebro y la médula espinal y se extiende por todo el cuerpo a través de un conjunto de nervios y **ganglios** (grupos de neuronas y células de soporte localizadas fuera del cerebro y la médula espinal). Juntos el cerebro y la médula espinal constituyen el **sistema nervioso central** (**SNC**), mientras que los nervios y ganglios del resto del cuerpo constituyen el **sistema nervioso periférico** (**SNP**), el cual tiene funciones tanto **aferentes** como **eferentes**. La función aferente consiste en recibir información de sistemas sensoriales y de órganos y transmitirla al SNC para su procesamiento. La función eferente consiste en comunicarse con sistemas de órganos para mantener o ajustar su función, así como controlar la función motora. El SNP también puede dividirse en sistema motor (eferente), sistemas sensoriales (aferentes) y sistema nervioso autónomo (tanto eferente como aferente), que se describirán en capítulos subsiguientes.

El acceso al sistema nervioso central está restringido por la barrera hematoencefálica

El acceso al SNC de las moléculas provenientes de la sangre se ve limitado por la **barrera hematoencefálica** (**BHE**), constituida por una capa de células endoteliales capilares conectadas por conexiones estrechas y rodeadas por **células gliales** conocidas como astrocitos (fig. 3-1), que juntas restringen de manera

eficaz la permeabilidad transepitelial y protegen al cerebro de infecciones y toxinas. Las moléculas como agua, CO_2, O_2, aminoácidos y glucosa tienen un acceso esencialmente libre a través de estas células, por procesos mediados por transportadores y transporte activo. Las moléculas lipofílicas pueden también cruzar de manera libre la BHE. Además de la BHE, hay una barrera comparable entre la sangre y el líquido cefalorraquídeo (LCR), donde las células epiteliales de los plexos coroides forman conexiones estrechas y restringen el acceso de la sangre al LCR.

Los tipos celulares primarios del sistema nervioso, neuronas y glía, difieren en su función y morfología

Los principales tipos de células que se encuentran en el sistema nervioso son las neuronas y células de la glía (fig. 3-1). Las **neuronas** funcionan principalmente en el almacenamiento, la comunicación e integración de la información. Las **células gliales** dan respaldo a esta función y se pueden dividir en múltiples grupos, con base en su morfología y actividad. Las células de la **microglía** se encuentran en el SNC y tienen relación con los macrófagos en cuanto a su origen y función. Realizan una función inmunológica por fagocitosis de células dañadas, microorganismos invasores y la secreción de mediadores inmunológicos. Las **células de Schwann** se encuentran en el SNP y sintetizan mielina, que rodea a las prolongaciones neuronales (axones), de manera que contribuyen a una conducción de señales más rápida por los nervios. Los **oli-**

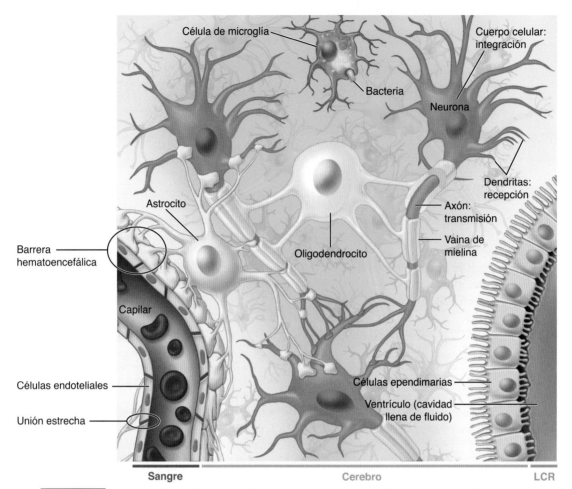

Figura 3-1 **Tipos de células gliales en el SNC.** Las células de la microglía tienen una función inmunológica en el SNC, similar a la de los macrófagos en el SNP. Los oligodendrocitos cubren con mielina los axones neuronales centrales, lo que se logra por las células de Schwann en el SNP. Los astrocitos pueden tener muchas funciones dentro del SNC, que incluyen respaldo a las neuronas y la contribución a la barrera hematoencefálica. La barrera hematoencefálica restringe el acceso de los capilares al cerebro. Los capilares están sellados por uniones estrechas entre las células endoteliales y están rodeados por procesos astrogliales. Las células ependimarias participan en la barrera sangre-LCR.

godendrocitos tienen una función similar en el SNC. La vaina de mielina se puede dañar, como sucede en la esclerosis múltiple, y causar anomalías de la conducción de señales. La mielina que rodea los axones forma la **materia blanca** del SNC, las porciones que se observan blancas desde el punto de vista histológico más que grises. La **materia gris** está formada por cuerpos neuronales y prolongaciones no rodeadas de mielina. Los **astrocitos** son células con forma de estrella en el SNC, que emiten prolongaciones hacia los vasos sanguíneos y neuronas. Las prolongaciones a lo largo de los vasos sanguíneos contribuyen a la BHE. Las prolongaciones de los astrocitos en las neuronas respaldan su función al proveerle respaldo metabólico, regular el flujo sanguíneo, auxiliar para mantener las concentraciones extracelulares apropiadas de ciertos iones, como el potasio, y reciclar moléculas de señalización, como **glutamato** y **ácido γ-aminobutírico (GABA)** en retorno del espacio extracelular hacia la neurona. Las **células ependimarias** revisten los ventrículos cerebrales y el canal central de la médula espinal y contribuyen a la barrera de sangre-LCR. Las células gliales son más numerosas que las neuronas y pueden proliferar, particularmente en respuesta a lesiones o infecciones, actividad que puede también alterarse y generar gliomas: tumores derivados de las células gliales.

Las neuronas son menos numerosas que las células gliales y, como éstas, se pueden clasificar en diferentes tipos con base en su morfología y función (fig. 3-2). Todas las neuronas tienen un **soma** (cuerpo celular) que contiene el núcleo y los organelos, como el retículo endoplásmico y el aparato de Golgi. A partir del soma nacen prolongaciones. En el caso de las **células unipolares** solo hay una prolongación que se extiende desde el soma, en tanto en las **bipolares** hay dos y en las **multipolares**, múltiples. En estas últimas, una de las prolongaciones corresponde al **axón**. La porción del axón que se extiende desde el cuerpo celular, el **cono axónico,** es en general una zona engrosada que se adelgaza en dirección de su segmento inicial. Muchos axones están rodeados por una **vaina de mielina** producida por células de Schwann (SNP) u oligodendrocitos (SNC). Estas vainas de mielina están constituidas por lípidos y proteínas y rodean al axón a intervalos regulares. Entre las vainas de mielina se encuentran los **nódulos de Ranvier:** segmentos cortos del axón no mielinizados. La vaina de mielina contribuye a una más rápida conducción de las señales por el axón. Al final del axón se encuentra un segmento especializado conocido como **terminal** o **botón presináptico.** El axón actúa en la transmisión de información mediante un

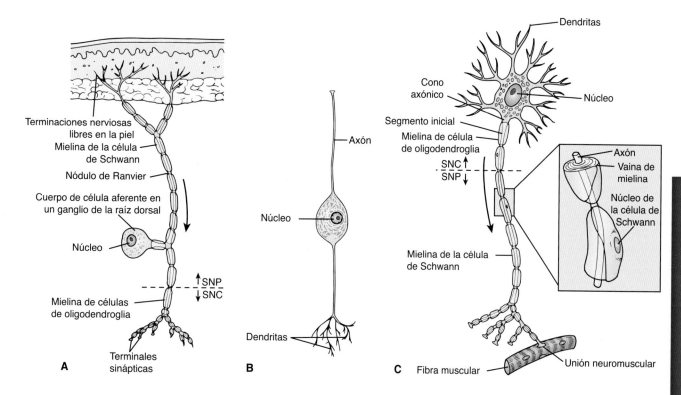

Figura 3-2 **Clasificación morfológica de las neuronas. (A)** Las neuronas unipolares y seudounipolares presentan una sola prolongación del soma. En general, las neuronas seudounipolares tienen una función sensorial aferente: recepción de información de la periferia y su transmisión al SNC. **(B)** Las neuronas bipolares tienen un solo axón y una sola dendrita, que emanan del soma. Son relativamente raras, pero se utilizan en algunas regiones como la retina y otros sentidos especiales. **(C)** Las neuronas multipolares tienen un solo axón y muchas dendritas como prolongaciones del soma. Se trata del tipo más frecuente de neuronas y se encuentran en el cerebro, la médula espinal y los ganglios autonómicos.

potencial de acción y en el transporte de materiales hacia la terminal presináptica. El axón tiene una función eferente, ya que libera moléculas de señalización para transmitir la información. La otra prolongación que se extiende desde el soma es la **dendrita**. La neurona puede tener una prolongación que comparta funciones dendrítica y axonal (unipolar), una prolongación que corresponde a una dendrita (bipolar) o múltiples prolongaciones dendríticas (multipolar). En el caso de las neuronas multipolares, cada rama dendrítica puede emitir otras, generando una arborización extensa. Las dendritas tienen una función aferente, ya que captan información y la transmiten al soma. Forman **terminales postsinápticas**, que reciben información liberada desde la terminal presináptica del axón de otra neurona. Las dendritas también pueden recibir información de células gliales, inmunológicas y otras. La estructura básica de la neurona es dendrita-soma-axón. La región especializada donde las moléculas son liberadas por el axón e interactúan con las dendritas se conoce como **sinapsis**. Un esquema simplificado de una sinapsis consta de una terminal presináptica al final de un axón adyacente a una terminal postsináptica al final de una dendrita. El espacio extracelular de 20 nm entre las terminales corresponde a la **hendidura sináptica**. La terminal presináptica contiene vesículas que liberan mensajeros químicos hacia la hendidura sináptica, donde pueden interactuar entonces con receptores que se localizan en la terminal postsináptica. A continuación se describe la transmisión sináptica.

El transporte neuronal es mediado por componentes del citoesqueleto y se presenta hacia y desde el soma

Como en otras células, la maquinaria de síntesis de proteínas y el núcleo se localiza en el soma de las neuronas. Debido a que la sinapsis puede ubicarse a 80 cm del soma, debe haber un mecanismo para transportar proteínas hacia las terminales. Como ocurre en otras células, las proteínas se sintetizan a partir del ARNm por los ribosomas sobre el retículo endoplásmico rugoso y después se empaquetan en vesículas por el aparato de Golgi (fig. 3-3). Muchas proteínas tienen expresión constitutiva, en tanto la expresión de otras es inducida después de la activación de factores de transcripción específicos. Una vez empacadas, las proteínas están listas para su transporte a las terminales nerviosas a través del citoesqueleto de la neurona, que consta de neurofilamentos, microfilamentos y microtúbulos. Los **neurofilamentos** son componentes de tamaño intermedio del citoesqueleto y le proveen rigidez estructural al axón. Los **microfilamentos** son de diámetro más pequeño que los neurofilamentos y participan durante el desarrollo en la extensión de las dendritas y los axones, el respaldo estructural y el transporte de organelos. Están constituidos por actina, que provee una vía para su compañera contráctil, la miosina, y permite la extensión del proceso de migración celular/neuronal. Los **microtúbulos** son los de diámetro más grande y tienen una participación crucial en el transporte de organitos y otros materiales del soma a las prolongaciones, lo que se puede ayudar por proteínas aso-

ENFOQUE CLÍNICO | 3-1

Esclerosis múltiple

La esclerosis múltiple (EM) es una enfermedad autoinmune que se caracteriza por la desmielinización de los axones en el SNC. Afecta más a las mujeres que a los hombres, con inicio en la edad adulta joven a intermedia. La mayoría de los casos de EM se presenta con un patrón de recaídas-remisiones, donde un individuo experimenta síntomas durante algunos días, seguidos por meses asintomáticos. Algunos no se recuperan por completo entre episodios, sino que muestran un deterioro continuo, de modo que los ataques progresivos son más intensos. Un pequeño porcentaje de individuos experimenta una enfermedad progresiva sin remisiones. No se conoce bien la etiología de la enfermedad, pero puede tener influencia la exposición a virus de Epstein-Barr y la deficiencia de vitamina D. Los síntomas experimentados con frecuencia en las fases tempranas de la enfermedad incluyen trastornos visuales, sensaciones de hormigueo y trastornos motores.

La desmielinización que ocurre durante la EM se debe a la producción de anticuerpos contra los oligodendrocitos, que causa su incapacidad de mielinizar por completo los axones y puede ocasionar el daño de las prolongaciones axónicas. Otras células inmunológicas también infiltran la zona dañada en los astrocitos, lo que puede causar la cicatrización alrededor del axón dañado. Durante la fase de remisión puede ocurrir la remielinización. Sin embargo, con el transcurso del tiempo disminuye la capacidad de remielinizar eficazmente el axón.

La disminución de mielinización tiene impacto en la velocidad de conducción por el axón. Por lo general, el impulso eléctrico presenta una conducción saltatoria (es decir, salta de un nódulo de Ranvier al siguiente), lo cual genera una conducción rápida y una señal que no muestra disminución en su avance. Debido a la alteración de la mielina, la capacidad del axón de propagar la señal eléctrica se modifica. Se requiere una señal más fuerte para que alcance su destino o esta simplemente no se conduce.

Los síntomas que experimenta un individuo dependerán de la localización de la alteración de la mielina. La enfermedad, por lo general, afecta la mielinización de los nervios ópticos, los tractos espinales y regiones cerebrales. Las lesiones de los nervios ópticos pueden causar visión borrosa y diplopía. La desmielinización de los axones que forman vías motoras desde la médula espinal hasta el cerebro causan debilidad muscular, movimientos incontrolados y una parálisis eventual. Otros síntomas comunes incluyen parestesias (sensación de hormigueo), disminución de la sensibilidad, alteración de la función vesical y disfunción cognitiva, como pérdida de memoria y alteración de la atención.

El diagnóstico de EM se basa en los patrones sintomáticos, junto con imágenes de resonancia magnética (IRM) y pruebas de conducción nerviosa. Con el uso de IRM se pueden identificar lesiones en la materia blanca central. Sin embargo, no es raro identificar lesiones de la materia blanca que no se relacionan con síntomas. Se usan las pruebas de conducción nerviosa para determinar la **velocidad de conducción** después de la estimulación de nervios periféricos. El tratamiento de la EM incluye el uso de medicamentos antiinflamatorios fuertes durante las exacerbaciones agudas e inmunorreguladores para disminuir la frecuencia y progresión de las futuras exacerbaciones. ■

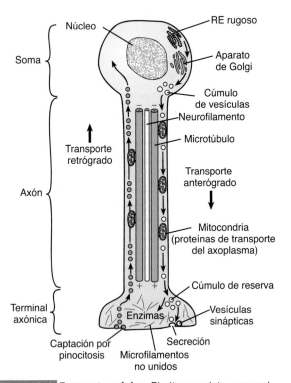

Figura 3-3 **Transporte axónico.** El citoesqueleto neuronal provee rigidez al axón y participa en el transporte de componentes hacia y desde el soma. Se trasladan organelos, vesículas y otros materiales por los microtúbulos, desde el soma hasta la terminal axónica en una forma anterógrada. El material puede también transportarse en forma retrógrada hacia el soma. RE, retículo endoplásmico.

ciadas, como la **cinesina** y la **dineína**, que interactúan con los microtúbulos y organelos para trasladarlos en diferentes direcciones. El transporte de materiales celulares puede ocurrir en forma **anterógrada** o retrógrada. Hay transporte anterógrado cuando los organelos y otros materiales son enviados desde el soma hacia las prolongaciones neuronales. El **transporte anterógrado** puede ser lento, a una velocidad de ~1 mm/día, o rápido, a una de ~400 mm/día. Ocurre transporte anterógrado rápido para organelos, vesículas y glucoproteínas de membrana. Uno de los organelos que presenta transporte hacia las prolongaciones neuronales es la mitocondria. Como en otras células, las mitocondrias se encargan de la producción de energía al proveer ATP a la célula. También sirven para mantener la homeostasis del calcio, pueden generar especies reactivas de oxígeno y son el sitio de acción de la oxidasa de monoaminas, que participa en la degradación de los neurotransmisores monoamínicos. En esta forma, las mitocondrias transportadas hacia el axón contribuyen a la señalización neuronal. El **transporte retrógrado,** a casi 200 mm/día, se presenta cuando se transporta material de la prolongación al soma, para, por ejemplo, interactuar con receptores nucleares o su degradación por lisosomas.

MEMBRANA EN REPOSO POTENCIAL

Así como hay necesidad de un mecanismo para el transporte de materiales celulares entre el soma y las prolongaciones neuronales, también se requiere un mecanismo por el cual se propague la señal de la terminal nerviosa dendrítica a la terminal presináptica del axón, donde se almacenan los neurotransmisores y de donde son secretados. Esta propagación de la señal se logra eléctricamente por la abertura de canales iónicos regulados por voltaje, la despolarización de las membranas de la neurona y la producción subsiguiente de potenciales de acción. El primer paso en este proceso es el mantenimiento de un potencial de membrana en reposo.

Las neuronas regulan el transporte de iones específicos a través de las membranas neuronales dando lugar a un gradiente electroquímico

Los iones pequeños, como Na^+, K^+ y Cl^-, son necesarios para la excitabilidad neuronal. Se encuentran en el líquido extracelular, pero no pueden difundirse a través de la membrana hasta la célula. En su lugar, acceden a la célula a través de canales iónicos. La mayoría de los canales iónicos son selectivos para un ion concreto, mientras que otros pueden ser canales no selectivos permeables a cationes o aniones. La mayoría de los canales iónicos están activados por voltaje y se abren/cierran en respuesta a cambios en el potencial de membrana o son activados por ligando y se abren/cierran en respuesta a la activación de receptores particulares. En general, esto da lugar a un gradiente iónico a través de la membrana: diferentes concentraciones de un determinado ion en el lado extracelular frente al intracelular de la membrana. En reposo, algunos canales iónicos están abiertos y permiten el movimiento de iones por la membrana, concretamente la movilización de Na^+ hacia el interior de la célula y de K^+ hacia el exterior. La Na^+/K^+-ATPasa bombea activamente el Na^+ filtrado hacia el exterior de la célula y el K^+ hacia el interior para mantener bajas las concentraciones intracelulares de Na^+ y altas las de K^+ en relación con el líquido extracelular. Dado que los iones están cargados, los gradientes iónicos también provocan un gradiente *eléctrico* a través de la membrana y el desarrollo de una diferencia de potencial de membrana en los lados extracelular e intracelular de la membrana. Juntos, los gradientes iónico y eléctrico forman un gradiente electroquímico que resulta crítico para el mantenimiento del potencial de membrana en reposo y la formación de un potencial de acción (fig. 3-4).

El movimiento de iones a través de canales abiertos es impulsado por el potencial electroquímico que puede calcularse para un ion concreto mediante la ecuación de Nernst

Si no hay diferencias en la temperatura o la presión hidrostática entre los dos lados de la membrana plasmática, el movimiento de iones por canales de membrana abiertos está determinada por gradientes iónicos y eléctricos a través de la membrana. El gradiente iónico es una fuerza impulsora que mueve un ion de zonas de alta concentración a las de baja concentración. El gradiente eléctrico es una fuerza motriz que mueve iones positivos hacia el lado negativo de la membrana, en tanto los negativos tienden hacerlo al lado positivo de la membrana. La suma de estas fuerzas de impulso, del potencial electroquímico, refleja la tendencia de un ion concreto para fluir a través de un canal abierto y llegar a una concentración de estado estacionario en la que no haya movimiento neto del ion por el canal abierto (*véase* la fig. 3-4). En otras palabras, la fuerza impulsora debida al gradiente iónico se equilibra con la fuerza impulsora debida al gradiente eléctrico. El potencial de membrana en el que se produce este estado estacionario para un ion concreto es su potencial de equilibrio. El poten-

cial de equilibrio de un ion puede calcularse mediante la ecuación de Nernst, que se deriva del cálculo del potencial electroquímico en la ecuación 1

$$\Delta\mu = RT \ln C_i / C_o + zF\left(E_i - E_o\right) \tag{1}$$

donde μ representa el potencial electroquímico ($\Delta\mu$ es la diferencia de potencial electroquímico entre dos lados de la membrana); C_i y C_o son las concentraciones del soluto dentro y fuera de la célula, respectivamente. E_i es el potencial eléctrico dentro de la célula con respecto al exterior (E_o); R es la constante universal de los gases (2 cal/mol·K); T es la temperatura absoluta (grados K); z es la valencia del ion y F es la constante de Faraday (23 cal/mV·mol). Mediante la inserción de estas unidades en la ecuación 1 y simplificando, el potencial electroquímico se expresará en cal/mol, que es la unidad de energía.

En equilibrio, $\Delta\mu = 0$. Sustituyendo esta condición en la ecuación 1, se obtiene

$$0 = RT \ln\left(\frac{C_i}{C_o}\right) + zF\left(E_i - E_o\right)$$
$$E_i - E_o = -\frac{RT}{zF} \ln\left(\frac{C_i}{C_o}\right) \tag{2}$$
$$E_i - E_o = \frac{RT}{zF} \ln\left(\frac{C_o}{C_i}\right)$$

La ecuación 2, conocida como **ecuación de Nernst**, aporta el valor de la diferencia de potencial eléctrico ($E_i - E_o$) necesaria para que las concentraciones de un ion específico se encuentren en equilibrio. Este valor se conoce como **potencial de equilibrio de Nernst** para ese ion particular y se expresa en milivoltios (mV). En el potencial de equilibrio de un ion, la tendencia de ese ion a desplazarse en una dirección por la diferencia de concentraciones es equilibrada exactamente por la tendencia a dirigirse en sentido opuesto por la diferencia en el potencial eléctrico. *En su potencial de equilibrio, no habrá movimiento neto del ion a través de un canal iónico abierto.* Mediante la conversión al $\log_{10}$ y asumiendo una temperatura fisiológica de 37 °C y un valor de + 1 para z (para Na^+ o K^+), la ecuación de Nernst se puede expresar como

$$E_i - E_o = 61 \log_{10}\left(C_o / C_i\right) \tag{3}$$

Debido a que Na^+ y K^+ (y otros iones) están presentes a concentraciones diferentes dentro y fuera de una célula, se deriva de la ecuación 3 que el potencial de equilibrio diferirá para cada ion.

El potencial de membrana en reposo de una neurona está influenciado por los potenciales de equilibrio iónico combinados y puede calcularse con las ecuaciones de conductancia de cuerda y de Goldman

Mientras que la ecuación de Nernst puede utilizarse para calcular el potencial de equilibrio de un ion *individual*, el potencial de membrana en reposo de una neurona está influenciado por los **potenciales de equilibrio** de *múltiples* iones. Junto con la proporción que cada ion contribuye a la conductancia total de la membrana, sus potenciales de equilibrio se utilizan para deter-

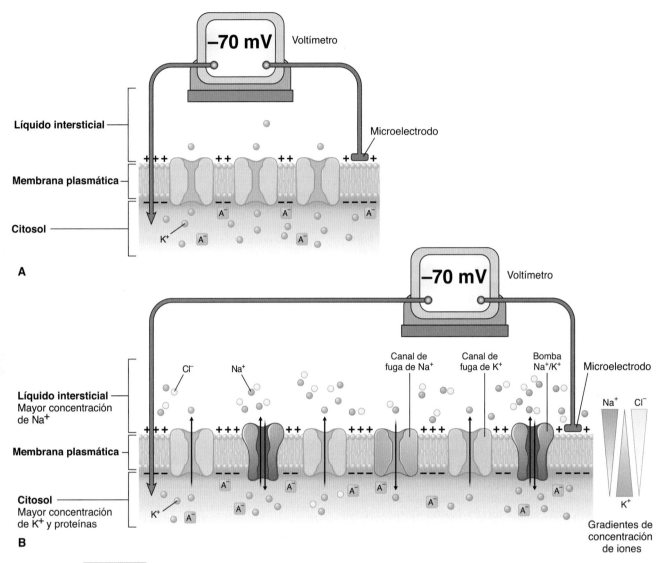

Figura 3-4 **El potencial de membrana en reposo depende de los gradientes de concentración, de la carga y de la permeabilidad de la membrana de Na⁺, K⁺ y Cl⁻.** **(A)** Cada ion tiene una concentración de equilibrio particular que puede calcularse mediante la ecuación de Nernst. Los iones de potasio, por ejemplo, tienen una mayor concentración dentro de la célula, lo que produce un gradiente de concentración y provoca la salida de potasio de la célula. Sin embargo, debido a la falta de permeabilidad de la membrana a los aniones, su interior presenta carga negativa, lo cual desfavorece el movimiento de iones K⁺ fuera de la célula. El potencial de equilibrio es el potencial de membrana en que estas dos fuerzas están balanceadas y no hay movimiento neto del ion a través de los canales abiertos. A diferencia de los iones K⁺, los iones Na⁺ y Cl⁻ tienen una concentración extracelular mucho mayor que la intracelular. **(B)** El potencial de membrana en reposo está influido por las concentraciones de cada uno de estos iones y la permeabilidad de la membrana a ellos. Algunos canales iónicos están abiertos en reposo, lo que provoca la "fuga" de los iones a través de la membrana y contribuye a la permeabilidad en reposo. La Na⁺/K⁺-ATPasa ayuda a mantener el gradiente de concentración bombeando Na⁺ hacia fuera y K⁺ hacia dentro de la célula. Se puede utilizar un voltímetro para medir la diferencia de potencial en los lados extracelular e intracelular de la membrana. El potencial de membrana en reposo puede calcularse utilizando las concentraciones intracelular y extracelular de cada ion junto con la permeabilidad en reposo de cada ion (ecuación de Goldman) o la conductancia de cada ion (ecuación de conductancia de cuerda).

minar el potencial de membrana en reposo, es decir, la diferencia de potencial eléctrico global a través de la membrana plasmática en un estado no estimulado. Los gradientes electroquímicos de potasio, sodio y cloruro son los principales contribuyentes al potencial de membrana en reposo neuronal de forma proporcional a la conductancia de cada ion. El potencial de membrana

en reposo puede medirse directamente mediante la inserción de un microelectrodo en la célula con un electrodo de referencia en el líquido extracelular. También puede calcularse utilizando la conductancia de cuerda y las ecuaciones de Goldman.

La conductancia de un ion está inversamente relacionada con la resistencia de la membrana a ese ion. En otras palabras, la conductancia refleja el flujo de un ion por la membrana a través de canales abiertos. Cuanto mayor sea la conductancia de un ion en particular, más influirá el potencial de equilibrio de ese ion en el potencial de membrana en reposo. La ecuación de conductancia de cuerda, ecuación 4, utiliza la conductancia (g) y los potenciales de equilibrio (V) de K^+, Na^+ y Cl^- relativos a la conductancia de membrana combinada para determinar el potencial de membrana global (V_m).

$$V_m = \frac{g_K}{g_T}V_K + \frac{g_{Na}}{g_T}V_{Na} + \frac{g_{Cl}}{g_T}V_{Cl} + \cdots \tag{4}$$

donde $g_T = g_K + g_{Na} + g_{Cl} + \cdots$.

Al igual que la ecuación de conductancia de cuerda pondera la *conductancia* específica de determinados iones, la **ecuación de Goldman**, ecuación 5, pondera la *permeabilidad* relativa de determinados iones en el estado no estimulado de la célula. Dado que las membranas plasmáticas son en general mucho más permeables al K^+ que a los otros iones, a menudo se asigna una permeabilidad de 1 al K^+, mientras que la permeabilidad del Na^+ y del Cl^- se asigna a 0.05 y 0.45, respectivamente.

$$E_i - E_o = \frac{RT}{F}\ln\left(\frac{P_K\left[K^+\right]_o + P_{Na}\left[Na^+\right]_o + P_{Cl}\left[Cl^-\right]_i}{P_K\left[K^+\right]_i + P_{Na}\left[Na^+\right]_i + P_{Cl}\left[Cl^-\right]_o}\right) \tag{5}$$

En esta ecuación, P_K, P_{Na} y P_{Cl} representan la permeabilidad de la membrana a los iones de potasio, sodio y cloro, respectivamente, y los corchetes indican la concentración de ion dentro (i) y fuera (o) de la célula. Si una célula específica no es permeable a uno de estos iones, la contribución del ion impermeable al potencial de membrana será de cero. Para una célula que es permeable a un ion diferente de los tres considerados en la ecuación de Goldman, ese ion contribuirá al potencial de membrana y debe incluirse en la ecuación 5. Note que si P_{Na} y P_{Cl} son cero con relación a P_K, la ecuación 5 se puede simplificar a

$$E_i - E_o = \frac{RT}{F}\ln\left(\frac{P_K\left[K^+\right]_o}{P_K\left[K^+\right]_i}\right)$$
$$E_i - E_o = \frac{RT}{F}\ln\left(\frac{\left[K^+\right]_o}{\left[K^+\right]_i}\right) \tag{6}$$

que es la ecuación de Nernst para el potencial de equilibrio de K^+ (*véase* ecuación 2).

Los potenciales de equilibrio neuronal para Na^+, K^+ y Cl^- se encuentran en la tabla 3-1. Como ejemplo típico, las concentraciones de K^+ fuera y dentro de una neurona son de 4 y 140 mmol/L respectivamente. La sustitución de estos valores en la ecuación 3 da un potencial de equilibrio calculado para el K^+ de alrededor de −95 mV, negativo dentro de la célula en relación con el exterior. La medición del potencial de membrana en reposo en una neurona arroja un valor de −70 mV (negativo en el interior). Este valor es cercano, aunque no igual, al potencial de equilibrio para el K^+. Esto ilustra dos puntos importantes:

- En la mayoría de las células el potencial de membrana en reposo está muy cerca del potencial de equilibrio para K^+.

TABLA 3-1 Potenciales de equilibrio para iones seleccionados

Ion	Intracelular (mM)	Extracelular (mM)	Equilibrio potencial (mV)
K^+	140	4.0	−95
Na^+	14	140	+60
Cl^-	4	115	−89

- El potencial de membrana en reposo de la mayoría de las células tiene predominio de K^+ porque la membrana plasmática no estimulada es más permeable a este ion en comparación con otros.

POTENCIALES DE ACCIÓN

Los cambios en la permeabilidad a los iones de potasio y sodio pueden causar hiperpolarización o despolarización de la membrana

Hay varios subtipos de canales de sodio y potasio, cada uno con su propio conjunto de características. Algunos de ellos abren/cierran en respuesta a la unión de neurotransmisores a sus receptores, en tanto otros responden a cambios de voltaje. Los subtipos también difieren por el tiempo que se mantienen abiertos. Además, algunos de los canales se inactivan, lo que significa que hay un periodo en el que no se pueden abrir.

Cuando los canales iónicos se abren, de manera que haya un ingreso de iones positivos con el resultado de una diferencia de potencial menos negativa a través de la membrana (es decir, cambiando de −70 mV y moviéndose hacia 0 mV), se dice que ésta se **despolariza**. El principal ion encargado de la despolarización neuronal es el Na^+ y puede ingresar a la célula a través de diferentes tipos de canales de sodio. Se pueden unir ligandos a los receptores para abrir canales de sodio, como ocurre cuando la acetilcolina se une a los receptores nicotínicos en la unión neuromuscular. Otros canales de sodio tienen sensores de voltaje y se abren en respuesta a cambios en el potencial de membrana. El ingreso de iones positivos lleva a un **potencial postsináptico excitatorio** (**PPSE**) (fig. 3-5). El canal se mantiene abierto durante un periodo finito, dependiendo de su **constante de tiempo τ**. El aumento en el potencial de membrana también está ligado en el espacio con una **constante espacial λ**: cuando un canal iónico se abre, los iones ingresan y se distribuyen en la membrana, disminuyendo en magnitud conforme aumenta la distancia desde el canal. Esta diseminación de la señal por segmentos cortos de membrana se conoce como **conducción electrotónica** o **pasiva**. Si hubiese solo un subtipo de canales iónicos en la membrana celular, el potencial de membrana alcanzado podría ser determinado por el potencial de Nernst para ese ion. Es claro que no ocurre así y el potencial de membrana finalmente alcanzado en cualquiera de sus porciones depende de factores adicionales. Puesto que la abertura de canales iónicos cambia la permeabilidad de la membrana, son de importancia crítica el número y los tipos de canales abiertos. La ecuación de Goldman (ecuación 5) permite el cálculo de potencial de membrana por inclusión de la permeabilidad a K^+, Na^+ y Cl^-, los

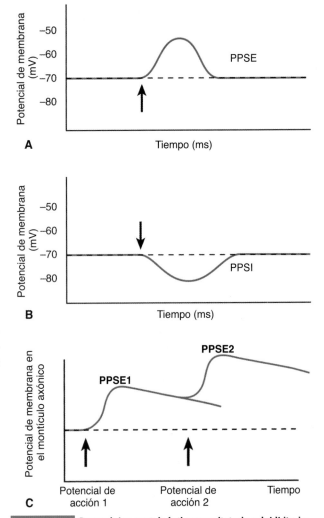

A

Tiempo (ms)

B

Tiempo (ms)

C

Potencial de
acción 1

Potencial de
acción 2

Tiempo

Figura 3-5 **Potenciales postsinápticos excitatorio e inhibitorio.**
(A) Potencial postsináptico excitatorio (PPSE): la entrada
de iones positivos a la sinapsis *(flecha)* hace al potencial
de membrana postsináptico menos negativo y aumenta la
posibilidad de que la célula postsináptica produzca un potencial
de acción. **(B)** Potencial postsináptico inhibitorio (PPSI): el
ingreso de iones negativos o la salida de iones positivos hace al
potencial de membrana postsináptico más negativo y disminuye
la posibilidad de que la célula produzca un potencial de acción.
(C) Si la constante de tiempo es lo suficientemente grande, algo
de la despolarización del primer PPSE aún está presente cuando
se presenta la segunda, y se pueden sumar las despolarizaciones
individuales.

iones que son contribuyentes principales a dicho potencial. Además, la abertura de canales cercanos puede llevar a una **suma temporal** o **espacial** de PPSE. Una vez que todos los canales regresan a sus estados no estimulados, el potencial de membrana retorna al potencial en reposo.

Aunque la abertura de los canales de sodio puede producir un potencial de membrana más positivo, la de los canales de potasio llevará a la salida de este ion y producirá un potencial de membrana más negativo. Algunos de los canales de potasio responden a la unión de ligandos a los receptores, como la unión de los **opioides** a los receptores correspondientes, en tanto otros canales de potasio son sensibles al voltaje. Cuando el potasio

sale de la célula, el potencial de membrana se **hiperpolariza** (se hace más negativo) y crea así un **potencial postsináptico inhibitorio** (**PPSI**). La producción de PIPS sirve para obstaculizar la excitabilidad de una neurona. La suma de los PPSE y PPSI determinará el potencial de membrana final.

Los potenciales de acción tienen diferentes fases, dependiendo de la permeabilidad de los canales de sodio y potasio

Los potenciales de acción tienen una forma característica que se puede dividir en fases específicas con base en la conductancia de los iones de Na⁺ y K⁺. La **conductancia** es el flujo de iones a través de la membrana y aumenta con la abertura de los canales iónicos. Es el inverso de la **resistencia**, que es máxima cuando los canales están cerrados y la permeabilidad está disminuida. El potencial de membrana en reposo, por lo general, es de aproximadamente -70 mV, reflejo de la permeabilidad de la célula al K⁺ y la cercanía a su potencial de equilibrio de -95 mV, según se calcula por la ecuación de Nernst. Cuando se estimula la célula, se producen PPSE locales por abertura de los canales que permiten el ingreso de iones de Na⁺, lo que genera un aumento del potencial de membrana a cifras más positivas. Si se programa oportunamente se abren los canales de Na⁺ (suma temporal) o estos se encuentran cerca entre sí (suma espacial), los PPSE se pueden sumar para alcanzar el **potencial umbral**, de alrededor de -55 mV. Este desencadena un **potencial de acción**: la abertura de suficientes canales de Na⁺ para que el potencial de membrana de la célula alcance el potencial de Nernst para el Na⁺, que por lo general es de cerca de $+60$ mV. Puesto que los canales de K⁺ se abren para repolarizar la membrana celular por la salida de iones positivos de potasio, el potencial de membrana por lo general alcanza su máximo a alrededor de $+30$ mV.

Se inicia un potencial de acción solo si el potencial de membrana alcanza el umbral (fig. 3-6). De esta manera, la generación del potencial de acción es un **fenómeno todo o nada**. A diferencia del **potencial electrotónico**, el potencial de acción es un **potencial propagado**, lo que significa que se regenera y puede trasladarse a grandes distancias sobre las prolongaciones nerviosas. La **densidad** y las características de los canales de sodio regulados por voltaje se encargan de este fenómeno. Se encuentran con elevada densidad en el cono axónico cerca del soma, que a veces se conoce como "zona desencadenante", debido a su capacidad de generar potenciales de acción. Estos canales están activados (abiertos) en el potencial umbral. Debido a la densidad de los canales de sodio regulados por voltaje en el axón, hay un ingreso relativamente grande de sodio a través de la membrana, aunque la cantidad real de los iones que se trasladan es muy pequeña: $< 0.01\%$ del cúmulo de sodio de la célula. Esto causa la diseminación de iones positivos hacia la membrana adyacente y el alcance subsiguiente de su potencial umbral, causando la abertura de los canales de sodio regulados por voltaje en estas regiones cercanas y la propagación del potencial de acción por el axón. Conforme ingresan iones de sodio, el potencial de acción comienza la fase de **despolarización**, constituida por una **subfase de ascenso**, donde la membrana se acerca a un potencial de 0 mV, y una **subfase de sobretiro**, donde el potencial de membrana aumenta por arriba de 0 mV. El potencial de membrana se acerca al potencial de equilibrio del sodio ($+60$ mV), pero alcanza un máximo de solo aproximadamente

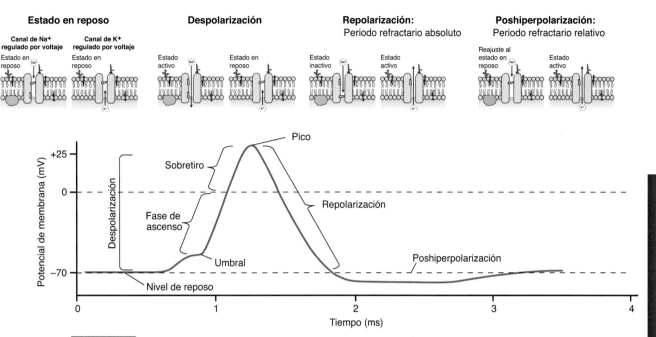

Figura 3-6 Fases del potencial de acción. En reposo: cuando el potencial de membrana se encuentra en su nivel de reposo, ambos canales, de Na+ y K+, están cerrados. **Despolarización:** durante la despolarización los canales de Na+ se abren y permiten el ingreso de Na+. Los canales de K+ se mantienen cerrados. **Repolarización:** conforme el potencial de membrana se hace más positivo, ciertos canales de K+ regulados por voltaje se abren y permiten su salida y el retorno del potencial de membrana a sus cifras de reposo. Después de abrirse, los canales de Na+ se inactivan. Durante el periodo de inactivación de los canales de Na+ no se puede generar otro potencial de acción y la membrana se encuentra en el periodo refractario absoluto. **Poshiperpolarización:** conforme el potencial de membrana alcanza al de reposo, los canales de K+ se mantienen abiertos y llevan a un potencial de membrana más negativo que el de reposo. Durante este periodo el grupo de canales de Na+ está retornando a su estado cerrado en reposo. Mientras algunos de los canales de Na+ se mantienen inactivos, otros han vuelto al estado de reposo. En general, la membrana se encuentra en un periodo refractario relativo, lo cual significa que otro potencial de acción puede generarse pero se requerirá mayor estimulación. Una vez que los canales de K+ se cierran, la membrana regresa al potencial en reposo.

+30 mV por inactivación de estos canales y activación de los canales de potasio.

La inactivación del canal de sodio es un fenómeno por el que éste se torna inaccesible a los iones de Na+ aunque el potencial de membrana sea tal que debería estar activado. Se logra mediante el cierre de una "compuerta" en el lado intracelular del canal que impide el paso de los iones. El canal de sodio regulado por voltaje se presenta en tres estados: en reposo, activo e inactivo. En el **estado en reposo,** el canal está cerrado debido a una "puerta" en el lado extracelular del canal que impide el paso del ion Na+, pero todavía es capaz de abrirse. En el **estado activo** el potencial de membrana ha aumentado lo suficiente para que ocurra un cambio conformacional que retire la compuerta extracelular permitiendo el paso de iones Na+ a través del canal. El estado activo rápidamente es seguido por el **estado inactivo,** durante el cual no se puede abrir el canal debido al cierre de una puerta en el lado intracelular del canal. El estado inactivo solo dura unos cuantos milisegundos, antes que el canal retorne al estado en reposo. Hasta entonces, no se puede generar otro potencial de acción, porque los canales de sodio inactivados son impermeables a los iones de Na+. Este tiempo se conoce como **periodo refractario absoluto.**

En el punto máximo del potencial de acción, los canales de potasio regulados por voltaje se abren y ocurre una salida rela-

tivamente grande de K+. Debido a que la mayoría de los canales de sodio están inactivos e impiden el movimiento de iones de Na+, esto ocasiona una **repolarización** rápida: una disminución en el potencial de membrana de retorno al potencial de membrana en reposo. Determinados canales de potasio se mantienen abiertos incluso después de que el potencial retorna a los valores en reposo, lo que lleva a la **poshiperpolarización,** que es una disminución en el potencial de membrana debajo del potencial de reposo, de corta duración, puesto que los canales se cierran con rapidez causando un retorno al potencial de membrana en reposo.

Durante la fase de repolarización, más canales de sodio están retornando al estado en reposo volviéndose capaces de reproducir otro potencial de acción. No obstante, debido a que hay un porcentaje de estos canales aún inactivo, y a la activación de los canales de K+, se requeriría un estímulo más fuerte que el normal para producir otro potencial de acción. Este margen temporal se conoce como **periodo refractario relativo.**

Los periodos refractarios absoluto y relativo son importantes para la propagación de potenciales de acción por el axón en forma unidireccional (fig. 3-7). Conforme un segmento de membrana se despolariza para producir un potencial de acción, los iones de sodio que ingresan se diseminan a las regiones adyacentes a cada lado de la membrana despolarizada. En direc-

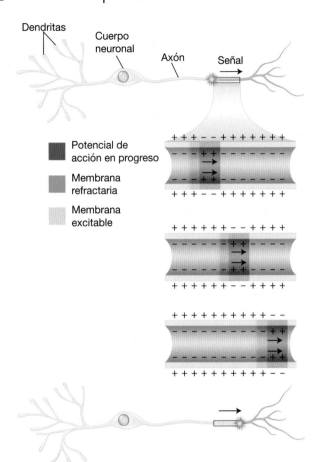

- Potencial de acción en progreso
- Membrana refractaria
- Membrana excitable

Figura 3-7 **Propagación unidireccional de los potenciales de acción.** Durante el potencial de acción ocurre diseminación de sodio hacia segmentos adyacentes de la membrana despolarizada. Los canales de sodio que apenas participaron en el potencial de acción están inactivos durante unos cuantos milisegundos y no se pueden reabrir durante ese lapso, por lo que la membrana se encuentra en el periodo refractario. Los canales de sodio en la membrana del lado del potencial de acción que aún no han generado uno, se encuentran en estado de reposo y se pueden abrir y generarlo, con el resultado de una membrana excitable. En esta forma, el potencial de acción se propaga en forma unidireccional hacia el axón.

ción anterógrada, esto cambia el potencial de membrana del segmento adyacente, lo que da lugar a la abertura de los canales de Na⁺ y la producción de otro potencial de acción. De esta manera, hay una despolarización secuencial de segmentos adyacentes del axón que produce potenciales de acción en toda su longitud, como una onda. Debido a que todos los potenciales de acción alcanzan la misma amplitud, se propagan sin decremento. En la región de la membrana adyacente que ya produjo un potencial de acción, muchos de los canales de Na⁺ están inactivos y, por lo tanto, en el periodo refractario absoluto o relativo, lo que disminuye la oportunidad de producir otro potencial de acción y propagar la señal en retroceso.

Como todos los potenciales de acción alcanzan el mismo punto máximo, la fortaleza de la señal no puede codificarse por la amplitud del potencial de acción. En su lugar, las señales fuertes aumentan la frecuencia de los potenciales de acción, lo cual se logra por disminución del tiempo en que la membrana se encuentra en estado de reposo.

La velocidad de conducción tiene influencia de la mielinización y el diámetro de la fibra

La velocidad a la que se propagan los potenciales de acción por el axón está determinada por sus características, específicamente su grado de mielinización y su diámetro. Cada axón puede estar rodeado por muchas vainas de mielina, que lo rodean a intervalos regulares y actúan como aislantes. Esto significa que hay pocos canales de sodio y muy poco flujo de corriente a través de la membrana mielinizada. Las vainas de mielina están separadas por regiones no mielinizadas en los nódulos de Ranvier, zonas con una alta concentración de canales de sodio. El aislamiento por la mielina permite que la carga "salte" de un nodo al siguiente por disminución del "escape" de corriente de la membrana (fig. 3-8). La cual se conoce como "**conducción saltatoria**" y puede ser hasta 50 veces más rápida que la propagación sin mielinización. De manera importante, la corriente no disminuye al pasar de un nodo al siguiente. A mayor diámetro del axón más rápida la conducción, por disminución de la resistencia interna y mayor diseminación de los iones de sodio a la membrana adyacente. Los axones pueden tener hasta 20 μm de diámetro. Por el contrario, los axones de diámetro más pequeño (0.4 μm) no están mielinizados. La velocidad de conducción es más lenta en las fibras no mielinizadas, porque el potencial de acción transcurre continuamente por el axón sin saltar sobre varios segmentos. A diferencia de las fibras mielinizadas, los canales de sodio se distribuyen de manera homogénea a lo largo del axón no mielinizado.

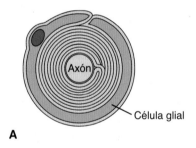

Axón

Célula glial

A

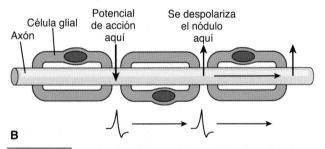

Célula glial

Axón

Potencial de acción aquí

Se despolariza el nódulo aquí

B

Figura 3-8 **La mielinización permite la conducción saltatoria.** **(A)** Las células gliales, los oligodendrocitos en el SNC y las células de Schwann en el SNP rodean a ciertos axones con capas de mielina superpuestas, lo que sirve para aislarlos y limitar el flujo de iones desde la membrana subyacente. **(B)** Dispersas a intervalos regulares entre segmentos mielinizados se encuentran regiones no mielinizadas, los nódulos de Ranvier, donde se generan potenciales de acción por su gran concentración de canales de sodio. La despolarización se disemina a través de la región intermedia aislada hacia el siguiente nódulo, donde se produce otro potencial de acción. La mielinización provoca una propagación más rápida del potencial de acción por el axón.

TABLA 3-2   Clasificación de las fibras nerviosas

Tipo de fibra	Diámetro de la fibra (µm)	Mielinización	Velocidad de conducción (m/s)	Función
Aα	12–20	Sí	80–120	Propiocepción, motora
Aβ	5–12	Sí	40–70	Tacto, presión
Aγ	3–6	Sí	15–40	Husos musculares
Aδ	2–5	Sí	8–30	Dolor, temperatura
B	< 3	Ligera	3–15	Preganglionar, autonómica
C: de la raíz dorsal	0.4–1.2	No	0.5–2.3	Dolor, temperatura
C: simpática	0.3–1.3	No	0.7–2.3	Posganglionar

Los axones en el SNP están juntos y envueltos por una cubierta fibrosa conocida como **epineurio**, para formar los nervios. Hay tres tipos principales de fibras nerviosas: A, B y C, que se distinguen con base en su mielinización, diámetro y función. Las fibras A son grandes (de 2 a 20 µ de diámetro), mielinizadas, y participan en las funciones táctil, de propiocepción y motora, y algo de la transmisión del dolor. Esta clase se subdivide con base en el diámetro y la función en subtipos α, β, γ y δ (tabla 3-2). La fibra autonómica preganglionar, que es la porción de la fibra autonómica que precede al soma, se clasifica como B, es de diámetro más pequeño que las fibras A y solo ligeramente mielinizada. La porción de las fibras simpáticas que se extiende desde el soma hacia la periferia se clasifica como fibra C y es de diámetro pequeño y no mielinizada. Otras fibras C transmiten información acerca de dolor y temperatura. Las fibras no mielinizadas son en particular sensibles a los anestésicos locales que bloquean los canales de sodio. Así, se utiliza la inyección de un anestésico local para bloquear la transmisión de la información de un estímulo doloroso. A mayores concentraciones, los anestésicos locales pueden afectar también a las fibras mielinizadas. Las fibras más voluminosas son más sensibles a la compresión, lo que les puede causar pérdida de sensibilidad ante los estímulos.

TRANSMISIÓN SINÁPTICA

La función de los potenciales de acción es comunicar información a través del sistema nervioso mediante su transmisión de una porción de un nervio a otra. Una vez que el potencial de acción alcanza a la terminal nerviosa, se puede transferir la señal a otra neurona o célula por un proceso conocido como transmisión sináptica.

Las neuronas se comunican por sinapsis, tanto eléctricas como químicas

La transmisión sináptica se logra por **sinapsis eléctricas** o químicas. La comunicación eléctrica ocurre a través de **conexiones comunicantes**, que se forman cuando las terminales de dos neuronas están en estrecha aposición. Los iones pueden fluir directamente de una neurona a otra mediante canales especiales. Así, la despolarización se puede extender de una neurona a otra sin intermediario alguno, como los neurotransmisores. Se encuentran conexiones comunicantes en el sistema nervioso embrionario, pero rara vez en las neuronas de mamíferos adultos (si bien están presentes en células de músculos liso y cardiaco del adulto).

Las **sinapsis químicas** constan de una terminal presináptica, una hendidura sináptica y la terminal postsináptica. La despolarización de la terminal presináptica causa la liberación de mensajeros químicos, **neurotransmisores**, hacia la hendidura sináptica. Estos comunican la señal hasta la neurona postsináptica al interactuar con proteínas específicas o **receptores** en la terminal postsináptica. La activación de esos receptores modifica la función celular al abrir canales, activar mensajeros intracelulares y modificar la transcripción, de manera directa o indirecta.

Con la despolarización de la membrana presináptica, se movilizan vesículas hacia la membrana, se anclan y liberan neurotransmisores

Los neurotransmisores se almacenan en vesículas, que contienen importantes proteínas de membrana para anclar la vesícula dentro del citoplasma, liberarla y permitir su movilización y anclaje en la terminal sináptica, donde puede liberar su contenido hacia la hendidura. Las vesículas y las proteínas asociadas se sintetizan en el soma y se transportan mediante **transporte axoplásmico**. Algunas de las vesículas contienen neuropéptidos como moléculas de señalización, que también se sintetizan en el soma. Otras contienen neurotransmisores que se pueden sintetizar en el citosol de la terminal presináptica o incluso en la vesícula misma. El neurotransmisor se puede reciclar y reempaquetar en las vesículas, ya sea por recaptación hacia la terminal presináptica o su degradación en la hendidura sináptica y la recaptación de los precursores en la terminal presináptica.

La llegada del potencial de acción en la terminal nerviosa lleva a un proceso de pasos múltiples que resulta en la secreción de neurotransmisores a la hendidura sináptica (fig. 3-9). Cuando la membrana de la terminal presináptica se despolariza, se abren los canales de calcio regulados por voltaje y permiten el ingreso del ion. En reposo, la concentración de calcio libre intracelular es de alrededor de 100 nM, en tanto es de 1.25 mM la extracelular. Con la despolarización, la concentración intracelular de calcio aumenta hasta ~1 µM, incremento que da lugar a la activación de diversas cinasas que fosforilan una clase de proteínas llamadas **sinapsinas**, las cuales sirven para anclar las vesículas que contienen el neurotransmisor dentro del citoplasma. Su fosforilación causa la liberación de proteínas del citoesqueleto y la movilización de las vesículas hacia la **zona activa** de la

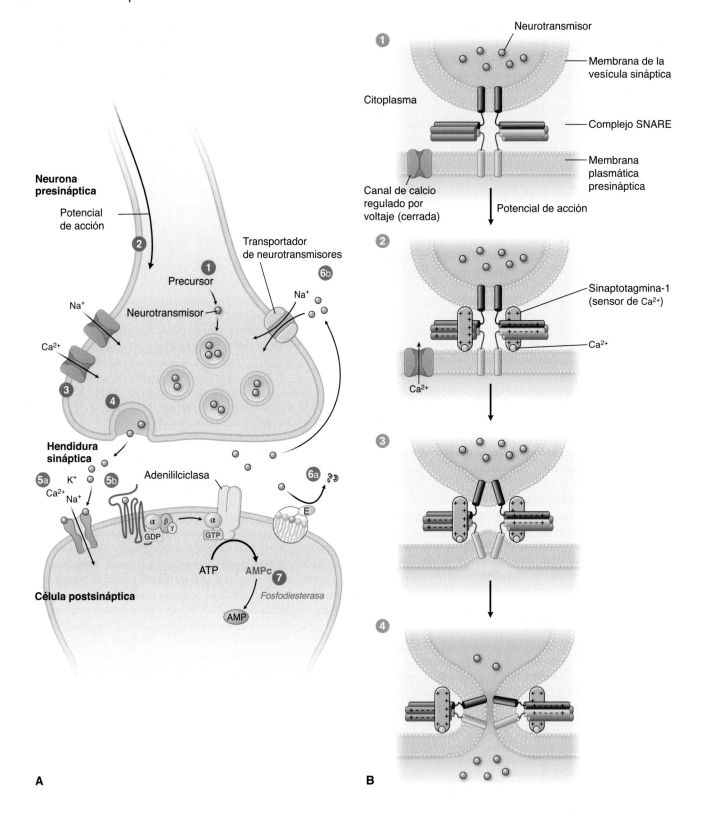

A

Neurona
presináptica

Potencial
de acción

Precursor

Transportador
de neurotransmisores

Neurotransmisor

Na⁺

Ca²⁺

Hendidura
sináptica

Adenililciclasa

K⁺
Ca²⁺
Na⁺

Célula postsináptica

α β γ
GDP

α
GTP

ATP   AMPc

Fosfodiesterasa

AMP

B

Neurotransmisor

Citoplasma

Membrana de la
vesícula sináptica

Complejo SNARE

Membrana
plasmática
presináptica

Canal de calcio
regulado por
voltaje (cerrada)

Potencial de acción

Sinaptotagmina-1
(sensor de Ca²⁺)

Ca²⁺

Ca²⁺

membrana sináptica, una región que contiene canales de calcio y proteínas, como la sintaxina, que se especializa en la liberación de vesículas. Las proteínas sobre la membrana plasmática interactúan con proteínas específicas de la membrana de la vesícula, como la **sinaptotagmina** y la **sinaptobrevina**. Estas proteínas de las membranas vesicular y axónica se llaman **SNARES** (receptor soluble de la proteína de fijación del factor sensible a la N-etilmaleimida), y su interacción permite a la vesícula "anclarse" (es decir, alinearse apropiadamente para la liberación de su contenido de neurotransmisores hacia la hendidura sináptica). Una vez anclada, la membrana vesicular se fusiona con la sináptica y libera su contenido hacia la hendidura sináptica.

Las fibras presinápticas, en general, se asocian con los neurotransmisores predominantes, pero pueden estar también presentes otros mensajeros químicos en el botón presináptico. Los neurotransmisores son pequeñas moléculas que interactúan con receptores postsinápticos para producir una respuesta celular rápida. En general, se encuentran en vesículas pequeñas localizadas cerca de la zona activa. Los neuropéptidos están contenidos en vesículas más grandes, que se localizan de manera más difusa en la terminal presináptica. Más que producir una respuesta postsináptica rápida, los neuropéptidos tienden a presentar un efecto regulador sobre la respuesta a los neurotransmisores. En algunos casos, los neurorreguladores se pueden localizar dentro de la misma vesícula que el neurotransmisor. Otras moléculas de señal pueden presentar liberación no vesicular desde la terminal presináptica y, en general, se sintetizan "a demanda", en respuesta al ingreso de calcio. Algunos ejemplos de ellas son las prostaglandinas, los cannabinoides y el óxido nítrico. Otras moléculas de señalización a través de receptores incluyen hormonas, como las esteroides, y factores de crecimiento, como las neurotrofinas.

Una vez que se liberó el neurotransmisor en la hendidura sináptica, se une a un receptor, proteína que interactúa con ligandos para producir un efecto celular sin cambiarlos. Los receptores se pueden localizar sobre la superficie de la célula o en su interior. Los neurotransmisores pueden también actuar sobre receptores en la terminal presináptica, a veces conocidos como **autorreceptores**, para regular la secreción adicional de neurotransmisores. Los autorreceptores pueden actuar para abrir ciertos canales de potasio, lo que da lugar al escape de más iones positivos y una hiperpolarización de la membrana o disminución de la actividad de los canales del calcio, con un decremento resultante de la movilización vesicular y secreción de neurotransmisores. De esta manera, la liberación de un neurotransmisor puede regular en forma negativa una mayor liberación por la misma fibra. A continuación, se describirán a fondo los receptores.

Las acciones de los neurotransmisores pueden concluir por difusión, degradación o captación celular.

Para alcanzar los receptores, los neurotransmisores se difunden lejos del sitio de su liberación, alcanzan la concentración máxima dentro de la hendidura sináptica y a menudo interactúan con los receptores localizados en la terminal postsináptica. La distancia por la que se difunden los neurotransmisores fuera de la terminal presináptica depende en parte del mecanismo por el que se retiran del espacio extracelular, como degradación o captación al interior de células cercanas. Algunos neurotransmisores, como la acetilcolina, se degradan por enzimas extracelulares, que son abundantes en la hendidura sináptica. Otros neurotransmisores, como la norepinefrina, son captados en la terminal presináptica y degradados por enzimas intracelulares o reciclados al interior de vesículas para su liberación posterior. Los neurotransmisores también pueden ser captados al interior de células gliales u otras, donde presentan degradación o reciclaje de regreso a las neuronas. Esto ocurre con el glutamato, aminoácido neurotransmisor (fig. 3-10). Mientras más lejos del sitio de liberación viaje el neurotransmisor, menor será su concentración en los receptores subsiguientes. Algunos neurotransmisores, como la epinefrina, tienen efectos endocrinos (es decir, su concentración puede mantenerse suficientemente alta con-

Figura 3-9 **Pasos de la transmisión sináptica.** **(A)** La transmisión sináptica se puede dividir en una serie de pasos que acoplan la despolarización de la neurona presináptica con las señales químicas entre las células pre y postsináptica. *1*) Una neurona sintetiza neurotransmisores a partir de sus precursores y los almacena en vesículas. *2*) Un potencial de acción que transcurre por la neurona despolariza la terminal nerviosa presináptica. *3*) La despolarización de la membrana activa los canales de Ca^{2+} dependientes del voltaje, lo que permite su ingreso a la terminal nerviosa presináptica. *4*) El aumento del Ca^{2+} en el citosol permite la fusión de las vesículas con la membrana plasmática de la neurona presináptica y la liberación subsiguiente del neurotransmisor hacia la hendidura sináptica. *5*) El neurotransmisor se difunde en la hendidura sináptica y se une a los receptores postsinápticos. *5a*) La unión del neurotransmisor a los **receptores ionotrópicos** causa activación de canales y cambios de la permeabilidad de la membrana postsináptica a los iones, lo cual también puede causar un cambio en el potencial de membrana postsináptico. *5b*) La unión del neurotransmisor a los receptores metabotrópicos en la célula postsináptica, activa series de señales intracelulares; en el ejemplo se muestra la activación de la proteína G, que lleva a la formación de AMPc por la adenililciclasa. A su vez, una serie de señales parecida puede activar otros canales selectivos de iones (no se muestran). *6*) Se logra la terminación de la señal por retiro del transmisor de la hendidura sináptica. *6a*) El transmisor puede ser degradado por enzimas (*E*) en la hendidura sináptica. *6b*) Alternativamente, el transmisor puede reciclarse hacia la célula presináptica por los transportadores de recaptación. *7*) Se puede lograr también la terminación de la señal mediante la actividad de enzimas (como la fosfodiesterasa) que degradan las moléculas de señal intracelulares postsinápticas (como el AMPc). **(B)** (*1*) Las vesículas sinápticas son ancladas cerca de la membrana plasmática de la neurona presináptica por varias interacciones entre proteínas. La más importante de estas interacciones involucra a las proteínas SNARE (receptor proteínico de adhesión al factor sensible a la *N*-etilmaleimida soluble), presentes tanto en la membrana de la vesícula como en la plasmática, que incluyen a la sinaptobrevina (*roja*), la sintaxina-1 (*amarilla*) y la SNAP-25 (*verde*). Los canales de Ca^{2+} regulado por voltaje se localizan en la membrana plasmática en estrecha proximidad con estos complejos SNARE, lo que facilita la detección del ingreso de Ca^{2+} por las proteínas de unión de Ca^{2+} (sinaptotagmina-1, en *azul*) localizadas en la membrana plasmática presináptica o la membrana de la vesícula sináptica. (*2–4*) Los canales del calcio regulado por voltaje se abren en respuesta a un potencial de acción, que permite el ingreso del Ca^{2+} extracelular a la célula. El aumento en el Ca^{2+} intracelular desencadena la unión de la sinaptotagmina-1 al complejo SNARE y la fusión de la membrana de la vesícula con la membrana plasmática, lo que libera moléculas del neurotransmisor hacia la hendidura sináptica. Pueden participar también varias proteínas adicionales en la regulación de la fusión de la vesícula sináptica (*no se muestran*).

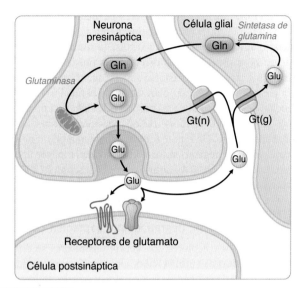

Figura 3-10 **Recaptación y reciclado del glutamato en las células gliales.** Tras la fusión y liberación de la vesícula de la terminal presináptica, el glutamato se difunde fuera de la hendidura sináptica, de donde se transfiere a la terminal presináptica por el transportador de glutamato neuronal [Gt(n)], o al interior de células gliales por el transportador de glutamato de células gliales [Gt(g)]. En las células gliales se puede convertir en glutamina (Gln), que entonces se transfiere a la neurona, se convierte nuevamente en glutamato mediante la acción de la glutaminasa asociada con las mitocondrias y reenvasado en vesículas.

forme se difunden desde su sitio de liberación, como para todavía activar receptores distantes) y se les puede asignar el nombre de **neurohormonas**.

NEUROTRANSMISIÓN

Gran parte de la comunicación neuronal se logra por la actividad de unos cuantos neurotransmisores, que son moléculas pequeñas, almacenados en vesículas y liberados en una forma dependiente del calcio desde la terminal presináptica. Una vez en la hendidura sináptica, los neurotransmisores interactúan con receptores en la terminal postsináptica y, en ciertos casos, también con autorreceptores en la terminal presináptica para disminuir su liberación adicional. Los receptores con los que interactúa el neurotransmisor son específicos de este en particular, y por lo general reciben el mismo nombre (p. ej., la dopamina interactúa con los receptores de dopamina). A menudo hay muchos subtipos de receptores con los que un neurotransmisor particular puede interactuar.

Los neurotransmisores actúan, por lo general, en receptores ionotrópicos o metabotrópicos para producir un efecto

En general, las pequeñas moléculas de neurotransmisores del SNC interactúan con receptores regulados por ligando (**ionotrópicos**) o acoplados a la proteína G (**metabotrópicos**). Los receptores regulados por ligando poseen un poro interno que conecta los ambientes extra e intracelular. Estos receptores responden a la unión del neurotransmisor, asumiendo una conformación en la que el poro está abierto y es permeable a iones particulares, lo cual permite así su flujo al interior o fuera de la

célula. Los receptores que forman poros permeables al sodio, como algunos del glutamato, darán como resultado una despolarización de la membrana y un efecto excitatorio. Aquellos que forman poros permeables a iones de cloro, como ciertos receptores de GABA, darán como resultado una hiperpolarización de la membrana y un efecto inhibitorio (fig. 3-11). El receptor regulado por ligando puede responder con rapidez, en unos cuantos milisegundos, a la unión del neurotransmisor, y mediar así una **transmisión sináptica rápida**.

Los receptores acoplados a la proteína G (GPCR) responden más lentamente a la interacción con un neurotransmisor por el inicio de una serie de señales dentro de la célula. En el capítulo 2 se describe con detalle la función de los GPCR. En breve, una vez activada por el receptor, la subunidad α de la proteína G se une a GTP (en sustitución de GDP), lo que permite la disociación de las subunidades α y β/γ. Las subunidades α y β/γ pueden interactuar de manera independiente con diversas moléculas efectoras. La hidrólisis de GTP a GDP da como resultado la reasociación de las subunidades y la terminación

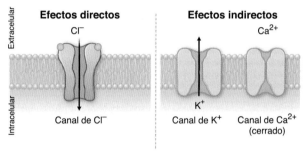

A Efectos de los neurotransmisores inhibitorios

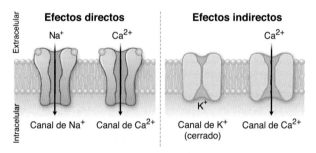

B Efectos de los neurotransmisores excitatorios

Figura 3-11 **La activación del receptor puede producir efectos inhibitorios o excitatorios. (A)** Los neurotransmisores inhibitorios *hiperpolarizan* a las membranas por acciones directas e indirectas. Los neurotransmisores inhibidores, como el GABA, pueden activar un canal aniónico activado por ligando (receptor GABA$_A$) para promover el ingreso de aniones o activar un receptor acoplado a proteína G (receptor GABA$_B$), lo cual puede dar lugar a la salida de cationes y cierre de determinados canales de Ca^{2+}. **(B)** Los neurotransmisores excitatorios *despolarizan* a la membrana por acciones directas e indirectas. Los neurotransmisores excitadores, como el glutamato, pueden activar canales catiónicos activados por ligandos que permiten el ingreso de cationes de Na$^+$ y Ca^{2+} o pueden activar los receptores de proteína G$_q$ G para abrir ciertos canales de Ca^{2+}. El cierre del canal de potasio, independientemente de los cambios del potencial de membrana en reposo, también aumenta la resistencia de la membrana en reposo y hace a la célula más sensible a las corrientes postsinápticas excitatorias.

de sus efectos. Hay tres tipos principales de GPCR, clasificadas de acuerdo con la acción de su subunidad α (fig. 3-12). La subunidad α del tipo G_s de GPCR activa la adenililciclasa para producir AMPc, que entonces puede estimular a la proteína cinasa A y causar la fosforilación de proteínas. La subunidad α del tipo G_i de GPCR inhibe la actividad de la adenililciclasa y así aminora la concentración intracelular de AMPc. Al mismo tiempo, las subunidades β/γ de G_i pueden causar la abertura de ciertos canales de potasio, con el resultado de su salida de la neurona y la hiperpolarización de su membrana, así como el cierre de ciertos canales de calcio con una disminución del calcio disponible para la movilización de las vesículas de neurotransmisor resultante y una menor secreción de neurotransmisores desde la terminal presináptica. La subunidad α del tipo G_q de GPCR activa a la fosfolipasa C, que cataliza la hidrólisis del fosfatidilinositol 4,5-difosfato (PIP_2) a trifosfato de inositol (IP_3) y diacilglicerol (DAG), moléculas que activan vías de señal separadas. El IP_3 se difunde a través del citoplasma hacia el retículo endoplásmico, donde induce la liberación de calcio. El DAG activa a la proteína cinasa C (PKC) y lleva a la fosforilación de proteínas.

No es raro para un neurotransmisor particular interactuar con receptores que tienen subtipos tanto ionotrópico como metabotrópico. La función exacta del neurotransmisor se determinará por su sitio de secreción, así como la acción y la distribución de sus receptores específicos.

Los neurotransmisores clásicos son moléculas pequeñas

En general, en una terminal presináptica determinada se sintetizará un tipo de neurotransmisor y se almacenará en sus vesículas. A menudo esta terminal presináptica también almacenará grandes moléculas **neuromoduladoras,** que se sintetizaron en el cuerpo de la neurona y se transportaron a la terminal presináptica. Por lo general se trata de neuropéptidos, que actúan para regular las acciones postsinápticas del neurotransmisor primario. Clásicamente, los neurotransmisores constan de pequeñas moléculas, que incluyen aminas y ciertos aminoácidos.

Acetilcolina

La acetilcolina (ACh) fue uno de los primeros neurotransmisores descubiertos y tuvo una participación importante en la identificación de la transmisión química como medio principal de la comunicación neuronal. En el SNP, la acetilcolina participa en la producción de la contracción muscular, así como en la mediación de las respuestas del sistema nervioso parasimpático; ambas se describirán con profundidad en capítulos posteriores. La acetilcolina es también un transmisor en el SNC, donde participa en la atención y el despertar. La acetilcolina se sintetiza dentro de la terminal presináptica a partir de acetilCoA y colina por acción de la enzima **acetiltransferasa de colina**. Una vez sintetizada en el citosol, la ACh se introduce en vesículas a través de un transportador asociado a ellas (TAV). Al liberarse en la hendidura sináptica, es degradada por la acetilcolinesterasa, en colina y acetato. La colina se recicla entonces de retorno a la terminal presináptica, para usarse nuevamente en la síntesis de ACh.

Los receptores con los que interactúa la ACh se conocen como **receptores colinérgicos,** de los que hay dos clases principales: nicotínicos y muscarínicos, nombres que reciben de las sustancias que los activan de manera selectiva. Los **receptores nicotínicos** presentan subtipos que se localizan en la unión neuromuscular, los ganglios autonómicos y el SNC. Los receptores nicotínicos son canales iónicos regulados por ligando permeables a sodio y calcio. El ingreso de sodio causa la despolarización local de la membrana y puede ocasionar la activación de los canales de sodio regulados por voltaje y la producción de un potencial de acción. En la unión neuromuscular esto puede resultar en una contracción muscular. La estimulación excesiva de estos receptores también puede originar un bloqueo despo-

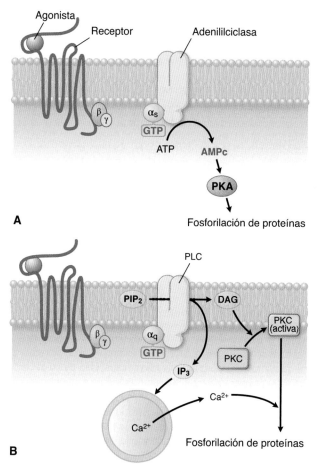

A

B

Figura 3-12 Activación de la adenililciclasa (AC) y la fosfolipasa C (PLC) por las proteínas G. Las proteínas G pueden interactuar con varios tipos diferentes de moléculas efectoras. El subtipo de la proteína Gα que se activa, a menudo determina qué efector activará la proteína G. Dos de las subunidades Gα más comunes son $Gα_s$ y $Gα_q$, las cuales estimulan a la adenililciclasa y la fosfolipasa C, respectivamente. **(A)** Cuando es estimulada por la $Gα_s$, la adenililciclasa convierte el ATP en AMP cíclico (AMPc) que, a su vez, activa a la proteína cinasa A (PKA), que fosforila a varias proteínas específicas del citosol. **(B)** Cuando son estimuladas por $Gα_q$, la fosfolipasa C (PLC) escinde al fosfolípido de membrana 4,5 difosfato de fosfatidilinositol (PIP_2) en diacilglicerol (DAG) e inositol-1,4,5 trifosfato (IP_3). El DAG se difunde dentro de la membrana para activar a la cinasa de proteína C (PKC), que entonces fosforila a proteínas celulares específicas. El IP_3 estimula la liberación de Ca^{2+} del retículo endoplásmico al citosol. La liberación de calcio también estimula sucesos de fosforilación de proteínas, causando cambios en la activación proteínica. Aunque no se muestran, las subunidades Bγ de las proteínas G pueden también modificar ciertas series de transducción de señales celulares.

Adicción

Muchas personas tienen experiencias placenteras relacionadas con alimentos, alcohol, café, compras, etc., y pueden abandonarlas cuando están teniendo consecuencias negativas, como problemas de salud o económicos. Ocurre adicción cuando un individuo siente la compulsión de participar en conductas intensamente placenteras, a pesar de sus consecuencias negativas. Estas experiencias eufóricas pueden ser producto de drogas, alcohol, alimentos, compras, sexo, apuestas, etc. El aspecto recompensador de estas conductas implica la activación de ciertos circuitos cerebrales. La activación de estas vías produce efectos de refuerzo y una compulsión del individuo para continuar activándolas. No se comprende bien por qué un individuo es más susceptible a la adicción que otro, pero parece que intervienen la genética, la personalidad y factores ambientales.

Las drogas pueden producir dependencia y tolerancia físicas sin causar adicción. La dependencia física es la adaptación al cuerpo a la exposición continua a la droga. Esta adaptación puede causar tolerancia, que es una disminución de la capacidad de respuesta a la misma dosis de la droga. Para alcanzar la misma experiencia eufórica, el individuo debe aumentar la dosis. Puesto que el cuerpo se ha adaptado ahora a la presencia de la droga, su interrupción súbita llevará a una respuesta menor con relación a la normal en su ausencia, lo cual puede producir síntomas de abstinencia. Estos, a menudo son opuestos a lo que se experimenta con la droga: si ésta produce un efecto de calma y disminución de la frecuencia cardiaca, su abstinencia puede causar irritación y un aumento de la frecuencia cardiaca. Muchas drogas provocan dependencia física, y para evitar los síntomas de abstinencia los individuos la disminuyen de manera gradual, más que interrumpirla de manera abrupta.

La adicción es menos frecuente que la dependencia física. Su desarrollo se relaciona con la activación de una vía cerebral dopaminérgica, a menudo conocida como la "vía de la recompensa". Las células dopaminérgicas en el área tegmental ventral (ATV) del tronco encefálico envían prolonga-

ciones axónicas a otra región, el núcleo accumbens, donde se secreta dopamina, que actúa sobre sus receptores específicos. La activación de esta vía es de refuerzo de lo que motivó ciertas conductas, causando su mayor activación. Las drogas de abuso activan esta vía. Algunas, como la cocaína, refuerzan la activación de la vía al bloquear su recaptación y, por lo tanto, aumentar su concentración y el tiempo que permanece en la hendidura sináptica para producir una mayor estimulación de los receptores de dopamina en el núcleo accumbens. Otras, como las anfetaminas, estimulan la secreción de dopamina desde la terminal presináptica, además de bloquear su recaptación.

Las **neuronas dopaminérgicas** en el ATV son inhibidas por fibras GABAérgicas, las cuales secretan GABA, que actúa para disminuir la excitabilidad de la fibra dopaminérgica, disminuyendo así la secreción de dopamina en el núcleo accumbens y la activación de sus receptores. Algunas drogas, como los opioides, actúan en receptores de las fibras GABAérgicas para eliminar su inhibición de las fibras dopaminérgicas. Esta desinhibición da lugar a la activación de esas fibras, la secreción de dopamina en el núcleo accumbens y la activación de sus receptores.

Para activar la vía de recompensa de dopamina, las drogas deben cruzar la BHE y tener acceso al SNC. Los fármacos más lipofílicos se transportan más fácilmente a través de la BHE y pueden causar mayor estimulación. Por lo tanto, la lipofilia de una droga puede tener impacto en su potencial de abuso. La heroína es una forma de morfina más lipofílica. Presenta metabolismo en el SNC hasta morfina, donde actúa en los receptores de opioides del ATV para desinhibir las proyecciones dopaminérgicas al interior del núcleo accumbens. Es más adictiva que la morfina porque tiene mayor capacidad de cruzar la BHE y así proveer una estimulación más rápida e intensa de la vía de recompensa. En general, las drogas lipofílicas de acción breve tienen un mayor potencial adictivo que las de acción prolongada, que son más hidrofílicas, porque pueden alcanzar una mayor contracción en el receptor objetivo. ■

ralizante, ocasionando una contracción sostenida del músculo, lo que se describirá a profundidad en el capítulo 6.

Los **receptores muscarínicos** tienen subtipos múltiples, M_1-M_5, y todos son GPCR. Los receptores M_1, M_3 y M_5 interactúan con las proteínas G_q y así, llevan a la activación de la fosfolipasa C y el aumento del calcio intracelular en un momento dado, a partir de sus reservas intracelulares, junto con la activación de la proteína cinasa C. Los receptores M_2 y M_4 interactúan con las proteínas G_i y llevan a una disminución de la activación de la proteína cinasa A, hiperpolarización de la membrana por activación de determinados canales de potasio, y disminución de la movilización de vesículas, por el cierre de ciertos canales de calcio. Además de sus acciones en el cerebro, los receptores muscarínicos son también receptores primarios del sistema nervioso parasimpático.

Los agentes que bloquean la transmisión **colinérgica** en el SNC se usan en clínica para tratar la cinetosis y restablecer

el equilibrio DA-ACh, que se pierde en las etapas iniciales de la enfermedad de Parkinson. Los fármacos que impulsan la transmisión colinérgica en el cerebro por inhibición de la acetilcolinesterasa actualmente tienen aprobación de uso en la enfermedad de Alzheimer, y pueden retrasar la alteración cognitiva de las etapas iniciales del padecimiento.

Monoaminas

Las monoaminas son catecolaminas y serotonina. Las catecolaminas (dopamina, norepinefrina y epinefrina) son todas sintetizadas a partir de un precursor común, la tirosina, y comparten una vía sintética. Todas las monoaminas son degradadas por la **oxidasa de monoaminas (MAO)**, localizada en las mitocondrias de las terminales presináptica y postsináptica. Los inhibidores de la oxidasa de monoaminas pueden causar aumento de las cifras de monoaminas. Cuando un **inhibidor de la oxidasa de monoaminas** se combina con otro fármaco que aumenta la cifra de una monoamina particular, pueden ocurrir circunstancias que ponen en riesgo la vida: crisis hipertensivas con la norepinefrina y el síndrome de serotonina, con dicha sustancia.

La norepinefrina (NE) y la epinefrina, a veces llamadas noradrenalina y adrenalina, actúan ambas sobre los receptores **adrenérgicos**. La norepinefrina es sintetizada dentro de vesículas a partir de dopamina. La dopamina (DA) se transfiere al interior de las vesículas mediante el transportador vesicular de monoaminas (TVMA). Si la enzima hidroxilasa β de dopamina está presente en la vesícula, convertirá la DA en NE. La norepinefrina puede convertirse adicionalmente en epinefrina, en presencia de la enzima feniletanolamina-N-metiltransferasa. La mayor parte de la epinefrina se secreta por las células cromafines de la **médula suprarrenal**, y circula en la periferia en respuesta a la activación del sistema nervioso simpático. De manera similar, la NE tiene una función primaria en el sistema nervioso simpático, pero una mayor en el SNC que la epinefrina, donde participa en el despertar, la regulación de la presión arterial, el control del estado de ánimo, la regulación del dolor y la supresión del apetito. Una vez liberada, la NE puede interactuar con receptores adrenérgicos localizados en las terminales postsinápticas y presinápticas. Después, puede llevarse de regreso a la terminal presináptica por el transportador de norepinefrina. Una vez en el citosol, se puede recargar en la vesícula a través de TVMA o fragmentarse mediante la MAO. Puede también degradarse en células no neuronales por acción de la catecol-O-metiltransferasa (COMT).

Hay dos subtipos principales de receptores con los que interactúan la norepinefrina y epinefrina: los receptores adrenérgicos α y β. Los primeros tienen dos subtipos: el α_1 activa a la proteína G_s, en tanto el α_2 activa a la proteína G_i. El receptor α_2 puede encontrarse en la presinapsis, donde actúa para disminuir la mayor secreción de NE. Hay tres receptores adrenérgicos β (β_1, β_2 y β_3); todos activan a las proteínas G_s.

Los receptores adrenérgicos en el SNC participan en el estado de alerta, la transmisión del dolor y el control central del tono simpático. Los agentes que dan lugar a la activación de estos receptores en el SNC se utilizan en la clínica para el tratamiento del trastorno de hiperactividad y déficit de atención, la narcolepsia, la hipertensión, la depresión, el dolor y el de supresión del apetito. Ciertos fármacos estimulantes, como anfetaminas y metanfetaminas, también producen efectos por activación de los receptores adrenérgicos.

Alguna vez se pensó que la dopamina simplemente era precursora de la norepinefrina, pero ahora se reconoce como neurotransmisor. Participa en el control del movimiento, la recompensa y la adicción, así como en el desarrollo de la esquizofrenia. A semejanza de la norepinefrina y la epinefrina, la DA se libera en la hendidura sináptica, donde puede interactuar con receptores postsinápticos y presinápticos. Se transporta de regreso a la terminal presináptica por el transportador de dopamina, donde puede recargarse en vesículas mediante transferencia por TVMA. Puede también fragmentarse dentro de la terminal por la MAO. A semejanza de otras catecolaminas, también puede captarse por las células no neuronales y fragmentarse por la COMT.

Los receptores de dopamina se clasifican como D_1-D_5 y todos son GPCR. Los receptores D_1 y D_5 activan a la proteína G_s, en tanto los D_2, D_3 y D_4 activan a las proteínas G_i. Se usa la acti-

vación de los receptores dopaminérgicos en la clínica para el tratamiento de la enfermedad de Parkinson. La inhibición de estos receptores se usa en la clínica para el tratamiento de la esquizofrenia y la psicosis. Muchas drogas y conductas adictivas implican la activación de la "vía de recompensa" dopaminérgica.

La serotonina o **5-hidroxitriptamina** (5-HT) es una monoamina, pero no catecolamina. En el cerebro, participa en el control del estado de ánimo, del apetito y la náusea. Se sintetiza a partir del triptófano, más que de la tirosina. Una vez sintetizada en el citosol, se transfiere a las vesículas a través del TVMA. Una vez liberada en la hendidura sináptica, interactúa con receptores postsinápticos y presinápticos. Su acción termina por recaptación hacia la terminal presináptica por el transportador de serotonina. Como las otras monoaminas, la serotonina puede fragmentarse dentro de la terminal presináptica por acción de la MAO o reciclarse al interior de las vesículas por el TVMA.

Los receptores de serotonina representan a las clases ionotrópicas y metabotrópicas. Los receptores de 5-HT$_1$ están enlazados con la proteína G_i, los receptores de 5-HT$_2$ están vinculados con las proteínas G_q, los receptores 5-HT$_3$ son regulados por ligando permeables al sodio, y los receptores 5-HT$_{4-7}$ están relacionados con las proteínas G_s. En la clínica se usan los inhibidores de la recaptación de serotonina para tratar la depresión, mediante el aumento de la concentración de serotonina en la hendidura sináptica. Los agentes que activan a los receptores selectivos de serotonina se usan en la clínica para tratar jaquecas y ansiedad. Los agentes que bloquean los receptores de serotonina en la zona de disparo de quimiorreceptores se utilizan para el tratamiento de náusea y vómito. Ciertos fármacos, como el LSD, producen alucinaciones mediante la activación de receptores de 5-HT específicos.

Glutamato

El glutamato es el principal neurotransmisor excitatorio del SNC. Participa en el aprendizaje y la memoria, la transmisión del dolor, la epilepsia y algunas formas de neurotoxicidad. El glutamato de las terminales nerviosas se convierte en α cetoglutarato en el ciclo de Krebs y se almacena en vesículas. Después se libera de las vesículas dependientes del calcio hacia la hendidura sináptica donde interactúa pre y postsinápticamente con sus receptores. Su acción termina por captación a través del transportador de aminoácidos excitatorios de regreso a la terminal presináptica y las células gliales, donde se convierte en **glutamina** por acción de la enzima **sintasa** de glutamina, que después puede dejar a esas células e ingresar a la terminal presináptica a través del transportador de glutamina. Ahí se convierte en glutamato otra vez y es captado por la vesícula mediante el transportador vesicular de glutamato.

Los receptores de glutamato se nombran respecto de los ligandos particulares que los activan. Los receptores de N-metil-D-aspartato (NMDA), ácido α-amino-3-hidroxi-5 metil-4-isoxazolpropiónico (AMPA) y cainato (KA) son receptores ionotrópicos. Los receptores de AMPA y KA son permeables a Na^+ y K^+, en tanto los **receptores de NMDA** también son permeables al Ca^{2+}. Se cree que la permeabilidad al Ca^{2+} interviene en la toxicidad asociada con el exceso de glutamato en la hendidura sináptica. Hay también **receptores metabotrópicos** vinculados con las proteínas G_q o G_i.

No hay muchos tratamientos clínicos dirigidos a los receptores de glutamato. Los inhibidores de receptores de NMDA pueden ser de alguna utilidad para tratar la epilepsia y se usan para retrasar la alteración cognitiva de pacientes con la enfermedad de Alzheimer. La cetamina inhibe al receptor de NMDA bloqueando el poro, se usa en clínica como anestésico general y analgésico, y se relaciona con alucinaciones. Otro bloqueador del poro del receptor del NMDA, la droga ilícita PCP, también es un alucinógeno.

GABA

El GABA es el principal neurotransmisor inhibitorio del SNC y actúa como depresor. La alteración de las señales del GABA puede participar en la ansiedad y la epilepsia. El GABA se sintetiza a partir del glutamato por acción de la descarboxilasa de ácido glutámico (GAD), y se almacena en vesículas, desde las que es objeto de liberación dependiente del calcio. El GABA se capta en la terminal presináptica y las células gliales por un transportador de GABA, para entonces reciclarse a las vesículas y ser degradado por la transaminasa de GABA.

El GABA interactúa con dos subtipos de receptores. Los receptores $GABA_A$ son canales iónicos regulados por ligando, permeables a los iones de cloro. Cuando se abre el poro, estos iones de carga negativa ingresan a la célula y llevan a su hiperpolarización, disminuyendo así su excitabilidad. Los receptores de $GABA_B$ están asociados con proteínas G_i cuya activación conduce a la hiperpolarización de las neuronas por la abertura de algunos canales de potasio y disminución de su secreción vesicular por inhibición de los canales de calcio regulados por voltaje presinápticos.

La activación de los receptores de GABA tiene varios usos clínicos. Los fármacos que activan receptores de $GABA_A$ se utilizan para tratar la ansiedad, el insomnio y la epilepsia, así como para producir anestesia. Los fármacos que activan los receptores de $GABA_B$ se utilizan como relajantes musculares. El alcohol también activa al receptor $GABA_A$, lo cual resulta en depresión general del SNC.

Histamina

La histamina tiene participación importante en la respuesta inmune y también actúa como neurotransmisor menor en el SNC. Hay cuatro receptores de histamina identificados, H_1-H_4, todos GPCR. Los receptores H_1 están vinculados con las proteínas G_q, cuya inhibición produce somnolencia, que es un efecto secundario de los antihistamínicos, que atraviesan la BHE. Estos inhibidores de los receptores H_1 tienen utilidad terapéutica como auxiliares para conciliar el sueño de venta libre. En la periferia, los antagonistas del receptor H_1 ("antihistamínicos") se usan principalmente para tratar las respuestas alérgicas y para los síntomas de gripe e influenza. También se usan para disminuir el prurito. Los antagonistas del receptor H_2 se utilizan para aminorar las secreciones ácidas del tubo digestivo.

Purinas

El ATP es otra molécula pequeña que puede actuar como neurotransmisor. Se almacena en vesículas y a menudo se encuentra en las terminales que también contienen norepinefrina. El ATP regula las acciones de la NE por interacción con receptores de purina P_2. Los receptores P_{2x} son ionotrópicos, en tanto los P_{2Y} son metabotrópicos. La **adenosina** se produce a partir de la hidrólisis de ATP y puede también actuar como neuromodulador, del que difiere porque no se almacena en vesículas. Actúa en receptores metabotrópicos diferentes: P_1 con subtipos A_{1-3}. Los efectos de la cafeína son mediados en parte por la inhibición de ciertos receptores de adenosina.

Los neuropéptidos a menudo sirven como neuromoduladores

Hay varios neuropéptidos que participan en la señalización celular del SNC. Muchos de ellos también son activos en el tracto gastrointestinal (GI) y las glándulas endocrinas. Los precursores de neuropéptidos se sintetizan en el cuerpo neuronal, donde se empaquetan en vesículas por el aparato de Golgi. Los precursores se fragmentan en péptidos más pequeños por proteasas dentro de la vesícula y se transportan hacia la terminal. Por lo general, los neuropéptidos se localizan dentro de la misma terminal presináptica en vesículas que contienen los neurotransmisores clásicos. Un fuerte estímulo puede liberar ambos, el neurotransmisor y el neuropéptido, hacia la hendidura sináptica. El neuropéptido puede regular la función del neurotransmisor por activación de sus receptores presinápticos y postsinápticos, por lo general GPCR. Los neuropéptidos se difunden fuera de la hendidura sináptica y son degradados por proteasas extracelulares. Algunos de los receptores de neuropéptidos se han convertido en objetivo primario de ciertos fármacos.

Opioides

Los opioides son una clase de compuestos que puede producir efectos similares a los de la morfina, mediados por activación de los receptores de opioides. Los compuestos endógenos que activan a estos receptores son los neuropéptidos endorfina, encefalina y dinorfina. Hay tres subtipos de receptores de opioides: μ, κ y δ, todos activan a las proteínas G_i con el resultado de una menor concentración de AMPc, activación de ciertos canales de K^+ y cierre de algunos canales de Ca^{2+}. Así, los opioides disminuyen la transmisión sináptica por hiperpolarización de la célula y disminución de la movilización vesicular mediada por el calcio. Esto es útil desde el punto de vista terapéutico para el dolor. Sin embargo, la activación de los receptores de opioides en otras regiones del encéfalo puede producir depresión respiratoria, que es una preocupación particular de la sobredosis de opioides. Los opioides pueden también producir euforia y adicción por activación de receptores en la "vía de recompensa" del cerebro.

Los neurotransmisores no clásicos se pueden sintetizar y secretar "a demanda"

Hay otros mediadores de la transmisión sináptica que no presentan el almacenamiento y la liberación vesicular clásicos y, sin embargo, se forman también de una manera dependiente del calcio. La adenosina, antes descrita, es un ejemplo. Una vez formados, estos neurotransmisores no clásicos se difunden fuera de la terminal presináptica para interactuar con receptores pre y postsinápticos.

Eicosanoides

Hay varios transmisores sinápticos putativos que se forman a partir del **ácido araquidónico**. La **fosfolipasa A2** libera ácido araquidónico de la membrana celular, que puede entonces actuar como sustrato para diversas enzimas. La presencia de la enzima ciclooxigenasa dará como resultado la producción de prostaglandinas y tromboxano, en tanto la de la lipooxigenasa dará origen a la producción de leucotrienos. Estos mediadores lipídicos no se almacenan en vesículas, sino que se difunden a través de la membrana para interactuar en receptores pre y postsinápticos. Se señala a los leucotrienos como partícipes de las respuestas inflamatorias en el asma. Los prostanoides pueden participar en la regulación de la respuesta inflamatoria, el dolor y la temperatura. Algunos fármacos antiinflamatorios, como el ácido acetilsalicílico, actúan inhibiendo a la ciclooxigenasa.

Cannabinoides

Los endocannabinoides son otros mediadores lipídicos derivados del ácido araquidónico, compuestos que se forman en respuesta a un aumento del calcio intracelular. El destino del ácido araquidónico depende de las enzimas particulares presentes en la célula, que así determinan si acaso se formarán sus derivados. Los endocannabinoides no se almacenan en vesículas, sino que se difunden en la membrana, donde pueden interactuar pre o postsinápticamente con los receptores de cannabinoides. Estos son los mismos receptores donde actúa el δ-9-tetrahidrocannabinol (THC), uno de los constituyentes activos de la mariguana. Hay dos subtipos de estos receptores: CB_1 y CB_2, ambos ligados a proteínas G_i. El CB_2 se encuentra sobre todo en la periferia, en tanto el CB_1 se localiza en el SNC. Las señales de los endocannabinoides pueden participar en la regulación del dolor y el apetito. Se han explorado desde el punto de vista terapéutico como analgésicos y para la obesidad los compuestos que activan a estos receptores.

CIENCIAS MÉDICAS INTEGRADAS

Enfermedad de Parkinson

La enfermedad de Parkinson es un proceso neurodegenerativo caracterizado por la pérdida de neuronas dopaminérgicas en el cerebro, en particular en los ganglios basales, y las deficiencias motoras subsiguientes. Los individuos experimentan movimientos lentos, rigidez, temblor e inestabilidad postural. También pueden acompañar a la enfermedad síntomas no motores, como la depresión y el estreñimiento.

Debido a la pérdida de neuronas que sintetizan dopamina en el cerebro, una estrategia lógica de tratamiento es aumentar la dopamina en el cerebro. Sin embargo, hay limitaciones de este abordaje. Si se administra dopamina a un paciente por vía oral u otra ruta sistémica, no alcanza al sistema nervioso central porque es degradada por dos procesos. La dopamina, junto con otras catecolaminas, es degradada por catecol-*O*-metiltransferasa (COMT) y oxidasa de monoaminas (MAO), enzimas ambas con concentraciones elevadas en el hígado. Conforme la dopamina circula en la corriente sanguínea y pasa por el hígado, en gran parte se degrada. Cualquier dopamina restante no llegará al cerebro, porque no atraviesa fácilmente la barrera hematoencefálica (BHE).

Para aumentar la concentración de dopamina en el cerebro se emplea una estrategia diferente. En la síntesis de dopamina corporal la tirosina se convierte en dopa, que después se transforma en dopamina por acción de la enzima descarboxilasa de dopa. Uno de los estereoisómeros de la dopa, la levodopa o L-dopa, se transporta a través de la BHE y, por lo tanto, tiene acceso al cerebro, donde puede convertirse en dopamina. La administración de levodopa es una estrategia terapéutica para la enfermedad de Parkinson. A fin de prevenir la conversión periférica de la levodopa, se administra junto con carbidopa, un inhibidor de la descarboxilasa de dopa que no atraviesa la BHE. Otra preocupación con la levodopa es que, a semejanza de la dopamina, también es sustrato de COMT y MAO, y se degrada a su paso por el hígado. Así, se puede administrar entacapona, que inhibe a la COMT, junto con levodopa/carbidopa, para prevenir el metabolismo de la levodopa. Los inhibidores de la oxidasa de monoaminas, como la rasagilina, pueden también disminuir el metabolismo de la levodopa. Con la adición de estos fármacos, la levodopa puede tener acceso al cerebro, donde se convierte después en dopamina y sirve para aumentar sus cifras bajas resultantes de la pérdida de neuronas dopaminérgicas. Otras estrategias para tratar la enfermedad de Parkinson incluyen el uso de fármacos que activan directamente a los receptores de dopamina, como la bromocriptina y pramipexol. ■

Resumen del capítulo

- El sistema nervioso se divide en central, constituido por el encéfalo y la médula espinal, y periférico, formado por los ganglios y nervios.
- La barrera hematoencefálica limita el acceso de moléculas al SNC y está formada por una capa de células endoteliales capilares acopladas por uniones estrechas y rodeadas por astrocitos.
- Las principales células en el sistema nervioso son las neuronas y las gliales, estas últimas como respaldo neuronal. Las células de Schwann y los oligodendrocitos aíslan a los axones y aumentan la velocidad de conducción. Las células de microglia tienen función inmunológica. Los astrocitos ayudan a formar la barrera hematoencefálica, proveen respaldo metabólico a las neuronas, regulan el flujo sanguíneo, participan en la recaptación y el reciclado de algunos transmisores sinápticos, y ayudan a regular las concentraciones iónicas en el líquido extracelular.
- Las neuronas actúan en el almacenamiento, la comunicación e integración de la información, que se logran a través de las dendritas, las cuales reciben y transmiten información al soma, y los axones, que propagan los potenciales de acción y se comunican por liberación de transmisores sinápticos.
- El citoesqueleto neuronal participa en el transporte de materiales, tanto desde el soma hacia las prolongaciones neuronales (anterógrado), como desde las prolongaciones hacia el soma (retrógrado).
- Los canales iónicos pueden ser regulados por ligando por voltaje, selectivos para iones particulares.
- Una vez abiertos, el flujo de iones al interior y fuera de la célula es determinado por gradientes de concentración y eléctricos para cada ion. El potencial de equilibrio de un ion individual, el potencial de membrana al que no hay flujo neto de ese ion a través de canales iónicos abiertos, se puede calcular a partir de la ecuación de Nernst.
- El potencial de membrana en reposo está influido por el potencial de equilibrio de varios iones, en particular Na^+, K^+ y Cl^-, y la conductancia de esos iones a través de la membrana.
- La ecuación de la conductancia de cuerda considera los potenciales de equilibrio de los iones individuales y la conductancia de esos iones en relación con la conductancia combinada de la membrana para determinar el potencial global de la membrana.
- La ecuación de Goldman considera los potenciales de equilibrio de los iones individuales y pondera la permeabilidad relativa de cada uno de esos iones para determinar el potencial global de la membrana.

- Cuando los canales iónicos se abren y permiten el ingreso o la salida de iones, hay un potencial postsináptico excitatorio o inhibitorio, que se suma tanto desde el punto de vista temporal como espacial, para influir en el efecto neto sobre el potencial de membrana.
- Una vez que la membrana se despolariza hasta un potencial umbral, ocurre la activación de más canales de sodio regulados por voltaje y da lugar a mayor despolarización y la producción de un potencial de acción.
- El retorno del potencial de membrana al de reposo se logra por activación de los canales de potasio y la inactivación de los canales de sodio.
- Los potenciales de acción son autopropagados, unidireccionales, y pueden viajar por toda la longitud del axón.
- La velocidad de conducción de los potenciales de acción está influido por el diámetro de las fibras nerviosas y su mielinización. Las fibras no mielinizadas y pequeñas, C, tienen la velocidad de conducción más lenta, y transportan información acerca de dolor y temperatura. Las fibras mielinizadas grandes, Aα, tienen la velocidad de conducción más rápida y conducen información acerca de la propiocepción y la función motora.
- La sinapsis consta de segmentos especializados de neuronas que se usan para la comunicación química entre las células. Está constituida por una terminal presináptica, la hendidura sináptica y terminales postsinápticas de las dendritas.
- La mayoría de los neurotransmisores y neuropéptidos está contenida en vesículas que se localizan dentro de la terminal presináptica.
- El arribo de un potencial de acción a la terminal presináptica origina la abertura de canales de calcio regulados por voltaje, que genera una movilización de vesículas dependiente de calcio hacia la membrana, donde se libera el transmisor sináptico hacia la hendidura sináptica para interactuar con los receptores.
- Algunos transmisores sinápticos se sintetizan "a demanda" en una forma dependiente del calcio, pero no se almacenan en vesículas.
- Los neurotransmisores pueden interactuar con receptores localizados en las terminales presináptica o postsináptica. En general, las interacciones con los receptores presinápticos sirven como reguladores negativos de la secreción. Casi todos los receptores neuronales se pueden clasificar como ionotrópicos o metabotrópicos.

Preguntas de repaso del capítulo

1. La loperamida, marca Imodium, es un fármaco antidiarreico cuya acción está mediada por los receptores opioides del intestino. La morfina es un fármaco analgésico cuya acción está mediada por los receptores opioides del SNC. ¿Cuál de los siguientes enunciados explica por qué existe un riesgo de adicción con la morfina pero no con la loperamida?

   A. La loperamida es menos lipofílica que la morfina.

   B. La loperamida es más lipofílica que la morfina.

   C. La loperamida se toma por vía oral, mientras que la morfina se administra por vía intravenosa.

   D. La loperamida es más grande que la morfina y no puede salir del intestino.

   E. La morfina es más pequeña que la loperamida y capaz de atravesar los huecos de las células endoteliales para acceder al cerebro.

2. Un paciente ha desarrollado dolor ocular unilateral y pérdida de visión central. Una resonancia magnética revela zonas de desmielinización en el nervio óptico y se diagnostica esclerosis múltiple. ¿Qué anticuerpos dirigidos contra cuál de las siguientes células ha provocado la desmielinización del nervio óptico?

   A. Astrocitos
   B. Células ependimarias
   C. Microglía
   D. Oligodendrocitos
   E. Células de Schwann

3. Un paciente accidentalmente duplica su ingesta del diurético furosemida, lo cual resulta en hipocalemia (niveles bajos de potasio extracelular). ¿Qué efecto tendría esto sobre la excitabilidad neuronal?

   A. Disminución de la excitabilidad debido a un potencial de membrana en reposo más negativo.
   B. Disminución de la excitabilidad debido a un potencial de membrana en reposo menos negativo.
   C. Aumento de la excitabilidad debido a un potencial de membrana en reposo más negativo.
   D. Aumento de la excitabilidad debido a un potencial de membrana en reposo menos negativo.
   E. No afectaría a la excitabilidad neuronal.

4. ¿Qué efecto tendría sobre los potenciales de acción aumentar el periodo refractario del canal de sodio?

   A. Aumento de la conductancia de Na^+.
   B. Disminución de la amplitud de los potenciales de acción.
   C. Disminución de la frecuencia de los potenciales de acción.
   D. Aumento de la amplitud de los potenciales de acción.
   E. Aumento de la frecuencia de los potenciales de acción.

5. La activación de receptores de opioides lleva a la inhibición de los canales de calcio regulados por voltaje. ¿Qué efecto tendrá la inhibición de los canales de calcio regulados por voltaje sobre la señalización celular?

   A. Disminución de la activación del receptor postsináptico.
   B. Disminución del potencial de membrana postsináptico.
   C. Aumento de la liberación de neurotransmisores.
   D. Aumento del potencial de membrana postsináptico.
   E. Inhibición de la generación de potenciales de acción.

6. La metirosina es un fármaco que inhibirá la conversión de tirosina a dopamina. ¿Qué otros efectos tendrá?

   A. Activación de la vía de recompensa.
   B. Disminución de la producción de epinefrina.
   C. Disminución de la producción de serotonina.
   D. Desarrollo de esquizofrenia.
   E. Aumento del metabolismo de la norepinefrina.

1. **La respuesta correcta es A.** La adicción a los opiáceos se produce a través de la interacción con los receptores opiáceos del cerebro para activar el "centro de recompensa" cerebral. Las sustancias lipofílicas pueden atravesar la barrera hematoencefálica y acceder al cerebro. La loperamida es más *hidrófila* que la morfina e incapaz de atravesar la BBB. Algunos compuestos hidrofílicos pueden atravesar la BBB mediante transportadores, pero esto no ocurre con la loperamida. La respuesta C es incorrecta porque los fármacos administrados por vía oral pueden entrar en la circulación sistémica y acceder a la BBB. La respuesta D es incorrecta porque tanto la loperamida como la morfina son moléculas pequeñas. Los compuestos pueden abandonar el intestino mediante difusión a través de las membranas o siendo transportados. La respuesta E es incorrecta porque las uniones estrechas impiden el movimiento entre las células endoteliales.

2. **La respuesta correcta es D.** La esclerosis múltiple implica la producción de anticuerpos dirigidos contra las células productoras de mielina, lo que provoca una alteración de la conducción de la señal neuronal a lo largo de los axones. Los oligodendrocitos forman la vaina de mielina alrededor de los axones en el SNC, donde se encuentra el nervio óptico. Las células de Schwann desempeñan una función similar en el SNP. Los astrocitos proporcionan soporte a las neuronas. Las células ependimarias contribuyen a la barrera sangre-CSF. La microglía participa en la defensa inmunológica del SNC.

3. **La respuesta correcta es A.** Los potenciales de membrana en reposo de las neuronas se aproximan al potencial de equilibrio del potasio. Normalmente hay una concentración mucho mayor de K^+ dentro de la célula que fuera de ella. Si los niveles de K^+ extracelular disminuyen, el K^+ saldrá de la célula para restablecer un potencial de equilibrio y equilibrar las fuerzas electroquímicas. Cuando el K^+ abandona la célula, el potencial de membrana en reposo se vuelve más negativo y se aleja del potencial umbral, lo que dificulta la producción de un potencial de acción.

4. **La respuesta correcta es C.** El periodo refractario es el lapso en el que los canales de sodio se mantienen inactivos (refractariedad absoluta) o en conversión hacia el estado en reposo (refractariedad relativa). Durante el periodo refractario absoluto, los canales de sodio no pueden activarse y no se puede generar un potencial de acción. Durante el periodo refractario relativo se requiere un estímulo más grande para generar un potencial de acción. La amplitud del potencial de acción no cambia con cambios en el periodo refractario, pero habrá una disminución en la frecuencia de producción de los potenciales de acción debido al periodo refractario más largo.

5. **La respuesta correcta es A.** Los canales de calcio regulados por voltaje participan en la movilización de las vesículas hacia la membrana plasmática, lo que les permite atracar y liberar neurotransmisores. Por la inhibición de estos canales de calcio, habrá menos neurotransmisor disponible para activar receptores postsinápticos.

6. **La respuesta correcta es B.** La tirosina es limitante de la velocidad de síntesis de todas las catecolaminas (dopamina, norepinefrina y epinefrina). La inhibición de la conversión de tirosina a dopamina disminuirá todas las catecolaminas. La respuesta C es incorrecta, porque si bien se trata de una monoamina, la serotonina no es una catecolamina. A y D son incorrectas porque la dopamina participa en ambas, la vía de recompensa y la esquizofrenia. E es incorrecta, porque esto no afectará a COMT o MAO, que son las enzimas que degradan la norepinefrina.

Ejercicios de aplicación clínica 3-1

ATAXIA EPISÓDICA

Un hombre de 30 años de edad, saludable, nota dificultad para concluir su rutina de ejercicios usual en las últimas 2 semanas por fatiga excesiva. Consulta a su médico de atención primaria y la exploración física revela linfadenopatía (ganglios linfáticos crecidos) en el cuello, la axila y la ingle. La valoración adicional por tomografía computarizada de tórax y abdomen muestra crecimiento de los ganglios linfáticos torácicos y abdominales. Se le envía a un oncólogo y se hace el diagnóstico de linfoma. Inicia quimioterapia con infusiones intravenosas semanales de la combinación de quimioterapia conocida como *MOPP* (mecloretamina, vincristina, procarbazina y prednisona). Experimentó náusea y fatiga general, esperadas, típicas de este tipo de tratamiento, pero toleró relativamente bien estos efectos secundarios.

Unos cuantos días después del tercer ciclo de tratamiento, empezó a notar entumecimiento en los dedos de ambos pies. También percibió una sensación de punzada ardorosa en las mismas zonas. Estas sensaciones anormales persistieron y en las siguientes 2 semanas migraron de los dedos a los tobillos. En su siguiente consulta de seguimiento con el oncólogo, los ganglios linfáticos, antes crecidos, habían regresado al tamaño normal. La exploración neurológica de pies y piernas mostró que no podía percibir el tacto de una torunda de algodón o un diapasón vibrando sobre sus dedos. El oncólogo le dijo que los síntomas de los pies se deben a un "problema de transporte en los nervios" por la quimioterapia, y que mejorarán en los siguientes meses.

PREGUNTAS

1. ¿Cuál de los medicamentos del esquema de quimioterapia es la causa más probable de las sensaciones anormales?

2. ¿Por qué empezaron esas sensaciones anormales en los dedos de los pies?

3. ¿Cuál es la patogenia (mecanismo) de la disfunción nerviosa?

4. ¿Por qué los síntomas empezaron varias semanas después del inicio del tratamiento?

RESPUESTAS

1. La vincristina es el medicamento del esquema de quimioterapia combinada que causa disfunción nerviosa. Se trata de un alcaloide de la vinca, que recibe su nombre de la familia de plantas de la que se deriva.

2. Los síntomas del paciente entran en la categoría de neuropatía periférica. Este grupo de trastornos puede ser causado por una función anormal del cuerpo neuronal, el axón o la vaina de mielina. Las anomalías de la función axónica son la causa más frecuente de neuropatía periférica. En este tipo de enfermedad neurológica, los axones más largos muestran primero los efectos de la función anormal; por lo tanto, las anomalías aparecen primero en los dedos de los pies y la parte distal del pie. Si el trastorno empeora, las sensaciones anormales se diseminan de los dedos al medio pie y potencialmente hasta el tobillo o la mitad de la espinilla. Los dedos pueden también mostrar anomalías

similares. Se dice que las neuropatías, como la del paciente, son "dependientes de la longitud", porque los axones más largos presentan primero la anomalía.

3. La vincristina altera el transporte por los axones al interferir con el ensamblaje de la tubulina en los microtúbulos. Los microtúbulos proveen la estructura para el **transporte axoplásmico rápido** del núcleo hacia una terminal nerviosa y también para el transporte retrógrado desde la terminal nerviosa hacia el núcleo.

4. Los efectos de la disfunción nerviosa por la vincristina son acumulativos y suelen empezar después de varios ciclos de tratamiento. Si el medicamento puede discontinuarse, la función nerviosa tiende a mejorar en los meses subsiguientes, conforme se restablece el transporte axoplásmico y los axones recuperan la capacidad de mantener su estructura normalmente.

4 Fisiología sensorial

Objetivos de aprendizaje activo

Con el dominio del material de este capítulo, usted será capaz de:
- Explicar cómo los receptores sensitivos transforman las muchas formas diferentes de energía ambiental en el mismo tipo de señal eléctrica en los nervios sensitivos.
- Explicar por qué los receptores sensitivos tienen especificidad para percibir un tipo de energía ambiental y no otro.
- Explicar por qué los receptores sensitivos que responden a un tipo selectivo de energía ambiental pueden hacerlo ante un tipo diferente; no obstante, la sensación percibida es la misma que si el receptor respondiese al tipo para el que fue diseñado.
- Describir el valor de la adaptación de los receptores sensitivos con relación al tipo selectivo de estímulo para el que están diseñados.
- Explicar por qué la frecuencia del potencial de acción es la forma de transmisión de la información en los sistemas sensitivos y cómo los cambios en dicha frecuencia tienen relación con modificaciones graduales del potencial eléctrico en los receptores sensitivos.
- Explicar cómo el proceso de adaptación y acomodación permite el procesamiento de una amplia variedad de intensidades de estímulos.

- Distinguir entre la percepción de los conos y bastones y señalar las características especiales de cada tipo.
- Describir la organización de la retina relacionando cada una de sus capas con su función específica e integrada en el proceso de la vista.
- Explicar en términos de sucesos bioquímicos el proceso de adaptación a la luz y la oscuridad de la retina.
- Describir el procesamiento del sonido en diferentes partes del aparato auditivo, el mecanismo de transducción de la señal y cómo se representa la frecuencia del sonido en la membrana basilar.
- Explicar las participaciones de los diferentes componentes del aparato vestibular para mantener el equilibrio y la postura, y detectar la aceleración rotativa y lineal.
- Explicar los procesos sensoriales involucrados en los sentidos del olfato y gusto, así como los receptores y mecanismos que subyacen a la quimiorrecepción.

SISTEMAS SENSITIVOS Y SENSORIALES

La supervivencia de cualquier organismo depende de contar con una información adecuada acerca del ambiente externo, así como del estado de los procesos y funciones corporales internos. La información acerca de los ambientes externo e interno se recopila mediante la rama sensitiva del sistema nervioso. En este capítulo se analizan las funciones de los **receptores sensitivos y sensoriales**, estructuras especializadas que nos permiten reunir esa información. La descripción resalta algunas sensibilidades somáticas, es decir, las sensaciones que tratan del aspecto externo del cuerpo. No se abordan en forma específica las sensaciones viscerales que provienen de órganos internos.

Los sistemas sensitivos y sensoriales transforman señales físicas y químicas de los ambientes externo e interno en información en forma de potenciales de acción nerviosa

Los sucesos en los mundos externo e interno primero deben traducirse en señales que nuestros sistemas nerviosos puedan procesar. A pesar de la amplia variedad de tipos de información a percibir y ante los cuales responder, un pequeño grupo de principios comunes subyace a todo proceso sensitivo o sensorial.

Además, si bien el cuerpo humano contiene un número muy grande de diferentes receptores sensoriales, estos tienen en común muchas características funcionales. El proceso de percepción esencialmente implica la toma de muestras de pequeñas cantidades de energía del ambiente por los receptores sensoriales y su uso para la generación de series de potenciales de acción en los nervios sensitivos (fig. 4-1). El patrón de los potenciales de acción sensoriales,

junto con la naturaleza específica del receptor y sus vías neurológicas en el cerebro, proveen una representación interna de un componente específico del mundo externo. La amplia variedad de funciones sensoriales especializadas es producto de adaptaciones estructurales y fisiológicas, las cuales se ajustan a un receptor particular en cuanto a su función en el organismo. Por último, el proceso de la percepción es una porción de uno más complejo, donde la información sensorial se integra con la antes aprendida y otros estímulos correspondientes, que nos permiten reflexionar en cuanto a la calidad, intensidad e importancia de lo que se percibe.

Estímulos sensitivos y sensoriales

Un factor del ambiente que produce una respuesta eficaz en un receptor sensorial se denomina **estímulo**. Son estímulos típicos aquellos electromagnéticos, como el calor radiante o la luz; los mecánicos, como la presión, las ondas sonoras o las vibraciones; y los químicos, como la acidez, y la forma y el tamaño moleculares. Sin considerar la sensación experimentada, todos los sistemas sensoriales transmiten información al cerebro con los cuatro atributos comunes de intensidad, modalidad (p. ej., temperatura, presión y visión), localización y duración.

Una propiedad fundamental de los receptores sensoriales es su capacidad de responder a diferentes intensidades de estímulos con una respuesta representativa. La *intensidad* es una medida del contenido de energía disponible para interactuar con un receptor sensorial. La mayoría de la gente está familiarizada con la intensidad sensorial en fenómenos como la brillantez de la luz, lo "alto" del volumen del sonido o la fuerza del contacto físico de un objeto con el cuerpo.

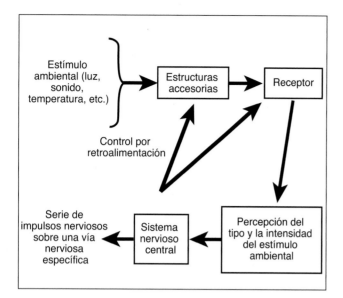

Figura 4-1 **Un modelo básico para la traducción de un estímulo ambiental en una percepción.** Aunque los detalles varían con el tipo de modalidad sensitiva o sensorial, el proceso en general es similar.

Los receptores sensoriales son capaces de detectar la modalidad de un estímulo. Se usa la denominación **modalidad sensorial** para describir la naturaleza o el *tipo* de sensación presente. Son modalidades sensoriales comunes el gusto, el olfato, el tacto, la vista y la audición (los cinco sentidos tradicionales), así como la propiocepción (a veces llamada "sexto sentido") y otras más complejas, como las de resbaloso o húmedo. Los receptores sensoriales a menudo se clasifican según la modalidad sensorial a la que responden. Por ejemplo, los **fotorreceptores** tienen una función visual de percibir la luz. Los **quimiorreceptores** detectan señales químicas y sirven a los sentidos del gusto y el olfato. Los **mecanorreceptores** perciben la deformación física y sirven a modalidades sensoriales, como el tacto, la audición y el grado de tensión en un tendón o músculo. El calor y el frío se detectan por los **termorreceptores**. Muchas modalidades sensoriales son una combinación de sensaciones más simples. Por ejemplo, la de la humedad en realidad está constituida por sensaciones de presión y temperatura. Usted puede demostrar este fenómeno colocando su mano dentro de una bolsa de plástico y después sumergiéndola en agua fría. Aunque su mano se mantenga seca dentro de la bolsa, la percepción que usted tendrá será la de humedad.

Además de clasificar los receptores sensoriales de acuerdo con la modalidad a la que responden, los receptores sensoriales también se catalogan por su "punto de ventaja" en el cuerpo. Por ejemplo, los **exteroceptores** detectan el estímulo fuera del cuerpo, los interoceptores perciben estímulos internos, generalmente de estructuras viscerales, y los **propioceptores** proveen información a cuanto a las posiciones y movimientos de las articulaciones, la actividad muscular y la orientación del cuerpo en el espacio. Los **nociceptores** (receptores del dolor) detectan agentes nocivos, tanto internos como externos.

A menudo es difícil comunicar una definición precisa de una modalidad sensorial, debido a la percepción subjetiva o afecto (contenido emocional) que la acompaña. Esta propiedad tiene que ver con el sentimiento psicológico acoplado al estímulo. La experiencia previa y el aprendizaje tienen participación en la determinación del efecto de una percepción sensorial.

El efecto de estímulos visuales idénticos, por ejemplo, un perro, puede provocar placer, compasión, temor o terror, según las experiencias de quienes los perciben y los recuerdos asociados. Del mismo modo, aunque el sistema gustativo de cada individuo está equipado con un conjunto comparable de receptores gustativos y conexiones con el SNC, algunas personas encuentran delicioso el sabor de las coles de Bruselas, mientras que otras, incluido este autor, las consideran repugnantes.

Receptores sensoriales

En su mayoría, los receptores sensoriales son óptimos para responder de manera preferencial a un solo tipo de estímulo ambiental. El estímulo usual para el ojo es la luz, y para el oído, el sonido. Esta especificidad resulta de varias características que unen a un receptor con su estímulo preferido. El estímulo usual y apropiado para un tipo de receptor sensorial se denomina **estímulo adecuado**, aquel para el que el receptor tiene el **umbral** mínimo, esto es, la intensidad más baja del estímulo que puede detectarse de manera confiable. No obstante, el umbral puede ser difícil de cuantificar, porque quizá varíe con respecto al tiempo y se puede modificar por la presencia de estímulos que interfieren o la acción de **estructuras accesorias sensoriales**. Estas estructuras no se consideran parte del receptor sensitivo o sensorial mismo. Sin embargo, en muchos casos, como el cristalino ocular o las estructuras de los oídos externo y **medio**, aumentan la sensibilidad específica del receptor o excluyen estímulos no deseados. Con frecuencia estas estructuras accesorias son parte de un sistema de control que ajusta la intensidad de acuerdo con la información recibida (*véase* fig. 4-1).

La mayoría de los receptores responderá a tipos adicionales de estímulos diferentes al adecuado. Sin embargo, el umbral para el estímulo inapropiado es mucho más alto. Por ejemplo, el aplicar presión al globo ocular causará "la percepción de lucecitas", aunque la luz misma es el tipo de energía para la que los receptores sensitivos oculares tienen el umbral más bajo. Por último, casi todos los receptores se pueden estimular eléctricamente para producir sensaciones que simulan aquella que suele vincularse con su receptor.

Otra determinante de la especificidad del sistema sensorial reside en el sistema nervioso central (SNC). La vía del SNC sobre la cual transcurre la información sensorial desempeña un papel fundamental en la determinación de la naturaleza de la percepción. Por ejemplo, la información que arriba en las cortezas visuales del cerebro por el nervio óptico siempre se percibe como luz y nunca como sonido, lo cual se conoce como el concepto de la **línea marcada**. Los detalles de todas las vías sensoriales neurológicas están fuera del alcance de este texto.

La transducción sensorial cambia la energía ambiental en potenciales de acción en los nervios sensoriales

La función fisiológica clave de un receptor sensorial es traducir las formas no eléctricas de energía ambiental en señales eléctricas que se pueden transmitir y procesar por el sistema nervioso. Estas señales eléctricas son llamadas potenciales de acción nerviosos, que constituyen las unidades fundamentales de información transferencia en el sistema nervioso. Un dispositivo que traduce una forma de señal energética en otra se denomina **transductor**. Se puede pensar de los receptores corporales sensoriales, por lo tanto, como transductores biológicos. En la figura 4-2 se muestra una secuencia típica de los sucesos eléctricos en un proceso de **transducción sensorial**.

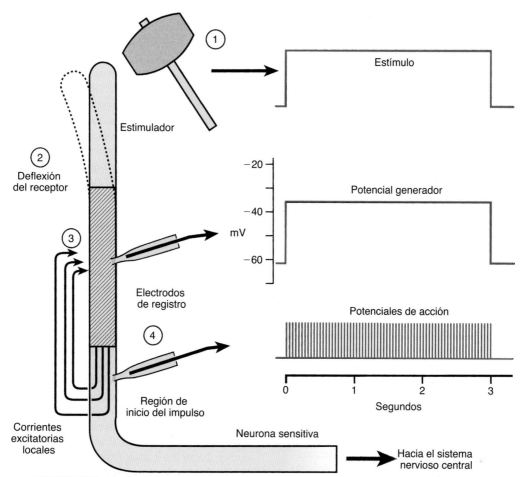

Figura 4-2 **Relación entre un estímulo aplicado y la producción de potenciales de acción en los nervios sensoriales.** (*Véase* el texto para los detalles).

Potenciales generadores

En la figura 4-2 se muestra un tipo usual de sistema de receptor sensitivo, ejemplo que es representación de un mecanorreceptor, esto es, aquel que traduce la energía de una forma de fuerza física (p. ej., presión, desplazamiento, distensión, etc.) en una señal eléctrica que en un momento dado producirá potenciales de acción en los nervios sensitivos. En el ejemplo de la figura 4-2, la punta del receptor se dobló (tensó) y se mantuvo así (1, 2). Esta desviación deformó la membrana celular del receptor y causó que una porción se hiciera permeable a los iones positivos (*región sombreada,* 3). El ingreso resultante de carga positiva (sobre todo de iones de sodio) llevó entonces a una despolarización localizada, llamada **potencial generador,** que creó una corriente a través de la membrana del axón, denominada **corriente excitatoria local.** Esto provee el enlace entre la formación del potencial generador y la excitación de la membrana de la fibra nerviosa.

La producción del potencial generador es de importancia crítica en el proceso de la transducción, porque es el paso en el que se cambia la información relacionada con la intensidad y duración de un estímulo. La potencia (intensidad) del estímulo aplicado (en la fig. 4-2, el grado de deflexión) determina el tamaño de la despolarización del potencial generador. Al variar la intensidad del estímulo, se modificará de manera correspondiente el potencial generador, aunque los cambios no siempre son directamente proporcionales a la intensidad. Esto se llama una **respuesta graduada,** en contraste con la de todo o nada de

un potencial de acción, y produce una modificación similar de regulación de la intensidad de las corrientes excitatorias locales.

Conforme se diseminan las corrientes de despolarización del potencial generador por la neurona, alcanzan una zona del receptor de membrana llamada **región de inicio del impulso** (4), que es el sitio de formación de los potenciales de acción y constituye el siguiente vínculo importante en el proceso sensorial. En esta región se producen potenciales de acción a una frecuencia relacionada con la fuerza de la corriente causada por el potencial generador (y, por lo tanto, asociada con la intensidad del estímulo original). Esta zona, por lo tanto, a veces se denomina *región de codificación,* porque ahí el potencial generador y el flujo de corriente hacia el interior, ocasionado por la estimulación del receptor, se traducen en una serie de potenciales de acción con una frecuencia proporcional (pero no siempre lineal) con el tamaño del potencial generador. La serie de potenciales de acción en la fibra nerviosa sensorial constituye la señal eléctrica que se envía al SNC.

Subespecialización de los receptores sensoriales

El mecanorreceptor que se muestra en la figura 4-2 es un ejemplo del subtipo de receptor sensorial llamado *receptor largo,* donde la estructuración del receptor y los potenciales de acción ocurren en la misma célula: una neurona. Este tipo de arreglo de receptor potencial de acción es el más apropiado para la transmisión de información sensorial por largas distancias. En estos casos, el estímulo físico inicial crea un local **potencial en el receptor**, que desencadena potenciales de acción que se transmiten entonces por todo el trayecto hasta el SNC. Las percepciones del tacto y la temperatura en las puntas de los dedos o en los ortejos son ejemplos de la transducción sensorial por receptores largos.

En contraste, otros tipos de transducción sensorial en el cuerpo ocurren a través de *receptores cortos*, en células altamente especializadas, que a semejanza de aquellas con receptores largos, también convierten en su interior una forma de energía no eléctrica en un potencial receptor. Sin embargo, en los receptores cortos el potencial generador y los potenciales de acción neuronales se presentan en dos células diferentes. En los receptores cortos, el suceso del potencial local se acopla con la liberación de un neurotransmisor almacenado en la célula receptora. Este transmisor entonces es liberado, se difunde a través de una estrecha hendidura sináptica y se une a los receptores que se encuentran en una neurona aferente primaria postsináptica, donde produce otro potencial generador local. Es este segundo potencial generador el que desencadena series de potenciales de acción en la neurona aferente, que se envían entonces al SNC. Los receptores cortos producen potenciales generadores de despolarización o hiperpolarización. En algunos casos, el mismo receptor puede producir potenciales generadores despolarizantes e hiperpolarizantes, dependiendo del estímulo que reciban. Los potenciales generadores positivos aumentan la velocidad de liberación del transmisor, mientras que los negativos la disminuyen. Los fotorreceptores del ojo y los de las células ciliadas del caracol del **oído interno** son ejemplos de receptores sensoriales cortos (*véase* más adelante).

La frecuencia de los impulsos nerviosos sensoriales es regulada por la magnitud y duración del potencial generador

En la figura 4-3 se muestra cómo la magnitud y duración de un potencial generador afecta la formación de potenciales de acción subsiguiente en un nervio sensitivo. Este ejemplo es típico de lo que podría observarse en un nervio sensitivo con un

tipo de receptor largo. El umbral (*línea negra* en la figura 4-3) es un nivel crítico de despolarización. Los cambios del potencial de membrana por debajo de este nivel son causados por las corrientes excitatorias locales y varían en proporción, en tanto la actividad de membrana por arriba de nivel umbral consta de **potenciales de acción** generados localmente. El trazo inferior muestra una serie de diferentes estímulos aplicados al receptor, y el trazo superior, los sucesos eléctricos resultantes en la región de inicio del impulso. No se provee estímulo en A y el voltaje de la membrana se encuentra en el potencial de reposo. En B se aplica un estímulo leve que produce un potencial generador muy pequeño para llevar la región de inicio del impulso al umbral; no hay actividad de potencial de acción resultante y el estímulo que causa este nivel de generación de potencial, por lo tanto, no se percibiría en absoluto. En contraste, en C se aplica un estímulo breve de mayor intensidad y el desplazamiento del potencial generador resultante es de suficiente amplitud para desencadenar un potencial de acción único. Como en todas las membranas excitables de nervios con respuesta todo o nada, el potencial de acción es seguido de inmediato por la repolarización, a menudo a un nivel que transitoriamente hiperpolariza el potencial de membrana, debido a la elevación temporal de la conductancia al potasio. Puesto que se eliminó el estímulo breve para este momento, no se producen más potenciales de acción. Un estímulo más prolongado de la misma intensidad (D) produce potenciales de acción repetitivos, porque conforme la membrana se repolariza después del potencial de acción, aún están fluyendo corrientes excitatorias locales, que llevan a la membrana repolarizada al umbral, con una velocidad proporcional a su intensidad. Durante este intervalo temporal, los canales rápidos de sodio de la membrana se reajustan y se desencadena otro potencial de acción tan pronto como el potencial de membrana alcanza el umbral. Mientras el estímulo se mantenga, este proceso se repetirá a una velocidad determinada por su intensidad. Si se aumenta la intensidad del estímulo (E), las corrientes excitatorias locales serán más fuertes y se alcanzará el

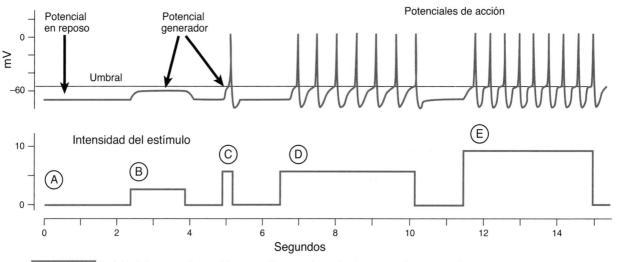

Actividad de un nervio sensitivo ante diferentes intensidades y duraciones de estímulos. (*A*) Sin estímulo, la membrana se encuentra en reposo. (*B*) Un estímulo subumbral produce un potencial generador muy pequeño para causar excitación de la membrana. (*C*) Un estímulo breve, pero intenso, puede causar un potencial de acción único. (*D*) El mantenimiento de este estímulo lleva a una serie de potenciales de acción. (*E*) El aumento de la intensidad del estímulo da lugar a un incremento en la velocidad de descarga de potenciales de acción.

umbral más rápido. Esto dará como resultado una disminución del tiempo entre cada potencial de acción y, en consecuencia, una frecuencia mayor de potenciales de acción. Este cambio es el "código" que utilizan los nervios sensoriales periféricos para comunicar la intensidad del estímulo al SNC.

La estimulación sostenida del receptor sensorial puede causar una disminución de la generación de potenciales de acción con el transcurso del tiempo

En presencia de un estímulo constante, solo algunos receptores sensoriales mantienen la magnitud de su potencial generador inicial. En la mayoría de receptores, la magnitud del potencial generador decae con el transcurso del tiempo, incluso cuando el estímulo original no cambia. Este fenómeno se llama *adaptación*. En la figura 4-4 A se muestra la descarga de un receptor donde no hay adaptación. En tanto se mantenga el estímulo, habrá una tasa constante de desencadenamiento de potenciales de acción. En la figura 4-4 B se muestra la **adaptación lenta**; la amplitud

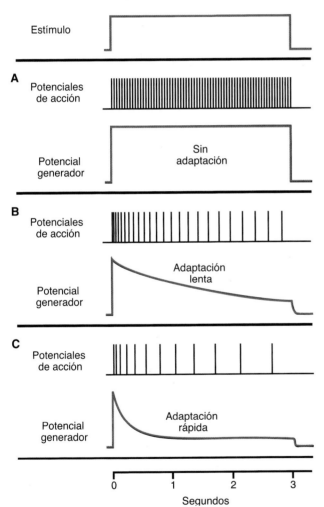

Figura 4-4 Adaptación. La adaptación en un receptor sensorial a menudo tiene relación con una declinación en el potencial generador con el transcurso del tiempo. **(A)** El potencial generador se mantiene sin declinar y la frecuencia de potenciales de acción se conserva constante. **(B)** Una declinación lenta del potencial generador se asocia con una adaptación lenta. **(C)** En un receptor de adaptación rápida, el potencial generador declina con rapidez.

del potencial generador declina lentamente y el intervalo entre los potenciales de acción aumenta de manera correspondiente. En la figura 4-4 C se demuestra una **adaptación rápida**; la frecuencia de los potenciales de acción decrece con rapidez, y después, mantiene una velocidad constante baja, que no muestra mayor adaptación. Las respuestas en las que hay poca o ninguna adaptación se denominan *tónicas*, en tanto en aquellas donde ocurre una adaptación significativa se llaman *fásicas*. En algunos casos los receptores tónicos pueden denominarse *receptores de intensidad*; los fásicos, *receptores de velocidad*. Muchos receptores, como los de *husos musculares,* por ejemplo, muestran una combinación de respuestas. Con la aplicación de un estímulo, una respuesta fásica de adaptación rápida es seguida por una respuesta tónica constante. Ambas pueden graduarse de acuerdo con la intensidad del estímulo y, conforme se adapta el receptor, el ingreso sensitivo al SNC disminuye y la sensación se percibe como menos intensa.

El fenómeno de adaptación es importante para prevenir la "sobrecarga sensitiva" y permite que se ignoren parcialmente los estímulos ambientales menos importantes o sin cambios. Por ejemplo, cuando uno entra por primera vez en una habitación en la que antes estaba permitido fumar, el olor a cigarrillo viejo puede ser muy fuerte al inicio, pero luego disminuye de manera gradual y puede desaparecer por completo a medida que el sistema olfativo se adapta. Cuando se presenta un cambio, sin embargo, la respuesta fásica reaparecerá y el impulso sensitivo se hará temporalmente más notorio. Los receptores de adaptación rápida también son importantes en los sistemas sensoriales que deben percibir la velocidad de cambio de un estímulo, en especial cuando su intensidad puede variar dentro de un rango que sobrecargaría a un receptor tónico.

Puede ocurrir **adaptación del receptor** en varios lugares del proceso de transducción. Como se mencionó antes, la adaptación del potencial generador mismo puede producir la correspondiente de la respuesta sensitiva total. En algunos casos, no obstante, la sensibilidad de receptor cambia por la acción de estructuras accesorias, como en la constricción de la pupila ocular en presencia de una luz brillante (un ejemplo de adaptación controlada por retroalimentación). En las células sensoriales del ojo, los cambios controlados por la luz en las cantidades de pigmentos visuales también modifican la sensibilidad básica de los receptores y producen adaptación. Por último, el fenómeno de **acomodación** en la región de inicio del impulso de la fibra nerviosa sensitiva puede hacer más lenta la velocidad de producción de potenciales de acción, incluso si el potencial generador no muestra cambios. La acomodación se refiere a un incremento gradual en el umbral, causado por despolarización nerviosa prolongada y es resultado de la inactivación de los canales de sodio.

La percepción de la información sensorial requiere la codificación y decodificación de señales eléctricas enviadas al sistema nervioso central

Los estímulos ambientales procesados parcialmente por un receptor sensorial deben conducirse al SNC, de manera tal que se conserve el rango completo de intensidad del estímulo. Después de la captación de estímulos sensoriales, el proceso de percepción involucra la codificación subsiguiente y transmisión de la señal al SNC. El procesamiento adicional, o decodificación, hace a la información interpretable, significativa o reconocible.

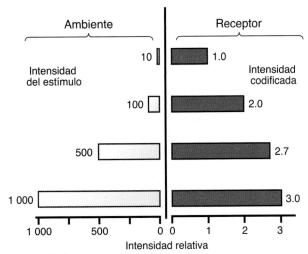

Figura 4-5 Compresión en el proceso sensorial. Por una variedad de medios se codifica un amplio rango de intensidades de ingreso en uno mucho más estrecho de respuestas, que se puede representar por variaciones en la frecuencia de los potenciales de acción.

Compresión

El primer paso en el proceso de codificación es la **compresión.** Incluso cuando se modifica la sensibilidad del receptor por estructuras accesorias de adaptación, el rango de intensidades de los estímulos de ingreso es grande, como se muestra en la figura 4-5. A la izquierda se observa un rango de 100 tantos en la intensidad de un estímulo. A la derecha hay una rampa de intensidad que es resultado de sucesos en el receptor secundario. En la mayoría de los receptores, la magnitud del potencial generador no es exactamente proporcional a la intensidad del estímulo; aumenta menos cada vez, conforme lo hace la intensidad del estímulo. Además, la frecuencia de los potenciales de acción producidos en la región de inicio del impulso tampoco es proporcional a la intensidad de las corrientes excitatorias locales. Recuerde del capítulo 3 que hay un límite superior al número de potenciales de acción que se puede generar en una neurona por segundo, dado que cada uno tiene un periodo refractario finito. Todos estos factores se encargan del proceso de la compresión, debido al cual los cambios en la intensidad de un estímulo ya en sí grande, producen un cambio menor en la frecuencia de los potenciales de acción de lo que ese cambio haría si ocurriese primero por un estímulo pequeño. Como resultado, una variación de cien en el estímulo se comprime a un rango de tres después de que el receptor lo procesa. Necesariamente se pierde alguna información en este proceso, si bien los correspondientes integrativos en el SNC pueden restablecer la información o compensar su ausencia. Las pruebas fisiológicas de la compresión se basan en la relación no lineal observada (función logarítmica o de potencia) entre la intensidad real de un estímulo y la percibida.

Transmisión

La información sensorial iniciada en el ámbito del receptor debe transmitirse al SNC para que se perciba. El proceso de codificación en los receptores provee alguna base para esta transferencia, al producir una serie de potenciales de acción relacionados con la intensidad del estímulo. Se requiere un proceso especial para la transferencia completa, no obstante, en razón de la naturaleza

de la conducción de los potenciales de acción. Recuerde que los potenciales de acción se transmiten sin decremento por axones neuronales; la duración y amplitud no cambian durante la conducción y, por lo tanto, los parámetros de amplitud y duración del potencial eléctrico se pierden como medio de transmisión de diferentes formas de información al SNC. De ahí se deriva entonces que la única información que se puede conducir por un potencial de acción único es su presencia o ausencia.

Las relaciones entre y dentro de los potenciales de acción, sin embargo, permiten conducir grandes cantidades de información, y este es el sistema que se encuentra en el proceso de la transmisión sensorial. Resumiendo, en los sistemas sensoriales fisiológicos, una señal de ingreso provista por una cantidad física se mide continuamente y se convierte en una señal eléctrica (el potencial generador), cuya amplitud es proporcional a la señal que ingresa, que regula la frecuencia de generación de potenciales de acción en la región de inicio de impulsos de una fibra nerviosa sensitiva. Debido a que los potenciales de acción son de intensidad y duración constantes, la información de la amplitud de la señal de ingreso original ahora se encuentra en forma de una frecuencia de generación de potenciales de acción. Estas series de potenciales de acción se envían por una vía nerviosa hasta algún punto distante en el SNC, donde producen un voltaje eléctrico en las neuronas postsinápticas, que es proporcional a la frecuencia de los impulsos que arriban. Este voltaje es una réplica del voltaje de ingreso original. Un procesamiento adicional puede producir un registro gráfico de los datos de ingreso, que se acompaña del procesamiento y la interpretación en el SNC.

Percepción

La interpretación de la información codificada y transmitida en una percepción requiere varios otros factores. Lo más crítico, la correspondiente de los impulsos sensitivos de ingreso por el SNC depende de la vía neuronal por la que se dirijan al cerebro. Por ese motivo, por ejemplo, toda la información que arriba desde los nervios ópticos se interpreta como luz, aunque pudiese haber surgido como resultado de la presión aplicada al globo ocular. La capacidad del cerebro para localizar una sensación cutánea en una parte particular del cuerpo, o para identificar un objeto en una región concreta del campo visual, depende de la organización topográfica (representación punto por punto) de las vías del nervio el SNC. Con frecuencia se percibe una sensación (por lo general, de dolor) que surge de una estructura visceral (p. ej., corazón, vesícula biliar), como proveniente de una porción de la superficie corporal, debido a que, durante el desarrollo, las fibras nerviosas relacionadas provienen de estas regiones anatómicamente diferentes y convergen en las mismas neuronas espinales. Tal sensación se denomina dolor referido.

El resto de este capítulo trata de los receptores sensitivos específicos, incluyendo aquellos tanto del sistema somatosensorial (p. ej., tacto, temperatura, dolor y propiocepción), como de los **sentidos especiales** (p. ej., vista, audición, gusto y olfato).

SISTEMA SOMATOSENSORIAL

El sistema somatosensorial es diverso e incluye receptores y centros de procesamiento que producen modalidades sensoriales, como el tacto (táctil) la propiocepción (conocimiento de la posición corporal), la temperatura y el dolor (nocicepción). Esos receptores se encuentran distribuidos en gran número por la piel y los epitelios, en músculos esqueléticos, huesos y articulaciones, así como en los órganos internos. El sistema responde a varios estímulos diversos que usan los siguientes receptores: mecanorreceptores (movimiento/presión), quimiorreceptores, termorreceptores y nociceptores. Las señales de ellos provenientes pasan a través de vías sensitivas localizadas en la médula espinal y el tronco encefálico hasta llegar al cerebro, donde las sensaciones se perciben de manera consciente. La información somatosensorial se procesa sobre todo en el área somatosensorial del lóbulo parietal de la corteza cerebral (*véase* el capítulo 7 para los detalles).

Los receptores cutáneos proveen información sensitiva de la superficie corporal

La piel tiene un rico aporte de receptores sensoriales, que perciben sensaciones cutáneas, como el tacto (presión ligera y profunda), la temperatura (calor y frío) y el dolor. Son modalidades más complejas el prurito, las cosquillas, la humedad, etc. Los receptores cutáneos se pueden localizar en un mapa sobre la piel, utilizando estímulos muy delimitados de calor, frío, presión o vibración. Algunas zonas requieren un mayor grado de localización espacial (p. ej., las puntas de los dedos, los labios) y, de manera acorde, contienen una gran cantidad de receptores sensoriales específicos. Estas zonas se encuentran correspondientemente bien representadas en la región somatosensorial de la corteza cerebral (*véase* capítulo 7).

Tacto

Varios tipos de receptores sensoriales participan en la percepción del tacto (fig. 4-6). Cuatro de ellos (disco de Merkel, corpúsculos de Meissner, **corpúsculos de Pacini** y Ruffini) están distribuidos en diversas regiones de la piel, pero concentrados en las carentes de pelo (p. ej., palma de la mano). Las terminaciones nerviosas de estos receptores responden a la presión, la

textura y el estiramiento; por ello se clasifican como mecanorreceptores, todos estimulados por la deformación de la terminación nerviosa. Cuando estos receptores se deforman, ya sea por compresión o su liberación, causan potenciales generados por la abertura de canales de iones catiónicos sensibles a la presión en la membrana axónica, que permite el ingreso de iones positivos con el resultado de la formación de un potencial de acción en la neurona sensitiva, en un momento dado.

Los *discos de Merkel* son receptores localizados en la capa más profunda de la epidermis que muestran adaptación lenta y también responden a la presión constante. Estos receptores proveen información en cuanto a las cualidades físicas de los objetos, como su forma, bordes o curvaturas.

El *corpúsculo de Meissner* es un receptor táctil cutáneo que media la sensación de tacto ligero o "fino". Estos receptores se distribuyen en diversas zonas de la piel, pero se concentran en aquellas sensibles al tacto ligero, como las puntas de los dedos, los labios y los pezones. El corpúsculo de Meissner consiste histológicamente en una cápsula de tejido conjuntivo que rodea a la terminación de un nervio sensorial (o varios), que se enrolla entre pilas de células aplanadas tipo epitelioide en el interior de la cápsula. Estos "cojinetes" de células epitelioides disipan la deformación de las terminales nerviosas causadas por puntos de presión sostenidos en la piel, lo que hace a estos receptores rápidamente adaptativos.

El *corpúsculo de Pacini* es un receptor muy adaptativo que se encarga de la percepción de la presión y vibración. Estos receptores abarcan terminaciones nerviosas rodeadas por múltiples anillos concéntricos de envolturas, a semejanza de gel, dentro de la cápsula, que actúan de forma colectiva como filtro mecánico. Cuando la cápsula se deforma, por ejemplo, por un punto de presión, la terminación nerviosa subyacente se deforma y genera un potencial eléctrico. Sin embargo, las múltiples envolturas de gel casi de inmediato equiparan la presión que circunda

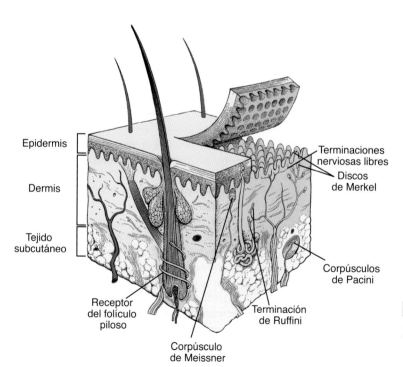

Epidermis

Dermis

Tejido
subcutáneo

Terminaciones
nerviosas libres

Discos
de Merkel

Corpúsculos
de Pacini

Receptor
del folículo
piloso

Terminación
de Ruffini

Corpúsculo
de Meissner

Figura 4-6 Receptores táctiles en la piel. Los receptores cutáneos que perciben la sensación del tacto, la presión, el estiramiento y la vibración son: los discos de Merkel, los corpúsculos de Meissner, Pacini y Ruffini, y el receptor del folículo piloso.

al nervio y así eliminan cualquier deformación local. En consecuencia, cesa de generarse potencial local de receptor alguno. La terminación nerviosa se deforma de nuevo solo para generar un potencial eléctrico cuando la presión de deformación inicial se libera de manera súbita. Así el corpúsculo de Pacini detecta mejor el inicio y el final de una presión local que cambia rápido en la piel, lo cual lo hace especialmente adecuado para detectar estímulos de cambio rápido, como las vibraciones.

Los *corpúsculos* de Ruffini son mecanorreceptores de adaptación lenta que detectan el estiramiento. Cada corpúsculo está formado por una cápsula de tejido conjuntivo que encierra abundantes hebras longitudinales de fibras de colágeno. Una o varias fibras nerviosas sensoriales serpentean y se entretejen entre las hebras colágenas y, cuando la piel se estira (como al mover un dedo o una extremidad sobre una articulación), las fibras nerviosas sensoriales se aprietan entre las hebras colágenas, lo que hace que se despolaricen y generen un potencial de acción. Morfológica y fisiológicamente, los corpúsculos de Ruffini se asemejan a los órganos tendinosos de Golgi (que se tratarán con más detalle en el capítulo 5).

Los termorreceptores son terminaciones nerviosas sensitivas que codifican temperaturas absolutas y relativas

Los seres humanos pueden discriminar una amplia variedad de temperaturas en la piel, captadas por receptores de temperatura (termorreceptores), que pertenecen a la familia de potenciales receptores transitorios (PRT) de canales catiónicos; cada uno responde a un rango de temperatura diferente. El enfriamiento o calentamiento de la piel abre después estos canales de PRT que permiten el ingreso de un flujo de cationes para despolarizar a la célula. La información en cuanto al estímulo térmico se releva en el SNC por dos grupos de fibras sensibles a la temperatura, que están mielinizadas con una capa delgada (frío) o no (calor). La cantidad de receptores de temperatura difiere en diversos lugares de la superficie corporal. Están presentes en cifras mucho menores que los mecanorreceptores cutáneos y hay mucho más de frío que de calor. El estímulo adecuado para un termorreceptor de calor es el calentamiento, resultado de un aumento concomitante en la velocidad de descarga de sus potenciales de acción. Por el contrario, el enfriamiento produce una disminución de la velocidad de descarga de potenciales de acción del receptor de calor. Los termorreceptores sensibles a temperaturas bajas dan origen a la sensación de frío. Su velocidad de descarga aumenta con el enfriamiento y disminuye durante el calentamiento.

La percepción de los estímulos térmicos tiene estrecha relación con las propiedades de los receptores. El componente fásico de la respuesta se hace aparente con nuestra adaptación a la inmersión súbita en un baño de agua caliente, por ejemplo. La sensación de calor, aparente al principio, pronto desaparece y puede permanecer una impresión menos intensa de la temperatura que persiste. El paso a un agua algo menos caliente produce una sensación inmediata de frío, y pronto se disipa. Dentro de un rango de temperatura intermedio ("la zona de confort") no hay percepción apreciable de la temperatura, el cual es de alrededor de 30 a 36 °C en una pequeña zona de la piel, y es más estrecho cuando se expone todo el cuerpo. Fuera de este rango, la sensación de la temperatura persistente depende de la ambiental (piel). La temperatura de la piel tiene un rango de 20 hasta casi 45 °C y se percibe como inocua. Las temperaturas cutáneas mayores de 45 °C o menores de 17 °C despiertan dolor por calor y frío, respectivamente, pero esas sensaciones surgen de receptores PRT de dolor termosensibles, no de receptores térmicos inocuos. El dolor por frío puede activarse bajo ciertas circunstancias anormales, como la neuropatía periférica o la quimioterapia. Los pacientes con diabetes importante que sufren de neuropatía periférica y aquellos sometidos a quimioterapia, pueden presentar una respuesta de dolor inducida por el frío cuando tocan un objeto con baja temperatura. Ambos son producto del daño de los receptores. A temperaturas cutáneas muy altas (> 45 °C) hay una sensación de *frío paradójico,* causada por la activación inespecífica de una parte del conjunto de receptores de frío innocuos. Esto suele ocurrir cuando uno se mete por primera vez en una ducha caliente.

La percepción de la temperatura está sujeta a un procesamiento considerable por centros superiores. Aunque las sensaciones percibidas reflejan la actividad de receptores específicos, el componente fásico de la percepción de la temperatura puede requerir varios minutos para terminar, en tanto la adaptación de los receptores concluye en segundos.

Los nociceptores son terminaciones nerviosas libres que desencadenan la sensación de dolor en el cerebro

El dolor se percibe por un conjunto de receptores específicos llamados nociceptores, que pueden detectar niveles nocivos, o dañinos para los tejidos, de cambios mecánicos, térmicos o químicos, y se encuentran en casi todos los tejidos del cuerpo, pero son especialmente numerosos en la piel debido a su importante función protectora. No se conoce por completo el mecanismo de transducción de la **nocicepción**, pero se ha involucrado a los canales PRT para algunos tipos, como las respuestas al dolor provocado por la temperatura. Los nociceptores, por lo general, tienen un elevado umbral para estímulos mecánicos, químicos y térmicos (o su combinación), de intensidad suficiente para causar daño tisular, pero estos receptores se pueden "sensibilizar" por sustancias asociadas con el daño tisular y la inflamación, de manera que cuando un estímulo antes inocuo se aplica a una zona dañada de la piel, ahora se percibe como doloroso.

Los receptores de dolor en la piel son terminaciones nerviosas libres derivadas de fibras sensoriales nerviosas mielinizadas delgadas y no mielinizadas, con velocidades de conducción bajas. La piel tiene muchos más receptores de dolor que mecanorreceptores o termorreceptores; sin embargo, debido al elevado umbral de los receptores del dolor (en comparación con los de otros receptores cutáneos), por lo general, no nos percatamos de su existencia.

El dolor superficial puede a menudo tener dos componentes: un inmediato, agudo y muy localizable, el *dolor inicial (o rápido)* y, después de un periodo de latencia de casi un segundo, un *dolor diferido (o lento),* de mayor duración y más difuso. Estos dos elementos de la experiencia del dolor parecen ser mediados por diferentes terminaciones de fibras nerviosas y son conducidas por vías exclusivas en el SNC. Además de sus umbrales normalmente altos, tanto los receptores cutáneos como los profundos de dolor, muestran adaptación escasa, un hecho que es biológicamente desagradable, pero necesario. El dolor profundo y el **visceral** son percibidos también por terminaciones nerviosas nociceptivas libres, que pueden estimularse por condiciones metabólicas locales, como el desequilibrio electrolítico que lleva a los calambres musculares o por estiramiento y presión excesivos en la pared de un órgano visceral, como una vejiga demasiado llena, una obstrucción intestinal o un cálculo biliar. La de **dolor referido** es una denominación para describir el fenómeno doloroso que se percibe en un sitio adyacente al de la lesión. A veces ese dolor también se conoce como dolor reflejo. Uno de los mejores ejemplos del dolor referido es durante una crisis de isquemia en un infarto de miocardio (ataque cardiaco), donde el dolor se experimenta a menudo en el cuello, el brazo izquierdo, los hombros y la espalda, más que en el tórax, sitio original de la lesión.

Los propioceptores son receptores sensoriales que señalan los movimientos del cuerpo y las extremidades

La propiocepción, literalmente "sentido del yo", es el sentido de la posición y el movimiento de las extremidades y el cuerpo. Los médicos suelen utilizar los términos "propiocepción" y "sentido de la posición articular" de modo indistinto y la dividen en dos componentes: sentido de la posición de las extremidades (sentido de la posición estacionaria de las extremidades) y cinestesia (sentido del movimiento de las extremidades). La propiocepción nos permite conocer, en ausencia de visión, las posiciones relativas de nuestras extremidades en el espacio tridimensional y detectar y evaluar la dirección y velocidad de los movimientos de las extremidades. Tres tipos de receptores sensoriales contribuyen a la propiocepción. Los husos musculares, también llamados receptores de estiramiento muscular (*véase* el capítulo 5), son los principales receptores y están situados en el vientre de los músculos esqueléticos. Los órganos tendinosos de Golgi (receptores de tensión situados en la unión musculotendinosa)

y los corpúsculos de Ruffini (receptores de estiramiento situados en la cápsula articular de tejido conjuntivo fibroso) contribuyen de forma más modesta a la propiocepción. El sistema motor del cerebro utiliza este flujo constante de información propioceptiva procedente del sistema musculoesquelético para controlar y estabilizar la postura y el equilibrio, y para realizar ajustes rápidos en la actividad muscular necesarios para caminar, correr o ejecutar otros movimientos musculares coordinados, como subir una escalera o lanzar una pelota de baloncesto.

SISTEMA VISUAL

Todos los sistemas sensoriales son importantes, pero, en los primates, el sistema visual es quizá el más importante. Los ojos son órganos que detectan la luz y convierten la energía de estos rayos de luz en impulsos electroquímicos que se transmiten al cerebro a través del **nervio óptico**. A continuación, la vía visual del SNC procesa y transmite esta información a la corteza visual, donde estos impulsos se convierten en imágenes visuales.

Los ojos presentan tres capas de tejido especializado

El ojo es un órgano esférico lleno de líquido encerrado por tres capas de tejido especializado (fig. 4-7). La más externa se denomina capa corneoescleral y consta principalmente de un estrato firme de tejido conectivo. La *esclerótica,* o parte blanca del ojo, aporta al ojo la mayoría de la fortaleza mecánica de la estructura. Los **músculos extraoculares** están adheridos a la esclerótica y regulan el movimiento del globo ocular dentro de su órbita. La porción anterior de la esclerótica es continua con la **córnea** transparente, a través de la cual pasan los rayos de luz al interior del ojo. La capa intermedia del ojo se conoce como *capa uveal,* altamente pigmentada y vascularizada; consiste en coroides, cuerpo ciliar e iris. El *iris* es una estructura delgada

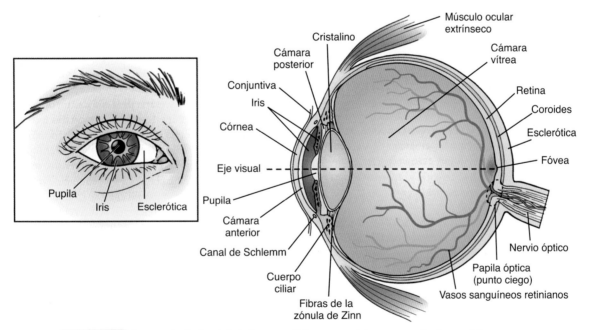

Figura 4-7 Partes principales del ojo humano. Esta es una vista que muestra las posiciones relativas de sus partes ópticas y estructurales.

en forma de disco, con una abertura central llamada *pupila*, una abertura bajo control neurológico que regula la cantidad de luz que ingresa al interior del ojo. El diámetro de la pupila está controlado por dos conjuntos de fibras musculares lisas iridiales. La contracción del músculo constrictor pupilar (**inervado** por el sistema nervioso parasimpático) reduce el diámetro pupilar o miosis, mientras que la contracción del músculo dilatador pupilar (inervado por el sistema nervioso simpático) provoca la dilatación pupilar o midriasis. Células pigmentadas de la capa anterior del iris dan el color de su ojo característico. El *cristalino*, transparente, se localiza apenas detrás del iris y está suspendido del *cuerpo ciliar* por bandas de alta resistencia llamadas *fibras de la zónula de Zinn*. El cristalino, por convención, no es parte de ninguna de estas tres capas tisulares. El iris divide el espacio entre la córnea y el cristalino en *cámaras anterior y posterior*. Ambas cámaras están llenas de un líquido acuoso transparente llamado **humor acuoso**, que proveen nutrimentos a la córnea y el cristalino, ambos carentes de riego vascular. El humor acuoso es secretado en forma continua por células epiteliales ciliares localizadas detrás de la raíz de del iris y ejerce una presión hacia el exterior en el interior del globo ocular conocida como presión intraocular (PIO), que es responsable de mantener la forma esférica del globo ocular. El humor acuoso es un fluido dinámico; es producido de modo continuo por el epitelio ciliar, fluye desde la cámara posterior a través de la pupila hacia la cámara anterior, y luego drena a través de la malla trabecular y el *canal de Schlemm* hacia la circulación venosa. Si su drenaje se altera, la presión intraocular aumenta y la cabeza del nervio óptico (**disco óptico**) en el globo posterior puede comprimirse, lo cual lleva a un daño del nervio óptico, condición llamada **glaucoma** y que puede conducir a la irrevocable ceguera. La cámara vítrea yace detrás del cristalino y contiene al **humor vítreo**. Contiene un líquido gelatinoso transparente que ayuda a mantener la forma esférica del globo ocular.

La capa más interna del ojo es llamada *retina* y consta de dos capas. La capa más externa (hacia la parte posterior del ojo) es una fina monocapa de células cuboidales llamada epitelio pigmentado retiniano (EPR), que nutre y proporciona apoyo funcional a las células fotorreceptoras de la retina. La capa más gruesa e interna de la retina es la *retina neural*. La retina neural es una estructura laminar formada por nueve capas de neuronas, células neurogliales y sinapsis que funcionan en las primeras fases del procesamiento de imágenes. Los rayos de luz son absorbidos por células fotosensibles conocidas como conos y bastones, y esta información entonces se releva a través del nervio óptico hacia la corteza visual cerebral y otras partes del encéfalo, donde las imágenes se procesan e interpretan.

Las estructuras oculares modifican los rayos de luz entrantes para enfocar una imagen en la retina

Se define a la luz como una radiación electromagnética compuesta por paquetes de energía, llamados **fotones**, que viajan en forma ondulatoria. La distancia entre dos ondas se conoce como **longitud de onda**. La luz visible representa una pequeña parte del espectro electromagnético, y los fotorreceptores oculares son sensibles solo a longitudes de onda entre 770 nm (roja) y 380 nm (violeta). Los colores conocidos del espectro están dentro de esos límites. En la naturaleza se encuentra una amplia variedad de intensidades (amplitud o altura de la onda), variando desde un solo fotón hasta la luz directa del sol. Los rayos de luz viajan en línea recta en un medio determinado, pero se refractan (desvían) conforme pasan entre diferentes medios (p. ej., aire → líquido o aire → vidrio), y el grado en el que un determinado medio curva los rayos se denomina su índice de refracción.

Enfoque

El campo visual del ojo se define como el espacio visible para el ojo cuando el individuo mira de frente. El centro del campo visual se denomina punto de fijación. Los rayos de luz procedente del punto de fijación ingresan al ojo y se centran hacia un punto común, denominado *punto focal*, situado en el polo posterior de la retina. Esta zona de la retina se conoce como **mácula**, y está altamente especializada para proporcionar la visión central de alta agudeza que caracteriza al ojo humano. En el centro de la mácula hay una depresión poco profunda conocida como la *fóvea*. La distancia del cristalino al punto focal es la **longitud focal**, determinada por la longitud del globo ocular de un individuo (fig. 4-8). En el ojo, la distancia focal se mantiene constante, de modo que las ondas de luz entrantes deben refractarse por sus estructuras, de manera que los rayos de luz puedan converger en la fóvea. Cuando el poder de refracción de sus estructuras se corresponde con la longitud del globo ocular y la imagen se enfoca en la fóvea (**emetropía**), la imagen es nítida. La mayor parte de la refracción de las ondas lumínicas se alcanza en la superficie convexa de la córnea y el cristalino. El componente de refracción más poderoso del ojo es la córnea curva, que contribuye con casi 66% de su potencia de refracción. Si la curvatura de la córnea no es simétrica, las ondas de luz se dispersan y algunas se enfocan frente a la fóvea y otra detrás, circunstancia que se denomina **astigmatismo** y se trata con una lente tórica, que desvía los rayos de luz más en una dirección que en otra. El poder de refracción de la córnea es constante, de modo que la refracción de la luz por el cristalino es importante para la capacidad de ajuste de nuestra visión entre objetos distantes y cercanos. Los rayos de luz procedentes de los objetos distantes son relativamente paralelos cuando llegan al ojo, en tanto los de objetos cercanos son más divergentes y deben someterse a mayor refracción para enfocarlos en la retina (*véase* la fig. 4-8). La mayor refracción necesaria para enfocar un objeto cercano es provista por el cristalino. Las fibras musculares lisas del cuerpo ciliar cambian la potencia de refracción del cristalino al modificar su curvatura. Para los objetos distantes, el músculo ciliar se relaja y los ligamentos zonulares están tensos, lo que hace al cristalino relativamente plano y solo débilmente refractivo. Para los objetos cercanos, el músculo ciliar se contrae, provocando su engrosamiento y abombamiento en la dirección del cristalino, lo cual disminuye la cantidad de tensión aplicada al cristalino por los ligamentos zonulares. Esta pérdida de tensión permite al cristalino "redondearse" y engrosarse por su propia **elasticidad**, lo que aumenta su índice de refracción y el enfoque del objeto cercano en la fóvea. Esta capacidad de ajustar la curvatura del cristalino para la visión cercana se denomina *acomodación*. Con el avance de la edad, el cristalino pierde en forma gradual parte de su elasticidad y su poder de refracción disminuye, circunstancia denominada **presbiopía**, y se requiere complementar su poder de refracción con lentes externos (para lectura) para la visión

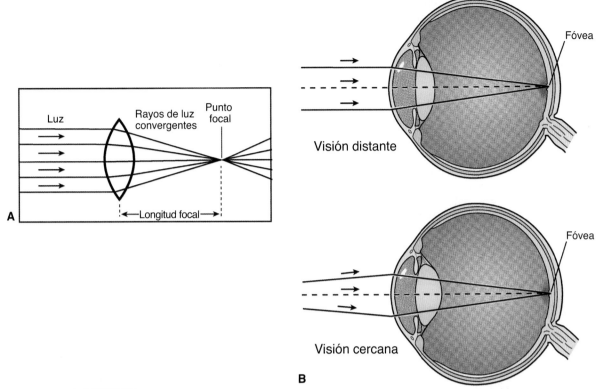

Figura 4-8 **El ojo como un dispositivo óptico. (A)** El ojo hace converger la luz hacia un punto focal de la retina mediante el **cristalino convexo**. **(B)** Durante la fijación, el centro de la imagen alcanza la fóvea. Para la visión distante, el cristalino se aplana y los rayos provenientes de un objeto distante se llevan a un enfoque preciso. Para la visión cercana, la curvatura del cristalino aumenta con la acomodación y se enfocan los rayos provenientes de un objeto próximo.

cercana. Otro problema asociado a la lente es la pérdida de transparencia del cristalino, una condición conocida como ***catarata***. En un ojo sano, las fibras elásticas (células) del cristalino son por completo transparentes a la luz visible. Con cataratas, estas fibras se opacan, los rayos de luz presentan dificultad para pasar a través del cristalino nublado y la visión se vuelve borrosa. Las cataratas pueden presentarse a cualquier edad e incluso pueden ser congénitas, pero su prevalencia aumenta con la edad. Se tratan mediante el retiro quirúrgico del cristalino defectuoso y, en su lugar, se puede implantar uno artificial o se pueden usar anteojos para recuperar la potencia de refracción del cristalino.

Los errores de refracción, que son frecuentes, producen imágenes borrosas porque se enfoca la luz enfrente o detrás de la fóvea (fig. 4-9). La hipermetropía o ***hiperopía*** se origina cuando el globo ocular es físicamente muy corto en relación con el poder de refracción de la córnea. En esta situación, la visión de lejos es satisfactoria, pero los rayos de luz que reflejan objetos cercanos se enfocarán detrás de la retina y por lo tanto estarán fuera de foco. El uso de una lente positiva (convergente), o bien anteojos o lentes de contacto, corrige este error. Si el globo ocular es muy largo ocurre ***miopía***. En efecto, el poder de convergencia de los ojos es muy grande; la visión cercana es clara, pero el ojo no puede enfocarse en objetos distantes. La miopía puede corregirse mediante lentes cóncavas externas o mediante cirugía refractiva para aplanar y remodelar la córnea.

Regulación de la luz

El iris, que como ya se ha dicho, está inervado por las divisiones simpática y parasimpática del sistema nervioso autónomo, regula el diámetro de la pupila (fig. 4-10). Es capaz de un cambio de 30 tantos en la superficie y en la cantidad de luz que ingresa al ojo. Los cambios de momento a momento en el diámetro pupilar son bajo control reflejo complejo. Aumentar la cantidad de la luz que ingresa en un ojo activa el sistema nervioso parasimpático y causa una constricción refleja en ambas pupilas. Por el contrario, la disminución de la intensidad de la luz que entra en un ojo activa el sistema nervioso simpático y provoca una dilatación pupilar bilateral. La lesión de la irrigación nerviosa autónoma de un iris produce un cambio diagnóstico en el diámetro pupilar que puede ayudar al especialista a determinar el lugar de la lesión. La condición en la que las dos pupilas son de tamaño desigual se conoce como anisocoria. Por ejemplo, una lesión de los nervios simpáticos que irrigan la cabeza y la cara (**síndrome de Horner**) produce miosis ipsilateral debido a la parálisis del músculo dilatador de la pupila y a la acción sin oposición del músculo constrictor de la pupila inervado parasimpáticamente. Por el contrario, el daño a los nervios parasimpáticos oculares, como ocurre cuando se lesiona el nervio oculomotor, produce midriasis (pupila "dilatada") por la parálisis del músculo constrictor iridial y a la acción sin oposición del músculo dilatador inervado simpáticamente.

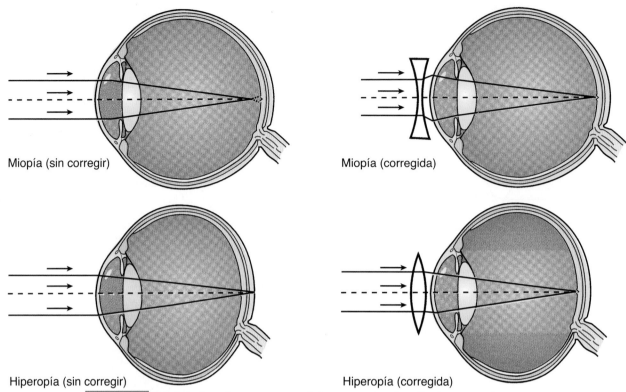

Miopía (sin corregir)

Miopía (corregida)

Hiperopía (sin corregir)

Hiperopía (corregida)

Figura 4-9 **Uso de lentes externas para corregir los errores de refracción.** Las correcciones ópticas externas cambian la longitud focal eficaz de los componentes ópticos naturales. Para la miopía, la visión se corrige con lentes cóncavas, que desvían la luz antes de que llegue al ojo. Para la hiperopía (hipermetropía), la visión se corrige con lentes convexas, que hacen converger la luz antes de que alcance al ojo.

La fototransducción por las células de la retina convierte la energía luminosa en señales nerviosas electroquímicas

La principal función del ojo es enfocar las ondas de luz del ambiente externo y proyectar una imagen visual del mundo sobre la retina, que tiene una función muy parecida a la película de una cámara fotográfica. La retina es una lámina de tejido neural especializado de múltiples estratos que se desarrolla embriológicamente como una extensión del SNC (fig. 4-11).

La retina consta de una fina capa no neuronal llamada EPR y una "retina neural" mucho más gruesa, una estructura lami-nar formada por nueve capas de neuronas, células neurogliales y sinapsis que funcionan en las primeras fases del procesamiento de imágenes.

La capa del EPR consta de una sola capa muy pigmentada de células (con contenido de **melanina**) que nutren y proporcionan apoyo funcional a las células fotorreceptoras de la retina y también ayudan a hacer más nítida la imagen al absorber y prevenir la dispersión de rayos de luz desviados dentro del globo ocular. Las personas con albinismo carecen de pigmento de melanina en sus células del EPR y así presentan visión borrosa, que no pueden corregir eficazmente con lentes externas.

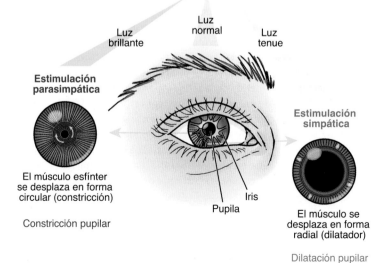

Luz brillante

Luz normal

Luz tenue

Estimulación parasimpática

Estimulación simpática

El músculo esfínter se desplaza en forma circular (constricción)

Iris

Pupila

Constricción pupilar

El músculo se desplaza en forma radial (dilatador)

Dilatación pupilar

Figura 4-10 **Control del diámetro de la pupila.** La pupila regula la cantidad de luz que ingresa al ojo por contracción variable de los músculos esfínter y dilatador del iris para admitir más o menos luz, que se desplazan en forma circular (constricción) o radial (dilatación), respectivamente.

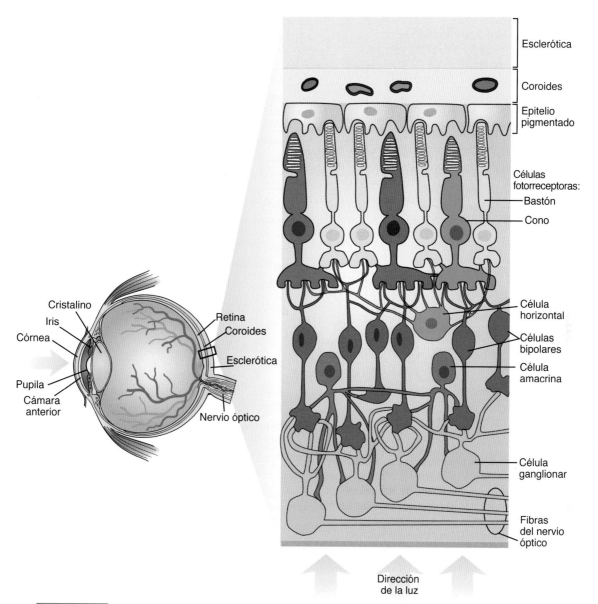

Esclerótica

Coroides

Epitelio pigmentado

Células fotorreceptoras:
— Bastón
— Cono

Célula horizontal

Células bipolares

Célula amacrina

Célula ganglionar

Fibras del nervio óptico

Cristalino
Iris
Córnea
Pupila
Cámara anterior

Retina
Coroides
Esclerótica
Nervio óptico

Dirección de la luz

Figura 4-11 **Organización de la retina humana.** La vía neural de los estratos visuales de la retina se extiende desde los bastones y conos (fotorreceptores) hasta las células ganglionares. El extremo de las células fotorreceptoras sensible a la luz se encuentra frente a la capa coroidea y lejos de su entrada. Las células amacrinas y horizontales participan en el procesamiento retiniano del estímulo visual.

La capa de fotorreceptores es la capa más posterior de la retina neural y contiene dos tipos de neuronas fotosensibles, los bastones y conos, empaquetados estrechamente uno al lado del otro, en una cantidad de muchos miles por milímetro cuadrado, y tienen propiedades funcionales distintas.

Los conos se encargan de la agudeza visual alta, **visión fotópica** (**diurna**), y visión en color (cromática). Los bastones se encargan de la visión **escotópica** (nocturna) y acromática o visión en blanco y negro. Aunque la morfología general y funciones de las células de los bastones y los conos en la captación de los rayos luminosos son básicamente similares, los dos tipos de células presentan importantes diferencias estructurales y bioquímicas.

Ambos tipos de células constan de un segmento externo, un segmento interno y un cuerpo sináptico (fig. 4-12). El *segmento externo* es la parte de la célula sensible a la luz y contiene varios cientos de discos membranosos aplanados, o laminillas, en cuyas paredes están embebidas moléculas de fotopigmento.

En los **bastones**, el segmento exterior es largo, esbelto y cilíndrico, mientras que en los **conos**, el segmento externo se adelgaza en dirección de una punta. Los discos membranosos cerca de su punta se descaman de manera regular y son sustituidas por una nueva membrana sintetizada en el extremo opuesto del segmento externo. El *segmento interno* conectado al segmento externo por un cilio modificado contiene el núcleo de la célula, muchas mitocondrias que proveen energía para el proceso de la fototransducción y otros organitos celulares. En la base de las células hay un *cuerpo sináptico* que hace contacto con una o más neuronas bipolares y libera una sustancia transmisora en respuesta a los cambios de intensidad de la luz.

Las células de los bastones y de los conos difieren en los tipos y las propiedades de respuesta de los fotopigmentos que contienen. Los conos, que están especializados en la visión de los colores, contienen uno de tres fotopigmentos moleculares diferentes que se distinguen por la longitud de onda de los rayos visibles de luz que absorben de manera óptima. La sensibilidad

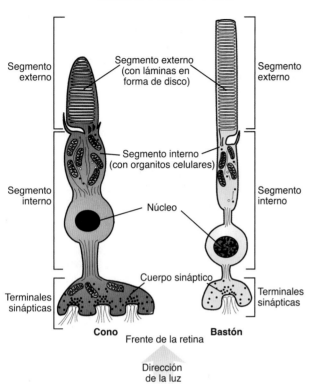

Porción posterior de la retina
(células de la capa pigmentada)

Segmento
externo

Segmento externo
(con láminas en
forma de disco)

Segmento
externo

Segmento
interno

Segmento interno
(con organitos celulares)

Segmento
interno

Núcleo

Cuerpo sináptico

Terminales
sinápticas

Terminales
sinápticas

Cono   **Bastón**

Frente de la retina

Dirección
de la luz

Figura 4-12 Estructura de los fotorreceptores de la retina humana. Los bastones y conos, fotorreceptores oculares, tienen tres segmentos. El externo presenta discos de membrana aplanados y apilados con abundancia de fotopigmentos para la absorción de luz. El interno aloja a la maquinaria metabólica y la terminal sináptica almacena y libera neurotransmisores.

espectral máxima del *pigmento sensible al rojo* es de 560 nm; la del *pigmento sensible al verde,* de casi 530 nm; y la del *pigmento sensible al azul,* de casi 420 nm. Sus fotorreceptores correspondientes se llaman *conos rojos, verdes* y *azules,* respectivamente. A longitudes de onda alejadas de la óptima, los pigmentos todavía absorben luz, pero con menor avidez. Los individuos con ceguera al color que tienen una carencia genética de uno o más de los pigmentos, o que no cuentan con un mecanismo de transducción asociado, no pueden distinguir entre los colores afectados. La pérdida de un solo sistema de color produce *visión dicromática* y la de dos sistemas causa *visión monocromática.* Si se carece de las tres, la visión es monocromática y depende solo de los bastones. Los bastones contienen una sola molécula de fotopigmento, la **rodopsina**.

Los pigmentos visuales de las células fotorreceptoras convierten la luz en una señal nerviosa a través de un proceso conocido como fototransducción. Este proceso se comprende mejor en el caso de los bastones. En la oscuridad, el fotopigmento rodopsina consta de un **cromóforo** llamado **escotopsina**, en conjugado químico con el **11-*cis*-retinal,** la forma aldehídica de la vitamina A1. Cuando la rodopsina absorbe un fotón de luz, presenta una serie de cambios conformacionales rápidos, para configurar una forma intermedia final, la metarrodopsina II. Los productos terminales de la transformación inducida por la luz son la escotopsina original y una forma de retinal *todo trans,* ahora disociados. Bajo condiciones tanto de luz como de oscu-

ridad, la forma *todo trans* del retinal se isomeriza de regreso a la forma 11-*cis* y se reconstituye la rodopsina. Todas estas reacciones ocurren en membranas muy plegadas que constituyen el segmento externo del bastón.

En la figura 4-13 se muestra el resto de la cascada de fototransducción. La meta-rodopsina II activa la **transducina**, una proteína G, que a su vez activa la fosfodiesterasa de monofosfato cíclico de guanosina (GMPc). Esta última cataliza la fragmentación del GMPc a 5′-GMP reduciendo así la concentración intracelular de GMPc. En la oscuridad, la concentración de GMPc celular es alta y este se une a los canales de sodio en la membrana para mantenerlos abiertos, y la célula presenta una despolarización relativa. Bajo estas condiciones hay una liberación tónica del neurotransmisor del cuerpo sináptico del bastón. Por el contrario, en condiciones de luz, la hidrólisis de GMPc inducida por la luz disminuye la concentración de GMPc, que hace que la célula cierre sus canales catión y se hiperpolarice, disminuyendo así la liberación del neurotransmisor.

Ocurre una gran amplificación de la respuesta a la luz durante el proceso de transducción. Una molécula activada de

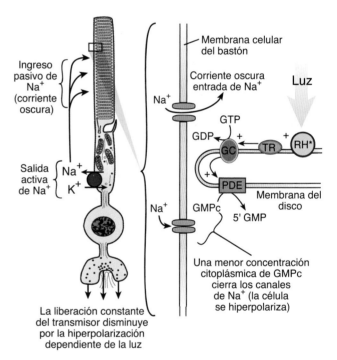

Ingreso
pasivo de
Na+
(corriente
oscura)

Salida
activa
de Na+

Na+
K+

Membrana celular
del bastón

Corriente oscura
entrada de Na+

Luz

Na+

GTP

GDP

GC   TR   RH*

PDE

Membrana del
disco

Na+   GMPc   5′ GMP

Una menor concentración
citoplásmica de GMPc
cierra los canales
de Na+ (la célula
se hiperpolariza)

La liberación constante
del transmisor disminuye
por la hiperpolarización
dependiente de la luz

Figura 4-13 Transducción de la señal visual y actividad del fotorreceptor en la oscuridad y la luz. Izquierda: una bomba de Na+/K+ activa mantiene el equilibrio iónico de un bastón, mientras ingresa Na+ de manera pasiva a través de canales en la membrana plasmática, que causa una despolarización mantenida y una corriente oscura bajo condiciones de ausencia de luz. **Derecha:** la serie de reacciones amplificantes (que ocurre en la membrana discal de un fotorreceptor) permite que una sola molécula de rodopsina activada regule la hidrólisis de 500 000 moléculas de monofosfato cíclico de guanosina (GMPc) (*véase* el texto para detalles de la secuencia de la reacción). En presencia de luz, las reacciones llevan a un consumo de GMPc, con el resultado del cierre de los canales de Na+ de la membrana celular y la producción de un potencial generador hiperpolarizante. La liberación de un neurotransmisor disminuye durante la estimulación por la luz. GC, guanilato ciclasa; GDP, difosfato de guanosina; GTP, trifosfato de guanosina; PDE, fosfodiesterasa; RH*, rodopsina activada; TR, transducina.

rodopsina activará a ~ 500 transducinas; cada una a su vez lo hará con la hidrólisis de varios miles de moléculas de GMPc. Bajo condiciones apropiadas un bastón puede responder a la llegada de un solo fotón al segmento externo, lo cual las hace idóneas para la visión en condiciones de escasa iluminación (es decir, visión escotópica o nocturna). Los procesos en los conos son similares, aunque hay tres opsinas diferentes (con diversas sensibilidades espectrales), y un mecanismo de transducción específico, también diferente. Además, la sensibilidad total del proceso de transducción es menor.

En condiciones de iluminación brillante, gran parte del fotopigmento rodopsina se mantiene sin conjugar y ya no puede absorber más luz. La sensibilidad del bastón en estas condiciones es muy baja y explica por qué una persona es incapaz de ver bien cuando pasa de un entorno muy iluminado a otro poco iluminado (piense en pasar de un vestíbulo bien iluminado a una sala de cine a oscuras). Durante el proceso de *adaptación a la oscuridad,* que requiere de algunos minutos para concluir, las reservas de rodopsina se reponen gradualmente con un correspondiente incremento de la sensibilidad.

Procesamiento de la información en la retina neural

Después de que las células fotorreceptoras transducen la energía de los rayos luminosos en señales eléctricas, una sinaptología retiniana adicional procesa aún más esta información antes de transmitirla al cerebro. En este procesamiento retiniano de alto nivel de la información visual intervienen dos tipos de neuronas (las **células bipolares** y células ganglionares) y dos tipos de **interneuronas (células horizontales** y **amacrinas**). Debido a que las distancias entre las neuronas a través de las capas retinianas son pequeñas, casi toda comunicación celular implica la diseminación electrotónica de potenciales, más que la propagación de potenciales de acción. La estimulación luminosa de los fotorreceptores produce hiperpolarización, que se transmite a las células bipolares. Algunas de ellas responden con una despolarización, que excita a las **células ganglionares**, en tanto otras lo hacen con una hiperpolarización, que las inhibe. En las capas de la retina hay dos tipos de interneuronas retinianas: las células horizontales y las células amacrinas. Estas células modifican la transferencia de información a través de la retina difundiendo la información en forma lateral, causando inhibición de las células bipolares o células ganglionares de la retina con las que hacen sinapsis. La función principal de las interneuronas retinianas es aumentar el "contraste" de una imagen visual mediante un proceso conocido como **inhibición lateral**. La inhibición lateral facilita la transferencia de información a través de las capas retinianas en las neuronas de máxima excitación (iluminación intensa), al tiempo que inhibe la actividad en las neuronas adyacentes de menor excitación (iluminación tenue). De este modo, se potencian las diferencias de iluminación que se producen en los bordes de los objetos tridimensionales y aumenta el contraste de la imagen.

Capa retinal de células ganglionares

En la *capa retinal de células ganglionares* (*véase* la fig. 4-11) los resultados del procesamiento retiniano finalmente se integran por las *células ganglionares retinianas*, que están activas en forma tónica y cuyos axones salen del polo posterior del ojo para formar el nervio óptico, al que envían potenciales de acción a una frecuencia promedio de 5 por segundo, incluso cuando están subestimuladas. El ingreso de estímulos de otras células que convergen en las ganglionares modifica esta frecuencia, aumentándola o disminuyéndola.

La salida de las células fotorreceptoras individuales converge en las células ganglionares. Para mantener una alta agudeza visual (detalle espacial fino), relativamente pocos conos convergen en cualquier célula retinal ganglionar, sobre todo en la fóvea, donde su cociente es de casi 1:1. Sin embargo, los bastones son altamente convergentes, con hasta 300 que lo hacen en una sola célula retinal ganglionar. Si bien este mecanismo disminuye la nitidez de la imagen, permite un gran aumento en la sensibilidad a la luz.

Las señales provenientes de la retina se modifican y separan antes de alcanzar al tálamo y la corteza visual

La retina, a diferencia de una cámara fotográfica, no simplemente envía una imagen al cerebro. Codifica de manera espacial (comprime) la imagen para ajustarla a la capacidad limitada del nervio óptico. Tal codificación es necesaria porque hay 100 veces más células fotorreceptoras que ganglionares, y se lleva a cabo por las células bipolares y ganglionares. Una vez que la imagen se codifica espacialmente, se envía la señal fuera del nervio óptico (a través de los axones de las células retinales ganglionares) por el quiasma óptico hacia el *núcleo geniculado lateral* (*NGL*), localizado en el tálamo. Una cantidad considerable de información relativa a la imagen visual se codifica primero en la retina antes de su transmisión al SNC, incluida la localización, orientación, color, brillo, contraste y movimiento.

Cruce de la imagen

La información de las mitades derecha e izquierda del campo visual se transmite a lados opuestos del cerebro. Los nervios ópticos, cada uno con casi 1 millón de fibras, salen de la parte

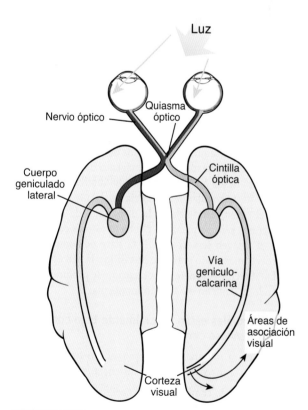

Figura 4-14 **Vía del sistema nervioso central para la información visual.** Las fibras del campo visual derecho estimularán a la mitad izquierda de cada retina y los impulsos nerviosos se transmitirán al hemisferio izquierdo.

posterior de la **órbita** y se unen en la superficie ventral del hipotálamo del cerebro como el **quiasma óptico** (fig. 4-14), donde casi la mitad de sus fibras decusan, o "se cruzan", al otro lado. Las fibras del lado temporal de la retina no se cruzan en la línea media y continúan en la **cintilla óptica** en el mismo lado del cerebro. Las fibras que se originan del lado nasal de la retina decusan en el quiasma óptico y entran en la cintilla óptica por el lado opuesto del cerebro. El resultado neto de esta desconexión parcial es que todo el campo visual derecho se proyecta al lado izquierdo del cerebro, y todo el campo visual izquierdo se proyecta al lado derecho del cerebro.

La mayoría de los axones del tracto óptico hacen sinapsis en neuronas del NGL del tálamo, donde se inicia el "procesamiento paralelo" de distintos aspectos de la información visual. El procesamiento paralelo es una estrategia utilizada por todos los sistemas sensoriales del SNC para aumentar la velocidad y la eficacia del procesamiento sensorial. En la vía visual del SNC, algunas neuronas del NGL procesan determinados atributos de la imagen visual, como la forma y el color, mientras que otras neuronas procesan atributos adicionales, como el movimiento. Las neuronas NGL envían sus axones a las **radiaciones ópticas** (vía geniculocalcarina) para alcanzar la *corteza principal visual* en el lóbulo occipital del cerebro, donde se generan las percepciones visuales conscientes (*véase* la fig. 4-14). Los mecanismos de orden superior de la corteza visual y las zonas circundantes del cerebro detectan e integran múltiples atributos de la imagen visual, como forma, contraste, orientación, color e intensidad en una percepción visual coherente y significativa.

La información de los tractos ópticos también se envía al **núcleo supraquiasmático** del hipotálamo, el "reloj biológico" del cerebro, donde participa en la regulación de los ritmos circadianos. Otras fibras hacen sinapsis en los *núcleos pretectales* y representan la rama aferente del reflejo de luz pupilar, un circuito neuronal que regula el diámetro de la pupila en respuesta a los cambios en los niveles de luz. Otras fibras se proyectan al **colículo superior** para ayudar a coordinar los movimientos oculares bilaterales, como los de seguimiento y convergencia.

Percepción de profundidad

La percepción de profundidad es la capacidad visual de ver al mundo en tres dimensiones ("3D") y surge de claves de profundidad binocular que requieren estímulos de entrada de ambos ojos. Mediante comparación de dos imágenes del mismo escenario, obtenidas desde ángulos ligeramente diferentes, el cerebro es capaz de triangular la distancia hasta un objeto. Por ejemplo, si el objeto está alejado, la disparidad de la imagen en ambas retinas será pequeña. Si el objeto es más cercano, la disparidad de imagen será grande. Esta clave oculomotora binocular provee un elevado grado de precisión a la percepción de profundidad. En consecuencia, la percepción de profundidad se pierde cuando se daña un ojo (visión monocular).

Los reflejos visuales están parcialmente bajo control del sistema nervioso central

Como una cámara fotográfica moderna, el ojo tiene un foco automático para la luz y otro para la distancia, así como otros mecanismos reflejos, mediados en parte por el control ocular por el SNC. Ayudan a garantizar una visión clara y continua en condiciones variables, así como proteger al ojo de lesiones.

Reflejo pupilar

El *reflejo pupilar a la luz* controla el diámetro de la pupila en respuesta a la intensidad luminosa. La luz que se dirige a un ojo despierta un reflejo bilateral luminoso pupilar que causa que ambas pupilas se contraigan. Una mayor intensidad luminosa causa que ambas pupilas se contraigan (miosis) y permitan un menor ingreso de luz. Por el contrario, la menor intensidad luminosa hace que ambas pupilas se dilaten (midriasis) y permitan el ingreso de más luz. La vía del reflejo pupilar a la luz se inicia en las células ganglionares de la retina, que transmiten información al cerebro, a través del nervio óptico, sobre la intensidad de la luz que entra en el ojo. El nervio óptico constituye así la rama aferente del reflejo pupilar. La información de la intensidad de la luz se procesa en los circuitos neuronales en el tronco del encéfalo y pretectum, y las señales de ajuste se envían por fibras parasimpáticas que transcurren por el nervio oculomotor, que constituye la rama eferente del reflejo de luz pupilar, a los músculos constrictores pupilares.

Ajustando constantemente el diámetro de la pupila, el reflejo luminoso pupilar regula la intensidad de la luz que llega a la retina y asiste a la adaptación a diversas intensidades de luz y oscuridad. El reflejo también protege a la retina del daño potencial por sobreexposición luminosa. El envejecimiento afecta al reflejo de luz pupilar, lo que se hace más evidente al pasar de un cuarto luminoso a uno oscuro. Conforme la edad avanza, se requiere más tiempo para ajustarse a la oscuridad.

Reflejo de acomodación

La acomodación es el proceso mediante el cual el ojo cambia su potencia óptica para mantener el foco en un objeto conforme cambia la distancia del ojo. Esta acción refleja ocurre al enfocarse en un objeto distante y después mirar un objeto cercano (o viceversa). Cuando los ojos se acomodan en un objeto cercano, ocurren tres cosas. Primero, los ojos convergen y redirigen la mirada hacia el objeto cercano; lo cual se logra por la activación simultánea de los músculos extraoculares rectos internos. Segundo, los músculos ciliares se contraen, engrosando y aumentando la curvatura de los cristalinos, y produciendo mayor refracción, lo que acorta la longitud focal, de modo que la imagen del objeto cercano llegue a ambas retinas. Tercero, la pupila se constriñe para prevenir que los rayos de luz divergentes alcancen la periferia de la retina y den lugar a una visión borrosa. La constricción pupilar también mejora la profundidad de la visión. Las tres circunstancias ocurren de manera automática como parte del reflejo de acomodación, que disminuye conforme avanza la edad, principalmente debido a la pérdida progresiva de elasticidad del cristalino relacionada con la edad. A partir de los 40 a 45 años, la mayoría de las personas habrá notado una disminución de su capacidad para enfocar objetos cercanos.

SISTEMA AUDITIVO

Los sistemas sensoriales de los primates son logros sorprendentes de diseño y eficacia. El oído, de muchas maneras, sobresale entre sus órganos. El oído consta de tres porciones: externo, medio e interno (fig. 4-15). El oído externo captura el sonido y el oído medio amplifica su presión, antes de transmitirlo al oído interno, lleno de líquido. El oído interno aloja dos sistemas sen-

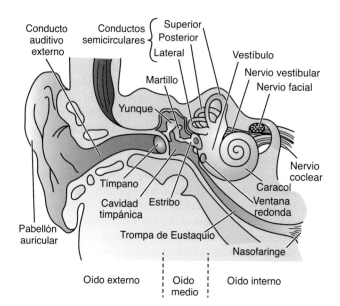

Figura 4-15 **Estructura básica del oído humano.** Cada oído consta de tres partes básicas: externo, medio e interno. Las estructuras de los oídos medio e interno están inmersas en el hueso temporal del cráneo. Las porciones externa y media del oído transmiten ondas sonoras aéreas hacia el oído interno, lleno de líquido, que las amplifica durante el proceso.

soriales separados: el auditivo, que contiene al **caracol**, cuyos receptores convierten las ondas sonoras en impulsos nerviosos, y el vestibular, que participa en el equilibrio y la posición espacial.

El sonido es una onda de presión oscilatoria constituida por frecuencias que se transmiten a través de diferentes medios

El sonido es una onda de presión oscilante que viaja a través de un medio (p. ej., aire, líquido, sólido). Este proceso implica tanto compresión como **rarefacción** (fig. 4-16). La distancia entre los picos de compresión se denomina longitud de onda del sonido y tiene relación inversa con la frecuencia. La audición en los seres humanos normalmente se limita a frecuencias entre 20 y 20 000 Hz (1 Hz = 1 hercio = 1 ciclo/s). Otros animales, como perros y murciélagos, no obstante, pueden percibir un rango más amplio de fre-

cuencias. El tono del sonido es determinado por la frecuencia. Las *ondas sonoras sinusoidales* (aquellas que tienen oscilaciones repetitivas regulares) contienen toda su energía a una frecuencia determinada y se perciben como tonos puros. Las *ondas sonoras complejas*, como las producidas por el habla o la música, constan de la adición de varias formas de onda más simples, de diferentes frecuencias y amplitudes. La intensidad o potencia depende de la amplitud de la onda sonora y se expresa en una escala de **decibelios (dB)**:

$$\text{Decibelios (dB)} = 20 \log P/P_0$$

donde P es la presión del sonido y P_0 es un nivel de presión de referencia (p. ej., umbral de la audición humana a la mejor frecuencia). El estímulo umbral se ajusta en 0 dB (log $P/P_0 = 0$). Para un sonido que es 10 veces más potente que el de referencia, la expresión se torna

$$dB = 20 \log(0.020 / 0.002) = 20$$

Así, cualquier par de sonidos que tengan una diferencia de 10 tantos de potencia presenta una diferencia de 20 decibeles. Una diferencia de 100 tantos significaría una de 40 dB y una de 1 000 tantos, una de 60 dB. Los sonidos comunes van desde un suspiro suave (20 dB) hasta el ruido de un avión de propulsión a chorro que despega (140 dB).

El oído externo captura y amplifica el sonido

En la figura 4-15 se muestra una imagen del oído humano en conjunto. La oreja o *pabellón auricular*, la porción visible del oído externo, captura las ondas sónicas y las conduce por el conducto auditivo externo, que se extiende hacia el interior a través del hueso temporal, y su extremo interno está sellado por la *membrana timpánica* (tímpano), delgada, oval, ligeramente cónica, flexible. Una onda de presión que ingresa y transcurre por el conducto auditivo externo causa vibración anterógrada y retrógrada del tímpano, de acuerdo con las compresiones y rarefacciones de la onda sonora. Este es el primer paso mecánico de la transducción del sonido. El efecto acústico total de las estructuras del oído externo es producir una amplificación de 10 a 15 dB dentro del rango de frecuencia centrado cerca de 3 000 Hz de manera amplia.

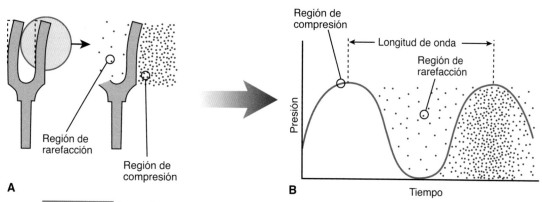

Figura 4-16 **Formaciones de la onda sonora. (A)** Las ondas sonoras generadas por un diapasón causan que las moléculas delante de su rama anterior se compriman y las posteriores se rarifiquen. **(B)** Las ondas sonoras se propagan como regiones sinusoidales alternas de compresión y rarefacción de las moléculas de aire. La longitud de una onda sinusoidal corresponde al periodo espacial entre dos de sus picos de compresión.

El oído medio convierte mecánicamente las vibraciones de la membrana timpánica en ondas de líquido en el oído interno

El oído medio es una cavidad llena de aire en el hueso temporal que contiene tres pequeños huesecillos (huesecillos óseos) que convierten la vibración mecánica del tímpano en ondas de presión en el oído interno lleno de fluido. El espacio hueco del oído medio se denomina *cavidad timpánica*. La trompa de Eustaquio conecta la cavidad timpánica con la nasofaringe y se abre brevemente durante la deglución, lo que permite equilibrar las presiones a ambos lados del tímpano. Durante cambios rápidos de la presión externa (como durante el despegue y el aterrizaje de un avión), las fuerzas no equivalentes desplazan al tímpano y hacen que se abombe hacia fuera o hacia dentro. Tal deformación física puede causar malestar o dolor, y por la restricción del movimiento de la membrana timpánica, alterar la audición. Los bloqueos de la trompa de Eustaquio o la acumulación de líquido en el oído medio (como resultado de una infección) también producen dificultades auditivas.

Enlazando el espacio entre la membrana timpánica y el oído interno se encuentra una cadena de tres pequeños huesecillos, conocida como osículos (fig. 4-17). El *martillo* se adosa al tímpano de tal forma que sus movimientos, anterógrado y retrógrado, causan un movimiento giratorio del martillo. El *yunque* conecta la cabeza del martillo con el tercer hueso, el *estribo*, último osículo, que posee una placa oval que está anclada con

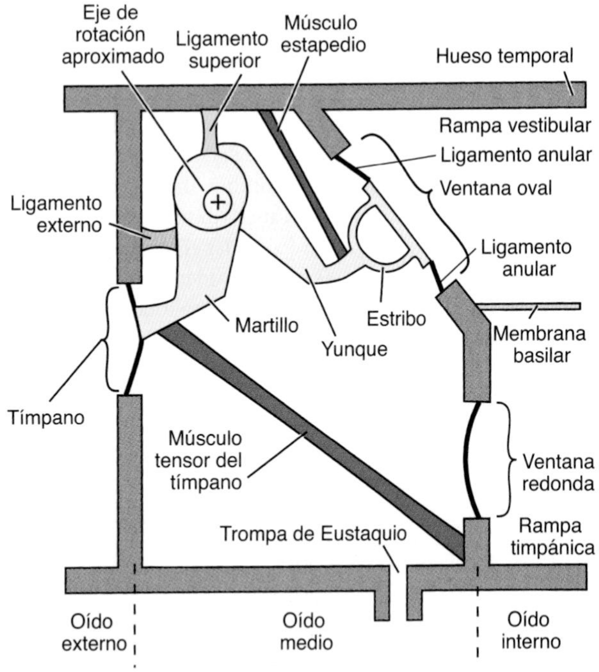

Figura 4-17 **Modelo del oído interno.** Las vibraciones del tímpano se transmiten por el sistema de palanca, formado por la cadena de osículos, hacia la ventana oval en la rampa vestibular. Los ligamentos anterior y posterior, parte del sistema suspensor de los osículos, no se muestran. La combinación de los cuatro ligamentos suspensorios produce un punto pivote virtual (marcado por una *cruz*), cuya posición varía de acuerdo con la frecuencia e intensidad del sonido. El estribo y los músculos tensores del tímpano modifican la función de palanca de esta cadena de osículos.

los márgenes de la ventana oval del oído interno por un ligamento anular.

Cuatro ligamentos suspensorios mantienen los osículos en su posición dentro de la cavidad del oído medio. Los ligamentos suspensorios dan a los osículos, que se articulan entre sí a través de las típicas articulaciones sinoviales, suficiente libertad para transmitir las vibraciones de la membrana timpánica a la ventana oval. Los procesos mecánicos del oído medio multiplican por 20 la fuerza necesaria para transferir la energía de las ondas sonoras del oído medio, lleno de aire, al oído interno, lleno de líquido. Este mecanismo es importante, porque, cuando las ondas sonoras en el aire alcanzan al líquido, la mayor parte de su energía (~99%) se refleja y se pierde. La principal función del oído medio es impedancia de adaptación, mediante la cual los huesecillos óseos adaptan los sonidos aéreos de impedancia relativamente baja al fluido de impedancia mucho mayor de la cóclea del oído interno. Se usan dos principios de ventaja mecánica para la adaptación de la impedancia: el de palanca y el hidráulico. La forma de la cadena articulada de los osículos es similar a una palanca y tiene un cociente de 1.3:1.0, lo que produce una ligera ganancia mecánica en la fuerza. Además, las vibraciones de la relativamente grande membrana timpánica están concentradas en la superficie mucho más pequeña de la ventana oval (un cociente de ~ 17:1). Juntas, estas condiciones dan como resultado una ganancia de presión de casi 25 dB, que compensa gran parte de la energía perdida al pasar de un ambiente aéreo a uno líquido. Aunque la eficacia depende de la frecuencia, casi 60% de la energía sonora que llega al tímpano se transmite a la ventana oval.

El oído medio también es capaz de obstruir de modo sustancial la conducción del sonido cuando enfrenta uno de muy alta potencia, por la contracción refleja de los músculos del oído medio inducida por el ruido. Estos pequeños músculos están adheridos a la cadena de osículos, y ayudan a mantenerlos en su posición y modificar su función (*véase* la fig. 4-17). El *músculo tensor* del tímpano se inserta en el martillo (cerca del centro del tímpano), pasa de manera diagonal por la cavidad del oído medio e ingresa al conducto tensor, al que se ancla. La contracción de este músculo limita la amplitud de la vibración del tímpano y hace menos eficaz la transmisión del sonido. El *músculo estapedio* se adhiere al estribo cerca de su conexión con el yunque, y transcurre por detrás del hueso mastoides. Su contracción cambia el eje de oscilación de la placa del pie del estribo en la ventana oval, atenuando así aún más las vibraciones transmitidas al oído interno lleno de líquido. Estos músculos son activados por un reflejo (simultáneo en ambos oídos) y se contraen en respuesta a ruidos moderados y muy fuertes. Actúan para disminuir la transmisión del sonido alto al oído interno y, por lo tanto, proteger las estructuras delicadas de la cóclea, lo cual se llama **reflejo acústico**.

Debido a que este reflejo acústico requiere hasta 150 milisegundos para actuar (dependiendo del volumen del estímulo), no puede proveer protección ante estallidos agudos o súbitos de sonido.

El proceso de transmisión del sonido puede evadir por completo la cadena de osículos. Si se coloca un objeto vibrante, como un diapasón, contra el hueso del cráneo (típicamente la apófisis mastoides), las vibraciones se transmiten mecánicamente al líquido del oído interno, donde mecanismos auditivos normales actúan para concluir el proceso de la audición. Se usa la **conducción ósea** como medio de diagnóstico de algunos tipos de trastornos auditivos, conocidos como trastornos auditivos conductivos, que pudiesen surgir por daños en el tímpano o lesiones en la cadena de osículos. Algunos auxiliares de la audición emplean la conducción ósea para superar tales déficits.

El oído interno transduce el sonido

El oído interno es un sistema sinuoso de cámaras y conductos llenos de líquido (colectivamente llamado *laberinto óseo*), localizado en el hueso temporal. Las dos partes principales del laberinto óseo son el caracol, que contiene las células receptoras para el sistema auditivo, y los conductos semicirculares y órganos otolíticos, que contienen las células receptoras para el sistema vestibular.

Caracol

La cóclea del oído interno es donde ocurre el proceso real de transducción del sonido (fig. 4-18). La función del caracol es transducir la energía mecánica de las ondas del sonido que se desplazan en un medio fluido en impulsos nerviosos que se transmiten al cerebro.

El caracol es un tubo espiral lleno de líquido que es continuo con una cavidad llamada *vestíbulo*, que alberga los órganos otolíticos del sistema vestibular. El caracol está dividido longitudinalmente en tres partes (conductos) llamados *rampa vestibular* (en la que se abre la ventana oval), *rampa timpánica* (separada del oído medio por la membrana *ventana redonda*) y la *rampa media* membranosa o *conducto coclear* (en cuyo fondo se encuentra el aparato sensorial del sistema auditivo). Las tres escalas giran en espiral alrededor de un pilar óseo central denominado el *modiolo*. Proyectándose desde el aspecto exterior del modiolo se encuentra un fino anaquel llamado lámina espiral ósea, y frente a ella, en la pared externa de la espiral, se encuentra el *ligamento espiral*. Conectando estas dos estructuras y formando el piso del conducto coclear se haya una hoja de tejido conectivo muy flexible, la **membrana basilar**, que transcurre por casi toda la longitud del caracol. En la superficie superior de la membrana basilar descansa el órgano de Corti, un complejo aparato neurosensorial formado por **células ciliadas**, que son los receptores auditivos sensoriales y células de soporte (*véase* la fig. 4-18 B). Las "células ciliadas" son nombradas así porque cada una tiene un haz de cilios a manera de pelo que sobresalen de su superficie apical.

La membrana de Reissner (o vestibular) forma el techo de la rampa media y la separa de la rampa vestibular (*véase* la fig. 4-18). La rampa vestibular se comunica con la rampa timpánica en el extremo apical (distal) del caracol a través de la helicotrema, una pequeña abertura adyacente al extremo distal de la rampa media. Las rampas vestibular y timpánica están llenas de **perilinfa,** un claro y acuoso líquido rico en sodio y bajo en potasio. La rampa media contiene **endolinfa,** un líquido rico en potasio y bajo en sodio. La endolinfa es secretada principalmente por la **estría vascular,** una capa de tejido vascular fibroso en la pared externa de la rampa media. Debido a que el caracol está lleno de un líquido incompresible y encapsulado en un hueso duro, los cambios de presión causados por el movimiento de entrada y salida en la ventana oval (impulsados por el estribo), se compensan por un movimiento de entrada y salida de la membrana flexible de la ventana redonda.

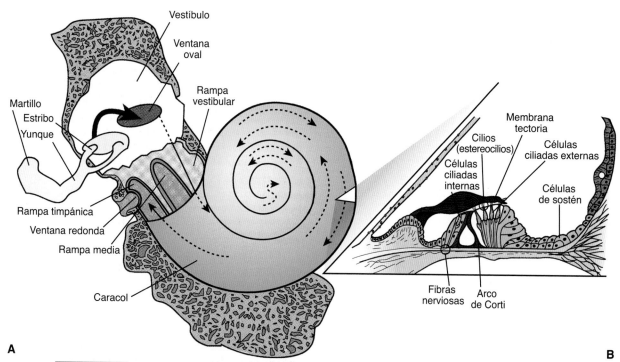

A   **B**

Figura 4-18 **El caracol y el órgano de Corti. (A)** El caracol, con forma de espiral, del tamaño de un chícharo, es un sistema de asas y es la porción auditiva del oído interno. **(B)** Imagen transversal con aumento del órgano de Corti, que muestra las relaciones entre las células ciliadas y las membranas. Las células ciliadas del órgano de Corti transducen el movimiento de líquido en señales neurales.

Fisiología neuromuscular

Estructuras sensoriales

El **órgano de Corti**, el órgano especializado de la audición, descansa en la cara superior de la membrana basilar y se extiende a lo largo de la rampa media (*véase* la fig. 4-18 B). Contiene una hilera de alrededor de 3 000 *células ciliadas internas*. El arco de Corti y otras células de sostén especializadas separan a las ciliadas internas de las tres o cuatro hileras de *células ciliadas externas* (casi 12 000) localizadas en el lado de la estría vascular. Las hileras de células ciliadas internas y externas están inclinadas ligeramente, una contra la otra, y cubiertas por una hoja fina y gelatinosa, la *membrana tectoria*.

Las células ciliadas están inervadas por **neuronas sensoriales** del *ganglio espiral*, un conjunto de neuronas bipolares situadas en una cavidad en el interior del modiolo. Las células dan lugar a fibras nerviosas que atraviesan la membrana basilar y terminan en las de las células ciliadas. Aunque las células ciliadas internas constituyen solo 20% del total, reciben 95% de las fibras aferentes. Los procesos centrales (axones) de las neuronas del ganglio espiral salen de la base de la cóclea en el *nervio coclear* y entran al *meato auditivo interno*, un túnel óseo en el hueso temporal, para llegar al tronco encefálico. Muchas fibras eferentes también inervan al caracol. Las fibras eferentes proceden de las **motoneuronas** del núcleo olivar superior del tronco encefálico y forman contactos de unión en las células ciliadas externas. Las pruebas sugieren que las fibras eferentes dirigidas hacia las células ciliadas externas hacen que se acorten (contraigan), alterando las propiedades mecánicas de la membrana basilar sobre la que se asientan. Esto permite que cada región de la membrana basilar se sintonice preferentemente a una frecuencia específica, mejorando así la discriminación del tono y la capacidad de distinguir sonidos en presencia de ruido.

Las células ciliadas de las hileras interna y externa son similares en su anatomía. Ambos tipos de células tienen forma columnar y se extienden de manera apical en la rampa media en dirección de la membrana tectoria (*véase* la fig. 4-18 B). En el extremo apical de cada célula ciliada interna hay un haz de casi 50 **estereocilios** que se proyectan, estructuras similares a cilindros empaquetados en paralelo en hileras ligeramente curvas. Las puntas de las células ciliadas tocan la membrana tectorial o no llegan a tocarla. Bandas diminutas, llamadas proteínas tip-link, enlazan los extremos libres de los estereocilios, de manera que el haz tiende a moverse como unidad. La altura de los estereocilios individuales aumenta hacia el borde externo de la célula (en dirección de la estría vascular), lo que le da un aspecto inclinado al haz. Cada estereocilio contiene filamentos de actina en enlace cruzado, estrechamente empaquetados y, cerca de la punta, un canal de transducción selectivo para cationes.

En la figura 4-19 se muestra el proceso de la transducción mecánica en las células ciliadas. Cuando un haz de cilios se flexiona un poco (el umbral es < 0.5 nm) hacia la estría vascular, diminutas fuerzas mecánicas abren los canales de transducción y los cationes ingresan a las células. La **despolarización** resultante, gruesamente proporcional a la deflexión, causa la abertura de canales de calcio regulados por voltaje en la membrana basolateral de la célula ciliada. Como en otros sistemas sinápticos, el ingreso de los iones de calcio da lugar a la migración y fusión de las vesículas sinápticas con la membrana celular, y la liberación de moléculas de transmisor, glutamato, que despolariza y genera potenciales de acción en el **nervio aferente**.

El tiempo de respuesta de las células ciliadas es notorio; pueden detectar movimientos repetitivos de hasta 100 000 veces por segundo. Por lo tanto, pueden proveer información durante el transcurso de un solo ciclo de una onda sonora. Tal respuesta rápida también es necesaria para la localización precisa del origen del sonido. Cuando el sonido proviene justo del frente de quien oye, las ondas arriban simultáneamente a ambos oídos. Si

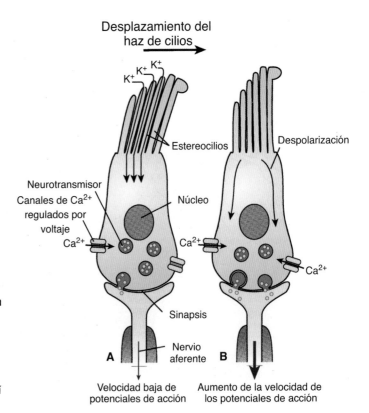

Figura 4-19 **Función de los estereocilios en la transducción del sonido dentro de las células ciliadas del oído. (A)** La deflexión de los estereocilios abre los canales apicales de K+. **(B)** Ingresa K+ a las células ciliadas y causa su despolarización, que como resultado abre los canales de Ca²⁺ regulados por voltaje en el extremo basal de la célula, lo cual produce la liberación del neurotransmisor y excita así al nervio aferente.

el sonido se origina de un lado, alcanza el oído correspondiente más pronto que el otro y es ligeramente más intenso en el oído más cercano. La diferencia en el tiempo de arribo es del orden de décimas de milisegundo y la respuesta rápida de las células ciliadas les permite proveer el ingreso temporal de estímulos a la corteza auditiva. Estas diferencias mínimas en el tiempo y la información de intensidad se procesan por grupos de células en las vías auditivas centrales para producir una percepción precisa de la localización de la fuente del sonido.

La transducción real del sonido requiere una interacción entre la membrana tectoria, las células ciliadas y la membrana basilar. Cuando se transmite una onda sonora a la ventana oval por vibraciones de la cadena de osículos, una onda de presión entra en la perilinfa en la base de la cóclea y transcurre hacia arriba por la rampa vestibular, a través del helicotrema, y hacia abajo por la rampa timpánica (fig. 4-20). Los conductos del caracol, al estar encapsulados dentro del hueso, no se deforman, y el abultamiento hacia el exterior de la membrana de ventana redonda compensa el pequeño cambio de volumen necesario para la transmisión de la onda de presión al liberar la presión en la cavidad timpánica llena de aire. Las corrientes resultantes

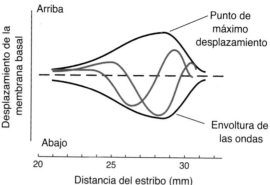

Figura 4-21 **Localización de las diferentes frecuencias en la membrana.** Ilustración de una onda sónica viajera que se desplaza por la membrana basal en dos instantes. Con el transcurso del tiempo, las excursiones máximas de muchas de tales ondas forman una envoltura de desplazamiento, con un valor máximo de casi 28 mm desde el estribo (la porción más baja). En esa posición, su efecto estimulante sobre las células ciliadas será más intenso. Una frecuencia baja (< 800 Hz) produce efectos máximos en el ápice de la membrana basal.

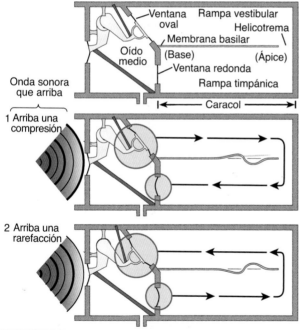

Figura 4-20 **Mecánica del caracol que muestra la acción de las estructuras encargadas de discriminar el tono (donde solo se muestra la membrana basal del órgano de Corti).** Cuando la fase de compresión de la onda sonora llega al tímpano, los osículos la transmiten hacia la ventana oval que es impulsada hacia el interior. Una onda de presión viaja hasta la rampa vestibular y (a través de la helicotrema) hacia la rampa timpánica. Para aliviar la presión, la membrana redonda protruye al exterior. En asociación con las ondas de presión, hay pequeñas corrientes de remolino que causan una onda viajera de desplazamiento por la membrana basilar, de la base al ápice. El arribo de la siguiente fase de rarefacción revierte estos procesos. La frecuencia de la onda sonora, al interactuar con las diferencias en la masa, el ancho y la rigidez de la membrana basilar en su longitud, determinan la posición característica a la que el desplazamiento de la membrana es máximo.

en los líquidos del caracol producen una distorsión ondulatoria de la membrana basilar. A medida que la rigidez y el ancho de la membrana varían con su longitud (es más ancha y menos rígida en el ápice que en la base), la deformación de la membrana toma forma de "una onda viajera", que se desplaza a lo largo de la membrana basilar de la base al ápice y tiene máxima amplitud en una posición a lo largo de la membrana que se corresponde con la frecuencia particular de la onda sonora (fig. 4-21). Los sonidos de baja frecuencia causan un desplazamiento máximo de la membrana cerca del extremo apical (cerca del helicotrema), en tanto los sonidos de alta frecuencia producen su máximo efecto en el extremo basal (cerca de la ventana oval). Conforme la membrana basilar se desplaza, los estereocilios de las células ciliadas también lo hacen en contra de la membrana tectoria y se someten a fuerzas de cizallamiento laterales que provocan la apertura de canales catiónicos y la despolarización de las células ciliadas.

Debido al efecto de sintonización de la membrana basal, solo las células ciliadas localizadas en un lugar particular de esta son estimuladas al máximo por una frecuencia determinada (tono o tesitura). La ubicación de tonos específicos en zonas determinadas de la membrana basilar se denomina **organización tonotópica**. Conforme las señales del caracol ascienden por las vías complejas del sistema auditivo en el cerebro, la organización tonotópica de los elementos neurales está al menos parcialmente conservada, y se puede localizar el tono en el espacio por este sistema.

El sentido del tono se agudiza aún más por las características resonantes de las células ciliadas y estereocilios de variada longitud a lo largo del caracol, y por la frecuencia — selectividad de la respuesta de las neuronas en la vía auditiva del SNC—. El caracol actúa como transductor de ondas sónicas y como analizador de frecuencia. En esencia, la función principal de la cóclea es descomponer las formas de onda acústicas complejas en elementos más simples, es decir, una serie de componentes de tono puro, que se transmiten al cerebro, donde luego se distinguen, analizan y reconstituyen en un todo unificado y significativo. En el rango medio de la audición (alrededor de 1 000 Hz), el sistema auditivo humano puede percibir una diferencia de frecuencia tan pequeña como de 3 Hz. La organización tonotópica de la membrana basilar ha facilitado la invención de aparatos protésicos, cuyo propósito es proveer alguna restitución de la función auditiva a las personas que sufren sordera por una disfunción grave del oído medio o el interno.

Las fibras nerviosas provenientes del ganglio espiral entran al nervio auditivo y terminan en el tronco encefálico *dorsal y los núcleos cocleares ventrales*. A partir de aquí, la información auditiva se transmite a través de un complejo canal ascendente que finalmente termina en la **corteza auditiva** de la porción superior del **lóbulo temporal** del cerebro. La vía auditiva es uno de los sistemas sensoriales más complejos e implica varios conjuntos de sinapsis, estaciones repetidoras, además de entrecruzamiento y procesamiento intermedio considerables. Como sucede en el sistema visual, hay una correlación espacial entre las células del órgano sensorial (en este caso, las células ciliadas cocleares) y localizaciones específicas de la corteza auditiva primaria. En el sistema auditivo, la representación se denomina *mapa tonotópico*, con diferentes tonos representados de forma puntual en diferentes localizaciones del córtex.

Discriminación de tono

El tono representa la frecuencia percibida del sonido y es uno de los principales atributos auditivos de las notas musicales. Está determinado por la frecuencia (ciclos por segundo o hercios) y se corresponde estrechamente con la frecuencia de repetición de las ondas sonoras. Aunque la discriminación del tono (capacidad de distinguir entre diversas frecuencias) se basa en las frecuencias cuantificadas, no es una propiedad física objetiva, sino por completo subjetiva y que se basa en el sonido que se percibe. Las ondas sonoras mismas no tienen tono; el distinguir los tonos que se perciben requiere la participación del cerebro humano. Cada región de la membrana basilar organizada tonotópicamente está enlazada con una región específica de la corteza auditiva primaria, la cual está organizada de forma similar. La sordera de tono, o amusia, es un déficit (congénito o causado por una lesión cerebral) en la percepción fina del tono. Los individuos sordos para el tono no pueden discriminar entre las notas musicales; sin embargo, pueden interpretar completamente el del habla humana.

Sonoridad

Es otro atributo auditivo y depende de la amplitud de la vibración. Las ondas sonoras que se originan de sonidos más fuertes causan que el tímpano vibre con más vigor. Recuerde que una mayor deflexión de la membrana timpánica se convierte en una amplitud de movimiento de la membrana basilar más grande. Esto provoca la despolarización de un mayor número de células ciliadas, así como el correspondiente aumento del número de fibras nerviosas que responden y de su tasa de disparo de potencial de acción. El SNC interpreta este "código de frecuencia" de potencial de acción como un sonido de mayor intensidad. Aunque el sistema auditivo es sensible y puede detectar sonidos muy débiles, los de gran volumen pueden dañar al oído. Los reflejos protectores del oído medio no pueden atenuar lo suficiente los ruidos de muy alto volumen. Las vibraciones violentas de la membrana basilar que provienen de fuentes muy ruidosas, como un disparo o una sirena, pueden dañar permanentemente a las células ciliadas y producir una pérdida de la audición inducida por el ruido.

Ocurre pérdida de la audición por un problema mecánico o neurológico

La pérdida de la audición o *sordera* se refiere a condiciones en las que los individuos no pueden detectar o percibir algunas frecuencias del sonido. La sordera puede ser temporal o permanente, y parcial o completa. La pérdida auditiva es la segunda discapacidad física más frecuente en Estados Unidos y afecta a casi 10% de la población. Las alteraciones auditivas se clasifican por sus tipos en *sordera de conducción* y ***sordera sensorineural***. Una **sordera de conducción** es aquella alteración que resulta de la disfunción de cualquiera de los mecanismos que normalmente dirigen las ondas sonoras a través del oído externo, el tímpano o los huesos del oído medio. Sus causas frecuentes incluyen la acumulación de cerumen, que bloquea el conducto auditivo, una rotura del tímpano, una infección del oído medio, y la restricción de los movimientos de los osículos (p. ej., otosclerosis).

Ocurre una alteración sensorineural de la audición como resultado de 1) disfunción del oído interno, en especial el caracol, donde las vibraciones sonoras se convierten en señales neurales, o 2) alteración de cualquier parte del cerebro que pro-

ENFOQUE CLÍNICO | 4-1

Implantes cocleares

La pérdida de audición es una de las discapacidades más comunes en todo el mundo, y se prevé que su prevalencia aumente a medida que envejezca la población. El impacto de la pérdida de audición adquirida es de gran alcance y contribuye a problemas de seguridad, aislamiento social, depresión, pérdida de autonomía y disminución de la calidad de vida. En vista de estas consecuencias, existe un gran interés por la prevención, la detección temprana y el tratamiento de la pérdida de audición.

La pérdida de audición se clasifica en general como conductiva o neurosensorial. La pérdida de audición conductiva es el resultado de cualquier afección que impida la transmisión de energía acústica a través del oído externo o medio hasta la cóclea. La pérdida auditiva neurosensorial (PANS), que representa la mayoría de los casos de pérdida auditiva, es el resultado de trastornos que dañan las células ciliadas cocleares, el nervio coclear o, con menor frecuencia, la vía auditiva del SNC.

Entre las causas comunes de la PANS se encuentran la edad avanzada (presbiacusia), la exposición crónica al ruido, los medicamentos ototóxicos, las infecciones, la **enfermedad de Ménière** y las anomalías genéticas. La mayoría de las afecciones comparten un mecanismo común, según el cual las células ciliadas sensoriales dañadas o ausentes de la cóclea ya no son capaces de transducir la energía acústica en potenciales de acción nerviosa para

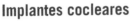

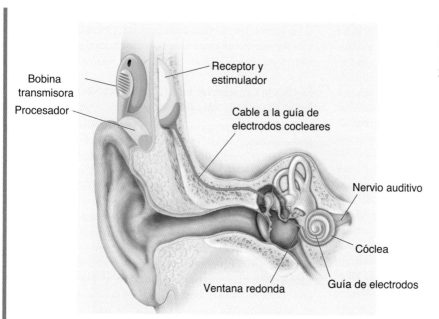

Implante coclear. (De Bear MF, Connors BW, Paradiso MA. *Neuroscience.* 4th ed. Wolters Kluwer; 2015.)

Bobina transmisora

Procesador

Receptor y estimulador

Cable a la guía de electrodos cocleares

Nervio auditivo

Cóclea

Guía de electrodos

Ventana redonda

su transmisión al SNC. La exposición prolongada a ruidos laborales o recreativos fuertes provoca una alteración mecánica de los estereocilios de las células ciliadas, lo que hace que se rompan en sus puntos de articulación con el cuerpo celular. Los antibióticos ototóxicos, como la estreptomicina, algunos fármacos para el tratamiento del cáncer, como el cisplatino, y algunos diuréticos provocan daños rápidos e irreversibles en las células ciliadas. Las mutaciones genéticas contribuyen directamente a un gran porcentaje de casos de PANS, tanto congénitos como de aparición tardía.

En la actualidad, no existen tratamientos farmacológicos o quirúrgicos aprobados por la FDA que puedan revertir la pérdida auditiva neurosensorial y restaurar la audición normal. El tratamiento clínico gira en torno a la rehabilitación mediante el uso de audífonos o implantes cocleares. Los audífonos proporcionan beneficios suficientes a la mayoría de los pacientes con pérdida auditiva de leve a moderada, mientras que los implantes cocleares se utilizan sobre todo en pacientes con pérdida auditiva bilateral de severa a profunda. Los audífonos amplifican el sonido, mientras que los implantes cocleares evitan las células ciliadas cocleares no funcionales o ausentes y estimulan directamente las células ganglionares espirales supervivientes.

Los implantes cocleares son pequeños dispositivos electrónicos que constan de componentes externos e internos. El componente externo consta de un micrófono, un amplificador y un procesador de sonido que se colocan detrás de la oreja y un transmisor que se sujeta al cráneo con una bobina magnética. El transmisor envía una señal a los componentes internos del dispositivo, que consta de un receptor de radiofrecuencia y un estimulador basado en un microprocesador que se implanta bajo la piel, sobre el hueso mastoides. El estimulador envía impulsos eléctricos a través de cables estimuladores a un implante intracoclear multielectrodo que está enrollado dentro de la cóclea. El implante multielectrodo es un pequeño haz de cables con hasta 22 contactos abiertos repartidos a lo largo del cable que estimulan de forma independiente distintas regiones de la cóclea (*véase* la figura). El electrodo se inserta a través de la membrana de la ventana redonda y se enrosca en la escala timpánica en espiral. Los contactos del electrodo están orientados hacia los cuerpos de las células ganglionares espirales, situados detrás de la pared modiolar, y transmiten impulsos eléctricos directamente a las neuronas y evitan las células ciliadas dañadas. El procesador externo separa la señal auditiva en múltiples bandas de frecuencia, y el ensamblaje

multielectrodo presenta las señales separadas a las localizaciones apropiadas a lo largo del caracol organizado tonotópicamente, haciendo posible cierta discriminación de tonos.

Cuando son implantados con éxito, los implantes cocleares pueden restablecer gran parte de la capacidad de comprender el lenguaje, siempre que el paciente se encuentre en una habitación tranquila; sin embargo, una de las principales limitaciones de los implantes cocleares es la percepción limitada del tono. Esto provoca dificultades para comprender el habla en presencia de voces que compiten o en entornos ruidosos, así como incapacidad para apreciar la música. En general, los implantes cocleares son de máximo éxito en los adultos; no obstante, niños tan pequeños como de 12 meses con deficiencias auditivas congénitas también pueden alcanzar un desarrollo casi normal del habla y el lenguaje, en tanto su sordera se detecte a tiempo y el implante se realice a la mayor brevedad.

La tecnología de los implantes cocleares sigue evolucionando. El perfeccionamiento de la tecnología de electrodos incluye el aumento del número de contactos eléctricos para permitir una mejor discriminación de frecuencias. Se han diseñado tratamientos biológicos para reducir la distancia entre los contactos del electrodo y las neuronas al estimular el crecimiento nervioso desde las células ganglionares espirales hacia la superficie del electrodo. Esto se consigue liberando factores de crecimiento nervioso en la superficie del electrodo o transduciendo células mesenquimales que recubren el canal coclear mediante electroporación con vectores de ADN para impulsar la expresión del factor neurotrófico derivado del cerebro (FNDC). Otras investigaciones se centran en el desarrollo de nuevos contactos de electrodos que puedan colocarse de forma directa en el nervio auditivo.

También se ha avanzado en los estudios preclínicos de terapias génicas cocleares para la pérdida de audición neurosensorial. La mayoría de los casos de hipoacusia hereditaria están causados por mutaciones homocigóticas recesivas, lo que significa que son potencialmente susceptibles de terapia de sustitución o aumento génico mediante la expresión exógena de un único gen de tipo salvaje inyectado en el oído interno. Las terapias génicas y celulares pueden ayudar significativamente a la PANS ralentizando la degeneración de las células ciliadas o haciendo que las células ciliadas internas vuelvan a ser funcionales y, por tanto, restableciendo la audición sin necesidad de implantar una prótesis. ∎

cesa después esas señales (*véase* Enfoque clínico 4-1). La vasta mayoría de las sorderas sensorineurales se relaciona con daño en las células ciliares del órgano de Corti en el caracol, disfunción que puede estar presente desde el nacimiento por anomalías genéticas o del desarrollo, o surgir a través de traumatismos o enfermedades. Las enfermedades que causan sordera incluyen sarampión, meningitis, parotiditis epidémica, y las venéreas. Algunos medicamentos también pueden causar daño irreversible a las células ciliares. El grupo más importante es el de los aminoglucósidos (sobre todo la gentamicina). Otros medicamentos incluyen a los antiinflamatorios (no esteroides) y los diuréticos. Los analgésicos narcóticos, en particular paracetamol con hidrocodona y oxicodona, son otras fuentes de pérdida auditiva permanente. Otras causas comunes de pérdida de audición neurosensorial son la exposición aguda a un sonido intenso, como una explosión, la exposición prolongada a sonidos fuertes producidos por maquinaria industrial o doméstica o instrumentos musicales, y la enfermedad de Ménière, una afección de etiología oscura asociada a episodios de presión endolinfática anormalmente alta.

Una de las causas más frecuentes de pérdida auditiva parcial es la presbiacusia sensorial, pérdida progresiva de la capacidad de oír sonidos de alta frecuencia conforme avanza la edad, ya que las células ciliares cerca de la base del caracol "se desgastan" con el transcurso del tiempo.

SISTEMA VESTIBULAR

Los animales necesitan información de retroalimentación para saber qué extremo de su cuerpo está arriba, esto es, cómo se encuentran orientados respecto al ambiente que los rodea. Los ojos ayudan a seguir los movimientos en relación con otros objetos en nuestro entorno, pero otro sistema sensorial que también contribuye a nuestro equilibrio y sentido de orientación espacial es el sistema vestibular. Este sistema nos ayuda a mantener el equilibrio, la estabilidad y la postura, y también estabiliza los ojos durante los movimientos de la cabeza para mantener la fijación visual.

El sistema vestibular incluye a los conductos semicirculares y los otolitos

Cada oído contiene tres **conductos semicirculares** y dos **órganos otolíticos**: *utrículo* y *sáculo* (fig. 4-22). Estas estructuras, junto con el conducto coclear del sistema auditivo, son parte del *laberinto membranoso* del oído interno. Como en la audición, los elementos sensoriales básicos del sistema vestibular son células ciliadas neurosensoriales. Los *conductos semicirculares* se disponen tridimensionalmente dentro del hueso temporal del cráneo en planos que están más o menos en ángulo recto entre sí y se denominan *horizontal* (externo), *anterior* (superior) y *posterior* (inferior). Los conductos anterior y posterior se sitúan en un plano vertical diagonal (en un ángulo de unos 45° con respecto al plano medio sagital de la cabeza), mientras que el canal horizontal forma un ángulo de unos 25° con el plano horizontal. Los tres pares de conductos funcionan en una forma de impulso y tracción: cuando un conducto se estimula, su compañero correspondiente en el otro lado se inhibe, y viceversa. El sistema de impulso-tracción permite al **aparato vestibular** percibir inequívocamente todas las direcciones de rotación. Por ejemplo, el conducto horizontal derecho se estimula durante las rotaciones de la cabeza a la derecha y el conducto horizontal izquierdo lo hace con el giro contrario. Los conductos verticales se acoplan similarmente en forma cruzada, lo que permite que la estimulación del conducto anterior también sea inhibitoria del posterior contralateral, y viceversa.

El movimiento del líquido endolinfático dentro del conducto horizontal se produce con la rotación de la cabeza, en el sentido de las agujas del reloj o en sentido contrario, en un eje

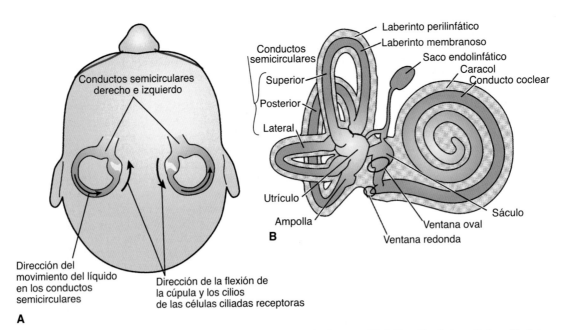

Figura 4-22 **El aparato vestibular en el laberinto óseo del oído interno. (A)** Activación de las células ciliadas en los conductos semicirculares. **(B)** Los conductos semicirculares perciben la aceleración y el movimiento rotatorios, en tanto el utrículo y el sáculo perciben la aceleración lineal y la posición estática.

vertical. Los conductos anterior y posterior detectan rotaciones de la cabeza en el plano sagital (p. ej., mirar hacia arriba o hacia abajo) y en el plano frontal (como cuando se hace una voltereta lateral), respectivamente. Cerca de su unión con el utrículo, cada conducto tiene una porción dilatada denominada *ampolla*, la cual contiene el aparato neurosensorial de ese conducto semicircular: la *cresta ampollar*, una cresta de tejido que está revestida en su superficie apical por células ciliadas vestibulares, similares a las del sistema auditivo, y células de soporte (fig. 4-23). Cada célula ciliada vestibular contiene hasta 100 estereocilios y un solo **quinocilio**, más largo. Las puntas de los estereocilios y del kinocilio se apoyan en la superficie inferior de una cubierta en forma de cúpula gelatinosa llamada la cúpula. La rotación de la cabeza en una dirección particular produce movimiento del líquido endolinfático en los conductos en sentido contrario (debido al desfase inercial), e impulsa a la cúpula, que a su vez curva a los estereocilios de las células ciliadas. El movimiento mecánico de los estereocilios de las células ciliadas vestibulares se transduce en una señal eléctrica, de manera similar a lo descrito antes para las células ciliares auditivas. Las respuestas de los estereocilios al movimiento se polarizan con respecto a los estereocilios. La flexión de los cilios hacia el quinocilio despolariza a las células ciliadas, mientras la flexión en dirección opuesta las hiperpolariza. La base de las células ciliadas forma un contacto similar a una sinapsis con la terminación de una fibra nerviosa aferente que se deriva de neuronas situadas en el ganglio vestibular. Los nervios vestibulares son tónicamente activos y se disparan de manera continua, a niveles bajos, en reposo. La despolarización de la célula ciliada aumenta la liberación de neurotransmisores por las células ciliadas, lo que da lugar a un incremento concomitante en la velocidad de descarga de las fibras aferentes. Por el con-

trario, la hiperpolarización inhibe la liberación de neurotransmisores por las células ciliadas y, a su vez, aminora la frecuencia de los potenciales de acción en las fibras nerviosas aferentes. El patrón único de actividad de las fibras nerviosas transmitido al cerebro simultáneamente desde cada par funcional de canales semicirculares codifica la dirección y la amplitud de los movimientos rotatorios (angulares) de la cabeza.

Órganos otolíticos

En tanto los conductos semicirculares responden a la rotación, los órganos otolíticos perciben equilibrio estático (es decir, la posición de reposo de la cabeza mientras se está sentado, de pie o tumbado) y aceleraciones y desaceleraciones lineales. El utrículo y el sáculo son estructuras saculares localizadas en el vestíbulo, la cámara ósea que se ubica entre los conductos semicirculares y el caracol. Una de las paredes de cada órgano otolítico está recubierta por una placa de tejido neurosensorial especializado denominada mácula. Histológicamente, la mácula es similar a la crista ampular, con algunas diferencias, y consta de tres componentes básicos: células ciliadas neurosensoriales, células de sostén y una cubierta gelatinosa conocida como *membrana otolítica*. La superficie de la membrana otolítica está incrustada con cristales de carbonato de calcio, los **otolitos** u otoconias, que hacen que la membrana sea más densa que la endolinfa que rodea la mácula (fig. 4-24). Durante la aceleración o desaceleración lineal, como ocurre en un automóvil o en un ascensor, las membranas otolíticas se deslizan (debido al desfase inercial) sobre las superficies de las máculas y comba a los estereocilios de las células ciliadas, lo cual produce una señal sensorial. Además de detectar la aceleración o desaceleración lineal, las máculas también detectan la posición estática de la cabeza. La mácula del sáculo, al estar orientada en el plano vertical, desempeña un papel fundamental en la detección de fuerzas lineales en el plano sagital arriba-abajo, de las cuales la gravedad es, con mucho, la más ubicua.

Las fibras nerviosas vestibulares que irrigan los canales semicirculares y las máculas envían señales al tronco encefálico y al cerebelo. Las conexiones vestibulares del SNC utili-

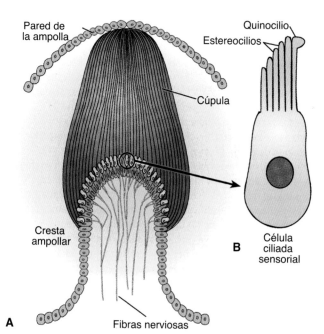

Figura 4-23 Estructura sensorial de los conductos semicirculares. (A) La cresta ampollar contiene las células ciliadas (receptores) y toda la estructura se flexiona por el movimiento de la endolinfa. **(B)** Una célula ciliada individual.

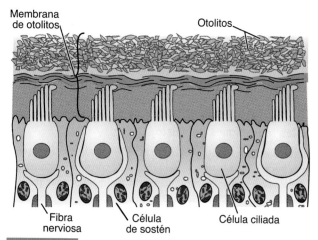

Figura 4-24 Relación de los otolitos con las células sensoriales en la mácula del utrículo y el sáculo. El movimiento de los otolitos impulsado por la gravedad estimula a las células ciliadas.

zan esta información continuamente para estabilizar los ojos en respuesta a los movimientos de la cabeza y para mantener el balance y el equilibrio regulando la actividad de los sistemas motores descendentes (analizados en el capítulo siguiente) que regulan la postura y el equilibrio.

Reflejo vestíbulo-ocular

Los **reflejos vestíbulo-oculares** (**RVO**) son movimientos oculares reflejos que estabilizan las imágenes en la retina durante los movimientos de la cabeza (fig. 4-25). Este reflejo produce un movimiento ocular en dirección opuesta al de la cabeza, lo que así conserva la fijación visual en el centro del campo visual durante los movimientos de la cabeza, como los que se producen al caminar o correr. El reflejo se inicia cuando la rotación de la cabeza estimula el aparato vestibular, que, a su vez, utiliza las conexiones del SNC para desencadenar una señal inhibitoria hacia los músculos extraoculares en un lado, y una excitatoria a los músculos extraoculares correspondientes del otro lado. Así, cuando la cabeza rota sobre cualquier eje (horizontal, vertical o de torsión) las imágenes distantes se estabilizan por rotación sobre el mismo eje, pero en dirección opuesta. Puesto que los movimientos cefálicos ligeros se presentan en todo momento, el RVO es muy importante para estabilizar la visión. Los pacientes con alteración del RVO sienten que los objetos de su campo visual oscilan de un lado a otro y encuentran en extremo difícil leer y ver con claridad, porque no pueden estabilizar los ojos durante los pequeños movimientos de la cabeza (Enfoque clínico 4-2).

SISTEMAS GUSTATIVO Y OLFATORIO

A diferencia de los fotorreceptores del ojo y los mecanorreceptores del oído, los receptores del gusto y olfato son quimiorreceptores. La sensación de sabor y olfato son dos de los mecanismos sensoriales que proveen información específica en cuanto al ambiente externo. En los animales inferiores, los mecanismos del gusto y el **olfato** tienen una participación importante para encontrar comida, buscar presas, encontrar direcciones, enlazarse con la descendencia y las parejas, y evitar peligros/depredadores. En el caso de los seres humanos, la mayoría de estas señales neurológicas se relaciona con alimentos, fragancias y otros olores de nuestro ambiente circundante. Si bien nuestro gusto y olfato son menos sensibles que los de otras especies, se gastan millones de dólares en aditivos para mejorar el sabor de nuestros alimentos, así como en desodorantes y perfumes para hacernos más deseables/atractivos y sociables.

Las papilas gustativas alojan a los receptores celulares de las sensaciones del gusto

El gusto es importante para determinar si el alimento presente en la boca es una sustancia peligrosa o de consumo seguro. Los receptores del gusto se conjuntan principalmente en las **papilas gustativas**, distribuidas en la parte superior del conducto alimentario, con la mayoría localizadas en la cavidad bucal (~ 5 000). Las cifras más grandes se ubican en la porción dorsal de la lengua, con pequeños grupos en el epitelio del paladar blando, la parte proximal del esófago, la epiglotis y la porción alta de la laringe. Las papilas gustativas son estructuras con forma de cebolla, y contienen de 50 a 100 células elongadas. Los receptores del gusto son células epiteliales modificadas que se extienden desde la lámina basal hasta la superficie del epitelio, donde las microvellosidades api-

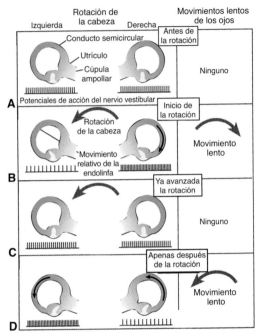

Figura 4-25 **Participación de los conductos semicirculares en la percepción de la aceleración rotativa.** Esta sensación se vincula con los movimientos compensatorios del ojo en el reflejo vestíbulo-ocular. Solo se consideran aquí los conductos horizontales. Este par de conductos se muestra como si uno estuviese viendo hacia abajo desde la parte alta de la cabeza, que ve al frente hacia la parte alta de la página. Dentro de la ampolla de cada conducto se encuentra la cúpula, una extensión de la cresta ampollar, estructura que percibe el movimiento del líquido endolinfático dentro del conducto. Detrás de cada conducto se encuentra la serie de potenciales de acción registrada desde el nervio vestibular. **(A)** La cabeza se encuentra inmóvil y se observa una actividad nerviosa equivalente en ambos lados. No hay movimientos oculares asociados (columna derecha). **(B)** La cabeza ha empezado a rotar a la izquierda. La inercia de la endolinfa causa que se retrase respecto del movimiento y produzca una corriente del líquido que estimula a la cúpula (las *flechas* muestran la dirección de los movimientos relativos). Debido a que los dos conductos son imágenes en espejo, los efectos neurales son opuestos en cada lado (las cúpulas se flexionan en direcciones relativamente opuestas). La acción refleja causa que los ojos se muevan lento hacia la derecha, en dirección opuesta a la de la rotación (columna derecha). Cuando los ojos no pueden moverse más hacia la derecha, el individuo los cierra voluntariamente de retorno en la dirección opuesta, momento en el que los ojos empiezan de nuevo el movimiento lento conforme la rotación continua. Estas oscilaciones repetitivas de lentitud y rápidos movimientos se denominan nistagmo. **(C)** Conforme continúa la rotación, la endolinfa "se empareja" con el conducto, por la fricción y viscosidad del líquido, y no hay movimiento relativo para la deflexión de las cúpulas. Impulsos neurales equivalentes provienen de ambos lados y los movimientos oculares cesan. **(D)** Cuando la rotación se detiene, la inercia de la endolinfa causa una corriente en la misma dirección que la rotación precedente y las cúpulas nuevamente presentan deflexión, esta vez en una forma opuesta a la que se muestra en **(B)**. Los movimientos oculares lentos ahora se presentan en la misma dirección que la rotación previa.

cales se prolongan hacia una abertura en el epitelio, el **poro gustativo**, para tomar muestras de compuestos disueltos en la saliva (fig. 4-26). Las papilas gustativas contienen cuatro tipos diferentes

ENFOQUE CLÍNICO | 4-2

Vértigo

Una manifestación médica frecuente es la de mareo, término inespecífico que engloba una amplia gama de sensaciones desagradables. Los mareos plantean un importante desafío diagnóstico por la gran variedad de términos que utilizan los pacientes para describir este síntoma (p. ej., aturdimiento, inestabilidad, flotación, desorientación, por nombrar algunos) y porque pueden tener múltiples causas, entre ellas la hipoperfusión cerebral ("sentir un desmayo"), reacciones a medicamentos, trastornos en la marcha y en la función del aparato vestibular y sus conexiones con el sistema nervioso central (SNC). Vértigo verdadero, una de las principales categorías de mareos, se define como la alucinación de movimiento (por lo general, rotación) pero sin que ocurra realmente. El **vértigo** a menudo se acompaña de desequilibrio postural, **nistagmo** (movimientos oculares oscilantes involuntarios) y síntomas del sistema nervioso autónomo.

El cuerpo mantiene el equilibrio integrando las señales de tres sistemas principales: el sistema vestibular, que percibe la posición y rotación de la cabeza; el sistema visual, que provee información espacial acerca del ambiente externo; y el sistema propioceptivo, que provee información de los receptores de músculos, tendones, articulaciones y piel acerca de la posición y movimientos de las extremidades. Varias formas de vértigo pueden surgir por alteraciones en estos sistemas. El vértigo fisiológico (benigno) ocurre cuando hay un ingreso discordante de estímulos de los tres sistemas. Por ejemplo, se presenta cinetosis por sobreestimulación del sistema vestibular debido al movimiento repetitivo de arriba abajo de un barco, y el síndrome de adaptación espacial (enfermedad espacial), experimentada transitoriamente por la mayoría de los astronautas, está causada por la incapacidad del sistema vestibular para adaptarse con rapidez y funcionar correctamente en entornos de microgravedad.

El vértigo de origen central se debe a lesiones o trastornos (como accidentes cerebrovasculares isquémicos o la esclerosis múltiple) de las conexiones vestibulares del tronco encefálico o del cerebelo. El vértigo central suele ser menos grave que el periférico, pero es crónico o permanente, y se presenta a menudo con otros síntomas del SNC. El vértigo de origen periférico, en cambio, surge de alteraciones en el aparato vestibular mismo o el nervio vestibular. El vértigo periférico suele ser mucho más grave que el central, a menudo paroxístico, de menor duración y suele ir acompañado de algún tipo de disfunción auditiva, como pérdida de audición y acúfenos. Los problemas que producen vértigo periférico pueden ser unilaterales o bilaterales.

La causa más frecuente de vértigo periférico es el **vértigo posicional paroxístico benigno** (**VPPB**). El VPPB se caracteriza por breves episodios que se originan por cambios bruscos en la posición de la cabeza, como levantarse de la cama o mirar hacia al techo. Se piensa que el VPPB sucede cuando **otolitos** (partículas de otoconias que se han desprendido de las máculas del sáculo y el utrículo debido a traumatismos, infecciones o degeneración relacionada con la edad) entran en la endolinfa de uno de los canales semicirculares. En reposo, las partículas se asientan en el canal en la posición más dependiente de la gravedad, y no hay síntomas. Sin embargo, cuando la cabeza se inclina rápidamente, la gravedad hace que las partículas se desplacen, como guijarros dentro de un neumático, haciendo que la endolinfa fluya y la cúpula de la crista ampular se desvíe. Esto produce una falsa sensación de un movimiento rotativo o vértigo.

Además de la sensación rotativa, este espurio impulso da origen, a través de las conexiones con el SNC vestibulares, a náusea y un único patrón de involuntario movimientos oculares conocido como nistagmo. La mayoría de las formas de nistagmo consisten en un movimiento ocular lento y a la deriva en una dirección y un movimiento compensatorio rápido, o de reajuste, en la dirección opuesta. El nistagmo en el VPPB es típicamente de naturaleza rotatoria, con ambos globos oculares moviéndose en una serie de rápidos movimientos repetitivos de torsión en el sentido de las agujas del reloj.

El canal semicircular específico que está causando el problema se puede determinar a menudo utilizando la *maniobra de Dix Hallpike,* que consta de una serie de movimientos físicos (cambios en la posición de la cabeza y el cuerpo) diseñados para desencadenar un episodio. Por observación del patrón resultante de nistagmo y otro síntomas, se puede deducir el canal semicircular afectado. Los síntomas de VPPB se tratan normalmente con la maniobra de Epley, una serie de movimientos de la cabeza diseñados para utilizar la gravedad para reposicionar los restos otolíticos fuera del canal afectado a un lugar insensible en el laberinto membranoso hasta que finalmente se disuelven y desaparecen. Este procedimiento es muy eficaz, con una tasa de curación de hasta 85% en el primer intento y de casi 100% en uno subsiguiente. Se puede instruir a los pacientes para realizar el procedimiento ellos mismos si el problema retorna.

Otra causa frecuente de vértigo periférico es la enfermedad o síndrome de Ménière. La etiología de la enfermedad de Ménière no se conoce bien, pero se cree que está asociada a paroxismos de presión endolinfática anormalmente alta que acaban provocando la rotura de la pared laberíntica membranosa. Esto permite que la perilinfa rica en sodio contamine la endolinfa y, con episodios repetidos, la afluencia de sodio puede empezar a matar las células ciliadas neurosensoriales vestibulares y auditivas. La tétrada de síntomas característica de la enfermedad de Ménière incluye vértigo, sensación de plenitud auditiva, acúfenos y pérdida progresiva de audición. El vértigo intermitente es el síntoma más destacado, dura minutos u horas y su gravedad puede variar de leve a debilitante. Las personas que padecen la enfermedad de Ménière descubren a menudo que sus síntomas disminuyen en respuesta a la restricción de sal, los diuréticos, los antieméticos o los supresores vestibulares. Otras causas de vértigo periférico incluyen traumatismos, antibióticos vestibulotóxicos, como la gentamicina o la estreptomicina, neuritis vestibular y neuroma acústico.

Los tratamientos del vértigo, más allá de los antes mencionados, pueden involucrar reposo en cama, fármacos de inhibición vestibular (como algunos antihistamínicos) y ejercicios vestibulares. Estos últimos pueden incluir una mezcla de movimientos oculares de arriba abajo y de lado a lado, además de diversos movimientos controlados de la cabeza, inclinarse hacia delante para recoger objetos del suelo, ponerse de pie con los ojos cerrados, caminar con normalidad, subir y bajar escalones y otros ejercicios de giro y estiramiento. En casos graves que requieren intervención quirúrgica (p. ej., laberintectomía, para silenciar la actividad en el lado anormalmente hiperactivo), los pacientes a menudo pueden alcanzar una sensación de posición funcional a través de otros impulsos sensoriales de ingreso involucrados en el mantenimiento del equilibrio. Algunas actividades, como la natación bajo el agua, deben evitarse por quienes tienen una sensación alterada de orientación, porque las claves falsas pueden llevar a desplazarse en direcciones inapropiadas y aumentar el riesgo de ahogamiento. ■

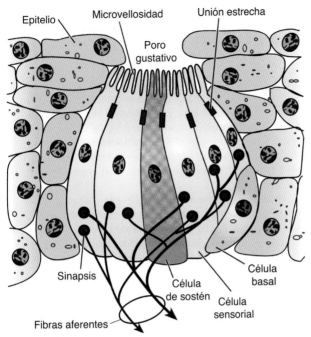

Figura 4-26 **Células sensoriales y de sostén en una papila gustativa.** Las papilas constan de células gustativas rodeadas por células epiteliales de sostén y células basales. El nervio aferente hace sinapsis con las zonas basales de las células sensoriales.

de células. Las de tipo I actúan como las células de la glía, dando sostén y manteniendo el ambiente extracelular dentro de la papila gustativa. Las células de tipo II contienen en subgrupos separados receptores de dulzor, amargor y umami. Aunque este tipo de células se encuentra en aposición estrecha con numerosas fibras aferentes, no hacen los contactos sinápticos tradicionales. En su lugar, estas células muestran una liberación de ATP no vesicular que activa a receptores purinérgicos de las fibras nerviosas aferentes. Las células de tipo III contienen receptores para lo agrio y forman sinapsis convencionales con fibras aferentes. Este tipo de célula libera varios transmisores que interactúan con las terminaciones nerviosas sensoriales. El tipo IV de célula, o basal, actúa como precursor capaz de diferenciarse en nuevas células gustativas. Las células sensoriales, por lo general, tienen un lapso de vida de 10 días. Continuamente se sustituyen por nuevas células sensoriales formadas a partir de las basales. Cuando una célula sensorial es sustituida por una célula basal en proceso de maduración, se rompen las antiguas conexiones sinápticas y deben formarse nuevas.

La estimulación de las células gustativas altera sus canales iónicos y produce un potencial de despolarización. A semejanza de otros receptores sensoriales, un potencial de despolarización lleva a la liberación de un neurotransmisor que, a su vez, desencadena potenciales de acción en las fibras nerviosas aferentes, que se dirigen al núcleo solitario en el tronco del encéfalo a través de los nervios craneales VII, IX y X. A partir del núcleo del haz solitario, la información se distribuye en los grupos celulares que participan en las funciones de alimentación relacionadas con la digestión, como las secreciones salivales y gastrointestinales y la deglución. La información del gusto también se transmite, a través de un relé en el tálamo, hacia estructuras corticales encargadas de apreciar la calidad e intensidad del sabor, así como a zonas corticales donde ocurre la integración multisensorial de gusto, olfato, tacto y temperatura, para producir la más compleja experiencia que llamamos sabor.

La quimiorrecepción gustativa distingue cinco categorías principales de sabor

Entre miles de sensaciones gustativas diferentes, los seres humanos pueden discriminar cinco específicas que reciben los receptores gustativos: salado, dulce, amargo, agrio y umami, este último significa "sabroso" o "carnoso" en japonés. También hay dos "cualidades accesorias" de la sensación del gusto, alcalina (jabonosa) y metálica. Recién se acumularon pruebas de otra sensación del gusto: la grasosa. Los científicos han identificado varios receptores potenciales de ácidos grasos libres en las células receptoras del gusto. Aunque la recepción de diferentes cualidades del gusto se ha representado tradicionalmente como de ocupación de partes específicas de la lengua (p. ej., los receptores del sabor dulce detrás de la punta de la lengua, los receptores de lo agrio predominan a los lados, los de sal en la punta y los de amargo en la parte posterior), esta teoría del "mapa lingual" ha sido refutada. Más bien, todas las zonas responden a los cinco sabores, si bien hay diferencias en la sensibilidad regional.

La transducción de señales gustativas es mediada por múltiples receptores y mecanismos intracelulares

Diversos receptores y mecanismos intracelulares se encargan de convertir los compuestos químicos de los alimentos en la experiencia de lo que llamamos sabor. Algunos mecanismos involucran canales iónicos simples en la membrana del receptor del gusto, en tanto otros activan series de mensajeros segundos intracelulares.

Receptores del sabor salado

La sal tiene una participación crítica en la homeostasis de iones y agua en los animales, en especial los mamíferos. El NaCl es en especial importante en el riñón del mamífero, como una molécula osmóticamente activa que facilita la recaptación pasiva de agua. Debido a ello, la sal despierta un sabor placentero en la mayoría de los mamíferos, que potencialmente puede llevar a un exceso de su ingestión en el ser humano. El factor más simple que se encuentra en la boca es el receptor de NaCl. Los iones de Na^+ ingresan de manera directa a la célula gustativa a través de canales catiónicos apicales para despolarizarla. Este canal de sodio se conoce como canal de sodio epitelial o ENaC, y está constituido por tres subunidades.

Receptores del sabor agrio

El sabor agrio señala la presencia de alimentos ácidos (iones de H^+ en solución). El sabor cítrico del limón es un buen ejemplo de nuestra experiencia con un sabor agrio distintivo. El sabor agrio puede ser ligeramente placentero en pequeñas cantidades y se vincula con el sabor salado. Sin embargo, en cantidades más grandes se torna más que un sabor desagradable. Se trata de un mecanismo de protección que puede señalar a una fruta demasiado madura, carne podrida u otros alimentos echados a perder, que pueden ser tóxicos para el cuerpo por su contaminación bacteriana. Además, el sabor agrio señala la presencia de ácido (iones H^+) al cerebro, que puede advertir de un daño tisular grave.

Aunque no se conoce por completo el mecanismo, se han propuesto varios para la transducción del sabor agrio. Uno implica iones de hidrógeno y ácidos que fluyen a través de la membrana plasmática al interior de la célula, donde acidifican el citosol. La acidificación del citosol abre canales de sodio sensibles a protones, cuyo ingreso de iones de sodio produce despolarización de la membrana, la abertura de canales de Ca^+ regulados por voltaje y la liberación de neurotransmisores desde la célula receptora.

Receptores de los sabores amargo, dulce y umami

Se identificaron ya dos familias de **receptores acoplados a la proteína G (GPCR)** de sabor: receptores del gusto tipo 1 y tipo 2 (T1R y T2R). La familia de T1R media los sabores dulce y umami, en tanto la de T2R media el sabor amargo.

El sabor amargo es casi completamente desagradable en los seres humanos, debido a que muchos compuestos orgánicos nitrogenados que tienen efecto farmacológico en los seres humanos son amargos. Incluyen a la cafeína, el estimulante en el café, y la **nicotina**, el compuesto adictivo en los cigarrillos. Casi todas las plantas venenosas/tóxicas son amargas; el sabor amargo es un mecanismo de protección y la reacción es un sistema de alarma de última línea, antes de deglutir el compuesto que causa lesiones o la muerte. Sin embargo, los seres humanos han evolucionado un sentido muy sofisticado para las sustancias amargas y pueden distinguir entre muchos compuestos diferentes. Como resultado, han superado su aversión innata a ciertos sabores amargos, como se evidencia por el amplio consumo de bebidas cafeinadas, que se disfrutan en todo el mundo.

Las células que detectan los sabores amargos tienen un gran número de receptores, cada uno responde a un diferente sabor amargo. Este mecanismo permite que muchas clases diferentes de compuestos amargos, que pueden ser químicamente muy diferentes, se detecten. Los receptores T2R del sabor amargo son GPCR acoplados con la proteína G, **gustducina**, similar a su correspondiente visual, la transducina. Cuando un compuesto amargo se une a un T2R, inicia una compleja cascada intracelular de acontecimientos que lleva a la despolarización de la membrana, la abertura de canales de membrana permeables a ATP y la liberación de ATP hacia la hendidura sináptica. El ATP, a su vez, activa las terminaciones nerviosas aferentes en la papila gustativa.

El sabor dulce señala la presencia de un alimento fácilmente utilizable. Los seres humanos evolucionaron para buscar el máximo de ingestión calórica, debido a que nuestros ancestros no siempre estaban seguros de que dispondrían de la siguiente comida. Los carbohidratos aportan una cifra calórica muy elevada (por lo tanto, gran energía) y, como resultado, han sido buscados por los seres humanos durante toda la historia. Desafortunadamente, este patrón evolutivo ha llevado al deseo inmediato y compulsivo de sustancias dulces. Los carbohidratos se usan como energía directa (azúcares) y como energía almacenada (glucógeno).

Al igual que los T2R del sabor amargo, los T1R para la transducción del sabor dulce implican GPCR. La unión de azúcares naturales, como el azúcar de caña, a este receptor, activa el GPCR y produce la liberación de ATP de forma similar a la descrita para los receptores amargos. Los edulcorantes artificiales, como la sacarina, la sucralosa y el aspartamo, producen la experiencia del dulce al unirse al mismo receptor dulce, pero en diferentes dominios de unión.

El sabor umami señala la presencia de carne, lo que así alienta a la ingestión de péptidos y proteínas. La señal es desencadenada por aminoácidos (en especial la glutamina), que se usa para la formación de cosas como músculo, órganos, moléculas de transporte (p. ej., hemoglobina) y enzimas celulares. Los aminoácidos son críticos para la función del cuerpo humano; por lo tanto, es importante contar con una provisión constante. Por consiguiente, el sabor umami señala una respuesta placentera a una fuente deseable de proteínas, rica desde el punto de vista nutricional. El receptor del sabor umami es un GPCR heterodímero de T1R1 + T1R3. El glutamato se une al GPCR y activa las mismas vías de segundos mensajeros usadas para la transducción de los sabores amargo y dulce. Los receptores de umami también responden al glutamato monosódico (comúnmente conocido como G*MS*), que se usa como aditivo de alimentos y es muy popular en Asia, en especial en los platos japoneses.

El sistema olfatorio se encarga de la percepción de olores

El sistema olfatorio tiene una función más amplia que el gustativo. No solo participa en la selección y el gozo de los alimentos, sino también está involucrado en la detección del olor del ambiente circundante (p. ej., la fragancia de las flores, los olores de otras personas y aquellos peligrosos que pueden ser lesivos para el cuerpo). El olfato complementa al sistema gustativo y es especialmente importante para la apreciación del sabor. Por ejemplo, el saborear un vaso de vino tinto a menudo rebasa al sistema gustativo con su aroma. Muchos pacientes que se quejan de la pérdida del gusto con frecuencia presentan, en realidad, un trastorno olfatorio.

Los seres humanos, en comparación con algunos mamíferos, tienen un mal sentido del olfato. Sin embargo, el sistema olfatorio humano es, no obstante, bastante extraordinario, ya que la nariz contiene más de 5 millones de receptores olfatorios que pueden diferenciar miles de olores diferentes, incluso algunos que difieren por solo un componente molecular. El sistema olfatorio detecta odorantes inhalados a través de la nariz, donde entran en contacto con el epitelio olfatorio. El órgano receptor de la olfacción, el epitelio olfatorio, se localiza en el techo de la cavidad nasal y varios receptores olfativos. Normalmente hay poco flujo de aire en esa región de las vías nasales, pero el husmear sirve para dirigir el aire hacia arriba, lo que aumenta la posibilidad de detectar un olor. Otra vía por la que los compuestos volátiles en los alimentos pueden alcanzar al epitelio olfatorio es retronasal, desde la cavidad nasal. En contraste con las células sensoriales del gusto, que son células no neurales, las células receptoras olfatorias son neuronas bipolares y, como tales, son *receptores primarios*. Estas células están dispersas entre las de respaldo que las unen entre sí en sus extremos sensoriales, y células basales (fig. 4-27). Como las células receptoras del gusto, las neuronas receptoras olfatorias se recambian en forma continua por otras nuevas que surgen de las células basales. El epitelio está cubierto por un moco acuoso a través del cual se difunden los olores para alcanzar los receptores olfatorios, localizados en los cilios de las neuronas receptoras olfatorias. Más que unirse a un ligando específico, como la mayor parte de los receptores, los olfatorios tienen una afinidad de unión por una variedad de moléculas odorantes, lo que permite al sistema olfatorio discriminar entre una amplia variedad de moléculas odoríferas diferentes. Los umbrales olfatorios varían ampliamente de una sustancia a otra; la concentración umbral para la detección del éter etílico (usado como anestésico general) es de alrededor de 5.8 mg/L de aire, en tanto para el metilmercaptano (el olor del ajo) es de ~0.5 ng/L, lo cual representa una diferencia de 10 millones de tantos en la sensibilidad.

La detección de un olor ocurre cuando este se difunde al interior del moco que cubre los receptores, y se transporta hacia estos por proteínas de unión a odorantes en las dendritas de receptores olfatorios. Los olores se unen a los receptores olfatorios que son GPCR. Tal unión activa una cascada intracelular que permite que los iones de calcio y sodio ingresen a la célula. Este flujo al interior despolariza a la célula receptora olfatoria para producir un potencial generador, que a su vez causa potenciales de acción en la fibra aferente. La frecuencia de los potenciales de acción depende de la concentración del odorante. Los potenciales de acción en los axones de las neuronas receptoras olfatorias viajan por los nervios olfatorios (aferentes) a través de pequeños

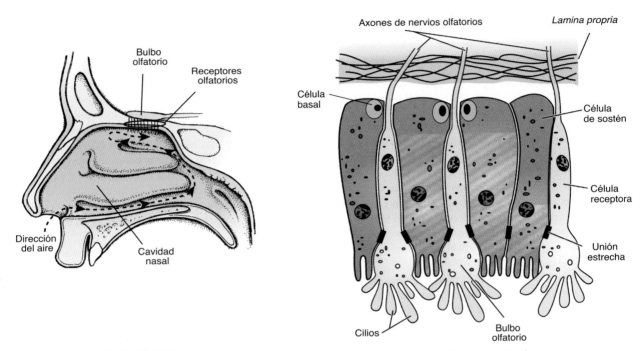

Figura 4-27 **Las células sensoriales de la mucosa olfatoria.** Los cilios olfatorios, haces de axones que forman el nervio olfatorio, representan axones de células receptoras olfatorias que terminan en el bulbo olfatorio.

agujeros en la placa cribriforme ósea por arriba de la nariz, para terminar en los **bulbos olfatorios**, localizados en la base del cerebro anterior. El tránsito de los muy delgados axones olfatorios a través de la placa cribriforme del etmoides, hace a esta región particularmente sensible a las lesiones traumáticas que afectan a los axones de la neurona receptora olfatoria y causan pérdida del olfato. Los bulbos olfatorios sirven como una estación de relevo que transmite información de la nariz a ciertas zonas del cerebro y consta de una arquitectura neural compleja en capas múltiples. Conforme ingresan al bulbo olfatorio, los axones del nervio olfatorio hacen sinapsis en la dendrita de neuronas denominadas células mitrales y en penacho dentro de complejos sinápticos especializados, conocidos como *glomérulos olfatorios*. El procesamiento complejo de la información de olores ocurre dentro del glomérulo, que a su vez releva información a la principal corteza olfatoria localizada en la base del lóbulo temporal. La corteza olfatoria principal procesa adicionalmente la información olfatoria para determinar la calidad y familiaridad con el olor, que se relacionan con el aprendizaje y el recuerdo de los olores. Las proyecciones desde la corteza olfatoria primaria a las cortezas orbitofrontales y otras zonas del sistema límbico, como la amígdala y

el núcleo accumbens, contribuyen a dimensiones perceptivas de orden superior, como lo agradable o desagradable de los olores, la recompensa, el deseo y las ansias, y la **saciedad**. El procesamiento del olor y el sabor en las zonas límbicas del cerebro, que desempeñan un papel fundamental en las emociones y la memoria, explica el estrecho vínculo de los olores con estas funciones.

Los déficits olfativos, al igual que los auditivos, se dividen en dos grandes categorías: conductivos y neurosensoriales. Los déficits conductivos son el resultado de procesos inflamatorios que impiden que los odorantes lleguen al epitelio olfativo, por ejemplo, pólipos nasales, tabaquismo, resfriado común y rinitis alérgica. Los déficits neurosensoriales son el resultado de daños en las propias neuronas receptoras olfativas o en niveles superiores de la vía olfativa del SNC. Entre las causas de los déficits neurosensoriales se incluyen, además de las fracturas de la placa cribiforme comentadas con anterioridad, las infecciones víricas graves, las lesiones cerebrales que afectan a las áreas olfativas, el envejecimiento normal y algunas enfermedades neurodegenerativas. La disfunción olfativa es uno de los primeros síntomas de la enfermedad de Alzheimer y se está investigando activamente como biomarcador prometedor para diagnosticar esta enfermedad en sus fases preclínicas.

CIENCIAS MÉDICAS INTEGRADAS

Enfermedades de la retina

Las enfermedades de la retina son una de las principales causas de ceguera parcial o total y pueden afectar a cualquier parte de la retina. La lista completa de trastornos de la retina es extensa, pero los cuatro tipos más comunes son el desprendimiento de retina, la retinopatía diabética, las degeneraciones hereditarias de la retina y la degeneración macular asociada a la edad.

El desprendimiento de retina se produce cuando las capas neurosensoriales de la retina se desprenden del EPR y la coroides. Puede estar causado por un traumatismo ocular (p. ej., una pelota de baloncesto o una de voleibol que golpea la cara y provoca un rápido aumento de la presión intraocular) o puede producirse espontáneamente. Cuando la retina posterior se separa de su riego sanguíneo en la coroides subyacente, las células fotorreceptoras empiezan a morir. Esto constituye una verdadera emergencia médica, y la parte afectada del campo visual se perderá de modo permanente si la retina no se vuelve a unir quirúrgicamente con rapidez.

La retinopatía diabética afecta al ~80% de los pacientes con diabetes tipo 1 y se caracteriza por anomalías microvasculares generalizadas en la retina. En la fase proliferativa más avanzada, se forman nuevos vasos sanguíneos anormales en la superficie de la retina a través de un proceso conocido como **neovascularización**. Estos vasos recién formados son anormalmente frágiles y propensos a hemorragias, formación de microaneurismas y oclusión, lo que provoca una profunda pérdida visual. Los tratamientos incluyen la fotocoagulación panretiniana, en la que se esparcen de 1 000 a 2 000 pequeñas quemaduras de láser por la superficie retiniana para destruir los nuevos vasos sanguíneos anormales, e inyecciones intraoculares con factor de crecimiento endotelial antivascular (FCEV), que bloquea la angiogénesis.

La retinosis pigmentaria (RP) es un grupo de trastornos oculares hereditarios caracterizados por la degeneración progresiva de las células fotorreceptoras. Las células de los bastones se degeneran al principio de la enfermedad, lo cual provoca ceguera nocturna y reducción progresiva de la visión periférica, y más adelante se produce la degeneración de las células de los conos y la pérdida progresiva de la visión central, la agudeza visual y la percepción de los colores. El nombre de la enfermedad proviene de las células del EPR que migran a la retina para formar espículas muy características de depósitos de pigmento en la superficie retiniana. La patogénesis de la RP es incierta, pero puede deberse a mutaciones en genes que codifican proteínas implicadas en la fototransducción.

La **degeneración macular relacionada con la edad** (**DME**) es la principal causa de alteración visual en los adultos mayores, que afecta a unos 11 millones de estadounidenses. Casi 30% de las personas mayores de 75 años presenta alguna forma de este trastorno, que lleva a la erosión irreversible de la visión central de alta agudeza.

La DME se divide en dos tipos: "húmeda" y "seca". Aproximadamente 10 a 15% de los casos de DME son de tipo "húmedo" o *exudativo*. Se origina de una proliferación de vasos sanguíneos anormales en la capa coroidea de la retina detrás de la **mácula lútea**. Las células endoteliales que recubren estos nuevos capilares ("neovasos") tienen uniones estrechas defectuosas y son anormalmente permeables. Esto permite que el líquido y la sangre se filtren en la mácula, dañando de modo irreversible las células fotorreceptoras y provocando una grave distorsión y, en última instancia, la pérdida de la visión central en cuestión de meses. El proceso no afecta a las zonas de la retina periféricas a la mácula, por tanto, se conserva cierta visión periférica de baja agudeza. El tratamiento preferido para la DME húmeda es el mismo que se utiliza para tratar la retinopatía diabética, es decir, la terapia anti-FCEV. En la actualidad, se utilizan cuatro fármacos anti-FCEV principales para tratar la DME húmeda: pegaptanib sódico, bevacizumab, ranibizumab y aflibercept. Aunque el mecanismo de acción preciso difiere, cada uno de estos fármacos inhibe la angiogénesis al inhibir la unión del FCEV a los receptores del FCEV. En la mayoría de los casos, las inyecciones intravítreas del tratamiento anti-FCEV deben repetirse cada 4 a 12 semanas.

Alrededor de 90% de los casos de DME son de tipo "seco" o drusenoide. Los depósitos de **drusas** son depósitos de color blanco amarillento compuestos por productos de desecho de las células fotorreceptoras que se acumulan bajo las células del EPR, debajo de la mácula. Con el tiempo, esto provoca la degeneración de las células del EPR suprayacentes y, finalmente, de las células fotorreceptoras maculares, causando un deterioro progresivo de la visión

central. Esta última forma de DME constituye una amenaza menos inmediata para la visión en comparación con la DME húmeda, y las cifras altas de zinc y **antioxidantes** pueden hacer más lento su avance. Los pacientes suelen notar primero una visión central borrosa o distorsionada al intentar leer, coser, conducir, identificar caras o realizar otras tareas que requieren una visión nítida y directa. La visión borrosa progresa a lo largo de varios años hasta convertirse en un punto ciego que se amplía lentamente en el centro del campo visual, con retención de la visión periférica.

Una herramienta importante de diagnóstico y que usan los pacientes en casa para controlar la evolución de la enfermedad es *la rejilla de Amsler,* un conjunto de líneas negras que forman una malla horizontal y vertical. Las líneas, cuando son vistas por un ojo a la vez, parecerán "onduladas" cuando la retina está distorsionada. Así, el paciente puede detectar cambios súbitos en la agudeza visual y buscar tratamiento.

Las causas de AMD seca no están bien definidas; sin embargo, una predisposición hereditaria (con máxima frecuencia en personas de raza blanca de Estados Unidos y Europa), la enfermedad cardiovascular, el tabaquismo, exposición crónica a la luz y factores nutricionales han estado implicados.

Para la forma seca de la DME no hay tratamiento específico disponible. Se ha obtenido alguna ayuda en etapas tempranas de la enfermedad por los complementos alimentarios con altas dosis de vitaminas antioxidantes (como C, E y β caroteno) y de zinc. La luteína puede proveer algún beneficio y se están investigando los efectos de los corticosteroides. Aunque no hay modelos animales naturales para una DME similar a la humana, en varios modelos de ratones transgénicos se pueden duplicar las manifestaciones de la enfermedad y se están usando para su estudio. Recién se encontró que los ratones con carencia congénita de fotorreceptores pueden tornarse sensibles a la luz por el implante retiniano de células fotorreceptoras embrionarias derivadas de las troncales (bastones). Últimamente se han iniciado ensayos clínicos de trasplante de EPR para mejorar la visión en pacientes con DME, con algunos signos preliminares de éxito. Ambos enfoques parecen ser una vía promisoria para tratamientos eventuales de varios tipos de ceguera, incluyendo la degeneración macular relacionada con la edad.

Por último, se están desarrollando nuevos abordajes quirúrgicos para tratar la DME y otras enfermedades retinianas potencialmente cegadoras. Un enfoque implica la implantación de un telescopio en miniatura en la cámara anterior del ojo, en lugar del cristalino biológico. Este sistema óptico dispersa la luz enviada a la fóvea (5° del campo visual) hacia una superficie mucho mayor y, por lo general, sin dañar la retina más periférica (un campo de 55°). Tal dispositivo, médicamente adecuado para solo un subgrupo de pacientes de DME, requiere el reaprendizaje del proceso visual, pero puede aumentar de forma significativa el grado de visión útil. Otras opciones quirúrgicas que se están investigando actualmente emplean prótesis de retina. En una de ellas, se coloca bajo la retina dañada un implante retiniano, básicamente un chip fotovoltaico inalámbrico miniaturizado. El chip convierte la luz de una cámara alojada en las gafas del paciente en impulsos eléctricos controlados que estimulan las células ganglionares de la retina vecina, evitando así las células fotorreceptoras dañadas. Estas transmiten las señales al cerebro a través del nervio óptico. Al igual que con el método del telescopio en miniatura de cámara anterior, los pacientes con implantes de retina necesitan una rehabilitación intensiva para volver a entrenar a sus cerebros a interpretar y comprender las nuevas señales.

La DME constituye un serio detrimento para la calidad de vida de las personas de edad avanzada y quienes las atienden. La investigación actual pretende mejorar la comprensión de la causa y progresión de la enfermedad y encontrar tratamientos específicos que sean tanto eficaces como de aplicación práctica. ▪

Fisiología neuromuscular

Resumen del capítulo

- La transducción sensorial ocurre en una serie de pasos que se inician con el estímulo del ambiente externo o interno y culminan con el procesamiento neural en el sistema nervioso central.
- La estructura de los órganos sensoriales optimiza su respuesta a los tipos preferidos de estímulos.
- Un estímulo da origen a un potencial generador, que a su vez causa la producción de potenciales de acción en el nervio sensorial asociado.
- Las velocidades de adaptación de los receptores sensoriales particulares tienen relación con sus funciones biológicas.
- Los receptores sensitivos específicos para una variedad de tipos de estímulo táctil se localizan en la piel.
- El **dolor somático** tiene vínculo con la superficie corporal y la musculatura; el dolor visceral se asocia con los órganos internos.
- La función sensorial del globo ocular está determinada por estructuras que forman y ajustan las imágenes, y por aquellas que las transforman en señales neurales.
- La retina contiene varias capas y tipos celulares, cada uno con una participación específica en el proceso de la transducción visual.
- Los bastones de la retina tienen elevada sensibilidad a la luz, pero producen imágenes menos nítidas sin color, en tanto los conos proveen una visión de color nítida, con menos sensibilidad a la luz.
- El proceso de transducción visual requiere muchos pasos, empezando con la absorción de luz y concluyendo con una respuesta eléctrica.
- El oído externo recibe las ondas sonoras y las transfiere al oído medio, que se transmiten por sus huesecillos y pasan al oído interno, donde ocurre el proceso de transducción del sonido.
- La transmisión de sonido a través del oído medio aumenta mucho la eficacia de su detección, en tanto sus mecanismos de protección cuidan al oído interno del daño por ruidos de potencia extremadamente alta. Los trastornos en este proceso de transmisión pueden llevar a alteraciones auditivas.
- Las vibraciones sonoras ingresan al caracol a través de la ventana oval y viajan por la membrana basilar, donde su energía se transforma en señales neurológicas en el órgano de Corti.
- Los desplazamientos de la membrana basilar causan deformación de las células ciliadas, los últimos transductores del sonido. Sitios diferentes de la membrana basilar son sensibles a frecuencias diversas.
- El aparato vestibular del oído interno percibe la posición de la cabeza y sus movimientos, al captar pequeñas deflexiones de sus estructuras sensoriales.
- El gusto es mediado por células epiteliales sensoriales en las papilas gustativas. Hay cinco sensaciones de sabor fundamentales: dulce, agrio, salado, amargo y umami, cada uno con su propio receptor.
- El olor es detectado por células nerviosas en la mucosa olfatoria. Se pueden captar y distinguir miles de olores diferentes.

Preguntas de revisión del capítulo

1. Mientras registra las respuestas de un mecanorreceptor a la estimulación de la piel, un investigador observa aumento del número de potenciales de acción, que por lo general significa:

   A. Mayor intensidad de un estímulo.
   B. Cese de un estímulo.
   C. Adaptación del receptor.
   D. Un estímulo constante y mantenido.
   E. Un aumento en la velocidad de conducción del potencial de acción.

2. La transducción de compuestos dulces es resultado de:

   A. Cambios osmóticos intracelulares de la célula receptora causados por difusión de moléculas dulces al interior del poro gustativo.
   B. Unión de los compuestos dulces a canales iónicos específicos del sabor dulce en las membranas apicales de las células receptoras del gusto.
   C. La unión de los compuestos dulces a receptores acoplados a la proteína G T1R en las membranas apicales de las células receptoras del gusto.
   D. Unión de las moléculas dulces a receptores acoplados a la proteína G T2R en las membranas basolaterales de las células receptoras del gusto.
   E. Ingreso de las moléculas dulces a la célula receptora del gusto a través de conductos para el dulce en las membranas apicales de las células receptoras del gusto.

3. Conforme una persona alcanza la edad madura, la capacidad de leer un libro de texto a distancias menores de la longitud de sus brazos se torna más difícil. Esta dificultad se debe con mayor probabilidad a:

   A. Pérdida de la transparencia del cristalino relacionada con la edad.
   B. Distorsión de la córnea relacionada con la edad.
   C. Pérdida relacionada con la edad de células fotorreceptoras en la región de la fóvea retiniana.
   D. Acortamiento relacionado con la edad del globo ocular.
   E. Cambios en la elasticidad del cristalino relacionados con la edad.

4. Un varón de 48 años acude a su médico de atención primaria con la queja principal de que tiene dificultades auditivas. Lleva 20 años trabajando como abastecedor de combustible de aviones y pasa 40 horas a la semana en la pista de un aeropuerto. Su médico le realiza un examen auditivo y le explica que, debido a la exposición prolongada a ruidos fuertes producidos por los motores de los aviones, las células ciliadas de la membrana basilar de la cóclea de su oído interno están dañadas. Continúa diciendo que la zona más dañada es la región de la membrana basilar más cercana a la ventana oval y que el daño ha producido:

   A. Disminución de la sensibilidad de todas las frecuencias de sonido.
   B. Pérdida de la audición de frecuencias altas.

C. Pérdida de la audición de frecuencias bajas.

D. Una sensibilidad exagerada a los ruidos de gran potencia.

E. Sordera completa del oído afectado.

5. En una noche de luna, la visión humana es monocromática y menos aguda que durante el día. Esto se debe a que:

A. Los objetos son iluminados por una luz monocromática y no hay oportunidad para la producción de color.

B. Los conos de la retina, que son responsables de la visión del color de alta resolución, tienen menor sensibilidad a la luz que los bastones.

C. Los rayos de luz de baja intensidad no transmiten información sobre el color.

D. Las células fotorreceptoras retinianas que se han adaptado a la oscuridad ya no pueden responder variando longitudes de onda de la luz.

E. Ante niveles bajos de luz, el cristalino no puede acomodarse para agudizar la visión.

1. **La respuesta correcta es A.** Los receptores codifican un aumento en la intensidad del estímulo con un incremento en la frecuencia de potenciales de acción. Un estímulo mayor produce una despolarización más importante de la membrana del receptor (p. ej., un potencial generador más grande), que a su vez se traduce en una mayor frecuencia de generación de potenciales de acción en la región de inicio de los impulsos del receptor. El cese de un estímulo produciría justo la respuesta contraria, es decir, un decremento rápido de la frecuencia de los potenciales de acción. La adaptación del receptor también disminuiría dicha frecuencia. Un estímulo constante y mantenido daría lugar a una respuesta constante o su disminución debida a la adaptación. La velocidad del potencial de acción está determinada por el diámetro y las propiedades de la membrana del nervio y es independiente de la intensidad del estímulo.

2. **La respuesta correcta es C.** Los compuestos dulces se unen a la familia de receptores del gusto de GPCR T1R, que se localizan en las microvellosidades de las células de las papilas gustativas. Es necesaria la difusión de los compuestos de sabor dulce al poro gustativo lleno de moco, para la transducción del sabor dulce, pero no produce cambios osmóticos significativos dentro de las células receptoras del gusto. Los receptores del sabor dulce no se acoplan directamente con los canales iónicos. La familia T2R de receptores del gusto se encarga de la transducción del sabor de los compuestos amargos y se localiza en las microvellosidades. No hay conductos de membrana para el sabor dulce en las células gustativas, pero el ingreso de iones de H^+ a través de conductos protónicos de la membrana constituye un mecanismo para la transducción del sabor agrio.

3. **La respuesta correcta es E.** Esta condición se conoce como presbiopía, una progresiva incapacidad de enfoque en objetos cercanos relacionada con la edad. Se debe a una disminución normal en la elasticidad del cristalino relacionada con la edad, lo que impide que el cristalino se engrose por completo y aumente así su índice de refracción, provocando que el objeto cercano se enfoque detrás de la retina. Una pérdida de la transparencia del cristalino (catarata) relacionado con la edad, la distorsión corneal (astigmatismo) o pérdida de células fotorreceptoras en la región de la fóvea (degeneración macular relacionada con la edad), alterarían la visión tanto cercana como lejana y producirían una pérdida generalizada de agudeza visual. Conforme una persona envejece solo ocurren cambios menores en la forma del globo ocular.

4. **La respuesta correcta es B.** La membrana basal está organizada tonotópicamente con representación de las frecuencias altas en la base cerca de la ventana oval, y frecuencias bajas en el ápice cercano a la helicotrema. La exposición a largo plazo al ruido de volumen excesivo de una frecuencia particular, como la aguda y estridente frecuencia del motor de un avión, dará como resultado el daño de la zona de la membrana basal encargada de codificar esa frecuencia. La disminución de la sensibilidad a todas las frecuencias del sonido se produce en casos de pérdida de audición conductiva y en enfermedades o traumatismos que afectan a toda la cóclea. La sensibilidad exagerada a los sonidos fuertes (hiperacusia) suele deberse a lesiones unilaterales que dañan la inervación motora del músculo tensor del tímpano (lesión del nervio trigémino) o del músculo estapedio (lesión del nervio facial). La sordera completa de un oído se produce cuando se daña toda la cóclea o el nervio coclear (p. ej., oclusión de la arteria laberíntica o neuroma acústico) o los núcleos cocleares del tronco encefálico (ictus del tronco encefálico).

5. **La respuesta correcta es B.** Los conos son las células encargadas de la visión de color y están densamente empacados en la fóvea, región de la retina especializada en visión central de alta agudeza. Sin embargo, los conos cesan su función (porque no se puede alcanzar su umbral de activación) cuando la intensidad de la luz es muy baja. En tales casos, los bastones, células con mayor sensibilidad, pero localizadas en zonas de la retina periféricas a la fóvea, muestran mayor convergencia y proveen una visión monocromática, mas a expensas de una disminución de la agudeza visual. La composición de color de los rayos de luz (es decir, su longitud de onda) no depende de la intensidad de la luz. La adaptación a la oscuridad no cambia la sensibilidad espectral de los fotorreceptores. Si bien los mecanismos de enfoque, como la acomodación de la lente, pueden ser menos eficaces en condiciones de escasa iluminación, aún funcionan.

Ejercicios de aplicación clínica 4-1

NEUROPATÍA DIABÉTICA

Una oficinista de 55 años con antecedentes de diabetes mellitus (DM) tipo 2 es remitida a un neurólogo por su médico de atención primaria por dolor en los pies. La paciente fue diagnosticada de DM tipo 2 hace unos 10 años. Hace unos 2 años, empezó a notar hormigueo, pinchazos, entumecimiento y ardor en los pies, así como dificultad para caminar por su casa en la oscuridad. Desde entonces, el hormigueo y el entumecimiento han migrado de los pies a la parte media de las espinillas, y ha desarrollado sensaciones de pinchazos en ambas manos. Afirma que, cuando camina, siente como si pisara cristales rotos y que, cuando se acuesta por la noche, sus pies "arden".

Los resultados de un examen neurológico completo revelaron una pérdida de la sensación de pinchazo (dolor) en los pies y las manos, y una disminución de la propiocepción (sentido de la posición de las articulaciones) en las articulaciones de las rodillas, los tobillos y los dedos de los pies. Su marcha es ligeramente ancha y tiene considerables dificultades para caminar en tándem. Su neurólogo le informa que padece una disfunción nerviosa conocida como polineuropatía simétrica distal (PNDS) y que es una complicación frecuente de la diabetes mellitus.

PREGUNTAS

1. ¿Cuál es el papel de la diabetes mellitus en la fisiopatología de la polineuropatía simétrica distal?

2. Cuál es el significado de las sensaciones anormales de hormigueo y pinchazos percibidos en los pies y manos del individuo?

3. ¿Por qué los pacientes con diabetes mellitus tienen dificultades para caminar?

4. ¿Por qué los déficits neurales de la neuropatía diabética se manifiestan principalmente en las partes distales de las extremidades?

RESPUESTAS

1. Los mecanismos por los que la diabetes daña los nervios periféricos son multifactoriales y aún no se conocen del todo; sin embargo, un control glucémico deficiente es un factor de riesgo importante. La hiperglucemia provoca un aumento de los niveles de glucosa intracelular en los nervios, lo que lleva a la saturación de la vía glucolítica normal. La glucosa sobrante se desvía a la vía de los polioles, y las enzimas aldosa reductasa y sorbitol deshidrogenasa la convierten en sorbitol y fructosa. La acumulación de sorbitol y fructosa provoca una reducción del mioinositol nervioso, una disminución de la actividad de la Na+/K+-ATPasa de membrana, un deterioro del transporte axonal, una descomposición estructural de los nervios y una propagación anormal del potencial de acción. Las investigaciones más recientes también sugieren que el aumento de radicales libres y especies reactivas del oxígeno producidos en la diabetes mellitus causan daños directos en los vasos sanguíneos que irrigan los nervios (vasa nervorum), lo cual provoca isquemia nerviosa e hipoxia.

2. Estas sensaciones incómodas se denominan parestesias. Las parestesias son sensaciones anormales que se producen de forma espontánea en ausencia de cualquier estímulo físico conocido. El individuo las percibe como hormigueo, picor, pinchazos, quemazón o entumecimiento. Pueden producirse en cualquier parte del cuerpo, pero son más frecuentes en pies, piernas, manos y brazos. La mayoría de las personas han experimentado parestesias temporales en algún momento, normalmente una sensación de entumecimiento o pinchazos cuando una extremidad "se duerme" tras haber ejercido inadvertidamente una presión sostenida sobre un nervio. La parestesia crónica es un síntoma frecuente de la neuropatía diabética y se debe a la disfunción de las fibras nerviosas sensoriales periféricas.

3. Las personas con neuropatía diabética suelen desarrollar ataxia de la marcha, una marcha inestable y tambaleante debida a la pérdida o el deterioro de las sensaciones propioceptivas conscientes de las articulaciones de las rodillas, los tobillos y los dedos de los pies. La incapacidad de sentir las propias piernas dificulta caminar con normalidad y, en consecuencia, la marcha es más lenta, cautelosa y ancha. Las personas afectadas lo compensan sustituyéndolo por una señal visual fuerte (es decir, mirando al suelo mientras caminan) y extendiendo su centro de gravedad sobre un área mayor caminando sobre una base ancha. Tienen grandes dificultades para caminar en tándem (talón-dedo del pie) porque esto requiere mantener el equilibrio sobre un centro de gravedad estrecho. El deterioro de la propiocepción es un importante factor de riesgo de caídas en las personas mayores.

4. Los síntomas sensoriales de la neuropatía diabética se manifiestan típicamente en una distribución en "guante y media" sobre las manos y los pies y, en general, los pies se ven afectados antes que las manos. Las neuronas ganglionares espinales que inervan las partes distales de las extremidades se encuentran entre las neuronas metabólicamente más activas del organismo porque deben soportar axones de enorme longitud y volumen relativos. Dado que los axones carecen del aparato celular necesario para la síntesis de proteínas y otros constituyentes celulares esenciales, estos materiales deben producirse en el cuerpo celular y suministrarse a los axones y terminales nerviosas mediante transporte axonal anterógrado. Así pues, las terminales nerviosas situadas más lejos del cuerpo de la célula nerviosa son las más vulnerables a los procesos patológicos que implican fallos sintéticos en la neurona o alteraciones en el transporte axonal.

5 Sistema motor

Objetivos de aprendizaje

Con el dominio del material de este capítulo, usted será capaz de:
- Explicar la participación de las neuronas motoras α en el control del músculo esquelético.
- Explicar cómo las acciones del huso muscular y el órgano tendinoso de Golgi modulan la acción muscular.
- Comparar la anatomía de subgrupos de neuronas motoras en relación con los grupos musculares que controlan.
- Explicar los tres reflejos raquídeos clásicos y qué revelan acerca de los circuitos de la médula espinal.

- Explicar cómo los núcleos del tronco encefálico y sus vías descendentes medulares asociadas influyen en la función de las neuronas motoras.
- Explicar la participación de la corteza cerebral y el haz corticoespinal en el control del movimiento.
- Explicar la influencia de los ganglios basales y el cerebelo en el control motor.
- Describir y ser capaz de diferenciar entre los déficits motores observados en pacientes con enfermedades de la neurona motora superior, los ganglios basales y el cerebelo.

INTRODUCCIÓN

Los movimientos de los dedos de un neurocirujano que manipula instrumentos microquirúrgicos mientras repara un aneurisma cerebral y la coordinación ojo-mano-cuerpo de un jugador profesional de baloncesto al hacer un tiro de tres puntos sin tocar el aro son dos ejemplos del sistema de control motor funcionando en niveles de destreza muy altos. La contracción coordinada de los músculos flexores de la cadera y los extensores del tobillo para evadir una ligera irregularidad del pavimento encontrada al caminar es un ejemplo conocido del sistema del control motor funcionando en un nivel al parecer automático. Por el contrario, el paso lento con piernas rígidas de un paciente que experimentó un accidente cerebrovascular y el caminar oscilante de una persona intoxicada son ejemplos de trastorno del control motor.

Aunque aún está lejos de ser completo el conocimiento de la fisiología del sistema motor, se tiene una cantidad significativa de información. Este capítulo se dedica a los principales componentes del sistema motor, con inicio en el esqueleto y terminando en el cerebro.

EL ESQUELETO COMO SOPORTE PARA EL MOVIMIENTO

Los elementos que mueven al cuerpo son el esqueleto, que es el armazón, y un sistema de palancas. La forma en que los huesos adyacentes se relacionan determina el movimiento de una articulación y su posible rango, donde los ligamentos sostienen juntos a los huesos. Los movimientos se describen con base en los planos anatómicos en los que el esqueleto se desplaza y la estructura física de una articulación. La mayoría de las articulaciones se mueve en un solo plano, pero algunas permiten el movimiento en múltiples planos de referencia anatómica (fig. 5-1).

Las articulaciones en bisagra, como el codo, son uniaxiales, lo que significa que permiten el movimiento en solo un plano. La muñeca es un ejemplo de articulación biaxial y permite el movimiento en dos planos. El hombro es una articulación multiaxial; puede presentar movimiento en planos oblicuos, así como en los tres planos principales. El movimiento de **flexión** disminuye el ángulo entre los segmentos óseos que se desplazan, mientras que la **extensión** describe el movimiento en dirección opuesta. La **abducción** aleja a una parte corporal de la línea media, en tanto la **aducción** la acerca.

FUNCIÓN MUSCULAR Y MOVIMIENTOS CORPORALES

Los músculos se extienden sobre las articulaciones, se unen en dos o más puntos a las palancas óseas del esqueleto y proveen la potencia que las mueve. Los músculos se describen en términos de su sitio de origen e inserción. El *origen* tiende a ser el más fijo, menos móvil, en tanto la *inserción* se refiere al sitio del esqueleto con mayor movilidad. Ocurre movimiento cuando el músculo genera fuerza sobre su sitio de inserción y se acorta. Este tipo de acción se conoce como **contracción isotónica** o **concéntrica.** Otra forma de acción muscular es una elongación controlada mientras aún se genera fuerza: una **contracción excéntrica**. Un músculo puede también generar fuerza al mantener estáticos sus sitios de unión, como en una **contracción isométrica**.

Puesto que la contracción muscular puede producir movimientos en solo una dirección, se requieren al menos dos músculos opuestos en una articulación para lograr el movimiento en más de una dirección. Cuando un músculo produce movimiento por acortamiento, se trata de un **agonista**. Si más de un músculo contribuye a un movimiento concreto, el **principal movilizador** es el músculo que contribuye en mayor grado al movimiento deseado. Los músculos que se oponen a la acción del primer movilizador son **antagonistas**. Los músculos cuadríceps e isquiotibiales son ejemplos de pares de agonista-antagonista en la extensión y flexión de la rodilla. Durante ambos movimientos, simples y con carga ligera, el músculo antagonista se relaja. El proceso por el que la contracción de un agonista muscular se acompaña de relajación concomitante de su músculo antagonista se conoce como **inhibición recíproca** y se debe a la excitación e inhibición coordinadas de grupos de motoneuronas relacionadas funcionalmente en la médula espinal. Ocurre contracción de agonista y antagonista durante los movimientos que requieren un control preciso.

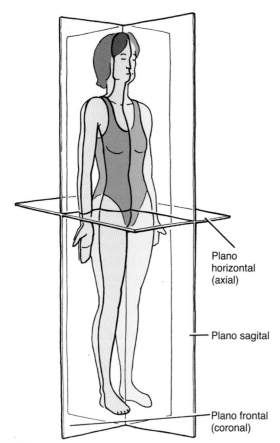

Figura 5-1 Planos de referencia anatómicos. La figura se muestra en la posición anatómica estándar con los planos de referencia principales relacionados.

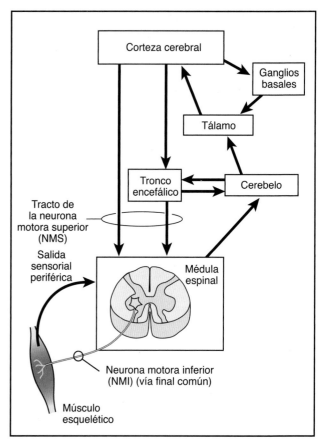

Figura 5-2 Sistema del control motor. Las neuronas motoras α son la vía final común del control motor. Los estímulos sensoriales periféricos y las vías de la médula espinal que descienden desde el tronco encefálico y la corteza cerebral influyen en las neuronas motoras. El cerebelo y los ganglios basales contribuyen al control motor modificando la actividad del tronco encefálico y la corteza cerebral.

Un músculo actúa como **sinergista** si se contrae al mismo tiempo que el agonista y coopera a la producción del movimiento. La acción sinérgica puede ayudar en lo siguiente: producción de un movimiento (p. ej., la actividad de ambos cubitales [flexor y extensor carpi ulnaris], anterior y posterior, se aplica para producir la desviación de la muñeca en dirección del cúbito), eliminación de movimientos no deseados (p. ej., la actividad de los extensores de la muñeca impide su flexión cuando se contraen los flexores de los dedos, cerrando la mano) o estabilización de articulaciones proximales (p. ej., contracción isométrica de los músculos del antebrazo, el brazo, el hombro y el tronco, que acompaña a la sujeción fuerte con la mano).

COMPONENTES DEL SISTEMA NERVIOSO PARA EL CONTROL DEL MOVIMIENTO

El sistema motor es una compleja red de estructuras y vías que impregna todos los niveles de los sistemas nerviosos central y periférico. Los cinco componentes principales del sistema motor son la corteza cerebral, el tronco encefálico, la médula espinal, los ganglios basales y el cerebelo (fig. 5-2). Todos los componentes del sistema motor participan en los movimientos voluntarios, y todos deben estar intactos para que se produzcan movimientos normales. Las principales funciones del sistema motor incluyen la ejecución de la actividad motora voluntaria (consciente), el mantenimiento de la postura, el equilibrio y el balance, el mantenimiento del tono muscular y la modulación de la actividad refleja. Aquí se identifican los componentes del sistema nervioso que son

participantes del control de la función motora y se describen las probables participaciones de cada uno de ellos.

Las neuronas motoras inferiores son la vía final común para el control motor

Las neuronas motoras inferiores (NMI) se conocen como una vía final común, porque son en última instancia el trayecto por el cual el sistema nervioso central (SNC) controla a los músculos esqueléticos. Las NMI están localizadas en las astas ventrales de la materia gris de la médula espinal y en los núcleos motores de los nervios craneales del tronco encefálico. En general, las NMI de la médula espinal inervan los músculos del tronco y las extremidades, mientras que las NMI de los núcleos nerviosos craneales inervan los músculos de la cabeza y la cara. Las NMI en ambas localizaciones tienen influencia tanto de circuitos reflejos locales como de vías que descienden desde áreas de control motor del tronco encefálico y la corteza cerebral. Por definición, las neuronas con cuerpos celulares en la corteza y el tronco encefálico que influyen en la actividad de las NMI se conocen como neuronas motoras superiores (NMS). Las NMS de la corteza dan lugar a vías motoras descendentes denominadas vías corticoespinal y corticobulbar. Las NMS del tronco encefálico dan lugar a las vías motoras descendentes llamadas vías rubroespinal, vestibuloespinal y reticuloespinal. Aunque algunos de los axones derivados de la corteza cerebral terminan directamente en NMI, la mayoría de los axones de las vías derivadas de la corteza cerebral y el tronco encefálico terminan en pequeñas neuronas de circuito local llamadas interneuronas, que integran y procesan la información descendente antes de sinapsar en la NMI. Los estímulos de salida de los ganglios basales y el cerebelo, dos regiones adicionales del cerebro relacionadas con la motricidad, proveen ajuste considerable fino de las influencias corticales y del tronco encefálico sobre las funciones de las neuronas motoras.

Las NMI son de dos tipos: α (alfa) y γ (gamma). Las **neuronas motoras α** inervan a las **fibras musculares extrafusales**, cuya contracción es responsable de la generación de la fuerza. Las neuronas motoras γ inervan las **fibras musculares intrafusales**, que son componentes del huso muscular receptor. Las **neuronas motoras γ** se describen adicionalmente en la siguiente sección. Una neurona motora α controla varias fibras musculares, de 10 a 1 000, dependiendo del músculo. La denominación **unidad motora** describe a una neurona motora α, su axón, las colaterales (ramas) del axón, la sinapsis de la unión neuromuscular en el extremo distal de cada rama del axón y todas las fibras musculares extrafusales que inerva (fig. 5-3). Cuando se activa una neurona motora, también se activan todas sus fibras musculares.

Las neuronas motoras α se pueden separar en dos grupos generales según el tamaño de su cuerpo celular y el diámetro de su axón. Las más grandes tienen un elevado umbral para la estimulación sináptica, velocidades de conducción de potenciales de acción rápidas, y son activas para la generación de fuerza de gran esfuerzo; inervan fibras musculares de descarga rápida y fuerza elevada pero fatigables. Las neuronas motoras α más pequeñas tienen umbrales menores para la estimulación sináptica, conducen potenciales de acción a velocidades ligeramente menores e inervan fibras musculares de contracción lenta y poca fuerza resistente a la fatiga (*véase* cap. 8). Las fibras musculares de una unidad motora son homogéneas, ya sea de contracción rápida o lenta. La propiedad de contracción de una fibra muscular es determinada por la neurona motora, presumiblemente a través de sustancias tróficas liberadas en la unión neuromuscular.

La organización en diferentes tipos de unidades motoras tiene consecuencias funcionales importantes para la producción de contracciones suaves y coordinadas. Las neuronas más pequeñas tienen el umbral más bajo y, por lo tanto, se activan primero cuando la actividad sináptica es lenta. Estas unidades motoras producen contracciones tónicas sostenibles de fuerza relativamente baja en fibras musculares de contracción lenta resistentes a la fatiga. Si se requiere fuerza adicional, el estímulo sináptico desde centros superiores aumenta la frecuencia de descarga del potencial de acción de las neuronas motoras activadas inicialmente y después activa a unidades motoras adicionales del mismo tipo. Si aún se requieren grados mayores de fuerza, se reclutan neuronas motoras más grandes, pero su contribución es menos sostenida como resultado de su tendencia a la fatiga. Este proceso ordenado de reclutamiento de unidades motoras obedece a lo que se llama el **principio del tamaño**: las neuronas motoras más pequeñas se activan primero. Un corolario lógico para la disposición de los músculos encargados de la resistencia, como los antigravitatorios, contienen fibras musculares predominantemente de contracción lenta, de acuerdo con su función de sostén continuo de la postura. Los músculos que contienen sobre todo fibras de contracción rápida, incluyendo muchos flexores fisiológicos, son capaces de producir una fuerza elevada, pero contracciones menos sostenibles.

La inervación muscular aferente provee retroalimentación para el control motor

Los músculos, las articulaciones y los ligamentos son suministrados con receptores sensoriales denominados propioceptores. Los propioceptores señalan sensaciones procedentes de estructuras somáticas profundas que informan al SNC acerca de la posición del cuerpo y la actividad muscular en curso. Los músculos esqueléticos contienen husos musculares (receptores de estiramiento muscular), las uniones musculotendinosas contienen **órganos tendinosos de Golgi** (OTG) y las cápsulas articulares contienen terminaciones de Ruffini y corpúsculos de Pacini. El estímulo combinado de salida de estos propioceptores proporciona retroalimentación a las áreas motoras del SNC que son necesarias para el control de los movimientos. Además de los propioceptores, las estructuras somáticas profundas también contienen abundantes receptores del dolor (terminaciones nerviosas libres) que señalan posibles lesiones tisulares, como la rotura parcial de un músculo, la sobrecarga de una articulación o la distensión de un ligamento.

Los husos musculares proveen información acerca de la longitud del músculo y la velocidad a la que se estira. Los OTG suministran información acerca de la fuerza (tensión) que se genera dentro de un músculo. Los husos musculares están localizados en la masa o vientre del músculo, en sentido paralelo a las fibras musculares extrafusales. Los OTG se localizan en la unión del músculo y sus tendones, en serie con las fibras musculares (fig. 5-4).

Husos musculares

Los husos musculares son receptores sensoriales especializados que se encuentran en casi todos los músculos esqueléticos, con máximo número en los pequeños, y participan en los movimientos finos y discretos, como los de la mano. Son menos numerosos en los grandes músculos posturales. Los husos musculares detectan cambios en la longitud muscular y su tasa de cambio (velocidad). Conducen información al SNC a través de neuronas sensoriales, y el cerebro, especialmente el cerebelo, procesa y utiliza esta información para regular el tono muscular, los ajustes posturales y la coordinación muscular.

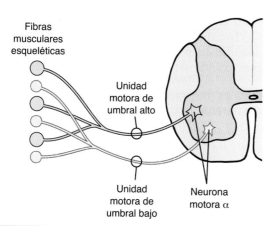

Figura 5-3 **Estructura de la unidad motora.** Una unidad motora consta de una neurona motora y el grupo de fibras musculares extrafusales que inerva. Las características funcionales, como el umbral de activación, la velocidad y la fuerza de contracción, y la resistencia a la fatiga, son determinadas por la neurona motora. Se muestran las unidades motoras de umbrales bajo y alto.

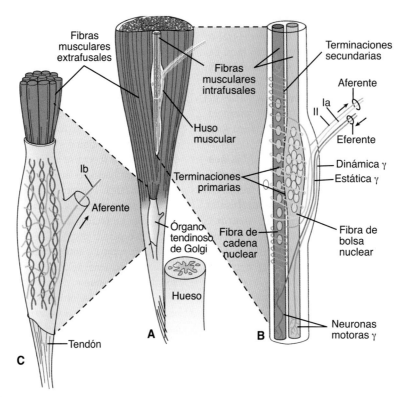

Figura 5-4 **Estructura del huso muscular y el órgano tendinoso de Golgi (OTG). (A)** Los husos musculares se disponen en forma paralela a las fibras musculares extrafusales; los OTG se disponen en serie. **(B)** Huso muscular receptor bajo aumento. Un huso muscular contiene bolsa nuclear y tipos de cadenas nucleares de fibras extrafusales; inervación aferente por axones que proveen terminaciones primarias para ambos tipos de fibras; inervación aferente adicional por axones de tipo II, que establece terminaciones secundarias principalmente en las cadenas de fibras: y la inervación motora por los dos tipos de axones motores γ: estático y dinámico. **(C)** Un OTG con aumento. Las terminaciones de los receptores sensoriales se interdigitan con las fibras de colágena del tendón. El axón es de tipo Ib.

El huso muscular, que recibe ese nombre por ser fusiforme, está revestido por una delicada cápsula de tejido conjuntivo que se une en ambos extremos a fibras musculares extrafusales. Dentro de la cápsula hay un pequeño número de delicadas fibras musculares estriadas, conocidas como fibras musculares intrafusales, entretejidas con terminales nerviosas sensoriales. Las fibras musculares intrafusales son morfológicamente similares a las fibras extrafusales y poseen múltiples núcleos en la región ecuatorial de la célula y filamentos contráctiles (actina y miosina) en ambos extremos (*véase* fig. 5-4B). Tipos especiales de NMI conocidos como neuronas motoras γ inervan los elementos contráctiles. Hay dos tipos de fibras intrafusales: **fibras de bolsa nuclear**, llamadas así por el gran número de núcleos empaquetados en la región ecuatorial de la célula, y **fibras de cadena nuclear**, donde los núcleos se disponen en una hilera longitudinal. Hay aproximadamente el doble de fibras en cadena nuclear, respecto de las de bolsa nuclear por cada huso. Las fibras de tipo de bolsa nuclear se clasifican adicionalmente en *de bolsa$_1$ y de bolsa$_2$*, con base en que respondan mejor en la fase dinámica o estática (descanso) de la distensión muscular, respectivamente.

Los axones sensoriales rodean tanto a la región ecuatorial y paraecuatorial de la fibra intrafusal. Los axones sensoriales se clasifican como primarios (de tipo Ia) y secundarios (de tipo II), ambos mielinizados; sin embargo, los de tipo Ia son de mayor diámetro (12 a 20 μm) que los de tipo II (de 6 a 12 μm) y tienen velocidades de conducción más rápidas. Los axones de tipo Ia forman terminaciones espirales sensoriales que rodean la porción media de cada fibra muscular intrafusal (*véase* fig. 5-4B), mientras que las terminaciones nerviosas de tipo II están localizadas en cada lado de las terminaciones espirales de tipo Ia. Cuando se estira un músculo, los canales iónicos sensibles al estiramiento en las membranas de las fibras aferentes primarias y secundarias se abren, despolarizando aún más el axón y generando potenciales de acción que conducen información al SNC en cuanto a cambios de la longitud absoluta del músculo y la velocidad de cambio de longitud (fig. 5-5 A). Los extremos primarios (Ia) señalan tanto la longitud como la velocidad del estiramiento muscular, mientras que las terminaciones secundarias (tipo II) solo señalan la longitud (fig. 5-6).

Las neuronas motoras ajustan los estímulos de salida del huso durante la contracción muscular

Las neuronas motoras α inervan las fibras musculares extrafusales, y las γ inervan las intrafusales. Los cuerpos celulares de ambas, neuronas motoras α y γ, residen en las astas ventrales de la médula espinal y los núcleos de los nervios craneales motores. Casi un tercio de todos los axones de los nervios motores suministran a las fibras musculares intrafusales, elevada cifra que refleja la participación importante de los husos en el control del sistema motor. Las fibras musculares intrafusales, de manera similar, constituyen una porción significativa del número total de células musculares; sin embargo, contribuyen poco o nada a la fuerza total generada cuando el músculo se contrae. Más bien, las contracciones de las fibras intrafusales modulan la sensibilidad de los husos musculares.

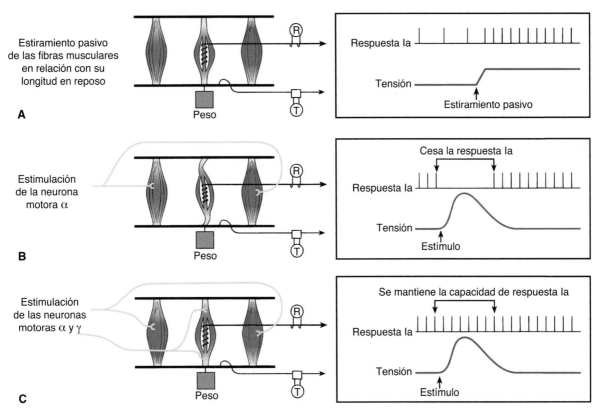

A

Estiramiento pasivo de las fibras musculares en relación con su longitud en reposo

B

Estimulación de la neurona motora α

C

Estimulación de las neuronas motoras α y γ

Figura 5-5 **Potenciales de acción (R) de las terminaciones de tipo Ia contra tensión muscular (T).** (**A**) Las terminaciones sensoriales Ia de los husos musculares descargan a una velocidad "de base" lenta cuando el músculo está en su longitud de reposo, y muestran una mayor velocidad de descarga cuando se estira. (**B**) Cuando un músculo se contrae, la activación de la neurona motora α acorta al músculo y libera la tensión sobre el huso muscular. La actividad Ia cesa temporalmente durante la liberación de la tensión. (**C**) La activación concomitante de neuronas motoras α y γ, como ocurre en la contracción muscular voluntaria normal, acorta las fibras intrafusales del huso muscular junto con las fibras extrafusales, manteniendo así la capacidad de respuesta del huso ante el estiramiento.

Incluso con el músculo en reposo, los husos están ligeramente estirados y los nervios aferentes de tipo Ia muestran una descarga lenta de potenciales de acción. La contracción del músculo se produce mediante la contracción de las fibras musculares extrafusales. Esto provoca que las fibras musculares intrafusales, que están incrustadas en el vientre del músculo en paralelo con las fibras extrafusales, también se acorten. Cuando las fibras intrafusales se acortan, las regiones ecuatoriales de las células se engrosan, lo que libera la tensión entre la fibra intrafusal y las fibras nerviosas sensoriales que la envuelven. Esto se denomina "descarga" del huso y no es deseable porque la liberación de tensión en los nervios aferentes los incapacita para comunicar información sobre la longitud del músculo y la velocidad de estiramiento al SNC en todas las posiciones acortadas del músculo (*véase* la fig. 5-5B). Para compensar esta eventualidad, cuando un músculo se contrae, el sistema motor del SNC "coactiva" las motoneuronas α y γ, haciendo que las fibras musculares intrafusales se acorten simultáneamente y de forma proporcional a las fibras extrafusales circundantes (*véase* la fig. 5-5C). Los axones de las neuronas γ activan los elementos contráctiles situados cerca de ambos polos de la fibra muscular intrafusal (*véase* la fig. 5-4B). Cuando las dos regiones polares

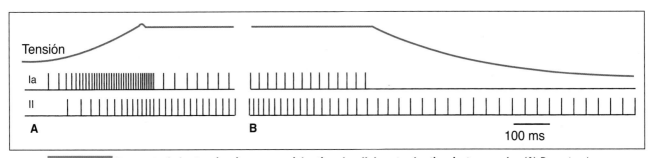

Figura 5-6 **Respuesta de las terminaciones sensoriales tipos Ia y II durante el estiramiento muscular.** (**A**) Durante el estiramiento rápido, las terminaciones de tipo Ia muestran un mayor aumento de la velocidad de descarga, en tanto las de tipo II muestran solo un leve incremento. (**B**) Con la liberación del estiramiento, las terminaciones Ia cesan en su descarga, en tanto la descarga de las de tipo II se hace más lenta. Las terminaciones Ia informan tanto de la velocidad como de la longitud del estiramiento muscular; las terminaciones de tipo II informan de la longitud.

se acortan, se estira la región ecuatorial intermedia de la célula, lo que reinstaura la tensión en las fibras nerviosas aferentes. Este retorno de la tensión se denomina "recarga" del huso muscular y permite que las fibras nerviosas mantengan su sensibilidad al estiramiento incluso en un músculo totalmente contraído.

Las neuronas motoras γ y las fibras intrafusales que inervan se conocen tradicionalmente como el **sistema fusimotor**. Existen dos tipos funcionales de neuronas motoras γ, que controlan por separado la sensibilidad dinámica y estática de las fibras aferentes del huso muscular. Las *fibras fusimotoras dinámicas* aumentan la respuesta dinámica de las fibras aferentes de tipo Ia durante la fase de cambio de longitud del músculo. Las *fibras fusimotoras estáticas* aumentan las respuestas estáticas de los receptores aferentes de los tipos Ia y II durante el estiramiento mantenido de forma sostenida (tónica). Estas diferencias permiten un control, en gran parte independiente, de las fibras de bolsa nuclear y de cadena nuclear en el huso y sugieren que el sistema motor tiene la capacidad de vigilar la longitud muscular de manera más precisa en algunos músculos y la velocidad de contracción en otros.

Órganos tendinosos de Golgi

Los OTG son delgados receptores tensores encapsulados localizados dentro de la unión musculotendinosa (*véase* fig. 5-4A, C). El polo distal de un OTG se ancla dentro de las fibras de colágena del tendón, mientras que el polo proximal se une a los extremos de las fibras musculares extrafusales, disposición espacial que coloca a los OTG "en serie" con las fibras musculares extrafusales, de modo que las contracciones del músculo estiren al OTG.

Dentro de la cápsula de tejido conjuntivo hay pequeños haces de fibras de colágeno trenzadas. Un solo axón aferente de gran diámetro de tipo Ib mielinizado entra en el OTG y se divide en finas ramificaciones que se entrecruzan entre los haces de colágeno. La contracción muscular estira al OTG, causando que las fibras de colágeno trenzadas se tensen y aprisionen a los axones mecanosensibles. Esto provoca la despolarización de los axones y desencadena la generación de potenciales de acción en la fibra de tipo Ib. Controlando la tensión en el tendón, el estímulo de salida del OTG provee información al SNC en cuanto a la fuerza de la contracción muscular.

La información sensorial de los husos musculares y el OTG se transmite a varias zonas diferentes de la médula espinal. Gran parte de esta información es transmitida por las neuronas de proyección de la médula espinal al cerebelo ipsilateral. El cerebelo, una parte fundamental del sistema de control motor que se analizará con más detalle a continuación, utiliza esta información para instituir señales de corrección que ayudan al sistema motor del SNC a modular la coordinación muscular, los ajustes posturales y el tono muscular.

LA MÉDULA ESPINAL EN EL CONTROL DEL MOVIMIENTO

Los grupos musculares interactúan ampliamente en el mantenimiento de la postura y la producción del movimiento coordinado. Los circuitos de la médula espinal controlan de manera automática gran parte de esta interacción. La retroalimentación sensorial de los músculos puede influir en la actividad de las NMI que inervan ese músculo y, en menor grado, las de músculos relacionados funcionalmente. Además de activar circuitos locales, músculos y nervios aferentes articulares transmiten información sensorial ascendente por la médula espinal hasta centros superiores, donde se procesa y entonces se retransmite de retorno para influir más en los circuitos de la médula espinal.

La anatomía motora raquídea se correlaciona con la función

Los cuerpos celulares de NMI raquídeas se agrupan en las astas ventrales de la médula espinal formando cúmulos. Cada uno consta de neuronas motoras que inervan a un músculo particular. El número de neuronas motoras que controla a un músculo varía en proporción directa con lo delicado que se requiere que sea dicho control. Las NMI se organizan de una manera topográfica tal que las que inervan a los músculos axiales (tronco y cuello) se agrupan en ubicación medial y las que inervan a las extremidades se ubican en la parte externa del asta ventral. Funcionalmente, esto significa que las neuronas de la región medial del asta ventral, en virtud de los músculos que inervan, desempeñan papeles críticos en el mantenimiento del equilibrio, la estabilidad y la postura, mientras que las neuronas de la región lateral del asta ventral desempeñan papeles importantes en los movimientos motores finos de los músculos distales, especialmente en las manos y los pies. Las zonas de neuronas motoras externas que inervan la extremidad están más organizadas, de modo que aquellas que inervan músculos flexores se ubican en una posición más dorsal y las neuronas que inervan extensores en una más ventral del asta anterior. Un cúmulo de neuronas motoras que inerva un músculo grande como el deltoides o el cuádriceps puede extenderse sobre varios segmentos raquídeos y los axones emergen entonces en las raíces nerviosas de dos o incluso tres niveles raquídeos adyacentes. Una ventaja fisiológica de tal arreglo espacial es que la lesión de una sola raíz nerviosa, como pudiese ocurrir por herniación de un disco intervertebral, no paraliza por completo a un músculo.

Entre las astas dorsal y ventral de la médula espinal yace la zona intermedia. Esta zona contiene una red extensa de interneuronas con funciones integradoras, una de las cuales es conectar grupos vecinos de cúmulos de neuronas motoras interrelacionados funcionalmente. Algunas interneuronas hacen conexiones con su propio segmento medular, y otras presentan proyecciones más largas de los axones, que viajan dentro de la materia blanca para terminar en otros segmentos. Estas interneuronas más largas, denominadas **propioespinales**, transportan información que ayuda al movimiento coordinado, como ocurre al correr y nadar. La importancia de las interneuronas de la médula espinal es clara, ya que abarcan a la mayoría de las neuronas en la médula espinal y también son origen de la mayoría de las sinapsis en las neuronas motoras.

La médula espinal media la actividad refleja

La médula espinal contiene circuitos neurales que generan **reflejos**. Un reflejo se define como una respuesta motora estereotipada e involuntaria a un estímulo específico. Los reflejos de la médula espinal generan respuestas rápidas porque los circuitos neuronales están confinados en la materia gris de la médula espinal y no requieren la retransmisión de señales ni el procesamiento sináptico adicional por parte de niveles superiores del SNC. Un ejemplo conocido es el de retiro rápido e involuntario de una mano después de tocar un objeto peligrosamente caliente mucho antes de que la señal de calor o dolor llegue a la corteza cerebral y se perciba conscientemente. Este tipo de reflejo protege al organismo antes de que se identifique el problema en centros superiores del SNC. Algunos reflejos son simples, en tanto otros son mucho más complejos. Incluso el reflejo más simple requiere la acción coordinada, donde un músculo agonista se contrae mientras su antagonista se relaja. Cada reflejo de columna consta de cinco componentes básicos: un receptor periférico (ya sea un propioceptor o un receptor cutáneo), una neurona aferente que transmite la señal al SNC, un centro integrador del SNC compuesto por interneuronas y neuronas motoras, una neurona eferente que transmite un impulso saliente hacia el órgano efector y un órgano efector (normalmente un músculo esquelético o una glándula). La capacidad de respuesta y expresión de los reflejos de la médula espinal pueden regularse por centros motores superiores, que actúan a través de vías descendentes para facilitar o inhibir su activación (véase abajo).

El estudio de los tres tipos de reflejos raquídeos —miotático, miotático inverso y de retiro flexor— provee la base para la comprensión de su mecanismo general.

Reflejo miotático (estiramiento muscular)

El estiramiento o la elongación de un músculo, como cuando se golpea el tendón rotuliano con un martillo de reflejos, o cuando se hace un cambio rápido de postura, causa que se contraiga por reflejo con una duración breve. El tiempo entre el inicio de un estímulo y la respuesta, o **periodo de latencia,** es del orden de los 30 ms para un reflejo rotuliano. Esta respuesta, llamada **reflejo miotático,** de **estiramiento muscular** o reflejo tendinoso profundo, es producto de circuitos monosinápticos, donde la neurona sensorial aferente hace sinapsis directa con la neurona motora eferente (fig. 5-7). El estiramiento alarga los husos musculares en el vientre del músculo y aumenta el ritmo de descarga en los axones de tipo Ia y II que suministran el huso. Los axones sensoriales entran a la médula espinal, donde algunas

ramas axónicas hacen sinapsis directa sobre neuronas motoras del mismo músculo (homónimo) que se estiró, mientras que otras ramas hacen sinapsis sobre neuronas motoras de músculos sinérgicos. La activación de estas neuronas motoras causa la contracción refleja de los músculos.

Las ramas colaterales de los axones de tipo Ia también hacen sinapsis en interneuronas inhibidoras de la médula espinal, cuya acción inhibe entonces a las neuronas motoras que inervan los músculos antagonistas (*véase* fig. 5-7). Este patrón de sinapsis, llamado *de inhibición recíproca,* es un principio de todos los reflejos espinales y sirve para coordinar a los músculos de función opuesta respecto de una articulación para que solo se recluten los músculos apropiados para el movimiento y no los que se oponen a él.

El reflejo miotático tiene dos componentes: una *porción fásica,* ejemplificada por el movimiento rápido de extremidad después de golpear un tendón con el martillo de reflejos, y una más sostenida *porción tónica,* que se considera importante para el mantenimiento de la postura. Estos dos componentes unidos, pero con predominio de alguno, dependiendo de otra actividad sináptica, como la de neuronas aferentes cutáneas o vías descendentes desde centros superiores, influyen en la respuesta motora. Las fibras aferentes primarias (Ia) del huso probablemente medien la sacudida del tendón con fibras aferentes secundarias (II) contribuyendo sobre todo a la fase tónica del reflejo. El reflejo miotático realiza muchas funciones. En el nivel más general, produce una rápida corrección de los estímulos motores de salida en el control del movimiento de un momento a otro. También es responsable de mantener el tono muscular normal (la resistencia de un músculo al estiramiento), porque la actividad continua en el circuito reflejo miotático mantendrá el músculo en un estado parcialmente contraído. Por último, los reflejos miotáticos forman las bases de los reflejos posturales que estabilizan el tronco y las extremidades y mantienen la posición del cuerpo a pesar del rango variable de cargas. Por ejemplo, cuando una persona está de pie, la gravedad tiende a flexionar las rodillas, lo cual estira los músculos cuádriceps. Este estiramiento hace que las aferencias del huso muscular del cuádriceps aumenten su ritmo de descarga, facilitando el reflejo miotático y produciendo una contracción sostenida del músculo cuádriceps para mantener la articulación de la rodilla extendida y la postura erguida.

Pruebas de los reflejos de estiramiento muscular

Durante un examen neurológico, los reflejos de estiramiento muscular se evalúan golpeando el tendón de un músculo para estirarlo enérgicamente y, a continuación, evaluando cualitativamente la fuerza de la respuesta motora (contracción muscular). La fuerza del reflejo proporciona información clínica valiosa sobre la integridad anatómica y funcional del circuito neural que compone un arco reflejo y se clasifica clínicamente en una escala de 0 a 4 como 0 (arreflejo o ausente), 1+ (hiporreflejo o disminuido), 2+ (normal), o 3+ y 4+ (hiperreflejo o exagerado). Esta información puede ayudar al médico a determinar en qué parte del sistema motor se encuentra la presunta lesión (p. ej., en un nervio periférico o en la corteza motora). Durante un examen neurológico rutinario se evalúan cinco reflejos musculares de estiramiento: tres en la extremidad superior (bíceps, braquiorradial y tríceps) y dos en la extremidad inferior (cuádriceps y Aquiles).

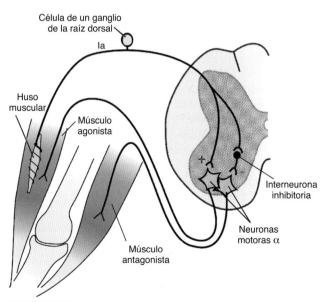

Figura 5-7 Circuito del reflejo miotático. Axones aferentes Ia del huso muscular hacen contacto excitatorio monosináptico con neuronas motoras homónimas y con interneuronas inhibitorias, que hacen sinapsis sobre neuronas motoras que inervan músculos antagonistas. El signo positivo indica excitación; el negativo, inhibición.

Reflejo miotático inverso

El **reflejo miotático inverso** (o reflejo OTG), otro tipo de reflejo espinal, produce un efecto que se opone al reflejo miotático. En este caso, el aumento de tensión en un músculo (resultante de la contracción activa del músculo) provoca la inhibición refleja de la contracción. Cuando un músculo se contrae activamente, aumenta la tensión en el tendón y los OTG descargan. Las fibras sensoriales de tipo Ib hacen sinapsis sobre las interneuronas inhibitorias de la médula espinal que, a su vez, inhiben la NMI homónimo, provocando la relajación del músculo. Las colaterales adicionales de las fibras Ib entran en contacto con interneuronas excitatorias que estimulan a las neuronas motoras de los músculos antagonistas, ocasionando su contracción (otro ejemplo de inervación recíproca) (fig. 5-8). La función del reflejo miotático inverso parece ser un sistema de retroalimentación por tensión que puede ajustar la fuerza de la contracción durante la actividad sostenida.

El reflejo miotático inverso, como el miotático, tiene una influencia más potente sobre los músculos fisiológicamente extensores que sobre los flexores, lo que sugiere que los dos reflejos actúan juntos para mantener respuestas óptimas en los músculos antigravitatorios durante los ajustes posturales. Otra hipótesis acerca de la función conjunta es que ambos reflejos contribuyen a la generación suave de tensión en el músculo por regulación de su rigidez.

Reflejo de retiro flexor

La estimulación cutánea, como el tacto, la presión, el calor, el frío y especialmente el dolor, puede despertar un **reflejo de retirada flexor**. Este reflejo produce una retirada brusca de una parte del cuerpo ante un estímulo y consta de la contracción de los músculos flexores y la relajación de los extensores de la

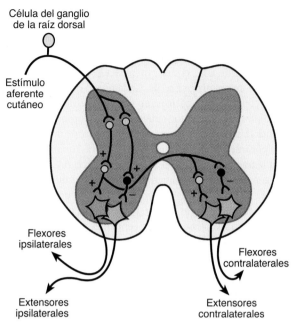

Figura 5-9 **Circuito reflejo del retiro flexor.** La estimulación de fibras aferentes cutáneas activa a los músculos flexores ipsilaterales a través de interneuronas excitatorias. Las neuronas motoras extensoras ipsilaterales se inhiben recíprocamente. En los reflejos de la extremidad inferior, la activación de la neurona motora extensora contralateral proporciona respaldo postural para compensar la extremidad que se encuentra en flexión.

extremidad estimulada. Los axones de los receptores sensoriales cutáneos estimulados hacen sinapsis en interneuronas del asta dorsal de la médula espinal. Aquellas interneuronas actúan de manera homolateral para excitar a neuronas motoras de los músculos flexores e inhibir a los que inervan los extensores. En determinadas situaciones que afectan a la extremidad inferior, como pisar una tachuela con el pie descalzo, el reflejo de retirada de los flexores también puede inducir una respuesta contralateral. En este caso, las colaterales de algunas interneuronas cruzan la línea media para excitar a las neuronas motoras extensoras contralaterales e inhibir a las flexoras (fig. 5-9); esta disposición ayuda a mantener el equilibrio mientras se retira la extremidad ipsilateral del estímulo lesivo.

Hay dos tipos de reflejos de retirada flexor: los resultantes de estímulos inocuos y los secundarios a la estimulación potencialmente lesiva. El primer tipo produce una respuesta flexora localizada acompañada por retiro ligero o nulo de la extremidad; el segundo tipo produce una contracción flexora amplia en la extremidad y un retiro abrupto. La función del primer tipo de reflejo es menos obvia, pero puede constituir un mecanismo general de ajuste del movimiento de una parte corporal cuando se detecta un obstáculo por estímulos sensoriales cutáneos. La función del segundo tipo es de protección del individuo. La parte en peligro se retira rápidamente y se refuerza el respaldo postural del lado opuesto para dar sostén al cuerpo.

Colectivamente, estos tres tipos de reflejos de la médula espinal proporcionan estabilidad musculoesquelética y sostén postural (el miotático y el miotático inverso), así como ajustes rápidos de protección y movilidad (retiro flexor). Los reflejos brindan fundamento a las respuestas automáticas, donde se estructuran movimientos voluntarios más complejos.

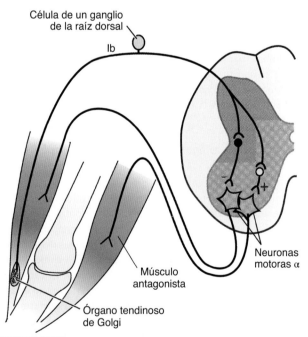

Figura 5-8 **Circuito reflejo miotático inverso.** La contracción del músculo agonista aumenta la tensión y activa al órgano tendinoso de Golgi y las aferentes Ib que hacen sinapsis en interneuronas que inhiben a la neurona motora agonista y excitan a las neuronas motoras del músculo antagonista.

Los reflejos de la médula espinal son modificados por las vías motoras descendentes

La definición clásica de reflejo medular es una respuesta estereotipada a un estímulo sensorial específico. En realidad, los reflejos espinales son más complejos y modificables de lo que sugiere esta definición. Las vías descendentes de control motor de la corteza cerebral y el tronco encefálico modulan continuamente, suprimiendo o aumentando, la fuerza de los reflejos espinales durante diferentes estados de comportamiento. Por ejemplo, durante el acto de sentarse, el músculo cuádriceps se estira. Para evitar la activación del reflejo de estiramiento muscular y la extensión involuntaria de la rodilla mientras se está sentado, las vías de control motor inhibitorias descendentes aumentan su frecuencia de disparo y disminuyen la sensibilidad del circuito del reflejo de estiramiento, impidiendo que responda vigorosamente al estiramiento impuesto por el hecho de estar sentado. Los reflejos miotático inverso y de retracción flexora están sometidos a un control modulador descendente similar, la mayor parte del cual es inhibitorio pero parte es excitatorio.

Los cambios en la expresión (p. ej., la presencia o ausencia, rapidez, intensidad y duración) de un reflejo espinal pueden ayudar a localizar una presunta lesión neurológica. Desde el punto de vista clínico, los déficits motores se clasifican en dos categorías principales. Los signos de NMI son el resultado de enfermedades o lesiones que afectan a NMI o a su axón, mientras que los signos de NMS son el resultado de lesiones de las motoneuronas de orden superior del cerebro o del tronco encefálico, o de sus tractos motores descendentes (*véase* el Enfoque clínico 5-1). Las lesiones de NMI y de NMS alteran la expresión de los reflejos de la médula espinal de formas radicalmente distintas y muy características. En una lesión de NMI, la rama eferente del arco reflejo medular está dañada, lo que provoca una pérdida total (arreflexia) o una disminución (hiporreflexia) de la respuesta motora refleja habitual. Las lesiones de NMS, por el contrario, producen una respuesta motora hiperrefleja o muy exagerada. Esto se debe a que las lesiones de NMS eliminan la inhibición descendente ejercida sobre el circuito reflejo de la médula espinal, y el reflejo se vuelve "desinhibido" o hiperreflejo. Como consecuencia, las NMI muestran una respuesta exagerada y más prolongada a un estímulo, que en un sistema nervioso sano evocaría una respuesta mucho menor. Por ejemplo, tras una lesión de NMS, los reflejos de estiramiento muscular son más rápidos, enérgicos y prolongados.

ENFOQUE CLÍNICO | 5-1

Esclerosis lateral amiotrófica

La esclerosis lateral amiotrófica (ELA) es una enfermedad neurodegenerativa que afecta a entre 1 y 2% de la población mundial. También se conoce como enfermedad de Lou Gehrig, en honor al jugador de béisbol de los Yankees de Nueva York, que murió de esta enfermedad en 1941. La incidencia es mayor entre los 50 y los 70 años.

La ELA es un trastorno paralítico progresivo que suele ser mortal entre 3 y 5 años después del diagnóstico. La característica distintiva de la enfermedad es la degeneración combinada de las neuronas motoras superiores (NMS) de la corteza motora y las neuronas motoras inferiores (NMI) del asta ventral de la médula espinal y los núcleos de los nervios craneales del tronco encefálico. El término "amiotrófica" se refiere al desgaste de los músculos debido a la pérdida de apoyo neurotrófico, y "esclerosis lateral" se refiere al endurecimiento patológico de la sustancia blanca lateral de la médula espinal tras la degeneración del **tracto corticoespinal** y su sustitución por tejido cicatricial.

La ELA puede presentarse de muchas formas diferentes en función de los lugares en los que las motoneuronas se vean afectadas en primer lugar y de forma más prominente. La degeneración lenta e implacable de las motoneuronas α en el asta ventral de la médula espinal conduce a signos típicos de NMI, es decir, debilidad progresiva en los músculos abastecidos, contracciones musculares involuntarias espontáneas conocidas como fasciculaciones y atrofia muscular. La degeneración de las motoneuronas corticales produce signos NMS de debilidad y torpeza, espasticidad, hiperreflexia y un reflejo patológico conocido como signo de Babsinki. El patrón de pérdida motora es con frecuencia asimétrico y, dependiendo del paciente, los signos NMI o NMS pueden dominar el cuadro clínico. La forma bulbar de la ELA afecta a los núcleos motores de los nervios craneales inferiores del tronco encefálico. Esto conduce a una debilidad y atrofia progresivas de los músculos de la lengua, la laringe y la faringe, causando ronquera, dificultad para hablar (disartria) y dificultad para tragar. Los núcleos oculomotores suelen estar intactos, por lo que los movimientos oculares permanecen intactos y no hay pérdida de sensibilidad. La mayoría de los pacientes pierden toda la función motora mientras mantienen la función cognitiva; de este modo, quedan atrapados en un cuerpo que ya no funciona y se convierten en testigos trágicos de su propia muerte inminente.

En la mayoría de los casos se desconoce la causa de la ELA. Alrededor de 10% de los casos son familiares (genéticos), pero la mayoría son esporádicos. Aproximadamente 20% de los casos familiares implican una mutación en la enzima **superóxido dismutasa** (SOD1), un eliminador endógeno de radicales libres que convierte el superóxido en oxígeno y peróxido de hidrógeno. El peróxido de hidrógeno y sus derivados son directamente tóxicos para las neuronas y pueden desencadenar la apoptosis. Se cree que otros genes mutantes causan ELA al alterar los mecanismos de transporte axonal. La fisiopatología de la ELA esporádica se está investigando intensamente y se han postulado una serie de mecanismos, como disfunción mitocondrial, alteración de la homeostasis del calcio, anomalías del soporte neurotrófico, transporte axonal defectuoso y excitotoxicidad mediada por glutamato debido a un fallo de los astrocitos para captar el glutamato de la hendidura sináptica. En la actualidad, no es posible llegar a conclusiones firmes.

La ELA es una enfermedad mortal y en la actualidad no existe ningún tratamiento que cure o evite su progresión. Los fármacos modificadores de la enfermedad, como el riluzol, que disminuye la excitotoxicidad inducida por el glutamato a través de varios mecanismos, prolongan la supervivencia solo de 2 a 3 meses. Los equipos de apoyo multidisciplinares pueden proporcionar cuidados y un tratamiento de los síntomas que mejoren significativamente la calidad de vida del paciente; sin embargo, en última instancia, serán necesarias opciones de alimentación y soporte ventilatorio. La insuficiencia respiratoria es la causa más frecuente de muerte en la ELA y se debe a la denervación y parálisis insidiosas del diafragma y los músculos intercostales. ∎

INFLUENCIAS SUPRAESPINALES SOBRE EL CONTROL MOTOR

Las neuronas de las áreas motoras de la corteza cerebral y el tronco encefálico (las llamadas NMS) dan lugar a tractos descendentes que modulan la actividad de las NMI. En general, las NMS del tronco encefálico son responsables del control de la locomoción y la postura, mientras que las NMS corticales controlan los movimientos finos y hábiles de las extremidades distales y los dedos. Los dos conjuntos de vías cooperan entre sí en la mayoría de los tipos de movimientos voluntarios. Por ejemplo, los movimientos voluntarios hábiles de los brazos y las manos, como los movimientos de alcance y agarre (controlados por las motoneuronas corticales), van acompañados de ajustes compensatorios de los músculos troncales y proximales de las extremidades (controlados por las motoneuronas del tronco encefálico) para mantener la estabilidad postural.

El tronco encefálico es origen de las vías descendentes que influyen en la postura y el movimiento

Tres grupos nucleares del tronco encefálico dan origen a las vías motoras descendentes que influyen en las neuronas motoras de la médula espinal y sus interneuronas relacionadas: el **núcleo rojo**, el **complejo nuclear vestibular** y la **formación reticular** (fig. 5-10).

Vía rubroespinal

El núcleo rojo, un núcleo grande y ovalado en el mesencéfalo, recibe estímulos del cerebelo y las regiones motoras corticales cerebrales. Las neuronas del núcleo rojo dan lugar a axones que descienden por el lado contralateral de la médula espinal como la **vía rubroespinal** que se localiza en la región lateral de la materia blanca raquídea. El tracto rubroespinal hace sinapsis

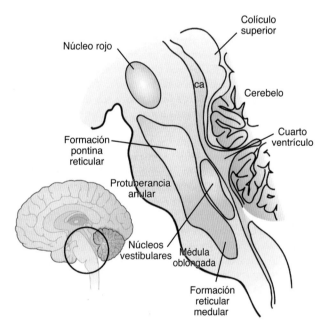

principalmente con NMI de la médula espinal e interneuronas que influyen en los movimientos musculares de la extremidad superior. La vía rubroespinal activa principalmente NMI que inervan los músculos flexores de las extremidades superiores, en tanto inhiben simultáneamente (a través de interneuronas inhibidoras) NMI que suministran músculos extensores. En los mamíferos superiores, como los seres humanos, la vía corticoespinal reemplaza a la mayor parte de la función de la vía rubroespinal. Sin embargo, cuando ocurren lesiones de la vía corticoespinal, la vía rubroespinal puede compensar parcialmente la pérdida de sus estímulos hacia las neuronas flexoras motoras de la extremidad superior.

Vías vestibuloespinales

El complejo vestibular consiste en cuatro *núcleos vestibulares: superior, lateral, medial* e *inferior*, localizados en la protuberancia anular y la médula oblongada del tronco encefálico. Estos núcleos reciben información acerca de la posición y movimientos de la cabeza desde el aparato vestibular del oído interno. Los núcleos vestibulares también se conectan de manera recíproca con el cerebelo y la formación reticular adyacente, desde la que reciben estímulos sensoriales y motores relacionados. Los núcleos vestibulares dan lugar a dos vías descendentes: las vestibuloespinales lateral y medial.

La *vía vestibuloespinal lateral* se origina principalmente en células del núcleo vestibular lateral. Los axones de estas células viajan por la materia blanca de la médula espinal ventrolateral ipsilateral para terminar sobre NMI e interneuronas en todos los niveles; sin embargo, ejercen su mayor efecto sobre las neuronas motoras que inervan los músculos troncales y los proximales de las extremidades, especialmente los músculos extensores de las articulaciones de la cadera y la rodilla. A través de estas conexiones, el tracto vestibuloespinal lateral transcribe la información procedente del aparato vestibular del oído interno en señales motoras descendentes que ayudan a mantener la postura y el equilibrio mediante la modulación de los reflejos relacionados que estabilizan la posición del cuerpo contra la fuerza de gravedad. Conforme estos axones descienden, emiten ramas colaterales en múltiples niveles de la médula espinal, lo que asegura una coordinación apropiada de los reflejos posturales.

La vía *vestibuloespinal medial* surge principalmente del núcleo vestibular medial y desciende a ambos lados para terminar en NMI de la médula espinal cervical, que controlan a los músculos extensores y flexores del cuello. La función de esta vía es estabilizar la cabeza mediante activación refleja de los músculos del cuello en respuesta a cambios de la posición de la cabeza.

Vías reticuloespinales

La formación reticular es una red compleja de neuronas y fibras localizadas en la materia gris central del tronco encefálico. La formación reticular está organizada en un gran número de núcleos o "centros", cada uno con conexiones y atributos funcionales distintivos. Algunos grupos celulares intervienen en el mantenimiento del nivel de conciencia, otros modulan el ciclo sueño-vigilia y otros desempeñan importantes funciones autónomas, reflejas y motoras. Dentro de las regiones mediales de la formación reticular caudal se encuentran grupos de neuronas grandes que participan en el control motor somático tanto de nervios craneales como de NMI de la médula espinal. Estas neuronas de la formación reticular reciben estímulos aferentes

Figura 5-10 Núcleos de las vías motoras descendentes del tronco encefálico. La porción magnocelular del núcleo rojo es origen de la vía rubroespinal. El núcleo vestibular lateral es la fuente de la vía vestibuloespinal. La formación reticular es origen de dos vías: una desde la porción pontina y otra de la presión bulbar. Las estructuras ilustradas son de mono. ac, acueducto cerebral.

de numerosas zonas del SNC adicionales que tienen funciones motoras, las cuales incluyen las cortezas motoras cerebrales, los ganglios basales y cerebelo.

Dos vías descendentes surgen de células de la formación reticular en las regiones mediales de la protuberancia y la médula. Ambas vías influyen principalmente sobre las NMI que inervan músculos troncales y extensores de las extremidades; sin embargo, sus efectos son en gran medida antagónicos. La **vía reticuloespinal medial** (**pontina**) surge de los núcleos reticulares de la protuberancia anular y desciende a ambos lados, con una preponderancia ipsilateral en la materia blanca anterior de la médula espinal. Esta vía descendente excita principalmente las NMI que inervan los músculos extensores proximales de las extremidades. La **vía reticuloespinal** (**bulbar**) surge de la formación reticular en la médula oblongada y desciende de manera bilateral con preponderancia ipsilateral en la materia blanca adyacente al asta anterior de la médula espinal. Esta vía descendente, a diferencia de la función del **tracto reticuloespinal pontino**, *inhibe* principalmente las NMI que irrigan los músculos extensores troncales y proximales. Mediante su influencia sobre las neuronas motoras γ, las **vías reticuloespinales** pontina y medular también regulan el tono muscular (modulando la sensibilidad del reflejo miotático) y ayudan a hacer ajustes con anticipación de la postura durante el movimiento.

Las terminaciones de las vías motoras del tronco encefálico se correlacionan con sus funciones

El haz rubroespinal desciende solo hasta la médula espinal cervical y torácica superior y termina sobre todo en motoneuronas situadas en la región dorsolateral del asta anterior de la médula espinal. Las NMI de esta zona del asta ventral topográficamente organizada inervan los músculos flexores de las partes distales de la extremidad superior. Así, la vía rubroespinal asiste a la corticoespinal activando motoneuronas que inervan principalmente músculos flexores distales de las extremidades superiores.

Las vías vestibuloespinal y reticuloespinal, en contraste, terminan en la parte ventromedial del asta anterior de la médula espinal, una región de la materia gris que contiene motoneuronas que irrigan los músculos del cuello y la espalda y los músculos proximales de las extremidades (fig. 5-11). Así, estas vías ayudan a mantener la postura y la posición de la cabeza durante el movimiento. Los tractos vestibulospinal y reticuloespinal también establecen amplias conexiones con las interneuronas propioespinales de la médula espinal. Estas últimas neuronas envían sus axones

hacia arriba y hacia abajo por la médula espinal, a menudo a grandes distancias, para interconectar las NMI en múltiples segmentos de la médula espinal. Estas conexiones integradoras permiten la coordinación y sincronización de los músculos responsables de los ajustes posturales y ayudan a coordinar los movimientos casi automáticos de los músculos troncales, de la cintura escapular y de la cintura escapular utilizados durante la locomoción.

Los sistemas sensorial y motor actúan juntos para controlar la postura

El mantenimiento de una postura erecta en los seres humanos requiere de la resistencia muscular activa contra la gravedad. Para que ocurra el movimiento se debe alterar la postura inicial, mediante flexión de algunas partes corporales en contra de la gravedad. Durante el movimiento se debe mantener el equilibrio, lo que se logra por reflejos posturales iniciados por varios sistemas sensoriales clave. El sistema visual, el sistema vestibular y el sistema somatosensorial son importantes para los reflejos posturales.

El ingreso somatosensorial, especialmente la información propioceptiva procedente de los receptores de estiramiento muscular y de los receptores de la cápsula articular, proporciona información acerca de la posición y el movimiento de una parte del cuerpo con respecto a otras. El sistema vestibular proporciona información acerca de la posición y el movimiento de la cabeza y el cuello con respecto al mundo externo. El sistema visual proporciona información relativa a la posición de nuestro cuerpo con respecto a objetos en el mundo externo. Los reflejos visual y vestibular interactúan para producir movimientos coordinados de cabeza y ojos, relacionados con un cambio en la dirección de la mirada. Los reflejos vestibular y somatosensorial del cuello interactúan para producir cambios reflejos en la actividad muscular postural necesaria para mantener el equilibrio y el balance. La más rápida de estas compensaciones ocurre con casi el doble de la latencia del reflejo miotático monosináptico. Estos tipos de respuestas se denominan **reflejos de asa larga**, y el tiempo adicional refleja la acción de otras neuronas en diferentes niveles anatómicos del sistema nervioso.

Los programas generadores centrales ayudan a controlar los comportamientos motores rítmicos

Algunos tipos de actividades motoras, como caminar, nadar y masticar, se realizan de forma rítmica, casi irreflexiva. Las instrucciones para los patrones de comportamiento motor que tienen una naturaleza repetitiva y oscilante están controladas por redes de interneuronas de la médula espinal y el tronco encefálico denominadas *generadores centrales de patrones (CPG)*. Los CPG especialmente importantes son la región locomotora mesencefálica en el mesencéfalo caudal y la protuberancia rostral, y los CPG en la materia gris de la médula espinal. Las propiedades circuitales de la red nerviosa del CPG simplifican las instrucciones que las cortezas motoras deben enviar a los niveles inferiores, de modo que los comportamientos motores estereotipados, por ejemplo, la activación rítmica de los flexores y extensores de las piernas y el balanceo de los brazos durante la marcha, se producen casi automáticamente. Los centros superiores pueden anular o aprovechar las propiedades del circuito del CPG y adaptarlas según sea necesario, como cuando se modifica un ciclo de paso para evitar un obstáculo visto. La actividad del CPG también puede ser activada o modulada por entradas sensoriales periféricas procedentes de receptores musculares, articulares y cutáneos. Esto explica por qué

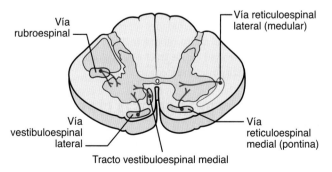

Figura 5-11 **Vías de control motor del tronco encefálico.** Las vías vestibuloespinal y reticuloespinal influyen en las neuronas motoras que controlan los músculos axiales y proximales de las extremidades. La vía rubroespinal influye en las neuronas motoras que controlan los músculos distales de las extremidades.

Labels within figure:
Vía rubroespinal
Vía reticuloespinal lateral (medular)
Vía vestibuloespinal lateral
Vía reticuloespinal medial (pontina)
Tracto vestibuloespinal medial

los gatos y las ratas cuyas médulas espinales han sido seccionadas quirúrgicamente ya no pueden iniciar la locomoción espontánea pero, tras un periodo de recuperación, pueden caminar o correr en una cinta si se les sujeta con un arnés. La expresión "correr como un pollo sin cabeza" describe cómo un pollo decapitado, aunque carezca de corteza cerebral, puede seguir corriendo debido a la actividad residual en el CPG de la médula espinal.

Las lesiones de la corteza motora o del tracto corticoespinal producen signos de la neurona motora superior

Las lesiones del SNC que dañan las cortezas motoras o las vías motoras descendentes se conocen como lesiones NMS o supranucleares. Los daños en el tracto corticoespinal adquieren especial relevancia debido a la importancia suprema de este tracto en el control de los movimientos discretos y altamente cualificados de las partes distales de las extremidades. Además, dado que este tracto se extiende por todos los niveles del SNC, desde la corteza hasta la médula espinal, puede resultar dañado por un ictus, un traumatismo o una enfermedad en cualquier nivel del neuroeje.

Las manifestaciones clínicas de las lesiones de la NMS incluyen debilidad, espasticidad, hiperreflexia y un signo de Babinski positivo. Si se daña la corteza motora o la cápsula interna de un lado, se ven afectados todos los músculos del lado opuesto del cuerpo, incluidos los del brazo, la pierna y la cara. Este patrón de debilidad, que afecta a todo un lado del cuerpo, se denomina hemiplejía. Si se daña la médula espinal torácica, solo se verán afectados los músculos de ambas piernas, un patrón de debilidad denominado paraplejía.

La **espasticidad** es un aumento anormal del tono muscular, o rigidez, que se produce cuando se estira pasivamente un músculo. En estado de reposo, apenas se producen cambios en el tono muscular, pero cuando se estira el músculo espástico, aunque sea ligeramente, se produce una contracción refleja rápida. Este aumento repentino de la rigidez muscular agrava aún más la debilidad y la torpeza causadas por la lesión de la NMS, reduce la movilidad y puede producir dolor y molestias considerables. La neurofisiología de la espasticidad no se conoce del todo, pero se cree que es el resultado de la pérdida de las entradas inhibitorias tónicas del tracto corticoespinal sobre las neuronas del circuito reflejo miotático. Dado que el arco reflejo se ha "desinhibido", la activación de los receptores del huso muscular por el estiramiento del músculo hace que las NMI se disparen de forma refleja exagerada, aumentando anormalmente el tono muscular. Se dispone de varios medicamentos, algunas neuronas diana del SNC y otros objetivos los músculos mismos, para tratar la espasticidad. El baclofeno es un GABA agonista, que, cuando se administra por vía oral o intratecal, con uso de una bomba implantada de baclofeno, se une al receptor de $GABA_B$ sobre las neuronas del reflejo de estiramiento muscular para reducir el tono muscular sin reducir aún más la fuerza. El dantroleno es un medicamento que se dirige al músculo esquelético, disociando el acoplamiento de excitación-contracción por interferencia con la secreción de Ca^{++} desde el retículo sarcoplásmico (*véase* capítulo 8). La toxina botulínica, o Botox, es una proteína que se inyecta directamente en los músculos afectados en cantidades diluidas de manera precisa, donde debilita parcialmente el músculo espástico al interrumpir la liberación de acetilcolina en la unión neuromuscular.

Un tercer signo de la NMS es la *hiperreflexia*. Los reflejos de estiramiento muscular hiperactivos son más rápidos, prolongados y enérgicos que los reflejos miotáticos normales. Se cree que el mecanismo subyacente es el mismo que el que produce la espasticidad, es decir, una pérdida de inhibición tónica por el tracto corticoespinal y la consiguiente "desinhibición" del circuito reflejo miotático. El *signo de Babinski*, también llamado reflejo extensor, es un reflejo patológico que no se observa en individuos normales y sanos. A menudo denominado el reflejo más famoso de la neurología clínica, este reflejo anormal consiste en la extensión del dedo gordo del pie en respuesta al paso de una sonda por la planta del pie, desde el talón hasta el pulpejo. Al igual que la espasticidad y la hiperreflexia, el reflejo es inhibido tónicamente por las entradas motoras descendentes y la presencia de este reflejo significa que el tracto corticoespinal ha sido dañado.

La postura anormal es el resultado de una lesión de los tractos motores descendentes

La **postura descerebrada y la postura decorticada (o rigidez)** son respuestas motoras reflejas patológicas a un estímulo normalmente nocivo que se producen en algunos pacientes con lesiones cerebrales graves. Los movimientos motores son de naturaleza estereotipada y no indican acciones motoras voluntarias. La postura se produce cuando se destruyen los tractos motores descendentes que controlan los músculos flexores, mientras que se conservan los tractos motores descendentes que controlan los músculos extensores. La *rigidez de descerebración* es una postura corporal anormal en la que las cuatro extremidades y el cuello se mantienen rectos en extensión rígida. Esta postura se observa en pacientes con lesiones grandes y centralizadas en el mesencéfalo inferior o el puente de Varolio superior que alteran los tractos corticoespinal y rubroespinal bilateralmente. Ambas vías facilitan los músculos flexores de brazos y piernas, y la postura extensora anormal es el resultado de una actividad sin oposición en los tractos reticuloespinal y vestibuloespinal con sesgo extensor. Los pacientes que muestran una postura descerebrada suelen estar en coma porque las grandes lesiones del tronco encefálico que producen esta postura también dañan el sistema activador reticular ascendente adyacente, que es responsable de mantener la consciencia (*véase* el capítulo 7). La *rigidez decorticada* es una postura anormal en la que ambos brazos están flexionados y doblados hacia dentro sobre el pecho, las manos están cerradas en puños y las piernas y los pies están extendidos. Esta postura se observa con mayor frecuencia en pacientes con lesiones de la cápsula interna, normalmente causadas por un ictus. Las lesiones en esta localización dañan el tracto corticoespinal, pero dejan a salvo las vías motoras que surgen de los núcleos del tronco encefálico, incluido el tracto rubroespinal. La postura resultante se parece a la rigidez descerebrada en que hay una extensión rígida bilateral en las piernas, pero las extremidades superiores están flexionadas porque la actividad del tracto rubrospinal con predisposición flexora supera la actividad de los tractos reticuloespinal y vestibuloespinal con predisposición extensora.

PARTICIPACIÓN DE LA CORTEZA CEREBRAL EN EL CONTROL MOTOR

Las zonas de la corteza cerebral encargadas de la función motora ejercen su nivel más alto de control con su influencia sobre los movimientos, tanto voluntarios como involuntarios (automático). El control cortical de los movimientos voluntarios finos, la mayoría que involucra a las porciones distales de las extremidades, se logra por conexiones con los núcleos motores de los nervios craneales e interneuronas de la médula espinal y neuronas motoras que controlan los movimientos finos. Además, estos movimientos se realizan sobre un antecedente de ajustes posturales, en gran medida involuntarios o "automáticos", ya en proceso, que la corteza logra por activación simultánea de vías motoras descendentes del tronco encefálico.

Varias zonas corticales diferentes participan en el movimiento voluntario

Las áreas corticales asociadas con el control motor voluntario se localizan principalmente en el lóbulo frontal del cerebro. Las cuatro áreas motoras principales de la corteza cerebral son la corteza motora primaria (M1; también conocida como el área de Brodmann 4) (fig. 5-12); la corteza premotora, que yace en la superficie lateral del cerebro, apenas frente a la parte dorsal de M1; el área motora complementaria (SMA), localizada en la cara medial del lóbulo frontal y continua lateralmente con la corteza premotora; y los *campos oculares frontales*, situados en la parte caudal de la circunvolución frontal media, justo anterior a la corteza premotora. Otras zonas corticales que contribuyen al control descendente de los movimientos voluntarios son la circunvolución poscentral (corteza somatosensorial primaria) y la corteza parietal posterior, situada justo después de la circunvolución poscentral. Cada una de estas áreas motoras (excepto el campo ocular frontal) proporciona fibras a la vía corticoespinal, la principal vía motora eferente desde la corteza cerebral. Las áreas motoras de la corteza relacionada reciben entrada de una serie de áreas corticales y subcorticales que procesan la información sensorial desde zonas corticales que subyacen a la motivación para moverse, y desde las **estructuras subcorticales** que regulan la actividad motora, como el cerebelo y los ganglios basales.

Las áreas corticales implicadas en la producción de movimientos voluntarios están organizadas de forma jerárquica. La figura 5-13 muestra un modelo simplificado de cómo múltiples áreas corticales interactúan entre sí para producir movimientos voluntarios. El deseo o la motivación para realizar un movimiento comienza, a efectos esenciales, en el córtex prefrontal. Esta zona ampliada del lóbulo frontal recibe continua-

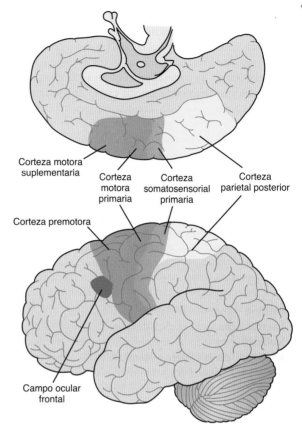

Corteza motora suplementaria
Corteza motora primaria
Corteza somatosensorial primaria
Corteza parietal posterior
Corteza premotora
Campo ocular frontal

Figura 5-12 Áreas motoras de la corteza cerebral. Las principales áreas motoras del cerebro están situadas en las superficies lateral y medial del lóbulo frontal. La corteza motora primaria ocupa la circunvolución precentral. Las cortezas motora premotora y motora suplementaria están situadas por delante de la corteza motora primaria en las superficies lateral y medial del hemisferio, respectivamente. El campo ocular frontal forma parte del sistema oculomotor y controla los movimientos oculares voluntarios. El córtex somatosensorial primario y el córtex parietal posterior tienen una función principalmente sensorial, pero aportan muchos axones al tracto corticoespinal.

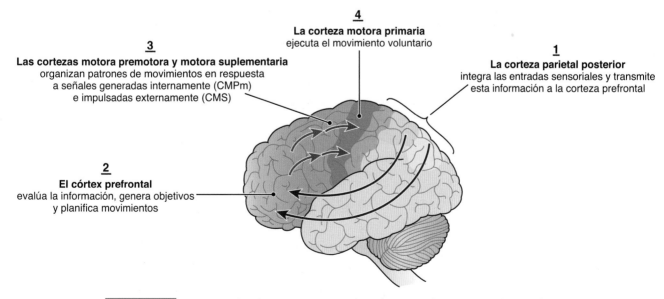

4
La corteza motora primaria
ejecuta el movimiento voluntario

3
Las cortezas motora premotora y motora suplementaria
organizan patrones de movimientos en respuesta a señales generadas internamente (CMPm) e impulsadas externamente (CMS)

1
La corteza parietal posterior
integra las entradas sensoriales y transmite esta información a la corteza prefrontal

2
El córtex prefrontal
evalúa la información, genera objetivos y planifica movimientos

Figura 5-13 Un modelo simplificado de comportamiento motor para ilustrar el papel de las diferentes áreas corticales en la producción de un movimiento.

Fisiología neuromuscular

mente información de la corteza parietal posterior, una región del cerebro altamente integradora que procesa, interpreta y asimila entradas convergentes visuales, auditivas, somatosensoriales y de otros sentidos procedentes tanto del exterior como del interior del cuerpo. Las cortezas prefrontales utilizan esta información para tomar decisiones, generar planes de movimiento y anticipar las consecuencias de acciones motoras inminentes. A continuación, esta información se envía al córtex premotor, cuyos circuitos neuronales contienen los programas para realizar movimientos complejos coordinados, como agarrar una taza de café o atrapar una pelota de béisbol, en respuesta a estímulos externos. Estos programas motores son bastante complejos y coordinan la secuencia adecuada de la activación muscular, el momento de las contracciones agonistas y antagonistas, la fuerza y la duración de las contracciones musculares individuales, la dirección de los movimientos de las articulaciones y las extremidades, etcétera. A continuación, el córtex premotor envía estas instrucciones al córtex motor primario, donde se activan las NMS responsables de la ejecución real, a través de señales enviadas a la médula espinal por vías descendentes, del movimiento deseado.

Corteza motora primaria

La **corteza motora primaria**, conocida como área de Brodmann 4, se localiza en la circunvolución precentral. Esta circunvolución está situada en la superficie lateral del lóbulo frontal, inmediata-

mente anterior al surco central, y continúa en la superficie medial del cerebro como la parte anterior del lóbulo paracentral. Similar a la corteza somatosensorial primaria, la corteza motora primaria está organizada topográficamente (fig. 5-14). Los músculos de la cabeza y la cara están controlados por NMS en la parte ventral del córtex, mientras que los músculos de los dedos, la mano, el brazo, el hombro, el tronco y la parte superior de la pierna están representados en localizaciones progresivamente más dorsales. Las NMS que controlan los músculos de la parte inferior de la pierna, el pie y los genitales se encuentran en la superficie medial del hemisferio. Aquellas partes del cuerpo que realizan movimientos finos, como los dedos, pulgar y los músculos faciales, son controladas por un mayor número de neuronas NMS (es decir, están desproporcionadamente representadas en la corteza motora) que las partes corporales que controlan movimientos más gruesos, como los músculos troncales y proximales de las extremidades. La abundancia de motoneuronas que controlan los movimientos de la mano subraya la importancia que tiene en el comportamiento humano el uso de las manos y los dedos para manipular objetos y crear y utilizar herramientas. Del mismo modo, la robusta población de motoneuronas que inervan los músculos orofaciales, como la lengua, los labios, la faringe, las cuerdas vocales y los músculos de la expresión facial, pone de relieve la importancia de estos músculos en la creación del lenguaje. Sin embargo, los estudios han mostrado que el **mapa somatotrópico**, en especial

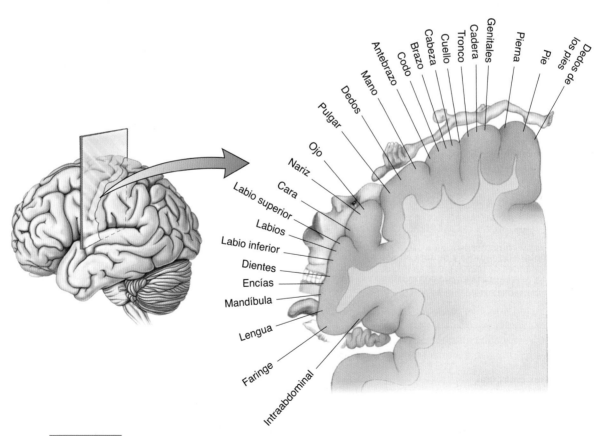

Figura 5-14 **Organización somatotópica de la corteza motora primaria humana.** La corteza motora primaria está organizada somatotópicamente de forma análoga a la observada en la corteza somatosensorial primaria, con los músculos de la cabeza y la cara representados lateralmente, y los músculos de las piernas y los pies representados medialmente. El mapa topográfico es proporcional a la representación de las regiones corporales y se conoce como homúnculo motor. (De Bear MF, Connors BW, Paradiso MA. *Neuroscience*, 4th ed., Lippincott Williams & Wilkins. Lippincott Williams & Wilkins; 2015.)

en zonas que representan a las partes distales de las extremidades, no es solo una representación simple punto por punto de las partes del cuerpo. En su lugar, las áreas del córtex motor primario se organizan como mosaicos irregulares, en los que los músculos de una parte del cuerpo que actúan juntos para producir un comportamiento motor concreto, como alcanzar, tienden a agruparse dentro de un mosaico determinado. Además, las partes del cuerpo se representan varias veces dentro de un área restringida del córtex motor primario, un fenómeno conocido como somatotopía fracturada. Clínicamente, estas representaciones múltiples pueden explicar, en parte, por qué la parálisis tras pequeñas lesiones del córtex motor es temporal y no permanente.

Las neuronas en la M1 tienen la capacidad de codificar el control de la fuerza y la longitud musculares, así como el movimiento y la posición articulares. La estimulación eléctrica de nivel bajo de una M1 expuesta quirúrgicamente produce contracciones aisladas de unos cuantos músculos o, menos a menudo, de uno solo. De las tres principales áreas motoras corticales, las neuronas de M1 tienen los umbrales de estimulación más bajos y produce los movimientos más definidos. Una estimulación más fuerte de mayor duración puede despertar movimientos coordinados de múltiples grupos musculares, que indican que la M1 es responsable en última instancia de controlar el número de músculos activados para un movimiento particular, así como la trayectoria y fuerza de los movimientos.

El área motora M1 controla el movimiento muscular voluntario principalmente en el lado contralateral del cuerpo. También controla los movimientos bilaterales de los músculos de la cabeza y la cara, aunque su influencia es mayor sobre los músculos del lado contralateral. La destrucción de cualquier parte de la corteza motora primaria lleva a la parálisis inmediata de los músculos contralaterales del cuerpo que esa zona controla y, con una excepción, paresia (debilidad) de los músculos contralaterales de la cabeza y la cara. En los seres humanos puede retornar alguna función días a meses después, pero los movimientos carecen del grado fino del control muscular del estado normal. Por ejemplo, después de una lesión del área del brazo y mano en la M1, a menudo se recupera el uso del antebrazo y la mano, pero la capacidad de movimientos finos bien definidos suele perderse de forma permanente.

Los estímulos a la corteza M1 son amplios y proceden de zonas muy extendidas del cerebro, pero son más intensas en las zonas motoras y somatosensoriales. Las entradas relacionadas con la motricidad proceden de las cortezas premotoras bilaterales, de la corteza motora primaria contralateral y del cerebelo y los ganglios basales a través de los relés talámicos. Entradas somatosensoriales, tanto cutáneas como de propioceptores, se transmiten a la M1 desde la corteza somatosensorial adyacente. La M1 utiliza esta retroalimentación sensorial continua acerca de la realización de un movimiento para modificar la actividad motora en proceso en respuesta a la retroalimentación sensorial periférica. Por ejemplo, las células M1 que controlan un músculo en particular pueden alteran su ritmo de descarga en respuesta a estímulos cutáneos que se originan en la piel que se mueve cuando el músculo se contrae o en respuesta a la alteración de la retroalimentación propioceptiva de los receptores de estiramiento muscular en el músculo contraído. La corteza motora primaria también envía fibras a núcleos cerebrales y medulares que contribuyen a las vías sensoriales somáticas ascendentes. A través de estas proyecciones, la corteza M1 puede modular el flujo de información sensorial ascendente, incluidas las sensaciones que se provocarán por un movimiento inminente.

La importancia del acoplamiento estrecho de las funciones sensorial y motora se demuestra por dos reflejos de control cortical, que originalmente se describieron en animales de experimentación como importantes para mantener el soporte corporal normal durante la locomoción: las reacciones de colocación y salto. La **reacción de colocación** se puede demostrar en un gato, sosteniéndolo de manera que sus extremidades cuelguen libremente. El contacto de cualquier parte de la pata del animal con el borde de una mesa provoca su colocación inmediata sobre la superficie. La **reacción de salto** se demuestra sujetando a un animal de modo que se sostenga sobre una pierna. Si el cuerpo se mueve hacia adelante, hacia atrás o a un lado, la pata lo hace en la dirección del movimiento, de manera que se mantenga directamente debajo del hombro o la cadera y se estabilice la posición corporal. Las lesiones de la circunvolución precentral (corteza M1) abolen las reacciones de colocación y salto en el contralateral lado del cuerpo. Las lesiones de la circunvolución poscentral (corteza S1) de manera similar abolen la colocación reacción contralateral.

Corteza premotora

La **corteza premotora** ocupa una zona en forma de cuña de la cara lateral del lóbulo frontal por delante de la M1. La corteza premotora contiene un mapa somatotrópico del cuerpo, aunque su organización es menos precisa que la de M1, y se requieren intensidades mayores del estímulo para despertar movimientos. La corteza premotora recibe estímulos de las cortezas parietales asociativas prefrontales y las posteriores y se proyecta fuertemente hacia la M1. Algunas neuronas de la corteza premotora también se proyectan directamente a núcleos motores de la formación reticular relacionados y a NMI de la médula espinal asociadas con el control de los músculos proximales de las extremidades y axiales. Como se comentó anteriormente, el córtex premotor contiene circuitos neuronales que codifican los programas y patrones de movimientos necesarios para realizar movimientos complejos coordinados basados en los movimientos externos.

La estimulación eléctrica del córtex premotor en sujetos despiertos hace que el individuo realice movimientos complejos de sus manos, brazos y boca, pero sin ser consciente del movimiento. La elección de un programa motor adecuado requiere un flujo continuo de información sensorial a la corteza premotora desde la corteza parietal posterior. Esta última corteza integra las entradas sensoriales visuales, somatosensoriales y auditivas para crear un mapa del espacio extrapersonal y, a continuación, lo transmite a las cortezas prefrontal y premotora. La corteza premotora utiliza este mapa para predecir rápidamente las consecuencias de los acontecimientos sensoriales, preparar un programa motor y calcular una trayectoria que permita a una parte del cuerpo alcanzar su objetivo. Por ejemplo, al agarrar una taza de café, una persona preforma su mano para que coincida con la estructura tridimensional de la taza. Del mismo modo, para atrapar una pelota, una persona utilizará información visual sobre el recorrido inicial de la trayectoria de la pelota para predecir la trayectoria de esta, calcular el momento del impacto de la pelota con su mano y contraer los músculos opuestos del brazo justo antes de que la pelota llegue a la mano. En ambos ejemplos, el comportamiento motor requiere una transformación de la representación visual de las propiedades geométricas del objeto, o trayectoria, a las órdenes motoras que actúan sobre los músculos de la mano.

Área motora suplementaria

El **área motora suplementaria** (**AMS**) se localiza en la superficie medial del lóbulo frontal, medial a la corteza premotora y por delante del área de la pierna de la corteza motora primaria (*véase* fig. 5-12). La AMS recibe estímulos de las cortezas prefrontal y límbica y de los ganglios basales. Sus proyecciones se dirigen principalmente a las cortezas premotora y motora primaria, con proyecciones más pequeñas directas hacia áreas motoras de la formación reticular y la médula espinal. Similar a la corteza premotora, la AMS contiene un mapa somatotrópico del cuerpo, menos precisamente organizado que el de M1. La estimulación eléctrica de AMS produce movimientos, pero se requiere una mayor fuerza del estímulo que para M1. Funcionalmente, la AMS, al igual que el córtex premotor, participa en la programación de movimientos complejos, pero con una diferencia importante. El córtex premotor programa movimientos voluntarios guiados por estímulos sensoriales externos (p. ej., alcanzar un objeto que se ve), mientras que la AMS programa acciones motoras "generadas internamente", como la decisión impulsiva de subirse al coche e ir al gimnasio. La AMS también desempeña un papel fundamental en la *iniciación* de movimientos. Una baja estimulación eléctrica de la AMS en seres humanos produce un impulso consciente claro de realizar un movimiento, mientras que una estimulación más fuerte de la AMS provoca el movimiento real. La importancia de la AMS para este tipo de programación motora se demostró en una serie de experimentos, donde se revisó la activación de las actividades corticales motoras con uso de resonancia magnética funcional. Cuando a un sujeto se le pidió que golpeara repetidamente el dedo índice sobre un escritorio, se observaba un aumento del flujo sanguíneo regional y una actividad metabólica neuronal elevada tanto en el área de la mano de M1 como en la AMS. Sin embargo, si al sujeto se le pedía que simplemente pensara en golpear el dedo, o que ensayara mentalmente el movimiento, pero sin llegar a ejecutarlo, solo se observaba incremento de actividad en la AMS. Las lesiones en la AMS en los seres humanos disminuyen el número de movimientos autoiniciados y espontáneos, incluido el habla, pero tiene poco efecto sobre los movimientos evocados por señales sensoriales externas.

Corteza somatosensorial primaria

La **corteza somatosensorial primaria** (**S1**) (áreas de Brodmann 3, 1 y 2) yace en la circunvolución poscentral (*véase* fig. 5-12) y está íntimamente interconectada con el sistema motor. La S1 tiene interconexión recíproca con la M1 en un patrón somatotrópico, por ejemplo, el área de la mano de la corteza primaria sensorial se proyecta a la correspondiente de la corteza primaria motora. Estas proyecciones mantienen informada a la corteza M1 de los resultados de sus órdenes motoras en cada momento, lo que la M1 utiliza para afinar sus señales. Pensemos, por ejemplo, en una persona que intenta introducir la llave en la cerradura de una puerta en un día muy frío. En respuesta al frío extremo, los receptores cutáneos y articulares de los dedos enmudecen funcionalmente y el individuo siente la mano entumecida. En ausencia de esta retroalimentación somatosensorial, los movimientos resultantes de la mano y los dedos producidos por el sistema motor son toscos y descoordinados, una condición conocida como ataxia sensorial. La corteza S1 y la corteza parietal posterior (tratadas más adelante) también contribuyen con un gran número de fibras eferentes que recorren el haz corticoespinal. Estas fibras son funcionalmente distintas de las que surgen de las neuronas de las cortezas motoras. Terminan principalmente en las astas dorsales de la médula espinal y se cree que modulan estímulos sensoriales de ingreso generados por los movimientos.

Corteza parietal posterior

La función principal del **córtex parietal posterior** es el procesamiento y la integración de la información somatosensorial y visual; sin embargo, tiene amplias interconexiones con el sistema motor, especialmente con el SMA y el campo ocular frontal, por lo que puede influir en el comportamiento motor. Los estudios realizados en animales y seres humanos sugieren que esta área es especialmente importante para procesar la información somatosensorial y visual que luego utilizan las cortezas motoras para generar respuestas motoras apropiadas a los estímulos externos, incluidos los movimientos oculares de seguimiento para seguir objetos a medida que se mueven dentro del campo visual.

La vía corticoespinal es la principal de tipo aferente desde la corteza

El tracto corticoespinal es, por mucho, la vía motora más importante del cerebro humano y el tracto que se proyecta directamente desde el córtex a la médula espinal. El tracto corticoespinal se origina de todas las áreas motoras de la corteza cerebral, con la más grande contribución por parte de la M1 (40% a 50%). En los primates, 10 a 20% de las fibras corticoespinales terminan directamente en las NMI; el resto, en interneuronas asociadas con las NMI.

Desde la corteza cerebral, las fibras corticoespinales descienden dentro de la **cápsula interna**, un haz de fibras en forma de V localizado entre los ganglios basales y el tálamo. Después, continúan por la superficie ventral del mesencéfalo en el crus cerebri, a través de la base pons y dentro de las pirámides de la médula oblongada (por esta razón, la vía corticoespinal también se conoce como vía piramidal). Gran parte de los axones corticoespinales entonces cruzan la línea media en la decusación piramidal y descienden en la materia blanca lateral dorsal de la médula espinal, como *haz corticoespinal lateral*. Como consecuencia de esta decusación, la corteza motora de cada hemisferio controla los músculos del lado contralateral del cuerpo. Las fibras terminan en su mayoría en los cúmulos de neuronas motoras laterales que controlan los músculos distales de las extremidades, especialmente los músculos intrínsecos de la mano, los dedos y el pie. Un grupo más pequeño de axones corticoespinales no cruza en la médula y desciende en la materia blanca raquídea anterior como haz corticoespinal ventral (anterior). Estos axones terminan en los cúmulos mediales de neuronas motoras que controlan la musculatura axial y proximal del cuello, la parte superior del tronco y la cintura escapular. La función principal del tracto corticoespinal humano es controlar los movimientos de las extremidades superiores e inferiores, en especial los movimientos rápidos, hábiles y discretos de las manos, los dedos y el pulgar. Aumenta la velocidad y la destreza de movimientos cuyas características básicas pueden ser generadas de forma mucho más rudimentaria por otras vías motoras descendentes desde el tronco encefálico. El daño a la corteza M1 o el haz corticoespinal en cualquier punto de su descenso por el SNC produce un característico conjunto de déficits motores conocidos como signos NMS, como se ha comentado anteriormente.

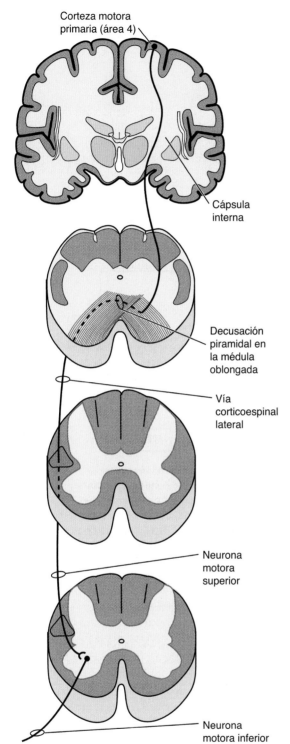

Figura 5-15 **La vía corticoespinal.** Los axones que surgen de las áreas motoras corticales descienden por la cápsula interna, decusadas en la médula oblongada, descienden en el funículo lateral como haz corticoespinal lateral y terminan en las neuronas motoras e interneuronas en la región lateral del asta ventral de la médula espinal. Note las designaciones de neuronas motoras superior e inferior.

Además de proyecciones directas de la corteza motora a la médula espinal a través del haz corticoespinal, hay otras vías indirectas por las que las fibras corticales influyen en la función motora. Algunas fibras eferentes corticales se proyectan a la formación reticular, donde modulan la actividad de los dos haces

reticuloespinales; otras se proyectan al núcleo rojo y modulan la actividad del haz rubroespinal. Un tercer grupo de axones, denominado corticonuclear o corticobulbar, termina en núcleos motores de los nervios craneales en el tronco encefálico y controla la musculatura de la cabeza y facial.

GANGLIOS BASALES Y CONTROL MOTOR

Los **ganglios basales** forman un grupo de núcleos subcorticales que desempeñan un papel importante en la preparación e iniciación de movimientos coordinados. Los ganglios basales constan de cinco grupos (fig. 5-16). El **núcleo caudado**, el **putamen** y el **globo pálido (GP)** están localizados en las profundidades del cerebro, cerca de la base del cerebro anterior; el **núcleo subtalámico** está situado en el diencéfalo caudal y la **sustancia negra** en la parte superior del tronco encefálico. El caudado y el putamen, juntos, reciben el nombre de núcleo **estriado**, mientras que el putamen y el globo pálido combinados constituyen el *núcleo lenticular* (o *lentiforme*). El GP tiene dos subdivisiones: el *segmento externo* (*GPe*), localizado medial al putamen, y el *segmento interno* (*GPi*), medial respecto del GPe.

Los ganglios basales nucleares están intensamente interconectados

Las conexiones neuronales de los núcleos de los ganglios basales se organizan en cuatro canales funcionales que se designan como canal límbico, canal de asociación, canal oculomotor y canal motor. Cada canal tiene un conjunto distinto de conexiones y funciones y modifica la actividad de una región diferente del hemisferio cerebral. El putamen del cuerpo estriado es parte integral del canal motor, mientras que el núcleo caudado contribuye principalmente a los canales asociativo y oculomotor. Se puede argumentar de forma convincente que el canal motor, desde una perspectiva clínica, es la parte más importante de los ganglios basales. El resto de esta sección resume la organización, la importancia funcional y las enfermedades del canal motor.

Aunque los circuitos del canal del motor de los ganglios basales parecen complejos a primera vista, se pueden simplificar en vías de ingreso, salida e internas (fig. 5-16 C). Los estímulos de ingreso del canal motor se dirigen al putamen. El tipo de célula nerviosa predominante en el putamen se denomina neuronas espinosas medias, con base en el tamaño de su cuerpo y la estructura de sus dendritas. El putamen recibe estímulos de dos principales fuentes: las cortezas motoras cerebrales y la parte compacta de la sustancia negra (SNc). El estímulo motor de ingreso deriva de las tres áreas motoras corticales (motora primaria, premotora y suplementaria), se organiza en una cruda manera somatotrópica y libera el neurotransmisor excitatorio glutamato. Las neuronas de la SNc utilizan la dopamina como neurotransmisor y ejercen una influencia tanto excitatoria como inhibidora sobre el putamen.

Los estímulos de salida de los ganglios basales provienen principalmente del GPi y una subdivisión de la sustancia negra conocida como sustancia negra **parte reticular** (**SNr**). La salida de ambos núcleos es inhibitorio, con uso del ácido γ aminobutírico (GABA) como neurotransmisor. Los estímulos de salida del GPi se dirigen principalmente a los núcleos ventrolateral y ventral anterior del tálamo, que hacen retroalimentación hacia las áreas motoras corticales. Los estímulos de salida de la SNr se dirigen principalmente a un área en la parte alta del tronco encefálico,

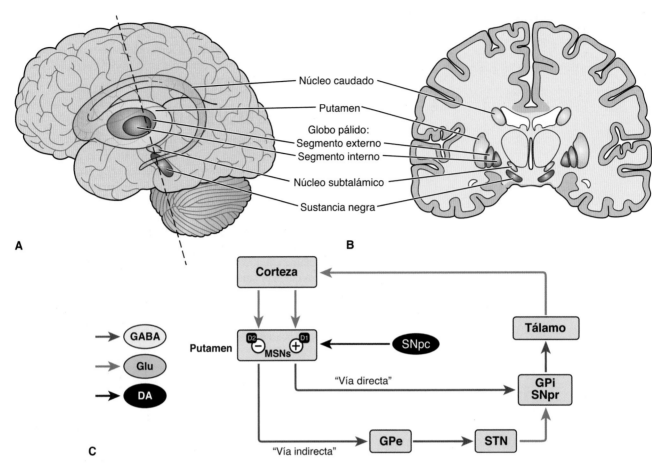

Figura 5-16 **Núcleos y circuitos de los ganglios basales. (A, B)** La localización de los cinco grandes grupos nucleares que componen los ganglios basales se muestra desde una perspectiva lateral **(A)** y en una sección coronal del cerebro **(B)**. **(C)** El circuito neuronal del "canal motor" de los ganglios basales está organizado en dos circuitos paralelos. La vía directa, de la corteza cerebral al putamen, al globo pálido interno/substancia negra pars reticulata (GPi/SNpr), al tálamo y de vuelta a la corteza, facilita el movimiento. La vía indirecta, de la corteza cerebral al putamen, al globo pálido externo (GPe), al núcleo subtalámico (SNT), al GPi/SNpr, al tálamo y de nuevo a la corteza, inhibe el movimiento. Las vías inhibitorias se muestran en *rojo*, las excitatorias en *verde* y las dopaminérgicas de la sustancia negra, que son tanto excitatorias como inhibitorias, en *negro*. MSN, neuronas espinosas medianas; SNc, sustancia negra pars compacta.

denominada región locomotora del mesencéfalo, que incluye el núcleo pedunculopontino. Esta área controla la locomoción y la postura al modular la actividad de la vía reticuloespinal.

El GPe, el núcleo subtalámico y la SNc forman vías internas importantes dentro de los ganglios basales. El GPe recibe estímulos inhibitorios GABAérgicos del putamen. El estímulo de salida del GPe es también inhibitorio a través de la liberación de GABA y se dirige al núcleo subtalámico. El estímulo de salida del núcleo subtalámico es excitatorio y se dirige tanto al GPi como a la SNr.

Las conexiones neuronales del canal motor de los ganglios basales pueden simplificarse conceptualmente dividiéndolas en dos vías paralelas que compiten entre sí denominadas vía directa e indirecta. La vía directa es el circuito putamen-GPi-tálamo-corteza motora. La activación de la vía directa *facilita* el movimiento estimulando el impulso excitatorio del tálamo sobre las motoneuronas corticales. La **vía indirecta** es el circuito de putamen-GPe-núcleo subtalámico-GPi-tálamo-corteza motora. La activación de esta vía *inhibe* el movimiento dismi-

nuyendo el estímulo normal excitatorio del tálamo sobre las neuronas motoras corticales. La SNc desempeña un papel especialmente importante en el control de la actividad motora por los ganglios basales. La dopamina liberada por las neuronas de la sustancia negra en el putamen facilita el movimiento a través de dos mecanismos paralelos. En primer lugar, parte de la dopamina se une a los **receptores D1** expresados en la superficie de las neuronas espinosas que forman parte de la **vía directa**. Esta unión activa la vía directa y facilita el movimiento. De modo simultáneo, otras moléculas de dopamina se unen a los **receptores D2** expresados en las superficies de una población diferente de neuronas espinosas que forman parte de la vía indirecta. Esta unión inhibe la vía indirecta (que, recordemos, funciona normalmente para inhibir el movimiento), facilitando así aún más el movimiento. En los pacientes con enfermedad de Parkinson (*véase* Enfoque clínico 5-2), la degeneración progresiva de las neuronas dopaminérgicas de la SNc priva al putamen de su nivel normal de entrada dopaminérgica, y la persona pierde lentamente la capacidad de iniciar movimientos.

ENFOQUE CLÍNICO | 5-2

Enfermedad de Parkinson

La enfermedad de Parkinson (EP) es el tercer trastorno neurológico más frecuente en Estados Unidos, después del ictus y la enfermedad de Alzheimer. Se trata de un trastorno motor crónico y progresivo que suele aparecer después de los 60 años. Los cuatro síntomas cardinales de la EP se recogen en las siglas mnemotécnicas TRAP, que significa temblor, rigidez, acinesia/bradicinesia e inestabilidad postural. El temblor de la EP afecta característicamente a los dedos de la mano y consiste en una contracción rítmica alternante de los agonistas y antagonistas de los dedos y el pulgar que se asemeja al "rodar de pastillas". El temblor solo aparece cuando la extremidad está en reposo y disminuye o desaparece durante los movimientos voluntarios y el sueño. Los síntomas más debilitantes de la EP son la bradicinesia, una lentitud generalizada de los movimientos, y la acinesia, una grave dificultad para iniciar los movimientos. En la EP avanzada, los pacientes parecen incapaces de casi cualquier movimiento y parecen congelados en su sitio. La combinación de rigidez y bradicinesia explica muchas de las características adicionales de la EP, como una postura encorvada, dificultad para empezar a andar, caminar con pasos cortos y arrastrando los pies, un rostro en forma de máscara carente de expresión emocional y un habla monótona y murmurante. Las actividades de la vida diaria, como abrocharse la ropa o alimentarse, se ven muy afectadas.

La EP es un trastorno neurodegenerativo, un grupo heterogéneo de enfermedades caracterizadas por la degeneración progresiva de alguna parte del sistema nervioso central o periférico. Otros trastornos neurodegenerativos comunes son la enfermedad de Alzheimer, la esclerosis lateral amiotrófica y la enfermedad de Huntington. En la EP se produce una pérdida progresiva de neuronas productoras de dopamina en un núcleo del tronco encefálico denominado sustancia negra pars compacta (SNpc). Aproximadamente 80% de las neuronas dopaminérgicas de la SNpc deben perderse antes de que los signos de EP se hagan clínicamente evidentes. La pérdida gradual de dopamina liberada por estas neuronas en el cuerpo estriado provoca una disminución de la activación de la vía directa de los ganglios basales y un aumento de la activación de la vía indirecta. El resultado neto es una mayor inhibición del tálamo por el GPi, lo que conduce a una menor excitación de la corteza motora y a una pérdida progresiva de la capacidad del individuo para iniciar y mantener movimientos voluntarios.

Actualmente no existe cura para la EP porque la degeneración progresiva de las neuronas dopaminérgicas es irreversible. Los fármacos pueden reducir la gravedad y la frecuencia de los síntomas de la EP, especialmente al principio de la enfermedad; sin embargo, no retrasan la progresión natural de la enfermedad. El tratamiento con medicamentos que estimulan los mecanismos dopaminérgicos dentro de los ganglios basales es el pilar del tratamiento de la enfermedad de Parkinson. La levodopa (L-DOPA), un precursor de la dopamina, es el tratamiento más eficaz para la EP. La L-DOPA es capaz de atravesar la barrera hematoencefálica, donde es absorbida por los terminales presinápticos dopaminérgicos del cuerpo estriado y convertida en dopamina por la enzima dopa descarboxilasa. No es una cura para la EP, pero mejora los síntomas de la enfermedad, especialmente la acinesia y la bradicinesia, al ayudar a las neuronas supervivientes de la sustancia negra a producir más dopamina. Otras opciones de tratamiento farmacológico de la EP son los agonistas de los receptores de dopamina, que se unen directamente a los receptores de dopamina de las neuronas estriatales, y los inhibidores de la monoaminooxidasa tipo B (MAO B), que ralentizan la degradación enzimática de la dopamina en la hendidura sináptica, prolongando así su acción. Los fármacos anticolinérgicos se utilizan para tratar el temblor de los pacientes con EP y se cree que ejercen sus efectos terapéuticos inhibiendo los mecanismos colinérgicos en los ganglios basales, restableciendo así el equilibrio dopamina-acetilcolina. Desafortunadamente, la eficacia de muchos medicamentos contra el Parkinson tiende a disminuir después de ~5 años de tratamiento. Después del tratamiento prolongado con L-DOPA, los pacientes tienden a experimentar una disminución significativa de la movilidad y a desarrollar complicaciones motoras relacionadas con el medicamento, como fluctuaciones motoras ("fenómenos on-off") y discinesias (movimientos involuntarios de torsión y retorcimiento de la cara, las manos y los pies). No está claro si la pérdida del beneficio terapéutico de la L-DOPA con el paso del tiempo se debe a una disminución de la capacidad de respuesta (es decir, tolerancia) al fármaco, a una degeneración continuada de las neuronas dopaminérgicas o a ambas cosas.

El mejor conocimiento de los circuitos de los ganglios basales ha permitido a los neurocirujanos desarrollar procedimientos quirúrgicos para aliviar algunos de los signos y síntomas de la enfermedad avanzada. La cirugía de estimulación cerebral profunda (ECP) para tratar la enfermedad de Parkinson suele emplearse solo cuando el paciente ya no muestra un buen control sintomático con los medicamentos. La cirugía ECP es una técnica en la que se coloca una pequeña sonda, llamada neuroestimulador, de manera precisa mediante guía estereotáctica en un punto objetivo dentro del cerebro. Las imágenes por resonancia magnética (IRM) del cerebro definen la localización tridimensional del punto objetivo deseado. Se introduce el neuroestimulador al cerebro a través de un pequeño orificio en el cráneo y se guía hasta el punto objetivo por el cirujano mediante el uso de coordenadas de IRM. Las áreas objetivo más frecuentes son el núcleo subtalámico y el GPi. Aunque no se conocen los mecanismos exactos involucrados, la estimulación eléctrica de alta frecuencia del núcleo subtalámico o la GPi interfiere y bloquea las señales eléctricas que causan los síntomas de la EP. Aunque se ha demostrado que la DBS (estimulación cerebral profunda) es un tratamiento eficaz para la EP, como manejo médico de este trastorno, es solo sintomático y no cura o hace más lento el avance de la enfermedad. ∎

Las funciones de los ganglios basales se revelan parcialmente por medio de enfermedades

Las afecciones de los ganglios basales son muy comunes y producen disfunción motora intensa en los seres humanos. Los trastornos del movimiento de los ganglios basales, también llamados discinesias, son el resultado de desequilibrios en la actividad de las vías directa e indirecta. La disminución de la actividad de la vía directa (que normalmente facilita el movimiento) provoca **hipocinesia**, o una menor actividad motora, mientras que la disminución de la actividad en la vía indirecta (que normalmente inhibe el movimiento) provoca **hipercinesia**, o movimientos involuntarios no deseados. Muchas enfermedades de los ganglios basales son el resultado de desequilibrios neuroquímicos que afectan a la actividad relativa de uno o más sistemas neurotransmisores funcionalmente interrelacionados. Dos trastornos neurológicos bien conocidos que están asociadas a anomalías de las estructuras de los ganglios basales, la **enfermedad de Parkinson (EP)** y la **enfermedad de Huntington,** ilustran los efectos de la disfunción de los ganglios basales. Los pacientes con EP, un trastorno del movimiento hipocinético, muestran una pérdida importante de las neuronas que contienen dopamina en la región de la SNc. Los pacientes con EP muestran una lentitud general de inicio del movimiento, y su escasez cuando se trasladan. Esto último, toma la forma de una disminución de giro del brazo, y una carencia de pavoneo del tronco cuando caminan, y una cara como una máscara que es generalmente incapaz de mostrar emoción. Los pacientes con enfermedad de Huntington, un trastorno del movimiento hipercinético hereditario genéticamente asociado a la pérdida de **neuronas GABAérgicas** del núcleo estriado, presentan movimientos bruscos rápidos e incontrolables de extremidades individuales, movimientos espasmódicos de la cabeza y muecas en la cara, los labios y la lengua. Los movimientos de las extremidades distales son similares a los que el individuo normal pudiese haber mostrado cuando trata de golpear a una mosca o estira rápidamente el brazo para rascarse la nariz por comezón, y la impresión general es la de un individuo inquieto y que no puede estarse quieto.

EL CEREBELO EN EL CONTROL DEL MOVIMIENTO

El **cerebelo** o "pequeño cerebro" es una parte integral del sistema motor. Sus numerosas funciones incluyen la coordinación muscular, el control del equilibrio y la postura, la regulación del tono muscular y el aprendizaje motor. El cerebelo yace en ubicación inferior al lóbulo occipital y se encuentra adosado a la cara posterior del tronco encefálico mediante tres paquetes de fibras pares: los pedúnculos cerebelosos inferior, medio y superior. El cerebelo recibe información motora, sensorial y cognitiva desde la médula espinal, el tronco encefálico y la corteza cerebral. La mayoría de esta información alcanza al cerebelo a través de los pedúnculos cerebelosos inferior y medio. Las proyecciones eferentes del cerebelo surgen de tres pares de núcleos intrínsecos localizados profundamente en su interior. De medial a lateral, son: el **fastigio**, el **interpuesto** y el **dentado**. En algunos esquemas de clasificación, el núcleo interpuesto se subdivide en núcleos *emboliforme* y *globoso*. Los eferentes cerebelosos se dirigen principalmente a otras áreas de control motor en el SNC y abandonan en su mayor parte el cerebelo a través del pedúnculo cerebeloso superior.

Las divisiones estructurales del cerebelo se correlacionan con la función

La superficie cerebelosa está dispuesta en múltiples pliegues longitudinales paralelos llamados **hojas**, que son análogos a los giros cerebrales. Dos fisuras transversas profundas dividen al cerebelo en tres componentes morfológicos principales: los *lóbulos anterior, posterior* y *floculonodular* (fig. 5-17), y puede también dividirse en el plano sagital en tres partes funcionales: el *vestibulocerebelo,* el *espinocerebelo* y el *cerebrocerebelo*. Cada una de las tres divisiones cerebrales tienen circuitos intrínsecos semejantes; así, la función de cada uno depende de la naturaleza de los estímulos que recibe y los núcleos a los que proyecta sus estímulos de salida.

El **vestibulocerebelo** está formado por el lóbulo floculonodular. Recibe la mayoría de estos estímulos del sistema vestibular, que transmite información acerca de la posición y movimientos de la cabeza en el espacio tridimensional. La información adicional concerniente a los movimientos oculares y el procesamiento visual son transmitidos desde un número de núcleos del tronco encefálico. El vestibulocerebelo proyecta directa o indirectamente a través de un relevo en el núcleo fastigio, de regreso a los núcleos vestibulares y la formación reticular en el tronco encefálico. A través de estas conexiones, el vestibulocerebelo modula la actividad de las vías motoras descendentes del tronco encefálico (es decir, los tractos reticuloespinal y vestibuloespinal) que regulan la musculatura axial y proximal asociada con el balance y equilibrio. Conexiones adicionales entre el vestibulocerebelo y los núcleos vestibulares modulan, a través de proyecciones a los núcleos oculomotor, troclear y abducens, los movimientos oculares y la estabilización del ojo. El daño al vestibulocerebelo produce ataxia troncal y de la marcha, caídas, inclinación de la cabeza, nistagmo y movimientos oculares de seguimiento defectuosos.

El **espinocerebelo,** de ubicación medial, consta del vermis en la línea media, y la porción medial de los hemisferios laterales, llamada zona intermedia o paravermica (*véase* fig. 5-17). Hay una representación somatotrópica del cuerpo en el espinocerebelo tal que los músculos del tronco y la cabeza son representados en el vermis, mientras que los músculos de las piernas y los brazos son representados más hacia afuera, en la zona intermedia. Las entradas adicionales al espinocerebelo proceden de las cortezas motoras a través de un relevo en la base del puente de Varolio, es decir, la vía cortico-ponto-cerebelosa. Otras entradas dirigidas a la "región de la cabeza" del espinocerebelo proceden de los sistemas auditivo, visual y vestibular. Las conexiones eferentes y las funciones de las zonas vermales e intermedias del espinocerebelo son diferentes. La salida del vermis se dirige a los núcleos fastigios bilateralmente. Estos últimos núcleos envían fibras de proyección a través del pedúnculo cerebeloso inferior hacia los núcleos vestibulares y la formación reticular de la protuberancia y la médula oblongada, que dan lugar a los tractos vestibuloespinal y reticuloespinal medial y lateral, respectivamente. A través de estas conexiones, el vermis del espinocerebelo es capaz de ayudar al vestibulocerebelo en la modulación de los músculos troncales y proximales de las extremidades que controlan la postura, la locomoción y el equilibrio. Los estímulos de salida de las zonas intermedias se dirigen a los núcleos interpuestos y, desde allí, al núcleo rojo (que da lugar al tracto rubroespinal), y al núcleo ventrolateral del tálamo, que está conectado con áreas corticales motoras. La función principal de la zona intermedia del espinocerebelo es coordinar los movimientos en curso de las extremidades, especialmente los que implican a los músculos distales de las extremidades. El espinocerebelo funciona como comparador o sistema de detección de errores. El modelo de cómo el cerebelo realiza esta función puede resumirse brevemente de la siguiente manera. La corteza motora envía a la médula espinal una orden para un movimiento determinado. Una copia exacta de la orden motora se envía simultáneamente, a través de un relevo córtico-pontocerebeloso, al espinocerebelo. El espinocerebelo también recibe información de retroalimentación sensorial sobre el rendimiento motor en curso (señalada por receptores del huso muscular y receptores OTG) a través de vías espinocerebelosas ascendentes. Los circuitos neuronales del espinocerebelo comparan constantemente el acto motor "previsto" (las instrucciones proporcionadas por el córtex motor) con el acto motor "real" (tal y como indica la retroalimentación espinocerebelosa). Si se detecta algún error, el cerebelo envía señales de corrección a la corteza motora y al núcleo rojo para que realicen ajustes instantáneos e inconscientes en su producción. Las lesiones del cerebelo privan

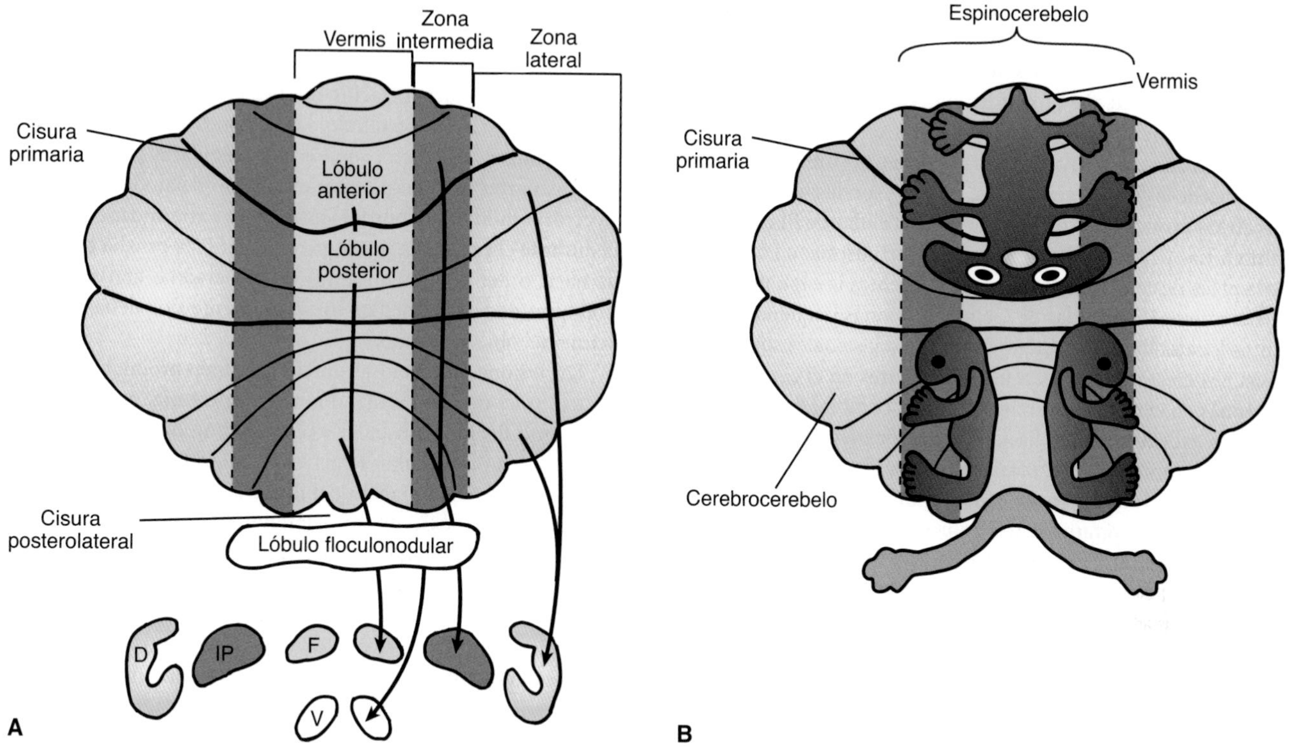

Figura 5-17 **Estructura del cerebelo. (A)** Se muestran los tres lóbulos: anterior, posterior y floculonodular. Las divisiones funcionales están marcadas en color. El vestibulocerebelo (*blanco*) es el lóbulo floculonodular, que se proyecta hacia los núcleos vestibulares (*V*). El espinocerebelo incluye al vermis (*verde*) y la zona intermedia (*violeta*), que se proyectan hacia los núcleos fastigio (*F*) e interpuesto (*IP*), respectivamente. El cerebrocerebelo (*rosa*) se proyecta hacia los núcleos dentados (*D*). **(B)** La corteza cerebelosa del espinocerebelo está organizada somatotópicamente, con las entradas sensoriales de las piernas situadas más cerca del polo anterior y las entradas de la cabeza y la cara más posteriormente.

al sistema motor de la capacidad de detectar y corregir errores instantáneamente, y los movimientos resultantes son descoordinados, espasmódicos e imprecisos, una alteración conocida como ataxia motora.

El **cerebrocerebelo** ocupa las caras laterales de los hemisferios cerebelosos. Los estímulos de ingreso provienen exclusivamente de la corteza cerebral, se retransmiten a través de los pedúnculos cerebelosos medios desde los núcleos protuberanciales. Las zonas motoras corticales proveen la mayor parte de estos estímulos de ingreso. Los estímulos de salida se dirigen a los núcleos dentados y finalmente a las áreas motora y **premotora** de la corteza cerebral a través de un relevo en el tálamo ventrolateral. Se cree que el cerebrocerebelo participa en la planeación, la programación y tiempo de los movimientos de destrezas adquiridas, en especial las que involucran movimientos rápidos y precisos de las extremidades distales. Los circuitos neuronales del cerebrocerebelo se modifican con la experiencia. Estos cambios son importantes para el aprendizaje motor, un fenómeno por el cual la ejecución de actos motores se vuelve más fluida y natural con la repetición, como montar en bicicleta o tocar el piano.

Los circuitos intrínsecos del cerebelo son regulados por las células de Purkinje

La corteza cerebelosa es una fina capa de materia gris situada en la superficie del cerebelo y está formada por cinco tipos de neuronas, dispuestas en tres capas (fig. 5-18). La *capa molecular* es la

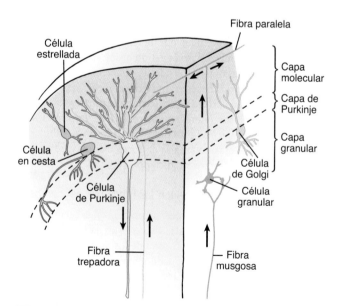

Figura 5-18 **Circuitos cerebelosos.** Se muestran los tipos celulares y las vías del potencial de acción (*flechas*). Las fibras musgosas son aferentes provenientes de la médula espinal y la corteza cerebral. Las fibras trepadoras son aferentes desde el núcleo inferior de la oliva en la médula oblongada, y hacen sinapsis directamente con las células de Purkinje, que son las vías eferentes del cerebelo.

más externa y consta sobre todo de axones, dendritas y sinapsis, más dos tipos de interneuronas conocidas como estrelladas y en cesta. La *capa de células de Purkinje* contiene los cuerpos celulares de las **células de Purkinje**, cuyas dendritas se extienden ascendiendo dentro de la capa molecular en un arreglo similar a un abanico. Las células de Purkinje son las únicas neuronas eferentes de la corteza cerebelosa, es decir, son las únicas neuronas cuyos axones salen de la corteza. Las células de Purkinje son inhibitorias y usan GABA como su neurotransmisor. Por debajo de la placa de células de Purkinje se encuentra la *capa granular*, que contiene a las células de Golgi y neuronas pequeñas de circuitos locales llamadas células granulares, las cuales son numerosas. En efecto, ¡hay más células granulares en el cerebelo que neuronas en el resto del cerebro humano combinado!

Los axones aferentes hacia la corteza cerebelosa son de dos tipos: fibras musgosas y fibras trepadoras. Las **fibras musgosas** surgen de la médula espinal y neuronas del tronco encefálico, que incluyen las de la protuberancia anular, que reciben estímulos de la corteza cerebral. Las fibras musgosas hacen sinapsis glutaminérgicas excitatorias con las células granulares. Los axones de las células granulares ascienden después hacia la capa molecular y se bifurcan, formando las **fibras paralelas**, que transcurren en forma perpendicular a las dendritas de miles de células de Purkinje, con las que hacen sinapsis. Las fibras musgosas descargan a frecuencias tónicas altas, de 50 a 100 Hz, que aumentan más durante los movimientos voluntarios. Cuando el estímulo de ingreso de las fibras musgosas es de suficiente fuerza para llevar a una célula de Purkinje al umbral, se produce un potencial de acción aislado.

Las **fibras trepadoras** surgen de la oliva inferior, un núcleo bulbar. Cada fibra trepadora hace sinapsis directamente con las dendritas de una célula de Purkinje y ejerce una influencia excitatoria fuerte. Un potencial de acción en una fibra trepadora produce un estallido de potenciales de acción en las células de Purkinje llamado *espiga compleja*. Las fibras trepadoras también hacen sinapsis con neuronas en cesta, de Golgi e interneuronas estrelladas, que después hacen contacto inhibitorio con células de Purkinje adyacentes. Estos circuitos permiten que una fibra trepadora produzca excitación en una célula de Purkinje e inhibición en las adyacentes.

Las fibras musgosas y trepadoras también emiten axones colaterales excitatorios hacia los núcleos cerebelosos profundos antes de alcanzar la corteza cerebelosa. Los estímulos de salida corticales cerebelosos (eferentes de células de Purkinje) son inhibitorios de los núcleos profundos cerebeloso y vestibular, y se encargan de generar las señales de corrección de errores que modifican los movimientos ya iniciados.

Las lesiones cerebelosas revelan las funciones del cerebelo

Las lesiones del cerebelo producen alteración en la acción coordinada de agonistas, antagonistas y sinergistas, la cual se conoce clínicamente como **ataxia**. El control de los músculos de extremidades, axiales y craneales puede alterarse dependiendo del sitio de la acción cerebelosa. Como se señaló antes, las lesiones del vestibulocerebelo o de las porciones vermales del espinocerebelo producen signos clínicos que imitan la enfermedad vestibular y se manifiestan con inestabilidad troncal y problemas de equilibrio, locomoción y movimientos oculares. La marcha tambaleante con las piernas muy espaciadas de un individuo intoxicado es un ejemplo claro de la marcha atáxica. Las lesiones cerebelosas de ubicación más lateral que afectan a la zona intermedia del espinocerebelo producen ataxias de extremidad, una inestabilidad o torpeza en movimientos coordinados precisos.

En una extremidad atáxica, hay una pérdida de coordinación entre varios grupos musculares que actúan en diferentes articulaciones durante la realización de un movimiento complejo, y la secuenciación y sincronización de las contracciones musculares es defectuosa. Como resultado, las acciones motoras sencillas, como alcanzar un objeto, se vuelven irregulares y espasmódicas, y las partes del cuerpo en movimiento dejan de seguir una trayectoria fluida. La coordinación de las extremidades se evalúa durante el examen neurológico mediante la prueba del dedo a la nariz o del talón a la espinilla. Las personas con ataxia de las extremidades se quedan constantemente por debajo o por encima del objetivo deseado.

Las lesiones cerebelosas pueden también producir una disminución del tono muscular, llamada **hipotonía**, que se manifiesta como flacidez muscular y disminución de la resistencia a los movimientos articulares pasivos. La hipotonía posiblemente sea producto de la alteración del procesamiento de entrada aferente cerebeloso desde los husos musculares.

La hipotonía puede dar lugar a signos cerebelosos adicionales, como reflejos miotáticos pendulares. En este último caso, la percusión de un tendón con un martillo de reflejos produce contracciones musculares que reverberan durante varios ciclos debido a alteración de amortiguación por el tono muscular disminuido, dando al reflejo un aspecto de "articulación floja" o de muñeca de trapo.

Otros déficits frecuentes asociados con lesiones cerebrales laterales son la incapacidad de realizar movimientos rápidos alternantes (disdiadococinesia), el habla incomprensible (disartria), tendencia de la extremidad a oscilar o temblar cuando el miembro se acerca a su destino (temblor de intención) y una disminución del aprendizaje motor.

El cerebelo interviene en varias funciones cognitivas no motoras

Tradicionalmente se ha considerado que el cerebelo tiene funciones exclusivamente motoras. Más recientemente, un creciente e intrigante conjunto de pruebas derivadas de estudios de neuroimagen por resonancia magnética funcional, datos neuropsicológicos y los resultados de lesiones cerebelosas han relacionado el cerebelo con una amplia gama de funciones cognitivas superiores. El abanico de tareas atribuidas al cerebelo es notable e incluye la **memoria de trabajo**, el aprendizaje, la atención, el control ejecutivo, el lenguaje, la emoción, la integración sensoriomotora, la adicción y el dolor.

Estas funciones cognitivas superiores del cerebelo se distribuyen principalmente en la cara lateral del cerebrocerebelo. Los estudios anatómicos son coherentes con este punto de vista y demuestran que la mayor parte de la salida del cerebelo humano se dirige a las áreas de asociación del cerebro en lugar de a la corteza motora. Curiosamente, los hemisferios cerebelosos laterales representan las porciones filogenéticamente más nuevas y más grandes del cerebelo y han aumentado de tamaño durante la evolución humana en paralelo con expansiones similares de las cortezas asociativas, especialmente las cortezas prefrontal y parietal posterior.

Debido a que las pruebas tradicionales para evaluar la función cerebelosa están diseñadas para detectar anomalías motoras, el reconocimiento y la aceptación de las funciones cognitivas superiores del cerebelo humano por parte de muchos médicos ha sido lento y se ha encontrado con cierto escepticismo. Sin embargo, las funciones no motoras del cerebelo representan un área fascinante y en rápida expansión de la investigación clínica y neurosicológica.

CIENCIAS MÉDICAS INTEGRADAS

Esclerosis múltiple

La esclerosis múltiple (EM) es una enfermedad desmielinizante crónica del sistema nervioso central. Se la ha denominado "uno de los diagnósticos más temidos en neurología" porque afecta a personas jóvenes y sanas en la flor de la vida. La mayoría de los pacientes son diagnosticados entre los 20 y los 40 años.

La patogénesis de la enfermedad es compleja e implica inflamación, desmielinización y degeneración axonal. Los linfocitos T, un tipo de glóbulos blancos del sistema inmunológico, se sensibilizan a la mielina y atraviesan la barrera hematoencefálica para entrar en el SNC. Una vez en el SNC, las células T no solo atacan la mielina, sino que secretan una serie de sustancias químicas que dañan los axones nerviosos y reclutan más células inmunológicas dañinas en el lugar de la inflamación. Los axones están relativamente preservados en las primeras fases de la enfermedad; sin embargo, a medida que esta progresa, se produce un daño axonal irreversible.

No se conoce del todo la causa de que el sistema inmunológico se active en la EM y ataque a la mielina sana. Una hipótesis muy extendida es que la EM es una enfermedad autoinmune, en la que el sistema inmunológico no es capaz de distinguir entre proteínas extrañas y "propias" y ataca a los componentes del propio organismo. La autoinmunidad se desencadena por mimetismo molecular, lo que significa que el sistema inmunológico ataca a un antígeno propio porque comparte una secuencia o similitud estructural con moléculas expresadas por un microorganismo o agente ambiental contra el que se dirige el sistema inmunológico. En el caso de la EM, el sistema inmunológico ataca a una o más proteínas de la vaina de mielina, lo que provoca la ruptura de la mielina y la incapacidad de las fibras nerviosas para conducir los potenciales de acción por conducción saltatoria. Las regiones de inflamación y desmielinización del SNC se denominan **placas** y se visualizan fácilmente mediante resonancia magnética, que se utiliza para ayudar a confirmar el diagnóstico clínico de EM.

En la patogénesis de la EM intervienen muchas otras interacciones genético-ambientales. La exposición a los rayos ultravioleta B del sol, la vitamina D, el virus de Epstein-Barr, las infecciones, la obesidad y el tabaquismo, combinados con los antecedentes genéticos del individuo, se han implicado en el desarrollo de la EM.

El curso clínico de la EM es impredecible, pero suele seguir uno de los dos caminos siguientes: EM recurrente-remitente o EM primaria progresiva. La EM recurrente-remitente representa casi 90% de todos los casos de EM. En sus fases iniciales, se caracteriza por episodios agudos de disfunción neurológica que se desarrollan a lo largo de horas o días, seguidos de periodos de remisión parcial o completa durante los cuales los síntomas desaparecen. Cada episodio suele durar de días a semanas, y el tiempo entre los ataques puede ser de meses o años. Por desgracia, la mayoría de los pacientes con esta forma de EM suelen evolucionar a lo largo de 10 a 15 años hacia la EM secundaria progresiva, en la que ya no hay remisiones, los síntomas neurológicos se acumulan y el paciente decae sin intermitencias. En la EM primaria progresiva, el paciente empeora continuamente desde el inicio de la enfermedad y no tiene remisiones.

Los síntomas de la EM varían mucho de una persona a otra porque las características clínicas vienen determinadas por la localización de las lesiones. Las lesiones de EM pueden producirse prácticamente en cualquier lugar, pero tienen predilección por determinadas zonas de sustancia blanca, como la sustancia blanca periventricular cerebral, el cuerpo calloso, los pedúnculos cerebelosos, la médula espinal y el nervio óptico. En consecuencia, casi cualquier aspecto de la función neurológica puede verse afectado. Algunos síntomas neurológicos son particularmente característicos de la EM y merecen una mención especial. Algunos de los síntomas más frecuentes de la EM son la disfunción somatosensorial (por ejemplo, entumecimiento, parestesias o disestesias) en prácticamente cualquier parte del cuerpo, la pérdida de visión en un ojo debido a la desmielinización del nervio óptico (neuritis óptica) y la visión doble debida a una lesión de las vías fibrosas del tronco encefálico que coordinan los movimientos conjugados de los ojos (oftalmoplejia internuclear). Los síntomas motores también son muy frecuentes y se deben a la desmielinización de las vías de la sustancia blanca corticoespinal y cerebelosa, lo que provoca debilidad, espasticidad, hiperreflexia, pérdida del equilibrio, ataxia de la marcha y de las extremidades, temblor intencional y disartria.

Una característica distintiva y altamente diagnóstica de la EM es que los síntomas neurológicos están "diseminados en el tiempo y en el espacio", lo que significa que las lesiones de la sustancia blanca se desarrollan en zonas muy dispares de la sustancia blanca del SNC en momentos diferentes. Por ejemplo, un paciente puede presentar un episodio inicial de pérdida de visión monocular que se resuelve en unos días y, 2 años más tarde, debilidad en el lado derecho, espasticidad e hiperreflexia.

En la actualidad no existe cura para la EM; sin embargo, se dispone de una serie de terapias prometedoras, que se dividen en tres categorías de tratamiento. Los brotes agudos (recaídas) se tratan con corticoesteroides y aceleran la recuperación acortando la duración de los episodios. Las terapias crónicas disminuyen la tasa y el número total de recaídas suprimiendo o modulando la función inmunológica. Los agentes inmunomoduladores como el interferón beta-1a y beta-1b actúan reduciendo la proliferación de células T e impidiendo la transmigración de células inmunológicas a través de la barrera hematoencefálica. Los fármacos inmunosupresores como el fingolimod secuestran las células T autorreactivas en los **ganglios linfáticos** y bloquean su capacidad para infiltrarse en el SNC. Las terapias sintomáticas abordan las complicaciones de la enfermedad. Por ejemplo, la espasticidad, uno de los síntomas más debilitantes de la EM, se trata con fisioterapia, terapia ocupacional y baclofeno oral, un relajante muscular esquelético.

Los tratamientos para la EM siguen aumentando casi exponencialmente en número y eficacia. El reciente descubrimiento de que la EM no es un trastorno autoinmune mediado puramente por células T, y que las células B también desempeñan un papel clave en la patogénesis, representa un cambio importante en nuestro pensamiento conceptual sobre la patogénesis y la fisiopatología de la EM. Los resultados de varios ensayos clínicos recientes han demostrado que el ocrelizumab, un anticuerpo monoclonal que se une a la proteína CD20 de los linfocitos B y provoca su destrucción, prácticamente elimina las recaídas y la aparición de nuevas lesiones por resonancia magnética. Los notables avances en el tratamiento de la EM como resultado de un mejor conocimiento de la patogénesis inmunológica de la enfermedad, incluidas las nuevas terapias basadas en células B, tienen la capacidad de cambiar drástica y favorablemente las perspectivas a largo plazo de muchos pacientes. ■

Resumen del capítulo

- La contracción del músculo esquelético produce movimiento por su acción sobre el esqueleto.
- Las neuronas motoras activan a los músculos esqueléticos.
- La retroalimentación sensorial de los músculos es importante para el control preciso de la contracción muscular.
- La sensibilidad y los estímulos de salida de los receptores sensoriales, como el huso muscular, se pueden ajustar.
- La médula espinal contiene un número de circuitos reflejos importantes para el inicio y el control del movimiento.
- La función motora de la médula espinal tiene influencia de centros superiores en el tronco encefálico y cerebro.
- El nivel superior del control motor proviene de la corteza cerebral y es ejercido a través de la vía corticoespinal.

- Las lesiones de la corteza motora o del tracto corticoespinal producen déficits motores conocidos como signos de la neurona motora superior (NMS), que consisten en debilidad, espasticidad, hiperreflexia y un signo positivo de Babinski.
- Los ganglios basales y el cerebelo retroalimentan las áreas de control motor de la corteza cerebral y el tronco encefálico.
- Los daños en los ganglios basales producen discinesias motoras que se manifiestan como escasez de movimientos o presencia de movimientos involuntarios.
- Los daños en el cerebelo producen alteraciones de la coordinación muscular conocidas como ataxia y déficits en el equilibrio, la marcha y los movimientos oculares.

Preguntas de revisión del capítulo

1. ¿Qué tipo de unidad motora es de capital importancia para la generación de la potencia muscular necesaria para el mantenimiento de la postura?

    A. De umbral bajo, resistente a la fatiga.
    B. De umbral alto, fatigable.
    C. De control intrafusal por neuronas γ.
    D. De umbral alto y fuerza importante.
    E. De control extrafusal por neuronas γ.

2. Un familiar encuentra inconsciente en la cocina a un varón de 54 años con antecedentes de hipertensión y diabetes. Es trasladado en ambulancia a urgencias de un hospital local donde es estabilizado. No responde a ninguna orden verbal, pero en respuesta a un estímulo doloroso (pinchazo de alfiler) las cuatro extremidades se extienden rígidamente en una postura de descerebración clásica. ¿Qué vías motoras descendentes son responsables de producir la rigidez extensora observada en este paciente?

    A. Tracto corticoespinal y tracto corticobulbar.
    B. Tracto corticoespinal y tracto rubroespinal.
    C. Tracto rubroespinal solamente.
    D. Tracto vestibuloespinal y reticuloespinal.
    E. Vía cortico-ponto-cerebelosa.

3. Un hombre de edad avanzada sufre un accidente cerebrovascular que daña al vestibulocerebelo. ¿Qué tipo de trastornos de la función motora pueden presentarse en este paciente?

    A. Parálisis y espasticidad.
    B. Problemas de caídas y de la marcha.
    C. Hiperreflexia.
    D. Movimientos atáxicos de los dedos al intentar coger objetos pequeños.
    E. Dificultad para aprender nuevos movimientos diestros.

4. Un paciente con sospecha de ictus acude al servicio de urgencias de un hospital local. Una resonancia magnética revela la presencia de una lesión en la cápsula interna derecha. ¿Cuál de los siguientes signos o síntomas revelará el examen neurológico de este paciente?

    A. Temblor basculante.
    B. Debilidad y espasticidad.
    C. Pérdida de reflejos miotáticos.
    D. Fasciculaciones musculares.
    E. Ataxia de las extremidades con fuerza muscular normal.

1. **La respuesta correcta es A.** El mantenimiento de la postura requiere acción continua del músculo. Las unidades motoras de umbral bajo resistentes a la fatiga son de tipo activo para el control postural. Las fibras musculares intrafusales no contribuyen a la generación de fuerza; su función principal es mantener la sensibilidad de los husos musculares.

2. **La respuesta correcta es D.** Las lesiones que producen rigidez descerebrada se localizan en el mesencéfalo o en la protuberancia superior del tronco encefálico e interrumpen bilateralmente los tractos corticoespinal y rubroespinal. Ambos tractos motores facilitan principalmente los músculos flexores. Los tractos vestibuloespinal y reticuloespinal se originan en núcleos del tronco encefálico en la protuberancia y la médula y, por lo tanto, no se ven afectados por lesiones más altas en el tronco encefálico. La activación refleja de estos tractos motores con sesgo extensor por un estímulo nocivo es responsable de producir la típica postura de descerebración. El tracto corticobulbar se proyecta desde la corteza motora hasta los núcleos motores de los nervios craneales del tronco encefálico y controla los músculos de la cabeza y la cara. La vía córtico-ponto-cerebelosa envía copias de las instrucciones motoras al cerebelo y forma parte del sistema de corrección de errores del espinocerebelo.

3. **La respuesta correcta es B.** El vestibulocerebelo actúa junto con el sistema vestibular para ayudar a controlar el balance, equilibrio y locomoción. El daño al vestibulocerebelo produce inestabilidad troncal, una postura más amplia y ataxia de la marcha. La parálisis, espasticidad e hiperreflexia son signos NMS que se relacionan con daños de la corteza motora o la vía corticoespinal. Las lesiones del espinocerebelo provocan ataxia de las extremidades, incluidos movimientos atáxicos de los dedos. La dificultad para aprender nuevos movimientos diestros se relaciona con daño de los hemisferios del cerebelo laterales (cerebrocerebelo).

4. **La respuesta correcta es B.** La cápsula interna es un enorme haz de fibras en forma de abanico situado en las profundidades del cerebro. El tracto corticoespinal atraviesa la cápsula interna en su camino desde la corteza motora hasta la médula espinal. Una lesión de la cápsula interna daña el tracto corticoespinal y produce signos de motoneurona superior (NMS), como debilidad y espasticidad. El temblor basculante se observa en pacientes con enfermedad de Parkinson y está causado por un desequilibrio neuroquímico (pérdida de dopamina) en el cuerpo estriado. La pérdida de reflejos miotáticos y las fasciculaciones musculares son signos de enfermedad de las neuronas motoras inferiores y se deben a lesiones de las células del asta ventral de la médula espinal o de sus axones. La ataxia de las extremidades con fuerza muscular normal se observa en la enfermedad cerebelosa.

Ejercicios de aplicación clínica 5-1

CARPINTERO INESTABLE

Un carpintero de 55 años acude para evaluación de la inestabilidad y dificultad para caminar. Su problema empezó hace casi 1 año, cuando presentó sensación de desequilibrio al intentar ponerse sus pantalones mientras estaba de pie. En su lugar, tuvo que empezar a hacerlo sentado al lado de la cama. Unos cuantos meses después también notó una sensación de inestabilidad al estar de pie o maniobrando en aglomeraciones. Durante el último año, las dificultades han empeorado ligeramente. Su salud ha sido buena desde otros puntos de vista. No hay antecedentes familiares de problemas similares.

La exploración muestra fuerza normal de los músculos de la extremidad inferior bilateralmente. Los reflejos de estiramiento muscular son normales, al igual que la función sensorial de las piernas. Cuando se le pide hacer una prueba de coordinación, donde tiene que tumbarse de espaldas y recorrer con el talón de un pie la espinilla de la pierna opuesta, presenta dificultad para mantener su talón con precisión a lo largo de la espinilla. Durante la bipedestación, coloca sus pies más separados de lo normal y, cuando se le pide acercar uno al otro, se observa notablemente inestable. No puede hacer satisfactoriamente la prueba de "caminata en línea", como la que aplica la policía para verificar una intoxicación por alcohol. La coordinación de las extremidades superiores, que se valora haciéndolo tocar con el extremo de su dedo índice la punta de la nariz, es normal. El paciente tiene una larga historia de abuso de alcohol pero niega haber bebido antes de la cita de hoy.

PREGUNTAS

1. ¿De qué porción del sistema nervioso sería la lesión que mejor correspondería al patrón de disfunción mostrado en la exploración neurológica en este paciente?

2. ¿Qué dice acerca de la localización de la lesión el hecho de que los problemas del paciente afectan la coordinación de la extremidad pélvica pero conservan la de la superior?

RESPUESTAS

1. El sitio más probable de daño en este paciente es el cerebelo. Los problemas en la coordinación (es decir, ataxia de las extremidades inferiores) y una marcha de base ancha sugieren fuertemente disfunción del cerebelo, en particular cuando la exploración neurológica no muestra anomalías en la fuerza muscular o la sensibilidad de las extremidades involucradas.

2. El paciente muestra alteraciones de coordinación de las extremidades pélvicas, en forma de problemas para el recorrido suave del talón de un pie sobre la espinilla de la pierna opuesta, la llamada distaxia de talón-espinilla. La dificultad que muestra en la prueba de "caminar en línea" también es manifestación de ataxia de las extremidades inferiores. Lo más probable es que este paciente padezca "síndrome cerebeloso anterior", degeneración del lóbulo anterior del cerebelo causada por una carencia de tiamina. La deficiencia de **vitamina B1 (tiamina)** se produce a menudo en alcohólicos crónicos debido a una dieta y nutrición deficientes. La degeneración y atrofia del cerebelo comienza normalmente en el polo anterior del cerebelo y progresa hacia atrás. Las entradas motoras y sensoriales al cerebelo están organizadas somatotópicamente con los pies y las piernas representados más cerca del polo anterior, lo que explica por qué los signos y síntomas neurológicos observados en las primeras fases de este síndrome se limitan a las extremidades inferiores.

6 Sistema nervioso autónomo

Objetivos del aprendizaje activo

Con el dominio del material de este capítulo, usted será capaz de:

- Describir las vías eferentes del sistema nervioso autónomo, desde el sistema nervioso central (SNC) hasta los órganos efectores, y explicar cómo difieren de la vía que va desde una neurona motora hasta la unión neuromuscular.
- Explicar la diferencia entre los sistemas nerviosos parasimpático y simpático en términos de localización de neuronas preganglionares, ubicación de los ganglios y principales neurotransmisores utilizados.
- Dar ejemplos de cotransmisores en el sistema nervioso autónomo y describir su función.
- Explicar la transmisión no adrenérgica-no colinérgica y dar un ejemplo.
- Describir la función de los sistemas nerviosos parasimpático y simpático.

- Explicar la participación de los receptores colinérgicos y adrenérgicos en la función autonómica.
- Explicar la importancia de la activación tónica de los sistemas nerviosos parasimpático y simpático.
- Explicar cómo influye la inhibición presináptica en la función autonómica.
- Describir la integración autonómica en el ojo.
- Explicar el fenómeno de reversión de la epinefrina.
- Explicar el mecanismo de intoxicación por organofosforados, sus consecuencias fisiológicas y tratamiento.
- Describir de qué manera los neuroestimulantes pueden producir efectos que ponen en riesgo la vida.
- Explicar el "síndrome del queso", relacionado con los inhibidores de la monoaminooxidasa.
- Describir el impacto fisiológico del feocromocitoma y su tratamiento.

INTRODUCCIÓN

El sistema nervioso puede ser dividido en sistema nervioso central (SNC), constituido por el encéfalo y la médula espinal, y **sistema nervioso periférico (SNP)**, formado por los nervios y ganglios localizados fuera del SNC. El **sistema nervioso autónomo (SNA)** es uno de los componentes del SNP y actúa como conducto entre el SNC y los órganos periféricos. La información sobre el funcionamiento subconsciente de los órganos periféricos se transmite a los centros de control homeostático en el hipotálamo y el tronco encefálico. La regulación autonómica de estos órganos es regulada por información del hipotálamo y del tronco encefálico basada en estos estímulos internos, así como en estímulos externos interpretados por otras regiones del encéfalo, como el sistema límbico y la corteza cerebral. De esta manera, el SNA mantiene la homeostasia y estimula las modificaciones necesarias para la función de los órganos como respuesta a los estímulos.

ANATOMÍA DEL SISTEMA NERVIOSO AUTÓNOMO

Las dos divisiones principales del SNA son el **sistema nervioso parasimpático (SNPS)** y el **sistema nervioso simpático (SNS)**. El primero puede ser pensado como el sistema de "reposo y digestión", y se ocupa de regular el funcionamiento normal de los órganos. El SNS, por su parte, es el sistema de "pelear o huir", y regula el funcionamiento de los órganos durante la excitación, el estrés y el peligro. El sistema nervioso intestinal suele ser considerado una tercera división del SNA y regula el funcionamiento del aparato digestivo. Será abordado de manera independiente del SNPS y del SNS en el capítulo 27. Tanto el SNPS como el SNS son vías de dos neuronas, pero difieren en su localización.

El sistema nervioso autónomo consta de una vía eferente de dos neuronas

El SNC se comunica con los músculos a través del sistema motor somático, constituido por un cuerpo neuronal en la médula espinal y un axón que termina en los músculos, en una región especializada llamada unión neuromuscular (UNM; fig. 6-1). A diferencia de esta vía de una neurona, el SNA consta de vías eferentes de dos neuronas; la primera se ubica en el tronco encefálico, en regiones de la médula espinal sacra o en el área gris intermediolateral de la médula espinal. Su axón se proyecta hacia una segunda neurona, ubicada fuera del SNC. Los cuerpos de las segundas neuronas se unen con células de sostén en un **ganglio**, y su axón se proyecta hacia el órgano efector. El SNA se organiza a partir de los ganglios, de manera que la primera neurona es conocida como **neurona preganglionar** y su axón es la **fibra** o **axón preganglionar**, y la segunda neurona es la ganglionar o **posganglionar** y su axón es la **fibra** o **axón posganglionar**. El axón preganglionar es una fibra B de conducción lenta, ligeramente mielinizada, en tanto el axón posganglionar es una fibra C no mielinizada, de menor tamaño y conducción más lenta que el axón preganglionar. A diferencia del axón de una neurona motora, que termina en un botón sináptico del músculo, los axones posganglionares constan de múltiples regiones especializadas para la secreción de neurotransmisores, llamadas varicosidades, que se alinean por toda su longitud en una forma similar a las cuentas de un collar. En lugar de liberar el neurotransmisor desde una terminal presináptica yuxtapuesta con receptores en las dendritas neuronales postsinápticas, como ocurre en el SNC, los neurotransmisores de las varicosidades son liberados hacia el líquido extracelular, desde donde son difundidos por una corta distancia

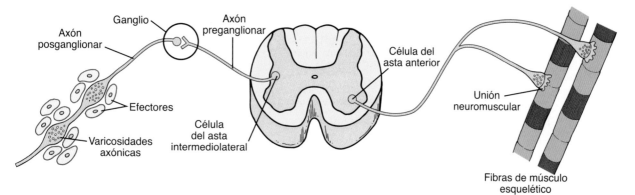

Figura 6-1 **Comparación del sistema nervioso autónomo (SNA) con el sistema motor somático.** El SNA utiliza una vía de dos neuronas y libera neurotransmisores en las varicosidades. El sistema motor somático utiliza una vía de una sola neurona y libera neurotransmisores desde terminaciones nerviosas localizadas.

hacia las células efectoras y los receptores. En algunos órganos, estas células efectoras pueden transmitir luego la información a otras por vía eléctrica, mediante uniones abiertas o en hendidura. Las varicosidades permiten que una fibra estimulada libere simultáneamente neurotransmisores en diversas zonas del órgano efector, lo que resulta en un mayor impacto coordinado sobre el órgano.

El SNPS y el SNS difieren en la localización de sus neuronas y ganglios preganglionares

Existen diferencias entre el SNPS y el SNS respecto a la localización de las neuronas preganglionares y posganglionares (fig. 6-2). Las neuronas preganglionares del SNPS se ubican en el tronco encefálico y en la porción sacra (la más baja) de la médula espinal. Juntas, estas regiones se conocen como **craneosacras**. Los ganglios del SNPS se localizan dentro o cerca de los órganos efectores, lo que da como resultado una fibra preganglionar larga y una posganglionar corta. Las fibras preganglionares del SNPS en el tronco encefálico se vinculan con varios **nervios craneales** (NCs; tabla 6-1).

Las neuronas preganglionares del SNS se localizan en las regiones medias de la médula espinal: las porciones torácica y lumbar (*véase* fig. 6-2), que juntas son conocidas como **división toracolumbar**. La mayoría de los ganglios del SNS son **simpático paravertebrales** y se ubican a los lados de la médula espinal en una "**cadena**" simpática. Debido a la proximidad de la médula espinal, las fibras preganglionares del SNS son cortas y las posganglionares son largas. Sin embargo, existen algunas excepciones a esta disposición general, en las que las fibras preganglionares del SNS son mucho más largas. Los ganglios celiaco, mesentérico superior y mesentérico inferior son los **ganglios colaterales** (**prevertebrales**), localizados más allá de los ganglios paravertebrales, en el abdomen y la pelvis. Otra excepción es la de la médula suprarrenal, un órgano terminal directamente inervado por axones simpáticos *preganglionares* de manera análoga a los ganglios simpáticos, pero que carece de neuronas posganglionares. Así, los axones preganglionares que se proyectan hacia la médula suprarrenal y hacia los ganglios colaterales son más largos que los axones preganglionares del SNS, por lo general cortos.

NEUROTRANSMISORES DEL SISTEMA NERVIOSO AUTÓNOMO

El SNA consta principalmente de fibras colinérgicas y adrenérgicas. El SNPS es por completo un sistema colinérgico, mientras que el SNS utiliza acetilcolina (ACh), norepinefrina (NE) y epinefrina (Epi). El neurotransmisor principal de la fibra posganglionar del SNS depende del órgano al que se dirige.

Todos los axones preganglionares liberan acetilcolina

Todas las neuronas que envían proyecciones fuera del SNC (motoras, del SNPS y del SNS) son colinérgicas y liberan ACh de sus axones (fig. 6-3). La ACh liberada desde neuronas motoras interactúa con los receptores nicotínicos en la UNM, mientras que la ACh de las fibras preganglionares interactúa con los receptores nicotínicos en la membrana postsináptica de las neuronas posganglionares simpáticas y parasimpáticas. Los receptores nicotínicos en la UNM son de un subtipo diferente (N_m) al de los ganglios (N_n), pero ambos abren canales iónicos selectivos de cationes cuando son activados por la ACh o por otro agonista. Esto permite el ingreso de iones de sodio (Na^+) y la despolarización de la membrana, que da como resultado una contracción muscular en la UNM o una despolarización de las fibras posganglionares. Dicha despolarización puede generar un potencial de acción conducido por fibras nerviosas y puede dar como resultado la liberación de neurotransmisores.

Las neuronas posganglionares parasimpáticas liberan acetilcolina, en tanto las neuronas posganglionares simpáticas liberan principalmente norepinefrina

En el SNPS, todas las neuronas posganglionares son colinérgicas y sintetizan y liberan ACh desde el axón posganglionar hacia el órgano efector, donde pueden interactuar con receptores muscarínicos. La ACh es sintetizada a partir de la colina, que es transportada hacia la terminal presináptica, y de la acetilCoA de las mitocondrias (fig. 6-4). La ACh se sintetiza en el citosol y después es trasladada hacia la vesícula sináptica a través de un transportador asociado con la vesícula (TAV). Tras la despolarización de la membrana a partir de un potencial de acción y tras la apertura de canales de calcio regulados por vol-

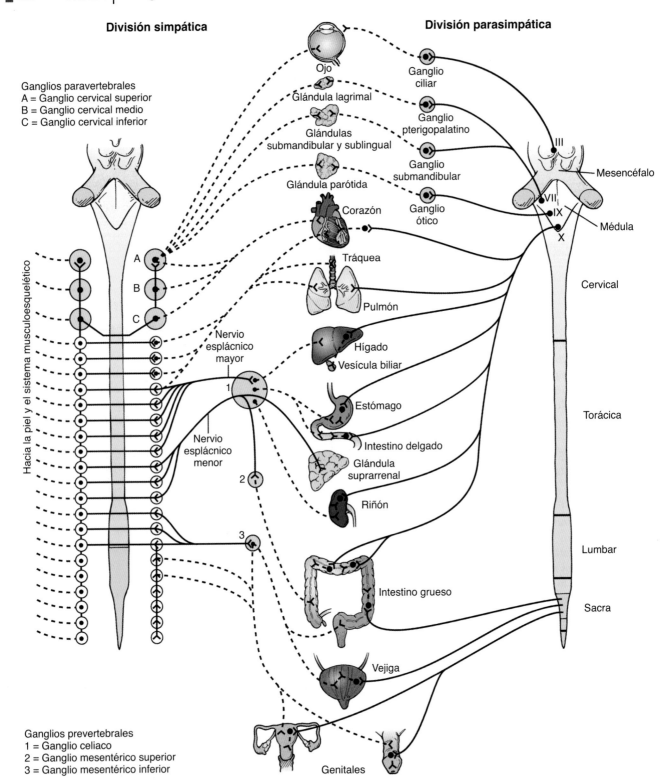

Figura 6-2 **Organización específica de órganos del sistema nervioso autónomo.** Se señalan los axones preganglionares con *líneas continuas* y los posganglionares con *líneas discontinuas.* Los axones simpáticos destinados a la piel y al sistema musculoesquelético se muestran en el lado izquierdo de la médula espinal. Observe los llamados ganglios paravertebrales y prevertebrales.

taje, las vesículas sinápticas se liberan de las proteínas de anclaje citosólicas, migran para fusionarse con la membrana plasmática y liberan ACh allí donde pueden actuar sobre receptores colinérgicos pre y postsinápticos. Después de su liberación, la ACh es rápidamente hidrolizada a colina y acetato por la enzima acetilcolinesterasa (AChE), localizada en la membrana postsináptica. La colina puede entonces ser llevada de regreso a la terminal presináptica, donde puede reciclarse para producir más ACh.

TABLA 6-1 Orígenes e inervaciones de las fibras del SNPS

Localización de la neurona preganglionar	Localización de los axones preganglionares	Terminación del axón preganglionar	Órgano efector posganglionar	Principales efectos
Núcleo de Edinger-Westphal	Nervio oculomotor (NC III)	**Ganglio ciliar**	Ojo	Miosis (constricción pupilar) Acomodación
Núcleos salivatorios superiores	Nervio facial (NC VII)	**Ganglio pterigopalatino**	Glándula lagrimal	Lagrimeo
			Mucosas nasal y palatina	Aumento de las secreciones
		Ganglio submandibular	Glándulas submandibular y sublingual	Salivación
Núcleos salivatorios inferiores	Nervio glosofaríngeo (NC IX)	Ganglio ótico	Glándula parótida	Salivación
Núcleo ambiguo Núcleos motores dorsales	Nervio vago (NC X)	Plexo cardiaco	Corazón	Disminución de la frecuencia y de la fuerza de contracción cardiacas
		Plexo pulmonar	Pulmones	Broncoconstricción
				Aumento de las secreciones pulmonares
		Plexo mientérico Plexo submucoso	Tracto gastrointestinal	Aumento de la motilidad gástrica
				Aumento de las secreciones gástricas
Médula espinal sacra (S2, S3, S4)	Nervios pélvicos	Plexo mientérico Plexo submucoso	Porción inferior del intestino grueso	Aumento de la motilidad
				Aumento de las secreciones
		Plexo hipogástrico	Vejiga	Micción
			Órganos de la reproducción	Erección

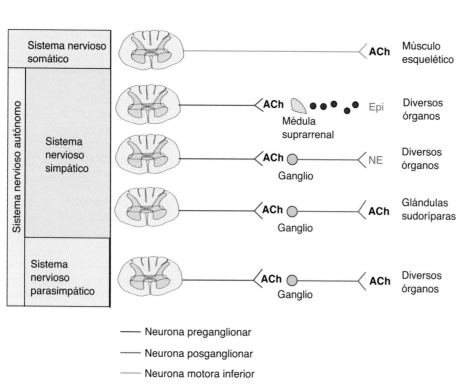

Figura 6-3 **Neurotransmisores sintetizados y liberados por los sistemas nerviosos somático y autonómico.** La acetilcolina (ACh) es liberada desde todos los axones que emergen de la médula espinal. Los axones posganglionares del sistema nervioso parasimpático también liberan ACh. Los axones posganglionares del sistema nervioso simpático liberan principalmente NE, excepto aquellos que inervan las glándulas sudoríparas, que liberan ACh. La activación simpática de la médula suprarrenal por parte de fibras preganglionares libera epinefrina directamente en la corriente sanguínea.

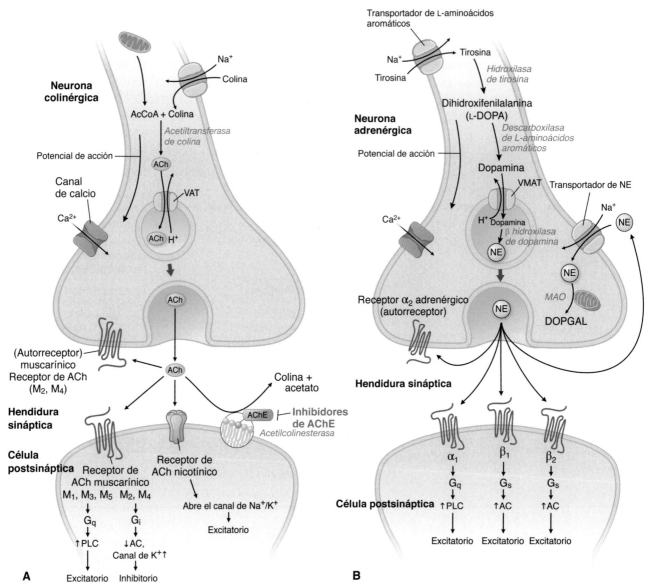

Figura 6-4 **Síntesis y degradación de la acetilcolina (Ach) y la norepinefrina (NE).** (**A**) La acetilcolina se sintetiza a partir de colina y acetilCoA, es transportada al interior de las vesículas, se libera en una forma dependiente del calcio y se degrada en la hendidura sináptica por la acetilcolinesterasa. Puede interactuar con receptores muscarínicos o nicotínicos (que se muestran en la figura sobre la misma membrana pero que, en general, se localizan en diferentes células postsinápticas). (**B**) La tirosina es precursora de todas las catecolaminas y se convierte en dopamina en el citosol, que es transportado luego hacia las vesículas. Una vez allí puede convertirse en NE si está presente la enzima dopamina-β-hidroxilasa. La norepinefrina es liberada en una forma dependiente del calcio. Se elimina mediante la captación por parte del transportador de norepinefrina, o puede también difundirse, ser captada por otros tipos celulares o degradarse por la catecol-*O*-metiltransferasa (no se muestra en la figura). En el citosol, puede ser reciclada al interior de la vesícula o degradada por la monoaminooxidasa. Después de su liberación, la NE puede interactuar con receptores α o β adrenérgicos (aparecen en la figura sobre la misma membrana pero, en general, se ubican en diferentes células postsinápticas).

El SNS utiliza principalmente NE, a veces llamada noradrenalina, como la molécula de señalización que se libera desde los axones posganglionares. La NE es una catecolamina sintetizada a partir del precursor común de las catecolaminas, la tirosina (*véase* fig. 6-4), que es transportada hacia la terminal presináptica y convertida en L-dopa y, luego, en dopamina. Esta es trasladada hacia las vesículas sinápticas por el transportador vesicular de monoaminas (TVMA). Si la vesícula contiene

la enzima dopamina-β-hidroxilasa, la dopamina se convierte en NE. El exceso de dopamina presente en el citosol puede ser metabolizado por la monoaminooxidasa (MAO), una enzima localizada en la membrana externa de la mitocondria. Después de secretarse, la NE interactúa con receptores adrenérgicos pre y postsinápticos. A diferencia de la Ach, que es degradada en el líquido extracelular, la NE se difunde alejándose hacia donde pueda luego ser degradada por la **catecol-*O*-metiltransferasa**

(COMT) o captada nuevamente en la terminal presináptica por el transportador de norepinefrina (TNE); allí puede ser entonces degradada por la MAO o reciclada por el TVMA hacia la vesícula.

Hay dos casos en los que el SNS utiliza neurotransmisores diferentes de la NE en los órganos efectores (*véase* fig. 6-3). El primero es el de las glándulas sudoríparas, donde los axones posganglionares simpáticos sintetizan y liberan la Ach que, luego, interactúa con los receptores muscarínicos para aumentar la sudoración. La segunda involucra la médula suprarrenal, que recibe estímulos del axón simpático *preganglionar* y actúa como ganglio simpático. En lugar de un axón posganglionar, las células cromafines de la médula suprarrenal secretan directamente Epi, a veces llamada adrenalina, que circula entonces de manera periférica como una hormona (fig. 6-5). La Epi se sintetiza a partir de la NE por acción de la enzima feniletanolamina *N*-metiltransferasa. Alrededor del 20% de los neurotransmisores liberados por la médula suprarrenal son NE, mientras que la Epi constituye el 80% restante.

Muchas fibras posganglionares autonómicas contienen cotransmisores junto con acetilcolina y norepinefrina

Además del neurotransmisor principal en las fibras autonómicas, las fibras posganglionares autonómicas pueden contener cotransmisores que regulan la función del primero. A menudo, estos cotransmisores se unen en grandes y densas vesículas centrales dentro del cuerpo celular, y son transportados dentro de la vesícula hacia la sinapsis. También existen cotransmisores que se colocalizan con el neurotransmisor primario en las vesículas transparentes más pequeñas, ubicadas más cerca de la membrana sináptica. Las vesículas más alejadas de dicha membrana requieren una mayor estimulación para producir su movilización y la liberación de neurotransmisores. De esta manera, la acción de un neurotransmisor primario puede ser regulada en los momentos de mayor actividad y, así, modificar la duración o

extensión de la respuesta postsináptica. Han sido identificados varios cotransmisores, incluyendo ATP, adenosina, neuropéptido Y, péptido intestinal vasoactivo, péptido relacionado con el gen de calcitonina y sustancia P.

Algunas fibras autonómicas no contienen acetilcolina ni norepinefrina sino que, en su lugar, presentan transmisión no adrenérgica-no colinérgica

Aunque la mayoría de las fibras del SNA están relacionadas con ACh o NE, hay otras que se comunican utilizando moléculas señalizadoras diferentes, como el óxido nítrico, que se encuentra en ciertas fibras no adrenérgicas-no colinérgicas (NANC) del SNPS, como las que inervan los cuerpos cavernosos del pene. El óxido nítrico es un gas que se forma antes de la sinapsis y a partir de la arginina, por la acción de la enzima sintasa de óxido nítrico y en respuesta a un aumento del calcio citosólico. Una vez sintetizado, se difunde fuera de la terminal presináptica al interior de la postsináptica, donde activa la ciclasa guanilil para producir GMP cíclico (GMPc). Este activa la proteína cinasa G, la cual fosforila ciertas proteínas y da como resultado la relajación del músculo liso y la vasodilatación. En los cuerpos cavernosos, la vasodilatación lleva a la ingurgitación del pene y produce una erección (fig. 6-6). La acción del GMPc finaliza cuando es degradado por las fosfodiesterasas. Ciertos tipos de inhibidores de la fosfodiesterasa son utilizados para prolongar la acción del GMPc y, por lo tanto, permiten tratar trastornos como la disfunción eréctil. Son ejemplos de tales medicamentos el sildenafil (nombre comercial, Viagra˚), el tadalafil (Cialis˚) y el vardenafil (Levitra˚). El sistema nervioso intestinal también hace uso del óxido nítrico, así como de compuestos como el péptido intestinal vasoactivo y la sustancia P, en las fibras no adrenérgicas-no colinérgicas.

SISTEMA NERVIOSO PARASIMPÁTICO

Las neuronas preganglionares del SNPS se localizan en núcleos específicos de los NC (grupos de neuronas) del tronco encefálico (*véanse* tabla 6-1 y fig. 6-2). Los axones preganglionares viajan a lo largo de ese NC para terminar en los ganglios parasimpáticos. Estos pueden ser ganglios reales (es decir, un grupo de células) localizados a corta distancia del órgano inervado por el axón posganglionar, como ocurre con los NC III, NC VII y NC IX. Los "ganglios" del NC X (nervio vago) y los nervios pélvicos, sin embargo, no son ganglios reales, sino más bien plexos nerviosos, redes ramificadas de nervios que se intersectan y vasos sanguíneos ubicados dentro o muy cerca del propio órgano efector.

El SNPS participa en funciones homeostáticas normales

Muchos órganos reciben estímulos moderados del SNPS bajo condiciones normales, cuando un individuo se encuentra en un ambiente seguro y sin estrés. Esta regulación puede modificarse por aumento o disminución de los estímulos de ingreso al SNPS. Hasta un 75% de la actividad parasimpática puede estar mediada por el nervio vago. La activación del SNPS dará como resultado la **miosis** (contracción de la pupila), así como la acomodación del cristalino, lagrimeo, salivación, bradicardia, disminución de la fuerza de contracción miocárdica, broncoconstricción y aumento de las secreciones bronquiales, incremento de las secreciones digestivas y de la motilidad GI, y micción (tabla 6-2).

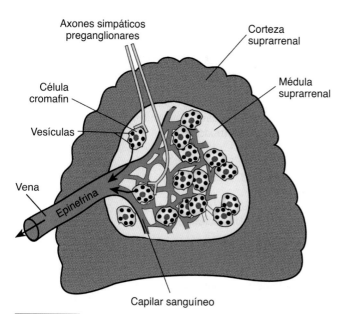

Figura 6-5 **Inervación simpática de la médula suprarrenal.** Los axones simpáticos preganglionares terminan en las células cromafines. Cuando son estimuladas, estas liberan epinefrina en la circulación.

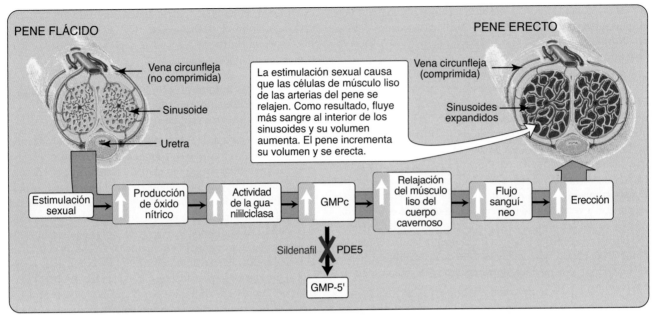

Figura 6-6 Regulación de la erección del pene por el sistema nervioso parasimpático (SNPS) a través de neurotransmisores no adrenérgicos-no colinérgicos (NANC). La liberación de óxido nítrico desde las fibras posganglionares del SNPS NANC actúa en los cuerpos cavernosos para producir la relajación del músculo liso, permitiendo así la obstrucción por el incremento del flujo sanguíneo y la consiguiente erección. La fosfodiesterasa de tipo 5 (FDE5) convierte el GMPc en GMP-5′, reacción que puede impedirse mediante inhibidores selectivos de la FDE5, como el sildenafil.

TABLA 6-2 Respuestas de los efectores a la estimulación parasimpática y simpática

Región	Efector	Parasimpático (receptores muscarínicos)	Simpático (receptores adrenérgicos)
Ojos y cara	Pupila	Constricción: a través de la contracción del músculo circular (miosis)	Dilatación (α_1): a través de la contracción del músculo radial (midriasis)
	Músculo ciliar	Contracción	Relajación (β_2)
	Músculo de Müller	Ninguna	Contracción (α_1)
	Glándula lagrimal	Secreción	Ninguna
	Glándulas nasales	Secreción	Inhibición (α_1)
	Glándulas salivales	Secreción	Secreción de amilasa (β)
Piel	Glándulas sudoríparas	Ninguna	Secreción (receptores colinérgicos muscarínicos)
	Músculo piloerector	Ninguna	Contracción (α_1)
Vasos sanguíneos	Piel (general)	Ninguna	Constricción (α)
	Músculos faciales y del cuello	Dilatación (¿?)*	Constricción (α)
			Dilatación (¿?)*
	Músculo esquelético	Ninguna	Dilatación (β_2)
			Constricción (α)
	Vísceras	Ninguna	Constricción (α_1)
Corazón	Nodo SA	Disminución de la frecuencia cardiaca	Aumento de la frecuencia cardiaca ($\beta_1 > \beta_2$)
	Nodo AV	Disminución de la velocidad de conducción	Aumento de la velocidad de conducción ($\beta_1 > \beta_2$)
	Aurículas	Disminución de la contractilidad	Aumento de la contractilidad ($\beta_1 > \beta_2$)
	Ventrículos	Efecto leve	Aumento de la contractilidad ($\beta_1 > \beta_2$)

TABLA 6-2 Respuestas de los efectores a la estimulación parasimpática y simpática (*Continuación*)

Región	Efector	Parasimpático (receptores muscarínicos)	Simpático (receptores adrenérgicos)
Pulmones	Bronquiolos	Constricción	Dilatación (β_2)
	Glándulas	Secreción	Disminución (α_1)
			Aumento (β_2)
Tracto gastrointestinal	Músculos de la pared	Contracción	Relajación (α, β_2)
	Esfínteres	Relajación	Contracción (α_1)
	Glándulas	Estimulación	Inhibición (α_2)
Funciones metabólicas	Hígado	Ninguna	Glucogenólisis y gluconeogénesis (α_1, β_2)
	Páncreas (insulina)	Mayor secreción	Disminución de la secreción (α_2)
	Células adiposas	Ninguna	Lipólisis (β_3)
	Riñón	Ninguna	Liberación de renina (β_1)
	Médula suprarrenal	Ninguna	Secreción de norepinefrina (colinérgica nicotínica)
Aparato urinario	Uréter	Relajación	Contracción (α_1)
	Músculo detrusor	Contracción	Relajación ($\beta_3 > \beta_2$)[†]
	Esfínter	Relajación	Contracción (α_1)
Aparato reproductor	Útero	Variable	Contracción (α_1)
			Relajación (β_2)
	Genitales	Erección (ACh y ON)	Eyaculación / contracción vaginal (α)
Terminaciones nerviosas autonómicas	Autorreceptor	Inhibición presináptica de la liberación de ACh	Inhibición presináptica de la liberación de NE (α_2)
	Heterorreceptor	Inhibición presináptica de la liberación de NE	Inhibición presináptica de la liberación de ACh (α_2)

*El estatus de la actividad vasodilatadora en la cara (como se observa en el rubor o en la respuesta a la exposición al frío) aún genera controversia.

[†] La contribución de β_2 vs. β_3 a la relajación de músculo detrusor es controvertida.

ACh, acetilcolina; ON, óxido nítrico; NE, norepinefrina.

Los efectos del SNPS son mediados por receptores colinérgicos

En muchos órganos existe una relación 1:1 entre el axón preganglionar del SNPS y el axón posganglionar, de modo que el efecto de la activación preganglionar es muy discreto en el órgano efector. Al activarse, los axones posganglionares del SNPS liberan ACh, que activa los receptores muscarínicos en el órgano efector. La familia de receptores muscarínicos consta de cinco subtipos enlazados a dos vías de señal diferentes, que pueden verse en la figura 3-12. Los receptores M_1, M_3 y M_5 activan la proteína G G_q, lo que da como resultado la hidrólisis del difosfato de fosfatidilinositol (FIF_2) en diacilglicerol (DAG) y trifosfato de inositol (FI_3). El diacilglicerol puede activar la proteína cinasa C, lo cual resulta en la fosforilación de numerosas proteínas. El trifosfato de inositol puede liberar calcio del retículo endoplásmico o del sarcoplásmico, que puede producir a su vez la contracción de las células. Otras moléculas de señalización celular se activan también y regulan finalmente la función celular. Los subtipos muscarínicos M_2 y M_4 activan la proteína G G_i, lo que da como resultado una menor actividad de la adenililciclasa y el consiguiente decremento de los niveles de AMPc. Además, la activa-

ción de la proteína G G_i puede abrir ciertos canales de potasio, lo cual lleva a la hiperpolarización de la membrana y al cierre de algunos canales de calcio presinápticos para disminuir luego la secreción vesicular. Algunos receptores M_2 se ubican de manera presináptica y funcionan como autorreceptores que producen una retroalimentación negativa para disminuir la secreción adicional de ACh. Los principales receptores muscarínicos en los órganos efectores autonómicos son los M_2 del corazón (que pueden causar la *disminución* de la frecuencia, la velocidad de conducción y la fuerza de la contracción cardiacas) y los M_3 del músculo liso y las glándulas (que pueden *incrementar* las secreciones y la contracción muscular).

SISTEMA NERVIOSO SIMPÁTICO

Los axones preganglionares del SNS abandonan la médula espinal, junto con los axones de las neuronas motoras, a través de la raíz ventral (fig. 6-7). Estas fibras mielinizadas se separan de los axones de las neuronas motoras para formar los *ramos comunicantes* blancos de los nervios torácicos y lumbares, y terminan en el ganglio simpático correspondiente. Estos axones pregan-

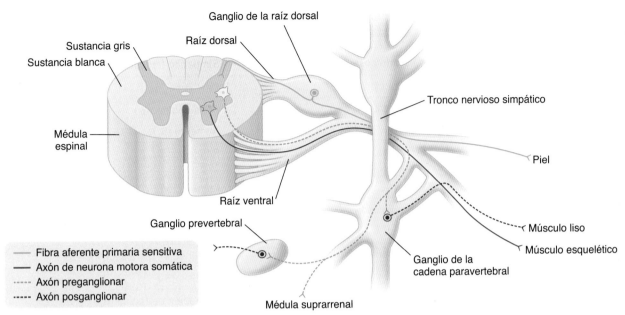

Figura 6-7 **Organización del sistema nervioso simpático.** Los axones preganglionares simpáticos (*línea azul discontinua*) abandonan los segmentos torácico y lumbar de la médula espinal junto con el axón de la neurona motora somática (*línea roja*) a través de la raíz ventral, y se proyectan hacia los ganglios paravertebrales y prevertebrales. Los axones posganglionares simpáticos (*línea morada discontinua*) abandonan los ganglios y se proyectan hacia los órganos efectores. La médula suprarrenal recibe estímulos de ingreso preganglionares y no cuenta con axones posganglionares. La información sensorial es recibida por neuronas con cuerpos celulares en el ganglio de la raíz dorsal y por axones que se proyectan tanto hacia la periferia como hacia la médula espinal (*línea verde continua*).

glionares del SNS pueden enviar proyecciones adicionales a los ganglios cercanos a lo largo del tronco simpático, lo que da como resultado un efecto más amplio y divergente de la activación neuronal preganglionar del SNS, y que contrasta con el efecto más discreto y directo de la activación neuronal preganglionar del SNPS. También en contraste con el SNPS, son las fibras *posganglionares* del SNS las que viajan en haces de nervios en dirección del órgano efector.

Los efectos del SNS son regulados principalmente por receptores adrenérgicos

Como ocurre con el SNPS, algunos órganos reciben activación tónica a través del SNS, lo que permite la mediación por aumento o disminución de la actividad del SNS. La activación del SNS prepara a una persona para luchar o huir mediante un aumento en el aporte de oxígeno y energía a órganos clave (tabla 6-3).

Al activarse el SNS, muchos órganos reciben estímulos de neuronas preganglionares en múltiples niveles de la médula espinal, debido a la **divergencia** de los axones preganglionares a lo largo de la cadena simpática. Se ha calculado que una neurona preganglionar simpática afecta 20 neuronas posganglionares. Los efectos de la NE en los órganos efectores son relativamente breves a causa de la recaptación de NE por parte del TNE y de su difusión desde la sinapsis. Los efectos de la Epi, sin embargo, persisten por mucho más tiempo. La Epi es liberada desde la médula suprarrenal después de su activación por parte de axones preganglionares del SNS, y actúa como una hormona que circula en la periferia y activa múltiples órganos.

Con excepción de las glándulas sudoríparas, que utilizan receptores colinérgicos muscarínicos, la estimulación del SNS causa la activación de los receptores adrenérgicos en los órganos efectores. Los principales subtipos adrenérgicos son α_1, α_2 y β_1, β_2 y β_3. Los receptores α_1 interactúan con las pro-

TABLA 6-3 **Efectos de la activación simpática sobre la respuesta de luchar o huir**

Efecto en el órgano	Utilidad para la respuesta de luchar o huir
Aumento de la frecuencia y la fuerza de contracción cardiacas	Aumento del aporte de oxígeno a órganos clave y músculos
Broncodilatación	Aumento del aporte de oxígeno
Midriasis (dilatación de las pupilas)	Aumento de la entrada de luz al ojo
Vasoconstricción	Disminución del flujo sanguíneo en caso de lesión
	Redistribución del flujo sanguíneo a órganos clave
Relajación de la vejiga y del intestino	Disminución del aporte de energía a órganos no utilizados durante el peligro
Sudoración	Disipación del calor generado por el aumento de la actividad muscular
Aumento de la gluconeogénesis y de la glucogenólisis en el hígado	Aumento de los aportes energéticos para su provisión a órganos clave
Disminución de la secreción de insulina	Conservación de las reservas de energía para su provisión a órganos clave
Lipólisis en el tejido adiposo	Uso de ácidos grasos para proveer energía a los músculos esqueléticos

ENFOQUE CLÍNICO | 6-1

Simpaticomiméticos indirectos

Un **simpaticomimético indirecto** es un compuesto transportado al interior de la célula a través del transportador de norepinefrina (TNE), del transportador de dopamina (TDA) y, en ocasiones, del transportador de serotonina (TSER). A continuación, es conducido hacia la vesícula sináptica a través del transportador vesicular de monoaminas (TVMA), como se muestra en la figura. Una vez dentro de la vesícula, el simpaticomimético indirecto desplaza la norepinefrina (NE) o la dopamina (DA) de la vesícula, lo que aumenta la concentración de NE o DA en el citosol, donde se puede fragmentar por la monoaminooxidasa. A raíz de la gran concentración citosólica, el TNE o el TDA actuarán en sentido inverso: llevarán las monoaminas *hacia dentro* de la hendidura sináptica y producirán así una secreción de neurotransmisores independientes del calcio.

La metanfetamina es un fármaco estimulante de abuso que constituye un ejemplo de un simpaticomimético indirecto. Además de su actividad simpaticomimética indirecta, realiza otras acciones, como la inhibición de la monoaminooxidasa (MAO), que también puede aumentar la activación adrenérgica o dopaminérgica. El aumento de la secreción de NE en la periferia simula ciertas funciones del sistema nervioso simpático (SNS). El aumento en la secreción de DA puede activar el camino de "recompensa" de la dopamina entre el área tegmentaria ventral y el núcleo accumbens en el cerebro, que participa en el desarrollo de la adicción. La activación de los receptores adrenérgicos periféricos y centrales por parte de la metanfetamina puede causar arritmias cardiacas, **infarto miocárdico**, accidente cerebrovascular y convulsiones, mientras que la activación de la vía de recompensa contribuye al potencial adictivo de la metanfetamina.

La cocaína es otra droga estimulante que activa tanto la vía de recompensas de la dopamina como los receptores adrenérgicos, pero lo hace a través de un mecanismo diferente. La cocaína inhibe la recaptación de monoaminas por sus transportadores individuales: el TNE, el TDA y el TSER. También actúa como anestésico local a través de la inhibición de los canales de sodio regulados por voltaje. A semejanza de la metanfetamina, el aumento de la NE por la cocaína puede producir arritmias cardiacas, infarto miocárdico, accidente cerebrovascular y convulsiones. Las sobredosis de estimulantes pueden ser tratadas con **benzodiacepinas**, que actúan en el receptor de $GABA_A$ para producir la depresión del sistema nervioso central (SNC) y para contrarrestar los efectos de los estimulantes en el SNC.

La seudoefedrina, cuyo nombre comercial es Sudafed, es otro simpaticomimético indirecto. Produce descongestión a través de la vasoconstricción de la mucosa nasal, mediante el aumento de la secreción de NE y la consiguiente activación del receptor adrenérgico α_1. En dosis terapéuticas, la seudoefedrina produce menos riesgos cardiacos y de abuso que los de la metanfetamina. La seudoefedrina puede convertirse químicamente en metanfetamina y, por ese motivo, es un fármaco de venta libre muy regulado.

La seudoefedrina contiene una nota precautoria: no debería ser consumida por personas que hayan recibido recientemente uno de los inhibidores de la monoaminooxidasa (IMAO), fármacos antide-

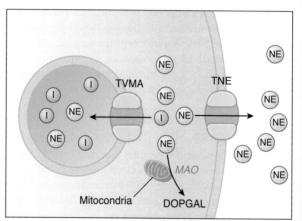

Los simpaticomiméticos indirectos entran en acción para aumentar la secreción de norepinefrina. Los simpaticomiméticos indirectos (I) obtienen acceso al citosol mediante su traslado por el transportador de norepinefrina (TNE). Después, son transferidos al interior de vesículas por el transportador vesicular de monoaminas (TVMA). Dentro de la vesícula, desplazan la NE almacenada, lo cual da como resultado el aumento de la NE citosólica. Parte de la NE es degradada por la de monoaminooxidasa (MAO) y otra parte se transporta fuera de la célula mediante la reversión del TNE. Así, la NE es liberada de manera independiente de un potencial de acción.

presivos usados sobre todo para el tratamiento de depresiones que no responden a otro tipo de tratamiento. Al inhibir la MAO, estos fármacos aumentan la concentración de NE, dopamina y serotonina en la terminal presináptica, y esto se vuelve peligroso cuando se da en presencia de simpaticomiméticos indirectos. Por lo general, una parte de la NE que la seudoefedrina desplaza de la vesícula hacia el citosol es fragmentada por la MAO, lo cual resulta en una menor concentración de la NE que se libera hacia la hendidura sináptica. Cuando la MAO está inhibida, hay una mayor concentración de NE liberada, y la subsiguiente activación de receptores α_1 en la vasculatura y de receptores β_1 en el corazón puede producir un aumento de presión arterial que ponga en riesgo la vida.

Esta peligrosa concentración elevada de NE y la crisis hipertensiva también pueden presentarse si existe inhibición de la MAO y se ingieren al mismo tiempo alimentos que contienen tiramina. La tiramina es otro simpaticomimético indirecto, normalmente degradada por la MAO intestinal y hepática. Cuando la MAO está inhibida, la tiramina puede ingresar a la circulación y alterar las terminales nerviosas simpáticas, llevando así a un aumento de la liberación de NE y a una potencial crisis hipertensiva. La tiramina se encuentra en quesos añejados, pescados ahumados, carnes curadas y algunas cervezas. Debido a ello, el efecto de tiramina-IMAO es llamado a veces "efecto del queso". ∎

teínas G G_q para aumentar la actividad de la proteína cinasa C y los niveles intracelulares de calcio (*véase* fig. 3-12). Los receptores α_1 en el músculo liso vascular median la vasoconstricción y el mantenimiento de una presión arterial adecuada. Los receptores α_2 interactúan con las proteínas G G_i y operan antes de la sinapsis para inhibir una mayor estimulación simpática. Los receptores α_2 también actúan después de la sinapsis para inhibir la secreción de insulina. Los receptores β_1, β_2 y

β_3 interactúan con la proteína G G_s. Los receptores β_1 actúan en el corazón para aumentar la frecuencia, la fuerza de contracción y la velocidad de conducción cardiacas. La activación de los receptores β_2 produce broncodilatación, vasodilatación en el músculo esquelético y aumento de los niveles de glucosa plasmática mediante su actividad en el hígado. Los receptores β_3 participan en la relajación de la vejiga y en la lipólisis en el tejido adiposo.

INTEGRACIÓN AUTONÓMICA

El SNA siempre está activo. En tanto sistema de "reposo y digestión", muchos órganos (como los ojos, el corazón, los pulmones, el intestino o la vejiga) reciben estímulos desde el SNPS durante la actividad "normal". La actividad parasimpática puede incrementarse cuando sea necesario o disminuirse en periodos de activación mayor del SNS. Algunos órganos se mantienen gracias a la actividad basal del SNS. Los vasos sanguíneos no reciben inervación del SNPS y, por lo tanto, la resistencia vascular sistémica es sostenida por estímulos del SNS.

La inhibición presináptica puede regular el funcionamiento del SNA

Además de actuar como autorreceptores para disminuir secreciones posteriores de su propio neurotransmisor, los receptores M_2 y α_2 también funcionan como **heterorreceptores** que disminuyen la liberación de otros neurotransmisores. Los estímulos del SNPS o del SNS pueden ser reducidos por la acción de uno de los sistemas sobre las terminales presinápticas de los axones posganglionares del otro. Por ejemplo, la liberación de ACh en las varicosidades posganglionares del SNPS puede activar los receptores M_2 en las fibras posganglionares del SNS y *disminuir* la liberación de NE por parte de dichas fibras. Por el contrario, la activación del SNS puede causar la liberación de NE desde las varicosidades posganglionares y la activación de receptores α_2 de las fibras posganglionares del SNPS, lo que resulta en la *disminución* de la liberación de ACh. Así, el incremento en la actividad de un sistema puede disminuir directamente la actividad del otro.

Los estímulos del SNPS y el SNS al ojo son un ejemplo de integración autonómica

La regulación de la función de la mayoría de los órganos se da por integración de las señales del SNPS y el SNS, y el ojo es un ejemplo de tal integración. La constricción y dilatación pupilares ocurren por la contracción de dos tipos diferentes de músculos. Los circulares, conocidos también como músculos de esfínter o constrictores, forman anillos concéntricos alrededor de la pupila (fig. 6-8). La activación del SNPS deriva en la contracción de estos músculos y en constricción pupilar (miosis). Los músculos radiales se dirigen de manera perpendicular hacia el exterior de los circulares. La contracción de los músculos radiales que se da como respuesta a la activación del SNS causa dilatación pupilar (**midriasis**). Algunas drogas de abuso afectan estos sistemas. Uno de los signos del uso de opioides, por ejemplo, son las pupilas puntiformes, dado que aquellos alivian la inhibición de las fibras parasimpáticas que inervan el iris y producen así la liberación de ACh, la activación de los receptores muscarínicos y la contracción de los músculos circulares. Por el contrario, la anfetamina y la cocaína aumentan la activación de los receptores adrenérgicos en el iris, lo que resulta en la contracción de los músculos radiales y en la dilatación pupilar.

Tanto el SNPS como el SNS contribuyen también a la presión intraocular. La activación de los receptores adrenérgicos aumenta la secreción del humor acuoso, desde el epitelio del cuerpo ciliar hacia la cámara anterior del ojo (fig. 6-9). Después de fluir por la malla trabecular, el humor acuoso abandona la cámara anterior a través del canal de Schlemm. La contracción del músculo ciliar por activación del receptor muscarínico abre la malla trabecular y permite que más humor acuoso fluya al exterior, disminuyendo así la presión intraocular. Una presión intraocular elevada puede llevar al glaucoma, con daño del nervio óptico y potencial pérdida de visión. El glaucoma de ángulo abierto está asociado a una mayor secreción de humor acuoso o a una disminución de su drenaje. Su tratamiento apunta a disminuir la secreción de humor acuoso; se dirige a los receptores adrenérgicos y aumenta el flujo de salida mediante los receptores muscarínicos u otros receptores involucrados en la contracción del músculo ciliar, para abrir la malla trabecular.

La vasculatura solo recibe estímulos del SNS, lo que contribuye al mantenimiento de una presión arterial apropiada

A diferencia del ojo, los vasos sanguíneos reciben estímulos solo del SNS: no hay fibras del SNPS que terminen en la vasculatura. Así, el SNS se encarga de mantener la resistencia vascular sistémica que, junto con el gasto cardiaco, determina la presión arterial (*véanse* capítulos 14 y 17). Muchos factores pueden influir

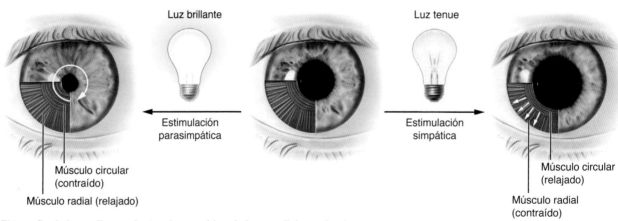

Luz brillante   Luz tenue

Estimulación parasimpática   Estimulación simpática

Músculo circular (contraído)

Músculo radial (relajado)

Músculo circular (relajado)

Músculo radial (contraído)

El tamaño de la pupila se adapta a los cambios de las condiciones luminosas

Figura 6-8 **Regulación autonómica de la adaptación de la pupila a la luz.** El iris contiene dos tipos de músculo que participan en la regulación del diámetro de la pupila. Los circulares rodean la pupila en anillos concéntricos, mientras que los radiales son perpendiculares a ellos. La activación del sistema nervioso parasimpático en respuesta a la luz brillante causa contracción de los músculos circulares y constricción pupilar. La activación del sistema nervioso simpático en respuesta a la luz tenue causa contracción de los músculos radiales y dilatación pupilar.

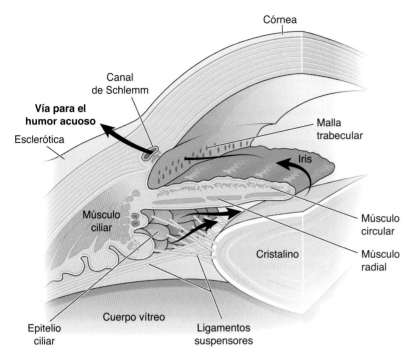

Figura 6-9 **Regulación autonómica del humor acuoso y la presión intraocular.** El humor acuoso es producido por el epitelio del cuerpo ciliar en respuesta a la activación del sistema nervioso simpático, y se secreta hacia la cámara anterior del ojo. La activación del sistema nervioso parasimpático causa la contracción del músculo ciliar y la apertura del canal de Schlemm, lo que permite el flujo de salida del humor acuoso desde la cámara anterior y la disminución de la presión intraocular. La activación del SNS relajará el músculo ciliar, lo que disminuirá el flujo de salida a través del canal de Schlemm.

en la presión arterial, y el SNS debe responder con rapidez y en forma apropiada. Cuando una persona se pone de pie, la fuerza gravitacional la lleva a acumular sangre en los pies por incremento del volumen venoso. Para contrarrestar esto y continuar el flujo sanguíneo sistémico hacia todos los órganos, debe haber un aumento concomitante de la presión arterial. Este aumento es fundamental para mantener un flujo sanguíneo adecuado hacia el cerebro y se logra principalmente por la activación de fibras del SNS. Estas terminan en las células del músculo liso vascular y liberan norepinefrina para interactuar con los receptores adrenérgicos α_1, lo que activa la proteína G G_q y lleva al

aumento de la concentración de calcio intracelular, lo cual permite a su vez la interacción de actina y miosina y la vasoconstricción del vaso sanguíneo, contrarrestando así la dilatación venosa. La falta de regulación adecuada de la presión arterial puede causar hipotensión ortostática.

Si bien no existe inervación del SNPS en los vasos sanguíneos, hay receptores muscarínicos en las células endoteliales que pueden ser activados por la ACh liberada de otras células como macrófagos y plaquetas. La activación de estos receptores muscarínicos lleva a la síntesis de óxido nítrico (fig. 6-10) que se difunde hacia las células del músculo liso, donde acti-

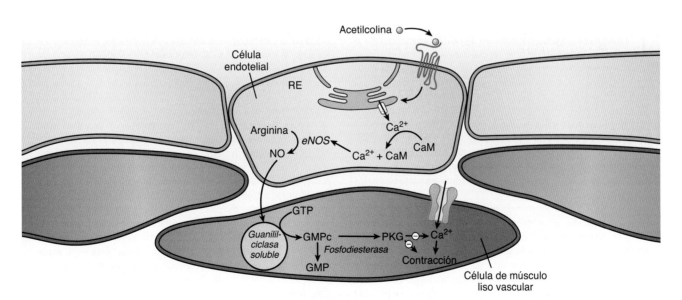

Figura 6-10 **Relajación del músculo liso vascular inducida por el óxido nítrico.** La acetilcolina puede interactuar con receptores de las células endoteliales para estimular la síntesis de óxido nítrico (ON), que se difunde hacia la célula del músculo liso vascular, donde activa la guanililciclasa para producir GMPc. Este aumenta la actividad de la proteína cinasa G (PCG), que fosforila los canales de calcio y las proteínas actina/miosina para disminuir la contracción, lo que da lugar a la vasodilatación.

van la ciclasa de guanililo y causan finalmente la vasodilatación. Estos receptores muscarínicos pueden activarse también por compuestos exógenos, como los que se encuentran en ciertos hongos; la ingestión de la especie *Clitocybe,* por ejemplo, puede llevar a una intoxicación "rápida" caracterizada por la activación de los receptores muscarínicos en las células endoteliales y las glándulas sudoríparas, así como de otros órganos, lo cual resulta en hipotensión, sudoración, diarrea, vómito, bradicardia, broncoconstricción, salivación y trastornos visuales.

La epinefrina puede producir tanto vasoconstricción como vasodilatación

Otra función del SNS es la provisión de un flujo sanguíneo apropiado para el músculo esquelético, algo muy importante durante la respuesta de "luchar o huir". A diferencia de la norepinefrina, que actúa sobre todo en el área donde fue liberada desde la fibra posganglionar, la epinefrina circula en la periferia como una hormona. En consecuencia, interactúa con receptores α_1 en las células del músculo liso vascular para producir vasoconstricción; en esto se basa, en parte, el uso de las "EpiPen" para contrarrestar el choque anafiláctico. Durante la anafilaxia, la histamina produce vasodilatación y broncoconstricción por activación de los receptores de histamina, que la epinefrina contrarresta por acción sobre los receptores α_1 (para producir vasoconstricción) y los receptores β_2 (para producir broncodilatación).

La epinefrina también interactúa con receptores β_2 en los vasos sanguíneos del músculo esquelético para producir *vasodilatación,* lo que facilita el aporte de oxígeno, glucosa y nutrientes para cubrir las mayores demandas metabólicas. A pesar de esta vasodilatación, el efecto neto observado con la epinefrina sistémica es un *incremento* de la presión arterial, dado que la vasodilatación β_2 en el músculo esquelético se ve enmascarada por la vasoconstricción α_1, mucho mayor. Sin embargo, si se bloquean los receptores α_1, puede observarse una disminución de la presión arterial. Este fenómeno es conocido como "***reversión de la epinefrina***", dado que en un inicio se observa un aumento de presión arterial que puede ser "revertido" por el bloqueo de los receptores α_1, lo que resulta en la disminución de la presión arterial. Debido a que tiene poco efecto sobre los receptores β_2, esta inversión no ocurre con la norepinefrina.

Los receptores y las vías del sistema nervioso autónomo son objetivos para la terapéutica

Dada la amplitud de funciones del SNA, hay muchos medicamentos dirigidos a sus diferentes receptores. En algunos casos, se utilizan agonistas para simular la acción de la ACh o la NE en sus receptores. En otros, se utilizan antagonistas para bloquear la función de la ACh o la NE en su receptor y disminuir la actividad en general. En la tabla 6-4 se listan algunas condiciones médicas comunes que involucran al SNA y sus tratamientos. También es importante recordar que, aunque la activación o el bloqueo de parte del SNA puede producir efectos terapéuticos benéficos, también puede causar consecuencias adversas predecibles. De hecho, muchos fármacos que generan como efecto adverso la "boca seca" producen algún grado de bloqueo de los receptores muscarínicos. En términos generales, los fármacos que se dirigen a funciones reguladas por el SNA son muy eficaces y útiles.

ENFOQUE CLÍNICO | 6-2

Feocromocitoma

El feocromocitoma es un tumor raro de células cromafines de la médula suprarrenal, las mismas que reciben estímulos simpáticos preganglionares y liberan epinefrina, junto con algo de norepinefrina (NE), hacia la circulación sistémica. En una persona con feocromocitoma se da una sobreproducción de epinefrina y NE que conduce a elevadas concentraciones de catecolaminas en sangre, lo cual deriva en un aumento de la presión arterial, la frecuencia cardiaca y la sudoración generalizada. Además, son frecuentes las cefaleas, posiblemente por los efectos sobre la vasculatura. La mayoría de los tumores se extirpa con cirugía; sin embargo, se pueden usar fármacos para tratar los síntomas antes de la intervención.

Uno de los abordajes para disminuir los síntomas es el bloqueo de los receptores adrenérgicos. La fenoxibenzamina bloquea de manera irreversible tanto los receptores α_1 como los α_2. El bloqueo de los α_1 disminuirá la vasoconstricción y aliviará la hipertensión. Sin embargo, el descenso de la presión arterial puede activar el reflejo barorreceptor (*véase* el capítulo 17), que lleva a un *aumento* de la secreción de NE hacia el corazón e *incrementa* la frecuencia cardiaca por la activación del receptor β_1. Una vez que la fenoxibenzamina empieza a disminuir la presión arterial, se puede agregar un bloqueador del receptor β-adrenérgico para bloquear la estimulación adrenérgica inducida por el barorreceptor sobre el corazón. Si se administra el bloqueador β antes de la fenoxibenzamina, la presión arterial puede *aumentar* por el bloqueo de los receptores β_2 en el músculo esquelético; la activación de los receptores β_2 por parte de la epinefrina causa normalmente vasodilatación, pero dicho efecto se ve enmascarado por la interacción de la epinefrina con los receptores α_1 y la avasalladora vasoconstricción subsiguiente. Dado que la vasodilatación inducida por el receptor β_2 entra en acción para mitigar los receptores α_1, el retiro de la vasodilatación β_2 por el bloqueador β puede *aumentar* aún más la presión arterial. Un segundo abordaje para disminuir los síntomas del feocromocitoma es el uso de bloqueadores de los canales del calcio, que produce vasodilatación y también disminuye la estimulación cardiaca. Un tercer abordaje es el uso de metirosina, que bloquea la enzima **hidroxilasa de tirosina**, cuya función es convertir la tirosina en L-dopa. Esta es la etapa limitante de la velocidad de reacción en la síntesis de catecolaminas, que da como resultado su disminución en el cuerpo y produce también varios efectos adversos, como sedación, depresión o disfunción de movimientos. Si bien no son ideales, estos abordajes terapéuticos pueden aliviar los síntomas a corto plazo, hasta que se pueda extirpar el tumor. ■

TABLA 6-4 Tratamientos usuales de los trastornos que involucran al SNA

		Indicación	Ejemplo genérico	Ejemplo de marca comercial
Agonistas del receptor de ACh	Receptor muscarínico	Glaucoma	Pilocarpina	Salagen
		Síndrome de Sjögren		
		Retención urinaria	Betanecol	Urecholine
		Prueba de broncoprovocación	Metacolina	Provocholine
	Receptor nicotínico	Cese del tabaquismo	Vareniclina (agonista parcial)	Chantix
Antagonistas del receptor de ACh	Receptor muscarínico	EPOC	Ipratropio	Atrovent
		Cinetosis	Escopolamina	Transderm-Scop
		Hiperactividad vesical	Tolterodina	Detrol
			Darifenacina	Enablex
		Enfermedad de Parkinson	Trihexifenidil	Artane
	Receptor nicotínico (despolarizante)	Parálisis quirúrgica	**Succinilcolina**	Anectine
	Receptor nicotínico (no despolarizante)	Parálisis quirúrgica	Rocuronio	Zemuron
Agonistas del receptor de NE	Agonista no selectivo	Anafilaxia	Epinefrina	EpiPen
	Simpaticomimético indirecto	Descongestivo	Seudoefedrina	Sudafed
		Narcolepsia	Anfetamina	Adderall, Vyvanse
		TDAH	Anfetamina	Adderall, Vyvanse
			Metilfenidato	Ritalin
	Receptor α_1	Descongestivo	Fenilefrina	Sudafed-PE
	Receptor α_2	Hipertensión	Clonidina	Catapres
		Glaucoma	Brimonidina	Agan P
	β_1	Choque cardiogénico	Dobutamina	Dobutrex
	β_2	Tratamiento de rescate del asma	Albuterol (con corticoesteroides inhalados)	Proventil HFA
		Profilaxis del asma	Salmeterol (con corticoesteroides inhalados)	Serevent Diskus
		Trabajo de parto prematuro	Terbutalina	Terbulin
	β_3	Vejiga hiperactiva	Mirabegron	Myrbetriq
Bloqueadores del transportador de NE		TDAH	Atomoxetina	Strattera
Antagonistas del receptor de NE	α_1	Hipertensión	Terazosina	Hytrin
		Hiperplasia prostática benigna	Tamsulosina	Flomax
	β_1	Hipertensión Arritmias Angina Insuficiencia cardiaca congestiva	Metoprolol	Lopressor
		Glaucoma	Timolol	Timoptic

CIENCIAS MÉDICAS INTEGRADAS

Intoxicación por organofosforados

La acetilcolinesterasa (AChE), enzima que hidroliza la ACh, puede ser inhibida por diferentes tipos de compuestos. Algunos de ellos, como los medicamentos piridostigmina (Mestinon) y donepezil (Aricept), producen una inhibición *reversible* de la degradación de la ACh por la AChE. Este permite acumular ACh en la hendidura sináptica o en la unión neuromuscular (UNM) y aumentar así la señal producida. Sin embargo, cuando la ACh alcanza una concentración suficientemente alta, compite de forma directa con el inhibidor de AChE y evita así que se acumulen niveles tóxicos de ACh. De esta manera, estos compuestos son útiles para el tratamiento de la miastenia grave (piridostigmina) y algunos síntomas cognitivos de la enfermedad de Alzheimer (donepezil).

Otros inhibidores de ACh interactúan con la enzima de manera *irreversible*, lo que da como resultado la acumulación de ACh y el alcance de concentraciones tóxicas. En la UNM esto puede producir un bloqueo despolarizante del receptor nicotínico. Inicialmente, un bloqueo despolarizante ocurre cuando el receptor nicotínico (un canal iónico regulado por ligando que permite el ingreso de iones de sodio) se mantiene abierto debido a la unión continua de ACh y, luego, a la desensibilización del receptor nicotínico de manera que ya no pueda activarse. El canal abierto del receptor nicotínico impide la repolarización de la membrana, fundamental para la reactivación de los canales de sodio regulados por voltaje que participan en la propagación de los potenciales de acción necesarios para la contracción muscular. Así, el músculo no puede experimentar el ciclo normal de contracción-relajación y se paraliza. Los inhibidores irreversibles de ACh a menudo son organofosforados, uno de cuyos usos es como pesticidas. En Estados Unidos, los pesticidas utilizados están dirigidos de manera selectiva a los insectos, pero en dosis muy altas pueden afectar a los seres humanos: se ha informado de intoxicaciones por organofosforados en granjeros u otros individuos que experimentan una exposición accidental elevada a estos pesticidas. Otro uso de los organofosforados se da en armas químicas como el gas neurotóxico sarín. Muchos de estos compuestos son mortales en cantidades muy pequeñas y actúan muy rápido. La exposición a tales compuestos constituyó una preocupación durante las guerras del Golfo. Más recientemente, Corea del Norte y Rusia han utilizado algunos de estos compuestos en asesinatos de alto nivel.

Una persona expuesta a los organofosforados puede experimentar la estimulación de receptores muscarínicos en el cuerpo por la acumulación de ACh, junto con debilidad muscular y parálisis a causa del bloqueo despolarizante en la UNM. La activación periférica de los receptores muscarínicos simulará la actividad del sistema nervioso parasimpático, junto con la activación de los receptores muscarínicos simpáticos en las glándulas sudoríparas. Así, se experimentarán los síntomas representados por las siglas nemotécnicas DUMBBELSS: diarrea, micción (del inglés, *urination*), meiosis, bradicardia, broncoconstricción, **emesis** (vómito), lagrimación (lagrimeo), salivación y sudoración. En el SNC, la activación de los receptores muscarínicos puede derivar en **convulsiones generalizadas** acompañadas de la disminución del estímulo respiratorio por inhibición del centro respiratorio del tronco encefálico.

La intoxicación por organofosforados se puede tratar con dos fármacos. Uno de ellos, la pralidoxima, es un nucleófilo fuerte que puede eliminar el fosfato orgánico de la enzima AChE, lo que permite la regeneración de la enzima de modo que pueda iniciar la metabolización de los niveles tóxicos de ACh. La pralidoxima no puede atravesar la barrera hematoencefálica y, por ello, es eficaz para tratar la parálisis y la estimulación de órganos efectores del SNPS, pero ineficaz para tratar la toxicidad del SNC. Para ello se necesita otro fármaco. La atropina es un antagonista de los receptores muscarínicos que bloquea el acceso de la ACh. Es eficaz tanto en forma periférica como central y, por lo tanto, bloquea la sobreestimulación de todos los receptores muscarínicos; sin embargo, no interactúa con los receptores nicotínicos y no podrá revertir la parálisis. Por eso, para el tratamiento de la intoxicación por organofosforados son necesarias tanto la pralidoxima como la atropina. Para protegerse de ataques con armas químicas, los militares utilizan autoinyectores que contienen ambos compuestos. Sin embargo, la intoxicación por organofosforados debe tratarse con rapidez debido al "envejecimiento" por el cual se forman enlaces más fuertes entre los organofosforados y la AChE, esencialmente imposibles de fragmentar con la pralidoxima. Dicho envejecimiento ocurre a diferentes velocidades, dependiendo del organofosforado, pero puede presentarse incluso en un periodo de 10 minutos. ∎

Resumen del capítulo

- El sistema nervioso autónomo consta de una vía eferente de dos neuronas.
- Las neuronas preganglionares del sistema nervioso parasimpático se localizan en las regiones craneosacras de la médula espinal/tronco encefálico, y se proyectan a ganglios localizados en o cerca del órgano efector.
- Las neuronas preganglionares del sistema nervioso simpático se localizan en la región toracolumbar de la médula espinal y se proyectan principalmente a los ganglios localizados cerca de la médula espinal, en la cadena simpática.
- La médula suprarrenal es inervada por un axón preganglionar simpático y secreta epinefrina hacia la circulación periférica.
- Todos los axones preganglionares liberan acetilcolina.
- Las neuronas posganglionares parasimpáticas liberan acetilcolina, en tanto las posganglionares simpáticas secretan sobre todo norepinefrina, con liberación de acetilcolina por las glándulas sudoríparas.
- Muchas fibras posganglionares autonómicas contienen cotransmisores, junto con acetilcolina y norepinefrina.
- Algunas fibras autonómicas no contienen acetilcolina ni norepinefrina sino que presentan transmisión **no adrenérgica-no colinérgica (NANC)**.
- El sistema nervioso parasimpático regula el funcionamiento normal bajo condiciones sin estrés, en tanto que el simpático regula el funcionamiento durante momentos de excitación, estrés y peligro.

- Los efectos del SNPS son regulados por receptores colinérgicos, mientras que los del SNS lo son principalmente por receptores adrenérgicos.
- Tanto el SNPS como el SNS muestran actividad tónica en diferentes órganos.
- La inhibición presináptica puede regular el funcionamiento del SNA al disminuir la emisión posterior de estímulos.
- El ojo recibe estímulos del SNPS y el SNS y es un ejemplo de integración autonómica.
- La vasculatura recibe estímulos solo del SNS, que se encarga de mantener la presión arterial apropiada.
- La epinefrina puede producir vasoconstricción por sus acciones sobre el receptor α_1 y vasodilatación por sus acciones sobre el receptor β_2.
- Existen muchos fármacos terapéuticos dirigidos a los receptores involucrados en la función autonómica.
- Las drogas estimulantes de abuso producen una peligrosa estimulación de los receptores adrenérgicos periféricos.
- La combinación de un simpaticomimético indirecto y un inhibidor de la monoaminooxidasa puede causar crisis hipertensiva.
- El feocromocitoma es un tumor que causa sobreproducción de catecolaminas y se puede tratar por bloqueo de sus receptores o síntesis.
- La intoxicación por organofosforados puede ocurrir por exposición a pesticidas o a ciertas armas químicas, y bloqueará de manera irreversible la fragmentación de la acetilcolina.

Preguntas de revisión del capítulo

1. Un fármaco que bloquea los receptores nicotínicos de los ganglios autónomos, ¿cuál de las siguientes acciones realizaría?

   A. Disminución en la activación de la unión neuromuscular.
   B. Disminución en la activación tanto del sistema nervioso parasimpático como del simpático.
   C. Disminución en la activación del sistema nervioso parasimpático, pero no del simpático.
   D. Disminución en la activación del sistema nervioso simpático, pero no del parasimpático.

2. Una complicación de la diabetes es la neuropatía autonómica, en la que se producen daños en los nervios autónomos y disfunción del sistema nervioso autónomo. Además de apuntar a un mejor control de la diabetes, ¿cuál de las siguientes opciones puede ayudar a controlar la hipotensión ortostática asociada a la neuropatía autonómica?

   A. Un agonista α-adrenérgico.
   B. Un agonista β-adrenérgico.
   C. Un antagonista de los receptores muscarínicos.
   D. Un agonista de los receptores nicotínicos.

3. Un niño de 6 años es llevado a urgencias por su madre. Estaba jugando en el patio mientras ella trabajaba en el jardín, e ingirió algunas bayas. El niño presenta pupilas dilatadas, piel seca, temperatura elevada y aparente desorientación.

Sus síntomas son producto de una sustancia química en las bayas que interfiere con el normal funcionamiento del sistema nervioso autónomo. ¿La inhibición de qué receptor o enzima es compatible con el cuadro clínico del niño?

   A. Acetilcolinesterasa.
   B. Receptor α-adrenérgico.
   C. Receptor β-adrenérgico.
   D. Receptor colinérgico muscarínico.
   E. Receptor colinérgico nicotínico.

4. Una mujer de 65 años ha estado usando propranolol, un antagonista no selectivo del receptor adrenérgico β para el tratamiento de la hipertensión. Hoy experimentó una reacción alérgica que le generó dificultades para respirar, por lo cual acudió a urgencias, donde se le administró epinefrina. ¿Cuál de los siguientes sería un efecto predecible de la administración de epinefrina a esta paciente?

   A. Broncodilatación.
   B. Boca seca.
   C. Choque (resultante de presión arterial baja).
   D. Accidente cerebrovascular (resultante de presión arterial alta).
   E. Taquicardia (aumento de la frecuencia cardiaca).

5. Un hombre de 65 años empieza un tratamiento por disfunción eréctil con un fármaco que prolonga la acción del óxido nítrico. ¿Cuál de los siguientes sería un efecto adverso predecible?

   A. Estreñimiento.
   B. Parálisis muscular.
   C. Dilatación pupilar.
   D. Sudoración.
   E. Vasodilatación.

1. La respuesta correcta es B. Todos los ganglios autónomos tienen receptores nicotínicos (receptores N_n) que son activados por la acetilcolina liberada por las fibras preganglionares parasimpáticas o por las simpáticas. La unión neuromuscular también tiene receptores nicotínicos, pero estos son de un subtipo diferente (N_m) al que se encuentra en los ganglios y no se verán afectados por el bloqueo de los receptores N_n.

2. La respuesta correcta es A. La disfunción del sistema nervioso autónomo provoca una disminución de la regulación de los órganos autónomos en reposo. La mayoría de las "funciones de reposo" está mediada por el sistema nervioso parasimpático; sin embargo, la vasculatura es inervada solo por el sistema nervioso simpático. Una estrategia para disminuir la hipotensión ortostática es la adición de un agonista α-adrenérgico para aumentar la resistencia vascular sistémica. La respuesta B es incorrecta porque los receptores β_2 de los vasos sanguíneos del músculo esquelético producen *vasodilatación* y un agonista empeoraría la hipotensión ortostática. La respuesta C es incorrecta porque el sistema nervioso parasimpático no inerva la vasculatura. Aunque existen receptores muscarínicos en el músculo liso vascular cuya activación puede provocar la liberación de óxido nítrico y la vasodilatación, dichos receptores no son tónicamente activos y no contribuyen a la resistencia vascular sistémica basal. La respuesta D es incorrecta porque los receptores nicotínicos no están asociados a la vasculatura.

3. La respuesta correcta es D. El antagonista del receptor muscarínico, la atropina, se encuentra en la planta *Atropa belladona*, también conocida como "hierba mora". Puede producir síntomas descritos en la frase "caliente como una yegua, ciego como un murciélago, seco como el hueso, rojo como el betabel, lleno como un frasco y loco como una gallina clueca". El niño presenta se-

quedad por falta de sudación y salivación, y la ausencia de sudor contribuye también al aumento de la temperatura. El bloqueo de los receptores muscarínicos en el ojo causa dilatación pupilar y visión borrosa. La inhibición de los receptores muscarínicos en la vejiga provoca retención urinaria. El bloqueo de los receptores muscarínicos en el SNC puede causar confusión y delirio.

4. La respuesta correcta es D. La epinefrina suele producir broncodilatación por la activación de los receptores β_2, aumento de la frecuencia cardiaca por la activación de los receptores β_1 y vasoconstricción por la activación de los receptores α_1. Sin embargo, esta paciente está recibiendo propranolol, que bloqueará el acceso de la epinefrina a los receptores β y esto podría impedir la broncodilatación y el aumento de la frecuencia cardiaca. Por lo tanto, las respuestas A y E son incorrectas.

La reacción alérgica experimentada por esta paciente está mediada por la secreción de histamina y las consecuentes broncoconstricción y vasodilatación; estas llevan a una disminución de la presión arterial que puede originar un choque. La epinefrina suele ser un tratamiento eficaz, puesto que producirá broncodilatación por la activación de los receptores β_2 y vasoconstricción por la activación de los receptores α_1, con la consecuente normalización de la presión arterial. La vasoconstricción mediada por α_1 suele ser mitigada por la activación de los receptores β_2, que produce vasodilatación e impide así la aparición de presiones arteriales peligrosamente altas. En ausencia de estimulación de receptores β_2 (que puede ocurrir por el bloqueo de los receptores por parte de un antagonista de los receptores β, como el propranolol) puede darse un gran aumento de la presión arterial que resulte en una crisis hipertensiva y que podría producir un accidente cerebrovascular.

5. La respuesta correcta es E. El óxido nítrico relaja el músculo liso del cuerpo cavernoso del pene y permite mayor flujo sanguíneo, con la subsiguiente erección. Los inhibidores de la fosfodiesterasa son utilizados en el tratamiento de la disfunción eréctil para aminorar la fragmentación del óxido nítrico y aumentar la relajación del músculo liso y la erección. El óxido nítrico también produce vasodilatación. Al disminuir la fragmentación del óxido nítrico, los inhibidores de la fosfodiesterasa pueden conducir a la hipotensión, sobre todo en individuos que toman nitratos para tratar el trastorno cardiovascular de angina de pecho.

Ejercicios de aplicación clínica 6-1

Un niño de 13 años pasa unos cuantos días con sus abuelos en una visita veraniega y ellos le prometen un helado de plátano si limpia y pone en orden el taller. Durante la tarea, el niño golpea por accidente un frasco de vidrio con líquido lleno hasta la mitad, que se cae y se rompe en el piso de cemento. En el intento de ser responsable, regresa con calma a la casa por algunas toallas de papel y procede a limpiar el derrame. No utiliza guantes ni protección de ningún tipo para sus ojos o su cara, porque no se le ocurre que pudieran ser necesarios.

Minutos después de terminar la limpieza, el niño empieza a salivar de manera incontrolable, los ojos le arden y se tornan llorosos. Su intestino grueso se agita y presenta náuseas y somnolencia. Sus músculos empiezan a contraerse, le es difícil inhalar y presenta sibilancias. Trata de caminar a la casa para llegar

con sus abuelos, pero le cuesta mucho y, en el camino, empieza a orinar de manera involuntaria. Se cae frente a la puerta trasera de la casa, donde ellos lo descubren de inmediato y, al percatarse de que se encuentra en grave estado físico, deciden llevarlo a la sala de urgencias del hospital local, donde es ingresado y atendido. Después de un breve interrogatorio del médico a cargo, se descubre que el taller que estaba limpiando el niño contenía fertilizantes y unos cuantos herbicidas y pesticidas. Los abuelos no recuerdan exactamente qué sustancias químicas había allí, pero sí que un vecino les dijo una vez que uno de sus frascos contenía la misma sustancia química que, según habían oído, se usaba para tratar la infestación por piojos en la cabeza.

PREGUNTAS

1. ¿Existe un único factor fisiológico interno que podría explicar el cuadro clínico de este niño de 13 años, que después de la exposición a la sustancia química que intentaba limpiar presenta efectos tanto en el músculo liso como en el sistema autónomo? En caso afirmativo, ¿qué causaría la exposición del niño a dicho factor?

2. ¿Qué sustancia química es usada para tratar la infestación por piojos en la cabeza y que, si se ingiere, podría generar también los signos que muestra el paciente en este caso? ¿A qué clase de sustancia química pertenece ese agente y cuál es su mecanismo de acción?

3. Puesto que el sujeto en este caso no ingirió el líquido del frasco que rompió, ¿cómo ingresó a su cuerpo la sustancia química que contenía?

4. ¿Por qué motivos la exposición a un exceso de acetilcolina produce la contracción del músculo esquelético, seguida por debilidad muscular?

5. Con base en lo que usted sabe hasta ahora de este cuadro clínico, ¿cómo se debería tratar la intoxicación con organofosforados en este niño?

RESPUESTAS

1. La contracción del músculo esquelético seguida por debilidad muscular, y que incluye dificultad para respirar, es característica de la sobreexposición del músculo estriado a la acetilcolina. Esta es también el neurotransmisor parasimpático encargado del lagrimeo, la salivación y la constricción de los bronquiolos. La acetilcolina estimula la secreción de ácido GI y la motilidad intestinal, y produce la contracción de la vejiga urinaria, que resulta en micción. Los síntomas del niño, en este caso, podrían también ser causados por cantidades excesivas de acetilcolina en sitios con receptores nicotínicos (principalmente placas terminales motoras) y receptores muscarínicos autonómicos (sobre todo receptores de fibras posganglionares parasimpáticas). La concentración excesiva de acetilcolina en la sinapsis puede resultar de su excesiva liberación desde terminaciones nerviosas apropiadas o de la alteración de la inactivación de la acetilcolina en las sinapsis por parte de las acetilcolinesterasas.

2. El malatión es un pesticida de uso frecuente en el jardín y la agricultura, dirigido al control de mosquitos o plagas de plantas, y se encuentra también en algunos tratamientos para la infestación por piojos en la cabeza. Pertenece a una clase de fármacos llamados organofosforados, que son inhibidores de la acetilcolinesterasa. Por lo tanto, la exposición a este agente simula los efectos del exceso de acetilcolina en órganos terminales, incluyendo el músculo estriado y otros órganos terminales cuya función es regulada por el sistema nervioso parasimpático.

3. El malatión es altamente liposoluble, y las personas pueden recibir concentraciones tóxicas a través de la absorción por la piel, de la inhalación o de la absorción por membranas mucosas, incluidas las de los ojos y la boca. Pertenece a la subclase de organofosforados llamados inhibidores irreversibles de la colinesterasa que, una vez unidos a ella, se inactivan de manera muy lenta, factor que aumenta su toxicidad potencial.

4. La acetilcolina activa los receptores nicotínicos en las células del músculo esquelético, que son canales de sodio regulados por ligando. La activación de estos canales lleva a la despolarización local de la membrana, que se disemina de manera **electrotónica** hasta que se activan en su cercanía los canales rápidos de sodio regulados por voltaje. La activación de estos canales causa la formación de potenciales de acción en la fibra muscular y su contracción. La inhibición de las acetilcolinesterasas causa la activación aleatoria de las fibras musculares a lo largo de todo el cuerpo, que resulta en contracciones y fasciculaciones. Sin embargo, la activación continua de los receptores nicotínicos da como resultado la despolarización general de las fibras nerviosas y un cambio hacia valores más positivos en el potencial de la membrana de reposo de la fibra muscular. En muchos casos, esta despolarización parcial en reposo cierra los canales de sodio rápidos en su estado inactivo y los hace incapaces de desencadenar un potencial de acción. Una fibra muscular en este estado no puede contraerse y, cuando se disemina este efecto hacia grandes grupos de fibras, se presenta debilidad muscular total.

5. El tratamiento de un paciente intoxicado por exposición a organofosforados tiene tres objetivos principales: descontaminación, apoyo en las funciones cardiovascular y respiratoria y restablecimiento del equilibrio normal de la acetilcolina. Debe lavarse la piel e irrigarse los ojos de dicho paciente; si está inconsciente, se le debe intubar y ayudar a respirar mecánicamente. La atropina, un antagonista del receptor muscarínico, debería usarse para contrarrestar todas las acciones parasimpaticomiméticas del organofosforado. Además, debería usarse pralidoxima de inmediato para eliminar la unión del organofosforado con la colinesterasa. Esto es importante sobre todo en el caso del malatión, porque el enlace de dicho agente con la enzima "envejece" con el transcurso del tiempo, lo que hace cada vez más difícil desalojar el organofosforado de la enzima.

Funciones integradoras del sistema nervioso central

Objetivos del aprendizaje activo

Con el dominio del material de este capítulo, usted será capaz de:
- Explicar cómo interactúa el hipotálamo con los sistemas endocrino, autónomo y límbico.
- Describir el papel del hipotálamo en mecanismos homeostáticos como el comportamiento alimentario y el comportamiento sexual.
- Reseñar los mecanismos neurales por los que el hipotálamo controla los ritmos circadianos.
- Explicar la participación de la formación reticular del tronco encefálico en la conciencia y la excitación.
- Describir los principales grupos celulares monoaminérgicos del tronco encefálico y del cerebro anterior humanos, y sus principales funciones.
- Mencionar las etapas del sueño y el significado de los patrones del electroencefalograma (EEG) observados durante el sueño.
- Describir los diferentes tipos de convulsiones y su génesis.

- Explicar la organización funcional del cerebro anterior y las funciones cognitivas importantes de la corteza cerebral de asociación.
- Describir los componentes funcionales del sistema límbico y su papel en la emoción y la memoria.
- Reseñar el sistema de recompensas del cerebro.
- Explicar cómo las alteraciones del sistema límbico contribuyen a los trastornos del estado de ánimo y a la esquizofrenia.
- Describir las zonas del cerebro que participan en la memoria y el aprendizaje.
- Explicar el concepto de potenciación a largo plazo y cómo se relaciona con el aprendizaje.
- Reseñar los papeles de las áreas de Broca y Wernicke en la producción y comprensión del lenguaje.
- Clarificar el concepto de dominancia cerebral.

INTRODUCCIÓN

Los sistemas sensoriales del **sistema nervioso central** (SNC) detectan y procesan la información sensorial de los ambientes interno y externo. El sistema motor dirige la información al músculo esquelético para la locomoción y los movimientos finos. Estas funciones sensoriales y motoras no ocurren aisladas, sino que tienen gran coordinación y vinculación. El SNC puede dividirse en varios componentes, de acuerdo con su función integradora, e incluye lo siguiente:

- I. Tronco encefálico
    - A. Bulbo raquídeo
    - B. Protuberancia anular
    - C. Mesencéfalo
- II. Cerebelo
- III. Prosencéfalo
    - A. Diencéfalo
        1. Hipotálamo
        2. Tálamo
        3. Subtálamo
        4. Epitálamo
    - B. Cerebro
        1. Corteza cerebral
        2. Materia gris subcortical
            a. Ganglios basales
            b. Núcleos del sistema límbico (hipocampo, amígdala, cerebro anterior basal)

Las áreas cerebrales involucradas en las actividades coordinadas de la conducta humana constituyen el **sistema integrador central**. En la figura 7-1 se muestra un repaso de esos componentes, con sus respectivas funciones integradoras incluidas en

la tabla 7-1. Los componentes funcionales del sistema integrador central pueden clasificarse en varias categorías amplias. Los *sistemas motivacionales*, por ejemplo, son los encargados del comportamiento humano para satisfacer necesidades básicas. como el hambre y la sed. Otro es el grupo de sistemas que realiza funciones que nos dan la capacidad de adquirir y almacenar nueva información, como el *aprendizaje* y la *memoria*. Una categoría adicional involucra a sistemas encargados de la *comunicación*, en específico la forma del lenguaje escrito y hablado. Muchas de estas funciones dependen de estímulos desde el **tronco encefálico** relacionadas con estímulos ambientales internos y externos; el tronco encefálico también es fundamental para el control eferente mediado por centros superiores.

En este capítulo se describen las áreas cerebrales encargadas de estas funciones integradas y también se revisa cómo el cerebro recopila e integra la información desde sus dos hemisferios.

HIPOTÁLAMO

El **hipotálamo** es una porción del cerebro que contiene varios núcleos pequeños con una diversidad de funciones. Se localiza apenas debajo del tálamo y arriba del tronco encefálico. Forma la parte inferior del **diencéfalo**, que incluye el hipotálamo, tálamo, subtálamo y epitálamo (*véase* fig. 7-1). El borde rostral del hipotálamo está en el quiasma óptico y su borde caudal en el cuerpo mamilar. El hipotálamo se conecta con el sistema endocrino a través de la hipófisis y sirve como el principal regulador de la función endocrina. En la superficie basal del hipotálamo, al emerger de la eminencia media, el tallo hipofisario contiene los **vasos sanguíneos porta hipotalamohipofisarios** (fig. 7-2). Las neuronas parvocelulares dentro de los núcleos específicos

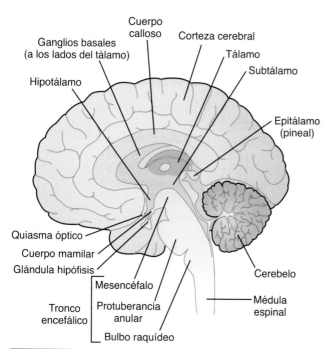

Figura 7-1 **Corte medio sagital del cerebro que muestra sus componentes más importantes.** El cerebro es la porción más grande del encéfalo humano. El diencéfalo consta de cuatro partes: tálamo, hipotálamo, subtálamo y epitálamo.

En la imagen aparecen las siguientes etiquetas: Cuerpo calloso; Ganglios basales (a los lados del tálamo); Corteza cerebral; Tálamo; Subtálamo; Hipotálamo; Epitálamo (pineal); Quiasma óptico; Cuerpo mamilar; Glándula hipófisis; Mesencéfalo; Protuberancia anular; Bulbo raquídeo; Tronco encefálico; Cerebelo; Médula espinal.

TABLA 7-1	Principales funciones integradoras del encéfalo
Componente	**Principales funciones**
Corteza cerebral	Percepción sensorial
	Movimientos voluntarios
	Lenguaje
	Personalidad y emociones
	Memoria
	Toma de decisiones
Ganglios basales	Control motor, en especial iniciación de movimientos voluntarios e inhibición de movimientos no deseados
	Producción de movimientos estereotipados y automáticos
Tálamo	Transmisión de información sensorial al cerebro
	Retransmisión de información motora desde el cerebelo y ganglios basales al cerebro
	Parte del circuito neural del sistema límbico para emoción y memoria
	Activación del sistema de conciencia de la corteza cerebral
Hipotálamo	Regulación homeostática de temperatura, sed, ingestión de alimentos, equilibrio de líquidos y ritmos biológicos
	Estación de relevo entre los sistemas nervioso y endocrino
	Impulso y conducta sexuales
	Patrones conductuales y emociones
	Ciclo de sueño-vigilia
Cerebelo	Equilibrio
	Tono muscular
	Coordinación de la actividad muscular voluntaria
	Aprendizaje motor
Tronco encefálico	Origen de casi todos los nervios craneales periféricos
	Centros de control para la regulación cardiovascular, respiratoria y digestiva
	Regulación de reflejos musculares para la postura y el equilibrio
	Algún control del ciclo de sueño-vigilia
	Integración de todo estímulo sináptico desde la médula espinal
	Activación de la corteza cerebral

del hipotálamo secretan las *hormonas liberadoras hipotalámicas* hacia los vasos porta, que regulan la secreción de la mayoría de las hormonas del sistema endocrino, y se transportan hacia la hipófisis anterior, donde estimulan la secreción de hormonas tróficas hacia otras glándulas del sistema endocrino (*véase* el capítulo 31). El tallo hipofisario también contiene los axones de neuronas magnocelulares cuyos cuerpos se localizan en los núcleos supraóptico y paraventricular del hipotálamo. Sus axones forman la **vía hipotalamohipofisaria** dentro del tallo hipofisario, y representan las porciones eferentes de los reflejos neuroendocrinos que llevan a la secreción de las hormonas **arginina vasopresina (AVP)** y **oxitocina** hacia la sangre, producto de síntesis de neuronas magnocelulares y que se liberan de sus terminales axónicas cercanas a los vasos sanguíneos en la hipófisis posterior.

En el humano adulto, el hipotálamo es de un tamaño casi semejante al de una almendra. A pesar de su pequeñez, constituye el sitio principal para la coordinación de muchas funciones. El hipotálamo se encarga de coordinar reflejos autónomos en el tronco encefálico y la médula espinal. También activa a los sistemas endocrino y motor somático, cuando responden a señales generadas dentro del hipotálamo, o en centros superiores, como el **sistema límbico**, donde se generan las emociones y la motivación. El hipotálamo logra esta integración por virtud de su localización única en la interfaz entre el sistema límbico y los sistemas endocrino y nervioso autónomo.

Como principal regulador de la homeostasis, el hipotálamo recibe estímulos del ambiente interno corporal a través de señales en la sangre y de aferentes viscerales con relevo en el tronco encefálico. En la mayor parte del cerebro, las células endoteliales capilares están conectadas por uniones herméticas que impiden que las sustancias de la sangre ingresen al cerebro; estas uniones forman parte de **la barrera hematoencefálica**. La barrera hematoencefálica está ausente en varias regiones pequeñas del cerebro conocidas como **órganos circunventriculares**, adyacentes a los

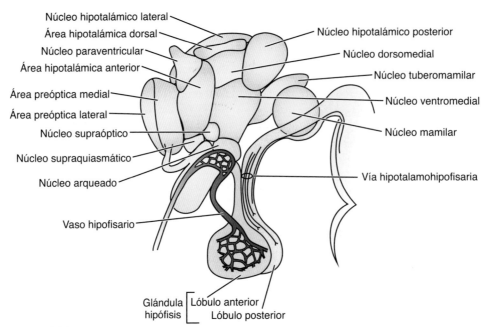

Núcleo hipotalámico lateral
Área hipotalámica dorsal
Núcleo paraventricular
Área hipotalámica anterior
Área preóptica medial
Área preóptica lateral
Núcleo supraóptico
Núcleo supraquiasmático
Núcleo arqueado
Vaso hipofisario

Núcleo hipotalámico posterior
Núcleo dorsomedial
Núcleo tuberomamilar
Núcleo ventromedial
Núcleo mamilar
Vía hipotalamohipofisaria

Glándula hipófisis [Lóbulo anterior / Lóbulo posterior

Figura 7-2 **El hipotálamo y sus núcleos.** El hipotálamo incluye varios conjuntos diferentes de núcleos celulares, que participan en muchas de sus funciones integrativas. Se muestran también las conexiones entre el hipotálamo y la hipófisis.

espacios ventriculares llenos de líquido. Varios órganos circunventriculares importantes se encuentran dentro o cerca del hipotálamo. Los capilares en estas regiones, a semejanza de los de otros órganos, están fenestrados ("con escapes"), lo que permite que las células de los núcleos hipotalámicos tomen muestras de sangre respecto de su composición. Las neuronas en el hipotálamo inician entonces los mecanismos necesarios para mantener las concentraciones de sus constituyentes en un punto determinado de ajuste, dentro de límites estrechos, desde núcleos específicos. Las funciones homeostáticas reguladas por el hipotálamo incluyen la temperatura corporal, el equilibrio de agua y electrolitos, las cifras de glucosa sanguínea y el equilibrio energético.

El hipotálamo consta de diferentes núcleos, interfaces entre los sistemas endocrino, autónomo y límbico

Los núcleos del hipotálamo tienen límites mal definidos, a pesar de su imagen usual (*véase* fig. 7-2). Muchos se nombran según su localización anatómica (p. ej., núcleos hipotalámicos anteriores, núcleo ventromedial) o por las estructuras que yacen cerca (p. ej., el núcleo periventricular, que rodea al tercer ventrículo, y el **núcleo supraquiasmático** [NSQ], ubicado arriba del quiasma óptico).

El hipotálamo recibe estímulos aferentes de todos los niveles del SNC y hace conexiones recíprocas con el sistema límbico, a través de vías fibrosas en el **fórnix**, la estría terminal y la vía amigdalofugal ventral. El hipotálamo también tiene conexiones recíprocas extensas con el tronco encefálico, incluidos la formación reticular y los centros bulbares de regulación cardiovascular, respiratoria y gastrointestinal. Muchas de esas conexiones transcurren por el **haz medial del prosencéfalo,** que también conecta el tronco encefálico con la corteza cerebral.

Varias conexiones importantes del hipotálamo son unidireccionales, más bien que recíprocas. Una de ellas, la **vía mamilotalámica** conduce la información de los cuerpos mamilares del hipotálamo al núcleo anterior del **tálamo,** desde donde la

información se releva a las regiones límbicas de la corteza cerebral. Una segunda vía unidireccional conduce información visual de la retina al SNC desde el hipotálamo a través del nervio óptico. A través de este ingreso retiniano, las señales luminosas del ciclo día-noche sincronizan el "reloj biológico" del cerebro con el reloj externo. El hipotálamo también se proyecta directamente hacia el tronco encefálico y la médula espinal para activar a las neuronas preganglionares simpáticas y parasimpáticas (*véase* el capítulo 6).

El hipotálamo regula el equilibrio energético por integración del metabolismo y la conducta alimentaria

El equilibrio energético es la homeostasis de la energía en los sistemas vivos. Se mide por la siguiente ecuación: ingestión de energía = gasto + almacenamiento de energía. La *ingestión energética* depende de los alimentos, lo que se regula sobre todo por el hambre y las calorías consumidas. El *gasto energético* es la suma de la producción de calor interna y el trabajo externo. La producción interna de calor, a su vez, corresponde al **índice metabólico basal** (IMB) y el efecto térmico de los alimentos. El trabajo externo está determinado por la actividad física. El hipotálamo tiene una participación clave en la regulación del equilibrio homeostático de la energía, mediante el control tanto de la ingestión como del gasto de energía.

La regulación de la conducta alimentaria por el hipotálamo es parte de una vía compleja que sistematiza la ingestión de alimentos y el gasto de energía ante los cambios del estado nutricional. En general, el hipotálamo regula la ingestión, el uso y almacenamiento de calorías en una forma que tiende a conservar el peso corporal en la edad adulta. El punto de ajuste supuesto alrededor del cual se intenta estabilizar el peso corporal es notoriamente constante, pero se puede alterar por cambios en la actividad física, la composición de los alimentos, los estados emocionales, el estrés, el envejecimiento, el embarazo y por agentes farmacológicos, como los antipsicóticos atípicos.

El sistema de la melanocortina en el **núcleo arqueado** (ARC) del hipotálamo es un componente crítico del SNC en la regulación de la homeostasis energética (fig. 7-3). Dentro del ARC, las neuronas productoras de la **proopiomelanocortina** (**POMC**) actúan como **anorexígenas** (que causan pérdida de apetito), su estimulación lleva a menor ingestión de alimentos y al aumento del gasto energético. La disminución en la alimentación por la POMC es mediada por la hormona estimulante de los melanocitos α, un producto de su fragmentación, que estimula a los receptores de la melanocortina. Los estudios han mostrado que las mutaciones en el receptor 4 de la melanocortina se relacionan con la obesidad de inicio temprano y se han identificado en algunos pacientes con obesidad grave. Un

segundo grupo de neuronas en el ARC es **orexígeno** (estimula el apetito) y contiene al **neuropéptido Y** (**NPY**) y la **proteína relacionada con el agutí** (**AgRP**). La estimulación de las neuronas productoras de NPY/AgRP causa aumento de la ingestión de alimentos, disminución del gasto energético e inhibición de las neuronas productoras de la POMC.

Ambas neuronas, POMC y NPY/AGRP, expresan receptores de una amplia variedad de hormonas relacionadas con la energía y detectan las concentraciones de estos péptidos a través de los órganos periventriculares cercanos. Algunas, como **leptina** e **insulina,** actúan durante un tiempo prolongado para conservar el peso corporal y la cifra de glucemia, y otras, como la **colecistocinina** (**CCK**) y la grelina, actúan en un periodo más breve para regular el inicio o cese de una comida. Además, estas neuronas reciben señales sensoriales gustativas, olfativas y visuales desde el ambiente externo que pueden regular el comportamiento alimentario. Otras entradas al ARC provienen del tracto gastrointestinal, estas últimas transmitidas a través del nervio vago y núcleos del tronco encefálico.

Los estímulos de salida del ARC que median modificaciones en la alimentación o el gasto de energía incluyen proyecciones al hipotálamo lateral, el núcleo dorsomedial, el núcleo ventromedial y el núcleo paraventricular, así como una variedad de estructuras en el tronco encefálico y los sistemas cortical y límbico del prosencéfalo, involucrados en la alimentación y las conductas motivadas. Los estímulos de salida directos hacia neuronas parasimpáticas y simpáticas preganglionares en el tronco encefálico y la médula espinal se derivan de los núcleos paraventricular y ARC. El núcleo paraventricular también participa en el sistema endocrino mediante su regulación de la glándula hipófisis.

Un participante clave en la regulación del peso corporal es la hormona leptina, que se secreta por células grasas (adipocitos) blancas. Conforme aumentan las reservas de grasa, también lo hace la concentración de leptina en el plasma; por el contrario, conforme se consumen las reservas de grasa, la concentración de leptina disminuye. La leptina inhibe a las células NPY/AgRP y estimula a las células POMC en el ARC (*véase* fig. 7-3). Las respuestas fisiológicas a las cifras bajas de leptina (inanición) se inician en el hipotálamo para aumentar la ingesta de alimentos, disminuir el gasto de energía y la función reproductora, así como la temperatura corporal, y aumentar la actividad parasimpática. Se inician las respuestas fisiológicas a la concentración alta de leptina (obesidad) en el hipotálamo para disminuir la ingesta de alimentos, aumentar el gasto de energía e incrementar la actividad simpática.

Además de la regulación a largo plazo del peso corporal, el hipotálamo también regula la conducta alimentaria de manera más aguda. Los factores que limitan la cantidad de alimento ingerido durante una sola ocasión, se originan en el tubo digestivo e influyen en los centros reguladores hipotalámicos, e incluyen lo siguiente: señales sensoriales transportadas por el nervio vago que significan distensión gástrica; señales químicas que dan origen a la sensación de saciedad, incluida la absorción de nutrimentos (glucosa, ciertos aminoácidos y ácidos grasos), y las hormonas gastrointestinales, en especial CCK, producidas por células endocrinas en la pared del intestino, así como la grelina, producida por el epitelio del estómago y del intestino delgado. La CCK constituye una señal de saciedad mediada a través del nervio vago, en tanto la grelina estimula la ingestión de alimentos por activación de las neuronas NPY/AgRP en el ARC.

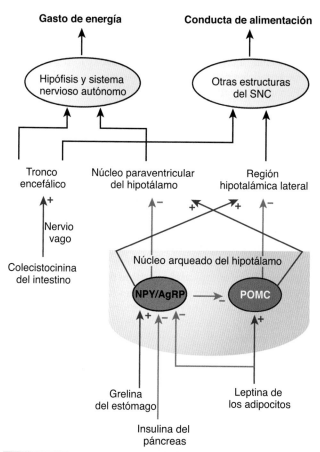

Figura 7-3 **Control del gasto de energía y la conducta alimentaria.** Los grupos celulares dentro del núcleo arqueado (ARC) integran las señales periféricas orexigénicas y anorexigénicas. La activación de las neuronas productoras del neuropéptido Y (NPY)/la proteína relacionada con el agutí (AgRP) en el ARC, lleva a una disminución del gasto energético por acción a través del núcleo paraventricular del hipotálamo (PVH), la hipófisis y el sistema nervioso autónomo, así como un aumento de la conducta alimentaria a través del área hipotalámica lateral (HL) y varios otros sitios del SNC. La activación de las neuronas productoras de la proopiomelanocortina (POMC) dentro del ARC aumenta el gasto de energía y disminuye la conducta alimentaria actuando a través de las mismas zonas. Señales periféricas adicionales activan el tronco encefálico a través del nervio vago; después, el tronco encefálico evade al ARC para actuar directamente sobre PVH y HL. Muchas vías centrales (*no se muestran; véase Ciencias Médicas Integradas*) involucradas en la conducta alimentaria y el gasto de energía también se proyectan hacia ARC, PVH e hipotálamo lateral.

El éxito de la cirugía bariátrica de derivación gástrica como tratamiento de la obesidad mórbida se cree en parte resultado de la menor secreción de grelina.

La compleja regulación del equilibrio energético y la presión evolutiva para conservar la energía convierten a la disminución de peso en una tarea difícil. Se cree que la fácil disponibilidad de alimentos muy sabrosos y la disminución del ejercicio requerido para obtenerlos provocan mayor incidencia de obesidad en la población. Los fármacos que pretenden aumentar el gasto de energía por activación del sistema nervioso simpático tienen efectos secundarios inaceptables. El desarrollo farmacológico se ha centrado en el bloqueo de los componentes del sistema regulador central que influye en el apetito (*véase* recuadro Ciencias médicas integradas). Un objetivo ha sido el de los **endocanabinoides,** compuestos que son ligandos endógenos para receptores canabinoides que median los efectos del componente psicoactivo de la marihuana. Estos receptores tienen participación importante en la homeostasis de la energía y se expresan en regiones cerebrales, como el ARC, en varias regiones del prosencéfalo vinculadas con la conducta motivada, y en los tejidos periféricos relacionados con la regulación energética, como hígado y páncreas. Aunque no se conoce por completo la participación de los endocanabinoides en la homeostasis energética, los estudios sugieren que regulan respuestas neuronales y tisulares en sitios múltiples relacionados.

El hipotálamo controla el impulso y la conducta sexuales

Las regiones anterior y preóptica del hipotálamo son asiento de la regulación de las hormonas gonadotrópicas y la conducta sexual. Las neuronas del área preóptica medial (APOM) secretan la **hormona liberadora de gonadotropinas (GnRH)** a partir de la pubertad, en respuesta a señales que no se conocen del todo. Estas neuronas contienen receptores de las hormonas esteroides gonadales, testosterona y estradiol, que regulan la secreción de GnRH con un patrón cíclico (femenino) o continuo (masculino) después del inicio de la pubertad.

En un periodo crítico del desarrollo fetal, la testosterona circulante secretada por los testículos de un feto masculino cambia las características de las células de la APOM que se destinan para la secreción de GnRH en etapas posteriores de la vida. Estas células, que secretarían GnRH en forma cíclica a partir de la pubertad si no se hubiesen expuesto a los andrógenos en la etapa prenatal, se transforman en células que secretan GnRH de manera continua a una concentración regulada homeostáticamente. Como resultado, los hombres exhiben un índice de secreción de estado estable de hormonas gonadotrópicas y, en consecuencia, de testosterona (*véase* el capítulo 36).

En ausencia de andrógenos en la sangre fetal durante el desarrollo, la APOM se mantiene sin cambios, de modo que en la pubertad las células que secretan GnRH empiezan a hacerlo en una forma cíclica, patrón que se refuerza y sincroniza a través de la vida reproductiva de la mujer por la retroalimentación cíclica de los esteroides ováricos, estradiol y progesterona, sobre la secreción de GnRH por el hipotálamo durante el ciclo menstrual (*véase* el capítulo 37).

Se sabe que las concentraciones de esteroides durante el desarrollo prenatal y posnatal median la diferenciación de regiones con dimorfismo sexual del cerebro de la mayoría de las especies de vertebrados. El dimorfismo sexual de la anatomía cerebral, la conducta, y la susceptibilidad a enfermedades neurológicas y psiquiátricas son evidentes en los seres humanos. Sin embargo, con excepción de las células secretoras de GnRH, ha sido difícil mostrar de manera definitiva una dependencia de los esteroides para el dimorfismo sexual del cerebro humano.

Además de la secreción de GnRH, la APOM tiene otras participaciones en la conducta sexual humana; se conecta de manera indirecta con todos los sistemas sensoriales y a través de conexiones recíprocas pueden modificar el procesamiento al desviarlo para preferir claves sensoriales de importancia sexual. Los estímulos de salida de la APOM terminan en los núcleos hipotálámicos y del tronco encefálico que regulan las funciones autonómicas y somáticas que se relacionan con las respuestas sexuales masculinas. El núcleo paraventricular también contribuye a la conducta sexual masculina y sus células liberan oxitocina, que tiene un poderoso efecto en pro de la erección durante la excitación sexual.

Se ha señalado al núcleo ventromedial del hipotálamo (VMH) como partícipe del control neural central de la conducta sexual femenina, con regulación de la fecundidad y la receptividad sexual. Las neuronas en el VMH expresan cifras altas de receptores de estrógenos, y la inyección de estrógenos en el VMH de animales con ovariectomía restablece la receptividad sexual.

El hipotálamo contiene el "reloj biológico maestro" que controla los ritmos y ciclos

Muchos sucesos o procesos fisiológicos se repiten con periodicidad. Cuando un suceso se repite a diario en el cuerpo, es *rítmico*, y cuando sigue un patrón mensual, es *cíclico*. Los ritmos diarios se conocen como **ritmos circadianos**, se vinculan con el ciclo de luz-oscuridad. Si la actividad se presenta durante el día, el ritmo circadiano se conoce como **ritmo diurno**. El *nocturno* es otro tipo de ritmo diario y la conducta se caracteriza por actividad durante la noche. Los ritmos nocturnos tienen prevalencia máxima en otros vertebrados. Un ejemplo de un ritmo diurno es el de la temperatura corporal, que alcanza su máximo durante el día y disminuye por la noche. Un ejemplo del ciclo mensual es el menstrual femenino, donde se repite una serie de sucesos fisiológicos cada 28 días.

Los ritmos circadianos son **endógenos** (dentro del cuerpo), porque persisten incluso en ausencia de claves temporales, como los ciclos noche-día para los periodos de luz y oscuridad, los ciclos lunares para los ritmos mensuales, o los cambios de la temperatura y la duración del día para los cambios estacionales. Por tanto, se dice que la mayoría de los organismos, incluidos los humanos, poseen un medidor endógeno del tiempo llamado **reloj biológico,** que programa las funciones reguladas del cuerpo.

La maquinaria del reloj biológico reside dentro de la célula. Se ha demostrado que casi todo tejido mamífero que se examina tiene un reloj circadiano molecular intrínseco que utiliza asas de retroalimentación de transcripción-traducción que involucra a varios genes, denominados *genes reloj*. Son algunos ejemplos de genes reloj *CLOCK* y *BMAL1*, que codifican proteínas en la sección positiva del asa, y las familias *PERIOD* (*PER*) y *CRYTOCHROME* (*CRY*), que son parte de la porción negativa.

La mayoría de las funciones con regulación homeostática muestra picos y valles de actividad que se repiten casi a diario. El hipotálamo tiene participación fundamental en la regulación de todos estos ritmos biológicos, al servir como el "reloj maestro" para la sincronización de estos ritmos diarios. Dentro del hipotálamo, el SNC tiene una participación especial; sus células poseen las propiedades de un oscilador, cuyos patrones de descarga espontáneos cambian de manera notoria durante un ciclo día-noche. Este ciclo diurno de actividad se mantiene *in vitro* y es una propiedad interna de las células del SNC, que emplean los mismos relojes moleculares que se observan en otros tejidos. El SNC tiene múltiples relojes celulares que interactúan con otros núcleos, hipotalámicos y no, para producir una red funcional que controla los ritmos circadianos del cuerpo. El SNC también es clave para el entrenamiento de los ritmos circadianos endógenos del cuerpo con respecto al reloj de noche y día externo mundial. El SNC recibe información luminosa de células ganglionares de la retina especiales que no forman imágenes y contienen melanopsina. Esta información transcurre hacia el SNC por la **vía retinohipotalámica** del nervio óptico y es importante para reajustar el reloj biológico interno del cerebro a fin de que se corresponda con el reloj externo.

En la figura 7-4 se ilustran algunos de los ritmos circadianos del cuerpo; uno de los más notorios es el estado de alerta, que alcanza su máximo en la noche y es mínimo en las horas que preceden al sueño y le siguen; otro, el de temperatura corporal varía ~1 °C durante el día, con el punto bajo presente durante el sueño. Las cifras plasmáticas de hormona de crecimiento aumentan mucho durante el sueño, en relación con el papel metabólico de esta hormona como agente de ahorro de glucosa durante el ayuno nocturno. El cortisol, por otro lado, alcanza su cifra plasmática diaria más alta antes de despertar en la mañana. El mecanismo por el que el SNC puede regular diversas funciones se relaciona de manera parcial con su control de la producción de melatonina por la **glándula pineal**. Las cifras de melatonina aumentan conforme disminuye la luz, al acercarse la noche.

Otras funciones con regulación homeostática muestran también patrones diurnos. Cuando están todos en sincronía, funcionan de manera armoniosa e imparten una sensación de bienestar. Cuando hay una alteración en el patrón rítmico, como privación de sueño o cuando se pasa con gran rapidez a través de varios husos horarios, el periodo requerido para el reentrenamiento del SNC al nuevo patrón de noche-día se caracteriza por una sensación de malestar y alteración fisiológica, que se experimenta por lo general como "desfase horario" (del inglés *jet lag*) por los viajeros que atraviesan varias zonas horarias o los trabajadores que cambian del turno diurno al nocturno o al revés. En tales casos, el hipotálamo requiere un periodo para "reajustar su reloj", antes de que se restablezcan los ritmos regulares y se tenga una sensación de bienestar. El SNC utiliza el nuevo patrón de luz-oscuridad, como se percibe en la retina, para entrenar su velocidad de descarga a un patrón compatible con el mundo externo. El reajuste del reloj se puede facilitar por el uso juicioso de melatonina exógena o por modificación de la exposición a la luz.

La formación reticular regula el nivel de conciencia y regula la excitación y el patrón sueño-vigilia

El tronco encefálico contiene una mezcla heterogénea de grupos anatómicos de cuerpos celulares que cumplen una de cuatro funciones generales. Algunos grupos celulares forman núcleos de nervios motores y sensoriales craneales; otros, funciones como relevo de sistemas motores descendentes o sensitivos ascendentes, mientras que otros establecen conexiones con el cerebelo. Los grupos celulares localizados en la porción central del tronco encefálico constituyen un sistema de aspecto difuso de neuronas con axones ramificados con amplitud, conocido como **formación reticular,** que constituye el centro del tronco encefálico y transcurre por toda la longitud del mesencéfalo, protuberancia anular y bulbo raquídeo. Una característica única de neuronas de la formación reticular es su sistema amplio de colaterales axónicas, que hacen contactos sinápticos extensos y en algunos casos recorren largas distancias para terminar en múltiples zonas del SNC. La formación reticular contiene un número de **redes neurales** pequeñas, o "centros", con funciones variadas, que incluyen la regulación del despertar, el ciclo sueño-vigilia, la regulación del dolor y el control de funciones autonómicas como la frecuencia cardiaca, la respiración y el vómito.

El sistema activador reticular ascendente regula la conciencia y la excitación

Desde una perspectiva tanto clínica como funcional, la formación reticular puede dividirse en dos partes principales. La formación reticular superior, situada en el mesencéfalo y la protuberancia superior, desempeña un papel esencial en el mantenimiento del nivel de consciencia y en la regulación del ciclo sueño-vigilia. La formación reticular inferior, situada en la protuberancia caudal y la médula, desempeña importantes funciones motoras y autonómicas, así como reflejos de los nervios craneales como el parpadeo y los estornudos, entre otros.

El **sistema activador reticular ascendente (SARA)** es un conjunto de núcleos subcorticales que se proyectan de forma difusa a amplias regiones de la corteza cerebral, donde tienen un efecto de alerta o excitación. El SARA forma parte del *sistema de conciencia* del cerebro. La conciencia es una experiencia subjetiva difícil de definir de modo formal; sin embargo, implica una condición despierta y alerta en la que la persona es capaz de percibir y responder a su entorno interno y externo. La conciencia se describe en términos de tres procesos distintos pero interrelacionados: el estado de alerta (el "nivel" de conciencia), la atención y el conocimiento (tanto de uno mismo como del entorno). A diferencia de los sistemas sensoriales y motores, no existe un "centro" de conciencia en el cerebro humano, sino que la conciencia depende de la actividad de un "sistema de conciencia" difuso pero organizado, una extensa red neuronal que incluye múltiples áreas subcorticales, como la formación reticular del

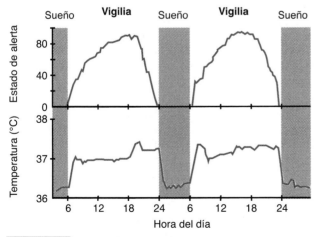

Figura 7-4 Ritmos circadianos en algunas funciones de regulación homeostática durante periodos de 24 h. El estado de alerta se mide con una escala arbitraria entre el sueño y el estado de alerta máxima. Note que el estado de alerta y la temperatura corporal son paralelos.

tronco encefálico superior, el tálamo y el hipotálamo, además de circuitos neuronales en amplias áreas de la corteza cerebral, en especial el cerebro anterior basal, las cortezas prefrontales y las cortezas asociativas parietales posteriores.

El estado de alerta y la excitación, es decir, el "nivel" de conciencia, dependen principalmente de la actividad del SARA del tronco encefálico. El SARA se origina sobre todo de neuronas localizadas en la formación reticular rostral y se conecta con áreas del córtex, el tálamo y el hipotálamo, y es importante para la excitación cortical y el mantenimiento de la consciencia. Como se explica en el capítulo 4, las neuronas sensoriales transmiten información periférica sobre el tacto, el dolor, la audición, la visión y otras modalidades sensoriales al SNC a través de vías sensoriales que hacen sinapsis con núcleos específicos del tálamo, los cuales, a su vez, se proyectan a áreas sensoriales primarias de la corteza cerebral donde se producen las percepciones conscientes. Cada sistema sensorial también envía ramas colaterales a la formación reticular (fig. 7-5), donde las entradas de múltiples sistemas convergen en las mismas neuronas de la formación reticular. Esta disposición impide que las neuronas de la formación reticular se identifiquen con una modalidad sensorial específica; en su lugar, las neuronas activadas transmiten señales "inespecíficas" al tálamo y a la corteza cerebral que tienen una función de alerta y excitación. Estas señales se transportan a través del tronco encefálico en un haz de fibras ascendente, conocido como tracto tegmental central, hasta los núcleos intralaminares del tálamo. Estos núcleos se proyectan después a amplias zonas de la corteza cerebral, donde aumentan el nivel de conciencia al ejercer un efecto de alerta o excitación. La presencia de estas entradas sensoriales colaterales en el SARA explica por qué los estímulos fuertes, como un pinchazo,

una salpicadura de agua fría en la cara o el olor a sales, aumentan el nivel de alerta. Tan importante es el SARA para el estado de alerta que un mal funcionamiento de la formación reticular rostral, debido a un traumatismo, un accidente cerebrovascular o alteraciones metabólicas, puede llevar a la pérdida de conciencia y al coma.

Grupos celulares monoaminérgicos de la formación reticular

Dentro de la formación reticular, a distintos niveles del tronco encefálico, hay varios grupos nucleares con importantes funciones neuromoduladoras. Los miembros de este grupo son neuronas **monoaminérgicas** que liberan neurotransmisores monoamínicos derivados de aminoácidos aromáticos (p. ej., triptófano, tirosina y fenilalanina). Los neurotransmisores monoamínicos incluyen *histamina*, *catecolaminas* (p. ej., dopamina, norepinefrina [NE] y epinefrina) y *triptaminas* (melatonina y serotonina). La mayoría de las células monoaminérgicas se localiza en la formación reticular, y los axones que surgen de estos grupos celulares inervan todas las porciones del SNC a través de vías divergentes amplias. La corteza, el sistema límbico y los ganglios basales están provistos de gran cantidad de terminales nerviosas catecolaminérgicas (noradrenérgicas y dopaminérgicas) y serotoninérgicas, que emanan del núcleo del tronco encefálico y contienen relativamente pocos cuerpos celulares, en comparación con sus extensas proyecciones terminales. Con la manipulación neuroquímica de las neuronas monoaminérgicas en el sistema límbico se hace aparente que tienen una participación importante en la determinación de los estados emocionales.

Vías de la dopamina

Las neuronas dopaminérgicas se localizan en tres vías principales, que se originan de grupos celulares en el mesencéfalo (la región de la sustancia negra y la tegmental ventral), o el hipotálamo (fig. 7-6). El **sistema nigroestriado** consta de neuronas con cuerpos celulares en la sustancia negra (parte compacta) y terminales en el cuerpo estriado (núcleos caudado y putamen) de los ganglios basales. Esta vía dopaminérgica es indispensable para regular los movimientos voluntarios (*véase* el capítulo 5). El **sistema tuberoinfundibular**, de neuronas dopaminérgicas,

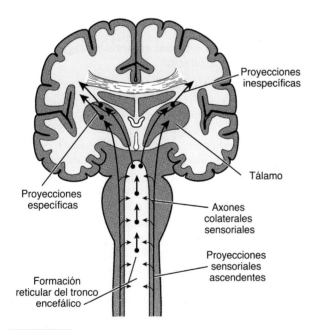

Figura 7-5 **Formación reticular del tronco encefálico y el sistema reticular activador.** Las vías sensoriales ascendentes envían fibras axónicas colaterales a la formación reticular. Las neuronas en la formación reticular originan fibras que hacen sinapsis en los núcleos intralaminares del tálamo y la corteza cerebral. Desde los núcleos intralaminares, las proyecciones talámicas influyen en zonas amplias de la corteza cerebral y el sistema límbico.

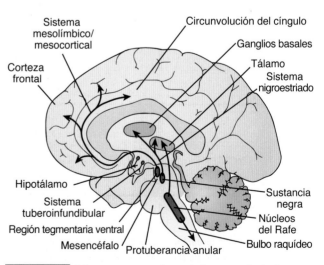

Figura 7-6 **Orígenes y proyecciones de los tres principales sistemas dopaminérgicos y del sistema serotoninérgico.**

se localiza por completo dentro del hipotálamo, con cuerpos celulares en el ARC y los núcleos periventriculares, y terminales en la eminencia media de la cara ventral del hipotálamo. El sistema tuberoinfundibular se encarga de la secreción de las hormonas liberadoras hipotalámicas hacia un sistema porta, que las traslada a través del tallo hipofisario hacia el lóbulo anterior de la hipófisis (*véase* el capítulo 31). Las neuronas dopaminérgicas inhiben la secreción de prolactina por la hipófisis.

Una vía dopaminérgica importante en el cerebro es la *mesolímbica*, parte del **sistema mesolímbico/mesocortical**. Las neuronas que dan lugar a esta vía se localizan en el área tegmental ventral del mesencéfalo y envían sus axones al sistema límbico, el hipocampo y la corteza prefrontal medial. Actúa regulando las respuestas conductuales, en especial la motivación y el impulso, para estimular mediante la dopamina como neurotransmisor (*véase* fig. 7-6). El núcleo tegmental ventral es también parte del **sistema de recompensa** cerebral. Drogas adictivas y recreativas que aumentan la transmisión dopaminérgica, como la cocaína, que inhibe la recaptación de dopamina, y la anfetamina, que promueve la secreción de dopamina e inhibe su recaptación, llevan a la administración repetida y el abuso, en parte porque estimulan la transmisión mediada por dopamina en el sistema de recompensa cerebral. Del mismo modo, la nicotina, un compuesto químico altamente adictivo que se encuentra en las plantas de tabaco, potencia la liberación de dopamina en el sistema de recompensa del cerebro y explica las sensaciones de placer y satisfacción relacionadas con el consumo de cigarrillos. El sistema dopaminérgico mesolímbico está implicado en la patogénesis de la esquizofrenia (descrita más adelante) y otros trastornos psicóticos.

La *vía mesocortical* es otra de tipo dopaminérgico en el sistema mesolímbico/mesocortical, que conecta al tegmento ventral con la corteza cerebral, en particular de los lóbulos frontales. Esta vía es indispensable para la función cognitiva normal de la corteza prefrontal. Se supone involucrada en la motivación y la respuesta emocional y, como el sistema mesolímbico, su disfunción se ha señalado como partícipe de la esquizofrenia.

Vías de la noradrenalina

Las **neuronas noradrenérgicas** (que contienen NE) se localizan en grupos celulares del bulbo raquídeo y la protuberancia anular (fig. 7-7). Los grupos de células bulbares se proyectan hacia la médula espinal, donde influyen en la regulación cardiovascular y otras funciones autonómicas. Los grupos celulares en la protuberancia anular incluyen al sistema lateral, que proyecta al prosencéfalo basal y al hipotálamo, y el *locus* cerúleo, que envía fibras eferentes a casi todas las partes del SNC:

Las neuronas noradrenérgicas inervan todas las porciones del sistema límbico y la corteza cerebral, donde tienen una participación importante en el establecimiento del **estado de ánimo** (estado emocional sostenido) y el **estado afectivo** (la emoción misma; p. ej., euforia, depresión, ansiedad). Los fármacos que alteran la transmisión noradrenérgica tienen efectos profundos en el talante y en el estado afectivo. Por ejemplo, la reserpina, que consume la NE cerebral, induce un estado de depresión. Los fármacos que aumentan la disponibilidad de NE, como los inhibidores de la monoaminoxidasa (IMAO) y los inhibidores de la recaptación de NE, revierten esta depresión. Las anfetaminas y la cocaína tienen efectos que impulsan la transmisión noradrenérgica, similares a los descritos para transmisión dopaminér-

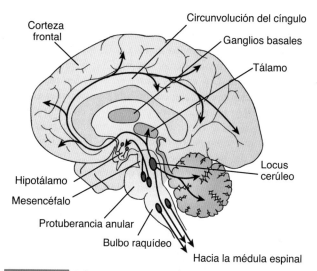

Figura 7-7 **Orígenes y proyecciones de cinco de los siete grupos celulares de las neuronas noradrenérgicas del cerebro.** Los grupos señalados se originan en el bulbo raquídeo y la protuberancia anular. Entre los últimos, el *locus* cerúleo, en la parte dorsal de la protuberancia anular, inerva la mayoría de las porciones del sistema nervioso central.

Etiquetas de la figura: Corteza frontal · Circunvolución del cíngulo · Ganglios basales · Tálamo · Locus cerúleo · Hipotálamo · Mesencéfalo · Protuberancia anular · Bulbo raquídeo · Hacia la médula espinal

gica; inhiben la recaptación y promueven la secreción de NE. El aumento de la transmisión noradrenérgica da como resultado una elevación del talante, que contribuye adicionalmente al potencial de abuso de tales fármacos, a pesar de la depresión que sigue cuando su concentración decrece. Algunas de las consecuencias indeseadas de fármacos similares a la cocaína o la anfetamina, reflejan la mayor transmisión noradrenérgica, tanto en la periferia como en el SNC, que puede causar una crisis hipertensiva, infarto miocárdico o accidente cerebrovascular, además de variaciones notorias en el estado afectivo, que inician con euforia y terminan con una depresión intensa.

Vías de la serotonina

Las **neuronas serotoninérgicas** del tronco cerebral (que contienen serotonina o 5-hidroxitriptamina) también proyecta a casi todas las porciones del SNC. La mayoría de las neuronas serotoninérgicas se localiza en los *núcleos del rafé*, grupos localizados junto a la línea media del tronco encefálico (*véase* fig. 7-6). Las neuronas cubren el diencéfalo ipsilateral y el cerebro con entradas serotoninérgicas, con un número en especial grande de fibras que van a las cortezas límbicas, la amígdala y el hipocampo. Mecanismos serotoninérgicos actúan sobre el talante, la alimentación, la memoria, el sueño y las destrezas cognitivas, y la disminución de la concentración de serotonina se vincula con trastornos afectivos, como la depresión (descritos más adelante). Los fármacos que aumentan la transmisión de la serotonina son agentes antidepresivos eficaces. La serotonina también regula la frecuencia cardiaca y la respiración, y sus concentraciones bajas se han vinculado con el **síndrome de muerte súbita infantil (SMSI)** o de *muerte en la cuna*. El SMSI es notorio por la muerte súbita de un lactante, inesperada por los antecedentes y que no puede explicarse después de una necropsia exhaustiva. Una anomalía en las señales de serotonina no es el único vínculo; la frecuencia de SMSI parece estar en función de manera sólida con el sexo, la edad, el peso al nacer, la posición durante el sueño y el grupo étnico del lactante, así como el nivel de instrucción y socioeconómico de los padres.

Consciencia y los sistemas neuroquímicos del despertar

Los grupos de células monoaminérgicas de la formación reticular no son los únicos sistemas neuroquímicos que regulan la actividad cortical. Dos grupos nucleares, el núcleo tuberomamilar y el núcleo pedunculopontino, son componentes adicionales del SARA. El núcleo *tuberomamilar* se encuentra en el hipotálamo lateral y contiene neuronas *histaminérgicas* (que usan histamina como neurotransmisor). Las proyecciones histaminérgicas del núcleo tuberomamilar hacia la corteza cerebral aumentan la activación cortical y el estado de alerta. Estas neuronas descargan en forma intensa durante la vigilia y son importantes para mantenerla. Los antihistamínicos orales, que disminuyen los síntomas de las alergias por su acción periférica, también bloquean la actividad histamínica central, con el resultado de un efecto secundario frecuente, la somnolencia.

El *sistema colinérgico* (de células que contienen acetilcolina) es uno no monoaminérgico que regula la actividad cortical. Las concentraciones de neuronas colinérgicas en el *núcleo pedunculopontino* de la formación reticular del tronco encefálico se proyectan al tálamo, la médula espinal y otras regiones del tronco encefálico (fig. 7-8). Estas neuronas colinérgicas influyen en el estado de alerta por activación de neuronas talamocorticales involucradas en el estado de vigilia y alteran la actividad de los núcleos talámicos, que son parte del sistema del sueño.

La región basal del prosencéfalo contiene grupos prominentes de neuronas colinérgicas que se proyectan al hipocampo y todas las regiones de la corteza cerebral (*véase* fig. 7-8). Estas neuronas colinérgicas se conocen genéricamente como **núcleos del prosencéfalo basal**, e incluyen los núcleos septales, el basal y el accumbens. Las proyecciones colinérgicas desde los núcleos basales terminan a través de la corteza cerebral y contribuyen

al estado de vigilia, así como al sueño de movimientos oculares rápidos (MOR). También se cree que las conexiones colinérgicas corticales son importantes para la atención selectiva y las proyecciones al hipocampo participan en la memoria.

ACTIVIDAD ELÉCTRICA CEREBRAL

Se puede vigilar la influencia del SARA sobre la actividad cerebral por **electroencefalografía** (**EEG**), un método de registro sensible para captar la actividad eléctrica de la superficie del cerebro mediante electrodos colocados en sitios asignados del cuero cabelludo. Este recurso no invasivo mide de manera simultánea la actividad eléctrica de las principales zonas de la corteza cerebral a través de múltiples derivaciones. También es el mejor recurso diagnóstico disponible para detectar anomalías en la actividad eléctrica, como la epilepsia, y para el diagnóstico de trastornos del sueño.

La actividad eléctrica detectada refleja el registro extracelular de la miríada de potenciales postsinápticos en las neuronas corticales bajo el electrodo. Los potenciales eléctricos sumados registrados de un momento a otro en cada derivación tienen gran influencia de los estímulos de ingreso de información sensorial desde el tálamo a través de proyecciones específicas e inespecíficas hacia las células corticales, así como de estímulos que transcurren a los lados entre diferentes regiones de la corteza.

Las ondas EEG tienen patrones característicos que corresponden al estado de excitación

La frecuencia del EEG suele variar de < 1 hasta casi 30 Hz, la amplitud o altura de la onda varían de 20 a 100 µV y, debido a que las ondas son una suma de la actividad en una compleja red de procesos neuronales, son muy variables. Sin embargo, durante diversos estados de consciencia, las ondas de EEG tienen ciertos patrones característicos. En el estado más alto de alerta, cuando los estímulos sensoriales de ingreso son máximos, las ondas son de alta frecuencia y baja amplitud, ya que muchas unidades descargan de manera asincrónica. En el extremo opuesto de la escala de alerta, cuando los estímulos sensoriales están al mínimo en el sueño profundo, un EEG sincronizado presenta características de baja frecuencia y alta amplitud. La ausencia de actividad EEG indica muerte cerebral.

Los patrones de onda del EEG se clasifican de acuerdo con su frecuencia (fig. 7-9). Las **ondas α**, un ritmo que va de 8 a 13 Hz, se observan cuando la persona está despierta, pero relajada, con los ojos cerrados. Cuando se abren los ojos, el estímulo visual agregado a la corteza impone un ritmo más rápido al EEG, que va de 13 a 30 Hz y se designa de **ondas β**. Las ondas más lentas que se registran ocurren durante el sueño: **ondas θ**, de 4 a 7 Hz y **ondas δ**, de 0.5 a 4 Hz durante el sueño profundo.

Se observan patrones de ondas anormales en la **epilepsia**, un trastorno neurológico del cerebro caracterizado por descargas espontáneas de actividad eléctrica altamente sincronizadas, con el resultado de anomalías que van desde lapsos momentáneos de atención hasta convulsiones de gravedad variable y pérdida del estado de vigilia. La forma de onda característica que significa actividad convulsiva es la de aparición de picos u ondas muy agudas, así como cifras anormalmente grandes de unidades de descarga simultáneas. En la fig. 7-9 se muestran ejemplos de actividad pico, que ocurren en forma aislada y con un patrón de pico y onda.

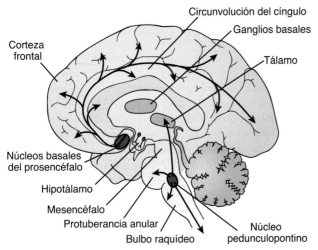

Figura 7-8 Orígenes y proyecciones de las principales neuronas colinérgicas. Las neuronas colinérgicas de los núcleos basales del prosencéfalo inervan todas las regiones de la corteza cerebral. Aquellas en el núcleo pedunculopontino del tronco encefálico, proveen un estímulo importante al tálamo y también inervan al tronco encefálico y la médula espinal. Las interneuronas colinérgicas se encuentran en los ganglios basales. No se muestran las neuronas de proyección periférica, las motoras somáticas y las preganglionares autónomas, que también son colinérgicas.

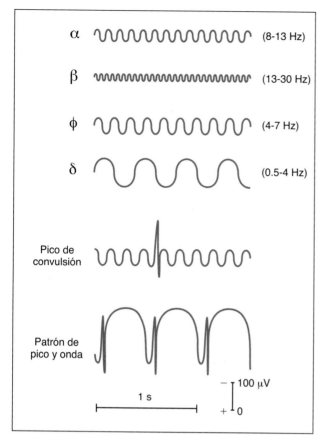

Figura 7-9 **Patrones de las ondas cerebrales registrados por electroencefalografía.** Los patrones de las ondas se designan como α, β, Φ o δ, con base en su frecuencia y amplitud relativas. En la epilepsia aparecen picos anormales y grandes ondas sumadas, ya que se activan muchas neuronas de manera simultánea.

Las etapas del sueño se definen por EEG

El sueño sigue un ritmo circadiano y es un estado de conciencia alterado recurrente en forma natural, donde se suspende la actividad sensorial, así como casi toda actividad muscular voluntaria. Durante el sueño ocurre un estado anabólico elevado, que acentúa el crecimiento y el rejuvenecimiento de los sistemas inmunológico, nervioso y muscular. El sueño es regulado por el reloj biológico corporal, que para el sueño funciona en conjunto con la adenosina, un neurotransmisor que inhibe la mayoría de los procesos funcionales relacionados con el estado de vigilia. La adenosina aumenta durante el transcurso del día y sus cifras altas inducen la somnolencia. La hormona melatonina se secreta durante el sueño apacible y causa un decremento gradual concomitante en la temperatura central.

La actividad eléctrica relacionada con el sueño fue descubierta por primera vez en 1937 por EEG; registrado durante el sueño revela un patrón persistentemente cambiante de amplitudes y frecuencias de onda, lo cual indica que el cerebro se mantiene activo de manera continua, incluso en las etapas más profundas del sueño. El patrón de EEG registrado durante el sueño varía en ciclos que se repiten casi cada 90 min, con inicio al momento de dormirse y hasta el despertar, de 7 a 8 h después. Las etapas del sueño y otras características del proceso se valoran en un laboratorio especializado. La *polisomnografía* es una prueba exhaustiva utilizada para diagnosticar o descartar trastornos del sueño. Las mediciones incluyen EEG de las

ondas cerebrales, *electrooculografía* de los movimientos y *electromiografía* del músculo esquelético y monitorización de la función cardiaca, la respiración y la saturación de oxígeno en sangre. El sueño se divide en dos categorías amplias: de **movimientos oculares rápidos** (**MOR**) y **sin movimientos oculares rápidos** (**No MOR**), cada uno con un conjunto distintivo de características funcionales, neurológicas y fisiológicas. El No MOR se subdivide además en tres subetapas: N1, N2 y N3. El sueño N3 también se denomina *de ondas lentas* o δ (SWS). El sueño se presenta en ciclos de MOR y No MOR cuyo orden normalmente es despierto → N1 → N2 → N3 → N2 → MOR. Hay una cantidad mayor de sueño profundo en etapas tempranas de la noche en tanto el porcentaje de sueño MOR aumenta más tarde y apenas antes del despertar natural. En los seres humanos, cada ciclo dura en promedio 90 a 110 min. Las etapas del sueño No MOR se caracterizan como sigue:

- La etapa N1 es una breve transición entre la vigilia y el sueño, que comprende solo entre 1 y 5% del ciclo de sueño, y se conoce como *somnolencia* o *etapa de sueño apacible* o *ligero*. Las ondas cerebrales en la transición de la etapa N1 pasan de las ondas β de la vigilia a las ondas α y después a las Φ (fig. 7-10). Durante esta transición, a menudo se observan contracciones súbitas, también conocidas como **mioclonías**. Además, el tono muscular y la mayor parte de la conciencia se pierden durante N1.

- Durante la etapa N2, la actividad muscular disminuye y desaparece por completo la conciencia respecto del ambiente externo. Las ondas cerebrales continúan siendo lentas, de husos lentos y profundos y aparecen los complejos K, carac-

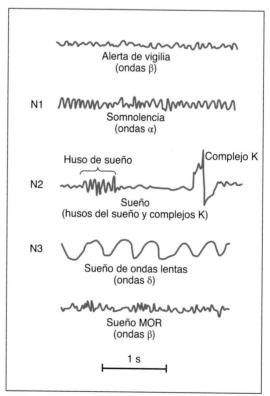

Figura 7-10 **Patrones de las ondas cerebrales durante un ciclo de sueño normal.** Los ciclos de sueño se dividen en MOR (de movimientos oculares rápidos) y No MOR (sin movimientos oculares rápidos). El sueño No MOR se subdivide en tres etapas: N1, N2 y N3.

terísticos de esta etapa (fig. 7-10), la cual comprende de 45 a 55% del sueño total en los adultos.

- La etapa N3 se caracteriza por un sueño *profundo* o SWS, con presencia de ondas δ que van de 0.4 a 4 Hz. Durante esta etapa los indicadores fisiológicos, como frecuencia respiratoria, frecuencia cardiaca y presión arterial, se encuentran en sus niveles más bajos. Esta es la etapa en la que con mayor frecuencia ocurren los terrores nocturnos, la enuresis, el sonambulismo (caminar dormido) y la somniloquia (hablar durante el sueño).

Sueño MOR

El sueño MOR se caracteriza por ondas rápidas de bajo voltaje y movimientos oculares rápidos, y contribuye con 20 a 25% del tiempo que duerme la mayoría de los adultos. Es la etapa en que se presentan los sueños que más se recuerdan. El sueño MOR también se conoce como **paradójico**, porque hay contradicciones aparentes en sus características. Primero, el EEG muestra ondas asincrónicas de alta frecuencia y baja amplitud (p. ej., un ritmo β), que es más típico del estado de vigilia que de sueño (*véase* fig. 7-10) y, sin embargo, es difícil despertar al sujeto. Segundo, el sistema nervioso autónomo se encuentra en un estado de excitación; la presión arterial y la frecuencia cardiaca están aumentadas y la respiración es irregular. En los hombres, la excitación autonómica del sueño MOR incluye la erección del pene, reflejo que se usa para el diagnóstico de la impotencia, con el fin de determinar si la insuficiencia eréctil se basa en una falla neurológica o vascular (en cuyo caso el sueño MOR no se acompaña de erección). Cuando los sujetos son despertados durante un periodo MOR, suelen referir ensoñaciones. De acuerdo con esto, suele considerarse al sueño MOR como sueño onírico. Otra característica curiosa del sueño MOR es que la mayoría de los músculos voluntarios se paralizan de manera temporal, con dos excepciones, los músculos de la respiración y los extraoculares, que se contraen rítmicamente para producir los movimientos oculares rápidos (MOR), y los músculos del oído medio, que protegen al oído interno (*véase* el capítulo 4). La parálisis muscular es secundaria a una inhibición activa de las neuronas motoras mediada por un grupo de aquellas localizadas cerca del *locus cerúleo* en el tronco encefálico. Muchos han experimentado esta parálisis muscular al despertar de una pesadilla, sintiéndose momentáneamente incapaces de alejarse del peligro. En ciertos trastornos del sueño, donde la contracción del músculo esquelético no se paraliza de modo temporal durante el sueño MOR, los sujetos representan secuencias de sueños con resultados molestos, sin recuerdo consciente del suceso.

El tiempo de sueño en los seres humanos varía según la etapa del desarrollo. Los recién nacidos duermen ~ 16 h al día, de las que casi 50% lo pasan en el sueño MOR. Los adultos normales duermen de 7 a 8 h por día, de los que casi 25% corresponde al sueño MOR. El porcentaje de sueño MOR declina más con la edad, junto con una pérdida de la capacidad de alcanzar la etapa 3. Se habla de deuda de sueño cuando no se duerme lo suficiente. La privación del sueño puede llevar a una gran deuda, que causa problemas emocionales, mentales y físicos. La privación del sueño lleva a un aumento de la irritabilidad, alteración cognitiva, pérdida de la memoria, temblores musculares y bostezos durante el día. Se ha demostrado que la privación del sueño es un factor de riesgo para el aumento de peso, la hipertensión, la diabetes tipo 2 y alteraciones del sistema inmunológico. Hay muchos motivos para un sueño deficiente que lleva

a su privación. El dolor, los fármacos y el estrés pueden ser la principal causa. Trastornos del sueño como la apnea de sueño, la **narcolepsia**, el insomnio y el síndrome de piernas inquietas también son causas de sueño deficiente.

Los mecanismos neuronales del sueño son complejos. Contrario a lo que se creía hasta ahora, el sueño no es una mera "desconexión" pasiva de la actividad cortical cerebral que se relaciona con una disminución de los estímulos sensoriales; más bien el sueño es un proceso activo que se inicia en gran parte por la regulación hipotalámica de los centros superiores. Aunque el "desencadenante" del sueño aún es poco conocido, se sabe que las neuronas del área preóptica ventrolateral (VLPO) del hipotálamo anterior se activan al inicio del sueño. La VLPO contiene neuronas inhibitorias que se proyectan a neuronas de amplias zonas del tronco encefálico y del diencéfalo que forman parte del SARA, a las que inhiben mediante la liberación del neurotransmisor GABA. De este modo, la VLPO apaga la actividad del SARA e impide que esta vía de fibra ascendente despierte al cerebro, permitiendo que se apague de modo funcional y se duerma. El desencadenante que inicia el cambio del sueño No MOR al sueño MOR tampoco se conoce bien, pero parece implicar un aumento de la actividad de las neuronas del tronco encefálico conocidas como "células MOR-on", que sólo están activas durante el sueño MOR. Estas neuronas están situadas en la formación reticular pontina rostral, incluida una parte del núcleo pedunculopontino, y desencadenan la transición al sueño MOR activando o inhibiendo los circuitos neuronales que median en los diversos componentes conductuales, motores y fisiológicos del sueño MOR.

Las ondas cerebrales anormales indican un trastorno convulsivo

Se define a una **convulsión** como una manifestación transitoria de actividad eléctrica excesiva o sincrónica anormal en el cerebro. Durante una convulsión, la comunicación eléctrica normal entre neuronas se interrumpe y muchas neuronas se disparan siguiendo el mismo patrón rítmico. La actividad eléctrica se vuelve sincrónica, de gran amplitud y rítmica. Esta actividad anormal se evidencia con facilidad en el EEG; diferentes tipos de convulsiones presentan patrones característicos que pueden ayudar a su clasificación. Varias y diversas causas pueden producir convulsiones, incluyendo desequilibrios metabólicos; anomalías electrolíticas como hiponatremia o hipocalcemia; fiebre alta; abuso de drogas; abstinencia alcohólica; anomalías genéticas de canales o receptores iónicos neuronales; ictus, e infecciones o lesiones cerebrales. La epilepsia es un trastorno crónico donde un individuo presenta convulsiones recurrentes. La actividad eléctrica anormal de una convulsión es resultado de la fisiología neuronal anormal, que produce hiperexcitabilidad e hipersincronía neuronal. Esta alteración patológica anormal se presenta en grupos de neuronas y representa un desequilibrio entre las corrientes iónicas excitatorias e inhibitorias en las redes neuronales del cerebro. Muchos de los fármacos que se administran para tratar la epilepsia se dirigen a los canales iónicos neuronales encargados de estas corrientes, en un intento por equilibrar las redes. Aunque estos fármacos pueden controlar las convulsiones de la epilepsia, no curan la enfermedad, y los pacientes a menudo tienen que tomarlos durante toda su vida.

El efecto al exterior de las convulsiones epilépticas se manifiesta en tres diferentes formas: 1) movimientos dramáticos violentos (convulsión tonicoclónica), 2) pérdida leve del estado de vigilia o 3) agitaciones de contracción y estiramiento del cuerpo. A veces un paciente puede perder el conocimiento y "desplomarse" al piso, o tal vez solo dirija la mirada al espacio temporalmente. Durante una convulsión, mientras el cerebro se recupera, a menudo hay una pérdida transitoria de memoria.

Convulsiones de inicio generalizado e inicio focal

Los trastornos convulsivos no son una única enfermedad, y tienen muchas manifestaciones clínicas y alteraciones patológicas subyacentes. Las convulsiones se dividen en dos tipos principales: *inicio generalizado* e *inicio focal,* con base en el lugar de inicio y en cómo se propagan.

Las convulsiones de inicio generalizado suelen empezar en ambos hemisferios cerebrales o en un lugar subcortical, como el tálamo, y se clasifican a su vez según presenten síntomas motores o no motores, en cuyo caso se denominan crisis de ausencia. La *convulsión tonicoclónica* (antes llamada de tipo gran mal) es un ejemplo de convulsión motora generalizada que afecta a todo el cerebro. En la *fase tónica,* la persona pierde la conciencia con rapidez y los músculos esqueléticos se tensan, haciendo que las extremidades roten hacia la línea media del cuerpo.

Durante la *fase clónica,* los músculos se contraen y relajan con rapidez, produciendo las convulsiones, que pueden ir desde contracciones exageradas hasta la agitación violenta. Los ojos por lo general giran hacia atrás o se cierran y la lengua a menudo sufre equimosis por mordedura, debida a las contracciones mandibulares. En ocasiones ocurre incontinencia. El paciente experimenta, por lo general, confusión y amnesia completa al recuperar la conciencia. Debido al agotamiento físico y nervioso, suele haber un periodo prolongado de sueño después de una convulsión tonicoclónica.

Las *crisis de ausencia* (antes conocidas como *de pequeño mal*) no son de motor convulsiones generalizadas que suelen observarse en niños en edad escolar. En este ataque, la persona parece ver al infinito, con o sin los párpados agitados, con episodios que duran hasta 10 segundos. Las convulsiones de inicio focal (antes conocidas como **convulsiones parciales**), se inician en un área localizada del cerebro y los trastornos producidos reflejan la función de esa región. Por ejemplo, una alteración en el córtex motor primario puede causar fasciculaciones de un brazo o una pierna del lado contralateral del cuerpo, mientras que una crisis centrada en el **lóbulo occipital** puede causar alteraciones visuales. Las convulsiones de inicio focal se subclasifi-

can en 1) *consciente focal* (anteriormente denominado parciales simples) sin interrupción de la conciencia y 2) *alteración focal de la conciencia* (anteriormente denominada parciales complejas), con interrupción de la conciencia. Con frecuencia máxima, las convulsiones de inicio focal son producto de una lesión localizada o una anomalía funcional. Los ejemplos incluyen tejido cicatricial que se adhiere al tejido cerebral adyacente, un tumor cerebral que comprime una zona bien definida del encéfalo o la disfunción de un circuito local. Aunque se inician en un sitio específico, en algunos casos las convulsiones de inicio focal pueden diseminarse para abarcar zonas cerebrales más amplias, en cuyo caso se denomina crisis de inicio focal con generalización secundaria. El estado epiléptico es una afección en la que se producen convulsiones de cualquier tipo de forma continuada durante más de 5 minutos o se producen de manera repetida en rápida sucesión. Puede provocar lesiones cerebrales y coma, y constituye una verdadera emergencia médica.

COMPONENTES FUNCIONALES DEL PROSENCÉFALO

El prosencéfalo es la porción más grande del encéfalo, y se compone por el cerebro y el diencéfalo. El cerebro se encarga de percepciones sensoriales conscientes, control motor, integración sensoriomotora y funciones cognitivas complejas, como la toma de decisiones, el lenguaje, el comportamiento, las emociones y la memoria.

El cerebro consta de la **corteza cerebral** y las estructuras subcorticales (zonas de materia gris) rostrales al diencéfalo. La corteza, de unos cuantos milímetros de grosor, es la capa externa del cerebro, consiste de arreglos de neuronas en planos múltiples, dispuestos en una organización columnar perpendicular a la superficie. Los axones de las neuronas corticales dan origen a haces de fibras descendentes, intrahemisféricos e interhemisféricos, que junto con axones ascendentes que transcurren hacia la corteza, forman la materia blanca notoria que subyace a la materia gris cortical externa. Una cisura sagital profunda divide la corteza en dos hemisferios, derecho e izquierdo, cada uno con estímulos de ingreso sensoriales y que envía sus estímulos motores al lado opuesto del cuerpo. Un conjunto de **comisuras,** haces de fibras nerviosas que cruzan la línea media, interconecta áreas recíprocas de los dos hemisferios, de modo que la información neural procesada en un lado del prosencéfalo se trans-

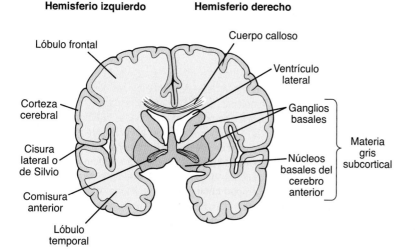

Hemisferio izquierdo **Hemisferio derecho**

Lóbulo frontal
Cuerpo calloso
Ventrículo lateral
Corteza cerebral
Ganglios basales
Cisura lateral o de Silvio
Núcleos basales del cerebro anterior
Materia gris subcortical
Comisura anterior
Lóbulo temporal

Figura 7-11 **Los hemisferios cerebrales y algunas estructuras profundas en un corte coronal a través del prosencéfalo rostral.** El cuerpo calloso es la principal comisura que interconecta los hemisferios derecho e izquierdo. La comisura anterior conecta los componentes rostrales de los lóbulos temporales derecho e izquierdo. La corteza es un borde externo de materia gris (de cuerpos neuronales y dendritas); por debajo de la corteza se encuentra la materia blanca (proyecciones axónicas) y, a continuación, la materia gris subcortical, de los que los ganglios basales y los núcleos basales del prosencéfalo son ejemplos.

mite al hemisferio opuesto. La más grande de estas comisuras es el **cuerpo calloso**, que interconecta una porción importante de los hemisferios cerebrales (fig. 7-11). Entre las estructuras subcorticales localizadas en el cerebro se encuentran la amígdala y el hipocampo, componentes del sistema límbico que regulan las emociones y memoria, respectivamente; los ganglios basales (caudado, putamen y globo pálido), que son partes indispensables del sistema motor (*véase* el capítulo 5), y los núcleos basales del cerebro anterior (núcleo basal, núcleos septales, sustancia innominada y núcleo accumbens), que desempeñan un papel importante en la recompensa y la adicción.

La corteza cerebral tiene tres áreas funcionales: sensorial, motora y de asociación

En el cerebro humano, la superficie de la corteza cerebral es muy intrincada, con **circunvoluciones** y **surcos**, parecidos a colinas y valles, respectivamente. Los surcos profundos también se denominan *cisuras*. Dos cisuras profundas constituyen marcas topográficas prominentes en la superficie de la corteza. La **cisura central** o de Rolando, divide al **lóbulo frontal** del **parietal**, y la **cisura lateral**, o **de Silvio**, divide a los lóbulos frontal y parietal del **lóbulo temporal** (fig. 7-12).

Topográficamente, la corteza cerebral se divide en zonas con funciones especializadas que incluyen las áreas sensoriales primarias para la visión (corteza occipital), la audición (corteza temporal), la sensación somática (circunvolución poscentral) y las funciones motoras (circunvolución precentral) (*véanse* los capítulos 4 y 5). Las funciones sensoriales y motoras son controladas principalmente por las estructuras corticales en el hemisferio contralateral (*véanse* los capítulos 4 y 5). Algunas funciones cognitivas particulares "de orden superior" o sus componentes pueden también ubicarse en un costado del cerebro (*véase* Enfoque clínico 7-1).

Como se muestra en la fig. 7-12, estas áreas sensorial y motora bien definidas abarcan solo una pequeña fracción de la superficie de la corteza cerebral. La mayor parte de la superficie cortical restante se conoce como **corteza de asociación**, donde

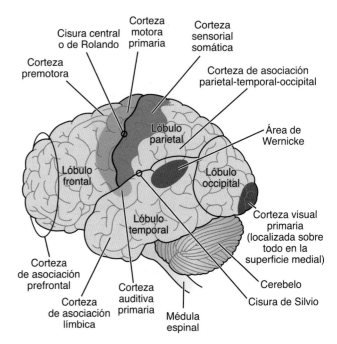

Figura 7-12 Los cuatro lóbulos de la corteza cerebral y sus áreas funcionales respectivas. Las cisuras de Rolando y de Silvio son puntos de referencia prominentes que se usan para definir los lóbulos corticales. La corteza auditiva primaria se encarga de la audición. La corteza de asociación límbica es la región para la motivación, las emociones y la memoria. La corteza de asociación prefrontal se encarga de la actividad voluntaria, la toma de decisiones y los rasgos de la personalidad. La corteza premotora efectúa la coordinación de los movimientos motores complejos. La corteza motora principal se ocupa de los movimientos voluntarios. La corteza somatosensorial se encarga de las sensaciones y la propiocepción. La corteza de asociación parietaltemporal-occipital integra todos los estímulos sensoriales de ingreso y es importante para el lenguaje. El área de Wernicke en el hemisferio dominante se encarga de la comprensión del discurso.

ENFOQUE CLÍNICO | 7-1

Dominio cerebral

Los hemisferios izquierdo y derecho del cerebro de los mamíferos son, en muchas funciones, imágenes especulares el uno del otro. Los dos hemisferios son casi idénticos desde el punto de vista anatómico y sólo existen pequeñas diferencias estructurales entre ambos. Desde el punto de vista funcional, las cortezas motora y sensorial están organizadas de forma muy simétrica: el cerebro derecho controla las funciones motoras y sensoriales del lado izquierdo y viceversa. Como resultado, las lesiones cerebrales que dañan un hemisferio producen déficits motores y sensoriales similares que sólo difieren en el lado del cuerpo en el que se expresan.

En cambio, muchas funciones corticales o cognitivas superiores están "lateralizadas" o controladas de modo predominante (pero nunca en exclusiva) por un hemisferio cerebral y se dice que ese es el "dominante" para esa función concreta. El mejor ejemplo de lateralización de funciones es el lenguaje y, por convención, el hemisferio que contiene los centros del

lenguaje se denomina hemisferio dominante. Las imágenes por resonancia magnética funcional (IRMf) del cerebro humano y los estudios de pacientes con lesiones cerebrales han demostrado que el hemisferio izquierdo es dominante para la producción y comprensión del lenguaje, las capacidades analíticas, la lógica secuencial y la planificación motora compleja. El hemisferio no dominante o derecho, a pesar de su nombre, es dominante para muchas otras funciones, como la atención espacial, las capacidades visoespaciales, como las construcciones tridimensionales con bloques y el dibujo de mapas, la capacidad musical y la prosodia. La dominancia cerebral está relacionada con la lateralidad: aproximadamente 95% de los diestros son dominantes en el hemisferio izquierdo, al igual que 70% de los zurdos.

Un ejemplo en particular gráfico que ilustra el concepto de dominancia cerebral se refiere a los déficits neurológicos que se producen en pacientes con lesiones cerebrales en el lóbulo parietal inferior. Las lesiones del lóbulo parietal inferior y de porciones contiguas del lóbulo temporal posterior del hemisferio izquierdo, que es dominante para el lenguaje, producen *afasia receptiva*, una incapacidad para comprender el lenguaje. Por el contrario, las lesiones del lóbulo parietal inferior del hemisferio derecho, dominante para las relaciones visoespaciales y la imagen corporal, producen el síndrome de heminegligencia contralateral. En este último síndrome, el individuo ignora todo lo que hay en la mitad opuesta del campo visual, fenómeno conocido como negligencia visual. También niegan la existencia de la mitad opuesta de su propio cuerpo y dejarán de vestirse, desvestirse, afeitarse o lavarse el lado afectado.

Aunque la dominancia cerebral es un principio fundamental del cerebro humano, los mecanismos que promueven y mantienen la lateralización de la función aún no se comprenden del todo. Se han propuesto dos hipótesis contrapuestas. Según una teoría, la expansión del tamaño del cerebro durante la evolución favoreció la lateralización funcional como forma de reducir la necesidad de comunicación entre los dos hemisferios, que consume mucho tiempo, haciendo así más eficiente el procesamiento de las funciones lateralizadas. El modelo alternativo de "competencia interhemisférica" sostiene que la lateralización funcional surge porque las áreas de un hemisferio que son dominantes para una función específica transmiten señales inhibitorias al otro hemisferio, suprimiendo así la actividad en la región homóloga del lado opuesto. Los estudios de IRMf y los estudios anatómicos que analizan la fuerza de las conexiones comisurales entre las áreas homólogas de los hemisferios dominante y no dominante apoyan ambas teorías.

La dominancia cerebral no es evidente en el cerebro humano antes de la edad de 4 años, y los estudios de IRMf en niños pequeños han demostrado que ambos hemisferios participan en el lenguaje y otras funciones cognitivas durante el desarrollo temprano. Un mayor tamaño genéticamente determinado del área del lenguaje en el lóbulo temporal izquierdo parece favorecer el desarrollo de ese lado durante la adquisición del lenguaje, lo que resulta en una especialización casi total para el lenguaje en el lado izquierdo durante el resto de la vida del individuo.

Cuando se produce un daño en el hemisferio dominante en una etapa temprana de la vida, el lenguaje y otras funciones suelen desarrollarse en el hemisferio no dominante, lo que resulta en una notable preservación de la función. Esto ocurre porque la neuroplasticidad, la capacidad del cerebro para formar nuevas redes neuronales, es más prevalente en los primeros años de vida. La extraordinaria neuroplasticidad del cerebro neonatal se ha demostrado en niños con convulsiones graves e intratables sometidos a hemisferectomía, un procedimiento neuroquirúrgico en el que se extirpa por completo o casi por completo un hemisferio cerebral, incluidas a menudo las estructuras subcorticales. La mejoría posquirúrgica es a menudo notable, y el individuo suele ser capaz de recuperar un grado sustancial de función cognitiva, incluida la función del lenguaje, utilizando el hemisferio restante. Los mecanismos de plasticidad neuronal que subyacen a esta recuperación funcional son un área que se está investigando mucho en la neurociencia clínica. ■

---

se realiza el procesamiento de la información neural en los niveles más altos de que es capaz el organismo. Entre los vertebrados, la corteza cerebral humana contiene las áreas de asociación más extensas. Las áreas de asociación llevan a cabo los procesos mentales que intervienen entre las entradas sensoriales y las salidas motoras e incluyen la interpretación de la información sensorial, la asociación de las percepciones con experiencias previas, la focalización de la atención y la exploración del entorno. Áreas de asociación también son sitios para la memoria a largo plazo y que controlan funciones exclusivas humanas como la adquisición del lenguaje, el habla, la capacidad musical, la habilidad matemática, las destrezas motoras complejas, el pensamiento abstracto, el pensamiento simbólico y otras de tipo cognitivo.

Las áreas de asociación se interconectan e integran la información desde áreas sensoriales y motoras primarias, a través de conexiones intrahemisféricas. La **corteza de asociación parietal-temporal-occipital** integra la información neural que aportan las experiencias sensoriales visual, auditiva y somática para generar percepciones multimodales complejas y unificadas. La **corteza de asociación prefrontal** es la parte grande y ampliada del lóbulo frontal situada anterior a las regiones motora y del lenguaje, y comprende ~25% de la corteza humana. El área prefrontal rige lo siguiente: la **atención**, o vigilancia de los medios externo e interno; la **intención**, el moldeado de la conducta de acuerdo con la motivación interna y el contexto externo; y la **ejecución,** orquestación de secuencias sensoriomotoras complejas en una vía al parecer ininterrumpida hacia un propósito. La selección y ejecución de secuencias sensoriomotoras por estímulos cognitivos dependen de la integración con ganglios basales en la misma vía que lo hacen las secuencias motoras (*véase* el capítulo 5). La corteza prefrontal se encarga de la función ejecutiva

(operaciones mentales que requieren manipulación de información y toma de decisiones) y, en virtud de sus conexiones con el sistema límbico, coordina las conductas motivadas por las emociones y estados de impulsos básicos, como la conducta social y la motivación. La corteza prefrontal recibe estímulos neurológicos de otras áreas de asociación y regula las conductas motivadas por estímulo directo de ingreso a la corteza premotora, que sirve como área de asociación de la corteza motora.

Las estructuras corticales y subcorticales son parte del diseño arquitectónico del sistema límbico

El sistema límbico abarca áreas específicas de la corteza y estructuras subcorticales interconectadas a través de circuitos (fig. 7-13). En un principio se consideraba que el sistema límbico se restringía a un anillo de estructuras corticales que rodeaban al cuerpo calloso, incluidos la **circunvolución del cíngulo**, la circunvolución parahipocámpica y el **hipocampo**, junto con haces fibrosos que las interconectan con los componentes diencefálicos del sistema límbico, el hipotálamo y el tálamo anterior. Las descripciones actuales del sistema límbico también incluyen la **amígdala** (de ubicación profunda en el lóbulo temporal); el **núcleo accumbens** (porción límbica de los ganglios basales), una región del cerebro involucrada en el placer y las recompensas; los **núcleos septales** (en la base del prosencéfalo); la **corteza prefrontal** (componentes anterior e inferior del lóbulo frontal); la corteza insular; y la **habénula** (en el diencéfalo).

El sistema límbico sostiene una diversidad de funciones, que incluyen la memoria, la conducta, las emociones y el olfato, y actúa influyendo en otras áreas corticales, el sistema nervioso autónomo y el sistema endocrino; tiene participación en la excitación sexual y la "elevación" emocional derivada del uso

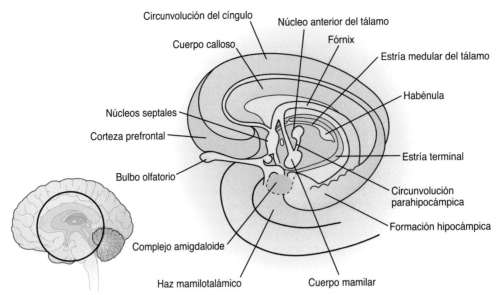

Circunvolución del cíngulo

Cuerpo calloso

Núcleo anterior del tálamo

Fórnix

Estría medular del tálamo

Habénula

Núcleos septales

Corteza prefrontal

Bulbo olfatorio

Estría terminal

Circunvolución parahipocámpica

Formación hipocámpica

Complejo amigdaloide

Haz mamilotalámico

Cuerpo mamilar

Figura 7-13 **Estructuras corticales y subcorticales del sistema límbico que se extienden desde la corteza cerebral hasta el diencéfalo.** También se muestran algunas de las vías fibrosas que interconectan las estructuras del sistema límbico.

de drogas recreativas. Muchos de los trastornos psiquiátricos, incluido el trastorno bipolar, la depresión, la esquizofrenia y la demencia, involucran funciones anómalas del sistema límbico.

Múltiples circuitos de asas de vías fibrosas interconectan a las estructuras límbicas. El *hipocampo* y sus conexiones neuronales relacionadas desempeñan un papel importante en la memoria y el aprendizaje, mientras que la *amígdala* y sus conexiones neuronales se vinculan de manera funcional con las emociones, el comportamiento, la motivación y el olfato. El circuito principal implicado en el almacenamiento de la memoria se conoce como circuito límbico medial o Papez. Enlaza al hipocampo con el cuerpo mamilar del hipotálamo a través del fórnix; el hipotálamo a los núcleos talámicos anteriores por el haz mamilotalámico, y el tálamo anterior a la circunvolución del cíngulo, por proyecciones talámicas anteriores generalizadas. Para completar el circuito, la circunvolución del cíngulo se conecta con el hipocampo. Otras estructuras del sistema límbico forman una serie de asas más pequeñas dentro de este circuito mayor, lo que constituye la base de un amplio rango de conductas emocionales. Es de particular importancia la amígdala, que se interconecta con el hipotálamo, el tálamo y la región basal del prosencéfalo, a través de la estría terminal y la vía amigdalofugal ventral, y se encarga de muchos aspectos del comportamiento, el condicionamiento del temor y la vigilancia de los paradigmas del aprendizaje y de la memoria.

La corteza prefrontal y otras áreas de la corteza de asociación proveen información al sistema límbico con base en el aprendizaje previo y las necesidades actuales percibidas. Los estímulos de ingreso desde el tronco encefálico proveen señales sensoriales somáticas y viscerales que incluyen información táctil, de presión, de dolor y temperatura, desde la piel y los órganos sexuales, así como información de dolor desde los órganos viscerales.

Sistema de recompensas encefálico

Los estudios experimentales iniciados a principios del siglo pasado mostraron que la estimulación del sistema límbico o la producción de lesiones en sus diversas partes pueden alterar los estados emocionales. La mayor parte de nuestro conocimiento proviene de estudios en animales, pero se informa de percepciones emocionales en los seres humanos cuando se estimulan las estructuras límbicas durante los procedimientos quirúrgicos cerebrales o cuando se activan durante las convulsiones epilépticas.

La estimulación eléctrica de diversos sitios del sistema límbico produce sentimientos placenteros (gratificantes) o desagradables (de aversión), y para estudiar estos aspectos, los investigadores utilizan electrodos implantados en cerebros de animales. Cuando se implantan en estructuras que se supone generan sensaciones de recompensa y se permite a los animales aplicar corriente a los electrodos al presionar una barra, se observa autoestimulación prolongada y repetida, que ignoran otras necesidades, como las de alimento, agua y sueño. Los sitios que provocan los más altos índices de autoestimulación eléctrica son las áreas límbicas ventrales, incluyendo los núcleos septales y el accumbens.

Estos componentes son partes integrantes de un sistema de recompensas encefálico extenso que también incluye el área tegmental ventral, el pálido ventral y el córtex frontal orbital. El sistema de recompensas encefálico se encarga de aumentar la posibilidad de conductas que tienen un resultado positivo (reforzamiento positivo) y son placenteras. Amplios estudios han mostrado que la activación del sistema de dopamina mesolímbico, que involucra conexiones entre los núcleos tegmental ventral y accumbens, y la corteza orbital frontal, tienen una participación importante en la mediación de la recompensa. Cuando se activa el circuito de recompensa del cerebro, se genera la motivación y el deseo de participar en conductas de búsqueda de recompensa y, una vez obtenida ésta, el individuo siente satisfacción, placer o excitación. Se cree que el núcleo accumbens es un sitio de acción de drogas adictivas, lo que incluye opiáceos, alcohol, nicotina, cocaína y anfetaminas. La mayoría de estas drogas altamente adictivas estimulan la vía de recompensa cerebral al potenciar la transmisión dopaminérgica. Esto, a su vez, contribuye a cambios duraderos en los circuitos neuronales que conducen a la adicción.

Conducta agresiva

La amígdala y sus conexiones con otras estructuras del sistema límbico son importantes para la generación y regulación de las emociones y la motivación. Las emociones se definen como sensaciones o sentimientos conscientes característicos que representan el producto de la evaluación de una situación como potencialmente perjudicial o beneficiosa. Las respuestas o reacciones emocionales se generan en su mayor parte de forma inconsciente, y tenemos poco control directo sobre ellas. Todo tipo de información y experiencias sensoriales altamente procesadas se transmiten a la amígdala desde las cortezas sensoriales asociativas, y la amígdala atribuye entonces un significado emocional al estímulo, en especial aquellos que se relacionan con la supervivencia y la preservación del individuo y de la especie. En este sentido, no hay emoción más importante que el *miedo*. Una respuesta de lucha o huida, incluidos sus componentes autónomos (*véase* el capítulo 6) y las posturas de cólera y agresión, características de la conducta de lucha pueden provocarse por la estimulación eléctrica de sitios en el hipotálamo y la amígdala. Si se cortan las conexiones corticales frontales hacia el sistema límbico, las conductas de cólera y agresividad se tornan permanentes, lo que ilustra la importancia de los centros más elevados para restringir la agresión, y presuntamente, para recurrir a ella en momentos apropiados. Por el contrario, eliminar de modo bilateral la amígdala en animales de experimentación da como resultado un animal manso que no puede ser provocado y ya no muestra respuestas de miedo apropiadas ante situaciones peligrosas o aterradoras.

La corteza cingulada anterior (ACC), que forma parte de la corteza límbica, se comunica con la amígdala y contribuye a la experiencia emocional del dolor. Los aspectos "discriminativos" del dolor, es decir, la localización, intensidad, duración y calidad del dolor, se procesan y perciben conscientemente en el córtex somatosensorial primario. Sin embargo, los aspectos emocionales del dolor, su naturaleza aversiva e hiriente y su percepción como algo que causa angustia y sufrimiento, se procesan sobre todo en la ACC y las áreas límbicas relacionadas. Tanto el dolor físico como el emocional, como el rechazo social o la empatía, se procesan aquí. Las lesiones bilaterales que destruyen la ACC producen un trastorno conocido como mutismo acinético, por el que el individuo es consciente pero no se mueve ni habla. Estos individuos muestran una indiferencia total al dolor. Todavía pueden sentir dolor y describir su intensidad y calidad, pero afirman que la sensación dolorosa ya no les duele y no les molesta. Permanecen inmóviles durante largos periodos de tiempo, no porque estén paralizados, sino porque están emocionalmente insensibilizados. Son apáticos e indiferentes a su entorno y han perdido el impulso o la motivación para interactuar con el mundo exterior.

Excitación sexual

Se conoce poco la base biológica de la actividad sexual humana debido a su complejidad y porque no se pueden extrapolar los datos derivados de animales. El principal motivo de esta limitación es que la corteza cerebral, desarrollada de manera única en el cerebro humano, tiene una participación más importante en el control de la actividad sexual que las conductas instintivas olfatorias de los primates no humanos y otras especies de mamíferos inferiores. No obstante, hay varias semejanzas entre las actividades sexuales, humanas y no humanas, que indican que las hormonas y el sistema límbico, en general, coordinan el estímulo sexual y la conducta de apareamiento, donde los centros superiores ejercen influencias más o menos avasalladoras.

La cópula en los mamíferos se encuentra bajo control parasimpático y es coordinada por reflejos de la médula espinal sacra, incluyendo la erección del pene masculino y los reflejos de eyaculación, así como la ingurgitación de los tejidos eréctiles femeninos y los espasmos musculares de la respuesta orgásmica. Se pueden despertar conductas y posturas copulatorias en los animales por la estimulación de áreas del hipotálamo, el sistema olfatorio y la región límbica.

El deseo y la excitación sexuales humanos son mediados en gran parte a través del sistema límbico. La amígdala contribuye con los aspectos emocionales del sexo y su estimulación produce sensaciones que se basan en la sexualidad. La parte ventral del cuerpo palidum y los núcleos septales participan en el placer y los aspectos gratificantes del sexo. Se ha señalado a la corteza orbitofrontal, localizada en la base del lóbulo frontal, como partícipe de la selección de una pareja, y las áreas frontal y parietal participan en la excitación sexual. Estudios de ablación han mostrado que la conducta sexual requiere una conexión intacta del sistema límbico con la corteza frontal. Son determinantes importantes adicionales de la actividad sexual humana, las funciones corticales más elevadas de aprendizaje y memoria, que sirven para reforzar o suprimir las señales que inician la respuesta sexual, incluyendo los reflejos coordinados por la sección sacra de la médula espinal.

La disfunción del sistema límbico causa trastornos psiquiátricos

Los principales trastornos psiquiátricos, incluidos trastornos afectivos y esquizofrenia, son afecciones incapacitantes con predisposición genética y sin cura conocida. La base funcional de estos trastornos sigue sin dilucidarse. En particular, tampoco se conoce la participación de las influencias ambientales sobre los individuos con una predisposición genética a desarrollar un trastorno. Los estados alterados de los sistemas monoaminérgicos cerebrales han sido centro de atención importante como posibles factores subyacentes, con base en extensos estudios en seres humanos donde se han observado desequilibrios neuroquímicos de catecolaminas, acetilcolina (ACh) y serotonina. Otro motivo para centrarse en los sistemas monoaminérgicos es que los fármacos más eficaces con los que se tratan los trastornos psiquiátricos son agentes que alteran la transmisión monoaminérgica.

Trastornos afectivos

Las enfermedades que se caracterizan por signos y síntomas relacionados con regulación anormal del estado de ánimo se denominan **trastornos afectivos**, **del talante** o **del estado de ánimo**. La expresión "estado de ánimo" describe un ritmo emocional total que provee la base de la vida interna del individuo. Los trastornos del estado de ánimo se clasifican de manera amplia como **depresión mayor** y el **trastorno bipolar** (antes conocido como *trastorno maniacodepresivo*). Las personas que sufren depresión mayor tienen sentimientos exagerados de tristeza en ausencia de factores estresantes identificables; se sienten abatidos, inútiles y desesperanzados, y a menudo presentan trastornos del sueño, disminución de la energía y pensamientos suicidas recurrentes. Los individuos con trastorno bipolar experimentan cambios drásticos de humor, donde los periodos de intensa depresión alternan con otros de manía, con un patrón cíclico que tiene periodos intermedios de estado de ánimo normal. La alteración de las actividades de los sistemas noradrenérgico y serotoninérgico se ha relacionado con la depresión y la enfermedad bipolar, así como con el trastorno obsesivo-compulsivo y el trastorno de pánico. Los estudios de neurofisiología indican que los pacientes deprimidos presentan menor uso de la NE cerebral. En periodos de manía del trastorno bipolar, la transmisión de NE aumenta. Ya sea en depresión o manía, todos los pacientes parecen tener una transmisión serotoninérgica encefálica disminuida, lo que sugiere que la serotonina puede tener una participación permisiva subyacente a los cambios de talante anormales, a diferencia de la NE, cuya transmisión en un sentido titula el talante desde los extremos más alto o mínimo. Los tratamientos más eficaces para la depresión se basan en fármacos antidepresivos, como los IMAO, los antidepresivos tricíclicos y los **inhibidores selectivos de la recaptación de serotonina (ISRS)**, que inhiben la recaptación de monoaminas o aumentan su concentración en la hendidura sináptica. La respuesta terapéutica a los tratamientos con base en monoaminas aparece solo con el transcurso del tiempo, después de su uso repetido. De manera similar, cuando se detiene el tratamiento, los síntomas tal vez no reaparezcan durante varias semanas. Este periodo de retraso en la respuesta al tratamiento supuestamente es resultado de alteraciones en la regulación a largo plazo de los sistemas de receptores y segundos mensajeros en regiones importantes del encéfalo. Estos métodos farmacológicos tienen en común la capacidad de alterar la transmisión noradrenérgica y serotoninérgica del sistema límbico, observaciones que condujeron a la teoría más conocida de la depresión, la hipótesis de la deficiencia de monoaminas.

Aunque los antidepresivos y la psicoterapia suelen ser las primeras opciones en el tratamiento de la depresión mayor, la terapia electroconvulsiva (TEC) también ha demostrado su eficacia. La TEC consiste en inducir una convulsión cerebral generalizada bajo anestesia. El mecanismo terapéutico de la TEC sigue sin estar claro; sin embargo, estudios en modelos animales han demostrado que la TEC estimula la neurogénesis y la neuroplasticidad en las cortezas límbicas. Los resultados de estudios de imagen médica en humanos concuerdan con estas observaciones y han demostrado que la aplicación de la TEC provoca un aumento del volumen de materia gris cortical en múltiples áreas corticales límbicas. A nivel molecular, la depresión mayor se ha relacionado con cambios en la transmisión del glutamato en el SNC. Los estudios en animales han demostrado que la proteína Homer homóloga 1 (Homer-1), una proteína de andamiaje en las densidades postsinápticas neuronales que enlaza los receptores metabotrópicos de glutamato con otros efectores intracelulares descendentes, desempeña un papel esencial en la psicopatología de esta enfermedad.

El potencial para comprender la depresión y otras enfermedades mentales complejas ha aumentado de manera notoria con el advenimiento tanto de la genética molecular como de la tecnología de imágenes. Un dato importante es cuando la variación genética en el transportador de la recaptación de serotonina predice susceptibilidad a la depresión, como consecuencia de diversos factores estresantes. Los estudios de imagen funcionales han sugerido la posible participación de varias estructuras encefálicas en la depresión. Un metaanálisis sugiere que el volumen de la corteza del cíngulo anterior y de la corteza prefrontal medial adyacente está disminuido en individuos con riesgo de depresión familiar mayor, y la estimulación cerebral profunda en esa región ha producido beneficios clínicos.

Se recalca la necesidad de nuevas tecnologías para explicar los mecanismos de enfermedad por el otro lado del espectro afectivo. El tratamiento más eficaz para la manía a largo plazo es el litio, si bien los fármacos antipsicóticos (neurolépticos), que bloquean los receptores de dopamina, son eficaces para el tratamiento agudo. Aún se desconocen las acciones terapéuticas del litio, pero la sustancia tiene una actividad importante sobre el sistema de segundos mensajeros mediada por los receptores. El litio interfiere con la regeneración del fosfatidilinositol en las membranas neuronales por bloqueo de la hidrólisis del inositol-1-fosfato. El consumo del fosfatidilinositol en la membrana la hace incapaz de responder a los receptores que utilizan este sistema de segundo mensajero. Sin el conocimiento de la neuroanatomía específica de la enfermedad es difícil precisar cómo estos mecanismos pudiesen relacionarse con el alivio de los síntomas.

Esquizofrenia: desacoplamiento de los procesos de pensamiento y emocionales

La **esquizofrenia** es el nombre de conjunto para un grupo de trastornos psicóticos que varían mucho en sus síntomas entre los individuos; la forma más común en que se presenta es una combinación de síntomas positivos y negativos. Los síntomas positivos se manifiestan como **delirios** (creencias falsas fijas) o alucinaciones (percepciones en ausencia de un estímulo) que se acoplan con pensamiento y habla desorganizados. Los delirios suelen ser de naturaleza persecutoria y tienden a incluir temas de verse acosado, engañado; bajo conspiración, envenenamiento o efecto de drogas. La **alucinación** (lo más común es oír voces) a menudo es de naturaleza paranoide y con frecuencia vinculada con disfunciones sociales. Los síntomas negativos de la esquizofrenia se manifiestan como embotamiento emocional y apariencia de indiferencia, falta de motivación e iniciativa, anhedonia (incapacidad para sentir placer) y retraimiento social. El inicio de los síntomas, por lo general, ocurre en la edad adulta temprana, por lo regular antes de los 25 años, con ~ 2% que informa de su prevalencia por toda la vida. En la actualidad, no hay prueba neurológica alguna para la esquizofrenia y el diagnóstico se basa en exclusiva en el autoinforme por el paciente de sus experiencias, así como en la conducta observada.

Aunque no se conoce la causa exacta de la esquizofrenia, la "hipótesis de la dopamina" propone que un aumento de la actividad de la dopamina en la vía mesolímbica del encéfalo y la disminución concurrente de la transmisión de dopamina en la vía mesocortical (*véase* fig. 7-6) son responsables de los síntomas positivos y negativos, respectivamente, de la enfermedad. El pilar del tratamiento es la medicación antipsicótica que actúa sobre todo en la supresión de la actividad dopaminérgica en las áreas mesolímbicas. Los fármacos antipsicóticos más antiguos (**neurolépticos** o antipsicóticos típicos) alcanzan su efecto terapéutico por bloqueo de los receptores D_2 de dopamina. La investigación actual se centra en los hallazgos de un subtipo de receptor de dopamina, que media la transmisión dopaminérgica mesocortical/mesolímbica, pero no afecta al sistema nigroestriado, que controla la función motora (*véase* fig. 7-6). Hasta ahora, los fármacos neurolépticos que bloquean una vía casi siempre bloquean la otra también, lo que conduce a efectos secundarios neurológicos indeseados, que incluyen movimientos involuntarios anormales después del tratamiento a largo plazo o parkinsonismo a corto plazo. De manera similar, a algunos pacientes con enfermedad de Parkinson que reciben L-DOPA para aumentar la transmisión dopaminérgica en la vía nigroestriada, se les debe suspender el medicamento porque tendrán alucinaciones.

Los más nuevos, llamados **antipsicóticos atípicos**, tienen poca afinidad relativa por los receptores de dopamina, y su eficacia clínica para el tratamiento de la esquizofrenia no se correlaciona con el antagonismo de D_2. En su lugar, esta clase de fármacos antagoniza con los receptores de serotonina, lo que sugiere que la dopamina tal vez no sea una causa primaria de la enfermedad. Se están acumulando pruebas de que el hipofuncionamiento de las señales del receptor de glutamato a través del receptor de la *N*-metil-D-aspartato (NMDA) (*véase* el capítulo 3), puede también contribuir a la esquizofrenia. Se ha propuesto que el glutamato puede normalmente activar vías que inhiben a las dopaminérgicas y, por lo tanto, la hipofunción de la señalización del receptor de NMDA aumentaría las señales de dopamina. También existe una investigación activa de otros modelos neuroquímicos de esquizofrenia, y las pruebas sugieren que las alteraciones de glutamato, GABA, acetilcolina y serotonina podrían contribuir a la fisiopatología de esta enfermedad.

DESTREZAS COGNITIVAS SUPERIORES

La **ciencia de la cognición** es el estudio interdisciplinario de cómo la información se representa y transforma (p. ej., en lo referente a percepción, lenguaje, discurso, razonamiento y emoción) en el cerebro. Múltiples disciplinas de investigación (neurociencias, psicología, inteligencia artificial y del aprendizaje) se unen para investigar los circuitos neurales y la organización modular del encéfalo en un esfuerzo por analizar la información desde el nivel del aprendizaje bajo y los mecanismos de toma de decisiones, hasta la lógica y la planeación de alto nivel.

La corteza cerebral y el sistema límbico proveen los componentes arquitectónicos para los sistemas del aprendizaje y la memoria

El aprendizaje implica la síntesis de diferentes tipos de información para adquirir 1) nuevos conocimientos, 2) conducta, 3) destrezas, 4) valores y 5) preferencias. La memoria permite al cerebro almacenar información para su recuperación posterior, y consta tanto de la información de almacenamiento a largo plazo (p. ej., días, meses, años), como de corto plazo (p. ej., minutos, horas). La memoria y el aprendizaje están vinculados de manera íntima, debido a que parte del proceso de aprendizaje involucra la asimilación de nueva información y su relación con la memoria. Los sitios más probables del aprendizaje en el cerebro humano son las grandes zonas de asociación de la corteza cerebral, en coordinación con estructuras límbicas subcorticales profundas del lóbulo temporal, en especial el hipocampo. Las áreas de asociación se basan en la información sensorial a partir de las correspondientes de la corteza y los sentimientos emocionales transmitidos por el sistema límbico. Esta información se integra y compara con las destrezas antes aprendidas y la memoria almacenada, que supuestamente también residen en las áreas de asociación.

El proceso mismo del aprendizaje se conoce poco, pero se puede estudiar de forma experimental a nivel sináptico, en cortes aislados de cerebro de mamífero o en sistemas nerviosos más simples, de invertebrados. Las sinapsis sujetas a estimulación neuronal presináptica repetida muestran cambios en la excitabilidad de las neuronas postsinápticas, que incluyen la facilitación de descargas neuronales, patrones alterados de liberación de neurotransmisores, formación de segundos mensajeros y, en organismos intactos, pruebas de que ocurrió aprendizaje. El fenómeno de la mayor excitabilidad y alteración del estado químico bajo la estimulación sináptica repetida se conoce como

potenciación a largo plazo (**LTP**, del inglés *long term-potentiation*), una persistencia más allá del cese de la estimulación eléctrica, como es de esperar del aprendizaje y la memoria. El ingreso de Ca^{2+} por activación de los receptores de NMDA es crítico para el desarrollo de la LTP, de la que un suceso temprano es una serie de fosforilación de proteínas inducida por segundos mensajeros activados por el receptor, que lleva a la activación de múltiples proteínas intracelulares y la alteración de la excitabilidad. Además de los cambios bioquímicos en la eficacia sináptica relacionados con el aprendizaje en el ámbito celular, ocurren alteraciones estructurales. El número de conexiones sinápticas entre conjuntos de neuronas aumenta como resultado de la experiencia. Los cambios celulares y estructurales que acompañan a la formación de la memoria a largo plazo reflejan cambios en la expresión génica dentro de la neurona. La inhibición de la transcripción o traducción bloquea la formación de la memoria a largo plazo, pero no a corto plazo, en los sistemas modelo.

Gran parte de nuestro conocimiento de la formación y recuperación de la memoria humana se basa en estudios de pacientes en quienes un accidente cerebrovascular, una lesión cerebral o una intervención quirúrgica produjeron trastornos de la memoria. Tal conocimiento se revisa después en experimentos más rigurosos de primates no humanos, capaces de funciones cognitivas, o en el uso de imágenes cerebrales, como la IRM funcional. A partir de estos abordajes combinados, sabemos que la memoria no se almacena en un solo lugar del cerebro, sino que se distribuye en muchas áreas.

La formación hipocampal y la corteza entorrinal, situadas en la región medial del lóbulo temporal, desempeñan papeles clave en el almacenamiento de nuevos recuerdos. Esto no quiere decir que los recuerdos se almacenen aquí, sino que estas estructuras desempeñan un papel fundamental en la *consolidación* de los rastros de memoria, el proceso por el cual la información adquirida recientemente se convierte en una forma más estable para su almacenamiento a largo plazo en otro lugar del cerebro. El almacenamiento de información en la memoria a largo plazo requiere varios pasos. En primer lugar, se adquieren conocimientos (p. ej., una experiencia o información que se obtiene al leer, escuchar u observar), por lo normal a través de los sistemas visual o auditivo, y se procesan en las cortezas sensoriales primarias correspondientes. A continuación, esta información se sintetiza e integra en las cortezas asociativas adyacentes, donde la información sensorial se interpreta, adquiere significado y se comprende. A continuación, la información se transmite al córtex entorrinal y al hipocampo, donde se produce la consolidación de la memoria a través de la LTP y otros mecanismos. Desde aquí, el hipocampo transfiere con lentitud la información, a través de la vía límbica medial polisináptica, a las áreas de almacenamiento de la memoria situadas en las mismas cortezas asociativas que procesaron al inicio la información sensorial. El almacenamiento de conocimientos se produce de forma distribuida. Por ejemplo, el recuerdo del aspecto de una manzana se guarda en las cortezas asociativas visuales, mientras que los recuerdos del sabor o el sonido de una manzana al morderla se almacenan en las cortezas asociativas gustativas y auditivas, respectivamente. Así pues, no existe un único almacén general de memoria, y el conocimiento es el producto de la integración de múltiples representaciones o asociaciones en el cerebro en muchos sitios anatómicos distintos, cada uno de los cuales se ocupa solo de un aspecto del concepto que le vino a la mente. La recuperación de la memoria es un proceso constructivo e implica la consolidación de distintos tipos de información en una operación fluida y continua para formar una percepción unificada. Por este motivo, cualquier fragmento de información al que se acceda de forma independiente por un sentido (p. ej., ver la imagen de una manzana) dará acceso de manera instantánea y simultánea a todos los demás recuerdos que se relacionan con las manzanas, y la persona "recordará" de inmediato cómo son estas frutas, que sus semillas contienen cianuro, que el estado de Washington es uno de los principales productores de manzanas, cuánto cuestan en el supermercado, entre otros datos.

La memoria a corto y largo plazos abarca al sistema de memoria cerebral

La memoria se puede dividir en memoria a corto plazo (de trabajo), que puede recordarse por solo un breve periodo (segundos a minutos) y memoria a largo plazo, que puede rememorarse desde semanas hasta años. Un ejemplo de **memoria a corto plazo** es ver un número telefónico, repetirlo mentalmente hasta que por fin lo pueda marcar, y después, olvidarlo con rapidez mientras dirige su atención al inicio de la conversación. El hecho de que una información siga en proceso para almacenarla de forma permanente depende de si la persona considera que merece la pena recordarla o si se relaciona con un suceso significativo o un estado emocional.

La conversión de la memoria a corto plazo en **memoria a largo plazo** requiere un procesamiento adicional por parte del hipocampo y las estructuras límbicas relacionadas, y se facilita por la repetición, la adición de más de una modalidad sensorial para aprender la nueva experiencia (p. ej., el escribir un hecho reciente al mismo tiempo que se escucha en forma oral) y todavía de mayor eficacia, al experimentarlo (por el sistema límbico) en un contexto emocional sólido y significativo. La **memoria declarativa** (a veces llamada *memoria explícita*) es uno de los dos subtipos de sistemas de memoria a largo plazo. La memoria declarativa se refiere al sistema de memoria que incluye el hipocampo y recuerda de manera consciente hechos y sucesos (p. ej., fechas de nacimiento, capitales de estados, eventos musicales y acontecimientos personales) y lo que significan estos hechos. La contraparte de la memoria declarativa se conoce como **memoria no declarativa** o **procedimental** (a veces llamada *memoria implícita*), que se refiere a aquella inconsciente de cómo hacer las cosas (sobre todo habilidades motrices, desde anudar las agujetas de los zapatos hasta conducir un automóvil). Estas memorias se recuperan de manera automática, y no requieren un esfuerzo deliberado y consciente. La memoria procedimental depende de los circuitos neuronales del cerebelo, los ganglios basales y las áreas motoras corticales.

Pérdida de la memoria

La pérdida de memoria en los dos extremos de una vida normal se considera natural. La mayoría de las personas es incapaz de recordar acontecimientos de los primeros 1 a 3 años de vida, es probable que sea porque el SNC posnatal aún está en maduración. En el otro extremo del espectro, un leve deterioro de la memoria es típico de la edad avanzada, un trastorno benigno conocido como olvido senescente.

Los trastornos adquiridos de la memoria se conocen como amnesias, y la pérdida de memoria resultante puede ser parcial o, en casos graves, total. La pérdida repentina de memoria puede ser temporal o permanente y puede deberse a diversas causas, como traumatismo cerebral, accidente cerebrovascular, paro cardiaco, meningitis y epilepsia. Las neuronas del hipocampo y las zonas adyacentes del lóbulo temporal medial son en especial vulnerables a las lesiones hipóxicas derivadas de un paro cardiaco, una dificultad respiratoria o una intoxicación por monóxido de carbono. Los daños en el lóbulo temporal medial, sobre todo si afectan a ambos lados, perjudican la capacidad de crear nuevos recuerdos, un trastorno conocido como **amnesia anterógrada**, pero los recuerdos más antiguos, almacenados previamente, permanecen en gran parte intactos. Si el daño en los lóbulos temporales mediales es extenso, el individuo afectado es incapaz de aprender nuevos hechos o recordar nuevas experiencias y su mente queda atrapada, trágicamente, en el presente inmediato (que depende de la memoria de trabajo) y en el pasado lejano. El traumatismo cerebral no es la única causa de pérdida súbita de memoria. Quizás ocurra como efecto secundario a quimioterapia, en la que se usan fármacos citotóxicos para tratar el cáncer, o por aquellos que se prescriben para disminuir el colesterol sanguíneo. Cuando es causada por otras enfermedades médicas, como la de Alzheimer (*véase* el recuadro Enfoque clínico 7-2) o la de Parkinson, la pérdida de la memoria es gradual y tiende a ser permanente.

ENFOQUE CLÍNICO | 7-2

Enfermedad de Alzheimer

La **demencia,** el deterioro progresivo y crónico de la función cognitiva cuya causa es una enfermedad o lesión cerebral, afecta a más de 5.8 millones de personas en Estados Unidos en la actualidad. Existen muchos tipos de demencia, que se diferencian en función de la neuropatología y las características clínicas. Los tipos más frecuentes, incluida la enfermedad de Alzheimer (EA), que representa entre 60 y 70% de todos los casos, son la demencia vascular, la demencia con cuerpos de Lewy, la demencia lobar frontotemporal y la demencia de la enfermedad de Parkinson. El envejecimiento de la generación de la posguerra hizo a la EA una de las enfermedades de más rápido aumento, y se estima que para el año 2050, 13.8 millones de personas en Estados Unidos sufrirán EA, incluido 10% de las personas mayores de 65 años. La causa de la enfermedad sigue siendo desconocida, y no tiene cura.

Los síntomas principales de la EA son los déficits cognitivos. La alteración leve de la memoria a corto plazo suele ser el primer síntoma que se desarrolla y puede manifestarse de varias maneras. Los individuos pueden repetirse a sí mismos, no recordar lo que les han dicho hace 5 minutos, tener problemas para recordar nombres o acontecimientos, olvidar citas y extraviar posesiones. A medida que la enfermedad avanza, su memoria empeora y empiezan a deteriorarse otras funciones cognitivas, como la comunicación verbal, el juicio, las habilidades aritméticas, las tareas visoespaciales y la orientación. Este declive de las facultades mentales conduce a un deterioro significativo de las actividades cotidianas, como recordar citas, preparar comidas, cuadrar una chequera, practicar pasatiempos y conducir un automóvil sin perderse. También son frecuentes los trastornos de personalidad, conductuales y psiquiátricos. Conforme la enfermedad empeora, el deterioro progresivo de las funciones hace que el individuo se desoriente cada vez más, esté encamado, casi mudo, sin respuesta e incontinente.

En la actualidad no existe ninguna prueba de laboratorio fiable para la EA, y el diagnóstico se realiza sobre la base de los síntomas clínicos y el avance de la enfermedad. Los estudios de neuroimagen, como la resonancia magnética, pueden apoyar el diagnóstico y revelar, en individuos con afectación de moderada a grave, atrofia cortical generalizada y ventrículos agrandados.

Varios sistemas de neurotransmisores (noradrenérgicos, serotoninérgicos, y en especial colinérgicos) están alterados de modo anormal en la EA. La degeneración de neuronas colinérgicas en el núcleo prosencéfalo basal es una de las características patológicas más tempranas de la enfermedad. La consiguiente pérdida de entradas colinérgicas al hipocampo altera los mecanismos de consolidación de la memoria y contribuye a la pérdida de recuerdos a corto plazo. La administración de inhibidores de la acetilcolinesterasa (donepezilo, rivastigmina) impide la degradación de la acetilcolina y ralentiza la progresión sintomática de la enfermedad, pero, por desgracia, los beneficios terapéuticos son mínimos y de corta duración.

Los tres principales cambios neuropatológicos observados en la EA son la neurodegeneración, las placas seniles (amiloides) y los ovillos neurofibrilares. Estos dos últimos hallazgos se consideran distintivos de la enfermedad y se utilizan para confirmar el diagnóstico; sin embargo, no pueden visualizarse *in vivo* y solo se observan en la autopsia mediante tinciones histológicas especiales aplicadas a secciones de tejido cerebral.

Los investigadores del Alzheimer han debatido durante mucho tiempo la contribución relativa de las placas seniles, depósitos extracelulares de proteína beta-amiloide, a la patogénesis de la enfermedad, y la mayoría de los tratamientos modificadores de la enfermedad que están en desarrollo para la EA se dirigen a combatir el péptido beta-amiloide. Los esfuerzos por frenar la EA mediante la eliminación del amiloide existente con anticuerpos

monoclonales contra beta-amiloide han arrojado resultados desalentadores. Los ensayos clínicos con enzimas de escisión de la proteína precursora amiloide, para prevenir la formación de amiloide, también se han interrumpido por falta de eficacia. Se planteó la hipótesis de que los malos resultados podrían atribuirse a que los tratamientos se inician demasiado tarde en el proceso de la enfermedad, por lo que los nuevos ensayos evalúan los tratamientos antiamiloides en fases preclínicas.

Los ovillos neurofibrilares (NFT, por sus siglas en inglés) son haces de filamentos anormales que se acumulan en el interior de las neuronas y algunas células gliales. Las NFT están compuestas por **proteínas asociadas a microtúbulos** denominadas proteínas *tau*, que por lo común se unen a las superficies externas de los microtúbulos y promueven su ensamblaje y estabilización. En la EA, las proteínas *tau* se hiperfosforilan, desprendiéndose de los microtúbulos y agregándose en ovillos fibrilares, lo que desestabiliza los microtúbulos, interrumpe el transporte axonal y amenaza la viabilidad neuronal.

Los científicos desarrollaron en fechas recientes una molécula inyectable llamada flortaucipir (Tauvid) —aprobada por la FDA para la obtención de imágenes *in vivo* de las tau en 2020— que se une a la tau mal plegada en el cerebro y emite una leve señal radiactiva que puede captarse mediante tomografía por emisión de positrones (PET, por sus siglas en inglés). Este nuevo marcador diagnóstico de la EA debería ser de gran ayuda para identificar la presencia, densidad y distribución de los ovillos neurofibrilares de tau agregados. En la actualidad, la investigación se centra en fármacos que regulan tau y en determinar si esta puede ser un factor biológico importante de la enfermedad. A diferencia del amiloide, que se acumula por todo el cerebro, las autopsias de pacientes con EA han revelado que tau se concentra solo en los lugares donde la atrofia cerebral es más grave y que explican los síntomas de los pacientes. En consecuencia, la investigación se centra en anticuerpos monoclonales contra tau, para eliminar la tau existente. En la actualidad se investigan otras estrategias de tratamiento, como candidatos dirigidos a la microglía y agentes relacionados con enfermedades infecciosas, en un esfuerzo por combatir esta implacable enfermedad. ■

Lenguaje y discurso se coordinan en áreas específicas de la corteza de asociación

La capacidad de comunicarse mediante el lenguaje, verbal y escrito, es una de las funciones cognitivas más difíciles de estudiar, porque solo los seres humanos tienen esa capacidad. Por lo tanto, gran parte de nuestro conocimiento del procesamiento del lenguaje en el cerebro se ha inferido a partir de datos clínicos por el estudio de pacientes con afasias, trastornos de producción o comprensión del significado de las palabras, después de lesiones cerebrales, intervenciones quirúrgicas u otros daños de la corteza cerebral.

Dos regiones parecen tener participación importante en el lenguaje y el discurso: el **área de Wernicke** en la parte alta del lóbulo temporal y lóbulo parietal inferior, y el **área de Broca**, en la porción inferior del lóbulo frontal, (fig. 7-14) El área de Wernicke está rodeada y conectada a áreas corticales adicionales en los lóbulos temporal y parietal inferior que tienen funciones lingüísticas. Juntas, estas áreas constituyen el *área posterior del lenguaje*. El área de Broca está rodeada por un área ampliada del córtex de asociación prefrontal, y juntas, estas áreas constituyen el *área anterior del lenguaje*. El área de Broca está situada junto

a la parte del córtex motor primario que regula el movimiento de los músculos de la boca, la lengua, la garganta y las cuerdas vocales. (p. ej., estructuras usadas en la producción mecánica de la voz). Una vía fibrosa, el fascículo arqueado, conecta el área de Wernicke con la de Broca, para coordinar aspectos de la comprensión y la ejecución de destrezas de discurso y lenguaje.

Las evidencias clínicas indican que el área de Wernicke y las regiones circundantes del área lingüística posterior son indispensables para la comprensión, el reconocimiento y la construcción de las palabras y el lenguaje. Los circuitos neuronales de esta zona convierten las palabras escritas y habladas, adquiridas y transmitidas al área posterior del lenguaje por los sistemas visual y auditivo, en representaciones neuronales. Estas representaciones vinculan los sonidos auditivos (lenguaje hablado) y los símbolos visuales (lenguaje escrito) con recuerdos guardados del significado de las palabras con base en percepciones anteriores, lo que permite la comprensión del lenguaje. El área de Broca y el área anterior del lenguaje que la rodea son esenciales para la producción mecánica del habla. Los circuitos nerviosos de esta zona almacenan la memoria sobre cómo hacer el lenguaje, es decir, los patrones motores necesarios para la pro-

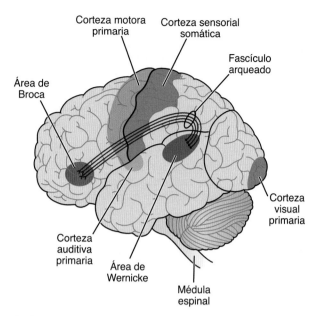

Corteza motora primaria

Corteza sensorial somática

Fascículo arqueado

Área de Broca

Corteza visual primaria

Corteza auditiva primaria

Área de Wernicke

Médula espinal

Figura 7-14 **Las áreas de Wernicke y Broca están situadas en el lóbulo frontal inferior y en los lóbulos temporoparietales, respectivamente, del hemisferio dominante y están conectados entre sí por un haz de fibras en forma de C, el fascículo arqueado.** Con fines de orientación, las cortezas sensoriales primarias motora, visual, auditiva y somática también se muestran.

ducción del habla y la escritura. A continuación, el área de Broca se comunica con la corteza motora para reclutar las neuronas motoras superiores necesarias para producir el lenguaje, ya sea mediante la vocalización o por los movimientos de la mano utilizados en la escritura, el lenguaje de signos o la pantomima. Las alteraciones de la producción o comprensión del lenguaje causadas por daños cerebrales se denominan **afasias**. Los pacientes con afasia de Broca debida a un defecto en el área anterior del lenguaje aún son capaces de comprender el lenguaje, pero tienen considerables dificultades para hablar; su lenguaje hablado se produce con gran dificultad, es lento y deliberado, y carece de fluidez. En cambio, los pacientes con daños en el área de Wernicke, o posterior, ya no pueden comprender el lenguaje, pero todavía pueden hablar; sin embargo, las palabras que unen tienen poco significado y su discurso está lleno de errores.

El lenguaje es una función altamente lateralizada del cerebro y está representado en la mayoría de los individuos en el hemisferio izquierdo o dominante (*véase* el recuadro Enfoque clínico 7-1). Este dominio se observa en individuos zurdos, así como en los diestros. Esto no quiere decir que el hemisferio derecho, o no dominante, no desempeñe ningún papel en el lenguaje. El hemisferio derecho desempeña un papel especial en la producción y comprensión de la prosodia, el ritmo, la acentuación y la entonación del habla, que proporciona gran parte del contenido emocional y del significado del discurso.

CIENCIAS MÉDICAS INTEGRADAS

Obesidad

Aunque el hipotálamo desempeña un papel central en la regulación homeostática de la ingesta de alimentos, es solo un componente de un sistema neural mucho más amplio que regula la conducta alimentaria y el apetito. Otras estructuras del SNC que interactúan con el hipotálamo para controlar el comportamiento apetitivo son el sistema de recompensa cerebral, el cerebro emocional (sistema límbico) y las cortezas cerebrales. Las interconexiones recíprocas entre el hipotálamo y el sistema de recompensa cerebral permiten que la ingestión de sustancias alimenticias se perciba como una experiencia placentera. Las entradas de la amígdala y otras estructuras límbicas proporcionan un sustrato mediante el cual las emociones, que son potentes reguladores del apetito, pueden influir en el comportamiento alimentario. Algunas emociones, como la alegría y la ira, regulan el apetito a corto plazo, mientras que otras, como la depresión y la ansiedad, están relacionadas con una peor elección de alimentos a largo plazo y con la obesidad. Las áreas sensoriales de la corteza cerebral transmiten al hipotálamo información sobre el olor, el sabor y el aspecto visual de los alimentos que, según la naturaleza de la percepción, pueden estimular o suprimir el apetito. El córtex prefrontal, una zona del cerebro relacionada con la toma de decisiones, el cálculo de recompensas y el control cognitivo, ejerce un control voluntario ("fuerza de voluntad") sobre el comportamiento

alimentario y ayuda a centrar la atención en la obtención y el consumo de alimentos.

En la actualidad se investiga hasta qué punto la disfunción de cada una de estas áreas cerebrales contribuye a los trastornos alimentarios. Cada vez son más los estudios que demuestran que la alteración de la actividad de estos sistemas puede aumentar el consumo de calorías y favorecer el aumento de peso y la obesidad. En individuos sanos y que cuidan su peso, el control cognitivo puede suprimir la activación del sistema de recompensa cerebral ante las señales de comida, con lo que se inhiben las ansias de comer y se disminuye el consumo de alimentos. Sin embargo, en individuos con sobrepeso y obesidad, las alteraciones en cualquiera de estos sistemas pueden desencadenar el consumo de alimentos a niveles superiores a los necesarios para el mantenimiento homeostático. Por ejemplo, estudios recientes en roedores y humanos han demostrado que la obesidad se correlaciona con una alteración del control cognitivo del apetito por parte del córtex prefrontal, una alteración de la señalización en el sistema de recompensa y una atención, elevada de modo anormal, a los alimentos y a las señales alimentarias por parte de la red de atención cortical.

La resonancia magnética funcional y las pruebas neurocognitivas en humanos empiezan a desentrañar la interacción de los sistemas homeostático, de recompensa, cognitivo y afectivo en el control del apetito y la alimentación, mientras que otras tecnologías serán fundamentales para revelar los determinantes moleculares de estos procesos neuronales. En conjunto, estas herramientas deberían mejorar nuestra comprensión de cómo se alteran la actividad cerebral y la neuroquímica en la obesidad, incluidos los posibles subtipos de obesidad (p. ej., los comedores emocionales) y ayudar al desarrollo de nuevos tratamientos farmacológicos para tratar la obesidad.

La obesidad es una enfermedad crónica que en la actualidad afecta a más de 500 millones de personas en todo el mundo. Las modificaciones del estilo de vida y del comportamiento son las piedras angulares del tratamiento de la obesidad; sin embargo, a menudo no se logra alcanzar la pérdida de peso o no se consigue mantenerla a largo plazo. Los medicamentos recetados sirven como complemento a las modificaciones del estilo de vida y pueden dar lugar a una reducción de peso adicional, aunque limitada, y aportar múltiples beneficios cardiovasculares y metabólicos. El objetivo de estos medicamentos es actuar sobre los centros del apetito para reducir el hambre, aumentar la saciedad e incrementar la capacidad de resistencia a las señales de la comida.

A partir de 2020, la Food and Drug Administration (FDA) ha aprobado cinco fármacos contra la obesidad para promover la pérdida de peso. La tetrahidrolipstatina (Orlistat®) inhibe las lipasas gástricas y pancreáticas dentro del intestino, lo que impide la hidrólisis de los triglicéridos de la dieta en ácidos grasos libres absorbibles, de modo que estos no se absorben. La lorcaserina (Belviq®) es un agonista selectivo de los receptores de serotonina que se une a los receptores 5-HT2C de las neuronas proopiomelanocortinas anorexígenas del hipotálamo para reducir el apetito. La combinación de bupropión y naltrexona (Contrave®) estimula de manera simultánea las neuronas hipotalámicas anorexígenas (saciedad), bloquea las neuronas orexigénicas (hambre) y regula el sistema mesolímbico dopaminérgico de recompensa para amortiguar la motivación por la ingesta de alimentos. Qsymia combina fentermina, un supresor del apetito de acción central que estimula la liberación de norepinefrina en el hipotálamo, con topiramato, un fármaco antiepiléptico. La liraglutida (Saxenda®) es un agonista del receptor del péptido similar al glucagón que imita el GLP-1, una hormona intestinal incretina que se secreta al ingerir una comida. El fármaco se une a los receptores de GLP-1 en el hipotálamo para suprimir el apetito.

Están en desarrollo otros fármacos que podrían utilizarse en el futuro para combatir la epidemia de obesidad que, según las estimaciones, en 2020 afectó tan solo en Estados Unidos a casi 40% de los adultos y entre 15 y 20% de los niños y adolescentes, y constituye un importante factor de riesgo de diabetes tipo 2, hipertensión, cardiopatías, accidentes cerebrovasculares y otros graves problemas de salud. ■

Fisiología neuromuscular

Resumen del capítulo

- El sistema nervioso central recibe e integra los estímulos sensoriales del ambiente interno y externo, y actúa sobre ellos.
- El hipotálamo es la interfaz entre los sistemas endocrino, autónomo y límbico.
- El hipotálamo regula el equilibrio energético al integrar el metabolismo y la conducta alimentaria, controla las gónadas y la actividad sexual, y contiene el reloj biológico.
- La formación reticular del tronco encefálico es fundamental para el despertar y el sueño, y contiene varios sistemas monoaminérgicos que ejercen acciones reguladoras sobre el prosencéfalo.
- El sistema activador reticular ascendente regula la conciencia y la excitación.
- En un electroencefalograma se registra la actividad eléctrica de la superficie cerebral, en ondas que tienen patrones característicos dependiendo del estado de alerta.
- El prosencéfalo contiene al tálamo, el hipotálamo y el cerebro, y procesa la información sensorial, ejecuta la conducta, toma decisiones y es capaz de aprender.

- La corteza cerebral incluye tres áreas: sensorial, motora y de asociación.
- El sistema límbico contiene estructuras corticales y subcorticales, comprende el sistema de recompensas, interviene en la generación de las emociones, media la agresión y coordina la actividad sexual, y participa en los trastornos psiquiátricos.
- Los trastornos afectivos se hacen notorios por una regulación anormal del talante o estado de ánimo.
- La esquizofrenia implica procesos de pensamiento alterados, alucinaciones y delirios.
- La memoria y el aprendizaje requieren de la corteza cerebral y del sistema límbico.
- La memoria, declarativa y no declarativa, involucra diferentes estructuras del sistema nervioso central.
- El lenguaje y el habla se coordinan en zonas específicas en la corteza de asociación.

Preguntas de repaso del capítulo

1. Un científico desarrolla un reactivo que permite la identificación de las neuronas sensibles a la leptina en el SNC. Se trata de un compuesto fluorescente que se une a la membrana plasmática de las células que detectan la leptina. ¿Qué sección del cerebro se teñiría con la aplicación de este reactivo fluorescente?

   A. Núcleo arqueado del hipotálamo.
   B. Núcleos mamilares del hipotálamo.
   C. Núcleo paraventricular del hipotálamo.
   D. Núcleo preóptico del hipotálamo.
   E. Núcleo ventromedial del tálamo.

2. Los trastornos clásicos del lenguaje incluyen la afasia de Broca, donde la persona puede comprender el lenguaje pero no producirlo, y la afasia de Wernicke, donde la persona no puede entender el lenguaje y elabora uno que no tiene sentido. Sin embargo, el daño de las regiones de los lóbulos frontal y parietal fuera de las áreas de Broca y Wernicke también produce déficits del lenguaje. Un individuo que acude después de un accidente cerebrovascular, con capacidad para comprender el lenguaje, pero que solo puede producir uno sin sentido, ¿dónde habrá sufrido daño con mayor probabilidad?

   A. Vía talamocortical.
   B. Sistema de activación reticular.
   C. Lóbulo prefrontal.
   D. Fórnix.
   E. Fascículo arqueado.

3. Se pide a una mujer con los ojos vendados que identifique de modo verbal un objeto común que se encuentra en su mano izquierda. No se le permite tocar el objeto con la mano derecha. ¿Cuál de las siguientes estructuras debería estar intacta para que ella cumpla con la tarea?

   A. La corteza somática primaria del lado izquierdo del cerebro.
   B. La corteza visual primaria del lado derecho del cerebro.
   C. El fórnix.
   D. El cuerpo calloso.
   E. El hipocampo.

4. ¿Qué región del sistema nervioso central se considera el "reloj maestro" de control de varios ritmos biológicos?

   A. Cuerpo pineal.
   B. Formación reticular.
   C. Prosencéfalo.
   D. Hipotálamo.
   E. Hipófisis.

1. **La respuesta correcta es A.** La leptina se libera desde los adipocitos corporales hacia la sangre. Sus cifras circulantes son percibidas por las neuronas del núcleo arqueado, que se localiza en una zona que no posee barrera hematoencefálica. Si bien otras regiones del hipotálamo también carecen de barrera hematoencefálica, los demás núcleos hipotalámicos enlistados no contienen células que detectan la leptina.

2. **La respuesta correcta es E.** El fascículo arqueado es el haz de fibras que conecta las áreas de Broca y Wernicke. El daño al fascículo arqueado desconecta el área de Wernicke, que se encarga del reconocimiento y la construcción de palabras y lenguaje desde el área de Broca, que se encarga de la producción del lenguaje, produciendo un tipo especial de afasia conocida como afasia de conducción. El déficit lingüístico resultante se asemeja a la afasia de Wernicke; sin embargo, a diferencia de esta, la comprensión permanece intacta. El fórnix conecta el hipocampo con el hipotálamo y el prosencéfalo basal. La vía talamocortical conecta el

tálamo con la corteza y, a su vez, el sistema de activación reticular conecta al tronco encefálico con el tálamo y la corteza. Aunque ambos son importantes para regular la actividad cortical, su daño no produce el déficit observado en este individuo. El lóbulo prefrontal es la región de la corteza frontal cuya ubicación es anterior al área del lenguaje, y se ocupa de las funciones cognitivas de orden superior o ejecutivas.

3. **La respuesta correcta es D.** La información sensorial somática de la mano izquierda se percibiría en la corteza derecha, que no genera lenguaje. Para expresar de manera verbal de qué objeto se trata, la información debería cruzar al hemisferio izquierdo para acceder al área anterior del lenguaje, lo que ocurre a través del cuerpo calloso. El fórnix y el hipocampo son partes del circuito límbico medial y participan en el almacenamiento de nuevos recuerdos, pero no son necesarios en su remembranza. Ni la corteza sensorial somática primaria del lado izquierdo ni la corteza visual de ambos lados participan por claves táctiles en la identificación del objeto colocado en la mano izquierda.

4. **La respuesta correcta es D.** El núcleo supraquiasmático del hipotálamo controla los ritmos biológicos (mensual, circadiano). La hipófisis a veces se conoce como la glándula endocrina "maestra"; secreta nueve hormonas que regulan la homeostasis. La glándula pineal secreta serotonina y melatonina, dos hormonas que modifican los patrones de vigilia-sueño. Sin embargo, la hipófisis y la pineal no constituyen el reloj maestro para el control de los ritmos biológicos corporales. La formación reticular regula el estado de alerta y el sueño, pero no controla los ritmos biológicos. El prosencéfalo controla las funciones cognitivas, la recompensa y el placer, la función reproductiva, la alimentación, el sueño y algunas emociones.

Ejercicios de aplicación clínica 7-1

ACCIDENTE CEREBROVASCULAR

Un hombre de 67 años fue llevado al médico por su esposa, quien refiere que en los últimos dos días notó que parecía hablar sin sentido. También indica que se observaba un poco desorientado y no respondía de manera adecuada a sus preguntas. Él no presenta déficits motores o somáticos sensoriales evidentes. A la exploración, el médico concluye que el hombre sufrió un accidente cerebrovascular en una región de uno de sus hemisferios cerebrales. Como parte del diagnóstico, el médico estudia los campos visuales y nota disminución de la percepción de estímulos en uno de ellos.

PREGUNTAS

1. ¿En qué lado del cerebro sucedió el accidente cerebrovascular con toda probabilidad?
2. ¿Qué regiones del hemisferio experimentaron el accidente cerebrovascular?

3. ¿Qué mitad del campo visual se afectó por el accidente cerebrovascular?

RESPUESTAS

1. El accidente cerebrovascular ocurrió con más probabilidad en el hemisferio cerebral izquierdo, ya que es dominante para el lenguaje entre el 90 y 95% de los individuos.
2. El habla fluida, pero sin sentido, mostrado por esta persona indica daño en el área de Wernicke, que se ubica en el lóbulo temporal posterior superior y en porciones contiguas del lóbulo parietal inferior. El déficit del campo visual podría deberse al daño en la corteza visual del lóbulo occipital o, con más probabilidad en este caso, a las radiaciones ópticas, que atraviesan la sustancia blanca cerebral inmediatamente profunda al área de Wernicke. Ambas estructuras comparten el mismo riego sanguíneo, lo que explica por qué un ictus isquémico, debido a la oclusión de un vaso sanguíneo cerebral, puede producir este patrón único de déficits visuales y del lenguaje. La ausencia de déficits motores o somáticos sensoriales descarta el daño a los lóbulos frontal, en su parte posterior, y parietal, en su parte anterior.
3. La mitad derecha del campo visual sería la afectada, porque cada mitad del campo visual se representa en el hemisferio contralateral.

Objetivos del aprendizaje activo

Con el dominio del material de este capítulo, usted será capaz de:

- Explicar por qué se requieren los estímulos de las neuronas motoras para la contracción del músculo esquelético y cómo se enlazan con este.
- Explicar cómo la falla de cada paso específico en el acoplamiento de excitación-contracción impide la contracción del músculo esquelético.
- Explicar por qué la contracción del músculo esquelético es "por completo activa" o "por completo inactiva".
- Explicar cómo la generación de fuerza en el músculo aumenta por la estimulación rápida y repetida, y describir el valor de este mecanismo en términos de las tareas mecánicas que desempeñan los músculos.
- Explicar el mecanismo molecular que conecta la hipoxia del músculo esquelético al estado de rigidez.
- Distinguir entre las contracciones isotónicas e isométricas y explicar las condiciones necesarias para producir cada tipo.
- Explicar la base molecular de por qué la producción de fuerza isométrica depende de la longitud a la que el músculo se estira de forma pasiva antes de su activación.
- Predecir cómo los cambios en la poscarga y la precarga modifican la generación de fuerza, la extensión del acortamiento y la velocidad inicial del acortamiento durante una contracción isotónica del músculo esquelético.
- Demostrar y explicar cómo la curva de longitud isométrica-tensión establece el límite de toda contracción isotónica en el músculo esquelético.
- Discutir los postulados actuales que se consideran responsables de la fatiga del músculo esquelético y por qué la supervivencia celular requiere que esta no esté relacionada con el agotamiento de las reservas celulares de ATP.
- Contrastar los mecanismos por los que el calcio inicia la contracción del músculo liso, en comparación con el esquelético.
- Explicar por qué la contracción de una célula muscular lisa puede graduarse, en tanto la de una fibra de músculo esquelético no.
- Contrastar y explicar los mecanismos responsables del acoplamiento electromecánico AP, el acoplamiento de contracción de potencial de membrana graduado y el acoplamiento farmacomecánico en la contracción del músculo liso.
- Explicar el mecanismo por el que el músculo liso disminuye sus requerimientos de energía durante la contracción sostenida de larga duración.
- Explicar por qué el acoplamiento fármaco-contracción en el músculo liso varía según el órgano de origen del músculo liso.

L os músculos son órganos constituidos por células que tienen la capacidad de contraerse y, por lo tanto, generar fuerza y movimiento. Basándose en su localización anatómica y aspecto, el músculo suele clasificarse en subtipos; el relacionado sobre todo con los huesos del esqueleto se conoce como **músculo esquelético**, el que forma al corazón se llama **músculo cardiaco** y el que se encuentra en el sistema digestivo, el aparato genitourinario, los vasos sanguíneos, los bronquios y el ojo, se denomina **músculo liso,** por su aspecto "liso" u ordinario cuando se observa con microscopio. No obstante, esas clasificaciones anatómicas son de poco uso para distinguir la fisiología de estos subtipos estructurales de músculo. El modo de activación, mecánica contráctil y la regulación de las proteínas que produce la contracción, son muy diferentes entre los tres tipos histológicos de músculo. En este capítulo se explica la fisiología y mecánica celulares de los músculos esquelético y liso. La fisiología y mecánica del músculo cardiaco se abordan en el capítulo 13.

MÚSCULO ESQUELÉTICO

Músculos del esqueleto (los vinculados a los huesos), el diafragma, partes del esófago y el ojo se componen de músculo esquelético. Estos músculos están bajo control voluntario y reflejo (*véase* capítulo 5). Los músculos del esqueleto se encargan de los movimien-tos grandes y fuertes involucrados en caminar, correr y levantar objetos pesados. Los grandes grupos de músculos esqueléticos, como los de la porción baja de la espalda, los glúteos y los muslos, también se encargan de estabilizar la posición del cuerpo con respecto a la gravedad. Se utilizan grupos de músculos esqueléticos más pequeños para los movimientos finos de las manos, como los usados para escribir, tocar el violín y manipular objetos pequeños. Por último, una función secundaria del músculo esquelético es la producción de calor. El calor emitido por el estremecimiento o durante el ejercicio general es una fuente importante de genera-ción de calor en el cuerpo (*véanse* capítulos 28 y 29).

Los grandes músculos, a nivel anatómico denominados músculos asociados al esqueleto del cuerpo, constituyen cerca de 40% de nuestra masa corporal. Estos músculos están forma-dos por "haces de haces" cuya unidad individual más pequeña es una sola célula muscular llamada **fibra muscular** (fig. 8-1). Cada fibra mide unos 100 µm de diámetro y puede llegar a medir varios centímetros.

Cada fibra está rodeada por tejido conjuntivo denomi-nado endomisio. Múltiples fibras musculares se combinan entre sí formando **fascículos** y están unidas de manera colectiva por otra capa de tejido conjuntivo denominada perimisio. Los ner-vios y los vasos sanguíneos atraviesan esta capa. Los grandes músculos anatómicos se componen de un conjunto de fascículos unidos por otro tejido conjuntivo denominado epimisio. Todos los tejidos conjuntivos se entrelazan en los extremos de los gran-

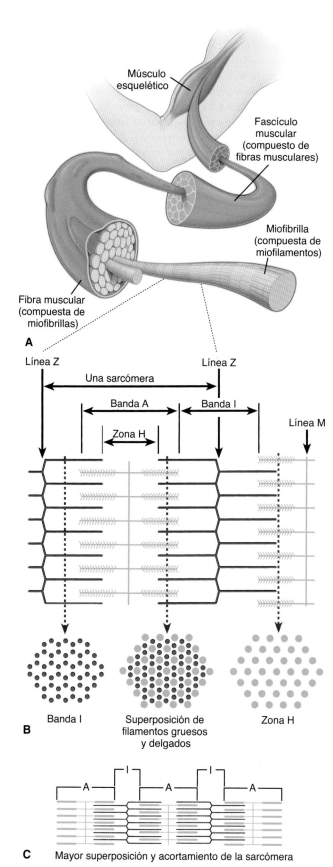

A

B

C Mayor superposición y acortamiento de la sarcómera

Figura 8-1 Organización estructural del músculo esquelético y sus elementos contráctiles. (A) La fibra muscular es la unidad celular del músculo esquelético. Cada fibra tiene de cientos a miles de estructuras tubulares que contienen proteínas contráctiles altamente organizadas denominadas miofibrillas. Las fibras musculares se unen en fascículos que, a su vez, se unen en grupos para formar músculos esqueléticos individuales denominados anatómicamente. **(B)** Disposición de los elementos de la sarcómera, observada en forma longitudinal y transversa en regiones seleccionadas. Nótese la superposición de los miofilamentos en las diferentes partes de la sarcómera y que cada filamento de miosina está rodeado por seis filamentos de F-actina. **(C)** Representación de la máxima superposición de los miofilamentos. (De Pawlina W. Histology: *A Text and Atlas.* 8th ed. Lippincott Williams & Wilkins; 2019).

des músculos para formar tendones, los cuales sirven de medio estructural para transmitir la fuerza y el movimiento de las fibras musculares al esqueleto. La mayoría de los músculos esqueléticos genera el ATP necesario para proveer energía para la contracción, mediante el metabolismo oxidativo y, por lo tanto, cuenta con un aporte abundante de **mitocondrias**.

La arquitectura y la maquinaria contráctil del músculo esquelético dependen de filamentos proteínicos

Cuando se ven por microscopia de luz o electrónica, todos los músculos esqueléticos tienen un aspecto estriado (en bandas), que proviene de la disposición muy organizada de elementos cilíndricos densamente empaquetados dentro de cada fibra muscular, llamados **miofibrillas** (fig. 8-1). Cada miofibrilla contiene una disposición muy ordenada de filamentos proteicos contráctiles y estructurales. Estos filamentos participan de los procesos químicos y mecánicos que dan lugar a la generación de fuerza y movimiento en el músculo esquelético.

Filamentos gruesos y delgados

El proceso de contracción muscular requiere una estructura subcelular muy ordenada de proteínas contráctiles que acoplan interacciones bioquímicas cíclicas para originar interacciones en la fuerza física y el movimiento. Estas proteínas contráctiles son polímeros, que se describen genéricamente como filamentos gruesos, compuestos sobre todo de miosina, y delgados, formados principalmente de **actina**. La **miosina** (peso molecular, ~500 000) es una proteína compleja con varias regiones distintivas (fig. 8-2).

La molécula consta de una porción recta y larga ("cola") constituida por meromiosina ligera. El resto de la molécula, de meromiosina pesada (MMP), consta de una cadena proteínica, la *región S2* (o *subfragmento 2*), que sirve como un enlace flexible entre la cola y la cabeza globular, llamada *región S1* (o *subfragmento 1*), que contiene un sitio de unión para actina F (o actina filamentosa). La región S1 de la miosina es responsable de la actividad enzimática y química que da lugar a la interacción de actina y miosina que genera la contracción muscular. Contiene un sitio de unión de ATP que suministra energía para los mecanismos moleculares que crean contracción en la fibra muscular. La región S1 se encarga de la actividad enzimática y química que da como resultado la interacción de actina y miosina, y genera la contracción muscular. Dos cadenas peptídicas de bajo peso molecular, llamadas "cadenas ligeras" están laxamente adosadas

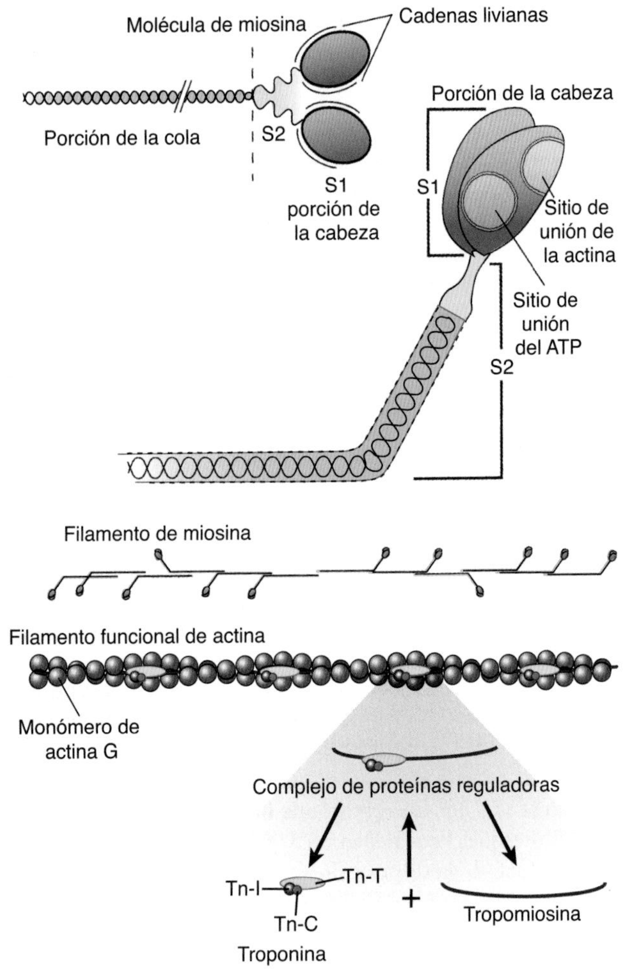

Figura 8-2 **Miofilamentos componentes de las fibras del músculo esquelético.** La estructura molecular de la miosina se ensambla en filamentos gruesos. La región S2 de la molécula es flexible, en tanto la región de la cola es rígida. Los sitios de unión de la actina están localizados en las cabezas globulares de la miosina, que también contienen cadenas ligeras con actividad de ATPasa. Los filamentos delgados (actina) del músculo esquelético están formados por monómeros (actina-G) en bandas helicoidales de actina-F, que se asocian con un complejo de troponina-tropomiosina para formar el filamento de actina funcional. ATP, trifosfato de adenosina; Tn-C, troponina-C; Tn-T, troponina-T; Tn-I, troponina-I; G-actin, actina globular; F-actin, actina filamentosa.

a la región S1; una llamada cadena ligera esencial estabiliza a la miosina, en tanto la otra, llamada cadena ligera reguladora, es fosforilada durante la actividad muscular y sirve para ordenar la función del músculo. Las moléculas funcionales de miosina son pares; sus colas y regiones S2 están enroscadas entre sí en toda su longitud, y las dos cabezas están adyacentes una a otra. Las regiones de la cola, formadas por empaquetamiento estrecho de los dímeros de miosina individuales en filamentos gruesos, se alinean en una orientación de "cola a cola" en el centro del filamento grueso y se extienden hacia afuera desde el centro en ambas direcciones, creando una zona desnuda (es decir, sin cabezas que protruyan) en la mitad del filamento (*véase* fig. 8-1).

Los filamentos de actina F constituyen la mayor parte de los filamentos delgados. Cada filamento de actina está constituido por dos cadenas helicoidales entretejidas, o bandas, de subuni-

dades repetidas de la proteína globular, actina G (peso molecular, 41 700) para formar actina F. Siete actinas G forman cada vuelta en los filamentos helicoidales (*véase* fig. 8-2). En el surco formado a lo largo de la hélice, hay una serie de moléculas de proteína fibrosa en arreglo término-a-término (peso molecular 50 000), la llamada **tropomiosina**. Cerca de un extremo de cada molécula de tropomiosina hay un complejo llamado **troponina**, constituido por la troponina-C (Tn-C), la troponina-T (Tn-T) y la troponina-I (Tn-I). Los complejos de tropomiosina:troponina participan en la regulación alostérica de la interacción de la actina con las cabezas de miosina, que se encargan de la contracción y relajación musculares, como se describe más adelante en este capítulo.

Los sarcómeros son la unidad estructural y funcional de la contracción muscular ligada a la actina y la miosina

Una fibra muscular aislada (célula) contiene de cientos a miles de miofibrillas dispuestas en paralelo a lo largo de la fibra. La disposición altamente ordenada de la actina y la miosina dentro de cada miofibrilla, junto con la alineación de las miofibrillas, crea bandas alternas claras y oscuras dentro de la fibra muscular (*véase* fig. 8-1). Para la identificación estructural, las bandas están etiquetadas. La **banda A** se compone en realidad de dos bandas oscuras en el centro del sarcómero separadas por una región de color más claro (**zona H**) y una línea oscura central (**línea M**). Las regiones oscuras (de alta densidad) de la banda A son el resultado de un solapamiento en el espacio tridimensional de la actina y la región de la cabeza de los haces de miosina. El contraste más claro de la zona H se debe a que es una región que contiene miosina pero no actina. Dentro de esta zona, las colas claras de meromiosina de los filamentos de miosina adyacentes están dispuestas cola con cola; la línea M está formada por los puntos de unión de las colas alineadas en ángulo recto con los miofilamentos. Por último, la **banda I**, que aparece como una luz o región de baja densidad entre las bandas A, se forma a partir de dos sarcómeros adyacentes y se compone solo de miofilamentos de actina F. Las **líneas Z** son estructuras oscuras (también llamadas disco Z, porque la miofibrilla es tridimensional) que atraviesan la banda I. Los filamentos de la banda I se unen a la línea Z y se extienden en ambas direcciones hacia las bandas A adyacentes.

La unidad de repetición fundamental de las bandas de miofibrillas se llama **sarcómera** y se define como el espacio entre dos líneas Z sucesivas (incluyéndolas). Cada miofibrilla contiene numerosas sarcómeras, dispuestas en serie en su eje longitudinal. El sarcómero está anclado al tejido conjuntivo suprayacente de la fibra muscular por otros filamentos y complejos proteicos. La desmina es un tipo de fibra de "costura" que se entrelaza a lo largo de la unión de las actinas de proyección opuesta en las líneas Z. Se conectan a la membrana basal suprayacente de la fibra muscular a través de una proteína integrina de enlace. Dentro de los límites de las líneas Z, el sarcómero se refuerza con fibras proteicas adicionales y anclajes de complejos proteicos. Un extremo de un filamento de actina gamma se une a cada línea Z del sarcómero en el extremo del filamento de desmina en la región cercana a la membrana de la fibra muscular. El otro extremo de dos filamentos de actina gamma se une a uno de los dos complejos de proteína multiunidad en el sarcolema entre las líneas Z, llamado el complejo **distrofina**-glicoproteína. Hay dos de estos complejos dentro de las líneas Z de cada sarcómero. Estos dos procesos sarcolemales se conectan al tejido conectivo suprayacente de la fibra muscular en un extremo y entre sí, longitudinalmente por hebras de proteína distrofina. Esta arquitectura auxiliar de proteína no contráctil en el sarcómero puede

ENFOQUE CLÍNICO | 8-1

Toxinas neuromusculares en la naturaleza

La capacidad del músculo esquelético de proveer fuerza y movimiento a un organismo tiene un valor obvio de supervivencia para cualquier animal. Muchos animales, e incluso plantas, presentan evolución de la capacidad de fabricar toxinas que pueden inactivar al músculo esquelético como medio de evitar su depredación por otras especies o inmovilizar a algunas como presas. El descubrimiento de compuestos naturales que modifican procesos fisiológicos clave en el cuerpo humano a menudo se ha utilizado como recurso para revelar los mecanismos celulares de esos procesos. A veces este descubrimiento va un paso adelante combinando una comprensión de la estructura de las toxinas y sus acciones fisiológicas para crear compuestos relacionados, que se pueden usar en la clínica para manipular fenómenos fisiológicos para un beneficio medicinal.

Los legendarios venenos de flechas usados por indígenas de América del Sur y Central para paralizar y sacrificar animales como alimento son un ejemplo de la transición de un descubrimiento natural hasta revelar su fisiología y por último a la farmacoterapéutica clínica. Un conjunto de estos venenos alcaloides, llamados *curare*, llegó por primera vez a Europa a finales del siglo XVI. Los alcaloides se recolectaron y prepararon a partir de plantas del género *Strychnos*, natural de América del Sur y Central. A mediados del siglo XIX, los experimentos sobre las actividades de preparados de curare en los animales revelaron que los agentes inducían una parálisis flácida del músculo esquelético, incluyendo el diafragma, necesario para la ventilación pulmonar, sin afectar otros procesos vitales, como el bombeo cardiaco. Claude Bernard demostró que el mecanismo de acción involucraba la interferencia en la interfaz entre las neuronas motoras y el músculo, más que afectar de manera directa al nervio o al músculo, demostrando así el principio de la transmisión neuromuscular en la génesis de la contracción de los músculos. Durante el siguiente siglo, muchas investigaciones revelaron en colectivo que los alcaloides del curare actuaban sobre la placa motora terminal de la unión neuromuscular por unión competitiva a los sitios de unión de acetilcolina del receptor nicotínico/canal de iones despolarizante. Cuando el receptor está unido a los alcaloides, la acetilcolina liberada de las terminales de nervios motores musculares no puede atar y abrir los canales nicotínicos. No se produce despolarización de la membrana para originar potenciales de acción, que son los encargados de iniciar la contracción del músculo esquelético. Esto contribuye a la observación de la inducción de parálisis flácida en los animales expuestos al curare. A partir de la década de 1930, este conocimiento colectivo se usó para desarrollar sustitutos semisintéticos y sintéticos del curare, que pudiesen usarse en medicina como medio de inducción de la relajación muscular en los pacientes. Hoy se dispone de un puñado de estos agentes competitivos para aplicaciones terapéuticas y, de manera colectiva, se denominan agentes bloqueadores neuromusculares. Estos agentes, modificados para limitar los efectos secundarios indeseables, son muy usados para inducir parálisis flácida temporal en los pacientes, como medio para facilitar los procedimientos quirúrgicos extensos. Su uso reduce el grado de anestesia general que de otra manera se requeriría para inducir la relajación muscular durante una intervención quirúrgica. De esta forma, se evitan los grados de anestesia que de otro modo podrían suprimir de modo adverso la función cardiopulmonar. ∎

---

funcionar para prevenir el sobreestiramiento accidental del sarcómero. También parece servir como un medio molecular de transmitir la fuerza y el movimiento del sarcómero a la fibra muscular mediante la conexión al endomisio de la fibra.

ACOPLAMIENTO DE LA EXCITACIÓN-CONTRACCIÓN DEL MÚSCULO ESQUELÉTICO

Cuando están juntas en solución, la actina y la miosina se unen fuertemente. Las cabezas de la miosina adjuntándose a sitios en las subunidades monoméricas de actina G de la actina F. El enlace entre estos dos filamentos se denomina **puente cruzado**. Sin embargo, en el organismo se impide que la actina y la miosina formen puentes cruzados hasta que la fibra muscular recibe un estímulo contráctil (*véanse* las secciones siguientes). En el estado no contráctil, la formación de puentes cruzados está bloqueada por la presencia de un largo filamento proteico denominado *tropomiosina*, que se encuentra a lo largo de cada filamento de actina F de forma que bloquea estéricamente el sitio de unión de la actina situado frente a las cabezas de miosina en el filamento grueso.

Los filamentos de actina y miosina están dispuestos en una estructura tridimensional interdigitada y muy organizada dentro de cada sarcómero. Esta estructura es responsable de la generación efectiva de fuerza y del acortamiento de cada sarcómero una vez que la fibra muscular recibe un estímulo contráctil. Cada miosina está rodeada por seis filamentos de actina F, con las cabezas de miosina de los filamentos gruesos sobresaliendo del haz de filamentos gruesos en disposición helicoidal, de modo que una cabeza de miosina se sitúa frente a un sitio de unión de actina F en los seis filamentos de actina circundantes. En esta disposición es fácil ver que es posible que la actina y la miosina se unan si no fuera por el bloqueo del filamento de tropomiosina (*véase* fig. 8-2). Para que el músculo genere fuerza y acortamiento, primero debe permitirse que la actina y la miosina de cada sarcómero se unan de forma temporal. Sin embargo, esta unión por sí sola solo generaría fuerza, o la capacidad de sostener el peso. Para que el músculo también se acorte y mueva un peso, el filamento de actina debe introducirse en la región de la banda A del sarcómero (acortando así la distancia entre las líneas Z), liberarse en su nueva posición y volver a unirse a otro sitio de unión de miosina una y otra vez en un ciclo repetitivo. Esto crearía un soporte de carga, la acción de tracción de "mano sobre mano" en los filamentos de actina. De esta forma, la sarcómera tomará fuerza y se acortará. Extrapolado el fenómeno a todas las sarcómeras de las fibras de un músculo, este generaría la fuerza y se acortaría también, esto es, se contraería y sería capaz de mover un peso. El postulado de que la actina y la miosina pueden interactuar de manera controlada, como ya se describió, se denomina **teoría del filamento deslizable**. Ha pasado mucho tiempo desde que se estableció como el mecanismo molecular de la contracción muscular. La activación y la formación seriada de puentes cruzados de actina y miosina durante la contracción muscular constituyen el llamado **ciclo de puentes cruzados**.

Si el músculo esquelético va a generar fuerza y movimiento en cualquier estructura corporal, el ciclo de puentes cruzados debe activarse y desactivarse de manera controlada. Sin embargo, las células del músculo esquelético no pueden activarse por sí mismas. Requieren activación por neurotransmisores liberados por los axones de neuronas motoras que terminan en regiones especializadas de la membrana celular del músculo esquelético. Este proceso de activación del ciclo de puentes cruzados del músculo esquelético se denomina **acoplamiento de la excitación-contracción**. El músculo esquelético se considera un tejido "excitable", lo que significa que su potencial de membrana está enlazado con la activación de la función de la célula (en este caso, contracción). La despolarización de suficiente magnitud de la membrana celular del músculo esquelético puede llevar a la generación de potenciales de acción de sus células, que desencadenan un aumento de la concentración de Ca^{2+} intracelular de la fibra muscular, que activa el ciclo de puentes cruzados (*véase* más adelante para los detalles). *No obstante, las células de músculo esquelético no pueden generar potenciales de acción por sí mismas.* En su lugar, deben recibir una señal de despolarización desde las neuronas motoras que las inervan. Por este motivo se considera que todos los músculos esqueléticos tienen regulación externa; no se pueden contraer sin una señal desde el sistema nervioso somático, algo análogo a la luz en una lámpara de mesa, que no puede encenderse a menos que un cordón eléctrico la conecte con una fuente de corriente. De manera similar, las células del músculo esquelético no pueden contraerse si las neuronas motoras que las inervan son lesionadas o se bloquea la transmisión de la señal nerviosa de la fibra subyacente. En tales circunstancias, el grupo muscular inervado por la neurona motora presentará parálisis flácida.

Sucesos electroquímicos en la unión neuromuscular enlazan potenciales de acción nerviosa con potenciales de acción del músculo esquelético que desencadenan la contracción

La secuencia de sucesos que lleva a la contracción del músculo esquelético se inicia con potenciales de acción que transcurren por los nervios motores somáticos y se originan en el sistema nervioso central (SNC). Al alcanzar una célula muscular, el axón de una neurona motora, por lo general, se ramifica en varias terminales, cada una constituye la porción *presináptica* de una sinapsis especializada llamada **unión neuromuscular** (**UNM**, también llamada **unión mioneural** o **placa motora terminal**; fig. 8-3). La neurona motora se ramifica en forma de varias terminales no mielinizadas, denominadas botones, que se sitúan en surcos u "hondonadas" en el sarcolema, en el centro de la célula muscular. Esta zona localizada de interfaz nervio: músculo está cubierta por células de Schwann.

La señal de la neurona motora a la célula muscular se transmite en forma de un transmisor químico, acetilcolina (ACh), la cual se libera del nervio al músculo a través de la UNM. Este tipo de sinapsis tiene estrecha relación entre las membranas del nervio y el músculo. Tiene muchas de las características de una sinapsis nervio-nervio en el SNC. No obstante, es algo más simple, puesto que solo es excitatoria y no acepta retroalimentación de la célula postsináptica.

Dentro del axoplasma de las terminales de nervios motores se localizan numerosas vesículas rodeadas por membranas que contienen ACh. La porción postsináptica de la UNM o **membrana de la placa terminal**, se forma en varios **pliegues posteriores a la unión** que están densamente poblados de receptores nicotínicos de ACh (*véase* capítulo 3) incrustadas en la cresta y los lados de los pliegues, pero no en los valles. Las vesículas de ACh se alinean en la terminal nerviosa sobre estas crestas.

Cuando los potenciales de acción alcanzan la terminal del axón de una neurona motora, la despolarización resultante de la terminal causa que se abran los canales de calcio de la membrana y permitan que los iones de calcio externos ingresen al axón. Esto hace que las vesículas axoplásmicas de ACh migren hacia la cara interna de la membrana axónica y liberen su contenido. Las vesículas son más o menos del mismo tamaño y todas liberan aproximadamente la misma cantidad, o cuantificación, del neurotransmisor (~ 200 vesículas, cada una de las cuales contiene ~ 10 000 moléculas de ACh). La Ach liberada de la terminal de la neurona motora se difunde entonces a través de la UNM y se une a los receptores nicóticos en la placa terminal motora. El receptor nicotínico es en realidad un canal catiónico activado por un ligando. Cuando dos moléculas de ACh se unen a subunidades proteínicas específicas del canal (el receptor), este presenta cambio conformacional y abre un canal en el centro del receptor que permite el paso relativamente libre de iones de sodio y potasio, de acuerdo con sus respectivos gradientes electroquímicos. La abertura de los canales depende solo de la presencia del neurotransmisor y no del voltaje de la membrana. Los cambios de permeabilidad al sodio y potasio ocurren de manera simultánea y ambos iones comparten los mismos canales de membrana, pero el cambio en el gradiente electroquímico del sodio al interior de la célula es mucho mayor que el del potasio hacia afuera, que ya está cerca de su potencial de equilibrio de Nernst. El resultado es una corriente positiva *neta* que ingresa y despolariza a la membrana postsináptica, cambio de voltaje positivo que se denomina **potencial de placa terminal** o PPT (*véase* fig. 8-4).

La despolarización de la placa terminal es *gradual*, esto es, su amplitud variará de acuerdo con el número de receptores activados por la ACh, que es proporcional a la concentración local de ACh en la UNM, que, a su vez, es función tanto de la ACh liberada por la neurona motora como de la cantidad de ACh degradada por la **acetilcolinesterasa (AChE)** en la UNM. La ACh se une laxamente a su receptor, puede desprenderse y difundirse, e hidrolizarse en colina y acetato por acción de la AChE, lo que así concluye su función como molécula transmisora. Los potenciales de la placa terminal son despolarizaciones locales simples, que se difunden desde su localización inicial con decremento, esto es, su amplitud decrece conforme viajan por el mioplasma. La placa terminal motora no contiene canales de sodio regulados por voltaje y no puede producir potenciales de acción de autopropagación. Sin embargo, las regiones del sarcolema alejadas de las placas terminales sí contienen dichos canales. Si estos canales se pueden llevar al umbral, la fibra muscular puede formar potenciales de acción autopropagantes de una manera análoga a la de las neuronas amielínicas. Por lo regular, un potencial de acción de la neurona motora libera suficiente ACh en la UNM para activar, de forma momentánea, suficientes receptores nicotínicos para formar colectivamente un PPT lo suficientemente grande como para propagarse, a pesar de la disminución, al canal de sodio activado por voltaje del músculo más cercano a un nivel por encima del umbral del canal de sodio rápido. Este potencial de acción muscular viaja entonces por la membrana de la célula muscular como en las

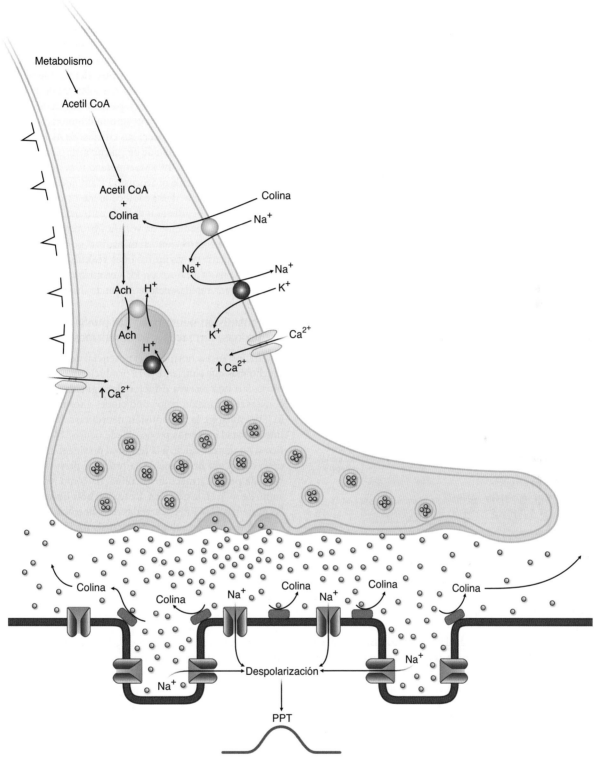

Figura 8-3 **La unión neuromuscular.** Los axones de las neuronas motoras se ramifican y terminan en botones que se superponen sobre invaginaciones de la membrana de la célula muscular denominada placa terminal motora. Las vesículas que contienen Ach, así como los transportadores, se amplían solo con fines ilustrativos. El receptor nicotínico de la membrana de la fibra muscular esquelética es un canal catiónico activado por ligando que se abre cuando dos moléculas de Ach se unen a cada una de las dos subunidades alfa de la proteína del canal (elementos *verde* y *azul*). La unión abre el canal y provoca una despolarización local. La apertura se detiene cuando una cantidad suficiente de acetilcolina se descompone rápidamente en acetil CoA y colina en la sinapsis por la acetilcolinesterasa (elementos *marrones*). La colina se recicla en la terminal de la neurona motora y se combina con Ach en el nervio por la colina acetiltransferasa. A continuación, la Ach es transportada a cambio de H^+ por el TAV (transportador asociado a vesículas). Los potenciales de acción que llegan a la terminal neuronal abren canales de Ca^{2+} que sirven de desencadenante para fusionar la vesícula que contiene Ach con la membrana neuronal para liberar Ach en la sinapsis inferior.

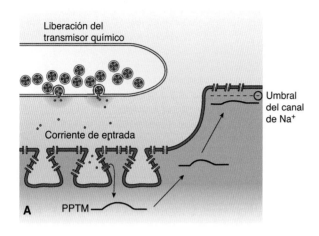

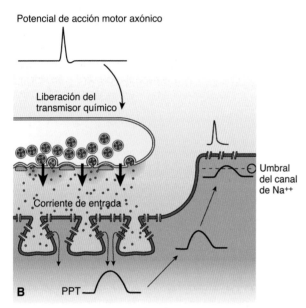

Figura 8-4 **Características estructurales y actividad eléctrica de la unión neuromuscular.** La acetilcolina liberada de las vesículas de la membrana del axón terminal se difunde a la membrana subyacente, donde se une a receptores nicotínicos concentrados en invaginaciones del sarcolema. **(A)** Las vesículas que contienen ACh pueden fusionarse de manera espontánea con la membrana terminal de la motoneurona y liberar su paquete de ACh. Esto provoca la formación de un potencial de placa terminal en miniatura (PPTM). Estos potenciales se difunden con la disminución y nunca alcanzan el umbral para activar los canales rápidos de Na+ cercanos que inician un potencial de acción de la fibra muscular, aunque se produzcan varios PPTM en rápida sucesión. **(B)** Un único potencial de acción de la neurona motora hará que varias vesículas se fusionen con la membrana de la neurona y liberen suficiente ACh en la UNM para provocar un potencial de placa terminal (PPT) mayor. Incluso después de disminuir, el nivel de despolarización restante es suficiente para alcanzar el umbral y desencadenar un potencial de acción en la fibra muscular. La situación fisiológica normal es que un potencial de acción de la neurona motora provoca la liberación de suficiente ACh para crear un potencial de acción en la fibra muscular.

neuronas no mielinizadas para iniciar finalmente la contracción de la fibra muscular (*véanse* los detalles más adelante). La AChE, que está impregnada en la UNM, descompone rápidamente la ACh liberada en colina y acetato, terminando así la contracción. El músculo no generará otra contracción a menos que se dispare otro potencial de acción de la neurona motora y se repita el proceso anterior.

A veces, un número muy pequeño de vesículas de ACh migra de manera aleatoria a la terminal motora, se fusiona con la membrana nerviosa y libera sus cuantos de ACh en la sinapsis. Esto provoca la generación de un potencial de placa terminal muy pequeño denominado PPTM, o potencial de placa terminal en miniatura. Una vesícula provoca un PPTM de 0.4 mV. Este voltaje de despolarización es demasiado pequeño para desencadenar un potencial de acción y disminuye hasta cero antes de alcanzar un canal de sodio dependiente de voltaje. Por lo tanto, los PPTM no provocan una contracción "en miniatura" de la fibra muscular. La ACh procedente de varias fusiones vesiculares aleatorias nunca se acumula hasta alcanzar un PPT efectivo en la UNM porque la AChE degrada rápidamente la Ach en la sinapsis.

La transmisión neuromuscular puede alterarse por toxinas, fármacos y traumatismos

En circunstancias normales, el potencial de la placa terminal es mucho más que suficiente para producir un potencial de acción muscular; esta reserva o **factor de seguridad**, puede ayudar a conservar la función bajo condiciones anormales en el músculo. Sin embargo, la transmisión neuromuscular está sujeta a la interferencia en varios pasos. Puede ocurrir bloqueo presináptico si no ingresa calcio a la terminal presináptica. La inhibición de la captación de colina en la terminal presináptica, como la causada por el fármaco hemicolina, da como resultado el consumo de ACh en la neurona. La **toxina botulínica** interfiere con las proteínas SNARE, encargadas de la liberación de la Ach vesicular, y da como resultado la parálisis flácida de los músculos expuestos a la toxina. El botulismo, o envenenamiento sistémico con toxina botulínica de la bacteria anaerobia *Clostridium botulinum* en alimentos contaminados, puede paralizar el músculo inspiratorio con muerte resultante.

El bloqueo postsináptico puede ser producto de fármacos que se unen a los receptores nicotínicos en la membrana muscular. Los derivados del **curare**, en su origen usado como veneno para flechas en Sudamérica, se une con fuerza a los receptores de ACh sin abrirlos, lo que así aminora el potencial de la placa terminal y causa una parálisis flácida del músculo. Varias clases de sustancias, como la **fisostigmina** (**eserina**) y los organofosforados (malatión y el gas sarín), son potentes inhibidores de la AChE. A una concentración suficiente pueden causar un exceso de ACh en la UNM, lo que fuerza a la célula muscular a mantenerse despolarizada e incapaz de regresar de su estado inactivo para formar potenciales de acción adicionales, lo que se conoce como bloqueo de la despolarización y puede dar lugar a la muerte. Sin embargo, con dosis muy bien controladas, los inhibidores de AChE pueden aliviar de manera temporal los síntomas de la miastenia grave, una condición autoinmunológica que resulta en la pérdida de receptores postsinápticos de ACh, potenciales de placa terminal pequeños y debilidad muscular. La inhibición parcial de la degradación enzimática de la ACh le permite permanecer a mayor concentración en la UNM, y así, compensar la pérdida de receptores colinérgicos.

ENFOQUE CLÍNICO | 8-2

Enfermedades de la unión neuromuscular

Todas las funciones relacionadas con la contracción del músculo esquelético dependen de una cadena interconectada de procesos que comienzan con las señales bioeléctricas en el SNC y terminan con la activación electromecánica de las fibras musculares. Una ruptura en cualquier punto de esta cadena puede hacer que los grupos musculares se debiliten o sean del todo incapaces de contraerse (parálisis flácida). Las enfermedades escleróticas, neurodegenerativas y desmielinizantes como la esclerosis múltiple, la esclerosis lateral amiotrófica (ELA) y el síndrome de Guillain-Barré son ejemplos de pérdida de la función del músculo esquelético debida a patologías de la parte de la cadena correspondiente a las neuronas motoras. El fallo o la degeneración de las propias fibras musculares, como en la **distrofia muscular de Duchenne**, son afecciones en las que la debilidad muscular o la parálisis residen por debajo del acoplamiento CE y en las propias fibras musculares.

Las enfermedades de la unión neuromuscular (UNM) causan debilidad muscular y parálisis flácida debido al mal funcionamiento de los enlaces celulares/moleculares entre las neuronas motoras y la fibra muscular. La **miastenia grave** (MG; literalmente "debilidad grave") es el trastorno de la UNM más frecuente, aunque su prevalencia es de solo 0.02%, con predominio femenino en adultos jóvenes y masculino en adultos mayores. Se caracteriza por debilidad muscular y aumento de la fatigabilidad del músculo afectado debido a la presencia de autoanticuerpos que atacan a los receptores de acetilcolina (AChR), reduciendo su número en la placa terminal motora. En esta afección hay una función normal de la neurona motora y se liberan cuantos de acetilcolina en la UNM. Sin embargo, en la MG, muchas fibras musculares carecen de suficiente AChR para crear un potencial de placa terminal tan grande como para que su fibra alcance el umbral de un potencial de acción que desencadene la contracción. Esto crea una debilidad general en el grupo muscular más grande.

Existen sobre todo dos tipos de autoanticuerpos que provocan la MG. El tipo predominante (> 80% de los casos de MG) son autoanticuerpos expresados contra el propio AChR. Esto provoca un aumento del recambio, la agregación, la degradación y el bloqueo de los AChR. En esta reacción de anticuerpos también se produce un daño sarcolemal mediado por fijación que da lugar a un aplanamiento de los pliegues normales de la UNM postsináptica con pérdida de la superficie total en la placa terminal motora. El segundo autoanticuerpo, menos frecuente en la MG, se produce contra el receptor tirosina quinasa sarcolemal específico del músculo y no está relacionado con los complementos. Parece perjudicar el tráfico normal y la agrupación de AChR en la membrana postsináptica, lo que reduce la función mediada por el receptor en general.

La debilidad muscular no es generalizada en la MG. La MG de tipo anticuerpo AChR se presenta con **diplopía** y **ptosis**, mientras que los músculos de las extremidades superiores, la cara y las vías bulbares se asocian con el tipo de anticuerpo músculo-específico. La debilidad muscular en pacientes con MG aumenta con el incremento de la activación de las vías neurales motoras en los músculos afectados. Esto es el resultado de una disminución normal y natural del transmisor de ACh liberado durante la activación repetida de la neurona motora, combinada con la reducción de la densidad subya-

cente de AChR. Por lo tanto, una secuela de la MG es la rápida fatigabilidad de los grupos musculares afectados.

La detección de anticuerpos anti-AChR en suero se produce en cerca de 85% de los pacientes con MG. Algo menos de la mitad de los que carecen de tales anticuerpos presentan anticuerpos antimúsculo-receptor-proteína cinasa específicos. La presencia de anticuerpos AChR en pacientes que presentan síntomas de MG no es del todo diagnóstica de MG. Los análisis electrofisiológicos, junto con la respuesta del paciente al inhibidor de la acetilcolinesterasa de acción ultracorta, el edrofonio, son necesarios para apoyar el diagnóstico de MG. En este último caso, el bloqueo de la enzima que cataboliza la acetilcolina aumenta la concentración de acetilcolina en el UNM a niveles elevados durante 5 minutos o menos. Por acción masiva, esto satura el número reducido de AChR en la UNM y evoca una PPT y una contracción muscular normales.

Se desconocen las causas de la destrucción autoinmune de los AChR en la MG, aunque se ha insinuado la existencia de anomalías en el **timo**. De hecho, los pacientes con timomas presentan MG que mejora con la timectomía, aunque dicha cirugía en pacientes con MG general parece ser de beneficio cuestionable. La terapia de primera línea para la MG incluye el tratamiento con un inhibidor de la acetilcolinesterasa (p. ej., piridostigmina) e inmunosupresión (glucocorticoides, ciclosporina, rituximab o plasmaféresis para eliminar los anticuerpos AChR). Las mejoras terapéuticas de los últimos 50 años han multiplicado por seis los índices de mortalidad de esta enfermedad, que ahora se sitúa en torno a 5%. A pesar de las sugerencias de que el timo puede estar implicado como factor en la patogénesis de la MG, quizá tras una exposición previa a infecciones o traumatismos, la timectomía es de beneficio cuestionable como tratamiento de la MG, aunque tiene éxito en el tratamiento de la MG secundaria a timomas.

Existen trastornos de la unión nerviosa UNM que imitan a la MG pero que no implican una patología del AChR. El **síndrome de Eaton-Lambert** es un trastorno autoinmune que inhibe el canal de Ca++ responsable de la fusión de vesículas de ACh en la neurona motora presináptica en respuesta al potencial de acción de la neurona. La reducción de la entrada de calcio durante el potencial de acción de una neurona motora reduce la liberación de ACh y, por lo tanto, perjudica la contracción muscular subyacente. A diferencia de la MG clásica, la estimulación repetitiva de la motoneurona en este síndrome aumenta la fuerza de contracción de los músculos afectados.

El botulismo, causado por la exposición a la toxina botulínica de la bacteria anaerobia *Clostridium botulinum*, es un síndrome tóxico similar a la MG que provoca una parálisis muscular flácida generalizada que puede conducir a la muerte por parálisis de los músculos respiratorios. Esta toxina impide la liberación de acetilcolina al unirse a proteínas de acoplamiento en las terminales de las neuronas motoras, impidiendo así la fusión de las vesículas de acetilcolina movilizadas por un potencial de acción neuronal. El botulismo es poco frecuente hoy en día, pero la toxina botulínica se utiliza a nivel clínico en la actualidad, con moderación, para tratar distonías focales y como tratamiento cosmético en el que la relajación de los músculos de la cara y la región craneal reducen las arrugas cutáneas. ∎

Fisiología neuromuscular

Los potenciales de acción musculares liberan calcio del retículo sarcoplásmico para activar el ciclo de puentes cruzados

El **sarcolema** genera y conduce potenciales de acción de manera muy parecida a las células nerviosas. Contenidos por completo dentro de una célula de músculo esquelético, se encuentran organelos delimitados por membrana llamados **retículo sarcoplásmico** (**RS**, fig 8-5), una especialización del retículo endoplásmico que está en especial adaptado para la captación, el almacenamiento y la liberación de iones de calcio. Las bombas de calcio de ATPasa en el RS llamadas SERCA (por ATPasa de calcio del retículo), concentran calcio en su interior un millón de veces superior a las correspondientes en el citoplasma de la miofibrilla en reposo (citoplasma ~ 10^{-7} M). Este organelo tiene una participación crucial en el control de la contracción muscular, porque la concentración de iones de calcio libres dentro de la fibra muscular es crítica para controlar el proceso de contracción y relajación. El RS consta de dos porciones diferentes. El elemento longitudinal forma un sistema de hojas y tubos huecos estrechamente asociados con las miofibrillas. Los extremos de los elementos longitudinales forman un sistema de **cisternas terminales** (o *sacos laterales*), que contienen una proteína, la calsecuestrina, que se une de forma débil al calcio, y la mayor parte del calcio almacenado se localiza en esta región.

En estrecha relación con ambas, las cisternas terminales y el sarcolema, se encuentran los **túbulos transversos** (**túbulos T**), que son extensiones al interior de la membrana celular, cuyo interior se continúa con el espacio extracelular. Aunque atraviesan la fibra muscular, los túbulos T no se abren en su interior. La asociación de un túbulo T y las dos cisternas terminales

a sus lados, se denomina una **tríada**, estructura importante para el acoplamiento de la excitación-contracción.

El gran diámetro de las células del músculo esquelético ubica a los miofilamentos interiores fuera del rango de la influencia inmediata de sucesos en la superficie celular, pero los túbulos T, el RS y sus estructuras asociadas, actúan como un sistema de comunicación interna especializado que permite que la señal de potencial de acción superficial penetre al interior de la célula. Este proceso se inicia en el músculo esquelético con la excitación eléctrica de la membrana de la superficie (*véase* fig. 8-5). Un potencial de acción se extiende con rapidez por la longitud de la fibra y se propaga hasta la membrana del túbulo T, generando numerosos potenciales de acción que viajan hacia el centro de la fibra, uno en cada túbulo T.

En algún punto del túbulo T, el potencial de acción alcanza la región de la tríada donde su presencia se comunica a las cisternas terminales del RS. Ahí, el potencial de acción del túbulo T actúa sobre moléculas proteínicas específicas llamadas **receptores de dihidropiridina** (**RDHP**), las cuales, embebidas en la membrana del túbulo T en cúmulos de cuatro, sirven como sensores de voltaje que responden al potencial de acción del túbulo T. Se localizan en la región de la tríada, donde el túbulo T y las membranas del RS se encuentran en máxima proximidad. Cada conjunto se localiza en proximidad estrecha e interactúa con una proteína específica del canal llamada receptor de rianodina (RyR), embebido en la membrana del RS. El RyR sirve como un canal controlable a través del cual se pueden movilizar los iones de calcio con facilidad cuando se encuentra abierto. Por lo tanto, a veces se les llama también canales de liberación de calcio. Los RDHP y RyR forman una unidad funcional llamada **complejo de unión** (*véase* fig. 8-5).

Cuando el músculo está en reposo, el RyR está cerrado. Cuando la despolarización del túbulo T alcanza a los RDHP, provoca un cambio conformacional en el complejo proteína DHP-RyR que tuerce el RyR y lo abre, permitiendo que el calcio salga del SR hacia abajo por su enorme gradiente electroquímico. Esto lleva a una liberación rápida de iones de calcio hacia el espacio intracelular que rodea a los miofilamentos.

La concentración de calcio intracelular es la variable clave para cambiar el músculo entre relajación y contracción

En el músculo esquelético en reposo, la concentración de iones de calcio libres en la región de los miofilamentos es baja ($< 10^{-7}$ M) y el complejo troponina-tropomiosina de los miofilamentos delgados impide la formación de puentes cruzados (fig. 8-6), estado en el que el músculo se encuentra por completo relajado. El desencadenante de la activación del ciclo de puentes cruzados del músculo esquelético es la liberación rápida de calcio desde el RS bajo estimulación por los potenciales de acción que ingresan a la tríada. Cuando el RyR se abre en el RS en respuesta a los potenciales de acción, las concentraciones intracelulares de iones de calcio aumentan por arriba de las de reposo y empiezan a unirse a la subunidad de Tn-C relacionada con cada molécula de tropomiosina. A través de la actividad de Tn-I y Tn-T, la unión de calcio causa que la molécula de tropomiosina cambie un poco su posición, descubriendo los sitios de unión de miosina de los filamentos de actina (*véase* fig. 8-6). Así se permite a la miosina interactuar con la actina y se inician los sucesos del ciclo de puentes cruzados. En tanto los iones de calcio estén unidos a la subunidad de Tn-C, se puede presentar dicho ciclo. La

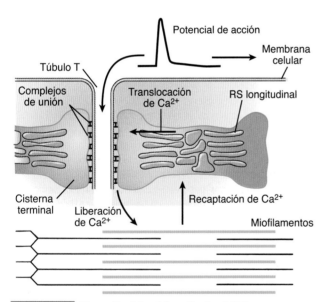

Figura 8-5 **Liberación del calcio activador del RS por un potencial de acción muscular.** El acoplamiento de la excitación-contracción implica abrir los receptores de rianodina por potenciales de acción en la membrana de los tubos-T, con la subsiguiente liberación del calcio almacenado en el RS hacia el sarcoplasma, que activa el ciclo de puentes cruzados de actina-miosina. Se restituye el calcio del RS desde el sarcoplasma por las bombas de ATPasa Ca^{2+} en su membrana. (*Véase* texto para los detalles del proceso.) RS, retículo sarcoplásmico; Túbulo T, túbulo transverso.

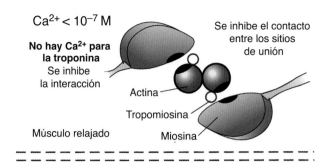

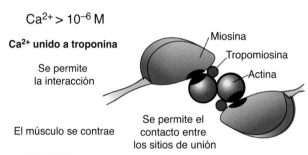

Figura 8-6 **El interruptor de calcio para controlar la contracción del músculo esquelético.** Los iones de calcio a través del complejo troponina-tropomiosina regulan el bloqueo de la interacción entre las cabezas de miosina (puentes cruzados) y el sitio activo de los filamentos delgados. Se muestran los filamentos delgados en corte transversal.

acción de interruptor del complejo de calcio-troponina-tropomiosina en el músculo esquelético se extiende por la estructura de los filamentos delgados, que permiten que una molécula de troponina, a través de su conexión con la tropomiosina, regule a siete monómeros de actina. Debido a que el control del calcio en el músculo estriado se ejerce a través de los filamentos delgados, se denomina **regulación vinculada con la actina** o regulación de filamentos delgados.

La relación entre la fuerza relativa desarrollada por la unión de actina-miosina y la concentración de calcio en la región de los miofilamentos es pronunciada. A una concentración de calcio $< 1 \times 10^{-7}$ M, la interacción entre la actina y la miosina es mínima, en tanto un aumento en la concentración de calcio hasta 1×10^{-5} M produce en esencia el desarrollo completo de fuerza. Este proceso es saturable, de manera que los mayores aumentos de la concentración de calcio llevan a poco incremento en la fuerza. En el músculo esquelético suele presentarse un exceso de iones de calcio durante la activación y el sistema contráctil está casi saturado. Hay solo un suceso de liberación de iones de calcio para cada potencial de acción. Si cesa la generación de potenciales de acción en el músculo, la concentración de calcio intracelular en las miofibrillas rápidamente decrece y las fibras retornan al estado de relajación, debido a que la SERCA retira rápido el calcio del mioplasma bombeándolo de nuevo al RS. En ausencia de un estímulo para la liberación del calcio, la actividad continua de las bombas de calcio disminuye su intracelular concentración a niveles demasiado bajos para permitir la interacción actina miosina ($< 1 \times 10^{-7}$ M). Una vez retornados al RS, los iones de calcio resecuestrados se movilizan a lo largo de los elementos longitudinales hacia sitios de almacenamiento en las cisternas terminales, y así el sistema está listo para activarse otra vez. Este proceso completo ocurre en unas cuantas décimas de milisegundo y se puede repetir muchas veces en cada segundo.

La interacción cíclica de actina y miosina es el motor molecular de la contracción muscular

El proceso de contracción de un músculo implica una interacción cíclica controlada entre la actina y la miosina en una secuencia de sucesos llamada *ciclo de puentes transversos*; se muestra en la figura 8-7. En breve, este ciclo implica la adhesión de las cabezas de filamentos gruesos de miosina a los sitios de unión en monómeros de actina para formar un puente cruzado, entonces el movimiento creciente de los filamentos produce acortamiento de la sarcómera, seguido del despegue de los filamentos, el reacoplamiento de las cabezas de miosina al sitio siguiente a lo largo de los filamentos delgados con una repetición del movimiento creciente, etc. Estos ciclos de puentes cruzados dan como resultado la generación de la fuerza y el movimiento en toda la fibra muscular.

En reposo, las cabezas de miosina en los filamentos gruesos se unen con difosfato de adenosina (ADP) y fosfato inorgánico (P_i) y se sitúan a 90° del eje de los filamentos delgados. La miosina no se une a la actina en este estado por la acción inhibitoria de la tropomiosina sobre las adhesiones de los puentes cruzados (fig. 8-7, paso 1). Cuando se retira la inhibición de la tropomiosina sobre las adhesiones de los puentes cruzados por el calcio liberado desde el

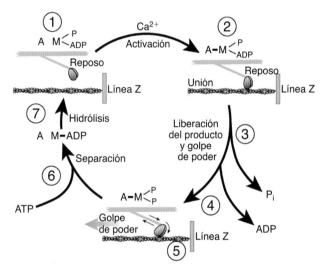

Figura 8-7 **Sucesos del ciclo de puentes cruzados en el músculo esquelético.** *1)* En reposo, el difosfato de adenosina (ADP) y el fósforo inorgánico están unidos a la cabeza de miosina, que se encuentra en posición de interactuar con la actina. Dicha interacción, sin embargo, es bloqueada alostéricamente por la tropomiosina. *2)* La inhibición de la interacción actina-miosina se elimina por la unión del calcio a la troponina-C y la cabeza de miosina se une a la actina. La liberación de ADP y fosfato *3)* cambia la inclinación de la cabeza de miosina de 90 a 45°, estirando la región S2 *4)*. La retracción de la región S2 crea el golpe de poder *5)*. El puente cruzado, aún unido, ahora se encuentra en estado rígido. Es posible su separación *6)* cuando una nueva molécula de trifosfato de adenosina (ATP) se une a la cabeza de miosina y después se hidroliza. La energía de la hidrólisis del ATP reajusta la cabeza de miosina de la inclinación de 45° en retorno a la original de 90° *7)*, lo que así regresa las posiciones de miosina y actina a su estado de reposo original. Estas reacciones cíclicas pueden continuar, en tanto persista el aporte de ATP y se mantenga la activación por Ca^{2+}. (*Véase* el texto para mayores detalles.) A, actina; M, miosina; P_i, ion fosfato inorgánico; –, enlace químico.

RS, la actina y la miosina se unen fuertemente y los puentes cruzados se tornan muy firmes (fig. 8-7, paso 2). Cuando la miosina se une a la actina, pierde su afinidad por el ADP y P_i, que entonces quedan libres en el citoplasma (fig. 8-7, paso 3). La liberación de ADP y P_i desde la miosina causa que esta presente un cambio conformacional, mientras la punta de su cabeza aún está adherida a la actina, de modo que dicha porción unida a la región S2 flexible se inclina hacia afuera 45° en su ubicación en S2. Esto extiende la región de la cadena flexible de manera similar a lo que se hace con un resorte (fig. 8-7, paso 4). Sin embargo, este "resorte" vuelve a su posición inicial tan pronto como se estira. Puesto que la miosina aún está unida a la actina en este punto, el reflejo retrógrado jala los filamentos de actina más allá de los de miosina, en un movimiento llamado **golpe de poder** (fig. 8-7, paso 5).

Después de este movimiento (que ocasiona un desplazamiento relativo del filamento de casi 10 nm) la unión de actina y miosina aún es fuerte, y el puente cruzado no puede separarse. En este punto del ciclo, el estado de la unión de actina y miosina se conoce como **puente cruzado rígido**. Si hay ATP presente, se une al puente cruzado rígido en la cabeza de miosina, con su separación respecto de la actina resultante (fig. 8-7, paso 6). La propiedad de ATPasa de la miosina hidroliza después en forma parcial al ATP en ADP y P_i, los cuales se mantienen unidos a la cabeza de miosina. La energía liberada de esta hidrólisis se utiliza para ajustar la conformación de la cabeza de miosina a su orientación original a 90° (fig. 8-7, paso 7). Esta cabeza de miosina recién recargada puede comenzar de nuevo el ciclo de adhesión, golpe de potencia y retiro (fig. 8-7, paso 1), que se puede repetir en tanto el músculo esté activado, se disponga de un suficiente aporte de ATP y no se haya alcanzado el límite físico del acortamiento. Si se consumen las reservas de energía celulares, como ocurre después de la muerte, los puentes cruzados no pueden separarse por la falta de ATP y el ciclo se detiene en estado de adhesión (*véase* fig. 8-7, paso 5). Esto produce una inflexibilidad total del músculo, llamada **rigidez cadavérica**, la cual se observa poco después de la muerte debido a la incapacidad de formar ATP.

La estructura celular del músculo esquelético transforma los ciclos de puentes cruzados en movimiento mecánico

Los grados de movimiento (~ 10 nM) y de fuerza (~ 4 pN) producidos por la interacción de un solo puente cruzado son en exceso pequeños. La organización de los miofilamentos en las sarcómeras es la que permite realizar trabajo útil y crea la conexión del ciclo químico mecánico con las reacciones de puentes cruzados. El ancho de las bandas A (zonas de filamentos gruesos) en el músculo estriado se mantiene constante, sin importar la longitud de toda la fibra muscular, en tanto el ancho de las bandas I (zonas de filamentos delgados) varía directamente con relación a la longitud de la fibra. El espaciado entre las líneas Z también depende de manera directa de la longitud de la fibra. Las longitudes de los miofilamentos delgados y gruesos, en sí, se mantienen constantes a pesar de los cambios en la longitud de la fibra. La teoría del filamento deslizable propone que los cambios en la longitud total de la fibra tienen relación directa con modificaciones de la superposición de los filamentos gruesos y delgados. Durante la contracción, esto se logra por la interacción de las cabezas globulares de las moléculas de miosina con los sitios de unión en los filamentos de actina.

Un músculo contiene muchos miles de sarcómeras colocadas de manera terminal a terminal, en serie, arreglo que tiene el efecto de sumar todos los cambios de longitud de las pequeñas sarcómeras a un acortamiento grande total de la fibra muscular. De manera similar, el grado de fuerza ejercido por una sola sarcómera es pequeño (de unos cuantos cientos de micronewtons, pero, de nuevo, hay miles de sarcómeras una al lado de otra (en paralelo) causando la producción de una fuerza considerable en la fibra contráctil.

UNIDAD MOTORA NEUROMUSCULAR Y MECÁNICA DE LA CONTRACCIÓN DEL MÚSCULO ESQUELÉTICO

El músculo es un motor biológico; produce trabajo físico por transformación de la energía química en fuerza mecánica y movimiento. A pesar de la notoria variedad de movimientos musculares controlados que los seres humanos pueden ejecutar, los sucesos mecánicos fundamentales del proceso de contracción están circunscritos por un conjunto relativamente pequeño de limitaciones y capacidades musculares definidas. Se trata de las condiciones de carga a las que se somete el músculo antes y durante la contracción, así como el modo en que se reclutan las fibras individuales para crear contracciones pequeñas o grandes dentro de un mismo músculo de gran tamaño y nombre anatómico.

La contracción de grandes grupos musculares se modifica por la suma temporal y espacial de las contracciones aisladas en las unidades musculares

Un solo potencial de acción muscular lleva a una sola contracción leve del músculo llamada **sacudida simple** (fig. 8-8). Si bien el mecanismo del ciclo de puentes cruzados puede activarse por completo durante una sacudida simple, debe usarse algo de esta

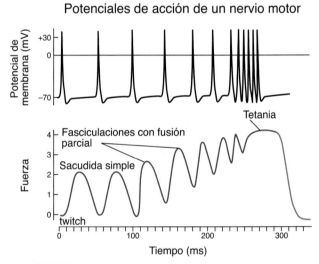

Potenciales de acción de un nervio motor

Figura 8-8 **Contracción de tipo sacudida simple, suma temporal y tetania por fusión.** Las primeras dos contracciones son ejemplos de sacudidas musculares individuales en respuesta a dos potenciales de acción individuales; el segundo potencial de acción se produce tras la relajación muscular completa del primer potencial de acción. Cuando el intervalo entre dos activaciones sucesivas se acorta, de tal manera que las sacudidas individuales no se relajan por completo entre potenciales de acción sucesivos, la tensión máxima aumenta pero oscila, lo que se llama *tetania parcial*. Conforme el intervalo entre estímulos sucesivos disminuye más, las sacudidas simples se fusionan una sobre otra resultando en una fuerza producida sostenida, muchas veces más intensa que una sola sacudida. Esta condición es denominada *tetania*.

contracción activa, primero para estirar una serie de elementos elásticos en las fibras musculares antes de que se transmita a la fibra muscular en su conjunto. Así, el grado de fuerza producido por una sola sacudida simple es relativamente bajo. Sin embargo, la duración del potencial de acción en una fibra muscular esquelética (~ 5 ms) es más breve que la duración de una sacudida simple (de decenas a cientos de milisegundos). Por este motivo, la fibra muscular tiene la capacidad de activarse eléctricamente de nuevo mucho antes de que el músculo se haya relajado de manera mecánica. La figura 8-8 muestra el resultado de la estimulación de una fibra muscular en un momento muy posterior a su periodo refractario eléctrico, pero en el que mecánicamente todavía no se ha relajado por completo de un estímulo previo. En esta situación, la fuerza de un segundo estímulo se agrega a la restante del primero, lo que resulta en una fuerza adicional significativa. Estas dos contracciones se llaman fusión parcial de sacudidas simples. Es posible fusionar las sacudidas sucesivas simples de manera tan estrecha que la fuerza del segundo estímulo se agrega al primero, incluso antes de que aquel haya empezado a declinar, lo que causa un estímulo mayor de la fuerza en el músculo, más allá del de una sola sacudida simple. Así, en el músculo esquelético la interrelación del periodo eléctrico refractario y la duración de la contracción mecánica permite que se sumen *temporalmente* las contracciones individuales, para aumentar la fuerza contráctil generada por una fibra muscular. Esto se llama **suma temporal**.

Como una extensión de este fenómeno, si se aplican muchos estímulos de manera repetida y rápida a la fibra muscular, el resultado es una contracción ampliada *sostenida* denominada **tetania** (*véase* fig. 8-8). La velocidad de repetición a la que esto ocurre es la **frecuencia de fusión tetánica**, por lo general de 20 a 60 estímulos por segundo, con los mayores índices encontrados en músculos que se contraen y relajan con rapidez. Sin embargo, las frecuencias de fusión no suelen alcanzarse en condiciones normales, por lo que se consideran más allá de los estímulos fisiológicos normales. El grado de fuerza producido en la tetania es, por lo general, varias veces mayor al de una sacudida simple, y la disparidad entre los dos se expresa como **cociente tetania/fasciculación**. En la figura 8-8 se muestran estos efectos en una situación especial, donde el intervalo entre estímulos sucesivos disminuye de manera constante. Debido a que implica sucesos que ocurren estrechamente cercanos en relación con el tiempo, una tetania es una forma de suma temporal.

Las concentraciones intracelulares de Ca²⁺ son diferentes en las células musculares durante la **tetania fusionada** que durante fusión parcial de sacudidas simples (tetania parcial). Los potenciales de acción no varían de manera significativa en las células musculares, y cada uno libera en esencia la misma cantidad de Ca²⁺ del RS, suficiente para causar una sacudida simple. Durante la tetania parcial, el aumento de calcio con cada potencial de acción es muy transitorio, porque las ATPasas de Ca²⁺ del RS rápidamente bombean el calcio de regreso al RS. Las concentraciones de calcio alcanzan el máximo y retornan a las cifras de control de manera repetida en estas circunstancias, y cualquier aumento o suma de la fuerza de las sacudidas simples se debe a la relajación mecánica incompleta de una antes de que se active de nuevo la fibra muscular. Durante la tetania completa o por fusión, la fibra muscular se activa a una frecuencia que añade calcio más rápido al espacio intracelular de lo que puede bombearse al RS. En este caso, la tensión total y la concentración de calcio intracelular se llevan al máximo, y las altas concentraciones de calcio activan de forma continua la contracción muscular

siempre que se estimule al músculo a una velocidad suficientemente alta. Aunque las contracciones tetánicas pueden aumentar mucho la generación de fuerza, en el músculo esquelético este tipo de estimulación es mal tolerado por los tejidos y puede dañar a las células musculares. Por lo tanto, rara vez se observa la tetania por fusión en el músculo esquelético.

El músculo esquelético es un compuesto de pequeñas unidades neuromusculares funcionales que permiten la activación clasificada de un músculo completo

Los músculos esqueléticos están formados por muchas fibras, las cuales requieren la inervación por una neurona motora para ser funcionales, pero cada una no es inervada por su propia neurona única. En su lugar, un único axón motor típico se ramifica conforme transcurre por el músculo, y cada una de sus ramas terminales inerva a una sola fibra muscular diferente. Una única neurona puede inervar de solo unas cuantas a decenas de miles de fibras musculares. Un grupo de fibras musculares inervado por ramas de la misma neurona motora se denomina **unidad**

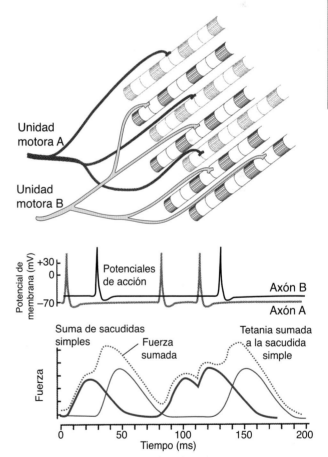

Figura 8-9 Suma de unidades motoras. Se muestran dos unidades motoras, *A* y *B*, con grabaciones de sus potenciales de acción y las resultantes sacudidas simples musculares en la parte inferior. La fuerza sumada representa la total generada en todo el músculo, por la activación de ambas unidades motoras. En el primer ejemplo, las fibras de las unidades motoras *A* y *B* se activan en sucesión estrecha. La fuerza total es la suma espacial simple de sacudidas simples de las dos unidades motoras. Después, una breve tetania es creada en la unidad motora *A* (suma temporal; *línea roja gruesa*). Para ello se agrega una sacudida simple de la unidad motora *B* (*línea roja delgada*) para crear una todavía mayor generación de fuerza por el músculo completo.

motora (fig. 8-9). Una unidad motora actúa como entidad mecánica aislada; todas las fibras se contraen juntas cuando un potencial de acción viaja desde el SNC por la neurona motora hasta las fibras musculares contenidas en dicha unidad. La contracción independiente de solo algunas de las fibras en la unidad motora es imposible. Por lo tanto, la unidad motora por lo regular es la unidad funcional más pequeña de un músculo. En aquellos adaptados para el control fino y preciso, solo unas cuantas fibras musculares se asocian con un axón motor determinado. En los músculos donde es más importante una fuerza intensa, un solo axón motor controla a muchos miles de fibras musculares. Cualquier grupo muscular grande (p. ej., bíceps, cuádriceps, gastrocnemio, etc.) contiene muchas unidades motoras, unidad múltiple arreglo que permite la activación de solo una porción de todo músculo en cualquier momento y representa un control *espacial* de la contracción. El patrón de activación está determinado por el SNC y la distribución de los axones motores en las fibras musculares. Esto permite que los grandes grupos musculares anatómicamente denominados activen solo el número de fibras musculares necesarias para una tarea concreta.

El número de unidades motoras activas en cualquier momento, determina la fuerza total producida por un músculo; mientras más unidades motoras participen más aumenta la fuerza, lo que se llama **suma de unidades motoras** o suma espacial y se ilustra en el trazo inferior de la figura 8-9. Este tipo de regulación de la función muscular establece un gran grupo de músculos con la capacidad de manejar pequeñas cargas con economía de la función. Cuando necesitan moverse o sostenerse cargas ligeras con los músculos de un brazo, por ejemplo, el SNC activa solo suficientes unidades motoras para cumplir con la tarea de tal carga, más que regular la fuerza contráctil de todas las fibras musculares en todos los grupos de músculos del brazo. Esto es en particular valioso para la conservación de la energía, cuando una extremidad necesita sostener un peso que es bastante menor al máximo que podría sostener con todos sus grupos musculares. Si el SNC fuese tan solo a estimular todas las fibras musculares en el brazo (y, por lo tanto, todas las unidades motoras) para solo sostener algunas piezas de papel, estaría gastando mucha más energía que la necesaria para cumplir con la tarea. Además, no hay utilidad de que el SNC simplemente disminuya la frecuencia de generación de potenciales de acción de neuronas motoras a todos los músculos del brazo para disminuir la fuerza total generada. Esta reducción temporal solo disminuiría la fuerza máxima generada por el músculo, en tanto, originaría oscilaciones en la contracción y relajación musculares. En lugar de usar cualquiera de estos modos de activación muscular, el SNC produce contracciones fusionadas en números reducidos de fibras musculares, para originar una contracción submáxima sostenida.

Debe señalarse que el sujetar objetos en contra de la gravedad no es tan simple. Se usa sobre todo un equilibrio de la activación de grupos musculares opuestos en una extremidad para mantenerlos fijos contra cualquier fuerza opuesta, ya que la tetania sostenida no es bien tolerada. Durante una contracción sostenida involucrada en movimientos más complejos, el SNC cambia de manera continua el patrón de actividad y comparte la carga de contracción entre las unidades motoras, lo que da como resultado contracciones usuales con la fuerza controlada de manera precisa, para estabilizar partes del cuerpo o producir los movimientos deseados.

El metabolismo, el entorno y el tipo de neurona motora del músculo esquelético crean unidades musculares lentas, de baja fatiga, y rápidas, de alta fatiga

Los procesos bioquímicos dentro de las células del músculo esquelético suministran la energía para la contracción muscular. Se requiere energía adicional para bombear los iones de calcio en el SR y mantener funciones celulares. Como en otras células, la energía muscular al final proviene del ATP, que se deriva de forma predominante del metabolismo oxidativo. Aunque el ATP es el combustible inmediato para el proceso de la contracción, su concentración en la célula muscular nunca es tan alta como para sostener contracciones durante un largo periodo. La mayor parte del aporte de energía inmediato se conserva en una "reserva" de fosfato de creatina (fosfocreatina o PCr), que se encuentra en equilibrio químico con el ATP. Después de que una molécula de ATP ha sido fragmentada con liberación de su energía a un proceso celular, la molécula de ADP resultante se refosforila con facilidad hasta ATP por el grupo fosfato de alta energía de una molécula del fosfato de creatina. El **cúmulo de fosfato de creatina** entonces se restablece por el ATP proveniente de diversas vías metabólicas celulares. Estas reacciones (de las que las últimas dos son el inverso de cada una) se pueden resumir como sigue:

y otros sistemas celulares

$$ADP + PCr \rightarrow ATP + Creatina$$
(es decir, refosforilación del ATP)

$$ATP + Cr \rightarrow ADP + PCr \text{ (restablecimiento del PCr)}$$

Debido al equilibrio químico involucrado, la concentración de PCr puede descender hasta cifras bajas antes de que la concentración de ATP muestre una declinación significativa. Se ha demostrado de manera experimental que cuando se usa 90% del PCr, la concentración de ATP decrece solo 10%. Esta situación da lugar a una fuente constante de ATP para la contracción, que se mantiene a pesar de variaciones en el aporte y la demanda de energía. El fosfato de creatina es la forma de almacenamiento más importante de fosfatos de alta energía; junto con algunas otras fuentes más pequeñas, a esta reserva energética se le denomina cúmulo de fosfato de creatina.

La glucólisis **anaerobia** y el metabolismo oxidativo son las principales vías metabólicas que restauran el cúmulo de fosfato de creatina. La glucosa para la **vía glucolítica** se puede derivar de la glucosa sanguínea circulante, del músculo glucógeno o hepatocitos. Aunque la glucólisis es rápida, extrae solo una pequeña fracción de la energía contenida en la molécula de glucosa en forma de ATP (2 ATP por molécula). Además, el producto final de la glucólisis anaerobia es el **ácido láctico** o lactato, que puede causar acidosis local en los tejidos si no es eliminado por el organismo. Sin embargo, bajo condiciones de presencia suficiente de oxígeno, este se convierte en ácido pirúvico o **piruvato**, que ingresa al **ciclo de Krebs,** donde se pone a la disposición para la **fosforilación oxidativa** (36 ATP por molécula de glucosa).

La **glucosa** es el energético preferido para la contracción del músculo esquelético ante niveles elevados de ejercicio. En grados máximos de trabajo, casi toda la energía usada se deriva de la glucosa producida por la fragmentación del glucógeno en el tejido muscular y de la glucosa sanguínea de fuentes alimentarias. El músculo tiene limitaciones de desempeño con base en su estructura y los procesos de conversión de energía. En consecuencia, su eficacia es mucho < 100%, y produce cantidades relativamente grandes de calor. Aunque no es útil en la función contráctil del músculo, este calor puede utilizarse para aumentar la temperatura corporal cuando es necesario, como cuando el cuerpo se expone a temperaturas externas frías. De lo contrario, se considera un subproducto no deseado de la contracción muscular que el cuerpo debe disipar para evitar aumentos perjudiciales de la temperatura corporal (*véase* capítulo 28).

Las diferencias metabólicas entre las fibras musculares afectan su capacidad de contracción sostenida

Aunque las características estructurales básicas de las sarcómeras y las interacciones de filamentos gruesos y delgados en esencia son iguales para los músculos esqueléticos, las reacciones químicas que proveen energía al sistema contráctil varían. Las propiedades enzimáticas (es decir, velocidad de hidrólisis de ATP) de la **ATPasa de actomiosina** también varían. Un músculo esquelético típico suele contener una mezcla de tipos de fibras con diferentes propiedades metabólicas. Sin embargo, en la mayoría de los músculos predomina un tipo particular.

Las fibras musculares a veces se clasifican como oxidativas (de tipos I y IIA, o fibras rojas) o glucolíticas (de tipo IIB, o fibras blancas). Las fibras rojas utilizan el metabolismo oxidativo para la contracción y deben su color a la presencia de **mioglobina**, que es una molécula similar a la hemoglobina, que se puede unir al oxígeno, almacenarlo y liberarlo. Es abundante en las fibras musculares que dependen mucho del metabolismo **aerobio** para su aporte de ATP. La mioglobina facilita la difusión de oxígeno (y sirve como fuente menor auxiliar de oxígeno) en momentos de demanda cuantiosa. En general los músculos con un alto contenido de fibras rojas desempeñan tareas pesadas y sostenidas. Los músculos cuádriceps y glúteos, que de manera continua mantienen la postura en bipedestación, son ejemplos de este tipo. Las fibras musculares rojas se dividen en las **de contracción lenta** y de **contracción rápida**, con base en su velocidad de contracción. Las diferencias en la velocidad de contracción (velocidad de acortamiento o desarrollo de fuerza) provienen de discrepancias en la actividad de la ATPasa de actomiosina (es decir, la velocidad de los ciclos de puentes cruzados básicos).

Las fibras musculares blancas, que contienen poca mioglobina, son de contracción rápida y dependen sobre todo del metabolismo glucolítico. Contienen cantidades significativas de glucógeno almacenado, que se puede fragmentar con rapidez para proveer una fuente veloz de energía. Se encargan de movimientos musculares cortos y rápidos, como los involucrados con los movimientos oculares y el parpadeo. Aunque se contraen de manera rápida y poderosa, se fatigan con facilidad (es decir, su resistencia es limitada).

Los músculos rápidos, tanto blancos como rojos, no solo se contraen de manera veloz, sino que también así se relajan. La relajación rápida requiere una velocidad alta de bombeo de calcio por el RS, que es abundante en ellos. En estos músculos la energía usada para el bombeo de calcio puede constituir hasta 30% del consumo total. Los músculos rápidos son provistos por axones motores grandes con velocidades de conducción altas, lo que se correlaciona con su capacidad de producir contracciones rápidas y repetidas.

A diferencia del músculo en su conjunto, las unidades motoras por lo regular se componen de un solo tipo de fibra muscular. Las unidades motoras de tipo 1 tienen un número reducido de fibras musculares (p. ej., de 100 a 500 fibras inervadas por una **neurona motora alfa**). Las neuronas de tipo I tienen diámetros modestos, son excitables con facilidad y tienen velocidades de conducción rápidas. Estas unidades motoras son las primeras en ser reclutadas dentro de un músculo entero durante la contracción. Las fibras musculares de estas unidades también son de diámetro moderado, con baja capacidad de generación de fuerza y metabolismo oxidativo y velocidad de contracción moderada. Tienen una alta capacidad oxidativa, densidad capilar, contenido de mioglobina y glucógeno junto con una alta densidad mitocondrial, y una baja actividad ATPasa. Tienen una baja capacidad de generación de fuerza por unidad de superficie y una velocidad de contracción moderada. Junto con su diámetro relativamente pequeño, que facilita el transporte de O_2 del capilar a la fibra, estas fibras no se fatigan rápido. En comparación con las fibras de contracción rápida, también desarrollan tensión a una $[Ca^{2+}]$ más baja que las fibras rápidas. Los nervios motores que inervan las unidades motoras de contracción lenta también tienen una mayor densidad de vesículas de ACh y de receptores nicotínicos. Liberan más ACh con cada potencial de acción, y su UNM tiene una alta actividad de AChE. Por último, las fibras musculares de contracción lenta alcanzan la tetania a frecuencias más bajas que las fibras de contracción rápida.

Una unidad motora de tipo 2 se utiliza para movimientos rápidos, para generar más fuerza o para ambas cosas. Contienen entre 1 000 y 2 000 fibras musculares por unidad. Estas fibras tienen diámetros grandes con una conducción rápida, un perfil glucolítico y una gran capacidad de fuerza por unidad de superficie. En comparación con las fibras de contracción lenta, su SR está más desarrollado con más receptores de rianodina y bombas SERCA junto con una elevada relación RDH/RYR. Funcionan con niveles internos de calcio más elevados. Expresan una elevada actividad ATPasa unida a una baja capacidad oxidativa, lo que hace que se fatiguen rápido. Sus neuronas motoras tienen grandes diámetros con velocidades de conducción muy rápidas pero con baja excitabilidad. En consecuencia, no son reclutadas en primer lugar durante la contracción de un grupo muscular. Aunque requieren una mayor frecuencia de estimulación para producir tetania que las unidades motoras lentas, producen una fuerza tetánica mucho mayor.

El tipo de fibra muscular es plástico y parece estar encajado en un tipo por la neurona motora que inerva la fibra, que determina el tipo de contracción lenta o rápida y la actividad de la miosina ATPasa. Si se cortan los nervios motores de las fibras rápidas y se vuelven a conectar a las fibras lentas, el fenotipo de fibra lenta se transforma en fenotipo rápido y viceversa.

CONDICIONES DE CARGA Y MECÁNICA MUSCULAR

Factores mecánicos externos al músculo influyen en la fuerza, la velocidad y el grado de acortamiento de la contracción, e incluyen la posición hasta la que se estira un músculo antes de contraerse y la carga que trata de mover una vez que inició la contracción. Estas relaciones se han revelado por experimentos donde se pueden controlar las condiciones mecánicas para ayudar al análisis de la contracción muscular. En general, estos arreglos experimentales representan condiciones "artificiales" que son mejor controladas y menos complejas que las que se encuentran en las actividades de la vida real. No obstante, estos tipos de análisis muestran cómo ciertas variables mecánicas alteran el desempeño contráctil de un músculo. Tales relaciones no solo son aplicables a la comprensión del músculo esquelético como motor mecánico, sino que también representan importantes variables clave que regulan el desempeño mecánico del corazón en salud y enfermedad (*véase* capítulo 13).

Ocurre contracción isométrica del músculo ante una carga que es muy pesada para moverla

Si un músculo se une en uno de sus extremos con un soporte permanente, de manera que no se pueda mover cuando es activado, el músculo desarrollará fuerza sin acortamiento, el tipo más simple de contracción, denominado **contracción isométrica** (que significa "de la misma longitud"), y se demuestra cuando tratamos de empujar o jalar un objeto inmóvil o uno cuya masa es demasiado grande para nuestros músculos para movilizarlo. En tales circunstancias percibimos que nuestros músculos se contraen, tensan y "se endurecen", aunque en realidad no se acortan y así no se mueve objeto alguno.

En la figura 8-10 se muestra una representación de la contracción muscular isométrica. La contracción representada es la que se produce cuando un grupo muscular con neuronas motoras intactas se fija a una longitud determinada con un aparato de registro, de manera que no pueda acortarse cuando es estimulado. De este modo, el músculo es capaz de generar fuerza, pero no de mover un objeto. En este ejemplo, el músculo es estimulado de forma eléctrica una vez, con suficiente fuerza para activar todas sus unidades motoras. Esto produce una sacudida simple isométrica aislada donde se desarrolla fuerza en forma relativamente rápida, seguida por una relajación isométrica algo más lenta. Las duraciones de la contracción y la relajación tienen relación con la frecuencia con la que se pueden liberar y retirar iones de calcio de la región de los puentes cruzados, respectivamente. Durante una contracción isométrica, el músculo consume energía para los procesos que genera y mantiene la fuerza, aunque no se hace un trabajo físico real en el ambiente externo porque no ocurre movimiento alguno.

Las contracciones isotónicas del músculo se producen cuando la fuerza que genera es mayor a la carga sobre la que actúa

Cuando se dan las condiciones para que un músculo pueda generar una fuerza mayor que la carga (peso) que está tratando de mover, tendrá la capacidad de acortarse y, por lo tanto, moverla. Para lograr esto, el músculo primero desarrolla una fuerza suficiente para equiparar el peso de esa masa que está intentando mover. A partir de este momento, empieza a desplazarla con la capacidad de generación de fuerza restante para esa contracción muscular; a esto se le denomina **contracción isotónica** (que significa "con la misma fuerza"). Bajo las condiciones más simples, esta fuerza constante es la carga que mueve un músculo. La carga también se llama **poscarga**, porque su magnitud y presencia no son aparentes para el músculo hasta *después* de que ha empezado a acortarse.

En la figura 8-11 se muestra un ejemplo de contracción isotónica, con el resultado de un experimento donde un grupo muscular disecado se adosa a un dispositivo de registro en un extremo, con un peso acoplado al extremo opuesto. En esta representación, el peso fijado es menor que la capacidad máxima de producción de fuerza del músculo. Cuando se estimula el músculo, empieza a desarrollar fuerza sin acortamiento, porque requiere algún tiempo para alcanzarla, y al inicio es menor que la necesaria para levantar el peso. Esta fase de la contracción es, por lo tanto, isométrica (*véase* fig. 8-11, fase 1). Después de que ha generado suficiente fuerza para igualar el peso, el músculo empezará a acortarse y levantar la carga (*véase* fig. 8-11, paso 2). La contracción es ahora isotónica, porque la fuerza ejercida por el músculo es suficiente para soportar el peso contra el cual se está contrayendo (fig. 8-11, porción plana, línea roja continua en el trazo superior). Pasado este punto, la fuerza desarrollada por el músculo, necesaria para sostener el peso, se traduce en su acortamiento (fig. 8-11, línea continua, trazo inferior). Conforme se inicia la relajación (fase 3, fig. 8-11), el músculo se elonga con una fuerza constante, porque aún está sosteniendo el peso. Esta fase de la relajación es isotónica y el músculo se reextiende por el peso. Cuando el músculo se ha extendido lo suficiente para retornar a su longitud original, las condiciones de nuevo se tornan isométricas (fase 4, fig. 8-11), y su fuerza restante declina, como lo haría en una contracción puramente isométrica. En casi todas las situaciones encontradas en la vida diaria, las contracciones isotónicas son precedidas por el desarrollo de una fuerza isométrica y por lo tanto, algunas veces se denominan **contracciones mixtas**.

Es importante señalar que la extensión y velocidad del acortamiento en una contracción mixta dependen de la poscarga que mueve el músculo. La figura 8-12 presenta una serie de tres contracciones musculares. En la figura, la contracción

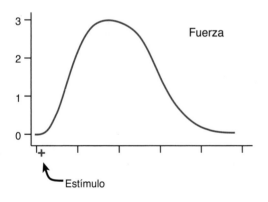

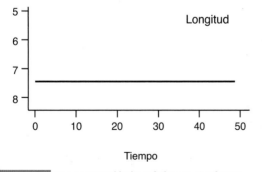

Figura 8-10 Una contracción isométrica en el músculo esquelético. En un contexto experimental, se sujeta cierta longitud de un segmento muscular (precarga) a un soporte inmóvil, que por lo tanto se mantiene fijo cuando se estimula al músculo para contraerse. Ante la provisión de un estímulo máximo al músculo aislado, este desarrolla fuerza con el transcurso del tiempo, y después se relaja. El músculo desarrolla fuerza, pero no se acorta o cambia su longitud de ninguna manera. Por lo tanto, la contracción es por definición isométrica. (La fuerza, la longitud y las unidades de tiempo en la figura son arbitrarios.)

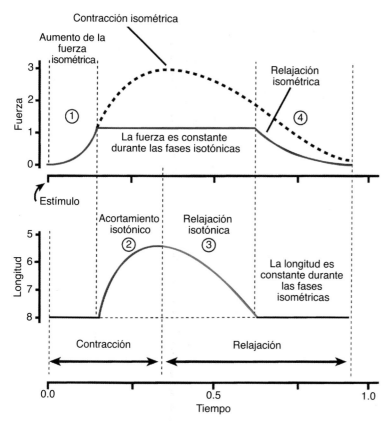

Figura 8-11 **Una contracción isotónica aislada del músculo esquelético.** En un contexto experimental, se estira un segmento de músculo esquelético hasta una longitud dada y se acopla a un peso sostenido que pueda mover. Cuando se estimula este segmento muscular, la primera parte de la contracción será isométrica, hasta que se desarrolle suficiente fuerza para levantar el peso, enseguida el músculo en contracción puede entonces desplazarlo por acortamiento. Durante el acortamiento y la relajación isotónica, la fuerza es constante (condiciones isotónicas), y durante la relajación final las condiciones vuelven a ser isométricas, porque el músculo ya no levanta el peso. La *línea punteada* en el trazo de la fuerza muestra la contracción isométrica que se habría obtenido si hubiese sido demasiada (mayor de tres unidades) para que el músculo la levantara.

A tiene la poscarga mínima, la de la contracción B es del doble que la A, y la poscarga para la contracción C es muy pesada para que el músculo la mueva en absoluto. Nótese a partir de esta figura que la contracción isotónica con la poscarga más pesada no puede mover esa carga tan rápido o tan lejos como lo haría con la poscarga más ligera. Esta relación exclusiva entre las poscargas y la extensión y velocidad del acortamiento de la contracción isotónica se examina con detalle a continuación.

La mecánica de la contracción muscular se altera por su estiramiento pasivo inicial y su poscarga

Dos relaciones importantes describen la mecánica de la contracción muscular:

1. La **relación isométrica longitud-tensión**, que representa el efecto de cambiar la longitud a la que se estira un músculo en reposo antes de la contracción, sobre la fuerza gene-

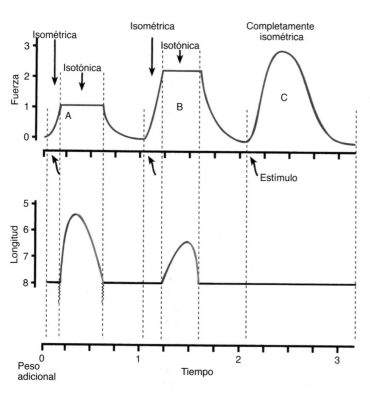

Figura 8-12 **Una serie de contracciones isotónicas de poscarga.** Las curvas se marcan *A* y *B*, y corresponden a los registros de fuerza y acortamiento durante el levantamiento de pesos sucesivamente más grandes (poscargas) por un segmento aislado de músculo esquelético. Todas las contracciones se iniciaron a partir de una longitud muscular, o precarga, igual. Nótese la menor fuerza y el mayor acortamiento con el peso más bajo (*A*), respecto del observado cuando el músculo levantó el peso mayor (*B*). Puesto que el peso *C* es mayor que la capacidad de generación de fuerza del segmento muscular, la contracción se mantiene isométrica.

rada durante una contracción *isométrica*. Esta precontracción pasiva o longitud en reposo a menudo se denomina **precarga**.

2. La relación de fuerza-velocidad, que representa el efecto de la *poscarga* sobre la velocidad inicial de acortamiento en una contracción *isotónica* del músculo. Algo importante: esta relación está definida por una familia de curvas con la posición y la forma de cada curva que se está determinando por la precarga del músculo antes de la contracción.

La relación isométrica de longitud-tensión

El músculo esquelético en reposo, sin contracción, tiene propiedades elásticas no lineales cuando se estira a diferentes longitudes; cuando es corto, está holgado y no resistirá ser extendido o estirado en un rango de longitudes, hasta cierto punto. Sin embargo, hay un punto en el que el músculo se resiste a seguir estirándose. Cuando se extiende más allá de este punto, comienza a resistirse a la extensión con una fuerza pasiva que se incrementa de manera exponencial con el aumento del estiramiento a mayores longitudes (fig. 8-13, línea negra inferior), algo análogo a la rigidez o resistencia al estiramiento creciente, como la que se percibe cada vez que se elonga más una liga de hule. Esta fuerza de resistencia se denomina **fuerza pasiva**, longitud pasiva o **fuerza en reposo**, todos ellos términos utilizados para designar la precarga del músculo.

En una contracción muscular *isométrica*, la relación entre la fuerza *activa* generada y la longitud inicial pasiva a la que se estira el músculo antes de la contracción (precarga) es muy diferente. En la figura 8-13 se muestra la fuerza total (pasiva + activa) producida por una serie de contracciones isométricas comparada con un rango de longitudes musculares pasivas o precargas iniciales (línea superior negro punteado). La diferencia entre la fuerza total generada por cada precarga y el valor de la fuerza pasiva es, pues, la fuerza activa generada por la contracción isométrica (línea roja en la figura). Esta relación se denomina **relación longitud-tensión** isométrica activa. Nótese que esta relación es parabólica. *En consecuencia, existe una precarga en la que la fuerza isométrica generada por el músculo estimulado es un máximo*; la fuerza isométrica activa disminuye en longitudes pasivas por encima, o por debajo, de este punto y, de hecho, se convierte en cero en desviaciones extremas en los extremos de la relación. La longitud correspondiente a esta fuerza isométrica máxima se denomina longitud óptima (L_O).

La relación parabólica de longitud-tensión de la contracción isométrica en el músculo completo es resultado de cambios en la superposición de actina y miosina dentro de la sarcómera, conforme el músculo se estira antes de la contracción. En la figura 8-14 se resume el efecto de la longitud real de la sarcómera sobre la generación de fuerza. A las longitudes cercanas a L_O, donde la fuerza isométrica que ese músculo puede generar es máxima, el número de sitios de unión a actina con respecto al número de cabezas de miosina disponibles para la contracción también se encuentra en el máximo. (Nótese que en la fig. 8-14 esa fuerza isométrica "máxima" no corresponde a un "pico" real; la fuerza no varía con el grado de superposición entre 1.95 y 2.25 μm, lo que ocurre por una mayor superposición en la zona desnuda a lo largo de los filamentos gruesos junto al centro de la banda A, donde no hay cabezas de miosina presentes que no lleva a un aumento en el número de puentes cruzados adheridos.)

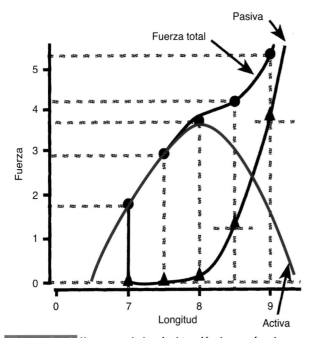

Figura 8-13 **Una curva de longitud-tensión de un músculo esquelético.** Las contracciones se realizan a partir de varias longitudes en reposo a las que se ha estirado todo el músculo. Se grafican las fuerzas en reposo (pasiva) y máxima (total) para cada contracción, donde se muestra la fuerza contra la longitud a la que se estiró el músculo antes de la estimulación de la contracción (precarga). La fuerza total en un músculo activado corresponde a la suma de la fuerza pasiva de estiramiento (resistencia) más la fuerza activa generada por la activación de los puentes cruzados del músculo. La resta de la curva pasiva respecto de la curva de fuerza total da una curva de fuerza activa (*roja*). Nótese que la relación parabólica entre la generación de fuerza isométrica y el estiramiento inicial indica que hay una **longitud óptima (L_O)** a la que se puede estirar el músculo antes de la contracción y dará la generación máxima de fuerza isométrica en uno activado. (La fuerza y la longitud se enlistan en unidades arbitrarias.)

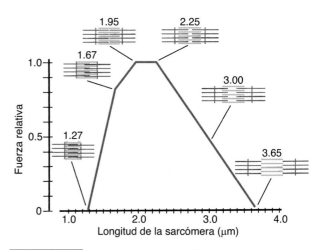

Figura 8-14 **Efecto de la superposición de los filamentos sobre la generación de fuerza.** La fuerza que puede producir un músculo depende del grado de superposición entre los filamentos delgados y gruesos, porque esto determina cuántos puentes cruzados interactúan de manera eficaz. (*Véase* texto para los detalles.)

Cuando el músculo sigue estirándose más allá de L_O, la superposición de los filamentos comienza a disminuir con la mayor distensión. Esto reduce la cantidad de fuerza que puede producirse por la menor longitud de los filamentos delgados que se interdigita con un filamento grueso de banda A y hay menos puentes cruzados disponibles para cualquier contracción subsiguiente. A **longitudes** pasivas **en reposo** menores de L_O, factores geométricos y físicos adicionales participan en las interacciones de los miofilamentos. Puesto que el músculo es un sistema "telescopiado", hay un límite físico del grado hasta el que la longitud de un músculo en reposo puede disminuir. Conforme los filamentos delgados penetran a la banda A de lados opuestos, empiezan a reunirse en la parte media e interfieren entre sí (*véase* fig 8-14 en 1.67 μm). En un extremo, una mayor disminución de la longitud en reposo es limitada por los filamentos gruesos de la banda A forzados contra la estructura de las líneas Z (1.27 μm). Nótese, no obstante, que si uno fuese a empezar en este extremo de longitud breve y después estirar el músculo a diversas longitudes pasivas hasta incluir L_O, cualquier contracción isométrica resultante aumentaría conforme lo hace la longitud pasiva, o precarga, inicial del músculo. Esta región de la **curva de longitud-tensión** isométrica a veces se denomina *asa ascendente* de la curva de longitud-tensión. En esta región, la fuerza isométrica es proporcional a la precarga.

Debe señalarse que, en el cuerpo, muchos músculos esqueléticos se confinan por sus adhesiones a una región relativamente corta de la curva de tensión-longitud isométrica cerca de L_O. Aunque esto coloca a la precarga sobre el músculo en una zona que puede producir la mejor generación posible de fuerza en este, también significa que el músculo esquelético es en esencia incapaz de ajustar esta capacidad de generación de fuerza por recolocación de sí mismo en diferentes lugares de la curva de longitud-tensión antes de iniciar las contracciones. Nótese, sin embargo, que las relaciones de longitud-tensión isométrica señalan una propiedad potencialmente explotable de la disposición de filamentos deslizantes en el músculo si se aplica a ciertos tipos de órganos. La regulación activa de la contracción ajustando la precarga antes de la contracción es posible en el músculo sin órganos huecos como el corazón (*véase* capítulo 13).

Relación de fuerza isotónica-velocidad

En una contracción isotónica, la distancia que el músculo puede acortarse (extensión del acortamiento) y la velocidad inicial de su acortamiento están inversamente relacionadas con la poscarga, pero positivamente con la precarga. La experiencia cotidiana muestra que las cargas ligeras pueden elevarse más rápido que las pesadas. Se puede hacer de forma experimental un análisis detallado de esta observación por arreglo de un músculo de manera que se pueda presentar con una serie de poscargas partiendo de una precarga determinada (figs. 8-12, y 8-15). La medición de la **velocidad inicial** con diferentes poscargas empezando con la misma precarga muestra que las cargas posteriores más ligeras se elevan con más rapidez y las pesadas, con más lentitud. Cuando todas las medidas de velocidad inicial se relacionan con cada poscarga correspondiente levantada, se obtiene una relación hiperbólica inversa conocida como **curva de fuerza-velocidad** (*véase* fig. 8-15 trazado inferior). La figura 8-15 muestra un conjunto de curvas fuerza-velocidad para un músculo en el que todas las unidades motoras están activadas y comienzan con diferentes precargas. (Nota: históricamente se ha aplicado el término "fuerza" a los valores del eje x

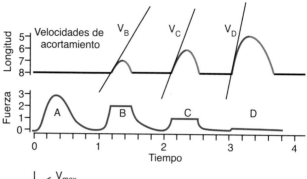

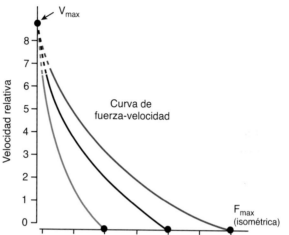

Figura 8-15 Curvas de fuerza-velocidad para el músculo esquelético. Se muestran contracciones con cuatro poscargas diferentes (decrecientes de izquierda a derecha) en la **figura superior.** Se mide la velocidad de acortamiento inicial (pendiente) (V_B, V_C, V_D) y los puntos de fuerza y velocidad correspondientes graficados en los ejes de la figura **inferior.** Nótese que la velocidad inicial de acortamiento aumenta cuando disminuye la poscarga. La *línea negra* representa la curva de fuerza-velocidad de un músculo, con inicio a una cifra menor que la precarga óptima ($< L_o$). La *línea roja* representa la relación con el músculo, empezando con su precarga óptima (L_o), y la *línea azul* muestra la relación con la precarga mínima en este ejemplo ($\ll L_o$). Nótese cómo la precarga afecta la velocidad de acortamiento de cualquier contracción isotónica y $F_{máx}$, pero esta o la poscarga no afectan a la velocidad máxima de acortamiento ($V_{máx}$).

de este gráfico. Sin embargo, este valor es la poscarga, que a nivel técnico es la "fuerza" que el músculo debe generar para igualar y luego levantar una carga determinada.) Esta relación muestra que la velocidad aumenta más y más conforme se disminuye la poscarga. También muestra que si la poscarga es mayor que la capacidad de producción de fuerza máxima del músculo no habrá acortamiento. La contracción muscular en este caso es del todo isométrica y su valor se conoce como $F_{máx}$.

Cuando se hacen mediciones en un músculo por completo activado, una curva de fuerza-velocidad define los límites superiores de la capacidad isotónica del músculo. Los factores que modifican el desempeño muscular, como la fatiga o la estimulación incompleta (p. ej., activación de menos unidades motoras), da como resultado una operación *por debajo* de los límites definidos por esta curva de fuerza-velocidad. Nótese también a partir de la relación fuerza-velocidad, que hay una velocidad teórica que el músculo podría obtener si no tuviese que mover poscarga alguna, y representa la *máxima velocidad* de su capacidad de acortamiento y, por lo tanto, se conoce como $V_{máx}$. En la práctica es muy difícil crear una contracción por completo sin carga. En su lugar, la $V_{máx}$ se obtiene por extrapolación matemática de la curva de fuerza-velocidad, cuyo valor representa la máxima velocidad de los ciclos de puentes cruzados para un músculo; tiene relación directa con la bioquímica de la actividad de ATPasa de actina-miosina en un tipo en particular, y se puede usar para comparar las propiedades de diferentes músculos.

De manera importante, la relación fuerza-velocidad también es afectada por la precarga en el músculo antes de la contracción (*véanse* las relaciones roja y azul en la fig. 8-15). La curva se desvía a la derecha con la precarga creciente y a la izquierda con la decreciente, lo que señala que el músculo no está operando a longitudes mayores que L_O. En el cuerpo, la mayoría de los músculos se estira de manera pasiva hasta la región muy próxima a L_O. Como se revela por la superposición de puentes cruzados en la rama ascendente de la relación de longitud-tensión, el efecto de la precarga sobre la relación de fuerza-velocidad debe reflejar también el número de puentes cruzados disponibles para una contracción isotónica. La revisión de la figura 8-15 revela que con la precarga creciente se puede desplazar una poscarga determinada más rápido que la que se inicia con una precarga menor. La figura también muestra que, a cualquier velocidad determinada, se puede desplazar una mayor poscarga, si se inicia con una precarga mayor (considerando que no rebase L_O), que la que se puede mover con una precarga menor. En resumen, el desempeño muscular aumenta al llevar más puentes cruzados a participar en el inicio de una contracción. Si bien esta interacción precarga/poscarga en el músculo esquelético no tiene aplicación fisiológica directa al músculo esquelético *in situ* (debido a los puntos anatómicos fijos a los que se une el músculo esquelético en el esqueleto), esta relación se torna en extremo importante en músculos de órganos huecos como el corazón y los vasos sanguíneos, donde la precarga se puede alterar antes de una contracción.

La figura 8-15 también revela una característica importante de la fisiología del músculo esquelético en relación con los ciclos de puentes cruzados. Nótese que aunque la precarga altera la posición de fuerza-velocidad para las contracciones isotónicas, la $V_{máx}$ *para el músculo esquelético no se altera por la precarga o cualquier poscarga desplazada*; las relaciones de fuerza-velocidad con inicio a bajas precargas terminan en la misma $V_{máx}$, que las que se inician con más puentes cruzados disponibles. En consecuencia, se dice que la $V_{máx}$ es del todo independiente de la carga del músculo esquelético.

La $V_{máx}$ refleja la interacción bioquímica intrínseca de actina y miosina durante los ciclos de puentes cruzados. En el músculo esquelético esta interacción no se puede alterar por mecanismo fisiológico normal alguno en el cuerpo. No es posible la modificación del desempeño muscular a este nivel celular en el músculo esquelético. Sin embargo, como se describe más adelante en este capítulo y en el 13, tal modificación del desempeño de base celular está disponible y se explota a nivel fisiológico para alterar el rendimiento en los músculos cardiaco y liso.

Las condiciones de carga afectan el grado de acortamiento del músculo esquelético

Recordemos que la curva de longitud-tensión representa el efecto de la longitud en reposo inicial, o precarga, sobre la contracción isométrica del músculo esquelético. A longitudes iniciales menores de y hasta L_O, tal curva representa la fuerza máxima que puede generarse ante cualquier precarga determi-

nada. No ocurre acortamiento en estas situaciones y la curva muestra una contracción muscular como si toda su energía se condujese a través solo del desarrollo de la fuerza. Los puntos A, B, C y D en la figura 8-16, por ejemplo, corresponden a la máxima capacidad de generación de fuerza de un músculo con longitudes iniciales (unidades arbitrarias) de 8, 6.6, 5.6, y 5, respectivamente, donde el punto en este esquema es representativo de la capacidad de generación de fuerza isométrica del músculo en L_O, al que se le da el valor arbitrario de 8 para esta ilustración.

Aunque la curva de longitud-tensión señala la contracción isométrica del músculo, también representa el límite de acortamiento de cualquier contracción isotónica del mismo. Las contracciones isotónicas involucran una fase isométrica inicial, durante la cual se genera fuerza hasta el punto en que equipara a la carga que el músculo está tratando de mover (es decir, la poscarga). Una vez que se alcanza ese punto, el músculo se acorta mientras desplaza la carga (la fase isotónica). Tales contracciones se muestran en la figura 8-16 mediante las flechas rojas sólidas y en B, C, y D en el esquema. Nótese que durante una contracción

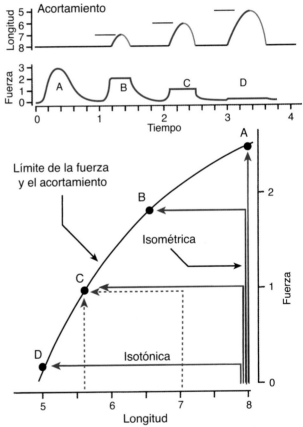

Figura 8-16 Relación entre las contracciones isotónica e isométrica. Las gráficas **superiores** muestran las contracciones de la figura 8-15, con diferentes grados de acortamiento. La gráfica **inferior** muestra que, para las contracciones *B*, *C*, y *D*, la porción inicial es isométrica (la línea se desplaza hacia arriba a longitud constante) hasta que se alcanza la fuerza de poscarga. El músculo entonces se acorta con la fuerza de poscarga (la línea se desplaza a la izquierda) hasta que su longitud alcanza un límite determinado (al menos en forma aproximada) por la curva de longitud isométrica-tensión. Las *líneas punteadas* muestran que se puede alcanzar el mismo punto de fuerza final/longitud por varios abordajes diferentes. Los datos de la relajación, que no se muestran en la gráfica, señalarían los mismos trazos en retroceso.

isotónica el músculo en un momento dado alcanzará una longitud donde su fuerza máxima isométrica capaz se corresponde con la poscarga que está tratando de mover (*véanse líneas punteadas* en la fig. 8-16 que convergen en el punto C como ejemplo). En este punto, el músculo no puede acortarse más; para hacerlo, se tendría que colocar en una longitud donde la capacidad máxima de generación de fuerza isométrica sea menor que la carga que estaba tratando de mover, algo imposible. En otras palabras, las contracciones isotónicas de un músculo que mueve cualquier poscarga no pueden rebasar un límite definido por su curva de longitud isométrica-tensión.

Como muestra la figura 8-16, un músculo con ligera poscarga se acortará más que uno que inicia desde la misma longitud inicial o precarga, pero que tiene una poscarga mayor. También nótese que si el músculo empieza su acortamiento desde una longitud inicial disminuida, su grado o extensión de acortamiento subsiguiente disminuirá, porque el músculo inicia más cerca del límite impuesto por la curva de longitud isométrica-tensión. Las siguientes restricciones son aplicables al grado de acortamiento de una contracción isotónica del músculo esquelético:

1. El aumento de la precarga hasta L_O incrementa el grado de acortamiento (la distancia en que se mueve la poscarga).
2. A cualquier precarga determinada, el aumento de la poscarga disminuye el grado de acortamiento.
3. A cualquier precarga determinada, la longitud del músculo al final de una contracción isométrica es proporcional a la poscarga.
4. La curva de longitud isométrica-tensión establece el límite del grado de acortamiento de cualquier contracción isotónica del músculo esquelético.

El ejemplo anterior demuestra que la distancia que un músculo puede desplazar un objeto disminuye de manera progresiva cuando trata con cargas crecientemente pesadas. Uno pudiese postular que el músculo esquelético moverá una carga pesada tanto como lo haría con una ligera si hubiese alguna forma de cambiar (aumentar) la capacidad contráctil intrínseca de la célula muscular misma. Ese aumento intrínseco se revelaría como una desviación del asa ascendente de la curva de longitud-tensión hacia arriba y a la izquierda, con relación a su posición original. Tal desviación desplazaría el límite a la extensión del acortamiento a la izquierda, lo que dejaría al músculo mover la carga pesada tanto como podría hacerlo en la carga ligera en su estado original. Por desgracia, tal aumento intrínseco, o celular/molecular, del mecanismo contráctil en las fibras musculares esqueléticas no es posible bajo las condiciones fisiológicas normales. En esencia, el acortamiento del músculo esquelético se ve restringido por sus condiciones de carga porque *no puede* modificar su capacidad contráctil celular de manera independiente de la precarga y poscarga, algo que no ocurre, entonces, con el músculo cardiaco o liso. Estos tipos de músculos pueden desviar su relación de longitud-tensión modificando el rendimiento de sus células musculares mediante la alteración de la bioquímica contráctil dentro de las propias células (*véase* capítulo 13).

Las uniones de los músculos al esqueleto crean sistemas de palanca que modifican su acción

La localización anatómica también ejerce restricciones sobre la función muscular al limitar el grado de acortamiento o determi-

nar los tipos de carga encontrados. Los músculos esqueléticos, en general, están unidos a los huesos, acoplados entre sí. Los huesos y músculos en las extremidades juntos constituyen un **sistema de palancas** (fig. 8-17). En la mayor parte de los casos, el sistema funciona con una desventaja mecánica con respecto a la fuerza ejercida. Por ejemplo, el giro del antebrazo requiere de los músculos unidos cerca del fulcro de la "palanca" del brazo, más que los de la posición más ventajosa desde el punto de vista mecánico, cerca de la mano. Esto significa que para hacer tracción del antebrazo hacia el brazo mientras se sujeta un peso en la mano, el músculo ejerce una fuerza mucho mayor que el peso real de la carga elevada (la fuerza del músculo aumenta por el mismo cociente que lo hace la longitud hasta el final de la extremidad). En el caso del antebrazo humano, el bíceps braquial, cuando mueve una fuerza aplicada a la mano, debe ejercer una fuerza en su inserción en el radio, que es unas siete veces mayor. Sin embargo, la capacidad de acortamiento del músculo esquelético, en sí, es bastante limitada. El beneficio del sistema esquelético de palancas es que multiplica la distancia sobre la cual se puede mover una extremidad. En consecuencia, es posible crear movimientos de grandes distancias por el punto distal de la extremidad con solo un pequeño acortamiento real del músculo encargado. En este ejemplo del antebrazo, el movimiento resultante de la mano es cerca de siete veces más lejano y rápido que el acortamiento del músculo mismo.

Por último, actuando de manera independiente, un músculo puede solo acortarse. Debe usarse fuerza para reelongarlo y esta proveerse externamente. En algunos casos, la gravedad provee la fuerza externa de restablecimiento. Sin embargo, en el cuerpo los músculos a menudo se arreglan en pares antagonistas de **flexores** y **extensores**. Así, por ejemplo, un bíceps acortado puede alargarse hasta su estado original por la acción del tríceps; el tríceps, a su vez, se elonga por la contracción del bíceps.

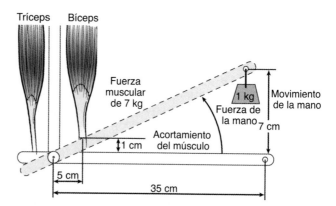

Figura 8-17 **Pares antagonistas y el sistema de palancas del músculo esquelético.** La contracción del músculo bíceps braquial eleva el antebrazo (flexión) y elonga al tríceps, en tanto la contracción del tríceps hace descender el antebrazo y la mano (extensión) y elonga al bíceps. Los huesos del antebrazo giran en la articulación del codo (el fulcro de la palanca). La fuerza del bíceps se aplica a través de su tendón cerca del fulcro. La mano se encuentra siete veces más lejos de la articulación del codo. Así, la mano se moverá siete veces más lejos (y rápido) conforme el bíceps se acorta (cociente de palanca, 7:1), pero el músculo tendrá que ejercer una fuerza siete veces mayor que la que soporta la mano.

PLASTICIDAD MUSCULAR, EPIGENÉTICA Y MÚSCULO ENDOCRINO

La estructura y el metabolismo del músculo esquelético no son inmutables. Esto se ha observado durante mucho tiempo viendo los efectos diferentes del ejercicio aerobio, el ejercicio de carga isométrica (p. ej., levantamiento de pesas) y la inmovilidad, sobre la masa, la velocidad de acortamiento y el metabolismo musculares (*véase* capítulo 29 para los detalles). La ciencia emergente de la epigenética está revelando mecanismos potenciales por los que las condiciones externas del ambiente, como ejercicio, inactividad, nutrición apropiada, desnutrición y exposición a medicamentos, o incluso a toxinas ambientales, influyen en las células del organismo no solo de manera aguda, sino que también afectan al genoma por mecanismos epigenéticos. La epigenética es una ciencia en evolución que busca describir y explicar cómo la expresión génica cambia al margen del genotipo y, sin embargo, puede ser heredada por generaciones subsiguientes. Esto provee un mecanismo, por ejemplo, respecto de cómo las condiciones ambientales/nutricionales a las que se exponen los padres pueden transmitirse no solo a su descendencia inmediata, en forma de supresión o activación alterada de sus genes, sino también quizás a varias generaciones siguientes. Los discernimientos de los efectos epigenéticos sobre el crecimiento, la diferenciación y regeneración de las células musculares, conllevan un beneficio potencial para la medicina de rehabilitación y, tal vez, incluso establezcan el escenario para la capacidad de proliferar y sustituir a células musculares perdidas por traumatismos o enfermedad.

Estudios experimentales han provisto pruebas de la modificación epigenética del tipo de músculo. Por ejemplo, aunque el fenotipo de la fibra muscular (rápida frente a lenta) es determinado durante el desarrollo por interacciones con otros elementos en el cuerpo, como el tipo de inervación por neuronas motoras y las hormonas tiroideas, se ha demostrado en cultivos celulares que las fibras lentas solo proliferan originando fibras lentas y las rápidas, solo fibras rápidas. Esto no puede ocurrir, a menos que se presenten cambios epigenéticos en las células precursoras musculares (es decir, cambios estables y hereditarios en el ADN muscular de cada tipo).

Recién se han revelado otros factores que afectan al epigenoma del músculo. Se ha demostrado que la obesidad induce cambios epigenéticos en un gen muscular lipogénico que altera la célula muscular para ser más pequeña y, por lo tanto, con mejor capacidad para almacenar grasa. Esta característica muscular es índice distintivo de la diabetes tipo 2, que se ha correlacionado con la obesidad. La acetilación y desacetilación de histonas y metilación de ácidos nucleicos se consideran formas epigenéticas de alteración de la expresión génica. Las marcas epigenéticas de metilación del ADN, acetilación de histonas, y RNAmi, se modifican todas por el ejercicio aeróbico e isométrico, no solo en el músculo esquelético, sino también en otros tipos celulares, como leucocitos, células cerebrales y tejido adiposo.

Se sabe que el ejercicio tiene efectos benéficos sobre varios tejidos del cuerpo, además del músculo esquelético. Pruebas recientes sugieren que el ejercicio crea marcas epigenéticas en los tejidos, más allá de solo el músculo esquelético. Esto indica que el músculo puede no solo ser un objetivo epigenético, sino que también por sí mismo puede enviar señales a otros tejidos para inducir cambios epigenéticos en ellos. Como se mencionó en el capítulo 1, se cree ahora que las células musculares tienen una función endocrina, mediante la secreción de miocinas. Las miocinas liberadas por el músculo esquelético han mostrado una "comunicación cruzada" con los adipocitos y se ha sugerido que atenúan la resistencia a la insulina y la inflamación de bajo grado relacionada con la diabetes tipo 2 (tal atenuación es un efecto benéfico conocido del ejercicio regular). En contraste, se ha sugerido a una carencia de la secreción benéfica de miocinas con el envejecimiento del músculo como asociación del deterioro de ese tejido, con una mayor incidencia de trastornos neuromotores, neurocognitivos, metabólicos y oncológicos, relacionados con la edad, si bien las pruebas en respaldo de este postulado son más correlativas que de causa en este momento.

MÚSCULO LISO

El músculo liso es el tejido muscular más complicado y versátil del cuerpo a nivel fisiológico. A diferencia del músculo esquelético, el músculo liso puede contraerse y relajarse de manera activa por sí mismo, así como en respuesta a señales neurales, hormonales, químicas o físicas. El músculo liso puede mostrar contracciones aisladas o suma de ellas, pero también puede producir respuestas graduadas, esto es, incrementos suaves de la contracción o relajación, más que las características de "todo o nada" del músculo esquelético. En los vasos sanguíneos, por ejemplo, el *músculo liso vascular* debe activarse de modo tónico en forma parcial en todo momento; es decir, debe mantenerse parcialmente contraído en forma continua. Este proceso, al parecer intensivo desde el punto de vista energético, es mitigado por el hecho de que el músculo liso, a diferencia del esquelético, contiene mecanismos de interrupción de ciclos de puentes cruzados especiales, que permiten sostener una fuerza intensa con niveles bajos de gasto energético.

El músculo liso en órganos distintos de los vasos sanguíneos a veces se denomina *músculo liso visceral*, con participación clave en las funciones del aparato digestivo, donde a nivel físico actúa sobre el contenido intestinal en formas complejas durante la digestión, a la vez que desplaza materiales y fluidos por el sistema digestivo. El músculo liso visceral en el intestino, por lo tanto, puede ser capaz de contraerse o relajarse físicamente, en respuesta a muchos tipos diferentes de señales neurales, químicas y físicas, involucradas en la digestión. Algunos músculos lisos viscerales de esfínteres o bandas circulares de músculo pueden detener o permitir el flujo en órganos tubulares; pueden mantenerse contraídos y cerrados durante periodos prolongados, pero después se relajan y abren de manera transitoria, antes de contraerse y cerrarse otra vez. Los esfínteres en los extremos del esófago, estómago y recto actúan de esta forma (*véase* capítulo 25). El músculo liso en otros órganos viscerales adicionales se mantiene relajado la mayor parte del tiempo, pero después puede contraerse con fuerza en respuesta a estímulos fisiológicos según sea necesario. Los músculos lisos en el cuerpo del esófago, vejiga y vesícula biliar actúan de esta manera. Como un ejemplo definitivo de este tipo de conducta, el músculo liso del útero permanece relativamente inactivo durante la mayor parte de la vida de una mujer, pero se contrae y relaja rápida y de manera poderosa durante varias horas en el proceso del parto.

Las células de músculo liso carecen de la organización ultraestructural de las fibras de músculo esquelético

En contraste con las fibras de músculo esquelético, las de músculo liso son pequeñas con relación al tejido que forman. Células musculares lisas individuales miden de 100 a 300 µm de longitud y 5 a 10 µm de diámetro. Cuando son aisladas del tejido, las células son casi cilíndricas en la mayor parte de su longitud, y se aplanan en los extremos. La microscopia electrónica revela que los bordes de la célula contienen muchas zonas de pequeñas invaginaciones de membrana, llamadas **caveolas**, que son sitios de funciones celulares especializadas. No hay un sistema de túbulos T organizado en el músculo liso y su RS no es tan abundante como el del músculo esquelético. La masa del interior de la célula está ocupada por tres tipos diferentes de miofilamentos: gruesos, delgados e intermedios (fig. 8-18). Los *filamentos delgados* son similares a actina en el músculo esquelético, pero carecen del complejo de la proteína troponina. Los *filamentos gruesos* están constituidos por moléculas de miosina, como en el músculo esquelético, pero su arreglo individual en ellos es diferente. Filamentos de miosina del músculo liso se llaman de *polo lateral*, con una orientación de puentes cruzados en un lado del filamento y la orientación opuesta en el otro, sin región central de barras desprovista de puentes cruzados. Los **filamentos intermedios** se denominan así porque su diámetro de 10 nm se encuentra entre el de los filamentos gruesos y delgados; parecen tener una función contráctil.

El músculo liso contiene pequeñas zonas de tinción oscura llamadas **cuerpos densos**, que son prominentes en todo el citoplasma. Están relacionados con los filamentos delgado e intermedio, y son considerados análogos de la línea Z, o discos, del músculo esquelético. Los relacionados con los bordes de la célula a menudo se denominan **cuerpos densos asociados con la membrana** (o parches) o **adherencias focales**. Parecen actuar como anclas para los filamentos delgados y transmiten la fuerza de la contracción a las células adyacentes.

El músculo liso carece de la ultraestructura regular de las sarcómeras del músculo esquelético. Hay alguna asociación entre los cuerpos densos en toda la longitud de la célula y una tendencia de los filamentos gruesos a mostrar un grado de agrupamiento lateral. Sin embargo, parece que la falta de un arreglo fuertemente periódico del aparato contráctil es una adaptación

del músculo liso relacionada con su capacidad de actuar dentro de un amplio rango de longitudes en el órgano al que pertenece y desarrollar fuerzas importantes.

Transmisión de la fuerza y la actividad eléctrica de una célula a otra

En la figura 8-18 también se muestra, en términos simples, un arreglo propuesto del sistema contráctil y de transmisión de fuerza del músculo liso. Los ensamblajes de miofilamentos se anclan dentro de la célula por cuerpos densos, y en los bordes, por los cuerpos densos asociados con la membrana. El aparato contráctil yace en ubicación oblicua respecto del eje longitudinal de la célula. Muchos de los cuerpos densos asociados con la membrana están en ubicación opuesta uno con otro en células adyacentes y pueden proveer continuidad de la fuerza de transmisión entre el aparato contráctil de cada una. Las fibras de colágeno y elastina transcurren por el tejido, y junto con el tejido conectivo reticular constituyen la **matriz del tejido conectivo** o estroma, que se encuentra en todos los tejidos con músculo liso, que conecta a las células y da integridad a todo el tejido.

Las células de músculo liso también están acopladas eléctricamente, aunque predomina su conectividad funcional en el músculo liso visceral, más que el vascular. La estructura de mayor participación en este acoplamiento es la unión en hendidura que brinda una vía de baja resistencia para el flujo de corrientes eléctricas entre las células. Esto facilita la propagación de cambios en el potencial de membrana a través de tejidos que contienen muchas células de músculo liso. Este cambio de potencial está ligado a la contracción de las células musculares, de modo que este acoplamiento eléctrico produce una propagación más amplia y rápida de la contracción coordinada por todo el tejido en el que están contenidas. Este tipo de disposición del músculo liso como tejido se denomina a veces **músculo liso de una sola unidad** y presenta características tanto de las unidades motoras del músculo esquelético como de la característica sincitial del músculo cardiaco (para más detalles sobre esta característica, *véase* capítulo 12). Con propiedades sincitiales, una sola célula muscular lisa desencadenante puede ser activada por una conexión nerviosa autónoma, un agente contráctil circulante o por autoactivación, y esa activación se propaga a muchas células del tejido sin que necesiten un estímulo exógeno propio.

La inervación y la neuroactivación de las células musculares lisas son comunes en los órganos del cuerpo, a diferencia de lo que se observa en el músculo esquelético. En el músculo liso no hay UNM histológicamente diferenciadas ni estructuras de placa terminal motora, ni hay inervación de una conexión terminal como en el músculo esquelético. En su lugar, los nervios autónomos se extienden sobre las células musculares lisas en una especie de "media de malla" que las recubre con hinchazones bulbosas a lo largo de puntos de la malla, denominados **varicosidades**. Estas últimas contienen neurotransmisores y se yuxtaponen a las células musculares individuales de una manera vagamente análoga al diseño neuromuscular que se observa en el músculo esquelético. Este tipo de disposición neuromuscular se denomina **músculo liso multiunitario**. Esta disposición de activación es dominante en el músculo liso vascular o en otros órganos que tienen una fuerte entrada neurogénica en las funciones reguladoras mediadas por el músculo liso. Obsérvese que, aunque el músculo liso multiunitario y el mononunitario predominan en unos órganos sobre otros, la mayoría de los órganos presenta ambos tipos de arreglos.

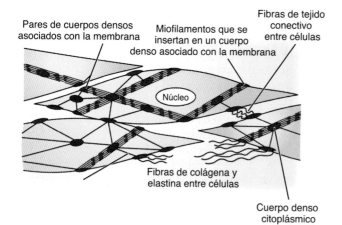

Pares de cuerpos densos asociados con la membrana

Miofilamentos que se insertan en un cuerpo denso asociado con la membrana

Fibras de tejido conectivo entre células

Núcleo

Fibras de colágena y elastina entre células

Cuerpo denso citoplásmico

Figura 8-18 Una representación esquemática de las conexiones entre las células del sistema contráctil del músculo liso. Nótense las regiones de asociación entre los filamentos gruesos y delgados, que se anclan mediante los cuerpos densos asociados con el citoplasma y la membrana. Una red de filamentos intermedios provee alguna organización espacial (*véase*, en especial, el *lado izquierdo*). Se muestran varios tipos de conexiones mecánicas entre las células, que incluyen las directas y aquellas con la matriz del tejido conectivo extracelular. (Las estructuras no necesariamente están dibujadas a escala.)

La actividad mecánica en el músculo liso está adaptada para sus funciones fisiológicas especializadas

En general, la relación de longitud-tensión isométrica en el músculo liso es mucho más amplia que en el músculo esquelético, con un L_O menos definido en que la generación de fuerza máxima puede producirse en una gama más amplia de longitudes pasivas que la observada en el músculo esquelético. Este permite al músculo liso actuar con mayores capacidades dentro de un rango mucho mayor de longitudes que por lo regular puede encontrar en su órgano. Esta es una propiedad benéfica, porque el músculo liso no está constreñido por inserciones esqueléticas. Debido a que a menudo reviste órganos huecos cuyas dimensiones, y por lo tanto el estiramiento ejercido sobre el músculo, varían mucho, es beneficiosa una amplia zona de capacidad de contracción máxima en un rango de longitudes. Permite una gama más amplia en la que se puede reclutar una fuerza elevada para servir a una amplia gama de funciones orgánicas.

El músculo liso también muestra mayor resistencia al estiramiento en el asa ascendente de la relación longitud-tensión y resiste la sobreextensión. Este es en su mayor parte resultado de la red de tejido conectivo que respalda a las células de músculo liso. Este factor contribuye a que el músculo liso de los órganos huecos funcione en la parte "fuerte" de su relación longitud-tensión.

La contracción y relajación del músculo liso es mucho más lenta que la de los músculos esquelético o cardiaco, aunque puede mantener la primera bastante más tiempo sin fatiga. La fuente de esta diferencia yace sobre todo en la química de la interacción entre la actina y la miosina del músculo liso. La velocidad inherente de la ATPasa de actomiosina se correlaciona fuertemente con la velocidad de acortamiento del músculo íntegro. La mayoría de los músculos lisos requiere varios segundos (o incluso minutos) para alcanzar la máxima fuerza isométrica. Un músculo liso, que se contrae 100 veces más lento que el esquelético, tendrá una ATPasa de actomiosina que es 100 veces más lenta también. La principal fuente de esta diferencia en las velocidades yace en las moléculas de miosina; la actina que se encuentra en los músculos liso y esquelético es bastante similar. También hay una estrecha relación entre la velocidad de acortamiento máximo y el grado de fosforilación de la cadena ligera de miosina en el músculo liso. La gran economía del mantenimiento de la tensión, por lo general 300 a 500 veces mayor que en el músculo esquelético de un tamaño similar, es vital para la función fisiológica del músculo liso. En comparación con el del músculo esquelético, el ciclo de puentes cruzados en el músculo liso es cientos de veces más lento y, por lo tanto, transcurre mucho más tiempo dentro de su fase de unión en comparación con la del músculo esquelético.

La curva de fuerza-velocidad del músculo liso refleja las diferencias en las funciones de puentes cruzados descritas antes. Aunque el músculo liso contiene entre un tercio y una quinta parte miosina que el esquelético, los miofilamentos más largos y los ciclos de puentes cruzados más lentos del primero, permiten que produzca tanta fuerza por unidad de superficie transversal como el músculo esquelético. Así, los valores máximos para el músculo liso en el eje de fuerza serían similares, en tanto que las velocidades máximas (e intermedias), diferentes. Además, el músculo liso puede tener un conjunto de curvas de fuerza-velocidad, cada una correspondiente a un grado diferente de fosforilación de la cadena ligera de miosina. Esto se revela a menudo por las contracciones máximas y velocidades de contracción particulares producidas por diferentes agonistas contráctiles mediados por distintos receptores en el músculo liso. Esto es, tres diferentes agonistas contráctiles a la misma concentración sobre el mismo músculo liso pueden producir en él tres diferentes grados de generación de fuerza máxima y velocidades de contracción.

La alteración de las dimensiones internas de los órganos huecos es una de las principales funciones fisiológicas del músculo liso

En todo el cuerpo, el músculo liso está dispuesto para lograr una amplia variedad de tareas. El arreglo más simple del músculo liso se encuentra en las arterias y **venas**. Las células de músculo liso están orientadas en la circunferencia de un vaso, de manera que su acortamiento produce disminución de su diámetro, que puede variar desde un estrechamiento ligero hasta la total obstrucción de la luz, dependiendo de las necesidades fisiológicas del cuerpo u órgano. La contracción continua tónica ayuda a las arterias a contrarrestar la fuerza de expansión por la exposición a una presión arterial interna alta que de otra manera reelongaría las células en las paredes vasculares. En las arteriolas más pequeñas, la capa muscular puede constar de células únicas que rodean al vaso, donde actúan como grifo para controlar el flujo sanguíneo en regiones muy precisas dentro de un órgano. El arreglo circular del músculo liso también es prominente en la vía aérea de los pulmones, donde regula la resistencia al flujo de aire que ingresa y sale de esos órganos.

En el sistema digestivo y el aparato urogenital, el músculo liso circular se utiliza para crear esfínteres, y se combina con circuitos nerviosos especializados para participar en reflejos complejos. Los tractos intestinales (delgado y grueso) presentan dos regiones de células de músculo liso en su pared. La capa más externa, relativamente delgada, transcurre por toda la longitud del intestino. La capa interna muscular, más gruesa y poderosa, tiene un arreglo circular. Las contracciones y relajaciones alternas coordinadas de estas dos capas mezclan e impulsan el contenido intestinal. El control de la motilidad del intestino mediante estas capas musculares lisas es muy complejo y se describirá con mayor detalle en el capítulo 25.

El arreglo más complejo del músculo liso se observa en órganos como la vejiga y el útero. Ahí se encuentran numerosas capas y orientaciones de fibras musculares, y el efecto de su contracción es de disminución total del volumen de estos órganos. La fuerza de reelongación, en el caso de estos órganos huecos, es provista por la acumulación gradual del contenido. En la vejiga, por ejemplo, el músculo se distiende en forma gradual conforme el órgano vacío vuelve a llenarse con orina, proveniente de los riñones.

Los patrones contráctiles múltiples del músculo liso se crean a partir de estímulos neuronales, humorales, químicos y físicos

La **actividad contráctil** del músculo liso se inicia en formas notoriamente diferentes, en comparación con el músculo esquelético. El músculo esquelético no se puede contraer sin estímulo neural en sus células. Además, la neurona motora que inerva las fibras musculares esqueléticas suele activarse de forma voluntaria a través del pensamiento consciente (aunque también participa en reflejos inconscientes). La regulación de la contracción del músculo liso es del todo involuntaria. Aunque el músculo liso está inervado por ramas del sistema nervioso autónomo, su actividad contráctil solo está regulada por esos nervios en lugar de ser un requisito para la contracción. En otras palabras, el músculo liso de muchos tejidos se contrae ante estímulos neurales, pero la denervación de esas células no borra toda su actividad contráctil existente. Además, en lugar de ser el único medio de activación muscular, los neurotransmisores no son más que uno de los muchos factores que regulan la actividad contráctil del músculo liso. Numerosos agentes contráctiles y relajantes dependientes e independientes de los receptores (de acción directa) median en diversas funciones del músculo liso en el organismo. Además, a diferencia del músculo esquelético, el músculo liso puede relajarse de manera activa; ciertos agentes estimulan realmente la relajación de las células musculares (*véase* tabla 8-1 para una lista parcial de dichos agentes).

Aunque el músculo liso no necesita nervios para funcionar, tiene propiedades de tejido excitable y puede producir contracciones impulsadas por potenciales de acción en respuesta a señales del SNA y otros agentes contráctiles. El músculo liso puede además sumar contracciones en repuesta al entrenamiento o pequeñas ráfagas de potenciales de acción impulsados por el SNA, de una manera similar a la suma temporal y la tetania del músculo esquelético. Sin embargo, a diferencia del músculo esquelético, hay muchas otras sustancias promotoras de la contractilidad que pueden movilizar el calcio en el músculo liso y causar su contracción, sin formación de potencial de acción alguno. Esta contracción estimulada se denomina **acoplamiento farmacomecánico**. Además, la concentración de calcio y la contracción asociada del músculo liso pueden *graduarse* en respuesta a cambios en su potencial de membrana *en reposo*. Por ejemplo, las despolarizaciones graduales crecientes

---

TABLA 8-1 Lista simplificada de factores directos y mediados por receptores que contraen o relajan el músculo liso

Vasoconstrictor/Vasodilatador	Mecanismo de acción
Constrictores: no mediados por receptores	
Ca^{2+}	Entra en las células a través de los canales de membrana o es liberado del RS por el IP_3; se une a la calmodulina, que activa la cinasa de cadena ligera de miosina para iniciar la fijación del puente cruzado y el ciclado
K^+	Despolarización de la membrana que provoca la activación de los canales de Ca^{2+} de tipo L
O_2 (normoxia)	Mantenimiento de la contracción
Despolarización de la membrana	Activación de los canales de Ca^{2+} de tipo L
Aumento de la presión transmural	Activación de los canales de calcio de la membrana plasmática activados por el estiramiento
Potenciales de acción	Despolarización de la membrana que da lugar a la activación de los canales de calcio de tipo L
O_2^- y especies reactivas del oxígeno	Acciones complejas de mecanismos desconocidos
Constrictores: mediados por receptores	
Norepinefrina	Activación de los α-adrenoceptores para abrir los canales de calcio de la membrana plasmática operados por el receptor, activación de la fosfolipasa C, formación de IP_3 y DAG, y liberación de calcio del RS
Epinefrina	Igual que la norepinefrina, pero requiere una mayor concentración
Dopamina	Igual que la norepinefrina a concentraciones muy altas
Acetilcolina	Activación de los receptores muscarínicos M_2 para abrir los canales de calcio de la membrana plasmática operados por el receptor, activación de la fosfolipasa C, formación de IP_3 y DAG, y liberación de calcio del RS; inhibe la formación de AMPc. Importante a nivel fisiológico en muchos tipos de músculo liso visceral
Serotonina	Activación de los receptores 5-HT_2 para abrir canales de calcio de la membrana plasmática operados por receptores en el músculo liso vascular
Vasopresina	Activación de los receptores V para abrir canales de calcio de la membrana plasmática operados por receptores en el músculo liso vascular.
Angiotensina II	Activación de los receptores de angiotensina II para abrir canales de la membrana plasmática operados por receptores y activar las vías IP_3/DAG
Endotelina	Activación de los receptores ET_A con estimulación de la fosfolipasa C, formación de IP_3 y liberación de calcio del RS

(Continúa)

TABLA 8-1 Lista simplificada de factores directos y mediados por receptores que contraen o relajan el músculo liso (*continuación*)

Vasoconstrictor/ Vasodilatador	Mecanismo de acción
Tromboxanos	Activación primaria de los receptores TxA_2 en múltiples dianas. Estimulación de la fosfolipasa C (PLC) y provoca un aumento del Ca^{++} intracelular; activa Rho y ERK vaso y bronco constrictor asociado a lesión tisular
ATP	Activación del receptor P_{2x} para abrir canales de membrana plasmática operados por el receptor
Relajantes: directo	
Óxido nítrico	Activación de la guanilato ciclasa, formación de GMPc y estimulación de la eliminación del calcio intracelular
Hiperpolarización	Inhibición de los canales de Ca^{2+} activados por voltaje
Disminución de la presión transmural	Inhibición de los canales de Ca^{2+} operados por estiramiento
Hipoxia	Disminución del suministro de ATP y formación de adenosina. Formación de H_2S o CO
Hipercapnia	Tal vez por acidosis
Acidosis	Desconocido
Hiperosmolaridad	Desconocido
CO	Estimulación de los canales de K^+ activados por calcio
AMPc	Activación de la cinasa dependiente de AMPc que da lugar a una cascada de fosforilación que reduce la concentración de calcio intracelular
GMPc	Activación de la cinasa dependiente de GMPc que da lugar a una cascada de fosforilación que reduce la concentración de calcio intracelular
Hiperpotasemia (niveles bajos)	Hiperpolarización de la membrana resultante de la activación de la bomba de Na^+/K^+
Relajantes: mediados por receptores	
Epinefrina	Activación de la adenilil ciclasa mediada por el receptor β_2 que da lugar a la formación de AMPc. Importante en el músculo liso bronquiolar
Norepinefrina	Igual que la epinefrina e importante en la supresión de la motilidad mediada por el músculo liso en el intestino
Dopamina	Receptores D1 en el músculo liso vascular renal
Adenosine	Activación por los receptores A_1, A_{2A} y A_{2B} de los canales de K^+ dependientes de ATP, lo que provoca la hiperpolarización de la membrana y el cierre de los canales de calcio dependientes de voltaje
Histamina	Activación de la adenilil ciclasa por el receptor H_2 con formación de AMPc.
PGI_2	Activación de la adenilil ciclasa con formación de AMPc

del potencial de membrana en reposo del músculo liso causan aumentos crecientes proporcionales en su tono (fuerza contráctil); estas contracciones así son graduales y no se relacionan con la formación de potenciales de acción. Respuestas similares de contracción o relajación gradual sin formación de potenciales de acción se pueden producir en el músculo liso en respuesta a cambios en la *concentración* de muchas sustancias constrictoras y relajantes diferentes; la activación del músculo liso no está vinculada de manera absoluta. Algunos de estos agentes actúan directo sobre el músculo liso, mientras que otros lo hacen a través de receptores específicos de la membrana.

Estas contracciones y relajaciones graduales del músculo liso inducidas químicamente muestran una relación dosis-respuesta muy definitiva entre la respuesta del músculo liso y la concentración del agente receptor o no receptor al que está expuesto. La relación es la relación farmacológica dosis-respuesta que produce una respuesta muscular sigmoidea o en forma de S (de 0 a 100%) cuando se representa de manera gráfica frente al logaritmo de la concentración del agente utilizado. La respuesta del músculo liso presenta un umbral de concentración que afecta al tono muscular, una porción media pronunciada y una meseta superior decreciente. Así, en tanto el músculo esquelético es como una lámpara, con un interruptor de encendido y apagado que no funcionará a menos que se vincule con una fuente de electricidad, el músculo liso es como una luz con un interruptor más sutil y múltiples fuentes de estimulación.

ACOPLAMIENTO DE LA ACTIVACIÓN-CONTRACCIÓN EN EL MÚSCULO LISO

El ciclo de puentes cruzados impulsado por calcio es un mecanismo común de acoplamiento activación-contracción en los músculos esqueléticos, cardiacos y lisos. De hecho, el nivel de calcio activador necesario para iniciar el ciclo es el mismo en todos los tipos de músculo (~ 1 μm). Sin embargo, en el músculo liso muchos factores químicos y físicos pueden iniciar el ciclo, el calcio puede obtenerse por múltiples vías y el ciclo de puentes cruzados tiene un requisito único de fosfato junto con dos tipos de estados activos.

El calcio requerido para la contracción del músculo liso se obtiene de fuentes extracelulares e intracelulares

Una elevación de la concentración intracelular de calcio de casi 1 μm es requerimiento absoluto para la contracción del músculo liso. Por el contrario, una disminución respecto de esa cifra se considera un mecanismo primario de su relajación. En la figura 8-19 se incluye una representación total de la regulación por el calcio en el músculo liso. Estos procesos se pueden agrupar en los que regulan el *ingreso del calcio*, la *liberación de calcio* intracelular y la *salida del calcio* de la célula. El calcio ingresa a la célula a través de varias vías, incluidas las de los canales de calcio 1,4 dihidropiridínicas regulados por voltaje, numerosos canales diferentes regulados por ligando, canales de calcio activados

por estiramiento y un número relativamente pequeño de **canales "con escape"** no regulados. Los escapes de calcio pueden permitir el ingreso pasivo y continuo de pequeñas cantidades de su forma extracelular al interior de la célula, aunque dicho ingreso es mínimo bajo condiciones normales. Sin embargo, tales escapes pueden afectar el ingreso del calcio a la célula en circunstancias patológicas como las observadas que contribuyen a la contracción excesiva del músculo liso en la hipertensión arterial.

La despolarización de la membrana abre canales de calcio 1,4 DHP regulados por voltaje en el músculo liso, que actúan, cualitativamente, de manera análoga a los canales de sodio regulados por voltaje en los nervios y el músculo esquelético. Estos canales tienen una **compuerta de activación** que se abre durante la despolarización de membrana, con inicio alrededor de los −55 a −40 mV, junto con una **compuerta de inactivación** que se cierra con la despolarización de la membrana, varios milisegundos después de abrir la compuerta activa. La cinética de abertura y cierre de estos tipos de canales de calcio es mucho más lenta, en comparación con la observada en los canales de sodio regulados por voltaje. La cinética de los canales de calcio regulados por voltaje provee ventana abierta circunscrita, a través de la cual el calcio puede ingresar a la célula desde el líquido extracelular a través del canal, por un enorme gradiente electroquímico. Este ingreso de calcio es una fuente significativa de calcio activador para la activación directa de contracción del músculo liso, mientras que el ingreso rápido de cargas positivas de calcio puede también crear un potencial de acción. Este

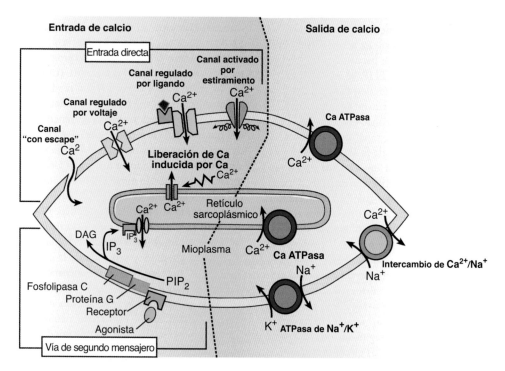

Figura 8-19 **Principales vías de ingreso y salida del calcio del citoplasma del músculo liso.** El calcio ingresa a la célula de músculo liso por canales regulados por voltaje o ligando, o aquellos activados por estiramiento y "con escape". Existen muchos receptores de canales de calcio regulados por ligandos diferentes. Los tipos y la densidad de los diferentes receptores varían en función del tejido de origen del músculo liso. El calcio también puede liberarse al interior de la célula desde el retículo sarcoplásmico (RS) por acción del 1,4,5-trifosfato de inositol (IP$_3$) y la liberación de calcio estimulada por Ca^{2+}. Los procesos en el *lado izquierdo* aumentan el calcio en el citoplasma y promueven la contracción; aquellos en el *lado derecho* disminuyen el calcio interno y promueven la relajación. DAG, diacilglicerol; IP$_3$, 1,4,5-trifosfato de inositol; PIP$_2$, 4,5-difosfato de fosfatidilinositol.

potencial, sin embargo, es de amplitud menor y tiene un ascenso más lento que los causados por los canales de sodio regulados por voltaje en los nervios y el músculo esquelético.

Literalmente docenas de diferentes canales del calcio regulados por ligando se encuentran en los músculos lisos del cuerpo, cada uno diseñado para activarse por un agonista o ligando específico o relacionado. Muchos de estos canales se abren para permitir el ingreso del calcio a la célula e iniciar la contracción cuando un agonista específico se une a un receptor específico en el canal. Muchas hormonas y neurotransmisores producen contracción del músculo liso por este mecanismo. La activación de los canales del calcio regulados por ligando, en general, no genera potenciales de acción en el músculo liso excepto a muy altas concentraciones del agonista (p. ej., acoplamiento farmacomecánico). Notable para el músculo liso, algunos ligandos de canales del calcio regulados por ligando actúan disminuyendo el tiempo de abertura del canal. Estos ligandos disminuyen la concentración de calcio intracelular y causan relajación en lugar de contracción del músculo.

Dentro de la célula, el principal sitio de almacenamiento del calcio es el RS. En algunos tipos de músculo lisos, su capacidad es bastante pequeña y, así, estas células musculares son muy dependientes del calcio extracelular para funcionar. No obstante, el calcio del RS puede contribuir a la contracción del músculo liso y se libera por al menos dos mecanismos, liberación inducida por el 1,4,5 trifosfato de inositol (IP_3) y la **secreción de calcio inducida por el calcio**. La formación de IP_3 ocurre por activación de la fosfolipasa C (PLC), por unión del ligando a receptores de membrana activados por ligando. Muchos tipos diferentes de agentes contráctiles mediados por receptores actúan de este modo en el músculo liso. La activación de PLC forma el IP_3 y el diacilglicerol (DAG) a partir del 4,5-difosfato de fosfatidilinositol (PIP_2) en la célula. El IP_3 se une a los receptores del RS para estimular la liberación de calcio almacenado en el RS. Este mecanismo se ve aumentado en algunos casos por la liberación de calcio mediada por el calcio del RS y por el que ha entrado en la célula a través de un canal de membrana. El DAG liberado también por la acción de la PLC sobre el PIP_2 activa la proteína cinasa C, que inicia una cascada de formación de productos que se cree que activa aún más los puentes cruzados contráctiles del músculo liso (*véase* más adelante). Muchos agonistas contráctiles mediados por receptores activan este mecanismo triple de entrada de calcio, liberación de calcio y cascada bioquímica para crear una respuesta de contracción amplificada.

Las células de músculo liso también tienen canales de calcio que se abren siempre que se estiran. Estos canales son entidades diferentes y no solo canales de calcio regulados por voltaje o ligando que se abren por estiramiento (aunque hay algunas pruebas que sugieren que los canales regulados por voltaje se pueden afectar de esta manera en algunas circunstancias). Los canales de calcio activados por el estiramiento tienen una participación clave en la regulación de la contracción del músculo liso vascular, porque están enlazados con el control del flujo sanguíneo de los órganos (*véase* capítulo 15 para la explicación).

Durante una contracción, la concentración citoplásmica de calcio está muy elevada (hasta 10 µm). Después de la contracción, el calcio abandona al mioplasma en dos direcciones: una porción regresa para almacenarse en el RS por medio de una bomba de Ca^{2+}-ATPasa que se encuentra en la membrana del RS (SERCA), y el resto se expulsa de la célula al líquido extracelular.

Esto ocurre por dos mecanismos; el más importante de ellos por la bomba de Ca^{2+}-ATPasa localizada en la membrana celular. El segundo mecanismo, también de esa localización, es de intercambio de sodio-calcio, donde ingresan tres iones de sodio con la expulsión de un ion de calcio, que deriva su energía del elevado gradiente de sodio a través de la membrana plasmática de la célula; así, depende en forma crítica del funcionamiento de la ATPasa de Na^+/K^+ de la membrana celular.

La fosforilación de la miosina es necesaria sobre todo para activar el ciclo de puentes cruzados del músculo liso

Como ocurre con el músculo esquelético, los iones de calcio son medulares para el control de la contracción en el músculo liso. Sin embargo, los filamentos delgados de este músculo carecen de troponina y de la regulación ligada a actina del músculo esquelético. En su lugar, el control de la contracción del músculo liso reside en los filamentos gruesos y, por lo tanto, se denomina **regulación ligada a la miosina o un filamento grueso**. En la regulación ligada a la actina, el sistema contráctil se encuentra en un estado constante de "disponibilidad inhibida". Los iones de calcio eliminan la inhibición y permiten que la maquinaria contráctil preparada entre en acción. En el músculo liso ligada a la miosina, la participación del calcio es trabajar a través de la molécula de miosina para iniciar *activación del* sistema contráctil desde un estado de reposo, un tipo de "despertar". En la figura 8-20 se muestra este esquema general. En reposo hay poca interacción cíclica entre los filamentos de actina y miosina por una característica especial de las moléculas de miosina. La porción S2 de cada molécula de miosina (la porción par "de cabeza") contiene cuatro *cadenas ligeras* de proteína. Dos son necesarias para la interacción actina-miosina (**cadenas ligeras esenciales**, M.W. 16 000) y otras dos son requerimientos críticos para la contracción del músculo liso (**cadenas ligeras regulatorias** M.W. 20 000). Estas últimas contienen aminoácidos específicos que pueden fosforilarse por el ATP. La enzima encargada de esta fosforilación es la **cinasa de la cadena ligera de miosina (CCLM)**. Cuando se fosforilan las cadenas ligeras regulatorias, las cadenas de miosina pueden interactuar en una forma cíclica con la actina en el ciclo de puentes cruzados de manera muy parecida al músculo esquelético. El ciclo no se inicia, no obstante, si la miosina no está fosforilada. Es importante señalar que la molécula de ATP que fosforila a una cadena ligera de miosina es diferente y separada de la consumida como fuente de energía por las reacciones mecanoquímicas del ciclo de puentes cruzados.

Para que ocurra la fosforilación de la miosina debe activarse la CCLM, lo que está sujeto a control por la calmodulina (CaM), una pequeña proteína que une iones de calcio. Cuando se unen cuatro iones de calcio a la CaM, el complejo Ca-CaM activa a su CCLM asociada y puede proceder la fosforilación de la cadena ligera (*véase* fig 8-20). Este paso de activación de CCLM es sensible a la concentración citoplásmica de calcio. A concentraciones inferiores a 10^{-7} M Ca^{2+}, no hay calcio unido a CaM y no puede ocurrir contracción. Cuando la concentración citoplásmica de calcio es $> 10^{-5}$ M los sitios de unión de CaM están por completo ocupados, la fosforilación de la cadena ligera procede a la velocidad máxima y se presenta la contracción. Entre estos límites extremos, las variaciones en la concentración interna de calcio pueden causar graduaciones correspondientes

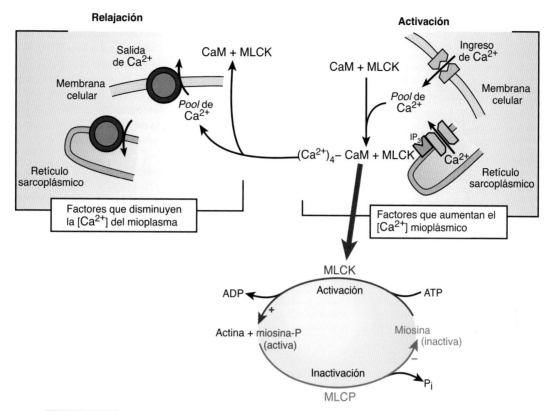

Relajación

Activación

Figura 8-20 **Vías de reacción involucradas en la regulación del ciclo de puentes cruzados en el músculo liso.** La activación (*arriba a la derecha*) se inicia cuando las cifras de calcio citoplásmicas están aumentadas y el calcio se une a la calmodulina (CaM), activando a la cinasa de la cadena ligera de miosina (CCLM). Dicha cinasa (*abajo a la derecha*) cataliza la fosforilación de la miosina, activándola (miosina-P o Mp). La miosina fosforilada puede entonces participar en un ciclo mecánico de puentes cruzados muy similar al del músculo esquelético, si bien mucho más lento. Cuando las concentraciones de calcio disminuyen, el CaM abandona al calcio, la cinasa se inactiva y la fosfatasa de la cadena ligera de miosina (FCLM) la desfosforila, inactivándola. El ciclo de puentes cruzados se detiene y el músculo se relaja. A, actina; ADP, difosfato de adenosina; ATP, trifosfato de adenosina; P_i, ion fosfato inorgánico.

en la fuerza contráctil. Esto entonces corresponde al mecanismo bioquímico encargado de que la contracción del músculo liso puede graduarse entre la relajación total y la contracción total a diferencia de la limitación de todo o nada de la activación del músculo esquelético.

La fosforilación de la miosina, que es un requisito para iniciar el ciclo de puentes cruzados del músculo liso, puede revertirse por la enzima **fosfatasa de la cadena ligera de miosina (FCLM)**. La actividad de esta fosfatasa no funciona en modo encendido/apagado. Parece ser solo parcialmente regulada; esto es, siempre hay alguna actividad enzimática incluso cuando el músculo se está contrayendo. Durante la contracción, no obstante, la fosforilación catalizada por CCLM procede a una velocidad mucho mayor que la desfosforilación de FCLM. En consecuencia, predomina la miosina fosforilada con ciclos de puentes cruzados.

Hay algunas pruebas de que durante la contracción regulada por ligando, una vía dependiente de DAG-PKC (proteína cinasa C) resulta en la formación de la proteína CPI-17 que inhibe a la FCLM, favoreciendo así el estado de miosina fosforilada (fig. 8-21). Esta vía regulada por ligando también activa al sistema de RhoGTP/Rho cinasa, que activa a CPI-17 e inhibe a FCLM por fosforilación de estas proteínas. Como resultado, la

fosforilación de la cadena ligera de miosina predomina sobre la FCLM, favoreciendo la formación de miosina-P y, por lo tanto, el ciclo de puentes cruzados.

Cuando desciende la concentración citoplásmica de calcio, la actividad de CCLM disminuye porque el calcio se disocia de CaM. En esta situación, la desfosforilación de la miosina por FCLM predomina. Debido a que la miosina desfosforilada tiene poca afinidad por la actina, ya no pueden ocurrir las reacciones del ciclo de puente cruzado. Por lo tanto, la relajación es promovida por mecanismos que aminoran la concentración citoplásmica de calcio, disminuyen la actividad de CCLM o aumentan la actividad de FCLM. También parece que la actina misma puede estar más o menos disponible para interactuar con la miosina fosforilada y, por lo tanto, controlar el grado de la contracción del músculo liso vascular. La PKC, en particular, parece activar una serie de proteínas señal dentro de la célula de músculo liso para aumentar su disponibilidad de actina, que interactúe entonces con la miosina fosforilada y promueva la contracción del músculo liso vascular. Por último, pruebas recientes sugieren que la relación entre la actividad de la CCLM y la FCLM modifica la sensibilidad del ciclo del puente cruzado del músculo liso al calcio. Las relaciones elevadas hacen que el puente cruzado sea más sensible al calcio, lo que significa que puede producirse un

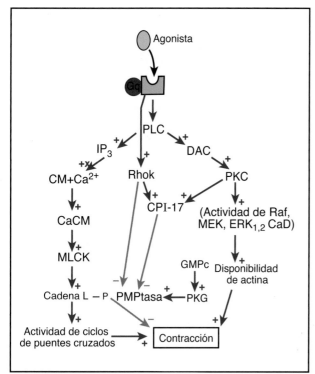

Figura 8-21 Regulación de la contracción y la relajación del músculo liso vascular. La miosina debe fosforilarse en el músculo liso vascular para que ocurran los ciclos de puentes cruzados. Se cree que el grado de fosforilación de la miosina es producto del efecto neto de la fosforilación por la cinasa de la cadena ligera de miosina (CCLM) y la desfosforilación por la fosfatasa de la cadena ligera de miosina (FCLM). Ocurre la contracción del músculo liso vascular por activación de CCLM e inactivación de FCLM. Otras proteínas también regulan la contracción/relajación, al hacer a la actina más o menos disponible para participar en los ciclos de puentes cruzados con la miosina fosforilada.

nivel determinado de contracción en el músculo liso con una concentración de calcio intracelular inferior a la normal. En cambio, una relación más baja desensibiliza el ciclo al calcio.

El estado de cerrojo es un mecanismo de puente transversal único que reduce el costo energético de la contracción continua del músculo liso

La actividad contráctil del músculo liso no puede dividirse con claridad entre sacudida simple y tetania, como en el músculo esquelético. En algunos casos, el músculo liso presenta contracciones fásicas rápidas seguidas por relajación completa. No obstante, el músculo liso puede mantener un grado bajo de **tensión activa** durante periodos prolongados sin contracción cíclica y relajación. Este tipo de contracción de larga duración se denomina *tono* (más que tetania) o **contracción tónica**. Este tipo de contracción es esencial en órganos huecos expuestos a alta presión interna, como las arterias. Estas deben permanecer de manera continua, parcial, contraídas durante toda la vida del individuo para ayudar a contrarrestar el efecto distensor de la hipertensión arterial interna sobre la estructura arterial.

El músculo liso activado por canales de calcio regulados por ligando (hormonales o farmacológicos) o por contractilidad directa de factores metabólicos, genera contracciones tónicas siempre que el estímulo sea sostenido. En cambio, las **contrac-**

ciones fásicas en el músculo liso, que es como una contracción del músculo esquelético, suelen ser inducidas por la activación momentánea de los canales de calcio regulados por tensión, aunque dicha activación de los canales también puede dar lugar a una contracción tónica si el estímulo se mantiene. La clave en ambas situaciones es que las contracciones sostenidas requieren energía y, si deben mantenerse durante largos periodos, cualquier mecanismo que pueda reducir el gasto energético durante la contracción puede ser muy beneficioso para un organismo vivo como el ser humano.

El músculo liso tiene la capacidad de entrar en un estado contráctil único denominado **estado de cerrojo** (fig. 8-22) en el que se pueden mantener altos niveles de contracción durante largos periodos con niveles muy bajos de calcio activador y de consumo de ATP. El estado de cerrojo no es de rigidez, sino de menor velocidad de ciclos de puentes cruzados, de modo que cada uno permanece en estado unido, durante una porción más prolongada del ciclo total. Debido a que esta condición se caracteriza por cifras bajas de utilización de ATP y conlleva un requerimiento menor de la concentración de calcio, el estado de cerrojo puede considerarse como un medio para disminuir los requerimientos energéticos de las contracciones sostenidas prolongadas sobre el que podría esperarse con base en el uso de energía en las contracciones de corta duración. La comprensión actual del estado de cerrojo sugiere que podría ocurrir cuando se desfosforila la miosina, mientras está todavía unida con la actina durante el ciclo de puentes cruzados. En este sentido, esta desfosforilación de la miosina es diferente de la que parece involucrada en la relajación del músculo liso.

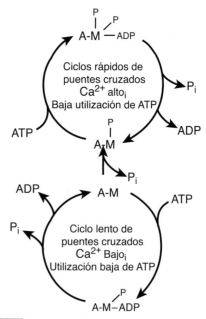

Figura 8-22 Representación del estado de cerrojo del ciclo de puentes cruzados. Cuando la miosina se desfosforila, mientras está todavía unida a la actina, el ciclo de puentes cruzados se hace más lento porque la actina y la miosina se mantienen unidas durante un tiempo mayor del normal. Esto permite que el músculo sostenga contracciones tónicas durante periodos prolongados, con un menor requerimiento de energía del trifosfato de adenosina (ATP). La concentración de calcio intracelular necesaria para la contracción en el estado de enganche también se reduce. ADP, difosfato de adenosina; A-M, unión de actina con miosina; P, proteína; P_i, fosfato inorgánico.

Un gran número de estímulos químicos y físicos pueden contraer o relajar de forma activa el músculo liso por mecanismos directos o mediados por receptores

El músculo liso puede contraerse o relajarse por docenas de agentes químicos y estímulos físicos. Las células pueden responder a cada modo de estímulo de forma individual o como la suma total de muchos estímulos que actúan de manera simultánea. Esto último es más frecuente en el organismo, en especial en los vasos sanguíneos y el tracto GI. Algunos de estos agentes actúan directo sobre la maquinaria celular y molecular, mientras que otros lo hacen uniéndose a receptores de membrana específicos de las células musculares lisas (*véase* tabla 8-1). Por ejemplo, el O_2, el CO_2, el NO, el CO, el H^+, el K^+, la temperatura y la presión transmural (es decir, la **presión de distensión** interorgánica) alteran el tono del músculo liso mediante acciones directas sobre las células. En muchos casos, como con el O_2 y el CO_2, las acciones son bien conocidas, pero los mecanismos celulares de estos efectos aún no se comprenden por completo. En otros casos, como el del NO, el mecanismo de acción está bien definido. En primer lugar, se descubrió que el NO surge del endotelio vascular y se difunde en el músculo liso subyacente, donde se une a un grupo hemo de la guanilil ciclasa, activando esa enzima para convertir GTP en GMPc, que activa la salida de Ca^{2+} de la célula e induce así la relajación del músculo liso (*véase* capítulo 15 para más detalles). Este es el mismo mecanismo utilizado por el vasodilatador directo liberador de NO, la nitroglicerina, que se ha utilizado durante décadas para diversas afecciones cardiovasculares, así como para otras aplicaciones en las que está indicada la relajación del músculo liso.

La contracción y relajación del músculo liso mediante la unión de ligandos a sus receptores de membrana específicos es un mecanismo de activación y control muy utilizado tanto en el músculo liso vascular como en el visceral. Este mecanismo de activación del músculo liso es muy variado y en la actualidad se conocen docenas de ligandos, receptores y subtipos de receptores. Los motivos de contracción y relajación mediados por receptores constituyen una rica base para el desarrollo de agentes farmacológicos utilizados como terapia para múltiples enfermedades y síndromes. En muchos casos, un tipo de ligando puede actuar en más de un tipo de receptor y a menudo con eficacias diferentes. Además, un tipo de receptor puede ser activado, en distintos grados, por diferentes ligandos. Por ejemplo, las catecolaminas dopamina, norepinefrina y epinefrina pueden actuar sobre los receptores adrenérgicos (término utilizado para designar los receptores que pueden ser activados por las catecolaminas o el sistema nervioso simpático). Existen dos tipos de receptores adrenérgicos, alfa y beta, que a su vez se subdividen en sub 1, 2 y sub 1, 2, 3, respectivamente. Los receptores alfa 1 contraen el músculo liso, mientras que los subtipos beta 2 lo relajan activando la adenil ciclasa para producir AMPc. A dosis suficientemente altas, pero aún fisiológicas, la norepinefrina y la epinefrina se unen a cualquiera de los dos receptores, pero la epinefrina tiene mayor afinidad por los receptores beta a dosis bajas, mientras que la norepinefrina se une de preferencia a los receptores alfa. Para complicar aún más la fisiología de los efectos de estos receptores, las poblaciones relativas de estos receptores difieren en los distintos órganos, incluso en los vasos sanguíneos de dichos órganos, de modo que los efectos netos pueden orientarse hacia respuestas globales más alfa o más beta. La dopamina, que es el precursor metabólico de la norepinefrina y la -epinefrina, puede activar los receptores alfa 1 en dosis suficientemente altas, pero en dosis más bajas, activará los receptores beta 1 en el corazón, lo que, aunque utilizando un sistema de segundo mensajero AMPc, hace que el músculo cardiaco aumente, en lugar de relajar, su contracción. Por último, a dosis muy bajas, la dopamina se unirá a receptores D1 exclusivos; estos están presentes en las arterias de los riñones, donde inducen una vasodilatación renal selectiva.

No todos los órganos contienen poblaciones similares de receptores o subtipos de músculo liso. Las arterias y arteriolas coronarias están inervadas por el sistema nervioso simpático, pero el músculo liso coronario carece en gran medida de adrenoceptores α_1 (ninguno en las arteriolas) y contiene en cambio adrenoceptores β_2 que, cuando son estimulados por catecolaminas, activan una vasodilatación de las arterias y arteriolas activada por la cinasa AMPc. La circulación cerebral, a diferencia de otros órganos del cuerpo, carece de adrenoceptores, por lo que no responde a las catecolaminas. Además, aunque tanto los vasos sanguíneos cerebrales como los coronarios están diseñados para resistir los estímulos vasoconstrictores en la mayoría de las situaciones, pueden contraerse o sufrir espasmos ante estímulos patológicos. Por ejemplo, la endotelina es un potente agente vasoespástico que se libera en muchos estados patológicos y que puede constreñir las arterias cerebrales y coronarias. El tromboxano, producido durante la activación de la cascada de la coagulación, puede constreñir de manera focal las grandes arterias coronarias. Este prostanoide puede contribuir a la isquemia miocárdica durante la formación de trombos en las arterias coronarias (para más detalles, *véase* capítulo 16).

Un punto clave que hay que comprender en los efectos clínicos de los agentes que actúan sobre el músculo liso es que la variedad de receptores, su distribución y las respuestas celulares dentro del músculo liso son tan variadas en todo el organismo que nunca se puede atribuir la acción de cualquier ligando/agonista/antagonista sobre un receptor en un órgano a todos o a cualquier otro órgano o sistema del organismo. Esto convierte al músculo liso en una diana rica para terapias médicas dirigidas que, sin embargo, suelen plantear problemas de gestión clínica cuando se tratan enfermedades humanas. (*Véase* el ensayo Ciencias médicas integradas de este capítulo.)

El músculo liso puede relajarse de manera activa mediante varios estímulos

La relajación del músculo liso difiere de la de los músculos esquelético y cardiaco. En los tipos de músculo estriado, la relajación consiste en esencia en la ausencia de contracción o de estímulos contráctiles. En cambio, el músculo liso puede ser forzado de manera activa a relajarse a partir de un tono preexistente causado por otros estímulos contráctiles.

La causa central de la relajación del músculo liso es una disminución de la concentración interna de calcio (citoplásmica), un proceso que en sí es resultado de varios mecanismos. La repolarización e hiperpolarización eléctrica de la membrana plasmática lleva a un descenso en el ingreso de iones de calcio, en tanto la bomba de calcio y el mecanismo de intercambio de sodio-calcio (en un menor grado) promueven de forma activa la salida del calcio. Es de importancia máxima cuantitativa la captación de calcio de retorno al RS. El resultado neto de disminuir la concentración de calcio es una menor actividad de la CCLM, de modo que pueda predominar la desfosforilación de la miosina sobre la fosforilación.

Los nucleótidos cíclicos, AMPc y GMPc, constituyen vínculos de segundos mensajeros entre la membrana de músculo liso activada por ligando receptores específicos y la relajación del músculo liso. Por ejemplo, la unión de catecolaminas a los receptores β adrenérgicos en el músculo liso vascular y bronquial activa a la adenililciclasa, lo que causa la formación del monofosfato cíclico de adenosina (AMPc). El AMP cíclico desencadena una serie de sucesos dentro del músculo liso, que llevan a la relajación e incluyen mayor captación de calcio por el RS y disminución de la fosforilación de la cadena ligera de miosina.

El óxido nítrico y los dilatadores nitrogenados, como la nitroglicerina, relajan el músculo liso por activación de la guanililciclasa y la producción del segundo mensajero, **GMPc**, lo que causa activación de la **cinasa de proteínas dependientes de GMPc** (PKG) que promueve la abertura de los canales de iones de potasio activados por el calcio en la membrana celular, que produce hiperpolarización y relajación subsiguiente. La PKG también activa a FCLM y bloquea la actividad de la fosfolipasa C (PLC) evocada por el agonista, acción que disminuye la liberación de los iones de calcio almacenados por el IP_3.

CIENCIAS MÉDICAS INTEGRADAS

Músculo liso: un mayor objetivo de los tratamientos farmacéuticos

Los mecanismos tan diversos usados por el músculo liso para iniciar la contracción y relajación permiten que el cuerpo desarrolle diferentes tareas. El músculo liso puede mantener un tono constante y permanecer relajado hasta que se requiera contraerlo, o contraído hasta que sea necesario relajarlo. Puede contraerse y relajarse en secuencias coordinadas para proporcionar movimiento direccional en los órganos huecos. De estas diversas formas, el músculo liso se emplea para alterar el flujo de aire en los pulmones y la distribución, el flujo y la presión de la sangre en el sistema cardiovascular. En el tracto alimentario, combina capacidades de esfínter con propiedades de motilidad direccional para controlar la deglución, el procesamiento de alimentos a través del intestino y la evacuación de productos innecesarios. Del mismo modo, su capacidad de activación y desactivación controladas permite a la vesícula biliar y a la vejiga urinaria almacenar y evacuar su contenido cuando es necesario. Estas diversas aplicaciones de la función del músculo liso de los órganos se llevan a cabo a través de una multitud de mecanismos directos y mediados por receptores que son activados por sistemas humorales, paracrinos, neurohumorales y neurotransmisores, así como por estímulos químicos y físicos directos que rodean el tejido muscular liso.

Este rico entramado de factores que regulan la contracción del músculo liso ha proporcionado dianas prometedoras para el desarrollo de fármacos utilizados en el tratamiento de diversas enfermedades y síndromes. Algunos de estos fármacos son muy sencillos, pero en extremo importantes por las funciones orgánicas a las que afectan a través de sus acciones sobre el músculo liso. Por ejemplo, la nitroglicerina, un vasodilatador simple, de acción directa y productor de NO, ha sido durante mucho tiempo un medio esencial para tratar la angina de pecho en pacientes con cardiopatías. La angina de pecho es un dolor intenso en el pecho que se produce cuando el suministro de oxígeno al corazón (por lo regular debido a una restricción del flujo sanguíneo) no puede satisfacer la demanda de oxígeno del corazón. Esto provoca isquemia miocárdica e hipoxia, que pueden causar la muerte celular (infarto). En condiciones como esta, la dilatación de las arterias del corazón es de escasa o nula utilidad para el paciente, porque los vasos que controlan el flujo sanguíneo ya están dilatados al máximo por las señales del músculo car-

diaco en un esfuerzo por evitar la isquemia. Además, los pequeños vasos que controlan el flujo coronario son naturalmente poco sensibles a la nitroglicerina, incluso en condiciones normales. En cambio, lo que ocurre es que la nitroglicerina dilata las arterias y venas de otros sistemas orgánicos de todo el cuerpo. Esto permite que parte de la sangre se redistribuya fuera de los grandes vasos torácicos y las cavidades cardiacas y se desplace a la periferia. Esto reduce el volumen de las cavidades cardiacas, lo que disminuye tanto la precarga como la poscarga del corazón, reduciendo así la demanda cardiaca de oxígeno frente a la reducción del suministro. Al volver a equilibrar la demanda cardiaca de oxígeno con el suministro actual, se puede invertir la isquemia y la hipoxia del corazón. Este es un ejemplo de cómo las interrelaciones entre el corazón y los vasos sanguíneos pueden aprovecharse en beneficio del corazón con solo ajustar a la baja el tono del músculo liso de las arterias y venas sistémicas.

Los fármacos que bloquean los canales de calcio de tipo L activados por voltaje, que se encuentran de forma predominante en el corazón y vasos sanguíneos, tienen usos similares. Las 1,4 dihidropiridinas son la clase más numerosa de los bloqueadores de los canales de calcio. Se trata de fármacos que no actúan en el receptor y que se unen e inhiben en el canal la capacidad de permitir el ingreso de calcio al músculo liso. Esto causa una disminución gradual en el tono del músculo liso, que entonces dilata a las arterias, disminuye la presión arterial y el estrés cardiaco. Estas acciones vasculares de tales agentes farmacológicos se utilizan para tratar la hipertensión (presión arterial alta) y prevenir la isquemia miocárdica de manera profiláctica reduciendo la presión arterial para ayudar a reducir la demanda cardiaca de oxígeno.

Los bloqueadores del receptor α_1-adrenérgico constituyen una clase de agentes selectivos del receptor de membrana, que bloquean la acción de las catecolaminas en el músculo liso vascular de manera profiláctica, reduciendo la presión arterial para ayudar a reducir la demanda cardiaca de oxígeno. Los bloqueadores del receptor α_1-adrenérgico se utilizan para dilatar las arterias bloqueando la unión de la norepinefrina liberada por las terminaciones nerviosas simpáticas a los receptores adrenérgicos α_1 subyacentes. Estos agentes se utilizan sobre todo para aminorar la presión arterial, y se han usado para el tratamiento de la hipertensión. Se han administrado símiles de fármacos colinérgicos y anticolinérgicos (bloqueadores) en el tratamiento de muchos trastornos GI y de la vejiga. Se pueden utilizar para disminuir o aumentar la motilidad en el tracto GI, ayudar a la deglución e incluso disminuir la retención urinaria o calmar al músculo vesical hiperactivo.

La histamina liberada por la respuesta de un individuo a los alérgenos provoca la relajación directa y dependiente del endotelio de las arteriolas y vénulas, al tiempo que aumenta la permeabilidad de estos últimos vasos. Esta respuesta ayuda a incrementar el flujo sanguíneo a una zona afectada a nivel local, al tiempo que aumenta el transporte de células inmunorreactivas del plasma al tejido. Esto crea el clásico enrojecimiento e hinchazón de la zona, en especial en ojos, nariz y garganta. Los fármacos que bloquean los receptores H_1 en el músculo liso ayudan a aliviar estos síntomas. Por último, los alcaloides del cornezuelo de centeno son potentes vasoconstrictores y uno de los pocos agentes capaces de constreñir las arterias cerebrales. Esta propiedad ha constituido la base de su uso para el tratamiento de las migrañas, que pueden beneficiarse de la reducción de la dilatación vascular en esa afección.

Aunque el músculo liso es una diana atractiva para la intervención farmacológica en el tratamiento de las disfunciones de los sistemas orgánicos, el desarrollo exitoso real de tales tratamientos es complicado por el hecho de que un fármaco usado para aliviar una disfunción en un sistema orgánico pudiese ejercer sus acciones de forma indeseable en otro al mismo tiempo. Hay demasiados agonistas y receptores en común con múltiples sistemas inervados por el SNA para que esto no sea una posibilidad real. Como receptores del SNA también se encuentran en el SNC y en el músculo esquelético, en el que suscitan efectos. En consecuencia, los productos farmacéuticos para tratar aspectos vesicales o GI pueden extender su acción a otros procesos colinérgicos, como la formación de lágrimas y la salivación. La complejidad aumenta todavía más si estos fármacos tienen efectos que se extienden también al músculo esquelético y el SNC. Los agonistas o antagonistas de los receptores colinérgicos y adrenérgicos diseñados para alterar los efectos sistémicos en el músculo liso pueden causar alteraciones del SNC o fasciculación y parálisis del músculo esquelético. A la inversa, algunos agentes colinérgicos que se utilizan para tratar trastornos del SNC, como la enfermedad de Alzheimer o las demencias, pueden causar efectos secundarios multiorgánicos porque actúan sobre receptores similares en el músculo liso periférico.

A veces, la vía de administración de un fármaco usado para un efecto en el músculo liso puede mitigar los efectos colaterales en otros órganos. Por ejemplo, los agonistas β adrenérgicos (estimulantes) relajan el músculo liso de los bronquiolos, pero también estimulan al corazón, lo que puede resultar peligroso. Sin embargo, cuando son inhalados estos fármacos dilatan el músculo liso bronquial sin extenderse a la circulación general. De esta manera, se pueden usar para contrarrestar el broncoespasmo peligroso en el asma, sin afectar al sistema CV. Las consideraciones como las antes mencionadas constituyen la fuerza que impulsa la necesidad de mucho entrenamiento de los profesionales sanitarios, de modo que puedan comprender de manera apropiada las consecuencias médicas totales del uso de fármacos que actúan sobre el músculo liso. ■

Fisiología neuromuscular

Resumen del capítulo

- El aparato contráctil del músculo esquelético está constituido por miofilamentos gruesos (que contienen miosina) y delgados (que contienen actina), dispuestos en arreglos interdigitados, llamados *sarcómeras*.
- El músculo esquelético ciclo de puentes cruzados es una interacción cíclica entre los miofilamentos de actina y miosina que produce la fuerza y el acortamiento de la sarcómera. El ciclo requiere ATP y se activa por un aumento del calcio intracelular.
- La unión neuromuscular es una sinapsis química especializada que conjunta los estímulos nerviosos motores a la liberación de acetilcolina sobre los receptores nicotínicos que inician la activación del músculo esquelético.
- Los iones de calcio se almacenan en el retículo sarcoplásmico (RS) y se liberan hacia los miofilamentos al despolarizarse las membranas de túbulos T por potenciales de acción del músculo esquelético.
- La unión de los iones de calcio con la troponina-C libera la inhibición alostérica de la tropomiosina sobre la actina y permite la interacción de los filamentos de actina y miosina en el ciclo de puentes cruzados. Ocurre la relajación cuando se bombea el calcio de retorno al RS.
- El metabolismo de carbohidratos, ácidos grasos y aminoácidos produce el ATP necesario para alimentar la contracción muscular.
- La fuerza contráctil del músculo íntegro puede ajustarse por variación del número de unidades motoras estimuladas (suma espacial) y aumentando la frecuencia de activación de la neurona motora (suma temporal). Las contracciones únicas breves son llamadas sacudidas simples. La suma temporal puede sumar la generación de fuerza y producir tetania.
- La curva de longitud-tensión es una relación parabólica entre la longitud inicial pasiva del músculo (la precarga) y el desarrollo de la tensión isométrica activa en el músculo. Existe una longitud pasiva inicial óptima, L_O, en la que el músculo desarrolla la máxima fuerza isométrica.
- La curva de fuerza-velocidad es una relación parabólica que relaciona la velocidad de acortamiento en una contracción isotónica y la carga que el músculo mueve (la poscarga). La reducción de la poscarga aumenta la velocidad inicial de acortamiento en una contracción isotónica.
- $V_{máx}$ se refiere a la velocidad máxima de acortamiento posible en una fibra muscular determinada durante una contracción isotónica. En teoría, se produce cuando no hay poscarga en el músculo y representa la velocidad máxima de ciclado de puentes cruzados. La $V_{máx}$ no puede alterarse a nivel fisiológico en el músculo esquelético, a diferencia del músculo liso o cardiaco.

- Las inserciones esqueléticas actúan como sistema de palanca, aumentando el rango eficaz de acortamiento muscular, mientras disminuyen la cantidad de fuerza que puede ejercer una extremidad. Estas inserciones también confinan la operación muscular acerca de la longitud óptima de su curva de longitud-tensión.
- Las adaptaciones metabólicas y de estructura ajustan al músculo esquelético para una diversidad de actividades. Las fibras musculares rojas se asocian con el metabolismo aerobio, en tanto las blancas actúan de manera anaeróbica.
- El metabolismo y la estructura musculares son plásticos y pueden alterarse de forma epigenética, mientras también actúan como órgano endocrino para modificar otros tejidos en el cuerpo por mecanismos epigenéticos.
- El músculo liso es especializado para una gran variedad de contracciones de tipo tónico y fásico. Cuenta con un sistema contráctil de actina-miosina, aunque carece de la ultraestructura regular del músculo esquelético.
- La miosina del músculo liso debe fosforilarse para participar en el ciclo de puentes cruzados. Un aumento de la concentración de iones de calcio en el músculo liso provoca la formación de un complejo Ca:calmodulina, que activa la quinasa de cadena ligera de miosina que, a continuación, fosforila las cadenas ligeras de la molécula de miosina para iniciar el ciclo de puentes cruzados.
- Las células de músculo liso pueden ser física y eléctricamente acopladas, permitiendo que la activación se extienda de una a la siguiente a lo largo de un tejido muscular liso compuesto. Esto es más común en el músculo liso visceral. El músculo liso vascular contiene más músculos lisos de tipo multiunitario que están inervados célula a célula. Los nervios pueden iniciar la contracción o modificar su duración y extensión en los músculos lisos visceral y vascular.
- El estado de cerrojo del músculo liso es una condición de ciclos lentos de puentes cruzados, que conserva la energía durante las contracciones tónicas.
- La contracción y la relajación del músculo liso pueden ser tónicas, graduales o fásicas, y en el organismo están controladas por estímulos químicos y físicos directos, así como por la activación mediada por receptores de neurotransmisores, hormonas o ligandos químicos circulantes.
- La relajación del músculo liso es activa y no solo la ausencia de contracción. Se relaciona con disminución del calcio citoplásmico y la desfosforilación de la miosina por la acción de una enzima fosfatasa.

Preguntas de revisión del capítulo

1. Los organofosforados son una amplia clase de potentes bloqueadores de la acetilcolinesterasa utilizados sobre todo como vermicidas. Estos compuestos se unen fuertemente y de forma irreversible a la acetilcolinesterasa y se absorben con facilidad a través de la piel, las membranas mucosas y la vía aérea. Esto da lugar a una exposición tóxica de las personas que trabajan o entran en contacto con el agente en ausencia de precauciones de protección. Los síntomas clínicos de la intoxicación por organofosforados afectan a múltiples sistemas orgánicos. ¿Qué presentación clínica del sistema músculo esquelético caracterizaría a un paciente que experimenta una intoxicación por organofosforados?

A. El paciente presentaría fasciculaciones involuntarias del músculo esquelético seguidas de parálisis flácida general de dicho músculo.

B. El paciente presentaría fasciculaciones involuntarias del músculo esquelético seguidas por una parálisis general de tipo rigor de dicho músculo.

C. El paciente presentaría al inicio una ausencia de fasciculaciones involuntarias del músculo esquelético seguida por una parálisis flácida general de dicho músculo.

D. El paciente presentaría al inicio una ausencia de fasciculaciones involuntarias del músculo esquelético, seguida de una parálisis de tipo rigor de dicho músculo.

E. El paciente presentaría una ausencia de fasciculaciones involuntarias del músculo esquelético seguida de una parálisis flácida general de dicho músculo.

2. Un músculo es estirado hasta una longitud pasiva en reposo de 5 cm. Esta longitud corresponde a la L_o del músculo. En L_o, el músculo produce una fuerza de contracción isométrica máxima de 10 g, mientras que produce una fuerza isométrica máxima de 7 g a 0.5 L_o. ¿Cuál es la distancia máxima que este músculo podría mover isotónicamente una carga de 7 g si la contracción comenzara en L_o?

A. 0.5 cm.
B. 1.5 cm.
C. 2.5 cm.
D. 3.5 cm.

3. ¿Qué clasificación de la estimulación de la contracción del músculo liso se eliminaría mediante el bloqueo del canal 1,4 DHP en el músculo liso vascular?

A. Contracción mediada por ligando:receptor.
B. Contracción mediada por AMP cíclico.
C. Contracción mediada por despolarización de membrana.
D. Contracción mediada por estiramiento (miogénica).

4. Tanto la contracción del músculo esquelético como la del músculo liso se activan por un aumento de la concentración de calcio intracelular. ¿Cuál es la razón fisiológica que hace que un fármaco bloqueador de los canales de calcio de 1,4 dihidropiridina sea eficaz para aliviar los espasmos esofágicos pero ineficaz para aliviar los espasmos musculares esqueléticos nocturnos de un paciente?

A. El músculo esquelético necesita impulsos nerviosos para mantener la contracción tónica, mientras que el músculo liso no.
B. El músculo liso requiere impulsos nerviosos para mantener la contracción tónica, mientras que el músculo esquelético no.
C. La contracción tónica del músculo liso se inicia por la afluencia de calcio a través de canales transmembrana, mientras que la contracción del músculo esquelético no.
D. La contracción tónica del músculo esquelético se inicia por la afluencia de calcio a través de canales transmembrana, mientras que la del músculo liso no.

5. El músculo liso vascular de arterias y venas debe permanecer parcialmente contraído de manera tónica durante toda la vida. La magnitud de la fuerza desarrollada se mantiene con una pequeña fracción del uso de ATP necesario para producir una contracción física máxima de la misma magnitud. ¿Qué mecanismo permite al músculo liso mantener la contracción tónica con un uso reducido de ATP?

A. La fosforilación de la miosina del músculo liso cuando se une a la actina reduce el uso de ATP durante el ciclo de puentes cruzados.
B. La desfosforilación de la miosina del músculo liso cuando se une a la actina reduce el consumo de ATP durante el ciclo de puentes cruzados.

C. La fosforilación de la miosina del músculo liso hace que los puentes cruzados pasen a un estado de rigor.
D. La desfosforilación de la miosina del músculo liso hace que los puentes cruzados pasen a un estado de rigor.
E. La fosforilación de la miosina del músculo liso se produce dos veces durante el ciclo de puentes cruzados, lo que reduce la necesidad de ATP durante el ciclo.
F. La fosforilación de la miosina del músculo liso se produce una vez durante el ciclo de puentes cruzados, lo que reduce la necesidad de ATP durante el ciclo.

1. La respuesta correcta es A. Por lo regular, el músculo esquelético está flácido, o quiescente, hasta que es estimulado por potenciales de acción generados desde su neurona motora. La contracción del músculo esquelético depende del número de receptores nicotínicos postsinápticos unidos a la acetilcolina en un momento dado, lo que a su vez depende de la concentración de acetilcolina en la sinapsis de la unión neuromuscular. Esta concentración es el resultado neto de dos procesos que compiten entre sí: la acetilcolina liberada por la terminal de la neurona motora en respuesta a un potencial de acción nervioso y la rápida inactivación de esa acetilcolina por la acetilcolinesterasa. En general, un potencial de acción de la neurona motora libera suficiente acetilcolina para provocar una contracción de la fibra muscular subyacente. Esa contracción se extingue con rapidez a través del metabolismo de la acetilcolina por la acetilcolinesterasa en la UNM. Así, la contracción es muy específica, de corta duración y controlada. Sin embargo, ocurren dos cosas con la contracción muscular cuando se bloquea la acetilcolinesterasa, y esto se magnifica en especial cuando se bloquea fuertemente, como con un organofosforado. En primer lugar, sin acetilcolinesterasa para descomponer la acetilcolina liberada por una neurona motora AP, la concentración de acetilcolina se acumula en la UNM con cada neurona motora AP. Esto permite que la acetilcolina se acumule en la UNM local y también se difunda sin disminuir a las UNM vecinas en diferentes fibras musculares. La fibra original sigue teniendo acetilcolina unida a los receptores nicotínicos, que continúa despolarizando la fibra muscular, mientras que la difusión de Ach a otras fibras musculares activa también su contracción. Además, los pequeños estímulos a las fibras musculares, como los causados por una activación menor o las vías reflejas normales, hacen que las concentraciones de Ach se acumulen en esas unidades motoras posteriores a la unión cuando de otro modo no lo harían, causando así fasciculaciones musculares descoordinadas en todo el cuerpo. Por lo tanto, la presentación clínica inicial del músculo esquelético por envenenamiento con organofosforados es una contracción muscular incontrolada en todo el cuerpo (fasciculaciones). Sin embargo, la activación continuada del músculo esquelético por cualquier estímulo del paciente conduce a una acumulación cada vez mayor de acetilcolina en ausencia de su eliminación natural por la acetilcolinesterasa. Esto acaba provocando una activación sostenida de los receptores nicotínicos en todo el organismo, incluidos los del músculo esquelético. En este estado, las fibras musculares permanecen despolarizadas más allá del voltaje negativo necesario para restablecer los canales rápidos de Na^+ responsables de los ciclos repetidos de contracción/relajación muscular. De este modo, los músculos quedan bloqueados en el estado inactivo del canal rápido de sodio, lo que los incapacita para formar nuevos potenciales de acción y contracciones. En este estado, el músculo queda paralizado en estado flácido.

Fisiología neuromuscular

En la primera exposición a niveles tóxicos de un organofosforado, la inducción de fasciculaciones musculares es inevitable, ya que hay cierta actividad de las neuronas motoras en la mayoría de los músculos todo el tiempo, incluso si es baja. El estado de rigor es una condición relacionada con el propio ciclo de puentes cruzados y resulta de la falta de ATP dentro de la célula. Esto "bloquea" el puente cruzado en el estado unido, ya que sin ATP es imposible separar el puente cruzado de actina y miosina. Así, de forma mecánica, el músculo queda bloqueado en un estado de "rigor" contraído.

2. **La respuesta correcta es C.** Partiendo de una precarga óptima (L_o), el músculo se acortará si mueve una carga inferior a la fuerza isométrica máxima posible en su precarga óptima. Una poscarga de 7 g es inferior a la capacidad máxima de generación de fuerza del músculo si su longitud pasiva inicial al inicio de la contracción es L_o, es decir, 5 cm. Por lo tanto, cuando se activa con esta longitud inicial, el músculo acumulará tensión hasta 7 g (fase isométrica), momento en el que comenzará a acortarse. El acortamiento proseguirá hasta alcanzar una longitud cuya capacidad isométrica máxima de generación de fuerza sea igual a la carga que se desplaza. En este caso, a $0.5 L_o$, es decir, a una longitud de 2.5 cm. Por lo tanto, el músculo se habrá acortado de 5.0 a 2.5 cm, es decir, una distancia igual a 2.5 cm. En ese punto, el músculo ya no puede acortarse, es decir, no puede desplazarse a una longitud inferior porque, de hacerlo, se situaría en un punto de superposición de puentes transversales insuficiente, o demasiado corto, para soportar la carga que se desplaza. Por lo tanto, el acortamiento se detiene en ese punto. De camino a ese punto, el músculo se acortará 0.5 y luego 1.5 cm, pero no se detendrá ahí y, por lo tanto, esas distancias no son el valor máximo al que puede acortarse con esa carga. Además, el músculo no puede acortarse 3.5 cm porque de hacerlo se situaría en una longitud demasiado corta (es decir, con muy pocos puentes cruzados disponibles) para soportar una carga de 7 g.

3. **La respuesta correcta es C.** El canal 1,4 DHP es un canal de calcio dependiente de voltaje que se abre en respuesta a la despolarización de la membrana. Esto permite que el calcio descienda por su gran gradiente electroquímico desde el líquido extracelular hasta la célula muscular lisa, donde activa el aparato contráctil. Este tipo de contracción puede bloquearse con agentes que bloqueen el canal. Explicaciones de las respuestas erróneas: muchos agentes fisiológicos, como las catecolaminas, la serotonina, la angiotensina II, la endotelina, etc., provocan la contracción del músculo liso al unirse a receptores específicos de la membrana del músculo liso. La unión del receptor provoca una contracción al abrir un canal de calcio específico activado por el ligando sin que se produzca un cambio en el potencial de membrana del músculo (aunque algunos agentes pueden hacerlo a concentraciones muy elevadas). Esto se denomina acoplamiento farmacomecánico y permite que una entrada de calcio en la célula muscular lisa provoque una contracción tónica, así como una contracción mediada por la liberación de calcio del RS.

El AMP cíclico relaja el músculo liso en lugar de contraerlo. Esto es lo contrario de la respuesta del músculo cardiaco al AMPc (*véase* capítulo 13).

Los canales de calcio operados por estiramiento provocan la contracción del músculo liso al abrirse cuando se estira la membrana celular. Es un canal distinto de los canales 1.4 DHP y no se vería afectado por el bloqueo de ese canal, aunque algunos estudios han demostrado que el estiramiento puede abrir el canal DHP.

4. **La respuesta correcta es C.** La principal fuente de calcio para la contracción tónica del músculo liso procede del líquido extracelular, que desciende por su gradiente electroquímico a través de diversos tipos de canales iónicos cerrados. Entre ellos se incluyen canales específicos activados por ligandos para agonistas contráctiles específicos (p. ej., norepinefrina, serotonina), canales activados por voltaje como los canales 1,4 DNP (activados por despolarización de la membrana), canales de calcio operados por estiramiento (por ejemplo, que median la contracción miogénica al aumento del estiramiento o la presión en órganos huecos) y canales de fuga en condiciones patológicas. En cambio, la contracción tónica del músculo esquelético no se activa por la entrada de calcio a través de canales transmembrana. Se activa mediante canales activados por voltaje (potencial de acción) en el retículo sarcoplásmico que liberan sus reservas de calcio a través de un canal Ryanodine sensible al voltaje 1,4 DHP en el RS. El músculo esquelético debe recibir un tren continuo de potenciales de acción para mantener más de una contracción.

El músculo esquelético sí requiere impulsos nerviosos para mantener la contracción tónica, mientras que el músculo liso no, pero esta afirmación no responde a la pregunta planteada. El músculo liso no necesita nervios para contraerse. Puede contraerse en respuesta a la despolarización de la membrana, a la contracción estimulada por ligandos mediada por receptores o al estiramiento, ninguno de los cuales requiere la inervación del músculo liso. El músculo esquelético no se activa por el calcio que entra en la célula a través de canales celulares transmembrana, sino por la liberación de calcio por voltaje desde el interior de su retícula sarcoplásmica.

5. **La respuesta correcta es B.** La capacidad del músculo liso para mantener contracciones tónicas significativas durante largos periodos con un uso reducido de ATP se denomina estado de enganche. Se trata de un estado en el que los puentes cruzados ciclan lentamente por cada ATP utilizado en el ciclo, lo que permite mantener más fuerza con un menor uso de ATP por unidad de tiempo. Se cree que el estado de enganche se induce en el músculo liso durante la contracción estimulada por agonistas mediada por receptores mediante una desfosforilación de la miosina mientras está unida a la actina durante el ciclo de puentes cruzados. El estado de enganche no es un estado de rigor, como el que se observa en el músculo esquelético, debido a la falta de ATP para separar la miosina de la actina al final de una carrera de fuerza. Esto no ocurre durante el estado de enganche, ya que hay suficiente ATP presente para separar el puente cruzado con cada carrera de fuerza. La fosforilación de la miosina se produce dos veces durante el ciclo de puentes cruzados, pero no es el estímulo para el estado de enganche. La primera fosforilación se produce por la activación Ca:CM de la CCLM. En el músculo liso, solo la miosina-P puede entrar en el ciclo de puentes cruzados. Así, esta activación de la CCLM estimula el inicio del ciclo de puentes cruzados. Ese ciclo utiliza ATP como en el ciclo clásico observado en el músculo esquelético. La característica de este ciclo va de ciclo rápido a ciclo lento una vez que el músculo se encuentra en estado de enganche. En total se utilizan 2, no 1 ATP para iniciar la contracción. Sin embargo, la necesidad de utilizar ATP por unidad de tiempo para mantener una contracción se reduce debido a que los puentes cruzados ciclan despacio en el estado de enganche.

Ejercicios de aplicación clínica 8-1

Un hombre de 48 años de edad es revisado por su médico familiar para tratar varios problemas físicos nuevos surgidos en el último mes. El paciente expresó su preocupación de que cada vez tiene mayor dificultad respiratoria y fatiga con actividad física junto con debilidad muscular en hombros, cuello y brazos. Se queja de que tiene problemas ocasionales para enfocar ambos ojos sobre objetos únicos (diplopía). El fin de semana anterior afirma que se fatigó mucho mientras limpiaba su cochera, en especial cuando trataba de alcanzar algo y de sacudir algún anaquel y mover contenedores de insecticidas tipo malatión y herbicidas. La historia reciente del paciente revela que no ha tenido caídas súbitas o lesiones en momento alguno en el último año, y tampoco experimentó sus recientes síntomas exclusivamente mientras limpiaba su cochera. Su actual exploración física reveló que presentaba reflejos normales, pero también problemas para la abducción o extensión de sus brazos durante cualquier tiempo. Cuando trata de mantener sus

ojos abiertos durante un tiempo prolongado, su párpado izquierdo empieza a descender. Cuando el paciente recibió instrucciones de sonreír, su cara muestra una mueca, aunque él no siente dolor alguno. El médico del paciente ordena una electromiografía de los músculos proximales del brazo, junto con una prueba de anticuerpos contra el receptor de acetilcolina (AChR). La miografía muestra disminución notoria de los potenciales de acción musculares compuestos en 12 min de electrochoques aplicados al músculo, a razón de cuatro estímulos por segundo (normal ~ 30 min). La prueba de anticuerpos contra AChR indica la presencia de anticuerpos contra receptores de acetilcolina en el plasma del paciente. Con base en los resultados físicos y de estudios del paciente, el médico concluye que presenta miastenia grave y decide prescindir de la prueba de edrofonio IV para verificar el diagnóstico. En su lugar, de inmediato prescribe tratamiento, que incluye el uso intermitente de piridostigmina para los síntomas.

Fisiología neuromuscular

PREGUNTAS

1. Postule qué tipo de causas potenciales se eliminaron por el médico al realizar un diagnóstico diferencial de la causa de los síntomas del paciente y por qué.

2. Postule qué conexión podría y no podría existir entre la exploración física del paciente y los resultados de pruebas clínicas y sus síntomas.

3. El médico determina que el paciente presenta miastenia grave, ¿qué dato es compatible con este resultado?

RESPUESTAS

1. La contracción del músculo esquelético requiere estimulación nerviosa motora, liberación del transmisor acetilcolina en la UNM y acoplamiento de la excitación-contracción en el músculo. No hay índices de lesión traumática del SNC o de nervios periféricos en este paciente que indiquen una causa neurogénica. De manera similar, los reflejos musculares íntegros tampoco señalan esto. Además, el hallazgo de que sus síntomas son bilaterales e involucran más a los músculos centrales (párpados, hombros, cuello) no es compatible con una lesión anatómica específica. El malatión es un organofosforado con actividad de acetilcolinesterasa que puede amplificar los efectos de la acetilcolina en la UNM, más que disminuirlos. Si bien en casos graves esto puede causar parálisis por despolarización al cerrar el canal de sodio muscular en estado inactivo, es una respuesta aguda que puede causar la muerte por parálisis del diafragma, así como efectos agudos amplios en el SNA. Por lo tanto, es poco probable que el paciente estuviera expuesto a concentraciones tóxicas de malatión mientras limpiaba su cochera.

2. Aparecen anticuerpos contra los receptores de ACh cuando son atacados por el sistema inmunológico corporal. Si tal ataque lesiona o destruye a los receptores de acetilcolina nicotínicos en la UNM, esto contribuiría a la debilidad muscular. También puede causar fatiga al paciente, su incapacidad de mantener contracciones musculares (abducción del brazo, elevación del párpado), y el hecho de que sus músculos se debilitan cuando se estimulan de forma repetida. Este último hallazgo es coherente con la miastenia grave y no con el síndrome de Eaton-Lambert. Este último

afecta a los receptores Ach, pero las contracciones musculares se refuerzan con la activación repetitiva. Aunque cuando se estimula de manera repetida (como en la prueba de EMG), la acetilcolina liberada de las neuronas motoras disminuye con el transcurso del tiempo. Esto se denomina disminución presináptica, y da lugar a menor activación del músculo esquelético subyacente. Sin embargo, en un paciente normal los estímulos de dos a cuatro ciclos por segundo producen una disminución de 10 a 15% en la activación muscular después de 30 min. Cuando este fenómeno de disminución presináptica se acopla con pérdida de receptores de ACh en la UNM, ocurre mucho más rápido.

3. La miastenia grave es una enfermedad autoinmunológica prototípica que destruye los receptores nicotínicos de ACh (por fijación del complemento), estimula la interiorización de los receptores y, desde otros puntos de vista, destruye o reduce los pliegues de superficie de la UNM. El resultado es una disminución notoria de los receptores de ACh disponibles para cualquier cantidad de ACh liberada por las neuronas motoras en la UNM. Debido a que la contracción muscular depende del número de receptores nicotínicos unidos a ACh, la MG produce contracciones musculares débiles en respuesta a la estimulación normal de la neurona motora y exacerba la disminución sináptica. Los antecedentes, la exploración física y los resultados de pruebas del paciente son compatibles con el inicio de la miastenia grave, que suele presentarse de súbito sin causa notoria y afecta a los músculos de la cara y de las extremidades superiores, así como los inervados por el bulbo raquídeo.

HEMATOLOGÍA E INMUNOLOGÍA

9

Componentes y función de la sangre

Objetivos del aprendizaje activo

Con el dominio del material de este capítulo, usted será capaz de:

- Comprender las cuatro principales funciones de la sangre: transporte, hemostasia, regulación de temperatura y pH e inmunidad.
- Describir los componentes del plasma y comprender las principales funciones de cada uno.
- Comprender los tipos de elementos formes en la sangre y sus funciones exclusivas en la homeostasis.
- Explicar cómo se puede aplicar el conjunto de estudios de lípidos sanguíneos para valorar la salud cardiovascular.
- Discutir la utilidad clínica de las pruebas sanguíneas, incluyendo las pruebas metabólicas básicas, el análisis metabólico completo, el hematocrito y el recuento hemático completo.

- Comprender cómo la composición de los eritrocitos contribuye a su función.
- Distinguir los diversos tipos de anemia y comprender cómo sus diferencias dictan el tipo de protocolo terapéutico que se utilizará.
- Explicar la función y el significado clínico de la eritropoyetina.
- Comprender cómo los leucocitos forman una respuesta integrada para prevenir y combatir infecciones.
- Hacer un seguimiento de las funciones y los componentes de las fases de la coagulación sanguínea, desde las acciones inmediatas hasta la cicatrización de heridas.
- Explicar la importancia del tipo sanguíneo para las transfusiones.

INTRODUCCIÓN

La viabilidad y el metabolismo de las células del cuerpo dependen de una adecuada perfusión sanguínea. En la circulación sistémica, la sangre arterial transporta los componentes necesarios para mantener un ambiente celular relativamente estable y constante (p. ej., osmolitos, nutrientes y O_2) y la corriente sanguínea venosa transporta el CO_2 y otros productos de desecho a los pulmones, los riñones y el hígado, para su eliminación. Debido a que el corazón es una bomba doble, la sangre que fluye por las arterias pulmonares transporta sangre pobre en O_2 a los pulmones para su oxigenación, y la aorta transporta la sangre oxigenada hacia la circulación sistémica (*véase* capítulo 11). Los componentes de la sangre se dirigen a células individuales, conforme pasa por una red amplia de capilares de pared delgada. La sangre también participa en el mantenimiento de la temperatura corporal y la lucha contra las infecciones (*véase* capítulo 10). Las pruebas sanguíneas son recursos de diagnóstico de uso frecuente para detectar una amplia variedad de desequilibrios de la homeostasis.

FUNCIONES HEMATOLÓGICAS

La sangre es un tejido conjuntivo vivo, dinámico y complejo. Sus componentes celular y plasmático actúan en conjunto para realizar cuatro actividades principales: transporte de sustancias, regulación de la hemostasia, mantenimiento de un ambiente interno estable por regulación de la temperatura y el pH, y ayuda para la resistencia contra las infecciones o enfermedades a través del sistema inmunológico.

La sangre proporciona la capacidad de transportar componentes vitales al organismo

Como medio primario de transporte a larga distancia en el cuerpo, la sangre acarrea sustancias importantes que incluyen electrolitos, aminoácidos, azúcares, proteínas, lípidos, minerales, hormonas y productos de desecho. Dependiendo de la solubilidad de una sustancia individual, se puede transportar como libremente disuelta en solución (plasma), unida a una proteína transportadora específica (p. ej., hierro unido a transferrina), unida a una proteína transportadora inespecífica (p. ej., hormonas unidas a albúmina) o dentro de las células sanguíneas. La modalidad de transporte puede regularse de manera fisiológica. Por ejemplo, casi la mitad del calcio circulante se encuentra en forma libre (Ca^{2+}), en tanto la otra mitad forma complejos con albúmina o aniones. En contraste, el O_2 se transporta de manera preferencial dentro de los **eritrocitos**, unido a la **hemoglobina** (Hb) y < 1% libremente disuelto en el plasma.

Un sistema eficaz en la sangre limita las hemorragias tras una lesión

Han evolucionado mecanismos complejos y eficaces para prevenir la pérdida sanguínea de un vaso sanguíneo lesionado. La detención de una hemorragia se denomina **hemostasia**. El fracaso en la detención de la pérdida sanguínea después de una lesión se denomina **hemorragia** y puede llegar a un grado que ponga en riesgo la vida si no se controla por los mecanismos fisiológicos que constituyen la hemostasia normal.

La sangre ayuda al cuerpo a mantener la homeostasis

La **homeostasis**, como término fisiológico, es el mantenimiento de un estado relativamente constante para crear un ambiente interno óptimo. El sistema sanguíneo tiene una participación fundamental en la conservación de la homeostasis al mantener el pH y la temperatura. Las proteínas plasmáticas forman un sistema amortiguador disponible de inmediato para regular los equivalentes de ácidos producidos en casi todas las reacciones metabólicas. Además, la sangre transporta el exceso de equivalentes de ácidos y bases a órganos como el riñón y los pulmones para su eliminación. La sangre en circulación rápida es un excelente conducto para transportar el calor generado por las reacciones metabólicas y, por lo tanto, tiene una participación importante en la termorregulación por secuestro de sangre en el centro del cuerpo, como resultado de vasoconstricción cuando la temperatura ambiente es baja, o por disipación del calor por vasodilatación periférica cuando el ambiente es cálido o el cuerpo generó calor interno (p. ej., durante el ejercicio).

La sangre desempeña un papel fundamental en la inmunidad

Los **leucocitos** (glóbulos blancos) participan en la defensa del cuerpo contra las infecciones y las enfermedades causadas por patógenos, así como en la **depuración** de antígenos extraños (*véase* capítulo 10). Aunque la piel intacta y las membranas mucosas actúan como barreras para el ingreso de agentes infecciosos al cuerpo, los microorganismos pueden penetrar o evadir estas defensas de primera línea. Los leucocitos, al actuar en conjunto con diversas proteínas, vigilan la sangre para detectar la presencia de microorganismos y otras sustancias extrañas. En la mayor parte de los casos, el sistema de defensa sanguíneo es suficientemente eficaz para eliminar los patógenos o prevenir su diseminación antes de que puedan causar daño corporal sustancial.

SANGRE COMPLETA

El adulto promedio tiene casi 5 L de sangre completa; los hombres tienen 5.0 a 6.0 L y las mujeres 4.5 a 5.5 L. Aproximadamente 55% del volumen sanguíneo total es líquido (**plasma**) y casi 45% corresponde a elementos formes (es decir, eritrocitos, leucocitos y **plaquetas**). La sangre constituye entre 6 a 8% del peso corporal total de un adulto sano.

La sangre es un tejido conjuntivo especializado

Se considera a la sangre un tipo de tejido conjuntivo porque las células que dan lugar a los elementos formes provienen del mismo linaje que las células que forman el hueso, el cartílago y la capa dérmica de la piel. Los tejidos conjuntivos están formados por células rodeadas por una matriz, que en el caso de la sangre corresponde al plasma, mientras que los elementos formes son eritrocitos, leucocitos y plaquetas. Se les llama *elementos formes* porque solo los leucocitos son células reales que contienen núcleo. Los eritrocitos contienen núcleo durante su desarrollo en la médula ósea, pero lo pierden cuando alcanzan la madurez. Las plaquetas son fragmentos derivados de la rotura controlada de células grandes, llamadas **megacariocitos**.

Cuando está oxigenada por completo, la sangre completa es de color rojo brillante debido a la oxigenación del hierro en la hemoglobina. La sangre mal oxigenada (desoxigenada) tiene una concentración menor de Hb oxigenada y es de un color rojo más oscuro. La sangre con poco oxígeno es transportada por las venas en la circulación sistémica y por las arterias en la circulación pulmonar. Cuando las venas sistémicas son observadas a través de la piel, por lo general tienen un tinte azulado, por el reflejo de la luz cuando la penetra.

Los términos médicos relacionados con la sangre completa con frecuencia se inician con los prefijos **hem/o** o **hemat/o** derivados de la palabra griega *haima,* que significa sangre. Por ejemplo, **hemólisis** es la destrucción prematura de los **eritrocitos** (otra palabra para glóbulo rojo), y un **hematólogo**, es un especialista en la sangre.

Para obtener sangre completa para análisis de laboratorio debe agregarse un **anticoagulante** para evitar su coagulación. Clínicamente no hay muchos análisis clínicos en los que se utilice sangre completa; esta es tan viscosa (valores normales de viscosidad de 3.5 a 5.5 cP) y turbia, que interfiere con las reacciones químicas en las soluciones de estudio. Sin embargo, hay esfuerzos continuos por desarrollar análisis que eviten estos problemas, lo que permitiría el uso de sangre completa para su rápido diagnóstico en situaciones de urgencia.

COMPONENTES SOLUBLES DE LA SANGRE Y SU ESTUDIO

Debido a que la sangre es el medio de transporte de muchas sustancias orgánicas e inorgánicas en el cuerpo, es importante el análisis de los componentes del plasma para detectar procesos normales y patológicos. Los valores de referencia, como los de la tabla 9-1, están bien documentados y pueden ser útiles para detectar enfermedades u otros cambios fisiológicos que alteran la homeostasis.

El suero corresponde al plasma después del retiro de los factores de coagulación

El plasma contiene aproximadamente 93% de H_2O, con 7% restante constituido por solutos disueltos en suspensión (6% son sustancias orgánicas y 1% son inorgánicas) y se obtiene por la recolección de sangre completa en un tubo que contiene anticoagulante que evita que la sangre se coagule, como el ácido etilendiamintetraacético (EDTA), el citrato o la heparina. Se usa centrifugación para separar la sangre en una capa plasmática superior; una capa eritrocítica inferior, y una interfaz delgada, la **capa leucocítica**, que contiene leucocitos y plaquetas. Cuando se permite que la sangre coagule antes de la centrifugación, el líquido restante en la parte superior del tubo es el **suero**, que ahora carece de los factores de coagulación solubles, que se precipitaron con el coágulo.

El plasma de un paciente con ayuno nocturno es un líquido turbio, pálido, amarillo grisáceo. Si se extrae sangre poco después de una comida, podría parecer lechoso, por un elevado contenido de lípidos o quilomicrones. Las muestras rojizas, por lo general, se deben a la presencia de Hb por hemólisis de eritrocitos.

En muchas pruebas bioquímicas se pueden usar de manera intercambiable plasma y suero. En otras solo se puede usar suero, porque los factores de coagulación del plasma interfieren con el análisis. Para las pruebas de coagulación solo se puede usar plasma, porque es necesario que estén presentes todos los factores de la coagulación.

El plasma se puede almacenar congelado por debajo de −20 °C para análisis futuros, pero debe procesarse en las 6 a 8 h después de su obtención para conservar los factores de la coagulación. Se puede almacenar **plasma fresco congelado** (PFC) en un banco de sangre durante 1 a 7 años y utilizarse para el intercambio terapéutico de plasma llamado **plasmaféresis**. El PFC que se congela después de 6 y 24 h de la recolección de la sangre

TABLA 9-1 Componentes básicos del plasma

Clase	Sustancia	Rango de referencia
Cationes	Sodio (Na$^+$)	136-145 mEq/L
	Potasio (K$^+$)	3.5-5.0 mEq/L
	Calcio (Ca^{2+})	4.2-5.2 mEq/L
	Magnesio (Mg^{2+})	1.5-2.0 mEq/L
	Hierro (Fe^{3+})	50-170 µg/dL
	Cobre (Cu^{2+})	70-155 µg/dL
	Hidrógeno (H$^+$)	35-45 nmol/L
Aniones	Cloro (Cl$^-$)	95-105 mEq/L
	Bicarbonato (HCO$_3^-$)	22-26 mEq/L
	Lactato$^-$	0.67-1.8 mEq/L
	Sulfato (SO$_4^{2-}$)	0.9-1.1 mEq/L
	Fosfato (HPO$_4^{2-}$/H$_2$PO$_4^-$)	3.0-4.5 mg/dL
Proteínas	Totales	6-8 g/dL
	Albúmina	3.5-5.5 g/dL
	Globulinas	2.3-3.5 g/dL
Grasas	Colesterol	150-200 mg/dL
	Fosfolípidos	150-220 mg/dL
	Triglicéridos	35-160 mg/dL
Carbohidratos	Glucosa	70-110 mg/dL
Otros ejemplos	Fosfatasa alcalina	20-140 U/L
	Transaminasa de alanina	8-20 U/L
	Transaminasa de aspartato	9-40 U/mL
	Bilirrubina (total)	0.1-1.0 mg/dL
	Nitrógeno de urea sanguínea	7-18 mg/dL
	Creatinina	0.6-1.2 mg/dL
	Cetonas	0.2-2.0 mg/dL
	Vitamina A	0.15-0.6 µg/mL
	Vitamina B$_{12}$	200-800 pg/mL
	Vitamina C	0.4-1.5 mg/dL

completa tiene menor concentración de factores de coagulación lábiles, como V y VIII.

El análisis de muestras de sangre revela el estado de salud del paciente

Para la mayoría de los análisis se obtienen muestras sanguíneas de la vena del brazo de un paciente (**venopunción**). En los recién nacidos se recolecta sangre por una **punción del talón**. La recolección de sangre de una arteria se hace principalmente para cuantificar gases sanguíneos arteriales (es decir, O$_2$ y CO$_2$) y el HCO$_3^-$, para precisar sus concentraciones con relación a la función pulmonar. La sangre arterial sistémica será la de concentración más alta de gases sanguíneos, porque no se ha desplazado a través de los tejidos donde ocurre su extracción. Por el mismo motivo, las concentraciones arteriales de un fármaco son mayores que las venosas. Para la mayoría de los otros análisis, los valores de las vertientes arterial y venosa son equivalentes.

La sangre se recolecta en tubos al vacío, diseñados para rellenarse con un volumen predeterminado (por lo general 7 mL).

Los tapones de hule tienen códigos de color de acuerdo con el aditivo presente. Aquellos con uno de color lavanda contienen EDTA para unir Ca^{2+}, un componente fundamental para la coagulación sanguínea, y se utilizan para obtener plasma para pruebas de hematología, como los recuentos hemáticos completos (RHC) y la tipificación de la sangre. Los tubos de color azul claro contienen citrato de sodio, un anticoagulante alternativo, y se usan para las pruebas de coagulación. Aquellos con tapón verde contienen el anticoagulante heparina, y se usan para obtener plasma para una variedad de estudios de química clínica. Los tubos de tapón rojo (con separador de suero) contienen activadores de la coagulación y se usan para obtener suero.

El plasma contiene iones, carbohidratos, lípidos y proteínas

Los electrolitos son sales que se encuentran en forma disociada (iones) en la sangre y tienen carga negativa (**aniones**) o positiva (**cationes**). Los iones son importantes para mantener un equilibrio osmótico normal en el plasma. En general, cuando el cuerpo necesita transportar agua de un compartimento a otro, se transfiere un electrolito bajo condiciones controladas (con frecuencia con regulación hormonal) y el agua pasa de manera pasiva.

En el plasma, el Na$^+$ es el catión más abundante y Cl$^-$ y HCO$_3^-$ son los principales aniones. Estos tres iones son los principales solutos osmóticamente activos en el líquido extracelular. Debido a que los electrolitos son las sustancias de más fácil transporte entre los compartimentos celulares, su movimiento impactará de manera directa la ganancia o pérdida de agua por ósmosis. Por ejemplo, una ganancia o pérdida de Na$^+$ causará la expansión o contracción del volumen sanguíneo, respectivamente, y puede contribuir a la presión arterial. Otras funciones de los electrolitos incluyen su participación en la excitación de la membrana y la regulación del pH.

Como los electrolitos, las proteínas también contienen una carga neta, que suele ser negativa al pH fisiológico. Debido al principio de **electroneutralidad** en el plasma sanguíneo, la suma de cargas positivas equivale a la correspondiente de cargas negativas.

Las proteínas son los compuestos orgánicos más abundantes en el plasma. Se han identificado alrededor de 1 400 *proteínas plasmáticas* diferentes, incluidas en los 6 a 8 g de proteínas/dL de la sangre. Actúan como enzimas, hormonas, anticuerpos y transportadores, además de contribuir a la osmolalidad del plasma y el equilibrio acidobásico. Las proteínas en la sangre dan lugar a la presión oncótica, también conocida como **presión coloidosmótica**. Debido a que las proteínas no se difunden a través de las membranas celulares, este componente de la presión osmótica total es relativamente estable, en tanto el correspondiente a los electrolitos es más variable, por la facilidad de transporte de estos iones a través de la membrana celular.

Las **albúminas** contribuyen con casi 60% de la concentración total de proteínas plasmáticas, lo que las hace contribuyentes importantes a la presión oncótica. También sirven como proteína de transporte inespecífica, que se une de manera no covalente a una variedad de moléculas que incluyen ácidos grasos, hormonas, fármacos y otras sustancias. La albúmina es producida por el hígado, y su concentración baja en el suero podría indicar enfermedad hepática o desnutrición.

Las **globulinas** constituyen casi 36% de las proteínas plasmáticas totales y a menudo se subdividen en categorías llamadas **alfa** (α), **beta** (β) y **gamma** (γ) **globulinas**, designaciones históricas que surgen de una técnica, ahora obsoleta, de cromatografía en columna, con la que se separaba a las proteínas de la membrana plasmática por sus pesos moleculares. Debido a que las categorías separan las proteínas por su tamaño, cada una de las subdivisiones representa tipos múltiples. En general, las globulinas α y β son proteínas sintetizadas por el hígado, mientras que las globulinas γ se producen por células del sistema inmunológico. Las fracciones de globulinas α y β contienen proteínas de transporte específicas (p. ej., de unión de metales, de unión de hormonas y de unión de lípidos), así como las involucradas en la retracción del coágulo. Las globulinas γ son predominantemente anticuerpos producidos por los linfocitos B (*véase* capítulo 10).

El **fibrinógeno** es una proteína grande sintetizada en el hígado y constituye casi 4% de las proteínas plasmáticas totales. Se fragmenta enzimáticamente por la trombina para originar la proteína insoluble **fibrina**, que forma la estructura fibrosa a manera de malla de un coágulo sanguíneo. *In vitro*, el plasma carente de fibrinógeno no se coagula.

Los principales **lípidos del plasma** son el colesterol, los fosfolípidos y los triglicéridos. El colesterol es un componente importante de las membranas celulares, así como precursor de la síntesis de hormonas esteroides. Los fosfolípidos se usan para construir membranas plasmáticas. Los triglicéridos son importantes para el transporte de la energía derivada de los alimentos al interior de las células. Debido a su naturaleza hidrofóbica, los lípidos del plasma se transportan junto con proteínas.

Los triglicéridos y el colesterol de los alimentos se ensamblan al interior de quilomicrones por la mucosa intestinal, antes de liberarse hacia la linfa, y finalmente, a la circulación (*véase* capítulo 25). Los triglicéridos y el colesterol del hígado se empaquetan como **lipoproteínas de muy baja densidad (VLDL)** y **lipoproteínas de densidad intermedia (IDL)** o **lipoproteínas de baja densidad (LDL)**, que se liberan al plasma para llevar lípidos a otros tejidos, incluido el colesterol. Las LDL se absorben por células periféricas, donde se retira el contenido de colesterol de las lipoproteínas y se usa. El hígado y el intestino delgado también forman y secretan **lipoproteínas de alta densidad (HDL)**, que se unen al colesterol sérico y lo llevan de regreso al hígado, donde se expulsa del cuerpo a través de las vías biliares (*véase* capítulo 26).

El principal **carbohidrato plasmático** es la glucosa, una fuente de energía primaria para todas las células corporales y la única para las del músculo cardiaco y las neuronas. La concentración sérica de glucosa está estrechamente regulada entre 70 y 110 mg/dL (4 a 8 mmol/L), excepto en el lapso inmediatamente siguiente a una comida. Por lo tanto, las pruebas de glucosa en sangre se estandarizan con relación a la ingestión de alimentos (p. ej., en ayunas y 2 h posprandial). Cuando se cuantifica la glucosa sanguínea, el suero debe separarse rápido de los eritrocitos, porque estos pueden utilizar la glucosa en ausencia de insulina.

El conjunto de estudios de lípidos sanguíneos ayuda a determinar el riesgo de enfermedad cardiovascular de un paciente

Un conjunto estándar de **estudios de lípidos en sangre** incluye las cifras de colesterol total, LDL, HDL y triglicéridos totales, lo que aporta información importante en cuanto al riesgo de un paciente de presentar trastornos relacionados con el corazón, donde el aumento de LDL, la disminución de HDL o los triglicéridos elevados constituyen indicadores positivos de riesgo sanitario. Con colesterol de LDL alto (forma que conduce el colesterol a los tejidos) el riesgo de formación de placas de colesterol en las paredes arteriales (**ateroesclerosis**) aumenta. Los niveles bajos de colesterol de HDL indican una menor capacidad para retirar el

colesterol excesivo. Muchas personas con obesidad, cardiopatía o diabetes también presentan niveles altos de triglicéridos. Se usan además varios cocientes, como el de LDL/HDL y el de colesterol total/HDL, como predictores de riesgo.

Los análisis metabólicos básico y completo son indicadores de la salud metabólica

Las **pruebas metabólicas básicas (PMB)** incluyen análisis de glucosa, Ca^{2+}, Na^+, K^+, CO_2 (o HCO_3^-), Cl^-, **nitrógeno ureico en sangre (NUS)** y creatinina. Estos dos últimos son metabolitos que se filtran fuera del plasma por los riñones, de modo que su aumento en el plasma podría indicar disfunción renal. Las anomalías en un **conjunto de estudios de electrolitos** (es decir, electrolitos y HCO_3^-), por lo general, señalan problemas con el equilibrio de líquidos, como edema o hipertensión.

El **análisis metabólico completo (AMC)** incluye PMB y el estudio de los siguientes componentes: albúmina, proteínas totales, bilirrubina y las enzimas hepáticas fosfatasa alcalina (ALP), transaminasa de alanina (ALT) y transaminasa de aspartato (AST). Los últimos cuatro componentes se usan para valorar la salud y función hepáticas. Por ejemplo, la ALP suele aumentar ante la obstrucción de conductos biliares, la ALT se eleva en la hepatitis, y la concentración de AST se usa para vigilar el daño hepático general. La bilirrubina es un producto de desecho del hígado, producido por la fragmentación de eritrocitos y su reciclado. Dependiendo de su forma (conjugada o no), la concentración de bilirrubina se puede usar para identificar problemas que se presentan antes del hígado (p. ej., anemia hemolítica), dentro del hígado (p. ej., cirrosis), o después del hígado (p. ej., bloqueo de los conductos biliares).

Los patrones anormales de proteínas séricas en la electroforesis revelan problemas de salud

La **electroforesis de proteínas séricas** es un método frecuente de separación de las proteínas sanguíneas en una matriz sólida (principalmente acetato de celulosa) de acuerdo con su tamaño y carga (fig. 9-1). Las proteínas globulares sanguíneas (albú-

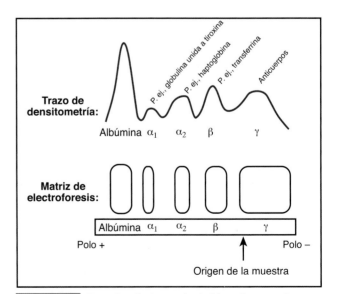

Figura 9-1 Electroforesis de proteínas séricas. Las proteínas séricas globulares se separan por electroforesis sobre una matriz y se tiñen. La intensidad del colorante se puede cuantificar por densitometría, y los cambios respecto del patrón normal son importantes en la clínica.

mina, α, β y γ globulinas) por lo general forman cinco picos o zonas principales en la matriz: albúmina (59%), zona α_1 (4%), zona α_2 (7.5%), zona β (12%) y zona γ (17.5%), que pueden diferir en tamaño o patrón en un paciente con ciertos tipos de anemia, durante la inflamación aguda o en presencia de una enfermedad autoinmune. Por ejemplo, es típico un aumento del pico β_1 de la anemia por deficiencia de hierro, por incremento de la concentración de la proteína de unión al hierro, transferrina. Otro ejemplo es un pico de globulina γ muy aumentado, que se observa en la mayoría de los pacientes con mieloma múltiple, por la presencia de proteínas producidas por **células plasmáticas** anormales.

En los análisis inmunológicos se detectan y cuantifican antígenos y anticuerpos séricos

Está disponible una amplia variedad de inmunoanálisis séricos, donde ocurre una reacción de precipitación debido a la combinación de anticuerpos con un antígeno específico. La detección y cuantificación de anticuerpos o antígenos es de utilidad para el diagnóstico. Por ejemplo, el aumento de anticuerpos contra células de músculo liso y antinucleares señala una hepatitis autoinmune. La elevación de anticuerpos contra el gluten o antigliadina se puede usar para el diagnóstico de la enfermedad celiaca. Los antígenos anormales que se encuentran sobre los microorganismos se pueden detectar por inmunoanálisis y a menudo permiten identificar personas infectadas antes de que aparezcan los síntomas; de forma alternativa, se puede usar la presencia de anticuerpos circulantes contra antígenos particulares para determinar si un paciente que se recuperó estaba infectado por un microorganismo particular.

En algunos casos, los antígenos interactúan con anticuerpos para producir grandes agregados visibles a simple vista, por ejemplo, los equipos de lectura instantánea de tipificación de grupos ABO–Rh sanguíneos, donde los antígenos en la superficie de los eritrocitos se aglutinan cuando se agregan anticuerpos. No obstante, en la mayor parte de los casos, los complejos antígeno-anticuerpo deben marcarse para su detección (p. ej., colorantes, reactivos fluorescentes o isótopos radiactivos).

Las pruebas sanguíneas que se citan no pretenden constituir una lista exclusiva ni exhaustiva. Sin embargo, es útil recordar que la sangre es el conducto para el transporte tanto de nutrientes como de productos de desecho y, por lo tanto, es donde se expresarán muchas de las aberraciones de la homeostasis.

ELEMENTOS DE LA HEMATOPOYESIS Y PRUEBAS DE DIAGNÓSTICO FRECUENTES

Como se señaló antes, los elementos formes de la sangre son los **eritrocitos** (glóbulos rojos), los **leucocitos** (glóbulos blancos) y los **trombocitos** (plaquetas) (fig. 9-2). Se usa la denominación **elementos formes** en lugar de células, porque solo los leucocitos son células verdaderas. Cada microlitro de sangre contiene de 4 a 6 millones de eritrocitos, de 4 500 a 10 000 leucocitos y de 150 000 a 400 000 trombocitos.

La sangre es un líquido viscoso

La **viscosidad** de la sangre, que afecta a la resistencia al flujo sanguíneo, es de 3.5 a 5.5 veces la del agua. La viscosidad del plasma es casi 1.5 a 1.8 veces la del agua. La viscosidad sanguínea aumenta o disminuye conforme el número total de elementos formes o proteínas plasmáticas cambia. El bombeo de sangre de alta viscosidad constituye un estrés para el corazón, porque se requiere una mayor presión para lograr la perfusión tisular. La sangre de viscosidad elevada también tiende a coagularse con mayor facilidad. En personas sanas, puede ocurrir un ligero aumento en la concentración relativa de células de la sangre y, por lo tanto, de su viscosidad (p. ej., por deshidratación), pero se tolera con facilidad. Sin embargo, en los pacientes con la sangre más viscosa, por el aumento sustancial de eritrocitos que se observa en aquellos con enfermedad pulmonar, pueden ocurrir problemas cardiovasculares. La disminución de la viscosidad sanguínea suele ser un indicador de otros problemas de salud graves que causan un decremento de las proteínas plasmáticas o sus elementos formes. Puesto que los eritrocitos son los más abundantes de los elementos formes, una disminución de la viscosidad sanguínea suele relacionarse con la anemia.

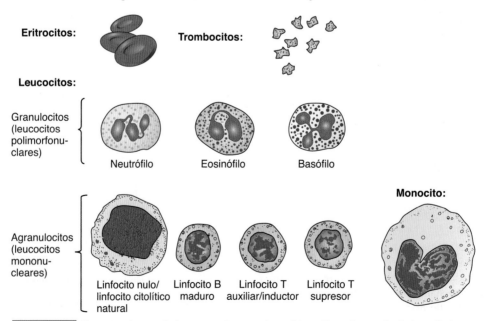

Figura 9-2 Elementos formes de la sangre. Se muestran el tamaño y el aspecto de las células y sus fragmentos (trombocitos), presentes en la circulación.

El hematocrito es el porcentaje de volumen de eritrocitos por volumen de sangre total

El **hematocrito** (**Hto**) es la fracción del volumen sanguíneo total compuesta por los eritrocitos y constituye un procedimiento de diagnóstico de detección simple e importante para la valoración de las enfermedades hematológicas. El Hto se puede determinar por centrifugación de sangre anticoagulada dentro de pequeños tubos capilares para separar las células sanguíneas del plasma. Una simple medición del volumen de eritrocitos (la longitud que ocupan en un tubo capilar) dividido entre la longitud total del cúmulo más el plasma, provee el porcentaje de eritrocitos (fig. 9-3). Los valores de Hto tienen un rango normal relativamente grande y varían entre hombres y mujeres (tabla 9-2).

Un Hto disminuido indica **anemia**, que puede surgir de deficiencias en la producción de eritrocitos o su **lisis** prematura. Inmediatamente después de una hemorragia el Hto no cambia, porque se pierden células y plasma en proporción equivalente.

El aumento de la cifra de hematocritos indica **policitemia** y resulta de un incremento o una disminución en la tasa de producción. Por ejemplo, las enfermedades respiratorias pueden causar policitemia por la carencia de O_2, dado que por el intercambio de gases afectado se envían señales para la síntesis de eritrocitos adicionales. La deshidratación, que disminuye el contenido de H_2O y, por lo tanto, el volumen del plasma también produce aumento del Hto.

Los recuentos hemáticos completos determinan el número y el tipo de células presentes en la sangre

El **recuento hemático completo** (**RHC**) incluye las siguientes pruebas, que se resumen en la tabla 9-2: recuento de eritrocitos, Hb, Hto y los índices de distribución de los eritrocitos; el recuento total de leucocitos y su diferencial; así como el

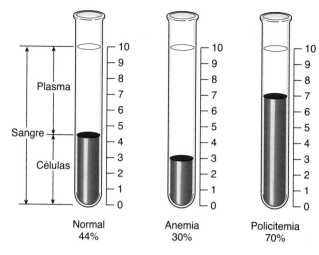

$$\text{Hematocrito \%} = \frac{\text{Volumen eritrocítico}}{\text{Volumen de sangre completa}} \times 100$$

Rangos normales del hematocrito	
Mujer adulta	37-47%
Hombre adulto	42-52%

Figura 9-3 **El hematocrito.** Después de la centrifugación de la sangre completa, la cantidad relativa de eritrocitos es una función del volumen sanguíneo total y se calcula como se muestra. Las cifras normales difieren ligeramente de acuerdo con el sexo. La anemia resultante de una pérdida de eritrocitos causará un hematocrito bajo; diversos estados fisiológicos o fisiopatológicos pueden dar lugar a una mayor producción de eritrocitos, con el resultado de un hematocrito alto (policitemia).

Hematología e inmunología

TABLA 9-2 Recuento hemático completo

Abreviatura	Prueba	Rango de referencia	Referencia internacional estandarizada	Significado (ejemplos)
Eritrocitos	Eritrocitos			
	Hombres	$4.3\text{-}5.9 \times 10^6/\mu L$	$4.3\text{-}5.9 \times 10^{12}/L$	
	Mujeres	$3.5\text{-}5.5 \times 10^6/\mu L$	$3.5\text{-}5.5 \times 10^{12}/L$	
Hb	Hemoglobina			↓: anemia, hemorragia intensa
	Hombres	13.5-17.5 g/dL	2.09-2.71 mmol/L	↑: producción excesiva, pérdida de líquidos, policitemia
	Mujeres	12-16 g/dL	1.86-2.48 mmol/L	
Hto	Hematocritos			
	Hombres	42-52%	0.42-0.52	
	Mujeres	37-47%	0.37-0.47	
VCM	Volumen corpuscular medio	80-100 μm^3	80-100 fL	↓: deficiencia de hierro, talasemia
HCM	Hemoglobina corpuscular media	25.4-34.6 pg/célula	0.39-0.54 fmol/célula	↑: deficiencia de B_{12} y folato (HCM variable)
CHCM	Concentración de hemoglobina corpuscular media	31-36% Hb/célula	4.81-5.58 mmol Hb/L	↓: deficiencia de la síntesis de Hb ↑: esferocitosis
IDE	Índice de distribución de los eritrocitos	11.7-14.2%	0.12-0.14	↑: población mixta, células inmaduras

(continúa)

TABLA 9-2 Recuento hemático completo *(continuación)*

Abreviatura	Prueba	Rango de referencia	Referencia internacional estandarizada	Significado (ejemplos)
Leucocitos	Leucocitos	4 500-11 000/µL	4.5-11 × 10⁻³/L	↓: algunos medicamentos, enfermedades autoinmunes, enfermedades de la médula ósea, infecciones graves
Neutrófilos	Neutrófilos (54-62%)	4 000-7 000/µL	4-7 × 10⁻³/L	
Linfocitos	Linfocitos (25-33%)	2 500-5 000/µL	2.5-5 × 10⁻³/L	↑: infección (abscesos, meningitis, neumonía, apendicitis, amigdalitis), inflamación, leucemia, estrés, tejido muerto (quemaduras, ataque cardiaco, gangrena)
Monocitos	Monocitos (3-7%)	100-1 000/µL	0.1-1 × 10⁻³/L	
Eosinófilos	Eosinófilos (1-3%)	0-500/µL	0-0.5 × 10⁻³/L	
Basófilos	Basófilos (0-1%)	0-100/µL	0-0.1 × 10⁻³/L	
Plaquetas	Recuento de plaquetas	0.15-0.4 × 10⁶/µL	0.15-0.4 × 10¹²/L	↓: producción insuficiente, hemorragia, lupus eritematoso sistémico, anemia perniciosa, hiperesplenismo, leucemia, quimioterapia
VPM	Volumen plaquetario medio	7.5-11.5 µm³	7.5-11.5 fL	↑: producción excesiva, células inmaduras

ENFOQUE CLÍNICO │ 9-1

Desarrollo de un enfoque específico para una enfermedad mortal

La regulación de la producción de nuevas células sanguíneas está estrechamente controlada. Incluso una mutación genética solitaria puede conducir a una sobreproducción de estas células. Un cáncer de médula ósea, la leucemia mieloide crónica (LMC), es un ejemplo paradigmático de lo que puede ocurrir cuando las células madre hematopoyéticas adquieren mutaciones. Sin embargo, la historia de la LMC revela lo importante que es comprender la causa de estos trastornos, ya que sirve como ejemplo perfecto de cómo se puede desarrollar un tratamiento de forma inteligente con este conocimiento.

La LMC se describió inicialmente en el siglo XIX, cuando se detectó que los pacientes presentaban niveles altos de células sanguíneas, en particular de leucocitos, y agrandamiento del bazo. Con el tiempo se supo que los pacientes con esta enfermedad tenían niveles elevados de células sanguíneas maduras. De los exámenes de médula ósea se desprendía que había un marcado aumento tanto en la producción como en la maduración de estas células. A diferencia de las leucemias agudas, en las que había un bloqueo en la diferenciación, en la LMC los leucocitos elevados eran células maduras, como los neutrófilos, los monocitos, los eosinófilos y los basófilos. Además, el recuento de plaquetas solía ser alto. Aunque estos niveles elevados de células sanguíneas podían causar síntomas, la conversión de la LMC en una leucemia aguda era a menudo la causa de muerte en estos pacientes.

Los tratamientos iniciales se diseñaron para ralentizar la proliferación de estas células sanguíneas, en un intento de mantener los recuentos sanguíneos en un rango normal. Se utilizaron agentes quimioterapéuticos para intentar controlar la enfermedad. Por desgracia, todos los pacientes acabaron desarrollando una leucemia aguda. Cuando una leucemia aguda se desarrolla a partir de la LMC, es esencialmente incurable con quimioterapia convencional, por lo que lamentablemente estos pacientes morirían en última instancia. Con la llegada del trasplante de médula ósea, se disponía de un nuevo enfoque y los pacientes con LMC podían curarse de su enfermedad. Sin embargo, no siempre era posible encontrar una médula ósea compatible. Además, el trasplante de médula ósea es un tratamiento muy intenso que suele acarrear otros problemas a largo plazo e incluso la muerte en hasta 20% de los pacientes sometidos a él. Por lo tanto, se necesitaba desesperadamente un mejor enfoque.

El primer gran avance en la comprensión de la causa de esta enfermedad fue la identificación del *cromosoma Filadelfia*. La Dra. Janet Rowley pudo demostrar que este cromosoma era el resultado de una translocación recíproca entre los cromosomas 9 y 22. Con estudios posteriores, los investigadores identificaron los dos genes que se fusionaron con esta translocación: el gen de la región de *breakpoint cluster* (*BCR*) en el cromosoma 22 y el gen de Abelson (*ABL*) en el cromosoma 9. El gen de fusión resultante genera una tirosina cinasa que activa múltiples vías de señalización que aumentan las tasas de división celular y disminuyen la apoptosis (muerte celular dirigida). En consecuencia, las células madre mutadas tienen una mayor división celular, lo que conduce a una sobreabundancia de las células sanguíneas. Lamentablemente, a medida que estas células se dividen con mayor frecuencia, se predispone a las células madre anómalas a adquirir nuevas mutaciones genéticas, lo que en última instancia da lugar a los clones que se convierten en la leucemia aguda.

En la década de 1990, a medida que los científicos iban conociendo estas vías, se planteó la hipótesis de que si se podía desarrollar un fármaco que inhibiera la tirosina cinasa resultante de la fusión bcr-abl se podría encontrar una nueva forma de tratar esta enfermedad. Se probaron múltiples compuestos en el laboratorio, pero un determinado agente, el STI-571, pareció ser muy eficaz para inhibir el crecimiento de estas células en cultivo. Por lo tanto se seleccionó este fármaco para utilizarlo en un ensayo clínico y comprobar si era seguro y eficaz en seres humanos con LMC. Sorprendentemente, en este ensayo inicial, los investigadores fueron capaces de mostrar respuestas espectaculares con un medicamento oral, incluso en pacientes en los que habían fracasado previamente las terapias convencionales para la LMC. Debido al éxito inicial, el fármaco se sometió rápidamente a más ensayos clínicos y, tras un éxito continuo, la Food and Drug Administration (FDA) aprobó su uso en 2001, solo unos años después de que se probara por primera vez en el laboratorio. El STI-571 (ahora llamado imatinib) fue una de las primeras terapias "dirigidas" que se utilizaron en el tratamiento de un cáncer, y puede poner muy eficazmente a un paciente en una remisión completa, de modo que no quede ninguna evidencia de la LMC. Gracias a este éxito se han desarrollado y aprobado muchas otras nuevas terapias dirigidas para mejorar la vida de millones de pacientes afectados por distintos tipos de cáncer. Es importante destacar que los investigadores no han dejado de trabajar para mejorar la respuesta de los pacientes con LMC. En la actualidad se han aprobado varios análogos del imatinib, con diferentes efectos secundarios y eficacia, para que los médicos dispongan de más opciones para combatir esta enfermedad. ■

recuento de plaquetas y el **volumen plaquetario medio**. Los recuentos celulares se pueden expresar como valores absolutos o porcentajes. En la tabla 9-2 se incluyen los valores de referencia de un adulto sano, tanto en las unidades de uso común como en las estandarizadas internacionales (EI). Los valores varían ligeramente con la edad, el sexo y la condición fisiológica (p. ej., embarazo y altura sobre el nivel del mar).

En la valoración de las enfermedades hematológicas en los pacientes, es importante determinar el número total de eritrocitos circulantes y la concentración de Hb en la sangre, información que se usa para determinar si presentan anemia. El Hto puede usarse para determinar anemia solo cuando el estado de los líquidos corporales es considerado. Con una cifra determinada de eritrocitos, Hb y Hto, pueden obtenerse otros **índices sanguíneos** importantes.

El volumen corpuscular (o celular) medio (VCM) es el índice que se usa con mayor frecuencia dado que refleja el volumen promedio de cada eritrocito y se calcula como sigue:

$$VCM = \frac{Hematocrito}{Eritrocitos\ (células/L)} \quad (1)$$

A las células de tamaño normal se les define como **normocíticas**, aquellas con un VCM bajo son **microcíticas**, y las que tienen un VCM alto son **macrocíticas**.

La **hemoglobina corpuscular media (HCM)** corresponde a una cifra producto del cálculo del contenido de Hb en cada eritrocito, y se obtiene como sigue:

$$HCM = \frac{Hemoglobina\ sanguínea\ (g/L)}{Eritrocitos\ (células/L)} \quad (2)$$

Los valores de HCM suelen aumentar o disminuir conforme aumenta o disminuye el VCM. La HCM también se relaciona a menudo con la **concentración de hemoglobina corpuscular media (CHCM)**, debido a que el recuento de eritrocitos suele relacionarse con el hematocrito. Las excepciones a esta regla aportan claves diagnósticas importantes.

La CHCM constituye un índice del contenido promedio de Hb en la masa de eritrocitos circulantes y se calcula como sigue:

$$CHCM = \frac{Hemoglobina\ sanguínea\ (g/L)}{Hematocrito} = \frac{HCM}{VCM} \quad (3)$$

Una CHCM baja indica una síntesis deficiente de Hb, y las células se describen como **hipocrómicas**. Son raras las cifras de CHCM altas, porque generalmente la concentración de hemoglobina se encuentra cerca del punto de saturación en los eritrocitos.

El **índice de distribución de los eritrocitos (IDE)** señala el grado de dispersión del tamaño promedio de los eritrocitos que, por lo tanto, indica el grado de **anisocitosis** (variación del tamaño de los eritrocitos).

La capacidad de transporte de oxígeno (CTO) corresponde a la máxima cantidad de O_2 que se puede transportar por la Hb contenida en 1 dL (100 mL) de sangre. Cada gramo de Hb se puede combinar con 1.34 mL de O_2 y transportarlos, lo que equivale a 20 mL de O_2/dL bajo condiciones ideales. La cifra real medida variará con respecto a la Hb total, motivo por el que la anemia puede ocasionar una hipoxemia grave.

El **recuento de leucocitos** corresponde a la concentración de los leucocitos en sangre. Un recuento de leucocitos elevado se denomina **leucocitosis** y se presenta en las infecciones, las alergias, las enfermedades sistémicas, la inflamación, la lesión tisular y la leucemia. Un recuento de leucocitos bajo corresponde a la **leucopenia** y se puede presentar en algunas infecciones virales, en estados de inmunodeficiencia y en condiciones de insuficiencia de la médula ósea.

Para fines de diagnóstico, un **recuento diferencial de leucocitos** permitirá determinar qué tipo de leucocito está afectado. Esta información provee claves invaluables del tipo de enfermedad, pero también requiere un análisis cuidadoso. A diferencia de los eritrocitos, hay varios cúmulos de almacenamiento de leucocitos fuera de la sangre, en el bazo, los ganglios linfáticos y los tejidos linfáticos. Por lo tanto, los cambios en las concentraciones sanguíneas indican cambios en el equilibrio de los cúmulos almacenados. En segundo lugar, el número y porcentaje de leucocitos varía con la edad. Los neonatos tienen altas concentraciones de leucocitos durante sus primeras semanas de vida, con un elevado porcentaje de **neutrófilos**. En la niñez predominan los **linfocitos**, mientras que en la senescencia la cifra total de leucocitos puede disminuir. Finalmente, el RHC provee un **recuento de plaquetas**, que se usa como punto de inicio en el diagnóstico de los trastornos de la hemostasia. La disminución de dicha cifra puede ser producto de insuficiencia de la médula ósea o de destrucción plaquetaria periférica.

En frotis sanguíneos se detecta la presencia de parásitos y otros trastornos hematológicos

Un análisis visual de los eritrocitos en un **frotis sanguíneo** puede validar cualquier anomalía celular o determinar la presencia de ciertos microorganismos. El análisis por microscopia de luz permite la diferenciación de los leucocitos de acuerdo con su aspecto morfológico y sus características de tinción, así como la identificación de formas inmaduras, lo que podría indicar una enfermedad subyacente. El análisis de un frotis sanguíneo revelará las características células "falciformes" eritrocíticas, que se presentan en la drepanocitemia, y los cambios de aspecto del citoplasma de los eritrocitos afectados por parásitos, como los que causa el paludismo.

Por lo general, los frotis sanguíneos se tiñen con un colorante policromo llamado de **Wright-Giemsa**, después de fijar las células con metanol. El colorante naranja, **eosina**, tiñe los componentes básicos de la célula, como los gránulos de los eosinófilos y la Hb de los eritrocitos. El colorante **azul de metileno** tiñe los componentes ácidos de la célula, como el ADN y el ARN, y se dispone de muchos otros colorantes.

Un **recuento relativo de leucocitos** indica qué tipo individual está aumentado con relación a los otros y ayuda al diagnóstico de enfermedades. Las cifras de tipos particulares de leucocitos cambiarán en respuesta a infecciones, reacciones alérgicas, inflamación y ciertos cánceres, como la leucemia. La leucopenia indica una cifra inadecuada de leucocitos; por otra parte, se habla de leucocitosis cuando se encuentran en cifras elevadas.

ERITROCITOS

Los eritrocitos son los elementos formes más abundantes de la sangre y el principal medio de transporte de O_2 hacia las células en el sistema circulatorio. Su citoplasma es rico en Hb, una biomolécula que contiene hierro y puede unirse con facilidad al O_2. Los eritrocitos maduros de los mamíferos son exclusivos entre los de los vertebrados, porque carecen de núcleo y la mayoría de los organelos. Los eritrocitos se producen en la médula ósea roja y circulan durante casi 100 a 120 días, antes de ser reciclados por los macrófagos.

Los eritrocitos contienen principalmente hemoglobina, un pigmento único con grupos hemo, donde el oxígeno se une a los átomos de hierro

Los eritrocitos maduros presentan la forma de un disco bicóncavo flexible, con un diámetro de casi 7 μm y un grosor máximo de 2.5 μm (fig. 9-4), que lleva al máximo la superficie disponible para el intercambio de gases. La Hb dentro de los eritrocitos se encarga de unir y transportar 99% del O_2 necesario para los tejidos. El otro 1% del gas se encuentra disuelto en el plasma.

Cada eritrocito contiene varios cientos de moléculas de Hb de casi 64 500 daltons constituidas por cuatro polipéptidos de

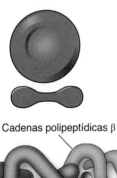

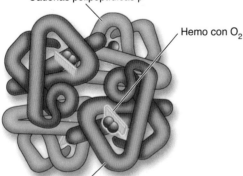

Cadenas polipeptídicas β

Hemo con O_2

Cadenas polipeptídicas α

Figura 9-4 Estructura de la hemoglobina A. Los eritrocitos tienen forma de discos bicóncavos, con un diámetro de casi 7 μm y un grosor máximo de 2.5 μm. Contienen varios cientos de moléculas de hemoglobina, cada una constituida por cuatro cadenas polipeptídicas (dos α y dos β), donde cada una contiene hierro unido a su grupo hemo. (Modificada de McArdle WD, Katch FI, Katch VL. *Essentials of Exercise Physiology*. Lippincott Williams & Wilkins; 2005).

globina y cuatro grupos hemo, la porción de acarreo de oxígeno. Esas cadenas polipeptídicas contienen dos moléculas de globina-α y dos de otro tipo de cadena de globina (β, γ o δ). Se pueden encontrar tres tipos de moléculas de Hb madura, nombrados de acuerdo con su composición de polipéptidos, en los eritrocitos humanos. El más constante en los adultos es la HbA (*véase* fig. 9-4) constituida por dos cadenas polipeptídicas α y dos β ($α_2β_2$). La HbA_2, que constituye aproximadamente 1.5 a 3% de la Hb total del adulto, tiene la fórmula $α_2δ_2$ de subunidades. Dos **hemoglobinas embrionarias (HE)** se encuentran en los eritrocitos durante el desarrollo humano temprano e incluyen las cadenas ζ y ε. Se combinan por pares para formar las hemoglobinas embrionarias iniciales ($ζ_2ε_2$, $ζ_2γ_2$, $ζ_2δ_2$, $α_2ε_2$). La producción de las cadenas ζ y ε cesa aproximadamente en el tercer mes del desarrollo fetal. La **hemoglobina fetal (HF)** (también conocida como hemoglobina F o $α_2γ_2$) sustituye a la HE y es el principal componente hemoglobínico durante la vida intrauterina. Ambas, HE y HF, tienen mayor afinidad de unión por el O_2 para asegurar concentraciones adecuadas para el feto dentro del ambiente intrauterino. La concentración de HF en los eritrocitos circulantes disminuye con rapidez durante la lactancia, pero se mantiene en ~ 0.5% en los adultos.

La producción de cada tipo de cadena de globina está controlada por genes estructurales individuales dentro de cinco *loci* diferentes. Pueden ocurrir mutaciones en cualquiera de ellos, con la producción resultante de moléculas de Hb anormales que causan **hemoglobinopatías**. La más frecuente de este tipo de enfermedades es la **drepanocitemia**, causada por una mutación puntiforme (sustitución de un solo aminoácido) en la cadena β de hemoglobina. Otro tipo relativamente bien conocido de hemoglobinopatía es la **talasemia**, que tiene dos tipos, α y β, denominados de acuerdo con la cadena de globina que contiene la mutación.

Cada cadena de globina está unida a un grupo hemo, que es un anillo porfirínico complejo que contiene un átomo de hierro central (*véase* fig. 9-4). El O_2 se une al hierro para formar la oxihemoglobina (HbO_2), forma saturada de la Hb que transporta al O_2 de los pulmones a los tejidos. Cuando el O_2 se libera hacia los tejidos, la HbO_2 se convierte en hemoglobina reducida (desoxihemoglobina).

La hemoglobina reducida tiene una mayor afinidad por el dióxido de carbono, que se une de manera reversible con las cadenas α y β, para retirar este producto de desecho del metabolismo de los tejidos. Sin embargo, solo un porcentaje menor de CO_2 se retira de esta manera. En los tejidos, la eliminación del CO_2 ocurre a través de tres mecanismos. Aproximadamente 5 a 7% se une a proteínas plasmáticas, 10 a 15% se une a la Hb y el resto se convierte en H_2CO_3. El CO_2 se difunde al interior de los eritrocitos y se convierte en H_2CO_3 por acción de la anhidrasa carbónica, que después se disocia libremente en HCO_3^- y H^+. Los iones H^+ son amortiguados por la Hb y, de esta manera, los eritrocitos también tienen una participación importante en el mantenimiento del pH sanguíneo. La Hb también actúa como amortiguador, al ionizar el anillo imidazólico de las histidinas en la proteína.

El monóxido de carbono (CO) puede sustituir con rapidez al O_2 en la HbO_2, formando una unión casi irreversible que contribuye a las propiedades asfixiantes del CO. Los nitratos y otras sustancias químicas oxidan al hierro de la Hb, de la forma ferrosa (Fe^{+2}) a la férrica (Fe^{+3}), lo que resulta en la formación de **metahemoglobina**. El O_2 transportado por la metahemoglobina también está tan fuertemente unido al hierro férrico, que no se libera hacia los tejidos y, por lo tanto, no se usa en la respiración.

La **cianosis**, coloración azul oscuro de la piel relacionada con la **anoxia**, se hace evidente cuando la concentración de hemoglobina reducida rebasa 5 g/dL. Si el trastorno es causado solo por la disminución del aporte de O_2 se revierte con su administración, pero si es producto de la acumulación de metahemoglobina estabilizada, la sola administración de O_2 no será eficaz.

Los cambios en la morfología de los eritrocitos proveen discernimiento de trastornos hematológicos específicos

La membrana del eritrocito está unida a un esqueleto complejo de proteínas intracelulares fibrosas, arreglo estructural que le da estabilidad y forma única a la célula, en tanto le provee la flexibilidad necesaria para trasladarse a través de vasos pequeños curvos, como los lechos capilares. Los cambios en la composición de los eritrocitos pueden causar modificaciones morfológicas que proveen información clínica valiosa en cuanto a la naturaleza del trastorno patológico (fig. 9-5).

Cambios en tamaño y forma

Una gran variación en el tamaño de los eritrocitos se conoce como anisocitosis. Los eritrocitos más grandes de lo normal se denominan **macrocitos**; aquellos más pequeños de lo normal se conocen como **microcitos**. Los que tienen forma irregular se conocen como **poiquilocitos**. Los **equinocitos** o **células de Burr** son eritrocitos espinosos generados por alteraciones en el ambiente plasmático. Los **esquistocitos** son fragmentos de eritrocitos dañados durante el flujo sanguíneo a través de vasos sanguíneos anormales o prótesis cardiacas.

Cambios de color

Un contenido anormal de Hb del eritrocito puede ocasionar cambios en su patrón de tinción que se observa en frotis teñidos secos. Las células normales se observan de color rojo-naranja, con una ligera palidez central resultado de la forma celular (**normocrómicos**). Los eritrocitos **hipocrómicos** se observan pálidos, con solo un anillo de Hb de color intenso en la periferia. Otras variaciones patológicas del aspecto de los eritrocitos incluyen a los **esferocitos**, pequeños, de tinción densa, con pérdida de la biconcavidad por anomalías de la membrana, y las **células diana** (también conocidas como *codocitos* o *leptocitos*), eritrocitos con una zona central de tinción densa circundada por una zona pálida. Las células diana se observan en las hepatopatías, y después de la esplenectomía.

Inmadurez

Los eritrocitos maduros normales no tienen núcleo y, por lo tanto, la presencia de eritrocitos nucleados en sangre periférica tiene importancia diagnóstica. Una forma inmadura de eritrocito que aún tiene núcleo es el **normoblasto**, presente de manera predominante en la médula ósea roja (*véase* fig. 9-6), pero se encuen-

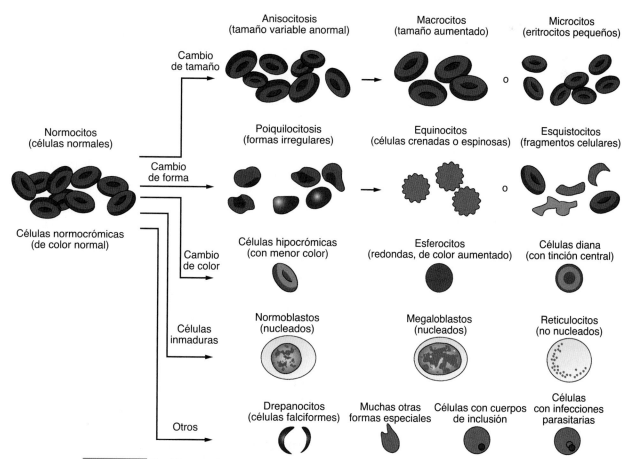

Figura 9-5 **Cambios patológicos en la morfología de los eritrocitos.** Esta sinopsis de las anomalías eritrocíticas incluye una variedad de posibles desviaciones que son útiles para el diagnóstico de la anemia y otras enfermedades.

Hematología e inmunología

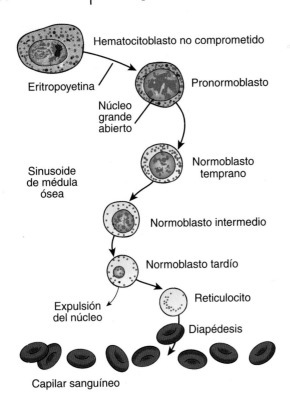

Figura 9-6 **Eritropoyesis.** Los eritrocitos son producto de un proceso que se inicia con hemocitoblastos no comprometidos e implica una serie de diferenciaciones en los sinusoides de la médula ósea, hasta que los eritrocitos finales ingresan a la corriente sanguínea por diapédesis.

tra en varios tipos de anemias, especialmente cuando la médula ósea responde en forma activa a la demanda de nuevos eritrocitos. En los pacientes con enfermedad grave, la aparición de normoblastos en sangre periférica es un signo de pronóstico funesto que precede a la muerte, a menudo por varias horas. Otro eritrocito nucleado, el **megaloblasto**, es inusualmente voluminoso por el retraso de la madurez nuclear y la división celular. Los megaloblastos se observan en la sangre periférica en la deficiencia de vitamina B_{12} o ácido fólico. Los **reticulocitos** son células inmaduras que expulsaron su núcleo pero que aún retienen material nuclear residual, que puede hacerse visible con una tinción supravital específica. Una cantidad pequeña de estos precursores normales de eritrocitos se encuentra en la sangre. Sin embargo, un aumento en el porcentaje de reticulocitos es un indicador de que el grado de eritropoyesis (formación de eritrocitos) en la médula ósea está aumentado. Por ejemplo, en un paciente con anemia o que tuvo una hemorragia reciente con médula ósea adecuadamente funcional, el recuento de reticulocitos está elevado.

Otros cambios

Hay abundancia de otras anomalías de eritrocitos que pueden ser producto de hemoglobinopatías (p. ej., **drepanocitos** o células falciformes), hepatopatías (p. ej., **acantocitos** o espolón celular) y hematopoyesis fuera de la médula ósea cavitaria (p. ej., **dacriocitos** o células en lágrima). Pueden contener **cuerpos de inclusión proteínica** por precipitación de Hb anormal, intoxicación por plomo y eritropoyesis anormal. Cuatro especies del género protista, *Plasmodium*, pueden infectar eritrocitos humanos y causar paludismo. Otro género protista, *Babesia*, causa síntomas similares a los del paludismo, y ambas infecciones se pueden diagnosticar observando el aspecto característico del citoplasma de los eritrocitos de las personas afectadas.

Los componentes de los eritrocitos se reciclan

Después de su liberación desde la médula ósea, los eritrocitos circulan en la sangre durante 120 días antes de tornarse senescentes y morir. Para mantener la homeostasis en condiciones normales, a diario se sustituyen casi 200 mil millones de eritrocitos y esto puede aumentar varias veces bajo condiciones de pérdida eritrocítica. Algunos de los eritrocitos antiguos se fragmentan en la corriente sanguínea por hemólisis, pero la mayoría es engullida por macrófagos del hígado, el bazo y la médula ósea, proceso fagocítico que inicia el reciclado de importantes componentes de los eritrocitos, que incluyen hierro y proteínas.

La Hb liberada de eritrocitos hemolizados se une a proteínas como la **haptoglobina** o **hemopexina**, que se depuran de la circulación por los macrófagos en el hígado. La Hb de eritrocitos engullida por macrófagos se fragmenta en globina y hemo dentro de las células fagocíticas. La porción de globina es catabolizada por proteasas hasta sus aminoácidos constituyentes, que se reutilizan para la síntesis de proteínas. El grupo hemo se fragmenta en hierro libre y los componentes del anillo **porfirínico** que lo rodea, se degradan en primer término hasta **biliverdina**, una sustancia verde que se reduce adicionalmente hasta bilirrubina, que después es transportada por la albúmina hacia el hígado, donde se conjuga químicamente con el ácido glucurónico, antes de excretarse en la bilis.

La bilirrubina conjugada y no conjugada se cuantifica en la clínica para detectar y vigilar disfunciones hepáticas y de la vesícula biliar. Las muestras sanguíneas con elevada concentración de bilirrubina muestran un tinte amarillo verdoso y mayor adhesividad. Los pacientes afectados presentan **ictericia**, cuya coloración amarilla característica se puede ver en la esclerótica del ojo o la piel, particularmente bajo las uñas. El aumento en la bilirrubina hasta una concentración que puede detectarse de manera visual es una circunstancia grave, porque una concentración alta de la forma no unida a proteínas plasmáticas es neurotóxica.

La mayor parte del hierro del cuerpo participa en la producción de eritrocitos, por lo que se recupera cuidadosamente durante su recambio. El hierro libre es tóxico, por lo que en la sangre se transporta unido a la proteína transferrina. Las células que necesitan hierro poseen receptores de membrana a los que se une la transferrina y después se interioriza. Dentro de la célula se libera el hierro férrico y se incorpora a un nuevo grupo hemo o se almacena de forma predominante en el hígado, unido a **ferritina**. Aunque el reciclado del hierro es eficaz, continuamente se pierde en pequeñas cantidades y debe restablecerse mediante su ingestión en los alimentos. En las mujeres, la pérdida de hierro aumenta durante la hemorragia menstrual. La mayor parte del hierro en los alimentos proviene del grupo hemo presente en la carne (*hierro orgánico*), pero también se puede obtener por absorción de su forma *inorgánica* (principalmente Fe^{2+}, algo de Fe^{3+}) por las células epiteliales del intestino.

Los estudios del hierro valoran sus reservas en el cuerpo

Para diferenciar de manera suficiente entre anemias por deficiencia de hierro y la secundaria a inflamación, así como para diagnosticar sobrecarga de hierro, se realizan **estudios del hierro** (tabla 9-3). Los **niveles séricos de hierro** ("hierro" con fines de brevedad) se miden con un método colorimétrico simple. Sin embargo, la concentración de *ferritina* representa mejor las reservas de hierro corporales, que se miden por **radioinmunoanálisis** o inmunoanálisis enzimático. La **capacidad total de**

TABLA 9-3 Estudios del hierro

Nombre	Rango de referencia	Referencia internacional estandarizada	Descripción
Hierro	50-170 µg/dL	9-30 µmol/L	Cantidad de hierro unida a la transferrina en la sangre
Ferritina	150-200 ng/mL	15-200 µg/L	Almacenamiento por exceso de hierro
Capacidad total de unión a hierro (TIBC)	252-479 µg/dL	45-86 µmol/L	Cantidad de hierro necesaria para unirse a toda la transferrina
Capacidad de unión a hierro no saturada ([UIBC] TIBC-hierro)	202-309 µg/dL	36-56 µmol/L	Transferrina no unida al hierro
Transferrina (cuantificada)	200-380 mg/dL	2-3.8 g/L	Transferrina no unida al hierro
Saturación de transferrina (hierro/TIBC)	20-50%	0.2-0.5	Porcentaje de transferrina con hierro unido

unión a hierro (**TIBC**, por sus siglas en inglés) es aquella cantidad necesaria del metal para unirse a todas las proteínas de unión a hierro. Debido a que la *transferrina* representa la cantidad más grande de proteínas de unión a hierro, la CTUH es una medida indirecta de cantidad de transferrina presente. La **capacidad de unión a hierro no saturada** (**UIBC**, por sus siglas en inglés) es aquella cantidad calculada de transferrina que no está ocupada por el hierro. La UIBC equivale a TIBC menos hierro. Finalmente, la **saturación de transferrina** se calcula como el cociente de hierro sérico y la TIBC, y se expresa como porcentaje. Así, indica el porcentaje de transferrina con hierro unido, que es 20 a 40% en las personas sanas. Además de los análisis séricos, la aspiración y biopsia de médula ósea son útiles para determinar las reservas de hierro corporal total.

En la deficiencia de hierro, la concentración del metal es baja, pero la TIBC está aumentada, de modo que la saturación de transferrina desciende. La TIBC también está aumentada en el embarazo. En caso de exceso de hierro, su concentración será alta y la TIBC baja o normal, con un aumento de la saturación de transferrina como resultado. Para valorar el estado nutricional de un paciente o su función hepática, por lo general se vigila la proteína transferrina, debido a que es producida en el hígado. Las anemias a menudo se presentan con cambios característicos en los estudios del hierro.

Comprender el sistema de grupos sanguíneos es necesario para transfundir eritrocitos

Los pacientes con anemia grave suelen necesitar transfusiones de eritrocitos. Por lo tanto, conocer el tipo de sangre de una persona es importante, porque las combinaciones inapropiadas entre grupos sanguíneos del receptor y donador pueden ocasionar resultados potencialmente mortales debido a que el sistema inmunológico del receptor cuenta con anticuerpos contra los eritrocitos del donador. Los tipos sanguíneos A, B, AB y O se basan en la presencia o ausencia de fracciones de azúcar A o B distintivas en los eritrocitos. Se dice que las personas con eritrocitos cubiertos por moléculas A o B corresponden a las sangres de *tipo A* o *B*, respectivamente. Si ambas moléculas, A y B, están presentes la sangre es de *tipo AB*; si no está presente ninguna, se denomina *tipo O*. Las personas presentan anticuerpos de la clase M de **inmunoglobulinas** (**Ig**) dirigidos contra los antígenos que no se encuentran en sus eritrocitos. Por lo tanto, alguien con un tipo sanguíneo A presentará anticuerpos anti-B; quien tiene el tipo sanguíneo B presentará anticuerpos anti-A y

aquel con sangre tipo O presentará anticuerpos contra ambos, A y B. En consecuencia, una persona con sangre de tipo A puede recibir los tipos A u O, no B o AB. De manera correspondiente, una persona con el tipo B puede recibir sangre de tipo B u O. Quienes presentan sangre de tipo AB pueden recibir sangre de cualquiera y, por lo tanto, son **receptores universales**. Las personas con sangre tipo O pueden recibir sangre de otros de tipo O exclusivamente, pero pueden donar a los de todos los grupos y, por lo tanto, son los llamados **donadores universales**.

En Estados Unidos, la sangre de tipo O es la más frecuente, seguida por las de los tipos A, B y AB, en ese orden. Puesto que los grupos sanguíneos están determinados genéticamente, su frecuencia varía en las poblaciones del mundo e incluso en diferentes grupos dentro de un país determinado. En Estados Unidos, las personas caucásicas en la actualidad se caracterizan por una mayor frecuencia de sangre de tipo A y una menor del tipo B, en comparación con los afroamericanos y los asiáticos estadounidenses.

El otro sistema de grupos sanguíneos que a menudo se conjunta con el sistema ABO es el de los **factores Rhesus** (**Rh**), que son proteínas de superficie celular únicas. El sistema Rh es complejo e incluye a tres genes que producen antígenos, C, D y E. El Rh D es el de mayor importancia, pues se encuentra en la sangre de 85% de las personas, que se clasifican como Rh+ (Rhesus positivo). Se dice que el 15% restante es Rh− (Rhesus negativo).

LEUCOCITOS

Los leucocitos son enviados a través de la sangre a sitios de infección o fragmentación tisular, donde defienden al cuerpo contra los microorganismos infecciosos, los compuestos extraños y el tejido dañado.

Los leucocitos constan de cinco tipos celulares diversos y forman parte del sistema inmunológico

Los cinco tipos principales de leucocitos son los neutrófilos, los eosinófilos, los **basófilos**, los linfocitos y los **monocitos** (*véanse* figs. 9-2 y 9-7). Los neutrófilos, los eosinófilos y los basófilos contienen gránulos, mientras que los linfocitos (es decir, las células B y T) y los monocitos son agranulares. Aunque los monocitos y los linfocitos también pueden poseer granulocitos citoplasmáticos, no son tan numerosos o tan distintivos en un frotis de sangre teñido en la forma usual. Los núcleos de los neutrófilos,

los eosinófilos y los basófilos son multilobulados; debido a esta característica, los neutrófilos con frecuencia se denominan **leucocitos polimorfonucleares (LPM)**.

Las células madre hematopoyéticas residen sobre todo en la médula ósea y se pueden diferenciar adicionalmente en varios linajes por intervención de un grupo de citocinas, que colectivamente se llaman **factores estimulantes de colonias**. La primera etapa de diferenciación es hacia dos linajes que dan lugar a células progenitoras mieloides y linfoides. Las primeras dan origen a los eritrocitos y todos los leucocitos, excepto linfocitos, que son parte del linaje linfoide (fig. 9-7).

Los neutrófilos defienden contra la infección bacteriana y micótica a través de la fagocitosis

Los neutrófilos constituyen los leucocitos más prevalentes en la sangre periférica de una persona sana (50 a 70% de todos los leucocitos). Son células fagocíticas muy móviles y el primer tipo de las de defensa a reclutarse en un sitio de inflamación. La misión principal de los neutrófilos es encontrar bacterias u hongos y neutralizarlos por fagocitosis, proceso que se puede describir en cuatro pasos (fig. 9-8). Los defectos en la cantidad o función de los neutrófilos rápidamente llevan a una infección masiva y, con bastante frecuencia, a la muerte.

Paso 1: reconocimiento del invasor extraño

Cuando se reconocen bacterias u otros productos y son unidos por los anticuerpos circulantes, las bacterias liberan factores quimiotácticos que atraen a los neutrófilos. Los neutrófilos reconocen a la bacteria como extraña por su unión a los anticuerpos a través de receptores Fc. Las bacterias también pue-den interactuar con células tisulares, linfocitos y plaquetas, que entonces liberan factores que atraen y activan a los neutrófilos.

Paso 2: invaginación de la membrana celular

En el lugar de infección, los neutrófilos engullen al ente patógeno invasor por fagocitosis, que se facilita cuando las bacterias están cubiertas por proteínas de defensa del hospedador, conocidas como **opsoninas** (para conocer los detalles *véase* el capítulo 10).

Paso 3: formación de fagosomas

La vacuola fagocítica generada, o **fagosoma**, se fusiona con los gránulos intracelulares que contienen enzimas digestivas y **defensinas**, estas últimas son proteínas catiónicas que eliminan a los microorganismos al crear agujeros en su membrana plasmática. Los agentes almacenados en los gránulos de neutrófilos incluyen lisozima, una enzima bacteriolítica y mieloperoxidasa, que reacciona con el peróxido de hidrógeno para generar oxidantes potentes que eliminan a las bacterias. Uno de estos oxidantes es el ácido hipocloroso (HOCl), una sustancia química que suele encontrarse en los blanqueadores caseros. Los gránulos también contienen proteasas (p. ej., colagenasa).

Paso 4: eliminación de microorganismos patógenos

Un paso importante para la destrucción eficaz de los entes patógenos es la activación de la enzima oxidasa del **fosfato de dinucleótido de nicotinamida y adenina (NADPH)**. La oxidasa se mantiene latente en las células en reposo, pero se activa por interacción con una proteína G y moléculas del citosol generadas durante la fagocitosis. La activación enzimática lleva a la producción catalítica del **ion superóxido**, un radical libre tóxico, den-

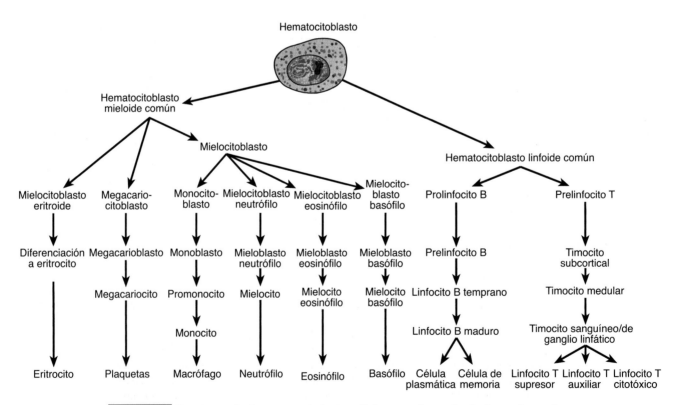

Figura 9-7 Hematopoyesis. Se cree que todas las células sanguíneas circulantes se desarrollan a partir de una progenitora común en la médula ósea, el hemocitoblasto. Su diferenciación en distintos linajes a través de células más comprometidas en dirección de las sanguíneas finales, depende de las condiciones encontradas y de las hematopoyetinas.

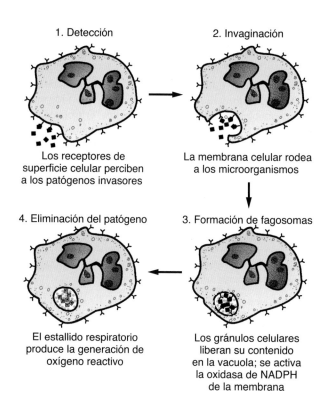

1. Detección

Los receptores de
superficie celular perciben
a los patógenos invasores

2. Invaginación

La membrana celular rodea
a los microorganismos

4. Eliminación del patógeno

El estallido respiratorio
produce la generación de
oxígeno reactivo

3. Formación de fagosomas

Los gránulos celulares
liberan su contenido
en la vacuola; se activa
la oxidasa de NADPH
de la membrana

Figura 9-8 **Pasos en la fagocitosis y la eliminación intracelular por los neutrófilos.** Los neutrófilos son las primeras células defensivas a reclutar en un lugar de inflamación. NADPH, fosfato de dinucleótido de nicotinamida y adenina.

tro del fagosoma. La generación de superóxido y otros potentes agentes reactivos se denomina colectivamente **estallido respiratorio** u **oxidativo**. Los agentes reactivos eliminan a las bacterias directamente o participan en reacciones secundarias de radicales libres para generar otros potentes antimicrobianos, como el **peróxido de hidrógeno**.

La participación importante de la **oxidasa de NADPH (NOX)** para la protección eficaz del hospedador contra microorganismos patógenos invasores se hace evidente en la **enfermedad granulomatosa crónica**, que es causada por la carencia de NOX fagocítica y se caracteriza por infecciones bacterianas y micóticas recurrentes que ponen en riesgo la vida.

Los eosinófilos son células inflamatorias de defensa contra infecciones parasitarias

En una persona sana, los eosinófilos constituyen 2 a 4% de los leucocitos circulantes y se identifican con facilidad por su aspecto característico y la tinción de su citoplasma. Como implica el nombre, los *eosin*ófilos adquieren un color rojo-naranja intenso durante la tinción con eosina u otros colorantes ácidos. Como los neutrófilos, los eosinófilos emigran en respuesta a señales quimiotácticas, y muestran una aceleración metabólica cuando son activados. Los eosinófilos participan en la defensa contra parásitos, como los gusanos redondos. Son eficaces contra estos organismos invasores grandes por la liberación de su contenido granular, que incluye óxido nítrico y enzimas citotóxicas. Estos leucocitos aumentan varias veces de número en respuesta a las infecciones parasitarias. Los eosinófilos participan en reacciones alérgicas, porque también son activados por los alérgenos. Además, tienen participación en la cicatrización de heridas por la liberación de factores de crecimiento y sustancias químicas que neutralizan a los mediadores de la inflamación.

Los basófilos secretan histamina, que causa la inflamación de las reacciones alérgicas y contra antígenos

El número de basófilos en un frotis sanguíneo de una persona sana va de 0 a 2% de los leucocitos, lo que los hace todavía más raros que los eosinófilos y en muchos recuentos diferenciales no se encuentra alguno. Los basófilos tienen múltiples gránulos pleomórficos de tinción intensa en su citoplasma con colorantes básicos; se reclutan en lugares de lesión celular o de inflamación. Sus gránulos contienen heparina e histamina, con propiedades anticoagulantes y de vasodilatación, respectivamente. Cuando son estimulados se libera el contenido de los gránulos de la célula y median aumentos del flujo sanguíneo regional y la atracción de otros leucocitos, incluidos los eosinófilos.

Los **mastocitos** son capaces de sintetizar muchos de los mismos mediadores que los basófilos. Sin embargo, los dos tipos celulares parecen diferentes a pesar de sus estrechas similitudes. Los basófilos y los mastocitos deben activarse para liberar sus mediadores inflamatorios, en un proceso llamado **desgranulación**. En una respuesta alérgica ocurren la activación y la desgranulación cuando los antígenos, que ya están fuertemente unidos a los basófilos y los mastocitos, se unen a la inmunoglobulina E (IgE). Otros estímulos directos o de sostén de la desgranulación incluyen lesión mecánica, activación de las proteínas del complemento y fármacos. Cuando los antígenos son alérgenos, como el polen, la secreción de histamina y heparina puede causar los síntomas característicos de la alergia.

Los monocitos emigran de la corriente sanguínea y se transforman en macrófagos

Los monocitos, junto con los linfocitos, pertenecen a la categoría de **leucocitos mononucleares** y constituyen de 2 a 8% de la cifra total, con diferenciación de los monocitos respecto de los linfocitos con base en su citoplasma azul pálido o azul grisáceo cuando son teñidos con el colorante de Wright. Al activarse, los monocitos abandonan los vasos sanguíneos, emigran a los tejidos y se diferencian completamente en macrófagos, que son células fagocíticas grandes. Los macrófagos contienen gránulos con enzimas y sustancias químicas líticas que se usan para destruir los microorganismos, antígenos y otras sustancias extrañas. Además de su función como **fagocitos**, los macrófagos secretan señales quimiotácticas para otros leucocitos y fibroblastos. Los macrófagos se consideran parte integral del sistema inmunológico, porque sirven como células presentadoras de antígenos a los linfocitos B y T (*véase* capítulo 10).

Los linfocitos incluyen tres tipos que participan en el sistema inmunológico

De 16 a 45% de los leucocitos corresponde a linfocitos, constituidos por **linfocitos B** y **T**, así como **linfocitos citolíticos naturales** (**NK,** *natural killer*). En una laminilla no se pueden distinguir los diferentes tipos de linfocitos entre sí por microscopia de luz. Los linfocitos circulantes poseen un núcleo de tinción oscura, grande en relación con el resto de la célula, por lo que a menudo solo aparece un pequeño borde de citoplasma que lo rodea (*véase* fig. 9-2). Algunos linfocitos, como los NK, presentan una banda más amplia de citoplasma y se parecen mucho a los monocitos. La mayoría de los linfocitos se encuentra fuera de la sangre, en los **órganos linfáticos** o el tejido conjuntivo.

La mayoría de los linfocitos circulantes corresponde a los linfocitos T (*linfocitos dependientes del timo).* Participan en las defensas inmunológicas mediadas por células y se dividen en varios subtipos (p. ej., linfocitos T auxiliares, T citotóxicos y citolíticos NK) (*véase* capítulo 10). De 20 a 30% de los linfocitos circulantes corresponde a los linfocitos B, derivados de la médula ósea. Cuando un linfocito B encuentra a su antígeno específico (**selección clonal**), se activa y procede a replicarse (**expansión clonal**). Muchos de estos linfocitos B clonados madurarán hasta ser células plasmáticas, que son muy especializadas en la capacidad de producir grandes cantidades de anticuerpos específicos contra su objetivo. Son más grandes y se tiñen con más intensidad que los linfocitos B indiferenciados, debido a la gran cantidad de proteínas que sintetizan.

FORMACIÓN DE LAS PLAQUETAS

Las plaquetas son fragmentos de su célula precursora, el megacariocito, de forma discoide irregular, con un tamaño de 25 a 33% del de los eritrocitos (1.5 a 3.0 µm). Conforme se desarrollan, los megacariocitos presentan un proceso de fragmentación controlada que da lugar a la liberación de más de 1 000 plaquetas por cada uno. Varios factores estimulan a los megacariocitos para liberar plaquetas dentro de los sinusoides de la médula ósea, que incluyen a la hormona **trombopoyetina**, principalmente generada por el hígado y los riñones, y liberada en respuesta a cifras bajas de plaquetas circulantes. Las plaquetas carecen de núcleo, pero poseen importantes proteínas, nucleótidos y otros factores que se almacenan en gránulos intracelulares y se secretan cuando son activadas durante su agregación en respuesta a una lesión vascular.

FORMACIÓN DE LAS CÉLULAS SANGUÍNEAS

Las células sanguíneas deben restituirse continuamente. Como ya se mencionó, los eritrocitos sobreviven en la circulación durante casi 120 días. Las plaquetas tienen una semivida promedio de 7 a 10 días, pero muchas se consumen de inmediato al participar en la hemostasia cotidiana. Los leucocitos tienen una semivida variable. Algunos linfocitos circulan durante 1 año o más después de su producción. Los neutrófilos, que constantemente cuidan de los líquidos corporales y tejidos contra las infecciones, presentan una semivida de horas a días en la circulación.

La hematopoyesis ocurre en la médula ósea y el tejido linfático

La **hematopoyesis**, proceso de generación de células sanguíneas, se presenta en los adultos sanos en la médula ósea roja y los tejidos linfáticos, como el bazo, el timo y los ganglios linfáticos (*véase* fig. 9-7). Durante el desarrollo fetal, las células hematopoyéticas se presentan en niveles elevados en el hígado, el bazo y la sangre. Poco después del nacimiento, la producción de células sanguíneas empieza gradualmente a desviarse hacia la médula ósea. Para los 20 años de edad, la médula de las cavidades de muchos huesos largos se torna inactiva y la producción de células sanguíneas se presenta principalmente en la médula ósea de la cresta iliaca, el esternón, la pelvis y las costillas. En algunos estados patológicos, como la leucemia, el hígado y los tejidos linfáticos pueden reasumir su función hematopoyética en el adulto, lo que se denomina **hematopoyesis extramedular**.

Las células sanguíneas maduras se originan de una célula madre multipotencial

La producción de células sanguíneas inicia con la proliferación de **células madre multipotenciales** llamadas **hemocitoblastos**. Dependiendo de los factores estimulantes, la progenie de los hemocitoblastos puede formar leucocitos, eritrocitos y plaquetas. Los factores estimulantes de colonias son citocinas u hormonas que regulan el destino del linaje celular, así como su velocidad de producción. Esta gran familia de factores puede liberarse por varios tejidos en respuesta a una variedad de estímulos. Los ejemplos de factores hematopoyéticos incluyen a la eritropoyetina (producción de eritrocitos), M-CSF (producción de monocitos), G-CSF (producción de **granulocitos**) y multi-CSF (producción de granulocitos, monocitos y plaquetas).

La eritropoyesis es regulada por la hormona renal, eritropoyetina

La eritropoyesis es el proceso por el que se desarrollan los eritrocitos, y la eritropoyetina es uno de los factores principales que regulan su producción. Esta hormona se secreta por los riñones en respuesta a una disminución del aporte de O_2, que puede originarse por una variedad de causas, que incluyen hemorragia, anemia, problemas respiratorios, como el enfisema o la enfermedad pulmonar obstructiva crónica (EPOC), o un aumento súbito de altitud (menor presión de O_2). La eritropoyetina regula la diferenciación de los hemocitoblastos no comprometidos para ingresar al linaje de los eritrocitos formando, en orden, normoblastos (también llamados *eritroblastos*), reticulocitos y eritrocitos maduros, que finalmente ingresan a la corriente sanguínea (*véase* fig. 9-8). Una manifestación frecuente de los pacientes con nefropatía crónica es la anemia por carencia de eritropoyetina. El gen humano de la eritropoyetina se clonó en 1985 y esto llevó a la producción de eritropoyetina humana recombinante (rhEPO) y la obtención de la darbepoetina por ingeniería genética, que tiene una semivida aumentada en comparación con la forma de hormona recombinante. Por lo general, estos agentes se utilizan para el tratamiento de la anemia debido a la quimioterapia o a la insuficiencia renal crónica y pueden mejorar notablemente la calidad de vida de estos pacientes. Desafortunadamente, los atletas de resistencia pueden tomar ilegalmente estos medicamentos para elevar sus niveles de eritrocitos para incrementar la capacidad de aporte de oxígeno y disminuir la fatiga muscular, una práctica denominada "dopaje sanguíneo". Sin embargo, el abuso de estas drogas por parte de los deportistas puede tener consecuencias fatales, como la muerte súbita por evento vascular cerebral o infarto de miocardio, debido al aumento de la viscosidad de la sangre.

COAGULACIÓN SANGUÍNEA

El daño vascular sin reparación podría ocasionar una pérdida sanguínea extrema y la disfunción multiorgánica subsecuente. La hemostasia (cese de la pérdida sanguínea de un vaso dañado) puede organizarse en cuatro sucesos separados, pero interrelacionados: la vasoconstricción, la formación de un tapón plaquetario temporal, la formación de un coágulo de fibrina más estable y, finalmente, la retracción y disolución del coágulo (fig. 9-9). Los cuatro pasos se explican con mayor detalle en las siguientes secciones.

ENFOQUE CLÍNICO | 9-2

Hemofilia

Los trastornos del sistema hemostático pueden dar lugar a trastornos hemorrágicos graves. En concreto, la deficiencia hereditaria de una proteína de la coagulación puede provocar un trastorno hemorrágico de por vida. La **hemofilia** es uno de los defectos de la coagulación mejor caracterizados, resultado de una deficiencia del factor VIII (conocida como hemofilia A) o del factor IX (conocida como hemofilia B). Se calcula que 1 de cada 5 000 nacimientos de hombres dará lugar a hemofilia; se estima que entre 20 000 y 40 000 hombres en Estados Unidos viven con este trastorno. El predominio masculino de esta enfermedad se debe a que los genes del factor VIII y del factor IX se encuentran en el cromosoma X. Por lo tanto, se trata de un rasgo recesivo ligado al cromosoma X.

Los hombres que padecen este trastorno suelen sangrar en los músculos profundos y en las articulaciones. Sin embargo, estos pacientes presentan hematomas con facilidad y pueden sangrar por traumatismos menores, como extracciones dentales o vacunaciones. La gravedad del trastorno hemorrágico depende de la cantidad de factor VIII o IX que se produzca. La hemofilia grave se produce cuando el nivel de factor del paciente es < 1% (el intervalo normal es de 80 a 120%). Por desgracia, estos pacientes suelen sufrir hemorragias espontáneas si no reciben tratamiento.

El diagnóstico de la hemofilia puede ser bastante sencillo. Si un hombre presenta síntomas hemorrágicos importantes, las pruebas de laboratorio básicas que se realizan durante la evaluación inicial son el recuento de plaquetas, el tiempo de protrombina (TP) y el tiempo de tromboplastina parcial activada (TTPa). En la hemofilia, el recuento de plaquetas debe ser normal, ya que los factores de coagulación no influyen en la producción de plaquetas. El TP debería ser normal, ya que el factor VIII y el factor IX no forman parte de la vía extrínseca. Sin embargo, como ambos factores forman parte de la vía intrínseca, el TTPa estará elevado. Por lo tanto, si un hombre presenta un problema hemorrágico y tiene un TTPa prolongado, pero un recuento de plaquetas y un TP normales, el clínico sospechará que padece hemofilia. El siguiente paso sería medir directamente los niveles de factor VIII y IX en la sangre para establecer el diagnóstico.

Afortunadamente, el tratamiento de la hemofilia ha seguido mejorando en las últimas décadas. En los años setenta, los científicos lograron aislar estos factores del plasma de personas con niveles normales de los mismos. Por desgracia, en la década de 1980, muchos hemofílicos murieron debido a las complicaciones del virus de la inmunodeficiencia humana (VIH), que contrajeron a partir de concentrados de factores obtenidos de plasma contaminado. Sin embargo, cuando se identificaron y cartografiaron los genes de los factores VIII y IX, se pudieron producir concentrados de factor VIII y IX recombinantes, lo que eliminó el riesgo de transmisión viral. Gracias a la mayor disponibilidad de estos productos, muchos niños con hemofilia reciben infusiones regulares de concentrados de factor que les permiten llevar una vida más normal. ■

En el paso 1 de la hemostasia, se inicia la fase vascular

En el lugar del traumatismo de un vaso sanguíneo, la primera reacción es una constricción por contracción de los músculos lisos circulares que lo rodean, reacción conocida como **contracción miógena**. En el sitio de lesión tisular ocurre también la liberación de potentes sustancias químicas, como ADP, factor tisular y prostaciclina, que tienen intervenciones clave en las fases subsiguientes. Las células endoteliales lesionadas también liberan factores, como las endotelinas que, además de estimular la contracción del músculo liso, actúan como factores de crecimiento que promueven la proliferación de células endoteliales, musculares y fibroblastos. Las células endoteliales en el lugar de la lesión se tornan "pegajosas", lo que aumenta la reacción plaquetaria en la segunda fase.

En el paso 2 de la hemostasia, se forma el tapón plaquetario

El propósito inmediato de la hemostasia es la producción rápida de una barrera física que cubra la abertura del vaso sanguíneo. El tapón inicial está constituido por plaquetas (trombocitos). La exposición del colágeno y el **factor de Von Willebrand** de la pared vascular lesionada, hace que las plaquetas se adhieran a los vasos y el subendotelio y se activen. La activación plaquetaria causa un cambio de forma y agregación de las plaquetas entre sí y al colágeno expuesto, que se contraen y liberan su contenido vesicular (secreción) iniciando efectos tanto agudos como a largo plazo. El ADP y el prostanoide, **tromboxano A2**, liberados por las plaquetas junto con el factor de Von Willebrand y colágeno expuestos en la pared del vaso sanguíneo, estimu-

lan una mayor activación, agregación y secreción plaquetarias, que finalmente dan lugar al tapón de plaquetas. Otros contenidos granulares tienen intervención adicional. La serotonina y el tromboxano A2 estimulan la contracción vascular al liberar factores de coagulación y Ca^{2+} en la serie subsiguiente de coagulación y el factor de crecimiento derivado de plaquetas (PGDF) promueve la reparación del vaso sanguíneo. El asa de retroalimentación positiva que promueve una mayor agregación y desgranulación plaquetaria es templada por la **prostaciclina**, una prostaglandina que se libera de las células endoteliales dañadas e inhibe la activación plaquetaria, y por enzimas circulantes en sangre que fragmentan el ADP.

Importancia del recuento de plaquetas para la hemostasia

Como en muchos casos, los estados de enfermedad pueden ilustrar la importancia de los procesos fisiológicos. La **trombocitopenia**, cifra baja de plaquetas, se puede deber a una menor producción (p. ej., en pacientes con enfermedad grave de la médula ósea o sometidos a quimioterapia), la no disponibilidad de plaquetas (p. ej., que se pueden secuestrar en un bazo agrandado), o su destrucción acelerada (p. ej., cobertura de las plaquetas con IgG y su eliminación por fagocitos). La **púrpura trombocitopénica inmune** (PTI) es una enfermedad autoinmune frecuente causada por autoanticuerpos contra las plaquetas. Una de las primeras características de la trombocitopenia es la púrpura (que significa *equimosis*) y la aparición de múltiples equimosis en todo el cuerpo, como resultado de golpes menores. Esto sirve para ilustrar que en condiciones fisiológicas normales las plaquetas taponan las roturas menores en los vasos sanguíneos, en particular los pequeños, que son parte de la vida diaria.

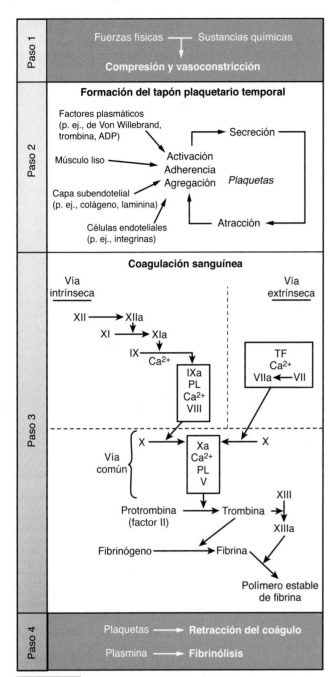

Paso 1

Fuerzas físicas ——— Sustancias químicas

Compresión y vasoconstricción

Paso 2

Formación del tapón plaquetario temporal

Factores plasmáticos
(p. ej., de Von Willebrand,
trombina, ADP)

Músculo liso ———→

Capa subendotelial
(p. ej., colágeno, laminina)

Células endoteliales
(p. ej., integrinas)

Activación
Adherencia
Agregación   *Plaquetas*

———→ Secreción

Atracción ←———

Paso 3

Coagulación sanguínea

Vía
intrínseca

Vía
extrínseca

XII ——→ XIIa

XI ——→ XIa

IX
Ca^{2+}

IXa
PL
Ca^{2+}
VIII

TF
Ca^{2+}
VIIa ←—— VII

Vía
común

X

Xa
Ca^{2+}
PL
V

X

Protrombina
(factor II)

——→ Trombina ——→

XIII

XIIIa

Fibrinógeno ——————→ Fibrina

Polímero estable
de fibrina

Paso 4

Plaquetas ——————→ **Retracción del coágulo**

Plasmina ——————→ **Fibrinólisis**

Figura 9-9 Hemostasia. Se puede considerar a la respuesta corporal ante una lesión vascular sanguínea en cuatro pasos interrelacionados. Los números romanos se refieren a los factores de la coagulación. ADP, difosfato de adenosina; PF-3, factor plaquetario 3.

En el paso 3 de la hemostasia, la trombina cataliza la conversión de fibrinógeno a fibrina para formar un coágulo estable

Las primeras dos fases no son suficientes para cerrar roturas vasculares grandes. Un **coágulo sanguíneo** que se puede formar sobre un tapón plaquetario es una red compuesta de la proteína insoluble, fibrina, que atrapa eritrocitos, plaquetas y líquido. La fibrina se forma a partir de la degradación proteolítica del fibrinógeno, una proteína sanguínea normal, por acción de la enzima **trombina**. La activación de la trombina y la formación del coágulo sanguíneo ocurren de acuerdo con una serie de transducciones de señal orquestadas cuidadosamente, que se denominan **coagulación.**

La cascada de coagulación es mediada por la activación secuencial de una serie de **factores de la coagulación**, proteínas sintetizadas en el hígado que circulan en el plasma en un estado inactivo. Los factores de la coagulación se conocen por los números romanos que los identifican, en una secuencia basada en el orden en que se descubrieron, no aquel en que se presentan en cascada. Obsérvese que los **factores III y IV, y VI** ya no se utilizan, puesto que no eran proteínas de factores de la coagulación circulantes. Los factores de la coagulación del plasma y sus nombres comunes se listan en la tabla 9-4.

Dos cascadas de coagulación separadas, las **vías intrínseca** y **extrínseca de la coagulación**, causan la formación de un coágulo sanguíneo en respuesta a diferentes señales de inicio (*véase* fig. 9-9). Los pasos finales de la formación de fibrina son comunes a ambas vías. Muchos de los pasos en todas las partes de la cascada requieren tanto fosfolípidos como Ca^{2+} como cofactores. Por lo tanto, se usa el secuestro de Ca^{2+} por sus quelantes, como el EDTA, como medio para inhibir la coagulación sanguínea.

La vía intrínseca se denomina así porque los factores necesarios están contenidos dentro de la sangre. La exposición a cargas negativas provocará la activación del factor XII, que entonces activa al factor XI, que a su vez activa al factor IX y se une al factor VIII en presencia de Ca^{2+} para activar al **factor X**, que constituye el inicio de la vía común.

Para el inicio de la vía extrínseca se requiere un factor extrínseco de la sangre, pero liberado del tejido lesionado llamado **tromboplastina hística** o *factor tisular* (FT). El FT en presencia de Ca^{2+} forma un complejo con el factor VII, y este complejo enzimático activa al factor X.

Aunque estas vías suelen representarse como dos vías separadas, esta representación es una sobresimplificación. Por ejemplo, el complejo factor VII/FT de la vía extrínseca puede estimular la formación del factor IX activado en la vía intrínseca. Aunque el concepto de vías de coagulación intrínseca *vs.* extrínseca que actúan independientemente es incorrecto, todavía es importante para comprender por qué se vigilan de modo individual en las pruebas clínicas de coagulación: el TTPa vigila la vía intrínseca y el TP lo hace con la vía extrínseca, como se describe a continuación.

Vía común de la coagulación

Los sucesos finales que llevan a la formación de la fibrina por cualquier vía son resultado de la activación de la vía común. El factor X activado en presencia de factor V, fosfolípidos plaquetarios y Ca^{2+} activa la conversión de la proenzima protrombina en trombina. La trombina es una enzima proteolítica que cataliza la degradación de fibrinógeno a fibrina. Una enzima plasmática, el **factor estimulante del fibrinógeno** (**factor XIII**), cataliza la formación de enlaces covalentes entre las hebras de fibrina polimerizada, con estabilización y contractura del coágulo sanguíneo.

La trombina también es un potente activador plaquetario y estímulo de células endoteliales, que aumenta su participación en la coagulación durante la formación del tapón plaquetario. En gran parte, la interacción de los factores de la coagulación se presenta en la superficie de las plaquetas y las células endoteliales. Aunque en un momento dado el plasma puede coagularse en ausencia de una superficie de contacto, la localización y el ensamblaje de los factores de la coagulación sobre la superficie celular amplifican las velocidades de reacción por varios órdenes de magnitud.

Tiempo de protrombina

El sistema extrínseco se evalúa por la cuantificación del **tiempo de protrombina** (**TP**), reportado en segundos, que representa el tiempo que tarda la muestra de plasma para coagularse después de mezclarse con tromboplastina y cloruro de calcio. Un TP prolongado indica la deficiencia de uno o más factores en la vía extrínseca. Por lo general, el TP se utiliza para medir la eficacia de los fármacos anticoagulantes antagonistas de la vitamina K, como la warfarina.

Tiempo de tromboplastina parcial activada

La prueba usada para vigilar la actividad del sistema intrínseco es la del **tiempo de tromboplastina parcial activada (TTPa)**, que corresponde al tiempo transcurrido para la coagulación del plasma desde la activación del factor XII por el reactivo biológico comercial TTPa, hasta la formación del coágulo de fibrina. Si el TTPa de un paciente es superior al intervalo de referencia, suele significar la deficiencia de uno o más de los factores de coagulación en la vía intrínseca o algo que inhibe una o más de esas proteínas.

El TTPa se usa para vigilar el tratamiento con **heparina**, un anticoagulante inyectable que impide la formación y el aumento de volumen de los coágulos y puede recomendarse a los pacientes con enfermedades que provocan coágulos sanguíneos anormales. Todos los tratamientos anticoagulantes conllevan el riesgo de **hemorragia**, por lo que es fundamental administrar la dosis apropiada de heparina o warfarina.

En el paso 4 de la hemostasia, la plasmina media la fibrinólisis

La **retracción del coágulo** es un fenómeno que puede ocurrir en minutos a horas después de su formación, pues se compacta, lo que hace tracción en los bordes del vaso acercándolos con disminución de la hemorragia residual y estabilización del lugar lesionado. La retracción requiere la acción de las plaquetas que contienen actina y miosina. La retracción del coágulo disminuye el tamaño de la herida y hace más fácil que los fibroblastos, las células de músculo liso y las células endoteliales inicien su cicatrización.

La **fibrinólisis** es el proceso de fragmentación del producto de la coagulación, un coágulo de fibrina. La principal enzima de la fibrinólisis es la **plasmina**, que fragmenta la red de fibrina en diversos lugares y causa la formación de fragmentos circulantes que son eliminados por otras proteasas o por los riñones y el hígado. La plasmina es una proteasa de serina que circula como proenzima inactiva, llamada **plasminógeno**, que se convierte en plasmina por intervención del **activador del plasminógeno tisular (APT)** liberado por las células endoteliales activadas.

Control de la cascada de coagulación

Varias proteínas anticoagulantes endógenas regulan la cascada de coagulación. La función plaquetaria se inhibe intensamente, por ejemplo, por el metabolito de células endoteliales, prostaciclina, que se genera a partir del ácido araquidónico durante la activación celular. La trombina unida a **trombomodulina** en la superficie de las células endoteliales, convierte la **proteína C** en una proteasa activa. La proteína C activada y su cofactor, la proteína S, restringen el avance de la coagulación por proteólisis de los factores Va y VIIIa. Finalmente, la antitrombina es un potente inhibidor de proteasas involucrado en la cascada de coagulación como trombina. La actividad de la antitrombina se acelera por la presencia de pequeñas cantidades de heparina, un mucopolisacárido liberado por los basófilos y las células endoteliales.

Quimioatrayentes, mitógenos y factores de crecimiento

Mientras se resuelve el coágulo sanguíneo, múltiples factores participan en la cicatrización de la herida, que para ser óptima requiere la generación de nuevas células tisulares, así como el reclutamiento de nuevos vasos sanguíneos para nutrir el tejido en reparación. Los **quimioatrayentes** hacen que las células de músculo liso, las células inflamatorias y los fibroblastos se dirijan hacia la herida, y los **mitógenos** inducen su proliferación. Los **factores de crecimiento**, una subclase de citocinas, inducen a los hemocitoblastos para que se diferencien. Hay muchos factores de crecimiento diferentes involucrados en la fase proliferativa de la reparación de las heridas, incluidos el **factor de crecimiento derivado de plaquetas (PDGF)** y el **factor de crecimiento epidérmico (FCE)**, que regulan la contracción de la herida y el remodelado continuo del tejido y el colágeno durante un periodo amplio hasta la cicatrización final.

Un importante suceso durante la cicatrización de las heridas es la **angiogénesis**, formación de nuevos vasos sanguíneos, en la que las plaquetas tienen participación importante porque secretan factores que inducen la proliferación, migración y diferenciación de dos de los principales componentes de los vasos sanguíneos: las células endoteliales y las células de músculo liso. En el cuerpo hay al menos 20 factores de crecimiento angiogénicos y 30 inhibidores naturales de la angiogénesis, que mantienen a la mayoría de los vasos sanguíneos en un estado de quietud, pero desvían el equilibrio hacia la formación de nuevos vasos después de una lesión.

Un conocimiento detallado de los sucesos que regulan la angiogénesis tiene un profundo potencial terapéutico. Por ejemplo, los *agentes de inducción de la angiogénesis* aplicados de manera exógena pueden ser útiles para acelerar la repara-

TABLA 9-4	Factores de la cascada de coagulación	
Nombre científico	**Nombres comunes**	**Vía**
Factor I	Fibrinógeno	Ambas
Factor II	Protrombina	Ambas
Factor V	Proacelerina, factor lábil, globulina aceleradora (Ac−)	Ambas
Factor VII	Proconvertina, acelerador de la conversión de protrombina sérica (ACPS); cotromboplastina	Extrínseca
Factor VIII	Factor A antihemofílico; cofactor 1 plaquetario; globulina antihemofílica (GAH)	Intrínseca
Factor IX	Factor de Christmas; componente de tromboplastina plaquetaria (CTP); factor antihemofílico B	Intrínseca
Factor X	Protrombinasa, factor de Stuart-Prower	Ambas
Factor XI	Antecedente de tromboplastina plasmática (ATP)	Intrínseca
Factor XII	Factor de Hageman, factor de contacto	Intrínseca
Factor XIII	Factor estabilizante de fibrina (FSF); protransglutaminasa; fibrinoligasa	Ambas

Hematología e inmunología

ción del tejido dañado por trombos en la circulación pulmonar, cerebral o cardiaca. Además, los factores angiogénicos pueden ayudar en la reparación de lesiones que normalmente lo logran en forma lenta, o nula, como las úlceras cutáneas en pacientes postrados en cama o con diabetes. Por otro lado, la *inhibición de la angiogénesis* puede ser particularmente útil en el tratamiento de pacientes con cáncer, porque los **tumores** en crecimiento requieren reclutar vasos sanguíneos para sobrevivir.

CIENCIAS MÉDICAS INTEGRADAS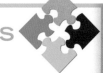

Anemias: comprensión de la fisiología y la importancia de un diagnóstico preciso

La anemia corresponde a una variedad de enfermedades que se caracterizan por disminución de la capacidad de acarreo de O_2 de la sangre. La falta de provisión de O_2 a los tejidos para la producción de ATP y energía contribuye a los síntomas más frecuentes, que incluyen debilidad, disnea, incapacidad de mantener la temperatura corporal y fatiga crónica, mental y física.

La primera vía de manejo de la anemia es determinar la causa subyacente, lo que ayudará a establecer el tratamiento adecuado. Debido a que el padecimiento tiene múltiples causas, es imprescindible disponer de un enfoque organizado para evaluar a los pacientes con anemias. Aunque existen varios sistemas de clasificación con múltiples subtipos en cada una, se considera que la anemia tiene dos causas generales: 1) disminución de la producción y 2) reducción de la supervivencia. El reticulocito suele ser útil para hacer esta distinción, ya que será bajo con una disminución de la producción y elevado con una reducción de la supervivencia.

1. Disminución de la producción

Muchas circunstancias pueden conducir a una producción limitada de eritrocitos. Por ejemplo, la incapacidad de producir hemoglobina dará lugar a una menor producción de eritrocitos. La hemoglobina es una combinación de hemo (hierro) y las cadenas de globina que lo sujetan; por lo tanto, el hierro se requiere para la producción de hemoglobina madura de unión a O_2 y la mayor parte del hierro en el cuerpo está contenida en la hemoglobina. La anemia por deficiencia de hierro puede surgir por ingesta reducida, ya sea por carencia del metal en los alimentos o la absorción inadecuada de hierro, que puede deberse a enfermedades intestinales, como la celiaca o de Crohn. Con la prevalencia creciente de las cirugías de derivación gástrica y el síndrome de malabsorción acompañante, el riesgo de anemia por deficiencia de hierro puede aumentar en este grupo de pacientes. De forma alternativa, la pérdida crónica de sangre, potencialmente debida a ciclos menstruales abundantes o hemorragias gastrointestinales, agotará las reservas de hierro del organismo. La anemia por deficiencia de hierro es la forma más común de anemia en todo el mundo.

Las afecciones hereditarias que conducen a la disminución de la formación de globina, en particular las talasemias, son otras anemias relacionadas con la producción deficiente de hemoglobina. Las mutaciones en las cadenas α y β de la globina conducen a talasemia α y β, respectivamente. Las mutaciones en la talasemia son resultado de una disminución en la síntesis de la proteína globina pertinente, con menores niveles de producción de hemoglobina resultantes.

Las deficiencias de otros nutrientes también pueden conducir a la disminución de la producción de eritrocitos, con la consiguiente anemia. Además de afectar a la síntesis de hemoglobina, la falta de nutrientes, como la vitamina B_{12} y el ácido fólico, provoca una disminución de la síntesis de ADN, necesaria para que las células precursoras se repliquen y maduren.

Además, una disminución en la producción de eritrocitos puede ser el resultado de condiciones que dañan las células madre, incluidas la radiación, los fármacos citotóxicos (p. ej., los usados en la quimioterapia contra el cáncer), los contaminantes ambientales (p. ej., el benceno) o una enfermedad autoinmune. Porque las células con máxima vulnerabilidad a estas sustancias son los hemocitoblastos, estas toxinas por lo general producirán una disminución no solo de eritrocitos, sino también de leucocitos y plaquetas.

2. Reducción de la supervivencia de los eritrocitos

La hemorragia y la hemólisis son dos causas comunes de la reducción de la supervivencia de los eritrocitos. Evidentemente, la pérdida aguda de sangre impedirá que los eritrocitos vivan su vida útil típica de 120 días en la sangre. En una persona sana, la curación de la fuente de la pérdida de sangre atenuará rápidamente la anemia.

Por **anemia hemolítica** se hace referencia a que ocurre destrucción prematura de los eritrocitos. Existen numerosas afecciones hereditarias y adquiridas que pueden ocasionar lisis de los eritrocitos. Las enfermedades hereditarias pueden provocar defectos en los eritrocitos que afectan su supervivencia, como las enzimas que mantienen la integridad de la célula, la hemoglobina o la membrana de los eritrocitos. La deficiencia de glucosa 6 fosfato (G6PD), un trastorno recesivo ligado al cromosoma X, es el resultado de la deficiencia de una enzima que ayuda a limitar el daño a los eritrocitos. La drepanocitemia es una enfermedad causada por la mutación de un aminoácido solitario en el gen de la globina β. Debido al cambio conformacional inducido por esta mutación, la desoxigenación causa un cambio de morfología celular que lleva a la producción de células en media luna, rígidas, que pueden quedar atrapadas en los pequeños capilares y bloquear el flujo sanguíneo originando anoxia tisular, edema y dolor. Los drepanocitos también se lisan con mayor facilidad. Es interesante que se trate de una de las primeras enfermedades genéticas en las que se descubrió una mutación real. Por último, la **esferocitosis hereditaria** es una enfermedad congénita en la que la membrana de los eritrocitos es excesivamente rígida, lo que provoca su eliminación precoz de la circulación por el bazo.

Las afecciones hemolíticas también pueden ser adquiridas. Ciertos parásitos pueden producir la lisis de los eritrocitos (p. ej., especies de *Plasmodium*, los parásitos causantes del paludismo). Suelen deberse a trastornos autoinmunes por autoanticuerpos o fragmentos del complemento que se depositan sobre los eritrocitos.

La importancia de un diagnóstico preciso

Es crucial la dilucidación de la fisiopatología para el tratamiento apropiado de la anemia. Como la deficiencia de hierro es la causa más común de anemia, los pacientes suelen empezar a tomar suplementos de hierro cuando se descubre que tienen anemia. Sin embargo, la reposición de hierro no ayudará a un paciente con anemia por déficit de vitamina B_{12} o anemia hemolítica. El desarrollo de un algoritmo meditado y eficaz es imprescindible para tratar a estos pacientes. Los índices eritrocitarios pueden ser muy útiles para determinar la causa de la anemia. El VCM suele estar reducido en la deficiencia de hierro, pero elevado en las deficiencias de vitamina B_{12} y ácido fólico. El recuento de reticulocitos debe ser alto y el nivel de haptoglobina bajo en pacientes con anemia hemolítica. Además, la revisión de la morfología de los eritrocitos en la anemia puede ser muy útil, ya que puede ser diagnóstica de la causa subyacente de la anemia (p. ej., eritrocitos en forma de hoz en la anemia falciforme o esferocitos en la esferocitosis hereditaria). ∎

Resumen del capítulo

- La sangre es un tejido conjuntivo dinámico con cuatro funciones principales: transporte de sustancias en el cuerpo; protección de la pérdida sanguínea corporal por una lesión; mantenimiento de la homeostasis corporal en cuanto a pH, agua, calor, osmolalidad y otros factores, y la circulación de células y sustancias químicas que defienden al cuerpo contra las enfermedades.
- Los adultos humanos tienen ~ 5 L de sangre completa, con aproximadamente 45% de elementos formes suspendidos en 55% de plasma y solutos.
- El plasma es la porción líquida de la sangre que contiene 93% de agua y 7% de moléculas como las proteínas (p. ej., albúmina, globulinas, fibrinógeno, enzimas y hormonas), los lípidos (p. ej., colesterol y triglicéridos), los carbohidratos (glucosa) y los electrolitos (p. ej., Na^+, Cl^- y HCO_3^-), así como residuos celulares (p. ej., bilirrubina, urea y creatinina).
- El suero contiene todos los componentes del plasma, excepto los involucrados en la coagulación sanguínea.
- Los eritrocitos son células anucleadas con forma de disco que proveen oxígeno en todo el cuerpo a través de la hemoglobina (Hb). La hemoglobina del adulto está formada por globinas α y β y un grupo hemo, que contiene un átomo de hierro rodeado por un anillo porfirínico que se une al O_2. Aunque los cambios en la Hb son raros, hay varios cientos de variantes anormales que producen trastornos clínicos como la drepanocitemia.
- Los eritrocitos se caracterizan por su número, forma, tamaño, color y madurez, que proveen indicadores valiosos para el diagnóstico de anemias, hemoglobinopatías, infecciones y otras enfermedades.
- Las anemias pueden ser causadas por disminución de los eritrocitos, una menor producción de hemoglobina o que esta sea anormal. El tratamiento depende del tipo de anemia.
- Al final de una vida de casi 4 meses, los eritrocitos antiguos son engullidos por los macrófagos y su hemoglobina, incluido el hierro, se recicla, con generación concomitante del producto residual diagnóstico, la bilirrubina. El exceso de bilirrubina o la incapacidad de procesarla por enfermedad hepática o vesicular produce ictericia.
- Los neutrófilos, los eosinófilos y los basófilos contienen gránulos que ayudan a eliminar patógenos. Los leucocitos defienden al cuerpo de las infecciones utilizando la fagocitosis y diversas armas antimicrobianas, liberan mediadores para controlar la inflamación y contribuyen a la cicatrización de las heridas.
- Los neutrófilos son mediadores tempranos de la inflamación, que eliminan y engullen microorganismos. Los eosinófilos apoyan a los neutrófilos y también pueden atacar a parásitos multicelulares.

- Los basófilos respaldan a los eosinófilos y también se asocian con el asma y las alergias. Los linfocitos T son participantes clave de la inmunidad mediada por células. Los linfocitos B sintetizan anticuerpos que atacan a bacterias y toxinas.
- La hematopoyesis es la producción de células sanguíneas circulantes a partir del hemocitoblasto no comprometido de la médula ósea. Estas células inmaduras se diferencian en linajes de células maduras, proceso promovido por las **hematopoyetinas** y otras citocinas.
- La eritropoyetina es una hormona producida por el riñón y en respuesta a la concentración baja de O_2 en la sangre promueve la eritropoyesis en la médula ósea. Los pacientes bajo diálisis a menudo requieren la administración de eritropoyetina para mantener un hematocrito (Hto) normal.
- Los trombocitos (plaquetas) tienen forma irregular, son estructuras pequeñas anucleares derivadas de células que, junto con las proteínas plasmáticas, controlan la coagulación sanguínea y promueven la cicatrización de heridas.
- La coagulación sanguínea implica la formación rápida de un tapón plaquetario débil, que se expande y estabiliza en uno más sólido formado por células, plaquetas y moléculas de fibrina insolubles. Las células endoteliales, los factores de la coagulación sanguínea, el Ca^{2+} y los mediadores liberados por las plaquetas regulan la cascada de coagulación. La trombina es necesaria para la formación del coágulo de fibrina, y la plasmina para su disolución.
- Las pruebas metabólicas básicas revelan las cifras sanguíneas de glucosa, electrolitos, NUS y creatinina; el análisis metabólico completo agrega las cifras de albúmina, proteínas totales, ALP, ALT, AST y bilirrubina.
- El recuento hemático completo incluye las cifras de leucocitos, eritrocitos, plaquetas, hemoglobina (Hb), hematocrito, los índices de distribución de los eritrocitos (volumen corpuscular medio, Hb corpuscular media y la concentración de Hb corpuscular media), así como el volumen plaquetario medio.
- Otras pruebas sanguíneas de realización sistemática incluyen la de viscosidad sanguínea, la electroforesis de proteínas séricas, las pruebas de coagulación (p. ej., recuento de plaquetas, tiempo de protrombina y tiempo de tromboplastina parcial activada) y los estudios del hierro (hierro sérico, ferritina, capacidad total de unión a hierro, UIBC, transferrina y saturación de transferrina).
- Para las transfusiones sanguíneas, las sangres de donador y receptor deben ser compatibles, para evitar la aglutinación de los antígenos A, B y Rh relacionados con los eritrocitos y los anticuerpos anti-A, anti-B y anti-Rh.

Preguntas de revisión del capítulo

1. ¿Cuál de los siguientes se espera que contenga cifras relativamente altas de hemocitoblastos funcionales?

   A. Sangre circulante del adulto.
   B. Bazo del adulto.
   C. Timo del adulto.
   D. Sangre circulante en niños.
   E. Sangre del cordón umbilical.

2. El clínico a cargo le pasa el expediente de un paciente que contiene resultados de su recuento hemático completo (RHC). Observa que el paciente tiene un recuento de eosinófilos elevado. Pregunta: ¿cuál de los siguientes patógenos es más probable que tenga este paciente?

   A. Virus.
   B. Bacteria.
   C. Hongo.
   D. Parásito.

3. La policitemia vera es un trastorno adquirido neoplásico de la médula ósea caracterizado por una producción anormalmente alta de eritrocitos. La concentración de estado estable de una sustancia en el suero puede proveer información adicional para confirmar el diagnóstico del paciente con policitemia vera. Su concentración típicamente es baja, lo que contrasta con la de pacientes con policitemia secundaria causada por trastornos respiratorios como el enfisema, que estimulan la producción de eritrocitos ¿Cuál de las siguientes sustancias es la que con mayor probabilidad se estudia?

   A. Albúmina.
   B. Bilirrubina.
   C. Eritropoyetina.
   D. Haptoglobina.
   E. Plasmina.

4. Una mujer joven presenta anemia debido a sus ciclos menstruales abundantes. ¿Cuál de los siguientes perfiles de hierro sería más consistente con la causa de su anemia?

   A. Ferritina elevada con hierro sérico bajo y TIBC baja.
   B. Ferritina alta con hierro sérico alto y TIBC alta.
   C. Ferritina baja con hierro sérico bajo y TIBC baja.
   D. Ferritina baja con hierro sérico bajo y TIBC alta.

5. Un paciente presenta síntomas de hemorragia, por lo que se le realiza un tiempo de protrombina (TP) y un tiempo de tromboplastina parcial activada (TTPa). El TP está prolongado, pero el TTPa es normal. ¿Cuál de los siguientes factores es deficiente con más probabilidad?

   A. Factor II.
   B. Factor V.
   C. Factor VII.
   D. Factor VIII.
   E. Factor IX.

1. **La respuesta correcta es E.** La sangre del cordón umbilical derivada de la circulación de los neonatos posee cifras elevadas de células hematopoyéticas inmaduras. La concentración de hemocitoblastos circulantes rápidamente disminuye después del nacimiento. Los bazos de los seres humanos adultos actúan como órganos hematopoyéticos solamente en ciertos trastornos de la médula ósea. El timo participa solo en la hematopoyesis previa al nacimiento. Las células sanguíneas circulantes en el adulto o el niño son maduras.

2. **La respuesta correcta es D.** La principal función de los eosinófilos es combatir a los parásitos, liberando el contenido de sus gránulos, que contienen óxido nítrico y enzimas citotóxicas.

3. **La respuesta correcta es C.** La eritropoyetina (EPO) es una hormona que estimula la médula ósea para producir eritrocitos. Su condición de estado estable en el suero puede proveer información útil en la valoración de diversas condiciones de anemia y policitemia. En la policitemia vera la EPO es baja en respuesta a la sobreproducción constante de eritrocitos por mutación de células madre hematopoyéticas. Por otro lado, cualquier trastorno que lleve a la mayor producción de EPO (fisiológicamente por hipoxia) causará la sobreproducción de eritrocitos y se definirá como policitemia secundaria.

4. **La respuesta correcta es D.** Debido a los ciclos menstruales abundantes, lo más probable es que esta joven padezca una anemia por deficiencia de hierro, debido a la pérdida crónica de sangre. En ese contexto, la ferritina debería ser baja, ya que esta prueba suele ser la que mejor evalúa las reservas de hierro de una paciente. Además, el hierro sérico es bajo debido a la falta de hierro circulante. La TIBC se eleva para aumentar la cantidad de hierro que puede unirse a la transferrina en un intento del organismo por aumentar sus reservas de hierro.

5. **La respuesta correcta es C.** Los factores II y V se encuentran en la vía común, por lo que una deficiencia de cualquiera de ellos prolongaría tanto el TP como el TTPa. Los factores VIII y IX solo se encuentran en la vía intrínseca, por lo que el TTPa se prolongaría, mientras que el TP sería normal. El factor VII solo se encuentra en la vía extrínseca, por lo que provocaría un TP prolongado y un TTPa normal.

Ejercicios de aplicación clínica 9-1

LACTANTE CON ANEMIA

Una mujer de 24 años de edad tuvo a su primera hija a mediados de diciembre. Se sentía bien preparada por la enfermera para atender a su hija en casa y el amamantamiento fue un problema menor al que se pensaba. La nueva familia tuvo una Navidad tradicional maravillosa en el campo en el que viven. A mediados de enero ella acudió con su médico familiar, quien notó que la niña estaba pálida. Determinó su grupo sanguíneo como AB positivo, mientras que el de la madre era A positivo. El contenido de hemoglobina (Hb) de la muestra de sangre de la niña resultó de 11.1 mg/dL y el correspondiente de la madre fue de 11.8 mg/dL; se programó una consulta de seguimiento a inicios de febrero.

En la reunión de febrero, la niña parecía muy pálida y con un tinte azul en la piel; la madre se veía muy cansada y expresó que la niña lloraba mucho. La Hb de la lactante era ahora de 9 mg/dL y la de la madre de 12 mg/dL. Un frotis sanguíneo de la niña reveló eritrocitos hipocrómicos muy microcíticos con anisocitosis y poiquilocitosis notorias. La muestra contenía células diana y esquistocitos. La pediatra se preocupó y sospechó la presencia de un trastorno sanguíneo, posiblemente talasemia, aquel en el que se forma una Hb insuficiente. Se realizó una electroforesis de hemoglobina, que confirmó el diagnóstico de talasemia β mayor.

PREGUNTAS

1. ¿Qué se puede concluir de las cifras de Hb de enero de la lactante y la madre?
2. Explique las cifras de eritrocitos de la niña y su morfología en la consulta de febrero.

3. El análisis sanguíneo automático realizado en febrero mostró un recuento elevado de leucocitos de la lactante, ¿puede usted explicar por qué?

RESPUESTAS

1. El valor de Hb de 11.1 mg/dL de la niña se encuentra en el extremo inferior del rango normal de un neonato de 1 mes (11 a 15 mg/dL); la Hb de la madre de 11.8 mg/dL es ligeramente baja (12 a 16 mg/dL), pero no rara en una mujer que recientemente tuvo un parto. No se requieren intervenciones en este punto. Debido a que el hierro bajo es el motivo más frecuente de anemia en los recién nacidos, se necesita vigilar estrechamente las cifras de Hb en el futuro cercano. La incompatibilidad de tipo sanguíneo entre la madre y la niña que puede causar una anemia leve en los neonatos es poco probable, puesto que se descarta la incompatibilidad de Rh.

2. La principal forma de talasemia β lleva a una deficiencia significativa en la producción en la cadena β de Hb, de manera que hay poca o ninguna Hb A presente. Como consecuencia, los porcentajes de Hb A2 y Hb F están elevados en una electroforesis de hemoglobina. Sin embargo, con el decremento de la Hb F que se inicia poco después del nacimiento, la niña presenta hipoxia y anemia (palidez), que estimula la producción de eritropoyetina. La eritropoyetina estimula la hematopoyesis intramedular y, en un momento dado, también la extramedular.

Los eritrocitos recién producidos son pequeños (microcíticos) y contienen solo cadenas α (hipocrómicos) de hemoglobina, que podrían precipitarse en los eritrocitos en desarrollo, lo que lleva a la presencia de células diana con un centro denso y un borde pálido y, en general, una población celular de tamaños diferentes (anisocitosis), forma anormal (poiquilocitosis). Los eritrocitos pequeños dan lugar a un hematocrito y un **volumen corpuscular medio** (**VCM**) bajos. La producción inadecuada de Hb lleva a la disminución de HMC, CHCM y la capacidad de acarreo de oxígeno. La anisocitosis conduce a un mayor IDE.

3. El recuento inicial de células sanguíneas obtenido por un aparato automático después de la enfermedad, a menudo revela de manera errónea una cantidad elevada de leucocitos. Esto se debe a la presencia de eritrocitos nucleados (respuesta regenerativa de la médula ósea), que son indistinguibles de los leucocitos en los analizadores de hematología, independientemente de la técnica. Por ese motivo, el recuento de leucocitos necesita corregirse respecto del número de eritrocitos nucleados, que suele hacerse cuando un recuento diferencial de eritrocitos revela más de 10 eritrocitos nucleados por 100 leucocitos. Después de la corrección, los leucocitos deben estar dentro de los límites normales.

Hematología e inmunología

10

Inmunología, interacción entre órganos y homeostasis

Objetivos del aprendizaje activo

Con el dominio del material de este capítulo, usted deberá ser capaz de:
- Explicar los desencadenantes del sistema inmunológico y la autotolerancia.
- Aplicar la participación de los componentes celulares y no celulares de la inmunidad innata para mantener la homeostasis corporal.
- Explicar cómo el sistema inmunológico adaptativo logra sus tres principales características: especificidad, diversidad y memoria.
- Describir los mecanismos de la presentación de antígenos, exógena y endógena, en la inmunidad mediada por células.
- Explicar las funciones de los subtipos de linfocitos T en la inmunidad adaptativa.
- Mencionar la importancia clínica de ambas: la inmunidad innata y la adaptativa.

- Identificar tres formas en que las cinco clases de anticuerpos actúan para eliminar antígenos.
- Reconocer los signos y funciones de ambas: la inflamación aguda y la crónica.
- Explicar las funciones clínicas de las citocinas pro y antiinflamatorias.
- Describir las influencias del sistema inmunológico en el trasplante de órganos.
- Reconocer los trastornos del sistema inmunológico por sus reacciones.
- Explicar el principio de detección inmunológica en los diversos padecimientos de cáncer hematológico.
- Describir la interacción entre los sistemas inmunológicos neuronal y hormonal para el mantenimiento de la homeostasis.

INTRODUCCIÓN

En la sección previa usted aprendió acerca del sistema neuromuscular. En los últimos capítulos aprenderá acerca de otros sistemas, como el cardiovascular, respiratorio, renal y endocrino. En contraste, en este capítulo usted notará que el sistema inmunológico está constituido por una amplia variedad de células que combaten la enfermedad y se encuentran en todo el cuerpo: en el plasma, la linfa, los tejidos y diversos órganos. El sistema inmunológico es indispensable para la supervivencia y el mantenimiento de una salud óptima.

La inmunología es el estudio funcional de los procesos en el que el material extraño (vivo y no vivo) es destruido o inutilizado por el sistema de defensa corporal. La función del sistema de defensa inmunológico es 1) proteger al cuerpo contra infecciones y entes patógenos (bacterias, hongos, virus, parásitos y otros microorganismos), 2) neutralizar y/o destruir el material extraño, y 3) proporcionar un sistema de vigilancia inmunológica (detección y neutralización de células malignas). Una función secundaria es contribuir a la homeostasis al impedir que los agentes patógenos alteren el funcionamiento de los órganos y al preservar la integridad del organismo. Un componente importante del mecanismo de defensa inmunológico es un conjunto de moléculas notables llamadas **anticuerpos,** que pueden reconocer un rango infinito de invasores extraños, conocidos como patógenos (p. ej., virus, bacterias, parásitos, toxinas, entre otros) y los etiquetan para su destrucción por otros de sus componentes.

Los trastornos inmunológicos (enfermedades autoinmunológicas, hipersensibilidades e inmunodeficiencias) son resultado de disfunciones y respuestas inapropiadas del sistema inmunológico. La inmunología ha contribuido a grandes avances en la medicina, al seguir la teoría de Louis Pasteur de que los microorganismos son la causa de las infecciones, y su participación en la comprensión de que la vacunación previene las enfermedades infecciosas. El propósito de este capítulo es presentar los componentes básicos del sistema inmunológico y sus participaciones en la función de los órganos y la homeostasis.

COMPONENTES DEL SISTEMA INMUNOLÓGICO

El sistema inmunológico detecta una gran diversidad de agentes patógenos, desde bacterias hasta virus y parásitos como las lombrices. Además de identificar agentes patógenos, debe también distinguirlos de las propias células y tejidos saludables. La detección es un proceso complejo y constante, porque los entes patógenos evolucionan con rapidez y producen adaptaciones que les ayudan a evitar que los detecte el sistema inmunológico, y les permiten efectuar una infección exitosa.

El sistema de defensa presenta especificidad y complejidad de diversos grados

El sistema inmunológico protege al cuerpo contra las infecciones mediante defensas de especificidad creciente. Las barreras de superficie (p. ej., secreciones de piel y membranas) constituyen la primera línea de defensa para evitar que ingresen al cuerpo los agentes patógenos, como bacterias y virus. La piel y el aparato respiratorio proporcionan una barrera química importante mediante la secreción de agentes antimicrobianos. Dentro de los aparatos genitourinario y digestivo, la flora comensal sirve como barrera biológica por competencia con las bacterias patógenas por alimentos, y en algunas condiciones cambiando el ambiente, como al modificar el pH y el hierro disponible. La barrera biológica disminuye la probabilidad de que los agentes patógenos proliferen de tal manera que causen enfermedad.

Si los agentes patógenos rompen estas barreras, el sistema inmunológico innato produce una respuesta inespecífica inmediata, que se desencadena cuando se identifican moléculas específicas, que se denominan *patrones moleculares asociados con patógenos* (PAMP, por sus siglas en inglés), de los microorganismos por los receptores de reconocimiento de patrón en las células inmunológicas. Si los agentes patógenos evaden con éxito la respuesta inmunológica, el cuerpo utiliza una tercera capa de protección, el sistema inmunológico adaptativo, que se activa por la respuesta innata. Las células de respuesta adaptativa se reclutan en específico para participar en las reacciones, lo cual explica por qué esta inmunidad también se denomina *inmunidad adquirida*. El sistema adaptativo puede cambiar su respuesta durante una infección para mejorar la detección del agente patógeno.

El timo y la médula ósea están enlazados con el sistema inmunológico adaptativo

El timo y la médula ósea (MO) se denominan tejidos linfáticos primarios (o centrales). Los linfocitos, leucocitos especializados que participan en la inmunidad adaptativa, maduran y se tornan *inmunocompetentes* en los **órganos linfáticos primarios**. Todas las células linfáticas se originan en la médula ósea y algunas completan su proceso de maduración ahí, en tanto otras pasan a **órganos linfáticos secundarios** para concluir dicho proceso (p. ej., el eosinófilo se traslada al bazo para concluir su maduración). La excepción son las células pre-T, que abandonan la médula ósea y presentan una maduración completa en el timo, antes de liberarse al resto del cuerpo.

Los ganglios linfáticos, las amígdalas, los tejidos linfáticos asociados a mucosas (MALT, por sus siglas en inglés) y el bazo se consideran tejidos linfáticos secundarios (o periféricos), aquellos donde las células inmunológicas maduras participan

en reacciones inmunológicas específicas. En la figura 10-1 se muestran los tejidos linfáticos primarios y secundarios.

Los ganglios linfáticos son sitios a través de los cuales se filtran sangre, linfa y células inmunológicas. Son órganos encapsulados que se localizan en todo el cuerpo, en las uniones de **vasos linfáticos**, óptimos para la interacción entre células presentadoras de antígeno (CPA) especializadas o profesionales, y linfocitos T y B. El traslado de la linfa a través de los vasos y ganglios linfáticos es respaldado por el movimiento del músculo esquelético, pero por lo demás es pasivo. No hay un órgano comparable al corazón para aportar presión al flujo de la linfa.

Durante una infección bacteriana, la proliferación de células inmunológicas causa la inflamación de los ganglios linfáticos, cuya palpación es parte de la mayoría de las exploraciones clínicas más ordenadas, y puede dar indicios del grado de actividad del sistema inmunológico.

En la sangre y la linfa abundan *elementos inmunológicos no celulares*, que incluyen, pero sin limitarse a, anticuerpos, moléculas de comunicación (p. ej., citocinas y quimiocinas), y el complemento, que se describen más adelante en este capítulo. Además, el sistema inmunológico innato abarca una diversidad de líquidos y otros componentes no celulares con características antimicrobianas.

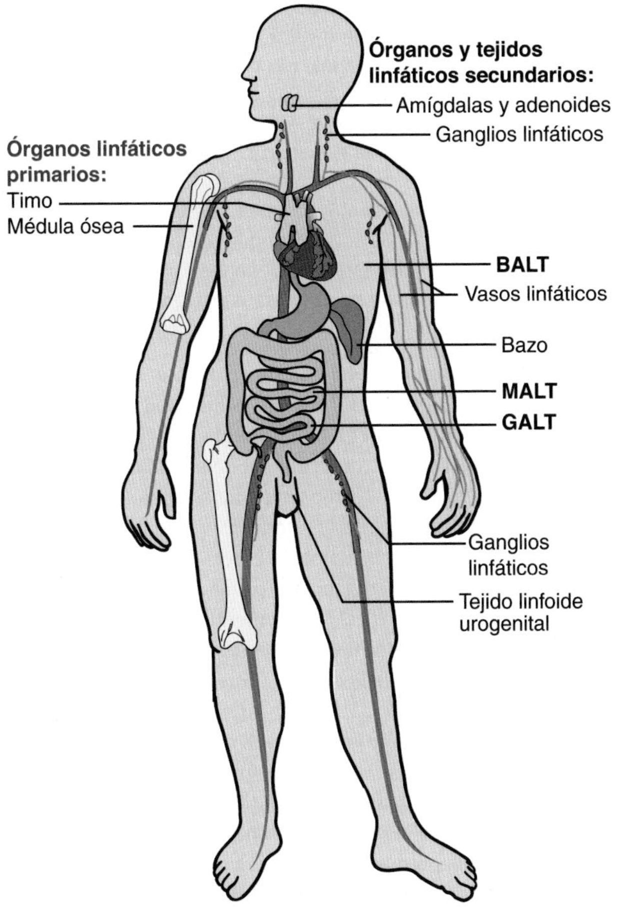

ACTIVACIÓN DEL SISTEMA INMUNOLÓGICO

La función primordial del sistema inmunológico es reconocer y destruir agentes patógenos que ingresan al cuerpo y contienen **antígenos**, de los cuales, algunos son antígenos de superficie y otros se encuentran en el interior del patógeno. Los **inmunógenos** son antígenos que activan al sistema inmunológico, en tanto los **haptenos** son aquellos que no lo activan. Sin embargo, los haptenos se tornan inmunógenos cuando se unen a una molécula inmunogénica transportadora. La infección activa al sistema inmunológico; más en específico, activa a los linfocitos B y T mediante el reconocimiento de los receptores de inmunógenos.

Los agentes patógenos pueden ingresar al cuerpo a través de un corte en la piel (como en el caso del virus de la hepatitis B), a través de las membranas del aparato respiratorio (como en el caso del virus del sarampión y coronavirus) o al cruzar las membranas del aparato digestivo (como en el caso de las bacterias del género *Salmonella*). Los agentes patógenos pueden también transmitirse por picaduras de insectos (como en el caso del paludismo) o por actividad sexual (como en el caso del virus de inmunodeficiencia humana).

Además de los agentes patógenos, otras sustancias extrañas, orgánicas o no, pueden ser antigénicas. Pesticidas, cosméticos y partículas de escape son ejemplos de tales sustancias, que pueden activar al sistema inmunológico.

Las moléculas complejas grandes y las proteínas son los mejores activadores de la respuesta inmunológica

Las proteínas son, con mucho, los mejores inmunógenos. Su conformación tridimensional compleja, sus cargas eléctricas, su degradabilidad y su capacidad de agregarse las hacen buenas candidatas para su detección por las defensas inmunológicas. Los polisacáridos, lípidos y ácidos nucleicos por sí mismos inducen una respuesta inmunológica débil o ninguna. Pero, a semejanza de las proteínas, su inmunogenicidad aumenta conforme lo hace la complejidad. Por ejemplo, los polímeros constituidos por solo un tipo de ácido nucleico son malos inmunógenos, en tanto aquéllos formados por

Figura 10-1 **Los linfocitos son leucocitos especializados del sistema inmunológico adaptativo.** El timo y la médula ósea son los sitios primarios de maduración de los linfocitos. Los ganglios linfáticos, las amígdalas, el bazo y los tejidos linfáticos pulmonares, intestinales y urogenitales constituyen órganos linfáticos secundarios. BALT, tejido linfático asociado con los bronquios; GALT, tejido linfático asociado con el intestino; MALT, tejido linfático asociado con las mucosas.

Órganos y tejidos linfáticos secundarios:
Amígdalas y adenoides
Ganglios linfáticos

Órganos linfáticos primarios:
Timo
Médula ósea

BALT
Vasos linfáticos
Bazo
MALT
GALT
Ganglios linfáticos
Tejido linfoide urogenital

Hematología e inmunología

más de una base suelen detectarse bien. Para finalizar, el tamaño importa por lo general, solo las moléculas con un peso molecular de 4000 Da, o más, despiertan una respuesta inmunológica.

Debido a que las proteínas son las que mejor se detectan desde el punto de vista inmunológico, se utilizan para muchas **vacunas**, que mejoran la inmunogenicidad. Por ejemplo, la vacuna dirigida contra el carbohidrato de la cápsula del *Streptococcus pneumoniae* se conjuga con proteínas transportadoras para aumentar su eficacia.

El sistema inmunológico es muy selectivo y se activa con lesión grave y necrosis

La activación inmunológica es selectiva. Por ejemplo, las lesiones y la necrosis activan al sistema inmunológico, pero las lesiones leves y la apoptosis, no. La activación se combina con otras defensas y reacciones corporales. Cuando el cuerpo experimenta una lesión, ya sea por una fuerza física, una pérdida de continuidad celular o una infección biológica, la decisión de la activación inmunológica depende de la gravedad y el tipo de la lesión.

Si las células no tienen una lesión muy grave, estas y las circundantes se pueden adaptar al suceso al modificar su tamaño, número y función, sin activar respuestas inmunológicas. Por ejemplo, si las células del músculo esquelético se distienden dentro de límites tolerables, aumentan de volumen y mejoran sus funciones, lo que subyace al principio del ejercicio de fortalecimiento. Por otro lado, el estrés celular intenso puede activar al sistema inmunológico, por ejemplo, en el caso de las células de las vías aéreas que responden con intensidad a las partículas irritantes del humo con inflamación.

Si el daño a una célula es muy grande, esta morirá por **necrosis**. El sistema inmunológico se activa cuando las células se colapsan y su contenido, incluidas enzimas lisosomales, se vierte al tejido circundante y causa mayor daño e inicia una respuesta inflamatoria intensa. Como resultado, las quimiocinas (sustancias químicas que expulsan las células dañadas) atraen a diversos tipos de células inmunológicas hacia el sitio lesionado, lo que activa una respuesta inmunológica adicional. Un ejemplo es el de la distrofia muscular de Duchenne, donde un estrés grave de fibras musculares y necrosis, resultantes de la debilidad muscular inducida genéticamente, llevan a respuestas inmunológicas que promueven más la muerte del músculo distrófico. La necrosis favorece el desbalance homeostático corporal.

En contraste con la muerte celular por necrosis, la que ocurre por **apoptosis** no causa una activación inmunológica, puesto que las células pierden su vitalidad sin estallar en pedazos y, como resultado, no se liberan sustancias y se evita una respuesta inflamatoria. La apoptosis es el proceso no patológico del cuerpo para eliminar células, de especial importancia para la participación del sistema inmunológico en el mantenimiento de la homeostasis y la regulación de la tolerancia. Todos los días se generan varios millones de linfocitos B y T, y la mayoría se elimina por apoptosis, mediante selección negativa. Los linfocitos también se eliminan después de erradicar un patógeno mediante muerte celular inducida por la activación.

En la activación de la inmunidad innata y adaptativa participan procesos complementarios

Los microorganismos patógenos exógenos, como las bacterias extracelulares e intracelulares, que aún son identificables desde fuera de la célula, son atacados en primer término por la respuesta de **inmunidad innata** (fig. 10-2). Si algunas partes antí-

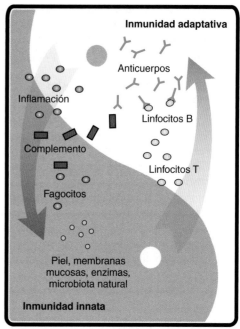

Figura 10-2 Repaso del sistema inmunológico. Como parte de la inmunidad innata, el cuerpo humano cuenta con medidas naturales para evitar el ingreso de microorganismos. Cuando se rebasan estas barreras, un invasor extraño se encuentra en primer término con los fagocitos. El complemento puede unirse al invasor y facilitar su fagocitosis o lisis. Quizás aparezca inflamación. Si la respuesta inmunológica innata no puede destruir al invasor, se activa el sistema inmunológico adaptativo, con los linfocitos T y B como sus efectores. Los sistemas inmunológicos innato y adaptativo están interconectados y actúan con estrecha vinculación. Aunque se caracterizan por funciones y tiempos contrastantes, dependen uno del otro para eliminar con éxito a los microorganismos patógenos invasores.

génicas (inmunogénicas) del microorganismo se encuentran sobre la membrana plasmática de la célula huésped, los anticuerpos se pueden unir de manera directa a la célula infectada y activar el complemento (descrito con detalle más adelante).

Las células fagocíticas, como neutrófilos, eosinófilos (en algunos casos), macrófagos y células dendríticas, podrían engullir un antígeno o destruirlo con enzimas y especies reactivas de nitrógeno y oxígeno. El microorganismo patógeno podría activar de modo directo las proteínas del complemento (sin la ayuda de anticuerpos), otro componente importante del sistema inmunológico innato, activación que puede causar la lisis del microorganismo y promover la activación de la *respuesta inflamatoria*, o inflamación.

Si el microorganismo patógeno es engullido por macrófagos o células dendríticas durante la respuesta innata, un péptido del patógeno destruido se traslada a la superficie del fagocito para iniciar la respuesta del sistema inmunológico adaptativo. La inmunidad adaptativa también es activada por virus, parásitos protozoarios y bacterias intracelulares que no se pueden detectar desde fuera de la célula (antígenos endógenos). En este caso, el antígeno es degradado dentro de la célula hasta partículas más pequeñas, que entonces se incorporan a la membrana plasmática de las células huésped y, junto con **proteínas del complejo mayor de histocompatibilidad (CMH)**, se presentan a los linfocitos T (que se describen más adelante con detalle). Por último, estos microorganismos intracelulares se eliminan junto con la célula huésped infectada.

Aunque los sistemas inmunológicos innato y adaptativo se caracterizan por funciones y tiempos contrastantes, actúan juntos en formas que contrarrestan sus diferencias. Por ejemplo, el inicio y la función adecuados del sistema innato a menudo dependen de la presencia de elementos del sistema inmunológico adaptativo, como pequeñas cantidades de anticuerpos específicos en el plasma sanguíneo. Lo contrario también es válido. Los anticuerpos y otros mediadores del sistema inmunológico adaptativo dependen de elementos que, por lo general, se vinculan con el sistema inmunológico innato, como los macrófagos y las células dendríticas fagocíticas.

Solo cuando trabajan juntos, los sistemas inmunológicos innato y adaptativo evitan el establecimiento y la supervivencia a largo plazo de los agentes infectantes. Por ese motivo, en la figura 10-2 se presenta una analogía del símbolo chino yin y yang, donde entes opuestos se entremezclan y complementan para formar un todo más grande.

SISTEMA DE DETECCIÓN INMUNOLÓGICA

La tarea del sistema inmunológico es revisar millones de moléculas y eliminarlas cuando se reconocen como que no son parte normal del cuerpo. Por eso tiene que discriminar lo *propio* de lo *no propio*. Para destruir solo microorganismos patógenos y dejar intactas las células saludables de su propia estructura, el cuerpo requiere un sistema complejo, porque los microorganismos y los tejidos humanos están formados por materiales estrechamente relacionados.

La **autotolerancia**, función del sistema inmunológico para no atacar las células y proteínas propias del cuerpo, es un proceso de pasos múltiples que se inicia en el timo durante el desarrollo de los linfocitos T, proceso llamado *tolerancia central*, que se describe más adelante en este capítulo. La autotolerancia continúa entonces con mecanismos adicionales fuera del timo (la llamada *tolerancia periférica*).

El sistema inmunológico muestra tolerancia impidiendo una respuesta contra antígenos específicos

Además de los autoantígenos, unos cuantos antígenos extraños importantes tampoco activan al sistema inmunológico (la llamada *tolerancia adquirida* o *inducida*). El ser humano, por lo general, tolera partículas extrañas derivadas de alimentos (aunque los alimentos pueden inducir reacciones alérgicas). Una madre no rechaza las moléculas fetales que se derivan de genes tanto maternos como paternos. Tampoco se destruye la microbiota no patógena del tracto gastrointestinal humano, aunque se trate de microorganismos extraños para el cuerpo.

Cualquier error en el proceso de discriminación propio/no propio puede tener consecuencias devastadoras para la función del órgano. Cuando un cuerpo erróneamente monta una respuesta inmunológica contra sus propios tejidos, puede ocurrir una *enfermedad autoinmune*.

DEFENSAS DEL SISTEMA INMUNOLÓGICO

El sistema inmunológico emplea tres mecanismos para montar su defensa contra los invasores: barreras físicas, inmunidad innata e inmunidad adaptativa.

Las barreras físicas forman la primera línea de defensa del sistema inmunológico

Como se mencionó antes, nuestro sistema inmunológico nos protege contra las infecciones mediante defensas por etapas de espe-

cificidad creciente. La barrera física (p. ej., piel y secreciones de membranas) es la primera línea de defensa para prevenir que los microorganismos patógenos, como bacterias y virus, ingresen al cuerpo. La piel es una barrera anatómica y fisiológica eficaz contra los microorganismos. En primer lugar, las células de las capas epidérmicas están secas y densamente empaquetadas, lo que las convierte en un ambiente inhóspito para muchas bacterias. Además, las secreciones salinas de las glándulas sudoríparas y las oleosas de las glándulas sebáceas relacionadas con los folículos pilosos, crean un ambiente hiperosmótico y ligeramente ácido en la piel, que deshidrata las bacterias y desalienta a aquellas que prefieren un pH neutro para formar colonias. Además, la descamación continua de las células cutáneas elimina bacterias que se adhieren a las células epiteliales. Por último, muchos microorganismos comensales (parte de la microbiota normal) no patógenos, no invasivos de la piel impiden la proliferación de microorganismos dañinos en un proceso llamado *exclusión competitiva*.

La acidez también se usa en otros lugares del cuerpo como herramienta antimicrobiana. Por ejemplo, la microbiota natural altera los líquidos de las vías vaginales y urinarias hasta alcanzar un pH ácido menor a 4.5, de modo que no puedan proliferar levaduras y otros microorganismos. Asimismo, las células parietales del estómago crean un jugo gástrico muy ácido, por debajo de pH 3, para evitar el crecimiento microbiano.

Se dice que otros factores, como la tensión baja de oxígeno y la fiebre, contribuyen a las defensas de barrera, pero su impacto fisiológico está todavía en discusión. Se cree que la participación de la fiebre tiene un efecto negativo directo sobre ciertos microorganismos y también puede aumentar la eficacia de la fagocitosis.

Secreciones celulares

Varios tipos de secreciones celulares destruyen y eliminan a los microorganismos patógenos. El *moco* evita que los microorganismos se adhieran a las células epiteliales y contiene componentes antibacterianos. El moco del intestino bloquea, inactiva y destruye los microorganismos patógenos adheridos a los alimentos, antes de que puedan ingresar al cuerpo. Una fina capa de moco que cubre las vías respiratorias desde la nariz hasta los **bronquiolos** atrapa virus, bacterias, pólenes y otras partículas inhaladas, y facilita su retiro antes de que puedan dañar a las células de revestimiento de las vías respiratorias. El flujo de *saliva* ayuda a barrer las bacterias adheridas a partículas alimentarias, mientras las ataca con tiocianatos y **lisozimas**. La saliva puede también contener anticuerpos que destruyen las bacterias de la boca. Las *lágrimas* y las *secreciones nasales* contienen componentes antibacterianos similares.

La lista de factores químicos con propiedades antimicrobianas es larga e incluye a la pepsina en el estómago, las defensinas producidas por células inmunológicas y el **surfactante** pulmonar, para nombrar algunas de ellas. Los interferones forman un grupo de proteínas producidas por las células después de una infección viral. El **complemento** es un conjunto de proteínas séricas que circula en un estado inactivo y se puede activar por diversos mecanismos inmunológicos, específicos e inespecíficos. Sus acciones, a veces llamadas *componente humoral* del sistema inmunológico innato, se describen con mayor detalle más adelante. Una función importante de estos factores químicos es conectar las tres líneas de defensa del sistema inmunológico.

La inmunidad innata es la segunda línea de defensa

La capacidad de las células y los tejidos de responder a los retos ambientales es un desarrollo evolutivo antiguo que ha persistido a través del desarrollo de los vertebrados como inmunidad

TABLA 10-1	Características funcionales de los sistemas inmunológicos innato y adaptativo	
	Innato	**Adaptivo**
Sistema	Primitivo, se encuentra en los invertebrados	Evolucionado en los primeros vertebrados
	Presente al nacer	Se desarrolla y cambia a lo largo de la vida
	Las respuestas no cambian con el transcurso del tiempo	
Estimulación	No se requiere	Se requiere
Especificidad	Mínima	Muy específica
	Fija	Discriminación entre lo propio y lo no propio
	Reconocimiento del patrón microbiano	Diversos receptores de antígenos median las respuestas
Respuesta	En minutos	Se desarrolla en días
	Sin cambio en calidad y cantidad con el transcurso del tiempo	Mejora con la exposición previa
Memoria	No	Sí
Factores solubles	Lisozima, complemento, proteínas de fase aguda, interferón, citocinas	Anticuerpos, citocinas (interleucinas), interferón
Células	Leucocitos fagocíticos, linfocitos citolíticos (células asesinas naturales)	Linfocitos T y B

TABLA 10-2	Propiedades funcionales del sistema inmunológico innato	
Células	**Función principal**	**Fagocitosis**
Neutrófilos	Eliminan microorganismos dentro y fuera de las células	+
Macrófagos	Eliminan microorganismos dentro y fuera de las células	+
	Presentan antígenos	
Células dendríticas	Fagocitan agentes patógenos	+
	Presentan antígenos	
Linfocitos NK y LAK	Destruyen células infectadas por virus y células tumorales	−
Eosinófilos	Secretan factores que eliminan a ciertos parásitos y lombrices	+
Células cebadas (mastocitos)	Liberan factores que aumentan el flujo sanguíneo y la permeabilidad vascular	−

LAK, **activado por linfocinas**; NK, citolítico natural.

innata. El zoólogo Metchnikoff descubrió que las células de la estrella de mar podían fagocitar a invasores, lo que significa que este invertebrado de más de 600 millones de años de antigüedad posee un sistema inmunológico innato. También se ha llamado a la inmunidad innata *inespecífica* o *natural*. En la tabla 10-1 se comparan sus características básicas en los seres humanos con las del sistema inmunológico adaptativo (también llamado *sistema inmunológico adquirido*). El sistema inmunológico innato:

- Está presente al nacer.
- Persiste durante toda la vida.
- Se puede movilizar y actuar con rapidez.
- Ataca a todos los antígenos de manera bastante parecida, porque reconoce sus patrones en los agentes patógenos.
- Mantiene la cantidad y calidad de la respuesta (la respuesta no cambia con el transcurso del tiempo).

Leucocitos fagocíticos

Como se menciona en el capítulo 9, los leucocitos que suelen encontrarse en la sangre son neutrófilos, linfocitos, monocitos, eosinófilos y basófilos. La mayoría de los leucocitos participa en mecanismos inmunológicos innatos, en tanto los linfocitos lo hacen en exclusiva en la respuesta inmunológica adaptativa. Los leucocitos del sistema innato incluyen fagocitos (neutrófi-

los, macrófagos, eosinófilos y células dendríticas) y células no fagocíticas, como se describe en la tabla 10-2. Las células fagocíticas identifican y eliminan agentes patógenos, ya sea al atacar a los patógenos más grandes por contacto o al engullirlos; pueden también ser activadas por contacto con los linfocitos T (p. ej., neutrófilos), por las citocinas de los linfocitos T (p. ej., macrófagos) o por contacto con los agentes patógenos. Para esto último, los fagocitos pueden directamente percibir a los agentes patógenos mediante un grupo de receptores transmembrana, los receptores tipo toll.

Al activarse, los fagocitos engullen los microorganismos, partículas o detritos celulares. El material es introducido en vacuolas y se digiere enzimáticamente después de su fusión con lisosomas. Algunos microorganismos patógenos son cubiertos con **opsoninas** en un proceso llamado opsonización, para hacerlos más atractivos para la fagocitosis. Son ejemplos de opsoninas los anticuerpos o inmunoglobulinas G (IgG) y la molécula C3b del sistema del complemento.

Los neutrófilos (un tipo de **leucocitos polimorfonucleares**) reconocen sustancias químicas producidas por las bacterias en una herida por cortadura o por rascadura, y emigran hacia ella. Una vez que arriban, ingieren las bacterias y las eliminan. Para hacerlo, los neutrófilos usan enzimas proteolíticas y especies reactivas de oxígeno y nitrógeno, producidas como parte del estallido respiratorio (*véase* el capítulo 9). Los neutrófilos también pueden utilizar la cromatina no utilizada en forma de telaraña, las trampas extracelulares de los neutrófilos (NET, por sus siglas en inglés), como herramienta para capturar y destruir un patógeno con enzimas proteolíticas.

Los macrófagos se derivan de los monocitos circulantes. Una vez que los monocitos migran al interior de los tejidos, se diferencian y se convierten en macrófagos fagocíticos, más grandes y poderosos. Los macrófagos, como los neutrófilos, eliminan a los agentes patógenos utilizando enzimas proteolíticas y estallido respiratorio. Los macrófagos fijados en tejidos son los primeros en responder a la invasión microbiana y secretan varias citocinas que atraen a otros leucocitos al sitio de infección, e inician una respuesta inflamatoria de fase aguda. Por último, los macrófagos actúan como células presentadoras de antígeno (CPA) específicos para los linfocitos T y, por lo tanto, son un enlace importante entre la inmunidad mediada por linfocitos T y la respuesta inmunológica adaptativa.

Los macrófagos pueden circular en los vasos linfáticos (*macrófagos viajeros, no fijos o errantes*) o pueden residir en el tejido conjuntivo, los ganglios linfáticos, el tracto gastrointestinal, los pulmones, el bazo y otras regiones anatómicas (*macrófagos maduros fijados a los tejidos*). Los macrófagos fijos son parte del **sistema reticuloendotelial (SRE)**, que además de eliminar microorganismos patógenos también eliminan células caducas y detritos celulares de la corriente sanguínea. Algunos de estos macrófagos tienen sus nombres propios; por ejemplo, los macrófagos de ciertos vasos sanguíneos del hígado se llaman células de Kupffer, en tanto los de las articulaciones se llaman *células A sinoviales*. Las *células de microglia* son macrófagos localizados en el encéfalo.

Los **eosinófilos** se conocen mejor como participantes de reacciones alérgicas, donde pueden eliminar algunas de las sustancias inductoras de inflamación. También participan sobre todo en la secreción de factores que hacen pequeñas perforaciones en las lombrices y otros parásitos y les causan la muerte. Sin embargo, también pueden ser fagocíticos cuando las circunstancias lo permiten.

Las **células dendríticas** son, al igual que los macrófagos, CPA profesionales que forman un enlace indispensable entre los sistemas inmunológicos innato y adaptativo, se encuentran en forma inmadura en el epitelio cutáneo (p. ej., **células de Langerhans**), el aparato respiratorio y el tracto gastrointestinal; después de fagocitar agentes patógenos, maduran y viajan hacia los ganglios linfáticos regionales, donde activan linfocitos T, que después hacen lo propio con los linfocitos B para producir anticuerpos contra el agente patógeno.

Leucocitos no fagocíticos

Además de los fagocíticos, los leucocitos innatos también incluyen a los no fagocíticos (linfocitos NK y LAK, así como células cebadas), como se muestra en la tabla 10-2. Los linfocitos NK atacan cuerpos celulares aberrantes, así como células infectadas por virus y células malignas, secretan una proteína citolítica llamada **perforina**, que forma un poro en la membrana plasmática de la célula alcanzada. Las enzimas proteolíticas, como **granzimas**, también son parte de los gránulos citoplásmicos de los linfocitos NK, que cuando son liberadas, ingresan a la célula objetivo e inducen su apoptosis. Con la exposición a las secreciones de los linfocitos, como interleucina-2 e interferón-γ, los linfocitos citolíticos NK se convierten en citolíticos activados por linfocinas (LAK), que son incluso más eficaces para eliminar células que los NK.

Las células cebadas están presentes en la mayor parte de los tejidos en la vecindad de vasos sanguíneos y contienen muchos gránulos ricos en histamina y heparina. Son en especial prominentes bajo las cubiertas de la superficie corporal, como piel, boca, nariz, mucosa pulmonar y tracto gastrointestinal. Aunque mejor conocidas por su participación en la alergia y la anafilaxia del sistema inmunológico adaptativo (*véase* la siguiente sección), estas células tienen una participación importante en el sistema innato. Además, tienen gran participación en la cicatrización de las heridas. Liberan factores que aumentan el flujo sanguíneo y la permeabilidad vascular, y transfieren componentes de inmunidad al sitio de infección. En combinación con los anticuerpos IgE de los linfocitos B, las células cebadas pueden también atacar parásitos que son muy grandes para fagocitarse, como las lombrices intestinales.

La inmunidad adaptativa es la tercera línea de defensa

La **inmunidad adaptativa** utiliza tres propiedades importantes de su método de ataque: especificidad, diversidad y memoria. Los microorganismos que escapan al ataque por las células y moléculas del sistema inmunológico innato enfrentan el embate de linfocitos T, linfocitos B y los productos de estos últimos, del sistema inmunológico adaptativo, también llamado *sistema inmunológico adquirido*. En la tabla 10-1 se enlistan sus características básicas, en comparación con las del sistema inmunológico innato. El sistema inmunológico adaptativo:

- Proviene de un desarrollo evolutivo relativamente reciente y característico de los vertebrados mandibulados.
- Es activado por miles de antígenos diversos, que se presentan como glucoproteínas en la superficie de las bacterias, como proteínas recubiertas de virus y toxinas microbianas, o como membranas de las células infectadas.
- Reacciona ante la proliferación de células y la generación de anticuerpos que atacan en específico a los entes patógenos invasores.
- Responde de modo lento, con activación completa casi 4 días después del reto inmunológico.
- Tiene capacidad de memoria inmunológica, de modo que la exposición repetida al mismo agente infeccioso da lugar a una mejor respuesta inmunológica.

Especificidad

La *especificidad* del sistema inmunológico adaptativo es creada por **moléculas de reconocimiento de antígeno**, que se sintetizan antes de la exposición al antígeno y, en los linfocitos B, se pueden modificar durante la respuesta inmunológica, al hacerlas más específicas para el antígeno.

Varios tipos diferentes de moléculas de detección participan en este sistema de defensa con anticipación: 1) receptores específicos en los linfocitos T y B; 2) proteínas del complejo principal de histocompatibilidad (CMH) (moléculas de detección sobre superficies celulares), y 3) anticuerpos, que son la forma secretada de receptores de linfocitos B (RLB). Si bien la estructura general de los tipos de moléculas es muy similar (p. ej., todo anticuerpo tiene una forma típica en Y), una pequeña región de cada molécula individual es diferente (p. ej., para los anticuerpos, la región hipervariable) y permite la unión de solo un antígeno específico. Hay cinco clases principales de anticuerpos: IgG, IgM, IgA, IgE e IgD, cada uno con participación única en la defensa inmunológica y que se describirá más adelante en este capítulo.

Puede detectarse a un antígeno mediante varias moléculas. Para mantenerse dentro del ejemplo de los anticuerpos, la mayoría de los antígenos proteínicos tiene varios **epítopos** (parte del antígeno que se une al anticuerpo) y, por lo tanto, se detectan por diferentes linfocitos B. Cada célula B que reconozca un epítopo del antígeno se activará y liberará anticuerpos capaces de unirse al antígeno. Los anticuerpos de estas células B que se activan de manera colectiva montan una respuesta **policlonal de anticuerpos**.

Por otro lado, los antígenos que tienen una gran vinculación pueden compartir epítopos (**reactividad cruzada**). Por ejemplo, los anticuerpos inducidos por algunos antígenos microbianos tienen reacción cruzada con antígenos polisacáridos de los eritrocitos y son la base del sistema de grupos sanguíneos ABO (*véase* el cap. 9).

Diversidad

La *diversidad* de las respuestas inmunológicas adaptativas se basa en una enorme variedad de configuraciones de receptores de antígenos, esencialmente un receptor por cada antígeno diferente que pudiera encontrarse.

En una persona existen alrededor de 10^{18} posibles **receptores de linfocitos T (RLT)** diferentes, con cada **linfocito T** se expresa un tipo de receptor. El **RLB** es una forma de inmunoglobulina ligada a la membrana. Hay cerca de 10^{14} posibles RLB, de nuevo solo un tipo de inmunoglobulina es expresado por cada linfocito B. La diversidad molecular se logra sobre todo por la recombinación de segmentos genéticos durante la maduración de los linfocitos, antes de la exposición al antígeno y, en el caso de las inmunoglobulinas, aunada a la mutación de las moléculas después de la exposición al antígeno y la posterior activación.

El reconocimiento de un antígeno por el linfocito con el receptor que mejor se ajuste se presenta sobre todo en el ganglio linfático local e induce la activación, proliferación y diferenciación de las células de respuesta, un proceso conocido como selección clonal. En la figura 10-3 se muestra el proceso para cuatro células B con diferentes RLB y uno que reconoce al antígeno. No es evidente en la figura que la activación y proliferación óptima de los linfocitos B (y, de igual modo, los linfocitos T) ocurra solo cuando están presentes señales coestimuladoras secundarias a las uniones de RLT y RLB.

La selección clonal amplifica el número de linfocitos T o B que se programan para responder en específico al estímulo. En la figura 10-3 esto significa que todas las células resultantes de la proliferación tienen los mismos RLB, listos para unirse a una mayor cantidad del antígeno específico. Sin embargo, no todas las células poseen características funcionales idénticas. Por ejemplo, la unión de antígeno RLB induce su desarrollo ya sea en **células de memoria** o en células plasmáticas. Se crearán muchas más células plasmáticas porque son las células efectoras durante la respuesta. Las células plasmáticas son mucho más grandes y capaces de producir y secretar anticuerpos. Al inicio, las células plasmáticas producen anticuerpos IgM y después pueden cambiar para producir IgG, IgA o IgE cuando se necesitan anticuerpos con diferentes capacidades funcionales, un proceso de maduración llamado *cambio de isotipo de Ig*.

De manera similar, la proliferación clonal de linfocitos T puede llevar a la generación de más *linfocitos T específicos de antígeno* y a la producción de **linfocitos T efectores** o linfocitos T de memoria. Se crearán más células T efectoras. Este es el caso de la activación y proliferación clonal de los linfocitos T auxiliares, así como los T citotóxicos.

Memoria

La *memoria* del sistema inmunológico adaptativo se basa en el hecho de que algunos clones descendientes de los linfocitos B y T ampliados actúan como células de memoria (*véase* fig. 10-3). Estas células semejan la especificidad reactiva de los linfocitos originales que respondieron al antígeno, y aceleran la capacidad de respuesta del sistema inmunológico cuando se encuentra al antígeno otra vez (**respuesta anamnésica**), y constituyen la base de la inmunización por vacunación.

RESPUESTAS HUMORALES Y MEDIADAS POR CÉLULAS

El sistema inmunológico adaptativo tiene dos ramas principales, la **inmunidad humoral** y la mediada por células. Como se mencionó antes, aunque presentes en sistemas diferentes, ninguna parte del sistema inmunológico funciona por separado, más bien, actúa en cooperación, con la utilización de citocinas y otros medios como sistemas de comunicación.

Los linfocitos B median la respuesta inmunológica humoral, en tanto los linfocitos T regulan la respuesta inmunológica mediada por células. Los subgrupos CD4 y CD8 ("CD", conjuntos de diferenciación) de linfocitos T de la rama de **inmunidad celular** del sistema inmunológico adaptativo tienen diferentes funciones y se dividen en subtipos adicionales, según el aspecto molecular, la sensibilidad a las citocinas y su producción, así como funciones específicas. Estas células forman, junto con células inmunes diferentes, una red compleja de comunicación y respuesta inmunológica, que es la base de la eficacia, flexibilidad y longevidad del sistema inmunológico adaptativo.

En la figura 10-4 se resumen de manera gráfica importantes interacciones entre las células. La figura está organizada según el tipo de antígeno encontrado (exógeno o endógeno, a la izquierda), con los procesos de sensibilización y respuesta

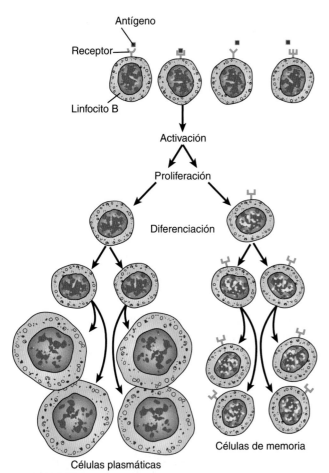

Figura 10-3 **La selección clonal permite activar los linfocitos con el receptor más adecuado para el reconocimiento específico del antígeno.** Solo el clon del linfocito que tiene la capacidad exclusiva de detectar el antígeno de interés prolifera y genera descendientes, que son específicos para el antígeno que los indujo, pero pueden tener diferentes funciones. En el caso de los linfocitos B, los clones de células plasmáticas producen anticuerpos, y los clones de células de memoria mejoran las respuestas inmunológicas subsiguientes contra el antígeno específico. En el caso de los linfocitos T, sus clones se tornan en células efectoras o de memoria. La selección clonal ocurre en órganos linfáticos secundarios, como los ganglios linfáticos locales.

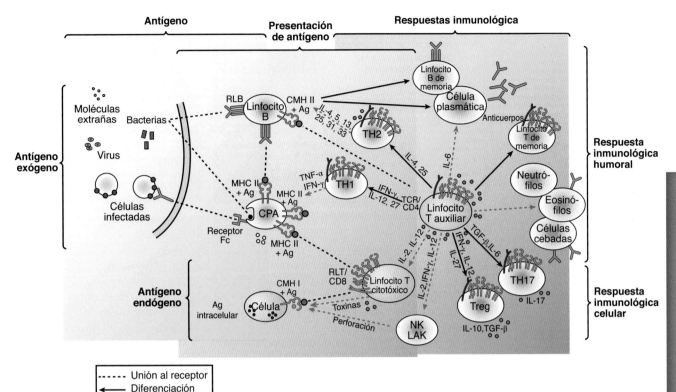

Figura 10-4 Respuestas celular y humoral del sistema inmunológico adaptativo. Los linfocitos T activados realizan la respuesta inmunológica celular, y los linfocitos B y sus anticuerpos median la respuesta inmunológica humoral. Un antígeno exógeno activa a los linfocitos B por su unión al receptor de linfocitos B (RLB) y a los linfocitos T por unión al receptor de linfocitos T (RLT). Sin embargo, la unión al RLT ocurre solo cuando el péptido antigénico es mostrado por células presentadoras de antígeno en relación con proteínas del complejo mayor de histocompatibilidad (CMH). El RLT se relaciona con CD4 o CD8, según el tipo de linfocito T. Los antígenos endógenos se presentan mediante proteínas de clase I del CMH a los linfocitos T citotóxicos, que destruyen a la célula huésped junto con el ente patógeno intracelular. La respuesta inmunológica involucra dos partes, una que hace uso de linfocitos B (respuesta inmunológica humoral) y otra que utiliza linfocitos T citotóxicos (respuesta inmunológica celular). Existen millones de tipos de linfocitos B y T diferentes que reconocen a millones de antígenos diversos. Ag, antígeno; CD, conjunto de diferenciación; IFN, interferón; IL, interleucina; LAK, linfocito citolítico activado por linfocinas; NK, linfocito citolítico natural; TH, linfocito T auxiliar; TNF, factor de necrosis tumoral; Treg, linfocito T regulador.

(detección y presentación de antígeno y respuesta inmunológica, arriba), y con la participación de linfocitos T y B (respuestas inmunes celular y humoral, a la derecha).

La respuesta mediada por células implica la activación de células T y la liberación de citocinas

Las respuestas mediadas por células en la inmunidad adaptativa no involucran a anticuerpos o al complemento, sino más bien, la activación de macrófagos, linfocitos NK, linfocitos T y la secreción de varias citocinas en respuesta a un antígeno.

Las células T "patrullan" en todo momento el cuerpo en busca de antígenos. Las células T se activan cuando un antígeno se une al RLT específico, más un elemento coestimulador. El antígeno solo puede unirse al RLT cuando es presentado por las CPA (células presentadoras de antígeno) en combinación con proteínas del CMH. La interacción compleja del linfocito T y las CPA, junto con las moléculas coestimuladoras clave, se denomina sinapsis inmunológica. En la figura 10-5 y la tabla 10-3 se resumen los sucesos que ocurren en esa sinapsis.

Complejo mayor de histocompatibilidad

El CMH es una gran región genómica o familia de genes en la mayoría de los vertebrados, que cuando se activa produce moléculas que tienen participación importante en el sistema inmunológico.

En el caso de que el antígeno surja de proteínas extracelulares o bacterias fagocitadas, es digerido dentro de los fagolisosomas de la célula y el péptido se relaciona con moléculas de clase II de CMH en la superficie de CPA especializadas o profesionales, que entonces presentan el antígeno peptídico al RLT de linfocitos T auxiliares CD4⁺ (*véase* fig. 10-4, parte superior). Solo los macrófagos, las células dendríticas y los linfocitos B pueden hacerlo de modo consistente; por lo tanto, se trata de las CPA especializadas.

Los *macrófagos* se vuelven CPA cuando presentan regulación ascendente de sus moléculas de CMH II en respuesta a una infección y estímulos apropiados, como los **lipopolisacáridos (LPS)** de bacterias gramnegativas. Las *células dendríticas* se encuentran sobre todo en tejidos periféricos, donde ingieren,

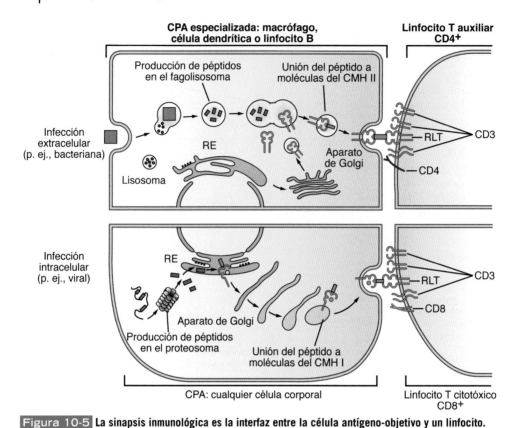

Figura 10-5 **La sinapsis inmunológica es la interfaz entre la célula antígeno-objetivo y un linfocito.**
Un antígeno no puede inducir una respuesta inmunológica por sí mismo, primero debe unirse a su
receptor específico para desencadenar una respuesta. Los antígenos extracelulares se fagocitan y se
degradan dentro de los fagolisosomas, y se unen a las **moléculas de clase II del CMH**. El antígeno se
ubica después en la superficie de la célula presentadora de antígeno especializada, donde se une al
receptor de linfocitos T (RLT) de los linfocitos T auxiliares CD4+. Los macrófagos, las células dendríticas y los linfocitos B son presentadores de antígenos. El antígeno intracelular se digiere dentro
del proteosoma, relacionado con moléculas de clase I de CMH y se presenta al RLT en la superficie
de los linfocitos T citotóxicos CD8+. Casi toda célula en el cuerpo puede presentar antígenos de esta
última forma. CD, conjunto de diferenciación; ER, retículo endoplásmico.

TABLA 10-3	Respuesta inmunológica mediada por linfocitos T según la fuente del antígeno		
	Infección intracelular (virus, algunas bacterias)	**Infección extracelular (bacterias)**	**Proteínas extracelulares: superficies de antígenos, vacunas y toxinas**
Localización del antígeno	Citosol	Fagosomas	Endosomas
Célula presentadora de antígeno (CPA)	Cualquier célula	Células especializadas o profesionales: dendríticas, macrófagos y linfocitos B	Linfocitos B
Localización de CPA	Cualquier lugar	Tejido linfático y conjuntivo, cavidades corporales, epitelios	Tejidos linfáticos, sangre
Moléculas mostradas	Del CMH de clase I	Del CMH de clase II	Del CMH de clase II
Células de reconocimiento de antígeno	Células CD8+ CTL	Linfocitos T_H1 CD4+ y T_H2 CD4+	Linfocitos T_H2 CD4+
Respuesta	Liberación de moléculas efectoras citotóxicas	Liberación de moléculas efectoras de activación de macrófagos y las que respaldan la activación y diferenciación de los linfocitos B	Activación de linfocitos B y de linfocitos T_H CD4+
Efecto	Muerte de la célula infectada	Eliminación de bacterias y parásitos; respaldo de la activación de los linfocitos B	Secreción de anticuerpos para eliminar bacterias y toxinas

CD, conjunto de diferenciación; CMH, complejo mayor de histocompatibilidad; CTL, linfocitos T citotóxicos; T_H1, linfocito T auxiliar 1; T_H2, linfocito T auxiliar 2.

acumulan y procesan antígenos. Los *linfocitos B* se activan por unión de ligandos al RLB. Por lo tanto, presentan el antígeno particular al que se dirige el anticuerpo que expresan. Para otros antígenos, los linfocitos B no son CPA muy eficaces.

Casi toda célula nucleada del cuerpo puede presentar antígenos contra el RLT de linfocitos T citotóxicos CD8⁺. En este caso, el antígeno es un ente patógeno intracelular que se degrada dentro del citosol y se relaciona con **moléculas de clase I de CMH** (*véase* fig. 10-5, parte inferior).

De manera similar, la exposición a un antígeno de un injerto tisular desencadena una reacción inmunológica en el cuerpo, que ocurre cuando las células de los tejidos del donador y del receptor no son *histocompatibles*, lo que explica el origen del nombre "complejo mayor de histocompatibilidad".

Diferenciación de los linfocitos T

Los *linfocitos T* tienen una participación primordial en la inmunidad mediada por células. Se distinguen de otros linfocitos, como los B y NK, por la presencia de un receptor especial en su membrana celular, llamado receptor de linfocitos T (RLT). "T" se refiere a *timo*, el principal órgano encargado de la maduración de los linfocitos T.

Hay más de 160 conjuntos conocidos de cubiertas de superficie de leucocitos y otras muchas células. El CD3 se encuentra en la superficie de todas las células T, como porción de transducción de señal del RLT, formado por tres dímeros: dos proteínas zeta, una gamma y una épsilon, así como una épsilon y una delta. CD4 y CD8 son receptores que se usan para identificar subgrupos de linfocitos T funcionalmente relevantes. Para dar otros dos ejemplos, CD14 es un receptor de proteína de unión a LPS en los monocitos y macrófagos, y CD69 se usa como marcador de la activación celular de linfocitos T, B, NK y macrófagos.

Cuando los linfocitos provenientes de la médula ósea alcanzan el timo, linfocitos T, no expresa CD4 ni CD8 (*linfocitos T doble negativos*), pero después expresan ambos (*linfocitos T doble positivos*), mientras maduran en el timo. Durante el desarrollo en el timo, los linfocitos doble positivos se diferencian en células con receptores CD4 o CD8 (positivos simples); éste es un paso determinante porque durante ese periodo se seleccionan, ya que pueden interactuar con las proteínas del CMH y ya desarrollaron su capacidad para distinguir péptidos propios de los que no lo son.

En primer lugar, los linfocitos que no se unen a complejos CMH/antígeno en 3 a 4 días, mueren, el resto es objeto de una **selección positiva**, lo que significa que los linfocitos T que proliferan fueron capaces de unirse a antígenos (propios o no) en conjunto con proteínas de clase I o II de CMH, suceso que se presenta en la *corteza del timo*. En ese momento, los linfocitos específicos de las proteínas del CMH II conservan CD4, pierden CD8 y se convierten en linfocitos T auxiliares. Los linfocitos T específicos de las proteínas CMH I conservan CD8, pierden CD4 y se convierten en linfocitos T citotóxicos.

Después de la selección positiva, los linfocitos pasan por una **selección negativa** en la *médula del timo*. Durante ese proceso, los linfocitos que se unen con *alta afinidad* a complejos CMH/autoantígeno mueren por apoptosis, algo importante, porque habrían reaccionado más tarde contra péptidos propios y causarían enfermedades autoinmunes. A los linfocitos que se unen con poca afinidad a CMH/autoantígeno se les permite abandonar el timo. Después, serán activados solo por la unión de alta afinidad con el complejo CMH/antígeno *extraño*, la señal

adecuada para la activación inmunológica. Las células que se unen con afinidad intermedia a los complejos CMH/autoantígeno se reprograman y reclutan para otros linajes de células T, como las células reguladoras T naturales.

Linfocitos T citotóxicos, auxiliares y de memoria

Se pueden distinguir los linfocitos T citotóxicos, los auxiliares y los de memoria con base en su función inmunológica. Los *linfocitos T citotóxicos* (CD8⁺) secretan linfotoxinas y están diseñados para eliminar células infectadas por virus u otros microorganismos patógenos.

Los *linfocitos T auxiliares* (CD4⁺) ayudan a determinar qué tipo de respuesta inmunológica presentará el cuerpo para atacar a un patógeno en particular; no tienen actividad citotóxica y no eliminan directamente a las células infectadas o entes patógenos; en cambio, controlan la respuesta inmunológica al inducir a otras células a realizar tales tareas. Actúan en la regulación de las respuestas inmunológicas innata y adaptativa. Los linfocitos T auxiliares dirigen la respuesta inmunológica mediante la secreción de linfocinas; estimulan la proliferación de linfocitos B y linfocitos T citotóxicos; atraen a los neutrófilos y activan macrófagos. La diferenciación de células T auxiliares CD4⁺ en subtipos mejor conocidos de células T auxiliares 1 y 2 ocurre después de su activación en el sistema linfático periférico. Cada subtipo produce un conjunto diferente de moléculas efectoras.

Por ejemplo, los *linfocitos T auxiliares 1* liberan las moléculas efectoras de la activación de los macrófagos, interferón γ y factor α de necrosis tumoral (FNT-α). Las acciones resultantes, llamadas respuesta 1 de linfocitos T auxiliares o *respuesta de tipo 1*, respaldan las actividades de los macrófagos y las células T citotóxicas del sistema inmunológico celular.

Por otro lado, los *linfocitos T auxiliares 2* producen moléculas efectoras, como interleucina-4, interleucina-5, interleucina-13, interleucina-25, interleucina-31 e interleucina-33, entre muchas otras. Esta respuesta de los linfocitos T auxiliares 2, o *respuesta de tipo 2*, promueve las acciones de los linfocitos B y, por lo tanto, del sistema inmunológico humoral.

La investigación muestra que el modelo doble de linfocitos T auxiliares es demasiado simple. Por ejemplo, muchos linfocitos T auxiliares expresan citocinas de ambas características. A menudo se denominan linfocitos T *auxiliares cero*. Además, otras células inmunológicas expresan también muchas de las citocinas específicas de los linfocitos T. Se han propuesto varios nuevos modelos que incluyen linfocitos T auxiliares 17, pero hasta hoy, no hay un enfoque aceptado de manera unánime.

Casi 10% de los linfocitos T CD4⁺ son *linfocitos T reguladores* (antes conocidos como *linfocitos T supresores*). Se han nombrado varios subtipos (p. ej., Treg, Tr1 y Th3). Todos tienen en común la capacidad de suprimir las respuestas inmunológicas y, por lo tanto, son importantes para mantener la homeostasis inmunológica. Por ejemplo, se sabe que inhiben la producción de linfocitos T citotóxicos cuando ya no son necesarios. Por otro lado, se ha mostrado que los linfocitos T auxiliares son también capaces de "regular" sus propias respuestas y controlar también la función CPA. Se cree que los linfocitos reguladores se relacionan con la inducción de tolerancia a la microbiota de las superficies mucosas.

Para finalizar, los *linfocitos T de memoria* adquieren "experiencia" por encuentros con un antígeno durante una infección previa o con una célula cancerosa, o bien por vacunación. Los linfocitos T de memoria, cuando encuentran a un invasor (patógeno) por segunda vez, montan una respuesta inmunológica más rápida y fuerte que en la primera ocasión. Estas células son fundamentales para la longevidad de la inmunidad específica. Las células T auxiliares son indispensables para que los linfocitos B de memoria se desarrollen y ocurran sucesos de cambio de clases de anticuerpos.

Retraso temporal en la inmunidad mediada por células

Los linfocitos T y sus productos pueden ejercer sus efectos en concierto con otras células efectoras, como neutrófilos, eosinófilos y células cebadas. La secreción de factores por los linfocitos T que reclutan y activan a otras células consume tiempo y, por lo tanto, las consecuencias de la activación de células T no son notorias hasta 24 a 48 h de la exposición al antígeno.

Un ejemplo que ilustra este retraso temporal es el de la *reacción de hipersensibilidad de tipo tardío* (*véase* Trastornos inmunológicos) ante el derivado proteínico purificado (PPD), una respuesta que se usa para valorar la exposición previa a la bacteria que causa la tuberculosis. Inyectado bajo la piel, el PPD da lugar a una reacción inflamatoria conocida, que se caracteriza por eritema y edema locales de 1 a 2 días después de su inyección.

Las respuestas inmunológicas mediadas por células, si bien de desarrollo lento, son potentes y versátiles, y proporcionan la principal defensa contra muchos entes patógenos. Los linfocitos T también se encargan del rechazo de injertos de tejidos trasplantados (*véase* Trasplante de órganos e Inmunología) y la contención de la proliferación de las células neoplásicas (*véase* Trastornos inmunológicos). Una deficiencia en la inmunidad por linfocitos T, como la relacionada con el **sida**, predispone al paciente afectado a una gran variedad de infecciones graves que ponen en riesgo la vida.

La inmunidad humoral es mediada por la secreción de anticuerpos que protegen el espacio extracelular

Las bacterias que causan muchas de las enfermedades infecciosas se multiplican en el espacio extracelular. La *respuesta inmunológica humoral* es el aspecto de la inmunidad que protege el espacio extracelular y evita que la infección se propague por el organismo. La respuesta inmunológica humoral es activada por macromoléculas (anticuerpos secretados, proteínas complementadas y ciertos péptidos antimicrobianos) que están presentes en el líquido extracelular. Por ejemplo, la unión del antígeno al RLB activa a los linfocitos B, que empiezan a proliferar y pueden diferenciarse en células plasmáticas que secretan anticuerpos. Si el linfocito B activado está en presencia de un linfocito T auxiliar, éste libera citocinas que respaldan la actividad del primero (*véase* fig. 10-4). En el modelo clásico, algo obsoleto, las citocinas que activan linfocitos B, como IL-4, son parte de la respuesta de los linfocitos T auxiliares 2. La mayoría de los nuevos linfocitos se transforma en células plasmáticas, que producen anticuerpos durante 4 a 5 días, con el resultado de su alta concentración en plasma y otros líquidos corporales, y se pueden unir en específico a las determinantes antigénicas que indujeron su secreción. Cuando los linfocitos T auxiliares participan en la activación, otros clones de linfocitos B se convierten en *linfocitos B de memoria,* con sobrevida prolongada (*véanse* figs. 10-3 y 10-4).

En contraste con la respuesta de retraso temporal de la inmunidad mediada por células, los anticuerpos pueden inducir respuestas inmediatas a los antígenos y, por lo tanto, provocar *reacciones de hipersensibilidad inmediata* (*véase* Trastornos inmunológicos).

Estructura de los anticuerpos

Los anticuerpos, también llamados **inmunoglobulinas**, tienen una estructura primaria, como se ilustra en la figura 10-6. Cada molécula de anticuerpo consta de cuatro cadenas polipeptídicas (dos *cadenas pesadas* y dos *cadenas ligeras*) mantenidas juntas por uno o más puentes disulfuro como una molécula en forma de Y.

Hay dos isotipos de cadenas ligeras, κ y λ. Las cadenas pesadas tienen cinco isotipos diferentes (α, δ, ε, γ, y μ), que constituyen el mismo número de clases diferentes de anticuerpos, cada uno con funciones efectoras diversas (*véase* más adelante). Cada cadena polipeptídica posee una *región constante*, donde se conserva mucho la estructura proteínica, y una *región variable*, donde se encuentra heterogeneidad considerable de la secuencia de aminoácidos.

Los dominios aminoterminales en cada extremo de la porción bifurcada de la "Y" de ambas cadenas, pesadas y ligeras, se conocen como *regiones Fab* ("Fab" para el fragmento de unión al antígeno), que contiene las regiones de unión de antígenos. Los anticuerpos son flexibles porque el brazo Fab puede ondularse, doblarse y rotar; tal libertad de movimiento les permite acoplarse con más facilidad a la forma del antígeno.

El extremo carboxilo terminal de la cadena pesada se denomina *región Fc* ("Fc", fragmento cristalizable). Neutrófilos, monocitos, macrófagos, células NK y células cebadas pueden reconocer las regiones Fc a través de sus receptores Fc, lo que facilita los mecanismos efectores, como la fagocitosis y ADCC.

Clases de anticuerpos

El RLB se encuentra en la superficie de un linfocito B y está constituido por un anticuerpo acoplado a un dímero (una proteína Igα y una Igβ). El dímero de Igα e Igβ se relaciona con la transducción de señal, en tanto el anticuerpo se dirige a la unión de antígeno. Hay cinco clases (isotipos) de anticuerpos (IgA, IgD, IgE, IgG, e IgM), cada una con propiedades biológicas específicas que corresponden a antígenos particulares. En la figura 10-6 y la tabla 10-4 se resumen la forma y las funciones de las cinco clases principales de anticuerpos. En la figura 10-6 se muestran además las similitudes de RLT y RLB con una inmunoglobulina.

La IgM es la clase predominante de anticuerpo secretado durante la respuesta inmunológica primaria (primer encuentro con el antígeno). Tiene una vida media de alrededor de 5 días. El RLB de un linfocito B indiferenciado (que no ha sido activado por un antígeno) expresa la IgM como un monómero. Sin embargo, la IgM, cuando es secretada por células plasmáticas, consta de cinco unidades "Y", que se mantienen juntas por una *cadena de unión (cadena J)*. El tamaño de la IgM secretada y sus muchos sitios de unión de antígenos proporcionan a la molécula una excelente capacidad de aglutinación de bacterias y eritrocitos. Aunque tiene el potencial de unirse a 10 antígenos, en realidad suele unirse solo a cinco. Los macrófagos fijos del sistema respiratorio retiran de manera eficaz y rápida tales antígenos aglutinados.

La *IgD* se encuentra en el plasma (en cantidades muy pequeñas) y en la superficie de los linfocitos B indiferenciados; tiene una vida media de 3 días. Se desconoce que tenga alguna función exacta, pero su presencia ubicua en el reino animal sugiere que posee una muy importante. Se ha sugerido que participa en la inducción de la tolerancia inmunológica. Se ha visto también que la IgD activa a basófilos y células cebadas. La concentración sérica de IgD aumenta durante una infección crónica, pero no se relaciona con enfermedad particular alguna.

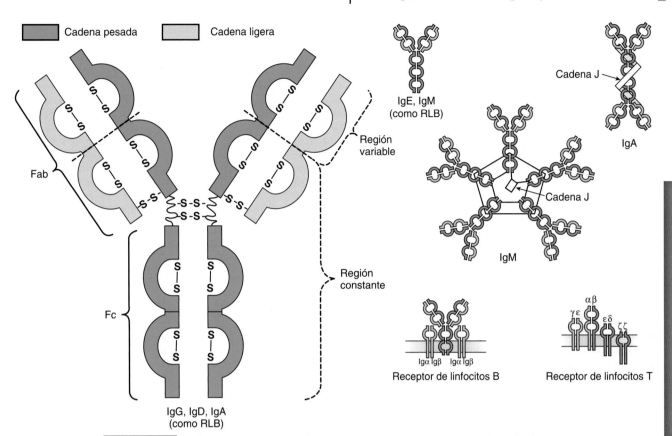

Figura 10-6 **Las inmunoglobinas son anticuerpos que reconocen y se unen a un determinado antígeno en específico.** Los anticuerpos son inmunoglobulinas (Ig) que son una parte fundamental de la respuesta inmunológica y consisten en cinco isotipos (IgA, IgD, IgE, IgG, IgM). No se muestran los cuatro subtipos de IgG y los dos de IgA. La unidad básica de cada isotipo es un monómero que consta de dos cadenas pesadas y dos cadenas ligeras, unidas por puentes disulfuro en una configuración Y. Las cadenas pesadas son diferentes para los diversos isotipos. Cada porción terminal de la "Y" se denomina *Fab,* porque este es el *fragmento* que contiene el sitio de *unión al antígeno.* Un segundo *fragmento cristalizable* se denomina *Fc.* Cuando son secretadas por las células plasmáticas, IgG, IgD e IgE constan de un monómero, IgA de dos (dímero) e IgM de cinco (pentámero). El receptor de los linfocitos B simula a un monómero de Ig asociado a la membrana. El receptor de linfocitos T tiene una estructura similar al Fab.

TABLA 10-4 Propiedades biológicas específicas de las diferentes clases de anticuerpos

Característica	IgG	IgA	IgM	IgD	IgE
Peso molecular ($\times 10^{-3}$ Da)	150	150, 400	900	180	190
Concentración sérica (mg/dL)	600-1 500	85-300	50-400	< 15	0.01-0.03
Concentración sérica (% de Ig)	~76	~15	8	1	0.002
Vida media (días)	~23	~6	~5	~3	~3
Atraviesa la placenta	+ (no IgG4)	–	–	–	–
Ingresa a las secreciones	+	+ +	–	–	–
Aglutina partículas	+	+	+ + +	–	–
Reacciones alérgicas	+	–	–	–	+ + + +
Fijación del complemento	+ (no IgG4)	–	+ +	–	–
Unión del receptor Fc a monocitos y neutrófilos	+ +	–	+	–	–

Ig, inmunoglobulina.

La *IgG* es el principal anticuerpo producido en respuesta a encuentros secundarios y de mayor orden con antígenos (subsiguientes a aquellos que ya crearon células de memoria). Las respuestas inmunológicas secundarias se activan más rápido y producen más anticuerpos, con una mayor afinidad por el antígeno, en comparación con las respuestas primarias. Por lo tanto, la IgG es el anticuerpo sérico más prevalente y se encarga de la inmunidad adaptativa ante las bacterias y otros microorganismos; se encuentra en el suero como monómero. Hay cuatro subclases de IgG en los seres humanos (IgG1, IgG2, IgG3 e IgG4). La IgG tiene una vida media de 23 días, la más prolongada de las inmunoglobulinas. Cuando está unida a un antígeno, la IgG puede activar el complemento sérico y causar opsonización. Además, atraviesa la **placenta** y se secreta en el calostro, lo que protege al feto y al neonato de las infecciones.

La *IgA* suele encontrarse como polímero de la unidad fundamental de anticuerpos con forma de Y cuando es secretada por las células plasmáticas. En la mayoría de las moléculas de IgA, una *cadena de unión* (*cadena J*) mantiene juntas a las dos unidades de anticuerpos (forma dimérica). Conforme la IgA pasa a través de las células epiteliales, se agrega un fragmento antigénico adicional, la *pieza secretora*. En esta conformación, la IgA se secreta de manera activa hacia la saliva, las lágrimas, el calostro y el moco y, por lo tanto, se conoce como inmunoglobulina de secreción (sIgA). La IgA también se encuentra en el suero, sobre todo como el isotipo IgA1, producido por los linfocitos B de la médula ósea, en tanto el subtipo IgA2 está presente en las secreciones. Como parte del RLB, la IgA se encuentra en la forma monomérica y tiene una vida media de casi 6 días.

La *IgE* es un anticuerpo monomérico ligeramente mayor que la IgG, pero con una vida media relativamente breve, de alrededor de 3 días. La IgE se une con avidez mediante su región Fc a las células, como las cebadas, los basófilos y los eosinófilos, que participan en las reacciones alérgicas y la inmunidad antiparasitaria.

Actividad de los anticuerpos

Los anticuerpos actúan contra antígenos en tres formas: los neutralizan, los opsonizan o estimulan la fijación del complemento, para ayudar a los fagocitos.

1. **Neutralización.** Los anticuerpos pueden unirse a los antígenos y formar complejos antígeno-anticuerpo, reconocibles con facilidad, que son retirados por fagocitosis. Los anticuerpos pueden también inmovilizar y aglutinar a los agentes infecciosos, de manera que un virus no pueda penetrar a la célula huésped o un microbio no pueda colonizar tejidos de mucosas.

2. **Opsonización.** Los anticuerpos IgG se unen a las células infectadas por bacterias o virus en la región Fab. Así, el ente patógeno es "etiquetado" u "opsonizado" para su destrucción por radicales libres y enzimas o por fagocitosis. Para la fagocitosis, la porción Fc del anticuerpo se une a los receptores Fc de los fagocitos. Algunos componentes del complemento (p. ej., C3b y C4b) pueden actuar también como opsoninas.

3. **Fijación del complemento.** El término complemento refiere a un grupo de al menos nueve proteínas distintas que circulan en el plasma en forma inactiva, pero involucra a casi 25 proteínas y sus fragmentos (fig. 10-7). Cuando las proteínas inactivas se hidrolizan, se activan. Ocurre una serie de sucesos cuando la primera proteína, C1, reconoce complejos antígeno-anticuerpo de IgM o IgG preformadas (*vía clásica*).

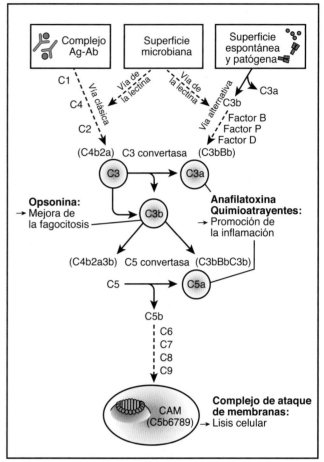

Figura 10-7 **El sistema del complemento ataca la superficie de las células extrañas.** Más de 20 proteínas del complemento (C) se suman a la actividad de los anticuerpos en una serie de sucesos para eliminar entes patógenos. El propósito es producir opsonina C3b, anafilatoxinas, quimioatrayentes C4a, C3a y C5a, y el complejo de ataque de membranas (CAM). El CAM se inserta en las membranas de las células y causa su lisis. Los complejos antígeno-anticuerpo (Ag-Ab) y otros (p. ej., proteína C reactiva y los componentes de la vía de la lectina) activan la vía clásica. La fracción C3b resultante de la hidrólisis de C3 por la C3 convertasa en fase fluida y las moléculas de superficie del ente patógeno (p. ej., lipopolisacáridos) activan la vía alternativa y otras (p. ej., componentes de la vía de la lectina). Se inicia la vía de la lectina en respuesta a las superficies microbianas (manosa). Las vías clásica y alternativa utilizan enzimas de estructura diferente, pero de función idéntica, C3 convertasa y C5 convertasa.

Hay un segundo ingreso a esta vía, donde los complejos entre moléculas de manosa bacterianas y la proteína plasmática, lectina de unión a manosa, inician la cascada de sucesos (*vía de lectina*). La proteína C reactiva (PCR) puede también proveer un segundo ingreso a esta vía por activación directa de C1. La serie de sucesos lleva a la *formación* de la convertasa de C3 mediante la activación de C4 y C2, y así la convertasa tiene la forma C4b2a.

Una variante homóloga de la C3 convertasa (C3bBb) también se forma en una *vía alternativa*, que se activa por pequeñas cantidades de C3b de superficie, que se forma a partir de C3 soluble convertasa (C3, agua y Bb) que puede activar C3. Cuando C3b se une a las células humanas es inactivada con rapidez. Sin embargo, C3b se torna protegida cuando se une a las superficies de células microbianas y forma la convertasa C3 mediante los factores D y B. El complejo se estabiliza mediante la properdina (factor P). Hay un ingreso lateral a esta vía, donde los complejos entre moléculas bacterianas de manosa y la proteína plasmática leptina de unión de manosa inician la cascada (*vía de la lectina*). En comparación con la vía clásica, la alternativa es más rápida, pero requiere de antígenos microbianos específicos para su activación.

Las convertasas de C3 de ambas vías llevan a la formación de la fracción C3b del complemento, que activa a la C5 convertasa, otra enzima fundamental en la cascada que forma C5b. En la vía clásica, la C5 convertasa se crea cuando la C3b se une a la C4b2a (C4b2a3b), y en la vía alternativa cuando C3b se une a C3bBb (C3bBbC3b + factor P). La fracción C5b y las cuatro proteínas del complemento, C6, C7, C8 y C9, forman el **complejo de ataque de membranas (CAM)**. El CAM tubular se inserta en la membrana de la célula objetivo por su naturaleza hidrofóbica, lo que permite el paso libre de pequeñas moléculas, iones y agua, con el resultado de la muerte de la célula objetivo.

Se pueden usar las cifras séricas de C3 y PCR para valorar la inflamación en un paciente. Las cifras séricas bajas de C3 indican que se consume (activa) en las vías de activación del complemento, en tanto una cifra elevada de PCR se correlaciona con un aumento de la inflamación.

INFLAMACIÓN AGUDA Y CRÓNICA

La inflamación es la respuesta inicial del cuerpo a las infecciones o los traumatismos. Aunque la *infección microbiana* es quizá la causa más frecuente de inflamación, muchos tipos de *lesión tisular* pueden también originar reacciones inflamatorias e incluyen las mecánicas, por radiación, quemaduras, congelación, irritantes químicos y necrosis tisular por carencia de oxígeno y nutrimentos. El cuerpo inicia una cascada inespecífica de procesos fisiológicos en los tejidos vascularizados que involucran a elementos del sistema inmunológico innato, con el propósito de reparar el daño celular y restablecer el funcionamiento normal del tejido.

- En una respuesta normal, la inflamación es de autoinicio, autopropagación temporal y autoterminación.

- La inflamación es una respuesta necesaria ante la lesión tisular, y la vida humana es impensable en ausencia de inflamación.

- Por otro lado, la inflamación a veces se presenta como una reacción exagerada, lo que lleva a un círculo vicioso de lesión repetida e inflamación persistente.

- La inflamación tiene gran vinculación con numerosas enfermedades, de modo que el tratamiento antiinflamatorio es esencial en muchos casos.

La inflamación aguda es un proceso breve y se caracteriza por cinco signos cardinales

La inflamación es un mecanismo de protección que involucra a células inmunológicas, vasos sanguíneos y mediadores celulares. La inflamación es una respuesta general y, por lo tanto, parte del mecanismo innato de inmunidad, en comparación con el adaptativo, que es específico de cada microorganismo patógeno. El propósito de la inflamación es 1) eliminar la causa inicial de lesión tisular; 2) eliminar las células necróticas y retirar el

tejido dañado a causa del ataque inicial, y 3) iniciar la reparación de los tejidos. Los signos clásicos de inflamación aguda siguen un patrón común, con el primer signo constituido por eritema, seguido por aumento de temperatura, edema y dolor.

Con el conocimiento creciente de la complejidad de la inflamación, se han propuesto muchos modelos para expandir la información acerca de estos cuatro signos, con el fin de clasificar la gran variedad de respuestas inflamatorias; sin embargo, por lo general, aún no se aplican en la clínica, más allá de la adición de un quinto signo, **functio laesa** (la pérdida de función), que es consecuencia de la actividad tisular en condiciones ajenas a la homeostasis y con gasto de energía en los procesos de reparación.

La inflamación aguda es un proceso en tres pasos que implica vasodilatación y migración celular de la sangre a los tejidos

La inflamación puede clasificarse como aguda o crónica. La *inflamación aguda* es la respuesta inicial del cuerpo e implica el traslado de los leucocitos, en especial los granulocitos, de la sangre a los tejidos dañados. La inflamación prolongada se conoce como *inflamación crónica* e implica un cambio en el tipo de células presentes en el sitio lesionado. Este cambio progresivo en los tipos de células desencadena el proceso de destrucción y curación.

Al inicio de una infección, quemadura u otro tipo de lesión, se inicia la inflamación aguda por células ya presentes en el tejido dañado, sobre todo por macrófagos residentes, células dendríticas, células de Kupffer y células cebadas o mastocitos, los cuales liberan mediadores inflamatorios que producen cambios funcionales en los tejidos. Uno de los cambios inmediatos que se observan en la inflamación aguda es la vasodilatación y, por lo tanto, el aumento de la permeabilidad. La vasodilatación incrementa el flujo sanguíneo a la zona lesionada, a veces hasta por 10 tantos. Además, las paredes vasculares se vuelven permeables, por un lado, como resultado de la necrosis de las células endoteliales debida a la lesión, y por otro, como resultado de la retracción de tales células, por señales químicas. La histamina, liberada por las células cebadas, los basófilos, los eosinófilos y las plaquetas, es un mediador químico importante de este proceso.

Agua, sales y pequeñas proteínas, como el fibrinógeno, escapan del plasma hacia la zona dañada. El fibrinógeno forma redes de fibrina para atrapar microorganismos. El líquido que escapa se denomina **exudado**, o *pus* en el caso de una herida infectada. Si una zona infectada presenta licuefacción adicional y se aísla del tejido circundante, constituye un *absceso*. Las *ampollas*, cúmulos de linfa, pueden formarse en respuesta a quemaduras, infecciones o agentes irritantes.

Los leucocitos sanguíneos son atraídos y migran hacia el tejido inflamado, en un proceso regulado que evoluciona en tres pasos: en el primero, llamado **marginación**, se reclutan neutrófilos y forman puentes constituidos por *selectinas* con las células endoteliales en los sitios inflamados, las selectinas P y E en las células endoteliales y las L en los neutrófilos.

En el segundo paso, llamado de **rodamiento**, los neutrófilos se desplazan por el endotelio como plantas rodadoras, dado que los puentes al inicio son laxos y se forman y desprenden de manera continua. En un momento dado, se establece una conexión más firme entre las *integrinas*, sobre los neutrófilos, y las *moléculas de adhesión intracelular y vascular*, en el lado endotelial.

En el tercer paso, de extravasación de leucocitos, conocido por lo general como **diapédesis** o *transmigración*, los neutrófilos migran de manera activa a través de la membrana basal del vaso sanguíneo hacia los tejidos, con ayuda de la conexión firme a las células endoteliales, pero sin dañarlas. Después de los neutrófilos, se atraen *monocitos*, que se diferencian en *macrófagos* cuando abandonan la sangre. Después se presentan los *linfocitos*. La aparición y el aumento de las células no granulosas, monocitos y linfocitos, marca la transición a la inflamación crónica.

Los mediadores de inflamación desarrollan y mantienen la respuesta inflamatoria

Los mediadores inflamatorios son moléculas solubles que actúan de manera local en el sitio del daño y coordinan las respuestas inflamatorias.

Los *mediadores exógenos* (que se producen fuera del cuerpo) incluyen **endotoxinas**, una familia de toxinas bacterianas que se relacionan con el complejo LPS de las bacterias gramnegativas. Se liberan endotoxinas de las bacterias lisadas, que se unen a receptores en los monocitos y macrófagos, y los activan.

Los *mediadores endógenos* (que se producen dentro del cuerpo) se liberan de las células lesionadas o activadas en el sitio de inflamación. Se sabe de numerosas sustancias que regulan la inflamación, muchas de ellas al parecer con una función redundante; en la tabla 10-5 se enlistan algunas de ellas. Algunas se mencionaron como parte del sistema inmunológico innato, lo que demuestra la estrecha interacción entre las dos respuestas inmunológicas.

Muchos mediadores pueden interactuar con múltiples receptores, a menudo al ejercer diversas funciones. Por ejemplo, la histamina interactúa con tres receptores; sus receptores H_1 median efectos vasculares proinflamatorios agudos, en tanto la activación de los receptores H_2 da como resultado acciones antiinflamatorias; mientras que los receptores H_3 participan en el control de la secreción de histamina.

Desde un punto de vista estructural, los mediadores de inflamación pertenecen a muchas categorías diferentes, como proteínas (p. ej., complemento, anticuerpos y reactivos de fase aguda), lípidos (p. ej., prostaglandinas y factor activador de plaquetas), aminas (p. ej., histamina), gases (p. ej., óxido nítrico), cininas (p. ej., bradicinina) y neuropéptidos (p. ej., sustancia P).

Muchos *mediadores derivados del plasma* están presentes como precursores y necesitan una escisión enzimática para tornarse activos. Por ejemplo, la trombina es necesaria para transformar el fibrinógeno soluble en fibrina insoluble, para los coágulos sanguíneos. Los *mediadores derivados de células* pueden estar preformados (p. ej., histamina) o sintetizarse, según se requiera, (p. ej., prostaglandinas).

Las características de las citocinas inflamatorias proporcionan marcadores biológicos de la intensidad de la inflamación

Una clase importante de mediadores es el de las citocinas, que son productos celulares recién sintetizados en respuesta a estímulos inmunológicos. Por lo general, actúan en distancias cortas y durante lapsos breves. Abarcan a las **linfocinas** (citocinas sintetizadas por linfocitos), **monocinas** (producidas por monocitos), **quimiocinas** (quimioatrayentes, fabricadas por diversas células) e **interleucinas** [IL] elaboradas por un leucocito y que actúan sobre otros leucocitos).

Ciertas enfermedades inflamatorias se presentan con citocinas características; por lo tanto, la inhibición de las citocinas proinflamatorias puede ayudar a su tratamiento. La tríada clásica de citocinas proinflamatorias incluye a IL-1, IL-6 y TNF-α. A continuación, se presentan las fuentes, los sitios de acción principales y las actividades primordiales, junto con las de IL-8 e INF-γ, dos factores adicionales de importancia clínica.

La interleucina-1 (IL-1) es producida por fagocitos, linfocitos, células endoteliales y otras, dirigida a linfocitos, macrófagos y células endoteliales. Activa a las células, aumenta la expresión de moléculas de adhesión e induce la fiebre y la secreción de proteínas de fase aguda. La interleucina-6 (IL-6) es producida por linfocitos, macrófagos, fibroblastos y células endoteliales; dirigida a linfocitos B y hepatocitos. Además de la diferenciación de linfocitos B, promueve la producción de proteínas de fase aguda y la fiebre.

El factor α de necrosis tumoral (TNF-α) se deriva de macrófagos, células cebadas, linfocitos y células endoteliales, dirigido a sitios y con efectos similares a los de IL-1. Asimismo, estimula la angiogenia y tiene otras funciones, además de la inflamación.

La **interleucina 8 (IL-8)** fue objeto de cambio de nombre a *CXCL8*, porque es una quimiocina producida por los macrófagos, células endoteliales y fibroblastos, dirigida a neutrófilos, basófilos y linfocitos T; sus principales actividades son quimiotaxis y angiogenia.

El **interferón γ (IFN-γ)** es producido por los linfocitos T y los linfocitos citolíticos, dirigido a los leucocitos, las células de los tejidos y los linfocitos T auxiliares; durante la inflamación, activa a los fagocitos y favorece la adherencia de los leucocitos al endotelio.

En respuesta a IL-1, IL-6 y otras, el hígado produce **proteínas sanguíneas de fase aguda**, de las que un miembro importante es la *proteína C reactiva*, cuya cuantificación se usa para vigilar la intensidad y el progreso de algunas enfermedades cardiovasculares. Otro ejemplo es el de las *proteínas amiloides A séricas de fase aguda (A-SAA)*. Una de sus funciones es reclutar células inflamatorias en el sitio de la inflamación. La concentración sanguínea de A-SAA pudiese aumentar hasta 1 000 veces durante la inflamación; por lo tanto, se usan las A-SAA como marcadores de algunas enfermedades autoinmunes.

La inflamación aguda es un proceso estereotípico muy complejo, que termina por sí mismo

La biología molecular moderna agrega muchos estratos adicionales de complejidad al modelo de inflamación aguda que se presenta como proceso estereotípico del sistema vascular. Por ejemplo, se ha demostrado que factores independientes de la vasculatura pueden desencadenar y regular aspectos tanto de la inflamación como de la reparación. La *vibración* y la *hipoxia* pueden causar liberación de histamina por las células cebadas (degranulación), y, por lo tanto, iniciar sucesos inflamatorios. La *carga mecánica* sobre los fibroblastos de los tendones puede regular su respuesta durante la inflamación, promover su destrucción ante cargas elevadas y protegerlos de la apoptosis inflamatoria ante cargas bajas. Además, las moléculas proinflamatorias pueden tener regulación ascendente sin invasión concomitante alguna y estimulación de células inflamatorias.

En circunstancias normales, la inflamación aguda termina por sí misma. Los mediadores químicos desaparecen, ya sea por su vida media breve o porque son inactivados por enzimas (p. ej., las cininasas inactivan a las cininas). Se consumen sustratos y el flujo de linfa aleja a los mediadores más rápido de lo que se pueden producir. Las *citocinas antiinflamatorias*, como IL-4, IL-10 y

TABLA 10-5 Componentes de mediadores endógenos de la inflamación liberados por las células activadas en el foco inflamatorio

Tipo	Nombre	Secretados por	Algunas acciones
Mediadores químicos	Histamina	Células cebadas o mastocitos, basófilos eosinófilos, leucocitos, plaquetas	Vasodilatación, permeabilidad vascular
	Compuestos lisosomales	Neutrófilos, macrófagos	Permeabilidad vascular, activación del complemento
	Eicosanoides: Prostaglandinas Tromboxanos Leucotrienos	Muchas células, neutrófilos	Propiedades vasoactivas, agregación plaquetaria, prolongación del edema
	Factor activador de plaquetas	Neutrófilos, monocitos, células cebadas o mastocitos, eosinófilos	Permeabilidad vascular, migración de neutrófilos, broncoconstricción
	Serotonina	Células cebadas o mastocitos, plaquetas	Vasoconstricción
	Citocinas	Linfocitos, monocitos	Propiedades vasoactivas y quimiotácticas
	Quimiocinas	Células tisulares, células endoteliales, leucocitos	Quimiotaxis de células efectoras de inflamación
Gases	Óxido nítrico	Células endoteliales, macrófagos	Relajación del músculo liso vascular y vasodilatación, eliminación microbiana, inhibición de acciones plaquetarias
Neuropéptidos	Taquicininas, cininas	Sobre todo por neuronas sensoriales	Vasodilatación, permeabilidad vascular, contracción del músculo liso, secreción de moco, dolor
Factores del plasma	Complemento (C5a, C3a, y otras fracciones)	Enzimas de células moribundas, complejos antígeno-anticuerpo, endotoxinas, productos de cinina, coagulación y el sistema fibrinolítico	Quimiotaxia, degranulación de fagocitos, células cebadas y plaquetas, actividad citolítica, opsonización de bacterias
	Cininas	Factor de coagulación XII	Permeabilidad vascular, mediadores del dolor, contracción del músculo liso no vascular
	Factores de coagulación	Factor de coagulación XII	Conversión de fibrinógeno a fibrina
	Sistema fibrinolítico		La plasmina lisa la fibrina

el factor β de transformación del crecimiento (TGF-β) inducen la reparación del tejido dañado. Después de la inflamación, el tejido que tiene capacidad de regeneración se restablecerá casi por completo; de otra manera, se presenta la *formación de una escara*.

INFLAMACIÓN CRÓNICA

La inflamación crónica corresponde a la respuesta corporal cuando la inflamación aguda no se resuelve. La respuesta consiste en prevenir daños graves en tejidos y órganos e incluye la liberación de anticuerpos y proteínas, así como un aumento del flujo sanguíneo hacia el lugar de la lesión.

La inflamación crónica aparece cuando ni el agente causal ni el huésped tienen la suficiente capacidad como para eliminar uno al otro (p. ej., en el caso de osteomielitis, la infección ósea), cuando hay una exposición prolongada al agente tóxico (p. ej., silicosis por inhalación de polvo cristalino de sílice) o como parte de un proceso patológico autoinmunológico (p. ej., artritis reumatoide [AR]). También puede desarrollarse sin ser precedida por la inflamación aguda (p. ej., en la tuberculosis).

La inflamación crónica puede durar semanas, meses o años, y lleva a la aparición de *heridas crónicas*, constituidas por tejido conjuntivo en una disposición laxa (*tejido de granula-*

ción), infiltrado de fibroblastos y células inflamatorias. El tipo de célula inflamatoria predominante es el *monocito/macrófago*. Se trata del único tipo de célula presente en el caso de la inflamación crónica resultante de un agente no antigénico, como el material de sutura. En el caso en que los agentes lesivos sean también antigénicos, aparecen otros tipos celulares, como linfocitos, células plasmáticas y eosinófilos.

La inflamación crónica se caracteriza por el daño tisular constante por especies reactivas de oxígeno y nitrógeno, y proteasas secretadas por las células inflamatorias. Otros productos, como el ácido araquidónico y las citocinas proinflamatorias, amplifican y propagan el daño, lo que debilita el cuerpo y lo hace todavía más susceptible a la infección e inflamación adicionales. Se trata de un círculo vicioso que lleva a síntomas clínicos típicos de enfermedades inflamatorias crónicas, como AR, ateroesclerosis o psoriasis.

La inflamación incontenible combinada con supresión inmunológica puede llevar al *síndrome de respuesta inflamatoria sistémica*, que se denomina *septicemia* cuando la inflamación es producto de una infección. En casos graves, podría llevar a la falla orgánica y la muerte.

Las enfermedades inflamatorias crónicas pueden afectar a todo segmento corporal y suelen señalarse añadiendo al sustantivo correspondiente el sufijo "itis". Por ejemplo, *miocarditis* es la inflamación del corazón y *nefritis* es la inflamación del riñón. Algunos estados inflamatorios no siguen la terminología convencional. El más frecuente es el *asma*. Otro ejemplo es la *neumonía*, término que se usa más a menudo que "neumonitis", para referirse a la infección inflamatoria crónica del pulmón.

La inflamación crónica es tanto un síntoma como causa subyacente de una enfermedad

La participación de la inflamación en las enfermedades que por tradición no se clasifican como inflamatorias ha sido vista con interés considerable. De hecho, hoy se reconoce la inflamación como el componente patológico fundamental que subyace a muchas enfermedades, desde la de Alzheimer y la de Parkinson hasta la diabetes y ciertos tipos de cáncer (p. ej., cáncer de colon).

Aunque se ha reconocido la relación entre inflamación y enfermedad durante mucho tiempo, la primera se consideró principalmente resultado, más bien que causa, de la segunda. Los estudios muestran con claridad que el ciclo destructivo autoestimulado entre el estrés oxidativo y la inflamación resultante, causa mayor **estrés oxidativo** y contribuye a la aparición de enfermedades crónicas. Esta cadena de sucesos puede de inicio presentarse en un ámbito bajo, asintomático, que lleva a la especulación de que la *inflamación crónica subaguda* podría ser causa de varias enfermedades.

FÁRMACOS ANTIINFLAMATORIOS

La inflamación es una parte natural del proceso de curación; sin embargo, cuando la inflamación se vuelve crónica, el sistema inmunológico responde para evitar daños orgánicos a largo plazo. Además, existen medicamentos de venta con receta, así también medicamentos y suplementos de venta libre que pueden ayudar a reducir el dolor y la inflamación.

Existen algunos tratamientos para ayudar a controlar la inflamación

- Los *fármacos antiinflamatorios no esteroides* (AINE) como la aspirina, el ibuprofeno (Advil) y el naproxeno (Aleve) pueden reducir con eficacia la inflamación y el dolor. Pero el uso prolongado de estos fármacos se relaciona con un mayor riesgo de varias afecciones, como úlceras pépticas y enfermedades renales.

- La ciclooxigenasa (COX) es la enzima que convierte el ácido araquidónico en prostaglandina H2, precursora de las prostaglandinas, la prostaciclina y el tromboxano; todas ellas son responsables de la respuesta inflamatoria. Hay al menos dos isoformas de esta enzima, COX-1 y COX-2, que catalizan la formación de los prostanoides. La *COX-1* se encuentra en las plaquetas y cataliza la producción de tromboxano A2, cuya inhibición lleva a la limitación de la coagulación sanguínea, por lo que se usan sus inhibidores como anticoagulantes; y la *COX-2*, que se expresa en los vasos sanguíneos y los macrófagos en respuesta a la inflamación y lleva a la producción de la prostaglandina I2. Los fármacos que bloquean en específico la COX-2 pueden disminuir el dolor por inflamación; sin embargo, ambas, COX-1 y COX-2, están presentes en muchos más sitios, motivo de los abundantes efectos secundarios farmacológicos de los inhibidores de la COX.

- *Los esteroides también son importantes en la inflamación crónica.* Los corticoesteroides son hormonas que disminuyen la inflamación y suprimen el sistema inmunológico; son los fármacos antiinflamatorios más poderosos de que se dispone en la actualidad; inhiben la acumulación de neutrófilos en los sitios de inflamación (*véase* "Neuroendoinmunología") pero también tienen efectos amplios sobre otras células y los procesos inflamatorios, ese es el motivo de los abundantes efectos secundarios que van desde la osteoporosis hasta la alteración del eje hipotálamo-hipofisario.

- Los suplementos incluyen una amplia variedad de sustancias naturales con características antioxidantes y antiinflamatorias. También pueden ayudar a reducir la inflamación. Pero a menudo sus mecanismos de acción no son bien dilucidados, por lo que se descarta su potencial. Los suplementos incluyen nutrimentos como la vitamina E; plantas como la camomila o manzanilla, y complementos como la glucosamina, por nombrar algunos.

Debido a que los efectos secundarios o la incertidumbre relacionada con muchos fármacos antiinflamatorios a menudo rebasan a sus beneficios, un objetivo principal de la investigación médica del siglo XXI es desarrollar nuevas estrategias contra la inflamación. Los fármacos más recientes, en general, pretenden dirigirse a vías específicas en lugar de al proceso inflamatorio general. Por ejemplo, los modificadores de leucotrienos, una clase relativamente nueva de medicamentos antiinflamatorios para pacientes con asma, bloquean en específico los productos del metabolismo del ácido araquidónico y pueden combatir una crisis de asma, incluso antes de que empiece (Enfoque clínico 10-1).

Alergias y asma

Los datos epidemiológicos confirman lo que muchos padres sospechan: sus hijos son más susceptibles a las alergias que ellos cuando eran pequeños. En los últimos 30 años, la prevalencia de alergias ha aumentado en Estados Unidos de América y en el mundo; aún más de manera proporcional en los países más desarrollados en comparación con aquellos en desarrollo, y más en las áreas urbanas que en las rurales.

Una hipótesis, a menudo conocida como modelo de higiene, propone que los niños que no están expuestos a suficientes antígenos en la infancia no desarrollan de manera adecuada su respuesta de linfocitos T auxiliares 1, lo que lleva a un desequilibrio en favor de las respuestas de linfocitos T auxiliares 2, que están presentes desde el nacimiento. Aunque esta hipótesis es controvertida por ser demasiado simplista, no se discute que las diversas manifestaciones de la inflamación alérgica es el resultado de la activación inapropiada de células T auxiliares 2.

El asma es un trastorno alérgico frecuente. Casi 23 millones de personas, incluidos casi 7 millones de niños, padecen asma, la cual es un tipo de trastorno de **hipersensibilidad** tipo I y se caracteriza por la estenosis excesiva de las vías respiratorias en respuesta a muchos estímulos.

Los alergenos típicos que causan asma atópica (también llamada extrínseca o alérgica) son caspa de animales, excremento de ácaros del polvo, polen del césped y antígenos de cucarachas. El ejercicio extenuante o la preocupación pudiesen desencadenar asma no atópica.

Los síntomas de ambos tipos de asma son similares, e incluyen sibilancias, disnea, opresión de tórax y tos, causados por la inflamación crónica de las vías respiratorias, que produce edema. La producción de moco excesivo, la broncoconstricción, y el aumento de los depósitos de colágena exacerban aún más la restricción de las vías aéreas desde y hacia los pulmones.

El desarrollo de los síntomas de asma en última instancia depende de la presencia de linfocitos T auxiliares 2, que secre-

tan citocinas características, de las que la interleucina-4 activa a linfocitos B para producir anticuerpos IgE, que se unen a células cebadas, eosinófilos y otras células de vías aéreas a través de receptores específicos para la porción Fc de los anticuerpos. En encuentros subsiguientes con el antígeno, ocurre enlace cruzado de IgE en las células cebadas y los eosinófilos, que lleva a su activación y liberación de histamina y leucotrienos. Este y otros factores de inflamación reclutan células inflamatorias que incluyen linfocitos T auxiliares 2 adicionales al pulmón, con el resultado de un ciclo inmunológico de retroalimentación positiva lesivo. La IL-4, junto con IL-9, también son necesarias para la maduración de las células cebadas, y junto con IL-5 para reclutar eosinófilos.

Se dispone de diversos tratamientos que interfieren con procesos alérgicos diversos. Los fármacos antihistamínicos para tratar el asma atópica se dirigen a receptores H_1 o evitan la liberación de histamina por las células cebadas. La epinefrina y los agonistas selectivos β2 para el tratamiento de la anafilaxia sistémica regulan al sistema nervioso simpático (*véase* Neuroendoinmunología). Los corticoesteroides y los antagonistas del receptor de leucotrienos son útiles para suprimir la inflamación. La inmunoterapia (también llamada hiposensibilización o desensibilización) implica inyecciones subcutáneas que contienen dosis gradualmente crecientes de un extracto de alergeno. El sistema inmunológico responde con aumento creciente de las cifras de anticuerpos IgG y síntesis de menos anticuerpos IgE, lo que parece ayudar al paciente a evitar reacciones muy notorias cuando se encuentra después al alergeno en forma natural. Los pacientes bajo inmunoterapia de alergenos están en riesgo de presentar anafilaxia sistémica. Deberían vigilarse las titulaciones de anticuerpos durante el proceso de hiposensibilización para asegurar que el paciente esté sintetizando menos anticuerpos IgE, de modo que el tratamiento no aumente su concentración. ■

TRASPLANTE DE ÓRGANOS E INMUNOLOGÍA

Tanto órganos como tejidos pueden trasplantarse. Los órganos susceptibles de trasplante incluyen corazón, hígado, pulmones, páncreas, intestino y timo; los tejidos pueden ser córnea, piel, válvulas cardiacas, venas, huesos y tendones. Estos últimos dos también se conocen como *injertos musculoesqueléticos*. En todo el mundo, el riñón es el órgano de más frecuente trasplante, si bien los musculoesqueléticos (hísticos) rebasan por más de diez tantos al del riñón.

Está indicado el trasplante de órganos cuando ha ocurrido un daño irreversible y no pueden aplicarse tratamientos alternativos. A principios de la década de 1950 se trasplantó el primer riñón humano a un hermano gemelo idéntico del donador; tal trasplante se denomina **isoinjerto,** porque el donador y el receptor son genéticamente idénticos. En el año 2019 se trasplantaron ~23 000 riñones en Estados Unidos, la mayor parte de ellos fueron **aloinjertos,** es decir, entre personas genéticamente diferentes.

Riñones, pulmones e hígado pueden provenir de donadores vivos, debido a que una persona puede vivir con un riñón o un pulmón, y porque el tejido hepático se regenera. Los trasplantes de corazón, pulmón total, páncreas y córnea se hacen a

partir de donadores difuntos. Los trasplantes llamados no vitales se refieren a la sustitución de partes corporales como manos, rodillas, útero, tráquea y laringe.

El tejido que se trasplanta en la misma persona de un lugar a otro se denomina de **autoinjerto.** La piel y los vasos sanguíneos son origen de los tejidos para tales trasplantes.

Aunque tecnológicamente, el trasplante es una opción terapéutica viable, está limitada sobre todo por la extraordinaria mayor demanda de órganos, en comparación con su disponibilidad. Un intento por superar la carencia de órganos de donador es el de **xenoinjerto**, en el que se usa tejido animal para sustituir órganos humanos.

Otras dos formas de sustitución de tejidos son el desarrollo de *órganos artificiales* y el trasplante de *células madre,* que pueden regenerar órganos por completo funcionales. Este último es el "santo grial" de la restitución de órganos, porque el nuevo tejido no se reconocería como extraño si las células madre proviniesen del mismo receptor. Sin embargo, hasta hoy, estas alternativas no funcionan tan bien como los órganos de aloinjerto.

Hay muchos aspectos a considerar, y retos a superar, que involucran problemas éticos, sociales y legales. Para nombrar solo unos cuantos, los xenotrasplantes pueden introducir nuevas enfermedades a los seres humanos y llevar al manejo irrespetuoso de los animales. El uso de órganos de animales y artificiales puede dar origen a problemas de autoestima, como resultado de la presencia de un tejido no humano en el cuerpo, y el tratamiento con células madre puede implicar el riesgo de desarrollar cáncer (Enfoque clínico 10-2).

La histocompatibilidad es el criterio más importante para la coincidencia en la donación de órganos

El principal motivo de la escasez de órganos de donador es que se necesita que la sangre y los tejidos del donador y el receptor tengan marcadores inmunogénicos similares, a fin de evitar el rechazo. Por ejemplo, virtualmente todos los riñones, con *grupo sanguíneo ABO* incompatible entre donador y receptor se rechazan en minutos.

Para un trasplante exitoso es de gran relevancia que el receptor no tenga o desarrolle anticuerpos contra el **antígeno leucocitario humano** (**ALH**) del donador. Los ALH son los antígenos humanos del CMH, proteínas de CMH de clases I y II. Los antígenos de CMH clase I están presentes en la superficie de la mayor parte de las células corporales, pero se descubrieron en primer término en leucocitos. Son antígenos del CMH de clase I, ALH-A, ALH-B y ALH-C, y son antígenos del CMH de clase II, ALH-DP, ALH-DQ y ALH-DR, presentes en CPA específicas o profesionales. Hay numerosos alelos de cada uno de los antígenos ALH. Como requerimiento mínimo, los médicos de trasplantes estudian solo seis de los principales antígenos ALH (dos A, dos B y dos DRB1) para precisar la compatibilidad de los donadores con los pacientes. Sin embargo, la investigación ha mostrado que la compatibilidad de más antígenos ALH y los factores adicionales como raza, edad y sexo mejoran las posibilidades del paciente de un trasplante exitoso.

TABLA 10-6 Tipos de rechazo de injerto

Tipo	Tiempo	Motivos
Hiperagudo	De minutos a horas	Los anticuerpos preformados contra el donador desencadenan reacciones de hipersensibilidad tipo II (destrucción celular mediada por anticuerpos)
Agudo	De días a semanas	La incompatibilidad ALH o la conexión inapropiada con el aporte de sangre desencadena una activación de linfocitos T y reacciones de hipersensibilidad tipo IV (linfocitos T_H1 CD4$^+$ y macrófagos activados); se complica por el rechazo mediado por anticuerpos.
Crónico	De meses a años	No definido; participan mecanismos celulares y humorales; mediado por factores de crecimiento y mecanismos de reparación; es posible la recurrencia de la enfermedad.

ALH, antígeno leucocitario humano; T_H1 CD4$^+$, linfocito T auxiliar de tipo 1 CD4$^+$.

Si bien la tipificación tisular disminuye el riesgo de rechazo de un trasplante, la compatibilidad entre donador y receptor nunca es perfecta (excepto entre gemelos idénticos), y la realidad de la práctica clínica requiere la transferencia de órganos entre pares menos compatibles. Así, los síntomas clínicos resultantes de ataques inmunológicos sobre el trasplante son frecuentes. En la

ENFOQUE CLÍNICO | 10-2

Trasplante de médula ósea

Cuando un paciente presenta una enfermedad terminal de la médula ósea (MO), como leucemia o anemia aplásica, a menudo la única posibilidad de curación es un trasplante de MO, procedimiento en el que se usan células de MO saludables para sustituir al sistema hematopoyético enfermo del paciente.

Para identificar un donador apropiado se estudian los leucocitos sanguíneos de donadores prospectivos, por lo general familiares cercanos, para precisar si sus patrones antigénicos son compatibles con los del paciente. Un trasplante tiene éxito solo si los ALH del donador se parecen mucho a los del receptor. Debido a que hay varias determinantes antigénicas y cada una puede ser ocupada por cualquiera de varios genes, hay miles de posibles combinaciones de antígenos leucocitarios. La probabilidad de que las células de una persona semejen de manera aleatoria a las de otra es menor de una en un millón.

La composición antigénica de los leucocitos en la MO y la sangre periférica es idéntica, de modo que el análisis de los leucocitos sanguíneos suele proveer suficiente información para precisar si las células trasplantadas se injertarán con éxito. Hoy, se estudian las células madre de sangre periférica para ver si pueden usarse con tanta eficacia como las células madre de médula ósea, lo que disminuiría al mínimo el dolor y los riesgos para los donadores.

Si existe una diferencia significativa entre el tipo de tejido del receptor y los leucocitos trasplantados, tal vez estos se detecten como extraños por el sistema inmunológico del paciente y, por lo tanto, se rechacen; esto es un fenómeno denominado **respuesta de huésped contra injerto**. Sin embargo, esto con frecuencia tiene poca importancia, porque el sistema inmunológico del paciente presenta supresión y no puede reaccionar con fortaleza.

El principal problema del trasplante de la MO es el hecho de que los linfocitos T funcionales en el **injerto** reconocen al tejido del huésped como extraño y montan una respuesta inmunológica, la llamada **enfermedad de injerto contra huésped (EICH)**, que a menudo se inicia con un exantema, ya que los linfocitos trasplantados invaden la dermis y pueden causar la muerte, conforme los linfocitos destruyen todo órgano, aparato y sistema, de quien recibe la médula.

Hay varios otros métodos para disminuir la morbilidad de los trasplantes de MO. Los agentes inmunosupresores, incluidos esteroides, ciclosporina y antisuero contra linfocitos T, disminuyen con eficacia la función inmunológica de los linfocitos trasplantados. Otro abordaje útil implica el retiro físico de los linfocitos T de la MO antes del trasplante.

La MO carente de linfocitos T tiene mucha menor capacidad de causar una EICH aguda que la MO no tratada. Estas técnicas han aumentado de modo sustancial la cifra potencial de donadores de MO para un paciente determinado. ∎

tabla 10-6 se resumen los tres tipos diferentes de rechazo de injertos según el tiempo transcurrido después del trasplante.

Los *fármacos inmunosupresores* disminuyen mucho el riesgo de rechazo. Hay numerosos métodos disponibles para inhibir diferentes procesos inmunológicos. Muchos de ellos regulan la disminución de las respuestas no deseadas de los linfocitos T. Se usa la destrucción total de linfocitos T y otros leucocitos por irradiación de todo el cuerpo antes del trasplante de médula ósea (*véase* el capítulo 9). Sin embargo, el sistema inmunológico comprometido de un paciente de trasplante de médula ósea lo predispone a desarrollar la enfermedad de injerto contra huésped (EICH).

TRASTORNOS INMUNOLÓGICOS

En la tabla 10-7 se presenta una lista de trastornos inmunológicos que representan diversos mecanismos fisiopatológicos. La tabla está organizada en trastornos de hipersensibilidad, por inmunodeficiencia y autoinmunológicos.

Muchas enfermedades involucran mecanismos que se ajustan en varias de las categorías presentes en la tabla, un ejemplo de ellas es la artritis reumatoide (AR). Se cree que un antígeno desconocido estimula la producción de anticuerpos, característica de la *hipersensibilidad tipo III*, e inicia la AR, lo que lleva al daño articular, y como resultado, la liberación de autoantígenos, que perpetúan el proceso patológico en la forma típica de una *enfermedad autoinmunológica*. Se reclutan linfocitos T y se activan los macrófagos, lo que lleva a una *inflamación crónica*. Las respuestas inmunológicas con predominio de los linfocitos T auxiliares 1, características de las reacciones de *hipersensibilidad tipo IV*, mantienen la enfermedad.

La disfunción inmunológica provoca daños en tejidos y órganos

Como se mencionó antes, en condiciones normales, cuando se resuelve la infección, la respuesta inflamatoria termina de manera activa, para prevenir un daño innecesario a los tejidos. El fracaso en lograrlo da como resultado la inflamación crónica y el daño tisular. De acuerdo con ello, el sistema inmunológico debe ser sensible a los entes patógenos y tener la capacidad suficiente para defenderse, debido a que incluso pequeñas cifras de microorganismos residuales pueden pronto volver a dañar al cuerpo, pero este principio conlleva el riesgo de exagerar. El asma, la fiebre mediterránea familiar (crisis recurrentes de peritonitis, pleuritis y artritis) y la enfermedad de Crohn (una enfermedad inflamatoria intestinal) son ejemplos donde la inflamación crónica lleva a trastornos inmunológicos y daño tisular.

Sobrerreacción

El trastorno inmunológico más frecuente se debe a una sobrerreacción del sistema inmunológico y se conoce como **alergia**, o anafilaxia en el caso de las formas graves. Las alergias se clasifican en cuatro tipos, trastornos de hipersensibilidad tipo I a IV (*véase* tabla 10-7). Según la sensibilidad de la persona afectada, las alergias pueden causar síntomas localizados o sistémicos. Las *reacciones localizadas* suelen ser bifásicas, con una respuesta inmediata resultante sobre todo de la histamina (eritema, ampollas y rubor), y una respuesta diferida que puede durar varias horas. Las *reacciones sistémicas* pueden poner en riesgo la vida por la pérdida súbita de presión arterial como resultado de la vasodilatación general y la obstrucción de vías aéreas causada por la contracción del músculo liso.

Inmunodeficiencia

La inmunodeficiencia (o **deficiencia inmunológica**) es un trastorno en el que la capacidad del sistema inmunológico de luchar contra infecciones está comprometida o ausente. Muchos trastornos entran en esta categoría, si bien el número de pacientes con enfermedades por inmunodeficiencia congénitas es bajo.

El estudio de estas enfermedades aporta importantes conocimientos en la inmunología celular y molecular. Por ejemplo, la *enfermedad por inmunodeficiencia combinada grave (IDCG)*, mejor conocida como "enfermedad del niño de la burbuja", representa un grupo de afecciones congénitas que se caracterizan por poca o ninguna respuesta inmunológica. La investigación mostró que, en la forma ligada a X de la IDCG, los linfocitos T son disfuncionales debido a una mutación de la cadena γ del receptor de IL-2. Las consecuencias inmunológicas de pasar por alto las señales de la IL-2 son graves y pueden llevar a la muerte del paciente en el primer año de vida.

Autoinmunidad

La **autoinmunidad** es el fracaso del cuerpo en el reconocimiento de sus tejidos como propios, lo que permite un ataque contra sus células y tejidos. Las enfermedades resultantes de tal respuesta inmunológica aberrante se denominan *autoinmunológicas*; son ejemplos la diabetes tipo 1, el lupus eritematoso sistémico (LES), la enfermedad de Graves y la AR. Los factores genéticos y ambientales, así como el género predisponen, y quizás contribuyen a la aparición de muchos trastornos autoinmunológicos. Por ejemplo, ~75% de los 24 millones de estadounidenses que padecen enfermedades autoinmunológicas corresponde a mujeres.

Aunque muchos factores contribuyentes participan, el o los mecanismos desencadenantes de la mayoría de las enfermedades autoinmunológicas aún no se conocen por completo. Por ejemplo, el LES es una enfermedad autoinmunológica crónica que afecta a múltiples órganos. Su causa es en gran parte desconocida, si bien es claro que hay una predisposición genética a su aparición, debido a que un gemelo idéntico tiene 3 a 10 veces mayor riesgo de presentarla. Las hormonas con gran probabilidad participan, porque 90% de los pacientes con LES corresponde a mujeres. Por último, parece ser que los factores ambientales como ciertos medicamentos, el estrés y otras enfermedades también llevan al LES.

Las células inmunológicas pueden tornarse carcinógenas y dar origen a diversos tipos de cáncer hematológico

No se incluyen en la tabla 10-7 los diferentes tipos de *cáncer hematológico*, porque suelen formar una categoría separada. Como cualquier célula, las inmunológicas pueden *proliferar* fuera de control. El **mieloma múltiple** es un cáncer incurable de células plasmáticas. La **leucemia**, proliferación anormal de leucocitos, es el cáncer más frecuente en los niños. Los **linfomas** abarcan un grupo diverso de padecimientos oncológicos que se presentan como tumores sólidos específicos del sistema linfático.

Los **oncogenes** inmunológicos, aquellos que convierten a las células inmunológicas en tumorales, pueden inducirse de manera espontánea, pero su persistencia aumenta en presencia de carcinógenos o virus. Por ejemplo, el virus de la leucemia humana de linfocitos T tipo 1 puede causar leucemia linfocítica aguda T y linfoma, y el virus de Epstein Barr, de la familia del herpes, se vincula con el linfoma de Burkitt y es posible que con el linfoma de Hodgkin.

TABLA 10-7 Trastornos inmunológicos

Nombres	Mecanismos	Ejemplos (nombres comunes)
Trastornos de hipersensibilidad: respuestas inmunológicas lesivas originadas por alergenos		
Hipersensibilidad inmediata		
Tipo I (hipersensibilidad inmediata)	Los alergenos causan enlaces cruzados de IgE unida a células cebadas, basófilos y eosinófilos, que liberan mediadores vasoactivos (p. ej., histamina); los síntomas se presentan en minutos.	• Enfermedades atópicas: urticaria, asma, fiebre del heno • Alergia a alimentos • Anafilaxia sistémica
Tipo II (citotoxicidad Ag-Ab)	La citotoxicidad es mediada por anticuerpos (sobre todo por IgG) dirigidos contra epítopos en la membrana superficial de las células huésped; los síntomas aparecen en horas.	• Anemia hemolítica del recién nacido • Anemia hemolítica autoinmunológica • Reacciones a transfusiones sanguíneas
Tipo III (enfermedad por complejos inmunológicos Ag-Ab)	Complejos inmunológicos circulantes (sobre todo IgG) escapan a la fagocitosis y causan depósitos en tejidos o vasos sanguíneos, que llevan a la inflamación; los síntomas se presentan en horas.	• Enfermedad del suero • Glomerulonefritis • Pulmón del granjero
Hipersensibilidad de tipo tardío		
Tipo IV (hipersensibilidad mediada por células)	Los linfocitos TH_1 de memoria causan inmunidad mediada por células, con el resultado de daño tisular por macrófagos; los síntomas se presentan en uno o varios días.	• Dermatitis por contacto • Dermatitis fotoalérgica • Enfermedad celiaca
Trastornos de inmunodeficiencia: causados por deficiencias (primarias) o enfermedad en una persona antes sana (secundarias)		
De linfocitos B	Deficiencia en la inmunidad mediada por anticuerpos	• Agammaglobulinemia de Bruton • Deficiencia de IgA
De linfocitos T	Deficiencia en la inmunidad mediada por células	• Síndrome de DiGeorge
Combinados	Deficiencia combinada de inmunidad celular y humoral	• IDCG
Inespecíficos	Mediados por linfocitos citolíticos naturales o deficiencia fagocítica	• Deficiencia de adhesión de leucocitos • Enfermedad granulomatosa crónica
Del complemento	Defectos de componentes individuales o proteínas de control	• Deficiencias de C1, C4, C2, C3, C5-C9 • Angioedema hereditario con ausencia del inhibidor de C1
Adquiridos	El virus de la inmunodeficiencia humana (VIH) infecta y elimina a los linfocitos T auxiliares CD_4^+, lo que lleva a la inmunosupresión masiva y un mayor riesgo de cáncer.	• SIDA • Trastornos graves prolongados, como cáncer, insuficiencia renal y diabetes
Trastornos autoinmunológicos: respuestas inmunológicas contra tejido corporal propio		
Mediados por anticuerpos	Un anticuerpo específico se dirige a un antígeno particular, lo que lleva a su destrucción y signos de la enfermedad.	• Anemia hemolítica autoinmunológica • Miastenia grave • Enfermedad de Graves
Mediados por complejos inmunológicos	Los anticuerpos forman complejos con autoantígenos en grandes moléculas, que circulan en el cuerpo y causan destrucción.	• Lupus eritematoso sistémico • Artritis reumatoide
Mediados por linfocitos T	Los linfocitos T reconocen autoantígenos, lo que lleva a la destrucción tisular sin requerir la producción de autoanticuerpos.	• Esclerosis múltiple • Diabetes tipo 1 • Tiroiditis de Hashimoto
Mediados por una deficiencia del complemento	Las deficiencias de los componentes del complemento con frecuencia llevan o predisponen a la aparición de autoinmunidad.	• Lupus eritematoso sistémico

Ag-Ab, antígeno-anticuerpo; CD, conjunto de diferenciación; Ig, inmunoglobulina; IDCG, enfermedad por inmunodeficiencia combinada grave; SIDA, síndrome de inmunodeficiencia adquirida; T_H1, linfocito T auxiliar 1.

Los antígenos tumorales pueden identificar células tumorales y servir como candidatos potenciales para la inmunoterapia del cáncer

Algunas leucemias y linfomas son fáciles de diferenciar histológicamente del tejido sano, en tanto otros no. Por ejemplo, los **linfoblastos** de la leucemia linfoblástica aguda tienen un aspecto diferente al de los linfocitos normales. Sin embargo, las células de la leucemia linfocítica crónica son difíciles de diferenciar de las normales y la enfermedad pudiese presentar una cifra similar de linfocitos a la fisiológicamente alta. En este caso, la identificación de marcadores celulares específicos, que no están presentes en las células sanas, ayuda al diagnóstico. Por lo tanto, la inmunología tumoral identifica **antígenos específicos de tumor**.

Algunos antígenos tumorales, como los normales con expresión exagerada, las proteínas mutadas o los antígenos virales, pueden descubrirse por el sistema inmunológico, en un proceso llamado **detección inmunológica**, para desarrollar inmunidad contra el tumor. Este es un motivo por el que las personas con inmunosupresión resultante de una infección previa, de otras enfermedades o de la edad, tienen más probabilidad de padecer cáncer. Por ejemplo, aunque la mayoría de las personas con linfoma de Burkitt se mantiene sana cuando está infectada, se trata del cáncer infantil más frecuente en el África central, donde el paludismo y la desnutrición contribuyen a la debilidad inmunológica.

No obstante, la mayoría de los diversos tipos de cáncer se presenta en personas con un sistema inmunológico normal. El motivo es que las células tumorales desarrollan mecanismos para evadir o alterar las respuestas inmunológicas apropiadas, que incluyen la expresión disminuida o nula de las proteínas del CMH y la secreción de citocinas inmunosupresoras como el TGF-β, por nombrar dos mecanismos.

En el campo de rápido avance de la **inmunoterapia del cáncer**, donde se pretende aumentar las defensas naturales del cuerpo contra los tumores malignos, se pueden utilizar componentes de la respuesta inmunológica contra el cáncer, que ya se desarrollaron en el paciente. La inmunización activa con antígenos tumorales y citocinas, o los tratamientos con anticuerpos antitumor, son ejemplos de este tipo de terapéutica.

NEUROENDOINMUNOLOGÍA

La *neuroendoinmunología* es el estudio de la interacción entre los sistemas nervioso, endocrino e inmunológico. Los tres sistemas intercambian una amplia cantidad de información. Por ejemplo, tres sistemas comparten varios de los mismos receptores, y sintetizan y secretan algunas de las mismas moléculas, como **hormonas peptídicas**, neurotransmisores y citocinas. Por tanto, no es de sorprender que la fortaleza de la respuesta inmunológica de una persona dependa no solo del tipo de antígeno o de su edad y constitución genética, sino también de sus elecciones de estilo de vida, carácter emocional y capacidad de enfrentar el estrés.

El sistema inmunológico presenta regulación descendente por señales de estrés neuronales y hormonales

Está bien documentado que el estrés fisiológico regula a la baja el sistema inmunológico. Como consecuencia, las personas que experimentan estrés, ya sea por la pérdida de un familiar o por presentar exámenes, por ejemplo, tienden a enfermarse con más facilidad.

Durante una respuesta inmunológica, las citocinas, como IL-1, estimulan la actividad de las neuronas hipotalámicas paraventriculares para secretar el factor liberador de corticotropina (CRH), que inicia la *respuesta de estrés* fisiológica para retornar a una persona a la homeostasis. En la hipófisis, la CRH estimula la expresión de la proopiomelanocortina, que se convierte en β-endorfina y hormona adrenocorticotrópica (ACTH). La ACTH estimula la secreción de corticoesteroides por la glándula suprarrenal. Todas estas moléculas pueden también unirse de manera directa a receptores de células inmunológicas. Las acciones resultantes son, en general, inhibitorias del sistema inmunológico, pero también pueden ser de respaldo inmunológico, en especial durante el estrés agudo.

La activación de la respuesta al estrés mediante CRH también lleva a la activación del *sistema nervioso simpático* y a la secreción de su neurotransmisor, la norepinefrina. Las citocinas que son secretadas por células inmunológicas o del sistema nervioso central (SNC), como la microglía y los astrocitos, pueden también activar esta vía autonómica de respuesta al estrés.

Una red de fibras nerviosas autónomas envía información del SNC al bazo y los ganglios linfáticos, donde terminan en estrecha proximidad con linfocitos T y macrófagos. Estas células inmunológicas, así como los linfocitos B, expresan receptores β-adrenérgicos del subtipo β-2, y su activación, por lo general, lleva a la inhibición de la función celular. Por ejemplo, la activación adrenérgica de los linfocitos T disminuye su expresión de integrinas, de manera que no pueden migrar fuera del vaso sanguíneo hacia los tejidos, lo que explica las elevadas cifras de linfocitos T que se observan después de un suceso estresante.

Además, las terminaciones nerviosas simpáticas y la médula suprarrenal secretan **endorfinas** y **encefalinas**, péptidos opioides que se oponen a la respuesta de estrés del cuerpo y ayudan a mantener la homeostasis durante periodos de estrés físico y psicológico. Las respuestas inmunológicas a los opioides varían, según el subtipo y la concentración del neuropéptido.

La **melatonina**, una hormona de la glándula pineal, parece regular la red de opioides y, en consecuencia, al sistema inmunológico. El tratamiento con melatonina está bajo estudio para respaldar al sistema inmunológico en las personas de edad avanzada y evitar la **inmunosenescencia**.

Mediadores neurales

Las células inmunológicas presentes en tejidos neuronales y de otro tipo producen mediadores que pueden actuar sobre el cerebro. Por ejemplo, las *linfocinas* y *timocinas* (producidas por el timo) transportan un flujo de información del sistema inmunológico periférico al SNC. Por ejemplo, la IL-1 es un mitógeno potente para las células astrogliales; además, actúa en las células hipotalámicas y causa fiebre. La IL-2 promueve la división y maduración de los oligodendrocitos. La IL-3 respalda la supervivencia de las neuronas colinérgicas.

Los linfocitos T CD4$^+$ y los macrófagos sintetizan *neuropéptidos*, como el péptido intestinal vasoactivo y el polipéptido activador de la adenilato ciclasa hipofisaria, que anteriormente se pensó eran productos solo de células no inmunológicas.

Hasta fecha reciente, también se creía que el cerebro carecía de células inmunológicas periféricas. Hoy se sabe que las células inmunológicas pueden atravesar la barrera hematoencefálica e ingresar al SNC. Parece que están presentes para regular sucesos neuronales fisiológicos y como contribuyentes potenciales en el mantenimiento de la capacidad cerebral para las funciones cognitivas. Por otro lado, las células inmunológicas neuronales pueden desencadenar trastornos autoinmunológicos. Por ejemplo, los linfocitos T autoinmunológicos que reconocen a la proteína básica de mielina de las vainas de esta proteína, se puede vincular con el desarrollo de una enfermedad desmielinizante, la **esclerosis múltiple**.

Mediadores hormonales

El sistema endocrino y el inmunológico actúan en concierto para mantener la homeostasis. Muchas hormonas se han vinculado con funciones inmunológicas. Por ejemplo, las células del sistema inmunológico también producen (p. ej., monocitos y linfocitos) y usan (p. ej., linfocitos, monocitos y linfocitos citolíticos) la hormona estimulante de tiroides, que se conoce mejor como reguladora de funciones metabólicas. La *hormona del crecimiento*, la *prolactina*, las *hormonas sexuales* femeninas y masculinas y la *leptina* son otros ejemplos de hormonas que de manera inequívoca regulan al sistema inmunológico.

En la forma típica, las hormonas ejercen múltiples acciones en muchas células objetivo, según la concentración hormonal, el tejido objetivo y el ambiente. Esto convierte a las hormonas en reguladoras óptimas de la homeostasis corporal, pero suelen causar efectos secundarios indeseados durante su uso clínico.

Los efectos secundarios impredecibles son un motivo por el que la aplicación de *inmunoterapia* con hormonas o neuropéptidos aún es limitada. Por ejemplo, se administra la hormona suprarrenal epinefrina para revertir algunos efectos de la alergia. El campo de la psiconeuroinmunología se estructura sobre el hecho de que las experiencias y conductas positivas pueden impulsar también al sistema inmunológico. Así, se aconseja a las personas con inmunosupresión encontrar formas de enfrentar el estrés. Sin embargo, están en proceso de desarrollo muchas nuevas aplicaciones y el reforzamiento dirigido o la supresión de funciones de células inmunológicas tendrán un papel más importante en el abordaje para ayudar al cuerpo a mantener la homeostasis.

CIENCIAS MÉDICAS INTEGRADAS

Deficiencia de vitamina D

La vitamina D es liposoluble y se asocia de la mejor forma con los rayos ultravioleta (UV) del sol y la absorción del calcio. Se ha sugerido que la exposición de la cara, los brazos, las piernas y el dorso a los rayos UV solares durante 5 a 30 min a cualquier hora de las 10 AM a las 3 PM, al menos dos veces por semana, promueve la síntesis adecuada de vitamina D y mantiene las propiedades protectoras de su forma endógena. Sin embargo, esta exposición a los rayos UV conlleva el riesgo potencial para la salud de presentar melanoma. Los individuos que no tienen exposición adecuada a los rayos UV del sol, deben consumir vitamina D exógena, que se encuentra en los alimentos o se toma como complemento alimentario. La vitamina D se encuentra de manera natural en alimentos como leche, yema de huevo, salmón, trucha y aceite de hígado de bacalao. La vitamina D también está disponible como complemento alimentario, y con frecuencia se agrega a los alimentos donde no se presenta de manera natural. La vitamina D que se obtiene de los alimentos se absorbe en el intestino delgado y se transporta al hígado mediante la proteína fijadora de vitamina D (VDBP). El cuerpo activa la vitamina D tanto en el hígado como en los riñones. Primero la convierte en 25-hidroxivitamina D (calcidiol) en el hígado, y luego en 1,25-dihidroxivitamina D (calcitriol), en los riñones. La vitamina D promueve la absorción del calcio en el tracto gastrointestinal y se relaciona con el crecimiento y la fortaleza óseos.

La deficiencia de la vitamina D se ha vinculado durante mucho tiempo con el raquitismo en los niños, donde los huesos se tornan frágiles y se reblandecen por la falta de calcio, y con la osteoporosis en el anciano. Hay, no obstante, pruebas crecientes que sugieren que la vitamina D tiene participación significativa en la función inmunológica, tanto para regular la respuesta a las enfermedades infecciosas como para controlar las interacciones de las células inmunológicas con la microbiota comensal, no patógena, del tracto gastrointestinal. Se ha sugerido que numerosos tipos celulares, incluida la mayo-

ría de las células inmunológicas, puede expresar el receptor de vitamina D (RVD) y que la vitamina D puede influir en la activación o diferenciación de esas células *in vitro*. Si esta regulación también se encuentra durante las respuestas inmunológicas *in vivo*, la presencia de vitamina D puede influir tanto en el sistema inmunológico innato como en el adaptativo. La desregulación de las respuestas inmunológicas puede dar como resultado la susceptibilidad a enfermedades infecciosas y el desarrollo de diversos trastornos autoinmunológicos, como la **enfermedad de Crohn** (EC), la esclerosis múltiple (EM) y el lupus eritematoso sistémico (LES).

La enfermedad de Crohn es un padecimiento inflamatorio intestinal que, por lo general, afecta al íleon y al colon. La inflamación del revestimiento intestinal obstruye el funcionamiento normal del tracto gastrointestinal y lleva a una alteración del flujo de alimentos digeridos y a la disminución de la absorción de nutrimentos e interfiere con la primera línea de defensa del cuerpo en la mucosa. La respuesta inflamatoria lleva a un daño colateral de las células sanas que compromete la integridad de la mucosa, y las células que secretan péptidos antimicrobianos se dañan o pierden. Los síntomas suelen aparecer con el transcurso del tiempo y pueden ser cíclicos, con periodos de exacerbaciones y remisiones. No hay pruebas claras de que un tipo específico de alimento sea el desencadenante de esta enfermedad o la agrave; sin embargo, algunos pacientes encuentran que el consumir alimentos bajos en grasa con limitación de los productos lácteos y la fibra, ayuda a controlar los síntomas. También se ha sugerido que los pacientes con una concentración plasmática baja de vitamina D pueden presentar un mayor riesgo de EC, de experimentar una exacerbación de sus síntomas, desarrollar cáncer, en particular el colorrectal, y presentar la infección por *Clostridium difficile*.

La deficiencia de la vitamina D también se ha vinculado con la EM, que se caracteriza por la desmielinización de las neuronas del SNC, que se presenta en los inicios de la enfermedad como debilidad o cosquilleo en brazos y piernas, pérdida de coordinación, pérdida de la concentración mental o pérdida del equilibrio. La EM es, por lo general, una enfermedad con recaídas y periodos de remisión. Se ha comunicado durante mucho tiempo que los individuos que crecen a elevadas latitudes tienen más probabilidad de desarrollar EM que aquellos que habitan en el trópico. Los individuos que viven en el trópico presentan una mayor exposición a la luz ultravioleta solar y la producción subsiguiente de vitamina D, en comparación con quienes viven a mayor altitud. Pruebas recientes sugieren que la deficiencia de vitamina D es un factor de riesgo para la aparición y el avance de la EM.

El lupus eritematoso sistémico es una enfermedad inflamatoria crónica que puede afectar diversos órganos del cuerpo, como articulaciones, piel, pulmones, vasos sanguíneos, riñones y corazón. Los pacientes de LES pueden también experimentar recaídas y remisiones y, por lo general, muestran cifras séricas bajas de vitamina D. Podría correlacionarse la insuficiencia de vitamina D con la fotosensibilidad relacionada con LES, que limita la exposición de los pacientes al sol. Otro factor contribuyente pudiese ser que muchos de los fármacos que se administran para tratar el LES interfieren con el metabolismo de la vitamina D y parecen también contribuir a su deficiencia. En algunos estudios se ha sugerido que la deficiencia de vitamina D puede ser un factor de riesgo de LES o contri-

buir a su avance, pero los datos son controvertidos en este momento. Tales discrepancias pudiesen deberse a polimorfismos en el gen de RVD; sin embargo, esto no se ha demostrado aún con claridad. Además, aún queda por determinarse si la insuficiencia de la vitamina D cambia la evolución y el pronóstico del LES. La correlación de un agente ambiental específico con el desarrollo o avance del LES es difícil, ya que hay contribuyentes genéticos, hormonales, ambientales e inmunológicos a esta enfermedad autoinmunológica. Otras complicaciones que se relacionan con los estudios del LES son que los pacientes pueden experimentar una combinación de síntomas y la comorbilidad del LES con otras enfermedades autoinmunológicas.

La inflamación crónica en respuesta a los agentes infecciosos o por enfermedad autoinmunológica puede también vincularse con la aparición de cáncer. En este momento, los datos actuales sugieren que la vitamina D se puede considerar como potencial agente antiinflamatorio e inmunosupresor, y pudiese usarse para tratar enfermedades autoinmunológicas, como EC, EM y LES. También es probable que la vitamina D tenga participación en el respaldo de los esfuerzos regulatorios en la mucosa, al ayudar a las células inmunológicas a determinar qué microorganismos pertenecen a la microbiota comensal, y cuáles son patógenos y se requiere eliminarlos. ∎

Resumen del capítulo

- El sistema inmunológico abarca el timo, el bazo, la médula ósea y el sistema linfático. Además incluye células como las dendríticas, cebadas, macrófagos y leucocitos sanguíneos (neutrófilos, linfocitos, monocitos, eosinófilos, basófilos), así como elementos no celulares que son parte de todo tejido en el cuerpo.

- Los antígenos son sustancias que se unen a receptores de linfocitos T y B o anticuerpos. Los antígenos pueden ser haptenos e inmunógenos, pero solo estos últimos despiertan una respuesta inmunológica. Las proteínas son, con mucho, los mejores inmunógenos.

- El sistema inmunológico actúa en primera instancia al distinguir entre moléculas propias y extrañas dentro del cuerpo, y después, al tolerar las sustancias corporales normales (incluida la microbiota no patógena), y también al eliminar cualquier invasión de sustancias extrañas que causen daño.

- Las defensas del sistema inmunológico incluyen barreras físicas, químicas y mecánicas al ingreso de los entes patógenos.

- El sistema inmunológico se divide en dos: el innato, como respuesta inmediata a inmunógenos comunes, y el adaptativo, que cambia durante la vida y que tiene memoria para responder con más eficacia a un segundo encuentro con el mismo antígeno que en el primero.

- Los sistemas innato y adaptativo funcionan juntos, de modo que la respuesta inmunológica se ajusta al tipo y gravedad de la amenaza.

- Los leucocitos innatos incluyen fagocitos, que abarcan neutrófilos, macrófagos y células dendríticas, que presentan receptores para los entes patógenos y para los antígenos cubiertos con complemento y anticuerpos. Pueden engullir y destruir entes patógenos, en tanto influyen en las respuestas inmunológicas por mediadores inmunológicos. Los macrófagos y las células dendríticas pueden actuar como células profesionales o específicas presentadoras de antígeno a los linfocitos T. Aunque los eosinófilos participan en la alergia y otras respuestas inmunológicas, como la inmunidad antiparasitaria, también pueden ser fagocíticos.

- Los leucocitos innatos incluyen además células no fagocíticas, como los linfocitos citolíticos naturales que atacan células corporales aberrantes, y las células cebadas, que participan en la defensa contra microorganismos patógenos y en la cicatrización de heridas.

- La inflamación aguda es la respuesta corporal inicial a los microorganismos infecciosos y a las lesiones; se caracteriza por la dilatación y salida de materiales de los vasos sanguíneos, así como la subsiguiente atracción de leucocitos circulantes al sitio donde ocurre la respuesta inmunológica innata.

- La inmunidad adaptativa es una respuesta inmunológica diferida, pero muy eficaz contra antígenos específicos. El sistema inmunológico adaptativo se divide en la inmunidad mediada por células, cuyo objetivo son las células infectadas y se maneja por los linfocitos T, y la inmunidad humoral, que se ocupa de los agentes infecciosos en la sangre y los tejidos, y es mediada por los linfocitos B y sus anticuerpos.

- Los linfocitos B y T poseen receptores específicos de antígeno, que se unen de manera directa a este en el caso de los primeros, o que los presentan a las proteínas del CMH en el caso de los linfocitos T.

- La estimulación por antígenos, más otras señales, causan la proliferación de los linfocitos T en clones de células efectoras y de memoria.

- Los linfocitos T citotóxicos CD8+ reconocen y eliminan células infectadas por el ente patógeno intracelular presentado sobre proteínas del CMH de clase I. Los linfocitos T auxiliares 1 CD4+ activan macrófagos, que presentan antígenos a las proteínas del CMH de clase II. Los linfocitos T auxiliares 2 CD4+ activan las células B, que presentan el antígeno sobre la proteína de CMH de clase II.

- Los linfocitos B activados se convierten en células plasmáticas productoras de anticuerpos y pueden también transformarse en células de memoria, con la ayuda de los linfocitos T auxiliares CD4+.

- Los anticuerpos son proteínas específicas de unión a antígenos, que los neutralizan y opsonizan, y activan el complemento para promover diversas reacciones inmunológicas. Los anticuerpos se presentan en cinco isotipos con funciones especiales, IgM, IgD, IgG, IgA e IgE.

- El rechazo del injerto es la principal complicación del trasplante de órganos y depende sobre todo de las diferencias alogénicas en los antígenos de leucocitos humanos entre el donador y el receptor del órgano.

- La enfermedad de injerto contra huésped es una complicación de los trasplantes de médula ósea. Los linfocitos T de reciente injerto pueden empezar a atacar a las células huésped cuando el paciente presenta inmunosupresión.

- Toda enfermedad aguda evoca una respuesta inmunológica y casi toda enfermedad grave y prolongada interfiere con el sistema inmunológico.

- La inflamación crónica lleva al daño tisular y la aparición de síntomas clínicos; se relaciona con la predisposición a una multitud de enfermedades.

- Las enfermedades del sistema inmunológico son causadas por mecanismos inmunológicos anormales, o por su ausencia, ya sea mediados por células, humorales, o de ambos tipos.

- Las acciones del sistema inmunológico tienen estrecha interrelación con las acciones del sistema endocrino y el nervioso para mantener la homeostasis del cuerpo. La información futura sobre estas interacciones conducirá a tratamientos novedosos.

Preguntas de revisión del capítulo

1. La penicilina es una pequeña molécula de antibiótico con un peso de 300 Da. Se une a una enzima en la pared de muchas bacterias, lo que la debilita. Como un efecto secundario no deseado, la penicilina también puede unirse a proteínas séricas y tisulares, y los complejos resultantes causan reacciones alérgicas. ¿Cuál de los siguientes describe el papel de la penicilina en la respuesta inmunológica?

    A. Antígeno
    B. Hapteno
    C. Inmunógeno
    D. Opsonina
    E. Patógeno

2. Los virus del herpes simple tienden a infectar células de la piel o de las membranas mucosas. ¿Cuál de los siguientes es el tipo correcto de células huésped, moléculas de presentación de antígeno y células objetivo que participan en la respuesta inmunológica contra las infecciones?

    A. Cualquier célula; CMH de clase I; linfocito T citotóxico.
    B. Cualquier célula; CMH de clase II; linfocito T auxiliar.
    C. Cualquier célula; CMH de clase I; linfocito T auxiliar.
    D. Linfocito B; CMH de clase II; linfocito T citotóxico.
    E. Células dendríticas; CMH de clase II; linfocito T citotóxico.

3. Durante un viaje en tren, un estudiante de medicina del segundo año escucha parte de la conversación de una pareja sentada a un lado. El hombre dice: "la mala noticia es que necesito un injerto alogénico, pero la buena es que no necesito tomar fármacos inmunosupresores". ¿Cuál de los siguientes tipos de trasplante es al que se refieren?

    A. Médula ósea
    B. Cartílago
    C. Corazón
    D. Hígado
    E. Riñón

4. Un hombre de 34 años se queja de infecciones recurrentes que realmente le molestan porque está preparándose para el triatlón llamado *Iron man* (hombre de hierro). Se obtiene sangre para análisis amplios de la salud. También pudiese incluirse una prueba para ¿cuál de las siguientes hormonas que, al aumentar su nivel en el organismo, pudiese explicar la mayor susceptibilidad a infecciones?

    A. Adrenalina
    B. Cortisol
    C. Estrógenos
    D. Hormona del crecimiento
    E. Insulina

5. Un recién nacido presenta signos de defectos al nacer que incluyen pérdida auditiva y anomalías cardiovasculares, que podrían atribuirse a un síndrome de rubeola congénita. Se ordena una prueba de anticuerpos y los resultados revelan la presencia de anticuerpos IgM e IgG específicos contra virus de rubeola en sangre del cordón del recién nacido. ¿Cuál de las siguientes opciones puede obtenerse como conclusión?

    A. La madre pasó anticuerpos IgM dentro del útero al niño.
    B. La madre pasó anticuerpos IgM e IgG dentro del útero al niño.
    C. El recién nacido no presenta datos de infección por el virus de la rubeola.
    D. El recién nacido fue infectado por el virus de rubeola durante el embarazo.
    E. Este es un resultado falso positivo, porque un recién nacido no puede presentar anticuerpos.

1. **La respuesta correcta es B.** La penicilina es un hapteno. Los haptenos son muy pequeños para ser inmunogénicos por sí mismos, pero cuando se unen a una macromolécula, por lo general una proteína, adquieren bastante inmunogenicidad. La penicilina sola no es inmunogénica y no actúa como opsonina, ya que éstas se adhieren a los entes patógenos y facilitan su fagocitosis. Un microorganismo patógeno es aquel causal de una enfermedad.

2. **La respuesta correcta es A.** Los antígenos endógenos, como los virus en replicación dentro de una célula huésped, son digeridos por enzimas y presentados, acoplados con moléculas de clase I de CMH, a los linfocitos T citotóxicos CD8⁺ activados, que destruyen a la célula infectada. Las moléculas de clase I del CMH se expresan en casi todas las células huésped con núcleo. En el caso en que el antígeno surja a partir de proteínas extracelulares o de bacterias fagocitadas, se digiere dentro de la célula en los fagolisosomas y se relaciona con moléculas de clase II del CMH, que después presentan el antígeno a RLT de linfocitos T auxiliares CD4⁺. Los macrófagos, las células dendríticas y los linfocitos B son células presentadoras de antígeno profesionales o específicas, y los presentan a linfocitos T CD4⁺.

3. **La respuesta correcta es B.** Un injerto alogénico es un trasplante entre personas genéticamente diferentes. El sistema inmunológico del receptor reconocerá al antígeno un poco diferente en la superficie de las células del donador (antígenos leucocitarios humanos), lo cual se percibirá como extraño e iniciará un ataque inmunológico que lleva al rechazo del injerto. Los fármacos inmunosupresores disminuyen al mínimo el rechazo al suprimir la inmunidad, tanto mediada por células como por anticuerpos. Por lo tanto, el rechazo de tejidos y el tratamiento inmunosupresor dependen de la vascularización de los tejidos. El único tejido avascular en la lista de respuestas es el cartílago. A diferencia de otros tejidos conjuntivos, el cartílago no contiene vasos sanguíneos. Puesto que no hay riesgo de reacción inmunológica, se pueden aloinjertar los condrocitos del cartílago de cadáver.

4. **La respuesta correcta es B.** El ejercicio intenso induce estrés, al que el cuerpo responde con mayor concentración de cortisol, que deprime una variedad de respuestas inmunológicas. Aunque el ejercicio intenso induce la síntesis de adrenalina, no hay una correlación conocida con la mayor susceptibilidad a las infecciones. Los estrógenos tienden a estimular las respuestas inmunológicas. Además, no hay indicios de por qué los niveles de estrógenos deberían aumentar en este paciente. La hormona del crecimiento no deprime las respuestas inmunológicas. Si bien el estrés mo-

difica las necesidades de insulina, no aumenta su concentración. De hecho, la secreción de insulina se reduce durante el ejercicio, en parte por la acción supresora del cortisol.

5. **La respuesta correcta es D.** La presencia de anticuerpos IgM contra el virus de la rubeola en un recién nacido indica que se infectó durante el embarazo, ya que los anticuerpos IgM de la madre no pueden pasar a través del cordón umbilical y la IgM presente tiene que ser un anticuerpo fetal. Puesto que el síndrome de rubeola congénita ocurre por infección durante el primer trimestre, o en menor grado en el segundo, el sistema materno con toda probabilidad ha desarrollado ambos anticuerpos, IgM e

IgG, para la semana 24. Los anticuerpos IgG pueden pasar de la madre al niño dentro del útero, de modo que la IgG del neonato pudiese ser una mezcla de IgG materna y fetal. Si la sangre del bebé contuviese solo IgG, pero no IgM, indicaría que la madre pasó IgG obtenidos por inmunización al niño, que pueden protegerlo de la infección por rubeola durante los primeros meses de vida. Sin embargo, la presencia de anticuerpos IgM en el neonato indica una infección reciente por el virus de la rubeola, no la inmunidad en su contra. Aunque son posibles los resultados falsos positivos por alguna reactividad cruzada de los componentes de la prueba, el razonamiento de que un recién nacido no puede presentar anticuerpos es falso.

Ejercicios de aplicación clínica 10-1

UNA ENFERMEDAD AUTOINMUNOLÓGICA MISTERIOSA

Un hombre japonés de 31 años fue tratado por el médico familiar por amigdalitis bacteriana. Se le hizo amigdalectomía a los 11 años. Dos semanas después se quejó de la presencia de sangre en su orina y un dolor en el flanco. Presentaba fiebre leve. Un análisis de orina en tira reactiva mostró proteinuria leve, y se encontraron algunos cilindros y eritrocitos dismórficos en el análisis general de orina. El paciente se trató por la infección de vías urinarias, pero los síntomas persistieron. Con base en una concentración

de creatinina elevada, se tomó la decisión de hacer una biopsia renal. La microscopía por inmunofluorescencia reveló depósitos globulares prominentes de IgA en el mesangio de los glomérulos. Se encontraron componentes del complemento C3, C5b-9, properdina y diversas lectinas. Se hizo el diagnóstico de nefropatía por IgA, un raro trastorno del sistema inmunológico en el que se deposita IgA en el mesangio renal, con destrucción lenta en alrededor de 50% de los casos.

PREGUNTAS

1. ¿Cuál es la participación de la IgA en el sistema inmunológico?

2. Discuta el motivo de la administración de inmunosupresores; los cambios de alimentación, y los medicamentos antihipertensivos

y diuréticos como parte de la terapéutica de un paciente con nefropatía por IgA.

3. ¿A qué vías del complemento llegan los depósitos glomerulares C3, C5b-9, properdina y las lectinas?

RESPUESTAS

1. Se sabe que la IgA es la inmunoglobulina secretora y puede constituir hasta 10 a 15% de los anticuerpos que se encuentran en las personas sanas; se secreta en forma de dímeros hacia los líquidos que tienen acceso a las superficies corporales como saliva, lágrimas y el moco intestinal y de los pulmones. La IgA se puede unir de manera directa a los entes patógenos, con lo que se evita que colonicen de tejidos de la mucosa. Parece que el anticuerpo en la nefropatía por IgA se deriva del sistema inmunológico de las mucosas del aparato respiratorio o digestivo. La IgA depositada dentro del mesangio glomerular tiene predominio de la cadena J, que contiene IgA 1 polimérica.

2. El tratamiento para un paciente con nefropatía por IgA depende mucho de la gravedad de los síntomas, que van desde la ausencia de estos hasta la alteración renal grave. La relación riesgo/beneficio del tratamiento tiene que considerarse con detenimiento. Los *inmunosupresores*, como los esteroides, actúan contra la aberración del sistema inmunológico de producción de IgA excesiva y la inflamación del riñón causada por cilindros irritantes. Se han prescrito cápsulas de aceite de pescado, ricas en ácidos grasos

omega 3 poliinsaturados, para producir eicosanoides proinflamatorios alterados, menos eficaces. Los alimentos y las vitaminas con capacidades antioxidantes también disminuyen la inflamación.

Las recomendaciones de *cambios alimentarios* adicionales incluyen una dieta baja en sal y potasio para controlar la presión arterial alta, que puede ocurrir como consecuencia de una insuficiencia renal. Se ha recomendado la dieta hipoproteica para retardar el avance del daño renal.

Para disminuir al mínimo cualquier estrés adicional sobre los riñones, está justificado el uso terapéutico de *medicamentos para la presión arterial alta* y *diuréticos*. Si hay riesgo de insuficiencia renal de etapa terminal, es necesario considerar la diálisis y el trasplante de riñón.

3. La presencia de C3 junto con C5b-9 y properdina en los cilindros glomerulares señala la activación de la cascada del complemento por la vía alternativa. Pruebas recientes indican que los depósitos de proteína de unión de manosa y otras lectinas señalan la participación de la vía de la lectina en un número significativo de casos.

11 Resumen del sistema cardiovascular y la hemodinámica

Objetivos del aprendizaje activo

Con el dominio del material en este capítulo, usted será capaz de:

- Explicar por qué los flujos de los ventrículos izquierdo y derecho son interdependientes.
- Explicar de qué forma la configuración paralela del sistema arterial permite un control independiente del flujo sanguíneo de cada órgano.
- Explicar de qué forma los cambios en la presión transmural, la contracción del músculo liso vascular y la edad cambian el cumplimiento vascular.
- Explicar los principios que determinan cómo se distribuye el volumen sanguíneo entre los lados arterial y venoso de la circulación.
- Contrastar la distribución del volumen sanguíneo entre un paciente en decúbito y en bipedestación.
- Explicar cómo los cambios en la tensión de la pared vascular alteran la capacidad de un vaso sanguíneo para contraerse.

- Explicar los principios físicos que provocan la disección arterial y la rotura asociada a un aneurisma.
- Explicar de qué forma los cambios en la presión arterial y la resistencia vascular alteran el flujo sanguíneo, y de qué forma cambios en el flujo sanguíneo y la resistencia vascular alteran la presión arterial.
- Predecir de qué forma un agente vasoactivo afectará directamente la presión arterial o el flujo sanguíneo a los órganos.
- Postular varios factores que pueden alterar el hematocrito sanguíneo y explicar cómo esas alteraciones afectan a la hemodinámica normal y fisiopatológica en arterias de conducto y microvasculares.
- Predecir y explicar de qué forma los soplos surgen de cambios patológicos en la anatomía cardiovascular así como de los cambios en la composición de la sangre.

INTRODUCCIÓN

El sistema cardiovascular por lo común se describe como un sistema de transporte de líquido que lleva sustancias a los tejidos del cuerpo al tiempo que retira productos derivados del metabolismo tisular. Aunque a nivel técnico es correcta, esta definición simple y genérica no informa al lector de por qué debemos tener un sistema circulatorio en nuestro cuerpo. En resumen, la función ápice del sistema cardiovascular es ¡permitir la *sobrevivencia humana*! Cuando el sistema cardiovascular funciona mal, el organismo en su conjunto funciona mal; cuando deja de funcionar, aunque sea por poco tiempo, el resultado es la muerte. Recordemos que la energía química necesaria para apoyar las funciones celulares en el cuerpo es generada de manera predominante a través de metabolismo oxidativo y que el transporte de oxígeno a través de la membrana celular para permitir este metabolismo se da a través de difusión pasiva simple. Aunque este mecanismo de transporte pasivo para llevar el oxígeno hacia el interior de la célula evita que esta utilice energía para ese fin, viene con una limitación significativa. El transportar cualquier sustancia por cualquier sistema de transporte está limitado por el tiempo que tarda la sustancia en llegar de donde está a donde tiene que estar. Además, utilizando como ejemplo el transporte de oxígeno celular, hay que tener en cuenta que el consumo celular de oxígeno requiere que el oxígeno sea transportado a través de la membrana celular a una determinada tasa (flujo) que sea suficiente para compensar el ritmo al que se consume. La incapacidad de lograr esto detendrá el metabolismo oxidativo y resultará en muerte celular. El problema clave en el transporte por difusión pasiva es que el tiempo requerido

para que cualquier molécula se difunda desde un punto a otro está marcadamente afectado por la distancia que debe recorrer entre ambos puntos. Por ejemplo, toma ~5 segundos para que una molécula de O_2 se difunda a través de 100 μm. (Esta distancia solo resulta ser compatible con el índice de consumo de O_2 por nuestras células relativo a su fuente más cercana de O_2.) Sin embargo, la física del movimiento celular aleatorio, que impulsa la difusión pasiva, es tal que cada incremento de 10 veces en la distancia que debe recorrerse aumenta el tiempo promedio requerido para cruzar dicha distancia en un factor de 100. Por lo tanto, si la distancia de difusión en el ejemplo anterior aumenta de 100 a 1 000 μm (1 mm), el tiempo promedio que se requeriría para cruzar dicha distancia se incrementaría a 500 segundos, o un poco más de 8 minutos. Un aumento de 1 mm a 1 cm aumentaría el tiempo promedio a 50 000 s, ¡casi 14 horas!

Esta relación exponencial entre el tiempo necesario para que una molécula simple, como el oxígeno, se desplace una distancia por difusión pasiva y la distancia que hay que recorrer tiene consecuencias importantes para nosotros como organismos vivos. Primero, la dependencia de nuestras células para obtener oxígeno por difusión pasiva requiere que tengamos algún tipo de sistema de transporte que pueda llevar oxígeno a una distancia de 100 μm o menos de cualquier célula. Aunque nuestro sistema pulmonar toma oxígeno de la atmósfera y lo introduce en nuestro cuerpo, es el aparato circulatorio el que tiene la función principal de llevar el oxígeno tan cerca de las células en el cuerpo de modo que puede entrar a ellas lo suficientemente rápido por simple difusión pasiva. Debido a esta dependencia en la difusión del oxígeno y su restricción de tiempo en función de la distancia, la sobrevivencia de incluso los organismos multicelulares más pequeños que consumen oxígeno requiere la existencia de un sistema circulatorio o de transporte de oxígeno. Aunque depender de la difusión pasiva para obtener oxígeno para el metabolismo de cada célula ahorra energía a nuestro cuerpo, nos hace por completo dependientes de nuestro sistema cardiovascular para sobrevivir.

La física de la difusión pasiva crea otra consecuencia para la supervivencia de nuestro cuerpo. Si por cualquier motivo una célula se separa en más de 100 μm de su fuente de oxígeno más cercana, según la configuración del sistema cardiovascular existente, esa célula no recibirá suficiente O_2 para satisfacer sus necesidades metabólicas. En este estado, la célula dejará de funcionar de manera adecuada y seguro morirá. Aunque la restricción de la difusión de oxígeno es motivo suficiente para que un organismo grande, como lo somos nosotros, necesite un sistema cardiovascular para sobrevivir, este sistema mitiga en automático otra amenaza para nuestra supervivencia creada por metabolismo oxidativo. El dióxido de carbono producido por el metabolismo oxidativo puede acidificar con rapidez a la célula y sus alrededores si no es retirado. Por fortuna, el transporte de CO_2 fuera de nuestras células también puede utilizar la difusión simple para su eliminación de los tejidos, ya que el sistema circulatorio puede transportarlo lejos de las células y hacia los pulmones para su extracción del cuerpo.

Además de su papel esencial en el suministro de oxígeno y el retiro de dióxido de carbono, el sistema cardiovascular también desempeña otras tareas en el cuerpo. Por ejemplo, el cuerpo utiliza hormonas para el control de funciones fisiológicas importantes, y estas hormonas son transportadas desde el sitio donde se producen hasta sus órganos blanco a través del torrente sanguíneo por el sistema cardiovascular. Además, la sangre actúa como reservorio de calor. El sistema cardiovascular también tiene un papel importante en el control del intercambio de calor entre el cuerpo y el ambiente externo mediante el control de la cantidad de sangre que fluye a través de la piel, que es el principal sitio de transferencia de calor entre nuestro cuerpo y el ambiente externo.

ORGANIZACIÓN FUNCIONAL DEL SISTEMA CARDIOVASCULAR

Los estudiantes de medicina deben estar familiarizados con la organización anatómica del corazón y los vasos sanguíneos por sus cursos de anatomía. Esta sección contiene un resumen. El sistema cardiovascular se representa en forma simple en la figura 11-1. La sangre es impulsada a través del sistema cardiovascular a través de las acciones de una bomba muscular hueca llamada **corazón**. El corazón es un órgano muscular de cuatro cámaras, lleno de sangre, con cuatro válvulas de flujo unidireccional. Expulsa la sangre hacia las arterias a medida que se contrae y recarga con sangre del lado venoso de la circulación cuando el músculo se relaja, en un ciclo regular y repetitivo.

El corazón es, en realidad, un complejo de dos bombas conectadas en serie. El corazón izquierdo está compuesto por la **aurícula izquierda** y el **ventrículo izquierdo**, separados por la **válvula mitral**. La contracción del ventrículo izquierdo es responsable de bombear sangre a todos los órganos sistémicos, excepto los pulmones. Durante la contracción de los ventrículos, la sangre sale del ventrículo izquierdo a través de la **válvula aórtica** hacia un conducto tubular único llamado **aorta**. Esta última es una **arteria**, la cual, por definición, es cualquier vaso sanguíneo que lleva la sangre lejos del corazón y hacia los tejidos

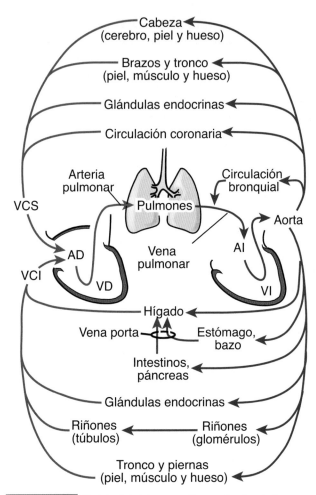

Figura 11-1 **Modelo del sistema cardiovascular.** Los lados derecho e izquierdo del corazón están alineados en serie, al igual que las circulaciones sistémica y pulmonar. Por el contrario, las circulaciones de los órganos, fuera de los pulmones, están configuradas en paralelo. Cada órgano recibe sangre de la aorta y la regresa a la vena cava. Existen excepciones a la circulación paralela entre las venas esplénicas y la circulación portal del hígado, así como entre las redes capilares glomerulares y tubulares en el riñón. VCS, vena cava superior; VCI, vena cava inferior; AD, aurícula derecha; VD, ventrículo derecho; AI, aurícula izquierda; VI, ventrículo izquierdo.

del cuerpo. La aorta se ramifica en arterias sucesivamente más pequeñas, muchas de las cuales reciben nombres anatómicos.

Estas arterias, a su vez, se ramifican en millones de vasos más pequeños de ~ 10 a 1 000 μm de diámetro externo, llamadas **arteriolas**, las cuales terminan en billones de **capilares**, que son el sitio principal de transporte de agua, gases, electrolitos, sustratos y productos de desecho entre el torrente sanguíneo y el líquido extracelular. La sangre de los capilares de todos los órganos sistémicos desemboca en **vénulas** de pared delgada, que se unen para formar venas, muchas de las cuales también reciben nombres anatómicos. Por definición, una vena es cualquier vaso sanguíneo que regresa la sangre desde los tejidos hacia el corazón. Las venas al final se unen para formar dos grandes venas únicas llamadas **vena cava superior** (**VCS**) y **vena cava inferior** (**VCI**). La VCS recolecta la sangre del cerebro, la cabeza y las extremidades superiores por encima del nivel del corazón, mientras que la VCI recolecta la sangre de todas las regiones por debajo del nivel del corazón. Ambas venas desembocan en la **aurícula derecha**. Esta última es la cámara superior del corazón derecho. Está separada del **ven-**

trículo derecho mediante la **válvula tricúspide**. El ventrículo derecho bombea sangre a través de la **válvula pulmonar** hacia la **arteria pulmonar**, y de ahí hacia los pulmones. La sangre sale de los pulmones a través de las venas pulmonares por las que regresa a la aurícula izquierda. La sangre sale de la aurícula izquierda a través de la válvula mitral y hacia el ventrículo izquierdo, completando el asa circulatoria. El periodo que utiliza el corazón en la contracción y bombeo de la sangre fuera de los ventrículos se conoce como **sístole**, y el tiempo que tarda en la relajación, donde estas cámaras se llenan de sangre, se denomina **diástole**.

Los flujos de salida de los corazones izquierdo y derecho son interdependientes debido a que están conectados en serie

Los corazones izquierdo y derecho están configurados *en serie*, o en línea, uno después del otro, de derecha a izquierda. Por este simple motivo, no es posible que los flujos de salida de estos difieran en más de unos cuantos segundos. La circulación pulmonar está interpuesta entre el corazón derecho y el izquierdo. Debido a la configuración en serie entre los corazones derecho e izquierdo, un flujo de salida en el corazón izquierdo que exceda tanto como 2% al del corazón derecho, dejará seca la circulación pulmonar en minutos. Por el contrario, si el flujo de salida del corazón derecho excede al del izquierdo en una cantidad similar, la circulación pulmonar se desbordaría y la persona se ahogaría en sus propios líquidos en un tiempo similar. Es claro que ninguna de estas situaciones se presenta en una persona sana. Esto implica que debe haber algún mecanismo que funcione para parear los flujos de salida de los corazones derecho e izquierdo. Este mecanismo en efecto existe a nivel de la célula muscular, y resulta de los mismos principios de la mecánica del músculo que se han mencionado en capítulos previos. Los detalles de esto en relación con la mecánica cardiaca se discuten en el capítulo 13.

La configuración en serie de los corazones derecho e izquierdo también implica que las alteraciones en la función del corazón izquierdo que provocan una disminución del flujo de salida por minuto darán lugar a una acumulación de sangre y líquidos en los pulmones y las venas periféricas y, por lo tanto, causarán problemas en el lado derecho de la circulación. De hecho, la dificultad respiratoria e hinchazón en el hígado y las extremidades se encuentran entre los primeros signos clínicos de insuficiencia del corazón izquierdo. Del mismo modo, los problemas que se originan del lado derecho de la circulación que perjudican la salida del corazón derecho afectarán el flujo de salida del corazón izquierdo, y comprometen el aporte sanguíneo a todos los órganos. Por ejemplo, los coágulos grandes, que pueden formarse en las venas principales de las piernas y el abdomen después de una cirugía, pueden romperse y pasar a través de las cámaras del corazón derecho hacia la arteria pulmonar, donde al final se atoran, formando un **émbolo pulmonar**. Si dicho émbolo bloquea una cantidad suficiente de la circulación pulmonar, el corazón izquierdo puede no ser capaz de bombear suficiente sangre para que el individuo sobreviva.

La configuración en paralelo de la circulación de los órganos permite el control independiente del flujo sanguíneo en los órganos individuales

Las demandas metabólicas de órganos individuales son diferentes en relación unos con otros y con sus propios valores en reposo, según la actividad del órgano en un momento determinado. El sistema arterial lleva sangre a los sistemas orgánicos que están configurados como una red *en paralelo*, o uno al lado del otro. Por lo tanto, en la mayoría de los casos, el flujo sanguíneo hacia un sistema orgánico no es dependiente del flujo sanguíneo a través de otro sistema orgánico más arriba. El sistema paralelo de distribución arterial del riego sanguíneo permite a cada órgano ajustar su flujo de sangre para cumplir con sus propios requerimientos sin crear grandes alteraciones en el aporte sanguíneo de otros órganos. Sin embargo, una excepción notable en esta configuración se observa en la circulación portal. El hígado obtiene sangre de la vena porta así como de su propia irrigación arterial (*véase* fig. 11-1) y se organiza en serie en mucha de la circulación esplácnica. El flujo de salida venoso desde los intestinos y otros órganos esplácnicos drena hacia el hígado a través de la **vena porta** antes de vaciarse en la VCI.

El músculo liso vascular controla de forma activa el diámetro de las arterias y venas

Todos los vasos sanguíneos, excepto los capilares, tienen una estructura básica similar. La capa más externa de arterias y venas es llamada **adventicia**. Está compuesta por fibras de colágeno y elastina que añaden flexibilidad e integridad estructural a esos vasos. En esta capa también se encuentran ramas del sistema nervioso simpático. La media de estos vasos contiene capas circulares de células de músculo liso. La contracción y relajación de estos músculos ampliará o reducirá, respectivamente, el diámetro luminal de las arterias y venas. El control de la contracción del músculo liso en arterias y venas tiene un profundo efecto sobre el flujo sanguíneo y la distribución del volumen sanguíneo en el sistema cardiovascular como se explica más adelante en este capítulo. Por último, todas las arterias y venas contienen un revestimiento interno de células endoteliales contiguas a los capilares de los órganos. Los capilares son el principal lugar de transporte entre la circulación y los tejidos. Están compuestos solo por una sola capa de **endotelio**, cuya porosidad varía en función del órgano en el que residen, así como con la exposición a factores químicos y físicos locales. El endotelio de todos los demás vasos sanguíneos desempeña un papel fundamental en el control de la contracción arterial y venosa, como se explicará más adelante. Como se describe en el capítulo 8, existen literalmente cientos de agentes fisiológicos normales, patológicos y farmacológicos clínicos que pueden alterar la contracción y relajación del músculo liso arterial y venoso. Estos toman la forma de factores físicos y químicos, hormonas, sustancias paracrinas y agonistas hormonales mediados por receptores y neurotransmisores.

HEMODINÁMICA: LA FÍSICA DE LA CONTENCIÓN Y LOS MOVIMIENTOS SANGUÍNEOS

El estudio de las variables físicas relacionadas a la contención y el movimiento de la sangre en el sistema cardiovascular se denomina **hemodinámica**. Desde un punto de vista de ingeniería, es complejo establecer una descripción precisa de todos los fenómenos hemodinámicos en el sistema cardiovascular. Por fortuna, el cuerpo humano lidia con estos fenómenos y su control en una forma más simplificada. El sistema cardiovascular se comporta mucho como si el corazón estuviera produciendo un flujo promedio constante a través de una serie de tubos sólidos, como el flujo de agua por medio del sistema de distribución de agua de una ciudad. Por esta razón, los principios básicos de la dinámica de fluidos pueden aplicarse a la comprensión de hemodinámica en nuestro sistema cardiovascular.

El líquido no puede moverse a través de un sistema a menos que se le aplique algún tipo de fuerza neta. En la dinámica de fluidos, esta fuerza se da en forma de una diferencia en la **presión**, o el gradiente de presión, entre dos puntos en el sistema. La presión se expresa en unidades de fuerza, o peso, por unidad de área. Un ejemplo familiar de esto es la recomendación en libras por pulgada cuadrada (psi, por sus siglas en inglés) estampada a un costado de las llantas de bicicletas o automóviles. La psi indica la presión a la que debe inflarse la llanta con aire por encima de la presión atmosférica. Inflar una llanta a 32 psi significa que hay 32 libras más de peso aplicado contra cada pulgada cuadrada de la superficie interna de la llanta en comparación con la superficie externa de la misma.

En una columna de líquido, la presión ejercida en cualquier nivel dentro de la columna refleja el peso colectivo de todo el líquido por encima de dicho nivel a medida que es jalado hacia abajo por la aceleración de la gravedad (fig. 11-2). Esto se define como

$$P = \rho g h \qquad (1)$$

donde P = presión, ρ = la densidad del líquido, g = la aceleración de la gravedad y h = la altura de la columna por encima del nivel donde se está midiendo la presión. La fuerza representada por la presión en un sistema de fluido a menudo se describe como la fuerza que pueda empujar una columna de líquido en un tubo directamente hacia arriba contra la gravedad. De esta forma, la magnitud de la fuerza resultante de la presión del líquido puede medirse observando qué tan alto se eleva la columna dentro del tubo (fig. 11-2A). En los sistemas fisiológicos, la presión se expresa en centímetros de H_2O, o en mm Hg. La presión en las arterias es tan grande que una columna de agua conectada a una arteria principal se elevaría más de metro y medio por encima del paciente si estuviera conectada así. Esto hace que la medida de la presión arterial en cm de H_2O sea poco práctica. En su lugar, la presión arterial se ha medido históricamente en mm Hg. El mercurio es 13.6 veces más denso que el agua, y, por lo tanto, la presión arterial no elevará una columna de ese líquido tanto como lo haría con una columna de agua. Las presiones arteriales medias típicas son < 100 mm Hg en un individuo normal. Por consiguiente, los dispositivos que contienen columnas de mercurio pueden utilizarse para medir las presiones fisiológicas en el cuerpo. En la medicina moderna, todos los dispositivos utilizados para medir la presión arterial se calibran en función de la presión generada en una columna de mercurio. Se considera el "estándar de oro" para la medición fisiológica de la presión arterial.

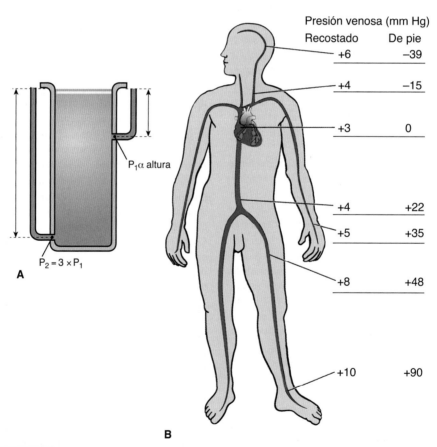

Figura 11-2 **Efecto de la altura sobre la presión a diferentes niveles dentro de una columna de líquido. (A)** La presión del líquido es proporcional a la altura de la columna de líquido por encima del punto de medición. La presión en el sistema cardiovascular por lo común se reporta en unidades de mm Hg. **(B)** El efecto de la gravedad sobre la presión dentro de las venas. En un individuo en posición recostada, hay poca diferencia en la presión dentro de las venas de las distintas regiones del cuerpo. Sin embargo, cuando está de pie, la sangre es jalada hacia abajo por el efecto de la gravedad, restando presión a las venas en la cabeza y añadiendo presión a las venas en las extremidades inferiores.

En el sistema cardiovascular humano, la presión aórtica hace pico durante la contracción del corazón a cerca de 120 mm Hg, y cae a alrededor de 80 mm Hg cuando el corazón se relaja. La presión pico se denomina **presión sistólica**, mientras que el valor mínimo de la presión arterial durante la relajación del corazón se denomina **presión diastólica**. La presión arterial humana se reporta como la presión sistólica sobre la presión diastólica o, en este ejemplo, 120/80 mm Hg. (Nota: la presión arterial media (PAM) no es el promedio aritmético entre la presión sistólica y la diastólica; es de alrededor de 93 mm Hg debido a que el tiempo en diástole es mayor que el tiempo en sístole.)

La presión fuera del cuerpo o de cualquier estructura hueca dentro del cuerpo distinta al espacio pleural es más o menos la misma que la presión atmosférica. La presión atmosférica al nivel del mar por lo regular es de 760 mm Hg. Por lo tanto, en realidad, nuestra PAM es 93 + 760 mm Hg, o bien 853 mm Hg. Sin embargo, las presiones dentro de nuestro cuerpo nunca se expresan de esta forma técnicamente correcta. En lugar de ello, se ignora el efecto de la presión atmosférica y se toma como un *punto cero de referencia*. Por lo tanto, la presión reportada en nuestros sistemas es en realidad la diferencia en la presión dentro del sistema en relación con la presión atmosférica (p. ej., 120/80 mm Hg, no 880/840; 93 mm Hg, no 853 mm Hg).

Cuando estamos de pie, la gravedad tiene un importante efecto sobre la presión dentro de los vasos sanguíneos (la figura 11-2B muestra presión en las venas). En la posición recostada, la presión dentro de las venas está entre 2 y 10 mm Hg. Sin embargo, cuando uno se pone de pie, la influencia de la gravedad le resta ~40 mm Hg de presión a los vasos en la cabeza y le añade alrededor de 90 mm Hg de presión a los de los pies. Si las venas humanas fuesen tubos rígidos, esto no tendría un efecto profundo sobre la circulación o sobre la distribución de la sangre dentro de las diferentes secciones del sistema cardiovascular. Sin embargo, las venas son estructuras flexibles. Por lo tanto, cuando uno se pone de pie, la gravedad se suma a su presión interna y su capacidad se amplía. Esto provoca que la sangre se acumule en las venas de las extremidades inferiores. Este fenómeno es en parte responsable de la inflamación y el dolor de los pies después de estar de pie durante un periodo prolongado. Estar de pie de esta manera puede incluso resultar en una acumulación de sangre tan extensa que la persona puede desmayarse por una incapacidad de llevar la suficiente sangre de regreso hacia el corazón para ser bombeada hacia el cerebro.

El volumen dentro del vaso sanguíneo está en función de la flexibilidad del vaso y de la diferencia de presión a través de la pared del mismo

El volumen del líquido dentro de un contenedor con paredes rígidas, como una botella de vidrio, es el mismo sin importar la diferencia de presión entre el interior y el exterior de la botella. En un contenedor así, las paredes no se pueden mover cuando se aplica cualquier diferencia de presión a través de ellas. Por el contrario, las paredes de las arterias, y en especial de las venas, son flexibles. Por consecuencia, el volumen contenido dentro de ellas está en función tanto de la diferencia de presión a través de su pared, denominada **presión transmural**, como del grado de flexibilidad dentro de la pared vascular. La presión transmural, o P_T, siempre se define como la diferencia en la presión *dentro versus fuera* de una estructura hueca. Si la estructura tiene una pared flexible, un aumento de las presiones transmurales dentro cambiará su volu-

men; en un vaso flexible, un cambio dado de la presión transmural produce un gran aumento de su volumen intravascular, mientras que el mismo aumento de presión transmural produce un pequeño volumen intravascular en un vaso de paredes rígidas.

Existen un par de formas para representar las relaciones entre presión y volumen en los vasos sanguíneos. El volumen de sangre contenido dentro de los vasos para una determinada presión transmural se denomina **capacitancia vascular**, y se calcula como

$$Capacitancia = Volumen / P_T \qquad (2)$$

donde el volumen y la presión transmural en general se miden en mL y mm Hg, respectivamente. Sin embargo, los fisiólogos están interesados en la forma en la que cambia el volumen dentro de un vaso distensible para un determinado cambio en la presión. El cambio en el volumen para cierto cambio en la presión transmural se denomina **distensibilidad**, y se determina mediante la siguiente ecuación

$$C = \Delta V / \Delta P \qquad (3)$$

donde Δ significa el cambio antes/después en el volumen o la presión. (Nótese que, aunque se asume que la presión por fuera del vaso es la presión atmosférica, o punto basal cero, la presión externa puede volverse positiva en ciertas condiciones patológicas, y por lo tanto reducir el efecto de distensión de la presión dentro del vaso sanguíneo.) La ecuación de la distensibilidad puede reconfigurarse para obtener dos relaciones útiles en cuanto a cambios, ya sea en el volumen o en la presión, en función de uno de la otra, dentro de un vaso sanguíneo. Por ejemplo, se puede escribir $\Delta V = C \times \Delta P_T$. Esta ecuación indica que el cambio en el volumen contenido dentro de un segmento vascular será mayor en un vaso con una distensibilidad alta y un cambio grande en la presión intravascular. También puede escribir $\Delta P_T = \Delta V/C$, que indica que añadir volumen dentro de un segmento vascular produciría un gran incremento en la presión dentro del vaso si el volumen añadido es grande y la distensibilidad vascular es baja.

Tanto la capacitancia como la distensibilidad pueden ser utilizadas como medidas de la distensibilidad, o flexibilidad, de un vaso sanguíneo; los vasos muy distensibles tienen una mayor capacitancia y distensibilidad que aquellos con paredes rígidas, *bajo el supuesto de que los vasos tienen las mismas dimensiones iniciales*. Por este motivo, las venas tienen mayor capacitancia y distensibilidad en comparación con las arterias de tamaño similar. Sin embargo, el uso de estas variables para medir la flexibilidad vascular falla cuando los vasos comparados difieren mucho en tamaño. Por ejemplo, un vaso grande con paredes rígidas puede tener mayor valor de capacitancia que un vaso flexible pequeño a pesar de que su cumplimiento es menor que el del vaso pequeño. Por este motivo, se debe utilizar el *porcentaje* en el incremento de volumen para un determinado aumento en la presión como forma de comparar la distensibilidad entre vasos y segmentos de la vasculatura de diferentes tamaños. A este valor algunas veces se le llama *distensibilidad vascular*. Además de describir las interrelaciones presión:volumen en los vasos sanguíneos, la capacitancia vascular, la elasticidad y la distensibilidad son determinantes críticos del desempeño del corazón. El estrés y la carga de trabajo impuestos sobre el corazón, así como la cantidad de oxígeno que el corazón debe recibir para funcionar de manera adecuada se ven afectados por cambios en la distensibilidad vascular. Estas relaciones son importantes para comprender las consecuencias de las enfermedades cardiacas y sus tratamientos en medicina clínica.

Fisiología cardiovascular

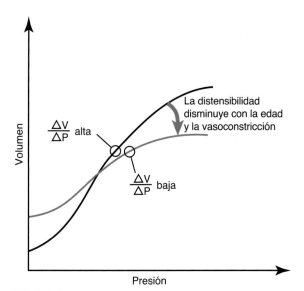

Figura 11-3 **Relación entre el volumen y la presión transmural en las arterias.** El volumen dentro de una arteria se incrementa cuando aumenta la presión transmural, ya que la pared arterial es flexible. Una arteria es más rígida a una presión transmural baja y alta, respectivamente. La pendiente de esta relación entre volumen y presión arterial en cualquier punto determinado es una medida de la distensibilidad arterial. Esta última también disminuye con la edad y con el nivel de contracción activa del músculo liso en la arteria.

Incluso dentro de una determinada arteria o vena, la **capacitancia**, distensibilidad y elasticidad son variables, no constantes. Por ejemplo, a medida que aumenta la presión transmural, la distensibilidad disminuye (fig. 11-3); es decir, las arterias y las venas se vuelven más rígidas a mayores presiones internas. Además, la distensibilidad arterial disminuye con la edad, sin importar la presión, y se reduce por contracción del músculo liso dentro tanto de arterias como venas. Este control activo sobre las interrelaciones entre presión y volumen en el **árbol vascular** es un componente importante del control momento a momento de la distribución del volumen sanguíneo en el cuerpo y el efecto de esa distribución sobre el desempeño cardiaco (para más detalles, *véase* capítulo 13).

Los vasos sanguíneos deben superar el estrés sobre la pared para contraerse

Cualquier presión transmural dentro de una arteria o vena ejerce una fuerza sobre la pared vascular que tiende a separarla si no fuese por las fuerzas opuestas proporcionadas por el músculo y el tejido conectivo en la pared del vascular (fig. 11-4). Esta fuerza tirando de la pared vascular se conoce como **tensión** y, para un recipiente cilíndrico, es igual al producto de la presión transmural y el radio del vaso ($T = P \times r$). A esta relación se le conoce como **ley de Laplace**. Sin embargo, esta relación técnicamente aplica solo a estructuras con paredes muy delgadas, como en una pompa de jabón. Las paredes de los vasos sanguíneos son mucho más gruesas, de modo que, en realidad, esta fuerza es más correctamente un **estrés sobre la pared** (el producto de la presión [P] y el radio [r] dividido entre el espesor de la pared [w], o $S = P \times r/w$). La relación de la tensión de la pared tiene muchas consecuencias en los tubos distensibles. Primero, debido a que la tensión y el estrés están relacionados con el radio del vaso, los vasos pequeños pueden soportar presiones más altas que los

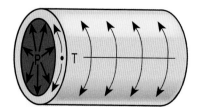

Figura 11-4 **Presión y tensión en un vaso sanguíneo cilíndrico.** La tensión es la fuerza que desgarraría el vaso sobre una línea imaginaria a lo largo de la longitud del vaso. La tensión en la pared del vaso está relacionada por la ley de Laplace, como se describe en el texto. En arterias y venas, la fuerza que tira de las paredes de los vasos se describe con más precisión como tensión de pared, S, que es igual a la presión multiplicada por el cociente del radio del vaso dividido por el grosor de su pared. P, presión; T, tensión.

vasos de diámetros más grandes. Por este motivo, los capilares (con un diámetro interno ~ 10 μm) pueden soportar una presión intravascular relativamente elevada a pesar de estar compuestos solo de una capa de células endoteliales. En las arterias y venas, los vasos con paredes gruesas en relación con su radio pueden soportar una presión más alta que los vasos con paredes delgadas del mismo radio, debido a que el estrés sobre la pared es menor en los primeros. Por último, la tensión y el estrés, y no solo la presión, son las verdaderas fuerzas que deben ser superadas para contraer cualquier órgano hueco, como un vaso sanguíneo o el corazón. Como se discutirá más adelante en el texto, la tensión y el estrés son determinantes importantes de los requerimientos de energía para la contracción de órganos huecos.

La dinámica son los principios hemodinámicos que rigen el movimiento de la sangre en el sistema cardiovascular

Es muy importante comprender los principios que gobiernan el movimiento de la sangre en el sistema cardiovascular, a fin de comprender las funciones cardiovasculares. El flujo sanguíneo a través de un vaso sanguíneo sigue los mismos principios que rigen el flujo de fluidos a través de un tubo. El flujo de fluidos a través de un tubo está en función de la diferencia de presión entre los extremos de entrada y salida del tubo, la geometría del mismo, y las propiedades viscosas del fluido que fluye en él. En cualquier tubo de determinado diámetro, la cantidad de flujo a través del tubo es directamente proporcional a la *diferencia* en la presión entre dos extremos del tubo (fig. 11-5); esto es, al duplicar la diferencia, se duplica el flujo (comparar las imágenes superior e intermedia de la fig. 11-5). Del mismo modo, al reducir la diferencia a la mitad, el flujo se reduce a la mitad. A medida que aumenta la longitud del tubo por el que circula el fluido, disminuye el caudal que lo atraviesa. Con más exactitud, el flujo a través de un tubo cilíndrico es directamente proporcional a la inversa de la longitud del tubo. Por ejemplo, duplicar la longitud de un tubo cilíndrico reduce el flujo a través del tubo a la mitad; triplicar la longitud, reduce el flujo hasta un tercio (fig. 11-5, centro). Sin embargo, el radio del tubo, y no su longitud, es el factor que más influye en el flujo del fluido a través del tubo. El flujo es proporcional al radio elevado a la 4ª potencia, o r^4 (fig. 11-5, fondo). Por ejemplo, duplicar el radio del tubo resulta en un incremento de 16 veces en el flujo, mientras que la reducción del radio a la mitad reduce el caudal a 1/16 de su valor original.

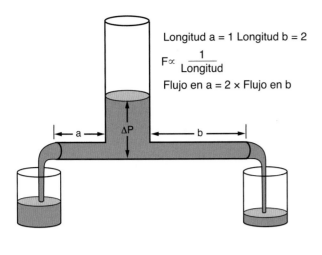

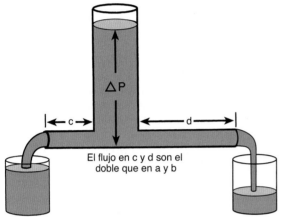

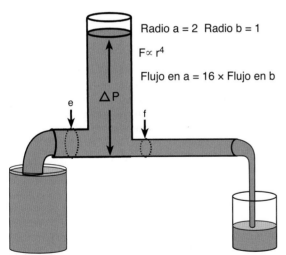

Figura 11-5 Influencia de la diferencia en la presión, la longitud y el radio del tubo sobre el flujo. La diferencia en la presión que impulsa el flujo (ΔP) es el resultado de la altura de la columna de líquido por encima de las aberturas de los tubos a y b, que están abiertos a la atmósfera. El caudal que sale de los tubos es inversamente proporcional a su longitud: el doble de la longitud del tubo reduce el caudal en ½ (comparar b con a). Al aumentar la *diferencia* de presión, aumenta el caudal. Si la presión fuera la misma a la entrada y a la salida de los tubos, no habría flujo. Duplicar la altura de la columna de fluido duplica la diferencia de presión y el caudal en cada tubo horizontal (comparar c y d, figura central con a y b, figura superior). El flujo es directamente proporcional a la cuarta potencia del radio interno del tubo (e frente a f). Por este motivo, pequeños cambios en el radio tendrán un efecto marcado sobre el flujo. F, flujo; P, presión.

Por último, el flujo de líquido a través de un tubo está afectado por la viscosidad, o el espesor y la pegajosidad del líquido. Los líquidos espesos y viscosos no fluyen a través de un tubo tan fácilmente como los líquidos menos espesos y fluidos. Las unidades de viscosidad se dan en **poises**, nombradas así por Louis Poiseuille. El agua tiene una viscosidad de ~ 0.01 poises o 1 centipoise (cP). La sangre es una suspensión de proteínas y células en una solución salina. Como tal, es más viscosa que el agua. El plasma sanguíneo tiene una viscosidad de 1.7 cP, mientras que la sangre, que contiene plasma y células sanguíneas, tiene una viscosidad de ~ 4 cP. A veces, en aplicaciones fisiológicas, la viscosidad de la sangre se compara con la del agua y se denomina viscosidad relativa. Así, se dice que el plasma tiene una viscosidad relativa de 1.7 y la sangre entera (con un hematocrito normal) una viscosidad relativa de 4.

Las relaciones entre la presión, el flujo de líquido y la resistencia se cuantifican mediante la ley de Poiseuille

En la década de 1840, Louis Poiseuille llevó a cabo experimentos que resultaron en una relación matemática para describir el flujo en un tubo cilíndrico. A esta relación se le dio el nombre de **ley de Poiseuille**, la cual establece que:

$$Q = \left(P_1 - P_2\right)\pi r^4 / 8\eta l \tag{4}$$

donde Q = flujo, $(P_1 - P_2)$ = la diferencia de presión entre el inicio y el final del tubo, r = el radio del tubo, l = la longitud del tubo, η = la viscosidad del fluido que circula por el tubo, y π y 8 son derivados matemáticamente constantes de proporcionalidad. Esta relación también puede escribirse como $(P_1 - P_2) = Q \times 8\eta l/\pi r^4$. De esta forma, el término $8\eta l/\pi r^4$ es la resistencia del flujo sanguíneo, y algunas veces se le designa solo como R. La resistencia al flujo es una medida de qué tan fácil puede pasar el líquido a través de un tubo a una determinada diferencia de presión. En fisiología, es más fácil calcular la resistencia como $(P_1 - P_2)/Q$ y expresarla en unidades de mm Hg/(mL/min). A este valor se le llama **unidad de resistencia periférica (URP)**.

La ley de Poiseuille proporciona dos relaciones importantes fundamentales utilizadas para describir el flujo y la presión en el sistema cardiovascular, las cuales son

$$Q = (P_1 - P_2) / R \ \ y \ \ (P_1 - P_2) = Q \times R \tag{5}$$

Estas ecuaciones indican que el flujo es proporcional a la diferencia en la presión entre los puntos de entrada y salida del tubo, e inversamente proporcional a la resistencia (p. ej., a medida que aumenta la resistencia, el flujo disminuye). También dice que, a cualquier flujo determinado, la caída en la presión a lo largo de dos puntos cualesquiera en la longitud del tubo es proporcional a la resistencia. En el sistema cardiovascular, el inicio del "tubo" es la aorta y a la aurícula derecha se le considera como el extremo final del tubo. La presión en la aurícula derecha es de alrededor de 2 mm Hg y por lo tanto se considera tan cercana al cero como para ser ignorada. Por lo tanto, la diferencia de presión de la aorta $(P_1 - P_2)$ puede simplificarse a solo P, o la presión aórtica. Más aún, para propósitos de comprender la hemodinámica básica, P por lo regular se toma como la presión promedio dentro de un vaso sanguíneo. Por consecuencia, la ley de Poseuille se reduce a

$$Q = P/R \ \ o \ \ P = Q \times R \tag{6}$$

Aplicada al sistema cardiovascular en su totalidad, esta ley establece que la presión arterial es el producto del flujo de salida del corazón, denominado **gasto cardiaco**, y la resistencia al flujo proporcionada por todos los vasos en la circulación. A esta resistencia se le denomina **resistencia vascular periférica total** (**RPT**), o de manera alternativa, resistencia vascular sistémica, o incluso solo resistencia vascular.

Estrictamente hablando, la ley de Poiseuille aplica solo al flujo no pulsátil de un líquido homogéneo dentro de un tubo uniforme, rígido, cilíndrico y sin ramificaciones. Dado que el sistema cardiovascular no cumple con ninguna de estas características, se podría concluir que la ley de Poiseuille no puede describir y evaluar el funcionamiento fisiológico de este sistema. Sin embargo, en realidad, el sistema cardiovascular funciona de una manera más simplista. Funciona, se ajusta y se controla como si el corazón bombeara sangre como un flujo constante contra un único RPT, que a su vez produce una PAM. Esto permite aplicar la ley de Poiseuille al funcionamiento normal del sistema cardiovascular, así como a su rendimiento en estados fisiopatológicos. Por lo tanto, la ecuación 6 predice que la PAM aumentará si incrementa el gasto cardiaco, la RPT, o ambos. Esta sencilla ecuación representa en realidad cómo se altera y controla la presión arterial en el cuerpo humano. También se puede ver que el flujo sanguíneo a través de cualquier porción del árbol vascular se incrementará si la RPT disminuye o aumenta la PAM. De hecho, como se expone en el capítulo 15, los órganos individuales controlan su flujo sanguíneo alterando su propia resistencia vascular. En resumen, estas sencillas relaciones causa-efecto reveladas en la ley de Poiseuille son los determinantes críticos de la presión arterial y el flujo sanguíneo a los órganos en el sistema cardiovascular. Estos efectos serán descritos más a detalle en el contexto de los mecanismos de control cardiovascular en el capítulo 17.

Las configuraciones en serie y en paralelo de los vasos sanguíneos dentro de un órgano afectan la resistencia vascular en él

El sistema cardiovascular está compuesto por millones de vasos de diferente tamaño. Existen dos simples reglas utilizadas para determinar de qué forma muchos vasos de distinto tamaño y números se combinan para generar una única resistencia al flujo. En un sistema compuesto por tubos de diferentes tamaños configurados en serie (p. ej., en forma secuencial, extremo con extremo), la resistencia total del sistema es la suma de las resistencias individuales, o

$$R_{total} = \Sigma R_{individual} \qquad (7)$$

Por ejemplo, si se examinara la resistencia de un segmento de una arteria donde 1 cm proximal de longitud tuviese un R = 1 URP, el siguiente 1 cm tuviese un R = 2 URP, y 1 cm después de eso un R = 5 URP, la resistencia a lo largo del segmento entero de 3 cm de longitud de dicha arteria sería 1 + 2 + 5 = 8 URP. Aún así, la porción arterial del sistema cardiovascular no es un solo vaso sanguíneo largo; la aorta se ramifica en vasos paralelos que con el tiempo se ramifican en millones de arteriolas y miles de millones de capilares. La resistencia total de un sistema de tubos paralelos está dada por

$$1/R_{total} = \Sigma\left(1/R_{individual}\right) \qquad (8)$$

Esto es, el recíproco de la resistencia total en los vasos configurados en paralelo es la suma de los recíprocos de las resistencias individuales. Con los segmentos arteriales antes mencionados, pero configurados en paralelo, se llega a $1/R_{total}$ = 1/1 + 1/2 + 1/8 = 13/8 y R_{total} = 8/13, o ~0.62 URP. En este caso, la resistencia total del sistema de las tres arterias configuradas en paralelo no solo es menor de lo que sería si estuvieran configuradas en serie, sino que es menor que la resistencia de cualquier segmento en el circuito. En la mayoría de los casos, esta es una regla *general*; añadir arterias de tamaño similar en paralelo reduce la resistencia vascular total. Este fenómeno se observa luego del entrenamiento aeróbico a largo plazo, como la carrera de fondo, en donde la red arteriolar y capilar incrementa sus números en paralelo, reduciendo por lo tanto la resistencia al flujo sanguíneo (*véase* capítulo 29). Por el contrario, la falta sostenida de actividad física, como la que se observa en la inmovilización prolongada de pacientes traumatizados, provoca una pérdida del número de arterias en paralelo en el tejido muscular y aumenta la resistencia vascular de ese órgano.

El efecto de la suma de elementos en serie y en paralelo en el sistema cardiovascular es un poco más complicada de lo que podría describirse solo con las ecuaciones 7 y 8. En el sistema cardiovascular, los vasos se vuelven más pequeños a medida que pasan de arterias a arteriolas y capilares, lo que tiende a incrementar la resistencia al flujo. Sin embargo, el número de vasos configurados en paralelo también aumenta de manera drástica en esta dirección, lo que tiende a disminuir la resistencia. El efecto de estos dos fenómenos sobre las resistencias relativas de las secciones individuales de la vasculatura depende de si el número de vasos sumados en paralelo puede compensar los efectos de resistencia de añadir vasos que de manera individual tienen una resistencia elevada. Esta interacción entre los elementos en serie y en paralelo es un factor primario al crear la forma de la curva de presión, o ΔP, a lo largo del lado arterial de la circulación, como se explicará más adelante en este capítulo.

La velocidad de flujo alta disminuye la presión lateral, mientras que aumenta la tensión de cizallamiento sobre la pared arterial

Además del flujo sanguíneo arterial, los fisiólogos a menudo están interesados en qué tan rápido fluye el torrente sanguíneo dentro de la arteria porque esta variable tiene efectos significativos en una serie de parámetros vasculares. A esta variable se le denomina *velocidad del flujo*, y por lo regular se expresa en cm/s. La velocidad del flujo de un líquido está dada por el volumen de flujo por segundo (cm³/s) dividido entre el área de corte transversal del sistema a través del cual está fluyendo dicho líquido (fig. 11-6A). Si un flujo de 200 mL/s en un tubo es forzado a través de un tubo más estrecho, el flujo debe pasar por la abertura más pequeña de forma más rápida para mantener el flujo de volumen a 200 mL/s. Por el contrario, si este líquido puede expandirse en un área de corte transversal mucho más grande, puede moverse con más lentitud y aún así mantener los 200 mL/s. Esta relación se mantiene cuando se aplica a un solo tubo o al área de corte transversal compuesta por muchos tubos configurados en paralelo, como es un área de corte a través de una porción del sistema vascular. Por lo tanto, a un flujo constante, una disminución en el área de corte transversal por la cual

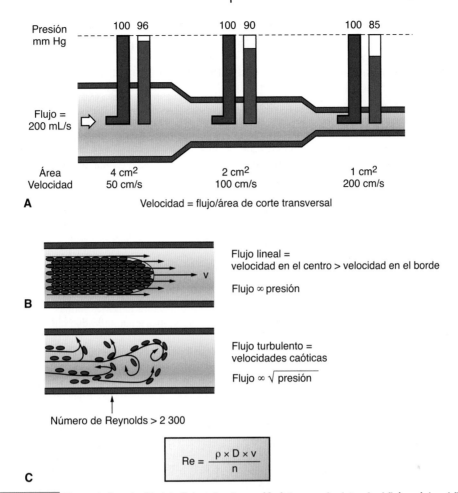

Velocidad = flujo/área de corte transversal

Figura 11-6 **Efecto de la velocidad de flujo sobre la presión intravascular lateral, el flujo axial y el flujo turbulento. (A)** Si un determinado volumen de flujo de sangre por unidad de tiempo es forzado a través de áreas de corte transversal progresivamente más pequeñas, la velocidad del flujo debe aumentar. Debido al efecto Bernoulli, el aumento de la velocidad del flujo reduce la presión lateral del torrente de flujo ejercida contra la pared del vaso. **(B)** La distribución de los eritrocitos en un vaso sanguíneo depende de la velocidad de flujo. A medida que la velocidad de flujo aumenta, los eritrocitos se mueven hacia el centro del vaso sanguíneo (flujo axial), donde la velocidad es más alta. El flujo axial de los eritrocitos crea una capa de plasma libre de células a lo largo de la pared interna del vaso. **(C)** A una velocidad de flujo alta, las fuerzas cinéticas del líquido que fluye sobrepasan las fuerzas de viscosidad que mantienen unidas a las capas de líquido, resultando en un flujo turbulento.

se está moviendo el flujo aumentará la velocidad del mismo, y una disminución en el área reducirá la velocidad.

Hasta ahora hemos afirmado que la sangre fluye de mayor a menor presión en el sistema cardiovascular. Es más correcto afirmar que la sangre fluye de mayor a menor *energía total*. Hay dos partes en la energía total en un sistema presurizado en el que fluye la sangre. Está la energía potencial de la presión de la sangre contra las paredes vasculares, y hay una energía cinética asociada con el movimiento de la sangre a través de los vasos a una cierta velocidad. Estas dos formas de energía del fluido en una corriente de flujo están interrelacionadas y expresadas en el **principio de Bernoulli**. La energía total del flujo sanguíneo en un vaso sanguíneo es la suma de su energía potencial (representada como la presión contra la pared vascular) y su energía cinética resultante de su velocidad (energía cinética = $1/2\ mv^2$, donde m = masa y v = velocidad). La energía total se conserva; al igual que la masa, no puede crearse ni destruirse, solo puede transformarse de una forma en otra. En consecuencia, cualquier aumento en uno de los tipos de energía debe darse a expensas de una reducción en el

otro. Por ejemplo, a medida que aumenta la velocidad del flujo, ese incremento de energía cinética debe derivarse de la energía potencial en ese punto (es decir, la presión lateral). Esto provoca que la presión lateral disminuya (*véase* fig. 11-6A). Este principio se observa en la aorta, donde la alta velocidad reduce la presión lateral en relación con la que se mide viendo directamente hacia el torrente de flujo, lo que iguala la energía total en el sistema. La energía total del sistema, potencial + cinética, solo se mide con un tubo de medición abierto orientado hacia la corriente de flujo que se aproxima; un tubo perpendicular a la corriente de flujo solo medirá el componente potencial de la energía total del sistema. Por consiguiente, en condiciones patológicas, como la estenosis de la válvula aórtica, un chorro de sangre de velocidad anormalmente alta moviéndose a través de la válvula estrecha causa una caída significativa en la presión lateral. Dado que el orificio de la arteria coronaria principal izquierda está situado lateralmente a la aorta, justo después del orificio de la válvula, el efecto Bernoulli puede contribuir a reducir la **presión de perfusión** en el orificio coronario.

ENFOQUE CLÍNICO | 11-1

Anormalidades vasculares asociadas con la hipertensión arterial crónica

La hipertensión arterial crónica es una enfermedad cardiovascular en la cual hay elevación consistente de la presión arterial en reposo. Los criterios médicos recientes han rebajado ahora el corte para la clasificación de la hipertensión a cualquier presión ≥ 130/80 mm Hg, clasificándose la presión por debajo de esta demarcación y por encima de 120/80 mm Hg como presión arterial "elevada". El diagnóstico de hipertensión arterial crónica en un paciente se establece mediante la documentación de una presión elevada en un contexto clínico en varios momentos durante un periodo de varias semanas o meses. De acuerdo con los criterios más recientes, hoy en día se estima que hasta la mitad de la población en Estados Unidos sufre de hipertensión arterial crónica. Esta alta prevalencia de la hipertensión representa un problema de salud grave a nivel nacional, ya que este padecimiento es el principal factor de riesgo para ictus, y ha sido reconocida desde hace tiempo como uno de los principales contribuyentes a la morbilidad y mortalidad asociadas con insuficiencia cardiaca, enfermedad arterial coronaria, ateroesclerosis sistémica e insuficiencia renal.

La hipertensión arterial es asintomática, hasta que resulta en daño terminal a los órganos. Por esta razón, muy a menudo no se identifica y no se trata. Por desgracia, si no se trata, la hipertensión arterial se vuelve más grave con el tiempo. Esta progresión de la enfermedad da lugar a patologías arteriales y renales progresivas generadas por la exposición crónica a una presión arterial elevada. Aunque los cambios en el estilo de vida, como evitar las dietas ricas en grasas y sal, perder peso y hacer ejercicio de forma constante aportan beneficios para la salud de las personas al margen de su presión arterial, estas modificaciones en general no pueden más que mitigar aumentos muy modestos de la presión arterial (~ 10 mm Hg). Las personas con hipertensión arterial no tratada no mejoran por sí solas, requieren el uso de medicamentos durante toda la vida para reducir su presión arterial. Se ha establecido a nivel clínico que mantener la presión baja en la hipertensión proporciona un beneficio definitivo para el paciente; la morbilidad y la mortalidad se correlacionan de manera positiva con la disminución de la presión arterial. Por el contrario, la falla en el control de la hipertensión resulta en un daño definitivo. Por lo tanto, el objetivo es "bajar la presión" por cualquier medio no perjudicial.

La hipertensión arterial crónica se clasifica en general como *hipertensión primaria* e *hipertensión secundaria*. Esta última indica que la presión elevada es un resultado secundario de alguna otra enfermedad primaria. La hipertensión es una consecuencia secundaria de estenosis arterial renal, enfermedad renal parenquimatosa, aldosteronismo primario, feocromocitoma, coartación de la aorta, y tirotoxicosis. Aunque existen varios mecanismos que se sabe que causan hipertensión secundaria, solo 5 a 15% de todos los casos de hipertensión arterial crónica caen dentro de esta categoría. El gran porcentaje de individuos con hipertensión presenta lo que se conoce como *hipertensión primaria* (antes conocida como hipertensión esencial). La clasificación primaria indica que la hipertensión es una condición primaria de causa desconocida. Hoy en día, la etiología de la hipertensión primaria se entiende como el resultado de un mosaico de factores iniciadores y disfunciones reguladoras que implican al riñón, el SNC, y los sistemas vasculares con factores genéticos implicados en todos ellos.

Sin importar los mecanismos que crean la hipertensión, la hipertensión arterial crónica es el resultado de una resistencia vascular periférica elevada. Por este motivo, la hipertensión es considerada como una enfermedad *vascular* que involucra a las arteriolas, ya que estos vasos son el principal contribuyente a la resistencia vascular periférica total. Una característica distintiva de todas las formas de hipertensión crónica es que las arterias en un individuo hipertenso tienen paredes vasculares engrosadas y luces estrechas. Este engrosamiento se debe a hipertrofia e hiperplasia de las células de músculo liso, así como a un aumento en el contenido de agua y acumulación de material fibrótico en la pared arterial. Estos factores aumentan la resistencia de las arterias, incluso en ausencia de toda contracción del músculo liso vascular, y actúan como un amplificador estructural, geométrico, de cualquier estímulo vasoconstrictor. Como resultado, toda contracción del músculo liso vascular, desde la dilatación máxima hasta la contracción máxima, resulta en incrementos exagerados en la resistencia arterial en las arterias de los pacientes hipertensos en comparación con aquellos normotensos. Aunque la propia presión parece desempeñar un papel en la progresión de la hipertrofia de la pared arterial en la hipertensión, se ha demostrado que dicho engrosamiento de la pared tiene un componente independiente de la presión de origen neurohumoral que puede iniciar en realidad el engrosamiento de la pared y lanzar así al sistema vascular a un estado presor hiperreactivo anatómico.

Además de las anomalías estructurales de la hipertensión, las células de músculo liso arterial en hipertensión son hipersensibles a los estímulos vasoconstrictores e hiposensibles a los vasodilatadores. Esto también resulta en un aumento exagerado en la resistencia vascular con cualquier estímulo vasoconstrictor, reduciendo al mismo tiempo la capacidad de las arterias para contrarrestar esta exageración con cualquier estímulo vasodilatador. La pérdida en la producción y la biodisponibilidad de óxido nítrico endotelial arterial, que es un potente vasodilatador y un agente antimitogénico para el músculo liso, también es consecuencia de la hipertensión, y puede ser un factor contribuyente en el mantenimiento y la inevitable progresión de la enfermedad. Esta pérdida de eficacia vasodilatadora endotelial se ha observado en todas las formas de hipertensión humana y experimental. ∎

Aunque la presión arterial ejerce una fuerza de distensión lateral sobre las arterias, produciendo tensión en la pared, la sangre que fluye dentro de la arteria ejerce una segunda fuerza sobre la pared arterial que es clínicamente importante. Todo líquido que fluye ejerce una fuerza de "frotamiento" contra la pared interna del cilindro a través del cual fluye y se denomina **estrés de cizallamiento**. Esta fuerza es análoga a lo que se siente al frotar las palmas de las manos una sobre otra. El estrés de cizallamiento sobre las paredes internas de las arterias se incrementa de forma proporcional a medida que la velocidad del flujo cerca de la pared aumenta. Esto tiene varias implicaciones médicas. La liberación de sustancias paracrinas, especialmente NO, del endotelio, así como transporte molecular a través del endotelio, son estimulados por el estrés de cizallamiento sobre las células endoteliales que revisten a las arterias. Estos factores tienen un papel importante en la reparación de endotelio dañado y en la estimulación del crecimiento capilar. Este fenómeno se ha propuesto como el vínculo entre el crecimiento de nuevos vasos en

ENFOQUE CLÍNICO | 11-2

Localización hemodinámica de la ateroesclerosis

La ateroesclerosis es una respuesta inflamatoria crónica de las paredes de las arterias grandes a la lesión de la íntima arterial. Se desconoce la causa exacta de este daño. Sin embargo, la exposición a niveles altos de lípidos en suero en forma de lipoproteína de baja densidad (LDL, por sus siglas en inglés) y triglicéridos se considera un factor principal, y contribuciones como la hipertensión, los químicos en el humo del cigarro, virus y toxinas, contribuyen a este daño. Al ser dañada, la barrera endotelial normal se ve comprometida. Los leucocitos, sobre todo los monocitos, se adhieren a la íntima arterial y la infiltran. Estas células y la propia íntima acumulan grandes cantidades de lipoproteínas, principalmente LDL, el cual, al oxidarse, daña aún más a la arteria, estimula la producción de especies reactivas de oxígeno dañinas, y establece una respuesta inflamatoria arterial local más agresiva. Esto resulta en activación de la mitosis de las células de músculo liso arterial, las cuales migran hacia la íntima. Además, los monocitos, que se transforman en macrófagos que engullen lípidos para convertirse en células espumosas, contribuyen a la patología aterosclerótica temprana de la pared arterial. Estos factores juntos estimulan el engrosamiento de la íntima y el crecimiento de las células de músculo liso que infiltran a la íntima. Estos procesos crean un crecimiento de la pared arterial dirigido hacia adentro, que reduce la luz de la arteria y da el aspecto de estrías grasas en la pared arterial interna. Con el paso del tiempo, estas estrías crecen, con la acumulación de proteínas de matriz extracelular, el desarrollo de un capuchón fibroso por encima del ateroma y el de un centro necrótico que contiene detritus, células espumosas, colesterol cristalizado, y depósitos de calcio. Esto da lugar a lo que se conoce como *placa ateroesclerótica*.

Las placas ateroescleróticas de manera preferente se desarrollan en una sección localizada de la íntima/media arterial. La pared opuesta a la placa puede contraerse de forma activa en respuesta a estímulos vasoconstrictores, mientras que la pared por debajo de la placa se debilita, creando un aneurisma arterial que se puede romper. Las placas ateroescleróticas estimulan la agregación plaquetaria y la formación de coágulos sanguíneos que pueden ocluir por completo una arteria. Más aún, la placa es friable y puede romperse, derramando detritus hacia la luz arterial, lo que estimula aún más la formación de coágulos. La ruptura de las placas en las arterias del corazón es la principal causa de muerte por ataque cardiaco.

Los puntos de ramificación y las curvaturas alteran la velocidad del flujo y el estrés de cizallamiento sobre la pared arterial; estos disminuyen a lo largo de la curvatura interna del torrente de flujo y en el borde corriente arriba de los puntos de ramificación. Es bien sabido que la formación de placas en el sistema vascular no ocurre de forma uniforme ni al azar en el árbol vascular. En lugar de ello, se desarrolla en puntos de ramificación y bifurcaciones, y a lo largo de la curvatura interna de las arterias. Todas estas áreas contienen regiones de baja velocidad de flujo y bajo estrés de cizallamiento. Las características anatómicas de las arterias coronarias, la bifurcación de las arterias carótidas comunes y la entrada de las arterias renales hacen a estas regiones en especial susceptibles a la acumulación de placas ateroescleróticas, y por lo tanto ponen en riesgo la irrigación sanguínea del corazón, el cerebro y los riñones. ■

el músculo esquelético después de incrementos periódicos en el flujo sanguíneo muscular durante el ejercicio aeróbico. La tensión de cizallamiento de los fluidos también desempeña un papel en estados fisiopatológicos como la aterosclerosis. En esta última, la formación de placas se reduce en las áreas con cizallamiento alto, pero se incrementa en las áreas de las arterias expuestas al estrés de cizallamiento bajo (*véase* Enfoque clínico 11-2).

La velocidad de flujo alta puede crear un flujo turbulento en las arterias

La velocidad del flujo también afecta la organización de las capas de líquido de la sangre en las arterias. Por lo regular, las células sanguíneas fluyen en un perfil aerodinámico o con forma de bala en las arterias junto con las capas concéntricas de flujo de líquido, como se ilustra en la figura 11-6B. En un modelo tridimensional, esto puede imaginarse como un grupo de capas cilíndricas delgadas que se proyectan desde la pared interna de la arteria de manera uniforme hacia el centro del vaso. La velocidad de flujo es más alta en el centro de un flujo sanguíneo lineal, y es más baja adyacente a la pared arterial interna. Sin embargo, si la velocidad de flujo total se vuelve demasiado rápida en una arteria, la energía cinética del flujo sobrepasa las fuerzas de viscosidad en las capas juntas. Cuando esto sucede, las capas de líquido se rompen y se vuelven aleatorias y caóticas. A esta condición se le denomina **turbulencia** (*véase* fig. 11-6C). La turbulencia es un proceso de derroche que disipa la energía de la presión en el sistema cardiovascular, que de otra forma

podría utilizarse para producir flujo. La tendencia a producir un **flujo turbulento** se expresa en un término matemático llamado **número de Reynolds**, **Re**, el cual es una medida del índice de energía cinética en el sistema (que separa las capas de fluido) y el componente viscoso del sistema (que mantiene juntas las capas de fluido). Se representa por

$$Re = \rho Dv / \eta \qquad (9)$$

donde ρ = densidad del líquido, D = diámetro interno del vaso, v = velocidad de flujo y η = viscosidad de la sangre. Por lo general, un $Re \geq 2\ 300$ indica que habrá turbulencia en el torrente de líquido. Mientras que el **flujo laminar** es silencioso, el flujo turbulento genera sonidos. Estos sonidos se conocen clínicamente como **soplos**. Algunas enfermedades, como la ateroesclerosis y la fiebre reumática, pueden generar cicatrices en las válvulas aórtica o pulmonar, creando aberturas estrechas y velocidades de flujo altas cuando la sangre pasa a través de ellas. El médico puede detectar este problema al escuchar el ruido creado por la turbulencia resultante debido a la alta velocidad del flujo que se produce cuando la sangre se expulsa a través de la reducida sección transversal de las válvulas estenóticas.

Resulta claro, de la ecuación de Reynold, que los vasos de diámetro grande, la velocidad de flujo alta y una viscosidad baja de la sangre favorecen la turbulencia en el sistema cardiovascular. La velocidad del flujo sanguíneo es máxima en la entrada de la aorta durante el pico de eyección sistólica de la sangre. Incluso con una viscosidad sanguínea normal, algunos individuos presentan un pequeño soplo durante el pico de eyección sistólica. Una velocidad de eyección en particular alta y un diámetro grande de la aorta en estos individuos crean este tipo de soplo, que no se considera patológico. La anemia, que es el resultado de un hematocrito sanguíneo bajo, da lugar a una sangre de baja viscosidad que puede precipitar aún más los soplos de flujo aórtico.

REOLOGÍA

Las propiedades de dinámica de líquido de la sangre son más complicadas que las de un líquido homogéneo simple, como el agua. Al estudio de las propiedades dinámicas de la sangre se le llama **reología**. La sangre es una suspensión de proteínas y células en un medio acuoso y, como tal, se considera una solución no homogénea. En este tipo de soluciones, la viscosidad puede variar en diferentes condiciones. La viscosidad de la sangre no es constante. Es más bien una función de la concentración de las partículas suspendidas en ella (sobre todo proteínas y eritrocitos) y de la velocidad del flujo sanguíneo. La presencia de proteínas y células en la sangre tiene dos consecuencias hemodinámicas importantes. Primero, la viscosidad de la sangre aumenta de forma exponencial a medida que el hematocrito se incrementa (fig. 11-7A). Por lo tanto, a medida que el hematocrito aumenta, la resistencia del flujo contra la cual debe bombear el corazón también aumenta. Esto, a su vez, incrementa de manera considerable la carga de trabajo del corazón y la demanda de oxígeno. Aunque existen algunas circunstancias patológicas en las que el hematocrito del paciente puede aumentar debido a una sobreproducción de eritrocitos (p. ej., la policitemia vera), un hematocrito anormalmente alto surge de manera más común de la hemoconcentración, secundaria a la pérdida de o bien plasma sanguíneo o agua corporal total. En otras palabras, una pérdida del componente líquido de la sangre sin una pérdida proporcional de eritrocitos. Esto puede ocurrir en la deshidratación grave, la pérdida de plasma por quemaduras graves o la pérdida inapropiada de agua a través del sistema renal debido a enfermedad renal. Segundo, los eritrocitos tienden a aglutinarse si la velocidad de flujo de la sangre es lenta (*véase* fig. 11-7B). Este aglutinamiento eleva la viscosidad de la sangre, lo que puede ser un factor negativo que complica cualquier condición que disminuye de forma adversa el flujo de salida del corazón, como el choque circulatorio o la insuficiencia cardiaca.

El flujo axial de las células reduce la viscosidad de la sangre en los vasos pequeños

La aplicación de la ley de Poiseuille a la dinámica de líquido asume que el líquido es homogéneo, esto es, está compuesto de un solo elemento de composición uniforme, como el agua. Aunque todas las suspensiones son líquidos no homogéneos, las propiedades de las células sanguíneas que fluyen en las arterias y arteriolas son tales que la sangre se comporta de manera hemodinámica como si fuese un líquido homogéneo. Las células sanguíneas tienden a compactarse densamente en el centro del torrente de flujo, dejando una delgada capa de plasma libre de células frente a la que se produce la pared vascular (*véase* fig. 11-6B). Esto se llama **flujo axial**. Como tal, la sangre fluye más como un líquido compacto que como un conglomerado mixto de partículas en suspensión. Este fenómeno permite aplicar la ley de Poiseuille a la hemodinámica en el sistema cardiovascular humano. Sin embargo, el flujo axial de la sangre tiende a separar este flujo compacto en dos componentes de diferentes viscosidades. El líquido cercano a la pared del vaso es en esencia plasma libre de células, y tiene una viscosidad de solo 1.7 cP, en comparación con los 4 cP de la sangre entera. En los vasos grandes, como la aorta, esta capa de baja viscosidad es solo un pequeño porcentaje de la viscosidad promedio del torrente de flujo. Así, para propósitos prácticos, la viscosidad de la sangre que fluye a través del área de corte transversal total de la aorta puede considerarse de 4 cP. Sin embargo, en las arteriolas pequeñas (< 300 µm de diámetro interno) y en los capilares (~10 µm diámetro) esta capa delgada representa un porcentaje mayor del volumen total contenido dentro del vaso, y por lo tanto contribuye a un mayor porcentaje de la viscosidad total de la sangre que viaja a través de dichos vasos. Cuando fluye líquido a través de estos vasos pequeños, la viscosidad del líquido, como un todo, disminuye. A esto se le llama *efecto Fahraeus-Lindqvist*, y es responsable de reducir la viscosidad de la sangre, y por lo tanto, la resistencia al flujo cuando fluye sangre a través de vasos en extremo pequeños, como los capilares. Esto facilita que la sangre fluya a través de capilares que de otra forma tendrían resistencias muy elevadas.

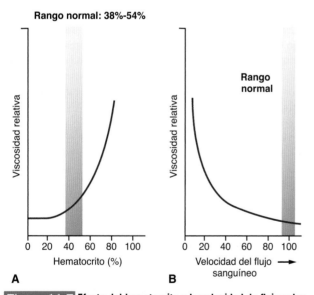

Figura 11-7 Efecto del hematocrito y la velocidad de flujo sobre la viscosidad de la sangre. (A) Los incrementos en el hematocrito por encima de los valores normales producen un marcado incremento en la viscosidad, haciendo que la resistencia al flujo aumente. **(B)** La viscosidad de la sangre en las arterias aumenta de manera drástica cuando la velocidad del flujo se enlentece a niveles bajos. Por lo tanto, la resistencia al flujo es mayor en un torrente arterial que se mueve con lentitud que en uno que se mueve a una velocidad alta.

DISTRIBUCIÓN DE LA PRESIÓN, EL FLUJO, LA VELOCIDAD Y EL VOLUMEN SANGUÍNEOS

Se puede obtener información significativa de las características del sistema cardiovascular al examinar la distribución del flujo, la velocidad, la presión y el volumen dentro del sistema, todos los cuales siguen los principios hemodinámicos discutidos en este capítulo. Por ejemplo, dado que las venas tienen mayor distensibilidad que las arterias, un mayor porcentaje del volumen total de sangre en el sistema cardiovascular reside en el lado venoso en lugar del lado arterial de la circulación. Alre-

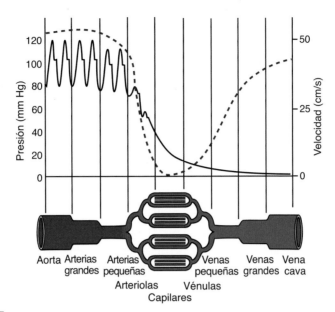

Figura 11-8 **Curva de presión y flujo en la circulación sistémica.** La porción arterial de la circulación se caracteriza por una presión pulsátil y una velocidad de flujo altas. Esta naturaleza pulsátil se pierde en gran medida en las arteriolas y está ausente en los capilares y las venas. La caída más grande en la PAM se da a nivel del segmento arteriolar de la circulación, indicando que este es el sitio de mayor resistencia vascular en el sistema cardiovascular. Obsérvese que el segmento de la circulación con la mayor área transversal total son los capilares y que, en consecuencia, este segmento tiene la velocidad de flujo más baja de la circulación.

dedor de dos tercios del volumen total de sangre están contenidos en las venas, con cerca de 80% de eso contenido dentro de venas pequeñas. Menos de 20% del volumen total de sangre está contenido en las arterias y capilares, y el resto del volumen se encuentra en la **circulación pulmonar** y las cámaras del corazón. Además, dado que el área de corte transversal aumenta mucho de las arterias a las arteriolas y de estas a los capilares, la menor velocidad de flujo sanguíneo se da a través de la red capilar (fig. 11-8). La velocidad lenta a través de este segmento del sistema vascular tiene el efecto benéfico de permitir más tiempo para que se dé el intercambio de material entre el sistema cardiovascular y el líquido extracelular.

El corazón es una bomba intermitente; genera una presión alta dentro de los ventrículos cuando se contrae durante la sístole, que después cae a casi cero durante la diástole. Sin embargo, dado que las arterias tienen distensibilidad, algo de la sangre expulsada hacia las arterias distiende estos vasos. Durante la diástole, el rebote de la pared de las arterias empuja la sangre hacia adelante en contra de la resistencia vascular corriente abajo, generando una presión diastólica significativa. Por este motivo, la presión diastólica cae a solo alrededor de 80 mm Hg en la aorta en comparación con casi cero en los ventrículos.

El análisis de la curva de presión a través del sistema cardiovascular (*véase* fig. 11-8) muestra que la caída de presión

más grande se presenta en las arteriolas, indicando que este es el sitio de mayor resistencia vascular en el sistema cardiovascular. Aunque existen muchas más arteriolas que arterias en el sistema cardiovascular (resistencias en paralelo), esta gran caída en la presión indica que la reducción en su tamaño individual domina sobre la adición de vasos paralelos. De forma similar, aunque los capilares individuales son muy pequeños de diámetro, hay tantos de ellos configurados en paralelo que la resistencia a través de los capilares es de hecho menor que a través de las arteriolas; por lo tanto, la caída en la presión a través del sistema capilar de la circulación es menor que a través de las arteriolas.

Las presiones dentro de las arterias en la circulación pulmonar no son las mismas que aquellas en la circulación sistémica. La presión arterial pulmonar es de alrededor de 25/8 mm Hg. Debido a que los gastos del corazón derecho e izquierdo son los mismos, la presión baja en la circulación pulmonar debe indicar, de acuerdo con la ley de Poiseuille, que la resistencia vascular pulmonar es mucho menor que en todos los órganos combinados que componen la circulación sistémica. Esta baja resistencia refleja el enorme número de arteriolas y capilares pulmonares dispuestos en paralelo. Este elevado número facilita el intercambio de gases entre los alvéolos y la sangre que fluye por los pulmones.

CIENCIAS MÉDICAS INTEGRADAS

Desarrollo normal y patológico de los vasos sanguíneos

Desde el desarrollo fetal hasta la edad adulta, existen dos formas en las que el sistema arterial crece a medida que crece el cuerpo. Las arterias deben crecer más y se deben formar arterias nuevas durante el desarrollo y el crecimiento. Este proceso se denomina **arteriogénesis**. Además, los capilares deben aumentar en número para sostener una masa de tejido en crecimiento. Este proceso se denomina **angiogenia**. Ambos procesos son objeto de mucha investigación multidisciplinaria que busca comprender cómo se estimula y controla el crecimiento de los vasos sanguíneos. Dos objetivos clínicos opuestos impulsan estas investigaciones. Existe un gran interés por comprender las formas de estimular el crecimiento de nuevos vasos sanguíneos, hacer crecer vasos sanguíneos de sustitución *in vitro* y diseñar sustitutos de tejido vascularizado para tratar tejidos dañados en enfermedades cardiovasculares y de otros sistemas orgánicos. Esto es en especial importante en tejidos que han sufrido lesiones isquémicas. A la inversa, los tumores en crecimiento dependen de la estimulación del desarrollo de vasos sanguíneos tumorales para sostener el tumor en crecimiento. Por este motivo, en el campo de la oncología se busca la forma de inhibir o bloquear el crecimiento de los vasos sanguíneos. En el sistema cardiovascular, la estimulación de la angiogenia con factores de crecimiento, colocado en el tejido dañado (p. ej., FCEV), la revascularización del tejido dañado con microvasos de ingeniería o incluso el desarrollo de tejidos de ingeniería en cultivo se han ofrecido como posibles formas futuras de tratar las enfermedades cardiacas. Estos nuevos métodos se proponen como una forma de eludir los tratamientos médico-quirúrgicos actuales, que tratan sobre todo las consecuencias en lugar de mitigar las causas profundas y, en su lugar, "devuelven la vida" a los tejidos dañados.

En la actualidad, el enfoque angiogénico se aplica sobre todo al desarrollo de circulación colateral alrededor de oclusiones arteriales subagudas, de desarrollo lento. En la enfermedad oclusiva, solo la angiogenia proporciona un medio para solucionar los déficits de flujo causados por una oclusión arterial. La angiogenia requiere tanto del agrandamiento de vasos colaterales arteriales pequeños preexistentes, como de un incremento en su longitud. Un proceso así debe involucrar estimulación de la proliferación de la pared celular. Pruebas recientes sugieren que los radicales de oxígeno mitocondriales estimulan un factor que induce la generación génica de FCEV, aunque por el momento no está claro cómo podría traducirse esto en terapias clínicas. Lo mismo ocurre con la mayoría de los nuevos enfoques tecnológicos avanzados para revertir la cardiopatía isquémica mediante el desarrollo arterial de novo en el miocardio dañado. Aunque estas tecnologías moleculares y de ingeniería celular están aportando a la ciencia médica nuevos conocimientos sobre la angiogenia, su traducción en terapias prácticas ha sido decepcionante hasta la fecha.

La arteriogénesis es un fenómeno de crecimiento por mecanismos angiogénicos de las arterias aguas arriba de los capilares y la **microcirculación**. A diferencia de la angiogenia, la arteriogénesis parece ser iniciada por alteraciones en la dinámica de fluidos en los **vasos colaterales**. Este postulado afirma que en el tejido que rodea a un vaso ocluido, el gradiente de presión entre el origen, corriente arriba, de presión alta de cualquier vaso colateral por encima de la oclusión, y la zona de baja presión, corriente abajo, posterior a la oclusión, inicia un marcado incremento en el flujo sanguíneo a través del vaso colateral. El factor estimulante que inicia la angiogenia es el aumento del estrés de cizallamiento del líquido sobre las células endoteliales arteriales que acompaña al aumento del flujo sanguíneo. Dado que no hay un contacto directo célula con célula entre las capas endotelial y de músculo liso en las arterias, la señal de esta fuerza mecánica en la íntima hacia las células subyacentes en la pared arterial debe ser retransmitida por una molécula que puede difundirse. En la actualidad, el candidato más probable para este transmisor es el óxido nítrico (NO). El bloqueo de la vía del NO bloquea del todo la angiogenia. El estrés de cizallamiento sobre las células endoteliales ahora se sabe que está vinculada mecánicamente a la apertura del canal de calcio endotelial TRPV4 (por las siglas en inglés de canal de cationes de potencial de receptor transitorio). La afluencia de calcio que entra en la célula endotelial a través de los canales abiertos se une a la calmodulina y el complejo Ca:calmodulina formado activa a su vez la NO sintasa endotelial (eNOS), lo que da lugar a un aumento del producción de NO en el endotelio.

Aunque el NO parece ser el responsable del inicio de la arteriogénesis, se sabe que la sintasa NO endotelial está involucrada sobre todo en la inducción de dilatación arterial en lugar de en la proliferación de la pared arterial. Por lo tanto, deben estar involucradas otras vías proliferativas en la arteriogénesis. Se sabe que la inflamación estimula la arteriogénesis y que los monocitos circulantes, ya sea en forma directa o a través de la activación de macrófagos en la pared arterial, estimulan la secreción de quimiocinas, factores de crecimiento y proteasas en la pared arterial que pueden estar involucradas en el crecimiento y la remodelación de la pared arterial. El estrés de cizallamiento estimula la secreción de proteína quimioatrayente de monocitos (MCP-1) por las células del músculo liso arterial, y este factor parece estar involucrado en la estimulación del crecimiento celular en la angiogenia, aunque se desconoce su mecanismo exacto de acción. La MCP-1 atrae monocitos en la adventicia y activa a los macrófagos que ahí residen. Se piensa que estos, a su vez, aumentan factores inflamatorios como el FNTα y la sintasa de NO inducible (iNOS, *véase* capítulo 16). Estos hallazgos indican que el sistema inmunológico en el cuerpo podría tener un papel clave en la arteriogénesis, aunque esto puede ser más relevante para las enfermedades inflamatorias crónicas que para el crecimiento arterial normal. ■

Resumen del capítulo

- El sistema cardiovascular es un sistema de transporte de líquido que lleva sustancias a los tejidos del cuerpo al tiempo que remueve productos del metabolismo.
- Las arterias transportan sangre del corazón hacia los órganos sistémicos. Las venas transportan sangre desde los órganos sistémicos hacia el corazón.
- El corazón está compuesto por dos bombas conectadas en serie. El corazón derecho bombea sangre del lado venoso de la circulación hacia los pulmones. El corazón izquierdo bombea sangre de las venas pulmonares a través de la aorta al resto del cuerpo.
- Se crea presión dentro de las aurículas y ventrículos del corazón mediante la contracción del músculo cardiaco. La abertura direccional de las válvulas asegura el movimiento hacia adelante del flujo sanguíneo a través del corazón.
- Los capilares son el principal sitio de transporte entre la sangre y el líquido extracelular.
- Alterar la contracción del músculo liso vascular modifica el radio del vaso y las propiedades hemodinámicas.
- El volumen contenido en cualquier segmento vascular está en función de la presión transmural y de la distensibilidad de la pared vascular.

- La presión transmural en los vasos sanguíneos produce tensión y estrés sobre la pared, los cuales deben ser sobrepasados para que el vaso pueda contraerse.
- El flujo y la presión sanguíneos a través del sistema vascular se crean de acuerdo con los principios de la ley de Poiseuille; el flujo es proporcional al gradiente de presión entre dos puntos en la circulación, pero inversamente proporcional a la resistencia vascular.
- La resistencia vascular es inversamente proporcional al radio interno del vaso sanguíneo.
- La velocidad del flujo sanguíneo en una arteria afecta la presión lateral y el estrés de cizallamiento sobre la pared interna en las arterias, así como el transporte a través de la pared capilar.
- Una velocidad de flujo anormalmente alta crea turbulencias en el flujo arterial y soplos.
- La resistencia al flujo en las arterias está influenciada por el hematocrito y la velocidad del flujo sanguíneo.
- El perfil hemodinámico del sistema cardiovascular es resultado de los efectos combinados de todas las relaciones y leyes que gobiernan la contención y el movimiento de la sangre dentro del sistema cardiovascular.

Preguntas de revisión del capítulo

1. La nitroglicerina es un potente vasodilatador con la propiedad de dilatar las venas más que las arterias. ¿Cuál sería el efecto en un paciente que toma este fármaco sobre la distribución sanguínea en el cuerpo mientras está de pie y cuál sería el mecanismo de este efecto?

   A. Al ponerse de pie, la distribución de la sangre fuera de las venas torácicas y hacia las venas periféricas se vería exacerbada en el paciente que toma nitroglicerina porque ese fármaco disminuye la distensibilidad venosa.

   B. Al ponerse de pie, la distribución de la sangre desde las venas torácicas hacia las venas periféricas se vería exacerbada en el paciente que toma nitroglicerina porque este fármaco aumenta la distensibilidad venosa.

   C. Al ponerse de pie, la distribución de sangre desde las venas torácicas hacia las venas periféricas se atenuaría en el paciente que toma nitroglicerina porque ese fármaco disminuye la distensibilidad venosa.

   D. Al ponerse de pie, la distribución de sangre desde las venas torácicas hacia las venas periféricas se atenuaría en el paciente que toma nitroglicerina porque ese medicamento aumenta la distensibilidad venosa.

2. Un paciente tiene un hematocrito sanguíneo significativamente reducido como resultado de una úlcera crónica sangrante. Se puede escuchar un soplo cardiaco durante la sístole con un estetoscopio sobre el pecho del paciente. La causa probable de este soplo es:

   A. Aumento en la turbulencia debido a una menor viscosidad de la sangre.

   B. La creación de un flujo lineal en la aorta durante la sístole.

   C. La reducción de la resistencia al flujo sanguíneo en las arteriolas.

   D. El aumento de la turbulencia aórtica debido a un incremento en la viscosidad de la sangre.

   E. La reducción de la velocidad del flujo en la aorta durante la sístole.

3. ¿Cuáles son los efectos del aumento de la presión transmural dentro de una arteria en términos de su cambio en la distensibilidad y la tensión de la pared?

   A. La distensibilidad estará disminuida y la tensión en la pared, aumentada.

   B. La distensibilidad estará aumentada y la tensión en la pared, reducida.

   C. Tanto la distensibilidad como la tensión en la pared estarán reducidas.

   D. Tanto la distensibilidad como la tensión en la pared estarán aumentadas.

   E. La distensibilidad y la tensión en la pared permanecerán constantes.

4. El edema es una condición fisiopatológica de acumulación excesiva de líquido en los espacios intersticiales. ¿Qué efecto directo inmediato tendría un edema grave sobre la resistencia arteriolar y el flujo sanguíneo en un órgano si la condición edematosa no altera la presión arterial? (Asuma que no hay ajustes reflejos o autorregulatorios locales en la circulación del órgano para esta pregunta en este momento, ya que estos factores adicionales se tratarán en los capítulos 15 y 17).

   A. Aumento de la resistencia arteriolar y aumento del flujo sanguíneo del órgano.

   B. Aumento de la resistencia arteriolar y disminución del flujo sanguíneo del órgano.

   C. No hay cambios en la resistencia arteriolar pero sí en el flujo sanguíneo del órgano.

   D. Sin cambios en la resistencia arteriolar pero con disminución del flujo sanguíneo del órgano.

   E. Disminución de la resistencia arteriolar y aumento del flujo sanguíneo del órgano.

   F. Disminución de la resistencia arteriolar y disminución del flujo sanguíneo del órgano.

5. La aterosclerosis tiende a desarrollarse en zonas de baja tensión de cizallamiento. Dichas zonas se dan de forma natural en el sistema circulatorio, donde las arterias que alimentan al órgano tienen ramificaciones afiladas, curvaturas marcadas o bifurcaciones de una arteria en dos o más arterias. Sobre esta base, ¿qué órgano principal tiene propensión a desarrollar aterosclerosis debido a grandes curvaturas en su suministro arterial de conducto?

A. Pulmones
B. Intestino delgado
C. Cerebro
D. Riñones
E. Corazón

1. La respuesta correcta es B. La sangre de manera preferente se distribuye hacia el lado venoso de la circulación por encima del lado arterial porque las venas son, en condiciones normales, mucho más complacientes que las arterias. Por lo tanto, ~ 2/3 del volumen total de sangre reside en las venas. Además, como las venas y las arterias tienen paredes flexibles, un aumento de la presión interna en estos vasos aumentará también el volumen contenido en ellos. La cantidad de volumen que aumenta con un cambio en la presión intravascular depende de la distensibilidad de la pared del vaso; un aumento determinado de la presión generará un mayor aumento de volumen en un vaso con una distensibilidad alta en comparación con uno con una distensibilidad baja. Cuando una persona se pone de pie, se añaden unos 90 mm Hg a la presión en las venas y arterias, pero el efecto que esto tiene sobre el volumen en esas dos ramas de la circulación es mucho más profundo en las venas, que son unas 20 veces más complacientes que las arterias. En consecuencia, la sangre se acumula en las venas de los miembros inferiores cuando una persona está de pie, a expensas del volumen en las venas de la cavidad torácica, los miembros superiores, el cuello y la cabeza. Sin embargo, la distensibilidad de las venas (al igual que la de las arterias) se ve modificada por el grado de tono del músculo liso del vaso. La contracción del músculo venoso liso reduce la distensibilidad vascular, mientras que la relajación la aumenta. Por este motivo, la nitroglicerina aumentará la cantidad de sangre que se acumula en las venas en un paciente cuando se pone de pie a expensas de volumen en las venas dentro y por encima de la cavidad torácica. Este es un factor que contribuye a la hipotensión postural que a menudo se presenta en los pacientes que toman nitroglicerina por angina o insuficiencia cardiaca. El aumento de la acumulación de sangre causa de manera temporal una reducción en el gasto cardiaco lo suficientemente grave como para reducir la presión arterial y causar un desmayo (para más información, *véase* capítulo 13).

2. La respuesta correcta es A. La viscosidad de la sangre está exponencialmente relacionada al hematocrito de la sangre. La sangre con un hematocrito bajo tiene una viscosidad baja. Como lo refleja el número de Reynolds, es más probable que ocurra turbulencia con un líquido de baja viscosidad a una velocidad de flujo alta en vasos con diámetros internos grandes. Esto se corresponde con la situación de la aorta durante la sístole en un paciente con un hematocrito anormalmente bajo. El flujo lineal es silencioso y no causa soplos. Aunque la reducción del hematocrito disminuye la resistencia al flujo a través de cualquier segmento del sistema arterial, este efecto en las arteriolas no está relacionado a ningún soplo escuchado en el corazón.

3. La respuesta correcta es A. Las arterias son más rígidas (distensibilidad reducida) a presiones muy bajas y muy altas. Por ejemplo, un segmento aórtico expuesto a una presión interna neta de 200 mm Hg se distiende hasta un punto en su curva de volumen frente a presión en donde la aorta es más rígida, o con menor distensibilidad. Además, la tensión es más alta en los tubos cilíndricos, como la aorta, a presiones transmurales altas y largos radios. Comparado al mismo segmento expuesto a una presión transmural más baja (p. ej.,100 mm Hg), la presión transmural mayor también distenderá la aorta y aumentará el radio del vaso. Este factor se sumará a la mayor tensión causada por la elevada presión interna. Ninguna de las otras opciones a la pregunta establece de forma correcta que una aorta bajo una presión alta se encuentra en una región de baja distensibilidad y está expuesta a una alta presión en la pared.

4. La respuesta correcta es B. A presión constante, el flujo sanguíneo a través de un órgano depende de la resistencia vascular total del mismo. La resistencia de las arteriolas es, con mucho, la que más contribuye a la resistencia vascular total de un órgano, por lo que los cambios en sus diámetros tienen un profundo efecto sobre el flujo sanguíneo a través del órgano cuando no se modifica la presión arterial. La acumulación excesiva de líquido en el intersticio aumenta la presión externa sobre los microvasos del órgano, lo que crea una tendencia a comprimirlos de manera externa. Esta compresión estrecha su luz y, por lo tanto, aumenta su resistencia al flujo y reduce el flujo sanguíneo del órgano. No cabe esperar que un edema grave dilate los microvasos, reduciendo así su resistencia, ni que mejore en modo alguno el flujo sanguíneo a un órgano.

5. La respuesta correcta es E. Las arterias coronarias DAI y circunfleja del ventrículo izquierdo se curvan de manera notable en su recorrido por la superficie del corazón. Sus curvaturas internas son zonas privilegiadas para el desarrollo de la aterosclerosis porque están expuestas a un bajo esfuerzo cizallante. Existen otros factores que también aumentan la propensión de las arterias coronarias a desarrollar aterosclerosis (p. ej., los puntos de ramificación afilados en los que las arterias septales se desprenden de la DAI). Las curvaturas pronunciadas de las arterias coronarias no tienen un equivalente en otros órganos. En el cerebro, la principal fuente de riego sanguíneo procede de las arterias carótidas, que se ramifican en carótida interna y externa. Este punto de bifurcación es un foco de aterosclerosis, pero las arterias no están muy curvadas. Las arterias renales son un lugar privilegiado para la aterosclerosis, pero esa propensión se debe a la escasa cizalladura en el borde superior del ángulo recto agudo en el que las arterias renales se ramifican desde la aorta abdominal. El intestino delgado tiene una marcada red de ramificación de arterias de conducción que comienza con el ángulo agudo de la arteria mesentérica superior a medida que se desprende de la aorta abdominal. Estos puntos de ramificación son lugares de bajo cizallamiento y aterosclerosis, pero el sistema arterial de este órgano es en gran parte rectilíneo. Por último, la aterosclerosis no se desarrolla en la circulación pulmonar, tal vez debido a la baja presión intraarterial y no a mecanismos de cizallamiento.

Ejercicios de aplicación clínica 11-1

Una joven de 15 años de edad acude con su médico de cabecera para una revisión física rutinaria escolar para deportes. Durante la exploración de rutina, el médico detecta un soplo sistólico de volumen razonablemente alto al colocar el estetoscopio en forma paraesternal alrededor del segundo y tercer espacios intercostales. Ella está por lo demás en buen estado físico y los hallazgos adicionales de su exploración física no eran destacables. La paciente menciona que no tiene problema en cuanto a su resistencia física, y no siente que deba limitarse en sus actividades físicas. Su médico solicita una radiografía de tórax y un ecocardiograma para investigar posibles fuentes del soplo. El ecocardiograma muestra un defecto irregular, pequeño y patente, en el septum auricular (una abertura en el tabique atrial entre la aurícula izquierda y la derecha). Las imágenes revelan una derivación turbulenta del flujo de sangre de izquierda a derecha a través del defecto septal mostradas en las imágenes Doppler por ordenador de las cavidades auriculares. Las imágenes también revelan una aurícula derecha algo crecida. Este crecimiento es consistente con los hallazgos en su radiografía de tórax, que también indica un agrandamiento del lado derecho del corazón con una ligera dilatación de las arterias pulmonares.

PREGUNTAS

1. ¿Cuál es la fuente del soplo sistólico en esta paciente?

2. ¿Por qué esta paciente está en su mayoría asintomática en lo que se refiere a su resistencia física?

3. ¿Cuál es la causa del aumento de tamaño de la aurícula derecha y la dilatación de la arteria pulmonar de la paciente?

RESPUESTAS

1. Los soplos cardiacos son indicativos de condiciones de flujo turbulento en el corazón. La fuente más probable del soplo de esta paciente es el flujo de la aurícula izquierda a la derecha a través de un defecto septal irregular que rompe la corriente de flujo y crea turbulencias. El flujo se produce a través del defecto debido a una diferencia de presión natural entre la aurícula izquierda y la derecha.

2. Dado que la presión auricular izquierda es más alta que la derecha, la sangre fluye de manera predominante de izquierda a derecha a través del defecto septal. Por lo tanto, la tendencia es que la sangre oxigenada fugue hacia la circulación pulmonar en lugar de que la sangre desoxigenada de la aurícula derecha se mezcle con el flujo de sangre sistémico. En esta paciente, el aporte de oxígeno hacia la circulación sistémica tal vez no sea significativamente baja, como demuestra su bienestar físico general y la ausencia de efectos sobre sus actividades físicas y su resistencia general. Aunque la presión auricular izquierda es mayor que la derecha, los grandes defectos del tabique auricular pueden permitir la entrada de sangre desoxigenada del lado derecho de la circulación en el izquierdo a través de la gran abertura entre las aurículas. En este caso, es probable que la paciente manifieste una disminución de su capacidad física y de su resistencia. Esto es poco probable debido a su presentación física y al pequeño tamaño del defecto septal.

3. El aumento en el flujo a través del defecto en el septo atrial aumenta el volumen del lado derecho del corazón, iniciando en la aurícula derecha. Con el tiempo esto resulta en dilatación de estas estructuras y eventual hipertrofia a medida que el músculo auricular y al árbol arterial responden al incremento en el estrés causado por la exposición crónica a una mayor carga de volumen.

Fisiología cardiovascular

12 Actividad eléctrica del corazón

Objetivos del aprendizaje activo

Con el dominio del material de este capítulo, usted será capaz de:

- Comparar y explicar las diferencias en el **acoplamiento electromecánico** entre el músculo cardiaco y el músculo esquelético, en relación con sus diferentes mecanismos de control de la contracción.
- Explicar de qué forma la activación e inactivación de los canales miocárdicos de sodio, potasio y calcio crean las cinco fases de los potenciales de acción del miocardio.
- Explicar por qué el músculo cardiaco no puede ser tetanizado.
- Explicar de qué manera los cambios en la conductancia ventricular de sodio, calcio y potasio modificarán la amplitud, duración y periodo refractario de los potenciales de acción del músculo ventricular.
- Relacionar los cambios en las conductancias de la membrana para sodio, calcio y potasio en el tejido nodular cardiaco con su automaticidad.
- Predecir de qué forma los cambios en las concentraciones plasmáticas de electrolitos alterarán cada fase de los potenciales de acción miocárdicos y nodulares.
- Predecir de qué manera los cambios en las concentraciones de electrolitos o en las conductancias de las membranas pueden aumentar o inhibir la formación de focos ectópicos en el miocardio.
- Explicar de qué forma los cambios en la concentración plasmática de potasio pueden conducir a arritmias ventriculares y paro cardiaco.
- Explicar los mecanismos responsables de los efectos de la acetilcolina y la norepinefrina en la ritmicidad del nódulo sinoauricular, y de qué forma esto se relaciona con cambios en la frecuencia cardiaca.

- Predecir formas en las que la conducción de los potenciales de acción puede ser ralentizada a través del miocardio.
- Explicar cómo los eventos eléctricos en el miocardio crean la forma de onda normal del ECG.
- Describir de qué forma las derivaciones del electrocardiograma en los planos frontal y horizontal son usados para determinar la orientación del corazón, la dirección de su activación eléctrica y los cambios relativos en la masa muscular de las aurículas y ventrículos cardiacos.
- Utilizar los registros del electrocardiograma para identificar arritmias sinusales frente a arritmias anormales auriculares y ventriculares, fibrilación auricular y ventricular, contracciones auriculares y ventriculares prematuras, y bloqueos cardiacos de primero, segundo y tercer grado.
- Utilizar el análisis de los vectores QRS del electrocardiograma para identificar hipertrofia auricular y ventricular, así como vías de conducción miocárdica anormales.
- A partir de los registros del electrocardiograma, identificar isquemia miocárdica, daño miocárdico, infarto y alteraciones en los electrolitos plasmáticos, así como determinar la localización del miocardio lesionado o infartado.
- Predecir los cambios en electrocardiogramas causados por diversos fármacos para el corazón que basan su efecto en las conductancias iónicas en el miocardio.

INTRODUCCIÓN

Aunque el corazón está compuesto de músculo estriado, solo comparte unas cuantas similitudes funcionales con el tejido muscular esquelético. Comparten el mismo mecanismo básico de acoplamiento excitación-contracción y el mecanismo de puentes cruzados activados por calcio. Los efectos de la precarga y la poscarga sobre la mecánica muscular también son similares en el músculo cardiaco y el esquelético. Sin embargo, más allá de estas pocas características compartidas, la fisiología del músculo cardiaco es muy diferente a la del músculo esquelético. En el capítulo 8 usted aprendió que el músculo esquelético no puede generar su propio potencial de acción para iniciar su propia contracción, sino que debe ser llevado al umbral para disparar su potencial de acción mediante la liberación de acetilcolina desde una neurona motora conectada al músculo. El músculo no puede contraerse si alguno de los procesos neurales anteriores falla en esta transmisión, de manera análoga a una lámpara que no puede encenderse si su cable está cortado o desenchufado. Además, al igual que ocurre con el foco de la lámpara, las fibras del músculo esquelético están o bien encendidas (activadas) o bien apagadas (no activadas). Por último, sean cuales sean su precarga y su poscarga, la capacidad generadora de fuerza de las fibras individuales (célula) del músculo esquelético no puede ser alterada por ningún mecanismo fisiológico

normal. Las células musculares esqueléticas no disponen de la maquinaria molecular necesaria para ello.

El músculo cardiaco difiere del músculo esquelético en que no requiere de inervación para poder activarse; puede generar sus propios potenciales de acción para iniciar la contracción (este hecho es el que hace posibles las cirugías de trasplante de corazón). Aunque ambas ramas del sistema nervioso autónomo (SNA) inervan el corazón, *el SNA regula la función cardiaca, no la inicia*. En términos mecánicos, el corazón se diferencia del músculo esquelético en el hecho de que no existen asociaciones anatómicas o funcionales con las unidades neuromusculares del corazón. Por lo tanto, el corazón no puede reclutar unidades neuromusculares para aumentar su capacidad de generación de fuerza. Sin embargo, dicho órgano dispone de una maquinaria molecular que le permite alterar su capacidad de generación de fuerza a nivel celular en cualquier conjunto dado de condiciones de precarga y poscarga. Utilizando una analogía simplista, la fuerza contráctil del corazón puede regularse de forma similar a la de la luz de un foco con un regulador de intensidad. La capacidad intrínseca de generación de fuerza de cada célula cardiaca puede ser reforzada (o deprimida) por una gran variedad de factores fisiológicos, farmacológicos y patológicos.

La comprensión de las propiedades eléctricas y mecánicas características del músculo cardiaco, tanto en la salud como en la enfermedad, es un requisito fundamental para la práctica eficaz de la medicina clínica. En este capítulo y en el siguiente se explicarán las propiedades eléctricas y mecánicas únicas del músculo cardiaco. Este capítulo se enfoca en la electrofisiología del músculo cardiaco, mientras que las propiedades mecánicas del músculo cardiaco serán exploradas en el capítulo 13.

ELECTROFISIOLOGÍA DEL MÚSCULO CARDIACO

El corazón está compuesto por músculos cuya contracción se relaciona con la autogeneración de potenciales de acción dentro de sus células. Sin embargo, en condiciones normales la activación eléctrica del miocardio se inicia en un lugar (el nódulo SA, *véase* más adelante) y luego se propaga de manera espontánea a todas las células restantes del corazón.

Todas las células cardiacas están acopladas eléctrica y mecánicamente

Las células cardiacas pueden generar sus propios potenciales de acción y se acoplan eléctricamente entre sí, ya que el corazón no podría funcionar como una bomba si sus millones de células se activaran al azar. Todas las células miocárdicas están acopladas de forma eléctrica a través de conexiones comunicantes en puntos llamados *nexos* (fig. 12-1). Esto permite que un potencial de acción en una célula miocárdica se extienda rápidamente y active una célula vecina, desde la cual se activará otra, y así de forma sucesiva hasta que todas las células en el corazón estén activadas. Por lo tanto, en términos eléctricos, el corazón se comporta como un **sincitio funcional**, como si todo él fuera activado a la manera de una sola célula grande. La ventaja de esta conectividad es que se traduce en una contracción mecánica coordinada del corazón como un todo, lo cual facilita su función de bomba mecánica de sangre. El carácter sincitial del miocardio implica que no está diseñado para el reclutamiento de unidades motoras como medio de regulación de su fuerza contráctil total, como sí ocurre con el músculo esquelético.

Como se discutirá más adelante en este capítulo, las células cardiacas poseen la propiedad singular de la **automaticidad**, esto es, pueden generar sus propios potenciales de acción sin la necesidad de estímulos químicos o eléctricos provenientes de otras fuentes. Bajo condiciones normales, esto ocurre solo en un lugar y sigue un solo camino a través del corazón. Sin embargo, en presencia de una patología, la automaticidad puede presentarse en cualquier célula miocárdica. El hecho de que el miocardio sea un sincitio funcional puede resultar en una activación anormal del corazón, lo cual causa efectos indeseables en el caudal de salida de esta bomba.

Las formas del potencial de acción en el corazón son muy diferentes de las del músculo esquelético

Existen dos tipos principales de potenciales de acción cardiacos, muy diferentes en forma de los observados en las neuronas o en las fibras del músculo esquelético. Los potenciales de acción en el músculo ventricular y auricular, así como en las **fibras de Purkinje**, son denominados potenciales de acción "de respuesta rápida". Los formados en el nódulo **sinoauricular (SA)**

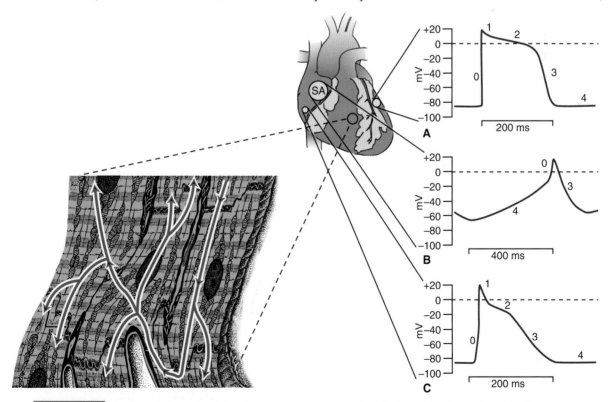

Figura 12-1 **Registros de los potenciales de acción cardiacos (mV) de células ventriculares (A), nódulo sinoauricular (B) y células auriculares (C).** En todos los casos, los potenciales de acción cardiacos tienen una duración significativamente mayor que los del músculo esquelético o los nervios. Nótese la diferencia en la escala de tiempo entre los potenciales de acción ventricular y nodular. Los números 0 al 4 se refieren a las fases del potencial de acción (*véase* el texto para más detalles). **Agregado:** Representación diagramática del sincitio funcional en el miocardio. La línea coloreada representa el camino de excitación a través del miocardio a medida que pasa de célula en célula a través de conexiones comunicantes en los nexos cardiacos. SA, nódulo sinoauricular.

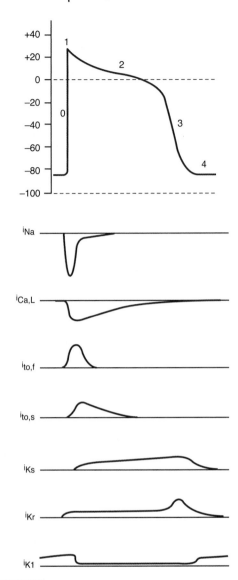

Figura 12-2 **Cambios en las corrientes iónicas responsables de la formación del potencial de acción de respuesta rápida en las células del músculo ventricular.** I, flujo de la corriente; las desviaciones hacia abajo indican flujo de corriente hacia el interior de la célula, mientras que las desviaciones hacia arriba indican flujo de corriente hacia afuera de la misma. La elevación en el potencial de acción (fase 0) es causada por el rápido aumento de la corriente de Na^+ transportado por canales de Na^+ operados por voltaje. La corriente de Na^+ cae de forma veloz debido a que dichos canales se autoinactivan por despolarización. La corriente de K^+ aumenta por un breve lapso, generando la fase 1 ($i_{to,f}$ e $i_{to,s}$), y cae luego en forma precipitada a medida que cesan las corrientes transitorias salientes y se cierran los canales I_{K1}. Los canales de Ca^{2+} se abren con la despolarización y son responsables, junto con los canales I_{K1} cerrados, de la fase 2. La corriente de K^+ comienza a aumentar debido a la apertura retardada de los canales I_{Kr} e I_{Ks} por la despolarización y por un incremento en la concentración intracelular de calcio. Estas corrientes son responsables de la rápida repolarización en la fase 3. Una vez que ha ocurrido la repolarización, los canales de Na^+ y Ca^{2+} regresan a su estado de reposo. La repolarización reabre los canales I_{K1} y restablece la fase 4. I_{Na}, corriente entrante de sodio; i_{CaL}, corriente entrante de calcio; $i_{to,f}$, corriente rápida saliente transitoria de potasio rápido; $i_{to,s}$, corriente saliente transitoria de potasio lento; i_{Ks}, corriente saliente retardada de potasio lento; i_{Kr}, corriente saliente retardada de potasio rápido; i_{K1}, corriente saliente de potasio en reposo.

y en el **nódulo auriculoventricular** (AV) se llaman potenciales de acción "de respuesta lenta" (*véase* fig. 12-1A-C). La respuesta rápida se divide en cinco fases (fig. 12-2). La rápida despolarización inicial de la membrana celular se designa como fase 0. La fase 1 representa la subsecuente repolarización parcial de la membrana, seguida de la fase 2, que es exclusiva del músculo cardiaco y es denominada a menudo como la región de meseta del potencial de acción. La fase 3 consiste en la rápida repolarización del potencial de acción, mientras que la fase 4 es el potencial de reposo de la membrana.

La regulación selectiva de conductancias para sodio, potasio y calcio crea el potencial de acción del miocardio

El cierre selectivo de los canales de cationes transmembrana contribuye a la creación de la respuesta rápida en células musculares ventriculares y auriculares (*véanse* figs. 12-2 y 12-3). La fase 4, el potencial de reposo de la membrana, es de manera central un potencial de difusión de K^+, con una pequeña contribución también de la conductancia del sodio. El potencial de reposo no es sensible a los cambios en la concentración externa de sodio, pero sí es muy sensible a los cambios en la concentración externa de

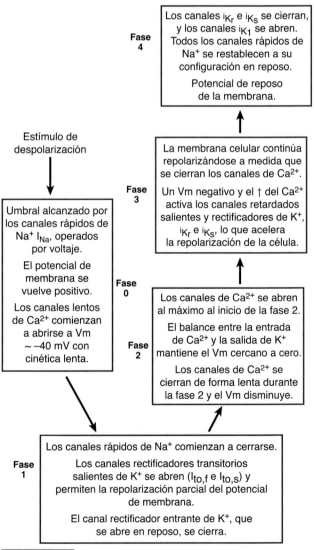

Figura 12-3 **Diagrama de flujo de los eventos asociados con el potencial de acción ventricular.** (*Véase* el texto para mayores detalles.)

K$^+$. La hiperpotasemia provoca la despolarización del potencial de membrana en reposo, mientras que la hipopotasemia causa la hiperpolarización de las células. Ambas condiciones pueden provocar arritmias cardiacas, paros cardiacos y la muerte. En consecuencia, se debe monitorear con cuidado los niveles plasmáticos de K$^+$ en el contexto médico.

Las células cardiacas tienen un sistema intrínseco, aunque modesto, de amortiguamiento alrededor del potencial de reposo de la membrana, que atenúa en parte los cambios en el potencial de membrana causados por cambios en la concentración plasmática de K$^+$. En reposo, la conductancia del potasio es regulada por la concentración extracelular de K$^+$ que rodea las células cardiacas. Por encima de los extremos fisiológicos de 2 a 7 mM en el plasma, la conductancia del K$^+$ aumenta cuando se eleva la concentración externa de K$^+$, y disminuye cuando la concentración externa de K$^+$ se reduce. Por lo tanto, el efecto despolarizante de una elevada concentración externa de K$^+$ se ve amortiguado en cierta medida por un aumento del eflujo de K$^+$ causado por un modesto incremento de su conductancia. Sin embargo, este sistema no puede contrarrestar por completo el efecto del potasio externo sobre el potencial de reposo de la membrana cardiaca. La hiperpotasemia siempre despolarizará la célula en reposo; ocurre simplemente que la magnitud de esta despolarización es menor a la predicha por la ecuación de Nernst, debido al efecto de la concentración externa de K$^+$ sobre la conductancia del potasio en los miocitos cardiacos.

Los canales de sodio operados por voltaje inician la fase 0 de la respuesta rápida

El rápido ascenso en los miocitos ventriculares en la fase 0 se da por un mecanismo similar al observado en los nervios o en el músculo esquelético. La despolarización de la membrana hasta alrededor de −55 mV, o incluso a un valor más positivo, abre compuertas de "activación" (o compuertas m) en los canales de Na$^+$ sensibles al voltaje, lo que permite una entrada rápida de Na$^+$ a través del canal abierto a lo largo de un gradiente electroquímico pronunciado. Este flujo de entrada despolariza más la membrana y abre más canales de Na$^+$, y así sucesivamente, lo que causa un incremento veloz y autorreforzado en la despolarización de la célula. Sin embargo, la apertura de los canales cardiacos de Na$^+$ es autolimitada, por el hecho de que la misma despolarización que causa cambios en la conformación de la proteína del canal para abrirlo desencadena también un cambio en la conformación de una segunda compuerta en el canal, que lo cierra varios milisegundos después (la "compuerta de inactivación", o compuerta h). Esto coloca el canal en su segundo estado conformacional, denominado estado de inactivación.

Más de 99% de los canales de sodio se encuentran en estado inactivo apenas pasado el pico del potencial de acción cardiaco. Dicho pico se produce muy por debajo del potencial de sodio de Nernst para la célula, aunque todavía seguirá siendo positivo en unos 25 mV. Cuando la célula se encuentra en estado de inactivación, no es capaz de formar otro potencial de acción porque el canal está cerrado, aunque a través de una puerta diferente de la que cierra el canal en reposo. La compuerta de inactivación permanecerá cerrada a menos que el potencial de la membrana celular esté repolarizado de manera parcial aproximadamente por debajo de −50 mV, momento en el que comienzan a abrirse de nuevo. Al igual que las células nerviosas y del músculo esquelético, las células ventriculares (y auriculares) no pueden disparar un segundo potencial de acción hasta que los canales de sodio recuperen su estado de reposo, el cual se da

por el regreso de la célula a su normal potencial de reposo de la membrana con la puerta m cerrada y la puerta h abierta.

En los nervios y en el músculo esquelético, un canal de K$^+$ se abre poco después del evento inicial de despolarización de Na$^+$. Esto aumenta en gran medida la conductancia del potasio, y el eflujo resultante de K$^+$ a través de este canal repolariza rápido las células. Esto no sucede con las células cardiacas, en las que la conductancia del K$^+$ (I_{K1}), responsable en gran medida del potencial de reposo de la membrana, está suprimida, en lugar de aumentar poco después de la despolarización mediada por sodio; ello dificulta por tanto cualquier repolarización rápida del tejido. Sin embargo, existe un pequeño y breve aumento de la conductancia del K$^+$ en este punto del potencial de acción cardiaco, debido a una apertura transitoria y al posterior cierre de dos tipos diferentes de canales de potasio. Estos canales se conocen como canales transitorios salientes de K$^+$ (to, del inglés *transient outward*); sus corrientes, I, son llamadas $I_{to,rápida}$ e $I_{to,lenta}$ a partir de sus cinéticas de tiempo algo diferentes. Junto con la inactivación de los canales de sodio en la membrana, la apertura de esos canales de potasio transitorios provoca la pequeña repolarización temporal de la célula cardiaca designada como fase 1.

El periodo refractario del músculo cardiaco se prolonga por la apertura de canales lentos de Ca^{2+} operados por voltaje

Todos los músculos cardiacos y células nodulares contienen **canales de Ca^{2+} de tipo L** (también llamados canales de dihidropiridina 1.4, DHP 1.4). Estos canales se abren y se cierran con la despolarización, de manera análoga a lo observado en las tres etapas del canal de Na$^+$, excepto por el hecho de que su cinética de apertura y cierre es mucho más lenta. En el miocardio se abren con potenciales un poco más negativos en comparación con los canales de sodio (~ −40 a −50 mV). Esto ocurre después de la apertura y durante el cierre de los canales rápidos de sodio. Estos canales de Ca^{2+} tienen una cinética lenta y permanecen abiertos durante más tiempo que los de sodio. Los canales de calcio operados por voltaje son la razón principal por la que el potencial de acción miocárdico se mantiene positivo después de la fase 1. El gradiente electroquímico del Ca^{2+} es enorme en las células cardiacas, y la conductancia de estos canales para el calcio es alta. Una vez que los canales de calcio se abren, la carga positiva del Ca^{2+} se precipita hacia el interior de la célula. Nótese que, durante esta fase, los efectos hiperpolarizantes del flujo saliente de potasio disminuyen por la autoinactivación de los canales K$^+_{to}$, así como por la inactivación de I_{K1} debida a la despolarización de la membrana. En la fase 2, el influjo de la corriente positiva del calcio es casi equiparable al eflujo positivo llevado por el K$^+$ que sale a través de algunos canales de K$^+$ abiertos en la membrana. Este balance provoca que el potencial de membrana permanezca relativamente constante a un valor positivo, que caracteriza la fase 2 del potencial de acción. En algún momento los canales de Ca$^+$ se cierran, porque la despolarización cierra una puerta de inactivación en el canal; esto se da de forma similar, aunque más lenta, a la inactivación por despolarización de los canales rápidos de Na+ en la célula. Esta eventual autoinactivación de los canales de Ca^{2+} impide que entren en la célula nuevas corrientes despolarizantes y, así, facilita la eventual repolarización de la membrana celular.

La fase de meseta del potencial de acción ventricular tiene un efecto funcional significativo sobre la activación del músculo cardiaco. Debido al extenso estado de despolarización que se da durante la meseta, las células cardiacas tienen un periodo refractario muy prolongado (~ 200 ms, contra 1 a 2 ms para los nervios y el músculo esquelético). En consecuencia, solo una contracción del músculo cardiaco (contracción nerviosa) se completa antes de que se pueda generar un segundo potencial de acción. Por esta razón, *las células cardiacas no pueden ser tetanizadas*; se trata de una consecuencia afortunada, dado que la tetania del músculo cardiaco no sería compatible con la función que asume como bomba de sangre.

La repolarización de las células del músculo cardiaco implica la activación de los canales tardíos de K⁺

En las células miocárdicas, los **canales salientes rectificadores de potasio** se abren durante la última parte de la fase 2 y en el inicio de la fase 3. Los I_{Ks} e I_{Kr}, que se refieren a las corrientes rectificadoras salientes de potasio, lentas y rápidas, llevadas por estos canales, se intensifican durante la fase 3, y generan una rápida repolarización de la membrana celular. Los canales I_{Ks} e I_{Kr} se abren con la despolarización y se cierran con la hiperpolarización de la membrana; comienzan alrededor de los −55 mV. La activación, o reapertura, de los I_{K1} en la última parte de la fase 3 es la responsable de terminar con la repolarización de la membrana celular y del restablecimiento del potencial de reposo de la membrana (fase 4). El incremento en la concentración intracelular de calcio por la entrada de calcio durante la fase 2 parece reactivar el canal de K⁺ responsable de los I_{K1}.

El nódulo sinoauricular inicia y mantiene el ritmo de la activación eléctrica del corazón

Para que el corazón funcione como una bomba eficiente, los potenciales de acción y la subsiguiente contracción del miocardio deben generarse y propagarse a través del miocardio de manera regular, repetitiva y organizada. Esto no sucederá si las células cardiacas expresan su automaticidad de forma aleatoria e impredecible. Por lo normal, antes de cada contracción del corazón, la actividad eléctrica cardiaca es iniciada por un pequeño conjunto de células musculares modificadas localizado en la cara posterior de la aurícula derecha, en la unión de las venas cavas superior e inferior. Esta área especializada se llama nódulo sinoauricular o **nódulo SA** (fig. 12-4). Una vez que el nódulo SA inicia un potencial de acción, este viaja a través de ambas aurículas a un ritmo de entre 0.1 y 1.0 m/s, y confluye en una segunda

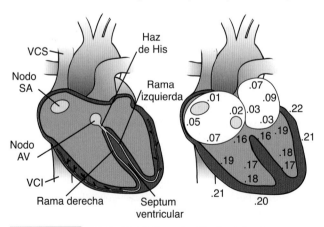

Figura 12-4 El momento de la excitación de varias áreas del corazón. Los números representan el tiempo en segundos después de la activación del nódulo SA. AV, nódulo auriculoventricular; SA, sinoauricular; VCS, vena cava superior; VCI, vena cava inferior. Las ubicaciones de los tejidos nodulares ha sido simplificada a dos dimensiones con fines solo ilustrativos.

área de tejido de conducción especializado, llamado nódulo auriculoventricular, o **nódulo AV**. Dicho nódulo yace en la unión entre las aurículas y los ventrículos en el tabique ventricular. La conducción a través del nódulo AV es lenta (~ 0.05 m/s), lo que retrasa el movimiento del potencial de acción cardiaco hacia los ventrículos. Este retraso tiene el importante efecto de otorgar más tiempo para que los ventrículos se llenen durante la diástole, lo que aumenta la capacidad potencial de salida de la bomba cardiaca (*véase* el capítulo 13 para más detalles).

El nódulo AV es la única vía normal por la cual los potenciales de acción de las aurículas viajan hacia los ventrículos, ya que el tejido conectivo entre aurículas y ventrículos, que rodea las válvulas cardiacas, actúa como aislante eléctrico. La conducción de potenciales de acción a través del nódulo AV muestra una preferencia direccional, esto es, los potenciales de acción viajan con mayor facilidad a través del nódulo AV desde las aurículas hacia los ventrículos que en la dirección opuesta (es decir, la conducción anterógrada se ve favorecida sobre la retrógrada). Una vez que un potencial de acción emerge del nódulo AV, entra en el **haz de His**, que se divide en dos ramas, izquierda y derecha, la primera de las cuales se divide otra vez en una rama fascicular anterior y otra posterior. A su vez, todas estas ramas dan origen a las fibras de Purkinje, que revisten toda la superficie endocárdica de ambos ventrículos. Entonces, el propio ventrículo se activa en secuencia desde el tabique/músculo papilar y el endocardio hasta el epicardio, y desde el vértice hasta la base del corazón. Los potenciales de acción viajan tan rápido a través de las fibras de Purkinje (~ 4 m/s) que el músculo ventricular subyacente se activa casi de forma simultánea. Aunado a la naturaleza sincitial de las células musculares ventriculares, esto asegura que las células ventriculares se contraigan, esencialmente en masa una vez activadas, lo que permite que bombeen sangre de manera efectiva fuera de los ventrículos.

Los cambios repetitivos propios de las cargas iónicas crean automaticidad y ritmicidad en el tejido nodular cardiaco

Los potenciales de acción generados en los nódulos SA y AV son más pequeños y cambian de forma más lenta que los observados en el músculo cardiaco (fig. 12-5). Los tejidos nodulares no contienen canales rápidos de Na⁺ operados por voltaje. El potencial de acción es transportado en su totalidad por canales lentos de Ca²⁺ de tipo L operados por voltaje. La lenta apertura y cierre de estos canales, a partir de la despolarización de la membrana, crea una fase 0 más lenta en comparación con la de las células ventriculares. Además, los potenciales de acción nodulares comienzan desde un potencial de reposo de la membrana más positivo (~ −65 mV), no muestran meseta y presentan una fase 3 lenta en comparación con la de las células del músculo cardiaco.

La característica más singular de los potenciales de acción en los nódulos SA y AV es la despolarización espontánea, progresiva y de reciclaje que se produce en la fase 4. En consecuencia, la fase 4 en el tejido nodular no es un verdadero potencial de reposo de la membrana. La despolarización gradual de reciclaje en la fase 4 forma la base para la automaticidad y **ritmicidad** en el nódulo SA. Poco después de la fase 3, estas células experimentan un ligero incremento en la conductancia del Na⁺ (gNa⁺), lo que da como resultado una pequeña corriente despolarizante entrante de sodio, llamada $I_{Na,f}$ o corriente "divertida" (*funny*) de sodio. El efecto despolarizante de esta corriente tiende a frenar y revertir la hiperpolarización adicional de la membrana celular mucho antes de que alcance el potencial de equilibrio de K+ para las células (*véase*

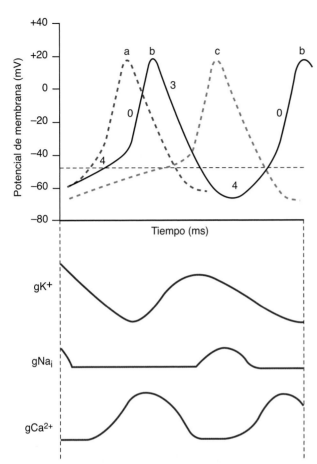

Figura 12-5 **Potencial del nódulo sinoauricular en función del tiempo.** Representación de un potencial de marcapasos normal, *línea negra* (b). (*a*) Efecto de la norepinefrina. (*c*) Efecto de la acetilcolina. La *línea discontinua* horizontal suave indica el potencial de umbral, que en este ejemplo se establece en alrededor de −48 mV. El potencial del marcapasos alcanza el umbral sobre todo a través de una disminución lenta en la conductancia del potasio (gK$^+$) en el nódulo SA. La fase 4, que aumenta de manera más rápida en presencia de norepinefrina (*a*), resulta de una mayor permeabilidad al Na$^+$. La hiperpolarización y el aumento más lento en la fase 4 en presencia de acetilcolina (ACh) se deben a una disminución de la permeabilidad al Na$^+$ y a un aumento de la permeabilidad al K$^+$, debido a la apertura de los canales de K$^+$ activados por ACh. Con fines solo ilustrativos, en la figura, los cambios de corriente catiónica responsables por la formación del potencial del nódulo SA se alinean de forma momentánea con el potencial normal del marcapasos (representado por el trazado, b. g, conductancia iónica).

fig. 12-5). (Este canal pertenece a una clase de canales activados por nucleótidos cíclicos, llamados *canales activados por hiperpolarización de nucleótidos cíclicos* [*HNC*]. Los defectos en este canal se han asociado con una hiperpolarización anormal del tejido nodular, lo que da como resultado frecuencias cardiacas patológicas lentas o irregulares). Por sí misma, la corriente $I_{Na,f}$ no es responsable de la automaticidad del tejido nodular. A lo largo de la fase 4 de los potenciales de acción nodulares se da una progresiva reducción en la conductancia de K$^+$. Esto tiende a reducir de forma progresiva la salida de K$^+$ de la célula y hace que la célula se despolarice lentamente con el tiempo. Esta despolarización desencadena eventualmente la activación de canales lentos de Ca^{2+}, lo que da luego como resultado que la membrana se despolarice de manera autorreforzante y que forme así un potencial de acción.

A continuación, la despolarización inactiva los canales de Ca^{2+} y la célula se repolariza como resultado de la salida de K$^+$. El decaimiento de gK$^+$ en la fase 4 vuelve a ocurrir, y repite así el ciclo del potencial de acción. El decaimiento cíclico de gK$^+$ durante la fase 4 del potencial de acción nodular es la principal fuente de la automaticidad del nódulo SA y de su ritmo resultante.

El nódulo SA posee la tasa intrínseca más alta de generación de potencial de acción espontánea de los tejidos de conducción especializados. La verdadera frecuencia intrínseca del nódulo SA es de alrededor de 100 impulsos/min. Sin embargo, la frecuencia del nódulo se modifica por la inervación de las ramas parasimpática y simpática del SNA. Con un SNA íntegro y normal, las influencias vagales predominan sobre las simpáticas, de modo que la frecuencia de reposo típica del nódulo se suprime a alrededor de 70 a 80 impulsos/min (*véase* el capítulo 17 para más información). Esta frecuencia de reposo fisiológica es aún mayor que las frecuencias intrínsecas del nódulo AV (~ 50 impulsos/min) o de las fibras de Purkinje (~ 20 impulsos/min). En consecuencia, el nódulo SA activa el corazón de manera continua antes de que cualquier otro tejido cardiaco pueda generar su propio potencial de acción. Su frecuencia de disparo determina la **frecuencia cardiaca** y, por lo tanto, el número de contracciones por minuto del corazón. Por este motivo, el nódulo SA es a menudo llamado el "marcapasos" del corazón.

Ambas ramas del SNA pueden alterar la fase 4 de los potenciales de acción nodulares. La ACh de la inervación del nervio vago ralentiza la frecuencia cardiaca. La ACh aumenta la conductancia del K$^+$ en el tejido nodular, hiperpolariza el potencial de reposo de la membrana y disminuye la pendiente en la fase 4. En consecuencia, las células tardan más tiempo para alcanzar de manera espontánea el umbral para la activación del potencial de acción y, por lo tanto, se generan menos potenciales de acción por minuto. Por el contrario, la norepinefrina o activación del sistema nervioso simpático aumenta la conductancia catiónica en el tejido nodular (sobre todo sodio) e incrementa la pendiente en la fase 4 del nódulo SA. Esto aumenta la frecuencia cardiaca (*véase* fig. 12-5).

Aunque el nódulo AV puede generar sus propios potenciales de acción repetitivos, no lo hace a menos que la actividad intrínseca del nódulo SA esté severamente suprimida. Esto puede ocurrir por la activación excesiva del nervio vago al nódulo SA, la administración de medicamentos que aumentan la ACh en el nódulo SA o por ciertas enfermedades. Cuando esto sucede, el corazón no se detiene, sino que es estimulado por el nódulo AV. En esta situación, el nódulo AV es un **marcapasos secundario**. Aunque el corazón late de manera rítmica cuando es estimulado por el nódulo AV, lo hace a una frecuencia mucho más lenta en comparación con la observada con la estimulación del nódulo SA. En condiciones extremas, cuando tanto el nódulo SA como el nódulo AV no son funcionales, las fibras de Purkinje dictan la frecuencia cardiaca. Sin embargo, el ritmo intrínseco de Purkinje es tan lento que la salida de flujo del corazón es apenas suficiente para mantener viva a la persona, esto es, no es posible la actividad normal. Los pacientes en estas condiciones requieren la estimulación del corazón a una frecuencia más alta, controlada mediante la colocación de un marcapasos artificial implantable.

La velocidad de conducción del potencial de acción a través del miocardio es proporcional a la amplitud y al ascenso del potencial de acción cardiaco en la fase 0

La conducción específica a través del nódulo AV es importante en condiciones cardiacas normales y fisiopatológicas. La velocidad de conducción por del nódulo AV puede ser alterada

ENFOQUE CLÍNICO | 12-1

Mecanismo de las taquicardias ventriculares por reentrada

Los ritmos anormales del corazón son característicos de muchas condiciones patológicas e implican serios riesgos para la salud del paciente. Las taquiarritmias cardiacas son especialmente problemáticas porque alteran el llenado ventricular y reducen el gasto cardiaco, además de que predisponen el corazón a la fibrilación ventricular. No es infrecuente que los individuos con taquicardia ventricular tengan frecuencias cardiacas que excedan los 250 latidos/min. Con estas cifras, el tiempo disponible para el llenado del corazón durante la diástole se ve tan comprometido que, aunque el corazón lata muchas veces por minuto, su gasto por minuto se reduce como resultado de una disminución del tiempo de llenado.

La isquemia y el daño miocárdico pueden precipitar arritmias ventriculares, llamadas **taquicardias por reentrada**. Bajo condiciones de isquemia y daño isquémico, las porciones isquémicas del miocardio permitirán que los potenciales de acción crucen a través de ellas en una dirección, pero no en la opuesta. Esto es denominado *bloqueo unidireccional*. Si los potenciales de acción pueden fugarse a través de esta área dañada y emergen en el miocardio después de que esa área haya pasado su periodo refractario, este potencial de acción de "reentrada" reactivará el miocardio sano, enviando otra generación de potencial de acción a través del tejido dañado. Este proceso se repetirá luego una y otra vez, en un ciclo sin fin. A esta condición se la denomina *ritmo circular* y, a medida que los impulsos generados por este ciclo se irradian hacia afuera a través del sincitio, activan el corazón a la frecuencia establecida por el ritmo circular. Por lo tanto, esos circuitos

se convierten en marcapasos secundarios. Pueden involucrar unas pocas células miocárdicas o porciones grandes de miocardio y, a menudo, acaban por establecer el ritmo del corazón a una frecuencia alta fuera de lo normal (> 250 latidos/min). Por estar predispuesto de manera natural a la conducción unidireccional, el nódulo AV es una locación habitual de estos problemas de reentrada.

Aunque la presencia de un bloqueo unidireccional en la conducción del miocardio es necesaria para la creación de taquicardias por reentrada, por sí misma no es suficiente para establecer un ritmo circular. A medida que los potenciales de acción del circuito de reentrada emergen de la zona de tejido dañado, el área del miocardio que recibe dichos potenciales debe superar su propio periodo refractario para que el ciclo pueda repetirse. En consecuencia, *cualquier* condición que retarde pero no bloquee la conducción de los potenciales de acción a través del miocardio, o que acorte el periodo refractario de las células cardiacas sanas en el lugar de reentrada, aumentará la probabilidad de crear taquicardias ventriculares por reentrada. Además, si estos factores aumentan la automaticidad en las células cardiacas, existe una alta probabilidad de que ocurran tales taquicardias. La isquemia miocárdica, al causar una despolarización parcial de la membrana, acerca las células a su umbral de activación y crea potenciales de acción de baja amplitud, que son conducidos de forma lenta a través del miocardio, aumentando por lo tanto la probabilidad de generar taquicardias por reentrada. ■

por estímulos fisiológicos normales. La ACh del nervio vago disminuye la velocidad de conducción a través del nódulo AV, mientras que la norepinefrina de los nervios simpáticos la aumenta. Esto ayuda a que la activación de los ventrículos coincida con el ritmo establecido por la frecuencia en el nódulo SA. Además, la conducción a través del nódulo AV es sensible a la estimulación repetitiva. La estimulación continua a frecuencias más altas resulta en un aumento en la refractariedad del tejido nodular. Así pues, el nódulo AV puede considerarse en términos eléctricos como un filtro de paso alto que ayuda a evitar que los ventrículos reciban una estimulación demasiado rápida por parte de un marcapasos anómalo originado por encima del nódulo AV. Por el contrario, una frecuencia elevada de estimulación ventricular puede reducir de manera drástica el tiempo de llenado diastólico del corazón y, por tanto, incidir en el llenado ventricular durante la diástole y reducir el gasto cardiaco general. Por último, el nódulo AV muestra una preferencia direccional en la conducción de los potenciales de acción. El nódulo AV conduce los potenciales de acción con mayor facilidad en dirección anterógrada (de corriente arriba a corriente abajo) que retrógrada (de corriente abajo a corriente arriba). Sin embargo, esta preferencia direccional predispone el corazón a un tipo anormal de **arritmia** llamada taquicardia por reentrada, que se explicará con mayor detalle más adelante en este capítulo.

La conducción de los potenciales de acción de célula a célula a través del miocardio se ve afectada por las características de los propios potenciales de acción. La velocidad de conducción aumenta cuando crece la amplitud del potencial de acción. Este incremento en la amplitud puede ocurrir como resultado de factores que mejoran la entrada de Na^+ y Ca^{2+} a la célula.

El aumento de estas corrientes de cationes despolarizantes aumenta la tasa de despolarización en la fase 0, así como la altura del potencial de acción en el pico de la fase 0 y durante la fase 2. De manera alternativa, la hiperpolarización de la célula en la fase 4 del potencial de acción dará como resultado un aumento en la amplitud del potencial de acción del miocardio. Si se puede inducir un potencial de acción en una célula hiperpolarizada en reposo, la amplitud resultante de ese potencial de acción será de hecho mayor de lo normal. La hipopotasemia y el aumento en la conductancia del K^+ son dos mecanismos que pueden conducir a la hiperpolarización de las células del músculo miocárdico. Por el contrario, la despolarización parcial de la membrana celular en reposo reducirá el tamaño y la tasa de elevación de los potenciales de acción subsecuentes del músculo cardiaco. Esto ralentizará la conducción de estos potenciales de acción a través del miocardio. La isquemia miocárdica, que deteriora la bomba de Na/K en las células miocárdicas, enlentecerá la conducción AP a través del tejido isquémico.

También debe tenerse en cuenta que si las células miocárdicas se despolarizan de tal forma que sus canales rápidos de sodio no puedan reiniciarse desde el estado inactivo, los potenciales de acción posibles en estas células serán entonces los que se puedan formar a partir de la activación de los canales lentos de Ca^{2+} en la membrana. Estos potenciales de acción, con su pequeña amplitud y su ritmo lento natural de despolarización en la fase 0, se conducirán lentamente a través del tejido del músculo miocárdico. Cabe destacar que la conducción más lenta de los potenciales de acción a través del miocardio puede dar lugar a diversas arritmias problemáticas en el corazón, como se discutirá más adelante en este capítulo.

FISIOPATOLOGÍA DE LA GENERACIÓN ANORMAL DE POTENCIALES DE ACCIÓN CARDIACOS

En las secciones anteriores se afirmó que la función eficiente de bombeo mecánico del corazón depende de manera absoluta de una adecuada actividad eléctrica. La activación descoordinada de las fibras musculares ventriculares no generará dicha acción mecánica correcta en el corazón. Cualquier desviación en el origen de un potencial de acción desde un sitio diferente al nódulo SA, así como cualquier desviación anormal en la frecuencia cardiaca, en su regularidad o en su vía de conducción, pueden resultar en un desempeño mecánico y una salida de flujo del corazón deficientes. Algunas de estas desviaciones pueden poner en peligro la vida. En las siguientes secciones analizaremos algunos de los mecanismos electrofisiológicos responsables de la generación de potenciales de acción, ritmos y vías de conducción anormales en el miocardio.

La despolarización parcial y el acortamiento de los periodos refractarios pueden conducir a sitios de marcapasos anormales en el miocardio

Ciertas condiciones patológicas como la isquemia miocárdica, la formación de tejido cicatricial tras un infarto miocárdico, las alteraciones de la concentración plasmática de electrolitos en plasma o el manejo miocárdico de electrolitos pueden provocar la generación de potenciales de acción en áreas del miocardio diferentes al nódulo SA. Estas áreas se conocen como **focos ectópicos**. Dado que el músculo cardiaco es un sincitio eléctrico, cualquier foco ectópico puede activar el resto del miocardio. Esto, a su vez, derivará en activaciones anormales adicionales de la contracción miocárdica. Los problemas para el paciente aparecen cuando estos potenciales de acción se generan de forma aleatoria. En individuos sanos, los focos ectópicos se disparan solo de manera ocasional. Sin embargo, bajo algunas condiciones patológicas, se repiten a ritmos intrínsecos elevados que son demasiado altos para permitir el llenado apropiado de las cámaras ventriculares con sangre (p. ej., taquicardias ventriculares malignas).

Las condiciones isquémicas predisponen el corazón a la formación de focos ectópicos. La isquemia inhibe la actividad de la bomba de Na^+/K^+, lo que da como resultado la acumulación intracelular de Na^+ y Ca^{2+} y la despolarización parcial de la membrana. Esto acerca el potencial de reposo de la membrana en las células afectadas a su umbral para la activación de potenciales de acción. En este estado, pequeños estímulos despolarizantes adicionales, que de otro modo serían insuficientes para llevar a las células normales hacia su umbral, provocarán que las células afectadas se conviertan en focos ectópicos y activen el resto del corazón. La hiperpotasemia, la hipercalcemia, el estiramiento de las cámaras del corazón (como ocurre en la insuficiencia cardiaca congestiva y en la hipertensión) y el tratamiento clínico de la insuficiencia cardiaca crónica con digitalina (que inhibe de forma parcial la bomba de Na^+/K^+) son ejemplos de condiciones fisiopatológicas comunes que pueden despolarizar de manera parcial el potencial de reposo de la membrana y predisponer las células afectadas a convertirse en focos ectópicos. Además, cualquier factor que reduzca la conductancia del potasio en reposo o aumente la concentración intracelular de calcio puede también despolarizar parcialmente las células cardiacas (p. ej., las catecolaminas; *véase* capítulo 13). La fatiga y el estrés físico o emocional predisponen el corazón a la formación de focos ectópicos, ya que dichos estados activan el sistema nervioso simpático y liberan catecolaminas en el corazón. La probabilidad de formación de focos ectópicos en el corazón aumenta también con el uso de cafeína o nicotina; la primera incrementa la concentración intracelular de calcio en las células miocárdicas a través de múltiples mecanismos, mientras la segunda activa el sistema nervioso simpático.

Además de los factores de despolarización parcial, los agentes que acortan el periodo refractario de las células cardiacas permiten a las células afectadas un mayor tiempo para reactivarse por estímulos despolarizantes aleatorios, lo cual aumenta indirectamente la probabilidad de que ocurran focos ectópicos en el corazón. Las catecolaminas, que incrementan la gK^+ en la fase 3 del potencial de acción, así como medicamentos bloqueadores de los canales DHP 1.4 utilizados para el tratamiento de la angina y la hipertensión, son ejemplos de agentes que acortan el periodo refractario de las células miocárdicas.

Además de los canales iónicos responsables de los potenciales de acción miocárdicos y nodulares, las células musculares también contienen un grupo de canales de K^+ activados por ligando, llamados **canales rectificadores entrantes de K^+ (IR**, en inglés) porque conducen la corriente entrante de K^+ de manera más sencilla que las corrientes salientes. Sin embargo, se trata solo de una clasificación electrofisiológica, ya que no existen corrientes entrantes de potasio durante el potencial de acción cardiaco (la membrana celular nunca alcanza el **potencial de reversión** del potasio, de -90 a -100 mV). En su lugar, es la corriente que sale por estos canales la que es importante en términos fisiológicos.

Los canales de potasio $I_{K,ATP}$ son inactivados por el trifosfato de adenosina (ATP) intracelular, y activados por el difosfato de adenosina. Se cree que son un vínculo entre el metabolismo cardiaco y el potencial de la membrana. Estos canales pueden ser los responsables de la reducción del periodo refractario del potencial de acción observada durante la isquemia miocárdica. Otros canales IR, como el I_{KACh} y el I_{Kado} (para acetilcolina y adenosina, respectivamente), son canales de potasio regulados por ligando que hiperpolarizan la célula del músculo ventricular. Estos canales pueden mediar en arritmias auriculares colinérgicas (frecuencias cardiacas lentas fuera de lo normal) y en ciertos efectos antiarrítmicos de la adenosina, utilizada para tratar algunas condiciones arrítmicas.

Actividad desencadenada

La actividad desencadenada es un tipo de arritmia ventricular en la que los latidos anormales no son generados *de novo* por focos ectópicos. Por el contrario, esta actividad sigue a un potencial o potenciales de acción previos que "desencadenan" una despolarización anormal del músculo ventricular antes de que se complete el potencial de acción anterior. Este tipo de arritmia tiene más probabilidad de ocurrir en las células musculares ventriculares, y puede resultar en **contracciones ventriculares prematuras (CVP)** individuales o, cuando se repite, en taquicardias constantes más dañinas. Es difícil acabar con estas condiciones del corazón, ya que un potencial de acción anormal desencadena otro, este desencadena otro, etc. La actividad desencadenada no es autoactivadora, pero sí autosostenida, y se clasifica de acuerdo con el momento de la aparición de la despolarización anormal. Las **posdespolarizaciones tempranas (PDT)** son despolarizaciones de las células musculares que se presentan de forma tardía en la fase 2 o temprana en la fase 3 del potencial de acción ventricular. Es más probable que sean inducidas por factores que prolonguen la duración del potencial de acción, de modo que los canales lentos de calcio tengan tiempo de recuperarse y, por lo tanto, disparen un potencial de acción adicional de baja amplitud. En consecuencia, las bradicardias favorecen la formación de PDT, al igual que los factores que alteran la corriente repolarizante saliente de potasio en la fase 3 del potencial de acción ventricular. Las PDT también tienen mayor probabilidad de ocurrir con un estiramiento excesivo de las cámaras ventriculares, como ocurre en la insuficiencia cardiaca congestiva.

Las **posdespolarizaciones diferidas (PDD)** ocurren de forma tardía en la fase 3 o durante la fase 4 del potencial de acción ventricular. Están asociadas con la acumulación y con el aumento de la concentración intracelular de Ca^{2+} dentro de los miocitos, lo que despolariza la membrana celular hasta el umbral de un potencial de acción. La formación de PDD se ve favorecida por las taquicardias, que aumentan el número de veces por minuto que se abren los canales de calcio durante la fase 2. A tasas elevadas, pueden ingresar calcio a la célula más rápidamente de lo que puede extraerse, lo que con el tiempo provoca el aumento de su concentración. Agentes como la norepinefrina (que incrementa la entrada de calcio a las células miocárdicas) o los glucósidos cardiacos (que reducen la salida de calcio intracelular) favorecen la formación de PDD.

EL ELECTROCARDIOGRAMA

Cuando se activa, el corazón es un *locus* concentrado de potenciales eléctricos variables en cuanto al tiempo. Cuando una porción del miocardio se despolariza por un potencial de acción, su polaridad se revierte de manera temporal: se vuelve positivo en el interior y negativo en el exterior del tejido vecino inactivado. Cuando se da esta reversión, se crean dentro del miocardio, y de forma transitoria, dos regiones vecinas de carga o polaridad opuesta (fig. 12-6). Esta diferencia en la polaridad entre dos sitios se denomina **dipolo**. Las corrientes eléctricas fluyen de un polo al otro del dipolo, a través de cualquier conductor medio entre los polos. Los líquidos intracelular y extracelular en el cuerpo están compuestos en su mayoría por una solución de electrolitos, que es un buen conductor de electricidad. Por lo tanto, los dipolos formados en cualquier momento y en cualquier dirección dentro del miocardio se transmiten a través del cuerpo como una corriente entre los extremos del polo. Esta corriente se irradia entonces hacia afuera, a través del cuerpo y hacia la superficie de la piel, donde puede detectarse. Este fenómeno primario constituye la base del **electrocardiograma (ECG)** clínico moderno.

Un ECG es un registro ampliado y cronometrado de la actividad eléctrica del corazón detectada en la superficie del cuerpo. El registro genera una gráfica del voltaje en función del tiempo. Es resultado del efecto integrado de todos los diferentes potenciales de acción generados en el miocardio durante la activación, sumados a la magnitud y orientación resultantes de los dipolos creados por ellos. Aunque es correcto decir que la actividad eléctrica del corazón es responsable de la creación del ECG, el médico observa este proceso de modo inverso: analiza el ECG para crear un cuadro de la actividad eléctrica del corazón.

El ECG es una de las herramientas diagnósticas más útiles de la medicina. Sin embargo, es importante comprender qué información puede y no puede obtenerse con él. El ECG puede utilizarse para detectar anormalidades en el ritmo y conducción del corazón, isquemia e infarto miocárdicos, desequilibrios en los electrolitos plasmáticos y efectos de diversos medicamentos.

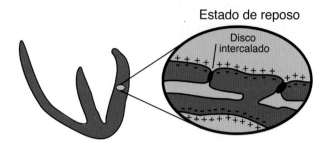

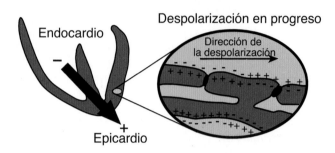

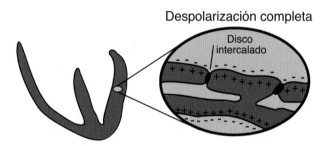

Figura 12-6 Ejemplo de un dipolo cardiaco. El miocardio parcialmente despolarizado invierte la polaridad del potencial de membrana en esa región y crea un dipolo con respecto al tejido adyacente no despolarizado. Las corrientes fluyen entre los polos positivo y negativo (no se muestran en la figura) e irradian a través del cuerpo hasta la superficie, donde pueden registrarse. La *flecha negra* grande muestra la dirección del dipolo neto causada por la despolarización de una porción del miocardio. Los dipolos se forman solo cuando un área del miocardio está en proceso de despolarización o repolarización pero otras áreas no lo están. Cuando todo el miocardio está despolarizado o repolarizado, como en las ilustraciones **inferior** y **superior**, no se forman dipolos.

Se puede obtener también información acerca de la orientación anatómica del corazón, el tamaño de las aurículas y ventrículos y el camino seguido por los potenciales de acción a través del corazón durante la activación normal y anormal (p. ej., la dirección promedio de activación de los ventrículos). Sin embargo, el ECG no puede proporcionar información *directa* acerca del desempeño contráctil del corazón, que es igual de importante en la evaluación del estatus del miocardio en un contexto clínico. Para esta evaluación se deben utilizar otras herramientas, que se discutirán en capítulos posteriores.

El ECG normal representa la actividad eléctrica cíclica y variable en el tiempo, así como la conducción en aurículas y ventrículos

El registro común del ECG, representado en la figura 12-7, se caracteriza por tres elementos de onda y cuatro intervalos. Los

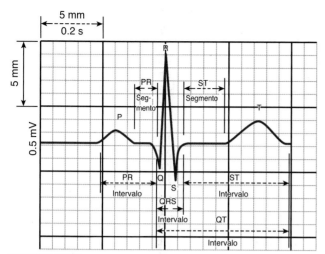

Figura 12-7 **Principales ondas e intervalos asociados con el electrocardiograma (ECG) normal.** P, onda P; Q, onda Q; R, onda R; S, onda S; T, onda T. Los registros se realizan a 25 mm/s. Cada mm en la dirección horizontal representa 40 ms. El voltaje se registra en la dirección vertical con el registrador ajustado a 1 mV por cada 10 mm. Por lo tanto, cada mm vertical representa 0.1 mV.

ECG estándar corren a una velocidad de registro de 25 mm/s, con el tiempo en la dirección horizontal y la amplitud eléctrica en la dirección vertical. La cuadrícula normal de un ECG se divide en cuadrados de 1 mm. Cada mm horizontal equivale a 40 ms; cada mm vertical equivale a 0.1 mV. Una desviación hacia arriba en el ECG a partir de un valor inicial isoeléctrico (por ejemplo, cuando el corazón está en reposo en diástole) se considera una desviación eléctricamente positiva, mientras que una desviación hacia abajo se considera eléctricamente negativa. Cada 5 mm, la cuadrícula de registro es delineada con una línea gruesa en ambas direcciones para facilitar la interpretación visual. Así, cada línea gruesa equivale a 0.2 segundos o 200 ms en el eje horizontal y 0.5 mV en el eje vertical.

La primera actividad eléctrica en el corazón durante el ciclo cardiaco se representa en el ECG como una desviación pequeña, redonda y hacia arriba (positiva), llamada **onda P**. Esta es causada por la despolarización de las aurículas (no solo del nódulo SA). Después de un corto intervalo, se observa un potencial complejo, de corta duración, amplitud alta y en forma de pico. Este potencial se llama **complejo QRS** y es generado durante la despolarización de los ventrículos. Dentro de este complejo, la primera desviación hacia abajo (negativa) después de la onda P se llama **onda Q**, la siguiente desviación hacia arriba se llama **onda R**, y cualquier desviación subsecuente hacia abajo se llama **onda S**. Sin embargo, dependiendo de la localización del registrador del ECG en el cuerpo, las desviaciones Q y S podrían no aparecer y la despolarización ventricular podría crear solo una onda R. Después del complejo QRS, se despolariza la masa ventricular entera y, por lo tanto, no existen diferencias potenciales (dipolos) entre las áreas del miocardio. Por este motivo, no se registran desviaciones en el ECG, y se dice que el ECG es **isoeléctrico** o de potencial cero. A continuación, la repolarización ventricular produce una onda amplia de amplitud baja hacia arriba, llamada **onda T**. La repolarización de las aurículas no se observa en el ECG porque ocurre durante el mismo intervalo que el complejo QRS y se pierde en esa señal.

Los intervalos entre las ondas en el ECG tienen importancia fisiológica y clínica. El **intervalo PR** es el tiempo transcurrido desde el comienzo de la onda P hasta el comienzo del complejo QRS, y representa la cantidad de tiempo que le toma al potencial de acción viajar desde el nódulo SA a través del nódulo AV. Por lo normal, el intervalo PR dura entre 0.12 y 0.20 segundos. Dado que la mayor parte de este tiempo representa el retraso en la conducción del potencial de acción a través del nódulo AV, la inhibición clínicamente significativa de la conducción a través del nódulo AV se refleja a menudo como una prolongación del intervalo PR. El **intervalo QRS** representa el intervalo de tiempo que le toma al potencial de acción viajar desde el final del nódulo AV y a través de los ventrículos (por lo general, de 0.06 a 0.1 segundos o ~2 mm en el registro del ECG). La vía de conducción normal a través de las ramas del haz de His, las fibras de Purkinje y el músculo ventricular es el modo más rápido y eficiente de conducción para el potencial de acción en esas cámaras. Cualquier vía diferente a esta secuencia normal tomará más tiempo y se reflejará en el ECG como un intervalo QRS con una prolongación anormal. Obsérvese que, dada la rapidez de la conducción de los potenciales de acción a través de los ventrículos normales, la duración del complejo QRS es equivalente de manera aproximada a la duración de la onda P, a pesar de que la masa muscular de los ventrículos es mucho mayor a la de las aurículas.

El tiempo transcurrido entre el inicio del complejo QRS y el final de la onda T se llama **intervalo QT**. Si se comparan el potencial de acción ventricular y el intervalo QT, el complejo QRS corresponde a la despolarización ventricular inicial, el segmento ST a la fase de meseta y la onda T a la repolarización. Esta relación entre un solo potencial de acción ventricular y los eventos del intervalo QT es siempre aproximada, ya que los eventos en el intervalo QT representan la influencia combinada de todos los potenciales de acción ventriculares. Aun así, el intervalo QT mide la duración total de la activación ventricular y a veces se denomina *sístole eléctrica*.

La magnitud y la orientación en cada momento de los dipolos netos del corazón determinan la formación del ECG

La formación de las ondas estándar dentro del ECG surge de la orientación y magnitud del neto, o promedio colectivo, de todos los dipolos creados en cada momento en el corazón durante su activación eléctrica. Esto se esquematiza en parte en la figura 12-8. En este ejemplo, se conecta un registrador electrocardiográfico entre los puntos del hombro izquierdo y derecho (A y B, respectivamente) de manera que el punto A sea positivo con relación al punto B. Con esta alineación, cuando el polo positivo de un dipolo se dirige más hacia el punto A que hacia el punto B, el ECG se desvía hacia arriba, y cuando apunta más hacia el punto B se desvía hacia abajo.

En la figura 12-8, las flechas rojas muestran la dirección del dipolo *neto* resultante de los muchos dipolos individuales presentes en el corazón en ese breve lapso. Esta flecha representa el vector del dipolo en el cuerpo en un espacio tridimensional. La longitud de la flecha roja es proporcional a la magnitud (voltaje) del dipolo neto, el cual está relacionado a su vez con la masa del miocardio desde el que se genera. Aunque existe en el espacio tridimensional, el dipolo *se proyecta* en dos dimensiones sobre la línea que une los puntos A y B. Las flechas negras muestran la

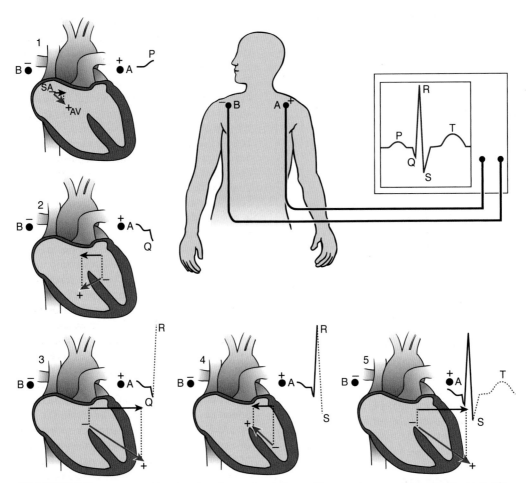

Figura 12-8 **Representación seleccionada de cómo la formación en cada momento de dipolos en el miocardio da lugar a las ondas del ECG.** Las *flechas rojas* del diagrama representan la magnitud y dirección de los dipolos netos momentáneos en el miocardio. Las *flechas negras* son vectores que representan la proyección del dipolo tridimensional sobre el cable de registro bidimensional. En este ejemplo, la dirección va desde el hombro derecho hacia el izquierdo y de forma directa en horizontal. La magnitud de cualquier dipolo y su proyección es proporcional a la masa de miocardio involucrada y a su orientación. La dirección está determinada por la orientación de las regiones despolarizadas y polarizadas en el miocardio. Las *líneas discontinuas verticales* proyectan el vector hacia el plano A-B (análogo a la derivación I); es este componente del vector (representado aquí por la *flecha negra*) el que es percibido y registrado en el ECG. En el panel 5, las últimas áreas de los ventrículos en despolarizarse son las primeras en repolarizarse (es decir, la repolarización procede en una dirección opuesta a la de la despolarización). La proyección del vector (*flecha negra*) de la repolarización apunta hacia el electrodo más positivo (*A*) en lugar de hacia el menos positivo (*B*); de esta forma, en esta derivación se registra una desviación hacia arriba. AV, auriculoventricular; SA, sinoauricular.

magnitud del componente del dipolo proyectado en forma "paralela" por encima de la línea imaginaria entre los electrodos en los puntos A y B. Esto puede ser pensado como si surgiera de una sombra proyectada sobre la línea AB bidimensional por una luz situada debajo del vector rojo tridimensional. Es importante mencionar que este componente proyectado es el que determina la amplitud y polaridad del voltaje que será registrado en el ECG. Como se indica en el panel 1 de la figura 12-8, la excitación auricular temprana es resultado de una onda de despolarización que se origina en el nódulo SA y se propaga por las aurículas, hacia abajo y hacia las regiones izquierdas del cuerpo. El dipolo neto generado por esta excitación tiene una magnitud proporcional a la masa del músculo auricular, y una dirección indicada por la flecha roja. La punta de la flecha apunta hacia el extremo posi-

tivo del dipolo, donde el músculo auricular aún no está despolarizado. El extremo negativo del dipolo se localiza en la cola de la flecha, donde ya ha ocurrido la despolarización. Debido a que el punto A es positivo con relación al punto B en los electrodos del registro, habrá una desviación hacia arriba en el ECG. La magnitud de esta desviación hacia arriba depende de dos factores: (1) la cantidad de tejido que genera el dipolo (siendo la amplitud proporcional a la masa de tejido involucrada) y (2) la orientación del dipolo en relación con la línea que conecta los puntos A y B. Esta última es demostrada en la figura 12-9.

Para ayudar a visualizar este mecanismo, imagine un dipolo neto en el músculo auricular apuntando directamente a lo largo de, y paralelo a, la línea que conecta el punto B con el punto A, con su extremo positivo apuntando directo al punto A. Como ya

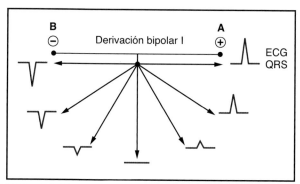

Figura 12-9 Representación de la manera en que la orientación de un dipolo con relación al registro de una derivación afecta la magnitud y polaridad de la desviación registrada en el ECG. Los extremos positivos del dipolo que apuntan hacia el polo positivo de la derivación crean una desviación positiva en la grabación. Los dipolos que apuntan directo al polo positivo, es decir, paralelos a la derivación, crean la desviación más positiva. Aquellos que apuntan paralelo a la derivación pero directo al polo negativo crean la misma desviación de amplitud, pero en dirección negativa. La amplitud de la desviación máxima positiva o negativa disminuye a medida que el ángulo progresa de horizontal a vertical con respecto a la derivación registrada. Los dipolos orientados en forma perpendicular a la derivación no tienen componentes que apunten a ninguno de los polos de la derivación y, por lo tanto, no crean una desviación en el trazo del ECG. QRS, complejo QRS.

se dijo, este dipolo creará una desviación positiva. Solo a manera de ejemplo, podemos asignar a esta desviación positiva una amplitud de +10 mm en el registro del ECG. Sin embargo, si esta misma despolarización procede de modo directo desde el punto A hacia el punto B, con el extremo positivo apuntando directo al punto B, ocurrirá una desviación hacia abajo de la misma amplitud (p. ej., una desviación de 10 mm, pero en dirección negativa, o −10 mm). Por lo tanto, la amplitud de la desviación variará en el ejemplo entre −10 mm y +10 mm, dependiendo del ángulo del dipolo neto con relación a la línea que conecta A y B. Si, en lugar de ello, el dipolo neto apuntara hacia A en un ángulo de 45°, la desviación sería de +5 mm. Si apuntara en un ángulo de 90° (perpendicular) a la línea que conecta A y B, no estaría apuntando a ninguno de los polos, y el ECG no registraría desviación alguna. (Nótese, sin embargo, que esta no es la única forma en la que la desviación registrará cero. Una vez que las aurículas están despolarizadas del todo no habrá diferencia de voltaje, o dipolo, entre A y B; por lo tanto, el ECG registrará una desviación de cero *durante ese tiempo*.)

Aunque lo anterior implica cierta simplificación, presenta los principios básicos que crean el patrón del ECG común. Por ejemplo, después de la onda P, el ECG regresa a su inicial desviación cero o nivel isoeléctrico. Durante este tiempo, la onda de despolarización se mueve a través del nódulo AV, el haz AV, las ramas del haz y el sistema de Purkinje. Los dipolos creados por la despolarización de estas estructuras son demasiado pequeños para producir una desviación del ECG. Sin embargo, la despolarización de estructuras ventriculares con más masa puede crear desviaciones en el ECG. En el panel 2 de la figura 12-8 se muestra el dipolo neto que resulta de la despolarización inicial del tabique. Esta despolarización apunta hacia el punto

B y lejos del punto A, dado que el lado izquierdo del tabique se despolariza antes que el lado derecho. Esta orientación crea una pequeña desviación hacia abajo en el ECG, llamada onda Q, aunque en muchos casos la onda Q normal es tan pequeña que no se logra evidenciar. A continuación, la onda de despolarización se propaga por el sistema de Purkinje a través de la superficie interna de las paredes libres de los ventrículos. La despolarización del músculo de las paredes libres ventriculares procede desde las capas más internas de músculo (subendocardio) hasta las capas más externas (subepicardio). Dado que la masa muscular del ventrículo izquierdo es mucho mayor que la del derecho, el dipolo neto durante esta fase tiene la dirección indicada en el panel 3. La desviación en el ECG es ascendente porque el dipolo se dirige al punto A, y es grande debido a la gran masa de tejido involucrada. Esta desviación hacia arriba es la onda R. Las últimas porciones del ventrículo en despolarizarse generan un dipolo neto con la dirección mostrada en el panel 4. La desviación en el ECG es ahora descendente, y esta desviación final es la onda S. El trazo del ECG regresa al valor inicial cuando todo el músculo ventricular se despolariza y todos los dipolos asociados con la despolarización ventricular desaparecen. El segmento ST, esto es, el periodo entre el final de la onda S y el comienzo de la T, es por lo general isoeléctrico. Esto indica que no existen dipolos lo suficientemente grandes como para influir en el ECG, ya que todo el músculo ventricular está despolarizado (los potenciales de acción de todas las células ventriculares están en la fase 2).

Al igual que la despolarización, la repolarización genera un dipolo porque el voltaje del área despolarizada es diferente al de las áreas repolarizadas. Sin embargo, el dipolo asociado con la repolarización auricular no se observa como una desviación separada en el ECG, debido a que genera un voltaje bajo que se pierde dentro del complejo QRS, mucho mayor, que se da al mismo tiempo. La repolarización ventricular no es tan ordenada como su despolarización. La duración de los potenciales de acción ventriculares es mayor en el miocardio subendocárdico que en el miocardio subepicárdico. La mayor duración de los potenciales de acción subendocárdicos significa que, a pesar de que las células subendocárdicas son las primeras en despolarizarse, son las últimas en repolarizarse. Debido a que las células subepicárdicas se repolarizan primero, el subepicardio es positivo (exterior) en relación con el subendocardio; esto es, la polaridad del dipolo neto de repolarización es la misma que la polaridad del dipolo de despolarización. Esto resulta en una desviación hacia arriba porque, como en la despolarización, el punto A es positivo con respecto al B. Esta desviación es la onda T ascendente (*véase* panel 5, fig. 12-8). La onda T tiene una duración mayor a la del complejo QRS porque la repolarización no se da como una onda propagada de manera sincronizada. En cambio, el momento de la repolarización es una función de las propiedades de las células individuales, como el número y tipo de canales de K⁺.

El análisis clínico del ECG se estandariza mediante el uso de un sistema común y específico de 12 derivaciones

Las arritmias, las anormalidades en la conducción, las alteraciones electrolíticas, los efectos de algunos medicamentos y los trastornos metabólicos miocárdicos, como la isquemia, pueden detectarse como una "firma" en patrones anormales reflejados en un único registro de los electrodos del ECG. Como tal, el ECG proporciona valiosos indicadores médicos de diagnóstico para una amplia variedad de condiciones fisiopatológicas del corazón. Se puede obtener un mayor valor diagnóstico si se registran varios ECG al mismo tiempo, desde diferentes ubicaciones en el cuerpo. Recordemos que la amplitud y la polaridad de las diversas ondas en el ECG dependen de la masa de tejido cardiaco implicada en la generación de dipolos y de la orientación de los dipolos netos generados en ese tejido con relación a la posición del registro del electrodo. Como consecuencia, un mismo evento eléctrico en el corazón se verá de forma diferente desde cada uno de los electrodos alineados en la superficie del cuerpo, que se orientan de manera diferente con relación al evento. Además, si se pudiera crear un sistema de múltiples derivaciones de ECG con ubicaciones estandarizadas para el cuerpo de todos los pacientes, las diferencias en las formas de onda resultantes, creadas desde las distintas ubicaciones del registro, podrían utilizarse para delinear los patrones normales y, por extensión, las desviaciones anormales de los mismos.

El análisis con múltiples derivaciones simultáneas se utiliza en medicina para aprovechar el ECG a la hora de determinar variantes anatómicas en el corazón (como hipertrofia ventricular izquierda y derecha, dilatación de cavidades, cambios en la posición del corazón, alteraciones o bloqueos en la vía de conducción a través del músculo cardiaco). También pueden utilizarse para localizar tejido cardiaco lesionado o necrótico en infartos de miocardio. Por todos estos motivos, los ECG clínicos completos incluyen el registro de 12 "derivaciones", o conexiones de electrodos, ubicadas en lugares específicos del cuerpo del paciente. Este sistema proporciona un marco estándar para identificar patrones detallados en el ECG, lo que hace más fácil y consistente la identificación de anormalidades.

Seis derivaciones estandarizadas en las extremidades crean una imagen de la actividad eléctrica en el corazón en el plano frontal

El primer sistema de derivaciones para ECG fue desarrollado por Willem Einthoven, y se basaba en la idea de que el corazón yace en el centro de un triángulo en el plano frontal del cuerpo, con los vértices en el hombro derecho, el hombro izquierdo y la región púbica (fig. 12-10A). Este triángulo, conocido como **triángulo de Einthoven**, es la geometría más simple en la que las líneas rectas pueden rodear por completo el corazón en el plano frontal (es decir, 360°). En la práctica, los brazos y las piernas se consideran extensiones de estos vértices, y los electrodos del ECG se colocan en el brazo derecho, brazo izquierdo y pierna izquierda (se coloca una cuarta conexión en la pierna derecha, pero solo actúa como tierra eléctrica). Esto crea una serie de conexiones, llamadas derivaciones, entre cada par de electrodos. Estas derivaciones son bipolares; cada una tiene un polo negativo y uno positivo. En la derivación I, el brazo derecho es negativo y el brazo izquierdo es positivo. En la derivación II, el brazo derecho es negativo y la pierna izquierda es positiva, mientras que en la derivación III el brazo izquierdo es negativo y la pierna izquierda es positiva. Si uno se imagina un círculo de 360° colocado en el plano frontal del pecho (fig. 12-10B), la

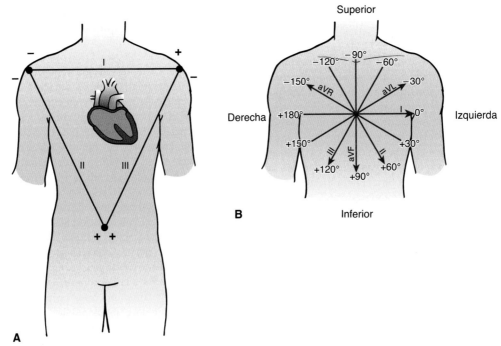

Figura 12-10 **Triángulo de Einthoven. (A)** El corazón está en el centro de un triángulo, en el que cada esquina corresponde a la localización de los electrodos que envían señales como un par de polos positivo y negativo hacia el aparato que registra el trazo del electrocardiograma. Las tres derivaciones bipolares resultantes se denominan I, II y III. Por convención, los dipolos positivos generados dentro del miocardio que apuntan al polo positivo de cualquiera de las derivaciones crean una deviación positiva registrada por dicha derivación; cuando apuntan hacia el polo negativo, se registra una desviación negativa. **(B)** Sistema de referencia hexaxial para las derivaciones bipolares estándar y las derivaciones precordiales aumentadas (*véase* el texto para más detalles). Las derivaciones en las extremidades proporcionan información sobre los vectores de los dipolos cardiacos en el plano frontal, y se referencian por el ángulo (en grados) en el que apunta el vector, como si se vieran en dos dimensiones en el plano frontal. DaP, derivación aumentada del pie; DaI, derivación aumentada izquierda; DaD, derivación aumentada derecha.

derivación I tiene su polo positivo colocado a las 3 en punto en el círculo. Por convención, el polo positivo de esta derivación se designa como apuntando a 0°. En el sentido de las agujas del reloj, el polo positivo de la derivación II apunta a +60° y el de la derivación III a +120°. A menudo se llama a este sistema de derivaciones **sistema frontal estándar de derivaciones**.

Además de las clásicas derivaciones frontales bipolares, el ECG clínico estándar de 12 derivaciones incluye un segundo sistema de derivaciones frontales, denominadas **derivaciones aumentadas**. Este sistema consta de tres derivaciones en las cuales un polo positivo se sitúa a -150° (derecha aumentada, DaD), -30° (izquierda aumentada, DaI) y perpendicular al plano horizontal del cuerpo, o +90° (pie aumentado, DaP) (*véase* fig. 12-10). En una derivación aumentada, el polo positivo se referencia contra la media de los otros dos polos de la derivación aumentada unidos en el aparato de ECG como referencia negativa. Este sistema se denomina sistema de derivación unipolar por su único polo positivo, aunque en su creación intervienen los tres puntos de electrodos. Estas derivaciones amplifican la señal del ECG en relación con las obtenidas en las derivaciones bipolares. Las derivaciones aumentadas y estándar de extremidades producen entre todas una imagen bidimensional de la actividad eléctrica del corazón en el plano frontal del cuerpo, desde seis perspectivas ubicadas cada 30° alrededor del corazón.

Para registrar la actividad eléctrica cardiaca en el plano horizontal se utilizan seis derivaciones torácicas estandarizadas

Además de las 6 derivaciones frontales, un sistema típico de ECG de 12 derivaciones contiene registros de seis derivaciones unipolares configuradas alrededor del pecho, de modo que bisecan el corazón en el plano *horizontal* (fig. 12-11). Se las llama derivaciones precordiales o torácicas, y se etiquetan de V_1 a V_6, colocadas en el tórax de la siguiente manera: V_1 y V_2 están en el

cuarto espacio intercostal, a la derecha y a la izquierda del esternón, respectivamente. La derivación V_4 está en el quinto espacio intercostal, cerca del punto medio de la clavícula. V_5 está al mismo nivel pero en la línea axilar anterior izquierda, y V_6 también comparte nivel pero en la línea axilar media izquierda. V_3 se coloca equidistante entre V_2 y V_4. Estas derivaciones proporcionan una imagen bidimensional de la actividad eléctrica en el corazón, tal como se vería desde arriba o desde abajo en un plano horizontal que lo biseca. Además, dado que estas derivaciones yacen muy cerca de la superficie del corazón, las **derivaciones precordiales** individuales proporcionan información más enfocada en la actividad eléctrica de las porciones pequeñas y específicas del corazón que están debajo de cada electrodo.

Los trazos típicos de los sistemas de seis derivaciones frontales y seis horizontales se muestran en la figura 12-12. En la práctica clínica, las 12 derivaciones del paciente son registradas al mismo tiempo. Dado que la velocidad del papel para los registros del ECG se estandariza a 25 mm/s, existe un sencillo procedimiento para convertir los intervalos entre dos puntos del ECG en una estimación de la frecuencia cardiaca en latidos por minuto (lpm). Por ejemplo, ondas R separadas de manera uniforme por 25 mm indican que el corazón está latiendo a 60 lpm, 20 mm = 75 lpm, 15 mm = 100 lpm, 10 mm = 150 lpm, y 5 mm = 300 lpm.

En la figura 12-12, nótese que la onda P siempre es seguida de un complejo QRS de forma y tamaño uniformes, y que el intervalo PR es de 0.16 segundos (rango normal = 0.10 a 0.20 segundos). Estas observaciones indican, respectivamente, que el nódulo SA está estimulando el corazón y que la ruta y la velocidad de conducción del potencial de acción desde el nódulo SA hacia el músculo ventricular es normal. El tiempo promedio entre las ondas R (latidos cardiacos sucesivos) es de alrededor de 0.84 segundos, lo que hace que la frecuencia cardiaca sea de alrededor de 71 latidos/min en este registro.

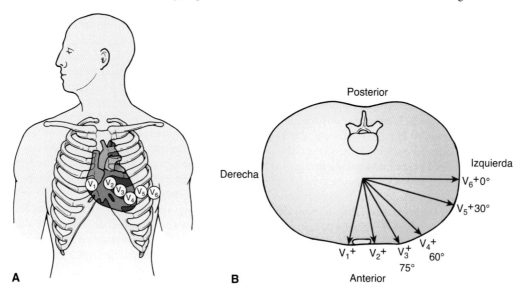

Figura 12-11 **Derivaciones precordiales unipolares.** Las derivaciones torácicas miden los registros de ECG vistos en el plano horizontal del cuerpo. **(A)** V_1 se encuentra justo a la derecha del esternón, en el cuarto espacio intercostal. V_2 está justo a la izquierda del esternón, en el cuarto espacio intercostal. V_4 está en el quinto espacio intercostal, en la línea clavicular media. V_3 está colocada a medio camino entre V_2 y V_4. V_5 se encuentra en el quinto espacio intercostal, en la línea axilar anterior. V_6 está en el quinto espacio intercostal, en la línea axilar media. Las derivaciones unipolares tienen un polo positivo en su punto de fijación al cuerpo, y el voltaje de referencia, o cero, para las derivaciones se combina electrónicamente a partir de las tres derivaciones de las extremidades. **(B)** Orientación de las derivaciones precordiales unipolares en el plano horizontal. Las derivaciones precordiales proporcionan información sobre los vectores de los dipolos cardiacos como si se vieran en dos dimensiones en el plano horizontal.

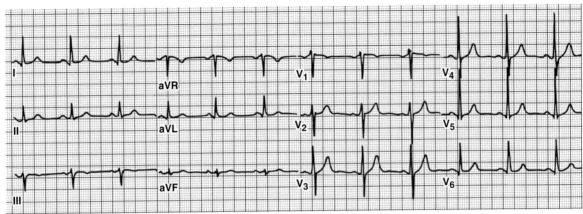

Figura 12-12 Electrocardiograma clínico estándar de 12 derivaciones. Se muestran seis derivaciones de las extremidades y seis derivaciones precordiales. Dos líneas oscuras horizontales (10 mm) están calibradas para corresponder a 1 mV. Las líneas oscuras verticales representan 0.2 segundos. DaP, derivación aumentada del pie; DaI, derivación aumentada izquierda; DaD, derivación aumentada derecha.

Mediante la determinación de un vector QRS frontal medio se puede obtener información sobre la orientación del corazón, el tamaño ventricular y las vías de conducción

Los cambios en la magnitud y dirección de cualquier dipolo cardiaco momentáneo generarán cambios en cada derivación del ECG, según la orientación del dipolo con relación a la de esa derivación específica. En teoría, al comparar la magnitud de cualquier porción del ECG en varias derivaciones simultáneas, se podría trabajar hacia atrás y determinar la orientación del dipolo neto en el corazón en el momento en que se produjo cada magnitud en las diferentes derivaciones. Así, se puede "triangular" y obtener una estimación de la dirección del dipolo neto en el corazón en ese preciso momento. Esa dirección puede ser entonces representada por un vector en el sistema de referencia hexaxial mostrado en la figura 12-10B.

En términos hipotéticos, se podría determinar un vector como el recién descrito para cada punto o milisegundo de la grabación del ECG. Sin embargo, esto es poco práctico y no es necesario para recoger la información clínica más relevante. En lugar de ello, lo que se hace es enfocarse en un evento cardiaco importante en el ECG, construir un vector promedio para dicho evento y, a continuación, graficar este vector en los planos frontal y horizontal según se desee. El evento más común analizado de este modo es la despolarización ventricular a través de su complejo QRS asociado. El vector derivado se denomina **eje QRS medio**. En términos amplios, la dirección general de la despolarización a través del miocardio ocurre desde la aurícula derecha hacia la aurícula izquierda, hacia abajo a través del nódulo AV, y luego hacia los ventrículos. El corazón de la mayoría de las personas yace en el tórax en un ángulo en el que el vértice apunta a las porciones inferiores izquierdas del tórax. Por lo tanto, el eje largo de los ventrículos desde la base hasta el vértice se ubica en una línea aproximada que apunta hacia abajo, desde el área del hombro derecho hasta el lado inferior izquierdo del tórax. Si uno pudiese "ver" el viaje *promedio* de las despolarizaciones ventriculares a través de los ventrículos, como en el complejo QRS (es decir, proyectado en dos dimensiones en una pantalla en el plano frontal del cuerpo), se vería como un vector que procedió predominantemente hacia abajo desde la parte superior derecha de los ventrículos hacia el vértice del corazón, en un ángulo de ~ +60° en el sistema de referencia hexaxial; en

esto consistiría el eje QRS medio. Utilizando las derivaciones bipolares estándar de las extremidades y, para la orientación, el sistema de referencia hexaxial, las desviaciones *promedio* de los complejos QRS que dan lugar a este vector medio serían más positivas en la derivación II, menos positivas en la derivación III, y marcarían un punto intermedio entre las dos magnitudes en la derivación I. (De hecho, para las amplitudes promedio del QRS siempre aplica el axioma I + III = II, que puede ser una forma simple de revisar la conexión apropiada de las derivaciones frontales del ECG.)

Un primer paso en la evaluación del eje QRS medio es la simple determinación de si el eje es normal. El rango normal para el eje QRS medio en adultos se ha establecido entre -30° y +90° en el gráfico hexaxial frontal. Todo eje QRS medio dentro de este rango producirá siempre complejos QRS de neto positivo, tanto en la derivación I como en la II. Por ejemplo, un complejo QRS con una onda Q de -1 mm, una onda R de +10 mm y una onda S de -2 mm tendría una desviación neta de +7 mm. En la práctica clínica, si el ECG de un paciente presenta desviaciones netas del QRS positivas en las derivaciones I y II, no es necesario realizar ninguna otra evaluación del eje: el eje QRS es normal.

A veces es posible realizar una aproximación rápida del ángulo del eje QRS medio mediante una simple inspección del ECG. Esto se debe al hecho de que un eje QRS medio perpendicular a una derivación producirá en esta una nula desviación QRS neta. Por ejemplo, si se examina el complejo QRS en cada derivación frontal y se selecciona la que parece estar más cerca de una nula desviación QRS neta, el eje QRS medio real es, o está cerca de ser, la perpendicular a esa derivación. En la figura 12-12 puede observarse un ejemplo de ello; nótese allí que las desviaciones hacia arriba y hacia abajo en DaP son casi iguales y que, en consecuencia, la desviación QRS tiene una amplitud neta esencialmente nula. Esto significa que el vector medio real que creó ese ECG es perpendicular a DaP, o alrededor de 0°. Aunque es cierto que ese ECG cero neto podría surgir de un vector que apuntara tanto a +180° como a 0°, el eje no puede estar a 180° porque habría creado una desviación neta negativa, no positiva, en la derivación I. Por lo tanto, el verdadero eje QRS medio debe apuntar a 0° o cerca de 0°.

Si el eje QRS medio en un paciente no parece normal, y si no se puede estimar de manera sencilla mediante el criterio de inspección perpendicular, entonces se debe realizar un cálculo real del eje QRS medio para determinar su orientación. Para ello, se traza una línea a lo largo de la línea isoeléctrica y a través del complejo QRS del ECG en una derivación determinada (p. ej., un complejo QRS en la derivación I). Desde esa línea se mide la amplitud del pico de la onda R. El pico de cualquier desviación negativa en el complejo QRS por debajo de la línea isoeléctrica (por lo común, la suma de los picos negativos de las ondas Q y S) se resta al pico de la onda R para obtener la amplitud neta del QRS en esa derivación. A continuación, se grafica este valor en la dirección de polaridad apropiada a lo largo de la línea en un sistema gráfico hexaxial que corresponde a la derivación en la cual se está midiendo el ECG (*véase* fig. 12-10 como referencia). Se traza luego una línea perpendicular desde ese punto sobre la derivación en el diagrama hexaxial. El mismo procedimiento se repite para el registro simultáneo de QRS en, por lo menos, otra derivación en el mismo plano (derivaciones II o III en este ejemplo). Una línea trazada desde el centro del sistema hexaxial hasta el punto de intersección de las dos o más perpendiculares derivadas representa el eje QRS medio ventricular en ese momento específico del corazón. En la figura 12-13 se mues-

tra un ejemplo de este tipo de determinación, que fue creado a partir de los trazos del ECG en la figura 12-12. Para esta determinación, las derivaciones bipolares frontales se muestran en el triángulo de Einthoven. La magnitud neta del complejo QRS en las derivaciones I, II y III se mide y se grafica en el eje apropiado, y se traza una línea perpendicular desde cada uno de los puntos graficados. La media real del vector QRS es una línea entre el centro del triángulo y la intersección de las líneas perpendiculares. Esto genera un eje QRS medio de +3°. Tenga en cuenta que el valor de 0°, estimado como la perpendicular a la derivación con el QRS cero neto más cercano, es casi idéntico al calculado con mayor precisión a partir de múltiples derivaciones.

El eje QRS medio ayuda a detectar condiciones patológicas subyacentes en el corazón

La posición del corazón en el tórax, la trayectoria de generación de dipolos en el miocardio y el tamaño de los ventrículos pueden alterar la posición del QRS medio. En consecuencia, las desviaciones en la posición del eje QRS fuera de su rango normal son un indicador de condiciones patológicas subyacentes en el sistema cardiovascular. Por ejemplo, la **hipertrofia ventricular izquierda** (HVI) es consecuencia de la exposición crónica del corazón a una presión arterial sistémica o intraventricular elevada. Estas condiciones se dan respectivamente en la hipertensión arterial sistémica crónica o en la estenosis de la válvula aórtica. La hipertrofia muscular es una adaptación celular natural de las células musculares expuestas a cargas elevadas crónicas. En el ventrículo izquierdo, la contracción contra una presión elevada crónica provoca la hipertrofia del músculo ventricular, lo que da lugar a un marcado engrosamiento de la pared ventricular. Aunque este aumento del grosor de la pared tiende a normalizar la tensión de la pared ventricular, de acuerdo con la relación de LaPlace, también produce dos efectos indeseables. En primer lugar, las paredes más gruesas son menos distensibles y, por lo tanto, impiden el llenado ventricular durante la diástole. Como se explicará con más detalle en el capítulo 13, esta reducción del llenado conduce a una reducción del gasto del ventrículo izquierdo. Además, la distensibilidad reducida del ventrículo aumenta las presiones diastólicas en la cámara ventricular, que pueden transmitirse de regreso a las venas pulmonares y causar así un edema pulmonar. Por último, el aumento de la masa de la pared ventricular no va acompañado de un aumento proporcional del crecimiento de los vasos sanguíneos en el miocardio. En esencia, el corazón tiende a crecer fuera de su circulación, lo que hace que el músculo sea más propenso a la isquemia y al consiguiente surgimiento de focos ectópicos y arritmias.

El ECG proporciona a los médicos un medio rápido y no invasivo para detectar las hipertrofias cardiacas, y los alerta sobre posibles patologías subyacentes. En los adultos sanos normales, el ventrículo izquierdo es por defecto mayor que el derecho, y el corazón se asienta en el pecho con el ventrículo izquierdo orientado de manera aproximada por debajo de la región clavicular izquierda, apuntando un poco a la izquierda. Por lo tanto, en las personas sanas, el corazón tiene por naturaleza una dominancia eléctrica izquierda y, como resultado, el eje QRS medio normal y sano se orienta dentro del rango de -30° a +90° en el sistema hexaxial. En la HVI, el aumento de masa del músculo ventricular izquierdo hace que la dominancia izquierda del corazón sea aún mayor, y "tira" del eje QRS medio hacia arriba y hacia las regiones clavicular y del hombro izquierdo. Esto desplaza el eje QRS medio a una posición entre -30° y -90°, denominada **des-**

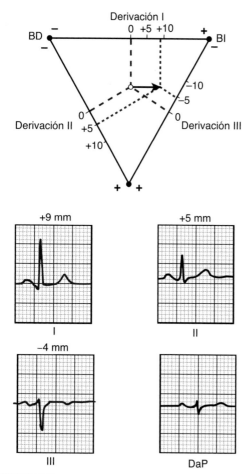

Figura 12-13 **Cálculo del eje QRS medio.** Este eje puede estimarse utilizando el triángulo de Einthoven y el voltaje neto del complejo QRS en cualquier par de derivaciones bipolares de las extremidades. También puede estimarse mediante la inspección de las seis derivaciones en las extremidades y la selección de la que más se acerque a un voltaje neto cero (véase el texto para mayores detalles). Los trazos del electrocardiograma provienen de la figura 12-12 y se han agrandado para facilitar su visualización. BD, brazo derecho; BI, brazo izquierdo; DaP, derivación aumentada del pie.

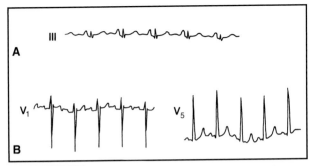

Figura 12-14 **Efectos de la hipertrofia auricular y ventricular izquierda en los trazos del electrocardiograma. (A)** Ondas P grandes (derivación III) causadas por hipertrofia auricular. **(B)** Complejo QRS alterado (derivaciones V_1 y V_5) producido por hipertrofia ventricular izquierda.

viación del eje izquierdo. Además de esta desviación, se puede utilizar otro indicador de HVI basado en el ECG, denominado **criterio de Sokolow-Lyon**, que establece que existe HVI si la suma de la onda S en V_1 y la onda R en V_5 es > 35 mm (o 3.5 mv) (fig. 12-14). Los indicadores de HVI basados en el ECG son un impulso para una evaluación clínica adicional (p. ej., imágenes ecocardiográficas) para establecer el alcance de la hipertrofia, su consecuencia fisiopatológica general para el paciente y su principal causa subyacente.

El aumento de la masa del ventrículo derecho, o **hipertrofia ventricular derecha (HVD)**, desplaza el eje QRS medio hacia el lado derecho del tórax, en la región comprendida entre +90° y +180°. Esto se denomina **desviación del eje derecho** y no es normal a ninguna edad, excepto la neonatal. (Durante el desarrollo del feto, la parte derecha e izquierda del corazón funcionan en paralelo; la primera bombea contra los pulmones colapsados que ofrecen una alta resistencia al flujo. Esto hace que el músculo ventricular derecho sea relativamente grande en los recién nacidos, y provoca una orientación del eje ventricular derecho que persiste hasta ~ 6 meses después del nacimiento.) Indicaciones adicionales de la HVD en el ECG pueden ser inferidas mediante una simple inspección de la progresión global de la amplitud QRS de V_1 a V_6, en comparación con la del corazón normal (fig. 12-15). La progresión del dipolo en el corazón nor-

mal apunta a V_1 y V_2 solo durante un breve lapso, y la mayor parte de la despolarización posterior se aleja de estos electrodos a medida que desciende por el ventrículo izquierdo. En estas derivaciones, la onda R es muy pequeña y la mayor parte del complejo QRS muestra una onda S profunda. A continuación, las formas de onda QRS progresan con un aumento de la amplitud de la onda R y una disminución de la amplitud de la onda S, hasta que en V_5 y V_6 la amplitud neta del QRS es la máxima neta positiva. En un paciente con HVD, la progresión de V_1 a V_6 es un reflejo aproximado de lo que se observa en el corazón normal. En dichos pacientes, V_1 y V_2 muestran grandes desviaciones netas positivas, que disminuyen de forma notable en V_6. Además, las desviaciones QRS más positivas netas en un paciente con HVD se observan en las derivaciones anatómicas inferiores (DaPI y III). Por último, la derivación I, que por lo general es neta positiva, es neta negativa en un paciente con HVD.

La HVD suele ser resultado de la hipertensión pulmonar o de otros factores que impiden el flujo a través de la circulación pulmonar. En casos extremos, el desplazamiento hacia la derecha del eje QRS puede extenderse más allá de +180° y llegar a la región que rodea el hombro derecho. Esto se denomina **desviación extrema del eje derecho**. Aunque puede darse en la hipertensión pulmonar crónica grave, es considerada una afección poco frecuente, y es probable que refleje la situación en la que el aumento de la masa ventricular derecha coexiste con una pérdida de músculo ventricular izquierdo (por ejemplo, pérdida por infarto de miocardio).

La hipertrofia de las aurículas también puede detectarse en el ECG. Una aurícula derecha agrandada se observa como una onda P de amplitud alta fuera de lo normal, que se observa mejor en la derivación II (> 2.5 mm; *véase* fig. 12-14). El crecimiento de la aurícula izquierda se observa como una desviación negativa en la derivación V_1 que, por lo demás, es positiva en el corazón normal. Además, la hipertrofia en una aurícula pero no en la otra produce una onda P de doble joroba, y la onda más grande aparece primero en la hipertrofia de la AD y después en la de la AI.

El ECG detecta anormalidades en la activación y conducción cardiacas

En la figura 12-16 se listan varios tipos de registro de ECG. A menos que se establezca lo contrario, uno puede asumir que estos ECG provienen de la derivación II. El ECG de la figura 12-14A muestra una **arritmia sinusal respiratoria**, un incremento en la frecuencia cardiaca con la inspiración y una disminución con la espiración. La presencia de una onda P antes de cada complejo QRS indica que estos latidos se originan en el nódulo SA. Los intervalos entre las sucesivas ondas R (de 1.08, 0.88, 0.88, 0.80, 0.66 y 0.66 segundos) corresponden a frecuencias cardiacas de 56, 68, 68, 75, 91 y 91 latidos/min. El intervalo entre el comienzo de la onda P y el final de la onda T es uniforme, y el cambio en el intervalo entre latidos se explica sobre todo por la variación en el tiempo entre el final de la onda T y el comienzo de la onda P. Aunque la frecuencia cardiaca cambia, el intervalo durante el cual ocurre la activación eléctrica de las aurículas y los ventrículos no cambia tanto como el intervalo entre los latidos, lo cual indica que son las variaciones en la activación del corazón en el nódulo SA las que alteran el ritmo y no la variación en la conducción a través del corazón. La arritmia sinusal respiratoria es causada por cambios cíclicos en la actividad neural simpática y parasimpática en el nódulo SA que acompaña la **respiración**. Se observa en personas con corazones

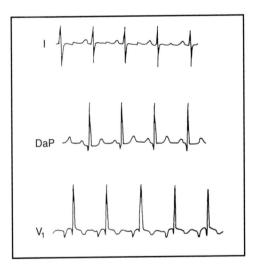

Figura 12-15 **Efectos de la hipertrofia ventricular derecha en los trazos del electrocardiograma.** Se muestran las derivaciones I, DaP y V_1 de un paciente. Obsérvese la desviación neta positiva extrema en V_1, que por lo demás es negativa en el corazón normal.

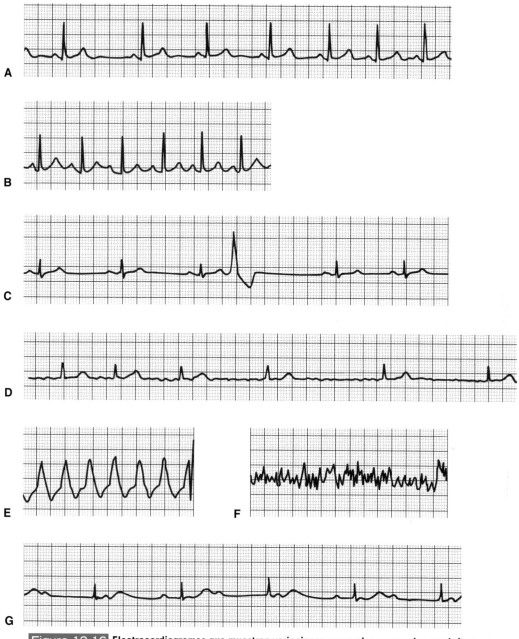

Figura 12-16 **Electrocardiogramas que muestran variaciones anormales y normales en el ritmo cardiaco.** La derivación II se utiliza como representativa. **(A)** Arritmia sinusal respiratoria. **(B)** Taquicardia sinusal. **(C)** Complejo ventricular prematuro. **(D)** Fibrilación auricular. **(E)** Taquicardia ventricular. **(F)** Fibrilación ventricular. **(G)** Bloqueo auriculoventricular completo.

sanos, aunque este ejemplo es algo dramático. Por lo regular, la arritmia sinusal respiratoria se acentúa en pacientes bajo anestesia general. Se ha especulado que este tipo de arritmia natural puede ayudar a igualar el flujo sanguíneo pulmonar hacia los pulmones durante la inspiración, y reducirlo durante la espiración, lo que mejora la eficacia de la perfusión pulmonar coincidente con la ventilación alveolar.

En el trazo de la figura 12-16B, el patrón de las ondas P, QRS y T es normal, pero el intervalo entre ondas R sucesivas es mucho más corto de lo normal. Así, la frecuencia cardiaca en latidos por minuto es elevada. Las frecuencias cardiacas superiores a 100 latidos/min se denominan **taquicardias**; las inferiores a 60 latidos/min, **bradicardias**. En la figura 12-16B, nótese que a cada onda P le sigue un complejo QRS. Por lo tanto, esta

frecuencia superior a la normal está siendo impulsada por el nódulo SA, razón por la cual este tipo de taquicardia se llama **taquicardia sinusal**. A la inversa, una frecuencia cardiaca lenta generada por el nódulo SA se denomina **bradicardia sinusal** (no se muestra en la imagen). La taquicardia sinusal o la bradicardia no se consideran necesariamente frecuencias anormales, ya que suelen ser el simple resultado natural de afecciones cardiovasculares en un individuo sano. La taquicardia sinusal es una respuesta normal al ejercicio en un individuo sano, mientras que la bradicardia sinusal no es infrecuente en personas sanas durante el sueño o en adultos con buen estado físico durante el reposo.

En ocasiones, el corazón se activará por la generación espontánea de un potencial de acción en una de las células ventriculares. En la figura 12-16C se muestra uno de estos focos ectópicos y su efecto en el ECG. Los primeros tres complejos QRS en este panel están precedidos de ondas P y, por tanto, son eventos normales iniciados por el nódulo SA. Sin embargo, después de la onda T del tercer complejo QRS, se presenta un complejo QRS de voltaje aumentado y mayor duración. Este complejo resultará en una CVP, término utilizado para designar la aparición de la descarga de un foco ectópico ventricular en el ECG (aunque este sea la representación eléctrica, no mecánica, del evento). El complejo prematuro en este ejemplo no está precedido de una onda P, y está seguido por una pausa antes de la siguiente onda P y del siguiente complejo QRS, ambos normales. En el panel C, el foco ectópico se encuentra con mayor probabilidad en el sistema de Purkinje o en el músculo ventricular, donde un marcapasos aberrante alcanzó el umbral antes de ser despolarizado por la onda de excitación normal. Una vez que el foco ectópico desencadena un potencial de acción, la excitación se propaga por todos los ventrículos. El patrón anormal de excitación es responsable del mayor voltaje, del cambio en el eje eléctrico promedio y de la mayor duración del complejo QRS (debido a que este evento toma una vía de conducción fuera de lo normal). Aunque la onda anormal de excitación alcanza el nódulo AV, por lo general la conducción retrógrada se detiene allí, debido a que el nódulo conduce de manera preferencial en dirección anterógrada. La siguiente excitación auricular normal después de una CVP ocurre, pero no aparece en el ECG. Su onda P está oculta por la onda T invertida, asociada con el complejo QRS anormal. Además, aunque las aurículas se activan con normalidad en este siguiente latido, no se produce excitación ventricular posterior, ya que el impulso llega al nódulo AV cuando una parte de él todavía es refractaria a la excitación por la CVP. Como consecuencia, se pierde el siguiente latido ventricular "programado". Un intervalo prolongado luego de un latido ventricular prematuro es conocido como **pausa compensatoria**.

También pueden presentarse marcapasos ectópicos en las aurículas, que se denominan **contracciones auriculares prematuras** (**CAP**). En pequeñas cantidades, no son infrecuentes ni las CVP ni las CAP en un adulto sano; en estos pacientes, en un período de 24 horas pueden producirse hasta 1 000 contracciones, y las CAP pueden activar también los ventrículos de manera ocasional. Sin embargo, la probabilidad de que ocurran tanto CAP como CVP aumenta con el tabaquismo, la exposición a nicotina en cualquier presentación, estrés físico o emocional, consumo de cafeína y fatiga.

En algunas circunstancias, los focos ectópicos auriculares disparan en forma aleatoria o caótica. Esto se muestra en la figura 12-16D, que es el ECG de un paciente con **fibrilación auricular**. En esta condición, se dan muchas ondas pequeñas y aleatorias de despolarización en la aurícula, de modo que no se produce una real contracción auricular concentrada. En un paciente con fibrilación auricular, el nódulo AV conduce potenciales de acción siempre que una onda de excitación auricular lo alcanza, y siempre que no sea refractario a la activación. Por lo tanto, los ventrículos se activan de manera aleatoria; la frecuencia ventricular resultante será muy irregular y podrá detectarse en el paciente como un pulso arterial muy irregular y a través de la sensación de palpitaciones. A menos que existan otras anormalidades, la conducción a través del nódulo AV y los ventrículos es normal, y el complejo QRS resultante es normal también. Sin embargo, sin un área concentrada de despolarización en la aurícula, el ECG muestra complejos QRS que no están precedidos por ondas P. La fibrilación auricular se asocia con

varias enfermedades, como cardiomiopatía, **pericarditis**, hipertensión e hipertiroidismo, sobre todo en patologías que resultan en cámaras auriculares sobrellenadas y dilatadas de modo anormal. Más importante aún, en la fibrilación auricular la sangre tiende a estancarse y a coagularse en los apéndices auriculares. Estos coágulos pueden desprenderse, desplazarse a los ventrículos y salir a la circulación sistémica o pulmonar, donde se alojan en los vasos precapilares. Tal formación de trombos puede provocar accidentes cerebrovasculares si los coágulos se registran en la circulación cerebral, o embolia pulmonar si proceden del corazón derecho. Ambas afecciones son muy graves y requieren una intervención médica inmediata. Los tratamientos profilácticos para la fibrilación auricular incluyen anticoagulantes y una posible farmacoterapia antiarrítmica.

Algunas veces, focos ectópicos auriculares pueden disparar en forma repetitiva a una frecuencia elevada, actuando como un marcapasos ectópico que provoca una taquicardia ventricular. Estos focos ectópicos auriculares pueden disparar regularmente a una frecuencia > 200 veces/min. Esta alta frecuencia de activación auricular puede pasar a través del nódulo AV y activar los ventrículos a la misma frecuencia. A esto se le llama **taquicardia supraventricular**, condición que puede establecer el paso del corazón a una frecuencia demasiado rápida como para permitir un llenado ventricular adecuado durante la diástole. Debido a que la frecuencia cardiaca en esta patología resulta de un foco ectópico en la aurícula, el ECG resultante puede parecer similar al de una persona con taquicardia sinusal. Una frecuencia de activación ventricular anormalmente alta, generada por focos ventriculares ectópicos, se denomina **taquicardia ventricular** (fig. 12-16E), que resulta en una activación ineficiente y extraña de los ventrículos en frecuencias muy altas, que limitan el periodo de llenado ventricular. Cuando el llenado se ve comprometido, el gasto cardiaco disminuye. Esto puede resultar en síncope (mareo/desmayo) y puede llevar incluso a una muerte súbita. La taquicardia ventricular es a menudo un preludio de la **fibrilación ventricular** (fig. 12-16F), que se caracteriza por la activación aleatoria y descoordinada de millones de células ventriculares y que puede poner en riesgo la vida. Como resultado, el corazón no bombea sangre; a menos que pueda regresar a su contracción normal a través de una intervención a un ritmo regular, la fibrilación ventricular causará la muerte.

En algunos casos, existe una desconexión entre la activación eléctrica de las aurículas y la de los ventrículos. Esto deriva de una alteración en la conducción de potenciales de acción desde las aurículas a través del nódulo AV, lo cual se revela como un retraso entre (o incluso una disociación de) las ondas P y los complejos QRS en el ECG. En la figura 12-16G están presentes tanto ondas P como complejos QRS, pero el momento en el que ocurre cada uno es independiente de los demás. Esta situación se conoce como **bloqueo auriculoventricular completo** (a veces denominado *bloqueo de tercer grado* o *bloqueo cardiaco completo*) debido a que el nódulo AV no conduce impulsos de las aurículas a los ventrículos. Si se tiene en cuenta que el nódulo AV es la única conexión eléctrica entre estas áreas, las actividades de marcapasos de los músculos auricular y ventricular se vuelven independientes del todo. Además, con un bloqueo completo de la transmisión de las aurículas al ventrículo, el corazón no puede ser estimulado por la frecuencia normal del nódulo SA. El corazón debe usar por defecto el marcapasos con la segunda, tercera o cuarta frecuencia intrínseca más rápida, dependiendo de qué tan profundo esté la vía de conducción en la que se produjo el bloqueo. En otras palabras, un marcapasos auxiliar debe hacerse cargo de la frecuencia regular del corazón. Dado que esto suele asignar al nódulo AV o al sistema de Purkinje como los siguientes en la fila para cumplir esa tarea, y dado también que estos tejidos tienen una ritmicidad intrínseca baja, el corazón latirá a una frecuencia menor a la normal. En el ejemplo de la figura 12-16G, la distancia entre las ondas P es de alrededor de 0.8 s, lo que da una frecuencia auricular de 75 latidos/min. Sin embargo, la distancia entre las ondas R promedia 1.2 s, lo que indica una frecuencia ventricular de 50 latidos/min. Esta frecuencia es la responsable del bombeo de sangre por parte del corazón. En dicho ejemplo, es probable que el marcapasos auricular esté en el nódulo SA y el marcapasos ventricular en una porción más baja del nódulo AV o del haz de His. A menudo, los pacientes con bloqueo auriculoventricular completo tienen nódulos AV totalmente no conductores y terminan siendo estimulados por las fibras de Purkinje, que tienen frecuencias intrínsecas de ~ 30 latidos/min o menos. Esta frecuencia apenas alcanza para mantener con vida al paciente, que no podrá reanudar su normal actividad diaria sin contar con un marcapasos electrónico de forma permanente en el pecho para hacer que el corazón lata a una frecuencia más rápida.

El bloqueo AV no siempre es completo. Algunas veces, el intervalo PR se prolonga más allá de sus límites normales (p. ej., > 0.2 segundos), pero las excitaciones auriculares son conducidas eventualmente a los ventrículos. Esto se llama **bloqueo cardiaco de primer grado**. Si solo algunas de las excitaciones auriculares son conducidas por el nódulo AV, el bloqueo se denomina **bloqueo auriculoventricular de segundo grado**. Existen dos subtipos de bloqueo cardiaco de segundo grado, designados como Tipo 1 (o Tipo I de Wenckebach o Mobitz) y Tipo 2 de Mobitz. En el bloqueo de segundo grado Tipo I, el intervalo PR se vuelve cada vez más prolongado con cada latido, hasta que llega una onda P que no es conducida hacia los ventrículos; esto deriva en una pausa temporal en la activación de los ventrículos. En el bloqueo de segundo grado de Tipo II, los intervalos PR son normales pero, de manera ocasional, aparece una onda P que no es conducida hacia los ventrículos. Así, los latidos ventriculares se saltean de forma regular. Esto puede ocurrir cada *n* latidos (es decir, cada tercer o cuarto latido, o más).

En algunos estados patológicos, la rama izquierda o derecha del haz de His no puede transmitir la excitación. Dependiendo de la rama afectada, este tipo de bloqueo cardiaco se llama **bloqueo de rama derecha** o **bloqueo de rama izquierda**. Bajo estas condiciones, la porción del corazón con la rama bloqueada recibe una activación retardada desde el lado no bloqueado de los ventrículos, ya que la ruta de activación es ineficiente. El complejo QRS resultante se ensancha y, a veces, mostrará una división característica en la onda R, que genera un aspecto de doble pico positivo en el complejo QRS (estos picos gemelos se denominan R y R[1]). Los bloqueos en las ramas se detectan mejor mediante una o varias derivaciones precordiales. En el bloqueo de rama derecha, la conducción normal hacia el ventrículo derecho está bloqueada, mientras que el tabique y el ventrículo izquierdo se activan con normalidad. Esto inicia la formación de una pequeña onda R en V_1 y una onda Q en V_6. A medida que el proceso avanza, la despolarización del ventrículo izquierdo parece normal, con una onda R ascendente normal en V_6 y una onda S descendente en V_1, dado que refleja la despolarización en el ventrículo izquierdo que es por lo general dominante. Sin embargo, la activación del ventrículo derecho se retrasa, y ocurre desde el lado izquierdo del corazón y alrededor del bloqueo

para ingresar al ventrículo derecho. Esto lleva un lapso prolongado, de modo que la despolarización del ventrículo izquierdo está cerca de completarse en ese momento y el retraso en la activación derecha da lugar a un complejo QRS ensanchado. El complejo QRS registra ahora este retraso en la despolarización del ventrículo derecho, que provoca una segunda desviación ascendente en V_1 (denominada onda R′) y una onda S profunda en V_6. Esto crea una figura similar a las "orejas de un conejo" en la onda RSR′ de V_1, un sello distintivo del bloqueo de rama derecha. En el bloqueo de rama izquierda, el tabique no es activado de manera normal y, en su lugar, se activa primero el ventrículo derecho. Por lo tanto, su despolarización se orienta al ventrículo izquierdo, lo que provoca una desviación ascendente temprana en V_6 y una profunda desviación descendente en V_1. La conducción del ventrículo derecho hacia el ventrículo izquierdo es muy lenta y, por lo tanto, crea un complejo QRS muy ancho, con desviaciones ascendentes finales en V_1 y V_6.

El análisis del intervalo QT forma parte de la evaluación clínica normal del ECG de un paciente. El intervalo QT está inversamente relacionado con la velocidad de repolarización miocárdica en la fase 3 del potencial de acción ventricular que, a su vez, es un determinante para el periodo refractario miocárdico. Esta velocidad puede verse alterada por agentes farmacológicos o **canalopatías** de membrana que pueden provocar taquiarritmias. Sin embargo, de forma natural, el intervalo QT también es inversamente proporcional a la frecuencia cardiaca, hecho que debe ser tenido en cuenta para analizar este aspecto del ECG de manera correcta. Para distinguir entre un intervalo QT patológico prolongado y uno normal, dicho intervalo debe corregirse en función de la frecuencia cardiaca del paciente en el momento en que se registró el ECG; cuando se hace este cambio, un intervalo QT corregido superior a ~ 400 ms es indicativo de un problema de repolarización ventricular. Un paciente que presenta este problema tiene una afección denominada **síndrome de QT largo**, que constituye una preocupación clínica porque ese intervalo prolongado da tiempo para que algunos canales de calcio operados por voltaje se restablezcan y causen la actividad desencadenada (PDT). Dicha afección puede generar también una arritmia ventricular peligrosa denominada *Torsades de Pointes*, que provoca la muerte súbita cardiaca si no se regresa enseguida a un ritmo normal.

Los trastornos en los electrolitos plasmáticos y la isquemia miocárdica pueden revelarse mediante registros del ECG

A menudo, los ECG individuales contienen indicadores simples y reconocibles de ciertas condiciones anormales. Por ejemplo, las alteraciones en los electrolitos plasmáticos crean anormalidades características en el registro. Tanto la **hiperpotasemia** como la **hipopotasemia** pueden provocar taquiarritmias que pueden ser mortales y muerte súbita cardiaca. La primera altera la conductancia del potasio en la fase 3 del potencial de acción cardiaco y afecta los patrones de repolarización en los ventrículos. Esto da como resultado una onda T de gran amplitud, o en punta, de corta duración (< 200 ms con frecuencias cardiacas de 60 a 110 latidos/min; fig. 12-17B), que se consideran características distintivas de la hiperpotasemia. La coexistente duración acortada de la onda T es útil para distinguir una onda T alta hipopotasémica de la de un paciente normal que, en ocasiones, podría presentar una variante de onda T alta.

Hay muchas anomalías que pueden aparecer en el ECG a medida que la hiperpotasemia empeora en los pacientes, aun-

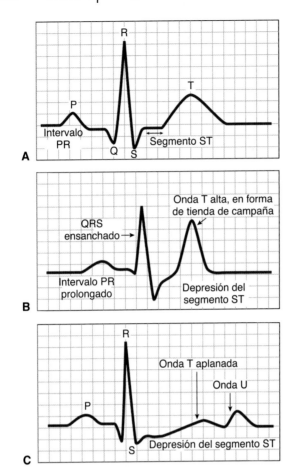

Figura 12-17 **Efectos de la hiperpotasemia e hipopotasemia en el ECG. (A)** Trazo normal del ECG. **(B)** Efecto de la hiperpotasemia. Nótese la presencia de una onda T distintiva, alta y estrecha. **(C)** Efecto de la hipopotasemia, con aparición de un segmento ST suprimido, onda T de baja amplitud y onda U de mayor amplitud.

que no constituyen buenos indicadores cuantitativos de la gravedad de la patología. El empeoramiento de la hiperpotasemia puede causar un alargamiento de los intervalos PR y QRS, una desviación del eje izquierdo y un aplanamiento o desaparición de la onda P. Los bloqueos de ramas del haz (así como otros bloqueos más graves), la elevación del segmento ST en las derivaciones precordiales del lado derecho y el ensanchamiento grave de la onda QRS, que produce un patrón de "onda sinusoidal", acompañan a menudo la hiperpotasemia severa.

La hipopotasemia también afecta el miocardio en la fase 3, pero produce en el ECG una gama más compleja de anomalías que cambian de acuerdo con la gravedad de la hipopotasemia; esta se clasifica como leve (3.0 a 3.5 mEq/L), moderada (< 3.0 mEq/L) y grave (< 1.9 mEq/L). Por lo general, el primer signo de hipopotasemia es la aparición de una onda U prominente luego de la onda T. Aunque en los ECG de algunos individuos normales puede observarse una onda U, su amplitud solo representa alrededor del 10% de la de la onda T. Por el contrario, un paciente con hipopotasemia temprana mostrará una onda U en el ECG, pero su amplitud será muy superior a la de la onda T (es más fácil de observar en las derivaciones V_4-V_6). A medida que la hipopotasemia progresa hacia formas moderadas, el segmento ST se deprime, al igual que la onda T, y la amplitud de la onda U aumenta. En las formas graves de hipopotasemia, la

onda T se deprime tanto que parece que hay una depresión del segmento ST con un intervalo QT prolongado. Esto se denomina seudoprolongación QT y, de manera más exacta, puede describirse como un intervalo QU. Este nivel de hipopotasemia se caracteriza por un grave deterioro de la repolarización que causa que el paciente sea susceptible a la *torsade de pointes*.

El aumento de la conductancia del potasio durante la fase 3 de un potencial de acción miocárdico, necesario para la repolarización de la célula, se desencadena en parte por un aumento en la concentración intracelular de dicho elemento. En consecuencia, niveles séricos de Ca^{2+} anormalmente bajos pueden retrasar la repolarización de los ventrículos, lo cual, como ya se describió, puede predisponer el corazón a las PDT. Esta repolarización retardada se expresa en intervalos QT largos por fuera de lo normal. Las repolarizaciones retardadas y los intervalos QT prolongados son característicos de los efectos tóxicos de muchos fármacos y, al mismo tiempo, de las canalopatías K independientes de las alteraciones de los electrolitos plasmáticos. Los médicos deben estar siempre conscientes de estos efectos secundarios de los fármacos y, por lo tanto, el ECG se convierte en una herramienta valiosa para alertarlos sobre efectos indeseables de las terapias farmacológicas.

El ECG es una herramienta fundamental para detectar la isquemia y el infarto de miocardio

En la práctica médica es fundamental tomar consciencia de la existencia de la isquemia, la lesión o el infarto (muerte tisular) miocárdicos en un paciente. El ECG cumple aquí un rol destacado, ya que permite detectar estos graves problemas de forma sencilla. Uno de los primeros signos de isquemia en el corazón es una inversión de la onda T, como aparece en la figura 12-18. Este signo puede no aparecer en todas las derivaciones del ECG, y su presencia en una o más derivaciones no suele corresponder al área del miocardio mejor representada por esa derivación. Dicho signo precoz solo indica que la isquemia se encuentra "en algún lugar" del miocardio.

Una determinación más precisa de la localización anatómica de la isquemia se hace posible cuando esta avanza hacia una lesión aguda del miocardio. La lesión miocárdica crea una elevación del segmento ST en derivaciones relacionadas con la zona lesionada, entre las que se incluyen: las derivaciones representativas de la región anterolateral del ventrículo izquierdo irrigada por la arteria circunfleja (derivaciones I, DaI, V_5 y V_6), la región inferior del ventrículo izquierdo irrigada por la arteria coronaria derecha (derivaciones II, III y DaP), la región anterolateral irrigada por la DaI distal (derivaciones V_3 y V_4) y la región anterior del tabique irrigada por la DaI (V_1 y V_2). Además, la elevación del segmento ST en estas regiones y derivaciones específicas da lugar a una depresión "refleja" del segmento ST en las derivaciones anatómicas opuestas en 180° a las que muestran elevación del ST. En conjunto, estos patrones de ECG ayudan a localizar las zonas más isquémicas del miocardio e indican al médico la existencia de una obstrucción en la arteria que irriga esa región lesionada.

En la isquemia miocárdica, las células en la región isquémica se despolarizan de manera parcial hacia un potencial de reposo de la membrana más bajo, debido a una reducción en el gradiente de concentración de potasio; sin embargo, aun así son capaces de disparar potenciales de acción. Como consecuencia, por la diferencia de voltaje entre el tejido normal (polarizado) y anormal (parcialmente polarizado), en los corazones lesionados

ENFOQUE CLÍNICO | 12-2

Utilización de la prueba de esfuerzo con ECG para detectar la enfermedad de las arterias coronarias

La isquemia miocárdica es una de las consecuencias más peligrosas de la enfermedad de las arterias coronarias, de la hipertensión sistémica y de la insuficiencia y arritmias cardiacas. El electrocardiograma (ECG) puede detectar con facilidad isquemia miocárdica en un paciente con riesgo de padecerla, pero solo es posible hacerlo si el paciente está conectado al aparato en el momento de producirse la isquemia. Esto solo ocurre cuando la demanda miocárdica de oxígeno supera el suministro de oxígeno proporcionado por el flujo sanguíneo coronario. Solo entonces el corazón se vuelve isquémico y crea el ECG característico indicativo de esa condición; así, revela que podría existir una grave patología precipitante en el paciente.

La circulación de todos los órganos tiene cierta capacidad de ajustar la pequeña resistencia arteriolar para compensar el bloqueo parcial del flujo en las arterias más grandes, situadas corrientes arriba. Esto ocurre a menudo en el corazón de un paciente con enfermedad de las arterias coronarias, donde las placas ateroscleróticas en las grandes arterias coronarias provocan un aumento de la resistencia vascular coronaria. Si este aumento no es demasiado grave, puede compensarse con una dilatación arteriolar corrientes abajo (*véanse* los capítulos 15 y 16 para más detalles). Por desgracia, en pacientes con coronariopatías, la demanda de oxígeno del corazón en reposo puede estar dentro de su capacidad para compensar una mayor resistencia causada por placas arteriales grandes y, por lo tanto, normalizar el suministro de oxígeno al miocardio. Por lo tanto, cuando el paciente está en reposo (p. ej., en el consultorio médico), los signos y síntomas de isquemia miocárdica podrían no aparecer en el ECG. En consecuencia, el médico y el paciente desconocerán la existencia de una enfermedad subyacente de las arterias coronarias. Sin embargo, estos pacientes suelen acudir al médico porque notan que el aumento de la actividad física o el estrés emocional les provoca dolor torácico, o angina de pecho, que puede ser indicativo de isquemia miocárdica. En estos pacientes, el sistema arterial enfermo del corazón puede ser compensado durante el reposo, pero es posible que no pueda satisfacer demandas de oxígeno más elevadas, como las que se producen durante el aumento de la actividad física.

El ECG es un medio fácil y sensible para detectar la isquemia, ya que produce indicios muy claros de dicha afección antes de que el paciente se encuentre en real peligro y angustia física. Esta es la base de la prueba de esfuerzo cardiaco mediante ECG, que utilizan el segundo unido a actividad física para analizar los límites del aporte de oxígeno en el corazón de pacientes con enfermedad de las arterias coronarias. Esta prueba tiene varias modalidades clínicas pero, en términos básicos, todas crean un aumento en la demanda de oxígeno en el corazón mientras se miden el ECG del paciente, indicadores hemodinámicos o ambos. Por lo común, esto se realiza haciendo que el paciente camine a paso ligero en una banda caminadora mientras se registra su ECG, y la prueba finaliza con la primera aparición de anomalías del ST en dicho registro. También se utilizan el esfuerzo isométrico (agarre), el esfuerzo dinámico (aeróbico, como en la ergometría en bicicleta o banda de inclinación) y combinaciones de ambas para medir la demanda de oxígeno en el corazón y en todo el cuerpo. Se monitorea y analiza entonces la respuesta del paciente y del corazón a este aumento en la demanda. Se han desarrollado exhaustivas guías clínicas para usar e interpretar las pruebas de esfuerzo, que son actualizadas de manera continua por la American Heart Association y otros grupos profesionales de medicina cardiopulmonar o medicina del deporte.

La prueba de esfuerzo ha sido utilizada durante mucho tiempo para el diagnóstico de las consecuencias hemodinámicas o de la gravedad de la enfermedad obstructiva de las arterias coronarias. Aunque los efectos perjudiciales de estas obstrucciones pueden no manifestarse en reposo, su potencial para causar lesiones isquémicas durante el aumento de la actividad cardiaca puede ser demostrado por evidencias de isquemia miocárdica en el ECG durante la prueba de esfuerzo. Dicha prueba posee gran valor para el médico, porque puede revelar la existencia de enfermedad de las arterias coronarias y de otras enfermedades isquémicas cardiacas que, de otra manera, quedarían inadvertidas en un paciente en reposo. ■

Fisiología cardiovascular

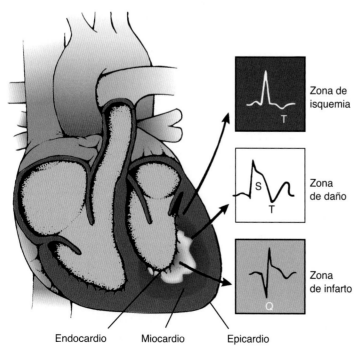

Endocardio   Miocardio   Epicardio

Figura 12-18 **Cambios en el ECG asociados con isquemia miocárdica, lesión e infarto.** Los efectos iniciales de la isquemia crean una onda T invertida que puede aparecer en cualquier derivación del ECG. Eventos isquémicos tempranos como este no están correlacionados con la localización anatómica de la región isquémica, sino que solo indican que la isquemia está presente en alguna parte del miocardio ventricular. La elevación distintiva del segmento ST en el miocardio isquémico se asocia con daño miocárdico y se produce en derivaciones asociadas a la localización anatómica del miocardio lesionado. Por lo tanto, la elevación del segmento ST puede indicar de manera aproximada la región del tejido lesionado en el corazón (*véase* el texto para más detalles). Obsérvese que el aparente valor inicial de cero en el ECG antes de la despolarización está por debajo de cero debido a la despolarización parcial del área dañada. Luego de la despolarización (durante la meseta del potencial de acción), todas las áreas están despolarizadas y se registra un cero real. Debido a que el valor inicial cero se establece de forma arbitraria en el aparato que registra el ECG, no se puede distinguir entre una línea diastólica inicial deprimida (segmento TP) y un segmento ST elevado. Sin importar el mecanismo, esto se conoce como segmento ST elevado. El ECG de un paciente con infarto miocárdico agudo produce una onda Q asociada con la elevación del segmento ST. Una onda Q anormal sin elevación del segmento ST (no se muestra en la figura) es un indicador de un infarto miocárdico anterior.

se hace presente un dipolo durante el intervalo TP. Sin embargo, no hay dipolos durante el intervalo ST, ya que la despolarización es uniforme y completa tanto en el tejido normal como en el dañado (este es el periodo de meseta de los potenciales de acción ventriculares). Dado que el ECG está diseñado de modo que el intervalo TP se registre como voltaje cero, el cero real durante el intervalo ST se registra como una desviación positiva o negativa.

El infarto, o muerte del tejido miocárdico, se identifica por el desarrollo de ondas Q frente a estos segmentos ST eleva-

dos; dichas ondas son más profundas y anchas que las ondas Q normales que pueden aparecer en el ECG (es decir, > 2 mm de ancho y profundidad). Además, cuando las ondas Q son causadas por un infarto, aparecen agrupadas según las regiones de registro del ECG ya enumeradas. Es importante destacar que los infartos antiguos también se presentan con ondas Q anormales, pero sin elevación del segmento ST asociado a la lesión isquémica aguda. La lesión y, por lo tanto, el signo ST elevado revierten finalmente a un segmento ST isoeléctrico en cuestión de semanas después de producido el infarto.

CIENCIAS MÉDICAS INTEGRADAS

Bloqueadores de los canales de sodio para el tratamiento de arritmias cardiacas

El término arritmia cardiaca se refiere a cualquier desviación de los valores normales en el origen, la conducción o el ritmo de la activación eléctrica del corazón. Dichas desviaciones en la activación pueden resultar en una activación mecánica errática e insuficiente del corazón, de modo que el flujo de sangre hacia los órganos periféricos se vea comprometido. Algunas de estas arritmias pueden provocar que el paciente colapse y, en ocasiones, que muera. En buena medida, el diagnóstico de las arritmias cardiacas se hace más sencillo con un análisis detallado a partir del electrocardiograma. Sin embargo, el *manejo* de muchas arritmias es muy difícil en algunos pacientes. Muchos medicamentos que modifican los procesos eléctricos del corazón han sido utilizados para el control y manejo de las arritmias; aunque a menudo pueden ser proarrítmicos y tener otros efectos secundarios, aun así se utilizan en forma extendida como farmacoterapia para muchos tipos de arritmias. Estos fármacos tienen diversos efectos sobre las propiedades eléctricas de las células cardiacas. A modo de ayuda para la organización de los agentes antiarrítmicos, han sido divididos en cuatro categorías (I, II, III y IV) con base en las propiedades electrofisiológicas clave que comparte cada clasificación. A los agentes tipo I se les llama antagonistas de los canales de sodio, ya que alteran la cinética de los canales rápidos de sodio en las células miocárdicas. Los antagonistas de los receptores beta-adrenérgicos conforman el grupo de antiarrítmicos de tipo II. Los agentes tipo III son sobre todo inhibidores de los canales de potasio que extienden el periodo refractario de las células miocárdicas. Por último, los agentes de tipo IV están conformados por los bloqueadores de canales de calcio, verapamilo y diltiazem. Aunque no es un antagonista de canales, la adenosina también se incluye en esta clase de antiarrítmicos.

Los agentes tipo I disminuyen la velocidad de la fase 0 del potencial de acción miocárdico, y reducen así la conducción de potenciales de acción a través del miocardio. Existen tres subcategorías para los agentes tipo I. Los medicamentos tipo I_A muestran una inhibición moderada de la fase 0, aunque también tienden a bloquear los canales de K^+ y, por lo tanto, extienden el periodo refractario de las células. Al alterar la operación de los canales de sodio, tienden a elevar el umbral efectivo del potencial de acción en las células auriculares y ventriculares, lo que reduce la excitabilidad celular. Estos agentes son más efectivos en el tejido isquémico. Su efecto en arritmias por reentrada es la conversión de los bloqueos unidireccionales de la conducción en el miocardio dañado en bloqueos bidireccionales, lo que anula las arritmias por reentrada. La quinidina (un derivado de la quinina), la procainamida y la disopiramida pertenecen a esta subclase. Aunque pueden ser usados para tratar diversas arritmias auriculares y ventriculares, así como taquicardias por reentrada, genera tantos efectos autonómicos indeseables y efectos adver-

sos que, por lo general, se reservan para el tratamiento agudo de arritmias que pongan en peligro la vida. La quinidina, en particular, es tan cardiotóxica que debe ser suspendida en alrededor del 50% de los pacientes después de un solo uso. Entre todos los agentes tipo I, los I_B tienen el efecto menos considerable sobre los canales de sodio en la fase 0. Su principal efecto benéfico es que aumentan la conductancia del K^+ en las fibras de Purkinje sin alterar el potencial de reposo de la membrana. Esto permite a estas células (que, a menudo, son propensas a formar focos ectópicos) contrarrestar de manera más sencilla estímulos despolarizantes que, de otra forma, crearían un foco ectópico. Dichos agentes tienen acceso a los canales rápidos de sodio tanto en su estado activo como inactivo, de modo que son más efectivos en el tejido parcialmente despolarizado o que entra en ciclo de manera rápida. Por este motivo, reducen la velocidad de conducción en el tejido isquémico pero no en el miocardio normal, y son efectivos sobre todo para reducir las taquicardias por focos ectópicos. La lidocaína es el agente prototipo en esta clase, que es la elegida en el tratamiento agudo de la taquicardia ventricular sostenida y en la prevención de la fibrilación ventricular. No obstante, los agentes de este tipo tienen propiedades anestésicas y causan alteraciones en el SNC, lo que los vuelve inapropiados para todo lo que no sea el control de las arritmias a muy corto plazo. Los agentes de clase I_C producen la depresión más marcada de la fase 0 en las células miocárdicas. La flecainida fue uno de los primeros medicamentos desarrollados en esta categoría, que también incluye la propafenona. Sin embargo, tienden a ser muy proarrítmicos en muchas instancias y, por lo tanto, rara vez se utilizan. Se ha demostrado que la flecainida en particular aumenta la mortalidad en pacientes con arritmia.

Sus efectos complejos, secundarios y adversos hacen que los medicamentos de tipo I y tipo III sean difíciles de usar en el manejo de las arritmias a largo plazo. Por este motivo, el manejo clínico actual utiliza modificaciones quirúrgicas y basadas en dispositivos médicos, destinadas a la activación eléctrica del miocardio arrítmico como tratamiento a largo plazo de las arritmias. Hoy en día se utilizan los procedimientos de cateterismo fluoroscópico cardiaco y el análisis de sofisticados registros electrofisiológicos para establecer la localización de focos ectópicos que, luego, podrán ser destruidos físicamente mediante catéteres de crioablación y radioablación guiados al área de ectopia. Las unidades de marcapasos/desfibriladores cardiacos programables e implantables se utilizan ahora como una solución quirúrgica tanto para las bradiarritmias anormales (capacidad de marcapasos) como para la aparición súbita de taquicardia o fibrilación ventricular (detección automática de fibrilación y desfibrilación eléctrica). ∎

Resumen del capítulo

- Las células cardiacas no requieren señales de las fibras nerviosas para generar potenciales de acción.
- El tejido nodular especializado exhibe las propiedades de automaticidad y ritmicidad.
- Las conexiones comunicantes en el nexo entre las células adyacentes permiten que el corazón se comporte como un sincitio funcional.
- La apertura de canales de sodio y calcio operados por voltaje y el cierre de canales de potasio operados por voltaje inician los potenciales de acción en las células del músculo cardiaco.
- Los potenciales de acción en las células musculares auriculares y ventriculares tienen una meseta de despolarización extendida, que crea un periodo refractario extendido en la célula del músculo cardiaco.
- Las células del músculo cardiaco se repolarizan luego de la fase de despolarización mediante el cierre de canales de calcio operados por voltaje y la apertura de canales de potasio operados por voltaje y por ligandos.
- El nódulo sinoauricular inicia la actividad eléctrica en el corazón normal.
- Una disminución del reciclaje y el restablecimiento de la conductancia del potasio en la membrana celular del nódulo crean potenciales de marcapasos de reciclaje en el nódulo sinoauricular.
- La norepinefrina incrementa la actividad del marcapasos SA y la velocidad de conducción del potencial de acción del nódulo AV, mientras que la acetilcolina disminuye la actividad del marcapasos y la velocidad de conducción del potencial de acción.
- La actividad eléctrica iniciada en el nódulo sinoauricular se extiende de manera preferencial en una secuencia que atraviesa las aurículas, el nódulo auriculoventricular y el sistema de Purkinje hacia el músculo ventricular.
- El nódulo auriculoventricular retrasa la entrada de potenciales de acción al sistema ventricular.
- Las fibras de Purkinje transmiten actividad eléctrica de forma rápida hacia las capas internas de la membrana del miocardio ventricular.
- La velocidad de conducción de la actividad eléctrica a través del miocardio es proporcional a la amplitud de los potenciales de acción y a su frecuencia de elevación en la fase 0.
- Un electrocardiograma es un registro de las diferencias de voltaje, variables en el tiempo, entre las regiones repolarizadas y despolarizadas del corazón.
- El electrocardiograma proporciona información médica útil sobre la frecuencia, ritmo, patrón de despolarización y masa del músculo cardiaco eléctricamente activo.
- El electrocardiograma puede detectar cambios en el metabolismo cardiaco y en los electrolitos plasmáticos, así como los efectos de medicamentos sobre la actividad eléctrica del corazón.
- El ECG puede utilizarse para localizar regiones con lesión isquémica o infarto en el corazón.

Preguntas de revisión del capítulo

1. El glucósido cardiaco, digitalina, es un agente que se suele usar para el tratamiento de insuficiencias cardiacas. Este agente inhibe la oxidasa de ATP de Na^+/K^+ en todas las células cardiacas. Su beneficio terapéutico se deriva de su efecto en el tejido ventricular, donde causa un aumento de la concentración intracelular de calcio y aumenta la fuerza contráctil que puede ser generada por un corazón que falla. Sin embargo, los efectos electrofisiológicos de una concentración terapéutica de este medicamento también alteran las fibras de Purkinje, y las vuelve propensas a la creación de focos ectópicos y arritmias ventriculares. ¿Cuál de las siguientes alteraciones del potencial de acción de la fibra de Purkinje, causado por un nivel terapéutico de digitalina, hace que este tejido sea propenso a formar un foco ectópico?

   A. Aproximación de las células de las fibras de Purkinje a su umbral de potencial de acción y reducción del periodo refractario del potencial de acción.
   B. Aproximación de las células de las fibras de Purkinje a su umbral de potencial de acción e incremento del periodo refractario del potencial de acción.
   C. Alejamiento de las células de las fibras de Purkinje de su umbral de potencial de acción e incremento del periodo refractario del potencial de acción.
   D. Bloqueo de la activación de los canales de sodio y calcio en las fibras de Purkinje.

   E. Inactivación de los canales salientes rectificadores de K^+ en las fibras de Purkinje.

2. En un paciente con hipertrofia ventricular izquierda, ¿qué derivación del ECG registrará la amplitud promedio más negativa del complejo QRS?

   A. Derivación I
   B. V_5
   C. Derivación III
   D. DaI
   E. DaP

3. ¿Cuál de las siguientes opciones podría ser un indicador de una condición eléctrica anormal en el corazón?

   A. Un vector QRS frontal medio de 67°
   B. Un intervalo PR de 180 ms
   C. Una desviación negativa del QRS en la derivación III
   D. La presencia de una onda T en la derivación II
   E. Una desviación positiva en el QRS medio en la derivación DaD

4. La presentación clínica electrofisiológica de un paciente al que se le administra un medicamento antiarrítmico que prolonga la fase 3 del potencial de acción ventricular se asemejaría con más probabilidad a:

   A. Ondas T puntiagudas de gran amplitud en el ECG e hiperpotasemia.

B. Intervalos QT prolongados en el ECG y mayor probabilidad de formar posdespolarizaciones tempranas (PDT).

C. Intervalos PR acortados en el ECG y mayor probabilidad de formar posdespolarizaciones tempranas.

D. Ondas R divididas en el ECG (p. ej., una onda R seguida de una onda R′).

E. Intervalos QRS prolongados y bloqueo cardiaco de segundo grado.

5. El ECG de un paciente revela un valor inicial inestable de baja amplitud, que oscila rápidamente en la derivación II antes de cada complejo QRS sin ondas P perceptibles. Los complejos QRS presentan un carácter normal en lo esencial, pero los intervalos entre las sucesivas ondas R en el ECG son muy variables; algunos evidencian intervalos R-R < 400 ms y otros muestran intervalos superiores a 1.2 segundos. ¿Cuál de las siguientes condiciones fisiopatológicas del corazón tiene más probabilidad de generar el ECG de este paciente?

A. Bloqueo de rama derecha

B. Bloqueo cardiaco de tercer grado

C. Fibrilación ventricular

D. Fibrilación auricular

E. Hipopotasemia

1. La respuesta correcta es A. La inhibición de la oxidasa de ATP de Na$^+$/K$^+$ resulta en una despolarización parcial de la membrana celular, lo que lleva a las células miocárdicas más cerca de su umbral. Esta inhibición de la bomba también eleva de manera indirecta la concentración intracelular de calcio en todas las células cardiacas al elevar la concentración intracelular de sodio, lo que reduce el gradiente electroquímico de sodio que se acopla con la salida de calcio de la célula a través del intercambiador de sodio/calcio. Los incrementos en el calcio intracelular activan los canales salientes rectificadores de potasio en las células miocárdicas que finalizan la fase de despolarización del potencial de acción. Por lo tanto, esto acorta el periodo refractario de la célula. Los efectos de la digitalina, tanto en el potencial de reposo de la membrana como en el potencial de acción del periodo refractario, aumentan la probabilidad de que las fibras de Purkinje puedan disparar sus propios potenciales de acción y de que lo hagan a una frecuencia repetitiva alta. El bloqueo total de los canales iónicos de sodio y calcio, responsables de la formación de potenciales de acción, detendría el corazón. Por lo tanto, esto no podría ser un efecto terapéutico de la digitalina. La inhibición de los canales rectificadores salientes de potasio extendería, no acortaría, el periodo refractario de las fibras de Purkinje.

2. La respuesta correcta es C. Tanto la derivación III como la DaP mostrarían amplitudes promedio negativas en el complejo QRS, pero el ángulo relativo a la derivación III estaría más lejos del polo positivo de esa derivación en comparación con el polo positivo de DaP. Por lo tanto, la derivación III mostraría la amplitud promedio más negativa. La amplitud neta más positiva en una derivación se produce en la derivación más paralela a la dirección positiva del eje QRS medio. En la hipertrofia ventricular izquierda, el aumento en la masa muscular del lado izquierdo produce un fuerte desplazamiento del eje QRS medio hacia la izquierda, en la región comprendida entre −30° y +90°. En este ángulo, la amplitud media del QRS será muy positiva en la derivación DaI, y positiva, aunque en menor medida, en la derivación I. V$_5$ se

encuentra en el área de la hipertrofia y registraría una desviación positiva durante la activación ventricular.

3. La respuesta correcta es E. Una desviación positiva en el QRS medio en la derivación DaD implicaría que los potenciales de acción se originaron cerca del vértice del corazón, activando luego los ventrículos desde el vértice hacia la base (en forma retrógrada). Este proceso es inverso al trayecto normal de activación. Un vector QRS medio de +67° y un intervalo PR de 180 ms son normales, y las ondas T no son ocurrencias anormales en las derivaciones del ECG. Un corazón normal podría tener un vector QRS medio entre −10° y +30°. Estos vectores normales, sin embargo, producirían de cualquier forma una amplitud promedio negativa en el complejo QRS en la derivación III.

4. La respuesta correcta es B. Las posdespolarizaciones tempranas (PDT) son potenciales de acción que se disparan en las células cardiacas (por lo general, las fibras de Purkinje) durante la fase 3 del potencial de acción. Todo factor que prolongue la fase 3 de los potenciales de acción en las células cardiacas hace que dichas células sean propensas a la formación de PDT. La fase 3 de los potenciales de acción cardiacos representa la fase de repolarización rápida del potencial de acción, la cual está determinada en parte por la duración del intervalo QT en el ECG. Por lo tanto, los pacientes con medicamentos que prolongan la fase 3 del potencial de acción cardiaco a menudo tendrán intervalos QT prolongados y una probabilidad mayor de formar PDT.

No sería esperable que estos medicamentos tuvieran efectos sobre la concentración plasmática de potasio y que, por lo tanto, crearan la onda T puntiaguda en el ECG asociada con hiperpotasemia. Los intervalos PR ocurren antes de la activación del miocardio ventricular y reflejan el tiempo de conducción entre la activación de las aurículas y el inicio de la activación en los ventrículos; no son indicativos de ningún fenómeno de la fase 3 en el miocardio ventricular. Las ondas R divididas son características del bloqueo de ramas y un fenómeno diferente a las PDT. Los intervalos QT prolongados reflejan la duración de la conducción de los potenciales de acción a través del miocardio ventricular, no la fase de repolarización en las células musculares ventriculares.

5. La respuesta correcta es D. La fibrilación auricular es una activación rápida, descoordinada y aleatoria de las células auriculares. En consecuencia, no se produce la activación definitiva de las aurículas *en masa* que, de otro modo, generaría en el ECG una onda P antes de cada complejo QRS. Debido a la activación auricular aleatoria, el valor inicial del ECG consiste en ondas oscilantes aleatorias de baja amplitud entre los complejos QRS. Por este motivo, el nódulo auriculoventricular (AV) se activa de forma aleatoria, lo que da lugar a un intervalo de tiempo muy variable entre la activación ventricular y la aparición de la onda R en el ECG. En esta enfermedad no hay déficit en la conducción AV, por lo que los potenciales de acción siguen las vías de conducción normales hacia y a través de los ventrículos, lo que da lugar a complejos QRS de aspecto normal.

El bloqueo de rama derecha hace que el ventrículo derecho se active después del ventrículo izquierdo mediante una vía accesoria a través del corazón distinta de la rama derecha normal. Esto da lugar a un complejo QRS de larga duración fuera de lo normal y que, a menudo, muestra una doble onda R (R y R′) por el retraso entre la activación del ventrículo izquierdo y la del derecho.

El bloqueo cardiaco de tercer grado es el resultado de un bloqueo total de la conducción entre las aurículas y los ventrículos a través del nódulo AV. En este caso, las aurículas se activan a intervalos normales y crean ondas P. Sin embargo, los ventrículos son estimulados a velocidades muy bajas por las fibras de Purkinje, que actúan como marcapasos terciarios. De este modo, aurículas y ventrículos son estimulados a ritmos regulares pero muy diferentes, lo que crea en el ECG una imagen en la que ninguna onda P se asocia a ningún complejo QRS.

La fibrilación ventricular es una activación rápida y descoordinada de los ventrículos, que se refleja en formas de onda muy oscilantes y sin complejos QRS típicos en el ECG.

El ECG de un paciente con hipopotasemia mostraría una onda T suprimida o ausente, asociada con una onda U de mayor amplitud luego de la onda T.

Ejercicios de aplicación clínica 12-1

Una mujer de 58 años acude a Urgencias por un inicio súbito de palpitaciones, sensación de mareo y falta de aire. Estos síntomas comenzaron hace alrededor de 2 horas. Al ser examinada, la presión arterial es 95/70 mm Hg y su frecuencia cardiaca, aunque es regular en lo esencial, promedia 170 latidos/min. Un ECG muestra una onda P de forma anormal, sin un solo pico. El intervalo P-R está dentro de los límites normales. Por lo demás, la examinación física es normal.

PREGUNTAS

1. ¿Cuál es la causa más probable de la frecuencia cardiaca elevada en la paciente?
2. Explique por qué la paciente se sentía mareada y con falta de aire.
3. Si usted utilizara un medicamento para manejar la situación electrofisiológica de esta paciente, ¿qué acción cardiaca del fármaco sería benéfica para aliviar los síntomas que ella experimenta?

RESPUESTAS

1. La onda P anormal en el ECG indica que las aurículas están siendo activadas desde un sitio que no es el nódulo SA. Para que ese sitio sea capaz de anular la actividad del nódulo SA, debe tener una frecuencia intrínseca más alta que este. El intervalo P-R normal sugiere que estos focos ectópicos auriculares están localizados con mayor probabilidad cerca del nódulo AV, lo que permite que potenciales de acción de estos focos lleguen a los ventrículos a través del nódulo AV, como lo harían bajo condiciones normales. Sin embargo, dado que los focos ectópicos tienen una tasa intrínseca elevada, la frecuencia ventricular iguala la de los focos ectópicos. Este tipo de arritmia se llama taquicardia supraventricular (TSV) por su aparición por encima de los ventrículos.

2. Los cambios en la frecuencia cardiaca se producen sobre todo con la modificación de la duración de la diástole eléctrica. Cuando la frecuencia ventricular es muy rápida, el tiempo disponible para rellenar los ventrículos queda comprometido. En esta con-

dición, el gasto cardiaco es insuficiente a pesar de la frecuencia cardiaca elevada (*véase* el capítulo 13 para una explicación más detallada). Esto conduce a la hipotensión y a síntomas asociados, como mareo y falta de aire.

3. Los medicamentos que pueden ralentizar la conducción a través del nódulo AV son útiles en el tratamiento de la fibrilación auricular, pero lo son sobre todo porque reducen la transmisión de la frecuencia auricular elevada a los ventrículos en lugar de suprimir el origen de los focos ectópicos auriculares anormales. Esto resultará en un enlentecimiento de la frecuencia ventricular, a pesar de que las aurículas puedan ser taquicárdicas por los focos ectópicos que alojan. A una frecuencia ventricular más baja, hay más tiempo para el llenado ventricular y el gasto cardiaco aumenta. Los betabloqueadores y los antagonistas del calcio son dos clases de fármacos utilizados en pacientes con TSV.

Fisiología cardiovascular

Fisiología cardiovascular

Objetivos del aprendizaje activo

Con el dominio del material de este capítulo, usted será capaz de:

- Explicar la relación entre los mecanismos reguladores del calcio en el miocardio y el estado inotrópico del corazón.
- Identificar la secuencia cronológica correcta de cualquier grupo de variables hemodinámicas asociadas con el ciclo cardiaco.
- Identificar los mecanismos responsables de los cuatro ruidos cardiacos principales y correlacionar las anormalidades en estos ruidos con defectos valvulares, cambios en la presión aórtica o cambios en el llenado ventricular.
- Explicar de qué forma los cambios en el estado inotrópico miocárdico pueden compensar los efectos inhibidores de una precarga reducida o una poscarga aumentada sobre la contracción del músculo cardiaco.
- Explicar de qué forma los cambios en la precarga o la poscarga pueden contrarrestar los efectos inhibidores de un estado inotrópico negativo en la contracción del músculo cardiaco.
- Utilizar asas de presión:volumen ventricular izquierdo para demostrar de qué forma los cambios en el volumen diastólico terminal del ventrículo izquierdo, la presión aórtica y el estado inotrópico afectan el volumen del latido.
- Explicar la relación de la ley de Starling del corazón con los mecanismos que igualan los flujos de salida de los ventrículos derecho e izquierdo.

- Explicar de qué forma la ley de Starling del corazón ayuda a mantener el gasto cardiaco cuando hay un aumento en la poscarga.
- Explicar de qué forma la relación recíproca entre la frecuencia cardiaca y el volumen sistólico ayuda a atenuar los grandes cambios en el gasto cardiaco causados por grandes cambios en la frecuencia cardiaca.
- Predecir de qué forma los cambios en la frecuencia cardiaca, la presión aórtica, el volumen sistólico y la contractilidad, ya sea solos o en combinación, alteran la demanda miocárdica de oxígeno.
- Crear una lista médicamente relevante de factores fisiológicos y patológicos que pueden alterar el gasto cardiaco a través de cambios en el llenado ventricular y explicar los mecanismos responsables de cada alteración.
- Identificar los factores patológicos asociados con un estado inotrópico negativo en el corazón y explicar los mecanismos conocidos de su efecto.
- Explicar los principios subyacentes de la técnica de termodilución para la medición del gasto cardiaco.
- Explicar los beneficios y limitaciones relacionados con las técnicas de imagen modernas para determinar el gasto cardiaco.

La cantidad de sangre bombeada cada minuto por el corazón se denomina **gasto cardiaco**. Este gasto es igual a la demanda colectiva de flujo de todos los órganos sistémicos. El gasto cardiaco debe ajustarse a las demandas metabólicas muy variables de los distintos órganos del cuerpo y del organismo en su conjunto, en respuesta a las condiciones marcadamente diferentes a las que puede estar expuesto el cuerpo. Estas condiciones incluyen, entre otras, el ejercicio, la digestión, los cambios bruscos de temperatura ambiental, los cambios en la composición atmosférica, el sueño y el choque. El corazón satisface estas demandas cambiantes modificando la frecuencia cardiaca o el volumen de sangre expulsado con cada latido (conocido como **volumen sistólico** [VS]). El producto de la frecuencia cardiaca y el VS da el valor del gasto cardiaco, en mL/min o L/min.

Modificar el gasto cardiaco mediante cambios en la frecuencia cardiaca es sencillo. La frecuencia cardiaca es simplemente el número de latidos por minuto, que puede aumentar o disminuir. Corregir el gasto cardiaco modificando el VS es más complejo, ya que existen muchas formas para cambiar este componente del gasto cardiaco. El VS del corazón está íntimamente ligado a la mecánica del músculo cardiaco. El corazón comparte algunos mecanismos mecánicos con el músculo esquelético, pero también presenta propiedades de control mecánico exclusivas. Las fibras musculares cardiacas y esqueléticas tienen una ultraestructura estriada similar y, en consecuencia, comparten propiedades relacionadas con la organización de solapamiento actina:miosina dentro de la fibra muscular. Tanto los músculos cardiacos como los esqueléticos presentan una relación longitud:tensión isomé-

trica parabólica que relaciona la precarga con la generación de fuerza isométrica en el músculo. En ambos tipos, la fuerza isométrica máxima se correlaciona con una longitud pasiva en reposo (L_o) óptima que corresponde al solapamiento máximo de los sitios de puente cruzado actina:miosina. Ambos músculos también muestran una relación hiperbólica inversa entre la velocidad inicial de acortamiento de las contracciones isotónicas y la poscarga muscular, con un aumento de la velocidad relacionado con poscargas más bajas.

Los músculos cardiacos y esqueléticos difieren mecánicamente en los mecanismos que utilizan para regular el rendimiento contráctil. Por ejemplo, en el músculo cardiaco no es posible aumentar la fuerza contráctil induciendo una contracción sumada o tetánica, como ocurre en el músculo esquelético. Sin embargo, esto es beneficioso para el corazón porque una contracción tetánica sería contraproducente para su capacidad de bombear sangre mediante un ciclo de contracción/relajación alternante. El largo periodo refractario eléctrico del potencial de acción miocárdico, que es mayor que la duración de una contracción cardiaca, impide que el músculo cardiaco llegue a crear una contracción sumada o tetánica (fig. 13-1).

Una diferencia contráctil adicional entre el músculo cardiaco y el músculo esquelético es que el corazón, al ser un sincitio, no tiene analogía con las unidades motoras reclutables dentro de un grupo muscular, como ocurre con el músculo esquelético. Todo el miocardio se activa con cada latido, por lo que no hay fibras musculares de reserva, o grupos, que se puedan reclutar para aumentar el desarrollo de fuerza en el corazón en su conjunto.

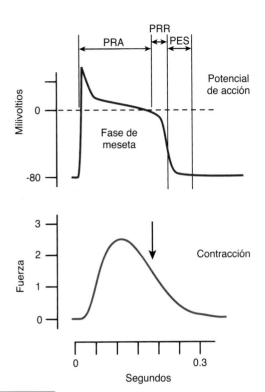

Figura 13-1 Representación del potencial de acción del músculo cardiaco y su relación con una contracción isométrica. La duración de la contracción mecánica en el músculo se completa antes de que el periodo refractario del músculo haya terminado por completo. Por lo tanto, las contracciones no pueden sumarse una con otra y el músculo no puede tener tetania. PES, periodo de excitabilidad supranormal; PRA, periodo refractario absoluto; PRR, periodo refractario relativo.

Sin embargo, el músculo cardiaco puede mejorar su capacidad de generación de fuerza utilizando dos mecanismos de los que no dispone el músculo esquelético. A modo de comparación, recordemos que en el músculo esquelético, el miembro ascendente de la relación longitud-tensión isométrica (la región entre su longitud pasiva en reposo más corta y L_o) muestra que la generación de fuerza activa es proporcional a la longitud pasiva a la que se estira el músculo antes de la contracción. Teóricamente, esto significa que mover la longitud pasiva hacia arriba o hacia abajo del miembro ascendente antes de una contracción podría explotarse como mecanismo para alterar la posterior generación de fuerza activa en el músculo. Aunque este mecanismo puede demostrarse de forma experimental utilizando un trozo aislado de músculo esquelético unido a un dispositivo de medición de contracción/fuerza *in vitro*, no puede ser utilizado eficazmente por el músculo esquelético en el cuerpo. En el cuerpo, los grupos de músculos esqueléticos están conectados al esqueleto en puntos fijos. Por consiguiente, no se dispone de ningún mecanismo eficaz para ajustar *in situ* la longitud pasiva en reposo del músculo esquelético como medio para regular su capacidad de fuerza contráctil activa.

En cambio, el corazón es un órgano muscular hueco y pasivo. Puede desplazarse, y de hecho lo hace, a lo largo del miembro ascendente de su relación longitud-tensión mediante alteraciones de su llenado durante la diástole. Al alterar el estiramiento pasivo de llenado (precarga) en el corazón durante el llenado diastólico, la fuerza y el alcance de la contracción durante la sístole también pueden alterarse. Un factor importante que garantiza el correcto funcionamiento de estos mecanismos reside en el

hecho de que la distensibilidad del corazón es significativamente menor que la del músculo esquelético; tiene distensibilidad pero es relativamente rígido. Por consiguiente, en el intervalo de volúmenes diastólicos ventriculares fisiológicos, la baja distensibilidad pasiva del corazón hace que 1) se sitúe aproximadamente en la mitad de su relación longitud-tensión isométrica y 2) no pueda estirarse pasivamente más allá de su L_o. Por lo tanto, el corazón *in situ* está obligado a funcionar a lo largo del miembro ascendente de su relación longitud-tensión isométrica, en la que un aumento del llenado diastólico conduce a un aumento subsecuente del VS durante la sístole. Debido a que el llenado ventricular puede verse alterado en el organismo por numerosos mecanismos, la precarga cardiaca y su posterior gasto también pueden ser alterados por numerosos factores fisiológicos y fisiopatológicos (explicados con mayor detalle más adelante y en el capítulo 17).

Por último, las fibras musculares esqueléticas no disponen de medios para ajustar su rendimiento contráctil a nivel de células individuales. En cambio, la capacidad de generación de fuerza del músculo cardiaco puede alterarse a nivel de la célula individual a través de mecanismos celulares únicos que implican el acoplamiento excitación-contracción del músculo cardiaco. Este efecto contenido en la propia célula se denomina **inotropismo**. Los mecanismos inotrópicos son de suma importancia clínica para comprender el funcionamiento del corazón en la salud y la enfermedad.

ACOPLAMIENTO DE LA EXCITACIÓN-CONTRACCIÓN EN EL MÚSCULO CARDIACO

El acoplamiento básico de la actividad eléctrica en el corazón con la contracción miocárdica utiliza algunos mecanismos similares a los previamente discutidos para el músculo esquelético. El ciclo en la formación de puentes cruzados entre actina y miosina y su control a través de interacciones Ca^{2+}/troponina/tropomiosina son esencialmente los mismos en los músculos cardiacos y esqueléticos. Las células cardiacas contienen una extensa red de túbulos T, aunque se extienden en forma longitudinal a lo largo de las fibras miocárdicas, a diferencia de la configuración radial en el músculo esquelético. Al igual que en el músculo esquelético, los túbulos T conducen los potenciales de acción hacia las profundidades de la célula, donde abren canales de calcio de dihidropiridina (DHP) que están acoplados con canales de liberación de calcio sensibles a rianodina en el retículo sarcoplásmico (RS). Sin embargo, se trata de un mecanismo menor de acoplamiento CE directo en las fibras musculares cardiacas, aunque la contracción de las fibras se inicia por la liberación de calcio del RS. Por último, ambos músculos utilizan bombas de Ca^{2+} adenosina trifosfatasa (ATPasa) en el RS para remover Ca^{2+} del líquido intracelular al tiempo que lo acumulan en el RS en contra de un gradiente de concentración. Las bombas Ca^{2+} ATPasa y Na^+/Ca^{2+} en la membrana celular también reducen los niveles intracelulares de calcio y finalizan la contracción en las células musculares cardiacas.

La fuerza contráctil en las fibras miocárdicas puede alterarse por mecanismos que pueden cambiar su concentración intracelular de calcio

A diferencia del músculo esquelético, la fuerza contráctil del corazón puede alterarse a nivel de las células miocárdicas individuales (fig. 13-2). Esta capacidad se debe a que los niveles intracelulares de Ca^{2+} en las células miocárdicas pueden alterarse, ya sea de forma intencionada por mecanismos de control fisiológico o tratamientos

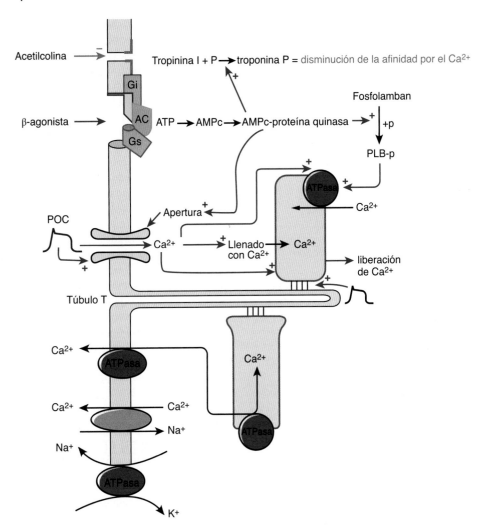

Figura 13-2 **Transporte de calcio en la célula del músculo cardiaco.** Los potenciales de acción causan la entrada de calcio a través de los canales de Ca^{2+} de 1,4 dihidropiridina (1,4 DHP) tipo L dependientes de voltaje. La entrada a través de un canal está ligada a la liberación de calcio por parte de un canal de liberación de calcio en el retículo sarcoplásmico (RS) (liberación de calcio inducida por calcio), lo que causa un "chispazo de calcio". La regulación de la entrada de calcio a través de los canales de DHP por parte del receptor ligado a proteína G y eventos no mediados por receptores da lugar a la capacidad de regulación del estado inotrópico de una sola célula miocárdica. Los mecanismos mediados por monofosfato de adenosina cíclico (AMPc) también aceleran la relajación durante los aumentos en la contractilidad celular mediados por receptores β-adrenérgicos. Las bombas de calcio en el plasma y en la membrana del RS, así como los mecanismos secundarios de transporte activo para el calcio en la membrana plasmática devuelven la concentración intracelular de calcio a niveles bajos y subcontráctiles entre las activaciones de la célula por los potenciales de acción. AC, adenilato ciclasa; ATPasa, adenosina trifosfatasa; Gi, proteína G inhibidora; Gs, proteína G estimuladora; P, fosfato; PLB-p, fosfolamban fosforilado; POC, canal de Ca^{2+} operado por potencial.

farmacológicos, o como efectos indeseables en condiciones fisio-patológicas. La contracción miocárdica se modifica fisiológica-mente al alterar la frecuencia de apertura y el tiempo de apertura del canal de los canales de Ca^{2+} de DHP dependientes de voltaje en la membrana miocárdica celular. Este canal abre durante la fase 2 del potencial de acción, permitiendo que el calcio fluya hacia el interior de la célula por su enorme gradiente electroquímico. Sin embargo, el calcio que entra a la célula a través de este canal no es el iniciador directo de la contracción. Solo alrededor de 10% de este Ca^{2+} contribuye a la contracción de la fibra muscular cardiaca. En lugar de ello, la afluencia de calcio transmembrana y el aumento en la concentración de Ca^{2+} intracelular que resulta actúan co-mo desencadenantes para liberar cantidades considerables de Ca^{2+} desde dentro del RS. Este proceso se denomina **liberación de cal-cio inducida por calcio.**

En el músculo cardiaco, el canal de 1,4 DHP está ligado al canal de liberación de calcio sensible a rianodina en la membrana del RS de modo que cada **cuanto** de calcio que ingresa a través del canal de DHP provoca una pequeña liberación localizada de calcio de un canal receptor de rianodina en el RS. Esta liberación local se conoce como **chispazo de calcio.** La alta concentración localizada causada por un solo chispazo de calcio no se difunde dentro del líquido intracelular hacia receptores vecinos en el RS a una concentración lo suficientemente alta para hacer que se abran. En lugar de ello, múlti-ples chispazos de calcio se suman temporal y espacialmente dentro de la célula miocárdica para producir incrementos generales en la concentración intracelular de Ca^{2+} que conduce a la contracción. De forma adicional, las concentraciones intracelulares de calcio eleva-das estimulan el bombeo de Ca^{2+} hacia el interior del RS mediante la Ca^{2+} ATPasa. Esto crea una mayor reserva de calcio dentro del RS que puede liberarse con la siguiente apertura de los canales de liberación de calcio del RS.

En general, cualquier cosa que aumente la entrada de calcio durante el potencial de acción en un miocito cardiaco resulta en una mayor liberación intracelular de Ca^{2+} del SR, y por lo tanto en una contracción subsecuente más fuerte. Esta es la base de la capacidad de las células musculares cardiacas de alterar su fuerza de contracción a nivel celular. Y lo que es más importante, este mecanismo de control funciona independientemente de las condiciones de carga del corazón. Se dice que cualquier factor que modifique la contracción miocárdica únicamente por este mecanismo celular ha modificado el **estado inotrópico** del corazón.

Nótese que, en fisiología cardiaca y cardiología, el término **contractilidad** con frecuencia se utiliza de forma indistinta para designar un estado inotrópico. Sin embargo, desafortunadamente este término también se aplica a veces a la ligera en escritos clínicos a cualquier factor que altera la contracción del corazón, aunque ello no implique un cambio específico del estado inotrópico. Ese uso indiscriminado de la contractilidad es una aplicación errónea del término. Es importante para los estudiantes, fisiólogos y médicos el diferenciar las alteraciones en el desempeño del corazón que resultan de cambios en el estado inotrópico, de aquellos cambios causados por alteraciones en las condiciones de carga. Ello requiere un uso coherente de la terminología para describir los fenómenos contráctiles. En este texto se utilizará el término "contractilidad" más correctamente como otro nombre para el estado inotrópico del corazón y no como un término aplicado genéricamente a cualquier cambio en el rendimiento contráctil por cualquier causa.

El estado inotrópico del corazón está ligado en parte a la afluencia de calcio a través de los canales de 1,4 DHP de la membrana celular del músculo cardiaco. Este influjo puede modificarse mediante mecanismos de regulación celular (*véase* fig. 13-2). Por ejemplo, las catecolaminas (p. ej., la noradrenalina liberada de las terminaciones nerviosas simpáticas, o la adrenalina circulante) activan los receptores β_1-adrenérgicos en la membrana de la célula miocárdica. Estos receptores están ligados a adenilato ciclasa dentro de la célula miocárdica mediante una proteína G estimuladora (G_S). Cuando las catecolaminas se unen con los receptores β_1, la adenilato ciclasa se activa y convierte trifosfato de adenosina (ATP) en monofosfato de adenosina cíclico (AMPc). En las células miocárdicas, el AMPc se une a una proteína cinasa dependiente de AMPc que a su vez fosforila al canal de Ca^{2+} dependiente de voltaje. Esta fosforilación incrementa la probabilidad de que se abra el canal y aumenta el tiempo promedio que el canal permanece abierto una vez activado. Esto aumenta la entrada de Ca^{2+} con cada potencial de acción, lo que resulta en una mayor liberación de calcio intracelular del RS y una contracción más fuerte de cada célula miocárdica. Extendido al corazón en su totalidad, esto incrementa la capacidad de generación de fuerza de dicho órgano y aumenta el VS.

La capacidad de modificar la generación de fuerza en el miocardio a nivel celular es en gran medida independiente de la poscarga y la precarga en el músculo cardiaco

La capacidad de las células miocárdicas de cambiar la fuerza de contracción a nivel celular representa un mecanismo adicional clave mediante el cual el corazón puede ajustar su rendimiento contráctil. En el músculo cardiaco, este factor celular adicional está superpuesto a cualquier efecto de la precarga o la poscarga

en el corazón. Por lo tanto, en cualquier combinación de precarga y poscarga, el corazón expuesto a una influencia inotrópica positiva puede generar más fuerza isométrica y mover una mayor carga de forma más rápida y más lejos en comparación con un corazón no expuesto a dicho agente. Por el contrario, en esas mismas condiciones de carga, una influencia inotrópica negativa perjudicará la generación de fuerza, la velocidad de contracción y el grado de acortamiento de dicha contracción.

Factores que alteran la contractilidad miocárdica

Muchos agentes y condiciones pueden alterar la contractilidad, o estado inotrópico, del corazón modificando los mecanismos de manejo del calcio en las células miocárdicas (*véase* fig. 13-2). Por ejemplo, los agonistas de los receptores β son agentes inotrópicos positivos, mientras que los antagonistas de los receptores β son inótropos negativos. Los agentes que bloquean los canales de Ca^{2+} de 1,4 DHP reducen la contractilidad miocárdica y por lo tanto ejercen un efecto inotrópico negativo sobre el corazón. La acetilcolina liberada de las terminaciones nerviosas parasimpáticas en el corazón es un agente inotrópico negativo. Inhibe a la adenilato ciclasa a través de una proteína G inhibidora y estimula a la guanilato ciclasa para producir guanosina monofosfato, la cual inhibe la apertura del canal de Ca^{2+} de 1,4 DHP.

Los canales de DHP requieren ATP para funcionar con normalidad. Por lo tanto, la isquemia miocárdica, o hipoxia general, resulta en una inhibición del canal de Ca^{2+} y se considera una condición inotrópica negativa. Además, la acidosis (aumento en el H^+ plasmático), que a menudo ocurre en condiciones isquémicas, inhibe la contractilidad miocárdica al interferir con la cinética de apertura del canal de DHP.

Existen otros factores no mediados por receptores que pueden alterar la concentración de calcio intracelular y por lo tanto alterar la contractilidad miocárdica. Por ejemplo, los intercambiadores Na^+/Ca^{2+} en la membrana de la célula miocárdica extraen Ca^{2+} del interior de la célula a través de un mecanismo secundario de transporte activo ligado a la entrada de sodio, que se mueve a favor de su gradiente electromecánico. Una reducción del gradiente de sodio por inhibición de la Na^+/K^+ ATPasa resulta en la acumulación de Ca^{2+} dentro de la célula y en un efecto inotrópico positivo. Este mecanismo es responsable de los efectos inotrópicos positivos de los glucósidos cardiacos, como la digital, y es la base de su empleo para mejorar el desempeño miocárdico en la insuficiencia cardiaca.

Cualquier agente que modifique la activación de la adenil ciclasa puede afectar los niveles miocárdicos de AMPc y, por tanto, alterar la contractilidad miocárdica. Las metilxantinas, como la cafeína y la teofilina (un medicamento para el asma y un componente del té) inhiben a la AMPc fosfodiesterasa. Por lo tanto, estos compuestos aumentan la acumulación de AMPc e inducen un efecto inotrópico positivo.

Acomodación de los efectos cronotrópicos positivos de algunos agentes inotrópicos positivos

La activación del sistema nervioso simpático a través de la activación del receptor β aumenta la frecuencia cardiaca (un efecto cronotrópico positivo) al mismo tiempo que aumenta la contractilidad miocárdica. Las frecuencias cardiacas rápidas requieren un acortamiento de la duración del ciclo cardiaco y se produce principalmente acortando la diástole. Esto puede lograrse mediante la extracción rápida de calcio y la inactivación de las interacciones actina/miosina tras la liberación de calcio en el interior de la célula miocárdica. La generación de AMPc y de proteína cinasa A por la noradrenalina fosforila una proteína reguladora en el mioplasma llamada **fosfolamban**. Por lo general, esta proteína inhibe las bombas de Ca^{2+} ATPasa en el RS. Sin embargo, cuando se fosforila, sus efectos inhibidores se pierden y la actividad de la bomba de Ca^{2+} ATPasa aumenta, extrayendo el calcio del líquido intracelular más rápido. Adicionalmente, la fosforilación de la troponina 1 por la proteína cinasa A disminuye su afinidad por el calcio, permitiendo que los puentes cruzados celulares de actina-miosina rompan sus uniones de forma anticipada durante la contracción. Los efectos sobre el bombeo de calcio en el RS y sobre la afinidad por el calcio a la troponina aceleran la relajación de las células miocárdicas y ayudan al corazón a adaptarse a ritmos cardiacos elevados.

EL CICLO CARDIACO

La contracción y la relajación cíclica del miocardio inician una secuencia de eventos que resultan en cambios, que dependen del tiempo, en las presiones ventricular y aórtica, los volúmenes ventriculares y el flujo de entrada y salida del corazón. En la figura 13-3 se muestra una representación gráfica de las variaciones en las variables hemodinámicas relacionadas con el ciclo cardiaco. Estas gráficas usualmente representan variables hemodinámicas en el corazón izquierdo y en la circulación sistémica junto con un trazo del electrocardiograma (ECG) y los ruidos cardiacos trazados contra un eje de tiempo.

La sístole ventricular se divide en contracción isovolumétrica y fases de eyección rápida y reducida

El pico de la onda R en el ECG se utiliza para representar el inicio de la sístole, o la fase de contracción del ciclo cardiaco. Esta contracción aumenta la presión intraventricular por encima de los niveles al final de la diástole, que en ese momento son de alrededor de 0 a 5 mm Hg en los adultos sanos. Tan pronto como la presión ventricular izquierda durante la sístole excede la de la aurícula izquierda, la válvula mitral se cierra. Este cierre se relaciona con una serie de amplios ruidos graves, llamados **primer ruido cardiaco**. Este sonido es el resultado de las vibraciones de la sangre y las cuerdas tendinosas en los ventrículos (estos ruidos no son producidos por las valvas de las válvulas "golpeándose unas contra otras"). La intensidad del primer ruido cardiaco es proporcional a la fuerza de la contracción miocárdica; la intensidad reducida refleja un corazón debilitado. La evaluación de la intensidad del primer ruido cardiaco en un examen físico es útil para proporcionar una indicación de problemas cardiacos subyacentes.

Mientras el ventrículo se contrae, existe un periodo donde la presión intraventricular excede a la de la aurícula izquierda, pero aún es menor que la de la aorta. En este estado, todas las válvulas cardiacas permanecen cerradas y la presión en el ventrículo aumenta sin que haya movimiento de sangre. Esta fase de la sístole se llama **contracción isovolumétrica**. Una vez que la presión en el ventrículo izquierdo (VI) supera a la de la aorta, la válvula aórtica se abre y la sangre abandona el ventrículo, iniciando la fase de eyección del ciclo cardiaco. Durante la sístole, un corazón sano expulsa entre 45 y 67% del volumen de sangre que había en los ventrículos al final de la diástole anterior. Inicialmente, con la apertura de la válvula aórtica, el volumen ventricular disminuye de forma rápida; alrededor de 70% del volumen que será expulsado sale del ventrículo durante el primer tercio de la fase de eyección. Por lo tanto, a este periodo se le llama **fase de eyección rápida**.

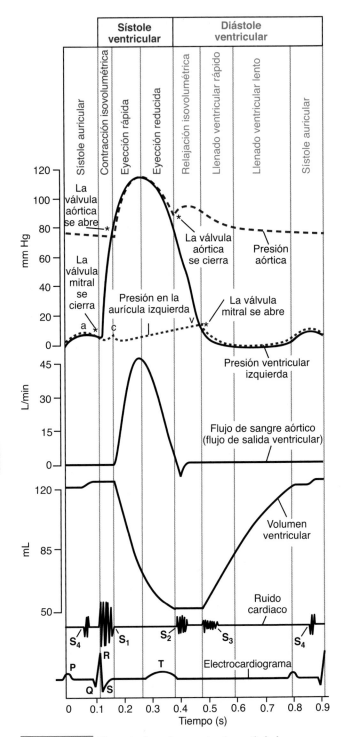

Figura 13-3 Momento de varios eventos hemodinámicos y eventos relacionados durante el ciclo cardiaco. (*Véase* el texto para más detalles.)

Durante esta fase, la sangre entra al sistema vascular más rápido de lo que puede drenarse a través de las pequeñas arteriolas corriente abajo. En consecuencia, el volumen y la presión aórticos, así como la presión intraventricular, se elevan durante esta fase. Este incremento inicial en el volumen de sangre aórtico distiende la pared aórtica e incrementa la presión aórtica lateral. Esta presión lateral puede exceder ligeramente a la presión en el VI, pero las energías potencial y cinética combinadas durante la eyección son aún mayores en el ventrículo que en la aorta, de modo que el flujo procede hacia afuera.

Debido a que una parte de la energía cinética del flujo de salida es convertida en energía potencial que distiende la pared de la aorta, la velocidad a la cual la sangre sale del ventrículo comienza a disminuir. A esto se le llama **fase de eyección reducida**, durante la cual empieza la onda T del ECG, y las presiones aórtica y ventricular comienzan a disminuir. Cuando la presión ventricular eventualmente disminuye por debajo de la presión aórtica total (los componentes lateral y cinético), la válvula aórtica se cierra. El cese súbito en el flujo de salida ventricular causado por el cierre de la válvula crea el **segundo ruido cardiaco**, cuya intensidad es proporcional a la intensidad del cierre de la válvula. La intensidad aumenta cuando la presión aortica o arterial pulmonar es anormalmente alta, y se considera un indicador clínico de posible hipertensión sistémica o pulmonar, respectivamente. El cierre de la válvula aórtica también causa una pequeña caída rápida y transitoria en la presión aórtica, que crea una muesca en la curva de la presión aórtica, llamada **incisura**. Este evento se utiliza algunas veces para delimitar la transición de sístole a diástole en el ciclo cardiaco. Sin embargo, es más correcto considerar que la sístole concluye cuando termina la onda T en el ECG.

La diferencia entre el volumen de sangre en el ventrículo al final de la diástole, o **volumen diastólico terminal**, y el volumen de sangre en el ventrículo al final de la sístole, o **volumen sistólico terminal**, se conoce como volumen sistólico, que es el volumen de sangre expulsado con cada contracción de los ventrículos (*véase* fig. 13-3). Nótese que los ventrículos no se vacían por completo con cada contracción. Al final de la sístole queda un volumen significativo de sangre en los ventrículos, al cual se le llama **volumen residual**, que disminuye al incrementar la contractilidad del miocardio. Aumenta siempre que el corazón tiene dificultades para expulsar volumen sanguíneo con cada latido. Esto puede ocurrir en un corazón que bombea contra una estenosis aórtica o cuando el corazón está debilitado (p. ej., insuficiencia cardiaca o miocardio isquémico) o expuesto a cualquier influencia inotrópica negativa. Por lo tanto, el análisis del volumen al final de la sístole es clínicamente útil como indicador de la presencia de condiciones potencialmente anormales que afectan la capacidad de bombeo del corazón.

La diástole ventricular se divide en relajación isovolumétrica y fases de llenado rápido y reducido

Durante la fase de relajación, o diastólica, del ciclo cardiaco, los cambios en el volumen y la presión proceden a la inversa que en la sístole. Al inicio de la relajación del VI, las válvulas aórtica y mitral están cerradas y el ventrículo se relaja de forma isovolumétrica. Por lo tanto, esta fase del ciclo cardiaco se denomina **relajación isovolumétrica**. Una vez que la presión ventricular cae por debajo de la presión de la aurícula izquierda, la válvula mitral se abre y comienza el llenado del ventrículo. Justo antes de que esto ocurra, el cese abrupto de la distensión ventricular y la desaceleración de la sangre crean un tenue **tercer ruido cardiaco**, aunque por lo general no se escucha en los adultos sanos. Sin embargo, el tercer ruido cardiaco está amplificado en ventrículos con paredes rígidas anormales o distendidos de forma anómala, como en la hipertrofia miocárdica secundaria a hipertensión sistémica crónica o la insuficiencia cardiaca congestiva (ICC), respectivamente. La presencia de un tercer ruido cardiaco en la auscultación cardiaca se considera un signo de anomalías de la cámara ventricular subyacentes.

Durante la diástole, los ventrículos se llenan en una fase rápida, seguida de una fase de llenado reducido (fases de **llenado ventricular rápido** y **llenado ventricular reducido**). Durante el llenado ventricular rápido, la presión ventricular continúa disminuyendo a pesar de que la sangre entra en el ventrículo. Esto ocurre debido a que la relajación ventricular ocurre de forma más rápida que su llenado. Durante la fase de llenado reducido (algunas veces llamada diástasis) la presión ventricular comienza a aumentar. La aparición de la onda P en el ECG y la contracción auricular comienzan al final de la fase de llenado reducido del ciclo cardiaco. La contracción auricular produce un tenue **cuarto ruido cardiaco** que se amplifica en la estenosis de la válvula auriculoventricular (AV) o en los ventrículos rígidos. La diástole se concluye con la aparición de la siguiente onda R en el ECG.

Los cambios en las ondas de presión venosa pueden revelar anomalías en las válvulas cardiacas

De manera ocasional, en los diagramas del ciclo cardiaco también se representan las ondas de presión en la vena yugular. Cuando la aurícula derecha se contrae, una onda de pulso de presión retrógrada es enviada hacia atrás en dirección a la vena yugular. A esta se le llama **onda A**. Los factores que impiden el flujo de sangre desde la aurícula a los ventrículos, como la estenosis de la válvula tricúspide, aumentan la amplitud de la onda A.

Una segunda onda de pulso venoso, llamada **onda C**, se observa como un aumento seguido de una disminución en la presión del pulso venoso durante la fase temprana de la sístole. La pendiente hacia arriba de esta onda es creada por la protrusión de la válvula tricúspide hacia la aurícula derecha durante la contracción ventricular, lo cual envía una onda hacia la vena yugular. Esta onda se añade a una transmisión lateral ligeramente posterior del pulso arterial carotídeo sistólico hacia la vena yugular adyacente. La subsecuente disminución en la presión en la onda C es causada por el descenso de la base del corazón y el estiramiento auricular que tira hacia abajo de la válvula tricúspide y de la columna sanguínea en las aurículas y la vena yugular por encima de ella. La falla de la válvula tricúspide para cerrarse completamente durante la sístole ventricular resulta en la propulsión de sangre hacia atrás en dirección a la aurícula y la vena cava, y resulta en una onda C de gran amplitud.

La **onda V** del pulso venoso se observa como un aumento gradual de la presión durante la eyección reducida y la relajación isovolumétrica, seguido de una disminución de la presión durante la fase de llenado rápido del ciclo. Esta onda es creada primero por el retorno venoso periférico continuo de sangre hacia la aurícula contra una válvula tricúspide cerrada, seguido de la disminución súbita en la distensión auricular causada por el llenado ventricular rápido. La estenosis de la válvula tricúspide aumenta la resistencia al llenado del ventrículo derecho (VD), lo cual queda indicado por una atenuación en la fase descendente de la onda V.

Anteriormente se utilizaba el análisis de las ondas venosas junto con el análisis cuidadoso de los ruidos cardiacos como único medio para proporcionar información clínica sobre la presencia de enfermedades que involucran a las válvulas cardiacas. Este diagnóstico por exploración física aún es útil en la actualidad, y en manos de un médico hábil, proporciona un análisis rápido y sin costo sobre aspectos importantes del corazón del paciente que pueden ser indicadores de la presencia de condiciones peligrosas. La gravedad hemodinámica de estas condiciones puede inferirse especialmente sin tener que esperar a programar, completar y evaluar los resultados de análisis con instrumentos técnicos que consumen tiempo. Aun así, este tipo de diagnóstico indirecto es difícil y a menudo se beneficia de análisis de alta tecnología proporcionados por varias técnicas de imagen modernas. Estas herramientas de imagen son muy útiles para revelar condiciones de apertura y cierre valvulares, estenosis y válvulas incompetentes, así como anomalías en el movimiento de las paredes auricular y ventricular durante el ciclo cardiaco (como se discutirá más adelante en este capítulo).

DETERMINANTES DEL RENDIMIENTO MIOCÁRDICO

La evaluación de la función cardiaca mecánica es central para comprender la fisiología y la fisiopatología del corazón como bomba. La buena evaluación clínica del deterioro del rendimiento miocárdico en condiciones como la isquemia y la insuficiencia cardiaca está inexplicablemente relacionada con la comprensión de la mecánica cardiaca. En la sección previa se mostró que la alteración del estado inotrópico de las células miocárdicas individuales, además de la alteración de la precarga y la poscarga en todo el corazón, puede utilizarse para alterar el desempeño contráctil del corazón. La clave para una buena comprensión clínica del rendimiento miocárdico es darse cuenta de que estos factores no actúan de forma independiente, sino que *interactúan* colectivamente para modificar el desempeño del bombeo general del corazón.

El desempeño neto del músculo cardiaco surge de las interacciones entre la precarga, la poscarga y el estado inotrópico

Hay tres factores que influyen en la fuerza contráctil del músculo cardiaco: 1) la precarga, o la longitud inicial a la que se estira el músculo antes de una contracción; 2) la poscarga, o todas las fuerzas contra las cuales se debe contraer el músculo cardiaco para generar presión y acortarse; 3) la contractilidad, el estado inotrópico de las células miocárdicas individuales. Además, un cuarto factor, el aumento de la frecuencia cardiaca, se menciona como un factor que influye en el rendimiento *contráctil* cardiaco, aunque quizás sea más correcto considerarlo un efecto secundario relacionado con el estado inotrópico. Este último efecto es causado por el hecho de que frecuencias cardiacas más altas llevan Ca^{2+} hacia el interior de la célula más rápido de lo que puede extraerse, lo que incrementa la concentración intracelular de Ca^{2+} y el estado inotrópico. A altas velocidades, cada latido se hace más fuerte que el siguiente, hasta un límite. Este efecto ayuda al corazón a expulsar más sangre con cada contracción, compensando así la reducción en el tiempo de llenado asociada con la frecuencia cardiaca más alta.

El músculo cardiaco muestra una relación longitud-tensión isométrica activa similar a la del músculo esquelético (fig. 13-4, línea roja). Sin embargo, de forma pasiva, el corazón es menos distensible que el músculo esquelético y muestra una alta tensión cerca de la L_o (fig. 13-4, línea negra, abajo). Como ya se mencionó, esta propiedad es funcionalmente importante para el corazón porque es un órgano hueco y distensible. Su precarga, o estiramiento justo antes de una contracción, puede alterarse por el grado de llenado al final de la diástole y su rigidez relativa impide que se llene y se estire más allá de la L_o. Por lo tanto, el corazón funciona en el miembro ascendente (o izquierdo) de la curva de longitud-tensión isométrica, como se observa en la figura 13-4.

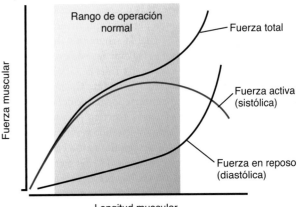

Figura 13-4 Curva de longitud-tensión isométrica para el músculo cardiaco aislado. El músculo cardiaco muestra una relación longitud-tensión parabólica activa similar a la del músculo esquelético, pero muestra una resistencia pasiva al estiramiento considerablemente mayor en la L_o. Funcionalmente, esta propiedad pasiva restringe al corazón para empezar la contracción a longitudes pasivas (precargas) a lo largo del miembro ascendente de la curva de longitud-tensión.

Los efectos de la precarga y la poscarga sobre la contracción cardiaca aumentan o disminuyen de acuerdo con los cambios en el estado inotrópico

El efecto de cualquier condición de carga determinada sobre la fuerza contráctil generada por el corazón puede ser alterada por el estado inotrópico del corazón. A una precarga determinada, la generación de fuerza isométrica del músculo cardiaco aumenta con estímulos inotrópicos positivos y disminuye con estímulos inotrópicos negativos (fig. 13-5). En otras palabras, el miembro ascendente de la relación longitud-tensión isométrica se desplaza hacia arriba y a la izquierda con una influencia inotrópica positiva, y hacia abajo y a la derecha con un efecto inotrópico negativo.

En el músculo cardiaco, la relación fuerza-velocidad isotónica es similar a la observada en el músculo esquelético (fig. 13-6A, línea *negra*); las contracciones con cargas más ligeras se dan con mayor velocidad que aquellas con cargas más pesadas. Además, como en el músculo esquelético, los cambios en la precarga modifican la posición de la relación fuerza-velocidad

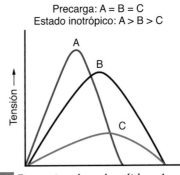

Figura 13-5 Tres contracciones isométricas de músculo cardiaco aislado con precargas idénticas. (A) Efecto de un agente inotrópico positivo. Nótese el aumento en la fuerza máxima, la velocidad de desarrollo de la tensión y la velocidad de relajación en comparación con una contracción normal (**B**). (**C**) Efecto de un agente inotrópico negativo que reduce la fuerza máxima, la velocidad de desarrollo de la tensión y la velocidad de relajación.

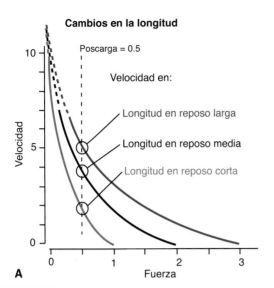

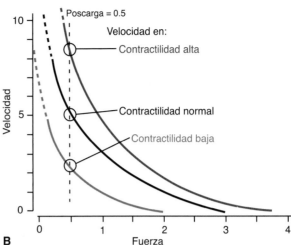

Figura 13-6 **Efecto de los cambios en la longitud y la contractilidad sobre las curvas de fuerza-velocidad isotónica del músculo cardiaco.** (**A**) La reducción en la longitud de inicio (con contractilidad constante) produce velocidades de acortamiento más bajas a una poscarga determinada, pero no afecta la velocidad máxima teórica de acortamiento ($V_{máx}$). $V_{máx}$ es siempre una estimación extrapolada debido a que es imposible realizar una medición directa de una contracción a fuerza de cero con cada longitud. (**B**) El aumento de la contractilidad produce un aumento en la velocidad de acortamiento a una longitud muscular constante; la $V_{máx}$ es proporcional al estado inotrópico.

isotónica. La disminución de la precarga reduce la velocidad de acortamiento que puede obtenerse a cualquier poscarga determinada. También reduce la magnitud de la poscarga que el músculo cardiaco puede mover a cualquier velocidad determinada (fig. 13-6A, línea *azul vs.* línea *negra*). El aumentar la precarga tiene el efecto opuesto sobre la contracción poscargada (fig. 13-6A, línea *roja vs.* línea *negra*), aumentando la velocidad a cualquier poscarga dada y aumentando la poscarga que puede desplazarse a cualquier velocidad dada. Sin embargo, en el músculo cardiaco la relación fuerza-velocidad para cualquier precarga determinada puede ser desplazada por el estado inotrópico del corazón. Las influencias inotrópicas positivas desplazan la curva de fuerza-velocidad, a cualquier precarga determinada, hacia arriba y a la

derecha. De esta forma, a partir de una precarga determinada, un agente inotrópico positivo le permite al músculo cardiaco mover una carga más pesada de lo que sería posible con el corazón en un estado inotrópico inferior con esa misma precarga. Los agentes inotrópicos negativos tienen un efecto opuesto (fig. 13-6B, líneas *roja* y *azul*, respectivamente, en relación con la línea normal en *negro*).

En el músculo cardiaco, a diferencia del esquelético, la frecuencia teórica máxima de ciclado de los puentes cruzados, o $V_{máx}$, no es inmutable. Aumenta con los estímulos inotrópicos positivos y disminuye con las influencias inotrópicas negativas (nótese la extensión punteada de las líneas en la fig. 13-6B). Además, la $V_{máx}$ no parece ser afectada de forma visible por las con-

ENFOQUE CLÍNICO | 13-1

Anomalías de la válvula ventricular izquierda

El bombeo eficaz de la sangre a través de los pulmones y la circulación sistémica depende del correcto funcionamiento de las válvulas unidireccionales que controlan el flujo de entrada y salida de los ventrículos. Las válvulas tricúspide, pulmonar, mitral y aórtica deben abrirse unidireccionalmente sin alterar ni restringir el flujo, y cerrarse completamente sin fugas durante el ciclo cardiaco para garantizar el flujo unidireccional a través de las cavidades cardiacas y el sistema vascular. Cuando no se cumple alguno de estos criterios, puede producirse un flujo inadecuado a la circulación sistémica o una sobrecarga hemodinámica de los ventrículos y las aurículas, con consecuencias fisiopatológicas generalizadas para el sistema cardiovascular.

Existen dos anomalías genéricas de las válvulas cardiacas en medicina clínica: la estenosis y la incompetencia (también denominada insuficiencia valvular). La estenosis valvular se produce cuando las valvas de la válvula tienen dificultades para

abrirse o la enfermedad hace que se adhieran entre sí, lo que provoca un estrechamiento fijo del orificio valvular. Una válvula estenótica impide en gran medida el flujo hacia delante y provoca la acumulación de sangre y el aumento de la presión en las cámaras situadas detrás de ella. La incompetencia valvular se utiliza para describir una situación en la que una válvula no se cierra eficazmente, lo que provoca el reflujo a través de la válvula durante los periodos en los que debería estar cerrada herméticamente. Esto permite la regurgitación de la sangre a través de la válvula y aumenta el volumen y, en última instancia, la presión en la cámara anterior a la válvula.

La **estenosis aórtica** (**EA**) es una patología valvular de desarrollo lento que reduce la sección transversal del orificio de la válvula aórtica. La causa más frecuente es la inflamación crónica de las valvas de la válvula o el depósito de lípidos y la calcificación de las valvas por una patogenia similar a la de la ateroesclerosis. La EA también puede estar relacionada con una válvula aór-

(*Continúa*)

tica bicúspide o ser consecuencia de la fiebre reumática, aunque ambas son poco frecuentes en los países desarrollados. La EA da lugar a un marcado aumento de la resistencia al flujo entre el ventrículo izquierdo (VI) y la aorta, a través de la cual se necesita una gran diferencia de presión para mantener un gasto cardiaco normal. Este gradiente de presión surge de un gran aumento de la presión sistólica del VI con un cambio mínimo en las presiones aórticas. La magnitud del gradiente entre el ventrículo y la aorta en sístole, que puede ser > 50 mm Hg, se utiliza clínicamente como indicador de la gravedad hemodinámica de la EA. El orificio valvular estrecho también crea velocidades sistólicas elevadas del flujo sanguíneo y un **soplo cardiaco** holosistólico en *crescendo/decrescendo*.

De manera crónica, la presión ventricular elevada en la EA conduce finalmente a una hipertrofia concéntrica del ventrículo que tiende a ayudar a normalizar la tensión de la pared ventricular. Sin embargo, con el tiempo, esto reduce la distensibilidad ventricular y eleva la presión diastólica en la cámara, lo que se refleja en las aurículas izquierdas, aumentando el volumen y la presión de la cámara. Esto hace que el corazón sea propenso a la fibrilación auricular y, al mismo tiempo, eleva la presión capilar pulmonar (PCP) y la congestión pulmonar. Aunque al principio de una EA, la obstrucción del flujo de salida, al provocar un mayor volumen residual tras la contracción, ayuda a normalizar el volumen sistólico (VS) a través del mecanismo de Starling, con el tiempo la reducción de la distensibilidad ventricular provoca un deterioro del llenado diastólico y una reducción del VS. En la EA crónica grave, el asa presión-volumen (PV) se desplaza más a la derecha de lo normal, con un volumen y unas presiones sistólica y diastólica finales del VI elevados, una presión sistólica ventricular marcadamente alta y un VS y una fracción de eyección reducidos. Estos factores, junto con la PCP elevada y la congestión pulmonar, concuerdan con la insuficiencia ventricular izquierda como consecuencia de una EA crónica grave.

La **insuficiencia aórtica** (**IA**), que también se denomina regurgitación aórtica o incompetencia de la válvula aórtica, se produce cuando las enfermedades de la válvula aórtica no permiten que las valvas se sellen durante la diástole o cuando la vía de salida está dilatada de forma que los bordes de las valvas no se encuentran durante la diástole. Lo primero puede deberse a perforación, fugas en el sellado o fijación de las valvas (p. ej., por endocarditis, válvula bicúspide o calcificación con orificio fijo, respectivamente), mientras que lo segundo también puede ocurrir con aneurismas aórticos o dilatación de la raíz aórtica. En la IA se produce un reflujo a través del orificio aórtico durante la diástole que provoca un descenso marcado y rápido de la presión aórtica diastólica, una presión diastólica aórtica final más baja y, por lo tanto, una presión del pulso elevada. En esta situación se oye un soplo diastólico en *decrescendo*. El reflujo aórtico diastólico con IA aumenta el volumen residual en el VI, que se añade al volumen de llenado diastólico normal. El asa PV en la IA aguda se caracteriza por un aumento del VS final y un gran aumento del volumen diastólico final, pequeños aumentos de las presiones sistólica final y diastólica, y un VS muy elevado. Con una IA también hay una fracción de eyección ligeramente elevada y una presión aórtica sistólica ligeramente aumentada. Con el tiempo, el aumento del volumen diastólico en el ventrículo provoca una dilatación excéntrica de la cámara y una modesta hipertrofia concéntrica, aunque aumenta la distensibilidad ventricular neta. El resultado es un mayor aumento del VS y de la presión sistólica aórtica. Sin embargo, a lo largo de varios años, esta remodelación provoca disfunción del VI e insuficiencia cardiaca.

Las válvulas mitrales también están sujetas a patologías estenóticas y de regurgitación. La **estenosis mitral** (**EM**) solía ser un resultado frecuente a largo plazo de la fiebre reumática previa, pero ahora es mucho menos frecuente en Estados Unidos debido al control de la enfermedad infecciosa precipitante. Actualmente, la EM puede ser el resultado de una endocarditis infecciosa o de un crecimiento vegetativo en las valvas mitrales. La EM reduce el llenado diastólico del VI, lo que se traduce en una reducción del volumen diastólico final y, por consiguiente, del VS. La función sistólica del ventrículo no está alterada, por lo que los volúmenes y presiones sistólicos finales son normales. La válvula mitral estenótica también devuelve sangre a la aurícula izquierda, aumentando la presión auricular y dilatando la cámara auricular. Este aumento de la presión da lugar a un incremento de la PCP que, con el tiempo, puede extenderse al sistema arterial pulmonar provocando la hipertrofia de esos vasos (hipertensión pulmonar reactiva). La EM provoca un aumento de la onda de pulso venoso durante la diástole y crea un soplo cardiaco con un característico "chasquido de apertura" después de S2 seguido de un soplo en *decrescendo*. Puede oírse un ligero *crescendo* en este soplo justo antes de S1 cuando las aurículas se contraen y empujan la sangre contra la válvula mitral estenótica. La EM crónica puede provocar insuficiencia cardiaca derecha y aumentar el riesgo de fibrilación auricular debido a la distensión de la aurícula izquierda.

La **insuficiencia mitral** (**IM**) o incompetencia de la válvula mitral se produce cuando la válvula mitral no se cierra durante la sístole. Esto puede deberse a patologías valvulares, al desgarro de las cuerdas tendinosas o a la rotura del músculo papilar (p. ej., por isquemia e infarto de dicho músculo). Una válvula mitral incompetente permite el flujo hacia la aurícula izquierda durante la sístole, lo que genera un soplo holosistólico. De forma aguda, esto reduce el flujo de salida de la aorta, ya que parte del gasto ventricular izquierdo se devuelve a la aurícula izquierda. Esto, a su vez, distiende la aurícula izquierda y aumenta su presión, lo que devuelve un flujo de entrada mayor de lo normal al ventrículo durante la diástole posterior. Con el tiempo, esto provoca la dilatación y el estrés del VI. Inicialmente, el aumento del volumen ventricular incrementa el gasto cardiaco a través del mecanismo de Starling. No obstante, en la IM aguda, la cámara auricular izquierda no puede adaptarse al aumento de volumen sin un gran aumento de la presión auricular izquierda, que se refleja en la circulación pulmonar causando congestión pulmonar. Con el tiempo, estos efectos pulmonares se ven mitigados en cierta medida por la adaptación debida a la remodelación adaptativa de la aurícula, que la hace más distensible y dilatada. Esto reduce parte de la congestión dorsal causada por la IM y distingue la IM crónica de la aguda. La IM tiene un marcado efecto en las formas de onda de la presión venosa del paciente. Se presenta con una onda v extremadamente elevada que se funde con la onda c precedente, las asas PV se caracterizan por un aumento del VS final del VI, un aumento del llenado y un gran aumento del volumen diastólico final. El VS está notablemente aumentado en la IM. Sin embargo, no todo el flujo de salida se transmite a la aorta, ya que una parte vuelve a la aurícula izquierda. Las presiones sistólicas aórtica y ventricular varían poco con respecto a las normales a pesar del gran VS, ya que en esta afección existen dos tractos de salida paralelos. La relación entre el flujo que entra en la aorta y el que regurgita en la aurícula izquierda depende de la impedancia relativa de los dos tractos de salida sistólicos. La hipertensión arterial o la estenosis aórtica concurrentes reducen el flujo de salida aórtico al tiempo que aumentan el flujo regurgitante hacia la aurícula izquierda y la circulación pulmonar. Aunque el aumento del tamaño de la aurícula izquierda en la IM crónica ayuda a normalizar las presiones auricular y pulmonar, este remodelado crónico favorece la regurgitación a expensas del flujo hacia la aorta cuando este se ve obstaculizado. ■

diciones de carga en el músculo cardiaco. Por lo tanto, se puede pensar que la $V_{máx}$ es un reflejo del estado inotrópico del corazón, y los índices relacionados con la $V_{máx}$ pueden utilizarse para estimar el estado de contractilidad miocárdica (*véase* más adelante).

La figura 13-7 demuestra de qué forma la precarga, la poscarga y el estado inotrópico interactúan para definir la contracción miocárdica. Como se mencionó, los estímulos inotrópicos positivos desplazan al miembro ascendente de la relación tensión-longitud isométrica hacia arriba y hacia la izquierda, permitiéndole al músculo cardiaco generar más fuerza isométrica a cualquier precarga, mientras que los estímulos inotrópicos negativos tienen el efecto opuesto. Sin embargo, recuerde que la relación tensión-longitud isométrica también representa el límite de qué tanto se puede acortar el músculo durante una contracción isotónica contra una poscarga. Por lo tanto, a cualquier combinación determinada de precarga y poscarga, un estímulo inotrópico positivo le permite al músculo cardiaco acortarse más, mientras que una influencia inotrópica negativa reduce el grado de acortamiento (nótese la extensión de las flechas *azul horizontal, negra* y *roja* en la fig. 13-7). Un estímulo inotrópico positivo también permitirá al músculo acortarse a una determinada distancia en contra de una mayor poscarga, en comparación con la obtenida por el músculo cardiaco en el estado inotrópico normal. Desafortunadamente, este efecto del estado inotrópico también puede ser dañino para el corazón. Cualquier estímulo inotrópico negativo reduce la carga contra la que el corazón se puede contraer para cualquier cantidad específica de acortamiento y reduce la cantidad de acortamiento que puede generar en cualquier condición de carga.

Las variables asociadas con el desempeño contráctil del corazón *in situ* son representaciones análogas de la poscarga, la precarga y el acortamiento muscular

La relación entre la precarga, la poscarga, el acortamiento y la contractilidad esclarecida a partir de estudios sobre el músculo cardiaco aislado determinan las características del gasto del corazón. Para comprender de qué forma las condiciones de carga y la contractilidad afectan al acortamiento miocárdico y el flujo de salida, se deben identificar variables en el corazón entero que

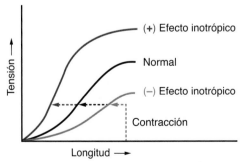

Figura 13-7 **Efectos de los cambios en el estado inotrópico sobre la relación longitud-tensión isométrica en el músculo cardiaco y su efecto sobre las contracciones isotónicas en el corazón.** Los estímulos inotrópicos positivos desplazan la curva de longitud-tensión hacia la izquierda, lo que marca el límite de cualquier acortamiento isotónico. En consecuencia, los estímulos inotrópicos positivos aumentan la extensión del acortamiento del músculo a cualquier combinación determinada de precarga y poscarga en el corazón (*extensión roja*); los estímulos inotrópicos negativos tienen el efecto opuesto (*línea azul*).

son representaciones análogas de las del músculo aislado. Por ejemplo, el VS, o la cantidad de sangre expulsada con cada contracción del corazón, es análogo al acortamiento muscular. Se utilizan análogos similares para la precarga y la poscarga. A medida que el VI se llena de sangre durante la diástole, se estira pasivamente. La magnitud de este estiramiento justo antes de la contracción está relacionada con el volumen de sangre en el corazón al final de la diástole (**volumen diastólico terminal ventricular izquierdo [VDTVI]**). Por lo tanto, se puede utilizar el VDTVI como un estimado indirecto de la precarga en el VI del corazón *in situ*. También, debido a que los cambios en el volumen diastólico terminal resultan en cambios en la presión diastólica terminal, algunas veces la **presión diastólica terminal ventricular izquierda** (**PDTVI**) puede sustituirse como indicador de la precarga en el corazón. Sin embargo, se debe tener cuidado al aplicar la PDTVI como medida de la precarga. La distensibilidad miocárdica puede verse reducida por isquemia, infarto o hipertrofia. Todas estas resultarán en un aumento de la presión diastólica terminal a cualquier VDTVI determinado. En consecuencia, una persona que está registrando un aumento de la PDTVI en esta situación podría asumir, erróneamente, que la precarga del corazón está aumentada, cuando de hecho no lo está. El estado de la distensibilidad de la pared ventricular debe tenerse en cuenta siempre que se utilice la presión intraventricular como medida de la precarga en el corazón *in situ*.

Presión capilar pulmonar

Otra medida hemodinámica de la precarga del corazón es la **presión capilar pulmonar** (**PCP**). Para esta determinación, se inserta un catéter con un balón inflable en la punta a través de una vena sistémica grande, pasando por la aurícula y el ventrículo derechos y hasta la arteria pulmonar hasta que se encuentre una arteria más pequeña que el catéter. En este punto, se infla el balón. El catéter forma entonces un conducto cuasilateral entre los vasos pulmonares corriente abajo que se vacían en la aurícula izquierda y un transductor de presión en su otro extremo fuera del cuerpo. Esta presión capilar refleja cambios en la presión auricular izquierda, que es un determinante del llenado ventricular y, por lo tanto, de la precarga. La magnitud de la PCP también puede utilizarse como marcador de un desempeño cardiaco alterado, como en la insuficiencia cardiaca. En la insuficiencia cardiaca, la sangre retrocede hacia la circulación pulmonar a un grado que puede elevar notoriamente la presión capilar. La PCP normal es de alrededor de 6 a 12 mm Hg, y las presiones de 18 mm Hg o mayores se consideran indicativas de insuficiencia cardiaca; no es poco frecuente que la PCP supere los 25 mm Hg en esta enfermedad. La PCP también se utiliza como ayuda en el diagnóstico de la hipertensión pulmonar, que se presenta con un aumento de la presión arterial pulmonar con una PCP < 15 mm Hg. Delimitar la PCP también es útil para determinar la gravedad hemodinámica de la estenosis de la válvula mitral, así como una forma de vigilar los efectos de las infusiones de líquidos IV a un paciente. En este último caso, la infusión se ajusta para mantener la presión capilar entre 12 y 14 mm Hg para evitar inducir edema pulmonar con una infusión demasiado rápida o demasiado grande. En los casos en que el edema pulmonar está presente en un paciente en asociación con otras condiciones patológicas, el médico puede titular la administración de diuréticos (utilizados para eliminar el exceso de agua del cuerpo por los riñones) con base en el uso de fármacos para equilibrar y mantener la PCP en niveles normales.

La presión aórtica y el estrés sobre la pared son determinantes muy importantes de la poscarga del corazón *in situ*

En el VI, la poscarga es igual a la suma de todas las fuerzas que debe superar el músculo para expulsar sangre a un volumen determinado. El principal contribuyente a la poscarga en el corazón es la presión ventricular o aórtica. Sin embargo, es más difícil contraer un corazón distendido en contra de una presión determinada en comparación con un corazón normal, ya que la tensión y el estrés sobre la pared cardiaca aumentan a cualquier presión cuando el radio promedio de la cámara ventricular aumenta. Por lo tanto, la tensión (T = presión × radio de la cámara) y el estrés sobre la pared (S = presión × radio de la cámara/espesor de la cámara) se consideran como estimadores más precisos de la poscarga cardiaca. Otras fuerzas, como las requeridas para superar la inercia de la sangre, acelerar la sangre o vencer la resistencia de las válvulas, también contribuyen a la poscarga, especialmente en condiciones patológicas.

El uso de tecnologías para proporcionar mejores determinaciones de los volúmenes ventriculares, la precarga y la poscarga en el corazón, abarcan una gran parte de la cardiología clínica. Estas técnicas no se usan en la exploración física común, en lugar de ello son utilizadas por especialistas en cardiología calificados para la evaluación del desempeño miocárdico, así como para el diagnóstico y el tratamiento de pacientes con condiciones cardiacas graves. La descripción completa de estas tecnologías va más allá del objetivo de este libro y de los estudiantes de medicina de primer año, pero es probable que estos estudiantes se encuentren con estas técnicas y tecnologías más adelante en su formación.

Las asas presión-volumen son un medio para ilustrar los efectos de las condiciones de carga y el estado inotrópico sobre el desempeño cardiaco

Los efectos de la precarga, la poscarga y la contractilidad sobre el VS en el corazón pueden observarse de manera sencilla trazando los cambios en la presión y el volumen intraventriculares durante el ciclo cardiaco. Estos cambios de presión frente a volumen durante el ciclo se conocen como **asas presión-volumen** (**asas PV**; fig. 13-8). Obsérvese que en las asas PV es la presión *intraventricular* la que se representa en el diagrama y no la presión aórtica. Los cambios de presión y volumen durante el ciclo cardiaco se comprenden mejor comenzando en el punto A del asa PV, que representa la presión y el volumen en el VI en la intersección al final de la sístole y el inicio de la diástole. El llenado del ventrículo procede desde este punto a lo largo de la línea que conecta el punto A con el punto B, donde B representa el VDTVI. Este valor se considera como una medida de la precarga del corazón. Nótese que la línea P-V se inclina hacia arriba durante el llenado porque el ventrículo se vuelve más rígido a medida que se estira hasta volúmenes mayores, de acuerdo con sus características de distensibilidad. Por lo tanto, la posición vertical de esta línea se desplaza hacia arriba (es decir, hacia presiones más altas) y su pendiente entre A y B aumenta cuando la pared ventricular es más rígida, o menos distensible, de lo normal (p. ej., con hipertrofia ventricular izquierda o cuando la cámara está distendida como en la ICC). La línea en el asa entre el punto B y el punto C representa la porción de contracción isovolumétrica del ciclo cardiaco. Aunque no se muestra en las representaciones PV, la válvula mitral se cierra en el punto B, que también marca la apa-

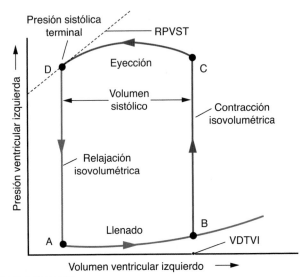

Figura 13-8 **Representación de un asa presión-volumen del ciclo cardiaco.** Las *líneas rojas* representan la parte sistólica del ciclo, mientras que las *líneas azules* representan la parte diastólica. (Véase el texto para más detalles). RPVST, relación presión-volumen sistólico terminal; VDTVI, volumen diastólico terminal ventricular izquierdo.

rición del primer ruido cardiaco. En el punto C, la presión ventricular aumenta isovolumétricamente hasta ser igual a la de la aorta. A continuación, la válvula aórtica se abre y la sangre es expulsada del ventrículo contra la presión aórtica predominante (puntos C a D). Esta porción del asa a veces se dibuja con fines ilustrativos como un equilibrio entre el aumento temprano de la presión sistólica hasta su punto máximo y su posterior disminución en la sístole hasta el punto en que se cierra la válvula aórtica. A veces también se dibuja para representar los primeros ~ 1/3 de la sístole que conducen al punto máximo de presión sistólica por eyección rápida, seguidos de los últimos 2/3 de descenso desde el punto máximo hasta el punto en que las presiones ventriculares se encuentran con la presión diastólica aórtica. En cualquier caso, la presión a lo largo de esta línea durante la eyección es el componente clave de la poscarga a la que se enfrenta el miocardio en contracción. Aumenta en cualquier situación que eleve la presión intraventricular durante la sístole (p. ej., hipertensión sistémica; estenosis de la válvula aórtica) y disminuye cuando la contracción o el gasto ventricular están significativamente deprimidos. El punto D representa la presión y el volumen en el ventrículo al final de la sístole y al inicio de la relajación isovolumétrica en la diástole. A cualquier estado inotrópico determinado, el punto D cae en una línea que representa la mayor presión que el ventrículo puede generar a una precarga determinada. Esta línea es análoga a la curva de longitud-tensión isométrica para el músculo aislado, lo que establece la barrera mecánica que determina qué tan lejos puede ir el acortamiento isotónico. Por lo tanto, la contracción termina aquí. En este punto, la válvula aórtica se cierra, dando lugar al segundo ruido cardiaco, aunque esto tampoco suele indicarse en los diagramas del asa PV. La línea entre D y A representa la fase de relajación isovolumétrica del ciclo cardiaco en el VI. El cambio de volumen, o diferencia, entre el VDTVI y el volumen sistólico terminal ventricular izquierdo (VSTVI) en el diagrama del asa PV es el VS.

El VS está relacionado positivamente con el nivel del estado inotrópico del corazón

La presión y el volumen en el corazón al final de la sístole representan el punto en el que el corazón se ha acortado hasta que la fuerza máxima que puede generar es igual a la poscarga aórtica. Si se analizaran varios ciclos cardiacos que comienzan a distintos VDTVI (precargas) y se procediera contra varias presiones aórticas diferentes (poscargas), surgiría una gráfica lineal de la presión sistólica terminal ventricular *vs.* el VSTVI. No importa qué combinación de contracciones precargadas o poscargadas se utilice para crear la línea; su posición es independiente de las condiciones de carga en el corazón. A esta línea se le llama **relación presión-volumen sistólico terminal** (**RPVST**), y a un determinado estado inotrópico, establece el límite de la extensión del acortamiento que puede producir el músculo cardiaco en contra de una poscarga determinada. *La posición de la RPVST cambia solo por un cambio en el estado inotrópico del corazón.* Por lo tanto, es considerada como un indicador ideal de contractilidad miocárdica, y esta línea se incluye a menudo en los diagramas del asa PV para indicar diversos efectos inotrópicos en el asa. En relación con un corazón normal, una influencia inotrópica positiva rotará la RPVST hacia arriba y hacia la izquierda, mientras que una influencia inotrópica negativa la rotará hacia abajo y hacia la derecha. La consecuencia de dicho desplazamiento para el corazón entero es que, a cualquier poscarga y precarga determinadas, el VS aumenta con una influencia inotrópica positiva y disminuye con una influencia inotrópica negativa (fig. 13-9A, líneas 3 y 1, respectivamente).

El VS aumenta con un incremento en la precarga o una disminución en la poscarga

En cualquier estado inotrópico determinado, los cambios en las condiciones de carga alterarán el VS cardiaco. En la figura 13-9B, los ciclos cardiacos 1, 2 y 3 ocurren con la misma poscarga y estado inotrópico, pero a diferentes VDTVI y, por lo tanto, precargas. A medida que el VDTVI aumenta, la longitud inicial del músculo del que procede la contracción miocárdica también aumenta. Una vez que se inicia la contracción, el corazón expulsa sangre hasta que la presión y el volumen que quedan en el ventrículo se igualan con la RPVST. Como puede observarse en la figura, un mayor VDTVI inicial da como resultado un mayor VS. Esta relación fue descubierta por Ernest Starling a principios de la década de 1900 y hoy en día se conoce como la **ley del corazón de Starling** (también llamada regulación heterométrica del VS). En términos simples, esta ley establece que *"entre más se llena el corazón, más bombea".* La relación entre el llenado ventricular y el volumen de salida del corazón es importante tanto en ajustes fisiológicos como en condiciones patológicas que afectan el gasto cardiaco (GC).

La poscarga tiene un impacto negativo sobre el VS en el corazón, como se muestra en la figura 13-9C. Cada uno de los tres ciclos cardiacos en esta figura comienza desde los mismos VDTVI y estado inotrópico, pero procede contra tres diferentes poscargas. La sangre no puede ser expulsada del corazón hasta que la presión del VI alcanza a la presión aórtica prevaleciente. Como puede verse en la figura, cuando el ventrículo se contrae contra poscargas más grandes (presión), no se acorta mucho antes de encontrarse con

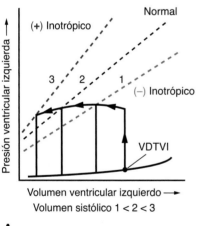

A

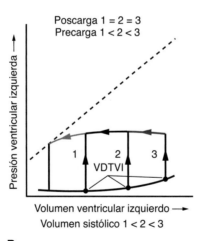

B

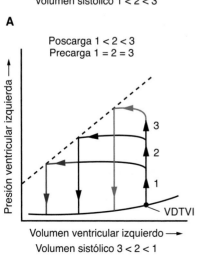

C

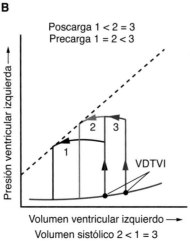

D

Figura 13-9 **Determinantes del VS mostradas por las representaciones del asa presión-volumen del ciclo cardiaco. (A)** Efecto del estado inotrópico sobre el VS a un volumen diastólico terminal ventricular izquierdo (VDTVI) y presión arterial determinados. **(B)** Efecto de los cambios en el VDTVI sobre el VS a una presión arterial y estado inotrópico constantes (relación de Frank-Starling). **(C)** Efecto inmediato de los cambios en la poscarga sobre el VS ventricular a un VDTVI constante. **(D)** Cambios en el VDTVI luego de un aumento inicial en la poscarga y durante el siguiente ciclo. *Rojo,* efecto aumentado; *azul,* efecto disminuido.

la RPVST. Esto da como resultado un menor VS en comparación con las contracciones que proceden contra poscargas más bajas. También indica que bombear contra una presión arterial elevada tendrá un efecto nocivo sobre el gasto cardiaco a menos que entren en juego ciertos mecanismos compensatorios. Uno de estos mecanismos se muestra en la figura 13-9D. El ciclo cardiaco 1 en esta figura representa la contracción a VDTVI normal en contra de una presión arterial normal. El asa 2 (*línea azul*) representa la primera contracción contra una presión arterial elevada a partir del mismo VDTVI, y resulta en una reducción del VS. Sin embargo, este VS reducido significa que el corazón no se vació hasta su volumen residual normal al final de la sístole. En otras palabras, el volumen en el corazón antes de su siguiente llenado es mayor a lo normal. Por lo tanto, cuando el flujo diastólico normal en el siguiente ciclo cardiaco se añade a este aumento en el volumen residual, crea un aumento en el VDTVI para la siguiente contracción (contracción 3 en la figura, *línea roja*) y, de acuerdo con la ley de Starling, esto da lugar a un aumento del VS. Por lo tanto, dentro de ciertos límites, la regulación heterométrica es un mecanismo que ayuda al corazón a mantener un VS normal cuando se ve obligado a expulsar sangre en contra de una presión arterial elevada.

La ley de Starling del corazón tiene otras consecuencias importantes a nivel fisiológico. El mecanismo de Starling es responsable del sorprendente balance en el flujo de salida entre los ventrículos izquierdo y derecho. Por ejemplo, si el flujo de salida en el corazón derecho excede de manera súbita al del izquierdo, el flujo de entrada hacia el VI también aumenta, incrementando el VDTVI y por lo tanto el flujo de salida subsecuente del VI; el mismo balance ocurrirá si el flujo de salida del corazón derecho disminuye de manera súbita. De esta manera, la ley de Starling automáticamente se asegura de que los flujos de salida de los ventrículos derecho e izquierdo siempre sean iguales.

En la insuficiencia cardiaca, la incapacidad de las células cardiacas individuales para contraerse de forma normal (un efecto inotrópico negativo) puede compensarse en cierta forma por el hecho de que una eyección, o VS, reducida causa que la sangre se acumule y regrese al VI, lo que aumenta el VDTVI y de manera subsecuente el VS. Además, en la insuficiencia cardiaca, mecanismos compensatorios adicionales actúan a través de los riñones para aumentar la retención de sal y agua en el cuerpo e incrementar el volumen de sangre circulante, la mayor parte del cual se distribuye de forma natural a las venas. Esto aumenta la presión venosa y por lo tanto el llenado del corazón durante la diástole, lo que incrementa el VS a través de la ley de Starling.

La ley de Starling actúa para atenuar los cambios en el gasto cardiaco causados por los cambios en la frecuencia cardiaca. Cuando el corazón es estimulado a una frecuencia más baja, como cuando se hace desde el nódulo auriculoventricular o las fibras de Purkinje, el efecto dañino sobre el gasto cardiaco se mitiga en cierta forma por la mayor cantidad de tiempo que tienen los ventrículos para llenarse en la diástole como resultado de ese ritmo lento. Este incremento del llenado aumenta el VS con cada contracción de acuerdo con la ley de Starling y ayuda a aumentar el gasto cardiaco, que de otro modo estaría comprometido por la frecuencia cardiaca lenta.

Aunque la ley de Starling aplica cualitativamente al corazón en cualquier condición, su efecto cuantitativo se atenúa cuando la distensibilidad del miocardio disminuye. Cuando el corazón está rígido, hay poco estiramiento del miocardio con un llenado ventricular normal y la cantidad de aumento de precarga obtenida con cualquier nivel de llenado es inferior a la normal. En consecuencia, los volúmenes sistólicos subsecuentes quedan comprometidos. La reducción de la distensibilidad ventricular

es una secuela común de la hipertrofia miocárdica secundaria a las sobrecargas crónicas de la presión del VI y es especialmente problemática cuando es resultado de la formación de tejido cicatricial en el corazón después de un infarto de miocardio, inflamación crónica de los tejidos cardiacos o procesos infiltrativos causados por infecciones. Por lo tanto, la reducción del VS y del gasto cardiaco como consecuencia de la reducción de la distensibilidad ventricular es un problema de llenado del corazón, afección que se denomina **insuficiencia cardiaca diastólica**.

Algunas veces puede haber sangrado entre los ventrículos y el pericardio, como cuando se punciona accidentalmente una arteria coronaria durante un procedimiento de cateterización. Este sangrado, llamado **taponamiento cardiaco**, comprime los ventrículos, dificultándoles la expansión durante la diástole, lo que reduce el llenado diastólico y los volúmenes sistólicos subsecuentes. Puede ocurrir una situación similar a causa del tejido cicatricial después de una pericarditis, en la cual el pericardio inflamado eventualmente se adhiere al tejido epicárdico. Este padecimiento esencialmente envuelve el corazón en un tejido rígido, lo que a su vez impide el estiramiento de las cámaras cardiacas con el llenado ventricular.

DETERMINANTES DE LA DEMANDA DE OXÍGENO MIOCÁRDICO Y EVALUACIÓN CLÍNICA DEL DESEMPEÑO CARDIACO

El corazón representa solo 0.3% del peso total del cuerpo adulto, sin embargo, utiliza ~ 7% del consumo total de oxígeno del cuerpo. Debido a los altos requerimientos de O_2 del corazón, este órgano utiliza una amplia variedad de sustratos metabólicos. Dos terceras partes de las necesidades de energía del miocardio se derivan del metabolismo de los ácidos grasos debido a que, en una base molar, estos compuestos generan más ATP que la glucosa o los aminoácidos. El metabolismo de la glucosa aporta alrededor de 20% de las necesidades energéticas del corazón, y el resto de las necesidades son satisfechas mediante el metabolismo del lactato, el piruvato, los aminoácidos y ciertas cetonas.

La demanda miocárdica de oxígeno es la mitad de la coincidencia crítica necesaria entre el aporte y la demanda de oxígeno en el corazón. La isquemia miocárdica se produce siempre que la demanda excede al aporte, y la comprensión de cómo diversas variables fisiológicas y fisiopatológicas alteran la demanda de oxígeno del miocardio es importante en la práctica médica clínica. Cualquier índice que pueda predecir la demanda cardiaca de O_2 bajo una variedad de condiciones hemodinámicas es invaluable para la práctica de la medicina clínica. Dicho esto, actualmente no existen índices perfectos para la determinación de la demanda miocárdica de oxígeno en todos los entornos clínicos. Aun así, los esfuerzos por desarrollar un índice de este tipo han mejorado nuestra comprensión de los factores que alteran la demanda de oxígeno en el corazón. Esta información ha demostrado ser invaluable en el tratamiento de la enfermedad cardiovascular y las crisis cardiovasculares agudas en el contexto clínico.

El aumento de la poscarga aumenta la demanda miocárdica de oxígeno más de lo que lo hacen el aumento de la precarga, el acortamiento o el estado inotrópico

La salida de energía de un sistema se define como la suma de la producción de calor y trabajo. El trabajo a su vez, se define como una fuerza que actúa a lo largo de una distancia (trabajo = fuerza × distancia). Si se aplica al trabajo realizado por el VI, el trabajo se expresa como el producto del VS (el equivalente en distancia) y la presión arterial, la presión ventricular o el estrés sobre la pared durante la sístole (el equivalente en fuerza). También puede determinarse a través del área circunscrita por la representación del asa presión-volumen en el ciclo cardiaco.

En el corazón, la energía del metabolismo oxidativo debe utilizarse tanto para generar presión como para bombear sangre (p. ej., generar fuerza y movimiento). Por lo tanto, parecería que la determinación del trabajo cardiaco sería una forma en la que podría establecerse la demanda de oxígeno del corazón. Sin embargo, aunque los cambios en el trabajo miocárdico alteran el consumo miocárdico de oxígeno, el trabajo por sí solo es un mal indicador cuantitativo de la magnitud de la demanda de oxígeno en el corazón. Basándose en las matemáticas de la física básica, no hay distinción entre una cantidad determinada de trabajo cardiaco que es resultado de la eyección de un VS grande en contra de una presión baja, o un VS pequeño expulsado en contra de una presión alta; el valor numérico de cada cantidad de trabajo será el mismo. No obstante, en el corazón se requiere mucho más oxígeno para generar fuerza que para acortarla. Por esta razón, *se requiere más oxígeno para realizar un mayor trabajo cardiaco como resultado de un incremento en el estrés cardiaco en comparación con el requerido para realizar un mayor trabajo como consecuencia de un aumento en el VS.* En otras palabras, el bombear en contra de una tensión de pared más alta ($S = P \times r/w$) consume más oxígeno que el bombear a un flujo de salida más alto (mayor VS o gasto cardiaco), incluso si el trabajo total es cuantitativamente el mismo para ambos. Estas diferencias deben tenerse en cuenta al estimar los cambios en la demanda miocárdica de oxígeno en condiciones fisiopatológicas. Más allá del consumo basal de oxígeno requerido para el funcionamiento de las bombas en la membrana y la actividad celular básica, se han identificado cuatro determinantes principales del aumento de la demanda de oxígeno en el corazón; estos son:

1. *El aumento en la presión sistólica (o, más precisamente, el estrés sobre la pared ventricular).*
2. *El aumento en la extensión del acortamiento muscular (o VS).*
3. *El aumento de la frecuencia cardiaca.*
4. *Los estímulos inotrópicos positivos.*

Se han utilizado combinaciones de las variables hemodinámicas como estimadores de la demanda de oxígeno en el corazón, así como el doble producto o presión sistólica × frecuencia cardiaca y el índice tensión-tiempo (el área bajo la curva de la presión sistólica ventricular izquierda) como predictores de la demanda cardiaca de oxígeno. Los cambios en estos indicadores reflejan modificaciones en las necesidades de oxígeno del corazón causadas por los cambios en la frecuencia cardiaca y la generación de fuerza. Sin embargo, esos indicadores a menudo fallan en instancias en las que ciertos medicamentos, como los agonistas β-adrenérgicos, producen efectos inotrópicos y cronotrópicos (frecuencia cardiaca) positivos sobre el corazón, mientras que sus efectos vasodilatadores causan una caída en la presión arterial. Los indicadores basados en la RPVST pueden proporcionar estimados precisos de la demanda cardiaca de O_2 relacionados con cambios en el estado inotrópico del corazón, pero dichas determinaciones de relaciones son difíciles en un contexto clínico y por lo general no se utilizan.

Incluso sin que exista un buen indicador que actúe como predictor de la demanda cardiaca de oxígeno, resulta útil al clínico el simplemente identificar factores que han demostrado alterar la demanda miocárdica de oxígeno. Por ejemplo, la hipertensión arterial sistémica aguda o crónica, o la presión arterial alta, aumenta enormemente la carga de estrés sobre el corazón y, por lo tanto, incrementa la demanda de oxígeno. De forma similar, el ejercicio aumenta la frecuencia cardiaca, la contractilidad miocárdica y, en

personas sin una buena condición física, también la presión arterial, factores que actúan de forma sinérgica para crear un gran aumento en la demanda miocárdica de oxígeno. Por lo tanto, en pacientes con compromiso de la circulación coronaria resultado de ateroesclerosis, es útil saber que la disminución de la presión arterial y la frecuencia cardiaca reducirán la posibilidad de que la demanda cardiaca de oxígeno exceda el aporte de oxígeno al corazón.

Se utilizan la fracción de eyección y las evaluaciones hemodinámicas como indicadores clínicos simples del desempeño miocárdico

La evaluación clínica de la condición del corazón en los pacientes es tecnológicamente demandante. Aunque existen muchas tecnologías y dispositivos disponibles para evaluar al corazón, su implementación requiere habilidades especializadas en cardiología. Aun así, existen algunas formas relativamente simples de estimar el desempeño cardiaco que el médico puede utilizar.

Los médicos pueden obtener una imagen bidimensional de los cambios en el tamaño de las cámaras ventriculares durante el ciclo cardiaco mediante el uso de las imágenes de ultrasonido empleadas en la ecocardiografía. Puede estimarse el área de corte transversal de la cámara ventricular durante la sístole y la diástole a partir de estas imágenes en tiempo real, y puede utilizarse para estimar el VS del corazón. El cambio en las áreas entre la diástole y la sístole se expresa como el porcentaje del área durante la diástole, y se denomina **fracción de eyección**. En corazones normales, hay 45 a 67% de fracción de eyección; los valores ≤ 40% indican un desempeño alterado. De forma similar, el uso de la tecnología eco-Doppler con la ecocardiografía puede derivar la salida de volumen con cada contracción del corazón mediante la conversión de la velocidad del flujo y el diámetro aórticos en estimaciones de la salida de flujo con cada latido. Esto puede utilizarse para estimar el gasto cardiaco o convertirse en volúmenes sistólicos y utilizarse para calcular una fracción de eyección.

Ha sido difícil desarrollar variables que reflejen los cambios en el estado inotrópico del corazón, y a menudo se utilizan con base en lo que funciona razonablemente bien en la clínica. Por ejemplo, una tasa máxima de aumento en la presión en el VI durante la contracción isovolumétrica (dP/dt máxima) ha demostrado reflejar alteraciones en la contractilidad miocárdica, mientras que la mayoría no se ve afectada por cambios en la precarga o poscarga. Una dP/dt máxima < 1 200 mm Hg/s indica una contractilidad miocárdica anormalmente baja.

Bajo ciertas condiciones, se pueden realizar inferencias acerca del estado inotrópico del corazón a partir de la inspección de gráficas del VS, el GC o el trabajo sistólico *vs.* la precarga (VDTVI, PDTVI o PCP). Por ejemplo, la única forma en que el VS de un paciente puede disminuir o permanecer sin cambios ante un incremento en la precarga ventricular es si su corazón está expuesto a una influencia inotrópica negativa. Por el contrario, el aumento en el VS ante una precarga sin cambios o disminuida indica que el corazón está bajo una influencia inotrópica positiva.

Existen ciertas circunstancias fisiológicas y patológicas que se sabe modifican las condiciones de carga del corazón. Por ejemplo, los medicamentos que relajan el músculo liso venoso disminuyen la presión venosa central y por lo tanto la presión en la aurícula derecha, lo que reduce el llenado del corazón y la precarga ventricular. Esto tiende a disminuir el volumen sistólico y puede causar síncope en una persona. El estar de pie causa acumulación de sangre en las extremidades inferiores y disminuye la presión en la aurícula derecha con un efecto similar a menos que el cuerpo corrija esta situación a través de la activación de los nervios simpáticos que van hacia las venas (*véase* capítulo 17). Esto ocurre en personas sanas normales. Sin embargo, los medicamentos utilizados para tratar ciertas enfermedades cardiovasculares, como la hipertensión y la isquemia miocárdica, pueden contrarrestar este reflejo correctivo al relajar directamente el músculo liso vascular. Este efecto en las venas causa una caída en la precarga cuando el paciente que toma estos medicamentos se pone de pie desde una posición supina. La nitroglicerina en particular, que se utiliza para tratar la angina, dilata, de forma preferencial, las venas más que las arterias. Las personas que toman estos medicamentos son susceptibles a desmayarse al estar de pie debido a un exceso de acumulación de sangre en las venas. Esta acumulación causa una caída precipitada en la presión de la aurícula derecha, una reducción en el gasto cardiaco y una presión arterial baja de forma transitoria (hipotensión postural). Por el contrario, el acostarse y elevar las piernas aumenta la presión en la aurícula derecha y el volumen sistólico del corazón a través del mecanismo de Starling.

La contracción del músculo esquelético comprime las venas en los músculos de forma externa, lo que aumenta la presión venosa y fuerza la sangre de regreso al corazón, que luego aumenta la precarga. Este factor aumenta el flujo de salida ven-

tricular durante el ejercicio. La falta de contracción, como la que ocurre en alguien que permanece de pie durante periodos muy prolongados, impide la acción "compresiva" del músculo esquelético y, por lo tanto, puede conducir a la acumulación de sangre en las extremidades inferiores y causar un desmayo.

Además de los factores que alteran las condiciones de carga en el corazón, el miocardio también está sometido a numerosas influencias inotrópicas químicas. Ciertas hormonas, neurotransmisores y medicamentos afectan la contractilidad del corazón. La lista de inótropos químicos positivos y negativos que actúan sobre el corazón es demasiado amplia para enumerarla aquí y no es objeto de este texto. A nivel fisiológico, cualquier condición que active al sistema nervioso simpático aumentará la contractilidad miocárdica. Por el contrario, las condiciones que activan al nervio vago que inerva al corazón o que inhiben la actividad simpática pueden tener un efecto inotrópico negativo en el corazón. Estas condiciones se discuten en capítulos posteriores en este texto. La isquemia miocárdica es una condición inotrópica negativa conocida. Fármacos clínicos comunes como los anestésicos, los analgésicos, los medicamentos antiarrítmicos, los bloqueadores de los receptores beta y los antagonistas del Ca^{2+} son agentes inotrópicos negativos.

ENFOQUE CLÍNICO | 13-2

Insuficiencia cardiaca y mecánica muscular

La insuficiencia cardiaca es una condición en donde el corazón es incapaz de mantener el suficiente flujo de salida para satisfacer las necesidades metabólicas normales del cuerpo. En su forma más leve, hay una fracción de eyección del ventrículo izquierdo anormalmente baja que no causa síntomas evidentes en el paciente. En su forma más grave, puede causar malestar físico aun en reposo y hacer que un individuo sea incapaz de realizar todos los días actividades físicas simples. Una vez que comienza, por lo general se vuelve más grave en un periodo de meses o años como resultado del deterioro progresivo del músculo ventricular y la remodelación de las paredes y cámaras ventriculares con aumento del tamaño de la cámara, aumento de la tensión de la pared y reducción de la distensibilidad. Este último factor deteriora el llenado ventricular y la precarga y exacerba la insuficiencia cardiaca. La progresión de los factores patológicos que alteran el gasto cardiaco, como la hipertensión crónica, la isquemia miocárdica recurrente o el infarto, la diabetes mellitus, etcétera, también contribuye al desarrollo de esta enfermedad. El término *insuficiencia cardiaca congestiva* (ICC) se refiere a la congestión de líquido en los pulmones que con frecuencia acompaña a la insuficiencia cardiaca. Sin embargo, una persona puede tener un desempeño ventricular alterado sin congestión pulmonar, o puede tener congestión de líquido independientemente de un corazón que funcione mal. Aunque los mecanismos patogénicos que pueden conducir a la insuficiencia cardiaca son muchos, son complejos y no se comprenden del todo, sus consecuencias mecánicas se comprenden con mayor claridad.

Las formas más comunes de insuficiencia cardiaca involucran la alteración de la función sistólica, que puede observarse gráficamente por una rotación hacia abajo y hacia la derecha en la relación presión-volumen sistólico terminal (RPVST) en un diagrama de asa presión-volumen (*véase* fig. 13-9A). En la ICC, la retención de sal y agua por el cuerpo y la contractilidad reducida del corazón con insuficiencia se combinan para incrementar el volumen diastólico terminal ventricular izquierdo (VDTVI). Aunque esto ayuda a aumentar el volumen sistólico en el corazón debilitado, este corazón no puede acortarse tanto y con una velocidad normal a poscargas normales. Este efecto negativo es mucho mayor que cualquier beneficio conferido por un VDTVI mayor de

lo normal. En consecuencia, la salida sistólica está disminuida en el corazón con insuficiencia a pesar del aumento de la precarga. Sin embargo, la disminución de la pendiente de la RPVST y la relación de Starling aplanada (volumen sistólico en función del VDTVI; *véase* fig. 13-7) alteran los efectos mecánicos en un corazón que falla a los *cambios* en la poscarga y la precarga en comparación con los efectos de los cambios en las condiciones de carga en un corazón normal. Una comparación simple de las asas presión-volumen en un corazón con insuficiencia *vs.* un corazón normal mostrará que la reducción en la poscarga produce un aumento mucho mayor en el volumen sistólico en el primero que en el segundo (*véase* fig. 13-9). Además, la relación de Starling más aplanada en el corazón con insuficiencia indica que una reducción en el VDTVI o la presión diastólica terminal ventricular izquierda (PDTVI) tendrán un efecto menor para reducir el volumen sistólico en el corazón con insuficiencia que en el corazón normal (*véase* fig. 13-7). En resumen, *el flujo de salida de un corazón con insuficiencia es más sensible a los cambios en la poscarga y menos sensible a los cambios en la precarga en comparación con un corazón normal.* Esta propiedad es tanto un beneficio como un obstáculo en el tratamiento de la insuficiencia cardiaca. Significa que los vasodilatadores tendrán beneficios especialmente buenos en pacientes con insuficiencia cardiaca, ya que una reducción en la presión arterial causada por la dilatación arterial aumentará en gran medida el volumen sistólico, mientras que cualquier efecto venodilatador que de otro modo reduciría el volumen sistólico quedará atenuado. Este último efecto de Starling, silenciado, le permite al médico reducir el volumen de líquido en el paciente para aliviar la congestión sistémica y pulmonar sin tener un impacto importante sobre la salida sistólica. Sin embargo, también quiere decir que un paciente con insuficiencia cardiaca es en extremo hipersensible a los efectos negativos de cualquier incremento en la presión arterial sistémica para reducir el volumen sistólico y, al mismo tiempo, tampoco puede obtener el beneficio de aumentar el flujo de salida al incrementar la precarga sin que esto dé como resultado una congestión pulmonar y sistémica. Esto enfatiza la importancia de la necesidad de evitar factores que aumenten la presión arterial o la retención de sal y agua en el manejo clínico de los pacientes con ICC. ∎

GASTO CARDIACO

El **gasto cardiaco** (**GC**) se define como el volumen de sangre expulsado del corazón por unidad de tiempo y es el producto de la frecuencia cardiaca (FC) y el volumen sistólico (VS):

$$GC = VS \times FC \qquad (1)$$

Los valores en reposo habituales para los adultos son de 5 a 6 L/min, pero pueden elevarse hasta > 25 L/min durante el ejercicio intenso. El GC dividido entre el área de superficie corporal se conoce como **índice cardiaco**. Cuando es necesario normalizar el GC para comparar gastos entre personas de diferentes tamaños, se puede utilizar ya sea el índice cardiaco o el GC dividido entre el peso corporal.

Los factores previamente comentados que alteran el VS, así como los factores que alteran la FC, se combinan para producir un efecto general sobre el GC y se mencionan en la tabla 13-1. Si la FC permanece constante, el GC aumenta en proporción al volumen sistólico, y por lo tanto, los factores que aumentan el VS pueden aumentar el GC. Si el VS permanece constante, el GC aumenta en proporción a una FC de hasta 180 latidos/min.

El gasto cardiaco se mantiene a lo largo de un amplio rango de frecuencias cardiacas a través de la interacción recíproca entre la frecuencia cardiaca y el volumen sistólico

La frecuencia cardiaca puede variar desde ~ 50 latidos/min en una persona con buena condición física en reposo, hasta > 180 latidos/min durante el ejercicio máximo. Sin embargo, como se mencionó, los cambios en la FC no necesariamente causan cambios proporcionales en el GC, ya que la FC afecta de forma inversa al volumen sistólico. A medida que la FC aumenta, la duración del ciclo cardiaco y la diástole disminuyen, reduciendo el tiempo disponible para el llenado ventricular. Esto hace que el volumen diastólico terminal y por lo tanto, el volumen sistólico, disminuyan. Eventos en el miocardio compensan en cierto grado la disminución en el tiempo disponible para el llenado. Pri-

---

TABLA 13-1 Factores que influyen en el gasto cardiaco

Efectos positivos

Aumentar el gasto cardiaco

Aumento de la longitud de las fibras al final de la diástole (ley de Starling, efecto de precarga)

Aumento del volumen o la presión diastólicos terminales ventriculares

Disminución de la poscarga (disminución de la presión aórtica o estrés sobre la pared del ventrículo izquierdo)

Aumento de la contractilidad (estado inotrópico)

Estimulación simpática a través de la noradrenalina actuando sobre receptores β_1

Adrenalina circulante actuando sobre receptores β_1 (menor)

Aumento de la frecuencia cardiaca (efecto inotrópico positivo relacionado con la frecuencia por latido)

Medicamentos inotrópicos positivos (p. ej., digital, agonistas del receptor β e inhibidores de la fosfodiesterasa)

Hipertrofia excéntrica (p. ej., aumento del tamaño de la cámara del ventrículo izquierdo en respuesta al ejercicio aeróbico)

Efectos negativos

Disminuir el gasto cardiaco

Disminución de la longitud de las fibras al final de la diástole (ley de Starling, efecto de precarga)

Disminución del volumen o la presión diastólicos terminales ventriculares

Disminución de la distensibilidad ventricular con llenado deficiente (hipertrofia concéntrica, taponamiento cardiaco, adherencias pericárdicas y tejido cicatricial)

Aumento de la poscarga (aumento de la presión aórtica, presión sistólica ventricular o estrés sobre la pared del ventrículo izquierdo)

Aumento en el radio ventricular

Medicamentos inotrópicos negativos (bloqueadores de los canales de calcio, anestésicos generales, barbitúricos, bloqueadores β, toxicidad por metales pesados, alcoholismo crónico)

Enfermedad (enfermedad arterial coronaria, miocarditis, cardiomiopatía, etc.)

Isquemia miocárdica e infarto

Taquicardias ventriculares y supraventriculares (tiempo de llenado deprimido)

Frecuencia cardiaca irregular

Fibrilación auricular con arritmias ventriculares irregulares

Estenosis de la válvula aórtica (obstrucción del tracto de salida)

Estenosis de la válvula mitral (llenado diastólico reducido)

mero, los aumentos en la FC reducen la duración del potencial de acción y, por lo tanto, la duración de la sístole, de modo que el tiempo disponible para el llenado diastólico disminuye menos de lo que lo haría si la frecuencia se modificara a través de un cambio solo en la duración de la diástole. Segundo, las FC más rápidas se acompañan de un incremento en la fuerza de contracción debido al aumento del inotropismo a frecuencias elevadas (efecto de acumulación de calcio). Este efecto inotrópico mitiga parte del compromiso del volumen sistólico que se produciría por el acortamiento de la diástole en frecuencias cardiacas elevadas. (A este efecto algunas veces se le llama *treppe* o *fenómeno de escalera*).

Sin embargo, la relación recíproca entre la FC y la duración de la diástole puede tener un efecto positivo cuando la FC es baja. A medida que la FC cae, la duración de la diástole ventricular aumenta, y una mayor duración de la diástole resulta en un mayor llenado ventricular, un aumento en la longitud de las fibras al final de la diástole, y por lo tanto un aumento en el volumen sistólico. Este aumento del VS compensa de alguna forma la reducción en la FC. Este equilibrio funciona hasta que la FC es < 20 latidos/min. En este punto, aumentos adicionales en la longitud de las fibras al final de la diástole no pueden incrementar más el volumen sistólico debido a que se ha alcanzado el máximo de la curva de función ventricular. A frecuencias cardiacas < 20 latidos/min, el GC cae en proporción a la disminución de la FC.

Los cambios en la frecuencia cardiaca se producen a través de la activación recíproca de los nervios parasimpáticos y simpáticos que inervan al corazón

Los cambios fisiológicos normales en la FC se producen por cambios recíprocos en la actividad de los nervios parasimpáticos (vago) y simpáticos que inervan el nódulo sinoauricular (SA). Los efectos vagales predominan en relación con la FC, de modo que la FC se mantiene a un nivel más bajo del que tendría si solo estuviera marcada por el nódulo SA sin ninguna influencia autonómica presente. Sin embargo, el disminuir la actividad vagal y aumentar la actividad nerviosa simpática al corazón acarrea aumentos en la FC. Los cambios opuestos en ambas ramas del sistema nervioso autónomo dan como resultado una disminución de la FC.

La liberación de noradrenalina por los nervios simpáticos, como ocurre durante el ejercicio, no solo aumenta la FC (*véase* capítulo 12), sino que también incrementa drásticamente la fuerza de contracción en el corazón a través de su efecto inotrópico positivo y contrae las venas para aumentar el llenado diastólico. Además, la noradrenalina aumenta la velocidad de conducción en el corazón, lo que resulta en una eyección de sangre de los ventrículos más rápida y eficiente. Estos efectos, resumidos en la figura 13-10, mantienen el volumen sistólico a medida que aumenta la FC cuando el sistema nervioso simpático se activa. Por lo tanto, el efecto de la FC sobre el GC depende de la extensión de los cambios concomitantes en el llenado y la contractilidad ventriculares. Estos últimos factores de volumen sistólico garantizan que el GC aumente de forma proporcional a lo largo de un rango amplio, cuando la FC aumenta fisiológicamente.

En resumen, los cambios en el volumen sistólico y en la FC regulan el GC. El volumen sistólico es influido por la fuerza contráctil del miocardio ventricular y por la fuerza que se opone a la eyección (la presión aórtica o poscarga). La fuerza contráctil miocárdica depende del alargamiento de las fibras ventriculares al final de la diástole (ley de Starling) y de la contractilidad del miocardio. La contractilidad está influida por cuatro factores principales:

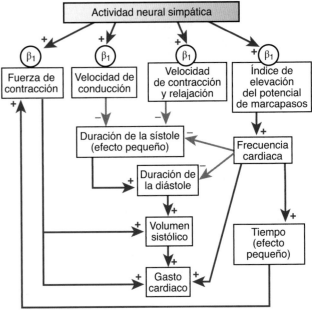

Figura 13-10 **Efectos del aumento de la actividad neural simpática sobre la frecuencia cardiaca, el volumen sistólico y el gasto cardiaco (GC).** Varios efectos de la noradrenalina en el corazón compensan la disminución de la duración de la diástole y mantienen el volumen sistólico relativamente constante, de modo que el GC aumenta al incrementarse la frecuencia cardiaca. La noradrenalina liberada desde los nervios simpáticos a las venas aumenta la presión de llenado venoso hacia el corazón y ayuda a aumentar el volumen sistólico durante la aceleración sistémica nerviosa simpática de la frecuencia cardiaca (efecto no mostrado). Las *líneas rojas* indican influencias estimulantes. Las *líneas azules* indican influencias inhibidoras.

1. La noradrenalina liberada por los nervios simpáticos cardiacos y, en mucho menor medida, la noradrenalina y la adrenalina circulantes producidas por la médula suprarrenal.
2. Ciertas hormonas y medicamentos, incluyendo el glucagón, el isoproterenol y la digital (que aumentan la contractilidad), y los anestésicos (que reducen la contractilidad).
3. Estados de enfermedad, como la enfermedad arterial coronaria, la miocarditis, la toxemia bacteriana y las alteraciones en los electrolitos plasmáticos y en el equilibrio acidobásico.
4. Cambios intrínsecos en la contractilidad con cambios en la FC.

Se utilizan múltiples técnicas para medir el gasto cardiaco

La capacidad para medir el GC es importante para la realización de estudios fisiológicos que involucran al corazón, y para manejar problemas clínicos en pacientes con cardiopatía o insuficiencia cardiaca. En la práctica clínica actual, el GC en un individuo es estimado más a menudo como el producto de la FC, obtenida por el ECG, y el volumen sistólico, obtenido por ecocardiografía, flujo Doppler u otra técnica de estimación. Las técnicas de dilución térmica para la medición del CO también se utilizan actualmente en determinadas aplicaciones quirúrgicas (p. ej., durante la corrección de defectos cardiacos congénitos en lactantes) y han sustituido a las antiguas técnicas de dilución de colorantes en las aplicaciones clínicas. Otra técnica más antigua de medición del CO, denominada método de Fick, explotaba los principios de conservación de la masa para obtener mediciones muy precisas del gasto cardiaco. Sin embargo, esta técnica requería mediciones complicadas e invasivas del consumo de oxígeno corporal junto con el contenido de oxígeno en sangre arterial y auricular derecha, lo que hacía que este método fuera poco práctico para su uso en la medicina clínica moderna.

Medición del gasto cardiaco mediante indicador de colorante y técnicas de termodilución

El uso del balance de masa para medir el GC se entiende mejor considerando la medición de un volumen desconocido de líquido en un vaso. Dispersando una cantidad conocida de colorante en el líquido, y luego midiendo la concentración de colorante en una muestra del líquido, se puede determinar el volumen. Debido a que la masa se conserva, la cantidad de colorante (A) en el líquido es igual a la concentración de colorante en el líquido (C) multiplicada por el volumen de líquido (V), A = C × V. Dado que el valor de A se conoce y C puede medirse, se puede calcular V como V = A/C.

Cuando se aplica el principio del balance de masa al GC, la meta es medir el volumen de sangre que fluye a través del corazón por unidad de tiempo. Se inyecta una cantidad conocida de colorante u otro indicador, y se mide la concentración del colorante o indicador conforme pasa el tiempo. A este método para determinar el GC se le llama **técnica de dilución del indicador**. En esta aplicación se inyecta una cantidad conocida del indicador (A) en la circulación y se toman muestras seriadas de sangre corriente abajo luego de que se le ha dado al indicador oportunidad de mezclarse con la sangre (fig. 13-11). Por lo regular se inyecta el indicador en el lado venoso de la circulación (a menudo en el ventrículo derecho o en la arteria pulmonar, pero en algunas ocasiones se inyecta directo en el ventrículo izquierdo) y se toman las muestras en una arteria distal. La concentración resultante de indicador en la sangre arterial distal (C) cambia con el tiempo.

Primero, la concentración aumenta a medida que la porción del indicador arrastrada por la sangre que se mueve más rápido llega al punto de muestreo arterial. La concentración se eleva hasta un punto máximo a medida que la mayoría del indicador llega, y cae a medida que llega el indicador arrastrado por la sangre de movimiento más lento. Antes de que las últimas trazas del indicador lleguen, el indicador arrastrado por la sangre que fluye a través de las vías más cortas llega nuevamente (recirculación). Para corregir esta recirculación se asume que la pendiente hacia abajo de la curva es semilogarítmica y que el valor arterial es extrapolado a una concentración de indicador de cero. La concentración promedio de indicador puede determinarse integrando el área del trazado de la concentración del indicador de forma continua a partir de su primera aparición (t_1) hasta su desaparición (t_2). Se determina la concentración promedio durante ese periodo (C_{prom}) y se calcula el GC de la siguiente forma:

$$GC = A/[C_{prom}(t_1 - t_2)] \qquad (2)$$

Nótese la similitud entre esta ecuación y la utilizada para calcular el volumen en un vaso. A la izquierda está el volumen por minuto (en lugar del volumen, como en el ejemplo del vaso). En el numerador a la derecha está la cantidad de indicador (A) y en el denominador está la concentración promedio con el paso del tiempo (en lugar de la concentración absoluta, como en el ejemplo del vaso). La concentración, el volumen y la cantidad aparecen en ambos ejemplos, pero el tiempo está presente en el denominador en ambos lados en la ecuación 2.

Una mejor manera de determinar el GC por el método de dilución del "indicador" involucra el proceso de **termodilución**. Se coloca un catéter de Swan-Ganz (un catéter blando, dirigido a favor del flujo, con un balón en la punta) en una vena grande y se

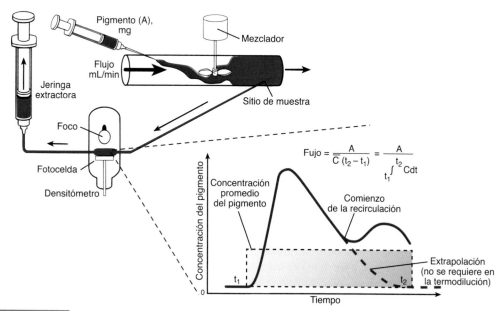

Figura 13-11 **Ilustración del método de dilución del indicador para determinar el flujo.** El volumen por minuto que fluye en el tubo es igual a la cantidad de indicador (en este ejemplo, un colorante inyectado [A] dividido entre la concentración promedio del colorante [C] en el sitio de la muestra, multiplicado por el tiempo entre la aparición [t_1] y desaparición [t_2] del colorante). La pendiente hacia abajo de la curva de concentración del colorante muestra los efectos de la recirculación del colorante (*línea remarcada*) y la extrapolación semilogarítmica de la pendiente (*línea punteada*) utilizada para corregir la recirculación. Las técnicas de termodilución para la determinación del flujo funcionan según el mismo principio, pero vuelven a un punto final claro, lo que evita la necesidad de la extrapolación matemática.

lleva hasta la aurícula derecha y el ventrículo, de modo que la punta quede en la arteria pulmonar. El catéter está diseñado para permitir que una cantidad conocida de solución salina helada sea inyectada del lado derecho del corazón a través de un puerto en el catéter. Esta solución reduce la temperatura de la sangre que la rodea. La magnitud en la disminución de la temperatura depende del volumen de sangre que se mezcla con la solución, lo cual depende del GC. Un termistor en la punta del catéter (localizada corriente abajo en la arteria pulmonar) mide la caída en la temperatura de la sangre. Se puede determinar el GC utilizando cálculos similares a los descritos para el método de dilución del indicador. La ventaja de este método es que no hay recirculación del "indicador", y por lo tanto se puede determinar una medición más precisa del GC. Además se pueden hacer determinaciones del gasto cardiaco con esta técnica repetidamente durante cualquier intervalo porque con este método no hay recirculación del indicador térmico. La medición por termodilución del gasto cardiaco se considera actualmente el estándar de oro para la determinación clínica del GC; todas las demás técnicas se comparan contra este método.

Medición del gasto cardiaco mediante el método de Fick

El **método de Fick** es la manera más antigua para determinar el GC de forma precisa. Aunque es poco práctico para el uso clínico moderno, es muy preciso, y sus principios tienen valor educativo para los estudiantes de medicina.

Este método se basa en la conservación de masa sobre el transporte de oxígeno entre los pulmones y los capilares pulmonares. Para explicarlo, en un estado estable, el oxígeno que abandona los pulmones (por unidad de tiempo) a través de las venas pulmonares debe ser igual al oxígeno que entra a los pulmones a través de la sangre venosa mezclada que regresa desde los órganos sistémicos más el añadido a dicha sangre en los capilares pulmonares a partir del aire que entra a los pulmones durante la **ventilación**. Cuando el cuerpo está en reposo y en un estado estable, sin haber estado expuesto recientemente al ejercicio o al consumo de algún alimento, la cantidad de oxígeno que entra a la sangre a través de los pulmones por minuto es igual a la cantidad consumida por el metabolismo corporal por minuto ($\dot{V}O_2$). Por lo tanto, el O_2 en la sangre que abandona los pulmones es igual a la entrada de O_2 a través de la arteria pulmonar más el O_2 añadido de los pulmones. La salida de O_2 a través de las venas pulmonares, en mL de O_2 por minuto, es igual al contenido de O_2 en la vena pulmonar (vO_2, en mL de O_2 por mL de sangre total) multiplicado por el GC (en este caso, mL de sangre entera por minuto). Debido a que el O_2 ni se suma ni se resta de la sangre a medida que pasa desde las venas pulmonares a través del corazón izquierdo y hacia las arterias sistémicas, el contenido arterial sistémico de O_2 (aO_2) multiplicado por el GC es una medida razonable de la salida de O_2 a través de las venas pulmonares. De forma similar, la entrada de O_2 a través de la arteria pulmonar es igual a la entrada de oxígeno por la sangre venosa mezclada en el corazón derecho y se expresa en contenido de O_2 en la sangre venosa mezclada (vO_2) multiplicado por el GC. Como se indicó antes, en un estado estable, el O_2 añadido por la respiración es igual al consumo de oxígeno. Por lo tanto,

$$GC \times aO_2 = GC \times vO_2 + VO_2 \qquad (3)$$

expresado de otro modo:

$$GC = VO_2/(aO_2 - vO_2) \qquad (4)$$

Por consiguiente, el GC puede calcularse mediante la medición del contenido de oxígeno en la sangre arterial sistémica, el contenido de oxígeno en la sangre arterial pulmonar (venoso mezclado) y el consumo corporal total de oxígeno. Tenga en cuenta que se puede expresar la relación antes mencionada de modo que también nos proporcione una forma para determinar el consumo de O_2 en un órgano o región de tejido ($\dot{V}O_2$) si es que se puede medir el flujo total de sangre a esta región junto con la diferencia entre el contenido de oxígeno arterial que entra a dicha región y el que sale por su efluente venoso ($aO_2 - vO_2$ tisular, también llamado *extracción de oxígeno*). Esta determinación es una aplicación más común del **principio de Fick** en la fisiología cardiovascular en la actualidad.

TÉCNICAS DE DIAGNÓSTICO POR LA IMAGEN PARA DETERMINAR ESTRUCTURAS CARDIACAS, VOLÚMENES, CIRCULACIÓN SANGUÍNEA Y GASTO CARDIACO

Varias técnicas clínicas utilizan modalidades de imagen como forma de medir o estimar las dimensiones de las paredes y las cámaras ventriculares, el movimiento de los ventrículos durante el ciclo cardiaco, el volumen sistólico, la fracción de eyección y el gasto cardiaco.

Los ventriculogramas son imágenes de movimiento en tiempo real de las cavidades ventriculares (por lo general el ventrículo izquierdo) durante el ciclo cardiaco. Estas imágenes se producen inyectando un medio de contraste yodado o radiomarcado en la sangre contenida en las cámaras, lo que crea una imagen bidimensional de la cámara, cuya área cambia entre la sístole y la diástole. Los escaneos con tecnecio-99 utilizan el marcado de eritrocitos o albúmina con tecnecio-99 como método para medir la distribución de la sangre y pueden emplearse en los ventriculogramas de este tipo (fig. 13-12). Se mide la radiación (rayos gamma) emitida por la sangre en las cámaras cardiacas utilizando una cámara gamma especialmente diseñada. La radiación emitida es proporcional a la cantidad de tecnecio unida a la sangre (fácilmente determinada al muestrear la sangre marcada) y el volumen de sangre en el corazón. La cantidad de radiación emitida por el ventrículo izquierdo (o derecho) durante varias partes del ciclo cardiaco se determina utilizando análisis computarizados (fig. 13-12). El volumen sistólico se determina midiendo la diferencia entre la cantidad de radiación medida al final de la diástole y aquella al final de la sístole. Multiplicar este número por la FC produce el GC. Las exploraciones con tecnecio-99 se utilizan con más frecuencia en la cardiología nuclear para examinar la perfusión sanguínea en la pared ventricular. Estas exploraciones de la pared aportan una indicación de la distribución del flujo sanguíneo dentro del músculo ventricular y ayudan a determinar las zonas de isquemia e infarto de miocardio.

La **ecocardiografía** es una técnica no invasiva que utiliza ondas de ultrasonido para producir imágenes unidimensionales (modo M) y bidimensionales (2D) del corazón en tiempo real, aunque la antigua técnica del modo M se utiliza muy poco en la cardiología clínica moderna. Estas imágenes por ultrasonido son esencialmente la misma tecnología básica que se ha utilizado por décadas para obtener imágenes del feto durante el embarazo. Cada vez se utiliza más a pie de cama en los servicios de urgencias de los hospitales y en otros entornos clínicos para obtener imágenes de estructuras abdominales, detectar hemorragias internas, examinar la **cavidad torácica**, etcétera. En cardiología, el modo

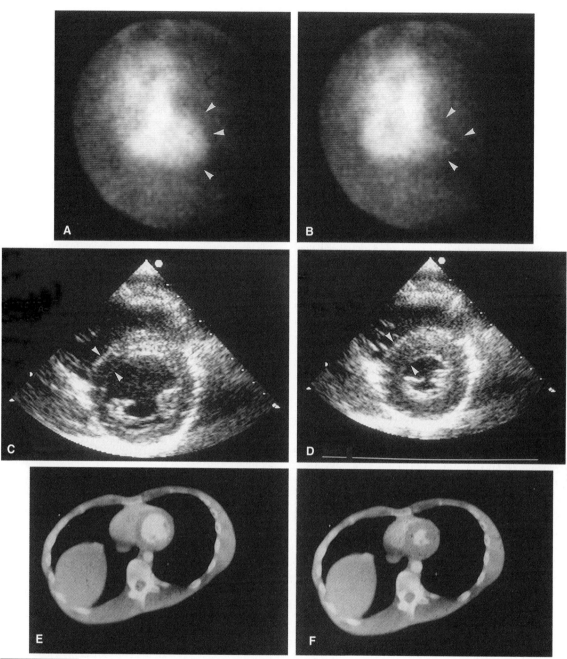

Figura 13-12 **Técnicas de imagen para medir el gasto cardiaco (GC). (A y B)** Angiogramas con radionúclido. Las *puntas de flecha blancas* en **(A)** muestran la imagen de la cámara a partir de la emisión de radionúclidos del ventrículo izquierdo en forma de bota durante la diástole cardiaca cuando está lleno al máximo con sangre marcada con radionúclidos. En **(B)**, gran parte del vértice parece estar ausente (*puntas de flecha blancas*) debido a que la sístole cardiaca ha hecho que la sangre sea expulsada a medida que el volumen intraventricular disminuye. **(C y D)** Ecocardiogramas bidimensionales. El tejido más denso aparece más brillante que el menos denso. La sangre y los espacios de aire aparecen más negros. En esta imagen de eje corto (corte transversal) a través del ventrículo izquierdo, este ventrículo aparece como un anillo. Las *puntas de flecha blancas* indican el grosor de la pared. En la diástole **(C)**, el ventrículo es grande y la pared está adelgazada; durante la sístole **(D)**, el espesor de la pared y el tamaño ventricular disminuyen. **(E y F)** Tomografía computarizada ultrarrápida (cine). Se pueden evaluar el tamaño ventricular y el espesor de la pared durante la diástole y la sístole, y se puede utilizar el cambio en el tamaño ventricular para calcular el GC.

unidimensional de esta técnica, llamado **ecocardiografía modo M** (donde M quiere decir movimiento [*motion*]), envía un solo haz de ultrasonido a través de una única posición para revelar una reflexión del espesor de las paredes ventriculares y las cámaras del corazón, así como el movimiento de las paredes durante el ciclo cardiaco. También se pueden obtener imágenes de las

dimensiones de los grandes vasos con esta técnica. Sin embargo, la detección de anomalías cardiacas mediante la ecocardiografía modo M no muestra imágenes que parezcan estructuras anatómicas. En su lugar, produce imágenes multicapa con patrones de ondas oscuras y claras que no son fáciles de interpretar sin la formación y la práctica adecuadas.

En cardiología, la detección de anomalías en el movimiento de la pared ventricular y los cambios en los volúmenes ventriculares son signos clínicos importantes de enfermedad muscular subyacente. Por ejemplo, el miocardio isquémico no se contrae, mientras que el músculo circundante bien perfundido sí lo hace. Asimismo, las áreas infartadas del corazón se debilitan y se abomban hacia afuera durante la sístole, en lugar de contraerse hacia adentro. Estas anomalías se observan con más facilidad utilizando una ecocardiografía bidimensional (**ecocardiografía 2D**). En la ecocardiografía 2D, la sonda de ultrasonido escanea rápidamente hacia atrás y hacia adelante para obtener una imagen de corte transversal, o corte, en dos dimensiones del corazón. Las imágenes de cortes longitudinales y axiales paraesternales pueden obtenerse fácilmente mediante el simple cambio en la posición y la orientación de la sonda. Las imágenes longitudinales de las cámaras ventriculares derecha e izquierda y de las válvulas aórtica y mitral pueden verse con facilidad cambiando en tiempo real durante el ciclo cardiaco. También pueden visualizarse cortes axiales de cuatro cámaras y de dos cámaras (denominados de eje corto). Las anomalías del movimiento de la pared, la contracción hipodinámica, la alteración del vaciado (fracción de eyección), el tamaño de la cámara y la dimensión de la pared de la cámara, así como el movimiento de las válvulas aórtica y mitral pueden obtenerse fácilmente mediante registros ecocardiográficos en 2D.

La tecnología de la **ecografía Doppler** se utiliza con la ecocardiografía para detectar el flujo sanguíneo a través de las válvulas del corazón y en los vasos sanguíneos. La velocidad de flujo puede determinarse midiendo el desplazamiento del Doppler (cambio en la frecuencia del sonido) que ocurre cuando la onda de ultrasonido es reflejada por la sangre en movimiento, de la misma manera que un dispositivo de radar mide la velocidad de un objeto en movimiento. En la evaluación cardiaca, la velocidad del flujo sanguíneo es codificada por colores por una computadora. Se pueden detectar la turbulencia y las velocidades de flujo inusualmente altas, como la

que se produce cuando la sangre es expulsada a través de una válvula aórtica estenótica. Además, la dirección del flujo está codificada por colores. Esto es útil para detectar la regurgitación a través de las válvulas, como en el **prolapso de la válvula mitral**.

Además de medir cambios en el tamaño de las cámaras ventriculares (*véase* fig. 13-12C, D), junto con el diámetro aórtico, y la velocidad de flujo aórtico a través del ciclo cardiaco, se puede estimar el GC de dos maneras. Primero, puede determinarse el cambio en el volumen ventricular que ocurre con cada latido (volumen sistólico) y multiplicarse por la FC. Segundo, se puede medir la velocidad promedio del flujo de sangre aórtico (justo por encima o por debajo de la válvula aórtica) y multiplicarlo por el área de corte transversal aórtica medida para obtener el flujo de sangre aórtico (el cual es casi idéntico al GC).

Por último, la tomografía computarizada ultrarrápida (cine) y la resonancia magnética proporcionan imágenes de corte transversal del corazón durante las diferentes fases del ciclo cardiaco que tienen mayor resolución visual que los ecocardiogramas (*véase* fig. 13-12E, F). El volumen sistólico (y el GC) pueden calcularse utilizando los mismos principios descritos para las técnicas con radionúclidos y la ecocardiografía.

No obstante, cuando se estiman los cambios en el volumen ventricular simplemente a partir de datos de área de corte transversal, se hacen suposiciones con relación a la geometría ventricular. El corazón no es una esfera, y por lo tanto, su volumen no puede estimarse a partir de una sola dimensión. Se pueden utilizar estimaciones que emplean aproximaciones de una elipse de dos o tres ejes junto con técnicas de imagen para proporcionar una mejor estimación de los cambios en el volumen, pero pueden conducir a errores en el cálculo del GC. Sin embargo, las estimaciones de los volúmenes ventriculares y del GC a partir de imágenes de las dimensiones ventriculares han demostrado ser útiles en la aplicación clínica y siguen desarrollándose y perfeccionándose para su uso en la cardiología moderna.

CIENCIAS MÉDICAS INTEGRADAS

Farmacoterapia actual para el manejo de la insuficiencia cardiaca congestiva crónica

Muchos factores pueden conducir a insuficiencia cardiaca congestiva (ICC) crónica, pero las metas conjuntas de mejorar la perfusión a los órganos y aliviar la congestión pulmonar y sistémica son centrales para cualquier tratamiento de la ICC. En el "Enfoque clínico 13-2" se mostró que estos dos factores pueden mejorar al exponer al paciente a una vasodilatación generalizada. Aunque esto fue parte de las estrategias antiguas de tratamiento para la ICC hace décadas, en la actualidad está relegado principalmente para el beneficio a corto plazo en las emergencias por insuficiencia cardiaca aguda. Las nuevas farmacoterapias, basadas en un mejor entendimiento de las disfunciones celulares en la insuficiencia cardiaca, son parte del manejo moderno del síndrome. Puede pensarse en la ICC como en un síndrome de "choque" lento, en el que los mecanismos que por lo general utiliza el cuerpo para contrarrestar los déficits agudos de la presión arterial y el gasto cardiaco (*véase* capítulo 17) se activan en forma crónica. Estas respuestas compensatorias

incluyen apoyar la presión arterial mediante la activación del sistema nervioso simpático y la formación del péptido angiotensina II. La angiotensina II es un agente presor que provoca vasoconstricción arterial mientras promueve la retención de sal y agua por los riñones. Este último factor apoya el gasto cardiaco en forma aguda a través del mecanismo de Starling. Sin embargo, el sistema cardiovascular no responde bien a la activación continua de estos sistemas a lo largo de muchos meses o más, como ocurre en la insuficiencia cardiaca crónica. La exposición crónica a la angiotensina II tiene como resultado la sobreproducción de especies reactivas de oxígeno que dañan el tejido cardiaco y vascular, además es fuertemente motogénica y provoca hipertrofia cardiaca y vascular. La exposición a largo plazo a las catecolaminas en la ICC por activación crónica del sistema nervioso simpático es especialmente nociva para el corazón. En la insuficiencia cardiaca crónica, la exposición continua a estos agentes ocasiona una apoptosis acelerada en el corazón y una remodelación miocárdica maligna en la que el corazón, ya de por sí debilitado, se dilata y por lo tanto queda sometido a aún más estrés. Por este motivo, las recomendaciones terapéuticas actuales dictan que a los pacientes se les administren medicamentos que bloqueen las acciones de las catecolaminas y reduzcan la angiotensina II en la circulación al primer signo de deterioro de la función ventricular (p. ej., evidencia de reducción en la fracción de eyección). Este es el tratamiento estándar incluso si el paciente aún no ha mostrado síntomas de dicha alteración cardiaca. Las recomendaciones actuales son iniciar el tratamiento con bloqueadores de los receptores β-adrenérgicos y una clase de medicamentos llamados inhibidores de la enzima convertidora de la angiotensina (IECA) que reducen la formación de angiotensina II en el cuerpo. Los IECA atenúan el remodelado cardiovascular patológico a largo plazo por la exposición sostenida a la angiotensina II y también reducen la resistencia vascular, la presión arterial (y, por lo tanto, la poscarga cardiaca), así como la retención de agua. Los efectos benéficos del uso de los antagonistas del receptor β en el tratamiento de la ICC no son notorios a primera vista, y fueron un hallazgo inesperado durante los estudios clínicos que examinaron el uso de estos agentes para otros propósitos. En forma aguda, la inhibición de los receptores β en el corazón produce efectos inotrópicos y **cronotrópicos** negativos, que parecen ser dañinos para los pacientes con ICC y, de hecho, en el primer mes de tratamiento con un bloqueador β, los pacientes con ICC suelen mostrar una mayor reducción de su fracción de eyección. Sin embargo, con el tratamiento sostenido durante varios meses, la fracción de eyección mejora a un nivel mayor del observado cuando se mostraron los primeros signos de insuficiencia. Las teorías actuales sugieren que los bloqueadores β proporcionan un efecto "antirremodelante" en el corazón con insuficiencia, que primero previene y luego revierte la remodelación cardiaca maligna observada con la enfermedad. Cabe destacar que se ha demostrado que los bloqueadores β

y los IECA mejoran la tolerancia al ejercicio y la resistencia física, y prolongan las vidas de los pacientes con ICC.

A pesar de la evidencia reciente del beneficio proporcionado por los bloqueadores β y los IECA en pacientes con ICC, generalmente es difícil manejar al paciente con formas más graves de ICC sin el uso de medicamentos que ayuden a extraer agua y sal del cuerpo. Los diuréticos son una clase de fármacos que ayudan al riñón a excretar sodio y agua (*véase* capítulo 23). Estos medicamentos se utilizan de forma extensa para ayudar a los pacientes con ICC, en especial para aliviar el edema pulmonar y sistémico. Por último, utilizar un medio para estimular al corazón con insuficiencia podría ayudar a los pacientes con ICC al aumentar directamente su gasto a pesar de su estado debilitado o de daño. No obstante, a la fecha solo hay un agente usado para este propósito en la insuficiencia cardiaca crónica, el glucósido digital. La digital ha sido utilizada para tratar "enfermedades del corazón" en medicina durante más de 250 años. Inhibe parcialmente la Na^+/K^+ ATPasa en las células miocárdicas, lo que altera en forma secundaria el eflujo de calcio de las células a través del intercambiador de Na^+/Ca^{2+} en la membrana plasmática. Esto resulta en un efecto inotrópico positivo para el corazón y en una mejoría en el gasto sistólico. Sin embargo, la digital también hace que el corazón con insuficiencia sea propenso a taquiarritmias potencialmente mortales y es un medicamento difícil de manejar en el paciente con ICC porque tiene una proporción terapéutica baja (es decir, la dosis tóxica del fármaco no es muy superior a la dosis terapéutica). La digital despolariza parcialmente el potencial de membrana en reposo, reduce la amplitud de los potenciales de acción miocárdicos y la fase 0 dV/dt, acorta el periodo refractario de las células y hace que la fase 4 en las fibras de Purkinje se desplace hacia el umbral para disparar un potencial de acción. Todos estos factores, en conjunto, son una receta para estimular la formación de focos ectópicos en el corazón, y crean condiciones favorables para la aparición de taquicardias por reentrada y posdespolarizaciones diferidas (PDD). ■

Resumen del capítulo

- En el músculo cardiaco se previene la contracción tetánica debido a que el potencial de acción en el músculo cardiaco es más largo que la duración de la contracción.
- La distensibilidad del músculo cardiaco obliga a operar a lo largo del miembro ascendente de la curva de longitud-tensión isométrica.
- La velocidad de acortamiento del músculo cardiaco está inversamente relacionada con la poscarga sobre el músculo.
- La contracción del músculo cardiaco puede ser regulada por los cambios en su estado inotrópico (contractilidad).
- El estado inotrópico del músculo cardiaco se mejora por un aumento en la frecuencia cardiaca, la presencia de catecolaminas circulantes y la estimulación de los nervios simpáticos.
- El calcio entra a la célula muscular cardiaca durante la meseta del potencial de acción y promueve la liberación de depósitos internos de calcio en el retículo sarcoplásmico (liberación de calcio mediada por calcio).
- Los cambios en el estado inotrópico del músculo cardiaco se asocian con cambios en la cantidad de calcio liberado mediante mecanismos de liberación de calcio inducida por calcio.
- La eyección ventricular se divide en fases de eyección rápida y reducida.
- El volumen sistólico es la cantidad de sangre expulsada de los ventrículos durante una sístole; es la diferencia entre los volúmenes diastólico terminal y sistólico terminal de los ventrículos.

- Los ventrículos no se vacían por completo durante la sístole, dejan un volumen residual en el ventrículo para el siguiente ciclo de llenado.
- El llenado ventricular se divide en fases de llenado rápido y reducido.
- Los ruidos cardiacos durante el ciclo cardiaco se relacionan con la apertura y el cierre de las válvulas del corazón.
- Las ondas de presión venosa pueden detectar anomalías en las válvulas auriculoventriculares.
- El gasto cardiaco es el flujo total de salida del corazón por minuto y es el producto del volumen sistólico multiplicado por la frecuencia cardiaca.
- El volumen sistólico es alterado por la longitud de las fibras al final de la diástole, la poscarga y la contractilidad.
- Un cambio en la frecuencia cardiaca provoca un cambio inverso en tiempo de llenado diastólico ventricular que a su vez cambia el volumen sistólico de modo que se atenúa el efecto de la frecuencia cardiaca en el gasto cardiaco.
- La demanda de oxígeno en el corazón está determinada por contribuciones colectivas del estrés sobre la pared ventricular, la frecuencia cardiaca, el volumen sistólico y la contractilidad.
- El costo energético del trabajo en el corazón es mayor para el trabajo realizado para generar presión que para el trabajo realizado para expulsar sangre.
- En la actualidad, el gasto cardiaco se mide por termodilución o técnicas basadas en imágenes cardiacas.

Preguntas de revisión del capítulo

1. ¿Qué anomalía del ruido cardiaco estaría presente en un paciente con hipertensión arterial sistémica crónica?

    A. S1.
    B. S2 desdoblado con hipertensión arterial sistémica por inhalación.
    C. S3.
    D. S4 ausente.

2. Considere un paciente sin enfermedad cardiovascular que tiene un volumen diastólico terminal ventricular izquierdo (VDTVI) de 140 mL, un volumen sistólico de 70 mL y un gasto cardiaco de 4.9 L/min mientras bombea contra una presión arterial sistólica de 120 mm Hg. ¿Qué cambio en el consumo miocárdico de oxígeno se produciría en esta misma persona y por qué si su VDTVI se convirtiera en 160 mL y su volumen sistólico en 70 mL sin un cambio en su gasto cardiaco o presión arterial sistólica media?

    A. El consumo miocárdico de oxígeno aumentaría porque aumentaría la frecuencia cardiaca.
    B. El consumo miocárdico de oxígeno disminuiría debido a un aumento en la extensión del acortamiento del músculo cardiaco.
    C. El consumo miocárdico de oxígeno aumentaría porque el corazón ahora está bajo una influencia inotrópica positiva.
    D. El consumo miocárdico de oxígeno aumentaría debido a un aumento de la tensión sistólica de la pared.
    E. El consumo miocárdico de oxígeno disminuiría porque se reduce el estiramiento diastólico pasivo del ventrículo.

3. ¿Cuál de las siguientes opciones promovería un aumento en el volumen sistólico del corazón?

    A. Una reducción en el tono venoso.
    B. Un neumotórax.
    C. Deshidratación.
    D. Anestésicos generales.
    E. Contracción del músculo esquelético.

4. La cafeína inhibe a la AMPc y estimula la liberación de calcio del retículo sarcoplásmico. A partir de estas propiedades, ¿qué efectos podría tener la cafeína en las propiedades contráctiles del corazón?

    A. Un aumento en la contractilidad miocárdica.
    B. Una reducción en el índice de relajación ventricular.
    C. Una disminución en la entrada de calcio a las células miocárdicas durante la sístole.
    D. Una reducción en la cantidad de calcio bombeado hacia el retículo sarcoplásmico durante la diástole.
    E. Una disminución en la contractilidad miocárdica.

5. En la siguiente tabla se enumeran diversas variables asociadas con el rendimiento mecánico del corazón: la presión capilar pulmonar (PCP), el volumen sistólico (VS), la fracción de eyección (FE) ventricular izquierda, la dP/dt máxima ventricular izquierda y el cambio en la relación de Starling que vincula el VS con la PCP. ¿Qué patrón de cambios en estas variables se relaciona con la insuficiencia cardiaca congestiva

crónica? (↑, ↓ corresponden a un aumento o disminución de la variable, respectivamente).

Opción	PCP	VS	FE	dP/dt máx	Relación de Starling
A.	↓	↓	↓	↓	↓
B.	↑	↓	↓	↓	↓
C.	↓	↓	↑	↓	↓
D.	↑	↓	↑	↓	↑
E.	↑	↑	↑	↑	↑
F.	↓	↓	↓	↓	↑

1. **La respuesta correcta es C.** La hipertensión de larga duración en un paciente crea una hipertrofia concéntrica significativa del ventrículo izquierdo, que reduce notablemente la distensibilidad de la pared ventricular izquierda. Esta mayor "rigidez" del VI amplifica el tercer ruido cardiaco, que generalmente no se oye en una persona normal con un corazón sano. El S1 y un S2 desdoblado con la inhalación son ruidos cardiacos normales que se oyen en pacientes sanos. El S4 es el resultado de la contracción de las aurículas y la eyección de sangre auricular hacia los ventrículos al final de la diástole. No estaría ausente en un paciente con hipertrofia del VI y probablemente se amplificaría debido a la menor distensibilidad del ventrículo izquierdo.

2. **La respuesta correcta es D.** Un aumento del VDTVI sin un cambio en el volumen sistólico significa que el radio de la cámara ventricular es mayor de lo normal durante toda la sístole. Sin ningún cambio en la presión sistólica media, el aumento del radio de la cámara incrementa la tensión de la pared ventricular. La tensión de la pared es un factor que determina el consumo miocárdico de oxígeno. El llenado no aumentó en el ventrículo, sino solo el volumen sobre el que se produjo el llenado. La frecuencia cardiaca no cambió en este ejemplo porque GC = VS × FC y el VS y el GC no cambiaron. Un corazón con un VDTVI aumentado debería incrementar el VS si nada más cambiara en el miocardio. La única forma de que el volumen sistólico no cambie en este ejemplo al aumentar la precarga es que el corazón esté bajo una influencia inotrópica negativa. Una condición inotrópica negativa tendería a reducir el consumo miocárdico de oxígeno, pero este efecto probablemente se vería anulado por el aumento de la tensión de la pared, que es la variable más significativa para determinar el consumo miocárdico de oxígeno en este ejemplo.

3. **La respuesta correcta es E.** La contracción del músculo esquelético, como la que ocurre al caminar o correr, comprime las venas e incrementa su presión intravascular. Este aumento en la presión provoca traslocación en sangre a la cavidad torácica (circulación central), lo que aumenta la presión auricular derecha, lo que a su vez aumenta el llenado diastólico y la precarga. Esta precarga aumentada resulta en un incremento en el volumen sistólico por el mecanismo de Starling. Una reducción en el tono venoso o la concentración tendría el efecto opuesto sobre la presión y el llenado en la aurícula derecha y, por lo tanto, reduciría el volumen sistólico. La deshidratación reducirá el volumen de agua en todo el cuerpo, incluyendo el compartimento intravascular. Sin embargo, el principal efecto de una pérdida de volumen en el cuerpo en el compartimento vascular ocurre en el lado venoso de la circulación. Por lo tanto, la deshidratación reduce la presión venosa y en la aurícula derecha. Los anestésicos generales son inotrópicos negativos y, al reducir la contractilidad miocárdica, reducirán el volumen sistólico a cualquier precarga o poscarga determinadas.

4. **La respuesta correcta es A.** Ambos efectos de la cafeína aumentarían la concentración de calcio intracelular en el corazón, así como la contractilidad miocárdica. La inhibición de la fosfodiesterasa de monofosfato de adenosina cíclico (AMPc) aumenta la concentración intracelular de AMPc al inhibir su degradación. El AMPc activa la AMPc cinasa, que fosforila los canales de calcio tipo L dependientes de voltaje en miocitos ventriculares, aumentando así la frecuencia de apertura del canal y el tiempo que permanece abierto cuando se activa. La AMPc cinasa también fosforila el fosfolamban, que a su vez estimula el bombeo de calcio hacia el retículo sarcoplásmico por las ATPasas de calcio, aumentando así la liberación de calcio del RS con la siguiente contracción. Este mayor bombeo también elimina con más rapidez el calcio del espacio intracelular, lo que aumenta la velocidad de relajación miocárdica durante la diástole.

5. **La respuesta correcta es B.** Un corazón con insuficiencia crónica se encuentra en un estado inotrópico negativo, lo que se traduce en una menor capacidad del corazón para bombear sangre con cualquier precarga o poscarga a la que se enfrente. La relación de Starling que asocia el volumen sistólico (VS) con la precarga se desplaza hacia abajo y hacia la derecha (aplanada o "reducida"). La capacidad reducida para bombear sangre con cada contracción (VS reducido) deja un volumen residual mayor en el corazón al final de cada contracción. Así pues, la fracción de eyección se reduce. En consecuencia, la sangre retrocede desde la cámara ventricular izquierda hacia la aurícula izquierda y las venas pulmonares, elevando la presión capilar pulmonar (PCP). El estado inotrópico negativo se registra como una disminución de dP/dt máx. El VS disminuye a pesar de una PCP elevada, lo que constituye una prueba adicional de un estado inotrópico negativo.

Ejercicios de aplicación clínica 13-1

INSUFICIENCIA VENTRICULAR IZQUIERDA POSINFARTO

Una paciente de 44 años de edad con tabaquismo a razón de 2 cajetillas al día desde los 18 años, sufre un infarto de miocardio importante en la pared anterior del ventrículo izquierdo, resultado de un coágulo en la porción proximal de su arteria descendente anterior izquierda. El coágulo es eliminado a través de la administración intracoronaria de tPA durante un procedimiento de cateterismo cardiaco de emergencia; el coágulo se eliminó 4 horas después del inicio del infarto. Veinticuatro horas después, la paciente está consciente con una frecuencia cardiaca de 100, una presión arterial de 110/85, contracciones ventriculares prematuras ocasionales, disnea, taquipnea y estertores pulmonares. Un ecocardiograma muestra un volumen residual anormalmente alto, aumento de las dimensiones ventriculares tanto diastólicas como sistólicas, una fracción de eyección de 29% y una velocidad máxima del flujo aórtico sistólico reducida. Durante la sístole, hay contracción asimétrica del ventrículo izquierdo con abombamiento de la pared anterior. La radiografía de tórax muestra congestión pulmonar y formación de edema.

PREGUNTAS

1. ¿Qué diagnóstico general le daría a esta paciente 24 horas después de su infarto de miocardio y cuál es la causa principal?

2. ¿Cuál es la explicación de los hallazgos ecocardiográficos en la paciente?

3. ¿Cuál es el estrés sistólico sobre la pared ventricular probable durante el ciclo cardiaco en comparación con alguien sin un infarto de miocardio de esta magnitud?

4. El tratamiento vasodilatador general, que dilata tanto arterias como venas, aumentará el volumen sistólico y aliviará la congestión pulmonar en esta paciente. ¿Cuál es el mecanismo mecánico para este efecto vasodilatador generalizado en el corazón, de modo que pueda tanto aumentar el volumen sistólico como reducir la congestión pulmonar? ¿De qué forma difiere este efecto del que se observaría en un paciente saludable si se le administrara el mismo tratamiento?

RESPUESTAS

1. La paciente tiene muchos síntomas de insuficiencia cardiaca congestiva ventricular izquierda. Este fallo fue consecuencia de un infarto de miocardio anterior izquierdo lo suficientemente grave como para causar la pérdida de una gran cantidad de masa ventricular contráctil. El daño celular puede producirse en las células miocárdicas tras 1 hora de isquemia. El infarto muy probablemente se exacerbó en el tiempo durante el cual el miocardio permaneció isquémico, seguido de daño por isquemia-reperfusión durante el restablecimiento de la permeabilidad de la arteria descendente anterior izquierda con tPA.

2. El miocardio isquémico o infartado no se contrae y no puede generar fuerza durante la sístole. La magnitud del infarto de esta paciente ha alterado el desempeño contráctil del miocardio de forma evidente, como lo muestran la fracción de eyección baja y la reducción de la velocidad máxima del flujo aórtico. Como tal, el volumen residual de esta paciente se eleva, y el volumen diastólico en el corazón aumenta. Sin embargo, a pesar del aumento de la precarga causada por la acumulación de sangre en la cámara ventricular, el corazón no es capaz de mantener un volumen sistólico normal (evidencia *prima facie* de un estado inotrópico negativo). Esta conclusión es consistente con la observación de un volumen sistólico terminal mayor de lo normal, una fracción de eyección anormalmente baja, una velocidad máxima del flujo aórtico reducida y una presión del pulso baja. El miocardio infartado no se contrae y es más rígido que el miocardio normal. Su distensibilidad se reduce inicialmente debido a la acumulación de agua en las células infartadas. No obstante, aunque la distensibilidad se reduce, el aumento en la presión ventricular durante la sístole hace que la porción infartada del miocardio se abombe durante la contracción miocárdica.

3. Aunque la presión arterial de la paciente es ligeramente más baja que el promedio, el aumento en el tamaño de la cámara ventricular durante el ciclo cardiaco coloca a este corazón en una condición de aumento del estrés sobre la pared. De acuerdo con la ley de LaPlace, este estrés es especialmente alto en la región infartada y abombada del miocardio, donde el radio de curvatura de la pared ventricular está muy aumentado.

4. El volumen sistólico en el corazón está determinado por la precarga, la poscarga y la posición o pendiente de la relación presión-volumen sistólico terminal (RPVST) del ventrículo. La precarga, en parte, es una función de la presión de llenado venoso, y la poscarga está en su mayor parte determinada por la presión arterial sistólica. La RPVST determina el punto final al que se puede contraer el corazón a cualquier conjunto determinado de condiciones de carga y tiene una pendiente positiva en una gráfica de presión ventricu-

lar izquierda generada *vs.* volumen ventricular. La contracción procede desde cualquier poscarga y precarga determinadas hasta que el punto de presión-volumen se cruza con la RPVST. Esto determina la extensión del acortamiento y el volumen sistólico resultante. La disminución de la poscarga coloca a cualquier contracción a un nivel donde la RPVST está más lejos del inicio de la contracción. Por lo tanto, la extensión del acortamiento puede aumentar cuando disminuye la poscarga, y esto se traduce en un aumento del volumen sistólico. Como puede verse en cualquier gráfica de la RPVST en conjunto con el asa de presión-volumen del ventrículo izquierdo, este reforzamiento del volumen sistólico es pequeño en un corazón con una RPVST pronunciada, como en un corazón sano y normal. Sin embargo, un corazón con insuficiencia tiene una RPVST con una pendiente disminuida o aplanada, resultado del estado contráctil deprimido del corazón. El resultado de esta disminución en la pendiente es que el extremo izquierdo de la RPVST está inclinado hacia arriba y hacia la izquierda en la relación de presión-volumen ventricular. Cuando las contracciones a partir de cualquier condición de carga proceden con esta RPVST, la contracción puede avanzar más de lo que se puede observar para las mismas condiciones de carga en un corazón sano y normal. Por lo tanto, el aumento del volumen sistólico mediante la disminución de la poscarga con un dilatador arterial es mayor en un corazón con insuficiencia que en un corazón normal.

La venodilatación disminuye la presión del llenado venoso y tiende a reducir el volumen sistólico. Sin embargo, también permite que el líquido salga del compartimento del volumen circulatorio central de sangre, reduciendo así el volumen sanguíneo en la circulación pulmonar y en el corazón. Esto ayuda a disminuir la congestión pulmonar y el estrés sobre la pared ventricular, respectivamente. Un corazón normal tiene una relación de Frank-Starling pronunciada, lo que significa que pequeños cambios en la precarga tienen efectos marcados sobre el volumen sistólico. Por lo tanto, la venodilatación en el corazón sano muy probablemente causará una caída precipitada del volumen sistólico y el gasto cardiaco. No obstante, la curva de Frank-Starling en el corazón con insuficiencia es muy plana; pueden ocurrir disminuciones bastante grandes en la presión de llenado venoso (precarga) con efectos negativos mínimos sobre el volumen sistólico. Este efecto pequeño para reducir el volumen sistólico es contrarrestado por el efecto en la poscarga de la dilatación arterial concurrente. Por lo tanto, la implementación de un tratamiento vasodilatador general en un paciente con insuficiencia cardiaca aumenta el volumen sistólico mientras que al mismo tiempo reduce la congestión pulmonar y el estrés sobre la pared miocárdica.

Objetivos del aprendizaje activo

Con el dominio del material de este capítulo, usted será capaz de:

- Predecir de qué forma los cambios en la distensibilidad arterial y el volumen sistólico modifican la presión del pulso.
- Predecir cambios en la onda de presión arterial en respuesta a cambios en la frecuencia cardiaca, el volumen sistólico y la resistencia vascular.
- Explicar de qué forma los desplazamientos entre los volúmenes venosos central y sistémico afectan el gasto cardiaco.
- Explicar de qué forma los cambios en la presión venosa central generan cambios en el gasto cardiaco, y cómo es que los cambios en este propician cambios en la presión venosa central.

- Demostrar cómo la interacción entre la relación de Starling y la relación de la función vascular crea un punto de equilibrio para la presión del llenado venoso y el gasto cardiaco.
- Explicar cómo y por qué el punto de equilibrio entre el gasto cardiaco y la presión venosa sistémica es desplazado por cambios en el volumen sanguíneo, el tono venoso, la resistencia arteriolar y el estado inotrópico del corazón, tanto individual como colectivamente.

INTRODUCCIÓN

La aorta y las demás arterias de diámetro grande no contribuyen significativamente a la resistencia vascular total. En consecuencia, no tienen un papel en la regulación del flujo sanguíneo a los órganos o en la presión arterial sistémica. Sin embargo, las características elásticas de las arterias de conducción influencian la onda de presión arterial, el trabajo cardiaco y los efectos de los cambios en las propiedades vasculares sobre el gasto cardiaco (GC).

COMPONENTES DE LA PRESIÓN ARTERIAL

Cuatro son los componentes de la onda de presión arterial que se observan en fisiología y medicina clínica: las presiones pico sistólico, diastólica final, media y del pulso (fig. 14-1). Los cambios en estos componentes proporcionan información útil sobre los cambios en el sistema cardiovascular en la salud y la enfermedad. Aunque la presión arterial media se utiliza a menudo para aplicaciones hemodinámicas que involucran las interrelaciones entre el flujo sanguíneo, la presión vascular y la resistencia vascular (p. ej., en la ley de Poiseuille), la presión arterial a menudo se reporta en medicina clínica como la presión sistólica (pico) sobre la presión diastólica (presión más baja), siendo la presión del pulso la diferencia entre ambas. En las sociedades occidentales aculturadas, la presión arterial "normal" típica es de 120/80 mm Hg. Sin embargo, se ha cuestionado el establecimiento de este valor como presión arterial humana normal porque se basa en conjuntos de datos cuasimédicos de sociedades occidentales aculturadas (esto es, tablas de actuarios de seguros). Dicha selección de datos puede reflejar un sesgo elevado debido a la prevalencia de factores que se sabe que aumentan la presión arterial en dichas culturas, como las dietas ricas en sal y azúcares, la prevalencia de adultos con obesidad y con sobrepeso en la población, la inactividad física en la población, y la prevalencia de síndromes metabólicos y diabetes en los evaluados. Con base en estudios de las sociedades humanas más primitivas del siglo pasado, se ha sugerido que la verdadera presión arterial humana "normal" puede estar en el rango de 100/60 a 110/70 mm Hg.

La presión arterial media está determinada por el gasto cardiaco y la resistencia vascular sistémica, mientras que la presión arterial del pulso está en función del volumen sistólico y la distensibilidad arterial

La presión arterial media puede determinarse con precisión como la presión arterial promedio integrada a lo largo del tiempo calculada a partir de la onda de presión arterial (fig. 14-1). Este tipo de integración se utiliza para mostrar la presión arterial media en dispositivos de registro que integran electrónicamente la forma de onda del pulso arterial con cada pulso. Sin embargo, la presión arterial media se puede calcular fácilmente de forma aproximada a partir de una medida de la presión arterial sistólica máxima y diastólica final mediante la ecuación

$$\overline{P}_a = P_d + 1/3\left(P_s - P_d\right) \qquad (1)$$

donde P_d es la presión diastólica, P_s la presión sistólica y $P_s - P_d$ la presión del pulso (PP). Observe que la presión arterial media está más cercana a la P_d, en lugar de al promedio aritmético de P_s y P_d; esto debido a que la duración de la diástole es de alrededor del doble en comparación con la sístole.

Debido a que la presión auricular derecha es pequeña y cercana a cero (~ 2 mm Hg), la ley de Poiseuille permite demostrar que la presión arterial media es el producto del gasto cardiaco por la resistencia vascular sistémica total ($\overline{P}_a = GC \times RVS$, donde RVS es la resistencia vascular sistémica total). Esta relación ilustra que los cambios en el gasto cardiaco y la resistencia vascular periférica modificarán la presión arterial media.

Por el contrario, diferentes variables hemodinámicas alteran la presión del pulso y, por lo tanto, es posible que se produzca un cambio en la presión del pulso de un individuo sin que se produzca un cambio en la presión arterial media. La presión del pulso está en función del volumen sistólico y la distensibilidad arterial. Por lo tanto, un cambio en la presión del pulso refleja un cambio en estas variables hemodinámicas. Para comprender cómo cambia la presión arterial en cada latido, recordemos que el cambio de volumen en la aorta con cada eyección, dV_a/dt, depende de la velocidad de

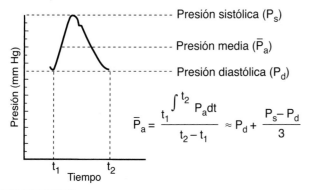

Figura 14-1 Presiones arteriales. La presión media es el área bajo la curva de presión dividida entre el intervalo de tiempo del pulso. Esto equivale aproximadamente a la suma de la presión diastólica más un tercio de la presión del pulso. La presión de pulso es la diferencia entre la presión arterial sistólica máxima y la presión arterial telediastólica.

entrada (gasto cardiaco) y de la velocidad de salida a través de las arterias periféricas (escurrimiento periférico), o $dV_a/dt = Q_i - Q_o$. Recordemos de la definición de distensibilidad que $dV_a/dt = C_a \times dP_a/dt$ (donde C_a = distensibilidad arterial). Por lo tanto, un cambio en la presión con cada latido, $dP_a/dt = Q_i - Q_o/C_a$, lo que demuestra que la tasa de cambio en la presión arterial con cada latido, de la que resulta la presión del pulso, está influida por la distensibilidad arterial y cualquier desigualdad momentánea en el flujo de entrada frente al flujo de salida. Durante la eyección rápida en la fase de sístole, la sangre entra a la aorta más rápido de lo que puede salir a través de las circulaciones periféricas y por lo tanto el volumen aórtico aumenta temporalmente. Este aumento en el volumen incrementa la presión en la aorta hasta un valor pico de acuerdo con la interrelación entre la distensibilidad aórtica, el volumen y la presión en una estructura hueca y flexible ($\Delta P = \Delta V/C$). Durante la fase de eyección reducida del ciclo cardiaco y la diástole, la sangre sale por las arterias periféricas más rápido de lo que entra en las arterias de conducción corriente arriba. En consecuencia, el volumen sanguíneo disminuye en la aorta y grandes arterias con la consiguiente disminución de la presión aórtica. Durante la eyección, aproximadamente 80% del volumen sistólico representa un aumento del flujo de entrada en el sistema arterial de conducción que supera momentáneamente el flujo de salida a través de las arterias de resistencia periférica. En consecuencia, la *presión del pulso arterial es*

proporcional al volumen sistólico. Además de este efecto, la última ecuación anterior muestra también que la *presión del pulso arterial es inversamente proporcional a la distensibilidad arterial.*

La figura 14-2A muestra cómo cambian las presiones aórticas en respuesta a un simple cambio en el volumen aórtico, sin cambios concurrentes en la distensibilidad aórtica, la RVS y la frecuencia cardiaca. Si la cantidad de sangre expulsada hacia la aorta se duplicase, sin un cambio en la frecuencia cardiaca o la RVS, esta duplicación de la expulsión daría lugar a una duplicación del GC y, por la ley de Poiseuille, se duplicaría la presión arterial media. Los cambios en la presión resultantes de incrementos y decrementos en el volumen de sangre arterial en cada latido oscilarían en torno a esta nueva media. En el ejemplo en el que la eyección se duplica, la mayor parte de este volumen sería expulsado en la fase de eyección rápida. Por lo tanto, la cantidad expulsada que excede a la vertida también sería de cerca del doble, y esto se reflejaría por un mayor incremento en la presión sistólica de la presión arterial media elevada. La circulación se vería poco afectada por este aumento en la eyección, de modo que la presión diastólica caería aproximadamente al mismo *ritmo* que antes, pero lo haría a partir de esta nueva presión sistólica más alta. Por lo tanto, la presión caería a una presión diastólica que es considerablemente más alta que antes. De esta forma se produce un incremento en la presión media aórtica, sistólica, diastólica y la presión del pulso cuando el volumen sistólico aumenta sin ningún cambio concurrente en la RVS, la distensibilidad arterial y la frecuencia cardiaca.

Recuerde, sin embargo, como se explicó en el capítulo 11, que la distensibilidad arterial no es constante, sino que es una función de la presión transmural en el sistema arterial; la distensibilidad arterial disminuye a medida que la presión transmural se incrementa (fig. 14-2B). Debido a esto, cualquier cambio en el volumen aórtico a un bajo volumen inicial, y por lo tanto presión transmural, causa un cambio relativamente pequeño en la presión arterial con la eyección porque la distensibilidad arterial es alta a esta baja presión transmural. Por el contrario, a una presión transmural inicial más alta, el mismo cambio en el volumen causa cambios mucho mayores en la presión arterial porque la distensibilidad arterial es baja a esta presión transmural alta.

El efecto general de un cambio en la distensibilidad arterial sobre la presión arterial se muestra en la figura 14-2C. Cuando las arterias están rígidas, se expanden pasivamente menos durante la sístole y tienen menos retracción durante la diástole. Por lo tanto, para un determinado cambio en el volumen, la disminución en la

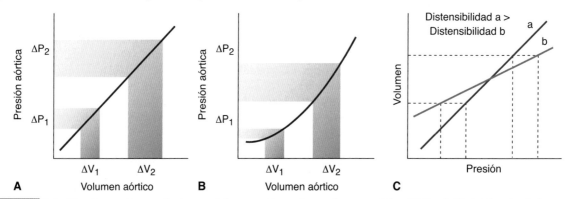

Figura 14-2 Relación entre cambios en el volumen aórtico y cambios en las presiones arteriales. (A) Condición teórica donde la distensibilidad aórtica es independiente del volumen aórtico. El cambio en el volumen (ΔV_1) causa el cambio en la presión (ΔP_1). Un volumen grande e incremento en el volumen (ΔV_2), sin que haya un cambio en la frecuencia cardiaca o la distensibilidad arterial, produce una presión media mayor y un cambio mayor en la presión (ΔP_2). **(B)** En el sistema cardiovascular, la distensibilidad aórtica disminuye a medida que el volumen aórtico y la presión aumentan. Un cambio en el volumen (ΔV_1) se asocia con un cambio en la presión (ΔP_1). El mismo cambio en el volumen a un volumen inicial más alto (ΔV_2) provoca un cambio mucho mayor en la presión (ΔP_2) debido a la distensibilidad reducida a una presión media más alta. **(C)** Con el mismo ΔV, ΔP aumenta con una disminución de la distensibilidad.

distensibilidad arterial causa un incremento en la presión sistólica y una *reducción* en la presión diastólica, lo que aumenta la presión del pulso. Nótese en la figura que, si no hay cambio en la resistencia arterial, en la frecuencia cardiaca y el volumen sistólico, la presión arterial *media no variará* con este cambio en la distensibilidad. Esto demuestra de forma importante que la presión arterial media no es una función directa de distensibilidad arterial.

Las interacciones entre el volumen sistólico, la frecuencia cardiaca y la resistencia vascular sistémica alteran diferencialmente distintos componentes de la presión arterial

Cuando el GC cambia sin ninguna modificación en la resistencia vascular, la presión arterial media cambia proporcionalmente de acuerdo con la fórmula $\overline{P}_a = GC \times RVS$. Además, este efecto sobre la presión arterial media es independiente de si el cambio en el GC se deriva de un cambio en la frecuencia cardiaca o del volumen sistólico. Por el contrario, la presión del pulso en torno a esta media siguiendo el cambio en el GC depende en gran medida de si el volumen sistólico o la frecuencia cardiaca han cambiado. Con una RVS constante, si un incremento en la frecuencia cardiaca se equilibra por un cambio proporcional y opuesto en el volumen sistólico, la presión arterial *media* no cambia debido a que el GC permanecerá constante. A la inversa, sin embargo, la reducción en el volumen sistólico que ocurre en esta situación resulta en una presión del pulso disminuida. El volumen reducido expulsado durante la sístole reduce la presión arterial sistólica, mientras que el aumento en la frecuencia cardiaca permite menos tiempo para que la presión disminuya durante la diástole. Por consecuencia, la presión diastólica aumenta. Un aumento en el volumen sistólico acompañado de una disminución en la frecuencia cardiaca, de modo que no haya cambio en el GC, tampoco causa un cambio en la presión arterial media. El aumento en el volumen sistólico, sin embargo, producirá una elevación en la presión del pulso. El aumento en volumen expulsado con cada contracción causa una mayor elevación en la presión sistólica. No obstante, debido a que la frecuencia cardiaca está reducida, hay más tiempo disponible para que la sangre salga de las arterias durante la diástole. Por lo tanto, el volumen arterial cae a un valor más bajo que antes, y como resultado la presión diastólica disminuye.

En la figura 14-3 se presenta otra forma de visualizar estos escenarios. En la figura 14-3A las primeras dos ondas de presión tienen una presión sistólica de 120 mm Hg, una presión diastólica de 80 mm Hg y una presión arterial promedio de 93 mm Hg. La frecuencia cardiaca en este ejemplo es de 72 latidos/min. Después del segundo latido, la frecuencia cardiaca se enlentece a 60 latidos/min, pero el volumen sistólico aumenta lo suficiente como para mantener el mismo GC. El mayor intervalo de tiempo entre latidos permite que la presión ᴅiastólica caiga a un valor nuevo (más bajo) de 70 mm Hg. Sin embargo, la siguiente sístole produce un aumento en la presión del pulso debido a la eyección de un mayor volumen sistólico, de modo que la presión sistólica se eleva a 130 mm Hg. La presión cae entonces a una nueva presión diastólica (más baja) y el ciclo se repite. La presión arterial media no cambia debido a que el GC y la RVS son constantes, y el aumento en la presión del pulso se distribuye alrededor de la misma presión arterial media que antes.

En algunos casos, la presión arterial media puede permanecer constante a pesar de un cambio en el GC debido a un cambio opuesto en la RVS. Un ejemplo de tal situación es visto durante el ejercicio dinámico o aeróbico (p. ej., correr o nadar). En un individuo que cuenta con una condición razonable, el ejercicio dinámico a menudo produce poco o ningún cambio en la presión arterial media debido a que el aumento en el GC se

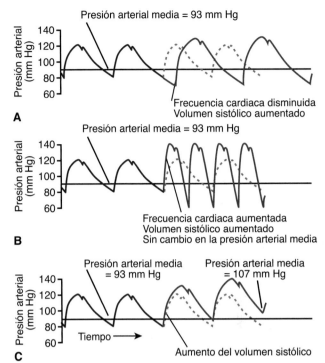

Figura 14-3 Efectos de los cambios en la frecuencia cardiaca (FC), volumen sistólico y resistencia vascular sistémica (RVS) sobre la presión arterial. (A) Efecto de un aumento en el volumen sistólico sobre la presión arterial con un gasto cardiaco (GC) constante y RVS constante. Cuando el gasto cardiaco se mantiene constante al reducir la FC en el mismo porcentaje que el aumento de VS, no hay cambio en la presión arterial media (93 mm Hg), pero la presión sistólica aumenta (efecto VS) al tiempo que la presión diastólica disminuye (Efecto RH). **(B)** Efecto del aumento en la FC y el volumen sistólico para aumentar el GC, pero sin cambio en la presión arterial media debido a que la RVS disminuye en el mismo porcentaje que se incrementa el GC. Después de los primeros dos episodios, el volumen sistólico y la FC aumentan. La presión del pulso aumenta en torno a una presión arterial media sin cambios. La presión sistólica es más alta debido a la mayor eyección asociada con el aumento del gasto cardiaco, y la presión diastólica es menor que el control debido a que la menor RVS permite una salida de sangre más rápida del sistema arterial durante la diástole. **(C)** Efecto de un aumento en el volumen sistólico, con FC y RVS constantes. El GC, la presión arterial media, la presión sistólica, la presión diastólica y la presión del pulso están todos aumentados.

equilibra a través de una disminución en la RVS de una vasodilatación significativa en músculos esqueléticos activos. El incremento en el GC es causado por aumentos tanto en la frecuencia cardiaca como en el volumen sistólico. El volumen sistólico elevado resulta en una mayor presión sistólica. A pesar de la elevación simultánea de la FC asociada con el ejercicio, observe que la presión diastólica desciende a una presión inferior a la normal. Esto ocurre debido a que la caída en la RVS permite que salga más sangre de la aorta durante la diástole (fig. 14-3B).

La figura 14-3C muestra lo que ocurre si el GC aumenta al incrementarse el volumen sistólico sin un cambio en la frecuencia cardiaca o la RVS. El volumen sistólico aumentado se presenta al momento del siguiente latido esperado en esta figura, a partir de la presión diastólica del latido previo (80 mm Hg). Luego de un latido de transición, el aumento en el volumen sistólico resulta en una elevación de la presión sistólica a 140 mm Hg. La disminución en la presión sistólica durante la eyección reducida y la diástole no se ve afectada solo por el aumento en el volumen sistólico. Por lo tanto, la presión cae a un ritmo normal durante esta fase, pero por la mayor presión sistólica causada por el aumento en el volumen sistólico. Esto resulta en un aumento en la presión diastólica final (~90 mm Hg). Es así que en este nuevo estado estable, las presiones sistólica, diastólica y media son todas más altas, esta última debido a que el GC aumentó mientras que la RVS no tuvo cambios. Además, en esta instancia se crea un cambio mayor en la presión del pulso debido a que el aumento en la presión arterial media (a 107 mm Hg) empuja las oscilaciones en la presión hacia una región con menor distensibilidad en el sistema arterial (*véase* fig. 14-2). Por consecuencia, después de unos latidos, el aumento en la presión del pulso observado es resultado tanto del mayor volumen sistólico como de la disminución de la distensibilidad arterial.

DETERMINACIÓN CLÍNICA DE LA PRESIÓN ARTERIAL

La presión arterial puede medirse en pacientes en un entorno clínico mediante técnicas directas (invasivas) o indirectas (no invasivas). En el laboratorio, y algunas veces en contextos de investigación clínica o diagnóstica, se coloca una cánula o catéter con un transductor de presión en la punta en una arteria para medir directamente la presión. Sin embargo, durante las exploraciones físicas simples en la práctica clínica, la presión arterial usualmente se mide de forma indirecta.

La esfigmomanometría es una medición no invasiva de la presión arterial en humanos

La medición clínica de la presión arterial por lo común se determina de forma no invasiva mediante esfigmomanometría. Clásicamente en este método se utiliza una columna sellada de mercurio en el **esfigmógrafo** para registrar la presión (fig. 14-4). La base de la columna se conecta por tubería a un manguito inflable ajustable para medir la presión dentro del manguito cuando se infla con aire. El manguito se infla a través de otro tubo con una pera manual de aire comprimido en un extremo. Para medir la presión arterial, el manguito se coloca rodeando la parte superior del brazo del paciente y se infla de modo que la presión externa sobre el brazo sea > 160 mm Hg. Se espera que este valor supere a la presión arterial sistólica en la mayoría de los pacientes adultos, pero puede ser más alta si se sospecha que la presión sistólica del paciente es más elevada (p. ej., un paciente con hipertensión de moderada a grave). Cuando el manguito se infla por encima de la presión sistólica del paciente, la presión del manguito es superior a la presión intraarterial durante todo el ciclo cardiaco, y el flujo de sangre al brazo se bloquea efectivamente. No se detectará pulso arterial distal a la ubicación del manguito en este estado. La presión externa en el manguito puede controlarse continuamente por la altura de la columna de mercurio en el manómetro conectado al manguito, o mediante un manómetro mecánico o electrónico digital calibrado contra una columna de mercurio. Para medir la presión arterial, se libera lentamente el aire en el manguito con el objetivo de disminuir su presión y, por lo tanto, la presión externa en la arteria que se encuentra debajo. A medida que se reduce la presión, llega un momento en que la presión sistólica máxima del paciente supera la fuerza de compresión externa sobre la arteria. En este punto, la sangre pasa a través del punto de oclusión parcial a una alta velocidad, resultando en turbulencia. Las vibraciones asociadas con la turbulencia se encuentran dentro del rango audible, y pueden escucharse con un estetoscopio colocado sobre la arteria braquial. A estos ruidos se les llama **ruidos de Korotkoff**. La presión correspondiente al primer ruido de Korotkoff es la presión sistólica. A medida que la presión en el manguito sigue disminuyendo, la arteria braquial regresa

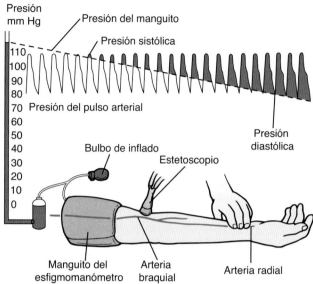

Figura 14-4 **Medición indirecta de la presión arterial por esfigmomanometría y auscultación de la arteria radial.** Para medir la presión arterial se coloca alrededor de la parte superior del brazo, sobre la arteria braquial, un manguito inflable conectado a un medidor de presión calibrado contra un manómetro de mercurio. El manguito se infla inicialmente a una presión ~20 mm Hg por encima de la presión sistólica esperada para el paciente, y se coloca un estetoscopio ligeramente por encima de la región braquial. Inicialmente no hay un sonido audible en la región. Se desinfla el manguito a una tasa de 2 a 3 mm Hg/s, mientras que el médico escucha en busca de ruidos creados por el flujo pulsátil de sangre a través de la arteria parcialmente ocluida. A estos ruidos se les llama *ruidos de Korotkoff*, y se caracterizan por cinco fases: la fase I es el nivel al cual se da la primera aparición de ruidos claros, repetitivos, de golpeteo. Esto coincide aproximadamente con la reanudación de un pulso palpable. La presión a la cual aparecen los primeros dos sonidos de golpeteo es la presión sistólica pico. La fase II es el intervalo en el que se añade un murmullo silbante al golpeteo inicial a medida que el manguito se desinfla. La fase III se caracteriza por ruidos similares a crujidos, y de mayor intensidad, a medida que la arteria se abre más mientras el manguito se desinfla. La fase IV es el inicio de un sonido apagado, similar a un soplido suave. La fase V es el silencio final debido a la reanudación del flujo laminar completo en la arteria braquial. La presión correspondiente al último ruido escuchado antes del inicio de la fase V se considera como la presión arterial diastólica. Si persisten sonidos desde la fase IV hasta una presión de cero, entonces la presión registrada al inicio de la fase IV es la que se considera como la presión arterial diastólica.

a su forma normal, y tanto la turbulencia como los ruidos de Korotkoff cesan. La presión a la que se dejan de escuchar los ruidos de Korotkoff corresponde a la presión diastólica.

Aunque el método del manguito se ha convertido en el estándar para evaluar la presión arterial en el contexto clínico, no está libre de errores de artefacto. Un manguito demasiado angosto dará una presión falsamente alta debido a que la presión en el manguito no se trasmite por completo a la arteria subyacente. Idealmente, la anchura del manguito debe ser ~1.5 veces el diámetro de la extremidad en la que se está midiendo la presión. La obesidad puede contribuir a una medición imprecisa si el manguito utilizado es demasiado pequeño. En adultos mayores, o en casos de arterias rígidas por **ateroesclerosis**, puede requerirse presión externa adicional para comprimir los vasos y detener el flujo. Esta presión extra puede dar un estimado falsamente alto de la presión arterial.

ENFOQUE CLÍNICO | 14-1

Arterioesclerosis e hipertensión sistólica en adultos mayores

La arterioesclerosis es una afección de las grandes arterias caracterizada por una reducción de la distensibilidad de la pared arterial. A veces se denomina "endurecimiento de las arterias". La arteriosclerosis puede estar asociada con el proceso de envejecimiento, fenómenos de reestenosis, endurecimiento de las paredes arteriales luego de trasplantes de segmentos vasculares, e incluso ateroesclerosis. Sin embargo, estas condiciones difieren significativamente con respecto a los componentes inmunológicos, mitogénicos y lipídicos clave de su patología. Típicamente se utiliza el término arterioesclerosis para describir a la disminución progresiva general de la distensibilidad arterial que acompaña al proceso de envejecimiento (*véase* el cap. 11). Incluso en ausencia de una verdadera hipertensión arterial sistémica y ateroesclerosis, las personas en la séptima década de la vida tienen paredes arteriales considerablemente más rígidas que aquellos en la segunda década de la vida. Se piensa que el proceso que conduce a este endurecimiento arterial está relacionado con la exposición continua de las arterias a radicales de oxígeno producidos en la pared arterial como subproductos del metabolismo natural. Sin embargo, esto probablemente también resulta de la acumulación de agresiones a las arterias por malas elecciones de vida relacionadas con la salud vascular, factores nutricionales y condiciones patológicas que se sabe que estimulan el exceso de producción de radicales, como el fumar y consumir tabaco, la hipertensión y la diabetes mellitus.

Las arterias en las personas jóvenes le deben su elasticidad al arreglo ordenado fibras de elastina y colágeno en la pared arterial. Los radicales de oxígeno atacan a la matriz de colágeno y elastina dentro de las arterias, causando desgarros de las fibras y un rearreglo de las fibras elásticas en una configuración más aleatoria. Esta configuración aleatoria resulta en una arteria más rígida. En ausencia de cualquier otro factor patológico, una persona mayor con este tipo de arterioesclerosis muestra un aumento en la presión del pulso asociada con un aumento en la presión sistólica, una menor presión diastólica y una presión arterial media normal en comparación con una persona sana más joven con una presión arterial normal (p. ej.,120/80 mm Hg). Las personas con esta condición tienen lo que se conoce como **hipertensión sistólica** debido a que solo su presión sistólica está elevada.

Hasta hace poco, los pacientes mayores con hipertensión sistólica no eran tratados con terapias antihipertensivas típicas para su condición. Estas personas no tenían las anormalidades vasculares subyacentes asociadas con el aumento en la resistencia arterial de la hipertensión esencial, ya que su presión arterial media no presentaba cambios. Más aún, la edad llevó a algunos a pensar que pudiese no haber un beneficio a largo plazo de los tratamientos farmacológicos, especialmente cuando dichos tratamientos se asociaban con efectos adversos graves. Sin embargo, ya no se ignora la hipertensión sistólica en los adultos mayores, y ahora se les trata con terapias diseñadas para reducir la presión arterial. El motivo de esto es que la presión sistólica es un componente clave del estrés de la pared que debe ser vencido para que el corazón se contraiga de forma efectiva. La presión sistólica alta conduce a un mayor estrés, lo que a su vez aumenta la demanda de oxígeno en el corazón. Esto coloca al corazón en riesgo de isquemia y arritmias, cuya incidencia puede reducirse si se disminuye la presión sistólica. Adicionalmente, los estudios clínicos han mostrado resultados favorables en cuanto a la morbilidad y la mortalidad de los pacientes mayores con hipertensión sistólica al brindarles tratamiento para reducir la presión sistólica, proporcionando así evidencia para el uso de terapias antihipertensivas en adultos mayores con hipertensión sistólica. ■

ENFOQUE CLÍNICO | 14-2

Influencias demográficas y del estilo de vida en la presión arterial

Aunque el rango de presión arterial en la población humana en general es amplio, los cambios en un determinado paciente son de importancia diagnóstica. En las sociedades occidentales, la presión arterial es dependiente de la edad. La presión sistólica se eleva a lo largo de la vida, mientras que la presión diastólica se eleva hasta la sexta década de la vida, tras lo cual permanece relativamente constante. La presión arterial es más alta en personas de raza afroamericana que en estadounidenses caucásicos, pero es más baja en las poblaciones negroides aborígenes en comparación con las poblaciones caucásicas occidentales.

La asignación común de una presión arterial normal como 120/80 mm Hg es un parámetro conveniente utilizado clínicamente como punto de partida para evaluar el estado de la presión arterial de un paciente. No obstante, este punto de partida simplista no revela que la presión arterial varía dentro de la población debido a una diversidad de factores genéticos y ambientales. Los valores de la presión arterial humana forman un continuo. No existe un punto divisorio claro dentro de la población humana que separe a las subpoblaciones con distribuciones normales en torno a una presión arterial media "normal" de diferentes subpoblaciones distribuidas en torno a una presión arterial marcadamente elevada. Aunque la llamada presión arterial normal en adultos a menudo se considera que es de 120/80 mm Hg, este valor se derivó originalmente de datos censales de seguros en sociedades occidentales aculturadas después de la Segunda Guerra Mundial. Un análisis más extenso de la presión arterial en la población humana sugiere que la presión arterial sistólica normal verdadera puede ser de 100 a 110 mm Hg, con una correspondiente presión diastólica de 60 a 70 mm Hg. Los miembros de sociedades primitivas o culturas menos desarrolladas no muestran este aumento en la presión con la edad, tienen menores presiones sistólica y diastólica como grupo en comparación con miembros de las sociedades occidentales, no desarrollan arterioesclerosis estándar y de hecho muestran una disminución lenta de la presión arterial con la edad. Una observación interesante en miembros de estos grupos primitivos es que consumen potasa como sazonador, la cual contiene altas cantidades de potasio.

(Continúa)

Existe evidencia de laboratorio de que el potasio puede reducir el endurecimiento de la pared, mientras que también hay pruebas de que el consumo crónico de altas cantidades de NaCl puede conducir a una reducción en la distensibilidad y a una alteración en la relajación pasiva de las arterias.

En Estados Unidos y Europa Occidental, los afroamericanos tienen una mayor incidencia y gravedad de la hipertensión arterial en comparación con los caucásicos del mismo sexo y edad similar. Su presión arterial parece ser sensible al consumo de sal en la dieta. Sin embargo, los grupos negroides en sociedades primitivas no muestran esta propensión a la hipertensión. Una hipótesis interesante para explicar estos efectos duales en el mismo perfil biológico ha destacado que las poblaciones humanas que evolucionaron en ambientes calientes y secos tienen un acceso restringido a la sal y al agua. Aquellos que viven en estos ambientes poseen rasgos que les permiten extraer y conservar de forma agresiva sal y agua de su dieta, y tener así una ventaja en cuanto a la sobrevivencia en comparación con aquellos que no pueden conservar tan bien la sal. Sin embargo, se ha propuesto que estas personas en una sociedad occidental, donde la sal es un componente ubicuo de los alimentos procesados, las comidas en los restaurantes, etc., puede sufrir el efecto de un perfil hipereficiente de conservación de la sal situado en un entorno de ingesta inadvertidamente elevada de sal en la dieta, lo que puede resultar en hipertensión. También se cree que dicha carga de sal conduce a un incremento en la rigidez en las paredes arteriales, así como a hipervolemia en la circulación. Los asiáticos que consumen una dieta en su mayoría vegetariana tienen presiones arteriales más bajas en comparación con las mismas poblaciones que fueron criadas y que viven en culturas occidentales. Además, hay pruebas que sugieren que la alta incidencia de hipertensión y de apoplejía relacionada a la hipertensión en Japón puede estar relacionado con grandes cantidades de sal en su dieta (salsas de soya, pescado y teriyaki, pescados salados, etc.).

La presión arterial es más alta en hombres que en mujeres premenopáusicas de la misma edad independientemente de su origen racial biológico. Además, las mujeres premenopáusicas presentan en general una incidencia, gravedad y mortalidad relacionadas con enfermedades cardiovasculares inferiores a las de los hombres de la misma edad. Aunque estos resultados parecen apuntar a posibles efectos beneficiosos del estrógeno en el sistema cardiovascular, pruebas recientes sugieren que puede tratarse más de un efecto preventivo que de un posible efecto terapéutico del esteroide.

El consumo excesivo de alcohol acelera las enfermedades cardiovasculares, pero cantidades modestas de alcohol, como un vaso de vino diario, tienen efectos beneficiosos. Incluso dentro de este efecto, parece que son los vinos tintos, y no los blancos, los que confieren un beneficio cardiovascular. Este beneficio se ha relacionado con los efectos antioxidantes protectores de las antocianinas y otros compuestos polifenólicos de frutas como la uva. Estos compuestos son los pigmentos rojos, azules y morados que se encuentran en esos alimentos.

El consumo de grasa, así como la obesidad, se asocian con una presión arterial más alta. No está claro cómo la obesidad eleva la presión arterial, aunque la correlación está ahora bastante bien establecida. El ejercicio regular y la pérdida de peso en las personas con sobrepeso también reducen la presión arterial.

Por último, los métodos para reducir el estrés psicosocial, aunque son útiles con pequeñas reducciones inmediatas en la presión arterial aguda, han demostrado ser ineficaces para reducir crónicamente la presión arterial. ∎

CONCEPTO DE VOLUMEN SANGUÍNEO PERIFÉRICO Y CENTRAL

Como se analiza en el capítulo 11, el volumen sanguíneo se distribuye entre los varios segmentos del sistema circulatorio de acuerdo con su geometría básica y su distensibilidad. El volumen total de sangre en un adulto de 70 kg es de 5.0 a 5.6 L. Aproximadamente 80% del volumen sanguíneo total está localizado en la **circulación sistémica** (p. ej., el volumen total menos el volumen en el corazón y los pulmones), y alrededor de 60% del volumen sanguíneo total (o 75% del volumen sanguíneo sistémico) se localiza en el lado venoso de la circulación. La sangre presente en las arterias pequeñas y capilares es solo 20% del volumen sanguíneo total. Debido a que la mayor parte del volumen sanguíneo sistémico está en las venas, los factores que cambian el volumen sanguíneo sistémico crean principalmente cambios en el volumen sanguíneo venoso.

La gran distensibilidad de las venas les permite ajustar grandes volúmenes con poco cambio en la presión

Las venas sistémicas tienen ~20 veces más distensibilidad que las arterias sistémicas; los cambios pequeños en la presión están, por lo tanto, asociados con grandes cambios en el volumen venoso. Si se infunden 500 mL de sangre en la circulación, alrededor de 80% (400 mL) se localizan en la circulación sistémica. Este aumento en el volumen sanguíneo sistémico eleva lo que se denomina **presión media de llenado circulatorio** (**PMC**) en unos cuantos mm Hg. La PMC es la presión que se equilibra en todos los segmentos del sistema vascular cuando el corazón se detiene. Es análoga a la presión en un "globo" lleno de agua cuya presión depende de cuánto se llene. Normalmente la PMC es de alrededor de 7 mm Hg y, como un globo lleno de agua, es una medida de qué tan "lleno" está el sistema en una condición determinada. También refleja qué tan "estrechamente" contenida está la sangre dentro de la vasculatura debido al tono vascular; la contracción del músculo liso vascular, especialmente en las venas, eleva la PMC, mientras que la vasodilatación la reduce.

Debido a que las venas son mucho más complacientes que las arterias, una pequeña elevación en la presión de llenado, distribuida a través de la circulación sistémica, tiene un efecto mucho más grande en el volumen de las venas sistémicas que en las arterias. Por ejemplo, 95% de los 400 mL del ejemplo anterior (o 380 mL) se distribuirá en las venas, mientras que solo 5% (20 mL) se encontrará en las arterias.

El concepto del volumen sanguíneo central es útil para evaluar los efectos de los cambios en el volumen sanguíneo en el gasto cardiaco

La ley de Starling del corazón demuestra que el llenado del corazón es uno de los determinantes clave del GC. Al considerar el papel de la distribución del volumen sanguíneo en el llenado del corazón, es útil dividir el volumen sanguíneo en porciones central (o intratorácica) y sistémica (o extratorácica). El **volumen sanguíneo central** incluye la sangre en la vena cava superior y las porciones intratorácicas de la vena cava inferior, la aurícula y ventrículo derechos, la circulación pulmonar, y la aurícula izquierda; representa ~25% del volumen sanguíneo total. El volumen sanguíneo central puede disminuir o aumentar por el desplazamiento de sangre hacia y desde el volumen sanguíneo extratorácico. Desde un punto de vista funcional, los componentes más importantes del **volumen sanguíneo extratorácico** son las venas de las extremidades y la cavidad abdominal. La sangre se desplaza fácilmente entre estas venas y los vasos que componen el volumen sanguíneo central. Tenga en cuenta que la sangre en las arterias centrales y extratorácicas puede ser ignorada en estos desplazamientos debido a su baja distensibilidad. Más aún, el volumen de sangre extratorácico en el cuello y la cabeza es de poca importancia debido a que hay mucha menos sangre en estas regiones, y el volumen sanguíneo dentro del cráneo no puede cambiar mucho debido a que esta estructura es rígida. El volumen de sangre en las venas del abdomen y las extremidades es aproximadamente igual al volumen sanguíneo central. En conjunto, alrededor de la mitad del volumen sanguíneo total está involucrada en estos desplazamientos en la distribución que afectan el llenado del corazón.

La presión venosa central es una reflexión del volumen sanguíneo central

La presión venosa central puede medirse en un paciente colocando un extremo de un catéter lleno de líquido o con un transductor de presión en la aurícula derecha y conectando el otro extremo a un dispositivo de medición de la presión. Tenga en cuenta que las mediciones de una presión venosa periférica, como la presión en una vena del brazo o la pierna, están sujetas a demasiadas influencias como para ser útiles en la mayoría de las situaciones clínicas como medida de la presión central venosa.

Bajo condiciones normales, los cambios en la **presión venosa central** son un buen reflejo de cambios en volumen sanguíneo central, debido a que la distensibilidad en los vasos intratorácicos tiende a ser constante. El uso de la presión venosa central para evaluar cambios en el volumen sanguíneo central depende, sin embargo, de la asunción de que el corazón derecho es capaz de bombear con normalidad. También, en ciertas situaciones, el significado fisiológico de la presión venosa central ha cambiado. Por ejemplo, si la válvula tricúspide es incompetente (p. ej., no puede cerrarse por completo), la presión ventricular derecha se transmite hacia la aurícula derecha durante la sístole ventricular, creando una presión venosa central anormalmente alta que no es realmente un reflejo de un aumento del volumen venoso central. Además, la presión venosa central no necesariamente refleja la presión de llenado auricular o ventricular izquierdas. Las anormalidades en la función del corazón derecho o izquierdo, o en la resistencia vascular pulmonar, pueden dificultar el predecir la presión auricular izquierda a partir de la presión venosa central.

El gasto cardiaco es modificado por los cambios en el volumen sanguíneo central

Si se infunde sangre en forma constante en la vena cava inferior de una persona sana, el volumen de sangre que regresa a la zona torácica —el retorno venoso— es transitoriamente mayor que el volumen que lo abandona, esto es, el GC. Esta diferencia entre la entrada y salida de la sangre produce un incremento en el volumen sanguíneo central. Ocurrirá primero en la aurícula derecha, donde el aumento acompañante en la presión incrementa el llenado ventricular derecho, la longitud de las fibras al final de la diástole (precarga) y el volumen sistólico. El aumento en el flujo hacia los pulmones aumenta el volumen sanguíneo pulmonar y el llenado de la aurícula izquierda. La salida de sangre del

ventrículo izquierdo aumentará de acuerdo con la ley de Starling del corazón, de modo que el gasto de los dos ventrículos sea exactamente el mismo. El GC aumentará hasta que este iguale a la suma del retorno venoso previo al corazón más la infusión de sangre nueva.

De las discusiones anteriores se puede deducir que el volumen sanguíneo central es alterado por dos eventos: los cambios en el volumen sanguíneo total y los cambios en la distribución del volumen sanguíneo total entre las regiones central y extratorácica. El aumento en el volumen sanguíneo total puede ocurrir debido a una infusión de líquido directamente en el espacio vascular (p. ej., mediante una infusión intravenosa), la retención de agua y sal por los riñones, o un desplazamiento de líquido desde el **espacio intersticial** hacia el plasma (*véase* el cap. 15). Puede ocurrir una disminución en el volumen sanguíneo como resultado de una hemorragia, pérdidas de fluido a través del sudor, vómito o diarrea, o de la transferencia de líquido desde el plasma hacia el espacio intersticial (*véase* el cap. 15). En la ausencia de eventos compensadores, los cambios en el volumen sanguíneo total resultan en cambios proporcionales tanto en el volumen sanguíneo central como en el extratorácico. Por ejemplo, una hemorragia moderada (10% del volumen sanguíneo) sin un cambio en la distribución provocaría una disminución de 10% en el volumen sanguíneo central. La reducción en el volumen sanguíneo central conduciría, en ausencia de eventos compensadores, a una disminución en el llenado de los ventrículos y a una reducción en el volumen sistólico y el gasto cardiaco. El volumen sanguíneo central puede alterarse, sin embargo, mediante un desplazamiento en el volumen sanguíneo hacia o desde la circulación extratorácica. Los cambios en la distribución del volumen sanguíneo se presentan por dos razones: un cambio en la presión transmural o un cambio en la distensibilidad venosa. Los cambios en la presión transmural de los vasos en el tórax o en la periferia pueden ya sea agrandar o disminuir su tamaño como resultado de un aumento o reducción de la P_T. Debido a que el volumen sanguíneo total es finito, los desplazamientos en el volumen en respuesta a cambios en la presión transmural en una región afectan el volumen en otra región. Imagine un globo largo lleno de agua. Si se gira lentamente en forma vertical sobre su eje largo, el extremo inferior del globo tiene la mayor presión transmural debido al peso del agua que presiona desde arriba. En consecuencia, el extremo inferior del globo se abombará y el extremo superior se encogerá; el volumen aumenta en el extremo inferior a expensas de una pérdida en el extremo superior.

El mejor ejemplo fisiológico de un cambio en la presión transmural regional ocurre cuando una persona pasa de la posición supina a la posición de pie. El ponerse de pie aumenta la presión transmural en los vasos sanguíneos de las piernas, debido a que crea una considerable columna vertical de sangre entre el nivel del corazón y el fin de dichos vasos en las piernas. Las presiones arteriales y venosas en los tobillos al estar de pie pueden fácilmente aumentar hasta casi 100 mm Hg por encima de aquellas en el mismo individuo en posición recostada. Este aumento en la presión transmural resulta en poca distensión de las arterias debido a su baja distensibilidad, pero resulta en una considerable distensión de las venas por su distensibilidad alta. De hecho, se requieren ~550 mL de sangre para llenar las venas estiradas en las piernas y los pies cuando una persona promedio se pone de pie. (Tenga en cuenta que el llenado de las venas de los glúteos y la pelvis también aumenta, pero a un menor grado que en las extremidades inferiores, debido a que el incremento en la presión transmural es menor.) Cuando la persona inicialmente se pone de pie, la sangre continúa siendo bombeada por el corazón a la misma frecuencia y volumen sistólico registrados antes de ponerse de pie durante 1 o 2 latidos. No obstante, mucha de la sangre que llega a las piernas permanece en las venas a medida que se estiran pasivamente hasta su nuevo tamaño por el aumento de la presión transmural venosa. Esto disminuye el retorno de sangre al tórax. Dado que el GC excede al retorno venoso durante algunos latidos, el volumen sanguíneo central cae (al igual que la longitud de las fibras al final de la diástole, el volumen sistólico y potencialmente el GC). Una vez que las venas de las piernas alcanzan su nuevo estado estable de volumen, el retorno venoso de nuevo se iguala con el GC. Por lo tanto, la igualdad entre retorno venoso y el gasto cardiaco se reestablece incluso si el volumen sanguíneo central se reduce en 550 mL. *Sin embargo, el nuevo GC y el retorno venoso están disminuidos en relación a como estaban antes de ponerse de pie debido a la reducción en el volumen sanguíneo central.* Sin algún tipo de una compensación, la disminución en la presión arterial sistémica que resulta de esta reducción en el GC podría causar una caída en el flujo sanguíneo cerebral y pérdida de la conciencia. Evidentemente se requieren mecanismos compensadores para mantener la presión arterial ante una disminución del GC y el flujo sanguíneo hacia el cerebro resultante del simple acto de ponerse de pie. Esto ocurre y se explica a detalle en el capítulo 17. Brevemente, cuando una persona pasa de la posición supina a la de pie, al ponerse de pie, los nervios simpáticos que inervan a las venas periféricas se activan, haciendo que se contraigan. La resultante disminución en la distensibilidad venosa provoca una distribución del volumen sanguíneo hacia el volumen sanguíneo central. Esto contrarresta la acumulación de sangre en las venas de las piernas que se produciría al estar de pie. La redistribución de la sangre hacia el volumen sanguíneo central ayuda a mantener el llenado ventricular y el GC al estar de pie.

INTERCONEXIONES ENTRE LAS FUNCIONES VASCULAR Y CARDIACA

El consumo de oxígeno del corazón, que es un componente importante del equilibrio entre la oferta y la demanda de oxígeno cardiaco, está íntimamente relacionado con el trabajo cardiaco, que a su vez se ve afectado por las alteraciones de la distensibilidad arterial. El volumen vascular, la distensibilidad, la presión y la resistencia alteran el desempeño del corazón también. No obstante, debido a que el sistema cardiovascular es un verdadero sistema "circulatorio", es igualmente cierto que el gasto del corazón altera los volúmenes vasculares y las presiones. Por lo tanto, debe existir un equilibrio entre estas dos relaciones funcionales en condiciones normales y anormales. En esta sección, 1) se explicará de qué forma el sistema vascular afecta el trabajo cardiaco y 2) se demostrará cómo la interconexión entre las funciones cardiaca y vascular crea un valor de equilibrio del GC y la presión de llenado venosa para estados cardiovasculares normales y alterados.

Las arterias distensibles reducen el trabajo cardiaco

Una de las consecuencias más importantes de la naturaleza elástica de las grandes arterias es que reduce el trabajo cardiaco y la demanda de oxígeno en el miocardio. Para ilustrar este hecho, considere un ejemplo en el que el corazón bombea sangre durante 4 s a un flujo *constante* de 100 mL/s (6 L/min) hacia arterias *rígidas* con una resistencia de 16.67 unidades de resis-

tencia periférica (URP). Esto generaría una presión constante de 100 mm Hg, y un trabajo cardiaco total durante los 4 s sería simplemente la presión (P) × el volumen (V) total o 100 mm Hg × 400 mL = 40 000 mm Hg mL. Sin embargo, el corazón bombea de forma intermitente con un ciclo de contracción y relajación. A título ilustrativo, si el corazón bombeara de forma intermitente y expulsara 100 mL de sangre hacia arterias sin distensibilidad solamente durante el primer medio segundo de cada ciclo, el mismo volumen de 400 mL se desplazaría durante el intervalo de 4 s en el caso anterior. No obstante, el flujo durante cada medio segundo de eyección sería de 200 mL/s (100 mL/0.5 s) y así, la presión subiría hasta 200 mm Hg durante cada eyección (aunque caería hasta 0 mm Hg durante la relajación). Aunque no se efectuaría ningún trabajo cuando el corazón no bombeara, el trabajo realizado durante cada eyección sería de 200 mm Hg × 100 = 20 000 mm Hg mL, produciendo un trabajo cardiaco total durante 4 segundos de 80 000 mm Hg mL. En esta situación, la demanda de oxígeno en el corazón aumentaría en forma considerable, incluso si el gasto del corazón durante los 4 s no fuera diferente que aquel en el ejemplo de flujo estable. En contraste, si este mismo flujo intermitente se expulsara hacia arterias con una distensibilidad *infinita* (p. ej., una capacidad infinita para expandirse con un aumento del volumen), la presión en el sistema ni se elevaría durante la sístole ni tampoco caería durante la diástole, y permanecería en un promedio de 100 mm Hg. Los mismos 400 mL serían expulsados durante 4 s en esta situación pero, contrario a una presión constante de 100 mm Hg, el trabajo realizado nuevamente sería igual a 40 000 mm Hg mL.

Obviamente, las arterias en el cuerpo humano no son ni totalmente rígidas ni cuentan con una distensibilidad infinita. El ejemplo anterior sirve para demostrar que *una disminución en la distensibilidad arterial aumenta el trabajo cardiaco y la demanda de oxígeno.* Por extensión, la demanda miocárdica de oxígeno se incrementará por cualquier factor que reduzca la distensibilidad arterial, incluso si todos los demás factores, como la presión arterial, el volumen sistólico y la frecuencia cardiaca, no tienen cambio alguno. Por esta razón, debido a que la distensibilidad arterial disminuye con la edad, el corazón de una persona mayor se enfrenta a una mayor demanda de oxígeno en comparación con el corazón de una persona joven, incluso si todas las demás variables que afectan la demanda de oxígeno cardiaca son iguales entre ambos individuos.

Al aumentar la presión de llenado venosa aumenta el gasto cardiaco, pero el aumento en el gasto cardiaco disminuye la presión de llenado venosa

La presión venosa central es uno de los principales determinantes del llenado del ventrículo derecho, y por extensión, a través de la ley de Starling del corazón, un determinante clave del GC; el aumento en la presión de llenado conduce a un aumento en el llenado diastólico y, por lo tanto, incrementa el gasto cardiaco. Sin embargo, el corazón es una bomba que se encuentra colocada dentro de un sistema *circulatorio*. Un incremento inicial en el GC en el lado arterial de la circulación debe darse inicialmente a expensas del volumen sanguíneo en el lado venoso de la circulación. No obstante, uno pensaría que esta translocación de sangre fuera de las venas debe reducir la presión venosa y, por ende, el llenado ventricular. De acuerdo con la ley de Starling, esto debería reducir el GC durante el siguiente ciclo cardiaco. Esta desconcertante situación genera dos preguntas: 1) ¿de qué forma se mantiene el GC por encima o por debajo del valor en reposo? y 2) ¿qué determina

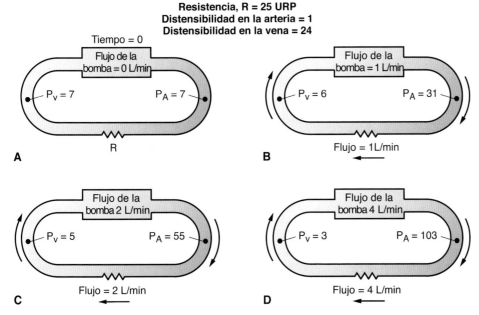

Figura 14-5 Modelo del efecto del gasto cardiaco (GC) sobre las presiones arterial y venosa central. (A) A un GC de cero, todas las presiones en el corazón y el sistema vascular son iguales. Esto se llama presión circulatoria media. **(B)** Cambios en las presiones una vez que el GC aumenta a 1 L/min. **(C)** Cambios en las presiones una vez que el GC aumenta a 2 L/min. **(D)** Cambios en las presiones una vez que el GC aumenta a 4 L/min. P_A, presión arterial; P_V, presión venosa central; URP, unidad de resistencia periférica; R, resistencia.

el equilibrio entre el GC y la presión venosa central cuando cada variable puede afectar independientemente a la otra?

En la figura 14-5 se presenta una demostración de cómo el GC altera la presión arterial y venosa central. En esta figura se representa una circulación teórica con una bomba situada entre un lado "arterial" y uno "venoso" de una circulación simplificada. Entre estos dos lados se interpone una resistencia, como ocurre en nuestro sistema cardiovascular real. Para fines de ejemplo, se estableció la resistencia vascular periférica a 25 URP, y las venas se consideraron 24 veces más distensibles que las arterias. Cuando el corazón se detiene, el GC es igual a cero. Sin flujo a través del sistema vascular, las presiones arterial y venosa luego se equilibran a una presión común. A este valor se le llama PMC y generalmente es de alrededor de 7 mm Hg. La PMC cambia solo con un cambio ya sea en el volumen sanguíneo, la distensibilidad vascular o ambos. La PMC es el valor a partir del cual la presión arterial aumenta y la presión venosa disminuye una vez que el corazón empieza a bombear sangre.

Utilizando el ejemplo de la figura 14-5 con una PMC de 7 mm Hg, empecemos a activar el corazón a un gasto de 1 L/min. El efecto inicial de este bombeo por parte del corazón será translocar sangre desde el lado venoso hacia el lado arterial de la circulación. Esto aumentará la presión en el componente arterial de la circulación mientras que se reduce la presión en el lado venoso. Estos cambios en la presión continuarán hasta que se haya creado una diferencia en la presión entre las arterias y las venas para mover la sangre a una tasa de 1 L/min a través de los vasos de resistencia entre el lado arterial y venoso de la circulación. En este punto, la tasa de sangre que se mueve a través de la resistencia y hacia el lado venoso de la circulación será igual a la tasa de sangre que sale del lado venoso de la circulación a través de la bomba y hacia el lado arterial. Por la ley de Poiseuille, en nuestro ejemplo, esto ocurrirá cuando la diferencia en la presión sea de 25 mm Hg. Lo que debe determinarse a continuación es qué tanto de estos 25 mm Hg se añaden al lado arterial, y qué tanto se resta del lado venoso de la circulación. En este ejemplo, las venas tienen 24 veces más distensibilidad que las arterias. Dicho de otra forma, esto significa que las arterias son

24 veces más rígidas que las venas. Por consecuencia, por cada 25 mm Hg de diferencia de presión creado entre los lados arterial y venoso de la circulación, se añaden 24 mm Hg a la PMC del lado arterial (aumentando su presión hasta 31 mm Hg) y se resta 1 mm de la PMC del lado venoso (reduciéndola a 6 mm Hg). Por lo tanto, por cada 1 L/min de incremento en el GC, se añadirán 24 mm Hg a la presión arterial y se restará 1 mm Hg a la presión venosa una vez que el sistema alcanza su estado estable. En nuestro ejemplo, a un GC de 2 L/min, la presión arterial queda en 55 mm Hg y la presión venosa en 5 mm Hg (fig. 14-5C); un GC de 4 L/min generaría una presión arterial de 103 mm Hg y una presión venosa central de 3 mm Hg (fig. 14-5D).

Se usan dos interrelaciones entre la presión venosa y el gasto cardiaco para predecir la forma en la que el gasto cardiaco y la presión venosa cambian en respuesta a estados alterados del sistema cardiovascular

Se pueden utilizar dos formas gráficas para representar la interrelación entre el GC y la presión venosa central. Una relación, llamada **curva de función cardiaca**, grafica el GC en función de la presión venosa central (fig. 14-6A). Esto es simplemente otra representación de la ley de Starling del corazón, y muestra que el GC aumentará en respuesta a un incremento en la presión venosa central. La curva de función cardiaca es característica del corazón en el hecho de que solo los factores que afectan al corazón tienen efecto sobre la posición y forma de esta curva. Esta curva puede reproducirse incluso en un corazón separado de la vasculatura.

Una segunda relación, llamada **curva de función vascular**, muestra cómo cambia la presión venosa central en respuesta a un cambio en el gasto cardiaco (fig. 14-6B). Primero, cabe destacar que, contrario a la convención matemática, la variable independiente de la curva de función vascular (GC) se coloca sobre el eje y, y la variable dependiente en esta relación, la presión venosa, se coloca sobre el eje x (esto facilita visualmente combinar las dos curvas de función en la misma gráfica, como se verá más adelante). La posición y la pendiente de la curva de función vascular solo son afectadas por factores asociados con los vasos sanguíneos, como la resistencia vascu-

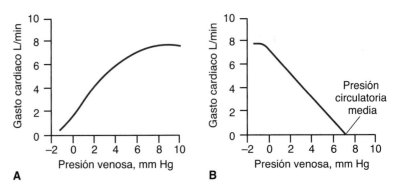

Figura 14-6 **Las curvas de función cardiaca y vascular.** **(A)** La curva de función cardiaca es una representación de la ley de Starling del corazón. Muestra cómo cambia el GC en respuesta a un cambio primario en la presión venosa central. Es una función solo de características del corazón. **(B)** La curva de función vascular es la relación de cómo cambia la presión venosa central en respuesta a un cambio principal en el gasto cardiaco (GC). Es una función solo de variables vasculares. La variable independiente, el GC, se coloca en el eje *y* según el convenio original utilizado para la representación de la curva de función vascular.

lar, la distensibilidad vascular y el volumen sanguíneo. La curva de función vascular es independiente de las características del corazón, y puede observarse incluso si el corazón en la circulación es reemplazado por una bomba artificial. Esta curva muestra que cuando el gasto cardiaco es cero, la presión venosa es igual a la PMC, y que la presión venosa *disminuye* a medida que el GC aumenta, hasta el límite práctico en el que una mayor depleción del volumen venoso resulta en un colapso venoso (por lo general a aproximadamente −2 mm Hg). Este colapso limita mayores incrementos en el GC.

En la figura 14-7 A a F se muestran las curvas de función cardiaca y vascular graficadas de forma conjunta y se demuestra cómo se obtiene el equilibrio entre el gasto cardiaco y la presión venosa en varios estados alterados. Las curvas de función cardiaca y vascular representan ambas las relaciones funcionales reales entre el gasto cardiaco y la presión venosa; un cambio en el GC modifica la presión venosa y un cambio en la presión venosa modifica el GC. En el sistema cardiovascular íntegro, ambas relaciones funcionan de forma simultánea porque son interdependientes. Por consecuen-

Figura 14-7 **Varios puntos de equilibrio en el gasto cardiaco (GC) y la presión venosa resultado de cambios en la función cardiaca o en variables vasculares.** **(A)** El punto de equilibrio para las curvas de función cardiaca y vascular; solo un set de valores para el gasto cardiaco y la presión venosa pueden satisfacer ambas relaciones al mismo tiempo. **(B)** Efecto sobre la curva de función vascular al cambiar el volumen sanguíneo o el tono venoso. **(C)** Efecto de los cambios en la resistencia arteriolar sobre la curva de presión vascular (es decir, un cambio en la resistencia vascular sistémica). **(D)** Efecto de los cambios en el estado inotrópico sobre la curva de función cardiaca. **(E)** Posibles puntos de equilibrio obtenidos por la conjunción de una contractilidad miocárdica alterada y las curvas de función vascular. **(F)** Efectos de la alteración en la resistencia vascular sobre las curvas de función cardiaca y vascular, y los puntos de equilibrio resultantes para el GC y la presión venosa central.

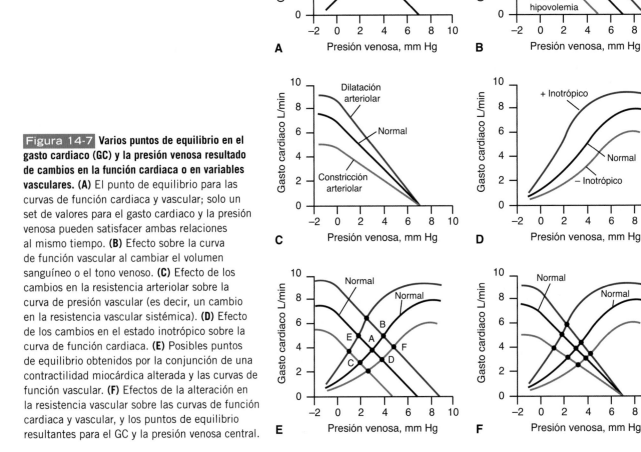

cia, en cualquier condición y en cualquier momento el valor del gasto cardiaco y la presión venosa deben satisfacer ambas expresiones funcionales representado por las curvas de función cardiaca y vascular. Si una o ambas relaciones funcionales se modifican debido a cambios en las variables que afectan al corazón, los vasos sanguíneos o el volumen sanguíneo, surgirá un nuevo estado de equilibrio para el GC y la presión venosa central con valores que se ajustan a *ambas* curvas de función al mismo tiempo. Aunque determinar qué valores funcionan para satisfacer estas condiciones podría resolverse matemáticamente, la solución a este problema puede realizarse con mayor facilidad superponiendo visualmente los dos gráficos que representan las dos curvas, alineando sus ejes hasta que coincidan y observando a continuación el punto de intersección entre ambas curvas. Ese punto es el valor de equilibrio para el sistema CV porque en esta intersección un GC y una presión venosa central satisfacen a *ambas*, tanto a la curvas de función del GC como a la de función vascular (fig. 14-7A). Si aumentara súbitamente la presión venosa, al inicio habría un incremento en el gasto cardiaco. Sin embargo, este gasto elevado tendería a reducir la presión venosa, que a su vez reduciría el gasto cardiaco y así sucesivamente. El resultado, después de una perturbación inicial ya sea en la presión venosa o en el gasto cardiaco, sería el regreso de estas dos variables a la intersección entre las curvas de función cardiaca y de función vascular. Por lo tanto, este es el punto de equilibrio del sistema para el gasto cardiaco y la presión venosa central.

Muchas variables pueden alterar la posición y la pendiente de las curvas de función vascular y de función cardiaca. Por ejemplo, los aumentos en el volumen sanguíneo o plasmático (hipervolemia) "llenan" más el sistema cardiovascular. El efecto más obvio de este volumen expandido será elevar la PMC, que puede considerarse como el punto de partida de los cambios en la presión venosa central a GC por encima de cero. A menos que sea excepcionalmente grande, el aumento de volumen no altera significativamente la distensibilidad venosa, pero en su lugar desplaza toda la curva de función vascular en forma paralela hacia la derecha de la relación normal (fig. 14-7B). Del mismo modo, un incremento del tono venoso (venoconstricción) "comprime" la sangre contenida en las venas, elevando su presión interna y provocando el mismo tipo de desplazamiento paralelo en la curva de función vascular. La hipovolemia o un tono venoso disminuido tienen el efecto opuesto y ello desplaza la curva paralela a la izquierda.

Un cambio en el tono arteriolar tiene un efecto diferente sobre las curvas de función vascular (fig. 14-7C). Dado que el volumen de sangre contenido en las arteriolas es pequeño, los cambios en el tono arteriolar no afectan significativamente a la PMC, lo que desplazaría la curva de forma paralela. Sin embargo, una resistencia arteriolar reducida facilita que el corazón expulse un volumen sistólico determinado con cualquier presión de llenado venoso, mientras que el aumento en la resistencia tiene el efecto opuesto. En otras palabras, con una resistencia sistémica disminuida, se requiere un ΔP menor al normal para mantener el flujo a través del sistema arterial periférico y hacia las venas a la misma tasa a la que está siendo bombeado fuera de las venas y hacia las arterias (p. ej., el GC). Esto disminuye la elevación en la presión arterial y la caída en la presión venosa con cualquier gasto cardiaco determinado. Por lo tanto, por extensión, a cualquier presión venosa central determinada, el reducir la resistencia arteriolar aumenta el gasto cardiaco, y el aumentar dicha resistencia lo reduce.

Los cambios en el estado inotrópico del corazón alteran la curva de función cardiaca pero no la de la función vascular. Por definición, una influencia inotrópica positiva le permitirá al cora-

zón producir un mayor gasto a una presión venosa determinada, mientras que una influencia inotrópica negativa tendrá el efecto opuesto (fig. 14-7D). Por esta razón, un inotropismo positivo desplaza la curva de función cardiaca hacia arriba y a la izquierda, mientras que una curva negativa la desplaza hacia abajo y a la derecha. Este desplazamiento es coherente con el efecto del inotropismo sobre la relación de Starling y el grado de acortamiento del músculo cardiaco que se muestra en la figura 13-7 del capítulo 13.

El efecto neto de los cambios en las curvas de función cardiaca y venosa sobre los valores de equilibrio del GC y la presión venosa se muestra en la figura 14-7E, donde el punto "A" representa el punto de equilibrio normal. Los factores que aumentan el volumen sanguíneo, como la infusión intravenosa de sangre o el líquido isotónico, desplazarán la curva de función vascular en forma paralela hacia la derecha, mientras que la pérdida de volumen (p. ej., hemorragia, pérdida de agua corporal, etc.) desplazará la curva hacia la izquierda. Los nuevos puntos de equilibrio para estas condiciones, los puntos "B" y "C", de manera respectiva, muestran correctamente la interrelación entre el GC y la presión venosa que sería predicha por la ley de Starling del corazón; un aumento en el GC se asocia con una presión venosa elevada (y por lo tanto un mayor llenado), mientras que un GC disminuido se relaciona con una disminución en la presión venosa. De forma similar, los puntos de equilibrio asociados con cambios en el estado inotrópico del corazón, "D" y "E", también corresponden con nuestro entendimiento de la definición de contractilidad. Una influencia inotrópica positiva, de acuerdo con la mecánica del músculo cardiaco, le permitirá al corazón vaciarse más a pesar de la precarga reducida. Puesto de otra forma, una disminución en la presión de llenado debe disminuir el GC según la ley de Starling del corazón. En consecuencia, la única forma en que el corazón puede producir un gasto mayor al normal a pesar de un llenado reducido es exponiéndose a una influencia inotrópica positiva.

La figura 14-7E también sirve para ilustrar la forma en la que el cuerpo puede compensar por un corazón que falla. En la insuficiencia cardiaca aguda es muy probable que la condición de un paciente se represente mejor por el punto "D" en la gráfica, con un GC reducido a pesar de una presión venosa elevada, debido a la incapacidad del corazón debilitado para desplazar sangre desde las venas a las arterias (es decir, una representación de un corazón que presenta una influencia inotrópica negativa). Sin embargo, con la falla continua, los mecanismos compensadores estimulan a los riñones para retener sal y agua, resultando en un desplazamiento hipervolémico en la curva de función vascular hacia la derecha. Este desplazamiento, a través del mecanismo de Starling, ayuda a aumentar el GC en el miocardio que falla, como lo muestra el punto "F" en el diagrama. Planteado de otra forma, una manera en la que el corazón en un estado inotrópico negativo (como en la insuficiencia cardiaca) puede aumentar su gasto es explotar la ley de Starling e incrementar su precarga para aumentar mecánicamente el rendimiento del corazón.

La figura 14-7F demuestra los efectos de las alteraciones en la resistencia vascular sobre las curvas de función cardiaca y vascular. La resistencia elevada obstaculiza el GC y requiere una mayor caída en la presión venosa para establecer el gradiente elevado a través de la resistencia elevada que se requerirá para producir un flujo periférico que se equipare a un determinado GC. La reducción de la resistencia tiene el efecto opuesto. La localización precisa del nuevo equilibrio depende del grado relativo en el que las curvas de función vascular y cardiaca se ven afectadas por los cambios en la resistencia.

CIENCIAS MÉDICAS INTEGRADAS

Aneurisma aórtico y disección aórtica

Un aneurisma aórtico es una dilatación, o protuberancia, regional anormal de la pared aórtica que afecta a las tres capas de la pared: íntima, media y adventicia. El tipo más común de aneurisma abarca toda la circunferencia de la aorta (llamado aneurisma fusiforme), aunque los aneurismas verdaderos también pueden presentarse como una evaginación de parte de la circunferencia solamente (llamado aneurisma sacular). Los aneurismas pueden producirse en cualquier parte de la aorta y extenderse a grandes arterias de conexión o a la región anular de la válvula aórtica. Este último caso puede provocar una regurgitación de la válvula aórtica. Debido a la ley de LaPlace, la pared de un aneurisma está expuesta a tensiones tangenciales superiores a las normales que tienden a estirar o separar la pared, aunque las presiones arteriales sean normales. Esta fuerza tiende a expandir el aneurisma con el tiempo y puede provocar su ruptura con resultado de muerte. La incidencia de ruptura es de alrededor de 2% anual en los aneurismas < 5 cm, pero puede triplicarse en los > 6 cm. A veces puede producirse un abombamiento local de la aorta como consecuencia de una fisura focal de la íntima y la media. Esta brecha permite una hemorragia focal en la pared, provocando su abombamiento hacia fuera. Sin embargo, la hemorragia queda contenida en la zona afectada por la adventicia o el tejido conjuntivo perivascular, o ambos. Esto se denomina aneurisma falso o seudoaneurisma.

La causa moderna más común de los aneurismas aórticos es la ateroesclerosis crónica. El proceso ateroesclerótico, con sus elementos inflamatorios, erosiona el tejido conjuntivo de la pared aórtica, debilitándola. Este proceso también puede provocar hematomas murales en la media aórtica que pueden comprimir los *vasa vasorum*. Este factor priva a los tejidos de la pared de oxígeno y nutrientes, lo que agrava la necrosis y el debilitamiento de la pared. Los aneurismas de aorta abdominal son más frecuentes con la ateroesclerosis y suelen localizarse entre las arterias renal e iliaca. Se observan raramente antes de los 50 años y son mucho más frecuentes en hombres que en mujeres de edad similar. La incidencia de ruptura, obstrucción de la luz, embolia mural y compresión de la pared aumenta proporcionalmente con el tamaño de la dilatación en los aneurismas abdominales de más de 5 cm de diámetro.

La degeneración quística medial es característica de los aneurismas de aorta torácica ascendente. Esta afección se caracteriza por la degeneración de las fibras de elastina de la pared vascular con infiltración de colágeno y coloide. Puede ser consecuencia de un traumatismo de la pared aórtica (p. ej., por procedimientos con catéteres vasculares), defectos congénitos de la pared, infecciones sistémicas o locales (p. ej., un trombo séptico en la pared), síndrome de Marfan o vasculitis.

Los pacientes con aneurismas aórticos suelen ser asintomáticos, pero los que tienen aneurismas en la aorta abdominal pueden notar una masa pulsátil en el abdomen. Tales aneurismas pueden comprimir tejidos u órganos vecinos (p. ej., riñones, intestinos) causando síntomas relacionados con la disfunción de elementos. Algunos pacientes con aneurismas aórticos experimentan dolor de espalda. Los que padecen aneurismas de la aorta torácica pueden presentar tos, dificultad respiratoria o incluso neumonía si el aneurisma comprime los bronquiolos cadyacentes y la tráquea.

Los aneurismas suelen detectarse por primera vez en el curso de una radiografía de tórax o abdominal típica de un paciente, sobre todo si surgen de procesos ateroscleróticos crónicos con calcificaciones de la pared. A continuación se procede a la verificación y obtención de imágenes más detalladas del posible aneurisma mediante ecografía, TC con contraste o tecnologías de imagen por resonancia magnética. El tratamiento de los aneurismas requiere finalmente una reparación quirúrgica y se basa en el tamaño del aneurisma; > 5.5 cm para los aneurismas torácicos ascendentes y > 6.5 cm para los aneurismas torácicos descendentes, aunque también se recomienda la reparación quirúrgica si el aneurisma aumenta a un ritmo > 1.0 cm/año. La reparación quirúrgica de los aneurismas torácicos y abdominales implica la sustitución quirúrgica abierta del segmento afectado con un injerto de Dacron. Sin embargo, en algunos casos puede realizarse una reparación endovascular (REVA) menos invasiva que implique la colocación percutánea de una endoprótesis dentro del segmento dilatado o de la aorta. En lugar de la corrección quirúrgica, los aneurismas menos graves pueden tratarse controlando los factores de riesgo que se sabe que exacerban la patogenia subyacente del aneurisma. Esto suele incluir dejar de fumar y controlar la tensión arterial.

La disección aórtica es un tipo de patología de la pared aórtica dilatada similar a un aneurisma, salvo que la disección se produce por una fisura o desgarro de la íntima aórtica que permite la entrada de sangre entre la íntima y las capas medias. Esta hemorragia bajo la íntima "despega" o diseca esa capa del resto de la pared aórtica. Con ello se crea un falso lumen *dentro* de los límites de la aorta, de modo que en una simple imagen radiográfica aparece como una aorta de diámetro normal. No obstante, el verdadero lumen aórtico permeable está casi totalmente obliterado por el espacio subintimal lleno de sangre. Las disecciones aórticas son acontecimientos catastróficos. La íntima puede desprenderse sobre los orificios de los vasos laterales y el anillo aórtico. El falso lumen llega a obstruir las estructuras adyacentes y a reducir el canal aórtico hasta el punto de impedir en gran medida el flujo sistólico.

Las disecciones aórticas se dividen en dos tipos. La disección de tipo A afecta a la aorta ascendente o comienza en la aorta ascendente e incluye el cayado y la aorta torácica descendente. Las disecciones de tipo B comienzan distalmente a la arteria subclavia y afectan a la aorta torácica más allá de ese punto. El principal factor de riesgo para el desarrollo de una disección aórtica es la hipertensión arterial, que puede inducir lesiones mediadas por la presión e isquemia en la pared aórtica. Las disecciones de tipo A son más frecuentes que las de tipo B, más mortales y se consideran una urgencia médica inmediata que requiere cirugía. En el pasado reciente, el desenlace de estas disecciones era casi siempre fatal. Sin embargo, la mejora actual de las técnicas de diagnóstico por imagen, un diagnóstico más rápido, un tratamiento antihipertensivo intensivo antes de la intervención quirúrgica y la posterior reparación quirúrgica han aumentado la supervivencia de esta afección entre 65 y 75%. Estas mismas terapias pueden utilizarse para tratar las disecciones de tipo B y retrasar la necesidad de una intervención quirúrgica de urgencia inmediata para corregir la disección. En la actualidad no siempre se considera necesaria una intervención quirúrgica para las disecciones de tipo B, a menos que el paciente presente lesiones concurrentes en los órganos finales en el momento de su descubrimiento. ■

Resumen del capítulo

- El gasto cardiaco y la resistencia vascular sistémica determinan la presión arterial media.
- El volumen sistólico y la distensibilidad arterial son los principales determinantes de la presión del pulso.
- Los cambios en las ondas del pulso arterial pueden utilizarse para determinar cambios en las variables hemodinámicas que afectan la presión arterial.
- La precarga cardiaca y el gasto cardiaco se ven alterados por los desplazamientos en el volumen sanguíneo entre los compartimentos venosos periférico (extratorácico) y central (torácico).

- La curva de función cardiaca representa cómo el gasto cardiaco se modifica en respuesta a un cambio primario en la presión venosa central.
- La curva de función vascular representa cómo la presión venosa central presenta cambios en respuesta a un cambio primario en el gasto cardiaco.
- Las curvas de función cardiaca y vascular pueden predecir nuevos equilibrios para el gasto cardiaco y la presión venosa central cuando cambian las propiedades cardiacas o vasculares.

Preguntas de revisión del capítulo

1. ¿Qué cambios se producen en los niveles de presión arterial sistólica, diastólica y media cuando el volumen sistólico y la frecuencia cardiaca aumentan 25% pero la resistencia vascular sistémica disminuye simultáneamente 50%?

	PAS	PAD	PAM
A.	↑	↑	↑
B.	↓	↓	↓
C.	↓	↑	↑
D.	↑	↓	↓
E.	↔	↔	↔
F.	↑	↑	↔
G.	↓	↑	↔
H.	↑	↓	↔

2. ¿Cuál sería el cambio en el volumen sanguíneo central al ponerse de pie si la distensibilidad de las venas y arterias fuese igual, en vez de la mayor distensibilidad normal de las venas en relación con las arterias?

   A. Menor a lo normal.
   B. Mayor a lo normal.
   C. El mismo que el normal.
   D. Menor de lo normal, pero aún así mayor que el cambio en las arterias.
   E. Menor a lo normal y menor que el cambio en las arterias

3. La dobutamina es un agonista específico del receptor adrenérgico β1 que se utiliza para mejorar el volumen sistólico en el corazón después de insuficiencia cardiaca aguda por un infarto miocárdico. ¿Qué efecto tendría este medicamento en la posición de las curvas de función cardiaca y vascular?

   A. Desplazará la curva de función cardiaca hacia abajo y hacia la derecha sin cambiar la posición de la curva de función vascular.
   B. Desplazará la curva de función cardiaca hacia arriba y hacia la izquierda, mientras que desplaza la curva de función vascular en forma paralela y hacia la derecha.

   C. Desplazará la curva de función cardiaca hacia arriba y hacia la izquierda sin cambiar la posición de la curva de función vascular.
   D. Desplazará la curva de función cardiaca hacia arriba y hacia la izquierda, mientras que disminuye la presión media de llenado circulatorio.
   E. Desplazará la curva de función cardiaca hacia arriba y hacia la izquierda, mientras que aumenta la presión media de llenado circulatorio.

4. ¿Qué cambios en la presión venosa central y en el gasto cardiaco describirían mejor a un paciente con insuficiencia cardiaca congestiva compensada (p. ej., uno en el que el cuerpo intenta compensar por las consecuencias de una contractilidad miocárdica reducida al conservar líquido en el cuerpo y activar el sistema nervioso simpático)?

   A. Una presión venosa central aumentada y un gasto cardiaco reducido.
   B. Una presión venosa central reducida y un gasto cardiaco disminuido.
   C. Un aumento en la presión venosa central y un gasto cardiaco aumentado.
   D. Una presión venosa central disminuida y un gasto cardiaco aumentado.

5. Se mide la presión arterial de un paciente en posición supina utilizando el método del esfigmógrafo. Esta medida fue tomada en el brazo del paciente mientras estaba colgando sobre el borde de la cama del paciente. ¿Qué efecto tendría esta posición sobre la medición de la presión arterial del paciente?

   A. Subestimar la presión arterial real del paciente.
   B. No alterar la presión arterial del paciente.
   C. Sobreestimar la presión arterial real del paciente.
   D. Impedir la medición de la presión arterial del paciente.
   E. Impedir el poder escuchar los ruidos de Korotkoff en la arteria braquial.

1. **La respuesta correcta es H.** La presión arterial media viene determinada por P = GC × RVS. El GC es el producto de VS y RC. Si los cambios en el GC y la RVS son iguales y opuestos, la presión arterial media no cambiará. Sin embargo, un aumento del volumen sistólico aumentará la PAS debido a un mayor volumen

de sangre expulsada al sistema arterial al inicio de la sístole. Una disminución de la RVS permite un escurrimiento periférico más rápido de la sangre y una disminución del volumen arterial durante la diástole, lo que reduce la presión diastólica.

2. **La respuesta correcta es A.** La sangre se acumula en las venas periféricas a expensas de la circulación central al ponerse de pie debido a que las venas tienen alrededor de 20 veces más distensibilidad que las arterias. Si la distensibilidad de las venas fuera la misma colectivamente que la de las arterias, no habría esa acumulación preferencial de sangre en el sistema venoso periférico de pie y, debido a que las venas tendrían una distensibilidad menor a la normal, la acumulación de sangre sería menor a la normal.

3. **La respuesta correcta es C.** La dobutamina, al activar a los receptores adrenérgicos β1, es un inotrópico positivo. El inotropismo es una característica del corazón y, por lo tanto, afectaría a la curva de función cardiaca. La dobutamina, como inotrópico positivo, desplazará la curva de función cardiaca hacia arriba y hacia la izquierda. Este medicamento no altera el tono del músculo liso en los vasos sanguíneos porque los vasos sanguíneos no contienen receptores β1 (contienen receptores vasodilatadores β2). La dobutamina no tendría ningún efecto directo sobre la posición de la curva de función vascular.

La presión media de llenado circulatorio es una función del sistema vascular y el volumen sanguíneo cuando el corazón está detenido, y no se modificaría con dobutamina.

4. **La respuesta correcta es A.** La insuficiencia cardiaca se define como un gasto cardiaco demasiado bajo para permitir el funcionamiento normal del paciente. Por lo tanto, casi siempre, un paciente con insuficiencia cardiaca, en especial uno lo suficientemente grave como para activar mecanismos compensadores en el cuerpo, tendrá un gasto cardiaco menor de lo normal a pesar de la activación del sistema nervioso simpático. La activación de los nervios simpáticos intenta estimular al corazón para compensar por el músculo que está fallando, a la vez que vasoconstriñe las venas para ayudar a aumentar la presión de llenado venoso con el fin de elevar el volumen sistólico. Más aún, la activación de sistemas hormonales y neurológicos en el cuerpo (*véase* el cap. 17 para más detalles) hace que el paciente retenga sal y agua. Esta retención eleva la presión venosa central a aumentar el gasto del corazón que falla a través del mecanismo de Starling. La opción A también es coherente con el estado de un corazón bajo influencia inotrópica negativa. Una reducción del GC a pesar de un aumento de la presión de llenado solo puede ocurrir con el corazón en un estado inotrópico negativo. B y C podrían ocurrir por el efecto de la ley de Starling, solo sin cambios inotrópicos concurrentes. La opción D únicamente puede producirse cuando el corazón está expuesto a un estímulo inotrópico positivo.

5. **La respuesta correcta es C.** El medir la presión arterial en un brazo por debajo del nivel del corazón no impedirá el poder escuchar los ruidos de Korotkoff ni impedirá leer un valor para la presión sistólica y diastólica. Sin embargo, el efecto de la gravedad añade presión a lo largo de cualquier columna de sangre por debajo del nivel del corazón en proporción a su distancia por debajo del nivel de la aurícula derecha (p. ej., a lo largo del brazo). Por lo tanto, el registro de la presión arterial del paciente será más alto que el obtenido si el brazo estuviese en la posición correcta para tomar la medición (es decir, a nivel de la aurícula derecha).

Ejercicios de aplicación clínica 14-1

Un hombre de 20 años de edad sin antecedentes de enfermedad cardiopulmonar es sometido a cirugía para reparar fracturas en su fémur y tibia derechos, resultado de un accidente automovilístico. Se le coloca una escayola de pierna completa y se le colocan clavos en los huesos para mantenerlos en posición correcta. La escayola y los clavos inmovilizan por completo la pierna del paciente. Tres días después de la cirugía, mientras está en cama, experimenta un inicio súbito de malestar en el pecho y falta de aliento. Su presión arterial es 100/75 mm Hg, y su frecuencia cardiaca es de 105 latidos/min. Su ECG no evidencia isquemia del miocardio. Hay inflamación y dolor en la pierna, que comenzó alrededor de

3 días antes. El médico de guardia realiza un puntaje de Wells para descartar la presencia de embolismo pulmonar (el puntaje requerido debe ser < 4); sin embargo, el puntaje del paciente es 6. Solicita una prueba ELISA de dímero D, que sirve para analizar productos de degradación de la fibrina indicativos de fibrinolisis por tromboembolismo venoso. La prueba indica altos niveles de productos de degradación de fibrina, pero dado que resultados así con esta prueba pueden ocurrir en el estado posoperatorio, el médico decide solicitar una TC multidetector del tórax del paciente. El estudio confirma la presencia de un gran embolismo pulmonar que involucra la arteria pulmonar derecha.

PREGUNTAS

Nota: para este grupo de preguntas usted solo debe preocuparse por los aspectos hemodinámicos inmediatos de la condición de este paciente.

1. ¿De qué forma se pueden explicar los síntomas de malestar en el tórax, falta de aire e hipotensión arterial?

2. ¿La presión ventricular derecha estará aumentada o disminuida? ¿Por qué?

3. ¿Ayudaría la infusión intravenosa de líquidos (como sangre o plasma) a la presión arterial del paciente?

RESPUESTAS

1. Los síntomas del paciente son causados por un embolismo pulmonar. Los efectos totales del embolismo pulmonar son complejos y conducen a hipoxia sistémica a través de una cascada de alteraciones en los pulmones. Para evaluar solo las consecuen-

cias hemodinámicas de esta condición, uno debe notar que, con el embolismo pulmonar, un trozo de coágulo localizado en una vena periférica (en este caso, una vena de la pierna) se rompe y es llevado a través del corazón derecho hacia una arteria pulmonar, donde se atora. Estos émbolos surgen de una trombosis venosa profunda, luego de haber presentado fracturas o cirugía en las extremidades y huesos de las piernas. Con un embolismo pulmonar, el flujo de sangre desde la arteria pulmonar al corazón queda obstruido (p. ej., la resistencia vascular pulmonar aumenta), resultando en una presión arterial pulmonar elevada. La elevación súbita en la presión causa distensión de la arteria pulmonar, lo que puede contribuir a la sensación de malestar en el tórax. El aumento de la presión arterial pulmonar (hipertensión pulmonar) también puede conducir a insuficiencia cardiaca derecha. Debido a que el llenado de la aurícula izquierda (y del ventrículo izquierdo) está reducido (por la falta de flujo de sangre desde los pulmones), el gasto del corazón izquierdo también cae. La caída en el gasto cardiaco causa un aumento reflejo en la frecuencia cardiaca (*véase* el cap. 17). El resultado es una combinación de insuficiencia cardiaca de los lados derecho e izquierdo, produciendo los signos y síntomas observados en este paciente.

2. Seguramente la presión ventricular derecha estará aumentada debido a que el coágulo en la arteria pulmonar actúa como una forma de obstrucción que eleva la resistencia arterial pulmonar.

3. El problema aquí es un aumento en la poscarga del ventrículo derecho causado por una obstrucción parcial del tracto de salida. Debido a este flujo obstruido, el volumen diastólico del ventrículo derecho es alto. Es poco probable que infundir líquidos adicionales a las venas mejore el gasto cardiaco, ya que no es tan factible que el llenado extra del ventrículo derecho aumente la fuerza de contracción.

Regulación del flujo sanguíneo de los órganos y del transporte capilar

Objetivos del aprendizaje activo

Con el dominio del material de este capítulo, usted será capaz de:

- Explicar de qué manera el sistema nervioso simpático puede afectar la resistencia vascular de los órganos y el flujo sanguíneo.
- Definir la hiperemia activa y explicar la forma en que los mecanismos vasculares locales alteran el flujo sanguíneo tisular en respuesta a los cambios en la demanda metabólica tisular.
- Explicar los mecanismos vasculares locales responsables de la hiperemia reactiva y su relación con la lesión por isquemia-reperfusión.
- Describir y explicar el mecanismo de la dilatación mediada por flujo y de qué forma se utiliza este fenómeno en la clínica para evaluar el estado funcional del endotelio arterial.
- Explicar cómo ayuda la autorregulación local a mantener el flujo sanguíneo de los órganos a pesar de los cambios en la presión arterial.
- Explicar el fundamento de los límites de presión inferior y superior de la autorregulación de la sangre de los órganos y las consecuencias de exceder estos límites.
- Explicar los mecanismos miogénicos y metabólicos que operan para alterar el flujo sanguíneo del órgano local.
- Predecir los efectos de la alteración en el sistema endotelial de óxido nítrico (NO) sobre la función arterial.
- Predecir cómo es alterada la difusión de una sustancia a través de los capilares por cambios en la concentración sanguínea, en la concentración tisular y en la permeabilidad capilar de una sustancia.
- Explicar de qué manera los cambios en la densidad capilar perfundida afectan el transporte de sustancias a través de los capilares.
- Predecir si un capilar reabsorberá o filtrará agua en base a los cambios en la presión hidrostática capilar media, la presión oncótica plasmática, la presión hidrostática intersticial o la presión oncótica intersticial.
- Predecir si se formará edema en un tejido basándose en los cambios en los factores que afectan la filtración de líquido en los capilares y el drenaje linfático del tejido.
- Explicar de qué forma los cambios en las resistencias precapilar y poscapilar pueden aumentar o disminuir el movimiento de líquido fuera de los capilares, y cómo estos cambios pueden inducir o atenuar la formación de edema.
- Identificar y explicar los cambios en la filtración capilar y el flujo linfático asociados con la anafilaxia, el choque hipovolémico, la diabetes mellitus, la inflamación en los tejidos, el trauma tisular y los trastornos que alteran la concentración de las proteínas plasmáticas.
- Explicar la acción combinada y simultánea del sistema nervioso simpático sobre la resistencia vascular, la presión y capacitancia venosa, el transporte capilar y la filtración capilar en la microcirculación.

REGULACIÓN LOCAL DEL FLUJO SANGUÍNEO DE LOS ÓRGANOS

De acuerdo con la ley de Poiseuille, el flujo sanguíneo hacia los órganos sistémicos puede modificarse mediante cambios en la presión arterial o en la resistencia vascular. Sin embargo, no sería factible utilizar los cambios en la presión para controlar de manera selectiva el flujo sanguíneo hacia órganos individuales, dado que, en todo momento, los distintos sistemas orgánicos tienen necesidades de flujo diferentes y específicas. Por lo tanto, el control del flujo sanguíneo hacia órganos individuales se lleva a cabo mediante cambios locales de la resistencia vascular en el órgano particular. La resistencia vascular procede sobre todo del segmento arteriolar del árbol vascular. Su músculo liso responde a señales neurales humorales circulantes y a señales locales físicas y químicas. Estos dos últimos factores son las vías principales por las cuales se controla el flujo sanguíneo hacia los órganos, aunque los factores neurohumorales pueden anular de forma significativa los requisitos de flujo sanguíneo de órganos individuales para satisfacer necesidades de orden superior de todo el organismo.

El sistema nervioso simpático provoca una vasoconstricción tónica parcial de las arterias y venas en la mayoría de los órganos sistémicos

Aunque en cada momento el flujo sanguíneo de los órganos es controlado de forma primordial por factores locales dentro de cada órgano, las influencias neurales del sistema nervioso simpático (SNS) también pueden afectar el flujo sanguíneo de los órganos. Todos los segmentos arteriales y venosos del sistema vascular, excepto los del cerebro, están inervados por ramas del SNS. Las ramas forman una malla con múltiples varices alrededor del vaso externo; dichas varices o pequeñas "vesículas" contienen el neurotransmisor norepinefrina. Las varices no forman verdaderas sinapsis con el músculo liso vascular (MLV) subyacente, sino que sirven para regar tónicamente las arterias y las venas con norepinefrina (NE). El trayecto de difusión desde los terminales nerviosos hasta el músculo liso vascular es de solo unos pocos μm. Por consiguiente, la norepinefrina liberada por los nervios simpáticos llega con rapidez al subyacente músculo liso vascular, que responde en un lapso de 2 a 5 segundos.

Las arteriolas sistémicas de todos los órganos, excepto del cerebro y el corazón, contienen receptores adrenérgicos α_1 (constrictor) y β_2 (dilatador), que se unen a la NE. Las arterias y arteriolas coronarias son inervadas por el SNS pero, por lo general, contienen solo receptores β_2. La circulación cerebral no está inervada por el SNS ni contiene receptores adrenérgicos de ningún tipo. Excepto para el caso del corazón y del cerebro, las arterias y arteriolas en los órganos contienen receptores alfa 1 y beta 2, y la población alfa supera con creces la población beta. Por lo tanto, la liberación tónica de NE a partir de la actividad tónica del SNS en todos los vasos, excepto los capilares, proporciona un constante tono vasoconstrictor parcial en los vasos de estos órganos sistémicos. La inhibición del SNS, en cualquier lugar de esta vía constrictora, hace que las arteriolas se dilaten en estos órganos sistémicos y aumenten su flujo. La activación adicional del SNS por encima de los niveles tónicos provoca vasoconstricción y restricción del flujo en esos mismos órganos.

Aunque los cambios en la actividad nerviosa simpática sobre los vasos sanguíneos pueden modificar de manera sensible el flujo sanguíneo, el SNS no se utiliza para controlar el flujo sanguíneo local. En cambio, este sistema efector vascular se utiliza para ajustar con rapidez la resistencia vascular periférica *total*; se trata de uno de los mecanismos del cuerpo para controlar la presión arterial sistémica (*véase* el cap. 17 para más detalles). Por extensión, el SNS puede "tomar el control" de las circulaciones locales, a pesar de sus necesidades individuales, para servir a una prioridad superior que se dirige a todo el organismo. Por ejemplo, si la presión arterial desciende mucho, como en los casos de choque, el SNS anulará los mecanismos reguladores locales en todos los órganos (excepto el corazón y el cerebro) para crear a gran escala un aumento compensatorio de la resistencia vascular sistémica, con el fin de apoyar la presión arterial y su retorno a los valores normales. Otro ejemplo se da durante el ejercicio, cuando se produce una intensa activación del SNS en los órganos periféricos. Sin embargo, el efecto general en el cuerpo no es una vasoconstricción generalizada sino la formación de un patrón a partir de lo que ocurre en términos locales pero simultánea en órganos individuales. Aunque las influencias constrictoras sobre la vasculatura del músculo esquelético son elevadas durante el ejercicio, estos efectos se ven superados por masivas señales dilatadoras locales dentro del músculo esquelético durante dicha actividad. Además, dado que el sistema muscular esquelético es tan grande (~ 40% de la masa corporal adulta), dicha dilatación tiene la capacidad de reducir de forma significativa la presión arterial sistémica si no se contrarresta de algún modo. De hecho, durante el ejercicio, la presión arterial no desciende porque la activación simpática general de todo el cuerpo contrae en gran medida las arterias de otros órganos, sobre todo en la gran circulación esplácnica, lo que permite mantener la presión arterial (PA) a pesar de la vasodilatación masiva en el músculo esquelético activo (para más detalles, *véase* el cap. 29). Este patrón, que afecta el músculo esquelético y los sistemas esplácnicos, se invierte cuando la circulación esplácnica se dilata de manera notable durante el estado metabólico alto de la digestión. Los órganos esplácnicos constituyen el segundo sistema orgánico sistémico más grande del cuerpo, y una vasodilatación marcada en ellos requiere también una vasoconstricción compensatoria en otros lugares para evitar una caída de la presión arterial. Por lo tanto, la mayor contribución vasoconstrictora compensatoria durante la digestión se produce en el músculo esquelético. Dicho esto, las demandas simultáneas de ambos sistemas orgánicos (p. ej., nadar después de ingerir una abundante comida) crean necesidades contrapuestas que pueden ser difíciles de satisfacer. En estas circunstancias, no es de extrañar que una persona presente calambres musculares, náusea y vómito.

En respuesta a los cambios de la presión arterial, la mayoría de los órganos puede controlar su flujo sanguíneo mediante la autorregulación local

Si la presión arterial disminuye a un grado que compromete el flujo sanguíneo hacia un órgano, las arteriolas de este último responden con la vasodilatación. El resultante cambio en la resistencia contrarresta los efectos de una presión arterial disminuida sobre el flujo de sangre al órgano y, por lo tanto, lo regresa a su valor original a pesar de la persistente caída en la presión de perfusión. A la inversa, si la presión arterial se eleva de manera

temporal y el flujo aumenta al inicio, las arteriolas del órgano se vasoconstriñen en alrededor de un minuto, lo que también ayudará a regresar el flujo sanguíneo a su valor original. Estos cambios en la resistencia implican cambios en el diámetro del vaso que son opuestos a lo que se podría predecir para un sistema arterial pasivo y elástico. En las arterias y arteriolas pasivas y flexibles, el diámetro del vaso debería disminuir al decrecer la presión arterial interna, y aumentar al incrementarse la presión dentro del vaso. Los cambios reales en la resistencia observados en las circulaciones de la mayoría de los órganos al modificarse la presión de perfusión implican que el cambio en la presión intraarterial produce de algún modo transformaciones *locales* y *activas* en el tono del músculo liso, de modo que el diámetro arterial y la resistencia se alteran en una dirección que ayuda a mantener el flujo sanguíneo original. La capacidad de un órgano para mantener su flujo normal o casi normal ante cambios en su presión de perfusión se denomina **autorregulación** o autorregulación del flujo sanguíneo (fig. 15-1). La autorregulación es un fenómeno de control local que involucra respuestas a estímulos locales en el músculo liso

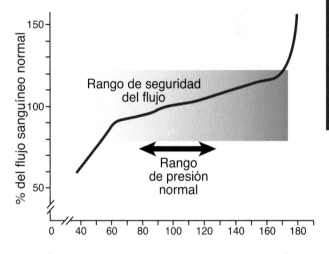

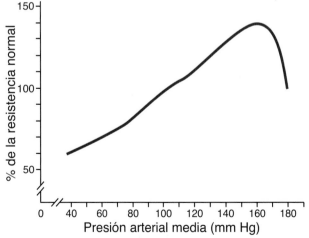

Figura 15-1 **Autorregulación del flujo sanguíneo y la resistencia vascular a medida que se altera la presión arterial media.** El rango de seguridad del flujo sanguíneo oscila entre alrededor de 80 y 125% respecto a los valores normales y, por lo general, sucede en presiones arteriales de 60 a 160 mm Hg, como resultado de ajustes activos en la resistencia vascular. Con presiones superiores a los 160 mm Hg, la resistencia vascular disminuye porque la presión hace que los vasos se dilaten; con presiones inferiores a 60 mm Hg, los vasos están del todo dilatados y la resistencia ya no puede disminuir más de forma apreciable.

ENFOQUE CLÍNICO | 15-1

Daño por isquemia-reperfusión

La isquemia es la reducción de la disponibilidad de oxígeno que deriva de una demanda tisular mayor al aporte de oxígeno del mismo tejido. Esto puede surgir de una alteración en el flujo sanguíneo hacia el tejido o de la estimulación de una demanda excesiva con relación al flujo sanguíneo que es capaz de recibir el tejido. La mayoría de las veces, la isquemia en el corazón ocurre de forma aguda por el desarrollo de una obstrucción en una de las arterias coronarias principales, debida en general a la formación de un coágulo de sangre alrededor de una placa aterosclerótica avanzada o rota. Sin embargo, también puede darse en pacientes con enfermedad de las arterias coronarias en aquellos momentos en que aumenta la demanda de oxígeno en el corazón. La reserva coronaria en estos individuos se reduce debido a la compensación autorreguladora de la resistencia de la gran lesión arterial y, por tanto, puede no ser suficiente para satisfacer las necesidades del aumento de la actividad física.

La isquemia no puede tolerarse demasiado tiempo en el tejido miocárdico. Enseguida después del inicio de la isquemia, el tejido miocárdico afectado se vuelve no contráctil. En la primera hora, fallan los mecanismos celulares de balance iónico y de agua (dependientes de oxígeno), y crean así edema celular y mitocondrial con pérdida de la integridad de la membrana. Los mecanismos de extrusión de calcio fallan también, y el aumento resultante en la concentración intracelular de calcio (sobrecarga de calcio) activa enzimas que destruyen el tejido miocárdico y elementos celulares como el RS y las mitocondrias. Esto último se traduce en una pérdida de la capacidad de generación de ATP. Si la isquemia aguda involucra bastante tejido miocárdico, la pérdida inicial de la capacidad contráctil puede ser suficiente para causar una falla aguda del corazón y el colapso circulatorio (choque cardiogénico; *véase* el cap. 17). Sin embargo, incluso en el caso de pequeños episodios isquémicos, el daño resultante en el tejido durante las primeras horas puede ser suficiente para provocar la muerte por falla cardiaca.

El mejor curso de acción para reducir el daño isquémico en el corazón parecería ser el restablecimiento del flujo sanguíneo miocárdico tan pronto como sea posible, y la modificación de las variables hemodinámicas de modo tal que se reduzca la demanda miocárdica de oxígeno. Si la isquemia es resultado de un coágulo en una arteria coronaria principal, el médico puede inyectar medicamentos para "romper el coágulo" (como la t-PA)

mediante un catéter en la arteria coronaria afectada por el coagulo. Estos fármacos disuelven el coagulo y restablecen el flujo. Sin embargo, ese restablecimiento del flujo sanguíneo se asocia a menudo con la inducción de daño adicional al miocardio, en lugar de asociarse con la conservación del tejido. A este fenómeno se lo llama *daño por isquemia-reperfusión*. Durante el periodo isquémico, las arteriolas ubicadas corriente abajo respecto al sitio de obstrucción arterial se dilatan a través de mecanismos miogénicos y metabólicos, y disminuyen así la resistencia vascular. Al retirar la obstrucción, esta resistencia disminuida permite que haya una considerable hiperemia reactiva, lo que inunda el área antes isquémica con elementos sanguíneos y oxígeno. Esta hiperemia se asocia con una propagación de los daños por adición y muerte de las células, más allá de la causada por la isquemia original.

Aún no se ha identificado un mecanismo específico de causa y efecto de la lesión por isquemia-reperfusión, aunque se han postulado muchos factores como causantes de la lesión. La inflamación podría jugar un papel importante. Durante la isquemia y la reperfusión, el daño tisular envía señales para generar moléculas de adhesión y reclutar neutrófilos en la zona isquémica. También se activa el sistema del complemento. Los anticuerpos que bloquean las señales de las citocinas y los sitios de adhesión reducen la lesión por isquemia-reperfusión.

Hace tiempo que se ha asociado el aumento de la generación de radicales de oxígeno en el miocardio y el endotelio, así como por parte de los neutrófilos y macrófagos infiltrados, en la lesión por isquemia-reperfusión. El óxido nítrico atenúa la lesión por isquemia-reperfusión, tal vez al inhibir el superóxido producido en esta situación. Es probable que las mitocondrias dañadas también actúen como fuente de radicales de oxígeno durante la reperfusión tras la isquemia. Los radicales perjudican también la recuperación mitocondrial y la generación de ATP, lo que aumenta el alcance de la muerte celular. Por último, en tiempos más recientes, se ha considerado la sobrecarga de calcio como una causa de la reperfusión tras la isquemia. En realidad, esta sobrecarga comienza en las fases agudas de la isquemia, pero se cree que aumenta de forma considerable durante la reperfusión, debido al daño isquémico previo en el RS y la membrana celular y al agotamiento del ATP mitocondrial. ■

---

arterial; no requiere reflejos neurohumorales y se producirá sin ninguna actividad nerviosa en los vasos sanguíneos.

La eficacia de la autorregulación varía según el órgano. En rangos más estrechos de presión arterial, dicha eficacia es casi completa en el corazón, el cerebro y los riñones, mientras que está ausente casi por completo de la circulación cutánea, cuyo flujo se controla sobre todo por la homeostasis de la temperatura corporal. Existen, también, límites superiores e inferiores para la efectividad de la presión, que varían ligeramente en los diferentes órganos. Cuando la presión arterial en los vasos de un órgano disminuye, la vasodilatación surgida de la autorregulación puede llevar el flujo de sangre hacia el órgano cerca de su valor original, pero no del todo. No obstante, aunque el flujo sanguíneo no sea llevado por completo a su nivel original, de todos modos se considera que ha ocurrido una autorregulación; en términos simples, la eficacia de la autorregulación es < 100%.

En los órganos que presentan capacidad autorreguladora existen límites para la vasodilatación o constricción autorregu-

ladoras, que pueden producirse cuando la presión de perfusión desciende a niveles muy bajos o aumenta a niveles muy altos, respectivamente. Una vez que el músculo liso arteriolar se ha relajado del todo, no queda ya más capacidad para actuar como corrección autorreguladora en caídas mayores de la presión. En este punto, el flujo disminuye de manera proporcional a las caídas en la presión arterial. La cantidad de dilatación disponible para un órgano, a veces denominada *reserva autorreguladora*, se ve afectada así en forma negativa por la cantidad de dilatación autorreguladora correctiva que ya se ha producido. En lo esencial, esta reserva se agota cuando la presión arterial media desciende por debajo de ~ 50 a 60 mm Hg. La reserva autorreguladora es una consideración clínica importante, sobre todo en el corazón, donde se denomina **reserva coronaria**. Esta disminuye en pacientes con enfermedad de las arterias coronarias, dado que el aumento de la resistencia causado por lesiones ateroscleróticas en una arteria coronaria principal desencadena una dilatación arteriolar autorreguladora descendente. Aunque esta dilatación ayuda a mantener el flujo coronario en reposo, se produce a costa del agotamiento de parte de la reserva coronaria, y las lesiones más graves en grandes vasos requieren una reducción mayor de la capacidad de dicha reserva. Esta situación puede llegar a ser problemática porque, por lo general, la reserva coronaria es necesaria cada vez que aumenta la demanda de oxígeno y, por lo tanto, el flujo sanguíneo en el corazón (por ejemplo, durante el ejercicio). En estos casos, la reserva coronaria restante disponible puede no ser suficiente para satisfacer las necesidades del corazón, lo cual producirá isquemia con posible daño tisular (para más detalles, *véase* el cap. 16).

En todos los órganos existe un límite superior para la capacidad de autorregulación, ya que cuando la presión arterial es muy elevada la fuerza de distensión de dicha presión es demasiado grande para ser superada por la fuerza contráctil del músculo liso arterial. De esta forma, las presiones superiores tienden a aumentar el flujo sanguíneo y la presión hidrostática capilar (véanse secciones posteriores de este capítulo), lo cual puede ser perjudicial para los tejidos. Este límite superior es diferente según el órgano y, por lo general, es más elevado en la circulación cerebral (a unos 140 mm Hg) que en otros órganos.

En la figura 15-1 se muestra un ejemplo de autorregulación basado en datos de la vasculatura cerebral. Nótese que las arteriolas continúan dilatándose un poco a presiones arteriales inferiores a 60 mm Hg, cuando el flujo sanguíneo comienza a disminuir de manera significativa a medida que la presión arterial cae aún más, a pesar de que evidentemente no pueden dilatarse lo suficiente para mantener un flujo sanguíneo normal a presiones arteriales tan bajas. Con presiones arteriales mayores a lo normal, las arteriolas se contraen mediante mecanismos autorreguladores. Sin embargo, con presiones arteriales medias por encima de ~ 150 mm Hg, las paredes de los vasos no pueden mantener la tensión suficiente para oponerse a la distensión pasiva causada por la presión arterial elevada. El resultado es un flujo de sangre excesivo y presiones microvasculares altas, que conducen a la rotura de los vasos pequeños, al exceso de filtración de líquido hacia los tejidos y a edemas. La razón por la que la autorregulación funciona para contrarrestar los efectos de la presión arterial alta tiene menos que ver con la entrega de más flujo del que el órgano necesita y más con el hecho de que una fuerte autorregulación contra la presión arterial elevada representa un medio para controlar la presión intracapilar demasiado alta cuando la presión arterial aumenta (véanse a continuación las secciones sobre transporte capilar de líquidos).

La regulación miogénica causa que las arteriolas se contraigan o relajen de manera activa en respuesta a cambios en la presión intravascular

El MLV puede contraerse *de manera activa* en respuesta al estiramiento y relajarse *de manera activa* cuando se acorta de forma pasiva. Este proceso, llamado **respuesta miogénica**, se activa en las arteriolas (y en cierta forma en las vénulas) cuando la presión intravascular aumenta o disminuye. Este mecanismo miogénico es muy rápido y parece ser capaz de ajustarse a los cambios también rápidos en la presión. De hecho, el MLV puede ser capaz de contraerse o relajarse cuando la carga sobre el músculo aumenta o disminuye, respectivamente, sin que se produzca ningún cambio en la longitud muscular. Se sabe que estas respuestas persisten mientras esté presente el estímulo inicial. Los mecanismos celulares responsables de la regulación miogénica todavía no se comprenden del todo, pero es probable que haya varias posibilidades involucradas. La contracción del músculo liso es sensible a la concentración externa de calcio, por lo que el agregado de calcio al citoplasma desde el líquido extracelular a

través de canales de membrana activa la contracción del músculo liso. Por el contrario, la limitación de la entrada de calcio a través de los canales permite a las bombas de calcio extraer iones de calcio del citoplasma y favorecer la relajación. El MLV contiene canales de calcio activados por estiramiento que se abren en respuesta al aumento del estiramiento o de la tensión sobre la membrana. Estos **canales de calcio activados por estiramiento** son diferentes de los canales de calcio operados por receptores o dependientes de voltaje. Dichos canales han estado implicados en los ajustes miogénicos de la contracción arteriolar y, por tanto, en la resistencia vascular durante la autorregulación del flujo sanguíneo. Otro mecanismo que se ha postulado para la respuesta miogénica es la apertura de un canal de calcio no específico en proporción al estiramiento de la membrana celular o a la tensión sobre la misma. La entrada de iones de sodio a través de estos canales abiertos despolariza la célula y conduce a la apertura de canales de calcio activados por voltaje, seguida de la entrada de calcio hacia la célula y de la contracción. Durante un estiramiento o tensión reducidos, los canales no específicos se cierran y permiten que ocurra la hiperpolarización. En nuestros días, la evidencia sugiere que la regulación de la sensibilidad al calcio del aparato contráctil en el MLV es un factor clave en la respuesta miogénica. La sensibilidad del aparato contráctil al calcio se modifica por las actividades relativas de la cinasa de la cadena ligera de la miosina y la fosfatasa de la cadena ligera de la miosina en el músculo liso, y parece sugerir un rol para los mecanismos de cerrojo en la respuesta miogénica.

El flujo sanguíneo hacia los órganos incrementa con el aumento del metabolismo tisular a través de mecanismos locales no neurogénicos

En los órganos sistémicos, un aumento del metabolismo tisular causa un aumento del flujo sanguíneo en proporción aproximada a la demanda de oxígeno incrementada; este fenómeno se llama **hiperemia reactiva**. En algunos tejidos, sobre todo en el músculo esquelético y los órganos esplácnicos, se produce una combinación entre el aumento de flujo y el incremento de la extracción de oxígeno de la sangre arterial (es decir, apertura de las redes capilares para aumentar el transporte de oxígeno a los tejidos, además de vasodilatación arterial general). Por otro lado, la hipoxemia y la hipoxia tisular causan dilatación de las arteriolas con un aumento resultante del flujo sanguíneo tisular. Todos estos fenómenos son una respuesta de los tejidos para alinear su suministro de oxígeno con las demandas de dicho elemento. El aumento estimulado del flujo o la extracción ayuda a restablecer la oxigenación tisular en condiciones de mayor demanda o hipoxia de los tejidos.

Los mecanismos responsables de la regulación local del flujo sanguíneo en respuesta a las necesidades metabólicas de los tejidos involucran muchos tipos diferentes de factores celulares, ninguno de los cuales es adecuado por sí solo para explicar las respuestas hiperémicas activas que se observan en condiciones normales con el aumento del metabolismo tisular (fig. 15-2). La disminución de O_2, el aumento de CO_2, el aumento de H^+ y el incremento de la adenosina en los tejidos se producen a partir del aumento del metabolismo tisular, y todos son estimulantes vasodilatadores. Sin embargo, la dilatación causada por cualquiera de esos factores suele ser inferior a la magnitud de la hiperemia activa observada. Incluso los mecanismos asociados con la vasorrelajación general por parte de especies moleculares específicas no han sido explicados todavía en términos plenos. Por ejemplo, el oxígeno no se almacena en cantidades apreciables en los tejidos y, en consecuencia, si se detiene el flujo sanguíneo

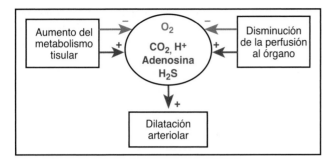

Figura 15-2 Resumen de los efectos metabólicos sobre la contracción arteriolar. La disminución de la perfusión a los órganos o el aumento del metabolismo tisular producen factores que dilatan las arterias y las venas de la microcirculación.

en algún órgano, la concentración de oxígeno cae hasta casi cero en alrededor de 1 minuto. Por extensión, un incremento del índice metabólico disminuirá en un inicio la concentración de oxígeno tisular y limitará la producción de trifosfato de adenosina (ATP) requerido para la contracción de las células del músculo liso. Esto podría provocar de manera directa la relajación del músculo vascular. Sin embargo, solo las tensiones de oxígeno más bajas o altas que lo normal parecen estar asociadas con cambios directos en la fuerza del MLV. Estudios recientes indican que las células del MLV no son demasiado sensibles a una amplia gama de tensiones de oxígeno. Además, las necesidades de ATP por parte del MLV, sobre todo cuando se contrae tónicamente de manera parcial (como ocurre con la activación tónica del SNS), son muy bajas. Así pues, esta simple hipótesis de privación de ATP podría no explicar del todo la relación entre la disminución de las tensiones de oxígeno tisular y la vasorrelajación e hiperemia tisular que se producen a continuación. De forma alternativa, la depleción de ATP podría liberar su efecto inhibidor sobre los canales de K⁺, lo que resultaría en hiperpolarización de la membrana celular, activación reducida de los canales de calcio dependientes de voltaje y vasodilatación. Al mismo tiempo, se ha demostrado que la falta de oxígeno alrededor de los vasos sanguíneos juega su papel a nivel molecular en la operación de canales vasculares de calcio tipo L, así como en los canales de K⁺ dependientes de ATP. Sin embargo, ningún efecto conocido del oxígeno sobre estos canales parece explicar en forma adecuada los efectos del oxígeno sobre la contracción del músculo liso. La evidencia más reciente parece apuntar al metabolismo del H_2S en la mitocondria como vínculo molecular intracelular entre la hipoxia y la dilatación. El metabolismo del H_2S en la mitocondria disminuye durante la hipoxia y, por lo tanto, el H_2S se acumula al interior de la célula. El H_2S es un vasodilatador directo incluso en concentraciones muy bajas, e imita los efectos tisulares de la hipoxia en las arterias y en otros tejidos sensibles al oxígeno (esto es, en los quimiorreceptores neurales periféricos; *véase* el cap. 17).

Aunque hay muchas posibilidades que deben ser consideradas para los mediadores celulares de la vasodilatación hipóxica en el sistema vascular, existen inquietudes prácticas acerca de sus relaciones de causa y efecto. Por ejemplo, muchas arteriolas en el músculo esquelético tienen una tensión de oxígeno periarteriolar normal o ligeramente aumentada durante las contracciones musculares repetidas, debido a que el mayor suministro de oxígeno a través del aumento del flujo sanguíneo en respuesta a la contracción muscular compensa el mayor uso de oxígeno por los tejidos que rodean la arteriola. Sin embargo, las arteriolas del músculo esquelético permanecen dilatadas durante el aumento de la actividad muscular; por ello, si el flujo sanguíneo puede aumentar de manera significa-

tiva, es poco probable que la falta de disponibilidad de oxígeno en la pared arteriolar constituya un factor importante en la vasodilatación sostenida que se da durante un mayor metabolismo tisular. De hecho, pareciera que los enlaces de señal que causan la dilatación de las arteriolas al aumentar el metabolismo tisular podrían no existir en absoluto en la pared arterial sino que, en cambio, podrían originarse en los tejidos circundantes.

Además de la propia hipoxia, las concentraciones altas de CO_2 o de H⁺ causan vasorrelajación. Sin embargo, los niveles de CO_2 y H⁺ producidos en los tejidos, incluso con un metabolismo alto, no pueden dilatar las arteriolas al nivel observado durante la hiperemia activa. Solo las concentraciones suprafisiológicas provocan una dilatación arterial apreciable en los tejidos sistémicos, aunque los tejidos cerebrales son más sensibles que otros al efecto dilatador del CO_2. Además, y por lo general, los incrementos transitorios en la acidez de la sangre venosa y del tejido intersticial solo se producen si se permite que aumente de manera adecuada el flujo sanguíneo a través de un órgano con un metabolismo aumentado. Sin embargo, la depleción de oxígeno de las células de un órgano, así como el aumento del índice metabólico, sí causan la formación y liberación de adenosina libre, de intermediarios del ciclo de Krebs y, en condiciones de hipoxia, de ácido láctico. Por lo tanto, es posible que, de alguna manera, estos factores contribuyan en conjunto al fenómeno de la hiperemia activa.

Entre todos los cambios metabólicos que se producen durante el metabolismo tisular y durante condiciones de hipoxia, se cree que el incremento de la concentración de adenosina que rodea los microvasos tisulares es el factor que mejor podría explicar la dilatación arteriolar y el aumento del flujo sanguíneo asociados con la hiperemia activa y con los aumentos activados por hipoxia en el flujo tisular. La adenosina se incrementa tanto durante la hipoxia como durante el metabolismo tisular aumentado; se difunde de manera sencilla fuera de las células tisulares hacia la microcirculación adyacente y es un potente vasodilatador. Parece ser un mediador importante de la hiperemia activa en el corazón y el cerebro, pero se piensa que no es el único agente en la capacidad de los tejidos para ajustar su flujo sanguíneo a las necesidades metabólicas de cada momento.

La hiperemia reactiva es un exceso de flujo sanguíneo en un tejido tras periodos de flujo tisular bajo o nulo

Cuando el flujo sanguíneo hacia cualquier órgano se interrumpe durante más de unos pocos segundos (es decir, por compresión externa en el suministro arterial o por un émbolo arterial interno), la resistencia vascular corriente abajo de la fuente de restricción del flujo disminuye de manera drástica. Durante el periodo de privación de flujo, la pérdida de estiramiento de las arteriolas (un efecto miogénico), causada por una presión arterial muy baja derivada de la oclusión y acumulación de moléculas vasodilatadoras en el tejido (un efecto metabólico), contribuye a la disminución de la resistencia vascular corriente abajo. En cuanto se elimina el factor que bloquea el flujo sanguíneo, este aumenta de forma drástica durante unos segundos o minutos, porque durante la interrupción los vasos se dilatan. El flujo sanguíneo alcanza su punto máximo por encima del nivel anterior a la oclusión, antes de regresar con lentitud a los niveles de reposo segundos o minutos después. Este fenómeno se denomina **hiperemia reactiva** para reflejar que se trata de una reacción al periodo previo de presión arterial baja e isquemia. Cabe destacar que, durante una hiperemia reactiva, tanto la magnitud del pico como la duración de la hiperemia aumentan cuando se incrementa la duración de las oclusiones. La hiperemia reactiva se puede observar en un lecho vascular después de unos pocos segundos de ausencia de flujo, y puede durar varios minutos si el tejido ha estado isquémico durante algunos minutos o más.

A veces, la respuesta hiperémica reactiva puede generar problemas en situaciones en las que se restablece el flujo sanguíneo hacia los tejidos mediante una intervención médica para eliminar la obstrucción aguda de un vaso sanguíneo (p. ej., la eliminación de un coágulo sanguíneo temporal en una arteria coronaria o cerebral). En estas situaciones, la hiperemia inicial tras la eliminación de la obstrucción puede hacer que el daño isquémico de la obstrucción primaria se extienda a los tejidos circundantes. Esto se denomina **lesión por isquemia-reperfusión** y se cree que se debe a varios factores que se ponen en marcha en los tejidos afectados tras una inundación hiperémica de oxígeno en los tejidos lesionados, entre los que se incluyen la formación de radicales de oxígeno, la inflamación y la sobrecarga de calcio celular (*véase* Enfoque clínico 15-1). Se ha demostrado que el NO atenúa la lesión por isquemia-reperfusión en algunos contextos, aunque también se ha afirmado que, en dicha lesión, el NO existente puede combinarse con el superóxido para formar **peroxinitrito**, una molécula radical muy perjudicial para los componentes celulares. Sin embargo, este factor también ha sido cuestionado, porque el peroxinitrito es inactivado de manera veloz por el CO_2 en las concentraciones observadas en los tejidos en reposo o activos.

Las moléculas vasoactivas liberadas por las células endoteliales modifican el tono del músculo liso vascular

Las sustancias liberadas por las células endoteliales son contribuyentes importantes para la regulación vascular local. La más importante de ellas es el óxido nítrico (NO), antes conocido como factor de relajación derivado del endotelio o EDRF, por sus siglas en inglés. El NO es un potente vasodilatador, formado por la activación de la **sintasa de óxido nítrico endotelial** (e**NOS**) que actúa sobre el aminoácido L-arginina para producir

ENFOQUE CLÍNICO | 15-2

Métodos para evaluar la función endotelial en la enfermedad cardiovascular

El sistema de NO del endotelio se ve afectado en todas las formas de enfermedad cardiovascular. Esto se debe a una reducción de la producción de NO causada por un endotelio dañado, así como a la pérdida de NO biodisponible debida a la inhibición química del NO por parte de otras especies reactivas del oxígeno asociadas a la enfermedad cardiovascular. Por esta razón, en condiciones como la hipertensión, la aterosclerosis o la diabetes mellitus, las arterias pierden algunos considerables efectos benéficos del óxido nítrico. Las arterias de las personas que padecen estas enfermedades cardiovasculares se vuelven proespasmódicas, protrombóticas y proaterogénicas, lo que contribuye a generar resultados deficientes en la morbilidad y mortalidad.

La evaluación de la condición de un paciente y de sus riesgos futuros en estas enfermedades se enfoca a menudo en la principal variable alterada o responsable de la condición: la presión arterial en la hipertensión, las proporciones séricas altas entre LDL y HDL en la aterosclerosis y los niveles de glucosa en sangre en la diabetes. El uso más reciente de marcadores bioquímicos de la biología del NO, la inflamación vascular, el daño endotelial, las moléculas de adhesión y la reparación vascular también han funcionado como herramientas de evaluación de daño endotelial en la enfermedad cardiovascular. Sin embargo, los marcadores bioquímicos del NO o de la enfermedad vascular son por lo general indicadores deficientes de la función endotelial, debido a las grandes variaciones en la producción individual y en la respuesta a los biomarcadores. Desde el punto de vista del sistema vascular, lo más importante para el individuo es saber qué variables reflejan el *estado funcional de la vasculatura y de su endotelio*. Un paciente podría presentar una leve hipertensión, niveles limítrofes de lipoproteínas plasmáticas y una intolerancia mínima a la glucosa y, al mismo tiempo, tener un riesgo extremo de complicaciones cardiovasculares si estas condiciones estuviesen causando un daño severo al endotelio arterial. Un médico podría intervenir de forma más temprana y agresiva si hubiera indicios de que estos factores de riesgo moderado están causando una enfermedad más que moderada en la vasculatura.

La determinación de la alteración en la función del endotelio arterial en la enfermedad cardiovascular se reveló por primera vez y primordialmente en arterias aisladas en modelos animales experimentales. Sin embargo, estas técnicas invasivas no pueden aplicarse en términos prácticos en las evaluaciones clínicas de seres humanos. Para ser capaz de detectar alteraciones en la función endotelial en una prueba clínica regular, cualquier procedimiento empleado tiene más probabilidad de generar un beneficio generalizado si se puede realizar de manera repetida mediante técnicas no invasivas.

En la práctica clínica se ha estado utilizando con mayor frecuencia un indicador no invasivo para la evaluación del daño vascular en la enfermedad cardiovascular, llamado vasodilatación mediada por flujo (VMF); se trata de un método para evaluar la integridad funcional del endotelio vascular en diversas enfermedades cardiovasculares. La VMF es causada por liberación de NO endotelial, la cual es inducida por tensión de cizallamiento cuando las arterias se ven expuestas a un flujo laminar elevado. La VMF puede inducirse mediante la colocación de un manguito de presión arterial inflable alrededor del brazo del paciente; se debe presurizar dicho manguito para detener el flujo sanguíneo durante 5 minutos, y luego liberar la presión con rapidez para permitir que ocurra una gran hiperemia reactiva. La hiperemia aumenta el flujo sanguíneo y la tensión de cizallamiento en la íntima de la arteria braquial. Este cizallamiento induce una VMF que puede calcularse por ecografía Doppler como el cambio en el diámetro de la arteria braquial. Se considera que una dilatación deficiente es una medida de alteración en la función endotelial del paciente. En la aplicación médica, este método no invasivo es superior a los anteriores, que se basaban en la dilatación por infusión intraarterial de fármacos probados por primera vez como herramientas de evaluación de la función endotelial. Los estudios clínicos continúan evidenciando correlaciones entre la alteración de la VMF y los resultados cardiovasculares deficientes o la enfermedad cardiovascular. Es probable que esto refleje los numerosos estudios que han mostrado una fuerte correlación entre la disfunción endotelial y mayor riesgo de eventos cardiovasculares como isquemia miocárdica, infarto y muerte cardiaca. Varias investigaciones demostraron que la alteración en la VMF en la arteria braquial es un reflejo de la gravedad de la enfermedad de las arterias coronarias en el paciente. El éxito relativo de esta técnica ha llevado al desarrollo e investigación de aplicaciones adicionales para la VMF, así como a medidas no invasivas adicionales diseñadas para evaluar la función endotelial en los pacientes. ■

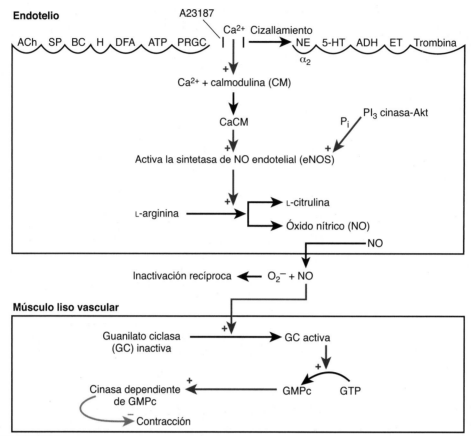

Figura 15-3 **Mecanismo de la relajación dependiente del endotelio del músculo liso vascular por el óxido nítrico (NO).** ACh, acetilcolina; SP, sustancia P; BC, bradicinina; H, histamina; ADP, difosfato de adenosina; ATP, trifosfato de adenosina; PRGC, péptido relacionado al gen de la calcitonina; A23187, ionóforo de calcio; NE, norepinefrina; 5-HT, serotonina; ADH, hormona antidiurética (vasopresina); ET, endotelina; +, estimulación; GMPc, guanosín monofosfato cíclico; GTP, trifosfato de guanosina; ENOS, sintetasa constitutiva de óxido nítrico endotelial; PI$_3$K/Akt, fosfatidilinositol 3 cinasa. La fosforilación de la ENOS por una vía de IP$_3$-akt aumenta la sensibilidad de la ENOS y la generación de NO.

L-citrulina y NO (fig. 15-3). Esta enzima se activa por la entrada de calcio en las células endoteliales, la cual se da como respuesta a diversos agonistas o a la tensión de cizallamiento de las células. El calcio se une a la calmodulina y el complejo Ca^{2+}-calmodulina activa la eNOS.

La sintetasa de NO endotelial se expresa de forma constitutiva en las células endoteliales, y en reposo el ON es liberado de manera continua desde todas las células endoteliales arteriales, microvasculares, venulares y linfáticas. En arterias y venas, causa la relajación del MLV subyacente al activar la guanilato ciclasa dentro de las células musculares para aumentar la producción de monofosfato de guanosina cíclico (GMPc). Este activa varias proteínas cinasas dependientes de él que, a su vez, activan mecanismos que reducen el calcio en la célula de músculo liso para inducir la vasodilatación. Compuestos como la acetilcolina, la histamina y los nucleótidos de adenina (ATP y ADP), así como las condiciones hipertónicas y la hipoxia, producen liberación de NO. La adenosina genera además la liberación de NO desde las células endoteliales, aunque también relaja de manera directa el MLV a través de receptores de adenosina. Por otro lado, vasoconstrictores como la norepinefrina, la serotonina y la endotelina experimentan una reducción de sus efectos constrictores por parte las señales dilatadoras de la liberación (mediada por receptores) de NO endotelial por parte de esos agonistas, que son en su mayoría constrictores.

Es muy probable que la tensión de cizallamiento generada por el movimiento de la sangre a través de las células endoteliales

sea el mecanismo más importante en la liberación fisiológica diaria de NO. Las fuerzas de fricción entre la sangre en movimiento y las células endoteliales estacionarias distorsionan en términos físicos dichas células, lo cual parece vincularse con la apertura especial de canales de potasio endoteliales para producir la hiperpolarización de la célula. Esto crea un gradiente electroquímico aumentado que incrementa la entrada de Ca^{2+} en la célula, que activa luego la eNOS para formar NO.

En tiempo reciente se propuso este mecanismo dependiente del cizallamiento para coordinar la vasodilatación entre arteriolas de diversos tamaños y arterias pequeñas en la misma red vascular. Por ejemplo, un aumento del metabolismo en un área pequeña de tejido resultará en una dilatación inicial de las arteriolas pequeñas y de los esfínteres precapilares en dicha área. Esta dilatación reduce la resistencia arteriolar, abre/llena vasos capilares adicionales y, por lo tanto, aumenta el flujo sanguíneo hacia el tejido. Sin embargo, dado que el flujo sanguíneo habrá aumentado, también deberán aumentar la velocidad de flujo inicial y la tensión de cizallamiento en las arteriolas más grandes corriente arriba de la red dilatada inicial. Este aumento de la tensión de cizallamiento en las arterias corriente arriba provoca que las células endoteliales liberen NO y relajen el músculo liso, lo cual permite en consecuencia que ingrese más flujo a la red corriente abajo abierta y dilatada. Este proceso se denomina **vasodilatación mediada por flujo** (**VMF**), y ha sido observada en las vasculaturas del cerebro, músculo esquelético e intestino delgado.

El proceso por el que esta dilatación se produce en cascada (como una línea descendente de fichas de dominó) ha sido llamado *dilatación ascendente*. Dado que, en comparación con las arteriolas pequeñas, las arteriolas grandes y las arterias pequeñas controlan una parte mucho mayor de la resistencia vascular total, la dilatación de los vasos de resistencia más grandes mejora el flujo sanguíneo para satisfacer las necesidades del tejido corriente abajo.

La dilatación mediada por flujo también se observa en las arterias de conducción bajo determinadas condiciones. Sin embargo, la dilatación en estos vasos no tiene un efecto significativo sobre la resistencia vascular, y no se considera parte de los mecanismos de regulación del flujo. En cambio, este fenómeno de los grandes vasos podría representar un mecanismo de retroalimentación negativa para controlar la tensión de cizallamiento en el endotelio arterial. Aunque la VMF es pequeña y no tiene efecto sobre el flujo sanguíneo *per se* (cerca de 300 μm en arterias grandes), sí reduce la velocidad de flujo y la tensión de cizallamiento sobre la pared en el lugar de la dilatación. Esto puede atenuar la elevada tensión de cizallamiento en el endotelio causada por el flujo alto que ocurriría durante las condiciones de alto flujo si no se produjera la VMF. Dicho efecto podría ser importante para estabilizar otras funciones endoteliales. Diversos procesos de transporte a través del endotelio, la interacción de elementos de las células sanguíneas con esta barrera vascular y el crecimiento endotelial se ven alterados por cambios en la tensión de cizallamiento endotelial, de modo que los efectos de la VMF en las grandes arterias pueden servir para regular dichos fenómenos. El NO parece ser la molécula vasodilatadora dominante en la VMF, aunque las células endoteliales también liberan prostaglandinas vasodilatadoras y un factor hiperpolarizante no definido cuando el flujo sanguíneo y la tensión de cizallamiento aumentan.

El NO derivado del endotelio interviene en numerosos efectos cardiovasculares benéficos, pero su producción se ve afectada en todas las formas de enfermedad cardiovascular

En los individuos sanos, la liberación basal de NO ejerce importantes efectos biorreguladores en el sistema cardiovascular. El NO proporciona un importante efecto tónico antihipertensivo en el sistema cardiovascular, como demuestra el hecho de que la presión arterial aumenta rápidamente en 75% o más si a una persona se le administra un agente que bloquea la producción endotelial de NO. Este inhibe también la agregación plaquetaria y, por lo tanto, actúa como anticoagulante. Inhibe además las interacciones entre los neutrófilos y el endotelio, y es antimitogénico para el MLV, al mismo tiempo que promueve la recuperación del endotelio después de un daño. Todos estos procesos están involucrados en la patogénesis de la aterosclerosis y, en consecuencia, el NO es considerado un agente antiaterogénico. Por desgracia, estos beneficios parecen perderse en todas las formas de enfermedad cardiovascular en las que la producción o biodisponibilidad de NO se reduce de forma notable; como resultado, el sistema arterial del individuo se vuelve proespasmódico, protrombótico y proaterogénico.

Desde el hallazgo de una sintasa de óxido nítrico (NOS) constitutiva en las células endoteliales vasculares, otras isoformas de la NOS han sido descubiertas, y se ha demostrado que están involucradas en la comunicación celular y en condiciones patológicas. Algunas células neurales contienen una NOS neuronal (nNOS) y utilizan NO como molécula de señalización. El músculo liso y algunas células inmunológicas contienen una forma inducible de NOS, llamada **iNOS**. La NOS inducible es activada por endotoxinas, lipopolisacáridos (LPS) y otras moléculas infecciosas y de respuesta inflamatoria. El choque séptico (*véase* el cap. 17), sobre todo el causado por infecciones, causa tanta activación de la iNOS en el MLV de las arterias de los órganos esplácnicos que la presión arterial cae y deja isquémico el cuerpo en general. Este choque séptico puede resultar en la muerte si no se corrige con rapidez.

En condiciones patológicas, el endotelio vascular libera un potente vasoconstrictor, la endotelina

Las células endoteliales liberan un potente péptido vasoconstrictor de 21 aminoácidos llamado **endotelina**, el vasoconstrictor más poderoso conocido hasta hoy. Aunque en condiciones normales se liberan cantidades muy pequeñas, se cree que la endotelina cumple un rol en enfermedades vasculares como la hipertensión y la aterosclerosis. La vasoconstricción ocurre por una cascada de eventos que comienzan con la activación de la fosfolipasa C y llevan a la activación de la proteincinasa C (PKC) (*véase* el cap. 2). Se han identificado dos tipos principales de receptores de endotelina, aunque es probable que existan más. La función constrictora de la endotelina está mediada por receptores de endotelina tipo B. Los receptores de endotelina tipo A causan hiperplasia e hipertrofia de las células musculares vasculares, así como liberación de NO de las células endoteliales. No está claro cuál es la función precisa de la endotelina en la vasculatura normal; sin embargo, está activa durante el desarrollo embriogénico. En ratones *knockout*, la ausencia del receptor de endotelina A resulta en defectos cardiacos graves que impiden la viabilidad de los recién nacidos. Una ausencia del receptor tipo B se asocia con un colon agrandado que, con el tiempo, conduce a la muerte.

En un infarto del miocardio, las células endoteliales cardiacas aumentan su producción de endotelina, que estimula tanto el músculo liso como el cardiaco para que se contraigan con mayor vigor e induce el crecimiento de las células cardiacas sobrevivientes. Sin embargo, la estimulación e hipertrofia excesivas de las células parecen contribuir con el tiempo a fallas cardiacas, reducción de la contractilidad y crecimiento excesivo del corazón. Parte de la estimulación de la producción de endotelina en el corazón dañado puede ser *per se* la causa del daño. Además, el aumento en la formación de angiotensina II y norepinefrina durante las enfermedades cardiacas crónicas estimula la producción de endotelina, probablemente a nivel de la expresión genética. La activación de la PKC aumenta la expresión del protooncogén *c-jun*, el cual activa a su vez el gen de la preproendotelina-1.

La endotelina ha sido considerada también como un contribuyente para la insuficiencia vascular renal, la hipertensión pulmonar y sistémica asociada con la resistencia a la insulina, y la contracción espasmódica de los vasos sanguíneos cerebrales expuestos a la sangre después de una lesión cerebral o una apoplejía hemorrágica.

MICROCIRCULACIÓN Y DINÁMICA CAPILAR

Se considera que la microvasculatura comienza allí donde las arterias más pequeñas entran a los órganos y termina donde las venas más pequeñas, o vénulas, salen de los órganos (fig. 15-4). Entre ellas existen arterias microscópicas (las arteriolas), esfínteres precapilares y capilares. Las arteriolas se dividen de manera progresiva en vasos más pequeños, de modo que cada sección de tejido tiene sus propios microvasos específicos. Las arteriolas más grandes tienen un diámetro interno de 100 a 400 μm, y las vénulas más grandes un diámetro de 200 a 800 μm.

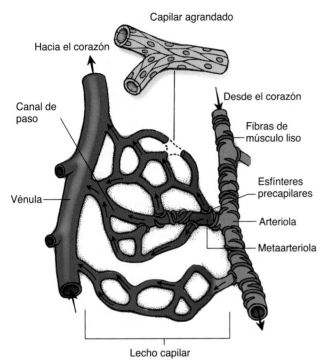

Capilar agrandado

Hacia el corazón

Canal de paso

Vénula

Lecho capilar

Desde el corazón

Fibras de músculo liso

Esfínteres precapilares

Arteriola

Metaarteriola

Figura 15-4 Representación esquemática de los componentes de la microvasculatura. Las arteriolas controlan el flujo de sangre hacia una región de tejido y, junto con los esfínteres precapilares, controlan la distribución de sangre dentro de la red capilar.

La microcirculación es el sitio de intercambio de nutrientes, agua, gases y moléculas más pequeñas entre el plasma y los tejidos. En condiciones normales, los capilares no permiten el intercambio de péptidos, proteínas y otras moléculas grandes. En términos generales, todas las células del cuerpo están cerca de un capilar. La microcirculación regula el flujo de sangre y su distribución a los órganos individuales; dado que controla el número de capilares abiertos al flujo en un momento dado (en la mayoría de los órganos), produce cambios en las distancias de difusión entre la irrigación sanguínea de un órgano y los tejidos, así como en el área de superficie capilar disponible para el intercambio de materiales entre el plasma y los tejidos.

El control de la resistencia vascular periférica se da sobre todo a nivel de la microvasculatura arterial

Las células del MLV envuelven las arteriolas en un ángulo de ~ 90° respecto al eje largo del vaso. Esta configuración es eficiente debido a que la tensión desarrollada por la célula del MLV puede dirigirse casi en su totalidad a mantener o cambiar el diámetro del vaso contra la presión dentro del mismo. En la mayoría de los órganos, las células de músculo arteriolar funcionan a cerca de la mitad de su longitud máxima. Cuando la célula muscular se relaja por completo, el diámetro del vaso puede casi duplicarse; a la inversa, la contracción del músculo liso puede cerrar las arteriolas durante periodos breves, sobre todo en los casos en que los músculos rodean esfínteres precapilares.

Las arterias más pequeñas, combinadas con las arteriolas de la microcirculación, son consideradas los "vasos de resistencia" funcionales de la circulación. Juntas, regulan entre un 70 y 80% de la resistencia vascular total en la circulación; el resto se divide de forma equitativa entre los lechos capilares y las vénulas. Por lo tanto, esta porción de la microvasculatura está mejor ubicada para ser el sitio de control del flujo sanguíneo hacia los

órganos, así como de la presión arterial sistémica (*véase* cap. 17) en todo el organismo.

En condiciones normales, todos los vasos de la microcirculación, excepto los capilares, están contraídos parcial y tónicamente en algún punto entre la relajación y la contracción totales. La contracción tónica de las pequeñas arterias y arteriolas surge de las contribuciones sumadas de variables neurales, físicas y químicas locales que en conjunto mantienen alta en términos relativos la resistencia vascular en los órganos sistémicos. Así, el "tono" tónico resulta de los efectos contráctiles de la norepinefrina liberada por el SNS en los vasos de resistencia, aunada a la del mecanismo miogénico intrínseco del músculo liso arterial. A este último se suman luego los efectos combinados de numerosas sustancias químicas, paracrinas y hormonales circulantes, factores que afectan el tono del MLV. La mayoría de las arteriolas se pueden dilatar de 60 a 100% respecto de su diámetro en reposo, y pueden mantener una contracción de 40 a 50% durante periodos prolongados gracias a las propiedades del estado de cerrojo del MLV (recuerde el cap. 8). Por lo tanto, los vasos sanguíneos microscópicos tienen la capacidad para reducir o aumentar de manera importante la resistencia vascular y el flujo sanguíneo hacia los órganos. Por ejemplo, puede producirse un aumento de 20 veces en el flujo sanguíneo al contraerse el músculo esquelético durante el ejercicio, debido a la intensa dilatación de las arteriolas en la circulación muscular, mientras que el flujo sanguíneo en la misma vasculatura puede reducirse durante la activación refleja del SNS a solo un 20 a 30% de su valor en reposo, que por lo general es bajo.

El intercambio de agua y otros materiales entre la sangre y los tejidos se da a través de los capilares

Con diámetros internos de entre 4 y 8 μm, los capilares son los vasos más pequeños del sistema vascular, y las redes de capilares configuradas en paralelo proporcionan la mayoría del área de intercambio entre el plasma sanguíneo y las células de los tejidos. Un capilar es un tubo endotelial rodeado de una membrana basal compuesta de tejido conectivo denso (fig. 15-5). En los mamíferos, los capilares no tienen células de músculo liso y no

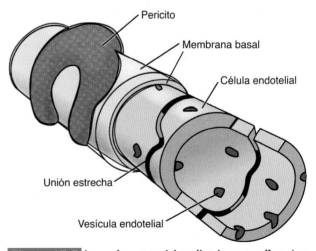

Pericito

Membrana basal

Célula endotelial

Unión estrecha

Vesícula endotelial

Figura 15-5 Las varias capas del capilar de un mamífero. Las células endoteliales adyacentes son mantenidas juntas mediante uniones estrechas con brechas ocasionales. Las moléculas hidrosolubles pasan a través de poros formados en las imperfecciones de las uniones estrechas. La formación de vesículas y la difusión de moléculas liposolubles a través de las células endoteliales proporcionan otras vías para el intercambio.

son capaces de modificar de forma activa su diámetro interno. Los pericitos (células de Rouget), que se envuelven alrededor de la parte externa de la membrana basal, pueden funcionar como una forma primitiva de célula del MLV y añadir integridad estructural al capilar.

Aunque son pequeños en diámetro y en términos individuales tienen una resistencia vascular alta, la configuración en paralelo de varios miles de capilares por milímetro cúbico de tejido minimiza su resistencia colectiva. Aún así, el lumen capilar es tan pequeño que los eritrocitos, a medida que pasan a través del capilar, deben doblarse (a la manera de un paracaídas) para llenar todo o casi todo su lumen. El pequeño diámetro del capilar y la delgada pared endotelial minimizan la ruta de difusión de las moléculas en el centro del capilar hacia el tejido cercano exterior al vaso. De hecho, la ruta de difusión es tan corta que la mayoría de los gases e iones inorgánicos pueden pasar a través de la pared capilar en < 2 ms.

El paso de las moléculas se da entre y a través de las células endoteliales capilares

La función de intercambio del capilar está íntimamente relacionada con la estructura de sus células endoteliales y membrana basal. Las moléculas liposolubles y los gases como el oxígeno y el dióxido de carbono pueden pasar con facilidad a través de los componentes lipídicos de las membranas de la célula endotelial capilar. Las moléculas hidrosolubles, sin embargo, deben difundirse a través de caminos llenos de agua formados en la pared capilar entre células endoteliales adyacentes. Estos caminos, conocidos como **poros**, no son agujeros cilíndricos sino pasajes complejos formados por estrechas uniones irregulares. Los poros están parcialmente llenos con una matriz de pequeñas fibras de dimensiones submicrónicas, que actúa en parte tamizando las moléculas que se acercan al poro lleno de agua. La mayoría de los poros solo permiten el paso de moléculas con un radio < 3-6 nm por la pared del vaso. Por lo tanto, a través de los poros solo pueden pasar agua, iones inorgánicos, glucosa, aminoácidos y solutos hidrosolubles similares; las moléculas grandes, como la albúmina sérica, las proteínas globulares y los componentes celulares de la sangre, no lo consiguen.

La matriz de fibras y los pequeños espacios en la membrana basal, así como aquellos entre las células endoteliales, explican por qué la pared de los vasos se comporta como si solo alrededor de 1% del área de superficie total estuviera disponible para el intercambio de moléculas hidrosolubles. Un grupo limitado de poros grandes, o posibles defectos, permiten que casi cualquier molécula grande del plasma sanguíneo pase a través de la pared capilar. Aunque hay pocos poros grandes, existen suficientes como para permitir que casi todas las moléculas de albúmina en el suero se fuguen cada día del sistema cardiovascular.

La porosidad de los capilares no es la misma en todos los órganos. Los capilares en el cerebro y la médula espinal tienen uniones estrechas casi contiguas entre las células endoteliales adyacentes; en consecuencia, solo las moléculas hidrosolubles más pequeñas pasan a través de sus paredes capilares. Los capilares en el músculo cardiaco y esquelético también tienen una porosidad relativamente baja al agua y a moléculas hidrosolubles pequeñas. Por el contrario, los capilares en los intestinos, el hígado y el glomérulo del riñón son capaces de transportar mayores cantidades de agua. Los capilares en el bazo y la médula ósea tienen poros capilares tan grandes que permiten el paso de elementos celulares entre la sangre y dichos órganos.

Las **vesículas endoteliales** son una vía alternativa a través de la pared capilar para las moléculas hidrosolubles. La **pinocitosis** hace que se formen vesículas unidas a la membrana a ambos lados de la pared capilar, y la exocitosis ocurre cuando la vesícula alcanza el lado opuesto de la célula endotelial. Las vesículas parecen migrar en forma aleatoria entre los lados luminal y abluminal de la célula endotelial. Incluso las moléculas más grandes pueden cruzar la pared capilar de esta forma.

Las vénulas recolectan sangre de los capilares y actúan como reservorio de sangre

Después de que la sangre pasa a través de los capilares entra en las vénulas, tubos endoteliales rodeados por lo general de una monocapa de células de MLV. Las células musculares vasculares de las vénulas son más pequeñas en diámetro y más largas que las de las arteriolas, lo que podría explicar por qué las vénulas no necesitan músculos poderosos para oponerse a su presión interna (que es mucho menor que la de las arteriolas). Las vénulas más pequeñas son particulares porque son más permeables que los capilares a moléculas grandes y pequeñas. Esta propiedad parece estar relacionada con números frecuentes y poros grandes en las uniones estrechas entre las células endoteliales venulares adyacentes. Es probable que gran parte del intercambio de grandes moléculas hidrosolubles ocurra cuando la sangre pasa a través de las vénulas pequeñas. La permeabilidad de esta microvasculatura venular puede ser afectada por moléculas locales; la histamina, por ejemplo, aumenta la permeabilidad venular. Esto forma parte del mecanismo responsable de la acumulación local de líquido en el tejido cutáneo y en las membranas mucosas como respuesta a las reacciones alérgicas.

Las vénulas son un componente importante del sistema de reservorio de sangre. En reposo, alrededor de dos tercios del volumen sanguíneo está dentro del sistema venoso, y más de la mitad de este volumen podría hallarse dentro de las vénulas. Aunque la sangre se mueve dentro de este reservorio venoso, lo hace de manera lenta, similar al agua detrás de una presa. Si el radio de la vénula decrece, el volumen de sangre en este reservorio tisular puede disminuir hasta 20 mL por kg de tejido, y traslocarse hacia las venas grandes. Así, el volumen de sangre disponible para la circulación de una persona de 70 kg puede aumentar en más de 1 L. Un cambio tan grande en el volumen sanguíneo disponible puede mejorar en términos considerables la translocación de sangre desde la periferia hacia el corazón en respuesta a una pérdida de volumen sanguíneo causada por hemorragia o deshidratación severa. Otro ejemplo de la translocación de este reservorio ocurre durante los procesos de donación de sangre. El volumen de sangre que se suele extraer del donante es de alrededor de 500 mL, un 10% del volumen sanguíneo total. Sin embargo, por lo regular ello no causa efectos nocivos porque las vénulas y las venas reducen el volumen de su reservorio para ayudar a llenar el corazón.

INTERCAMBIO DE SOLUTOS ENTRE EL SISTEMA CARDIOVASCULAR Y LOS TEJIDOS

El creciente número de vasos a través de las sucesivas ramas del árbol arterial y hacia los capilares y vénulas crea un espectacular aumento de la superficie del árbol vascular al nivel de la microcirculación. La gran superficie de los capilares y las vénulas más pequeñas facilita mucho el intercambio de nutrientes, productos de desecho y fluidos entre la circulación y los tejidos. El intercambio entre el líquido intersticial y los capilares se da a través de tres procesos: 1) difusión, 2) filtración y 3) transporte vesicular.

El transporte a través de los capilares mejora con el aumento de su superficie colectiva y la reducción de las distancias de difusión de los capilares a las células

El espaciamiento entre los microvasos en los tejidos determina la distancia de difusión de las moléculas, desde la sangre hacia el interior de las células de los tejidos. En el ejemplo mostrado en la figura 15-6A, los nutrientes son llevados hasta una única célula a través de un solo capilar. La densidad de los puntos en varios sitios representa la concentración de moléculas transportadas por la sangre en el interior de la célula. Nótese que, a medida que las moléculas viajan más lejos del capilar, su concentración disminuye de forma considerable porque el volumen en el que procede la difusión aumenta con el cuadrado de la distancia. Más aún, el tiempo requerido para atravesar una distancia

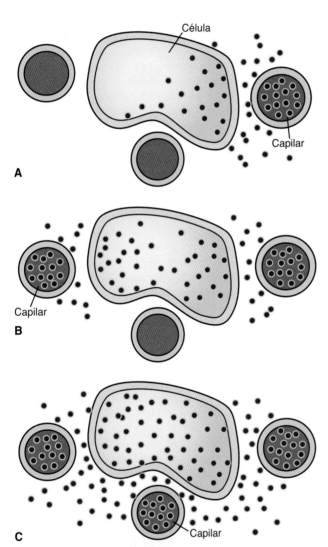

Figura 15-6 Efecto del número de capilares perfundidos sobre la concentración celular de moléculas transportadas por la sangre. Las moléculas están representadas por *puntos* en la figura. (**A**) Con un capilar, el lado izquierdo de la célula tiene una concentración baja. (**B**) La concentración puede aumentar de manera considerable si se perfunde un segundo capilar. (**C**) La perfusión de tres capilares alrededor de la célula aumenta las concentraciones de moléculas transportadas por la sangre en toda la célula.

determinada por difusión se incrementa de manera exponencial en función de la distancia (*véase* el cap. 11). En consecuencia, si las moléculas son consumidas por las células (p. ej., oxígeno), la concentración de sustrato que las rodea disminuirá en forma dramática a medida que se incrementa la distancia entre la célula y su capilar más cercano.

Al aumentar el número de microvesículas se reduce la distancia de difusión desde un punto determinado dentro de la célula hasta el capilar más cercano. Esto disminuye la dilución de moléculas dentro de las células causada por distancias de difusión grandes. Tenga en cuenta también que, en cualquier momento dado de las condiciones de reposo, solo 40 a 60% de los capilares son perfundidos por eritrocitos en la mayoría de los órganos. Los capilares que no están siendo utilizados contienen sangre, pero esta no se mueve. Como se muestra en las figuras 15-6B y C, cuando aumenta el número de capilares perfundidos con sangre en movimiento disminuye la distancia de difusión y se elevan las concentraciones celulares de moléculas derivadas de la sangre. Sin embargo, y de manera inversa, también es cierto que la disminución en el número de capilares perfundidos aumenta las distancias de difusión, disminuye el intercambio y reduce las concentraciones celulares de moléculas, lo cual amenaza la función y la supervivencia de la célula. Esto puede ser causado por arteriolas que se contraen de forma severa o por la destrucción de capilares presente en estados patológicos como la diabetes mellitus.

El transporte de un soluto a través de los capilares aumenta cuando se incrementa la permeabilidad capilar y el gradiente de concentración para el soluto a través de los capilares

La difusión es, con mucho, el medio más importante para transportar solutos a través de las paredes capilares. La ley de difusión de Fick (*véase* el cap. 2) establece que la tasa de difusión o flujo de un soluto entre la sangre y el tejido está representada por

$$J_s = SP\,(C_b - C_t) \tag{1}$$

donde J_s es el flujo o movimiento neto del soluto (a menudo expresado en mol/min por cada 100 g de tejido); SP es el **coeficiente de área de superficie de permeabilidad**; y C_b y C_t son respectivamente las concentraciones del soluto en la sangre y en el tejido. El coeficiente SP se vincula de manera directa con el coeficiente de difusión del soluto en la pared capilar y con el área de superficie vascular disponible para el intercambio, mientras que está relacionado de manera inversa con la distancia de difusión. El área de superficie y la distancia de difusión están determinadas, en parte, por el número de microvesículas con flujo activo de sangre, tal como se explicó en la sección previa. Dado que depende de las propiedades anatómicas de la pared del vaso (p. ej., del tamaño y abundancia de poros) y de la naturaleza química del material que se está difundiendo, el coeficiente de difusión es relativamente constante a menos que los capilares estén dañados.

Las concentraciones de solutos en los tejidos y en la sangre, así como el número de capilares perfundidos y, por lo tanto, el área de superficie y las distancias para la difusión, se ven todas afectadas por condiciones fisiológicas y fisiopatológicas que pueden darse de forma aguda o crónica. En consecuencia, el intercambio microvascular puede ser alterado en términos dinámicos. Por ejemplo, la densidad de capilares perfundidos se incrementa de manera significativa cuando la actividad metabólica en un tejido aumenta en comparación con el mismo tejido en reposo. Esto se observa en el músculo al realizar ejercicio o en la circulación intestinal durante la digestión.

Es importante recordar que la tasa de difusión para una molécula entre dos puntos depende de la *diferencia* entre las concentraciones alta y baja, no de la concentración específica en cada punto. Por ejemplo, si la célula consume un soluto en particular, la concentración dentro de la célula disminuirá y, para una concentración constante en el plasma sanguíneo, el gradiente de difusión aumentará; esto hará crecer la tasa de difusión hacia la célula (siempre y cuando el tejido reciba una irrigación sanguínea suficiente). Si la célula deja de utilizar aunque sea un poco de un soluto determinado, la concentración intracelular aumentará y, en consecuencia, la tasa de difusión disminuirá.

El aumento de la permeabilidad vascular, del área de superficie o del flujo sanguíneo aumentan la difusión de moléculas pequeñas entre los capilares y los tejidos

Como resultado de las pérdidas y ganancias disfuncionales de moléculas que se dan a medida que la sangre pasa por los tejidos, las concentraciones de diversas moléculas en la sangre venosa pueden ser muy diferentes de las de la sangre arterial. Se puede calcular la **extracción** (E), o **tasa de extracción**, de material de la sangre que perfunde un tejido a partir de la concentración en la sangre arterial (C_a) y venosa (C_v), de la siguiente forma:

$$E = (C_a - C_v)/C_a \qquad (2)$$

Si la sangre pierde material en el tejido, el valor de E es positivo y puede alcanzar un máximo de 1 (p. ej., si todo el material es extraído de la sangre arterial, en cuyo caso $C_v = 0$). Un valor de E de 0 indica que no ha ocurrido pérdida o ganancia alguna, mientras que un valor negativo indica que el tejido añadió material a la sangre.

La masa total de material perdido o ganado por la sangre puede calcularse como

$$\text{Cantidad perdida o ganada} = E \times \dot{Q} \times C_a \qquad (3)$$

donde E es la extracción, $\dot{Q}$ es el flujo sanguíneo y C_a es la concentración arterial. Aunque esta ecuación es útil para calcular la cantidad total de material intercambiado entre el tejido y la sangre, no permite una determinación directa de la manera en que los cambios en la permeabilidad vascular y la superficie de intercambio influyen en el proceso de extracción. Esta última puede relacionarse con la permeabilidad (P) y con el área de superficie (A) disponible para el intercambio, así como con el flujo sanguíneo ($\dot{Q}$), mediante la ecuación:

$$E = 1 - e^{-(PA/\dot{Q})} \qquad (4)$$

donde e es la base del sistema natural de logaritmos. Esta ecuación predice que los cambios inducidos de manera fisiológica en el número de capilares perfundidos, que alteran el área de superficie, así como los cambios en el flujo sanguíneo, son determinantes importantes en el proceso de intercambio. Cualquier modificación que aumente la permeabilidad o el área de superficie, o que disminuya el flujo, aumentará la extracción. Los cambios en la dirección opuesta disminuyen la extracción. El efecto inverso del flujo sanguíneo sobre la extracción ocurre porque, a medida que aumenta el flujo, se dispone de menos tiempo para el intercambio, mientras que una disminución del flujo permite más tiempo para el intercambio.

Por lo regular, el flujo sanguíneo y el área total de superficie perfundida cambian en la misma dirección, aunque en cantidades relativas diferentes. Por ejemplo, por lo general el área de superficie puede, como máximo, duplicarse o reducirse a la mitad; sin embargo, el flujo en algunos tejidos (como el músculo esquelético durante el ejercicio) puede aumentar de tres a cinco veces, o más, así como disminuir a la mitad en muchos órganos sin amenazar la viabilidad del tejido. El efecto neto es que la extracción rara vez aumenta a más del doble o disminuye a menos de la mitad con relación al valor en reposo en la mayoría de los órganos. Aun así, se trata de un rango importante porque los cambios en la extracción pueden compensar la reducción en el flujo sanguíneo o incrementar el intercambio cuando el flujo aumenta.

Transporte limitado por difusión y limitado por flujo

Los gases, las moléculas liposolubles pequeñas, el agua, los azúcares simples y los iones pueden difundirse con tanta rapidez a través de los capilares que su transporte desde estos últimos hacia el tejido, o viceversa, no se ve limitado por su tasa de difusión. La única limitación para su transporte es su tasa de llegada a la red capilar desde la sangre que perfunde el tejido, por lo cual se denomina **transporte limitado por flujo**. Para una sustancia con transporte limitado por flujo, el aumento del flujo sanguíneo incrementa la concentración efectiva del sustrato en los capilares y, en consecuencia, acelera su difusión hacia afuera; es decir, que cuanto más rápido sean llevados los materiales al flujo sanguíneo capilar en relación con su difusión fuera del capilar, mayor será su flujo fuera de los capilares y hacia los tejidos.

A diferencia de los solutos caracterizados por un transporte limitado por flujo, las moléculas lipofóbicas más grandes (como la sacarosa, los polisacáridos y las proteínas) tienen dificultad para cruzar la membrana capilar o por los poros capilares. Estas sustancias pueden ser transportadas en grandes cantidades hacia los capilares por el flujo sanguíneo, pero aún así muestran un flujo transcapilar bajo. Por lo tanto, su transporte entre el torrente sanguíneo y los tejidos está limitado por la tasa de difusión hacia adentro o hacia afuera de los capilares, y no se ve alterada de manera significativa por la tasa de llegada hacia la red capilar a través del flujo sanguíneo. A este transporte se lo llama **transporte limitado por difusión**.

En términos clínicos, es importante tener en cuenta que, en condiciones patológicas, sustancias que de otro modo mostrarían un transporte limitado por flujo pueden convertirse en limitadas por difusión. Esto puede ocurrir cuando las distancias de difusión entre los capilares y las células se vuelven demasiado grandes para permitir el intercambio rápido de materiales, como se observa en los pulmones cuando el transporte de oxígeno (que bajo condiciones normales es muy difundible) se ve alterado por una infección o por acumulación de líquido en el intersticio pulmonar. Este fenómeno puede ocurrir también en cualquier órgano cuando el número de capilares perfundidos se reduce de manera radical (p. ej., por flujo bajo, coágulos, etc.). La pérdida de capilares perfundidos reduce el área de superficie capilar disponible para la difusión, al tiempo que aumenta la distancia entre las células de tejido y los capilares más cercanos con flujo sanguíneo.

TRANSPORTE CAPILAR DE AGUA

El sistema cardiovascular es un sistema de transporte de fluidos en el que el oxígeno, los sustratos y los subproductos metabólicos se transportan disueltos o unidos a elementos del plasma. Sin embargo, los capilares permiten el libre paso de agua entre la sangre y el intersticio, por lo que constituyen una vía fácil para la pérdida de líquido fuera del sistema vascular. En efecto, la presión hidrostática capilar es mucho mayor que en el intersticio, y esa diferencia favorece la pérdida de agua del espacio vascular. Esta pérdida potencial es grande y, si no se controla, el sistema cardiovascular colapsará en cuestión de minutos. Las fuerzas osmóticas dentro del plasma son el único medio de compensar la diferencia de presión hidrostática normal que favorece el movimiento del agua fuera del sistema vascular en los capilares. Sin embargo, la membrana capilar es permeable de manera libre a todos los electrolitos, monosacáridos y otros pequeños solutos del plasma. Por lo tanto, estos solutos son **osmoles** ineficaces a través del endotelio capilar, ya que no consiguen controlar la salida de líquido de los capilares provocada por la diferencia de presión hidrostática entre la sangre capilar y el intersticio. Sin embargo, el plasma contiene cantidades significativas de proteínas (en su mayoría albúmina) que no pueden cruzar la membrana capilar ni los poros. Por lo tanto, estas proteínas con consideradas "osmoles efectivos" a través de la membrana capilar. Junto con el hecho de que hay pocas proteínas en el líquido intersticial, existe una fuerza osmótica neta significativa que favorece el flujo de líquido hacia los capilares en condiciones normales, lo cual equilibra en primer lugar la fuerza hidrostática y favorece así la filtración fuera de los capilares. A menudo, la presión osmótica en plasma generada por las proteínas es denominada presión coloidosmótica, o simplemente **presión oncótica**, para indicar que la fuerza osmótica es generada por las propiedades coligativas de las proteínas. La presión oncótica intercapilar es la fuerza más importante para mantener la retención de líquido en el sistema cardiovascular y, en consecuencia, es el factor clave para contrarrestar las pérdidas capilares de líquido del espacio vascular.

Las contribuciones relativas de las fuerzas capilares hidrostática y oncótica determinan la dirección neta del intercambio de líquido a través de los capilares

Excepto en las que constituyen el glomérulo renal, la presión hidrostática capilar en el resto de las redes capilares disminuye desde el extremo arterial hacia el extremo venular de los capilares. Por lo general, la presión hidrostática capilar es ~ 40 mm Hg en su extremo arteriolar y ~ 15 mm Hg en el venular. La presión capilar hidrostática promedio es diferente en cada órgano, y varía en un rango entre alrededor de 15 mm Hg en los capilares de las vellosidades intestinales y 55 mm Hg en el glomérulo del riñón. La presión hidrostática intersticial se ubica en un rango que va desde un valor ligeramente negativo hasta un máximo de 8 a 10 mm Hg. La presión oncótica de las proteínas plasmáticas en los mamíferos suele ser de 18 a 25 mm Hg, y es muy dependiente de la concentración de albúmina en el plasma, la cual puede cambiar en diversas condiciones patológicas o traumáticas (enfermedad hepática, quemaduras, etc.).

En el cuerpo, la fuerza oncótica neta promedio hacia adentro no se equipara de manera exacta con la fuerza hidrostática neta hacia afuera promediada en todos los sistemas de órganos. Por lo tanto, en el balance general, existe una fuerza global ligeramente positiva para la filtración de líquido fuera de los capilares. La mayoría de los órganos forman linfa en términos continuos (en los vasos de drenaje del líquido intersticial; *véase* más adelante), lo que respalda el concepto de que las presiones de filtración capilar y venular son, por lo general, mayores que las presiones de absorción. Es probable que en la mayoría de los órganos el equilibrio de presiones hacia afuera sea de +1 a +2 mm Hg. Sin embargo, esto no se cumple todo el tiempo para todos los capilares del cuerpo. Algunos capilares pueden reabsorber o filtrar agua en toda su longitud, mientras que otros filtran en su extremo arteriolar y reabsorben en su extremo venular, dependiendo de la presión hidrostática de ambas localizaciones en el capilar. Con base en mediciones directas de las presiones hidrostática capilar y coloidosmótica, toda la longitud de los capilares en el músculo esquelético filtra levemente todo el tiempo, mientras que las presiones capilares más bajas en la mucosa intestinal, cerebro y capilares pulmonares favorecen de forma primordial la absorción a lo largo de toda la longitud capilar. El estar de pie también genera presiones hidrostáticas capilares altas por los efectos de la gravedad sobre la sangre en los vasos arteriales y venosos, y resulta en una filtración excesiva en las extremidades inferiores.

Los efectos de la presión oncótica e hidrostática en los capilares cambian a partir con estas presiones en el intersticio

Una pequeña cantidad de proteínas plasmáticas ingresa al espacio intersticial y, sumándose tal vez a las proteínas nativas del espacio, genera la presión coloidosmótica del tejido. Esta presión de entre 2 y 5 mm Hg compensa parte de la presión coloidosmótica en el plasma y, en cierta forma, constituye una presión de filtración, o de "atracción saliente", que se opone a la presión coloidosmótica de la sangre. La presión hidrostática en el lado tisular de los poros endoteliales es la presión hidrostática tisular, determinada por el volumen de agua en el espacio intersticial y por la distensibilidad del tejido.

La magnitud de la presión hidrostática tisular en varios tejidos durante las condiciones de reposo es objeto de debate. Se ha reportado que la presión tisular oscila entre un valor algo inferior a la presión atmosférica (negativo) y ligeramente positivo (alrededor de +3 mm Hg), y puede adquirir valores mayores si el espacio intersticial contiene exceso de agua. Por lo tanto, la presión hidrostática tisular es una fuerza de filtración cuando es negativa y una fuerza de absorción cuando es positiva. La presión hidrostática tisular puede aumentar por la compresión de los órganos, como en el músculo esquelético durante la contracción, y disminuir en casos graves de deshidratación.

Si se extrae agua del espacio intersticial, la presión hidrostática se vuelve negativa (fig. 15-7). Por lo general, se pueden extraer entre 500 y 1 000 mL de líquido desde el espacio intersticial de todo el cuerpo para ayudar a reponer las pérdidas de agua derivadas de, por ejemplo, sudoración excesiva, diarrea, vómito o pérdida de sangre. En contraste, si se añade una cantidad significativa de agua al espacio intersticial, la presión hidrostática tisular aumenta. Sin embargo, existe un margen de seguridad en un amplio rango de volúmenes de líquido tisular (*véase* fig. 15-7); esto contribuye a evitar una hidratación excesiva del tejido. La capacidad de los tejidos para permitir cambios considerables en el volumen intersticial con solo pequeñas modificaciones en la presión indica que el espacio intersticial es distensible.

La ecuación de Starling-Landis cuantifica el flujo de líquido a través de los capilares

A finales del siglo XIX, el fisiólogo inglés Ernest Starling postuló por primera vez el papel de las presiones hidrostática y coloidosmótica en la determinación del movimiento de líquido a través de los capilares. En la década de 1920, el fisiólogo estadouni-

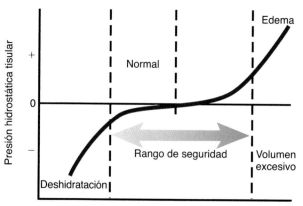

Fisiología cardiovascular

Figura 15-7 **Variaciones en la presión hidrostática tisular a medida que se altera el volumen de líquido intersticial.** Bajo condiciones normales, la presión tisular es ligeramente negativa (subatmosférica), pero un aumento de volumen puede hacer que la presión se vuelva positiva. Si el volumen de líquido intersticial excede el "rango de seguridad", aparecerán presiones hidrostáticas altas y edema. La deshidratación tisular puede causar presiones hidrostáticas tisulares negativas.

dense Eugene Landis obtuvo pruebas experimentales de la hipótesis de Starling. La relación se define para un único capilar por la **ecuación de Starling-Landis**:

$$J_v = K_h A \left[(P_c - P_t) - \sigma(COP_p - COP_t) \right] \qquad (5)$$

J_v es el volumen neto de líquido que se mueve a través de la pared capilar por unidad de tiempo (μm^3/min). K_h es la **conductividad hidráulica del agua**, es decir, la permeabilidad de la pared capilar al líquido. Se puede pensar en la conductividad hidráulica como la facilidad con la que el agua cruza la pared capilar. K_h se expresa en μm^3/min/mm Hg (μm^2 de área de superficie capilar por minuto por mm Hg de diferencia de presión). El valor de K_h aumenta hasta cuatro veces entre el extremo arterial y el venoso de un capilar típico. En la ecuación 5, A es el área de superficie vascular, P_c es la presión hidrostática capilar y P_t es la presión hidrostática tisular. COP_p y COP_t representan las presiones coloidosmóticas del plasma y el tejido, respectivamente, y σ es el **coeficiente de reflexión** de las proteínas plasmáticas. El valor de σ es 1 cuando las moléculas no pueden cruzar la membrana (es decir, son 100% "reflejadas") y 0 cuando las moléculas cruzan la membrana con libertad (esto es, no son reflejadas en absoluto). Se incluye este coeficiente porque la pared microvascular tiene una ligera permeabilidad a las proteínas plasmáticas, lo que impide la expresión completa de las dos presiones coloidosmóticas. Los valores típicos de σ para las proteínas plasmáticas en la microvasculatura exceden 0.9 en la mayoría de los órganos (excepto el hígado y el bazo, que tienen capilares permeables a las proteínas plasmáticas). Por lo común, el coeficiente de reflexión es bastante constante, pero puede disminuir de manera dramática con la hipoxia, los procesos inflamatorios y el daño a los tejidos. Esto conduce a una mayor filtración de líquidos, ya que el poder efectivo de retenerlos por la presión coloidosmótica se reduce cuando la pared del vaso deviene más permeable a las proteínas plasmáticas.

Es difícil extrapolar la filtración o absorción de líquido para un único capilar al intercambio de líquido en un tejido completo. Dentro de los órganos existen variaciones regionales en

las presiones microvasculares, posible filtración y absorción de líquido en vasos distintos de los capilares, así como variaciones inducidas de forma fisiológica y patológica en el área de superficie disponible para el intercambio capilar. Por lo tanto, para los órganos completos, se utiliza una medición del movimiento total de líquido con relación a la masa del tejido. Para considerar las diversas conductividades hidráulicas y áreas de superficie totales de todos los vasos involucrados, se determina el volumen (mL) por minuto de líquido en movimiento para un cambio de 1 mm Hg en la presión neta de filtración capilar por cada 100 g de tejido. Este valor se llama **coeficiente de filtración capilar** (**CFC**, o K_f), aunque es probable que también haya intercambio de líquidos en las vénulas. *El CFC reemplaza las variables combinadas de conductividad hidráulica (K_h) y el área de superficie capilar (A) de la ecuación de Starling-Landis, que se aplican a la filtración a través de un solo capilar.* Los valores del CFC en tejidos como el músculo esquelético y el intestino delgado se ubican por lo general en un rango entre 0.025 y 0.16 mL/min/mm Hg por 100 g de tejido.

El CFC puede cambiar si se altera la permeabilidad del líquido, el área de superficie (determinada por el número de microvasos perfundidos) o ambas. Por ejemplo, durante la absorción intestinal de productos de la digestión, en especial de lípidos, aumentan tanto la permeabilidad capilar al líquido como el área de superficie perfundida. Por lo tanto, el CFC se incrementa en forma dramática. A la inversa, durante el ejercicio, el incremento del CFC en la vasculatura del músculo esquelético se produce, sobre todo, por el aumento en el área de superficie capilar perfundida producida por solo pequeños incrementos en la permeabilidad al líquido.

Por último, las diferencias entre la presión hidrostática y coloidosmótica a través de las paredes capilares, llamadas fuerzas de Starling, provocan el movimiento de solutos junto con agua hacia los espacios intersticiales. Es importante recordar que la mayoría de los solutos transferidos a los tejidos se mueven a través de las paredes capilares por difusión simple, no por el volumen de flujo de líquido.

La presión hidrostática capilar se altera por cambios en la resistencia precapilar y poscapilar, así como en la presión arterial arteriolar y venular

La presión coloidosmótica del plasma, la presión hidrostática tisular y la presión coloidosmótica tisular no son controladas en el cuerpo y, por lo tanto, la manipulación de estos parámetros no puede utilizarse para regular la filtración y reabsorción de líquido en el capilar. Esta regulación se logra mediante el ajuste de la presión hidrostática.

Existen cuatro variables principales que influyen en la presión hidrostática capilar (P_c): la resistencia precapilar (R_{pre}), la resistencia poscapilar (R_{post}), la presión sanguínea arterial (P_a) y la presión sanguínea venosa (P_v). Las resistencias precapilar y poscapilar pueden calcularse a partir de la presión disipada en las respectivas regiones vasculares dividida entre el flujo sanguíneo tisular total ($\dot{Q}$), que es en lo esencial el mismo para ambas regiones:

$$R_{pre} = (P_a - P_c) / \dot{Q} \qquad (6)$$

$$R_{post} = (P_c - P_v) / \dot{Q} \qquad (7)$$

En las vasculaturas de la mayoría de los órganos, la resistencia precapilar es de tres a seis veces mayor que la poscapilar.

Esto tiene un efecto considerable sobre la presión capilar. Para demostrar el efecto sobre esta de las resistencias precapilar y poscapilar, utilizamos las ecuaciones de ambas resistencias para buscar el flujo sanguíneo:

$$\dot{Q} = (P_a - P_c)/R_{pre} = (P_c - P_v)/R_{post} \qquad (8)$$

Las dos ecuaciones a la derecha del término de flujo se pueden resolver para obtener la presión capilar:

$$P_c = \frac{(R_{post}/R_{pre})P_a + P_v}{1 + (R_{post}/R_{pre})} \qquad (9)$$

Antes usamos la ley de Pouseuille para determinar la diferencia de presión en dos puntos diferentes a lo largo de un segmento arterial. La ecuación 9 responde a la pregunta de cuál es la presión entre esos puntos, información muy valiosa cuando se analiza el transporte de líquidos a través de los capilares. Esta ecuación no es más que una derivación estándar que se observa en la teoría de circuitos eléctricos aplicada a la dinámica de fluidos. Ella indica que la relación entre la resistencia poscapilar y la precapilar, más que la magnitud absoluta de cualquiera de las resistencias, determina el efecto de la presión arterial (P_a) sobre la presión hidrostática capilar. Muestra también que la presión venosa influye en forma considerable sobre la presión capilar y que el denominador influye en los efectos de ambas presiones. Con una relación típica de resistencia poscapilar a precapilar de 0.16:1, es obvio que la presión venosa tiene un efecto mayor que la arteriolar sobre la presión hidrostática capilar. Con dicha relación, además, el denominador en la ecuación 9 será 1.16, lo que significa que alrededor del 80% del cambio en la presión venosa se verá reflejado hacia los capilares.

Como puede observarse a partir de la ecuación 9, la presión hidrostática capilar aumentará con la vasodilatación arteriolar; este cambio acompaña el aumento del metabolismo tisular. Por otro lado, con dicho aumento la relación entre resistencia poscapilar y precapilar se incrementa, porque la segunda disminuye más que la primera. Este cambio en la relación aumentará la P_c. Dado que el balance entre las presiones hidrostática y coloidosmótica es por lo general de −2 a +2 mm Hg, un aumento de 10 a 15 mm Hg en la presión capilar durante la vasodilatación máxima puede causar un profundo incremento de la filtración. Este aumento, asociado a la dilatación microvascular, se relaciona por lo regular con un gran aumento de la producción de linfa que remueve el exceso de líquido tisular (*véase* más adelante para más detalles).

A diferencia de los estímulos dilatadores locales, la estimulación de los nervios simpáticos causa un incremento sustancial en la resistencia precapilar y un aumento de menor proporción en la poscapilar. En consecuencia, la presión capilar puede disminuir hasta 15 mm Hg y, así, aumentar en gran medida la absorción de líquido tisular. Este proceso es un importante mecanismo compensador que el cuerpo utiliza para combatir las etapas iniciales del choque circulatorio (*véase* el cap. 17).

SISTEMA LINFÁTICO

Los vasos linfáticos son microvasos que forman un sistema interconectado de simples tubos "de drenaje" endoteliales dentro de los tejidos (fig. 15-8). Transportan líquidos, proteínas séricas, lípidos y hasta sustancias extrañas desde los espacios interst-

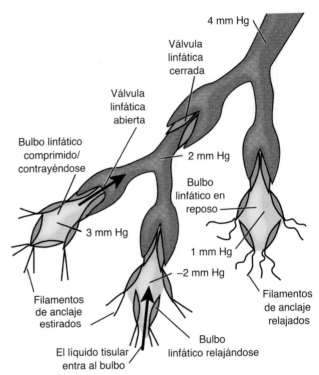

Figura 15-8 **Vasos linfáticos: estructura básica y funciones.** El ciclo de contracción-relajación de los bulbos linfáticos (**abajo**) es el proceso fundamental que remueve el exceso de agua y proteínas plasmáticas de los espacios intersticiales. Las presiones a lo largo de los bulbos linfáticos son generadas por la contracción de los vasos linfáticos y por el movimiento de los órganos, que causan estímulos externos alternados de compresión y relajación.

ciales de regreso hacia la circulación. La recolección de líquido linfático desde los órganos es importante porque en el balance general existe una continua y ligera filtración neta de líquido fuera del sistema vascular. Así, cada día se filtra desde la sangre un volumen de líquido igual al volumen plasmático, a través de los poros capilares y hacia el intersticio. El tracto gastrointestinal, el hígado, la piel y los pulmones poseen los sistemas linfáticos más extensos, mientras que el sistema nervioso central puede llegar a no contener ningún vaso linfático. El extenso sistema linfático pulmonar ayuda a prevenir la acumulación excesiva de líquido en el tejido pulmonar, que de otro modo afectaría el intercambio alveolar de gases.

Por lo general, el sistema linfático comienza con unos tubos sin salida, o **bulbos linfáticos**, que drenan hacia la red de vasos linfáticos interconectados. Al igual que las venas, estos vasos contienen válvulas de una sola vía que se abren en dirección de los vasos más grandes ubicados corriente abajo (fig. 15-8). Los vasos linfáticos se unen en vasos colectores cada vez más desarrollados y grandes. Estos vasos más grandes en el tejido y los vasos linfáticos macroscópicos fuera de los órganos contienen células contráctiles similares a las del MLV, que se contraen de manera espontánea (quizá como resultado de células endoteliales contráctiles) para generar presión y el consecuente flujo hacia el sistema de vasos linfáticos más grandes ubicados corriente abajo. Además, la compresión externa de estas estructuras linfáticas ayuda a impulsar el líquido linfático lejos de los tejidos y hacia la circulación central. El masaje físico de estructuras corporales como las extremidades, así como movimientos en órganos como los de la motilidad intestinal durante la digestión o los de las contracciones del músculo esquelético durante el movimiento, comprimen de manera externa los vasos linfáticos y mueven la linfa lejos del intersticio del órgano.

Los vasos linfáticos recolectan de manera mecánica líquidos y proteínas desde el líquido tisular entre las células

Al extraer líquido acumulado en el intersticio, los vasos linfáticos recolectan también proteínas que podrían haberse filtrado a través de los capilares del tejido, y las regresan hacia el torrente sanguíneo.

Una vez que el líquido intersticial está dentro de un vaso linfático se lo conoce como **linfa**. La capacidad de los vasos linfáticos para cambiar su diámetro de forma extrínseca o intrínseca es importante para la formación de linfa y la remoción de proteínas. El movimiento de líquido desde el tejido hacia el lumen de los vasos linfáticos es pasivo. Los vasos linfáticos se relajan después de una compresión o contracción y permiten que ingrese el líquido. En los vasos linfáticos más pequeños y, en cierta medida, en los más grandes, las células endoteliales se superponen en lugar de estar unidas unas con otras como en los capilares sanguíneos. Las porciones superpuestas de las células están unidas a filamentos de anclaje que se extienden hacia el tejido (*véase* fig. 15-8). Cuando se estiran, los filamentos de anclaje jalan y separan los bordes libres de las células endoteliales, lo que crea aberturas que permiten la entrada del líquido tisular y de las moléculas transportadas en el líquido. Luego, cuando estos vasos se relajan de manera pasiva, la presión en el lumen se vuelve un poco más baja que en el espacio intersticial y el líquido tisular entra en el vaso linfático. Al contraerse o comprimirse de manera activa el bulbo o vaso linfático, las células superpuestas se sellan en forma mecánica para mantener la linfa en su interior. La presión desarrollada dentro del vaso linfático impulsa la linfa hacia el siguiente segmento aguas abajo del sistema linfático. Debido a que durante este proceso los filamentos de anclaje se estiran, las células superpuestas pueden separarse de nuevo durante la relajación del vaso linfático, semejante a una liga de hule que recupera su forma original después de estirada. Este ciclo de compresión-relajación facilita la captación y el flujo de líquido desde el intersticio hacia los canales linfáticos, y aumenta en frecuencia y vigor cuando hay exceso de agua en los vasos linfáticos (aunque no se sabe con certeza si son las células de músculo liso linfáticas o las células endoteliales linfáticas contráctiles las que controlan el ciclo). Por el contrario, una menor cantidad de líquido en los vasos linfáticos permite a los vasos bombear menos líquido. Este sencillo sistema regulador asegura que el estatus del líquido en el entorno intersticial del órgano sea apropiado.

La compresión activa y pasiva de los bulbos y vasos linfáticos también proporciona la fuerza requerida para impulsar la linfa de regreso hacia el lado venoso de la circulación sanguínea. Los bulbos y vasos linfáticos microscópicos, así como los vasos linfáticos más grandes, tienen válvulas de una sola vía que aseguran que la dirección del flujo linfático se dirija lejos del tejido durante la compresión activa y pasiva (*véase* fig. 15-8).

Por último, las presiones linfáticas son de solo unos pocos mm Hg en los bulbos y vasos linfáticos más pequeños, y alcanzan de 10 a 20 mm Hg durante las contracciones de los vasos linfáticos más grandes. Esta progresión de menor a mayor en las presiones linfáticas es posible porque, a medida que cada

segmento linfático se contrae, desarrolla una presión un poco más alta que la del siguiente vaso linfático y la válvula linfática se abre de forma momentánea para permitir el flujo de linfa. Cuando el vaso linfático activado se relaja, su presión es otra vez menor que la del siguiente vaso y la válvula linfática se cierra.

El edema es una condición de acumulación excesiva de líquido en el espacio intersticial, que altera el transporte por difusión a través de los capilares

El **edema** es una condición en la que se acumula demasiado líquido en los espacios tisulares o intersticio. Al incrementar las distancias de difusión entre los capilares y las células de los tejidos, interfiere con el transporte capilar y, en ocasiones, la acumulación puede ser considerable. Por ejemplo, la formación de edema en la cavidad abdominal (conocida como **ascitis**) puede permitir que se acumulen grandes cantidades de líquido en ese espacio. Además de afectar el transporte capilar, la formación de un edema extremo puede causar un colapso circulatorio si el líquido edematoso se deriva de la pérdida de volumen plasmático.

Todo lo que provoque un exceso en la filtración de líquido en los capilares, o que altere el transporte de líquido a través de los canales linfáticos, puede crear edema (fig. 15-9). Los cambios en la presión hidrostática capilar y en la concentración de proteínas en el plasma son factores comunes que desencadenan la formación de edema, y cualquiera de los dos puede tener un profundo efecto al mejorar en gran medida la filtración en el capilar. La presión hidrostática involucrada en el intercambio transcapilar de líquido depende de la manera en que la microvasculatura disipa las presiones arterial y venosa predominantes. Como se describió antes en este capítulo, ciertas interacciones entre estas variables pueden conducir a una filtración considerable a través de los capilares, como en los casos en que se pierde el tono arteriolar (es decir, pérdida de información del

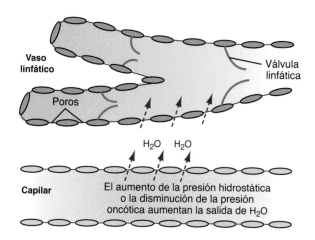

↑ Flujo linfático:

↑ presión hidrostática capilar
↑ área de superficie capilar
↑ área de superficie capilar
↑ metabolismo tisular
↑ actividad muscular (masaje)

↑ Formación de edema:

↓ concentración de proteínas en plasma
dilatación arteriolar
obstrucción venosa
obstrucción linfática
histamina (↑ permeabilidad capilar)
todos los factores que ↑ el flujo linfático
excepto el masaje muscular

Figura 15-9 Factores determinantes de la salida de agua del capilar y hacia un vaso linfático. En la figura se listan los factores que aumentan el flujo de linfa o favorecen la formación de edema.

SNS, exceso de acumulación de vasodilatadores, etc., en el choque neurogénico).

Aunque la concentración de proteínas en el plasma no varía en cada momento, su valor circulante en circunstancias normales está determinado en gran parte por la tasa de síntesis de proteínas en el hígado, que es donde se produce la mayoría de las proteínas del plasma. En consecuencia, los padecimientos que alteran la síntesis de albúmina resultan en una reducción eventual de la concentración de proteínas en el plasma, una presión coloidosmótica plasmática baja y un exceso de filtración de líquido en los capilares que, luego, resulta en edema.

Se forma edema cuando la concentración de albúmina cae por debajo de 2.5 g/100 mL, lo cual es común en enfermedades en las que el hígado es incapaz de fabricar albúmina (por ejemplo, cirrosis, inanición) y en enfermedades renales (es decir, nefrosis glomerular), que provocan pérdida de albúmina y de otras proteínas a través de la orina. Al destruir la integridad capilar, las quemaduras causan edema mediante el incremento de la permeabilidad capilar, la pérdida de albúmina a través de los vasos dañados y la vasodilatación inflamatoria. La urticaria, una clase de edema localizado asociado con reacciones alérgicas, resulta de un aumento de la permeabilidad capilar, de la permeabilidad de las vénulas y de la dilatación arterial, causadas todas por la liberación de histamina durante la respuesta alérgica. Consecuencias perjudiciales similares se producen durante la sepsis (envenenamiento de la sangre) que da lugar a un choque séptico. La obstrucción de las venas, debida por lo general a la formación de coágulos después de una cirugía, es otra causa común de edema, al igual que la obstrucción de los canales linfáticos en los ganglios linfáticos causada por infecciones, extirpación de ganglios (como en las mastectomías radicales) o cicatrización y bloqueo de ganglios por tratamientos de radiación.

CIENCIAS MÉDICAS INTEGRADAS

Diabetes mellitus y enfermedad microvascular

La diabetes mellitus es una condición en la que el cuerpo no puede regular la captación y almacenamiento de glucosa y lípidos en los tejidos. Por lo general, esto se debe a la falta de producción de insulina (diabetes tipo 1 o juvenil) o a una incapacidad primaria de los tejidos para responder a la insulina (tipo 2, a veces llamada diabetes del adulto; *véase* el cap. 34 para más detalles). Esta enfermedad está alcanzando proporciones epidémicas a nivel mundial, y es fuente de varias morbilidades graves cardiovasculares y en otros órganos terminales. Ambos tipos están asociados a componentes genéticos significativos y hereditarios. Además, se cree que la obesidad tiene un papel causal en la diabetes tipo 2 porque aumenta los requerimientos de insulina de un modo tal que incluso las concentraciones altas proporcionadas por las células beta del páncreas resultan insuficientes. Esta condición se denomina resistencia a la insulina.

Más de 95% de las personas con diabetes presentan complicaciones agudas asociadas con la oscilación continua entre la hiperglucemia y la hipoglucemia. La hiperglucemia aguda conduce a cetoacidosis y a deshidratación causada por la pérdida excesiva de agua en la orina; esta última resulta de una alta concentración de glucosa en los capilares glomerulares, que provoca que la glucosa que ingresa al túbulo renal exceda su capacidad de transporte. En consecuencia, este exceso de glucosa en el líquido tubular genera en los túbulos retención osmótica de agua, que se pierde luego en la orina. La cetoacidosis y deshidratación agudas pueden conducir a un coma diabético y a la muerte. También la hipoglucemia puede derivar en la muerte, dado que altera de forma aguda la función cognitiva y la conciencia (*véase* el cap. 34 para más detalles).

La exposición repetida a condiciones de hiperglucemia conduce a patologías en el sistema cardiovascular, tanto a nivel microvascular como macrovascular. Las complicaciones en este último nivel se centran en la aceleración de la aterosclerosis que induce la inflamación producida por la hiperglucemia tisular. Esto acelera a su vez la enfermedad vascular periférica, coronaria y cerebral que conduce a una mayor incidencia de enfermedad isquémica, infarto en el corazón, en el cerebro y en órganos periféricos (es decir, ataques cardiacos y apoplejías). La enfermedad microvascular involucra en primer lugar la retina, los riñones y el sistema nervioso. La microvasculatura de la retina experimenta microaneurismas, angiogénesis excesiva y edema en el tejido retiniano causado por una microvasculatura con fugas después de una exposición repetida a condiciones de hiperglucemia. Estas condiciones llevan eventualmente a la ceguera, un desenlace común en los pacientes con diabetes crónica. En la diabetes, el glomérulo del riñón se daña por la hipertensión intrarrenal y la fuga de proteínas hacia el túbulo renal. La hipertensión intrarrenal está ligada a niveles elevados de angiotensina II, y la exposición crónica del túbulo a las proteínas conduce a una respuesta inflamatoria glomerular. Esto, junto con la hipertensión intrarrenal, causa daño renal microvascular y cicatrización y fibrosis glomerular, las cuales pueden producir a su vez enfermedad renal terminal en las personas con diabetes.

Los periodos de hiperglucemia a lo largo del tiempo provocan una producción reducida de óxido nítrico (NO) por parte de las células endoteliales, una mayor reactividad del músculo liso vascular a la norepinefrina y una menor capacidad de los microvasos para participar en la reparación del tejido. El mecanismo de muchas de las anormalidades vasculares relacionadas con la diabetes parece derivarse del hecho de que la hiperglucemia activa la proteincinasa C (PKC) en las células endoteliales. La PKC inhibe la sintetasa de NO de modo que la formación de NO es suprimida de manera gradual. Esto conduce a la pérdida del importante estímulo vasodilatador y antiaterogénico proporcionado por el NO endotelial, que resulta luego en constricción arteriolar y aceleración de la enfermedad de las arterias coronarias. Se ha observado que la PKC-beta es activada por la glucosa, y se piensa que es un mediador en la fuga microvascular y en la angiogénesis. La hiperglucemia también aumenta la actividad en la vía de los polioles, lo que resulta en un aumento de la concentración de sorbitol en los tejidos. Esto causa mayor osmolaridad extracelular, acumulación de líquido y presión, que dañan aún más los tejidos, incluyendo los axones de los nervios. Este último efecto puede contribuir a las neuropatías comunes en la diabetes crónica. También existe en la diabetes una interacción entre el daño vascular y neural, ya que el suministro vascular a los nervios y otros tejidos neurales se deteriora y da lugar a una atrofia nerviosa que se manifiesta como una reducción del diámetro del nervio. Esto ralentiza la conducción nerviosa y, se cree, es en parte responsable por la reducción de la capacidad sensorial neural en pacientes con diabetes.

En la actualidad, el tratamiento de la diabetes tipo 1 se concentra en el control agresivo de los niveles plasmáticos de glucosa, con el objetivo de reducir la exposición del cuerpo a condiciones de hiperglucemia. Los regímenes dietéticos estrictos también forman parte del tratamiento de estos pacientes. Estudios clínicos han demostrado que con dicho control se reducen de manera drástica las consecuencias microvasculares de la hiperglucemia y, por lo tanto, se retrasa la pérdida de la visión y de la función renal. Además de la administración de insulina y el apego estricto a programas de dieta, debido a la pérdida de células beta del páncreas, es poco lo que la farmacoterapia puede hacer en la diabetes tipo 1.

Sin embargo, para la diabetes tipo 2 existen varias opciones farmacológicas que pueden ayudar a los pacientes, aunque estos acaben también por perder **células beta** con el paso del tiempo y se vuelvan cada vez más dependientes de la insulina. Los inhibidores de la enzima convertidora de la angiotensina (ECA) y los bloqueadores de los receptores de angiotensina (ARA), antihipertensivos de tipo antiangiotensina II, han demostrado poseer particulares efectos protectores renales en pacientes con hipertensión y diabetes. Por el contrario, los betabloqueadores usados en diversos trastornos cardiovasculares se asocian a dislipidemias y alteraciones de la respuesta a la insulina que complican el tratamiento de los pacientes con diabetes. Los agentes antihiperglucémicos, como las biguanidas, pueden ayudar a controlar los episodios hiperglucémicos aumentando la captación de glucosa en los tejidos y la receptividad de las células en el islote. Además, se puede mejorar la liberación de insulina con sulfonilureas, sus agentes de última generación, como la gliburida y las meglitinidas. La secreción de insulina estimulada por glucosa puede verse afectada por los análogos del receptor GLP-1, que imitan las incretinas naturales del cuerpo. Estos agentes también suprimen el apetito al incrementar la sensación de saciedad. Por último, los inhibidores de la alfa-glucosidasa ayudan a moderar los picos en los niveles de glucosa en plasma que se presentan después de una comida, mediante la supresión de la digestión de carbohidratos en el intestino y, por lo tanto, de la disminución de la cantidad de glucosa absorbida durante una comida. ■

Resumen del capítulo

- Los axones del sistema nervioso simpático liberan norepinefrina de forma tónica en arterias y venas, lo que proporciona un estímulo tónico constrictor a esos vasos.
- La isquemia y los subproductos vasodilatadores del metabolismo provocan la hiperemia activa.
- La autorregulación del flujo sanguíneo permite a algunos órganos mantener un flujo sanguíneo casi constante cuando cambia la presión arterial.
- Un aumento de la tensión o estiramiento de las arteriolas causada por el aumento de la presión arterial provoca la contracción miogénica activa de las arteriolas, y desempeña un papel en la autorregulación y la hiperemia reactiva.
- El óxido nítrico del endotelio es un importante vasodilatador local de las arteriolas, y controla múltiples funciones y propiedades vasculares.
- La microcirculación controla el transporte de agua y sustancias entre los tejidos y la sangre.
- El transporte de gases y moléculas liposolubles ocurre por difusión a través de las células endoteliales.
- El transporte de moléculas hidrosolubles ocurre por difusión a través de poros en células endoteliales adyacentes.
- El transporte de sustancias por difusión a través de un capilar depende del gradiente de concentración de la sustancia y de la permeabilidad del capilar a la misma.

- El transporte limitado por flujo de una sustancia está limitado por la cantidad de flujo sanguíneo que puede ser transportado a los tejidos.
- El transporte limitado por difusión de una sustancia está acotado por la difusión de la sustancia a través de la membrana capilar y no por la cantidad de flujo llevado a los tejidos.
- La filtración o absorción masiva de agua en masa se produce a lo largo de los capilares a través de poros en células endoteliales adyacentes.
- Las presiones hidrostática y coloidosmótica del plasma son las principales fuerzas que afectan la filtración y absorción de líquido a través de las paredes capilares.
- La relación entre la resistencia poscapilar y la precapilar es un determinante relevante de la presión hidrostática capilar.
- Los vasos linfáticos recolectan el exceso de agua y de moléculas proteínicas del espacio intersticial entre las células.
- El edema es una acumulación excesiva de líquido en el intersticio. Lo favorecen factores que aumentan las resistencias pre y poscapilares, la permeabilidad vascular y la superficie capilar, así como factores que reducen la presión coloidosmótica.

Preguntas de revisión del capítulo

1. Durante la digestión aumentan de manera considerable la motilidad del músculo liso intestinal y los procesos que requieren energía para el transporte celular de sustratos a través de la mucosa intestinal. Por lo tanto, y con mayor probabilidad, el transporte de oxígeno en el intestino durante la digestión se caracterizaría por:

    A. Mayor entrega a la microcirculación y mayor transporte a través de la red capilar hacia los tejidos intestinales.

    B. Menor suministro a la microcirculación y disminución del transporte a través de la red capilar hacia los tejidos intestinales.

    C. Conversión del transporte de oxígeno limitado por flujo en transporte de oxígeno limitado por difusión debido a la baja concentración de oxígeno en la sangre capilar.

    D. Disminución del área de superficie capilar disponible para el transporte de oxígeno.

    E. Aumento de las distancias de difusión entre los capilares para el transporte de oxígeno.

2. Durante una lesión traumática de grandes grupos de músculos se produce una activación generalizada del sistema nervioso simpático y un trauma tisular local. En esta condición están presentes factores que favorecen o limitan la formación de edema local. ¿Qué factor asociado con una lesión traumática de la extremidad inferior limitaría la formación de edema en el miembro?

    A. Lesión capilar

    B. Formación de coágulos de sangre en las venas de la extremidad

C. Vasoconstricción arteriolar mediada por el nervio simpático

D. Dilatación arterial traumática en la extremidad

E. Rotura de los canales linfáticos en la extremidad

3. La presión arterial alta crónica daña gravemente el endotelio arterial. En comparación con una arteriola normal, ¿qué cambio en la reactividad vascular asociada con este daño del endotelio arterial mostraría una arteriola de un individuo con hipertensión arterial crónica?

    A. Incapacidad para contraerse cuando aumenta la presión intravascular

    B. Pérdida de la capacidad de dilatación cuando se aplica NO exógeno a la pared del vaso

    C. Constricción reducida en respuesta a la norepinefrina

    D. Reducción de la dilatación mediada por flujo

    E. Incapacidad para dilatar cuando el flujo sanguíneo se reduce

4. La histamina se libera en los tejidos en respuesta a los alérgenos, y opera cambios en la microcirculación característicos de una reacción alérgica. Dicha sustancia es un vasodilatador arteriolar que afecta también el citoesqueleto del endotelio capilar, de manera tal que se abren las brechas entre las células. ¿Qué cambios caracterizan mejor la microcirculación en respuesta a la histamina?

    A. Se reducen la presión hidrostática capilar y el coeficiente de filtración capilar.

    B. Se reduce la presión hidrostática capilar, pero aumenta el coeficiente de filtración capilar.

C. Aumenta la presión hidrostática capilar, pero el coeficiente de filtración capilar disminuye.

D. Aumentan la presión hidrostática capilar y el coeficiente de filtración capilar.

E. La presión hidrostática capilar y el coeficiente de filtración capilar no cambian.

5. Todas las opciones que siguen favorecen la formación de edema en los órganos esplácnicos, excepto:

A. La dilatación metabólica de las arteriolas.

B. La activación de los nervios simpáticos que van a los órganos.

C. La falla cardiaca congestiva crónica.

D. La hipoalbuminemia.

E. La hipertensión portal.

1. **La respuesta correcta es A.** Las actividades que requieren un aumento de oxígeno en el intestino durante la digestión inducirán una hiperemia reactiva mediante la dilatación de las arteriolas. Esto aumentará el flujo sanguíneo hacia el intestino y el número de capilares abiertos perfundidos. Por lo tanto, aumentarán el aporte de oxígeno al intestino y el área de superficie capilar disponible para la difusión, mientras que disminuirá la distancia entre una célula intestinal y su capilar más cercano. En consecuencia, el transporte hacia y a través de los capilares intestinales aumentará y ayudará a satisfacer el aumento de la demanda de oxígeno de dicho tejido durante la digestión. Los parámetros de difusión mejorarán, no se reducirán, de modo que no habrá transporte limitado por difusión.

2. **La respuesta correcta es C.** La vasoconstricción arteriolar disminuirá la relación entre la resistencia poscapilar y la precapilar y, por lo tanto, reducirá la presión hidrostática en el capilar. Esto reduce la filtración de líquido en el capilar y puede incluso hacer que el capilar absorba agua desde el intersticio; ambas acciones atenuarían la formación de edema. La dilatación arteriolar tendría el efecto contrario. La lesión capilar alteraría la integridad capilar e incrementaría su conductancia hidráulica, lo que exacerbaría la formación de edema. Los coágulos en las venas grandes aumentarían la contrapresión en los capilares y favorecerían la filtración de agua y la formación de edema. La rotura de los canales linfáticos eliminaría el componente vascular utilizado

para drenar el exceso de líquido de los espacios intersticiales, y favorecería por tanto la formación de edema.

3. **La respuesta correcta es D.** El endotelio es la principal fuente del potente vasodilatador NO. La producción de NO por parte del endotelio aumenta con la tensión de cizallamiento del líquido, que da como resultado la dilatación arterial (dilatación mediada por flujo). Las arterias con endotelio dañado mostrarían un deterioro en la dilatación mediada por flujo. El daño endotelial en la hipertensión no afectaría la contracción miogénica en respuesta a un aumento de la presión intravascular ni la dilatación metabólica en respuesta a un flujo sanguíneo bajo, porque estos factores actúan a nivel de la célula del músculo liso. De manera similar, los receptores de norepinefrina que vinculan el sistema nervioso simpático con la vasoconstricción se ubican en las células del músculo liso, no en el endotelio, y los receptores de catecolaminas en el endotelio arterial liberan NO.

4. **La respuesta correcta es D.** La dilatación arteriolar favorece el aumento de la presión hidrostática capilar y del flujo sanguíneo hacia la red capilar. Las vénulas también se dilatan por la histamina, que aumenta aún más el flujo sanguíneo, aunque atenúa en cierta forma el aumento de presión causado por la vasodilatación precapilar. El coeficiente de filtración capilar es una medida de la conductancia hidráulica a través del capilar, y se incrementa por todo aquello que aumente la permeabilidad del capilar. El aumento de la filtración a través de las redes capilares en respuesta a una reacción alérgica suele ser de una magnitud suficiente para causar un edema local en el tejido.

5. **La respuesta correcta es B.** La vasoconstricción arterial en los órganos esplácnicos reducirá la presión hidrostática intercapilar y, por lo tanto, reducirá la probabilidad de formación de edema. La dilatación de las arteriolas en estos órganos tendrá el efecto contrario, sobre todo porque los órganos del tracto digestivo tienen coeficientes de filtración capilar muy altos. La hipoalbuminemia reduce la presión oncótica del plasma en todo el cuerpo y favorece la filtración de líquido capilar y la formación de edema. La hipertensión portal aumenta la presión hidrostática capilar en el intestino delgado y, a pesar de la notable respuesta venosa-arteriolar producida en ese órgano, casi siempre se asocia con la formación de edema intestinal y ascitis.

Ejercicios de aplicación clínica 15-1

CHOQUE ANAFILÁCTICO

Una niña de 5 años sin problemas médicos aparentes es picada por una abeja mientras juega en un parque cerca de su casa. Su reacción es un enrojecimiento y picazón más grandes de lo normal en el sitio de la picadura, pero no ocurre ningún otro incidente. Durante su examen físico habitual, su médico le advierte a la madre que la niña podría ser alérgica al veneno de abeja y que debe tratar de evitar que la piquen otra vez. Por desgracia, 1 mes después, mientras juega en el patio trasero, cerca de unas flores, una abeja la pica en la mano. Su madre limpia la picadura con alcohol y coloca un vendaje. Sin

embargo, el área de la picadura comienza a enrojecerse e inflamarse, y en 2 minutos se produce una ampolla de alrededor de 3 cm de radio alrededor de la picadura. Al poco tiempo, la niña sufre una severa dificultad para respirar y es llevada de urgencia a la sala de emergencias. El examen revela un abdomen rígido e hinchado, bronquios inflamados, evidencia de una restricción significativa de las vías respiratorias compatible con angioedema, presión arterial de 80/50, frecuencia cardiaca de 120 y urticaria y angioedema en brazos, abdomen y muslos.

1. ¿Cuál es la causa del enrojecimiento y la inflamación en el sitio de la picadura de abeja?

2. ¿Cuál es el mediador predominante más probable para el enrojecimiento y la inflamación en el sitio de la picadura?

3. ¿Cuál es la causa de las bajas presiones sistólica, diastólica y del pulso en la paciente?

4. El tratamiento para un paciente en choque anafiláctico incluye la inyección intramuscular de epinefrina. Este agente activa los receptores β-adrenérgicos en los bronquios, lo que dilata las vías respiratorias y ayuda a contrarrestar la constricción bronquial causada por la histamina y otros agentes anafilácticos durante una anafilaxia. ¿Cómo ayuda esta inyección de epinefrina a contrarrestar el choque asociado con la anafilaxia?

1. El enrojecimiento es causado por vasodilatación cutánea local. Esto contribuye a la inflamación, pero la presencia de una ampolla alrededor de la picadura indica formación de edema local.

2. Es probable que la niña esté experimentando una reacción de hipersensibilidad mediada por IgE en respuesta al veneno de la abeja, que actúa como antígeno en la reacción. Esta se caracteriza por una desgranulación extensa y grave de los basófilos con liberación de histamina. La histamina dilata las arterias al tiempo que aumenta la permeabilidad de capilares y vénulas. La vasodilatación enrojece la piel y, sumada al aumento de permeabilidad capilar, provoca una mayor filtración capilar local, exudación de proteínas y edema, causantes de la ampolla.

3. Las bajas presiones sistólica y del pulso son el resultado de una disminución del volumen sistólico, del aumento de la distensibilidad arterial, o de ambos. Aunque la histamina dilata las arterias, la distensibilidad es una función de las grandes arterias y la histamina actúa sobre todo a nivel de la microcirculación. En este caso, la niña muestra signos de choque anafiláctico por la segunda picadura de abeja, situación en la que se generan de forma sistémica niveles demasiado altos de histamina. Estos provocan una dilatación arterial masiva que resulta en la disminución de las presiones medias arterial y diastólica. Además, como en el caso de la formación de edema local, la liberación sistémica de histamina causa una filtración capilar masiva y la formación de edema en el abdomen, donde los coeficientes de filtración capilar de los órganos y el área de superficie son naturalmente altos. Este efecto es consistente con la presentación de un abdomen rígido e hinchado. La salida masiva de plasma del área esplácnica y de otras áreas del cuerpo (responsables del angioedema) provocan una gran translocación de líquido fuera de la circulación, una caída en la presión central de llenado venoso y una disminución en el volumen sistólico, lo que contribuye a la baja presión del pulso. La disminución del volumen sistólico reduce el gasto cardiaco, lo que, con la disminución de la resistencia vascular, conduce al choque.

4. La estimulación de los receptores β-adrenérgicos en el corazón aumenta la contractilidad y, por lo tanto, mejora el volumen sistólico y el gasto cardiaco. La epinefrina activa los receptores α y β-adrenérgicos en las arterias. Debido a que estos últimos predominan en todos los lechos vasculares excepto en el cerebro y el corazón, este efecto vascular aumenta la resistencia vascular y ayuda a elevar la presión arterial.

16 Fisiología vascular especial de órganos individuales

Objetivos del aprendizaje activo

Con el dominio del material de este capítulo, usted será capaz de:

- Explicar por qué el flujo sanguíneo coronario es mayor durante la diástole que durante la sístole.
- Explicar por qué la isquemia miocárdica y el infarto son más probables y potencialmente más graves en el endocardio que en el epicardio.
- Explicar por qué el corazón debe depender solo de la autorregulación del flujo sanguíneo para mantener el aporte miocárdico de oxígeno ante una disminución en la presión de perfusión.
- Predecir cómo las variables relacionadas con la demanda miocárdica de oxígeno afectarán de manera directa e indirecta el flujo sanguíneo al corazón.
- Explicar por qué la activación del sistema nervioso simpático general no tiene un efecto apreciable en el flujo sanguíneo al cerebro.
- Explicar cómo la autorregulación del flujo sanguíneo protege a la barrera hematoencefálica.
- Explicar la importancia de la hiperemia cerebral luego de la exposición a CO_2 o H^+.

- Explicar el mecanismo responsable de ajustar la eficacia de la autorregulación en el intestino y el músculo esquelético con base en la demanda metabólica del tejido.
- Explicar los mecanismos responsables de la hiperemia activa en el intestino y el músculo esquelético.
- Explicar el beneficio de la respuesta arterial hepática amortiguadora.
- Explicar la conexión entre la mezcla de sangre portal-arterial en el hígado y las funciones metabólicas a lo largo del acino hepático.
- Explicar el papel del sistema nervioso simpático en el control de la circulación cutánea y su conexión con la homeostasis de la temperatura en el organismo.
- Explicar la susceptibilidad del feto a la isquemia en el contexto de la configuración de la circulación fetal y las limitaciones del intercambio de gases.
- Explicar las ventajas y desventajas de la estrecha conexión entre la circulación fetal y la química sanguínea materna.
- Explicar los mecanismos responsables de la transición del sistema cardiovascular fetal al del recién nacido.

INTRODUCCIÓN

El sistema vascular de cada órgano tiene características especiales diseñadas para cumplir con funciones específicas y necesidades especializadas de dicho órgano. En este capítulo se describen las características únicas de las circulaciones del corazón, cerebro, intestino delgado, hígado, músculo esquelético y la piel. Las circulaciones pulmonar y renal se tratan en las secciones respiratoria y renal de este texto para que puedan examinarse en el contexto de aspectos más amplios de su fisiología. Además, se incluyen la anatomía y fisiología de la circulación fetal/placentaria junto con los cambios cardiovasculares que se presentan durante la transición entre la vida fetal y la del recién nacido. En la tabla 16-1 se resume una visión general del flujo sanguíneo y el uso de oxígeno en los diferentes sistemas de órganos del cuerpo.

CIRCULACIÓN CORONARIA

La circulación coronaria proporciona flujo sanguíneo al corazón, el cual consume tanto o más oxígeno en reposo que la misma masa de músculo esquelético durante el ejercicio vigoroso (*véase* tabla 16-1). Más aún, el corazón puede incrementar su flujo de cuatro a cinco veces para satisfacer el incremento en las demandas de oxígeno durante el ejercicio. El aumento en el flujo sanguíneo disponible por encima del flujo en reposo se denomina **reserva coronaria**. Para el corazón es imperativa la capacidad para aumentar el flujo sanguíneo y proporcionar oxígeno adicional, ya que incluso durante condiciones de reposo extrae una cantidad casi máxima de oxígeno de la sangre. La extracción de oxígeno por el corazón en reposo es mayor que la de cualquier otro órgano en el cuerpo y, en esencia, durante las condiciones de reposo todos los capilares están abiertos y perfundidos en el corazón. Ligada al hecho de que la capacidad del corazón para utilizar la glucólisis anaerobia es limitada, *la única forma en la que el corazón puede aumentar su aporte de oxígeno tisular cuando aumenta la demanda de oxígeno es incrementar su flujo sanguíneo.*

El flujo coronario sanguíneo ocurre sobre todo durante la diástole debido a la inhibición del flujo por la contracción cardiaca durante la sístole

Al analizar los datos en la tabla 16-1 tenemos que, como relación entre su flujo sanguíneo en reposo y su demanda de oxígeno en (consumo de O_2), ¡el corazón es el órgano más *hipo*perfundido en el cuerpo! Esto podría parecer sorprendente al considerar la importancia del corazón para el bienestar del cuerpo en su totalidad. Sin embargo, refleja el hecho de que la contracción del corazón se interpone en su propia irrigación sanguínea. El flujo sanguíneo a través del ventrículo izquierdo disminuye a un mínimo durante la sístole debido a que los pequeños vasos sanguíneos intramusculares son comprimidos, y físicamente "fragmentados" y cerrados por la contracción del músculo directamente, así como por generación de presión en el interior del ventrículo. El flujo sanguíneo en la arteria coronaria izquierda durante la sístole cardiaca es de solo 10 a 30% del flujo durante la diástole, y mucho de eso representa flujo al epicardio, donde las arterias están ya sea afuera del músculo cardiaco o insertadas en él de forma poco profunda. El corazón es perfundido desde la superficie epicárdica (exterior) hacia la superficie endocárdica (interior). La compresión mecánica de la sístole tiene un efecto más negativo

TABLA 16-1 Flujo sanguíneo y consumo de oxígeno en los principales órganos sistémicos estimados para un hombre adulto de 70 kg

Órgano	Masa (kg)	Flujo (mL/100 g/min)	Flujo total (mL/min)	Uso de oxígeno (mL/100 g/min)	Uso total de oxígeno (mL/min)
Corazón	0.5				
Reposo		60–80	250	7.0–9.0	25–40
Ejercicio		200–300	1 000–1 200	25.0–40.0	65–85
Cerebro	1.4	50–60	750	4.0–5.0	50–60
Intestino delgado	3				
Reposo		30–40	1,500	1.5–2.0	50–60
Absorción		45–70	2 200–2 600	2.5–3.5	80–110
Hígado	1.8–2.0				
Total		100–300	1 400–1 500	13.0–14.0	180–200
Portal		70–90	1 100	5.0–7.0	
Arteria hepática		30–40	350	5.0–7.0	
Músculo	28				
Reposo		2–6	750–1 000	0.2–0.4	60
Ejercicio		40–100	15 000–20 000	8.0–15.0	2 400
Piel	2.0–2.5				
Reposo		1–3	200–500	0.1–0.2	2–4
Ejercicio		5–15	1 000–2 500		

sobre el flujo sanguíneo a través de las capas endocárdicas, donde las fuerzas compresivas son mayores y las presiones microvasculares son menores, en comparación con el epicardio. Por lo tanto, en las enfermedades cardiacas de todo tipo las capas subendocárdicas del corazón son más susceptibles a isquemia, alteración y daños en comparación con las capas epicárdicas.

En la diástole, la musculatura cardiaca se relaja y el flujo sanguíneo al corazón no se ve obstaculizado por los efectos del músculo cardiaco (fig. 16-1). En comparación con su efecto en el ventrículo izquierdo, el efecto de compresión de la sístole sobre el flujo sanguíneo es mínimo en el ventrículo derecho como resultado de las presiones más bajas desarrolladas por dicha cámara; el flujo sanguíneo en el ventrículo derecho es mayor en sístole que en diástole, por lo que se asemeja más al patrón observado en otros órganos sistémicos. La dependencia del corazón de recibir la mayor parte de su flujo sanguíneo durante la diástole no tiene efectos dañinos evidentes sobre el flujo sanguíneo coronario total, incluso durante el ejercicio máximo. Sin embargo, en las personas con arterias coronarias parcialmente ocluidas (p. ej., en la enfermedad arterial coronaria), un simple incremento en la frecuencia cardiaca puede disminuir el tiempo de la diástole a un grado en que no pueda darse ningún incremento en el flujo sanguíneo coronario requerido para satisfacer las demandas miocárdicas desencadenando así un episodio isquémico en el miocardio.

El flujo sanguíneo coronario está muy ligado a la demanda cardiaca de oxígeno

El flujo sanguíneo coronario medio se incrementa de manera significativa siempre que la demanda miocárdica de oxígeno aumenta, como ocurre con los estímulos inotrópicos positivos, el aumento en la presión sistólica y el estrés sobre la pared, o un incremento en la frecuencia cardiaca. La mayoría de las pequeñas arterias y arteriolas del corazón están rodeadas por células de músculo cardiaco, y están expuestas a moléculas liberadas por las células cardiacas hacia el espacio intersticial. Muchas de estas moléculas causan dilatación de las arteriolas coronarias, y por lo tanto podrían ser responsables de la hiperemia coronaria activa. Sin embargo, no hay un mecanismo que por sí solo explique de forma adecuada la dilatación de las pequeñas arterias y arteriolas coronarias cuando el índice metabólico del corazón aumenta, o cuando medios experimentales o patológicos restringen el flujo sanguíneo. En la actualidad, se cree que la adenosina desempeña el papel más importante en los ajustes del flujo sanguíneo coronario a los cambios en la demanda miocárdica de oxígeno. La concentración de adenosina aumenta cuando el metabolismo cardiaco se incrementa o el flujo sanguíneo al corazón disminuye. Sin embargo, el bloqueo de las acciones vasodilatadoras de la adenosina con teofilina no impide la vasodilatación coronaria cuando aumenta el trabajo cardiaco, se suprime el flujo sanguíneo o se extrae el oxígeno de la sangre arterial. Esto implica que en la regulación metabólica del flujo sanguíneo coronario pueden estar involucrados otros estímulos vasodilatadores. Las prostaglandinas vasodilatadoras, el H^+, el CO_2, el óxido nítrico (NO), así como mecanismos miogénicos, pueden contribuir a la regulación vascular coronaria durante el aumento de la demanda de oxígeno. Sin embargo, de momento no se comprende del todo la naturaleza exacta del vínculo entre el flujo sanguíneo coronario y el metabolismo cardiaco.

La acción directa e indirecta de los nervios simpáticos dilata las arterias coronarias

Las arterias y arteriolas están inervadas por el sistema nervioso simpático y contienen de manera predominante receptores β_2-adre-

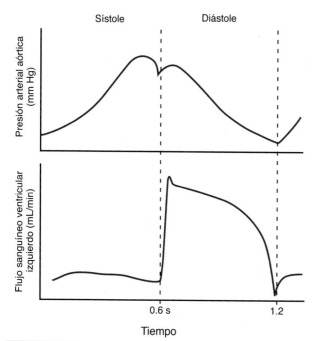

Figura 16-1 **Presión arterial aórtica y flujo sanguíneo coronario izquierdo durante el ciclo cardiaco.** Nótese que el flujo sanguíneo de la arteria coronaria izquierda disminuye de manera importante durante la fase isovolumétrica de la sístole, antes de la apertura de la válvula aórtica. El flujo sanguíneo en la arteria coronaria izquierda permanece más bajo durante la sístole que durante la diástole, debido a la compresión de los vasos sanguíneos coronarios en el miocardio que se está contrayendo. El ventrículo izquierdo recibe la mayor parte de su flujo sanguíneo arterial durante la diástole.

nérgicos. El receptor adrenérgico en las arteriolas coronarias se cree que son solo receptores β_2-adrenérgicos, mientras que las arterias epicárdicas, de gran superficie, contienen una pequeña población de receptores α_1-adrenérgicos así como receptores β_2. La activación del sistema nervioso simpático al corazón, como sucede durante el ejercicio, da como resultado la vasodilatación coronaria y un marcado incremento del flujo sanguíneo coronario. Este aumento es sobre todo una hiperemia activa en respuesta al incremento del metabolismo cardiaco provocado por la estimulación simpática de la frecuencia cardiaca y la contractilidad miocárdica. Sin embargo, la vasodilatación coronaria directa mediada por un receptor β-adrenérgico también contribuye a la hiperemia después de la activación nerviosa simpática.

Aunque pueda parecer contradictorio que haya receptores alfa-adrenérgicos en las arterias coronarias, parece que los receptores α_1-adrenérgicos de las arterias epicárdicas pueden desempeñar un papel en el soporte de la perfusión endocárdica durante el ejercicio. La presión intraparietal en el corazón durante la contracción es mayor en el endocardio que en el epicardio. Esto crea una tendencia a que la sangre sea empujada hacia atrás alejándola del endocardio y hacia el epicardio durante la sístole. Se ha propuesto añadir alguna influencia constrictora α-adrenérgica a los vasos epicárdicos sanguíneos durante el esfuerzo intenso para ayudar a minimizar el reflujo y la pérdida de sangre del músculo endocárdico durante estados de alta actividad.

La autorregulación del flujo sanguíneo coronario tiene diferentes límites en el endocardio frente al epicardio

La única forma en la que el corazón puede mantener el aporte de oxígeno cuando la presión de perfusión se reduce es mediante

la autorregulación local del flujo sanguíneo porque, incluso en reposo, todos los capilares del corazón reciben flujo sanguíneo, y la extracción de oxígeno de la circulación coronaria por el corazón está en esencia maximizada. No es de extrañar entonces que el corazón sea un fuerte autorregulador del flujo sanguíneo, y pueda mantener flujos casi normales a lo largo de un amplio rango de presiones de perfusión. Sin embargo, la presión más alta y las fuerzas compresivas en el endocardio en relación con el epicardio hacen que el flujo sanguíneo esté más restringido durante la sístole que en las capas externas del corazón. En consecuencia, las arteriolas del endocardio deben dilatarse más durante la diástole para compensar la reducción más importante del flujo durante la sístole. Esto a su vez sale de la circulación endocárdica con menos reserva coronaria que las arterias en el epicardio. Una consecuencia clínicamente importante de esta reserva reducida es que el límite bajo de presión para la autorregulación en la capa endocárdica es a una presión más alta que en la capa epicárdica. La dilatación arterial endocárdica alcanza un máximo cuando la presión arterial cae a ~ 70 mm Hg, mientras que la dilatación máxima en las arterias epicárdicas no se alcanza sino hasta que la presión es ~ 40 mm Hg. Por este motivo, cuando el flujo sanguíneo al corazón está severamente restringido, el endocardio es el primero en sufrir daño, y el área resultante de lesión miocárdica e infarto es mayor en el endocardio que en el epicardio.

CIRCULACIÓN CEREBRAL

El principal órgano para mantener la vida es el cerebro. Incluso la determinación de muerte a menudo depende de si el cerebro es viable. La causa más común de daño cerebral resulta por algún tipo de alteración en el flujo sanguíneo al cerebro. Esto puede ocurrir como resultado de la oclusión de vasos secundaria a procesos ateroescleróticos y trombosis, accidentes en las arterias del cuello o el cerebro resultando en hemorragia intercraneal, o **aneurismas** que se forman como resultado de desgarres en la pared de los vasos.

El flujo sanguíneo cerebral permanece en esencia constante a lo largo de un amplio rango de presiones arteriales

La circulación cerebral comparte muchas de las características fisiológicas generales de la circulación coronaria. Al igual que el corazón, el cerebro tiene un alto índice metabólico (*véase* tabla 16-1), extrae una gran cantidad de oxígeno de la sangre, y tiene una capacidad limitada para utilizar la glucólisis anaerobia para el metabolismo. Sin embargo, los vasos sanguíneos en el cerebro no están inervados, o lo están en forma muy escasa, por nervios simpáticos (p. ej., en las arterias piales). Además, en esencia carecen de receptores adrenérgicos y son directamente insensibles a las catecolaminas.

El cerebro, al igual que la vasculatura coronaria, tiene una capacidad excelente para autorregular el flujo sanguíneo en un rango que va de alrededor de 50 a 160 mm Hg. La vasculatura del tallo cerebral muestra la autorregulación más precisa, con una regulación buena, pero menos precisa en la corteza cerebral. Esta variación regional en la capacidad de autorregulación tiene implicaciones clínicas debido a que la corteza es la región del cerebro con mayor probabilidad de sufrir a presiones arteriales bajas. Por lo tanto, la **hipotensión** conducirá a la inconsciencia antes de que las funciones reguladoras cardiovasculares y ventilatorias automáticas se vean comprometidas.

Tanto las arterias cerebrales como las arteriolas cerebrales parecen estar involucradas en la autorregulación vascular cerebral y en otros tipos de respuestas vasculares. De hecho, las arterias pueden modificar su resistencia casi de forma proporcional a las arteriolas durante la autorregulación. Esto puede ocurrir, en parte, debido a que las arterias cerebrales muestran respuestas vasculares miogénicas y debido a que están incrustadas de manera parcial o completa en el tejido cerebral. Como tales, es probable que estén influenciadas por los mismos químicos vasoactivos en el espacio intersticial que las arteriolas. Aunque la vasculatura del cerebro muestra respuestas vasculares miogénicas y puede utilizar este mecanismo como un contribuyente importante para la autorregulación, parece ser que son varios mecanismos los responsables de la autorregulación vascular cerebral, sin que haya alguna variable que actúe como único mediador. Por ejemplo, cuando el flujo sanguíneo se mantiene a niveles normales, sin importar la presión arterial, se libera poca adenosina extra, K^+, H^+, u otros metabolitos vasodilatadores, y la Po_2 en el tejido cerebral permanece relativamente constante. Sin embargo, el incrementar la concentración de cualquiera de estos químicos puede causar una vasodilatación significativa y aumento del flujo sanguíneo.

Los microvasos cerebrales tienen una sensibilidad única a la vasodilatación por CO_2 y H^+.

Las reacciones del flujo sanguíneo cerebral a químicos liberados por el aumento en la actividad cerebral, como el CO_2, H^+, adenosina y K^+, son parte de los procesos generales que igualan las necesidades metabólicas del cerebro con su aporte sanguíneo. El aumento de 10 a 30% en el flujo sanguíneo en áreas del cerebro excitadas por estimulación nerviosa periférica, actividad mental o actividad visual puede estar relacionado con estas tres sustancias liberadas por las células nerviosas activas. La vasculatura cerebral también se dilata cuando el contenido de oxígeno de la sangre arterial disminuye, pero este efecto no es tan pronunciado como el observado con una elevación del CO_2 en la cercanía de los vasos cerebrales. La función neural se altera de manera significativa con la acidosis, y la circulación cerebral es la circulación más sensible en todo el cuerpo a los efectos vasodilatadores del CO_2 y el H^+. Aumento de las concentraciones de CO_2 en el tejido cerebral o en el líquido cefalorraquídeo puede desencadenar aumentos notables del flujo sanguíneo cerebral. Esta hiperemia en respuesta a la hipercapnia, o a la acidosis, es quizás una forma de lavar estos agentes neurológicamente dañinos fuera del tejido cerebral.

Tanto el CO_2 como el H^+ se forman cuando el metabolismo cerebral aumenta por potenciales de acción nerviosos, como durante la activación cerebral normal. Sin embargo, el K^+ intersticial también está elevado cuando se disparan muchos potenciales de acción y contribuyen a esta vasodilatación. La causa de la dilatación en respuesta tanto al K^+ como al CO_2 involucra la formación de NO. Sin embargo, el mecanismo no es necesariamente la típica formación de NO endotelial. La fuente del NO parece ser la NO sintetasa en las neuronas, así como en las células endoteliales. Evidencia reciente indica que además de su efecto dilatador directo sobre las arterias cerebrales, el CO_2 puede establecer los límites superior e inferior de la autorregulación en el cerebro. La hipercapnia, que aumenta el flujo sanguíneo cerebral, desplaza el límite superior de la autorregulación a este flujo más alto hacia la izquierda, y el límite inferior hacia la derecha. Esto estrecha el rango de presión a lo largo del cual la autorregulación es efectiva en los estados hipercápnicos.

ENFOQUE CLÍNICO | 16-1

Angina de esfuerzo

La enfermedad arterial coronaria puede producir muchas lesiones ateroescleróticas focales en las arterias coronarias principales. A pesar de lo que podría ser una enfermedad vascular extensa, los pacientes con esta enfermedad a menudo no presentan ningún síntoma cuando están en reposo. Sin embargo, una vez que aumentan su actividad (p. ej., subir escaleras, realizar trabajo físico, etc.), experimentan de manera súbita falta de aire y dolor intenso en el pecho (angina *pectoris*). La angina es un signo de que el miocardio está isquémico y dañado. A la angina inducida por actividad física a menudo se le llama "angina de esfuerzo", y es la forma más común de angina en pacientes con enfermedad arterial coronaria.

El motivo por el que los pacientes con esta enfermedad están asintomáticos en reposo, pero muestran signos de isquemia miocárdica con el ejercicio, se deriva de la capacidad de autorregulación del miocardio y el fuerte vínculo entre el flujo sanguíneo coronario y el metabolismo tisular. Cuando las lesiones focales dentro de las arterias coronarias grandes invaden el lumen, elevan la resistencia al flujo en ese punto. Este aumento de la resistencia disipa la presión corriente abajo y disminuiría el flujo en la arteria si las arteriolas corriente abajo no pudiesen alterar su resistencia. Sin embargo, las arteriolas corriente abajo son el sitio de autorregulación de la circulación coronaria. Cuando su presión interna disminuye, responden dilatándose en un esfuerzo por reducir la resistencia de modo que se pueda restablecer el flujo a su valor original. Por lo tanto, cualquier incremento corriente arriba en la resistencia vascular, como el causado por una obstrucción parcial,

es compensado por una reducción en la resistencia en los vasos corriente abajo del sitio de la obstrucción. De esta forma, la resistencia total del circuito arterial es regresada a lo normal y, por lo tanto, también lo es el flujo sanguíneo. Además, el paciente no estará al tanto de este ajuste y no mostrará síntomas adversos.

Se ha estimado que un único foco de obstrucción en una arteria coronaria importante debe reducir el diámetro de la luz en más de 90% antes de que el diámetro arteriolar se maximice a través de mecanismos autorreguladores en reposo. Por lo tanto, no ocurrirá isquemia ni síntomas en reposo hasta que la reducción en el diámetro de la luz esté más allá de ese punto. Con las obstrucciones coronarias que no son lo suficientemente graves para causar isquemia en reposo, los problemas se presentan una vez que las demandas metabólicas del corazón aumentan. Las mismas arteriolas que se dilatan para compensar por las obstrucciones corriente arriba en las arterias coronarias principales son también los vasos que necesitan dilatarse para aumentar el flujo sanguíneo en el miocardio cuando aumenta la actividad del corazón. Si se utiliza una porción de su capacidad de dilatación solo para mantener el flujo en reposo, puede no quedar suficiente capacidad de dilatación (o reserva coronaria) para aumentar el flujo sanguíneo para satisfacer el aumento en la demanda de oxígeno. En esta situación, la demanda de oxígeno del corazón superará el suministro de oxígeno y se producirá isquemia, con la aparición de angina de pecho. Por lo tanto, las personas con enfermedad arterial coronaria pueden sufrir de isquemia y angina con el ejercicio y, sin embargo, no manifestar efectos dañinos en reposo. ∎

Los vasos cerebrales son insensibles a las hormonas y a la actividad nerviosa simpática

Las catecolaminas, así como otras hormonas vasoconstrictoras y vasodilatadoras circulantes, no tienen un papel importante en la regulación momento a momento del flujo sanguíneo cerebral. La barrera hematoencefálica impide que los agentes constrictores y dilatadores en el plasma sanguíneo lleguen al músculo liso vascular cerebral, y la pared de los vasos contiene enzimas que inactivan a las catecolaminas, serotonina y otros transmisores neurológicos. Los nervios simpáticos inervan de forma escasa, si acaso, a las arterias y arteriolas cerebrales, y estos vasos en esencia carecen de receptores α-adrenérgicos o receptores β-adrenérgicos. La mayor parte de la inervación adrenérgica parece estar localizada en los vasos de la pia-madre en lugar de en los que están dentro del parénquima cerebral. La estimulación de estos nervios produce solo vasoconstricción leve. Sin embargo, si la actividad simpática hacia la vasculatura cerebral es interrumpida de manera permanente, esta última tendrá una capacidad reducida para autorregular el flujo sanguíneo a presiones arteriales más altas, y la integridad de la barrera hematoencefálica se altera con más facilidad. Por lo tanto, para el mantenimiento de la función vascular normal es importante cierto aspecto de la función nerviosa simpática, distinto a la regulación rutinaria de la resistencia vascular. Esto puede relacionarse con algún factor neurogénico trófico que promueve la salud de las células endoteliales y del músculo liso en los microvasos cerebrales.

La vasculatura cerebral se adapta de manera crónica a la presión arterial elevada

En condiciones de hipertensión crónica, la resistencia vascular cerebral aumenta, permitiendo que el flujo sanguíneo cerebral y, de modo presumible, las presiones capilares sean normales. La adaptación de los vasos cerebrales a la hipertensión sostenida les permite mantener la vasoconstricción a presiones arteriales que vencerían la capacidad contráctil de una vasculatura normal (fig. 16-2).

Los mecanismos que le permiten a la vasculatura cerebral ajustar el rango de autorregulación hacia arriba parecen ser la hipertrofia del músculo liso arterial cerebral, así como una restricción mecánica a la vasoconstricción como resultado de más tejido muscular, más tejido conectivo, o ambos. La desventaja de dicha adaptación es la pérdida parcial de la capacidad para dilatarse y regular el flujo sanguíneo a presiones arteriales bajas. Esta pérdida ocurre debido a que las propiedades estructurales modificadas de los vasos de resistencia restringen los incrementos en el diámetro de los vasos a presiones subnormales y, al hacerlo, aumentan la resistencia. De hecho, el límite bajo de presión para la autorregulación del flujo sanguíneo puede ser casi tan alto como la presión arterial media normal (*véase* fig. 16-2). Esto puede ser problemático si la presión arterial disminuye rápido a lo normal en una persona cuya vasculatura se ha adaptado a la hipertensión. La persona puede desmayarse por un flujo sanguíneo cerebral inadecuado, incluso si la presión arterial está en el rango normal. Por fortuna, una reducción gradual en la presión arterial, durante semanas o meses, regresa la autorregulación a un rango de presión más normal.

El edema cerebral altera el flujo sanguíneo al cerebro

El cráneo rodea al cerebro en una estructura ósea rígida. Como tal, si el cerebro comienza a edematizarse, la presión intracraneal se elevará de manera dramática. El **edema cerebral**, o acumulación excesiva de líquido en el tejido cerebral, puede aumentar de manera enorme la presión intracraneal. Este edema puede ser cau-

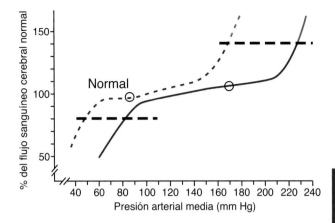

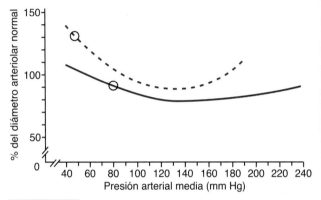

Figura 16-2 **Efectos de la hipertensión crónica sobre la autorregulación cerebral.** Esta condición se asocia con un desplazamiento hacia la derecha en el rango de presión arterial en el que ocurre la autorregulación del flujo sanguíneo cerebral (*panel superior*) debido a que, para cualquier presión arterial determinada, los vasos de resistencia del cerebro tienen diámetros menores a lo normal (*panel inferior*). Como consecuencia, las personas con hipertensión pueden tolerar presiones arteriales más altas que de otra forma causarían daño vascular en personas sanas. Sin embargo, tienen riesgo de reducción en el flujo sanguíneo e hipoxia cerebral a presiones arteriales bajas que son fácilmente toleradas por personas normales. Efecto de la hipertensión = línea continua.

sado por una variedad de condiciones traumáticas o patológicas, incluyendo infección, tumores, o trauma a la cabeza que causa dilatación arteriolar masiva. Además, el sangrado franco hacia el tejido cerebral luego de una apoplejía hemorrágica o trauma, puede también incrementar la presión intracraneal. En cada caso, a medida que la presión intracraneal aumenta, las venas y vénulas se colapsan de manera parcial debido a que su presión intravascular es baja. Conforme estos vasos de flujo se colapsan, su resistencia aumenta y la presión capilar se eleva (*véase* capítulo 15). Este aumento de la presión capilar favorece el incremento en la filtración de líquido hacia el cerebro, lo que eleva aún más la presión intracraneal. El resultado es un sistema de retroalimentación positiva en el que la presión intracraneal se elevará tanto que comenzará a comprimir las pequeñas arteriolas y a disminuir más el flujo sanguíneo.

La presión intracraneal excesiva pone en peligro la vida y es un problema clínico importante. Se utilizan varios métodos para intentar reducir la presión intracraneal alta. Por ejemplo, se puede infundir manitol hipertónico en la circulación como medio de extraer osmóticamente agua de un cerebro edematoso. Algunas veces puede ser necesario abrir el cráneo y drenar líquido cefalorraquídeo o sangre producto de hemorragia. Esta última es en

Fisiología cardiovascular

particular problemática debido a que la sangre coagulada contiene hemoglobina desnaturalizada que destruye el NO. Esto, a su vez, conduce a una vasoconstricción inapropiada de las arteriolas alrededor de la hemorragia, lo que compromete aún más la irrigación sanguínea del cerebro.

Si el flujo sanguíneo al puente y al bulbo raquídeo disminuye, la consiguiente hipoxia en esos tejidos activa a los centros de control del sistema nervioso simpático en el cerebro. Esto resulta en un flujo simpático masivo hacia los órganos del cuerpo, resultando en vasoconstricción sistémica grave. Esta respuesta se conoce como **reflejo de Cushing** o la respuesta isquémica del SNC. Durante este reflejo, el flujo a los riñones puede estar tan comprometido como para impedir la formación de orina. La piel y mucosas palidecen por el retiro de sangre de dichas circulaciones, el flujo sanguíneo del músculo será llevado hasta el punto de que no funcionará, y puede producirse isquemia en la mucosa intestinal que provoca infarto tisular. Sin embargo, esta vasoconstricción sistémica masiva crea una elevación marcada de la presión arterial media (hasta ~ 270 mm Hg), que ayuda a abrir arteriolas en el cerebro ante una compresión externa alta. Por desgracia, aunque el flujo sanguíneo puede mejorar, el aumento en la presión arterial eleva las presiones microvasculares, lo que empeora el edema cerebral.

CIRCULACIÓN DEL INTESTINO DELGADO

El intestino delgado completa la digestión del alimento, que libera nutrientes que son absorbidos hacia la circulación. En reposo, el intestino recibe alrededor de 20% del gasto cardiaco, y utiliza alrededor de 20% del consumo de oxígeno del cuerpo; ambas cifras casi se duplican después de una comida abundante. A menos que el flujo sanguíneo intestinal pueda aumentar durante una comida abundante, no habrá digestión y absorción del alimento. La vasculatura del intestino delgado es compleja. Arterias y venas pequeñas penetran en la pared muscular en el intestino y forman un sistema de distribución microvascular en la submucosa (fig. 16-3). Las capas musculares reciben arteriolas pequeñas del plexo vascular submucoso; otras arteriolas pequeñas continúan formando vasos individuales hacia la submucosa profunda alrededor de glándulas y hacia las vellosidades de la mucosa. Las arterias pequeñas y arteriolas grandes que preceden a las vasculaturas muscular y submucosa-mucosa controlan alrededor de 70% de la resistencia vascular intestinal. Las arteriolas pequeñas de las capas muscular, submucosa y mucosa pueden ajustar de manera parcial el flujo de sangre a nivel local dentro de la pared intestinal para satisfacer las necesidades de estas pequeñas áreas de tejido.

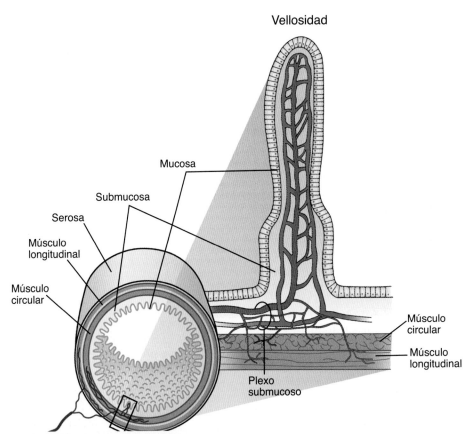

Figura 16-3 **La circulación del intestino delgado.** La vasculatura intestinal es inusual debido a que ramas de un grupo común de vasos localizados en la submucosa irrigan a tres tejidos diferentes: las capas musculares, la capa submucosa y la capa mucosa. Arterias pequeñas y arteriolas, que preceden a las vasculaturas separadas muscular, submucosa y mucosa, regulan la mayor parte de la resistencia vascular intestinal.

La eficiencia de la autorregulación en el intestino delgado está regulada por el consumo intestinal de oxígeno

Comparada con la de otros órganos importantes, la circulación del intestino delgado tiene una respuesta autorreguladora mal desarrollada en la mayoría de las condiciones. Como resultado, el flujo sanguíneo por lo regular disminuye algo en respuesta a la disminución local de la presión arterial, debido a que la resistencia no se reduce de manera adecuada para ayudar a contrarrestar el efecto de la presión baja sobre el flujo sanguíneo. Sin embargo, esto no aplica para todos los estados metabólicos del intestino (*véase* más adelante). Además, la respuesta autorreguladora relativamente débil no implica que el intestino reciba un aporte de oxígeno inadecuado cuando disminuye la presión de perfusión. Los resultados de experimentos sobre la autorregulación en el intestino delgado indican que este es un mal autorregulador del flujo sanguíneo cuando no está ocupado con la digestión y, por lo tanto, su consumo de oxígeno es bajo, mientras que durante la digestión, cuando su consumo de oxígeno es alto, es un mucho mejor autorregulador. Este fenómeno es claro si uno se da cuenta de que lo que el intestino requiere durante la demanda metabólica alta es el oxígeno en la sangre más que la propia sangre. Esto puede lograrse abriendo más capilares, aumentando así la extracción de oxígeno del flujo sanguíneo que recibe el intestino, en lugar de aumentar el flujo para incrementar el aporte total de oxígeno al intestino. Al aplicar este concepto a la respuesta del flujo sanguíneo intestinal ante una caída de la presión arterial, se deriva que si la presión de perfusión al intestino cayera, causando una caída inicial en el flujo, el intestino podría obtener el *oxígeno* requerido para compensar la caída simplemente tomando el flujo que recibe y extrayendo más oxígeno de él, en lugar de iniciar una vasodilatación reguladora para restablecer el flujo total. De hecho, esto es lo que ocurre, ya que el coeficiente de área de superficie de permeabilidad intestinal aumenta luego de una caída en la presión de perfusión y del flujo sanguíneo, antes de que se utilice una dilación franca para corregir la reducción en el flujo. Por lo tanto, cuando el metabolismo intestinal es bajo, una disminución local en el aporte de oxígeno, generada por una caída inicial en la presión arterial y el flujo sanguíneo, es compensada primero dilatando esfínteres precapilares para abrir más área de superficie capilar para la difusión de oxígeno. Si la demanda aumenta, o se compromete más el flujo total, se abrirán más capilares hasta que el área de superficie capilar perfundida se maximice. En este punto, cualquier compensación posterior para los efectos de una caída en la presión de perfusión y en el flujo sanguíneo debe ser satisfecha por una respuesta autorreguladora. Evidencia experimental ha validado en repetidas ocasiones este escenario. En resumen, cuando el aporte de oxígeno al intestino se ve comprometido, el intestino primero extrae más oxígeno de la sangre que recibe, y luego ajusta su aporte sanguíneo total. Durante la digestión, todos, o casi todos los capilares, están abiertos en el intestino. Mientras se está en este estado, con la extracción de oxígeno esencialmente maximizada, cualquier reducción en el aporte de oxígeno al intestino causada por una caída temporal, a nivel local, en la presión de perfusión y en el flujo sanguíneo, es compensada por una fuerte autorregulación local.

El hecho de que el intestino parece extraer oxígeno de la sangre antes de alterar la resistencia vascular tiene cierta lógica en el contexto de las consecuencias en el cuerpo entero de los cambios en el flujo sanguíneo esplácnico. Aun cuando los efectos de los cambios en la resistencia vascular en el intestino sobre el cuerpo son atenuados por la configuración en paralelo de las circulaciones de los órganos en el cuerpo, las circulaciones esplácnica e intestinal son todavía enormes. El manipular la extracción de oxígeno antes de ajustar la resistencia vascular y el flujo puede ser una forma de cumplir con las necesidades metabólicas del intestino al tiempo que se minimizan los efectos de dichas necesidades sobre el aporte sanguíneo a los demás órganos.

Efectos de la presión venosa elevada sobre la filtración de líquido en los capilares intestinales

El intestino tiene uno de los coeficientes de filtración capilar más alto entre los sistemas orgánicos en el cuerpo. Esto puede ser problemático debido a que el intestino delgado tiene un área de superficie anatómica capilar muy grande, y no es un buen autorregulador del flujo sanguíneo durante la mayor parte del día (p. ej., cuando no está ocupado con la digestión). Estos dos factores hacen del intestino una fuente principal de pérdida de líquido en el cuerpo siempre que la presión hidrostática capilar aumenta, como ocurre cuando se incrementa la presión arterial o venosa.

Recuerde que, cuando la presión arterial aumenta, la fuerte vasoconstricción autorreguladora en un órgano no solo controla el flujo de sangre al órgano, sino que también atenúa cualquier incremento en la presión hidrostática capilar media. Este aumento de otra forma causaría un aumento de la filtración de líquido a nivel capilar y posible pérdida excesiva de líquido fuera del sistema vascular. En un estado autorregulador débil, las respuestas constrictoras arteriolares ante un aumento en la presión arterial son débiles, y es probable la fuga de líquido a través de los capilares intestinales. Más aún, la pérdida de líquido por los capilares de la extensa circulación intestinal podría ser significativa en situaciones en las que las presiones venosas intestinales se elevan. Estas elevaciones en la presión venosa pueden ocurrir en la enfermedad hepática o con la obstrucción de la vena porta, ya que las venas intestinales están conectadas en serie a la circulación portal del hígado. Sin embargo, la elevación de la presión venosa en la circulación intestinal causa una posterior y sostenida constricción miogénica *arteriolar* que atenúa cualquier aumento de la presión hidrostática capilar. A esto se le llama **respuesta venosa-arteriolar**, y es una forma en la que se previene la pérdida importante de líquido por los capilares en el intestino ante una elevación en la presión venosa intestinal. Aunque la respuesta venosa-arteriolar ocurre en otros sistemas orgánicos, parece ser más fuerte en la circulación intestinal.

Se requiere un alto flujo sanguíneo en la mucosa intestinal para la absorción de nutrientes

La mucosa intestinal recibe alrededor de 60 a 70% del flujo sanguíneo intestinal total. Pueden darse flujos sanguíneos de 70 a 100 mL/min/100 g en este tejido especializado, y son mucho más altos que el flujo sanguíneo promedio para la pared intestinal total (*véase* tabla 16-1). Este flujo sanguíneo puede exceder el flujo sanguíneo en reposo del corazón y el cerebro. La mucosa intestinal está compuesta por proyecciones individuales de tejido llamadas *vellosidades* (fig. 16-3). El espacio intersticial de las vellosidades es un poco hiperosmótico (~ 400 mOsm) en reposo debido sobre todo al NaCl. Durante la absorción de los alimentos, la osmolalidad intersticial aumenta a 600 a 800 mOsm cerca de las puntas de las vellosidades, en comparación con 400 mOsm cerca de la base de estas. La principal causa de las altas osmolalidades en las vellosidades parece ser una absorción de NaCl y moléculas de nutrientes mayor que la remoción de las mismas. También existe un posible proceso de intercambio **contracorriente** en el que los materiales absorbidos hacia la sangre capilar se difunden desde las vénulas hacia la sangre que viene en las arteriolas, atrapándolas en el intersticio de la vellosidad.

La absorción de lípidos causa un mayor incremento en el flujo sanguíneo intestinal (**hiperemia absortiva**) y el consumo de oxígeno en comparación con la absorción de carbohidratos o aminoácidos. Durante la absorción de las tres clases de nutrientes, la mucosa libera adenosina y CO_2, mientras que hay un agotamiento de oxígeno local. Todos estos factores pueden estimular una hiperemia mucosa. La linfa hiperosmótica y la sangre venosa que abandonan las vellosidades para entrar en los tejidos submucosos alrededor de los principales vasos de resistencia también contribuyen de forma importante a la hiperemia absortiva. La hiperosmolalidad causada por el NaCl induce a las células endoteliales a liberar NO y dilata las principales arteriolas de resistencia en la submucosa. Por el contrario, la hiperosmolalidad causada por moléculas orgánicas grandes que no entran a las células endoteliales no causa aumentos apreciables en la formación de NO, y produce mucho menos incremento en el flujo sanguíneo que una hiperosmolalidad equivalente causada por NaCl. Estas observaciones sugieren que el NaCl que entra en las células endoteliales es esencial para inducir la formación de NO. La absorción activa de aminoácidos y carbohidratos, y el procesamiento metabólico de los lípidos hacia quilomicrones por las células epiteliales de la mucosa, representan una fuerte carga para la microvasculatura del intestino delgado. Existe una red extensa de capilares justo por debajo de las células epiteliales de las vellosidades. Los capilares en las vellosidades son inusuales en el hecho de que tienen porciones faltantes de citoplasma, de modo que las dos superficies opuestas de las membranas celulares endoteliales parecen estar fusionadas. Se piensa que estas áreas de fusión, o fenestraciones cerradas, facilitan la captación de materiales absorbidos por los capilares. Sin embargo, las moléculas grandes, como las proteínas plasmáticas, no cruzan con facilidad las áreas fenestradas y por lo tanto el coeficiente de reflexión para la vasculatura intestinal es > 0.9, o aproximadamente el mismo que en el músculo esquelético y el corazón.

La baja presión capilar en las vellosidades intestinales facilita la absorción de agua

Aunque el flujo sanguíneo a la capa mucosa del intestino delgado es alto en reposo y durante la absorción de alimento, la presión capilar hidrostática por lo regular es de solo 13 a 18 mm Hg, y casi nunca es mayor a 20 mm Hg durante la absorción de alimento. Por lo tanto, la presión osmótica coloidal del plasma en los capilares intestinales es más alta que la presión capilar hidrostática, y fuerzas netas favorecen la absorción de agua en las vellosidades. Durante la absorción de lípidos, el coeficiente de reflexión de las proteínas plasmáticas para la vasculatura intestinal en general disminuye de un valor normal de más de 0.9 a alrededor de 0.7. Se asume que la mayor parte de la disminución en el coeficiente de reflexión ocurre en los capilares de la mucosa. Esto disminuye la capacidad de las proteínas plasmáticas de contrarrestar la filtración capilar, con el resultado neto de la adición de líquido al espacio intersticial. Con el tiempo, este líquido debe eliminarse. No es de sorprender que los mayores índices de linfa intestinal por lo regular se producen durante la absorción de grasas.

La actividad del nervio simpático disminuye de forma considerable el flujo sanguíneo intestinal y el volumen venoso

Las arterias y venas intestinales contienen de manera predominante α_1-adrenoceptores y están ricamente inervadas por fibras nerviosas simpáticas. Ocurren reducciones importantes en el flujo sanguíneo y en el volumen venoso gastrointestinales cuando aumenta la actividad nerviosa simpática, como durante el ejercicio extenuante o periodos de presión arterial patológicamente baja. La venoconstricción en el intestino durante la hemorragia es en especial importante para movilizar sangre hacia la circulación central y ayuda a compensar el efecto de la pérdida de sangre en el gasto cardiaco.

Recordemos que el flujo sanguíneo gastrointestinal ocupa alrededor de 25% del gasto cardiaco en reposo. En situaciones cardiovasculares demandantes como el ejercicio, el choque hipovolémico, etc., una reducción en flujo sanguíneo intestinal por constricción simpática de las arterias intestinales permite apoyo a corto plazo de funciones con el existente gasto cardiaco que son más vitales que las del tracto GI. Sin embargo, en casos como el choque que amenazan la viabilidad del sistema CV, la combinación de presión arterial baja y vasoconstricción GI grave pueden disminuir en forma drástica el flujo sanguíneo de la mucosa y dañar ese importante tejido. Aunque esto no es lo ideal, esta vasoconstricción intestinal puede ser vista como una forma de explotar el gran tamaño de la vasculatura intestinal a corto plazo para defender la viabilidad del organismo. En la hipotensión grave, la perfusión al corazón y al cerebro tiene prioridad sobre la de otros órganos.

CIRCULACIÓN HEPÁTICA

La circulación hepática perfunde al hígado, que es uno de los órganos más grandes del cuerpo. El hígado es sobre todo un órgano que mantiene la composición química orgánica del plasma sanguíneo. El flujo sanguíneo hepático es elevado porque cumple un enorme número de funciones metabólicas. Todas las proteínas plasmáticas son producidas en el hígado. Este añade glucosa a la sangre de la gluconeogénesis y la glucogenólisis en épocas de hipoglucemia, mientras que almacena glucosa y grasas en épocas de excedente de nutrientes. Desempeña un papel fundamental en la síntesis del colesterol, la formación de bilis y su reciclaje. El hígado también remueve células sanguíneas dañadas y bacterias, y desintoxica muchos químicos naturales o fabricados por el hombre que han entrado al organismo.

La circulación hepática está perfundida por un suministro mixto de sangre venosa y arterial de la vena porta y las arterias hepáticas

El hígado humano tiene un gran flujo sanguíneo, de alrededor de 1.5 L/min o 25% del gasto cardiaco en reposo. Está perfundido tanto por sangre arterial, a través de la arteria hepática, como por sangre venosa por la vena porta que pasa a través del estómago, intestino delgado, páncreas, bazo, y porciones del intestino grueso. La sangre venosa que llega a la vena porta hepática representa alrededor de 67 a 80% del flujo sanguíneo hepático total (*véase* tabla 16-1). Del flujo sanguíneo total, de 20 a 33% restante es a través de la arteria hepática. La mayor parte del flujo sanguíneo hepático portal está determinada por el flujo a través del estómago y el intestino delgado.

Los tejidos hepáticos extraen de forma eficiente oxígeno de la sangre que reciben. Alrededor de la mitad del oxígeno utilizado por el hígado se deriva de la sangre venosa, aun cuando los órganos esplácnicos han extraído de un tercio a la mitad del oxígeno disponible. La circulación hepática arterial proporciona oxígeno adicional. El hígado tiene un alto índice metabólico y combinado con su gran tamaño, no es de extrañar que tenga el mayor consumo de oxígeno en reposo de todos los órganos

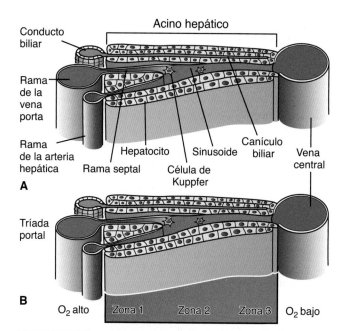

Figura 16-4 **El acino hepático y la arquitectura vascular. (A)** Un acino hepático es irrigado por una vénula portal terminal y una arteriola hepática terminal. La mezcla de sangre venosa portal y sangre arterial ocurre en los capilares sinusoidales formados a partir de la vénula portal terminal. Por lo regular, dos vénulas hepáticas terminales drenan a los capilares sinusoidales en los bordes externos de cada acino. **(B)** La zonación metabólica se produce a lo largo del acino debido a una disminución progresiva de la concentración de oxígeno en sangre desde la unión arterial hepática portal hasta la vena hepática.

en el cuerpo (*véase* capítulo 27). La vasculatura del hígado está configurada en subunidades que permiten que las sangres arterial y la portal se mezclen y proporcionen nutrición a las células de este órgano (fig. 16-4A). Cada subunidad, llamada *acino*, mide alrededor de 300 a 350 μm de largo y ancho. En humanos, por lo regular se juntan tres acinos. El centro de cada acino está irrigado por una sola vénula portal terminal; de esta vénula se originan capilares sinusoidales. Las células endoteliales de los capilares tienen regiones fenestradas con pequeñas aberturas que facilitan el intercambio entre el plasma y el espacio intersticial. Los capilares no tienen membrana basal, lo que de manera parcial contribuye a su alta permeabilidad. La arteriola hepática terminal en cada acino está emparejada con la vénula portal terminal en el centro del acino, y la sangre de la arteriola y de la vénula perfunden a los capilares en forma conjunta. La mezcla de sangre arterial y portal tiende a ser intermitente debido a que el músculo liso vascular en la arteriola pequeña se contrae y se relaja de forma alternante. Esto impide que la presión arteriolar cause un flujo reverso sostenido en los capilares sinusoidales, donde las presiones son de 7 a 10 mm Hg. La mejor evidencia de esto es que la sangre de la arteria hepática y la sangre portal se mezclan primero a nivel de los capilares en cada acino. Los capilares sinusales drenan hacia las vénulas hepáticas terminales en los bordes externos de cada acino; por lo regular, al menos dos vénulas hepáticas drenan cada acino.

Existe un gradiente de nutrientes, hormonas, oxígeno y productos de desecho desde la confluencia de la sangre arterial y portal en los capilares acinares hasta la vena hepática, pasando por el sinusoide. Esto se denomina **zonación metabólica** (fig. 16-4B). La zona 1 es la porción más oxigenada de este trayecto

y los hepatocitos adyacentes a esta zona realizan muchas funciones que consumen energía. Estas incluyen el metabolismo oxidativo y muchas funciones de síntesis de glucógenos, urea, colesterol y albúmina. Los hepatocitos de la zona 3 están más alejados del flujo sanguíneo en el acino y realizan más funciones de producción de energía, como la lipidogénesis y la cetogénesis. Aquí también se procesan muchos **xenobióticos**.

La regulación de los flujos sanguíneos arterial hepático y venoso portal requiere de un sistema de control interactivo

La regulación de los flujos sanguíneos venoso portal y arterial hepático es un proceso interactivo: el flujo arterial hepático aumenta y disminuye en forma recíproca con el flujo venoso portal. Este mecanismo, conocido como **respuesta amortiguadora arterial hepática**, puede compensar, o amortiguar, alrededor de 25% del aumento o reducción en el flujo portal. Cómo se logra este proceso con exactitud es algo que aún está bajo investigación, pero se piensa que la acumulación de metabolitos vasodilatadores, tal vez adenosina, durante la disminución del flujo portal, así como el incremento en la remoción de metabolitos durante el flujo portal elevado, influye en la resistencia de las arteriolas hepáticas.

Se podría sospechar que, durante la digestión, cuando el flujo gastrointestinal y, por lo tanto el flujo venoso portal, están aumentados, las hormonas gastrointestinales en la sangre venosa portal influirían en la resistencia vascular hepática. Sin embargo, a concentraciones en la sangre venosa portal equivalentes a aquellas durante la digestión, ninguna de las principales hormonas parece tener influencia sobre el flujo sanguíneo hepático. Por lo tanto, el aumento en el flujo sanguíneo hepático durante la digestión parecería estar determinado sobre todo por las respuestas vasculares en las vasculaturas gastrointestinales corriente arriba en esta disposición vascular en serie.

Las resistencias vasculares de las vasculaturas arterial hepática y venosa portal aumentan durante la activación nerviosa simpática, que también suprime el mecanismo amortiguador arterial hepático. Cuando el sistema nervioso simpático se activa, alrededor de la mitad del volumen sanguíneo del hígado puede ser expulsado a la circulación general. Debido a que hasta 15% del volumen sanguíneo total se encuentra en el hígado, la constricción de la vasculatura hepática puede aumentar de manera significativa el volumen sanguíneo circulante durante momentos de estrés cardiovascular.

CIRCULACIÓN EN EL MÚSCULO ESQUELÉTICO

La circulación en el músculo esquelético representa 30 a 40% del peso corporal del adulto, y es la masa de tejido más grande en el cuerpo. En reposo, la circulación en el músculo esquelético representa alrededor de 25% de la resistencia vascular sistémica, y los músculos individuales reciben un flujo sanguíneo bajo de alrededor de 2 a 6 mL/min/100 g. El mecanismo dominante que controla la resistencia del músculo esquelético en reposo es el sistema nervioso simpático; los mecanismos reguladores locales se vuelven más significativos con el aumento del metabolismo muscular (p. ej., durante el ejercicio). El músculo esquelético en reposo tiene un consumo de oxígeno sorprendentemente bajo por 100 g de tejido, pero su gran masa hace que su índice metabólico contribuya de forma muy importante al consumo total de oxígeno en el cuerpo en reposo.

El flujo sanguíneo en el músculo esquelético puede verse alterado de manera significativa por factores neurológicos simpáticos y metabólicos locales

El flujo sanguíneo en el músculo esquelético puede aumentar de 10 a 20 veces o más durante la vasodilatación máxima asociada con el ejercicio aeróbico de alto desempeño. Durante el ejercicio, los efectos de la acumulación local de agentes vasodilatadores en el músculo esquelético activo exceden por mucho a la vasoconstricción mediada por el sistema nervioso simpático sobre los vasos dentro del músculo esquelético. Bajo estas circunstancias, el flujo sanguíneo total al músculo puede aumentar a valores de tres o más veces el gasto cardiaco en reposo. El propio gasto cardiaco puede aumentar hasta cinco veces durante el ejercicio extenuante, y casi todo ese incremento se debe al aumento en el flujo sanguíneo al músculo esquelético.

Las arterias del músculo esquelético contienen adrenoceptores tanto α- como β-, pero predominan los primeros. Por lo tanto, la activación del sistema nervioso simpático causa vasoconstricción en el músculo esquelético. La resistencia vascular puede con facilidad duplicarse respecto a los valores en reposo como resultado de un aumento en la actividad nerviosa simpática, con la resultante disminución significativa en el flujo sanguíneo muscular. Esta vasoconstricción neurogénica en el músculo esquelético puede tener mayor efecto que las demandas metabólicas del tejido, a tal grado que el músculo puede volverse un poco isquémico a pesar de que el metabolismo en el músculo esquelético en reposo es muy bajo. Por fortuna, las células del músculo esquelético pueden sobrevivir durante largos periodos con un mínimo aporte de oxígeno, de modo que este flujo sanguíneo bajo no resulta en un daño celular marcado o muerte celular. Los efectos del sistema nervioso simpático sobre la circulación en el músculo esquelético son una forma de sacar ventaja de esta gran circulación para el beneficio de la supervivencia del individuo, en lugar de controlar el flujo sanguíneo al músculo. La fuerte activación del sistema nervioso simpático en el músculo esquelético se produce durante amenazas al gasto cardiaco total y a la presión arterial, como en el choque hemorrágico o hipovolémico. El incremento en la resistencia proporcionada por la vasoconstricción a esta gran masa de tejido ayuda a mantener o limitar una caída en la presión arterial cuando el gasto cardiaco se ve comprometido. Al igual que en el intestino delgado, esta capacidad le permite al corazón y al cerebro ser perfundidos de manera preferente respecto a otros órganos menos críticos para la sobrevivencia aguda del individuo en condiciones tan peligrosas. Además, el nervio simpático induce contracción de las vénulas y venas en estas situaciones se utiliza para forzar la sangre del volumen venoso esquelético hacia la circulación central. Esta acción ayuda a contrarrestar los déficits en el gasto cardiaco que acompañan a las pérdidas de volumen sanguíneo, mejorando el llenado ventricular y apoyando el volumen sistólico. En resumen, la circulación del músculo esquelético puede ya sea colocar mayores demandas sobre el sistema cardiopulmonar a través de una vasodilatación masiva durante el ejercicio o responder como si fuera algo prescindible, con vasoconstricción intensa durante una crisis hipovolémica o hipotensa.

El flujo sanguíneo a los músculos está muy alterado por numerosos agentes vasoactivos locales

Como se revisó en el capítulo 15, muchos potenciales mecanismos reguladores locales ajustan el flujo sanguíneo a las necesidades metabólicas de los tejidos. En el músculo esquelético, al igual que en el intestino delgado, la eficacia de la autorregulación depende del metabolismo local, donde el aumento de la eficacia se asocia con un metabolismo alto. Además, para asegurar el mejor aporte posible de nutrientes, en particular oxígeno, incluso el ejercicio leve causa una vasodilatación suficiente para perfundir casi todos los capilares, en lugar de solo 25 a 50% de ellos, como ocurre durante el reposo. Al igual que el intestino delgado, el músculo esquelético recluta más capilares para aumentar la extracción de oxígeno cuando la demanda de este incrementa, y ajusta el flujo sanguíneo, si se requiere, luego de que la extracción de oxígeno se acerca a su máximo.

El fenómeno regulador vascular local más dinámico en el músculo esquelético es la relación del flujo sanguíneo muscular con el nivel de sus contracciones (p. ej., hiperemia activa). En los músculos de contracción rápida, que dependen sobre todo del metabolismo anaerobio, la acumulación de iones de hidrógeno derivados del ácido láctico es potencialmente uno de los principales contribuyentes a la hiperemia activa en ese tipo de músculo. En los músculos esqueléticos de contracción lenta, los requerimientos metabólicos oxidativos pueden aumentar hasta 20 veces durante el ejercicio extenuante. Este nivel de actividad muscular se asocia con una hiperemia muscular muy grande. No es tan difícil imaginar que, lo que sea que cause la vasodilatación metabólicamente ligada, tiene una concentración elevada en índices metabólicos altos, y posee una fuerte actividad vasodilatadora. El aumento del CO_2, H^+, K^+ y de adenosina, así como la hipoxia, son estímulos vasodilatadores para las arteriolas en el músculo esquelético, y dichos cambios en estos metabolitos ocurren en el músculo durante el ejercicio. Sin embargo, ninguno de los cambios observados en estos metabolitos explica, por sí solo, la hiperemia muscular activa. En tiempos recientes, la vasodilatación del músculo esquelético y la hiperemia asociadas con el ejercicio han demostrado ser dependientes de NO, aunque no se conoce el mecanismo por el cual la actividad muscular está vinculada al NO en la hiperemia activa.

Es difícil explicar la importante hiperemia activa en el músculo esquelético solo por el efecto vasodilatador de las bajas tensiones de oxígeno en el tejido. Durante las contracciones musculares rítmicas, el flujo sanguíneo en la fase de relajación puede ser alto, y por lo tanto es poco probable que el músculo se vuelva significativamente hipóxico durante el ejercicio aeróbico submáximo (p. ej., el flujo alto aumenta el aporte de oxígeno en la fase de relajación). Aunque el contenido de oxígeno tisular quizá disminuye a medida que la intensidad del ejercicio aumenta, la reducción no compromete el índice metabólico aeróbico excepto con las formas más demandantes de ejercicio. Una vez que se han establecido la vasodilatación y el aumento del flujo sanguíneo asociados con el ejercicio (en 1 a 2 min), la microvasculatura es tal vez capaz de mantener el suficiente oxígeno para la mayoría de las cargas de trabajo, quizás hasta 75 a 80% del máximo desempeño, ya que se acumula de forma notable poco ácido láctico adicional en la sangre. Aunque el H^+ es un vasodilatador y la formación de ácido láctico aumenta durante la hipoxia así como con el metabolismo anaerobio, estudios en humanos y animales indican que este ácido está presente solo durante los primeros minutos de ejercicio submáximo.

La capacidad del músculo esquelético para satisfacer sus demandas de oxígeno durante la actividad sostenida tiene límites. El ejercicio máximo o casi máximo agota la capacidad de la microvasculatura para satisfacer las demandas de oxígeno del tejido, y con rapidez se desarrollan condiciones de hipoxia, limitando el desempeño de los músculos. La sensación de quemazón y fatiga muscular durante el ejercicio máximo, o en cualquier momento en que el flujo sanguíneo muscular es inadecuado para proporcionar un aporte adecuado de oxígeno, son en parte consecuencia de la hipoxia. Este tipo de sensación de quemazón es en particular evidente cuando el músculo debe soportar peso en una posición estable. En esta situación, la contracción del músculo comprime los microvasos, lo que reduce de manera importante el flujo sanguíneo muscular. La combinación de un flujo limitado con las demandas de energía para sostener un peso contra la gravedad, crean una hipoxia marcada en los tejidos musculares.

CIRCULACIÓN CUTÁNEA

La estructura de la vasculatura de la piel difiere de acuerdo con la localización en el cuerpo. En todas las áreas existe una arcada de arteriolas en el límite entre la dermis y el tejido subcutáneo sobre el tejido adiposo y el músculo esquelético (fig. 16-5). De esta arcada arteriolar, ascienden arteriolas a través de la dermis hacia

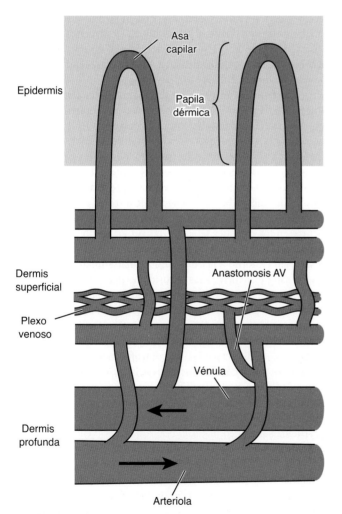

Figura 16-5 **Organización vascular en la piel.** La microcirculación de la piel está compuesta por una red de arteriolas y vénulas en la dermis profunda, que envía ramas a la red superficial de arteriolas y vénulas más pequeñas. Las anastomosis arteriovenosas permiten el flujo directo desde las arteriolas hacia las vénulas, lo que incrementa el flujo sanguíneo hacia un plexo venoso cuando se dilatan. Las asas capilares hacia las papilas dérmicas por debajo de la epidermis son irrigadas y drenadas por microvasos de la vasculatura dérmica superficial. Solo las puntas de las asas están en contacto cercano con la parte inferior de la superficie de la piel.

las capas superficiales de la dermis, adyacente a las capas epidérmicas. Estas arteriolas forman una segunda red en el tejido dérmico superficial y perfunden a las extensas asas capilares que se extienden hacia arriba en las papilas dérmicas, justo por debajo de la epidermis. La vasculatura dérmica también lleva sangre a los vasos que rodean a los folículos pilosos, glándulas sebáceas, y glándulas sudoríparas. Las asas capilares son en esencia perpendiculares a la superficie de la piel, de modo que solo las puntas están cerca de la capa más externa de dicho tejido. Todos los capilares de las capas superficiales de la piel drenan hacia vénulas, las cuales forman un plexo venoso en la dermis superficial, y de manera eventual drenan hacia muchas vénulas grandes y venas pequeñas por debajo de la dermis. El patrón vascular antes descrito está modificado en los tejidos de las manos, los pies, las orejas, la nariz y algunas áreas de la cara, en el hecho de que las conexiones vasculares directas entre arteriolas y vénulas, llamadas **anastomosis arteriovenosas**, ocurren sobre todo en los tejidos dérmicos superficiales (*véase* fig. 16-5). Por el contrario, existen relativamente pocas anastomosis arteriovenosas en la mayor parte de la piel humana sobre las extremidades y el torso. Las anastomosis conducen a un plexo venoso que yace paralelo a la superficie de la piel, y por lo tanto están posicionadas, cuando se abren, para dirigir flujo hacia una gran área de superficie de pequeños vasos sanguíneos justo por debajo de la superficie de la piel.

El control de la circulación cutánea está dominado por el sistema nervioso simpático. En reposo, en una habitación fresca, los vasos cutáneos están constreñidos de forma significativa por la norepinefrina de los nervios simpáticos que inervan todas las áreas de la circulación excepto los capilares cutáneos. La inervación es en especial densa en las anastomosis arteriovenosas. El bloqueo nervioso de la circulación cutánea resulta en una vasodilatación máxima de sus vasos debido a que estos en esencia carecen de tono activo intrínseco del músculo liso. Esto también indica que el tono contráctil basal de las arterias y arteriolas cutáneas es por completo neurogénico.

El ajuste del flujo sanguíneo cutáneo es utilizado para la regulación de la temperatura

La piel es un órgano grande, representando de 10 a 15% de la masa corporal total, con una gran área de superficie externa colocada en la interfase del cuerpo con el ambiente externo. Las principales funciones de la piel son la protección del cuerpo del ambiente externo y la disipación o conservación de calor como parte de los mecanismos involucrados en la regulación de la temperatura corporal. Si se debe conservar una gran cantidad de calor, los nervios simpáticos hacia la circulación cutánea se activan, y todos los vasos ahí, en especial las anastomosis, se constriñen y restringen el flujo sanguíneo que entra a la piel cerca del medio ambiente externo (*véase* capítulo 28 para mayores detalles). Si se debe disipar una gran cantidad de calor, la dilatación de las anastomosis arteriovenosas permite un aumento significativo del flujo sanguíneo hacia los plexos venosos, aumentando por lo tanto la pérdida de calor hacia el medio ambiente. Esto le permite a la circulación de las manos y los pies, y en menor medida, de la cara, el cuello y los oídos, perder calor de forma eficiente en un entorno cálido.

La piel tiene uno de los índices metabólicos más altos en el cuerpo, y requiere relativamente poco flujo sanguíneo para funciones solo nutritivas. En consecuencia, a pesar de su gran masa, su metabolismo en reposo no coloca una demanda de flujo importante sobre el sistema cardiovascular. Sin embargo, en climas cálidos la regulación de la temperatura corporal requiere que la sangre caliente del centro del cuerpo sea llevada hacia la superficie externa, donde puede darse la transferencia de calor hacia el medio ambiente. Por lo tanto, a temperaturas típicas en interiores y durante el clima cálido, el flujo sanguíneo cutáneo excede por mucho el necesario para la nutrición del tejido. El color rojo de la piel durante el ejercicio en entornos cálidos refleja el gran flujo sanguíneo y la dilatación de las arteriolas y vénulas cutáneas que se produce para disipar el exceso de calor en el cuerpo (*véase* tabla 16-1).

El aumento en el flujo sanguíneo cutáneo cuando el cuerpo está expuesto al calor tal vez ocurre a través de dos mecanismos principales. Primero, un aumento en la temperatura corporal central causa un incremento reflejo en la actividad de los *nervios simpáticos colinérgicos*, que liberan acetilcolina. La liberación de acetilcolina cerca de las glándulas sudoríparas conduce a la degradación de una proteína plasmática (quininógeno) para formar bradicinina, un potente dilatador de los vasos cutáneos, que también aumenta la liberación de NO como un componente principal de su mecanismo dilatador. Segundo, el solo incrementar la temperatura de la piel será percibido por los receptores de calor de la piel y causará que los vasos sanguíneos se dilaten por reflejo. Esto puede ser resultado de calor aplicado a la piel desde el medio externo, calor por el músculo esquelético activo subyacente, o del aumento de la temperatura de la sangre a medida que entra a la piel.

Se han estimado flujos sanguíneos cutáneos totales de 5 a 8 L/min en humanos durante el ejercicio vigoroso en un entorno caliente. Durante el ejercicio leve a moderado en un entorno cálido, el flujo sanguíneo cutáneo puede igualar o sobrepasar al flujo sanguíneo en los músculos esqueléticos. Por lo tanto, la tolerancia al ejercicio puede ser menor en entornos cálidos debido a que la resistencia vascular de la piel, combinada con una resistencia vascular muy baja en el músculo, es demasiado baja para mantener una presión arterial apropiada, incluso a un gasto cardiaco máximo. Una de las adaptaciones al ejercicio es la capacidad de aumentar el flujo sanguíneo en la piel y disipar más calor. Además, los humanos entrenados de forma aeróbica son capaces de tasas de producción de sudor mayores a lo normal, lo que acelera la pérdida de calor de la superficie de la piel (*véase* capítulo 28 para detalles).

La mayoría de los seres humanos vive en regiones frescas o frías, donde es imperativa la conservación de calor corporal. La sensación de frío, o la piel fría, o una baja temperatura corporal central desencadena una respuesta refleja en la actividad nerviosa simpática, lo cual causa vasoconstricción de los vasos sanguíneos en la piel, en especial las anastomosis arteriovenosas. La pérdida de calor se minimiza debido a que la piel se convierte en un aislante mal perfundido, en lugar de un disipador de calor. Si la temperatura de la piel es mayor a alrededor de 10 a 13 °C (50 a 55 °F), se mantiene la vasoconstricción inducida por actividad nerviosa. Sin embargo, a temperaturas más bajas, las células de músculo liso pierden de manera progresiva su capacidad contráctil, la función nerviosa también disminuye, y los vasos se dilatan en forma pasiva en varios grados. El color rojo de las manos, la cara y las orejas en un día frío demuestra el aumento en el flujo sanguíneo y vasodilatación como resultado de las bajas temperaturas en la piel. En cierta medida, esta vasodilatación mediada por el frío es útil debido a que reduce la posibilidad de daño por frío en la piel expuesta. Sin embargo, si este proceso incluyese a la mayor parte de la superficie corporal, como ocurre cuando el cuerpo es sumergido en agua fría o cuando se lleva ropa inadecuada, puede resultar una hipotermia (*véanse* capítulos 28 y 29 para mayores detalles).

CIRCULACIONES FETAL Y PLACENTARIA

El desarrollo de un feto humano depende del intercambio de nutrientes, gas, agua y productos de desecho en las porciones materna y fetal de la placenta. La placenta fetal humana está irrigada por dos **arterias umbilicales**, que se ramifican desde las arterias iliacas externas del feto. La placenta fetal drena hacia una única **vena umbilical** (fig. 16-6). La vena umbilical del feto devuelve oxígeno y nutrientes del cuerpo de la madre hacia el sistema circulatorio fetal, y las arterias umbilicales llevan sangre cargada con dióxido de carbono y productos de desecho del feto para ser transferidos a la sangre de la madre. Aunque muchos litros de oxígeno y dióxido de carbono, junto con cientos de gramos de nutrientes y desechos, son intercambiados entre la madre y el feto cada día, el intercambio de eritrocitos o leucocitos es un evento raro. Este gran intercambio químico sin intercambio celular es posible debido a que la sangre fetal y materna se mantienen casi del todo por separado.

La estructura anatómica y fisiológica fundamental para el intercambio materno/fetal es la vellosidad placentaria. A medida que las arterias umbilicales entran a la placenta fetal se dividen en muchas ramas que penetran en la placenta hacia el sistema materno. Estas pequeñas arterias se dividen en un patrón similar a un abeto, siendo las vellosidades placentarias las ramas pequeñas. Los capilares fetales llevan sangre fetal desde las arterias umbilicales, y luego la sangre sale a través de los capilares sinusoidales hacia el sistema venoso central. El intercambio ocurre en los capilares fetales, y tal vez en cierto grado, en los capilares sinusoidales. El sistema vascular de la madre forma un reservorio en torno a la estructura similar a un árbol de modo que su sangre envuelve a las vellosidades placentarias.

Como se muestra en la figura 16-6, la capa más externa de la vellosidad placentaria es el sincitiotrofoblasto, donde ocurre el intercambio por difusión pasiva, difusión facilitada y transporte activo entre el feto y la madre, a través de células epiteliales por completo diferenciadas. El citotrofoblasto subyacente está compuesto por células menos diferenciadas, que pueden formar células adicionales de sincitiotrofoblasto según se requiera. A medida que las células del sincitiotrofoblasto mueren, forman nudos sinciciales, y de manera eventual estos se rompen hacia el sistema sanguíneo materno que rodea a las vellosidades placentarias fetales.

Las vasculaturas placentarias tanto del feto como de la madre se adaptan al tamaño del feto, así como al oxígeno disponible en la sangre materna. Por ejemplo, una anatomía vascular placentaria mínima será suficiente para un feto pequeño, pero a medida que este se desarrolla y crece, es esencial un árbol complejo de vasos placentarios para proporcionar el área de superficie necesaria para el intercambio materno-fetal de gases, nutrientes y productos de desecho. Si la madre se muda a un sitio de mayor altitud, donde hay menos oxígeno disponible, la complejidad del árbol vascular placentario aumenta, compensando con áreas de intercambio adicionales. Si este tipo de adaptación no tiene lugar, el feto puede no desarrollarse de manera adecuada o fallecer por falta de oxígeno.

Durante el desarrollo fetal, los tejidos fetales invaden y causan una degeneración parcial del revestimiento endometrial materno del útero. El resultado, después de alrededor de 10 a 16 semanas de gestación, es un espacio intervelloso entre las vellosidades placentarias fetales que está lleno con sangre materna. En lugar de microvellosidades, existe un espacio cavernoso lleno de sangre. El espacio intervelloso es irrigado por 100 a 200 **arterias espirales** del endometrio materno, y drena hacia las **venas endometriales**. Durante la gestación, las arterias espirales crecen en diámetro y de forma simultánea pierden su capa de músculo liso vascular. Son las arterias que les preceden las que regulan el flujo sanguíneo a través de la placenta. Al final de la gestación, el flujo sanguíneo materno total hacia el espacio intervelloso es ~ 600 a 1 000 mL/min, lo que representa alrededor de 15 a 25% del gasto cardiaco en reposo. En comparación, la placenta fetal tiene un flujo sanguíneo de alrededor de 600 mL/min, lo que representa alrededor de 50% del gasto cardiaco fetal.

El intercambio de materiales a través de la capa de sincitiotrofoblasto sigue el patrón típico de todas las células. Los gases, sobre todo oxígeno y dióxido de carbono, así como los nutrientes lípidos, se mueven por difusión simple desde el sitio de mayor concentración hacia el de menor concentración. Los iones pequeños se mueven de manera predominante por procesos de transporte activo. La proteína transportadora GLUT1 transfiere glucosa de forma pasiva; los aminoácidos requieren sobre todo difusión facilitada mediante proteínas transportadoras específicas en las membranas celulares, como la proteína transportadora sistema A.

Las proteínas y los péptidos de alto peso molecular, y muchas moléculas hidrosolubles grandes, con carga, utilizadas en tratamientos farmacológicos, no cruzan con facilidad la placenta. Parte de la transferencia de moléculas grandes quizás ocurre entre las células de la capa de sincitiotrofoblasto, por pinocitosis y exocitosis. En contraste, las moléculas liposolubles se difunden con facilidad a través de la bicapa lipídica de las membranas celulares. En consecuencia, los medicamentos liposolubles, como los anestésicos, que circulan en la sangre de la madre, entran en el feto y lo deprimen, por lo que la anestesia durante el embarazo es un riesgo para el feto.

El intercambio placentario de oxígeno y dióxido de carbono es limitado

A pesar del contacto íntimo entre las circulaciones fetal y materna en la placenta, las estructuras combinadas de esta interfase crean una barrera significativa para la difusión de oxígeno. Se requieren adaptaciones fetales especiales para el intercambio de oxígeno debido a estas limitaciones difusionales pasivas. La Po_2 de la sangre arterial materna es de alrededor de 80 a 100 mm Hg, mientras que la de la sangre que llega en la arteria umbilical es de alrededor de 20 a 25 mm Hg. Esta diferencia en la tensión de oxígeno proporciona una gran fuerza que impulsa el intercambio, pero resulta en un incremento en la Po_2 de la sangre fetal en la vena umbilical a solo 30 a 35 mm Hg. Por fortuna, la **hemoglobina fetal** transporta más oxígeno a una Po_2 baja que la que transporta la hemoglobina del adulto a una Po_2 dos a tres veces más alta. Además, la concentración de hemoglobina en la sangre fetal es alrededor de 20% más alta que en la sangre del adulto. El resultado neto es que el feto tiene suficiente oxígeno para apoyar su metabolismo y crecimiento, pero lo hace a tensiones de oxígeno más bajas, utilizando las propiedades únicas

de la hemoglobina fetal. Después del nacimiento, cuando ocurre un intercambio mucho más eficiente de oxígeno en el pulmón, el recién nacido reemplaza de modo gradual los eritrocitos que contienen hemoglobina fetal con otros que contienen hemoglobina adulta.

La ausencia de ventilación pulmonar en el feto requiere una configuración de derivación alrededor de la circulación pulmonar fetal

Después de que la vena umbilical deja la placenta, pasa a través de la **pared abdominal** en el futuro sitio del ombligo. La vena umbilical entra a la circulación venosa portal del hígado, pero la masa de sangre venosa oxigenada pasa directo a través del hígado vía el **conducto venoso** (*véase* fig. 16-6). No obstante, el hígado todavía recibe sangre con un contenido de oxígeno relativamente alto. Este contenido apoya el desarrollo de eritrocitos en el hígado, que es el sitio donde se desarrollan en el feto, a diferencia del adulto, en quien este proceso se lleva a cabo en la médula ósea. El bajo contenido de oxígeno de la sangre venosa de la parte inferior del cuerpo, y el alto contenido de oxígeno en la sangre venosa placentaria se mezclan en la vena cava inferior. El inferior contenido de oxígeno de la sangre que regresa de la parte inferior del cuerpo es, sin embargo, aproximadamente el doble de la sangre venosa que regresa de la parte superior del cuerpo en la vena cava superior. Los dos torrentes de sangre de la vena cava superior e inferior no se mezclan por completo a medida que entran en la aurícula derecha. Además, los pulmones fetales están colapsados y así tienen una resistencia vascular alta. El resultado neto es que la relativamente sangre rica en oxígeno de la vena cava inferior es derivada desde la aurícula derecha hacia la aurícula izquierda a través de una abertura en el septum arterial llamada **foramen oval**, y por lo tanto, la sangre más rica en oxígeno no pasa por los pulmones fetales.

La sangre de la parte superior del cuerpo en general entra en el ventrículo derecho como en el adulto, y es utilizada para apoyar el crecimiento de los pulmones fetales colapsados. La perfusión de este tejido es mínima debido a que la resistencia vascular en los pulmones colapsados es alta, pero es suficiente para apoyar el crecimiento de los tejidos pulmonares en el feto. La mínima cantidad de sangre venosa que regresa de los pulmones hacia la aurícula izquierda y el paso preferencial de sangre venosa relativamente oxigenada hacia la aurícula izquierda a través del foramen oval, permite que la sangre en el ventrículo tenga un contenido de oxígeno alrededor de 20% más alto que en el ventrículo derecho. Esta sangre con un contenido de oxígeno relativamente alto irriga a la vasculatura coronaria, la cabeza y el cerebro.

El ventrículo derecho bombea al menos el doble de sangre que el ventrículo izquierdo durante la vida fetal. De hecho, el recién nacido al nacimiento tiene una pared ventricular derecha más muscular que en el adulto. El ventrículo derecho bombea sangre hacia la circulación arterial sistémica a través de una derivación llamada **conducto arterioso**, que conecta a la arteria pulmonar con la aorta (*véase* fig. 16-6). Para que la sangre del conducto arterioso entre a la porción inicial de la aorta descendente, el ventrículo derecho debe desarrollar una presión más alta que el izquierdo, lo cual es el patrón opuesto al del adulto. La sangre en la aorta descendente tiene un menor contenido de oxígeno que la del ventrículo izquierdo y la aorta descendente, debido a la mezcla de sangre menos oxigenada del ventrículo

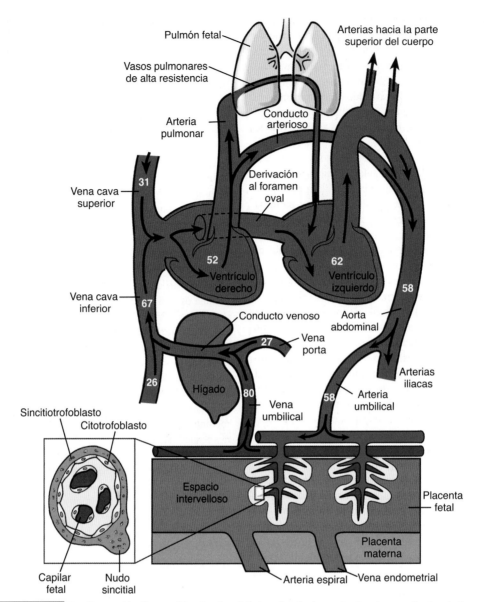

Figura 16-6 Una ilustración diagramática funcional de las circulaciones fetal y placentaria. Los lados izquierdo y derecho del corazón fetal están separados solo para propósitos de la ilustración, a fin de enfatizar la derivación de derecha a izquierda de la sangre a través del foramen oval abierto en el septum auricular, y la derivación de derecha a izquierda a través del conducto arterioso. Las *flechas* indican la dirección del flujo sanguíneo. Los *números* representan el porcentaje de saturación de la hemoglobina en la sangre con oxígeno en la circulación fetal. El *recuadro* es una vista de corte transversal de una vellosidad placentaria, una de las ramas de un sistema vascular fetal similar a un árbol en la placenta. Los capilares fetales proporcionan la sangre que irriga y los capilares sinusoidales actúan como el drenaje venoso. La vellosidad está por completo rodeada por sangre materna, y el intercambio de nutrientes y productos de desecho ocurre a través del sincitiotrofoblasto fetal. Obsérvese que, incluso con esta disposición vascular, existe una importante limitación de difusión para el intercambio de oxígeno entre el material y los suministros de sangre fetal en la placenta.

derecho. Esta diferencia es crucial debido a que alrededor de dos tercios de esta sangre deben ser utilizados para perfundir la placenta y captar oxígeno adicional. En esta situación, es útil una pérdida de contenido de oxígeno en la aorta descendente.

La transición de la vida fetal a neonatal requiere cambios complejos en la estructura de la circulación fetal después del nacimiento

Después de que el feto nace, los movimientos ventilatorios iniciales hacen que los pulmones se expandan con aire. Esto reduce de manera considerable la resistencia vascular pulmonar y la presión arterial pulmonar. El ventrículo derecho perfunde ahora a los pulmones, y el patrón de circulación en el recién nacido cambia al del adulto. Los pulmones ventilados y altamente perfundidos justo después del nacimiento permiten que una gran cantidad de sangre rica en oxígeno entre a la aurícula izquierda y al ventrículo izquierdo, y hacia la aorta durante la sístole. El aumento en la tensión de oxígeno en la sangre aórtica puede proporcionar la señal para el cierre del conducto arterioso, cuyo músculo liso es muy sensible a los efectos contráctiles de la normoxia. Es posible que este cierre se vea favorecido por las catecolaminas circulantes liberadas durante el parto. De forma simultánea, el aumento en el oxígeno hacia los tejidos periféricos causa constricción en la mayoría de los órganos del cuerpo, y el sistema nervioso simpático también estimula a las arteriolas periféricas para constreñirse. El resultado neto es que el ventrículo ahora bombea en contra de una resistencia más alta. La combinación de una mayor resistencia y un mayor flujo sanguíneo eleva la presión arterial sistémica y, al hacerlo, aumenta la carga mecánica sobre el ventrículo izquierdo. Esto proporciona el estímulo para la hipertrofia del ventrículo izquierdo a lo largo del tiempo. También, la carga de trabajo ahora reducida sobre el ventrículo derecho, que ahora bombea contra una presión mucho más baja, hace que su masa más grande disminuya, a medida que la del ventrículo izquierdo aumenta. Una masa ventricular izquierda más grande *versus* la del ventrículo derecho de modo eventual se completa y establece alrededor de los 6 meses después del nacimiento.

El foramen oval abierto debe sellarse al nacimiento para prevenir el flujo retrógrado de sangre de la aurícula izquierda a la aurícula derecha. Después del nacimiento, la presión auricular aumenta por la sangre que regresa de los pulmones, y excede a la presión en la aurícula derecha. Esta diferencia de presión empuja de forma pasiva un colgajo de tejido del lado izquierdo del foramen oval en contra del septum auricular abierto. Con el tiempo, los tejidos del septum auricular se fusionan; sin embargo, en algunos adultos se puede documentar un conducto anatómico que quizá solo se cierra de forma pasiva. El conducto venoso en el hígado está abierto durante varios días después del nacimiento, pero de manera gradual se cierra y se oblitera para los 2 a 3 meses.

Después de que el feto comienza a respirar, los vasos fetales placentarios y umbilicales sufren vasoconstricción progresiva para forzar la sangre placentaria hacia el cuerpo fetal, minimizando la posibilidad de hemorragia fetal a través de los vasos placentarios. La vasoconstricción está relacionada con un traumatismo físico, una mayor disponibilidad de oxígeno, la sensibilidad de estos vasos a las catecolaminas circulantes, y una señal vasodilatadora reducida de las moléculas dilatadoras y prostaglandinas en el tejido fetal. La vasoconstricción intensa de los vasos umbilicales ayuda a colapsar el conducto venoso y aumentar la resistencia vascular en el recién nacido debido a que la placenta, que yace en paralelo con el sistema cardiovascular fetal, es retirada del circuito vascular. Esto también ayuda a que la presión sistémica, o del lado izquierdo, exceda a la del lado derecho, facilitando la reversión del flujo a través del conducto arterioso, exponiéndolo a los efectos vasoconstrictores de las altas tensiones de oxígeno.

El evento final de la gestación es la separación de la placenta fetal y materna, como unidad, del revestimiento interno del útero. Este proceso de separación comienza casi de inmediato después de que el feto es expulsado, pero el alumbramiento de la placenta puede requerir hasta 30 minutos. Esta separación ocurre a lo largo de la **decidua** esponjosa, una estructura materna, y requiere que el flujo sanguíneo en las arterias espirales de la madre se detenga. La causa de la separación de la placenta puede ser mecánica, ya que el área de superficie del útero se reduce mucho al salir el feto y la placenta. Por lo regular, en el proceso de separación de la placenta se pierden alrededor de 500 a 600 mL de sangre materna. Sin embargo, dado que el volumen de sangre materno aumenta entre 1 000 y 1 500 mL durante la gestación, esta pérdida de sangre no representa una preocupación significativa.

ENFOQUE CLÍNICO | 16-2

Defectos del septum auricular

La configuración de cuatro cámaras del corazón adulto es necesaria para la oxigenación adecuada de la sangre y para llevar dióxido de carbono a los pulmones. La separación de los ventrículos en cámaras izquierda y derecha en los mamíferos se presenta al inicio del desarrollo fetal normal del septum ventricular. En el feto, la sangre algo oxigenada procedente de la placenta y la vena cava se desvía de la aurícula derecha a la izquierda, a través de una abertura denominada foramen oval. Esta es una configuración normal en el feto, que proporciona un mecanismo benéfico para desviar la sangre oxigenada de la vena cava inferior lejos de los pulmones (que no son funcionales *in utero*) y hacia la circulación sistémica. El foramen se cierra después del nacimiento, lo que permite que los corazones derecho e izquierdo trabajen en serie para suministrar el mismo gasto a los pulmones y a la circulación sistémica.

En algunas personas, el foramen oval no se cierra después del nacimiento y se mantiene una comunicación entre las aurículas a medida que el lactante crece. A esto se le llama **defecto del septum auricular (DSA)**.

Los DSA son el doble de prevalentes en mujeres que en hombres. Las consecuencias de conservar este defecto durante la niñez y hasta la vida adulta son variables. Las personas con DSA pueden vivir hasta la séptima u octava década de la vida, aunque la mortalidad se incrementa en alrededor de 6%

por año después de los 40 años. La principal anormalidad hemodinámica asociada con los DSA es la derivación de sangre de la aurícula izquierda a la derecha, lo que puede causar sobrecarga ventricular e hipertensión pulmonar leve. La mezcla de sangre entre los corazones derecho e izquierdo puede ser mínima, en cuyo caso el individuo puede estar en general asintomático, o puede ser más grave, resultando en un crecimiento lento y una resistencia reducida al ejercicio. En este caso, los pacientes jóvenes a menudo muestran aumento de la resistencia después de la corrección quirúrgica del DSA. Pueden surgir efectos más graves del DSA alrededor de la cuarta década de la vida, ya que el paciente acumula enfermedades cardiovasculares adicionales, como rigidez de los ventrículos por hipertensión arterial crónica y enfermedad arterial coronaria. En estos casos, la comunicación entre la aurícula permite una sobrecarga más grave del lado derecho, resultando en hipertensión pulmonar sintomática y una aurícula distendida. Esta última puede causar regurgitación tricuspídea y fibrilación auricular. Se requiere corrección quirúrgica para solucionar el DSA. Esto a menudo involucra simplemente insertar un catéter con un parche colapsado en la punta a través del DSA, abrir el parche y jalar el catéter contra la abertura en el septum, sellando por tanto el DSA. El tejido crece después sobre el parche, haciendo permanente la reparación. ■

CIENCIAS MÉDICAS INTEGRADAS

La evolución del tratamiento quirúrgico intervencionista para la enfermedad arterial coronaria

Los injertos de derivación de las arterias coronarias (IDAC) fueron las primeras soluciones para la prevención de angina y ataque cardiaco causado por bloqueo de las arterias coronarias por placas ateroscleróticas. Sin embargo, los procedimientos de IDAC involucran una cirugía invasiva y un riesgo significativo para el paciente. Más aún, estos injertos han demostrado ser susceptibles a la reestenosis con el paso del tiempo y a resultados adversos en los pacientes. La angioplastia con balón, cuando se desarrolló por primera vez, estaba diseñada para ser un tratamiento menos invasivo y menos riesgoso para aliviar las consecuencias hemodinámicas de las placas ateroscleróticas en las arterias coronarias. Esta técnica utilizaba un catéter arterial coronario con un balón inflable en la punta, que se insertaba en el sistema vascular de forma percutánea, y luego se guiaba hacia la arteria coronaria, hacia el sitio de la placa. Una vez que se encontraba contra la placa, el balón se inflaba y desinflaba de forma repetida para "golpear, aplanar y estirar" la placa y la pared arterial, que a menudo estaba esclerótica. Esta dilatación física eliminaba de forma efectiva el estrechamiento en el sitio de la placa pero después se demostró que el traumatismo repetido de la arteria durante el procedimiento desencadenaba una lesión local y respuesta inflamatoria, estimulando el crecimiento de células de músculo liso e hiperplasia de la íntima, dando como resultado una reestenosis significativa de la arteria.

Una solución temprana para el problema de la reestenosis era adaptarle al catéter con balón una malla de alambre cilíndrica flexible que podía expandirse a un diámetro ancho directamente sobre la pared arterial al dilatar el balón. Este tubo con malla, llamado endoprótesis (*stent*), proporcionaba andamiaje de soporte en la pared arterial en el sitio de las placas, manteniendo la arteria en una posición abierta. Las endoprótesis arteriales iniciales estaban fabricadas con metal desnudo, y demostraron ser un foco de trombosis e inflamación local. El pulimento con láser de la superficie de la endoprótesis, hasta un acabado ultraliso, fue un intento inicial para hacer a la endoprótesis menos procoagulante. Sin embargo, el hecho de implantar una malla de metal desnudo en una arteria actuaba como un estímulo lesivo en sí mismo, lo que a su vez estimulaba el crecimiento local de tejido y la reestenosis. Por este motivo se desarrollaron endoprótesis liberadoras de fármacos (ELF) impregnados con agentes antiproliferativos para contrarrestar el crecimiento inflamatorio de tejido asociado con las endoprótesis de metal desnudo iniciales. La ELF es esencialmente un sistema de administración local de medicamento para ayudar a detener el proceso de reestenosis y trombosis en la pared arterial donde está colocado el dispositivo, en el sitio de las placas coronarias. Las primeras ELF estaban recubiertas de polímeros que contenían ya fuese agentes antimitogénicos o agentes antirrechazo. Algunos contenían un recubrimiento de polímero reabsorbible que reducía el riesgo de formación de coágulos.

El primer SLM aprobado por la Food and Drug Administration en Estados Unidos contenía sirolimus (un agente antirrechazo) o paclitaxel (un antimitótico). En arterias sanas, como las de los animales utilizados para evaluar las endoprótesis, los medicamentos antimitóticos demostraron ser benéficos al prevenir la hiperplasia de la íntima sin afectar el crecimiento endotelial y la integridad que rodeaba la endoprótesis metálica. Sin embargo, en arterias ateroscleróticas de humanos, la función y la salud del endotelio se alteraban de manera significativa. En estos vasos, los medicamentos antimitóticos alteraron el crecimiento endotelial protector y antitrombótico sobre las endoprótesis metálicas, dejando la región con la endoprótesis susceptible a la formación de coágulos. A medida que el uso clínico de ELF continuó en aumento, se descubrió que, aunque los ELF representaban una mejora sobre las endoprótesis de metal desnudo, en especial en términos de prevenir la proliferación de la íntima y la reestenosis, se acumuló evidencia sugiriendo "reacciones retardadas" problemáticas con estas endoprótesis que resultaban en la formación de trombos en la arteria mucho tiempo después de que la endoprótesis había sido colocado. Esta trombosis tardía a menudo era letal. Hoy en día se sabe que los polímeros que contenían los medicamentos antiproliferativos activos utilizados al inicio para recubrir las ELF permanecían en la endoprótesis mucho tiempo después de que el medicamento ya hubiese desaparecido. El resto del polímero actuaba como fuente de reacciones retardadas e inflamación conduciendo a trombosis. Por este motivo, los diseños de ELF de última generación han sido elaborados para evitar esta reacción al polímero. Esto ha llevado al desarrollo de recubrimientos de polímero biodegradables sobre las endoprótesis, andamiajes reabsorbibles, polímeros biocompatibles y ELF libres de polímero.

Los avances actuales en la angioplastia para el tratamiento de la EAC se centran en nuevos diseños de biomateriales y en el tratamiento del paciente tras la colocación de la endoprótesis. Hoy en día se están evaluando mallas de endoprótesis ultrafinas y rápidamente biodegradables con la esperanza de que el uso de endoprótesis con un mínimo de materiales que puedan degradarse rápido pueda anular la trombosis de reacción retardada y, al mismo tiempo, mantener la arteria abierta durante el tiempo necesario para la cicatrización vascular. No obstante, los problemas retardados y a largo plazo de las endoprótesis de segunda generación, sobre todo los episodios trombóticos mortales, siguen siendo un problema clínico y han estimulado la investigación sobre la mejor forma de tratar a los pacientes tras la colocación de la endoprótesis, en lugar de centrarse en otro nuevo diseño de endoprótesis. ■

Resumen del capítulo

- Las circulaciones coronaria y cerebral están controladas de manera predominante por factores metabólicos locales.
- Las circulaciones coronaria y cerebral tienen una alta eficacia autorreguladora.
- La activación de los nervios simpáticos que van hacia el corazón resulta en dilataciones arteriales coronarias directa e indirecta.
- Los vasos sanguíneos del cerebro casi no se ven afectados por hormonas, neurotransmisores y compuestos vasoactivos circulantes.
- Las arterias cerebrales son más sensibles a los efectos dilatadores del CO_2 y el H^+ en comparación con otras arterias sistémicas.
- El flujo sanguíneo a regiones específicas del cerebro aumenta en respuesta al incremento en la actividad neuronal y el metabolismo en dichas regiones.
- La hiperemia intestinal durante la digestión está sobre todo relacionada a un aumento del metabolismo del tejido implicado con absorción de nutrientes. Está mediada en parte por una elevación en la concentración de cloruro de sodio en el tejido y liberación de óxido nítrico.
- La eficiencia en la autorregulación en el intestino y el músculo esquelético se incrementa con el aumento en el metabolismo tisular en dichos órganos; estos órganos son autorreguladores débiles del flujo sanguíneo en condiciones de reposo.
- El hígado recibe sangre venosa portal desde los órganos gastrointestinales como su principal irrigación sanguínea, que se complementa con la sangre arterial hepática.
- La zonación metabólica en los acinos hepáticos se produce debido a la disminución de la tensión de oxígeno desde la entrada de la vena hepática arterial/portal hasta el final del acino.
- El tejido muscular esquelético recibe un flujo sanguíneo mínimo en reposo debido a sus limitados requerimientos de oxígeno, pero el flujo y el consumo de oxígeno pueden incrementarse de manera marcada durante la actividad muscular intensa.
- La piel tiene un bajo requerimiento de oxígeno, pero el alto flujo sanguíneo durante las temperaturas cálidas o el ejercicio permite la disipación de una gran cantidad de calor desde la piel hacia el medio ambiente.
- La vasoconstricción neural simpática en los intestinos, el músculo esquelético y la piel ayudan a contrarrestar los episodios de hipotensión aumentando la resistencia vascular y translocando la sangre venosa de los órganos a la circulación central.
- El feto obtiene nutrientes y oxígeno de la sangre de la madre utilizando las circulaciones placentaria fetal y materna en combinación.
- La circulación al feto se salta los pulmones fetales y obtiene oxígeno mediante el intercambio placentario. La circulación fetal está diseñada para llevar sangre con el más alto contenido de oxígeno al cerebro en desarrollo, el hígado (para la generación de eritrocitos) y a las extremidades superiores del feto.
- El cierre del foramen oval, el conducto venoso y el conducto arterioso, así como el colapso de las arterias y la vena umbilicales, son esenciales para la transformación del sistema circulatorio fetal al del recién nacido que respira.

Preguntas de revisión del capítulo

1. ¿Qué ocurrirá con el flujo sanguíneo coronario si se aumenta la frecuencia cardiaca de un nivel de reposo de 75 a 125 latidos/min mediante un marcapasos artificial y cuál es el mecanismo de este efecto?

   A. El flujo sanguíneo coronario aumentará debido al efecto directo del incremento del metabolismo cardiaco sobre la resistencia vascular coronaria.

   B. El flujo sanguíneo coronario aumentará porque la sístole cardiaca disminuirá con la frecuencia cardiaca más elevada.

   C. El flujo sanguíneo coronario aumentará porque la diástole cardiaca será más larga a mayor frecuencia cardiaca.

   D. El flujo sanguíneo coronario aumentará debido a la activación nerviosa simpática directa de los receptores β coronarios.

2. De las circulaciones en el corazón, el cerebro, los intestinos, el músculo esquelético y la piel, ¿cuál sistema de órganos mostraría el menor cambio en su flujo sanguíneo tras una activación generalizada en el todo cuerpo del sistema nervioso simpático?

   A. Coronaria

   B. Cerebral

   C. Intestino delgado

   D. Músculo esquelético

   E. Piel

3. Un voluntario de un estudio clínico para examinar los efectos fisiológicos del trabajo en ambientes fríos participa en una prueba en la que introduce la mano izquierda en agua helada a 0.5 °C (33 °F) mientras mantiene la derecha sobre un escritorio a temperatura ambiente. ¿Qué ocurriría con el flujo sanguíneo en cada mano 60 segundos después de realizar esta prueba de inmersión en frío?

   A. El flujo se reduciría en la mano izquierda, pero se elevaría en la mano derecha.

   B. El flujo se reduciría en la mano derecha, pero se elevaría en la mano izquierda.

   C. El flujo no cambiaría en ninguna mano.

   D. El flujo se elevaría en ambas manos.

   E. El flujo se reduciría en ambas manos.

4. Si la presión arterial corriente abajo de un trombo en la arteria mesentérica superior se reduce en 20 mm Hg y el intestino está en un estado de ayuno (p. ej., no durante digestión), ¿qué cambios se producirían en el flujo sanguíneo intestinal y en el aporte intestinal de oxígeno?

   A. Disminución del flujo sanguíneo y diminución del aporte de oxígeno al intestino.

   B. Aumento del flujo sanguíneo y aumento del aporte de oxígeno al intestino.

C. Disminución del flujo sanguíneo y aporte de oxígeno normal al intestino.

D. Disminución del flujo sanguíneo y aumento del aporte de oxígeno al intestino.

E. Sin cambios en el flujo sanguíneo ni en el aporte de oxígeno al intestino.

5. La isquemia miocárdica y un potencial infarto luego de la reducción del flujo sanguíneo en la arteria coronaria descendente anterior izquierda ocurrirá en el endocardio antes que en el epicardio. ¿Cuál es el principal motivo por el que se da este fenómeno?

A. No hay receptores β-adrenérgicos en las arteriolas del endocardio.

B. El endocardio no recibe flujo sanguíneo de la arteria coronaria descendente anterior izquierda.

C. La estimulación inotrópica del endocardio es mayor que la del epicardio.

D. El epicardio irrigado por la arteria coronaria descendente anterior izquierda recibe flujo sanguíneo colateral significativo de la arteria coronaria derecha.

E. El límite inferior de la capacidad autorreguladora del flujo sanguíneo en el endocardio está a una presión arterial media más alta que en el epicardio.

1. **La respuesta correcta es A.** La magnitud del flujo sanguíneo coronario está estrechamente relacionada con el nivel de metabolismo miocárdico, y este se ve incrementado de forma notable por un aumento de la frecuencia cardiaca. Esto se considera una respuesta hiperémica activa y es el resultado de la liberación de metabolitos vasodilatadores (en especial adenosina) cuando el metabolismo miocárdico y el consumo de oxígeno son elevados. El corazón recibe la mayor parte de su flujo sanguíneo durante la diástole, por lo que alargar la diástole podría aumentar el flujo sanguíneo miocárdico. Sin embargo, se produce un aumento de la frecuencia cardiaca como resultado de una disminución del tiempo que el corazón pasa en diástole, junto con una pequeña contribución de una sístole acortada. Los nervios simpáticos de las arterias coronarias dilatan directamente las arterias a través de la acción de la NE sobre los receptores beta-adrenérgicos del músculo liso coronario. Sin embargo, el aumento de la frecuencia cardiaca en este caso fue creado por un marcapasos artificial y no por la activación de los nervios simpáticos del corazón.

2. **La respuesta correcta es B.** La circulación cerebral en esencia insensible a la estimulación nerviosa simpática. Su parénquima carece de inervación simpática y sus arterias no contienen receptores adrenérgicos. El flujo en la piel, el intestino y el músculo esquelético disminuye de forma marcada en respuesta a la activación de su inervación simpática porque sus arterias contienen

una preponderancia de receptores alfa-1 adrenérgicos constrictores. El flujo sanguíneo coronario aumentará con la activación de los nervios simpáticos hacia el corazón a través de mecanismos directos e indirectos de los nervios simpáticos. Dicha activación aumenta la contracción miocárdica y la frecuencia cardiaca, lo que a su vez incrementa el metabolismo tisular/consumo de oxígeno. Esto proporciona una respuesta hiperémica activa local. Además, las arteriolas de las arterias coronarias contienen casi exclusivamente receptores dilatadores beta-2 adrenérgicos.

3. **La respuesta correcta es B.** Los receptores del frío en la piel de una extremidad desencadenan una vasoconstricción cutánea mediada por el reflejo simpático en las manos, los pies y las zonas de la cara y las orejas. Sin embargo, si cualquiera de estas zonas se expone a temperaturas cercanas al punto de congelación, el músculo liso vascular cutáneo perderá funcionalidad debido al efecto directo de la temperatura sobre el metabolismo celular. Así, la mano sumergida en agua casi helada se vasodilatará, pero las señales reflejas de esa mano provocarán vasoconstricción cutánea en las extremidades no expuestas directamente al agua casi helada, es decir, la mano contraria en este ejemplo.

4. **La respuesta correcta es C.** El intestino es un mal autorregulador del flujo sanguíneo en el estado en ayuno, de modo que el flujo disminuye con la disminución de la presión de perfusión. Sin embargo, el aporte de oxígeno al intestino se mantiene al aumentar la extracción de oxígeno por los capilares intestinales.

5. **La respuesta correcta es E.** La presión intramiocárdica por la contracción muscular así como la transmisión de la presión de la sangre ventricular en la pared ventricular es mayor en el endocardio, y disminuye de forma considerable hacia el epicardio. Como consecuencia, la irrigación sanguínea al endocardio se restringe de forma más intensa y durante más tiempo durante la sístole, lo cual requiere una mayor dilatación de las arteriolas endocárdicas durante la diástole para satisfacer la demanda de oxígeno del tejido miocárdico. Por lo tanto, durante la diástole, las arteriolas endocárdicas están más dilatadas que las del epicardio y su reserva de dilatación se reduce por lo tanto en mayor medida. Por ende, el endocardio alcanzará una dilatación máxima y de ahí progresará a la isquemia a una mayor presión arterial media antes que el epicardio (por lo regular comenzando a ~ 70 mm Hg en comparación con ~ 40 mm Hg para el epicardio).

Todas las arterias coronarias y arteriolas contienen receptores beta. El endocardio recibe flujo sanguíneo de la arteria descendente anterior a través de arterias septales y otras arterias penetrantes. No se conocen diferencias entre el epicardio y el endocardio en términos de su respuesta a los estímulos inotrópicos. En humanos, en esencia no existen conexiones arteriales colaterales normales entre las arterias descendente anterior izquierda, circunfleja y coronaria derecha.

Ejercicios de aplicación clínica 16-1

Un hombre de 55 años de edad, de 1.75 m de estatura y 100 kg de peso con antecedente de colesterol plasmático alto e hipertensión moderada, acude con su médico familiar quejándose de aumento en la ocurrencia de episodios de dolor en el tórax y "sensación de opresión en el pecho" mientras realiza trabajo de jardinería básico. Sin embargo, no experimenta estos episodios de dolor cuando está sentado tranquilo viendo televisión o al levantarse por la mañana luego de una noche de sueño reparador. En el consultorio, la exploración física del paciente muestra una presión arterial de 155/93 y una frecuencia cardiaca de 85 por minuto, sin evidencia de soplos cardiacos o congestión pulmonar. Ante la solicitud del médico, el paciente se realiza una prueba de esfuerzo en banda en la que se monitorea de manera continua el ECG. La frecuencia cardiaca del paciente aumenta con rapidez a más de

120 latidos por minuto durante la porción inicial de la prueba, pero al primer incremento en la pendiente de la banda, el ECG muestra depresión del segmento ST, seguida en sucesión rápida de trazos en el ECG que muestran elevación del segmento ST. Con este cambio en el ECG se suspende la prueba de esfuerzo.

El paciente es programado para una angiografía coronaria. Las imágenes con contraste de la circulación coronaria del paciente durante la angiografía revelan una estenosis de 5 mm de longitud en la porción proximal de la arteria descendente anterior izquierda de 50% de la luz del vaso. Esta estenosis es corregida mediante la colocación de una endoprótesis coronaria en la región estenosada. Después de 6 meses del procedimiento, el paciente reporta que ya no presenta dolor en el pecho con el ejercicio físico simple.

PREGUNTAS

1. ¿Cuál es el origen del dolor en el tórax que presentaba el paciente originalmente?

2. ¿Cuál es el efecto más probable de la estenosis de la arteria descendente anterior izquierda sobre el flujo coronario en reposo en el paciente? ¿Podría este efecto estar relacionado a la ausencia de dolor en el tórax cuando el paciente está en reposo?

3. ¿Qué significa la elevación del segmento ST en un paciente?

4. ¿Por qué experimentó el paciente dolor en el tórax durante el ejercicio físico, pero no durante el estado en reposo?

5. La nitroglicerina es un potente dilatador, de acción rápida, de las arterias y venas que se le prescribe a los pacientes para evitar la angina de esfuerzo. Sin embargo, la capacidad de la nitroglicerina para aliviar la angina de esfuerzo en pacientes con estenosis arteriales coronarias no está relacionada a su capacidad de dilatar directamente la circulación coronaria y aumentar el aporte de oxígeno al miocardio. ¿Qué mecanismo fisiológico es el responsable de esta falta de efecto de la nitroglicerina sobre la circulación coronaria?

RESPUESTAS

1. El dolor de tórax en el paciente es resultado de isquemia miocárdica, una condición a la cual se le llama angina de pecho. La isquemia miocárdica se produce en cualquier situación en la que el aporte de oxígeno al miocardio no pueda satisfacer la demanda miocárdica de oxígeno.

2. La estenosis tal vez no tendrá efecto sobre el flujo coronario en reposo del paciente debido a que el corazón es un atorregulador efectivo del flujo de sangre. Cualquier incremento en la resistencia vascular (y potencial reducción en el flujo sanguíneo coronario) causado por la estenosis será contrarrestado por la dilatación autorreguladora de las arteriolas corriente abajo en el lecho vascular irrigado por la arteria descendente anterior izquierda. Por lo tanto, la resistencia vascular coronaria total y el flujo sanguíneo se restablecerán. Es probable que esto ocurra en el paciente de este caso debido a que no se quejó de dolor de tórax mientras estaba en reposo. El dolor en reposo hubiese ocurrido si la estenosis hubiese sido lo suficientemente grave para reducir el flujo sanguíneo en reposo a la región de la arteria descendente anterior izquierda a menos de las necesidades metabólicas de dicho segmento de miocardio. Si las demandas metabólicas del corazón pueden satisfacerse mediante su aporte sanguíneo, no habrá isquemia o dolor de pecho.

3. Los cambios en el segmento ST durante el ejercicio son un signo clínico de isquemia y daño al miocardio.

4. Durante el ejercicio físico, la frecuencia cardiaca y la contractilidad deben incrementarse al aumentar el gasto cardiaco para satisfacer la demanda de flujo sanguíneo en los músculos esqueléticos en actividad. Además, en individuos con mala condición física, este aumento en la frecuencia cardiaca con el ejercicio es mayor que en un individuo con buena condición física, ya que estos individuos también experimentan un aumento en la presión arterial debido a que la vasodilatación en el músculo esquelético con el ejercicio es pobre en individuos no condicionados. Los aumentos en la frecuencia cardiaca, la presión arterial y la contractilidad, contribuyen a una mayor demanda de oxígeno en el corazón. Esta demanda solo puede satisfacerse al aumentar el flujo sanguíneo al miocardio debido a que el corazón no puede extraer más oxígeno de su irrigación arterial por encima de lo que lo hace durante condiciones de reposo. El aumento en el flujo sanguíneo miocárdico posterior al aumento de la actividad miocárdica y en la demanda de oxígeno (hiperemia activa) ocurre por lo regular como resultado de la dilatación metabólica de las arteriolas miocárdicas. Sin embargo, en el paciente de este caso, una porción de dicha capacidad de dilatación arteriolar (reserva coronaria) ha sido utilizada para compensar la

resistencia de la estenosis corriente arriba. Habrá isquemia si el resto de la reserva coronaria no es suficiente para producir el flujo sanguíneo miocárdico necesario para igualar el aporte de oxígeno con el aumento de la demanda del mismo inducida por el ejercicio. Cuando esto sucede, la demanda excede al aporte, y se presenta isquemia con angina.

5. Cualquier aumento en la demanda de oxígeno en el corazón por cualquier causa es compensado por la dilatación arteriolar de la circulación coronaria; por lo tanto, el aporte de oxígeno va al parejo de la demanda de oxígeno. En la enfermedad arterial coronaria moderada, la autorregulación del flujo sanguíneo en el corazón compensa el incremento de la resistencia causada por la estenosis en las arterias coronarias, y no hay isquemia en reposo. Sin embargo, cualquier cosa que aumente la demanda miocárdica de oxígeno requiere mayor dilatación de las arteriolas coronarias.

Si las arteriolas son impulsadas por esta demanda a utilizar su reserva coronaria, alcanzan una dilatación máxima. Por lo tanto, cualquier demanda de oxígeno miocárdica excederá el suministro de oxígeno por el flujo sanguíneo y la isquemia con angina seguirá. Aunque es un potente vasodilatador, la nitroglicerina no puede aliviar la angina en un paciente dilatando las arterias coronarias para aumentar el aporte de sangre, ya que si el paciente está en el punto de experimentar angina, las arterias en el área isquémica ya están dilatadas al máximo.

La nitroglicerina alivia la isquemia reduciendo la demanda miocárdica de oxígeno. Al dilatar las arterias y venas periféricas, la nitroglicerina "libera carga" del corazón permitiendo que la sangre se redistribuya a las venas y arterias y fuera de las cámaras cardiacas. Esto reduce el diámetro de las cámaras durante el ciclo cardiaco, lo que disminuye el estrés sobre la pared miocárdica (a través de la ley de Laplace) y por lo tanto la demanda miocárdica de oxígeno.

Objetivos de aprendizaje activo

Con el dominio del material de este capítulo, usted será capaz de:

- Identificar correctamente los cambios en las variables cardiovasculares que causan hipotensión y explican el mecanismo de su efecto.
- Explicar el mecanismo responsable de la corrección de la hipotensión por el reflejo barorreceptor.
- Explicar los mecanismos que activan el reflejo quimiorreceptor y la respuesta isquémica del SNC.
- Explicar por qué el reflejo quimiorreceptor y el reflejo isquémico del SNC se consideran un apoyo de emergencia, más que un control diario, de la presión arterial media.
- Explicar por qué el reflejo barorreceptor es el responsable de amortiguar los cambios momento a momento en la presión arterial media en lugar de fijar el nivel de la presión arterial media.
- Explicar los mecanismos humorales utilizados en el cuerpo para contrarrestar la hipotensión y cómo estos cambios tienen un efecto sinérgico con los reflejos neurogénicos para controlar la presión arterial.

- Explicar el mecanismo de la diuresis por presión y de qué forma esto se relaciona con el establecimiento a largo plazo del nivel de presión arterial media.
- Predecir los efectos de la posición del cuerpo en movimiento sobre el gasto cardiaco y la presión arterial, y describir los mecanismos utilizados por el cuerpo para restablecer la presión arterial y el gasto cardiaco normales después de ponerse de pie.
- Explicar los mecanismos responsables del choque progresivo.
- Identificar correctamente las causas precipitantes y las complicaciones características del choque causado por cada uno de los siguientes: hemorragia, vómito grave, sudoración, diarrea, disminución de la ingesta de líquidos y electrolitos, daño renal, destrucción de la corteza suprarrenal, quemaduras graves, obstrucciones intestinales, anestesia general o epidural, fiebre, estrés emocional, anafilaxia y sepsis.
- Identificar correctamente las formas de choque: hipovolémico, distributivo u obstructivo.

Fisiología cardiovascular

INTRODUCCIÓN

Los mecanismos que controlan los procesos cardiovasculares involucran acciones individuales y de cooperación entre sistemas de control neurales, humorales y orgánicos locales. Los mecanismos de control vascular local fueron discutidos en el capítulo 15. Estos mecanismos se encargan de controlar el flujo sanguíneo en los distintos sistemas orgánicos. Este capítulo se enfocará en los mecanismos neurales y humorales principalmente involucrados en el control del volumen sanguíneo central y la presión arterial. El volumen sanguíneo central tiene un papel clave en la determinación del gasto cardiaco, mientras que la capacidad del cuerpo para mantener una presión arterial relativamente constante asegura la adecuada regulación del flujo sanguíneo a los órganos.

El control neural del sistema cardiovascular involucra ramas simpáticas y parasimpáticas del sistema nervioso autónomo (SNA). El volumen sanguíneo y la presión arterial son monitoreados por terminaciones nerviosas receptoras de estiramiento en el corazón y las arterias. La información nerviosa aferente desde estos receptores es integrada en el bulbo raquídeo, junto con otra información aferente para regular la actividad de los eferentes nerviosos simpáticos y parasimpáticos al corazón y los vasos sanguíneos. Estos eferentes alteran la frecuencia cardiaca, la contracción miocárdica, la resistencia arterial y el tono venoso. De esta forma se ajustan el gasto cardiaco y la resistencia vascular sistémica (RVS) para mantener la presión arterial. Este control se perfecciona mediante la acción de hormonas que participan en la regulación de la resistencia vascular y el volumen sanguíneo circulante, como la **angiotensina II**, la **arginina vasopresina** (**AVP**; también llamada **hormona**

antidiurética o **ADH**), la **aldosterona** y el **péptido natriurético auricular** (**PNA**).

El control neural del gasto cardiaco y la RVS tiene un papel principal en la regulación rápida, momento a momento, de la presión arterial, mientras que las hormonas contribuyen a los mecanismos reguladores a largo plazo. En algunas situaciones, factores distintos a la regulación del volumen sanguíneo y la presión arterial influencian fuertemente y pueden anular los mecanismos momento a momento de control cardiovascular. Estas situaciones incluyen la respuesta de lucha o huida, respuestas al miedo o al dolor, la inmersión bajo el agua, la termorregulación, hacer frente a los efectos gravitatorios en el sistema CV y el ejercicio.

CONTROL NEURAL AUTONÓMICO DEL SISTEMA CARDIOVASCULAR

La regulación neural del sistema cardiovascular involucra neuronas posganglionares parasimpáticas y simpáticas, que son activadas por neuronas preganglionares en el cerebro (parasimpáticas) y en la médula espinal (simpáticas y parasimpáticas; fig. 17-1). Los estímulos aferentes a estas rutas neurales funcionan como sensores de la presión arterial y el volumen sanguíneo en sitios del sistema cardiovascular. También detectan condiciones dentro de otros órganos y en el medio ambiente externo.

El control neurogénico del corazón involucra la activación recíproca de nervios parasimpáticos y simpáticos

El corazón está inervado por fibras nerviosas parasimpáticas (vago) y simpáticas (fig. 17-1). Ambos tipos de fibras son tónicamente

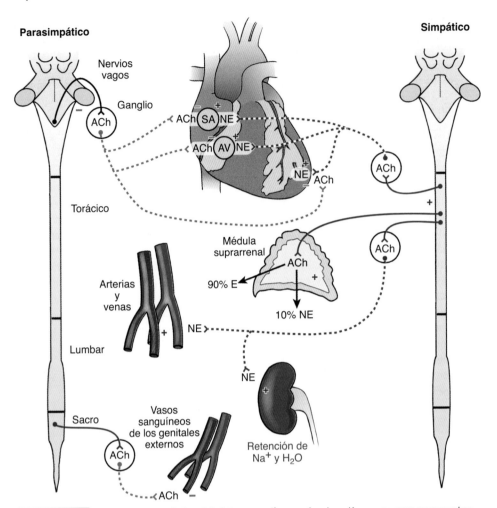

Figura 17-1 Inervación autonómica del sistema cardiovascular. Las *líneas gruesas* representan fibras ganglionares; las *líneas punteadas* representan fibras posganglionares. Las *líneas rojas* representan vías nerviosas simpáticas. Las *líneas azules* representan vías parasimpáticas. Ver texto para detalles funcionales. ACh, acetilcolina; AV, nodo auriculoventricular; E, epinefrina; NE, norepinefrina; SA, nodo sinusal.

activas; esto es, muestran un flujo estable de disparo del potencial de acción en reposo. La acetilcolina (ACh) liberada por las fibras parasimpáticas se une a los receptores muscarínicos de los nodos sinoauricular (SA) y auriculoventricular (AV), así como a los tejidos de conducción especializados. La estimulación de las fibras parasimpáticas causa un enlentecimiento de la frecuencia cardiaca y una reducción en la velocidad de transmisión a través del nodo AV. El músculo ventricular solo está escasamente inervado por fibras nerviosas parasimpáticas. La estimulación de estas fibras tiene un efecto inotrópico negativo pequeño. Algunas de las fibras parasimpáticas terminan sobre nervios simpáticos e inhiben la liberación de norepinefrina (NE) de las fibras nerviosas simpáticas. Por lo tanto, incluso ante la presencia de la actividad nerviosa simpática, la activación parasimpática reduce la tasa cardiaca.

Las fibras simpáticas hacia el corazón liberan NE, la cual se une a los receptores adrenérgicos β_1 en el nodo SA, el nodo AV, tejidos de conducción especializadas y el músculo cardiaco. La estimulación de estas fibras aumenta la frecuencia cardiaca, aumenta la velocidad de conducción a través del nodo AV y tiene un efecto inotrópico positivo (contractilidad). La actividad a lo largo de las divisiones del SNA cambia de forma recíproca para provocar cambios en la frecuencia cardiaca. Por ejemplo, un aumento en la frecuencia cardiaca es causado por una disminu-

ción de la actividad parasimpática que ocurre de manera simultánea a un incremento en la actividad nerviosa simpática hacia el corazón. Sin embargo, el control de la frecuencia cardiaca está dominado por los efectos parasimpáticos. La activación del sistema parasimpático puede enlentecer al corazón incluso cuando el sistema simpático está activado al máximo. A frecuencias simpáticas submáximas, la activación del nervio vago puede suprimir totalmente al nodo SA y provocar que el corazón se detenga temporalmente. El corazón vuelve a latir tras una pausa de varios segundos hasta que el nódulo AV asume el papel de marcapasos del corazón, aunque a la frecuencia más lenta de ese nódulo. Este fenómeno de reanudación de los latidos del corazón tras una supresión vagal extrema se denomina **escape vagal**.

A diferencia de las relaciones que controlan la frecuencia cardiaca, el control de la contractilidad cardiaca está dominado por los efectos simpáticos; este estado inotrópico se ve afectado al mínimo por la actividad vagal. Por lo tanto, la contractilidad miocárdica está regulada principalmente por el nivel de actividad de los nervios simpáticos que van al músculo ventricular.

Las fibras simpáticas inervan a las arterias y venas de todos los órganos sistémicos principales, excepto el cerebro. Estas fibras liberan tónicamente NE, que puede vincular a receptores adrenérgicos α_1 y adrenérgicos β_2 en los vasos sanguíneos que tienen esos receptores. Las arterias del corazón contienen predominantemente receptores adrenérgicos β_2 y el cerebro no contiene adrenoceptores de ningún tipo. Las arterias de todos los demás órganos sistémicos contienen ambos subtipos de adrenoceptores, siendo los adrenoceptores α_1 superiores a la población de receptores adrenérgicos β_2. Así pues, en estos órganos sistémicos la activación de los nervios simpáticos causa vasoconstricción y aumento en la resistencia vascular sistémica. La epinefrina circulante, liberada por terminaciones nerviosas simpáticas modificadas presentes en la médula suprarrenal, se unen a los receptores adrenérgicos α_1 y adrenérgicos β_2 de las células de músculo liso vascular también. Sin embargo, la afinidad de los receptores tanto β_1 como β_2 a la epinefrina es mayor que para la NE. Por lo tanto, a concentraciones circulantes bajas, la epinefrina esencialmente activa solo a los receptores β, aumentando el gasto cardiaco (efectos cronotrópico e inotrópico), al tiempo que *reduce* la RVS.

No hay inervación parasimpática conocida en los vasos sanguíneos de los órganos sistémicos, a excepción de aquella en los genitales externos. Las fibras parasimpáticas posganglionares liberan ACh y óxido nítrico (NO, por sus siglas en inglés) a los vasos sanguíneos en los genitales externos. La ACh provoca mayor liberación de NO de las células endoteliales, lo cual resulta en relajación del músculo liso vascular. Estas fibras median la erección en los hombres y la ingurgitación de los genitales femeninos durante la excitación sexual.

Efectos arteriales del daño a la médula espinal

El resultado regular de la actividad nerviosa simpática, o tono simpático, a los vasos sanguíneos, el corazón y la médula suprarrenal produce un nivel de trasfondo de vasoconstricción simpática, estimulación cardiaca y secreción suprarrenal de catecolaminas en el cuerpo. Todos estos factores contribuyen al mantenimiento de la presión arterial normal. Esta actividad tónica es generada por señales excitadoras que vienen del bulbo raquídeo. Cuando la médula espinal es seccionada en forma aguda y estas señales excitadoras ya no pueden llegar a las fibras preganglionares, su disparo tónico se reduce y la presión arterial cae. A este efecto se le conoce como **choque medular**. Además, los humanos tienen reflejos medulares de significancia cardiovascular. Por ejemplo, la estimulación de las fibras de dolor que entran a la médula espinal por debajo del nivel de una sección medular crónica puede causar vasoconstricción refleja y aumento de la presión arterial.

Funciones integradoras del bulbo raquídeo y los centros cardiovasculares funcionales

El bulbo raquídeo tiene tres funciones cardiovasculares principales: 1) generar señales excitadoras tónicas hacia las fibras simpáticas preganglionares medulares, 2) integrar los reflejos cardiovasculares y 3) integrar señales de las redes neurales supramedulares, hormonas circulantes y medicamentos. Conjuntos de neuronas específica son responsables de los elementos de estas funciones. Las neuronas en el núcleo ventrolateral rostral (NVLR) normalmente están activas y proporcionan actividad tónica excitadora hacia la médula espinal. Grupos específicos de neuronas dentro del NVLR tienen acciones sobre el corazón y los vasos sanguíneos. Las neuronas del NVLR son críticas para mediar la inhibición refleja o la activación de los nervios simpáticos que van al corazón y a los vasos sanguíneos.

Los cuerpos celulares de las neuronas parasimpáticas preganglionares cardiacas están localizados en el núcleo ambiguo; la

actividad de estas neuronas está influenciada por estímulos reflejos de entrada, así como por estímulos que provienen de las neuronas respiratorias. La arritmia sinusal respiratoria (un aumento oscilatorio momentáneo en la frecuencia cardiaca con la inspiración, seguido de una disminución de la frecuencia cardiaca con la espiración) es principalmente el resultado de la influencia de neuronas respiratorias del bulbo raquídeo que inhiben el disparo de las neuronas parasimpáticas preganglionares durante la inspiración y que excitan a estas neuronas durante la espiración.

El reflejo barorreceptor amortigua los cambios en la presión arterial media modificando el gasto cardiaco y la resistencia vascular periférica total

Los centros en el hipotálamo y el bulbo median los reflejos cardiovasculares para controlar la presión arterial, aunque no tienen localizaciones anatómicamente precisas en dichas regiones del cerebro. Por tal motivo, los "centros" cardiovasculares que afectan al corazón y a los vasos sanguíneos a menudo son identificados por sus efectos funcionales. Usualmente se han identificado tres centros de control cardiovascular en el cerebro. Estos son: 1) el **centro vasomotor**, 2) el **centro cardioacelerador** y 3) el **centro cardioinhibidor**. El centro vasomotor está tónicamente activo y se subdivide en un *área presora*, que causa vasoconstricción, y un *área depresora*, que causa vasodilatación al inhibir al área presora. El centro cardioacelerador aumenta la frecuencia cardiaca y la contractilidad miocárdica al activar a los nervios simpáticos hacia el corazón. El centro cardioinhibidor disminuye la frecuencia cardiaca y la contractilidad al activar a nervios parasimpáticos al corazón, aunque el efecto inotrópico negativo es pequeño, y principalmente en las aurículas.

Los reflejos de control más importantes del sistema cardiovascular se originan en mecanorreceptores localizados en la aorta, los senos carotídeos, las aurículas, los ventrículos y los vasos pulmonares. Estos mecanorreceptores son sensibles al estiramiento. La frecuencia de disparo de los nervios de estos mecanorreceptores aumenta cuando la pared de la estructura en la que se encuentran se estira por un aumento en la presión transmural. Por este motivo, los mecanorreceptores en la aorta y en los senos carotídeos son llamados **barorreceptores**, o algunas veces barorreceptores arteriales, o receptores de alta presión, aunque no midan directamente la presión, sino el efecto sustitutivo de diferentes presiones transmurales sobre la pared aórtica o los senos carotídeos (es decir, el estiramiento de la pared). De forma similar, los mecanorreceptores en las aurículas, ventrículos y los vasos pulmonares detectan principalmente los cambios en la presión ocasionados por cambios en el volumen sanguíneo. Por lo tanto, a estos receptores se les llama receptores de volumen, barorreceptores de presión baja o **barorreceptores cardiopulmonares**.

El aumento en la presión en el **seno carotídeo** y la aorta estira a los **barorreceptores en el seno carotídeo** y a los **barorreceptores aórticos**, y eleva su frecuencia de activación. Las fibras nerviosas de los barorreceptores en el seno carotídeo se unen a los nervios glosofaríngeos (IX nervio craneal) y viajan hacia el núcleo del tracto solitario (NTS). Fibras nerviosas de los barorreceptores aórticos, localizadas en la pared del arco aórtico, viajan junto con el nervio vago (X nervio craneal) hacia el NTS. El incremento en la frecuencia de envío de potenciales de acción que llegan al NTS conduce a la excitación de neuronas del núcleo ambiguo e inhibición de la activación de las neuronas del NVLR. Esto resulta en aumento de la actividad nerviosa parasimpática y disminución de la actividad simpática hacia el corazón, los vasos de resistencia (principalmente arteriolas) y las venas (fig. 17-2).

Más concretamente, la estimulación de los nervios de los barorreceptores activa al área vasodepresora y al área cardioinhibidora al tiempo que deprimen al área cardioestimuladora. Por lo tanto, el efecto neto de un incremento en la presión arterial en el seno carotídeo y el arco aórtico es disminuir en forma refleja la resistencia vascular periférica, el tono venoso, la frecuencia cardiaca y la contracción ventricular. Los efectos combinados sobre las venas y el corazón reducen el gasto cardiaco, lo que, cuando se combina con la reducción de la RVS, disminuye la presión arterial de vuelta a niveles normales. Esto completa un asa de retroalimentación negativa en la que un incremento en la presión arterial media puede ser atenuado y vuelto a la normalidad. Por el contrario, las reducciones en la presión arterial (y, por lo tanto, la disminución del estiramiento de los barorreceptores) aumentan la actividad neural simpática y aminoran la actividad neural parasimpática, resultando en un incremento de la frecuencia cardiaca, el volumen latido y la RVS; esto eleva la presión arterial a niveles normales. Si la caída en la presión arterial media es grande, a las respuestas anteriores se le añade aumento de la actividad nerviosa simpática a las venas, causando contracción del músculo liso venoso y reducción de la distensibilidad venosa. La disminución de la distensibilidad venosa desplaza sangre hacia la circulación central, elevando por lo tanto la presión auricular, que a su vez aumenta el volumen sistólico.

La activación neural refleja del sistema cardiovascular en respuesta a cambios en la presión arterial media para mantener dicha presión dentro de límites estrechos se le llama **reflejo barorreceptor**. Este reflejo es extremadamente sensible; la frecuencia de disparo de los nervios que salen de los barorreceptores puede percibir cambios en la presión arterial tan pequeños como de 0.001 mm Hg. Estos receptores también responden rápidamente a la tasa de elevación de la presión arterial y a los cambios en la presión del pulso; la frecuencia de disparo es mayor en la sístole

en comparación con la diástole, y es mayor al principio de la sístole que al final de la misma. El aumento en la presión del pulso también activará el disparo del barorreceptor, incluso en ausencia de un cambio en la presión arterial media.

El reflejo barorreceptor también activa sistemas hormonales que afectan a la presión arterial

Además de sus efectos sobre el flujo de salida nervioso autónomo hacia el corazón y los vasos sanguíneos, el reflejo barorreceptor favorece la presión arterial activando los sistemas presores hormonales. Su influencia más importante es activar el **sistema renina-angiotensina-aldosterona (SRAA)** para producir el potente péptido vasoconstrictor angiotensina II (AII). La angiotensina II aumenta directamente la resistencia vascular e incrementa la sensibilidad vascular a la NE, al tiempo que estimula la liberación de NE de los nervios simpáticos. Se considera un brazo neurohumoral del reflejo barorreceptor cuando este se activa en respuesta a una disminución de la presión arterial. El SRAA tiene diversos efectos en el organismo relacionados con la presión arterial, el volumen sanguíneo y el equilibrio del sodio. Desempeña funciones importantes en los mecanismos de regulación cardiovascular y renal, activándose de varias maneras. Su funcionamiento e impacto en condiciones normales y fisiopatológicas es complejo. Los detalles sobre el papel del SRAA se discutirán con más detalle más adelante en este capítulo y en el capítulo 23.

La información sobre la frecuencia de disparo de los barorreceptores también es proyectada hacia el núcleo paraventricular del hipotálamo, donde desencadena la liberación de arginina vasopresina (AVP; también llamada hormona antidiurética o ADH) por la hipófisis posterior (*véase* el cap. 23 para mayores detalles). La liberación de AVP aumenta por una disminución en el volumen plasmático circulante, lo que disminuye la frecuencia de disparo de los barorreceptores auriculares de presión baja. La AVP es un vasoconstrictor que también activa a los receptores de vasopresina en el riñón, causando un incremento

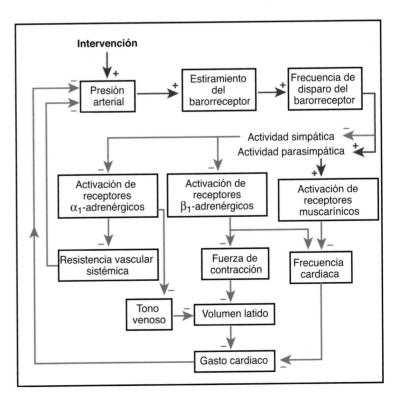

Figura 17-2 Respuestas neurales reflejas del barorreceptor ante el aumento en la presión arterial. Una intervención que eleva la presión arterial (ya sea la presión arterial media o la presión del pulso) estira a los barorreceptores e inicia el reflejo. La reducción resultante en la resistencia vascular sistémica y en el gasto cardiaco regresa la presión arterial hacia el nivel existente antes de la intervención. En el reflejo también están involucradas las respuestas hormonales (no mostradas en la figura) que tienen que ver con la epinefrina suprarrenal y el sistema renina-angiotensina, pero lo hacen más como una respuesta a la hipotensión en lugar de a la hipertensión. Las *flechas rojas* (+) significan que un incremento en la variable en la *cola de la flecha* conduce a aumento en la variable en la *punta de la flecha* (y una disminución en la cola de la flecha conduce a disminución en la punta de la misma). Las *flechas azules* (−) significan que un aumento en la variable en la *cola de la flecha* conduce a una disminución en la variable en la *punta de la flecha*.

en la reabsorción renal de agua, lo que a su vez aumenta el volumen sanguíneo. La elevación en la presión arterial causa disminución en la liberación de AVP y un aumento en la excreción de agua en los riñones. Los efectos hormonales sobre el balance de sal y agua al final resultan poderosos sobre el gasto cardiaco y la presión arterial, pero se dan más lentamente, en el transcurso de varias horas a días, en comparación con los efectos neurogénicos, que trabajan en segundos a minutos.

La activación del barorreceptor depende del sitio, la presión y el tiempo

El rango efectivo del mecanismo del barorreceptor del seno carotídeo es de ~ 40 mm Hg, cuando el receptor deja de disparar, a 180 mm Hg, cuando la frecuencia de disparo alcanza su máximo (fig. 17-3). Los barorreceptores aórticos inician su activación a alrededor de 70 mm Hg y alcanzan su tasa máxima de activación a una presión más alta.

El mecanismo del barorreceptor puede considerarse como una "primera línea de defensa" en el mantenimiento de la presión arterial normal; hace posible el control rápido de la presión arterial que se requiere con los cambios posturales o con la pérdida aguda de sangre o agua. Sin embargo, este mecanismo de control no proporciona control a largo plazo de la presión arterial. El reflejo barorreceptor se adapta durante un periodo de 1 a 2 días a la presión arterial media prevalente. Cuando la presión arterial media se eleva súbitamente, los disparos del barorreceptor aumentan. Si la presión arterial se mantiene en un nivel alto, la activación del barorreceptor disminuye durante los siguientes segundos. La frecuencia de disparos continúa disminuyendo más lentamente hasta que regresa a la frecuencia original de

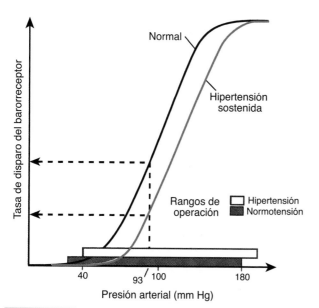

Figura 17-3 Efecto de la presión arterial media sobre la frecuencia de disparo del nervio del barorreceptor del seno carotídeo. En condiciones normales, una presión arterial media de 93 mm Hg está cercana al rango medio de las frecuencias de disparo de los nervios. La hipertensión sostenida hace que el rango de operación se desplace hacia la derecha, estableciendo 93 mm Hg como el límite inferior del rango de disparo de los nervios. Los barorreceptores aórticos muestran relaciones similares, excepto que el punto en el cual la presión activa al receptor y alcanza una respuesta máxima es más alto que el observado en los receptores carotídeos (no se muestran).

disparos durante los siguientes 1 a 2 días. Por consecuencia, si la presión arterial media se mantiene a un nivel elevado, la tendencia de los barorreceptores a iniciar una reducción en el gasto cardiaco y la RVS desaparece rápidamente. Esto ocurre, en parte, debido a una reducción en la frecuencia de disparo de los barorreceptores para una presión arterial media determinada (*véase* fig. 17-3), y es un ejemplo de adaptación de los barorreceptores. También ocurre un "reinicio" del reflejo en el sistema nervioso central (SNC).

Reflejo barorreceptor en la conservación del flujo sanguíneo cerebral y coronario durante la hipotensión

Para continuar con el control de la presión arterial media, el reflejo barorreceptor actúa indirectamente para ayudar a asegurar el flujo sanguíneo a dos órganos vitales: el corazón y el cerebro. El aumento en la RVS causado por la activación del reflejo barorreceptor cuando la presión arterial cae no incluye constricción arterial simpática en el corazón ni en el cerebro. La combinación de un efecto vasoconstrictor simpático nulo o mínimo en los vasos sanguíneos cerebrales, junto con una fuerte respuesta autorreguladora, mantienen el flujo sanguíneo cerebral casi normal a pesar de ligeras disminuciones en la presión arterial (*véase* el cap. 15). La activación de los nervios simpáticos al corazón causa dilatación directa de las arteriolas coronarias mediada por receptores adrenérgicos β_2, mientras que los aumentos en el metabolismo del músculo cardiaco mediados por receptores adrenérgicos β_1 provocan hiperemia cardiaca activa, como se comentó en el capítulo anterior. El efecto neto es un marcado incremento en el flujo sanguíneo coronario. En efecto, cuando la presión arterial disminuye, la vasoconstricción sistémica generalizada causada por el reflejo barorreceptor restablece la presión arterial sin causar vasoconstricción en el cerebro o el corazón. Esto, aunado a una fuerte capacidad autorreguladora local en estos dos órganos, impide, dentro de ciertos límites, una reducción en el flujo sanguíneo al corazón y al cerebro cuando la presión arterial cae. En esencia, en las crisis hipotensivas, la circulación hacia estos dos órganos vitales está protegida a corto plazo por el reflejo barorreceptor, a expensas de otros sistemas orgánicos sistémicos.

En la tabla 17-1 se comparan las circulaciones de los órganos sistémicos en cuanto a su flujo sanguíneo, extracción de oxígeno, capacidad autorreguladora y respuesta a la hipotensión.

Los barorreceptores cardiopulmonares detectan el volumen sanguíneo central

Los barorreceptores cardiopulmonares se localizan en la unión de las grandes venas y las aurículas con miocardio auricular, en el miocardio ventricular y en los vasos pulmonares. Sus fibras nerviosas corren junto al nervio vago hacia el NTS, con proyecciones a áreas supramedulares también. La disminución de la carga (p. ej., disminución del estiramiento) de los receptores cardiopulmonares al reducir el flujo sanguíneo central resulta en aumento en la actividad nerviosa simpática hacia el corazón y los vasos sanguíneos, y una menor actividad nerviosa parasimpática hacia el corazón. Este reflejo cardiopulmonar interactúa con el reflejo barorreceptor. Liberar de carga a los receptores cardiopulmonares aumenta el reflejo barorreceptor e incrementar la carga sobre los receptores cardiopulmonares, mediante el aumento del volumen sanguíneo central, inhibe al reflejo barorreceptor. Al igual que los barorreceptores arteriales, la reducción en el estiramiento de los barorreceptores cardiopulmonares activa al SRAA e incrementa la liberación de AVP; este último

TABLA 17-1 Resumen de las contribuciones vasculares de diversos órganos a variables y procesos cardiovasculares importantes

Órgano	Flujo sanguíneo en reposo mL/min por 100 g	MVO_2 en reposo mL O_2/min por 100 g	O_2 A-V en reposo	Reserva A-V en reposo	Eficacia de la autorregulación	Arterial α_1 β_2	Tono del SNS vascular en reposo	Movilización de la sangre venosa durante la hipotensión	Defensa contra la hipotensión
Cerebro	55	3	6	–	+++	Ninguno	Ninguno	–	–
Corazón	90	8	10	–	+++	β_2	Menor	–	–
Riñón	400	5	1.3	–	+++	$\alpha_1 > \beta_2$	+	–	+++
GI e hígado	60	2	6	++	–, ++	$\alpha_1 > \beta_2$	+	++	+++
Músculo	3	0.15	5	++	–, ++	$\alpha_1 > \beta_2$	+	++	+++
Piel	10	0.20	2.5	–	–	α_1	+++	++	+++

+, efecto positivo; ++, efecto positivo fuerte; +++, efecto positivo intenso; –, ningún efecto; α_1, receptor adrenérgico alfa-1; β_2, receptor adrenérgico beta-2; SNS, sistema nervioso simpático. La eficacia de la autorregulación es una medida de la capacidad de un órgano para autorregular localmente su flujo sanguíneo. Las dos últimas columnas representan el efecto relativo de la activación del reflejo barorreceptor y la contribución relativa de los sistemas orgánicos a la movilización venosa de la sangre hacia la circulación central y al aumento de la resistencia vascular como defensa contra los episodios hipotensores.

efecto tiene un papel en la regulación del volumen plasmático cuando existen pérdidas significativas de plasma (~15% o más).

Los quimiorreceptores para la P_{CO_2}, el pH y la P_{O_2} afectan la presión arterial media

Los **cuerpos carotídeo** y **aórtico** son estructuras quimiosensibles especializadas localizadas en áreas del seno carotídeo y el arco aórtico que detectan cambios en los niveles sanguíneos de P_{O_2} y P_{CO_2}, así como en el pH. A estas estructuras algunas veces se les llama **quimiorreceptores**. Los quimiorreceptores en la carótida y el arco aórtico están principalmente involucrados en el control de la ventilación (*véase* el cap. 21), pero también afectan al sistema cardiovascular a través de reflejos neurogénicos. Los quimiorreceptores periféricos envían impulsos al NTS y aumentan la frecuencia de disparo cuando la P_{O_2} o el pH de la sangre arterial son bajos, la P_{CO_2} de la sangre arterial aumenta, o el flujo a través de los cuerpos es bajo o se ha detenido. También hay quimiorreceptores en el bulbo raquídeo que aumentan su frecuencia de activación principalmente en respuesta a una elevación en la P_{CO_2} arterial, lo que probablemente refleja una respuesta a la disminución en el pH en el cerebro.

El aumento en la frecuencia de disparo tanto de los quimiorreceptores periféricos como de los **quimiorreceptores centrales** conduce a profunda vasoconstricción periférica que eleva significativamente la presión arterial. Si los movimientos respiratorios se detienen voluntariamente, la vasoconstricción es más intensa y ocurre bradicardia profunda y disminución del gasto cardiaco. Este patrón de respuesta es representativo de la respuesta a la inmersión (discutida más adelante). Como en el caso del reflejo barorreceptor, las circulaciones coronaria y cerebral no están sujetas a los efectos vasoconstrictores simpáticos, y en lugar de ello muestran vasodilatación debido a la combinación del efecto directo de las anormalidades en los gases sanguíneos y en el metabolismo local.

Además de su importancia cuando los gases arteriales son anormales, el reflejo quimiorreceptor es importante en la respuesta cardiovascular a la hipotensión grave. A medida que la presión arterial cae, el flujo sanguíneo a través de las carótidas y los cuerpos aórticos disminuye, y la frecuencia de disparo del quimiorreceptor aumenta, probablemente debido a cambios locales en la P_{CO_2}, el pH y la P_{O_2}. Sin embargo, el reflejo quimiorreceptor no responde a un cambio en la presión sino hasta que la presión arterial media cae a alrededor de 80 mm Hg o menos, que es probablemente el punto de presión donde el flujo en los cuerpos comienza a caer. Por lo tanto, este reflejo no está involucrado en el mantenimiento de la presión arterial normal momento a momento, sino que en lugar de ello actúa como un reflejo de emergencia si la presión arterial continúa disminuyendo a pesar de la activación del reflejo barorreceptor.

El dolor y la isquemia miocárdica inician los reflejos cardiovasculares

Hay dos respuestas cardiovasculares reflejas al dolor. En el reflejo más común, el dolor provoca un aumento de la actividad simpática al corazón y los vasos sanguíneos, junto con una disminución en la actividad parasimpática al corazón. Estos eventos conducen a un aumento en el gasto cardiaco, la RVS y la presión arterial media. Un ejemplo de esta reacción es la **respuesta presora al frío**, que es la elevación de la presión arterial que normalmente ocurre por el dolor asociado con colocar una extremidad en agua helada. Un segundo tipo de respuesta lo provoca el dolor profundo. La estimulación de las fibras nerviosas profundas para el dolor asociada con las lesiones por aplastamiento, disrupción de articulaciones, trauma testicular, o distención de los órganos abdominales, resulta en una disminución de la actividad simpática y aumento de la actividad parasimpática con disminución del gasto cardiaco, la RVS y la presión arterial. Esta respuesta hipotensora contribuye al choque cardiovascular por trauma grave (*véase* más adelante).

La isquemia miocárdica en el miocardio posterior e inferior causa bradicardia refleja e hipotensión. La bradicardia es resultado del aumento del tono parasimpático. La dilatación de las arteriolas y venas sistémicas en esta situación es causada por el retiro del **tono simpático**. Esta respuesta imita a la que se presenta tras una inyección de bradicinina, 5-hidroxitriptamina (serotonina), ciertas prostaglandinas, o varios otros compuestos, a las arterias coronarias que irrigan a las regiones posterior e inferior de los ventrículos.

Los procesos de orden superior ejecutados por el SNC pueden alterar la presión arterial y el gasto cardiaco

Los niveles más altos de organización en el SNA son las redes supramedulares de neuronas con centros en la corteza límbica, la amígdala y el hipotálamo. Estas redes supramedulares organizan las respuestas cardiovasculares en patrones específicos de emoción y conducta según sus proyecciones al SNA. A diferencia del bulbo raquídeo, las redes supramedulares no contribuyen al mantenimiento tónico de la presión arterial, y tampoco son necesarias para la mayoría de los reflejos cardiovasculares. Sin embargo, sí regulan la actividad refleja y pueden afectar la conducta del corazón y de la circulación sistémica.

Miedo

Con la estimulación de ciertas áreas en el hipotálamo, los gatos demuestran una respuesta de ira estereotipada, escupiendo, arañando, agitando la cola y arqueando la espalda. Esto se acompaña de la respuesta autonómica de **lucha o huida** descrita en el capítulo 6. Esta reacción ocurre naturalmente cuando el gato se siente amenazado o experimenta miedo, o ambas cosas. Las respuestas cardiovasculares incluyen elevación de la frecuencia cardiaca y la presión arterial. El patrón inicial de conducta durante la respuesta de lucha o huida incluye aumento del tono en el músculo esquelético y en el estado general de alerta. Existe un incremento de la actividad nerviosa simpática hacia los vasos sanguíneos y al corazón. El resultado de esta respuesta cardiovascular es un aumento en el gasto cardiaco (al incrementar tanto la frecuencia cardiaca como el volumen latido), la RVS y la presión arterial. Existe evidencia de que fibras simpáticas colinérgicas hacia las arterias musculares desencadenan vasodilatación neurogénica en los músculos esqueléticos en mamíferos como los perros y los gatos. Sin embargo, es cuestionable si estas fibras existen en los humanos, y se cree que la vasodilatación del músculo esquelético en la fase preejercicio o en casos de respuesta de lucha o huida en humanos se debe probablemente a mecanismos colinérgicos no neuronales que estimulan la liberación de NO del endotelio arterial. Cuando la respuesta de lucha o huida se consuma por una lucha real o la huida real, las arteriolas en el músculo esquelético se dilatan debido a la acumulación de metabolitos locales en los músculos que están realizando actividad. Esta vasodilatación puede sobrepasar a la vasoconstricción simpática en otros órganos, y la RVS puede caer. Con una caída en la RVS, la presión arterial media regresa hacia lo normal a pesar de un aumento en el gasto cardiaco.

Estrés emocional

Las situaciones emocionales a menudo provocan respuestas de lucha o huida en los humanos, pero comúnmente no se acompañan de actividad muscular y vasodilatación del músculo esquelético local. La vasodilatación masiva en el músculo esquelético asociada con el ejercicio, que ayuda a prevenir una elevación de la presión arterial ante la activación del sistema nervioso simpático, se pierde cuando el sistema es activado solo por el estrés emocional. Por esta razón se ha postulado que las elevaciones repetidas en la presión arterial causadas por la disociación del componente cardiovascular de la respuesta de lucha o huida del componente de ejercicio muscular son dañinas.

Ciertas experiencias emocionales inducen **síncope vasovagal** (desmayo). La estimulación de áreas específicas de la corteza cerebral puede conducir a una súbita relajación de los músculos esqueléticos, depresión de la respiración y pérdida de la conciencia. Los eventos cardiovasculares que acompañan a estos cambios somáticos incluyen una profunda bradicardia inducida por vía parasimpática y la pérdida del tono vasoconstrictor simpático en reposo. Hay una disminución dramática en la frecuencia cardiaca, el gasto cardiaco y la RVS, que en consecuencia baja la presión arterial. La disminución en la presión arterial media causa inconsciencia (desmayo) debido a una reducción en el flujo sanguíneo cerebral. El síncope vasovagal se da en los animales inferiores con la respuesta de hacerse pasar por muerto, que ocurre de manera típica en la zarigüeya, por ejemplo.

Ejercicio

El ejercicio causa activación de las redes neurales supramedulares que inhiben la actividad del reflejo barorreceptor. A la inhibición de las regiones en el bulbo raquídeo involucradas en el reflejo barorreceptor se le llama *comando central*. El comando central resulta en retiro del tono parasimpático al corazón, con el incremento resultante en la frecuencia cardiaca y el gasto cardiaco. El aumento del gasto cardiaco satisface los requerimientos extra de sangre al músculo durante el ejercicio. A medida que se intensifica el ejercicio, el comando central añade tono simpático que incrementa aún más la frecuencia cardiaca y la contractilidad. También provoca vasoconstricción simpática que redistribuye el flujo sanguíneo lejos de los órganos esplácnicos y del músculo esquelético en reposo hacia el músculo que realiza ejercicio. Adicionalmente, los impulsos aferentes del músculo esquelético en ejercicio terminan en el NVLR, donde aumentan aún más el tono simpático. Durante el ejercicio, el flujo sanguíneo a la piel se ve altamente influenciado por la regulación de la temperatura y se dilata con el aumento en la temperatura corporal, como se describe en los capítulos 16, 28 y 29.

Respuesta a la inmersión

La respuesta a la inmersión se observa mejor en las focas y los patos, pero también puede presentarse en humanos. Un buzo experto puede mostrar una reducción importante de la frecuencia cardiaca (parasimpático) y vasoconstricción periférica (simpático) en las extremidades y regiones esplácnicas cuando su cara se sumerge en agua fría. Al contener la respiración durante la inmersión, la Po_2 arterial y el pH disminuyen a medida que la Pco_2 aumenta. Esto activa el reflejo quimiorreceptor, que refuerza la respuesta a la inmersión. Las arteriolas en el cerebro y el corazón no se constriñen y, por lo tanto, reciben preferencialmente el gasto cardiaco. Este circuito corazón-cerebro hace uso del oxígeno almacenado en la sangre que normalmente sería utilizado en otros tejidos, en especial el músculo esquelético. Una vez que el buzo sale a la superficie, la frecuencia cardiaca y el gasto cardiaco aumentan de manera considerable; la vasodilatación sustituye a la vasoconstricción periférica, restableciendo el flujo de nutrientes y eliminando los productos de desecho acumulados.

Condicionamiento conductual

Las respuestas cardiovasculares pueden condicionarse. Se han utilizado técnicas de condicionamiento clásicas y operativas para elevar y reducir la presión arterial y la frecuencia cardiaca en animales. A los humanos también se les puede enseñar a reducir su frecuencia cardiaca y su presión arterial utilizando una variedad de técnicas conductuales, como la biorretroalimentación. Estudios en animales y humanos indican que el estrés psicológico puede elevar la presión arterial, aumentar la aterogenia y predisponer a la persona a arritmias cardiacas fatales. Se piensa que estos efectos son resultado de la activación de la respuesta de lucha o huida en ausencia de actividad muscular real. Otros estudios han demostrado efectos benéficos de patrones conductuales que incorporan un sentido de relajación y bienestar, como la meditación. Algunos tratamientos clínicos han empleado estos factores en el manejo de la enfermedad cardiovascular como adyuvantes a la farmacoterapia. Sin embargo, aunque se puede entrenar a los seres humanos para reducir la PA mediante la meditación u otras técnicas operantes, actualmente no existen pruebas que apoyen las modificaciones conductuales como sustituto de otras terapias para tratar enfermedades como la hipertensión. La hipertensión es una condición de presión arterial elevada y continua. La meditación u otras técnicas de "esfuerzo consciente" aprendidas para reducir la presión arterial y la frecuencia cardiaca solo pueden hacerlo durante unos minutos seguidos y no pueden mantenerse a lo largo de un día normal de actividades.

Anulación del barorreceptor

Las respuestas supramedulares pueden anular el reflejo barorreceptor. La respuesta de lucha o huida es un claro ejemplo de dicha anulación. La respuesta hace que la frecuencia cardiaca se eleve por encima de los niveles normales a pesar de la elevación simultánea en la presión arterial. En estas circunstancias, las neuronas que conectan al hipotálamo con las áreas en el bulbo raquídeo inhiben al reflejo barorreceptor y permiten que predomine la respuesta corticohipotalámica. En el ejercicio como otro ejemplo de anulación del barorreceptor, los impulsos de las regiones supramedulares inhiben al reflejo barorreceptor, provocan aumento en el tono simpático y disminución del tono parasimpático, a pesar del incremento en la presión arterial (nota: el aumento de la presión arterial con el ejercicio se produce en la mayoría de los seres humanos, a menos que estén muy bien condicionados por el ejercicio aeróbico constante, en cuyo caso la presión arterial no aumenta con el ejercicio; *véase* el cap. 29).

Cabe destacar que los diversos patrones de respuesta cardiovascular se presentan en forma aislada, como se describió previamente. Muchos patrones de respuesta interactúan reflejando las extensas interconexiones neuronales entre todos los niveles del SNC y la interacción con varios elementos de los sistemas locales de control. Tome, por ejemplo, la forma en que el reflejo barorreceptor interactúa con las respuestas termorreguladoras. El tono arterial cutáneo depende por completo de la actividad de los nervios simpáticos a las arterias y venas en la piel; el control regulador local no neurogénico está ausente o es muy escaso en la circulación cutánea. Esta circulación participa en la regulación de la temperatura, pero también ayuda al reflejo barorreceptor. A niveles moderados de estrés por calor, el reflejo barorreceptor puede causar constricción de las arteriolas y vénulas cutáneas, para apoyar a la presión arterial, a pesar del aumento en la temperatura central. No obstante, con el estrés grave por calor, el reflejo barorreceptor no puede superar a la vasodilatación cutánea neurogénica; como resultado, puede haber falla en la regulación de la presión arterial debido a la necesidad imperiosa del organismo de disipar el calor mediante la vasodilatación cutánea neurogénica.

CONTROL HORMONAL DEL SISTEMA CARDIOVASCULAR

Como se comentó anteriormente en este capítulo, varias hormonas tienen un importante papel en el control del sistema cardiovascular. Los mecanismos importantes de control hormonal involucrados en la homeostasia cardiovascular incluyen la epinefrina de la médula suprarrenal, la renina del riñón, la AVP (ADH) de la hipófisis posterior y el PNA de la aurícula cardiaca.

La epinefrina circulante ejerce efectos cardiovasculares distintos en comparación con los causados por activación de los nervios simpáticos

Cuando se activa el sistema nervioso simpático, la médula suprarrenal libera epinefrina (> 90%) y NE (< 10%) hacia el torrente sanguíneo. Además, el efecto de los cambios en la concentración circulante de NE por la liberación suprarrenal es pequeño en relación con el efecto resultado de la liberación directa de NE de las terminaciones nerviosas en los vasos sanguíneos y el corazón. Sin embargo, el aumento de epinefrina *circulante* es funcionalmente significativo. Aunque tanto la epinefrina como la NE son catecolaminas y ambas activan receptores adrenérgicos alfa y beta, el perfil de sensibilidad de la epinefrina frente a la NE es diferente. La epinefrina tiene mayor afinidad por los receptores beta que por los alfaadrenérgicos, mientras que la NE tiene mayor afinidad por los receptores alfa que por los beta. Así, a dosis bajas, la epinefrina activará primero los receptores beta (dilatadores) antes de activar los receptores alfa (constrictores) de los vasos sanguíneos. La epinefrina aporta un estímulo vasodilatador, a bajas concentraciones, al músculo esquelético durante la respuesta de lucha o huida y el ejercicio. En estos casos, bajas concentraciones de epinefrina se unen a los receptores adrenérgicos β_2 en las arteriolas del interior del músculo esquelético y causa vasorrelajación y un aumento del flujo sanguíneo en ese tejido. En el corazón, la epinefrina circulante también se une a los receptores miocárdicos adrenérgicos β_1, donde refuerza el efecto de la NE liberada por las terminaciones nerviosas simpáticas para aumentar la contractilidad miocárdica (y, por lo tanto, el volumen latido) y la frecuencia cardiaca. En conjunto, estos cambios aumentan el gasto cardiaco.

La comparación de las respuestas a las infusiones de bajas concentraciones de epinefrina y NE ilustra no solo los diferentes efectos de ambas hormonas, sino también la diferente respuesta refleja que cada una genera (fig. 17-4). La epinefrina y la NE tienen efectos inotrópicos y cronotrópicos positivos directos

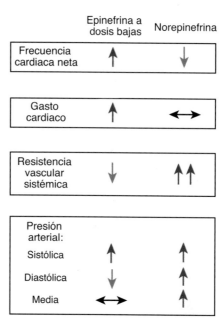

Figura 17-4 **Comparación de los efectos de las infusiones intravenosas de concentraciones bajas de epinefrina y norepinefrina sobre diversas variables cardiovasculares.** ↑, aumento; ↓, disminución; ↔, sin cambios; ↑↑, aumento marcado.

similares en el corazón, pero la NE genera un potente reflejo barorreceptor debido a que causa vasoconstricción sistémica significativa que incrementa la RVS y, por lo tanto, la presión arterial media. El aumento en la presión arterial aumenta de forma refleja el tono parasimpático en el corazón, lo que disminuye en gran medida la frecuencia cardiaca y enmascara algunos de los efectos cardiacos directos de la NE. El efecto neto de la respuesta a la NE es un pequeño cambio en el gasto cardiaco al tiempo que se incrementa la RVS junto con la presión sistólica, diastólica y la presión arterial media (p. ej., una respuesta *presora*). En contraste, las concentraciones bajas de epinefrina causan vasodilatación en el músculo esquelético y los lechos esplácnicos debido a que activa preferentemente a los receptores adrenérgicos β_2 por encima de los α1 en el sistema arterial de dichos lechos vasculares. La RVS puede caer pero, debido a que el gasto cardiaco se ha incrementado, la presión arterial media no cae. Por consecuencia, el reflejo barorreceptor no es evocado, el tono parasimpático del corazón no aumenta y los efectos directos de la epinefrina para aumentar la frecuencia cardiaca y la contractilidad miocárdica son evidentes. A concentraciones altas, la epinefrina se une a los receptores adrenérgicos α1 y causa vasoconstricción periférica; este nivel de epinefrina probablemente nunca se alcanza, excepto cuando se administra como medicamento.

Los órganos denervados, como los corazones trasplantados, presentan una respuesta excesiva a los niveles circulantes de epinefrina y NE. A este aumento de la sensibilidad a los neurotransmisores se le denomina **hipersensibilidad por denervación**. Diversos factores contribuyen a la hipersensibilidad por denervación, incluyendo la ausencia de terminaciones nerviosas simpáticas para captar activamente NE y epinefrina circulantes, dejando disponible más transmisor para unirse a los receptores. Adicionalmente, la denervación resulta en una regulación a la alza de los receptores a neurotransmisores en las células blanco. Esta situación ocurre en los corazones trasplantados, que están denervados debido a que han sido extraídos de un donador. Durante el

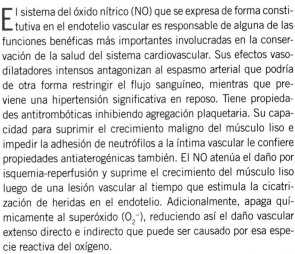

Óxido nítrico en la enfermedad cardiovascular

El sistema del óxido nítrico (NO) que se expresa de forma constitutiva en el endotelio vascular es responsable de alguna de las funciones benéficas más importantes involucradas en la conservación de la salud del sistema cardiovascular. Sus efectos vasodilatadores intensos antagonizan al espasmo arterial que podría de otra forma restringir el flujo sanguíneo, mientras que previene una hipertensión significativa en reposo. Tiene propiedades antitrombóticas inhibiendo agregación plaquetaria. Su capacidad para suprimir el crecimiento maligno del músculo liso e impedir la adhesión de neutrófilos a la íntima vascular le confiere propiedades antiaterogénicas también. El NO atenúa el daño por isquemia-reperfusión y suprime el crecimiento del músculo liso luego de una lesión vascular al tiempo que estimula la cicatrización de heridas en el endotelio. Adicionalmente, apaga químicamente al superóxido (O_2^-), reduciendo así el daño vascular extenso directo e indirecto que puede ser causado por esa especie reactiva del oxígeno.

Es razonable postular que el sistema de NO endotelial puede ser reclutado por el sistema cardiovascular para contrarrestar los efectos de varias enfermedades cardiovasculares. Desafortunadamente, este sistema ha demostrado estar alterado en todas las formas de enfermedad cardiovascular, incluyendo la hipertensión aguda y crónica, la hiperlipidemia y la aterosclerosis, la diabetes mellitus, el daño isquémico, la apoplejía, los trasplantes vasculares y la insuficiencia cardiaca.

Como resultado de una alteración en el sistema del NO, las personas con enfermedad cardiovascular tienen un sistema cardiovascular propenso al espasmo vascular y la hipertensión, trombosis, aterosclerosis y estenosis por crecimiento anormal de la pared vascular luego de una lesión endotelial. Adicionalmente, el hecho de que el NO se produce a partir del endotelio en enfermedades cardiovasculares no puede reducir la presencia de radicales de oxígeno en los vasos sanguíneos. Estos radicales, generados por fuentes extravasculares e intravasculares, se producen en exceso en todas las enfermedades cardiovasculares. La enzima NADP oxidasa parece ser una fuente principal de radicales. La exposición de los vasos a las especies reactivas de oxígeno daña al endotelio arterial y convierte a la NO sintetasa a una forma que sintetiza radicales de oxígeno, en lugar de NO, a partir de L-arginina.

El propio NO parece ser capaz de atenuar el daño por isquemia-reperfusión, pero el uso generalizado de nitratos como sustitutos del NO endógeno ha demostrado ser efectivo en el tratamiento de muchas enfermedades cardiovasculares. En lugar de ello, las terapias adicionales están siendo dirigidas a combatir los efectos de las especies reactivas de oxígeno en la vasculatura, especialmente en la creciente disciplina de la inmunología y la inflamación. La atenuación de procesos inflamatorios en las enfermedades cardiovasculares en particular podría permitir que el endotelio vascular sufra menos daño en estados de enfermedad, mejorar su capacidad para producir NO, mejorar la biodisponibilidad de NO reduciendo la producción de ROS, y también atenúa otras especies moleculares dañinas para las células que intervienen en el proceso inflamatorio. ■

---

ejercicio, aumentan los niveles circulantes de NE y epinefrina. Un corazón trasplantado no puede recibir beneficio inotrópico directo de los nervios simpáticos al corazón, dado que estos no tienen tal inervación. Sin embargo, debido a la hipersensibilidad por denervación, los corazones trasplantados presentan una respuesta aumentada a las catecolaminas circulantes, lo que les permite desempeñarse casi tan bien como los corazones normales con conexiones nerviosas simpáticas intactas.

El sistema renina-angiotensina-aldosterona apoya la presión arterial y el volumen sanguíneo

El control del volumen sanguíneo total está involucrado en la regulación de la presión arterial. Debido a que los cambios en el volumen sanguíneo total conducen a cambios en el volumen sanguíneo central, los cambios en el volumen sanguíneo total alteran el volumen ventricular diastólico terminal. Este, a su vez, puede alterar la presión arterial. El control hormonal del volumen sanguíneo implica hormonas que regulan el balance de sal y agua, así como un factor adicional que estimula la formación de eritrocitos.

La reducción de la presión arterial y del volumen sanguíneo puede causar la liberación de **renina** de los riñones. La liberación de renina está mediada por el sistema nervioso simpático y por el efecto directo de la reducción en la presión arterial en las arteriolas aferentes de los riñones. La renina es una enzima proteolítica que cataliza la conversión de **angiotensinógeno**, una proteína plasmática, a **angiotensina I**, que a su vez se convierte en angiotensina II en el pulmón por la **enzima convertidora de angiotensina** (**ECA**; fig. 17-5). La renina se libera durante la pérdida de sangre, incluso antes de que la presión arterial caiga, y la elevación resultante en la angiotensina II en el plasma por la liberación de renina aumenta la RVS para favorecer la presión arterial.

La angiotensina II eleva la presión arterial a través de las siguientes acciones: 1) es un potente vasoconstrictor arteriolar directo. En algunas circunstancias está presente en el plasma en concentraciones suficientes para aumentar la RVS; 2) potencia los efectos vasoconstrictores del sistema nervioso simpático sobre los vasos sanguíneos al aumentar la liberación de NE de las terminaciones nerviosas simpáticas, reduciendo la captación neuronal de NE, y sensibilizando al músculo liso vascular a las acciones de la NE; 3) causa liberación de aldosterona de la **corteza suprarrenal**, que a su vez promueve la reabsorción de sodio en los túbulos contorneados distales del riñón; 4) reduce la excreción de sodio al aumentar la reabsorción de sodio en los túbulos proximales del riñón; 5) causa liberación de AVP de la hipófisis posterior, que promueve la reabsorción de agua en los conductos colectores del riñón, y causa directamente vasoconstricción arterial sistémica; y 6) estimula la sed para promover la ingesta de agua. Por lo tanto, el SRAA promueve la elevación de la presión arterial mediante efectos rápidos para aumentar la RVS (llamada "respuesta presora rápida"), y efectos a largo plazo para dar soporte a la presión arterial mediante la promoción de incrementos en el volumen sanguíneo circulante a través de la retención de sodio en el cuerpo (que conduce a la retención osmótica de agua), una reducción en la excreción de agua, y la estimulación de la ingesta de agua provocando sed (llamada colectivamente "*respuesta presora lenta*").

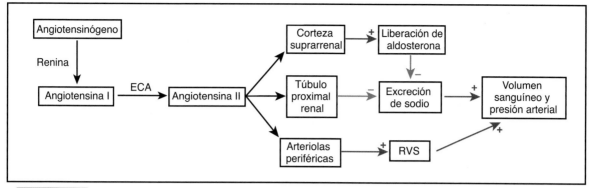

Figura 17-5 **Sistema renina-angiotensina-aldosterona (SRAA).** Este sistema tiene un papel importante en la regulación de la presión arterial y el volumen sanguíneo. La angiotensina II estimula a receptores en la corteza suprarrenal para que produzcan aldosterona en el túbulo proximal renal para promover la reabsorción de sodio y en el músculo liso arterial para causar vasoconstricción. Las *flechas rojas* (+) significan que un incremento en la variable en la *cola de la flecha* conduce a un aumento en la variable en la *punta de la flecha* (y una disminución en la cola de la flecha conduce a disminución en la punta de la misma). Las *flechas azules* (−) significan que un aumento en la variable en la *cola de la flecha* conduce a una disminución en la variable en la *punta de la flecha* (y una disminución en la cola de la flecha lleva a un aumento en la punta de la misma). ECA, enzima convertidora de angiotensina; RVS, resistencia vascular sistémica.

El SRAA es activado por estados fisiopatológicos

El SRAA también está involucrado en una causa común de hipertensión secundaria (p. ej., un aumento en la presión arterial que ocurre de forma secundaria a una condición patológica primaria). La estenosis de la arteria renal, más comúnmente resultado de la presencia de placas ateroscleróticas que invaden la luz de las arterias renales principales, reduce la presión arteriolar aferente en el riñón. Esto desencadena una liberación de renina del riñón que provoca una elevación de la concentración plasmática de angiotensina II, lo cual eleva la presión arterial.

En pacientes con insuficiencia cardiaca congestiva (ICC) el gasto reducido del corazón en falla activa al SRAA e incrementa las concentraciones plasmáticas de renina y angiotensina II. La angiotensina II estimula la retención de sodio y, por lo tanto, de agua en el cuerpo, lo que aumenta la presión venosa central. Esto representa el intento del cuerpo para compensar al corazón que falla incrementando la precarga ventricular a fin de aumentar el gasto a través de la ley de Starling del corazón. Sin embargo, esta acción del SRAA también crea edema y congestión pulmonar, así como elevación de la RVS. Este último efecto altera el volumen latido del corazón.

La activación crónica del SRAA por insuficiencia cardiaca crónica estimula la remodelación maligna de la pared ventricular y arterial. Esto acaba creando un corazón dilatado, incremento del estrés sobre la pared ventricular e hipertrofia vascular. Estos cambios suelen denominarse la tercera línea, o respuesta cardiovascular a largo plazo, a la IIA. Esta acción cardiovascular de la IIA es muy diferente de los efectos vasoconstrictores directos, rápidos y de primera línea de la IIA y de los efectos de retención de agua y sal, lentos y de segunda línea del péptido. Los tres mecanismos pueden considerarse medios para mantener la presión arterial y el gasto cardiaco. No obstante, la tercera línea de apoyo es más bien una adaptación de último recurso del sistema CV para intentar mantener la presión arterial y el gasto cardiaco induciendo una reconstrucción de la arquitectura cardiaca y vascular. Sin embargo, estos cambios de última línea se consideran patológicos y perjudiciales para el paciente. Con el tiempo, establecen un círculo vicioso de insuficiencia cardiaca conges-

tiva y se denominan acertadamente **remodelación maligna**. La identificación del papel del SRAA en la insuficiencia cardiaca congestiva ha llevado al uso exitoso de medicamentos que inhiben este sistema como una terapia de primera elección para el tratamiento farmacológico de todos los grados de insuficiencia cardiaca. A los pacientes se les administran inhibidores de la ECA o bloqueadores de los receptores de AII al primer signo de insuficiencia del VI, aunque el paciente aún no presente síntomas manifiestos de insuficiencia cardiaca.

Por último, el SRAA también tiene un papel crítico en condiciones de privación de sal y agua. Los pacientes con insuficiencia cardiaca, hipertensión, o ambos, suelen seguir dietas bajas en sal. La angiotensina II tiene un papel importante en el aumento de la RVS, así como del volumen sanguíneo, en personas con dieta. No obstante, dado que la IIA es fundamental para mantener la PA en pacientes con dietas bajas en sal, las personas en esta situación pueden sufrir graves caídas agudas de la presión arterial si se les administra un inhibidor de la ECA.

La arginina vasopresina regula principalmente el volumen sanguíneo

La AVP (también llamada hormona antidiurética o ADH) es liberada por la hipófisis posterior a través de mecanismos de control hipotalámico. La AVP se libera por incremento de la osmolaridad del plasma, disminución de la descarga del barorreceptor y disparo del receptor cardiopulmonar (p. ej., por una disminución en el volumen sanguíneo), y varios tipos de estrés, como el daño físico o la cirugía. Adicionalmente, la angiotensina II circulante estimula la liberación de AVP, en tanto que las células cancerosas pulmonares secretan ADH en exceso. Aunque la AVP es un vasoconstrictor, no está normalmente presente en el plasma en concentraciones suficientes para ejercer un efecto sobre los vasos sanguíneos. Sin embargo, en circunstancias especiales (p. ej., una hemorragia severa), probablemente contribuye al aumento de la RVS en apoyo a la presión arterial. El efecto cardiovascular principal de la AVP es activar retención de agua en los riñones, lo cual es una parte importante de los mecanismos neurales/humorales que regulan el volumen sanguíneo (*véase* el cap. 23).

La liberación de péptido natriurético auricular estimulada por la distensión auricular contrarresta la sobrecarga de volumen

El **péptido natriurético auricular** (**PNA**) es un polipéptido de 28 aminoácidos que se sintetiza y almacena en las células del músculo auricular y se libera al torrente sanguíneo cuando las aurículas se estiran. Desde su descubrimiento, se han identificado otros péptidos natriuréticos de la misma familia genética. El **péptido natriurético cerebral** (**PNC**) se encuentra tanto en el músculo ventricular como en el cerebro. Cuando el volumen sanguíneo central y el estiramiento auricular aumentan, la secreción de PNA se eleva, conduciendo a mayor excreción de sodio y a reducción del volumen sanguíneo (*véase* el cap. 23). También inhibe la liberación de renina, así como la secreción de aldosterona y de AVP. El papel del PNA en el control del volumen sanguíneo parece ser importante en animales marinos no mamíferos (p. ej., los peces), y nuestra comprensión de su papel en el control día a día del volumen y la presión en el sistema humano cardiovascular sigue evolucionando. No obstante, el aumento del PNA (junto con la disminución en la secreción de aldosterona y AVP) puede ser parcialmente responsable de la reducción en el volumen sanguíneo que ocurre con el reposo prolongado en cama, que tiende a translocar el volumen sanguíneo hacia la circulación central. Además, el PNA y el PNC circulantes se elevan en condiciones relacionadas con la retención anormal de líquidos en el cuerpo, como sucede en la ICC. Los péptidos natriuréticos se clasifican ahora como en dos subtipos, PNA-A y PNA-B. Los niveles de PNA-B se correlacionan positivamente con la gravedad de la ICC. Se ha desarrollado una prueba en sangre para el tipo B, y actualmente se utiliza para evaluar la severidad de la ICC.

La hipoxia renal estimula la producción de eritrocitos

El paso final en la regulación del volumen sanguíneo es la producción de eritrocitos. La **eritropoyetina** es una hormona liberada por los riñones en respuesta ya sea a hipoxia o a reducción del hematocrito (lo que disminuye el contenido total de oxígeno en la sangre). Esta hormona hace que la médula ósea aumente la producción de eritrocitos, elevando la masa total de eritrocitos circulantes. Esto puede ocurrir cuando el individuo respira aire con baja P_{O_2} (p. ej., a una gran altitud) durante lapsos prolongados o luego de una hemorragia.

Un hematocrito reducido puede ser resultado no solo de una pérdida franca de eritrocitos, sino también de una dilución del número existente de eritrocitos en la circulación. Por ejemplo, un incremento en la AVP y la aldosterona circulantes que aumenta la retención de agua y sodio, disminuye el hematocrito por dilución. La merma del hematocrito estimula la liberación de eritropoyetina, que a su vez estimula la síntesis de eritrocitos y, por lo tanto, equilibra el aumento en el volumen plasmático con mayor población de eritrocitos.

Diferentes mecanismos a corto y largo plazo se utilizan para el control de la presión arterial

Diferentes mecanismos son responsables del control a corto y largo plazo de la presión arterial. El control a corto plazo depende de la activación de reflejos y sistemas neurohumorales, como se describió antes. Un buen ejemplo de control a corto plazo de la presión arterial ocurre en la respuesta del cuerpo a colocarse de pie (fig. 17-6). Al ponerse de pie, la sangre inmediatamente se acumula en las venas periféricas. Esta acumulación resulta en una

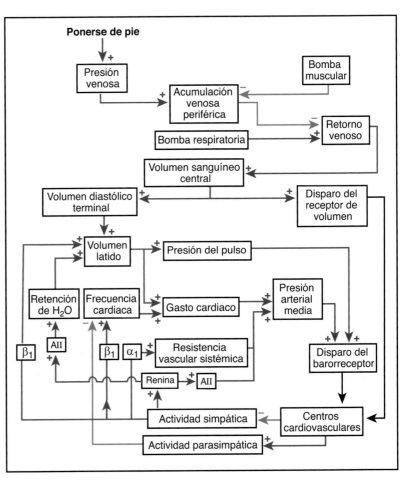

Figura 17-6 Eventos reflejos cardiovasculares asociados con el estar de pie. El aumento en la acumulación venosa de sangre, como al estar de pie, reduce el retorno venoso y el volumen sanguíneo central, lo que lleva a una serie de eventos que reducen la presión arterial media. La contracción del músculo esquelético (la bomba muscular) y la inhalación (la bomba respiratoria) aumentan el retorno venoso y el volumen sanguíneo central, lo que a su vez aumenta el flujo de salida del corazón. Las *flechas rojas* (+) significan que un incremento en la variable en la *cola de la flecha* conduce a un aumento en la variable en la *punta de la flecha* (y una disminución en la cola de la flecha propicia una disminución en la punta de la misma). Las *flechas azules* (−) significan que un aumento en la variable en la *cola de la flecha* conduce a una disminución en la variable en la *punta de la flecha* (y una disminución en la cola de la flecha lleva a un aumento en la punta de la misma).

disminución inicial en el gasto cardiaco y en la presión arterial, lo cual desencadena mecanismos neurales de reflejo, principalmente el reflejo barorreceptor, que restablece rápidamente el gasto cardiaco y la presión arterial media. El ponerse de pie también activa los mecanismos de control de receptores de baja presión y volumen, involucrando a la AVP y el PNA, así como al SRAA. Estos mecanismos no son críticos en el restablecimiento de la presión en el corto plazo, pero pueden volverse importantes si la persona necesita estar de pie durante largos lapsos sin moverse. Sin embargo, la activación del SRAA al ponerse de pie puede confundir las mediciones clínicas de la actividad de la renina plasmática. Al ponerse de pie, los niveles plasmáticos de renina pueden aumentar brevemente y dar una falsa representación de la verdadera concentración de renina en plasma en el paciente en reposo. Por lo tanto, con fines clínicos, estas mediciones se obtienen con el paciente en posición supina. A diferencia de cuando se está de pie, los músculos que se contraen en las extremidades inferiores comprimen a las venas y mueven sangre desde la periferia hacia la circulación central, teniendo por lo tanto un efecto negativo sobre la acumulación venosa periférica.

Ninguno de los mecanismos neurales y humorales utilizados por el cuerpo para controlar la presión arterial a corto plazo parecen estar involucrados en el establecimiento a largo plazo del punto de ajuste de la presión arterial media. Todos estos mecanismos parecen perder su eficacia si se activan de forma sostenida durante varios días. Parece que el riñón es responsable de establecer el nivel absoluto de presión arterial media, en torno a la cual los ya descritos mecanismos neurales/humorales intentan ejercer un control momento a momento. El establecimiento de la presión arterial media y su control a largo plazo están vinculados con la excreción de sal y agua por los riñones. Aunque la excreción de sal y agua en los riñones se regula por algunos de los mecanismos neurales y hormonales mencionados antes en este capítulo, también es regulada por la presión arterial. La elevación de la presión arterial resulta en un aumento en la excreción de sal y agua. Este fenómeno se conoce como **diuresis por presión**. Mientras la presión arterial media se mantenga elevada, la excreción de sal y agua excederá a la tasa normal debido a la diuresis por presión. De forma importante, la diuresis por presión persiste hasta que disminuye el volumen sanguíneo y el gasto cardiaco lo suficiente para regresar la presión arterial media a su nivel original establecido. Una disminución en la presión arterial media tiene el efecto opuesto sobre la excreción de sal y agua; la reducción en la diuresis por presión aumenta el volumen sanguíneo y el gasto cardiaco hasta que la presión arterial media regresa a su nivel original establecido.

La diuresis por presión es un mecanismo lento pero persistente para regular la presión arterial. Eventualmente esta regresará la presión a su nivel original establecido. En los pacientes hipertensos, la excreción de sal y agua es normal pero solo si la presión arterial está elevada. Si este no fuese el caso, la diuresis por presión siempre llevaría la presión arterial de vuelta a la normalidad. La modificación del punto de ajuste de la presión arterial renal se consideró en su momento como el principal factor causante de la hipertensión arterial, pero ahora sabemos que la hipertensión es una enfermedad polifacética y compleja sin un único factor causante.

CHOQUE CIRCULATORIO

El choque circulatorio es una condición de falla cardiovascular generalizada que se caracteriza por flujo sanguíneo insuficiente a los órganos. Está acompañada de hipotensión. Esta condición puede resultar en el deterioro de todos los tejidos en el cuerpo y eventualmente la muerte. En general, si no se corrige el choque, resultará en alteración en el aporte de oxígeno, debilidad muscular generalizada, falla renal, depresión de la función mental o incluso inconsciencia. La disminución de la temperatura corporal, como resultado de los efectos de un pobre aporte de oxígeno sobre el metabolismo tisular, también es una característica general de la mayoría de las formas de choque (excepto el choque por sepsis; *véase* más abajo). La causa básica del choque es la pérdida del apoyo al gasto cardiaco. Puede derivarse de una disfunción cardiaca directa causada por isquemia miocárdica, infarto, arritmias, etc., o bien de una disminución de la presión venosa de llenado, resultado de la pérdida de sangre, volumen plasmático o del tono venoso.

El choque se divide en tres etapas de gravedad en aumento

El choque puede dividirse en tres etapas progresivamente más graves, como se esquematiza en la figura 17-7. A la forma de choque más leve se le llama *no progresiva* o **choque compensatorio**, debido a que los mecanismos cardiovasculares reguladores normales compensarán la disminución inicial en el gasto cardiaco, en la presión arterial o ambos. Estos mecanismos eventualmente llevarán a la recuperación de la persona sin necesidad de intervención clínica. La respuesta del cuerpo después de que un individuo dona una unidad de sangre es una forma común de choque compensatorio.

Los mecanismos compensadores en el choque no progresivo son los mismos que los que se activan por una súbita disminución de la presión arterial. Estos incluyen la activación del

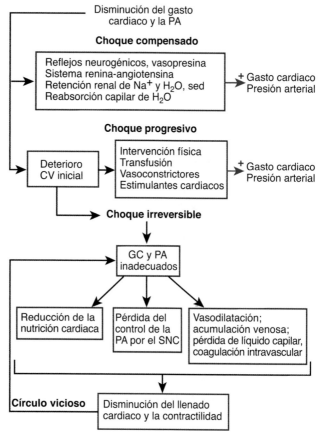

Figura 17-7 Mecanismos del choque circulatorio. (Consultar el texto para mayores detalles.) PA, presión arterial; SNC, sistema nervioso central; GC, gasto cardiaco; CV, cardiovascular.

reflejo barorreceptor y otros reflejos neurogénicos presores, la estimulación del sistema renina-angiotensina-aldosterona, y la liberación de AVP. Estos reflejos y hormonas tienden a aumentar la presión arterial y el gasto cardiaco, incrementando la frecuencia cardiaca, la contractilidad miocárdica y la resistencia vascular (especialmente en la piel, órganos esplácnicos, músculo esquelético y riñón), al tiempo que también promueven la retención de

Na^+ y agua para aumentar la presión venosa central y el volumen latido. Adicionalmente, la presión arterial baja y el aumento en la resistencia arteriolar en la etapa de compensación del choque reducen la presión hidrostática capilar. Esto aumenta la reabsorción de líquido del espacio intersticial, especialmente en el intestino y el riñón. En conjunto, estos mecanismos compensadores resultan en la presentación clínica inicial del choque, que incluye

ENFOQUE CLÍNICO | 17-2

Estrógenos y enfermedad cardiovascular en mujeres

Con la excepción de la reproducción, los procesos fisiológicos presentados en la mayoría de los libros de texto médicos a menudo reflejan la fisiología básica del varón adulto. Sin embargo, es bien sabido que la incidencia, morbilidad y mortalidad asociadas con la enfermedad cardiovascular son mucho más bajas en mujeres en la premenopausia que en hombres de edad similar. Y tras la **menopausia**, ya sea inducida quirúrgicamente o secundaria a procesos normales, las mujeres rápidamente se aproximan a la prevalencia de enfermedades cardiovasculares en los hombres, de modo que para los 60 a 70 años de edad, su mortalidad relacionada con la enfermedad cardiovascular es tan alta o más alta incluso que la de los hombres. No es de extrañar que la enfermedad cardiovascular sea la fuente número uno de mortalidad en mujeres en Estados Unidos.

La diferencia en la prevalencia de enfermedad cardiovascular antes y después de la menopausia ha llevado a sugerir que el estrógeno es cardioprotector en mujeres. Se han llevado a cabo varios estudios clínicos para investigar esta posibilidad. No obstante, la evidencia recabada en animales experimentales *versus* en mujeres en estudios clínicos, especialmente en relación con la terapia de reemplazo hormonal (TRH), ha creado percepciones contrastantes respecto al papel de los estrógenos y los esteroides sexuales en la enfermedad cardiovascular en mujeres. En breve, el estrógeno parece estimular el sistema del NO en animales experimentales y proporcionar beneficios cardiovasculares, en tanto que dichos beneficios parecen estar ausentes en mujeres a quienes se les administra TRH. De hecho, algunos estudios mostraron que la TRH incrementó la incidencia de eventos cardiovasculares comórbidos en mujeres en la posmenopausia.

El estrógeno ha demostrado ser un vasodilatador coronario directo. Sin embargo, mucha de la evidencia inicial sobre este efecto mostró que las acciones dilatadoras directas del esteroide ocurren a una dosis suprafisiológica de 1 µM o más. Más aún, otros compuestos que contienen fenol, como los polifenoles derivados de plantas, así como el α-estradiol, el isómero no activo del β-estradiol fisiológicamente activo, también son vasodilatadores directos a dichas concentraciones. Aun así, las investigaciones realizadas en las últimas décadas han descubierto un receptor de estrógeno ligado a proteína G, unido a la membrana de los vasos sanguíneos y células endoteliales, y la activación de estos receptores, de acuerdo con algunos estudios, puede conducir a vasodilatación. Más importante, la exposición durante la noche de las arterias coronarias a concentraciones fisiológicas de estrógeno (1 nM) ha demostrado aumentar la vasodilatación mediada por NO o su biodisponibilidad, y mejorar los mecanismos celulares que inactivan a los radicales de oxígeno. Estas acciones del estrógeno serían favorables para reducir la incidencia y gravedad de ciertas enfermedades cardiovasculares en mujeres.

Aun así, los estudios clínicos previos que evaluaron la efectividad de la TRH sobre los desenlaces cardiovasculares en mujeres en la posmenopausia fueron suspendidos de forma temprana debido tanto a la falta de eficacia demostrada como a un ligero incremento en la incidencia de infartos miocárdicos relacionados con trombosis en mujeres en la etapa de la posmenopausia bajo TRH. Las recomendaciones médicas actuales son que no deben utilizarse estrógenos o TRH en mujeres en la posmenopausia como componente de la terapia por potenciales condiciones cardiovasculares y que en lugar de ello se reserven para el tratamiento de síntomas posmenopáusicos u osteoporosis.

Una explicación para la diferencia en el beneficio sugerido de los estrógenos basado en hallazgos en animales de laboratorio y la realidad de los estudios clínicos podría derivarse del concepto de que los curativos y los preventivos no son la misma cosa. Es probable que el estrógeno en las mujeres en la premenopausia proteja su sistema cardiovascular por todos los motivos sugeridos en los estudios de laboratorio. Sin embargo, después de la menopausia, este aspecto preventivo se pierde. Entonces la enfermedad cardiovascular se desarrolla de una forma similar a la observada en los hombres. Más aún, las mujeres viven durante décadas después de la menopausia, y durante ese tiempo muchas no toman ninguna terapia de reemplazo hormonal. Las mujeres en este estado probablemente han acumulado enfermedad cardiovascular que no puede ser revertida por la simple adición de estrógeno al sistema de la mujer, a pesar de que dicho estrógeno previno la progresión de la enfermedad en etapas más tempranas de su vida. De hecho, el estrógeno es ligeramente protrombótico, y la adición de este esteroide a una mujer con enfermedad cardiovascular existente, especialmente enfermedad arterial coronaria, puede ser suficiente para decantar la balanza hacia un estado protrombótico que causa infarto miocárdico. Es interesante que la edad promedio de las mujeres era de alrededor de 65 años en algunos estudios clínicos que fueron suspendidos debido a eventos cardiovasculares adversos asociados al estrógeno y la TRH, e incluyeron a mujeres de varios años o décadas después de la menopausia. Por lo tanto, la falta de beneficio del estrógeno en esta etapa pudo haber resultado de la acumulación de agresiones cardiovasculares previas a tomar estrógeno en lugar de a una carencia directa de efecto del estrógeno sobre el sistema cardiovascular.

Aun así, evidencia adicional que involucra un conocimiento creciente de la genómica y el metabolismo sugiere que no todas las mujeres pueden tener la infraestructura genética/metabólica que apoya los efectos benéficos del estradiol sobre el sistema cardiovascular. Estas mujeres pueden beneficiarse de la aplicación más dirigida de diferentes tipos de estrógenos, incluso aunque sus sistemas no sean capaces de responder favorablemente a otros. A este respecto, se ha sugerido que los análogos del estrógeno que podrían estar dirigidos hacia el receptor de estrógeno unido a membrana en lugar de a su receptor nuclear genómico, podrían proporcionar una vía para brindarle a las mujeres en la posmenopausia un beneficio cardiovascular con el estrógeno sin las otras complicaciones del agente, incluyendo el aumento potencial en el riesgo de desarrollar cánceres. ■

piel pálida (en individuos de piel clara), piel fría, mucosas pálidas, pulso rápido, sensación de sed, hipotensión y reducción de la diuresis. El paciente también puede mostrarse inquieto, agitado o agudamente delirante debido a la hipoxia aguda en el cerebro. Este estado del SNC puede agravarse por la acidemia, que se acumula en los tejidos debido al compromiso de la perfusión de los órganos periféricos.

El choque progresivo provoca un círculo vicioso de deterioro cardiaco y cerebral

Si las causas iniciales de choque son graves, o el cuerpo no es capaz de compensar completamente el mal funcionamiento del sistema cardiovascular, el choque entra en un círculo vicioso de retroalimentación positiva conocido como **choque progresivo**. Esto sucede cuando los órganos que mantienen al sistema cardiovascular, notablemente el corazón y el cerebro, se deterioran como resultado de un aporte sanguíneo insuficiente. Esto usualmente ocurre cuando la presión arterial disminuye a un nivel por debajo del límite de la autorregulación del corazón y el cerebro, a pesar de los esfuerzos de los mecanismos de control neural/hormonal a corto plazo. En este punto, dado que los propios mecanismos compensadores del cuerpo requieren el funcionamiento apropiado del corazón y el cerebro, el cuerpo no puede ni compensar adecuadamente ni corregir el existente choque. Una persona en esta etapa no puede recuperarse sin intervención clínica para dar soporte al sistema cardiovascular.

El factor más importante involucrado en la progresión del choque es el deterioro del propio corazón. Durante el choque progresivo, la circulación coronaria se ve comprometida, el miocardio sufre una lesión isquémica y la contractilidad miocárdica disminuye progresivamente, lo que provoca mayor descenso de la presión arterial y mayor reducción en la irrigación coronaria y un mayor daño miocárdico. Esto provoca un ciclo de disminución progresiva de la capacidad de bombeo cardiaco. Adicionalmente, el choque progresivo se exacerba por el deterioro de los centros vasomotores del cerebro, debido al flujo sanguíneo cerebral deteriorado. Estos centros se necesitan para apoyar al corazón e incrementar la resistencia sistémica vascular durante la hipotensión. Adicionalmente, durante el choque progresivo, el índice de resistencia pre a poscapilar se desplaza de uno que favorece la reabsorción de agua, como en el choque compensatorio, a uno que favorece la pérdida de agua a través de los capilares. Esto exacerba el colapso del sistema circulatorio. Por último, las condiciones acidóticas en los órganos periféricos, ocasionadas por un pobre aporte de oxígeno, así como por la liberación de toxinas de los tejidos en deterioro, promueven la coagulación arterial, exacerbando el ya de por sí reducido aporte de oxígeno a los tejidos. La acidosis y las toxinas también aumentan la permeabilidad capilar, lo que aumenta más la pérdida de líquido del compartimento vascular. Sin una intervención apropiada, el choque progresivo entrará en una fase irreversible. En el **choque irreversible**, las funciones cardiaca y cerebral están tan comprometidas que ninguna intervención puede restablecer la función cardiovascular normal. Cuando el choque alcanza esta fase, la muerte es inevitable.

Las fallas en las funciones que involucran al corazón, el cerebro, el sistema vascular o el volumen sanguíneo pueden causar choque

Varias condiciones diferentes pueden conducir a choque circulatorio. Además de las pérdidas de volumen sanguíneo por hemorragia, cualquier pérdida de volumen plasmático, o hipovolemia,

puede reducir el gasto cardiaco e inducir **choque hipovolémico**. Esto puede ser causado por deshidratación como resultado de vómito severo, sudoración excesiva o diarrea, así como por una ingesta inadecuada de líquidos y electrolitos, daño renal o destrucción de la corteza suprarrenal (p. ej., pérdida de la aldosterona o sus efectos). Las quemaduras graves resultan en destrucción capilar con pérdida de albúmina del espacio vascular. Esto causa pérdida transcapilar de plasma y reducción en el volumen circulante. Una semejante pérdida capilar de líquido se asocia con las obstrucciones intestinales que aumentan enormemente la presión venosa intestinal. El daño capilar por lesión física grave o trauma también causa pérdida transcapilar de plasma. Una complicación importante del choque que resulta de la pérdida de plasma es un aumento en la viscosidad de la sangre, lo que altera aún más la capacidad del corazón para mover sangre a través de la circulación periférica.

El **choque neurogénico** es una forma de colapso circulatorio generado por una pérdida del tono neurogénico en las venas y arterias secundaria a inhibición o disfunción del SNC. Esto puede ser resultado de anestesia general o epidural (p. ej., los bloqueos epidurales utilizados en los partos), lesión cerebral traumática, o depresión de la función del centro vasomotor como resultado de fiebre, estrés, insomnio o incluso estrés emocional grave (este último resultando en un desmayo emocional).

Las reacciones antígeno-anticuerpo crean otra forma de choque circulatorio. Muchas personas son extremadamente alérgicas a ciertos antígenos (veneno de abeja, ciertos alimentos, etc.). En una reacción antígeno a anticuerpo grave, llamada **anafilaxia**, se liberan cantidades muy grandes de histamina y otras toxinas hacia los espacios tisulares. Esto provoca la destrucción del tejido circundante, lo que aumenta la osmolaridad intersticial, promoviendo por lo tanto la salida de líquido por los capilares. La histamina también causa dilatación arteriolar al tiempo que incrementa la permeabilidad de los capilares y vénulas al agua y las proteínas. Estos factores exacerban aún más la pérdida de líquido del compartimento vascular, y resultan en disminución del volumen sanguíneo circulante. Una característica del **choque anafiláctico** es que no es causado por una pérdida del volumen total de líquido en el cuerpo, sino por la translocación de dicho volumen fuera del espacio vascular hacia el intersticio.

El **choque séptico** es una forma de choque causado por una infección diseminada en todo el cuerpo. Después del choque cardiogénico, esta es la principal causa de muerte por choque en Estados Unidos. A menudo es causada por peritonitis secundaria a perforación del intestino, como en caso de ruptura del apéndice o úlcera gastrointestinal perforada, la introducción de bacterias de la piel hacia el torrente sanguíneo o, en las mujeres, por infecciones del sistema reproductor. A diferencia de otras formas de choque, el de tipo séptico se caracteriza por una temperatura corporal elevada a causa de la infección, junto con un gasto cardiaco aumentado como resultado de una vasodilatación intensa en el área infectada. Este último efecto es el resultado de la activación de la iNOS en el músculo liso vascular en respuesta a endotoxina, LPS, FNT-α, y posiblemente otras citocinas. El exceso en el gasto cardiaco en el choque séptico representa flujo sanguíneo inútil hacia las regiones infectadas a expensas de la perfusión de otros sistemas orgánicos incluyendo el corazón y el cerebro. Adicionalmente, la destrucción de tejido en esta forma de choque produce coágulos microvasculares generalizados, algo que se conoce como *coagulación intravascular diseminada*. Esta condición altera enormemente el aporte de oxígeno a los tejidos, exacerbando por lo tanto la condición primaria de choque.

Los sistemas de clasificación clínica del choque ofrecen una perspectiva diferente de las principales características de las distintas formas de choque

La clasificación clínica del choque difiere algo en su perspectiva de los tipos específicos de choque enumerados antes. Clínicamente, el choque se clasifica en *choque cardiogénico, choque distributivo, choque hipovolémico* y *choque obstructivo*. El **choque cardiogénico** se caracteriza por un "fallo de bomba". Hemodinámicamente se presenta como un paciente con una disminución del GC, un aumento de la resistencia vascular sistémica, una presión de enclavamiento pulmonar elevada y un metabolismo tisular deprimido (debido a un aporte sanguíneo inadecuado a los órganos periféricos). Otra medida clínica utilizada para determinar el estado de choque es la **tensión venosa mixta de oxígeno**. Se mide tomando una muestra de sangre de la aurícula derecha, el ventrículo o la arteria pulmonar con un catéter de Swan-Ganz. Debido a la mala perfusión de la periferia en esta forma de choque, muchos órganos extraerán más oxígeno de su suministro arterial reducido, dejando así su efluente venoso con un contenido de oxígeno en sangre más bajo. Esto reduce el contenido total de oxígeno venoso añadido y mezclado de todas las circulaciones sistémicas cuando finalmente se fusionan en el corazón derecho. Normalmente la saturación venosa mixta de oxígeno debe ser de 70% o más, pero puede descender a < 40% en pacientes con choque cardiogénico. Cualquier cosa que impida la capacidad del ventrículo izquierdo para mover la sangre hacia la circulación sistémica puede considerarse un medio de provocar un choque cardiogénico. Los infartos de miocardio, la exacerbación aguda de la insuficiencia cardiaca, un miocardio aturdido tras un paro cardiaco, diversas arritmias cardiacas, insuficiencia cardiaca derecha, válvulas aórtica o mitral incompetentes, defectos del tabique ventricular y patologías cardiotóxicas, sépticas u otras patologías inotrópicas negativas del corazón son causas frecuentes de choque cardiogénico.

El **choque distributivo** se caracteriza por una mala distribución del volumen dentro de los subcompartimentos del organismo sin una pérdida franca del agua corporal total o del volumen sanguíneo. Suele producirse por una vasodilatación localizada grave en el organismo, como en el choque séptico con sepsis abdominal, el **síndrome de choque tóxico** o el choque anafiláctico, en los que el volumen plasmático se distribuye fuera del espacio vascular hacia el intersticio. Los choques neurogénicos también se clasifican como choques distributivos. En el choque distributivo, la resistencia sistémica disminuye y el contenido de oxígeno venoso mixto aumenta.

El choque hipovolémico se denomina así por la causa fundamental del choque, es decir, una pérdida del volumen efectivo de líquido circulante. La hemorragia es un caso especial de este tipo de choque, aunque existen muchas otras formas de pérdida de líquidos en el organismo, como se ha descrito en la sección anterior.

El **choque obstructivo** se refiere a causas extracardiacas de fallo de la bomba. Esta denominación se asigna a problemas mecánicos que impiden el llenado del corazón, como el taponamiento cardiaco, la pericarditis restrictiva, el neumotórax a tensión, la embolia pulmonar y la hipertensión pulmonar grave.

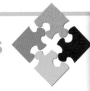

CIENCIAS MÉDICAS INTEGRADAS

Terapias farmacológicas para el tratamiento de la hipertensión arterial crónica

La hipertensión arterial sistémica primaria (hipertensión esencial) afecta a hasta un tercio de la población adulta en las sociedades occidentales culturizadas. Aunque las modificaciones en el estilo de vida, como el dejar de fumar, realizar actividad física o perder peso, pueden reducir la presión, a menudo estos cambios por sí solos no son suficientes para reducir la presión arterial a un nivel deseado. La pérdida de peso, especialmente con ejercicio, parece producir la mayor disminución de la presión arterial. Sin embargo, la reducción de la presión arterial suele ser < 10 mm Hg (aunque se han descrito descensos de hasta 20 mm Hg). Otras modificaciones del estilo de vida, como el ejercicio solo y la restricción de sal en la dieta, únicamente reducen la presión arterial entre 2 y 5 mm Hg. La mayoría de las personas con hipertensión primaria establecida no pueden alcanzar ni mantener los objetivos de presión arterial tan solo con cambios en el estilo de vida. Por lo tanto, es usual que se requiera terapia farmacológica antihipertensiva para la reducción y el manejo de la presión arterial en pacientes con hipertensión. El objetivo de la farmacoterapia inicial para la hipertensión es para reducir la presión de cualquier forma segura posible. Si no se trata, la hipertensión progresa y resulta en aumento en la incidencia de isquemia/infarto miocárdico, apoplejía y daño renal. Por el contrario, se ha conocido desde hace décadas que el tratamiento de la hipertensión conlleva un beneficio incuestionable, con mejoras documentadas de la esperanza de vida y reducción de los eventos cardiovasculares adversos.

En la actualidad, existen cinco tipos de agentes "de primera línea" recomendados como monoterapia inicial para el tratamiento de la hipertensión esencial: diuréticos tiazídicos, bloqueadores β, inhibidores de la ECA, bloqueadores del receptor de angiotensina y antagonistas de los canales de calcio. Cada uno de ellos disminuye la presión arterial por diferentes mecanismos, a veces complejos. En algunos casos, la acción antihipertensiva de estos agentes no está relacionada con la acción farmacológica primaria del fármaco. En estos casos, el efecto antihipertensivo se puso de manifiesto en ensayos clínicos en los que se examinó una aplicación diferente del fármaco (es decir, betabloqueadores) o se demostró que la justificación mecanicista lógica inicial del uso de los fármacos no era la fuente del efecto antihipertensivo de los mismos (es decir, diuréticos).

Los diuréticos tiazídicos, como la *clorotiazida*, producen **diuresis** leve y natriuresis. Tras la administración de este diurético se produce una reducción aguda en el volumen de agua, acompañada de una disminución de la presión arterial. No obstante, esta conexión entre el volumen y la presión arterial no puede mantenerse. Viola un principio homeostático independiente del organismo relativo al equilibrio de sal y agua. En resumen, *la pérdida sostenida de sodio y agua es incompatible* *con la vida*. Por lo tanto, el sodio y el agua deben volver a equilibrio. Esto ocurre a través de la activación del sistema nervioso simpático, el SRAA y la AVP. Este restablecimiento del equilibrio de sal y agua en presencia de la exposición crónica a los diuréticos se conoce como **rompimiento del diurético**. Sin embargo, lo que cabe destacar es que incluso después de que el agua y el sodio han sido llevados de regreso a un equilibrio, la presión arterial permanece baja por el diurético. El mecanismo responsable de este efecto antihipertensivo sostenido en este punto se debe a una disminución de la resistencia vascular sistémica. Por el momento no se sabe cómo la exposición sostenida a los diuréticos disminuye la resistencia vascular sistémica. Se ha especulado que una reducción del contenido total de sodio corporal por el diurético provoca cambios en el contenido de sodio de la pared arterial y que de alguna manera esto se encuentra relacionado con la relajación del músculo liso.

Existen tres clases principales de bloqueadores β, denominados de primera, segunda y tercera generación, los cuales son todos efectivos como farmacoterapia a largo plazo para el tratamiento de la hipertensión. Los bloqueadores de primera generación son no selectivos para los receptores β_1 o β_2, y algunos, como el *propranolol*, tienen efectos estabilizadores de la membrana celular en el tejido cardiaco. Los agentes de segunda generación, como el *metoprolol*, son selectivos para los receptores β_1, mientras que los beta-bloqueadores de tercera generación poseen propiedades adicionales como la estimulación del NO (*celiprolol*), bloqueo α_1 (*carvedilol*) y antagonismo de los canales de calcio (*carvedilol*). Los betabloqueadores fueron desarrollados inicialmente como agentes antianginosos, y su acción antihipertensiva fue un hallazgo inesperado revelado en los estudios clínicos iniciales. La acción antihipertensiva de estos agentes no se conoce por completo, aunque han sido implicadas la inhibición del SRAA y algo de acción central de los medicamentos. Los bloqueadores beta poseen efectos antirrestauradores en el corazón en ICC y, por lo tanto, son especialmente benéficos en pacientes con las comorbilidades de insuficiencia cardiaca e hipertensión.

La inhibición del SRAA tiene una historia establecida como farmacoterapia efectiva para la hipertensión crónica. Los inhibidores de la ECA (p. ej., *captopril*, *enalapril*, etc.) son ampliamente utilizados en pacientes con hipertensión, y son efectivos en aquellos con niveles plasmáticos de renina tanto normales como elevados. Los inhibidores de la ECA también son protectores renales y, por lo tanto, se utilizan en pacientes con combinación de diabetes e hipertensión. Al igual que los betabloqueadores, los inhibidores de la ECA previenen la remodelación ventricular. Este efecto, que se añade a la capacidad de los inhibidores de la ECA para reducir los volúmenes plasmáticos elevados, hace de los inhibidores de la ECA una piedra angular en el tratamiento de los pacientes con hipertensión combinada con insuficiencia cardiaca congestiva. Los bloqueadores del receptor de angiotensina (BRA, p. ej., *losartán*, *candesartán*, etc.) son agentes farmacológicos de segunda generación que inhiben los efectos del SRAA. Son efectivos en la hipertensión, especialmente en pacientes con diabetes concurrente. A diferencia de los inhibidores de la ECA, no bloquean la inactivación de la bradicinina en los pulmones, de manera que no se asocian con las complicaciones de tos y angioedema que ocurren con los inhibidores de la ECA. Los BRA son unos potentes inhibidores del SRAA y ningún grado de estimulación de dicho sistema puede restablecer las respuestas tisulares normales a la angiotensina II, por muy altas que sean las concentraciones de IIA.

Existen tres clases de antagonistas del calcio que se utilizan actualmente para varias enfermedades cardiovasculares, incluyendo la hipertensión. Las tres clases son efectivas en el tratamiento de la hipertensión, pero difieren en su eficacia relativa para inducir vasodilatación (un efecto antihipertensivo) y en su acción cardiaca para reducir la contractilidad miocárdica y la conducción a través del nodo AV (una propiedad útil para tratar la isquemia miocárdica y la taquicardia supraventricular). El *verapamilo* y el *diltiazem*, respectivamente, reducen de manera fuerte o moderada la contractilidad y la conducción, y ambos son antihipertensivos efectivos. Sin embargo, los antagonistas del calcio miembros de la clase 1,4-dihidropiridina (p. ej., *nifedipino*, *amlodipino*, etc.) son los vasodilatadores y agentes antihipertensivos más potentes de todos los antagonistas del calcio. Por lo tanto, las 1,4-dihidropiridinas son el antagonista del calcio generalmente preferido para el tratamiento de la hipertensión arterial moderada a severa no complicada. ∎

Resumen del capítulo

- Las ramas simpática y parasimpática del sistema nervioso autónomo inervan al corazón a través de receptores adrenérgicos β y colinérgicos muscarínicos, respectivamente.
- En el control de la frecuencia cardiaca predomina el sistema nervioso parasimpático, mientras que el control de la contractilidad del corazón y el tono vascular están dominados por el sistema nervioso simpático.
- El sistema nervioso simpático actúa sobre los vasos sanguíneos de todos los órganos sistémicos, excepto el cerebro y el corazón a través de la activación de receptores adrenérgicos α.
- El control reflejo de la presión arterial involucra mecanismos neurogénicos que modifican la frecuencia cardiaca, tono venoso, contractilidad y volumen latido para efectuar cambios en el gasto cardiaco junto con la resistencia vascular sistémica.
- Las conductas involucradas en el dolor, la emoción y el estrés afectan las respuestas cardiovasculares.

- La termorregulación y el ejercicio provocan cambios neurogénicos en las respuestas cardiovasculares que pueden anular el reflejo barorreceptor.
- Los barorreceptores y los receptores cardiopulmonares son importantes para la regulación refleja momento a momento de la presión arterial.
- El sistema renina-angiotensina-aldosterona, la arginina vasopresina y el péptido natriurético auricular son importantes en la regulación hormonal lenta del volumen sanguíneo y la presión arterial.
- La diuresis por presión en los riñones es el mecanismo que al final establece el nivel de presión arterial media.
- El choque circulatorio se presenta en etapas de compensación, progresión e irreversibilidad.
- El compromiso de la función del corazón y el cerebro, así como anormalidades en la función de los vasos sanguíneos y en los mecanismos de control del volumen sanguíneo pueden causar choque.

Preguntas de revisión del capítulo

1. ¿Cuál es la razón por la que los quimiorreceptores periféricos no pueden participar en el control instantáneo de la presión arterial media?

    A. Solo intervienen en la regulación de la ventilación pulmonar.
    B. No responden a los cambios de la presión arterial.
    C. Solo responden a aumentos de presión arterial.
    D. No se activan directamente por la presión arterial hasta que la presión arterial está por debajo de 80 mm Hg.
    E. Solo responden a cambios en el pH arterial, Po_2 o Pco_2.

2. ¿Qué órgano mostraría un aumento del flujo sanguíneo en un paciente durante un choque hemorrágico compensador?

    A. Intestino delgado
    B. Piel
    C. Músculo esquelético
    D. Corazón
    E. Cerebro

3. La nitroglicerina es un potente dilatador de arterias y venas que se utiliza para tratar los episodios isquémicos agudos de miocardio y la angina de pecho en pacientes con enfermedad arterial coronaria. Sin embargo, la angina de pecho también aparece como un posible efecto adverso asociado a la toma de nitroglicerina por parte de estos pacientes. ¿Cuál es el mecanismo por el que la nitroglicerina utilizada para tratar la angina en un paciente con EAC puede causar angina?

    A. Taquicardia e hipotensión
    B. Bradicardia e hipotensión
    C. Taquicardia e hipertensión
    D. Bradicardia e hipertensión

4. Una forma antigua de tratamiento para la hipertensión crónica grave era utilizar una combinación farmacológica para bloquear a los receptores alfa y beta. En esta condición, la regulación

de la presión arterial en el paciente se vuelve extremadamente dependiente de:

    A. Reflejos quimiorreceptores.
    B. La respuesta isquémica del SNC.
    C. El balance de sal y agua en el cuerpo.
    D. Las catecolaminas suprarrenales.
    E. La resistencia vascular.

5. ¿En qué se diferencian las respuestas de la frecuencia cardiaca y la presión arterial al dolor visceral de las provocadas por la pérdida de volumen sanguíneo?

    A. En el dolor visceral, los cambios en la FC y la PA no provocan choque, mientras que en la pérdida de volumen son responsables del choque.
    B. Con el dolor visceral, los cambios en la FC y la PA no causan choque, mientras que en la pérdida de volumen no cambian en respuesta al choque.
    C. Con el dolor visceral, los cambios en la FC y la PA causan choque, mientras que en la pérdida de volumen exacerban el choque.
    D. Con el dolor visceral, los cambios en la FC y la PA causan choque, mientras que en la pérdida de volumen son una respuesta compensatoria al choque.

1. **La respuesta correcta es D.** Los quimiorreceptores carotídeos y aórticos pueden responder a cambios en la presión arterial para provocar una respuesta presora sistémica, además de hacerlo a través de sus propiedades quimiosensibles. Sin embargo, la activación de estos órganos solo por la presión no se produce hasta que la presión arterial disminuye lo suficiente como para reducir el flujo sanguíneo a través de los quimiorreceptores. Se cree que en ese momento los propios receptores se vuelven isquémicos, lo que activa el reflejo presor quimiorreceptor. Esta situación se produce cuando la presión arterial media cae

por debajo de 80 mm Hg y alcanza un máximo en torno a 60 mm Hg. Estas presiones están muy por debajo de la presión arterial media sobre la que el reflejo barorreceptor amortigua las fluctuaciones momento a momento de la presión arterial media (~ 93 mm Hg). Además, el efecto de presión de la activación de los quimiorreceptores no tiene la correspondiente capacidad de detección de alta presión.

2. **La respuesta correcta es D.** El choque hemorrágico reduce la presión arterial, lo que activa el reflejo barorreceptor. Esto aumenta la actividad nerviosa simpática del sistema cardiovascular. La frecuencia cardiaca y la contractilidad aumentan, lo que incrementa el metabolismo miocárdico e impulsa una respuesta hiperémica activa en la circulación coronaria. Además, los nervios simpáticos de las arterias coronarias estimulan los receptores beta arteriales coronarios, lo que aumenta aún más el flujo sanguíneo en el corazón.

   Las arterias y venas de los intestinos, el músculo esquelético y la piel se contraen por los nervios simpáticos durante la hemorragia como parte del mecanismo del organismo para intentar mantener la presión arterial.

   Las arterias cerebrales no están inervadas por nervios autónomos y no tienen receptores para catecolaminas. El cerebro también tiene una gran capacidad de autorregulación. El flujo cerebral no cambia en la fase compensada de la hemorragia. Las compensaciones de la hemorragia están diseñadas en parte para garantizar un flujo sanguíneo cerebral normal.

3. **La respuesta correcta es A.** La nitroglicerina es un dilatador arterial potente de arterias y venas que puede producir una disminución aguda significativa en la presión arterial, lo que a su vez activará el reflejo barorreceptor. Este reflejo resultará en activación de los nervios simpáticos al corazón y los vasos sanguíneos, y supresión de la actividad vagal al corazón. El resultado, luego del efecto dilatador directo inicial, es para que la nitroglicerina refleje incremento de la frecuencia cardiaca y la contractilidad miocárdica al tiempo que aumenta el volumen latido, todo lo cual eleva la demanda miocárdica de oxígeno. En la enfermedad coronaria, parte de la reserva coronaria del corazón se agota por la dilatación arteriolar autorreguladora corriente abajo de las lesiones coronarias para mantener el flujo coronario en reposo. Esto deja menos reserva disponible para satisfacer una mayor demanda de oxígeno. Si esas demandas son superiores a la reserva coronaria restante, las arterias coronarias alcanzarán la dilatación máxima y, por lo

tanto, no quedarán reservas. No solo se producirá isquemia con el más mínimo aumento de la demanda de oxígeno a partir de ese punto, sino que el flujo sanguíneo coronario será totalmente dependiente de la presión. El descenso de la presión arterial provocado por la nitroglicerina reducirá proporcionalmente el flujo sanguíneo coronario. El efecto combinado de la nitroglicerina sobre la demanda de oxígeno y el flujo coronario provocará isquemia miocárdica y angina de pecho.

4. **La respuesta correcta es C.** El bloqueo de todos los receptores adrenérgicos en el cuerpo por la terapia farmacológica combinada resulta en una "simpatectomía química". La presión arterial en los pacientes con este tipo de terapia se vuelve muy dependiente del volumen sanguíneo. Por lo tanto, con este tratamiento farmacológico, los factores que alteran el balance de sal y agua en el cuerpo tienen una influencia más grande de lo normal sobre la presión arterial (p. ej., la ingesta de sal, la depleción de volumen, diuréticos, estimulación o inhibición del sistema renina-angiotensina, etc.). En particular, los cambios en el consumo de sal por parte del paciente pueden provocar picos o depresiones agudos de la presión arterial.

   Las ramas neurales del quimiorreceptor y los reflejos isquémicos del SNC no funcionarían bien —si es que funcionan— en un individuo con simpatectomía química, porque los receptores a través de los que actúan serían bloqueados por la simpatectomía química.

   Las catecolaminas suprarrenales o de cualquier otro origen tendrían un efecto limitado sobre el sistema cardiovascular en el que los receptores adrenérgicos están bloqueados (aunque la disminución de la respuesta dependería del nivel del bloqueo y la magnitud de la concentración de catecolaminas).

   El efecto de la resistencia vascular sobre la presión arterial estaría marcadamente atenuado por el bloqueo alfa en esta terapia combinada.

5. **La respuesta correcta es D.** El dolor visceral como el del traumatismo abdominal provoca una disminución de la FC, el volumen sistólico, el gasto cardiaco y la resistencia vascular sistémica, que se combinan para reducir notablemente la PA. Esto es responsable del choque CV asociado con las lesiones abdominales traumáticas no penetrantes. La hipovolemia crea una respuesta compensatoria al choque hipovolémico agudo. Dicha respuesta incluye aumentos de la FC, VS, GC y RVS mediados simpáticamente, con un fuerte estímulo resultante diseñado para restablecer la presión arterial hacia niveles normales.

Ejercicios de aplicación clínica 17-1

HIPOTENSIÓN POSTURAL INDUCIDA POR MEDICAMENTOS

A una mujer de 70 años de edad con antecedente de angina e insuficiencia cardiaca leve se le administra un parche cutáneo de nitroglicerina, que debe utilizarse durante el día. El parche libera pequeñas cantidades de este vasodilatador a su circulación continuamente a través de la piel para reducir o prevenir los eventos isquémicos miocárdicos y la angina de pecho. No obstante, también

tiene una botella de tabletas de nitroglicerina de una vieja receta en el armario del baño de su casa. Las instrucciones dicen que una tableta debe tomarse por vía sublingual en caso de un ataque de angina o como profilaxis contra la angina en anticipación a la actividad física. Una tarde, antes de trabajar en su jardín, decide tomar una de estas tabletas y se acuesta para un breve descanso antes de empezar a trabajar. A los 10 minutos de estar acostada, la paciente se incorpora súbitamente para contestar el teléfono. Segundos después de haberse puesto de pie, se marea y su frecuencia cardiaca comienza a elevarse rápidamente, pudiendo sentir su corazón palpitando en su pecho. Al dar un par de pasos, su visión se ennegrece y la paciente se colapsa sobre el piso, inconsciente. Poco después del episodio, la paciente recupera la conciencia, pero es capaz de permanecer de pie solo después de levantarse lentamente con apoyo.

PREGUNTAS

1. ¿Qué fenómeno cardiovascular es el responsable más probable de la pérdida de la conciencia de esta paciente?

2. ¿Qué cambios en la distribución del volumen sanguíneo ocurren por lo regular inmediatamente cuando uno pasa de una posición supina a una posición de pie? ¿Qué efectos inmediatos tienen estos cambios sobre el gasto cardiaco y la presión arte-

rial? ¿Qué mecanismos reflejos entran en juego en respuesta a estos cambios en la presión arterial?

3. La nitroglicerina es un vasodilatador directo de acción rápida que se absorbe rápidamente, el cual relaja el músculo liso en las venas más que en las arterias. ¿De qué forma se relaciona este efecto selectivo de la nitroglicerina a las respuestas de la paciente al ponerse de pie súbitamente?

RESPUESTAS

1. La pérdida de la conciencia puede ser resultado de numerosos factores, pero el más probable relacionado con el sistema cardiovascular es una caída súbita y grave en la presión arterial por debajo del límite autorregulador de la circulación cerebral. Esto causaría una caída en el flujo sanguíneo y en el aporte de oxígeno al cerebro que seguramente induciría efectos neurológicos como oscurecimiento de la visión, mareo y desmayo.

2. Al pasar de la posición supina a la posición de pie, la sangre tiende a caer hacia las extremidades inferiores debido al efecto de la gravedad. Los vasos sanguíneos tienen distensibilidad, y las venas tienen mucha más distensibilidad que las arterias. Por consecuencia, al ponerse de pie, la sangre tiende a acumularse en las venas en las extremidades inferiores, translocando volumen sanguíneo lejos de la circulación central. Esto provoca una caída súbita en el llenado ventricular y en el gasto cardiaco junto con una caída en la presión arterial. Normalmente, los reflejos cardiovasculares activan a los nervios simpáticos que inervan a las venas y arterias, resultando en constricción venosa y arteriolar en respuesta a esta caída inicial en la presión arterial. La constricción venosa ayuda a mover sangre desde las extremidades inferiores hacia la circulación central y, por lo tanto, devuelve soporte al gasto cardiaco. Este gasto aumenta aún más por la taquicardia refleja al ponerse de pie. La estimulación del gasto cardiaco ayuda a prevenir una caída en la presión arterial al ponerse de pie. La presión arterial se apoya aún más en el aumento de la resistencia vascular por la constricción de las arterias sistémicas mediada por reflejo simpático en todos los lechos vasculares, excepto en el corazón y el cerebro. Este apoyo a la presión arterial, junto con la fuerte autorregulación del flujo sanguíneo en el cerebro, impide

cualquier caída significativa en el flujo sanguíneo cerebral que de otra forma ocurriría si el cuerpo no fuese capaz de compensar la caída en la presión arterial que ocurre al ponerse de pie contra la gravedad.

3. Al relajar directamente el músculo liso en las venas y las arterias, la nitroglicerina antagoniza cualquier efecto constrictor en dichos vasos sanguíneos. Debido a que este agente relaja a las venas más que a las arterias, también hay un mayor aumento de la distensibilidad en las venas en comparación con las arterias, lo que causa que la sangre se acumule más fácilmente de lo normal en las venas. Además, las acciones de la nitroglicerina atenúan cualquier vasoconstricción simpática refleja de las venas en respuesta al ponerse de pie, impidiendo que dichos reflejos contrarresten la acumulación de sangre lejos de la circulación central. La acción de la nitroglicerina sobre las arterias también antagoniza la vasoconstricción arterial refleja al ponerse de pie. Como resultado, un paciente en tratamiento con nitroglicerina puede experimentar una significativa y precipitada caída de la presión arterial cuando pasa en forma súbita de una posición supina a una posición de pie, de modo que el aporte sanguíneo al cerebro puede volverse inadecuado. Si esto ocurre, el paciente seguramente experimentará alteraciones del SNC como mareo, alteraciones en la visión y pérdida de la conciencia. La nitroglicerina no tiene ningún efecto directo sobre la contracción del músculo esquelético. Por lo tanto, la caída en la presión arterial observada al ponerse de pie mientras se toma nitroglicerina activará reflejos neurogénicos que aumentarán la frecuencia cardiaca y la contractilidad miocárdica. Por tal motivo, la paciente en este caso también experimentó taquicardia y palpitaciones al ponerse de pie.

18 La ventilación y la mecánica de la respiración

Objetivos del aprendizaje activo

Con el dominio del material de este capítulo, usted será capaz de:
- Explicar cómo se genera la presión pleural.
- Describir de qué forma la presión a través de las vías respiratorias mantiene la permeabilidad de dichas vías.
- Explicar de qué manera los cambios en la presión alveolar mueven aire hacia adentro y hacia afuera de los pulmones.
- Explicar cómo mide la espirometría los volúmenes pulmonares y el flujo de aire en los pacientes.
- Distinguir entre ventilación minuto y ventilación alveolar.
- Describir cómo se puede utilizar el dióxido de carbono espirado para medir la ventilación alveolar (es decir, la cantidad de aire fresco que entra en los pulmones).

- Diferenciar entre hiperventilación e hiperpnea.
- Explicar de qué manera la retractilidad elástica del pulmón afecta la distensibilidad pulmonar.
- Describir de qué forma la distensibilidad pulmonar regional altera el flujo de aire en el pulmón.
- Explicar cómo el surfactante estabiliza los alveolos a volúmenes pulmonares bajos.
- Explicar qué es lo que impide que las vías respiratorias se compriman durante la espiración forzada.
- Explicar cómo se ve afectado el trabajo respiratorio por los trastornos pulmonares restrictivos y obstructivos.

INTRODUCCIÓN

La respiración es esencial para la vida. La entrada de aire al nacer pone en marcha una serie de eventos que permiten al neonato progresar desde un sistema de soporte vital dependiente y placentario hasta un sistema respiratorio independiente. Una inspiración seguida de una espiración, repetidas de 12 a 15 veces por minuto, jalan en promedio 7 L (~ 1.85 gal) de aire por minuto a los pulmones. En reposo, la respiración de 7 L de aire por minuto aporta suficiente oxígeno para mantener el metabolismo de billones de células en el cuerpo. Respirar de 12 a 15 veces por minuto puede parecer un proceso demasiado simple como para constituir el sistema respiratorio humano. Sin embargo, esta simplicidad es engañosa, dado que la respiración es muy sensible a pequeños cambios en la química sanguínea, el estado de ánimo, el nivel de alerta, la actividad física y factores medioambientales adversos.

En los capítulos previos, usted aprendió que una de las principales funciones del sistema cardiovascular es la distribución de sangre en todo el cuerpo para llevar nutrientes, oxígeno y otros químicos a los tejidos y para extraer el dióxido de carbono y otros productos de desecho del metabolismo. En los capítulos sobre la respiración, usted aprenderá que los sistemas respiratorio y cardiovascular están vinculados, y que los pulmones son los únicos responsables de transferir oxígeno de la atmósfera a la sangre y de extraer el dióxido de carbono siguiendo el camino inverso. También aprenderá que los pulmones humanos están diseñados de manera tan eficiente que el intercambio de gases puede aumentar hasta 20 veces para extraer dióxido de carbono y suministrar a los tejidos oxígeno que satisfaga las demandas energéticas del cuerpo. El proceso de intercambio de gases rara vez limita la actividad del cuerpo. Por ejemplo, un corredor de maratón que se tambalea al cruzar la meta después de haber corrido 42 km en < 3 h, o alguien que cruza a nado el canal de La Mancha en tiempo récord, rara vez ven limitada la cantidad de oxígeno captada y la cantidad de dióxido de carbono extraída de los pulmones. Estos ejemplos de actividades humanas no solo resaltan la capacidad funcional de los pulmones, sino que también ilustran el importante papel que tiene la respiración en la extraordinaria adaptabilidad del cuerpo al medio ambiente externo. Por último, usted aprenderá que la fisiología respiratoria tiene un papel crítico en medicina por el impacto que muchas enfermedades respiratorias (p. ej., *fibrosis quística*, *asma*, *enfermedad pulmonar obstructiva crónica*, *hipertensión pulmonar*, *fibrosis pulmonar*, *edema pulmonar*, *apnea del sueño y neumonía*) tienen sobre la salud humana. Como resultado, la fisiología respiratoria impacta sobre muchas de las subespecialidades de la medicina clínica, como pediatría, medicina interna, radiología, cirugía, otorrinolaringología, ginecoobstetricia y geriatría.

La respiración se lleva a cabo en dos etapas. La primera se conoce como **intercambio de gases** y la segunda como **respiración celular**. El intercambio de gases implica la transferencia de oxígeno y dióxido de carbono entre la atmósfera y los pulmones, mientras que la respiración celular también se produce en dos pasos. El primero constituye el intercambio de oxígeno y dióxido de carbono en el nivel celular; el segundo es intracelular e involucra una serie de reacciones metabólicas complejas que utilizan oxígeno para quemar combustible, lo cual libera dióxido de carbono y energía. Recuerde que, en el paso final de la respiración celular, se requiere oxígeno para que actúe como aceptor de electrones en el proceso por el cual las células obtienen energía.

El estudio del sistema respiratorio puede dividirse en los siguientes componentes: ventilación y mecánica de la respiración, transferencia y transporte de gases, circulación pulmonar y control de la respiración. El presente capítulo trata sobre la ventilación y sobre la mecánica y el trabajo de respiración. En el capítulo 19 se abordará la captación y transporte de gases, mientras el 20 estudia la circulación pulmonar y la equiparación entre el flujo de aire y el flujo sanguíneo en los pulmones. El capítulo 21 trata sobre los ritmos básicos de la respiración, los reflejos respiratorios, el control integrado de la respiración y el control de la respiración en ambientes inusuales.

RELACIONES ESTRUCTURALES Y FUNCIONALES DE LOS PULMONES

Queda claro que los pulmones son componentes esenciales del proceso de la respiración; sin embargo, no proporcionan un cuadro completo. Ellos desempeñan un papel pasivo en la entrada y salida de aire de los pulmones, así como en el intercambio de oxígeno y dióxido de carbono de la sangre. Por ejemplo, sin músculos respiratorios y sin una pared torácica hermética que creara una presión negativa dentro de la cavidad torácica, los pulmones no servirían para el intercambio de gases. Más aún, sin el flujo sanguíneo que va a los pulmones y sin el igualamiento entre el flujo de aire y el sanguíneo, en pocas palabras, no habría intercambio alguno de gases.

El árbol respiratorio se divide en forma sucesiva para aumentar el área de superficie pulmonar disponible para el intercambio de gases

El órgano humano destinado al intercambio de gases se compone de dos pulmones, cada uno de los cuales se divide en varios lóbulos. Los pulmones comprenden dos estructuras arbóreas: el árbol vascular y el árbol respiratorio, que están incrustados en un tejido conectivo muy elástico. El primero se conforma de arterias y venas conectadas por capilares (*véase* el capítulo 20). El segundo consiste en una serie de tubos huecos que se ramifican y, a medida que lo hacen, van disminuyendo su diámetro

(fig. 18-1). La vía respiratoria principal, la **tráquea**, se ramifica en dos **bronquios**; cada uno de ellos ingresa a un pulmón y se ramifica muchas veces en bronquios cada vez más pequeños que, a su vez, forman **bronquiolos**.

En la figura 18-1 se muestra un modelo funcional del árbol respiratorio que consta de dos zonas. La tráquea y las primeras 16 generaciones de ramas de la vía respiratoria constituyen la **zona de conducción**. La tráquea, los bronquios y los bronquiolos de la zona de conducción tienen tres importantes funciones: 1) calentar y humidificar el aire inspirado, 2) distribuir el aire de forma equitativa en todas las regiones de los pulmones y 3) actuar como parte del sistema de defensa del cuerpo (removiendo polvo, bacterias y gases nocivos de los pulmones). Las primeras cuatro generaciones de la zona de conducción están sujetas a cambios en las presiones negativa y positiva, y contienen una considerable cantidad de cartílago para prevenir el colapso de la vía respiratoria. En la tráquea y en los bronquios principales, el cartílago consiste de anillos en forma de U; más abajo, en los bronquios lobares y segmentarios, los anillos cartilaginosos dan paso a pequeñas láminas de cartílago, que desaparece por completo en los bronquiolos. Las vías respiratorias más pequeñas de la zona de conducción son los **bronquiolos terminales**. Los bronquiolos están suspendidos por tejido elástico en el parénquima pulmonar, y la elasticidad del tejido pulmonar ayuda a mantener abiertas estas vías respiratorias. La zona de conducción tiene su propia circulación, la **circulación bronquial**, que se origina de la aorta descendente y drena hacia las venas pulmonares. En la zona de conducción no existe intercambio de gases.

Las últimas siete generaciones conforman la **zona respiratoria**, donde se produce el intercambio de gases. Este se lleva a cabo en un mosaico compuesto de millones de células especializadas que forman sacos de aire de paredes delgadas, llamadas **alveolos**. Al igual que la zona de conducción, la zona respiratoria también tiene su propia circulación separada y distinta: la

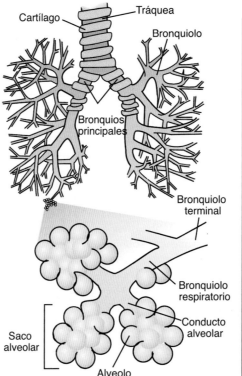

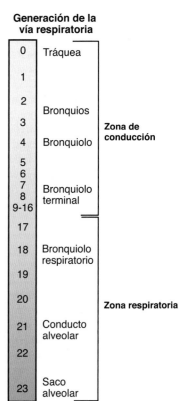

Figura 18-1 El árbol respiratorio se divide en forma sucesiva. El árbol respiratorio está conformado por una serie de tubos huecos muy ramificados, que se vuelven más estrechos, cortos y numerosos a medida que penetran en las partes más profundas del pulmón. Las vías respiratorias se dividen en dos zonas funcionales: las primeras 16 generaciones de ramas comprenden la *zona de conducción* y sirven para llevar el aire a las partes más profundas de los pulmones; las últimas siete generaciones participan en el intercambio de gases y constituyen la zona respiratoria.

circulación pulmonar. Los pulmones poseen la red capilar más extensa entre todos los órganos del cuerpo: sus capilares ocupan entre 70 y 80% del área de superficie alveolar. La circulación pulmonar recibe todo el gasto cardiaco y, por lo tanto, su flujo sanguíneo es alto. Una rama arterial pulmonar acompaña cada vía respiratoria y se ramifica junto con ella. Los eritrocitos pueden pasar a través de los capilares pulmonares en < 1 segundo.

La formación de bolsas en las vías respiratorias pequeñas para crear alveolos está diseñada para aumentar el área de superficie interna (*véase* fig. 18-1). Como ya se mencionó, cada alveolo está rodeado por una red de capilares que acerca la sangre hacia el aire dentro de él. El oxígeno y el dióxido de carbono se mueven a través de las delgadas paredes de los alveolos por difusión. Los pulmones adultos contienen de 300 a 500 millones de alveolos, con un área de superficie interna combinada de ~ 75 m² (similar al tamaño de una cancha de tenis), lo que constituye una de las membranas biológicas más extensas del cuerpo. Durante el crecimiento, el área de superficie alveolar aumenta de dos maneras: en el número de alveolos y en el diámetro de estos, como se muestra en la tabla 18-1. Sin embargo, después de la adolescencia, los alveolos solo aumentan en tamaño y, si se dañan, tienen una capacidad limitada para repararse a sí mismos. Fumar, por ejemplo, puede destruir los alveolos y conducir a una reducción concomitante del área de superficie alveolar disponible para el intercambio de gases.

Los árboles vascular y respiratorio se fusionan y forman una interfase sangre-aire para la difusión de gases

En la zona respiratoria, un grupo de conductos alveolares y sus alveolos se unen a los capilares pulmonares para formar una unidad respiratoria terminal; existen alrededor de 60 000 de estas unidades en ambos pulmones. La membrana alveolo-capilar de estas unidades forma una **interfase sangre-aire**, denominada a veces membrana sangre-aire, que separa la sangre en los capilares pulmonares del gas en los alveolos (fig. 18-2); se trata de una membrana alveolar separada del líquido intersticial por una membrana capilar y constituye, en términos básicos, una delgada barrera para los fluidos.

El diseño arquitectónico proporciona una gran área de superficie para la difusión de oxígeno y dióxido de carbono. La membrana alveolo-capilar es delgada en exceso (en algunos sitios es < 0.5 μm) y se compone de epitelio alveolar, una capa de líquido intersticial y endotelio capilar. El aire es llevado hacia un lado de la interfase por la ventilación —el movimiento de aire hacia y desde los alveolos—. La sangre es llevada al otro lado de la interfase por la circulación pulmonar; a medida que la sangre perfunde los alveolos, el oxígeno es captado y el dióxido de carbono cruza la interfase sangre-aire por difusión.

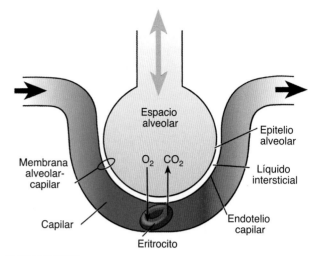

Figura 18-2 **El intercambio de gases se produce en la interfase sangre-aire.** Los capilares pulmonares y los alveolos conforman una interfase sangre-aire. Las *flechas gruesas* indican la dirección del flujo sanguíneo y la ventilación; las *flechas delgadas* indican las vías de difusión para O_2 y CO_2. La membrana alveolo-capilar es delgada (~ 0.5 mm) y, por lo tanto, la distancia de difusión para los gases es pequeña.

PRESIONES PULMONARES Y FLUJO DE AIRE DURANTE LA RESPIRACIÓN

El movimiento de aire que entra y sale de los pulmones precisa una cavidad torácica hermética y un grupo de músculos respiratorios. Estos incluyen el **diafragma**, los **músculos intercostales**, los **músculos escalenos** del cuello y los **esternocleidomastoideos**, que se insertan en la parte superior del esternón. Los pulmones yacen dentro de una cavidad torácica hermética y están separados del abdomen por el diafragma, un músculo esquelético grande en forma de domo (fig. 18-3). La cavidad torácica se compone de 12 pares de costillas, el esternón y los **músculos intercostales externos** e internos, ubicados entre las primeras. La **caja torácica** se articula con la columna vertebral, lo que le permite elevarse y descender durante la respiración. El espacio entre los pulmones y la pared torácica es el **espacio pleural**, que contiene una delgada capa de líquido (~ 10μ de grosor) que actúa en parte como lubricante para que los pulmones puedan deslizarse contra la pared torácica.

El diafragma es el músculo más importante de la respiración para ampliar la cavidad torácica

En su mayor parte, la respiración es impulsada por el diafragma muscular en la parte inferior del tórax. La contracción del diafragma cumple con dos tareas: agranda la cavidad torácica y, en consecuencia, aumenta el volumen del tórax. El agrandamiento de esta cavidad hermética se logra de dos maneras: en primer lugar, la contracción del diafragma (que está unido a las costillas inferiores y al esternón) empuja el contenido abdominal hacia abajo, lo que expande la cavidad torácica en el plano vertical. En segundo lugar, los músculos intercostales externos elevan la caja torácica hacia arriba y hacia afuera, lo cual agranda aún más la cavidad torácica (*véase* figura 18-3).

El aumento del volumen torácico provoca una disminución de la presión entre la pared torácica y los pulmones. Esta caída de presión hace que los pulmones se expandan, lo que da lugar a una diferencia de presión negativa entre la boca y los

TABLA 18-1	Cambios vinculados con la edad en el número de alveolos y el área de superficie alveolar del pulmón humano		
Edad	**Número de alveolos (10⁶)**	**Área de superficie alveolar (m²)**	**Área de superficie cutánea (m²)**
Nacimiento	24	2.8	0.2
8 años	300	32.0	0.9
Adulto	300	75.0	1.8

Inspiración

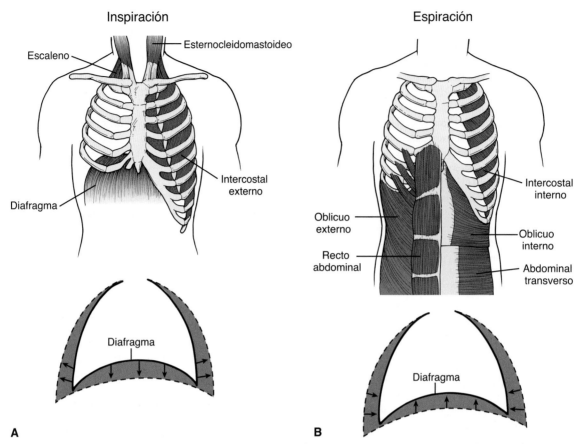

Espiración

Figura 18-3 **Un cambio en el volumen torácico infla y desinfla el pulmón durante el ciclo de la respiración.** Los movimientos del diafragma y de la caja torácica cambian el volumen torácico, lo que permite a los pulmones inflarse durante la inspiración y desinflarse durante la espiración. (**A**) En reposo, el diafragma se contrae durante la inspiración y empuja el contenido abdominal hacia abajo, movimiento que empuja a su vez la caja torácica hacia afuera. Con la respiración profunda y pesada, los músculos accesorios (los intercostales externos y los esternocleidomastoideos) también se contraen y jalan la caja torácica hacia arriba y hacia afuera. (**B**) La espiración es pasiva en condiciones de reposo. El diafragma se relaja y regresa a su forma de domo, y la caja torácica baja. Sin embargo, durante la espiración forzada, los músculos intercostales externos se contraen y jalan la caja torácica hacia abajo y hacia adentro. Los músculos abdominales también se contraen y ayudan a jalar la caja torácica hacia abajo, lo que comprime el volumen torácico.

alveolos que hace que el aire fluya hacia estos por las vías respiratorias. La efectividad de la entrada de aire a los pulmones se relaciona con la fuerza de contracción del diafragma y los músculos intercostales. Cuanto más se contraen los músculos intercostales y el diafragma, más se expanden los pulmones. Durante la inspiración forzada (en que ingresa un gran volumen de aire a los pulmones) se utilizan también músculos accesorios adicionales, como los escalenos y los esternocleidomastoideos. La contracción de estos músculos eleva aún más la parte superior de la caja torácica y aumenta su volumen. La función del diafragma puede verse obstaculizada por la obesidad, el embarazo y el uso de ropa ajustada alrededor de la pared abdominal. El daño en los nervios frénicos (dos de ellos inervan el diafragma, uno para cada mitad lateral) puede conducir a la parálisis del diafragma; cuando uno de estos nervios se daña, esa porción del diafragma se mueve hacia arriba en lugar de hacia abajo durante la inspiración.

En reposo, la espiración de aire fuera de los pulmones es un procedimiento mucho más sencillo. Se trata de un proceso pasivo en el que los músculos respiratorios se relajan y los pulmones estirados contraen su volumen, lo que provoca una

diferencia de presión positiva entre los alveolos y la boca. Sin embargo, con el ejercicio o la espiración forzada los músculos espiratorios también se activan (estos músculos incluyen no solo el diafragma sino también los músculos intercostales y los de la pared abdominal; *véase* fig. 18-3B). La contracción de la pared abdominal empuja el diafragma hacia arriba dentro del tórax y los músculos intercostales internos tiran de la caja torácica hacia abajo, lo que reduce el volumen torácico. Estos **músculos respiratorios accesorios** también son necesarios para funciones tales como toser, hacer fuerza, vomitar y defecar. Los músculos espiratorios son muy importantes en las carreras de resistencia, y son una de las razones por las que los corredores de larga distancia, como parte de su programa de entrenamiento, suelen realizar ejercicios para fortalecer los músculos abdominales y pectorales.

Una diferencia en la presión parcial hace que O_2 y CO_2 se difundan a través de la membrana alveolo-capilar

Hasta aquí hemos analizado la ventilación a nivel de sistemas. Hemos revisado sus componentes, algunas propiedades del pulmón y de la pared torácica, y la interacción entre estas estructuras durante la inspiración y la espiración. Sin embargo, un entendimiento más completo de cómo se inflan y desinflan los pulmones y de cómo se inhala y exhala el aire necesita un abordaje de los cambios biofísicos en la presión del sistema respiratorio. Esto amerita una breve revisión de las leyes de los gases antes de explicar cómo los cambios en las presiones dentro de la cavidad torácica y los pulmones provocan modificaciones en los volúmenes pulmonares y en el movimiento de aire.

La atmósfera, el aire que respiramos y en el que vivimos, ejerce una presión (P) conocida como **presión barométrica** (PB). A nivel del mar, la P_B es igual a 760 mm Hg. La relación entre la presión total ejercida por una mezcla de gases y la presión individual de cada gas se rige por la **ley de Dalton**, que establece que la presión barométrica total (PB) es igual a la suma de las presiones individuales de cada gas. La ecuación puede escribirse así:

$$P_B = P_{N_2} + P_{O_2} + P_{H_2O} + P_{CO_2} \qquad (1)$$

donde P_{N_2} es la presión parcial de nitrógeno, P_{O_2} la presión parcial de oxígeno, P_{H_2O} la presión de vapor de agua y P_{CO_2} la presión parcial de dióxido de carbono. La presión parcial es la presión individual ejercida de forma independiente por un gas dentro de una mezcla de aire. El aire que respiramos es una mezcla de gases formada sobre todo por nitrógeno, oxígeno y dióxido de carbono. Por ejemplo, el aire con que se infla un globo crea una presión que hace que se expanda; la presión total generada dentro del globo es la suma de las presiones parciales individuales de oxígeno, nitrógeno y dióxido de carbono. Por lo tanto, la presión parcial de un gas es la presión que ejercería ese gas si actuara solo. La presión parcial también se utiliza para medir qué cantidad de ese gas está presente. Para calcular la presión parcial es preciso reconfigurar la ecuación de la ley de Dalton. Por ejemplo, de acuerdo con dicha ley, la presión parcial de oxígeno (P_{O_2}) se determina como $P_{O_2} = P_B \times F_{O_2}$, donde F_{O_2} es la concentración fraccional de oxígeno. Dado que el 21% del aire es oxígeno, la presión parcial (P_{O_2}) ejercida por este gas a nivel del mar es de 160 mm Hg (760×0.21). Si todos los demás gases fueran retirados del globo, el oxígeno restante aún ejercería una presión de 160 mm Hg. La presión parcial de un gas se denomina a menudo ***tensión del gas***, y ambos términos se usan como sinónimos.

Cuando la P_{O_2} se mide al interior de las vías respiratorias, es menor que la P_{O_2} en el aire atmosférico a nivel del mar. Esta diferencia se debe a que el aire inspirado se calienta, se humidifica y se satura con vapor de agua a 37 °C. El vapor de agua ejerce una presión parcial en función de la temperatura corporal, no de la presión barométrica; a 37 °C, ese vapor ejerce una presión parcial (P_{H_2O}) de 47 mm Hg. El vapor de agua no cambia el porcentaje de oxígeno o de nitrógeno en la mezcla de gases seca; sin embargo, sí reduce la presión parcial de oxígeno dentro de los pulmones. Las presiones parciales de los gases pulmonares se calculan con base en la presión de gas seco; por lo tanto, cuando se determina la presión parcial de un gas, se le resta la presión del vapor de agua. La presión del gas seco en la tráquea es de $760 - 47 = 713$ mm Hg, y las presiones parciales individuales de O_2 y N_2 son las siguientes:

$$P_{O_2} = 0.21 \times (760 - 47) = 150 \text{ mm Hg} \qquad (2)$$

y

$$P_{N_2} = 0.79 \times (760 - 47) = 563 \text{ mm Hg} \qquad (3)$$

En la tabla 18-2 se listan las presiones parciales normales de los gases respiratorios en diferentes lugares del cuerpo. Al calcular las tensiones de los gases en el pulmón, existe una buena estrategia a tener en cuenta: tan pronto como el aire entra en la nariz, debemos restar siempre la presión del vapor de agua para convertir la fracción del gas en presión parcial. En la figura 18-2, el esquema muestra en azul la sangre venosa mixta (es decir, la sangre de los órganos) que ingresa al capilar alveolar, y en rojo la sangre que sale de él. El cambio de color se debe a la presión parcial que agrega oxígeno a la hemoglobina. Como se muestra en la tabla 18-2, estas presiones en juego durante el intercambio de gases alveolares en condiciones de reposo pueden resumirse del siguiente modo:

Entrada a los capilares alveolares	Alveolos	Salida de los capilares alveolares
$P_{O_2} = 40$ mm Hg	$P_{O_2} = 102$ mm Hg	$P_{O_2} = 95$ mm Hg
$P_{CO_2} = 46$ mm Hg	$P_{CO_2} = 40$ mm Hg	$P_{CO_2} = 40$ mm Hg

TABLA 18-2 Presiones parciales y porcentajes de los gases respiratorios a nivel del mar (Pb = 760 mm Hg)

Gas	Aire seco del ambiente		Aire traqueal húmedo		Aire alveolar		Sangre arterial sistémica	Sangre venosa mixta
	mm Hg	%	mm Hg	%	mm Hg	%	mm Hg	mm Hg
O_2	160	21	150	20	102	14	95	40
CO_2	0	0	0	0	40	5	40	46
Vapor de agua	0	0	47	6	47	6	47	47
N_2	600	79	563	74	571	75*	571	571
Total	760	100	760	100	760	100	760	704†

*La P_{N_2} alveolar aumentó 1% porque R < 1.

†La presión total en la sangre venosa se reduce porque la P_{O_2} disminuye más de lo que aumenta la P_{CO_2}.

En la fisiología respiratoria, las presiones se miden tanto en mm Hg como en centímetros de agua (cm H_2O). Las tensiones de los gases se miden en mm Hg, pero las presiones pulmonares y el flujo de aire son tan pequeños que se miden en cm H_2O. Una presión de 1 cm H_2O equivale a 0.74 mm Hg (o 1 mm Hg = 1.36 cm H_2O). Los cambios en las presiones pulmonares durante la respiración se expresan a menudo como **presión relativa**, vinculada con la presión atmosférica. Por ejemplo, la presión dentro de los alveolos puede ser −2 cm H_2O durante la inspiración. El signo de menos indica que la presión es subatmosférica, esto es, 2 cm H_2O por debajo de la PB. Por el contrario, durante la espiración, la presión en los alveolos puede ser de +3 cm H_2O, lo que significa que la presión está 3 cm H_2O por encima de la PB. Una presión positiva o negativa indica que la presión es relativa a la presión atmosférica y se ubica respectivamente por encima o por debajo de la PB. Al utilizar presiones relativas, es importante recordar que la PB se establece en cero; por ejemplo, una presión en la vía respiratoria igual a cero significa que la presión dentro de ella equivale a la presión atmosférica. A menos que se especifique lo contrario, las presiones de la respiración son relativas y su unidad de medida es el cm H_2O. En la tabla 18-3 se ofrece una lista de símbolos y abreviaturas utilizados en la fisiología respiratoria.

El cambio en la presión pleural es fundamental para el inflado y desinflado pulmonar

Dado que la cavidad torácica es hermética, un aumento en el volumen torácico hará que caiga la **presión pleural** (P_{pl}), que es la presión en el líquido pleural entre el pulmón y la pared torácica. Una reducción en la P_{pl} hace que los pulmones se expandan

TABLA 18-3 Símbolos y terminología utilizados en la fisiología respiratoria

Símbolo	Término
Primarios	
C	Distensibilidad
D	Difusión
F	Concentración fraccional de un gas
f	Frecuencia
P	Presión o presión parcial
Q̇	Volumen de sangre por unidad de tiempo (flujo sanguíneo o perfusión)
R	Resistencia
S	Saturación
T	Tiempo
V	Volumen del gas
V̇	Volumen del gas por unidad de tiempo (flujo de aire)
Secundarios	
A	Alveolar
a	Arterial
Aw	Vía respiratoria

Símbolo	Término
B	Barométrica
D	Espacio muerto
E	Espiratoria
I	Inspiratoria
L	Pulmón
c'	Capilar pulmonar terminal
pl	Pleural
pw	Cuña pulmonar
s	Derivación
T	Tidal (corriente)
Tp	Transpulmonar
v	Venoso
Ejemplos de combinaciones	
C_L	Distensibilidad pulmonar
D_{LCO}	Capacidad de difusión pulmonar para monóxido de carbono
F_{IO_2}	Concentración fraccional de oxígeno inspirado
P_B	Presión barométrica
P_{CO_2}	Presión parcial de dióxido de carbono
P_A	Presión alveolar
P_{O_2}	Presión parcial de oxígeno
P_{aCO_2}	Presión parcial de dióxido de carbono en sangre arterial
P_{ACO_2}	Presión parcial de dióxido de carbono en los alveolos
P_{IO_2}	Presión parcial de oxígeno inspirado
P_{ECO_2}	Presión parcial de CO_2 en el gas espirado
$P_{AO_2} - P_{aO_2}$	Diferencia alveolar-arterial en la presión parcial de O_2
P_{pl}	Presión pleural
R_{aw}	Resistencia en las vías respiratorias
S_{aO_2}	Saturación de hemoglobina con oxígeno (O_2) en sangre arterial
T_I	Tiempo de inspiración
T_E	Tiempo de espiración
$\dot{V}_A$	Ventilación alveolar
$\dot{V}_{AQ}$	Relación entre ventilación y perfusión alveolar
V_D	Volumen del espacio muerto
$\dot{V}_D$	Ventilación del espacio muerto
$\dot{V}_E$	Ventilación espirada por minuto
$\dot{V}_{O_2}$	Consumo de oxígeno por minuto

Nota: un punto arriba del símbolo primario indica flujo por unidad de tiempo.

y se llenen de aire. La relación entre presión y volumen durante la respiración está determinada por dos leyes de los gases. La **ley de Boyle** establece que, a una temperatura constante, la presión (P) de un gas varía en relación inversa a su volumen (V), o P = 1/V. Si la presión o el volumen cambian y la temperatura permanece constante, entonces el producto de la presión y el volumen permanece constante:

$$P_1 V_1 = P_2 V_2 \qquad (4)$$

La **ley de Charles** establece que, si la presión es constante, el volumen del gas y su temperatura varían en forma proporcional (V ≈ T). Si la temperatura o el volumen cambian y la presión permanece constante, entonces:

$$V_1/T_1 = V_2/T_2 \qquad (5)$$

Estas dos leyes pueden combinarse en la **ley general de los gases**:

$$P_1 V_1/T_1 = P_2 V_2/T_2 \qquad (6)$$

De acuerdo con esta ley general, un aumento a temperatura constante del volumen torácico conduce a la disminución de la presión pleural.

La presión transpulmonar y la presión a través de las vías respiratorias evitan el colapso del pulmón y las vías respiratorias

Además de la pleural, existen otras presiones asociadas con la respiración y el flujo de aire (fig. 18-4). Una de ellas es la **presión**

Presión a través de las vías respiratorias (P_{ta}): $P_{ta} = P_{aw} - P_{pl}$

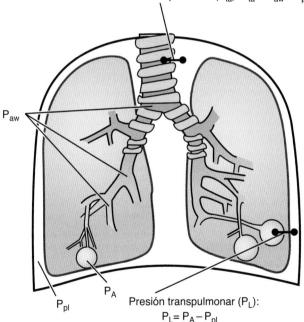

P_{aw}

P_{pl} P_A Presión transpulmonar (P_L):
$P_L = P_A - P_{pl}$

Figura 18-4 Durante el ciclo respiratorio se producen varios cambios de presión. En la respiración intervienen varias presiones importantes: la presión en las vías respiratorias (P_{aw}), la presión alveolar (P_A), la presión pleural (P_{pl}), la presión transpulmonar (P_L) y la presión a través de las vías respiratorias (P_{ta}). Estas dos últimas pueden definirse como la presión interior menos la presión exterior. En ambos casos, la presión exterior es presión pleural (P_{pl}).

alveolar (P_A) o presión dentro de los alveolos. También existe la *presión transmural* (P_{tm}) o **presión transpulmonar** (P_L), que es la diferencia de presión a través del pulmón, es decir, la diferencia entre la presión alveolar y la presión pleural fuera de los pulmones; se calcula restando la presión pleural de la presión alveolar ($P_L = P_A - P_{pl}$). En reposo, sin flujo de aire, la presión pleural es de −5 cm H_2O y la alveolar de 0 cm H_2O. Esto significa, por ejemplo, que la presión transpulmonar en reposo es de 5 cm H_2O [$P_L = 0 - (-5) = 5$ cm H_2O]. Es importante recordar que la presión transpulmonar es positiva y que es la que mantiene inflados los pulmones, evitando que se colapsen. A mayor positividad de la P_L, mayor distensión o inflado de los pulmones.

La tercera presión fundamental para el flujo de aire en los pulmones es la **presión a través de las vías respiratorias** (P_{ta}), que es la diferencia de presión a través de dichas vías ($P_{ta} = P_{aw} - P_{pl}$), donde P_{aw} es la presión interna a las vías. Esta presión es importante para mantener las vías respiratorias abiertas durante la espiración forzada. Una forma de recordar esto al calcularla es "adentro menos afuera", donde P_{pl} siempre es la presión fuera del pulmón o la vía respiratoria.

El hecho de que la presión pleural sea negativa o subatmosférica se debe a la retractilidad elástica de los pulmones y de la pared torácica, los cuales, de manera análoga a un resorte, regresan luego de estirarse a su configuración de no estiramiento. Al final de una inspiración normal, los pulmones y la pared torácica se estiran en direcciones iguales pero opuestas (fig. 18-5). Los pulmones estirados tienen el potencial de retraerse hacia adentro, y la pared torácica el de retraerse hacia afuera. Estas dos fuerzas iguales pero opuestas hacen que la presión pleural disminuya por debajo de la presión atmosférica. La presión pleural es negativa o subatmosférica durante la respiración calmada y se vuelve más negativa con la inspiración profunda. La presión pleural se vuelve positiva o se eleva por encima de la presión atmosférica solo durante la espiración forzada.

La importancia de la presión pleural se comprende en su totalidad cuando se perfora la pared torácica (*véase* fig. 18-5B) y entra aire al espacio pleural. El pulmón estirado se colapsa (se retrae hacia adentro) enseguida y, en forma simultánea, la caja torácica se expande (se retrae) hacia afuera. Dado que la presión pleural normal es subatmosférica, el aire se precipitará hacia el espacio pleural cada vez que se perfore la pared torácica o un pulmón, y la presión pleural se volverá igual a la atmosférica porque el aire se mueve desde regiones de alta presión a regiones de baja presión. En esta situación, la presión transpulmonar es cero ($P_L = 0$) porque se elimina la diferencia de presión a través del pulmón. Esta condición en la que se acumula aire o gas en el espacio pleural y el pulmón se colapsa es conocida como **neumotórax** (*véase* fig. 18-5B, *lado derecho*). Este puede darse a partir de una herida provocada por un cuchillo o una bala en la que se perfora la pared torácica, o bien cuando el pulmón se rompe por un absceso o por tos intensa. En el tratamiento de algunos trastornos pulmonares (p. ej., la tuberculosis) se crea un neumotórax de manera intencional mediante la inserción entre las costillas de una aguja estéril que inyecta nitrógeno en el líquido pleural, para dar descanso al pulmón enfermo. Es importante destacar que la membrana mediastinal evita que el otro pulmón se colapse.

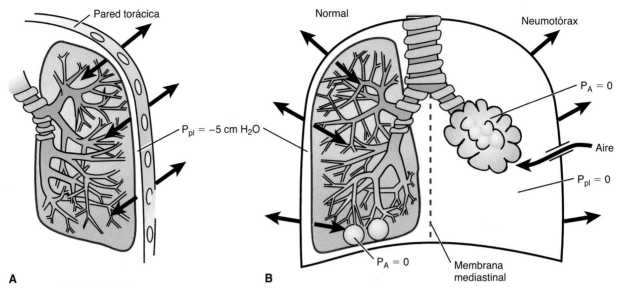

$P_{pl} = -5$ cm H_2O

$P_A = 0$

Aire

$P_{pl} = 0$

$P_A = 0$

Membrana mediastinal

A

B

Figura 18-5 **La retractilidad elástica de los pulmones y la pared torácica, que jalan en direcciones opuestas, crea una presión pleural negativa. (A)** El pulmón estirado (al final de una inspiración normal) tiende a retraerse hacia adentro y la pared torácica hacia afuera, pero en direcciones iguales y opuestas. En consecuencia, la presión pleural (P_{pl}) se vuelve negativa (o sea, menor a la presión atmosférica). **(B)** La ruptura o punción del pulmón o de la pared torácica resulta en un neumotórax, durante el cual la presión transpulmonar se convierte a cero y la retracción elástica hace que el pulmón se colapse. La membrana mediastinal evita que el otro pulmón se colapse también. P_A, presión alveolar.

Los cambios en la presión alveolar mueven aire hacia adentro y hacia afuera de los pulmones

En la figura 18-6 se ilustran los cambios en la presión durante un ciclo normal de respiración. Al final de la espiración, los músculos respiratorios se relajan y no hay flujo de aire. En este punto, la presión alveolar es cero (igual a la presión atmosférica o P_B). La presión pleural es -5 cm H_2O y la transpulmonar, por lo tanto, es 5 cm H_2O [$P_{pl} = 0 - (-5$ cm $H_2O) = 5$ cm H_2O].

El inflado de los pulmones comienza por la contracción del diafragma. Durante una inspiración iniciada al final de una expiración máxima, se puede sentir cómo se expande la pared torácica. Mientras los pulmones se llenan, no se siente en ningún momento la necesidad de cerrar la epiglotis para mantener el aire adentro, debido a que solo se requiere una pequeña diferencia de presión para mantener el aire en los pulmones. En el ejemplo de la figura 18-6, la presión pleural pasa de -5 a -8 cm H_2O. Una de las características básicas del aire y de los gases en general es que las presiones de dos regiones tienden a equilibrarse; por eso, cuando la P_T aumenta, los pulmones se inflan. Este inflado incrementa el diámetro alveolar, lo que reduce la presión alveolar por debajo de la atmosférica (*véase* fig. 18-6). Esto genera una diferencia de presión entre la boca y los alveolos, lo que causa que el aire ingrese a estos últimos. Al final de la inspiración, el flujo de aire se detiene porque la presión alveolar se equipara otra vez a la presión atmosférica (*véase* fig. 18-6). Esta secuencia de eventos se resume en la figura 18-7.

Durante la espiración, los músculos inspiratorios se relajan, la caja torácica desciende, el espacio pleural se hace menos negativo, la presión transpulmonar disminuye y los pulmones estirados se desinflan. Cuando el diámetro alveolar disminuye durante el desinflamiento, la presión de los alveolos se vuelve mayor a la atmosférica y empuja el aire fuera de los pulmones.

El aire sale hasta que la presión alveolar se equipara a la presión atmosférica.

ESPIROMETRÍA Y VOLÚMENES PULMONARES

Una de las pruebas más habituales para evaluar la función pulmonar es la **espirometría**, que mide cuánto aire entra y sale de los pulmones (volumen) y a qué velocidad (flujo). Un espirómetro muestra una *curva de volumen-tiempo*, donde el volumen (en litros) se ubica en el *eje Y* y el tiempo (en segundos) en el *eje X* (fig. 18-8). El registro del espirómetro se llama **espirograma**.

La espirometría mide volúmenes pulmonares específicos

Los volúmenes y el flujo de aire pulmonares durante la inhalación y la exhalación se pueden descomponer en varios elementos. El volumen de aire que sale de los pulmones durante **una sola respiración** se llama **volumen tidal (VT)** o **volumen corriente**. En el pulmón adulto, en condiciones de reposo el VT es ~ 500 mL y representa solo una fracción del aire total que sale. La cantidad máxima de aire en los pulmones al final de una inhalación máxima es la **capacidad pulmonar total (CPT)**, y se ubica en ~ 6 L en el hombre adulto y en un valor algo menor en la mujer adulta. Otra medición importante de la espirometría es la **capacidad residual funcional (CRF)**, que consiste en el volumen de aire que permanece en los pulmones al final de un volumen tidal normal (esto es, al final de la espiración). Nótese el uso de la palabra "volumen" en el primer término y "capacidad" en los otros dos. *Volumen* se utiliza cuando está involucrado un solo volumen, mientras *capacidad* se usa cuando un volumen puede ser dividido en dos o más volúmenes más pequeños; por ejemplo, la CRF equivale al **volumen de reserva espiratorio**

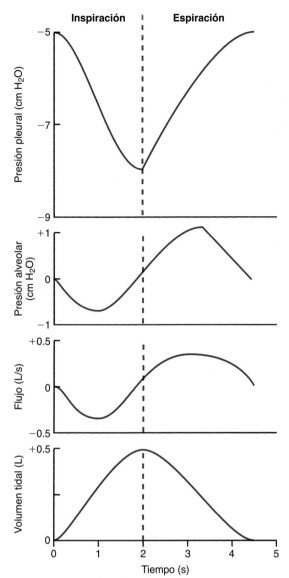

Figura 18-6 **La resistencia al flujo de aire afecta el tiempo de espiración.** El tiempo de inspiración (TI = 2 s) es menor en comparación con el tiempo de espiración (TE = 3 s). Esta diferencia se debe en parte a una mayor resistencia al flujo de aire durante la espiración, tal como se refleja en un cambio de presión alveolar (PA) mayor durante la espiración (1.2 cm H₂O) que durante la inspiración (0.8 cm H₂O). Un aumento en la resistencia de la vía respiratoria disminuirá el índice TI/TE. Para un volumen tidal normal solo se requiere un pequeño cambio en la presión entre la boca y los alveolos.

(**VRE**) más el volumen residual (VR). En la tabla 18-4 se resumen los diversos volúmenes y capacidades pulmonares.

La capacidad vital forzada es una de las pruebas más importantes para evaluar la función pulmonar general

La **capacidad vital** (**CV**) es el volumen máximo de aire que puede ser exhalado luego de una inspiración máxima. Cuando la espiración se lleva a cabo en un espirómetro de la manera más rápida y vigorosa posible, este volumen se denomina **capacidad vital forzada** (**CVF**), que en los adultos se ubica en ~ 5 L (*véase* fig. 18-8). CV y CVF son lo mismo; la primera se determina por la suma del VRE, el volumen tidal y el volumen de reserva inspiratorio, mientras que la CVF es una medición directa del volu-

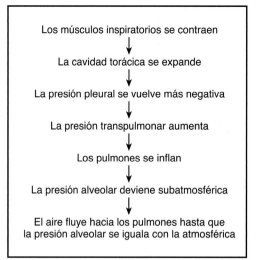

Figura 18-7 **Durante la respiración, el flujo de aire es paralelo a la presión alveolar.** La secuencia que se da durante la inspiración resulta en una caída en la presión alveolar que hace que el aire fluya hacia los pulmones.

men a partir de la espirometría y constituye una de las pruebas más útiles para evaluar la función ventilatoria de los pulmones. Para medir la CVF, la persona inspira al máximo y luego exhala en el espirómetro con la nariz cerrada, con la mayor fuerza, rapidez y completitud posibles.

A partir del espirograma de la CVF (fig. 18-9) se pueden obtener otras dos mediciones: el **volumen espiratorio forzado de aire en 1 segundo** (**VEF₁**) y el flujo espiratorio forzado (FEF). El primero muestra menor variabilidad en las mediciones obtenidas en una maniobra de espiración forzada, y es considerado uno de los resultados más confiables de la espirometría. Otra forma útil de expresar el VEF₁ es como un porcentaje de la CVF (es decir, VEF₁/CVF × 100). La ventaja de expresarlo así es que se corrigen las diferencias en el tamaño de los pulmones. Por lo común, el índice VEF₁/CVF es 0.8, lo que significa que 80% de la CVF de una persona puede ser exhalada en el primer segundo de la CVF. Esto es bastante notable porque existen pequeños cambios de presión involucrados en el desplazamiento de este gran volumen de aire. Como se verá más adelante en este capítulo, la CVF y el VEF₁ son mediciones diagnósticas importantes para detectar algunas enfermedades pulmonares.

La segunda medición obtenida a partir del espirograma de la CVF es el **flujo espiratorio forzado** (**FEF₂₅₋₇₅**), la más sensible para detectar de manera temprana los trastornos de obstrucción en el flujo de aire (*véase* fig. 18-9). Esta medición representa la tasa de flujo espiratorio sobre la mitad central de la CVF (entre 25 y 75%). El FEF₂₅₋₇₅ se obtiene mediante la identificación de los puntos de la CVF que corresponden al 25 y 75% del volumen y mediante la posterior medición del volumen y el tiempo entre esos dos puntos. La tasa de flujo calculada se expresa en litros por segundo.

El volumen residual pulmonar no puede ser medido de forma directa en la espirometría

Dado que los pulmones no pueden vaciarse por completo luego de una espiración forzada, ni el VR ni la CRF pueden medirse de forma directa con la espirometría simple. En lugar de ello, se miden de manera indirecta con una técnica de dilución que involucra helio. Este gas tiene la ventaja de ser inerte y relativamente insoluble, por lo que no puede ser absorbido con faci-

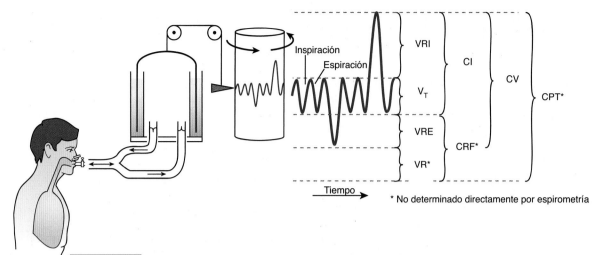

Figura 18-8 **Los volúmenes pulmonares se miden con un espirómetro.** Con la espiración, el marcador de la espirometría registra una desviación hacia abajo. Nótese que el volumen residual (VR), la capacidad residual funcional (CRF) y la capacidad pulmonar total (CPT) no se pueden medir de manera directa en la espirometría. VRI, volumen de reserva inspiratorio; V_T, volumen tidal; VRE, volumen de reserva espiratorio; CI, capacidad inspiratoria; CV, capacidad vital.

TABLA 18-4 Abreviaturas y definiciones utilizadas en la función pulmonar

Abreviatura	Término	Definición	Valor normal*
PIP	Punto de igual presión	El punto en el cual la presión dentro de la vía respiratoria equivale a la presión fuera de la vía respiratoria (es decir, P_{pl})	
VRE	Volumen de reserva espiratorio	El volumen máximo de aire exhalado al final del volumen tidal	1.2 L
FEF$_{25-75}$	Flujo espiratorio forzado	La tasa máxima de flujo espiratorio medio, que se mide por un trazo entre los puntos que corresponden al 25 y al 75% de la capacidad vital forzada	5 L/s
VEF$_1$	Volumen espiratorio forzado	El volumen máximo de aire exhalado en forma forzada en 1 s	4.0 L
VEF$_1$/CVF%	Relación volumen espiratorio forzado/capacidad vital forzada	El porcentaje de CVF exhalado en forma forzada en 1 s	80%
CRF	Capacidad residual funcional	El volumen de aire que queda en los pulmones al final de un volumen tidal normal	2.4 L
CVF	Capacidad vital forzada	El volumen máximo de aire exhalado en forma forzada luego de una inhalación máxima	4.8 L
CI	Capacidad inspiratoria	El volumen máximo de aire inhalado luego de una espiración normal	3.6 L
VRI	Volumen de reserva inspiratorio	El volumen máximo de aire inhalado al final de una inspiración normal	3.1 L
FPE	Flujo pico espiratorio	El flujo espiratorio máximo durante una maniobra de CVF	7.5 L/s
VR	Volumen residual	El volumen de aire que queda en los pulmones luego de una espiración máxima	1.2 L
VR/CPT	Relación volumen residual/capacidad pulmonar total	El porcentaje de la capacidad pulmonar total conformado por volumen residual	20%
CPT	Capacidad pulmonar total	El volumen de aire en los pulmones al final de una inspiración máxima	6.0 L
CV	Capacidad vital	El volumen máximo de aire que puede ser exhalado. (Nótese que los valores para CVF y CV son los mismos.) La CV se calcula a partir de volúmenes pulmonares estáticos (CV = VRE + VT + VRI). La CVF se determina por espirometría directa	4.8 L
V$_D$/V$_T$	Relación espacio muerto/volumen tidal	La fracción del volumen tidal conformado por espacio muerto	30%
V$_T$	Volumen tidal o volumen corriente	El volumen de aire inhalado o exhalado con cada respiración	0.5%

*Los valores corresponden a un hombre promedio joven y sano.

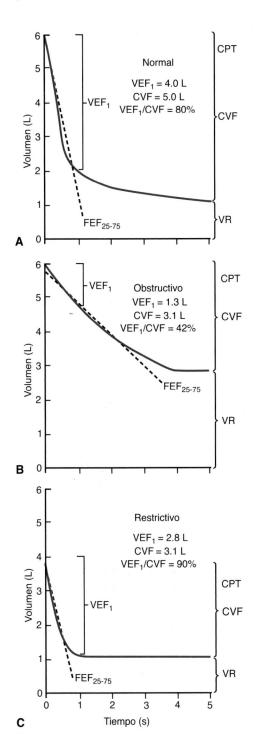

Figura 18-9 **La capacidad vital forzada (CVF) es una de las mediciones más útiles para evaluar la función ventilatoria.**
(**A**) Una persona sana inspira hasta el máximo de su capacidad pulmonar total y luego exhala en el espirómetro con la mayor fuerza y cantidad de aire posibles. Con esta maniobra se pueden obtener otras dos mediciones: el volumen espiratorio forzado en 1 segundo (VEF_1) y la tasa de flujo en la mitad central de la capacidad vital forzada (FEF_{25-75}). Las mediciones de CVF, VEF_1, relación VEF_1/CVF y FEF_{25-75} se utilizan para detectar patologías obstructivas y restrictivas. (**B**) En un trastorno obstructivo, la tasa de flujo espiratorio se reduce de manera significativa, y la relación VEF_1/CVF es baja. (**C**) En un trastorno restrictivo, el inflado de los pulmones disminuye, lo que resulta en un menor volumen residual (VR) y una menor capacidad pulmonar total (CPT). Aunque la CVF disminuye, es importante destacar que la relación VEF_1/CVF es normal o aumenta en un trastorno restrictivo.

lidad por la sangre cuando pasa por los pulmones. Para medir el VR, se conecta al paciente a un espirómetro lleno con 10% de helio en oxígeno (fig. 18-10). Al inicio, los pulmones no contienen helio, pero la concentración de este gas en los pulmones se equiparará luego con la concentración en el espirómetro. Después de que el paciente vuelve a respirar la mezcla de helio y oxígeno y se equilibra con el espirómetro, y a partir del principio de conservación de la masa, podemos escribir lo que sigue:

$$C_1 \times V_1 = C_2 (V_1 + V_2) \tag{7}$$

donde C_1 equivale a la concentración inicial de helio en el espirómetro, V_1 es el volumen inicial de la mezcla de helio y oxígeno en el espirómetro, C_2 es igual a la concentración de helio luego del equilibrio, y V_2 equivale al volumen desconocido en los pulmones.

$$V_2 = \frac{V_1 (C_1 + C_2)}{C_2} \tag{8}$$

La clave es comenzar la prueba en el momento exacto. Si el examen se inicia al final de un volumen tidal normal (al final de la espiración), el volumen de aire que quede en los pulmones representará la CRF. Si la prueba comienza al final de una CVF, entonces medirá el VR. De modo similar, si la prueba se inicia después de una inspiración máxima, el V_2 será entonces igual a la CPT. En la práctica, se absorbe dióxido de carbono y se agrega oxígeno al espirómetro para compensar el oxígeno consumido por la persona durante la prueba. Aunque la técnica de dilución con helio es excelente para medir la CRF y el VR en personas sanas, tiene muchas limitaciones en personas cuyos pulmones están mal ventilados a causa de vías respiratorias obstruidas o de una alta resistencia en dichas vías. En esos pulmones enfermos, el helio proporciona un falso valor de CRF bajo.

VENTILACIÓN MINUTO *VERSUS* VENTILACIÓN ALVEOLAR

Para evaluar la función pulmonar es importante medir diferentes volúmenes pulmonares estáticos. Sin embargo, la respiración es un proceso dinámico que implica el flujo y el volumen de aire que entra y sale de los pulmones en un minuto. Si se inspiran 500 mL de aire con cada respiración (V_T), y si la frecuencia respiratoria (f) es de 14 respiraciones por minuto, entonces el total es 7 L/min (500 × 14 = 7 000 mL/min). Esta medida se denomina **ventilación minuto** ($\dot{V}_A$) y se calcula a partir de la cantidad de aire espirado por minuto; también se la suele conocer como **ventilación espirada por minuto** ($\dot{V}_E$). La ventilación minuto y la ventilación espirada por minuto son lo mismo, y se basan en la suposición de que el volumen de aire inhalado es igual al volumen exhalado. Aunque esto no sea del todo cierto (ya que hay más consumo de oxígeno que producción de dióxido de carbono), en términos prácticos no se tiene en cuenta dicha diferencia, que puede representarse en la ecuación:

$$\dot{V}_E = V_T \times f \tag{9}$$

No todo el aire inspirado llega a los alveolos y se convierte así en aire desperdiciado

El volumen tidal se distribuye entre las vías respiratorias de conducción y los alveolos. Dado que el intercambio de gases se da solo en los segundos y no en las primeras, una fracción de la

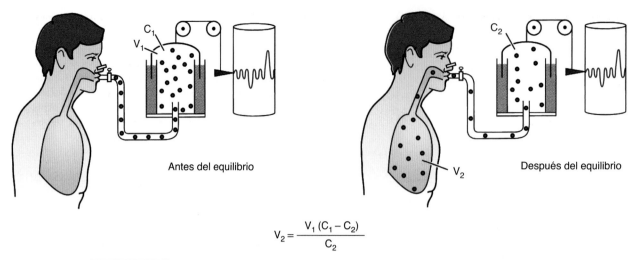

$$V_2 = \frac{V_1\,(C_1 - C_2)}{C_2}$$

Figura 18-10 **Para medir el volumen residual (VR) se utiliza la dilución con helio.** Los *puntos* representan el helio antes y después de llegar al equilibrio. C, concentración; V, volumen.

ventilación minuto constituye aire desperdiciado. Por cada 500 mL de aire inhalado, ~ 150 mL permanecen en las vías respiratorias de conducción y no participan del intercambio de gases (fig. 18-11). Este volumen de aire desperdiciado se conoce como **volumen del espacio muerto (VD)**. Debido a que el VD es el resultado de un componente anatómico de las vías respiratorias, se lo denomina a menudo **volumen del espacio muerto anatómico (VD)**.

Intente imaginar lo que ocurre durante un ciclo normal. Primero, se espira un volumen tidal normal de 500 mL. Durante la siguiente inspiración se introducen otros 500 mL, pero los primeros 150 mL que entran a los alveolos son VD (gas alveolar antiguo que queda atrás). Por lo tanto, a los alveolos llegan solo 350 mL de aire fresco, y 150 mL quedan en las vías respiratorias de conduc-

ción. El índice normal del volumen del espacio muerto respecto al volumen tidal (VD/VT) se ubica en un rango entre 0.25 y 0.35. En este ejemplo, el índice (150:500) es 0.30, lo que significa que 30% del volumen tidal, o 30% de la ventilación minuto, no participa en el intercambio de gases y representa aire desperdiciado.

El aire del espacio muerto no se limita solo a las vías respiratorias de conducción. Cada vez que los gases en los alveolos no participan del intercambio de gases pasan a formar parte del aire desperdiciado. Por ejemplo, si el aire inspirado se distribuye hacia alveolos que no tienen flujo sanguíneo, quedará constituido un espacio muerto llamado **volumen del espacio muerto alveolar** (fig. 18-12A). Dicho espacio no se limita a los alveolos sin flujo sanguíneo. Los que tienen un flujo sanguíneo reducido intercambian menos aire inspirado de lo normal (*véase* fig. 18-12B); cualquier porción de aire alveolar que exceda la necesaria para mantener el normal intercambio de gases constituye un volumen del espacio muerto alveolar. Por lo tanto, el volumen del espacio muerto (VD) puede ser de naturaleza anatómica o alveolar. La suma de ambos tipos de espacio muerto es el

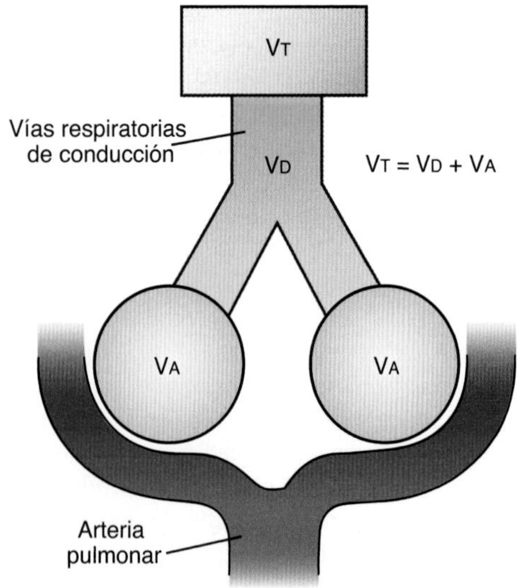

Figura 18-11 **Una fracción del volumen tidal no participa en el intercambio de gases.** El volumen tidal (VT) está representado por el *rectángulo* y corresponde al volumen de aire que entrará a los pulmones durante la inspiración. El VT se distribuirá entre las vías respiratorias de conducción y los alveolos. El volumen de aire en las vías respiratorias de conducción no participa en el intercambio de gases, y representa el **volumen del espacio muerto (VD)**. VA es el volumen de aire fresco que entra a los alveolos.

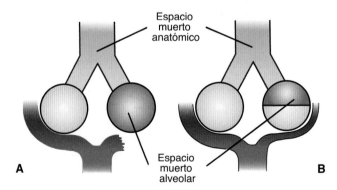

Figura 18-12 **El espacio muerto fisiológico es el aire desperdiciado en las vías respiratorias y los alvéolos.** El volumen del espacio muerto se produce, en las vías respiratorias de conducción y en los alveolos, por una mala circulación capilar. **(A)** No existe flujo sanguíneo hacia una región alveolar. **(B)** El flujo sanguíneo está reducido. En ambos casos, una porción del aire alveolar no participa del intercambio de gases y representa volumen del espacio muerto alveolar. Nótese que el espacio muerto fisiológico es la suma del espacio muerto alveolar y el espacio muerto anatómico.

volumen del espacio muerto fisiológico. Por lo tanto, V_D fisiológico = V_D anatómico + V_D alveolar. El espacio muerto fisiológico puede medirse utilizando la siguiente ecuación:

$$\frac{V_D}{V_T} = \frac{F_{ACO_2} - F_{ECO_2}}{F_{ACO_2}} \qquad (10)$$

El valor para la relación V_D/V_T va de 0.2 a 0.35. Una vez que se determina este índice, se puede calcular el espacio muerto fisiológico. Por ejemplo, si un paciente tiene un volumen tidal de 500 mL y la relación V_D/V_T es 0.35, entonces el espacio muerto fisiológico es 175 mL (V_D fisiológico = 500 × 0.35). En términos básicos, el V_D anatómico, el alveolar y el fisiológico denotan el volumen de gas inspirado que no participa en el intercambio de gases. En un caso, hay una fracción de V_T que no llega a los alveolos (volumen del espacio muerto anatómico); en otro, una fracción del V_T llega a los alveolos, pero el flujo sanguíneo es reducido o nulo, lo que produce volumen del espacio muerto alveolar. El volumen del espacio muerto fisiológico representa la suma de los volúmenes de los espacios muertos anatómico y alveolar. En personas sanas, el V_D fisiológico es casi el mismo que el espacio muerto anatómico.

La ventilación alveolar es la cantidad de aire fresco que participa en el intercambio alveolar de gas

El volumen de aire fresco que llega por minuto a los alveolos se conoce como **ventilación alveolar** ($\dot{V}_A$). Para determinar cuánto aire fresco llega por minuto a los alveolos, se resta el volumen del espacio muerto al volumen tidal y el resultado se multiplica por la frecuencia respiratoria, f. Puede representarse esto en la siguiente ecuación:

$$\dot{V}_A = (V_T - V_D) \times f \qquad (11)$$

donde V_T es igual al volumen tidal, V_D al volumen del espacio muerto y f a la frecuencia respiratoria. Por ejemplo, si una persona tiene una frecuencia respiratoria de 14 respiraciones/min, un V_T de 500 mL y un V_D de 150 mL, entonces el volumen de aire que entra a los alveolos es 4.9 L/min [(500 −150 mL) × 14 = 4 900 mL/min]. Solo la ventilación alveolar representa la cantidad de aire fresco que llega a los alveolos, y es el único aire que participa en el intercambio de gases. Por ejemplo, un nadador que usa un esnórquel respira a través de un tubo que aumenta el volumen del espacio muerto. De igual forma, un paciente conectado a un ventilador mecánico también tiene mayor volumen del espacio muerto. De hecho, si la ventilación minuto se mantiene constante, la ventilación alveolar disminuye entonces al respirar a través de un esnórquel o de un respirador mecánico.

La tabla 18-5 muestra el significativo carácter del volumen del espacio muerto, la ventilación minuto y la ventilación alveolar. La respiración de la persona C es lenta y profunda, la de la persona B es normal, y la de la persona A es rápida y superficial. Note que todas presentan la misma ventilación minuto (es decir, la cantidad total de aire espirado por minuto), pero exhiben marcadas diferencias en cuanto a la ventilación alveolar. A no tiene ventilación alveolar y morirá en cuestión de minutos, mientras que C tiene una ventilación alveolar mayor a la normal. La lección importante de los ejemplos de la tabla 18-5 es que, para elevar la ventilación alveolar, es más efectivo aumentar la profundidad de la respiración que aumentar la frecuencia respiratoria. Un buen ejemplo es el ejercicio, dado que en la mayoría de estas situaciones se logra una mayor ventilación alveolar mediante el aumento de la profundidad de la respiración, y no de su frecuencia. Un atleta bien entrenado puede a menudo aumentar su ventilación alveolar durante el ejercicio moderado con poco o nulo aumento de la frecuencia respiratoria (Enfoque clínico 18-1).

La ventilación alveolar se determina midiendo el volumen de dióxido de carbono espirado por el paciente

La ventilación alveolar es fácil de calcular si se conoce el volumen del espacio muerto. Sin embargo, dicho volumen no es fácil de determinar en un paciente. A menudo, para una persona sentada se realiza una aproximación que asume que el espacio muerto (en mililitros) es igual al peso del sujeto en libras (p. ej., una persona que pesa 170 lb tendría un volumen del espacio muerto de 170 mL). Esta asunción es bastante segura en personas sanas, pero no en pacientes con problemas respiratorios; para estos últimos, la ventilación alveolar se calcula en el laboratorio de función pulmonar a partir del volumen de dióxido de carbono espirado por minuto y de la concentración fraccional de dióxido de carbono en el gas alveolar (fig. 18-13).

Esta prueba de función pulmonar se basa en tres ideas: 1) no hay intercambio de gases en las vías respiratorias de conducción, 2) el aire inspirado no contiene casi dióxido de carbono, y 3) todo el dióxido de carbono espirado se origina de los alveolos. Por lo tanto:

$$\dot{V}_{ECO_2} = \dot{V}_A \times F_{ACO_2} \qquad (12)$$

donde $\dot{V}_{ECO_2}$ equivale al volumen de dióxido de carbono espirado por minuto y F_{ACO_2} a la concentración fraccional de dió-

TABLA 18-5	Efecto de los patrones de respiración sobre la ventilación alveolar								
Sujeto	Volumen tidal	×	Frecuencia	=	Ventilación minuto	−	Ventilación en el espacio muerto*	=	Ventilación alveolar
	(mL)		(respiraciones/min)		(mL/min)		(mL/min)		(mL/min)
A	150	×	40	=	6 000	−	150 × 40	=	0
B	500	×	12	=	6 000	−	150 × 12	=	4 200
C	1 000	×	6	=	6 000	−	150 × 6	=	5 100

*El volumen del espacio muerto es de 150 mL en los tres sujetos.

ENFOQUE CLÍNICO | 18-1

Enfermedad pulmonar obstructiva crónica

La enfermedad pulmonar obstructiva crónica (EPOC) es un grupo de enfermedades pulmonares inflamatorias crónicas que obstruyen el flujo de aire de los pulmones y dificultan la respiración. Estas enfermedades inflamatorias incluyen la *bronquitis crónica*, el *enfisema* y el *asma*. La primera es resultado de la irritación e inflamación constantes de las vías respiratorias, lo que hace que su revestimiento se hinche y que segregue mucosidad en exceso. El enfisema daña los alveolos y las paredes entre ellos, lo que hace que los pulmones pierdan elasticidad y que sea más difícil expulsar el aire de los pulmones. El asma se define por contracciones espasmódicas en el músculo liso de los bronquios.

El enfisema y la bronquitis crónica son las condiciones más comunes en el EPOC. En Estados Unidos se diagnostican al año más de 3 millones de casos de EPOC, y es la quinta causa de muerte a nivel nacional. Dado que la bronquitis crónica y el enfisema a menudo coexisten, los síntomas incluyen dificultad respiratoria, tos, producción de mucosidad (esputo) y sibilancias. La **bronquitis** conduce a una producción excesiva de moco que tapona las vías respiratorias pequeñas. Para depurar el exceso de moco de las vías respiratorias se produce la tos. Las vías obstruidas y la tos crónica provocan una elevada presión en los alveolos y, como resultado del exceso de contrapresión, con frecuencia se sobredistienden y se rompen.

La causa de la EPOC es la exposición prolongada a sustancias irritantes inhaladas que dañan las vías respiratorias y el tejido pulmonar. En Estados Unidos, la gran mayoría de los diagnósticos de EPOC se originan en el humo del tabaco (incluida la marihuana). Las exposiciones a otros irritantes que pueden causar EPOC incluyen las producidas por contaminantes atmosféricos, polvo tóxico, humo o vapores. Los síntomas pueden tratarse, pero el daño pulmonar causado por la EPOC es irreversible.

Para alrededor de 1% de las personas con EPOC, la enfermedad es consecuencia de un trastorno genético que provoca niveles bajos de una proteína llamada **alfa-1-antitripsina** (AAt). La AAt se fabrica en el hígado y se segrega al torrente sanguíneo para ayudar a proteger los pulmones. La deficiencia de alfa-1-antitripsina puede causar enfermedad hepática, enfermedad pulmonar o ambas.

Aunque la fisiopatología y la etiología de la bronquitis crónica, el enfisema y el asma son diferentes, en conjunto son clasificadas como enfermedad pulmonar obstructiva crónica. El rasgo distintivo de la EPOC es una reducción del flujo de aire durante la espiración forzada, lo que causa disminución en la CVF y en el volumen espiratorio forzado en 1 segundo (VEF$_1$). El flujo de aire puede obstruirse de tres maneras: una producción excesiva de moco (como en la bronquitis), un estrechamiento de las vías respiratorias por espasmos bronquiales (como en el asma) o un colapso de las vías respiratorias durante la espiración (como en el enfisema). En este último caso, el colapso de las vías respiratorias se deriva de una distensibilidad demasiado alta y de la consecuente pérdida de retractilidad elástica en los pulmones. En la EPOC grave, el aire queda atrapado en los pulmones durante la espiración forzada, lo que produce un volumen residual más elevado que lo normal.

En las etapas tardías de la EPOC, los pacientes a menudo experimentan hipoxemia (bajo oxígeno en sangre) e hipercapnia (dióxido de carbono elevado en sangre). Estas dos condiciones, sobre todo la primera, provocan una constricción de las arterias pulmonares que conduce a la **hipertensión pulmonar** (elevación de la presión arterial en la circulación pulmonar). Si la hipertensión pulmonar es severa, causará insuficiencia cardiaca derecha. Con base en los cambios en los niveles de oxígeno, los pacientes con EPOC se clasifican en dos tipos. Aquellos que presentan enfisema de manera predominante son llamados "sopladores rosados" porque sus niveles de oxígeno suelen ser satisfactorios y su piel permanece rosada. Estos pacientes desarrollan un estilo de respiración con resoplidos que los ayuda a sacar el aire de los pulmones. Por otro lado, los que manifiestan en forma primordial bronquitis crónica son denominados "abotagados azules", ya que sus niveles de oxígeno otorgan a la piel una coloración azul y la retención de líquido por insuficiencia cardiaca les da una apariencia abotagada. ■

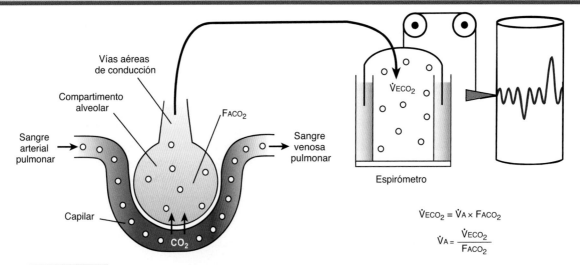

Figura 18-13 **Para calcular la ventilación alveolar se utiliza el dióxido de carbono espirado.** Dado que todo el CO_2 en el aire espirado (representado por los *puntos*) se origina en los alveolos, se puede obtener la concentración fraccional de CO_2 en el gas alveolar (F_{ACO_2}) al final del volumen tidal (a menudo, se denomina *CO_2 tidal terminal*). V_A, ventilación alveolar; V_{ECO_2}, volumen de dióxido de carbono espirado por minuto.

xido de carbono en el gas alveolar. Al reconfigurar la ecuación, se puede obtener el valor de la ventilación alveolar:

$$\dot{V}_A = \dot{V}_{ECO_2}/F_{ACO_2} \qquad (13)$$

La concentración de dióxido de carbono en los alveolos se puede obtener con un muestreo de la última porción del volumen tidal durante la espiración (**volumen tidal terminal**), que contiene gas alveolar. La ventilación alveolar también se puede determinar a partir de la presión parcial de dióxido de carbono en los alveolos (P_{ACO_2}), con base en el hecho de que la P_{ACO_2} es igual a la F_{ACO_2} multiplicada por la presión del gas alveolar. La ecuación 13 puede reescribirse de la siguiente forma:

$$\dot{V}_A \left(L/min\right) = \frac{\dot{V}_{ECO_2}\left(mL/min\right) \times 0.863}{P_{ACO_2}\left(mm\,Hg\right)} \qquad (14)$$

donde 0.863 es una constante. El dióxido de carbono se difunde con facilidad entre la sangre y los alveolos y, como resultado, la P_{ACO_2} se encuentra en equilibrio con la presión parcial de dióxido de carbono en la sangre arterial (P_{aCO_2}). Recuerde que la "A" mayúscula significa gas alveolar y la "a" minúscula gas arterial. Dado que el dióxido de carbono está en equilibrio entre los alveolos y la sangre arterial, la tensión arterial de dióxido de carbono (P_{aCO_2}) puede ser utilizada de la siguiente manera para calcular la ventilación alveolar:

$$\dot{V}_A = \frac{\dot{V}_{ECO_2} \times 0.863}{P_{aCO_2}} \qquad (15)$$

Es importante identificar en la ecuación anterior la relación inversa entre $\dot{V}_A$ y P_{aCO_2} (fig. 18-14). Si la ventilación alveolar se reduce a la mitad, la P_{CO_2} se duplicará (asumiendo un estado estable y una producción constante de dióxido de carbono). Esta reducción en la ventilación alveolar por debajo de la normal se denomina **hipoventilación**. Por el contrario, el aumento de la ventilación, o **hiperventilación**, conduce a una caída en

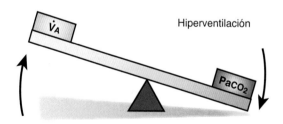

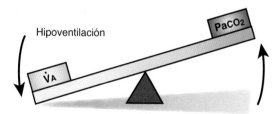

Figura 18-14 **La ventilación alveolar y la P_{aCO_2} están inversamente relacionadas.** La ventilación alveolar es un determinante clave de la P_{aCO_2}. En la figura de arriba se ilustra la relación inversa. Por ejemplo, si la ventilación alveolar se reduce a la mitad, la P_{aCO_2} se duplica; a la inversa, si la ventilación alveolar se duplica, la P_{aCO_2} se reduce a la mitad.

la P_{aCO_2}. En la clínica, la adecuación de la ventilación alveolar se suele evaluar en términos de la P_{CO_2} arterial. Un aumento de la P_{aCO_2} en sangre refleja hipoventilación, mientras que una disminución evidencia hiperventilación. Otra condición importante es la **hiperpnea**, en la que se produce un aumento de la ventilación alveolar *sin cambios* en la P_{CO_2} arterial. En términos clínicos, es importante distinguir entre hiperventilación e hiperpnea. Recuerde que la primera constituye un aumento en la ventilación alveolar con una concomitante reducción en la P_{CO_2} arterial. La hiperpnea implica un aumento de la ventilación, pero no hay cambios en la P_{CO_2} arterial y la respuesta fisiológica ocurre cuando la ventilación alveolar aumenta de manera proporcional a la producción de dióxido de carbono. La actividad física permite observar un ejemplo perfecto de hiperpnea, ya que la producción de CO_2 aumenta y su exceso es exhalado en forma proporcional al aumento de la ventilación alveolar.

En cuanto a la P_{aO_2}, también aumentará al incrementarse la ventilación alveolar. Sin embargo, la duplicación de la ventilación alveolar no conducirá a la duplicación de la P_{aO_2}. La relación cuantitativa entre la ventilación alveolar y la P_{aO_2} es más compleja que la de la P_{aCO_2} por dos motivos. En primer lugar, es obvio que la P_{O_2} no es cero. En segundo lugar, el índice de intercambio respiratorio (R), definido como la relación entre el volumen de dióxido de carbono exhalado y el volumen de oxígeno captado ($\dot{V}_{CO_2}/\dot{V}_{O_2}$), es por lo general < 1, lo que significa que por unidad de tiempo se extrae más oxígeno del gas alveolar de lo que se añade dióxido de carbono. Se puede calcular la presión parcial de oxígeno alveolar (P_{AO_2}) mediante la **ecuación para el gas alveolar**:

$$P_{AO_2} = P_{IO_2} - P_{ACO_2}\left[F_{IO_2} + (1 - F_{IO_2})/R\right] \qquad (16)$$

donde P_{IO_2} equivale a la presión parcial de oxígeno inspirado (aire traqueal húmedo), P_{ACO_2} es igual a la presión parcial de dióxido de carbono en los alveolos, F_{IO_2} equivale a la concentración fraccional de oxígeno en el aire inspirado, y R es igual al **índice de intercambio respiratorio**. Cuando R equivale a 1, el término complejo entre corchetes es igual a 1. Además, si una persona respira durante un periodo breve 100% de oxígeno ($F_{IO_2} = 1.0$), el factor de corrección dentro de los corchetes se reduce a 1.

Para una persona normal en reposo, que respira aire a nivel del mar con una R de 0.82, una P_{aCO_2} de 40 mm Hg y una P_{IO_2} de 150 mm Hg, la P_{aO_2} se calcula de la siguiente manera:

$$P_{AO_2} = 150\,mm\,Hg - 40\,mm\,Hg\,[0.21 + (1 - 0.21)/0.82]$$
$$P_{AO_2} = 150\,mm\,Hg - 40\,mm\,Hg \times [1.2] + 102\,mm\,Hg \qquad (17)$$

Dado que la P_{IO_2} y la F_{IO_2} permanecen relativamente constantes, y que la P_{ACO_2} es igual a la P_{aCO_2}, la ecuación del gas alveolar puede simplificarse así:

$$P_{AO_2} = 150\,mm\,Hg \times 1.2\,(P_{ACO_2}) \qquad (18)$$

La ecuación del gas alveolar para calcular la P_{AO_2} es esencial para comprender cualquier valor de P_{aO_2} y para evaluar si los pulmones están transfiriendo O_2 a la sangre capilar alveolar de manera adecuada.

PROPIEDADES ELÁSTICAS DE LOS PULMONES Y LA PARED TORÁCICA

Los pulmones, el árbol respiratorio y el árbol vascular están incrustados en tejidos con propiedades elásticas, y son estas propiedades del pulmón y de la pared torácica las que cobran importancia en la función pulmonar. Cuando los pulmones se inflan, ese componente elástico se estira. Recuerde que el grado de expansión pulmonar en cualquier momento dado del ciclo respiratorio es proporcional a la presión transpulmonar. Lo bien que un pulmón se infla y se desinfla con un cambio en la presión transpulmonar depende de las propiedades elásticas. Una característica importante del material elástico es que, una vez estirado, regresará a su posición no estirada. Por lo tanto, el pulmón es como un resorte: después de estirarse regresa a su forma original.

La retractilidad elástica de los pulmones afecta de modo directo el inflado y el desinflado

Si hablamos de las propiedades elásticas del pulmón, existen tres componentes básicos involucrados en la respiración: la *retractilidad elástica*, la *rigidez* y la *distensibilidad* del pulmón. La **distensibilidad** es el término aplicado a la facilidad con la que los pulmones pueden estirarse o inflarse; la rigidez se define como la resistencia al estiramiento o inflado, y la **retractilidad elástica** es la capacidad de un pulmón estirado o inflado para regresar a su volumen en reposo (CRF). La retractilidad elástica del pulmón está directamente relacionada con la rigidez del pulmón: cuanto más rígido sea el pulmón, mayor será la retractilidad elástica. Un resorte enroscado constituye una buena analogía para esta relación: a medida que aumenta la dificultad para estirar el resorte (mayor rigidez), mayor será su capacidad para regresar a su forma inicial (mayor retractilidad elástica); en términos similares, un pulmón rígido es más difícil de estirar (inflar), pero el pulmón rígido inflado tiene una mayor capacidad de retracción. La retractilidad elástica tiene un papel clave durante la espiración porque fuerza que el aire salga de los pulmones. Sin embargo, la distensibilidad y la retractilidad elástica están inversamente relacionadas: el pulmón que se infla con facilidad tiene menor retractilidad elástica, y el sobreestiramiento hace que los pulmones pierdan retractilidad elástica. La distensibilidad y la retractilidad elástica se derivan de las fibras de elastina y colágeno que forman una malla alrededor de las paredes alveolares, los bronquiolos adyacentes y los vasos sanguíneos pequeños. Las fibras de elastina son muy distensibles y, en reposo, pueden estirarse a casi el doble de su longitud. Sin embargo, las de colágeno resisten el estiramiento y limitan la expansión del pulmón cuando hay volúmenes pulmonares elevados. A medida que los pulmones se expanden durante el inflado, la red de fibras alrededor de los alveolos, de los vasos sanguíneos pequeños y de las vías respiratorias pequeñas se despliega y se reconfigura en forma similar al estiramiento de una media de nailon. Cuando la media se estira no hay demasiado cambio en la longitud individual de las fibras, pero el despliegue y reconfiguración de la malla de nailon permite que la media se estire con facilidad para adaptarse al contorno de la pierna. Sin embargo, si se estira de más, la media pierde su retractilidad elástica, ya no se adapta al contorno de las piernas y se vuelve floja u "holgada". Del mismo modo, los pulmones que pierden su retractilidad elástica también se volverán "holgados". En otras palabras, los "pulmones holgados" son fáciles de inflar (estirar) pero difíciles de desinflar, a causa de su incapacidad para retraerse hacia adentro y forzar el aire fuera de ellos.

La distensibilidad pulmonar mide la capacidad de distensión del pulmón

Las propiedades elásticas del pulmón y la pared torácica pueden medirse en forma directa como si se tratara de un muelle metálico en el que un extremo se encuentra anclado; así, se mide la fuerza necesaria para estirar el resorte. La distensibilidad y la retractilidad elástica del pulmón están determinadas por una **curva de presión-volumen**. Una simple analogía es la del inflado de un globo con una jeringa (fig. 18-15): en cada cambio de pre-

sión, el globo se inflará a un nuevo volumen. La pendiente de la línea de la curva de presión-volumen se conoce como **distensibilidad pulmonar** (D$_P$), y se trata de una medida de la adaptabilidad, representada por la siguiente ecuación:

$$C_L = \Delta \text{ volumen} / \Delta \text{ presión} \qquad (19)$$

donde Δ volumen es igual al cambio en el volumen y Δ presión equivale al cambio en la presión (*véase* el capítulo 11).

Se puede generar una curva similar de presión-volumen para los pulmones humanos cuando se miden al mismo tiempo los cambios en el volumen pulmonar con un espirómetro y los cambios en la presión pleural con un manómetro (fig. 18-16). Dado que el esófago atraviesa el tórax, los cambios en la presión pleural pueden ser obtenidos de manera indirecta a partir de los cambios en la presión esofágica mediante el uso de un catéter con globo. En la práctica, la curva de presión-volumen se obtiene haciendo que la persona inspire al máximo hasta la CPT y luego

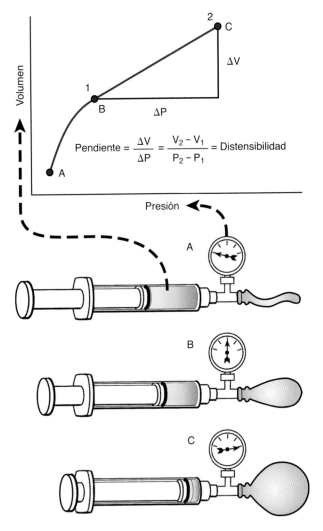

Figura 18-15 Las propiedades elásticas pueden ilustrarse a partir de las mediciones de presión-volumen de un globo. A cada cambio de presión (mostrado por el movimiento de la *flecha* en el dial del manómetro), el globo se infla a un nuevo volumen (representado en la gráfica por los puntos A, B y C). La pendiente de la línea determinada por $\Delta V/\Delta P$ entre dos puntos en una curva de presión-volumen constituye la distensibilidad. La distensibilidad y la retractilidad elástica están inversamente relacionadas (D$_P$ = 1/retractilidad elástica): cuanto menor sea la distensibilidad, mayor será la retractilidad elástica. P, presión; V, volumen.

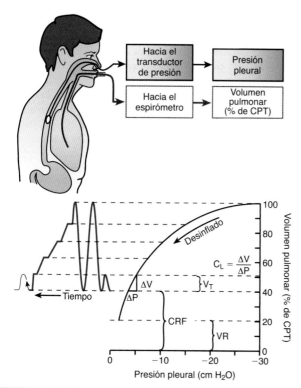

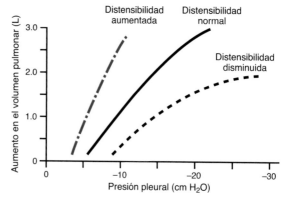

Figura 18-17 **Las enfermedades obstructivas y restrictivas alteran la distensibilidad pulmonar.** Los pacientes con una enfermedad pulmonar obstructiva crónica, como bronquitis y enfisema, tienen una distensibilidad pulmonar más elevada de lo normal. Los pacientes con enfermedades restrictivas, como el síndrome de insuficiencia respiratoria, tienen una distensibilidad pulmonar más baja de lo normal (*véase* Enfoque clínico 18-2).

Figura 18-16 **Medición de la distensibilidad pulmonar a diferentes volúmenes pulmonares.** Primero, la persona inspira hasta su capacidad pulmonar total (CPT), y luego espira con lentitud mientras el flujo de aire se detiene en forma periódica para medir, al mismo tiempo, la presión pleural y el volumen pulmonar. La **distensibilidad pulmonar** (Dp) se mide en L/cm H_2O. Nótese que la presión pleural se determina midiendo la presión esofágica. CRF, capacidad residual funcional; P, presión; VR, volumen residual; Vt, volumen tidal.

espire con lentitud. Durante la espiración lenta, el flujo de aire se interrumpe cada ciertos periodos (de modo que la presión alveolar sea cero) y se miden el volumen pulmonar y la presión pleural. Bajo estas condiciones estáticas, en las que no existe flujo de aire, el cambio en el volumen por unidad de presión ($\Delta V/\Delta P$) se denomina a veces *distensibilidad* **estática**. La distensibilidad pulmonar estática es sinónimo de distensibilidad pulmonar, y se ve afectada por el volumen pulmonar, el tamaño del pulmón y la tensión superficial dentro de los alveolos. Dado que la curva de presión-volumen no es lineal, la distensibilidad no es la misma en todos los volúmenes pulmonares: es alta a volúmenes pulmonares bajos y baja a volúmenes altos. En el rango medio de la curva de presión-volumen, la distensibilidad pulmonar para adultos humanos es de alrededor de 0.2 L/cm H_2O. El tamaño del pulmón afecta su distensibilidad; por ejemplo, el pulmón de un ratón tiene una distensibilidad diferente a la de un elefante. Para permitir la comparación entre pulmones de diferentes tamaños, la distensibilidad pulmonar es normalizada dividiéndola entre la CRF para obtener una *distensibilidad pulmonar específica*.

¿Qué implica una distensibilidad pulmonar más alta o más baja de lo normal? Recuerde que la distensibilidad pulmonar se relaciona de manera inversa con la rigidez del pulmón (Dp = 1/rigidez). Por ejemplo, una distensibilidad pulmonar más baja de lo normal indica un pulmón rígido, lo que significa que se requiere más trabajo para inflar los pulmones y generar un volumen tidal normal. Un ejemplo de distensibilidad anormalmente baja se observa en pacientes con **trastornos restrictivos**, caracterizados por una rigidez que restringe el inflado del pulmón. Estos pacientes presentan una distensibilidad pulmonar disminuida en compa-

ración con los pulmones de un individuo normal (fig. 18-17). Los trastornos restrictivos pueden ser causados por una infección o por condiciones ambientales adversas que alteran las propiedades elásticas. Como resultado, estos pulmones se vuelven más rígidos y la distensibilidad pulmonar disminuye. Una distensibilidad más alta de lo normal es igual de dañina que una demasiado baja. Consideremos a un paciente al que se le ha diagnosticado **enfisema**, una enfermedad en la que los pulmones se han estirado demasiado. El enfisema puede ser consecuencia de una tos crónica resultante de una congestión en las vías respiratorias. Los pulmones de estos pacientes presentan una distensibilidad alta y son muy fáciles de inflar. Sin embargo, la extracción de aire es una cuestión muy diferente: los pulmones con una distensibilidad demasiado alta tienen poca retractilidad elástica y se requiere un esfuerzo adicional para sacar el aire de los pulmones. El enfisema, muy ligado al tabaquismo, es parte de una categoría más amplia llamada **enfermedad pulmonar obstructiva crónica** (**EPOC**), que constituye un estado patológico definido como una obstrucción del flujo de salida de aire de los pulmones. Es importante recordar que la EPOC restringe el flujo de aire fuera de los pulmones y resulta de un aumento de la distensibilidad pulmonar. Estos pulmones exhiben volúmenes pulmonares estáticos elevados (aumento de CPT, CRF y VR) y bajo flujo de aire; los pacientes presentan más aire muerto y reciben menos aire alveolar fresco (disminución de la ventilación alveolar), debido a un VR de aire más alto de lo normal.

La retractilidad elástica de la pared torácica afecta la expansión pulmonar

Al igual que los pulmones, la pared torácica también posee propiedades elásticas. La retractilidad elástica hacia afuera de la pared torácica ayuda a la expansión de los pulmones, mientras que la retractilidad elástica de los pulmones jala la pared torácica hacia adentro. La retractilidad elástica de la pared torácica es tal que, si el tórax no tuviese la oposición de la retracción de los pulmones, se expandiría hasta alrededor del 70% de la CPT. Este volumen representa la posición en reposo de la pared torácica sin la oposición del pulmón. Si la pared torácica se expande de modo mecánico más allá de su posición en reposo, se retrae hacia adentro. A volúmenes < 70% de la CPT, la retractilidad de la pared torácica se dirige hacia afuera y se opone a la retractilidad elástica de los pulmones. Por lo tanto, la retractilidad elástica de la pared torácica hacia afuera es mayor en el VR, mientras que la retracción elástica hacia adentro del pulmón es mayor en la CPT.

El volumen pulmonar según el cual pulmones y tórax están en equilibrio (es decir, la misma retractilidad elástica pero en direcciones opuestas) se produce en la CRF. Dado que en esta los pulmones y la pared torácica se retraen por igual, pero en direcciones opuestas, la CRF es denominada a menudo como el volumen de los pulmones en reposo. Un cambio en las propiedades elásticas de los pulmones o de la pared torácica genera un efecto significativo sobre la CRF. Por ejemplo, si aumenta la retractilidad elástica de los pulmones (es decir, disminuye la Dp), se establece un nuevo equilibrio entre los pulmones y la pared torácica que resulta en una reducción de la CRF. Por el contrario, cuando la retractilidad elástica del tórax aumenta, la CRF es mayor de lo normal. La retractilidad elástica de la pared torácica a volúmenes pulmonares bajos es un determinante importante del VR en personas jóvenes.

Las diferencias en la distensibilidad pulmonar regional generan una ventilación desigual

La distensibilidad pulmonar también hace que el aire inspirado se distribuya de manera desigual en los pulmones. Cuando una persona sana se encuentra de pie, la distensibilidad en la parte superior de los pulmones es menor que en la base. Esta diferencia en la distensibilidad entre el vértice y la base se conoce como **distensibilidad regional** y es generada por la gravedad (fig. 18-18). El efecto gravitacional se produce porque el tejido pulmonar es ~ 80% agua y la gravedad ejerce un "tirón hacia abajo", lo que

resulta en una presión pleural menor (es decir, más negativa) en el vértice que en la base de los pulmones. En consecuencia, hay una presión transpulmonar mayor en el vértice (*véase* fig. 18-18A). Esta presión transpulmonar más elevada hace que los alveolos se expandan más y produce diferencias en la distensibilidad entre regiones. A cualquier volumen dado de CRF, y por encima de él, el vértice del pulmón es menos distensible (es decir, tiene menor distensibilidad regional) que la base. Esto quiere decir que, para un mismo cambio de presión, la base del pulmón tiene un cambio de volumen mayor y un volumen de reposo menor que en el vértice. En otras palabras, a medida que se toma aire de la CRF, una mayor porción del volumen tidal se dirigirá a la base de los pulmones, lo que dará como resultado una mayor ventilación en la base.

A volúmenes pulmonares bajos, los alveolos en el vértice de los pulmones tienen mayor distensibilidad que en su base (*véase* fig. 18-18B). Si los volúmenes pulmonares se acercan al VR, la presión pleural en la base de los pulmones excede de hecho la presión dentro de las vías respiratorias, lo que conduce al cierre de dichas vías. En el VR, la base se comprime y la ventilación se hace imposible hasta que la presión pleural caiga por debajo de la atmosférica. Por el contrario, el vértice del pulmón se encuentra en una porción más favorable de la curva de distensibilidad; así, la primera porción de la respiración tomada por el VR entra a los alveolos en el vértice, y a volúmenes pulmonares bajos se invierte la distribución de la ventilación (es decir, el vértice está mejor ventilado que la base).

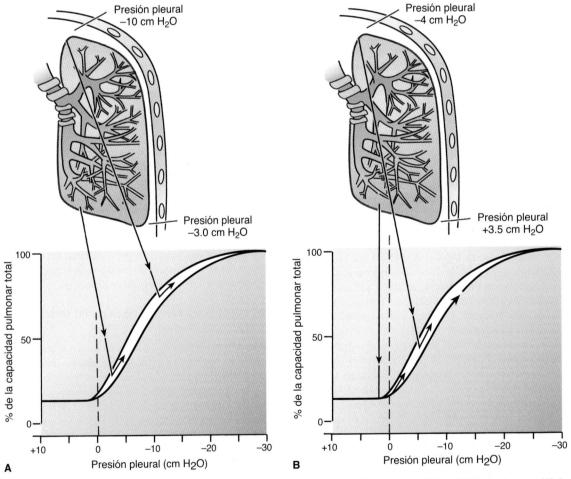

Figura 18-18 **La distribución del flujo de aire se ve afectada por las diferencias regionales en la distensibilidad pulmonar. (A)** A causa de la fuerza de gravedad, la presión pleural en la persona erguida es más negativa en el vértice que en la base de los pulmones. En consecuencia, en la capacidad residual funcional, la base tiene mayor distensibilidad. Por ser más distensible, en la inspiración la base del pulmón recibirá en términos proporcionales más aire del volumen tidal. **(B)** A volúmenes pulmonares bajos (p. ej., volumen residual), la presión pleural en la base se vuelve positiva. Esto da como resultado que, durante un volumen tidal, más aire vaya a la parte superior del pulmón, ya que la región apical de este órgano tiene mayor distensibilidad.

La tensión superficial alveolar afecta la distensibilidad pulmonar

Otra propiedad que afecta de modo significativo la distensibilidad pulmonar es la tensión superficial, que se da en la interfase aire-líquido en los alveolos. La superficie de la membrana alveolar es húmeda, contiene moléculas de agua y está en contacto con el aire, lo que produce una extensa interfase aire-líquido. La tensión superficial aumenta a medida que las moléculas de agua se juntan, que es lo que sucede cuando los pulmones se desinflan y los alveolos se vuelven más pequeños (como el aire que sale de un globo). En términos potenciales, la tensión superficial podría hacer que los alveolos se colapsaran, lo que ocasionaría dos problemas graves: en primer lugar, no podría haber intercambio de gases en los alveolos colapsados; en segundo lugar, estos alveolos colapsados llevarían a dificultades en la respiración, dado que les es más difícil reexpandirse durante el inflado. Por fortuna, los alveolos no se colapsan, y la inhalación se realiza con relativa facilidad porque el pulmón produce un agente que reduce la presión que recubre la superficie interna de los alveolos: el **surfactante pulmonar**.

Se puede estudiar la tensión superficial en los pulmones mediante el análisis de la curva de presión-volumen. La figura 18-19 exhibe los resultados de pulmones extraídos (extirpados) del tórax que se inflan y desinflan en forma escalonada. El pulmón extirpado se infla primero con aire y luego con solución salina. Con los pulmones llenos de aire, la interfase gas-líquido crea tensión superficial. Sin embargo, en los pulmones llenos con solución salina la interfase gas-líquido desaparece junto con la tensión superficial. De la comparación entre las dos curvas de presión-volumen surgen dos observaciones importantes. Primero, la pendiente de la rama de desinflado de la curva de solución salina es mucho más pronunciada que la de la curva de aire. Esto significa que cuando se elimina la tensión superficial el pulmón tiene una distensibilidad mucho mayor (es más adaptable). En segundo lugar, las diferentes áreas a la izquierda de las curvas de inflado con solución salina y aire muestran que la tensión superficial contribuye de modo significativo al trabajo requerido para inflar los pulmones. Dado que el área a la izquierda de cada curva equivale

al trabajo (que puede definirse como la fuerza, o cambio en la presión, multiplicada por la distancia, o cambio en el volumen), las fuerzas elásticas y la tensión superficial se pueden separar. El área a la izquierda de la curva de inflado con solución salina es el trabajo requerido para superar la retractilidad elástica del tejido pulmonar. El área a la izquierda de la curva de inflado con aire es el trabajo requerido para superar tanto la retractilidad elástica como la tensión superficial. Si se resta el área de la izquierda de la curva de solución salina al área de la izquierda de la curva de aire, se observa que, para superar la tensión superficial, se precisan alrededor de dos tercios del trabajo requerido para inflar los pulmones. La distensibilidad y el trabajo de la respiración son afectados de manera significativa por la tensión superficial.

La tensión superficial posee ramificaciones importantes para el mantenimiento de la estabilidad alveolar. En una forma

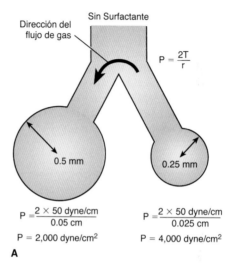

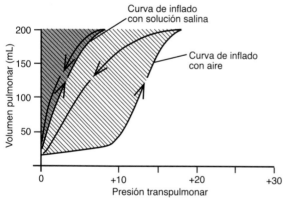

Figura 18-19 **La tensión superficial alveolar desempeña un papel fundamental en la distensibilidad pulmonar.** Los pulmones que se inflan con solución salina en lugar de aire eliminan la tensión superficial. En la figura se muestran dos curvas de presión-volumen para pulmones inflados a un mismo volumen, primero con aire y luego con solución salina. Las diferencias en las dos curvas se deben a que la tensión superficial contribuye de modo significativo a la distensibilidad pulmonar en los pulmones llenos de aire. Cuando los pulmones se inflan y desinflan con solución salina son más distensibles, lo que aumenta por tanto la distensibilidad pulmonar. Las *áreas sombreadas* equivalen al trabajo realizado en los pulmones que se inflan.

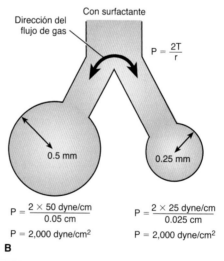

Figura 18-20 **El surfactante promueve la estabilidad alveolar a volúmenes pulmonares bajos. (A)** Si la tensión superficial permanece constante (50 dinas/cm), los alveolos interconectados que difieren en diámetro se volverán inestables y no podrán coexistir, en especial a volúmenes pulmonares bajos. La presión en los alveolos pequeños es mayor que en los grandes, lo que hace que el aire de los primeros se vacíe en los segundos. A volúmenes pulmonares bajos, los alveolos más pequeños tienden a colapsarse, un fenómeno conocido como **atelectasia**. **(B)** En términos proporcionales, el surfactante reduce más la tensión superficial de los alveolos pequeños, lo que deriva en presiones iguales entre alveolos de diferentes diámetros. P, presión; r, radio; T, tensión.

esférica como la del alveolo, la tensión superficial produce una fuerza que jala hacia adentro y crea una presión interna. En la figura 18-20 se muestra la relación entre la tensión superficial y la presión dentro de una esfera. La presión desarrollada dentro de un alveolo se rige por la **ley de Laplace** (*véase* el capítulo 11, "Resumen del aparato cardiovascular y la hemodinámica"):

$$P = 2T/r \qquad (20)$$

donde T equivale a la tensión superficial y r es igual al radio. Dado que los alveolos están interconectados y varían en diámetro, la ecuación de Laplace tiene una importancia funcional en el pulmón. En el ejemplo de la figura 18-20, la tensión superficial es constante a 50 dinas/cm, y la condición inestable se produce porque la presión es mayor en el alveolo pequeño que en el grande. En consecuencia, los alveolos pequeños tienden a colapsarse, sobre todo a volúmenes pulmonares bajos, en un fenómeno conocido como **atelectasia**. Cuando esto sucede, los alveolos más grandes se distienden demasiado. Por lo tanto, aquí surgen dos preguntas: ¿cómo coexisten en un pulmón intacto alveolos que están interconectados y varían en tamaño? Y ¿cómo previene el pulmón normal la formación de atelectasia a volúmenes pulmonares bajos? Las respuestas a estas preguntas se derivan, en parte, del hecho de que la tensión superficial no es constante a 50 dinas/cm, como sucede en otros líquidos biológicos (Enfoque clínico 18-2).

El surfactante reduce la tensión superficial y estabiliza los alveolos a volúmenes pulmonares bajos

El surfactante pulmonar reviste la superficie interna de los alvéolos, lo cual no solo reduce la tensión superficial en la interfase gas-líquido sino que también modifica dicha tensión con los cambios en el diámetro alveolar (*véase* fig. 18-20B). Un componente clave del surfactante pulmonar es una lipoproteína rica en fosfolípidos, la **dipalmitoilfosfatidilcolina** (**DPPC**). Este fosfolípido es el agente más importante para generar las propiedades reductoras de tensión que tiene el surfactante pulmonar.

La importancia funcional del surfactante puede demostrarse con una balanza de tensión superficial (fig. 18-21). La tensión superficial se mide colocando una tira de platino conectada a un transductor de fuerza en un recipiente con líquido. La tensión crea un menisco a cada lado de la tira de platino y, cuanto mayores sean los ángulos de contacto del menisco, mayor será la tensión superficial. La superficie se expande y comprime de manera repetida mediante una barrera móvil que roza la superficie del líquido (simulando el inflado y desinflado del pulmón). La tensión superficial del agua pura es 72 dinas/cm, y este valor es independiente del área de superficie. Por lo tanto, aunque la superficie se expanda y comprima, la tensión superficial no cambia. Cuando se añade un detergente, la tensión superficial disminuye pero aun así es independiente del área de superficie. Sin

ENFOQUE CLÍNICO | 18-2

Síndrome de dificultad respiratoria aguda

Scot era un hombre sano de 20 años que estaba por comenzar su segundo año de universidad. Tenía buena condición física y asistía con regularidad al gimnasio, donde levantaba pesas y nadaba 1 609 metros (1 milla) diarios. Sin embargo, una tarde de otoño comenzó a sentirse mal y acudió al centro de salud de la universidad con cefalea intensa y dolor en el cuello y la parte baja del abdomen. Se le dijo que se estaba resfriando y se le aconsejó regresar al dormitorio para descansar. Al día siguiente empeoraron los síntomas, que incluían fiebre, sudoración fría, exantema cutáneo y náuseas. Su compañero de cuarto lo llevó otra vez al centro de salud y Scot fue colocado en observación en una de las camas. Cuando su condición comenzó a deteriorarse fue llevado de urgencia al servicio de emergencias del centro médico, adonde llegó en choque, con fiebre alta y una frecuencia de 36 respiraciones por minuto (el valor normal es entre 12 y 15/min). Debido al riesgo de falla respiratoria, el médico de guardia intubó a Scot de inmediato y le colocó ventilación asistida; luego se decidió trasladarlo a la unidad de cuidados intensivos (UCI). Al llegar, su radiografía de tórax mostró infiltrado parcheado y edema pulmonar. Fue diagnosticado con síndrome de dificultad respiratoria aguda (SDRA) y con una infección secundaria diseminada de origen desconocido.

El caso de Scot es similar al de otras 200 000 a 250 000 personas que desarrollan SDRA cada año. A pesar de su juventud y de su historial, para Scot la tasa anticipada de mortalidad por SDRA era de ~ 80%. Sin embargo, tuvo suerte y pudo regresar a clases luego de 12 semanas en el hospital y una cuenta superior a los 200 000 dólares.

SDRA es el nombre con el que se conoce un daño pulmonar difuso en el que influyen varias causas. Pocos pacientes tienen antecedentes de trastornos pulmonares. Las causas incluyen trauma por lesión torácica (p. ej., en un accidente automovilístico), lesiones en huesos largos y lesión pélvica. Durante la época de la guerra de Vietnam, el trauma que provocaba SDRA recibió el nombre de "pulmón de Da Nang". Otras dos causas importantes son la sepsis (presencia de un patógeno o toxina en la sangre) y la aspiración de contenido gástrico. Esto último se da a partir del reflujo gástrico y suele ocurrir durante la noche, mientras la persona duerme. Otras causas son *bypass* cardiopulmonar, inhalación de humo, altitud elevada y exposición a gases irritantes, que fue la que generó casos generalizados de SDRA después del desastre de Bhopal, en India.

Aunque la etiología del SDRA varía en los diferentes casos, su fisiopatología es casi idéntica. Se caracteriza por reducción en la distensibilidad pulmonar, edema pulmonar, atelectasias focales e hipoxemia (baja presión parcial de O_2 en la sangre arterial), y produce una reacción inflamatoria que deriva en la infiltración de neutrófilos en el pulmón. El aumento de la rigidez pulmonar (es decir, disminución de la distensibilidad) es resultado de la pérdida de surfactante, sin relación con el edema.

La agregación de neutrófilos es un mecanismo subyacente clave en el SDRA, ya que causa daño endotelial capilar por la liberación de diversos productos tóxicos. Estos incluyen radicales libres de oxígeno, enzimas proteolíticas, metabolitos del ácido araquidónico (leucotrienos, tromboxano, prostaglandinas) y factor activador de plaquetas.

Los nuevos abordajes terapéuticos se enfocan en formas de reducir la quimioatracción y agregación de neutrófilos en los capilares pulmonares, así como en la reducción de sustancias tóxicas liberadas por los neutrófilos. ■

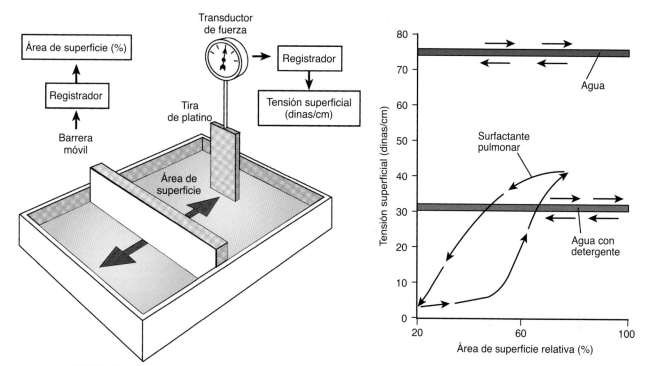

Figura 18-21 **La propiedad del surfactante pulmonar de reducir la superficie es única; cambia con el área de la superficie.** Se utiliza una balanza de tensión superficial para medir la tensión en la interfase aire-líquido. Cuando en la balanza se coloca agua destilada, la tensión superficial es independiente del área de superficie (una constante de 72 dinas/cm). La adición de un detergente reduce la tensión superficial, pero todavía es independiente del área de superficie. Cuando se coloca surfactante pulmonar (obtenido por un lavado pulmonar, esto es, un volumen de solución salina irrigado en las vías respiratorias para lavar los alveolos), la tensión superficial no solo disminuye, sino que cambia de acuerdo con el área de superficie.

embargo, si se añade un **lavado pulmonar** (irrigación de solución salina en los pulmones) con surfactante, la tensión superficial no solo disminuye, sino que también cambia en forma no lineal respecto al área de superficie. Por lo tanto, el surfactante pulmonar hace posible que alveolos de diferentes diámetros conectados en paralelo coexistan y se mantengan estables a volúmenes pulmonares bajos, gracias a la mayor reducción proporcional de tensión superficial en los alveolos pequeños (*véase* fig. 18-20B).

En la figura 18-22 se muestra un esquema que representa el funcionamiento del surfactante. A volúmenes pulmonares bajos, cuando las moléculas se comprimen con fuerza parte del surfactante es exprimido de la superficie y forma **micelas**. Con la expansión (reinflado) se requiere más surfactante para formar una nueva película que se extienda sobre la superficie alveolar interna. Cuando el área de superficie permanece relativamente constante durante la respiración calmada o superficial, la extensión del surfactante se ve afectada a menudo. Un suspiro o un bostezo pueden hacen que los pulmones se inflen a un mayor volumen y que nuevas moléculas de surfactante se extiendan sobre la interfase gas-líquido. A los pacientes que se recuperan de una anestesia se les suele pedir que respiren de manera profunda para mejorar la extensión del surfactante y prevenir así un colapso alveolar (atelectasia). Los pacientes sometidos a cirugía torácica o abdominal muchas veces encuentran muy dolorosa la respiración profunda, lo que resulta en una inadecuada distribución del surfactante que, a la vez, provoca que parte de sus pulmones se vuelvan atelectásicos.

Las células alveolares de tipo II producen surfactante pulmonar

En términos básicos, el epitelio alveolar está formado por dos tipos de células: los **neumocitos alveolares tipo I** y los de **tipo II** (fig. 18-23). La relación entre las células alveolares de cada tipo en el revestimiento epitelial es de ~ 1:1. Sin embargo, los neumocitos tipo I ocupan alrededor de dos tercios del área de superficie alveolar. Los neumocitos tipo II tienden a agregarse en torno a los septos alveolares. En comparación con las células tipo I, las de tipo II son ricas en mitocondrias y muy activas en términos metabólicos. Los **cuerpos de inclusión lamelares**, densos en electrones, son una de las características distintivas de los neumocitos tipo II; son ricos en fosfolípidos, y en ellos se almacena el surfactante.

En la figura 18-24 se muestra el proceso de síntesis de surfactante. Sustratos básicos como glucosa, palmitato y colina son captados de la sangre y sintetizados en DPPC en las células alveolares tipo II. El surfactante almacenado en los cuerpos de inclusión lamelares es liberado hacia la superficie alveolar. El recambio de surfactante es elevado, debido a su continua renovación en la superficie alveolar durante cada expansión del pulmón. Es probable que la alta tasa de reemplazo del surfactante sea responsable de la síntesis activa de lípidos en el pulmón. Dado que los pulmones están entre los últimos órganos en desarrollarse, la síntesis de surfactante aparece de forma tardía durante la gestación. En los humanos, aparece alrededor de la semana 34 (un embarazo a término es de 40 semanas). Sin

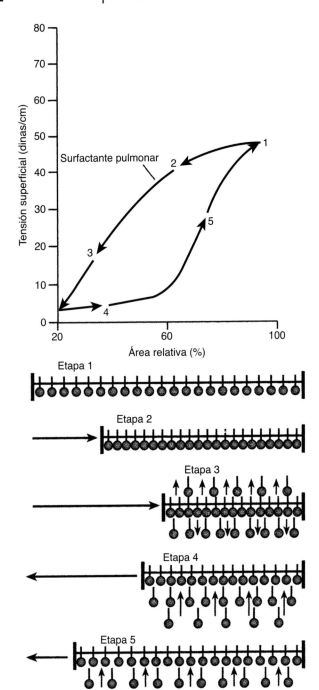

Figura 18-22 **Eventos biofísicos del surfactante pulmonar durante un ciclo respiratorio.** Las moléculas de surfactante se comprimen durante el desinflado del pulmón. En la etapa 3, las moléculas de surfactante forman micelas y son removidas de la superficie. Con el inflado del pulmón, se extiende nuevo surfactante en la película superficial (etapa 4). El recambio del surfactante pulmonar es elevado debido a su continua reposición durante la expansión del pulmón.

importar la duración total de la gestación en las diferentes especies de mamíferos, el proceso de maduración pulmonar parece "desencadenarse" cuando la gestación está completa en un 85 a 90%. Por supuesto, el pulmón fetal está provisto de un mecanismo regulador especial para controlar el momento y la aparición del surfactante. Las fallas en la maduración adecuada del pulmón durante el periodo perinatal constituyen todavía una importante causa de muerte en los recién nacidos. La estructura

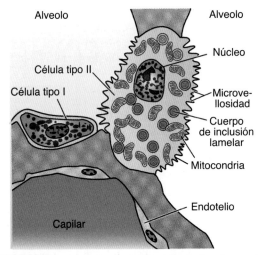

Figura 18-23 **Las células alveolares tipo II sintetizan y almacenan el surfactante pulmonar.** Las células alveolares tipo I ocupan la mayor parte de la superficie alveolar y participan del intercambio gaseoso. Las células alveolares tipo II se localizan en las esquinas entre dos alveolos adyacentes; son muy activas en términos metabólicos y constituyen el lugar de síntesis del surfactante. Se muestran también las células endoteliales que revisten los capilares pulmonares.

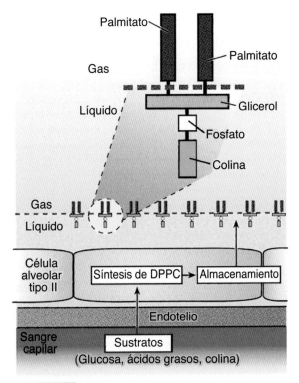

Figura 18-24 **Orientación biofísica del surfactante en la interfase alveolar gas-líquido.** Los sustratos para la síntesis de surfactante pulmonar son captados por las células alveolares tipo II desde la sangre capilar pulmonar. El surfactante (dipalmitoilfosfatidilcolina, o DPPC) se almacena en los cuerpos de inclusión lamelares para ser liberado en la superficie alveolar. El surfactante está orientado de forma perpendicular a la interfase gas-líquido en la superficie alveolar; su extremo polar está inmerso en la fase líquida, mientras que la porción no polar se ubica en la fase gaseosa.

del pulmón puede estar íntegra en términos anatómicos pero ser inmadura en términos funcionales, debido a cantidades de surfactante inadecuadas para mantener un alvéolo funcional que estabilice las fuerzas superficiales durante la respiración.

El nacimiento prematuro y algunos trastornos hormonales como los observados en los embarazos de mujeres con diabetes interfieren con el control normal y a tiempo de la maduración pulmonar. Estos bebés presentan pulmones funcionales inmaduros al nacer, lo que a menudo conduce al **síndrome de dificultad respiratoria neonatal**. La respiración se hace muy laboriosa porque la tensión superficial es alta, lo que dificulta el inflado de los pulmones. A causa de esa tensión elevada, estos recién nacidos desarrollan a menudo atelectasias regionales y edema pulmonar, y correrán un alto riesgo hasta que los pulmones alcancen la madurez funcional suficiente para secretar surfactante. Además de reducir la tensión superficial y promover la estabilidad en los alveolos, el surfactante ayuda a prevenir el edema pulmonar. La fuerza de contracción hacia adentro, que tiende a colapsar los alveolos, tiende también a reducir la presión intersticial, lo que "jala" líquido de los capilares. El surfactante pulmonar reduce esta tendencia mediante la reducción de las fuerzas superficiales. Algunos fisiólogos del pulmón piensan que el papel principal del surfactante podría ser el de mantener secos los pulmones, en especial en adultos.

Los alveolos están interconectados, lo que promueve la estabilidad alveolar

Otro mecanismo que cumple un rol en la estabilidad alveolar y la prevención de atelectasias y edema es la interdependencia, o apoyo mutuo entre alveolos adyacentes. Excepto los que están junto al espacio pleural, los alveolos están interconectados con los circundantes, lo que proporciona apoyo entre unidades adyacentes. Algunos estudios han mostrado que este tipo de configuración estructural lleno de interconexiones impide el colapso alveolar. Por ejemplo, ante una tendencia de algunos alveolos a colapsarse, los circundantes desarrollan mayores fuerzas de expansión. Esta interdependencia tiene un papel clave en la prevención de atelectasias, así como en la reapertura de regiones de los pulmones que se han colapsado. La interdependencia alveolar parece ser más importante en los adultos que en los recién nacidos, dado que estos poseen menos interconexiones (Enfoque clínico 18-3).

RESISTENCIA DE LAS VÍAS RESPIRATORIAS Y EL TRABAJO RESPIRATORIO

Además de la retractilidad elástica de los pulmones y la pared torácica, la resistencia al flujo de aire en el árbol respiratorio es otro factor clave en el movimiento de aire hacia adentro y hacia afuera de los pulmones. La resistencia total al flujo de aire en los pulmones tiene dos componentes: 1) la resistencia tisular de los pulmones y la pared torácica, y 2) la resistencia de las vías respiratorias. La primera se da cuando los pulmones y la pared torácica se expanden, y contribuye con alrededor del 20% de la resistencia total. La **resistencia de las vías respiratorias**, por otro lado, es el principal factor que se opone al flujo de aire hacia adentro y hacia afuera de los pulmones, y proporciona alrededor del 80% de la resistencia total. Por lo general, la resistencia es definida como la relación entre la presión de impulso (ΔP) y el flujo de aire ($\dot{V}$). Para la resistencia total de las vías respirato-

Fisiología respiratoria

ENFOQUE CLÍNICO | 18-3

El SARS-2 se dirige a células pulmonares específicas

Influenza (gripe) y COVID-19 son enfermedades respiratorias infecciosas de síntomas similares pero causadas por dos coronavirus diferentes. El que provocó la pandemia de COVID-19 de 2019 es el SARS-2, ahora llamado coronavirus del síndrome respiratorio agudo severo 2 o SARS-CoV-2. En 2019, el carácter novedoso del virus implicaba que los individuos no tuvieran inmunidad contra él, lo que dio como resultado una tasa de contagio mucho mayor a la del virus de la gripe. El SARS-2 era también más selectivo, ya que se dirigía a los adultos mayores de 65 años, la población más vulnerable. La Organización Mundial de la Salud (OMS) declaró que más del 95% de las muertes fueron de personas mayores de 60 años. Además, las personas con afecciones médicas subyacentes, como hipertensión, diabetes u obesidad, corrían un riesgo mucho mayor de desarrollar complicaciones más graves a causa del COVID-19.

El SARS-2 no fue tan mortal como se pensó en un principio. Alrededor del 80% de la población que se infectó en Estados Unidos sufrió consecuencias leves y no fue hospitalizada. Del 20% que fue hospitalizado, la mitad fue ingresada en la UCI; de estos, la mitad fue conectada a respiradores y el 3% murió. Al comparar la tasa de mortalidad del SARS-2 con la del H1N1 (gripe porcina), el Center for Disease and Control Prevention (CDC) de EUA calculó en más de 150 000 las muertes por infección del virus pandémico H1N1 durante el primer año del

brote en el país, cifra que no fue superada durante el primer año del SARS-2.

Este virus se transmite sobre todo en forma de pequeñas gotas líquidas (lo que se conoce como transmisión por gotículas) procedentes de una persona infectada que tose, estornuda o habla. Las gotículas respiratorias pueden producirse de manera natural al respirar, hablar, estornudar, toser o vomitar. En el caso del SARS-2, estas partículas acuosas en aerosol tienen un tamaño de 5 a 30 μm, y los patógenos infectados permanecen suspendidos a corta distancia (1.8 m). Por lo tanto, la propagación se producía por contacto estrecho, lo que hizo necesaria la protección facial. El SARS-2 puede propagarse por el contacto con una superficie u objeto que contenga el virus, seguido del contacto con boca, nariz u ojos; sin embargo, no se trata de la vía principal de propagación del SARS-2.

Recuerde que en los capítulos 1 y 10 se abordó el funcionamiento del sistema inmunológico del organismo ante una infección viral. Ese sistema tiene dos líneas de defensa, la inmunidad innata y la adaptativa. La respuesta innata se produce en cuestión de minutos u horas y activa alarmas que ponen en marcha las defensas de todo el organismo, como la fiebre. Las células y los tejidos producen interferones, que son moléculas que incapacitan diversos virus y reclutan glóbulos blancos. En las infecciones leves, las respuestas innatas son suficientes para detener

(continúa)

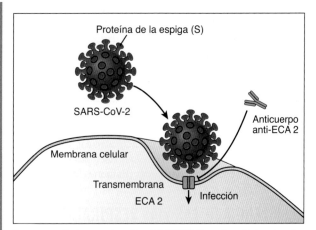

Proteína de la espiga (S)

SARS-CoV-2

Anticuerpo
anti-ECA 2

Membrana celular

Transmembrana
ECA 2

Infección

Esquema de la penetración del SARS-2 en la célula alveolar de tipo II a través del receptor ECA 2. (Fuente: NIH.)

el virus, pero algunas infecciones virales requieren una segunda oleada de respuesta, y las respuestas inmunológicas adaptativas llegan 4 o 5 días después de la infección. Los fragmentos moleculares del patógeno agresor, conocidos como antígenos, son transportados a los ganglios linfáticos, donde responden glóbulos blancos llamados linfocitos T y B. Estos linfocitos se dirigen a los tejidos infectados, como es el caso del pulmón con COVID-19. Las oleadas de linfocitos T despliegan el arma principal de su arsenal, la liberación de citotoxinas, para eliminar las células infectadas por el virus. En los casos graves, el virus sortea tanto la defensa innata como la adaptativa y ataca las células de la región alveolar.

El SARS-2 se infiltra en las células a través de la enzima convertidora de angiotensina 2 (ECA 2). La ECA 2 es conocida desde hace tiempo por ser un actor clave en el sistema renina-angiotensina y un objetivo para el tratamiento de la hipertensión. En un principio, se creyó que los receptores de ECA 2 se expresaban en las células endoteliales y el epitelio tubular renal en individuos sanos. Sin embargo, ahora se sabe que la ECA 2 se expresa en el pulmón y en el tracto gastrointestinal. La función de la ECA 2 es convertir la angiotensina II en angiotensina I; actúa en la reducción de la presión arterial y ofrece además una función protectora del sistema cardiovascular y de otros órganos. El SARS-2 utiliza el receptor ECA 2 como fuente primaria para infiltrarse en las células. Las únicas células alveolares con receptor ECA 2 son los neumocitos de tipo II. El virus se adhiere al receptor, entra en la célula, se replica y causa estragos en la función pulmonar. Recordemos que los neumocitos de tipo I ocupan ~ 2/3 de la superficie alveolar y se encargan del intercambio de gases; los de tipo II se agrupan alrededor de los septos alveolares y actúan en el metabolismo de la producción de surfactante, que desempeña un papel importante en la función mecánica del pulmón. El surfactante disminuye la tensión superficial alveolar y sirve para estabilizar los alvéolos a volúmenes pulmonares bajos, así como para mantener secos los pulmones. El surfactante también causa que los pulmones sean más distensibles y reduce el trabajo respiratorio.

La secuencia fisiopatológica del SARS-2 sigue un patrón similar en todos los pacientes. La adhesión del virus al receptor ECA 2 provoca dos eventos: 1) desencadena una respuesta de anticuerpos, y 2) permite también la entrada en la célula (*véase* la figura). Una vez dentro, el SARS-2 comienza a replicarse, lo que provoca la interrupción de la síntesis de surfactante. La pérdida de surfactante deriva en una cascada de acontecimientos: se produce un marcado aumento de la tensión superficial que da lugar a **edema intersticial** y **edema alveolar**; a su vez, el edema pulmonar y el aumento de la tensión superficial provocan una mayor rigidez pulmonar y una respiración dificultosa. El edema pulmonar atrae los neutrófilos, y la respuesta inmunológica demasiado agresiva causa gran parte de la devastación observada en casos severos de la enfermedad (que, en última instancia, conduce a la neumonía). Esta agrava aún más el edema y la dificultad respiratoria y causa estragos en otros órganos. ∎

rias (R_{aw}), la presión de impulso es la diferencia de presión entre la boca (P_{boca}) y los alveolos (PA). La ecuación puede escribirse de la siguiente manera:

$$R_{aw} = \frac{P_{boca} - PA}{\dot{V}} \tag{21}$$

La resistencia se expresa en cm $H_2O/L/s$; nótese que solo es significativa cuando existe flujo de aire. Durante la respiración normal, la resistencia total de las vías respiratorias es pequeña. Por ejemplo, el flujo pico durante la inspiración tranquila es de alrededor de 2 cm $H_2O/L/s$ (R = P_{boca} − PA/ $\dot{V}$. = 1.0 cm H_2O/0.5 L/s). La baja resistencia se debe a las características únicas de la arquitectura de las vías respiratorias.

Los principales sitios de resistencia de las vías respiratorias para disminuir el flujo de aire son los bronquios

Los principales sitios de resistencia en las vías respiratorias son los bronquios medios (lobares y segmentarios) y los bronquios ubicados hasta alrededor de la séptima generación (fig. 18-25). Cabría esperar que el sitio principal de la resistencia, según la ley de Poiseuille (*véase* el capítulo 11), se ubicara en las vías respiratorias estrechas (es decir, los bronquiolos), que tienen el radio más pequeño. Sin embargo, las mediciones muestran que solo entre un 10 y 20% de la resistencia total de las vías respiratorias puede

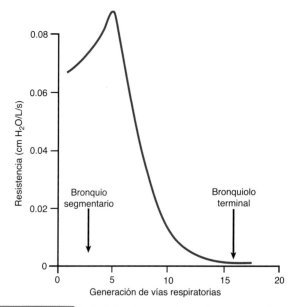

Figura 18-25 La turbulencia en los bronquios aumenta de forma significativa la resistencia de las vías respiratorias. Los principales sitios de resistencia en las vías respiratorias son los bronquios lobares y segmentarios, donde la turbulencia es mayor, hasta alrededor de la séptima generación de ramas del árbol respiratorio.

atribuirse a las vías estrechas (aquellas de < 2 mm de diámetro). Esta aparente paradoja se debe a la gran cantidad de vías pequeñas configuradas en paralelo, cuyas resistencias se suman como recíprocas. La resistencia individual de cada bronquiolo es relativamente alta, pero cuando constituyen una cantidad grande generan una gran área total de sección transversal, lo que hace que su resistencia combinada total sea baja. Como resultado, muchas enfermedades de las vías respiratorias se originan en las vías más estrechas; esto dificulta la detección temprana de la enfermedad, ya que los cambios en la resistencia de las vías respiratorias no son detectables hasta que se vuelven más graves.

A volúmenes pulmonares bajos, las vías respiratorias se comprimen y causan un marcado aumento de la resistencia de las vías respiratorias

Uno de los factores que más afectan el diámetro de las vías respiratorias, en especial de los bronquiolos, es el volumen pulmonar. Las vías respiratorias pequeñas son capaces de distenderse o comprimirse. Los bronquios y las vías respiratorias más pequeñas están incrustados en el parénquima pulmonar y conectados por "cables guía" al tejido circundante. A medida que el pulmón se agranda, el diámetro de las vías respiratorias aumenta, lo que resulta en una reducción de la resistencia de las vías respiratorias durante la inspiración (fig. 18-26). Por el contrario, a volúmenes pulmonares bajos, las vías respiratorias se comprimen y la resistencia se eleva. Nótese que la relación inversa entre el volumen pulmonar y la resistencia de las vías respiratorias no es lineal: a volúmenes pulmonares bajos, la resistencia aumenta de manera considerable.

La permeabilidad de las vías respiratorias se ve afectada por cambios en el tono del músculo liso

Además de las modificaciones en el volumen pulmonar, las que se producen en el tono del músculo liso bronquial también afectan

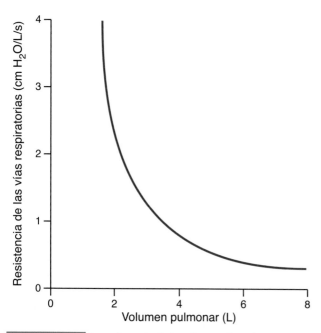

Figura 18-26 **La resistencia de las vías respiratorias aumenta a volúmenes pulmonares bajos.** Las vías respiratorias están conectadas al parénquima pulmonar. Sus diámetros aumentan durante el inflado pero se comprimen durante el desinflado. Las vías respiratorias comprimidas a volúmenes pulmonares bajos aumentan de modo significativo su resistencia.

el diámetro de las vías respiratorias. Este músculo liso se encuentra bajo control autonómico, desde la tráquea hasta los bronquiolos terminales. La estimulación de las fibras posganglionares parasimpáticas colinérgicas causa constricción bronquial y una mayor secreción de moco. La estimulación de las fibras simpáticas adrenérgicas provoca la dilatación de las vías respiratorias bronquiales y bronquiolares, así como la inhibición de la secreción glandular. Medicamentos como el isoproterenol y la epinefrina, que estimulan los receptores β_2-adrenérgicos en las vías respiratorias, causan dilatación. Estos fármacos alivian la constricción bronquial y, a menudo, se utilizan para tratar los ataques de asma. Las agresiones ambientales (químicos irritantes, polvo, partículas de humo, entre otras) también pueden causar una constricción refleja de las vías respiratorias. El aumento de la P_{CO_2} en las vías respiratorias de conducción puede causar una dilatación local. Más importante aún, una reducción de la P_{CO_2} hará que el músculo liso de las vías respiratorias se contraiga.

El buceo en aguas profundas altera la resistencia de las vías respiratorias

En ambientes con una densidad de gases diferente a la usual, la resistencia de las vías respiratorias se ve alterada. El efecto de la densidad del gas sobre dicha resistencia se observa de manera más drástica en el buceo en aguas profundas, en el que el buzo respira aire cuya densidad puede estar aumentada de modo significativo por el incremento de la presión barométrica. Esta aumenta 1 atm por cada 10 m o 33 ft bajo el agua (p. ej., a 10 m bajo la superficie, $P_B = 2$ atm o 1 520 mm Hg). Como resultado del aumento de la resistencia, se requiere un mayor gradiente de presión solo para mover un volumen tidal normal. En lugar de respirar aire, el buzo utiliza una mezcla de helio y oxígeno, ya que el primero es menos denso que el aire y, en consecuencia, facilita la respiración. El hecho de que la densidad tenga un marcado efecto sobre las vías respiratorias indica otra vez que las vías medias son el principal sitio de resistencia, y que su flujo de aire es sobre todo turbulento (*véase* el capítulo 11).

La espiración forzada comprime las vías respiratorias y aumenta su resistencia

La resistencia de las vías respiratorias no se modifica demasiado durante la respiración tranquila normal. Sin embargo, aumenta de forma significativa durante la espiración forzada, como en el ejercicio vigoroso. El marcado cambio que se da durante la espiración forzada es resultado de la compresión de las vías respiratorias. Este efecto de compresión puede ser demostrado con una **curva de flujo-volumen**. La figura 18-27 muestra la relación entre el flujo de aire y el volumen pulmonar durante un esfuerzo inspiratorio o espiratorio forzado. La curva se genera tomando de los trazos del espirómetro el flujo forzado inspiratorio y espiratorio, y luego cerrándolos mediante la unión del extremo de espiración máxima con el comienzo de la inspiración máxima. La pequeña asa en la figura 18-28 es la curva de flujo-volumen para un volumen tidal normal. La asa grande muestra la curva máxima de flujo-volumen durante la inspiración y la espiración forzada. Con la inspiración forzada, el flujo está limitado solo por el esfuerzo, esto es, por la fuerza con que lo intenta la persona. Durante la espiración forzada (CVF), el flujo aumenta con rapidez hasta un valor máximo, el **flujo pico espiratorio (FPE)**, y disminuye luego en forma lineal durante la mayor parte de la espiración, a medida que disminuye el volumen pulmonar.

En resumen, la primera parte de la curva FEF_{25-75}-volumen depende del esfuerzo. Una vez que se ha alcanzado el FPE, el flujo

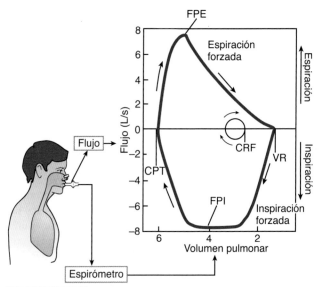

Figura 18-27 **Curva de flujo-volumen durante los ciclos respiratorios normal y máximo.** La relación entre el volumen pulmonar y el flujo de aire puede observarse en una curva de flujo-volumen. Durante la respiración tidal, el flujo de aire es pequeño (asa pequeña etiquetada como CRF [capacidad residual funcional]), pero se eleva con rapidez durante la espiración forzada y alcanza un máximo denominado *flujo pico espiratorio (FPE)*. El FPE ocurre antes de que haya un cambio importante en el volumen pulmonar. Sin embargo, durante la parte final de la porción espiratoria de la curva de flujo-volumen (o capacidad vital forzada), el flujo de aire es independiente del esfuerzo debido a la compresión dinámica de las vías respiratorias. Una vez que se alcanza el FPE, la tasa de flujo de aire disminuye en forma proporcional a medida que el volumen pulmonar desciende hasta el volumen residual (VR). Tras un cambio grande en el volumen pulmonar, el flujo de aire máximo durante la inspiración (denominado *flujo pico inspiratorio, FPI*) se mantiene porque las vías respiratorias están distendidas y no comprimidas. CPT, capacidad pulmonar total.

es independiente del esfuerzo en la parte final de la curva de flujo-volumen. Esto quiere decir que, durante la mayor parte de la curva espiratoria de flujo-volumen, el flujo es casi independiente del esfuerzo. La curva FEF$_{25-75}$ muestra la importancia de la compresión dinámica de las vías respiratorias, que aumenta la resistencia de estas vías y limita así de forma efectiva el FEF$_{25-75}$.

¿Cómo se produce la compresión dinámica de las vías respiratorias durante la inspiración forzada? El mecanismo se vincula con los cambios en la presión a través de las vías respiratorias y la compresibilidad de dichas vías. Por ejemplo, en la figura 18-28, la presión pleural (P$_{pl}$) es ~ 5 cm H$_2$O y la presión en las vías respiratorias (P$_{aw}$) es cero antes de la inspiración (no existe flujo de aire). La presión a través de las vías respiratorias (P$_{aw}$ − P$_{pl}$) es 5 cm H$_2$O [0 − (−5) = +5] y las mantiene abiertas. Al inicio de la inspiración máxima, la presión pleural disminuye a ~ 7 cm H$_2$O y la presión alveolar a ~ 2 cm H$_2$O. La diferencia entre la presión alveolar y la pleural todavía es de 5 cm H$_2$O [−2 − (−7) = +5]. Sin embargo, hay una caída en la presión desde la boca hasta los alveolos por la resistencia al flujo de aire, y la presión a través de las vías respiratorias cambiará a lo largo de ellas. Al final de la inspiración máxima, la presión pleural disminuye aún más (~ 12 cm H$_2$O) y la de las vías respiratorias es otra vez cero, ya que no hay flujo de aire. Durante la inspiración máxima, la resistencia en las vías respiratorias disminuye

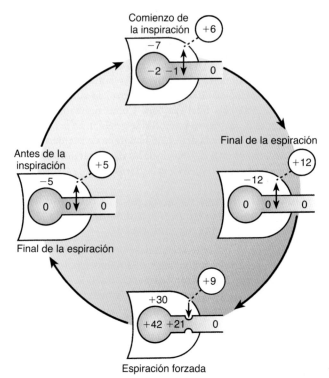

Figura 18-28 **Durante la espiración forzada, las vías respiratorias se comprimen.** La presión a través de las vías respiratorias es +5 cm H$_2$O antes de la inspiración, y llega a +12 cm H$_2$O al final de la inspiración. Durante la espiración forzada, la presión a través de las vías respiratorias se vuelve negativa y las vías respiratorias pequeñas se comprimen.

de hecho porque la presión a través de las vías respiratorias aumenta y expande su diámetro, en especial en las estrechas.

En la espiración forzada la presión pleural ya no es negativa, sino que se eleva por encima de la presión atmosférica y puede llegar hasta +30 cm H$_2$O. La presión adicional en los alveolos es el resultado de la retractilidad elástica de los pulmones, denominada ***presión de retractilidad*** (P$_{retractilidad}$) y que puede escribirse así:

$$P_{retractilidad} = P_A - P_{pl} \qquad (22)$$

donde P$_A$ equivale a la presión alveolar y P$_{pl}$ es la presión pleural.

La presión de retractilidad en la figura 18-28 es de 12 cm H$_2$O; esto se debe a que, al comenzar la espiración, el volumen pulmonar no ha disminuido de forma apreciable. Observe que al inicio de la CVF se da una caída en la presión a lo largo de las vías respiratorias debido a su resistencia. La presión en las vías respiratorias cae de manera progresiva desde la región alveolar hacia la abertura de las vías (la boca). El gradiente de presión a través de las vías respiratorias se invierte a lo largo de ellas y tiende a comprimirlas. Por ejemplo, en un punto dentro de las vías donde la presión sea de 21 cm H$_2$O, la presión a través de ellas sería de 9 cm H$_2$O y tendería a cerrarlas.

En algún punto a lo largo de las vías respiratorias, la presión *en* ellas es igual a la presión pleural y la presión *a través* de ellas es cero (fig. 18-29). Este es el **punto de igual presión** (PIP) que, en teoría, divide las vías respiratorias en un segmento corriente arriba (desde los alveolos hasta el PIP) y otro corriente abajo (desde el PIP hasta la boca). En este último, la presión en las vías respiratorias se ubica por debajo de la presión pleural y la pre-

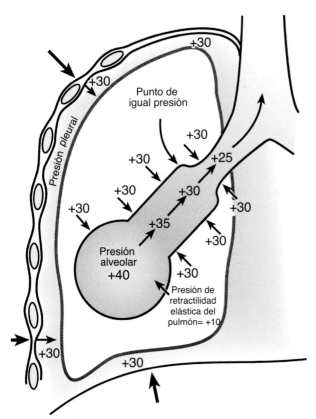

Figura 18-29 **Un punto de igual presión establece la presión de impulso en las vías respiratorias.** Un punto de igual presión (PIP) divide las vías respiratorias en segmentos corriente abajo y corriente arriba. El PIP se establece en el **flujo pico espiratorio (FPE)** y ocurre cuando la presión dentro de las vías respiratorias es igual a la presión fuera de ellas (presión pleural). El segmento corriente arriba abarca desde los alveolos hasta el PIP, y el de corriente abajo desde el PIP hasta la boca. La presión de impulso para el flujo de aire es la presión alveolar menos la presión pleural. Las vías respiratorias están sujetas a compresión durante la espiración forzada desde el PIP hasta la tráquea.

sión a través de las vías respiratorias se vuelve negativa. Como resultado, las vías en este segmento se comprimen o colapsan. Las vías respiratorias grandes (la tráquea y los bronquios) están protegidas del colapso porque están sostenidas por cartílagos. Sin embargo, las vías pequeñas carecen de este apoyo estructural y pueden comprimirse y colapsarse con facilidad.

La distensibilidad pulmonar afecta el sitio de las vías respiratorias en el que se establece el punto de igual presión

El PIP se establece después de haberse alcanzado el FPE (*véase* fig. 18-27). A medida que continúa el esfuerzo espiratorio, el PIP se mueve hacia abajo en las vías respiratorias, desde las más grandes hacia las más pequeñas, porque la presión de retractilidad disminuye. Una longitud mayor del segmento corriente abajo se colapsa. Una vez establecido el PIP, la presión de impulso para el flujo de aire ya no consiste en la diferencia entre la presión alveolar y la presión en la boca, sino entre la alveolar y la pleural (*véase* fig. 18-29).

De allí se derivan dos conclusiones básicas. Primero, sin importar la fuerza del esfuerzo espiratorio, el flujo de aire no puede ser incrementado porque la presión pleural aumenta, y esto provoca una mayor compresión de las vías respiratorias.

Esto explica por qué la parte final de la CVF es independiente del esfuerzo. Por el otro lado, la retractilidad elástica del pulmón determina las tasas máximas de flujo, dado que la presión de la retractilidad elástica es la que genera la diferencia entre la presión alveolar y la pleural. A medida que el volumen pulmonar disminuye, también lo hace la retractilidad elástica. Esta última reducción es el principal motivo de que el flujo máximo caiga con tanta rapidez a volúmenes pulmonares bajos.

El efecto de la retractilidad elástica sobre el flujo de aire puede demostrarse comparando un pulmón normal con un pulmón enfisematoso con distensibilidad demasiado elevada. Como

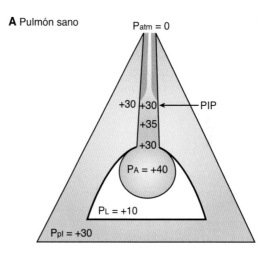

A Pulmón sano

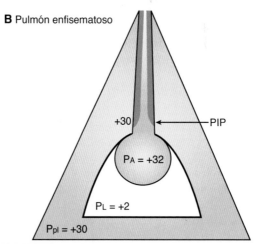

B Pulmón enfisematoso

Figura 18-30 **La pérdida de retractilidad elástica del pulmón desplaza el punto de igual presión hacia las vías respiratorias más pequeñas, ubicadas más abajo.** (**A**) En los pulmones sanos, la retractilidad elástica añade 10 cm H_2O de presión para producir una presión alveolar de 40 cm H_2O al comienzo de una espiración forzada. Como resultado, el punto de igual presión (PIP) se establece en las vías respiratorias más grandes. El colapso de las vías respiratorias es mínimo en las grandes gracias al cartílago que les da soporte. (**B**) Una pérdida en la retractilidad elástica (mayor distensibilidad) hace que el PIP se desplace hacia abajo y se establezca en las vías pequeñas. En los pulmones enfisematosos, la presión de retractilidad elástica es baja, y se añade poca presión de retractilidad a los alveolos. Como resultado, el PIP se desplaza hacia abajo y se establece en las vías respiratorias pequeñas. Estas se comprimen con mayor facilidad porque carecen de soporte cartilaginoso. P_A, presión alveolar; P_{atm}, presión atmosférica; P_L, presión transpulmonar; P_{pl}, presión pleural.

se observa en la figura 18-30, con la espiración forzada la presión pleural se eleva en ambos casos a +30 cm H_2O. En el pulmón normal, se añade la presión de retractilidad de 10 cm H_2O para producir una presión alveolar de +40 cm H_2O. Con la espiración forzada se da una caída progresiva en la presión de las vías respiratorias. Por su retractilidad elástica, el pulmón normal "añade" presión a las vías respiratorias pequeñas, lo que mantiene sus presiones por encima de la presión pleural. Esta presión añadida evita que las vías respiratorias se colapsen. Sin embargo, en el enfisema, los pulmones tienen una retractilidad elástica reducida, lo que resulta en una menor presión de retractilidad. En el ejemplo de la figura 18-31, la retractilidad elástica agrega solo 2 cm H_2O a la presión alveolar, lo que genera una presión alveolar de +32 cm H_2O. Con el esfuerzo espiratorio, el flujo procede a lo largo del gradiente de presión, pero en los pulmones enfisematosos la presión dentro de las vías respiratorias pequeñas cae por debajo de la presión pleural mucho antes que en las vías grandes, lo que causa mayor compresión y colapso a volúmenes pulmonares bajos. En consecuencia, el flujo se detiene de modo temporal en estas vías colapsadas. La presión en las vías corriente arriba del segmento colapsado se eleva para igualar la presión alveolar, lo que provoca que las vías respiratorias se abran otra vez. Este proceso se repite de manera continua, y provoca la "sibilancia" que se escucha a menudo en pacientes enfisematosos.

En los pulmones con una distensibilidad más alta de lo normal, la posición del PIP en la espiración forzada se establece en las vías respiratorias pequeñas ubicadas más abajo, donde no existe cartílago que las mantenga distendidas. Por lo tanto, estos pacientes son mucho más vulnerables a la compresión y al colapso de las vías respiratorias. El mayor problema para los pacientes con enfisema no es llevar aire a los pulmones, sino sacarlo. En consecuencia, tienden a respirar a volúmenes pulmonares más altos, lo que aumenta la retractilidad elástica; esto reduce la resistencia de las vías respiratorias y facilita la espiración.

Los músculos inspiratorios inflan los pulmones y superan la resistencia de las vías respiratorias

Durante la inspiración, el trabajo muscular está involucrado en la expansión de la cavidad torácica, el inflado de los pulmones y la superación de la resistencia de las vías respiratorias. Dado que el trabajo puede medirse como fuerza por distancia, la cantidad de trabajo involucrado en la respiración puede expresarse como el cambio en el volumen pulmonar (distancia) multiplicado por el cambio en la presión transpulmonar (fuerza). Por lo tanto, el trabajo (W) es igual al producto de la presión (P) y el volumen (V). Con un cambio de volumen, el trabajo involucrado en la respiración se define por esta ecuación:

$$W = P \times \Delta V \tag{23}$$

donde P equivale a la presión transpulmonar y ΔV representa el cambio en el volumen pulmonar. Durante el trabajo, la contracción muscular consume energía para crear una fuerza (presión transpulmonar) que infle los pulmones. Cuando se requiere una mayor presión transpulmonar para llevar más aire a los pulmones, se necesita también un mayor trabajo muscular y, por lo tanto, más energía.

La figura 18-31 muestra cómo se puede utilizar una curva de presión-volumen para determinar el trabajo requerido para respirar. El *área azul* representa el trabajo inspiratorio de la respiración. En las personas sanas en reposo, la energía requerida para respirar representa ~ 5% del gasto total de energía del cuerpo. Durante el ejercicio pesado, alrededor de 20% del gasto energético total está involucrado en la respiración. La respiración es eficiente y más económica cuando las fuerzas elásticas y de resistencia producen el menor trabajo posible. Observe que, en comparación con un pulmón normal, el trabajo inspiratorio total de la respiración en una enfermedad pulmonar restrictiva se incrementa como resultado del mayor esfuerzo inspiratorio requerido. Es importante recordar que los pulmones con una marcada reducción en la distensibilidad pulmonar (es decir, con una enfermedad pulmonar restrictiva) requieren más trabajo para superar el aumento en la retractilidad elástica y las fuerzas superficiales. Los pacientes con un trastorno restrictivo economizan su ventilación con respiraciones rápidas y superficiales. Por el contrario, los pacientes con obstrucción severa de las vías respiratorias tienden a realizar lo inverso: toman respiraciones profundas y con mayor lentitud para reducir el trabajo resultante del aumento en la resistencia de las vías respiratorias. A pesar de esta tendencia, aun así los pacientes con enfermedades obstructivas gastan una porción considerable de su energía de base en la respiración. Esto se debe al hecho de que los músculos espiratorios deben realizar trabajo adicional para superar el aumento en la resistencia de las vías respiratorias. Estos patrones diferentes de respiración ayudan a minimizar la cantidad de trabajo requerido para respirar.

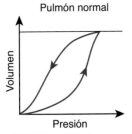
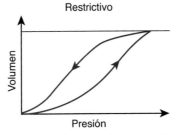
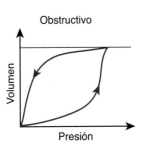

Figura 18-31 **El trabajo de la respiración durante el ciclo respiratorio en un pulmón normal, un pulmón restrictivo y un pulmón obstructivo.** La presión se grafica sobre el eje *X* y el volumen sobre el eje *Y*. El trabajo equivale a la fuerza multiplicada por la distancia, y está representado por el *área azul* de la curva de presión-volumen. El área sobre la curva representa el trabajo respiratorio durante la inspiración. Nótese que, en un trastorno restrictivo, el trabajo inspiratorio aumenta. En un trastorno obstructivo se requiere menos trabajo para introducir el aire debido a la pérdida de retroceso elástico. Sin embargo, la resistencia de las vías respiratorias se incrementa durante la espiración, lo que hace que en un trastorno pulmonar obstructivo se precise más energía para sacar el aire de los pulmones.

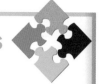

CIENCIAS MÉDICAS INTEGRADAS

El caso de la respiración dificultosa: asma

Jack es un niño de 10 años que fue ingresado en el servicio de urgencias del Hospital Infantil Universitario con dificultad respiratoria. Su madre reportó que el niño presentaba desde hacía 2 días una infección de vías respiratorias superiores y había estado utilizando con mayor frecuencia un inhalador. Hoy ha recibido tratamiento cada 3 horas, pero todavía se queja de falta de aire y tiene frecuentes episodios de tos. El medicamento inhalado es un corticoesteroide para el tratamiento a largo plazo del asma en personas de 4 años en adelante. Una llamada a la farmacia verifica que la dosis es correcta y que ha sido surtida en forma apropiada. Luego de examinarlo, el residente de guardia encuentra que la frecuencia cardiaca de Jack es de 150 y la respiratoria de 45, la presión arterial es de 95/65 y la temperatura de 37 °C; además, presenta sibilancias espiratorias débiles en los ruidos de la respiración de todos los campos pulmonares. El examen físico reveló cierta confusión, sudoración y opresión en el pecho.

Este caso es un ejemplo de lo que experimentan muchos pacientes con asma. La siguiente discusión abordará la inmunología, fisiopatología, farmacología, etiología y el tratamiento del asma, que se define como una enfermedad inflamatoria crónica de las vías respiratorias caracterizada por broncoespasmo reversible. Esta afección tiene tres características principales: 1) inflamación, 2) hiperreactividad y 3) obstrucción de las vías respiratorias. Con la inflamación, el revestimiento de las vías respiratorias se edematiza y produce moco. En los pacientes con asma, la inflamación es inducida por una hiperreacción a ciertos desencadenantes (alérgenos, contaminantes, caspa de animales, etc.). Cuando las vías respiratorias (bronquios) se vuelven hiperreactivas, su exagerada respuesta conduce a broncoespasmo. Como resultado de la inflamación y la hiperreactividad, los pacientes asmáticos presentan una severa constricción en las vías respiratorias, que interfiere con el intercambio de gases (se acumula CO_2 en la sangre y esta recibe menos O_2). En respuesta al bajo nivel de oxígeno, las frecuencias cardiaca y respiratoria aumentan como un mecanismo de compensación.

El mecanismo celular para el broncoespasmo inducido es la degranulación de los mastocitos y la liberación de diversos mediadores (histamina, prostaglandinas, tromboxano y bradicinina). Todos ellos causan contracción del músculo liso, edema e inflamación. El tratamiento del asma implica el uso de broncodilatadores y medicamentos antiinflamatorios a largo plazo. Los primeros dilatan los bronquios y bronquiolos, disminuyen la resistencia de las vías respiratorias y aumentan el flujo de aire a los pulmones. Pueden ser de acción corta, que proporcionan un rápido alivio de la broncoconstricción aguda, o prolongada, que ayudan a controlar y prevenir los síntomas. Los broncodilatadores están disponibles en varias presentaciones: inhaladores, tabletas, líquidos y soluciones inyectables, pero el método preferido es el inhalado. Existen tres tipos de broncodilatadores: los beta-agonistas (de acción corta y prolongada), los anticolinérgicos (de acción corta) y la teofilina (de acción prolongada). Los beta-agonistas y los fármacos anticolinérgicos actúan aumentando el AMPc celular, que desencadena a su vez una cascada de eventos dentro del músculo y la consecuente relajación del músculo liso.

Los medicamentos antiinflamatorios a largo plazo se prescriben para prevenir los ataques de asma y reducir la inflamación, el edema y la producción de moco. Estos fármacos antiasmáticos inhalados incluyen 1) esteroides y 2) estabilizadores de los mastocitos. Como ocurre con la mayoría de los medicamentos, los corticoesteroides inhalados tienen efectos secundarios, y uno de los más comunes es el *algodoncillo* (una infección oral). Si se toman por periodos prolongados, pueden aumentar también el riesgo de cataratas y osteoporosis. ■

Resumen del capítulo

- La función principal de los pulmones es el intercambio de gases entre el medio exterior y los capilares alveolares.
- El intercambio de gases en los pulmones consta de cinco componentes: ventilación, captación de gases, flujo sanguíneo, correspondencia entre el flujo de aire y el sanguíneo, y transporte de gases.
- La membrana alveolo-capilar forma una gran interfase sangre-gas para la difusión de oxígeno y dióxido de carbono.
- Durante la inspiración se crea una presión alveolar negativa para llevar aire a los pulmones.
- Durante la espiración se crea una presión alveolar positiva para sacar aire de los pulmones.
- La capacidad vital forzada es una de las pruebas de espirometría más útiles para evaluar la función pulmonar.
- La dilución con helio es un método indirecto para determinar el volumen pulmonar residual.
- La ventilación minuto ($\dot{V}$) es el volumen de aire espirado por minuto, y equivale a la ventilación espirada por minuto ($\dot{V}E$).
- La ventilación alveolar ($\dot{V}A$) es la cantidad de aire fresco que llega a los alveolos y regula los niveles de dióxido de carbono en sangre.

- El volumen del espacio muerto fisiológico es la parte de aire desperdiciado en el volumen tidal y no participa en el intercambio de gases.
- El espacio muerto fisiológico es la suma del volumen del espacio muerto anatómico más el volumen del espacio muerto alveolar.
- La distensibilidad pulmonar se determina a partir de una curva presión-volumen y es una medida de la adaptabilidad del pulmón.
- El surfactante es un agente reductor de superficie que disminuye la tensión superficial alveolar, mantiene la estabilidad alveolar y previene el edema.
- La resistencia total de las vías respiratorias se compone de dos componentes: 1) la resistencia tisular de los pulmones y la pared torácica y 2) la resistencia al flujo de aire en las vías respiratorias.
- La distensibilidad pulmonar afecta la compresión de las vías respiratorias durante la espiración forzada.
- Se requiere trabajo respiratorio para expandir los pulmones y superar la resistencia de las vías respiratorias.
- Las enfermedades pulmonares se clasifican en dos grupos: obstructivas y restrictivas. La enfermedad pulmonar obstructiva crónica obstruye el flujo de aire que sale de los pulmones; las restrictivas limitan el inflado del pulmón.

Preguntas de revisión del capítulo

1. El asma es una enfermedad que afecta sobre todo las vías respiratorias periféricas. ¿Cuál de las siguientes opciones definiría mejor la función pulmonar en un paciente diagnosticado con asma, en comparación con los valores normales predichos?

   A. La relación VEF_1/CVF aumenta.
   B. Se incrementa el volumen residual.
   C. La capacidad pulmonar total está disminuida.
   D. La resistencia al flujo de aire está disminuida.
   E. Tanto la resistencia de las vías respiratorias como la capacidad pulmonar total están disminuidas.

2. Se realiza una prueba de función pulmonar a un paciente de 48 años. ¿A qué volumen pulmonar sería más negativa su presión pleural?

   A. Volumen residual
   B. Capacidad residual funcional
   C. Volumen tidal final
   D. Capacidad pulmonar total
   E. La mitad de la capacidad vital forzada

3. Si la presión alveolar se duplica mientras se respira aire del ambiente y si la producción de CO_2 permanece inalterada, entonces el efecto (aumento, disminución o ausencia de cambios) más probable sobre la tensión alveolar de CO_2 (P_{ACO_2}), la tensión alveolar de O_2 (P_{AO_2}) y la tensión arterial de CO_2 (P_{aCO_2}) será:

	P_{ACO_2}	P_{AO_2}	P_{aO_2}	P_{aCO_2}
A.	↓	↑	↔	↓
B.	↓	↔	↔	↓

	P_{ACO_2}	P_{AO_2}	P_{aO_2}	P_{aCO_2}
C.	↑	↑	↔	↓
D.	↑	↑	↑	↑
E.	↓	↑	↔	↔

4. Se realizaron las siguientes mediciones en una persona normal:

   P_{CO_2} arterial = 36 mm Hg; P_{O_2} arterial = 100 mm Hg; ventilación minuto = 9 L/min

   Ventilación alveolar = 6 L/min; frecuencia = 15 respiraciones/min

   ¿Cuál de los siguientes patrones de respiración provocará la ventilación alveolar más alta?

	Volumen tidal (mL)	Frecuencia (respiraciones/min)
A.	400	36
B.	500	30
C.	800	7.5
D.	800	10
E.	900	10

5. Para las siguientes combinaciones de cambios en los valores normales de un individuo sano, respecto a la distensibilidad de los pulmones y de la pared torácica, ¿cuál de ellas daría como resultado la mayor disminución de la capacidad residual funcional?

A. Un aumento de 10% en la distensibilidad pulmonar y una reducción de 10% en la de la pared torácica.

B. Una reducción de 10% en la distensibilidad pulmonar y una reducción de 10% en la de la pared torácica.

C. Una reducción de 10% en la distensibilidad pulmonar y un aumento de 10% en la de la pared torácica.

D. Un aumento de 10% en la distensibilidad pulmonar y un aumento de 10% en la de la pared torácica.

E. Un aumento de 5% en la distensibilidad pulmonar y un aumento de 5% en la de la pared torácica.

6. En comparación con un individuo con capacidad y distensibilidad pulmonares normales, un paciente con un trastorno restrictivo presentaría:

A. Mayores capacidad residual funcional y distensibilidad pulmonar.

B. Mayor capacidad residual funcional y menor distensibilidad pulmonar.

C. Menor capacidad residual funcional y mayor distensibilidad pulmonar.

D. Menor capacidad residual funcional y distensibilidad pulmonar.

E. Capacidad residual funcional normal y menor distensibilidad pulmonar.

7. Una niña de 13 años con asma inhala un broncodilatador que triplica el radio de sus pequeñas vías respiratorias periféricas. ¿Cuál de las siguientes pruebas de función pulmonar mostraría una mejoría más evidente?

A. Capacidad pulmonar total
B. Volumen tidal
C. Capacidad inspiratoria
D. Capacidad vital forzada
E. Capacidad residual funcional

8. Un paciente de 52 años tiene una frecuencia de 10 respiraciones/min, capacidad vital de 6 L, ventilación por minuto de 8 L/min y capacidad residual funcional de 3 L. Su volumen tidal es:

A. 0.3 L
B. 0.5 L
C. 0.6 L
D. 0.8 L
E. 0.9 L

1. La respuesta correcta es B. El asma es una de las afecciones incluidas en la categoría de enfermedad pulmonar obstructiva crónica (EPOC). La EPOC se caracteriza por altos volúmenes pulmonares estáticos y bajo flujo de aire, lo que quiere decir que la capacidad pulmonar total y los volúmenes residuales se incre-

mentan. El flujo de aire está restringido debido al aumento de la resistencia de las vías respiratorias, aumento que también causa la disminución del VEF_1, la CVF y la relación VEF_1/CVF.

2. La respuesta correcta es D. Durante la inspiración, la presión pleural es más negativa, y sería lo más negativo posible en la inspiración máxima (capacidad pulmonar total). La presión pleural es la menos negativa en el volumen residual y es positiva durante la capacidad vital forzada. La CRF y el volumen tidal final son distractores.

3. La respuesta correcta es A. Si la producción de dióxido de carbono permanece inalterada y la persona hiperventila durante 2 minutos, la tensiones alveolar y arterial de dióxido de carbono disminuyen. La hiperventilación aumenta la tensión alveolar de oxígeno, pero tiene poco efecto sobre la tensión arterial de oxígeno.

4. La respuesta correcta es B. La clave para medir la ventilación alveolar es determinar el volumen del espacio muerto. Ventilación del espacio muerto = ventilación minuto – ventilación alveolar (9 L/min – 6 L/min = 3 L/min). El volumen del espacio muerto equivale a la ventilación del espacio muerto/frecuencia respiratoria (3 L/min/15 respiraciones/min = 200 mL).

Ventilación alveolar = volumen tidal – volumen del espacio muerto × frecuencia.

5. La respuesta correcta es C. Dado que la retractilidad elástica del pulmón y la de la pared torácica son iguales pero en direcciones opuestas, un aumento en la primera (reducción en la distensibilidad pulmonar) y una reducción en la segunda favorecerán la mayor disminución de la capacidad residual funcional (CRF). Las opciones A y E producirían un aumento de la CRF. Las opciones B y D no generarían cambios esenciales en la CRF.

6. La respuesta correcta es D. Un trastorno restrictivo se caracteriza por pulmones más rígidos (menor distensibilidad) y menores volúmenes pulmonares estáticos (menor capacidad residual funcional).

7. La respuesta correcta es D. El asma es un trastorno obstructivo cuyo principal efecto es la obstrucción del flujo de aire que sale de los pulmones. Aunque con el broncodilatador mejorarían todas las pruebas de función pulmonar, la que exhibiría una mejoría mayor sería la capacidad vital forzada.

8. La respuesta correcta es D. Ventilación minuto ($\dot{V}$) = volumen tidal (VT) × frecuencia respiratoria (f). Así, $\dot{V} = VT × f$ y, por lo tanto, $VT = \dot{V}/f$.

Ejercicios de aplicación clínica 18-1

Mientras se recuperaba de un ataque cardiaco y luchaba contra la neumonía, un veterano de la guerra de Vietnam de 65 años debió ser trasladado desde el Hospital de Veteranos al Hospital Universitario, donde se lo evaluaría para una cirugía destinada a reparar bloqueos en sus arterias. Mientras jadeaba y tosía mucho, se enteró de que padecía otra enfermedad mortal que exigía ser tratada primero. Un examen más exhaustivo reveló que tenía antecedentes de falta de aire y dificultad para respirar con el ejercicio. Se quejaba también de una tos que producía esputo verde. Estaba pálido y decía haber sentido fiebre en su casa, pero negó tener escalofríos, dolor de garganta, náuseas, vómitos o diarrea. Dijo que hasta hacía 10 años solía fumar dos cajetillas de cigarros diarias, pero que había dejado de hacerlo, y que nunca había sido hospitalizado. Es un taxista retirado, vive con su esposa y no tienen mascotas. Aunque ha tenido disnea de esfuerzo por 2 años, mantiene un estilo de vida activo. Antes del ataque cardiaco, aún podaba el césped sin demasiada dificultad y caminaba de 1 a 2 millas sobre una superficie plana, a paso moderado. El paciente dijo que rara vez bebía alcohol y negó otros problemas

médicos previos significativos, incluyendo asma infantil o alergias. Comentó que su padre, también fumador empedernido, falleció de enfisema a los 55 años.

La examinación inicial mostró que el paciente es delgado pero de tórax grande. Presenta dificultad respiratoria moderada. Su presión arterial es 130/80 mm Hg; su frecuencia respiratoria es de 28 a 32 respiraciones/min; su frecuencia cardiaca, 92/min, y la temperatura oral es de 37.9 °C. Su tráquea está en la línea media y su tórax se expande de manera simétrica. Sus ruidos respiratorios están disminuidos pero son audibles en ambos campos pulmonares, y la espiración presenta sibilancias y una fase prolongada. La cabeza, ojos, oídos, nariz y faringe no presentan alteraciones. La oximetría de pulso revela que la saturación de oxígeno en su hemoglobina es de 91% al respirar aire del ambiente.

Las pruebas de función pulmonar revelan una grave limitación en las tasas de flujo de aire, en particular del flujo de aire espiratorio. El paciente es diagnosticado con enfisema pulmonar.

PREGUNTAS

1. ¿Cuáles son los hallazgos comunes asociados con el enfisema en la espirometría?

2. ¿Cuáles son los mecanismos de la limitación del flujo de aire en el enfisema?

3. ¿Cuál es la teoría más habitual para explicar el desarrollo del enfisema?

RESPUESTAS

1. La característica distintiva del enfisema es la limitación del flujo de aire hacia afuera de los pulmones. En el enfisema, las tasas de flujo espiratorio (CVF, VEF_1 y la relación VEF_1/CVF) están disminuidas de manera significativa. Sin embargo, algunos volúmenes pulmonares (CPT, CRF y VR) se incrementan como resultado de la pérdida de la retractilidad elástica del pulmón (aumento de la distensibilidad).

2. Los mecanismos que limitan el flujo espiratorio de aire en el enfisema incluyen hipersensibilidad del músculo liso de las vías respiratorias, hipersecreción de moco e inflamación de la pared bronquial y aumento de la compresión dinámica de las vías respiratorias como resultado del aumento en la distensibilidad.

3. El paciente es uno de los 24 millones de estadounidenses que se calcula que padecen enfisema, la mitad de los cuales aún no ha

sido diagnosticada. Muchos de los cambios fisiopatológicos en el enfisema son resultado de la pérdida de la retractilidad elástica y la destrucción de la membrana alveolo-capilar. Se piensa que esto se debe a un desequilibrio entre las proteasas y antiproteasas (α_1 antitripsina) en el árbol respiratorio inferior. Por lo normal, la actividad enzimática proteolítica es inactivada por antiproteasas; sin embargo, en el enfisema el exceso de actividad proteolítica destruye la elastina y el colágeno, las principales proteínas de la matriz extracelular responsables de mantener la integridad de la membrana capilar-alveolar y la elasticidad del pulmón. El tabaquismo aumenta la actividad proteolítica, lo que puede surgir a través de un aumento en los niveles de proteasas, una reducción de la actividad antiproteasa o una combinación de ambos.

19 Transferencia y transporte de gases

Objetivos del aprendizaje activo

Con el dominio del material de este capítulo, usted será capaz de:

- Describir cómo el área de superficie alveolar y el espesor de la membrana afectan la difusión de gases.
- Describir cómo el flujo sanguíneo pulmonar y el hematocrito de la sangre afectan la capacidad de difusión del pulmón.
- Describir cómo se une el oxígeno a la hemoglobina.
- Describir el concepto de P_{50} y sus efectos sobre la afinidad de la hemoglobina por el oxígeno.
- Predecir de qué forma los cambios en el pH de la sangre, la P_{CO_2}, la temperatura corporal y el monóxido de carbono afectarán la curva de equilibrio de la oxihemoglobina.

- Predecir el efecto del hematocrito sobre la P_{O_2} y el contenido de O_2.
- Describir los mecanismos mediante los cuales el CO_2 es transportado por la sangre.
- Describir las causas fisiológicas de la hipoxemia.
- Describir la relación entre la mezcla venosa y el gradiente de oxígeno alveolar-arterial.
- Describir cómo un bajo índice de ventilación/perfusión ($\dot{V}_A/\dot{Q}$) difiere de una derivación anatómica como causa de hipoxia.

DIFUSIÓN DE GASES Y ABSORCIÓN

En el capítulo anterior aprendió algo de la arquitectura única de los pulmones que resulta en una gran membrana alveolar-capilar que forma una interfase para el intercambio de gases. También aprendió cómo los pequeños cambios en la presión en el pulmón pueden llevar grandes volúmenes de aire hacia los pulmones para el intercambio de oxígeno y dióxido de carbono. En este capítulo aprenderá que el intercambio de gases está muy ligado a la circulación pulmonar, y ambos pueden incrementarse hasta 20 veces a fin de satisfacer las demandas de energía del cuerpo.

El oxígeno y el dióxido de carbono se mueven a través de la membrana alveolar-capilar mediante difusión

El intercambio de gases puede definirse como el suministro de oxígeno de los pulmones hacia los capilares pulmonares y la extracción de dióxido de carbono desde el tejido a los pulmones. El movimiento de los gases en los alveolos y a través de la membrana alveolar-capilar se da por difusión. La **difusión del gas** se debe a gradientes de presión de los gases individuales. Recuerde que se mencionó en el capítulo 18 que la presión parcial o la tensión de un gas puede determinarse midiendo la presión barométrica y la concentración fraccional (F) del gas (ley de Dalton). A nivel del mar, la P_{O_2} es 160 mm Hg (760 mm Hg × 0.21). La F_{O_2} no cambia con la altitud, lo que significa que el porcentaje de O_2 en la atmósfera es en esencia el mismo a 30 000 pies (alrededor de 9 000 m) que al nivel del mar. Por lo tanto, la dificultad para respirar a grandes alturas se debe a una disminución en la P_{O_2} en lugar de a una disminución en la F_{O_2} (fig. 19-1).

El oxígeno es absorbido por la sangre en los pulmones y es transportado a los tejidos. La transferencia de oxígeno de los alveolos, a través de la membrana alveolar-capilar hacia la sangre, se denomina **absorción de oxígeno** y está determinada por tres factores: 1) las propiedades de difusión de la membrana alveolar-capilar, 2) el gradiente de presión parcial de oxígeno y 3) el flujo sanguíneo capilar.

La difusión de gases está en función de la diferencia en la presión parcial de los gases individuales. Por ejemplo, el oxígeno

se difunde a través de la membrana alveolar-capilar debido a la diferencia en la P_{O_2} entre los alveolos y los capilares pulmonares (fig. 19-2). A la diferencia en la presión parcial de oxígeno se le llama **gradiente de difusión de oxígeno**. En el pulmón normal, el gradiente de difusión inicial del oxígeno, la P_{O_2} alveolar (102 mm Hg) menos la P_{O_2} (40 mm Hg), es 62 mm Hg. El gradiente de difusión inicial a través de la membrana alveolar-capilar para el dióxido de carbono (P_{CO_2} venosa [$P_{V_{CO_2}}$] menos la P_{CO_2} alveolar [$P_{A_{CO_2}}$]) es de alrededor de 6 mm Hg, que es mucho menor que la del oxígeno.

Cuando los gases son expuestos a un líquido como el plasma, las moléculas de gas se difunden en el líquido y existen en un estado disuelto. Los gases disueltos también ejercen una presión parcial. Un gas continuará disolviéndose en el líquido hasta que la presión parcial del gas disuelto sea igual a la presión parcial por encima del líquido. La **ley de Henry** establece que, en un estado de equilibrio, la cantidad de gas disuelto en un líquido a una determinada temperatura es directamente proporcional a la presión parcial y la solubilidad del gas; esta ley solo considera el gas que está físicamente disuelto, y no los gases químicamente combinados (p. ej., oxígeno unido a hemoglobina).

La difusión de gas en los pulmones puede describirse mediante la ley de Fick, que establece que el volumen de gas que se difunde por minuto ($\dot{V}_{gas}$) a través de una membrana es directamente proporcional al área de superficie de la membrana (A_s), el coeficiente de difusión del gas (D), y la diferencia en la presión parcial (ΔP) del gas es inversamente proporcional al espesor de la membrana (T) (fig. 19-3):

$$\dot{V}_{gas} = \frac{A_s \times D \times \Delta P}{T} \qquad (1)$$

El coeficiente de difusión de un gas es directamente proporcional a su solubilidad e inversamente proporcional a la raíz cuadrada de su peso molecular (PM):

$$D = \frac{\text{solubilidad}}{(MW)^{1/2}} \qquad (2)$$

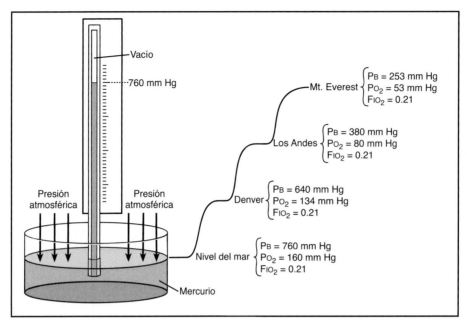

Figura 19-1 **Cambios en la tensión de oxígeno con la altitud.** La presión barométrica (P_B) disminuye con la altitud. Es importante señalar que la concentración fraccional de O_2 inspirado (F_{IO_2}) no cambia con la altitud. Esto significa que el porcentaje de oxígeno en el aire inspirado es el mismo a 30 000 pies que a nivel del mar. En consecuencia, la disminución en la P_{O_2} con la altitud se debe por completo a una disminución en la P_B.

Por lo tanto, una molécula pequeña o una que es muy soluble difundirán a una mayor velocidad; por ejemplo, el coeficiente de difusión del dióxido de carbono en soluciones acuosas es alrededor de 20 veces mayor que el del oxígeno, debido a su mayor solubilidad, incluso a pesar de que es una molécula más grande que el O_2.

La ley de Fick establece que la tasa de difusión de un gas está inversamente relacionada con el espesor de la membrana. Esto significa que la difusión de un gas estará reducida a la mitad si el espesor de la membrana se duplica. Esta ley también establece que la tasa de difusión es directamente proporcional al área de superficie (A_s). Si dos pulmones tienen el mismo gradiente de difusión de oxígeno y el mismo espesor de la membrana, pero uno tiene el doble del área de superficie

alveolar-capilar, la tasa de difusión será dos veces mayor en dicho pulmón.

Bajo condiciones de estado estable, se transfieren ~250 mL de oxígeno por minuto hacia la circulación pulmonar $\dot{V}_{O_2}$, mientras que se extraen 200 mL de dióxido de carbono por minuto $\dot{V}_{CO_2}$. El índice $\dot{V}_{CO_2}/\dot{V}_{CO_2}$ es el **índice de intercambio respiratorio** (R), y en este caso es de 0.8.

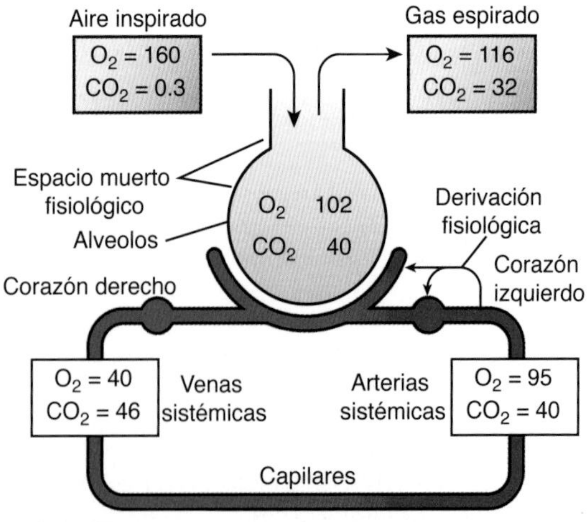

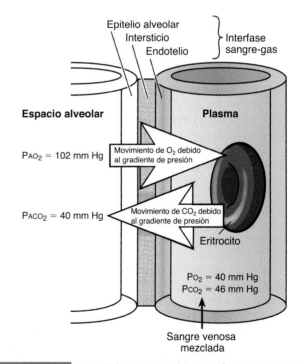

Figura 19-2 **Tensiones del dióxido de carbono y el oxígeno entre las circulaciones sistémica y pulmonar.** La presión parcial de oxígeno (P_{O_2}) es más alta cuando abandona los pulmones; la del dióxido de carbono (P_{CO_2}) es más alta cuando entra a los pulmones.

Figura 19-3 **El movimiento de O_2 y CO_2 a través de la membrana alveolar-capilar se da por difusión.** La difusión del gas a través de la interfase sangre-gas (membrana alveolar-capilar) por difusión, sigue la ley de Fick. P_{AO_2}, presión parcial de oxígeno alveolar; P_{ACO_2}, presión parcial de dióxido de carbono alveolar.

El flujo sanguíneo capilar pulmonar es el mejor determinante en la transferencia de oxígeno de los alveolos hacia la sangre

El flujo sanguíneo capilar pulmonar tiene una influencia significativa sobre la absorción de oxígeno, y su efecto se ilustra en la figura 19-4. El tiempo requerido para que los eritrocitos se muevan a través de los capilares, conocido como **tiempo de tránsito**, es ~ 0.75 s. Durante el tiempo de tránsito, la tensión de gas en la sangre se equilibra con la tensión de gas alveolar. El tiempo de tránsito puede cambiar de manera drástica con el gasto cardiaco. Por ejemplo, cuando el gasto cardiaco aumenta, el flujo sanguíneo a través de los capilares pulmonares aumenta, pero el tiempo de tránsito disminuye (es decir, el tiempo que está la sangre en los capilares es menor). La figura 19-4 ilustra el efecto del flujo sanguíneo sobre la absorción de tres gases de prueba. En el primer

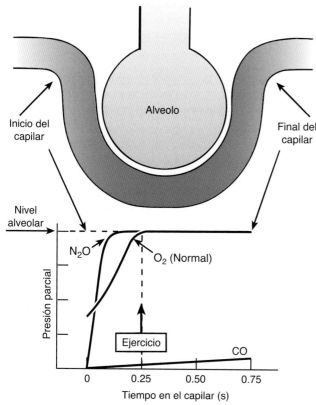

Figura 19-4 La absorción de oxígeno aumenta con un incremento del flujo sanguíneo pulmonar. El eje horizontal muestra el tiempo dentro del capilar. El tiempo promedio de tránsito que le toma a la sangre pasar a través de los capilares pulmonares es de 0.75 s. El eje vertical indica la tensión de gas en la sangre capilar pulmonar. La parte superior del eje vertical refleja la tensión de gas en los alveolos. Se representan tres gases de prueba para ilustrar la influencia del flujo sanguíneo pulmonar en la captación de oxígeno. Las curvas individuales indican el tiempo que le toma a la presión parcial de un gas específico en los capilares pulmonares igualar la presión parcial en los alveolos. Se usa el óxido nitroso (N_2O) para ilustrar cómo la transferencia de gas está limitada por el flujo sanguíneo; el monóxido de carbono (CO) ilustra cómo la transferencia de gas está limitada por la difusión. El perfil del oxígeno se asemeja más al del N_2O, lo que significa que la transferencia de oxígeno está limitada sobre todo por el flujo sanguíneo. La Po_2 capilar pulmonar se equilibra con la Po_2 alveolar en alrededor de 0.25 s (*flechas*).

caso, se inhala una pequeña cantidad de óxido nitroso (gas de la risa), un anestésico dental común. Se eligió el óxido nitroso (N_2O) debido a que se difunde a través de la membrana alveolar-capilar y se disuelve en la sangre, pero no se combina con la hemoglobina. La presión parcial en la sangre se eleva con rapidez y casi alcanza un equilibrio con la presión parcial de N_2O en los alveolos para cuando la sangre ha pasado una décima parte del tiempo en los capilares. En este punto, el gradiente de difusión para el N_2O es cero. Una vez que el gradiente de presión se vuelve cero, no se transfiere N_2O adicional. La única forma de aumentar la transferencia de N_2O es aumentando el flujo sanguíneo. La cantidad de N_2O que puede ser absorbida está por completo limitada por el flujo sanguíneo, no por la difusión del gas. Por lo tanto, la transferencia neta o absorción de N_2O está **limitada por la perfusión**.

El segundo gas de ensayo es una pequeña cantidad de monóxido de carbono (CO). Cuando se inhala CO, la transferencia muestra un patrón diferente (*véase* fig. 19-4). El CO se difunde con facilidad a través de la membrana alveolar-capilar, pero a diferencia del N_2O, el CO tiene una fuerte afinidad por la hemoglobina. A medida que el eritrocito se mueve a través de los capilares pulmonares, el CO se difunde con rapidez a través de la membrana alveolar-capilar hacia la sangre y se une a la hemoglobina. Como resultado, la mayoría del CO está unida químicamente en la sangre, resultando en una baja presión parcial (Pco) en el plasma. En consecuencia, el equilibrio del CO a través de la membrana alveolar-capilar nunca se alcanza, y el CO transferido hacia la sangre está, por lo tanto, **limitado por la difusión** y no por el flujo sanguíneo.

El tercer gas de ensayo utilizado en la figura 19-4 es oxígeno y muestra que su curva de equilibrio yace entre las curvas del N_2O y del CO. El oxígeno se combina con la hemoglobina, pero no de manera tan fácil como lo hace el CO, debido a que tiene una menor afinidad por ella. A medida que la sangre se mueve a lo largo de los capilares pulmonares, la elevación en la Po_2 es mucho mayor que la elevación en la Pco debido a diferencias en la afinidad de unión. En condiciones de reposo, la Po_2 capilar se equilibra con la Po_2 alveolar cuando la sangre ha pasado alrededor de la tercera parte de su tiempo en los capilares. Más allá de este punto, no hay transferencia adicional de oxígeno. Bajo condiciones normales, la transferencia de oxígeno es más parecida a la del N_2O, y está limitada sobre todo por el flujo sanguíneo en los capilares (limitado por perfusión). Por lo tanto, un aumento en el gasto cardiaco aumentará la absorción de oxígeno. El gasto cardiaco aumenta el flujo capilar y la presión hidrostática. Esta última aumenta el área de superficie para difusión al abrir más lechos capilares por reclutamiento, este tema se discutirá más adelante en este capítulo.

El tiempo de tránsito en reposo por lo regular es de alrededor de 0.75 s. En condiciones normales de reposo, el equilibrio de la tensión de oxígeno entre los alveolos y los capilares toma solo alrededor de un tercio del tiempo disponible. Esto deja un amplio margen de seguridad para garantizar que la Po_2 capilar final se equilibre con la Po_2 alveolar. Por lo tanto, con el ejercicio vigoroso, el tiempo de tránsito se reduce como se muestra en la figura 19-4, pero aún hay tiempo para oxigenar la sangre por completo. La Po_2 capilar pulmonar final es igual a la Po_2 alveolar y rara vez cae con el ejercicio vigoroso. En situaciones anormales, en las que hay un engrosamiento de la membrana alveolar-capilar (p. ej., edema) que altera la difusión de oxígeno, la Po_2 capilar final puede no alcanzar un equilibrio con la Po_2 alveolar. En este caso, hay una diferencia medible entre la Po_2 alveolar y capilar final.

CAPACIDAD DE DIFUSIÓN

En la práctica clínica, realizar mediciones directas de la A_s, T y D en los pulmones íntegros no es factible en el laboratorio pulmonar. Para solucionar este problema, se puede rescribir la ley de Fick como se muestra en la figura 19-5, en la que los tres términos se combinan como la **capacidad de difusión (DL, por sus siglas en inglés)**, y es una medida de la capacidad del pulmón de transferir gases.

La capacidad de difusión mide la captación de oxígeno a través de la membrana alveolar-capilar

La capacidad de difusión proporciona una medida del índice de transferencia de gas en los pulmones por gradiente de presión parcial. Por ejemplo, si se captan 250 mL de O_2 por minuto, y la diferencia promedio en la Po_2 alveolar–capilar durante un tiempo de tránsito normal es de 14 mm Hg, entonces la DL para el oxígeno es 18 mL/min/mm Hg. Dado que la diferencia alveolar-capilar inicial para el oxígeno no puede medirse, y solo puede estimarse, se utiliza el CO para determinar la capacidad de difusión pulmonar en los pacientes. El CO ofrece varias ventajas para medir la DL:

- Su absorción está limitada por difusión y no por flujo sanguíneo.
- En esencia no hay CO en la sangre venosa.

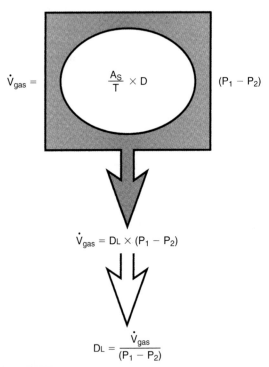

Figura 19-5 **La capacidad de difusión pulmonar mide el volumen total de O_2 absorbido por minuto.** El área de superficie de la membrana (A_s), el coeficiente de difusión del gas (D) y el espesor de la membrana (T) afectan la difusión de gas en los pulmones. Estas propiedades se combinan en un solo término, la *capacidad de difusión pulmonar* (DL). La DL del paciente es igual al volumen de gas transferido por minuto ($\dot{V}_{gas}$) dividido entre el gradiente de presión parcial promedio ($P_1 - P_2$).

- La afinidad del CO por la hemoglobina es 210 veces mayor que la del oxígeno, lo que hace que la presión parcial de CO permanezca en esencia en cero en los capilares pulmonares.

Para medir la capacidad de difusión en un paciente con CO, la ecuación es

$$DL = \frac{\dot{V}_{CO}}{P_{ACO}} \qquad (3)$$

donde $\dot{V}_{CO}$ es igual a la captación de CO en milímetros por minuto y la P_{ACO} es igual a la presión parcial de CO.

La técnica más común para realizar esta medición es la prueba de una sola respiración. El paciente inhala una sola bocanada de una mezcla diluida de CO y contiene la respiración durante alrededor de 10 s. Al determinar el porcentaje de CO en el gas alveolar al comienzo y al final de los 10 s, y midiendo el volumen sanguíneo, se puede calcular la $\dot{V}_{CO}$. El valor normal en reposo de la DL_{CO} depende de la edad, el sexo y el tamaño del cuerpo. La DL_{CO} está en un rango de 20 a 30 mL/min/mm Hg y disminuye con un espesamiento o la pérdida de la membrana alveolar (p. ej., edema pulmonar o una pérdida de superficie con enfisema).

El hematocrito de la sangre y el volumen sanguíneo capilar pulmonar afectan la capacidad de difusión (DL) de oxígeno del pulmón

La capacidad de difusión no depende solo de las propiedades de difusión de los pulmones. Hay otros dos factores que influyen. Estos son el hematocrito de la sangre y el volumen sanguíneo capilar pulmonar. Una disminución en cualquiera de ellos reducirá la DL en pulmones por lo demás normales. Por ejemplo, si dos pacientes tienen las mismas propiedades de difusión pulmonar, pero uno tiene anemia (un hematocrito reducido), este último tendrá una capacidad reducida de difusión pulmonar. Un gasto cardiaco anormalmente bajo reduce el volumen sanguíneo capilar pulmonar. Las disminuciones del área de superficie capilar alveolar, a su vez, disminuirán la capacidad de difusión en pulmones por lo demás normales.

TRANSPORTE DE GASES POR LA SANGRE

El O_2 y CO_2 llevados en la sangre a menudo se denominan *transporte de gases*. El transporte de estos gases por la sangre es un paso importante en el proceso general de intercambio de gases, y es una de las funciones de la circulación sistémica.

La mayor parte del oxígeno en la sangre es transportada por la hemoglobina

El oxígeno es trasportado a los tejidos en dos formas: vinculado a hemoglobina (Hb) en los eritrocitos y disuelto físicamente en el plasma. Cerca de 98% del oxígeno es transportado por la hemoglobina y 2% es transportado en la forma físicamente disuelta. La cantidad de oxígeno físicamente disuelto en la sangre puede calcularse a partir de la siguiente ecuación:

$$O_2 \text{ disuelto (mL/dL)} = 0.003 \,(\text{mL/dL/mm Hg}) \times P_{aO_2} \,(\text{mm Hg}) \qquad (4)$$

Si la tensión arterial de oxígeno (P_{aO_2}) es igual a 100 mm Hg, entonces el O_2 disuelto es igual a 0.3 mL/dL.

La molécula de hemoglobina está formada por cuatro sitios hemo de unión a oxígeno y una cadena proteínica globular. Cuando la hemoglobina se une al oxígeno se denomina **oxihemoglobina (Hbo$_2$)**. A la hemoglobina que no se une con O$_2$ se le llama **desoxihemoglobina (Hb)**. Cada gramo de hemoglobina puede unirse a 1.34 mL de oxígeno. El oxígeno se une de forma rápida y reversible a la hemoglobina: O$_2$ + Hb ↔ Hbo$_2$. La cantidad de oxihemoglobina está en función de la presión parcial de oxígeno en la sangre. En los capilares pulmonares, la Po$_2$ es alta y la reacción se desplaza hacia la derecha para formar oxihemoglobina. En los capilares tisulares, en los que la Po$_2$ es baja, la reacción se desplaza a la izquierda. Dicho desplazamiento provoca que el oxígeno sea descargado de la hemoglobina y quede disponible para las células. A la cantidad máxima de oxígeno que puede ser transportada por la hemoglobina se le denomina **capacidad de transporte de oxígeno** —alrededor de 20 mL O$_2$/dL de sangre en adultos jóvenes, sanos—. Este valor se calcula asumiendo una concentración normal de hemoglobina de 15 g Hb/dL de sangre (1.34 mL O$_2$/g Hb × 15 Hb/dL de sangre = 20.1 mL O$_2$/dL de sangre).

El **contenido de oxígeno** es la cantidad de oxígeno que en realidad se une a la hemoglobina (mientras que la capacidad es la cantidad que potencialmente puede unirse). La **saturación de oxígeno** es el porcentaje de saturación de hemoglobina con oxígeno (So$_2$) y se calcula a partir del índice entre el contenido de oxihemoglobina y la capacidad:

$$\text{So}_2 = \frac{\text{Contenido Hbo}_2}{\text{Capacidad Hbo}_2} \times 100 \qquad (5)$$

Por lo tanto, la saturación de oxígeno es el índice entre la cantidad de oxígeno *en realidad unido* respecto *al que potencialmente puede unirse*. La saturación de la hemoglobina arterial con oxígeno (Sao$_2$) por lo regular es de alrededor de 98%. Por ejemplo, si el contenido de oxígeno es 16 mL O$_2$/dL de sangre, y la capacidad de oxígeno es 20 mL O$_2$/dL de sangre, entonces la sangre está saturada a 80%.

La curva de equilibrio de oxihemoglobina ilustra el efecto de la Po$_2$ plasmática sobre la carga y descarga de oxígeno de la hemoglobina

La Po$_2$ de la sangre, la saturación de O$_2$ y el contenido de oxígeno son tres índices muy relacionados del transporte de oxígeno sistémico. La relación entre estas tres entidades se ilustra en la curva de equilibrio de la oxihemoglobina (fig. 19-6). La forma en S de la curva es resultado de que la afinidad de la hemoglobina por el oxígeno aumenta de manera progresiva a medida que se incrementa la Po$_2$ en la sangre.

La forma de la curva de equilibrio de la oxihemoglobina (O$_2$–Hb) también refleja varios componentes que ofrecen ventajas fisiológicas a la carga y descarga de oxígeno. La *región de meseta* de la curva es la **fase de carga**, en la que el oxígeno se une a la hemoglobina para formar oxihemoglobina en los capilares pulmonares. En particular, la región en meseta ilustra cómo la saturación y el contenido de oxígeno permanecen relativamente constantes a pesar de las amplias fluctuaciones en la Po$_2$ alveolar. Por ejemplo, si la Pao$_2$ se elevara de 100 a 120 mm Hg, la hemoglobina se saturaría solo un poco más (de 97 a 98%). Por este motivo, el contenido de oxígeno no puede elevarse de forma apreciable por la hiperventilación. La *región en pendiente* es la **fase de descarga** de la curva, e ilustra estas grandes cantidades

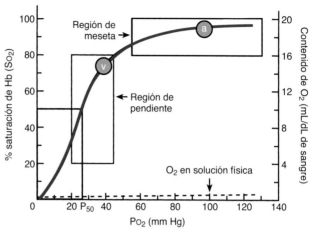

Figura 19-6 La curva de equilibrio de la oxihemoglobina no es lineal. La saturación de oxígeno (eje vertical izquierdo) o el contenido de oxígeno (eje vertical derecho) se grafican en contra de la presión parcial de oxígeno (eje horizontal) para generar una curva de equilibrio de la oxihemoglobina. La curva tiene forma de S y puede dividirse en una *región de meseta* y una *región en pendiente*. La *línea punteada* indica la cantidad de oxígeno disuelto en el plasma. a, arterial; Hb, hemoglobina; P$_{50}$, presión parcial de O$_2$ requerido para saturar 50% de la hemoglobina con oxígeno; So$_2$, saturación de oxígeno; v, venosa.

de oxígeno que pueden ser descargadas de la hemoglobina. La fase de descarga se da en los capilares tisulares, donde prevalece una Po$_2$ capilar baja. Por lo tanto, la importancia funcional de la forma en S de la curva de equilibrio de la oxihemoglobina le permite al oxígeno saturar a la hemoglobina bajo presiones parciales elevadas en los pulmones y proporcionar grandes cantidades de oxígeno con pequeños cambios en la Po$_2$ a nivel tisular.

Un cambio en la afinidad de unión de la hemoglobina por el O$_2$ desplaza la curva de equilibrio de la oxihemoglobina hacia la derecha o hacia la izquierda de lo normal (fig. 19-7). Una forma funcional de evaluar la afinidad de unión de la hemoglobina por el oxígeno es la P$_{50}$ —a Po$_2$ a la que 50% de la hemoglobina está saturada—. Como se muestra en la figura 19-6, la P$_{50}$ normal para la sangre arterial es 26 a 28 mm Hg. Una P$_{50}$ elevada significa una disminución en la afinidad de la hemoglobina por el oxígeno, y resulta en un desplazamiento de la curva de equilibrio de la oxihemoglobina hacia la derecha, mientras que una P$_{50}$ baja indica lo opuesto, con un desplazamiento de la curva hacia la izquierda. Un desplazamiento de la P$_{50}$ en cualquier dirección tiene el mayor efecto sobre la fase de pendiente, y solo un pequeño efecto sobre la carga de oxígeno en el pulmón normal, debido a que la carga ocurre en la fase de meseta.

El pH de la sangre, la temperatura y la Pco$_2$ arterial alteran de forma significativa la P$_{50}$

Hay varios factores que afectan la afinidad de unión de la hemoglobina por el oxígeno, incluidos la temperatura de la sangre, la tensión arterial de dióxido de carbono y el pH arterial. Una elevación en la Pco$_2$, una caída en el pH y una elevación en la temperatura desplazan la curva de O$_2$–Hb hacia la derecha (*véase* fig. 19-7). El efecto del dióxido de carbono y los iones de hidrógeno sobre la afinidad de la hemoglobina por el oxígeno se conoce como **efecto Bohr**. Un desplazamiento de la curva O$_2$–Hb hacia la derecha es fisiológicamente ventajoso a nivel tisular debido a que la afinidad disminuye (aumento de la P$_{50}$). Un des-

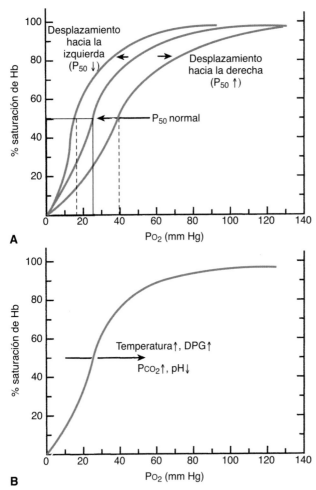

A

B

Figura 19-7 **El oxígeno tiene una fuerte afinidad de unión por la hemoglobina (Hb). (A)** La P_{50} es una medición de la afinidad de la Hb para unirse al oxígeno. **(B)** Un aumento en la temperatura, [H+], o en la P_{CO_2} arterial causa un desplazamiento de la curva de equilibrio de la oxihemoglobina hacia la derecha. Un aumento en la P_{50} indica una menor afinidad de unión por el oxígeno, lo que favorece la descarga de O_2 de la Hb a nivel tisular. Un aumento en los niveles de 2,3-difosfoglicerato (DPG) en los eritrocitos también desplazará la curva hacia la derecha. Este aumento en el DPG ocurre en condiciones hipoxémicas. P_{50}, presión parcial de O_2 requerida para saturar 50% de la hemoglobina con oxígeno.

plazamiento hacia la derecha mejora la carga de oxígeno para una determinada P_{O_2} en los tejidos, y un desplazamiento hacia la izquierda aumenta la afinidad de la hemoglobina por el oxígeno, disminuyendo por lo tanto la capacidad de liberar oxígeno a los tejidos. Una forma sencilla de recordar la importancia funcional de estos desplazamientos es que el músculo que realiza ejercicio está caliente y ácido, y produce grandes cantidades de dióxido de carbono (P_{CO_2}), todo lo cual favorece la descarga de más oxígeno a los músculos metabólicamente activos.

Los eritrocitos contienen 2,3-difosfoglicerato (2,3-DPG), un compuesto orgánico de fosfato que también afecta la afinidad de la hemoglobina por el oxígeno. En los eritrocitos, los niveles de 2,3-DPG son mucho más altos que en otras células, debido a que los eritrocitos carecen de mitocondrias. Un aumento en el 2,3-DPG facilita la descarga de oxígeno de los eritrocitos a nivel tisular (desplaza la curva hacia la derecha). Con el ejercicio y

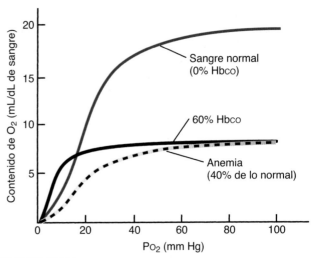

Figura 19-8 **El hematocrito y el envenenamiento por CO afectan a la curva de equilibrio de la oxihemoglobina.** La anemia grave puede reducir el contenido de O_2 hasta 40% de lo normal. Como comparativo, se muestra el contenido de O_2 en la sangre de una persona expuesta a CO. Cuando la sangre está saturada a 60% con monóxido de carbono (HbCO), el contenido de O_2 se reduce a alrededor de 8 mL/dL de sangre. Nótese el desplazamiento hacia la izquierda de la curva de equilibrio de la oxihemoglobina cuando el CO se une a la hemoglobina.

con la hipoxia (p. ej., gran altitud, enfermedad pulmonar crónica) ocurre un aumento en el 2,3-DPG en los eritrocitos.

Es importante recordar que el contenido de oxígeno es un mejor indicador de la oxigenación. El contenido de O_2 es lo que nos mantiene vivos y no la P_{O_2} o la S_{aO_2}. Por ejemplo, una persona puede tener una P_{O_2} y S_{aO_2} arteriales normales, pero un contenido de oxígeno reducido. Esta situación se observa en los pacientes con anemia (una disminución en el conteo de eritrocitos). Un paciente con anemia, que tiene una concentración de hemoglobina de la mitad de lo normal (7.5 g/dL en lugar de 15 g/dL), tendrá una P_{O_2} y S_{aO_2} arteriales normales, pero el contenido de oxígeno estará reducido a la mitad de lo normal; también tiene una S_{aO_2} normal debido a que el contenido y la capacidad están proporcionalmente reducidos. La curva habitual de equilibrio de la oxihemoglobina no muestra cambios en el contenido de oxígeno de la sangre, debido a que el eje de saturación es vertical. Como resultado, el eje vertical a menudo cambia con el contenido de oxígeno (mL O_2/dL de sangre) que refleja cambios en el contenido (fig. 19-8). La forma de la curva de equilibrio de la oxihemoglobina no cambia, pero se mueve hacia abajo para reflejar la reducción en el contenido de oxígeno. Una simple analogía para equiparar al paciente anémico con uno sano es comparar la rueda de una bicicleta con la llanta de un camión: ambas tienen la misma presión de aire, pero la cantidad de aire en cada una es diferente.

El monóxido de carbono tiene una mayor afinidad de unión por la hemoglobina en comparación con el oxígeno

El CO interfiere con el transporte de oxígeno al competir por los mismos sitios de unión en la hemoglobina que el O_2. El CO se une a la hemoglobina para formar **carboxihemoglobina (HbCO)**. La reacción (Hb + CO ↔ HbCO) es reversible, y es una función de la P_{CO}. Esto significa que el respirar concentraciones más altas de CO favorecerá la reacción hacia la derecha y formará más Hbco. Respirar aire fresco favorecerá la reacción a la izquierda, lo que causará que se libere CO de la hemoglobina. Una característica importante del CO es una afinidad de unión alrededor de 210 veces mayor que la del oxígeno. En consecuencia, el CO se unirá con la misma cantidad de hemoglobina que el oxígeno a una presión parcial 210 veces menor que la del oxígeno. Por ejemplo, el respirar aire normal (21% O_2) contaminado con 0.1% CO hará que la hemoglobina se sature con CO y la mitad con oxígeno. Con la gran afinidad de la hemoglobina por el CO, respirar una pequeña cantidad de CO puede resultar en la formación de grandes cantidades de Hbco. La P_{O_2} arterial en el plasma aún será normal debido a que el gradiente de difusión de oxígeno no ha cambiado. Sin embargo, el contenido de oxígeno se reduce mucho debido a que el oxígeno no puede unirse a la hemoglobina. Esto se observa en la figura 19-8, que muestra el efecto del CO sobre la curva de equilibrio de la oxihemoglobina. Cuando la sangre está saturada a 60% con CO (carboxihemoglobina), el contenido de oxígeno se reduce a < 10 mL/dL. La presencia de CO también desplaza la curva hacia la izquierda, haciéndole más difícil descargar la liberación de oxígeno a los tejidos. El CO es peligroso por varias razones:

- Tiene una alta afinidad de unión por la hemoglobina.

- Es un gas inodoro, incoloro y no irritante, por lo que es casi indetectable.

- La P_{aO_2} es normal, y no hay mecanismos de retroalimentación que indiquen que el contenido de oxígeno es bajo.

- No existen signos físicos de hipoxemia (es decir, ausencia de cianosis o coloración azul alrededor de los labios y dedos), debido a que la sangre es de un color rojo cereza brillante cuando el CO se une a la hemoglobina.

Por lo tanto, una persona puede exponerse al CO y tener un contenido de oxígeno reducido a un nivel que se vuelve letal, al causar anoxia tisular, sin que la persona esté consciente del peligro. El cerebro es uno de los órganos que primero se ven afectados por la falta de oxígeno. El CO puede alterar el tiempo de reacción y causar visión borrosa y, si es lo suficientemente grave, inconsciencia.

El mejor tratamiento para el envenenamiento por CO es respirar oxígeno a 100%. Dado que el oxígeno y el CO compiten por los mismos sitios de unión en la molécula de hemoglobina, respirar una concentración alta de oxígeno eliminará el CO y favorecerá la formación de oxihemoglobina. La adición de dióxido de carbono a 5% al gas inspirado estimula la ventilación, lo que también reducirá el CO y mejora la liberación del CO de la hemoglobina. La carga y descarga del CO de la hemoglobina están en función de la P_{CO}. El oxígeno no siempre es benéfico —el metabolismo del oxígeno puede producir productos nocivos que dañan a los tejidos.

La mayor parte del dióxido de carbono en la sangre es transportada como bicarbonato

La figura 19-9 ilustra los procesos involucrados en el transporte de dióxido de carbono. Este último es transportado en la sangre en tres formas:

- Físicamente disuelto en el plasma (10%)

- En forma de iones de bicarbonato en el plasma y los eritrocitos (60%)

- Como **proteínas carbamino** (30%)

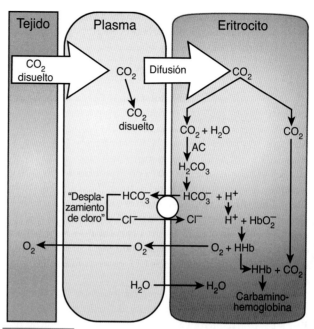

Figura 19-9 El bicarbonato es el principal transportador de dióxido de carbono. El CO_2 es transportado en la sangre en tres formas: físicamente disuelto, como HCO_3^-, y como carbaminohemoglobina en el eritrocito (*véase* el texto para mayores detalles). La captación de CO_2 favorece la liberación de O_2. Una cantidad importante de CO_2 es transportada en forma de bicarbonato. AC, anhidrasa carbónica; Hb, hemoglobina.

La elevada P_{CO_2} en el líquido intersticial saca dióxido de carbono de los tejidos hacia la sangre, pero solo permanece una pequeña cantidad como CO_2 disuelto en el plasma. La mayor cantidad del dióxido de carbono se difunde hacia los eritrocitos, en los que forma ya sea ácido carbónico (H_2CO_3) o **carbaminohemoglobina**. En el eritrocito, el ácido carbónico se forma en la siguiente reacción:

$$CO_2 + H_2O \xleftarrow{\quad AC \quad} H_2CO_3 \leftrightarrow H^+ + HCO_3^- \qquad (6)$$

La hidratación del CO_2 se llevaría a cabo de forma lenta si no fuese acelerada alrededor de 1 000 veces en los eritrocitos por la enzima anhidrasa carbónica (AC). Esta enzima también se encuentra en las células de los túbulos renales, la mucosa gastrointestinal, el músculo y otros tejidos, pero su actividad es mayor en los eritrocitos.

El ácido carbónico se disocia con facilidad en los eritrocitos para formar bicarbonato (HCO_3^-) y H^+. El HCO_3^- abandona los eritrocitos, y se difunde cloro desde el plasma para mantener la neutralidad eléctrica (*véase* fig. 19-9). Al movimiento del cloro se le conoce como **desplazamiento de cloro** y es facilitado por un **intercambiador de cloro-bicarbonato** (intercambiador de aniones) en la membrana celular de los eritrocitos. El H^+ no puede moverse fácilmente hacia afuera debido a la baja permeabilidad de la membrana al H^+. La mayoría del H^+ es amortiguado por la hemoglobina: $H^+ + Hbo_2^- \leftrightarrow HHb + O_2$. A medida que el H^+ se une a la hemoglobina, disminuye la unión del oxígeno, y desplaza la curva de equilibrio de la oxihemoglobina hacia la derecha. Esto promueve la descarga de oxígeno de la hemoglobina en los tejidos, y favorece el transporte de dióxido de carbono. En los capilares pulmonares, la oxigenación de la hemoglobina favorece la descarga de dióxido de carbono.

En los eritrocitos se forma carbaminohemoglobina a partir de la reacción del dióxido de carbono con grupos amino libres (NH_2) en la molécula de hemoglobina:

$$CO_2 + HbNH_2 \leftrightarrow HbNHCOOH \qquad (7)$$

De esta forma, la hemoglobina desoxigenada puede unir mucho más CO_2 que la hemoglobina oxigenada. Aunque las principales reacciones relacionadas con el transporte de CO_2 se llevan a cabo en los eritrocitos, la mayor parte del CO_2 de hecho es transportado en el plasma en forma de bicarbonato.

Se puede construir una **curva de equilibrio del dióxido de carbono** en forma similar a la del oxígeno (fig. 19-10). La curva de equilibrio del dióxido de carbono es casi una función en línea recta de la P_{CO_2} en el rango normal de CO_2 arterial. Nótese que una mayor P_{O_2} desplazará la curva hacia abajo y hacia la derecha. Esto se conoce como el **efecto Haldane**, y su ventaja es que le permite a la sangre cargar más CO_2 en los tejidos y descargar más CO_2 en los pulmones.

Se observan diferencias importantes entre las curvas de equilibrio del dióxido de carbono y del oxígeno (*véanse* figs. 19-7 y 19-10). Primero, 1 L de sangre puede llevar mucho más dióxido de carbono que oxígeno. Segundo, la curva de equilibrio del CO_2 es más pronunciada y más lineal, y debido a su forma, se pueden cargar y descargar grandes cantidades de CO_2 de la sangre con un pequeño cambio en la P_{CO_2}. No solo es importante en el intercambio y transporte de gases, sino también en la regulación del equilibrio acidobásico.

CAUSAS RESPIRATORIAS DE HIPOXEMIA

Bajo condiciones normales, la hemoglobina está saturada a 100% con oxígeno cuando la sangre abandona los capilares pulmonares, y la P_{O_2} al final de los capilares (P_{O_2} capilar ter-minal) es igual a la P_{O_2} alveolar. Sin embargo, la sangre que abandona los pulmones (a través de las venas pulmonares) y regresa al lado izquierdo del corazón, tiene una menor P_{O_2} en comparación con la sangre pulmonar al final del capilar. Como resultado, la sangre arterial sistémica tiene una tensión de oxígeno aproximada (P_{aO_2}) de alrededor de 95 mm Hg y solo está saturada a 98%. La diferencia entre la sangre que sale del capilar pulmonar y de las venas pulmonares se debe a que la circulación bronquial vierte sangre desoxigenada en las venas pulmonares.

La diferencia entre la tensión de oxígeno alveolar-arterial se debe a la mezcla venosa

La diferencia entre la tensión de oxígeno alveolar (P_{AO_2}) y la tensión de oxígeno arterial (P_{aO_2}) es denominada **gradiente oxigenado alveolar-arterial (gradiente A–aO_2**; fig. 19-11). En condiciones normales, la P_{O_2} alveolar es de 100 a 102 mm Hg y la P_{O_2} arterial es de 85 a 95 mm Hg. Por lo tanto, el gradiente A–aO_2 normal sale y está entre 5 y 15 mm Hg. El gradiente A–aO_2 se determina a partir de mediciones de los gases en sangre y la ecuación de gas alveolar para determinar la P_{aO_2}. Recuerde, del capítulo 18, la ecuación simplificada $P_{AO_2} = F_{IO_2} \times (P_B - 47) - 1.2 \times P_{aCO_2}$ que se utiliza en el laboratorio pulmonar.

El gradiente A–aO_2 en la persona sana es resultado de una fracción de la sangre venosa mezclada con la sangre oxigenada. Esta mezcla de sangre venosa con sangre oxigenada se conoce como **mezcla venosa** y es resultado de dos características únicas

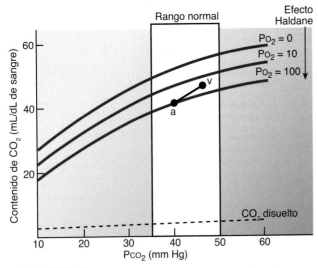

Figura 19-10 **El aumento en la tensión de O₂ desplaza la curva de equilibrio del dióxido de carbono.** La curva de equilibrio del dióxido de carbono es relativamente lineal. Un aumento en la tensión de la P_{O_2} causará un desplazamiento de la curva hacia la derecha y hacia abajo. Al efecto de la P_{O_2} sobre la curva de equilibrio del CO_2 se le conoce como *efecto Haldane*. La *línea punteada* indica la cantidad disuelta en el plasma. a, contenido arterial de CO_2; v, contenido de CO_2 en la sangre venosa mezclada.

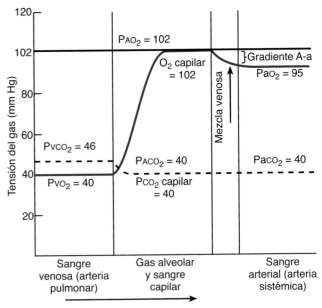

Figura 19-11 **Se establece un gradiente de oxígeno entre el alveolo y la sangre arterial.** El diagrama muestra las tensiones de O_2 y CO_2 en la sangre en la arteria pulmonar, los capilares pulmonares y la sangre arterial sistémica. La P_{O_2} que abandona los capilares pulmonares se ha equilibrado con la P_{O_2} alveolar. Sin embargo, la P_{O_2} arterial sistémica es menor que la P_{O_2} alveolar. La mezcla venosa resulta en un gradiente de oxígeno alveolar-arterial (A–aO_2). P_{aCO_2}, presión parcial de dióxido de carbono alveolar; P_{aCO_2}, presión parcial de dióxido de carbono arterial; P_{AO_2}, presión parcial del oxígeno alveolar P_{aO_2}, presión parcial del oxígeno arterial; P_{vCO_2}, presión parcial venosa de dióxido de carbono; P_{vO_2}, presión parcial de oxígeno.

de la circulación pulmonar. Una se debe a una derivación anatómica pequeña (p. ej., circulación bronquial) que descarga sangre venosa de regreso hacia las venas pulmonares que llevan sangre oxigenada. La segunda causa de un gradiente normal de A–aO_2 se debe a una variación regional en lo que se denomina el **coeficiente de ventilación/perfusión** ($\dot{V}_A/\dot{Q}$), el cual es simplemente el índice de ventilación alveolar por minuto respecto al flujo sanguíneo pulmonar en cualquier unidad del pulmón. La sangre que abandona cualquier región del pulmón está por completo oxigenada, y la P_{O_2} es igual a la P_{O_2} alveolar cuando el flujo sanguíneo coincide con el flujo de aire en dicha región. La P_{O_2} en la sangre que abandona una región del pulmón disminuye siempre cuando la ventilación por minuto es muy baja para la cantidad de sangre que perfunde a esa región por minuto. En el capítulo 20 se muestra una evaluación más extensa de los cambios en el índice ($\dot{V}_A/\dot{Q}$). Alrededor de la mitad del gradiente A-aQ_2 normal es causada por la circulación bronquial, y la mitad es causada por variaciones regionales en el coeficiente ($\dot{V}_A/\dot{Q}$). Sin embargo, en algunos trastornos fisiopatológicos, el gradiente A-aQ_2 puede aumentar demasiado, y un valor > 15 mm Hg se considera anormal, y conduce a **hipoxemia** (un bajo contenido de oxígeno en la sangre). Los ran-

TABLA 19-1   Gases sanguíneos arteriales

Parámetro	Rango normal[*]
Pa_{O_2}	85–95 mm Hg
Pa_{CO_2}	35–48 mm Hg
Sa_{O_2}	94%–98%
pH	7.35–7.45
HCO_3^-	23–28 mEq/L

[*]Rango normal a nivel del mar.

Pa_{O_2}, presión parcial de oxígeno arterial; Pa_{CO_2}, presión parcial de dióxido de carbono; Sa_{O_2}, saturación de oxígeno arterial.

gos normales de los gases en sangre se muestran en la tabla 19-1. Los valores de Pa_{O_2} por debajo de 85 mm Hg indican hipoxemia. A la Pa_{CO_2} < 35 mm Hg se le llama **hipocapnia**, y a la Pa_{CO_2} > 48 se le llama **hipercapnia**. Un valor de pH en la sangre arterial de < 7.35 o > 7.45 se conoce como **acidemia** o **alcalemia**, respectivamente.

ENFOQUE CLÍNICO | 19-1

Daño pulmonar inducido por radicales libres

Desde hace mucho tiempo se ha identificado una "paradoja del oxígeno" en la biología, pero recién se ha comprendido bien: el oxígeno es esencial para la vida, pero puede ser dañino tanto para las células como para el organismo. La síntesis de trifosfato de adenosina (ATP) involucra reacciones en las que se reduce oxígeno molecular para formar agua. Esta reducción se logra mediante la adición de cuatro electrones por el sistema mitocondrial transportador de electrones. Alrededor de 98% del oxígeno consumido es reducido a agua en la mitocondria. Sin embargo, "fugas" en el sistema mitocondrial de transporte de electrones le permiten al oxígeno aceptar menos de cuatro electrones, formando un **radical libre**.

Un radical libre es cualquier átomo, molécula o grupo de moléculas con un electrón no pareado en su órbita más externa. Los radicales libres incluyen al superóxido ($O_2^{\bullet-}$) y el **radical hidroxilo** (•OH). El electrón no pareado en el radical libre se representa con un punto. El radical •OH es el más reactivo y el más dañino para las células. El peróxido de hidrógeno (H_2O_2), aunque no es un radical libre, también es reactivo para los tejidos, y tiene el potencial para generar el radical hidroxilo (•OH). A estas tres sustancias se les llama colectivamente especies reactivas de oxígeno (ROS, por sus siglas en inglés). Además de los radicales libres producidos por fugas en el sistema de transporte mitocondrial, también pueden formarse ROS por el citocromo P450, en la producción de nicotinamida adenina dinucleótido fosfato y en el metabolismo del ácido araquidónico. Un ion de superóxido en presencia de óxido nítrico formará peroxinitrito, otro radical libre que también es en extremo tóxico para las células. Bajo condiciones normales, los ROS son neutralizados por las enzimas protectoras superóxido dismutasa, **catalasa**, y **peroxidasas**, y no ocurre daño. Sin embargo, cuando los ROS aumentan de manera considerable, sobrepasan al sistema enzimático protector y dañan a las células oxidando lípidos en la membrana, proteínas celulares y al ADN.

Los pulmones son uno de los principales órganos blanco para el daño por radicales libres, y los vasos pulmonares son muy susceptibles como sitio primario de daño. El daño a los capilares pulmonares por los radicales libres hace que los capilares tengan fugas, causando edema pulmonar. Además de la producción intracelular, los ROS son producidos durante la inflamación y los episodios de exposición a oxidantes (es decir, terapia con oxígeno o respirar ozono y nitrógeno en el aire contaminado). Durante la respuesta inflamatoria, los neutrófilos son secuestrados y activados; sufren un estallido respiratorio (que produce radicales libres) y liberan enzimas catalíticas. Esta liberación de radicales libres y enzimas catalíticas sirve para eliminar bacterias, pero las células endoteliales pueden resultar dañadas en el proceso.

El **paraquat**, un herbicida utilizado en la agricultura, es otra fuente de daño pulmonar inducido por radicales libres. Los fumigadores de cultivos y los trabajadores inmigrantes tienen un riesgo en particular alto de exposición a paraquat a través de los pulmones y la piel. El tabaco y la mariguana que han sido rociados con paraquat y después fumados también pueden producir daño pulmonar por ROS.

La **isquemia-reperfusión** es otra causa de daño a los órganos inducido por radicales libres. En los pulmones, el daño por isquemia-reperfusión es resultado de un coágulo que se atora en la circulación pulmonar. Los tejidos más allá del coágulo (o émbolo) se vuelven isquémicos, disminuye el ATP celular, y se acumula hipoxantina. Cuando el coágulo se disuelve, se restablece el flujo de sangre. Durante la fase de reperfusión, la hipoxantina, en presencia de oxígeno, es convertida a xantina y luego a urato. Estas reacciones son catalizadas por la enzima **xantina oxidasa** en el endotelio pulmonar, resultando en la producción de iones superóxido. Los neutrófilos también son secuestrados y activados en estos vasos durante la fase de reperfusión. Por lo tanto, la vasculatura pulmonar y el parénquima pulmonar que la rodea se dañan por un doble golpe de radicales libres —aquellos producidos por la oxidación de la hipoxantina, y los producidos por los neutrófilos activados. ■

La hipoventilación regional es la principal causa de hipoxemia

Las causas de hipoxemia se clasifican en respiratorias y no respiratorias (tabla 19-2). Las causas respiratorias de hipoxemia son por mucho las más comunes y se listan en orden de importancia. Como se observa en la tabla 19-2, la **hipoventilación regional** es la principal causa de hipoxemia (alrededor de 90% de los casos) y refleja un desequilibrio local en el coeficiente ($\dot{V}_A / \dot{Q}$). El coeficiente ventilación/perfusión ideal se determina midiendo el flujo total de aire en el pulmón (mL/min) y el total flujo sanguíneo. En condiciones normales en reposo, el individuo tiene una ventilación media alveolar ($\dot{V}_A$) de 4 L/min y un gasto cardiaco medio ($\dot{Q}$) de 5 L/min. En consecuencia, el coeficiente ideal de ventilación-perfusión ($\dot{V}_A / \dot{Q}$) debe ser 0.8 (no hay unidades; este es un coeficiente). La proporción ideal de 0.8 se utiliza como punto de referencia cuando se compara con condiciones anormales. Por ejemplo, un paciente con una vía respiratoria parcialmente obstruida tendrá una fracción de la sangre que pasa a través del lecho capilar de esa unidad alveolar obstruida que no se oxigena por completo. La hipoxemia es el resultado de un aumento de la mezcla venosa. Una pequeña cantidad de la mezcla venosa puede disminuir de manera significativa la P_{O_2} arterial sistémica como resultado de la naturaleza de la curva de equilibrio de la oxihemoglobina. Esto puede observarse en la figura 19-12, que muestra el contenido de oxígeno en tres grupos de alveolos con coeficientes ($\dot{V}_A / \dot{Q}$): 1) bajo, 2) normal y 3) alto. El contenido de oxígeno de la sangre que abandona estas unidades alveolares es 16.0, 19.5 y 20.0 mL/dL de sangre, respectivamente. Como lo muestra la figura 19-12, un bajo índice ($\dot{V}_A / \dot{Q}$) es mucho más grave debido a que tiene el mayor efecto tanto para reducir la P_{O_2} como el contenido de O_2, debido al aspecto no lineal de la curva de equilibrio de la oxihemoglobina. Los pacientes con coeficientes ($\dot{V}_A / \dot{Q}$) anor-

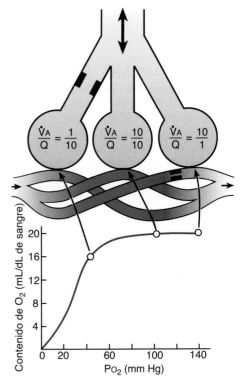

Figura 19-12 **La mezcla venosa reduce el contenido arterial de O$_2$.** Debido a la forma en S de la curva de equilibrio de la oxihemoglobina, un coeficiente alto de ventilación/perfusión tiene poco efecto sobre el contenido arterial de O$_2$. Sin embargo, la mezcla con sangre de una región con un bajo índice ($\dot{V}_A/\dot{Q}$) puede reducir de forma drástica la P_{O_2} en la sangre que abandona los pulmones.

malmente bajos se encargan de tener un gradiente A–aO_2 elevado, una P_{O_2} baja, y un bajo contenido de oxígeno, pero suelen tener una Pa_{CO_2} normal o un poco elevada. La Pa_{CO_2} en estos pacientes no cambia mucho debido a que la curva de equilibrio del CO_2 es casi lineal, lo que le permite a los pulmones remover el exceso de CO_2 de la sangre.

Otra causa de un coeficiente ($\dot{V}_A / \dot{Q}$) regionalmente bajo es un coágulo de sangre grande que obstruya a una arteria importante en los pulmones. Una arteria pulmonar bloqueada provoca que el gasto cardiaco se redirija a otra parte de los pulmones, lo que resulta en sobreperfusión con respecto a la ventilación alveolar. Esto resulta en un ($\dot{V}_A / \dot{Q}$) regionalmente bajo, y conduce a un aumento en la mezcla venosa.

La siguiente causa más común de hipoxemia es una **derivación**, ya sea intracardiaca de derecha a izquierda, o intrapulmonar. Esta última ocurre cuando una vía respiratoria mayor es por completo obstruida por un cuerpo extraño (como inhalar un maní) o por un tumor pulmonar. Los pacientes con una vía aérea obstruida están cauterizados de tener un alto gradiente A–aO_2, una P_{O_2} baja, un bajo contenido de O_2, pero una Pa_{CO_2} normal o un poco elevada. Una prueba utilizada a menudo para diferenciar entre un índice ($\dot{V}_A / \dot{Q}$) anormalmente bajo y una derivación, es hacer que el paciente respire O_2 a 100% durante 15 min. Si la Pa_{O_2} del paciente aumenta y la tensión de oxígeno es > 150 mm Hg, después de respirar oxígeno, entonces la causa de hipoxemia es un bajo índice ($\dot{V}_A / \dot{Q}$). Si la Pa_{O_2} del paciente es < 150 mm Hg después de respirar oxígeno durante 15 minutos,

TABLA 19-2	Causas fisiopatológicas de hipoxemia	
Causas	**Efecto sobre el gradiente A–aO_2**
Respiratorias	
Bajo coeficiente regional ($\dot{V}_A / \dot{Q}$)	Aumento
Derivación anatómica	Aumento
Hipoventilación generalizada	Normal
Bloqueo en la difusión	Aumento
No respiratorias	
Derivación intracardiaca de derecha a izquierda	Aumento
Disminución de la P_{IO_2}, P_B baja, F_{IO_2} baja	Normal
Reducción en el contenido de oxígeno (anemia o intoxicación por CO)	Normal

A–aO_2, gradiente de oxígeno alveolar-arterial; coeficiente ($\dot{V}_A/\dot{Q}$) coeficiente ventilación/perfusión; F_{IO_2}, concentración fraccional de oxígeno inspirado; P_B, presión barométrica; P_{IO_2} presión parcial de oxígeno inspirado.

ENFOQUE CLÍNICO | 19-2

Anemia

La anemia, un hematocrito o concentración de hemoglobina anormalmente bajos, es por mucho el padecimiento más común que afecta a los eritrocitos. Las diferentes causas de anemia pueden ser agrupadas en tres categorías: disminución de la eritropoyesis por la médula ósea, pérdida de sangre y aumento de la tasa de destrucción de los eritrocitos (anemia hemolítica).

Existen varios mecanismos que conducen a una disminución en la producción de eritrocitos por la médula ósea, incluidas anemia aplásica, neoplasias malignas, enfermedad renal crónica, síntesis defectuosa de ADN, síntesis defectuosa de hemoglobina y enfermedad hepática crónica. La **anemia aplásica** es resultado de destrucción de células madre en la médula ósea, lo cual causa disminución en la producción de leucocitos, plaquetas y eritrocitos. Las neoplasias malignas (p. ej., la leucemia) causan una sobreproducción de eritrocitos inmaduros. Los pacientes con enfermedad renal crónica tienen una producción de eritropoyetina disminuida, con una concomitante reducción en la producción de eritrocitos.

Los pacientes con síntesis defectuosa de ADN presentan **anemia megaloblástica**, una condición en la que la maduración de los eritrocitos en la médula ósea es anormal; esto puede ser resultado de deficiencia de vitamina B_{12} o de ácido fólico. Estos cofactores son esenciales para la síntesis de ADN. La vitamina B_{12} está presente en altas concentraciones en el hígado, y en cierto grado, en la mayoría de las carnes, pero está ausente en las plantas. La deficiencia de vitamina B_{12} es rara, excepto en los vegetarianos estrictos. El ácido fólico se distribuye de manera amplia en los vegetales con hojas; la deficiencia de ácido fólico suele presentarse cuando la desnutrición es prevalente. La **anemia perniciosa** es una forma de anemia megaloblástica que resulta de la deficiencia de vitamina B_{12}. Más común en adultos mayores de 60 años, no es resultado de una deficiencia de ingesta en la dieta, sino de una disminución anormal de vitamina B_{12} en el intestino delgado. La anemia perniciosa está ligada a una enfermedad autoinmune en la que existe destrucción inmunológica de la mucosa intestinal, particularmente en la mucosa gástrica.

La **anemia por deficiencia de hierro** es la causa más común de anemia a nivel mundial. Aunque se presenta tanto en países desarrollados como subdesarrollados, las causas son diferentes. En los países desarrollados, la causa suele ser resultado de embarazo o sangrado crónico causado por úlceras gastrointestinales o neoplasias. En los países subdesarrollados, las infecciones por anquilostomas son responsables de la mayoría de los casos de anemia por deficiencia de hierro.

El sangrado agudo o crónico es otra causa de anemia. Con la hemorragia se pierden eritrocitos y la hipovolemia hace que los riñones conserven agua y electrolitos como compensación. La retención de agua y electrolitos restablece el volumen sanguíneo, pero la dilución concomitante de la sangre causa una mayor reducción en el conteo eritrocitario, la concentración de hemoglobina y el hematocrito. El sangrado crónico es compensado por hiperplasia eritroide, que con el tiempo vacía los depósitos de hierro. Por lo tanto, la pérdida crónica de sangre resulta en anemia por deficiencia de hierro.

La última categoría, el aumento en la destrucción de eritrocitos, incluye la anemia relacionada con la ausencia de factor Rh y la anemia por células falciformes. Los antígenos del grupo Rhesus (Rh) están involucrados en la conservación de la estructura de los eritrocitos. Los pacientes que carecen de antígenos Rh (Rh negativos) tienen una deformación grave de los eritrocitos.

La anemia por células falciformes, asociada con el gen de hemoglobina anormal HbS, es común en África, India y entre personas de raza afroamericana, pero es rara en poblaciones caucásicas y asiáticas. En el rasgo drepanocítico, que se presenta en alrededor de 9% de los afroamericanos, está presente un gen anormal. Hay una mutación de un solo punto en la molécula de hemoglobina, causando que el ácido glutámico normal en la posición 6 de la cadena beta sea reemplazado por valina, resultando en la formación de HbS. La sustitución de aminoácido es en la superficie, lo que causa una tendencia de la molécula de hemoglobina a cristalizarse con anoxia. Sin embargo, las personas heterocigotos no tienen síntomas, y el oxígeno transportado por la hemoglobina fetal (HbF) y la hemogobina adulta (HbA) es normal. El rasgo drepanocítico (es decir, personas heterocigotos) ofrece protección contra la malaria, y se piensa que esta ventaja selectiva ha favorecido la persistencia del gen HbS, en especial en regiones en las que la malaria es común. La enfermedad por células falciformes representa la condición homocigótica (S/S), y se presenta en alrededor de 0.2% de los afroamericanos. El inicio de la anemia por células falciformes se da en la infancia, y la HbS reemplaza a la HbF; a menudo ocurre la muerte a inicios de la edad adulta. Los pacientes con anemia de células falciformes tienen > 80% de HbS en su sangre, con una disminución o ausencia de HbA normal.

Cualquiera que sea la causa de la anemia, el efecto fisiopatológico es el mismo: hipoxemia. Los síntomas incluyen palidez de los labios y la piel, debilidad, fatiga, letargo, mareo y desmayo. Si la anemia es grave, la hipoxia miocárdica puede provocar dolor anginoso. ■

---

entonces la causa de la hipoxemia es una derivación. El principio detrás de la respiración de oxígeno a 100% se ilustra en la figura 19-13. El paciente con hipoventilación regional que respira oxígeno a 100% compensa el bajo índice, y debido a que toda la sangre que abandona los capilares pulmonares está por completo saturada, la mezcla venosa se elimina. Sin embargo, la baja P_{O_2} arterial no se corrige al respirar oxígeno a 100% en un paciente con una derivación, debido a que la mezcla enriquecida de oxígeno nunca entra en contacto con la sangre derivada.

La **hipoventilación generalizada**, la tercera causa más común de hipoxemia, se presenta cuando la ventilación total está anormalmente disminuida en el pulmón; suele darse en pacientes que sufren de un trastorno pulmonar obstructivo crónico (como el enfisema) o cuando la respiración está deprimida como resultado de sobredosis de drogas o traumatismo craneoencefálico. En estos ejemplos, la ventilación alveolar está deprimida, pero también hay un aumento significativo en la P_{CO_2} arterial, con una disminución concomitante en el pH arte-

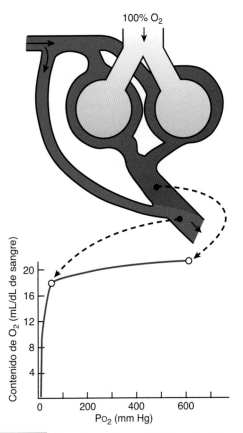

100% O$_2$

Figura 19-13 **El respirar oxígeno a 100% puede utilizarse para diagnosticar una derivación.** Una derivación puede ser diagnosticada haciendo que el paciente respire O$_2$ a 100% durante 15 min. La Po$_2$ en la sangre arterial sistémica en un paciente con una derivación no aumenta por encima de los 150 mm Hg durante el periodo de 15 min. La sangre derivada no está expuesta al O$_2$ a 100%, y la mezcla venosa reduce la Po$_2$ arterial.

rial. En la hipoventilación generalizada, la ventilación total es insuficiente para mantener una Po$_2$ y Pco$_2$ arteriales sistémicas normales. Una característica distintiva de la hipoventilación generalizada que es diferente de las demás causas de hipoxemia, es un gradiente A–aO$_2$ normal. La razón de que exista un gradiente normal de A–aO$_2$ se debe a que las Po$_2$ alveolar y arterial están igualmente disminuidas. Si el paciente tiene una Pao$_2$ baja y un gradiente A–aO$_2$ normal, la causa de hipoxemia es del todo el resultado de la hipoventilación generalizada. La mejor medida correctora para la hipoventilación generalizada es colocar al paciente en un ventilador mecánico, respirando aire ambiente. Este tratamiento regresará tanto la Po$_2$ como la Pco$_2$ arteriales a lo normal. Es importante señalar que administrar oxígeno suplementario a un paciente con hipoventilación generalizada corregirá la hipoxemia, pero no la hipercapnia, dado que la ventilación aún está deprimida.

La causa menos común de hipoxemia es el **bloqueo de la difusión**. Esta condición se presenta cuando la distancia de difusión entre la membrana alveolar-capilar aumenta, o la permeabilidad de la membrana alveolar-capilar disminuye. Un bloque de difusión se caracteriza por una Pao$_2$ baja, un gradiente A–aO$_2$ elevado y una Paco$_2$ baja. El edema pulmonar es una de las principales causas de bloqueo de la difusión. Fumar puede alterar la permeabilidad alveolo-capilar que también puede causar hipoxemia.

En resumen, existen cuatro alteraciones respiratorias básicas que causan hipoxemia. Analizar el gradiente A–aO$_2$, la Paco$_2$ o respirar oxígeno a 100% permite distinguir entre los cuatro tipos. Por ejemplo, si un paciente tiene una Pao$_2$ baja, una Paco$_2$ alta, y un gradiente A–aO$_2$ normal, la causa de la hipoxemia es hipoventilación generalizada. Si la Pao$_2$ es baja y el gradiente A–aO$_2$ es alto, entonces la causa puede ser una derivación, un bajo índice regional ($\dot{V}_A / \dot{Q}$) o un bloqueo de la difusión. Respirar O$_2$ a 100% diferenciará entre un bajo índice y una derivación. La reducción de la difusión es la causa menos común, y puede deducirse al descartar las otras tres causas.

CIENCIAS MÉDICAS INTEGRADAS

Letargo y falta de aliento

Una mujer hispanoamericana de 28 años de edad se había sentido bien y trabajaba el turno completo en una compañía de paisajismo hasta que comenzó a notar que le faltaba el aire cuando hacía ejercicio. Acudió al hospital universitario con falta de aliento progresiva y letargo generalizado. Presentaba tos seca y algo de edema en las piernas. No había presentado fiebre o malestar en el tórax. Mencionó que había perdido casi 7 kg (15 lb) de peso en los últimos 3 meses, y tenía una pérdida total de energía, lo que le resultaba terrible, pues era una mujer muy activa. Luego de su hospitalización, la hipoxia persistió a pesar de la administración de oxígeno. Fue trasladada a la unidad de cuidados intensivos para observación y monitorización.

La paciente estaba casada, no fumaba, y no tenía antecedentes de uso de drogas intravenosas. No tenía antecedentes previos de padecimientos cardiacos o pulmonares, y no estaba tomando medicamentos alopáticos u homeopáticos. Su hermano mayor no tenía antecedentes médicos o quirúrgicos signi-

ficativos. La exploración física reveló una saturación de oxígeno de 87% respirando aire ambiente, taquipnea, taquicardia, estertores pulmonares bilaterales y un soplo sistólico de baja intensidad. El resto de la exploración fue normal. La paciente recibió transfusiones de paquetes globulares para corregir su baja saturación de oxígeno y su bajo conteo eritrocitario.

Sin embargo, los síntomas no mejoraron, y fue rehospitalizada en el hospital universitario. Se realizaron pruebas de sangre adicionales y un ecocardiograma transtorácico, el cual mostró un corazón agrandado, insuficiencia tricuspídea e hipertensión pulmonar moderada a grave. Se le realizó una tomografía computarizada (TC) no contrastada de tórax, que no reveló émbolos pulmonares. Su saturación de oxígeno fue persistentemente baja, de 85%, respirando aire ambiente. Debido a las manifestaciones multisistémicas, incluyendo la hipertensión moderadamente grave y la profunda anemia, se realizó prueba para virus de inmunodeficiencia humana (VIH). Tenía un conteo leucocitario elevado y resultó positiva para VIH. Se inició terapia antiviral junto con terapia antibiótica por posible infección por *Pneumocystis (carinii) jiroveci*. La *Pneumocystis jiroveci* es una infección fúngica de los pulmones. La enfermedad antes se llamaba *Pneumocystis carinii*, y a menudo está presente en los pacientes con VIH. El VIH fue rastreado al momento en la que la paciente había recibido una transfusión sanguínea, 3 años atrás, luego de un accidente relacionado con el trabajo, en la que se hizo un corte profundo en una pierna con pérdida de sangre significativa.

Sin embargo, no mostró mejoría clínica y su declive cardiopulmonar fue atribuido a hipertensión pulmonar relacionada con VIH. Fue necesario trasladarla a un centro especializado para su tratamiento.

El caso es una presentación común de **hipertensión pulmonar**: una mujer antes sana desarrolla una enfermedad que pone en peligro la vida, sin una manifestación franca. Debido a que estos individuos parecen normales en reposo, la familia, los amigos y compañeros de trabajo tienen dificultad para aceptar que presentan una enfermedad grave. A menudo son mal diagnosticados cuando los ve por primera vez un médico.

La **hipertensión arterial pulmonar (HAP)** se define como un aumento de la presión arterial pulmonar media > 25 mm Hg en reposo o > 30 mm Hg durante el ejercicio, y una presión pulmonar capilar en cuña < 15 mm Hg. Cualquiera que sea la causa inicial, esta devastadora enfermedad involucra el estrechamiento de los vasos sanguíneos pulmonares y aumenta la resistencia vascular pulmonar, lo que le dificulta al corazón bombear sangre a través de los pulmones. Con el tiempo, los vasos afectados se vuelven más rígidos y gruesos, lo que se conoce como *fibrosis*. Esto aumenta aún más la presión dentro de los pulmones y altera el flujo sanguíneo. Como resultado, la HAP incrementa la carga de trabajo del corazón, causando hipertrofia del ventrículo derecho, provocando por último insuficiencia cardiaca derecha. Los síntomas de la HAP suelen ser inespecíficos, e incluyen **disnea** (falta de aire), mareo, edema de las piernas y fatiga.

El mecanismo molecular de la HAP no se conoce por completo, pero se piensa que está ligado a disfunción endotelial, lo que resulta en una reducción de la síntesis de vasodilatadores derivados del endotelio, como el óxido nítrico y la prostaciclina. Más aún, hay un aumento en la estimulación de los vasoconstrictores, como el tromboxano y el factor de crecimiento endotelial vascular (FCEV). Causan vasoconstricción grave e hipertrofia del músculo liso. Bajo condiciones normales, en presencia de oxígeno, la sintetasa de óxido nítrico produce óxido nítrico a partir de la L-arginina. La adenilato ciclasa y la guanilato ciclasa se activan en presencia del óxido nítrico, y estas enzimas producen AMPc y GMPc, respectivamente.

En el endotelio vascular, el GMPc activa a la GMPc cinasa, que a su vez activa a los canales de potasio en el músculo liso, inhibiendo de manera subsecuente a los canales de calcio. Por lo tanto, la activación del GMPc conduce a una reducción en el calcio intracelular y a vasodilatación. La fosfodiesterasa tipo V (PDE-5) es abundante en el tejido pulmonar y la activación de la PDE-5 inhibe la concentración de GMPc y la vasodilatación se detiene. La vía molecular en los pacientes con HAP se vuelve disfuncional. Producen menos NO, y otros vasodilatadores, y más vasoconstrictores.

Estas son múltiples causas de HAP, y provienen de padecimientos pulmonares y no pulmonares. La hipoxia es la principal afección pulmonar que provoca HAP. Las afecciones no pulmonares incluyen tromboembolismo, enfermedades valvulares o del músculo ventricular izquierdo, enfermedades cardiacas congénitas e infección por virus de inmunodeficiencia humana (VIH). La HAP idiopática es una complicación bien establecida de la infección por VIH, y los pacientes infectados por VIH tienen mayor riesgo de desarrollar HAP en comparación con la población general. Esto sugiere que el propio virus, o bien las consecuencias de la infección, pueden estar directamente relacionadas al desarrollo de HAP. A pesar de la fuerte asociación de la HAP con el VIH, la patogenia subyacente de esta asociación sigue sin estar clara. Se ha propuesto que varias proteínas virales del VIH promueven el desarrollo de HAP durante el curso de la infección por VIH. La más probable de ellas es la proteína "Nef" (factor negativo). La proteína Nef es una proteína *N*-miristoilada, al inicio identificada como un factor regulador negativo para la replicación del VIH, y después se identificó como una proteína importante para el mantenimiento de altas cargas virales durante el curso de la infección por VIH. La proteína Nef se expresa de manera abundante en la infección viral temprana, y parece promover el inicio y la persistencia de la infección por VIH y el aumento de la infectividad del virus. La proteína Nef también tiene un papel importante en la alteración de las células vasculares pulmonares al disminuir la vasorrelajación dependiente de endotelina, así como la expresión de NOS (sistemas de óxido nitroso) e induce estrés oxidativo en un modelo experimental en arterias pulmonares porcinas.

Existen varias opciones de tratamiento para la HAP. Estas incluyen a los inhibidores de la fosfodiesterasa-5, como el sildenafil; los prostanoides, como el epoprostenol; los antagonistas del receptor de endotelina, como el bosentan; bloqueadores de los canales de calcio, como el diltiazem; diuréticos para reducir el edema de los tobillos y pies (p. ej., hidroclorotiazida); adelgazadores de la sangre para prevenir la formación de coágulos (p. ej., Coumadin); y digoxina, que ayuda a la contracción cardiaca.

En conclusión, el advenimiento de nuevos medicamentos ha duplicado la sobrevivencia de los pacientes con HAP, y muchos de ellos hoy viven bastante más de una década con una función y satisfacción razonables. ■

Resumen del capítulo

- La absorción de oxígeno a través de la membrana alveolar-capilar está determinada por el gradiente de difusión de O_2, el flujo sanguíneo capilar pulmonar, el volumen sanguíneo capilar y el hematocrito de la sangre.
- Bajo condiciones normales, la captación de oxígeno en los capilares pulmonares está limitada sobre todo por el flujo sanguíneo.
- La **capacidad de difusión pulmonar** es una medida de la cantidad total de oxígeno transferido (mL/min). Bajo condiciones de reposo, ~ 250 mL del oxígeno por minuto son transferidos a través de la membrana alveolo-capilar y hacia los capilares pulmonares. La absorción total de oxígeno se mide por la capacidad de difusión pulmonar.
- El oxígeno es transportado en la sangre en dos formas: como oxihemoglobina y como O_2 disuelto en el plasma.

- La P_{50} es una medición de la afinidad de unión de la hemoglobina (Hb) por el oxígeno. Cuando la afinidad de unión de la Hb por el O_2 aumenta, la P_{50} cambia en dirección opuesta.
- Los cambios en el pH de la sangre, la $Paco_2$, y la temperatura, alteran la curva de equilibrio de la oxihemoglobina.
- El contenido de oxígeno es mejor determinante de la oxigenación tisular que la Po_2 arterial o el porcentaje de saturación de O_2. El hematocrito, la $Paco_2$ y el envenenamiento por CO pueden afectar el contenido de oxígeno.
- El dióxido de carbono es transportado en tres formas: disuelto, como bicarbonato y en la hemoglobina.
- Un gradiente de oxígeno alveolar-arterial normal existe en el pulmón y es causado por la mezcla venosa y diferencias regionales en las relaciones ventilación/perfusión.
- La hipoxemia respiratoria es causada por: un bajo índice ventilación/perfusión regional, derivación anatómica, hipoventilación generalizada y bloqueo de difusión.

Preguntas de revisión del capítulo

1. La principal causa de un gradiente A-aO_2 normal en un individuo sano es:

   A. Una baja capacidad de difusión de oxígeno en comparación con la del dióxido de carbono.
   B. Un alto índice ($\dot{V}_A / \dot{Q}$) en el ápex de los pulmones.
   C. Sobreventilación en la base de los pulmones.
   D. Una pequeña derivación de la circulación bronquial.
   E. Una **derivación de derecha a izquierda** en el corazón.

2. ¿Cuál de las siguientes *no* causará una baja capacidad de difusión pulmonar (D_L)?

   A. Disminución de la distancia de difusión.
   B. Disminución del volumen sanguíneo capilar.
   C. Disminución del área de superficie.
   D. Disminución del gasto cardiaco.
   E. Disminución de la concentración de hemoglobina en la sangre.

3. ¿Cuál de los siguientes parámetros reflejaría mejor una oxigenación adecuada en los tejidos?

   A. La tensión arterial de oxígeno.
   B. La saturación arterial de oxígeno.
   C. La tensión arterial de oxígeno requerida para hacer que la sangre se sature a 50% (P_{50}).
   D. La diferencia en la tensión arterial-venosa de O_2.
   E. El contenido arterial de O_2.

4. Una paciente de 40 años de edad tiene valores de gases arteriales normales y una tensión arterial de oxígeno (Pao_2) = 95 mm Hg, contenido de O_2 = 19 mL/dL, capacidad de O_2 = 20 mL/dL, y una saturación arterial de oxígeno (Sao_2) = 95%. Tres semanas después, desarrolló un grave caso de anemia. ¿Cuál de los siguientes describiría mejor sus gases en sangre luego de la anemia en comparación con sus valores normales?

	Pao_2	Contenido de O_2	Capacidad de O_2	Sao_2
A.	Sin cambio	Disminuye	Sin cambio	Disminuye
B.	Disminuye	Disminuye	Disminuye	Sin cambio
C.	Disminuye	Sin cambio	Sin cambio	Sin cambio
D.	Sin cambio	Disminuye	Disminuye	Sin cambio
E.	Disminuye	Sin cambio	Disminuye	Aumenta

5. Una unidad pulmonar ideal tiene un índice de ventilación/perfusión ($\dot{V}_A / \dot{Q}$) de 0.8, con una tensión alveolar de oxígeno (Pao_2) = 100 mm Hg y una tensión de dióxido de carbono alveolar ($Paco_2$) = 40 mm Hg. ¿Cuál de las siguientes tensiones de gas será la más probable en una unidad pulmonar con un índice ($\dot{V}_A / \dot{Q}$) de 2?

	Pao_2, mm Hg	$Paco_2$, mm Hg
A.	130	30
B.	104	40
C.	95	40
D.	86	46
E.	112	46

1. **La respuesta correcta es D.** El gradiente A-aO_2 en una persona sana se debe tanto a un bajo índice ($\dot{V}_A / \dot{Q}$) en la base de los pulmones como a una pequeña derivación en la circulación bronquial.

2. **La respuesta correcta es A.** Una disminución en la distancia de difusión conducirá a un aumento en la D_L. Una reducción en el

volumen sanguíneo capilar, el área de superficie, el gasto cardiaco y la concentración de hemoglobina, disminuirán la D_L.

3. **La respuesta correcta es E.** El contenido arterial de oxígeno proporciona el mejor índice de oxigenación tisular. La tensión arterial de oxígeno y la saturación arterial de oxígeno pueden ser normales en situaciones como la anemia. La tensión de oxígeno arterial-venoso también puede permanecer sin cambios en los pacientes anémicos. La P_{50} refleja la afinidad de unión de la hemoglobina por el oxígeno y proporciona poca información en relación con la oxigenación.

4. **La respuesta correcta es D.** La anemia reduce la concentración de hemoglobina en la sangre. En consecuencia, tanto el contenido de oxígeno como la capacidad se reducen. Sin embargo, el porcentaje de saturación no sufre cambios. La tensión arterial de oxígeno no cambia con la anemia.

5. **La respuesta correcta es A.** Una unidad pulmonar con un $(\dot{V}A / \dot{Q})$ elevado resulta en una región que está sobreventilada con respecto al flujo sanguíneo. Esto causa que más aire fresco llegue a esos alveolos, lo que resulta en una mayor tensión de oxígeno y una menor tensión de dióxido de carbono.

Ejercicios de aplicación clínica 19-1

Una contadora de 27 años de edad recién manejó al otro lado del país para empezar un trabajo en Denver, Colorado. Una semana después de haberse mudado, comenzó a experimentar dolor torácico. Condujo al servicio de urgencias después de experimentar 24 horas de dolor torácico del lado derecho. A su llegada, explicó que su dolor de pecho empeoraba con la inspiración. También comentó que estaba experimentando falta de aire y se sentía caliente.

Negó producción de esputo, hemoptisis, tos o sibilancias. Es una persona activa, camina a diario y nunca ha experimentado edema en las piernas. Nunca había sido tratada por problemas respiratorios y nunca se le habían realizado procedimientos quirúrgicos. Sus antecedentes médicos eran negativos y no tenía alergias conocidas a medicamentos. El único medicamento que toma son anticonceptivos orales. Fuma una cajetilla de cigarrillos al día y ocasionalmente bebe vino. No utiliza drogas intravenosas y no tiene otros factores de riesgo para VIH. Sus antecedentes familiares son negativos para asma y enfermedades cardiovasculares.

La exploración física muestra a una mujer con un poco de obesidad con dificultad respiratoria moderada. Su frecuencia respiratoria es 24 respiraciones/min, y su pulso es de 115 latidos/min. Su presión arterial es 140/80 mm Hg, y no se observa distensión de las venas yugulares. La frecuencia cardiaca y el ritmo son regulares, con ruidos cardiacos normales y sin soplos. Los campos pulmonares se escuchan claros, y su temperatura es de 38 °C. Sus extremidades muestran signos de cianosis, pero no se detecta edema ni dedos en palillo de tambor. Los gases en sangre, obtenidos mientras está respirando al aire ambiente, muestran una P_{O_2} de 60 mm Hg, y una P_{CO_2} de 32 mm Hg; su pH arterial es de 7.49, su gradiente A-aO_2 es de 40 mm Hg. Una tinción de Gram en una muestra de esputo mostró flora normal. Una radiografía de tórax mostró una silueta cardiaca normal y campos pulmonares claros, excepto por un pequeño infiltrado periférico en el lóbulo inferior izquierdo. Una tomografía pulmonar mostró un émbolo en el lóbulo inferior.

PREGUNTAS

1. ¿Cuál es la causa del gradiente alveolar-arterial aumentado en los pacientes con embolismo pulmonar?

2. ¿Qué causa la disminución en la P_{CO_2} arterial y el pH arterial elevado?

3. ¿Por qué los anticonceptivos orales inducen hipercoagulabilidad?

RESPUESTAS

1. El gradiente A-aO_2 normal es de 5 a 15 mm Hg. Un émbolo pulmonar hará que el flujo sanguíneo se derive a otra región del pulmón. Debido a que el gasto cardiaco no sufre cambios, la derivación de sangre causa sobreperfusión en otra región de los pulmones. En la región sobreperfundida, el coeficiente ventilación/perfusión será anormalmente bajo. Por lo tanto, la sangre que abandona los pulmones tendrá una P_{O_2} baja, resultando en hipoxemia (una P_{O_2} arterial baja). La disminución en la P_{O_2} arterial es responsable en parte por el aumento en el gradiente A-aO_2. Sin embargo, la ventilación también es estimulada como mecanismo compensador de la hipoxemia, lo que conduce a hiperventilación con un aumento concomitante en la P_{O_2} alveolar. Por lo tanto, el gradiente A-aO_2 aumenta más debido al incremento de la P_{O_2} alveolar causado por la hiperventilación.

2. La disminución en la P_{CO_2} y el aumento en el pH son resultado de la hiperventilación como resultado del impulso hipóxico (baja P_{O_2}) que estimula la ventilación.

3. No se conocen por completo los mecanismos mediante los cuales los anticonceptivos orales aumentan el riesgo de formación de trombos. El riesgo parece estar correlacionado al contenido de estrógeno de las pastillas. Las hipótesis incluyen un aumento en la proliferación celular endotelial, una disminución de las tasas de flujo sanguíneo venoso y aumento de la coagulabilidad secundario a cambios en las plaquetas, factores de coagulación y el sistema fibrinolítico. Más aún, hay cambios en los niveles séricos de lipoproteínas con un aumento del LDL y VLDL y un efecto variable sobre el HDL. Haber manejado una gran distancia, con grandes periodos sedentarios, pudo haber exacerbado la condición de la paciente.

Fisiología respiratori

Objetivos de aprendizaje activo

Con el dominio del material de este capítulo, usted será capaz de:

- Predecir cómo los cambios en el gasto cardiaco afectarán a la resistencia vascular pulmonar.
- Describir la relación entre el reclutamiento capilar y la resistencia vascular.
- Describir cómo el bajo contenido de PO_2 afecta a la resistencia vascular pulmonar.
- Explicar la diferencia entre hipoxia regional y generalizada y su efecto sobre la presión arterial pulmonar.

- Explicar cómo los cambios en la tensión superficial afectarán a la presión del líquido intersticial en los pulmones.
- Describir cómo altera la gravedad al flujo sanguíneo en la base y en el ápex de los pulmones.
- Describir cómo la ventilación regional y el flujo sanguíneo regional se igualan en los pulmones.
- Describir cómo una derivación anastomótica afecta al índice regional de ventilación/perfusión.

ORGANIZACIÓN FUNCIONAL

En el capítulo anterior aprendió que el intercambio de gases está determinado por el gradiente de presión parcial a través de la membrana alveolar-capilar. Y lo que es más importante aprendió que la transferencia de gases en los pulmones (captación de O_2 y la descarga de CO_2) se ven afectadas principalmente por el flujo sanguíneo. Además, en el capítulo previo se estableció que la mayoría del oxígeno transportado en la circulación sistémica es llevado en forma de oxihemoglobina ($Hb\text{-}O_2$) y que la cantidad transportada estaba influenciada por cambios en la química sanguínea (pH, $Paco_2$ y temperatura). También aprendió que el flujo sanguíneo en los pulmones no era ideal y que ocurre algo de mezcla venosa que resulta en un gradiente alveolar-arterial, haciendo que la sangre que abandona el pulmón tenga una Po_2 más baja y un menor contenido de O_2.

En este capítulo aprenderá que la circulación pulmonar es un sistema de alto flujo, bajo flujo, baja resistencia y baja presión. También aprenderá que el flujo de aire y el flujo sanguíneo en los pulmones no están uniformemente equiparados y es la principal causa de hipoxemia.

El corazón sostiene dos sistemas circulatorios diferentes y separados en el cuerpo: 1) la circulación pulmonar y 2) la circulación sistémica. La circulación pulmonar lleva sangre venosa desde el corazón hacia los pulmones y sangre arterializada en las venas pulmonares desde los pulmones de regreso al corazón. La circulación pulmonar es análoga a la circulación sistémica total, ya que recibe todo el gasto cardiaco. Por lo tanto, la circulación pulmonar no es como una circulación local, como las circulaciones renal, hepática o coronaria. Un cambio en la resistencia vascular pulmonar tiene las mismas implicaciones para el ventrículo izquierdo que las que tiene un cambio en la resistencia vascular sistémica para el ventrículo izquierdo.

Los vasos pulmonares y las vías respiratorias se ramifican en paralelo

Las arterias pulmonares se ramifican en forma de árbol, de la misma manera que lo hacen las vías respiratorias. Cada vez que una vía aérea se ramifica, el árbol arterial también lo hace de modo que ambos quedan paralelos uno al otro (fig. 20-1). La sangre en los

vasos pulmonares representa > 40% del peso del pulmón. El volumen sanguíneo total en la circulación pulmonar (de la arteria pulmonar principal al atrio izquierdo) es ~ 500 mL o 10% del volumen sanguíneo circulante total (5 000 mL). Las venas pulmonares contienen más sangre (~ 270 mL) que las arterias (~ 150 mL). El volumen sanguíneo en los capilares pulmonares es aproximadamente el mismo que el volumen latido del ventrículo derecho (~ 80 mL), bajo la mayoría de las condiciones fisiológicas.

La circulación pulmonar tiene numerosas funciones secundarias

La función primaria de la circulación pulmonar es llevar sangre venosa de las venas cavas superior e inferior hacia los alveolos para el intercambio de gases. Además del intercambio de gases, la circulación pulmonar tiene tres funciones secundarias: actúa como filtro, como órgano metabólico y como reservorio de sangre.

Los vasos pulmonares protegen al cuerpo contra los **trombos** (coágulos de sangre) y **émbolos** (glóbulos de grasa o burbujas de aire), impidiendo que entren a vasos importantes en otros órganos. Los trombos y los émbolos a menudo se presentan con un estilo de vida sedentario, después de una cirugía o lesión, y entran en la sangre venosa sistémica. Los vasos arteriales pulmonares pequeños y los capilares atrapan a los trombos y émbolos y les impiden obstruir los vasos coronarios, cerebrales y renales. Las células endoteliales que revisten a los vasos pulmonares liberan sustancias fibrinolíticas que ayudan a disolver los trombos. Los émbolos, en especial los émbolos de aire, se absorben a través de las paredes de los capilares pulmonares. Si un trombo grande ocluye un vaso pulmonar grande, el intercambio de gases puede verse afectado de gravedad y puede incluso causar la muerte. Una situación similar ocurre si los émbolos son extremadamente numerosos y se atascan a lo largo de todo el árbol arterial pulmonar.

En la circulación pulmonar se metabolizan hormonas vasoactivas. Una de estas hormonas es la angiotensina I (AI), que se activa y es convertida a angiotensina II (AII) en los pulmones por la enzima convertidora de angiotensina (ECA) localizada en la superficie de las células endoteliales capilares. La activación es rápida; 80% de la AI puede ser convertida a AII durante un solo paso a través de la circulación pulmonar. Además de ser

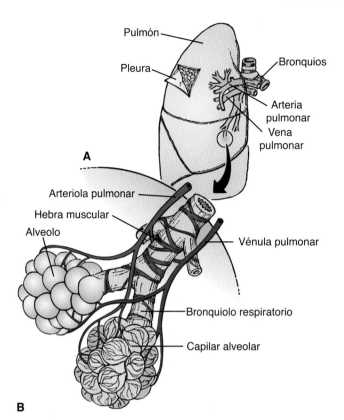

B

Figura 20-1 **Los vasos pulmonares y las vías respiratorias se ramifican juntas en forma de árbol.** (**A**) La sangre venosa fluye a través de las arteriolas pulmonares y hacia los capilares alveolares. La sangre rica en oxígeno que sale de los capilares alveolares fluye de regreso al corazón a través de las venas pulmonares y se bombea hacia la circulación sistémica. (**B**) Una malla de capilares rodea a cada alveolo. A medida que la sangre pasa a través de los capilares, dióxido de carbono y oxígeno se intercambian.

un potente vasoconstrictor, la AII tiene otras acciones importantes en el cuerpo (*véase* capítulo 23). El metabolismo de las hormonas vasoactivas por la circulación pulmonar parece ser selectivo. Las células endoteliales pulmonares inactivan a la bradicinina, serotonina y a las prostaglandinas E_1, E_2 y $F_2\alpha$. Otras prostaglandinas, como la PGA_1 y la PGA_2, pasan a través de los pulmones sin presentar alteración alguna. Con el daño pulmonar agudo (p. ej., por toxicidad por oxígeno, émbolo graso), los pulmones pueden liberar histamina, prostaglandinas y leucotrienos, que pueden causar vasoconstricción de las arterias pulmonares y también daño endotelial pulmonar.

Los pulmones actúan como reservorio de sangre. Aproximadamente 500 mL o 10% del volumen circulatorio total está en la circulación pulmonar. Durante el choque hemorrágico algo de esta sangre es movilizada para mejorar el gasto cardiaco.

Las vías respiratorias de conducción tienen su propia circulación por separado

La circulación bronquial es diferente y está separada de la circulación pulmonar. La principal función de la circulación bronquial es nutrir a las paredes de las vías respiratorias de conducción y a los tejidos circundantes al distribuir sangre a las estructuras de soporte de los pulmones. En condiciones normales, la circulación bronquial no lleva sangre a las **unidades**

respiratorias terminales (bronquiolos respiratorios, conductos alveolares y alveolos); éstos reciben su sangre de la circulación pulmonar. El retorno venoso de la circulación bronquial es por dos vías: las venas bronquiales y las venas pulmonares. Alrededor de la mitad del flujo sanguíneo bronquial regresa al atrio derecho a través de las venas bronquiales, las cuales se vacían en la vena ácigos. El resto regresa a través de pequeñas anastomosis broncopulmonares hacia las venas pulmonares.

La presión arterial bronquial es aproximadamente la misma que la presión aórtica, y la resistencia vascular bronquial es mucho más alta que la resistencia en la circulación pulmonar. El flujo sanguíneo bronquial es de ~ 1 a 2% del gasto cardiaco, pero en ciertas enfermedades inflamatorias de las vías respiratorias (p. ej., bronquitis crónica) puede ser tan alto como 10% del gasto cardiaco.

La circulación bronquial es la única porción de la circulación en el pulmón adulto capaz de presentar angiogenia, la formación de nuevos vasos. Esto es muy importante para proporcionar circulación colateral al parénquima pulmonar, en especial cuando la circulación pulmonar está comprometida. Cuando un coágulo o émbolo obstruye el flujo sanguíneo pulmonar, el parénquima adyacente se mantiene vivo por el desarrollo de nuevos vasos sanguíneos.

HEMODINÁMICA PULMONAR

A diferencia de la circulación sistémica, la circulación pulmonar es un sistema de alto flujo, baja presión y baja resistencia. La arteria pulmonar y sus ramas tienen paredes mucho más delgadas que la aorta y una distensibilidad mucho mayor. La arteria pulmonar también contiene menos elastina y músculo liso en sus paredes. Las arteriolas pulmonares tienen paredes delgadas y contienen poco músculo liso y, por consecuencia, tienen menor capacidad de contraerse en comparación con las arteriolas sistémicas, de paredes gruesas y altamente musculares. Las venas pulmonares también tienen mucha distensibilidad y contienen poco músculo liso en comparación con sus contrapartes en la circulación sistémica.

El lecho capilar pulmonar también es distintivo. A diferencia de los capilares sistémicos, que a menudo están configurados en una red de vasos tubulares con algunas interconexiones, los capilares pulmonares forman una malla unida en la pared alveolar, de modo que la sangre fluye como una lámina delgada. Por lo tanto, es erróneo referirse a los capilares pulmonares como una malla capilar; conforman un denso lecho capilar. Las paredes del lecho capilar son excesivamente delgadas, y un lecho capilar completo puede colapsarse si la presión alveolar local excede a la presión capilar.

Las circulaciones sistémica y pulmonar difieren bastante en cuanto a sus perfiles de presión (fig. 20-2). La presión arterial pulmonar media es 15 mm Hg, comparada con 93 mm Hg en la aorta. La presión que impulsa (10 mm Hg) el flujo pulmonar es la diferencia entre la presión media en la arteria pulmonar (15 mm Hg) y la presión en el atrio izquierdo (5 mm Hg). Los cambios en las presiones venosa pulmonar y en el atrio izquierdo tienen un profundo efecto sobre el intercambio de gases, y la presión pulmonar en cuña proporciona una medición indirecta de estas importantes presiones.

El ventrículo derecho bombea sangre venosa mezclada a través del árbol arterial pulmonar, los capilares alveolares, las venas

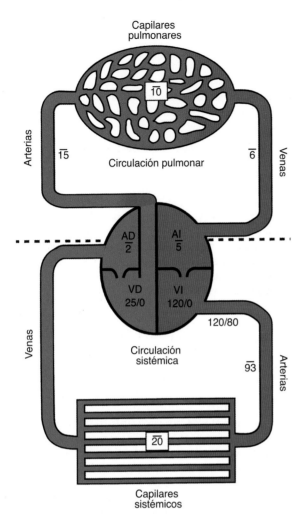

Figura 20-2 **Características hemodinámicas de la circulación pulmonar.** La circulación pulmonar tiene algunas características únicas. A diferencia de la circulación sistémica, la circulación pulmonar es un sistema de baja presión y de alta resistencia. La circulación pulmonar de forma característica está normalmente dilatada, mientras que la circulación sistémica está característicamente contraida en condiciones normales. Las unidades para presión se presentan en mm Hg; una barra por encima del número indica la presión media. AD, atrio derecho; AI, atrio izquierdo; VD, ventrículo derecho; VI, ventrículo izquierdo.

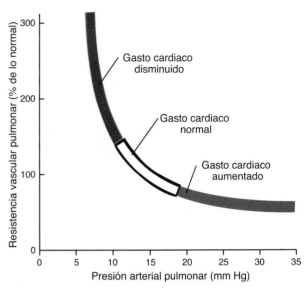

Figura 20-3 **La resistencia vascular cae con la elevación en el gasto cardiaco.** A diferencia de la circulación sistémica, la resistencia vascular disminuye cuando la presión de perfusión se eleva (presión arterial pulmonar). Nótese que si el gasto cardiaco aumenta hay una elevación en la presión pulmonar arterial y una caída concomitante en la resistencia vascular pulmonar.

La resistencia vascular pulmonar cae con el aumento en el gasto cardiaco

Otra característica única de la circulación pulmonar es la capacidad de reducir la resistencia cuando la presión arterial pulmonar se eleva. Cuando el gasto cardiaco aumenta, la resistencia vascular disminuye. La relación entre la presión pulmonar y la resistencia vascular pulmonar se muestra en la figura 20-3. Como se ve en la figura, hay una marcada disminución de la resistencia vascular pulmonar con aumento de la presión arterial pulmonar. De forma similar, aumentar la resistencia venosa pulmonar hace que la resistencia vascular pulmonar caiga. Estas respuestas funcionales son diferentes de aquellas en la circulación sistémica, donde un aumento en la presión de perfusión aumenta la resistencia vascular. Dos mecanismos en la circulación pulmonar son los responsables (fig. 20-4). El primer mecanismo es conocido como **reclutamiento capilar**. En condiciones normales, algunos capilares se cierran de forma parcial o

pulmonares, y luego hacia el atrio izquierdo. Todo el gasto cardiaco es bombeado a través de la circulación pulmonar a una presión mucho menor que en la circulación sistémica. Como se muestra en la figura 20-2, el gradiente de presión de 10 mm Hg a través de la circulación pulmonar impulsa el mismo flujo sanguíneo (5 L/min) como en la circulación sistémica, donde el gradiente de presión es de casi 100 mm Hg. Recuerde que la resistencia vascular (R) es igual al gradiente de presión (ΔP) dividido entre el flujo sanguíneo (*véase* capítulo 12):

$$R = \Delta P / \dot{Q} \tag{1}$$

La resistencia vascular pulmonar es extremadamente baja, alrededor de 1/10 de la resistencia vascular sistémica. Esta diferencia en las resistencias es resultado, en parte, del gran número de vasos pequeños de resistencia pulmonar. Por el contrario, las arteriolas sistémicas y los esfínteres precapilares están contraidos.

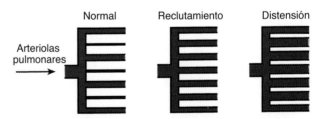

Figura 20-4 **Baja resistencia vascular por el reclutamiento capilar y distensión capilar.** En condiciones normales en una persona erguida, no todos los capilares están abiertos o perfundidos en el ápex. El reclutamiento capilar (la abertura de vasos previamente cerrados) resulta en la perfusión de un mayor número de vasos con la reducción concomitante en la resistencia. La distensión capilar (aumento en el calibre de los vasos) que resulta de la elevada distensibilidad de los vasos, también contribuye a la menor resistencia.

ENFOQUE CLÍNICO | 20-1

Embolismo pulmonar

Una **embolia pulmonar (EP)** se produce cuando hay una obstrucción repentina en una arteria pulmonar que impide el flujo sanguíneo. La embolia pulmonar suele producirse cuando un coágulo de sangre se desprende y viaja por la circulación hasta los pulmones. Estos coágulos suelen proceder de las venas, lo que se conoce como trombosis venosa profunda. En muchos casos, se trata de coágulos múltiples que alteran la función pulmonar. Cuando se ocluye un vaso pulmonar se produce una serie de acontecimientos. Al haber un flujo sanguíneo reducido o nulo, la relación ventilación/perfusión es anormalmente alta, lo que provoca un aumento significativo del espacio muerto fisiológico. Los coágulos sanguíneos liberan mediadores vasoactivos, y estos mediadores causan daño endotelial que producen edema y atelectasia. Además, estos mediadores vasoactivos provocan broncoconstricción de las vías respiratorias pequeñas adyacentes. Como resultado, el aumento del espacio muerto fisiológico, el edema, la atelectasia y la broncoconstricción provocan hipoxemia.

Si los émbolos pulmonares son grandes y ocluyen un vaso pulmonar grande, ocurre una complicación adicional en el tejido pulmonar distal al sitio de la oclusión. El tejido pulmonar distal se vuelve anóxico dado que no recibe oxígeno (ya sea de las vías respiratorias o por la circulación bronquial). La deprivación de oxígeno causa necrosis del parénquima pulmonar (infarto pulmonar). El tejido necrótico pulmonar subsecuentemente se contraerá, formará una cicatriz permanente y provoca daños permanentes en los pulmones.

Un trombo es la principal fuente de disfunción pulmonar. Los factores de riesgo para la formación de trombos incluyen inmovilización (p. ej., reposo en cama prolongado, periodos prolongados en posición sentada al viajar o la inmovilización de una extremidad después de una fractura), insuficiencia cardiaca congestiva, obesidad, carcinoma subyacente e insuficiencia venosa crónica.

En ocasiones, las obstrucciones de un vaso pulmonar están causadas por sustancias distintas de los coágulos sanguíneos, por ejemplo:

- Grasa de la médula de un hueso largo roto
- Émbolos de aire
- Fragmento tumoral

Los émbolos de aire se producen por la introducción de burbujas durante las inyecciones intravenosas, la hemodiálisis o la colocación de catéteres centrales.

El embolismo pulmonar es claramente uno de los padecimientos más importantes que afectan el pulmón. La incidencia del embolismo pulmonar excede los 500 000 casos por año, con una tasa de mortalidad de ~10%. El embolismo pulmonar a menudo es mal diagnosticado y, si no se diagnostica de manera adecuada, la tasa de mortalidad puede superar 30%. Los émbolos pulmonares son difíciles de diagnosticar debido a que no manifiestan ningún síntoma específico. Las características clínicas más comunes incluyen disnea y algunas veces dolor torácico pleurítico. Si el embolismo es lo suficientemente grave, esto resulta en una reducción de la P_{O_2} arterial, disminución de la P_{CO_2} y aumento en el pH. La principal prueba de tamizaje para el embolismo pulmonar es el escaneo de perfusión, que involucra la inyección de agregados de albúmina sérica humana marcada con un radionúclido en una vena periférica. Estos agregados de albúmina (~ 10 a 50 μm de ancho) viajan a través del lado derecho del corazón, entran a la vasculatura pulmonar y se atoran en los vasos pulmonares pequeños. Solo las áreas del pulmón que reciben flujo sanguíneo manifestarán captación del marcador; la región no perfundida no mostrará captación alguna de la albúmina marcada. Los agregados se fragmentan y son removidos de los pulmones en alrededor de un día. ■

por completo, en particular en el ápex (parte superior de los pulmones). A medida que la presión se eleva, los vasos cerrados se abren, reduciendo la resistencia general. El segundo mecanismo es la **distensión capilar**, lo que se traduce en ensanchamiento de los vasos capilares. La distensión capilar es más pronunciada en la circulación pulmonar debido a que las paredes de las arteriolas y capilares son excesivamente delgadas y con una gran distensibilidad en comparación con la circulación sistémica. De los dos mecanismos, el reclutamiento capilar es el principal mecanismo que representa la caída en la resistencia vascular pulmonar cuando el gasto cardiaco aumenta.

La disminución en la resistencia vascular pulmonar con el aumento en el gasto cardiaco tiene dos beneficios funcionales. En primer lugar, no se produce un aumento del flujo sanguíneo capilar con aumento del gasto cardiaco. Este beneficio funcional permite un tiempo adecuado para que la sangre capilar pulmonar capte oxígeno y disponga del dióxido de carbono. El segundo beneficio del reclutamiento capilar y la distensión vascular aumenta el área de superficie capilar, que también aumenta el intercambio gaseoso en los pulmones.

El reclutamiento y la distensión capilar también tienen una función protectora. La alta presión capilar puede causar **edema pulmonar**, y es una de las principales amenazas para la función pulmonar. El edema pulmonar es la acumulación anormal de líquido, que puede inundar a los alveolos y alterar el intercambio de gases. Cuando el gasto cardiaco aumenta, a partir de un nivel en reposo de 5 a 25 L/min, con el ejercicio vigoroso, la disminución en la resistencia vascular pulmonar no solo minimiza la carga sobre el corazón derecho, sino que también mantiene la presión capilar baja e impide que fugue un exceso de líquido fuera de los capilares pulmonares.

La resistencia vascular pulmonar aumenta con los volúmenes pulmonares altos y bajos

La resistencia vascular pulmonar también es afectada de manera significativa por cambios en el volumen pulmonar. Esto se debe a la arquitectura de la vasculatura. Las arteriolas, capilares y vénulas pulmonares están unidos al tejido pulmonar, y tienen poco soporte estructural. Como resultado, pueden distenderse o colapsarse con facilidad, dependiendo de la presión que los rodea. Un cambio en la presión transmural (presión a través de los capilares) influye en el diámetro de los vasos. Desde un punto de vista funcional, los vasos pulmonares pueden clasificarse en dos tipos: **vasos extraalveolares** (arterias y venas pulmonares) y vasos alveolares (arteriolas, capilares y vénulas). Los *vasos extraalveolares* están sujetos a la presión pleural, y cualquier cambio en la presión pleural afecta la resistencia vascular pulmonar en estos vasos al cambiar la presión transmural. Sin embargo, los *vasos alveolares* están sujetos principalmente a la presión alveolar.

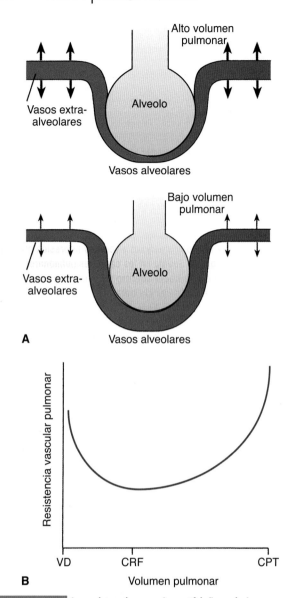

Figura 20-5 **La resistencia vascular está influenciada por cambios en los volúmenes pulmonares.** (**A**) A volúmenes pulmonares altos, los vasos extraalveolares están distendidos debido a la presión pleural más baja. Sin embargo, los vasos alveolares están comprimidos, causando una elevación en la resistencia vascular pulmonar. A volúmenes pulmonares bajos, los vasos alveolares están distendidos, pero los vasos extraalveolares están comprimidos por la elevación en la presión pleural, lo que resulta en una elevación en la resistencia vascular pulmonar. (**B**) El efecto de los volúmenes pulmonares en la resistencia vascular pulmonar sigue una curva en U, la resistencia es más baja en la capacidad residual funcional (CRF). CPT, capacidad pulmonar total; VR, volumen residual.

A volúmenes pulmonares altos, la presión pleural es más negativa. La presión transmural de los vasos extraalveolares aumenta y se distienden (fig. 20-5A). Sin embargo, el diámetro alveolar aumenta con los volúmenes pulmonares altos, haciendo que la presión transmural en los vasos alveolares disminuya. A medida que los vasos alveolares se comprimen, la resistencia vascular pulmonar aumenta. A volúmenes pulmonares bajos, la resistencia vascular también aumenta, como resultado de una presión pleural más positiva, que comprime los vasos extraalveolares. Debido a que los vasos alveolares y extraalveolares pueden verse como dos grupos de vasos de resistencia conectados en serie, el efecto neto es que sus resistencias se suman a cualquier volumen pulmonar. Como resultado, la resistencia vascular pulmonar es más baja en la capacidad residual funcional (CRF) y aumenta tanto con los volúmenes pulmonares altos como bajos (fig. 20-5B).

Aunque los cambios en la resistencia vascular pulmonar se logran principalmente por mecanismos pasivos, la resistencia pulmonar vascular puede ser alterada por hormonas vasoactivas. Estas hormonas ejercen su efecto sobre los vasos extraalveolares debido a que contienen músculo liso, su resistencia puede verse afectada por hormonas vasoactivas. La serotonina, norepinefrina, histamina, tromboxano A_2 y los leucotrienos son potentes vasoconstrictores, en particular a volúmenes pulmonares bajos, cuando las paredes de los vasos ya están comprimidas. Los medicamentos que relajan el músculo liso en la circulación pulmonar incluyen adenosina, acetilcolina, prostaciclina (prostaglandina I_2) e isoproterenol. Aunque la circulación pulmonar está ricamente inervada con nervios simpáticos, de forma sorprendente, la resistencia vascular pulmonar virtualmente no se ve afectada por los nervios autonómicos bajo condiciones normales.

La baja tensión de oxígeno en el pulmón causa vasoconstricción pulmonar

La resistencia vascular pulmonar también puede aumentar por la falta de oxígeno. Tanto la **hipoxia** alveolar como la hipoxemia (PO_2 arterial baja) afectan a la resistencia vascular pulmonar. Recuerde, del capítulo 17, que la hipoxemia causa vasodilatación en los vasos sistémicos, pero en los vasos pulmonares la hipoxemia o la hipoxia alveolar causan vasoconstricción de las pequeñas arterias pulmonares. Este fenómeno único se denomina **vasoconstricción pulmonar inducida por hipoxia**, y es acentuada por el dióxido de carbono y el pH bajo en la sangre. Se desconoce cuál es el mecanismo exacto, pero la hipoxia puede estimular directamente a las células del músculo liso vascular, independiente a cualquier agonista o neurotransmisor liberado por la hipoxia.

Hay dos tipos de hipoxia alveolar (**hipoxia regional** e **hipoxia generalizada**) en la función pulmonar alterada. Como resultado, la hipoxia alveolar tiene dos diferentes efectos en la resistencia vascular pulmonar. En la hipoxia regional, la vasoconstricción pulmonar se localiza en una región específica de los pulmones, y desvía sangre lejos de la región mal ventilada (fig. 20-6A). La hipoxia regional es a menudo causada por obstrucción bronquial, pero tiene poco efecto sobre la presión arterial pulmonar, o la resistencia. Por otro lado, la hipoxia generalizada causa vasoconstricción generalizada en ambos pulmones, causando aumento significativo en la presión en la arteria pulmonar (fig. 20-6B). La hipoxia generalizada se presenta cuando la presión parcial de oxígeno alveolar (Pa_{O_2}) disminuye y se produce con una disminución de la presión barométrica (PB) atmosférica como con una gran altitud. La hipoxia generalizada también ocurre con ciertos tipos de enfermedades pulmonares (p. ej., asma, enfisema y fibrosis quística). La hipoxia generalizada puede causar hipertensión pulmonar (presión arterial pulmonar alta), lo que produce cambios fisiopatológicos (hipertrofia y proliferación de las células de músculo liso, estrechando la luz de las arterias, y un cambio en la función contráctil). La hipertensión pulmonar causa un aumento significativo en la carga de trabajo del corazón derecho, a menudo causando hipertrofia del corazón derecho.

La hipoxia generalizada tiene un papel importante antes del nacimiento. En el feto, la resistencia vascular es extrema-

Hipoxia regional

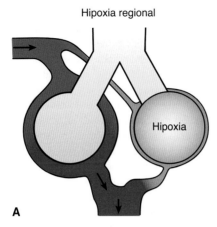

A

Hipoxia generalizada

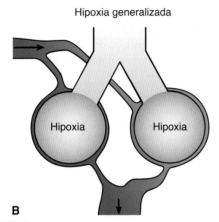

B

Figura 20-6 **La vasoconstricción inducida por hipoxia es una característica única de la circulación pulmonar.** La baja tensión de oxígeno en los alveolos (hipoxia alveolar) es el principal mecanismo para regular la sangre en los pulmones normales. (**A**) Con la hipoxia regional, la constricción precapilar desvía el flujo sanguíneo de las regiones mal ventiladas, con poco cambio en la presión arterial pulmonar. (**B**) En la hipoxia generalizada, que puede ocurrir a gran altitud o con ciertas enfermedades pulmonares, la constricción precapilar se da en todo el pulmón, y hay un marcado incremento en la presión arterial pulmonar.

damente alta como resultado de la hipoxia generalizada: < 15% del gasto cardiaco va a los pulmones y el resto se desvía hacia el lado izquierdo del corazón a través del foramen oval, y a la aorta a través del conducto arterioso. Cuando los alveolos se oxigenan con la primera respiración del recién nacido, el músculo liso vascular se relaja, los vasos se dilatan y la resistencia vascular cae de manera drástica. El foramen oval y el conducto arterioso se cierran y el flujo sanguíneo pulmonar aumenta en gran medida.

INTERCAMBIO DE LÍQUIDOS EN LOS CAPILARES PULMONARES

Las fuerzas que gobiernan el intercambio de líquido a través de las paredes capilares en la circulación sistémica también operan en los capilares pulmonares (*véase* fuerzas de Starling en el cap. 16). La transferencia neta de líquido a través de los capilares pulmonares depende de la diferencia entre las presiones hidrostática y coloidosmótica dentro y fuera de los capilares. En la circulación pulmonar hay dos fuerzas adicionales que tienen un papel en la transferencia de líquido: la tensión superficial y la presión alveolar. La fuerza de la tensión superficial alveolar (*véase* el cap.

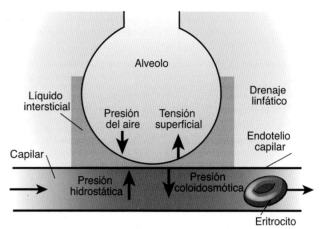

Figura 20-7 **La tensión superficial alveolar y la presión alveolar afectan el intercambio de líquido en los capilares pulmonares.** El movimiento de líquido hacia adentro y hacia afuera de los capilares depende de la diferencia neta entre las presiones hidrostática y coloidosmótica. En el pulmón, dos factores adicionales (la tensión superficial alveolar y la presión alveolar) están involucrados en el intercambio de líquido. La tensión de superficie alveolar aumenta la filtración, mientras que la presión alveolar se opone a la filtración. La presión hidrostática capilar pulmonar relativamente baja ayuda a mantener al alveolo "seco" e impide la formación de edema pulmonar.

18) jala hacia adentro, lo que tiende a reducir la presión intersticial y jalar líquido hacia el espacio intersticial. Por el contrario, la presión alveolar tiende a comprimir al espacio intersticial causando que la presión intersticial incremente (fig. 20-7).

La tensión superficial provoca un flujo de líquido fuera de los capilares pulmonares

La presión hidrostática capilar pulmonar es por lo general de 8 a 10 mm Hg, lo cual es menor que la presión coloidosmótica del plasma (25 mm Hg). Esto es funcionalmente importante, ya que la baja presión hidrostática en los capilares pulmonares favorece la reabsorción neta de líquido. La tensión sobre la superficie alveolar tiende a anular esta ventaja y resulta en una fuerza neta que aún favorece un pequeño flujo continuo de líquido hacia afuera de los capilares y hacia el espacio intersticial. Este exceso de líquido viaja a través del intersticio en los espacios perivasculares y peribronquiales en los pulmones, donde pasa a los canales linfáticos (*véase* fig. 20-7). Los pulmones tienen un sistema linfático más extenso que la mayoría de los órganos. No hay vasos linfáticos en el área alveolar-capilar, pero están estratégicamente localizados cerca de los bronquiolos terminales para drenar el exceso de líquido. Los canales linfáticos, al igual que los vasos pulmonares pequeños, se mantienen abiertos por anclajes del tejido conectivo circundante. El flujo linfático pulmonar total es de alrededor de 0.5 mL/min, y la linfa es impulsada por el músculo liso en las paredes linfáticas y por los movimientos ventilatorios de los pulmones.

El edema pulmonar es causado por exceso de líquido acumulado en los alveolos y en los espacios intersticiales pulmonares

El edema pulmonar resulta cuando la filtración capilar excede a la salida de líquido. El edema pulmonar puede clasificarse como edema pulmonar *cardiogénico* (causado por disfunción cardiaca) o edema pulmonar *no cardiogénico* (causado por daño pulmonar). El edema pulmonar cardiogénico es causado por un aumento en la presión hidrostática capilar o por una reducción en la presión coloidosmótica del plasma. Esto último ocurre cuando la concentración de proteínas en el plasma se reduce (p. ej., durante la inanición).

El aumento de la presión hidrostática capilar es la causa más frecuente de edema pulmonar y a menudo es resultado de una presión venosa anormalmente alta (p. ej., con una estenosis mitral, insuficiencia cardiaca izquierda o un infarto del miocardio). La segunda causa principal de edema pulmonar es *no cardiogénica*, y se debe a un aumento en la tensión en la superficie alveolar o aumento de la permeabilidad en la membrana alveolar-capilar. Ambos tipos de edema no cardiogénico resultan en una acumulación excesiva de líquido y proteínas plasmáticas en los espacios intersticiales y los alveolos. La fuga de proteínas agrava el edema pulmonar debido a que se jala más agua desde los capilares hacia los alveolos cuando las proteínas plasmáticas entran a los espacios intersticiales y a los alveolos. El aumento de la permeabilidad capilar ocurre cuando hay lesión vascular, usualmente por daño oxidativo (p. ej., terapia con oxígeno, toxicidad por ozono), o por reacción inflamatoria (endotoxinas) o choque neurogénico (p. ej., lesión craneoencefálica). La pérdida de surfactante conduce a un aumento en la tensión superficial, lo que reduce la presión hidrostática intersticial con un aumento concomitante en el líquido capilar que entra al espacio intersticial. El edema pulmonar es una característica del **síndrome de dificultad respiratoria aguda (SDRA)**, y a menudo se asocia con una tensión superficial anormalmente alta. El edema pulmonar es un problema grave debido a que el exceso de líquido que entra a los alveolos dificulta el intercambio de gases, haciendo que la Po_2 caiga por debajo de lo normal (es decir, $Pao_2 < 85$ mm Hg) y la Pco_2 se eleve por encima de lo normal ($Paco_2 > 45$ mm Hg). Como resultado, hipoxemia e hipercapnia acompañan al edema pulmonar. El edema pulmonar también puede inundar las vías respiratorias pequeñas, obstruyendo el flujo de aire y aumentando la resistencia en las vías respiratorias. La distensibilidad pulmonar disminuye con el edema pulmonar debido al edema intersticial y al aumento en la tensión superficial alveolar. La disminución de la distensibilidad pulmonar, junto con la obstrucción de las vías respiratorias, aumenta en gran medida el trabajo para respirar. El tratamiento del edema pulmonar está dirigido hacia la reducción de la presión hidrostática capilar pulmonar. Esto se logra reduciendo el volumen sanguíneo con un diurético, aumentando la función ventricular con digital y administrando un medicamento que cause vasodilatación en los vasos sanguíneos sistémicos.

Aunque el ahogamiento en agua dulce a menudo se asocia con aspiración de agua en los pulmones, la causa de muerte no es edema pulmonar, sino fibrilación ventricular. La baja presión capilar que por lo general mantiene a la membrana alveolar-capilar libre de un exceso de líquido se convierte en una grave desventaja cuando por accidente entra agua dulce a los pulmones. El agua aspirada es jalada con rapidez hacia la circulación capilar pulmonar a través de los alveolos debido a la baja presión hidrostática capilar y a la alta presión coloidosmótica. Por consecuencia, el plasma se diluye y el entorno hipotónico hace que los eritrocitos estallen (hemólisis). La resultante elevación en el nivel plasmático de K^+ y la disminución del nivel de Na^+ alteran la actividad eléctrica del corazón. A menudo ocurre fibrilación ventricular como resultado de los efectos combinados de estos cambios electrolíticos y la hipoxia. En el ahogamiento en agua salada, el agua de mar aspirada es hipertónica, lo que provoca aumento en el Na^+ plasmático y edema pulmonar. La causa de muerte en este caso es la asfixia.

ENFOQUE CLÍNICO | 20-2

Hipertensión pulmonar inducida por hipoxia

Existe una paradoja de oxígeno en el sistema circulatorio. La hipoxia relaja el músculo liso vascular en la circulación sistémica y causa vasodilatación. En la circulación pulmonar, la hipoxia causa vasoconstricción en los vasos arteriales. En ambos sistemas, la respuesta inducida por la hipoxia es un mecanismo protector. En la circulación sistémica, la vasodilatación provoca aumento del flujo sanguíneo hacia los tejidos que necesitan más oxígeno o que tienen un nivel bajo de O_2. La vasoconstricción pulmonar hipóxica es el mecanismo que desvía la sangre de una región pulmonar mal ventilada y es el mecanismo clave para regular la relación ventilación/perfusión regional en los pulmones. Con la hipoxia regional se optimiza la relación ventilación/perfusión pulmonar e impide que la sangre perfunda regiones poco ventiladas en los pulmones. La vasoconstricción hipóxica regional ocurre sin que haya cambio en la presión arterial pulmonar. Sin embargo, cuando la hipoxia afecta a todas las partes del pulmón (hipoxia generalizada), causa hipertensión pulmonar debido a que todos los vasos se contraen. La hipertensión pulmonar inducida por hipoxia afecta a personas que viven a grandes altitudes (8 000 a 12 000 pies) y a aquellas con enfermedad pulmonar obstructiva crónica (EPOC), en especial a los pacientes con enfisema.

Con la *hipertensión pulmonar inducida por hipoxia*, la arteria pulmonar presenta una remodelación importante. Hay un incremento en el espesor de la pared causado por la hipoxia hipertro-

fia e hiperplasia del músculo liso vascular junto con un aumento del tejido conectivo. Estos cambios hemodinámicos se presentan tanto en las arterias grandes como en las pequeñas. Además, hay una extensión anormal del músculo liso hacia los vasos pulmonares periféricos, donde por lo general no hay muscularización presente; esto es en especial pronunciado en los segmentos precapilares. Estos cambios causan un marcado incremento en la resistencia vascular pulmonar. Con la hipertensión pulmonar crónica inducida por hipoxia, eventualmente ocurre la obliteración de las pequeñas arterias y arteriolas pulmonares, así como el desarrollo de edema pulmonar. Este último es causado, en parte, por la vasoconstricción inducida por la hipoxia de las venas pulmonares, lo que resulta en un incremento significativo en la presión hidrostática capilar pulmonar.

Una característica importante de la remodelación vascular es que tanto la arteria pulmonar como la vena pulmonar se contraen con la hipoxia; sin embargo, solo el lado arterial presenta remodelación importante. Los segmentos poscapilares y las venas no presentan estos cambios estructurales observados con la hipoxia. Debido a la vasoconstricción inducida por hipoxia y a la remodelación vascular, la presión arterial pulmonar aumenta. La hipertensión pulmonar eventualmente causa hipertrofia y falla ventricular derecha, la principal causa de muerte en los pacientes con EPOC. ∎

DISTRIBUCIÓN DEL FLUJO SANGUÍNEO EN LOS PULMONES

La circulación pulmonar está muy influenciada por las fuerzas gravitatorias y resulta en una distribución desigual del flujo sanguíneo en los pulmones. En una persona de pie, la atracción gravitatoria sobre los pulmones es hacia abajo. Debido a que los vasos tienen una distensibilidad muy alta, la atracción gravitatoria hacia abajo hace que el volumen y el flujo de sangre sean mayores en la parte inferior de los pulmones (la base) en comparación con la parte superior (el ápex). Los vasos pulmonares pueden compararse con una columna continua de líquido. La diferencia en la presión arterial entre el ápex y la base de los pulmones es de aproximadamente 30 cm H_2O. Debido a que el corazón se localiza a la mitad entre la parte superior e inferior de los pulmones, la presión arterial es alrededor de 11 mm Hg menor (15 cm H_2O ÷ 1.36 cm H_2O por mm Hg = 11 mm Hg) en el ápex de los pulmones (15 cm por encima del corazón), y en la base de los pulmones (15 cm por debajo del corazón) es alrededor de 11 mm Hg más que la presión arterial media en la parte media de los pulmones. Como resultado, la baja presión arterial pulmonar en el ápex resulta en una reducción en el flujo sanguíneo, mientras que los capilares en la base están distendidos lo que se traduce en un aumento flujo sanguíneo. Así, en una persona erguida normal, la base del pulmón recibe proporcionalmente más flujos sanguíneos que en el ápex.

La gravedad hace que los pulmones estén infraperfundidos en el ápex y sobreperfundidos en la base

En una persona de pie, el flujo sanguíneo pulmonar disminuye casi en forma lineal de la base hacia el ápex (fig. 20-8). Debido a los efectos gravitatorios, el flujo sanguíneo puede ser alterado por cambios en la posición corporal. Por ejemplo, cuando la persona está recostada, el flujo sanguíneo se distribuye en forma relativamente equitativa de la base al ápex. La medición del flujo sanguíneo en una persona colgada de cabeza mostrará un flujo sanguíneo apical que excede al flujo basal en los pulmones. El ejercicio tiende a contrarrestar los efectos de la gravedad en una

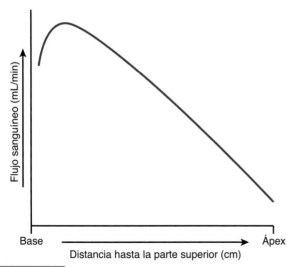

Figura 20-8 La gravedad causa una distribución desigual del flujo sanguíneo pulmonar en una persona de pie. El jalón hacia abajo de la gravedad provoca una presión arterial más baja en el ápex de los pulmones. Por consecuencia, el flujo sanguíneo pulmonar es bajo en el ápex. Hacia la base de los pulmones, la gravedad tiene un efecto aditivo sobre la presión arterial, causando un aumento en el flujo sanguíneo.

persona de pie. A medida que el gasto cardiaco aumenta con el ejercicio, el aumento en la presión arterial causa reclutamiento y distensión capilar en el ápex de los pulmones, resultando en un aumento del flujo sanguíneo y minimizando las diferencias regionales en el flujo sanguíneo en los pulmones.

Como la gravedad hace que los lechos capilares estén infraperfundidos en el ápex y sobreperfundidos en la base, los pulmones pueden estar divididos en zonas para describir los efectos gravitacionales del flujo sanguíneo capilar pulmonar (fig. 20-9). La zona 1 se presenta cuando la presión alveolar es mayor que la presión arterial pulmonar, lo que resulta en no flujo sanguíneo porque estos vasos están colapsados. La presión arterial pulmonar (Pa) es aún mayor que la presión venosa pulmonar (Pv); por lo tanto, el gradiente de presión en la zona 1 se representa como Pa > Pa > Pv. La zona 1 usualmente es pequeña o inexistente en una persona sana debido a que la presión arterial pulmonar pulsátil es suficiente para mantener los capilares parcialmente abiertos en el ápex. Sin embargo, cuando ocurre una zona 1, el espacio muerto alveolar aumenta en los pulmones. Esto es debido al hecho de que, en la zona 1, la región aún está siendo ventilada, pero no perfundida (no hay intercambio de gases). La zona 1 puede crearse con facilidad en condiciones que elevan la presión alveolar o disminuyen la presión arterial pulmonar. Por ejemplo, se puede crear una condición de zona 1 cuando se coloca a un paciente en un ventilador mecánico, lo que resulta en un aumento en la presión alveolar con las presiones de ventilación positivas. La hemorragia o la baja presión arterial pueden crear una condición de zona 1 al reducir la presión arterial pulmonar. Los astronautas crean una zona 1 durante el despegue de una nave espacial. La aceleración de la nave aumenta el tirón gravitacional, causando que la presión arterial en la parte superior de los pulmones caiga. Para prevenir o minimizar la ocurrencia de una zona 1, a los astronautas se les coloca en posición supina durante el despegue.

La condición de zona 2 ocurre en la parte media de los pulmones, cuando la presión arterial pulmonar, causada por un aumento en el efecto hidrostático, es mayor que la presión alveolar (véase fig. 20-9). La presión venosa es menor a la presión alveolar. Como resultado, el flujo sanguíneo en una condición de zona 2 está determinado no por la diferencia entre la presión arterial y la presión venosa, sino entre la presión arterial y la presión alveolar. El gradiente de presión en la zona 2 está representado por Pa > Pa > Pv. La importancia funcional de esto es que la presión venosa en la zona 2 no tiene efecto sobre el flujo (es decir, reducir la presión venosa no aumentará el flujo sanguíneo capilar en esta zona). En la zona 3, la presión venosa excede a la presión alveolar, y el flujo sanguíneo está determinado por la diferencia entre la presión arterial y la presión venosa. El aumento en el flujo sanguíneo en esta región es principalmente resultado de distensión capilar.

La ventilación regional y el flujo sanguíneo no coinciden en la base y el ápex de los pulmones

Hasta ahora hemos asumido que si la ventilación y el gasto cardiaco son normales, el intercambio de gases también será normal, debido a que la ventilación y el flujo sanguíneo están equiparados de manera uniforme. Desafortunadamente este no es el caso. A pesar de que la ventilación total y el flujo sanguíneo total (es decir, el gasto cardiaco) pueden ser normales, hay regiones en el pulmón donde la ventilación y el flujo sanguíneo no están pareados, lo que causa una fracción del gasto cardiaco que no se oxigena por completo.

La adecuación entre el flujo de aire y el flujo sanguíneo se analiza mejor considerando al **índice ventilación/perfusión**

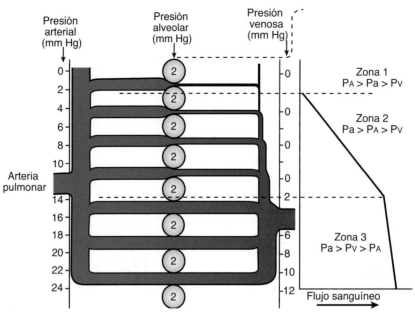

Figura 20-9 **Las zonas se establecen como resultado de los efectos de la gravedad.** Las tres zonas se establecen en una persona de pie y son dependientes de la relación entre la presión arterial pulmonar (Pa), la presión venosa pulmonar (Pv) y la presión alveolar (PA). Se establece una zona 1 cuando la presión alveolar excede a la presión arterial y no hay flujo sanguíneo. La zona 1 se presenta hacia el ápex del pulmón y solo ocurre en condiciones anormales en las que la presión alveolar está aumentada (p. ej., por ventilación con presión positiva) o cuando la presión arterial disminuye por debajo de lo normal (p. ej., el jalón gravitacional cuando se está de pie en posición de firmes o durante el despegue de una nave espacial). Se establece una zona 2 cuando la presión arterial excede a la presión alveolar y el flujo sanguíneo depende de la diferencia entre las presiones arterial y alveolar. El flujo sanguíneo es mayor en la parte inferior que en la parte superior de esta zona. En la zona 3, tanto la presión arterial como la presión venosa exceden a la presión alveolar y el flujo sanguíneo depende de la diferencia normal entre la presión arterial y venosa. Nótese que la presión arterial aumenta hacia la parte inferior de cada zona, la presión transmural en los vasos también aumenta, los capilares se distienden más y la resistencia vascular pulmonar cae.

(índice $\dot{V}_A / \dot{Q}$), el cual compara la ventilación alveolar con el flujo sanguíneo en las regiones del pulmón. En una persona sana en reposo, la ventilación alveolar ($\dot{V}_A$) media 4 L/min y un gasto cardiaco ($\dot{Q}$) de 5 L/min. Por lo tanto, el índice ideal de ventilación/perfusión ($\dot{V}_A / \dot{Q}$) es de 0.8 (no hay unidades, porque se trata de un coeficiente). Ya hemos visto que la gravedad puede causar diferencias regionales en el flujo sanguíneo y la ventilación alveolar. En una persona de pie, la base de los pulmones está mejor ventilada y mejor perfundida que el ápex. La ventilación alveolar regional y el flujo sanguíneo regional se ilustran en la figura 20-10. De esta figura son evidentes tres puntos importantes:

- La ventilación y el flujo sanguíneo son ambos dependientes de la gravedad, y tanto el flujo de aire como el flujo sanguíneo aumentan hacia abajo en el pulmón.

- Hay una diferencia de cinco veces entre el flujo sanguíneo en la parte superior y en la parte inferior del pulmón, mientras que la ventilación muestra una diferencia de alrededor de dos veces. Esta disparidad causa variaciones regionales, dependientes de la gravedad, en el índice $\dot{V}_A / \dot{Q}$, que puede variar de 0.6 en la base hasta 3 o más en el ápex.

- El flujo sanguíneo es proporcionalmente mayor que la ventilación en la base, y la ventilación es proporcionalmente mayor que el flujo en el ápex.

La importancia funcional de los índices pulmonares de ventilación/perfusión es que el factor crucial en el intercambio de gases es la adecuación de la ventilación regional con el flujo

sanguíneo, en lugar de la ventilación alveolar total y el flujo sanguíneo pulmonar total. En la región apical, donde el coeficiente $\dot{V}_A / \dot{Q}$ es > 0.8, esta región está demasiado ventilada con relación al flujo sanguíneo. En la base, donde el índice es < 0.8, ocurre lo opuesto (es decir, la región pulmonar está sobreperfundida con relación a la ventilación). En el último caso, en el que el flujo sanguíneo excede a la ventilación alveolar, una fracción de la sangre pasa a través de los capilares pulmonares en la base de los pulmones sin oxigenarse por completo.

El efecto del coeficiente regional $\dot{V}_A / \dot{Q}$ sobre los gases en sangre se muestra en la figura 20-11. En el ápex, donde los pulmones están sobreventilados en relación con el flujo sanguíneo, la Pa_{O_2} es alta, pero la Pa_{CO_2} es baja en esta región de los pulmones. La tensión de oxígeno (P_{O_2}) en la sangre que abandona los capilares pulmonares en la base de los pulmones es baja debido a que la sangre no está oxigenada por completo como resultado de la infraventilación con relación al flujo sanguíneo. Las diferencias regionales en los coeficientes $\dot{V}_A / \dot{Q}$ tienden a localizar a algunas enfermedades en las partes superiores o inferiores de los pulmones. Por ejemplo, la tuberculosis tiende a localizarse en el ápex debido a un entorno más favorable (es decir, niveles más altos de oxígeno para *Mycobacterium tuberculosis*).

DERIVACIONES Y MEZCLA VENOSA

Como resultado del desequilibrio entre el aire y el flujo sanguíneo, existe "aire desperdiciado" de un lado de la membrana capilar-alveolar (es decir, el espacio muerto fisiológico), y del otro lado hay

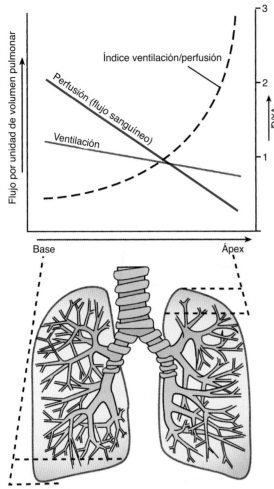

Fisiología respiratoria

$\dot{V}_A$	$\dot{Q}$ (L/min)	$\dot{V}_A / \dot{Q}$	Pa_{O_2}	Pa_{CO_2} (mm Hg)	
0.25	0.07	3.6	130	28	Ápex
0.8	1.3	0.6	88	42	

Base

Figura 20-10 **La gravedad causa un desequilibrio entre el flujo sanguíneo y la ventilación en el pulmón.** Tanto la ventilación como la perfusión dependen de la gravedad. En la base de los pulmones, el flujo sanguíneo capilar alveolar excede a la ventilación alveolar, resultando en un bajo índice ventilación/perfusión ($\dot{V}_A/\dot{Q}$). En el ápex ocurre lo opuesto; la ventilación alveolar es mayor que el flujo sanguíneo capilar, resultando en un coeficiente ventilación perfusión ($\dot{V}_A/\dot{Q}$) elevado.

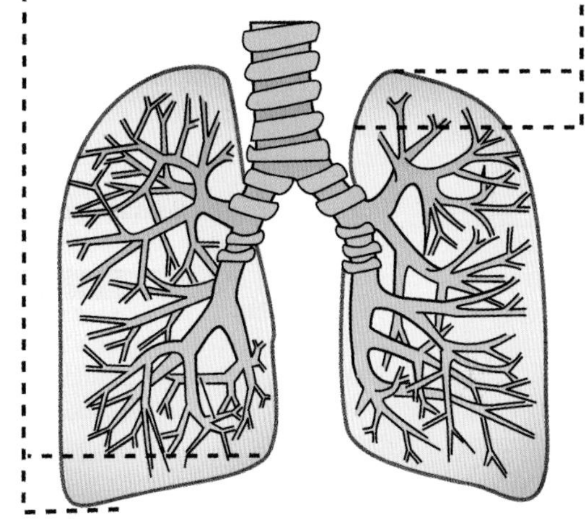

Figura 20-11 **Los índices de ventilación/perfusión ($\dot{V}_A/\dot{Q}$) afectan la tensión de los gases en la sangre capilar.** Un alto índice ($\dot{V}_A/\dot{Q}$) causa una Pa_{O_2} alta y una Pa_{CO_2} baja en la sangre que abandona el ápex del pulmón, como resultado de la sobreventilación con respecto al flujo sanguíneo. La sangre que abandona la base del pulmón tiene una Pa_{O_2} baja y una Pa_{CO_2} alta como resultado de un bajo coeficiente ($\dot{V}_A/\dot{Q}$). Pa_{CO_2}, presión parcial de dióxido de carbono arterial; Pa_{O_2}, presión parcial de oxígeno arterial; $\dot{Q}$, perfusión; $\dot{V}_A$, ventilación alveolar.

"sangre desperdiciada" (fig. 20-12). La sangre desperdiciada se refiere a cualquier fracción de la sangre venosa que no se oxigena por completo. La mezcla de sangre no oxigenada con sangre oxigenada se conoce como mezcla venosa.

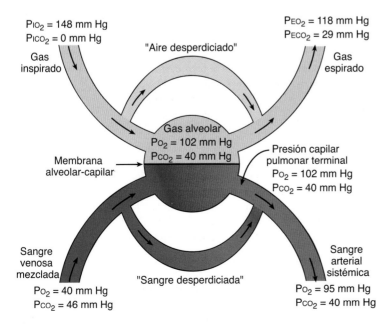

Figura 20-12 **A un lado de la membrana alveolar-capilar hay cierta cantidad de "aire desperdiciado" y del otro lado, "sangre desperdiciada".** Las tuberías a ambos lados de la membrana alveolar-capilar son imperfectas. No todo el aire inspirado participa en el intercambio de gases, lo que resulta en algo de "aire desperdiciado". No toda la sangre que entra al pulmón se oxigena por completo, dejando algo de "sangre desperdiciada". La cantidad total de aire desperdiciado constituye al espacio muerto fisiológico, mientras que la cantidad total de sangre desperdiciada (mezcla venosa) constituye la derivación fisiológica. Pe_{CO_2}, presión parcial de dióxido de carbono espirado; Pe_{O_2}, presión parcial de oxígeno espirado; Pi_{CO_2}, presión parcial de dióxido de carbono inspirado; Pi_{O_2}, presión parcial de oxígeno inspirado.

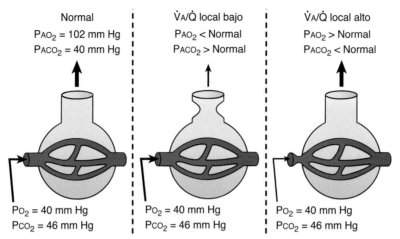

Normal	$\dot{V}_A/\dot{Q}$ local bajo	$\dot{V}_A/\dot{Q}$ local alto
$P_{AO_2} = 102$ mm Hg	$P_{AO_2} <$ Normal	$P_{AO_2} >$ Normal
$P_{ACO_2} = 40$ mm Hg	$P_{ACO_2} >$ Normal	$P_{ACO_2} <$ Normal
$P_{O_2} = 40$ mm Hg	$P_{O_2} = 40$ mm Hg	$P_{O_2} = 40$ mm Hg
$P_{CO_2} = 46$ mm Hg	$P_{CO_2} = 46$ mm Hg	$P_{CO_2} = 46$ mm Hg

Figura 20-13 **La obstrucción de las vías respiratorias reduce el coeficiente ($\dot{V}_A/\dot{Q}$) y altera las tensiones de los gases.** La obstrucción de las vías respiratorias (*panel de en medio*) causa un bajo índice ventilación/perfusión ($\dot{V}_A/\dot{Q}$) regional. Una vía respiratoria parcialmente bloqueada hace que esta región quede infraventilada con relación al flujo sanguíneo. Nótese la composición del gas alveolar. Un índice $\dot{V}_A/\dot{Q}$ regional bajo causa mezcla venosa y aumentará la derivación fisiológica. Una arteriola pulmonar parcialmente obstruida (*panel de la derecha*) causará un índice ($\dot{V}_A/\dot{Q}$) anormalmente alto en una región pulmonar. La restricción del flujo sanguíneo hace que esta región quede sobreventilada con relación al flujo sanguíneo, lo que causa aumento del espacio muerto fisiológico. P_{ACO_2}, presión parcial de dióxido de carbono alveolar; P_{AO_2}, presión parcial de oxígeno alveolar.

La mezcla venosa es causada por una derivación y una baja relación ventilación/perfusión

Existen dos causas para la mezcla venosa: una derivación y un bajo coeficiente ($\dot{V}_A/\dot{Q}$).

Una *derivación anatómica* tiene una base estructural, y se presenta cuando la sangre se desvía de los alveolos a través de un canal, como una comunicación entre el corazón derecho e izquierdo a través de un defecto en el tabique auricular o ventricular, o por una rama de la arteria pulmonar que se conecta directamente a la vena pulmonar. A una **derivación anatómica** a menudo se le llama *derivación de derecha a izquierda*. La circulación bronquial también constituye sangre derivada, debido a que la sangre venosa (sangre desoxigenada) drena directamente hacia las venas pulmonares, que están transportando sangre oxigenada.

La segunda causa de la mezcla venosa es un bajo coeficiente $\dot{V}_A/\dot{Q}$ regional. Esto ocurre cuando una porción del gasto cardiaco pasa a través de los capilares pulmonares regulares, pero la ventilación alveolar es insuficiente para oxigenar por completo a la sangre. En una persona sana, hay un bajo índice $\dot{V}_A/\dot{Q}$ en la base del pulmón (es decir, dependiente de la gravedad). Un bajo coeficiente $\dot{V}_A/\dot{Q}$ regional también ocurre con una vía respiratoria parcialmente obstruida (fig. 20-13), en la cual hay regiones pulmonares infraventiladas con respecto al flujo sanguíneo. Esto conduce a hipoventilación parcial y da lugar a una fracción de la sangre pasar a través de estas regiones hipoventiladas que no están por completo oxigenadas, causando un aumento en la mezcla venosa.

La cantidad total de mezcla venosa como resultado de una derivación anatómica y un bajo coeficiente $\dot{V}_A/\dot{Q}$ es igual a la derivación fisiológica, y representa la cantidad total de sangre desperdiciada que no se oxigena por completo. La *derivación fisiológica* es análoga al espacio muerto fisiológico; ambos son comparados en la tabla 20-1, en la que uno representa el flujo sanguíneo desperdiciado y el otro representa el aire desperdiciado. Es importante recordar que, en personas sanas, existe cierto grado de espacio muerto fisiológico, así como una derivación fisiológica en los pulmones.

En resumen, la mezcla venosa es resultado de una derivación anatómica y de un bajo coeficiente $\dot{V}_A/\dot{Q}$ regional. En personas sanas, ~ 50% de la mezcla venosa proviene de una derivación anatómica (p. ej., en la circulación bronquial) y 50% proviene de un bajo coeficiente $\dot{V}_A/\dot{Q}$ en la base de los pulmones como resultado de la gravedad. La derivación fisiológica (p. ej., la mezcla venosa total) representa alrededor de 1 a 2% del gasto cardiaco en las personas sanas. Esta cantidad puede aumentar hasta 15% del gasto cardiaco con algunas enfermedades bronquiales, y en algunas afecciones congénitas, la derivación anatómica de derecha a izquierda puede representar hasta 50% del gasto cardiaco. Es importante recordar que cualquier desviación en el coeficiente $\dot{V}_A/\dot{Q}$ de la condición ideal (0.8) altera el intercambio de gases y reduce la tensión de oxígeno en la sangre arterial. Una forma de recordar la importancia de una derivación es que siempre causa la formación de mezcla venosa y reduce la cantidad de oxígeno transportado en la sangre sistémica.

TABLA 20-1 Comparación entre derivaciones y espacios muertos	
Derivación	**Espacio muerto**
Anatómica	Anatómico
+	+
Índice ($\dot{V}_A/\dot{Q}$) bajo	Alveolar
=	=
Derivación fisiológica ("sangre desperdiciada" calculada total)	Espacio muerto fisiológico ("aire desperdiciado" calculado total)

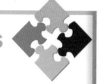

CIENCIAS MÉDICAS INTEGRADAS

Sibilancias y falta de aire

Jack nació el 15 de junio de 2005. Con 3 kg (6 ½ libras), pesó menos al nacer que sus dos hermanos. Jack tuvo dificultad para ganar peso después de que nació. De hecho, durante el primer mes bajó de peso a 2.7 kg (6 libras). Luego de un periodo en el hospital en enero de 2006, cuando estaba presentando sibilancias y tos persistente, fue diagnosticado con asma. Sin embargo, la condición de Jack no mejoró, incluso con los medicamentos que estaba tomando para bronquitis y asma. Jack también presentó complicaciones gastrointestinales. Luego de otra hospitalización, a Jack se le realizó una prueba en sudor para fibrosis quística (FQ). La prueba confirmó que Jack presentaba FQ, aunque no había antecedentes de dicha enfermedad en ningún miembro de la familia.

Este es un patrón típico en los niños que han sido diagnosticados con FQ, y es el segundo trastorno hereditario más común que ocurre en la infancia en Estados Unidos, por detrás de la anemia de células falciformes. Más de 10 millones de estadounidenses son portadores del gen defectuoso de la FQ sin saberlo. Se diagnostican alrededor de 1 000 casos nuevos de FQ cada año.

La fibrosis quística es una afección genética que cambia una proteína que regula el movimiento de cloruro de sodio hacia adentro y hacia afuera de las células. El defecto específico está ligado al canal del ion cloro. El resultado es un moco espeso y pegajoso en los sistemas respiratorio, digestivo y reproductivo, así como un aumento en el contenido de sal en el sudor. El principal órgano blanco son los pulmones, con dificultades a largo plazo que causan falta de aire, tos, infecciones pulmonares frecuentes e hipoxemia. Diferentes pacientes pueden tener diferentes grados de síntomas.

Los síntomas digestivos interfieren con la función pancreática. El moco espeso bloquea los conductos pancreáticos que llevan las enzimas digestivas desde el páncreas hasta el intestino delgado. Sin estas enzimas digestivas, el intestino es incapaz de absorber nutrientes. Esto a menudo resulta en heces fétidas y grasosas, dificultad para ganar peso y para crecer, y estreñimiento grave. Los conductos pancreáticos bloqueados también causan inflamación dolorosa (pancreatitis). Además, debido a la malabsorción, hay una pobre captación de vitamina D de la dieta. La deficiencia de vitamina D puede provocar osteoporosis en los pacientes con FQ.

Como resultado del daño pancreático, los pacientes a menudo desarrollan diabetes. La diabetes inducida por FQ comparte características que pueden observarse tanto en pacientes con diabetes tipo 1 como tipo 2. Otra complicación es la infertilidad. Aproximadamente 97% de los hombres con FQ son infértiles, pero no estériles. La principal causa de la infertilidad está ligada a los *conductos deferentes*, los conductos que conectan a la próstata con los conductos eyaculadores del pene. En la FQ, los conductos deferentes están bloqueados, o ausentes por completo. Otros mecanismos incluyen una pobre motilidad de los espermatozoides debido a un canal de cloro defectuoso. Alrededor de 20% de las mujeres con FQ tiene dificultades para la fertilidad debido a un **moco cervical** espeso y desnutrición. La desnutrición altera la ovulación y también causa amenorrea.

La fisiopatología es un trastorno autosómico recesivo de la proteína *reguladora de conductancia transmembrana de la fibrosis quística* (*RTFQ*), que involucra la producción de sudor, moco y líquidos digestivos. Cuando la RTFQ no está funcionando, las secreciones se vuelven espesas y pegajosas. La proteína RTFQ está anclada a la membrana externa de las células en las glándulas sudoríparas, los pulmones, el páncreas y todas las demás glándulas exocrinas. La proteína actúa como una canal que conecta al citoplasma dentro de la célula con el líquido extracelular. Este canal es principalmente responsable de controlar el NaCl desde dentro hacia afuera de la célula. Cuando la RTFQ se altera, el cloro queda atrapado dentro de los conductos de las glándulas sudoríparas y es bombeado hacia la piel. Debido a que el cloro tiene carga negativa, esto crea una diferencia en el potencial eléctrico a través de la membrana celular, haciendo que entren cationes a la célula. El sodio es el catión más común en el líquido extracelular. El exceso de cloro dentro de la glándula sudorípara impide la reabsorción de sodio por los canales epiteliales de sodio, y la combinación de sodio con cloro forma sal, la cual se pierde en grandes cantidades en el sudor de los pacientes con FQ. El alto contenido de sal es la base de la prueba de sudor. En otros órganos, la mayor parte del daño en la FQ se debe al bloqueo de las vías respiratorias pequeñas y conductos pequeños con secreciones espesas. La falla de la proteína RTFQ causa un movimiento de cloro anormal que causa deshidratación del moco, las secreciones pancreáticas y las secreciones biliares.

No hay cura para la FQ. Las complicaciones pulmonares son responsables de ~80% de las muertes. Existen varias opciones de tratamiento para ayudar a reducir la progresión de la enfermedad. Se utilizan técnicas de depuración de las vías respiratorias para extraer el moco en los pulmones, y se utilizan medicamentos broncodilatadores/antiinflamatorios para mejorar la respiración. Una técnica utilizada para depurar el moco de los pulmones es el llamado *drenaje y percusión postural*. El paciente con FQ se sienta, se pone en pie o yace en una posición para ayudar a liberar el moco. Se percute el pecho y la espalda para aflojar el moco. En el hospital se utiliza la fisioterapia pulmonar. Un terapeuta respiratorio percute el tórax del paciente con sus manos varias veces al día para aflojar el moco. A menudo se administran medicamentos antiinflamatorios, como ibuprofeno, para ayudar a reducir la inflamación de las vías respiratorias. Los broncodilatadores y la solución salina hipertónica nebulizada también pueden ser benéficos. Los dilatadores ayudan a abrir las vías respiratorias y la solución salina hipertónica jala agua hacia las vías respiratorias pequeñas y adelgaza el moco.

Los antibióticos para tratar las infecciones pulmonares pueden ser administrados por vía oral, intravenosa o inhalada. A menudo se utiliza azitromicina a largo plazo. Además, el Pulmozyme, un medicamento adelgazador del moco, aprobado por la FDA, se utiliza para reducir la infección pulmonar y mejorar la función pulmonar. Los suplementos digestivos incluyen el reemplazo de enzimas pancreáticas y también se pueden prescribir vitaminas liposolubles, en especial en adultos jóvenes.

A veces se requiere trasplante pulmonar cuando la función pulmonar y la tolerancia al ejercicio (p. ej., caminar o subir escaleras) disminuyen en los individuos con FQ. Solo se recomienda el trasplante pulmonar cuando la función disminuye al punto en que tienen dificultad para respirar por sí mismos. Aunque se aconseja un solo trasplante de pulmón con ciertas enfermedades pulmonares, a las personas con FQ se les deben trasplantar ambos pulmones debido a la contaminación cruzada del pulmón trasplantado con bacterias. En los casos graves se puede realizar un trasplante pancreático o hepático al mismo tiempo a fin de aliviar la diabetes y las complicaciones GI graves. ■

Fisiología respiratoria

Resumen del capítulo

- La circulación pulmonar es un sistema de alto flujo, baja resistencia y baja presión.
- La resistencia vascular pulmonar disminuye con el aumento en el gasto cardiaco y se debe principalmente al reclutamiento capilar.
- La hipoxia alveolar es el principal estímulo para la vasoconstricción pulmonar.
- La vasoconstricción inducida por hipoxia es un mecanismo compensatorio que desvía la sangre lejos de las áreas mal ventiladas en el pulmón.

- La gravedad causa diferencias regionales en los índices de ventilación/perfusión ($\dot{V}_A / \dot{Q}$) en los pulmones.
- La mezcla venosa ocurre cuando la sangre venosa (no oxigenada) se mezcla con la sangre arterial oxigenada.
- Hay un coeficiente ventilación/perfusión anormalmente bajo cuando una región pulmonar está sobreperfundida con relación al flujo de aire y es una de las causas del aumento de la mezcla venosa.
- La derivación fisiológica (sangre desperdiciada) es análoga al espacio muerto fisiológico (aire desperdiciado).

Preguntas de revisión del capítulo

1. ¿Cuál de las siguientes define mejor a la circulación pulmonar?

	Flujo	Presión	Resistencia	Distensibilidad
A.	Bajo	Alta	Baja	Alta
B.	Alto	Baja	Alta	Baja
C.	Bajo	Baja	Baja	Alta
D.	Alto	Baja	Alta	Alta
E.	Alto	Baja	Baja	Alta

2. Durante el ejercicio ligero a moderado, la resistencia vascular pulmonar en una persona sana:

A. Aumentará debido a que el gasto cardiaco aumenta.
B. Disminuirá debido a que la presión arterial pulmonar disminuye.
C. Aumentará debido a que la mezcla venosa aumenta.
D. Disminuirá debido al reclutamiento capilar pulmonar.
E. No cambiará debido al mecanismo compensatorio del aumento de la distensibilidad pulmonar con el ejercicio.

3. En una persona sana, ¿cuál de los siguientes cambios en hemodinámica favorecerá la formación de edema pulmonar?

A. La disminución en la presión hidrostática intersticial alrededor de los alveolos.
B. La disminución de la presión arterial pulmonar.
C. La disminución de la presión pulmonar en cuña.
D. El aumento en la presión oncótica en los capilares pulmonares.
E. El aumento en el flujo sanguíneo pulmonar.

4. Un paciente de 65 años de edad tiene una región pulmonar que está bien ventilada, pero mal perfundida. Esta situación hará que los alveolos en esta región tengan:

A. Una P_{O_2} alta y una P_{CO_2} baja con aumento en la captación de O_2.
B. Una P_{O_2} alta y una P_{CO_2} baja con disminución en la captación de O_2.
C. Una P_{O_2} baja y una P_{CO_2} alta con disminución en la captación de O_2.
D. Una P_{O_2} alta y una P_{CO_2} alta con aumento en la captación de O_2.
E. Una P_{O_2} baja y una P_{CO_2} baja con disminución en la captación de O_2.

5. Después de una intervención quirúrgica un paciente desarrolla una embolia pulmonar en el pulmón izquierdo. ¿Cuál de las siguientes situaciones es más probable que se produzca en el pulmón izquierdo?

A. Una elevada relación ventilación/perfusión, con una P_{CO_2} alveolar por debajo de lo normal y una P_{O_2} por encima de lo normal.
B. Una relación ventilación/perfusión elevada, con una P_{CO_2} alveolar elevada y una P_{O_2} por encima de lo normal.
C. Una relación alta de ventilación/perfusión con una P_{O_2} alveolar baja y una P_{CO_2} que está por debajo de lo normal.
D. Una relación baja de ventilación/perfusión con una P_{CO_2} alveolar por debajo de lo normal y una P_{O_2} por encima de lo normal.
E. Una relación ventilación/perfusión baja con una P_{CO_2} alveolar superior a la normal y una P_{O_2} inferior a la normal.

6. ¿Cuál de las siguientes define mejor a la ventilación alveolar y al flujo sanguíneo en la base, en comparación con el ápex de los pulmones de una persona sana, de pie?

	Ventilación	Flujo sanguíneo	Índice ventilación/ perfusión
A.	Más alta	Más alto	Normal
B.	Más baja	Más alto	Más bajo
C.	Más baja	Más bajo	Más bajo
D.	Más alta	Más bajo	Más alto
E.	Más baja	Más bajo	Más alto

7. ¿Cuál de las siguientes opciones caracteriza mejor la ventilación alveolar y el flujo sanguíneo en el ápex, en comparación con la base de los pulmones de una persona sana en bipedestación?

A. El flujo sanguíneo, la ventilación y la relación ventilación/perfusión son menores en el ápex pulmonar.
B. El flujo sanguíneo, la ventilación y la relación ventilación/perfusión son mayores en el ápex del pulmón.
C. El flujo sanguíneo es mayor en el ápex, pero la ventilacion y la relación ventilación/perfusión son menores.
D. El flujo sanguíneo y la ventilación son más bajos en el ápex, pero la relación ventilación/perfusión es más alta.
E. El flujo sanguíneo y la ventilación son mayores en el ápex, pero la relación ventilación/perfusión es menor.

8. Las tensiones gaseosas en un pulmón normal son: Po_2 alveolar = 100 mm Hg y Pco_2 alveolar normal = 40 mm Hg. Una paciente presenta una relación ventilación/perfusión anormalmente elevada en el pulmón derecho. ¿Cuál de las siguientes opciones representa con mayor probabilidad las tensiones gaseosas alveolares en su pulmón derecho?

   A. Po_2 = 112 mm Hg, Pco_2 = 44 mm Hg
   B. Po_2 = 112 mm Hg, Pco_2 = 32 mm Hg
   C. Po_2 = 100 mm Hg, Pco_2 = 46 mm Hg
   D. Po_2 = 80 mm Hg, Pco_2 = 44 mm Hg
   E. Po_2 = 80 mm Hg, Pco_2 = 32 mm Hg

1. **La respuesta correcta es E.** Dado que el pulmón recibe todo el gasto cardiaco, se caracteriza por ser un sistema de alto flujo. La distensibilidad de los vasos es alta debido a las propiedades reductoras de la tensión superficial del tensioactivo. La resistencia vascular es baja porque las arteriolas son excesivamente delgadas y carecen de músculo liso. Además, el reclutamiento capilar se produce cuando aumenta el gasto cardiaco, lo que provoca una disminución marcada de la resistencia vascular pulmonar.

2. **La respuesta correcta es D.** Con el aumento en el ejercicio, el gasto cardiaco aumenta. El aumento en el flujo resulta en abrir más capilares (reclutamiento capilar), lo que resulta en una reducción en la resistencia vascular.

3. **La respuesta correcta es A.** Una disminución en la presión pulmonar y la presión en cuña, o un aumento en la presión oncótica "jalaría" líquido desde el espacio intersticial y de nuevo en los capilares, lo que ayuda a mantener los "pulmones secos" y no causaría edema. En una persona sana, un aumento del flujo sanguíneo abrirá más capilares (reclutamiento capilar), lo que reduce la presión arterial pulmonar con un aumento del gasto cardiaco.

4. **La respuesta correcta es B.** Una región pulmonar sobreventilada con respecto al flujo sanguíneo tendrá una tensión de gas alveolar en la que la Po_2 es mayor a lo normal y la Pco_2 es menor a lo normal. Sin embargo, la captación de oxígeno es menor incluso a pesar de que la Po_2 es mayor, debido a que la captación de oxígeno depende en su mayoría del flujo sanguíneo. Si el flujo sanguíneo es menor a lo normal, entonces la cantidad de oxígeno captado (mL/min) es menor como la sangre que pasa a través de esta unidad.

5. **La respuesta correcta es A.** La embolia crea una alta ventilación/perfusión anormal que provoca una región sobreventilada con respecto al flujo sanguíneo. Esto provoca una PO_2 alveolar elevada y una PCO_2 baja en la región sobreventilada. La opción E es correcta para una región pulmonar que tiene como resultado una baja relación ventilación/perfusión (p. ej., una vía respiratoria obstruida).

6. **La respuesta correcta es B.** En la base, el pulmón está siendo sobreperfundido e infraventilado, lo que conduce a un bajo índice ventilación/perfusión.

7. **La respuesta correcta es D.** En comparación con la base del pulmón, el ápex está infraperfundido e infraventilado. Aunque ambos son menores en el ápex, el flujo sanguíneo es proporcionalmente menor que la ventilación, lo que da lugar a una mayor relación ventilación/perfusión. *Véase* la figura 20-10.

8. **La respuesta correcta es B.** Una relación ventilación/perfusión regional elevada suele estar causada por un coágulo sanguíneo que hace que la región esté sobreventilada con respecto al flujo sanguíneo. Como consecuencia, la tensión alveolar de oxígeno en el pulmón derecho sería más alta de lo normal y el dióxido de carbono sería menor de lo normal. La respuesta D reflejaría una baja relación ventilación/perfusión y suele estar causada por una vía aérea parcialmente obstruida.

Ejercicios de aplicación clínica 20-1

AGUA EN LOS PULMONES

Un gerente de 64 años de edad se jubiló de forma temprana y decidió dedicarse a viajar. Después de regresar de un viaje de 1 mes se quejó de fatiga y pérdida del apetito. Consultó con su internista y luego de la exploración física se le realizó una tomografía computarizada. Los resultados mostraron crecimiento maligno de uno de sus lóbulos hepáticos. Luego de radiografías y tomografías adicionales fue diagnosticado con cáncer hepático primario metastásico en el lóbulo superior del hígado. El lóbulo fue resecado quirúrgicamente y el paciente fue dado de alta después con seguimiento por un cirujano y un oncólogo. Ocho meses después de la cirugía se sintió cansado y comenzó a presentar dificultad respiratoria. Con el ejercicio presentaba disnea. Fue referido a un neumólogo y se le realizó una radiografía de tórax. Los resultados confirmaron que el paciente presentaba un derrame pleural.

PREGUNTAS

1. ¿Cuál es la fisiopatología del derrame pleural?

2. ¿Cómo se trata un derrame pleural?

RESPUESTAS

1. El derrame pleural es un exceso de líquido que se acumula en la cavidad pleural, el espacio lleno de líquido que rodea a los pulmones. En personas sanas, el líquido en el espacio pleural es < 1 mL. En condiciones normales, el líquido entra al espacio pleural desde los capilares en la pleura parietal y es extraído a través de los linfáticos situados en la pleura parietal. El líquido

también puede entrar desde los espacios intersticiales del pulmón a través de la pleura visceral o desde la cavidad peritoneal a través de pequeños agujeros en el diafragma. Los pulmones tienen la capacidad de absorber 20 veces más líquido del que se forma normalmente. Cuando esta capacidad se ve comprometida, ya sea por un exceso de formación o una disminución de la absorción linfática, se desarrolla un derrame pleural. El exceso en la acumulación de líquido puede causar dificultad respiratoria y disnea con el ejercicio. En Estados Unidos se registran más de 1 millón de casos de derrame pleural al año. Los derrames pleurales se clasifican en dos tipos: el primer tipo se clasifica como trasudado, y es debido a causas sistémicas (falla ventricular izquierda, embolismo pulmonar y cirrosis hepática). El segundo tipo se denomina exudado y es causado por alteraciones en factores locales que influyen en la formación y absorción de líquido pleural (p. ej., neumonía bacteriana, cáncer e infección viral). El derrame pleural se diagnostica con base en los antecedentes familiares y la exploración física y se confirma por radiografía de tórax. El tipo de derrame pleural (trasudado o exudado) se basa en la citología del líquido. Se extrae líquido pleural del espacio pleural en un proceso llamado toracocentesis. Se inserta una aguja a través de la parte posterior de la pared torácica hacia el espacio pleural para extraer líquido para la citología.

Los derrames pleurales malignos, secundarios a enfermedad metastásica, son la segunda causa más común de derrame pleural exudativo. Más de 75% de los derrames pleurales malignos son causados por carcinoma pulmonar (30%), cáncer de mama (25%) y tumores del grupo de los linfomas (20%).

2. El tratamiento depende de la causa subyacente del derrame pleural. Puede ser suficiente la aspiración terapéutica. Sin embargo, los derrames más grandes pueden requerir la inserción de un drenaje intercostal. Los episodios repetidos de derrames pueden requerir una pleurodesis química (con talco, bleomicina o tetraciclina/doxiciclina), en la que las dos superficies pleurales se fusionan una con otra de modo que no se pueda acumular líquido entre ellas.

Objetivos del aprendizaje activo

Con el dominio del material en este capítulo, usted será capaz de:
- Describir los principales grupos celulares de la médula que controlan la respiración.
- Describir cómo se regulan la profundidad y la frecuencia de la respiración.
- Describir cómo la ventilación alveolar se adapta a las demandas metabólicas del cuerpo.
- Predecir cómo los cambios en el pH de la sangre y la P_{CO_2} arterial (Pa_{CO_2}) afectan el control de la respiración.

- Describir cómo responde el sistema respiratorio a la estimulación inducida por la hipoxia.
- Describir cómo cambian los patrones de la respiración durante el sueño.
- Describir la respuesta ventilatoria a la aclimatación a grandes altitudes.
- Describir la secuencia de eventos que causan el desmayo bajo el agua.

INTRODUCCIÓN

En el capítulo anterior aprendió que la circulación pulmonar es un sistema de alto flujo, baja resistencia y baja presión. Además aprendió que la circulación pulmonar tiene dos características únicas que la diferencian de la circulación sistémica. En primer lugar, la resistencia vascular disminuye con un aumento en el gasto cardiaco. En segundo lugar, la hipoxia es el principal mecanismo de constricción de la circulación pulmonar. También aprendió que el flujo sanguíneo pulmonar y la ventilación alveolar no están igualados en todo el pulmón. Este desajuste impide un intercambio de gases óptimo en el vértice y la base debido a un alto índice ventilación/perfusión en el ápex, y un bajo índice ventilación/perfusión en la base de los pulmones.

En este capítulo aprenderá que el control de la ventilación se refiere a los mecanismos fisiológicos que intervienen en el control de la respiración. También aprenderá que la función más importante de la respiración es el suministro de oxígeno para satisfacer las demandas metabólicas del organismo y la eliminación de su producto de desecho, el dióxido de carbono. La ventilación facilita la respiración, y la respiración se refiere a los procesos metabólicos implicados en la respiración celular y la utilización de oxígeno y la eliminación de dióxido de carbono por los pulmones. La esencia de este capítulo se centra en el control neural y químico de la respiración (es decir, el movimiento del aire que entra y sale de los pulmones). El enfoque se centra sobre todo en el control de la respiración para mantener un adecuado intercambio de gases que satisfaga las demandas metabólicas del cuerpo.

CONTROL INVOLUNTARIO Y VOLUNTARIO DE LA RESPIRACIÓN

Los músculos responsables de la inspiración son el diafragma y los músculos intercostales. Se trata de músculos esqueléticos que, a diferencia del músculo cardiaco, requieren estimulación nerviosa para desencadenar la contracción muscular. En condiciones de reposo, la respiración está controlada principalmente por el sistema nervioso autónomo, y ocurre sin un esfuerzo consciente ya sea que estemos despiertos, dormidos o bajo anestesia.

Hay varios grupos de neuronas situadas en la protuberancia y la médula que son responsables de generar el patrón rítmico de la respiración. Los cuerpos celulares de estas neuronas forman el centro de control respiratorio en la médula, que envía impulsos para estimular la contracción del diafragma y los músculos intercostales, a través del nervio frénico y los nervios intercostales, respectivamente. Una vez que las neuronas dejan de disparar, los músculos inspiratorios se relajan y se produce la espiración. Sin embargo, el control automático de la respiración puede anularse mediante un esfuerzo consciente ejercido por las redes neuronales respiratorias del tronco encefálico. El control consciente de la respiración se realiza a través de la *corteza motora* del cerebro, que recibe información del sistema límbico y del hipotálamo.

El patrón básico de la respiración se genera en la médula y se modifica de manera amplia mediante varios mecanismos de control. La figura 21-1 ilustra el control general de la respiración, donde hay señales procedentes de la sangre, las regiones corticales superiores y los receptores de estiramiento.

La ventilación por minuto está vinculada con las demandas metabólicas y los gases sanguíneos

La ventilación por minuto está estrechamente controlada y está determinada sobre todo por los niveles en sangre de Pa_{CO_2} y el índice metabólico. El aumento del metabolismo conduce a niveles más altos de dióxido de carbono, pero también a un pH más bajo (aumento en la concentración de H^+ debido a la producción de ácido láctico y a la disociación $H_2CO_3 \rightarrow H^+ + CO_3^-$). Durante el ejercicio extenuante, la ventilación por minuto aumenta proporcionalmente más porque la glucólisis facilita la liberación del exceso de ácido láctico.

El control de la respiración es crítico para comprender las respuestas respiratorias a la actividad, los cambios en el medio ambiente y las enfermedades pulmonares. Nuestra respiración depende de la excitación cíclica de muchos músculos que influyen en el volumen del tórax. El control de dicha excitación es resultado de múltiples interacciones neuronales que involucran todos los niveles del sistema nervioso.

El control de los músculos de las vías respiratorias superiores e inferiores que afectan el tono de las vías respiratorias está integrado con el control de los músculos que inician los movimientos de aire corriente. Durante la respiración tranquila, la inspiración se produce por un aumento progresivo en la activación eléctrica de los músculos inspiratorios, principalmente del

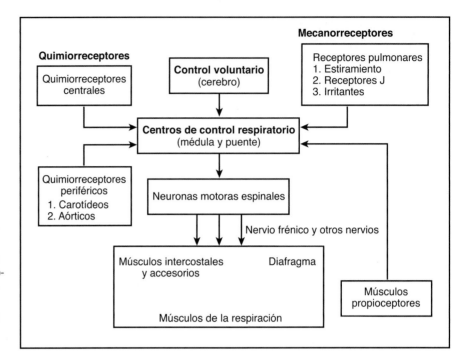

Figura 21-1 **La respiración está regulada por varias señales de entrada.**
El esquema ilustra el control general de la respiración con los diferentes mecanorreceptores, propioceptores y quimiorreceptores que están situados de manera estratégica para ajustar la respiración, a fin de satisfacer diversos cambios funcionales y demandas metabólicas.

diafragma, hasta que se ha alcanzado el volumen tidal. Al final de la inspiración, los músculos inspiratorios se relajan, y la espiración ocurre de forma pasiva debido a la retractilidad elástica de los pulmones y la cavidad torácica. Sin embargo, a medida que se requiere mayor ventilación —por ejemplo, durante el ejercicio— se recurre a otros músculos inspiratorios (intercostales externos, músculos cervicales). Además, cuando la ventilación se eleva, la espiración se convierte en un proceso activo mediante el uso, de manera notable, de los músculos de la pared abdominal (p. ej., correr un maratón).

Los centros respiratorios se localizan en el puente y la médula

La base neurológica de los patrones de respiración depende de la generación y ajuste posterior de cambios cíclicos en la actividad de células localizadas principalmente en la médula oblongada. La médula oblonga es el centro fundamental de control respiratorio y su función principal es enviar señales a los músculos que controlan la respiración. La médula también controla los reflejos de los movimientos no respiratorios, como el estornudo y la tos, así como otros reflejos como la deglución y el vómito.

Hay dos regiones en la médula que controlan la respiración: 1) el **grupo respiratorio ventral (GRV)** y el **grupo respiratorio dorsal (GRD)**. Sus localizaciones anatómicas se muestran en la figura 21-2. El GRD y el GRV están pareados de manera bilateral, lo que permite una comunicación cruzada. Como resultado, pueden responder en forma sincrónica, permitiendo que los movimientos respiratorios sean rítmicos. El GRD participa en el mantenimiento de un ritmo respiratorio constante estimulando la contracción del diafragma y los músculos intercostales, lo que da lugar a la inspiración. Cuando cesa la actividad del GRD, este deja de estimular la contracción del diafragma y los músculos intercostales, lo que permite que se relajen y se produzca la espiración. El GRV está implicado en la respiración forzada, ya que las neuronas del GRV estimulan la contracción de los músculos accesorios implicados en la respiración forzada, lo que da lugar a la inspiración forzada. El GRV también estimula la contracción de los músculos accesorios implicados en la espiración forzada.

El segundo centro respiratorio del cerebro se encuentra en la protuberancia, se denomina **grupo respiratorio pontino** y está formado por los **centros apnéustico** y **neumotóxico**. El centro apnéustico es un grupo doble de cuerpos celulares neuronales que estimulan las neuronas del GRD, controlando la profundidad de la inspiración, en especial en la respiración profunda. El centro neumotóxico es una red de neuronas que inhibe la actividad de las neuronas del GRD, lo que permite la relajación tras la inspiración, controlando así la frecuencia general de la respiración.

La generación del patrón central quizá no surge de un solo marcapasos o por la inhibición recíproca de dos grupos de células (una con actividad relacionada con la inspiración y la otra

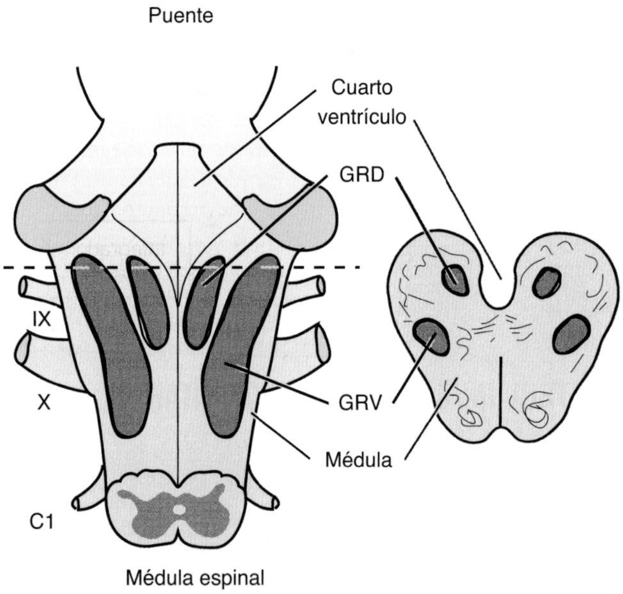

Figura 21-2 **El grupo respiratorio dorsal (GRD) y el grupo respiratorio ventral (GRV) están localizados en la médula.** La figura muestra la cara dorsal de la médula oblongada y el corte transversal de la región del cuarto ventrículo. C1, primer nervio cervical; IX, nervio glosofaríngeo; X, nervio vago.

con actividad relacionada con la espiración). En lugar de ello, la elevación progresiva y la caída abrupta de la actividad motora inspiratoria asociada con cada respiración pueden ser modeladas iniciando, deteniendo y reiniciando un integrador de impulso ventilatorio. Un *generador rítmico* es responsable del patrón normal de respiración. El generador rítmico consiste en una red de interneuronas que se comunican entre sí para producir de manera eficaz un patrón motor repetitivo que produce un patrón respiratorio de 12 respiraciones por minuto. Un modelo teórico basado en un integrador, como se describe más adelante, es adecuado para comprender la generación del patrón respiratorio. Existen muchas señales diferentes (p. ej., ansiedad, movimientos musculoesqueléticos, dolor, actividad quimiosensorial y temperatura hipotalámica) que proporcionan un impulso ventilatorio de trasfondo hacia la médula. La inspiración comienza con la liberación abrupta de la inhibición de un grupo de células, las neuronas del **integrador de la actividad inspiratoria central (AIC)**, localizado dentro de la formación reticular en la médula, que integran este impulso de trasfondo (fig. 21-3).

La actividad inspiratoria se apaga para iniciar la espiración

Dos grupos de neuronas localizadas en el GRV actúan como un interruptor de apagado inspiratorio (*véase* fig. 21-3). La desconexión ocurre de forma abrupta cuando la suma de estímulos excitadores al interruptor de apagado alcanza un umbral. El ajuste del nivel umbral es una de las formas en las que la profundidad de la respiración puede variar. Dos estímulos excitadores importantes al interruptor de apagado son un aumento

progresivo en la actividad del integrador de la AIC, y los estímulos recibidos por los receptores de estiramiento de los pulmones, cuya actividad aferente aumenta de manera progresiva con el aumento del volumen pulmonar. (El primero de ellos es lo que le permite a la médula generar un patrón de respiración por sí mismo; el segundo es uno de muchos reflejos que influyen en la respiración). Una vez que se alcanza el umbral crítico, las neuronas de apagado aplican una poderosa inhibición al integrador de la AIC. De esta forma, el integrador de la AIC es reiniciado por el propio aumento de su actividad. Otros estímulos, tanto excitadores como inhibidores, actúan sobre el interruptor de apagado y modifican su umbral. Por ejemplo, los estímulos químicos, como la hipoxemia y la hipercapnia, son inhibitorios, elevando el umbral y generando mayores volúmenes tidales.

Un importante estímulo excitador para el interruptor de apagado proviene de un grupo de neuronas dispersas espacialmente en la porción rostral del puente llamadas grupo respiratorio pontino. La estimulación eléctrica en esta región causa efectos variables sobre la respiración, que dependen no solo del sitio de estimulación, sino también de la fase del ciclo respiratorio en la que se aplicó el estímulo.

La espiración puede ser involuntaria o voluntaria

La espiración suele ser un proceso pasivo que se produce a partir de la relajación del músculo del diafragma (que se contrajo durante la inspiración). La razón principal por la que la espiración es pasiva se debe al retroceso elástico de los pulmones. La elasticidad de los pulmones se debe a unas moléculas denominadas elastina que se encuentran en la matriz extracelular de los tejidos pulmonares y se mantiene gracias al surfactante, una sustancia química que evita que la elasticidad de los pulmones aumente demasiado al reducir la tensión superficial del agua. Sin surfactante, los pulmones se colapsarían al final de la espiración, lo que haría mucho más difícil volver a inspirar. Como el pulmón es elástico, volverá de manera automática a su tamaño más pequeño cuando el aire salga del pulmón.

Como ya se ha mencionado, la respiración puede ser voluntaria o involuntaria. La espiración puede ser voluntaria o involuntaria para servir a distintos propósitos. Ambos tipos están controlados por diferentes centros del organismo. La espiración voluntaria por lo general se define como la retención de aire en los pulmones y su liberación a un ritmo fijo, lo que permite controlar cuándo y cuánto aire exhalar. Es necesaria para la producción de la voz al hablar o cantar, que requieren un control muy específico del aire, o incluso para actividades más sencillas, como soplar una vela el día del cumpleaños. El componente del sistema nervioso que controla la espiración voluntaria es la corteza motora (la vía respiratoria ascendente), porque controla los movimientos musculares, pero esta vía no se conoce del todo, y hay muchos otros sitios posibles en el cerebro que también pueden estar implicados.

La espiración involuntaria no está bajo control consciente y es un componente importante para la función metabólica. Algunos ejemplos son la respiración durante el sueño o la meditación. Los cambios en los patrones respiratorios también pueden ocurrir con cambios en los estados funcionales, como a través del aumento de la frecuencia respiratoria en personas con acidosis por retroalimentación negativa. El principal centro de control neural de la espiración involuntaria está formado por el bulbo raquídeo y el puente de Varolio.

La duración de la espiración está determinada por la intensidad de la actividad inhibitoria de las células relacionadas con la inspiración del complejo GRD/GRV. La inhibición es mayor

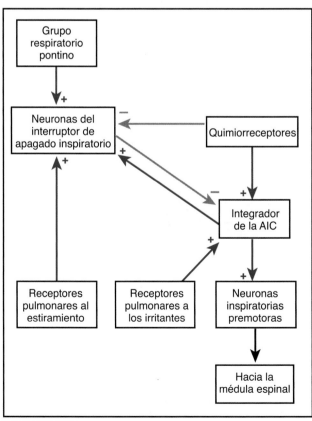

Figura 21-3 **La inspiración es iniciada por el generador inspiratorio en la médula.** La inspiración comienza con la liberación abrupta de la inhibición de un grupo de células llamado *integrador de la actividad inspiratoria central* (AIC).

Fisiología respiratoria

al inicio de la espiración y disminuye de manera progresiva hasta que es insuficiente para prevenir el inicio de la inspiración.

LOS REFLEJOS PULMONARES NEURALES MODIFICAN LA RESPIRACIÓN

Los reflejos neurales proporcionan retroalimentación para el ajuste fino, que ajusta la frecuencia y el volumen tidal para optimizar el intercambio gaseoso y minimizar el trabajo de la respiración. Los reflejos de las vías respiratorias superiores y los pulmones también actúan como reflejos defensivos, protegiendo a los pulmones del daño y las agresiones ambientales. Los receptores para estos reflejos se localizan a nivel central y periférico, y consisten en *quimiorreceptores* y *mecanorreceptores*. Los quimiorreceptores centrales del sistema nervioso central, localizados en la médula, son sensibles a cambios en el $[H^+]$. Los quimiorreceptores periféricos detectan cambios en la PaO_2, $PaCO_2$ y el $[H^+]$ arterial. Los mecanorreceptores localizados en las vías respiratorias son sensibles a los cambios en el $[H^+]$. Los mecanorreceptores localizados en las vías respiratorias, el parénquima pulmonar, la pared torácica y las piernas también proporcionan retroalimentación y modifican el control de la respiración (*véase* fig. 21-1).

Los mecanorreceptores median reflejos que protegen al pulmón

Los mecanorreceptores pulmonares se localizan en las vías respiratorias y en el parénquima pulmonar, y pueden dividirse en tres grupos: *estiramiento pulmonar, irritantes* y **receptores J** (*véase* fig. 21-1). Las fibras aferentes de los tres tipos yacen de forma predominante en los nervios vagos.

Los **receptores de estiramiento pulmonar** se encuentran dentro y fuera del pulmón. Estos receptores de estiramiento son terminaciones sensoriales de fibras nerviosas mielinizadas que se localizan dentro de la capa de músculo liso de las vías respiratorias de conducción. Los receptores al estiramiento se disparan en proporción a la presión transmural aplicada en las vías respiratorias y su función es detectar cambios en el volumen pulmonar. Cuando se estimulan se mantiene un aumento en la tasa de disparo mientras se mantenga el estiramiento. La estimulación de estos receptores causa una excitación del apagado inspiratorio y una prolongación de la espiración. Debido a estos dos efectos, inflar los pulmones con una presión sostenida en la boca pone fin a una inspiración en progreso y prolonga el tiempo antes de que ocurra una inspiración posterior.

Esta secuencia se conoce como **reflejo de Hering-Breuer** o **reflejo de inflación del pulmón**. Es posible que el reflejo de Hering-Breuer tenga un papel más importante en los lactantes que en los adultos. En estos últimos, en particular al estar despiertos, este reflejo puede ser sobrepasado por un control central más importante. Debido a que al aumentar el volumen del pulmón se estimula a los receptores de estiramiento que, a su vez, excitan el apagado inspiratorio, es fácil ver cómo podrían ser responsables de una señal de retroalimentación que da lugar a una respiración cíclica. Sin embargo, como se mencionó antes, no es necesaria una retroalimentación de las fibras aferentes vagales para que ocurra la respiración cíclica. En lugar de ello, la retroalimentación modifica el patrón básico establecido en la médula. Este efecto puede ser acortar la inspiración cuando el volumen tidal es mayor de lo normal. El papel más importante de estos receptores de adaptación lenta es quizá su participación en la regulación del tiempo espiratorio, la activación de los músculos espiratorios y la capacidad residual funcional. La

estimulación de los receptores de estiramiento también relaja el músculo liso de las vías respiratorias, reduce el tono vasomotor sistémico, aumenta la frecuencia cardiaca y, como se comentó antes, influye en la actividad de los músculos laríngeos.

Los receptores irritantes pulmonares responden a irritantes inhalados

Los *receptores irritantes pulmonares* son sensores de fibras aferentes mielinizadas presentes en el epitelio respiratorio, encontrado sobre todo en las vías respiratorias de conducción grandes. Se trata de **receptores de adaptación rápida** que pueden detectar y responder a una variedad de irritantes nocivos, como el humo, el polvo y disolventes. Las señales aferentes de estas células sensoriales pueden iniciar tos, jadeo y contención de la respiración en respuesta a una variedad de irritantes inhalados. Los **receptores irritantes** también son estimulados por la histamina, la serotonina y las prostaglandinas liberadas de modo local en respuesta a la alergia y la inflamación. En los pacientes asmáticos, la activación de estos receptores puede inducir broncoconstricción.

Los receptores J pulmonares proporcionan información sobre el volumen de líquido adyacente a los alveolos y capilares pulmonares

Los *receptores capilares yuxtapulmonares* son terminaciones nerviosas sensitivas localizadas dentro de los septos alveolares y son adyacentes a la pared alveolar y "en yuxtaposición" con los capilares pulmonares, de ahí el nombre. El término abreviado que se utiliza para estos receptores es "*receptores J*". Estas células se activan por la congestión física de los capilares pulmonares o por el aumento del volumen intersticial pulmonar.

Estos receptores no están mielinizados y también están inervados por fibras del nervio vago. Los receptores J se clasifican en dos poblaciones en los pulmones. Un grupo se localiza adyacente a los alveolos y es accesible desde la circulación pulmonar, y algunas veces se les denomina *fibras pulmonares C*. Un segundo grupo, las *fibras bronquiales C*, es accesible desde la circulación bronquial y, por consiguiente, están localizadas en las vías respiratorias. Ambos grupos tienen un papel protector. Las fibras pulmonares C son estimuladas por la ingurgitación física de los capilares pulmonares, como en el edema pulmonar, los émbolos pulmonares o la insuficiencia cardiaca congestiva. Cuando se les estimula, causan un aumento reflejo en la frecuencia respiratoria. Las fibras C bronquiales son estimuladas por la hiperinflación de los pulmones y por los productos de la inflamación.

Los propiorreceptores proporcionan información acerca de la posición y el movimiento del cuerpo

Los *propiorreceptores* están localizados en los músculos, tendones y articulaciones. Estos receptores proporcionan información sobre la velocidad, el movimiento y la carga de peso de una extremidad. Los propioceptores tienen un papel en la respiración, en particular cuando se requiere algo más que una respiración tranquila.

Por ejemplo, un tipo de propiorreceptores, los *receptores de los husos musculares*, son proteínas largas encapsuladas en vainas que se sitúan en paralelo a las fibras musculares y proporcionan información acerca de los cambios en la longitud muscular. En los músculos intercostales existe un número considerable de husos musculares, pero no en el diafragma. Otro tipo, el *órgano tendinoso de Golgi*, se localiza en los tendones que unen el músculo al hueso y proporcionan información acerca de la tensión muscular. Cuando se estimula ambos tipos de propiorreceptores causan un aumento de la frecuencia respiratoria inducido por reflejos.

Los quimiorreceptores centrales y periféricos afectan la frecuencia y profundidad de la respiración

La frecuencia respiratoria y la profundidad de la respiración están reguladas por el bulbo raquídeo y el puente de Varolio. Sin embargo, la frecuencia y la profundidad de la respiración son modificadas por quimiorreceptores que detectan cambios en la química sanguínea (*véase* la fig. 21-1). El factor principal que estimula al bulbo raquídeo y a la protuberancia para modificar la ventilación es la PCO_2 arterial y no la PO_2 sanguínea. Como se recordará, el dióxido de carbono es un producto de desecho de la respiración celular y en altas concentraciones puede ser tóxico para las células. Las tensiones gaseosas en la sangre se perciben por dos conjuntos de quimiorreceptores. Uno de ellos son los **quimiorreceptores** centrales. Estos son receptores especializados que se sitúan en el cerebro y el tronco encefálico, mientras que el segundo conjunto de receptores, los **quimiorreceptores periféricos**, son receptores especializados que se sitúan en las arterias carótidas y el arco aórtico, y son directamente sensibles a los cambios en las presiones parciales de oxígeno arterial (PaO_2) y dióxido de carbono ($PaCO_2$), así como al pH arterial. Estos receptores, a su vez, envían señales a los centros respiratorios del cerebro. En el caso del dióxido de carbono, al aumentar la PCO_2 arterial, se difunde con facilidad a través de la barrera hematoencefálica, donde se acumula en el líquido extracelular. Como se explicará con detalle más adelante, el aumento de los niveles de dióxido de carbono provoca un aumento de los niveles de iones de hidrógeno. El aumento de estos últimos en el cerebro hace que los quimiorreceptores centrales estimulen la contracción del diafragma y los músculos intercostales. Como resultado, tanto la frecuencia como la profundidad de la respiración aumentan, permitiendo que se expulse más dióxido de carbono, lo que lleva más aire fresco a los pulmones, promoviendo una reducción de los niveles sanguíneos de dióxido de carbono con una reducción concomitante de los iones de hidrógeno.

La regla general es que la ventilación por minuto está relacionada inversamente con la PO_2 arterial, pero directamente relacionada con la PCO_2 y con la concentración arterial de iones de hidrógeno $[H^+]$ en la sangre arterial. En las figuras 21-4 y 21-5 se muestran las respuestas ventilatorias de una persona típica cuando la PCO_2 alveolar ($PACO_2$) y la PO_2 varían de forma individual al controlar la composición del gas inspirado. Las respuestas al dióxido de carbono y, en menor medida, al pH de la sangre, dependen de sensores en el tallo cerebral, las arterias carótidas y la aorta. Por el contrario, las respuestas a la hipoxia solo se producen por la estimulación de los quimiorreceptores periféricos arteriales.

Aunque son sensibles a los tres estímulos, la función fisiológica de los quimiorreceptores periféricos es más importante para la regulación del oxígeno arterial y el pH sanguíneo. De hecho, los quimiorreceptores periféricos parecen ser los únicos receptores del organismo que pueden percibir la presión parcial de oxígeno arterial y responder a ella; por consiguiente, estos receptores son absolutamente críticos para las respuestas a la hipoxemia.

El líquido cefalorraquídeo tiene un sistema débil de amortiguamiento y es sensible a los cambios en el pH

El líquido cefalorraquídeo (LCR) es un ultrafiltrado de plasma y está formado principalmente por los **plexos coroideos** en las cavidades ventriculares del cerebro. El epitelio de los plexos coroideos proporciona una barrera entre la sangre y el LCR que limita de modo severo el movimiento pasivo de moléculas grandes, moléculas cargadas y iones inorgánicos. Sin embargo, el epitelio

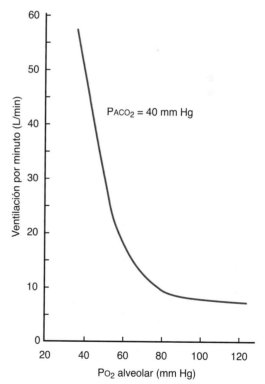

Figura 21-5 **La respuesta ventilatoria inducida por la hipoxia está mediada por los quimiorreceptores periféricos.** El oxígeno inspirado disminuye, mientras que la PCO_2 alveolar ($PACO_2$) se mantiene a 40 mm Hg al añadir CO_2 al aire inspirado a fin de eliminar la quimiorrespuesta a la actividad dependiente de CO_2. Nótese que cuando el dióxido de carbono alveolar se mantiene constante a 43 mm Hg, la ventilación por minuto no cambia significativamente hasta que la PO_2 alveolar se reduce a 60 mm Hg, lo que indica que se produce un descenso significativo (~ 40 mm Hg) en la tensión de O_2 antes de que los quimiorreceptores periféricos respondan.

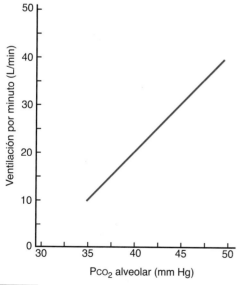

Figura 21-4 **Tensión alveolar de CO_2 ($PACO_2$) es un potente estímulo para la ventilación.** Las respuestas ventilatorias al incremento en la tensión alveolar de CO_2 se muestran cuando la tensión de oxígeno alveolar (PAO_2) se mantiene a ≥ 100 mm Hg. Mantener constante la tensión de oxígeno en esencia elimina la actividad dependiente de O_2 de los quimiorreceptores.

coroideo transporta de forma activa varias sustancias, incluyendo iones. La barrera selectiva se llama **barrera hematoencefálica** y el sistema de transporte activo participa en la determinación de la composición del LCR. La barrera hematoencefálica se ilustra en la figura 21-6. El líquido intersticial cerebral también está separado de la sangre por la barrera hematoencefálica (endotelio capilar), que tiene su propia capacidad de transporte.

Debido a las propiedades de las membranas limitantes, el LCR es esencialmente libre de proteínas. El LCR no solo es un simple ultrafiltrado del plasma, sino que difiere más notablemente de un ultrafiltrado en su menor concentración de bicarbonato y su mayor concentración de iones de sodio y cloro. Las concentraciones de iones de potasio, magnesio y calcio también difieren un poco de las del plasma; más aún, cambian poco en respuesta a los cambios marcados en las concentraciones de plasma de estos cationes. Debido a la relativa impermeabilidad del epitelio coroideo y el endotelio capilar al H^+, los cambios en la concentración de H^+ de la sangre se ven pobremente reflejados en el LCR. Por el contrario, el dióxido de carbono molecular se difunde con facilidad; por lo tanto, la Pco_2 arterial puede influir en el pH del LCR. El pH del LCR está determinado sobre todo por su concentración de bicarbonato y Pco_2. La relativa facilidad de movimiento del dióxido de carbono molecular, en contraste con la de los iones de hidrógeno y el bicarbonato, se presenta en la figura 21-6.

En personas sanas, el pH del LCR, normalmente inferior al de la sangre, se mantiene dentro de límites estrechos. El pH del LCR cambia poco en estados de alteraciones metabólicas acidobásicas (*véase* cap. 24) —alrededor de 10% de lo que cambia el pH en el plasma—. Sin embargo, en las alteraciones respiratorias acidobásicas, el cambio en el pH del LCR puede exceder al de la sangre. Durante las alteraciones acidobásicas crónicas, la concentración de bicarbonato en el LCR cambia en la misma dirección

que en la sangre, pero los cambios pueden ser desiguales. En las alteraciones metabólicas, los cambios en el bicarbonato en el LCR son aproximadamente el 40% de los de la sangre, pero con las alteraciones respiratorias, los cambios en el bicarbonato en el LCR y en la sangre son esencialmente los mismos. Cuando ocurren alteraciones acidobásicas agudas, el bicarbonato en el LCR cambia de forma más lenta que el bicarbonato en la sangre y puede no alcanzar un nuevo estado estable sino hasta horas o días después. Como se mencionó antes, el mecanismo de la regulación del bicarbonato no está establecido. Sin importar la forma en la que ocurra, la regulación de bicarbonato que se da con las alteraciones acidobásicas es importante debido a que, al cambiar el amortiguamiento, influye en la respuesta a una determinada Pco_2.

Los cambios en el pH del líquido cefalorraquídeo estimulan a los centros respiratorios en la médula

El impulso respiratorio es extremadamente sensible a la Pco_2 de la sangre que perfunde al cerebro. La fuente de esta quimiosensibilidad ha sido localizada en grupos bilaterales de células justo por debajo de la superficie de la médula ventrolateral caudal a la unión con el puente. Cada lado contiene una zona quimiosensible rostral y caudal, separadas por una zona intermedia en la que las actividades de los grupos caudal y rostral convergen y son integrados con otras funciones anatómicas. Aunque no se han identificado células específicas, a las neuronas quimiosensibles que responden al $[H^+]$ del líquido intersticial circundante se les llama quimiorreceptores centrales. La concentración de $[H^+]$ en el líquido intersticial está en función de la Pco_2 en la sangre arterial y de la concentración de bicarbonato en el LCR.

La respuesta ventilatoria a la hipoxia está inversamente relacionada con la saturación de oxígeno en la sangre arterial

La respuesta de los quimiorreceptores periféricos al oxígeno depende de la Po_2 arterial (Pao_2) y no del contenido de oxígeno. Por lo tanto, la anemia o el envenenamiento por monóxido de carbono tienen poco efecto sobre la curva de respuesta porque estas dos condiciones muestran un contenido de oxígeno reducido pero tienen una Pao_2 normal. La forma de la curva de respuesta no es lineal; en lugar de ello, la hipoxia tiene mayor efectividad a medida que la Po_2 cae por debajo de los 90 mm Hg. La conducta de los receptores se ve reflejada en la respuesta ventilatoria a la hipoxia, ilustrada en la figura 21-5. La forma de la curva que relaciona la respuesta ventilatoria a la Po_2 se asemeja a la de la **curva de equilibrio de la oxihemoglobina** cuando se grafica de cabeza (*véase* cap. 20). Como resultado, la respuesta ventilatoria está inversamente relacionada en una forma aproximadamente lineal a la saturación de oxígeno en la sangre arterial.

La figura 21-7 resume el control químico de la ventilación por cambios en la Po_2 arterial, la Pco_2 y el $[H^+]$.

RESPUESTAS FISIOLÓGICAS A ALTERACIONES EN EL OXÍGENO Y EL DIÓXIDO DE CARBONO

Antes de discutir las interacciones de los quimiorreceptores al oxígeno y al dióxido de carbono, conviene hacer un breve repaso de la terminología. La hipoxia conduce a *hipoxemia* (una condición en la que la tensión oxigénica (*Pao*$_2$) está por debajo de lo normal). La hipoxemia estimula la respiración, causando *hiperventilación* (aumento de la ventilación alveolar mayor de lo que se requiere para satisfacer las necesidades metabólicas). La hiperventilación resulta en un exceso en la espiración de dióxido de

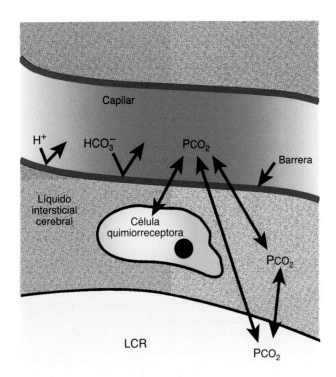

Figura 21-6 CO_2 **se difunde a través de la barrera hematoencefálica.** Dado que la barrera hematoencefálica es permeable al CO_2 y no al H^+ ni al HCO_3^-, el estado acidobásico de los quimiorreceptores centrales es alterado con rapidez por un cambio en la $Paco_2$.

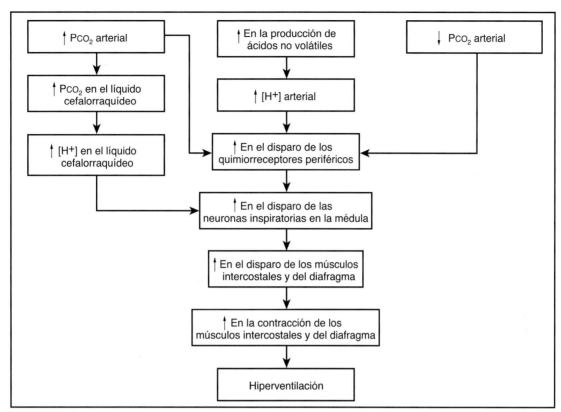

Figura 21-7 **En el control químico de la respiración intervienen quimiorreceptores periféricos y centrales.** La ventilación es estimulada por un aumento en la P_{CO_2} arterial y en el $[H^+]$ y una reducción en la P_{O_2} arterial. Por el contrario, cuando la P_{O_2} se eleva y la P_{CO_2} arterial y el $[H^+]$ disminuyen, la ventilación se inhibe.

carbono, lo que a su vez conduce a *hipocapnia* (una condición en la que la $Paco_2$ está por debajo de lo normal). Una $Paco_2$ baja disminuye el $[H^+]$ en la sangre, conduciendo a *alcalosis* (una condición en la que el pH de la sangre arterial está por encima de lo normal). Debido a que en este caso la alcalosis es causada por hiperventilación, la condición se denomina **alcalosis respiratoria**. Cuando los pulmones están infraventilados, la ventilación alveolar es menor a la requerida para satisfacer las necesidades metabólicas (hipoventilación), conduciendo a una reducción concomitante en la Pao_2 y elevación de la $Paco_2$ (*hipercapnia*). Como resultado de la hipercapnia, ocurre un incremento en el $[H^+]$ en la sangre arterial que conduce a **acidosis** (una condición en la que el pH está por debajo de lo normal). De nuevo, debido a que la condición acidótica es causada por una ventilación alterada, la condición se denomina **acidosis respiratoria**. Otra condición causada por la acumulación metabólica de ácidos no volátiles, como el ácido láctico, conduce a **acidosis metabólica**. La acidosis respiratoria (acumulación de dióxido de carbono) y la acidosis metabólica (acumulación de ácido láctico) causan un pH arterial bajo; la única diferencia entre ellas es que la acidosis es de naturaleza metabólica y la otra es respiratoria.

Otra distinción que hay que hacer es la diferencia entre hiperventilación e hiperpnea. Recuerde que la *hiperventilación* se caracteriza por un aumento en la ventilación por minuto con una reducción concomitante en la P_{CO_2} arterial. La hiperpnea es un aumento en la ventilación por minuto debido a una elevación en el metabolismo (p. ej., en el ejercicio). La característica distintiva de la hiperpnea en el aumento de la ventilación ocurre sin que haya ningún cambio en la P_{CO_2} en la sangre arterial. Con hiperpnea, la ventilación por minuto aumenta en proporción a la producción de dióxido de carbono, lo que no ocurre con la hiperventilación.

RESPUESTAS VENTILATORIAS A ENTORNOS ALTERADOS

Los efectos de la P_{O_2} y P_{CO_2} sobre la respuesta ventilatoria al dióxido de carbono ya han sido comentados. La alteración del estrés ambiental también afecta a la ventilación por minuto (VM). El impacto de la altitud, el estrés metabólico y el ejercicio provocan una amplia variedad de cambios en la profundidad (VT) y la frecuencia ventilatoria (respiraciones/min). La alteración del estrés ambiental también afecta la interacción entre los quimiorreceptores periféricos y centrales.

Por ejemplo, la secuencia de eventos en la respuesta al ascenso a una gran altitud ilustra las interacciones entre los quimiorreceptores. Si se administra oxígeno al 100% a una persona justo al llegar a una gran altitud, la ventilación se restablece con rapidez a su valor al nivel del mar. Sin embargo, durante los días siguientes, la ventilación en ausencia de oxígeno suplementario se eleva en forma progresiva, pero ya no se restablece a su valor a nivel del mar al respirar oxígeno. El aumento de la ventilación durante el proceso de aclimatación a una gran altitud podría explicarse por una reducción en las concentraciones de bicarbonato en la sangre y el LCR. Esto reduciría el aumento inicial en el pH creado por el aumento en la ventilación, y permitiría que la estimulación hipóxica tuviese menor oposición. Sin embargo, este mecanismo no es la explicación completa de la aclimatación a una gran altitud. El pH del LCR no se restablece por completo a lo normal, y el aumento de la ventilación eleva la Pao_2 al tiempo que reduce la $Paco_2$, cambios que deberían inhibir el estímulo para respirar. A pesar de mucha investigación, aún se desconoce la razón de la hiperventilación persistente en los sujetos aclimatados a una gran altitud, así como la explicación completa de la propia aclimatación, y la explicación de por qué el aumento de la ventilación en los sujetos aclimatados no se alivia al restablecer una Pao$_2$ normal.

La respuesta ventilatoria a la acidosis se inicia y se mantiene mediante la estimulación de los quimiorreceptores periféricos

En la *acidosis metabólica*, el aumento en el [H$^+$] en la sangre arterial inicia y mantiene la hiperventilación al estimular los quimiorreceptores periféricos (fig. 21-8). Debido al movimiento restringido de H$^+$ hacia el LCR, la caída en el pH sanguíneo no puede estimular de manera directa a los quimiorreceptores centrales. El efecto central de la hiperventilación, generado por una reducción en el pH a través de los quimiorreceptores periféricos, resulta en una elevación paradójica en el pH del LCR (es decir, una alcalosis como resultado de una reducción en la Paco$_2$) que de hecho restringe la hiperventilación. Con el tiempo, la concentración de bicarbonato en el LCR se ajusta a la baja, aunque cambia menos que en la sangre, y el pH del LCR permanece algo más alto que el pH de la sangre. Por último, la ventilación aumenta más de lo que lo hacía al inicio a medida que la alcalosis paradójica del LCR desaparece.

La *acidosis respiratoria* es rara vez resultado de una elevación en el CO$_2$ ambiental, aunque esto puede ocurrir en un accidente submarino, en cuevas húmedas de piedra caliza y en laboratorios de fisiología donde se miden las respuestas al dióxido de carbono. Bajo estas condiciones, la respuesta es un aumento vigoroso en la ventilación por minuto proporcional al nivel de Paco$_2$; la Pao$_2$ de hecho se eleva ligeramente y el pH arterial disminuye ligeramente, pero esto tiene hasta cierto punto poco efecto. Si se puede mantener la hipercapnia leve durante unos cuantos días, la hiperventilación intensa desaparece, probablemente a medida que el bicarbonato en el LCR aumenta. Con más frecuencia, la acidosis respiratoria ocurre por hipoventilación generalizada, y es resultado de la falla del controlador para responder al dióxido de carbono (p. ej., durante la anestesia, luego de una lesión cerebral y en enfermedad pulmonar obstructiva crónica). La respuesta de hipoventilación se ilustra en la figura 21-9. En pacientes con enfermedad pulmonar obstructiva que respiran aire ambiental, la

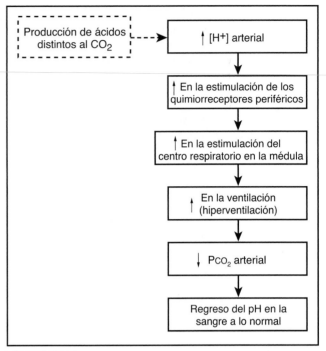

Figura 21-8 **La hiperventilación es la respuesta mediante la cual el pulmón compensa la acidosis metabólica.** La acumulación de ácidos distintos al CO$_2$ aumenta el [H$^+$] en la sangre, la cual estimula la respiración a través de los quimiorreceptores periféricos. La hiperventilación sostenida se compensa al soplar el exceso CO$_2$ alveolar, lo que reduce la Paco$_2$ y regresa el pH de la sangre a la normalidad.

hipercapnia causada por la reducción en la ventilación alveolar se acompaña de hipoxia y acidosis significativas. Si se corrige solo el componente hipóxico —por ejemplo, respirando aire enriquecido con oxígeno— la reducción significativa en el estímulo ventilatorio puede acentuar todavía más la hipoventilación, más aún, aumentando la hipercapnia y la acidosis. Un tratamiento más apropiado es colocar al paciente en un ventilador mecánico para restablecer una ventilación adecuada, restableciendo así los valores normales de PaCO$_2$ y PaO$_2$.

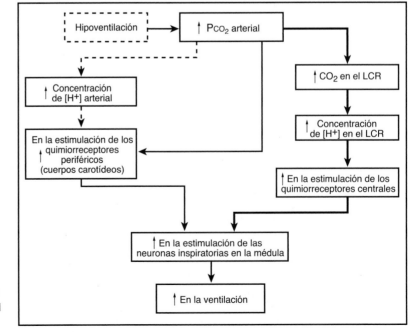

Figura 21-9 **La hipoventilación generalizada es la causa principal de acidosis respiratoria.** Cuando los pulmones están hipoventilados, el CO$_2$ arterial se eleva (hipercapnia), conduciendo a acidosis respiratoria. Las causas comunes de hipoventilación generalizada incluyen el exceso de anestesia, lesión craneoencefálica y en pacientes con enfermedad pulmonar obstructiva crónica grave (EPOC). El mecanismo subyacente es la falla en el centro medular para responder al dióxido de carbono.

La P_{CO_2}, el pH y la P_{ao_2} arteriales no participan en la estimulación de la hiperpnea inducida por el ejercicio

Con el ejercicio leve a moderado, la P_{ao_2}, P_{CO_2}, y el pH en esencia no se modifican respecto de los valores normales. Aun así, la ventilación puede aumentar de forma considerable con este tipo de ejercicio. Incluso con el ejercicio pesado, una persona con un sistema cardiovascular normal no se vuelve hipoxémica ni desarrolla hipercapnia aguda. Así que la pregunta es ¿qué controla el aumento de la ventilación con hipercapnia inducida por el ejercicio? La respuesta a esta pregunta involucra a varios sistemas de control, muchos de los cuales no están bien definidos. El control de la respiración durante el ejercicio se da en tres fases, e incluye la *fase neurológica* (*fase I*), la *fase metabólica* (*fase II*) y la *fase compensadora* (*fase III*). En la fase I, la ventilación aumenta casi de forma instantánea con el inicio del ejercicio, e involucra una respuesta neurológica siempre y cuando el aumento se presente en ausencia de cambios en los gases arteriales y el metabolismo. La fase neurológica involucra al generador en la médula (*véase* fig. 21-4) y un mecanismo de compensación. Durante esta fase, la profundidad y la frecuencia de la respiración cambian en respuesta a la actividad del generador en la médula, que aumenta en paralelo con la excitación de los músculos utilizados durante el ejercicio. Otro mecanismo compensatorio que se ha identificado es la estimulación de la ventilación en respuesta al aumento en la actividad de los receptores en las articulaciones esqueléticas, ya que el movimiento de las articulaciones aumenta con el ejercicio.

En la fase II, a medida que el ejercicio continúa, la ventilación aumenta en forma lineal con el incremento en la producción de dióxido de carbono. La hiperpnea inducida por el ejercicio se presenta en esta fase debido a que el aumento en la ventilación alveolar es proporcional a la producción de dióxido de carbono. Como resultado, no hay cambios en la P_{aCO_2}. Recuerde, la P_{aCO_2} no solo no cambia con la hiperpnea inducida por el ejercicio, sino que tampoco hay cambio en la P_{ao_2} ni en el pH arterial. Aunque el aumento de la ventilación está estrechamente ligado a la producción de dióxido de carbono, aún no se sabe cómo el controlador en la médula detecta cambios en la producción de dióxido de carbono. Una hipótesis es que un mecanismo de compensación percibe la magnitud de la carga de dióxido de carbono llevada a los pulmones por la sangre venosa sistémica, que a su vez impulsa la ventilación. Hay evidencia experimental que apoya la existencia de este mecanismo, pero no se han identificado los sensores intrapulmonares específicos.

En la fase III la intensidad del ejercicio aumenta (p. ej., ejercicio extenuante) y los requerimientos de energía sobrepasan la capacidad del sistema cardiovascular para suministrar suficiente oxígeno para el metabolismo aeróbico. Las células musculares cambian de un metabolismo aeróbico a un metabolismo anaeróbico con aumento del nivel de ácido láctico en la sangre como subproducto del metabolismo. Durante la fase III la ventilación sostenida ya no está controlada por la tasa de producción de dióxido de carbono, sino que se mantiene y controla la producción de ácido láctico. El cambio de la producción de dióxido de carbono a la producción de ácido láctico es un mecanismo compensatorio que permite al sistema respiratorio mantener la ventilación durante el metabolismo anaeróbico, de ahí el término *fase compensadora*.

CONTROL DE LA RESPIRACIÓN DURANTE EL SUEÑO

Los seres humanos pasamos alrededor de la tercera parte de nuestras vidas dormidos. Los trastornos del sueño y la respiración desordenada durante el sueño son comunes y a menudo tienen graves consecuencias fisiológicas. El capítulo 7 describe dos diferentes estados neurofisiológicos de sueño: el sueño de movimientos oculares rápidos (MOR) y el **sueño de ondas lentas**. El sueño es una condición que resulta del retiro del estímulo de vigilia que surge de la formación reticular en el tallo cerebral. Este estímulo de vigilia es un componente de la excitación tónica de las neuronas respiratorias del tallo cerebral, y uno podría predecir de forma correcta que el sueño resulta en una depresión generalizada de la respiración. Sin embargo, existen otros cambios, y los efectos del sueño MOR y de ondas lentas sobre la respiración difieren.

El sueño modifica la frecuencia de la respiración y la tasa de flujo inspiratorio

Durante el *sueño de ondas lentas*, la frecuencia de la respiración y la tasa de flujo inspiratorio se reducen y la ventilación por minuto cae. Estas respuestas reflejan de manera parcial la reducción en la actividad física que acompaña al sueño. Sin embargo, debido a la pequeña elevación en la P_{aCO_2} (alrededor de 3 mm Hg), también hay un cambio, ya sea en la sensibilidad o en el punto de referencia establecido del controlador de dióxido de carbono. En la etapa más profunda del sueño de ondas lentas (etapa 4) la respiración es lenta, profunda y regular. Pero en las etapas 1 y 2 la profundidad de la respiración a veces varía de forma periódica. La explicación es que, durante el sueño ligero, el retiro del estímulo de vigilia varía con el tiempo de forma periódica. Cuando el estímulo se retira el sueño se profundiza y la respiración se deprime; cuando regresa, la respiración es excitada no solo por el estímulo de alerta, sino también por el dióxido de carbono retenido durante el intervalo de sueño. A este patrón periódico de la respiración se le conoce como **respiración de Cheyne-Stokes** (fig. 21-10).

En el *sueño MOR*, la frecuencia de la respiración varía de forma errática, mientras que el volumen tidal varía poco.

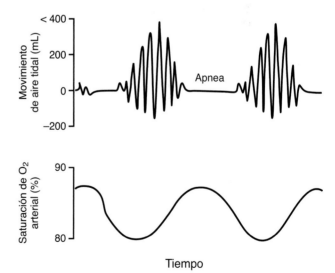

Figura 21-10 **La respiración de Cheyne-Stokes es un tipo anormal de respiración que se caracteriza por un aumento y disminución del volumen corriente.** La respiración de Cheyne-Stokes reduce la saturación arterial de O_2 y ocurre con frecuencia durante el sueño. Los individuos que viven a una gran altitud corren un riesgo especialmente elevado de respiración de Cheyne-Stokes. En presencia de hipoxemia preexistente secundaria a una gran altitud u otras causas, los periodos de apnea pueden resultar en mayores reducciones en la saturación de O_2 hasta alcanzar niveles peligrosos. La caída de la P_{o_2} y la elevación de la P_{CO_2} durante los intervalos de apnea acaban por inducir una respuesta, y la respiración regresa, reduciendo el estímulo y conduciendo a un nuevo periodo de apnea.

ENFOQUE CLÍNICO | 21-1

Síndrome de apnea del sueño

El análisis de múltiples variables fisiológicas registradas durante el sueño, lo que se conoce como polisomnografía, es un método importante para investigar sobre el control de la respiración, y ha sido utilizado cada vez con mayor frecuencia en las evaluaciones clínicas de las alteraciones del sueño. En el sueño normal, la reducción en el tono de los músculos dilatadores de la vía respiratoria superior puede estar acompañada de intervalos breves sin que haya movimientos respiratorios. Algunas personas, por lo general hombres con sobrepeso, muestran una disrupción más grave de la respiración, a la que se le llama síndrome de apnea del sueño. La apnea del sueño se clasifica en dos grandes grupos: obstructiva y central.

En la *apnea del sueño central*, los movimientos respiratorios cesan durante un intervalo mayor de lo normal. En la apnea del sueño obstructiva, el problema parece estar en una falla de los músculos laríngeos para abrir la vía respiratoria durante la inspiración. Esto puede ser resultado de una reducción en la actividad muscular, pero la obstrucción empeora con el exceso de grasa en el cuello contra la que los músculos deben luchar. Con

la *apnea del sueño obstructiva*, los esfuerzos inspiratorios cada vez mayores eventualmente superan la obstrucción, y el flujo de aire se restablece de forma temporal, con frecuencia acompañado de ronquidos fuertes.

Algunos pacientes muestran apneas del sueño tanto centrales como obstructivas. En ambos tipos se desarrollan de manera progresiva hipoxemia e hipercapnia durante los intervalos de apnea. Los episodios frecuentes de hipoxia repetida pueden conducir a hipertensión pulmonar y sistémica y a sufrimiento miocárdico; se piensa que la hipercapnia acompañante es una causa de la cefalea matutina que a menudo experimentan estos pacientes. Puede haber un despertar parcial al final de los periodos de apnea, lo que conduce a un sueño alterado y resulta en somnolencia durante el día. La somnolencia diurna, que a menudo provoca situaciones peligrosas, es quizás el síntoma más común y más debilitante. La causa de este padecimiento es multivariada y a menudo poco clara, pero la ventilación asistida mecánicamente durante el sueño a menudo resulta en una mejoría significativa de los síntomas. ∎

El efecto neto sobre la ventilación alveolar es quizá una ligera reducción, pero esto se logra promediando intervalos de **taquipnea** franca (respiración excesivamente rápida) con intervalos de **apnea**. A diferencia de las variaciones en el sueño de ondas lentas, las variaciones durante el sueño MOR no reflejan un cambio en el estímulo del estado de vigilia, sino que en lugar de ello representan respuestas a una actividad aumentada en el SNC de sistemas de control conductuales, en lugar de autonómicos o metabólicos (Enfoque clínico 21-1).

El sueño atenúa la sensibilidad respiratoria al dióxido de carbono

La sensibilidad al dióxido se reduce durante el sueño. En el sueño de ondas lentas, la reducción en la sensibilidad parece ser secundaria a una reducción en el estímulo de alerta y su excitación tónica del tallo cerebral, en lugar de a una supresión de los mecanismos quimiosensoriales. Es importante destacar que la respiración sigue respondiendo al dióxido de carbono durante el sueño de ondas lentas, aunque a un nivel menos sensible, y el estímulo del dióxido de carbono puede proporcionar la mayor excitación de trasfondo del tallo cerebral en ausencia del estímulo de vigilia o de excitación conductual. Por lo tanto, las alteraciones patológicas en el sistema quimiosensorial del dióxido de carbono pueden deprimir profundamente la respiración durante el sueño de ondas lentas.

Durante los intervalos de sueño MOR, en los que hay poco indicio de actividad aumentada, la respuesta respiratoria al dióxido de carbono está un poco reducida, al igual que en el sueño de ondas lentas. Sin embargo, durante intervalos de actividad aumentada, las respuestas al dióxido de carbono durante el sueño MOR se reducen de manera significativa, y la respiración parece estar regulada por el sistema de control conductual del cerebro. Es interesante que la regulación de la respiración durante el sueño MOR por el sistema de control conductual, en lugar de por el dióxido de carbono, es similar a la forma en la que la respiración se controla al hablar.

Es probable que las respuestas ventilatorias a la hipoxia se reduzcan tanto durante el sueño de ondas lentas como durante el sueño MOR, en especial en personas con una alta sensibilidad a la hipoxia mientras están despiertas. No parece haber diferencia entre los efectos del sueño de ondas lentas y del sueño MOR sobre

la sensibilidad a la hipoxia, y la respiración irregular del sueño MOR no se ve afectada por la hipoxia.

Tanto el sueño de ondas lentas como el sueño MOR producen cambios importantes en las respuestas de las vías respiratorias a la irritación. En específico, un estímulo que causa tos, taquipnea y constricción de las vías respiratorias mientras se está despierto, causará apnea y dilatación de las vías respiratorias durante el sueño, a menos que el estímulo sea lo suficientemente intenso como para causar el despertar. El reflejo de estiramiento del pulmón parece no haber cambiado o incluso haber mejorado al despertar, pero el efecto de los receptores al estiramiento en las vías respiratorias superiores durante el sueño puede ser importante.

Los mecanismos para despertar protegen a la persona que duerme

Varios estímulos pueden hacer que la persona despierte; estímulos menos intensos causan un desplazamiento hacia una etapa de sueño más ligera sin un despertar franco. En general, es más difícil despertar durante el sueño MOR que durante el sueño de ondas lentas. En humanos, la hipercapnia es un estímulo más potente para despertar en comparación con la hipoxia, ya que la primera requiere de una $Paco_2$ de alrededor de 55 mm Hg, y la segunda requiere una $Pao_2 < 40$ mm Hg. La irritación y la oclusión de las vías respiratorias inducen a despertar fácilmente durante el sueño de ondas lentas, pero con mucha menos facilidad durante el sueño MOR.

Todos estos mecanismos de alerta quizás operan a través de la activación de un mecanismo reticular para el despertar similar al estímulo de vigilia. Tienen un papel importante para proteger a la persona que duerme de obstrucción de las vías respiratorias, hipoventilación alveolar por cualquier causa y la entrada a las vías respiratorias de sustancias irritantes. Recuerde que el toser depende del estado de vigilia y sin él la irritación de las vías respiratorias conduce a apnea. Desde luego, la vigilia alterada por factores distintos al sueño natural —tales como el sueño inducido por fármacos, lesión cerebral o anestesia— deja a la persona expuesta al riesgo porque la excitación de dichos estados se ve afectada o bloqueada. Desde un punto de vista teleológico, el papel más importante de los sensores del sistema respiratorio puede ser despertar del sueño.

El tono de las vías respiratorias superiores puede estar comprometido durante el sueño MOR

Una característica importante durante el sueño MOR es la reducción general del tono músculo esquelético. Los músculos de la laringe, faringe y lengua comparten esta relajación, que puede conducir a la obstrucción de las vías respiratorias superiores. La relajación de los músculos de las vías respiratorias puede mejorar por el incremento en la efectividad del reflejo de inflación pulmonar.

Una consecuencia común del estrechamiento de las vías respiratorias durante el sueño son los ronquidos. En muchas personas, por lo general en hombres, el grado de obstrucción a veces puede ser suficiente para causar una oclusión completa. En estas personas un mecanismo del despertar íntegro previene el sofocamiento y esta secuencia no es inusual o anormal por sí misma. En algunas personas la obstrucción es más completa y más frecuente y el umbral para despertar puede elevarse. La obstrucción repetida conduce a hipercapnia e hipoxemia significativas y los despertares repetidos causan deprivación del sueño que conduce a una somnolencia excesiva durante el día, que a menudo interfiere con las actividades cotidianas.

CONTROL DE LA RESPIRACIÓN EN AMBIENTES INUSUALES

Los cambios en la actividad y en el medio ambiente inician respuestas ventilatorias integradas que involucran cambios tanto en el sistema respiratorio como en el cardiovascular. Existen ejemplos que incluyen la respuesta al ejercicio (*véase* cap. 29) y la respuesta a la tensión alterada de oxígeno. La importancia de comprender las respuestas ventilatorias integradas es que ocurren interacciones similares bajo condiciones fisiopatológicas en pacientes con enfermedades respiratorias.

La respuesta ventilatoria a la hipoxia crónica difiere de la hipoxia aguda

Con la hipoxia se realizan varias compensaciones en un esfuerzo por suministrar cantidades normales de oxígeno a los tejidos. Como se mostró anteriormente en la figura 21-5, la hiperventilación inducida por hipoxia no aumenta de manera significativa hasta que la PO_2 alveolar disminuye a < 60 mm Hg. La secuencia de acontecimientos de la hiperventilación inducida por hipoxia es la siguiente: 1) una caída de la PIO_2 conduce a una disminución de la tensión alveolar de oxígeno (PAO_2) y 2) la hipoxia alveolar conduce a una disminución de la tensión arterial de oxígeno (PaO_2) en la circulación sistémica (hipoxemia). La hipoxemia desencadena el aumento de la activación de los quimiorreceptores periféricos (los cuerpos carotídeos) y, a su vez, conduce a la hiperventilación, que es un mecanismo compensatorio para restablecer la tensión arterial de oxígeno a la normalidad. Como se mencionó antes, el estímulo para la ventilación durante la hipoxia es una disminución de la PaO_2 más que el contenido de O_2 o el porcentaje de saturación de O_2. Es importante tener en cuenta que también se produce un aumento inmediato del gasto cardiaco que coincide con el aumento de la ventilación. El aumento del gasto cardiaco conduce a un aumento de la circulación pulmonar. Recordemos del capítulo 20 que un aumento del flujo sanguíneo pulmonar reduce tanto el tiempo de tránsito capilar como la resistencia vascular pulmonar. Esto último se debe al reclutamiento capilar, que se produce sobre todo en la parte superior de los pulmones, lo que da lugar a un flujo sanguíneo más uniforme en todos los pulmones. Como resultado, el flujo sanguíneo regional y el flujo de aire en los pulmones se ajustan mejor (es decir,

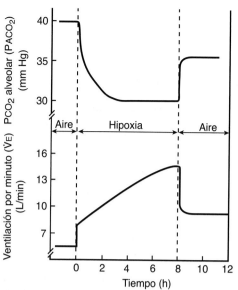

Figura 21-11 **La hipoxia estimula la ventilación por minuto y la expulsión del exceso de CO_2 que conduce a hipocapnia.** Se indujo hipoxia al hacer que un sujeto sano respirase O_2 a 12% durante 8 h. Con la hiperventilación inducida por la hipoxia la PCO_2 alveolar disminuye, lo que provoca hipocapnia con una elevación concomitante en el pH de la sangre. Tenga en cuenta que la ventilación por minuto permanece elevada luego de que el sujeto regresa al aire ambiental y se debe a que los centros de control se reajustan a los cambios de CO_2 volviendo a los niveles normales.

mejora el índice ventilación/perfusión). Así pues, el aumento del gasto cardiaco incrementa de manera indirecta el intercambio gaseoso de dos maneras: 1) disminuyendo el tiempo de tránsito y 2) mejorando el índice global ventilación/perfusión en los pulmones. Para una revisión *véase* la figura 21-11, que muestra cómo cambian la ventilación y la $PaCO_2$ con la hipoxia.

Respirar un bajo nivel de oxígeno durante varios días conduce a la hipoxia crónica y puede ocurrir de dos maneras: (1) con enfermedades pulmonares (p. ej., trastornos obstructivos y edema) y (2) viviendo a grandes altitudes. La secuencia de acontecimientos es similar para los pacientes que padecen un trastorno pulmonar o las personas que viven en altitudes elevadas. Recuerde del capítulo 20 que el porcentaje de oxígeno no cambia a una gran altitud, pero en su lugar la PO_2 disminuye debido a una caída en la presión barométrica (*véase* fig. 20-1). Por lo tanto, la respuesta a la hipoxia a grandes altitudes es causada por una reducción en la PIO_2 que resulta de una reducción en la PB y no debido a un cambio en la fracción inspirada de oxígeno (FIO_2).

En la fisiología y la medicina de grandes alturas se identifican tres regiones de altitud que reflejan la disminución de la PO_2 en la atmósfera: 1) *altitud elevada* (1 500 a 3 500 m o 4 900 a 11 500 pies), 2) *altitud muy elevada* (3 500 a 5 500 m u 11 500 a 18 000 pies), y *altitud extrema* (por encima de los 5 500 m, 18 000 pies). En un adulto sano se produce un descenso de la PO_2 alveolar a 60 mm Hg a una altitud de ~4 500 m (14 000 pies). A medida que los individuos ascienden a mayor altitud, el organismo realiza esfuerzos notables para suministrar más oxígeno a los tejidos. La respuesta principal a la altitud es la hiperventilación inducida, es decir, respiraciones más profundas y rápidas en las que aumenta la ventilación alveolar.

A una altitud por encima de cierto punto, en el que la PO_2 es insuficiente para conservar la vida humana, se le denomina *zona de muerte*. En el montañismo esta zona suele establecerse a 8 000 m (26 000 pies). Por ejemplo, la cima del monte Everest está en la zona de muerte. Muchas muertes ocurren de forma directa (pérdida de las funciones vitales) o indirecta (errores cometidos bajo condiciones de estrés). En la zona de muerte el cuerpo humano ya no puede compensar, lo que resulta en la pérdida de la conciencia y, en última instancia, en la muerte.

La respuesta ventilatoria a la hipoxia crónica se produce en dos etapas

La respuesta a la hipoxia se da en dos etapas. Primero, hay un incremento inmediato en la ventilación, que sobre todo es el resultado de la estimulación inducida por la hipoxia a través de los cuerpos carotídeos. Sin embargo, el aumento en la ventilación observado en la primera etapa es pequeño en comparación con el de la segunda etapa, en donde la ventilación continúa aumentando de forma lenta durante las siguientes 8 horas. Después de 8 horas de hipoxia crónica, la ventilación por minuto se nivela y se mantiene. La razón del pequeño incremento en la ventilación observado en la primera etapa se debe a la disminución significativa de la $Paco_2$ como resultado del exceso de dióxido de carbono exhalado con la hiperventilación inducida por la altitud. En consecuencia, la estimulación hipóxica tiene una fuerte inhibición por hipocapnia ($Paco_2$ baja). Es importante recordar que la hiperventilación eleva la Pao_2 pero reduce de manera significativa la $Paco_2$, lo que causa una elevación concomitante en el pH

arterial. La hipocapnia y la elevación del pH en la sangre trabajan en conjunto para atenuar fuertemente el impulso hipóxico.

Otro acontecimiento clave que se produce con la hipoxia crónica es el aumento de la hormona **eritropoyetina** (EPO), que conduce a una mayor producción de glóbulos rojos (**eritropoyesis**), lo que mejora el suministro de oxígeno a los tejidos. La hipoxia estimula a los riñones a producir y liberar una hormona (eritropoyetina) a la circulación. La liberación de eritropoyetina estimula a la médula ósea para aumentar la tasa de producción de eritrocitos. El beneficio del incremento en el hematocrito aumenta el contenido de oxígeno en la sangre y permite llevar más oxígeno a los tejidos. Sin embargo, el aumento de la viscosidad, como resultado del hematocrito elevado, tiende a aumentar la carga de trabajo del corazón. En algunos casos, la policitemia llega a ser tan severa (hematocrito > 70%) en grandes alturas, que se debe extraer sangre de manera periódica para permitir que el corazón bombee de forma eficaz.

A principios del siglo XX ya se conocía la importancia del control hormonal de la eritropoyesis, pero la forma en que este proceso era controlado por el O_2 seguía siendo un misterio hasta que, en 2019, los premios Nobel de Fisiología y Medicina (Kaelin, Jr., Ratcliffe y Semenza) sentaron las bases para dilucidar el mecanismo por el cual las células individuales disponían de un mecanismo sensor único para detectar cambios en la presión parcial de oxígeno (PO_2) en el líquido extracelular. Estos investigadores identificaron los componentes celulares que mediaban la res-

ENFOQUE CLÍNICO | 21-2

Mal de montaña agudo

El **mal de montaña agudo (MMA)** es una condición fisiopatológica causada por la exposición aguda a una gran altitud. El MMA también se conoce como *mal de altura* y se desencadena por una reducción en la tensión de oxígeno (Po_2) y no por una reducción en el porcentaje de oxígeno en el aire inspirado.

El MMA ocurre con más frecuencia por encima de los 2 400 m (~8 000 pies) y el conocimiento de su existencia data del año 30 a. de C., como lo indica la descripción de la "Gran cefalea de montaña" en documentos chinos. A menudo, los síntomas se manifiestan de 6 a 10 horas tras el ascenso, y generalmente remiten en 1 a 2 días. Los síntomas del MMA incluyen cefalea, mareos, náuseas y alteraciones del sueño. En la mayoría de los casos, los síntomas son temporales y suelen remitir con el tiempo a medida que se produce la **aclimatación** a la altura. El esfuerzo agrava la situación y en casos extremos puede ocurrir edema pulmonar y cerebral, que pueden ser fatales. El ritmo del ascenso, la altitud y el grado de actividad física son factores que contribuyen a la incidencia y gravedad del MMA. La susceptibilidad individual también es un factor importante.

Muchos síntomas del MMA son causados por la dilatación de los vasos sanguíneos cerebrales inducida por hipoxia, lo que ejerce presión sobre el tejido neuronal adyacente y es responsable de la cefalea, los mareos, las náuseas y las alteraciones del sueño. La deshidratación puede exacerbar estos síntomas. Los síntomas más graves del MMA son consecuencia de la formación de edema en los pulmones y el cerebro. La hipoxia severa es causante de fugas en las células endoteliales. El edema que representa la mayor amenaza para la vida es el edema pulmonar. El problema surge debido a la paradoja del oxígeno (p. ej., la hipoxia hace que los vasos sanguíneos se dilaten en la circulación sistémica, pero causa vasoconstricción en la circulación pulmonar). La vasoconstricción pulmonar inducida por hipoxia aumenta la resistencia vascular pulmonar. El corazón, al

intentar bombear sangre a través de unos "pulmones empapados de agua" complica aún más la situación. A medida que los pulmones se llenan de edema (líquido), las víctimas padecen una falta de aire cada vez más grave, y a menudo producen un esputo espumoso y sanguinolento. El edema pulmonar grave causa la muerte como resultado de insuficiencia cardiaca.

El MMA puede evitarse teniendo cuidado. Una precaución es evitar la cafeína y el alcohol, que tienden a exacerbar el MMA. Una segunda precaución es ascender la montaña con mayor lentitud. La mayoría de los casos de MMA ocurren luego de ascensos rápidos. La tercera precaución del alpinismo de gran altura es seguir la "regla de oro": "subir alto y dormir bajo", lo que significa que el montañista debe permanecer unos días en el campamento base para aclimatarse, subir lentamente hasta un campamento más alto, y luego regresar al campamento base por la noche. Este procedimiento se repite unas cuantas veces, extendiendo cada vez más el tiempo que se pasa a mayor altitud para permitir que el cuerpo se aclimate a la menor tensión de oxígeno. La regla general es no ascender > 300 m (1 000 pies) por día para dormir. Esto significa que un montañista puede ascender de 3 000 m (10 000 pies) a 4 500 m (15 000 pies) en 1 día, pero debe descender hasta los 3 300 m (11 000 pies) para dormir. Esto explica por qué los alpinistas requieren pasar días o semanas para aclimatarse antes de que puedan llegar a la cima de una montaña alta.

La acetazolamida puede ayudar a acelerar el proceso de aclimatación y tratar los casos leves de mal de altura. Reduce la formación de líquido y ayuda a reducir la gravedad del edema cerebral. El medicamento también hace que los riñones excreten bicarbonato, la forma básica del dióxido de carbono, contrarrestando así los efectos de la hiperventilación que se producen con la altitud. ■

puesta. En concreto, se descubrió un complejo proteico que se une al segmento de ADN identificado de forma dependiente del oxígeno; el complejo se denomina factor inducible por hipoxia (FIH). Lo significativo de su investigación fue el descubrimiento de que el gen de la EPO está presente en todas las células y no solo en las renales, donde normalmente se produce la EPO. El hecho de que el gen de la EPO pueda expresarse en todas las células demuestra que este fenómeno funcional está presente en todos los tipos celulares.

La importancia funcional del mecanismo de detección de oxígeno permite a las células adaptar su metabolismo a niveles bajos, como ocurre en los músculos durante el ejercicio intenso. La detección de oxígeno es fundamental para un gran número de procesos adaptativos controlados por FIH, como la formación de nuevos vasos sanguíneos, el desarrollo embrionario/neonatal, la respuesta inmunológica a las infecciones, etcétera. Por ejemplo, los pacientes con insuficiencia renal crónica suelen padecer anemia grave debido a la disminución de la expresión de EPO, como se explicó antes. Además, la maquinaria regulada por oxígeno tiene un papel importante en el cáncer. En los tumores, la maquinaria regulada por oxígeno se utiliza para estimular la formación de vasos sanguíneos y remodelar el metabolismo para una proliferación eficaz de las células cancerosas. En la actualidad, los laboratorios de investigación y las empresas farmacéuticas realizan grandes esfuerzos para desarrollar productos que puedan interferir en diferentes estados patológicos mediante la activación o el bloqueo de la maquinaria regulada por el oxígeno.

La aclimatación a la altitud conduce a un aumento sostenido en la ventilación

El aumento sostenido en la ventilación que se observa en la segunda etapa de la hiperventilación crónica inducida por hipoxia se denomina *aclimatación ventilatoria inducida* y se define como un aumento en la ventilación, dependiente del tiempo, que se presenta después de varias horas o días de exposición continua a la hipoxia. Luego de 2 semanas, la hiperventilación inducida por hipoxia alcanza una meseta estable. La aclimatación ventilatoria inducida es un cambio funcional y no es permanente, a diferencia de un cambio genético o evolutivo que conduce a una adaptación permanente a lo largo de generaciones.

Aunque los mecanismos fisiológicos responsables de la aclimatación ventilatoria aún no se comprenden del todo, está claro que en la actualidad están implicados dos mecanismos. Uno involucra a los quimiorreceptores y el segundo compromete a los riñones. Cuando se estimula la ventilación por hipoxia, el pH del LCR se vuelve más alcalino. El pH elevado del LCR vuelve a acercarse a la normalidad por el movimiento de bicarbonato fuera del LCR. Además, durante la hipoxia prolongada los cuerpos carotídeos aumentan su sensibilidad a la Pa_{O_2}. Estos cambios provocan un aumento adicional en la ventilación.

El segundo mecanismo responsable de la aclimatación ventilatoria inducida involucra a los riñones. El pH alcalino de la sangre que resulta de la hiperventilación inducida por hipoxia es antagonista al impulso hipóxico. El pH de la sangre es regulado tanto por los riñones como por los pulmones (*véase* cap. 24), lo que se ilustra en la siguiente ecuación:

$$\frac{pH = pK_a + \log[HCO_3^-]}{H_2CO_3} \qquad (1)$$

Debido a que la pK_a permanece constante y el H_2CO_3 se disocia en CO_2 y H_2O, la ecuación puede ser representada de la siguiente forma:

$$pH = \frac{[HCO_3^-]}{Pa_{CO_2}} \frac{20}{1} \frac{Riñón}{Pulmón} \qquad (1)$$

La ecuación 2 también ilustra que el $[HCO_3^-]$ en la sangre está regulado sobre todo por el riñón, y que la Pa_{CO_2} está regulada principalmente por los pulmones. Un pH normal de 7.4 se mantiene por un índice de 20:1. La importancia funcional de la segunda ecuación muestra que lo importante no es la cantidad absoluta de $[HCO_3^-]$ y Pa_{CO_2} en la sangre para mantener un pH normal, sino el índice de 20:1. Durante la hiperventilación inducida por hipoxia, el exceso de CO_2 es espirado, reduciendo la Pa_{CO_2}, lo que a su vez aumenta el índice y hace más alcalino el pH de la sangre. Los riñones compensan excretando más bicarbonato, lo que lleva al índice de regreso a un valor de 20:1 y al pH de la sangre a 7.4. Este proceso ocurre durante un periodo de 2 a 3 días, y el efecto antagonista que resulta del pH alcalino inducido por hipoxia se minimiza, lo que permite que el impulso hipóxico aumente aún más la ventilación por minuto. El otro aspecto importante a recordar es que la regulación del pH por la Pa_{CO_2} ventilatoria es rápida (de segundos a minutos), mientras que la regulación del pH por el riñón para ajustar la concentración de bicarbonato de sodio es lenta (de horas a días).

Los cambios cardiovasculares que acompañan a aclimatación mejoran el suministro de oxígeno a los tejidos

Además de la aclimatación ventilatoria, el cuerpo presenta otros cambios fisiológicos que facilitan la aclimatación a la hipoxia crónica. Un cambio significativo es un aumento marcado en el gasto cardiaco a gran altitud, que se traduce en un mayor flujo sanguíneo a los pulmones y otros órganos en el cuerpo. Como se mencionó antes, un aumento en el flujo sanguíneo pulmonar acorta el tiempo de tránsito, lo que se traduce en un aumento de la captación de O_2. Además, el aumento del flujo sanguíneo mejora el índice global de ventilación/perfusión en los pulmones, que también aumenta la captación de oxígeno de los pulmones. La hipoxemia también causa una vasodilatación significativa en la circulación sistémica que aumenta el aporte de oxígeno a los tejidos.

El suministro de oxígeno a las células también se ve favorecido por una mayor concentración de 2,3-difosfoglicerato en los eritrocitos. Recuerde del capítulo 19 que el 2,3-difosfoglicerato desplaza la curva de equilibrio de la oxihemoglobina hacia la derecha y favorece la descarga de oxígeno a los tejidos. Los efectos combinados del aumento del flujo sanguíneo, la vasodilatación sistémica y el desplazamiento de la curva de equilibrio de la oxihemoglobina son mecanismos clave para mantener el suministro de oxígeno a los alpinistas y a los pacientes que presentan hormona estimulante de tiroides hipoxia crónica.

La hipertensión pulmonar inducida por hipoxia provoca alteración de la función pulmonar

Aunque el cuerpo presenta cambios fisiológicos que favorecen la aclimatación a las grandes altitudes, también hay algunos efectos indeseables. Uno de ellos proviene de lo que se conoce como paradoja de la hipoxia en el sistema circulatorio y se denomina *hipertensión pulmonar inducida por hipoxia*. La paradoja es que la hipoxia provoca vasodilatación en la circulación sistémica, pero causa vasoconstricción en la circulación pulmonar. En condiciones normales, la hipoxia regional redirige el flujo de sangre lejos de las regiones poco ventiladas del pulmón sin que haya un cambio en la presión pulmonar. Sin embargo, con la hipoxia generalizada, la presión pulmonar se eleva debido a que todos los vasos prealveolares se contraen. Como resultado, la hipertensión pulmonar inducida por hipoxia provoca un aumento significativo de la presión arterial pulmonar. Además, la hipoxia prolongada causa remodelación vascular, en la que las células de músculo liso arterial pulmonar sufren hipertrofia e hiperplasia. La remodelación vascular provoca el estrechamiento de las pequeñas arterias pulmonares y aumenta la resistencia vascular pulmonar. La alta resistencia anormal aumenta la carga de trabajo del ventrículo derecho, lo que causa hipertrofia del corazón derecho, y en condiciones severas a menudo conduce a la muerte. La altitud extrema también provoca **edema cerebral de las grandes altitudes**. Con hipoxia severa las venas pulmonares también se contraen. Este aumento en la presión venosa eleva la presión de filtración en los lechos capilares alveolares, y bajo condiciones graves causa **edema pulmonar de las grandes altitudes**.

La contención de la respiración anula los reflejos respiratorios básicos

Otro movimiento respiratorio es aguantar la respiración, en el que los patrones homeostáticos de la respiración se suspenden de manera voluntaria. Se puede contener la respiración hasta que la $Paco_2$ se eleva y anula el esfuerzo consciente y voluntario. Contener la respiración es una maniobra frecuente en quienes bucean, y suele ser inofensiva. Sin embargo, aguantar la respiración puede volverse peligroso si el evento está precedido por hiperventilación. Por ejemplo, si alguien que bucea hiperventila antes de sumergirse en el agua, podrá contener la respiración durante más tiempo debido al fuerte efecto inhibidor de exhalar el exceso de CO_2 antes de la inmersión. El problema que se crea con la hiperventilación antes de la inmersión es que la $Paco_2$ disminuye de manera drástica, sin un cambio apreciable en el contenido de oxígeno. Como resultado de la baja tensión arterial de CO_2, los centros respiratorios se deprimen. Al mismo tiempo, los músculos que se ejercitan rápidamente absorben más oxígeno, lo que reduce tanto el contenido arterial de oxígeno como la Po_2. Sin embargo, la estimulación inducida por hipoxia de los quimiorreceptores carotídeos se ve anulada por el fuerte efecto inhibitorio de una baja Pco_2. Como resultado, el cerebro se vuelve hipóxico, lo que hace que quien bucea se desmaye bajo el agua y se ahogue, una condición que suele conocerse como **desmayo en aguas poco profundas**, que se ilustra en la figura 21-12.

El reflejo de inmersión permite a los buceadores permanecer bajo el agua durante un periodo prolongado

Otro conjunto de reflejos que se activan cuando se coloca la cara bajo el agua es el **reflejo de inmersión**. Este reflejo, que activa cuando la cara se sumerge en agua fría, permite al cuerpo tolerar niveles bajos de oxígeno durante un largo periodo de tiempo. El reflejo de inmersión es más pronunciado en mamíferos buceadores (p. ej., ballenas y focas), así como en los mamíferos recién nacidos y adultos humanos jóvenes. Se han reportado varios casos en los que niños pequeños que han caído al agua helada en un estanque o lago parcialmente congelado, han sobrevivido tras estar bajo el agua durante 20 o 30 min. A menudo, el reflejo de inmersión por sí solo no es suficiente para salvar a quienes permanecen bajo el agua por periodos mayores a 10 a 15 min. La reducción en

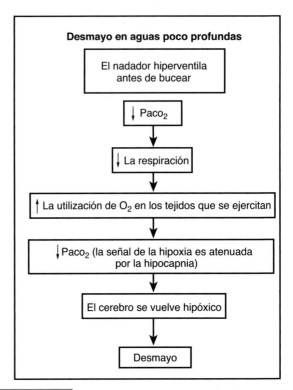

Figura 21-12 **El desmayo en aguas poco profundas es resultado de una falla en el controlador para responder a un bajo nivel de oxígeno.** Cuando la hiperventilación precede al buceo bajo el agua, ocurre hipocapnia. La hipocapnia atenúa la ventilación inducida por hipoxia, causando hipoxia grave en el cerebro.

la temperatura corporal causada por agua helada es igualmente importante. Una menor temperatura corporal significa un menor índice metabólico, lo que implica que se requiere menos oxígeno. La razón por la cual los niños sobreviven más que los adultos se debe a que, primero, los niños tienen un reflejo de inmersión más pronunciado, y segundo, a que su temperatura corporal desciende a una tasa más rápida debido a su alto índice superficie/peso corporal. Para mayores detalles sobre la relación entre la temperatura corporal y el área de superficie, consulte el capítulo 28.

El reflejo de inmersión desencadena el trabajo cardiovascular y otros mecanismos fisiológicos que actúan de modo colectivo permitiendo al organismo tolerar un nivel más bajo de oxígeno y desplazar más oxígeno al cerebro y al corazón. Tres cambios funcionales significativos, resumidos a continuación, se inducen con el reflejo de inmersión:

- El primero es la *bradicardia*, una disminución de la frecuencia cardiaca. En los individuos, la frecuencia cardiaca se ralentiza entre un 10 y un 30%, y hasta un 50% en individuos muy entrenados. La ralentización del ritmo cardiaco se produce con relativa rapidez cuando la cara se sumerge en agua fría. Los nervios faciales trigéminos (5° par craneal) transmiten la información al cerebro, que inerva el nervio vago (10° par craneal) provocando bradicardia y vasoconstricción periférica. Cuanto más fría esté el agua, más rápida será la reacción. Las temperaturas superiores a 21 °C (70 °F) no provocan ninguna reacción.

- En segundo lugar, el reflejo de inmersión contrae los pequeños vasos arteriales y capilares de la piel, así como las pequeñas arterias periféricas de las extremidades y el intestino. La constricción de estos vasos redirige la sangre al cerebro y al corazón, que son los órganos más sensibles al oxígeno del cuerpo. La derivación de sangre a estos órganos vitales es un mecanismo de supervivencia ante un nivel bajo de oxígeno. Además, la disminución de la frecuencia cardiaca también ayuda a reducir el consumo de oxígeno, ya que el músculo cardiaco trabaja a menor intensidad. Una desventaja de la constricción periférica de las extremidades es que estos músculos deben recurrir más al metabolismo energético anaeróbico para seguir trabajando. Como consecuencia, los músculos de las extremidades acumulan ácido láctico y se cansan con mayor rapidez de lo que lo harían con un ejercicio comparable en la superficie.

- En tercer lugar, se produce un *cambio de líquidos* en los órganos. Durante las inmersiones profundas, la cantidad de sangre que se acumula en los vasos sanguíneos de los pulmones actúa como medida de protección, porque los líquidos —a diferencia de los tejidos y los huesos— no pueden comprimirse. El desplazamiento de líquidos de la sangre impide que los pulmones colapsen bajo la elevada presión que se produce durante las inmersiones profundas. Investigaciones recientes han demostrado que el bazo, que contiene glóbulos rojos, también desempeña un papel importante durante las inmersiones y las contenciones de la respiración. Tras varias inmersiones, el bazo se contrae y libera una gran cantidad de glóbulos rojos al sistema circulatorio. La contracción del bazo se produce mucha mayor lentitud que los demás reflejos de inmersión. La liberación de más glóbulos rojos aumenta la cantidad de oxígeno que llega a los tejidos.

CIENCIAS MÉDICAS INTEGRADAS

Lesión traumática craneoencefálica

Un mariscal de campo profesional, en un intento de recuperar un balón suelto, fue golpeado dos veces, una en la cabeza y otra en la espalda y quedó inconsciente. Fue llevado al hospital y durante el traslado recuperó la conciencia, pero volvió a perderla. En la sala de emergencias presentó la *tríada de Cushing*, una frecuencia cardiaca lenta con presión arterial elevada y depresión respiratoria. Se le trasladó a la unidad de cuidados intensivos y se le administró oxígeno suplementario, un sedante y una inyección IV de manitol. Cuando recuperó de nuevo la conciencia fue examinado por un neurocirujano. El paciente se quejó de cefalea, náuseas y visión borrosa, y comentó que tenía cada vez más dificultad para respirar. Una radiografía de tórax confirmó una contusión pulmonar. El paciente fue diagnosticado con trauma craneoencefálico leve a moderado con contusión pulmonar añadida.

Este caso es una presentación común de una lesión cerebral traumática (LCT) y es uno de las principales motivos de muerte y discapacidad a nivel mundial, en especial en niños y adultos varones. Las causas incluyen accidentes automovilísticos, caídas, violencia y deportes de contacto. Con el traumatismo cerebral aumenta la presión intracraneal y el flujo sanguíneo cerebral se altera. Los signos y síntomas dependen de la gravedad de la lesión. Con una lesión cerebral traumática leve a moderada, los pacientes suelen permanecer conscientes, pero pueden perder la consciencia durante varios minutos. Otros síntomas incluyen cefalea, vómito, náusea, mareo, dificultad para mantener el equilibrio y visión borrosa. Los pacientes con frecuencia se quejan de zumbido en los oídos y a menudo presentan dificultad para hablar y *afasia* (dificultad para encontrar las palabras que se quieren pronunciar). Un gran porcentaje de los pacientes que mueren a consecuencia de un trauma cerebral no fallecen de inmediato. En lugar de mejorar luego de ser ingresados en la unidad de cuidados intensivos, más del 40% de estos pacientes se deterioran como consecuencia de complicaciones cardiopulmonares. Algunos ejemplos son hipertensión, arritmias, disfunción ventricular, edema pulmonar, choque y muerte súbita.

El paciente descrito en este caso presentaba la tríada de Cushing, que es un reflejo responsable del aumento de la presión del pulso sistólica, bradicardia y depresión de la respiración. Este efecto tripartito debe su nombre al neurocirujano estadounidense Harvey Cushing. La tríada de Cushing es causada por el aumento en la presión intracraneal, que comprime los vasos cerebrales, en especial las arteriolas, causando isquemia cerebral. Además, la LCT causa una estimulación simpática masiva al sistema cardiopulmonar, lo que agrava aún más el problema al causar edema pulmonar y elevación de la presión arterial sistémica.

Además, muchos pacientes sufren contusión pulmonar, que suele ocurrir como consecuencia de un golpe en la parte frontal del tórax. En este caso en particular, el paciente recibió un golpe en la espalda, lo que puede causar lesión en la parte frontal de los pulmones debido a que la onda de choque viaja a través del tórax, que golpea la parte frontal de la pared torácica. Un mecanismo similar ocurre cuando se produce un golpe en la parte frontal del tórax causando una contusión en la parte posterior de los pulmones. Una contusión pulmonar puede complicar aún más el problema de una LCT al causar sangrado y fuga de líquido hacia el tejido pulmonar, y a menudo conduce a edema pulmonar. Los pacientes con contusión pulmonar tienen dificultad para respirar debido a una disminución en la distensibilidad pulmonar (pulmones rígidos). La contusión también reduce el índice ventilación/perfusión debido a que los alveolos llenos de líquido interfieren en el intercambio gaseoso. En consecuencia, la hipoxemia se vuelve más aguda debido al edema pulmonar y al desequilibrio entre la ventilación y la perfusión.

La patogenia puede dividirse en dos fases: lesión cerebral primaria y lesión cerebral secundaria. La lesión primaria ocurre en el momento del trauma, cuando la presión intracraneal aumenta causando isquemia cerebral e hipoxemia. La lesión secundaria ocurre horas o días después del trauma inicial, y es causada por una cascada inmunológica que conduce a inflamación, producción de radicales libres y liberación de neurotransmisores. Estos eventos celulares son responsables de una serie de acontecimientos fisiopatológicos que alteran de manera drástica la función cerebral y de otros órganos. La fisiopatología incluye daño a la barrera hematoencefálica, flujo de calcio

(continúa)

y sodio hacia el interior del tejido neuronal, despolarización de la membrana terminal y disfunción mitocondrial. En conjunto, estos eventos conducen a una pérdida de la integridad vascular cerebral, degradación de la membrana del tejido neuronal y *apoptosis* (muerte celular).

Por lo general el tratamiento comienza durante el traslado y en la unidad de cuidados intensivos e inicia con asegurar un suministro apropiado de oxígeno, mantener un flujo sanguíneo adecuado al cerebro y controlar la elevación de la presión intracraneal. El tratamiento para la presión intracraneal elevada al inicio puede llevarse a cabo inclinando la cama del paciente y enderezando la cabeza para promover el flujo de sangre desde el cerebro a través de las venas del cuello. A menudo se administra manitol, un diurético osmótico, para reducir la presión cerebral. Una vez en la unidad de cuidados intensivos, a los pacientes con lesiones moderadas a graves se les puede colocar un catéter en un ventrículo cerebral para drenar el líquido cefalorraquídeo y reducir la presión intracraneal. Si la oxigenación de la sangre es baja, se recurre a la intubación endotraqueal con ventilación mecánica para mejorar el intercambio de gases.

Aproximadamente entre 30 y 50% de los pacientes que sobreviven a una lesión cerebral postraumática presentan complicaciones endocrinas. La diabetes insípida tras una LCT de leve a moderada indica una lesión en la hipófisis posterior. El hipopituitarismo anterior también está asociado con LCT grave, y conduce a una deficiencia de hormona del crecimiento (GH), hormona adrenocorticotrópica (ACTH) y hormona estimulante de tiroides (TSH). La deficiencia de la hormona del crecimiento provoca una disminución de la masa muscular, obesidad central (aumento en la grasa corporal alrededor de la cintura) y problemas de memoria y de la atención. La deficiencia de ACTH conduce a insuficiencia suprarrenal, una falta de producción de glucocorticoides como el cortisol. Los síntomas crónicos incluyen fatiga, pérdida de peso, hipoglucemia y anemia. La deficiencia de TSH causa hipotiroidismo (disminución en la producción de tiroxina [T4] y triyodotironina [T3]). Los síntomas incluyen cansancio, intolerancia al frío, aumento de peso, caída del cabello y presión arterial baja. Por último, después de una LCT suelen aparecer trastornos cognitivos y del habla. Para la rehabilitación se requieren terapia del lenguaje, terapia de rehabilitación cognitiva y terapia ocupacional. ■

Resumen del capítulo

- El ciclo respiratorio de inspiración y espiración está bajo control automático y es generado por centros neuronales de la médula. El ciclo de inspiración y espiración puede alterarse mediante reflejos y señales procedentes de centros cerebrales superiores.
- El control de la respiración se basa en un sistema de retroalimentación negativa. La retroalimentación negativa se produce cuando alguna función de los reguladores de salida se retroalimenta al cerebro y tiende a reducir las fluctuaciones del patrón respiratorio. Los reguladores de retroalimentación incluyen el pH arterial, la tensión de oxígeno (PaO_2) y la tensión de dióxido de carbono ($PaCO_2$), así como la PCO_2 en el líquido cefalorraquídeo (LCR).
- Los centros respiratorios están influidos por la entrada de los siguientes tres grupos de neuronas sensoriales:
  a. Los quimiorreceptores centrales (nervios del sistema nervioso central), situados en el bulbo raquídeo, controlan el pH del líquido cefalorraquídeo. Una disminución del pH del LCR estimula el centro respiratorio para aumentar la ventilación por minuto.
  b. Los quimiorreceptores periféricos (nervios del sistema nervioso periférico), situados en los cuerpos aórticos en la pared del arco aórtico y en los cuerpos carotídeos en las paredes de las arterias carótidas, controlan la química de la sangre. Un aumento del pH o de la PCO_2, o una disminución de la PO_2, hace que estos receptores estimulen el centro respiratorio.
  c. Los receptores de estiramiento de las paredes de los bronquios y bronquiolos se activan cuando los pulmones se expanden hasta su límite físico. Estos receptores indican al centro respiratorio que interrumpa la estimulación de los músculos inspiratorios, permitiendo que comience la espiración. Esta respuesta se denomina reflejo de inflación (Hering-Breuer).
- El trabajo de la respiración se optimiza a pesar de cambios en la actividad, el medio ambiente y la función pulmonar.
- La frecuencia y profundidad de la respiración están finamente reguladas por terminaciones nerviosas vagales que son sensibles al estiramiento pulmonar.

- El grupo respiratorio ventral (GRV) controla la espiración forzada y actúa para incrementar la fuerza de la inspiración.
- El grupo respiratorio dorsal (GRD) controla sobre todo los movimientos inspiratorios y su sincronización.
- La tasa ventilatoria (volumen por minuto) está estrechamente controlada y determinada principalmente por los niveles sanguíneos de PCO_2.
- Los nervios autonómicos y los nervios sensitivos vagales mantienen un control local de la función de las vías respiratorias.
- La irritación mecánica o química de las vías respiratorias y los pulmones activa reflejos protectores como la tos, la broncoconstricción, la respiración superficial y la producción excesiva de moco.
- La PCO_2 arterial es más importante que la PO_2 y el $[H^+]$ arteriales en el control del impulso respiratorio en individuos sanos en reposo.
- Los quimiorreceptores periféricos detectan cambios en la PO_2 arterial, PCO_2 y en el pH, mientras que los quimiorreceptores centrales solo detectan cambios en la CSF PCO_2.
- El control de la respiración durante el ejercicio involucra tres fases (neurogénica, metabólica y compensadora)
- El sueño es inducido por el retiro del estímulo de vigilia que surge de la formación reticular en el tallo cerebral, y resulta en una depresión generalizada de la respiración.
- El aumento de la ventilación por minuto inducido por hipoxia no aumenta de manera significativa sino hasta que la PO_2 cae a < 60 mm Hg.
- La aclimatación a gran altitud anula la inhibición inducida por la hipocapnia y produce un aumento de la ventilación por minuto.
- El reflejo de inmersión desencadena varias respuestas cardiopulmonares que prolongan el tiempo que un buceador puede permanecer bajo el agua.
- El desmayo en aguas poco profundas es inducido por la hipoxia y ocurre en individuos que hiperventilan antes de bucear.

Preguntas de revisión del capítulo

1. La generación del patrón cíclico básico de la respiración en el SNC requiere la participación de:

   A. El grupo respiratorio pontino.
   B. Estímulo vagal aferente hacia el puente.
   C. Estímulo vagal aferente hacia la médula.
   D. Un asa inhibitoria en la médula.
   E. Una médula espinal íntegra.

2. Durante la respiración tranquila, la espiración se asocia con:

   A. Una breve ráfaga temprana de las neuronas inspiratorias.
   B. La abducción activa de las cuerdas vocales.

   C. Una ráfaga temprana de actividad de los músculos espiratorios.
   D. La inhibición recíproca de los centros inspiratorio y espiratorio.
   E. El aumento de la actividad de los receptores de adaptación lenta.

3. ¿Cuál de las siguientes opciones caracteriza mejor la respuesta ventilatoria a la hipoxia?

   A. Es independiente de la $PaCO_2$.
   B. Es más dependiente de los quimiorreceptores aórticos que de los carotídeos.

C. Es exagerada por la hipoxia de los quimiorreceptores en la médula.

D. Está inversamente relacionada con el contenido arterial de oxígeno.

E. Es un mecanismo sensible para controlar la respiración en el rango normal de los gases en sangre.

4. ¿Cuál de las siguientes no es una consecuencia de la estimulación de las **terminaciones nerviosas C** en los pulmones?

A. Broncoconstricción.
B. Apnea.
C. Respiración rápida y superficial.
D. Relajación del músculo esquelético.
E. Vasoconstricción sistémica.

5. ¿Cuál de los siguientes enunciados describe mejor al líquido cefalorraquídeo en un individuo normal?

A. Su concentración de proteínas es igual a la del plasma.
B. Su PCO_2 es igual a la de la sangre arterial sistémica.
C. Proporciona libre acceso a los iones de hidrógeno en la sangre.
D. Su composición es esencialmente la de un ultrafiltrado del plasma.
E. Su pH está en función de la $PaCO_2$.

6. En una fiesta, dos chicos de una fraternidad hicieron un concurso para ver quién aguantaba más la respiración. Uno de ellos fue capaz de hacerlo durante 95 segundos. ¿Cuál de las siguientes situaciones ocurrirá con el individuo que aguantó la respiración más tiempo?

A. Su PCO_2 arterial y pH aumentaron y su PO_2 arterial disminuyó.
B. Su PCO_2 arterial aumentó mientras que su pH arterial y PO_2 disminuyeron.
C. Después de aguantar la respiración, el estímulo para exhalar funcionó exclusivamente a través de los quimiorreceptores centrales.
D. Durante el concurso de aguantar la respiración, esencialmente no ocurrió ningún cambio en los niveles de gases sanguíneos y pH porque los sistemas cardiopulmonares compensaron durante el periodo apneico de 95 segundos.
E. B y C son correctas.

7. ¿Cuál de las siguientes situaciones se asocia a un alpinista que asciende a grandes altitudes?

A. Aumenta la ventilación por minuto.
B. Los quimiorreceptores periféricos son estimulados por la baja PO_2 inspirada.
C. La alcalosis respiratoria ocurre como resultado de hiperventilación.
D. A y B.
E. Todas las anteriores.

8. ¿Cuál de las siguientes sustancias estimulará los quimiorreceptores centrales?

A. Hipoxia (PaO_2 baja).
B. Intoxicación por monóxido de carbono.
C. Alcalosis respiratoria.
D. A y C.
E. Todas las anteriores.

9. Un paciente de 82 años fue diagnosticado con neumonía e ingresó en el hospital universitario. Tras su ingreso recibió oxígeno suplementario. Sus valores de gasometría arterial fueron: $PO_2 = 70$ mm Hg, $PCO_2 = 44$ mm Hg y pH = 7.4. Supongamos que el paciente se encuentra a nivel del mar y que su cociente respiratorio es de 0.8. ¿Cuál es el gradiente alveolar-arterial de O_2 (A-aO_2) del paciente?

A. 5 mm Hg
B. 12 mm Hg
C. 27 mm Hg
D. 35 mm Hg
E. 45 mm Hg

10. Una paciente de 75 años fue ingresada en urgencias con insuficiencia cardiaca congestiva. Su frecuencia respiratoria era de 25 respiraciones/min, pH arterial = 7.1, $PaO_2 = 60$ mm Hg, y $PaCO_2 = 30$ mm Hg. Fue tratada con oxígeno suplementario, digitálicos y un diurético. También se le administró bicarbonato por vía intravenosa. Tras 24 horas se volvieron a comprobar sus valores (frecuencia = 20 respiraciones/min, PaO_2 arterial = 103 mm Hg, $PaCO_2 = 31$ mm y pH = 7.5). ¿Cuál de las siguientes opciones describe mejor la causa de su alcalosis respiratoria actual?

A. Exceso de bicarbonato.
B. Estimulación quimiorreceptora periférica.
C. Compensación de la acidosis metabólica.
D. Hiperventilación inducida por hipoxia.
E. Acidosis del líquido cefalorraquídeo.

11. ¿Cuál de las siguientes opciones caracteriza mejor la respuesta de los receptores periféricos? Estos receptores responden a:

A. Una disminución de la PO_2 arterial, del contenido de O_2 y de la saturación de O_2.
B. Cambios en el pH arterial.
C. Un aumento de la PCO_2 arterial.
D. B y C.
E. Todas las anteriores.

1. La respuesta correcta es D. El ritmo básico existe en ausencia del grupo respiratorio pontino, un estímulo vagal aferente al puente y a la médula, o de una médula espinal íntegra. Estos pueden modificar el ritmo de la respiración, pero no intervienen en la generación del patrón respiratorio cíclico.

2. La respuesta correcta es A. Con la espiración ocurre una breve ráfaga temprana de las neuronas inspiratorias.

3. La respuesta correcta es D. Existe una relación inversa entre la hiperventilación inducida por hipoxia y el contenido de oxígeno. La hiperventilación inducida por hipoxia depende de la $PaCO_2$ y más en los quimiorreceptores carotídeos que en los aórticos.

4. La respuesta correcta es E. La estimulación de las fibras C pulmonares no causará vasoconstricción en la circulación sistémica. Sin embargo, inducirá broncoconstricción, apnea, respiración rápida y superficial y relajación del músculo esquelético.

5. La respuesta correcta es E. El LCR y el plasma difieren en cuanto a su concentración de proteínas, PCO_2 y en la composición de electrolitos (incluyendo el [H^+]).

6. **La respuesta correcta es B.** La sangre se vuelve hipercápnica, hipoxémica y acidótica (pH bajo). La respuesta C es incorrecta porque el estímulo actúa a través de los quimiorreceptores periféricos y centrales.

7. **La respuesta correcta es E.** El ascenso a una altitud provoca una hiperventilación inducida por la hipoxia a través de la estimulación de los quimiorreceptores periféricos y se produce una alcalosis respiratoria como resultado del exceso de CO_2 expulsado por la hiperventilación.

8. **La respuesta correcta es D.** Los quimiorreceptores centrales responden a cambios en la PaO_2 y a cambios en la concentración de bicarbonato y de iones hidrógeno. En la intoxicación por monóxido de carbono disminuye el contenido de oxígeno, pero no la PaO_2.

9. **La respuesta correcta es C.** Recordemos que, según el capítulo 18, la PO_2 alveolar puede determinarse a partir de la siguiente fórmula: $P_AO_2 = F_IO_2 \times (P_B - 47) - (1.2 \times PaO_2)$. $P_AO_2 = (0.21 \times 713) - (1.2 \times 44 \text{ mm Hg})$. Por lo tanto, $P_AO_2 = 97$ mm Hg. La A $- aO_2 = 97$ mm Hg $- 70$ mm Hg $= 27$ mm Hg.

10. **La respuesta correcta es E.** La causa de la alcalosis respiratoria fue el estado acidótico del líquido cefalorraquídeo. El débil sistema tampón del líquido cefalorraquídeo no pudo corregir la acidosis inicial antes del tratamiento.

11. **La respuesta correcta es D.** Los receptores periféricos responden a los cambios de PO_2, pH y PCO_2 arteriales. Los receptores periféricos no responden al contenido de O_2 ni a la saturación de O_2.

Ejercicios de aplicación clínica 21-1

SÍNDROME DE PICKWICK

Un hombre de 45 años es referido al laboratorio de función pulmonar debido a policitemia (hematocrito de 57%). Al momento de ser referido pesaba 142 kg (312 lb) y su estatura es de 175 cm (5'9"). Una historia clínica breve revela que con frecuencia se duerme durante el día. Sus valores de gases en sangre son $PaO_2 = 69$ mm Hg; $SaO_2 = 94\%$; $PCO_2 = 35$ mm Hg; y su pH = 7.44. Unos cuantos días después es ingresado como paciente ambulatorio en el centro de sueño del hospital. Lo conectan a un oxímetro auricular y a un monitor cardiaco portátil. En 30 min. el paciente se duerme y luego de otros 30 minutos su saturación arterial de oxígeno (SaO_2) disminuye de 92 a 47% y su frecuencia cardiaca se eleva de 92 a 108 latidos por minuto. Además de la taquicardia presentaba dos contracciones ventriculares prematuras. Durante este tiempo su pared torácica continúa moviéndose, pero no se detecta flujo de aire en la nariz ni la boca.

PREGUNTAS

1. ¿Cómo se pueden interpretar los resultados de la prueba de este paciente?

2. ¿Cuál es la causa de policitemia?

3. ¿Cómo la hipoxia acelera la frecuencia cardiaca?

RESPUESTAS

1. Este paciente padece el denominado **síndrome de Pickwick**, un trastorno que se presenta con obesidad grave. El síndrome de Pickwick recibe su nombre de Joe, el niño con sobrepeso que siempre se estaba durmiendo en la novela de Charles Dickens *Los papeles póstumos del club Pickwick*. Los pacientes con síndrome de Pickwick presentan hipoventilación y a menudo también padecen apnea del sueño. El síndrome de Pickwick ya no es un nombre apropiado, debido a que no indica qué tipo de trastorno del sueño está involucrado. Alrededor de 80% de los pacientes con apnea del sueño tienen obesidad y 20% tiene un peso relativamente normal.

2. La policitemia es resultado de la hipoxemia crónica que resulta de la hipoventilación del paciente y su apnea del sueño.

3. La apnea del sueño a menudo se asocia con un aumento en la descarga simpática y es responsable de la frecuencia cardiaca acelerada.

22 Función renal

Objetivos del aprendizaje activo

Con el dominio del material de este capítulo usted será capaz de:

- Definir la tasa de filtración glomerular y predecir los efectos de los cambios en la resistencia arteriolar aferente, la resistencia arteriolar eferente, el flujo sanguíneo renal y la presión oncótica capilar glomerular sobre la TFG.
- Describir la autorregulación combinada del flujo sanguíneo renal y de la TFG, incluidos los mecanismos de retroalimentación tubuloglomerular.
- Explicar el mecanismo mediante el cual el riñón extrae o "depura" sustancias del plasma.
- Comparar y contrastar la utilidad y las limitaciones de utilizar la depuración de inulina, la depuración de creatinina y la concentración plasmática de creatinina como medidas de la tasa de filtración glomerular.
- Describir cómo puede determinarse el flujo sanguíneo renal a partir de la depuración de *p*-aminohipurato y el hematocrito, y discutir los factores que influyen en el flujo sanguíneo renal.
- Determinar si hay reabsorción o secreción neta de una sustancia en el plasma por los riñones y cuantificar su valor.
- Explicar los principios de transporte tubular máximo, transporte de umbral y separación para la reabsorción y secreción secundaria de solutos activos por la nefrona.

- Explicar y comparar los mecanismos de reabsorción de agua y solutos en el túbulo contorneado proximal, el asa de Henle y la nefrona distal.
- Predecir las consecuencias de la alteración en cualquier proceso de transporte a lo largo de la nefrona.
- Explicar de qué forma el transporte de agua e iones en cualquier sección de la nefrona se ve alterado por un cambio en la reabsorción de sodio en dicha región.
- Explicar los mecanismos responsables de la secreción de ácidos y bases por la nefrona, y cómo esta secreción se ve alterada por el pH de la orina.
- Explicar cómo la ADH controla la permeabilidad al agua y urea de los conductos colectores.
- Explicar cómo los mecanismos de contracorriente crean y mantienen el gradiente osmótico peritubular que rodea a los túbulos renales en las nefronas corticales y yuxtamedulares.
- Explicar cómo la interacción entre el gradiente osmótico vertical peritubular y el efecto de la ADH sobre el conducto colector le permite al riñón variar su reabsorción neta de agua y la osmolalidad de la orina que forma.

INTRODUCCIÓN

La función y sobrevivencia de las células dependen del mantenimiento de la composición química del medio ambiente interno. La importancia funcional de mantener una composición osmolar normal, electrolítica, del agua y del pH del entorno celular y extracelular fue demostrado en neural (capítulo 3), muscular (capítulo 8), cardiovascular (capítulos 12 y 13) y procesos respiratorios (capítulos 19 y 21). El mantenimiento de la hidratación normal en la función celular también fue discutido en el capítulo 2.

Los siguientes tres capítulos explicarán cómo el riñón regula el volumen y la composición de los líquidos corporales, cómo mantiene el balance de electrolitos agua y equilibrio osmolar, elimina los desechos orgánicos y mantiene el pH de los fluidos del cuerpo. La capacidad del riñón para eliminar selectivamente los desechos y al mismo tiempo conservar electrolitos esenciales, agua y nutrientes, es una característica distintiva del principio fisiológico general de la función renal.

Este par de órganos actúa como el principal sistema de procesamiento en el cuerpo para el líquido extracelular (LEC) y, por extensión, el compartimento plasmático que contiene. Los

riñones mantienen concentraciones normales de muchos constituyentes del plasma, en especial numerosos electrolitos. Regulan el volumen de agua y **osmolaridad** en el LEC al tiempo que eliminan productos de desecho metabólicos como la urea y el ácido úrico. También son responsables de la recuperación de agua filtrada, electrolitos, glucosa y aminoácidos. Por último, los riñones producen las hormonas 1,25-dihidroxi D3 (la forma activada de la vitamina D), que favorece la reabsorción de calcio en el tracto gastrointestinal (GI), y eritropoyetina, que estimula la producción de glóbulos rojos en respuesta a la hipoxia sistémica. También produce la enzima renina (capítulo 17). Este capítulo considera los procesos renales básicos que permiten que los riñones tomen muestras de plasma y lo procesen mientras conservan o excretan varias sustancias en el LEC.

GENERALIDADES DE LA FUNCIÓN RENAL

El diseño arquitectónico del sistema urinario consiste en órganos formadores de orina —los riñones, la vejiga urinaria, los **uréteres** y la **uretra**—. Los movimientos peristálticos impulsan la orina por los uréteres hacia la vejiga urinaria, que almacena

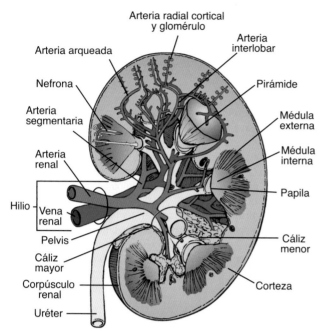

Figura 22-1 **El riñón humano seccionado verticalmente.**

Labels in figure:
- Arteria radial cortical y glomérulo
- Arteria interlobar
- Arteria arqueada
- Nefrona
- Pirámide
- Arteria segmentaria
- Médula externa
- Arteria renal
- Médula interna
- Hilio
- Papila
- Vena renal
- Pelvis
- Cáliz menor
- Cáliz mayor
- Corpúsculo renal
- Uréter
- Corteza

la orina hasta que la vejiga se vacía a través de la uretra. Cada riñón está localizado en la parte posterior de la pared abdominal. El riñón adulto pesa alrededor de 150 g y es aproximadamente del tamaño de un puño. Los riñones están altamente inervados y tienen una vascularización abundante. A pesar de su tamaño relativamente pequeño, reciben ~ 20% del gasto cardiaco, lo que indica la envergadura de su tarea de muestreo y tratamiento del plasma. Cada riñón está típicamente irrigado por una sola arteria renal, que se ramifica en divisiones anterior y posterior. Estas, a su vez, dan lugar a un total de cinco arterias segmentarias (fig. 22-1).

Los riñones están inervados por el sistema nervioso simpático

Los riñones están inervados de manera abundante por fibras nerviosas simpáticas, que viajan a los riñones principalmente a través de los nervios espinales torácicos X, XI y XII y el nervio espinal lumbar I. La estimulación de las fibras simpáticas causa constricción de los vasos sanguíneos renales y reduce el **flujo sanguíneo renal** (FSR). Las fibras nerviosas simpáticas también inervan a algunas células tubulares, y causan un incremento en la reabsorción de Na^+ por la acción directa sobre estas células. Además, la estimulación de los nervios simpáticos aumenta la liberación de renina por los riñones (*véase* capítulo 17). Los nervios renales aferentes (sensoriales) son estimulados por el estiramiento mecánico o por varios químicos en el parénquima renal.

Los riñones llevan a cabo una amplia gama de funciones clave

Las funciones importantes realizadas por los riñones incluyen los implicados en la gestión crítica de la química del LEC. Las funciones fisiológicamente importantes del riñón son las siguientes:

- Regular la osmolaridad de los líquidos corporales alterando la reabsorción de agua para excretar orina osmóticamente

diluida o concentrada (es decir, eliminar agua del LEC o añadir agua al LEC, respectivamente).

- Regular las concentraciones plasmáticas de Na^+, K^+, Ca^{2+}, Mg^{2+}, Cl^-, HCO_3^-, fosfato y sulfato.

- Controlar el equilibrio acidobásico alterando la excreción renal del H^+ y la reabsorción de HCO_3^-.

- Regular el volumen del LEC controlando la excreción de Na^+ y agua.

- Ayudar en la regulación de la presión arterial ajustando la excreción de Na^+ y produciendo varias sustancias (p. ej., renina) que pueden afectar la presión arterial.

- Eliminar los productos metabólicos de desecho, incluyendo la urea (el principal producto nitrogenado del metabolismo de las proteínas en humanos), el ácido úrico (un subproducto del metabolismo de las purinas) y la creatinina (un subproducto del metabolismo muscular).

- Remover muchos medicamentos (p. ej., penicilina), metabolitos de fármacos y compuestos extraños o tóxicos de la circulación a través de la excreción urinaria.

- Servir como el principal sitio de producción de algunas hormonas, incluyendo la eritropoyetina (*véase* capítulo 9) y la 1,25-dihidroxi vitamina D_3 (*véase* capítulo 35).

- Degradar varias hormonas polipeptídicas, incluyendo la insulina, el glucagón y la hormona paratiroidea.

- Sintetizar amoniaco, que tiene un papel importante en la homeostasis acidobásica.

- Sintetizar sustancias que afectan el flujo sanguíneo renal y la excreción de Na^+, incluyendo derivados del ácido araquidónico (prostaglandinas y tromboxano A_2) y calicreína (una enzima proteolítica que resulta en la producción de quininas).

No es de extrañar que el número de disfunciones del organismo derivadas de la insuficiencia renal sea muy grande, complicado y a menudo mortal.

LA NEFRONA: LA UNIDAD FUNCIONAL DEL RIÑÓN

Para regular la composición del LEC, los riñones obtienen primero una muestra del plasma sanguíneo a través de un mecanismo de filtración capilar pasivo. A continuación, procesan y refinan ese filtrado en túbulos renales diseñados para recuperar el agua y los solutos que el organismo necesita, eliminar los desechos y contribuir a los mecanismos necesarios para regular la composición del LEC. La unidad microscópica funcional que realiza todas estas tareas en el riñón es la **nefrona**. Cada riñón humano contiene alrededor de 1 millón de nefronas (fig. 22-2), las cuales consisten en un *corpúsculo renal* y un *túbulo renal*. Cada corpúsculo se deriva de una *arteriola muscular aferente* que forma un penacho de capilares llamado **glomérulo**, que está rodeado por la **cápsula de Bowman**. La cápsula de Bowman recolecta la porción de flujo plasmático renal filtrado a través del glomérulo para formar el líquido tubular renal inicial para el procesamiento tubular renal. La sangre que abandona al glomérulo menos su filtrado glomerular (aproximadamente 1/5 del plasma entrante) es llevada por la *arteriola eferente* en un sistema arterial que termina en una red capilar peritubular.

ENFOQUE CLÍNICO | 22-1

Diálisis renal

La enfermedad renal crónica suele ser progresiva y puede causar falla renal. Las causas comunes incluyen diabetes mellitus, hipertensión, inflamación de los glomérulos (glomerulonefritis), reflujo urinario e infecciones (pielonefritis) y **enfermedad renal poliquística**. El daño renal puede ocurrir a lo largo de varios años, y puede pasar desapercibido hasta que ocurre una pérdida considerable de nefronas funcionales. Cuando la tasa de filtración glomerular ha disminuido a 5% de lo normal, o menos, el ambiente interno se altera tanto que los pacientes usualmente mueren en cuestión de semanas o meses si no se dializan o se les realiza el trasplante de un riñón funcional.

En Estados Unidos, ~¾ de millón de personas tienen una enfermedad renal terminal, aunque la tasa de nuevos casos parece estar disminuyendo debido a un mejor manejo de los factores que predisponen a la enfermedad renal (p. ej., diabetes mellitus, hipertensión). La mayoría de los signos y síntomas de falla renal para pacientes con insuficiencia renal terminal pueden ser aliviados con **diálisis**, la separación de moléculas más pequeñas de moléculas grandes en una solución, por difusión de las moléculas pequeñas a través de una membrana selectivamente permeable. La diálisis es responsable de aumentar de manera significativa la esperanza de vida de los pacientes con enfermedad renal terminal. Hay dos métodos de diálisis comúnmente utilizados para tratar a pacientes con falla renal grave e irreversible (etapa terminal).

En la **diálisis peritoneal continua ambulatoria** (**DPCA**), la membrana peritoneal, que reviste la cavidad abdominal, actúa como una membrana dializante. Se introducen de manera manual alrededor de 1 a 2 L de solución estéril de glucosa/sal en la cavidad abdominal, y las moléculas pequeñas (p. ej., K^+ y urea) se difunden hacia la solución introducida, que posteriormente es drenada y desechada. El procedimiento por lo general

se realiza de tres a cinco veces al día con una permanencia nocturna que se retira por la mañana. La diálisis peritoneal cíclica continua (DPCC) es una forma mecánica automatizada de diálisis peritoneal que se realiza normalmente por la noche mientras el paciente duerme. La diálisis peritoneal rara vez se realiza en Estados Unidos en pacientes con insuficiencia renal aguda debido al riesgo de infección y a una eliminación menos eficaz de los desechos por unidad de tiempo en relación con la urgencia aguda.

La **hemodiálisis** es más eficiente en términos de una rápida eliminación de desechos. La sangre del paciente es bombeada a través de una máquina que actúa como riñón artificial. La sangre está separada de una solución salina balanceada por una membrana tipo celofán y las pequeñas moléculas pueden difundirse a través de esta membrana. Se puede eliminar el exceso de líquido aplicando presión a la sangre y filtrándola. La hemodiálisis por lo general se realiza tres veces por semana (4 a 6 horas por sesión) en una institución médica o en casa.

La diálisis le puede permitir a los pacientes con daño renal, que de otra forma resultaría fatal, vivir una vida útil y productiva. Sin embargo, persisten muchos problemas fisiológicos y psicológicos, incluyendo la alteración de los niveles corporales de calcio y enfermedad ósea, trastornos de la función nerviosa, hipertensión, enfermedad vascular ateroesclerótica, muerte cardiaca súbita debida a alteraciones en el potasio plasmático, y alteraciones en la función sexual. Existe un riesgo constante de infección y, con hemodiálisis, de coagulación y hemorragia. La diálisis no mantiene el crecimiento y desarrollo normal en niños. La anemia (principalmente resultado de una producción deficiente de eritropoyetina por los riñones dañados) fue alguna vez un problema, pero en la actualidad puede ser tratada con eritropoyetina humana recombinante. ■

Los túbulos renales están divididos en segmentos con propiedades estructurales y de transporte únicas

El túbulo renal se divide en varios segmentos (*véase* fig. 22-2). La parte del túbulo más cercana al glomérulo es el **túbulo proximal**, que se subdivide en un *túbulo contorneado proximal* seguido de un *túbulo recto proximal*. La porción recta está dirigida hacia la médula, lejos de la superficie del riñón, y hacia el asa de Henle. El asa de Henle forma un asa en forma de U que se dirige hacia la médula renal. En las nefronas contenidas dentro de la corteza renal, el **asa de Henle** incluye al túbulo recto proximal, una *rama descendente delgada* y una *rama ascendente gruesa*. En las **nefronas yuxtaglomerulares**, que son un subgrupo de nefronas cuyas asas de Henle descienden profundamente dentro de la médula renal, hay una *rama delgada ascendente* que se interpone entre las ramas delgada descendente y gruesa ascendente. La rama gruesa ascendente en ambos tipos de nefronas conduce al siguiente segmento de la nefrona, llamado **túbulo contorneado distal**. El túbulo contorneado distal se extiende desde la mácula densa (*véase* más adelante) hacia un **túbulo conector**, el cual está conectado al sistema de **conductos colectores**. Cada conducto en el sistema recibe líquido tubular distal de varias nefronas.

El aparato yuxtaglomerular es el sitio funcional donde se produce la renina

Aproximadamente 12% de la población total de nefronas contienen grupos especializados de células localizadas entre el corpúsculo renal y el túbulo contorneado distal. Este grupo especializado de células es el **aparato yuxtaglomerular**, nombrado así por su proximidad al glomérulo (fig. 22-3). El aparato yuxtaglomerular está formado por tres componentes celulares: la **mácula densa** del túbulo contorneado distal, las células mesangiales extraglomerulares y las **células granulares** (también conocidas como *células yuxtaglomerulares*). La mácula densa (punto denso) está formada por células epiteliales tubulares densamente aglomeradas del lado de la rama ascendente gruesa que ve hacia el penacho glomerular; estas células vigilan la composición (principalmente sodio) del líquido en la luz del túbulo. Las **células mesangiales** extraglomerulares son contiguas a las células mesangiales del glomérulo; pueden transmitir información desde las células de la mácula densa a las células granulares. Las células granulares son células de músculo liso vascular modificadas con un aspecto epitelioide, localizadas principalmente en las arteriolas aferentes cercanas al glomérulo. Estas células sintetizan y liberan renina, una enzima que hidroliza al angioten-

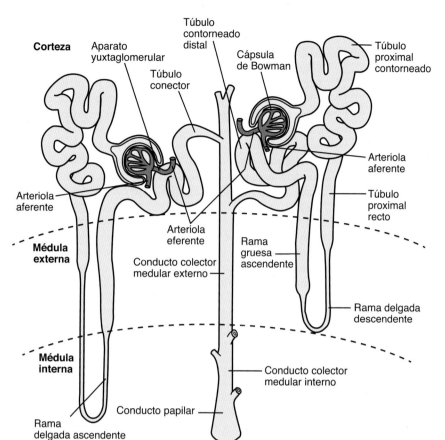

Corteza
Aparato yuxtaglomerular
Túbulo conector
Túbulo contorneado distal
Cápsula de Bowman
Túbulo proximal contorneado
Arteriola aferente
Túbulo proximal recto
Arteriola aferente
Arteriola eferente
Rama gruesa ascendente
Conducto colector medular externo
Rama delgada descendente
Médula externa
Médula interna
Conducto colector medular interno
Rama delgada ascendente
Conducto papilar

Figura 22-2 **Componentes de la nefrona y el sistema de conductos colectores.** Del lado izquierdo está una nefrona yuxtaglomerular de asa larga; del lado derecho, una nefrona cortical superficial.

sinógeno para formar angiotensina I, y por lo tanto participan en el sistema renina-angiotensina-aldosterona del organismo. La renina se libera por una presión arteriolar aferente baja, por la activación del sistema nervioso simpático o por una disminución de la concentración de sodio en el plasma. Este sistema contribuye a la regulación de la concentración de sodio (y potasio) en el LEC, así como al volumen de agua contenido dentro de dicho compartimento de líquido. También contribuye a la regulación de la presión arterial (*véanse* capítulos 17 y 23). Además de estos papeles reguladores, el aparato yuxtaglomerular tiene una importancia crítica en la regulación del flujo sanguíneo renal y la tasa de filtración glomerular (*véase* más adelante).

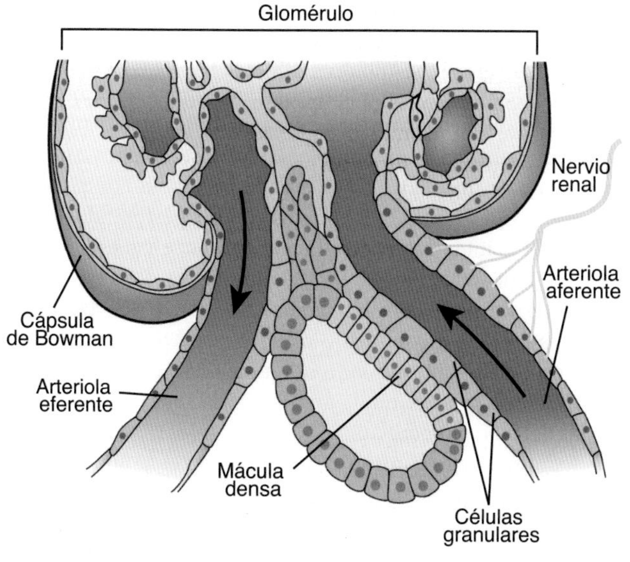

La arquitectura de la nefrona da lugar a dos distintas regiones en el riñón

La configuración de las nefronas dentro de los riñones da lugar a dos regiones diferentes: una región externa, llamada *corteza*, y una región interna, llamada *médula* (*véase* fig. 22-1). La corteza es típicamente de color rojizo-café, y tiene un aspecto granular. Todos los glomérulos, túbulos contorneados y conductos colectores corticales están localizados en la corteza. La médula es de un color más claro y tiene una apariencia estriada que resulta de la configuración en paralelo de las asas de Henle, los conductos colectores medulares y los vasos sanguíneos de la médula. Las nefronas a menudo son clasificadas en dos tipos principales: *corticales* y *yuxtaglomerulares*. Todas las nefronas se originan en la corteza, pero los glomérulos de las nefronas corticales yacen en la capa externa de la corteza, mientras que los glomérulos de las nefronas yuxtaglomerulares yacen en la capa interna de la corteza, junto a la médula. Las nefronas yuxtaglomerulares difieren en varias formas de los otros tipos de nefronas: tienen asas de Henle más largas, ramas delgadas más largas (tanto las porciones descendentes como ascendentes) y diferentes propiedades de permeabilidad tubular y transporte.

La formación de orina resulta de tres procesos básicos

Los riñones recuperan la mayor parte, pero no la totalidad, de los solutos fisiológicos y el agua que reciben en primer lugar a través del filtrado glomerular. Además, añade productos de desecho al líquido tubular para su eliminación del organismo a

Glomérulo
Cápsula de Bowman
Arteriola eferente
Mácula densa
Células granulares
Nervio renal
Arteriola aferente

Figura 22-3 **Aspecto histológico del aparato yuxtaglomerular.** En la parte inferior se presenta una sección transversal a través de un túbulo contorneado distal y en la parte superior se muestra parte de un glomérulo.

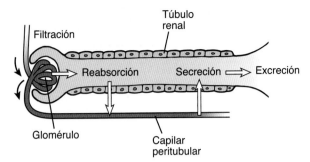

Figura 22-4 Ilustración esquemática de la formación de orina. Este diagrama muy simplificado representa los procesos de filtración, secreción y excreción.

través de la excreción urinaria. El líquido final que sale del riñón luego de la filtración glomerular y el procesamiento tubular se denomina **orina**. Los procesos involucrados en la formación de orina son la filtración glomerular, la **reabsorción tubular** y la secreción tubular (fig. 22-4). La filtración glomerular es el primer paso, e involucra obtención de una muestra de plasma a través de la filtración capilar pasiva a través de los capilares glomerulares según la ley de Starling. Es importante que los principiantes no confundan el término filtración utilizado en la función renal con el término "purificar" o "eliminar" que se le asigna en la jerga cotidiana. Aunque una de las muchas funciones del riñón es eliminar solutos no deseados del plasma para su excreción fuera del cuerpo en la orina, la filtración en el contexto de la función renal se refiere al proceso mediante el cual el riñón aprovecha el movimiento pasivo del agua a través de los capilares para obtener una muestra de plasma como primer paso para analizar y procesar la composición del LEC.

Alrededor de 20% del plasma que fluye hacia el glomérulo es filtrado a través de los capilares glomerulares hacia la cápsula de Bowman, y 80% restante fluye a través de la arteriola eferente y hacia los capilares peritubulares. El filtrado entra al espacio urinario de la cápsula de Bowman y después fluye corriente abajo a través de la luz del túbulo. Las células epiteliales del túbulo disminuyen el volumen y cambian la composición del líquido en la luz del túbulo. Cada día se filtra un aproximado de 180 L (~48 galones) de plasma a través de los riñones (alrededor de 125 mL/min). Esto se denomina **tasa de filtración glomerular** (**TFG**). El volumen promedio del plasma en el adulto es de alrededor de 2.75 L. Esto significa que los riñones procesan el volumen plasmático del cuerpo alrededor de 65 veces al día. Si todo lo que se filtra se convirtiera en orina, el volumen plasmático total del cuerpo se perdería en la orina en < 30 minutos. Esto no ocurre debido a la reabsorción tubular. De los 180 L de plasma filtrados al día, ~178.5 L son reabsorbidos. Los restantes 1.5 L son excretados en forma de orina.

Además de la reabsorción de agua, la reabsorción tubular también involucra la reabsorción selectiva de sustancias esenciales que el cuerpo necesita. Estos materiales son reabsorbidos por difusión y por transportadores en la membrana celular. La reabsorción de material involucra el movimiento de sustancias desde la orina tubular de regreso hacia la sangre capilar, que rodea a los túbulos renales. Las sustancias reabsorbidas incluyen muchos iones importantes (p. ej., Na^+, K^+, Ca^{2+}, Mg^{2+}, Cl^-, HCO_3^- y fosfato), agua, sustratos metabólicos importantes (p. ej., glucosa y aminoácidos) e incluso algunos productos de desecho (p. ej., urea, ácido úrico, amonio, etc.).

Los túbulos renales también secretan sustancias derivadas del torrente sanguíneo a través o entre las células epiteliales tubulares y en el líquido tubular. La secreción también involucra difusión pasiva y transporte selectivo de sustancias mediado por transportadores en la membrana celular de los capilares peritubulares hacia la orina tubular. La secreción tubular proporciona una segunda ruta por la cual una sustancia puede entrar a los túbulos renales desde el torrente sanguíneo para ser excretada, siendo la primera ruta la **filtración glomerular**. La secreción tubular proporciona un mecanismo para eliminar de forma selectiva sustancias del plasma. Por ejemplo, muchos aniones orgánicos y cationes son captados por el epitelio tubular desde la sangre que rodea a los túbulos y son añadidos a la orina tubular. Algunas sustancias (p. ej., el H^+ y el amoniaco) son producidas en las células tubulares y secretadas a la orina tubular.

Los términos *reabsorción* y *secreción* indican movimiento hacia afuera y hacia adentro de la orina tubular, respectivamente. El transporte tubular (reabsorción y secreción) puede ser activo o pasivo, dependiendo de la sustancia en particular y de otras condiciones. La excreción se refiere a la eliminación a través de la orina. En general, la cantidad excretada se expresa mediante la siguiente ecuación:

$$\text{Excretada} = \text{Filtrada} - \text{Reabsorbida} + \text{Secretada} \qquad (1)$$

El estado funcional de estos procesos en la formación de orina puede ser evaluado utilizando varias pruebas basadas en el concepto de depuración renal (*véase* más adelante).

FLUJO SANGUÍNEO RENAL

Dado que los riñones son el principal sistema de procesamiento del cuerpo para el plasma sanguíneo y por extensión el LEC, son altamente dependientes del flujo sanguíneo. Los riñones tienen un alto flujo sanguíneo, lo que les permite filtrar el plasma sanguíneo a una mayor tasa. Al igual que muchos otros órganos, el FSR es afectado por factores reguladores locales y neurohumorales extrínsecos.

El flujo sanguíneo renal óptimo es mantenido mediante autorregulación

La autorregulación del flujo sanguíneo es el mecanismo que les permite a los órganos mantener un flujo sanguíneo constante durante cambios en la presión arterial media (*véase* capítulo 15). La autorregulación es una propiedad intrínseca de los riñones, y puede observarse en un riñón aislado perfundido desprovisto de nervios externos. El FSR en estos riñones perfundidos aislados puede mantenerse relativamente constante cuando la presión de perfusión varía de 80 a 180 mm Hg (fig. 22-5). Cuando la presión de perfusión aumenta o disminuye, las arteriolas aferentes renales se contraen o dilatan, respectivamente, manteniendo por lo tanto un flujo sanguíneo constante e igual de importante, la prevención de grandes variaciones en la presión capilar del flujo glomerular.

Existen dos mecanismos responsables de la autorregulación renal: el *mecanismo miogénico* y el mecanismo de *retroalimentación tubuloglomerular*. En el mecanismo miogénico, un aumento en la presión expande las paredes arteriolares aferentes, lo que activa canales de cationes activados por estiramiento en las células de músculo liso arteriolares. Esto hace que se eleve el

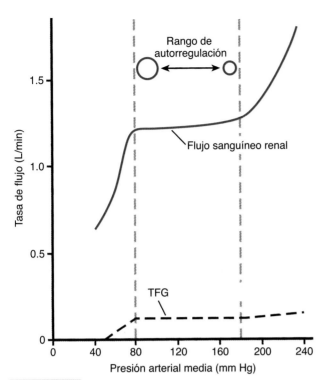

Figura 22-5 **Autorregulación del flujo sanguíneo renal y TFG.**
Las mediciones están basadas en un riñón aislado, denervado, perfundido. En el rango de autorregulación, el flujo sanguíneo renal y la tasa de filtración glomerular (TFG) permanecen relativamente constantes a pesar de cambios en la presión arterial. Esto se logra mediante cambios en la resistencia (calibre) de los vasos sanguíneos preglomerulares. Los círculos indican que el radio del vaso es más pequeño cuando la presión arterial es más alta y más grande cuando la presión arterial es baja. Debido a que la resistencia al flujo sanguíneo varía como r^4, los cambios en el calibre de los vasos están muy exagerados en esta figura sólo con fines ilustrativos.

calcio intracelular, resultando en contracción del músculo liso, una reducción en el diámetro de la luz de los vasos y un aumento en la resistencia vascular. Esto contrarresta el efecto de la alta presión de perfusión, lo que de otra forma habría aumentado el FSR. La disminución en la presión arterial causa los cambios opuestos. En el **mecanismo de retroalimentación tubuloglomerular** (fig. 22-6), un aumento transitorio en la tasa de filtración glomerular que resulta de un aumento inicial en la presión arterial produce mayor suministro de NaCl a la mácula densa. Esto aumenta la reabsorción de NaCl y la liberación de trifosfato de adenosina (ATP) de las células de la mácula densa. El ATP es metabolizado a ADP y adenosina monofosfato (AMP) y adenosina en el intersticio glomerular. La adenosina se une con receptores en la arteriola aferente y causa vasoconstricción. En consecuencia, el flujo sanguíneo y la tasa de filtración glomerular se reducen a un valor normal.

La retroalimentación tubuloglomerular funciona a nivel de cada nefrona para ajustar la TFG de forma que sea compatible con el procesamiento tubular corriente abajo. Los niveles elevados de sodio en la nefrona distal que desencadenan esta retroalimentación pueden considerarse un indicador de que el sodio filtrado, y por extensión la filtración glomerular, es demasiado grande para permitir una reabsorción adecuada en el túbulo. En apoyo de esta hipótesis, se ha demostrado que si el suministro de

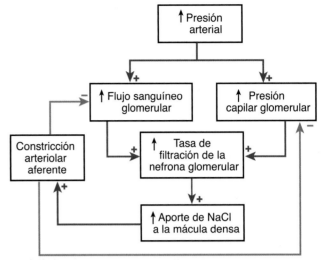

Figura 22-6 **Mecanismo de retroalimentación negativo del aparato tubuloglomerular.** Cuando la tasa de filtración glomerular (TFG) de una nefrona única aumenta —por ejemplo, debido a un aumento en la presión arterial— más NaCl es llevado hacia la mácula densa y reabsorbido por ella, lo que desencadena una constricción de la arteriola aferente cercana. Este sistema de retroalimentación negativa tiene un papel en la autorregulación del flujo sanguíneo renal y la TFG, siendo este último afinado y mantenido más constante.

NaCl a la mácula densa es aumentado de forma experimental al perfundir la luz del asa de Henle, la tasa de filtración en la nefrona perfundida disminuye. Esto sugiere que el propósito de la retroalimentación tubuloglomerular puede ser controlar la cantidad de Na^+ presentada a los segmentos distales de la nefrona. Estos segmentos tienen una capacidad limitada para reabsorber Na^+; si iban a quedar sobrepasados, esto puede resultar en una excreción urinaria excesiva de Na^+. Así, la señal previene esta sobrecarga restringiendo la TFG. Aunque la autorregulación del flujo sanguíneo en el riñón es muy fuerte, la eficacia del control de la TFG es aún mayor debido al efecto combinado de un fuerte mecanismo miogénico que sinergiza con el mecanismo de retroalimentación tubuloglomerular para controlar la TFG.

La autorregulación renal se manifiesta alterando la resistencia de la arteriola aferente, no de la eferente. De esta forma se minimiza el impacto de los cambios en la presión arterial sobre la tasa de filtración glomerular, el FSR y la carga de Na^+ de forma simultánea. Sin autorregulación renal, los aumentos en la presión arterial llevarían a incrementos drásticos en la tasa de filtración glomerular y pérdidas potencialmente graves de NaCl y agua del LEC.

El flujo sanguíneo renal es alterado por varios factores neurohumorales

Las arteriolas renales, y por tanto el FSR y la TFG, responden a la actividad de los nervios simpáticos renales, así como a las hormonas y agentes vasoactivos circulantes. A continuación se describen brevemente algunos de los factores más importantes que alteran la hemodinámica renal y la función glomerular.

Nervios simpáticos

Tanto la arteriola aferente como la eferente de cada extremo del glomérulo están inervadas por el sistema nervioso simpático.

Ambas contienen receptores α_1, pero las aferentes contienen más que las arteriolas eferentes. Una estimulación nerviosa simpática moderada provoca vasoconstricción de las arteriolas aferentes y eferentes, con el consiguiente aumento de la resistencia vascular renal y disminución del FSR. Sin embargo, la relación entre la resistencia precapilar y la poscapilar no cambia mucho con una deficiente estimulación simpática y, por lo tanto, hay pocos cambios en la TFG. Este nivel de vasoconstricción renal forma parte de la vasoconstricción refleja sistémica generalizada utilizada para aumentar la resistencia vascular sistémica con el fin de contrarrestar los descensos momentáneos leves de la presión arterial asociados con los cambios posturales y la actividad física diaria (p. ej., a través del reflejo barorreceptor). Sin embargo, la fuerte estimulación de los nervios simpáticos renales durante condiciones de estrés importantes, incluidas varias formas de choque (p. ej., hemorragia, deshidratación), o durante el ejercicio extenuante, da lugar a una intensa vasoconstricción renal refleja que reduce *ambas* TFG y FSR. En estas condiciones, la vasoconstricción renal puede considerarse un mecanismo de emergencia que contribuye a aumentar la resistencia vascular periférica total para elevar la presión arterial a expensas del FSR y la función. Este nivel de vasoconstricción renal permite que una mayor parte del gasto cardiaco perfunda otros órganos vitales, como el cerebro y el corazón, y reduce la pérdida de líquido renal fuera del sistema vascular a través de los glomérulos.

Angiotensina II

La angiotensina II es un potente vasoconstrictor de las arteriolas aferentes y eferentes, pero las eferentes son más sensibles que las aferentes a este péptido. La AII se considera un factor importante en la regulación del tono arteriolar eferente. Los niveles bajos de AII reducen el FSR pero aumentan la presión hidrostática capilar glomerular, de modo que aumenta la TFG. A niveles elevados de AII, que se observan en la hipotensión grave, la resistencia vascular renal aumenta notablemente y disminuyen tanto el FSR como la TFG. Al igual que ocurre con la estimulación simpática intensa, esto puede considerarse como una forma de reclutar la circulación renal para defenderse de la hipotensión grave y de reducir en gran medida la diuresis para conservar líquido en el sistema cardiovascular.

Péptido natriurético auricular

El PNA se libera desde las aurículas cuando el volumen sanguíneo circulante es elevado o cuando aumenta la presión en las aurículas. El PNA dilata la arteriola aferente y contrae ligeramente la arteriola eferente. Aumenta el FSR y la TFG para promover una diuresis leve a corto plazo en el riñón.

Prostaglandinas renales (PGI2 y PGE2)

La PGI2 (prostaciclina) y la PGE2 causan vasodilatación de las arteriolas aferentes y eferentes y aumentan la TFG. Estos autocoides no intervienen en las funciones renales diarias en personas sanas, sino que se liberan como agentes protectores renales en determinados estados patológicos. Un aumento sostenido de la actividad nerviosa simpática o de la concentración plasmática de angiotensina II estimula la producción de prostaglandinas vasodilatadoras renales. Las prostaglandinas atenúan el efecto constrictor puro grave de la estimulación nerviosa simpática crónica o la liberación de angiotensina II que se observa en la insuficiencia cardiaca crónica. Pueden considerarse un mecanismo de apoyo o protección renal que mitiga el daño renal potencial resul-

tante de una reducción demasiado grave del FSR en condiciones patológicas crónicas. Se cree que son un mecanismo para preservar algunas de las funciones de homeostasis del líquido corporal del riñón frente a influencias vasoconstrictoras crónicas graves. Sin embargo, en el momento en que esto ocurre, los riñones se encuentran en un estado de dependencia de estas prostaglandinas para las funciones básicas de flujo sanguíneo y homeostasis de líquidos. Por lo tanto, el antagonismo de la síntesis renal de prostaglandinas en estas afecciones crónicas puede precipitar una insuficiencia renal aguda. Por este motivo, se aconseja a los pacientes en esta situación que eviten cualquier fármaco, como los AINE, que pueda antagonizar la producción de prostaglandinas.

Dopamina

La dopamina es una catecolamina principalmente vasoconstrictora en los órganos sistémicos, pero vasodilatadora en la circulación renal, donde actúa sobre los receptores D1 de las arteriolas. Se utiliza clínicamente en el choque cardiogénico agudo como inotrópico positivo que también preserva la función renal al favorecer el FSR mientras aumenta la resistencia vascular en otros órganos.

Otros agentes vasoactivos renales

Otros agentes vasoactivos afectan a las arteriolas renales y al flujo sanguíneo, aunque sus funciones fisiológicas en la salud y la enfermedad aún están por definir. El NO es un vasodilatador renal, al igual que la citocina inflamatoria bradicinina. La adenosina, un potente vasodilatador en la mayoría de los órganos del sistema, es un constrictor de las arteriolas aferentes renales, aunque su función en ellas parece ser la de retransmisor de señales para el control tubuloglomerular por retroalimentación de la TFG. La endotelina es el vasoconstrictor más potente del organismo y parece estar implicada en muchos procesos patológicos o necróticos. Su producción se ha relacionado con la enfermedad intersticial renal crónica.

FILTRACIÓN GLOMERULAR

La filtración de plasma en el glomérulo es un proceso de flujo en gran volumen, donde el agua y las sustancias de bajo peso molecular se mueven desde los capilares glomerulares a través de la barrera de filtración y hacia la cápsula de Bowman. Lo que se filtra es un **ultrafiltrado**. El término ultrafiltrado indica que la **barrera de filtración glomerular** actúa como **barrera** molecular que permite la filtración de moléculas pequeñas, pero restringe el paso de macromoléculas. El ultrafiltrado incluye sustancias de bajo peso molecular que se disuelven libremente en el plasma, e incluye varias moléculas orgánicas polares como la glucosa, aminoácidos, iones, péptidos, fármacos y productos de desecho (p. ej., creatinina y urea). Dado que la filtración involucra flujo en gran volumen, la concentración de la sustancia en el ultrafiltrado es la misma que su concentración en el plasma. Lo que no se filtra son los eritrocitos, proteínas grandes y moléculas de bajo peso molecular que están unidas a proteínas grandes.

La barrera de filtración glomerular es más gruesa que los capilares sistémicos pero más permeable

La barrera de filtración glomerular (fig. 22-7) consiste en tres capas: dos capas epiteliales y una lámina basal que yace entre ellas. La capa epitelial más interna, el **endotelio** capilar, está perforado con grandes poros llamados *lámina fenestrada*. De alre-

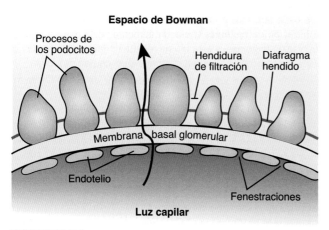

Espacio de Bowman

Procesos de los podocitos

Hendidura de filtración

Diafragma hendido

Membrana basal glomerular

Endotelio

Fenestraciones

Luz capilar

Figura 22-7 **Esquema de la barrera de filtración glomerular.** La barrera está formada por endotelio, membrana basal y podocitos. La vía de filtración está indicada por la *flecha*.

dedor de 50 a 100 nm de diámetro, estos poros son demasiado grandes para restringir el paso de proteínas plasmáticas pequeñas, pero demasiado pequeños para permitir el paso de las células sanguíneas. La segunda capa, la **membrana basal**, consiste en una malla de fibrillas finas embebidas en una matriz similar a un gel. Esta capa no permite la filtración de proteínas plasmáticas. Parte de esta exclusión de proteínas se debe a que la membrana basal está cargada negativamente, y repele las proteínas plasmáticas con una carga neta negativa, como la albúmina. La tercera capa está compuesta por células epiteliales especializadas denominadas **podocitos**, que constituyen la capa visceral de la cápsula de Bowman. Los podocitos ("células con forma de pie") tiene extensiones que terminan en procesos que yacen en la capa externa de la membrana basal (*véase* fig. 22-7). El espacio entre los procesos, llamado **ventana de filtración**, mide alrededor de 40 nm de ancho. Una estructura llamada **diafragma hendido**, está formada por varias proteínas que son sintetizadas por los podocitos, y se extiende a través de las hendiduras de fil-

ENFOQUE CLÍNICO | 22-2

Enfermedad glomerular

Los glomérulos renales pueden presentar daño por muchas afecciones inmunológicas, tóxicas, hemodinámicas y metabólicas. El daño glomerular altera la función de la barrera de filtración, y puede aumentar la filtración y la excreción de proteínas plasmáticas (proteinuria). Pueden aparecer también eritrocitos en la orina y, algunas veces, se reduce la tasa de filtración glomerular. Hay tres grandes síndromes relacionados con la enfermedad glomerular: enfermedades nefríticas, enfermedades nefróticas (síndrome nefrótico) y relacionados con la enfermedad glomerular merulonefritis crónica.

En las enfermedades nefríticas, la orina contiene eritrocitos, cilindros de eritrocitos y cantidades leves a moderadas de proteínas. Un cilindro de eritrocitos es un molde de la luz del túbulo que se forma cuando los eritrocitos y las proteínas se aglomeran; la presencia de estos cilindros en la orina final indica que el sangrado ha ocurrido en los riñones (por lo general en los glomérulos), no en la vía urinaria inferior. Las enfermedades nefríticas suelen asociarse con una caída en la tasa de filtración glomerular, acumulación de productos de desecho nitrogenados (urea, creatinina) en la sangre e hipervolemia (hipertensión y edema). La mayoría de las enfermedades nefríticas son resultado del daño inmunológico. Los capilares glomerulares pueden ser dañados por anticuerpos dirigidos contra la membrana basal glomerular, por deposición de complejos inmunes circulantes a lo largo del endotelio o en el mesangio, o por daño mediado por células (infiltración con linfocitos y macrófagos). A menudo son útiles la biopsia renal y el análisis de los tejidos bajo microscopia de luz y electrónica, así como las inmunotinciones, para determinar la naturaleza y gravedad de la enfermedad, y para predecir su curso más probable.

La **glomerulonefritis posestreptocócica** es un ejemplo de una condición nefrítica que puede surgir luego de una faringitis causada por ciertas cepas de estreptococo y son la causa más frecuente de glomerulonefritis en niños de 2 a 10 años. Se depositan en los glomérulos complejos inmunes de anticuerpos y antígenos bacterianos, se activa el complemento, y el glomérulo es infiltrado por leucocitos polimorfonucleares y macrófagos. El daño a las células endoteliales, la acumulación

de leucocitos y la liberación de sustancias vasoconstrictoras reducen el área de superficie glomerular y la permeabilidad al líquido y reducen el flujo sanguíneo glomerular, causando una caída en la tasa de filtración glomerular.

El **síndrome nefrótico** es un estado clínico que puede desarrollarse debido a muchas enfermedades diferentes causando daño glomerular. Se caracteriza por proteinuria grave (> 3.5 g/dL por 1.73 m^2 de área de superficie corporal), hipoalbuminemia (< 3 g/dL), edema generalizado e hiperlipidemia. La fuga glomerular anormal de proteínas plasmáticas es grande. Hay proteinuria marcada y excreción de proteínas, pero esto subestima la verdadera magnitud de la proteína perdida del plasma a través del glomérulo porque las proteínas son reabsorbidas y catabolizadas por el túbulo proximal. Por lo tanto, la pérdida resultante de proteínas (principalmente albúmina sérica) del plasma es grande y supera la capacidad del hígado de sintetizar nueva albúmina para reemplazar la que se pierde. Ésta conduce a una caída en la concentración de proteínas en el plasma (y de la presión coloidosmótica). El edema es resultado de la hipoalbuminemia así como la retención renal de Na+. Además, el aumento generalizado en la permeabilidad capilar a las proteínas (no sólo en el glomérulo) puede causar reducción en la presión coloidosmótica efectiva de las proteínas plasmáticas, y puede contribuir al edema. La hiperlipidemia (elevación del colesterol sérico y elevación de los triglicéridos en los casos graves) es con probabilidad resultado de un aumento en la síntesis hepática de lipoproteínas y a una reducción en el catabolismo de las mismas. Más a menudo, el síndrome nefrótico en niños pequeños no puede ser atribuido a una causa específica; esto se conoce como síndrome nefrótico idiopático. El síndrome nefrótico en niños o adultos puede ser causado por enfermedades infecciosas, neoplasias, algunos medicamentos, varios padecimientos autoinmunes (como el lupus), reacciones alérgicas, enfermedades metabólicas (como la diabetes mellitus) o enfermedades congénitas.

Las distinciones entre enfermedades nefríticas y nefróticas algunas veces pueden resultar confusas, y ambas pueden resultar en **glomerulonefritis** crónica. Esta enfermedad se caracteriza por proteinuria o hematuria (sangre en la orina), hipertensión

(continúa)

e insuficiencia renal que progresa con el paso de los años. La biopsia renal muestra cicatrización glomerular y aumento en el número de células en los glomérulos, así como cicatrización e inflamación del espacio intersticial. La enfermedad se acompaña de una pérdida progresiva de las nefronas funcionales y progresa de forma implacable a pesar de que la agresión inicial puede ya no estar presente. No se conocen los motivos exactos de la progresión de la enfermedad, pero un factor importante puede ser que las nefronas que sobreviven se hipertrofian ante la pérdida de nefronas. Esto causa aumento en el flujo sanguíneo y en la presión de las nefronas restantes, una situación que daña aún más a los glomérulos. Además, el aumento en la filtración de proteínas causa un aumento en la reabsorción tubular de proteínas, y esta última resulta en la producción de sustancias vasoactivas e inflamatorias que causan isquemia, inflamación intersticial y cicatrización renal. Las manipulaciones de la dieta (como una ingesta reducida de proteínas) o los medicamentos antihipertensivos (como los inhibidores de la enzima convertidora de angiotensina) pueden enlentecer la progresión de la glomerulonefritis crónica. La glomerulonefritis, en sus varias formas, es la principal causa de falla renal en las personas. ∎

tración. Estas proteínas se interconectan con proteínas similares de los podocitos adyacentes para formar una barrera tipo malla que excluye a las proteínas con base en su tamaño. La ventana de filtración y su diafragma es una barrera importante para la filtración de proteínas pequeñas.

La TFG está determinada por los efectos combinados de la presión hidrostática capilar glomerular, la presión oncótica capilar y el flujo sanguíneo renal

La filtración a través de la barrera de filtración glomerular se logra exclusivamente por fuerzas hemodinámicas pasivas que impulsan a parte del plasma del glomérulo hacia la cápsula de Bowman: no están involucrados mecanismos de transporte activo. Dado que el glomérulo es un ovillo de capilares, aplican las mismas fuerzas hemodinámicas que causan la filtración a través de otros capilares sistémicos (*véase* el capítulo 15). De acuerdo con esto, la TFG depende de las fuerzas de Starling, esto es, el equilibrio de las presiones hidrostática y coloidosmótica (PCO) que actúan a través de la barrera capilar glomerular. Esto es,

$$TFG = K_f \times UP = K_f \times (P_{GC} - P_{BS} - PCO) \qquad (2)$$

donde K_f es el coeficiente de ultrafiltración glomerular; P_{GC} es la presión hidrostática en los capilares glomerulares; P_{BS} es la presión hidrostática en el espacio de la cápsula de Bowman; y PCO es la presión coloidosmótica. Nótese que, en condiciones normales, no hay proteínas en el líquido de la cápsula de Bowman, por lo que su presión oncótica es cero y no se incluye en la ecuación de ultrafiltración glomerular. Como se observa en la ecuación previa, la TFG varía con los cambios en la K_f, las presiones hidrostáticas en los capilares glomerulares y en la cápsula de Bowman y la PCO capilar glomerular.

La hemodinamia glomerular se caracteriza por presión capilar elevada y baja resistencia vascular. Los estimados de los valores promedio normales para las presiones en el riñón humano son: P_{GC}, 55 mm Hg; P_{BS}, 15 mm Hg; y PCO, 30 mm Hg. A partir de estos valores se calcula una presión de ultrafiltración neta de +10 mm Hg (tabla 22-1). Al igual que en los capilares sistémicos, la presión oncótica capilar se opone a la filtración fuera de los capilares glomerulares. La dilución de las proteínas plasmáticas (p. ej., mediante la infusión intravenosa de un gran volumen de solución salina isotónica) disminuye la PCO plasmática y provoca un aumento de la TFG.

La figura 22-8 compara cómo cambian las presiones a lo largo de la longitud de un capilar glomerular, a diferencia de aquellas observadas en los capilares en otros lechos vasculares (p. ej., el músculo esquelético). Nótese que la presión hidrostática capilar promedio en el glomérulo es mucho mayor que en los capilares en el músculo esquelético (55 *vs.* 25 mm Hg) y que disminuye solo 1 a 2 mm Hg a lo largo de la longitud del capilar. Esta pequeña pérdida de presión por los capilares es el resultado de muchas asas capilares en paralelo en el ovillo (~ 30 a 50), haciendo que su resistencia al flujo sanguíneo en el glomérulo sea baja. En contraste, los capilares del músculo esquelético tienen una resistencia al flujo sanguíneo mucho mayor, resultando en una caída apreciable en la presión hidrostática a lo largo de su longitud.

En los capilares sistémicos típicos, la filtración de líquido fuera de los capilares es tan pequeña que la presión oncótica del plasma capilar no cambia a lo largo de la longitud del capilar. No ocurre lo mismo en los capilares glomerulares, donde la tasa de filtración elevada (alrededor de 20% del flujo plasmático entrante) causa que la PCO aumente de manera considerable a lo largo de la longitud del capilar (fig. 22-8B). Este aumento en la PCO crea una fuerza creciente a lo largo de los capilares glomerulares en oposición al movimiento del líquido hacia afuera.

La velocidad de aumento de la PCO a lo largo de los capilares glomerulares depende del flujo plasmático renal y, por lo tanto, del FSR. Un flujo elevado a través de los capilares reduce el tiempo que el plasma pasa en filtración y, por lo tanto, disminuye su efecto concentrador sobre las proteínas plasmáticas a lo largo de los capilares. Con menos concentración de proteínas, hay menos fuerza global que se opone a la filtración. Por lo tanto, la filtración y, por extensión, la TFG tenderán a aumentar. En consecuencia, *un aumento del flujo sanguíneo renal por sí mismo aumentará la TFG*. Este proceso también funciona a la inversa, con un flujo bajo que permite una mayor concentración de proteínas capilares, más fuerza que se opone a la filtración y,

TABLA 22-1	Resumen de las fuerzas involucradas en la filtración glomerular	
Fuerza	**Magnitud (mm Hg)**	**Efecto**
Presión capilar glomerular	55	Favorece la filtración
Presión coloidosmótica del plasma	30	Se opone a la filtración
Presión hidrostática en la cápsula de Bowman	15	Se opone a la filtración
Presión neta de filtración	10	Favorece la filtración
	$55 - (30 + 15) = 10$	

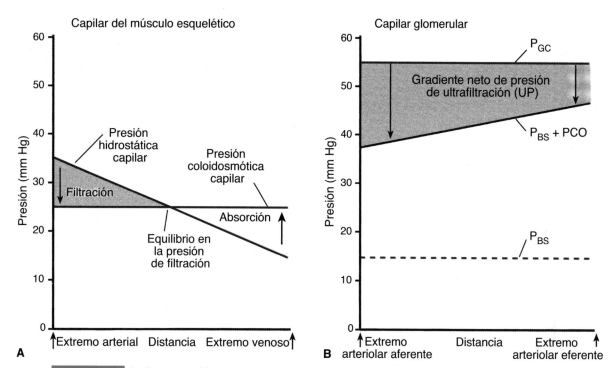

Figura 22-8 **Perfiles de presión a lo largo de un capilar del músculo esquelético y un capilar glomerular.**
(**A**) En el capilar "típico" del músculo esquelético, la filtración se da en el extremo arterial y la absorción en el extremo venoso del capilar. Aquí están omitidas las presiones hidrostática del líquido intersticial y coloidosmótica (PCO) debido a que son casi iguales y se neutralizan una a la otra. (**B**) En el capilar glomerular, la presión hidrostática glomerular (P_{GC}) (*línea superior*) es alta y disminuye sólo ligeramente con la distancia. La *línea inferior* (*punteada*) representa la presión hidrostática en la cápsula de Bowman (P_{BS}). La *línea de en medio* es la suma de la P_{BS} y la PCO capilar glomerular. La diferencia entre la P_{GC} y la P_{BS} + la PCO es igual al gradiente neto de presión de ultrafiltración (UP). En el glomérulo humano normal, la filtración con probabilidad ocurre a lo largo del capilar entero. Asumiendo que K_f es uniforme a lo largo de toda la longitud del capilar, la tasa de filtración sería más alta en el extremo arteriolar aferente y más baja en el extremo arteriolar eferente del glomérulo.

por lo tanto, una tendencia a reducir la TFG. Así, *una disminución del flujo sanguíneo renal por sí misma disminuirá la TFG.*

Los cambios en la resistencia arteriolar aferente y eferente afectan la TFG alterando la presión hidrostática capilar glomerular y el flujo sanguíneo renal

La presión hidrostática capilar glomerular (P_{GC}) es la fuerza que impulsa la filtración. Su magnitud depende de la presión arterial y los niveles relativos de las resistencias arteriolares aferente y eferente. Debido a la autorregulación, la P_{GC} y la tasa de filtración glomerular se mantienen en valores relativamente constantes cuando la presión arterial varía de 80 a 180 mm Hg. Sin embargo, por debajo de una presión de 80 mm Hg, la P_{GC} y la tasa de filtración glomerular cesan a una presión arterial de alrededor de 40 a 50 mm Hg. Uno de los signos clásicos del choque hemorrágico o cardiogénico es la ausencia de diuresis, que es resultado de una presión arterial, P_{GC} y TFG inadecuadas.

Al igual que otros capilares sistémicos, la presión hidrostática dentro de los capilares glomerulares se ve afectada por la resistencia pre y poscapilar. Esto complica los efectos simultáneos de los cambios singulares en la resistencia arteriolar aferente o eferente sobre la función renal, ya que afectan tanto al FSR como a la TFG al mismo tiempo. En el caso de cambios en la resistencia arteriolar aferente, los efectos sobre ambas variables hemodinámicas renales son fáciles de predecir. La constricción arteriolar aferente reduce la presión hidrostática capilar y

la filtración glomerular. También reduce el FSR, lo que a su vez reduce la TFG, como se ha explicado antes. La dilatación arteriolar aferente produce los efectos opuestos. Por lo tanto, los cambios en la resistencia arteriolar aferente cambian el FSR y la TFG en paralelo. Obsérvese que es por esta razón que el control autorregulador del FSR se confiere a los cambios en la resistencia arteriolar aferente, no eferente. De este modo, la autorregulación del flujo sanguíneo no provoca cambios inversos en la TFG ni en las funciones renales que dependen de ella.

Los efectos de los cambios de la resistencia arteriolar eferente sobre los cambios simultáneos de la TFG y el FSR son más difíciles de predecir. La constricción de las arteriolas eferentes aumenta la presión hidrostática glomerular, lo que favorece un aumento de la TFG. Sin embargo, dicha vasoconstricción reduce el FSR, lo que a su vez reduce la TFG. La dilatación de las arteriolas eferentes tiene los efectos contrarios. En general, sin embargo, con niveles bajos de constricción arteriolar eferente, el efecto sobre la presión hidrostática capilar predomina y la TFG aumenta, aunque el FSR disminuye poco. Con una constricción eferente más severa, predomina el efecto del flujo sobre la TFG, de modo que tanto la TFG como la TFG disminuyen.

Los cambios en la resistencia arteriolar aferente y eferente alteran la **fracción de filtración**, que es la relación entre la TFG y el flujo plasmático renal. Por lo general, alrededor de 20% del plasma que fluye a través de los riñones es filtrado en los glomérulos, por lo que la fracción de filtración normal es 20%. La dilatación arteriolar aferente o la constricción arteriolar eferente producen aumento en la fracción de filtración. Un aumento en la fracción de filtración aumentará la concentración de proteínas en la sangre que sale del glomérulo, y por lo tanto aumentará la PCO en los capilares peritubulares. Un cambio así aumentará la reabsorción de sodio en los riñones (*véase* el capítulo 23).

Las presiones hidrostática y oncótica en la cápsula de Bowman alteran la filtración glomerular principalmente en estados patológicos renales

La presión hidrostática en la cápsula de Bowman (P_{BS}) depende del filtrado glomerular y de la tasa de eliminación de este líquido por el túbulo. Esta presión se opone a la filtración. También proporciona la fuerza que impulsa el movimiento de líquido a lo largo de la longitud del túbulo. Si existe una obstrucción en cualquier parte de la vía urinaria —por ejemplo, por cálculos, obstrucción ureteral o, en hombres, crecimiento prostático— entonces la presión corriente arriba del bloqueo aumentará y por consecuencia la tasa de filtración glomerular cae. Si la reabsorción tubular de agua es inhibida, la presión en el sistema tubular aumenta debido a que se requiere un aumento en la presión para forzar un mayor volumen de flujo a través de las asas de Henle y los conductos colectores. Por consecuencia, un mayor incremento en la diuresis causada por un medicamento diurético puede asociarse con una tendencia de la tasa de filtración glomerular a caer.

Por el contrario, la presencia de proteínas en el filtrado glomerular aumentará la TFG al incrementar la presión oncótica en la cápsula de Bowman. Esto ocurre en algunas enfermedades glomerulares en las que la barrera proteica normal está dañada y permite la filtración de proteínas plasmáticas fuera de la circulación hacia el espacio de Bowman (*véase* más adelante).

El coeficiente de ultrafiltración depende de las propiedades de la barrera de filtración glomerular

El **coeficiente de ultrafiltración glomerular** (K_f) es el equivalente glomerular del coeficiente de filtración capilar del que se mencionó en el capítulo 15. Por lo tanto, el K_f depende tanto de la permeabilidad de la barrera como del área de superficie de la barrera de filtración glomerular. En comparación con los capilares sistémicos típicos, el K_f normal para el glomérulo es muy alto. En la enfermedad renal crónica, los glomérulos funcionales se pierden, causando reducción en el área de superficie disponible para la filtración y una caída en la TFG. En forma aguda, varios medicamentos y hormonas parecen modificar el K_f glomerular y por lo tanto alterar la TFG, pero los mecanismos no se comprenden por completo.

La alta TFG (180 L/d) en el riñón humano es resultado de varios factores y excede por mucho la de todos los demás lechos capilares por varias razones:

- El coeficiente de filtración es inusualmente alto en el glomérulo. En comparación con la mayoría de los otros capilares, los capilares glomerulares se comportan como si tuviesen más poros por unidad de área de superficie; por consecuencia, tienen una conductividad hidráulica inusualmente alta. También el área total de la barrera de filtración glomerular, alrededor de 2 m², es grande.

- La presión hidrostática capilar es mayor en el glomérulo que en cualquier otro capilar.

- La alta tasa de FSR ayuda a mantener una alta TFG limitando la elevación en la PCO, favoreciendo por lo tanto la filtración a lo largo de la longitud entera de los capilares glomerulares.

En conclusión, la filtración glomerular es alta debido a que la sangre capilar glomerular está expuesta a una superficie porosa grande y hay gradiente de presión transmural elevado que favorece la filtración.

La proteinuria es la característica distintiva de los trastornos glomerulares

Cuando la membrana de filtración no funciona de forma adecuada, deja de ser una barrera efectiva. Lo que ocurre entonces es **proteinuria**, una acumulación anormal de proteínas en la orina. Por lo general, una cantidad muy pequeña de proteínas se filtra (~ 5 a 20 mg/d), pero se reabsorben casi por completo en el túbulo proximal por endocitosis. Si se detectan proteínas en la orina, esto suele significar que hay una rotura de la barrera de filtración.

La proteinuria es una característica distintiva de la enfermedad glomerular. La proteinuria no sólo es un signo de enfermedad renal, sino que también resulta en daño tubular e intersticial y contribuye a la progresión de la enfermedad renal crónica. Esto se debe a los altos niveles de proteínas en el filtrado tienen un efecto patogénico sobre los túbulos renales. El aumento de la endocitosis de proteínas por las células tubulares renales termina estimulando el desarrollo de inflamación y fibrosis causa pérdida de nefronas.

Las principales enfermedades que dañan la barrera de filtración glomerular son la *diabetes mellitus*, la *hipertensión* y la *glomerulonefritis*. En la diabetes mellitus, la hiperglucemia y la reducción de la señalización de la insulina desencadenan una serie de cambios en la membrana de filtración que causan una pérdida de la selectividad y resultan en proteinuria. La hipertensión es dañina debido a que la presión en los capilares glomerulares daña la barrera de filtración. En la glomerulonefritis una infección causa daño inflamatorio a las membranas glomerulares.

La proteinuria grave (> 3.5 g/d) se conoce como síndrome nefrótico. La proteinuria excesiva se manifiesta con varios síntomas. Causa un nivel bajo de proteínas en el plasma y esto, en combinación con la retención de sodio, conduce a la formación de edema. Otros síntomas incluyen hiperlipidemia e hipertensión.

DEPURACIÓN RENAL Y FUNCIÓN

Una de las funciones clave de los riñones es su capacidad para extraer o "limpiar" el plasma de sustancias. Este es un paso clave en la eliminación de sustancias del organismo por excreción en la orina. La **depuración renal** de una sustancia es utilizada como una medición clínica clave en farmacoterapia y toxicología, donde la cuantificación de estos procesos ayuda al médico a comprender los cambios en las concentraciones de medicamentos en el plasma con el paso del tiempo y la efectividad de las terapias utilizadas para eliminar toxinas del cuerpo. También se puede utilizar la depuración renal como una forma indirecta de medir la función glomerular. Estas pruebas miden las TFG, el FSR y la reabsorción o secreción tubular de varias sustancias. La medición de la TFG, en particular, se utiliza de forma rutinaria para evaluar la función renal.

Sin embargo, el concepto y la cuantificación de la depuración tiende a causar confusión en los estudiantes, en parte porque la depuración calculada está en unidades de volumen/minuto en lugar de algo más intuitivo como masa eliminada por unidad de tiempo. Para depurarlo, la depuración se basa en el concepto de que cuando una sustancia es excretada en la orina es como si un cierto volumen del plasma fuera por completo limpiado de la sustancia durante ese tiempo. El volumen calculado por unidad de tiempo es una medida de lo bien que el riñón eliminó esa sustancia del plasma.

Para visualizar este principio, considere la demostración representada en la figura 22-9A-C. El vaso A contiene una sustancia disuelta en cierto volumen de agua para producir una concentración hipotética [X]. Ahora imagine lo que ocurriría durante el siguiente minuto si a una porción de ese volumen en ese vaso de precipitado se le extrajera todo el soluto (vaso de precipitados B). El resultado después de eliminar o "limpiar" el soluto de ese volumen en ese minuto sería una concentración reducida del soluto, como se muestra en el vaso C. En el cuerpo, los riñones eliminan sustancias del plasma de manera continua, de forma análoga a pasar continuamente de la concentración del vaso A en nuestro ejemplo hipotético a la del vaso C. La medida de lo bien que el riñón elimina la sustancia viene dada por el tamaño del *volumen hipotético* al que habría que eliminar todo el soluto para obtener la concentración del vaso C. Por lo tanto, la depuración renal se define como el volumen del plasma del que una sustancia es removida por completo (limpiado) por el riñón por unidad de tiempo (por lo general 1 minuto), a pesar de que, para muchas sustancias, el riñón no remueve realmente *toda* la sustancia del plasma (p. ej., uno puede calcular la depuración renal de sodio, urea, medicamentos, etc., a pesar de que, durante el periodo de medición, el riñón no los elimina por completo del plasma). Por ejemplo, la depuración de la urea es

65 mL/min. Esto significa que el riñón remueve urea del plasma a una tasa equivalente a la que ocurriría si toda la urea en 65 mL de plasma fuese removida en 1 min.

La fórmula de la depuración renal se basa en la conservación de la masa. La masa de una sustancia "x" excretada en la orina es $U_x \times \dot{V}$ donde Ux es la concentración de soluto X en la orina y $\dot{V}$ es la tasa de flujo de orina en mL/min. Cualquier soluto que aparece en la orina, tuvo que llegar allí, al ser eliminado o "limpiado" del plasma. De forma análoga a la excreción urinaria, la eliminación del plasma puede escribirse como $P_x \times \dot{V}$ y, debido a la conservación de la masa, la cantidad excretada por unidad de tiempo en la orina debe ser igual a la eliminada del plasma durante ese tiempo o $U_x \times \dot{V} = P_x \times \dot{V}$. A partir de esto, podemos calcular la depuración renal del plasma como

$$D_X = \frac{U_X \times \dot{V}}{P_X} \qquad (3)$$

Por lo tanto, la depuración es igual a la tasa de excreción urinaria dividida entre la concentración plasmática. La depuración de una sustancia puede determinarse con facilidad midiendo las concentraciones de una sustancia en la orina y en el plasma y la tasa de flujo de la orina (volumen urinario/tiempo de recolección), y sustituyendo estos valores en la fórmula de depuración.

La TFG puede estimarse calculando la depuración renal de la inulina

Una importante medición en la evaluación de la función renal es la TFG, esto es, la tasa a la cual el plasma es filtrado por los glomérulos renales. La TFG es la suma de las tasas de filtración de todas las nefronas funcionales y se utiliza como un índice de la función renal. Una disminución en la TFG por lo general indica que la función del riñón está alterada por cambios patológicos en los parámetros de filtración o por pérdida de nefronas funcionales por enfermedad. Por lo tanto, la TFG es una herramienta diagnóstica importante para evaluar la presencia de enfermedad renal.

Si una sustancia se elimina del plasma exclusivamente por filtración glomerular, de tal manera que la única forma en que aparece en la orina es a través de dicha filtración (es decir, no es secretada en la orina ni reabsorbida de la misma por los túbulos renales) y una vez que se encuentra en el líquido tubular no se metaboliza o no se descompone, dicha sustancia podría utilizarse para medir la TFG. La sustancia ideal para medir la TFG según estos criterios es la **inulina**, un polímero de fructosa con un peso molecular de alrededor de 5 000. La inulina (IN) es propicia para medir la TFG por los siguientes motivos: 1) la IN no se une a proteínas plasmáticas y por lo tanto es filtrada libremente por los glomérulos; 2) la IN no se reabsorbe ni se secreta en los túbulos renales; 3) la IN no se sintetiza, destruye o se almacena en los riñones; 4) la IN no es tóxica; y 5) la concentración de IN en el plasma y en la orina puede determinarse mediante un análisis simple.

El principio detrás del uso de IN se ilustra en la figura 22-10. La cantidad de IN filtrada por unidad de tiempo, la **carga filtrada**, es igual al producto de la concentración plasmática de IN (P_{IN}) multiplicada por la TFG. La tasa de excreción de IN es igual a la concentración de IN en la orina (U_{IN}) multiplicada por la tasa de flujo de la orina. Dado que la IN no se reabsorbe, secreta, sintetiza, destruye ni se almacena en los túbulos renales, la carga filtrada de IN es igual a la tasa de excreción de IN. La ecuación puede reconfigurarse dividiendo la concentración de IN en el

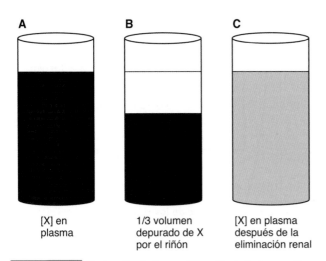

Fisiología renal y líquidos corporales

A	B	C
[X] en plasma	1/3 volumen depurado de X por el riñón	[X] en plasma después de la eliminación renal

Figura 22-9 **Ilustración de la cuantificación de la depuración.** Un soluto hipotético, X, se disuelve en un cierto volumen de agua para obtener una concentración de X, [X]. Si a 1/3 del volumen del vaso de precipitados se le hubiera quitado todo X (espacio libre en **B**), el [X] resultante sería el que se representa en el recipiente en (**C**). La cantidad de líquido que debería haberse eliminado de X para obtener la concentración de X en (**C**) es una medida de la eliminación de esa sustancia del volumen dado de agua en el vaso. Un mayor volumen eliminado por unidad de tiempo es una medida de una mayor eliminación de esa sustancia por cualquier proceso que la haya eliminado del vaso. Es el volumen por unidad de tiempo, y no la cantidad de soluto por unidad de tiempo, lo que se utiliza para cuantificar la capacidad de los riñones para eliminar sustancias del plasma.

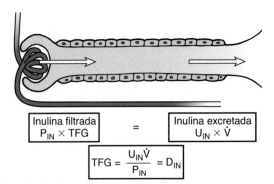

$$\boxed{\text{Inulina filtrada} \atop P_{IN} \times TFG} = \boxed{\text{Inulina excretada} \atop U_{IN} \times \dot{V}}$$

$$TFG = \frac{U_{IN}\dot{V}}{P_{IN}} = D_{IN}$$

Figura 22-10 **El principio de la medición de la tasa de filtración glomerular (TFG).** D_{IN}, depuración de inulina; P_{IN}, concentración plasmática de inulina; U_{IN}, concentración urinaria de inulina; $\dot{V}$, tasa de flujo de orina.

plasma. La expresión $U_{IN}/P_{IN} \times \dot{V}$ se define como la **depuración de inulina**. Por lo tanto, la depuración de IN equivale a la TFG. Los valores normales para la depuración de IN o TFG (corregida por un área de superficie corporal de 1.73 m²) son 110 ± 15 (SD) mL/min para una mujer adulta joven, y 125 ± 15 mL/min para un hombre adulto joven. En recién nacidos, incluso al corregir por área de superficie corporal, la TFG es baja, alrededor de 20 mL/min por 1.73 m² de área de superficie corporal. Los valores adultos (cuando se corrigen por área de superficie corporal) se alcanzan al final del primer año de vida. Si la TFG es 125 mL plasma/min, entonces el volumen de plasma filtrado en un día es de 180 L (125 mL/min × 1 400 min/d). Después de los 45 a 50 años, la TGF disminuye y se reduce típicamente en 30 a 40% para los 80 años de edad.

Para estimar clínicamente la TFG se utiliza la depuración de creatinina plasmática

La depuración de IN es el estándar de oro para medir la TFG y se utiliza siempre que se desean mediciones altamente precisas de la TFG. Sin embargo, es más simple utilizar una sustancia endógena en el cuerpo que sólo entra en el líquido tubular por filtración glomerular, se excrete en la orina y que por lo general tenga un valor estable en el plasma que pueda ser medido de forma precisa. No se conoce una sustancia con estas características, pero la **creatinina** es lo más cercano.

La creatinina es un subproducto del metabolismo muscular y un derivado de la creatina fosfato muscular. Es producida en forma continua en el cuerpo y es excretada en la orina. Se pueden utilizar periodos largos de recolección de orina (p. ej., unas cuantas horas), ya que las concentraciones de creatinina en el plasma por lo general son estables y la creatinina no necesita ser infundida; por consecuencia, no hay necesidad de cateterizar la vejiga. Se pueden medir las concentraciones en plasma y orina utilizando un simple método colorimétrico. La **depuración de creatinina endógena** se calcula a partir de la fórmula:

$$D_{CREATININA} = \frac{U_{CREATININA} \times \dot{V}}{P_{CREATININA}} \qquad (4)$$

Esto es, la depuración de la creatinina es igual al índice de la concentración de creatinina en orina sobre la concentración plasmática de creatinina multiplicada por la tasa de flujo. Existen dos potenciales inconvenientes al utilizar la depuración de creatinina para medir la TGF. Primero, la creatinina no sólo se filtra, sino

que también es secretada por células del túbulo proximal. Esto eleva la excreción urinaria de creatinina, causando por lo general un aumento de tanto como 20% en el numerador de la fórmula de depuración. Un segundo inconveniente está relacionado a errores en la medición de la concentración de creatinina en el plasma. El método colorimétrico usualmente utilizado también mide otras sustancias en el plasma, como la glucosa, causando aumento de 20% en el denominador de la fórmula de depuración. Dado que tanto el numerador como el denominador son 20% más altos, ambos errores se cancelan y, por lo tanto, la depuración de creatinina endógena proporciona, de forma fortuita, una buena aproximación de la TFG cuando sus niveles son normales. Sin embargo, cuando la TFG en un adulto se ha reducido a alrededor de 20 mL/min como consecuencia de enfermedad renal, la depuración de creatinina endógena puede sobreestimar la TFG en tanto como 50%. Esto es resultado de los altos niveles de creatinina en el plasma y del aumento en la secreción tubular de creatinina. Los medicamentos que inhiben la secreción tubular de creatinina o elevan las concentraciones plasmáticas de sustancias cromogénicas (productoras de color) además de la creatinina, pueden hacer que la depuración de creatinina endógena subestime la TFG.

La concentración plasmática de creatinina está inversamente relacionada con la TFG

Dado que los riñones depuran de manera continua creatinina del plasma al excretarla en la orina, la TFG y la concentración plasmática de creatinina están inversamente relacionadas. La figura 22-11 muestra la relación en estado estable entre estas variables —esto es, cuando la producción y la excreción de creatinina son iguales—. Si se reduce la TFG a la mitad, desde un valor normal de 180 a 90 L/d, esto resultaría en una duplicación de la concen-

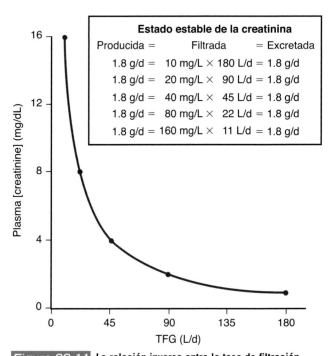

Estado estable de la creatinina		
Producida =	Filtrada	= Excretada
1.8 g/d =	10 mg/L × 180 L/d	= 1.8 g/d
1.8 g/d =	20 mg/L × 90 L/d	= 1.8 g/d
1.8 g/d =	40 mg/L × 45 L/d	= 1.8 g/d
1.8 g/d =	80 mg/L × 22 L/d	= 1.8 g/d
1.8 g/d =	160 mg/L × 11 L/d	= 1.8 g/d

Figura 22-11 **La relación inversa entre la tasa de filtración glomerular (TFG) y creatina plasmática.** Esta relación permite el uso de la concentración plasmática de creatinina para estimar la TFG. A través de esta relación se puede observar que, si la TFG disminuye a la mitad, la concentración plasmática de creatinina se duplica cuando la producción y la excreción de creatinina están equilibradas en un nuevo estado estable.

tración plasmática de creatinina de un valor normal de 1 a 2 mg/dL al cabo de unos días. Una reducción de la TFG a la mitad, de 90 a 45 L/d, da lugar a otra duplicación de la creatinina plasmática de 2 a 4 mg/dL, etc. La figura 22-11 muestra que las disminuciones significativas de la TFG (~ 25%) producen aumentos muy pequeños de la concentración plasmática de creatinina. Por este motivo, la concentración de creatinina en estado estacionario de un paciente que aumenta < 0.5 mg/dL con respecto a la normal (~ 1.0 mg/dL) se considera un signo de advertencia de deterioro de la filtración glomerular y no debe ignorarse.

La relación inversa entre la TFG y la concentración plasmática de creatinina permite el uso de la creatinina plasmática o sérica por sí mismo para estimar la TFG, siempre y cuando se tengan en mente las siguientes consideraciones:

1. Toma cierta cantidad de tiempo para que los cambios en la TFG produzcan cambios detectables en la concentración plasmática de creatinina. Por lo tanto, las insuficiencias renales agudas no se reflejan con facilidad en un gran cambio de la concentración de creatinina plasmática.
2. La concentración plasmática de creatinina también está influenciada por la masa muscular. Un hombre joven y musculado tendrá una mayor concentración plasmática de creatinina que un hombre mayor con una reducción de su masa muscular.
3. Algunos medicamentos inhiben la secreción tubular de creatinina, causando elevación en la creatinina plasmática, a pesar de que la TFG pueda no presentar cambios.

La relación entre la creatinina plasmática y la TFG es un ejemplo de cómo la concentración plasmática de una sustancia puede depender de la TFG. Se observa la misma relación en muchas otras sustancias cuya excreción depende de la TFG. Por ejemplo, la concentración plasmática de urea, o el nitrógeno ureico en sangre (NUS), se elevan cuando la TFG cae. El nivel plasmático de una molécula proteica de 13 kDa llamada *cistatina C* también se eleva cuando la TG cae, y se ha sugerido que se pueden utilizar los niveles séricos de cistatina C para estimar la tasa de filtración glomerular.

Se han desarrollado varias ecuaciones empíricas para permitirle a los médicos estimar la TFG a partir de la concentración sérica de creatinina. Estas ecuaciones a menudo toman en consideración factores como edad, género, raza y tamaño corporal. La ecuación para adultos, TFG (en mL/min por 1.73 m^2) = 186 × (creatinina sérica en mg/dL)$^{-1.154}$ × (edad en años)$^{-0.203}$ × 0.742 (si la persona es mujer) o × 1.212 (si la persona es de raza negra), es recomendada por el National Kidney Disease Education Program, que proporciona calculadoras en su página web: www.nih.nkdep.gov. La estadificación de la enfermedad renal crónica suele basarse en mediciones estimadas de la TFG; un valor < 60 mL/min se considera indicativo de enfermedad renal.

El flujo sanguíneo renal puede determinarse a partir de la depuración de para-aminohipurato

El **FSR** puede determinarse a partir de mediciones del **flujo plasmático renal** (**FPR**) y el hematocrito sanguíneo, utilizando la siguiente ecuación:

$$FSR = FPR / (1 - Hematocrito) \tag{5}$$

El hematocrito se determina con facilidad centrifugando una muestra de sangre y midiendo el porcentaje del volumen total ocupado por los eritrocitos. El FPR se estima midiendo la depuración del anión orgánico *p*-aminohipurato (PAH), infundido por vía intravenosa. El PAH se filtra a nivel glomerular y se secreta de forma tan vigorosa por los túbulos proximales renales que es casi por completo depurado de todo el flujo plasmático a través de los riñones. En consecuencia, la depuración renal de PAH, a niveles plasmáticos bajos de PAH, es aproximado al FPR.

La ecuación para calcular el valor verdadero del FPR es

$$FPR = D_{PAH}/E_{PAH} \tag{6}$$

donde D_{PAH} es la depuración de PAH, y E_{PAH} es la tasa de extracción (*véase* capítulo 15) para el PAH —la diferencia entre las concentraciones plasmática arterial y plasmática venosa renal de PAH ($P^a_{PAH} - P^{rv}_{PAH}$) dividido entre la concentración de PAH en el plasma arterial (P^a_{PAH})—. La ecuación se deriva de la siguiente forma. En el estado estable, las cantidades de PAH por unidad de tiempo que entran y salen del riñón son iguales. El PAH es llevado a los riñones en el plasma arterial y sale de ellos en la orina y el plasma venoso renal, o:

PAH que entra a los riñones = PAH que sale de los riñones $\tag{7}$

$$FPR \times P^a_{PAH} = U_{PAH} \times \dot{V} + FPR \times P^{rv}_{PAH}$$

Al reconfigurar la ecuación, obtenemos:

$$FPR = U_{PAH} \times \dot{V}/(P^a_{PAH} - P^{rv}_{PAH}) \tag{8}$$

Si se divide el numerador y denominador del lado derecho de la ecuación entre P^a_{PAH}, el numerador se convierte en D_{PAH} y el denominador se convierte en E_{PAH}. Además, si asumimos que la extracción de PAH es 100% ($E_{PAH} = 1.00$), entonces el FPR equivale a la depuración de PAH. Cuando se hace esta asunción, al FPR por lo general se le llama *FPR efectivo*, y al flujo sanguíneo calculado se le llama *FSR efectivo*. Sin embargo, la extracción de PAH en riñones sanos a concentraciones plasmáticas bajas de PAH no es de 100%, sino que es en promedio de 91%, de modo que la asunción de una extracción a 100% resulta en una subestimación de alrededor de 10% en el verdadero FPR. Para calcular el verdadero FPR o flujo sanguíneo, es necesario tomar una muestra de sangre venosa renal para medir su concentración plasmática de PAH, un procedimiento que no se realiza a menudo. Nótese que el término flujo plasmático renal efectivo no es el flujo plasmático renal total sino sólo el plasma involucrado en la depuración de PAH. La sangre y, por lo tanto, el plasma que perfunde la cápsula renal, el cáliz, las almohadillas de grasa, etc. reciben flujo plasmático, pero no están involucrados en la depuración de PAH. Por lo tanto, la depuración de PAH pasa por alto estas cantidades de flujo plasmático renal.

La depuración renal puede utilizarse para calcular la reabsorción tubular o secreción netas

Se puede calcular la tasa a la cual los túbulos renales reabsorben una sustancia si conocemos qué tanto se filtra y se excreta por unidad de tiempo. Si la carga filtrada de una sustancia excede la tasa de excreción, los túbulos renales deben haber reabsorbido la sustancia. La ecuación es:

$$T_{reabsorbido} = P_X \times TFG - U_x \times \dot{V} \qquad (9)$$

donde T es la tasa de transporte tubular (nótese que la carga filtrada para solutos filtrados libremente = la TFG multiplicada por la concentración plasmática de la sustancia).

La tasa a la cual los túbulos renales secretan una sustancia se calcula a partir de esta ecuación:

$$T_{secretado} = U_X \times \dot{V} - P_x \times TFG \qquad (10)$$

Nótese que la cantidad excretada excede a la carga filtrada, debido a que los túbulos secretan X.

En las ecuaciones 9 y 10 asumimos que la sustancia X es libremente filtrable. Sin embargo, si la sustancia X está unida a proteínas plasmáticas, las cuales no se filtran, entonces es necesario corregir la carga filtrada para esta unión. Por ejemplo, alrededor de 40% del Ca^{2+} plasmático está unido a proteínas y, por lo tanto, solo 60% del calcio plasmático es libremente filtrable.

Las ecuaciones 9 y 10, que cuantifican tasas de transporte tubular, proporcionan la tasa *neta* de reabsorción o secreción de una sustancia. Es posible que una sustancia sea reabsorbida y secretada; las ecuaciones no proporcionan movimientos unidireccionales de reabsorción y secreción, sólo el transporte neto.

PRINCIPIOS BÁSICOS DEL TRANSPORTE TUBULAR RENAL

Todos los constituyentes del plasma son filtrados en el glomérulo, con excepción de las proteínas grandes, un ejemplo son las proteínas plasmáticas como la albúmina. La carga filtrada de electrolitos plasmáticos y sustratos esenciales como la glucosa y los aminoácidos es enorme y agotaría por completo las reservas corporales de estas sustancias esenciales en cuestión de minutos si no fuera por los extensos procesos de reabsorción en los túbulos renales que recuperan estos componentes esenciales y los devuelven a la circulación.

Más de 99% del Na+, Cl^-, HCO_3^- y agua filtrados, más de 90% del K^+ filtrado y toda la glucosa y aminoácidos filtrados son reabsorbidos por los túbulos renales (tabla 22-2). Además, muchas sustancias se eliminan del organismo añadiendo la secreción tubular de algunos constituyentes plasmáticos a la filtrada por los glomérulos al líquido tubular (p. ej., urea, ácido úrico, NH_4^+, aniones orgánicos y cationes). El 100% de algunos productos de desecho metabólicos que se filtran en el glomérulo también son excretados por los riñones.

El túbulo proximal es la principal unidad de regeneración de los solutos plasmáticos esenciales filtrados por el glomérulo

Alrededor de 70% de los solutos y el agua filtrados son reabsorbidos en el túbulo contorneado proximal. El proceso de reabsorción involucra la selección y recuperación de nutrientes, electrolitos y otras sustancias que el cuerpo necesita para funcionar y sobrevivir. Al mismo tiempo, los productos de desecho y otras sustancias tóxicas no son reabsorbidas, permanecen en el fluido tubular, y entonces son eliminadas en la orina. El túbulo proximal es responsable de reabsorber toda la glucosa y los aminoácidos filtrados. Además, el túbulo proximal reabsorbe la mayor fracción de Na+, K^+, Ca^{2+}, Cl^-, HCO_3^-, y agua filtrados, y secreta varios aniones orgánicos y cationes orgánicos.

La reabsorción tubular involucra difusión y transporte activo

La reabsorción tubular es altamente selectiva e involucra dos tipos de transporte tubular —*reabsorción pasiva y reabsorción activa*—. Los pasos en la reabsorción pasiva no involucran energía. El movimiento neto de sustancias en el trasporte transepitelial desde la luz tubular hacia el plasma sigue un gradiente electroquímico. La reabsorción activa involucra transporte transepitelial en la *membrana basolateral* de los túbulos proximales. En general, estos dos mecanismos de reabsorción le permiten a los riñones tener una alta capacidad de reabsorción para sustancias que el cuerpo requiere, y una baja capacidad reabsor-

TABLA 22-2 Cargas filtradas, excreción urinaria y reabsorción selectiva de diversas sustancias filtradas por el glomérulo

	P_x, mmol/L	Carga filtrada P_xTFG, mmol/d	Tasa de excreción, U_xV, mmol/d	Tasa de reabsorción tubular, $T_x = P_x TFG - U_x V$, mmol/d	Reabsorción fraccional, T_x/P_xTFG × 100%
Na+	140	25,200	100	25,100	> 99%
Cl^-	105	18,900	100	18,800	> 99%
K^+	4	720	50	670	93%
HCO_3^-	24	4320	2	4318	> 99%
Glucosa	5	900	0	900	100%
Alanina (A.A.)	0.35	63	0	63	100%
Urea	6	1,080	432	648	60%
Agua		180 L	1.5 L	178.5 L	> 99%

tiva para productos de desecho y sustancias tóxicas que deben ser eliminados (tabla 22-2).

La reabsorción de agua ocurre en todas las regiones del túbulo renal, con la excepción de la rama ascendente del asa de Henle y el túbulo contorneado distal. Las ramas ascendentes delgada y gruesa son impermeables al agua. La razón por la cual la rama ascendente es impermeable al agua no se debe a "uniones estrechas", sino a la falta de acuaporinas, que son proteínas de canales de agua. Estos canales de agua no existen en las células de la rama ascendente del asa de Henle.

La reabsorción de la urea depende de la reabsorción de agua en el túbulo proximal

La reabsorción de urea en los túbulos proximales proporciona un ejemplo de reabsorción por difusión pasiva. Dado que la urea es libremente permeable a través de la barrera de filtración, la concentración de urea es la misma dentro del espacio de la cápsula de Bowman que en el capilar peritubular y en el líquido intersticial adyacente. A medida que el líquido filtrado fluye a través del túbulo proximal, se reabsorbe agua, y la reabsorción de agua aumenta la concentración de urea dentro del líquido tubular. Como resultado, la concentración de urea en el líquido tubular es mayor que la del líquido intersticial circundante y en los capilares peritubulares. El túbulo proximal es libremente permeable a la urea. Por lo tanto, la urea se difunde a favor del gradiente de concentración desde la luz tubular hacia los capilares peritubulares. Se piensa que esto ocurre a través de rutas tanto transcelular (a través de las membranas celulares) como paracelular (entre las células). Por lo tanto, la reabsorción de la urea en el túbulo proximal es altamente dependiente de la reabsorción de agua.

La bomba Na⁺/K⁺-ATPasa es esencial para la reabsorción tubular de sodio y otros solutos

En términos de consumo energético, más de 75% de la energía total utilizada por los riñones es para la reabsorción activa de Na⁺ por el epitelio tubular renal. A diferencia de otros solutos filtrados, el Na⁺ se reabsorbe a través de todo el túbulo, con excepción de la rama descendente del asa de Henle. Como se muestra en la tabla 22-2, 99.5% es reabsorbido. Del Na⁺ reabsorbido, la mayor parte se reabsorbe en el túbulo proximal (~ 2/3), 25% en el asa de Henle y el resto en el túbulo distal y los conductos colectores.

Con excepción de la rama ascendente delgada del asa de Henle, la reabsorción de Na⁺ requiere transporte activo a través del túbulo renal. Los túbulos renales utilizan un esquema de transporte polarizado en el que los transportadores primarios activos Na⁺/K⁺-ATPasa están restringidos a la membrana basolateral. Esto permite a la célula reducir la concentración intracelular de sodio y crear un fuerte gradiente electroquímico para el sodio dirigido hacia el interior de la célula. Este gradiente puede ser aprovechado por los sistemas de transporte activos secundarios de la membrana apical de las células epiteliales tubulares para introducir solutos del líquido tubular en la célula. El efecto global es provocar principalmente un transporte unidireccional de solutos filtrados desde el fluido tubular hacia el epitelio tubular y luego hacia fuera de la membrana basolateral para ser recogidos por los capilares peritubulares y así volver a la circulación (es decir, una reabsorción tubular de solutos).

La figura 22-12 es un modelo de transporte en una célula tubular proximal. El túbulo proximal es el principal lugar de reabsorción de sodio en el riñón. Este proceso de reabsorción es principalmente un medio para recuperar una gran parte de la enorme carga de sodio filtrado que se presenta en el túbulo renal y evitar así una pérdida rápida y crítica de este importante catión del LEC a través de la excreción urinaria. Este mecanismo no se utiliza para regular o afinar la homeostasis del sodio en el organismo, que se produce en la nefrona distal.

El túbulo proximal reabsorbe el sodio mediante tres mecanismos principales: 1) *transporte de sodio-soluto*, 2) *transporte de sodio-H⁺* y 3) *transporte de sodio Cl⁻*. En los 3 mecanismos. El Na⁺ entra a la célula desde la luz a través de la membrana celular apical, y es bombeado hacia afuera a través de la membrana celular basolateral mediante la Na⁺/K⁺-ATPasa para reducir la concentración intracelular de sodio. Los aniones, principalmente el Cl⁻ y el HCO_3^-, acompañan este transporte de sodio a través de la membrana basolateral. En la membrana celular luminal (borde en cepillo) de la célula del túbulo proximal, el Na⁺ entra a la célula siguiendo una combinación de gradientes eléctricos y **potenciales químicos**. El interior de la célula tiene una carga de alrededor de −70 mV comparada con el líquido tubular, y el Na⁺ intracelular es de alrededor de 30 a 40 mEq/L comparado con una concentración en el líquido tubular de alrededor de 140 mEq/L.

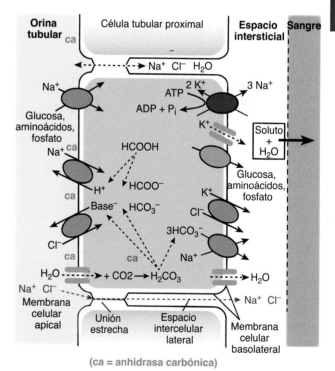

(ca = anhidrasa carbónica)

Figura 22-12 Modelo del transporte en el túbulo proximal. La membrana celular luminal (apical) en este segmento de nefrona tiene una gran área de superficie para el transporte debido a las numerosas microvellosidades que forman el borde en cepillo (*no se muestra*). La glucosa, aminoácidos, fosfato y varias otras sustancias son transportadas por transportadores separados. La reabsorción de sodio a través de la membrana apical se lleva a cabo a través de cotransportadores de Na a soluto, reabsorción de sodio impulsada por H⁺, y transporte paracelular de sodio impulsado por Cl⁻. Todo el transporte de sodio es dependiente de bombas de ATPasas en la membrana basolateral. ADP, difosfato de adenosina; ATP, trifosfato de adenosina.

La entrada de Na^+ a las células ocurre a través de varios mecanismos de cotransporte y transporte de contadores. Estos mecanismos de transporte activo secundarios dependen del sodio gradiente electroquímico producido por la combinación de Na^+/K^+-ATPasa y el potencial de difusión de K (como en todas las células). Así, la inhibición de la Na^+/K^+-ATPasa (p. ej., por hipoxia) provoca la inhibición del transporte activo secundario de solutos por los transportadores de la membrana apical. El Na^+ se reabsorbe a través de la membrana apical junto con la glucosa, aminoácidos, fosfato y otros solutos mediante proteínas cotransportadoras específicas de solutos separados. El movimiento del Na^+ al interior de la célula por su gradiente electroquímico impulsa el transporte cuesta arriba de estos solutos. La energía electroquímica del sodio disponible para este proceso puede aumentar la concentración intracelular de las sustancias cotransportadas de 100 a 10 000 veces más que en el líquido en el túbulo. La glucosa, aminoácidos y fosfato pueden acumularse hasta alcanzar concentraciones elevadas en la célula y salir a través de la membrana basolateral, por su gradiente de concentración, mediante mecanismos separados de difusión facilitada independientes de Na^+ (el transporte de fosfato no se ilustra en la fig. 22-12). El mecanismo de cotransporte sodio-soluto en el túbulo proximal es responsable de la reabsorción de toda la glucosa y aminoácidos filtrados en el glomérulo, junto con alrededor de 7% del sodio filtrado. Como en todos los mecanismos de cotransporte, un aumento del gradiente electroquímico para uno de los miembros del soluto cotransportado aumenta el transporte del otro.

La mayoría del Na^+ también reabsorbido por el túbulo proximal se produce por transporte impulsado por sodio-H^+. Un intercambiador Na^+/H^+ en las parejas de la membrana apical el movimiento cuesta abajo del Na^+ hacia el interior de las células con la secreción de H^+ cuesta arriba hacia el lumen y viceversa, es decir, el exceso de H^+ puede aumentar la reabsorción de sodio a través de la membrana apical. El H^+ en este intercambio se deriva principalmente de dos fuentes. Una fuente se deriva de la producción de ácido carbónico dentro de las células tubulares (véase fig. 22-12). Las células tubulares proximales están ricamente dotadas de **anhidrasa carbónica** en la membrana apical y en su citosol, que cataliza la conversión de agua y dióxido de carbono (considerado un "producto de desecho" celular) a ácido carbónico (H_2CO_3) a una velocidad aproximadamente 1 000 veces superior a la del proceso en agua sin la enzima. El ácido carbónico intracelular formado de esta manera se disocia con rapidez en H^+ y HCO_3^-. La acumulación de HCO_3^- dentro de la célula es favorecida por la eliminación de H^+ por el intercambiador Na^+/H^+ de la membrana apical. Un cotransportador de Na^+-$3HCO_3^-$ en la membrana basolateral utiliza bicarbonato acumulado para impulsar sodio desde dentro de la célula hacia el líquido peritubular. El intercambiador de Na^+/H^+ en la membrana apical también elimina H^+ formado a partir de la disociación del ácido fórmico u oxálico dentro de la célula tubular. Los aniones que quedan de estos ácidos se utilizan para llevar Cl^- al interior de la célula a través de la membrana apical mediante un intercambiador Cl^-/base. Una vez dentro de la luz tubular, el formato se reasocia con el H^+ que hay ahí. El ácido fórmico reformado se difunde de regreso a través de la membrana apical, donde se disocia y permite que el formato y el ácido se intercambien de nuevo por Na^+ y Cl^-. El mecanismo de ácido fórmico a anión formato es una forma clave mediante la cual el Na^+ y el Cl^- entran a través de la membrana apical. El Cl^- puede abandonar la célula a través de la membrana basolateral mediante un cotransportador K–Cl eléctricamente neutro. En total, la reabsorción de sodio impulsada por H^+ es responsable de la reabsorción de alrededor de 50% de la carga de sodio filtrada en el glomérulo. (Este mecanismo también es importante en la acidificación de la orina durante la homeostasis acidobásica; véase capítulo 24).

Las "uniones estrechas" entre las células en el túbulo proximal no son absolutas, y algunas veces se les llama uniones estrechas sueltas o "agujereadas". El sodio, cloro y el agua pueden pasar a través de estas uniones. En la parte final del túbulo proximal, la concentración de cloro supera a la del líquido peritubular. El cloro puede difundirse a través de las uniones estrechas, a favor de su gradiente de concentración, y al hacerlo arrastra sodio junto con él. A esto se le llama transporte de sodio impulsado por cloro, y es responsable de la reabsorción de aproximadamente 10% de la carga original de sodio filtrada.

La reabsorción de sodio con sus aniones y solutos acompañantes establece un gradiente osmótico a través del epitelio del túbulo proximal que es la fuerza que impulsa la reabsorción de agua. Debido a que la permeabilidad al agua en el epitelio del túbulo proximal es extremadamente alta, sólo se necesita un pequeño gradiente (unos cuantos mOsm/kg H_2O) para generar la tasa observada de reabsorción de agua. El agua cruza el epitelio del túbulo proximal a través de la membrana celular mediante acuaporinas, así como por medio de las uniones estrechas agujereadas y los espacios intercelulares laterales. Luego de la reabsorción en el túbulo proximal, la sangre que rodea a los túbulos capta sodio, junto con aniones y agua acompañantes. De esta forma, el agua y las sales de sodio filtradas regresan a la circulación.

En total, el túbulo proximal reabsorbe alrededor de dos tercios de su carga filtrada de sodio y agua. Debido a que el túbulo es libremente permeable al agua, la osmolaridad del líquido tubular es la misma que la del plasma, y la concentración de sodio es idéntica en ambos líquidos. Sin embargo, la concentración de cloro en el líquido tubular es mayor que la del plasma (~ 132 *vs.* 110 mM) mientras que la del bicarbonato es menor (~ 8 *vs.* 24 mM). Esto quizá refleje la importancia de recuperar el bicarbonato filtrado, que desempeña un papel clave en la homeostasis acidobásica del organismo (véase capítulo 24). En un riñón sano normal, no existen aminoácidos o glucosa en el líquido tubular que sale del túbulo proximal. En cambio, la reabsorción de agua con relación al transporte de urea en el túbulo hace que la concentración de urea sea mayor que la del plasma (~ 20 *vs.* 6 mM).

El transporte de sodio en el túbulo renal depende de la carga como parte del mecanismo de equilibrio glomerulotubular para la excreción de sodio

Una característica importante de la reabsorción de sodio en el túbulo proximal y, a través de la nefrona, es que la tasa de transporte *depende de la carga*. Por explicación, en el túbulo proximal, un aumento en la carga filtrada de sodio por el glomérulo estimula un aumento en la reabsorción de sodio en el túbulo, de modo que el *porcentaje* de sodio reabsorbido sigue siendo el mismo. A este fenómeno se le llama **equilibrio glomerulotubular**, y también se observa en la nefrona distal, donde la carga de sodio que entra aquí desde los segmentos corriente arriba es elevada. Sin este mecanismo de equilibrio, las oscilaciones repentinas en la carga filtrada de sodio presentada al túbulo darían lugar a oscilaciones correspondientes en la excreción de sodio. Un aumento temporal de la filtración de sodio, si la reabsorción tubular se mantuviera constante, provocaría un gran aumento de la excreción de sodio por el riñón, que podría agotar las reservas de sodio del organismo en cuestión de horas. Esto, por supuesto, sería fatal. Al aumentar la reabsorción tubular de sodio cuando el túbulo recibe una carga mayor, el mecanismo de equilibrio glomerulotubular hace que la excreción final de sodio se aproxime mucho a los niveles normales.

Esta propiedad intrínseca de transporte del túbulo renal tiene efectos profundos sobre el equilibrio de sal y agua en el cuerpo, y también contribuye a los principales efectos secundarios de la excreción renal de iones diferentes al sodio cuando el transporte de sodio en la nefrona se ve alterado por enfermedad o por medicamentos, como los diuréticos (*véase* más adelante y capítulo 23).

La reabsorción de glucosa por el túbulo proximal es de transporte limitado

La glucosa es el único sustrato que pueden utilizar el cerebro y la retina para el metabolismo productor de energía. El organismo no puede permitirse perder glucosa a través de los riñones, ya que dicha pérdida podría resultar catastrófica. Por ello, la reabsorción de glucosa en el túbulo proximal sirve para recuperar la gran cantidad de glucosa filtrada que se escapa a diario a través de la filtración glomerular. Se puede obtener información acerca de la naturaleza del manejo de la glucosa en los riñones a partir del estudio de la filtración de la glucosa (fig. 22-13). En dicho estudio, la concentración de glucosa plasmática se eleva a niveles cada vez

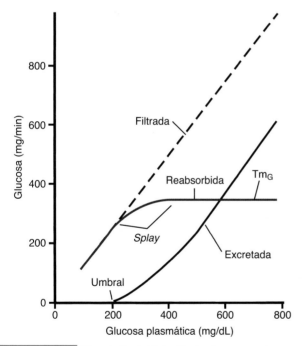

Fisiología renal y líquidos corporales

Figura 22-13 **Un estudio de titulación de glucosa puede utilizarse para dilucidar el manejo de la glucosa plasmática por parte del riñón.** La figura muestra la concentración plasmática de glucosa en un hombre sano cuando se elevó infundiendo soluciones glucosadas. La cantidad de glucosa filtrada por unidad de tiempo (*línea punteada superior*) se determina a partir del producto de la concentración plasmática de glucosa y la tasa de filtración glomerular (medida con inulina). La glucosa excretada (*línea inferior*) se determina midiendo la concentración de glucosa en la orina y la tasa de flujo de la orina. La glucosa reabsorbida se calcula a partir de la diferencia entre la glucosa filtrada y la excretada. Tm_G, transporte tubular máximo de glucosa.

mayores mediante la infusión de soluciones que contienen glucosa. Se infunde inulina para permitir la medición de la TFG y el cálculo de la carga filtrada de glucosa (concentración plasmática de glucosa × TFG). La tasa de reabsorción de la glucosa se determina a partir de la diferencia entre la carga filtrada y la tasa de excreción. A niveles plasmáticos de glucosa normales (alrededor de 100 mg/dL), toda la glucosa filtrada se reabsorbe y no se excreta nada. Cuando la concentración plasmática de glucosa excede un cierto valor (alrededor de 200 mg/dL en la fig. 22-13), aparecen en la orina cantidades significativas de glucosa; esta concentración plasmática se denomina **umbral de glucosa**. A partir de este punto, nuevas elevaciones de la glucosa plasmática conducen de forma progresiva a una mayor excreción de glucosa. La glucosa aparece en la orina debido a que la cantidad filtrada de glucosa excede la capacidad de los túbulos para reabsorberla. A cargas filtradas de glucosa altas, la tasa de reabsorción de glucosa alcanza un valor máximo constante, llamado l **transporte tubular máximo** para la glucosa (G). En el Tm_G, los transportadores de glucosa en el túbulo están todos saturados y transportan glucosa a una tasa máxima.

El umbral de la glucosa no es una concentración plasmática fija, sino que depende de tres factores: TFG, Tm_G y el fenómeno de desviación (*splay*). Una baja TFG causa un umbral elevado, ya que la carga filtrada de glucosa se reduce y los túbulos renales pueden reabsorber toda la glucosa filtrada a pesar de una concentración plasmática elevada de la misma. Un Tm_G reducido disminuye el umbral, debido a que los túbulos tienen una capacidad disminuida para reabsorber la glucosa. La **desviación** (*splay*) es el redondeo de la curva de reabsorción de la glucosa hacia el valor umbral final. La figura 22-13 muestra que la reabsorción tubular de glucosa no alcanza abruptamente el Tm_G cuando la glucosa plasmática se eleva de manera progresiva. Una razón para la desviación (*splay*) es que no todas las nefronas tienen las mismas capacidades de reabsorción y filtración. Por lo tanto, las nefronas con tasas de filtración relativamente altas y bajas tasas de reabsorción de glucosa excretan glucosa a concentraciones plasmáticas más bajas en comparación con las nefronas con tasas de filtración relativamente bajas y tasas de reabsorción elevadas. Una segunda razón para la desviación (*splay*) es el hecho de que el transportador de glucosa no tiene una afinidad infinitamente alta por la glucosa, de modo que la glucosa escapa en la orina incluso antes de que el transportador esté saturado por completo. Un aumento en la desviación (*splay*) causa una reducción en el umbral de la glucosa.

En la diabetes mellitus mal controlada, los niveles plasmáticos de glucosa están anormalmente elevados y en consecuencia se filtra más glucosa de la que puede reabsorberse. La excreción urinaria de glucosa, o glucosuria, produce diuresis osmótica. Este aumento en la diuresis resulta del aumento anormal de osmoles efectivos en el líquido tubular de la nefrona. En la diuresis osmótica, el flujo aumentado de orina es resultado de la excreción de soluto osmóticamente activo. La *diabetes* (del griego para "sifón") recibe su nombre de este aumento en la diuresis y el aumento secundario en la ingesta de agua.

El transporte de NaCl, urea y agua en el asa de Henle está determinado por propiedades de transporte y entornos peritubulares únicos en diferentes segmentos del asa

El transporte de NaCl, urea y agua en el asa de Henle es complejo debido a las diferentes permeabilidades epiteliales y propiedades de transporte, así como por la composición inusual del líquido peritubular que rodea al asa. Las asas de Henle están rodeadas de un gradiente osmótico vertical progresivamente hiperosmótico en el líquido peritubular medular (fig. 22-14). En las nefronas corticales, las asas descienden desde la corteza a la frontera entre la médula externa e interna. El líquido peritubular en la corteza es igual al plasma (~290 mOsm), pero esta osmolaridad aumenta progresivamente hasta alrededor de 600 mOsm en la frontera entre la médula interna/externa. En las nefronas yuxtaglomerulares, que comienzan justo fuera de la médula, las asas son mucho más largas y descienden hacia la médula interna, donde el líquido peritubular alcanza 1 200 a 1 400 mOsm. La osmolalidad del líquido peritubular medular se debe a alrededor de 50% de NaCl y 50% de urea, en contraste con la osmolalidad del líquido en la parte final del túbulo proximal, que se debe principalmente a Na^+ y Cl^-.

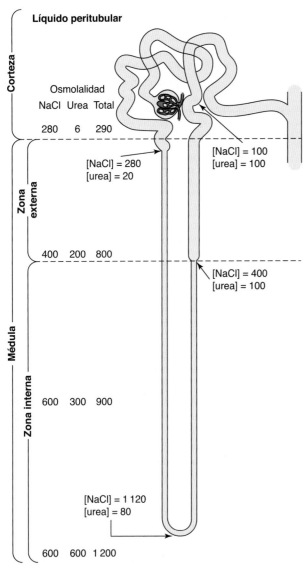

Figura 22-14 **Osmolalidades en el líquido peritubular y tubular en el asa de Henle de una nefrona yuxtamedular.** Existe un gradiente vertical de osmolalidad cada vez mayor alrededor del asa desde la corteza hasta el intersitio medular. En la figura se muestra la contribución a la osmolalidad total del NaCl y de la urea. En el texto se explican los mecanismos responsables de las diferencias en la osmolalidad debida al NaCl y a la urea dentro de la luz del asa y en el líquido peritubular.

Los mecanismos responsables de crear y mantener el gradiente osmótico medular se explicarán más adelante en este capítulo. En esta coyuntura, es beneficioso simplemente utilizar los valores peritubulares tal y como son normalmente para ayudar a explicar el transporte de agua, NaCl y urea por el asa de Henle.

Las membranas en la rama descendente delgada no contienen sistemas de transporte activo y son libremente permeables al agua. Sin embargo, son impermeables al NaCl y a la urea. Por lo tanto, a medida que el líquido del túbulo proximal viaja por la rama descendente delgada, el agua se reabsorbe de forma osmóticamente pasiva hasta que su osmolalidad es idéntica a la del líquido peritubular que rodea a la rama descendente. En las nefronas yuxtaglomerulares esto equivale a alrededor de 1 200 a 1 400 mOsm, o aproximadamente un incremento de cuatro veces en la osmolaridad por encima del líquido que entra desde el túbulo proximal. Esto significa que alrededor de tres cuartas partes del agua que entra en la rama delgada fue reabsorbida osmóticamente para cuando el líquido tubular alcanza la punta del asa. Esta reabsorción de agua también concentra NaCl, otros solutos y urea cuatro veces más (alrededor de 1 120 mOsm por el NaCl y 80 mOsm por la urea).

La rama ascendente delgada del asa de Henle es impermeable al agua, pero permeable al NaCl y algo permeable a la urea. La modesta permeabilidad a la urea es debido a la presencia de transportadores de urea (UT-A2) en el epitelio del túbulo. Por consecuencia, a medida que el líquido en el asa sube por la rama, el NaCl encuentra concentraciones progresivamente menores de NaCl en el líquido peritubular circundante, y es reabsorbido en forma pasiva por su gradiente de concentración. Sin embargo, la urea es ligeramente secretada en forma pasiva a favor de su gradiente de concentración hacia la luz a medida que el líquido tubular sube por la rama. Al final de la rama ascendente delgada, la concentración de urea alcanza ~ 100 mM. Dado que esta parte del túbulo es impermeable al agua, los cambios en la concentración de NaCl y urea se debe únicamente a su transporte pasivo. Sin embargo, la reabsorción de NaCl excede a la secreción de urea hacia el túbulo, de modo que, para el final de la rama ascendente delgada, *el líquido tubular es hipotónico en relación con el líquido peritubular* (alrededor de 500 *vs.* 600 mOsm totales), aunque sigue siendo hipertónico con respecto al plasma (~ 290 mOsm).

La reabsorción activa de sodio en la rama ascendente gruesa del asa de Henle, sin reabsorción de agua, reduce aún más la osmolaridad del líquido tubular

La rama ascendente gruesa del asa de Henle se caracteriza por ser impermeable al agua, al NaCl y a la urea. Sin embargo, las células en la rama gruesa son capaces de transportar activamente sodio fuera del líquido tubular en contra de un elevado gradiente electroquímico. La figura 22-15 es un modelo de una célula de la rama ascendente gruesa. El Na^+ entra a la célula a través de la membrana celular luminal a través de un cotransportador eléctricamente neutro de Na-K-2Cl. El movimiento cuesta abajo del Na^+ hacia el interior de la célula resulta del transporte activo secundario de un K^+, un Na^+ y dos Cl^- por el cotransporte apical. El Na^+ es bombeado hacia afuera de la membrana basolateral por una Na^+/K^+-ATPasa. El K^+ se recicla de vuelta hacia el lumen a través de un canal de potasio en la membrana celular. El cloro sale a través del lado basolateral por un cotransportador de K–Cl o un canal de Cl^-.

Este transportador de membrana apical en la rama gruesa ascendente depende de la unión del Cl^- para su funcionamiento

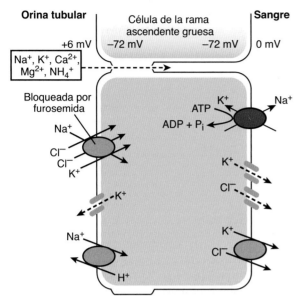

Orina tubular

Célula de la rama ascendente gruesa

Sangre

+6 mV   −72 mV   −72 mV   0 mV

Na⁺, K⁺, Ca²⁺, Mg²⁺, NH₄⁺

Bloqueada por furosemida

Figura 22-15 **Modelo celular del transporte de iones en la rama ascendente gruesa.** El transporte de sodio es críticamente dependiente de la captación desde el lumen por el cotransportador de Na-K-2Cl en la membrana apical. Este transportador es inhibido por los diuréticos de asa. ADP, difosfato de adenosina; ATP trifosfato de adenosina.

y es esencial para la reabsorción de sodio en la rama ascendente gruesa. Es en específico inhibido por los diuréticos "de asa", como la furosemida, que inhiben la capacidad del riñón de reabsorber tanto NaCl en la extremidad y eventualmente agua en la nefrona distal (*véanse* las secciones posteriores de este capítulo para ese mecanismo).

La membrana de la célula luminal es predominantemente permeable al K⁺, y la membrana celular basolateral es predominantemente permeable al Cl⁻. La difusión de estos iones hacia afuera de la célula produce una diferencia en el potencial transepitelial, siendo en el lumen alrededor de +6 mV en comparación con el espacio intersticial alrededor de los túbulos. Esta diferencia de potencial impulsa la reabsorción de pequeños cationes (Na⁺, K⁺, Ca²⁺, y NH₄⁺) fuera de la luz, entre las células. Esta diferencia de potencial puede aumentarse hasta alrededor de +9 mV por cualquier cosa que estimule la reabsorción de sodio en la rama ascendente gruesa, y reducirse a alrededor de +3 mV cuando el transporte de sodio está alterado. Por lo tanto, los factores que afectan la reabsorción de sodio en la rama ascendente gruesa afectan también de manera indirecta la reabsorción de otros cationes pequeños. Para el final de la rama ascendente gruesa, el volumen de líquido tubular se ha reducido en alrededor de 75% del que entró al asa, y es *hipotónico* con relación al líquido peritubular *y* al plasma (alrededor de 100 mOsm por porcentajes equivalentes de NaCl y urea).

El paso final en la reabsorción general de solutos y agua en la rama ascendente delgada es la captación por los capilares peritubulares. Este mecanismo involucra las fuerzas de Starling habituales que operan a través de las paredes capilares. Recuerde que la sangre en los capilares peritubulares fue previamente filtrada en el glomérulo. Debido a que se filtró un líquido libre de proteínas fuera del glomérulo, la concentración de proteínas (y por lo tanto, la PCO) de la sangre en los capilares peritubulares es alta, lo que proporciona una importante fuerza motriz o de "tracción" para la captación de líquido reabsorbido. La presión hidrostática en los capilares peritubulares (una presión que se

opone a la captación capilar de líquido) es baja, debido a que la sangre ha pasado a través de vasos de resistencia corriente arriba. El balance de presiones que actúan a través de los capilares peritubulares favorece la captación de líquido reabsorbido desde los espacios intersticiales que rodean a los túbulos.

Los procesos de reabsorción de solutos en la nefrona distal son cuantitativamente pequeños, pero pueden verse alterados por fármacos y mecanismos de control hormonal

La llamada **nefrona distal** incluye varios segmentos diferentes: el túbulo contorneado distal, el túbulo conector y los conductos colectores corticales, los medulares externos y los medulares internos (*véase* fig. 22-2). Nótese que la nefrona distal incluye al sistema de conductos colectores que, estrictamente hablando, no forman parte de la nefrona. Sin embargo, está justificado desde un punto de vista funcional. El transporte en la nefrona distal difiere de el del túbulo proximal en varios aspectos. Las diferencias son las siguientes:

- *En la nefrona distal se reabsorben cantidades mucho menores de sal y agua.* El túbulo contorneado distal es impermeable al agua, pero el epitelio de los conductos colectores y conectores tiene una permeabilidad al agua variable, controlada por el nivel plasmático de ADH. Típicamente, la nefrona distal reabsorbe 9% del sodio filtrado y 19% del agua filtrada, en comparación con 70% de ambas sustancias en el túbulo contorneado proximal. Además, la reabsorción de agua se limita a los conductos colectores, ya que el túbulo contorneado distal es impermeable al agua.

- *Gradientes altos para la sal y el agua se establecen en la nefrona distal.* Esto permite que la concentración de Na⁺ en la orina sea tan baja como 1 mEq/L (*vs.* 140 mEq/L en el plasma) y la osmolalidad de la orina puede ser de casi una décima parte de la del plasma. Por el contrario, el túbulo proximal reabsorbe sodio y agua a lo largo de gradientes pequeños, y la concentración de sodio y la osmolalidad en su líquido tubular están normalmente cercanas a la del plasma.

- *Las nefronas distales tienen un epitelio "apretado", mientras que los túbulos proximales tienen un epitelio "agujereado".* Esta diferencia (*véase* capítulo 2) explica por qué la nefrona distal puede establecer gradientes pronunciados para iones pequeños y agua, mientras que el túbulo proximal no puede hacerlo.

- *La reabsorción de Na⁺ y agua en la nefrona distal puede desacoplarse.* Por lo general, la reabsorción de Na⁺ y agua están estrechamente vinculadas, debido a que la permeabilidad epitelial al agua siempre es alta. Por el contrario, la reabsorción de Na⁺ y agua puede estar desligada en la nefrona distal, debido a que la permeabilidad a agua puede ser baja y variable.

En general, la reabsorción proximal puede definirse como una operación burda que reclama grandes cantidades de sal y agua a lo largo de pequeños gradientes. Por el contrario, la reabsorción distal es un proceso más fino involucrado más en la regulación del balance de agua y electrolitos en el cuerpo.

El sodio y el cloro entran en las células del túbulo contorneado en la membrana apical mediante un cotransportador de Na–Cl y se reabsorben activamente a través de la membrana basolateral

El túbulo contorneado distal tiene uniones "estrechas" funcionales entre las células epiteliales. Es esencialmente impermeable al agua y a la urea, pero puede reabsorber activamente

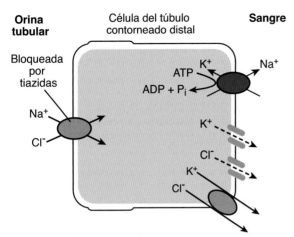

Figura 22-16 **Modelo celular para el transporte de iones en el túbulo contorneado distal.** El transporte de sodio es críticamente dependiente de la captación desde la luz por el cotransportador de Na-Cl en la membrana apical. Este transportador es inhibido por los diuréticos tiazídicos. ADP, difosfato de adenosina; ATP trifosfato de adenosina.

NaCl en contra de gradientes electroquímicos pronunciados. La figura 22-16 es un modelo simple de la reabsorción de sodio en una célula del túbulo contorneado distal. En este segmento de la nefrona, el sodio y el cloro son transportados desde la luz hacia la célula mediante un cotransportador de Na–Cl. (Este transportador puede ser inhibido clínicamente mediante diuréticos tiazídicos). El sodio es bombeado por el lado basolateral por la Na$^+$/K$^+$-ATPasa, y se piensa que el cloro lo sigue a través de un canal en la membrana basolateral y un cotransportador de K$^+$, Cl$^-$. La reabsorción de sodio, ligada a la baja permeabilidad al agua y la urea del epitelio tubular, reduce aún más la osmolalidad del líquido tubular sin cambiar su volumen o concentración de urea. La concentración de urea es mayor en los túbulos distales de las nefronas yuxtamedulares en comparación con las nefronas corticales (alrededor de 100 *vs.* 40 mM) debido a que estas últimas están expuestas a concentraciones osmóticas y de urea más bajas rodeando sus asas de Henle. Sin importar el tipo de nefrona, para el final del túbulo contorneado distal, queda tan poco del NaCl filtrado originalmente en el fluido tubular que la contribución de los solutos distintos al NaCl es tan importante como el propio NaCl. Por lo tanto, en este punto, la osmolalidad se divide en la que se debe a la urea y la que se debe a solutos distintos de la urea (alrededor de 50 mOsm).

La aldosterona estimula la reabsorción de Na$^+$ en el conducto colector

Los conductos colectores se encuentran al final del sistema de la nefrona, y lo que ocurre ahí determina la excreción final de Na$^+$, K$^+$, H$^+$ y agua. La entrada de sodio en la célula del conducto colector se da por difusión a través de un canal de sodio en las células principales del conducto colector (fig. 22-17). Este canal ha sido clonado y secuenciado, y se conoce como **canal epitelial de sodio (ENaC)**. La entrada de sodio a través de este canal limita la tasa general de reabsorción de sodio en estas células. El canal puede ser inhibido por la amilorida y diuréticos similares, los cuales se conocen como diuréticos ahorradores de potasio debido a que no causan la pérdida de potasio observada con otras clases de diuréticos. La reabsorción de sodio en las células principales es bastante variable debido al efecto de dependen-

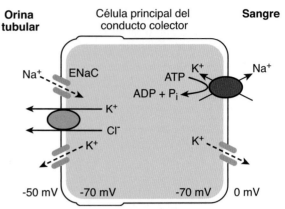

Figura 22-17 **Modelo del transporte de Na$^+$ y K$^+$ por una célula principal en el conducto colector.** El transporte de sodio es críticamente dependiente de la captación desde la luz por el canal ENaC, que es inhibido por los diuréticos ahorradores de potasio tipo amilorida. El transportador de sodio aquí es estimulado por la hormona aldosterona, y está ligado a la secreción de K$^+$ e H$^+$ por el conducto colector. La estimulación del transporte de sodio crea un potencial eléctrico transepitelial negativo. ADP, difosfato de adenosina; ATP trifosfato de adenosina.

cia de la carga. Esta variabilidad crea un amplio y significativo potencial transepitelial negativo en la luz a través del túbulo. Este potencial es proporcional a la reabsorción de sodio en las células principales y oscila entre −5 y −70 mV. Este potencial negativo facilita la secreción de K$^+$ y H$^+$, a la vez que inhibe la reabsorción de calcio por el conducto colector (*véase* la siguiente sección y el capítulo 23 para mayores detalles). Cualquier factor que aumente la negatividad del potencial transepitelial incrementa la secreción de K$^+$ y H$^+$ a la vez que inhibe la reabsorción de Ca^{2+} por las células (p. ej., el aumento de la carga de sodio en el túbulo colector secundario a las acciones diuréticas aguas arriba en la nefrona). El resultado es un aumento secundario de la excreción de estos tres iones por los riñones.

El transporte iónico y el agua en los conductos colectores está finamente regulado por hormonas. En específico, la **aldosterona** aumenta la reabsorción de Na$^+$, así como la secreción de K$^+$ e H$^+$ en los conductos, y los efectos secretores ocurren principalmente en los conductos conectores y la región cortical de los conductos colectores. Otra hormona, la arginina vasopresina, también llamada hormona antidiurética (ADH), aumenta la permeabilidad del agua en los conductos colectores. Los conductos colectores también contienen alfa y beta células intercaladas que están dispersas entre las células principales de los conductos colectores. Estas células son importantes en el transporte acidobásico y se tratará en detalle en capítulo 24. Hay una H$^+$/K$^+$-ATP asa en la membrana celular luminal de las células α intercaladas que contribuye a la conservación renal de potasio cuando la ingesta de este elemento es deficiente.

SECRECIÓN TUBULAR

La secreción tubular desplaza sustancias desde los capilares peritubulares hacia la luz del túbulo. Similar a la filtración glomerular, la secreción tubular establece una vía de entrada de la sangre hacia el túbulo. Los componentes secretados por los túbulos renales más importantes son H$^+$, K$^+$ y Cl$^-$. La cantidad excretada en la orina depende en gran medida de la magnitud del transporte tubular.

La PAH es secretada exclusivamente por los túbulos proximales y proporciona información sobre los procesos de secreción proximal

El PAH es secretado sólo por los túbulos proximales en los riñones. A concentraciones plasmáticas bajas de PAH, la tasa de secreción aumenta en forma lineal con la concentración plasmática de PAH. A concentraciones plasmáticas altas de PAH, los transportadores secretores se saturan, y la tasa de secreción de PAH se estabiliza en un valor máximo constante, llamado *transporte tubular máximo para PAH* (Tm_{PAH}). El Tm para el PAH proporciona una medición de la secreción proximal funcional. El Tm_{PAH} está directamente relacionado con el número de túbulos proximales funcionales, y por lo tanto proporciona una medición de la masa de tejido secretor proximal. La figura 22-18 ilustra el patrón de filtración, secreción y excreción de PAH observado cuando la concentración plasmática de PAH es elevada progresivamente mediante infusión intravenosa.

La secreción en el túbulo proximal elimina muchas toxinas y fármacos de la sangre

El túbulo contorneado proximal representa 60% inicial de la longitud del túbulo proximal. Debido a que el túbulo proximal recto es inaccesible para ser estudiado *in vivo*, la mayor parte de la información cuantitativa acerca de la función en animales vivos está limitada a la porción contorneada. Estudios en túbulos aislados *in vitro* indican que los dos segmentos del túbulo proximal son funcionalmente similares. El túbulo proximal, tanto la porción recta como la contorneada, secretan una gran variedad de aniones orgánicos y cationes orgánicos (fig. 22-19). Muchas de estas sustancias son compuestos endógenos, fármacos o toxinas. Los aniones orgánicos son principalmente car-

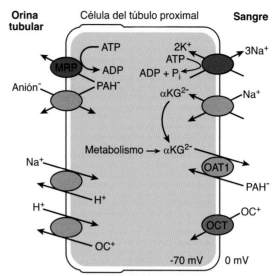

Figura 22-19 **Modelo celular para la secreción de aniones orgánicos y cationes orgánicos en el túbulo proximal.** Las *flechas inclinadas hacia arriba* indican transporte en contra de un gradiente electroquímico (transporte energéticamente cuesta arriba), y las *flechas inclinadas hacia abajo* indican transporte cuesta abajo. El HAP se utiliza aquí como ejemplo de anión orgánico. La acumulación de PAH en la célula está mediada por un transportador de aniones orgánicos (OAT) en la membrana basolateral que intercambia PAH por α-cetoglutarato (α-Kg²⁻). El nivel de α-Kg²⁻ en la célula es mayor que en la sangre debido a la producción metabólica y la captación de α-Kg²⁻ dependiente de sodio. El PAH sale de la célula en forma pasiva a través de un intecambiador PAH/anión en la membrana luminal, o puede ser bombeado de forma activa hacia la luz mediante una proteína asociada con **multirresistencia a fármacos (MRF)** que consume trifosfato de adenosina (ATP). Los cationes orgánicos (OC⁺) entran a la célula a favor del gradiente eléctrico, un proceso mediado por un transportador de cationes orgánicos (OCT) en la membrana basolateral, y son transportados cuesta arriba hacia la luz por un intercambiador de catión orgánico/H⁺. ADP, difosfato de adenosina; ATP, trifosfato de adenosina.

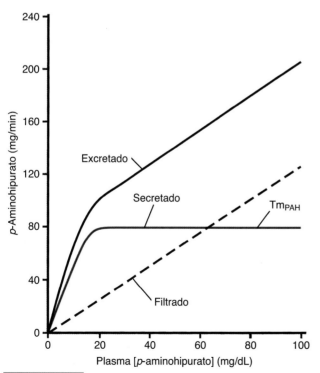

Figura 22-18 **Tasas de excreción, filtración y secreción de *p*-aminohipurato (PAH) en función del PAH en plasma.** Se excreta más PAH de lo que se filtra; la diferencia representa PAH secretado. Tm_{PAH}, transporte tubular máximo para PAH.

boxilatos y sulfonatos (ácidos carboxílico y sulfónico en sus formas no protonadas). La carga negativa de la mólecula parece ser importante para la secreción de estos compuestos. Ejemplos de aniones orgánicos secretados activamente en el túbulo proximal incluyen penicilina (antibiótico), furosemida (diurético del asa), acetazolamida (inhibidor de la anhidrasa carbónica) y el PAH. El transporte de aniones orgánicos se satura a concentraciones plasmáticas elevadas de aniones orgánicos (fig. 22-18), y los aniones orgánicos compiten para ser secretados.

La figura 22-19 muestra la secreción activa en el túbulo proximal. Las células del túbulo proximal captan de forma activa iones orgánicos de la sangre intercambiándolo por α-cetoglutarato del interior de la célula. Este intercambio es mediado por un transportador de aniones orgánicos (OAT1). Las células acumulan α-cetoglutarato del metabolismo así como de la circulación a través de un transportador de dicarboxilato dependiente de sodio en la membrana basolateral celular. Los iones orgánicos así absorbidos se acumulan en las células a una alta concentración y posteriormente se desplazan cuesta abajo hacia la orina tubular de forma eléctricamente neutra, mediante el intercambio con un anión inorgánico (p. ej., cloro) o un anión orgánico a través de otro OAT. Los aniones orgánicos también pueden ser bombeados activamente hacia la orina tubular a través de una proteína asociada con multirresistencia a fármacos, que es una ATP-asa.

Los cationes orgánicos son principalmente compuestos de aminas y amonio, y son secretados por otros transportadores. Algunos ejemplos de cationes orgánicos secretados por el túbulo proximal son cisplatino (un agente quimioterapéutico contra el cáncer), histamina, norepinefrina y quinina (un agente antipalúdico). La entrada a las células a través de la membrana basolateral se ve favorecida por el potencial de membrana negativo en el interior, y se da mediante difusión facilitada mediada por un transportador de cationes orgánicos. La salida de cationes orgánicos a través de la membrana luminal se realiza por medio de un antiportador (transporte de contadores) catión orgánico/H$^+$, y es impulsada por el gradiente de concentración de H$^+$ entre la luz y la célula establecido por el intercambio de Na$^+$/H$^+$. Los transportadores de aniones orgánicos y cationes orgánicos muestran una amplia especificidad a los sustratos y pueden secretar una gran variedad de compuestos químicamente diversos.

Muchos fármacos, toxinas y moléculas endógenas fisiológicamente activas del organismo son ácidos o bases orgánicas débiles. Como tales, nunca se disocian por completo en el organismo. Existen en un equilibrio entre una forma ionizada y una neutra. Los ácidos orgánicos débiles (HA) existen en un equilibrio entre HA y H$^+$ + A$^-$ (un anión orgánico). Las bases débiles existen en equilibrio entre HB$^+$ (un catión orgánico) y B + H$^+$. La forma ionizada del ácido o de la base débil no puede atravesar el epitelio tubular por difusión pasiva, pero la forma unionizada sí puede (fig. 22-20). Los aniones orgánicos pueden aceptar H$^+$, y los cationes orgánicos pueden liberar H$^+$, de modo que su carga está influenciada por el pH.

Considere, por ejemplo, el ácido carboxílico probenecid (pK$_a$ = 3.4). Este compuesto es filtrado por los glomérulos y secretado por el túbulo proximal. Cuando se secreta H$^+$ hacia la orina tubular (*véase* capítulo 24), la forma aniónica (A$^-$) es convertida al ácido no ionizado (HA, en la fig. 22-20). La concentración de ácido no ionizado también es aumentada debido a la reabsorción de agua. De esta forma se crea un gradiente de concentración para la reabsorción pasiva de la forma neutra, no ionizada a través del túbulo epitelial, y cantidades considerables de probenecid son reabsorbidas de forma pasiva. Esto ocurre en la mayor parte de la nefrona, pero en particular en los sitios donde los gradientes de pH son mayores y donde la reabsorción de agua ha resultado en la mayor concentración (es decir, los conductos colectores; *véase* la siguiente sección). La excreción de probenecid es aumentada al hacer la orina más alcalina (p. ej., administrando NaHCO$_3$) y al aumentar la tasa de flujo de la orina (p. ej., bebiendo agua). En el caso de una base liposoluble, como el amoniaco (NH$_3$), la excreción se ve favorecida al hacer la orina más ácida y al aumentar el flujo de orina.

Por último, unos cuantos aniones y cationes orgánicos también son reabsorbidos de forma activa. Por ejemplo, el ácido úrico es secretado y reabsorbido en el túbulo proximal. Por lo general la cantidad de ácido úrico excretado es igual a alrededor de 10% del ácido úrico filtrado, de modo que predomina la reabsorción. En la **gota**, los niveles plasmáticos de ácido úrico están aumentados. Un tratamiento para la gota es promover la excreción urinaria de ácido úrico administrando medicamentos que inhiban su reabsorción tubular.

El conducto colector es el principal sitio de secreción de potasio

Bajo circunstancias normales, la mayoría del K$^+$ excretado por los riñones proviene de la secreción de K$^+$ de los conductos colectores corticales. Con un gran exceso de K$^+$ en el LEC (p. ej., por una alta ingesta en la dieta), los conductos colectores corticales pueden secretar tanto K$^+$ que acaba por excretarse más de lo que se filtra. Con la depleción severa de K$^+$ los conductos colectores corticales reabsorben K$^+$.

La secreción de K$^+$ parece ser una función primordial de la célula principal del conducto colector (*véase* fig. 22-17). La secreción de K$^+$ involucra la captación activa por una Na$^+$/K$^+$-ATPasa en la membrana basolateral, seguida por difusión de K$^+$ a través de canales de potasio en la membrana luminal y transporte activo secundario a través de un cotransportador K$^+$/Cl$^-$. La difusión de K$^+$ hacia afuera desde la célula está favorecida por el gradiente de concentración de K$^+$ y el potencial eléctrico transepitelial negativo. Se opone a ella el potencial negativo intracelular de la membrana celular. El gradiente electroquímico neto del K$^+$ a través de la membrana luminal favorece su transporte hacia la luz tubular (es decir, su secreción). El potencial transepitelial negativo, que es proporcional a la reabsorción de sodio por las células principales del conducto colector es un factor importante que favorece la secreción de K$^+$ e H$^+$ en la nefrona distal.

La magnitud de la secreción de K$^+$ es afectada por varios factores como sigue:

- Magnitud del potencial transepitelial *negativo* en el lumen.
- Actividad de la Na$^+$/K$^+$-ATPasa en la membrana basolateral; entre mayor es la actividad de la bomba, mayor es la tasa de secreción.
- Aumento de concentración plasmática de K$^+$.
- El aumento de la cantidad de Na$^+$ en la luz del conducto colector (p. ej., dependencia de la carga; mayor carga de sodio presentada a las células del conducto colector).
- Un aumento en la permeabilidad de la membrana luminal (apical) de la célula. Éste es otro efecto de la aldosterona, que tiene un papel clave en la homeostasis del K$^+$ (*véase* capítulo 23).
- Una tasa de flujo alta a través de la luz del conducto colector mantiene el gradiente de concentración célula a lumen y favorece la secreción de K$^+$.

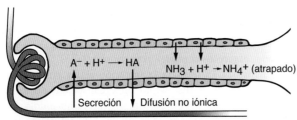

Figura 22-20 **Difusión no iónica de ácidos orgánicos y bases liposolubles débiles.** Las formas pequeñas no ionizadas de los ácidos orgánicos y bases pueden cruzar el epitelio tubular por difusión simple por un gradiente de concentración, mientras que sus formas ionizadas no pueden. La acidificación de la orina convierte al anión orgánico A$^-$ a la forma no disociada (no ionizada) del ácido HA, el cual es reabsorbido por difusión. El NH$_3$, una base liposoluble, se difunde hacia la orina tubular, donde es convertido a NH$_4^+$, atrapando por lo tanto el amoniaco en la orina ácida.

MECANISMOS DE CONCENTRACIÓN DE LA ORINA Y CONSERVACIÓN DEL AGUA POR EL RIÑÓN

El cuerpo humano es sometido de forma natural e inevitable a la presión continua de la deshidratación. Debe enfrentarse a cada momento a pérdidas de agua sobre las que no tiene ningún control. Este problema básico de supervivencia en torno a la homeostasis del agua se tratará con más detalle en el próximo capítulo. Destaca mencionar que la conservación del agua por el riñón es un elemento clave necesario para la supervivencia humana. La capacidad del riñón para concentrar y producir orina hiperosmótica es el efecto, y un reflejo, de la prioridad de orden superior del riñón para maximizar la reabsorción o "reclamación" de agua como parte de la defensa del cuerpo contra la deshidratación. Los riñones humanos pueden reabsorber agua al extremo de ser capaces de formar una concentración máxima en la orina de 1 200 a 1 400 mOsm/L, que es hasta cinco veces la del plasma (~ 290 mOsm/L). En esta sección se describen los mecanismos mediante los cuales se logra la creación de la orina.

La capacidad del riñón para concentrar orina osmóticamente es un mecanismo de adaptación importante para la sobrevivencia

Los riñones tienen la tarea de concentrar orina para conservar agua para el cuerpo. Al mismo tiempo se deshacen del exceso de solutos (p. ej., urea y varias sales), lo que requiere la excreción de agua. Suponga, por ejemplo, que los riñones sólo fuesen capaces de excretar orina que es isosmótica con respecto al plasma (~300 mOsm/L). Esto requeriría 2.0 L H_2O/d para excretar las cantidades típicas de solutos restantes en orina al final del tratamiento tubular. Si podemos excretar los solutos en orina que está cuatro veces más concentrada que el plasma (1 200 mOsm/L), entonces sólo se requerirían 0.5 L H_2O/d. Al excretar solutos en orina osmóticamente concentrada, los riñones le ahorran al cuerpo 1.5 L de H_2O. La capacidad para concentrar la orina también reduce la cantidad de agua que estamos obligados a beber cada día.

La capacidad de los riñones para concentrar la orina puede ser evaluada en dos formas. Podemos determinar cuál es la osmolalidad (o **gravedad específica**) de la orina en comparación con el plasma, o el índice U_{osm}/P_{osm}. En humanos, el valor máximo es de alrededor de 4 a 5, que puede observarse en una persona deshidratada, pero por lo demás sana. Una segunda forma de cuantificar la capacidad de concentración del riñón es calcular qué cantidad de agua libre de solutos por unidad de tiempo ahorran o eliminan los riñones en la orina. Esta cantidad se denomina **depuración de agua libre** (o *producción de agua libre*), abreviada C_{H_2O}. La C_{H_2O} se calcula a partir de la siguiente ecuación:

$$C_{H_2O} = \dot{V} - C_{osm} \qquad (11)$$

donde $\dot{V}$ es la tasa de flujo de orina y C_{osm} (la depuración osmolar) se define como $U_{osm} \times \dot{V}/P_{osm}$. Si factorizamos $\dot{V}$ en la ecuación 11, tenemos que:

$$C_{H_2O} = \dot{V}(1 - U_{osm}/P_{osm}) \qquad (12)$$

De la ecuación 12, vemos que si el índice U_{osm}/P_{osm} es > 1 (orina osmóticamente concentrada), la C_{H_2O} es negativa;

si $U_{osm}/P_{osm} = 1$ (orina isosmótica respecto al plasma), entonces la C_{H_2O} es cero; y si U_{osm}/P_{osm} es < 1 (orina osmóticamente diluida), entonces la C_{H_2O} es positiva.

Cuando se excreta orina diluida, el flujo urinario real es mayor que el requerido para la excreción de orina isotónica. C_{H_2O} es positivo y representa el volumen de agua destilada o "libre" (es decir, agua libre de solutos) que se necesita añadir a la orina isosmótica hipotética para producir la orina real. Es agua pura o "libre" que se excreta del cuerpo para mantener la osmolaridad del LEC. Esta condición ocurre en la sobrehidratación del cuerpo, por ejemplo por la ingestión compulsiva de agua.

Un C_{H_2O} negativo significa que se está formando orina concentrada y representa el volumen de agua libre que se necesita eliminar de la orina isosmótica para producir una orina concentrada determinada. Es agua que el riñón está añadiendo de nuevo al LEC para mantener la osmolaridad normal. Se observa con mayor frecuencia en personas con privación de agua.

La hormona antidiurética produce orina osmóticamente concentrada

Los cambios en la osmolalidad de la orina por lo general son generados principalmente por cambios en los niveles plasmáticos de **hormona antidiurética (ADH)**, también llamada por su nombre antiguo como **arginina vasopresina (AVP**; *véase* el capítulo 31). En ausencia de ADH, los conductos colectores del riñón son relativamente impermeables al agua. La reabsorción activa continua de NaCl a través del epitelio impermeable al agua causa mayor reducción en el líquido tubular ya de por si hipotónico, y resulta en la producción de orina osmóticamente diluida (~70 mOsm) con un volumen de casi 15% del agua originalmente filtrada en el glomérulo. En presencia de ADH, la permeabilidad al agua del conducto colector aumenta. Debido a que el líquido intersticial medular es hiperosmótico, la reabsorción de agua en los conductos colectores medulares puede llevar a la producción de orina osmóticamente concentrada (~ 1 200 mOsm en un volumen de ~ 0.5% del agua filtrada originalmente).

En la figura 22-21 se muestra un modelo de la acción de la ADH sobre las células en el conducto colector. Cuando la osmolalidad del plasma aumenta, los niveles plasmáticos de ADH aumentan. La hormona se une a un receptor específico en la membrana celular basolateral de las células principales (V_2: etiquetados originalmente con el antiguo término, vasopresina). La enzima adenilatociclasa unida a la membrana se activa, por la unión del receptor V_2, a través de una proteína estimuladora de nucleótido de guanina (G_s). Esta enzima cataliza la formación de AMP cíclico (AMPc) a partir de ATP. El AMPc activa a su vez a una proteína cinasa dependiente de AMPc (proteína cinasa A, o *PKA*) que fosforila a otras proteínas. Esto produce la inserción, por exocitosis, de vesículas intracelulares que contienen canales de agua en la membrana celular luminal (canales de acuaporina-2). El aumento resultante en el número de canales de agua en la membrana luminal causa incremento en la permeabilidad al agua. El agua abandona el lumen y luego sale de las células a través de acuaporina-3 y acuaporina-4 en la membrana celular basolateral. Los solutos en la luz del conducto colector se concentran a medida que sale agua. Esta respuesta a la ADH se da en minutos. La ADH también tiene efectos retardados sobre los conductos colectores; aumenta la transcripción de genes de acuaporina-2 e incrementa el número total de moléculas de acuaporina-2 por célula.

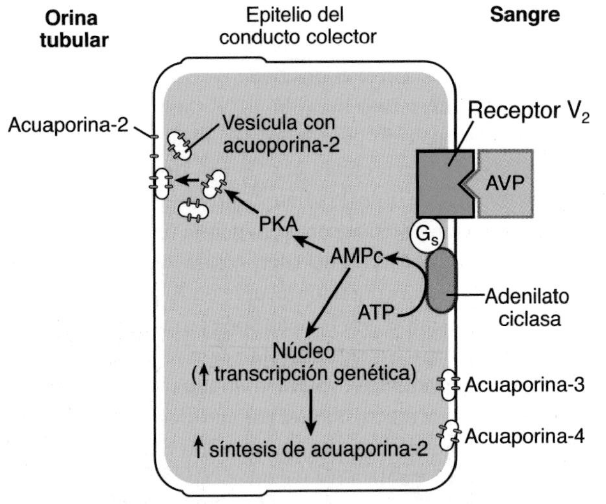

Orina tubular   Epitelio del conducto colector   **Sangre**

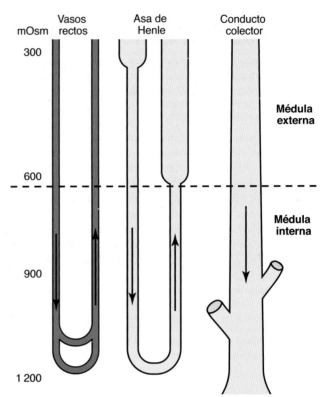

Figura 22-21 **Modelo de acción de la ADH en el epitelio del conducto colector.** El segundo mensajero para la ADH es el monofosfato de adenosina cíclico (AMPc). La ADH tiene efectos rápidos sobre la permeabilidad al agua en la membrana luminal (el movimiento de vesículas que contienen acuaporina-2 hacia la membrana celular luminal), y efectos retardados (aumento en la síntesis de acuaporina-2). ATP, trifosfato de adenosina; G_s, proteína estimuladora de nucleótido de guanina; PKA, proteína cinasa A; V_2, receptor tipo 2.

La creación del gradiente osmótico peritubular vertical mediante multiplicación contracorriente en las asas de Henle es el conductor subyacente para la capacidad de concentración de la orina del riñón

El gradiente osmótico vertical en la médula renal es creado y mantenido por mecanismos contracorriente. Ocurren dos procesos contracorriente en la médula renal —**multiplicación contracorriente** e **intercambio contracorriente**—. El término *contracorriente* indica un flujo de líquido en direcciones opuestas en estructuras adyacentes (fig. 22-22). Las asas de Henle son *multiplicadores contracorriente*. El líquido fluye hacia la punta de la papila a lo largo de la rama descendente del asa y hacia la corteza a lo largo de la rama ascendente del asa. Las asas de Henle crean el gradiente osmótico en la médula (*véase* más adelante). Los vasos rectos son *intercambiadores contracorriente*. La sangre fluye en direcciones opuestas a lo largo de los vasos rectos yuxtapuestos descendentes (arteriales) y ascendentes (venosos), y los solutos y el agua son intercambiados pasivamente entre estos vasos sanguíneos capilares. Los vasos rectos ayudan a mantener el gradiente osmótico vertical en la médula. Los conductos colectores actúan como *dispositivos equilibradores osmóticos*; dependiendo del nivel plasmático de ADH, la orina en el conducto colector puede equilibrarse más o menos con el líquido intersticial medular hiperosmótico.

La **multiplicación contracorriente** es el proceso mediante el cual un ligero gradiente horizontal establecido a través del epitelio en cualquier nivel del asa de Henle aumenta (se multiplica) a un peritubular vertical gradiente mucho mayor a lo largo del eje del asa. Un modelo simplificado de multiplicación contracorriente en el asa de Henle de una nefrona cortical muestra cómo funciona esto (fig. 22-23). En un inicio, el asa está llena con líquido isoosmótico con respecto al plasma (~ 300 mOsm para este ejemplo; fig. 22-23A). A continuación, se asume que,

Figura 22-22 **Mecanismos renales de concentración de la orina.** Los vasos rectos son intercambiadores contracorriente, las asas de Henle son multiplicadores contracorriente y los conductos colectores son dispositivos equilibradores osmóticos. La mayoría de las asas de Henle y los vasos rectos no llegan a la punta de la papila, sino que giran a niveles más altos en la médula externa e interna. No hay ramas ascendentes gruesas en la médula interna.

en cualquier nivel del asa, la rama ascendente gruesa del asa puede establecer un gradiente osmótico de 200 mOsm entre el líquido tubular y el peritubular (fig. 22-23B). Este llamado *efecto único* ocurre por transporte activo de soluto (Na^+ y Cl^-) hacia afuera de la rama ascendente impermeable al agua y por deposición de la sal en el pequeño espacio intersticial. Este gradiente osmótico hace que el agua salga en la rama descendente, permeable al agua, lo que genera un equilibrio osmótico con el espacio intersticial. A continuación se añade nuevo líquido al asa y se empuja el líquido en el asa en torno al codo del asa (fig. 22-23C). Se repite el efecto único (fig. 22-23D) y continua el proceso (fig. 22-23E–H). El resultado (*véase* fig. 22-23H) es un gradiente mucho mayor (~ 400 mOsm/kg H_2O) a lo largo del eje del asa que la causada por el efecto único. El espacio intersticial comparte este gradiente axial.

El mecanismo de multiplicación contracorriente en las nefronas yuxtamedulares requiere urea

En el riñón, las osmolalidades más altas se alcanzan en los codos de las asas de Henle más largas pertenecientes a las nefronas yuxtamedulares (es decir, profundas en la médula interna y en las puntas de las papilas renales). El mecanismo contracorriente en estas asas es ligeramente diferente del que se acaba de describir para las nefronas corticales. En las nefronas yuxtamedulares, la reabsorción de sodio en la rama ascendente delgada es pasiva, no activa. La reabsorción pasiva de NaCl en la rama ascendente

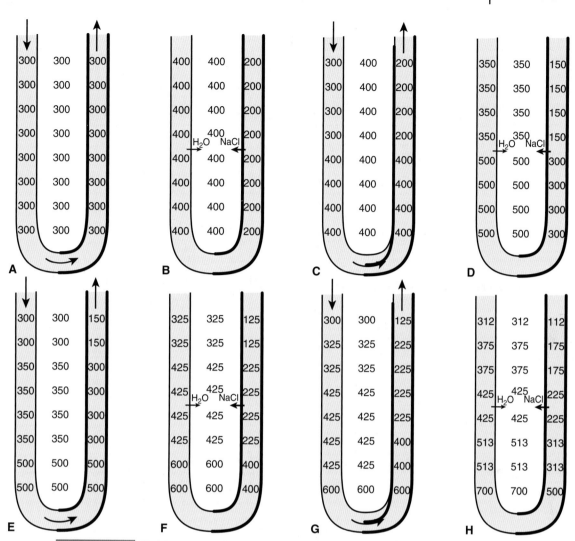

Figura 22-23 **Modelo de la multiplicación contracorriente.** Los números representan la osmolalidad (mOsm/Kg H_2O) del líquido tubular y del intersticio en una nefrona cortical. El establecimiento de un gradiente osmótico a lo largo del eje vertical del asa (o con el aumento en la profundidad en la médula) es el resultado de dos procesos sucesivos: 1) un desplazamiento de líquido dentro del asa (**A, C, E,** y **G**), y 2) el desarrollo de un gradiente osmótico de 200 mOsm/ Kg H_2O a cualquier nivel horizontal del asa, el llamado efecto único (**B, D, F,** y **H**). El efecto único involucra transporte activo de soluto (en su mayoría NaCl) fuera de la rama ascendente a través de una barrera impermeable al agua (esta última está indicada por las líneas remarcadas a lo largo de la rama ascendente del asa de Henle) hacia un pequeño espacio intersticial y la salida osmótica de agua desde la rama descendente permeable al agua. El efecto único de 200 mOsm/ Kg H_2O se multiplica (magnifica) en un mayor gradiente (~400 mOsm/kg H_2O) a lo largo de la longitud del asa a través de un desplazamiento paso a paso de líquido, flujo contracorriente y repetición del efecto único. El intersticio de la médula comparte el aumento en la osmolalidad.

delgada ocurre a favor de gradientes de concentración entre el líquido tubular y peritubular a medida que el líquido tubular asciende a través de concentraciones peritubulares de NaCl más y más bajas. Sin embargo, la concentración tubular tan alta de NaCl al inicio de la rama ascendente delgada se da por reabsorción pasiva de agua desde la rama descendente delgada, que a su vez requiere del gradiente osmótico vertical en el intersticio medular para jalar agua y así concentrar NaCl dentro del túbulo. Por lo tanto, parecería que, paradójicamente, el mecanismo de intercambio contracorriente en esta porción de la nefrona yuxtamedular, requerido para establecer el gradiente osmótico vertical en la zona profunda de la médula, requiere del gradiente

osmótico vertical en la médula para comenzar el intercambio. Este problema se resuelve mediante la adición de grandes cantidades de urea en el intersticio medular profundo empezando por la primera operación del intercambio de contracorriente. Para explicarlo, en presencia de ADH, el agua es reabsorbida por los conductos colectores, como se describió antes. Los conductos colectores por encima del nivel de la médula papilar son impermeables a la urea. Por lo tanto, la reabsorción de agua por encima de la médula papilar concentra urea dentro del conducto a unos 600 mM justo antes de llegar al inicio del conducto colector papilar. Sin embargo, el ADH aumenta la permeabilidad del conducto colector papilar a la urea estimulando los transportadores facilitados para urea que hay ahí (inserción de los transportadores UT-A1 en la membrana celular). Por lo tanto, en un inicio, la urea fluye hacia afuera del conducto en ese sitio y hacia el intersticio medular papilar, aumentando en gran medida la osmolalidad del líquido peritubular en esa región. Es este aumento inicial de la osmolalidad lo que jala agua fuera de la rama descendente delgada que concentra NaCl dentro del lumen tubular. Este aumento de la concentración entonces proporciona la potencia para la "reabsorción" pasiva de NaCl por la rama ascendente delgada a medida que el fluido atraviesa concentraciones de NaCl cada vez más bajas en el espacio peritubular. Por lo tanto, el transporte de urea hacia el intersticio medular papilar "arranca" el intercambio contracorriente en las nefronas yuxtamedulares.

La concentración de urea en la médula renal puede caer como consecuencia de una dieta baja en proteínas. Durante muchos años se ha sabido que los animales y los humanos con una dieta de estas características tienen una capacidad alterada para concentrar la orina al máximo, demostrando un papel clave de este soluto en la capacidad del riñón para concentrar la orina. Independiente a la multiplicación contracorriente en todas las asas de Henle depende al final de la energía derivada del ATP, que impulsa el bombeo activo de sodio por la Na^+/K^+-ATPasa en la rama ascendente delgada. Note, sin embargo, que la energía requerida para activar el efecto único que inicia el efecto multiplicador es mucho menor que la que se requeriría para bombear sodio directamente contra los gradientes transtubulares observados en las puntas del asa. Por lo tanto, el intercambiador contracorriente acumula concentraciones osmóticas muy grandes en la parte profunda del riñón, utilizando sólo una fracción de la energía que de otra forma se requeriría con un sistema de transporte transtubular activo directo en esa región.

La extensión a la que la multiplicación contracorriente puede establecer un gradiente vertical alto en un modelo de un riñón depende de varios factores, incluyendo la magnitud del efecto único, la tasa de flujo del líquido en el túbulo y la longitud del asa. Entre mayor es el efecto único, mayor es el gradiente vertical. Si la tasa de flujo a través del asa es muy alta, no hay suficiente tiempo para establecer un efecto único significativo y, por consecuencia, el gradiente vertical se reduce. Por último, si las asas son largas hay más oportunidad para la multiplicación y se puede establecer un gradiente vertical mayor. La enfermedad intersticial medular renal destruye las asas largas de la médula y reduce la capacidad de concentración de orina del riñón, necesaria para conservar el agua en el organismo.

El intercambio contracorriente y los vasos rectos mantienen el gradiente osmótico vertical en el intersticio medular renal

El intercambio contracorriente es un proceso común en el sistema vascular. En muchos lechos vasculares los vasos arteriales y venosos yacen cerca unos de otros (es decir, las vellosidades intestinales), y puede ocurrir intercambio de calor o materiales entre estos vasos a medida que la sangre fluye hacia y desde los capilares terminales. El intercambio contracorriente entre los vasos rectos descendentes y ascendentes en el riñón reduce la disipación del gradiente de solutos en la médula (*véase* fig. 22-22). Los vasos rectos descendentes tienden a aportar agua al líquido intersticial más concentrado. Los vasos rectos ascendentes, que vienen de regiones más concentradas de la médula, captan esta agua. Por lo tanto, en efecto, mucha del agua en la sangre hace cortocircuito a través de las partes superiores de los vasos rectos, y no fluye hacia la parte profunda de la médula, donde tendería a diluir el soluto acumulado. Los vasos rectos ascendentes tienden a aportar soluto a medida que la sangre se mueve hacia la corteza. El soluto entra en los vasos rectos descendentes y por lo tanto tiende a quedar atrapada en la médula. El intercambio contracorriente es un proceso puramente pasivo; ayuda a mantener un gradiente establecido por otros medios.

La hiperosmolaridad de la orina requiere que las asas de Henle, los vasos rectos y los conductos colectores funcionen como un sistema integrado

La figura 22-24 resume los mecanismos involucrados en la producción de orina osmóticamente concentrada. Se está excretando una orina concentrada al máximo, con una osmolalidad de 1 200 mOsm/kg H_2O, y un bajo volumen de orina (0.5% del agua originalmente filtrada).

En una nefrona típica, alrededor de 70% del agua filtrada es reabsorbida a lo largo del túbulo contorneado proximal y, por lo tanto, 30% del volumen filtrado original entra al asa de Henle. Como se discutió antes, la reabsorción proximal de agua es en esencia un proceso isosmótico, de modo que el líquido que entra al asa es isosmótico con respecto al plasma. A medida que el líquido se desplaza a través de la rama descendente del asa de Henle en la médula, se concentra cada vez más. La remoción de agua a lo largo de la rama descendente causa elevación en la concentración de NaCl en el líquido del asa hasta un valor mayor que el del líquido intersticial. En la rama ascendente delgada, el NaCl se reabsorbe pasivamente a través del epitelio impermeable al agua, y el NaCl se deposita en el líquido intersticial medular. En la rama ascendente gruesa, el transporte de sodio es activo, activado por una poderosa Na^+/K^+-ATPasa. La adición neta de soluto a la médula por las asas es esencial para la subsecuente concentración osmótica de la orina en los conductos colectores.

El líquido que entra en el túbulo contorneado distal es hipoosmótico en comparación con el plasma (*véase* fig. 22-24) debido a la remoción de soluto sin agua a lo largo de la rama ascendente. En presencia de ADH, los conductos colectores corticales se vuelven permeables al agua, y el agua se reabsorbe de forma pasiva hacia el líquido intersticial cortical. El alto flujo sanguíneo en la corteza rápidamente se lleva esta agua y, por lo tanto, no hay una reducción detectable de la osmolalidad en el tejido cortical. Antes de que el líquido vuelva a entrar en la médula es isosmótico y su volumen es de sólo alrededor de 5% del volumen filtrado original. La reabsorción de agua en los conductos colectores corticales es importante para la operación general del mecanismo concentrador de la orina. Si esta agua no se reabsorbe en la corteza, entraría una cantidad excesiva a la médula. Tendería a eliminar el gradiente en la médula, causando alteración en la capacidad de concentrar la orina al máximo. Todas las nefronas drenan a los conductos colectores que pasan a través de la médula. En presencia de ADH, los conductos colectores medulares son permeables al agua. El agua se mueve hacia afuera de los conductos colectores hacia el líquido intersticial más concentrado. A niveles elevados de ADH el líquido se equilibra con el líquido intersticial y la orina final se vuelve tan concentrada como el líquido tisular en las puntas de las papilas.

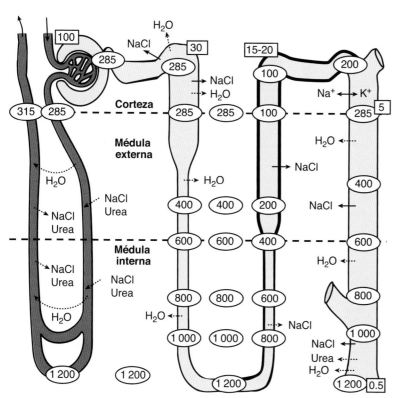

Figura 22-24 Formación del gradiente osmótico para concentrar la orina. Este diagrama resume el movimiento de iones, urea y agua en el riñón durante la producción de orina concentrada al máximo (1 200 mOsm/kg H_2O). Los números en los *óvalos* representan la osmolalidad en mOsm/Kg H_2O. Los números en los *recuadros* representan cantidades relativas de agua en cada nivel de la nefrona. Las *flechas gruesas* indican transporte activo; las *flechas punteadas* indican transporte pasivo. Las *líneas remarcadas* a lo largo de la rama ascendente del asa de Henle y el túbulo contorneado distal indican impermeabilidad relativa al agua.

Se han propuesto muchos modelos diferentes para el mecanismo contracorriente, pero cada uno debe considerar el principio de conservación de la materia (balance de la masa). En el estado estable, la entrada de agua y de cada soluto no metabolizado debe ser igual a su respectiva salida. Este principio debe obedecerse en todos los niveles de la médula. La figura 22-25 presenta un esquema simplificado que aplica el principio de balance de masa a la médula. Proporciona algo de información adicional sobre el mecanismo contracorriente. Nótese que los líquidos que entran a la médula (desde el túbulo proximal, los vasos rectos descendentes y, en algún punto, los conductos colectores corticales) son isosmóticos; todos tienen una osmolalidad de alrededor de 285 mOsm/kg H_2O. El líquido que sale de la médula en la orina es hiperosmótico. Entonces, considerando el balance de masa, se deriva que, en algún sitio, un líquido hipoosmótico debe salir de la médula; esto ocurre en la rama ascendente del asa de Henle.

La entrada de agua a la médula debe ser igual a su salida. Debido a que se añade agua a la médula a lo largo de las ramas descendentes de las asas de Henle y los conductos colectores, esta agua debe salir a una tasa similar. Las ramas ascendentes de las asas de Henle no pueden eliminar el agua añadida debido a que son impermeables al agua. El agua es eliminada por los vasos rectos; por lo tanto, el flujo sanguíneo en los vasos rectos ascendentes excede al flujo de sangre en los vasos rectos descendentes (*véase* fig. 22-25). La sangre que sale de la médula es hiperosmótica debido a que drena una región de alta osmolalidad.

La figura 22-26 muestra cómo se maneja la urea a lo largo de la nefrona, expresada como porcentaje de la carga filtrada de urea. El túbulo contorneado proximal es bastante permeable a la urea y reabsorbe alrededor de 50% de la urea filtrada. Sin embargo, el líquido recolectado desde el túbulo contorneado distal tiene tanta urea como la cantidad filtrada. Por lo tanto, la urea es secretada en el asa de Henle como se ha descrito en secciones previas.

La rama ascendente gruesa, el túbulo contorneado distal, el túbulo conector, el conducto colector cortical y el conducto colector medular externo son relativamente impermeables a la urea. Como se ha descrito antes en este capítulo, la concentración de urea se eleva a medida que se reabsorbe agua en los conductos colectores corticales y medulares externos. La ADH estimula a los transportadores UT-A1 en el conducto colector medular profundo, permitiendo la difusión de urea hacia el líquido intersticial de la médula interna. El resultado es la llegada a la médula interna de una solución concentrada de urea. La urea puede reentrar al asa de Henle y puede ser reciclada (fig. 22-26), acumulando por lo tanto su concentración en la médula interna. También se añade urea a la médula interna por difusión desde la orina que rodea a las papilas (orina de los cálices). La urea es responsable de alrededor de la mitad de la osmolalidad en la médula interna. La urea en el líquido intersticial de la médula interna neutraliza a la urea en la orina del conducto colector, permitiendo que otros solutos (p. ej., NaCl) en el líquido intersticial neutralicen osmóticamente a los demás solutos (p. ej., creatinina y varias sales) que requieren ser concentradas en la orina. Esto aumenta la capacidad de concentración de la orina y permite que la urea sea excretada con menos agua.

Los niveles plasmáticos de ADH bajos producen orina diluida

La figura 22-27 representa las osmolalidades durante la excreción de orina diluida, como ocurre cuando los niveles plasmáticos de ADH son bajos. El líquido tubular es diluido a lo largo de la rama ascendente, y se diluye aún más a medida que se reabsorbe soluto a través de las porciones, relativamente impermeables al agua, de los túbulos contorneados distales y los conductos colectores. Dado que alrededor de 15% del agua filtrada no se reabsorbe, esto resulta en un alto flujo de orina. En estas circunstancias, el gradiente osmótico en la médula se reduce, pero no se elimina.

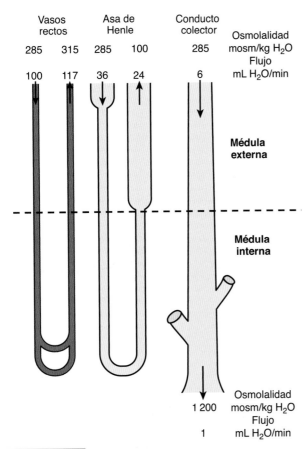

Figura 22-25 **Consideraciones del balance de masa para la médula.** En el estado estable, las entradas de agua y solutos deben ser iguales a sus respectivas salidas. La entrada de agua en la médula desde la corteza (100 + 36 + 6 = 142 mL/min) es igual a la salida de agua desde la médula (117 + 24 + 1 = 142 mL/min). La entrada de soluto (28.5 + 10.3 + 1.7 = 40.5 mOsm/min) es, de igual forma, igual a la salida de soluto (36.9 + 2.4 + 1.2 = 40.5 mOsm/min).

El resultado es un gradiente disminuido por varios factores. Primero, el flujo sanguíneo medular está aumentado durante una diuresis, lo que tiende a lavar el gradiente osmótico. Segundo, se añade menos urea al intersticio de la médula interna debido a que la urea en la orina de los conductos colectores está menos concentrada de lo habitual, y hay un menor gradiente de concentración para el transporte pasivo de urea. Más aún, cuando los niveles de ADH son bajos, la permeabilidad a la urea en los conductos colectores de la médula interna es baja, pero no es cero y, por lo tanto, algo de urea puede ser reabsorbida de forma pasiva por los conductos colectores medulares. Por último, debido a la disminución en la reabsorción de agua en los conductos colectores corticales, puede entrar mucha agua y ser reabsorbida en la médula, disminuyendo su gradiente osmótico.

MICCIÓN

La producción de orina es un proceso continuo y la orina fluye continuamente a través de los uréteres hacia la vejiga. El movimiento de orina a la vejiga está auxiliado por la contracción del músculo liso en la pared de los uréteres. La vejiga es una estructura similar a un globo, cuyas paredes contienen músculo liso, que almacena la orina. La vejiga se llena con orina a una presión baja, pero se vacía después durante el acto de orinar, o **micción**.

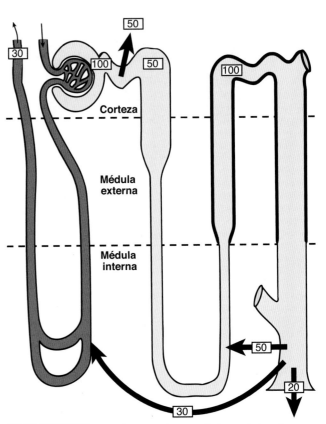

Figura 22-26 **Movimiento de la urea a lo largo de la nefrona.** Los números indican cantidades relativas (100 = urea filtrada), no concentraciones. Las líneas remarcadas de la rama ascendente gruesa al conducto colector medular externo indican segmentos relativamente impermeables a la urea. Se añade urea a la médula interna por sus conductos colectores a través de canales UT-A1, que son estimulados por la AVP; la mayoría de esta urea reentra al asa de Henle, y los vasos rectos remueven algo de ella.

El tracto urinario proporciona la vía para el transporte, almacenamiento y eliminación de la orina

Los uréteres son tubos musculares que impulsan la orina desde la pelvis de cada riñón hacia la vejiga urinaria. Los movimientos peristálticos se originan en la región de los cálices, que contienen células de músculo liso especializadas que generan potenciales espontáneos de marcapasos. Estos potenciales de marcapaso desencadenan potenciales de acción y contracciones en las regiones musculares de la pelvis renal que se propagan en forma distal hacia el uréter. Las ondas peristálticas barren los uréteres a una frecuencia de una cada 10 segundos a una cada 2 a 3 minutos. Los uréteres están inervados por fibras nerviosas simpáticas y parasimpáticas. Fibras sensitivas son las responsables del intenso dolor que se siente cuando un cálculo distiende o bloquea un uréter.

La **vejiga urinaria** es un contenedor distensible con músculo liso en su pared (fig. 22-28). El músculo se conoce como *detrusor*, del latín para "aquello que empuja". El cuello de la vejiga, el esfínter involuntario interno, también contiene músculo liso. Los nervios pélvicos parasimpáticos y los nervios hipogástricos simpáticos inervan al cuerpo de la vejiga y al cuello de la vejiga. El esfínter externo está compuesto de músculo esquelético, y está inervado por fibras nerviosas somáticas que viajan en los nervios pudendos. Los nervios pélvicos, hipo-

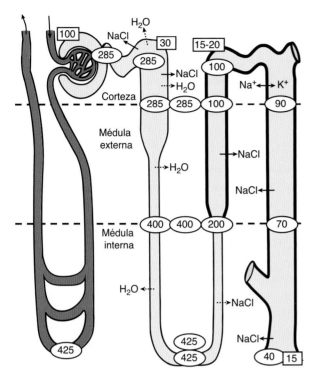

Figura 22-27 **Gradientes osmóticos durante la excreción de orina osmóticamente diluida.** Los conductos colectores son relativamente impermeables al agua (*líneas remarcadas*) debido a que la arginina vasopresina (AVP) está ausente. La médula es aún hiperosmótica, pero menos que en un riñón que produce orina osmóticamente concentrada.

gástricos y pudendos contienen tanto fibras motoras como sensitivas.

La vejiga tiene dos funciones: actuar como un reservorio distensible para la orina y vaciar su contenido a intervalos apropiados. Cuando la vejiga se llena ajusta su tono a su contenido, de modo que ocurren aumentos mínimos en la presión de la vejiga. El esfínter externo se mantiene cerrado mediante descargas a lo largo de los nervios pudendos. La primera sensación de llenado de la vejiga se percibe a un volumen de 100 a 150 mL en un adulto, y el primer deseo de orinar se da cuando la vejiga contiene alrededor de 150 a 250 mL de orina. Una persona percibe la sensación incómoda de una vejiga llena cuando el volumen es de 350 a 400 mL; a este volumen, la presión hidrostática en la vejiga es de alrededor de 10 cm H_2O. Con aumentos posteriores en el volumen, la presión de la vejiga se eleva marcadamente, en parte debido a la contracción refleja del músculo detrusor. Un aumento en el volumen hasta 700 mL causa dolor y, a menudo, pérdida del control. La sensación de llenado vesical, el deseo consciente de orinar y la distensión dolorosa son mediados por fibras aferentes en los nervios pélvicos.

La uretra es un conducto que conecta la vejiga urinaria con el exterior del cuerpo. En hombres, la uretra viaja a través del pene y lleva tanto orina como semen. En las mujeres, la uretra es más pequeña y emerge en frente del introito vaginal. La micción, el vaciamiento periódico de la vejiga, es un acto complejo que involucra vías nerviosas tanto autonómicas como somáticas, y varios reflejos que pueden ser inhibidos o bien facilitados por centros más altos en el cerebro. Los reflejos básicos se dan a nivel de la médula espinal sacra, y son modificados por centros en el mesencéfalo y la corteza cerebral. La distensión de

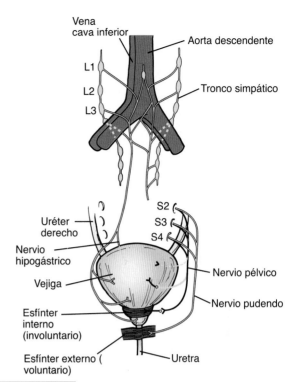

Figura 22-28 **Tanto los nervios simpáticos como los parasimpáticos intervienen en la micción.** Los nervios pélvicos parasimpáticos surgen de los segmentos S2 a S4 de la médula espinal, y proporcionan fibras motoras a la musculatura de la vejiga y el esfínter interno (involuntario). Las fibras motoras simpáticas inervan a la vejiga a través de los nervios hipogástricos, que surgen de los segmentos lumbares de la médula espinal. Los nervios pudendos proporcionan inervación somática motora al esfínter externo (voluntario). Las fibras sensitivas aferentes (*líneas punteadas amarillas*) de la vejiga viajan principalmente en los nervios pélvicos, pero también en cierta medida en los nervios hipogástricos.

la vejiga es percibida por receptores al estiramiento en la pared vesical; estos inducen la contracción refleja del músculo detrusor y la relajación de los esfínteres interno y externo. Este reflejo es liberado al eliminar las influencias inhibidoras de la corteza cerebral. El flujo de líquido a través de la uretra causa en forma refleja una mayor contracción del músculo detrusor y relajación del esfínter externo. El aumento en la actividad nerviosa parasimpática estimula la contracción del detrusor y la relajación del esfínter interno. La inervación simpática no es esencial para la micción. Durante la micción, los músculos perineos y el **elevador del ano** se relajan, acortando la uretra y disminuyendo la resistencia uretral. El descenso del diafragma y la contracción de los músculos abdominales elevan la presión intraabdominal y ayudan a la expulsión de la orina de la vejiga.

La micción, por fortuna, está bajo control voluntario en los adultos sanos. Sin embargo, en el niño pequeño es puramente un acto reflejo y ocurre siempre que la vejiga está lo suficientemente distendida. Aproximadamente a los 2.5 años de edad comienza a estar bajo control cortical y, en la mayoría de los niños, se logra el control completo a los 3 años de edad. A partir de los 65 años el control voluntario empieza a perderse y la micción se convierte en una respuesta refleja que causa *incontinencia urinaria*. El daño a los nervios que inervan la vejiga y sus esfínteres puede producir anormalidades en la micción e incontinencia. El aumento en la resistencia de la parte superior de la uretra es común en hombres mayores, y es resultado del crecimiento de la glándula prostática circundante. A esta condición se le llama *hiperplasia prostática benigna* (también llamada *HPB*) y resulta en una disminución en el calibre del chorro de la orina, sobredistensión de la vejiga como resultado de un vaciamiento incompleto y aumento en la urgencia y frecuencia de la micción.

La incontinencia urinaria es la pérdida del control de la vejiga

La **incontinencia** urinaria es un problema común y a menudo embarazoso. La gravedad va desde fuga ocasional al estornudar, hasta tener una urgencia para orinar tan fuerte y súbita que se pierde el control voluntario. La incontinencia es más común en mujeres. Los tipos más comunes incluyen *incontinencia por estrés*, que resulta en fuga de orina cuando se ejerce presión sobre la vejiga al toser, reír o levantar una carga pesada. El segundo tipo, la *incontinencia de urgencia*, es resultado de una urgencia súbita e intensa de orinar, seguida de la salida involuntaria de orina. La incontinencia por urgencia a menudo provoca una micción frecuente, en especial durante la noche. El tercer tipo común es la *incontinencia por rebosamiento*. Esta forma se

caracteriza por goteo frecuente de orina debido a que la vejiga no se vacía por completo. La incontinencia se agrava con las bebidas que contienen alcohol o cafeína y con algunos fármacos (para la presión arterial, sedantes y relajantes musculares), ya que actúan como diuréticos.

A menudo no se conoce la causa de la incontinencia en los pacientes individuales. Sin embargo, la incontinencia urinaria puede ser causada por infección urinaria, que irrita la vejiga, causando una fuerte urgencia por orinar. La incontinencia también puede ser causada por problemas físicos, como el embarazo, el parto, una histerectomía en mujeres o una próstata crecida en hombres mayores. Durante el embarazo, los cambios hormonales y el aumento de peso del útero pueden causar incontinencia por estrés. Al dar a luz, el parto vaginal puede debilitar el control muscular de la vejiga y dañar los nervios vesicales y los tejidos de soporte. La histerectomía puede provocar daño a los músculos que soportan la vejiga, que también puede causar incontinencia.

Por último, trastornos neurológicos, como la esclerosis múltiple, la enfermedad de Parkinson, el ataque cerebrovascular y el daño a la médula espinal, que interfieren con el control neurológico de la vejiga, también puede causar incontinencia urinaria.

CIENCIAS MÉDICAS INTEGRADAS

Los diuréticos en la medicina clínica

Los diuréticos se definen como fármacos que aumentan la velocidad del flujo de orina. Sin embargo, los diuréticos clínicamente útiles también aumentan la excreción renal de Na^+ (natriuresis), así como de Cl^- como principal anión acompañante. La mayoría de las aplicaciones clínicas de los diuréticos están dirigidas a reducir el volumen de líquido extracelular mediante la disminución del contenido total de NaCl en el organismo. Sin embargo, modifican la excreción de otros iones, así como del ácido úrico.

Aunque los diuréticos producen una diuresis y natriuresis, un balance de Na^+ positivo o negativo sostenido es incompatible con la supervivencia. Aunque los diuréticos provocan un déficit neto sostenido del Na^+ corporal total, el curso temporal de la natriuresis es finito. Esto se debe al *frenado diurético*, que resulta de los mecanismos compensatorios renales que equilibran la excreción de Na^+ con la ingesta de Na^+. Estos mecanismos compensatorios o de frenado incluyen la activación de los sistemas nervioso simpático y renina-angiotensina-aldosterona, la reducción de la presión de natriuresis por la reducción de la presión arterial, la hipertrofia de las células epiteliales renales, el aumento de la expresión de los transportadores epiteliales renales y la posible implicación del PNA.

Existen seis clases diferentes de diuréticos que se utilizan en la actualidad en aplicaciones clínicas, pero sólo cuatro de ellos son de uso generalizado debido a su aplicabilidad en el tratamiento de afecciones asociadas con la insuficiencia cardiaca, la hipertensión y las afecciones edematosas. Se trata de los diuréticos del asa, los diuréticos tiazídicos o de tipo tiazida y dos tipos de diuréticos ahorradores de potasio. De ellos, los diuréticos del asa son los más potentes. Inhiben la

reabsorción de sodio en la rama ascendente gruesa del asa de Henle y aumentan directamente la excreción de Na^+. Sin embargo, su acción diurética primaria se debe a que reducen la eficacia del multiplicador tubular de contracorriente al disminuir el gradiente osmótico medular vertical y, por tanto, la capacidad de concentración de orina del riñón. Los diuréticos del asa producen una diuresis rápida y profunda, por lo que son adecuados para eliminar rápidamente el líquido edematoso del organismo y para tratar la acumulación excesiva de líquido asociada con la ICC. Su principal inconveniente es que son de acción relativamente corta y producen un aumento significativo de la carga de sodio filtrado en la nefrona distal, lo que aumenta la excreción de K^+, H^+ y Ca^{2+}. También son potentes activadores del SRAA.

Los diuréticos tiazídicos se prescriben ampliamente como parte del tratamiento a largo plazo de la ICC, la hipertensión y algunas enfermedades renales. Inhiben la acción del cotransportador apical Na/Cl en los túbulos contorneados distales y producen una diuresis y natriuresis leves. Al igual que los diuréticos de asa, provocan un aumento de la secreción de potasio y ácido en los segmentos distales del túbulo contorneado distal. Sin embargo, al inhibir la entrada de sodio en las células principales distales, disminuyen la concentración intracelular de sodio y aumentan de forma indirecta el gradiente de sodio utilizado en un contra intercambiador para reabsorber el calcio en esas células. El resultado es una mayor reabsorción de calcio del túbulo distal, por lo que las tiazidas se han utilizado para inhibir la nefrolitiasis cálcica (formación de cálculos renales). Los diuréticos tiazídicos son un agente de primera línea en el tratamiento de la hipertensión arterial sistémica crónica. Sin embargo, su efecto diurético para reducir la presión disminuye al cabo de unas 6 semanas debido al frenado diurético. Sin embargo, su efecto antihipertensivo persiste debido a su capacidad para reducir la resistencia vascular sistémica cuando se utilizan de forma crónica. El mecanismo de esta acción no diurética no se conoce bien, pero parece estar vinculado a algún efecto relacionado con una reducción del contenido de sodio de las células musculares lisas que podría estar relacionado con la reducción del calcio en el interior de las células musculares arteriales.

Otros dos diuréticos de uso común en la actualidad se clasifican como diuréticos K⁺-esparcidores porque provocan diuresis y natriuresis sin desencadenar una pérdida de K dependiente de la carga por los riñones. La amilorida es uno de estos diuréticos. Bloquea la captación de Na^+ por el canal de sodio apical (ENaC) en las células principales de los conductos colectores. Se trata de un diurético débil y el fármaco no se utiliza por su eficacia diurética, sino para contrarrestar la pérdida de K causada por los diuréticos de asa o los tiazídicos. Sin embargo, la acción diurética de la amilorida sinergiza con la de los diuréticos de asa o tiazídicos, por lo que la combinación de estos diferentes agentes resulta eficaz en el tratamiento del edema o la hipertensión. Del mismo modo, la espironolactona, un inhibidor de la aldosterona, bloquea la reabsorción de sodio sensible a la aldosterona en la nefrona distal sin causar pérdida de potasio. Es en especial útil en el tratamiento de las alteraciones renales y CV causadas por el aldosteronismo primario.

Las otras dos clases de diuréticos que se utilizan en la actualidad tienen poca aplicación en medicina cardiovascular, pero sí en el tratamiento del edema u otras afecciones clínicamente importantes. Los inhibidores de la anhidrasa carbónica fueron los primeros diuréticos desarrollados para uso clínico. Inhiben la reabsorción de bicarbonato sódico en el túbulo proximal para provocar natriuresis y diuresis, pero su efecto adicional de causar un desequilibrio acidobásico y aumentar la carga de amoniaco en el organismo los hace inadecuados para su uso como diuréticos sistémicos. Actualmente su uso está relegado al tratamiento del glaucoma, donde reducen la formación de humor acuoso, y al tratamiento de la alcalosis sistémica asociada con el mal de altura.

Por último, los diuréticos osmóticos básicos como el manitol, que retienen osmóticamente el agua en los túbulos renales permeables al agua (p. ej., el túbulo proximal y la rama descendente del asa de Henle), han demostrado ser inadecuados para el tratamiento crónico de la sobrecarga de volumen en el organismo, pero pueden utilizarse para mejorar el flujo tubular renal en la insuficiencia renal aguda y para reducir el edema cerebral. ■

Fisiología renal y líquidos corporales

Resumen del capítulo

- La formación de orina involucra filtración glomerular, reabsorción tubular y secreción tubular.
- Los riñones, en especial la corteza, tienen un flujo sanguíneo alto.
- El flujo sanguíneo a los riñones es autorregulado, pero también está profundamente influenciado por los nervios y hormonas.
- El filtrado glomerular es un ultrafiltrado del plasma.
- La tasa de filtración glomerular está determinada por el coeficiente de ultrafiltración glomerular, la presión hidrostática capilar, la presión hidrostática en la cápsula de Bowman y la presión coloidosmótica capilar.
- La depuración renal de una sustancia es igual a su tasa de excreción dividida entre su concentración plasmática.
- La depuración de inulina proporciona la medición más precisa de la tasa de filtración glomerular.
- La depuración del *p*-aminohipurato es igual al flujo plasmático renal efectivo y sirve como medida indirecta del flujo plasmático renal.
- La tasa de reabsorción tubular neta de una sustancia es igual a su carga filtrada menos su tasa de excreción. La tasa de secreción tubular neta de una sustancia es igual a su tasa de excreción menos su carga filtrada.
- El túbulo contorneado proximal es el principal lugar de reabsorción en la nefrona. Alrededor de 70% del sodio y agua filtrados se reabsorben, así como toda la glucosa y aminoácidos filtrados. También secreta muchos aniones orgánicos y cationes orgánicos.
- El transporte de agua y la mayoría de los solutos a través del epitelio tubular depende de la reabsorción activa de Na^+.
- La rama ascendente gruesa es un segmento impermeable al agua que reabsorbe sodio a través de un cotransportador Na-K-2Cl en la membrana apical de la célula, y una Na^+/K^+-ATPasa vigorosa en la membrana celular basolateral.
- El epitelio del túbulo contorneado distal es impermeable al agua, y reabsorbe sodio mediante un cotransportador Na-Cl sensible a tiazidas en la membrana apical.
- Las células principales en el conducto colector cortical reabsorben Na^+ y excretan K^+.
- Los riñones conservan agua produciendo orina con una osmolalidad de soluto mayor a la del plasma.
- Las asas de Henle son multiplicadores contracorriente que establecen un gradiente osmótico en la médula renal.
- Los vasos rectos son intercambiadores pasivos contracorriente que ayudan a mantener el gradiente medular.
- Los conductos colectores son dispositivos equilibradores osmóticos que tienen una baja permeabilidad al agua, que aumenta con la ADH.
- La vejiga urinaria almacena orina hasta que pueda ser convenientemente vaciada. La micción es un acto complejo que involucra estimulación nerviosa tanto autonómica como somática.

Preguntas de revisión del capítulo

1. Una mujer, adulta mayor con diabetes, llega al hospital deshidratada de gravedad y que está respirando con rapidez. La glucosa plasmática es de 500 mg/dL (lo normal es ~ 100 mg/dL) y la glucosa en orina es cero (prueba de tira reactiva). ¿Cuál es la explicación más probable para la ausencia de glucosa en la orina?

   A. La cantidad de desviación (*splay*) en la curva de reabsorción de glucosa está anormalmente elevada.
   B. La TFG es anormalmente baja.
   C. El Tm de la glucosa es anormalmente alto.
   D. El Tm de la glucosa es anormalmente bajo.
   E. El umbral renal para la glucosa plasmática es anormalmente bajo.

2. Una paciente toma una sobredosis de fenobarbital, un sedante. La sustancia es un ácido orgánico liposoluble débil que se reabsorbe por difusión no iónica en los riñones. ¿Cuál sería la mejor forma de promover la excreción urinaria de esta sustancia?

   A. Restringir todos los líquidos.
   B. Acidificar la orina ingiriendo tabletas de NH_4Cl.
   C. Administrar un medicamento que inhiba la secreción tubular de aniones orgánicos.
   D. Alcalinizar la orina infundiendo solución intravenosa de $NaHCO_3$.
   E. Aumentar la TFG.

3. A un hombre se le ha diagnosticado una enfermedad renal crónica progresiva. ¿Cuál de los siguientes indica la mayor reducción absoluta en la TFG?

   A. Reducción en la creatinina plasmática de 4 a 2 mg/dL.
   B. Reducción en la creatinina plasmática de 2 a 1 mg/dL.
   C. Elevación en la creatinina plasmática de 1 a 2 mg/dL.
   D. Elevación en la creatinina plasmática de 2 a 4 mg/dL.
   E. Elevación en la creatinina plasmática de 4 a 8 mg/dL.

4. ¿Qué proceso de reabsorción en los túbulos renales se vería más gravemente reducido por la inhibición del metabolismo epitelial tubular?

   A. Reabsorción de glucosa filtrada.
   B. Reabsorción de sodio filtrado.
   C. Reabsorción de urea.
   D. Reabsorción de calcio.

5. A un paciente se le administra un fármaco que dilata de manera selectiva las arteriolas eferentes de los riñones para disminuir su resistencia en 10%. ¿Qué cambios se producirían en el flujo sanguíneo renal y en la TFG por la administración de este fármaco?

   A. Aumento del flujo sanguíneo renal y disminución de la TFG.
   B. Aumento del flujo sanguíneo renal y aumento de la TFG.
   C. Disminución del flujo sanguíneo renal y disminución de la TFG.
   D. Disminución del flujo sanguíneo renal y aumento de la TFG.
   E. Sin cambios en el flujo sanguíneo renal y disminución de la TFG.
   F. Aumento del flujo sanguíneo renal y sin cambios en la TFG.

1. **La respuesta correcta es B.** La paciente es de edad avanzada y está gravemente deshidratada, de modo que se puede esperar que la TFG sea baja. Como consecuencia, los túbulos proximales pueden reabsorber toda la glucosa filtrada (debido a que la carga filtrada está reducida), a pesar de que la glucosa plasmática está elevada. Si la desviación (*splay*) aumenta, el Tm de la glucosa es bajo, o el umbral es bajo, debe haber glucosa presente (no ausente) en la orina. Un Tm anormalmente alto para la glucosa reducirá la excreción de la glucosa, pero en el caso presentado esta no es una causa probable para la ausencia de glucosa en la orina.

2. **La respuesta correcta es D.** La excreción de fenobarbital es promovida aumentando el gasto urinario y alcalinizando la orina. Esto último mantendría al fenobarbital en su forma aniónica, que no se reabsorbe en los túbulos renales. Aumentar la TFG aumentará la filtración y la excreción de fenobarbital, pero es mucho menos efectivo que reducir la reabsorción tubular de este compuesto.

3. **La respuesta correcta es C.** Hay una relación hiperbólica inversa entre el plasma (creatinina) y la TFG y, por lo tanto, una elevación en el plasma (creatinina) se asocia con una caída en la TFG (*véase* fig. 22-7). El mayor cambio absoluto en la TFG ocurre cuando el plasma (creatinina) se duplica, comenzando de una TFG y plasma (creatinina) normales.

4. **La respuesta correcta es B.** El principal proceso que consume energía en los riñones es la reabsorción del sodio filtrado, que depende principalmente de la actividad de una bomba de sodio (Na^+/K^+-ATPasa) en la membrana celular basolateral de las células de los túbulos renales. La reabsorción y secreción de otras sustancias dependen secundariamente de la reabsorción de sodio.

5. **La respuesta correcta es A.** La dilatación de las arteriolas eferentes disminuirá la resistencia vascular renal y aumentará el flujo sanguíneo renal. Un aumento del flujo sanguíneo renal también aumenta la TFG al retrasar el aumento de la concentración de proteínas capilares glomerulares a lo largo de los capilares, que de otro modo reduciría la TFG. Sin embargo, la dilatación de las arteriolas eferentes reduce la presión hidrostática capilar glomerular y disminuye la TFG. Pequeños cambios (< 30%) en la resistencia arteriolar eferente renal tienen un mayor efecto en el cambio de la presión hidrostática capilar que en el aumento del flujo sanguíneo renal. Por lo tanto, aunque el flujo sanguíneo renal aumenta con una reducción de 10% en la resistencia arteriolar eferente, el efecto neto de este cambio en la resistencia sobre la TFG es reducir la filtración glomerular.

Ejercicios de aplicación clínica 22-1

Un niño de 6 años de edad es llevado con su pediatra debido a una cara hinchada y letargo. Unas cuantas semanas antes había presentado una infección de vías respiratorias superiores probablemente causada por un virus. La temperatura corporal es 36.8 °C, la presión arterial es 95/65 mm Hg y la frecuencia cardiaca es de 90 latidos/min.

En un examen posterior el paciente manifestó edema alrededor de los ojos, edema abdominal y edema con godete en las piernas. Una muestra de orina (tira reactiva) es negativa para glucosa, pero muestra 3+ de proteínas. El análisis microscópico de la orina no muestra elementos celulares o cilindros. El sodio plasmático es de 140 mEq/L, la concentración de nitrógeno ureico en sangre (NUS) es de 10 mg/dL, glucosa 100 mg/dL, creatinina 0.8 mg/dL, albúmina sérica 2.3 g/dL (normal 3.0 a 4.5 g/dL) y colesterol 330 mg/dL. Una muestra de orina de 24 horas tiene un volumen de 1.10 L y contiene 10 mEq/L de Na^+, 60 mg/dL de creatinina y 0.8 g/dL de proteínas.

El niño es tratado con prednisona, un corticoesteroide, y el edema y la proteinuria desaparecen en 2 semanas. El edema y la proteinuria reaparecen 4 meses después y se realiza una biopsia renal. Los glomérulos son normales por microscopia de luz, pero con el microscopio electrónico se observa borramiento (obliteración) de los procesos de los podocitos y pérdida de las hendiduras de filtración. No se observan depósitos inmunológicos o de complemento con las inmunotinciones. La biopsia indica glomerulopatía de cambios mínimos.

PREGUNTAS

1. ¿Qué características en este caso lo llevarían a sospechar la presencia de síndrome nefrótico?

2. ¿Cuál es la explicación para la proteinuria?

3. ¿Por qué la tasa anormalmente alta de excreción de proteínas subestima la tasa de pérdida renal de proteínas?

4. ¿Cuál es la depuración de creatinina endógena, y es normal? (El área de superficie corporal del niño es de 0.86 m²).

5. ¿Cuál es la explicación del edema?

RESPUESTAS

1. El niño tiene la característica clásica del síndrome nefrótico: proteinuria grave (8.8 g/d), hipoalbuminemia (< 3 g/dL), edema generalizado e hiperlipidemia (colesterol plasmático 330 mg/dL).

2. La proteinuria es una consecuencia de una permeabilidad anormalmente alta de la barrera de filtración glomerular a las proteínas plasmáticas. Esta condición puede deberse a un aumen-

to del tamaño físico de los "agujeros" o poros en la membrana basal y los diafragmas hendidos, o una pérdida de las cargas negativas fijas en la barrera de filtración glomerular.

3. Las proteínas que se han fugado a través de la barrera de filtración glomerular no sólo se excretan en la orina, sino que son reabsorbidas en los túbulos proximales. Las proteínas endocitadas son digeridas en lisosomas a aminoácidos, que son regresados a la circulación. Tanto el aumento del catabolismo renal por las células tubulares como el incremento en la excreción de albúmina sérica en la orina contribuyen a la hipoalbuminemia. El hígado, que sintetiza albúmina sérica, no puede mantener el ritmo respecto a las pérdidas renales.

4. La depuración de creatinina (CR) endógena (un estimado de la TFG) es igual a $(U_{CR} \times V)/P_{CR} = (60 \times 1.10)/0.8 = 82$ L/d. Normalizada para un área de superficie corporal de 1.73 m², la D_{CR} es 166 L/d por 1.73 m², que cae dentro del rango normal (150 a 210 L/d por 1.73 m²). Nótese que la permeabilidad de la barrera de filtración glomerular a las macromoléculas (proteínas plasmáticas) fue anormalmente alta, pero la permeabilidad al líquido no aumentó. En algunos pacientes, la pérdida de las hendiduras de filtración puede ser marcada y puede causar reducción de la permeabilidad al líquido y de la TFG.

5. El edema se debe a una alteración en las fuerzas de Starling capilares y a retención renal de sal y agua. La reducción en el plasma (proteínas) reduce la presión coloidosmótica, favoreciendo el movimiento hacia afuera de los capilares hacia el compartimento intersticial. El edema es en particular notable en la piel alrededor de los ojos (edema periorbitario). La distensión abdominal (en ausencia de crecimiento de órganos) sugiere ascitis (una acumulación anormal de líquido en la cavidad abdominal). Los riñones conservan ávidamente sodio (note el bajo nivel de sodio urinario) a pesar del volumen expandido del líquido extracelular (LEC). Aunque los motivos exactos de la retención renal de Na^+ son controversiales, una reducción en el volumen sanguíneo arterial efectivo puede ser un estímulo importante (*véase* capítulo 23). Esto provoca activación del sistema renina-angiotensina-aldosterona y estimulación del sistema nervioso simpático, que favorecen la conservación renal de Na^+. Además, los segmentos distales de la nefrona reabsorben más Na^+ de lo habitual debido a un cambio intrínseco en los riñones.

Objetivos del aprendizaje activo

Con el dominio del material de este capítulo, usted será capaz de:

- Describir y comparar la composición iónica de los líquidos extracelular e intracelular.
- Discutir las interrelaciones entre los principales compartimentos de líquido en el cuerpo y comparar sus volúmenes relativos para hombres y mujeres adultos jóvenes promedio.
- Explicar la aplicación y limitaciones de los métodos de indicador-dilución para la medición de los volúmenes de líquidos corporales.
- Explicar cómo cambia la distribución de agua entre los compartimentos intracelular y extracelular en respuesta a cambios en las entradas o salidas de agua y solutos.
- Describir y explicar los cambios en el volumen y la osmolalidad de los compartimentos hídricos corporales tras (1) contracción y expansión isotónicas del volumen, (2) contracción y expansión hipotónicas del volumen y (3) contracción y expansión hipertónicas del volumen.
- Explicar los mecanismos implicados en la homeostasis hídrica y osmolar del organismo.
- Identificar las fuentes de entrada y salida de agua en el organismo. Explicar los efectos de los cambios patológicos en la entrada o salida de agua en el organismo sobre el equilibrio hídrico corporal.
- Explicar cómo el osmorreceptor hipotalámico, los receptores de volumen, la ADH y la sed regulan el equilibrio hídrico.

- Explicar qué significa "el volumen anula la tonicidad" en el contexto de cómo el organismo regula el volumen de agua corporal total y la osmolalidad.
- Identificar las variables de entrada y salida de sodio que intervienen en el equilibrio de sodio en el organismo y explicar los mecanismos homeostáticos del sodio que regulan el contenido de sodio extracelular.
- Explicar cómo los siguientes factores afectan la excreción renal de sodio: tasa de filtración glomerular, el sistema renina-angiotensina-aldosterona, la presión intrarrenal, péptidos natriuréticos, la estimulación nerviosa simpática renal, estrógenos, glucocorticoides, diuréticos osmóticos, aniones deficientemente reabsorbidos y medicamentos diuréticos.
- Explicar la relación entre el cloruro de sodio, el volumen de líquido extracelular, volumen efectivo de sangre arterial (volumen sanguíneo central) y apoyo de la presión arterial.
- Discutir la distribución del potasio en el cuerpo y explicar el efecto de las variables que desplazan las reservas de potasio entre el líquido intracelular y el extracelular.
- Explicar los mecanismos renales utilizados en el control del equilibrio de potasio en el cuerpo.
- Explicar el papel de los riñones al equilibrio de calcio, magnesio y fosfato.
- Explicar los efectos de la hormona paratiroidea sobre la reabsorción tubular renal de calcio y fosfato y sobre la síntesis renal de $1.25(OH)_2$ vitamina D_3.

INTRODUCCIÓN

Este capítulo discute la localización, tamaño y composición de los compartimentos de líquido en el cuerpo, así como los mecanismos renales involucrados con el equilibrio de agua, osmolal, sodio, potasio, calcio, magnesio y fosfato. Los riñones tienen un papel crítico en la homeostasis de todo el cuerpo regulando el volumen, osmolalidad, composición de electrolitos y el pH del líquido extracelular (LEC). Esta regulación de funciones renales ocurren tanto de forma independiente como en forma conjunta con otros sistemas orgánicos. Para regular eficazmente el volumen y la composición del LEC, los riñones interactúan con el SNA, el sistema renina-angiotensina-aldosterona, los centros reguladores del SNC para la sed y la liberación de la hormona antidiurética (ADH), y los péptidos natriuréticos del corazón (PNA y PNC).

La capacidad del riñón para regular el volumen y composición del LEC comienza con su asombrosa capacidad para tener acceso al plasma a través del proceso de **ultrafiltración**. A diario, los riñones generan ~ 180 L de ultrafiltración: el equivalente a filtrar todo el volumen de plasma de un adulto alrededor de 60 veces cada día. Aunque un gran porcentaje del filtrado es reabsorbido por el riñón y retenido en el cuerpo, alrededor de 1.5 a 2 L/d son excretados en forma de orina, que contiene **electrolitos**

y otros solutos como urea, ácido úrico, amonio e iones orgánicos. Mantener el equilibrio adecuado de electrolitos en el LEC es esencial para las funciones celulares, como la transmisión neural, la contracción muscular y mecanismos desencadenantes de procesos intracelulares. Además, regular la concentración de electrolitos es esencial para mantener el equilibrio osmótico en el cuerpo, que puede variar por pérdida de agua por deshidratación o acumulación excesiva de agua por estados de sobrehidratación. La deshidratación puede ocurrir por privación de agua, grave sudoración, con la diarrea o el vómito, con medicamentos como los diuréticos o enfermedad renal. La sobrehidratación puede resultar por una ingesta excesiva de agua o retención excesiva de agua no regulada por los riñones.

COMPARTIMENTOS DE LÍQUIDOS CORPORALES

Existen dos principales compartimentos de líquido en el cuerpo: el **líquido intracelular** (**LIC**) y el **líquido extracelular** (**LEC**; fig. 23-1). El compartimento del LIC constituye ~55% del volumen de **agua corporal total** (**ACT**), y el compartimento del LEC conforma ~45% restante. El compartimento LEC se compone de tres espacios fluidos diferentes: el líquido intersticial (ISF, ~ 20%

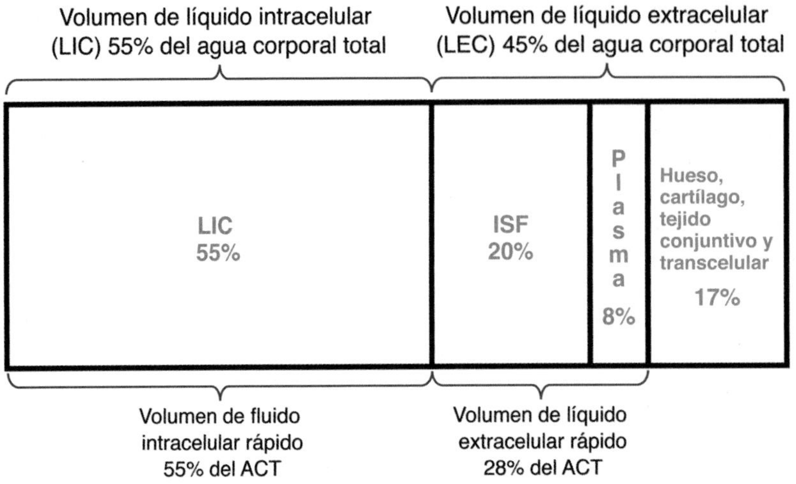

Agua corporal disponible de rápido equilibrio = 83% del agua corporal total

LIC = 55 /83   **=**   **2/3 del agua corporal de equilibrio rápido**

LEC *rápido* = 28/83   **=**   **1/3 del agua corporal de equilibrio rápido**

Figura 23-1 Distribución porcentual del contenido total de agua corporal. Cincuenta y cinco por ciento de toda el agua del cuerpo se encuentra en el compartimento del líquido intracelular (LIC); 45% está en el compartimento del líquido extracelular (LEC). El volumen del LEC está formado por tres subcompartimentos de agua: el líquido intersticial (ISF, ~ 20%), el volumen de plasma sanguíneo (PV, ~ 8%) y un "tercer compartimento" colectivo (~ 17%), compuesto por el agua complejada en hueso, cartílago y tejido conjuntivo, y el agua contenida en los espacios transcelulares. Este último espacio incluye el agua del tracto gastrointestinal, la vejiga urinaria, la vesícula biliar, el LCR y los espacios pleural, peritoneal, sinovial y vítreo. El agua puede desplazarse rápidamente entre el LIC y la combinación de ISF y PV dentro del LCE. El ISF + PV se denomina a veces LEC *rápido* porque su volumen y osmolalidad se equilibran rápidamente entre él y el LIC. Por el contrario, el agua del tercer compartimento colectivo es poco accesible o se equilibra muy lentamente con el LIC. En los cambios diarios momento a momento del volumen y la osmolalidad del agua corporal, los intercambios entre los subcompartimentos del agua corporal se producen esencialmente entre el LIC y el LEC *rápido*. Como una proporción del agua corporal total que puede equilibrarse rápidamente, 55/83 o 2/3, se encuentra en el LIC y 28/83 o 1/3 se encuentra en el LEC *rápido*. Estas proporciones se utilizan con mayor frecuencia para evaluar los cambios en el volumen de agua y la osmolalidad entre los espacios fluidos intra y extracelulares del cuerpo cuando se perturba el volumen y la osmolalidad del LEC.

del ACT), el plasma (PV, ~ 8% del ACT) y un tercer "espacio" multicomponente poco accesible (~ 17% del ACT). Esta última parte del LEC se compone de agua complejada en hueso, cartílago y otros tejidos conjuntivos, junto con fluidos en **compartimentos transcelulares**. Los **líquidos transcelulares** son el agua contenida en el tracto alimentario, las vesículas urinaria y biliar, y el agua de los espacios cefalorraquídeo, peritoneal, pleural, sinovial y óptico. El agua intracelular y la de los espacios libremente comunicables del plasma e ISF se intercambian fácil y rápidamente entre sí, pero el agua de los huesos, los tejidos conjuntivos y los espacios transcelulares no. Estos últimos compartimentos tienen poca accesibilidad al agua o se equilibran muy lentamente con los cambios en el volumen o la composición del agua corporal. En consecuencia, los cambios rápidos en la distribución del agua corporal y los efectos osmóticos en dichas distribuciones solo se producen entre el LIC y la parte del LEC que puede intercambiarse *rápidamente* con el LIC, es decir, el ISF y el plasma. El ISF y el plasma se consideran colectivamente como el LEC de equilibrio rápido o LEC *rápido*. Por lo tanto, para los cambios diarios típicos, momento a momento, solo el ~ 83% del ACT puede desplazarse y cambiar rápidamente entre el LIC y el LEC contenido en el plasma y el ISF; el 28 de ese 83, o ~ 1/3, es el LEC *rápido* (el ISF + plasma) y el 55 de ese 83, o 2/3, es del LIC. Esta **regla 1/3:2/3** se utiliza a menudo para describir los cambios rápidos entre el LIC y la parte combinada de LIC + plasma del LEC.

El LIC se encuentra dentro de la bicapa de la membrana celular. Es el medio en el que los organelos celulares están suspendidos y donde tienen lugar muchas reacciones químicas. Recordemos que aunque los compartimentos de fluidos intra y extracelulares difieren notablemente en términos de su composición de electrolitos, sus concentraciones totales de soluto y, por lo tanto, sus osmolalidades, en esencia son iguales (*véase* el capítulo 2). El equilibrio osmótico entre el LIC y el LEC se debe a que la permeabilidad al agua de la mayoría de las membranas celulares es muy alta y el endotelio capilar que separa el LIC del plasma no impide el movimiento del agua a través de él. Por consecuencia, una diferencia osmótica momentánea entre las células y el LEC *rápido* desaparece con rapidez a medida que el agua se mueve libremente para restablecer la equivalencia osmótica.

El *compartimento intersticial* del LEC es el espacio de líquido que rodea a las células de un tejido determinado. Está lleno de líquido intersticial y comprende alrededor de 45% del volumen del LEC. El líquido intersticial proporciona el microambiente que permite el movimiento de iones, proteínas y nutrientes a través de la membrana celular. El líquido no es estático, sino que constantemente está siendo recambiado y recolectado por los canales linfáticos. Cuando se acumula un exceso de líquido en el compartimento intersticial, se desarrolla edema (*véase* el capítulo 15). El *plasma intravascular* se encuentra dentro del sistema vascular y comprende ~ 18% del volumen total del LEC (alrededor de 3.5 L para el hombre promedio de 70 kg). El volumen colectivo de todos los líquidos transcelulares es de solo alrededor de 7 a 8 L, pero estos líquidos son fisiológicamente importantes (p. ej., actúan como lubricante en el espacio pleural y es el líquido que rodea a las articulaciones). Existe un recambio constante en los líquidos transcelulares; constantemente se están formando, absorbiendo o eliminando. La alteración en la formación, la pérdida anormal en el cuerpo o el bloqueo en la eliminación del líquido pueden tener consecuencias graves (p. ej., hidrocefalia por exceso de líquido en los ventrículos cerebrales).

El volumen de los compartimentos de líquido en el cuerpo puede estimarse en función del peso corporal de un individuo. El ACT representa, en promedio, 60% del peso corporal en un hombre adulto joven y alrededor de 55% del peso corporal en una mujer adulta joven (tabla 23-1). La cantidad de tejido adiposo que tiene una persona afecta el porcentaje de peso corporal que el agua ocupa. El tejido adiposo contiene un menor porcentaje de agua (alrededor de 10%) en comparación con otros tejidos (p. ej., el músculo es alrededor de 75% agua). Por lo tanto, una persona con obesidad tiene un menor porcentaje de su peso corporal compuesto por agua en comparación a una persona delgada. Las mujeres adultas sin obesidad tienen relativamente menos agua corporal total que los hombres, debido a que, en promedio, tienen más grasa subcutánea y en algunos casos moderadamente menos masa muscular. A medida que las personas envejecen, tienden a perder músculo y ganar tejido adiposo; por lo tanto, el contenido de agua en porcentaje del peso corporal disminuye con la edad. Por el contrario, los recién nacidos tienen un alto porcentaje de su peso corporal conformado por agua, puesto que tienen un volumen de LEC relativamente grande y poca grasa.

Los volúmenes del compartimento de líquido se miden mediante métodos de indicador-dilución

Se puede utilizar el **método del indicador-dilución** para determinar el volumen de los compartimentos de líquido en el cuerpo. Para ello se administra una cantidad conocida de una sustancia (el indicador) que debe estar confinada al compartimento de interés. Luego de permitir el tiempo suficiente para una distribución uniforme del indicador a través del compartimento (p. ej., ACT, LEC, plasma), se obtiene una muestra de plasma. En equilibrio, la concentración del indicador será la misma en todo el compartimento, incluyendo el plasma. Se mide la concentración en el plasma y se calcula la distribución del volumen mediante la siguiente fórmula:

$$\text{Volumen} = \frac{\text{Cantidad de indicador}}{\text{Concentración del indicador}} \quad (1)$$

TABLA 23-1 Agua corporal total promedio y su distribución como porcentaje del peso corporal*	
Agua corporal total	**Distribución del agua corporal total**
Mujer adulta = 55%	Intracelular = 30%; extracelular = 25%
Hombre adulto = 60%	Intracelular = 33%; extracelular = 27%

*Con base en un adulto joven promedio de 70 kg de peso. Extracelular = compartimentos rápido + lento.

Si el indicador se perdiese del compartimento de líquido, la cantidad perdida se resta a la cantidad administrada.

Para medir el ACT se utiliza como indicador agua pesada (óxido de deuterio [D_2O]) agua tritiada (HTO) o la antipirina (un medicamento que se distribuye a través de toda el agua corporal). Por ejemplo, suponga que queremos medir el agua corporal total en una mujer de 60 kg; inyectamos 30 mL de D_2O en una solución salina isotónica en una vena del brazo. Luego de un periodo de equilibrio de 2 horas se toma una muestra de sangre, se separa el plasma y se analiza para medir la concentración de D_2O. Por ejemplo, asumamos que se encuentra una concentración de 0.001 mL D_2O/mL de plasma. Suponga que, durante el periodo de equilibrio, las pérdidas urinarias, respiratorias y cutáneas de D_2O son 0.12 mL. Sustituyendo estos valores en la ecuación de indicador-dilución obtenemos: agua corporal total = (30 − 0.12 mL D_2O) ÷ 0.001 mL D_2O/mL de agua = 29 880 mL o 30 L. Por lo tanto, el agua corporal total, como porcentaje del peso corporal, es igual a 50% en esta mujer.

Para medir el volumen de agua extracelular, el indicador ideal debe distribuirse rápida y uniformemente fuera de las células y no debe entrar al compartimento celular. Desafortunadamente no existe tal indicador ideal, de modo que no se puede medir el volumen exacto del LEC. Sin embargo se puede obtener un estimado razonable utilizando dos diferentes clases de sustancias: iones impermeables y azúcares inertes. Se ha determinado el volumen del LEC a partir del volumen de distribución de sodio radiactivo, cloro radiactivo, sulfato radiactivo, tiocianato (SCN$^-$) y tiosulfato (S$_2$O$_3^{2-}$), de los cuales el sulfato radiactivo (^{35}SO$_4^{2-}$) es probablemente el más preciso. Sin embargo, los iones no son completamente impermeables; entran lentamente al compartimento celular, de modo que las mediciones tienden a conducir a una sobreestimación del volumen del LEC. Las mediciones con azúcares inertes (como el manitol, sacarosa y la inulina) tienden a conducir a una subestimación del volumen del LEC, debido a que son excluidas de algo del agua extracelular —por ejemplo, el agua en el tejido conjuntivo denso y el cartílago—. Además se requieren técnicas especiales al utilizar estos azúcares debido a que el riñón las filtra y excreta con rapidez luego de su inyección intravenosa. El agua intracelular no puede determinarse directamente con ningún indicador. Sin embargo puede calcularse a partir de la diferencia entre las mediciones del agua corporal total y el agua extracelular.

El agua en el plasma del LEC se determina utilizando pigmento azul de Evans, que se une ávidamente a la albúmina sérica, o utilizando la albúmina sérica radioyodada como indicador, y luego con la obtención y análisis de una muestra de plasma para la concentración del indicador. En efecto, el volumen plasmático se mide a partir del volumen de distribución de la albúmina sérica. La asunción es que la albúmina sérica está por completo confinada al compartimento vascular, pero esto no es completamente cierto. De hecho, la albúmina sérica se pierde lentamente (3 a 4% por hora) de la sangre por **difusión** y convección a través de las paredes capilares. Para corregir esta pérdida se pueden obtener muestras repetidas de sangre a intervalos preestablecidos, y la concentración de albúmina en el momento cero (el momento en el que no ha ocurrido aún una pérdida) puede determinarse por extrapolación. De forma alternativa se puede utilizar la concentración plasmática del indicador 10 minutos después de la inyección; este valor usualmente es cercano al valor extrapolado. Si se conocen el volumen plasmático y el hematocrito se puede calcular el volumen sanguíneo circulante total. A diferencia del volumen plasmático, el otro componente principal del LEC, el volumen de líquido intersticial y linfa no puede determinarse directamente, pero es posible calcularlo a partir de la diferencia entre los volúmenes de LEC y de plasma.

El LIC y el LEC tienen una composición de solutos diferente pero osmolalidades similares

La concentración de varios electrolitos en el plasma y el LIC se contrastan en la tabla 23-2. Los valores de LIC se basan en determinaciones realizadas en células de músculo esquelético. Estas células representan alrededor de dos tercios de toda la masa celular en el cuerpo humano. Las concentraciones se expresan en términos de miliequivalentes (mEq) por kilogramo de H_2O.

Un **equivalente** contiene un mol de iones univalentes y un **miliequivalente (mEq)** es igual a 1/1 000 de un equivalente. Los equivalentes se calculan como el producto de los moles multiplicado por la valencia y representan la concentración de especies cargadas. Para los iones con una sola carga (univalentes), como el Na^+, K^+, Cl^- o HCO_3^-, 1 mmol es igual a 1 mEq. Para iones con doble carga (divalentes), como el Ca^{2+}, Mg^{2+} o el SO_4^{2-}, 1 mmol es igual a 2 mEq. Algunos electrolitos, como las proteínas, son polivalentes, de modo que hay varios mEq por mmol. El sodio es el principal catión en el plasma, y el cloro y el HCO_3^- son los principales aniones asistentes. Las proteínas plasmáticas (principalmente albúmina sérica) tienen cargas negativas a un pH fisiológico. Los electrolitos se disuelven en el agua del plasma, de modo que los valores en la tabla 23-2 se expresan en concentraciones por kilogramo de H_2O. El contenido de agua en el plasma es habitualmente alrededor de 93%, ya que alrededor de 7% del volumen plasmático está ocupado por solutos, principalmente las proteínas plasmáticas. El líquido intersticial es un ultrafiltrado del plasma. Contiene todos los electrolitos pequeños esenciales a las mismas concentraciones que en el plasma, pero pocas proteínas. Las proteínas están en su mayoría confinadas al plasma debido a su gran tamaño molecular.

La composición del LIC es diferente de la del plasma. Las células tienen concentraciones de potasio, magnesio y proteínas mayores que las del plasma, mientras que los niveles intracelulares de sodio, calcio, cloro y HCO_3^- son más bajas. Los aniones en las células del músculo esquelético marcados como "otros" son principalmente compuestos orgánicos de fosfato importantes en el metabolismo energético de la célula, como la creatinina fosfato, trifosfato de adenosina (ATP) y difosfato de adenosina (ADP). Como se describió en el capítulo 2, el alto nivel intracelular de potasio y el bajo nivel de sodio son consecuencia de la actividad de la Na^+/K^+-ATPasa en la membrana plasmática; esta enzima extrae sodio de la célula e introduce potasio. Las bajas concentraciones intracelulares de cloro y HCO_3^- en las células del músculo esquelético son principalmente consecuencia del potencial de membrana negativo en el interior (-90 mV), que favorece el movimiento hacia afuera de estos pequeños iones cargados negativamente. El magnesio intracelular es alto, pero la mayoría no está libre porque un gran porcentaje está unido a proteínas celulares. El calcio intracelular es bajo, como se discutió en el capítulo 1. El calcio citosólico en las células en reposo es de alrededor de 10^{-7} M (0.0002 mEq/L). La mayoría del calcio en la célula se encuentra aislado en organelos, como el retículo sarcoplásmico en el músculo esquelético.

Determinantes de la osmolalidad de los fluidos corporales

La osmolalidad normal del plasma es de 275 a 295 mOsm. En condiciones normales, el intersticio tiene la misma osmolalidad. En circunstancias normales, el LIC está en equilibrio osmótico con los compartimentos del LEC. Los líquidos corporales contienen muchas moléculas sin carga (p. ej., glucosa y urea), pero cuantitativamente hablando, los electrolitos contribuyen a la mayor parte de la concentración total de soluto y a la osmolalidad efectiva de los líquidos corporales. La osmolalidad efectiva (es decir, la osmolalidad debida a los solutos que no difunde a través de la membrana celular) es de suma importancia para determinar la distribución de agua entre el LIC y la parte de equilibrio rápido de los compartimentos del LEC (plasma + ISF). La importancia de los iones (particularmente sodio) para determinar la osmolalidad total del plasma (P_{osm}) está ejemplificada por una ecuación valiosa en la clínica:

$$P_{osm} = 2 \times \left[Na^+ \right] + \frac{\left[glucosa \right] en\ mg/dL}{18} + \frac{\left[nitrógeno\ de\ la\ urea\ en\ sangre \right] en\ mg/dL}{2.8} \quad (2)$$

Si el nivel de sodio en el plasma es 140 mmol/L, el nivel de glucosa en la sangre es de 100 mg/dL (5.6 mmol/L) y el nivel de nitrógeno de la urea en sangre es 10 mg/dL (3.6 mmol/L), entonces la osmolalidad calculada es de 289 mOsm/kg H_2O. La ecuación indica que el sodio y sus aniones acompañantes (principalmente cloro y HCO_3^-) normalmente representan más de 95% de la osmolalidad del plasma.

La diferencia entre la osmolalidad real del plasma medida en un laboratorio clínico y la estimación dada por la ecuación 2 se denomina **brecha osmótica**. La diferencia osmótica normal es < 15 mOsm. Una brecha osmótica > 15 indica al médico que hay solutos no fisiológicos adicionales presentes en el plasma. Se trata de una indicación importante porque esta situación suele producirse en un paciente después de ingerir sustancias tóxicas. Se

Electrolitos	Concentración plasmática (mEq/kg H_2O)	Líquido intracelular* (mEq/kg H_2O)
TABLA 23-2 Composición electrolítica de los líquidos corporales*		
Cationes		
Na^+	153	10
K^+	4.2	159
Ca^{2+}	5.4	1
Mg^{2+}	2.2	40
Total	165	210
Aniones		
Cl^-	111	3
HCO_3^-	27	7
Proteínas	18	45
Otros	9	155
Total	165	210

*Basada en células de músculo esquelético.

observa una brecha osmótica elevada en la intoxicación etílica, la ingestión de metanol (un subproducto accidental del alcohol destilado en casa), polietilenglicol (un componente de sabor dulce de los anticongelantes para automóviles) o acetona. También puede observarse tras la administración clínica de manitol utilizado para tratar la insuficiencia renal aguda o el edema cerebral.

Los cambios en el volumen intracelular y la osmolalidad se producen a través de cambios en volumen y osmolalidad en el líquido extracelular

Como ya se ha dicho, la concentración total de solutos y osmolalidad del LIC y LEC son esencialmente iguales. Debido a que la mayor permeabilidad al agua de las membranas celulares impide una diferencia sostenida en la osmolalidad entre los compartimentos intra y extracelulares del agua corporal, un cambio en la osmolalidad en un compartimento provoca el movimiento de agua entre compartimentos para restaurar el nuevo equilibrio osmótico (*véase* el capítulo 2).

Los volúmenes de LIC y LEC dependen principalmente del volumen de agua presente en estos compartimentos. Sin embargo, la segunda depende de la cantidad de solutos presentes. Esto deriva de la definición del término *concentración*: concentración = cantidad/volumen; por lo tanto, volumen = cantidad/concentración. El principal soluto osmóticamente activo en el LEC es el sodio; por consiguiente, una ganancia o pérdida de sodio del cuerpo hará que el volumen del LEC se agrande o se encoja respectivamente. El principal soluto osmóticamente activo en las

células es el potasio; entonces, una pérdida de potasio celular causará que las células pierdan agua y se encojan (*véase* el capítulo 2).

La distribución de agua entre los compartimentos intracelular y extracelular cambia en varias circunstancias. Sin embargo, es importante saber que cuando estos cambios ocurren el hueso, el tejido conjuntivo y los compartimentos de líquido transcelular llegan a un equilibrio osmótico y de volumen de forma *marcadamente más lenta* que aquellos que comprenden el líquido intracelular, el plasma y el líquido intersticial. Este 3er compartimento colectivo del LEC representa alrededor de 17% del agua corporal total por volumen. El hecho de que esta cantidad de agua corporal se equilibre mal no puede descartarse, es decir, su valor no debe incluirse al analizar la redistribución momentánea de los líquidos corporales. Obsérvese que, por contrato, los demás compartimentos del LEC (plasma e ISF) pueden equilibrarse rápidamente con el LIC. Por lo tanto, estos dos subcompartimentos del LEC suelen denominarse colectivamente *compartimento del líquido extracelular rápido* (LEC *rápido*). El LEC *rápido* comprende aproximadamente 28% del ACT. Por lo tanto, la división de agua entre el LIC y el LEC *rápido* es de alrededor de dos tercios para el LIC y un tercio para el LEC *rápido* (*véase* fig. 23-1).

La figura 23-2 proporciona algunos ejemplos de cambios en el LIC y el LEC *rápido* resultante de perturbaciones en el volumen y la osmolalidad del LEC. Para esta ilustración, el agua corporal total se divide en los dos compartimentos que se equilibran *con más rapidez*: el LIC y los compartimentos combinados de plasma y líquido intersticial (LEC *rápido*). Los diagramas de la figura 23-2

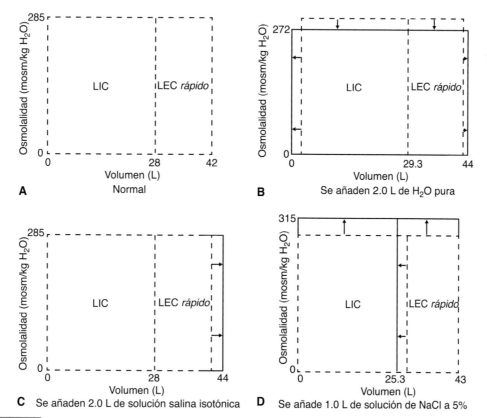

Figura 23-2 **Efecto de varias alteraciones en las osmolalidades del líquido extracelular (LEC) y volúmenes en el compartimento del líquido intracelular (LIC).** Todas las entradas o salidas de fluidos y solutos del medio externo al organismo se producen a través del LEC. No hay comunicación directa entre el LIC y el medio externo. Las *líneas punteadas* indican la condición normal para el volumen de fluido en el LIC y el LEC *rápido* (eje horizontal) y la osmolalidad del fluido corporal (eje vertical). Las *líneas sólidas* representan el volumen y la osmolalidad de los compartimentos después de que se ha establecido un nuevo equilibrio osmótico. (*Véase el texto para mayores detalles*). **(A)** Representación de la osmolalidad, LIC y LEC *rápido*, **(B)** expansión de volumen hipotónica, **(C)** expansión de volumen isotónica, **(D)** expansión de volumen hipertónica.

se denominan diagramas de Darrow-Yannet. Estos diagramas permiten visualizar las consecuencias de las perturbaciones fisiológicas, fisiopatológicas y clínicas del volumen de agua corporal y del contenido de solutos en la distribución de agua entre el LIC y el LIC rápido, así como su osmolalidad final común. El eje Y en estos diagramas representa la osmolalidad del fluido y el eje X representa el volumen en cada compartimento; el área de un recuadro (concentración multiplicada por el volumen) proporciona la cantidad de soluto presente en un compartimento. Nótese que la altura de los recuadros es siempre la misma debido a que se mantiene el equilibrio osmótico entre estas dos divisiones mayores del agua corporal total. Por último, si se conocen las cantidades de soluto, estos diagramas producirán correctamente cambios cuantitativos en el volumen y las osmolalidades en el LIC y el LEC *rápido*.

Es importante que los alumnos sepan que si quieren determinar *valores cuantitativos correctos* de los cambios osmóticos y de volumen en los compartimentos de agua corporal en respuesta a desafíos osmóticos o de volumen, *no pueden* aplicar la regla 2/3:1/3 para determinar el LIC y el LEC *rápido* si comienzan por obtener un volumen de ACT a partir de un cálculo de peso corporal. Lamentablemente, esta forma de determinar el volumen se aplica erróneamente en muchos ejemplos que se dan a los alumnos. Hay que darse cuenta de que cuando un paciente se sube a una báscula y se obtiene un peso, una parte significativa de ese peso (~ 17%) se debe a agua que no se desplaza fácilmente entre los subcompartimentos hídricos corporales. Un cálculo erróneo típico, por ejemplo, es tomar un varón adulto sano de 70 kg y multiplicar ese valor por 60% para obtener su ACT. En este caso, sería 42 L. Esto puede dar lugar a dos errores. El primero ocurre cuando se toma este valor de ACT y se segrega como 2/3 para el LIC y 1/3 para el LEC. En este caso, el cálculo arrojaría un LIC de 28 L y un LEC de 14 L. Estos volúmenes son *incorrectos*. La regla 2/3:1/3 debe aplicarse *después* de eliminar el volumen lento del LEC (hueso, cartílago y agua transcelular) del ACT. Si esto no se hace, lo que se producen son errores cuantitativos adicionales porque los cambios de fluidos y osmolares se calcularán utilizando un valor cuantitativo erróneo y una distribución entre el LIC y el "LEC". Cabe señalar que si el estudiante utiliza el método erróneo descrito anteriormente, pero restringe el análisis de los cambios osmolares y de fluidos únicamente a los cambios *cualitativos* y direccionales, al menos podrá representar correctamente estas direcciones generales. En este libro de texto ilustramos los cambios cuantitativos en los volúmenes de los compartimentos de agua corporal y las osmolalidades en respuesta a una perturbación fisiológica y, por lo tanto, ilustramos los cambios restringidos correctamente a aquellos entre el LIC y el LEC *rápido* (es decir, solo los compartimentos intersticial y plasmático del LEC total).

Pueden utilizarse métodos diagramáticos para demostrar los cambios en el volumen y la osmolalidad del LIC y el LEC *rápido* en respuesta a perturbaciones de volumen y osmolales

Para examinar y calcular los efectos de las perturbaciones hídricas u osmolares en el volumen y la osmolalidad de los compartimentos de fluidos corporales, hay varios factores que deben tenerse en cuenta:

1. Todos los intercambios de agua y solutos con el medio externo se producen a través del LEC. No existe una conexión directa entre el medio externo y el interior de las células.
2. Las actividades osmóticas de todos los compartimentos de agua del cuerpo están en equilibrio o cerca de él y son iguales. La membrana celular y el endotelio capilar son altamente permeables al agua. Por lo tanto, el agua base dirige hacia donde van los osmoles efectivos hasta que la osmolalidad se equilibra en todos los compartimentos de fluidos.
3. El agua entra o sale de los compartimentos de agua corporal en proporción a su porcentaje de ACT (p. ej., de 1 L de agua pura añadida al cuerpo, 20%, o 200 mL, acabará en el ISF).
4. Los efectos de las adiciones o sustracciones de solutos sobre el volumen final y la osmolaridad de los compartimentos de agua corporal dependen de dónde puede existir un soluto dado en un compartimento de agua corporal o ser excluido de él (p. ej., NaCl, NaHCO$_3$, manitol e inulina están confinados al LEC *rápido*; los polímeros de dextrano y la albúmina están confinados al plasma).

Para facilitar el cálculo y solo como ejemplo, considere a un individuo con un agua corporal combinada de LIC más LEC *rápido* de 42 L. Deje que la osmolalidad de ambos fluidos sea de 285 mOsm (fig. 23-2A). Dos tercios del agua corporal de rápido equilibrio están en el LIC (28 L) y un tercio (14 L) está en el LEC *rápido*. Con la osmolalidad de ambos fluidos en 285 mOsm/kg H$_2$O, el compartimento del LIC contiene 7 980 mOsmols y el compartimento del LEC contiene 3 990 mOsmols.

En la figura 23-2B, se añadieron 2 L de agua pura al LEC (p. ej., bebiendo agua rápidamente). Por lo tanto, la osmolalidad del plasma e ISF se reduce inicialmente y en consecuencia el agua se desplaza hacia el compartimento celular a lo largo del momentáneo gradiente osmótico. La entrada de agua a las células hace que se hinchen, mientras que la osmolalidad intracelular cae hasta que se llega a un nuevo equilibrio (*líneas sólidas*). Dado que se añadieron 2 L de agua a un volumen original de agua corporal total de 42 L, el nuevo volumen de agua corporal total es de 44 L. No se añadió soluto, de modo que la nueva osmolalidad en equilibrio es (7 980 + 3 990 mOsm)/44 kg = 272 mOsm/kg H$_2$O. El volumen del LIC en equilibrio se calcula resolviendo la siguiente ecuación: 272 mOsm/kg H$_2$O × volumen = 7 980 mOsm o 29.3 L. El volumen del LEC *rápido* en equilibrio es 14.7 L. A partir de estos cálculos, concluimos que dos tercios del agua añadida terminan dentro del compartimento intracelular, y un tercio permanece en el LEC *rápido*. Puesto de otra forma, la adición de agua pura al sistema total distribuida en proporción al volumen relativo de ambos compartimentos que puede equilibrarse rápidamente (dos tercios de los 2 L en el LIC y un tercio en el LEC *rápido*; nótese que esta ilustración de eventos es de alguna forma artificial, ya que en realidad los riñones excretarían el agua añadida en unas cuantas horas, minimizando por lo tanto la caída en la osmolalidad del plasma y la hinchazón de las células).

Tanto en situaciones experimentales como clínicas, las respuestas de los compartimentos de agua corporal a las perturbaciones osmóticas o de volumen se clasifican en función de lo que ocurre con el volumen final y la osmolalidad del LEC *rápido*, ya que este compartimento contiene el volumen plasmático clínicamente importante, el cual está relacionado con el mantenimiento de la función cardiovascular. En el ejemplo de la figura 23-2B, el volumen final del LEC *rápido* aumentó y la osmolalidad final del fluido corporal disminuyó. Esto, por consiguiente, se categoriza como una **expansión hiposmótica**. En este ejemplo, este cambio final en el LEC *rápido* fue causado por la ingestión de grandes cantidades de agua pura. Una situación similar se produce en la condición patológica conocida como SIADH (síndrome de ADH inapropiada). En este síndrome, el organismo se inunda de ADH procedente de una fuente anormal e incontrolada (comúnmente la secreción incontrolada de un cáncer de pulmón de células pequeñas). El exceso de

ADH hace que el riñón reabsorba grandes cantidades de agua libre por encima de la necesaria para el equilibrio hídrico y osmolal del organismo. Esta agua libre se expande y diluye los compartimentos de agua del cuerpo. La dilución del compartimento plasmático provoca una disminución de la concentración de albúmina plasmática, pero el agua añadida no modifica el hematocrito porque el estado hipotónico del plasma hace que los glóbulos rojos se hinchen a medida que el volumen plasmático se expande (recuérdese que el hematocrito es un porcentaje del volumen de glóbulos rojos en relación con un *volumen* sanguíneo total determinado). Aunque el volumen plasmático se expande en esta condición, la expansión hiposmótica no es un medio preferido para apoyar el llenado ventricular y el gasto cardiaco en un entorno clínico, ya que hay maneras de hacerlo sin causar cambios en la osmolalidad de los fluidos corporales y el volumen celular.

Lo contrario de una expansión hiposmótica es una **contracción hiposmótica**, en la cual disminuyen tanto el volumen como la osmolalidad del LEC *rápido*. La insuficiencia suprarrenal, o más concretamente, la insuficiencia de mineralocorticoides es un ejemplo de este tipo de contracción del volumen. En esta condición patológica hay una falta de producción de aldosterona. Esto conduce a una incapacidad de la nefrona distal y de los conductos colectores para reabsorber NaCl, lo que provoca una pérdida excesiva de sal del organismo a través de la orina. Esto reduce la osmolalidad del LEC, lo que hace que el agua pase del LEC al LIC hasta que la osmolalidad del LIC se reduce a la del LEC. La concentración de proteínas plasmáticas aumenta debido a la pérdida de agua del plasma. El hematocrito aumenta por esa razón y porque los GR se hinchan en el plasma hipotónico. La insuficiencia suprarrenal puede provocar una contracción significativa del volumen del LEC hasta el punto de disminuir la presión arterial.

En la figura 23-2C se añadieron 2 L de solución salina isotónica (solución de NaCl a 0.9%) al LEC. La solución salina isotónica tiene la misma osmolalidad que los fluidos corporales normales y, en consecuencia, no causa cambio en el volumen celular. Más aún, el sodio y el cloro en la solución son excluidos de forma efectiva del compartimento intracelular debido a la baja permeabilidad de la membrana al sodio y las bombas sodio/potasio ATPasas en las membranas celulares que eliminan el sodio del espacio intracelular. Por lo tanto, toda la solución salina isotónica añadida es retenida en el LEC *rápido* y no hay cambio en el LEC *rápido* osmolalidad. Esta perturbación de los fluidos provoca una **expansión isosmótica**. El volumen plasmático se expande y la osmolalidad de los fluidos corporales no cambia. Las infusiones intravenosas de solución salina normal son un ejemplo de expansión isosmótica. La adición de una **solución isotónica** al LEC no hace que los GR cambien su volumen, por lo que la expansión del volumen plasmático con la infusión reduce también el hematocrito y la concentración de proteínas plasmáticas. La expansión isosmótica favorece al sistema cardiovascular porque toda la expansión de volumen se produce en el LEC (y de forma aguda solo en el LEC *rápido*), lo cual expande el volumen plasmático. Una **contracción isosmótica** tiene los efectos opuestos sobre los cambios de volumen, el hematocrito y la concentración de proteínas plasmáticas. La hemorragia aguda es quizás el mejor ejemplo de una contracción isosmótica en el organismo, aunque a veces los vómitos, ciertas diarreas y la pérdida isosmótica de orina tienen el mismo efecto. Como se explicó en la sección cardiovascular de este texto, las contracciones del LEC deterioran el gasto cardiaco y, cuando son graves, pueden provocar un shock circulatorio.

La figura 23-2D muestra el efecto de infundir en forma intravascular 1 L de una solución de NaCl a 5% (osmolalidad de alrededor de 1 580 mOsm/kg H_2O). Toda la sal de esta solución permanece en el LEC. Esto expone a las células a un entorno hipertónico y, por lo tanto, el agua sale de las células y los solutos que quedan detrás se concentran más a medida que el agua sale. Se establecerá un nuevo equilibrio, siendo la osmolalidad normal más alta de lo normal, pero igual adentro que afuera de las células. Se puede calcular la osmolalidad final a partir de la cantidad de soluto presente (7 980 + 3 990 + 1 580 mOsm) dividida entre el volumen final (28 + 14 + 1 L), que es igual a 315 mOsm/kg H_2O. El volumen final del LIC es igual a 7 980 mOsm dividido entre 315 mOsm/kg H_2O, o 25.3 L, que es 2.7 L menor al volumen inicial. El volumen final del LEC es 17.7 L, que es 3.7 L más que su valor inicial. Por lo tanto, la adición de solución salina hipertónica al LEC condujo a su expansión considerable, en gran parte debido a la pérdida de agua del compartimento celular. Esta situación un tanto artificial se denomina **expansión hiperosmótica** porque el LEC se expande y se vuelve hiperosmótico. Tales expansiones se observan por la ingesta excesiva de sal en la dieta. En esta situación, tanto el hematocrito como la concentración de proteínas plasmáticas disminuyen. Aunque el LEC y, por ende, el volumen plasmático se expanden en esta situación, la ingesta excesiva de sal no se considera una forma médicamente adecuada de expandir el volumen plasmático, a menos que el paciente estuviera empobrecido en sal antes de la infusión de la solución hipertónica de NaCl.

La **contracción hiperosmótica** se produce cuando se pierde agua y NaCl del LEC, pero la pérdida de agua es proporcionalmente mayor que la pérdida de solutos. Esta situación se produce por la pérdida de fluidos hipotónicos del organismo, como ocurre en la sudoración intensa. El sudor es siempre hipotónico, de modo que la pérdida de fluidos por el sudor sustrae más volumen de agua del cuerpo que de solutos (principalmente electrolitos). La contracción del LEC *rápido* incluye una disminución del volumen plasmático, que puede ser una amenaza para el gasto cardiaco y posiblemente para la presión arterial si la contracción es grave. Tales contracciones severas pueden ocurrir con sudoración severa. El hematocrito en esta condición no cambiará porque las condiciones del plasma hipertónico encogen los glóbulos rojos al contraerse el volumen plasmático. Sin embargo, las concentraciones de proteínas plasmáticas aumentarán debido a la pérdida de agua del plasma.

EQUILIBRIO DE AGUA

La homeostasis del volumen de agua en el organismo depende de mantener un balance entre la entrada y la salida de agua. La regulación del equilibrio de líquido involucra tanto el control del volumen del LEC como de la osmolalidad del LEC. Aunque sea un poco contraintuitivo a primera vista, los riñones controlan el volumen de LEC regulando el equilibrio de sal y controlando la osmolalidad del LEC mediante la regulación del equilibrio de agua. Como resultado de estos mecanismos homeostásicos, los volúmenes de líquido en el cuerpo y la osmolalidad del plasma se mantienen notablemente constantes.

El equilibrio homeostático de líquidos depende de la ingesta y la pérdida de agua

En la tabla 23-3 se presenta un cuadro de equilibrio de entradas y salidas de agua para un hombre promedio de 70 kg. La persona se encuentra en un equilibrio estable (o estado estable) cuando la entrada total y la salida total de agua del cuerpo son iguales (alrededor de 2 000 mL/d). Del lado de las entradas, el agua se encuentra en las bebidas y en los alimentos que ingerimos. Los alimentos sólidos, que consisten en materia animal o vegetal, al igual que nues-

TABLA 23-3 Entradas y salidas diarias de agua típicas (hombre de 70 kg) y condiciones anormales comunes que afectan el equilibrio de agua

Entradas normales	Salidas normales
Consumo de líquido 1-2 L (hasta 20 L)	Transpiración por la piel, pérdida por la exhalación 0.8-1 L
Agua en los alimentos 0.8-1 L	Sudor 0.2 L
Metabolismo oxidativo 0.3-0.4 L	Pérdida fecal 0.2 L
	Flujo de salida renal 1-2 L (hasta 20 L)
Ganancias anormales de agua	**Pérdidas anormales de agua**
Insuficiencia cardiaca congestiva	Diarrea (puede ser de hasta 5 L): vómito; sudoración excesiva (~ 10 L)
Falla renal	Hemorragia
Alta ingesta de sodio	Diuréticos
Cirrosis hepática	Diuresis excesiva (p. ej., diabetes, consumo excesivo de alcohol)
Sobreinfusión de líquidos intravenosos	

tros cuerpos, son en su mayor parte agua. Además se produce agua durante el metabolismo oxidativo. Por ejemplo, cuando se oxida 1 mol de glucosa se producen 6 moles de agua. En un contexto hospitalario también debe considerarse la entrada de agua que resulta de las infusiones intravenosas. Del lado de las salidas de la ecuación del balance hídrico, las pérdidas de agua se dan a través de la piel, los pulmones, el tracto gastrointestinal (GI) y los riñones. Siempre perdemos agua simplemente por la transpiración a través de nuestra piel y de los pulmones durante la espiración (que es aire 100% saturado de agua). A estos dos tipos de pérdida de agua se les llama **pérdidas insensibles de agua**, porque no tenemos conciencia ni sensación de la pérdida de agua por estas vías.

Además de las pérdidas insensibles de agua, ocurre una pérdida considerable de agua en forma de sudor por la piel. Esto ocurre de modo continuo pero es más prominente cuando el cuerpo está expuesto a temperaturas elevadas o durante el ejercicio intenso. Con el sudor se pueden perder hasta 4 L de agua por hora, que es superior al volumen plasmático circulante típico. El sudor es un líquido hipoosmótico que contiene NaCl; la sudoración excesiva, por lo tanto, puede conducir a pérdidas significativas de sal y del volumen de agua. Las pérdidas GI de agua son normalmente pequeñas (*véase* tabla 23-3), pero con la diarrea, vómito o el drenaje de secreciones GI se pueden perder del cuerpo cantidades masivas de agua y electrolitos.

Los solutos que finalmente se excretan en la orina (~650 mOsmoles) deben ser solubilizados por el agua. El volumen de agua de esa orina no puede ser inferior al que produciría la máxima concentración urinaria posible para el riñón humano. Por lo tanto, para ser excretados, estos electrolitos y otros solutos deben ser excretados con un mínimo de 500 a 600 mL de agua, que luego se pierde en el cuerpo. Esta pérdida de agua requerida por la orina junto con las pérdidas de agua por transpiración cutánea, ventilación, sudor y excreción fecal se denominan **pérdidas de agua obligatorias** porque el cuerpo no puede hacer nada para evitarlas. Por este motivo, el cuerpo humano está bajo

la amenaza constante de la deshidratación y, por consiguiente, los seres humanos deben obtener un aporte de agua que sea al menos tan grande como las pérdidas diarias de agua obligatorias. De lo contrario, morirá deshidratado.

En los seres humanos, el aporte de agua se controla mediante la sensación de sed, mientras que la salida de agua del cuerpo se ajusta mediante los riñones. La excreción renal de agua trabaja en concierto con la sed para mantener el equilibrio del agua en el cuerpo. Si hay deficiencia de agua, los riñones disminuyen la excreción de agua y la diuresis disminuye. Si hay un exceso de agua, los riñones aumentan la excreción de agua y el flujo de orina para eliminar el agua extra. La excreción renal de agua está controlada por la **hormona antidiurética (ADH)**. Los requerimientos de agua de un lactante o niño pequeño, por kilogramo de peso, son varias veces más altos que los de un adulto. Los niños tienen, para su peso corporal, una mayor área de superficie corporal y un mayor índice metabólico. Como tales, son mucho más susceptibles a la pérdida de agua y depleción del volumen corporal.

El control del equilibrio de agua por la ADH es crítico para la regulación de la osmolalidad del líquido extracelular

La ADH es una hormona nonapéptida que se sintetiza en el hipotálamo (*véase* el capítulo 31). La hormona viaja por flujo axoplásmico por el tracto hipotalámico-neurohipofisiario y se almacena en vesículas en las terminaciones nerviosas en la eminencia media y, principalmente, la hipófisis posterior. Los potenciales de acción que llegan a estas terminaciones nerviosas liberan ADH, que se difunde hacia los capilares cercanos. La hormona es entonces transportada por el torrente sanguíneo hacia los conductos colectores de los riñones, donde aumenta la reabsorción de agua como se explica en el capítulo 22.

Muchos factores aumentan la liberación de ADH, incluyendo aumento de la osmolalidad plasmática efectiva, pérdida significativa del volumen del LEC, dolor, trauma, estrés emocional, náusea, el desmayo, la mayoría de los anestésicos, la nicotina, morfina y la angiotensina II. Estas condiciones o agentes, por lo tanto, producen una reducción en la diuresis y una orina más concentrada. El etanol y el péptido natriurético auricular reducen la liberación de ADH, conduciendo a la excreción de grandes volúmenes de orina diluida. Aunque muchos factores pueden alterar la secreción de ADH, el principal mecanismo para controlar la liberación de ADH, bajo circunstancias ordinarias, es un cambio en la osmolalidad del plasma. La figura 23-3 muestra la forma en la que las concentraciones plasmáticas de ADH varían en función de la osmolalidad del plasma. Cuando la osmolalidad del plasma aumenta, neuronas localizadas en el hipotálamo anterior, llamadas **células osmorreceptoras**, se encogen. Esto estimula a las neuronas cercanas en los núcleos paraventricular y supraóptico a liberar ADH causando un aumento de la concentración plasmática de ADH. Esto resulta en la mayor reabsorción de agua en los conductos colectores, lo cual deja una orina osmóticamente concentrada. Esta reabsorción de agua libre de soluto ayuda a reducir la osmolalidad plasmática originalmente elevada.

Es importante que los estudiantes comprendan que la señal que activa el osmorreceptor hipotalámico es la *contracción* física de las células receptoras y no algún tipo de interacción químico-receptora con los osmorreceptores. Por este motivo es necesario comprender el concepto de osmolalidad frente al de tonicidad; no todos los solutos son osmoles efectivos y no todos serán efectivos para estimular a las células osmorreceptoras. Por ejemplo,

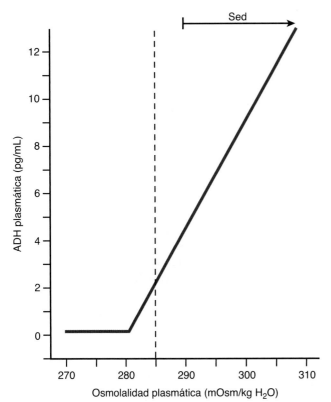

Figura 23-3 **Liberación de ADH en función de la osmolalidad plasmática.** El nivel plasmático de ADH es esencialmente cero a osmolalidades plasmáticas < 280 mOsm/kg H_2O. Por encima de este umbral de osmolalidad plasmática, la concentración plasmática de ADH aumenta en forma lineal con la osmolalidad del plasma. La osmolalidad normal del plasma es en promedio alrededor de 285 mOsm/kg H_2O (*línea vertical discontinua*). Las condiciones normales del organismo funcionan por encima del umbral para la liberación de ADH. El umbral de la sed se alcanza a una osmolalidad plasmática de 290 mOsm/kg H_2O; el mecanismo de la sed se activa solo cuando existe un déficit de agua considerable. Los cambios en la ADH y los consecuentes cambios en la excreción renal de agua son por lo común capaces de mantener una osmolalidad plasmática normal por debajo del umbral de la sed.

las membranas celulares son permeables a la urea, y la urea es por lo tanto un osmol *inefectivo* en los osmorreceptores hipotalámicos. La urea puede entrar a estas células y por ende, no causa la salida osmótica de agua que se requiere para encoger a las células y estimular la liberación de ADH. Solo los solutos que no pueden cruzar (o que no cruzan con facilidad) la membrana celular del osmorreceptor son capaces de cambiar el volumen de las células osmorreceptoras y por consiguiente de afectar la liberación de ADH. Estos solutos, como el sodio y el cloro extracelulares, son osmoles *efectivos* y, por ello, estimulan la liberación de ADH.

La ingesta excesiva de agua y la pérdida de sangre tienen efectos opuestos sobre los niveles plasmáticos de ADH

Cuando la osmolalidad del plasma cae en respuesta a la adición de un exceso de agua, las células osmorreceptoras se hinchan, la liberación de ADH se inhibe y los niveles plasmáticos de ADH caen. En esta situación, los conductos colectores muestran su permeabilidad intrínsecamente baja al agua, se reabsorbe menos agua y se excreta una orina diluida (es decir, se reabsorbe menos agua en los conductos colectores de regreso al cuerpo). De este modo, la osmo-

lalidad del plasma puede restablecerse a lo normal por eliminación del exceso de agua del cuerpo. La figura 23-4 muestra que el rango entero de osmolalidades de la orina, desde la orina diluida hasta la orina concentrada, es una función lineal de la concentración de ADH en el plasma en las personas sanas.

Un segundo mecanismo que controla la liberación de ADH es el volumen sanguíneo, o más precisamente, el **volumen sanguíneo arterial efectivo** (**VSAE**), también llamado volumen sanguíneo central. Un aumento en el volumen sanguíneo inhibe la liberación de ADH, mientras que una reducción del volumen sanguíneo (**hipovolemia**) estimula la liberación de ADH. De forma intuitiva, esto tiene sentido, ya que con un exceso de volumen, un bajo nivel plasmático de ADH promovería la excreción de agua en los riñones. Con la hipovolemia, un nivel plasmático elevado de ADH promovería la reabsorción o conservación de agua en los riñones.

Los receptores para el volumen sanguíneo incluyen los receptores de estiramiento en el atrio derecho del corazón y en las venas pulmonares dentro del pericardio. Un mayor estiramiento resulta en la transmisión de más impulsos al cerebro a través de fibras vagales aferentes, que inhiben la liberación de ADH. Las experiencias comunes de producir un gran volumen de orina diluida (una **diuresis por agua**) al estar acostados durmiendo durante la noche, al exponerse a temperaturas frías o con la inmersión en agua (es decir, de pie hasta los hombros en una alberca) están relacionadas con la activación de esta vía. En todas estas situaciones se translocó el volumen sanguíneo de la periferia a los grandes vasos más centrales, aumentando así el volumen sanguíneo central. Este aumento en el volumen sanguíneo estira los atrios. Además, los barorreceptores arteriales en los senos carotídeos y el arco aórtico también cambian de forma refleja la liberación de ADH. En contraste, una caída en la presión en estos sitios estimula la liberación de ADH. Por último, una reducción en el flujo sanguíneo renal estimula la liberación de renina, lo que conduce a un aumento en la producción de angiotensina II. La angiotensina II estimula la liberación de ADH al actuar sobre el cerebro.

En nuestro organismo, la liberación de ADH es sensible a pequeños cambios en la osmolalidad del LEC (~ 3 mOsm). Por el contrario, se requieren pérdidas de sangre relativamente gran-

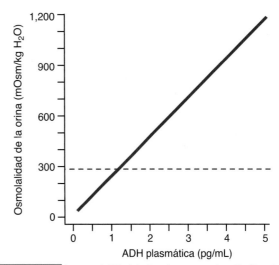

Figura 23-4 **La osmolalidad de la orina es una función lineal de la concentración plasmática de ADH.** La *línea discontinua horizontal* reporta la osmolalidad plasmática normal (285 mOsm/kg H_2O). Con niveles plasmáticos de ADH bajos se excreta una orina hipoosmótica respecto al plasma y con niveles plasmáticos altos de ADH se excreta una orina hiperosmótica. La orina concentrada al máximo (1 200 mOsm/kg H_2O) es producida cuando el nivel plasmático de ADH es alrededor de 5 pg/mL.

Fisiología renal y líquidos corporales

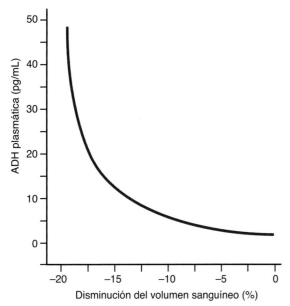

Figura 23-5 **Los cambios en el volumen sanguíneo afectan a la liberación de ADH.** El gráfico muestra la relación entre el nivel plasmático de ADH y la depleción del volumen sanguíneo en la rata. La liberación significativa de ADH solo es estimulada por una disminución del volumen sanguíneo con hemorragia más severa (pérdida de 20% del volumen sanguíneo total).

des (más de 10% del volumen sanguíneo) para aumentar significativamente la liberación de ADH (fig. 23-5). Por esta razón no se cree que el mecanismo de control de la ADH basado en el volumen esté implicado en la regulación momento a momento del agua corporal y la osmolalidad del LEC. En cambio, parece servir como mecanismo de defensa del organismo frente a pérdidas o aumentos anormales de volumen de líquidos. Se observan incrementos muy grandes en la ADH plasmática con una pérdida de 15 a 20% del volumen sanguíneo total. Los niveles plasmáticos de ADH pueden elevarse a niveles mucho más altos (p. ej., 50 pg/mL) de los que se requieren para concentrar la orina al máximo (p. ej, 5 pg/mL) (compare las figs. 23-4 y 23-5). Con la hemorragia severa, este elevado nivel circulante de ADH ejerce un efecto vasoconstrictor significativo que ayuda elevar la presión arterial (es decir, un efecto presor) tras un shock hipotensor grave provocado por la pérdida de sangre.

La osmolalidad plasmática y el volumen sanguíneo trabajan en conjunto para regular la liberación de ADH

Los dos estímulos, la osmolalidad plasmática y el volumen sanguíneo, trabajan más a menudo en conjunto para aumentar o reducir la liberación de ADH. Por ejemplo, un gran exceso en la ingesta de agua en una persona sana inhibirá la liberación de ADH debido tanto a la caída en la osmolalidad plasmática como al aumento en el volumen sanguíneo. Por el contrario, la liberación de ADH será estimulada con un exceso en la pérdida de agua de baja osmolalidad (p. ej., al sudar durante el ejercicio pesado) debido a la elevación concomitante en la osmolalidad del plasma y la reducción en el volumen sanguíneo. Sin embargo, en ciertas circunstancias importantes, hay conflicto entre estos dos estímulos. En el contexto de la regulación de la liberación de ADH, *los osmorreceptores hipotalámicos son más sensibles a los cambios en la osmolalidad que los receptores de presión que detectan los cambios en el volumen. Sin embargo, los receptores de presión pueden desencadenar una respuesta general más fuerte.* Esta relación ha sido denominada **principio de que el volumen anula**

la tonicidad, esto es, la liberación de ADH (y la sed) será estimulada, incluso si el plasma es hipotónico, siempre y cuando el volumen plasmático esté significativamente reducido (p. ej., en más de 10 a 15%). En este caso, la necesidad del cuerpo de apoyar al sistema cardiovascular corrigiendo la pérdida de volumen y la resultante reducción en el llenado del corazón, tiene prioridad sobre el uso de la supresión de ADH y la sed para intentar corregir la hipotonicidad del plasma. En general, el principio de que los cambios en el volumen anulan a los cambios en la tonicidad en relación con la secreción de ADH y la sed solo se observa en condiciones graves en el cuerpo, como la hemorragia, deshidratación severa y el edema resultante de la pérdida de líquido del sistema CV (es decir, la exclusión de agua de la circulación central).

Por último, ciertas condiciones clínicas pueden crear una desconexión entre el volumen plasmático y la osmolalidad. Por ejemplo, la insuficiencia cardiaca congestiva grave se caracteriza por una reducción en el VSAE, incluso cuando el volumen sanguíneo total es mayor a lo normal. Esta condición resulta debido a que el corazón no bombea suficiente sangre al sistema arterial para mantener una perfusión tisular adecuada. Los barorreceptores arteriales señalizan menos volumen y se estimula la liberación de ADH. El paciente producirá una orina osmóticamente concentrada y también estará sediento por la reducción en el VSAE, con la consecuente estimulación de la ingesta de agua. La combinación de una disminución en la excreción renal de agua y el aumento en la ingesta de agua conducen a una hipoosmolalidad de los líquidos corporales, que se refleja en una baja concentración plasmática de sodio o **hiponatremia**. A pesar de la hipoosmolalidad, los niveles plasmáticos de ADH permanecen elevados y persiste la sensación de sed. Parece que mantener un VSAE es de importancia suficiente para anular la cuestión de la osmolalidad, de tal modo que en esta condición se sacrifica la osmolalidad. Sin embargo, la hipoosmolalidad puede crear nuevos problemas, como el aumento de los volúmenes celulares, especialmente si provoca edema cerebral.

ALTERACIONES HIDROELECTROLÍTICAS Y LA FUNCIÓN RENAL

El mantenimiento normal del volumen y la composición electrolítica del LEC es indispensable para la vida. Los electrolitos tienen un papel clave en el mantenimiento de la homeostasis dentro de las células, tejidos y órganos del cuerpo. Ayudan a regular las secreciones celulares, así como las funciones musculares y neurológicas. Las alteraciones hidroelectrolíticas pueden ocurrir con trastornos y enfermedades. Los ejemplos incluyen ingestión, retención o eliminación excesiva de electrolitos. Los ejemplos de las causas de pérdida y ganancia de líquidos se muestran en la tabla 23-3. La causa más común de alteraciones electrolíticas de líquidos es la insuficiencia renal.

Para una revisión rápida, es importante recordar que: 1) aunque se pierden cantidades elevadas de agua y solutos a través de la sudoración y la respiración durante el ejercicio, la pérdida de exceso de agua o solutos excesivos depende principalmente de la excreción reguladora en la orina; 2) el grado de excreción de Na^+ y Cl^- es el principal determinante del volumen de LEC; y 3) la pérdida de agua urinaria es la principal determinante de la osmolaridad del LEC.

El centro de la sed en el hipotálamo rige la ingesta de agua

Una de las principales formas en las que el cuerpo regula el volumen de LEC es ajustando el volumen de ingesta de agua, princi-

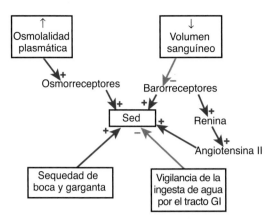

Figura 23-6 Factores mayores que afectan la sensación de sed. El signo de más indica estimulación de la sed, mientras que el signo de menos indica una influencia inhibidora. GI, gastrointestinal.

palmente bebiendo más o menos líquido que contiene agua. El centro de la sed en el hipotálamo gobierna la urgencia por beber.

La **sed**, un deseo consciente de beber agua, es un instinto básico. La sed surge de la falta de líquido o de un incremento en ciertos electrolitos en el plasma. La deshidratación prolongada puede conducir a problemas renales y neurológicos, como convulsiones. Si el volumen de agua corporal cae por debajo de un cierto umbral, o la osmolalidad efectiva del plasma se vuelve demasiado alta, se activa el **centro de la sed**. El centro de la sed se localiza en el hipotálamo anterior, cerca de las neuronas que producen y controlan la liberación de ADH. Este centro envía impulsos a la corteza cerebral, de modo que la sed se vuelve una sensación consciente.

Varios factores afectan la sensación de sed (fig. 23-6). El principal estímulo es un aumento en la osmolalidad efectiva del plasma sanguíneo, que es detectada por células osmorreceptoras en el hipotálamo que se contraen cuando se exponen a una hiperosmolalidad efectiva. Estas células son diferentes de aquellas que afectan la liberación de ADH. Se requiere un aumento en la osmolalidad efectiva del plasma de 1 a 2% (es decir, alrededor de 3 a 6 mOsm/kg H_2O) para alcanzar el umbral de la sed. El NaCl es un estímulo efectivo. Por el contrario, el etanol y la urea no son estímulos efectivos para los osmorreceptores debido a que penetran con facilidad en estas células y por lo tanto no hacen que se encojan.

La hipovolemia o una reducción en el VSAE estimula la sed. La pérdida de volumen sanguíneo debe ser considerable para alcanzar el umbral de la sed; tenga en cuenta que la mayoría de los donadores de sangre no quedan sedientos después de haber donado 500 mL de sangre (10% del volumen sanguíneo). Sin embargo, una pérdida de sangre mayor (15 a 20% del volumen sanguíneo) provoca una sed *intensa*. Una reducción en el VSAE, resultado de diarrea o vómito graves, o por falla cardiaca congestiva, también puede provocar sed.

Los receptores para el volumen sanguíneo que estimulan la sed incluyen los barorreceptores arteriales en los senos carotídeos y en el arco aórtico, así como los receptores de estiramiento en los atrios cardiacos y las grandes venas del tórax. Los riñones también actúan como receptores de volumen. Cuando el volumen de sangre disminuye, los riñones liberan renina a la circulación. Esto resulta en la producción de angiotensina II, que actúa sobre las neuronas cerca del tercer ventrículo del cerebro para estimular la sed.

La sensación de sed está reforzada por la sequedad de la boca y la garganta, que es causada por una reducción refleja en

la secreción de las glándulas salivales y bucales en una persona privada de agua. El tracto GI también vigila la ingesta de agua. El humedecimiento de la boca o la distensión del estómago inhiben la sed, impidiendo en consecuencia una excesiva ingesta de agua. Por ejemplo, si un perro es privado de agua durante un tiempo, y luego se le da agua, comenzará a beber, pero dejará de hacerlo antes de que toda el agua ingerida haya sido absorbida en el intestino delgado. La vigilancia de la ingesta de agua por la boca y el estómago en esta situación limita la ingesta de agua. Esta respuesta impide, por ende, una caída en la osmolalidad del plasma por debajo de lo normal por ingerir demasiada agua muy rápido.

La **polidipsia** es la sed excesiva que causa la excreción de grandes volúmenes de orina. Esta condición es más encontrada en personas con diabetes. La polidipsia también ocurre cuando el centro de la sed, situado en el hipotálamo, se daña. La polidipsia puede ser causada por enfermedad mental, como la esquizofrenia, y se denomina polidipsia psicógena. La **diabetes insípida** es otro padecimiento que puede causar sed extrema y poliuria.

EQUILIBRIO DEL SODIO

Como se observa en la tabla 23-2, el sodio es el catión más abundante en el plasma. La osmolalidad del LEC viene determinada en gran medida por el sodio y los aniones que lo acompañan. Los riñones están principalmente involucrados en la regulación del equilibrio de sodio. y, por extensión, la cantidad de agua en el LEC (es decir, el agua va donde van los osmoles). En esta sección del capítulo examinaremos el mecanismo renal involucrado en la excreción de sodio y el equilibrio general de sodio.

Los riñones conservan el sodio y limitan la excreción de sodio a un pequeño porcentaje de la carga inicial filtrada de sodio

La tabla 23-4 muestra la magnitud de la filtración renal, reabsorción y excreción de iones y agua para un hombre adulto normal en una dieta estadounidense promedio. La cantidad de sodio filtrada (la carga filtrada de sodio) se calculó a partir del producto de la concentración plasmática de sodio y la tasa de filtración glomerular (TFG) debido a que el sodio se filtra libremente en el glomérulo. La cantidad de sodio reabsorbido se calculó a partir de la diferencia entre las cantidades filtrada y excretada. Nótese que 99.6% (25 100 ÷ 25 200 mEq/d) del sodio filtrado fue reabsorbido y así solo 0.4% de la carga filtrada fue excretado. La reabsorción tubular de sodio debe ser finamente regulada para mantenernos en un equilibrio de sodio. Cambiar la cantidad finalmente excretada de sodio por los riñones es de importancia clave en el equilibrio general de sodio para el cuerpo, debido a que ordinariamente alrededor de 95% del sodio que consumimos es excretado por los riñones.

La figura 23-7 muestra el porcentaje de sodio *filtrado* que se reabsorbe en diferentes partes de la nefrona. Aproximadamente 70% del sodio filtrado es reabsorbido en el túbulo contorneado proximal. Debido a que el túbulo proximal es altamente permeable al agua, este porcentaje de reabsorción de sodio (junto con sus aniones acompañantes) hace que el túbulo reabsorba el mismo porcentaje de agua filtrada. El asa de Henle reabsorbe alrededor de 20% del sodio filtrado, pero solo 10% del agua filtrada debido a que las ramas ascendentes no son permeables al agua. El túbulo contorneado distal reabsorbe alrededor de 6% del sodio filtrado (y no agua), y los conductos colectores reabsorben alrededor de 3% del sodio filtrado (y 19% del agua filtrada, aunque esto varía de acuerdo con los niveles plasmáticos de ADH). Usualmente solo se excretan alrededor de 1% del sodio y el agua filtrados. La

ENFOQUE CLÍNICO | 23-1

Hiponatremia

La hiponatremia, definida como un nivel plasmático de sodio < 135 mEq/L, es el trastorno más común del equilibrio de líquidos y electrolitos en el cuerpo en pacientes hospitalizados. La mayoría de las veces refleja un problema de demasiada agua, y no de muy poco sodio, en el plasma. Dado que el sodio es el principal soluto en el plasma, no es de sorprender que la hiponatremia usualmente se asocie con hipoosmolalidad. Sin embargo, la hiponatremia también puede ocurrir con una osmolalidad plasmática normal o incluso elevada.

Beber grandes cantidades de agua (20 L/d), si no se ingieren con rapidez, rara vez causa una hiponatremia franca, debido a la gran capacidad de los riñones para excretar orina diluida. No obstante, si la ADH no disminuye cuando la osmolalidad del plasma disminuye, o si la capacidad de los riñones para diluir la orina está alterada, puede desarrollarse hiponatremia incluso con una ingesta normal de agua.

La hiponatremia con hipoosmolalidad puede ocurrir en presencia de un sodio corporal total disminuido, normal o incluso aumentado. La hiponatremia y la disminución en el contenido de sodio corporal puede observarse con el aumento en la pérdida de sodio, como con el vómito, la diarrea y la terapia con diuréticos. En estas instancias, la reducción en el volumen de líquido extracelular (LEC) estimula la sed y la liberación de ADH. Este último es un ejemplo del principio de que *el volumen prevalece sobre la tonicidad*. Se ingiere más agua, pero los riñones forman orina osmóticamente concentrada, ya que el organismo emplea ADH para intentar compensar la pérdida anormal de volumen en el cuerpo. Por lo tanto, el resultado es hipoosmolalidad del plasma e hiponatremia.

La hiponatremia con un contenido normal de sodio corporal se observa en el hipotiroidismo, la deficiencia de cortisol y el síndrome de secreción inapropiada de hormona antidiurética (SIADH). El SIADH ocurre con enfermedad neurológica, dolor severo, ciertos medicamentos (como los agentes hipogluce-miantes) y con cáncer de pulmón de células pequeñas. Por ejemplo, un tumor broncogénico puede secretar ADH sin control por la osmolalidad del plasma. El resultado es la conservación renal de agua que diluye el sodio en el plasma.

La hiponatremia con un aumento en el contenido corporal total de sodio se observa en los estados edematosos, como la insuficiencia cardiaca congestiva, la cirrosis hepática y el síndrome nefrótico. En estas condiciones, una disminución en el volumen sanguíneo arterial efectivo estimula la sed y la liberación de ADH. La excreción de orina diluida también puede estar alterada debido a una disminución de la llegada de líquido a los sitios de dilución a lo largo de la nefrona y los conductos colectores. Aunque el riñón retiene tanto sodio como agua en los estados edematosos, se conserva relativamente más agua, conduciendo a hiponatremia dilucional.

La hiponatremia y la hipoosmolalidad pueden causar varios síntomas, incluyendo calambres musculares, letargo, fatiga, desorientación, cefalea, anorexia, náusea, agitación, hipotermia, convulsiones y coma. Estos síntomas, principalmente neurológicos, son consecuencia del edema de las células cerebrales a medida que la osmolalidad plasmática cae. El edema celular excesivo puede dañar el cerebro permanente o muerte. El tratamiento requiere identificar y luego tratar la causa subyacente. Si la pérdida de sodio es responsable de la hiponatremia, usualmente se administra solución salina isotónica o hipertónica o NaCl por vía oral. Si el volumen sanguíneo es normal, o si el paciente está edematoso, se recomienda la restricción de agua. Independientemente de lo que se necesite, la hiponatremia debe ser corregida lentamente y con monitoreo constante, ya que la corrección rápida puede ser dañina.

La hiponatremia en presencia de una osmolalidad plasmática aumentada se observa en pacientes hiperglucémicos con diabetes mellitus descontrolada. En esta condición, la elevación en la glucosa plasmática causa la salida osmótica de agua de las células y el agua extra en el espacio del LEC conduce a hiponatremia. El nivel plasmático de sodio cae 1.6 mEq/L por cada 100 mg/dL de elevación en la glucosa plasmática.

La hiponatremia con una osmolalidad plasmática normal se observa en la llamada **seudohiponatremia**. Esto ocurre cuando los lípidos o proteínas en el plasma están demasiado elevados. Estas moléculas no elevan significativamente la osmolalidad plasmática. Sin embargo, ocupan un volumen significativo del plasma y dado que el sodio está disuelto solo en el agua del plasma, el sodio medido en el volumen total de plasma es bajo. ■

---

nefrona distal (túbulo contorneado distal, túbulo conector y conducto colector) tiene una menor capacidad de transporte de sodio que los segmentos más proximales, y puede ser sobrepasada si deja de reabsorberse demasiado sodio en los segmentos proximales. La nefrona distal es de importancia crítica para determinar la excreción final de sodio.

TABLA 23-4	Magnitudes diarias de filtración, reabsorción y excreción de iones y agua en un hombre sano joven con una dieta estadounidense típica					
Sustancia	Plasma (mEq/L)	TFG (L/d)	Filtrado (mEq/d)	Excretado (mEq/d)	Reabsorbido (mEq/d)	% reabsorbido
Sodio	140	180	25 200	100	25 100	99.6
Cloro	105	180	18 900	100	18 800	99.5
Bicarbonato	24	180	4 320	2	4 318	99.9
Potasio	4	180	720	100	620	86.1
Agua	0.93*	180	167 L/d	1.5 L/d	165.5 L/d	99.1

*El plasma contiene alrededor de 0.93 L H_2O/L.

TFG, tasa de filtración glomerular.

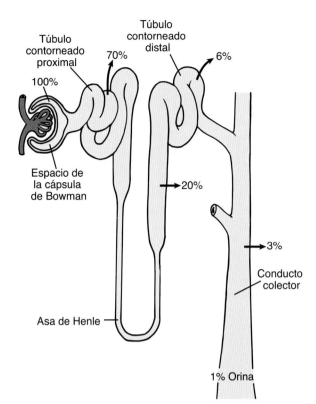

Túbulo contorneado proximal

Túbulo contorneado distal

100%

70%

6%

Espacio de la cápsula de Bowman

20%

3%

Conducto colector

Asa de Henle

1% Orina

Figura 23-7 **El sodio se reabsorbe en varios puntos a lo largo de la nefrona.** La figura muestra el porcentaje de la carga filtrada de sodio que se reabsorbe a lo largo de la nefrona. En condiciones normales el organismo conserva el sodio y solo se excreta alrededor de 1% del sodio filtrado.

En las secciones siguientes, se discutirán múltiples factores que afectan la excreción renal de sodio. Un factor puede promover la excreción de sodio al aumentar la cantidad filtrada de sodio en el glomérulo, disminuyendo la cantidad de sodio reabsorbida en los túbulos renales o, en algunos casos, afectando ambos procesos.

El equilibrio glomerulotubular impide mayores cambios en la excreción de sodio

Teóricamente, pequeños cambios en la TFG, al aumentar la carga filtrada de sodio, podrían potencialmente conducir a cambios masivos en la excreción de sodio si la nefrona no fuese capaz de ajustar la cantidad de la carga filtrada que reabsorbe. Si la reabsorción de sodio fuese constante, incluso un pequeño cambio en la TFG y en la carga filtrada de sodio conducirían a una gran excreción, o pérdida, de sodio con el tiempo. Sin embargo, la excreción de sodio tiende a cambiar en la misma dirección que la TFG debido a un fenómeno llamado **equilibrio glomerulotubular** (tabla 23-5). Como se presentó por primera vez en el capítulo 22, los túbulos contorneados proximales y las asas de Henle esencialmente reabsorben una *fracción, o porcentaje, constante* de la carga filtrada de sodio, no una cantidad constante. En otras palabras, los túbulos aumentan la tasa de reabsorción de sodio cuando la TFG (y por lo tanto, la carga filtrada de sodio) aumenta, y disminuyen la tasa de reabsorción de sodio cuando la TFG disminuye (es decir, reabsorbiendo el mismo porcentaje de una carga filtrada más grande o más pequeña de lo normal, requiere, respectivamente, una cantidad absoluta reabsorbida mayor o menor). El equilibrio glomerulotubular reduce el impacto de los cambios en la TFG sobre la excreción de sodio y puede considerarse una forma de protegerse de potenciales alteraciones en el equilibrio

de sodio causados por cambios en el sistema cardiovascular que alteran la TFG

La presión hidrostática capilar renal elevada aumenta la excreción de sodio

El aumento en la excreción de sodio y agua producido por un aumento en la presión intravascular en los riñones se conoce como *natriuresis por presión* y *diuresis por presión*, respectivamente. El término "**natriuresis**" significa un aumento en la excreción de sodio. Hay múltiples factores que parecen estar involucrados en el mecanismo de la diuresis por presión. Primero, un aumento en la presión hidrostática o una reducción en la presión coloidosmótica (es decir, las **fuerzas de Starling**) en los capilares peritubulares resultan en una reducción en la captación de líquido por los capilares que luego se acumula en el espacio intersticial renal. Estos cambios ocurrirían, por ejemplo, luego de una infusión intravenosa de un gran volumen de solución isotónica. La resultante acumulación de líquido reabsorbido en los espacios intersticiales del riñón ensancharía las uniones estrechas entre las células del túbulo proximal provocando que el túbulo del epitelio se torne con aún más fugas de lo normal. Esto permite un aumento en la fuga de sal y agua hacia la luz del túbulo, resultando en una reducción general en la reabsorción neta de dichos componentes por el túbulo. Esto conduce a un incremento en la excreción de sal y agua. Además, en una diuresis de presión, un aumento en la presión arterial rápidamente causa que los intercambiadores de Na^+/H^+ sean retirados de la membrana celular apical de las células del túbulo proximal y sean internalizados. La actividad de la Na^+/K^+-ATPasa también disminuye durante una diuresis a presión. Estos dos cambios resultan en una reducción en la reabsorción tubular de sodio y aumento de la excreción de sodio. Esta es otra forma en la que los riñones pueden disponer del exceso de sodio cuando la presión arterial o intrarrenal se elevan.

El sodio extracelular es regulado por el sistema renina-angiotensina-aldosterona y el péptido natriurético auricular

El **sistema renina-angiotensina-aldosterona** (SRAA) regula la presión arterial y el equilibrio de agua. La **renina** es una enzima proteolítica producida por las células granulares, que se localizan en las arteriolas aferentes en los riñones (*véanse* los capítulos 17 y 22). Para resumir, existen tres estímulos principales para la liberación de renina:

TABLA 23-5	Equilibrio glomerulotubular*		
Periodo	**Filtrado (mEq/min)**	**− Reabsorbido (mEq/min)**	**= Excretado (mEq/min)**
1	6.00	5.95	0.05
Aumento en la TFG en un tercio			
2	8.00	7.90	0.10

*Resultados de un experimento realizado en un perro de 10 kg. En respuesta a un aumento en la tasa de filtración glomerular (TFG) (producido al infundir un medicamento que dilataba las arteriolas aferentes), la reabsorción tubular de sodio también aumentó, de modo que solo ocurrió un pequeño incremento en la excreción de sodio. Si no hubiese habido un equilibrio glomerulotubular y si la reabsorción tubular de sodio hubiese permanecido a 5.95 mEq/min, los riñones hubiesen excretado 2.05 mEq/min en el periodo 2. Si asumimos que el volumen de líquido extracelular (LEC) en el perro es de 2 L (20% del peso corporal), y si el sodio en plasma es de 140 mEq/L, una tasa de excreción de 2.05 mEq/min resultaría en la excreción de todo el sodio en el LEC (280 mEq) en poco menos de 2 h. El perro habría estado muerto bastante antes de que esto ocurriera, lo que resalta la importancia del equilibrio glomerulotubular.

1. Una disminución en la presión en la arteriola aferente (donde las células granulares responden al estiramiento y actúan como un **barorreceptor** intrarrenal).
2. La estimulación de las fibras nerviosas simpáticas de los riñones activa receptores β_2-adrenérgicos en las células granulares.
3. Una disminución en la concentración luminal de cloruro de sodio en la región de la mácula densa de la nefrona, que resulta, por ejemplo, de una disminución en la TFG.

Las tres vías se activan y refuerzan unas a otras cuando hay una disminución en el VSAE, por ejemplo, luego de una hemorragia, trasudación de líquido fuera del sistema cardiovascular, diarrea, sudoración grave o una baja ingesta crónica de sal. Por el contrario, un aumento en el VSAE inhibe la liberación de renina. Además, la estimulación a largo plazo hace que las células de músculo liso vascular en la arteriola aferente se diferencien a células granulares, lo cual conduce a mayores incrementos en el suministro de renina.

Aunque el sistema renina-angiotensina-aldosterona está involucrado en el control de la presión arterial (*véase* el capítulo 17), este sistema es esencialmente un sistema conservador de sal (fig. 23-8). La angiotensina II tiene varias acciones relacionadas con el equilibrio de sodio y agua:

- Estimula la producción y secreción de aldosterona por la zona glomerular de la corteza suprarrenal (*véase* el capítulo 33). Esta hormona mineralocorticoide actúa entonces sobre la nefrona distal para aumentar la reabsorción de sodio.
- La angiotensina II estimula directamente la reabsorción de sodio en los túbulos proximales.
- La angiotensina II estimula la sed y la liberación de ADH por la hipófisis posterior.

Como se explica en el capítulo 17, la angiotensina II también es un potente vasoconstrictor, tanto de los vasos de resistencia como de los de capacitancia. De este modo, el aumento en su nivel plasmático luego de una hemorragia, por ejemplo, ayuda a

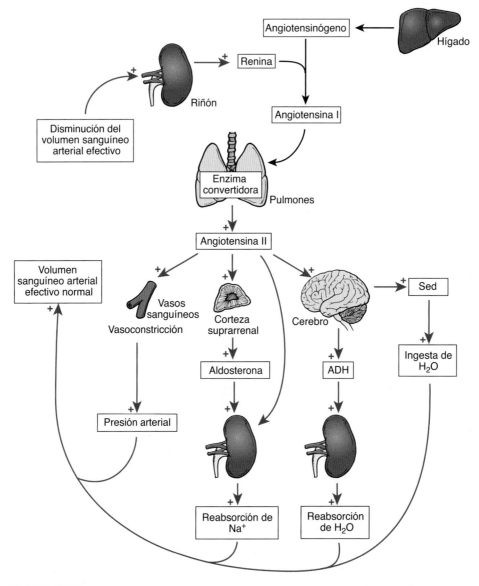

Figura 23-8 El eje renina-angiotensina-aldosterona se integra con los riñones para regular la presión y el volumen sanguíneo en respuesta a una disminución de la VSAE. Este sistema integrado se activa con una disminución en el volumen sanguíneo arterial efectivo (p. ej., tras una hemorragia), y resulta en cambios compensadores que ayudan a restablecer la presión arterial y el volumen sanguíneo a los niveles normales. ADH, hormona antidiurética.

mantener la presión arterial. Inhibir la producción de angiotensina II, mediante la administración de un inhibidor de la ECA o inhibiendo la unión de la angiotensina II a su receptor, utilizando un bloqueador del receptor de la angiotensina (ARB), disminuye la presión arterial y se utiliza en el tratamiento de la hipertensión. Un inhibidor no peptídico oral de la renina llamado *aliskiren* también se ha utilizado como un antihipertensivo efectivo. Este medicamento también puede enlentecer la progresión de la enfermedad renal crónica al inhibir la actividad intrarrenal de la renina.

El sistema renina-angiotensina-aldosterona tiene un papel importante en el control día a día de la excreción de sodio. Favorece la conservación de sodio por el riñón cuando hay un déficit de sodio o de volumen en el cuerpo. Cuando hay un exceso de sodio o de volumen de líquido, la disminución de la actividad del SRAA permite un aumento en la excreción de sodio. En ausencia de aldosterona (p. ej., en una persona suprarrenalectomizada) o en una persona con insuficiencia suprarrenal cortical, se pierde en la orina una cantidad excesiva de sodio; el porcentaje de reabsorción de sodio puede disminuir de un valor normal de alrededor de 99.6% a un valor de 98%. Este cambio (1.6% de la carga filtrada de sodio) puede parecer pequeño, pero si los riñones filtran 25 200 mEq/d (*véase* tabla 23-4) y excretan $0.016 \times 25\ 200 = 403$ mEq/d extra, esta es la cantidad de sodio en casi 3 L de LEC (asumiendo una concentración de sodio de 140 mEq/L). Una pérdida así de sodio conduciría a una reducción en el volumen plasmático y sanguíneo que, de mantenerse, daría lugar a colapso circulatorio y muerte.

En el caso del exceso de mineralocorticoides, grandes dosis de un **mineralocorticoide** potente harán que una persona inicialmente retenga alrededor de 200 a 300 mEq de sodio (equivalente a alrededor de 1.4 a 2 L de LEC), aunque no se observa edema evidente luego de retener tanto líquido. Sin embargo, esta retención de sodio no se mantiene indefinidamente, incluso si la dosis de mineralocorticoide se continúa, debido a que un desequilibrio sostenido de sal y agua no es compatible con la vida. El escape de la acción conservadora de sal del mineralocorticoide se conoce como **escape de mineralocorticoide** o más específicamente el **escape de aldosterona**. El hecho de que la persona no continúe acumulando sodio y agua es resultado de numerosos factores que promueven la excreción renal de sodio cuando el volumen del LEC se expande. Estos factores sobrepasan a la acción conservadora de sal de las hormonas mineralocorticoides. Incluyen aumentos en la TFG, cambios en las presiones intrarrenales y la liberación de factores natriuréticos (*véase* más adelante).

El **péptido natriurético auricular** (**PNA**) es un polipéptido de 28 aminoácidos sintetizado y almacenado en los miocitos de las aurículas cardiacas (fig. 23-9). Es liberado por el estiramiento de los atrios —por ejemplo, luego de una expansión en el volumen—. Esta hormona tiene varias acciones que aumentan la excreción de sodio. El PNA actúa sobre los riñones para aumentar el flujo sanguíneo glomerular y la tasa de filtración. También inhibe la reabsorción de sodio en los conductos colectores medulares internos vía una vía de señalización de guanosín monofosfato cíclico (GMPc). El PNA inhibe directamente la secreción de aldosterona por la corteza suprarrenal e indirectamente inhibe la secreción de aldosterona al disminuir la liberación renal de renina. El PNA es un vasodilatador, y por lo tanto, reduce la presión arterial. Existe evidencia que sugiere también que el PNA inhibe la secreción de ADH. Las acciones del PNA son en muchos aspectos lo opuesto a las del SRAA; el PNA promueve la pérdida de sal y agua por los riñones y reduce la presión arterial, mientras que la activación del sistema reni-

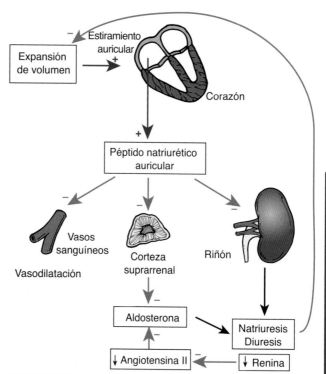

Figura 23-9 **Los receptores de estiramiento del corazón estimulan la liberación de péptido natriurético atrial (PNA).** La liberación de PNA de los atrios cardiacos es estimulada por la expansión del volumen sanguíneo, que estira los atrios. El PNA produce efectos que llevan el volumen sanguíneo de regreso a lo normal, como el aumento de la excreción renal de sodio. Las *flechas rojas con signo +* indican un efecto estimulador por un incremento en la variable en la cola de la flecha.

na-angiotensina-aldosterona resulta en la conservación de agua y sal y presión arterial elevada.

Se han descrito varias otras hormonas y factores natriuréticos. El **urodilatin** (péptido natriurético renal) es un ácido polipeptídico de 32 aminoácidos derivado de la misma prohormona que el PNA. Es sintetizado principalmente por las células intercaladas en el conducto colector cortical, donde se secreta hacia la luz del túbulo. Inhibe la reabsorción de sodio por los conductos colectores medulares internos a través de GMPc. El **péptido natriurético cerebral** (**PNC**) fue aislado por primera vez en el cerebro, pero también es producido por los miocitos en los ventrículos cardiacos. El aumento en los niveles plasmáticos sirve como marcador de daño cardiaco, y más recientemente, como medición de la gravedad de insuficiencia cardiaca congestiva. El PNC recombinante se ha utilizado para promover la excreción de sodio en pacientes con insuficiencia cardiaca congestiva descompensada. La **guanilina** y la **uroguanilina** son hormonas polipeptídicas producidas por el intestino delgado en respuesta a la ingesta de sal. Activan a la guanilato ciclasa, como su nombre lo sugiere, y producen GMPc como segundo mensajero que induce natriuresis. La **bradicinina**, una taquicinina involucrada en la inflamación es producida localmente en los riñones e inhibe la reabsorción de sodio, actuando por lo tanto como agente natriurético.

Las **prostaglandinas** E_2 e I_2 (prostaciclina) aumentan la excreción de sodio por los riñones. Estas hormonas producidas localmente son formadas a partir del ácido araquidónico, que se libera de los fosfolípidos en las membranas celulares por la enzima fosfolipasa A_2. La enzima **ciclooxigenasa** (**COX**) que tiene dos isoformas, COX-1 y COX-2, media el procesamiento posterior. En la mayoría de los tejidos, la COX-1 se expresa constitutivamente, mientras que la COX-2 es generalmente inducida por la inflamación. En los riñones, la COX-1 y la COX-2 son expresadas constitutivamente en la corteza y la médula. En la corteza, la COX-2 puede estar involucrada en la liberación de renina mediada por la mácula densa. La COX-1 y la COX-2 están presentes en grandes cantidades en la médula renal, donde el principal papel de las prostaglandinas es inhibir la reabsorción de sodio. La inhibición de la reabsorción de sodio ocurre por efectos directos sobre los túbulos y conductos colectores y mediante efectos hemodinámicos, dado que las prostaglandinas (PGE_2, PGI_2) son vasodilatadores (*véase* el capítulo 22).

La síntesis de estas prostaglandinas aumenta en insuficiencia cardiaca crónica, donde se piensa que ayudan a apoyar el flujo sanguíneo renal adecuado ante la continua exposición a los efectos de la activación de nervios simpáticos y el sistema renina-angiotensina-aldosterona en tal condición. La inhibición de la formación de prostaglandinas en esta situación, como con medicamentos antiinflamatorios no esteroides (AINE) comunes, puede conducir a una caída en el flujo sanguíneo renal o en la retención de sodio e incluso falla renal.

Además del SRAA y el PNA, hay otras hormonas que afectan el equilibrio de sodio. Por ejemplo, los estrógenos reducen la excreción de sodio, probablemente por estimulación directa de la reabsorción tubular de sodio. La mayoría de las mujeres tienden a retener sal y agua durante el embarazo, lo que puede estar relacionado, en parte, con los altos niveles de estrógeno durante este periodo.

Los glucocorticoides, como el cortisol (*véase* el capítulo 33), aumentan la reabsorción tubular de sodio, pero también causan un aumento de la TFG, que puede enmascarar el efecto tubular. Usualmente se observa una reducción en la excreción de sodio. Los glucocorticoides circulan en la sangre a concentraciones libres mucho más altas que la aldosterona y pueden unirse y activar a los receptores a mineralocorticoides en el riñón, pero su unión es débil comparada con la de la aldosterona. Más aún, la unión y las acciones en las células de la nefrona distal son minimizadas por la conversión, catalizada por la enzima 11β-hidroxiesteroide deshidrogenasa, a metabolitos que no se unen al receptor de mineralocorticoides. En general, los glucocorticoides causan retención de sodio y reducción de su excreción solo a concentraciones excepcionalmente altas asociadas con condiciones patológicas.

La estimulación de los nervios simpáticos renales inhibe la excreción de sodio

La estimulación nerviosa simpática renal altera la secreción de sodio en al menos tres formas:

1. Produce un declive en la TFG y el flujo sanguíneo renal, conduciendo a una reducción en la carga filtrada de sodio y la presión hidrostática capilar peritubular, donde ambos favorecen la reabsorción de sodio y por lo tanto una reducción en la excreción de sodio.
2. Tiene un efecto estimulador directo sobre la reabsorción de sodio por los túbulos renales.
3. Causa liberación de renina, que resulta en un aumento en los niveles plasmáticos de angiotensina II y aldosterona, que aumentan la reabsorción tubular de sodio.

La activación del sistema nervioso simpático ocurre en varias circunstancias estresantes (como la hemorragia) en las que la conservación de sal y agua por los riñones tiene un claro beneficio en apoyo de la función cardiovascular.

Los diuréticos promueven la excreción de sodio en el riñón

Los diuréticos de uso clínico se emplean para favorecer la excreción de agua en el organismo (*véase* Enfoque clínico, capítulo 22), pero también provocan un aumento de la excreción de sodio, o natriuresis. Los **diuréticos osmóticos** son solutos que actúan dentro de los túbulos renales e incrementan la excreción urinaria de sales de sodio y potasio y de agua. Ejemplos son la urea, glucosa (cuando la capacidad de reabsorción de los túbulos para la glucosa ha sido sobrepasada) y manitol (un alcohol azúcar de seis carbonos utilizado en la clínica para promover la excreción de sodio o para reducir la hinchazón de las células). Los diuréticos osmóticos disminuyen la reabsorción de sodio en el túbulo proximal. Esta respuesta resulta del desarrollo de un gradiente de concentración de sodio (sodio en la luz < sodio en el plasma) a través del epitelio tubular proximal cuando hay una concentración alta de soluto no sódico no reabsorbido en la luz del túbulo. Este gradiente conduce a una fuga reversa significativa de sodio hacia la luz del túbulo y, por consecuencia, una reducción neta en la reabsorción de sodio. Dado que el túbulo proximal es el sitio donde normalmente se reabsorbe la mayor cantidad de sodio filtrado, los diuréticos osmóticos, al interferir con este proceso, pueden potencialmente causar la excreción de grandes cantidades de sodio. Los diuréticos osmóticos también pueden incrementar la excreción de sodio al inhibir la reabsorción de sodio en el asa de Henle (similar a la inhibición proximal) y al aumentar el flujo sanguíneo medular. Se ha sugerido que estas acciones tubulares más distales son la acción más importante de los diuréticos osmóticos en relación con su efecto tubular proximal.

La mayoría de los medicamentos diuréticos utilizados hoy en la práctica clínica son inhibidores específicos del transporte de sodio. Por ejemplo, los diuréticos de asa (furosemida, bumetanida) inhiben al cotransportador de Na-K-2Cl en la rama ascendente gruesa, los diuréticos tiazídicos inhiben al cotransportador Na-Cl en el túbulo contorneado distal y la amilorida bloquea el canal epitelial de sodio en los conductos colectores (*véase* el capítulo 22). La espironolactona promueve la excreción de sodio al inhibir competitivamente la unión de la aldosterona con el receptor de mineralocorticoides. Los medicamentos diuréticos son fármacos natriuréticos; producen un aumento en la salida de orina (diuresis) debido a que la reabsorción de agua disminuye cuando la reabsorción de sodio baja. Los diuréticos de asa producen un incremento especialmente importante en la excreción de sodio, ya que normalmente se reabsorbe 20% del sodio filtrado en el asa de Henle y, más significativamente, la inhibición de la reabsorción de NaCl en la rama ascendente reduce el gradiente osmótico vertical medular. Reducir este gradiente disminuye la capacidad del riñón de reabsorber osmóticamente agua de los conductos colectores. Este gradiente osmótico disminuido en la médula renal puede resultar en un importante aumento en la diuresis. Los diuréticos comúnmente se prescriben para tratar hipertensión, aunque los diuréticos de asa más poderosos se utilizan más comúnmente para aliviar el edema grave.

El equilibrio de sodio es mantenido por el riñón ajustando la excreción renal de sodio a la ingesta de sodio

La figura 23-10 resume los componentes del equilibrio de sodio en un adulto sano normal. La ingesta diaria de sodio varía en la dieta estadounidense típica y asciende a alrededor de 100 a 300 mEq/d, la mayor parte en forma de NaCl. El sodio ingerido es principalmente absorbido en el intestino delgado, y se añade

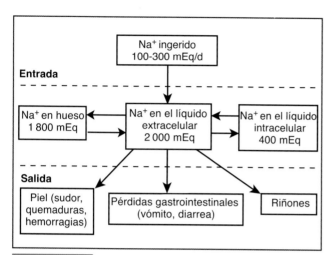

Figura 23-10 **El equilibrio de sodio es mantenido por los riñones.** La mayor parte del Na⁺ de la dieta se absorbe en el intestino delgado y se excreta en los riñones. El control del equilibrio de sodio en el organismo se produce únicamente a través de cambios en la excreción urinaria de sodio por los riñones. No hay pruebas de control de la ingesta de sodio en los seres humanos.

al LEC, donde es el principal determinante de la osmolalidad y de la cantidad de agua en este compartimento. Alrededor de 50% del sodio del cuerpo se encuentra en el LEC, cerca de 40% en el hueso y 10% dentro de las células.

Las pérdidas de sodio se dan a través de la piel, el tracto GI y los riñones. Las pérdidas cutáneas son usualmente pequeñas, pero pueden ser considerables con la sudoración o las quemaduras. De igual forma, las pérdidas por el tracto GI son usualmente pequeñas, pero pueden ser grandes y serias con el vómito grave, diarrea o con la succión o drenaje iatrogénicos de secreciones del tracto GI. Los riñones, sin embargo, son ordinariamente la principal ruta de pérdida de sodio en el cuerpo, pues excretan alrededor de 95% del sodio ingerido en una persona sana. Por lo tanto, *los riñones tienen el papel dominante en el control del equilibrio de sodio.* Los riñones pueden ajustar la excreción de sodio a lo largo de un amplio rango, reduciéndola a niveles bajos cuando hay un déficit de sodio, y excretando más sodio cuando hay un exceso en el cuerpo. Los ajustes en la excreción de sodio ocurren al entrar en acción muchos de los factores discutidos previamente.

A diferencia de los mecanismos de equilibrio hídrico, en los que el organismo controla tanto la entrada como la salida de agua, no existe un mecanismo diario de "entrada de sal" que intervenga en el proceso de equilibrio de sodio, aunque el "apetito de sal" es evidente en los mamíferos inferiores. Sin embargo, cuando hay una necesidad extra de sodio, algunas personas manifiestan una urgencia por ingerir sal. Los pacientes con insuficiencia suprarrenal cortical primaria (enfermedad de Addison) a menudo muestran un **apetito por sodio** bien desarrollado, lo que ayuda a mantenerlos con vida.

La modificación de la excreción de sodio para adaptarse a los cambios en la ingesta de sodio se desencadena en el organismo por el efecto del sodio en el volumen plasmático

Los mecanismos de control, o equilibrio, de la sal y el agua en el organismo difieren de forma interesante. El equilibrio del agua se desencadena por un cambio en los solutos osmolares efectivos en el cuerpo (osmolalidad). Los mecanismos de equilibrio del sodio se activan por un cambio en el volumen plasmático (reflejado en

un cambio en la VSAE). Los cambios en la entrada o salida de sodio en el organismo no desencadenan directamente los cambios apropiados en el manejo renal del sodio para corregir el desequilibrio de sodio. El mecanismo no se pone en marcha hasta que los cambios en la entrada/salida provocan primero un cambio en el volumen plasmático. Dicho de otro modo, *los cambios en la concentración de solutos afectan al equilibrio hídrico, mientras que los cambios en el volumen de agua afectan al equilibrio salino.*

En una persona sana se puede pensar en el volumen del LEC como la variable regulada en un sistema de control de retroalimentación negativa (fig. 23-11). Los riñones son los efectores y modifican la excreción de sodio de forma apropiada en respuesta a cambios en la ingesta de sodio. Un aumento en el volumen del LEC inhibe la reabsorción renal de sodio y promueve la pérdida renal de sodio, lo que restablece un volumen normal. Una reducción en el LEC conduce a un aumento en la reabsorción renal de sodio y una disminución en la excreción renal de sodio. Con la ingesta continua de sodio en la dieta, esta retención de sodio conduce al restablecimiento de un volumen normal del LEC. Sin embargo, analizar más de cerca esta idea, en particular cuando se consideran estados fisiopatológicos, sugiere que es de utilidad limitada. Una visión más considerada sugiere que el VSAE es la variable regulada. En una persona sana, el volumen del LEC y el VSAE usualmente cambian juntos en la misma dirección. Sin embargo, en una condición anormal, como en insuficiencia cardiaca congestiva, el VSAE es bajo cuando el volumen del LEC está anormalmente aumentado. En esta condición hay un potente estímulo para la retención renal de sodio que claramente no puede ser el volumen general del LEC.

Cuando el VSAE disminuye, el grado de llenado en el sistema arterial es menor a lo normal y el flujo sanguíneo a los tejidos es inadecuado. Los barorreceptores arteriales en los senos carotídeos y el arco aórtico detectan la reducción en el estiramiento arterial. Esto producirá una activación refleja de las fibras nerviosas simpáticas a los riñones, con la consecuente reducción en la TFG y en el flujo sanguíneo renal, así como aumento en la liberación de renina. Estos cambios favorecen la retención de sodio.

La reducción en el VSAE también es "detectada" en los riñones de tres formas:

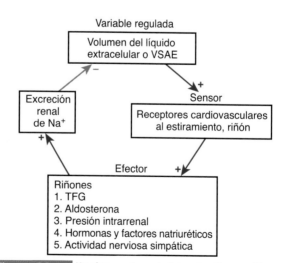

Figura 23-11 **Un sistema de control de retroalimentación negativa participa en el Regulación del volumen del líquido extracelular (LEC).** Los barorreceptores y los riñones detectan el grado de llenado del sistema arterial. Los riñones son los efectores y modifican la excreción de sodio para restablecer el volumen LEC o el volumen sanguíneo arterial efectivo (VSAE) a lo normal. TFG, tasa de filtración glomerular.

1. Una presión baja al nivel de la arteriola aferente estimula la liberación de renina a través del mecanismo barorreceptor intrarrenal.
2. Las reducciones en la presión de perfusión renal conducen a una reducción en la TFG y por lo tanto una reducción en la excreción de sodio.
3. Las reducciones en la presión de perfusión renal también reducen la presión hidrostática capilar peritubular, aumentando por lo tanto la captación del líquido reabsorbido y disminuyendo la excreción de sodio.

Cuando la perfusión renal se ve amenazada, los riñones retienen sal y agua, una respuesta que tiende a mejorar su perfusión. En varias enfermedades importantes, incluyendo enfermedades cardiacas, hepáticas y algunas enfermedades renales, la retención anormal de sodio contribuye al desarrollo de edema generalizado, una acumulación generalizada de sal y agua en los espacios intersticiales del cuerpo. Esta condición a menudo no es clínicamente evidente hasta que una persona ha acumulado más de 2.5 a 3 L de LEC en el espacio intersticial. La expansión del espacio intersticial tiene dos componentes: 1) un equilibrio alterado de las fuerzas de Starling ejercidas a través de los capilares y 2) la retención de sal y agua extra por los riñones. El volumen plasmático total es de solo alrededor de 3.5 L; si el líquido de edema se derivase únicamente del plasma se desarrollaría hemoconcentración y choque circulatorio. Por lo tanto es evidente que la conservación de sal y agua por los riñones es claramente una parte importante en el desarrollo del **edema generalizado**.

Los pacientes con insuficiencia cardiaca congestiva pueden acumular muchos litros de líquido de edema, que son fácilmente detectables como un aumento de peso (ya que 1 L de líquido pesa 1 kg). Debido al efecto de la gravedad, los tobillos se hinchan y se desarrolla edema con godete. Como resultado de insuficiencia cardiaca, la presión venosa está elevada, haciendo que fugue líquido hacia afuera de los capilares debido a su elevada presión hidrostática, contribuyendo aún más al edema de las extremidades inferiores. El bombeo inadecuado de sangre por parte del corazón conduce a una disminución en el VSAE y en respuesta los riñones retienen sal y agua, lo cual promueve el edema generalizado. Las alteraciones en muchos de los factores discutidos anteriormente —disminución de la TFG, aumento de la actividad del sistema renina-angiotensina-aldosterona, cambios en las presiones intrarrenales y aumento de la actividad nerviosa simpática— contribuyen a la retención renal de sal y agua en estados anormales. Para minimizar el edema, a los pacientes a menudo se les indica una ingesta de sodio reducida y se les administran medicamentos diuréticos.

EQUILIBRIO DEL POTASIO

El potasio es uno de los principales electrolitos en el cuerpo y es el ion más abundante en el compartimento del LIC. Tiene un papel importante en la electrofisiología de todos los tejidos nerviosos y musculares y también puede afectar el equilibrio acidobásico en el cuerpo. La concentración plasmática de sodio está regulada muy de cerca por el riñón. Dado que el potasio es el principal soluto osmóticamente activo dentro de las células, la cantidad de potasio celular es el principal determinante de la cantidad de agua en el (y por lo tanto del volumen del) compartimento del LIC, de la misma forma que el sodio es el principal determinante en el volumen del LEC. Cuando las células pierden potasio (y aniones acompañantes), también pierden agua y se encogen; lo opuesto también es cierto.

La distribución de potasio a través de las membranas celulares —esto es, el índice de las concentraciones intracelular a extracelular de potasio— es el principal determinante del potencial de membrana en reposo de las células, y por lo tanto de su excitabilidad (*véase* el capítulo 3). Las alteraciones en el equilibrio de potasio a menudo producen una alteración en la excitabilidad de los nervios y músculos. Un bajo nivel plasmático de potasio conduce a hiperpolarización de la membrana y a una reducción en la excitabilidad; la debilidad muscular es un síntoma común. Los niveles plasmáticos excesivos de potasio conducen a despolarización de la membrana y a un aumento de la excitabilidad. Los niveles plasmáticos altos de potasio pueden causar arritmias cardiacas y fibrilación ventricular, que usualmente es un evento mortal.

El equilibrio de potasio está ligado al equilibrio acidobásico de formas complejas (*véase* el capítulo 24). Por ejemplo, la depleción de potasio puede conducir a alcalosis metabólica, y el exceso de potasio puede conducir a acidosis metabólica. Una alteración primaria en el equilibrio acidobásico también puede conducir a un equilibrio anormal de potasio. El potasio también afecta la actividad de enzimas involucradas en el metabolismo de los carbohidratos y el transporte de electrones. Se requiere potasio para el crecimiento y reparación de los tejidos, mientras que la degradación de los tejidos o el aumento en el catabolismo de las proteínas resulta en una pérdida de potasio de las células.

La distribución del potasio entre los líquidos intracelular y extracelular es sensible a la química sanguínea, hormonas, fármacos y condiciones patológicas

El contenido corporal total de potasio en un adulto joven y sano de 70 kg es alrededor de 3 700 mEq. Alrededor de 2% de esta cantidad, aproximadamente 60 mEq se encuentra en el LEC funcional (plasma sanguíneo, líquido intersticial y linfa). Alrededor de 8% del potasio en el cuerpo se encuentra en el hueso, el tejido conjuntivo denso y el cartílago y otro 1% se encuentra en los líquidos transcelulares. Noventa por ciento del potasio corporal se encuentra en el compartimento intracelular.

El nivel plasmático normal de potasio está en un rango de 3.5 a 5.0 mEq/L. Por definición, **hipopotasemia** es un nivel plasmático de potasio por debajo de 3.5 mEq/L, mientras que **hiperpotasemia** es un nivel por encima de 5.0 mEq/L. La concentración intracelular de potasio es de alrededor de 150 mEq/L en las células de músculo esquelético. Las células del músculo esquelético constituyen la fracción más grande de masa celular en el cuerpo humano y contienen alrededor de dos tercios del depósito de potasio corporal. Se pueden apreciar con facilidad los efectos hiperpotasémicos de una fuga anormal de potasio de las células musculares resultantes de un traumatismo tisular (p. ej., lesiones musculares por aplastamiento).

Existen varios factores que influyen en la distribución de potasio entre las células y el LEC (fig. 23-12):

- La Na^+/K^+-ATPasa bombea potasio hacia el interior de las células. Si esta enzima es inhibida (p. ej., por isquemia tisular, sobredosis de digitalicos, etc.), entonces puede resultar una hiperpotasemia.

- Una disminución en el pH del LEC (es decir, un aumento en el H^+ en el LEC) tiende a producir una elevación en el potasio en el LEC. Esto es resultado del intercambio pasivo de H^+ extracelular por K^+ intracelular a través de la membrana celular. Cuando se añade un ácido mineral, como el HCl, al LEC, una caída de 0.1 unidades en el pH sanguíneo conduce aproximadamente a una elevación de 0.6 mEq/L en el nivel

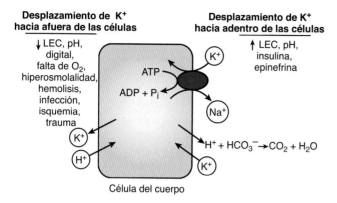

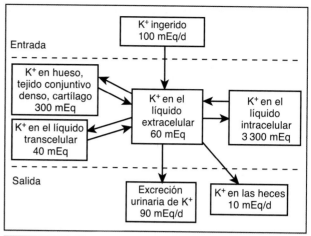

Figura 23-12 **La distribución del potasio entre los líquidos intracelular y extracelular está influenciada por varios factores.** El K^+ y el H^+ se intercambian uno por el otro pasivamente a través de la membrana celular. Muchos factores alteran la distribución del K^+ inhibiendo o estimulando la Na^+/K^+ ATPasa. ADP, difosfato de adenosina; ATP, trifosfato de adenosina; LEC, líquido extracelular; P_i, fosfato inorgánico.

de potasio en el plasma. Cuando se añade un ácido orgánico (que puede penetrar en las membranas celulares), la elevación en el nivel plasmático de potasio para una determinada caída en el pH es considerablemente menor. El hecho de que el pH de la sangre influya en el nivel plasmático de potasio es algo que se utiliza en algunas ocasiones en el tratamiento de emergencia de la hiperpotasemia; la infusión intravenosa de solución de $NaHCO_3$ (que hace a la sangre más alcalina) hace que el H^+ se desplace hacia afuera de las células en un intercambio por K^+, que se mueve hacia el interior de las células.

- La insulina promueve la captación de potasio por las células del músculo esquelético y el hígado. Este efecto parece ser resultado de la estimulación de las bombas Na^+/K^+-ATPasa en la membrana celular. La insulina (administrada con glucosa) también se utiliza en el tratamiento de emergencia de la hiperpotasemia.

- La epinefrina aumenta la captación de potasio en las células, un efecto mediado por receptores β_2.

- La hiperosmolalidad (p. ej., como resultado de hiperglucemia) tiende a elevar el nivel plasmático de potasio; la hiperosmolalidad hace que las células se encojan y eleva el nivel de potasio intracelular, lo que favorece su salida hacia el LEC por difusión.

- El trauma tisular, la infección, la isquemia, la hemolisis y el ejercicio excesivo liberan potasio de las células y pueden causar hiperpotasemia significativa.

- La **seudohiperpotasemia**, o una elevación, por artefacto, en la concentración plasmática de potasio, resulta si la muestra de sangre no ha sido bien manejada y los eritrocitos se han dañado o lisado, haciendo que fuguen potasio.

El nivel plasmático de potasio algunas veces se utiliza como una guía aproximada de los depósitos corporales totales de potasio. Por ejemplo, si se sabe que una determinada condición produce una pérdida excesiva de potasio (p. ej., debido a una dosis excesiva de un medicamento diurético), una reducción de 1 mEq/L en el nivel plasmático de potasio puede corresponder con una pérdida de 200 a 300 mEq de potasio del cuerpo. Sin embargo, claramente hay muchos factores que afectan la distribución de potasio entre las células y el LEC, por lo que en muchas circunstancias el potasio plasmático no es un buen índice de la cantidad de potasio en el cuerpo.

Figura 23-13 **Los riñones son el lugar principal para el control del equilibrio de potasio en un adulto sano.** La mayoría del K^+ se encuentra en el compartimento del fluido intracelular. La ingesta de potasio o la reabsorción renal de potasio no están reguladas en el organismo. Para conseguir equilibrio de potasio se ajusta la excreción renal de K^+ a través de cambios en la secreción renal de potasio que conduce a la excreción de potasio.

La excreción renal anormal de potasio es la principal causa de desequilibrio en el potasio

La figura 23-13 representa componentes que intervienen en el equilibrio de potasio para un hombre adulto sano. Normalmente los riñones excretan 90% del potasio ingerido. La mayoría de los alimentos que ingerimos contienen potasio. La ingesta de potasio (50 a 150 mEq/d) y la absorción por el intestino delgado no están reguladas. Por el lado de las salidas, las pérdidas gastrointestinales normalmente son pequeñas, pero pueden ser grandes, en especial con la diarrea. El líquido diarreico puede contener tanto como 80 mEq/L de potasio. La pérdida de potasio en el sudor no tiene importancia clínica.

Como en el caso del sodio, los riñones son el principal sitio de control para el equilibrio de potasio; aumentan la excreción de potasio cuando hay demasiado en el cuerpo y conservan potasio cuando hay muy poco. La principal causa de desequilibrios en el potasio es la excreción renal anormal del mismo. Si los riñones excretan demasiado poco potasio y la ingesta de potasio en la dieta continúa, esto puede resultar en hiperpotasemia. Por ejemplo, en la enfermedad de Addison, un bajo nivel plasmático de aldosterona conduce a la excreción deficiente de potasio, ya que la aldosterona normalmente estimula directamente la secreción de potasio en la nefrona distal e indirectamente a través de la estimulación de la reabsorción de sodio, lo que aumenta el potencial eléctrico transepitelial negativo en la nefrona distal. Con la falla renal aguda también se da una excreción renal inadecuada de potasio. La hiperpotasemia que resulta de la excreción renal inadecuada es a menudo agravada por el trauma tisular, la infección y la acidosis, todas las cuales elevan el nivel plasmático de potasio. En la falla renal crónica, la hiperpotasemia usualmente no se desarrolla sino hasta que la TFG cae por debajo de 15 a 20 mL/min, debido a la sorprendente capacidad de los conductos colectores del riñón para adaptarse al aumento en la secreción de potasio.

La pérdida excesiva de potasio por los riñones conduce a hipopotasemia. La principal causa de pérdida de potasio es iatrogénica, un efecto no deseado de la terapia con diuréticos. El hiperaldosteronismo también causa una excreción excesiva de potasio. En la diabetes mellitus no controlada, la pérdida de potasio aumenta debido a la diuresis osmótica que resulta de la glucosuria y a la elevada tasa de flujo de líquido en los conductos colectores corticales.

Fisiología renal y líquidos corporales

Varios defectos hereditarios raros en el transporte tubular, incluyendo los síndromes de **Bartter**, **Gitelman** y **Liddle**, también causan una excreción excesiva de potasio e hipopotasemia.

Los cambios en la excreción renal de potasio son paralelos a los cambios en la ingesta de potasio en la dieta

Como se discutió en el capítulo 22, el potasio es filtrado, reabsorbido y secretado en los riñones. La mayor parte del potasio filtrado se reabsorbe en el túbulo contorneado proximal (70%) y en el asa de Henle (25%), y la mayor parte del potasio excretado en la orina es usualmente resultado de *secreción* por las células principales del conducto colector cortical; la reabsorción de K+ en la nefrona distal es básicamente constante y no está regulada. Así pues, la secreción de K+ es la única variable utilizada en el organismo para controlar el equilibrio de K+.

El porcentaje de sodio filtrado que se excreta en la orina es típicamente alrededor de 15% (fig. 23-14), pero con la depleción prolongada de potasio, los riñones pueden excretar solo 1% de la carga filtrada. Por otro lado, la ingesta excesiva de potasio puede resultar en la excreción de una cantidad de potasio que excede la cantidad filtrada dado que la secreción de potasio en los conductos colectores corticales aumenta demasiado.

Cuando la ingesta de potasio en la dieta cambia, la excreción renal cambia en la misma dirección. Un sitio importante

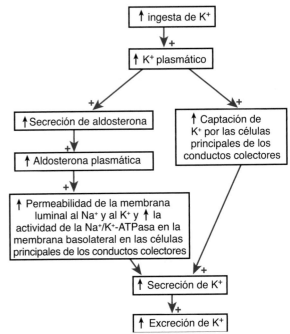

Figura 23-15 **Los cambios en la excreción de potasio son paralelos a los cambios en la ingesta de potasio en la dieta.** El lugar clave de este cambio adaptativo es el conducto colector cortical. La figura muestra que cuando el potasio en la dieta aumenta, hay un incremento directo de la captación de K+ por el conducto colector. Una segunda vía implica la estimulación directa de la secreción de aldosterona por elevación del K+ plasmático. Este conduce a un aumento en el K+ celular en las células principales de los conductos colectores. Ambos efectos conducen a un aumento en la secreción, y por lo tanto, en la excreción de K+.

para este cambio adaptativo es el conducto colector cortical. La figura 23-15 muestra las respuestas correctas en los riñones a un aumento en la ingesta de potasio en la dieta. Están involucradas dos vías. Primero, una elevación en el nivel plasmático de potasio conduce a un aumento en la captación de potasio por la Na+/K+-ATPasa en la membrana celular basolateral en las células principales del conducto colector, resultando en un aumento en el potasio intracelular. Los elevados niveles de potasio intracelular promueven la secreción de potasio, lo que conduce a una mayor excreción de potasio. Segundo, una elevación en el nivel plasmático de potasio tiene un efecto directo no mediado por SRAA sobre la corteza suprarrenal para estimular la síntesis y liberación de aldosterona. La aldosterona actúa sobre las células principales de los conductos colectores para: 1) aumentar la permeabilidad al sodio en la membrana celular luminal, 2) aumentar el número y actividad de las bombas Na+/K+-ATPasa en la membrana celular basolateral, 3) aumentar la permeabilidad al potasio en la membrana celular luminal y 4) aumentar el metabolismo celular. Estos cambios aumentan el potencial negativo transepitelial en esa región de la nefrona a la vez que aumenta la conductancia del potasio a través de la membrana luminal, lo que luego en conjunto aumenta la secreción de potasio.

En caso de una disminución en la ingesta de potasio en la dieta o depleción de potasio, la actividad de la H+/K+-ATPasa en la membrana celular luminal en las células intercaladas α aumenta. Esto promueve la reabsorción de potasio en los conductos colectores. Los conductos colectores pueden reducir enormemente la excreción de potasio, pero se requiere de un par de semanas para que la pérdida de potasio alcance niveles mínimos.

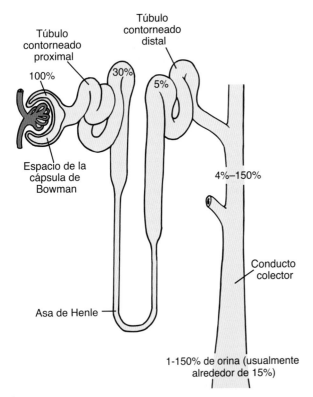

Figura 23-14 **La mayor parte del K+ filtrado se reabsorbe antes de llegar a la nefrona distal.** La figura muestra el sitio y porcentaje de la carga filtrada de potasio en el líquido tubular a medida que fluye por la nefrona. Los dos principales lugares de reabsorción del K+ filtrado son el túbulo contorneado proximal (70%) y el asa de Henle (25%). La principal fuente de K+ usualmente procede de la secreción en el conducto colector cortical. Con la alta carga de K+ en el cuerpo, la secreción es tan vigorosa que la cantidad de K+ excretada puede de hecho exceder a la carga filtrada. Con la depleción de K+ se reabsorbe K+ en los conductos colectores.

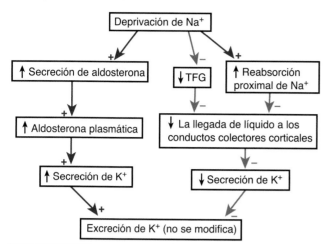

Figura 23-16 **La privación de sodio no simula la red excreción de potasio.** La privación de sodio estimula la liberación de aldosterona y el aumento de la secreción de aldosterona estimula la secreción de K+. Sin embargo, con la privación de sodio se produce una disminución de la TFG, lo que conlleva una reducción concomitante de la tasa de flujo en los conductos colectores corticales. Esto disminuye la secreción de K+ y contrarresta el efecto estimulante de la aldosterona sobre la secreción de K+. Por lo tanto, la secreción neta de K+ no cambia con la privación de sodio.

La deprivación de sodio no conduce a una pérdida de potasio por los riñones

Considerando que la aldosterona estimula tanto la reabsorción de sodio como la secreción de potasio, se plantea la cuestión de por qué la deprivación de sodio, un estímulo que eleva los niveles de aldosterona, no conduce a un aumento en la excreción de potasio. La explicación está relacionada con el hecho de que la deprivación de sodio tiende a reducir la TFG y a aumentar la reabsorción proximal de sodio (fig. 23-16). Esta respuesta conduce a una caída en la llegada de sodio y a una disminución de la tasa de flujo de líquido en los conductos colectores corticales, lo que disminuye la secreción de potasio, compensando el efecto estimulador de la aldosterona. Por consecuencia, la excreción de potasio no se altera.

Otra pregunta interesante es por qué la excreción de potasio no aumenta durante una diuresis por agua. En el capítulo 22 mencionamos que un aumento en el flujo de líquido a través de los conductos colectores corticales aumenta la secreción de potasio. La ADH, además de sus efectos sobre la permeabilidad al agua, estimula la secreción de potasio aumentando la actividad de los canales de potasio en la membrana luminal de las células principales de los conductos colectores. Dado que los niveles plasmáticos de ADH son bajos durante la diuresis por agua, esto reducirá la secreción de potasio, oponiéndose a los efectos del aumento de flujo. El resultado neto es un pequeño cambio en la excreción de potasio.

TRATAMIENTO RENAL DEL CALCIO

El calcio es esencial para la vida y se utiliza en muchas funciones celulares. Alrededor del 99% del calcio del cuerpo se almacena en los huesos, donde contribuye a su estructura y dureza. El calcio restante se encuentra en las células (sobre todo en las musculares) y en la sangre. El calcio es esencial para la contracción muscular, la conducción nerviosa, las reacciones enzimáticas, la liberación de neurotransmisores y hormonas, la coagulación de la sangre y el ritmo cardiaco normal.

Los riñones tienen un papel importante en el mantenimiento del equilibrio de calcio, pero no es el único factor involucrado. Los efectos endocrinos sobre el tracto GI y sobre el metabolismo del hueso también tienen papeles clave en el equilibrio general de calcio (*véase* el capítulo 35). La ingesta de calcio es de alrededor de 1 000 mg/d, y viene principalmente de los productos lácteos en la dieta. La absorción gastrointestinal del calcio es escasa en relación con los iones monovalentes pero mayor que la de otros iones multivalentes. No obstante, solo alrededor de 300 mg/d se absorben en el intestino delgado. La reabsorción de calcio en el intestino es controlado por la 1.25(OH)$_2$ vitamina D3, que se sintetiza a partir de una forma más débil de vitamina D en los riñones. Alrededor de 150 mg/d calcio se secretan en el tracto GI (a través de la saliva, los jugos gástricos, la bilis y las secreciones intersticiales), de modo que la absorción neta es solo de alrededor de 150 mg/d. La excreción fecal de calcio es de alrededor de 850 mg/d y la excreción urinaria de alrededor de 150 mg/d.

La mayor parte del calcio en el cuerpo se encuentra en el hueso (99%) y constantemente sufre recambio. En un adulto sano, la tasa de liberación de calcio del hueso es exactamente igual a la tasa de deposición de calcio en el hueso nuevo formado (500 mg/d). El riñón solamente puede tener acceso al calcio que se encuentra libre en el plasma. El nivel plasmático normal de calcio es alrededor de

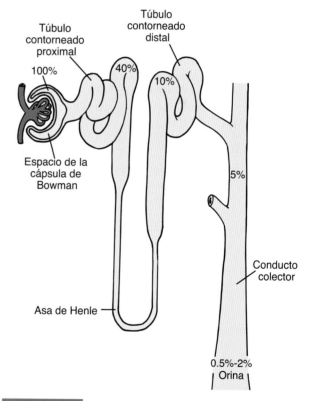

Figura 23-17 **La mayor parte del calcio que se filtra a través de los glomérulos se reabsorbe en el túbulo contorneado proximal, pero el control de la excreción de calcio se produce en el asa de Henle y la nefrona distal.** La figura muestra el porcentaje de la carga filtrada de calcio que permanece en el líquido tubular a medida que fluye por la nefrona. Los riñones filtran alrededor de 10 800 mg/d (0.6 × 100 mg/L × 180 L/d) y reabsorben alrededor de 60% de la carga filtrada en el túbulo contorneado proximal. Otro 30% se reabsorbe en el asa de Henle con la mayor parte del calcio restante reabsorbido por el túbulo contorneado distal y el conducto colector. La reabsorción en el asa y la nefrona distal es estimulada por la PTH, cuya liberación es estimulada por la baja concentración plasmática de calcio libre. Normalmente, solo de 0.5 a 2% de la carga de calcio filtrada (alrededor de 50 a 200 mg Ca^{2+}/d) es excretada en la orina.

10 mg/dL, que es igual a 2.5 mmol/L o 5 mEq/L. Sin embargo, alrededor de 40% del calcio en el plasma está unido a proteínas plasmáticas (principalmente, albúmina sérica), que no son filtradas por el glomérulo, 10% está unido a pequeños aniones difusibles (como el citrato, bicarbonato, fosfato y sulfato) y 50% está en forma libre o ionizada. Es el calcio ionizado en la sangre el que es fisiológicamente importante y está regulado estrechamente (*véase* el capítulo 35).

El calcio que no está unido a las proteínas plasmáticas (es decir, 60% del calcio plasmático) se filtra libremente en los glomérulos. Alrededor de 60% del calcio filtrado es reabsorbido en el túbulo contorneado proximal (fig. 23-17). Dos tercios de esta cantidad se reabsorben por la vía paracelular en respuesta al arrastre de solvente y al pequeño potencial positivo en el lumen encontrado en el túbulo contorneado proximal. Un tercio se reabsorbe a través de la vía transcelular, que incluye canales de calcio en la membrana celular apical, y a una Ca^{2+}-ATPasa primaria o a un intercambiador 3 Na^+/1 Ca^{2+} en la membrana celular basolateral. Alrededor de 30% del calcio filtrado es reabsorbido a lo largo del asa de Henle. La mayor parte del calcio reabsorbido en la rama ascendente gruesa es reabsorbida por transporte pasivo a través de las uniones estrechas, impulsada por el potencial positivo en el lumen en esta región.

La reabsorción continúa a lo largo del túbulo contorneado distal. La reabsorción aquí es aumentada por los diuréticos tiazídicos. Las tiazidas inhiben al contransportador Na-Cl en la membrana luminal de las células del túbulo contorneado distal, lo que conduce a una caída en el nivel de sodio intracelular. A su vez, esto promueve el intercambio de Na^+/Ca^{2+} y el aumento en la extrusión basolateral de calcio y, por lo tanto, aumento en la reabsorción de calcio. Por este motivo, los diuréticos tiazídicos pueden prescribirse en casos de exceso de calcio en la orina (**hipercalciuria**) y **nefrolitiasis** (enfermedad por cálculos renales). La reabsorción de calcio continúa en los túbulos conectores y los conductos colectores.

La hormona paratiroidea (PTH) es el principal regulador hormonal de la excreción de calcio. La PTH aumenta la reabsorción de calcio en la rama ascendente gruesa, el túbulo contorneado distal y el túbulo conector. Usualmente solo se excreta alrededor de 0.5 a 2% del calcio filtrado. (En el capítulo 35 se analiza el equilibrio del calcio y su control por varias otras hormonas en forma más detallada.)

TRATAMIENTO RENAL DEL MAGNESIO

El magnesio es el cuarto mineral más abundante en el organismo y participa en la regulación de diversas funciones fisiológicas, como la síntesis de proteínas, la función muscular y nerviosa y el control de la glucosa en sangre y la presión arterial. El magnesio también es esencial para la producción de energía, la fosforilación oxidativa y la glucólisis.

El cuerpo adulto saludable contiene alrededor de 2 000 mEq de magnesio, de los cuales 60% se encuentran en el hueso, 39% en las células y 1% en el LEC. El magnesio es el segundo catión más abundante en las células, después del potasio (*véase* tabla 23-2). La mayor parte del magnesio intracelular no se encuentra libre, sino unido a varios compuestos orgánicos como el ATP. El magnesio está presente en el plasma a una concentración de alrededor de 1 mmol/L (2 mEq/L). Alrededor de 20% del magnesio en el plasma está unido a proteínas plasmáticas, 20% está formando complejos con varios aniones y 60% se encuentra en forma libre o ionizada.

Alrededor de 25% del magnesio filtrado en los glomérulos es reabsorbido en el túbulo contorneado proximal (fig. 23-18); éste es un porcentaje más bajo que el del sodio, potasio, el calcio o el agua. El epitelio del túbulo proximal es de hecho impermeable al magne-

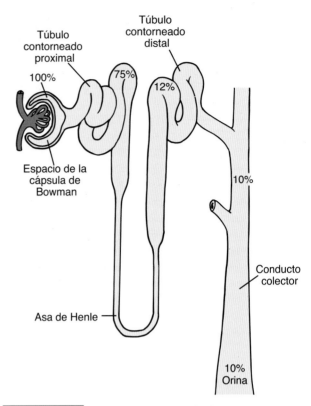

Figura 23-18 El asa de Henle es el principal lugar de reabsorción del Mg⁺ filtrado. La figura ilustra el porcentaje de la carga filtrada de magnesio que permanece en el líquido tubular a medida que fluye por la nefrona. El asa de Henle, en específico la rama ascendente gruesa, es el principal sitio de reabsorción del magnesio filtrado.

sio bajo condiciones normales, de modo que hay poca reabsorción pasiva de magnesio. El principal sitio de reabsorción de magnesio es el asa de Henle (principalmente la rama ascendente gruesa), que reabsorbe alrededor de 65% del magnesio filtrado. La reabsorción aquí es principalmente pasiva, y se da a través de las uniones estrechas, impulsada por el potencial positivo en el lumen en esta región. Estudios recientes han identificado una proteína en la unión estrecha que es un canal que facilita el movimiento de magnesio. Los cambios en la excreción de magnesio resultan principalmente por cambios en el transporte en el asa. Las porciones más distales de la nefrona absorben solo una pequeña fracción del magnesio filtrado y, bajo condiciones normales, parecen tener un papel menor en el control de la excreción de magnesio.

El nivel de magnesio plasmático anormalmente bajo se caracteriza por hiperirritabilidad neuromuscular y del sistema nervioso central y arritmias cardiacas. Los niveles plasmáticos anormalmente altos de magnesio tienen un efecto sedante y pueden causar paro cardiaco. La ingesta de magnesio en la dieta es usualmente de 20 a 50 mEq/d; dos terceras partes se excretan en las heces y una tercera parte en la orina. Los riñones son los principales responsables de regular el nivel de magnesio en el plasma. Los riñones excretan con rapidez las cantidades excesivas de magnesio. En los estados con deficiencia de magnesio, este virtualmente desaparece de la orina.

TRATAMIENTO RENAL DEL FOSFATO

El fósforo es un elemento que desempeña un papel importante en el organismo. Casi todo el fósforo del cuerpo está unido al oxígeno para formar fosfato. La mayor parte del fosfato del cuerpo se encuentra en los huesos (~85%) y el fosfato restante se localiza principalmente en las células. El fosfato es necesario para la formación de los huesos junto con el calcio. El fosfato también se utiliza como bloque de construcción para varios constituyentes celulares, incluidos los utilizados por el metabolismo celular, la estructura de la membrana y la síntesis de ADN.

La concentración plasmática normal de fosfato inorgánico es alrededor de 1 mmol/L. A un pH sanguíneo normal de 7.4, 80% del fosfato está presente como HPO_4^{2-} y 20% está presente como $H_2PO_4^-$. El fosfato está principalmente libre en el plasma, y por lo tanto se filtra libremente en los glomérulos. El túbulo proximal es el principal sitio de reabsorción de fosfato. Alrededor de 60 a 70% del fosfato filtrado se reabsorbe activamente en el túbulo contorneado proximal, y otro 15% se reabsorbe en el túbulo recto proximal a través de un cotransportador de sodio-fosfato en la membrana celular luminal (fig. 23-19). Las porciones restantes de la nefrona y los conductos colectores reabsorben, si acaso, poco fosfato. Usualmente solo se excreta alrededor de 5 a 20% del fosfato filtrado. El fosfato en la orina es un amortiguador importante del pH, y contribuye a la excreción de ácidos titulables (*véase* el capítulo 24).

La reabsorción de fosfato está limitada por el transporte tubular máximo (Tm) (*véase* el capítulo 22), y las cantidades de fosfato filtradas usualmente exceden a la máxima capacidad de reabsorción de los túbulos para el fosfato. Esto es diferente a la situación de la glucosa, en la que normalmente se filtra menos glucosa de la que puede reabsorberse. Si se ingiere más fosfato y se absorbe en el intestino, el nivel plasmático de fosfato se eleva, se filtra más fosfato, y la carga filtrada excede el Tm más de lo habitual, de modo

que se excreta fosfato extra. Por lo tanto, los riñones participan en la regulación del fosfato plasmático a través de un mecanismo tipo "sobreflujo". Cuando hay un exceso de fosfato en el cuerpo, los riñones automáticamente aumentan la excreción de fosfato. En casos de depleción de fosfato, los riñones filtran menos fosfato y, por defecto, los túbulos reabsorben un porcentaje mayor del fosfato filtrado.

La reabsorción de fosfato en el túbulo proximal está controlada por varios factores. La PTH es de particular importancia. Disminuye el Tm del fosfato, aumentando por lo tanto su excreción. La respuesta a la PTH es rápida (minutos) e involucra endocitosis de los cotransportadores de sodio-fosfato en la membrana celular apical y la subsecuente degradación de los cotransportadores en lisosomas. El **factor de crecimiento de fibroblastos 23** (**FGF23**) es otra hormona proteínica que inhibe la reabsorción tubular de fosfato; los niveles plasmáticos elevados causan hipofosfatemia y por consecuencia raquitismo u osteomalacia.

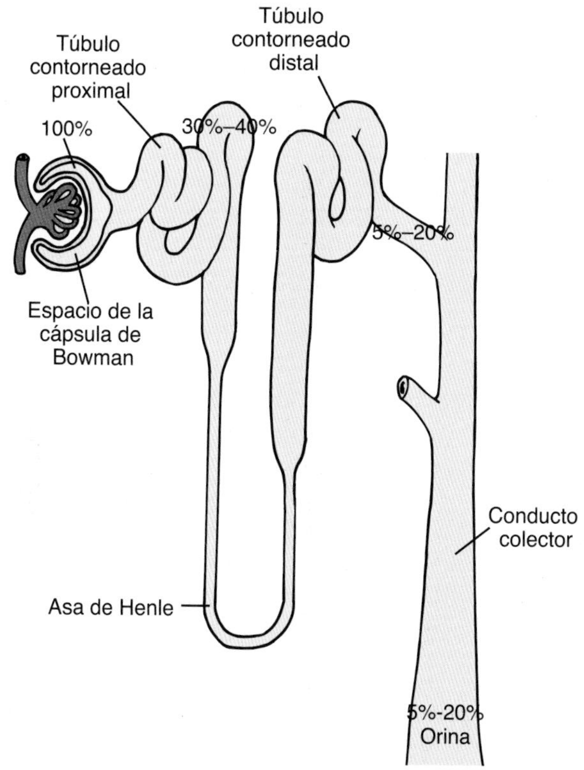

La enfermedad renal crónica suele provocar una elevación del fosfato plasmático

El nivel plasmático de fosfato elevado (**hiperfosfatemia**), con frecuencia observado con enfermedad renal crónica, se debe a una disminución de la TFG. Cuando la TFG cae, la carga filtrada de fosfato disminuye, y los túbulos reabsorben fosfato de forma más completa. La excreción de fosfato es inadecuada ante la ingesta continua de fosfato en la dieta. La hiperfosfatemia es peligrosa debido a que precipita el calcio para formar fosfato de calcio en los tejidos suaves. Por ejemplo, cuando el fosfato de calcio se precipita en las paredes de los vasos sanguíneos, el flujo sanguíneo se altera. La hiperfosfatemia puede conducir a falla miocárdica e insuficiencia pulmonar.

Aumentar el nivel plasmático de fosfato causa que el nivel de calcio ionizado en el plasma tienda a caer por dos razones. Primero, el fosfato forma complejos con el calcio. Segundo, la hiperfosfatemia disminuye la producción de $1.25(OH)_2$ vitamina D_3 en los riñones al inhibir la enzima 1α-hidroxilasa que forma esta hormona. Esta vitamina, que es un esteroide que codifica para una proteína transportadora de calcio en los enterocitos intestinales, estimula la captación de calcio en el intestino delgado. Con la disminución de los niveles plasmáticos de $1.25(OH)_2$ vitamina D_3, hay menos absorción de calcio en el intestino delgado, y por ende una tendencia hacia la hipocalcemia. El bajo nivel plasmático de calcio ionizado estimula la hiperplasia de las glándulas paratiroides y aumenta la secreción de PTH. Un nivel plasmático elevado de fosfato también estimula directamente la secreción de PTH. La PTH inhibe la reabsorción de fosfato en los túbulos proximales, promueve la excreción de fosfato y ayuda a regresar los niveles plasmáticos de fosfato a la normalidad.

Una elevación primaria en los niveles de PTH causa movilización tanto de calcio como de fosfato del hueso. Esto resulta en un aumento de la resorción ósea, y los minerales en el hueso son reemplazados por tejido fibroso que hace al hueso más susceptible a la fractura. En este caso, el efecto de la PTH sobre la excreción de fosfato puede considerarse como un medio para prevenir la precipitación de fosfato de calcio cuando se liberan al mismo tiempo calcio y fosfato del hueso por efecto de la PTH.

A los pacientes con falla renal crónica avanzada a menudo se les aconseja restringir la ingesta de fosfato y consumir sustancias (como las sales de calcio) que se unan al fosfato en los intestinos, para evitar los muchos problemas asociados con la

Figura 23-19 **Porcentaje de la carga filtrada de fosfato que permanece en el líquido tubular a medida que fluye por la nefrona.** El túbulo proximal es el principal sitio de reabsorción de fosfato, y los segmentos de la nefrona corriente abajo reabsorben poco o nada de fosfato. La PTH inhibe la reabsorción de fosfato.

hiperfosfatemia. La administración de 1.25(OH)$_2$ vitamina D$_3$ sintética puede compensar la producción renal deficiente de esta hormona. Esta hormona se opone a la hipocalcemia e inhibe la

síntesis y secreción de PTH. A pesar de estas medidas, algunas veces es necesaria la paratiroidectomía en pacientes con falla renal crónica avanzada.

ENFOQUE CLÍNICO | 23-2

Causas patológicas de diuresis excesiva

La poliuria es una condición que puede definirse como una diuresis excesiva de más de 3 L/d, aunque a menudo excede considerablemente este valor. La poliuria resulta del aumento producción de orina y causa una micción frecuente; se considera un signo clínico de condiciones anormales relacionadas con el equilibrio hídrico y los riñones. Existen múltiples causas de poliuria, de las cuales la más simple es la que resulta del consumo excesivo de agua más allá de la cantidad necesaria para mantener el equilibrio de agua en el cuerpo. Este consumo algunas veces se observa como una conducta compulsiva de beber agua asociada con trastornos psiquiátricos o, más recientemente, como parte de peligrosas novatadas en las fraternidades o juegos en fiestas que involucran consumir agua. El tracto alimentario puede absorber rápido cantidades sorprendentes de agua, y tal exceso de adición de agua al LEC resultará en una poliuria significativa. Desde un punto de vista crítico, una adición tan rápida de agua libre de solutos a el LEC causa una rápida disminución de la osmolalidad del LEC que conduce a flujo osmótico de agua hacia el interior de todas las células, incluyendo las del cerebro. El edema cerebral puede resultar en daño cerebral o incluso en la muerte.

El consumo de líquidos que contienen etanol es una causa común y bien conocida de poliuria incluso si el volumen actual de dichos líquidos es pequeño. El etanol inhibe la liberación de ADH por la hipófisis posterior, conduciendo por lo tanto a una menor reabsorción de agua en los conductos colectores renales y aumento en la diuresis por encima del volumen de líquido consumido.

Los diuréticos utilizados en el tratamiento y manejo de la hipertensión, insuficiencia cardiaca congestiva y los estados edematosos (pulmonares o sistémicos) son otra causa común de poliuria, aunque en este caso la eliminación del exceso de líquido en el organismo estimulando el exceso en la diuresis es un efecto deseado de estos agentes. Todas las clases de diuréticos producen diuresis y natriuresis y, por lo tanto, un aumento

en el flujo urinario. Los diuréticos de asa, como la furosemida, son diuréticos en especial potentes, ya que reducen el gradiente osmótico vertical en el intersticio medular renal, el cual es necesario para jalar agua desde los conductos colectores. La sobredosis de diuréticos o el abuso de estos agentes puede causar una diuresis grave y rápida y poliuria. El abuso de diuréticos se ha vuelto parte del uso ilegal de medicamentos en eventos deportivos, tanto para mejorar el desempeño como para enmascarar el uso de drogas ilegales en las pruebas de sangre. En particular, los diuréticos de asa han sido utilizados para crear una rápida pérdida de peso con el fin de permitirle a los atletas cumplir con los requerimientos en el pesaje en ciertos eventos. Los diuréticos también se utilizan para crear grandes volúmenes de orina y, con ello, reducir la concentración en la orina de otras drogas a fin de mejorar el desempeño. El uso de diuréticos ha sido prohibido en las competiciones atléticas desde 1988.

La diabetes mellitus tipo I y tipo II son enfermedades del metabolismo de la glucosa y los lípidos, en la que la captación de glucosa en las células está alterada. En cualquier caso, la concentración sanguínea de glucosa se eleva a niveles anormalmente altos. Esto resulta en una alta carga filtrada de glucosa en los túbulos proximales de la nefrona que supera el T$_m$ para la reabsorción glucosa y, a su vez, en una cantidad significativa de glucosa que permanece en el líquido tubular por la nefrona donde actúa como un diurético osmótico, así como un natriurético, que colectivamente conduce a poliuria.

La diabetes insípida causa poliuria. Este padecimiento se debe a una incapacidad de la hipófisis para secretar ADH (tipo I) o a una incapacidad de los conductos colectores para responder a la ADH (tipo II). En cualquiera de los dos casos, el conducto colector no puede reabsorber agua, lo que provoca un marcado aumento de la excreción de orina diluida. Ambos tipos se caracterizan por una sed intensa, a pesar de la ingesta de cantidades excesivas de líquido (polidipsia) y la excreción de grandes cantidades de orina (poliuria). ∎

CIENCIAS MÉDICAS INTEGRADAS

Angiotensina-(1-7), ECA2 y COVID-19

Desde el descubrimiento en la década de 1890 de una sustancia presora que podía extraerse de los riñones, el alcance y el papel del sistema renina-angiotensina-aldosterona en condiciones normales y fisiopatológicas ha crecido enormemente. Este complejo sistema hormonal une las interconexiones homeostáticas entre la regulación del volumen de líquido corporal y de solutos por el riñón, el papel auxiliar que desempeñan esos procesos homeostáticos en apoyo del sistema car-

diovascular y los efectos vasoconstrictores rápidos, directos e indirectos del eje renina-ECA-AII en apoyo de la presión arterial durante las crisis hipotensivas agudas. En los últimos 20 años ha surgido una tercera función del SRAA en el contexto de las adaptaciones fisiopatológicas del sistema CV. La exposición crónica a niveles elevados de angiotensina II, como los que se dan en la insuficiencia cardiaca congestiva crónica, induce una producción excesiva de radicales de oxígeno en el tejido vascular y cardiaco y da lugar a una hipertrofia maligna del músculo vascular y cardiaco. Este proceso, conocido como remodelado maligno, ha transformado la farmacoterapia actual de primera elección para la insuficiencia cardiaca, que ahora incluye el tratamiento inmediato con inhibidores de la enzima convertidora de la angiotensina (IECA) o antagonistas de los receptores de la angiotensina (ARB) al primer signo de insuficiencia cardiaca en un paciente, aunque éste se encuentre asintomático. Se ha demostrado que el tratamiento con estos agentes mejora los resultados clínicos de los pacientes con insuficiencia cardiaca, y el uso de IECA o ARA en la insuficiencia cardiaca es ahora un elemento básico recomendado en el tratamiento de esta enfermedad.

La conexión entre una enfermedad cardiovascular importante, el SRAA y el tratamiento mediante el bloqueo del SRAA ha cobrado nuevo interés e importancia muy recientemente en el contexto de la pandemia de SARS-COVID-19. En 1988 se descubrió un subproducto heptapeptídico aparentemente inocuo de la angiotensina II, ahora conocido como angiotensina-(1-7). Este péptido puede identificarse en el torrente sanguíneo y al principio se pensó que era poco más que un producto de inactivación de la angiotensina II. El descubrimiento de la Ang-(1-7) fue seguido aproximadamente una década más tarde por el descubrimiento de una segunda enzima convertidora de AII, desde entonces denominada ECA2. La ECA2 puede convertir directamente la AII en angiotensina-(1-7) y se encuentra en las fosas nasales, los bronquios pulmonares, los alvéolos, el corazón y los vasos sanguíneos, el cerebro, los riñones y el epitelio gastrointestinal. La Ang-(1-7) se une a su propio receptor, denominado *Mas*, y se ha demostrado que tiene muchos efectos beneficiosos en el organismo, como la vasodilatación y acciones antifibróticas, antihipertróficas y antimitóticas. Fisiológicamente, parece ser un péptido "anti" AII. Ahora se sugiere que el eje ECA2/Ang-(1-7)/Mas puede ser una vía esencial de inactivación y contrarregulación para el eje ECA/AII/AT1 y que funciona para "mantener el SRAA bajo control" para prevenir los efectos celulares deletéreos de una exposición excesiva de los tejidos a la AII. Normalmente las proporciones circulantes de AII:Ang-(1-7) son elevadas, lo que inclina el efecto neto de estos dos péptidos hacia una condición favorable para la hipertensión, la producción excesiva de ROS, la reducción de la biodisponibilidad de NO, la fibrosis, la hipertrofia celular y la inflamación. No es sorprendente entonces que la producción excesiva de AII conduzca a estos efectos en el organismo. Experimentos recientes con la administración de ECA2 recombinante voltean esta relación a uno, que es positivo para Ang-(1-7) y por lo tanto teóricamente favorece una reducción de la presión arterial, ROS y la inflamación, junto con una mayor disponibilidad de NO y la inhibición de la mitótica celular y las tendencias hipertróficas de órganos.

La ECA2 ha cobrado recientemente un nuevo e intenso interés en la comunidad médica porque se ha demostrado que esta enzima es el sitio de unión para la proteína pico del SARS-CoV-2 en COVID-19 (y la de otros coronavirus). Así pues, la ECA2 parece ser la puerta de entrada a las células para el COVID-19 y, teniendo en cuenta su amplia distribución en el organismo, quizás no sea sorprendente que las infecciones por COVID-19 puedan tener efectos nocivos en sistemas distintos del tracto respiratorio, provocando derrames cerebrales, inflamación e insuficiencia cardiaca, colapso renal y pérdida grave de líquidos gastrointestinales a través de vómitos y diarrea. El hecho de que ECA2 sea el enlace para la entrada de COVID-19 en las células se ha sugerido como parte de la razón por la que este tipo de infección vírica produce efectos más debilitantes y mortales en el organismo en comparación con otras infecciones víricas como la gripe. El razonamiento es que, al unirse a la ECA2, la proteína pico de la COVID-19 bloquea eficazmente la vía de inactivación de la ECA2 de la AII, aumentando así la relación AII/Ang-(1-7) por encima de los niveles normales regulados y provocando una producción más generalizada de ROS e inflamación en el organismo, lo que exacerba las acciones destructivas de los tejidos normales de la entrada viral en las células.

La conexión de ECA2 con la infección por COVID-19 ha abierto otra línea de investigación relacionada con el SRAA. Una cuestión actual que se está examinando en varias investigaciones en curso considera qué puede ocurrir con los pacientes que toman inhibidores de la ECA o ARA para otras afecciones graves, como insuficiencia cardiaca, hipertensión, etc., en cuanto a su susceptibilidad a COVID-19. Los primeros estudios en ratones que utilizaban dosis suprafarmacológicas de inhibidores de la ECA mostraron que esta exposición regulaba al alza la expresión de la ECA2. Esto hipotéticamente podría aumentar la susceptibilidad a la infección por COVID-19, pero actualmente no hay pruebas de que tal efecto se produzca en pacientes humanos que toman dosis normales prescritas de IECA o ARB. Además, muchos pacientes que toman inhibidores de la ECA o ARB están recibiendo tratamiento para enfermedades cardiovasculares graves y potencialmente mortales, y existe la preocupación de que la interrupción de dicho tratamiento podría aumentar notablemente el riesgo de graves resultados CV adversos. Por último, existen indicios actuales de que los inhibidores de la ECA o especialmente los ARB pueden ser beneficiosos, ya que estos fármacos pueden dirigir la AII hacia el eje de la ECA2 e impedir el acceso de la proteína espiga del SARS-CoV-2 al sitio de unión de la ECA2. Esta posibilidad, junto con estudios más intensivos que examinan el papel del SRAA y sus inhibidores farmacológicos en la infección por COVID-19 se están investigando actualmente en numerosos estudios en todo el mundo. ∎

Resumen del capítulo

- El agua corporal total está distribuida en dos compartimentos principales: 55% es agua intracelular y 45% es agua extracelular. El agua extracelular se divide en intersticio (20% del ACT), plasma (8% del ACT) y un tercer compartimento formado por el agua de los huesos, cartílagos, tejidos conjuntivos y compartimentos transcelulares (17% del ACT).
- El agua extracelular de los compartimentos contiguos plasmático e intersticial puede intercambiarse rápidamente con el compartimento intracelular, mientras que el agua de los terceros compartimentos no puede hacerlo.
- El espacio combinado de agua extracelular plasmática e intersticial se denomina LEC *rápido* porque puede equilibrarse rápidamente con el LIC. Estos tres compartimentos comprenden el 83% del ACT, que se divide en 2/3 de LIC y 1/3 de LEC *rápido*.
- En un hombre adulto joven normal, el agua corporal total, el agua intracelular y el agua extracelular representan 60, 40 y 20% del *peso corporal*, respectivamente. Las cifras correspondientes para una mujer adulta joven promedio son 50, 30, y 20% del peso corporal. La edad y la composición del % de grasa corporal reducen el % de agua corporal por peso corporal.
- Los volúmenes de los compartimentos de líquido se determinan utilizando los métodos de indicador-dilución.
- El sodio (Na^+) es el principal soluto osmóticamente activo en el compartimento de líquido extracelular (LEC) y el potasio (K^+) tiene el mismo papel en el compartimento intracelular.
- Las células están típicamente en equilibrio osmótico con su entorno externo. La cantidad de agua en, y por lo tanto el volumen de, las células dependen de la cantidad de potasio que contienen, y de forma similar, la cantidad de agua en y, por lo tanto, el volumen del LEC está determinados por su contenido de sodio.
- Los hábitos y la sed gobiernan la ingesta de agua.
- La osmolalidad del plasma está estrechamente regulada por la ADH, que gobierna la excreción renal de agua.
- La ADH sintetizada en el hipotálamo y liberada de la glándula hipófisis posterior se dirige a los conductos colectores del riñón para aumentar su permeabilidad al agua.
- El principal estímulo para la liberación de ADH es el aumento en la osmolalidad efectiva del plasma y una disminución del volumen sanguíneo. La osmolaridad plasmática es detectada por osmorreceptores en el hipotálamo anterior y cambios

en el volumen sanguíneo son detectados por receptores al estiramiento en los atrios, los senos carotídeos y el arco aórtico.
- Los riñones son el principal sitio de control del equilibrio y excreción de sodio. Usualmente solo se excreta en la orina un pequeño porcentaje del sodio filtrado, pero esta cantidad es de importancia crítica en el equilibrio del sodio.
- Múltiples factores afectan la excreción de sodio, incluyendo la tasa de filtración glomerular, la angiotensina II, la aldosterona, las presiones intrarrenales, las hormonas natriuréticas y la actividad nerviosa simpática renal. Los cambios en estos factores pueden ser responsables de una alteración en la excreción de sodio en respuesta al exceso o depleción de sodio.
- Una reducción en el VSAE conduce a la retención de sodio por los riñones y contribuye al desarrollo de edema generalizado en condiciones fisiopatológicas como una insuficiencia cardiaca congestiva.
- Los riñones tienen un papel importante en el control del equilibrio de potasio. El potasio se reabsorbe en el túbulo contorneado proximal y en el asa de Henle, y es secretado por las células principales en los conductos colectores. La secreción de K^+ es el único medio por el que el riñón afecta al equilibrio de potasio en el organismo.
- La excreción renal inadecuada de potasio produce hiperpotasemia, y la excreción excesiva de potasio produce hipopotasemia.
- El equilibrio del calcio está regulado tanto del lado de las entradas como de las salidas. La absorción de calcio en el intestino delgado está controlada por la $1.25(OH)_2$ vitamina D_3, y la excreción de calcio por los riñones y movilización de Ca^{2+} desde el hueso están controladas por la hormona paratiroidea.
- El magnesio es un importante ion intracelular, y los riñones regulan el nivel plasmático de magnesio.
- El fosfato filtrado usualmente sobrepasa la capacidad máxima de reabsorción de los túbulos renales para el fosfato (Tm_{PO4}), y usualmente se excreta alrededor de 5 a 20% del fosfato filtrado.
- El fosfato es un importante amortiguador del pH en la orina.
- La reabsorción de fosfato se da principalmente en los túbulos proximales, y es inhibida por la hormona paratiroidea y el fibroblasto.
- La hiperfosfatemia es un problema significativo en la falla renal crónica.

Preguntas de revisión del capítulo

1. A una paciente de 60 kg se le administran 10 microcuries (mCi) (370 kilobecqerels) de albúmina sérica radioyodada (RISA) por vía intravenosa. Diez minutos después, se toma una muestra de sangre venosa y se encuentra que la actividad de la RISA en plasma es de 4 mCi/L. Su índice de hematocrito es 0.4. ¿Cuál es su volumen sanguíneo?

   A. 417 mL
   B. 625 mL
   C. 2.5 L
   D. 4.17 L
   E. 6.25 L

2. ¿Cuál es el responsable de una reducción renal aguda en la reabsorción de sodio tras una infusión IV rápida de 1 L de solución salina isotónica?

   A. Un aumento en el volumen sanguíneo central.
   B. Un aumento en la presión coloidosmótica en los capilares peritubulares.
   C. Un aumento en la TFG.
   D. Un aumento en el volumen plasmático de aldosterona.
   E. Un aumento en la actividad nerviosa simpática renal.

3. Una joven empleada quedó atrapada en los escombros de un edificio colapsado durante 24 horas. Sufrió aplastamiento de ambas piernas. Tras la llegada a la UCI, su concentración plasmática de potasio es 8 mEq/L, y su ECG mostró picos altos y ondas T estrechadas. Tampoco estaba produciendo orina. ¿Por qué el médico de urgencias ordenaría una infusión inmediata de bicarbonato sódico para esta paciente?

   A. La infusión de una solución de bicarbonato de sodio por vía intravenosa estimularía la liberación de insulina.
   B. La infusión de una solución de bicarbonato de sodio por vía intravenosa contrarrestaría la liberación de epinefrina suprarrenal en el paciente.
   C. La infusión de una solución de solución de bicarbonato de sodio por vía intravenosa elevaría el pH plasmático e impulsaría el K+ hacia el interior de las células.
   D. La infusión de una solución de bicarbonato de sodio intravenoso contrarrestaría la hipoxia tisular de las lesiones severas.

4. Un paciente fue hospitalizado con diabetes mellitus no controlada. En el momento de ser admitido, estaba gravemente deshidratado y tiene un potasio plasmático de 4.5 mEq/L (rango normal, 3.5 a 5.0 mEq/L), y glucosa plasmática de 500 mg/d. Su pH arterial de 7 también es bajo (rango normal, 7.35 a 7.45). Estos datos sugieren que el paciente tiene:

   A. Una reducción en los depósitos corporales totales de potasio.
   B. Depósitos corporales de potasio normales.
   C. Un aumento en los depósitos corporales de potasio.
   D. Hipopotasemia.
   E. Hiperpotasemia.

5. En su examen físico anual, una mujer de 60 años de edad le dijo a su médico que siempre está sedienta y se despierta varias veces durante la noche para orinar. Otras pruebas mostraron que su osmolalidad plasmática es 295 mOsm/kg H_2O (rango normal 281 a 297 mOsm/ kg H_2O), la osmolalidad de la orina es 100 mOsm/kg H_2O, y sus niveles plasmáticos de ADH son más altos de lo normal. La orina es negativa para glucosa. El diagnóstico más probable es:

   A. Diabetes mellitus.
   B. Abuso de diuréticos.
   C. **Diabetes insípida nefrogénica.**
   D. **Diabetes insípida neurogénica.**
   E. Polidipsia primaria.

1. **La respuesta correcta es D.** A partir del método de indicador-dilución, el volumen plasmático = (10 mCi) 4 mCi/L = 2.5 L. Si el índice del hematocrito es 0.4, entonces el volumen sanguíneo = (2.5 L plasma) dividido por (1-hematocrito), o 0.6 L plasma/L sangre. Por lo tanto, el volumen sanguíneo = 4.17 L.

2. **La respuesta correcta es A.** Un aumento en el volumen sanguíneo central estirará a los atrios, causando la liberación de péptido natriurético atrial, y resultando en una reducción en la reabsorción de sodio. Un aumento en la presión coloidosmótica en los capilares peritubulares extrae líquido del espacio peritubular y sodio con él. Un aumento en la TFG incrementa de manera temporal la carga de sodio en los túbulos renales y estimula la reabsorción de sodio a través del principio de equilibrio tubular glomerular. La aldosterona estimula la reabsorción de sodio en la nefrona distal directamente. La estimulación de la actividad nerviosa simpática renal estimula directamente la reabsorción tubular proximal de Na+, aunque esta estimulación también reduce la TFG. La disminución de la reabsorción de sodio sería contraria a la función de los nervios simpáticos en la hemodinámica renal para mantener la presión arterial.

3. **La respuesta correcta es C.** La infusión de solución de bicarbonato de sodio intravenosa reduciría la concentración plasmática de H^+ y reduciría el potasio plasmático desplazando potasio hacia el interior del compartimento celular a cambio de H^+ intracelular. La administración de insulina tendría el mismo efecto, pero no hay conexión con el bicarbonato y la liberación de insulina. La epinefrina, que sin duda está presente en este paciente con lesión traumática, estimula la captación de K, por lo que bloquearla sería contraproducente para controlar la hiperpotasemia presente. Además, el bicarbonato no está relacionado con la liberación de epinefrina suprarrenal. La isquemia tisular en las piernas aplastadas las volvería acidóticas y la administración de bicarbonato podría ser beneficiosa localmente si pudiera llegar a esos tejidos, pero el tejido isquémico es parte de la razón por la que el potasio plasmático está elevado a causa del traumatismo.

4. **La respuesta correcta es A.** El bajo pH arterial y la hiperglucemia (o hiperosmolalidad) tenderían a elevar el nivel plasmático de potasio, y sin embargo, el potasio en plasma es normal. Estos hallazgos sugieren que los depósitos corporales totales de potasio están reducidos. Recuerde que la mayor parte del potasio en el cuerpo se encuentra dentro de las células. En la diabetes mellitus no controlada, la diuresis osmótica (aumento en la llegada de sodio y agua a los conductos colectores corticales), el aumento en la excreción renal de aniones mal reabsorbidos (ácidos cetónicos), y el nivel elevado de aldosterona en el plasma (secundario a la depleción de volumen) favorecerían todos el aumento en la excreción de potasio por los riñones. El sujeto tiene normopotasemia, no hipo o hiperpotasemia.

5. **La respuesta correcta es C.** La diabetes insípida nefrogénica se caracteriza por un aumento en la producción de orina diluida. La ADH plasmática está elevada debido a la depleción de volumen. La osmolalidad del plasma está en el límite superior del rango normal, debido a la pérdida de líquido diluido en la orina. El aumento en la diuresis no se debe a diabetes mellitus debido a que no hay glucosa en la orina y la orina está muy diluida. El abuso de diuréticos no debe producir orina muy diluida, ya que la reabsorción de sodio está inhibida. La diabetes insípida neurogénica es poco probable debido a que el nivel de AVP en plasma está disminuido en este caso. La polidipsia primaria produce un gran volumen de orina diluida, pero la osmolalidad del plasma y los niveles de AVP están disminuidos.

Ejercicios de aplicación clínica 23-1

Una mujer de 60 años con una larga historia de enfermedad mental fue puesta bajo atención psiquiátrica para observación y evaluación luego de una discusión violenta con su hijo. Desde su ingreso se ha rehusado a comer, pero tras haber mantenido una buena ingesta de líquidos, comenzó a beber grandes cantidades de agua repetitivamente de forma compulsiva. Después de este atracón de agua, experimentó alucinaciones visuales y auditivas. En el quinto día de hospitalización, se quejó de cefalea leve y náusea, y tuvo tres episodios de vómito. Más tarde, ese mismo día, fue encontrada en el piso en un estado semiconsciente, confundida y desorientada.

Estaba pálida y con extremidades frías. Su frecuencia cardiaca era de 70 latidos por minuto y su presión arterial era 150/100 mm Hg. Fue trasladada a un hospital general, y durante el traslado, presentó tres convulsiones tipo *grand mal*, y llegó en un estado semiconsciente y no cooperador. Una muestra de sangre reveló un sodio plasmático de 103 mEq/L. La osmolalidad urinaria era 362 mOsm/kg H_2O, y el sodio urinario era 57 mEq/L. Se le administró una infusión intravenosa de solución salina hipertónica (NaCl a 1.8%) y se colocó bajo restricción de líquidos.

PREGUNTAS

1. ¿Cuál es la causa probable de la hiponatremia severa?

2. ¿Qué tanto aumento en el sodio produciría una infusión de 1 L de NaCl a 1.8% (308 mEq Na^+/L)? Asuma que su agua corporal total es de 25 L (50% de su peso corporal). ¿Por qué se utiliza el agua corporal total como el volumen de distribución de sodio, a pesar de que el sodio administrado se limita al compartimento de LEC?

3. ¿Por qué el cerebro se ve tan profundamente afectado por la hipoosmolalidad? ¿Por qué debe administrarse lentamente la solución salina hipertónica?

RESPUESTAS

1. La hiponatremia es una concentración de sodio baja en la sangre (< 135 mEq/L), y se considera grave cuando el sodio sérico cae por debajo de 125 mEq/L. El sodio sérico bajo puede ser causado por insuficiencia cardiaca, hepática y renal. Sin embargo, la hiponatremia también puede ser causada por sobrehidratación, que es lo que ocurrió con la paciente en este caso. La ingesta compulsiva de agua hasta el punto de sobrehidratación es un comportamiento común en los pacientes psicóticos. El paciente de este caso mostró síntomas psicógenos tras la ingesta de cantidades excesivas de agua. El aumento en la ingesta de agua, en combinación con la alteración en la capacidad para diluir la orina (nótese la osmolalidad urinaria inapropiadamente alta) condujo a la hiponatremia grave e intoxicación por agua.

2. La adición de 1 L de 308 mEq Na^+/L a 25 L produce un aumento en el sodio plasmático de 12 mEq/L. En este cálculo se utiliza el agua corporal total debido a que añadir NaCl hipertónico al LEC causa movimiento de agua hacia afuera del compartimento celular, lo que diluye el sodio extracelular.

3. El cerebro está encerrado en el cráneo, una rígido estructura, de modo que cuando el agua se mueve hacia las células cerebrales y hace que se hinchen, la presión intracraneal puede elevarse a niveles muy altos. Esto puede dañar directamente al tejido nervioso o indirectamente al alterar el flujo sanguíneo cerebral. Los síntomas neurológicos observados en esta paciente (cefalea, semiconsciencia, convulsiones tipo *grand mal*) son consecuencias del edema cerebral. El aumento en la presión arterial y la piel pálida y fría pueden ser consecuencia de la descarga del sistema nervioso simpático, resultado del aumento en la presión intracraneal. El restablecimiento demasiado rápido del nivel plasmático normal de sodio puede causar daño grave al cerebro (mielinolisis pontina central).

Objetivos del aprendizaje activo

Con el dominio del material de este capítulo, usted será capaz de:
- Definir ácido, base, constante de disociación de ácido, ácidos débiles y fuertes, pKa, pH y amortiguador.
- Describir los procesos metabólicos que producen y consumen iones de hidrógeno y explicar por qué el cuerpo se ve amenazado por la ganancia neta de ácido.
- Explicar los tres sistemas que protegen al organismo de grandes cambios en el pH de la sangre.
- Explicar el papel y la eficacia de los principales amortiguadores químicos presentes en el líquido extracelular, en el líquido intracelular y en el hueso.
- Explicar por qué el par de amortiguadores bicarbonato/CO_2, con una pKa menor a la ideal es el sistema amortiguador más importante del cuerpo.
- Explicar el principio isohídrico y su importancia en el control del pH en sistemas con múltiples amortiguadores.
- Explicar la interrelación entre el pH arterial, la P_{CO_2} y la ventilación en lo que se refiere al papel de esta última en el control del pH arterial.
- Explicar las funciones que cumplen la reabsorción renal de bicarbonato filtrado, la formación de ácido titulable, la excreción de NH_4^+ y la acidificación urinaria en la capacidad del riñón para reclamar el bicarbonato filtrado y generar más.

- Calcular la excreción renal neta de ácido a partir de la excreción de un ácido titulable, el NH_4^+, y bicarbonato.
- Explicar los factores celulares que influyen en la secreción y excreción renal de iones de hidrógeno, en el contexto de la capacidad del riñón para mantener el equilibrio acidobásico.
- Explicar de qué manera mantienen las células la estabilidad del pH intracelular.
- Listar las cuatro alteraciones acidobásicas simples y describir el defecto principal en cada una.
- Explicar los cambios en el pH arterial, la P_{CO_2} arterial y el HCO_3 plasmático que pueden asociarse con las cuatro alteraciones acidobásicas principales del organismo. Explique las causas comunes para cada opción y la forma en que los sistemas respiratorio y renal compensan la perturbación primaria.
- Determinar el tipo de alteración acidobásica presente en un paciente a partir de datos acidobásicos de la sangre y de la historia clínica, así como determinar si la perturbación se ha compensado de modo parcial o total.
- Calcular la brecha aniónica a partir de las concentraciones de electrolitos en plasma e interpretar su significado.

INTRODUCCIÓN

El equilibrio acidobásico se refiere a la capacidad del organismo para regular la acidez y la alcalinidad en la sangre y en el líquido extracelular (LEC). Pequeñas fluctuaciones en el equilibrio acidobásico pueden afectar con gravedad el funcionamiento de los órganos; por ejemplo, ciertas alteraciones de las funciones cardiaca y nerviosa pueden conducir a la muerte. Por lo tanto, no es de sorprender que la concentración de H+ en el LEC esté muy regulada. En el mantenimiento del control homeostático el organismo utiliza tres mecanismos diferentes para regular el pH: los sistemas de amortiguación, los pulmones y los riñones. La primera línea de defensa del organismo contra las alteraciones acidobásicas es su capacidad para utilizar sus propios ácidos y bases débiles naturales como amortiguadores de los cambios bruscos en el pH. Los pulmones ayudan a regular el pH modificando la P_{CO_2} en los alvéolos y en la sangre arterial. Los riñones regulan el pH sanguíneo mediante el ajuste de la concentración de bicarbonato plasmático y la excreción del exceso de ácidos o bases. Aunque los amortiguadores de la sangre y los pulmones ajustan con rapidez el pH sanguíneo ante una alteración acidobásica, los ajustes realizados por los riñones pueden llevar varios días.

La regulación acidobásica puede ser concebida como cualquier otro equilibrio químico: comparando las ganancias contra las pérdidas. En el caso del pH en el plasma arterial, cuando las pérdidas superan las ganancias, la concentración de H+ disminuye y el pH supera 7.4; esto se denomina **alcalosis**. Por el contrario, cuando las ganancias sobrepasan las pérdidas, la con-

centración plasmática de H+ aumenta y el pH cae por debajo de 7.4, en un proceso denominado **acidosis.** Este capítulo estudia la regulación del H+ sobre todo en el LEC, ya que este es más fácil de analizar que el líquido intracelular (LIC) y es el utilizado para la evaluación clínica de la química acidobásica. En la práctica se utiliza como muestra de referencia la sangre *arterial* sistémica; las mediciones de sangre entera con un medidor de pH proporcionan valores para el H+ del plasma y, por lo tanto, ofrecen una medición del pH en el LEC.

PRINCIPIOS BÁSICOS DE LA QUÍMICA ACIDOBÁSICA

Para entender la importancia fisiológica de la regulación acidobásica es preciso comprender algunas leyes fundamentales de las reacciones químicas. Por eso en esta sección revisaremos de modo rápido algunos principios básicos de la química acidobásica. La concentración de iones de hidrógeno adquiere un significado especial en fisiología porque la conformación de las proteínas es muy sensible a la interacción con los protones. Por esta razón [H+] debe ser mantenida dentro de un rango estrecho para cumplir de manera óptima su función enzimática, metabólica y de transporte celular. Los ácidos importantes en términos fisiológicos incluyen el ácido carbónico (H_2CO_3), ácido fosfórico (H_3PO_4), ácido pirúvico ($C_3H_4O_3$) y ácido láctico ($C_3H_6O_3$). Las bases más importantes al respecto son el bicarbonato (HCO_3^-) y el bifosfato (HPO_4^{2-}). La regulación acidobásica en el cuerpo involucra sobre todo dos iones: el hidrógeno (H+) y el bicarbonato (HCO_3^-).

Los ácidos se disocian para liberar iones de hidrógeno en solución

Un **ácido** es una sustancia que puede liberar (o donar) H^+; una **base** es una sustancia que puede combinarse con (o aceptar) H^+. Cuando se añade un ácido (escrito de manera genérica como HA) al agua se disocia en forma reversible de acuerdo con la reacción: $HA \rightleftharpoons H^+ + A^-$. La especie A^- constituye una base porque puede combinarse con H^+ para formar HA. En otras palabras, cuando un ácido se disocia genera un H^+ libre y su base conjugada. (*Conjugada* quiere decir "unida como un par"). En equilibrio, la tasa de disociación de un ácido para formar H^+ + A^- es igual a la tasa de asociación de H^+ con la base A^- para formar HA. La constante de equilibrio (K_a), también llamada *constante de ionización* o **constante de disociación de ácido**, se ve determinada por la expresión:

$$K_a = \frac{[H^+] \times [A^-]}{[HA]} \tag{1}$$

Cuanto más alta sea la constante de disociación de ácido, más se ionizará un ácido en solución y mayor será su fuerza. El ácido clorhídrico (HCl), por ejemplo, es un **ácido fuerte**: presenta una K_a alta y se ioniza casi por completo en soluciones acuosas. Otros ácidos fuertes incluyen el ácido sulfúrico (H_2SO_4), el ácido fosfórico (H_3PO_4) y el ácido nítrico (HNO_3).

Un ácido con una K_a baja es un **ácido débil**. Por ejemplo, en una solución de 0.1 -M de ácido acético ($K_a = 1.8 \times 10^{-5}$) en agua, la mayor parte del ácido (99%) no está ionizado y solo el 1% se hace presente como acetato⁻ y H^+. La acidez (concentración de H^+ libre) en esta solución es baja. Otros ácidos débiles son el ácido láctico, el ácido carbónico (H_2CO_3), el ion amonio (NH_4^+) y el fosfato de hidrógeno ($H_2PO_4^-$).

Las constantes de disociación de ácido presentan amplias variaciones y son, a menudo, números pequeños. Es conveniente convertir K_a en una forma logarítmica a través de la definición de pK_a como:

$$pK_a = \log_{10}(1/K_a) = -\log_{10}K_a \tag{2}$$

En una solución acuosa, cada ácido tiene una pK_a característica que varía ligeramente con la temperatura y la fuerza iónica de la solución. Nótese que la pK_a es *inversamente* proporcional a la fuerza del ácido. Un ácido fuerte tiene una K_a alta y una pK_a baja, mientras que un ácido débil tiene una K_a baja y una pK_a alta.

El pH es inversamente proporcional a la concentración de iones de hidrógeno

El pH expresa la concentración de H^+ en soluciones acuosas y, a menudo, se expresa en unidades de pH. La siguiente ecuación define el **pH**:

$$pH = \log_{10}(1/[H^+]) = -\log_{10}[H^+] \tag{3}$$

donde la concentración de H^+ se expresa en mol/L. Observe que el pH está *inversamente* relacionado con la concentración de H^+. Cada número entero en la escala de pH representa un cambio de 10 veces (logarítmico) en la acidez. Una solución con pH 5 tiene diez veces más H^+ que una solución con pH 6.

Para una solución que contiene un ácido y su base conjugada, podemos reconfigurar la expresión de equilibrio (ecuación 1) como:

$$[H^+] = \frac{K_a \times [HA]}{[A^-]} \tag{4}$$

Si tomamos los logaritmos negativos a cada lado:

$$-\log[H^+] = -\log K_a + \log\frac{[A^-]}{[HA]} \tag{5}$$

Al sustituir el pH por $-\log[H^+]$, y pK_a por $-\log K_a$, obtenemos:

$$pH = pK_a + \log\frac{[A^-]}{[HA]} \tag{6}$$

Esta ecuación se conoce como **ecuación de Henderson-Hasselbalch**, y muestra que el pH de una solución está determinado por la pK_a del ácido y el índice entre las concentraciones de la base conjugada y el ácido.

Los amortiguadores (*buffers*) protegen la estabilidad del pH de la sangre

La estabilidad del pH es protegida por la acción de amortiguadores o buffers. Un amortiguador del pH es un agente que *minimiza* el cambio en el pH que se produce al añadir un ácido o base a la solución; esto es, los amortiguadores *no previenen* por completo el cambio en el pH. Un **amortiguador químico del pH** es una mezcla de un ácido débil con su base conjugada (o de una base débil con su ácido conjugado). A continuación se presentan ejemplos de amortiguadores:

Ácido débil		Base conjugada		
H_2CO_3 (ácido carbónico)	$\rightleftharpoons$	HCO_3^- (bicarbonato)	$+ \quad H^+$	(7)
$H_2PO_4^-$ (fosfato de dihidrógeno)	$\rightleftharpoons$	HPO_4^{2-} (fosfato de monohidrógeno)	$+ \quad H^+$	(8)
NH_4^+ (ion amonio)	$\rightleftharpoons$	NH_3 (amoniaco)	$+ \quad H^+$	(9)

Por lo general, la expresión de equilibrio para un par de amortiguadores puede escribirse en términos de la ecuación de Henderson-Hasselbalch:

$$pH = pK_a + \log\frac{[\text{base conjugada}]}{[\text{ácido}]} \tag{10}$$

Por ejemplo, para el caso de $H_2PO_4^-/HPO_4^{2-}$:

$$pH = 6.8 + \log\frac{[HPO_4^{2-}]}{[H_2PO_4^-]} \tag{11}$$

La efectividad de un amortiguador (o sea, qué tan bien minimiza los cambios en el pH cuando se añade un ácido o base) depende de su concentración y de su pK_a. Un amortiguador adecuado debería presentar concentraciones elevadas y una pK_a cercana al pH deseado.

La figura 24-1 muestra una curva de titulación para el sistema amortiguador de fosfato. A medida que se añaden un ácido o una base fuertes a la solución (mostrado en el eje x), se registra el pH resultante (mostrado en el eje y). De derecha a izquierda, a medida que se añade un ácido fuerte, H^+ se combina con la forma básica del fosfato: $H^+ + HPO_4^{2-} \rightleftharpoons H_2PO_4^-$. De izquierda a derecha, a medida que se añade una base fuerte, el OH^- se combina con el H^+ liberado de la forma ácida del amortiguador de fosfato: $OH^- + H_2PO_4^- \rightleftharpoons HPO_4^{2-} + H_2O$. Estas reacciones reducen la caída o el aumento en el pH.

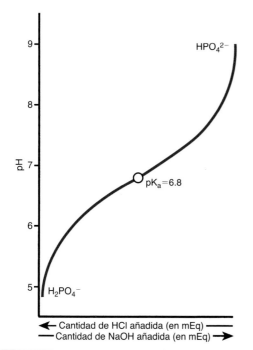

Figura 24-1 **Curva de titulación para un amortiguador de fosfato.** La pK_a del $H_2PO_4^-$ es 6.8. Se añadió un ácido fuerte (HCl, *derecha a izquierda*) o una base fuerte (NaOH; *izquierda a derecha*), y se registró el pH resultante en la solución (eje *y*). Nótese que la amortiguación es más eficaz cuando el pH de la solución es igual a la pK_a del amortiguador.

En la pK_a del amortiguador de fosfato, el índice HPO_4^{2-}/$H_2PO_4^-$ es 1, y la curva de titulación es más plana (es decir que el *cambio* en el pH para una determinada cantidad de ácido o base añadidos es mínimo). En la mayoría de los casos, la amortiguación del pH es efectiva cuando el pH de la solución se encuentra dentro de ± 1 unidades de pH respecto a la pK_a del amortiguador. Más allá de este rango, las modificaciones en el pH producidas por una cantidad determinada de ácido o base pueden ser tan grandes como para provocar que el amortiguador se vuelva relativamente inefectivo.

PRODUCCIÓN METABÓLICA DE ÁCIDOS EN EL CUERPO

Los ácidos son producidos en el cuerpo de manera constante y amenazan el rango normal del pH en el LEC y el LIC. En términos fisiológicos, los ácidos se clasifican en dos grupos: (1) H_2CO_3 (ácido carbónico), también llamado "ácido volátil", y (2) todos los demás ácidos (no carbónicos, llamados ácidos "no volátiles" o "fijos"). La diferencia entre estos grupos se basa en que el H_2CO_3 está en equilibrio con el gas volátil CO_2, que puede abandonar el cuerpo a través de los pulmones. Por lo tanto, la concentración de H_2CO_3 en sangre arterial se ve afectada por la actividad respiratoria. En contraste, los ácidos no carbónicos en el cuerpo no se ven afectados de manera directa por la respiración: son amortiguados en el cuerpo y excretados luego por los riñones.

La oxidación celular proporciona una fuente constante de dióxido de carbono y H$^+$

El metabolismo de un adulto promedio produce alrededor de 300 L de CO_2 diarios. El CO_2 de los tejidos entra en la sangre capilar, donde reacciona con el agua para formar H_2CO_3 que, a su vez, se disocia de forma instantánea para generar H^+ y HCO_3^-: $CO_2 + H_2O \rightleftharpoons H_2CO_3 \rightleftharpoons H^+ + HCO_3^-$. ¡La cantidad de

CO_2 producida cada día añade al cuerpo ~ 10 000 mmol de H^+! Si se permitiera que el H_2CO_3, formado a partir del CO_2, se acumulara en el cuerpo, el pH sanguíneo caería con rapidez hasta niveles mortales.

Por fortuna, el H_2CO_3 es convertido en CO_2 y agua en los capilares pulmonares, y el CO_2 es espirado (*véase* el capítulo 19). En los pulmones, las reacciones se invierten:

$$H^+ + HCO_3^- \rightleftharpoons H_2CO_3 \rightleftharpoons H_2O + CO_2 \qquad (12)$$

Si se espira CO_2 tan rápido como se lo produce, entonces no se modificarán ni la tensión arterial de CO_2 ni la concentración de H_2CO_3 ni el pH.

El metabolismo incompleto de carbohidratos y grasas es una importante fuente de producción de ácidos

Por lo general, los carbohidratos y las grasas se oxidan por completo en CO_2 y agua; si se oxidan *de forma incompleta*, se producen ácidos no volátiles. La oxidación incompleta de los carbohidratos se produce cuando los tejidos no reciben suficiente oxígeno, como ocurre con el ejercicio extenuante, las hemorragias o el choque cardiogénico. En tales estados, el metabolismo de la glucosa genera ácido láctico ($pK_a = 3.9$), que se disocia en lactato$^-$ y H^+ y reduce por lo tanto el pH sanguíneo. La oxidación incompleta de los ácidos grasos se produce en la diabetes mellitus no controlada, el ayuno y el alcoholismo, y produce ácidos de los cuerpos cetónicos (ácidos acetoacético y β-hidroxibutírico), cuya pK_a suele oscilar entre 4 y 5. Al nivel del pH sanguíneo, se disocian sobre todo en sus aniones y en H^+, lo que hace que la sangre sea más ácida.

Las proteínas alimentarias de carnes y vegetales producen una ganancia neta de ácido que amenaza el equilibrio acidobásico

El metabolismo de las proteínas en la dieta es una de las principales fuentes de H^+. La oxidación de proteínas y aminoácidos produce ácidos fuertes como H_2SO_4, HCl y H_3PO_4; la oxidación de aminoácidos con azufre (metionina, cisteína y cistina) produce H_2SO_4, y la oxidación de aminoácidos catiónicos (arginina, lisina y algunos residuos de histidina) produce HCl. La oxidación de proteínas y ácidos nucleicos que contienen fósforo produce H_3PO_4. En conjunto, estos ácidos *fijos* aportan cada día al organismo entre 50 y 100 mmol de H^+.

Una dieta que contenga tanto carne como vegetales da como resultado una producción neta de ácidos, en su mayor parte a partir de la oxidación de proteínas. En cierta medida, las reacciones metabólicas que consumen ácido equilibran la producción de H^+. Los alimentos también contienen aniones básicos (como citrato, lactato y acetato) que, cuando se oxidan en CO_2 y agua, generan el consumo de iones de hidrógeno (o, lo que es lo mismo, se produce HCO_3^-). El adulto promedio que ingiere una dieta mixta genera cada día una producción neta de ácido equivalente a ~ 1 mEq H^+/kg de peso corporal. Los vegetarianos suelen tener menos carga ácida en la dieta y un pH urinario más alcalino que los no vegetarianos, ya que la mayoría de las frutas y vegetales contiene grandes cantidades de aniones orgánicos que son metabolizados a HCO_3^-. Por lo general, el cuerpo debe eliminar el ácido no volátil, y esta función es llevada a cabo por los riñones.

El hecho de que un alimento en particular posea un efecto acidificante o alcalinizante depende de si sus componentes son metabolizados y, en caso afirmativo, de cómo se lleva a cabo. El jugo de arándano genera un efecto acidificante por contener ácido benzoico, que no puede ser descompuesto en el organismo. A pesar de su pH ácido de alrededor de 3.7, el jugo de naranja tiene un efecto alcalinizante porque contiene citrato, que se metaboliza a HCO_3^-. El ácido cítrico del jugo de naranja se convierte en CO_2 y agua, y tiene solo un efecto transitorio sobre el pH y ningún efecto sobre el pH de la orina.

SISTEMAS INTEGRADOS DE AMORTIGUACIÓN EN EL CUERPO

Para mantener la función homeostática del equilibrio acidobásico, el organismo depende de una serie de sistemas de amortiguación que se integran para mantener un rango de pH estrecho, incluso ante posibles perturbaciones. En consecuencia, el cuerpo contiene diversos amortiguadores que se unen de forma reversible al H^+ y atenúan los cambios en el pH. Pueden incluirse aquí el bicarbonato, las proteínas, el fosfato y otros compuestos menos abundantes.

El sistema de amortiguación del bicarbonato es el más importante del organismo, a pesar de su pKa menor a la ideal (véanse las secciones siguientes). El dióxido de carbono (CO_2), a través del ácido carbónico (H_2CO_3), puede ser transformado en iones de hidrógeno y bicarbonato (HCO_3^-), como se vio en la ecuación 12. La figura 24-2 muestra los mecanismos amortiguadores clave en la regulación estrecha del pH, a pesar de la

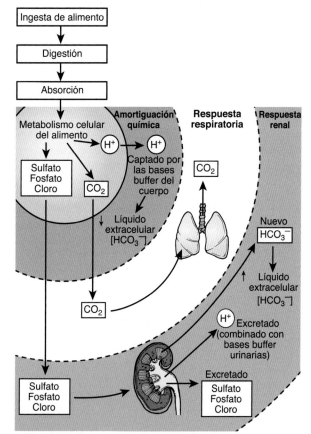

Figura 24-2 El pH sanguíneo normal es regulado por los amortiguadores químicos, por el sistema respiratorio y por los riñones. En una dieta mixta, el pH se ve amenazado por la producción de ácidos fuertes (sulfúrico, clorhídrico y fosfórico), sobre todo a partir del metabolismo de las proteínas. Estos ácidos fuertes son atenuados por bases químicas amortiguadoras, como el HCO_3^- en el líquido extracelular (LEC). Los riñones eliminan iones de hidrógeno (combinados con amortiguadores urinarios) y aniones en la orina. Al mismo tiempo, añaden nuevo HCO_3^- al LEC para reemplazar el HCO_3^- consumido en la amortiguación de los ácidos fuertes. El sistema respiratorio elimina CO_2.

ganancia neta diaria de ácido. La amortiguación se logra por amortiguadores químicos, los pulmones y los riñones.

- *Amortiguación química.* Los amortiguadores químicos en el LEC, el LIC y el hueso son la primera línea de defensa contra los cambios en el pH de la sangre. Los amortiguadores químicos de los fluidos y tejidos corporales no corrigen los desequilibrios acidobásicos; más bien, la amortiguación química *minimiza* el cambio en el pH, no elimina ácidos ni bases del cuerpo.

- *Respuesta respiratoria.* El sistema respiratorio es la segunda línea de defensa contra los cambios en el pH sanguíneo. En condiciones normales, la respiración elimina CO_2 a medida que este se produce. Las cargas grandes de ácido estimulan la respiración (hiperventilación), que elimina CO_2 del cuerpo y reduce por lo tanto el H_2CO_3 en la sangre arterial; esto disminuye el cambio acídico en el pH sanguíneo.

- *Respuesta renal.* Los riñones son la tercera línea de defensa contra los cambios en el pH sanguíneo. Aunque los amortiguadores químicos del cuerpo pueden unirse al H^+ y los pulmones pueden cambiar el nivel de H_2CO_3 en la sangre (es decir, eliminar CO_2), el trabajo de eliminación del exceso de H^+ y de regulación de HCO_3^- recae de manera directa en los riñones. Los iones de hidrógeno son excretados junto con amortiguadores urinarios. Al mismo tiempo, los riñones recuperan el HCO_3^- perdido con la filtración glomerular y añaden nuevo HCO_3^- al LEC para reemplazar el utilizado en la amortiguación de ácidos fijos. Los riñones también excretan los aniones (fosfato, cloro y sulfato) liberados de los ácidos fuertes. Estos órganos afectan el pH sanguíneo de forma más lenta que otros mecanismos de amortiguación en el cuerpo; la compensación renal completa para una alteración del equilibrio acidobásico puede tomar de 1 a 3 días.

El fosfato, las proteínas y el bicarbonato son los principales amortiguadores químicos del cuerpo

El cuerpo contiene muchos pares acidobásicos conjugados que actúan como amortiguadores químicos (tabla 24-1). En el LEC,

TABLA 24-1 Principales amortiguadores químicos del pH en el cuerpo

Amortiguador	Reacción
Líquido extracelular	
Bicarbonato/CO_2	$CO_2 + H_2O \rightleftharpoons H_2CO_3 \rightleftharpoons H^+ + HCO_3^-$
Fosfato inorgánico	$H_2PO_4^- \rightleftharpoons H^+ + HPO_4^{2-}$
Proteínas plasmáticas (Pr)	$HPr \rightleftharpoons H^+ + Pr^-$
Líquido intracelular	
Proteínas celulares (p. ej., hemoglobina [Hb])	$HHb \rightleftharpoons H^+ + Hb^-$
Fosfatos orgánicos	HPO_4^- orgánico $\rightleftharpoons H^+ + PO_4^{2-}$ orgánico
Bicarbonato/CO_2	$CO_2 + H_2O \rightleftharpoons H_2CO_3 \rightleftharpoons H^+ + HCO_3^-$
Hueso	
Fosfatos minerales	$H_2PO_4^- \rightleftharpoons H^+ + HPO_4^{2-}$
Carbonatos minerales	$HCO_3^- \rightleftharpoons H^+ + CO_3^{2-}$

el par más importante es el de HCO_3^-/CO_2, pero las proteínas plasmáticas y el fosfato inorgánico también operan como amortiguadores en estos líquidos. Las células poseen grandes reservas intracelulares de amortiguadores, en particular proteínas y compuestos orgánicos de fosfato; también en ellas se hace presente el HCO_3^-, aunque en concentraciones menores a las del LEC. El hueso contiene grandes reservas de amortiguadores, en especial sales de fosfato y carbonato.

Cuando se añade al cuerpo un ácido o una base, los amortiguadores mencionados captan o liberan H^+ y minimizan en consecuencia el cambio en el pH. En el LEC, la amortiguación se produce en pocos minutos. Aunque los ácidos y bases entran también en las células y en el hueso (lo que les permite asumir de manera conjunta la tarea de amortiguación del pH), por lo general esto se produce en el transcurso de varias horas.

El fosfato se hace presente en el LEC como fosfato inorgánico. La pK_a del fosfato ($H_2PO_4^- \rightleftharpoons H^+ + HPO_4^{2-}$) es de 6.8, cercana al pH ideal de la sangre (7.4). En términos químicos, podría ser un buen amortiguador para el LEC; sin embargo, su concentración en estos líquidos es baja (alrededor de 1 mmol/L), de modo que cumple un rol menor en la amortiguación extracelular. A pesar de ello, el fosfato es un importante amortiguador intracelular por dos motivos. Por un lado, las células contienen grandes cantidades de fosfato en compuestos orgánicos como el trifosfato de adenosina (ATP), difosfato de adenosina (ADP) y fosfato de creatina. Aunque estos compuestos actúan sobre todo en el metabolismo energético, lo hacen también como amortiguadores del pH. Por el otro lado, el pH intracelular es en general más bajo que el pH del LEC, y más cercano a la pK_a del fosfato. (El citosol del músculo esquelético, por ejemplo, tiene un pH de 6.9.) En consecuencia, el fosfato es más efectivo en este entorno que con un pH de 7.4 (como el pH normal del LEC). El hueso posee grandes reservas de sales de fosfato, que también colaboran en la amortiguación.

Además de constituir el mayor reservorio de amortiguadores en el cuerpo, las proteínas son también excelentes amortiguadoras por sí mismas. Ellas son **anfotéricas**, lo que significa que pueden actuar como ácidos y como bases. Contienen muchos grupos ionizables que pueden captar o liberar H^+, entre los que se encuentran los grupos carboxilo C-terminal y amino N-terminal, los grupos carboxilo de cadena lateral de ácido glutámico y aspártico, el grupo amino de cadena lateral de la lisina y el grupo imidazol de la histidina. Los grupos imidazol y amino terminal poseen valores de pKa cercanos a 7.4. La albúmina sérica y las globulinas plasmáticas son las principales proteínas amortiguadoras extracelulares, y aparecen sobre todo en el plasma sanguíneo. La hemoglobina tiene 38 residuos de histidina (más del doble que la albúmina) y 6 veces más capacidad de amortiguación que otras proteínas plasmáticas. Recuerde que las propiedades amortiguadoras de las moléculas de globina presentes en la hemoglobina también desempeñan un papel importante en el transporte de CO_2 y O_2 por parte de la sangre (*véase* el capítulo 19), tarea en la cual su capacidad para titular H^+ facilita el transporte sanguíneo de CO_2. Las células también tienen grandes reservas de proteínas que se añaden a la capacidad amortiguadora del LIC.

El sistema de bicarbonato-dióxido de carbono es un amortiguador fisiológico clave

El par de amortiguadores HCO_3^-/CO_2 es muy importante en la fisiología acidobásica, por varias razones:

- Sus componentes son abundantes; la concentración de HCO_3^- en plasma o en el LEC suele promediar 24 mmol/L. Aunque la concentración de CO_2 disuelto es menor (1.2 mmol/L), el metabolismo ofrece un suministro casi infinito.

- A pesar de su pK_a de 6.10, algo lejana del pH plasmático ideal de 7.40, el sistema es efectivo porque es "abierto", esto es, sus componentes pueden ser añadidos o eliminados del cuerpo a tasas controladas.

- Cada componente puede ser controlado de forma independiente: el CO_2 por los pulmones y el HCO_3^- por los riñones. En otras palabras, el organismo puede alterar tanto el numerador como el denominador de la ecuación de Henderson-Hasselbalch para el CO_2 y el bicarbonato. *La alteración del pH en los líquidos corporales se produce por un cambio en la proporción de bicarbonato y CO_2.*

En el cuerpo, el CO_2 existe bajo diversas formas: en los alveolos pulmonares, como CO_2 gaseoso, y en los líquidos corporales, como CO_2 disuelto, H_2CO_3, HCO_3^-, carbonato (CO_3^{2-}) y compuestos carbamino. El CO_3^{2-} solo aparece en concentraciones apreciables dentro de soluciones alcalinas y es ignorado en el equilibrio acidobásico fisiológico. El CO_2 que se une a las proteínas en forma de carbamino también es ignorado en este contexto. Así, las formas más importantes en términos fisiológicos son el CO_2 gaseoso, el CO_2 disuelto, el H_2CO_3 y el HCO_3^-.

El CO_2 disuelto en la sangre capilar pulmonar se equilibra con el CO_2 gaseoso de los alveolos pulmonares. En consecuencia, las presiones parciales del dióxido de carbono (P_{CO_2}) en el aire alveolar y la sangre arterial sistémica suelen ser idénticas. La concentración de dióxido de carbono disuelto ($CO_{2(d)}$) se relaciona con la P_{CO_2} a través de la ley de Henry (*véase* el capítulo 19). El coeficiente de solubilidad del CO_2 en el plasma a 37 °C es de 0.03 mmol CO_2/L por mm Hg P_{CO_2}. Por lo tanto, la concentración de $CO_{2(d)} = 0.03 \times P_{CO_2}$. Si la P_{CO_2} es 40 mm Hg, el $CO_{2(d)}$ será entonces de 1.2 mmol/L.

En soluciones acuosas, el $CO_{2(d)}$ reacciona con el agua para formar H_2CO_3 ($CO_{2(d)} + H_2O \rightleftharpoons H_2CO_3$). La reacción de la derecha se conoce como **reacción de hidratación**, mientras que la de la izquierda se denomina **reacción de deshidratación**. En muchas células y tejidos (como los riñones, el páncreas, el estómago y los eritrocitos), las reacciones son catalizadas por la **anhidrasa carbónica** a un ritmo 1 000 veces más rápido. En equilibrio, el $CO_{2(d)}$ se ve muy favorecido; a temperatura corporal, la proporción de $CO_{2(d)}$ a H_2CO_3 se ubica alrededor de 400:1. Si el $CO_{2(d)}$ es de 1.2 mmol/L, entonces el H_2CO_3 equivale a 3 µmol/L. El H_2CO_3 se disocia de manera instantánea en H^+ y HCO_3^-: $H_2CO_3 \rightleftharpoons H^+ + HCO_3^-$. La expresión de Henderson-Hasselbalch para esta reacción es la siguiente:

$$pH = 3.5 + \log\frac{[HCO_3^-]}{[H_2CO_3]} \qquad (13)$$

Nótese que el H_2CO_3 es un ácido bastante fuerte ($pK_a = 3.5$), y su baja concentración en los líquidos corporales reduce su impacto sobre la acidez.

Debido a que el H_2CO_3 en plasma es tan bajo y difícil de medir, y dado también que $H_2CO_3 = CO_{2(d)}/400$, podemos utilizar $CO_{2(d)}$ para representar el ácido en la ecuación de Henderson-Hasselbalch:

$$pH = 3.5 + \log\frac{[HCO_3^-]}{[CO_{2(d)}]/400} = 3.5 + \log 400 + \log\frac{[HCO_3^-]}{[CO_{2(d)}]} \quad (14)$$

$$= 6.1 + \log\frac{[HCO_3^-]}{[CO_{2(d)}]}$$

También podemos utilizar $0.03 \times P_{CO_2}$ en lugar de $CO_{2(d)}$:

$$pH = 6.1 + \log\frac{[HCO_3^-]}{0.03\ P_{CO_2}} \qquad (15)$$

Esta forma particular de la ecuación de Henderson-Hasselbalch sirve para comprender los problemas acidobásicos. Observe que el "ácido" de esta ecuación parece ser el $CO_{2(d)}$, pero se trata en realidad de H_2CO_3 "representado" por CO_2. Por lo tanto, esta ecuación es válida solo si el $CO_{2(d)}$ y el H_2CO_3 están en mutuo equilibrio, lo que salvo ciertas excepciones suele ser el caso.

Muchos médicos prefieren trabajar con el H^+ en lugar de con el pH. Si tomamos los antilogaritmos de la ecuación de Henderson-Hasselbalch, resulta la siguiente:

$$[H^+] = 24 \times Pco_2/[HCO_3^-] \tag{16}$$

En esta ecuación, el H^+ se expresa en nmol/L, el HCO_3^- en mmol/L o mEq/L, y la Pco_2 en mm Hg. Si la Pco_2 es 40 mm Hg y el HCO_3^- en plasma es 24 mmol/L, el H^+ será 40 nmol/L.

Como ya se mencionó, la pK_a del sistema HCO_3^-/CO_2 (6.10) está lejos del pH normal de la sangre arterial (7.40). A partir de esto, podría suponerse que este par de amortiguadores es deficiente; sin embargo, y por el contrario, es muy efectivo, porque opera en un sistema "abierto" según el cual ambos componentes del par amortiguador pueden ser añadidos o eliminados del cuerpo a tasas controladas.

El sistema HCO_3^-/CO_2 es abierto en varios sentidos:

- El metabolismo proporciona una fuente inagotable de CO_2, que puede reemplazar el H_2CO_3 consumido por una base añadida al cuerpo.
- El sistema respiratorio puede modificar la cantidad de CO_2 en los líquidos corporales mediante la hiperventilación o la hipoventilación.
- Los riñones modifican la cantidad de HCO_3^- en el LEC mediante la formación de nuevo HCO_3^- cuando se ha añadido al cuerpo un exceso de ácido, o mediante la excreción de HCO_3^- cuando se ha añadido un exceso de base.

Más adelante se describe la forma en la que los riñones y el sistema respiratorio influyen sobre el pH del LEC al actuar sobre el sistema HCO_3^-/CO_2. Por ahora, es mejor explicar con un ejemplo las ventajas de un sistema amortiguador abierto (fig. 24-3). Suponga que tenemos 1 L de LEC que contiene 24 mmol de HCO_3^- y 1.2 mmol de $CO_{2(d)}$ disuelto ($Pco_2 = 40$ mm Hg). A partir de la forma especial de la ecuación de Henderson-Hasselbalch ya descrita, llegamos a un pH de 7.40 para el LEC :

$$pH = 6.10 + \log \frac{[HCO_3^-]}{0.03 Pco_2} = 6.10 + \log \frac{[24]}{[1.2]} = 7.40 \tag{17}$$

Ahora suponga que añadimos 10 mmol de HCl, un ácido fuerte. El HCO_3^- es la principal base amortiguadora en el LEC, por lo cual en este ejemplo no estamos considerando las contribuciones de otros amortiguadores. Predecimos que el nivel de HCO_3^- caerá en casi 10 mmol y, a partir de la reacción $H^+ + HCO_3^- \rightleftharpoons H_2CO_3 \rightleftharpoons H_2O + CO_2$, predecimos también que se formarán casi 10 mmol de $CO_{2(d)}$. Si el sistema fuera cerrado y no pudiera escapar nada de CO_2, el nuevo pH sería:

$$pH = 6.10 + \log \frac{[24-10]}{[1.2+10]} = 6.20 \tag{18}$$

que constituye un pH demasiado bajo que, en consecuencia, puede ser fatal.

En un sistema abierto, en cambio, el CO_2 puede escapar hacia el aire. Si todo el CO_2 adicional fuera espirado por los pulmones y el $CO_{2(d)}$ se mantuviera en 1.2 mmol/L, entonces el pH sería:

$$pH = 6.10 + \log \frac{[24-10]}{[1.2]} = 7.17 \tag{19}$$

Aunque este pH es bajo, no es incompatible con las funciones vitales.

Aun así, existe otro mecanismo que promueve el escape de CO_2 del cuerpo. Un pH sanguíneo ácido estimula la respiración,

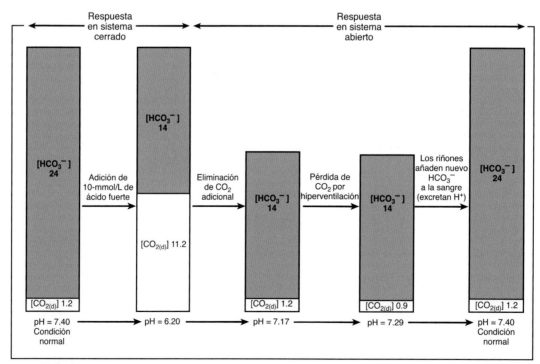

Figura 24-3 El sistema HCO_3^-/CO_2 es un importante amortiguador fisiológico. Este sistema es muy efectivo para amortiguar la adición de ácidos fuertes al cuerpo porque es abierto y porque tanto el ácido como la base conjugada están controlados. El HCO_3^- y el $CO_{2(d)}$ se expresan en mmol/L.

lo que puede reducir la P_{CO_2} a menos de 40 mm Hg. Si la P_{CO_2} cae a 30 mm Hg ($CO_{2(d)}$ = 0.9 mmol/L), el pH sería:

$$pH = 6.10 + \log \frac{[24-10]}{[0.9]} = 7.29 \qquad (20)$$

Este pH está mucho más cerca del valor normal, lo que demuestra la efectividad de un sistema abierto para amortiguar el ácido. El sistema también está abierto en los riñones, y se puede añadir nuevo HCO_3^- al plasma para corregir la pérdida de HCO_3^-. Una vez que el pH de la sangre es normal, el estímulo para la hiperventilación desaparece.

Un sistema de retroalimentación negativa protege el pH sanguíneo de una oleada de ácidos endógenos

Otra de las formas en que el pH sanguíneo puede ser protegido es a partir de cambios en la producción endógena de ácido cada vez que el pH cambia en el cuerpo (fig. 24-4). Un incremento en el pH sanguíneo causado por la adición de una base al cuerpo estimula la producción de ácido láctico y de ácidos de los cuerpos cetónicos, lo que reduce a su vez el cambio alcalino en el pH. Una reducción en el pH sanguíneo inhibe la producción de los ácidos láctico y de los cuerpos cetónicos, lo que reduce el aumento de acidez del pH.

Este escenario es importante sobre todo cuando la producción endógena de estos ácidos es alta, lo cual se da durante el ejercicio extenuante, en condiciones de circulación inadecuada (acidosis láctica) o durante la cetosis derivada de la diabetes mellitus no controlada, del ayuno o del alcoholismo. El efecto del pH bajo sobre la producción endógena de ácidos se produce por modificaciones en las actividades enzimáticas a partir de la acidosis, y forma parte de un mecanismo de retroalimentación negativa para regular el pH sanguíneo.

El principio isohídrico

En las ilustraciones anteriores, los amortiguadores fueron examinados por separado; sin embargo, en el cuerpo, muchos de ellos trabajan de manera conjunta y simultánea. En una solución con múltiples amortiguadores, todos ellos se encuentran en equilibrio con los mismos iones de H^+. Esta idea se conoce

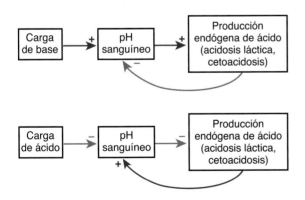

Figura 24-4 **Un sistema de retroalimentación negativa protege el pH sanguíneo al controlar la producción endógena de ácido.** Cuando la carga de una base eleva el pH, estimula la producción endógena de ácidos. La adición de una carga exógena de ácido o el aumento en la producción endógena de ácido da como resultado una caída del pH, lo que inhibe a su vez la producción de ácidos de los cuerpos cetónicos y de ácido láctico. Estos efectos de retroalimentación negativa atenúan los cambios en el pH sanguíneo.

como el **principio isohídrico** (*isohídrico* quiere decir "igual H^+"). Para el plasma, por ejemplo, podemos escribir:

$$pH = 6.80 + \log \frac{[HPO_4^{2-}]}{[H_2PO_4^-]} = 6.10 + \log \frac{[HCO_3^-]}{0.03 P_{CO_2}}$$
$$= pK_{proteínas} + \log \frac{[proteinato^-]}{H-proteína} \qquad (21)$$

Si se incorpora un ácido o una base a una mezcla de amortiguadores tan compleja, todos ellos tomarán parte en la amortiguación y en el cambio de base en ácido o viceversa. La importancia relativa de cada amortiguador depende de su cantidad, su pK y su disponibilidad. El principio isohídrico resalta el hecho de que es la *tasa de concentración* de cada par de amortiguadores, junto con su pK, lo que establece el pH. Si nos enfocamos en la tasa de concentración para un par de amortiguadores, todos los otros ajustarán de modo automático sus tasas de acuerdo con el pH y con sus valores de pK.

De aquí en más, este capítulo enfatizará el papel del par de amortiguadores HCO_3^-/CO_2 en el establecimiento del pH sanguíneo. Sin embargo, existen otros elementos que participan en la amortiguación. Si se hace énfasis en dicho sistema es porque sobre él actúan los mecanismos fisiológicos (pulmones y riñones) que pretenden regular el pH.

Los pulmones regulan el pH de la sangre mediante la exhalación de CO_2 para modificar la P_{CO_2} arterial

El sistema respiratorio puede afectar el pH de la sangre de manera rápida y profunda. Los cambios reflejos en la ventilación ayudan a defender el pH porque modifican con rapidez la P_{CO_2} arterial y, en consecuencia, el H_2CO_3 en sangre. Como se discutió en el capítulo 21, una caída en el pH estimula la ventilación. Una P_{CO_2} arterial elevada es un poderoso estímulo para el aumento de la ventilación mediante quimiorreceptores periféricos y, sobre todo, centrales. El CO_2 se difunde a los líquidos intersticial cerebral y cefalorraquídeo, donde causa un aumento en $[H^+]$ que estimula los quimiorreceptores en el bulbo raquídeo. Cuando la ventilación es estimulada, los pulmones exhalan más CO_2 y reducen así la acidez de la sangre (es decir, aumento del pH). Por el contrario, la disminución de $[H^+]$ y P_{CO_2} en la sangre tras la hiperventilación inhibe la ventilación, lo que conduce a un incremento del H_2CO_3 en sangre y a una reducción del cambio alcalino original en el pH sanguíneo. Las respuestas respiratorias al pH alterado comienzan en cuestión de minutos y alcanzan su punto máximo entre 12 y 24 horas más tarde. Sin embargo, las respuestas respiratorias frente a tales alteraciones son autolimitadas porque, en el proceso de utilización de la ventilación para alterar el pH, la P_{CO_2} (el estímulo más potente para la respiración) se altera de tal manera que el cambio en la ventilación requerido para que el pH regrese a la normalidad se ve atenuado. Por este motivo, por sí mismo, el sistema respiratorio puede provocar solo una desviación que va desde el normal pH arterial hasta un valor de entre 50 y 75% de los parámetros normales. Se requieren pues otros sistemas, sobre todo en el riñón, para ayudar al cuerpo a compensar la alteración acidobásica.

Los riñones mantienen la homeostasis acidobásica mediante la recuperación de bicarbonato filtrado, la generación de nuevo bicarbonato y la excreción del exceso de ácidos o bases

Los riñones juegan un papel muy importante en el mantenimiento del equilibrio acidobásico. El primer paso es el reclamo del HCO_3^- filtrado en el glomérulo. Recuerde que, a partir de la ecuación de Henderson-Hasselbalch, una reducción en el HCO_3^- disminuye el pH del LEC; la eliminación de HCO_3^- equivale a añadir ácido al sistema. Por lo tanto, si el HCO_3^- filtrado en el glomérulo no se repone y se excreta en la orina, se producirá una rápida y significativa acidosis sistémica. En segundo lugar, los riñones deben remover o bien H^+ (si existe un exceso de ácido en el cuerpo), o bien HCO_3^- (si hay exceso de base). El desafío habitual es la eliminación del exceso de ácidos fuertes formados por el metabolismo normal. Como ya aprendimos, los ácidos fuertes producidos por el metabolismo son amortiguados primero por las bases del cuerpo, en particular el HCO_3^-. Por lo tanto, el HCO_3^- del LEC se pierde cuando reacciona con ácidos fuertes producidos en el cuerpo. Los riñones deben entonces restablecer el HCO_3^- gastado mediante la creación de "*nuevo*" HCO_3^- y la eliminación de H^+ en la orina.

Solo una pequeña parte del H^+ excretado en la orina está presente como H^+ libre. Por ejemplo, si el pH en la orina presenta su valor mínimo (pH = 4.5), la concentración de H^+ será solo de 0.03 mEq/L. Con una típica diuresis diaria de 1 a 2 L, la cantidad de ácido que el cuerpo debe eliminar cada día oscila los 70 mEq. Como es obvio, el H^+ producido no es excretado en su forma libre: la mayor parte se combina con amortiguadores urinarios para ser excretado como **ácido titulable**, o conforma con el NH_3 complejos que serán excretados en forma de NH_4^+. En el laboratorio, el ácido titulable se mide a partir de la titulación de la orina con una base fuerte (NaOH) y de la medición del número de miliequivalentes de OH^- requeridos para llevar el pH urinario hacia el sanguíneo (por lo general, 7.40). Representa entonces la cantidad de iones de hidrógeno que se excretaron en combinación con amortiguadores urinarios (como fosfato, creatinina y otras bases). El mayor componente del ácido titulable suele ser el fosfato, o $H_2PO_4^-$.

Los iones de hidrógeno secretados por los túbulos renales también se combinan con la base libre NH_3 y se excretan como NH_4^+. El amoniaco (un término que incluye tanto NH_3 como NH_4^+) es producido por las células tubulares del riñón y secretado en la orina. Dado que la pK_a del NH_4^+ es alta (9.3), la mayor parte del amoniaco en la orina está presente como NH_4^+. Por este motivo, el NH_4^+ no puede ser titulado de forma apreciable cuando se mide el ácido titulable. El amoniaco urinario se mide por un método distinto, colorimétrico o enzimático.

El amoniaco urinario es la principal fuente del exceso de ácido secretado

En un equilibrio acidobásico estable, la *excreción neta de ácido* por los riñones equivale a la tasa neta de adición de H^+ al cuerpo por el metabolismo u otros procesos, siempre que las otras vías de pérdida de ácido o base (p. ej., pérdidas gastrointestinales) sean pequeñas y puedan no ser tomadas en cuenta, que es lo que suele ocurrir. La pérdida neta de H^+ en la orina puede calcularse con la siguiente ecuación, que muestra entre paréntesis los valores típicos:

$$\text{Excreción renal neta de ácido (70 mEq/d)}$$
$$= \text{ácido titulable urinario (24 mEq/d)}$$
$$+ \text{amoniaco urinario (48 mEq/d)} \quad (22)$$
$$- HCO_3^- \text{ urinario (2 mEq/d)}$$

El amoniaco urinario NH_4^+ suele representar alrededor de dos tercios del H^+ excretado, y el ácido titulable representa el tercio restante. La excreción de HCO_3^- en la orina implica una

pérdida de base en el cuerpo, por lo que debe ser restada al calcular la excreción neta de ácido. Si la orina contiene cantidades significativas de aniones orgánicos como el citrato, que podrían generar HCO_3^- en el cuerpo, estos también deben ser restados. Dado que la cantidad de H^+ libre excretado es insignificante, se omite de la ecuación.

A medida que la orina fluye a lo largo del túbulo, desde la cápsula de Bowman hasta los conductos colectores, se producen tres procesos: el HCO_3^- filtrado se reabsorbe, se forma ácido titulable y se añade amoniaco a la orina tubular. Los tres procesos involucran la secreción de H^+ por el epitelio tubular, lo que conduce a un aumento de la acidificación urinaria. La naturaleza y magnitud de estos procesos varían en los diferentes segmentos de la nefrona. La figura 24-5 resume las mediciones del pH del líquido tubular a lo largo de la nefrona y exhibe los movimientos del amoniaco en los diferentes segmentos de la misma.

El primer paso en el proceso de acidificación urinaria comienza en el túbulo contorneado proximal. El pH del ultrafiltrado glomerular es idéntico al del plasma del que se deriva (7.4).

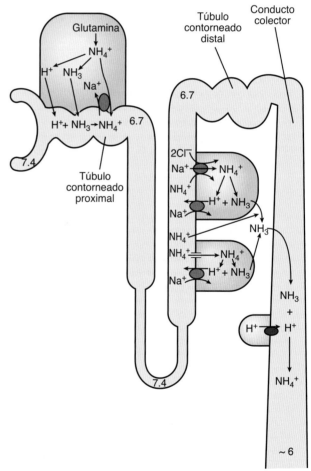

Figura 24-5 El exceso de ácido se secreta a lo largo de la nefrona. El pH de la orina tubular disminuye a lo largo del túbulo contorneado proximal, se eleva a lo largo de la rama descendente del asa de Henle, cae a lo largo de la rama ascendente, y alcanza su valor más bajo en los conductos colectores. El amoniaco ($NH_3 + NH_4^+$) se produce sobre todo en las células del túbulo proximal y se secreta en la orina tubular. El NH_4^+ se reabsorbe en la rama ascendente gruesa y se acumula en la médula renal. El NH_3 se difunde a la orina ácida del conducto colector, donde es atrapado como NH_4^+.

El epitelio del túbulo proximal secreta iones de hidrógeno hacia el lumen del túbulo; alrededor de dos tercios de este proceso se logra mediante un intercambiador de Na$^+$/H$^+$, y cerca de un tercio se logra por una H$^+$-ATPasa en la membrana de borde en cepillo.

A pesar de la significativa adición de H$^+$ al líquido tubular el pH de este último cae solo a un valor aproximado de 6.7 al final del túbulo contorneado proximal (*véase* fig. 24-5). La caída en el pH es moderada a causa de la amortiguación del H$^+$ secretado y de la alta permeabilidad al H$^+$ del epitelio del túbulo proximal. El filtrado glomerular y el líquido del túbulo contienen abundantes bases amortiguadoras, en especial HCO$_3^-$, que absorbe el H$^+$ secretado y minimiza así la caída en el pH. El epitelio del túbulo proximal también es bastante "permeable" al H$^+$, de modo que todo gradiente establecido por la secreción de H$^+$ desde la orina hacia la sangre se verá pronto limitado por la difusión de H$^+$ fuera del lumen de los túbulos hacia la sangre que los rodea.

La mayoría de los iones de hidrógeno secretados por la nefrona en el túbulo contorneado proximal se utiliza para reabsorber HCO$_3^-$ filtrado. Los iones de hidrógeno secretados también son amortiguados por el fosfato filtrado para formar ácido titulable. Las células del túbulo proximal producen amoniaco, sobre todo a partir del aminoácido glutamina. El amoniaco es secretado hacia la orina tubular por la difusión de NH$_3$ (que se combina luego con H$^+$ secretado para formar NH$_4^+$) o a través del intercambiador de Na$^+$/H$^+$ en la membrana con borde en cepillo, que puede operar como intercambiador de Na$^+$/NH$_4^+$.

La segunda etapa de la acidificación de la orina involucra el asa de Henle, a lo largo de cuya rama descendente se eleva el pH del líquido tubular (de 6.7 a 7.4). Este aumento se explica por un aumento en el HCO$_3^-$ intraluminal causado por la reabsorción de agua. El amoniaco es excretado a lo largo de la rama descendente.

El líquido tubular es acidificado por un intercambiador Na$^+$/H$^+$, a partir de la secreción de H$^+$ a lo largo de la rama ascendente. A lo largo de la rama ascendente delgada, el amoniaco se reabsorbe de manera pasiva. A lo largo de la gruesa, el cotransportador Na–K–2Cl de la membrana celular luminal reabsorbe NH$_4^+$ en forma activa (el NH$_4^+$ sustituye el K$^+$). El NH$_4^+$ adicional puede ser reabsorbido a través de un canal de K$^+$ en la membrana celular luminal. Además, parte del NH$_4^+$ puede ser reabsorbido de modo pasivo entre las células de este segmento gracias a la diferencia positiva de potencial eléctrico transepitelial en el lumen (*véase* el capítulo 22). El amoniaco puede multiplicarse a contracorriente en el asa de Henle, lo que lleva a un gradiente de concentración de amoniaco en la médula renal. Las concentraciones más altas se dan en la punta de la papila.

El último paso en la acidificación de la orina ocurre en las nefronas distales. La nefrona distal (túbulo contorneado distal, túbulo conector y conducto colector) difiere de su porción proximal en función de las propiedades de transporte de H$^+$. Esta región secreta muchos menos iones de hidrógeno, que son secretados sobre todo por una H$^+$-ATPasa electrogénica o una H$^+$/K$^+$-ATPasa electroneutra. La nefrona distal está revestida también por epitelios "estrechos", lo que provoca que una porción pequeña del H$^+$ secretado se difunda fuera del lumen tubular y hace posible que aparezcan gradientes pronunciados de pH entre la orina y la sangre (*véase* fig. 24-5). El pH final de la orina suele ser de alrededor de 6, pero puede bajar incluso hasta 4.5.

La nefrona distal suele reabsorber casi por completo las pequeñas cantidades de HCO$_3^-$ que no fueron reabsorbidas por los segmentos más proximales de la nefrona. A medida que la orina se acidifica, se forman cantidades considerables de ácido

titulable. El amoniaco que fue reabsorbido en la rama ascendente del asa de Henle, y que se acumuló en el espacio intersticial medular, se difunde como NH$_3$ liposoluble hacia la orina del conducto colector y se combina con el H$^+$ secretado para formar NH$_4^+$. El epitelio del conducto colector es impermeable al NH$_4^+$ lipo-insoluble, de modo que el amoniaco queda atrapado en la orina ácida y es excretado como NH$_4^+$ (*véase* fig. 24-5).

Las **células intercaladas** del conducto colector están involucradas en el transporte acidobásico y se clasifican en dos tipos principales: una *célula α-intercalada* secretora de ácido y una *célula β-intercalada* secretora de bicarbonato. La primera tiene una H$^+$-ATPasa de tipo vacuolar (el mismo que se encuentra en los lisosomas, endosomas y vesículas secretoras) y una H$^+$/K$^+$-ATPasa en la membrana celular luminal (similar a la de las células epiteliales del estómago y el colon). Contiene también un intercambiador de Cl$^-$/HCO$_3^-$ en la membrana celular basolateral (fig. 24-6). La célula β-intercalada tiene la polaridad opuesta para estos transportadores. Por lo tanto, las células α-intercaladas están organizadas para secretar H$^+$ y reabsorber HCO$_3^-$, mientras que las β-intercaladas están organizadas para secretar HCO$_3^-$ y reabsorber H$^+$.

Un pH sanguíneo más ácido da como resultado la inserción de bombas citoplasmáticas de H$^+$ en la membrana celular luminal de las células α-intercaladas y un incremento en la secreción de H$^+$. Por lo general, las cantidades de HCO$_3^-$ secretadas son pequeñas en comparación con las cantidades filtradas y reabsorbidas. Sin embargo, si la sangre se vuelve alcalina, la secreción de HCO$_3^-$ por las células β-intercaladas aumenta.

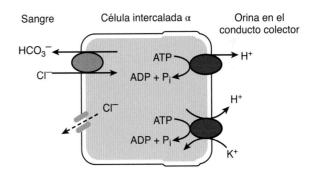

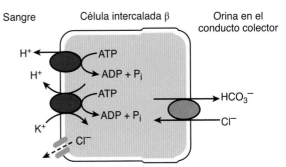

Figura 24-6 **El conducto colector funciona como un transportador acidobásico.** La célula α-intercalada secreta H$^+$ a través de una H$^+$-ATPasa vacuolar electrogénica y de una H$^+$/K$^+$-ATPasa electroneutral, y añade HCO$_3^-$ a la sangre mediante un intercambiador de Cl$^-$/HCO$_3^-$ en la membrana celular basolateral. La célula β-intercalada, ubicada en los conductos colectores corticales, tiene la polaridad opuesta y secreta HCO$_3^-$. ADP, difosfato de adenosina; ATP, trifosfato de adenosina; P$_i$, fosfato inorgánico.

Los riñones regulan el pH de la sangre, en primer lugar, mediante la reabsorción del bicarbonato filtrado

Los glomérulos renales filtran cada día alrededor de 4 320 mEq de HCO_3^- (180 L/d × 24 mEq/L). Recuerde que, a partir de la ecuación de Henderson-Hasselbalch, una reducción del HCO_3^- en el LEC dará como resultado una disminución del pH; por lo tanto, la pérdida de HCO_3^- tiene el mismo efecto que la adición de ácido al LEC. La pérdida urinaria de este HCO_3^-, incluso en cantidades pequeñas, derivará en una sangre ácida y alterará la capacidad del cuerpo para amortiguar su carga diaria de H^+ producido por el metabolismo. Los túbulos renales tienen la importante tarea de recuperar el HCO_3^- filtrado y regresarlo a la sangre.

A nivel celular (fig. 24-7), el HCO_3^- filtrado no se reabsorbe y se recupera de modo directo a través de la membrana luminal de la célula tubular, como sucede por ejemplo con la glucosa. En cambio, el bicarbonato filtrado se reabsorbe de forma indirecta por la secreción de H^+, de la siguiente manera: alrededor de un 90% del HCO_3^- filtrado es reabsorbido en el túbulo contorneado proximal; el H^+ es secretado hacia el lumen del túbulo, sobre todo por el intercambiador de Na^+/H^+ en la membrana luminal, y se combina con el bicarbonato filtrado para formar H_2CO_3. La anhidrasa carbónica (AC) en la membrana luminal (borde en cepillo) del túbulo proximal cataliza la deshidratación de H_2CO_3 a CO_2 y agua en el lumen. El CO_2 se difunde de regreso a la célula.

En el ámbito intracelular, la deshidratación del dióxido de carbono (catalizada por la AC intracelular) genera H_2CO_3, que forma al instante H^+ y HCO_3^-. El primero es secretado hacia el lumen, mientras que el segundo se dirige hacia la sangre que rodea a los túbulos. En las células del túbulo proximal, este movimiento se ve favorecido por el potencial negativo dentro de la membrana celular y por un cotransportador electrogénico en la membrana basolateral, que transporta en forma simultánea tres HCO_3^- y un Na^+. Además, el HCO_3^- puede abandonar la célula a través del intercambiador de Cl^-/HCO_3^- en la membrana basolateral (no se muestra en la fig. 24-7).

La reabsorción del HCO_3^- filtrado no produce la excreción de H^+ ni la formación de "nuevo" HCO_3^-. El H^+ secretado no se excreta porque se combina con el HCO_3^- filtrado. Este es reemplazado por la reabsorción de otro bicarbonato hacia la sangre, tal como se describió antes. De este modo, la filtración de un HCO_3^- resulta en la reabsorción separada de otro HCO_3^-. No hay adición neta de HCO_3^- al cuerpo en esta operación. *Se trata simplemente de un proceso de recuperación o reclamo.* Por el contrario, cuando el H^+ es excretado como ácido titulable y amoniaco, nuevo HCO_3^- se forma y se añade a la sangre. Este reemplaza el HCO_3^- utilizado para amortiguar los ácidos fuertes producidos por el metabolismo (*véase* fig. 24-2).

La formación de nuevo HCO_3^- y la excreción de H^+ son como dos caras de la misma moneda. Esto se hace evidente si asumimos que el H_2CO_3 es la fuente de H^+:

$$CO_2 + H_2O \rightleftharpoons H_2CO_3 \nearrow \begin{matrix} H^+(\text{orina}) \\ \\ HCO_3^-(\text{sangre}) \end{matrix} \qquad (23)$$

Una pérdida de H^+ en la orina (por ejemplo, a través de la titulación con una base no bicarbonatada) equivale a la adición de nuevo HCO_3^- a la sangre. Lo mismo ocurre si el cuerpo pierde H^+ a través de una ruta diferente, como cuando se vomita jugo gástrico ácido. Este proceso lleva a una elevación en el HCO_3^- plasmático.

La figura 24-8 muestra un modelo celular para la formación de ácido titulable. En esta figura, el $H_2PO_4^-$ es utilizado como un ácido titulable formado (aunque aquí también serían suficientes el amoniaco y cualquier especie de base conjugada, o anión). En la figura 24-8, el H^+ y el HCO_3^- se producen en la célula a partir de H_2CO_3. El H^+ secretado se combina con la forma básica del fosfato (HPO_4^{2-}) para formar el fosfato ácido ($H_2PO_4^-$), y reemplaza uno de los iones de Na^+ que acompañan el fosfato básico. El HCO_3^- nuevo o liberado que se genera en la célula se mueve hacia la sangre, acompañado de sodio. Por cada miliequivalente de H^+

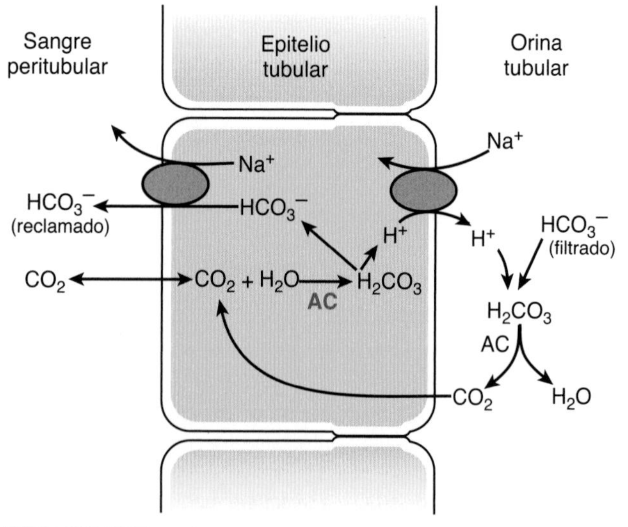

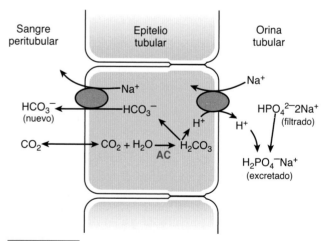

Figura 24-7 Modelo celular para la recuperación de HCO_3^- por la nefrona. El HCO_3^- filtrado se combina con el H^+ secretado, lo que provoca la reabsorción de otro HCO_3^- dentro de la célula tubular. La anhidrasa carbónica (AC) está presente en las células y en el borde en cepillo del túbulo proximal.

Figura 24-8 Modelo celular para la formación de ácido titulable. En este ejemplo, el ácido titulable (p. ej., $H_2PO_4^-$) se forma cuando el H^+ secretado se une con una base amortiguadora (p. ej., HPO_4^{2-}) en la orina tubular. Por cada miliequivalente de ácido titulable excretado, se añade un miliequivalente de HCO_3^- a la sangre capilar peritubular. Además del fosfato, existen también otros aniones que pueden titular el H^+ en los túbulos renales (no se muestran en la figura). AC, anhidrasa carbónica.

excretado en la orina como ácido titulable, se añade un miliequi-valente de nuevo HCO_3^- a la sangre. Este proceso elimina H^+ en la orina, repone HCO_3^- en el LEC y ayuda a restablecer el pH san-guíneo normal.

La cantidad excretada de ácido titulable depende de dos fac-tores: el pH de la orina y la disponibilidad de amortiguadores. Si el primero aumenta, se puede formar más ácido titulable. Sin embargo, el suministro de fosfato y de otros amortiguadores en la orina suele ser limitado.

Para excretar grandes cantidades de ácido, los riñones dependen de una mayor excreción de amoniaco. La figura 24-9 muestra un modelo celular para el inicio de la excreción de amoniaco, cuya mayor parte se sintetiza en las células del túbulo proximal por desamidación y desaminación de la glutamina:

$$\text{Glutamina} \xrightarrow[\text{Glutaminasa}]{NH_4^+} \text{Glutamato}^- \xrightarrow[\text{Deshidrogenasa de glutamato}]{NH_4^+} \alpha\text{-cetoglutarato}^{2-} \quad (24)$$

Este proceso es regulado al alza en la acidosis sistémica. El propio catabolismo de la glutamina genera moléculas de $2HCO_3^-$ (proceso no mostrado en la figura), consideradas tam-bién como "nuevo" bicarbonato que puede añadirse al LEC. Como ya se dijo, la hidratación del CO_2 en la célula tubular pro-duce H^+ y HCO_3^-. Dos H^+ son consumidos cuando el anión α-cetoglutarato^{2-} se convierte en glucosa o en CO_2 y agua den-tro la célula. El nuevo HCO_3^- restante regresa a la sangre junto con Na^+. A pesar de ello, la síntesis de la mayor parte del nuevo bicarbonato por la nefrona se produce a través del proceso de titulación del NH_3 en la nefrona distal. Sin embargo, el proceso de múltiples etapas que deriva en esa reacción final comienza con la desaminación de la glutamina en las células del túbulo

proximal. Como se analizó antes, el amoniaco es secretado en la orina por dos mecanismos: en tanto NH_3, soluble en lípidos, se difunde en forma directa hacia la orina tubular; en tanto NH_4^+, sustituye el H^+ en el intercambiador de Na^+/H^+. En el lumen, el NH_3 se combina con el H^+ secretado para formar NH_4^+, que es excretado luego en una relación de uno a uno con la reabsorción de nuevo HCO_3^- añadido a la sangre.

Si se añade un exceso de ácido al cuerpo, la excreción de amoniaco urinario aumenta por dos razones. La primera es que una orina más ácida captura más amoniaco (como NH_4^+). La segunda es que la síntesis renal de amoniaco aumenta a lo largo de un periodo de varios días. El aumento en la síntesis y excre-ción renales de amoniaco es una adaptación que puede salvar vidas, ya que permite al riñón eliminar grandes excesos de H^+ y añadir nuevo HCO_3^- a la sangre. Por otro lado, el NH_4^+ excre-tado puede sustituir el Na^+ y el K^+ de la orina, lo cual disminuye la pérdida de dichos cationes. Con la acidosis metabólica grave, la excreción de amoniaco puede aumentar hasta diez veces.

Los electrolitos sanguíneos, los gases en la sangre, la aldosterona y la actividad de la anhidrasa carbónica afectan la secreción renal de ácido

Hay muchos factores metabólicos que influyen en la excreción renal de H^+, como 1) el pH intracelular, 2) la P_{CO_2} en la sangre arterial, 3) la actividad de la AC, 4) la reabsorción de Na^+, 5) el K^+ en plasma y 6) la aldosterona (fig. 24-10).

El pH en las células tubulares renales es uno de los facto-res clave que influye sobre la secreción de H^+ y, por tanto, sobre su excreción. Una caída en el pH intracelular (y un aumento de H^+) incrementa la secreción de H^+; una elevación del pH (dis-minución de H^+) reduce la secreción de H^+, y una reducción del pH aumenta la actividad de los intercambiadores de Na^+/H^+ en la membrana celular luminal. La actividad de estos intercam-biadores se ve incrementada por un mayor suministro de H^+ y por cambios en la conformación del intercambiador inducidos por la unión de H^+. Un pH bajo aumenta el reclutamiento de H^+-ATPasas de vesículas intracelulares, así como su inserción

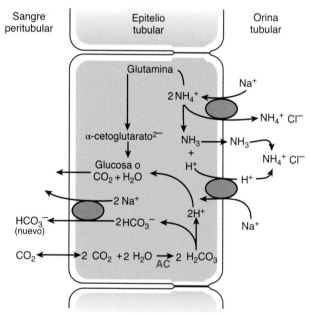

Figura 24-9 Modelo celular para la síntesis renal y la excre-ción de amoniaco. Los iones de amonio se forman en la célula a partir de glutamina y se secretan en la orina tubular (*arriba*). El H^+ del H_2CO_3 (*abajo*) se consume cuando el α-cetoglutarato es convertido en glucosa o en CO_2 y H_2O. Se agrega nuevo HCO_3^- a la sangre capilar peritubular —1 miliequivalente por cada miliequivalente de NH_4^+ excretado en la orina—. Este es uno de los mecanismos de producción de nuevo bicarbonato en el riñón. Puede formarse bicarbonato nuevo adicional a partir de la titulación de NH_3 en los conductos colectores (no se muestra en esta figura). AC, anhidrasa carbónica.

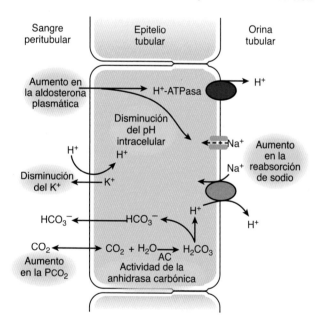

Figura 24-10 Los factores metabólicos influyen en la secreción renal de ácido. La figura exhibe los metabolitos más importantes que conducen al aumento en la secreción de H^+ por el epitelio del túbulo renal. AC, anhidrasa carbónica. (*Véase* el texto para más detalles.)

en la membrana luminal. Una caída en el pH intracelular también estimula la síntesis renal de amoniaco, lo que permite a los riñones excretar más H$^+$ (como NH$_4^+$).

La elevación de la Pco$_2$ arterial aumenta la formación de H$^+$ a partir de H$_2$CO$_3$, lo que deriva en un incremento de la secreción y excreción renales de H$^+$ —una compensación útil para aquellas condiciones en que la sangre contiene demasiado H$_2$CO$_3$—. (Analizaremos esto más adelante, cuando consideremos la acidosis respiratoria.) Por el contrario, una disminución de la Pco$_2$ arterial da lugar a una menor secreción de H$^+$ y, en consecuencia, a una reabsorción menos completa del HCO$_3^-$ filtrado y a una pérdida de base en la orina (se trata de una compensación útil para la alcalosis respiratoria, que también se abordará más adelante).

La enzima anhidrasa carbónica cataliza dos reacciones clave en la acidificación de la orina:

a. La hidratación del CO$_2$ en las células, que forma H$_2$CO$_3$ y genera H$^+$ para su secreción.
b. La deshidratación de H$_2$CO$_3$ a H$_2$O y CO$_2$ en el lumen del túbulo proximal, una etapa importante en la reabsorción del HCO$_3^-$ filtrado.

Si la anhidrasa carbónica es inhibida (en general a causa de un medicamento), habrá grandes cantidades de HCO$_3^-$ filtrado que podrían escapar de la reabsorción, situación que podría conducir a una caída en el pH sanguíneo.

Otro factor metabólico vinculado a la secreción de ácido es la reabsorción de Na$^+$. Estos dos iones están ligados en forma directa, ya que ambos son transportados por el intercambiador de Na$^+$/H$^+$ en la membrana celular luminal. La relación es menos directa en los conductos colectores: el aumento de la reabsorción de Na$^+$ en dichos conductos produce un potencial eléctrico intraluminal más negativo, lo que favorece la secreción de H$^+$ por su H$^+$-ATPasa electrogénica. La ávida reabsorción renal de Na$^+$, como la que se observa en estados de deplección de volumen, es acompañada por una elevación paralela en la excreción urinaria de H$^+$, lo que puede provocar alcalosis sistémica.

El quinto factor metabólico que influye en la excreción renal de H$^+$ es la modificación en la concentración plasmática de K$^+$. Una caída en el K$^+$ plasmático favorece el movimiento de K$^+$ desde el interior de las células hacia el líquido intersticial (o el plasma sanguíneo) y el movimiento recíproco de H$^+$ hacia las células. En las células tubulares del riñón, estos movimientos reducen el pH intracelular y aumentan la secreción de H$^+$. La deplección de K$^+$ también estimula la síntesis de amoniaco en los riñones (probablemente al reducir el pH intracelular), lo cual hace aumentar la excreción de NH$_4^+$. Por último, el bajo K$^+$ en plasma produce un aumento de la expresión y la actividad de la H$^+$/K$^+$-ATPasa en las células α-intercaladas; aunque esto permite que el riñón conserve el K$^+$, también aumenta su secreción de H$^+$. El resultado es la reabsorción completa de HCO$_3^-$ filtrado y el aumento en la generación de nuevo HCO$_3^-$ a medida que se excreta más ácido titulable y amoniaco. En consecuencia, la hipopotasemia (o una disminución de las reservas corporales de K$^+$) conduce a un aumento del HCO$_3^-$ plasmático (*alcalosis metabólica*).

La hiperpotasemia (o exceso de K$^+$ en el cuerpo) da como resultado modificaciones opuestas a las anteriores: aumento en el pH intracelular, reducción en la secreción de H$^+$, reabsorción incompleta de HCO$_3^-$ filtrado y caída del HCO$_3^-$ plasmático (*acidosis metabólica*).

Por último, el sexto factor metabólico que afecta la secreción de ácido por el riñón es la aldosterona, que estimula los conductos colectores para secretar H$^+$ mediante tres acciones:

1. Estimula directamente la H$^+$-ATPasa en las células α-intercaladas del conducto colector.

2. Mejora la reabsorción de Na$^+$ en el conducto colector, lo que conduce a un potencial intraluminal más negativo y, en consecuencia, promueve la secreción de H$^+$ por la H$^+$-ATPasa electrogénica.

3. Promueve la secreción de K$^+$. Esta respuesta conduce a la hipopotasemia, que incrementa la secreción renal de H$^+$.

El **hiperaldosteronismo** da como resultado una mayor excreción renal de H$^+$ y un pH sanguíneo alcalino (alcalosis metabólica); con el **hipoaldosteronismo** ocurre lo contrario.

REGULACIÓN DEL pH INTRACELULAR

El pH intracelular es un factor importantísimo en el entorno celular y, en potencia, sus cambios pueden afectar todos los procesos (por ejemplo, el metabolismo, los potenciales de membrana, el transporte de membrana y la actividad mitótica celular). La regulación intracelular en el cerebro en particular es importante porque ligeros cambios en el pH pueden alterar de modo negativo la actividad neuronal.

El pH intracelular y del LEC están vinculados por los intercambios a través de las membranas celulares de H$^+$, HCO$_3^-$, varios ácidos y bases, y CO$_2$. Al estabilizar el pH del LEC se puede mantener el pH intracelular. Si los iones de hidrógeno se distribuyeran de manera pasiva a través de las membranas celulares, el pH intracelular sería más bajo de lo que se observa en la mayoría de las células del cuerpo. En las del músculo esquelético, por ejemplo, a partir de la ecuación de Nernst (*véase* el capítulo 2) y de un potencial de membrana de −90 mV, podemos calcular que el pH citosólico debería ser 5.9 si el pH del LEC es 7.4; sin embargo, las mediciones reales indican un pH de 6.9. De esta discrepancia se desprenden dos conclusiones claras: los iones de hidrógeno no están en equilibrio a través de la membrana celular, y la célula debe utilizar mecanismos activos para extruir H$^+$.

El pH celular es mantenido mediante la extrusión de iones de hidrógeno

Las células suelen estar amenazadas por los subproductos ácidos del metabolismo y por la tendencia del H$^+$ a difundirse al interior de la célula a través del gradiente eléctrico (fig. 24-11). El H$^+$ es extruido por intercambiadores de Na$^+$/H$^+$, presentes en casi todas las células del cuerpo y para los cuales se han identificado ocho isoformas diferentes (denominadas NHE1, NHE2, etc.), con sus correspondientes variaciones en las distribuciones tisulares. Estos transportadores intercambian un H$^+$ por un Na$^+$ y, por lo tanto, actúan de forma neutra en términos eléctricos. La extrusión activa de H$^+$ mantiene el pH interno dentro de límites estrechos.

La actividad del intercambiador de Na$^+$/H$^+$ es regulada por el pH intracelular y por una variedad de hormonas y factores de crecimiento. No sorprende, entonces, que un incremento del H$^+$ intracelular estimule el intercambiador; esto no se da solo porque hay más sustrato (H$^+$) para el intercambiador, sino también porque el H$^+$ estimula este último al protonar un sitio activador en el lado citoplásmico del mismo. Esto proporciona al intercambiador una mayor eficacia a la hora de lidiar con la amenaza de la acidosis intracelular. Muchas hormonas y factores de crecimiento, a través de segundos mensajeros intracelulares, activan diversas proteínas cinasas que estimulan o inhiben el intercambiador de Na$^+$/H$^+$. De esta forma, producen cambios en el pH intracelular que pueden llevar a modificaciones en la actividad y el crecimiento celulares.

Además de la extrusión de H$^+$, existen otras maneras en las que la célula puede lidiar con ácidos y bases. En primer lugar, en algunas de ellas pueden existir diversos transportadores de HCO$_3^-$ (p. ej., cotransportadores electrogénicos de Na$^+$/HCO$_3^-$ dependientes del Na$^+$ e intercambiadores de Cl$^-$/HCO$_3^-$ inde-

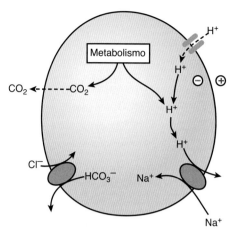

Figura 24-11 **El pH intracelular es mantenido mediante la extrusión del exceso de iones de H⁺.** Las células del cuerpo suelen mantener un pH intracelular constante. La célula se acidifica por la producción metabólica de H⁺ y por la entrada de H⁺ desde el líquido extracelular (favorecida por el potencial de membrana negativo dentro de la célula). Para mantener un pH intracelular estable, la célula debe extruir iones de hidrógeno a una tasa equiparable con la de entrada. Muchas células poseen también diversos transportadores de HCO_3^- (la figura muestra un ejemplo) para defenderse contra el exceso de ácido o de base.

pendientes del Na⁺), que se ubican en las membranas plasmáticas y pueden ser activados por cambios en el pH intracelular. En segundo lugar, las células poseen grandes reservas de proteínas y amortiguadores de fosfato orgánico, que pueden unirse a, o liberar, H⁺. En tercer lugar, existen diversas reacciones químicas dentro las células que pueden también utilizar o liberar H⁺. Por ejemplo, la conversión de ácido láctico en glucosa o en CO_2 y agua elimina el ácido de manera eficiente. En cuarto lugar, varios organelos pueden secuestrar H⁺; por ejemplo, las H⁺-ATPasas de endosomas y lisosomas bombean H⁺ fuera del citosol y hacia esos organelos. En resumen, el transporte de iones, los mecanismos de amortiguación y las reacciones metabólicas aseguran un pH intracelular relativamente estable.

TRASTORNOS FISIOLÓGICOS DEL EQUILIBRIO ACIDOBÁSICO

La tabla 24-4 lista los valores normales para el pH (o H⁺), la P_{CO_2} y el HCO_3^- del plasma arterial. Un pH sanguíneo inferior a 7.35 (concentración de H⁺ > 45 nmol/L) indica **acidemia**, mientras

TABLA 24-2 Valores acidobásicos normales en la sangre arterial

Parámetro	Promedio	Rango*
pH	7.40	7.35-7.45
[H⁺] (nmol/L)	40	35-45
P_{CO_2} (mm Hg)	40	35-45
[HCO_3^-] (mEq/L)	24	22-26

*El rango se extiende desde dos desviaciones estándar por debajo de la media hasta dos desviaciones estándar por encima de ella, y abarca el 95% de la población sana.

P_{CO_2}, presión parcial de dióxido de carbono. Los corchetes indican la concentración.

que uno superior a 7.45 (concentración de H⁺ < 35 nmol/L) es un índice de **alcalemia**. El rango de valores del pH compatible con la vida va de ~ 6.8 a 7.8 (concentración de H⁺ = 160 a 16 nmol/L).

Cuatro simples ejemplos de alteraciones acidobásicas muestran cómo estas pueden conducir a un pH sanguíneo anormal: **acidosis respiratoria**, **alcalosis respiratoria**, **acidosis metabólica** y **alcalosis metabólica**. Su carácter "simple" se refiere a que hay una sola causa principal para la perturbación. Tanto la acidosis como la alcalosis son procesos anormales, que tienden a producir respectivamente acidemia y alcalosis. Si hay demasiado o muy poco CO_2 en la sangre arterial, entonces existe una *alteración respiratoria*; si el problema, en cambio, es la existencia de demasiado o muy poco HCO_3^-, lo que se produce es una *alteración metabólica* (o *no respiratoria*) del equilibrio acidobásico. La tabla 24-3 resume los cambios en el pH sanguíneo (o concentración de H⁺), en la concentración de HCO_3^- en plasma y en la P_{CO_2}, modificaciones que se producen en cada una de las cuatro alteraciones acidobásicas simples.

Al considerar las alteraciones acidobásicas, puede ser útil recordar la ecuación de Henderson-Hasselbalch para el HCO_3^-/CO_2:

$$pH = 6.10 + \log \frac{[HCO_3^-]}{0.03 P_{CO_2}} \qquad (25)$$

Si el problema principal es una modificación en la concentración de HCO_3^- o en la P_{CO_2}, el pH se puede acercar al valor normal mediante un cambio del otro miembro del par amortiguador *en la misma dirección*. Por ejemplo, si la P_{CO_2} se reduce, una disminución en la concentración plasmática de HCO_3^- minimizará el cambio en el pH. En diversas alteraciones acido-

TABLA 24-3 Cambios direccionales en los valores en sangre arterial para las cuatro alteraciones acidobásicas simples

| Alteración | Sangre arterial | | | | Respuesta compensatoria |
	pH	[H⁺]	[HCO_3^-]	P_{CO_2}	
Acidosis respiratoria	↓	↑	↑	↑↑	Los riñones aumentan la excreción de H⁺
Alcalosis respiratoria	↑	↓	↓	↓↓	Los riñones aumentan la excreción de HCO_3^-
Acidosis metabólica	↓	↑	↓↓	↓	Hiperventilación alveolar; los riñones aumentan la excreción de H⁺
Alcalosis metabólica	↑	↓	↑↑	↑	Hipoventilación alveolar; los riñones aumentan la excreción de HCO_3^-

Las flechas dobles indican el efecto más importante. Los corchetes indican la concentración.

P_{CO_2}, presión parcial de dióxido de carbono.

básicas, los pulmones ajustan la P_{CO_2} sanguínea y los riñones ajustan la concentración plasmática de HCO_3^- para reducir las desviaciones respecto al pH normal; estos ajustes se denominan *compensaciones* (*véase* tabla 24-3). Las compensaciones atenúan pero no corrigen el trastorno subyacente y, a menudo, no generan un valor normal para el pH sanguíneo.

La acidosis y alcalosis respiratorias son causadas por niveles alterados de la $Paco_2$

La hipoventilación es aquella condición en la que el nivel de respiración no puede seguir el paso de la producción metabólica de dióxido de carbono en el cuerpo. Como resultado, se produce una acidosis respiratoria, definida como una acumulación anormal de CO_2 en la sangre arterial. Recuerde que, al abordar el control de la respiración en el capítulo 21, vimos que la P_{CO_2} arterial elevada se conoce como **hipercapnia** y lleva a un incremento en el H^+ sanguíneo. La acumulación de CO_2 desplaza las siguientes reacciones hacia la derecha:

$$CO_2 + H_2O \rightleftharpoons H_2CO_3 \rightleftharpoons H^+ + HCO_3^- \qquad (26)$$

La concentración sanguínea de H_2CO_3 aumenta, lo que provoca un incremento en la concentración de H^+ o una caída en el pH. La acidosis respiratoria es causada por una disminución en la ventilación alveolar general. La hipoventilación ocurre a partir de diversas enfermedades pulmonares, de una supresión de la ventilación (p. ej., anestesia central excesiva o sobredosis de drogas) o de un desequilibrio entre la ventilación y la perfusión. La acidosis respiratoria también se produce si una persona respira aire enriquecido con CO_2 (p. ej., en el buceo de profundidad o en un submarino).

La hiperventilación se produce cuando el nivel de ventilación alveolar es superior al que se precisa para las necesidades metabólicas del organismo. Esto da como resultado una reducción en la $Paco_2$. Obsérvese que esto contrasta con aquella situación en la que la ventilación aumenta por un aumento correspondiente en la actividad metabólica del organismo (por ejemplo, el aumento de la ventilación alveolar asociado al ejercicio). Este tipo de ventilación elevada se denomina taquipnea. Tales aumentos en la ventilación, apropiados en términos metabólicos, no reducen la $Paco_2$.

Una $Paco_2$ baja (hipocapnia) reduce la $[H^+]$ en la sangre y produce alcalosis. Si esta se debe a que los pulmones exhalan demasiado dióxido de carbono, la condición se denomina alcalosis respiratoria. La pérdida de CO_2 por hiperventilación reduce la P_{CO_2} de la sangre arterial y alveolar; dicha pérdida hace que la concentración sanguínea de H_2CO_3 disminuya y, por lo tanto, que se reduzca también la concentración de H^+ (el pH se eleva). La alcalosis respiratoria puede ser causada por esfuerzos voluntarios, ansiedad, estimulación directa del centro respiratorio en el bulbo raquídeo por estímulo anormal (p. ej., meningitis, fiebre o intoxicación por aspirina) o por hipoxia —como resultado de anemia grave o respiración a una gran altitud—. Aunque la hiperventilación provoca alcalosis respiratoria, también causa cambios que inhiben la ventilación (es decir, una caída de la P_{CO_2} y un aumento del pH de la sangre) y que, en consecuencia, limitan la extensión de la hiperventilación.

La acidosis y alcalosis respiratorias son amortiguadas en primer término dentro de las células

Tanto en la acidosis como en la alcalosis respiratorias, más del 95% de la amortiguación química se produce dentro de las células. En la primera condición mencionada, las células contienen

muchas proteínas y fosfatos orgánicos que pueden unirse al H^+. Por ejemplo, la hemoglobina (Hb) de los eritrocitos se combina con el H^+ del H_2CO_3 y minimiza así el incremento del H^+ libre. Recuerde del capítulo 19 la reacción de amortiguación:

$$H_2CO_3 + HbO_2^- \rightleftharpoons HHb + O_2 + HCO_3^- \qquad (27)$$

Esta reacción eleva el HCO_3^- en plasma. En la acidosis respiratoria *aguda*, estos procesos de amortiguación química en el cuerpo conducen a un incremento en la concentración plasmática de HCO_3^- de alrededor de 1 mEq/L por cada aumento de 10 mm Hg en la P_{CO_2} (tabla 24-4). El bicarbonato no constituye un amortiguador para el H_2CO_3 porque la reacción

$$H_2CO_3 + HCO_3^- \rightleftharpoons HCO_3^- + H_2CO_3 \qquad (28)$$

es solo una reacción de intercambio y no afecta el pH.

El siguiente ejemplo ilustra cómo la amortiguación química reduce la caída del pH durante la acidosis respiratoria. Suponga que la P_{CO_2} ha aumentado desde un valor normal de 40 mm Hg hasta 70 mm Hg ($CO_{2(d)} = 2.1$ mmol/L). Si no hubiera en el cuerpo bases amortiguadoras que pudiesen captar H^+ del H_2CO_3 (esto es, si no se diera un incremento mensurable en la concentración de HCO_3^-), el pH resultante sería de 7.16:

$$pH = 6.10 + \log\frac{[24]}{[2.1]} = 7.16 \qquad (29)$$

En la acidosis respiratoria aguda, con un aumento de 30 mm Hg en la P_{CO_2} se producirá un aumento de 3 mEq/L en la concentración plasmática de HCO_3^- (*véase* tabla 24-4). Por lo tanto, el pH será de 7.21:

$$pH = 6.10 + \log\frac{[24+3]}{[2.1]} = 7.21 \qquad (30)$$

TABLA 24-4 Respuestas compensatorias en las alteraciones acidobásicas*

Tipo	Respuesta
Acidosis respiratoria	
Aguda	$[HCO_3^-]$ en plasma aumenta 1 mEq/L por cada aumento de 10 mm Hg en la P_{CO_2}[†]
Crónica	$[HCO_3^-]$ en plasma aumenta 4 mEq/L por cada aumento de 10 mm Hg en la P_{CO_2}[‡]
Alcalosis respiratoria	
Aguda	$[HCO_3^-]$ en plasma disminuye 2 mEq/L por cada reducción de 10 mm Hg en la P_{CO_2}[†]
Crónica	$[HCO_3^-]$ en plasma disminuye 4 mEq/L por cada reducción de 10 mm Hg en la P_{CO_2}[‡]
Acidosis metabólica	La P_{CO_2} disminuye 1.3 mm Hg por cada reducción de 1 mEq/L en el $[HCO_3^-]$ en plasma[**]
Alcalosis metabólica	La P_{CO_2} aumenta 0.7 mm Hg por cada aumento de 1 mEq/L en el $[HCO_3^-]$ en plasma[**]

*Cambios promedio determinados de modo empírico, medidos en personas con alteraciones acidobásicas simples.

[†]Este cambio es en primer lugar el resultado de la amortiguación química.

[‡]Este cambio se debe en primer lugar a la compensación renal.

[**]Este cambio es el resultado de la compensación respiratoria.

P_{CO_2}, presión parcial de dióxido de carbono. Los corchetes indican concentración.

El pH de 7.21 está más cerca de un valor normal porque las bases amortiguadoras del cuerpo (sobre todo intracelulares), como proteínas y fosfatos, se combinan con el H^+ liberado del H_2CO_3.

Tal como ocurre en la acidosis respiratoria, durante la alcalosis respiratoria la mayor parte de la amortiguación se da dentro de las células. Las proteínas y los fosfatos orgánicos de las células liberan iones de hidrógeno, que son añadidos al LEC y reducen la concentración plasmática de HCO_3^-, lo que disminuye en consecuencia el cambio alcalino en el pH.

Con la alcalosis respiratoria *aguda*, la concentración plasmática de HCO_3^- cae alrededor de 2 mEq/L por cada 10 mm Hg de reducción en la P_{CO_2} (*véase* tabla 24-4). Por ejemplo, si la P_{CO_2} cae de 40 a 20 mm Hg ($CO_{2(d)} = 0.6$ mmol/L), la concentración plasmática de HCO_3^- caerá 4 mEq/L y el pH será 7.62:

$$pH = 6.10 + \log \frac{[24 - 4]}{[0.6]} = 7.62 \qquad (31)$$

Si la concentración de HCO_3^- no hubiera cambiado, el pH habría sido 7.70:

$$pH = 6.10 + \log \frac{[24]}{[0.6]} = 7.70 \qquad (32)$$

Los pulmones y los riñones compensan la acidosis y alcalosis respiratorias

Una elevación inicial en la P_{CO_2} arterial conduce a la acidosis y a una caída en el pH. Los pulmones compensan la elevada P_{CO_2} arterial aumentando la respiración (*véase* el capítulo 21), lo cual disminuye la gravedad de la acidosis.

Además, los riñones compensan la acidosis respiratoria añadiendo más H^+ a la orina y nuevo HCO_3^- a la sangre. El aumento en la P_{CO_2} estimula la secreción renal de H^+, lo que permite la reabsorción de todo el HCO_3^- filtrado. El exceso de H^+ es excretado como ácido titulable y NH_4^+; estos procesos proporcionan nuevo HCO_3^- a la sangre y causan que la concentración plasmática de HCO_3^- se eleve. Esta compensación toma varios días para desarrollarse por completo.

Con la acidosis respiratoria *crónica*, la concentración plasmática de HCO_3^- se eleva, en promedio, 4 mEq/L por cada 10 mm Hg de aumento en P_{CO_2} (*véase* tabla 24-4). Debido a la adición renal de HCO_3^- en la sangre, este aumento supera al observado en la acidosis respiratoria aguda. Sería esperable que una persona con acidosis respiratoria crónica y una P_{CO_2} de 70 mm Hg tuviese un aumento en el HCO_3^- plasmático de 12 mEq/L. El pH de la sangre sería así 7.33:

$$pH = 6.10 + \log \frac{[24 + 12]}{[2.1]} = 7.33 \qquad (33)$$

Con la acidosis respiratoria crónica, hay más tiempo disponible para la compensación renal, por lo que el pH sanguíneo (en este ejemplo, 7.33) está mucho más cerca del valor normal que el que se da durante la acidosis respiratoria aguda (pH 7.21).

Los riñones compensan la alcalosis respiratoria excretando HCO_3^- en la orina. Una reducción en la P_{CO_2} reduce la secreción de H^+ por el epitelio del túbulo renal. Como resultado, parte del HCO_3^- filtrado no se reabsorbe. Cuando la orina deviene más alcalina, la excreción de ácido titulable se desvanece y se excreta

poco amoniaco. El aumento en la pérdida de HCO_3^- hace que caiga la concentración plasmática de HCO_3^-.

La alcalosis respiratoria *crónica* es acompañada por una caída en la concentración plasmática de HCO_3^- de 4 mEq/L por cada disminución de 10 mm Hg en la P_{CO_2} (*véase* tabla 24-4). Por ejemplo, en una persona con hiperventilación crónica y P_{CO_2} de 20 mm Hg, el pH de la sangre será:

$$pH = 6.10 + \log \frac{[24 - 8]}{[0.6]} = 7.53 \qquad (34)$$

Este pH está más cerca de lo normal que el de 7.62 presente en la alcalosis respiratoria aguda. La diferencia entre ambas situaciones se da sobre todo como resultado de la compensación renal.

La acidosis metabólica es resultado de un pH más bajo de lo normal en los tejidos y en el plasma, debido a un aumento de los ácidos no volátiles

Un incremento de los ácidos no volátiles, como el ácido láctico, produce acidosis metabólica. Se trata de un proceso anormal caracterizado por una ganancia de ácido (que no sea H_2CO_3) o una pérdida de HCO_3^-. Con la acidosis metabólica, tanto la concentración de HCO_3^- como el pH plasmáticos disminuyen. Si un ácido fuerte aumenta en el cuerpo, las reacciones

$$H^+ + HCO_3^- \rightleftharpoons H_2CO_3 \rightleftharpoons H_2O + CO_2 \qquad (35)$$

serán desplazadas hacia la derecha. El H^+ añadido consume HCO_3^-. Si se infunde mucho ácido con rapidez, la P_{CO_2} se eleva, tal como predice la ecuación. Sin embargo, este incremento solo ocurre de manera transitoria, ya que el cuerpo es un sistema abierto y los pulmones expulsan el CO_2 a medida que se va generando. La P_{CO_2} cae de hecho por debajo de lo normal porque un pH sanguíneo ácido estimula la ventilación (*véase* fig. 24-3).

Hay muchas condiciones que pueden producir acidosis metabólica, incluyendo insuficiencia renal, diabetes mellitus no controlada, acidosis láctica, ingesta de agentes acidificantes como el NH_4Cl, excreción renal excesiva de HCO_3^-, y diarrea. En la insuficiencia renal, los riñones no pueden excretar H^+ con la rapidez suficiente para seguir el paso de la producción metabólica de ácido; en la diabetes mellitus no controlada, aumenta la producción de ácidos de los cuerpos cetónicos. La acidosis láctica resulta de la hipoxia tisular. El NH_4Cl ingerido es convertido en urea y en un ácido fuerte, HCl, en el hígado. La diarrea produce una pérdida de líquidos intestinales alcalinos.

La acidosis metabólica es amortiguada por el líquido celular, el hueso, los pulmones y los riñones

El exceso de ácido es amortiguado en términos químicos en el LEC, el LIC y el hueso. En la acidosis metabólica, alrededor de la mitad de la amortiguación se produce en las células y en el hueso. El HCO_3^- es el principal amortiguador presente en el LEC.

El pH ácido de la sangre estimula el sistema respiratorio para reducir la P_{CO_2} por hiperventilación. Esto disminuye la concentración sanguínea de H_2CO_3 y, por lo tanto, tiende a alcalinizar la sangre, oponiéndose al cambio ácido en el pH. En promedio, la acidosis metabólica es acompañada por una caída en la P_{CO_2} de 1.3 mm Hg por cada disminución de 1 mEq/L en la concentración plasmática de HCO_3^- (*véase* tabla 24-4). Suponga, por ejemplo, que la infusión de un ácido fuerte provoca que la concentración plasmática de HCO_3^- caiga de 24 a 12 mEq/L. Si no existiese compensación respiratoria y la P_{CO_2} no modificara su valor normal de 40 mm Hg, el pH sería 7.10:

$$pH = 6.10 + \log \frac{[12]}{[1.2]} = 7.10 \qquad (36)$$

Con la compensación respiratoria, la P_{CO_2} cae 16 mm Hg (12×1.3) hasta un valor de 24 mm Hg ($CO_{2(d)} = 0.72$ mmol/L), y el pH es 7.32:

$$pH = 6.10 + \log \frac{[12]}{[0.72]} = 7.32 \qquad (37)$$

En este caso, el pH se aproxima más al valor normal que cuando se ubica en 7.10. La respuesta respiratoria se desarrolla con rapidez (en cuestión de minutos) y alcanza su punto máximo entre 12 y 24 horas después.

Los riñones también responden a la acidosis metabólica añadiendo más H^+ a la orina. Dado que la concentración plasmática de HCO_3^- se reduce por la acidosis metabólica, la carga filtrada de HCO_3^- cae y los riñones pueden lograr una reabsorción completa del HCO_3^- filtrado (*véase* fig. 24-7). Además, se excreta más H^+ como ácido titulable y NH_4^+. Con la acidosis metabólica crónica, los riñones producen también más amoniaco; por lo tanto, pueden añadir más HCO_3^- "nuevo" a la sangre y reemplazar así el HCO_3^- perdido. Si se subsana la causa subyacente de la acidosis metabólica, los riñones sanos pueden corregir el pH de la sangre en pocos días.

La brecha aniónica en el plasma se utiliza para determinar la etiología de la acidosis metabólica

El concepto de **brecha aniónica** es útil cuando se intenta determinar la posible causa de la acidosis metabólica. La brecha aniónica plasmática se calcula a partir de las concentraciones de sodio, cloro y bicarbonato. En cualquier líquido corporal, la suma de los cationes y la suma de los aniones es igual, ya que las soluciones son neutrales en términos eléctricos. Para el plasma sanguíneo, podemos escribir:

$$\Sigma \text{ cationes} = \Sigma \text{ aniones} \qquad (38)$$

o

$$\begin{aligned} [Na^+] + [\text{cationes no medidos}] \\ = [Cl^-] + [HCO_3^-] + [\text{aniones no medidos}] \end{aligned} \qquad (39)$$

Los cationes no medidos incluyen iones de K^+, Ca^{2+} y Mg^{2+}. Dado que están presentes en concentraciones relativamente bajas (en comparación con el Na^+) y que suelen ser bastante constantes, elegimos no tomarlos en cuenta. Los aniones no medidos incluyen proteínas plasmáticas, sulfato, fosfato, citrato, lactato y otros aniones orgánicos. Si reconfiguramos la ecuación anterior, obtendremos:

$$\begin{aligned} [\text{aniones no medidos}] \text{ o "brecha aniónica"} \\ = [Na^+] - [Cl^-] - [HCO_3^-] \end{aligned} \qquad (40)$$

En una persona sana, la brecha aniónica se ubica en el rango entre 8 y 14 mEq/L. Por ejemplo, si la concentración plasmática de Na^+ es de 140 mEq/L, la de cloro es de 105 mEq/L y la de HCO_3^- es de 24 mEq/L, la brecha aniónica será de 11 mEq/L. Si se añade al plasma un ácido como el láctico, la reacción de ácido láctico + $HCO_3^- \rightleftharpoons$ lactato$^-$ + H_2O + CO_2 se desplazará hacia la derecha. En consecuencia, el HCO_3^- en plasma disminuirá y, dado que el Cl^- no se modifica, la brecha aniónica aumentará. El anión no medido en este caso es el lactato$^-$. Varios tipos de acidosis metabólica van acompañados de una brecha aniónica elevada (tabla 24-5). (Estas pueden recordarse utilizando la nemotecnia MULEPAKS, formada por las primeras letras de la lista).

En otros tipos de acidosis metabólica, el bajo pH de la sangre se acompaña de una brecha aniónica normal (*véase* tabla 24-5). Por ejemplo, con la diarrea y con la pérdida de líquido intestinal alcalino, la concentración de HCO_3^- en el plasma cae pero la de Cl^- se eleva; ambos cambios se contrarrestan uno al otro, de modo que la brecha aniónica no cambia. Otra vez, el principal valor del concepto de brecha aniónica es que permite que el médico reduzca el espectro de explicaciones posibles para la acidosis metabólica en un paciente.

La alcalosis metabólica se debe sobre todo a una pérdida de ácidos no volátiles más alta de lo normal

La alcalosis metabólica se caracteriza por la ganancia de una base fuerte, por la ganancia de HCO_3^- o por la pérdida de un ácido no volátil (excepto ácido carbónico). La concentración de HCO_3^- y el pH en el plasma se elevan; la P_{CO_2} aumenta por la compensación respiratoria. Estos cambios son opuestos a los observados en la acidosis metabólica (*véase* tabla 24-3). Son varias las situaciones que pueden producir alcalosis metabólica, incluyendo la ingesta de cantidades excesivas de antiácidos, el vómito de jugo gástrico ácido y el aumento de la excreción renal de H^+ (p. ej., como resultado de hiperaldosteronismo o hipopotasemia).

La alcalosis metabólica es amortiguada sobre todo por los pulmones y los riñones

Los amortiguadores químicos del cuerpo limitan el cambio alcalino en el pH sanguíneo al liberar H^+ a medida que se titulan en la dirección alcalina. Como resultado, la amortiguación de la alcalosis metabólica que ocurre en las células es mucho menor.

Los pulmones y los riñones son los principales sitios de compensación de la alcalosis metabólica. La compensación respiratoria es aquí la hipoventilación. Un pH sanguíneo alcalino inhibe la ventilación, lo que eleva a su vez la concentración de P_{CO_2} y de H_2CO_3 en sangre. Por lo tanto, la hipoventilación reduce el cambio alcalino en el pH. Un aumento de 1 mEq/L en la concentración plasmática de HCO_3^- causado por alcalosis metabólica es acompañado de un aumento de 0.7 mm Hg en la P_{CO_2} (*véase* tabla 24-4). Por ejemplo, si la concentración plasmática de HCO_3^- se elevase a 40 mEq/L, ¿cuál sería el pH del plasma con y sin compensación respiratoria? Con compensación, la P_{CO_2} debería subir 11.2 mm Hg (0.7×16) hasta 51.2 mm Hg ($CO_{2(d)} = 1.54$ mmol/L). El pH será 7.51:

$$pH = 6.10 + \log \frac{[40]}{[1.54]} = 7.51 \qquad (41)$$

TABLA 24-5 Acidosis metabólica con brechas aniónicas elevada y normal

Condición	Respuesta
Acidosis metabólica con brecha aniónica elevada	
Intoxicación por metanol	El metanol se metaboliza a ácido fórmico
Uremia	Se retienen ácido sulfúrico, fosfórico, úrico e hipúrico como resultado de una falla renal
Ácido láctico	Ácido láctico amortiguado por HCO_3^- y acumulado como lactato
Intoxicación por etilenglicol	El etilenglicol se metaboliza a los ácidos glicoxílico, glicólico y oxálico
Intoxicación por *p*-aldehído	El *p*-aldehído se metaboliza a los ácidos acético y cloroacético
Cetoacidosis	Producción de ácidos β-hidroxibutírico y acetoacético
Intoxicación por salicilatos	Alteración del metabolismo que conduce a la producción de ácido láctico y ácidos de los cuerpos cetónicos; acumulación de salicilato
Acidosis metabólica con brecha aniónica normal	
Diarrea	Pérdida de HCO_3^- en las heces; los riñones conservan Cl^-
Acidosis tubular renal	Pérdida de HCO_3^- en la orina o excreción inadecuada de H^+; los riñones conservan Cl^-
Ingesta de cloruro de amonio	El NH_4^+ es convertido a urea en el hígado, proceso que consume HCO_3^-; el exceso de Cl^- es ingerido

ENFOQUE CLÍNICO | 24-1

Acidosis metabólica en la diabetes mellitus

La diabetes mellitus es un trastorno común caracterizado por una secreción insuficiente de insulina (tipo 1) o por la resistencia a la insulina por parte de los principales tejidos diana (músculo esquelético, hígado y adipocitos; tipo 2). En la diabetes mellitus no controlada (tipo 2) se puede desarrollar una acidosis metabólica grave.

La acidosis se produce porque la deficiencia de insulina conduce a la disminución del uso de glucosa, a la desviación del metabolismo hacia el uso de ácidos grasos, y a la sobreproducción de ácidos de los cuerpos cetónicos (ácidos acetoacético y β-hidroxibutírico). Estos últimos son ácidos bastante fuertes (pK_a 4 a 5) que se neutralizan en el cuerpo por el HCO_3^- y otros amortiguadores. El aumento en la producción de estos ácidos provoca una caída en la concentración plasmática de HCO_3^-, un aumento en la brecha aniónica en el plasma y una caída en el pH sanguíneo (acidemia).

La acidemia grave, cualquiera sea su causa, genera muchos efectos adversos en el cuerpo. Altera la contractilidad miocárdica mediante la inhibición del canal de calcio controlado por voltaje en la membrana celular miocárdica, lo que da como resultado un gasto cardiaco menor. Provoca también dilatación arteriolar, que lleva a una caída de la presión arterial. Los flujos sanguíneos hepático y renal se ven disminuidos. Las arritmias por reentrada y un umbral reducido para la fibrilación ventricular pueden provocar una despolarización parcial de las células cardiacas debido a una hiperpotasemia secundaria a la acidemia. Los músculos respiratorios pierden fuerza y se fatigan con facilidad. Las demandas metabólicas aumentan, en parte como resultado de la activación del sistema nervioso simpático; al mismo tiempo, sin embargo, la acidemia reduce la glucólisis anaeróbica y la síntesis de ATP, y aumenta el catabolismo de proteínas. La acidemia severa causa alteración del metabolismo cerebral y de la regulación del volumen celular, lo que conduce a una progresiva obnubilación y al coma.

Un aumento de la acidez de la sangre estimula la ventilación pulmonar, lo que resulta en una reducción compensatoria de la presión parcial de dióxido de carbono (Pco_2) en la sangre alveolar y arterial. La consiguiente reducción de la concentración de H_2CO_3 en sangre actúa para que el pH sanguíneo regrese a la normalidad. La dificultosa respiración profunda que acompaña la diabetes severa no controlada es conocida como **respiración de Kussmaul**.

Los riñones compensan la acidosis metabólica mediante la reabsorción de todo el HCO_3^- filtrado. Incrementan también la excreción de ácido titulable, parte del cual se compone de ácidos de los cuerpos cetónicos. Estos ácidos solo pueden ser titulados de modo parcial a su forma ácida en la orina, ya que el pH de esta última no puede ubicarse por debajo de 4.5. Por lo tanto, los ácidos de los cuerpos cetónicos son excretados sobre todo en su forma aniónica; debido al requisito de electroneutralidad en las soluciones, se produce un aumento de la excreción urinaria de Na^+ y K^+.

Una compensación importante para la acidosis es el aumento en la síntesis y excreción renales de amoniaco. El desarrollo completo de esta respuesta adaptativa toma varios días, pero permite a los riñones eliminar grandes cantidades de H^+ en forma de NH_4^+. El NH_4^+ en la orina puede reemplazar los iones de Na^+ y K^+, lo que resulta en la conservación de estos valiosos cationes.

La acidemia severa, las alteraciones en los electrolitos y la depleción de volumen que acompañan la diabetes mellitus no controlada pueden llegar a ser mortales. Una mejor corrección de la alteración acidobásica se consigue con un abordaje de la causa subyacente, en lugar de tratar solo los síntomas. Por lo tanto, el elemento clave de la terapia suele ser la administración de una dosis adecuada de insulina. En algunos pacientes con acidemia marcada (pH < 7.10), se pueden infundir soluciones intravenosas de $NaHCO_3$ para acelerar la recuperación, aunque esto no corrige el problema metabólico subyacente. Se deberían reponer las pérdidas de Na^+, K^+ y agua. ■

ENFOQUE CLÍNICO | 24-2

El vómito y la alcalosis metabólica

El vómito de jugo gástrico ácido da como resultados la **alcalosis metabólica** y otras alteraciones en los líquidos y electrolitos. El jugo gástrico contiene alrededor de 0.1 M HCl. El ácido es secretado por las células parietales estomacales, que cuentan con una H^+/K^+-ATPasa en la membrana celular luminal y con un intercambiador de Cl^-/HCO_3^- en la membrana celular basolateral. Cuando en el lumen del estómago se secreta HCl, y cuando este se pierde luego hacia el exterior, se produce una ganancia neta de HCO_3^- en el plasma sanguíneo y no se observan cambios en la brecha aniónica. En efecto, el HCO_3^- reemplaza el Cl^- plasmático perdido.

La ventilación se ve inhibida por el pH alcalino de la sangre, lo que deriva en un aumento de la P_{CO_2}. Sin embargo, esta compensación respiratoria para la alcalosis metabólica es limitada porque la hipoventilación produce una mayor presión parcial de dióxido de carbono (P_{CO_2}) y una menor presión parcial de oxígeno (P_{O_2}), factores que estimulan la respiración.

La compensación renal lógica para la alcalosis metabólica es una mayor excreción de HCO_3^-. Sin embargo, en personas con vómito persistente la orina es a veces ácida y la reabsorción renal de HCO_3^- aumenta, por lo que el HCO_3^- plasmático se mantiene elevado. Esto se produce porque el vómito es acompañado de pérdidas de líquido extracelular (LEC) y K^+. La pérdida de líquido conduce a una reducción en el volumen sanguíneo arterial efectivo y a la activación de mecanismos que reducen la excreción de Na^+, tales como la disminución en la tasa de filtración glomerular y el aumento de los niveles plasmáticos de renina, angiotensina y aldosterona (*véase* el capítulo 23). La aldosterona estimula la secreción de H^+ en las células α-intercaladas de los conductos colectores. El intercambio tubular renal entre Na^+ y H^+ se ve estimulado por la depleción de volumen, dado que los túbulos reabsorben Na^+ con una avidez mayor a la usual. A mayor secreción de H^+, más HCO_3^- nuevo se añade a la sangre. Aunque el nivel plasmático de HCO_3^- sea elevado, los riñones reabsorben por completo el HCO_3^- filtrado y mantienen así la alcalosis metabólica.

El vómito produce depleción de K^+ por la pérdida de K^+ en el proceso, por la disminución de la ingesta de alimentos y, lo que es más importante desde el aspecto cuantitativo, por el aumento de la excreción renal de K^+. La alcalosis extracelular resulta en un desplazamiento de K^+ hacia el interior de las células (incluyendo las renales) y, en consecuencia, en la secreción y excreción de K^+. Los niveles elevados de aldosterona en plasma también favorecen la pérdida de K^+ en la orina.

El tratamiento de la alcalosis metabólica depende sobre todo de la eliminación de la causa del vómito. La corrección de la alcalosis mediante la administración de un ácido orgánico, como el ácido láctico, no tiene sentido, ya que este se convertiría simplemente en CO_2 y H_2O; este enfoque tampoco aborda el déficit de Cl^-. La depleción de volumen del LEC y los déficits de Cl^- y K^+ pueden ser corregidos a través de la administración de una solución salina isotónica y de cantidades adecuadas de KCl. Dado que la reposición de Cl^- es un componente terapéutico clave, se dice que este tipo de alcalosis metabólica "responde al cloro". Una vez que se han repuesto los déficits de Na^+, Cl^-, agua y K^+, el exceso de HCO_3^- (acompañado del exceso de Na^+) se excretará en la orina y los riñones regresarán el pH sanguíneo a sus valores normales. ■

Sin compensación respiratoria, el pH sería 7.62:

$$pH = 6.10 + \log\frac{[40]}{[1.2]} = 7.62 \qquad (42)$$

La compensación respiratoria para la alcalosis metabólica es limitada porque la hipoventilación conduce a la hipoxia y a la retención de CO_2, y porque ambos factores incrementan a su vez la respiración.

Los riñones responden a la alcalosis metabólica mediante la reducción de la concentración plasmática de HCO_3^-. En una alcalosis metabólica la concentración plasmática de HCO_3^- se eleva, de modo que se filtra más HCO_3^- del que puede ser reabsorbido (*véase* fig. 24-7); además, se secreta HCO_3^- en los conductos colectores. Estos dos cambios producen un aumento en la excreción urinaria de HCO_3^-. Si se corrige la causa de la alcalosis metabólica, los riñones pueden a menudo restablecer la concentración de HCO_3^- y el pH plasmáticos a sus valores normales en 1 o 2 días. Sin embargo, la alcalosis metabólica acompañada de una pérdida de volumen de líquido (p. ej., vómito grave) crea una complicación particular para los mecanismos corporales que compensan este tipo de alcalosis metabólica. Ante una pérdida de volumen de líquido corporal, se producirá aldosterona para reabsorber sodio en la nefrona distal. Sin embargo, esto también estimulará la secreción de ácido en esa parte de la nefrona, lo que tenderá a extender o exacerbar la alcalosis en el cuerpo. Por lo tanto, *para que el cuerpo sea capaz de compensar mejor una alcalosis metabólica con una pérdida de volumen, primero debe corregirse dicha pérdida antes de que los mecanismos compensatorios para la alcalosis puedan ser del todo efectivos.*

Puede utilizarse un diagrama de pH–bicarbonato para determinar la causa de los trastornos acidobásicos

Los datos acidobásicos deben ser siempre interpretados en un contexto que incluya otras informaciones sobre el paciente. Por ejemplo, un pH sanguíneo bajo indica acidosis y uno alto indica alcalosis. La primera puede ser respiratoria o metabólica: un pH sanguíneo bajo y una P_{CO_2} sanguínea elevada apuntan a una acidosis respiratoria, mientras que un pH y un HCO_3^- plasmáticos bajos indican acidosis metabólica. La alcalosis también puede ser respiratoria o metabólica: un pH sanguíneo bajo y una P_{CO_2} plasmática baja indican alcalosis respiratoria; un pH sanguíneo y un HCO_3^- plasmático elevados indican alcalosis metabólica.

El diagrama de pH-bicarbonato (fig. 24-12) es una manera útil de evaluar los datos de la sangre arterial y determinar qué tipo de alteración acidobásica puede estar presentándose en un paciente. La elipse en el centro de este diagrama muestra el rango normal de valores para el pH arterial, la P_{CO_2} y la con-

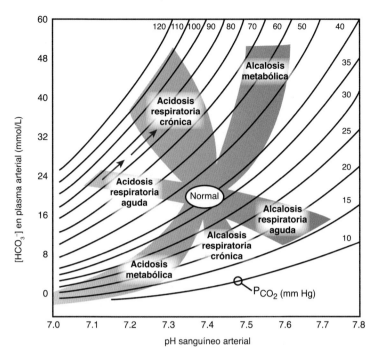

Figura 24-12 **El diagrama de pH-bicarbonato ilustra la interrelación entre el pH arterial, el bicarbonato y la P$_{CO_2}$.** El diagrama proporciona una útil herramienta clínica para determinar la alteración acidobásica de un paciente. Los valores normales se muestran en el área *elíptica* del centro. Los valores a la izquierda de los normales representan acidemia, que puede ser causada por acidosis respiratoria o por acidosis metabólica. Los valores a la derecha de los normales representan alcalemia, que puede ser causada por alcalosis respiratoria o por alcalosis metabólica. P$_{CO_2}$, presión parcial de dióxido de carbono (mm Hg).

centración de bicarbonato en plasma. Los valores a la izquierda del diagrama (acidemia, o bajo pH sanguíneo) son causados por acidosis respiratoria o por acidosis metabólica. Los valores en el lado derecho del diagrama (alcalemia, o pH sanguíneo elevado) son provocados por alcalosis respiratoria o por alcalosis metabólica. Las líneas curvas con pendiente hacia arriba y hacia la derecha son isobaras de P$_{CO_2}$; esta es la misma a lo largo de cada línea (*iso* = "igual", *bar* = "presión"). Cada punto del diagrama debe satisfacer la ecuación de Henderson-Hasselbalch, de modo que, por ejemplo, conociendo el pH y la concentración de HCO$_3^-$, la P$_{CO_2}$ se pueda definir de manera automática. Las isobaras de P$_{CO_2}$ muestran las *proporciones* de HCO$_3^-$ y P$_{CO_2}$ que podrían existir para crear un determinado pH. Este es un factor que suele ser pasado por alto por los estudiantes. Por ejemplo, en una acidosis respiratoria la P$_{CO_2}$ se incrementa; debido a la acción masiva, esto aumenta el corrimiento hacia la derecha de la reacción de hidratación del CO$_2$ (que eleva el HCO$_3^-$). Sin embargo, la sangre se vuelve más ácida porque el aumento de dióxido de carbono es mayor que el de bicarbonato; es decir, aumenta la *proporción* de CO$_2$ a HCO$_3^-$.

Las áreas sombreadas incluyen al 95% de las personas con la alteración acidobásica simple designada. Tenga en cuenta que aquí se hace una distinción entre trastornos *respiratorios* agudos y crónicos del equilibrio acidobásico, pero no entre sus trastornos *metabólicos* agudos y crónicos. Esto se debe a que

la compensación renal para una alteración respiratoria puede tomar días, mientras que la compensación respiratoria para una alteración metabólica se da con rapidez (de minutos a horas). Observe que las compensaciones tienden a devolver el pH sanguíneo más cerca de lo normal. Por ejemplo, si la P$_{CO_2}$ aumenta de forma aguda (es decir, pasa a una isobara de P$_{CO_2}$ más alta), entonces el pH caerá; sin embargo, con la acidosis respiratoria crónica, con la misma P$_{CO_2}$ el pH se ubicará más cerca de lo normal, debido a la adición renal compensatoria de bicarbonato a la sangre.

Aunque no siempre sucede, las **alteraciones acidobásicas mixtas** caen muchas veces fuera de las áreas sombreadas. Por ejemplo, los valores para un paciente con acidosis respiratoria crónica (p. ej., como resultado de una enfermedad pulmonar) y acidosis metabólica (p. ej., como resultado de un shock) podrían caer en el área que indica acidosis respiratoria aguda. Los valores para un paciente con una alteración simple podrían quedar fuera del área sombreada si ha transcurrido ya un tiempo compensatorio suficiente, en especial para el caso de los riñones. Como en el ejemplo presentado en la figura 24-12 (*flechas a la izquierda*), los datos de una persona podrían haberse recopilado durante el periodo de transición entre una acidosis respiratoria aguda y una crónica. Una historia clínica y un examen físico completos proporcionan pistas importantes para decidir qué alteraciones acidobásicas pueden estar afectando a un paciente.

CIENCIAS MÉDICAS INTEGRADAS

Acidosis tubular renal

La acidosis tubular renal (ATR) es un conjunto de trastornos tubulares renales que dan como resultado acidemia sistémica. Existen cuatro tipos, clasificados como de tipo 1, 2, 3 o 4. El tipo 3 es muy raro, los tipos 1 y 2 pueden ser adquiridos o hereditarios, y el tipo 4 se adquiere con una disfunción renal moderada. La ATR de tipo 1 es un defecto del túbulo distal que provoca una disminución de su capacidad para secretar H^+; en consecuencia, ante una acidosis sistémica, el riñón no puede acidificar la orina de manera suficiente. Por lo general, el riñón puede acidificar la orina hasta un pH de 4.5; sin embargo, con ATR distal, el pH de la orina será superior a 5.5 e incluso puede acercarse al pH neutro, a pesar de una marcada acidosis sistémica (pH plasmático = ~ 7.20). Este es uno de los sellos distintivos de la ATR de tipo 1 y, de modo indirecto, destaca la importancia de la secreción de iones de hidrógeno de las células alfa-intercaladas en la capacidad renal para acidificar la orina. La acidosis sistémica resultante de este defecto tubular es una acidosis con brecha no iónica (hiperclorémica).

La alteración de la secreción de ácidos en esta afección se debe a un defecto en el intercambiador de Cl^-/HCO_3^- en la célula tubular distal o, en raras ocasiones, a una mutación en un gen que codifica una subunidad de la H^+-ATPasa de la membrana apical. Dicho defecto parece ser resultado de una mala orientación del intercambiador, que se dirige a la membrana apical de las células tubulares en lugar de orientarse hacia la membrana basolateral.

La ATR de tipo 1 provoca debilidad muscular por hipopotasemia, que podría ser consecuencia de un estímulo sobre la secreción de aldosterona por acidosis sistémica. También se asocia con hipocitraturia, niveles elevados de calcio en la orina, nefrocalcinosis y cálculos renales (nefrolitiasis). Si no se trata, la ATR de tipo 1 provoca osteomalacia y raquitismo, sobre todo en niños, ya que el calcio se libera del hueso en el proceso de amortiguación de la acidosis provocada por este tipo de ATR.

El tratamiento de la ATR de tipo 1 consiste en la administración de bicarbonato sódico o de citrato sódico (o potásico), el cual es más tolerado por el paciente. Este tratamiento suele corregir la acidosis, la hipopotasemia y la hipocitraturia, y en los niños debe aplicarse lo antes posible para garantizar un crecimiento normal y prevenir el raquitismo.

La ATR tipo 2 es causada por un defecto en la reabsorción tubular proximal de bicarbonato, que suele ser consecuencia de un trastorno autoinmune. Sin embargo, este tipo de ATR puede ser provocado por todo aquello que interfiera con la reabsorción de bicarbonato en el túbulo proximal (es decir, fármacos, toxinas, enfermedades infiltrativas o un defecto congénito en el cotransportador basolateral $3HCO_3^-/Na^+$). Al igual que la ATR de tipo 1, la de tipo 2 produce hipopotasemia, debilidad muscular y raquitismo; sin embargo, dado que la capacidad de secreción de ácido de la nefrona distal no se ve alterada, la capacidad del riñón para acidificar la orina sigue intacta y el pH de la orina desciende por debajo de 5.5. La acidosis sistémica es grave en pacientes con ATR tipo 2 y difícil de controlar con la reposición de álcali. La dosificación con álcali es mucho mayor que en los pacientes con tipo 1, y el tratamiento incluye suplementos de potasio y vitamina D. Esta última es necesaria porque la acidosis sistémica grave impide su formación en el riñón.

La ATR de tipo 4 se debe al hipoaldosteronismo, que afecta tanto los túbulos proximales como los distales. El efecto distal provoca hiperpotasemia y pérdida de estimulación de la ATPasa H^+ de la membrana apical. La hiperpotasemia reduce la capacidad del túbulo proximal para generar amoniaco; esto, a su vez, es muy importante para que la nefrona distal sea capaz de "atrapar" el H^+ secretado. En esta afección, la secreción distal de ácido permanece casi intacta y la orina se acidifica (pH < 5.5), pero la falta de amortiguadores urinarios reduce la excreción ácida de forma significativa. ∎

Resumen del capítulo

- Fluctuaciones pequeñas en el equilibrio acidobásico pueden afectar gravemente el funcionamiento de los órganos. En consecuencia, el cuerpo utiliza la acción integrada de amortiguadores químicos, pulmones y riñones para regular el pH de modo estricto.
- Varios amortiguadores químicos (p. ej., HCO_3^-/CO_2, fosfatos y proteínas) trabajan en conjunto para minimizar los cambios en el pH del cuerpo. La tasa de concentración (base-ácido) de cualquier par de amortiguadores, junto con la pK del ácido, definen el pH.
- El sistema de amortiguación de HCO_3^-/CO_2 es un efectivo amortiguador fisiológico en el cuerpo, debido a que sus componentes están presentes en grandes cantidades y a que el sistema es abierto.
- El sistema respiratorio influye sobre el pH plasmático a través de la regulación de la P_{CO_2} arterial que se da a partir de modificaciones en la ventilación alveolar. Los riñones influyen sobre el pH plasmático al regular el bicarbonato plasmático y excretar ácido o base en la orina.
- La acidificación renal involucra tres procesos: reabsorción del HCO_3^- filtrado, excreción de ácido titulable y excreción de amoniaco. El nuevo HCO_3^- se agrega al plasma sobre todo a través del metabolismo de la glutamina en las células del túbulo proximal. Este nuevo bicarbonato repone el HCO_3^- que se agota por reacciones con ácidos fijos más fuertes y se genera cuando se excretan ácido titulable (en general, $H_2PO_4^-$) y amoniaco (como NH_4^+).
- La estabilidad del pH intracelular se mantiene por el transporte de H^+ y HCO_3^- en la membrana, por amortiguadores intracelulares (sobre todo proteínas y fosfatos orgánicos) y por reacciones metabólicas.
- La acidosis respiratoria es un proceso anormal caracterizado por una acumulación de CO_2 y una caída en el pH en la sangre arterial. Los riñones compensan aumentando la excreción de H^+ en la orina y añadiendo nuevo HCO_3^- a la sangre, lo que disminuye la gravedad de la acidemia.
- La alcalosis respiratoria es un proceso anormal que se caracteriza por una pérdida excesiva de CO_2 y un aumento del pH. Los riñones compensan mediante el aumento en la excreción de HCO_3^- filtrado, lo que disminuye la alcalemia.
- La acidosis metabólica es un proceso anormal caracterizado por una ganancia de ácido (que no sea H_2CO_3) o una pérdida de HCO_3^-. La compensación respiratoria es la hiperventilación y la compensación renal es un aumento tanto de la excreción de H^+ unido a los amortiguadores urinarios (amoniaco y fosfato) como de la generación de bicarbonato nuevo.
- La alcalosis metabólica es un proceso anormal que se caracteriza por la ganancia de una base fuerte o de HCO_3^-, o por la pérdida de ácido (que no sea H_2CO_3). La compensación respiratoria es la hipoventilación, y la compensación renal es un aumento en la excreción de HCO_3^-.
- La brecha aniónica en el plasma es igual a la concentración de Na^+ – concentración de Cl^- – concentración de HCO_3^-, y es útil sobre todo en la reducción de las posibles causas de acidosis metabólica.
- El diagrama de pH-bicarbonato se utiliza en la clínica para determinar el trastorno acidobásico del paciente.

Preguntas de revisión del capítulo

1. Una paciente de 50 kg excretó en la orina 20 mEq/d de ácido titulable, 45 mEq/d de NH_4^+ y 5 mEq/d de bicarbonato. Si se asume que se encuentra en equilibrio acidobásico, ¿cuál fue la producción neta de ácidos no volátiles en su cuerpo?

   A. 20 mEq/d
   B. 45 mEq/d
   C. 60 mEq/d
   D. 65 mEq/d
   E. 70 mEq/d

2. ¿Cuál es el mecanismo mediante el cual la depleción de sodio provoca un aumento de la secreción tubular renal de iones de hidrógeno?

   A. La depleción de sodio estimula la secreción de potasio en el túbulo contorneado distal.
   B. La depleción de sodio inhibe la secreción de potasio en el túbulo contorneado distal.
   C. La depleción de sodio disminuye la diferencia negativa de potencial transepitelial en el túbulo contorneado distal.
   D. La depleción de sodio aumenta la diferencia negativa de potencial transepitelial en el túbulo contorneado distal.

3. El laboratorio del hospital reporta las siguientes mediciones en un paciente gravemente enfermo:

	Paciente	Rango normal
pH sanguíneo arterial	7.25	7.35-7.45
P_{CO_2}, mm Hg	25	35-45
$[HCO_3^-]$ en plasma, mEq/L	11	22-26
$[Na^+]$ en plasma, mEq/L	140	136-145 mEq/L
$[Cl^-]$ en plasma, mEq/L	118	95-105 mEq/L
Brecha aniónica		8-14 mEq/L

   ¿Cuál es la causa más probable de la alteración acidobásica del paciente?

   A. Choque cardiogénico.
   B. Intoxicación por metanol.
   C. Diarrea severa.
   D. Diabetes mellitus no controlada.
   E. Vómitos de jugo gástrico.

4. ¿Cuál de los siguientes valores de la sangre arterial sería predecible para un montañista que durante 1 semana ha estado viviendo en un campamento base a gran altitud, debajo de la cima del monte Everest?

	pH	PO$_2$, mm Hg	Pco$_2$ en plasma, mm Hg	[HCO$_3^-$], mEq/L
A.	7.18	95	24	9
B.	7.35	50	60	32
C.	7.47	40	20	14
D.	7.53	95	50	40
E.	7.62	40	20	20

5. ¿Cuál de los siguientes grupos de valores sanguíneos arteriales sería predecible para un paciente con intoxicación aguda por salicilatos?

	pH	PO$_2$, mm Hg	Pco$_2$, mm Hg	HCO$_3^-$, mEq/L
A.	7.24	95	19	8
B.	7.29	55	60	28
C.	7.40	95	40	24
D.	7.59	95	15	14
E.	7.68	95	15	17

1. **La respuesta correcta es C.** La excreción neta de ácido se calcula a partir del ácido titulable en orina + el NH$_4^+$ urinario — la excreción de HCO$_3^-$ urinario = 20 + 45 − 5 = 60 mEq/d, en este caso. La excreción neta de ácido por parte de los riñones será igual a la producción renal neta de ácidos no volátiles en una persona en equilibrio acidobásico, siembre y cuando las pérdidas no renales en el cuerpo sean insignificantes.

2. **La respuesta correcta es D.** La depleción de sodio provoca la liberación de aldosterona de la glándula suprarrenal, que estimu- la la reabsorción de sodio en el túbulo contorneado distal. Esta reabsorción estimulada de sodio aumenta la negatividad de la diferencia de potencial transepitelial en el túbulo, lo que facilita a su vez la secreción de H$^+$. El K$^+$ puede ser intercambiado por H$^+$ en todas las células, incluidos los túbulos renales, por lo que puede afectar de manera indirecta la secreción de H$^+$. Sin embar- go, la reabsorción de sodio en la nefrona distal, causada por la depleción de sodio, genera efectos duales en el transporte renal de potasio, de modo que no hay un efecto neto del transporte de sodio sobre el transporte de potasio. Por lo tanto, ni la concen-

tración de potasio en plasma ni la secreción de H$^+$ se verían afectadas, y la concentración intracelular de H$^+$ en las células de los túbulos renales no cambiaría.

3. **La respuesta correcta es C.** Los datos indican una acidosis me- tabólica con brecha aniónica normal, o hiperclorémica (brecha aniónica = 140 − 118 − 11 = 11 mEq/L), con compensación respiratoria. Esto podría deberse a la pérdida de bicarbonato (base) por diarrea. El choque cardiogénico (acidosis láctica), la intoxicación por metanol y la diabetes mellitus no controlada (producción de ácido de los cuerpos cetónicos) producen una acidosis metabólica con brecha aniónica alta. El vómito de jugo gástrico produce una alcalosis metabólica.

4. **La respuesta correcta es C.** A una gran altitud, la baja tensión de oxígeno genera hipoxia. Por lo tanto, podemos descartar de manera inmediata las opciones con una tensión arterial de oxígeno normal (opciones A y D). La opción B corresponde a un sujeto con hipoxia causada por una ventilación inadecuada; este sujeto presenta retención de CO$_2$ y acidosis respiratoria, pero la respuesta a la gran altitud es la hiperventilación y, en consecuencia, una Pco$_2$ baja y alcalosis respiratoria. La opción E muestra los valores para una alcalosis respiratoria aguda; la concentración de HCO$_3^-$ en plasma se ha reducido en 4 mEq/L, lo que corresponde a la disminución en la Pco$_2$ de 20 mm Hg por debajo de lo normal (*véase* tabla 24-4). La opción C exhibe los valores típicos para una alcalosis respiratoria crónica (1 semana); los riñones han reducido aún más la concentración de HCO$_3^-$ en el plasma y, por lo tanto, han reducido la gravedad de la alcalemia. Se puede confirmar el diagnóstico de alcalosis respiratoria crónica mediante el trazado de los valores en un diagrama de pH-bicarbonato (*véase* fig. 24-12).

5. **La respuesta correcta es D.** La intoxicación por aspirina (salicila- to) produce un trastorno acidobásico mixto: alcalosis respiratoria (por la estimulación del centro respiratorio) y acidosis metabóli- ca (por inhibición del metabolismo oxidativo y acumulación de ácidos láctico y de los cuerpos cetónicos). La alcalosis respirato- ria en adultos predomina durante las primeras horas; la acidosis metabólica ocurre al mismo tiempo y se vuelve abrumadora en etapas más avanzadas de la intoxicación. La opción D muestra la alcalosis respiratoria predominante. La acumulación de ácidos orgánicos en la sangre contribuye a la disminución de la concen- tración de HCO$_3^-$ en el plasma. La opción A representa acidosis metabólica con compensación respiratoria normal. La opción B representa acidosis respiratoria por hipoventilación alveolar o un desequilibrio entre la ventilación alveolar y el flujo sanguíneo capilar pulmonar (tenga en cuenta la PO$_2$ más baja de lo normal). La opción C representa la condición normal de la sangre arterial. La opción E representa una alcalosis respiratoria aguda simple. Confirme la respuesta correcta trazando el punto en un diagrama de pH-bicarbonato (*véase* fig. 24-12).

Ejercicios de aplicación clínica 24-1

Una joven de 16 años fue referida a una unidad de endocrinología con un diagnóstico provisional de hiperaldosteronismo primario. Tenía presión arterial elevada (180/120 mm Hg), hipopotasemia (K$^+$ sérico = 2.6 mEq/L) y alcalosis leve. A pesar de su hipopotasemia, ha excretado aproximadamente tanto K$^+$ como el que ingirió (80 mEq/d). Se halló que su tasa de secreción de aldosterona era demasiado baja, incluso con una dieta baja en sodio. Se encontró el

mismo conjunto de anormalidades en varios de sus 10 hermanos, sin importar su género. Tanto su madre como su abuela materna padecían hipertensión severa y fallecieron de manera prematura. Muchos años después, la paciente desarrolló insuficiencia renal y a los 45 años recibió un trasplante de riñón, que redujo su presión arterial y corrigió su hipopotasemia.

PREGUNTAS

1. ¿Por qué en un inicio se sospechó que el problema de la paciente era el aldosteronismo primario?

2. ¿Qué medición es más inconsistente con el hiperaldosteronismo primario?

3. ¿Cómo podría explicarse la tasa de secreción de aldosterona por debajo de lo normal?

4. ¿Por qué la paciente presenta alcalosis metabólica?

5. ¿Cuál es el trastorno genético de la paciente?

6. ¿Cómo se podría tratar este trastorno?

7. ¿Qué factor sugiere con mayor claridad que el problema de la paciente era un defecto renal intrínseco?

RESPUESTAS

1. Por lo general, el aldosteronismo primario produce hipertensión (debido a la retención de sal y agua) e hipopotasemia (debido a la secreción excesiva de K^+ por parte de las células principales del conducto colector cortical), características observadas en esta paciente.

2. La tasa de secreción de aldosterona se ubicaba por debajo de lo normal.

3. La tasa anormalmente baja de secreción de aldosterona fue con mayor probabilidad consecuencia de las anomalías en los electrolitos; la retención de sal y agua (expansión de volumen) conduciría a la supresión del sistema renina-angiotensina-aldosterona, y la baja concentración de K^+ en el plasma inhibiría la secreción de aldosterona mediante un efecto directo sobre la corteza suprarrenal.

4. La hipopotasemia produce alcalosis metabólica. Esto puede explicarse por los movimientos recíprocos de K^+ fuera de las células del cuerpo, hacia el LEC, y por el movimiento del H^+ del LEC hacia las células. El aumento de la concentración de

H^+ en las células del túbulo renal promovería la secreción de H^+ y, por lo tanto, derivaría en la adición de nuevo bicarbonato a la sangre (*véase* el capítulo 24).

5. La paciente tiene el síndrome de Liddle, un extraño trastorno autosómico dominante. El defecto específico es una mutación en los genes que codifican las subunidades beta o gamma del canal epitelial de sodio (ENaC), que se ubica en la membrana celular luminal de las células principales del conducto colector. Este defecto reduce la unión a una ubiquitina ligasa intracelular que, en condiciones normales, elimina el canal de sodio de la membrana celular luminal. El resultado es un mayor número de ENaC en la membrana celular luminal y las consiguientes reabsorción excesiva de Na^+ y excreción excesiva de K^+.

6. Para enfrentar este trastorno, son útiles una dieta baja en sodio y los diuréticos ahorradores de potasio, triamtereno o amilorida, que bloquean el ENaC.

7. La hipertensión mejoró y la paciente presentó una normal concentración plasmática de K^+ después de recibir el nuevo riñón.

25 Motilidad gastrointestinal

Objetivos del aprendizaje activo

Con el dominio del material de este capítulo, usted será capaz de:

- Describir la organización estructural del aparato digestivo, sus órganos y sus esfínteres.
- Describir el proceso de deglución.
- Explicar de qué manera intervienen los procesos normales de peristalsis y propulsión en el movimiento de los alimentos desde la cavidad oral hasta el recto.
- Describir de qué forma la motilidad anormal en diferentes regiones del sistema digestivo afecta su normal funcionamiento.
- Explicar en qué difieren las funciones del reservorio gástrico y de la bomba antral en cuanto a la determinación de la tasa de vaciamiento gástrico y al papel del reflejo vagovagal.
- Describir las tres clases de respuestas de relajación del músculo liso que ocurren en el reservorio gástrico.
- Explicar el proceso y las consecuencias del movimiento retrógrado en el sistema digestivo.
- Explicar en qué se diferencian la conducta motora del estómago y del intestino delgado durante el estado interdigestivo y durante el estado digestivo.

- Describir en qué difieren los mecanismos de control neural del esfínter anal interno y los del esfínter anal externo y el músculo puborrectal.
- Explicar las diferencias entre el control motor neuronal inhibidor de los esfínteres gastrointestinales, por un lado, y el control inhibidor del músculo longitudinal y circular de los intestinos delgado y grueso, por otro.
- Comprender las formas de actividad eléctrica en la musculatura gastrointestinal.
- Explicar el concepto de "sincitio eléctrico funcional" aplicado a la musculatura lisa gastrointestinal.
- Comprender las diferencias entre los mecanismos involucrados en la producción de íleo fisiológico y los implicados en la producción de íleo patológico en el intestino.
- Explicar por qué las neuronas musculomotoras inhibidoras son necesarias para el control de la conducta contráctil de la musculatura intestinal por parte del sistema nervioso entérico.
- Explicar el papel del sistema nervioso entérico (SNE) y de los nervios vagales en la regulación y el control de las actividades del sistema digestivo.
- Comprender el papel que desempeña la actividad refleja en los estados normales y patológicos del intestino.

INTRODUCCIÓN

Este capítulo aborda el rol central que tienen la motilidad intestinal y su regulación en la absorción de nutrientes, H_2O, minerales y vitaminas ingeridos, así como en la eliminación de materiales tóxicos de la sangre. El tracto gastrointestinal (GI), o digestivo, es un largo tubo continuo con una abertura oral (la boca) y una anal. En términos físicos y funcionales, el sistema digestivo se divide en diferentes regiones especializadas en la digestión, secreción, absorción, motilidad, compactación y eliminación. Las contracciones de los músculos liso y esquelético contribuyen a la descomposición física de los alimentos y al movimiento de los contenidos luminales hacia el ano. Los dientes, la lengua y las contracciones musculares a lo largo del tracto gastrointestinal contribuyen a la descomposición mecánica, mientras que las secreciones de las glándulas salivales, el hígado, la vesícula biliar y el páncreas contribuyen a los procesos de descomposición química y enzimática que ocurren a medida que el material ingerido es mezclado y desplazado a lo largo del tracto GI. Los músculos del esfínter, localizados en puntos clave a lo largo del tubo y en aberturas críticas, regulan el paso de materiales entre las regiones

del tracto, la entrada en él de bilis y enzimas digestivas, y la salida de materia fecal.

La motilidad y los procesos del sistema digestivo son regulados de manera coordinada por las divisiones simpática, parasimpática y entérica del sistema nervioso autónomo, con cierto grado de control consciente (p. ej., en los esfínteres oral y anal externo) y junto con hormonas y enzimas específicas. El estado fisiológico y psicológico del individuo, así como la actividad de su sistema inmunológico, pueden tener un impacto significativo sobre las funciones del sistema digestivo, incluidas las secreciones salivales, los trastornos de procesamiento y absorción de nutrientes, la diarrea, el estreñimiento, el dolor abdominal, la sensación de saciedad y las especies de bacterias que colonizan los intestinos.

La **gastroenterología** se enfoca en el estudio de las funciones normales y anormales del sistema GI. La **neurogastroenterología** es una subespecialidad de la gastroenterología clínica y de la ciencia de la digestión. Como tal, abarca la comprensión de la regulación neurológica de la función GI. Este capítulo analiza la organización y la motilidad del tracto digestivo y el rol que cumplen en estos procesos el tejido muscular, el sistema nervioso y las hormonas.

ORGANIZACIÓN DEL SISTEMA DIGESTIVO

El sistema digestivo se divide en **tracto GI superior** (esófago, estómago y duodeno) y **tracto GI inferior** (es decir, intestinos delgado y grueso). El sistema está organizado de manera estructural y funcional para captar y procesar con eficiencia cantidades significativas de alimento en diversas formas, desde grandes trozos de sólidos hasta líquidos y purés. El músculo estriado está presente en la boca, la faringe, la parte superior del esófago, el esfínter anal externo y el piso pélvico, mientras que el músculo liso visceral se encuentra en todos los otros sitios. El patrón de contracción y relajación del músculo liso se organiza de forma tal que puedan producirse las fuerzas de propulsión (peristalsis) necesarias para el movimiento neto del contenido luminal hacia el ano, para la mezcla del alimento con enzimas digestivas y para que los nutrientes entren en contacto con la mucosa durante la digestión y absorción finales. La contracción muscular también contribuye a la **trituración**, que reduce el tamaño de las partículas; esto aumenta el área total de superficie disponible para el ataque de las enzimas digestivas, en particular en el intestino delgado (*véase* el capítulo 27). Junto con los impulsos del sistema nervioso central (SNC), el **sistema nervioso entérico** (**SNE**) organiza la motilidad en patrones eficientes de conducta adecuados a los diferentes estados digestivos (p. ej., ayuno y procesamiento del alimento) y en patrones anormales de conducta (p. ej., durante la emesis). En términos funcionales, el SNE está compuesto por el plexo mientérico y el plexo submucoso. Los impulsos del complejo mientérico aumentan la peristalsis GI, mientras que los del plexo submucoso regulan la secreción y la absorción.

La pared del tracto gastrointestinal contiene músculo liso para la motilidad

La muscularis externa es una de las cuatro capas de tejido que forman la pared del tracto GI, y se compone de dos láminas distintas de músculo liso: una circular y una longitudinal (fig. 25-1). En el estómago y en los intestinos, la motilidad se ve impulsada

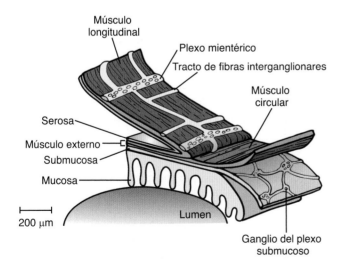

Figura 25-1 **Relación funcional entre los tipos de músculo liso del tracto GI (circular y longitudinal) y el sistema nervioso entérico.** Los ganglios y los **tractos de fibras interganglionares** forman el plexo mientérico entre las capas musculares longitudinal y circular, así como también el plexo submucoso entre la mucosa y la capa muscular circular.

de modo específico por ondas de contracción que se extienden desde las láminas de músculo liso circundantes. La muscularis externa del estómago presenta una tercera capa, en la que el eje longitudinal de las fibras está orientado en dirección oblicua.

Las capas musculares circular y longitudinal del intestino difieren en su estructura y su función

El eje longitudinal de las **fibras musculares circulares** intestinales está orientado en dirección circunferencial, y la contracción de estas fibras da como resultado una reducción del diámetro y un aumento de la longitud de un segmento intestinal. El eje longitudinal de las **fibras musculares longitudinales** está orientado a lo largo del intestino, y la contracción de estas fibras provoca el efecto inverso. Estos cambios simultáneos se producen porque el intestino es un cilindro con un área de superficie constante y, por lo tanto, un cambio en el diámetro debe ir acompañado de un cambio opuesto en la longitud. La capa de músculo circular es la más gruesa de las dos, por lo que ejerce fuerzas de contracción más poderosas sobre el lumen.

Los esfínteres evitan el reflujo entre los compartimentos especializados del tracto GI

El movimiento entre los compartimentos del tracto GI es regulado por seis esfínteres ubicados de manera estratégica. Un séptimo esfínter se localiza en la unión del conducto biliar común con el duodeno. Excepto el esfínter esofágico superior, todos están formados por anillos de músculo liso que permanecen en un estado continuo (tónico) de contracción (presión en reposo positiva), lo cual ocluye el lumen en la región que separa dos compartimentos especializados. Con la excepción del anal interno, la función de los esfínteres es evitar el reflujo (movimiento retrógrado) de contenido intraluminal. Por lo tanto, la presión intraluminal suele ser más alta del lado oral del esfínter, que impulsa el movimiento neto en la dirección aboral. Cuando se desarrolla una presión más alta en el lado aboral, el movimiento general se dará en forma retrógrada hacia la cavidad oral, en un proceso denominado emesis.

La actividad contráctil **miogénica** (aquella que se inicia dentro del músculo sin un estímulo del sistema nervioso) es la responsable de mantener el estado de contracción tónica en los esfínteres de músculo liso. Ciertas señales específicas (p. ej., distensión, presión y estímulos nerviosos) hacen que los esfínteres se relajen de forma transitoria para permitir el movimiento entre compartimentos vecinos y hacia los reservorios del estómago y del intestino grueso. Las neuronas motoras inhibidoras del esfínter suelen estar inactivas, pero se activan para coordinar la apertura del esfínter con eventos fisiológicos en regiones adyacentes (fig. 25-2). Cuando esto ocurre, el neurotransmisor inhibidor liberado provoca la relajación en el músculo del esfínter y evita que la excitación y contracción del músculo adyacente se propaguen y cierren el esfínter. La **acalasia** es una condición patológica en la que los esfínteres de músculo liso no consiguen relajarse, y cuya causa más frecuente es la pérdida del SNE y de su complemento de inervación musculomotora inhibidora de los esfínteres.

Esfínter esofágico superior

El **esfínter esofágico superior** (**EES**) está formado por músculo esquelético, y tiene la presión en reposo más alta entre todos los esfínteres GI. Se ubica en la unión entre la laringofaringe y el

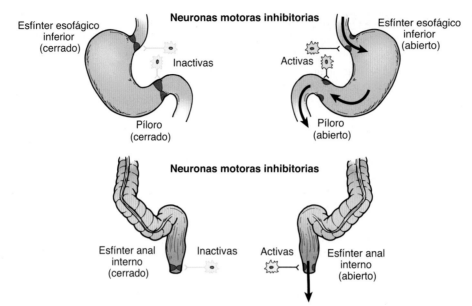

Figura 25-2 **Los esfínteres del músculo liso se encuentran cerrados cuando su inervación inhibidora está inactiva.** Cuando las neuronas musculomotoras inhibidoras están activas, los esfínteres se abren.

esófago, y posee dos funciones: contraerse para cerrar el esófago, lo que evita la entrada de aire al tracto digestivo, y desviar el aire hacia la glotis y la tráquea durante la respiración. El EES se relaja durante la deglución para permitir el paso de los alimentos por el esófago y en dirección al estómago. Durante esta etapa la epiglotis cierra la glotis, y el centro de la deglución, localizado en el bulbo raquídeo, estimula el EES para que se relaje.

Esfínter esofágico inferior

El **esfínter esofágico inferior** (EEI) se localiza en la unión del esófago con el estómago. Evita el reflujo de contenido gástrico, incluido HCl, hacia el esófago. Un EEI incompetente favorece la exposición crónica de la mucosa esofágica al ácido gástrico, lo que puede conducir a agruras, conocidas también como **pirosis** o **acidez estomacal**. El reflujo gástrico crónico persistente puede provocar inflamación y daños en la mucosa esofágica, uno de los síntomas más importantes de la **enfermedad por reflujo gastroesofágico** (ERGE). Los pacientes con ERGE corren el riesgo de padecer también **esófago de Barret**, una afección en la que las células esofágicas dañadas se transforman en células metaplásicas, precursoras del carcinoma. Aunque existe riesgo de cáncer, la progresión de metaplasia precancerosa a displasia en pacientes con esófago de Barret es < 20%.

Esfínter pilórico

El **esfínter pilórico** (EP) se ubica en la unión gastroduodenal y evita el reflujo de contenido duodenal hacia el estómago. Un EP incompetente puede generar reflujo de ácidos biliares y enzimas digestivas del duodeno al estómago. Los ácidos biliares dañan la barrera protectora de la mucosa gástrica, y la exposición prolongada a ellos puede conducir a gastritis, formación de úlceras y riesgo de perforación.

Esfínter ileocecal

El **esfínter ileocecal** (EIC; también llamado *esfínter ileocolónico* o *válvula ileocecal*) está ubicado en la unión del íleon con el intestino ciego, e impide el reflujo de contenido colónico hacia el íleon. Un EIC incompetente podría permitir que bacterias del colon ingresen al íleon y derivar, así, en un sobrecrecimiento

bacteriano en el intestino delgado. Los conteos bacterianos en el intestino delgado suelen ser bajos, y el sobrecrecimiento mencionado se ha asociado con síntomas de hinchazón y dolor abdominal en un subgrupo de pacientes diagnosticados con **síndrome del intestino irritable**.

Esfínteres anales

El **esfínter anal interno** (EAI) y el **esfínter anal externo** (EAE) rodean el canal anal. El primero regula el paso del recto al canal anal y ayuda a controlar el movimiento de gases y heces fuera del ano. El segundo se ubica en el extremo distal del canal, y es la última estructura que separa el tracto GI del entorno externo. El EAI solo se controla de manera involuntaria, mientras que el EAE puede ser controlado tanto en forma involuntaria (es decir, **reflejo rectoesfinteriano**) como voluntaria. La falta de relajación del EAI subyace a la retención fecal que se presenta en niños con **enfermedad de Hirschprung** y en adultos con **síndrome de Ogilvie**. La incontinencia fecal está asociada con la incompetencia de los esfínteres anales.

Esfínter de Oddi

El esfínter de Oddi rodea la abertura del conducto biliar por donde ingresa al duodeno. Previene el reflujo del contenido intestinal hacia los conductos provenientes del hígado, la vesícula biliar y el páncreas. Las fallas en la apertura de este esfínter conducen a la distensión del árbol biliar y al dolor relacionado en el tracto biliar, el cual puede percibirse en la región epigástrica y en el cuadrante superior derecho del abdomen. Un esfínter de Oddi incompetente se asocia con un riesgo de pancreatitis inducida por reflujo.

El sistema nervioso entérico controla la actividad a lo largo del tracto GI

El SNE es una subdivisión del sistema nervioso autónomo (SNA) incrustada en las paredes del tracto GI, donde actúa como un "minicerebro entérico" gracias a su capacidad para controlar las funciones GI sin necesidad de un estímulo directo desde el SNC. Sin embargo, su actividad puede ser modificada por transmisiones provenientes de las subdivisiones simpática (SNS) o

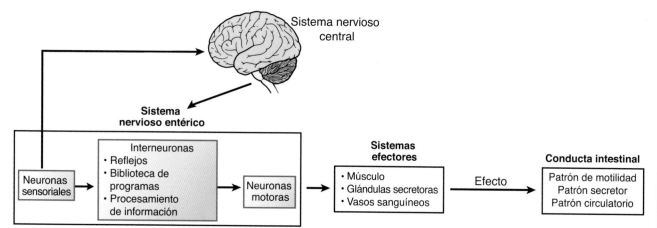

Figura 25-3 **El sistema nervioso entérico es una parte integral del tracto gastrointestinal y controla la musculatura, las glándulas secretoras y los vasos sanguíneos.** El SNE está conectado con el sistema nervioso central, pero es capaz de funcionar de forma autónoma. Al igual que en el sistema nervioso central, la información fluye desde las neuronas sensoriales hacia las redes integradoras interneuronales, las neuronas motoras y los sistemas efectores.

parasimpática (SNP) del SNA. Esto permite que el SNE actúe en respuesta a factores ambientales como el estrés o la hora del día. El SNE tiene tantas neuronas como la médula espinal, y se ubica cerca de los **sistemas efectores** controlados por él dentro del tracto GI (esto es, la musculatura, las glándulas secretoras y los vasos sanguíneos; fig. 25-3).

Los cuerpos de las células nerviosas del SNE se agrupan en ganglios interconectados por tractos de fibras; esto resulta en la formación de dos plexos que desempeñan un rol importante en el control del flujo sanguíneo local, en la actividad celular endocrina y en la motilidad, secreción y absorción intestinales. El **plexo mientérico**, o **plexo de Auerbach**, se extiende a lo largo del tracto GI y entre las capas musculares longitudinal y circular (*véase* fig. 25-1). Esta disposición lo vuelve ideal para regular la fuerza y la frecuencia de la contracción del músculo liso, necesaria para mover materiales a lo largo del tracto. El plexo también controla la actividad de los esfínteres. Las **células intersticiales de Cajal** (**CIC**) se ubican en el plexo mientérico. El **plexo submucoso**, o **plexo de Meissner**, se localiza en la región submucosa entre la capa muscular circular y la mucosa (*véase* fig. 25-1). Este plexo es más prominente y escaso en el espacio submucoso del estómago. El plexo submucoso participa en la regulación de la secreción (glándulas de Brunner en el duodeno y criptas de Lieberkühn en los intestinos grueso y delgado), de la absorción, del flujo sanguíneo y de la actividad de las células endocrinas; regula, además, la contracción de las fibras musculares submucosas. La contracción y relajación de estas fibras altera la magnitud del plegamiento en la mucosa. Estas dos redes se conectan a través de neuronas específicas que conforman un sistema nervioso integrado de modo funcional.

MOTILIDAD GASTROINTESTINAL

La motilidad del sistema digestivo depende de la función integrada de múltiples músculos, nervios y, algunas veces, células endocrinas. Todos ellos están destinados a la generación de los diversos patrones de motilidad necesarios para desempeñar la función especializada de los órganos individuales y para desplazar los nutrientes a lo largo del tracto digestivo.

Junto con los estímulos del SNC, el SNE organiza la actividad y motilidad muscular en patrones funcionales de comporta-miento de la pared, que son necesarios para una normal función GI, para los diferentes estados digestivos (p. ej., ayuno y procesamiento de una comida) y, en ocasiones, para los patrones anormales (p. ej., durante la emesis). Los patrones de motilidad difieren según factores como el estado de vigilia o de sueño, el tiempo transcurrido después de una comida o la presencia de una enfermedad. La actividad del sistema nervioso recibe influencia de las señales químicas liberadas por las **células enterocromafines**, las **células enteroendocrinas** y las células asociadas con el sistema inmunológico entérico (p. ej., mastocitos y leucocitos polimorfonucleares). Las CIC sirven como células marcapaso especializadas y asociadas con la musculatura lisa.

Los principales tipos de motilidad GI son la peristalsis y la propulsión

La **motilidad GI** implica ciclos de contracción y relajación muscular; esto incluye las ya comentadas contracciones tónicas y relajación de los músculos del esfínter, así como la peristalsis y la segmentación. La **peristalsis** (contracciones en forma de onda en el músculo) produce la **propulsión**, un circuito reflejo peristáltico básico del SNE que da como resultado el movimiento progresivo y controlado de los alimentos hacia abajo por el esófago y a lo largo del tracto GI. Eventualmente, esto conducirá a la eliminación de desechos por la defecación. La segmentación (es decir, la división localizada del intestino en regiones de menor longitud) se produce al contraerse el músculo circular, y contribuye en la descomposición física del alimento ingerido, en la mezcla de los contenidos luminales con enzimas y en la eliminación de desechos. El **patrón de motilidad de mezcla** combina las secreciones pancreática, biliar e intestinal con el quimo que llega del estómago para un procesamiento más eficiente, y coloca los productos de la digestión en contacto con la superficie de absorción de la mucosa.

La peristalsis ocurre durante y poco después de la comida

Las contracciones peristálticas aparecen durante la comida y poco después de ella. Estas contracciones se producen en patrones de ondas que viajan a lo largo de tramos cortos del tracto GI, lo que hace avanzar el contenido luminal de una sección a la siguiente.

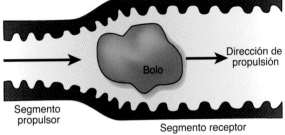

Relajación del músculo longitudinal; contracción del músculo circular

Contracción del músculo longitudinal; inhibición del músculo circular

Dirección de propulsión

Bolo

Segmento propulsor

Segmento receptor

Figura 25-4 **La peristalsis es un reflejo mediado por la musculatura intestinal que provoca la constricción y relajación involuntarias del intestino.** Los movimientos involuntarios de los músculos longitudinales y circulares crean un movimiento ondulatorio que impulsa los alimentos de manera distal por el esófago, hacia el estómago y, luego, a través de los intestinos.

Bajo el control del SNE, las capas musculares del intestino se comportan siguiendo un característico patrón contráctil de dos componentes durante la propulsión peristáltica (fig. 25-4). Las contracciones se producen en oleadas justo detrás de un bolo alimenticio, lo que lo fuerza a pasar a la siguiente sección relajada del tracto GI. Como parte del primer componente de la propulsión peristáltica, el músculo longitudinal del segmento por delante del contenido intraluminal en movimiento se contrae mientras la capa muscular circular se relaja. Esta combinación provoca la expansión del lumen y prepara un *segmento receptor* del contenido intraluminal que se mueve hacia adelante.

El segundo componente es la contracción del músculo circular en el segmento por detrás del contenido intraluminal en movimiento, acompañada de una relajación simultánea en la capa de músculo longitudinal. Esta combinación convierte la región en un *segmento propulsor* que impulsa los contenidos luminales hacia el segmento receptor.

La peristalsis es un reflejo neural polisináptico

Como en el caso del sistema nervioso somático, el **reflejo peristáltico** (la formación de segmentos propulsores y receptores) se organiza en reflejos controlados en el músculo esquelético, donde cada uno de los circuitos reflejos con conexiones fijas en la médula espinal reproduce de modo automático un patrón estereotipado de conducta (p. ej., los reflejos en los tendones aquiliano y rotuliano; *véase* el capítulo 5). El circuito del reflejo peristáltico es similar, con la salvedad de que el circuito básico se repite de manera continua dentro del SNE a lo largo y alrededor de todo el intestino. El circuito básico del reflejo peristáltico de las conexiones sinápticas subyace a todos los patrones de motilidad propulsora. Los bloques pertenecientes al mismo circuito básico están conectados en series ascendentes y descendentes por el intestino (fig. 25-5). Las distancias atravesadas por la propulsión peristáltica están determinadas por el número de bloques reclutados en secuencia a lo largo del intestino. Las compuertas sinápticas entre los bloques determinan si se producirá el reclutamiento para el siguiente circuito de la secuencia. Cuando las compuertas se abren, las señales neuronales pasan entre bloques sucesivos del circuito básico, lo que da como resultado la propagación del evento peristáltico a distancias largas. La propulsión de larga distancia se ve impedida cuando todas las compuertas están cerradas.

La **inhibición** o la **facilitación presinápticas** están involucradas en la activación de la transferencia de señales entre blo-

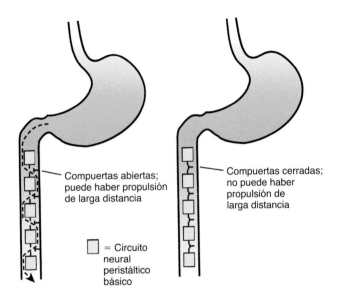

Compuertas abiertas; puede haber propulsión de larga distancia

Compuertas cerradas; no puede haber propulsión de larga distancia

☐ = Circuito neural peristáltico básico

Figura 25-5 **Las sinapsis excitatorias conectan bloques sucesivos del circuito reflejo peristáltico básico y se comportan como compuertas entre los bloques del circuito.** La transmisión en las sinapsis abre las compuertas entre bloques sucesivos del circuito reflejo peristáltico básico y explica la propagación de la propulsión peristáltica a largas distancias. La propulsión de larga distancia se ve impedida cuando todas las compuertas están cerradas.

ques secuenciales. Las sinapsis entre las neuronas que conducen señales excitatorias al siguiente bloque son puntos de activación para el control de la distancia que recorre la propulsión peristáltica (fig. 25-6). Los inhibidores de la liberación de transmisores en las sinapsis excitatorias cierran las compuertas a la transferencia de información, y determinan así la distancia de propagación. Los **medicamentos procinéticos** que facilitan la liberación de neurotransmisores en las sinapsis excitatorias (p. ej., cisaprida y tegaserod) poseen aplicaciones terapéuticas porque son capaces de aumentar la motilidad propulsora.

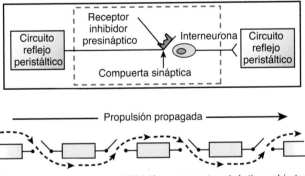

Receptor inhibidor presináptico

Interneurona

Circuito reflejo peristáltico

Circuito reflejo peristáltico

Compuerta sináptica

Propulsión propagada

Sinapsis de compuerta sin inhibición: compuertas sinápticas abiertas

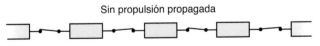

Sin propulsión propagada

Sinapsis de compuertas inhibidas: compuertas sinápticas cerradas

Figura 25-6 **Los receptores inhibidores presinápticos determinan la apertura o el cierre de las compuertas sinápticas entre los bloques del circuito reflejo peristáltico.** En ausencia de inhibición presináptica, la propagación puede proceder en la dirección en la que se abren las compuertas. La activación de los receptores inhibidores presinápticos cierra las compuertas e impide así la propulsión propagada.

DEGLUCIÓN Y MOTILIDAD ESOFÁGICA

La ingesta de alimentos sólidos conduce al inicio de la masticación, que implica el control consciente y reflejo de los músculos implicados en dicha tarea. A continuación se produce el proceso de la deglución, que en términos básicos es el mismo tanto para los líquidos como para los sólidos ingeridos. La deglución en sí misma implica tanto acciones voluntarias como un arco reflejo. Una vez que el bolo ingresa al esófago se desplaza por éste hacia el estómago gracias a las contracciones peristálticas. Entre otras cosas, estas contracciones permiten tragar una píldora seca sin tener que beber algo para "bajarla". Un líquido tragado, por su parte, puede simplemente fluir por el esófago.

La deglución implica contracciones musculares voluntarias e involuntarias

La deglución es un proceso importante en la ingestión de alimentos y líquidos, y se subdivide en tres etapas específicas: oral, faríngea y esofágica. La primera es una etapa voluntaria; tras la ingestión de alimentos o líquidos, la lengua se eleva contra el paladar duro, y este arqueo hacia arriba desplaza el bolo hacia atrás y hacia la orofaringe, lo que da comienzo a la etapa faríngea. Tanto esta etapa como la peristalsis subsiguiente en la faringe y el esófago son respuestas reflejas. Cuando comienza la segunda fase, el paladar blando se eleva y cierra así la conexión entre la nasofaringe y la orofaringe, lo que impide que los alimentos entren en la cavidad nasal y los obliga a entrar en la orofaringe. La úvula, que también interviene en el reflejo nauseoso, gira hacia arriba y ayuda a bloquear la nasofaringe. La epiglotis cierra la glotis y, en consecuencia, también las vías respiratorias, lo que también ayuda a dirigir el bolo hacia el esófago. El centro de la deglución, localizado en el SNC, es estimulado durante la fase faríngea e inicia la contracción muscular involuntaria asociada con la peristalsis. La apertura del esfínter esofágico para permitir el paso del bolo es el comienzo de la última etapa: la esofágica. Luego de la deglución, el tiempo de tránsito a través de la faringe y el esófago es de unos 6 a 10 segundos (Enfoque clínico 25-1).

ENFOQUE CLÍNICO | 25-1

Trastornos de la motilidad esofágica

La disfagia se define como la dificultad para tragar y puede deberse a una falla en los mecanismos que involucran los músculos esqueléticos de la faringe, una falla de la peristalsis en el cuerpo esofágico o una falla en la relajación del EEI. La combinación de **disfagia** para alimentos sólidos y líquidos es un signo confiable de motilidad desordenada en el cuerpo esofágico o de una falta de relajación en el EEI. La disfagia limitada a los alimentos sólidos suele ser un síntoma de **obstrucción mecánica** (p. ej., malignidades o estenosis).

Algunos pacientes disfágicos presentan ondas de presión de amplitud mayor a la normal a medida que la peristalsis se propaga más allá de los puertos de registro durante la evaluación diagnóstica con **catéteres manométricos**. Esta condición, denominada **esófago en cascanueces**, se asocia a menudo con dolor de pecho similar a la angina. Por lo general, el diagnóstico **manométrico** de esófago en cascanueces se realiza después de confirmar que el dolor torácico del paciente no sea un síntoma de obstrucciones en las arterias coronarias.

En ausencia de dolor torácico es probable que la disfagia por alimentos sólidos y líquidos sea un reflejo de la acalasia del EEI. El diagnóstico de acalasia se produce cuando el registro manométrico de la motilidad esofágica no exhibe la relajación y reducción típicas de la presión intraluminal en el esfínter, que deberían coincidir con el inicio de la deglución (*véase* fig. 25-25). El tratamiento exitoso consiste en la dilatación mecánica del esfínter, ya sea mediante el inflado neumático de un globo colocado en el esfínter o mediante un dilatador sólido de bujía. Más recientemente se ha apelado a una clase de medicamentos relajantes del músculo liso (conocidos como inhibidores de la fosfodiesterasa-5, entre los que se incluye el sildenafil) como tratamiento alternativo para la acalasia.

En la mayoría de los casos, la acalasia refleja la pérdida de la inervación motora entérica inhibidora del esfínter. La pérdida o el mal funcionamiento de las **neuronas motoras inhibidoras** (que en la mayoría de los casos consiste en una neuropatía inflamatoria del SNE) es el punto de partida fisiopatológico para la acalasia. Las acalasias asociadas con el síndrome paraneoplásico, con la **enfermedad de Chagas** y con la enfermedad degenerativa idiopática del SNE son formas reconocibles de neuropatía inflamatoria del SNE. En el **síndrome paraneoplásico**, los antígenos expresados por un carcinoma (en general, de células pequeñas) en el pulmón guardan una similitud considerable con los epítopos antigénicos expresados por las neuronas entéricas para que el sistema inmunológico ataque de manera simultánea el tumor y las neuronas entéricas del paciente. La mayoría de los pacientes con acalasia diagnosticada, en combinación con carcinoma pulmonar de células pequeñas, tienen autoanticuerpos circulantes de inmunoglobulina G que reaccionan a sus neuronas entéricas y las destruyen. La detección de anticuerpos neuronales antientéricos es un medio complementario para el diagnóstico específico de acalasia. La asociación de pérdida neuronal entérica con síntomas de acalasia en la enfermedad de Chagas también refleja un ataque autoinmune a las neuronas del SNE. El *Trypanosoma cruzi*, el parásito que la causa, posee epítopos antigénicos similares a los antígenos neuronales entéricos. Esta similitud antigénica activa el sistema inmunológico para atacar el SNE al mismo tiempo que ataca el parásito.

Cuando, en ausencia de contracciones tipo cascanueces, el dolor torácico se asocia con disfagia por alimentos sólidos y líquidos, lo más probable es que el problema se deba a una falla en la propulsión peristáltica, denominada **espasmo esofágico difuso**. El diagnóstico de espasmo esofágico difuso se realiza cuando el registro manométrico de la motilidad esofágica demuestra que el acto de deglutir produce contracciones simultáneas a lo largo de la región del músculo liso del cuerpo esofágico. Un estudio con bario en pacientes con espasmo difuso muestra que el correlato morfométrico de dicha afección es un cuerpo esofágico contorsionado descrito como "esófago en sacacorchos". El espasmo esofágico difuso y la acalasia del EEI son consideradas a menudo como fisiopatologías concurrentes, y es probable que ambas reflejen un trastorno de las neuronas motoras entéricas inhibidoras. No existen tratamientos del todo satisfactorios para el espasmo esofágico difuso, más allá de los tratamientos con fármacos que relajan el músculo liso. ∎

MOTILIDAD ESOFÁGICA

La función principal del esófago es el transporte. Dado que conecta la boca con el estómago, ese transporte puede ser bidireccional, aunque la mayoría de las veces la dirección es la que va de la faringe al estómago. Sin embargo, en algunas circunstancias podría presentarse un transporte retrógrado de los contenidos del tracto digestivo desde el estómago e, incluso, desde el intestino delgado, como es el caso de los vómitos (emesis). El movimiento retrógrado se produce porque la presión en el lado aboral del EEI aumenta y provoca que el esfínter se abra, lo cual permite el movimiento ascendente del gas o del contenido gastrointestinal a través del esófago. Este no realiza ninguna función digestiva, pero produce dos importantes secreciones para la protección del revestimiento epitelial: moco y bicarbonato.

El esófago, que solo deja de estar colapsado durante el movimiento de alimentos o agua entre la boca y el estómago, se divide en tres regiones con funciones diferentes: el EES, el cuerpo esofágico y el EEI. La motilidad esofágica implica la contracción del músculo estriado en el tercio superior del esófago, del músculo esquelético y liso en el tercio medio (una región de transición) y del músculo liso en el tercio inferior.

La peristalsis esofágica puede presentarse como un evento primario o secundario. La **peristalsis primaria** comienza con la deglución, mientras que la **peristalsis secundaria** es un proceso subconsciente desencadenado por una distensión asociada con un transporte fallido hacia abajo (es decir, comida que se atasca en el esófago) o por la presencia de ácido causado por reflujo gástrico. La peristalsis secundaria, acompañada del estímulo sobre la secreción salival, es el mecanismo normal para "desatascar" el bolo y para eliminar la irritación ácida. En ambas situaciones, la peristalsis secundaria debe comenzar de manera proximal a la obstrucción o al material irritante, para impulsarlo en forma distal hacia el estómago.

Cuando no están ocupados en deglutir, los músculos del cuerpo esofágico se encuentran relajados y el EEI está contraído de forma tónica. A diferencia del intestino, el estado relajado del cuerpo del esófago no resulta de una actividad neuronal motora inhibidora; por el contrario, la excitabilidad del músculo es baja y no existen **ondas eléctricas lentas** (**OEL**) que desencadenen contracciones (fig. 25-7). La activación de neuronas motoras excitatorias en lugar de mecanismos miogénicos es la responsable de las contracciones coordinadas de los músculos circular y longitudinal durante la propulsión peristáltica. El tono contráctil del EEI en reposo se ve afectado por factores tales como ciertos alimentos, hormonas y medicamentos, además de los agonistas y antagonistas neurales. El alcohol, la secretina, los nitratos y los antagonistas colinérgicos son algunos de los factores que disminuyen el tono del EEI, mientras que el café, la gastrina, la cisaprida y los agonistas colinérgicos se incluyen entre los que lo aumentan.

Los trastornos de la motilidad constituyen una de las principales causas de los estados fisiopatológicos intestinales

El esófago está situado en el mediastino y, por ello, no debería sorprender que los trastornos de la motilidad esofágica o el reflujo ácido se presenten a menudo como un tipo de dolor torácico no

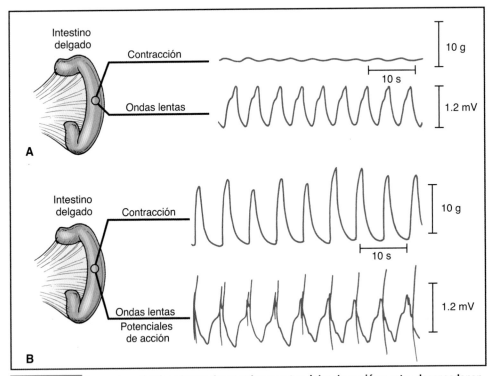

Figura 25-7 **Las ondas eléctricas lentas desencadenan potenciales de acción y estos desencadenan contracciones.** Las ondas eléctricas lentas están siempre presentes en el intestino delgado. Sin embargo, los potenciales de acción no siempre se asocian con una onda lenta. (**A**) No aparecen potenciales de acción en las crestas de las ondas lentas y las contracciones musculares asociadas con cada onda lenta son pequeñas. (**B**) Los potenciales de acción musculares aparecen como desviaciones hacia arriba y hacia abajo en las crestas de las ondas lentas. Cuando hay potenciales de acción las contracciones musculares de gran amplitud se asocian con cada onda lenta.

cardiaco, denominado dolor torácico esofágico (DTE). Entre las posibles causas del DTE se encuentran la dismotilidad esofágica y la hipersensibilidad esofágica. Sin embargo, la mayoría de los pacientes que experimentan DTE padecen la enfermedad por reflujo gastroesofágico (ERGE). Las personas con dicha enfermedad presentan reflujo ácido varias veces a la semana o reflujo severo al menos una vez a la semana. Además del dolor torácico, estos pacientes suelen referir dificultad para tragar (disfagia) y la sensación de un nudo en la garganta. El reflujo ácido crónico puede producir inflamación del revestimiento esofágico, el cual en última instancia puede dar lugar a úlceras esofágicas o a la afección precancerosa conocida como esófago de Barrett. También se puede formar tejido cicatricial, que estrecha el lumen esofágico. La disfagia y la acalasia, un problema en la relajación del EEI, son abordadas en el recuadro 25-1. La falta de relajación y la disfagia también pueden producirse en el EEI, en una afección conocida como divertículo de Zenker. En este caso se produce una formación de bolsas en la mucosa y en la submucosa de la pared gastrointestinal, justo por encima del EES, debido a la falta de relajación del esfínter durante la deglución.

El dolor relacionado con la dismotilidad esofágica puede deberse a problemas de contracción asociados con la deglución y con cualquiera de las tres regiones funcionales del esófago. Las contracciones pueden ser irregulares, estar desincronizadas o ausentes por completo. La dismotilidad esofágica puede constituir una manifestación de trastornos neuromusculares como la distrofia muscular o la esclerosis múltiple. En el otro extremo del espectro se encuentra el espasmo esofágico, que consiste en contracciones rápidas que pueden producir también dolor torácico. Los espasmos graves se pueden tratar con relajantes del músculo liso. La hipercontracción muscular durante la deglución (contracciones de gran amplitud y duración) se asocia con el esófago en cascanueces, también conocido como esófago en martillo neumático o hipercontráctil. Estas contracciones más fuertes de lo normal continúan a lo largo del esófago después de tragar, y de ahí se deriva el nombre de martillo neumático.

MOTILIDAD GÁSTRICA

El estómago es un órgano único en la ruta del movimiento de los alimentos a través del tracto gastrointestinal, cuya estructura general lo convierte en un depósito ideal para el almacenamiento de alimentos. El volumen total del estómago oscila entre ~ 50 mL cuando está vacío y 1 litro o más cuando está lleno. La disposición de los ejes longitudinales (circular, longitudinal y diagonal) de las tres capas de músculo liso que rodean el lumen, específicamente en el cuerpo o *corpus* del estómago, proporciona un mecanismo mecánico orientado a la mezcla completa del contenido gástrico con las secreciones gástricas; esto se lleva a cabo para formar quimo y descomponer las partículas grandes de alimento en otras más pequeñas. Las contracciones musculares en el antro participan en la mezcla y, junto con el esfínter pilórico, son las responsables de regular el vaciamiento gástrico hacia el duodeno (fig. 25-8).

La motilidad gástrica afecta el llenado del estómago

En términos funcionales, el estómago está dividido en dos regiones que difieren en su motilidad: el **reservorio gástrico** proximal está conformado por el fondo y alrededor de un tercio del cuerpo, mientras que la **bomba antral** distal está formada aproximadamente por los dos tercios caudales del cuerpo, el antro y el **píloro** (*véase* fig. 25-8).

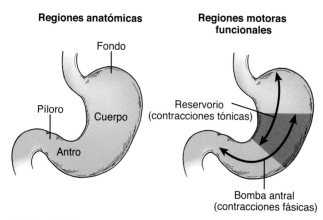

Figura 25-8 **El estómago consta de tres regiones anatómicas y dos regiones funcionales.** El reservorio gástrico se especializa en recibir y almacenar el alimento. La musculatura en la región de la bomba antral muestra contracciones fásicas que sirven para mezclar y triturar el contenido gástrico. No existe una frontera discernible entre el reservorio y la bomba antral.

A medida que el alimento ingresa al esófago comienza la acomodación gástrica y el tejido muscular del reservorio proximal es estimulado en forma neuronal para relajarse, lo que permite cambios de volumen a partir de los cambios paralelos en la distensibilidad. La acomodación gástrica se produce en dos fases. La primera es la **relajación receptiva**, que se desencadena cuando el alimento ingresa en un inicio al esófago. La segunda fase es la **relajación adaptativa**, que comienza tras la entrada del alimento en el estómago. Diversos informes indican que el óxido nítrico (NO) y el polipéptido intestinal vasoactivo (PIV) desempeñan roles en este proceso. La estimulación de la relajación muscular es necesaria porque el tejido muscular de esta región mantiene un estado de contracción tónica (sostenida) y no fásica (fig. 25-9). El volumen de esta región del estómago puede aumentar de modo significativo para acomodar hasta 80% de la comida ingerida y el aumento asociado de la presión intragástrica es pequeño en términos comparativos. Si no existiera relajación podrían producirse hinchazón y dolor después de comer. La relajación está bajo un control neuronal en el que

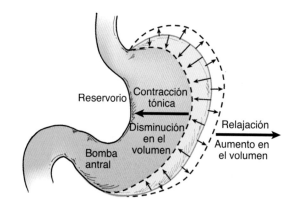

Figura 25-9 **La contracción tónica de la musculatura del reservorio gástrico disminuye su volumen y ejerce una fuerza compresiva sobre los contenidos.** La relajación tónica de la musculatura expande el volumen del reservorio gástrico. El tono contráctil intramural en el reservorio está determinado por mecanismos neurales de control por retroalimentación (*véase* fig. 25-10).

intervienen tanto los reflejos intrínsecos como el reflejo vasovagal. La relajación debe estar estrechamente regulada al tiempo que se mantiene el nivel de compresión necesario para desplazar el contenido a la siguiente región del estómago. Sin embargo, no se producen ondas propulsivas fuertes ni en el **fondo** ni en el estómago próximo. La falta de ondas hace que el alimento en esta parte del estómago tienda a separarse en capas no agitadas, y la grasa, que es insoluble en agua, será la capa superior. Durante la fase de llenado se inhibe el bombeo antral.

La transición de la contracción tónica a la física ocurre en el cuerpo del estómago. La propagación de las contracciones físicas iniciadas cerca de la parte media del cuerpo continúa distalmente a través del antro, y la fuerza de la contracción aumenta a lo largo del recorrido. Estas contracciones comprimen la bomba antral (gástrica), que mezcla, tritura e impulsa el contenido gástrico hacia la unión gastroduodenal y, por último, a través del esfínter pilórico cuando está abierto. Las ondas de contracción repetitivas dan como resultado un patrón de mezcla (similar a un "8") de secreciones gástricas y alimentos mientras permanecen en el antro. Las diferencias de motilidad entre el reservorio y la bomba antral reflejan adaptaciones para diversas funciones y diferentes estados de saciedad (es decir, en ayunas y después de comer). La relajación adaptativa se pierde en pacientes que han sido sometidos a una vagotomía; esta pérdida también puede darse como resultado iatrogénico de una cirugía de funduplicatura destinada a tratar un EEI incompetente y una enfermedad por reflujo ácido. Después de una vagotomía, el aumento de tono en la musculatura del reservorio disminuye la distensibilidad de la pared, lo que modifica a su vez la respuesta de los receptores de estiramiento gástrico a la distensión del reservorio (figs. 25-10 y 25-11). La pérdida de relajación adaptativa después de una vagotomía se asocia con una disminución del umbral para las sensaciones de plenitud y dolor epigástrico. Estos efectos de la vagotomía pueden explicar el trastorno de las sensaciones gástricas en enfermedades con un componente patológico del nervio vago (p. ej., la neuropatía autonómica de la diabetes mellitus).

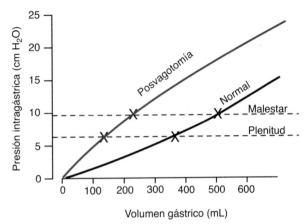

Figura 25-11 **La relajación adaptativa del reservorio gástrico se pierde después de una vagotomía.** La pérdida de la relajación adaptativa en el reservorio gástrico se asocia con una reducción en el umbral para las sensaciones de plenitud y dolor epigástrico.

Los contenidos gástricos afectan la motilidad y el vaciamiento gástricos

Además del almacenamiento en el reservorio y de la mezcla y trituración por parte de la bomba antral, otra función importante de la motilidad gástrica es la entrega de quimo gástrico al duodeno a un ritmo que no sobrecargue las funciones digestivas y de absorción del intestino delgado (alrededor de 50 mL de quimo entran en el duodeno con cada eyección; Enfoque clínico 25-2). La velocidad y el volumen del vaciamiento gástrico pueden tener un impacto en ciertos estados patológicos como la diabetes mellitus. Si los hidratos de carbono y los azúcares se liberan a un ritmo elevado, es posible que se produzca hiperglucemia; si la liberación es demasiado lenta, puede producirse hipoglucemia. En la regulación de la motilidad y el vaciamiento gástricos influyen factores de control no solo de origen gástrico sino también duodenal. Las asas de retroalimentación negativa que se producen entre el duodeno y el estómago son un excelente ejemplo de estas interacciones reguladoras. Las hormonas pancreáticas también están implicadas en el proceso. El vaciamiento gástrico y la digestión eficientes requieren la coordinación de la contracción muscular (motilidad) en el estómago, el duodeno, el píloro y el esfínter pilórico.

La composición de los alimentos y líquidos ingeridos tiene un gran impacto en los patrones de motilidad gástrica, lo que conduce a la variabilidad de los tiempos de retención. Sin embargo, otro factor importante es la magnitud del cambio en el volumen del estómago. Los mecanismos de control neural y hormonal ajustan la velocidad de vaciamiento gástrico para compensar las variaciones de volumen, composición y estado físico del contenido gástrico. En el caso de los líquidos, son importantes tanto su volumen como su composición, al igual que la osmolalidad, la acidez y el contenido calórico del quimo gástrico. La tasa de vaciamiento de los líquidos isotónicos no calóricos (p. ej., NaCl al 0.9%) es proporcional al volumen inicial en el reservorio: cuanto mayor sea el volumen inicial, más rápido será el vaciamiento. Los líquidos isotónicos se vacían con más rapidez que los líquidos hipotónicos e hipertónicos. La tasa de vaciamiento gástrico disminuye a medida que aumenta la acidez del contenido gástrico, y esto se corresponde con el ingreso de algunos contenidos ácidos en el duodeno. Cuando el quimo ácido entra en el duodeno, las células liberan secretina, una

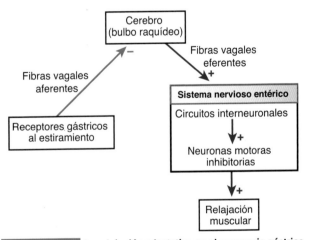

Figura 25-10 **La relajación adaptativa en el reservorio gástrico es un reflejo vagovagal.** La rama aferente del reflejo recibe información proveniente de los receptores de estiramiento gástricos, y el flujo de salida de la región medular del cerebro comprende el componente eferente. Las señales eferentes se transmiten a través del nervio vago hacia el sistema nervioso entérico, que controla la actividad de las neuronas motoras inhibidoras que relajan el tono contráctil del reservorio.

ENFOQUE CLÍNICO | 25-2

Trastornos de la motilidad gástrica

Los pacientes con motilidad gástrica alterada pueden caer en la categoría del vaciamiento gástrico retrasado o en la de vaciamiento gástrico demasiado rápido. Los síntomas de ambas categorías se superponen.

Retraso en el vaciamiento gástrico (retención gástrica)

El retraso en el vaciamiento gástrico se presenta en el 20 a 30% de los pacientes con diabetes mellitus y, en tanto parte del espectro de neuropatías diabéticas autonómicas, está relacionado con la neuropatía vagal. En esta neuropatía diabética, la conducción en las fibras nerviosas vagales aferentes y **eferentes** se ve alterada, lo cual compromete los reflejos vasovagales que subyacen a la relajación receptora, adaptativa y **de retroalimentación** del reservorio gástrico durante la ingesta de una comida (*véanse* figs. 25-28 y 25-10). En ocasiones, los nervios vagales pueden dañarse durante una cirugía laparoscópica destinada a reparar una hernia de hiato o durante una funduplicatura realizada para tratar la ERGE. La vagotomía iatrogénica da como resultado un rápido vaciamiento de líquidos y un retraso en el vaciamiento de sólidos. La vagotomía troncal altera la relajación adaptativa y resulta en un incremento del tono contráctil en el reservorio gástrico (*véase* fig. 25-10). Este tono contráctil elevado aumenta la presión en el reservorio gástrico y expulsa los líquidos con mayor fuerza, a través de la bomba antral y hacia el duodeno.

Tanto en la neuropatía diabética autonómica como después de una vagotomía, se producirá una parálisis con pérdida de la motilidad propulsora y, en consecuencia, de la trituración de sólidos por parte de la bomba antral. El resultado es la **gastroparesis**, que puede explicar el retraso en el vaciamiento gástrico de sólidos después de una vagotomía.

El retraso en el vaciamiento gástrico sin una condición subyacente demostrable es poco común. Hasta un 80% de los pacientes con anorexia nerviosa presentan retraso en el vaciamiento gástrico de sólidos. Otra condición similar es la estasis gástrica idiopática, en la que tampoco puede hallarse evidencia de una condición subyacente. Estos trastornos, cuyos síntomas carecen de una explicación fisiológica o bioquímica, se conocen como **trastornos funcionales de la motilidad gastrointestinal**. Los medicamentos estimuladores de la motilidad (p. ej., cisaprida, eritromicina o domperidona) son utilizados con éxito en el tratamiento de pacientes con gastroparesia tanto diabética como idiopática.

En niños, la estenosis hipertrófica del píloro evita el vaciamiento gástrico; se trata de un engrosamiento de los músculos del canal pilórico asociado con pérdidas en el SNE, incluidas las neuronas motoras inhibidoras de la musculatura. La ausencia de dichas neuronas y la acalasia del músculo circular en el canal pilórico son los factores responsables de la estenosis pilórica.

Vaciamiento gástrico rápido

La resección del estómago distal puede llevarse a cabo como tratamiento para el cáncer o la úlcera péptica. La piloroplastia quirúrgica, que solía realizarse junto con la vagotomía para el tratamiento de la enfermedad por úlcera péptica, aún puede practicarse en algunos pacientes con gastroparesia idiopática. Tanto la resección como la piloroplastia comprometen la mezcla y hacen que el estómago se vuelva incontinente para los sólidos. Este vaciamiento gástrico prematuro y rápido ("vertimiento") de sólidos y líquidos en el duodeno produce hiperglucemia. Cuando se lleva a cabo al mismo tiempo que la piloroplastia, la vagotomía afecta la relajación receptora y la acomodación en el reservorio gástrico, y exacerba síntomas asociados como ansiedad, sudoración, fuerte sensación de hambre, mareo, debilidad y palpitaciones. El **síndrome del vertimiento** se maneja restringiendo al paciente a pequeñas ingestas de carbohidratos complejos ingeridos junto con pequeños volúmenes de líquido. ■

---

hormona con múltiples funciones, entre las cuales se encuentran la inhibición de la bomba antral y el incremento en la contracción del esfínter pilórico, que tendrán el efecto de ralentizar el vaciamiento gástrico. Al mismo tiempo, aumentan las contracciones en el duodeno. Los alimentos con bajo contenido calórico se vacían más rápido que aquellos con contenido calórico alto. Los mecanismos de control neurofisiológico para el vaciamiento gástrico mantienen la tasa de aporte calórico al intestino delgado dentro de un rango estrecho, sin importar su fuente (sean carbohidratos, proteínas, grasas o una comida mixta). La grasa se vacía a la velocidad más lenta y constituye el inhibidor más potente del vaciamiento gástrico. Esta inhibición implica la liberación enteroendocrina de colecistocinina (CCK) y de péptido inhibidor gástrico (PIG) por parte de las células en la parte superior del intestino delgado (es decir, duodeno y yeyuno), lo que se produce en respuesta a los productos de la digestión de grasas (CCK) y ácidos grasos (PIG). La presencia de péptidos y aminoácidos estimula la liberación de gastrina de las células G tanto en el duodeno como en el estómago. Es curioso el hecho de que la gastrina aumenta la fuerza de las contracciones antrales al tiempo que incrementa la contracción del esfínter pilórico, lo cual genera un menor vaciamiento gástrico. El control neuronal de dicho vaciamiento involucra el SNE y los estímulos reguladores del SNC, sobre todo a través del nervio vago. Con una comida

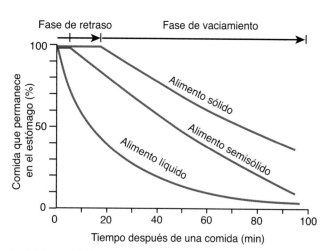

Figura 25-12 El vaciamiento gástrico se logra mediante: (1) ondas peristálticas, (2) contracciones sistólicas del antro y (3) reducción del tamaño del estómago. La tasa de vaciamiento gástrico varía según la composición del alimento. Los alimentos sólidos se vacían de forma más lenta que los alimentos semisólidos o líquidos. El vaciamiento de una comida sólida o semisólida está precedido por una fase de retraso, que es el tiempo requerido para reducir las partículas a un tamaño lo suficientemente pequeño para su vaciamiento.

de composición mixta, los líquidos se vacían más rápido que los sólidos (fig. 25-12). Para las partículas digeribles, es necesaria una fase de retraso para que la acción trituradora de la bomba antral reduzca el tamaño de las partículas hasta un tamaño lo suficientemente pequeño para su vaciamiento. Sin embargo, no todas las partículas se liberan del estómago al mismo tiempo: las más pequeñas lo hacen primero y en forma selectiva (**acción de colador** o cribado del estómago, que se da en la región antral). En algún momento posterior, las partículas retenidas más grandes (por lo general > 7 mm) se van vaciando a medida que el tracto digestivo transforma la motilidad para pasar del estado digestivo al **estado interdigestivo**. La diferencia principal en la motilidad es la frecuencia de las contracciones antrales: en el estado interdigestivo, el antro puede permanecer hasta 90 minutos sin contraerse de manera activa; luego sigue un breve periodo de contracciones que duran de 5 a 10 minutos. Este patrón cíclico de las contracciones coincidente con el estado de ayuno se denomina **complejo mioeléctrico migratorio (CMM)** y, si bien comienza en el estómago, continúa a lo largo del intestino delgado. Durante el estado digestivo, y bajo la influencia de las hormonas (es decir, gastrina y colecistoquinina), el patrón MMC en el estómago y la parte superior del intestino delgado se detiene. Las contracciones antrales aumentan de modo significativo y se producen en términos aproximados cada 3 minutos.

El vómito es una descarga enérgica de los contenidos del estómago

Aunque los términos "vómito" y "regurgitación" son utilizados muchas veces de manera indistinta, se trata de asuntos diferentes. La **regurgitación** consiste en el retorno, sin expulsión forzada y a través del esófago, de alimentos no digeridos, y se produce con mayor frecuencia en los neonatos. El vómito (emesis) es en realidad una respuesta refleja controlada por el centro del vómito, uno entre varios centros reguladores, situado en el bulbo raquídeo. La zona de activación de los quimiorreceptores se encuentra en el lado sanguíneo de la barrera hematoencefálica, bajo el suelo del cuarto ventrículo. La emesis puede activarse por diferentes estímulos, como la distensión del estómago o el duodeno, el alcohol, los mareos, diversas sustancias químicas eméticas, la gastroenteritis, los tumores cerebrales o el trauma cerebral. La emesis también puede desencadenarse por estímulos mecánicos, tales como una obstrucción intestinal o el contacto con la parte posterior de la garganta.

El estímulo del vómito da inicio a la peristalsis inversa (contracciones retrógradas) en el tracto GI hasta la mitad del intestino delgado; según el sitio en que comience, el vómito puede contener también bilis. El vómito suele ir precedido de un periodo de náusea seguido de arcadas. Durante estas últimas, el contenido gastrointestinal puede subir por el esófago, pero no entra en la faringe. El ciclo del vómito comienza con una inspiración seguida del cierre de la glotis, la elevación del paladar blando y la contracción del diafragma hacia abajo, acompañada de una fuerte contracción de los músculos abdominales que aumenta la presión intraabdominal. Esta secuencia de acontecimientos impulsa el contenido gástrico hacia el esófago, lo que estimula la relajación del EES y hace que el contenido sea expulsado por la boca. Si bien es cierto que se trata de un reflejo de protección, los vómitos repetidos pueden tener graves consecuencias: desequilibrio acidobásico, depleción de volumen, desequilibrio electrolítico e incluso neumonía por aspiración.

MOTILIDAD DEL INTESTINO DELGADO

El intestino delgado se divide en tres regiones funcionales (duodeno, yeyuno e íleon) y es el sitio donde se digiere y se absorbe

de manera enzimática la mayor parte del alimento. Las contracciones del duodeno y las señales hormonales que de allí surgen tienen una importante influencia sobre el vaciamiento gástrico. El tránsito de material a través del intestino delgado se ve afectado por tres patrones fundamentales de motilidad: 1) el **patrón interdigestivo**, 2) el **patrón digestivo** y 3) la **propulsión de poder**. La motilidad es una de las conductas intestinales que controla el SNE (*véase* fig. 25-3).

El contenido gástrico que ingresa al tracto GI superior estimula el sistema nervioso entérico

Durante la ingesta de una comida, las señales transmitidas al SNE por los nervios vagales eferentes interrumpen el CMM e inician el patrón de mezcla de la motilidad. Estos movimientos de mezcla se denominan a veces movimientos segmentarios, o segmentación. La aparición de la segmentación es resultado de contracciones peristálticas que se propagan solo a través de distancias cortas y que se producen de forma simultánea en múltiples sitios a lo largo del intestino. Los segmentos receptores con un lumen expandido separan las contracciones musculares circulares, que forman **segmentos propulsores** cortos en cada extremo del segmento receptor (fig. 25-13). Cada segmento propulsor expulsa su contenido en ambas direcciones hacia los segmentos receptores abiertos, donde se producen la agitación y la mezcla. Esto sucede de modo continuo en sitios próximos entre sí y a lo largo de todo el intestino delgado.

El síndrome del intestino permeable es un trastorno digestivo que altera el revestimiento del intestino

El normal funcionamiento del tracto intestinal depende de la formación y del mantenimiento de una barrera entre, por un lado, el lumen intestinal y, por el otro, la zona intersticial circundante, la sangre y el sistema linfático. Un epitelio de permeabilidad selectiva impide el paso no controlado de nutrientes (p. ej., macromoléculas e iones) sin procesamiento transcelular. También debe establecerse una barrera para secuestrar bacterias (ya sea que provengan de la

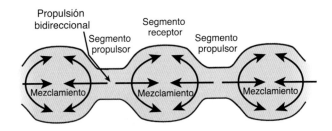

Misma longitud de intestino en un momento posterior

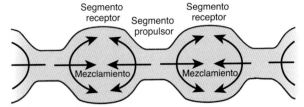

Figura 25-13 El patrón de mezcla de la motilidad del intestino delgado es característico del estado digestivo. Los segmentos propulsores separados por segmentos receptores se producen de manera aleatoria en múltiples sitios a lo largo del intestino delgado. La mezcla del contenido luminal se produce en los segmentos receptores. Estos se convierten en segmentos propulsores, mientras que los propulsores se convierten en receptores.

flora intestinal normal o que estén presentes de forma natural en la dieta), así como para mantener otros elementos de la dieta que podrían ser dañinos para el lumen intestinal. Esto significa que se necesita algo más que una barrera de permeabilidad. Otros componentes de la barrera incluyen secreciones celulares (p. ej., moco, lisozima, IgA, proteínas antimicrobianas), diversas células inmunológicas y uniones intercelulares epiteliales estrechas. El movimiento a través de las uniones estrechas es un movimiento paracelular. Ninguna persona tiene una barrera intestinal del todo impenetrable; sin embargo, una ruptura de la barrera intestinal que provoque alteraciones en el transporte transepitelial o paracelular y permita la salida del contenido intestinal se manifiesta como **síndrome de intestino permeable (SIP)**. Son varios los factores que pueden contribuir a la fisiopatología del SIP, entre los que se incluyen factores ambientales (p. ej., estrés, alcohol, drogas), inmunológicos (como los mediadores inflamatorios) e incluso dietéticos (p. ej., carbohidratos y lípidos). El SIP permite que los antígenos entren de manera indiscriminada en el organismo y desencadenen respuestas inmunológicas, entre ellas la autoinmunidad. El intestino permeable es uno de los factores que contribuye a afecciones médicas como la enfermedad de Crohn, la enfermedad ciliar, el lupus eritematoso sistémico y la hepatitis autoinmune.

MOTILIDAD DEL INTESTINO GRUESO

El intestino grueso está formado por el ciego y el colon. En términos funcionales, se divide en diferentes compartimentos que se corresponden de manera aproximada con el colon

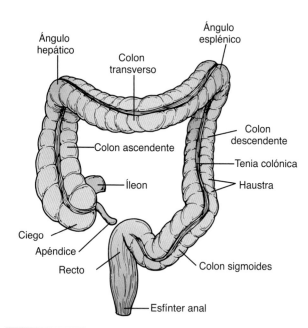

Figura 25-14 **El intestino grueso se encarga en primer lugar de absorber el agua y almacenar el material de desecho (fecal).** La materia fecal pasa a través del colon ascendente, transverso, descendente, sigmoide y, por último, ingresa al recto. Las características anatómicas incluyen el ángulo hepático, que es la frontera entre el colon ascendente y el transverso, y el ángulo esplénico, que es el límite entre el colon transverso y el descendente. El colon sigmoide está bien definido en términos morfológicos. El recto es la región más distal. El ciego es el extremo ciego del colon en la unión ileocecal. El apéndice es un vestigio evolutivo. Los esfínteres anales interno y externo cierran el término del intestino grueso.

ascendente, el colon transverso, el colon descendente, la región rectosigmoidea y el EAI (fig. 25-14). El intestino grueso no se ocupa de digerir el alimento, pero sí de absorber agua, minerales y vitaminas y de compactar la materia fecal. Mientras que el contenido del intestino delgado se desplaza en forma secuencial, sin que haya mezcla de comidas individuales, el intestino grueso contiene una mezcla de los remanentes de varias comidas ingeridas durante los 3 a 4 días previos. El tiempo de eliminación de un residuo sin digerir no puede ser predicho de acuerdo con el momento en que llega desde el íleon. El tiempo de tránsito normal a través del intestino grueso es de 36 a 48 horas.

La propulsión de poder es propia del intestino grueso

Por lo general, entre las comidas, el colon se encuentra quieto. Sin embargo, luego de la ingestión de alimentos, la motilidad aumenta de modo significativo debido a la actividad eléctrica del SNE. En los humanos, el principal estímulo es la presencia de grasa proveniente del intestino delgado, aunque la distensión del colon también puede actuar como un estímulo poderoso.

La propulsión de poder es controlada por el SNE; ocurre en el colon transverso y en el descendente, y se ajusta al patrón general de propulsión peristáltica coordinada de manera neural. Esta propulsión es la responsable del movimiento masivo de heces a largas distancias. El aumento en la llegada de contenido ileal al colon ascendente, como el que se da posterior a una comida, desencadena a menudo movimientos masivos en el colon. Esta mayor incidencia de movimientos masivos y el incremento generalizado en los movimientos segmentarios luego de una comida se denominan **reflejo gastrocólico**. La propulsión de poder puede iniciarse a partir de laxantes irritantes (como aceite de ricino y Sen) y de agentes no deseados en el lumen colónico (p. ej., parásitos, enterotoxinas y alérgenos alimentarios).

En un intestino sano, la propulsión de poder suele comenzar en la parte media del colon transverso, y es precedida por la relajación del músculo circular y la desaparición corriente abajo de las contracciones haustrales. Se puede vaciar una porción extendida del colon (p. ej., 300 cm) a medida que el contenido es impulsado hasta la región rectosigmoidea a velocidades de 5 cm/min. La haustración regresa una vez que han pasado las contracciones de poder (fig. 25-15).

El colon ascendente recibe los contenidos intestinales del íleon terminal

Los quimiorreceptores y mecanorreceptores en el ciego y el colon ascendente ofrecen retroalimentación para la entrega controlada del contenido del íleon al colon ascendente, de forma análoga al vaciamiento gástrico en el intestino delgado. Los mecanismos neuromusculares, análogos a la relajación adaptativa en el reservorio gástrico, permiten el llenado del colon ascendente sin que se produzcan grandes aumentos en la presión luminal.

En comparación con el del intestino delgado, el tiempo de permanencia en el colon ascendente es prolongado, aunque es más corto que el del colon transverso. Esto sugiere que el colon ascendente no es el sitio principal de almacenamiento, mezcla y extracción de H_2O de las heces.

Los patrones motores generados por el SNE en el colon ascendente consisten en una propulsión peristáltica que viaja a veces en dirección anterógrada y otras en dirección retrógrada. La importancia de la propulsión retrógrada en esta región es incierta;

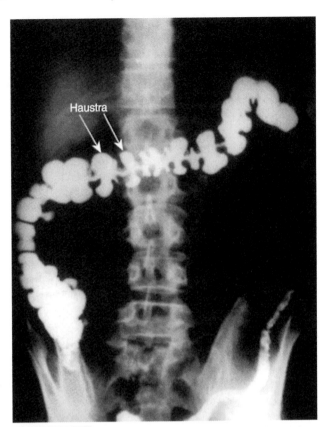

Haustra

Figura 25-15 **La radiografía muestra contracciones haustrales en el colon ascendente y transverso.** Entre las bolsas haustrales hay segmentos de músculo circular contraído. La actividad continua de las neuronas motoras inhibidoras mantiene el estado relajado del músculo circular en las bolsas. La inactividad de las neuronas motoras inhibidoras permite las contracciones entre las bolsas.

podría constituir un mecanismo para la retención temporal del contenido en el colon ascendente. Es probable que la propulsión anterógrada esté controlada por señales de retroalimentación relacionadas con el llenado y plenitud del colon transverso.

La motilidad del colon transverso está especialmente diseñada para almacenar las heces y extraer de ellas el agua

El contenido del colon transverso es retenido durante alrededor de 24 horas, lo que sugiere que se trata del sitio más importante para la extracción de H_2O y electrolitos y para el almacenamiento de las heces sólidas. El patrón de motilidad segmentario impulsado por el SNE es responsable del movimiento ultralento hacia adelante y de la compactación de las heces en el colon transverso. En este patrón, las contracciones anulares del músculo circular dividen el colon en bolsas llamados **haustras** (*véase* fig. 25-15). La haustración recuerda los movimientos de mezcla (segmentación) en el intestino delgado (*véase* fig. 25-13). La formación de haustras difiere de la segmentación del intestino delgado en el hecho de que los segmentos de contracción y de recepción a cada lado permanecen en sus respectivos estados durante periodos prolongados.

Las haustraciones son dinámicas en el sentido de que se forman y reforman en diferentes sitios. Durante el ayuno, por caso, el patrón más común es que el segmento que se contrae impulse el contenido en ambas direcciones hacia los segmentos receptores (es decir, las haustras). Este mecanismo mezcla y comprime las

heces semilíquidas en las bolsas haustrales, y es probable que facilite la absorción de H_2O, sin que haya propulsión neta hacia adelante, como ocurre con la migración secuencial de las haustras a lo largo del intestino.

La propulsión de poder en el colon descendente es responsable del movimiento masivo de las heces hacia el colon sigmoide y el recto

El colon descendente es un conducto que recorre desde el colon transverso hasta el sigmoide, y las heces no son retenidas allí durante demasiado tiempo. El contenido luminal comienza a acumularse en el colon sigmoide y en el recto unas 24 horas después de haber ingresado al ciego. Esto sugiere que el colon transverso es el principal reservorio de almacenamiento fecal, mientras que el descendente actúa como conducto sin retención fecal a largo plazo. La propulsión de poder en el colon descendente impulsa los movimientos masivos de las heces hacia el colon sigmoide y el recto.

Las musculaturas rectosigmoidea, del canal anal y del piso pélvico mantienen la continencia fecal

El colon sigmoide y el recto son reservorios con una capacidad de hasta 500 mL. La distensibilidad en esta región es una adaptación para la acomodación temporal de los movimientos masivos de las heces corriente abajo. El recto comienza al nivel de la tercera vértebra sacra y sigue la curvatura del sacro y del coxis en toda su longitud. Se conecta con el canal anal, que está rodeado por el EAI y el EAE. Las láminas superpuestas de músculo estriado, denominadas elevador del ano, conforman el piso pélvico. Este grupo de músculos, que incluye el puborrectal y el EAE, es una unidad funcional que mantiene la continencia fecal. Dichos músculos esqueléticos se comportan, en muchos aspectos, como los músculos somáticos que mantienen la postura corporal (*véase* el capítulo 5).

La musculatura del piso pélvico puede ser conceptualizada como un embudo invertido que consta del músculo elevador del ano y del EAE, en una lámina continua desde los márgenes inferiores de la pelvis hasta el borde del canal anal; esta es la zona de transición entre el epitelio mucoso y el epitelio escamoso estratificado de la piel. Durante la defecación, el piso pélvico desciende; al completarse el proceso, el elevador del ano se contrae para regresar el periné a su posición normal. Las fibras del músculo puborrectal se unen por detrás del anorrecto y pasan alrededor de él por ambos lados, para insertarse en el pubis. Esto conforma un cabestrillo en forma de U que tira del tubo anorrectal hacia adelante, de modo que el eje longitudinal del canal anal se encuentra en un ángulo de casi 90° con el recto (fig. 25-16). La contracción tónica del puborrectal estrecha el tubo anorrectal de lado a lado en la curvatura del ángulo, lo que da como resultado una importante válvula fisiológica para prevenir la salida de heces y gases.

El cabestrillo puborrectal y los márgenes superiores del EAI y el EAE forman el anillo anorrectal, que señala el límite entre el canal anal y el recto. Al contraerse, el EAE comprime el ano en una hendidura y cierra así el orificio. El EAI se contrae en forma tónica para sostener el cierre del canal anal.

El canal anal es inervado por nervios somatosensoriales

Los mecanorreceptores en el recto detectan la distensión y suministran al SNE la información sensorial requerida para el control por retroalimentación en esta región. A diferencia del recto, en la

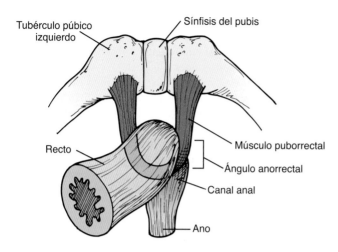

Figura 25-16 **El músculo puborrectal contribuye al mantenimiento de la continencia fecal.** Un extremo del músculo puborrectal se inserta en el tubérculo púbico izquierdo y el otro en el tubérculo púbico derecho; esto conforma un asa alrededor de la unión del recto con el canal anal. Por lo tanto, la contracción del músculo puborrectal forma el ángulo anorrectal que bloquea el paso de las heces.

región de la piel del borde anal, el canal anal es inervado por nervios somatosensoriales que transmiten señales hacia la médula espinal y hacia los centros de procesamiento superiores del cerebro. Esta región cuenta con receptores sensoriales que detectan y transmiten información sobre el tacto, el dolor y la temperatura con una alta sensibilidad. El procesamiento de información de estos receptores permite que una persona pueda discriminar de forma consciente entre la presencia de gas, líquido y sólidos en el canal anal. Además, los receptores de estiramiento en el músculo del piso pélvico detectan cambios en la orientación del anorrecto a medida que las heces son impulsadas hacia dicha región.

La contracción del EAI y del **músculo puborrectal** bloquea el paso de las heces y mantiene la continencia con pequeños volúmenes en el recto. Cuando el recto se distiende, la vía del reflejo rectoanal se activa para relajar el tono contráctil del EAI. La distensión rectal también resulta en la sensación de plenitud rectal.

La relajación del EAI permite que el contenido rectal entre en contacto con los receptores sensoriales en el revestimiento del canal anal. Las señales de estos receptores generan una percepción consciente y proporcionan una advertencia temprana sobre una posible falla en la continencia. Cuando esto ocurre, la contracción voluntaria del EAE y del músculo puborrectal mantienen la continencia: el primero cierra el canal anal y el segundo agudiza el **ángulo anorrectal** (*véase* fig. 25-16). Un aumento en el ángulo anorrectal acompañado de aumentos en la presión intraabdominal producen una "**válvula antirretorno**", que se forma por el colapso de la pared rectal anterior sobre el extremo superior del canal anal y ocluye así el lumen.

Mientras que el SNE media el reflejo rectoanal, los circuitos sinápticos para los reflejos neurales del EAE y otros músculos del piso pélvico residen en la porción sacra de la médula espinal. Los impulsos sensoriales del anorrecto y del piso pélvico son transmitidos por raíces espinales dorsales hacia la médula sacra, y el flujo motor hacia estas áreas se encuentra en las fibras nerviosas motoras de la raíz sacra ventral. Los circuitos espinales median los aumentos reflejos en la contracción del EAE y de los músculos del

piso pélvico, que pueden ocurrir durante conductas que eleven la presión intraabdominal (p. ej., toser, estornudar, levantar peso) y amenazan con interrumpir la continencia.

El control de la defecación involucra los sistemas nerviosos central y entérico

La distensión del recto genera una urgencia para defecar o expulsar gas. El procesamiento local en el SNE activa el programa motor para la relajación del EAI. En esta etapa de distensión rectal, las fugas son evitadas por la contracción voluntaria del EAE y del músculo puborrectal, y la decisión de defecar es voluntaria, lo que da como resultado el envío de instrucciones desde el cerebro a la médula espinal sacra para detener los impulsos excitatorios del EAE y del músculo elevador del ano. Comandos motores esqueléticos adicionales contraen los músculos abdominales y el diafragma para aumentar la presión intraabdominal. La coordinación entre los componentes del músculo esquelético en la defecación provoca un enderezamiento del ángulo anorrectal, el descenso del piso pélvico y la apertura del ano.

Durante la defecación, la capa de músculo longitudinal en el colon sigmoide y el recto se acorta, luego de lo cual se produce una fuerte contracción de la capa de músculo circular que impulsa el contenido luminal hacia afuera (*véase* fig. 25-4).

La decisión voluntaria de resistir la urgencia de defecar es acompañada por la eventual relajación del músculo circular en el recto, lo que ajusta el aumento de volumen dentro del recto. A medida que la tensión sobre la pared se relaja, la urgencia de defecar desaparece. La relajación receptora en el recto es acompañada de un retorno de la tensión contráctil en el EAI, una relajación del EAE y una mayor tracción del cabestrillo del músculo puborrectal. Cuando esto ocurre, las heces permanecen en el recto hasta que el siguiente movimiento masivo aumenta aún más el volumen rectal y activa otra vez los mecanorreceptores asociados con la estimulación de la defecación.

Los trastornos de la motilidad se deben a múltiples factores y son difíciles de detectar

Los trastornos asociados con la motilidad (**dismotilidad**) no son infrecuentes. La inactivación de las neuronas inhibidoras produce la contracción muscular y determina si la onda contráctil se desplazará en dirección oral o aboral (fig. 25-17). Si no existe un patrón normal de motilidad que se desplace de manera continua a lo largo del tracto gastrointestinal en dirección aboral, el contenido luminal se mueve mucho más lento de lo normal y puede incluso permanecer inmóvil. Los trastornos de la motilidad pueden presentarse en cualquier sitio del tracto GI, desde el esófago hasta los intestinos, y sus efectos dependerán de las regiones afectadas. La enfermedad por reflujo gastroesofágico (ERGE), por ejemplo, es resultado de un problema de motilidad en el esófago. Más abajo, en los intestinos, los problemas pueden revestir una gravedad menor, como en la hinchazón, o mayor, como en la malabsorción nutricional que conduce a desnutrición. Las causas de la motilidad anormal suelen caer dentro de dos categorías principales: miopatía y neuropatía. La seudo-obstrucción intestinal crónica puede deberse a cambios en la regulación de la contracción muscular que, a su vez, producen contracciones desincronizadas (una **neuropatía**) o débiles (una **miopatía**). El síndrome de intestino irritable afecta la motilidad del intestino grueso.

Dirección de propagación

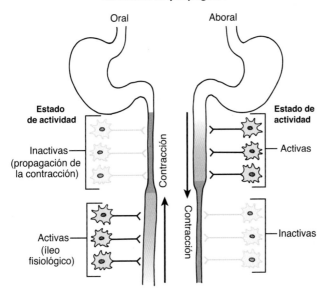

Figura 25-17 **Las contracciones se propagan hacia segmentos intestinales en los que las neuronas musculomotoras están inactivas.** La inactivación secuencial en dirección oral permite la propagación oral de las contracciones. La inactivación secuencial en dirección aboral permite la propagación aboral.

El **íleo fisiológico** consiste en una ausencia transitoria de motilidad (quietud) en el tracto intestinal, y es un estado fundamental del comportamiento intestinal programado por el SNE (fig. 25-18). La quietud del músculo intestinal circular se produce cuando las **neuronas musculomotoras** inhibidoras están activas

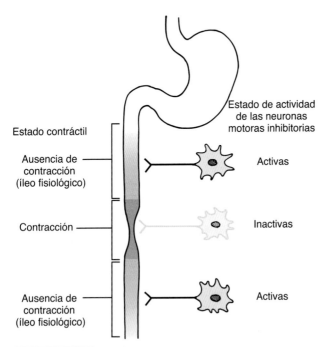

Figura 25-18 **Las contracciones miogénicas pueden ocurrir en aquellos segmentos del intestino en que las neuronas musculomotoras inhibidoras están inactivas.** El íleo fisiológico se produce en segmentos de intestino en los que las neuronas inhibidoras disparan de manera activa.

de modo continuo y suprimen la respuesta del músculo circular ante las ondas eléctricas lentas siempre presentes. El íleo fisiológico es un estado normal cuyo efecto permanece durante largos periodos en diferentes regiones intestinales, y que se ve afectado por factores como el tiempo transcurrido después de una comida. El íleo desaparece luego de la ablación del SNE. Cuando las funciones entéricas neurales son destruidas por procesos patológicos, se presenta de manera constante una conducta contráctil desorganizada y no propulsora, debido a la contracción miogénica.

El estado normal de quietud motora puede volverse patológico cuando las compuertas del circuito reflejo peristáltico para los patrones motores particulares deja de funcionar durante lapsos más largos de lo normal. En este estado de **íleo patológico** o **íleo paralítico**, los circuitos básicos se ven bloqueados en un estado inoperable, mientras que la actividad incesante de las neuronas motoras inhibidoras suprime de modo continuo la actividad miogénica. El íleo paralítico puede presentarse luego de una cirugía abdominal.

MÚSCULO LISO INTESTINAL

Los estímulos eléctricos para la contracción del músculo liso GI pueden ser miogénicos (la señal para la contracción se origina en forma espontánea dentro del propio músculo liso) o **neurogénicos** (la contracción es estimulada por la llegada de un impulso nervioso). El músculo liso también puede iniciar la contracción en respuesta a ciertas hormonas y medicamentos.

Los músculos lisos del tracto GI se contraen de forma espontánea en ausencia de influencia neural o endocrina

Los músculos lisos se clasifican según sus propiedades conductuales y sus asociaciones con los nervios. La capa de músculo liso gástrico e intestinal se comporta como un **músculo liso de tipo unitario**, y la contracción es miogénica o se da como respuesta al estiramiento. Las uniones neuromusculares en el músculo liso de tipo unitario del tracto GI son más simples que las placas terminales motoras del músculo esquelético, que están bien estructuradas (*véase* el capítulo 8). La mayoría de los axones motores en el músculo liso de tipo unitario no liberan neurotransmisores de sus terminales sino desde múltiples varicosidades espaciadas a lo largo del axón. El neurotransmisor liberado cuando un potencial de acción despolariza el potencial de membrana de la varicosidad se difunde en distancias relativamente largas antes de alcanzar el músculo o las CIC. Esta organización estructural constituye una adaptación para la aplicación simultánea de un neurotransmisor a múltiples fibras musculares desde un pequeño número de axones motores. Dado que las fibras musculares están conectadas por uniones en hendidura, el potencial de membrana en las regiones expandidas de la musculatura puede despolarizarse hasta el umbral del potencial de acción, o hiperpolarizarse por debajo del umbral del pico mediante la liberación de neurotransmisor desde un número reducido de axones motores. El músculo liso del esófago y la vesícula biliar se comporta como un músculo liso de tipo multiunidad. Estos músculos solo se contraen en respuesta a un estímulo nervioso. El nervio corre entre las células musculares, y el neurotransmisor liberado de las varicosidades a lo largo del nervio estimula cada célula individual. Estas células no están conectadas por uniones en hendidura (*véase* el capítulo 8).

Los músculos lisos GI y esofágico se comportan como un sincitio eléctrico funcional debido a la proximidad de las fibras musculares adyacentes

Las células adyacentes de músculo liso están conectadas eléctricamente por **uniones en hendidura**, que son permeables a iones y, en consecuencia, transmiten corriente eléctrica de una fibra muscular a la siguiente. La conectividad iónica, sin continuidad citoplasmática de fibra a fibra, explica las propiedades **sincitiales eléctricas** del músculo liso, tal como lo hace en el músculo cardiaco (*véase* el capítulo 12). La actividad eléctrica y las contracciones asociadas se propagan en tres dimensiones desde un punto de inicio (p. ej., una región de marcapasos) y a lo largo de la masa del músculo. El SNE controla la distancia y la dirección en la que se propaga la actividad eléctrica en el sincitio eléctrico. Una falla en el control nervioso puede conducir a un trastorno de la motilidad que produce espasmos y dolor abdominal tipo cólico asociado.

La actividad eléctrica en los músculos GI consta de ondas lentas y de potenciales de acción

Las ondas eléctricas lentas son cambios espontáneos y cíclicos en el potencial de membrana del músculo liso GI, y son iniciadas por las CIC. Las ondas están siempre presentes y, si su amplitud alcanza el umbral eléctrico del músculo (lo que no ocurre con todas las ondas), se desencadenará un potencial de acción. Si bien las ondas eléctricas lentas desencadenan potenciales de acción en algunas regiones, en otras (p. ej., el antro gástrico y el músculo circular del intestino grueso) representan la única forma de actividad eléctrica (fig. 25-19). En el intestino delgado, las ondas eléctricas lentas disminuyen su frecuencia a lo largo de un gradiente que va desde el duodeno hasta el íleon. En el antro gástrico, los términos *onda lenta* y *potencial de acción* se utilizan de forma indistinta para el mismo evento eléctrico. Cuando los potenciales de acción se asocian con ondas eléctricas lentas se presentan durante la fase de meseta de la onda lenta.

Las ondas eléctricas lentas de la vía gástrica e intestinal son generadas por las células intersticiales de Cajal

Las CIC están presentes a lo largo de todo el tracto GI y generan las ondas eléctricas lentas observadas en el estómago y el tracto intestinal. Las uniones en hendidura interconectan eléctricamente las CIC en redes; también conectan las CIC con el músculo circular y las fibras del músculo liso entre sí. Las uniones en hendidura permiten que la corriente eléctrica fluya desde la red de CIC hacia el músculo circular, lo que lleva a la generación de un potencial de acción seguido de una contracción.

Al viajar a través de las uniones en hendidura, las OEL generadas por la red de CIC en el borde submucoso se propagan de manera pasiva hacia la masa del músculo circular y las generadas por el borde mientérico se propagan también de modo pasivo hacia los músculos longitudinal y circular. La corriente eléctrica de onda lenta se propaga luego de fibra muscular a fibra muscular.

Todas las ondas eléctricas lentas del estómago, del intestino delgado y del colon están determinadas por el SNE

Las ondas eléctricas lentas con formas de onda similares ocurren a una frecuencia que oscila entre alrededor de 3 ondas/min en el antro, de 11 a 12 ondas/min en el duodeno y de 2 a 13 ondas/min en el colon. Sin embargo, no toda onda lenta resulta en la generación de un potencial de acción y de una contracción muscular. El SNE determina la naturaleza de la respuesta contráctil durante cada onda lenta.

MOTILIDAD INTESTINAL Y FUNCIÓN DIGESTIVA

El sistema digestivo se encuentra bajo control del SNE, el SNA y el SNC. Esta inervación autonómica integral del tracto digestivo consta de interconexiones interactivas entre el cerebro, la médula espinal y el SNE. Las vías simpáticas y parasimpáticas transportan señales autonómicas desde el cerebro y la médula espinal hacia el intestino, y constituyen el componente extrínseco de la inervación, mientras que el componente intrínseco de dicha inervación es proporcionado por las neuronas del SNE. Los nervios sensoriales transmiten información que explica las sensaciones localizadas en el tracto digestivo (p. ej., sensaciones de malestar, dolor abdominal, dolor torácico o acidez estomacal). Las neuronas motoras son capaces de activar o inhibir la contracción muscular. La secreción de H_2O, electrolitos y moco hacia el lumen, así como la absorción desde este último, se ven afectadas por las **neuronas secretomotoras** del SNE.

El control de las funciones digestivas por parte del SNC implica una comunicación bidireccional con el sistema GI. Las neuronas sensoriales transportan información desde el intestino hacia el cerebro y la médula espinal. El flujo de salida puede originarse en los centros de procesamiento superiores del cerebro (la corteza frontal), lo que podría explicar la proyección del estado emocional de un individuo (estrés psicógeno) al intestino. Este tipo de interacción cerebro-intestino subyace a los síntomas de diarrea y dolor en el bajo abdomen tipo cólico, informados a veces por algunas personas durante la espera de un evento estresante (p. ej., un examen difícil o una entrevista de trabajo).

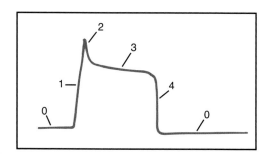

Figura 25-19 **Las ondas eléctricas lentas en los músculos gastrointestinales se presentan en cuatro fases.** Las fases son determinadas por mecanismos iónicos específicos y exhiben las siguientes características. Fase 0: potencial de membrana en reposo, corriente saliente de potasio; **fase 1**: fase ascendente (pico de despolarización hacia arriba), activación de los canales de Ca^{2+} y K^+ operados por voltaje; **fase 3**: fase de meseta, balance entre la corriente entrante de Ca^{2+} y la corriente saliente de K^+; **fase 4**: fase de caída (repolarización), inactivación de los canales de Ca^{2+} operados por voltaje y activación de los canales de K^+ operados por calcio.

Los centros neurales integradores controlan en cada momento la actividad motora del intestino

El control neural del intestino es jerárquico, y presenta cinco niveles básicos de organización integradora (fig. 25-20). El nivel 1 es el SNE, que se comporta como un sistema nervioso integrador independiente ("minicerebro entérico") dentro de las paredes del intestino. El nivel 2 consta de los ganglios prevertebrales del sistema nervioso simpático. Los niveles 3, 4 y 5 se ubican en el SNC.

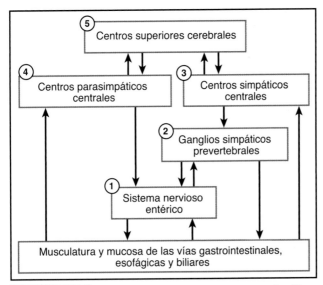

Figura 25-20 Una jerarquía de cinco niveles de organización determina la conducta motora del tracto digestivo en cada momento. (*Véase* el texto para más detalles.)

Las señales simpáticas y parasimpáticas hacia el tracto digestivo se originan en los niveles 3 y 4 (centros simpáticos y parasimpáticos centrales) en el bulbo raquídeo, y representan las vías finales comunes para el flujo de información desde el cerebro al intestino. El nivel 5 incluye centros cerebrales superiores que proporcionan información para las funciones integradoras de los niveles 3 y 4.

Las neuronas parasimpáticas inervan el intestino desde el bulbo raquídeo y la médula espinal sacra

La estimulación del SNP activa por completo el SNE, incrementa el flujo sanguíneo hacia el intestino y aumenta la actividad general de dicho órgano, incluida una mayor secreción. La mitad proximal del SNE es inervada desde las fibras nerviosas parasimpáticas craneales a través del nervio vago. La mitad distal es inervada a través de las fibras nerviosas parasimpáticas sacras. Estas últimas dan lugar a una abundante inervación en el colon sigmoide, el recto y el ano. La vía parasimpática sacra tiene un papel importante en la defecación. La figura 25-21 ofrece detalles sobre la inervación parasimpática del intestino.

Los nervios vagales eferentes transmiten señales al SNE para controlar los procesos digestivos, tanto en anticipación a la ingesta de alimento como después de ella. Estos circuitos del SNE regulan la contracción y relajación del músculo liso gástrico. Las neuronas parasimpáticas eferentes hacia la pared del intestino delgado y grueso son sobre todo estimuladoras y excitan las neuronas musculomotoras.

El complejo vagal dorsal en el bulbo raquídeo controla el tracto GI superior

El **complejo vagal dorsal** (centro de integración vagal en el SNC) está formado por el **núcleo motor dorsal**, el **núcleo del tracto solitario,** el **área postrema** y el **núcleo ambiguo** del vago. En comparación con el intestino delgado y el grueso, el centro participa en forma más directa en el control de las funciones especializadas del esófago, el estómago, el duodeno, la vesícula biliar y el páncreas. Las redes neurales del complejo vagal dorsal y sus interacciones con los centros superiores son las responsables

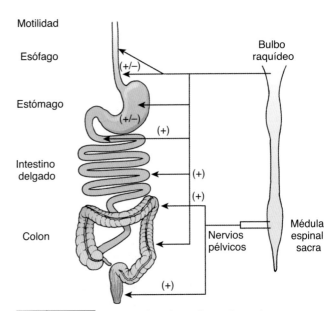

Figura 25-21 El tracto digestivo es inervado por la división simpática del sistema nervioso autónomo. Los centros parasimpáticos del sistema nervioso central transmiten señales al sistema nervioso entérico a través del nervio vago y los nervios pélvicos. Estas señales pueden resultar en la contracción (+) o en la relajación (−) de la musculatura del tracto GI.

del control rápido y preciso, necesario para ajustar las condiciones rápidamente cambiantes en el tracto GI superior durante la anticipación, ingestión y digestión de alimentos de composición variada.

El reflejo vagovagal controla las contracciones de las capas musculares GI en respuesta a los estímulos del alimento

El reflejo vagovagal está constituido por fibras aferentes y eferentes del nervio vago que coordinan una respuesta ante los estímulos intestinales. Una de sus funciones es el control de la contracción del músculo liso del tracto GI en respuesta a la distensión del tubo por los alimentos. El reflejo se activa para relajar los músculos del estómago en respuesta a la deglución de alimentos, y permite también la acomodación de grandes cantidades de comida en el tracto GI.

El lado sensorial del arco reflejo consta de neuronas vagales eferentes conectadas con una variedad de receptores sensoriales, especializados en la detección y señalización de parámetros mecánicos (p. ej., tensión muscular y roce de la mucosa) y parámetros químicos luminales (como el pH, la osmolalidad y la concentración de glucosa). Las vías neurales aferentes conectan el cerebro con las redes neurales del SNE, que inervan y controlan la conducta de la musculatura y de las glándulas secretoras. Los cuerpos celulares de las fibras vagales aferentes se encuentran en los **ganglios nodosos**.

Las fibras vagales eferentes forman sinapsis con el SNE para activar el flujo de salida de señales desde las neuronas motoras hacia los sistemas efectores. Cuando el sistema efector es la musculatura, su inervación consiste en neuronas musculomotoras inhibidoras y excitatorias que participan en el control recíproco. Si los sistemas efectores son las glándulas gástricas o digestivas, las neuronas secretomotoras son excitatorias y estimulan la secreción.

Los circuitos para el control del tracto GI superior por parte del SNC se organizan de forma muy similar a los que controlan los movimientos del músculo esquelético, e involucran circuitos reflejos espinales (*véanse* los capítulos 5 y 7). La entrada de información en los circuitos reflejos espinales organiza la actividad contráctil del músculo esquelético en una conducta motora funcional. Las conexiones básicas del circuito del reflejo vagovagal son como los reflejos motores somáticos, dado que deben ser "afinados" a cada momento por los estímulos provenientes de los centros integradores superiores del cerebro.

La estimulación simpática del intestino inhibe la función gastrointestinal

Las fibras simpáticas que salen de las regiones torácica y lumbar de la médula espinal inervan el intestino (fig. 25-22). Las fibras simpáticas eferentes abandonan la médula espinal por las raíces ventrales para establecer sus primeras conexiones sinápticas con neuronas en los **ganglios simpáticos prevertebrales**, localizados en el abdomen. Estos ganglios prevertebrales se componen de los **ganglios celiaco, mesentérico superior** y **mesentérico inferior**. Los cuerpos celulares en los ganglios prevertebrales se proyectan hacia el tracto digestivo, donde hacen sinapsis con neuronas del SNE e inervan vasos sanguíneos, mucosa y regiones especializadas de la musculatura. Las neuronas simpáticas que salen de la médula espinal son llamadas **neuronas simpáticas preganglionares**, y las que salen de los ganglios prevertebrales hacia el intestino son las **neuronas simpáticas posganglionares**.

La activación por parte del SNC de la estimulación simpática sobre el tracto GI desvía la sangre de la circulación esplácnica a la sistémica durante el ejercicio y los cambios ambientales estresantes. La supresión simpática de las funciones digestivas, incluidas la motilidad y la secreción, se produce como una adaptación coincidente ante la reducción del flujo sanguíneo. La norepinefrina (NE) liberada desde las neuronas simpáticas posganglionares es el principal mediador de estos efectos, y actúa de modo directo sobre el EEI y el EAI para aumentar su tensión y mantenerlos cerrados. La acción **inhibidora presináptica** de la NE en las sinapsis del SNE suprime la motilidad gástrica e intestinal. La acción inhibidora postsináptica de la NE en las neuronas secretomotoras que inervan las glándulas secretoras intestinales impide la secreción (*véase* fig. 25-3). Con la excep-

ción de los esfínteres de músculo liso, la mayor parte de la inervación simpática se dirige hacia el SNE, no hacia la musculatura.

Los nervios esplácnicos mixtos inervan el intestino y transportan información sensorial desde el tracto GI y señales simpáticas eferentes hacia él

Los **nervios esplácnicos** son nervios mixtos (es decir que tienen fibras simpáticas eferentes y sensoriales aferentes) ubicados en el mesenterio. No forman parte del SNS, por lo que el uso de la expresión *simpáticas aferentes* es incorrecto. Los cuerpos celulares de la inervación simpática del tracto GI se localizan en las columnas celulares intermediolaterales de la médula espinal, que desciende desde el primer segmento torácico hasta el tercer segmento lumbar. Las fibras simpáticas eferentes abandonan la médula espinal en las raíces ventrales para hacer conexiones sinápticas con neuronas de los ganglios simpáticos prevertebrales, ubicados en el abdomen (*véase* fig. 25-22).

Las fibras sensoriales aferentes de los nervios esplácnicos tienen sus cuerpos celulares en los ganglios espinales de las raíces dorsales (*véase* el capítulo 4) y transmiten información al SNC desde el tracto GI y la vesícula biliar. Estas fibras se bifurcan dentro de la pared del tracto GI y envían información al SNE. Las fibras aferentes se ramifican y envían colaterales para formar sinapsis con neuronas en los ganglios simpáticos prevertebrales antes de proyectarse hacia la médula espinal.

Los receptores sensoriales del intestino incluyen mecanorreceptores, quimiorreceptores, termorreceptores y, muy probablemente, nociceptores (receptores para el dolor). Los mecanorreceptores perciben eventos mecánicos en la mucosa, la musculatura, la superficie serosa y el mesenterio. Ellos proporcionan información tanto al SNE como al SNC sobre la tensión relacionada con el estiramiento y la longitud del músculo en la pared, así como sobre el movimiento del contenido luminal a medida que entra en contacto con la superficie de la mucosa. Los receptores mesentéricos detectan los movimientos gruesos del órgano, mientras que los quimiorreceptores monitorean la concentración y el tipo de nutrientes (p. ej., lípidos), la osmolalidad y el pH luminal. Se ha descubierto que la mayoría de los receptores son multimodales, esto es, responden tanto a estímulos mecánicos como químicos. Los termorreceptores se ubican a lo largo del tracto GI. Los reflejos gástricos se inician en respuesta a estímulos cálidos

Fisiología gastrointestinal

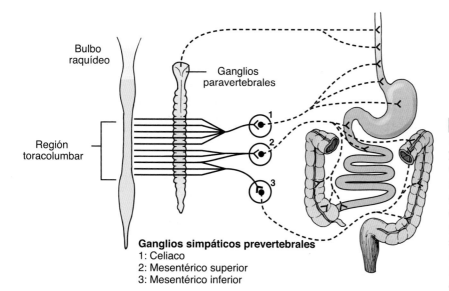

Ganglios simpáticos prevertebrales
1: Celiaco
2: Mesentérico superior
3: Mesentérico inferior

Figura 25-22 La estimulación simpática inhibe la secreción GI, la actividad motora y la contracción de vasos sanguíneos y esfínteres. La división simpática del sistema nervioso autónomo inerva el tracto digestivo desde los segmentos torácicos y lumbares de la médula espinal. Las neuronas preganglionares de la división simpática del sistema nervioso autónomo se proyectan al intestino desde los segmentos torácico y lumbar superior de la médula espinal. (*Véase* el texto para más detalles.)

o fríos, y se ha demostrado que los reflejos intestinales son estimulados por los primeros. Aunque es probable que existan nociceptores GI, su presencia solo ha sido confirmada en la vesícula biliar. La sensibilidad de las fibras esplácnicas eferentes, incluidos los nociceptores, puede elevarse en casos de inflamación del intestino o de la vesícula biliar.

NEURONAS MOTORAS ENTÉRICAS

El SNE es una gran división del sistema nervioso autónomo que ejerce control sobre la función gastrointestinal de manera independiente del SNC. Las neuronas musculomotoras excitatorias e inhibidoras inervan los músculos del tracto digestivo y, al igual que las neuronas motoras espinales, son las vías finales para la transmisión de señales del SNE a la musculatura (véanse figs. 25-3 y 25-23). Los neurotransmisores liberados por las neuronas motoras actúan en la unión neuromuscular con fibras de músculo liso y CIC.

Las neuronas musculomotoras excitatorias activan la contracción del músculo liso en el intestino

Las neuronas musculomotoras excitatorias liberan neurotransmisores que provocan la contracción y el aumento de la fuerza contráctil en los músculos lisos del tracto GI. La ACh y la sustancia P son los principales **neurotransmisores excitatorios** liberados por las neuronas musculomotoras del SNE.

Hay dos mecanismos de acoplamiento excitación-contracción involucrados en la iniciación neural de la contracción muscular en el tracto GI. Los transmisores liberados por los axones musculomotores excitatorios pueden desencadenar la contracción muscular al despolarizar la membrana de la fibra muscular hasta el umbral para la descarga de potenciales de acción. Las despolarizaciones generadas de manera neuronal sobre el potencial de membrana muscular, denominadas **potenciales de unión excitatorios** (**PUE**), pueden diferenciarse de los PPSE y los PPSI (*véase* fig. 25-23). En el segundo mecanismo, la activación de los receptores acoplados a la proteína G está ligada a la liberación directa de Ca^{2+} desde los reservorios ubicados en la fibra muscular (acoplamiento farmacomecánico), lo que desencadena contracciones independientes de cualquier cambio en la actividad eléctrica de la membrana (es decir, PUE o potenciales de acción).

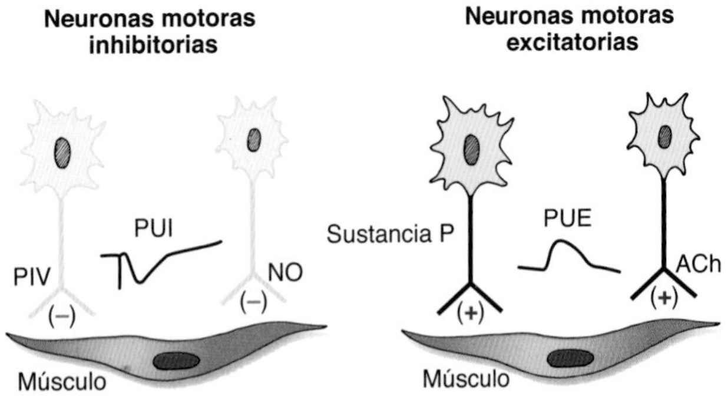

Los cuerpos celulares de las neuronas musculomotoras excitatorias suelen hallarse en el plexo mientérico. En los intestinos delgado y grueso proyectan sus axones a distancias cortas para inervar el músculo longitudinal y a distancias más grandes para alejarse del cuerpo celular en dirección oral e inervar el músculo circular (*véase* fig. 25-1).

Las neuronas motoras excitatorias, también llamadas neuronas secretomotoras, inervan las glándulas secretoras de la mucosa (es decir, las criptas de Lieberkühn y las glándulas de Brunner) y estimulan la secreción de NaCl, HCO_3^- y H_2O, así como la secreción de moco desde las células caliciformes. La ACh y el péptido intestinal vasoactivo (PIV) son los principales neurotransmisores excitatorios liberados por las neuronas secretomotoras. La hiperactividad de estas neuronas, al igual que la generada por la liberación de histamina por parte de los mastocitos entéricos durante las respuestas alérgicas, puede conducir a una **diarrea secretora neurógena**. La supresión de la excitabilidad neuronal secretomotora (p. ej., por uso de morfina o de otros analgésicos opioides) puede provocar constipación.

Los potenciales de unión inhibidores disminuyen la excitabilidad del músculo liso intestinal

Los neurotransmisores liberados por las neuronas musculomotoras inhibidoras activan los receptores en las membranas de las células musculares para generar **potenciales de unión inhibidores** (**PUI**; *véase* fig. 25-23). La hiperpolarización transmembrana que ocurre durante los PUI impide que las siempre presentes OEL causen una despolarización hasta el umbral del potencial de acción, y suprime la propagación de los potenciales de acción.

Hasta hace un tiempo, la evidencia inicial sugería el neurotransmisor liberado por las neuronas musculomotoras inhibidoras del SNE era un nucleótido de purina, posiblemente el ATP; esto llevó a acuñar el término **neurona purinérgica**. La evidencia actual indica que el PIV, el péptido activador de la adenilato ciclasa hipofisiaria y el óxido nítrico (NO) también actúan como transmisores inhibidores del SNE. Las neuronas musculomotoras inhibidoras que expresan PIV y sintetasa de NO (NOS) inervan el músculo circular del estómago, el intestino, la vesícula biliar y varios esfínteres.

La capa de músculo longitudinal del intestino delgado parece no presentar una inervación musculomotora inhibidora demasiado importante; sin embargo, en el intestino grueso humano sí es significativa la inervación musculomotora inhibidora de la *tenia coli*. A diferencia del músculo longitudinal, la inervación inhibidora del músculo intestinal circular es esencial para la programación de la motilidad intestinal por parte del SNE.

Un requisito indispensable para el control neural inhibidor de la capa muscular circular es una demanda que surge de la fisiología especializada de la musculatura (*véase* el análisis previo sobre las propiedades del sincitio eléctrico). Un sistema de marcapasos no neural de las OEL (es decir, las CIC) es el que explica la autoexcitabilidad del sincitio eléctrico y la actividad contráctil espontánea que caracteriza el músculo liso de tipo unitario. En el sistema integrado, además de su inervación motora, el músculo liso también responde a otro factor extrínseco: las OEL.

¿A qué se debe que el músculo circular no responda siempre con potenciales de acción ni se contraiga durante todos los ciclos de onda lenta? ¿Por qué los potenciales de acción y las contracciones no se propagan en el sincitio por toda la longitud y la cir-

Neuronas motoras inhibitorias

PIV   PUI   NO
(–)   (–)

Músculo

Neuronas motoras excitatorias

Sustancia P   PUE   ACh
(+)   (+)

Músculo

Figura 25-23 **Las neuronas musculomotoras entéricas son las vías finales desde el sistema nervioso entérico (SNE) hacia la musculatura gastrointestinal.** La reserva de neuronas motoras del SNE está formada tanto por neuronas excitatorias como por neuronas inhibidoras. La liberación de péptido intestinal vasoactivo (PIV) o de óxido nítrico (NO) desde las neuronas motoras inhibidoras genera potenciales de unión inhibidores (PUI). La liberación de acetilcolina (ACh) o sustancia P de las neuronas motoras excitatorias genera potenciales de unión excitatorios (PUE).

cunferencia del intestino cada vez que se presentan? La respuesta breve es que la actividad neuronal motora inhibidora determina en qué casos una onda lenta puede provocar una contracción, así como también la distancia y la dirección en la que se propagará una contracción dentro del sincitio muscular.

Los neurotransmisores inhibidores bloquean las contracciones fásicas en el intestino

La figura 25-24A muestra la descarga espontánea de potenciales de acción en forma de ráfagas a lo largo de una neurona en el plexo mientérico del intestino delgado de un gato. Este tipo de descarga continua de potenciales de acción por parte de subgrupos de neuronas musculomotoras intestinales inhibidoras aparece en todos los mamíferos. Su resultado es la inhibición continua de la actividad miogénica, dado que, en los segmentos intestinales en los que prevalece la descarga neuronal en el plexo mientérico, la actividad contráctil y los potenciales de acción musculares asociados a ondas lentas se encuentran ausentes, o bien las contracciones se dan con fuerza reducida con cada OEL. Se ha demostrado que existe una liberación continua de PIV y ON en este tipo de estados intestinales. Cuando la descarga neuronal inhibidora es bloqueada de forma experimental con tetrodotoxina, cada ciclo de OEL desencadena una intensa descarga de potenciales de acción musculares, asociados con una contracción fásica fuerte superpuesta a una contractura crónica (es decir, un aumento sostenido en la tensión de referencia). La figura 25-24B muestra cómo las contracciones fásicas, que ocurren a una frecuencia de onda lenta, aumentan de manera progresiva hasta alcanzar su amplitud máxima durante el bloqueo progresivo de la actividad neural inhibidora después de la aplicación de tetrodotoxina en el intestino delgado. Esta respuesta coincide con un progresivo aumento en la tensión inicial.

La tetrodotoxina bloquea de modo selectivo la actividad neural sin afectar al músculo, lo que la convierte en una valiosa herramienta para demostrar la inhibición de la actividad contráctil. La tetrodotoxina actúa bloqueando en forma selectiva los canales neuronales de Na^+. La fase ascendente de los potenciales de acción del músculo circular refleja la apertura de los canales y de la corriente entrante de Ca^{2+}, que no son afectados por la tetrodotoxina (véanse los capítulos 3 y 8).

Como regla general, todo tratamiento o condición que elimine o inactive las neuronas musculomotoras inhibidoras dará como resultado una contractura tónica y una contracción continua y descoordinada de la musculatura circular. La ausencia de actividad musculoneuronal inhibidora se asocia con la conversión de un estado hipoirritable a uno hiperirritable en el músculo circular; esto ocurre, por ejemplo, a partir de la aplicación de anestésicos locales, de la hipoxia por restricción del flujo sanguíneo a un segmento intestinal, de un ataque autoinmune que destruye las neuronas entéricas, de la ausencia congénita de estas causada por la enfermedad de Hirschprung, del tratamiento con medicamentos opiáceos y de la inhibición de la síntesis de óxido nítrico.

La fuerza de contracción del músculo liso intestinal está directamente relacionada con la activación de las neuronas inhibidoras

La fuerza de una contracción muscular provocada por un ciclo de onda lenta se vincula con el número de neuronas musculomotoras inhibidoras en estado activo. El músculo circular de un segmento intestinal solo puede responder a las ondas eléctricas lentas cuando las neuronas musculomotoras inhibidoras son desactivadas por los estímulos sinápticos inhibidores provenientes de otras neuronas en los circuitos de control. Esto significa que las neuronas musculomotoras inhibidoras determinan en qué momento las ondas lentas iniciarán una contracción, ejecutada de manera constante; ellas determinan también la fuerza de la contracción, que está determinada por el número de fibras musculares que responden. Con una inhibición máxima, durante el ciclo de onda lenta no aparecerán contracciones (*véase* fig. 25-7A); en ausencia de inhibición, se producirán contracciones de máxima fuerza porque todas las fibras musculares de un segmento podrían activarse (*véase* fig. 25-7B). Las contracciones de fuerza intermedia se clasifican según el número de neuronas musculomotoras inhibidoras que se inactivan durante cada ciclo de onda lenta.

La conducta motora de la bomba antral consiste en componentes contráctiles anteriores y posteriores desencadenados por potenciales de acción gástricos

Los potenciales de acción gástricos son iniciados por un marcapasos dominante (se cree que son las CIC gástricas) localizado

Fisiología gastrointestinal

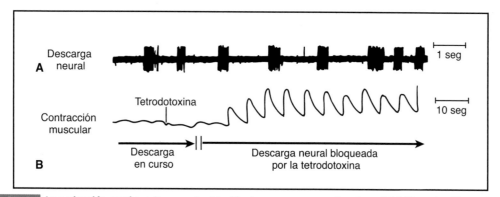

Figura 25-24 **La activación continua de una subpoblación de neuronas musculomotoras inhibidoras impide que las ondas eléctricas lentas desencadenen los potenciales de acción que generan las contracciones.** Cuando la descarga neural inhibidora se bloquea con tetrodotoxina, cada ciclo de la onda eléctrica lenta provoca la descarga de potenciales de acción y contracciones de gran amplitud. (**A**) Registro eléctrico de disparos continuos en forma de ráfaga de una neurona motora inhibidora. (**B**) Registro de la actividad contráctil del músculo antes y después de la aplicación de tetrodotoxina. Bloqueo de la activación neuronal por la aplicación de tetrodotoxina.

en el cuerpo en forma distal a la región media, y determinan la duración y la fuerza de las contracciones fásicas de la bomba antral. Una vez iniciados, los potenciales de acción se propagan con rapidez y se extienden a través del sincitio eléctrico gástrico; así, viajan alrededor de la circunferencia gástrica y desencadenan una contracción en forma de anillo, que a su vez viaja con mayor lentitud hacia la unión gastroduodenal. La región del marcapasos genera potenciales de acción y contracciones antrales asociadas a una frecuencia de 3 contracciones por minuto. El potencial de acción gástrico dura alrededor de 5 segundos y presenta una fase ascendente o de despolarización, una fase de meseta, y una fase descendente o de repolarización (*véase* fig. 25-19).

La conducta contráctil propulsora en la bomba antral tiene dos componentes: una *contracción anterior* antral, de amplitud relativamente constante y asociada con la fase ascendente del potencial de acción, y una *contracción posterior* antral, de amplitud variable y asociada con la fase de meseta (*véase* fig. 25-25). El marcapasos gástrico genera potenciales de acción de manera continua. Aun así, las contracciones posteriores solo aparecen

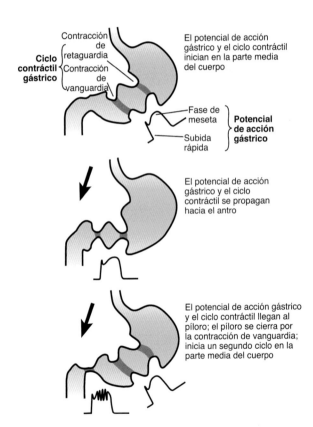

Figura 25-25 **Un marcapasos en la bomba antral genera los potenciales de acción que desencadenan las contracciones gástricas.** Los potenciales de acción gástricos que producen las contracciones en forma de anillo que se propagan hacia la unión gastroduodenal se caracterizan por un rápido ascenso inicial seguido de una fase de meseta y, luego, de una fase descendente de regreso al potencial de membrana inicial (*véase* fig. 25-17). La fase ascendente del potencial de acción gástrico explica la contracción anterior que se propaga hacia el píloro durante un ciclo de propulsión. La fase de meseta es la responsable de la contracción posterior del ciclo. La fuerza de la contracción anterior es relativamente constante, mientras que la de la contracción posterior es variable y aumenta en relación directa con los aumentos inducidos por las neuronas en la amplitud de la fase de meseta del potencial de acción.

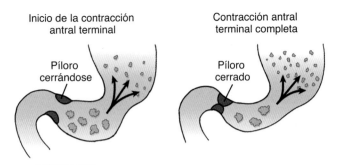

Figura 25-26 **La trituración se intensifica con la retropulsión en forma de chorro a través del orificio del antro del estómago.** Las contracciones antrales generan una fuerza de retropulsión que da como resultado un aumento de la presión en el antro terminal a medida que la contracción posterior antral se acerca al esfínter cerrado. Esta retropulsión en forma de chorro facilita la trituración (es decir, el proceso de mezclar y reducir el tamaño de las partículas de alimento).

cuando la fase de meseta se encuentra en el umbral o por encima de él, y su fuerza se incrementa en relación directa con los aumentos en la amplitud del potencial de meseta por encima del umbral.

Las contracciones anteriores producidas por la fase ascendente del potencial de acción gástrico adquieren una amplitud insignificante a medida que se propagan al píloro. Cuando dicha fase ascendente llega al antro terminal y se extiende hacia el píloro, la contracción del músculo pilórico (esfínter pilórico) cierra el orificio entre el estómago y el duodeno. A medida que la contracción posterior (que se da solo unos pocos segundos después de la contracción anterior) se acerca al esfínter pilórico cerrado, el contenido gástrico es forzado hacia un compartimento antral de volumen cada vez menor y presión cada vez más alta. Esto da como resultado una **retropulsión** en chorro a través del orificio formado por la contracción posterior (fig. 25-26). La trituración y reducción del tamaño de las partículas se producen a medida que el material es retropulsado de forma forzada a través del orificio de avance, y de regreso hacia el reservorio gástrico para esperar el siguiente ciclo propulsor. A 3 ciclos/min, la repetición reduce el tamaño de las partículas al rango de 1 a 7 mm requerido para que puedan vaciarse en el duodeno durante la fase digestiva de la motilidad gástrica.

Los potenciales de acción en la bomba antral son regulados por neuronas musculomotoras en el SNE gástrico

Los potenciales de acción en la bomba antral son miogénicos y están regulados por neuronas musculomotoras del SNE gástrico. Los neurotransmisores liberados por las neuronas musculomotoras excitatorias, incluida la ACh, aumentan la amplitud tanto de la fase de meseta como de la fuerza de la contracción iniciada por la meseta. Los **neurotransmisores inhibidores**, incluidos la NE y el PIV, generan el efecto contrario.

La magnitud de los efectos está directamente relacionada con la concentración de un neurotransmisor en la unión neuromuscular; un incremento en la frecuencia de los potenciales de acción provoca un aumento correspondiente en la concentración del neurotransmisor. De esta manera, la activación de las neuronas musculomotoras determina si se presentará o no una contracción antral posterior. Con una liberación suficiente del neurotransmisor, la amplitud de la meseta crece e inicia una contracción a medida que cruza el umbral de despolarización. Más allá de este umbral, la fuerza de la contracción está determinada por la cantidad liberada del neurotransmisor y por su concentración en los receptores del músculo; esto, en sí mismo, determina la extensión de la despolarización de la membrana más allá de su umbral.

La configuración de los potenciales de acción en el antro terminal y en el píloro presenta algunas variaciones respecto a la de las regiones más proximales. La principal diferencia es la aparición de picos de potencial en la fase de meseta (*véase* fig. 25-25), que desencadenan contracciones fásicas de corta duración superpuestas a la contracción fásica asociada con la meseta. Dichos picos pueden contribuir a la función de esfínter por parte del píloro, dado que previenen el reflujo del contenido duodenal hacia el estómago.

La conducta motora del reservorio gástrico difiere de la del antro gástrico

El reservorio gástrico tiene dos funciones principales, la primera de las cuales es el acomodamiento del alimento que llega sin que se produzca un aumento significativo en la presión intragástrica ni una distensión del reservorio. La falla de este mecanismo conduce a la sensación de distensión abdominal, dolor epigástrico y náuseas (*dispepsia*). La segunda función es la de mantener fuerzas compresivas constantes sobre el contenido del reservorio, que actúan para empujar el contenido hacia la actividad motora de 3 ciclos/min de la bomba antral. Los agentes que relajan la musculatura del reservorio gástrico (como la insulina) neutralizan esta función y, por lo tanto, anulan el vaciamiento gástrico.

La musculatura del reservorio gástrico es inervada por neuronas musculomotoras del SNE, tanto excitatorias como inhibidoras (*véanse* figs. 25-3 y 25-23). Su actividad es regulada por nervios vagales eferentes, cuyos impulsos ajustan el volumen y la presión en el reservorio de acuerdo con la cantidad de sólidos o líquidos presentes, además de mantener fuerzas compresivas constantes

sobre el contenido. Se requieren ajustes continuos tanto durante la ingestión como durante el vaciamiento de los alimentos.

Un incremento en la actividad de las neuronas musculomotoras excitatorias, en conjunto con una reducción en la actividad de las musculomotoras inhibidoras, da como resultado un aumento en el tono contráctil del reservorio, una reducción en su volumen y un aumento de la presión intraluminal (*véase* fig. 25-9). Por el contrario, un incremento en la actividad de las neuronas musculomotoras inhibidoras, en conjunto con la reducción de la actividad de las musculomotoras excitatorias, produce los efectos contrarios.

Los patrones motores en el estómago y en el intestino delgado reflejan la presencia o la ausencia de nutrientes intraluminales

El SNE del intestino delgado "corre" el programa motor del **estado digestivo** cuando existe presencia de nutrientes y, en consecuencia, los procesos digestivos están en marcha. La conversión al programa motor del estado interdigestivo comienza cuando se han completado la digestión y la absorción de nutrientes, entre 2 y 3 horas después de una comida. El patrón de motilidad del estado interdigestivo en el intestino delgado se conoce como **complejo motor migratorio (CMM)**. Este se inicia con contracciones grandes y fuertes en la bomba antral, a un ritmo de 3 por minuto. La elevada fuerza contráctil en el EEI coincide con el inicio del CMM en el estómago, que migra luego hacia el duodeno y desciende por el intestino delgado hasta el íleon (fig. 25-27).

Para un único sitio de registro en el intestino delgado, el CMM consta de tres fases consecutivas:

- Fase I: silencio motor sin actividad contráctil; corresponde al íleo fisiológico

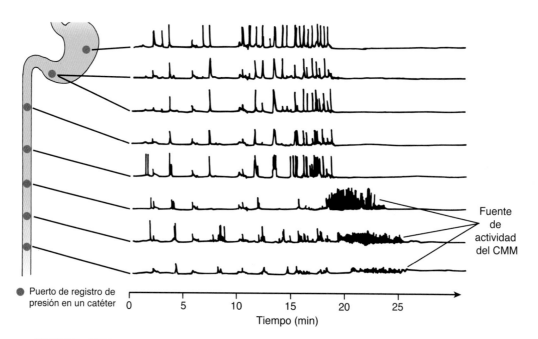

Puerto de registro de presión en un catéter

Tiempo (min)

Fuente de actividad del CMM

Figura 25-27 **El complejo motor migratorio (CMM) es un patrón distintivo de actividad electromecánica en el músculo liso GI durante los periodos entre comidas.** El CMM del intestino delgado consiste en un frente de actividad que se inicia en el antro gástrico y migra lentamente a través del intestino delgado hacia el íleon. Las contracciones repetitivas que reflejan la propulsión peristáltica ocurren dentro del frente de actividad.

- Fase II: contracciones irregulares
- Fase III: contracciones regulares

La fase I regresa después de la fase III, y el ciclo se repite en el sitio único de registro después de 80 a 120 minutos (*véase* fig. 25-27). Cuando se colocan varios sensores a lo largo del intestino, se hace evidente la lenta propagación de la actividad de las fases II y III por el intestino.

En cualquier momento dado, el CMM ocupa una longitud limitada del intestino denominada **frente de actividad**, que posee un límite oral y uno aboral (figs. 25-27 y 25-28). El frente de actividad avanza con lentitud a lo largo del intestino, a una tasa que se vuelve cada vez más lenta a medida que se acerca al íleon. La propulsión peristáltica de los contenidos luminales se produce en dirección aboral, entre los límites oral y aboral del frente de actividad. La frecuencia de las ondas peristálticas de propulsión dentro del frente de actividad es la misma que la frecuencia de las OEL en ese segmento intestinal. Cada onda peristáltica consta de un segmento propulsor y uno receptivo, tal como se describió más arriba (*véase* fig. 25-4). Las ondas peristálticas sucesivas comienzan en promedio un poco más lejos en la dirección aboral, y se propagan en promedio un poco más allá del límite donde se detuvo la anterior. En consecuencia, todo el frente de actividad avanza con lentitud por el intestino, limpiando el lumen a su paso.

"Fase II" y "fase III" son términos de uso común pero de poco valor para comprender el CMM. La actividad contráctil descrita como fase II o fase III se produce debido a la irregularidad en la llegada de ondas peristálticas en el límite aboral del frente de actividad. En promedio, cada onda peristáltica consecutiva dentro del frente de actividad se propaga en dirección

aboral más lejos que la previa. A pesar de ello, en el límite inferior del frente de actividad algunas ondas terminan antes y otras viajan más lejos (*véase* fig. 25-28). Por lo tanto, a medida que el límite inferior del frente pasa el punto de registro, solo se registran las ondas que llegan al sensor, lo que da la apariencia de contracciones irregulares. A medida que la propagación continúa y que el punto medio del frente de actividad llega al punto de registro, se detecta el segmento propulsor de cada onda peristáltica. Dado que estas presentan la misma ritmicidad de las OEL, se dice que las contracciones son "regulares". Las contracciones regulares, que se observan cuando la región central del frente de actividad pasa por un sitio único de registro, duran de 8 a 15 minutos. El menor tiempo se da en el duodeno, y va aumentando a medida que el CMM migra hacia el íleon. El CMM se produce en estados conscientes y durante el sueño; comienza en el antro del estómago como un aumento en la fuerza de los complejos contráctiles antrales que ocurren de manera regular, y lleva a cabo el vaciamiento de partículas no digeribles mayores de 7 mm, como por ejemplo píldoras y cápsulas. Se requieren entre 80 y 120 minutos para que el frente de actividad viaje desde el antro hasta el íleon. Cuando un frente de actividad termina en el íleon, otro se inicia en el antro, y el tiempo entre los ciclos es mayor durante el día que durante la noche. El frente de actividad viaja a alrededor de 3 a 6 cm/min en el duodeno, y su velocidad va disminuyendo en forma progresiva hasta alcanzar alrededor de 1 a 2 cm/min en el íleon. Es importante no confundir la velocidad de avance del frente de actividad del CMM con la de las OEL, los potenciales de acción y las ondas peristálticas dentro del frente de actividad. Las OEL asociadas con potenciales de acción y con contracciones del músculo circular viajan unas 10 veces más rápido.

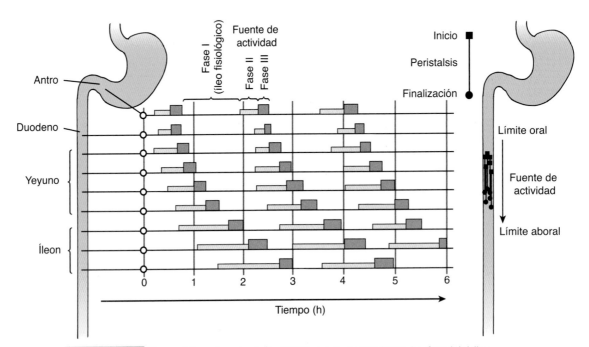

Figura 25-28 **El complejo motor migratorio (CMM) consta de tres fases.** La *fase I* del íleo fisiológico se refiere a la región intestinal sin actividad. Las *fases II* y *III* reflejan la migración del frente de actividad, que tiene un límite aboral situado lejos de la boca, donde las contracciones propulsoras se detienen, y un límite oral, donde dichas contracciones comienzan.

El ciclo del CMM continúa hasta su finalización con la presencia física de alimento en el tracto digestivo superior; esto es, el fin del CMM se da a partir de una carga suficiente de nutrientes, pero no de la alimentación por vía intravenosa. La velocidad con la que se termina el CMM, donde quiera que se encuentre a lo largo del intestino, sugiere un mecanismo neural u hormonal. Cuando se inyectan por vía intravenosa, la gastrina y la colecistocinina (que son liberadas durante una comida) finalizan el CMM en el estómago y en la parte superior del intestino delgado, pero no en el íleon.

El SNE organiza el CMM (*véase* fig. 25-3), que continúa en el intestino delgado incluso después de una vagotomía o simpatectomía pero se detiene cuando llega a una región del intestino donde el SNE se ha visto interrumpido. Por lo que se puede presumir, las señales de comando al SNE son necesarias para iniciar el CMM, pero aún se desconoce si dichos comandos son neurales, hormonales o ambos. Aunque los niveles de la hormona **motilina** aumentan en la sangre al inicio del CMM, no está claro si ella es el desencadenante o si es liberada como consecuencia de la aparición del CMM.

El CMM actúa como cuidador del intestino delgado

La contracción de la vesícula biliar y la entrega de bilis al duodeno operan de manera coordinada con el movimiento del CMM hacia la región antroduodenal. El frente de actividad del CMM impulsa la bilis desde el duodeno, a través del yeyuno y hacia el íleon terminal, donde se reabsorbe en la circulación hepática portal. Este mecanismo reduce la acumulación de bilis concentrada en la vesícula biliar y aumenta el movimiento de ácidos biliares en la circulación enterohepática durante el estado interdigestivo (*véase* el capítulo 27).

El CMM también parece ser un mecanismo para depurar restos no digeribles del lumen intestinal durante el ayuno. Las partículas grandes no digeribles son vaciadas desde el estómago solo durante el CMM.

El sobrecrecimiento bacteriano en el intestino delgado está asociado con la ausencia del CMM. Esta condición sugiere que dicho complejo podría estar asumiendo el rol de "ama de llaves" en la prevención del sobrecrecimiento que se produciría si se permitiera el estancamiento de contenidos intestinales en el lumen.

CIENCIAS MÉDICAS INTEGRADAS

Los opioides utilizados en el manejo posoperatorio del dolor contribuyen al íleo

El íleo intestinal es una condición temporal en la que la peristalsis intestinal se detiene y, en consecuencia, también lo hace la propulsión normal a lo largo de los intestinos. La distensión abdominal, los vómitos, las náuseas, los gases y el dolor y malestar abdominales son problemas asociados a menudo con la disfunción intestinal inducida por opioides y con el íleo posoperatorio. La aparición de este último no parece estar relacionada de manera específica con el tipo de cirugía. El íleo es un problema posoperatorio frecuente en pacientes que han sido sometidos a una resección intestinal o a otros procedimientos que impliquen cirugía abdominal; sin embargo, también se lo puede hallar en pacientes que fueron sometidos a cirugías no abdominales, como ciertos procedimientos cardiacos u ortopédicos. Esto indica que el íleo no está ligado a la manipulación directa del intestino. A pesar de ello, los pacientes quirúrgicos sí comparten una característica en común: el manejo farmacológico del dolor posoperatorio, que involucra el uso de opioides como la morfina y la codeína. De hecho, el opio era utilizado por los griegos y los romanos para reducir el dolor, y sus propiedades analgésicas fueron descritas en un tratado romano sobre farmacología publicado a fines del siglo I: *De Materia Médica*.

Cualquier compuesto que tenga los mismos efectos que la morfina es considerado un opioide. En el tracto GI, los opioides tienen efectos antisecretores y se han usado por mucho tiempo para tratar la diarrea (p. ej., paregórico y codeína). Los receptores de opioides pertenecen a una familia de receptores acoplados a proteína G, y se clasifican en tres tipos principales: mu (μ), delta (δ) y kappa (κ). *In vivo*, estos receptores suelen unirse a encefalinas, endorfinas y dinorfinas, que son péptidos opioides naturales. Se trata de uno de los mecanismos para la regulación *in vivo* de la nocicepción (es decir, de las vías del dolor). Los opioides endógenos suprimen la motilidad intestinal

en ciertas situaciones, como durante la respuesta inflamatoria y la respuesta al estrés. Los opioides administrados de manera exógena proporcionan una regulación analgésica del dolor. Los receptores μ son el grupo principal al que se unen los opioides prescritos en el posoperatorio. Esta unión inicia la vía que conduce a la manifestación de los efectos clínicos de estos fármacos. Dentro del SNC, los opioides contribuyen a la analgesia, la sedación y la alteración del estado de ánimo, y afectan las conexiones simpáticas y las vías motoras excitatorias e inhibidoras al SNE. Este estímulo proveniente del SNC modifica la regulación GI normal por parte del SNE. En el tracto GI, los opioides actúan de modo directo sobre el SNE, que posee receptores μ en células ubicadas en los plexos mientérico y submucoso. El resultado final combinado de la activación de los receptores de opioides en el sistema nervioso es la inhibición de la secreción, la reducción de la motilidad aboral y la inhibición de los reflejos peristálticos. Esto conduce a la constipación inducida por opioides.

La naloxona actúa como un antagonista del receptor μ para revertir los efectos de los opioides mediante la superación de la acción de bloqueo que aquellos tienen sobre el reflejo peristáltico. Sin embargo, el fármaco no parece tener el mismo impacto en los tiempos de tránsito a lo largo del intestino, ya que aunque acelera el tiempo de tránsito colónico no produce efectos similares en el intestino delgado. La naloxona sí restablece de forma efectiva la contracción muscular peristáltica y, por lo tanto, la propulsión a lo largo del tracto intestinal. Una desventaja de su administración es que puede disminuir los efectos analgésicos de los opioides. Algunas investigaciones clínicas han considerado la metilnaltrexona como una alternativa posible, ya que ayuda a restablecer la función intestinal sin bloquear el beneficio analgésico proporcionado por la administración de opioides. Otra de las alternativas, el alvimo-

(Continúa)

Fisiología gastrointestinal

pan, ha demostrado tener beneficios posoperatorios similares, sobre todo en pacientes que han sido sometidos a resección intestinal; este fármaco se administra antes de la cirugía para bloquear la unión de los opioides. Los beneficios terapéuticos de este medicamento muestran respuestas diferentes según la dosis. El uso de ablandadores de las heces y laxantes suele ser ineficaz para combatir la constipación asociada con opioides. También se han probado agentes osmóticos leves.

Los receptores de opioides no se limitan al SNE: están presentes también en la superficie de las células del músculo liso intestinal. Los opioides pueden afectar la motilidad a lo largo del tracto GI al estimular un cambio en el patrón de contracción muscular, que transita desde las contracciones normales generadas por ondas eléctricas lentas (que impulsan el movimiento de los contenidos luminales en dirección aboral) hacia un patrón de contracción que resulta en motilidad no propulsora y estancamiento. La ausencia de propulsión peristáltica aumenta el tiempo de tránsito a través del intestino. Además de afectar la actividad del músculo longitudinal, los medicamentos también afectan la segmentación del intestino y del músculo circular, el tono general del músculo liso y, por lo tanto, la contracción de los esfínteres del músculo liso intestinal. El tono de los esfínteres pilórico y anal también aumenta, y la relajación del EEI se ve inhibida. Si bien el movimiento anterógrado del contenido luminal se retrasa, existe una deshidratación concurrente del lumen como resultado de una mayor absorción de líquidos combinada con una menor secreción de agua y de electrolitos.

El íleo posoperatorio ilustra un padecimiento que no tiene una única causa, ya que se trata de una condición fisiológica a partir de la interacción entre factores diversos. Se cree que el sistema nervioso y varias hormonas (p. ej., péptido intestinal vasoactivo y sustancia P), así como ciertas respuestas inflamatorias localizadas y mediadores como las prostaglandinas, desempeñan un papel en el íleo posoperatorio. Por lo general, la función GI y la actividad eléctrica coordinada no regresan de manera uniforme al tracto GI luego de un íleo posoperatorio. En un inicio, durante el periodo de recuperación, el sistema nervioso simpático se encuentra muy activo y la actividad eléctrica a lo largo del tracto es desorganizada y errática. Las señales del sistema nervioso simpático inhiben la actividad en el SNE. En ausencia de patrones eléctricos normales, no existirá regularidad ni en la peristalsis ni en la propulsión. El estómago y el intestino delgado suelen tardar de 3 a 4 días en regresar a su actividad normal. El colon, la región del tracto GI más afectada por los anestésicos a causa de la ausencia de uniones en hendidura, es a menudo la última sección en volver a la normalidad. La recuperación total del tracto GI luego de un íleo puede demorar entre 4 y 5 días. ■

Resumen del capítulo

- La musculatura del tracto digestivo consiste sobre todo en músculo liso.
- La peristalsis y la propulsión actúan en conjunto para hacer avanzar el contenido del tracto digestivo.
- Los trastornos de la motilidad afectan el normal funcionamiento del tracto digestivo.
- El movimiento retrógrado en el tracto digestivo provoca emesis.
- Las ondas eléctricas lentas y los potenciales de acción son las principales formas de actividad eléctrica en la musculatura gastrointestinal (GI).
- Los músculos lisos GI presentan las propiedades de un sincitio eléctrico funcional.
- La jerarquía entre los centros de integración neural en el cerebro, la médula espinal y la periferia determina el comportamiento del tracto digestivo en cada momento.
- El tracto digestivo es inervado por las divisiones simpática, parasimpática y entérica del sistema nervioso autónomo.
- El nervio vago transmite información sensorial aferente al cerebro y señales autonómicas parasimpáticas eferentes al tracto digestivo.
- Los nervios esplácnicos transmiten información sensorial a la médula espinal y señales autonómicas simpáticas eferentes al tracto digestivo.
- El sistema nervioso entérico funciona en el intestino como un minicerebro entérico independiente.
- Las neuronas musculomotoras entéricas pueden ser excitatorias o inhibidoras.
- Las neuronas musculomotoras inhibidoras entéricas del músculo circular intestinal están activas de manera continua,

y son inactivadas de modo transitorio para permitir la contracción muscular.
- Las neuronas musculomotoras inhibidoras entéricas de la musculatura de los esfínteres están inactivas, y se activan en forma transitoria para la apertura y el paso cronometrados de los contenidos luminales.
- El comportamiento de la musculatura intestinal durante la propulsión peristáltica está determinado por un circuito reflejo polisináptico.
- El íleo fisiológico implica la ausencia normal de actividad contráctil en la musculatura intestinal.
- La propulsión peristáltica y la relajación del esfínter esofágico inferior son los principales eventos de motilidad en el esófago.
- El reservorio gástrico y la bomba antral tienen diferentes tipos de conducta motora funcional.
- Los reflejos vagovagales son importantes en el control de las funciones motoras gástricas.
- Las señales de retroalimentación desde el duodeno determinan la tasa de vaciamiento gástrico.
- El complejo motor migratorio es el patrón de motilidad del intestino delgado durante el estado interdigestivo.
- Los movimientos de mezcla son el patrón de motilidad del intestino delgado durante el estado digestivo.
- La propulsión de poder en el intestino es una respuesta que protege de agentes nocivos.
- Las funciones motoras del intestino grueso se especializan en el almacenamiento y la deshidratación de las heces.
- Las funciones fisiológicas de la región rectosigmoidea, el canal anal y la musculatura del piso pélvico son las responsables de mantener la continencia fecal.

Preguntas de revisión del capítulo

1. Se descubre que un ratón con una mutación genética nueva no presenta ondas eléctricas lentas en el intestino delgado. Identifique cuál de los siguientes tipos celulares tiene mayor probabilidad de haber sido afectado por la mutación:

   A. Neuronas entéricas
   B. Neuronas motoras inhibidoras
   C. Mecanorreceptores
   D. Células intersticiales de Cajal
   E. Células enteroendocrinas

2. El examen de un paciente con propiedades de esfínter normales en el tracto digestivo mostrará que:

   A. El flujo primario a través del esfínter es unidireccional.
   B. El esfínter esofágico inferior se relaja al inicio de un complejo motor migratorio en el estómago.
   C. El bloqueo de la inervación del esfínter por un anestésico local hace que el esfínter se relaje.
   D. La presión manométrica en la luz del esfínter es menor que la presión detectada en el lumen a ambos lados del esfínter.
   E. Las neuronas motoras inhibidoras del músculo del esfínter dejan de activarse durante la deglución.

3. Una paciente de 86 años se queja de una mala calidad de vida por incontinencia fecal. El examen de esta paciente revelará muy probablemente que la causa subyacente de su incontinencia es:

   A. La ausencia del reflejo rectoanal.
   B. El aumento de la sensibilidad a la presencia de heces en el recto.
   C. La pérdida del sistema nervioso entérico en el intestino grueso distal (enfermedad de Hirschprung del adulto).
   D. La debilidad del músculo puborrectal y de los músculos del esfínter anal externo.
   E. Una forma miopática de seudo-obstrucción crónica en el intestino grueso.

4. En una consulta de seguimiento tras haber sido diagnosticada con dispepsia funcional, una paciente de 35 años reporta sensaciones de **saciedad temprana** y malestar en la región epigástrica luego de las comidas. Lo más probable es que estos síntomas se deban a:

   A. La disfunción de la relajación adaptativa en el reservorio gástrico.

B. Una frecuencia elevada de las contracciones en la bomba antral.

C. Un esfínter esofágico inferior incompetente.

D. La aparición prematura de la fase interdigestiva de la motilidad gástrica.

E. El reflujo biliar desde el duodeno.

1. **La respuesta correcta es D.** Las células intersticiales de Cajal son las células marcapaso que generan las ondas eléctricas lentas. Las neuronas entéricas, las neuronas motoras inhibidoras, los mecanorreceptores y las células enteroendocrinas no generan ondas eléctricas lentas.

2. **La respuesta correcta es A.** Los esfínteres sirven para evitar el reflujo; por lo tanto, el flujo a través de ellos suele ser unidireccional. El tono del esfínter esofágico inferior aumenta durante el CMM en el estómago. El esfínter no puede relajarse luego del bloqueo de la inervación inhibidora por un anestésico local. La presión en el esfínter es mayor que en los dos compartimentos divididos por este. Las neuronas inhibidoras se activan para relajar el esfínter durante la deglución.

3. **La respuesta correcta es D.** El examen de pacientes ancianos a menudo revela una debilidad de la musculatura del piso pélvico. La debilidad del músculo puborrectal permite que el ángulo anorrectal se enderece y pierda su función de barrera para el paso de heces hacia el anorrecto. El reflejo rectoanal (es decir, la relajación del esfínter anal interno en respuesta a la distensión del recto) no se debilita de manera significativa en los ancianos. Un déficit en la detección sensorial, mas no un aumento de la sensibilidad, puede ser uno de los factores que explican la incontinencia fecal. La enfermedad de Hirschprung en adultos resulta en constipación, no en incontinencia. La forma miopática de la seudo-obstrucción no se asocia con incontinencia fecal porque la motilidad propulsora está ausente, debido al debilitamiento del músculo liso intestinal.

4. **La respuesta correcta es A.** A medida que el reservorio gástrico se llena durante la ingesta de una comida, los mecanorreceptores envían la señal del volumen del reservorio al cerebro a través de fibras vagales aferentes. Cuando se alcanzan los límites de la relajación adaptativa en el reservorio, las señales de los receptores de estiramiento en las paredes del reservorio producen las sensaciones de plenitud y saciedad. La sobredistensión es percibida como molestia. La relajación adaptativa funciona mal en las formas de dispepsia funcional caracterizadas por los síntomas descritos en esta pregunta. Cuando la relajación adaptativa se ve comprometida (p. ej., por una neuropatía entérica), los mecanorreceptores se activan a volúmenes de distensión más bajos y el cerebro interpreta en forma errónea las señales como si el reservorio gástrico estuviese lleno. No sería esperable que una frecuencia elevada de las contracciones en la bomba antral, un esfínter esofágico inferior incompetente, un inicio prematuro de la fase interdigestiva de la motilidad gástrica o el reflujo de bilis desde el duodeno activaran la señal mecanosensorial del estado de plenitud en el reservorio gástrico.

Ejercicios de aplicación clínica 25-1

PIROSIS

Después de las comidas, una mujer de 67 años presentaba pirosis, que se volvía más grave luego de una ingesta abundante o con alto contenido de grasa. En días posteriores, comenzó a presentar pirosis por las mañanas después de tomar su café o sus vitaminas y por las tardes después de beber una copa de vino. Por las noches, se despertaba tosiendo con una sensación de ardor en la garganta, y después de estos episodios a menudo experimentaba sibilancias. En su siguiente consulta con el internista, le mencionó sus síntomas y le contó que, aunque parecía manejable, la sensación de ardor había estado presente durante los últimos 5 años. Le comentó también que las cosas mejoraron luego de que empezó a dormir de lado en lugar de boca abajo. Sin embargo, sus síntomas empeoraron en el último año. Luego de un examen físico fue referida con un gastroenterólogo para más pruebas. Después de una historia clínica detallada se le realizó un procedimiento endoscópico diagnóstico. La paciente fue sedada y se pasó una cámara de fibra óptica a través de su boca, hacia el esófago y el estómago, para evaluar la superficie interna del esófago, del estómago y del duodeno. La exploración endoscópica reveló que la paciente padecía enfermedad por reflujo gastroesofágico (ERGE) y presentaba las etapas iniciales del esófago de Barret.

PREGUNTAS

1. ¿Cuál es la fisiopatología de la ERGE y cuáles son los factores que contribuyen a ella?

2. ¿Qué factor está contribuyendo a las sibilancias de la paciente?

3. ¿Qué relación existe entre la ERGE y el esófago de Barret?

RESPUESTAS

1. La **enfermedad por reflujo gastroesofágico** se define como un daño crónico a la mucosa producido por el reflujo anormal de contenido gástrico hacia el esófago. En pacientes sanos, el ángulo de His (el ángulo en que el esófago entra al estómago) se encuentra intacto, lo que crea una válvula que evita que la bilis duodenal, las enzimas y el ácido gástrico regresen al esófago, donde pueden causar ardor e inflamación del tejido esofágico sensible. En los pacientes con ERGE, el reflujo ácido se debe a una falla en la barrera antirreflujo y en su componente principal, la válvula gastroesofágica.

Existen varios factores que contribuyen a la ERGE. Se considera que ciertos tipos de alimentos y estilos de vida promueven el reflujo gastroesofágico. El café, el alcohol y dosis grandes de suplementos de vitamina C estimulan la secreción de ácido, e ingerirlos antes de acostarse agrava el problema del reflujo ácido. El chocolate y los alimentos picantes también contribuyen al reflujo ácido, así como el estilo de vida, ya que el sobrepeso, las comidas abundantes, la ingesta de alimentos altos en grasa y el tabaquismo reducen la competencia del esfínter esofágico inferior. La grasa también retrasa el vaciamiento del estómago. Por último, comer poco antes de acostarse también es un factor contribuyente al reflujo ácido.

2. Las sibilancias suelen presentarse durante la noche, pero pueden darse también durante el día. Los músculos alrededor del esófago sufren espasmos con ciertas posturas (p. ej., al encorvarse o dormir boca abajo). Como resultado, no existe una vía directa entre el estómago y el esófago, lo que provoca que el gas y el ácido se bloqueen en el espasmo y causen tos y síntomas similares a los del asma (p. ej., sibilancias). En los casos más severos, el contenido del reflujo ácido ingresa a las vías respiratorias e irrita su revestimiento, lo que induce tos y sibilancias.

3. Alrededor del 10% de los pacientes con ERGE son diagnosticados con esófago de Barret, que consiste en una condición en la que las células que revisten la parte inferior del esófago se vuelven metastásicas. El esófago de Barret es considerado una condición premaligna, y se asocia con un alto riesgo de cáncer esofágico. En la actualidad, no existe una prueba clínica para determinar qué paciente con esófago de Barret desarrollará cáncer.

Funciones secretoras gastrointestinales

Objetivos del aprendizaje activo

Con el dominio del material de este capítulo, usted será capaz de:
- Describir cómo se regula la secreción salival.
- Explicar el mecanismo mediante el cual el estómago secreta ácido clorhídrico.
- Describir las fases de la secreción de ácido asociadas con la digestión.
- Explicar la secreción fásica de enzimas pancreáticas.
- Describir la regulación hormonal y neuronal de la secreción biliar.

- Explicar el papel que desempeñan las sales biliares en la absorción de lípidos intestinales.
- Describir la diferencia entre ácidos biliares primarios y secundarios.
- Explicar por qué usualmente se forman cálculos biliares en la vesícula biliar.
- Describir la participación de las glándulas y las células secretoras en la secreción intestinal.

El sistema digestivo es responsable de la descomposición de los alimentos ingeridos y la absorción de nutrientes, agua, minerales, vitaminas y otros compuestos esenciales. La fase digestiva es una forma de descomposición catabólica de los alimentos. El catabolismo implica dos procesos separados: la digestión mecánica y la digestión química. Una digestión eficaz implica estos dos procesos y los defectos en la digestión mecánica o en la digestión química pueden provocar deficiencias nutricionales y patologías gastrointestinales.

En este capítulo se analiza el control de la digestión química, en la que se requieren secreciones vitales para facilitar los procesos de digestión y absorción. La absorción se tratará con más detalle en el capítulo 27.

SECRECIÓN GASTROINTESTINAL

Las secreciones gastrointestinales (GI) contienen enzimas, líquido y moco. Las enzimas y el líquido intervienen en la digestión de los alimentos para liberar los nutrientes y permitir su absorción. El moco facilita el movimiento de los alimentos digeridos a través del intestino. La composición de la secreción cambia en los distintos segmentos del tracto gastrointestinal. La naturaleza de cada una de ellas se analiza junto con su regulación.

Las enzimas desempeñan un papel vital en la digestión de los alimentos. La digestión de las proteínas depende de una serie de proteasas diferentes, y la digestión de los carbohidratos requiere la presencia de enzimas que digieren azúcares. También se necesitan enzimas específicas para la digestión completa de otros nutrientes como las grasas, el colesterol y los fosfolípidos. En aras de la eficacia es importante que la síntesis y la secreción de enzimas digestivas estén estrechamente reguladas, de modo que se produzcan y liberen en lugares y momentos específicos a lo largo del tracto gastrointestinal. Las hormonas (p. ej., la gastrina, la colecistocinina [CCK] y la secretina) y los estímulos del sistema nervioso regulan la síntesis y liberación de las enzimas digestivas. Sin embargo, además de la especificidad, las enzimas carecen de preferencia por el sustrato que digieren. En otras palabras, es importante proteger el tacto GI de la autodigestión.

Secreciones como el moco, que ofrece protección superficial, y el bicarbonato, que ayuda a neutralizar el ácido, desempeñan un papel clave en esta autoprotección tan necesaria.

SECRECIÓN SALIVAL

Los adultos añaden ~ 7 a 10 L de secreciones gástricas, incluyendo alrededor de 1 L de saliva, además del jugo gástrico, el jugo pancreático y la bilis, al lumen del tracto GI para la digestión diaria y la absorción de nutrientes.

Las **glándulas salivales** son un grupo heterogéneo de **glándulas exocrinas** con proporciones diferentes de **células serosas** y **células mucosas**. Las *células serosas* producen una secreción que contiene **α-amilasa**, una enzima que degrada el almidón, el cual es almacenado en **gránulos de zimógeno**. Las *células mucosas* sintetizan, almacenan y secretan **mucina**, que está compuesta por glucoproteínas y es importante para la lubricación y protección. Tres pares de **glándulas salivales mayores** (**glándulas extrínsecas**), 1) la **glándula parótida**, 2) las **glándulas submandibulares** (**glándulas submaxilares**) y 3) las **glándulas sublinguales**, se conectan con la cavidad oral a través de conductos secretores (fig. 26-1). Las **glándulas salivales menores** (**glándulas intrínsecas**), localizadas en la submucosa oral, secretan principalmente moco y contribuyen < 10% al volumen total de saliva. Las glándulas salivales localizadas en la lengua secretan lipasa lingual. Esta enzima inicia la digestión de los triglicéridos. La secreción de saliva está principalmente regulada por los nervios parasimpáticos y simpáticos, pero las hormonas, la boca seca, la temperatura de las bebidas y la presencia de alimento en la boca son ejemplos de otros estímulos que tienen impacto sobre la salivación.

Las secreciones de las glándulas salivales mayores difieren significativamente. Las *glándulas parótidas* producen principalmente una secreción serosa con alto contenido en agua y electrolitos, mientras que las *glándulas submandibulares* y *sublinguales* producen secreciones tanto serosas como mucosas. Las glándulas salivales están dotadas de una irrigación sanguínea significativa, y están inervadas por **divisiones** tanto parasimpáticas como **simpáticas** del sistema nervioso autónomo (SNA). La actividad del SNA afecta la cantidad y la composición

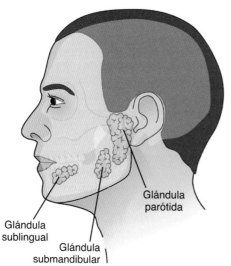

Figura 26-1 Las glándulas salivales son glándulas exocrinas.
Las tres glándulas salivales mayores (parótida, submandibular y
sublingual) son órganos en pares que producen saliva.

de la saliva. Aunque se sabe que la aldosterona modifica la composición iónica de la saliva (p. ej., Na⁺ y K⁺), por lo general se
piensa que la secreción salival está principalmente bajo control
del SNA y no bajo control hormonal.

El salivón es la unidad funcional de la glándula salival

La unidad funcional de la glándula salival, el **salivón** (fig.
26-2), está formada por el **acino**, el **conducto intercalado** y
el **conducto estriado**. Las *células serosas* y las *células mucosas*
especializadas están organizadas en una sola capa que rodea
al *acino*, que es similar a un saco. Las células serosas contienen **retículo endoplásmico rugoso** (**RER**) abundante, lo que
refleja la síntesis activa de proteínas y numerosos gránulos de
zimógeno. Las células contráctiles (**células mioepiteliales**)
están estratégicamente organizadas alrededor de los acinos
y los conductos intercalados. La contracción de estas células
facilita el movimiento de las secreciones serosas y mucosas
hacia los conductos, y la expresión del contenido de los conductos hacia la cavidad oral.

Los conductos intercalados contienen gránulos secretores que sintetizan proteínas

Los conductos intercalados se conectan con el conducto estriado,
que se vacía en el conducto excretor. El *conducto estriado* y los
grandes **conductos excretores** están revestidos de células columnares y están involucrados en la modificación de la composición
iónica de la saliva. Aunque las células acinares sintetizan y secretan la mayor parte de las proteínas salivales, las células en los
conductos intercalados contienen gránulos secretores y sintetizan varias proteínas, como el factor de crecimiento epidérmico,
la ribonucleasa, la α-amilasa y las proteasas.

La composición electrolítica de la saliva depende de la tasa de secreción

La saliva es un líquido acuoso producido por las glándulas situadas debajo de la lengua. La secreción salival producida por las
células acinares y los conductos intercalados contiene 98% de
agua. La saliva es un componente esencial del proceso digestivo
que mantiene la boca húmeda, ayuda a digerir los almidones y
las grasas y ablanda los alimentos para facilitar su deglución.
Los dientes y la lengua actúan como un procesador de alimentos, que utiliza la saliva como el medio líquido que mezcla los
alimentos adecuados para el estómago.

Las muestras recolectadas de los conductos estriados y excretores (colectores) son hipotónicas respecto al plasma, lo que indica
que la secreción primaria es modificada por los conductos estriados. La saliva tiene menos sodio (Na⁺) y cloro (Cl⁻) y más potasio (K⁺) y bicarbonato (HCO₃⁻) en comparación con el plasma,
debido a que las células en el conducto estriado absorben activamente Na⁺ y secretan activamente K⁺ y HCO₃⁻ hacia el lumen
(*véase* fig. 26-2). Los iones de Cl⁻ abandonan el lumen mediante
un intercambio por HCO₃⁻, o por difusión pasiva siguiendo un
gradiente electroquímico creado por la absorción de sodio.

La composición de electrolitos en la saliva depende de la
tasa de secreción. A tasas de secreción bajas, el epitelio ductal tiene más tiempo para modificar y, por lo tanto, reducir, la
osmolalidad de la secreción primaria. El resultado es que la saliva tiene una osmolalidad mucho menor que la del plasma. Sin
embargo, a medida que la tasa de secreción aumenta, ocurre lo
opuesto, y la composición de electrolitos en la saliva refleja de
manera más fiel la que se encuentra en el plasma.

Fisiología gastrointestinal

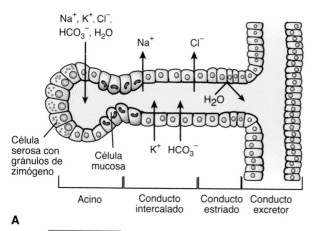

A

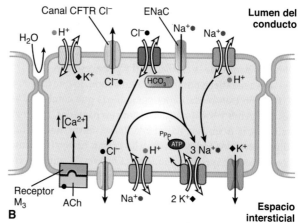

B

Figura 26-2 El salivón es la unidad básica de la glándula salival. El salivón está formado por el acino y el
sistema ductal asociado. **(A)** Las células acinares segregan un fluido rico en proteínas que contiene iones
específicos. **(B)** Los transportadores de las células ductales modifican la saliva a su paso por el conducto.

Aunque la absorción y la secreción de iones pueden explicar los cambios en la composición electrolítica de la saliva, estos procesos no explican por qué la osmolalidad de la saliva es menor que la de la secreción primaria de las células acinares. La saliva es hipotónica con respecto al plasma debido a la absorción neta de iones por el epitelio ductal, como resultado de la acción de una **Na+/K+-ATPasa** en la membrana celular basolateral. La Na+/K+-ATPasa transporta tres iones de Na+ hacia afuera de la célula en un intercambio por dos iones de K+ que entran a la célula. El epitelio ductal no es permeable al agua (H_2O), de modo que el H_2O no sigue a la sal absorbida. Esto da como resultado una absorción neta de iones.

La saliva contiene dos proteínas principales que sirven de lubricante y ayudan a digerir los almidones

Las dos proteínas principales presentes en la saliva son la *α-amilasa (ptialina)* y la *mucina*. La α-amilasa salival es producida de forma predominante por las glándulas parótidas, y la mucina es producida principalmente por las glándulas sublinguales y submandibulares. La amilasa está involucrada en la digestión del almidón y cataliza la hidrólisis de polisacáridos con enlaces α-1,4-glucosídicos. Es sintetizada en el RER de las células acinares serosas y transferida al **aparato de Golgi**, donde es empaquetada en gránulos de zimógeno. Estos gránulos se almacenan en la región apical de las células acinares y son liberados con los estímulos apropiados. Debido a que usualmente pasa algo de tiempo antes de que los ácidos en el estómago puedan inactivar a la amilasa, una cantidad considerable de los carbohidratos ingeridos puede ser digerida antes de llegar al duodeno.

Las mucinas son las proteínas más abundantes en la saliva. Son una familia de glucoproteínas, cada una relacionada con cantidades variables de diferentes azúcares. La mucina es responsable de la mayor parte de la viscosidad de la saliva. Cubre la superficie de la boca y los dientes. La cobertura de los dientes de hecho ayuda a la prevención de caries. La mucina contribuye a la formación del bolo alimenticio. Cuando las pequeñas partículas de alimentos se adhieren entre sí para formar un bolo, permite que las partículas más pequeñas se traguen con más facilidad.

La saliva es el medio que baña los receptores gustativos orales en los que se liberan los compuestos aromáticos y gustativos

La saliva desempeña varias funciones: actúa como lubricante, reduce el daño friccional que pueden causar los alimentos durante la masticación y la deglución, y facilita el movimiento del alimento dentro de la cavidad oral y por el esófago.

La saliva mantiene húmeda la cavidad oral, lo que facilita el habla; también transporta inmunoglobulinas que combaten los agentes patógenos y lisozima que elimina las bacterias. Las enzimas salivales, la α-amilasa salival y la lipasa salival, intervienen en la digestión de los carbohidratos y las grasas, respectivamente. La saliva tiene un papel importante en la ingesta de agua; la sensación de resequedad de la boca debido a una baja secreción de saliva, insta a la persona a beber agua. La saliva puede disolver sustancias con sabor, lo que estimula a las diferentes papilas gustativas localizadas en la lengua, el paladar blando, la faringe y el esófago superior. De forma interesante, la saliva también está involucrada en el mantenimiento de las papilas gustativas.

La saliva lleva a cabo funciones inmunológicas al lisar bacterias y eliminar leucocitos infectados por VIH

La saliva tiene un papel importante en la higiene general de la cavidad oral. El pH de la saliva oscila entre algo ácido y ligeramente básico (pH de 6.2 a 7.6). El valor medio es pH de 6.7. La saliva contiene HCO_3^-, que desempeña un papel en la neutralización de las sustancias ácidas que entran a la cavidad oral, incluyendo la regurgitación de ácido gástrico. También contiene pequeñas cantidades de **muramidasa** (lisozima) que degrada los peptidoglucanos encontrados en las paredes celulares de ciertas bacterias (p. ej., *Staphylococcus*); **lactoferrina**, una proteína que se une al hierro y priva a los microorganismos de una fuente de hierro para su crecimiento; **factor de crecimiento epidérmico**, que estimula el crecimiento de la mucosa gástrica; **inmunoglobulinas** (principalmente IgA); sustancias del grupo sanguíneo ABO, y proteínas con actividad **antifúngica** y **antiviral** (p. ej., lisozima, peroxidasa, aglutinina salival).

Las investigaciones han indicado que la hipotonicidad de la saliva ofrece protección contra ciertas infecciones. La saliva hipotónica ha mostrado matar a los leucocitos mononucleares infectados por el virus de la inmunodeficiencia humana (VIH), lo que bloquea una mayor transmisión del virus a través de las células infectadas. Esto ayuda a explicar por qué el VIH rara vez se transmite al tener contacto oral normal, como por un beso. Sin embargo, la propiedad protectora de la saliva hipotónica se pierde cuando el virus es introducido a la cavidad oral a través de líquidos isotónicos infectados por VIH (p. ej., líquido seminal o leche materna).

Los alimentos ácidos son un potente estímulo para la secreción de saliva

En el estado de reposo, la secreción salival es baja, ~ 30 mL/h. Las glándulas submandibulares contribuyen con cerca de dos tercios de la secreción salival en reposo, las glándulas parótidas con alrededor de un cuarto y las glándulas sublinguales con el resto. La estimulación aumenta la tasa de secreción salival, más notablemente en las glándulas parótidas, hasta a 400 mL/h. El estímulo más potente para la secreción salival son las sustancias de sabor ácido (p. ej., el ácido cítrico). Otros estímulos incluyen el olor de la comida, la masticación y lo que está en la boca (p. ej., objetos lisos, como los caramelos duros, estimulan la salivación). Los inhibidores de la secreción incluyen la ansiedad, el miedo, la deshidratación, los medicamentos (p. ej., los antihistamínicos) y los objetos ásperos.

La secreción de saliva está bajo control autonómico

Como se discutió, la secreción salival está bajo control predominante del SNA. La estimulación parasimpática de las glándulas salivales aumenta la actividad de las células acinares y ductales, conduciendo a un aumento en la salivación. Los centros de control del sistema nervioso periférico (SNP) están localizados en el bulbo raquídeo. Las fibras preganglionares del núcleo salival inferior están contenidas en el nervio craneal IX y hacen sinapsis en el **ganglio ótico**. Envían fibras posganglionares hacia las glándulas parótidas. Las fibras preganglionares del **núcleo salival superior** discurren con el nervio craneal VII. Hacen sinapsis en el **ganglio submandibular** y envían fibras posganglionares a las glándulas submandibulares y sublinguales.

El flujo sanguíneo es bajo en las glándulas salivales en reposo y puede aumentar hasta 10 veces cuando se estimula la secreción salival. Este aumento en el flujo sanguíneo también está bajo control del SNP. La estimulación parasimpática induce a las células acinares para liberar la serina proteasa **calicreína**. La calicreína actúa sobre el **cininógeno**, una globulina plasmática, para liberar **lisilbradicinina (calidina)**. La calidina estimula la dilatación de los vasos sanguíneos que irrigan a las glándulas salivales. La atropina, un agente anticolinérgico, es un potente inhibidor de la secreción salival. Los inhibidores de la acetilcolinesterasa (p. ej., la pilocarpina) aumentan la secreción salival. Una parte de la estimulación parasimpática aumenta en forma directa el flujo sanguíneo a las glándulas salivales, aparentemente a través de la liberación del neurotransmisor **péptido intestinal vasoactivo (PIV)**.

El sistema nervioso simpático (SNS) también inerva a las glándulas salivales. Las fibras simpáticas surgen de los segmentos torácicos superiores de la médula espinal y hacen sinapsis en el **ganglio cervical superior**. Las fibras posganglionares abandonan el ganglio cervical superior e inervan a los acinos, los conductos y los vasos sanguíneos. La estimulación simpática con frecuencia resulta en un aumento mucho más pequeño, y de corta duración, en la secreción salival, en comparación con el que se produce con la estimulación parasimpática. El aumento en la secreción salival observada durante la estimulación simpática ocurre principalmente a través de receptores β-adrenérgicos, que están más involucrados en la estimulación de la contracción de las células mioepiteliales para aumentar el flujo salival. Aunque tanto la estimulación simpática como la parasimpática aumentan la secreción salival, los productos son diferentes. La estimulación parasimpática produce una secreción rica en electrolitos y amilasa salival. Por el contrario, la estimulación simpática produce una secreción rica en moco, lo que vuelve a la saliva mucho más viscosa.

Las hormonas afectan la secreción salival

La administración de mineralocorticoides reduce la concentración de Na^+ en la saliva, con el correspondiente aumento de la concentración de K^+. Los mineralocorticoides actúan principalmente sobre los conductos estriados y excretores. La arginina vasopresina (vasopresina) reduce la concentración de Na^+ en la saliva aumentando la reabsorción ductal de Na^+. Algunas hormonas GI (p. ej., el PIV y la sustancia P) producen secreción de saliva.

La secreción esofágica actúa como lubricante y barrera protectora

El esófago humano tiene la capacidad de secretar un fluido de bicarbonato/mucina dentro del lumen esofágico. La secreción esofágica se origina en las glándulas submucosas y el fluido de bicarbonato/mucina actúa como lubricante y barrera protectora.

El esófago es simplemente una vía de conexión entre la boca y el estómago. No contribuye al proceso digestivo, por lo que no está expuesto directamente a las enzimas digestivas como otras zonas del tracto gastrointestinal. No obstante, necesita producir secciones para protegerse de dos posibles modos de lesión. Está sujeto a abrasión cuando el bolo alimenticio se desplaza de la boca al estómago, y está expuesto al ácido cuando el contenido del estómago se desplaza de forma retrógrada desde el estómago al esófago. Por lo general, el contenido del estómago no permanece en contacto con el epitelio esofágico durante un periodo prolongado. Durante la emesis, la mayor parte del contenido que asciende es eliminado de forma rápida por el peristaltismo inverso del esófago. Por supuesto, se espera que

la deglución proporcione el mecanismo para limpiar el lumen esofágico. Sin embargo, hay ocasiones en las que la deglución puede ser impedida o inhibida, como ocurre en ciertas afecciones neurológicas o autoinmunes y durante el sueño. Tanto si es posible tragar como si no, sigue existiendo la posibilidad de que quede ácido residual en la superficie epitelial. En estas situaciones, una barrera superficial o una secreción neutralizadora del ácido ayudarían a proteger la integridad del epitelio. El esófago contiene glándulas submucosas que secretan moco que proporciona cierta protección superficial y HCO_3^- que neutraliza el ácido. Estas glándulas son más numerosas en los tercios superior e inferior del órgano.

SECRECIÓN GÁSTRICA

El estómago es un órgano muscular que está expandido en forma de saco, forma parte del tracto GI y tiene múltiples funciones. Se encuentra en la parte anterior de la cavidad abdominal y sirve como órgano temporal de almacenamiento antes de que los alimentos se trasladen al intestino delgado.

El estómago también absorbe componentes hidrosolubles y liposolubles (p. ej., alcohol y algunos medicamentos) y contiene enzimas digestivas para la digestión química de los alimentos. La acción mecánica y química del estómago forma el **quimo**, un semifluido parcialmente digerido compuesto de partículas pequeñas de comida, para la digestión en el intestino delgado.

El estómago está dividido anatómicamente en distintas regiones (fig. 26-3A). Dentro de estas regiones, la mucosa gástrica forma fosas profundas que contienen tres tipos principales de glándulas. El cardias, la más pequeña de las tres regiones, es donde el esófago entra en el estómago. Las **glándulas cardiacas** solo segregan moco. El fundus es una zona en forma de cúpula que se extiende por encima y a la izquierda del cardias. El *corpus* o cuerpo del estómago se encuentra distal al fundus y es donde se encuentran las **glándulas gástricas** más abundantes, las *glándulas oxínticas* (fig. 26-3B), que también se encuentran en el fundus. El píloro se localiza después del cuerpo y se conecta con el duodeno a través del esfínter pilórico. Las *glándulas pilóricas* secretan gastrina (una hormona) y moco para protección; contienen células similares a las células mucosas del cuello de las glándulas oxínticas, pero la presencia de muchas células productoras de gastrina (**células G**) las vuelve diferentes (fig. 26-3C).

La capa de gel mucoso protege al epitelio gástrico

El pH de la luz estomacal se vuelve bastante ácido, con valores de pH que llegan hasta 0.7 a 3.8. De ahí que surja la pregunta: ¿cómo se protege la superficie de la mucosa gástrica del daño intrínseco? La respuesta está en la secreción rica en moco y bicarbonato producida por las células mucosas superficiales. El moco forma una **capa de gel mucoso** que cubre a la superficie mucosa, y el bicarbonato atrapado en la capa de gel neutraliza al HCl en contacto (fig. 26-4).

Las células parietales de las glándulas oxínticas secretan ácido clorhídrico

Las glándulas oxínticas (fúndicas) contienen **células parietales (oxínticas)**, **células principales**, **células mucosas del cuello** y algunas **células endocrinas** (*véase* fig. 26-3B). La mayoría de las células mucosas se localizan en la región del cuello y la base de las glándulas oxínticas contiene células principa-

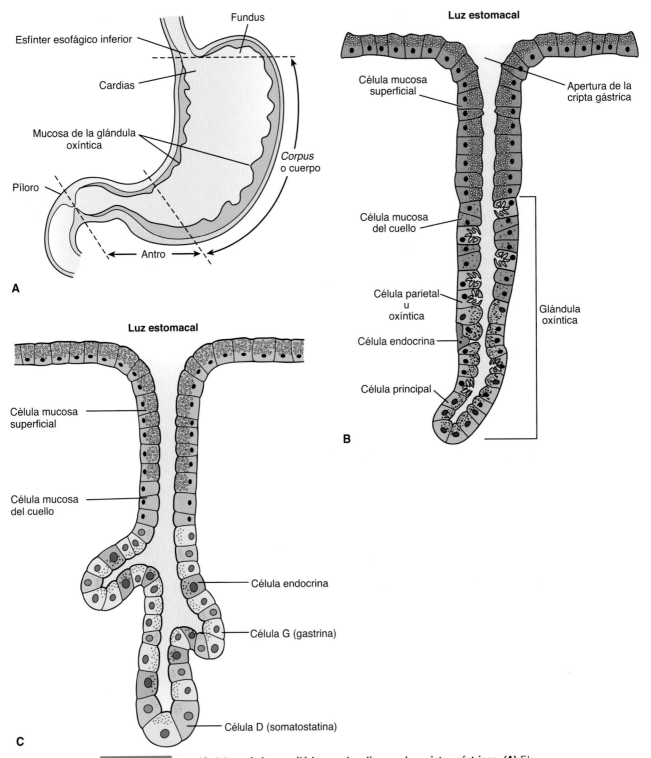

Figura 26-3 Las glándulas oxínticas y pilóricas se localizan en las criptas gástricas. (A) El estómago está dividido anatómicamente en distintas regiones. Dentro de estas regiones, la mucosa gástrica forma criptas profundas que contienen varios tipos de glándulas. Varios tipos de células contribuyen a las secreciones glandulares. **(B)** Las glándulas oxínticas se concentran en el cuerpo del estómago de los mamíferos. **(C)** Las glándulas pilóricas se concentran en el píloro.

les de forma predominante, junto con algunas células parietales y endocrinas. Las células parietales secretan principalmente **ácido clorhídrico (HCl)** y **factor intrínseco** además de leptina y factores de crecimiento. Las células principales secretan **pepsinógeno** junto con leptina de forma abundante. (El factor intrín-

seco y el pepsinógeno se discuten más adelante en este capítulo.) Las células mucosas del cuello secretan moco.

El HCl es secretado a través de la membrana microvellosa de la célula parietal y fluye hacia afuera de los canalículos intracelulares hacia el lumen de la glándula oxíntica. La cantidad de

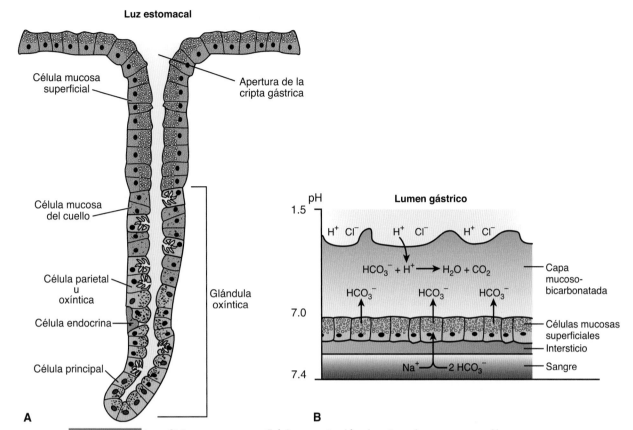

Luz estomacal

Célula mucosa superficial

Apertura de la cripta gástrica

Célula mucosa del cuello

Célula parietal u oxíntica

Célula endocrina

Célula principal

Glándula oxíntica

pH

Lumen gástrico

1.5

H^+ Cl^- H^+ Cl^- H^+ Cl^-

$HCO_3^- + H^+ \longrightarrow H_2O + CO_2$

HCO_3^- HCO_3^- HCO_3^-

Capa mucoso-bicarbonatada

7.0

Células mucosas superficiales
Intersticio

Na^+ $2\ HCO_3^-$

Sangre

7.4

A

B

Figura 26-4 **Las células mucosas superficiales secretan bicarbonato en la capa mucosa.** Una capa de moco que contiene iones de bicarbonato protege el revestimiento gástrico de la exposición directa al HCl y la actividad digestiva de la pepsina. **(A)** Las células mucosas superficiales secretan la capa protectora de moco y bicarbonato. **(B)** La capa mucosa reduce el contacto directo del HCl gástrico y la pepsina con el epitelio subyacente. El HCO_3^- fija los iones H^+ que consiguen difundirse en la capa de gel proporcionando una protección adicional y previniendo la aparición de una respuesta inflamatoria.

HCl secretado es proporcional al número de células parietales. Las células mucosas que revisten la superficie entera de la mucosa gástrica y las aberturas de las glándulas gástricas secretan moco y bicarbonato para proteger al epitelio gástrico del entorno ácido. La célula mucosa superficial contiene numerosos gránulos de moco en el vértice. El número de gránulos depende de la síntesis y la secreción. Las células mucosas del cuello de las glándulas oxínticas se asemejan a las células mucosas superficiales.

Ante todo, las células principales se identifican morfológicamente por la presencia de gránulos de zimógeno apicales y un extenso RER. Los gránulos de zimógeno contienen pepsinógeno que es liberado al lumen gástrico donde se divide en pepsina, la enzima activa, por el HCl.

También hay varias células neuroendocrinas presentes en el estómago, como las células G, localizadas predominantemente en el antro. Las células G producen la hormona **gastrina**, que estimula la secreción de HCl por las células parietales. Un exceso en la secreción de gastrina (*síndrome de Zollinger-Ellison*) puede ocasionar hipersecreción gástrica y úlcera péptica. En la mayoría de los casos, los tumores surgen dentro del páncreas o el duodeno, o en ambos. Las **células D**, presentes en el antro, producen **somatostatina**, otra importante hormona GI que regula la gastrina y, por lo tanto, la secreción de ácido estimulada por la gastrina (tabla 26-1).

El mecanismo de producción de HCl y la secreción de las células parietales localizadas en el cuerpo y el fundus se muestra

en la figura 26-4. Una **H^+/K^+-ATPasa** en la membrana celular apical (luminal) de la célula parietal bombea de forma activa hidrógeno (H^+) hacia afuera de la célula intercambiándolo por K^+, que entra a la célula. El omeprazol, un profármaco activado por ácido, se convierte en el estómago en el fármaco activo que se une a dos cisteínas de la ATPasa. La unión produce una inactivación irreversible. Este medicamento se utiliza para tratar úlceras, enfermedad por reflujo gastroesofágico (ERGE) (por lo general asociada con agruras) y otros padecimientos que resultan de la producción de HCl en el estómago. Aunque con frecuencia se considera que el H^+ secretado se deriva del ácido carbónico (*véase* fig. 26-4), la fuente de H^+ es con más probabilidad la disociación del H_2O que también ocurre dentro de la célula parietal. El dióxido de carbono (CO_2) y el H_2O se unen para formar ácido carbónico (H_2CO_3) en una reacción reversible catalizada por la anhidrasa carbónica. La acetazolamida inhibe a la anhidrasa carbónica. El CO_2 proviene de fuentes metabólicas dentro de la célula y de su difusión desde la sangre.

Para que la H^+/K^+-ATPasa funcione, debe existir un suministro apropiado de iones de K^+ fuera de la célula. Aunque el mecanismo no está del todo claro, existe un incremento en la conductancia del K^+ (a través de los canales de K^+) en la membrana apical de las células parietales de forma simultánea con la secreción activa de HCl. La H^+/K^+-ATPasa recicla iones de K^+ de regreso hacia el interior de la célula intercambiándolos por iones de H^+. Como se muestra en la figura 26-5, la membrana celular basolateral tiene un intercambiador de Cl^-/HCO_3^- elec-

TABLA 26-1	Impacto de las hormonas gástricas en la actividad digestiva	
Hormona	**Objetivo**	**Acción**
Gastrina	Estómago	Estimula el vaciado gástrico y aumenta la secreción de las glándulas gástricas
	Intestino delgado	Estimula la contracción muscular
Grelina	Hipotálamo	Regula el hambre y la saciedad
Histamina	Estómago	Estimula la liberación de HCl por las células parietales
Serotonina	Estómago	Estimula la contracción muscular
Somatostatina	Estómago	Reduce el vaciado gástrico y las secreciones gástricas
	Páncreas	Reduce las secreciones pancreáticas
	Intestino delgado	Disminuye el flujo sanguíneo y, por lo tanto, la absorción

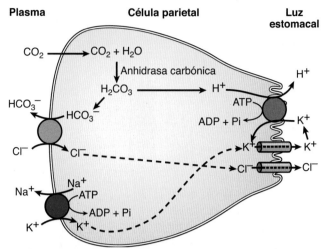

Figura 26-5 **Las células parietales son células epiteliales del estómago que secretan ácido gástrico (ácido clorhídrico).** Estas células se encuentran en las glándulas gástricas, y la ATPasa en la membrana celular apical bombea H^+ hacia afuera en dirección del lumen gástrico en un intercambio por K^+. ADP, difosfato de adenosina; ATP, trifosfato de adenosina; Pi, fosfato inorgánico.

troneutral que equilibra la entrada de Cl^- a la célula con una cantidad igual de HCO_3^- que entra a la sangre. Posteriormente, el Cl^- dentro de la célula se fuga hacia el lumen, siguiendo un gradiente electromecánico a través de los canales de Cl^-. En consecuencia, se secreta HCl hacia el lumen. La secreción está bajo presión por lo que el HCl pasa directamente a través de la barrera de moco y HCO_3^- descrita antes y en la figura 26-5.

La secreción de HCl por las células parietales es equilibrada por una cantidad similar de HCO_3^- que es añadida a la sangre. Por lo tanto, la sangre que viene desde el estómago durante periodos de secreción activa de HCl contiene mucho HCO_3^-, un fenómeno llamado **marea alcalina**. El gradiente osmótico creado por la concentración de HCl en la luz de la glándula impulsa el paso de H_2O, en forma pasiva, hacia el lumen, manteniendo por lo tanto la isoosmolalidad de la secreción gástrica.

La secreción gástrica se produce en tres fases

La secreción gástrica se produce en tres fases: 1) **fase cefálica**, 2) **fase gástrica** y 3) **fase intestinal** (tabla 26-2). Las fases reciben su nombre de acuerdo con el origen del estímulo. La *fase cefálica* involucra al SNC y es responsable de cerca de 40% de la secreción total. El oler, masticar y deglutir el alimento (o simplemente el pensar en comida) envía impulsos a lo largo de fibras parasimpáticas en el nervio vago hacia neuronas entéricas en la pared del estómago. Los impulsos nerviosos y las hormonas estimulan a las células parietales para liberar HCl.

La *fase gástrica* involucra eventos que ocurren en el estómago después de la ingesta de alimento y es responsable de aproximadamente 50% de la secreción total de HCl. Es iniciada por la distensión gástrica y por agentes químicos, como las pro-

teínas digeridas. Los mecanorreceptores localizados en la pared del estómago detectan la distensión que acompaña a la presencia de alimento en la luz estomacal. Responden estimulando las células parietales directamente a través de reflejos locales cortos (entéricos) y por **reflejos vagovagales** largos. Los impulsos aferentes y eferentes que viajan en el nervio vago median los reflejos vagovagales. Los productos de la digestión de las proteínas son potentes estimuladores de la secreción de HCl, un efecto mediado a través de la liberación de gastrina. Existen varios otros químicos (p. ej., el alcohol y la cafeína) que estimulan la

TABLA 26-2	Las tres fases de la estimulación de la secreción de ácido después de ingerir una comida		
Fase	**Estímulo**	**Vía**	**Estímulo a la célula parietal**
Cefálica	Pensar en comida, olor, sabor, masticación y deglución	Nervio vago a: Células parietales Células G	ACh Gastrina
Gástrica	Distensión estomacal	Reflejos locales (entéricos) y reflejos vagovagales a: Células parietales Células G	ACh Gastrina
Intestinal	Productos de la digestión de las proteínas en el duodeno Distensión	Aminoácidos en la sangre Célula endocrina intestinal	Aminoácidos Enterooxintina

ACh, acetilcolina.

secreción de HCl. Se sabe que la estimulación de la secreción de HCl por el alcohol está relacionada con el contenido de alcohol de una bebida; aquellas con bajo contenido de alcohol, como la cerveza, tienden a estimular la secreción de ácido de forma más efectiva en comparación con las bebidas con un alto contenido de alcohol o incluso alcohol puro. Se ha demostrado que la cafeína aumenta la secreción de HCl de forma un tanto indirecta, ya que implica la estimulación por parte de la cafeína de los receptores del sabor amargo, que han demostrado ser reguladores de la secreción de HCl.

La *fase intestinal*, que inicia cuando los aminoácidos circulantes, producidos durante la digestión de las proteínas en el duodeno, estimulan a las células parietales, es responsable de alrededor de 10% de la secreción total de ácido gástrico. La distensión del intestino delgado, probablemente a través de la liberación de la hormona **enterooxintina** por las células endocrinas intestinales, también estimula la secreción de HCl.

La producción de ácido en el estómago es paralela a las tasas de secreción gástrica

La composición electrolítica del jugo gástrico cambia con la tasa de secreción. A una tasa de secreción baja, las concentraciones de Na^+ y Cl^- son altas y las concentraciones de K^+ e H^+ son bajas. A medida que la tasa de secreción aumenta, la concentración de Na^+ disminuye, mientras que las de H^+ y Cl^- aumentan de forma significativa (fig. 26-6). Los cambios en la composición electrolítica que acompañan a diferentes tasas de secreción reflejan las contribuciones combinadas de las células no parietales y parietales al jugo gástrico. La secreción de las células no parietales es probablemente constante; por lo tanto, es la secreción de HCl de las células parietales la que contribuye significativamente a los cambios en la composición electrolítica a tasas de secreción más altas.

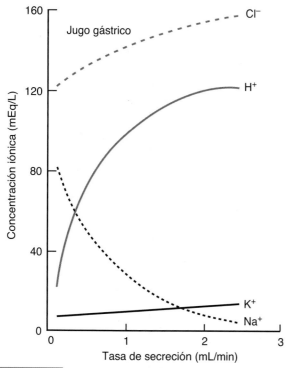

Figura 26-6 La tasa de secreción afecta la composición del jugo gástrico. En la figura se muestra la concentración de electrolitos en el jugo gástrico en un adulto joven. Las concentraciones iónicas de K^+ e H^+ son paralelas a las tasas de secreción.

La pepsina es la principal enzima gástrica en la digestión de proteínas

Las enzimas secretadas en el estómago se conocen como *enzimas gástricas* e incluyen la **pepsina**, la **amilasa gástrica**, la **lipasa gástrica** y el **factor intrínseco**. La *pepsina*, una **endopeptidasa**, es la principal enzima gástrica que escinde las proteínas en péptidos más pequeños. El pH óptimo para la actividad de la pepsina es 1.8 a 3.5; por lo tanto, es extremadamente activa en el lumen gástrico. La pepsina se forma cuando el HCl en la luz gástrica actúa sobre el pepsinógeno. Una vez formado, la pepsina cataliza su propia transformación a partir del pepsinógeno.

La *amilasa gástrica* degrada el almidón, y la *lipasa gástrica*, junto con las lipasas lingual y pancreática, degrada las grasas. El *factor intrínseco*, producido por las células parietales, es necesario para la absorción de la vitamina B_{12} en el íleon terminal.

La secreción gástrica se encuentra bajo control neuronal y hormonal

La secreción gástrica es mediada por señales neuronales (p. ej., nervio vago y SNE) (fig. 26-7) y por hormonas (p. ej., histamina y gastrina) (fig. 26-8). Las vías parasimpáticas en el nervio vago conectan el sistema entérico gástrico. Las neuronas entéricas tienen conexiones estimulatorias con tres tipos de células en el estómago: las *células parietales*, las *células G* y las **células similares a enterocromafines** (ECL), un tipo de células neuroendocrinas localizadas principalmente en las regiones secretoras de ácido del estómago. La conexión del sistema nervioso entérico (SNE) con las células D es inhibitoria e inhibe la liberación de somatostatina. Las terminaciones nerviosas entéricas liberan diferentes neurotransmisores incluyendo **acetilcolina (ACh)** y **péptido liberador de gastrina (GRP)** que estimulan la secreción de HCl y **polipéptido intestinal vasoactivo (PIV)** que inhibe la secreción de HCl. La ACh estimula directamente la secreción de HCl mediante la unión a los receptores muscarínicos (M_3) en las células parietales. Esta unión estimula la fosfolipasa C (PLC), lo que conduce a la activación de la proteincinasa C (PKC), seguida de un aumento del calcio intracelular como resultado de la estimulación por PKC de la liberación de Ca^{2+} del retículo endoplásmico. El GRP estimula las células G al liberar la hormona gastrina de la que se habla más adelante.

Múltiples hormonas, incluidas la **histamina** y la gastrina, son efectoras de la secreción de HCl (*véase* fig. 26-8). Las células parietales poseen receptores de histamina especiales, **receptores H_2**, cuya estimulación incrementa la secreción de HCl. La secreción estimulada por la histamina sigue la misma vía descrita anteriormente para la ACh. La gastrina activa las vías de transcripción en las ECL, lo que da lugar a la liberación de histamina en las ECL estimuladas por gastrina. La efectividad de la cimetidina, un bloqueador H_2, para reducir la secreción de HCl ha demostrado en modo indirecto la importancia de la histamina como efector de la secreción de HCl. Los bloqueadores H_2 por lo general se utilizan para el tratamiento de la úlcera péptica y la ERGE (*véase* Enfoque clínico 26-1). La ranitidina, un antagonista del receptor H_2 de acción larga con menos efectos secundarios, ha reemplazado ampliamente a la cimetidina. Los bloqueadores H_2 son más eficaces cuando se administran por la noche. La gastrina se une al receptor de colecistocinina (CCK_2) acoplado a la proteína G en las células parietales, lo que eleva el calcio intracelular que a su vez estimula la liberación de HCl.

Los efectos de cada uno de estos tres estimulantes (ACh, gastrina e histamina) aumentan los efectos de los otros, un fenómeno

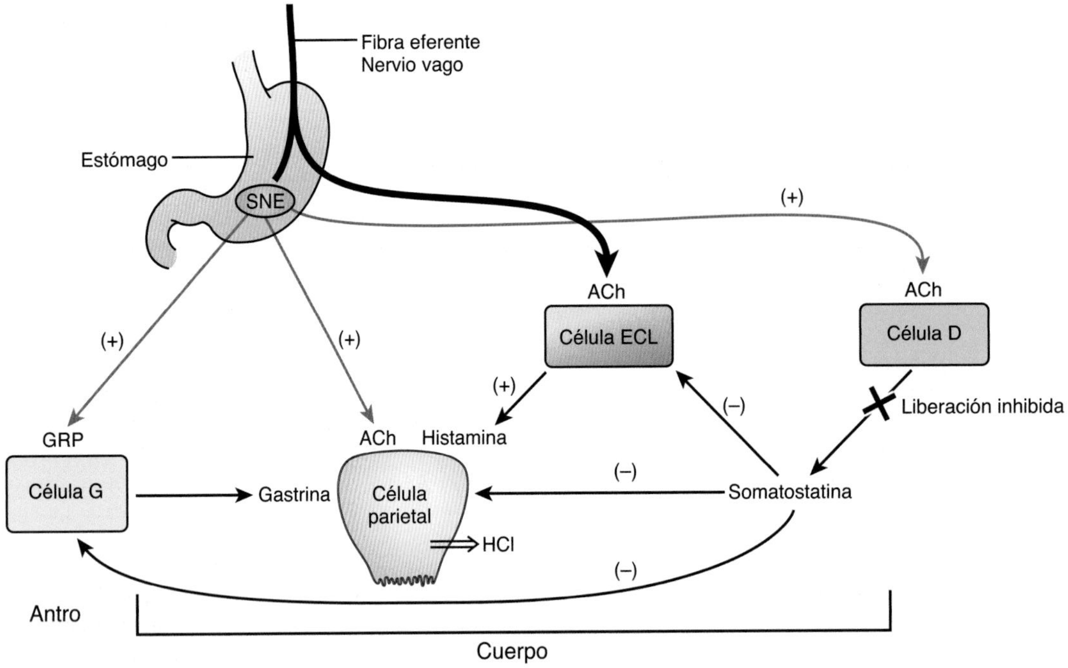

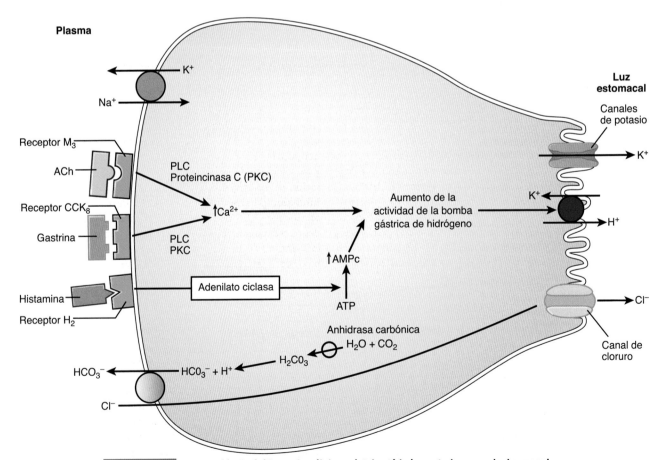

Figura 26-7 Control neuronal y hormonal de la secreción ácida gástrica. El nervio vago y el sistema nervioso entérico (SNE) intervienen en las tres etapas de la digestión. El nervio vago inerva directamente el SNE y las células similares a enterocromafines (ECL). El SNE inerva las células parietales, G y D. La sección de HCl se ve afectada por la inervación directa de las células parietales o a través de la regulación de la secreción de las células parietales por las hormonas liberadas por las células ECL, G y D.

Figura 26-8 La secreción de ácido por la célula parietal está bajo control neuronal y hormonal. La acetilcolina (ACh) es liberada por el nervio vago. La ACh, la histamina y la gastrina estimulan la secreción de ácido a través de sistemas de mensajería secundarios. AMPc, monofosfato de adenosina cíclico; ATP, trifosfato de adenosina; CCK, colecistocinina; PLC, fosfolipasa C.

ENFOQUE CLÍNICO | 26-1

Úlceras pépticas: cuando las bacterias rompen la barrera

Las úlceras pépticas, también conocidas como **enfermedad ulcerosa péptica**, son erosiones en el revestimiento mucoso del estómago. Las lesiones ulcerativas se presentan cuando se altera la barrera mucosa y la pepsina y el ácido clorhídrico atacan al revestimiento del estómago en lugar de digerir el alimento. Las úlceras pépticas afectan a ~ 4 millones de pacientes en Estados Unidos, donde predominan las úlceras duodenales. Sin embargo, en Japón las úlceras gástricas son más prevalentes.

Los síntomas incluyen distensión abdominal, sensación de plenitud y dolor abdominal, y se exacerban con la ingesta de alimentos (se intensifican 3 h después de comer). Por el contrario, las úlceras duodenales por lo general se alivian con los alimentos. Si las úlceras gástricas no se tratan, los síntomas pueden aumentar e incluir náusea y vómito de sangre que se acompañan de pérdida del apetito y pérdida de peso. Muchos pacientes confunden las agruras (pirosis) con úlceras gástricas. Las agruras, una sensación de quemazón en el tórax, no se relacionan con las úlceras gástricas, sino con la regurgitación de ácido gástrico (reflujo gástrico), que es un síntoma importante en la enfermedad por reflujo gastroesofágico. Las úlceras también pueden ser causadas o empeoradas por medicamentos como la aspirina y otros antiinflamatorios no esteroideos (AINE) que inhiben la ciclooxigenasa, y la mayoría de los glucocorticoides (p. ej., la dexametasona y la prednisona) para el tratamiento de la artritis. Los AINE interfieren con los mecanismos de defensa, mediados por prostaglandinas, contra la acidez gástrica, la producción de moco y la secreción de bicarbonato. El sangrado gastrointestinal es la complicación más frecuente.

El sangrado súbito y abundante puede poner en peligro la vida y ocurre cuando una úlcera erosiona un vaso sanguíneo.

En la década de 1990 se realizó un descubrimiento sorprendente en el campo de la enfermedad ulcerosa péptica, que relacionó la infección por *Helicobacter pylori* con la causa de las úlceras gástricas y duodenales. Entre 70 y 90% de las úlceras pépticas están relacionadas con *H. pylori*, una bacteria en forma de espiral que vive en el entorno ácido del estómago. El *H. pylori* parece protegerse produciendo grandes cantidades de ureasa, que hidroliza a la urea para producir amoniaco, que a su vez neutraliza el ácido en el lumen gástrico, protegiendo así a la bacteria de los efectos dañinos del HCl. El mecanismo subyacente que causa las úlceras parece ser la liberación de toxinas bacterianas que conduce a inflamación crónica del revestimiento mucoso gástrico. El sistema inmunológico parece ser incapaz de eliminar la infección, a pesar de la aparición de anticuerpos.

El Dr. Barry Marshall, el investigador que descubrió esta relación, obtuvo el Premio Nobel de Medicina y Fisiología en el año 2005 por su descubrimiento.

Recientemente se ha demostrado que los antagonistas del receptor H_2 (p. ej., la cimetidina y la ranitidina) no tienen efecto sobre la infección por *H. pylori*. Por el contrario, el omeprazol (un inhibidor de la H^+/K^+-ATPasa) parece ser bacteriostático. El tratamiento combinado utilizando omeprazol y el antibiótico amoxicilina parece ser efectivo en la erradicación de la infección por *H. pylori* en 50 a 80% de los pacientes con enfermedad ulcerosa péptica, lo que produce una reducción significativa de la recurrencia de úlcera duodenal. ∎

conocido como **potenciación**, que ocurre cuando el efecto de dos estimulantes es mayor que el efecto de cada uno de ellos por separado. Por ejemplo, la interacción de las moléculas de gastrina y ACh con sus respectivos receptores produce un incremento en la concentración del calcio intracelular, y la interacción de la histamina con su receptor causa un aumento en la producción intracelular de **monofosfato de adenosina cíclico (AMPc)**. El incremento de calcio intracelular y AMPc interactúa en numerosas formas para estimular la H^+/K^+-ATPasa gástrica, que aumenta la secreción de HCl (*véase* fig. 26-8). Aún no se comprende de manera exacta cómo el aumento en calcio y AMPc intracelular incrementa mutuamente el efecto sobre la secreción de HCl.

Las hormonas gástricas inhiben la secreción de ácido

La inhibición de la secreción de HCl es fisiológicamente importante por dos motivos. Primero, la secreción de HCl es importante solamente durante la digestión de alimentos. Segundo, bajo ciertas condiciones, el exceso de HCl puede dañar las superficies mucosas del estómago y el duodeno, causando ulceración. El organismo tiene un sistema complicado para regular la secreción gástrica de HCl. El pH luminal gástrico es un regulador sensible de HCl. Las proteínas en la comida brindan amortiguamiento en la luz gástrica; por lo tanto, el pH luminal por lo general es mayor a 3 luego de una comida. Sin embargo, si la capacidad de amortiguamiento por las proteínas es excedida o si el estómago está vacío, el pH luminal será menor a 3. Cuando esto sucede las células endocrinas (células D) en el antro secretan *somatostatina*, que inhibe la liberación de gastrina y, por lo tanto, la secreción de HCl (*véase* fig. 26-7).

Otro mecanismo de inhibición del HCl es la acidificación del lumen duodenal. La acidificación estimula la liberación de **secretina**, que inhibe la liberación de gastrina y muchos otros péptidos, conocidos en conjunto como **enterogastronas**, que son liberadas por las células endocrinas intestinales. El ácido, los ácidos grasos y las soluciones hiperosmolares en el duodeno estimulan la liberación de enterogastronas. Dos de estas hormonas, el **péptido inhibidor gástrico (PIG)** y la **colecistocinina (CCK)**, inhiben la secreción de HCl. El PIG es secretado por las células "K" localizadas en el duodeno y el yeyuno superior, y estimula principalmente la liberación de insulina, pero también actúa como un débil inhibidor de la secreción ácida. La CCK es liberada por las **células I** presentes en el duodeno y estimula la liberación de **somatostatina gástrica**, que a su vez inhibe la producción de HCl.

SECRECIÓN PANCREÁTICA

El páncreas desempeña un papel importante en la digestión. Se localiza justo detrás del estómago y es adyacente al duodeno. Funciona tanto como glándula endocrina como exocrina (fig. 26-9). Durante la digestión, el páncreas sintetiza enzimas que descomponen azúcares, grasas y almidones. También sintetiza hormonas (insulina, glucagón y somatostatina) que ayudan a regular los niveles de azúcar en sangre y el apetito. Las hormonas incluso participan en la estimulación de los ácidos estomacales y regulan el vaciado del contenido gástrico. La función endocrina se revisa más a fondo en el capítulo 34.

La glándula exocrina produce enzimas digestivas que son eliminadas por el conducto pancreático hacia el intestino del-

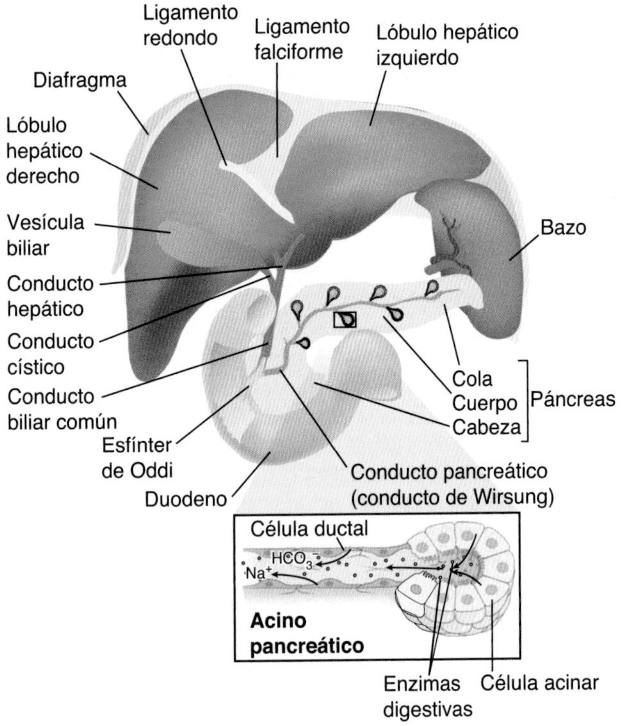

Figura 26-9 **El páncreas realiza funciones tanto exocrinas como endocrinas.** Las células exocrinas del páncreas secretan jugos digestivos al lumen duodenal. Las enzimas digestivas son secretadas por las células acinares, y las células ductales secretan una solución acuosa de $NaHCO_3$ (*recuadro*).

TABLA 26-3 El páncreas es la principal glándula digestiva del cuerpo

Enzima secretada	Acción hidrolítica
Tripsina	Proteasa que degrada las proteínas a los aminoácidos básicos
Quimiotripsina	Proteasa que degrada las proteínas a los aminoácidos aromáticos
Lipasas	La triglicérido lipasa degrada los triglicéridos a ácidos grasos, mono y diglicéridos, y glicerol
	La fosfolipasa A1 o A2 escinde un fosfolípido para producir ácido graso y lisofosfolípido
	La colesterol esterasa hidroliza los ésteres de colesterol a colesterol y ácidos grasos libres
Carboxipeptidasa	Proteasa que quita el grupo ácido terminal de una proteína
Elastasas	Degrada la proteína elastina y algunas otras proteínas
Nucleasas	Degrada ácidos nucleicos, como la ADNasa y la ARNasa
Amilasa pancreática	Además del almidón y el glucógeno, degrada la mayoría de los carbohidratos; los humanos carecen de la enzima para digerir el carbohidrato celulosa

gado. Estas enzimas degradan componentes específicos que entran en el intestino delgado desde el estómago, incluidos una variedad de carbohidratos, proteínas, lípidos, ADN y ARN. Las proteasas pancreáticas son la **tripsina** (la más abundante), la **quimotripsina** y la **carboxipolipeptidasa**. La *tripsina* y la *quimotripsina* escinden las proteínas en polipéptidos, y la *carboxipolipeptidasa* escinde los polipéptidos en aminoácidos. La **amilasa pancreática** digiere los carbohidratos, y las **lipasas pancreáticas** son, de forma colectiva, las principales enzimas para la digestión de las grasas (p. ej., fosfolípidos, lípidos neutros y ésteres de colesterol; tabla 26-3). Algunas enzimas pancreáticas son secretadas como proenzimas, que son activadas en el lumen duodenal para formar las enzimas activas.

El quimo que sale del estómago es ácido. Necesita ser neutralizado para impedir el daño al epitelio duodenal y llevar el contenido del lumen cerca de un pH neutro, que permite que funcionen las enzimas del páncreas. Las secreciones pancreáticas contienen HCO_3^- que aumenta el pH del lumen duodenal.

La secreción pancreática se produce en tres fases

La secreción pancreática, al igual que la secreción gástrica, se produce en tres fases: 1) fase cefálica, 2) fase gástrica y 3) fase intestinal. La tabla 26-4 resume la estimulación de la secreción pancreática y la regulación secretora por parte de varios factores hormonales y neuronales. Durante la fase cefálica, la estimulación de la secreción pancreática está principalmente mediada por impulsos eferentes directos enviados por los centros vagales en el cerebro hacia el páncreas y, en menor medida, por el efecto indirecto de la estimulación parasimpática de la liberación de gastrina. La fase gástrica inicia cuando el alimento entra al estómago y lo distiende. Entonces, el reflejo vagovagal estimula la secreción

pancreática. La liberación de gastrina que se produce durante esta fase estimula la secreción pancreática de las enzimas digestivas. La fase más importante, la fase intestinal, inicia cuando entra quimo ácido desde el estómago al intestino delgado, lo que estimula las células endocrinas intestinales. (*Véase* "La secreción de enzimas pancráticas está bajo control neuronal y hormonal".)

Las células acinares pancreáticas son la unidad funcional del páncreas exocrino

Las células acinares del páncreas sintetizan, almacenan y secretan enzimas digestivas. En condiciones normales, las enzimas solo se activan cuando llegan al duodeno. Al igual que las glándulas salivales, el páncreas exocrino está compuesto por numerosos acinos, y a diferencia de estas glándulas, que contienen dos tipos de células acinares, los acinos pancreáticos están compuestos de una sola capa de **células acinares** piramidales (*véase* fig. 26-9). Tanto las células acinares salivales como pancreáticas secretan un líquido rico en iones junto con proteínas, y tienen RER y aparatos de Golgi elaborados, así como gránulos apicales de zimógeno. Unas cuantas **células centroacinares** revisten el lumen de los acinos pancreáticos y modifican la composición de los electrolitos de la secreción. Debido a que los procesos involucrados en la secreción o captación de iones son activos, las células centroacinares tienen numerosas mitocondrias.

Los acinos vacían sus secreciones en los conductos intercalados, que se unen para formar conductos intralobulares y posteriormente interlobulares. Los conductos interlobulares se vacían en dos conductos pancreáticos: un conducto mayor (conducto de Wirsung) y un conducto menor (conducto de

TABLA 26-4 Factores que regulan la secreción pancreática después de una comida

Fase	Estímulo	Mediadores	Respuesta
Cefálica	Pensar en alimentos, el olor, el sabor, la masticación y la deglución	Liberación de ACh y gastrina por estimulación vagal	Aumento de la secreción, con mayor efecto sobre la producción de enzimas
Gástrica	Proteínas en los alimentos	Gastrina	Aumento de la secreción, con mayor efecto sobre la producción de enzimas
	Distensión gástrica	Liberación de ACh por estimulación vagal	Aumento de la secreción, con mayor efecto sobre la producción de enzimas
Intestinal	Ácido en el quimo	Secretina	Aumento de la secreción de H_2O y HCO_3^{2-}
	Ácidos grasos de cadena larga	CCK y reflejo vagovagal	Aumento de la secreción, con mayor efecto sobre la producción de enzimas
	Aminoácidos y péptidos	CCK y reflejo vagovagal	Aumento de la secreción, con mayor efecto sobre la producción de enzimas

Ach, acetilcolina; CCK, colecistocinina.

Santorini). Un anillo de músculo liso, el **esfínter de Oddi**, rodea la apertura de los conductos de Wirsung y biliar en el punto de entrada al duodeno, y regula el flujo de bilis y de jugo pancreático al duodeno. El esfínter también evita el reflujo de contenido intestinal hacia los conductos.

Las secreciones pancreáticas son abundantes en iones de bicarbonato

El jugo pancreático contiene dos componentes secretores fundamentales para una digestión normal: enzimas digestivas y bicarbonato. Como se mencionó, las enzimas digestivas se sintetizan y secretan a partir de las células acinares exocrinas. Sin embargo, el bicarbonato es secretado por las células epiteliales que recubren los pequeños conductos pancreáticos.

El páncreas secreta alrededor de 1 L/día de líquido rico en HCO_3^- para neutralizar el quimo ácido que entra en el duodeno. A diferencia del líquido salival, la osmolalidad del líquido pancreático es igual a la del plasma. En comparación con el plasma, el jugo pancreático tiene concentraciones de Na^+ y K^+ similares, pero está enriquecido con HCO_3^-, y tiene una concentración

de Cl^- relativamente baja. Cuando el páncreas es estimulado, la concentración de bicarbonato puede aumentar cerca de cinco veces en comparación con la del plasma, alcanzando una concentración máxima cercana a 140 mEq/L y un pH de 8.2. Existe una relación recíproca entre las concentraciones de Cl^- y HCO_3^- en el jugo pancreático. A medida que la concentración de HCO_3^- aumenta con la tasa de secreción, la de Cl^- cae en forma correspondiente, lo que ocasiona una concentración aniónica total combinada que permanece relativamente constante (150 mEq/L) sin importar la tasa de secreción pancreática.

Se han propuesto dos mecanismos separados para explicar la secreción de un jugo abundante en HCO_3^- por el páncreas, y los cambios en la concentración de HCO_3^-. Este primer mecanismo propone que algunas células, probablemente las acinares, secretan un líquido similar al plasma que contiene Na^+ y Cl^- de manera predominante, mientras que otras células, es probable que las centroacinares y ductales, secretan una solución con alto contenido en HCO_3^- cuando se les estimula. Dependiendo de las diferentes tasas de secreción celular, el jugo pancreático puede ser rico en HCO_3^- o en Cl^-. El segundo mecanismo representa la secreción primaria abundante en HCO_3^-. A medida que la solución de HCO_3^- se mueve a lo largo del sistema ductal, los iones de HCO_3^- son intercambiados por iones de Cl^-. Cuando el flujo es rápido, hay poco tiempo para el intercambio de iones, de modo que la concentración de HCO_3^- es alta. Cuando ocurre lo opuesto, el flujo es lento (fig. 26-10).

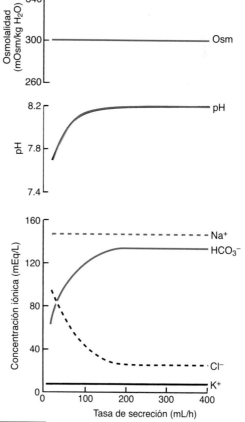

Figura 26-10 El pH y los electrolitos del líquido pancreático se alteran con el flujo. El líquido pancreático es abundante en iones de bicarbonato. La concentración de HCO_3^- y, por lo tanto, el pH, son paralelos al aumento en las tasas de secreción. *Nota:* el Na^+, el K^+ y la osmolalidad pancreática son independientes del flujo.

Fisiología gastrointestinal

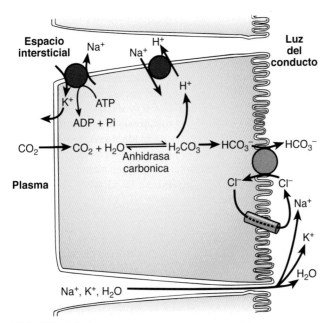

Figura 26-11 **Las células del conducto pancreático secretan electrolitos y agua hacia el líquido pancreático.** El modelo representa el mecanismo para la secreción de electrolitos por las células ductales pancreáticas. El canal de Cl^- en la membrana luminal es el RCTFQ (regulador de conductancia transmembrana de la fibrosis quística). ADP, difosfato de adenosina; ATP, trifosfato de adenosina; Pi, fosfato inorgánico.

La secreción de electrolitos por las células del conducto pancreático se representa en la figura 26-11. Hay un intercambiador de Na^+/H^+ en la membrana basolateral. La energía requerida para que funcione el intercambiador es proporcionada por el gradiente de Na^+ generado por la Na^+/K^+-0. El CO_2 se difunde hacia el interior de la célula y se combina con H_2O para formar H_2CO_3, una reacción catalizada por la anhidrasa carbónica. El H_2CO_3 se disocia en H^+ y HCO_3^-. El intercambiador de Na^+/H^+ saca H^+, y el HCO_3^- es intercambiado por Cl^- luminal a través de un intercambiador de Cl^-/HCO_3^-. En la membrana celular luminal también hay una proteína llamada **regulador de conductancia transmembrana de la fibrosis quística** (**RCTFQ**), un canal de iones que pertenece a la familia de proteínas ABC (casete de unión a trifosfato de adenosina [ATP]). Regulado por ATP, su principal función es secretar iones de Cl^- al lumen. Estos iones son utilizados por el intercambiador de Cl^-/ HCO_3^-. La Na^+/K^+-ATPasa remueve el Na^+ intracelular que entra a través del antiportador Na^+/H^+. El Na^+ del espacio intersticial sigue al bicarbonato secretado por difusión a través de una vía paracelular (entre las células). El movimiento de H_2O hacia el lumen del conducto es pasivo y está impulsado por el gradiente osmótico. El resultado neto de la secreción pancreática de bicarbonato es la liberación de H^+ al plasma; por lo tanto, la secreción pancreática se relaciona con la **marea ácida** en el plasma.

La secreción de enzimas pancreáticas está bajo control neuronal y hormonal

La secreción pancreática es regulada por vías neuronales y hormonales que utilizan ACh, CCK y secretina como mediadores. La estimulación neuronal ocurre cuando las fibras parasimpáticas liberadoras de ACh en el nervio vago simulan la secreción pancreática, lo que resulta en un aumento predominante de la secre-

ción de enzimas: la secreción de líquido y HCO_3^- es estimulada solo de forma marginal o no sufre cambios. Las fibras nerviosas simpáticas inervan principalmente a los vasos sanguíneos que irrigan al páncreas y causan vasoconstricción. La estimulación de los nervios simpáticos no estimula ni inhibe la secreción pancreática, probablemente debido a la reducción en el flujo sanguíneo.

Las hormonas GI circulantes, en particular la secretina y la CCK, influyen de manera importante en la secreción pancreática de enzimas y electrolitos. Ambas hormonas son producidas en el intestino delgado y se unen a receptores en el páncreas. La *secretina* se libera durante la fase intestinal por las **células S** (células endocrinas en la mucosa intestinal) y su concentración en el plasma aumenta cuando el pH luminal en el duodeno disminuye. Esta hormona tiende a estimular una secreción abundante en HCO_3^-. La exposición de la mucosa intestinal a ácidos grasos de cadena larga (productos de la digestión de lípidos) y aminoácidos libres estimula la liberación de CCK por las células I (células endocrinas en la mucosa intestinal). La CCK circulante y la estimulación parasimpática aumentan la secreción de enzimas pancreáticas a través de un reflejo vagovagal.

Las hormonas que son estructuralmente parecidas a la secretina y la CCK también tienen efectos similares. Por ejemplo, el PIV, similar a la secretina de forma estructural, estimula la secreción de HCO_3^- y H_2O. Sin embargo, el PIV produce una respuesta pancreática más débil cuando se administra junto con secretina que cuando solo se administra secretina. La gastrina, estructuralmente similar a la CCK, es solo un agonista débil para la secreción de enzimas pancreáticas.

La potenciación, como se describió para la secreción gástrica, también existe en el páncreas. Su efecto en la secreción pancreática es resultado de los diferentes receptores que se unen a ACh, CCK y secretina. La unión de la secretina desencadena un aumento en la actividad de la adenilato ciclasa, que a su vez estimula la formación de AMPc (fig. 26-12). La ACh, la CCK y el

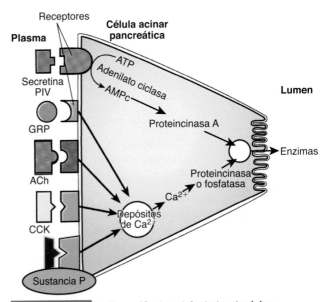

Figura 26-12 **La liberación de calcio de los depósitos intracelulares estimula la secreción de enzimas pancreáticas.** Este diagrama ilustra los mecanismos involucrados en la secreción pancreática por hormonas y neurotransmisores (ACh y sustancia P). ACh, acetilcolina; AMPc, monofosfato de adenosina cíclico; ATP, trifosfato de adenosina; CCK, colecistocinina; GRP, péptido liberador de gastrina; PIV, péptido intestinal vasoactivo.

péptido liberador de gastrina (GRP) de los neuropéptidos y la sustancia P se unen a sus respectivos receptores y desencadenan la liberación de calcio de los depósitos intracelulares. El incremento en el calcio intracelular y la formación de AMPc dan como resultado un aumento en la secreción de enzimas pancreáticas.

SECRECIÓN BILIAR

La bilis es un líquido de color verde oscuro o amarillento producido por los **hepatocitos** en el hígado, que ayuda a la digestión de los lípidos en el intestino delgado. Se compone de ácidos y sales biliares, fosfolípidos, colesterol, pigmentos, agua y sustancias químicas electrolíticas que mantienen la solución total ligeramente alcalina (con un pH de aproximadamente 7 a 8). La bilis es secretada de forma continua por las células del hígado hacia el conducto biliar común y la vesícula biliar. Una vez en la vesícula biliar, la bilis concentra hasta 5 veces (y en ocasiones hasta 18 veces) la fuerza de la secreción original.

La bilis facilita la digestión de los lípidos en el intestino delgado al emulsificar la grasa y formar agregados alrededor de las gotitas de grasa llamadas **micelas**. La dispersión de las gotitas de grasa en las micelas aumenta en gran medida el área de superficie, mejorando la acción de la lipasa pancreática. La bilis también desempeña otras funciones importantes. Por ejemplo, las sales biliares tienen un papel importante en la absorción intestinal de lípidos; se derivan del colesterol y, por lo tanto, constituyen una vía para su excreción. La secreción biliar es una importante vía para la excreción de la bilirrubina del cuerpo.

La bilis que ha sido almacenada y concentrada en la vesícula biliar es descargada hacia el duodeno bajo control nervioso y hormonal durante el periodo **posprandial**, cuando el quimo sale del estómago y entra en el duodeno. Aunque se trata de un periodo de gran flujo de bilis hacia el intestino, cabe destacar que la bilis fluye del hígado al intestino incluso entre comidas. Dependiendo del tamaño del cuerpo, el hígado humano puede producir cerca de 1 L de bilis al día.

Dos funciones principales de los ácidos biliares son emulsionar la grasa y excretar el colesterol

Los **ácidos biliares** emulsionan las grasas y excretan el colesterol. Otras funciones son eliminar el colesterol del organismo y contribuir a la eliminación de diversos metabolitos (como la bilirrubina). Los ácidos biliares también tienen un efecto antimicrobiano que facilita la eliminación de la flora bacteriana del intestino delgado y del árbol biliar (p. ej., al alterar sus membranas celulares).

Los ácidos biliares se forman en el hígado por la oxidación del colesterol por el citocromo P-450. Durante la conversión, se añaden grupos hidroxilo (OH^-) y un grupo carboxilo (COOH) al núcleo esteroideo. Los ácidos biliares se clasifican como primarios y secundarios. Los hepatocitos sintetizan los *ácidos biliares primarios*, que incluyen el **ácido cólico** y el **ácido quenodesoxicólico**. Cuando la bilis entra en el tracto GI, las bacterias presentes en el lumen convierten a los ácidos biliares primarios en *ácidos biliares secundarios* por deshidroxilación. El ácido cólico es convertido en **ácido desoxicólico**, y el ácido quenodesoxicólico en **ácido litocólico**.

A un pH neutro, los ácidos biliares están en su mayoría ionizados y reciben el nombre de **sales biliares**. Los ácidos biliares conjugados se ionizan con más facilidad que los no conjugados y, por lo tanto, usualmente existen como sales de varios cationes (p. ej., glicolato de sodio). Las sales biliares son más polares

que los ácidos biliares, y tienen más dificultad para penetrar en las membranas celulares. En consecuencia, el intestino delgado absorbe sales biliares de forma más pobre en comparación con los ácidos biliares. Esta propiedad de las sales biliares contribuye de forma significativa a su papel integral en la absorción intestinal de lípidos. Por lo tanto, es importante que el intestino delgado absorba sales biliares solo después de que se ha completado la absorción de lípidos. La absorción activa de sales biliares que sí se produce en el intestino delgado tiene lugar en el íleon.

El colesterol es un lípido esencial para la función celular y su homeostasis está estrechamente regulada

Los principales lípidos en la bilis son el colesterol y los fosfolípidos, predominantemente la fosfatidilcolina (lecitina). Las concentraciones de fosfolípidos y colesterol en la bilis hepática son 0.3 a 11 mmol/L y 1.6 a 8.3 mmol/L, respectivamente. Debido a que la vesícula biliar absorbe una cantidad significativa de H_2O y electrolitos, la concentración de estos lípidos en la vesícula es aún mayor. Los niveles anormalmente altos de colesterol en la bilis contribuyen a la formación de cálculos de colesterol.

En términos de importancia funcional, los lípidos plasmáticos más importantes son los triglicéridos y el colesterol. El colesterol desempeña un papel fundamental en la organización arquitectónica de la célula y en su estabilidad. Además, forma parte del marco estructural de las **hormonas esteroideas**, la vitamina D, los oxiesteroles y los ácidos biliares. Debido a la insolubilidad del colesterol en el plasma, es transportado en la sangre por moléculas de forma esférica denominadas **lipoproteínas**. Las dos principales lipoproteínas que transportan colesterol son la lipoproteína de baja densidad (LDL) y la lipoproteína de alta densidad (HDL). Los lípidos plasmáticos y las lipoproteínas se utilizan clínicamente para el diagnóstico y el pronóstico de enfermedades vasculares como la ateroesclerosis. Los factores genéticos o un estilo de vida poco saludable (p. ej., estrés emocional, comer en exceso, falta de sueño, etc.) pueden provocar una acumulación de colesterol en la pared arterial. Esto, a su vez, suele provocar ateroesclerosis, disfunción de los vasos y obstrucción del flujo sanguíneo. La ateroesclerosis es el mecanismo subyacente de muchas de las enfermedades cardiovasculares (ECV), como la enfermedad arterial periférica (EAP), el infarto de miocardio y el evento vascular cerebral. Las ECV siguen siendo la principal causa de muerte en el mundo occidental.

La secreción de bilis está bajo control neuronal y hormonal

La cantidad de bilis secretada en el duodeno está controlada por las hormonas colecistocinina, secretina, gastrina y somatostatina y también por el nervio vago. El sistema biliar está inervado por nervios parasimpáticos y simpáticos. La estimulación parasimpática (vagal) resulta en la contracción de la vesícula biliar y la relajación del esfínter de Oddi, así como en un aumento en la formación de bilis. La vagotomía bilateral ocasiona una reducción en la secreción de bilis después de la ingesta de alimentos, lo que sugiere que el SNP interviene en la mediación de la secreción de bilis. La estimulación del SNS da como resultado una reducción de la secreción de bilis y la relajación de la vesícula biliar.

La gastrina estimula la secreción de bilis directamente al afectar el hígado y estimular de forma indirecta el aumento en la producción de HCl, lo que resulta en un aumento en la liberación de secretina. Cuando la mucosa del intestino delgado es expuesta a un quimo ácido, libera secretina, que estimula la secreción de HCO_3^-

por las células que revisten a los conductos biliares. Como resultado, la bilis contribuye a la neutralización de ácido en el duodeno.

Las hormonas esteroideas (p. ej., estrógenos y algunos andrógenos) inhiben la secreción de bilis; la reducción en la secreción de bilis es un efecto secundario asociado con el uso terapéutico de estas hormonas (p. ej., la administración de anticonceptivos orales o tratamiento de reemplazo hormonal para la menopausia). Durante el embarazo, los altos niveles circulantes de estrógenos pueden reducir la secreción de bilis.

La colecistocinina (CCK) estimula la secreción de bilis de la vesícula biliar. La bilis fluye desde los hepatocitos a través de los canalículos (canales tubulares delgados que corren entre los hepatocitos a los conductos biliares), que drenan hacia la vesícula biliar. Entre comidas, el esfínter de Oddi está cerrado, lo que causa el desvío de aproximadamente 50% de la bilis que drena del hígado para fluir hacia la vesícula biliar, donde se almacena y se concentra hasta 5 a 10 veces respecto a su concentración original.

Cuando los productos de la digestión de proteínas y lípidos se acumulan en el intestino delgado, las células "I" en el duodeno y el yeyuno son estimuladas para liberar CCK, que causa la contracción de la vesícula biliar, lo que, a su vez, aumenta la presión en los conductos biliares. A medida que la presión en el conducto biliar se eleva, el esfínter de Oddi se relaja (otro efecto de la CCK), y la bilis concentrada es llevada hacia el lumen duodenal para ayudar en la completa digestión de la grasa. El flujo canalicular de bilis puede dividirse de forma conceptual en *secreción dependiente de ácido biliar* y *secreción independiente de ácido biliar*.

Los ácidos biliares son secretados a la bilis por dos sistemas de transporte, un sistema dependiente de ATP y un sistema dependiente del voltaje

La captación de sales biliares libres y conjugadas en los hepatocitos depende del Na^+, y está mediada por el **simporte de sales biliares-sodio** (fig. 26-13). El gradiente de Na^+ transmembrana generado por la Na^+/K^+-ATPasa, que proporciona la energía necesaria, es un tipo de transporte activo secundario debido a que la energía requerida para la captación activa de ácido biliar, o su conjugado, no es proporcionada directamente por ATP, sino por un gradiente iónico. Los ácidos biliares libres son reconjugados con taurina o **glicina** antes de su secreción. Los hepatocitos también forman nuevos ácidos biliares a partir del colesterol, y secretan sales biliares mediante un transportador localizado en la membrana canalicular. Esta secreción no es dependiente de Na^+; en lugar de ello, está impulsada por la diferencia en el potencial eléctrico entre el hepatocito y el lumen del canalículo. La secreción dependiente de ácidos biliares supera a la secreción independiente de ácidos biliares, lo que la convierte en el principal contribuyente a la formación de bilis canalicular.

Otros componentes importantes de la bilis, como los fosfolípidos y el colesterol, son secretados en conjunto con las sales biliares. Los hepatocitos secretan bilirrubina a través de un proceso activo que involucra a un transportador. La secreción de colesterol y fosfolípidos está ligada muy de cerca a la secreción de sales biliares. La presión osmótica generada como resultado de la secreción de sales biliares atrae H_2O hacia el lumen del canalículo a través de la vía paracelular.

Como se mostró en la figura 26-13, la Na^+/K^+-ATPasa tiene un papel importante en el flujo independiente de ácido biliar, un papel que está claramente demostrado por la marcada reducción en el flujo de bilis cuando se aplica un inhibidor de esta enzima. Otro mecanismo responsable para el flujo independiente de ácido biliar es la secreción canalicular de bicarbonato a través de un intercambiador de HCO_3^-/Cl^-.

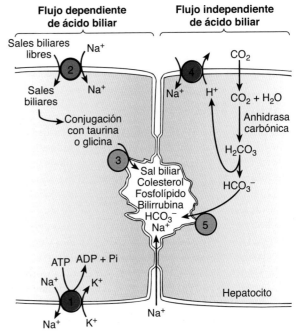

Figura 26-13 **La secreción de sales biliares y el flujo biliar están ligados a la actividad de una Na^+/K^+-ATPasa.** Este esquema ilustra el mecanismo de secreción y flujo del ácido biliar. Una reducción marcada en el flujo y la secreción ocurre cuando la actividad de la Na^+/K^+-ATPasa es inhibida. 1) Na^+/K^+-ATPasa. 2) Simporte de sal biliar-sodio. 3) Transportador canalicular de ácido biliar. 4) Intercambiador de Na^+/H^+. 5) Sistema de transporte de HCO_3^-. ADP, difosfato de adenosina; ATP, trifosfato de adenosina; Pi, fosfato inorgánico.

Los ácidos biliares son potencialmente tóxicos para las células y sus concentraciones están estrechamente reguladas

Los ácidos biliares actúan como un detergente, y su concentración está fuertemente regulada para evitar el ácido biliar que provoca daño al revestimiento intestinal. El principal determinante de la síntesis de ácidos biliares y la secreción de hepatocitos es la concentración de ácido biliar en la sangre hepática portal, que ejerce un efecto de retroalimentación negativa sobre la síntesis de ácidos biliares a partir del colesterol. La concentración de ácidos biliares en la sangre portal también determina la secreción dependiente de ácido biliar. Entre las comidas, la concentración de sales biliares en la sangre portal por lo general es en extremo baja, lo que resulta en el aumento en la síntesis de ácidos biliares pero un bajo flujo dependiente de ácido biliar. Después de una comida, hay un aumento en la llegada de sales biliares a la sangre portal, lo que no solo inhibe la síntesis de ácido, sino que también estimula la secreción dependiente de ácido biliar.

La bilis de la vesícula biliar difiere de la bilis hepática

La bilis de la vesícula biliar está más concentrada y tiene un pH más bajo que la bilis hepática. La absorción de HCO_3^- contribuye al descenso del pH, y la absorción de H_2O por el epitelio de la vesícula está involucrada en la concentración de la bilis hepática almacenada. La concentración es un proceso pasivo y secundario al transporte activo de Na^+ a través de una Na^+/K^+-ATPasa en la membrana basolateral de las células epiteliales que revisten a la vesícula biliar. Como resultado de la absorción isotónica de líquido de la bilis en la vesícula biliar, la concentración de varios componentes no absorbidos en la bilis hepática aumenta hasta 20 veces. A pesar de este efecto de concentración, la bilis sigue siendo isotónica con respecto al plasma.

Las sales biliares son recicladas entre el intestino delgado y el hígado

La **circulación enterohepática** recicla ácidos biliares entre el intestino delgado, el hígado y la bilis. La **reserva total de ácido biliar** es la cantidad total de ácidos biliares en el cuerpo (primarios o secundarios, conjugados o libres) en cualquier momento determinado. En personas sanas, la reserva de ácido biliar está en un rango de 2 a 4 g. Al reciclar ácidos biliares en esta reserva a través de la circulación enterohepática varias veces durante una comida, una reserva de ácido biliar relativamente pequeña puede proporcionarle al cuerpo suficientes sales biliares para promover la absorción de lípidos. En una persona que come ligero, la reserva de ácido biliar puede circular de 3 a 5 veces al día, mientras que en alguien que come pesado, puede circular entre 14 y 16 veces al día.

Las sales biliares en el lumen intestinal son absorbidas a través de cuatro vías (fig. 26-14). Primero, una pequeña fracción de la cantidad total de sales biliares se absorbe a lo largo de todo el intestino delgado por difusión pasiva. Segundo, y más importante, las sales biliares se absorben en el íleon terminal (> 90%) por procesos activos altamente eficientes mediados por transportadores (Na$^+$–transportador de sales biliares), que usualmente resultan en que < 5% de las sales biliares escapen hacia el colon. Tercero, bacterias en el íleon terminal y el colon

desconjugan las sales biliares para formar ácidos biliares, que son mucho más lipofílicos que las sales biliares y, por lo tanto, pueden ser absorbidos en forma pasiva. Cuarto, estas mismas bacterias son responsables de transformar los ácidos biliares primarios en ácidos biliares secundarios (ácido desoxicólico y ácido litocólico) por deshidroxilación. El ácido desoxicólico puede absorberse, pero el ácido litocólico se absorbe poco.

Aunque la absorción de sales y ácidos biliares es en extremo eficiente, la inflamación del íleon puede conducir a malabsorción y resultar en la pérdida de grandes cantidades de sales biliares en las heces. Dependiendo de la gravedad de la enfermedad, se puede producir una malabsorción de grasas. De cualquier forma, algunas sales y ácidos se pierden con cada ciclo de la circulación enterohepática. Alrededor de 600 mg de ácidos biliares se pierden diariamente y se reponen mediante la síntesis de nuevos ácidos biliares a partir del colesterol. La pérdida de estos ácidos en las heces es, por lo tanto, una forma eficiente de excretar colesterol. Un exceso de ácidos biliares en las heces puede provocar diarrea.

Las sales biliares absorbidas son transportadas en la sangre portal unidas a albúmina o **lipoproteínas de alta densidad** (**HDL**). En un solo paso a través del hígado, más de 80% de las sales biliares en la sangre portal son removidas por los hepatocitos y resecretadas a la bilis. La captación de sales biliares es uno de los principales determinantes de la secreción de sales biliares por el hígado.

La bilirrubina es el principal componente de los pigmentos biliares

El principal pigmento presente en la bilis es el compuesto anaranjado **bilirrubina**, un producto de la degradación de la hemoglobina por el sistema de monocitos-macrófagos en el bazo, la médula ósea y el hígado (fig. 26-15). La hemoglobina primero se convierte en biliverdina, con la liberación de hierro y globina, y posteriormente se convierte en bilirrubina, la cual es transportada en la sangre unida a albúmina. El hígado remueve rápidamente la bilirrubina de la circulación y la conjuga con el ácido glucorónico. El glucorónido es secretado a los canalículos biliares a través de un proceso activo mediado por un transportador.

El glucorónido de bilirrubina se absorbe débilmente en el intestino delgado. Sin embargo, las bacterias en el colon lo desconjugan y parte de la bilirrubina liberada es convertida en urobilinógeno, un compuesto incoloro y altamente soluble. El urobilinógeno puede ser oxidado en el intestino a estercobilina o absorbido en el intestino delgado. Es excretado ya sea en la orina o en la bilis. La estercobilina es responsable del color café de las heces.

Los cálculos biliares se forman cuando el colesterol se sobresatura

Las sales biliares y la lecitina en la bilis ayudan a solubilizar el colesterol. Sin embargo, cuando la bilis contiene demasiado colesterol y no suficientes sales biliares, comienza a cristalizarse y forma **cálculos biliares**. Los cálculos pueden presentarse en cualquier parte del árbol biliar, incluyendo la vesícula biliar y el conducto biliar común. La obstrucción del árbol biliar puede causar ictericia, y la obstrucción de la salida del sistema pancreático exocrino puede causar pancreatitis. Los cálculos biliares pueden detectarse fácilmente en las radiografías debido a que los depósitos de calcio formados en los cálculos aumentan su opacidad. La litiasis biliar es más frecuente en mujeres que en hombres.

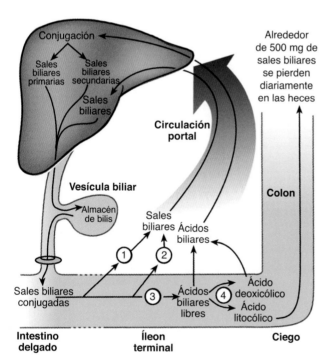

Figura 26-14 Mecanismos de reciclaje enterohepático de las sales biliares. Aproximadamente 95% de las sales biliares secretadas son reabsorbidas en el íleon terminal y son recicladas mediante cuatro mecanismos: 1) difusión pasiva a lo largo del intestino delgado (que tiene un papel relativamente menor); 2) absorción activa mediada por transportadores en el íleon terminal (la vía de absorción más importante); 3) desconjugación a ácidos biliares primarios antes de ser absorbidos de forma pasiva o activa, y 4) conversión de ácidos biliares primarios a ácidos biliares secundarios con la subsecuente absorción de ácido desoxicólico.

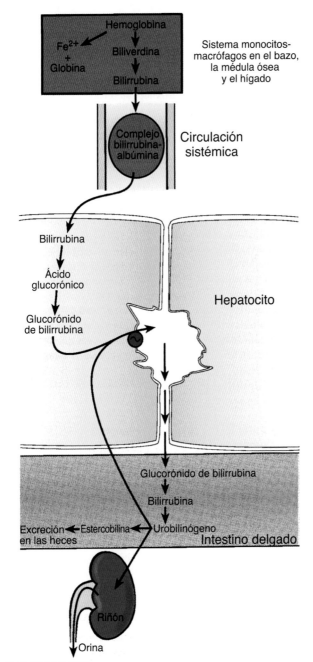

Figura 26-15 **La bilirrubina es el producto final de la degradación de la hemoglobina.** El hígado remueve el pigmento de la bilis, la bilirrubina, de la circulación y la conjuga con ácido glucorónico.

SECRECIÓN INTESTINAL

El intestino delgado es donde ocurre la mayor parte de la digestión de los alimentos y la absorción de productos digestivos. Las células duodenales secretan moco, así como 2 a 3 L/día de líquido isotónico alcalino para ayudar en el proceso digestivo. Las **glándulas de Brunner** secretan moco que contiene HCO_3^-, y están localizadas principalmente en la región proximal del duodeno, entre la entrada desde el estómago y el esfínter de Oddi. Estas secreciones ayudan a proteger el epitelio de la degradación por el HCl a medida que el quimo entra al lumen intestinal. Las **criptas de Lieberkühn**, glándulas tubulares que se hunden en la superficie mucosa entre las vellosidades (fig. 26-16), secretan un líquido acuoso. Las criptas intestinales no

secretan enzimas digestivas, pero sí secretan moco, electrolitos y H_2O. Adicionalmente, las *criptas de Lieberkühn* actúan para reponer a las células intestinales epiteliales que se descaman continuamente. Este reemplazo se da a una velocidad rápida debido al alto índice mitótico de las células madre epiteliales en las criptas. Nuevas células epiteliales migran subiendo por las vellosidades y reemplazan a las células epiteliales más viejas en las puntas de las vellosidades. El revestimiento epitelial del intestino delgado es reemplazado aproximadamente cada 3 días. Debido a la alta tasa de división celular, las criptas intestinales son muy sensibles al daño causado por la radiación y a los medicamentos anticancerígenos utilizados en la quimioterapia. Esto es particularmente problemático con los pacientes que han sido tratados por cáncer colorrectal, debido a que su tratamiento está especialmente diseñado para dirigirse contra los tumores en el revestimiento epitelial y eliminarlos.

Las secreciones intestinales proporcionan lubricación y funciones protectoras

Las **células de Paneth** (*véase* fig. 26-16) están involucradas en el sistema de defensa del huésped en el intestino delgado. Actúan como neutrófilos y producen sustancias antimicrobianas que proporcionan una barrera efectiva. Las *células de Paneth* son particularmente importantes para proteger del daño a las células madre. Las **células caliciformes** secretan varios tipos de mucina (mucoproteínas) al lumen intestinal. Las mucinas son en extremo diversas en cuanto a su estructura y por lo general son moléculas grandes; son glucoproteínas altas en carbohidra-

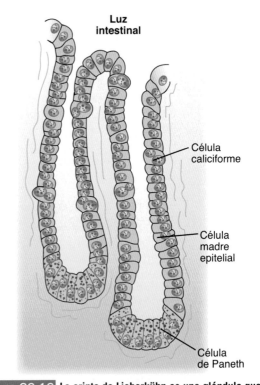

Figura 26-16 **La cripta de Lieberkühn es una glándula que se encuentra entre los intestinos delgado y grueso y se localiza entre las vellosidades en el epitelio de revestimiento.** Las criptas contienen células madre que pueden producir distintos tipos de células: enterocitos (absorben agua y electrolitos), células enteroendocrinas (segregan hormonas), células caliciformes (segregan mucosidad), células en penacho (segregan moléculas sensoriales) y células de Paneth (defensa contra los microbios).

ENFOQUE CLÍNICO | 26-2

Esprúe celiaco (enteropatía sensible al gluten)

El esprúe celiaco (**enteropatía sensible al gluten**) es un padecimiento autoinmune del intestino delgado que se presenta en personas genéticamente predispuestas de todas las edades. La enfermedad es causada por la reacción a una proteína (gluten) encontrada en el grano (trigo, cebada, avena y centeno). Ante la exposición al gluten, el sistema inmunológico reacciona en forma cruzada, causando inflamación crónica y lesiones primarias en la mucosa intestinal. Este padecimiento puede resultar en la malabsorción de todos los nutrientes como resultado del acortamiento o la pérdida total de las vellosidades intestinales, lo que reduce las enzimas de la mucosa para la digestión de nutrientes y la superficie mucosa para la absorción. Por ejemplo, a medida que el intestino delgado se daña más, puede desarrollarse cierto grado de intolerancia a la lactosa. Los síntomas incluyen diarrea, pérdida de peso, falla para ganar peso (en niños pequeños) y anemia. Esta última se debe a la malabsorción de hierro. El esprúe celiaco ocurre aproximadamente en 1 a 6 de cada 10 000 personas en el mundo occidental. La incidencia más alta es en Irlanda del oeste, donde la prevalencia es tan alta como 3 de cada 1 000 personas. Las personas de ascendencia africana, china y japonesa rara vez son diagnosticadas con la enfermedad. Aunque la enfermedad puede presentarse a cualquier edad, es más común durante los primeros años de vida y durante los 30 a 50 años de edad. La enfermedad celiaca puede estar presente desde que los humanos comenzaron a cosechar granos en forma organizada (alrededor de 5 000 a. C.); sin embargo, la relación con el trigo no se descubrió sino hasta la década de 1940, por un pediatra holandés, el Dr. Wilhelm-Karel Dicke, quien observó que durante la Primera Guerra Mundial, cuando la harina y el trigo escaseaban, la tasa de muerte en niños por enfermedad celiaca disminuía a cero. El vínculo específico con el gluten se estableció más adelante, en 1952, por un equipo de médicos en Inglaterra. La eliminación del gluten en la dieta es el estándar de tratamiento para los pacientes con esprúe celiaco. De forma ocasional, la función absorbente y la morfología de la mucosa intestinal de estos pacientes mejoran con la administración de corticoesteroides. Presumiblemente, este tratamiento es benéfico debido a los efectos inmunosupresores y antiinflamatorios de estas hormonas. ■

tos y forman geles en una solución. El moco lubrica a la barrera mucosa y la protege del daño mecánico por las partículas sólidas de alimento (Enfoque clínico 26-2). En el intestino delgado también puede proporcionar una barrera física contra la entrada de microorganismos a través de la mucosa epitelial.

Las secreciones intestinales probablemente ayudan a mantener la fluidez del quimo y también pueden desempeñar un papel en la dilución de agentes nocivos y en el lavado de microorganismos infecciosos. El HCO_3^- en las secreciones intestinales protege a la mucosa intestinal al neutralizar cualquier H^+ presente en el lumen. Aunque es especialmente importante en el duodeno, también es importante en el íleon, donde las bacterias degradan ciertos alimentos, lo que produce ácidos como un producto (p. ej., fibras en la dieta a ácidos grasos de cadena corta).

La hipersecreción de líquido intestinal es estimulada por toxinas y otros estímulos luminales

El intestino delgado y el colon usualmente absorben líquido y electrolitos de las secreciones intestinales, pero si la secreción sobrepasa a la absorción (p. ej., en el cólera), puede ocurrir una diarrea líquida. Si no se controla, esto puede conducir a la pérdida de grandes cantidades de líquido y electrolitos, lo que puede resultar en deshidratación y desequilibrios electrolíticos y, por último, en la muerte. Varios agentes nocivos, como las toxinas bacterianas (p. ej., la toxina del cólera), pueden inducir hipersecreción intestinal. La toxina del cólera se une a la membrana en cepillo de las células de las criptas y aumenta la actividad intracelular de la adenilato ciclasa, que posteriormente sintetiza AMPc a partir de ATP. El resultado es un aumento drástico del AMPc intracelular que estimula la secreción activa de Cl^- y HCO_3^- al lumen. El H_2O sigue el gradiente osmótico y entra al lumen.

El movimiento de iones es un factor importante para determinar el flujo de agua. La secreción intestinal de agua depende en gran medida de la secreción de Cl^-. El Cl^- es secretado por las células de las *criptas de Lieberkühn*. Varias sustancias (p. ej., la histamina, la secretina y las prostaglandinas) estimulan la secreción de Cl^- y, por lo tanto, el movimiento del agua hacia el lumen intestinal. Entre otras cosas, el PIV regula la absorción de agua e iones en el intestino grueso y la secreción mucosa de las células caliciformes. También está bien documentado que la estimulación táctil o el aumento de la presión intraluminal estimulan la secreción intestinal. Otros estímulos potentes son ciertos agentes nocivos y las toxinas producidas por microorganismos. El control de la secreción intestinal aún es objeto de investigación activa.

La fibra en la dieta mejora la función gastrointestinal

La fibra en la dieta, algunas veces llamada *forraje*, consiste en polisacáridos diferentes al almidón de las plantas, y que el sistema GI no puede digerir o absorber. La fibra se clasifica como soluble o insoluble. La fibra soluble se disuelve en agua para formar un material similar a un gel que se encuentra en la avena, los chícharos, los frijoles, las manzanas, las zanahorias y las frutas cítricas. El material similar al gel que se forma absorbe azúcares y ciertas grasas, y es benéfico para reducir el colesterol en la sangre y los niveles de glucosa al excretarlos en las heces. La fibra insoluble no se disuelve en agua, y aumenta el bolo, ablanda las heces y acorta el tiempo de tránsito en el tracto intestinal, lo cual facilita la motilidad y previene la constipación.

Al acortar el tiempo de tránsito GI, la fibra de la dieta también ha demostrado reducir la incidencia de cáncer de colon. Un menor tiempo de tránsito inhibe la formación de ácidos biliares carcinogénicos, como el ácido litocólico, y también reduce el tiempo de contacto que tienen los carcinógenos ingeridos para poder actuar sobre los tejidos. Algunas fuentes comunes incluyen la harina de trigo entero, la fibra de trigo, las nueces, los frijoles y los vegetales como los frijoles verdes y las papas.

CIENCIAS MÉDICAS INTEGRADAS

Microbiota intestinal: una relación sin la que no se puede vivir

Un tracto GI que funciona normalmente tiene una microbiota colonizadora saludable y bien establecida en la mucosa y el lumen, la cual es un contribuyente muy importante al mantenimiento de la homeostasis de todo el cuerpo. Estas dos comunidades no son las mismas y el género de microbios que viven en la mucosa varía de aquellos que habitan en el lumen. La compartimentación dentro del tracto GI ayuda al aislamiento de géneros de microbios en diferentes regiones del tracto, y la mayoría de los microbios habitan en el colon. Está bien establecido que la composición de las especies y la abundancia relativa de la microbiota intestinal son afectadas por la dieta, el estilo de vida y la salud general de la persona. Los seres humanos, al igual que muchos otros animales, han desarrollado una relación comensal con la microbiota intestinal. Con el tiempo, esta relación ha evolucionado hasta convertirse en una relación de interdependencia mutua, en la que la actividad fisiológica de la microbiota tiene un impacto significativo sobre el huésped, y la actividad del huésped afecta a las especies que componen la microbiota. En apoyo de la vida, el metabolismo de los microbios intestinales le proporciona al huésped ácidos grasos de cadena corta, vitaminas esenciales (p. ej., vitaminas B y K) y contribuye a la síntesis y absorción de aminoácidos esenciales.

En el contexto de este capítulo es importante destacar que las funciones digestiva, absorbente y secretora del tracto GI son afectadas por la microbiota intestinal. Las interacciones no terminan con la digestión, ya que las señales químicas de los microbios tienen influencia sobre otros sistemas, como la actividad de las células inmunológicas y la homeostasis inmunológica del huésped. En una persona saludable, las interacciones entre el huésped y la microbiota son principalmente benéficas. Sin embargo, la disbiosis puede conducir a, o ser un factor que contribuya en varios padecimientos, incluidos la enfermedad inflamatoria intestinal (p. ej., enfermedad de Crohn, colitis ulcerativa), la alteración en el metabolismo de los ácidos biliares, las malignidades intestinales, la obesidad y el síndrome metabólico.

Muchos estudios diferentes han proporcionado pistas sobre el desarrollo de la microbiota intestinal. Durante mucho tiempo se ha establecido que los fetos se desarrollan en un entorno estéril dentro del **saco amniótico**. Sin embargo, estudios recientes han demostrado que ciertas bacterias son capaces de cruzar la barrera placentaria. Cuando los investigadores administraron por vía oral una especie de bacterias genéticamente marcadas a ratones preñadas, notaron la aparición de las bacterias tanto en el líquido amniótico como en el meconio de las crías. Otros han demostrado que la microbiota oral también es capaz de llegar a la placenta y establecerse en ella. De cualquier forma, como lo indica el análisis microbiano del meconio, los lactantes nacen con relativamente pocos microbios colonizando el lumen de sus intestinos.

Todo indica que la principal colonización microbiana del intestino ocurre después del nacimiento. Por lo general, estos colonizadores reflejan la diversidad microbiana presente en el entorno al que el lactante es expuesto por primera vez. Por ejemplo, el parto vaginal *vs.* el parto por cesárea exponen al lactante a microbios muy diferentes. Otros factores, como la fuente de nutrición (p. ej., leche materna *vs.* fórmulas comerciales), la edad gestacional al momento del parto y el tratamiento con antibióticos, alteran significativamente el género de los microbios intestinales. La recuperación microbiana de regreso a la homeostasis después del tratamiento con antibióticos puede tomar varios meses. Debido a los muchos factores que influyen en la comunidad microbiana, existe un amplio rango de microbiota

potencial que puede llegar a colonizar el intestino de un lactante. Esto tiene gran variabilidad entre los individuos. Inmediatamente después del nacimiento, el entorno del intestino de un recién nacido es favorable para apoyar el crecimiento de microbios anaerobios facultativos. Posteriormente, el entorno favorece el crecimiento de anaerobios, en particular en las regiones distales del intestino, y los aerobios prefieren las regiones más proximales. Para los 5 años de edad, la comunidad microbiana del niño ha cambiado y se ha vuelto similar a la del intestino del adulto. La microbiota intestinal tiene influencia sobre los cambios físicos tempranos que tienen lugar tras el nacimiento en el tracto GI, incluyendo cambios en el tamaño de las criptas, el espesor de la mucosa y en la superficie del epitelio intestinal.

La salud del huésped y la composición de la microbiota intestinal están íntimamente relacionadas a través de interacciones que ocurren entre el microbioma intestinal y el sistema inmunológico innato y adaptativo del huésped. Estas interacciones tienen un gran impacto sobre el desarrollo del sistema inmunológico al inicio de la vida, y sobre la posibilidad de que el huésped desarrolle ciertas enfermedades más adelante. Los ejemplos incluyen respuestas inflamatorias locales en el intestino (mencionadas previamente) y trastornos autoinmunes sistémicos como la artritis reumatoide, la esclerosis múltiple y la diabetes tipo 1. Más allá del sistema inmunológico, se cree que la microbiota intestinal tiene un papel en eventos sistémicos fuera del tracto digestivo (p. ej., en la enfermedad cardiovascular), ya que algunas especies de bacterias son capaces de cruzar la mucosa intestinal y traslocarse a otras regiones del cuerpo. El tejido linfático (p. ej., las placas de Peyer, los folículos linfoides, las células inmunes localizadas en la lámina propia) proporciona una importante línea de defensa inmunológica contra estos eventos para que no ocurran con mayor frecuencia. Adicionalmente, el moco secretado en la superficie luminal ayuda a evitar que los microbios salgan del tracto GI. Las proteínas antimicrobianas secretadas y la IgA desempeñan un papel en el mantenimiento de esta barrera efectiva.

Los microbios han sido implicados en otras interacciones que ocurren entre los sistemas corporales. Estas interacciones por lo general dan como resultado una persona sana con un índice de masa corporal normal. Sin embargo, es bien sabido que las personas con obesidad no tienen las mismas especies en su microbiota intestinal en comparación con personas más delgadas. Estas diferencias conducen a desequilibrios notables en el metabolismo energético y el almacenamiento de grasa, junto con la resistencia a la insulina, y han conducido a tratamientos tan extremos como el trasplante fecal para tratar la obesidad. Sin embargo, puede ser difícil establecer una relación de causa y efecto, ya que la composición de la dieta también influye en la mezcla de especies que comprenden la microbiota intestinal. Datos recientes en pacientes que han sido sometidos a cirugía de derivación gástrica en Y de Roux indican que, después del procedimiento, la microbiota de los pacientes cambió de forma lo suficientemente significativa como para contribuir con la pérdida de peso observada, es muy probable que a través de una alteración en el metabolismo de los ácidos grasos y el almacenamiento de grasa.

Este escrito es solo una mirada al papel y el impacto que pueden tener los microbios que habitan en el tracto GI. Se invita a los estudiantes a consultar la literatura para aprender más acerca de otros aspectos de las interacciones entre el huésped y la microbiota, en la salud y en la enfermedad. ■

Resumen del capítulo

- La saliva ayuda a la deglución del alimento, la digestión de carbohidratos y el transporte de inmunoglobulinas para combatir patógenos.
- El estómago prepara el quimo para ayudar en la digestión de los alimentos en el intestino delgado.
- Las criptas gástricas contienen células secretoras que ayudan a la digestión y regulan las secreciones gástricas.
- Las células parietales secretan principalmente ácido clorhídrico y factor intrínseco.
- Las células principales secretan pepsinógeno de manera predominante.
- La gastrina tiene un papel importante en la estimulación de la secreción de ácido gástrico.
- Las secreciones gástrica y pancreática están bajo control neuronal y hormonal, y consisten en tres fases: cefálica, gástrica e intestinal.
- El péptido inhibidor gástrico, secretado por las células K, es un potente inhibidor de la secreción de ácido gástrico, y aumenta la liberación de insulina cuando las concentraciones plasmáticas de glucosa son altas.
- La secreción pancreática neutraliza los ácidos en el quimo y contiene enzimas involucradas en la digestión de carbohidratos, lípidos y proteínas.

- La secretina estimula al páncreas para secretar un líquido abundante en bicarbonato, neutralizando de esta forma al quimo ácido.
- La colecistocinina estimula al páncreas para secretar una secreción rica en enzimas.
- Las sales biliares desempeñan un papel importante en la absorción intestinal de lípidos.
- La digestión final y la absorción de carbohidratos, lípidos y proteínas se producen a nivel de los enterocitos.
- El tracto gastrointestinal absorbe vitaminas hidrosolubles e iones mediante diferentes mecanismos.
- La mayor parte de la sal y el agua que entran en el tracto gastrointestinal es absorbida en el intestino delgado.
- Los lípidos absorbidos por los enterocitos son principalmente empaquetados y secretados como quilomicrones hacia la linfa.
- Cuando los carbohidratos se digieren forman maltosa, maltotriosa y dextrinas α-límite, que son escindidas por enzimas del borde en cepillo a monosacáridos y son captadas por los enterocitos.
- El hierro hemo y no hemo es absorbido en el intestino delgado por diferentes mecanismos.

Fisiología gastrointestinal

Preguntas de revisión del capítulo

1. La estimulación parasimpática induce a las células acinares salivales a liberar la proteasa:

   A. Bradicinina.
   B. Calicreína.
   C. Cininógeno.
   D. Cinina.
   E. Aminopeptidasa.

2. La enfermedad de Hartnup es un trastorno autosómico recesivo que involucra la malabsorción de aminoácidos, particularmente triptófano, en el intestino delgado. La alimentación con dipéptidos y tripéptidos que contienen triptófano en los pacientes con esta enfermedad mejora su condición clínica porque:

   A. Los dipéptidos y los tripéptidos, a diferencia de los aminoácidos libres, pueden ser captados de forma pasiva por los enterocitos en el intestino delgado.
   B. Los péptidos, a diferencia de los aminoácidos, pueden ser captados por transportadores de aminoácidos defectuosos.
   C. Los dipéptidos y los tripéptidos utilizan transportadores diferentes a los transportadores de aminoácidos defectuosos.
   D. La presencia de dipéptidos y tripéptidos en el lumen intestinal mejora la captación de aminoácidos por los transportadores.
   E. Los dipéptidos y los tripéptidos, a diferencia de los aminoácidos, pueden ser captados de forma pasiva en el colon.

3. Los triglicéridos en la dieta son una fuente muy importante de nutrientes para el cuerpo humano. Son digeridos principalmente en el lumen intestinal por la lipasa pancreática para liberar:

   A. Lisofosfatidilcolina y ácidos grasos.
   B. Glicerol y ácidos grasos.
   C. Diglicéridos y ácidos grasos.

   D. 2-monoglicéridos y ácidos grasos.
   E. Lisofosfatidilcolina y diglicéridos.

4. En última instancia, la saliva es hipotónica con respecto al plasma debido a la absorción neta de iones a medida que la secreción primaria atraviesa el epitelio ductal. ¿Cómo contribuyen las células epiteliales ductales a este cambio de osmolalidad?

   A. La membrana de las células ductales contiene acuaporinas que alteran el contenido de agua de la secreción primaria.
   B. La membrana de la célula ductal contiene una Na^+/K^+-ATPasa que altera la composición iónica de la secreción primaria.
   C. Las células ductales absorben K^+ y secretan Na^+, con lo que la composición iónica global es menor que la de la secreción primaria.
   D. Las células ductales absorben HCO_3^- acompañado por el movimiento de Na^+ fuera de la secreción primaria.
   E. Las células ductales absorben HCO_3^- y K^+ y secretan Na^+ y Cl^- con el resultado neto de una osmolalidad inferior en comparación con la secreción primaria.

5. ¿Cómo afecta a la secreción ácida la ranitidina, un fármaco reductor de ácido que influye en las células parietales del estómago?

   A. La ranitidina se une al receptor M_3 de las células parietales impidiendo el aumento del Ca^{2+} intracelular necesario para estimular la bomba de hidrógeno gástrica.
   B. La ranitidina se une al receptor $CCK3$ de las células parietales impidiendo el aumento del Ca^{2+} intracelular necesario para estimular la bomba de hidrógeno gástrica.
   C. La ranitidina se une al receptor H_2 bloqueando la unión de la histamina, lo que reduce la secreción de HCl.
   D. La ranitidina bloquea el transporte de Cl a través de la membrana basolateral de las células parietales.
   E. La ranitidina interfiere con la actividad Na^+/K^+-ATPasa en la membrana basolateral de las células parietales.

1. **La respuesta correcta es B.** La estimulación parasimpática induce la liberación de calicreína por las células acinares salivales, que a su vez convierte al cininógeno para formar lisil-bradicinina (un potente vasodilatador). La bradicinina es un péptido vasoactivo. El cininógeno es el precursor de la cinina. Las cininas son péptidos que están relacionados en cuanto a la secuencia de aminoácidos y la actividad fisiológica a la bradicinina. La aminopeptidasa libera aminoácidos del extremo amino de los péptidos, y se encuentra en el borde en cepillo de la membrana y en el citoplasma de los enterocitos.

2. **La respuesta correcta es C.** Los aminoácidos, así como los dipéptidos y los tripéptidos, utilizan transportadores diferentes en el borde en cepillo para su captación. Los dipéptidos y los tripéptidos no son captados en forma pasiva en ninguna parte del tracto gastrointestinal.

3. **La respuesta correcta es D.** La lipasa pancreática hidroliza los triglicéridos para formar 2-monoglicéridos y ácidos grasos. Solo la hidrólisis de la fosfatidilcolina resulta en la formación de lisofosfatidilcolina, de modo que la hidrólisis de los triglicéridos no da como resultado la formación de lisofosfatidilcolina. La lipasa ácida trabaja solo en el lumen gástrico, no en el lumen intestinal. Aunque el diglicérido es un intermediario en la hidrólisis del triglicérido por la lipasa pancreática, la hidrólisis continúa hasta formar 2-monoglicérido y ácidos grasos. La lipasa pancreática no hidroliza totalmente a los triglicéridos para formar glicerol y ácidos grasos.

4. **La respuesta correcta es B.** La membrana basolateral de las células ductales contiene una Na^+/K^+-ATPasa que absorbe Na^+ y secreta K^+. Las células ductales absorben Cl^- y secretan HCO_3^-. Las células ductales no son permeables al agua. El resultado neto es una osmolalidad más baja en la secreción que sale del conducto en comparación con la secreción primaria.

5. **La respuesta correcta es C.** La ranitidina, al igual que la cimetidina, se une a los receptores H_2 de la membrana basolateral de las células parietales. Estos bloqueadores H_2 impiden que la histamina se una a este grupo de receptores. La activación de los receptores H_2 conduce a un aumento del AMPc intracelular. Un cambio en el nivel de AMPc es un estímulo de la bomba de hidrógeno gástrica.

Ejercicios de aplicación clínica 26-1

INTOLERANCIA A LA LACTOSA

Un niño de origen chino-estadounidense, de 9 años de edad, se queja regularmente de dolor cólico abdominal, distensión abdominal y diarrea después de beber leche. Un gastroenterólogo le administra 50 g de lactosa por vía oral y mide un aumento en la cantidad de gas de hidrógeno espirado por el niño.

PREGUNTAS

1. Con base en cómo se digieren y absorben normalmente los azúcares en el tracto GI, ¿por qué el niño presenta estos síntomas?

2. Desde un punto de vista médico, ¿qué recomendaciones y consejo le daría a este paciente para abordar su problema con la intolerancia a la lactosa?

RESPUESTAS

1. La lactosa es hidrolizada por una enzima del borde en cepillo llamada lactasa para formar glucosa y galactosa. Los monosacáridos son absorbidos posteriormente mediante transporte activo secundario dependiente de sodio. Si hay deficiencia de la enzima lactasa, la lactosa no será degradada y permanecerá en el lumen intestinal. La actividad osmótica de la lactosa atrae agua hacia el lumen intestinal y provoca diarrea líquida. En el colon, las bacterias metabolizan la lactosa a ácido láctico, dióxido de carbono e hidrógeno. El líquido extra y el gas en el intestino resultan en distensión y aumento de la motilidad (cólico).

2. A las personas con intolerancia a la lactosa se les recomienda evitar alimentos que contengan lactosa (leche, productos lácteos), pero no debe comprometerse la ingesta calórica y de calcio. La leche puede ser pretratada con una enzima obtenida de bacterias o levaduras que digiere la lactosa, o se pueden tomar pastillas de lactosa con los alimentos.

Objetivos del aprendizaje activo

Con el dominio del material de este capítulo, usted será capaz de:
- Describir la digestión y la absorción de carbohidratos, lípidos y proteínas.
- Describir la regulación que se produce en las fases cefálica, gástrica e intestinal de la digestión.
- Diferenciar y describir las funciones de las enzimas salivales, gástricas e intestinales.
- Describir cómo influye la fibra alimentaria en la motilidad intestinal.
- Describir la participación de los enterocitos en la digestión y la absorción de nutrientes.
- Distinguir entre vitaminas hidrosolubles y liposolubles y describir sus funciones metabólicas.
- Describir el papel del hígado en el almacenamiento y el metabolismo del hierro.
- Describir la absorción intestinal de electrolitos y minerales.

- Describir cómo está organizado funcionalmente el lóbulo hepático.
- Describir cómo la configuración arquitectónica de los hepatocitos les permite el intercambio rápido de moléculas.
- Describir cómo se oxigena el hígado.
- Describir el significado de la regeneración tisular en el hígado.
- Explicar las diferencias entre las reacciones de fase I y fase II en el metabolismo de los fármacos en el hígado.
- Explicar el mecanismo mediante el cual el hígado regula la concentración de glucosa en la sangre.
- Explicar de qué forma está involucrado el hígado en la captación y el metabolismo de los lípidos.
- Describir la importancia y los riesgos del almacenamiento de hierro en el hígado.
- Describir de qué forma está involucrado el hígado en el establecimiento de la inmunidad.

INTRODUCCIÓN

La digestión implica un sofisticado sistema que descompone los alimentos por acción mecánica y enzimática en el canal alimentario para que puedan ser absorbidos. Lo absorbido se transforma en energía y nutrientes utilizados por el organismo. El sistema digestivo es responsable de la secreción de enzimas digestivas (p. ej., gástricas, pancreáticas e intestinales) necesarias para descomponer con éxito los alimentos ingeridos, seguida de la absorción de los productos digestivos, minerales, vitaminas y otros compuestos esenciales. La mayor parte de los alimentos digeridos se absorbe en el intestino delgado. El agua se absorbe o se segrega en diferentes lugares. Después de la absorción, el sistema gastrointestinal depende del sistema cardiovascular para hacer llegar las moléculas absorbidas a los millones de células del organismo. De hecho, el flujo sanguíneo se desvía de otros órganos para que el intestino tenga un flujo óptimo en el momento álgido de la digestión y la absorción.

Los principales órganos que componen el aparato digestivo (por orden de función) son la boca, el esófago, el estómago, los intestinos delgado y grueso, el recto y el ano. Tres importantes órganos accesorios que intervienen en el proceso digestivo son el páncreas, la vesícula biliar y el hígado. En este capítulo se analizará el papel de las distintas relaciones estructurales/funcionales de los órganos principales y accesorios en el proceso digestivo.

SISTEMA GASTROINTESTINAL

La pared del tracto gastrointestinal está formada por cuatro capas distintas (desde dentro hacia afuera): 1) **mucosa gástrica**, 2) **submucosa**, 3) **muscular externa** y 4) **serosa**. El epitelio de la capa mucosa interviene en la digestión y la absorción de las sustancias ingeridas. La submucosa está formada por tejido conectivo fibroso que separa la mucosa de la muscular externa. Los nervios del sistema nervioso entérico y los vasos

sanguíneos atraviesan esta capa. A lo largo de la mayor parte del tracto, la muscular consta de dos capas de músculo liso con fibras que discurren en sentido longitudinal o circular. Esta disposición permite aplicar una fuerza opuesta al lumen. La muscular externa gástrica tiene una capa adicional con fibras que discurren en diagonal (fig. 27-1).

La digestión mecánica y enzimática comienza en la boca

La descomposición mecánica y enzimática comienza en la boca. La masticación y los movimientos de la lengua proporcionan la digestión mecánica. La amilasa salival y la lipasa salival inician la digestión enzimática. La producción y la secreción de α-amilasa salival (ptialina), lipasa salival (lipasa lingual) y moco se trataron en el capítulo 26.

La amilasa salival inicia la digestión de los carbohidratos

Los polisacáridos digeribles son el almidón, las dextrinas y el glucógeno. El almidón es por mucho el carbohidrato más abundante en la dieta humana y está compuesto de amilosa y amilopectina. La amilosa está compuesta de unidades de glucosa de cadena recta; la amilopectina está compuesta de unidades de glucosa ramificadas. Las dextrinas son polímeros de glucosa producidos durante la descomposición del almidón o del glucógeno. Son formadas como resultado del calentamiento (p. ej., al tostar pan) o por la acción de la enzima amilasa. El glucógeno es un polisacárido altamente ramificado que almacena carbohidratos en el cuerpo. Por lo general se almacenan en el hígado y el músculo alrededor de 300 a 400 g de glucógeno; hay más glucógeno almacenado en el músculo que en el hígado. El glucógeno muscular es utilizado exclusivamente por el músculo, mientras que el glucógeno hepático es utilizado para suministrar glucosa sanguínea durante el ayuno.

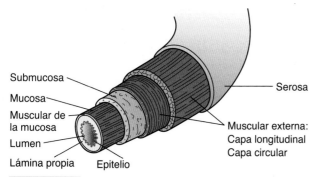

Figura 27-1 **Componentes funcionales del tracto digestivo.** Múltiples capas de tejido rodean el lumen del tracto digestivo. La muscular externa desempeña un papel fundamental en la motilidad, la segmentación y la haustración en diferentes regiones a lo largo del tracto.

La digestión de los carbohidratos comienza cuando el alimento se mezcla con la saliva durante la masticación para poner al alimento en contacto con la *α-amilasa*, que inicia la digestión del almidón y cataliza la hidrólisis de polisacáridos con enlaces α-1,4-glucosídicos. El disacárido maltosa es un producto común (fig. 27-2). Esta enzima trabaja mejor con un pH cercano al neutro, pero ya que suele transcurrir cierto tiempo antes de que el pH del estómago descienda considerablemente, lo que provoca la inactivación de la amilasa, una cantidad sustancial de los carbohidratos ingeridos puede ser digerida antes de llegar al duodeno. Si el alimento se mezcla bien con la amilasa durante la masticación, una cantidad considerable de carbohidratos complejos puede ser digerida antes de la inactivación de la enzima. La amilasa pancreática continúa la digestión de los carbohidratos restantes una vez que llegan al duodeno. (*Véase* más adelante en este capítulo la digestión de los carbohidratos en el intestino delgado).

La lipasa salival digiere los triglicéridos

La **lipasa lingual** es sintetizada por las glándulas de Ebner de la lengua y la parte posterior de la boca. Cuando la lipasa es secretada, se mezcla con la saliva y los alimentos durante la masticación. Una vez que el bolo alimenticio entra en el estómago, la lipasa lingual rompe los **triacilgliceroles** (grasas) de cadena media y larga en partículas más pequeñas. La lipasa lingual, al igual que la lipasa gástrica, se clasifica como lipasa ácida y fun-

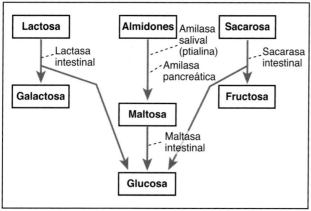

Figura 27-2 **Los carbohidratos son hidrolizados por las enzimas salivales y pancreáticas.** El almidón, la sacarosa y la lactosa son las tres fuentes principales de carbohidratos en la dieta. Los tres son hidrolizados a monosacáridos para su absorción.

ciona bien en el entorno ácido del lumen gástrico. Su pH óptimo oscila entre 2 y 6.

DIGESTIÓN Y ABSORCIÓN GÁSTRICAS

El estómago es un órgano importante en el sistema GI y desempeña múltiples funciones en el proceso digestivo; sirve como lugar de almacenamiento del alimento de forma transitoria hasta que la digestión gástrica se inicia. Aunque la mayor parte de la absorción de nutrientes se produce en el intestino delgado, el estómago absorbe sustancias hidrosolubles y liposolubles (p. ej., alcohol y algunos medicamentos).

La secreción de HCl por el estómago crea un entorno ácido que activa la enzimas proteolíticas para la digestión de las proteínas y optimiza la función de la lipasa ácida. El estómago también prepara la comida para entrar el intestino delgado formando **quimo**, un semifluido parcialmente digerido compuesto de partículas pequeñas que es producido a través de una combinación de movimientos peristálticos de los músculos del estómago (digestión mecánica) y la digestión química (es decir, hidrólisis de HCl) y enzimática (p. ej., la lipasa gástrica). El quimo se forma en el lumen gástrico.

Otra función importante del estómago es la emulsificación de la grasa alimentaria. Una combinación de la compresión del contenido antral en el duodeno, la acción de trituración que se produce en el antro y la retropulsión, proporciona gran parte de la acción mecánica necesaria para la emulsificación de la grasa alimentaria. La emulsificación es fundamental para proporcionar una mayor superficie para la digestión enzimática de los lípidos.

Durante la fase digestiva, la mucosa gástrica necesita estar protegida para no ser ella misma digerida. La barrera de protección está formada por una barrera de moco-bicarbonato. El moco insoluble forma una capa protectora en forma de gel sobre toda la superficie de la mucosa gástrica. Los iones de bicarbonato, secretados por las células epiteliales superficiales, neutralizan los ácidos duros.

Las enzimas gástricas incluyen la pepsina, la amilasa gástrica y la lipasa gástrica

La lipasa lingual tiene cierta actividad en el estómago, pero a medida que el pH desciende, la actividad enzimática digestiva se desplaza hacia la digestión de proteínas. Al exponerse al HCl, el pepsinógeno secretado por las células principales (*véase* capítulo 26) se convierte en la enzima activa *pepsina*, una endopeptidasa, y comienza la digestión de las proteínas. La pepsina es una enzima que realmente requiere un medio ácido; su inactivación se produce a niveles de pH superiores a 3. Tiene una actividad óptima en el rango de pH de 1 a 2. Eso coincide bien con la caída del pH luminal tras la ingestión de alimentos.

La pepsina es un ejemplo de enzima que cataliza su propia formación. Los productos peptídicos de la digestión de la pepsina no se absorben en el estómago, sino que pasan con el quimo al intestino para su posterior digestión y absorción. De la cantidad total de proteínas ingeridas, solo una pequeña cantidad (~ 15%) se digiere en el estómago. Esto es una indicación de que si una persona no tuviera actividad de las pepsinas, la mayor parte de la digestión de proteínas seguiría ocurriendo.

La *amilasa gástrica* degrada el almidón. La *lipasa gástrica*, como las lipasas lingual y pancreática, digiere las grasas, principalmente la grasa de la mantequilla. El *factor intrínseco*, una glicoproteína producida por las células parietales, está involucrado en la absorción de la vitamina B_{12} en el intestino.

El epitelio gástrico absorbe ciertas moléculas no nutritivas

Aunque la mayoría de los nutrientes se absorben en el intestino delgado, parte de la absorción se produce en el estómago. El estómago participa en la absorción de algunos ácidos grasos de cadena media y otras moléculas liposolubles (p. ej., el alcohol). Se absorben agua y otras moléculas pequeñas (p. ej., algunos fármacos). En el estómago se absorben pequeñas cantidades de aspirina, pero > 90% se absorbe en el intestino delgado.

INTESTINO DELGADO

La digestión enzimática inicia en la boca (p. ej., los carbohidratos) y la absorción comienza en el estómago (p. ej., los ácidos grasos de cadena media), pero el intestino delgado es el principal lugar de digestión y absorción de los alimentos. En el intestino se produce tanto la digestión enzimática como la mecánica. La digestión mecánica es el resultado de la contracción del músculo liso y la segmentación. En los adultos, la absorción de nutrientes se produce exclusivamente en el intestino delgado. Las enzimas que intervienen en los procesos digestivos finales están relacionadas con las células epiteliales del borde en cepillo (enterocitos) y no se secretan en el lumen del tracto digestivo, como ocurre con la pepsina en el estómago, por ejemplo. Esta característica principal diferencia las etapas finales de la digestión en el intestino delgado (digestión asociada con la membrana) de la digestión que tiene lugar en el lumen (digestión luminal). Aunque las secreciones orales y gástricas contienen enzimas digestivas, la digestión completa de los nutrientes solo requiere la acción de las enzimas pancreáticas y las relacionadas con las membranas del borde en cepillo. En última instancia, los enterocitos absorberán los nutrientes para transportarlos por las circulaciones portal o linfática.

El **duodeno** y el **yeyuno** absorben la mayoría de los nutrientes y vitaminas, pero debido a que las sales biliares están involucradas en la absorción intestinal de lípidos, el intestino delgado se ha adaptado para absorber las sales biliares más adelante en el íleon terminal a través de un transportador de sales biliares. Los enterocitos a lo largo de las vellosidades que están involucrados en la absorción de nutrientes son reemplazados cada 2 a 3 días.

Para asegurar la absorción óptima de los nutrientes, el tracto GI tiene varias características únicas. Por ejemplo, después de una comida, el intestino delgado sufre contracciones rítmicas llamadas ***segmentaciones*** (*véase* capítulo 25), que aseguran el mezclado apropiado de su contenido, la exposición de dicho contenido a enzimas digestivas y la exposición máxima de los productos de la digestión a la mucosa. La segmentación rítmica se produce como un gradiente a lo largo del intestino delgado, presentándose la mayor frecuencia en el duodeno y la frecuencia más baja en el íleon. Este gradiente asegura el movimiento lento, pero hacia adelante, del contenido intestinal hacia el colon.

Otra característica única del intestino delgado es su arquitectura. Pliegues espirales o circulares concéntricos aumentan el área de superficie del intestino hasta tres veces (fig. 27-3). Proyecciones digitiformes de la superficie mucosa (**vellosidades**) aumentan aún más el área de superficie del intestino delgado. Para amplificar más la superficie de absorción, numerosas **microvellosidades**, muy cercanas unas a otras, cubren cada célula epitelial o enterocito. El área de superficie total aumenta 600 veces. Con una disponibilidad de una cantidad importante de enzimas y la gran superficie de absorción, la malabsorción de nutrientes

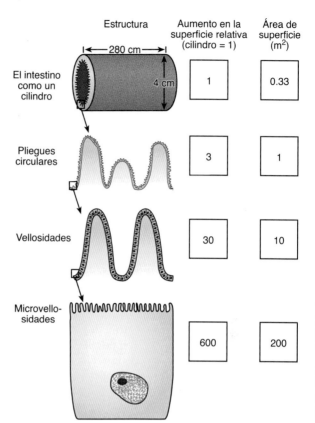

Estructura	Aumento en la superficie relativa (cilindro = 1)	Área de superficie (m²)
El intestino como un cilindro	1	0.33
Pliegues circulares	3	1
Vellosidades	30	10
Microvellosidades	600	200

Figura 27-3 **El área de superficie del intestino delgado mejora de forma importante por su arquitectura única.** Los pliegues circulares, las vellosidades y las microvellosidades son las tres características funcionales que aumentan de manera importante el área de superficie del intestino delgado para la digestión y la absorción del alimento.

por lo general no se detecta hasta que se ha perdido o dañado una gran porción del intestino delgado debido a enfermedad o manipulación quirúrgica (p. ej., ciertos tipos de cirugía bariátrica). El tracto GI absorbe los distintos nutrientes, vitaminas, sales biliares y H_2O por transporte pasivo, facilitado o activo (el lugar y el mecanismo de absorción se discuten más adelante).

La fibra en la dieta es benéfica para la motilidad intestinal y la digestión

La fibra en la dieta, algunas veces llamada *forraje*, consiste en polisacáridos diferentes al almidón de origen vegetal que el sistema GI no puede digerir o absorber. La fibra se clasifica como soluble o insoluble. La fibra soluble se disuelve en agua para formar un material similar a un gel que se encuentra en la avena, los chícharos, los frijoles, las manzanas, las zanahorias y las frutas cítricas. El material similar al gel que se forma absorbe azúcares y ciertas grasas, y es benéfico para reducir el colesterol en la sangre y los niveles de glucosa al proporcionar una forma de excretarlos en las heces. La fibra insoluble no se disuelve en agua y, por lo tanto, aumenta el bolo, ablanda las heces y acorta el tiempo de tránsito en el tracto intestinal. El resultado combinado es una facilitación de la motilidad y la prevención de la constipación.

Al acortar el tiempo de tránsito GI, la fibra de la dieta ayuda reducir la incidencia de cáncer de colon. Un menor tiempo de tránsito inhibe la formación de ácidos biliares carcinogénicos, como el ácido litocólico, limitando el tiempo de contacto que tienen los carcinógenos ingeridos para actuar sobre los tejidos.

Algunas fuentes comunes de fibra insoluble incluyen la harina de trigo entero, la fibra de trigo y maíz, las nueces, los frijoles y los vegetales como los frijoles verdes.

Los carbohidratos son la principal fuente de energía del organismo

Los carbohidratos representan aproximadamente 45 a 50% de la dieta occidental típica y proporcionan la mayor y más económica fuente de energía. El sistema digestivo convierte los carbohidratos en glucosa (azúcar en la sangre), que es la principal fuente de energía para la producción de trifosfato de adenosina (ATP). Los carbohidratos en la dieta se denominan de acuerdo con su estructura química y se clasifican en monosacáridos, disacáridos, oligosacáridos y polisacáridos. Los monosacáridos son principalmente hexosas (azúcares de seis carbonos). La glucosa, la hexosa más abundante, se obtiene directamente de la dieta o como producto de la digestión de disacáridos, oligosacáridos o polisacáridos. Los siguientes monosacáridos más comunes son la galactosa, la fructosa y el sorbitol. La lactosa (el azúcar principal en la leche) es un disacárido compuesto por galactosa y glucosa que constituye la fuente de galactosa alimentaria. La sacarosa (presente en el azúcar de caña y la miel) es un disacárido compuesto de glucosa y fructosa. El sorbitol se deriva de la glucosa y es casi tan dulce como la glucosa. Sin embargo, cuando se compara con una cantidad similar de glucosa ingerida, el sorbitol se absorbe de forma más lenta y, por lo tanto, mantiene alto el nivel de azúcar en la sangre durante un periodo más largo; se utiliza con frecuencia en los alimentos y las bebidas dietéticos. El inconveniente potencial es una reducción de peso corporal y diarrea u otros problemas intestinales.

Los polisacáridos digeribles son el almidón, las dextrinas y el glucógeno. El almidón es producido por todas las plantas verdes y es el carbohidrato más importante y abundante en la dieta del ser humano. Las fuentes incluyen alimentos básicos como las papas y la mayoría de los tipos de cereales (p. ej., trigo, maíz y arroz). El almidón está compuesto de amilosa y amilopectina. La amilosa es una cadena recta de unidades de glucosa, y la amilopectina está compuesta de unidades de glucosa ramificadas. Las dextrinas, formadas por el calentamiento (p. ej., al tostar pan) o por la acción de la enzima amilasa, son productos intermedios de la digestión del almidón. El glucógeno es un polisacárido altamente ramificado y es el almacén de carbohidratos del cuerpo. Por lo general, se almacenan en el hígado y el músculo alrededor de 300 a 400 g de glucógeno; hay más glucógeno almacenado en el músculo que en el hígado. El glucógeno muscular es utilizado exclusivamente por el músculo y el glucógeno hepático es utilizado para suministrar glucosa sanguínea durante el ayuno. Independientemente de la fuente o el tipo, los carbohidratos deben hidrolizarse en monosacáridos antes de ser absorbidos en el intestino delgado.

DIGESTIÓN Y ABSORCIÓN: CARBOHIDRATOS

En realidad, la digestión de los carbohidratos se produce en tres puntos del tracto gastrointestinal. El primero es el estómago, donde la amilasa salival actúa durante un breve periodo. El segundo es el lumen del duodeno, donde actúa la amilasa pancreática. El tercer y último paso de la digestión utiliza enzimas relacionadas con la membrana de los enterocitos del intestino delgado que digieren los disacáridos en monosacáridos que pueden ser absorbidos por las células y ser transportados a la sangre.

La α-amilasa pancreática digiere los carbohidratos en el duodeno

La α-amilasa salival es la primera enzima que digiere los carbohidratos. A continuación, la digestión de los carbohidratos continúa en el duodeno cuando la α-amilasa pancreática entra en el intestino. Sin embargo, las secreciones pancreáticas primero deben neutralizar al quimo debido a que la α-amilasa pancreática, como la α-amilasa salival, trabaja mejor con un pH neutro. Las actividades y los requisitos de pH de las amilasas son casi los mismos, ya que son proteínas homólogas en un ~ 94%. La digestión de almidón por la amilasa pancreática en realidad genera tres productos, que son la maltosa (un dímero de glucosa), la maltotriosa (un trímero de glucosa) y las dextrinas α-límite (oligosacáridos ramificados). Parte de la amilasa pancreática secretada se adhiere al borde en cepillo y continúa digiriendo el almidón, pero los pasos finales de la digestión del almidón los llevan a cabo enzimas relacionadas con la propia membrana del enterocito.

Los enterocitos hidrolizan disacáridos y absorben monosacáridos

Los **enterocitos** son células columnares simples que revisten las vellosidades del intestino delgado. Las enzimas de la membrana del borde en cepillo (microvellosidades) de los enterocitos digieren a los disacáridos maltosa, sacarosa y lactosa (*véase* fig. 27-2). Los productos finales, glucosa, fructosa y galactosa son entonces absorbidos. Los enterocitos intestinales (células absorbentes) absorben monosacáridos utilizando procesos de transporte tanto activo como facilitado. Un simportador de sodio-glucosa (SGLT; *véase* capítulo 2), localizado en la membrana del borde en cepillo de los enterocitos, transporta dos Na+ por cada molécula de monosacárido y absorbe glucosa y galactosa a través de transporte activo secundario (fig. 27-4). Aunque la glucosa y la galactosa comparten un transportador común, compiten una con otra durante la absorción. El movimiento de Na+ hacia el

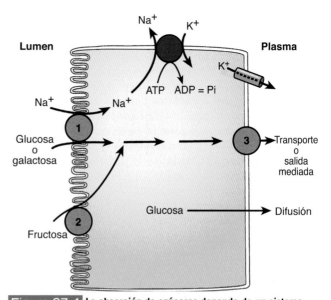

Figura 27-4 La absorción de azúcares depende de un sistema transportador dependiente de Na+. El sodio se desplaza hacia el interior de la célula siguiendo un gradiente eléctrico y de concentración, lo que favorece el movimiento corriente arriba de glucosa y galactosa hacia los enterocitos. ADP, difosfato de adenosina; ATP, trifosfato de adenosina; Pi, fosfato inorgánico. Los transportadores etiquetados como 1, 2 y 3 son miembros de la familia de los transportadores de hexosa. 1, SGLUT-1; 2, GLUT-5; 3, GLUT-2.

interior de la célula, a favor de la concentración y los gradientes eléctricos, afecta el movimiento ascendente de la glucosa hacia el interior de la célula. La Na^+/K^+-ATPasa en la membrana basolateral mantiene una concentración baja de Na^+ intracelular. Los efectos osmóticos de los azúcares aumentan la actividad de la Na^+/K^+-ATPasa y la conductancia del K^+ en la membrana basolateral. Los azúcares se acumulan en la célula a una concentración más alta que en el plasma y abandonan la célula a través de transporte facilitado independiente de Na^+, por medio de un transportador de glucosa (GLUT-2) o por difusión pasiva a través de la membrana celular basolateral.

La fructosa es captada por el transporte facilitado. Este transportador, también de la familia de los transportadores de glucosa, se llama GLUT-5. Aunque el transporte facilitado está mediado por transportadores, no es un proceso activo (*véase* capítulo 2). La absorción de fructosa es mucho más lenta que la absorción de glucosa y galactosa y no depende de Na^+. En algunas especies animales, tanto la galactosa como la fructosa pueden ser convertidas a glucosa en los enterocitos, pero este mecanismo probablemente no es importante en los seres humanos.

La sangre portal transporta los azúcares absorbidos al hígado, donde son convertidos a glucógeno, o permanecen en la sangre. Después de una comida, el nivel de glucosa en sangre se eleva rápidamente, por lo general haciendo un pico a los 30 a 60 min. Los niveles de glucosa en la sangre pueden ser de hasta 150 mg/dL e incluso más altos en pacientes con diabetes. Aunque los enterocitos pueden utilizar glucosa como combustible, prefieren la glutamina. Tanto la galactosa como la glucosa se utilizan en la glucosilación de proteínas en el aparato de Golgi de los enterocitos.

La deficiencia de disacáridos altera la absorción de los carbohidratos

La absorción alterada de los carbohidratos causada por la ausencia de amilasa salival o pancreática casi nunca ocurre, debido a que estas enzimas por lo general están presentes en un gran exceso. Sin embargo, la alteración en la absorción como resultado de una deficiencia en las disacaridasas de la membrana, es común. Estas deficiencias pueden ser genéticas o adquiridas. Entre las deficiencias congénitas, la de lactasa es por mucho la más común. Las personas afectadas sufren de **intolerancia a la lactosa**, debido a la incapacidad para escindir la lactosa. Debido a que los disacáridos no pueden ser absorbidos por el intestino delgado, la ausencia de lactasa permite que los productos lácteos ingeridos, no escindidos, lleguen al colon. Las bacterias en el colon rápidamente cambian al metabolismo de la lactosa, lo que resulta en una fermentación *in vivo* que produce cantidades abundantes de gas. Esto, a su vez, causa varios síntomas abdominales que incluyen dolor cólico, distensión abdominal y flatulencia. Los productos de la fermentación también aumentan la presión osmótica del contenido del colon, lo que ocasiona un exceso en la acumulación de líquido y diarrea (fig. 27-5).

La deficiencia congénita de sacarasa provoca síntomas similares a los de la deficiencia de lactasa. La deficiencia de sacarasa puede ser hereditaria o adquirida a través de enfermedades del intestino delgado, como el esprúe tropical o la **enfermedad de Crohn**.

DIGESTIÓN Y ABSORCIÓN: LÍPIDOS

Los lípidos comprenden varias clases de compuestos que son insolubles en H_2O, pero son solubles en solventes orgánicos. Son un grupo de moléculas que se encuentran normalmente en la dieta y que incluyen grasas, esteroles, monoglicéridos, diglicéridos, fosfolípidos y, debido a su estructura química y carac-

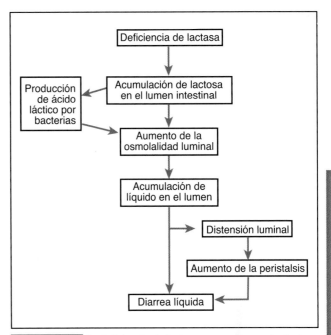

Figura 27-5 La deficiencia de lactasa causa diarrea. La lactosa no digerida aumenta la osmolalidad en el intestino. La alta osmolalidad conduce a un aumento concomitante en la secreción neta de agua, lo que causa diarrea.

terísticas de solubilidad, vitaminas liposolubles (A, D, E y K). La función fisiológica de los lípidos incluye el almacenamiento de energía, actuar como componentes estructurales para las membranas celulares y ser moléculas de señalización. Aunque el término "lípido" es algunas veces utilizado como sinónimo de grasa, las grasas se consideran un subgrupo de los lípidos (**triglicéridos**). Los triglicéridos en el tejido adiposo son la principal forma de almacenamiento concentrado de energía en los animales; proporcionan 30 a 40% de la ingesta calórica diaria y > 90% de la ingesta diaria de lípidos en la dieta occidental.

El cuerpo humano es capaz de sintetizar la mayor parte de los lípidos que requiere, con la excepción de **ácidos grasos esenciales**, que deben ser ingeridos para una función celular normal, dado que no pueden ser sintetizados a partir de otros alimentos. Estudios recientes sugieren que el cuerpo humano también puede requerir ácidos grasos omega 3 en la dieta durante el desarrollo. En los seres humanos, los ácidos grasos esenciales son los ácidos linolénico, linoleico y araquidónico. El ácido linolénico es un ácido graso omega 3, y los ácidos linoleico y araquidónico son ácidos grasos omega 6. Los ácidos grasos esenciales son abundantes en los alimentos de origen marino, la linaza, el aceite de soya, el aceite de canola, las semillas de girasol, los vegetales con hojas y las nueces. Los investigadores han proporcionado recientemente evidencia convincente de que los **ácidos eicosapentaenoico** (C 20:5) y **docosahexaenoico** (C 22:6) también son esenciales para el desarrollo normal de la visión en los recién nacidos. El ácido docosahexaenoico es un ácido graso importante presente en la retina y en partes del cerebro.

Otros lípidos en la dieta humana son el colesterol y los fosfolípidos. El colesterol es un esterol derivado exclusivamente de la grasa animal. Los seres humanos también ingieren una pequeña cantidad de esteroles en las plantas, de forma notable β-sitoesterol y campesterol. La molécula de fosfolípido es similar a un triglicérido, donde los ácidos grasos ocupan las primeras dos posiciones de la columna vertebral de glicerol (fig. 27-6). Sin embargo, la tercera posición está ocupada por un grupo fosfato

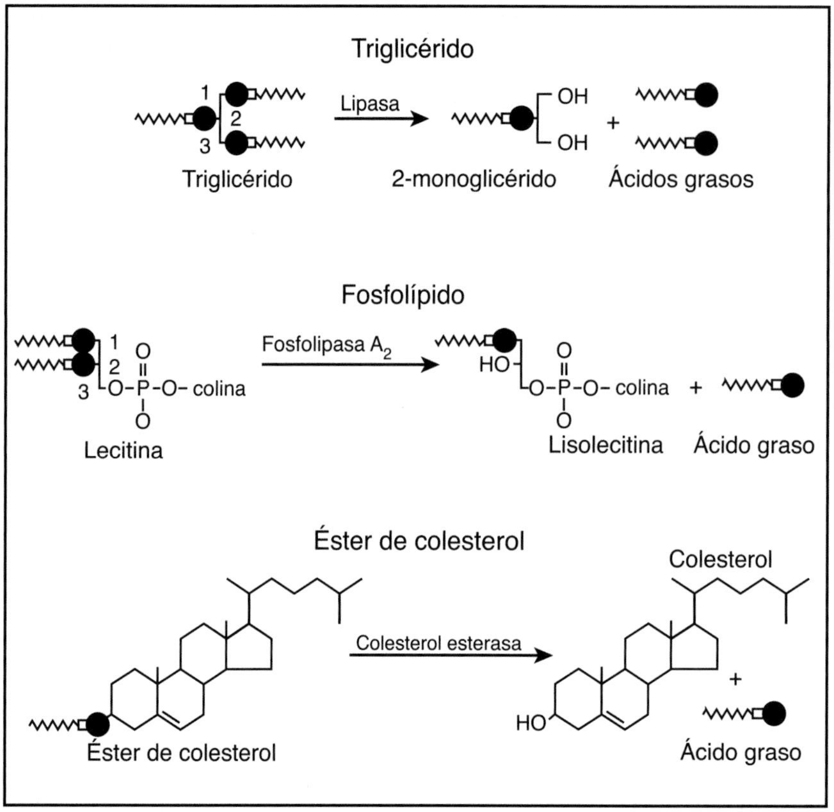

Figura 27-6 **La lipasa pancreática es la principal enzima responsable de la digestión de los triglicéridos en la dieta.** La hidrólisis de lípidos en el intestino es llevada a cabo por diferentes lipasas pancreáticas. Los *círculos negros* representan átomos de oxígeno.

ligado a una base nitrogenosa (p. ej., colina o etanolamina), de la cual recibe su nombre cada tipo de molécula de fosfolípido. Por ejemplo, la fosfatidilcolina (lecitina) es un fosfolípido importante en las membranas celulares y el surfactante pulmonar.

La **bilis** actúa como fuente endógena de colesterol y fosfolípidos y contribuye con cerca de 12 g/día de fosfolípidos al lumen intestinal, la mayoría en forma de fosfatidilcolina, mientras que las fuentes en la dieta contribuyen con 2 a 3 g/día. Otra fuente endógena importante de lípidos son las células epiteliales descamadas de las vellosidades intestinales.

La emulsificación es el primer paso en la digestión de la grasa

Una capa de líquido mal agitada, la **capa de agua no revuelta**, cubre la superficie de las vellosidades intestinales (fig. 27-7A). Esta capa reduce la absorción de productos de la digestión de los lípidos, ya que son insolubles en H_2O. Como resultado de la emulsificación en el lumen del intestino delgado, los lípidos se vuelven solubles en H_2O. La emulsificación aumenta la concentración de estos productos en la capa de agua no revuelta (fig. 27-7B) e incrementa las posibilidades de absorción. Los enterocitos entonces son capaces de absorber los productos de la digestión de los lípidos, principalmente por difusión pasiva. Los ácidos grasos y los monoglicéridos son captados en forma individual. Parece haber mecanismos similares para el colesterol y la lisolecitina. Sin embargo, evidencia reciente apoya la captación de colesterol mediada por transportadores. La *ezetimiba*, un medicamento antihiperlipidémico para reducir el nivel de colesterol en la sangre, es en extremo efectivo para reducir la absorción intestinal de colesterol. El mecanismo parece involucrar la unión de este medicamento al transportador de colesterol, impidiendo así su captación.

Las **sales biliares** se derivan del colesterol, pero a diferencia de este, son solubles en agua; tienen constituyentes tanto hidrófilos como hidrofóbicos, lo que las convierte en moléculas polares con propiedades similares a las de un detergente. Las moléculas polares penetran en las membranas celulares de forma deficiente. Esta propiedad asegura una absorción mínima de sales biliares en el yeyuno, donde tiene lugar la mayor parte de la absorción de grasas. Por encima de ciertas concentraciones de sales biliares, la **concentración micelar crítica**, las sales se agregan para formar micelas; la concentración luminal de sales biliares por lo general está muy por encima de la concentración micelar crítica. Cuando solo hay sales biliares presentes en la micela, se denomina **micela simple**. Las micelas simples incorporan los productos de la digestión de los lípidos —monoglicéridos y ácidos grasos— para formar **micelas mixtas**, un proceso que vuelve a los productos lipolíticos solubles en agua. Las micelas mixtas se difunden a través de la capa de agua no revuelta y llevan los productos de la digestión de lípidos a los enterocitos para su absorción. Esta vía de absorción para los productos lipolíticos es mucho más eficiente que la absorción directa a partir de las emulsiones.

Las lipasas son enzimas hidrosolubles que digieren las grasas en monoglicéridos y ácidos grasos libres

Las grasas son digeridas por lipasas (acil hidrolasas), que son enzimas hidrosolubles; en función del pH necesario para una actividad óptima, se dividen en dos grandes categorías: 1) lipasas ácidas (es decir, lipasa salival y gástrica) y 2) lipasas alcalinas (es decir, lipasas pancreáticas). Debido a que las lipasas son más activas en la interfase aceite-agua, la tasa de lipólisis depende del área de superficie, la cual aumenta cuando se forman gotitas de aceite (una emulsión). Las emulsiones se forman en el

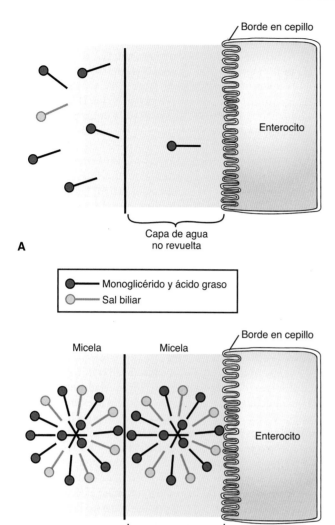

A

Monoglicérido y ácido graso
Sal biliar

Borde en cepillo

Enterocito

Capa de agua
no revuelta

B

Micela   Micela

Capa de agua
no revuelta

Fisiología gastrointestinal

Figura 27-7 **Las sales biliares son el componente principal de la bilis.** Las sales biliares son secretadas por el hígado y actúan como detergentes biológicos que emulsifican a los lípidos para su absorción. Las micelas se forman a partir de lípidos emulsificados, y la solubilización micelar aumenta el suministro y la absorción de lípidos en la membrana del borde en cepillo. **(A)** La ausencia de micelas cuando hay ausencia de sales biliares. **(B)** La presencia de micelas cuando hay sales biliares.

estómago, cuando la acción agitadora mezcla los productos de la digestión de las grasas con otros componentes del quimo, y en el intestino, cuando los componentes presentes en la bilis se mezclan con las grasas. La digestión de los lípidos comienza en el estómago cuando la **lipasa gástrica** y la lipasa lingual entran en contacto con las grasas.

La lipasa gástrica digiere 10 a 30% de los lípidos ingeridos y tiene una actividad óptima en un rango de pH de 3 a 6; prefiere los triglicéridos que contienen ácidos grasos de cadena media (8 a 10 carbones de longitud), que son abundantes en la leche. En los lactantes, la lipasa gástrica tiene un papel muy importante en la digestión de la grasa, debido a que no tienen suficiente lipasa pancreática para digerir la grasa de la leche, su principal fuente de ingesta de grasa. Curiosamente, la leche materna humana contiene carboxil éster lipasa (CEL) también conocida como lipasa estimulada por sales biliares (BSSL), que es similar en

estructura y función a la enzima secretada por el páncreas. En los adultos, la lipasa gástrica contribuye de forma significativa a la digestión de la grasa, y los productos de la digestión ayudan en la emulsificación de la grasa, lo que facilita mucho la actividad de la lipasa pancreática (**colipasa-lipasa dependiente**) en el lumen intestinal donde se lleva a cabo la mayor parte de la digestión de los lípidos.

Los seres humanos secretan una sobreabundancia de lipasa pancreática. La lipasa pancreática tiene una actividad óptima a un pH de 7 a 8 y funciona bien en el lumen intestinal después de que los contenidos ácidos que entran desde el estómago son neutralizados por la secreción pancreática de HCO_3^-. La actividad óptima de la lipasa pancreática requiere la presencia del péptido **colipasa**, que también está presente en el jugo pancreático. La colipasa se une a un índice molecular de 1:1, permitiéndole a la lipasa unirse a la interfase aceite-agua, donde hidroliza a la molécula de triglicérido generando un 2-monoglicérido y dos ácidos grasos (*véase* fig. 27-6). La colipasa también contrarresta la inhibición de la lipólisis por las sales biliares que, a pesar de su importancia en la absorción intestinal de las grasas, evita la unión de la lipasa pancreática a la interfase aceite-agua.

La fosfolipasa A₂ y la carboxil éster hidrolasa mejoran la actividad lipolítica

La fosfolipasa A_2 es la principal enzima pancreática para la digestión de fosfolípidos y para la formación de lisofosfolípidos y ácidos grasos libres. Por ejemplo, la fosfatidilcolina (lecitina) es hidrolizada para formar lisofosfatidilcolina (lisolecitina) y ácidos grasos (*véase* fig. 27-6).

El colesterol en la dieta está presente como esterol libre o como éster de esterol (éster de colesterol). La enzima pancreática *carboxil éster hidrolasa*, también llamada colesterol esterasa, cataliza la hidrólisis del éster de colesterol (*véase* fig. 27-6). La digestión del éster de colesterol es importante, ya que el colesterol puede absorberse solo como esterol libre.

Los enterocitos absorben lípidos y secretan quilomicrones y lipoproteínas de muy baja densidad

Los principales productos de la digestión de lípidos por las enzimas pancreáticas son los ácidos grasos libres, el monoacilglicerol, el colesterol y los lisofosfolípidos. Las micelas transportan los productos digeridos a la membrana de los enterocitos, donde entran en las células por difusión o por transporte dependiente de un portador. El *CD36* transporta ácidos grasos de cadena larga. El *FATP4* tiene propiedades tanto enzimáticas como de transporte. Esterifica los ácidos grasos en ácidos grasos con coenzima A, lo que parece impulsar el transporte de ácidos grasos al interior de la célula. El colesterol es transportado principalmente por Niemann-Pick-C1-like 1 (*NPC1L1*), un objetivo para el tratamiento de la hipercolesterolemia, ya que se inhibe mediante la administración de ezetimiba. El CD36 también transporta colesterol, pero en general mucho menos. Los monoacilgliceroles y los lisofosfolípidos son captados de forma pasiva. Una vez dentro de las células, estas moléculas tienen tres destinos: 1) reenvasarse como quilomicrones y liberarse a la sangre; 2) resintetizarse en lipoproteínas y liberarse a la sangre, y 3) almacenarse como gotitas lipídicas y procesarse posteriormente. Después de entrar en los enterocitos, los lípidos se incorporan a los quilomicrones y a las lipoproteínas de muy baja densidad (VLDL). Las proteínas de unión a ácidos grasos (p. ej., FABP1 y FABP2) transportan los ácidos grasos al interior de la célula, lo que tiene la ventaja de reducir la cantidad de ácidos grasos libres en el citoplasma y evitar una posible toxicidad. La FABP se une a la lisolecitina y el colesterol es transferido por la proteína transportadora de esteroles (SCP-1).

Una vez transportados al retículo endoplásmico liso (REL), los monoglicéridos y los ácidos grasos son rápidamente reconstituidos para formar triglicéridos (fig. 27-8). Los ácidos grasos se activan primero para formar acil-coenzima A (acil-CoA), que posteriormente se utiliza para esterificar los monoglicéridos para formar diglicérido. A continuación, el diglicérido se acilará y se obtendrán triglicéridos. La lisolecitina absorbida por los enterocitos puede ser reesterificada en el REL para formar lecitina. El colesterol puede ser transportado fuera de los enterocitos como colesterol libre o como colesterol esterificado.

Los triglicéridos reensamblados, la lecitina, el colesterol y los ésteres de colesterol entonces son empaquetados en lipoproteínas y exportados de los enterocitos. El intestino produce dos clases principales de lipoproteínas: quilomicrones y VLDL. Ambas son lipoproteínas ricas en triglicéridos, con densidades < 1.006 g/mL. El intestino delgado fabrica exclusivamente **quilomicrones**, cuya función principal es el transporte de grandes cantidades de grasa de la dieta absorbida por el intestino delgado desde los enterocitos a la linfa; finalmente, los quilomicrones entran en la sangre a través del conducto linfático torácico. Los quilomicrones son lipoproteínas esféricas grandes con diámetros de 80 a 500 nm. Contienen menos proteínas y fosfolípidos que las VLDL y, por lo tanto, son menos densos. El intestino delgado fabrica continuamente VLDL, tanto durante el ayuno como al alimentarse, aunque el hígado contribuye de manera más significativa a los niveles circulantes de VLDL. Las VLDL son convertidas en la sangre en lipoproteínas de baja densidad (LDL). Debido a que el colesterol es transportado en las LDL, se puede medir el contenido de colesterol en las partículas de LDL. Los niveles altos de partículas de LDL pueden promover problemas médicos; con frecuencia se les conoce como partículas de *colesterol malo* (a diferencia del HDL, al que comúnmente se le llama *colesterol bueno*). Una de las funciones de las partículas de LDL es el transporte de colesterol a la pared arterial, donde es retenido por proteoglucanos arteriales. Los macrófagos son atraídos a estos sitios y actúan para fagocitar las partículas de LDL. Este proceso de fagocitosis de partículas de LDL por los macrófagos inicia la formación de placas en la pared arterial. Los niveles altos de formación de placas están relacionados con la ateroesclerosis. Con el paso del tiempo, las placas se vuelven vulnerables a la ruptura, lo que, a su vez, activa la coagulación de la sangre y conduce a estenosis arterial.

Las **apoproteínas** —Apo A-I, Apo A-IV y Apo B— están entre las principales proteínas asociadas con la producción de quilomicrones y VLDL. La Apo B es la única proteína que parece ser necesaria para la formación normal de quilomicrones y VLDL en el intestino; es fabricada por el intestino delgado, tiene un peso molecular de 250 000 y es en extremo hidrofóbica. La Apo A-I, también formada por las células intestinales, está involucrada en una reacción catalizada por la enzima plasmática **lecitina colesterol aciltransferasa** (**LCAT**). La LCAT plasmática es responsable de la esterificación del colesterol en el plasma para formar éster de colesterol con el ácido graso derivado de la posición 2 de la lecitina. Después de que los quilomicrones y la VLDL entran al plasma, la Apo A-I es rápidamente transferida de los quilomicrones y las VLDL a las HDL. La Apo A-I es la principal proteína presente en el HDL en el plasma. El intestino delgado y el hígado fabrican Apo A-IV. Recientemente se demostró que la Apo A-IV, secretada por el intestino delgado, puede ser un factor importante que contribuya a la anorexia después de una comida grasosa.

Las lipoproteínas nuevas sintetizadas en el REL son transferidas al aparato de Golgi, donde son empaquetadas en vesículas. Los quilomicrones y las VLDL son liberadas al espacio intercelular por exocitosis. De ahí, son transferidas a los lácteos centrales de los vasos linfáticos. La absorción intestinal de lípidos se relaciona con un aumento notable del flujo linfático denominado **efecto linfagógico** de la alimentación grasa. El aumento en el flujo linfático tiene un papel importante en la transferencia de las lipoproteínas del espacio intercelular al lácteo central.

Los ácidos grasos también pueden viajar en la sangre unidos a albúmina. Mientras que la mayor parte de los ácidos grasos de cadena larga son transportados desde el intestino delgado como triglicéridos empaquetados en quilomicrones y VLDL, algunos son transportados en la sangre portal unidos a albúmina sérica. La mayor parte de los ácidos grasos de cadena media (8 a 12 carbonos) y todos los ácidos grasos de cadena corta son transportados a través de la vía hepática portal.

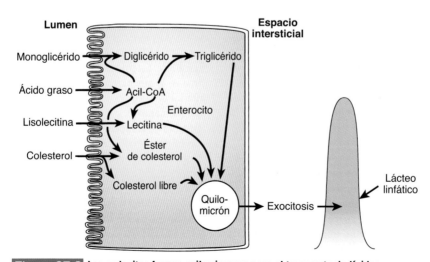

Figura 27-8 **Los endocitos forman quilomicrones para el transporte de lípidos.**
Los quilomicrones son lipoproteínas grandes que transportan lípidos exógenos al hígado y a los tejidos adiposo, cardiaco y esquelético. Los quilomicrones se absorben en un lácteo linfático. Acil-CoA, Acil-coenzima A.

La secreción alterada de lipasa y bilis conduce a una disfunción de la digestión y la absorción de lípidos

En varias condiciones clínicas, la digestión y la absorción de los lípidos están alteradas, lo que resulta en la malabsorción de lípidos y otros nutrientes, y en el paso de heces grasosas. La absorción anormal de lípidos puede ocasionar numerosos problemas debido a que el cuerpo requiere ciertos ácidos grasos esenciales (*véase* la discusión previa).

La deficiencia pancreática reduce de forma significativa la capacidad del páncreas exocrino para producir enzimas digestivas. Debido a que este órgano por lo general produce un exceso de enzimas digestivas, la producción de enzimas debe reducirse aproximadamente 10% de lo normal antes de que se desarrollen síntomas de malabsorción. Una característica de la deficiencia pancreática es la **esteatorrea** (heces grasosas), que resulta de la digestión deficiente de la grasa por la lipasa pancreática. Normalmente, en las heces humanas se excretan alrededor de 5 g/día de grasa. Con la esteatorrea, pueden excretarse hasta 50 g/día de grasa.

La absorción de grasa subsecuente a la acción de la lipasa pancreática requiere de solubilización por las micelas de las sales biliares. La enfermedad hepática aguda o crónica puede causar una secreción biliar defectuosa, resultando en concentraciones de sales biliares menores de las necesarias para la formación de micelas. Por lo tanto, se inhibe la absorción normal de grasa.

La **abetalipoproteinemia**, un trastorno autosómico recesivo, se caracteriza por una ausencia completa de Apo B en la circulación, la cual es requerida para la formación y secreción de quilomicrones y VLDL. Las lipoproteínas que contienen Apo B en la circulación, incluidos los quilomicrones, las VLDL y las LDL, están ausentes. Las LDL están ausentes debido a que se derivan principalmente del metabolismo de las VLDL. Debido a que las personas con abetalipoproteinemia no producen quilomicrones o VLDL en el intestino delgado, son incapaces de transportar la grasa absorbida, lo que ocasiona una acumulación de gotitas de lípido en el citoplasma de los enterocitos. También sufren de una deficiencia de vitaminas liposolubles (A, D, E y K). Utilizando técnicas de biología molecular, se ha determinado que la deficiencia de Apo B es causada por una mutación en una proteína de transferencia llamada proteína microsomal de transferencia de triglicérido, que facilita la transferencia de los triglicéridos formados en el citoplasma al retículo endoplásmico.

DIGESTIÓN Y ABSORCIÓN: PROTEÍNAS

Las proteínas en la dieta son básicamente aminoácidos de cadena larga que están unidos por enlaces peptídicos entre los grupos carboxilo y amino. Las proteínas son componentes estructurales fundamentales de las células y participan en casi todos los aspectos de la función celular. Además de su papel en la síntesis celular de proteínas, los aminoácidos también son una fuente nutricional importante de nitrógeno.

Las proteínas son principalmente utilizadas en la estructura y la función celular en lugar de como una fuente de energía. La mayoría de las proteínas se encuentra en el músculo, y el resto en otras células, la sangre, los líquidos y las secreciones corporales. Las enzimas y muchas hormonas son proteínas. Las proteínas tienen pesos moleculares de unos cuantos miles hasta unos cuantos cientos de miles. Nueve de los más de 20 aminoácidos comunes son considerados esenciales y deben ser suministrados en la dieta. El resto de los **aminoácidos no esenciales** puede ser sintetizado por el cuerpo. Las **proteínas completas** son aquellas que proporcionan un suministro de todos los aminoácidos esenciales

en cantidades suficientes para permitir el crecimiento normal y el mantenimiento del cuerpo. Ejemplos son los huevos, las aves y los pescados. Las proteínas en la mayoría de los vegetales y granos son llamadas **proteínas incompletas**, ya que no proporcionan todos los aminoácidos necesarios en cantidades suficientes. Los vegetarianos requieren ingerir variedad de vegetales y proteína de soya para evitar las deficiencias de aminoácidos.

Algunas proteínas de la dieta con frecuencia son causa de alergias o reacciones alérgicas. Estas reacciones ocurren debido a que la estructura de cada forma de proteína es ligeramente diferente. Algunas pueden desencadenar una respuesta inmunológica, mientras que otras estructuras son perfectamente seguras. Por ejemplo, muchas personas son alérgicas al gluten (la proteína en el trigo y otros tipos de grano), la caseína (la proteína de la leche) y a proteínas particulares encontradas en los cacahuates. Algunas también son alérgicas a los mariscos y a proteínas específicas encontradas en otros alimentos de origen marino. Ciertos aditivos y pigmentos (colorantes) en los alimentos también pueden estimular una respuesta inmunológica.

Las proteínas no obtenidas en la dieta tienen fuentes endógenas

El adulto estadounidense promedio consume entre 70 y 110 g/al día de proteínas. Los requerimientos diarios mínimos de proteínas para un adulto son de alrededor de 0.8 g/kg de peso corporal (p. ej., 56 g para una persona de 70 kg). Las mujeres embarazadas y las que están lactando requieren 20 a 30 mg de proteínas por encima de la ingesta diaria recomendada. Una mujer que lacta puede perder hasta 12 a 15 g de proteínas al día como proteínas en la leche. Los niños requieren más proteínas para el crecimiento corporal; la ingesta diaria recomendada para los lactantes es de aproximadamente 2 g/kg de peso corporal, y los preescolares pueden requerir hasta 4 g/kg de peso corporal.

Aunque la mayor parte de las proteínas que entran al tracto GI son proteínas de la dieta, también hay fuentes como las secreciones pancreática, biliar e intestinal, y las células descamadas de las vellosidades intestinales. Alrededor de 20 a 30 g/día de proteínas entran al lumen intestinal en el jugo pancreático, y cerca de 10 g/día en la bilis. Los enterocitos de las vellosidades intestinales se descaman de forma continua hacia el lumen, y hasta 50 g/día de proteínas de los enterocitos entran al lumen intestinal. En promedio, 150 a 180 g/día de proteínas son presentados en el intestino delgado diariamente, de los cuales se absorbe más de 90%.

La digestión de las proteínas se produce en el estómago y el intestino delgado

La digestión de las proteínas por lo general comienza en el estómago, cuando el pepsinógeno es escindido por el HCl para formar pepsina, la enzima que hidroliza las proteínas para formar polipéptidos más pequeños. Esta fase de la digestión de las proteínas normalmente no es importante excepto en personas que padecen deficiencia pancreática exocrina. Por lo tanto, la mayor parte de la digestión de proteínas y polipéptidos se produce en el lumen del intestino delgado por la actividad de la tripsina y la quimotripsina. Después de que el jugo pancreático que contiene las proenzimas inactivas entra en el duodeno, la **enteropeptidasa** (**enterocinasa**), una enzima encontrada en la superficie luminal de los enterocitos, escinde el *tripsinógeno* a tripsina. La tripsina escinde a las otras proenzimas para producir enzimas activas.

Las proteasas pancreáticas se clasifican como endopeptidasas o exopeptidasas (*véase* tabla 27-1). Las endopeptidasas hidrolizan

TABLA 27-1	El páncreas es la principal glándula digestiva del cuerpo
Enzima secretada	**Acción hidrolítica**
Tripsina	Proteasa que degrada las proteínas a los aminoácidos básicos
Quimotripsina	Proteasa que degrada las proteínas a los aminoácidos aromáticos
Lipasa	Degrada los triglicéridos a ácidos grasos y glicerol
Carboxipeptidasa	Proteasa que quita el grupo ácido terminal de una proteína
Elastasas	Degradan la proteína elastina y algunas otras proteínas
Nucleasas	Degradan ácidos nucleicos, como la ADNasa y la ARNasa
Amilasa pancreática	Además del almidón y el glucógeno, degrada la mayoría de los carbohidratos; los seres humanos carecen de la enzima para digerir el carbohidrato celulosa

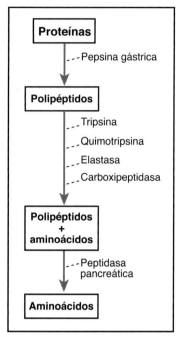

Figura 27-9 **La absorción de las proteínas comienza en el estómago.** El primer paso involucra la hidrólisis de las proteínas por la pepsina gástrica para formar polipéptidos más pequeños. Los polipéptidos son degradados aún más por enzimas intestinales y proteasas tanto del intestino delgado como del páncreas.

ciertos enlaces peptídicos internos en las proteínas o polipéptidos para liberar los péptidos más pequeños. Las tres endopeptidasas presentes en el jugo pancreático son la tripsina, la quimotripsina y la elastasa. La tripsina separa aminoácidos básicos del extremo C-terminal de una proteína, la quimotripsina ataca los enlaces peptídicos con un carboxilo aromático terminal y la **elastasa** ataca a los enlaces peptídicos con un extremo C-terminal neutral alifático. Las **exopeptidasas** en el jugo pancreático son la carboxipeptidasa A y la carboxipeptidasa B. Al igual que las endopeptidasas, las exopeptidasas son específicas en cuanto a su acción. La **carboxipeptidasa A** ataca a los polipéptidos con un extremo C-terminal neutral alifático o aromático. La **carboxipeptidasa B** ataca a los polipéptidos con un extremo C-terminal básico.

Transportadores específicos son utilizados por los enterocitos intestinales para absorber las proteínas digeridas

Para que los enterocitos absorban los productos de la digestión de las proteínas, estas deben estar completamente digeridas en aminoácidos, dipéptidos o tripéptidos. Los aminoácidos se absorben mejor en el intestino distal, mientras que la absorción de los péptidos pequeños es más óptima en el intestino proximal. Los enterocitos del intestino delgado absorben los aminoácidos mediante transporte activo secundario. Se han identificado seis transportadores principales de aminoácidos en el intestino delgado. Se trata de transportadores específicos utilizados por los enterocitos intestinales para absorber aminoácidos y pequeños péptidos. Los transportadores de aminoácidos favorecen la forma L sobre la forma D. Al igual que la captación de glucosa, la captación de aminoácidos depende de la presencia de un gradiente de concentración de Na^+ a través de la membrana del borde en cepillo del enterocito (fig. 27-9).

Los dipéptidos y los tripéptidos se absorben utilizando diferentes transportadores a los utilizados por los aminoácidos. El transportador de péptidos prefiere los dipéptidos y los tripéptidos con residuos de glicina o de lisina, y transporta tetrapéptidos y péptidos más complejos solo de manera deficiente. Las exopeptidasas localizadas en el borde en cepillo de los enterocitos son fundamentales para la función de absorción, ya que pueden continuar descomponiendo péptidos más grandes en dipéptidos y tripéptidos (*véase* fig. 27-9). Esta especificidad en la absorción es la razón por la que se les administran dipéptidos y tripéptidos a las personas que padecen malabsorción. No solo se absorben de forma más eficiente, también tienen un sabor más agradable que la ingestión de aminoácidos libres. Otra ventaja de los péptidos sobre los aminoácidos es el menor estrés osmótico creado como resultado de su administración. Cuando los enterocitos captan dipéptidos y tripéptidos, las peptidasas del citoplasma los descomponen en aminoácidos, que son transportados en la sangre portal. La pequeña cantidad de proteínas que absorbe el intestino adulto es degradada en gran parte por las proteasas lisosomales, aunque algunas proteínas escapan a la degradación.

En situaciones normales de adultos, una cantidad insignificante de proteína es absorbida como proteína sin digerir. Sin embargo, en algunas personas, cuando se absorben proteínas íntegras o parcialmente digeridas, pueden suceder reacciones anafilácticas o de hipersensibilidad. Los sistemas pulmonar y cardiovascular son los principales órganos involucrados en las reacciones anafilácticas. Durante las primeras semanas después del nacimiento, el intestino delgado del recién nacido absorbe cantidades considerables de proteínas íntegras. Esto es el resultado de una combinación de la baja actividad proteolítica en el estómago, la baja secreción de peptidasas en el jugo pancreático y el desarrollo deficiente de la degradación intracelular de proteínas por las proteasas lisosomales.

Desordenes genéticos conducen a una alteración en la absorción de proteínas

Aunque la deficiencia pancreática tiene el potencial de afectar la digestión de proteínas, solo lo hace en casos graves, y parece afectar más la digestión de lípidos que la digestión de proteínas. Existen varios trastornos genéticos en extremo raros de los transportadores de aminoácidos. En la **enfermedad de Hartnup**, el transportador de membrana para los aminoácidos neutrales (p. ej., el triptófano) es defectuoso. La **cistinuria** involucra al transportador para los aminoácidos básicos (p. ej., lisina y arginina) y los aminoácidos que contienen azufre (p. ej., cistina). Alguna vez se pensó que la cistinuria involucraba solo a los riñones debido a que una característica de la enfermedad es la excreción de aminoácidos como la cistina en la orina, pero ahora se sabe que también está involucrado el intestino delgado. Debido a que el sistema de transporte de los péptidos no es afectado, los trastornos de algunos transportadores de aminoácidos pueden ser tratados con dipéptidos suplementarios que contengan estos aminoácidos. Sin embargo, este tratamiento por sí solo no es efectivo si también está involucrado el transportador en el riñón, como en el caso de la cistinuria.

Las nucleoproteínas se digieren en el intestino delgado

Las nucleoproteínas son proteínas que están relacionadas con el ADN y el ARN (p. ej., nucleosomas y ribosomas). Son componentes de cualquier célula y, por lo tanto, parte natural de los tejidos vegetales y animales ingeridos y deben digerirse antes de la absorción de sus componentes básicos. Las peptidasas, tanto endopeptidasas como exopeptidasas, y las nucleasas secretadas por el páncreas inician la digestión de las nucleoproteínas, el ADN y el ARN. Al igual que con las otras categorías de nutrientes ya comentadas, las enzimas del borde en cepillo (p. ej., nucleosidasas y fosfatasas) completan el proceso digestivo. Los transportadores del borde en cepillo facilitan la absorción de nucleósidos en los enterocitos.

ABSORCIÓN: VITAMINAS

Las vitaminas, los minerales y los oligoelementos se clasifican como micronutrientes esenciales. Estos micronutrientes frágiles solo se obtienen de la dieta y son esenciales para el correcto funcionamiento de los órganos.

Las vitaminas son compuestos orgánicos requeridos como nutrientes en pequeñas cantidades. Por lo tanto, un compuesto orgánico recibe el nombre de *vitamina* cuando no puede ser sintetizado por el cuerpo, y debe ser obtenido de la dieta. Por convención, el término "vitamina" excluye los minerales en la dieta, que son inorgánicos. Actualmente se reconocen universalmente 13 vitaminas: 4 liposolubles (A, D, E y K) y 9 hidrosolubles (8 vitaminas B y la vitamina C). Debido a que las vitaminas hidrosolubles se disuelven fácilmente en H_2O, son fácilmente excretadas del cuerpo. Por lo tanto, el nivel en orina es un fuerte predictor del consumo de vitaminas B y C (*véase* tabla 27-2). En el caso de las vitaminas liposolubles, las sobredosis pueden provocar toxicidad vitamínica.

Las vitaminas son esenciales para la función metabólica

Las vitaminas actúan como catalizadores y como sustratos en las reacciones químicas en el cuerpo. Cuando actúan como catalizadores, las vitaminas se unen a enzimas y también reciben el nombre de cofactores (p. ej., la vitamina K forma parte de las proteasas involucradas en la coagulación de la sangre). Las vita-

TABLA 27-2 Vitaminas: su solubilidad y fuentes en la dieta

Vitamina	Solubilidad	Fuentes en los alimentos
Vitamina A (retinol)	Grasa	Aceite de hígado de bacalao, zanahorias
Vitamina B$_1$ (tiamina)	Agua	Fibra de arroz
Vitamina C (ácido ascórbico)	Agua	Cítricos, la mayoría de los alimentos frescos
Vitamina D (calciferol)	Grasa	Aceite de hígado de bacalao
Vitamina B$_2$ (riboflavina)	Agua	Carne, huevos
Vitamina E (tocoferol)	Grasa	Aceite de germen de trigo, aceites vegetales no refinados
Vitamina B$_{12}$ (cobalaminas)	Agua	Hígado, huevos, productos de origen animal
Vitamina K (filoquinona/ fitol naftoquinona)	Grasa	Vegetales de hoja verde
Vitamina B$_5$ (ácido pantoténico)	Agua	Carnes, granos enteros y muchos otros alimentos
Vitamina B$_7$ (biotina)	Agua	Carnes, productos lácteos, huevos
Vitamina B$_6$ (piridoxina)	Agua	Carne, productos lácteos
Vitamina B$_3$ (niacina)	Agua	Carne, huevos, granos
Vitamina B$_9$ (ácido fólico)	Agua	Vegetales de hoja verde

minas también actúan como coenzimas para transportar grupos químicos entre enzimas (p. ej., el ácido fólico transporta un grupo carbono, metilo, en la célula).

Las frutas y los vegetales son fuentes con alto contenido en vitaminas. Hasta principios de la década de 1900, las vitaminas eran obtenidas de forma exclusiva a través de la ingesta de alimento. Por lo tanto, los cambios en la dieta con frecuencia conducían a deficiencias de vitaminas y enfermedades mortales (p. ej., la falta de frutos cítricos conducía a escorbuto, una enfermedad particularmente mortal en la que el colágeno no se forma de manera apropiada y causa una cicatrización deficiente de las heridas, sangrado de encías y dolor grave). Sin embargo, hoy las vitaminas pueden producirse de manera comercial y son suplementos dietéticos económicos.

Vitaminas liposolubles

Las vitaminas A, D, E y K son las vitaminas liposolubles. Desempeñan un papel integral en una serie de procesos fisiológicos como la salud ósea, la función inmunológica, la visión y la coagulación sanguínea. Se absorben mejor cuando se ingieren a partir de alimentos ricos en grasas. Se almacenan en las células y no se segregan fácilmente.

La forma principal de la vitamina A es el **retinol**; el aldehído (retinal) y el ácido (ácido retinoico) también son formas activas de la vitamina A. El retinol puede obtenerse directamente de fuentes animales o a través de la conversión química de β-caroteno (encontrado de forma abundante en las zanahorias) en el intestino delgado. La solubilización micelar vuelve a la vitamina A hidrosoluble y el intestino delgado la absorbe en forma pasiva. El retinol unesterificado forma complejos con la **proteína transportadora de retinol (PTR) tipo 2**, y el complejo sirve como sustrato para la reesterificación del retinol por la enzima lecitina: retinol aciltransferasa. El **éster de retinol** es incorporado en los quilomicrones y captado por el hígado. La vitamina A es almacenada en el hígado y liberada a la circulación unida a PTR solo cuando se requiere. La vitamina A es importante en la producción y generación de la rodopsina de la retina, y en el crecimiento normal de la piel. Las personas con deficiencia de vitamina A desarrollan ceguera nocturna y lesiones cutáneas.

La vitamina D es un grupo de compuestos liposolubles colectivamente conocidos como **calciferoles**. El cuerpo humano tiene dos fuentes principales de vitamina D_3, también llamada *colecalciferol* o *dehidrocolesterol activado*. Son la piel y la dieta. La piel contiene una fuente abundante de 7-dehidrocolesterol, que es rápidamente convertido en colecalciferol cuando se expone a luz ultravioleta. Hay muchos informes disponibles sobre los beneficios protectores del uso de protector solar y otras medidas para proteger la piel de las exposiciones a los rayos UV y el impacto que estas actividades pueden tener en los niveles de vitamina D. Una revisión del año 2019 afirma que, en condiciones de uso normal de protección solar, faltan pruebas que apoyen que el uso de protección solar disminuya los niveles de vitamina D por debajo de lo normal.

Al igual que la vitamina A, la vitamina D_3 es absorbida de forma pasiva en el intestino delgado y es incorporada en quilomicrones. Durante el metabolismo de los quilomicrones, la vitamina D_3 es transferida a una proteína transportadora (**proteína transportadora de vitamina D**) en el plasma. A diferencia de la vitamina A, la vitamina D no se almacena en el hígado, sino que se distribuye entre varios órganos dependiendo de su contenido de lípidos. En el hígado, la vitamina D_3 es convertida en 25-hidroxicolecalciferol, que es subsecuentemente convertido a la hormona activa 1,25-dihidroxicolecalciferol en los riñones. Esta última aumenta la absorción de calcio y fosfato en el intestino delgado y moviliza calcio y fosfato de los huesos. La vitamina D es esencial para el desarrollo y crecimiento normales, y para la formación de los huesos y dientes. La deficiencia de vitamina D puede resultar en raquitismo, un trastorno de la osificación normal del hueso manifestado por movimientos óseos distorsionados durante la acción muscular.

En realidad, la vitamina E tiene ocho formas químicas. La principal **vitamina E** en la dieta es el α-tocoferol porque es la única de las ocho formas absorbidas que segrega preferentemente el hígado. Los aceites vegetales son ricos en vitamina E. Se absorbe en el intestino delgado por difusión pasiva, y es incorporada en los quilomicrones. A diferencia de las vitaminas A y D, la vitamina E es transportada en la circulación asociada con lipoproteínas y eritrocitos. La vitamina E es un potente antioxidante, y por lo tanto previene la peroxidación de lípidos. La deficiencia de **tocoferol** se relaciona con un aumento en la susceptibilidad de los eritrocitos a la peroxidación de lípidos, lo que puede explicar por qué los eritrocitos son más frágiles en las personas con deficiencia de vitamina E que en las personas normales.

La **vitamina K** puede obtenerse de los vegetales verdes en la dieta o de la flora intestinal. La vitamina K derivada de los vegetales verdes se encuentra en la forma de **filoquinonas**. Aquella derivada de las bacterias en el intestino delgado está en forma de **menaquinonas**. El intestino delgado capta las filoquinonas a través de un proceso dependiente de energía en el intestino delgado proximal. Por el contrario, las menaquinonas son absorbidas en el intestino delgado en forma pasiva, dependiendo solo de la solubilización micelar de estos compuestos por las sales biliares. La vitamina K es incorporada en los quilomicrones. Es rápidamente captada por el hígado y secretada junto con VLDL. No se ha identificado una proteína transportadora específica para la vitamina K.

La vitamina K es esencial para la síntesis de varios factores de la coagulación en el hígado. Sin embargo, los trastornos hemorrágicos no son el único resultado de la deficiencia de vitamina K. Esta vitamina es esencial para el metabolismo óseo normal y su deficiencia puede provocar osteoporosis o incluso calcificación vascular.

Vitaminas hidrosolubles

A diferencia de las vitaminas liposolubles, las hidrosolubles no suelen almacenarse en las células. Por ello, las vitaminas hidrosolubles deben reponerse regularmente con la dieta. La mayoría de estas vitaminas se absorben en el intestino delgado por procesos tanto pasivos como activos. Las vitaminas hidrosolubles se resumen en la tabla 27-2.

La principal fuente de **vitamina C** (**ácido ascórbico**) son los vegetales verdes y las frutas. Tiene un papel importante en muchos procesos oxidativos, ya que actúa como coenzima o como cofactor. Se absorbe principalmente por transporte activo en un proceso dependiente de sodio que involucra los transportadores en el íleon. La deficiencia de vitamina C se relaciona con el **escorbuto**, un trastorno caracterizado por debilidad, fatiga, anemia y sangrado de encías.

La **vitamina B_1** (**tiamina**) desempeña un papel importante en el metabolismo de los carbohidratos. El yeyuno absorbe tiamina de forma pasiva, así como mediante un proceso activo mediado por transportadores. La deficiencia de tiamina ocasiona **beriberi**, que se caracteriza por anorexia y trastornos del sistema nervioso y el corazón.

La vitamina B_2 (riboflavina) es un componente de los dos grupos de flavoproteínas: la flavina adenina dinucleótido y la flavina mononucleótido. La riboflavina tiene un papel muy importante en el metabolismo. Es absorbida por un sistema de transporte activo específico, saturable, localizado en el intestino delgado proximal. Su deficiencia se asocia con la anorexia, el retraso en el crecimiento, el aprovechamiento deficiente del alimento y los trastornos nerviosos.

La **vitamina B_6** (**piridoxina**) está involucrada en el metabolismo de los aminoácidos y los carbohidratos. Se absorbe a lo largo del intestino delgado por difusión simple. La deficiencia de esta vitamina con frecuencia se relaciona con anemia y alteraciones del sistema nervioso central.

La **biotina** actúa como una coenzima para las enzimas carboxilasa, transcarboxilasa y descarboxilasa, que tienen un papel importante en el metabolismo de los lípidos, la glucosa y los aminoácidos. A concentraciones luminales bajas, la biotina es absorbida en el intestino delgado mediante transporte activo dependiente de Na^+. A concentraciones altas, la biotina es absorbida por difusión simple. La biotina es tan común en los alimentos que rara vez se observa una deficiencia. Sin embargo, la deficiencia de biotina ocurre con frecuencia cuando se administra nutrición parenteral (nutrición administrada por vía intravenosa) durante periodos prolongados.

Por lo general, el **ácido fólico** se encuentra en la dieta como conjugados de poliglutamil (pteroil poliglutamato). Es requerido para la formación de ácidos nucleicos, la maduración de los eritrocitos y el crecimiento. Una enzima del borde en cepillo degrada los pteroil glutamatos para generar un monoglutamil folato, que es captado por los enterocitos por transporte facilitado. Una vez dentro de los enterocitos, el monoglutamil folato es liberado directamente al torrente sanguíneo o es convertido a 5-metiltetrahidrofolato antes de salir de la célula. Una proteína transportadora de folato se une a las formas libre y metilada del ácido fólico en el plasma. La deficiencia de ácido fólico causa una caída en el contenido de ácido fólico en el plasma y en los eritrocitos y, en su forma más grave, lleva al desarrollo de anemia megaloblástica, lesiones dermatológicas y un crecimiento deficiente. Se ha demostrado una relación entre la deficiencia de ácido fólico y la espina bífida (una abertura en la columna). En consecuencia, el U.S. Public Health Service de Estados Unidos recomienda que las mujeres en edad reproductiva consuman 0.4 mg de ácido fólico diariamente durante los primeros 3 meses del embarazo.

La **vitamina B$_{12}$ (cobalamina)** fue descubierta después de observar que los pacientes con anemia perniciosa que consumían grandes cantidades de hígado crudo se recuperaban de la enfermedad. El análisis subsecuente de componentes hepáticos aisló la vitamina con contenido de cobalto, que tiene un papel importante en la producción de eritrocitos. Una glucoproteína llamada *factor intrínseco* es secretada por las células parietales en el estómago y se une fuertemente con la vitamina B$_{12}$ para formar un complejo que posteriormente se absorbe en el íleon terminal a través de un proceso mediado por un receptor (fig. 27-10). La vitamina B$_{12}$ es transportada en la sangre portal unida a la proteína transcobalamina. Las personas que carecen de factor intrínseco no son capaces de absorber vitamina B$_{12}$ y desarrollan anemia perniciosa.

La **niacina** tiene un papel importante como un componente de las coenzimas NAD(H) y NADP(H), que participan en una amplia variedad de reacciones de oxidación-reducción que involucran transferencia de hidrógeno. A concentraciones bajas, el intestino delgado absorbe niacina por transporte facilitado dependiente de Na$^+$ mediado por transportadores. A concentraciones altas, es absorbida por difusión pasiva. La niacina se utiliza para tratar la hipercolesterolemia, para la prevención de la enfermedad arterial coronaria. Disminuye la concentración plasmática total de colesterol y de colesterol LDL, pero aumenta el colesterol HDL. La deficiencia de niacina se caracteriza por muchos síntomas clínicos, incluyendo anorexia, indigestión, debilidad muscular y erupciones cutáneas. La deficiencia grave conduce a **pelagra**, una enfermedad caracterizada por dermatitis, demencia y diarrea.

ABSORCIÓN: ELECTROLITOS Y MINERALES

Casi todos los nutrientes en la dieta y ~ 95 a 98% del H$_2$O y los electrolitos que entran a la parte superior del intestino delgado son absorbidos. La absorción de electrolitos y minerales involucra procesos tanto pasivos como activos, que dan como resultado el movimiento de electrolitos, H$_2$O y sustratos metabólicos hacia la sangre para su distribución y utilización en todo el cuerpo.

Los minerales son requeridos para la función fisiológica

Los minerales son elementos químicos requeridos para el funcionamiento normal del cuerpo. Pueden ser ya sea minerales a granel (requeridos en cantidades relativamente grandes) o trazas de minerales (requeridos en cantidades pequeñas). Los minerales pueden adquirirse en forma natural en los alimentos o añadidos a la dieta (p. ej., carbonato de calcio o cloruro de

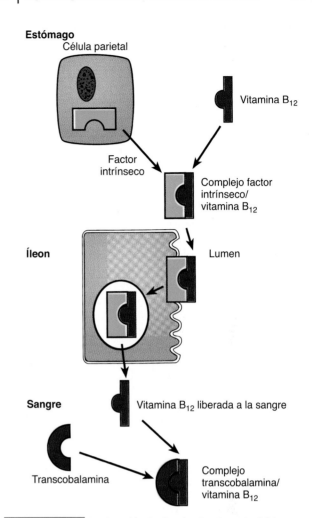

Figura 27-10 **La absorción de vitamina B$_{12}$ depende del factor intrínseco gástrico.** La vitamina B$_{12}$ es una de las ocho vitaminas B hidrosolubles. La absorción intestinal de vitamina B$_{12}$ depende de un factor intrínseco secretado por la célula parietal del estómago.

sodio). Los minerales a granel incluyen el calcio, el magnesio, el fósforo, el potasio, el sodio y el azufre. Las trazas de minerales incluyen el cromo, el cobalto, el cobre, el flúor, el yodo, el hierro, el manganeso, el molibdeno, el selenio y el zinc.

Sodio

El sistema gastrointestinal (GI) está bien equipado para manejar la gran cantidad de Na$^+$ que entra diariamente al lumen GI —en promedio, alrededor de 25 a 35 g de Na$^+$ cada día—. Aproximadamente 5 a 8 g se derivan de la dieta, y el resto de las secreciones salival, gástrica, biliar, pancreática y del intestino delgado. El tracto GI es extremadamente eficiente para la conservación de Na$^+$: solo 0.5% del Na$^+$ intestinal se pierde en las heces. El yeyuno absorbe más de la mitad del Na$^+$ total, y el íleon y el colon absorben el resto. El intestino delgado absorbe la mayor cantidad de Na$^+$ que se le presenta, pero el colon es más eficiente en la conservación de sodio.

Varios mecanismos diferentes que operan en grados variables en distintas partes del tracto GI absorben Na$^+$. Cuando se ingiere una comida que es hipotónica con respecto al plasma, tiene lugar una considerable absorción de H$_2$O desde el lumen hacia la sangre, de manera predominante a través de uniones estrechas y los espacios intercelulares entre los enterocitos, lo que resulta en la absorción de pequeños solutos como los iones de Na$^+$ y Cl$^-$. Esta forma de absorción, llamada **arrastre de sol-**

vente, es responsable de una cantidad significativa de la absorción de Na^+ en el duodeno y el yeyuno, pero probablemente tiene un papel menor en la absorción de Na^+ por el íleon y el colon, ya que las regiones más distales del intestino están revestidas de un epitelio "estrecho" (*véase* capítulo 2).

En el yeyuno, una Na^+/K^+-ATPasa bombea activamente Na^+ hacia afuera de la superficie basolateral de los enterocitos (fig. 27-11A). El resultado es una baja concentración intracelular de sodio y el Na^+ luminal entra a los enterocitos a través de un gradiente electromecánico, proporcionando energía para la extrusión de H^+ hacia el lumen (a través de un intercambiador de Na^+/H^+). Entonces, el H^+ reacciona con el HCO_3^- en la bilis y las secreciones pancreáticas en el lumen intestinal para formar H_2CO_3. El ácido carbónico se disocia para formar CO_2 y H_2O. El CO_2 se difunde fácilmente desde el intestino delgado hacia la sangre. Otra forma de captación de Na^+ es a través de un transportador localizado en la membrana del borde en cepillo de los enterocitos, que transporta Na^+ junto con un monosacárido (p. ej., glucosa) o una molécula de aminoácido (un transporte tipo simporte).

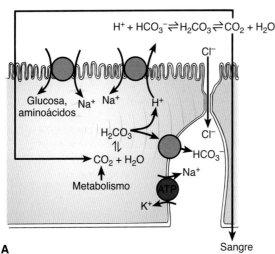

Lumen

$$H^+ + HCO_3^- \rightleftharpoons H_2CO_3 \rightleftharpoons CO_2 + H_2O$$

A

Sangre

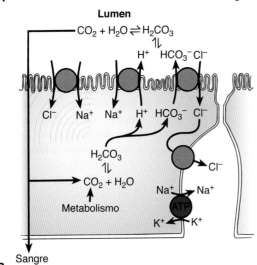

Lumen

$$CO_2 + H_2O \rightleftharpoons H_2CO_3$$

B

Sangre

Figura 27-11 **La absorción de Na^+ en el intestino depende de la bomba Na^+/K^+-ATPasa.** Aproximadamente 98% de los electrolitos en el intestino son reabsorbidos. La Na^+/K^+-ATPasa bombea activamente Na^+ a través de la superficie basal lateral para que sea absorbido en la sangre. **(A)** Absorción de Na^+ en el yeyuno. **(B)** Absorción de Na^+ en el íleon. ATP, trifosfato de adenosina.

En el íleon, la Na^+/K^+-ATPasa en la membrana basolateral también crea una baja concentración intracelular de Na^+, y el Na^+ luminal entra a los enterocitos siguiendo un gradiente electroquímico. La absorción de Na^+ mediante simportadores ligados a Na^+ no es tan grande en el yeyuno debido a que el intestino delgado ya ha absorbido la mayor parte de los monosacáridos y aminoácidos (*véase* fig. 27-11B). El NaCl es transportado a través de dos intercambiadores localizados en la membrana del borde en cepillo. Uno es un intercambiador de Cl^-/HCO_3^-, y el otro es un intercambiador de Na^+/H^+. El movimiento de Na^+ corriente abajo hacia el interior de las células proporciona la energía requerida para el movimiento corriente arriba de H^+ desde la célula hacia el lumen. De forma similar, el movimiento de HCO_3^- corriente abajo hacia afuera de la célula proporciona la energía para la entrada, corriente arriba, de Cl^- hacia los enterocitos. Después, el Cl^- abandona la célula a través de transporte facilitado. Este modo de captación de Na^+ es llamado contratransporte de $Na^+/H^+-Cl^-/HCO_3^-$.

En el colon, los mecanismos para la absorción de Na^+ son en su mayoría similares a aquellos descritos para el íleon. No hay transporte de Na^+ ligado a azúcares o ligado a aminoácidos, ya que la mayoría de los azúcares y aminoácidos ya han sido absorbidos. El Na^+ también se absorbe a través de canales iónicos selectivos de Na^+ en la membrana celular apical (absorción electrogénica de sodio).

Potasio

La ingesta diaria promedio de K^+ es de aproximadamente 4 g. La absorción tiene lugar a lo largo del intestino por difusión pasiva a través de las uniones estrechas y los espacios intercelulares laterales en los enterocitos. La fuerza que impulsa la absorción de K^+ es la diferencia entre las concentraciones luminal y sanguínea de potasio. La absorción de H_2O resulta en un aumento en la concentración luminal de K^+, que da como resultado la absorción de K^+ en el intestino. En el colon, el K^+ puede absorberse o secretarse dependiendo de la concentración luminal de potasio. Con la diarrea, se puede perder una cantidad considerable de K^+. La diarrea prolongada puede poner en riesgo la vida, debido a que la caída drástica en la concentración extracelular de K^+ puede causar complicaciones como arritmias cardiacas.

Cloro

La mayoría de los iones de Cl^- que entran al tracto GI en la dieta y desde las secreciones intestinales son absorbidos. La absorción intestinal de Cl^- involucra procesos tanto pasivos como activos. En el yeyuno, la absorción activa de Na^+ genera una diferencia de potencial a través de la mucosa del intestino delgado, en la que el lado de la serosa es más positivo que el lumen. El Cl^- sigue esta diferencia de potencial y entra al torrente sanguíneo a través de las uniones estrechas y los espacios intercelulares laterales. En el íleon y el colon, los enterocitos captan Cl^- de forma activa mediante el intercambio de Cl^-/HCO_3^-, como se analizó anteriormente. La presencia de otros haluros inhibe esta absorción de cloro.

Bicarbonato

Los iones de bicarbonato se absorben en el yeyuno junto con Na^+. En los seres humanos, la absorción de HCO_3^- en el yeyuno estimula la absorción de Na^+ y H_2O (*véase* fig. 27-11A). A través de un intercambiador de Na^+/H^+ se secreta H^+ hacia el lumen intestinal, donde el H^+ reacciona con el HCO_3^- para formar H_2CO_3, que posteriormente se disocia para formar CO_2 y H_2O. El CO_2 se difunde hacia los enterocitos, donde reacciona con el

H_2O para formar H_2CO_3 (reacción catalizada por la anhidrasa carbónica). El $H_2CO_3^-$ se disocia en HCO_3^- e H^+, y el HCO_3^- se difunde hacia la sangre.

En el íleon y el colon, el bicarbonato es secretado de forma activa hacia el lumen en intercambio por Cl^-. Esta secreción de HCO_3^- es importante para amortiguar la reducción en el pH que resulta de los ácidos grasos de cadena corta producidos por las bacterias en el íleon distal y el colon.

Calcio

La cantidad de calcio que entra al tracto GI es de aproximadamente 1 g/día, del cual, cerca de la mitad se deriva de la dieta. La mayor parte del calcio en la dieta proviene de la carne y los productos lácteos. Del calcio que entra al tracto GI, alrededor de 40% se absorbe. Varios factores afectan la absorción de calcio. Por ejemplo, la presencia de ácidos grasos puede retardar la absorción de calcio por la formación de jabón de calcio. Por el contrario, las sales biliares forman complejos con los iones de calcio, que facilitan la absorción del calcio.

La absorción de calcio tiene lugar de forma predominante en el duodeno y el yeyuno, es principalmente activa e involucra tres pasos: 1) los enterocitos captan calcio por difusión pasiva a través de un canal de Ca^{2+}, ya que hay un gradiente alto de concentración de calcio; el Ca^{2+} luminal es de alrededor de 5 a 10 mM, mientras que el Ca^{2+} intracelular libre es de cerca de 100 nM. 2) Una vez dentro de la célula, el calcio forma complejos con la **proteína transportadora de calcio, calbindina D (CaBP)**. 3) En la membrana basolateral, el calcio es extruido desde los enterocitos mediante una bomba de Ca^{2+}-ATPasa. La captación de calcio por los enterocitos, el nivel de CaBP en las células y el transporte por las bombas de Ca^{2+}-ATPasa son aumentados por la 1,25-dihidroxivitamina D_3. Una vez dentro de la célula, los iones de calcio son secuestrados en el retículo endoplásmico y el aparato de Golgi al unirse a la CaBP en estos organelos.

La absorción de calcio en el intestino delgado es regulada por la concentración plasmática de calcio circulante. La reducción en la concentración de calcio estimula la liberación de la hormona paratiroidea, que estimula la conversión de vitamina D a su metabolito activo, 1,25-dihidroxivitamina D_3, en el riñón. Esto, a su vez, estimula la síntesis de CaBP y la Ca^{2+}-ATPasa en los enterocitos (fig. 27-12). Debido a que la síntesis de proteínas está involucrada en la estimulación de la captación de calcio por la hormona paratiroidea, por lo general hay un lapso de unas cuantas horas entre la liberación de hormona paratiroidea y el aumento en la absorción de calcio en los enterocitos.

Magnesio

Los seres humanos ingieren aproximadamente 0.4 a 0.5 g/día de magnesio. La absorción de magnesio parece tener lugar a lo largo del intestino delgado, y el mecanismo involucrado parece ser pasivo.

Zinc

La ingesta promedio diaria de zinc es de 10 a 15 mg, de los cuales, alrededor de la mitad se absorben, principalmente en el íleon. Un transportador localizado en la membrana del borde en cepillo transporta activamente zinc desde el lumen hacia el interior de la célula, donde puede ser almacenado o transferido hacia el torrente sanguíneo. El zinc tiene un papel importante en varias actividades metabólicas. Por ejemplo, un grupo de metaloenzimas (p. ej., fosfatasa alcalina, anhidrasa carbónica y deshidrogenasa láctica) requieren zinc para funcionar.

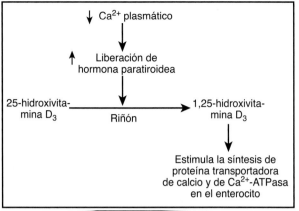

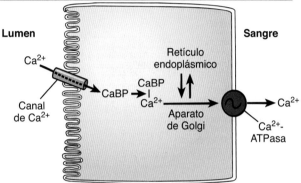

Figura 27-12 **Para la absorción de calcio en los enterocitos se requieren hormona paratiroidea y vitamina D.** La hormona paratiroidea estimula la conversión de vitamina D_3 en el riñón a su metabolito activo 1,25-dihidroxicolecalciferol (1,25-diOH-vitamina D_3), que estimula la captación de calcio a través de los canales de calcio. Adicionalmente, estimula la síntesis tanto de proteína transportadora de calcio (CaBP) como de Ca^{2+}-ATPasa.

Hierro

El hierro tiene un papel importante no solo como un componente del hemo, sino también como un participante en muchas reacciones enzimáticas. Al tracto GI entran diariamente alrededor de 12 a 15 mg/día de hierro, y se absorben principalmente en el duodeno y la parte superior del yeyuno (fig. 27-13). Existen dos formas de hierro en la dieta: hemo y no hemo. Los enterocitos absorben hierro hemo en forma íntegra. La absorción de hierro no hemo depende tanto del pH como de la concentración. Las sales férricas (Fe^{3+}) no son solubles a un pH de 7, mientras que las sales ferrosas (Fe^{2+}) sí lo son. En consecuencia, a menos que el ion Fe^{3+} sea quelado, forma un precipitado en el duodeno y la parte superior del yeyuno. Varios compuestos, como el ácido tánico en el té y los fitatos en los vegetales, forman complejos insolubles con el hierro, evitando su absorción. El hierro se absorbe por un proceso activo a través de transportadores localizados en la membrana del borde en cepillo. Uno de estos transportadores, el transportador divalente de metal, se expresa en forma abundante en el duodeno.

Una vez dentro de la célula, el hierro hemo es liberado por la acción de **hemo oxigenasas** y se mezcla con la reserva intracelular de hierro libre. El hierro es almacenado en el citoplasma de los enterocitos unido a la proteína de almacenamiento **apoferritina** para formar ferritina, o bien es transportado a través de la célula unido a proteínas transportadoras, que llevan el hierro a través de citoplasma y lo liberan en el espacio intercelular. La transferrina, una β-globulina sintetizada por el hígado, se une al hierro y lo transporta en la sangre.

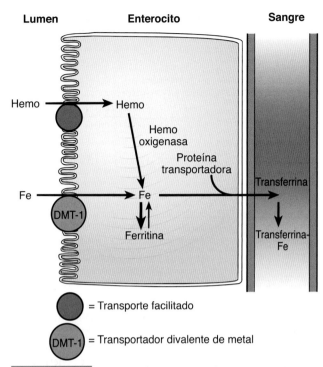

Figura 27-13 **Los enterocitos absorben hierro en el duodeno.** El hierro debe encontrarse en forma ferrosa (Fe^{2+}) para ser absorbido. Una enzima reductasa férrica en el borde en cepillo del enterocito reduce el hierro férrico Fe^{3+} a Fe^{2+}. Una proteína transportadora de metal (DMT-1) transporta el hierro a través de la membrana celular del enterocito y hacia la célula. DMT-1, transportador divalente de metal.

La absorción de hierro está regulada muy de cerca por la reserva de hierro en los enterocitos y su concentración en el plasma. Los enterocitos son descamados constantemente hacia el lumen intestinal y la ferritina contenida en ellos se pierde. Por lo general el hierro en los enterocitos se deriva del lumen y la sangre (fig. 27-14). La cantidad de hierro almacenada en los enterocitos regula la cantidad de hierro absorbida. En la deficiencia de hierro la concentración de hierro circulante en el plasma es baja, lo que estimula su absorción desde la luz y su transporte hacia la sangre. Además, en un estado de deficiencia, se almacena menos hierro en los enterocitos en forma de ferritina, de modo que la pérdida de hierro por este medio se reduce significativamente. En pacientes con sobrecarga de hierro hay menos absorción debido a la gran cantidad de hierro almacenada en la mucosa, lo que aumenta la pérdida de hierro como resultado de la descamación de los enterocitos. Asimismo, debido al alto nivel de hierro circulante en el plasma la transferencia de hierro de los enterocitos a la sangre se reduce. A través de una combinación de varios mecanismos se mantiene la homeostasis del hierro corporal.

ABSORCIÓN: AGUA

En los adultos humanos, la ingesta diaria de H_2O es de alrededor de 2 L. Como se muestra en la tabla 27-3, las secreciones de las glándulas salivales, el páncreas, el hígado y el tracto GI representan la mayor parte del líquido que entra en el tracto GI (aproximadamente 7 L). A pesar de este gran volumen de líquido, solo se pierden en las heces alrededor de 100 mL. Por lo tanto, el tracto GI es en extremo eficiente para absorber H_2O. La absorción de agua en el tracto GI es pasiva. La tasa de absorción depende tanto de la región del tracto intestinal como de la

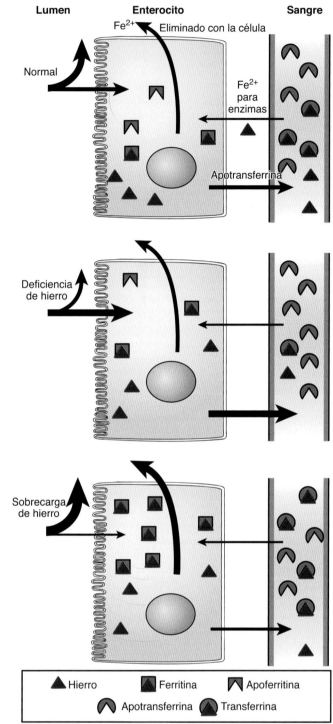

Figura 27-14 **Las vías endocíticas regulan los niveles de hierro en el cuerpo.** En personas sanas, las células intestinales de revestimiento pueden almacenar hierro en forma de ferritina (en cuyo caso el hierro abandona el cuerpo cuando la célula muere y es descamada hacia las heces) o la célula puede desplazarlo hacia la sangre utilizando una proteína transportadora y transportarlo como transferrina al resto del cuerpo. El cuerpo regula los niveles de hierro al regular estas vías. Por ejemplo, en pacientes con deficiencia de hierro (figura central), las células producen más reductasa ferrosa, DMT-1 y la proteína transportadora, lo que resulta en un incremento neto en la cantidad de hierro que va a la transferrina y que puede ser captado por los eritrocitos. En la figura inferior, la sobrecarga de hierro da como resultado la conversión de más hierro a ferritina y menos a transferrina.

TABLA 27-3	Ingesta, absorción y excreción de agua en el tracto gastrointestinal (GI)
Fuente	**Cantidad (mL)**
Agua añadida al tracto GI	
Alimentos y bebidas	2 000
Secreción salival	1 000
Secreción biliar	1 000
Secreción gástrica	2 000
Secreción pancreática	1 000
Secreción de la mucosa intestinal	2 000
Agua absorbida en las heces	
Duodeno y yeyuno	4 000
Íleon	3 500
Colon	1 400
Agua perdida en las heces	100

osmolalidad del lumen. El duodeno, el yeyuno y el íleon absorben la mayoría del H_2O que entra al tracto GI. El colon por lo general absorbe alrededor de 1.4 L de H_2O y excreta cerca de 100 mL. Sin embargo, es capaz de absorber considerablemente más H_2O (aproximadamente 4.5 L), y la diarrea líquida se presenta solo si esta capacidad se rebasa.

El agua se absorbe en el intestino por ósmosis

Debido a que la absorción de H_2O está determinada por la diferencia en la osmolalidad entre el lumen y la sangre, el H_2O puede moverse en ambos sentidos en el tracto intestinal (p. ej., secreción y absorción). La osmolalidad de la sangre es de aproximadamente 300 mOsm/kg H_2O. La ingesta de una comida hipertónica (p. ej., 600 mOsm/kg H_2O) conduce inicialmente al movimiento neto de H_2O desde la sangre al lumen; sin embargo, a medida que el intestino delgado absorbe los varios nutrientes y electrolitos, la osmolalidad luminal cae, lo que resulta en el movimiento neto de H_2O desde el lumen hacia la sangre. Por lo tanto, el H_2O en una comida hipertónica es principalmente absorbido en el íleon y el colon. Por el contrario, si se ingiere una comida hipotónica (p. ej., 200 mOsm/kg H_2O), el movimiento neto de H_2O se da inmediatamente desde el lumen hacia la sangre, lo que da como resultado la absorción de la mayoría del H_2O en el duodeno y el yeyuno.

FUNCIONAMIENTO DEL HÍGADO

El hígado, al igual que otros órganos del cuerpo, desempeña múltiples funciones que afectan a más de un sistema. Por ejemplo, los pulmones participan en el intercambio gaseoso pero, mientras realizan esta función, la eliminación de CO_2 puede tener un efecto significativo sobre el pH del fluido corporal. Los cambios en el pH del fluido corporal pueden afectar a la función renal con respecto al equilibrio acidobásico. En comparación, el hígado está muy implicado en el metabolismo de los nutrientes absorbidos y en la fabricación de otros nutrientes como la glucosa y los ácidos grasos. Toda la sangre que sale del estómago y los intestinos pasa por el hígado. Además, desempeña un papel clave en el reciclaje de los eritrocitos y, debido a que contiene el mayor número de células fagocíticas de todo el organismo, su conexión central con los sistemas circulatorio y gastrointestinal hace que contribuya en gran medida a la respuesta inmunológica del organismo.

La función hepática es esencial para mantener la actividad homeostática y metabólica del organismo

El hígado interactúa con muchos sistemas (p. ej., el digestivo, cardiovascular, el renal y el inmunológico). Debido a su amplia funcionalidad es un órgano único, pero destacan dos cosas en particular. Tiene un doble riego sanguíneo y es el único órgano interno humano capaz de regenerar el tejido perdido y reemplazarse a sí mismo con tan solo 25% del órgano restante antes del inicio de la regeneración. En general, este nivel de regeneración es posible porque los hepatocitos son capaces de volver a entrar en el ciclo celular y someterse a mitosis, pero todos los tipos de células del hígado contribuyen a la restauración completa del tamaño y la función. El hígado constituye aproximadamente 2.5% del peso corporal de un adulto, lo que lo convierte en el órgano interno más grande. Se compone de distintos tipos celulares incluyendo las **células de Kupffer (CK)**, las células *natural killer* (CNK), las células epiteliales sinusoidales del hígado (CESH), los colangiocitos y los hepatocitos.

Los **hepatocitos** son células no fagocíticas y constituyen entre 70 y 80% de la población celular. Participan en múltiples funciones que dependen de la interacción con las células sinusoidales. Las actividades de los hepatocitos contribuyen al metabolismo de todo el cuerpo, la síntesis de proteínas, la regulación de los niveles de glucosa en sangre y el almacenamiento de glucógeno, la inmunidad inespecífica, la descomposición metabólica de xenobióticos e insecticidas facilitando su eliminación de la sangre, la síntesis de VLDL y la producción y secreción de bilis. Los **colangiocitos** regulan el flujo biliar a través de los conductos biliares.

Las CK son células fagocíticas que sirven como macrófagos locales que revisten a los sinusoides hepáticos y forman parte del sistema reticuloendotelial. Las CK eliminan el material no deseado (p. ej., bacterias, partículas virales, complejos de fibrina-fibrinógeno, eritrocitos dañados y complejos inmunes) de la circulación a través de la endocitosis. Mediante la descomposición de los eritrocitos, las CK intervienen en la producción de bilirrubina. Tanto las CK como las CNK participan en la inmunidad inespecífica.

Las células epiteliales sinusoidales (CES) intervienen en la regeneración hepática, tienen una elevada actividad endocítica relacionada con su ubicación, que separa la sangre de los hepatocitos del hígado (barrera de permeabilidad), y desempeñan un papel en la inmunidad y en la progresión de la enfermedad hepática.

Las células endoteliales del hígado, a diferencia de aquellas en otras partes del sistema cardiovascular, carecen de membrana basal. Además, tienen láminas similares a coladores que permiten el intercambio de materiales, incluso partículas, tan grandes como los quilomicrones (80 a 500 nm de ancho) entre el **espacio perisinusoidal** y el sinusoide. A pesar de la permeabilidad de la barrera, tienen algunas propiedades para cribar. Por ejemplo, la concentración de proteínas en la linfa hepática,

Fisiología gastrointestinal

que se asume que se deriva del espacio perisinusoidal, es aproximadamente 10% menor que la del plasma.

Las células perisinusoidales, llamadas **células estrelladas** o **células de Ito**, almacenan grasa en gotitas de lípidos citoplasmáticas que contienen vitamina A. A través de procesos complejos, y típicamente inflamatorios, las células estrelladas se transforman en miofibroblastos que son capaces de secretar colágeno y matriz extracelular hacia el espacio perisinusoidal.

La disposición de los hepatocitos lobulillares en el hígado favorece el intercambio rápido de metabolitos

La unidad funcional del hígado es el lobulillo de forma hexagonal que está construido alrededor de una vena central (fig. 27-15). Los lobulillos individuales están compuestos de muchas placas celulares que se extienden en forma de radiaciones desde la vena central como los rayos de una bicicleta. Cada lámina está formada por hepatocitos especializados que contienen gránulos pequeños y realizan una amplia variedad de funciones metabólicas y tareas secretoras como se mencionó.

El canalículo biliar está formado por el espacio intercelular localizado entre hepatocitos vecinos. Uniones estrechas impermeables separan al canalículo del espacio pericelular e impiden la mezcla de contenidos entre estas dos regiones (*véase* figura 27-15). La bilis que se origina en los canalículos biliares drena hacia una serie de conductos que eventualmente se unen al conducto pancreático cerca de donde entra al duodeno. El esfínter de Oddi, localizado en la conexión duodenal entre el conducto biliar y el conducto pancreático, regula el drenaje de bilis y de jugo pancreático hacia el duodeno. El espacio pericelular entre dos hepatocitos es continuo con el espacio perisinusoidal (*véase* fig. 27-15). Una capa de CES separa al espacio perisinusoidal del sinusoide. Las proyecciones digitiformes de los hepatocitos se extienden hacia el espacio perisinusoidal, lo que aumenta de gran manera el área de contacto entre los hepatocitos y el líquido perisinusoidal, que por defecto repercute en la absorción por los hepatocitos al igual que las microvellosidades aumentan el área de absorción de las células duodenales.

La vena porta hepática es la principal fuente de sangre del hígado

La vena porta y las arterias hepáticas le suministran sangre al hígado. Durante el reposo, su flujo sanguíneo combinado le proporciona al hígado 25% del gasto cardiaco. Proporcionando alrededor de 75% de la irrigación del hígado, la vena porta lleva sangre venosa drenada desde el bazo y el tracto GI y sus órganos asociados. A diferencia de la sangre que fluye en la arteria hepática, la sangre en la vena porta está poco oxigenada. A pesar de esta diferencia, la demanda de oxígeno del hígado se satisface casi de la misma manera por la sangre que fluye a través de estos vasos. ¿A qué se debe la captación elevada de O_2 de la sangre hipóxica de la vena porta? Recuerde que la captación de oxígeno es muy dependiente del flujo sanguíneo. El gran flujo en la vena porta contrarresta la baja tensión de oxígeno y por lo tanto contribuye de manera significativa al oxígeno captado por el hígado. La vena porta se ramifica en forma repetida para formar vénulas más pequeñas y la arteria hepática se ramifica para formar arteriolas y luego capilares. Estas vénulas y capilares drenan hacia los sinusoides hepáticos, los cuales se consideran como capilares especializados. Los sinusoides vacían su contenido en las venas centrales que se unen para formar la vena hepática, que drena hacia la vena cava inferior.

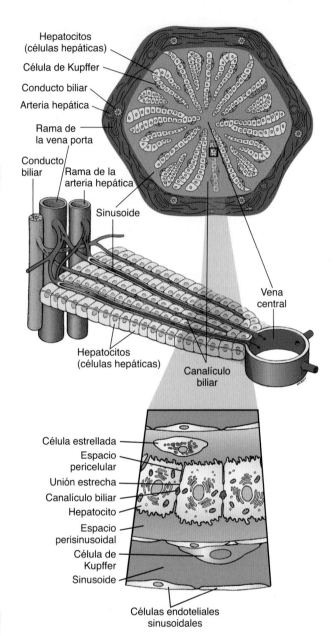

Figura 27-15 La unidad funcional del hígado es el lobulillo. El lobulillo está configurado de forma hexagonal y está delimitado por canales vasculares y biliares. Contiene células especializadas, como los hepatocitos, las células sinusoidales y las células de Kupffer.

La vena porta hepática contiene nutrientes, minerales y toxinas extraídas de la digestión intestinal

La mayoría de los nutrientes hidrosolubles, las vitaminas hidrosolubles y los minerales absorbidos en el intestino delgado son transportados, a través de la sangre portal, hacia el hígado. Los nutrientes hidrosolubles incluyen aminoácidos, monosacáridos y ácidos grasos que son predominantemente de cadena corta y de cadena media. Los ácidos grasos de cadena corta se derivan en su mayoría de la fermentación de fibras en la dieta por bacterias en el colon. Algunas fibras en la dieta, como la pectina, son digeridas casi por completo para formar ácidos grasos de cadena corta (o ácidos grasos volátiles), mientras que la celulosa no es bien digerida por las bacterias. La sangre portal transporta solo una pequeña cantidad de ácidos grasos de cadena larga, unidos a albúmina; la mayoría son transportados en la linfa intestinal como lipoproteínas ricas en triglicéridos (quilomicrones). Los quilomicrones actúan como un vehículo para llevar ácidos grasos a los músculos y al tejido adiposo, tras lo cual el colesterol en el remanente del quilomicrón es transportado y metabolizado por el hígado.

El hígado funciona como un reservorio de sangre y una fuente de linfa

La vasculatura del hígado se caracteriza por ser un sistema de alto flujo, alta distensibilidad y baja resistencia. La alta distensibilidad y la baja resistencia permiten el almacenamiento de grandes cantidades de sangre en el árbol vascular del hígado. En condiciones normales, contiene aproximadamente 10% del volumen sanguíneo corporal total. Esta función de almacenamiento es en especial importante en situaciones fisiopatológicas. Por ejemplo, durante la hemorragia el hígado es capaz de aportar sangre extra para mantener el volumen sanguíneo central circulante.

El volumen y el flujo sanguíneo hepático varían inversamente con la actividad gastrointestinal. El flujo sanguíneo aumenta después de comer, mientras que el volumen sanguíneo disminuye. Por el contrario, durante el sueño, el flujo disminuye pero el volumen sanguíneo aumenta ligeramente. El flujo sanguíneo hacia los intestinos y el bazo y, a su vez, a la vena porta, está regulado de manera predominante por arteriolas esplácnicas. De esta forma, el comer resulta en un aumento del flujo sanguíneo hacia los intestinos seguido de un aumento del flujo hacia el hígado. La presión venosa portal por lo regular es baja. El aumento en la resistencia al flujo sanguíneo portal ocasiona **hipertensión portal**, que es la complicación más común de la enfermedad hepática y representa un gran porcentaje de la morbilidad y mortalidad asociadas con esta enfermedad (Enfoque clínico 27-1).

Los sinusoides hepáticos son muy porosos y permiten que un gran flujo de líquido y proteínas se desplace hacia el espacio perisinusoidal. Dada su alta permeabilidad, el epitelio sinusoidal forma grandes cantidades de linfa, que bajo condiciones de reposo representa hasta la mitad de la linfa formada en el cuerpo. Para ajustarse tanto a la gran cantidad de linfa como al alto flujo de la misma, el sistema linfático hepático es extenso y está organizado alrededor de tres áreas principales: adyacente a las venas centrales, adyacente a las venas portales y viajando a lo largo de la arteria hepática. Al igual que en otros órganos, estos canales drenan líquido y proteínas, pero la concentración de proteínas es más alta en el líquido linfático del hígado. Las alteraciones en el balance entre la filtración y el drenaje son las causas primarias de la ascitis, la acumulación de líquido seroso en la cavidad peritoneal. La ascitis contribuye a la morbilidad en pacientes con enfermedad hepática crónica.

La regeneración del hígado es un fenómeno único que ayuda a mantener una homeostasis óptima para el cuerpo

De los órganos sólidos en el cuerpo, el hígado adulto es el único órgano interno capaz de regenerarse. Parece no haber un índice crítico entre la masa hepática funcional y la masa corporal. Las desviaciones en este índice desencadenan una regulación ya sea de la proliferación de hepatocitos (crecimiento hepático) o de la apoptosis (muerte de células hepáticas) para mantener el tamaño óptimo del hígado para la función metabólica. Los factores de crecimiento peptídicos (p. ej., factores de crecimiento transformante-α, de hepatocitos y epidérmico) han sido los estímulos mejor estudiados para la síntesis de ADN de los hepa-

ENFOQUE CLÍNICO | 27-1

Hepatitis viral

La hepatitis viral se refiere a la inflamación del hígado causada por la invasión de varios virus específicos. Se han identificado muchos virus de hepatitis; se denominan tipos A, B, C, D, E, F (no confirmado) y G. Sin duda, el número conocido de virus que atacan al hígado aumentará a medida que nuestro conocimiento sobre el tema se expanda. Por cuestiones de espacio, la discusión se enfocará en los tres tipos más comunes de hepatitis, A, B y C.

La *hepatitis viral A* es un tipo común de inflamación hepática aguda causada por la infección por virus de la hepatitis A. Es aguda, pero nunca se vuelve crónica. Es altamente contagiosa y puede pasarse de persona a persona al igual que otras infecciones virales. La diseminación de la hepatitis viral A puede ser rápida y generalizada, ya que por lo regular es causada por condiciones insalubres que permiten que el agua o los alimentos se contaminen con desechos humanos que contienen el virus de la hepatitis A. También puede contagiarse de persona a persona a través del contacto cercano, como por el paso de secreciones orales a través de un beso y otras prácticas sexuales, o por contacto con heces resultado de un mal lavado de manos. De forma interesante, algunas personas pueden portar el virus sin síntomas aparentes; sin embargo, otras muestran síntomas que imitan una gripe grave. Los pacientes infectados con hepatitis A por lo general se recuperan por sí solos y no desarrollan hepatitis crónica o cirrosis.

La *hepatitis B*, a diferencia de la hepatitis A, es una enfermedad hepática inflamatoria crónica. Es prevalente en Estados

Unidos, donde se reportan de 200 000 a 300 000 casos nuevos de infección por virus de hepatitis B cada año. La hepatitis B se contagia a través de contacto sexual y por la transferencia de sangre o suero al compartir jeringas en los usuarios de drogas intravenosas, punciones accidentales con agujas contaminadas con sangre infectada, transfusiones sanguíneas, hemodiálisis y por madres infectadas a sus recién nacidos. El virus de la hepatitis B puede permanecer en una persona durante años sin manifestar ningún síntoma. Aproximadamente 6 a 10% de los pacientes con virus de hepatitis B desarrollan inflamación hepática crónica, que puede durar desde 6 meses hasta años o décadas. Las infecciones por hepatitis B pueden potencialmente avanzar a etapas más graves de enfermedad hepática asociadas con cirrosis del hígado. La cirrosis se caracteriza por una estructura y función anormales del hígado. Las enfermedades que conducen a cirrosis lo hacen debido a que dañan y matan a las células hepáticas, y debido a que la inflamación y la reparación relacionadas con las células hepáticas moribundas causan la formación de tejido cicatricial.

El otro virus común que ataca al hígado es la *hepatitis C*. La transmisión del virus de la hepatitis C es similar a la de la hepatitis B. Sin embargo, la transmisión del virus de la hepatitis C a través del contacto sexual no es tan prevalente como en el caso de la hepatitis B. Los pacientes con infección crónica por hepatitis C pueden continuar infectando a otros y están en riesgo de desarrollar cirrosis, insuficiencia hepática y cáncer de hígado. ■

tocitos. Después de unirse a sus receptores en los hepatocitos, estos péptidos inician la actividad de los factores de transcripción con un aumento paralelo de la transcripción genética que resulta en un aumento en el número de células y, por lo tanto, en una mayor masa hepática.

En cambio, el aumento en las tasas de apoptosis de los hepatocitos genera el efecto contrario, que es una disminución de la masa hepática. Moléculas específicas (p. ej., factores de crecimiento), que actúan como moléculas antiapoptóticas, evitan que la apoptosis ocurra de forma prematura. Como sucede con otros tejidos corporales, la apoptosis es un proceso cuidadosamente programado mediante el cual las células literalmente se matan a sí mismas (suicidio celular). Finalmente, las células se fragmentan en cuerpos apoptóticos que son fagocitados por células fagocíticas protectoras (p. ej., macrófagos). La apoptosis puede ocurrir mediante factores que estimulan vías específicas, ya sea extrínsecas o intrínsecas, que conducen a la permeabilización mitocondrial. Se han descrito dos tipos de muerte celular hepática. La apoptosis hepática describe la aparición de apoptosis que involucra múltiples tipos celulares dentro del hígado. La apoptosis de hepatocitos ocurre específicamente en los hepatocitos. A diferencia de la apoptosis hepática, la muerte celular que resulta de procesos necroinflamatorios se caracteriza por una pérdida de la integridad de la membrana celular (la membrana plasmática se vuelve permeable) y la activación de reacciones inflamatorias que ocurren tras la rotura celular.

Los eventos relacionados con la apoptosis pueden contribuir a la capacidad del hígado para regenerarse, pero la regeneración es de hecho una "espada de doble filo". En circunstancias normales, la capacidad del hígado para regenerar tejido rápidamente es benéfica. Sin embargo, esta capacidad puede convertirse en un problema en ciertas enfermedades. Por ejemplo, los pacientes diagnosticados con carcinoma hepático primario a menudo son sometidos a una hepatectomía parcial para retirar tumores malignos. La hepatectomía no solo estimula la regeneración tisular, sino que también activa células cancerosas latentes, haciendo que el cáncer se extienda más en el hígado (Enfoque clínico 27-2).

HÍGADO: METABOLISMO DE LOS CARBOHIDRATOS

El hígado es un órgano fundamental en la regulación del metabolismo de los carbohidratos, los lípidos y las proteínas. El metabolismo y la interconversión de estos compuestos por las células hepáticas están influidos de manera sólida por hormonas y por el estado nutricional de las personas. Por ejemplo, la hormona glucagón tiene un impacto significativo sobre las células hepáticas que es en especial importante para mantener la homeostasis de la glucosa sanguínea al estimular la producción y la liberación de glucosa por el hígado. El glucagón estimula la glucogenólisis (conversión de glucógeno a glucosa) y la gluconeogénesis (conversión de otras sustancias, como aminoácidos, a glucosa) hepáticas durante periodos de niveles bajos de glucosa en sangre. Por el contrario, cuando el nivel circulante de glucosa se eleva (p. ej., después de las comidas), el hígado almacena de forma activa el exceso de glucosa en forma de glucógeno, mediante un proceso llamado **glucogenogénesis**.

El hígado desempeña un papel fundamental en la regulación del metabolismo de los carbohidratos

La glucosa, la fructosa y la galactosa son los principales azúcares de los carbohidratos. De estos, regular el nivel de glucosa es importante porque es la principal fuente de energía para las células del cuerpo y el tejido nervioso. De hecho, el cerebro utiliza cerca de 20% de la glucosa que circula por el organismo. El hígado es un órgano fundamental en la regulación del metabolismo de los carbohidratos, los lípidos y las proteínas. El metabolismo y la interconversión de estos compuestos por las células hepáticas están influidos de manera sólida por las hormonas y por el estado nutricional de las personas.

El glucógeno, el principal carbohidrato almacenado en el hígado, representa hasta 7 a 10% del peso de un hígado normal sano. En comparación con ~ 2% en peso de glucógeno almacenado en el músculo esquelético, en función de la masa total de estos órganos en el cuerpo, se almacena más glucógeno en el músculo que en el hígado. Aunque se encuentra más glucógeno en el músculo esquelético, la glucosa almacenada en este

ENFOQUE CLÍNICO | 27-2

Várices esofágicas, una manifestación común de la hipertensión portal

El daño hepático crónico puede conducir a una secuencia de cambios que culminan con una hemorragia fatal por los vasos esofágicos. En la mayoría de las formas de daño hepático crónico, las células estrelladas se transforman en miofibroblastos secretores de colágeno. Estas células son responsables del depósito de colágeno en los sinusoides, interfiriendo por lo tanto con el intercambio de compuestos entre la sangre y los hepatocitos, y aumentando la resistencia al flujo venoso portal. La resistencia parece aumentar aún más cuando las células estrelladas se contraen. La combinación de un aumento en la resistencia y una reducción en la depuración de los vasoconstrictores que afectan a los lechos arteriolares resulta en un aumento en la presión portal y una reducción del flujo sanguíneo al hígado. Este trastorno se observa en ~ 80% de los pacientes con **cirrosis**. En un esfuerzo compensatorio, se forman nuevos canales, o bien se expanden tributarias venosas latentes, lo que resulta en la formación de venas varicosas en el abdomen. Aunque las venas varicosas se desarrollan en muchas

áreas, los aumentos en la presión portal tienen menos resistencia en el esófago, debido a la cantidad limitada de soporte de tejido conectivo en la base del esófago. Esta situación estructural, junto con una presión intratorácica negativa, favorece la formación y la ruptura de **várices esofágicas.** Aproximadamente 30% de las personas que desarrollan una hemorragia por várices esofágicas fallece durante el episodio de sangrado, lo que la convierte en uno de los padecimientos médicos más mortales.

En la actualidad no existen tratamientos bien establecidos para revertir la cirrosis, pero se utilizan numerosas estrategias para reducir la hipertensión portal y el sangrado. Entre ellas, una de las principales es el uso de β-bloqueadores no selectivos, que tienen un efecto vasodilatador. De forma adicional, el sangrado de las várices con frecuencia se trata por medio de ligadura endoscópica de las várices y derivaciones venosas portales colocadas en forma radiológica o quirúrgica para reducir la presión portal. ■

glucógeno solo es utilizada por el tejido muscular porque el tejido muscular esquelético carece de una enzima clave, la glucosa-6-fosfatasa. Esta enzima desfosforila la glucosa permitiéndole entrar y circular en la sangre, lo que es necesario para que la glucosa muscular esté disponible para otras zonas del cuerpo.

Tanto los riñones como el hígado contribuyen de forma importante al mantenimiento de los niveles normales de glucosa. De hecho, en personas sanas, los riñones recuperan 100% de la glucosa que llega a la orina. El hígado participa en el metabolismo de los carbohidratos y en el mantenimiento de los niveles normales de glucosa en sangre almacenando y liberando glucosa en cantidades controladas. Como órgano de almacenamiento de glucógeno, el hígado es capaz de eliminar el exceso de glucosa de la sangre y luego regresarla cuando los niveles de glucosa comienzan a caer. El resultado combinado del almacenamiento y la liberación es un proceso llamado **amortiguamiento de la glucosa** (fig. 27-16), que puede resumirse de la siguiente manera. Después de la ingesta de una comida (usualmente en las primeras 1 a 2 h), la concentración de glucosa en la sangre se eleva a un nivel de 120 a 150 mg/dL (6.6 a 8.3 mmol/L). Los hepatocitos retiran la glucosa utilizando un proceso facilitado, mediado por transportadores, que involucra al GLUT2. El GLUT2 se localiza en la membrana del hepatocito y su actividad no es afectada por la insulina. Una vez dentro de los hepatocitos, la glucosa se convierte en glucosa 6-fosfato (**G6P**) y posteriormente en **uridina difosfato glucosa** (UDP-glucosa). Una vez fosforilada, la glucosa ya no está disponible, y la UDP-glucosa es utilizada para la glucogenogénesis. Aunque la glucosa en sangre es el principal precursor del glucógeno, los tres azúcares principales (es decir, glucosa, fructosa y galactosa) son sustratos para la síntesis de glucógeno en el hígado. Otras vías metabólicas que alimentan el ciclo de glucogenogénesis hepática incluyen la síntesis de piruvato utilizando aminoácidos (p. ej., alanina, serina y glicina) o lactato como sustrato. El piruvato se convierte en glucosa.

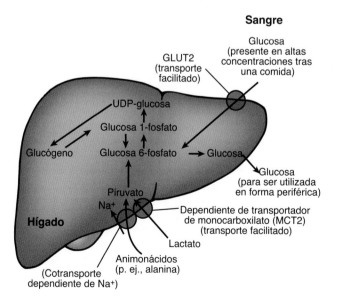

Figura 27-16 **El hígado es un órgano clave en la regulación del metabolismo de los carbohidratos.** El glucógeno es el principal carbohidrato almacenado en el hígado. La uridina difosfato glucosa (UDP-glucosa) es un precursor del glucógeno.

Las cinasas en el hígado están involucradas en el metabolismo de los monosacáridos

Las cinasas son enzimas que añaden un grupo fosfato a un sustrato. Una hexocinasa específicamente fosforila a un azúcar de seis carbonos. En el hígado (pero no en el músculo), la isoforma glucocinasa fosforila a la glucosa para formar G6P. De acuerdo con los requerimientos de energía, la G6P es canalizada a la síntesis de glucógeno o utilizada para la producción de energía mediante la vía glucolítica.

El hígado capta fructosa, y la fructocinasa la fosforila para formar fructosa 1-fosfato, que es ya sea isomerizada para formar G6P, o bien metabolizada por la vía glucolítica. La vía glucolítica utiliza la fructosa 1-fosfato de forma más eficiente que la G6P.

La galactosa es utilizada para proporcionar energía y en la biosíntesis de glucoproteínas y glucolípidos. La galactosa captada por el hígado es fosforilada por la galactocinasa para formar galactosa 1-fosfato, que a su vez reacciona con la UDP-glucosa para formar UDP-galactosa y glucosa 1-fosfato. La UDP-galactosa puede ser utilizada para la biosíntesis de glucoproteínas y glucolípidos o ser convertida en UDP-glucosa, que puede ser reciclada.

El ayuno desencadena la glucogenólisis en el hígado

La gluconeogénesis es la producción de glucosa a partir de fuentes distintas a los carbohidratos, como las grasas, los aminoácidos y el lactato. La energía requerida se deriva principalmente de la β-oxidación de los ácidos grasos. El piruvato es el sustrato inicial, y puede derivarse del lactato o del metabolismo de los aminoácidos glucogénicos (aminoácidos que contribuyen a la formación de glucosa). La gluconeogénesis ocurre de manera predominante en el hígado y los riñones. Sin embargo, debido a su tamaño, el hígado contribuye mucho más al proceso.

Durante el ayuno, la glucogenólisis degrada al glucógeno para generar glucosa. La enzima glucógeno fosforilasa cataliza la escisión del glucógeno a glucosa 1-fosfato, que a su vez es convertida a G6P por la enzima fosfoglucomutasa. La enzima **glucosa-6-fosfatasa** (**G6P**), presente en el hígado, pero no en el músculo ni en el cerebro, convierte la G6P a glucosa que entonces puede ser liberada a la circulación. La G6P es un intermediario importante en el metabolismo de los carbohidratos, ya que puede ser utilizada para proporcionar glucosa a la sangre, o para formar glucógeno.

Tanto la glucogenólisis como la glucogenogénesis están reguladas por hormonas. El páncreas secreta insulina a la circulación portal. Por lo tanto, el hígado, que es sensible a las hormonas, es el primer órgano en responder a los cambios en los niveles plasmáticos de insulina. Casi la mitad de la insulina en la sangre portal es retirada a medida que pasa a través del hígado. La insulina tiende a reducir la glucosa sanguínea al estimular la glucogenogénesis y suprimir la glucogenólisis y la gluconeogénesis. Una duplicación en la concentración de insulina portal detiene por completo la producción hepática de glucosa. A diferencia de la insulina, el **glucagón** estimula la glucogenólisis y la gluconeogénesis, elevando los niveles de glucosa en la sangre. La **adrenalina** estimula la glucogenólisis. El balance final entre la glucogenogénesis hepática y la glucogenólisis involucra estímulos hormonales, así como información de los sensores de glucosa en la vena porta.

La gluconeogénesis es importante para mantener la homeostasis de la glucosa sanguínea, en especial durante el ayuno. Los

Fisiología gastrointestinal

eritrocitos y la médula renal dependen por completo de la glucosa en la sangre para obtener energía, y la glucosa es el sustrato preferido del cerebro. La mayoría de los aminoácidos puede contribuir con átomos de carbono para la síntesis de glucosa, siendo el más importante la alanina del músculo. El factor que limita la tasa de producción de glucosa en la gluconeogénesis es la disponibilidad de moléculas de sustrato y no la cantidad de enzimas. La adrenalina y el glucagón estimulan la gluconeogénesis, pero la insulina la suprime en gran medida. Por lo tanto, en los pacientes con diabetes tipo I la gluconeogénesis está muy estimulada, lo que contribuye a la hiperglucemia observada en ellos.

El balance, muy bien regulado, entre la síntesis de glucógeno y la liberación de glucosa por el hígado es clave para mantener las concentraciones normales de glucosa dentro de un límite estrecho de 70 a 100 mg/dL. Aunque podría esperarse que los pacientes con enfermedad hepática tuvieran dificultad para regular la glucosa en sangre, por lo general no es el caso, debido a la reserva relativamente grande de la función hepática. Sin embargo, en el caso de la enfermedad hepática crónica, puede haber una reducción en la síntesis de glucógeno y en la gluconeogénesis. Algunos pacientes con enfermedad hepática avanzada desarrollan hipertensión portal, la cual induce la formación de una derivación portosistémica, lo que ocasiona niveles elevados de insulina en sangre y glucagón como resultado de la supresión en la remoción de estas hormonas por el hígado.

HÍGADO: METABOLISMO DE LOS LÍPIDOS

El hígado desempeña un papel fundamental en el metabolismo de los lípidos. El hígado actúa como órgano central en cuatro procesos clave del metabolismo de los lípidos: 1) oxidación de ácidos grasos para obtener energía; 2) síntesis de lipoproteínas; 3) síntesis de fosfolípidos y colesterol, y 4) conversión de carbohidratos en grasa para su almacenamiento.

Los triglicéridos son la principal forma de almacenamiento y transporte de ácidos grasos en las células y el plasma. Los ácidos grasos son retirados de la sangre casi de forma inmediata y almacenados como triglicéridos ya sea en las células adiposas o en las células hepáticas, hasta que son requeridos por otras células para obtener energía (fig. 27-17). Además de servir como el principal lugar para el metabolismo de los triglicéridos y la síntesis de lipoproteínas, colesterol y fosfolípidos, el hígado también es capaz de sintetizar grasas utilizando proteínas y carbohidratos como sustratos. Además, los tejidos del cuerpo se benefician de la desaturación de los ácidos grasos en el hígado, los cuales puede entonces utilizar para la síntesis de membranas y otras estructuras celulares.

Después de una comida, la mayoría de la grasa ingerida procesada por el intestino delgado es empaquetada en quilomicrones que inicialmente entran en la linfa y por último en la sangre. Los quilomicrones están compuestos casi de forma exclusiva por ácidos grasos (es decir, 80 a 90% de la estructura del quilomicrón). Después de que entran en la circulación, la lipoproteína lipasa en las células endoteliales de los vasos sanguíneos hidroliza los quilomicrones para liberar ácidos grasos y glicerol de los triglicéridos. Algunas células (p. ej., las células del corazón y las musculares) dependen principalmente de los ácidos grasos para la obtención de energía, pero otras células (es decir, células adiposas) los almacenan como triglicéridos. A medida que el metabolismo progresa, los quilomicrones se encogen y son convertidos en **remanentes de quilomicrón** que

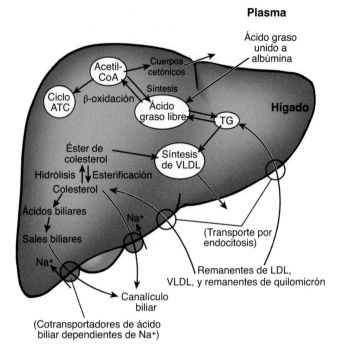

Figura 27-17 El hígado tiene un papel importante en el metabolismo de los lípidos. El hígado está involucrado en la oxidación de los ácidos grasos, la síntesis de lipoproteínas de muy baja densidad (VLDL) y la regulación de los niveles circulantes de triglicéridos, lipoproteínas de baja densidad (LDL) y lipoproteínas de alta densidad (HDL). Acetil-CoA, acetil coenzima A; ciclo TCA, ciclo de los ácidos tricarboxílicos; TG, triglicérido.

son captados rápidamente por el hígado a través de receptores de remanente de quilomicrón. Posteriormente, el hígado utiliza los ácidos grasos restantes para formar VLDL y para la producción de energía a través de la β-oxidación mitocondrial.

Los ácidos grasos que son absorbidos por el tracto digestivo o liberados del tejido adiposo son metabolizados principalmente en el hígado. Los hepatocitos degradan los ácidos grasos dentro de las mitocondrias, generando acetil-coenzima A (acetil-CoA) en el proceso. Una parte de la acetil-CoA entra en el ciclo del ácido cítrico (también llamado ciclo de los ácidos tricarboxílicos [TCA] o ciclo de Krebs) y proporciona energía a las células del hígado. El hígado tiene la capacidad única de formar acetoacetato, un cuerpo cetónico, a través de la reacción de condensación entre dos acetil-CoA. Otras células (p. ej., músculo, cerebro y riñón) absorben el acetoacetato de la sangre y lo convierten de vuelta a acetil-CoA para ser utilizado en la producción de energía. Además de entrar al ciclo del ácido cítrico, la acetil-CoA puede utilizarse en el ciclo TCA para producir trifosfato de adenosina (ATP), para sintetizar otros ácidos grasos y para formar cuerpos cetónicos. Debido a que los ácidos grasos son sintetizados a partir de acetil-CoA, cualquier sustancia que contribuya a la producción de acetil-CoA, como los carbohidratos y las proteínas, aumenta la síntesis de ácidos grasos.

La cantidad relativa de ácidos grasos canalizada a las varias vías de metabolismo de los lípidos en el hígado, depende principalmente del estatus nutricional y hormonal de la persona. Más ácidos grasos son canalizados hacia la **cetogénesis** o la β-oxidación cuando el suministro de carbohidratos es bajo (durante el ayuno) o en condiciones con altos niveles circulantes de glucagón y bajos niveles de insulina (diabetes mellitus). Por el contrario, una mayor cantidad de ácidos grasos se utiliza para la síntesis de triglicéridos para la exportación de lipoproteínas cuando el suministro de carbohidratos es abundante (durante la alimentación) o en condiciones de bajos niveles circulantes de glucagón y altos niveles de insulina.

El hígado es uno de los principales órganos involucrados en la síntesis de ácidos grasos. El ácido palmítico es sintetizado en el citosol hepatocelular; los otros ácidos grasos sintetizados en el cuerpo se derivan del acortamiento, la elongación o la desaturación de la molécula de ácido palmítico.

Las lipoproteínas funcionan como transportadores de lípidos sanguíneos

Una de las principales contribuciones en el metabolismo de los lípidos es la síntesis de lipoproteínas, que consiste en un complejo molecular de lípidos y proteínas que funcionan en el transporte de lípidos sanguíneos. Las cinco clases principales de lipoproteínas circulantes en el plasma son los quilomicrones, las VLDL, las LDL, las lipoproteínas de densidad intermedia (IDL) y las lipoproteínas de alta densidad (HDL) (tabla 27-4). Estas difieren en su composición química y por lo general son aisladas del plasma utilizando centrifugación diferencial. Las lipoproteínas pierden flotabilidad y la cantidad relativa de proteínas en la partícula aumenta. La solubilidad se mantiene debido a los fosfolípidos anfipáticos y a las proteínas que rodean al núcleo insoluble en agua. Esta configuración estructural le permite a las lipoproteínas ser transportadas en un medio acuoso (p. ej., en el plasma).

Los quilomicrones tienen una densidad de < 0.95 g/mL, lo que los convierte en la más ligera de las cinco clases de lipoproteínas. Son sintetizados solo en el intestino delgado y son producidos en grandes cantidades tras la ingesta de grasa. Los quilomicrones son partículas grandes, ricas en lípidos, que no pueden entrar en los lechos capilares intestinales, sino que se absorben en el sistema linfático desde donde llegan a la sangre a través de la conexión entre la vena subclavia y el conducto torácico.

Las VLDL tienen una densidad < 1.006 g/mL y son más pequeñas que los quilomicrones. El hígado sintetiza alrededor de 10 veces más VLDL circulantes que el intestino delgado. Al igual que los quilomicrones, las VLDL son ricas en triglicéridos y llevan la mayor parte de los triglicéridos desde el hígado a los demás órganos. Las VLDL proporcionan colesterol a los órganos que lo requieren para la síntesis de hormonas esteroideas (p. ej., las glándulas suprarrenales, los ovarios y los testículos). La lipoproteína lipasa (LPL) degrada los triglicéridos en las VLDL para generar ácidos grasos que pueden ser metabolizados para proporcionar energía. Cuando se degradan las VLDL, se forman IDL, que tienen una densidad que va de 1.006 a 1.019. En la sangre solo hay pequeñas cantidades de IDL y con frecuencia se pasan por alto como una clase de lipoproteínas.

Por lo general, el hígado humano tiene una capacidad considerable para producir VLDL, pero en los padecimientos hepáticos agudos o crónicos esta capacidad está comprometida de forma significativa. Las VLDL del hígado están asociadas con una clase importante de proteínas, las **proteínas apo B**. Las dos formas de apo B circulantes son la B-48 y la B-100. El hígado humano solo produce apo B-100 (peso molecular ~ 500 000), la cual es importante para la secreción hepática de VLDL. En la abetalipoproteinemia, la síntesis de apo B está reducida y la secreción de VLDL está bloqueada, lo que ocasiona la aparición de grandes gotitas de lípidos en el citoplasma de los hepatocitos en los pacientes que tienen este trastorno. Esta falta de secreción de VLDL no está relacionada por completo con la reducción de la síntesis de apo B. También está involucrada una mutación genética que afecta la codificación del gen para la proteína de transferencia de triglicéridos. Las otras apolipoproteínas importantes relacionadas con las VLDL son la apo CI, II y III, y la apo E.

Aunque en el plasma se producen cantidades considerables de LDL (rango de densidad 1.019 a 1.063) y HDL (rango de densidad 1.063 a 1.210), el hígado también produce una pequeña cantidad de estas dos lipoproteínas ricas en colesterol. Las LDL transportan éster de colesterol desde el hígado a otros órganos, y se piensa que las HDL extraen colesterol de los tejidos periféricos y lo transportan al hígado.

Precursores y hormonas, como el estrógeno y las hormonas tiroideas, regulan la formación y la secreción de lipoproteínas.

TABLA 27-4	Lipoproteínas plasmáticas		
Lipoproteína	**Fuente**	**Densidad (g/mL)**	**Función**
Quilomicrón	Intestino	< 0.95	Composición: 1% proteínas y 99% lípidos; el quilomicrón es responsable de transportar lípidos desde el intestino al hígado, el corazón y el músculo esquelético
VLDL	Hígado	0.95-1.006	Composición: 7-10% proteínas, 90-93% lípidos; las VLDL son convertidas a LDL en el hígado y actúan como el sistema interno de transporte de lípidos en el cuerpo (triglicéridos, fosfolípidos y colesterol)
IDL	VLDL	1.006-1.019	Composición: 10-12% proteínas, 88-90% lípidos; son formadas cuando los triglicéridos presentes en las VLDL son hidrolizados por la lipoproteína lipasa en los lechos capilares
LDL	Quilomicrón/VLDL	1.019-1.063	Composición: 20% proteínas, 80% lípidos; transporta colesterol a las células
HDL	Quilomicrón/VLDL	1.063-1.21	Composición: 35-60% proteínas, 40-65% lípidos; es la más pequeña en tamaño de todas las lipoproteínas y actúa en el transporte de colesterol y triglicéridos; la HDL lleva aproximadamente 30% del colesterol en la sangre y es capaz de remover colesterol de un ateroma de los vasos sanguíneos y llevarlo de regreso al hígado; algunas veces se le llama *colesterol bueno*.

HDL, lipoproteína de alta densidad; IDL, lipoproteína de densidad intermedia; LDL, lipoproteína de baja densidad; VLDL, lipoproteína de muy baja densidad.

Por ejemplo, durante el ayuno, los ácidos grasos en las VLDL se derivan principalmente de los ácidos grasos movilizados desde el tejido adiposo. Por el contrario, durante la ingesta de grasa los ácidos grasos en las VLDL producidas por el hígado se derivan en su mayoría de los quilomicrones.

La **hipercolesterolemia familiar**, un trastorno en el cual el hígado no es capaz de producir el receptor de LDL, ejemplifica la importancia del hígado en el metabolismo de las lipoproteínas. Cuando el LDL se une a su receptor es internalizado y catabolizado en el hepatocito. En consecuencia, el receptor de LDL es crucial para remover LDL del plasma. Las personas que presentan hipercolesterolemia familiar por lo general tienen niveles altos de LDL, lo que las predispone a enfermedad cardiaca coronaria temprana. Muchas veces el único tratamiento efectivo es el trasplante de hígado.

El hígado produce cuerpos cetónicos durante la gluconeogénesis

Los cuerpos cetónicos son formados por el hígado durante la gluconeogénesis, un proceso que sintetiza glucosa en épocas de ayuno e inanición. El hígado produce tres cuerpos cetónicos. Son el acetoacetato, el β-hidroxibutirato y la acetona.

El hígado humano puede producir el equivalente a la mitad de su peso en cuerpos cetónicos al día, pero carece de cetoácido-CoA transferasa, la enzima necesaria para el metabolismo de los cuerpos cetónicos. La mayoría de los demás órganos pueden utilizar cuerpos cetónicos como fuente de energía. Por ejemplo, durante el ayuno prolongado, el cerebro cambia al uso de cuerpos cetónicos (p. ej., acetoacetato y β-hidroxibutirato) para la obtención de energía, aunque la glucosa es el sustrato preferido. Durante el ayuno se presenta una rápida disminución de los depósitos de glucógeno en el hígado, lo que resulta en una escasez de sustratos (p. ej., oxaloacetato) para el ciclo del ácido cítrico, y hay una rápida movilización de ácidos grasos desde el tejido adiposo al hígado. En estas circunstancias, la acetil-CoA formada por la betaoxidación es canalizada a la formación de cuerpos cetónicos. La cetogénesis también es pronunciada en la diabetes cuando los niveles de insulina caen de forma precipitada a cero.

El nivel de cuerpos cetónicos que circulan en la sangre es usualmente bajo, pero durante el ayuno prolongado y en la diabetes mellitus, está muy elevado, una condición conocida como **cetosis**. En pacientes con diabetes, grandes cantidades de ácido β-hidroxibutírico pueden volver ácido el pH de la sangre, un estado denominado **cetoacidosis**.

El hígado participa en el mantenimiento de los niveles del colesterol en sangre

El colesterol es esencial para la vida, y el hígado tiene un papel importante en la homeostasis del colesterol. El colesterol hepático se deriva tanto de la síntesis *de novo* como de las lipoproteínas captadas por el hígado. Se utiliza en la formación de ácidos biliares, la secreción biliar de colesterol, y la síntesis de VLDL y las membranas en el hígado. Debido a que la absorción de colesterol biliar y ácidos biliares por el tracto GI es incompleta, este método de eliminación del colesterol del cuerpo es esencial y eficiente. Sin embargo, a los pacientes con altos niveles de colesterol en plasma se les pueden prescribir medicamentos adicionales (p. ej., estatinas) para reducir los niveles plasmáticos de colesterol. Las **estatinas** actúan inhibiendo las enzimas que tienen un papel esencial en la síntesis del colesterol.

HÍGADO: METABOLISMO DE LAS PROTEÍNAS

El hígado es uno de los principales órganos involucrados en la síntesis de aminoácidos no esenciales a partir de aminoácidos esenciales. El cuerpo puede sintetizar todos excepto nueve de los aminoácidos necesarios para la síntesis de proteínas.

De las muchas proteínas plasmáticas circulantes sintetizadas por el hígado, la albúmina puede ser la más importante (fig. 27-18). El hígado sintetiza alrededor de 3 g de albúmina al día. Esta proteína ayuda a conservar el volumen plasmático y el balance de líquido en los tejidos al mantener la presión coloidosmótica del plasma. La importancia de las proteínas plasmáticas se ilustra en el hecho de que tanto la enfermedad hepática como el ayuno a largo plazo resultan en edema generalizado y ascitis. La albúmina plasmática tiene un papel vital en el transporte de muchas sustancias en la sangre, como los ácidos grasos libres y ciertos medicamentos, incluidos la penicilina y los salicilatos. Otras proteínas plasmáticas importantes sintetizadas por el hígado son los componentes del **sistema del complemento**, los componentes de la **cascada de coagulación** (es decir, fibrinógeno y protrombina), las globulinas y las proteínas de transporte de hierro (p. ej., transferrina, haptoglobina y hemopexina).

Los **aminoácidos esenciales** deben ser ingeridos en la dieta. El hígado puede formar aminoácidos no esenciales a partir de aminoácidos esenciales. Por ejemplo, se puede sintetizar tirosina a partir de fenilalanina, y cisteína a partir de metionina.

El ácido glutámico y la glutamina son importantes para la biosíntesis de ciertos aminoácidos en el hígado. El ácido glutámico se deriva de la aminación del α-cetoglutarato por el amoniaco. Esta reacción es importante debido a que el amoniaco es utilizado de forma directa en la formación del grupo α-amino, y representa un mecanismo para derivar el nitrógeno de los productos de desecho formadores de urea. El ácido glutámico puede ser utilizado en la aminación de otros α-cetoácidos para formar los aminoácidos correspondientes, y puede ser conver-

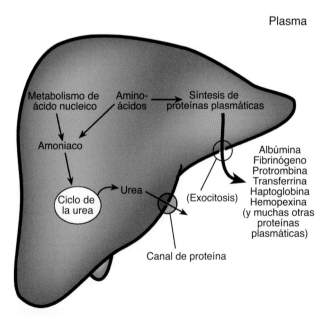

Figura 27-18 **El hígado sintetiza aminoácidos no esenciales y proteínas plasmáticas.** El hígado es la única fuente del cuerpo de aminoácidos no esenciales y produce la mayoría de las proteínas plasmáticas circulantes.

tido en glutamina al unirse con el amoniaco, una reacción catalizada por la glutamina sintetasa.

El hígado convierte el amoniaco en urea

El amoniaco se deriva del catabolismo de las proteínas y los ácidos nucleicos; desempeña un papel vital en el metabolismo del nitrógeno y se requiere para la biosíntesis de aminoácidos no esenciales y ácidos nucleicos. Por lo general, el amoniaco se desintoxica en el hígado mediante el ciclo de la urea (también conocido como ciclo de la ornitina). El ciclo de la urea produce urea $(NH_2)_2CO$ a partir de amoniaco (NH_3). El amoniaco también se consume en la conversión de glutamato en glutamina, una reacción que depende de la actividad de la glutamina sintetasa. Los niveles circulantes de amoniaco altos son en extremo neurotóxicos, y la hiperamoniemia causa irritabilidad, vómito, edema cerebral y, por último, coma que conduce a la muerte. Como resultado de la metabolización del amoniaco, el nivel de amoniaco del hígado es 10 veces más alto que el del plasma. El músculo esquelético es un órgano extrahepático clave para reducir los niveles de amoniaco. La ingesta de proteínas regula las enzimas involucradas en el ciclo de la urea. En los seres humanos, la inanición estimula estas enzimas, causando un aumento en la producción de urea y un incremento concomitante en el nivel circulante de urea.

La urea es el producto final nitrogenado de la descomposición de las proteínas; se encuentra en la orina, pero también en la sangre, la bilis, la leche materna y el sudor. La urea producida por el hígado es excretada por los riñones. Las enfermedades hepáticas (p. ej., la cirrosis) pueden provocar niveles elevados de amoniaco en sangre. Después de la urea, la glutamina es el segundo metabolito más importante del amoniaco en el hígado. Desempeña un papel importante en el almacenamiento y el transporte del amoniaco en la sangre. Mediante la acción de varias transaminasas, la glutamina puede utilizarse para aminar varios cetoácidos y convertirlos en sus aminoácidos correspondientes. También actúa como un importante sustrato oxidativo y, en el intestino delgado, es el principal sustrato para proporcionar energía.

HÍGADO: ALMACENAMIENTO DE NUTRIENTES

El hígado es el órgano interno más grande del cuerpo y una de sus funciones es servir de órgano de almacenamiento de vitaminas liposolubles y hierro, así como de algunas vitaminas hidrosolubles, particularmente vitamina B_{12}. Estas vitaminas almacenadas son liberadas a la circulación según se requiera.

El hígado recoge, almacena y libera vitaminas liposolubles

La **vitamina A** comprende una familia de compuestos relacionados con el retinol. La vitamina A (retinol o ácido retinoico) es importante para la visión, el crecimiento y el mantenimiento del epitelio, y para la reproducción. El hígado tiene un papel vital en la captación, el almacenamiento y el mantenimiento de los niveles circulantes de vitamina A. El retinol (la forma alcohol de la vitamina A) es transportado en quilomicrones principalmente como un éster de ácidos grasos de cadena larga. El éster de retinil no es afectado por el metabolismo de los quilomicrones, y el hígado eventualmente capta y degrada los remanentes de quilomicrón al tiempo que almacena el éster de retinol.

Cuando el nivel de vitamina A en la sangre cae, el hígado hidroliza el éster de retinol almacenado, liberando retinol que luego se une a la proteína transportadora de retinol (PTR) que ha sido sintetizada por el hígado; el complejo PTR-retinol es secretado a la sangre. La cantidad de PTR secretada a la sangre depende del estatus de vitamina A. La deficiencia de vitamina A inhibe en forma significativa la liberación de PTR, mientras que la carga de vitamina A estimula su liberación. La PTR se une al retinol en una estequiometría 1:1. La unión resulta en la solubilización del retinol y lo protege de la oxidación.

La **hipervitaminosis** se desarrolla cuando se consumen cantidades masivas de vitamina A. Debido a que el hígado almacena vitamina A, la hepatotoxicidad con frecuencia se relaciona con la hipervitaminosis A. La ingesta continua de cantidades excesivas de vitamina A eventualmente conduce a hipertensión portal y cirrosis. La mayoría de los casos de toxicidad por vitamina A y de sobredosis reportados se presentaron en exploradores en el Ártico que consumían los hígados de osos polares y focas, que contienen altos niveles de vitamina A. El β-caroteno pertenece a una familia de compuestos naturales llamados *carotenos* o *carotenoides*. Es abundante en las plantas y le da a las frutas y vegetales su color naranja y amarillo. El cuerpo convierte el β-caroteno en vitamina A (retinol). Aunque las cantidades excesivas de vitamina A pueden ser tóxicas, el cuerpo convierte solo la cantidad necesaria de β-caroteno en vitamina A, haciendo que el β-caroteno sea una fuente segura de vitamina A.

Se piensa que la **vitamina D** es almacenada principalmente en el músculo esquelético y en el tejido adiposo. Sin embargo, el hígado activa la vitamina D convirtiendo la vitamina D_3 en 25-hidroxivitamina D_3. Adicionalmente, el hígado sintetiza proteína transportadora de vitamina D.

La vitamina K es una vitamina liposoluble importante en la síntesis hepática de protrombina. La protrombina es convertida en trombina, una enzima necesaria para la formación del coágulo de fibrina. Por lo tanto, la deficiencia de vitamina K conduce a una alteración en la coagulación.

El requerimiento de vitamina K en la dieta es pequeño y se satisface adecuadamente con la dieta occidental promedio. Las bacterias en el tracto GI también proporcionan vitamina K. Esta parece ser una fuente importante de vitamina K, ya que la administración prolongada de antibióticos de amplio espectro algunas veces resulta en hipoprotrombinemia. Debido a que la absorción de vitamina K depende de la absorción normal de grasa, cualquier malabsorción de lípidos prolongada puede ocasionar deficiencia de vitamina K. El almacenamiento de vitamina K en el hígado es relativamente limitado y, por lo tanto, puede desarrollarse **hipoprotrombinemia** en unas cuantas semanas. La administración de vitamina K por lo general es curativa. El mayor depósito de vitamina K está en el músculo esquelético, pero se desconoce su importancia fisiológica y la de otros depósitos en el cuerpo.

El hígado tiene un papel clave en el transporte, el almacenamiento y el metabolismo del hierro

El hierro es esencial para la vida, lo que hace que la regulación del metabolismo del hierro sea un factor importante en muchos aspectos de la salud y la enfermedad en los seres humanos. Para desplazar de forma segura el hierro en el cuerpo, debe estar unido a proteínas, dado que la formación de radicales libres mediada por hierro puede tener consecuencias terribles para los tejidos y los órganos (p. ej., el corazón y el páncreas). El hígado sintetiza varias proteínas involucradas en el transporte y el metabolismo del hierro. Una de estas proteínas, la **transferrina**, tiene un papel crítico en el transporte y la homeostasis del hierro en la sangre. El nivel de transferrina plasmática circulante es inversamente proporcional a la carga de hierro en el cuerpo. Durante la deficiencia de hierro, la síntesis de transferrina en el hígado es estimulada de forma significativa, lo que mejora la absorción intestinal de hierro. Cuando la cantidad de hierro almacenado en el hígado es alta, la tasa de síntesis de transferrina es más baja. El hierro es almacenado en forma intracelular unido a la proteína intracelular ferritina. Este complejo hierro-ferritina es soluble en el citoplasma y puede actuar funcionalmente como un mecanismo amortiguador al regular la cantidad de hierro disponible para procesos metabólicos en el cuerpo. Los hepatocitos contienen la mayor cantidad de hierro unido a ferritina, pero también existen cantidades cuantificables en la médula ósea y el bazo. El hígado sintetiza dos proteínas transportadoras que tienen un papel vital en la conservación del hierro: la haptoglobina, que se une a la hemoglobina libre, y la hemopexina, que se une al grupo hemo libre cuando está presente en el plasma. El hígado retira rápidamente de la sangre los complejos hemoglobina-haptoglobina y hemopexina-hemo, conservando el hierro para su posterior utilización en el cuerpo.

El hierro es un componente esencial de muchas moléculas, y las proteínas que contienen hierro (moléculas hemo) están involucradas en un proceso de generación de energía intracelular que ocurre en las mitocondrias de todas las células. El hierro está localizado en el centro de las moléculas hemo, y las proteínas transportadoras de hemo llevan a cabo las reacciones de óxido-reducción y de transporte de electrones requeridas para la fosforilación oxidativa relacionada con la producción de energía. El hierro se encuentra en el centro de los grupos hemo que son parte de las moléculas de hemoglobina encontradas en los eritrocitos, y de las moléculas de mioglobina encontradas en los músculos cardiaco y esquelético. Contribuye a la capacidad de estas proteínas para transportar oxígeno. La mayor parte del hierro en el cuerpo está contenido en los eritrocitos, lo que hace que la anemia por deficiencia de hemoglobina y la anemia por deficiencia de hierro sean los dos tipos más comunes de enferme-

dades asociadas con la deficiencia de hierro. Las proteínas con sulfuro de hierro son otro grupo importante de proteínas que contienen hierro, y algunas de ellas son un componente esencial en la fosforilación oxidativa.

Los eritrocitos viejos o dañados se eliminan de la circulación tanto en el hígado como en el bazo. La hemoglobina que contienen las células se descompone y sus componentes básicos (p. ej., hierro y aminoácidos) se reciclan. En el hígado, las células de Kupffer eliminan los eritrocitos dañados, en especial aquellos con daño moderado (fig. 27-19). Los lisosomas secundarios digieren rápidamente a los eritrocitos captados por las células de Kupffer para liberar hemo. La hemooxigenasa microsomal libera hierro del hemo, que a su vez entra en la reserva de hierro libre y es almacenado como ferritina o liberado hacia el torrente sanguíneo, donde se une a la apotransferrina. Una vez que el hierro se ha unido, la molécula se llama ahora ferritina. Una parte del hierro de la ferritina puede ser convertida en **gránulos de hemosiderina**. No está claro si el hierro de los gránulos de hemosiderina es intercambiable con la reserva de hierro libre.

Durante mucho tiempo se pensó que las células de Kupffer eran las únicas células involucradas en el almacenamiento de hierro, pero estudios recientes sugieren que los hepatocitos son los principales sitios de almacenamiento de hierro a largo plazo. La transferrina se une a receptores en la superficie de los hepatocitos, y el complejo transferrina-receptor entero es internalizado y procesado (fig. 27-20). La apotransferrina (proteína de transporte no unida a hierro) es reciclada de nuevo hacia el plasma, y el hierro liberado entra a una reserva lábil. El hierro de la transferrina es probablemente la principal fuente de hierro para los hepatocitos, pero también lo obtienen de los complejos haptoglobina-hemoglobina y hemopexina-hemo. Cuando la hemoglobina es liberada dentro de los hepatocitos se degrada en lisosomas secundarios liberando el hemo. El hemo es procesado en el retículo endoplásmico liso y el hierro libre liberado entra

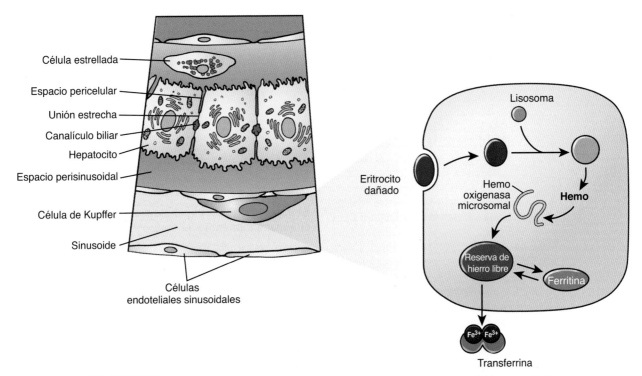

Figura 27-19 **Las células de Kupffer remueven los eritrocitos dañados de la circulación.** Las células de Kupffer fagocitan rápidamente a los eritrocitos dañados. El hierro liberado de la molécula de hemo durante la fagocitosis se vuelve parte de la reserva de hierro libre.

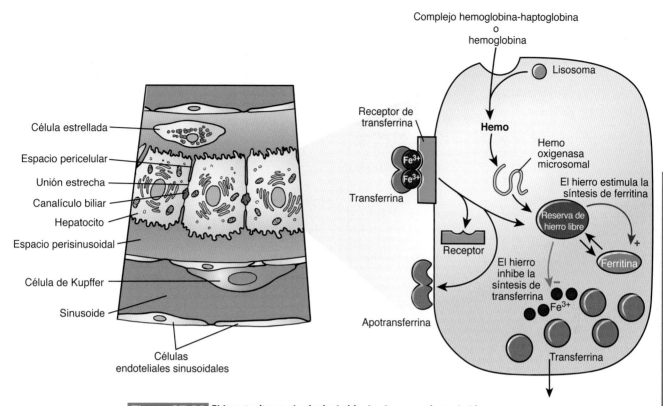

Figura 27-20 **El hepatocito es el principal sitio de almacenamiento de hierro.**
La transferrina se une a receptores en los hepatocitos y, como se observa en esta
figura, el complejo transferrina-receptor entero es internalizado y procesado.

a la reserva lábil de hierro. Una porción significativa del hierro citosólico libre seguramente se combina de forma rápida con la apoferritina para formar ferritina. Al igual que las células de Kupffer, los hepatocitos pueden transferir algo del hierro en la ferritina a la **hemosiderina**.

El cuerpo humano regula estrechamente la absorción y el reciclaje del hierro. Sin embargo, existe una "paradoja del hierro" en fisiología; es decir, el hierro es un elemento esencial para la vida, pero el cuerpo humano no tiene un mecanismo regulador para su excreción. La sobrecarga de hierro es evitada únicamente por la regulación de la absorción de hierro; por lo tanto, aquellos que no pueden regular la absorción de hierro sufren enfermedades de sobrecarga de hierro. Con la sobrecarga de hierro, el hierro se vuelve tóxico para las células. La toxicidad por hierro se presenta cuando la cantidad de hierro circulante excede la cantidad de transferrina disponible para unirse a este elemento. La toxicidad surge cuando el hierro libre intracelular cataliza la conversión del peróxido de hidrógeno en radicales libres, que causan un daño celular extenso al corazón, el hígado y el riñón, así como a otros órganos metabólicos. La toxicidad por hierro por lo regular es el resultado de una sobredosis de suplementos con hierro (raro), transfusiones repetidas o una enfermedad genética. Un ejemplo clásico de una sobrecarga de hierro es la **hemocromatosis hereditaria (HH)**. El defecto en la HH causa una absorción excesiva de hierro de los alimentos, que a su vez hace que los hepatocitos se vuelvan defectuosos y no sean capaces de realizar sus funciones normales. La disfunción celular se debe a daño por radicales libres.

HÍGADO: METABOLISMO DE LOS FÁRMACOS

Los fármacos se transportan a través de la circulación hepática hasta el hígado, que se convierte en el principal lugar de meta-

bolización de los fármacos. Las enzimas hepáticas convierten los fármacos en metabolitos activos o en productos inactivos. El principal mecanismo por el que se metabolizan los fármacos es a través de un grupo específico de enzimas del citocromo P-450.

Por último, los riñones eliminan los productos metabolizados. Sin embargo, para una eliminación efectiva, los fármacos primero deben volverse hidrófilos (polares y solubles en agua). Debido a que la reabsorción de una sustancia en los túbulos renales depende de su hidrofobicidad, entre más hidrófoba (no polar y soluble en lípidos) sea una sustancia, más probable es que se reabsorba. Muchos fármacos y metabolitos son hidrófobicos, y son convertidos en compuestos hidrófilos por el hígado, lo que contribuye a su eliminación por los riñones.

La eliminación de fármacos por el hígado ocurre en tres fases

Dos reacciones (fase I y fase II), catalizadas por sistemas enzimáticos diferentes, están involucradas en el metabolismo y conversión de xenobióticos (sustancias químicas extrañas al organismo) y fármacos en compuestos hidrófilos. En las **reacciones de fase I**, la introducción de uno o más grupos polares da lugar a la transformación (biotransformación) del compuesto original en un compuesto más polar. Los grupos polares comunes son el hidroxilo (OH) y el carboxilo (COOH). La mayor parte de las reacciones de fase I involucran la oxidación del compuesto original. La mayoría de las enzimas de fase I están localizadas en el REL, pero algunas enzimas son citoplasmáticas. Por ejemplo, la alcohol deshidrogenasa se localiza en el citoplasma de los hepatocitos y cataliza la rápida conversión de alcohol a acetaldehído. También puede desempeñar un papel en la deshidrogenación de esteroides. Los metabolitos de las reac-

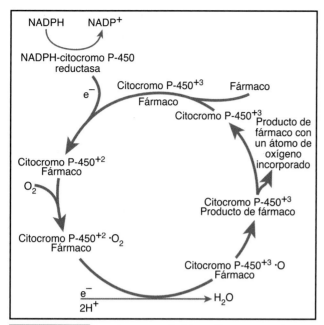

Figura 27-21 **Dos sistemas enzimáticos diferentes catalizan el metabolismo de los fármacos en el hígado.** Aquí se ilustra la reacción de fase I.

ciones de fase I con frecuencia son inactivos. Sin embargo, en algunos casos, su actividad solo se modifica.

Las enzimas involucradas en las reacciones de fase I (es decir, la biotransformación de fármacos) están presentes como complejos enzimáticos compuestos de **NADPH-citocromo P-450 reductasa** y una serie de hemoproteínas llamadas **citocromo P-450** (*véase* fig. 27-21). El fármaco se combina con el citocromo P-450^{3+} oxidado para formar un complejo citocromo P-450^{3+}-fármaco. La enzima NADPH-citocromo P-450 reductasa cataliza la reducción del complejo citocromo P-450^{3+}-fármaco al complejo citocromo P-450^{2+}-fármaco, que posteriormente se combina con oxígeno molecular para formar un intermediario oxigenado. Un átomo de O_2 molecular se combina con dos átomos de H^+ y un electrón para formar H_2O. El otro átomo de oxígeno permanece unido al complejo citocromo P-450^{3+}-fármaco y es transferido desde el citocromo P-450^{3+} a la molécula de fármaco. El producto de esta reacción con un átomo de oxígeno incorporado es liberado del complejo. El citocromo P-450^{3+} liberado entonces puede ser reciclado para la oxidación de otras moléculas de fármaco.

En las **reacciones de fase II**, los productos de las reacciones de fase I son conjugados con varios compuestos (p. ej., ácido glucurónico, glicina, taurina y sulfatos), volviéndolos más hidrófilos, lo que resulta en un aumento en la excreción particularmente a través de la orina, pero también a través de la bilis. Alguna vez se pensó que la conjugación de fármacos representaba un evento de inactivación terminal, lo que volvía al fármaco no tóxico. Sin embargo, en la actualidad se sabe que ciertas reacciones de conjugación, por ejemplo, la *N*-acetilación de la isoniacida, pueden conducir a la formación de especies reactivas responsables de la hepatotoxicidad del fármaco. La isoniacida se utiliza sola o en conjunto con otros medicamentos para el tratamiento de la tuberculosis.

Las reacciones de fase III involucran varios transportadores (p. ej., P-glucoproteína y proteína asociada a multirresistencia) que actúan para eliminar los productos de las reacciones de fase II. Al hacerlo, estos transportadores desempeñan un papel significativo en la absorción, la distribución y la excreción de fármacos.

Las enzimas hepáticas implicadas en el metabolismo de los fármacos son afectadas por múltiples factores

La actividad de los sistemas enzimáticos de fase I y fase II depende de la edad. Estos sistemas están mal desarrollados en los neonatos humanos. Es bien sabido que los recién nacidos tienen una menor capacidad para metabolizar fármacos en comparación con los adultos. Al otro extremo del espectro, los adultos mayores tienen una menor capacidad, en comparación con los adultos jóvenes, para metabolizar fármacos. El metabolismo mediado por P-450 puede reducirse hasta 35% en los adultos mayores, y la eliminación de muchos medicamentos (p. ej., acetaminofén, lidocaína, eritromicina y triazolam) disminuye con la edad. Los cambios observados en el metabolismo de los fármacos con mucha probabilidad son un reflejo de la reducción en la masa hepática (25 a 35%) y la disminución en el flujo sanguíneo (hasta 40%) que acompañan al envejecimiento. La reducción en la función renal relacionada con el envejecimiento también tiene impacto sobre el metabolismo de los fármacos.

Los factores nutricionales pueden afectar las enzimas involucradas en las reacciones de fases I y II. La ingesta insuficiente de proteínas ocasiona la producción de menos moléculas de enzima disponibles para participar en el metabolismo de los fármacos. De hecho, una baja ingesta de proteínas puede resultar en una reducción de hasta 40% en la eliminación de ciertos medicamentos (p. ej., la teofilina y la fenazona). En algunos casos, aumentar la ingesta de proteínas puede regresar la actividad enzimática a niveles más normales.

Es bien sabido que ciertos factores (p. ej., los hidrocarburos aromáticos policíclicos) pueden inducir enzimas metabolizadoras de fármacos. Como resultado de la inhalación de hidrocarburos aromáticos policíclicos, el metabolismo de ciertos fármacos, como la cafeína, aumenta en los fumadores.

El papel de la genética en la regulación del metabolismo hepático de fármacos ha sido investigado en varios niveles, tanto en seres humanos como en animales de laboratorio, durante al menos 60 años, pero aún no se comprende del todo el impacto de la genética sobre el metabolismo de los fármacos. Brevemente, algunos estudios han demostrado polimorfismos de pérdida de función y otros han mostrado variantes de ganancia de función. Estos cambios afectan la eliminación de fármacos y por lo tanto su concentración plasmática, pero en direcciones opuestas. La pérdida de la función resulta en una eliminación reducida acompañada de un aumento en las concentraciones plasmáticas, mientras que la ganancia de función aumenta la depuración y reduce las concentraciones plasmáticas. La variabilidad genética, en combinación con la inducción o inhibición de enzimas P-450 por otros fármacos o compuestos, puede tener un profundo efecto sobre el que es una dosis segura y efectiva.

Se ha observado variabilidad en el metabolismo de los fármacos entre los individuos, y tiene mucho que ver con la variación en la expresión y, por lo tanto, el nivel de actividad de las enzimas (p. ej., citocromo P-450, glutatión transferasas y sulfotransferasas) involucradas en el metabolismo y transporte de los fármacos. Estudios sobre diferencias, basadas en el sexo, en el metabolismo de los fármacos, han mostrado que los hombres y las mujeres con frecuencia metabolizan el mismo medicamento a diferentes tasas, y eso puede tener un impacto significativo sobre el efecto del medicamento en cuestión. De forma interesante, las reacciones medicamentosas adversas tienden a presentarse con mayor frecuencia en mujeres que en hombres, y las mujeres representan casi 75% de los pacientes con insuficiencia hepática aguda inducida por medicamentos observados en Estados Unidos. Se sabe que las diferencias en la expresión de la hormona del crecimiento y las hormonas sexuales entre hombres y mujeres afectan el metabolismo y la depuración de fármacos en el hígado.

El hígado elimina los factores de coagulación de la sangre del sistema circulatorio

Las células hepáticas están involucradas tanto en la producción como en la depuración de las proteínas de la coagulación. Los hepatocitos secretan la mayoría de los factores e inhibidores de la coagulación conocidos, algunos de ellos en forma exclusiva. Además, varias proteínas de coagulación y anticoagulación requieren una modificación dependiente de vitamina K después de su síntesis, en específico los factores II, VII, IX y X, y las proteínas C y S, para volverlos efectivos.

El sistema de monocitos-macrófagos del hígado, principalmente las células de Kupffer, es un sistema importante para depurar los factores de la coagulación y los complejos factor-inhibidor. Las alteraciones en la perfusión hepática o un compromiso en la función del hígado pueden resultar en una depuración poco efectiva de las proteínas de coagulación activadas, de modo que los pacientes con insuficiencia hepática avanzada pueden estar predispuestos a desarrollar **coagulación intravascular diseminada** (**CID**). La CID es la activación patológica de los mecanismos de coagulación de la sangre, que conduce a la formación de pequeños coágulos dentro de los vasos sanguíneos en todo el cuerpo, alterando por lo tanto la coagulación normal y causando sangrado anormal y posible disfunción orgánica.

HÍGADO: FUNCIÓN ENDOCRINA

El hígado es responsable de secretar al menos cuatro hormonas importantes o precursores hormonales. Entre ellas se encuentran el *factor de crecimiento similar a la insulina* (**somatomedina**), el *angiotensinógeno*, la *trombopoyetina* y la *hepcidina*. El hígado también amplifica la acción de algunas hormonas y es el principal órgano involucrado en la remoción de hormonas peptídicas de la circulación.

El hígado activa y degrada las hormonas

El hígado convierte la vitamina D_3 en 25-hidroxivitamina D_3, un paso esencial antes de la conversión a la hormona activa 1,25-dihidroxivitamina D_3 en los riñones. El hígado también es un lugar muy importante para la conversión de la hormona tiroidea tiroxina (T_4) a la hormona biológicamente más potente triyodotironina (T_3). Debido a la capacidad del hígado para convertir T_4 a T_3, el hipotiroidismo es poco común en pacientes con enfermedad hepática. Sin embargo, en las enfermedades crónicas avanzadas, los signos de hipotiroidismo pueden ser más evidentes.

El hígado modifica la función de la hormona del crecimiento secretada por la glándula hipófisis. Los factores de crecimiento similares a la insulina fabricados por el hígado median algunas de las acciones de la hormona del crecimiento (*véase* capítulo 31).

El hígado también ayuda a remover y degradar muchas hormonas circulantes. Aunque la insulina es degradada en muchos órganos, el hígado y los riñones son por mucho los más importantes. La presencia de receptores de insulina en la superficie de los hepatocitos sugiere que la unión de la insulina a estos receptores ocasiona la degradación de algunas moléculas de insulina. Por el contrario, la degradación de insulina por las proteasas en el hígado no involucra un receptor de insulina.

El glucagón y la hormona del crecimiento son degradados principalmente en el hígado y los riñones. En consecuencia, los pacientes con hígados cirróticos por lo general tienen altos niveles circulantes de hormonas como el glucagón. Además, el hígado degrada varias hormonas GI (p. ej., gastrina), pero los riñones y otros órganos probablemente contribuyen a la inactivación de estas hormonas de forma más significativa.

HÍGADO: FUNCIÓN INMUNOLÓGICA

Al igual que otros órganos en el cuerpo (p. ej., riñones e intestino), el hígado tiene múltiples papeles, y algunos de ellos se consideran funciones primarias. Por ejemplo, el papel del hígado en el procesamiento de productos de la digestión, la interconversión de nutrientes y la regulación de los niveles circulantes de glucosa es bien conocido y con frecuencia discutido, pero el hígado también desempeña otras funciones. Las discusiones sobre el sistema inmunológico casi siempre se enfocan en la importancia de la médula ósea, el timo, el bazo y las placas de Peyer. Sin embargo, se omite al hígado a pesar de sus contribuciones significativas tanto a las respuestas inmunes inespecíficas como a las adquiridas.

La estructura del hígado contribuye a su papel en la inmunidad

El hígado recibe aproximadamente 30% del flujo sanguíneo del cuerpo cada minuto, lo que lo convierte en un lugar ideal para la depuración de antígenos y patógenos de la sangre. Más de 75% de la sangre que entra al hígado llega desde el sistema digestivo a través de la vena porta. Este flujo directo desde el tracto GI hacia el hígado proporciona una vía para que las células inmunes del hígado eliminen o internalicen antígenos y patógenos que fueron capaces de escapar del lumen intestinal al cruzar la barrera epitelial GI protectora.

Al hígado le es posible desempeñar un papel significativo en la función de depuración inmunológica debido a su anatomía interna única (p. ej., la estructura sinusoidal) y los tipos de células localizadas dentro del órgano (p. ej., hepatocitos, linfocitos, células de Kupffer y células estrelladas hepáticas). La estructura sinusoidal ya fue discutida en este capítulo. En resumen, la estructura capilar (es decir, la reducción en el diámetro) provoca una gran caída tanto en la presión arterial como en el flujo sanguíneo que es única del hígado. Cuando se combinan, estos cambios aumentan el periodo durante el que las células presentadoras de antígenos son capaces de mantener contacto con los linfocitos hepáticos cercanos. Adicionalmente, otras características físicas de los sinusoides, como la ausencia de una membrana basal y las extensiones celulares de linfocitos y hepatocitos que entran en el espacio de Disse, también aumentan la probabilidad de que partículas y solutos en la sangre tengan contacto con células inmunes activas.

Las células hepáticas participan en la inmunidad inespecífica

El hígado es el órgano sólido más grande del cuerpo y tiene muchas propiedades inmunológicas únicas. Los hepatocitos desempeñan un papel en la inmunidad inespecífica y, concretamente, en la respuesta antiviral. Expresan el *complejo mayor de histocompatibilidad de clase I* (MHCI) y pueden ser inducidos a expresar el MCHII (*véase* capítulo 10). *In vitro*, han demostrado ser capaces de presentar antígenos a las células T, pero no está enteramente clara la significancia de este papel de los hepatocitos *in vivo*. Los hepatocitos son la fuente de proteínas de fase aguda y componentes del complemento involucrados en la inmunidad inespecífica. Los hepatocitos, las CK y las CES están involucrados en la apoptosis de las células T.

Está bien establecido que las CES son capaces de remover y procesar antígenos de la circulación y presentarlos a las células T. Las CES expresan **receptores tipo toll**, además de los complejos mayores de histocompatibilidad (MCHI y MHCII) y las moléculas necesarias para interactuar con los linfocitos. Tanto las células T CD4+ como CD8+ son activadas por la presentación de antígenos de las CES (*véase* capítulo 10). Esta activación contribuye al establecimiento de la **tolerancia inmunológica**. La tolerancia es importante para que las personas no generen regularmente una respuesta inmune a antígenos derivados de la degradación y la absorción de nutrientes del tracto GI, o en contra de microorganismos naturales de la flora intestinal presentes en la sangre portal.

El hígado no solo elimina las sustancias nocivas del organismo, sino que también ayuda a combatir las infecciones movilizando las células de Kupffer, que forman parte del sistema de macrófagos. Estos son los leucocitos del sistema inmunológico que consumen las sustancias nocivas del organismo, como las bacterias. Las células de Kupffer residen específicamente en el hígado. Son los macrófagos del hígado, pero permanecen estáticos y no se mueven a través de la vasculatura. De hecho, las células de Kupffer del hígado constituyen la mayoría de los macrófagos tisulares del organismo. Son directamente responsables ya sea de la fagocitosis de bacterias o del reclutamiento de células inmunes al hígado que a su vez eliminan a las bacterias de la circulación. Al igual que los hepatocitos, las CK expresan complejos mayores de histocompatibilidad de clases I y II (MHCI y MHCII) y actúan como células presentadoras de

antígenos (*véase* capítulo 10), y son una fuente de citocinas y quimiocinas implicadas en la inmunidad inespecífica. La bibliografía ha demostrado el importante papel que desempeñan las células de Kupffer en la respuesta inmunológica, concretamente frente a las bacterias. Dependiendo de la especie de bacteria utilizada en el estudio, los ratones desprovistos de células de Kupffer presentaban 100% de mortalidad (infectados con *Listeria monocytogenes*) o morían a un ritmo relativamente elevado en respuesta a una dosis normalmente no letal de *Borrelia burgdorferi*. La mayoría de las células linfáticas del hígado son CNK involucradas en la inmunidad inespecífica y la destrucción de células hepáticas infectadas que se presentan después de la liberación de gránulos que contienen perforina y granzima de las CNK. Las CNK también defienden contra las células tumorales. Otros linfocitos, las células T NK, circulan en la vasculatura y destruyen patógenos.

Las células estrelladas hepáticas (células de Ito o CEH) están localizadas en el espacio de Disse. Este pequeño grupo de células, al igual que otras en el hígado, tiene un papel en la inmunidad inespecífica. Las células de Ito tienen receptores tipo toll en su membrana plasmática, y una vez activadas, liberan interferones además de citocinas y quimiocinas. Si ocurre daño hepático, las células estrelladas también son capaces de transdiferenciarse y convertirse en células fibrogénicas. Aunque no al mismo nivel que otras células no parenquimatosas ya comentadas, las CEH también expresan los MHCI y II necesarios para la presentación de antígenos.

CIENCIAS MÉDICAS INTEGRADAS

Hepatotoxicidad por medicamentos antiinflamatorios no esteroideos

Los medicamentos antiinflamatorios no esteroideos (AINE) son ingeridos por millones de personas cada día; la mayoría compra los AINE como parte de un tratamiento autorrecetado sin seguir el tratamiento indicado por un médico. Llevar un registro de la hepatotoxicidad y otros posibles impactos negativos de estos fármacos sobre la salud humana ha sido históricamente complicado. Sin embargo, hoy la evaluación de la actividad de las enzimas hepáticas se ha vuelto más rutinaria y ha proporcionado una forma más directa de llevar un registro del impacto de los medicamentos sobre la función hepática. Se ha encontrado que algunos AINE causan daño hepático significativo (hepatotoxinas), lo que ha ocasionado su retiro del mercado o la suspensión de su desarrollo (p. ej., el bromfenaco, la fenilbutazona y el isoxicam).

La hepatotoxicidad no parece estar relacionada con la edad del paciente, pero ciertos factores individuales aumentan la susceptibilidad de un paciente a los efectos negativos relacionados con la ingesta de AINE. Un ejemplo es la relación entre el desarrollo de síndrome de Reye en niños que se han recuperado, o que se están recuperando, de una infección viral y comienzan a tomar aspirina para el alivio de los síntomas. Investigadores han observado que la mayor parte de la hepatotoxicidad se debe a susceptibilidad idiosincrática (p. ej., idiosincrasias inmunológicas y genéticas). No se pueden descartar factores ambientales como contribuyentes o, cuando menos,

que estén relacionados con el potencial para desarrollar hepatotoxicidad.

Ciertos AINE (p. ej., la aspirina) pueden tener efectos adversos incluso cuando se toman a dosis terapéuticas normales. Por el contrario, todos los AINE resultarán tóxicos a niveles de exposición más altos, incluso si el medicamento se considera seguro (p. ej., el acetaminofén). Estas situaciones se presentan además de aquellas que acompañan a la sobredosis de medicamentos ya sea intencional o no. Se ha encontrado que al menos 900 medicamentos, que incluyen a los AINE, causan, o bien contribuyen a, la hepatotoxicidad. El reto sigue siendo que todos los medicamentos como los AINE con frecuencia parecen ser seguros cuando se introducen al mercado por primera vez, y cualquier hepatotoxicidad relacionada puede llevar más tiempo en desarrollarse y no volverse aparente sino hasta años después. Sin embargo, en los últimos 25 años el desarrollo de mejores pruebas ha conducido a la detección del daño hepático de forma mucho más temprana. Aun así, se piensa que el daño hepático relacionado con el consumo de AINE está altamente subestimado y que el número de casos puede ser hasta 20 veces mayor que el reportado.

A pesar de que se conoce mucho sobre la acción de los AINE, no se comprenden por completo las causas exactas de la hepatotoxicidad al utilizar estos medicamentos, ni tampoco su efecto específico sobre el hígado. Esto no es de sorprender dada la naturaleza lipofílica de muchos AINE. Sin embargo, los investigadores han proporcionado evidencia *in vitro* sólida de que un componente común en los AINE, la difenilamina, contribuye al daño a las células hepáticas relacionado con el medicamento, debido a un desacoplamiento de la fosforilación oxidativa mitocondrial. Como resultado de la bioactivación enzimática, los AINE ácidos son convertidos en metabolitos reactivos capaces de unirse a proteínas hepáticas y alterar su actividad. Esta interacción puede resultar en el desarrollo de una respuesta inmune en contra de la proteína modificada. La colestasis intrahepática también puede ser una consecuencia del daño hepático inducido por medicamentos que se presenta como resultado del propio AINE o de un metabolito bioactivo del fármaco. En muchas situaciones no se puede establecer una correlación directa entre la formación de metabolitos reactivos y una vía precisa que conduzca al daño hepático. La capacidad para establecer una conexión y comprender por completo las interacciones entre el hígado y el medicamento se ve dificultada por el hecho de que un medicamento puede llegar a los hepatocitos tanto en forma libre como unido a proteínas, ya que ambos pueden entrar en el espacio de Disse. Aun así, en general, los casos de daño hepático grave o mortal inducido por AINE siguen siendo raros. La mayoría de los casos sigue siendo ya sea asintomático o de gravedad leve, lo que posiblemente se debe a la vida media corta de muchos medicamentos.

Los dos AINE más comúnmente utilizados son la aspirina y el acetaminofén (o paracetamol). Además, el acetaminofén con frecuencia es recetado en combinación con otros medicamentos. Tanto la aspirina como el acetaminofén tienen efectos y toxicidad claramente dependientes de la dosis. La ingesta de estos fármacos de forma simultánea o en combinación es en extremo peligrosa, ya que los efectos negativos de ambos se suman. El daño hepático por el consumo de aspirina generalmente ocurre a nivel hepatocelular. Aunque es difícil establecer una dosis precisa a la cual un medicamento se vuelve tóxico, investigadores en Londres han reportado que las concentraciones plasmáticas en el rango de 300 a 500 mg/L producen envenenamiento leve por aspirina, en el rango de 500 a 700 mg/L es moderado y a niveles por encima de 750 mg/L es

grave o mortal. Estos valores fueron determinados ~ 6 h después de la ingesta del medicamento. Se han reportado varios métodos para tratar la intoxicación por salicilatos, como la rehidratación, el lavado gástrico, la administración de carbón activado y la alcalinización de la orina. En los casos de toxicidad leve, es típico que el daño hepático inducido por aspirina se resuelva por sí solo en alrededor de 2 semanas después de haber dejado de tomar el medicamento.

Casi la mitad de los casos de insuficiencia hepática aguda en Estados Unidos son resultado de daño hepático inducido por medicamentos, y la mayoría representa una sobredosis de acetaminofén. La toxicidad por acetaminofén tiene cuatro fases reconocidas de progresión de los síntomas. En la fase I (las primeras 24 h tras la ingesta) los síntomas pueden incluir vómito, náusea o dolor abdominal. Una vez que los síntomas han progresado a la fase IV (96 h a 3 sem tras la ingesta), el paciente puede experimentar insuficiencia hepática, coma o una posible recuperación espontánea. La toxicidad por acetaminofén puede conducir a acidosis metabólica. Debido a la naturaleza más general de los síntomas de la fase I, la intoxicación por acetaminofén puede pasar por alto de forma inicial. Para minimizar la potencial toxicidad inducida por el medicamento, generalmente se considera que la dosis diaria en niños no debe superar 90 mg/kg y la dosis combinada diaria en adultos debe permanecer por debajo de 4 g/día. Por fortuna, existe un antídoto para la intoxicación por acetaminofén, pero debe administrarse tan pronto como sea posible después de ingerir el medicamento. La *N*-acetilcisteína es el tratamiento de elección y su protocolo de tratamiento está determinado por el momento de la administración tras la ingesta del medicamento. Desafortunadamente no puede revertir el daño hepático que ya ha ocurrido.

Este escrito solo representa una pequeña introducción a la potencial hepatotoxicidad de los AINE. Se invita a los estudiantes a consultar la literatura para aprender más acerca de los beneficios, los posibles efectos secundarios y el potencial impacto fisiológico, farmacológico y bioquímico de este grupo de medicamentos sobre los sistemas y órganos individuales, así como para saber cómo tratar posibles sobredosis. ■

Resumen del capítulo

- La principal función del tracto gastrointestinal es el almacenamiento, la mezcla, la digestión y la absorción de nutrientes.
- Las células parietales secretan ácido clorhídrico y factor intrínseco, y las células principales secretan pepsinógeno.
- La gastrina tiene un papel importante en la estimulación de la secreción del ácido gástrico.
- La secreción gástrica está bajo control neuronal y hormonal, y consiste en tres fases: cefálica, gástrica e intestinal.
- La secreción pancreática neutraliza los ácidos en el quimo y contiene enzimas involucradas en la digestión de carbohidratos, lípidos, proteínas, ADN y RNA.
- Las sales biliares desempeñan un papel importante en la absorción intestinal de lípidos.
- Las proteínas son digeridas para formar aminoácidos, dipéptidos y tripéptidos antes de ser captados por los enterocitos y transportados en la sangre.
- El tracto gastrointestinal absorbe vitaminas hidrosolubles e iones mediante diferentes mecanismos.
- La mayor parte de la sal y el agua que entran en el tracto gastrointestinal, ya sea en la dieta o en las secreciones gastrointestinales, es absorbida en el intestino delgado.
- Los lípidos absorbidos por los enterocitos son empaquetados y secretados como quilomicrones hacia la linfa.

- Los carbohidratos, cuando se digieren, forman maltosa, maltotriosa y dextrinas α-límite, que son escindidas por las enzimas del borde en cepillo a monosacáridos y son captadas por los hepatocitos.
- La unidad funcional básica del hígado es el **lóbulo hepático**, que contiene células especializadas, los hepatocitos.
- El hígado tiene un papel importante en el mantenimiento de los niveles de glucosa y en el metabolismo de fármacos y sustancias tóxicas.
- El hígado es el único órgano en el adulto que puede regenerarse.
- La gluconeogénesis regula el nivel de glucosa en la sangre durante el ayuno.
- El hígado es el primer órgano en ser afectado y en responder a los cambios en los niveles plasmáticos de insulina.
- El hígado es uno de los principales órganos involucrados en la síntesis de ácidos grasos.
- El hígado ayuda a la eliminación de colesterol del cuerpo.
- El hígado desempeña un papel importante en el metabolismo del hierro.
- El hígado modifica la acción de las hormonas liberadas por otros órganos.
- El hígado desempeña un papel importante en el establecimiento de la inmunidad.

Preguntas de revisión del capítulo

1. ¿Cuál de los siguientes enunciados describe mejor a la enterocinasa, una enzima necesaria para la digestión de las proteínas? La cinasa es producida por:

   A. El páncreas y convierte directamente a la ribonucleasa en su forma activa.
   B. El páncreas y convierte directamente al tripsinógeno en tripsina.
   C. El páncreas e impide la autodigestión del páncreas por las enzimas pancreáticas.
   D. El duodeno y activa directamente al inhibidor de la tripsina.
   E. El duodeno y convierte directamente al tripsinógeno en tripsina.

2. La enfermedad de Hartnup es un trastorno autosómico recesivo hereditario que involucra la malabsorción de aminoácidos, particularmente triptófano, en el intestino delgado. La alimentación con dipéptidos y tripéptidos que contienen triptófano en los pacientes con esta enfermedad mejora su condición clínica porque:

   A. Los dipéptidos y los tripéptidos, a diferencia de los aminoácidos libres, pueden ser captados de forma pasiva por los enterocitos en el intestino delgado.
   B. Los péptidos, a diferencia de los aminoácidos, pueden ser captados por transportadores de aminoácidos defectuosos.
   C. Los dipéptidos y los tripéptidos utilizan transportadores diferentes a los transportadores de aminoácidos defectuosos.

   D. La presencia de dipéptidos y tripéptidos en el lumen intestinal mejora la captación de aminoácidos por los transportadores.
   E. Los dipéptidos y los tripéptidos, a diferencia de los aminoácidos, pueden ser captados de forma pasiva en el colon.

3. Los triglicéridos en la dieta son una fuente muy importante de nutrientes para el cuerpo humano. Son digeridos principalmente en el lumen intestinal por la lipasa pancreática para liberar:

   A. Lisofosfatidilcolina y ácidos grasos.
   B. Glicerol y ácidos grasos.
   C. Diglicéridos y ácidos grasos.
   D. 2-monoglicéridos y ácidos grasos.
   E. Lisofosfatidilcolina y diglicéridos.

4. Un paciente de 46 años de edad comienza a sentirse mal y es ingresado en el departamento de emergencias. A la exploración, el paciente reveló enzimas hepáticas elevadas y tenía ictericia. ¿Qué función no estaría afectada por su enfermedad?

   A. La síntesis de albúmina.
   B. La producción de urea.
   C. La absorción intestinal de glucosa.
   D. La síntesis de VLDL.
   E. La conjugación de bilirrubina con ácido glucurónico.

5. Tanto el hígado como los músculos contienen glucógeno. Sin embargo, el hígado es el órgano capaz de aportar glucosa a la circulación, porque el músculo carece de ella:

   A. Enzima glucosa-6-fosfatasa.
   B. Enzima convertidora de glucógeno.
   C. Enzima glucosa-1-fosfato.
   D. Capacidad de convertir la UDP-D-glucosa en glucosa.
   E. Capacidad de llevar a cabo la gluconeogénesis.

6. El hígado y el intestino secretan lipoproteínas ricas en triglicéridos, pero las únicas lipoproteínas de triglicéridos secretadas por el hígado son:

   A. Quilomicrones.
   B. VLDL.
   C. LDL.
   D. HDL.
   E. Remanentes de quilomicrón.

7. Un paciente de 55 años de edad fue diagnosticado con una derivación portocava (una conexión entre la vena porta y la vena cava). Se esperaría que el nivel de glucagón circulante en esta persona estuviera en extremo elevado debido a que:

   A. El páncreas produce más glucagón en estos pacientes.
   B. El riñón es menos eficiente para remover el glucagón circulante en estos pacientes.
   C. El hígado es por lo general el principal lugar para remover el glucagón.
   D. El intestino delgado produce más glucagón en estos pacientes.
   E. La circulación del intestino delgado está comprometida.

8. La vitamina E es una de las cuatro vitaminas liposolubles. ¿Cómo se transporta la vitamina E en la circulación?

   A. No se ha identificado un transportador circulante específico para la vitamina E.
   B. La vitamina E circula en asociación con las lipoproteínas y los eritrocitos.
   C. La vitamina E circula relacionada con la proteína fijadora de vitamina E.
   D. La vitamina E circula en asociación con la vitamina A unida a la proteína de unión al retinol.
   E. La vitamina E circula unida al colesterol.

9. Los hepatocitos, las células de Kupffer y las células epiteliales sinusoidales del hígado (CESH) desempeñan un papel en la inmunidad inespecífica o activa. ¿Qué papel desempeñan las CESH en la respuesta inmunológica?

   A. Las CESH actúan como los macrófagos del hígado.
   B. Las CESH se localizan en el espacio de Disse y desempeñan un papel en la inmunidad inespecífica.
   C. Las CESH carecen de membrana basal y son altamente fagocíticas.
   D. Las CESH actúan como células presentadoras de antígenos capaces de activar células T CD4+ y CD8+.
   E. Las CESH actúan como células *natural killer* dentro del hígado.

1. **La respuesta correcta es E.** La enterocinasa es una enzima producida por las células del duodeno (criptas de Lieberkühn), que convierte el tripsinógeno a su forma activa, la tripsina.

2. **La respuesta correcta es C.** Los aminoácidos, así como los dipéptidos y los tripéptidos, utilizan diferentes transportadores del borde en cepillo para su captación. Los dipéptidos y los tripéptidos no son captados en forma pasiva en ninguna parte del tracto gastrointestinal.

3. **La respuesta correcta es D.** La lipasa pancreática hidroliza los triglicéridos para formar 2-monoglicéridos y ácidos grasos. Solo la hidrólisis de la fosfatidilcolina resulta en la formación de lisofosfatidilcolina, de modo que la hidrólisis de los triglicéridos no ocasiona la formación de lisofosfatidilcolina. La lipasa ácida trabaja solo en el lumen gástrico, no en el lumen intestinal. Aunque el diglicérido es un intermediario en la hidrólisis del triglicérido por la lipasa pancreática, la hidrólisis continúa hasta formar 2-monoglicérido y ácidos grasos. La lipasa pancreática no hidroliza totalmente a los triglicéridos para formar glicerol y ácidos grasos.

4. **La respuesta correcta es C.** La absorción intestinal de glucosa no es afectada por la disfunción hepática. Todas las demás opciones son correctas debido a que se alteran por la función hepática.

5. **La respuesta correcta es A.** El hígado tiene la enzima glucosa-6-fosfatasa, pero el músculo no. En consecuencia, el músculo es incapaz de liberar glucosa a partir de la glucosa-6-fosfatasa. La opción B es incorrecta debido a que el músculo no puede aportar glucosa a la circulación. La opción C es incorrecta debido a que la glucosa-1-fosfatasa no es la enzima correcta para hidrolizar la glucosa-6-fosfatasa. La opción D es incorrecta debido a que la UDP-D-glucosa participa en la formación de UDP-galactosa, y la enzima involucrada es la epimerasa. La opción E es incorrecta debido a que la síntesis de glucosa, llamada gluconeogénesis, se lleva a cabo principalmente en el hígado y, hasta cierto punto, en los riñones.

6. **La respuesta correcta es B.** Aunque tanto los quilomicrones como las VLDL son lipoproteínas ricas en triglicéridos, el hígado, a diferencia del intestino delgado, produce solo VLDL. Las LDL y las HDL no son lipoproteínas ricas en triglicéridos. Los remanentes de quilomicrón son generados en la circulación por el metabolismo de los quilomicrones por la lipoproteína lipasa, que utiliza la apolipoproteína (apo) C-II como cofactor. A continuación, el hígado elimina los restos.

7. **La respuesta correcta es C.** El hígado es uno de los principales lugares para la remoción de hormonas, incluido el glucagón. En consecuencia, los pacientes con una derivación portocava tienen niveles circulantes altos de glucagón y otras hormonas, ya que la circulación portal no pasa por el hígado. La opción A es incorrecta debido a que el páncreas no produce más glucagón en los pacientes con derivación portocava. La opción B es incorrecta dado que los riñones son capaces de remover glucagón en estos pacientes. Sin embargo, los riñones no son tan importantes como el hígado para remover glucagón en personas sanas. La opción D es incorrecta debido a que el intestino delgado no produce glucagón. La opción D es incorrecta ya que el flujo al intestino delgado no está comprometido en los pacientes con derivación portocava.

8. **La respuesta correcta es B.** La vitamina E se absorbe de forma pasiva en el intestino delgado y se incorpora a los quilomicrones.

Se transporta en la circulación en asociación con las lipoproteínas y los eritrocitos. La vitamina E es un potente antioxidante y los eritrocitos de las personas con deficiencia de vitamina E son más frágiles que los de las personas sanas.

9. **La respuesta correcta es D.** Las CESH expresan receptores tipo toll además de los complejos mayores de histocompatibilidad I y II. Las CESH actúan como células presentadoras de antígenos, lo que provoca la activación de células T CD4+ y CD8+. Esta activación contribuye al establecimiento de la tolerancia inmunológica.

Ejercicios de aplicación clínica 27-1

HEPATITIS AUTOINMUNE

Un hombre de 60 años de edad fue previamente diagnosticado con artritis reumatoide y enfermedad celiaca. Su queja actual es que ha presentado dolor en la zona hepática, experimenta síntomas similares a un resfriado, su orina es de color amarillo oscuro y parece estar presentando más dolor articular de lo habitual. Se ha realizado varios tatuajes en los últimos 2 años. La exploración en el consultorio revela hematomas en las piernas, que el paciente no recuerda haberse hecho, y evidencia de sangrado en las encías. El resto de la exploración es normal. Se concluyó que el paciente tenía todos los signos clásicos de una hepatitis viral aguda, pero que se requerían más estudios.

Se tomó una biopsia de hígado y muestras de sangre. También se evaluó la función renal, pero fue normal. La biopsia de hígado mostró evidencia de cirrosis. Las muestras de sangre revelaron hipergammaglobulinemia junto con elevación de los niveles de aspartato aminotransferasa (AST), alanina aminotransferasa (ALT) y aumento de los niveles de autoanticuerpos, incluidos los anticuerpos antinucleares (ANA), los anticuerpos antimúsculo liso (ASMA) y los anticuerpos microsomales antihígado y riñón (LKM-1). Los niveles de fosfatasa alcalina fueron normales. Se inició tratamiento con prednisona y azatioprina. El paciente será vigilado con cuidado en busca de signos de pancreatitis, que puede conducir a diabetes.

PREGUNTAS

1. Debido que el paciente se encuentra bajo tratamiento farmacológico, ¿por qué sería importante asegurarse de que tiene hepatitis autoinmune y no hepatitis viral?

2. Después de 1 mes se solicitó otra prueba de autoanticuerpos. Los resultados fueron positivos para pANCA (anticuerpos perinucleares neutrofílicos). ¿Por qué se solicitó esta prueba adicional?

RESPUESTAS

1. Los corticoesteroides, como la prednisona, pueden aumentar la replicación viral al reducir la expresión normal de genes antivirales e interfiriendo con las vías de inmunidad inespecífica. También es posible que los corticoesteroides puedan estimular la replicación viral en lugar de estimular la eliminación viral. Si el paciente presenta hepatitis viral, el tratamiento de elección sería la administración de antivirales e interferón. La hepatitis autoinmune fue identificada aproximadamente en 1950, y es más común en mujeres que en hombres. Puede presentarse a cualquier edad; los pacientes más jóvenes representan la mayoría de los casos. Aunque depende del paciente, la historia ha demostrado que si la enfermedad progresa lo suficiente, hasta 20% de los pacientes pueden no responder al tratamiento farmacológico (p. ej., la prednisona). La hepatitis autoinmune es una respuesta inflamatoria crónica en el hígado que no se resuelve por sí sola. Algunos síntomas, como la fatiga, el dolor articular y la comezón no son únicos de la enfermedad y pueden incluso superponerse con los síntomas de la hepatitis viral. Con frecuencia se requiere

una biopsia para confirmar el diagnóstico. La hepatitis viral por lo general es causada por los virus de la hepatitis A, B o C, pero también por los virus de la hepatitis D y E. Las infecciones por hepatitis A, B y E son sintomáticas, mientras que las personas con infección por hepatitis C pueden permanecer asintomáticas. Cualquiera de estas infecciones virales puede conducir a una hepatitis aguda. Los virus B y C pueden progresar a hepatitis crónica. Debido a la forma en la que se replican los virus, el desarrollo de una infección por hepatitis D estará precedido por una infección por hepatitis B. Actualmente la hepatitis D no es común en Estados Unidos. Los síntomas de la hepatitis viral pueden incluir fatiga, dolor abdominal, vómito y diarrea.

2. Los autoanticuerpos pANCA son relativamente comunes en la hepatitis autoinmune. Son mucho más raros en la hepatitis viral. Ambos tipos de hepatitis comparten muchas de las mismas anormalidades diagnósticas. La especulación inicial de que la infección por hepatitis C puede conducir a enfermedad autoinmune no ha sido demostrada en forma definitiva.

28 Regulación de la temperatura corporal

Objetivos del aprendizaje activo

Con el dominio del material de este capítulo, usted será capaz de:
- Explicar cómo el cuerpo produce calor e intercambia energía con el medio ambiente.
- Explicar cómo la sudoración, el flujo sanguíneo a la piel y la producción metabólica de calor ayudan a regular la temperatura corporal.
- Explicar cómo el punto de calibración termorregulador varía en forma cíclica y se eleva durante la fiebre.

- Explicar el control reflejo de las respuestas termorreguladoras fisiológicas.
- Explicar las alteraciones de la temperatura durante el ejercicio en varios entornos.
- Explicar el proceso de aclimatación a los ambientes calientes y fríos.
- Explicar los efectos adversos del estrés excesivo por calor, el daño por calor y el estrés excesivo por frío.

INTRODUCCIÓN

Los seres humanos somos animales de sangre caliente u **homeotérmicos**. Al igual que otros mamíferos, los seres humanos somos capaces de regular su temperatura corporal interna dentro de un rango estrecho cercano a los 37 °C, a pesar de amplias variaciones en la temperatura ambiental (fig. 28-1). Por el contrario, las temperaturas corporales internas de los poiquilotérmicos, o animales de sangre fría, están dictadas por la temperatura ambiental. El rango de temperaturas que sus tejidos y las células vivas pueden tolerar sin presentar daño se extiende justo por encima de la congelación hasta casi los 45 °C —un rango mucho más amplio que los límites a los que los homeotérmicos regulan su temperatura corporal—. ¿Qué ventaja biológica obtienen los homeotérmicos al mantener una temperatura corporal estable? Como veremos, la temperatura es importante por dos razones.

Primero, los extremos de la temperatura dañan de forma directa a los tejidos. Las temperaturas altas alteran la estructura tridimensional de las moléculas proteínicas y sus interacciones celulares, incluso si la secuencia de aminoácidos permanece sin cambios. Esta alteración de la estructura de las proteínas se conoce como **desnaturalización**. Debido a que la actividad biológica de una molécula de proteína depende de su configuración y distribución de carga, la desnaturalización inactiva a las proteínas de una célula y daña o mata a la célula. El daño se presenta a temperaturas tisulares por encima de los 42 °C. La gravedad de la lesión depende de la temperatura a la que el tejido se calienta y la duración de este calentamiento. El frío excesivo también puede dañar los tejidos. A medida que una solución basada en agua se congela, se forman cristales de hielo que consisten en agua pura, y todas las sustancias disueltas en la solución quedan en el líquido sin congelar. Por lo tanto, a medida que se forma más hielo, el resto del líquido se vuelve más y más concentrado. La congelación daña a las células a través de dos mecanismos. Primero, los cristales de hielo dañan de manera mecánica a la célula. El aumento en la concentración de soluto en el citoplasma a medida que se forma hielo desnaturaliza las proteínas al extraer su agua, aumentando la fuerza iónica del citoplasma y causando otros cambios en el ambiente fisicoquímico en el citoplasma.

Segundo, los cambios en la temperatura alteran profundamente la función biológica a través de efectos específicos sobre funciones especializadas, como las propiedades electroquímicas y la fluidez de las membranas celulares, y a través de un efecto general en la mayoría de los índices de reacciones químicas. En el rango fisiológico de temperatura, la mayoría de los índices de reacciones varían aproximadamente en función exponencial de la temperatura (T); aumentar la temperatura 10 °C incrementa el índice de reacción en un factor de dos a tres. Para cualquier reacción en particular, el coeficiente en los índices a dos temperaturas con diferencia de 10 °C se conoce como Q_{10} para dicha reacción, y al efecto de la temperatura sobre el índice de reacción se denomina efecto Q_{10}. El concepto de Q_{10} puede generalizarse para aplicar a un grupo de reacciones que tienen un efecto general medible en común (como el consumo de oxígeno) y, por lo tanto, forman parte de un proceso fisiológico. El efecto Q_{10} es clínicamente importante en el manejo de pacientes con fiebre alta que están recibiendo líquidos y nutrición por vía intravenosa. Una regla que suele ser utilizada es que los requerimientos calóricos y de líquido del paciente se incrementan en 10 a 13% por encima de lo normal por cada 1 °C de fiebre.

La lentitud de un reptil que sale de su madriguera en el frío de la mañana y se vuelve activo sólo después de haber sido calentado por el sol ilustra el profundo efecto de la temperatura en los índices de reacción bioquímicas. Los homeotérmicos evitan esta dependencia del índice metabólico en la temperatura ambiental al regular su temperatura corporal interna dentro de un rango estrecho. Una desventaja es que, en la mayoría de los homeotérmicos, ciertos procesos vitales no pueden funcionar a niveles bajos de temperatura corporal que los poiquilotérmicos toleran con facilidad.

TEMPERATURA CORPORAL Y TRANSFERENCIA DE CALOR

El cuerpo está dividido en un núcleo interno caliente y una coraza externa más fría (fig. 28-2). Debido a que el medio

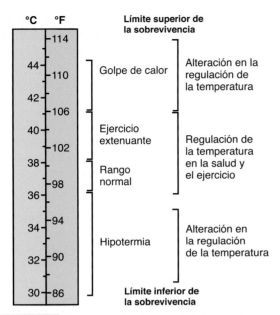

Límite superior de la sobrevivencia

Golpe de calor — Alteración en la regulación de la temperatura

Ejercicio extenuante
Rango normal — Regulación de la temperatura en la salud y el ejercicio

Hipotermia — Alteración en la regulación de la temperatura

Límite inferior de la sobrevivencia

Figura 28-1 **Rangos de sobrevivencia de la temperatura corporal en los seres humanos.**

ambiente influye en gran medida la temperatura de la coraza externa, su temperatura no está regulada dentro de límites estrechos como el núcleo interno. Esto es cierto a pesar de las respuestas termorreguladoras que afectan fuertemente a la coraza, en especial a su capa más externa, la piel. El espesor de la coraza depende del entorno térmico y de la necesidad del cuerpo de conservar calor. En un entorno caliente, la coraza puede ser de < 1 cm de espesor, pero en una persona que conserva calor en un entorno frío, puede extenderse a varios centímetros por debajo de la piel. La temperatura corporal interna regulada es

la temperatura de los órganos vitales dentro de la cabeza y el tronco que, junto con una cantidad variable de otros tejidos, comprenden el núcleo interno caliente.

El calor es producido en todos los tejidos del cuerpo, pero se pierde hacia el medio ambiente sólo en los tejidos que están en contacto con el ambiente —predominantemente por la piel— y, en menor grado, por el aparato respiratorio. Por lo tanto, se debe considerar la transferencia de calor dentro del cuerpo, en especial la transferencia de calor 1) desde sitios importantes de producción de calor hacia el resto del cuerpo y 2) desde el núcleo del cuerpo hacia la piel. El calor es transportado dentro del cuerpo por dos mecanismos: **conducción** a través de los tejidos y **convección** por la sangre, donde el flujo sanguíneo lleva calor desde tejidos más calientes hacia tejidos más fríos. El flujo de calor por conducción varía de manera directa con la conductividad térmica de los tejidos, el cambio de la temperatura a través de la distancia por la que viaja el calor, y el área (perpendicular a la dirección del flujo de calor) a través de la cual fluye el calor. Varía de forma inversa con la distancia a la que debe viajar el calor. Como se muestra en la tabla 28-1, los tejidos son conductores de calor bastante deficientes.

El flujo de calor por convección depende del índice del flujo sanguíneo y de la diferencia en la temperatura entre el tejido perfundido y su irrigación sanguínea. Dado que los vasos en la microvasculatura tienen paredes delgadas y, colectivamente, un área de superficie total grande, la temperatura de la sangre se equilibra con la del tejido circundante antes de llegar a los capilares. Los cambios en el flujo sanguíneo en la piel en un entorno frío cambian el espesor de la coraza. Cuando el flujo sanguíneo de la piel se reduce en un entorno frío, la piel afectada se vuelve más fría y los tejidos subyacentes —que en el frío pueden incluir a la mayoría de las extremidades y a los músculos más superficiales del cuello y el tronco— se enfrían a medida que pierden calor por conducción hacia la piel fría que los cubre, y finalmente hacia el medio ambiente. De esta forma, estos tejidos subyacentes, que en un entorno caliente formaban parte del núcleo del cuerpo, ahora se convierten en parte de la coraza.

Debido a que la coraza yace entre el núcleo del cuerpo y el medio ambiente, todo el calor que abandona el núcleo del cuerpo,

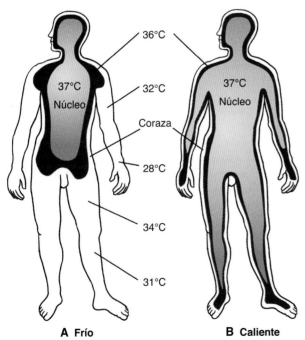

36°C
37°C Núcleo
32°C
Coraza
28°C
34°C
31°C
37°C Núcleo

A Frío

B Caliente

Figura 28-2 **Distribución de las temperaturas en el núcleo y la coraza del cuerpo.** (**A**) durante la exposición al frío. (**B**) En un entorno cálido. Dado que las temperaturas de la superficie y el espesor de la coraza dependen de la temperatura ambiental, la coraza es más gruesa en el frío y más delgada en el calor.

TABLA 28-1 **Conductividades térmicas y tasas de flujo de calor**

Material	Conductividad (kcal/s·m·°C)	kcal/h	W
Cobre	0.09	33 120	38 474
Epidermis	0.00005	18	21
Dermis	0.00009	32	38
Grasa	0.00004	14	17
Músculo	0.0001	40	46
Roble (a través del grano)	0.00004	14	17
Aislante de fibra de vidrio	0.00001	3.6	4.2

*Los valores están calculados para bloques de 1 m² de área y de 1 cm de espesor, con una diferencia de temperatura de 1 °C entre las dos caras del bloque.

excepto el que se pierde a través del aparato respiratorio, debe pasar a través de la coraza antes de perderse hacia el medio ambiente. Por lo tanto, la coraza aísla al núcleo del medio ambiente. En una persona fría, el flujo sanguíneo a la piel es bajo, de modo que la conducción domina la transferencia de calor del núcleo a la piel; la coraza también es más gruesa, generando un mayor aislamiento del núcleo del cuerpo, debido a que el flujo de calor por conducción varía de forma inversa con la distancia que debe viajar el calor. Los cambios en el flujo sanguíneo, que afectan de forma directa a la transferencia de calor por convección entre el núcleo y la piel, también afectan de forma indirecta a la transferencia conductiva de calor del núcleo a la piel al modificar el espesor de la coraza. En una persona fría, la capa de grasa subcutánea contribuye al valor de aislamiento de la coraza debido a que la capa de grasa aumenta el espesor de la coraza, y a que la grasa tiene una conductividad de alrededor de 0.4 veces la de la dermis o el músculo (*véase* tabla 28-1). Por lo tanto, la grasa es un mejor aislante. Sin embargo, en una persona caliente, la coraza es relativamente delgada y proporciona poco aislamiento. Más aún, el flujo sanguíneo en la piel de una persona caliente es alto, de modo que la convección domina al flujo de calor desde el núcleo hacia la piel. En estas circunstancias, la capa de grasa subcutánea, que afecta la conducción, pero no la convección, tiene poco efecto sobre el flujo de calor desde el núcleo hacia la piel.

La temperatura central refleja la temperatura central de la sangre

La temperatura central varía ligeramente de un sitio a otro, dependiendo de factores locales como el índice metabólico, la irrigación sanguínea y las temperaturas de los tejidos adyacentes. Sin embargo, las temperaturas en diferentes sitios en el núcleo son todas similares a la temperatura de la sangre central, y tienden a cambiar juntas. La noción de una sola temperatura central uniforme, aunque no es estrictamente correcta, es una aproximación útil. El valor de 98.6 °F, a menudo considerado en la temperatura corporal "normal", puede dar la impresión errónea de que la temperatura corporal está regulada de forma tan precisa que se desvía menos de unos cuantos décimos de grado. De hecho, 98.6 °F es simplemente el equivalente en Fahrenheit de 37 °C, y la temperatura corporal sí llega variar (*véase* fig. 28-1). Los efectos del ejercicio pesado y la fiebre son bien conocidos; la variación entre las personas, y factores como la hora del día y el método de medición de la temperatura (fig. 28-3), la fase del ciclo menstrual, y la aclimatación al calor también puede causar diferencias de alrededor de 1 °C en la temperatura central en reposo. Para mantener una

temperatura corporal central dentro de un rango estrecho (36.5 a 37.5 °C), el sistema termorregulador requiere información continua acerca del nivel de la temperatura central. Las neuronas y terminaciones nerviosas sensibles a la temperatura en las vísceras abdominales, los grandes vasos, la médula espinal, y en especial en el cerebro, proporcionan esta información. Más adelante en este capítulo consideraremos cómo el sistema termorregulador procesa esta información y genera respuestas.

La temperatura corporal central debe determinarse en un sitio donde la medición no esté sesgada por la temperatura ambiental; esta temperatura es independiente de la ambiental y es unos cuantos décimos de grado más caliente que la sangre arterial y otros sitios centrales. La lengua es irrigada con sangre abundante, la temperatura oral bajo la lengua suele estar cercana a la temperatura de la sangre (y 0.4 a 0.5 °C grados centígrados por debajo la temperatura rectal), pero el enfriamiento de la cara, el cuello o la boca, pueden hacer a la temperatura oral engañosamente baja. Si un paciente sostiene el brazo con firmeza contra el pecho para cerrar la axila, la temperatura axilar eventualmente llegará a estar razonablemente cercana a la temperatura central. Sin embargo, dado que esto puede tomar 30 minutos o más, la temperatura axilar se utiliza de forma poco frecuente. Los termómetros auriculares infrarrojos son útiles y muy utilizados en la clínica, pero las temperaturas en el tímpano y el meato auditivo externo están sólo vagamente relacionadas con índices más aceptados de temperatura corporal, y la temperatura auricular en corredores hipertérmicos que han colapsado puede ser 3 a 6 °C por debajo de la temperatura rectal.

La piel, el órgano más largo en el cuerpo, tiene un papel importante en el intercambio de calor y termorregulación

La mayoría del calor es intercambiado entre el cuerpo y el medio ambiente en la superficie de la piel. Por consecuencia, la temperatura de la piel es mucho más variable que la temperatura central; la piel se ve afectada por respuestas termorreguladoras como el flujo sanguíneo de la piel y la secreción de sudor, las temperaturas de los tejidos subyacentes, y factores ambientales como la temperatura del aire, el movimiento del aire y la radiación térmica. La temperatura de la piel es uno de los principales factores en el intercambio de calor con el medio ambiente. Por estos motivos, le proporciona al sistema termorregulador información importante acerca de la necesidad de conservar o disipar calor.

Debido a que la temperatura de la piel por lo general no es uniforme a lo largo de toda el área de superficie corporal, la temperatura promedio de la piel ($\overline{T}_{sk}$) con frecuencia se calcula a partir de temperaturas en varios sitios de la piel, sopesando cada temperatura de acuerdo con la fracción de área de superficie corporal que representa. La $\overline{T}_{sk}$ se utiliza para resumir la información llevada al sistema nervioso central (SNC) desde las terminaciones nerviosas sensibles a la temperatura en la piel. La $\overline{T}_{sk}$ también se utiliza con frecuencia, junto con la temperatura central, para calcular la temperatura corporal media y para estimar la cantidad de calor almacenado del cuerpo, ya que la medición directa de la temperatura de la coraza sería difícil e invasiva.

Los termorreceptores periféricos en la piel codifican temperaturas absolutas relativas

La termosensación cutánea está mediada por varias fibras nerviosas principalmente aferentes que traducen, codifican y transmiten información térmica. Estos termorreceptores periféricos están localizados en la piel y en la mucosa oral y urogenital, e inclu-

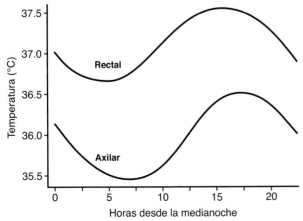

Figura 28-3 Las temperaturas central y axilar están influenciadas por el ritmo circadiano.

yen poblaciones sensibles al calor y al frío. Los termorreceptores más numerosos y localizados de manera más superficial son los sensibles al frío. Los sensores cutáneos al frío están localizados en la epidermis o inmediatamente por debajo de la misma, y su impulso aferente es transmitido por fibras mielinizadas delgadas Aδ. Los receptores sensibles al calor, menos comunes (10 veces menos que los sensores al frío), están localizados ligeramente más profundos en la dermis, y su impulso viaja a través de fibras C no mielinizadas. A diferencia de las neuronas termosensibles centrales, los termosensores periféricos no son marcapasos. Los mecanismos de la termosensibilidad periférica involucran cambios en el potencial de membrana en reposo. De forma importante, la respuesta de los termosensores más periféricos muestra un componente dinámico (fásico) poderoso. Estas neuronas están muy activas cuando la temperatura cambia, pero se adaptan con rapidez cuando la temperatura se estabiliza, permitiendo una reacción rápida a los cambios térmicos ambientales.

Se piensa que el mecanismo de transducción térmica involucra la acción de **canales iónicos de potencial de receptor transitorio (TRP)**, cuya actividad depende de la temperatura de su medio ambiente. De ellos, los miembros de tres familias, los canales TRP vaniloides, los canales TRP de melastatina (o largos) y los canales proteínicos transmembrana de anquirina, son de particular interés como termorreceptores. Cada uno de estos receptores funciona a lo largo de un rango de temperatura específico, proporcionando por lo tanto una base molecular potencial para la sensación térmica periférica. Estos receptores térmicos especializados están embebidos en las membranas de terminales nerviosas aferentes como terminaciones nerviosas libres en la piel. La activación de todos los canales TRP resulta en una corriente catiónica no selectiva hacia adentro, y en una consecuente despolarización del potencial de membrana en reposo. Aunque los canales térmicos TRP se activan, a nivel individual, dentro de un rango de temperatura relativamente estrecho, de manera colectiva, su rango es bastante amplio, desde el frío dañino hasta el calor dañino (*véase* fig. 28-4).

También es probable la termotransducción en estas terminaciones nerviosas por vías independientes a los canales TRP. Evidencia experimental indica que es posible la sensación al frío a través de la inhibición, mediada por el frío, de conductancia de potasio que suele estar activa en el potencial de membrana en reposo, haciendo que la membrana se despolarice y genere un potencial de acción, mientras que la sensación al calor puede involucrar canales K_2P mecanosensibles y otras fibras C nociceptivas.

TERMORREGULACIÓN: PRODUCCIÓN Y PÉRDIDA DE CALOR

La termorregulación en los homeotermos (mamíferos, humanos) es un aspecto importante de la homeostasis. Al igual que otros mamíferos, los humanos regulan su temperatura corporal dentro de un estrecho margen de 1 °C a pesar de las grandes fluctuaciones de la temperatura ambiente que les rodea. Esto se consigue equilibrando el flujo de energía térmica de los órganos internos del cuerpo al medio ambiente. Como se ve en la figura 28-5, algo de la energía generada e intercambiada aparece en forma de trabajo mecánico, pero la mayoría de la energía intercambiada se produce como en forma de calor. El calor es intercambiado por conducción, convección y radiación, y como calor latente a través de la evaporación o (rara vez) condensación de agua. Si la suma de la producción de energía y la ganancia de energía a partir del medio ambiente no es igual a la pérdida de energía, el calor extra es "almacenado" o perdido. Esta relación se resume en la siguiente ecuación de equilibrio de calor:

$$M = E + R + C + K + W + S \qquad (1)$$

donde M es el índice metabólico, E es el índice de pérdida de calor por evaporación, R y C son los índices de pérdida de calor por radiación y convección, respectivamente, K es el índice de

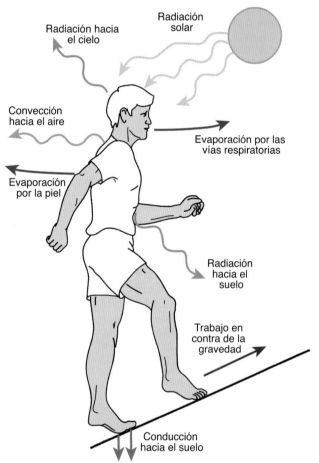

Figura 28-5 **Intercambio de energía con el medio ambiente.** Este excursionista gana calor desde el sol por radiación y pierde calor por conducción hacia el suelo a través de las plantas de los pies, por convección hacia el aire, por radiación hacia el suelo y el cielo, y por evaporación de agua desde la piel y las vías respiratorias. Además, algo de la energía liberada por sus procesos metabólicos es transformada en trabajo mecánico en vez de calor, ya que está caminando cuesta arriba.

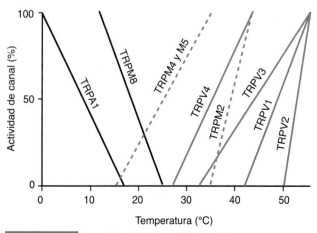

Figura 28-4 **Dependencia de la actividad de los termocanales TRP activados por el frío (*negro*) y activados por el calor (*verde*).** TRP, potencial de receptor transitorio.

pérdida de calor por conducción, W es el índice de pérdida de energía como trabajo mecánico, y S es el índice de almacenamiento de calor en el cuerpo, manifestado por cambios en las temperaturas de los tejidos.

M siempre es positiva, pero los términos del lado derecho de la ecuación 1 representan el intercambio de energía con el medio ambiente y el almacenamiento, y pueden ser positivos o negativos. E, R, C, K y W son positivas si representan pérdidas de energía del cuerpo, y negativas si representan ganancias de energía. Cuando S = 0, el cuerpo está en equilibrio de calor y la temperatura no se eleva ni se reduce. Cuando el cuerpo no está en un equilibrio de calor, la temperatura tisular media aumenta si S es positiva, y disminuye si S es negativa. Esta situación por lo general dura sólo hasta que las respuestas del cuerpo a los cambios de temperatura son suficientes para restablecer el equilibrio. Sin embargo, si el estrés térmico es demasiado grande para que el sistema termorregulador restablezca el equilibrio, el cuerpo continuará ganando o perdiendo calor hasta que este estrés disminuya lo suficiente o se presente la muerte.

Las unidades tradicionales para medir el calor son una fuente potencial de confusión debido a que la palabra caloría se refiere a dos unidades que difieren en una concentración de mil veces. La *caloría* utilizada en química y física es la cantidad de calor que elevará la temperatura de 1 g de agua pura en 1 °C; también es conocida como la *caloría pequeña* o *caloría de gramo*. La *Caloría* (con C mayúscula) utilizada en fisiología y nutrición es la cantidad de calor que elevará la temperatura de un kilo de agua pura en 1 °C; también es llamada *caloría grande, caloría de kilogramo*, o (lo habitual en fisiología térmica) **kilocaloría** (kcal). Dado que el calor es una forma de energía, a menudo se mide en joules, la unidad de trabajo (1 kcal = 4 186 J), y el índice de producción de calor o el flujo de calor, en watts, la unidad de poder (1 W = 1 J/s). Esta práctica evita confundir calorías y Calorías. Sin embargo, las kilocalorías aún se utilizan de manera amplia, de modo que es necesario estar familiarizado con ellas, y existe una cierta ventaja en utilizar una unidad basada en agua, dado que el cuerpo en sí mismo es en su mayoría agua.

ÍNDICE METABÓLICO Y PRODUCCIÓN DE CALOR EN REPOSO

La energía metabólica se utiliza para el transporte activo a través de bombas en la membrana, para reacciones químicas que requieren energía, como la formación del glucógeno a partir de glucosa y la formación de proteínas a partir de aminoácidos, y para el trabajo muscular. La mayor parte de la energía metabólica utilizada en estos procesos es convertida a calor dentro del cuerpo. Otros tipos de energía se convierten a calor sólo después de un retraso, por ejemplo cuando la energía utilizada para formar glucógeno o proteínas es liberada en forma de calor cuando el glucógeno es convertido de vuelta a glucosa o la proteína es convertida de vuelta a aminoácidos.

Entre personas de diferentes dimensiones, el índice metabólico en reposo varía aproximadamente en proporción al área de superficie corporal. En el hombre adulto joven en reposo y en ayuno, es de alrededor de 45 W/m² (81 W o 70 kcal/h por 1.8 m² de área de superficie corporal), correspondiendo a un consumo de oxígeno de alrededor de 240 mL/min. Alrededor de 70% de la producción de energía en reposo ocurre en el núcleo del cuerpo —las vísceras en el tronco y el cerebro— aun cuando comprende apenas 36% de la masa corporal (tabla 28-2). Como subproductos de sus procesos metabólicos, estos órganos producen la mayoría

	Porcentaje de producción de calor		
Región	**Porcentaje de masa corporal**	**Reposo**	**Ejercicio**
Cerebro	2	16	1
Vísceras en el tronco	34	56	8
Músculo y piel	56	18	90
Otros	8	10	1

TABLA 28-2 Masas relativas y tasas de producción metabólica de calor durante el reposo y el ejercicio pesado

del calor necesario para mantener el equilibrio de calor a temperaturas ambientales cómodas; sólo cuando hay frío es que este calor, producido como un subproducto, debe ser complementado con la producción de calor expresamente para la termorregulación.

Otros factores, además del tamaño del cuerpo, que afectan el metabolismo incluyen edad, sexo (fig. 28-6), hormonas y digestión. La proporción del índice metabólico respecto al área de superficie es mayor en la infancia y disminuye con la edad, más rápido en la niñez y en la adolescencia y más lento en adelante. Los niños tienen altos índices metabólicos en relación con su área de superficie debido a la energía utilizada para sintetizar las grasas, proteínas, y otros componentes tisulares requeridos para mantener el crecimiento. De forma similar, el índice metabólico de una mujer aumenta durante el embarazo para suministrar la energía necesaria para el crecimiento del feto. Sin embargo, el índice metabólico de una mujer no embarazada es 5 a 10% más bajo que el de un hombre de la misma edad y área de superficie corporal, probablemente debido a que una mayor proporción del cuerpo de la mujer está compuesto de grasa, un tejido con metabolismo bajo.

Las catecolaminas y la tiroxina son las hormonas que tienen el mayor efecto sobre el índice metabólico. Las catecolaminas causan degradación del glucógeno a glucosa, y estimulan a muchos sistemas enzimáticos, aumentando el metabolismo celu-

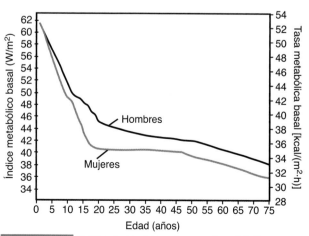

Figura 28-6 Efectos de la edad y el sexo sobre el índice metabólico basal en personas sanas. El índice metabólico se expresa aquí como el índice entre el consumo de energía sobre el área de superficie corporal.

lar. El hipermetabolismo es una característica clínica de algunos casos de feocromocitoma, un tumor secretor de catecolaminas de la médula suprarrenal. La tiroxina magnifica la respuesta metabólica a las catecolaminas, aumenta la síntesis de proteínas y estimula la oxidación en las mitocondrias. El índice metabólico es típicamente 45% por encima de lo normal en el hipertiroidismo (pero hasta 100% por encima de lo normal en los casos graves), y 25% por debajo de lo normal en el hipotiroidismo (pero hasta 45% por debajo de lo normal con una ausencia completa de hormona tiroidea). Otras hormonas tienen efectos relativamente menores sobre el índice metabólico.

El índice metabólico de una persona en reposo aumenta 10 a 20% después de una comida. Este efecto de la comida, llamado **efecto térmico de los alimentos** (antes llamado *acción dinámica específica*), dura varias horas. El efecto es mayor después de consumir proteínas y es menor después de consumir carbohidratos y grasas; parece estar asociado con el procesamiento de los productos de la digestión en el hígado.

El índice metabólico es la cantidad de energía utilizada bajo condiciones estándar

Debido a que son tantos los factores que afectan el metabolismo en reposo, que a menudo el índice metabólico se mide bajo una serie de condiciones estándar para compararla con normas establecidas. El índice metabólico medido bajo estas condiciones se conoce como **índice metabólico basal (IMB)**. Las condiciones comúnmente aceptadas para medir el IMB son: ayuno de 12 horas, la medición debe realizarse por la mañana después de una noche de sueño reparador, comenzando después de que la persona ha descansado durante al menos 30 min, y la temperatura ambiental debe ser confortable, de alrededor de 25 °C (77 °F). El IMB es "basal" sólo al estar la persona despierta, ya que el índice metabólico durante el sueño es algo más bajo que el IMB.

El intercambio de calor con el medio ambiente puede medirse de forma directa utilizando un calorímetro humano. En esta cámara aislada, el calor puede salir ya sea en el aire que ventila la cámara o en el agua que fluye a través de un intercambiador de calor en la cámara. Al medir el flujo de aire y agua y sus temperaturas a medida que entran y salen de la cámara, se puede determinar la pérdida de calor de la persona por conducción, convección y radiación, y al medir el contenido de humedad en el aire que entra y sale de la cámara, se puede determinar la pérdida de calor por evaporación. A esta técnica se le llama **calorimetría directa**, y aunque es conceptualmente simple, es compleja y costosa.

A menudo se estima el índice metabólico por **calorimetría indirecta**, la cual se basa en medir el índice de consumo de O_2 de una persona, ya que virtualmente toda la energía disponible para el cuerpo depende de reacciones que consumen O_2. Consumir 1 L de O_2 se asocia con la liberación de 21.1 kJ (5.05 kcal) si el combustible son carbohidratos, 19.8 kJ (4.74 kcal) si el combustible son grasas, y 18.6 kJ (4.46 kcal) si el combustible son proteínas. Un valor promedio a menudo utilizado para el metabolismo de una dieta mixta es 20.2 kJ (4.83 kcal) por litro de O_2. El índice de CO_2 producido respecto al O_2 consumido en los tejidos se conoce como **cociente respiratorio (RQ**, *respiratory quotient*). El RQ es 1.0 para la oxidación de carbohidratos, 0.71 para la oxidación de las grasas, y 0.80 para la oxidación de las proteínas. En un estado estable en el que se exhala CO_2 de los pulmones a la misma tasa a la que se produce en los tejidos, el RQ es igual al índice de intercambio respiratorio, R (*véase* capítulo 19). Se puede mejorar la precisión de la calorimetría indirecta determinando también el R, y estimando ya sea a la cantidad de proteínas oxidada —que suele

ser pequeña comparada con las grasas y los carbohidratos— o bien calculándola a partir de la excreción de nitrógeno en la orina.

El músculo esquelético es la principal fuente de calor durante el trabajo externo

Incluso durante el ejercicio leve, los músculos son la principal fuente de calor metabólico, y durante el ejercicio intenso, representan hasta 90%. El ejercicio de intensidad moderada en un hombre joven sano, pero sedentario, puede requerir un índice metabólico de 600 W (a diferencia de alrededor de 80 W en reposo), y la actividad intensa en un atleta entrenado, 1 400 W o más. Debido a su alto índice metabólico, los músculos que se ejercitan pueden ser casi 1 °C más calientes en comparación con el núcleo del cuerpo. La sangre que irriga a estos músculos es calentada y, a su vez, calienta al resto del cuerpo, elevando la temperatura central.

Los combustibles que consumen los músculos se convierten principalmente en calor en lugar de trabajo mecánico. Durante la fosforilación del **difosfato de adenosina (ADP)** para formar trifosfato de adenosina (ATP), 58% de la energía liberada del combustible es convertida en calor, y solo alrededor de 42% es capturada en el ATP que se forma en el proceso. Cuando un músculo se contrae, un porcentaje de la energía en el ATP que fue hidrolizado es convertida en calor en lugar de trabajo mecánico. La eficiencia en esta etapa varía mucho; es cero en la contracción muscular isométrica, en la que la longitud del músculo no cambia mientras desarrolla tensión, de modo que no se realiza trabajo incluso a pesar de que se requiere energía metabólica. Por último, la fricción convierte algo del trabajo mecánico producido en calor dentro del cuerpo (p. ej., el destino de todo el trabajo mecánico realizado por el corazón al bombear sangre). En el mejor de los casos, no más de 25% de la energía metabólica liberada durante el ejercicio es convertida al trabajo mecánico fuera del cuerpo, y 75% restante o más es convertido a calor dentro del cuerpo.

La sudoración es el principal medio para perder calor en los seres humanos

Existen cuatro formas para perder calor: *convección, conducción, radiación* y *evaporación* (*véase* fig. 28-5). La convección es la transferencia de calor que resulta del movimiento de un líquido. En la fisiología térmica, el líquido es usualmente agua o aire en el medioambiente; en el caso de la transferencia de calor dentro del cuerpo, el líquido es la sangre. Para ilustrar esto, imagine a un objeto inmerso en un líquido que es más frío que el objeto. El calor pasa desde el objeto al líquido inmediatamente adyacente por conducción. Si el líquido es estático, la conducción es la única forma por la cual el calor puede pasar a través del líquido, y con el paso del tiempo, el índice de flujo de calor desde el cuerpo hacia el líquido disminuirá a medida que el líquido cercano al objeto se acerca a la temperatura del objeto. Sin embargo, en la práctica, los líquidos rara vez están estáticos. Si el líquido se está moviendo, aún se transmitirá calor desde el objeto hacia el líquido por conducción, pero una vez que el calor ha entrado al líquido, el movimiento del líquido lo transportará por convección. El mismo movimiento del líquido que lleva el calor lejos de la superficie del objeto constantemente lleva líquido frío hacia la superficie del mismo, de modo que el objeto transmite calor hacia el líquido de forma mucho más rápida que si el líquido estuviese estático. Aunque la conducción tiene un papel en este proceso, la convección domina la transferencia general de calor, de modo que nos referimos a la transferencia de calor como si fuera enteramente por convección. Por lo tanto, el término conducción (K) en la ecuación del equilibrio de calor se restringe al flujo de calor entre el cuerpo y otros objetos sólidos, y por lo general representa sólo una pequeña parte del intercambio total de calor con el medio ambiente.

Cuando 1 g de agua es convertido a vapor a 30 °C, absorbe 2 425 J (0.58 kcal), el **calor latente de la evaporación**, en el proceso. La evaporación de agua es, por lo tanto, una forma eficiente de perder calor, y es la única forma que tiene el cuerpo de perder calor cuando el medio ambiente está más caliente que la piel, como suele ser cuando el medio ambiente está por encima de 36 °C. la evaporación debe disipar tanto el calor producido por los procesos metabólicos como todo el calor ganado desde el medio ambiente por convección y radiación. La mayor parte del agua evaporada en ambientes calientes proviene del sudor, pero incluso en ambientes fríos, la piel pierde algo de agua por la evaporación de la **transpiración insensible**, agua que se difunde a través de la piel en lugar de ser secretada. En la ecuación 1, E es casi siempre positiva, y representa la pérdida del calor del cuerpo. Sin embargo, E es negativa en los casos raros en los que el vapor de agua traspasa calor al cuerpo al condensarse sobre la piel (como en un baño de vapor).

El intercambio de calor con el medio ambiente es proporcional a la superficie corporal

El intercambio de calor siempre ocurre desde una temperatura más alta a una más baja y, por lo tanto, sigue la segunda ley de la termodinámica. Los animales intercambian calor con su medioambiente a través de la piel y de las vías respiratorias, pero sólo la piel intercambia calor por radiación. En los animales que jadean, la pérdida respiratoria de calor puede ser grande y una forma importante de lograr el equilibrio de calor. Sin embargo, en los seres humanos, el intercambio de calor por vía respiratoria suele ser relativamente pequeño (aunque las personas hipertérmicas pueden hiperventilar), y no se encuentra predominantemente bajo control de termorregulación. Por lo tanto, ya no se considerará en adelante.

El intercambio de calor por conversión entre la piel y el medio ambiente es proporcional a la diferencia entre las temperaturas de la piel y del aire ambiente, como se expresa en la siguiente ecuación:

$$C = h_c \times A \times \left(\overline{T}_{sk} - T_a\right) \qquad (2)$$

donde A es el área de superficie corporal, $\overline{T}_{sk}$ y T_a son las temperaturas medias de la piel y del medio ambiente, respectivamente, y h_c es el coeficiente de transferencia de calor por convección.

El valor de h_c incluye los efectos de los factores, además, de la temperatura y el área de superficie, que influyen en el intercambio de calor por convección. Para el cuerpo, el movimiento del aire es el más importante de estos factores, y el intercambio de calor por convección (y, por lo tanto, h_c) varía aproximadamente como la raíz cuadrada de la velocidad del aire, excepto cuando el movimiento del aire es ligero (fig. 28-7). Otros factores que afectan el h_c incluyen la dirección del movimiento del aire y la curvatura de la superficie de la piel. A medida que el radio de curvatura disminuye, el h_c aumenta. Esto permite que las manos y los dedos sean efectivos en el intercambio de calor por convección, que es desproporcionado a su área de superficie.

El calor por radiación es proporcional a la diferencia entre la cuarta potencia de la temperatura absoluta de la piel y la de entorno radiante (T_r) y a la emisividad de la piel $\left(e_{sk}\right)$: $R \propto e_{sk} \times \left(\overline{T}_{sk}^4 - T_r^4\right)$.

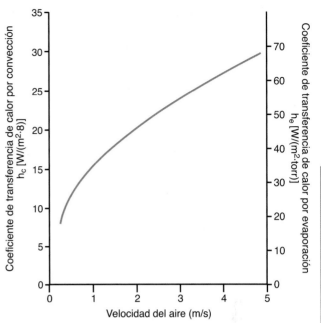

Figura 28-7 **Dependencia de la convección y la evaporación en el movimiento del aire.** Esta figura muestra el coeficiente de transferencia de calor por convección, h_c (**izquierda**), y el coeficiente de transferencia de calor por evaporación, h_e (**derecha**), para un ser humano de pie, en función de la velocidad del aire. Los coeficientes de transferencia de calor por convección y evaporación están relacionados por la ecuación $h_e = h_c \times 2.2$ °C/torr. El eje horizontal puede ser convertido a unidades inglesas utilizando la relación 5 m/s = 16.4 pies/s = 11.2 millas/h.

Sin embargo, si T_r está lo suficientemente cercana a $\overline{T}_{sk}$, de modo que $\overline{T}_k - T_r$ es mucho menor a la temperatura absoluta de la piel, R es casi proporcional a $e_{sk} \times \left(\overline{T}_{sk} - T_r\right)$. Algunas partes de la superficie corporal (p. ej., las superficies internas de los muslos y los brazos) intercambian calor por radiación con otras partes de la superficie corporal, de modo que el cuerpo intercambia calor con el medioambiente como si tuviese una menor área de la que en realidad tiene. Esta área menor, llamada del área de superficie radiante efectiva (A_r), depende de la postura del cuerpo y es más cercana al área de superficie real en una posición de ángulo abierto y menos cercana en una posición acurrucada. El intercambio de calor por radiación puede representarse mediante la siguiente ecuación:

$$R = h_r \times e_{sk} \times A_r \times \left(\overline{T}_{sk} - T_r\right) \qquad (3)$$

donde h_r es el coeficiente de transferencia de calor por radiación, 6.43 W/(m² °C) a 28 °C.

La pérdida de calor por evaporación desde la piel hacia el medio ambiente es proporcional a la diferencia entre la presión de vapor de agua en la superficie de la piel y la presión de vapor de agua en el aire ambiente. Estas relaciones se resumen de la siguiente manera:

$$E = h_e \times A \times \left(P_{sk} - P_a\right) \qquad (4)$$

donde P_{sk} es la presión de vapor de agua en la superficie de la piel; P_a es la presión de vapor de agua en el aire ambiente; y h_c es el coeficiente de transferencia de calor por evaporación.

El aire en movimiento se lleva al vapor de agua, al igual que al calor, de modo que factores geométricos y el movimiento del aire afectan a E y a h_e de la misma forma que afectan a C y h_c. Si la piel está por completo mojada, la presión de vapor de agua en la superficie de la piel es la presión de saturación de vapor de agua a la temperatura de la piel, y la pérdida de calor por evaporación es $E_{máx}$, el máximo posible para la temperatura predominante en la piel y las condiciones ambientales. Esta condición se describe de la siguiente manera:

$$E_{máx} = h_e \times A \times (P_{sk,sat} - P_a) \qquad (5)$$

donde $P_{sk,sat}$ es la presión de saturación de agua a la temperatura de la piel. Cuando la piel no está por completo mojada, es impráctico medir la P_{sk}, la presión promedio real de vapor de agua en la superficie de la piel. Por lo tanto, un coeficiente llamado *humedad* de la piel (w) se define como el índice de $E/E_{máx}$, con $0 < w < 1$. La humedad de la piel depende de la hidratación de la epidermis y de la fracción de área de superficie de la piel que está mojada. Se puede entonces reescribir la ecuación 4 de la siguiente manera:

$$E = h_e \times A \times w \times (P_{sk,sat} - P_a) \qquad (6)$$

La humedad depende del equilibrio entre la secreción y la evaporación del sudor. Si la secreción excede a la evaporación, el sudor se acumula en la piel y se extiende para mojar una mayor cantidad del espacio entre las glándulas sudoríparas vecinas, aumentando la humedad y E; si la evaporación excede a la secreción, ocurre lo opuesto. Si el índice de secreción de sudor excede a $E_{máx}$, una vez que la humedad se vuelve 1, el exceso de sudor gotea desde el cuerpo ya que no puede evaporarse.

Nótese que P_a, de la que depende directamente la evaporación de la piel, es proporcional al contenido real de humedad en el aire. Por el contrario, la **humedad relativa** (**rh**), una cifra más comúnmente utilizada, es el índice entre el contenido real de humedad en el ambiente y el contenido máximo de humedad posible a la temperatura del aire. Es importante saber que rh está sólo indirectamente relacionada con la evaporación de la piel. Por ejemplo, en un ambiente frío, P_a será lo suficientemente baja para que el sudor pueda evaporarse con facilidad de la piel, incluso si rh es igual a 100%, debido a que la piel es caliente y $P_{sk,sat}$, que depende de la temperatura de la piel, será mucho mayor que P_a.

El almacenamiento de calor es el equilibrio entre la producción neta de calor y la pérdida neta de calor

El índice de **almacenamiento de calor** es un indicador de un cambio en el contenido de calor del cuerpo, y es la diferencia entre la producción de calor y la pérdida neta de calor (ecuación 1). (En circunstancias inusuales en las que existe una ganancia neta de calor desde el medio ambiente, como durante la inmersión en una tina con agua caliente, el almacenamiento es la suma de la producción de calor y la ganancia neta de calor). Puede determinarse en forma experimental a partir de mediciones simultáneas del metabolismo por calorimetría indirecta, y de la ganancia o pérdida de calor por calorimetría directa. El almacenamiento de calor en los tejidos cambia su temperatura, y la cantidad de calor almacenada es el producto de la masa corporal, el calor específico corporal promedio, y una temperatura corporal apropiada (T_b). El calor específico promedio del cuerpo depende de su composición, en especial la proporción de grasa, y es de alrededor de 3.55 kJ/(kg· °C) [0.85 kcal/(kg· °C)]. Las relaciones empíricas entre T_b y la temperatura central (T_c) y T_{sk}, determinadas en estudios calori-

métricos, dependen de la temperatura ambiental, donde T_b varía de $0.65 \times T_c + 0.35 \times T_{sk}$ en el frío, a $0.9 \times T_c + 0.1 \times T_{sk}$ en el calor. El cambio de frío a calor en el sopesado relativo de T_c y T_{sk} refleja el cambio acompañante en el espesor de la coraza (*véase* fig. 28-2).

DISIPACIÓN DEL CALOR

La figura 28-2 muestra las temperaturas rectal y cutánea promedio, las pérdidas de calor, y las conductancias calculadas del núcleo a la piel (coraza) para una mujer y un hombre desnudos, en reposo, y al final de exposiciones de 2 horas en un calorímetro a temperaturas ambiente de 23 a 36 °C. La conductancia de la coraza representa la suma de la transferencia de calor por dos modos paralelos: conducción a través de los tejidos de la coraza, y convección a través de la sangre. Se calcula dividiendo el flujo de calor a través de la piel (HF_{sk}) (es decir, la pérdida total de calor del cuerpo menos la pérdida a través del aparato respiratorio) entre la diferencia entre las temperaturas central y cutánea promedio:

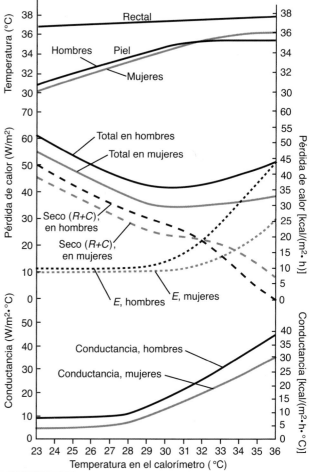

Figura 28-8 **Disipación de calor.** Estas gráficas muestran los valores promedio de las temperaturas rectal y cutánea media, la pérdida de calor y la conductancia del núcleo a la piel, para hombres y mujeres desnudos y en reposo cerca del estado estable luego de 2 horas a diferentes temperaturas ambientales en un calorímetro. (Todas las cantidades de intercambio de energía en esta figura han sido divididas entre el área de superficie corporal para eliminar el efecto del tamaño del cuerpo). La pérdida total de calor es la suma de la pérdida de calor seco, por radiación (*R*) y convección (*C*), y la pérdida evaporativa de calor (*E*). La pérdida de calor seco es proporcional a la diferencia entre la temperatura de la piel y la temperatura en el calorímetro, y disminuye al aumentar la temperatura del calorímetro.

$$C = HF_{sk} / (T_c - \overline{T}_{sk}) \qquad (7)$$

donde C es la conductancia de la coraza y T_c y $\overline{T}_{sk}$ son las temperaturas central y cutánea promedio.

De los 23 °C a los 28 °C, la conductancia es mínima debido a que la piel está vasoconstreñida y su flujo sanguíneo es bajo. El nivel mínimo de conductancia que puede obtenerse depende en gran parte del espesor de la capa de grasa subcutánea, y la capa más gruesa en las mujeres les permite obtener una conductancia menor que los hombres. A alrededor de 28 °C, la conductancia comienza a aumentar, y por encima de los 30 °C, la conductancia continúa aumentando y comienza la sudoración. Para estas personas, el rango entre los 28 °C a los 30 °C es la zona de **termoneutralidad**, o zona termoneutral, el rango de temperaturas ambientales confortables en las que se mantiene el equilibrio térmico sin temblor o sudoración. En esta zona, controlar la conductancia y $\overline{T}_{sk}$ y, por lo tanto, R y C, mantiene enteramente el equilibrio de calor. Como lo muestran las ecuaciones 2 a 4, C, R y E dependen todas de la temperatura de la piel, que a su vez depende en parte del flujo sanguíneo a la piel. E también depende, a través de la humedad de la piel, de la secreción de sudor. Por lo tanto, todos estos modos de intercambio de calor están parcialmente bajo control fisiológico.

Grandes cantidades de calor corporal pueden disiparse a través de la evaporación del sudor

En la figura 28-8, la pérdida de calor por evaporación es casi independiente de la temperatura ambiente por debajo de los 30 °C, y es de 9 a 10 W/m², correspondiendo a la evaporación de alrededor de 13 a 15 g/(m²h), de los cuales, alrededor de la mitad es humedad perdida en la respiración, y la mitad es transpiración insensible. Esta evaporación ocurre de forma independiente al control termorregulador. A medida que la temperatura ambiente aumenta, el cuerpo depende cada vez más de la evaporación del sudor para lograr el equilibrio de calor.

Los dos tipos histológicos de glándulas sudoríparas son las **ecrinas** y las **apocrinas**. Las glándulas sudoríparas ecrinas, el tipo dominante en todas las poblaciones humanas, son más importantes en la termorregulación en seres humanos y son alrededor de 2 500 000. La secreción ecrina está controlada a través de fibras C simpáticas posganglionares que liberan acetilcolina (ACh) en lugar de norepinefrina. La estimulación colinérgica de las glándulas sudo-

ríparas desencadena la secreción del llamado *líquido precursor*, cuya composición se asemeja a la del plasma, excepto que no contiene proteínas plasmáticas. Por lo tanto, el sodio y el cloro son los principales electrolitos en el sudor, y el potasio, calcio y magnesio que están presentes en cantidades más pequeñas. A medida que el líquido se mueve a través de la porción del conducto de la glándula sudorípara, su composición es modificada por la reabsorción activa de sodio y cloro. Como resultado, el sudor es hipoosmótico en comparación con el plasma, y la concentración de sodio suele encontrarse en un rango de 10 a 70 mmol/L, mientras que el cloro está en un rango de 5 a 60 mmol/L, dependiendo de la dieta, el índice de sudoración y el grado de aclimatación al calor. El sudor ecrino también incluye lactato, urea, amoniaco, serina, ornitina, citrulina, ácido aspártico, metales pesados, compuestos orgánicos y enzimas proteolíticas. Por el contrario, el sudor apocrino está conformado principalmente por sialomucina. Aunque al inicio es inodoro, el sudor apocrino entra en contacto con las bacterias normales de la flora en la superficie de la piel y desarrolla olor. El sudor apocrino es más viscoso y se produce en cantidades mucho menores que el sudor ecrino. No está clara cuál es la función exacta de las glándulas apocrinas, aunque se piensa que son glándulas de olor. Durante la pubertad, aparecen glándulas **apoecrinas**. Estas son glándulas sudoríparas híbridas que se encuentran en las axilas y pueden tener un papel en la hiperhidrosis axilar. Su estructura secretora tiene una porción de diámetro pequeño similar a la encontrada en las glándulas ecrinas, y una porción de diámetro mayor similar a la de una glándula apocrina. Funcionalmente, son similares a las glándulas ecrinas, y responden de manera principal a estímulos colinérgicos, sus conductos son largos y se abren directamente a la superficie de la piel. De forma interesante, las glándulas apoecrinas secretan casi 10 veces la cantidad de sudor que secretan las glándulas ecrinas.

Un hombre sano que no está aclimatado al calor puede secretar hasta 1.5 L/h de sudor. Aunque el número de glándulas sudoríparas funcionales es fijo antes de los 3 años de edad, la capacidad de secreción de las glándulas individuales puede cambiar, en especial durante el ejercicio de resistencia y la aclimatación al calor. Los hombres bien aclimatados al calor pueden obtener tasas pico de sudoración de 1.0 a 2.5 L/h, siendo posibles tasas superiores a los 2.5 L/h cuando la temperatura ambiental es alta. Sin embargo, estas tasas no pueden mantenerse ya que la producción diaria máxima de sudor es de alrededor de 15 L (Enfoque clínico 28-1).

ENFOQUE CLÍNICO | 28-1

Depleción de sal y agua como resultado de la sudoración

Los cambios en el equilibrio de líquidos y electrolitos son con probabilidad las alteraciones fisiológicas más frecuentes asociadas con el ejercicio sostenido y el estrés por calor. La pérdida de agua a través de las glándulas sudoríparas puede exceder 1 L/h durante varias horas. La pérdida de sal en el sudor es variable; sin embargo, debido a que el sudor está más diluido que el plasma, la sudoración siempre resulta en un aumento en la osmolalidad en el líquido que permanecen en el cuerpo y en un aumento en la concentración de sodio y cloro en el plasma si no se repone el agua perdida. Dado que las personas que secretan grandes volúmenes de sudor por lo general reponen al menos algo de sus pérdidas bebiendo agua o soluciones con electrolitos, el efecto final sobre los líquidos corporales puede variar. En la tabla 28-3, la segunda y tercera condiciones (paciente A) representan

los efectos de las pérdidas del sudor sobre los líquidos corporales, solas y en combinación con la reposición con un volumen igual de agua simple, respectivamente, para una persona que produce sudor con sodio y cloro en el límite superior del rango normal. Por el contrario, la cuarta y quinta condiciones (paciente B) representan los efectos correspondientes de una persona aclimatada al calor que secreta sudor diluido. Al comparar los efectos entre estas dos personas, puede notarse que 1) entre más diluido es el sudor que se secreta, mayor es el incremento en la osmolalidad del plasma y en la concentración de sodio si no se repone líquido; 2) el volumen del líquido extracelular, un determinante importante del volumen plasmático (*véase* capítulo 15), es mayor en el paciente B (que secreta sudor diluido) que en el paciente A (que secreta un sudor más salado), si se repone agua; y 3) beber

(Continúa)

agua simple le permitió al paciente B mantener casi sin cambios el sodio plasmático y el volumen de líquido extracelular, mientras secretaba 5 L de sudor. Sin embargo, en el paciente A, beber la misma cantidad de agua redujo el sodio en plasma en 8 mmol/L, y no logró impedir una reducción de casi 10% en el volumen de líquido extracelular. En 5 L de sudor, el paciente A perdió 17.5 g de sal, algo más de la ingesta diaria de sal en una dieta occidental normal, y presenta depleción de sal.

El aumento en la osmolalidad del líquido extracelular y la disminución del volumen plasmático, a través de una reducción en la actividad de los receptores cardiovasculares al estiramiento, estimulan la sed (*véase* capítulo 23). Cuando la sudoración es profusa, sin embargo, la sed por lo general no provoca que la persona beba la suficiente cantidad de agua para reponer el líquido tan rápido como lo pierde, de modo que las personas que realizan ejercicio en un ambiente caliente tienden a deshidratarse de forma progresiva —en algunos casos llegan a perder hasta 7 a 8% del peso corporal— y sólo restablecen el equilibrio normal de líquido durante largos periodos de reposo o en las comidas. Dependiendo de qué tanto porcentaje de estas pérdidas de líquidos reponga, el paciente B puede estar hipernatrémico y deshidratado, o encontrarse esencialmente en un equilibrio normal de líquidos y electrolitos. (Si bebe líquido por encima de sus pérdidas, puede sobrehidratarse y volverse hiponatrémico, pero esta situación es poco probable que ocurra). Sin embargo, el paciente A, que tiene cierta depleción de sal, puede estar deshidratado e hipernatrémico, normalmente hidratado pero hiponatrémico, o algo deshidratado con un nivel de sodio plasmático en cualquier punto entre estos dos extremos. Una vez que el paciente A repone toda el agua perdida en forma de sudor, su volumen de líquido extracelular estará alrededor de 10% por debajo de su valor inicial. Si responde a la reducción acompañante en el volumen plasmático al continuar bebiendo agua, se volverá incluso más hiponatrémico de lo que se muestra en la tabla 28-3.

Las alteraciones mostradas en la tabla 28-3, aunque fisiológicamente significativas y útiles para motivos de ilustración, no es probable que requieran atención clínica. Pueden ocurrir alteraciones mayores, con efectos clínicos correspondientes más graves. Las consecuencias de las varias alteraciones posibles en el equilibrio de agua y sal pueden agruparse como: efectos de la disminución del volumen plasmático secundarias a una reducción en el volumen del líquido extracelular, efectos de la hipernatremia, y efectos de la hiponatremia. Los efectos circulatorios de la disminución del volumen son casi idénticos a los efectos de la acumulación periférica de sangre (*véase* fig. 28-12), y los efectos combinados de la acumulación periférica de sangre y de la disminución del volumen serán mayores que los efectos de cualquiera de estos dos casos en forma aislada. Estos efectos incluyen alteración del llenado cardiaco y del gasto cardiaco, y reducciones reflejas compensadoras en el flujo sanguíneo renal, esplácnico y en la piel. La alteración en el gasto cardiaco causa fatiga durante el ejercicio y reducción en la tolerancia al ejercicio. Si se reduce el flujo sanguíneo a la piel, se alterará la disipación de calor. La rabdomiolisis por ejercicio, el daño a las fibras del músculo esquelético, es un resultado frecuente del ejercicio intenso cuando no se está acostumbrado a él. La mioglobina liberada de las células dañadas de músculo esquelético aparece en el plasma, entra con rapidez al filtrado glomerular, y es excretada en la orina, produc-iendo mioglobinuria y tiñendo la orina de color café en caso de que haya suficiente mioglobina presente. Este proceso puede ser inofensivo para los riñones si el flujo de orina es adecuado. Sin embargo, una reducción en el flujo sanguíneo renal reduce el flujo de orina, aumentando la probabilidad de que la mioglobina provoque daño tubular renal.

Se piensa que la deshidratación hipernatrémica predispone a choque de calor. La deshidratación a menudo está acompañada de hipernatremia y de una reducción en el volumen plasmático. La hipernatremia altera las respuestas de pérdida de calor (la sudoración y el aumento del flujo sanguíneo en la piel) independientemente de cualquier reducción acompañante en el volumen plasmático, y elevar el punto de calibración termorregulador. La deshidratación hipernatrémica promueve el desarrollo de una temperatura corporal central alta de múltiples maneras a través de la combinación de hipernatremia y de un volumen plasmático reducido.

Incluso en ausencia de pérdida de sodio, beber de tal forma que se exceda la capacidad del riñón para compensar, diluye todos los compartimentos de líquido en el cuerpo, produciendo una hiponatremia por dilución, que también es conocida como intoxicación por agua, si llega a causar síntomas. El desarrollo de una intoxicación por agua requiere de beber cantidades masivas de líquido, o de alguna afección, como la secreción inapropiada de arginina vasopresina, que altere la secreción de agua libre en los riñones. Los pacientes con trastornos psiquiátricos en el mecanismo de la sed pueden llegar a beber de forma tan excesiva que pueden presentar hiponatremia, o bien, esto puede suceder con la intención errónea de prevenir o tratar la deshidratación. Sin embargo, las personas que secretan cantidades abundantes de sudor con una alta concentración de sodio, como el paciente A, o las personas con fibrosis quística, pueden perder con facilidad la suficiente cantidad de sal para volverse hiponatrémicos por pérdida de sodio. Algunos adultos jóvenes sanos que buscan atención médica por depleción de sal luego de haber sudado en forma profusa, resultan tener variantes genéticas de fibrosis quística, que hacen que estas personas tengan un sudor salado sin producir las manifestaciones digestivas y pulmonares características de la fibrosis quística.

A medida que la concentración de sodio y la osmolalidad del espacio extracelular disminuyen, el agua se desplaza desde el espacio extracelular hacia el interior de las células para mantener el equilibrio osmótico a través de las membranas celulares. La edematización resultante de las células cerebrales es la causante de la mayoría de las manifestaciones de la hiponatremia. La hiponatremia leve se caracteriza por síntomas no específicos como fatiga, confusión, náusea y cefalea, y puede ser confundida con agotamiento por calor. La hiponatremia grave puede convertirse una emergencia médica que pone en peligro la vida, y puede incluir convulsiones, coma, herniación del tallo cerebral (lo que ocurre si el tallo cerebral se hincha lo suficiente como para exceder la capacidad de la bóveda craneana) y la muerte. En el contexto de ejercicio prolongado en el calor, la hiponatremia sintomática es mucho menos común que el agotamiento por calor, pero puede potencialmente ser mucho más peligrosa. Por lo tanto, es importante no tratar un presunto caso de agotamiento por calor con grandes cantidades de líquidos bajos en sodio sin primero haber descartado la presencia de hiponatremia. ∎

El aumento en la vasodilatación de la piel incrementa la pérdida de calor

El calor producido en el cuerpo debe llevarse hasta la superficie de la piel para poder eliminarse. Cuando el flujo sanguíneo a la piel es mínimo, la conductancia de la coraza es típicamente de 5 a 9 W/°C/ m^2 de superficie corporal. Para una persona delgada con un área de superficie corporal de 1.8 m^2, una conductancia corporal total mínima de W/°C (es decir, 8.9 W/[°C·m^2] × 1.8 m^2), y una producción metabólica de calor de 80 W, la diferencia entre la temperatura central y la temperatura de la piel debe ser de 5 °C (p. ej., 80 W ÷ 16 W/°C) para que el calor producido sea conducido a la superficie. En un ambiente frío, la $\overline{T}_{sk}$ puede ser con facilidad lo suficientemente baja para que esto ocurra. Sin embargo, en una temperatura ambiental de 33 °C, la $\overline{T}_{sk}$ es típicamente de alrededor de 35 °C, y sin un incremento en la conductancia, la temperatura central tendría que elevarse a 40 °C —un nivel alto, aunque aún no peligroso— para que se condujese el calor a la piel. Si el índice de producción de calor aumentara a 480 W con ejercicio moderado, la diferencia entre la temperatura central y la de la piel debería elevarse a 30 °C —y la temperatura central a mucho más allá de los niveles mortales— para permitir que todo el calor producido fuese conducido a la piel. En este último caso, la conductancia de la coraza debe aumentar en gran medida para que el cuerpo restablezca el equilibrio térmico normal y continúe regulando su temperatura. Esto se logra aumentando el flujo sanguíneo a la piel.

Efectividad del flujo sanguíneo a la piel en la transferencia de calor

Asumiendo que la sangre, en su camino hacia la piel, permanece a una temperatura central hasta que llega a la piel, luego alcanza la temperatura de la piel a medida que pasa a través de ella, y por último permanece a la temperatura de la piel hasta que regresa al núcleo del cuerpo, es posible calcular el índice de flujo de calor (HF_b) como resultado de convección por la sangre de la siguiente manera:

$$HF_b = SkBF \times \left(T_c - \overline{T}_{sk}\right) \times 3.85 \ kJ / \left(L \cdot °C\right) \qquad (8)$$

donde SkBF es el de flujo sanguíneo a la piel, expresada en litros por segundo en lugar de los litros por minuto habituales, para simplificar el cálculo del HF en W (es decir, J/s), y 3.85 kJ/(L·°C) (0.92 kcal/[L·°C]) es el calentamiento de la sangre específico por volumen. La conductancia, como resultado de la convección por la sangre (C_b) se calcula de la siguiente forma:

$$C_b = HF_b / \left(T_c - \overline{T}_{sk}\right) = SkBF \times 3.85 \ kJ / \left(L \cdot °C\right) \qquad (9)$$

Por supuesto, el calor continúa fluyendo por conducción a través de los tejidos de la coraza, de modo que la conductancia total es la suma de la conductancia como resultado de la convección por la sangre, y la que resulta de la conducción a través de los tejidos. El flujo total de calor se calcula con la siguiente ecuación:

$$HF = \left(C_b + C_0\right) \times \left(T_c - \overline{T}_{sk}\right) \qquad (10)$$

donde C_0 es la conductancia térmica de los tejidos cuando el flujo sanguíneo a la piel es mínimo y, por lo tanto, es predominantemente un resultado de la conducción a través de los tejidos.

Las inferencias establecidas al derivar la ecuación 8 son de cierta forma artificiales, y representan las condiciones de máxima eficiencia de transferencia de calor por la sangre. En la práctica, la sangre también cambia calor con los tejidos entre los que pasa en su camino hacia la piel. El intercambio de calor con estos otros tejidos es mayor cuando el flujo sanguíneo es bajo; en estos casos, el flujo de calor hacia la piel puede ser mucho menor de lo predicho por la ecuación 8, como se discutirá más adelante. Sin embargo, la ecuación 8 es una aproximación razonable en una persona caliente con un flujo sanguíneo a la piel moderado a alto. Aunque no es posible medir de forma directa el SkBF del cuerpo entero, se piensa que alcanza varios litros por minuto durante el ejercicio pesado en el calor. Se estima que el máximo obtenible está cercano a los 8 L/min. Si el SkBF = 1.89 L/min (0.0315 L/s), de acuerdo con la ecuación 9, el flujo sanguíneo a la piel contribuye en alrededor de 121 W/°C a

la conductancia de la coraza. Si la conducción a través de los tejidos contribuye con 16 W/°C, la conductancia total de la coraza es 137 W/°C, y si T_c = 38.5 °C y T_{sk} = 35 °C, esto producirá una transferencia de calor desde el núcleo del cuerpo hacia la piel de 480 W, la producción de calor en nuestro ejemplo previo de ejercicio moderado. Por lo tanto, incluso un índice moderado del flujo sanguíneo a la piel puede tener un efecto drástico sobre la transferencia de calor.

Cuando una persona no está sudando, elevar el flujo sanguíneo a la piel llevará la temperatura de la piel a un nivel más cercano a la temperatura de la sangre, y disminuir el flujo sanguíneo a la piel llevará la temperatura de la piel a un nivel más cercano a la temperatura del medio ambiente. Bajo estas condiciones, el cuerpo puede controlar la pérdida de calor seca (por convección y radiación) modificando el flujo sanguíneo a la piel y, por lo tanto, la temperatura de la piel. Una vez que comienza la sudoración, el flujo sanguíneo a la piel continúa aumentando a medida que la persona se calienta más. Sin embargo, en estas condiciones, la tendencia de un aumento en la sudoración para enfriar la piel se equilibra de forma aproximada con la tendencia de un aumento en el flujo sanguíneo hacia la piel para calentarla. Por lo tanto, después de que ha comenzado la sudoración, incrementos posteriores en el flujo sanguíneo a la piel suelen causar pocos cambios en la temperatura de la piel o en el intercambio de calor seco, y actúan principalmente para llevar a la piel el calor que se está eliminando por la evaporación del sudor. El flujo sanguíneo en la piel y la sudoración trabajan en conjunto para disipar el calor bajo estas condiciones.

Control simpático de la circulación a la piel

Debido a que las necesidades nutricionales de la piel son bajas, el flujo sanguíneo a la piel está controlado principalmente por reflejos o cambios en la temperatura. En la mayor parte de la piel, la vasodilatación que ocurre durante la exposición al calor depende de señales nerviosas simpáticas que hacen que los vasos sanguíneos se dilaten, y el bloqueo nervioso regional puede impedir o revertir esta vasodilatación. Debido a que depende de la acción de señales neurológicas, a esta vasodilatación algunas veces se le denomina *vasodilatación activa*. La vasodilatación activa se presenta en casi toda la piel, excepto en las llamadas regiones acrales —manos, pies, labios, orejas y nariz—. En las áreas de la piel donde ocurre vasodilatación activa, la actividad vasoconstrictora es mínima a temperaturas termoneutrales, y la vasodilatación activa durante la exposición al calor no comienza sino hasta que está cercano el inicio de la sudoración. Por lo tanto, pequeños cambios de temperatura dentro del rango termoneutral no afectan mucho el flujo sanguíneo a la piel en estas áreas.

La vasodilatación refleja es compleja, con muchas capas potencialmente redundantes. Con el calentamiento del cuerpo entero, el tono simpático adrenérgico es retirado, y se activa un sistema vasodilatador simpático activo, muy probablemente mediado por un sistema neurotransmisor colinérgico. La síntesis de óxido nítrico (NO) mediada por la sintetasa de óxido nítrico neuronal (nNOS) es directamente requerida para 30 a 40% de esta respuesta, y puede también contribuir al inhibir la función adrenérgica (*véase* más adelante), y parece no tener un papel específico en la respuesta al calentamiento local de la piel. Otros mediadores de esta respuesta incluyen al **péptido intestinal vasoactivo** (PIV), la histamina, prostanoides, el factor hiperpolarizante derivado del endotelio y la **sustancia P**.

El aumento en la temperatura local de la piel (T_{loc}) también resulta en vasodilatación cutánea, aunque a través de un mecanismo independiente. Los mecanismos vasodilatadores locales involucrados en el calentamiento local de la piel pueden incrementar el SkBF a niveles máximos, una respuesta bifásica que involucra nervios sensitivos que median un "pico" vasodilatador inicial transitorio seguido de una "meseta" vasodilatadora prolongada que es mediada principalmente por la generación endotelial de NO por la NOS.

La vasodilatación activa coopera en conjunto con la sudoración en el calor, y está alterada o ausente en la **displasia ectodérmica anhidrótica**, un padecimiento congénito en el que las glándulas sudoríparas son escasas o ausentes. Por estos motivos, se ha sospechado desde hace mucho tiempo la existencia de un mecanismo que vincula la vasodilatación activa con las glándulas sudoríparas, pero nunca se ha podido establecer. Estudios recientes han demostrado una tasa de sudoración atenuada después de la inhibición de la NOS, lo que sugiere que el NO aumenta la secreción de sudor. Además, la inhibición de la NOS atenúa la respuesta del sudor al ejercicio en un ambiente cálido, lo que sugiere que el NO tiene un papel en la modificación de la sudoración termorreguladora, en específico al cambiar el flujo de salida de las glándulas sudoríparas. Aunque se desconoce la importancia general del NO, la magnitud de la reducción en el índice local de sudoración mediante la inhibición de la NOS es tan grande como la inducida por la deshidratación. De acuerdo con esto, el NO parece tener un papel importante en el control termorregulador de la sudoración durante el ejercicio en entornos calientes.

La vasoconstricción refleja, que ocurre en respuesta al frío y como parte de ciertos reflejos no térmicos, como los barorreflejos, está mediada principalmente a través de fibras adrenérgicas simpáticas distribuidas ampliamente a lo largo de la mayor parte de la piel. El proceso inicia cuando la temperatura promedio de la piel en todo el cuerpo disminuye por debajo de niveles termoneutrales de alrededor de 33 °C, y está mediada por **norepinefrina (NE)** y neuropéptido y liberados por nervios vasoconstrictores. Aunque la evidencia sugiere que el NO endógeno puede inhibir o regular esta respuesta, estos dos neurotransmisores parecen ser todo lo que se requiere. De acuerdo con esto, reducir el flujo de impulsos en estos nervios permite que los vasos sanguíneos se dilaten. En las regiones acrales y las venas superficiales (su papel en la transferencia de calor se discute más adelante), las fibras vasoconstrictoras son la inervación vasomotora predominante, y la vasodilatación que ocurren durante la exposición al calor es en gran parte resultado del retiro de la actividad vasoconstrictora. El flujo sanguíneo en estas regiones de la piel es sensible a pequeños cambios en la temperatura incluso dentro del rango termoneutral, y puede ser responsable del "ajuste fino" de la pérdida de calor para mantener el equilibrio de calor dentro de este rango.

También existe una respuesta vasoconstrictora local ante el enfriamiento de la piel que tiene dos componentes. Un elemento adrenérgico que incluye una reducción de la secreción de norepinefrina que es sobrepasado por un incremento en la sensibilidad de los receptores α_{2C} a través de señalización mediada por Rho-cinasa. El segundo elemento involucra el retiro de la producción tónica de NO a través de la inhibición de la NOS y pasos subsecuentes en el sistema del NO.

CONTROL TERMORREGULADOR

La termorregulación, por definición, es un mecanismo por el cual los mamíferos mantienen la temperatura corporal mediante una autorregulación estrechamente controlada, independientemente de la temperatura de su entorno. La regulación de la temperatura es un tipo de homeostasis, que es un proceso que los sistemas biológicos utilizan para preservar un estado interno estable para sobrevivir. Los seres humanos tenemos una temperatura central o interna normal de alrededor de 37 °C (98.6 °F). Esta es la temperatura a la que los sistemas del cuerpo humano funcionan de forma óptima y la razón

por la que el cuerpo tiene mecanismos tan estrechamente regulados. La termorregulación es crucial para la vida humana. Sin termorregulación el cuerpo humano no podría sobrevivir.

En las discusiones sobre los sistemas de control, las palabras "regulación" y "regular" tienen significados diferentes de la palabra "controlar" (*véase* capítulo 2). La variable sobre la cual actúa un sistema de control para mantenerla dentro de límites estrechos (p. ej., la temperatura) se denomina variable *regulada*, y las cantidades que controla para lograr esto (p. ej., el índice de sudoración, flujo sanguíneo a la piel, índice metabólico, y comportamiento termorregulador) se denominan variables *controladas*. Los seres humanos tenemos dos subsistemas diferentes para regular la temperatura corporal: la termorregulación conductual y la termorregulación fisiológica. La termorregulación conductual —al buscar refugio, calentar espacios, aire acondicionado y el uso de ropa— le permite a los seres humanos vivir en los climas más extremos del mundo, pero no proporciona un control fino sobre el equilibrio de calor del cuerpo. Por el contrario, la termorregulación fisiológica es capaz de establecer ajustes bastante precisos del equilibrio de calor, pero sólo es efectiva dentro de un rango relativamente estrecho de temperaturas ambientales.

La temperatura es percibida a través de la sensación térmica

La información sensorial acerca de las temperaturas corporales es una parte esencial de la termorregulación tanto conductual como fisiológica. La característica distintiva de la termorregulación conductual es el involucramiento de esfuerzos dirigidos de forma consciente para regular la temperatura corporal. La incomodidad térmica proporciona la motivación necesaria para la conducta termorreguladora, en la termorregulación conductual actúa para reducir tanto la incomodidad como el estrés fisiológico impuesto por un entorno térmico estresante. Por este motivo, la zona de termoneutralidad está caracterizada tanto por la comodidad térmica como por la ausencia de temblor y sudoración.

El calor y el frío sobre la piel se perciben como sensaciones cómodas o incómodas, dependiendo de si disminuye o aumenta el estrés fisiológico —la temperatura de un baño que resulta agradable después del ejercicio vigoroso puede resultar incómodamente fría en una mañana de invierno—. El procesamiento de la información térmica en la termorregulación conductual no se comprende tan bien como la termorregulación fisiológica. Sin embargo, las percepciones de sensación térmica y comodidad responden mucho más rápido que la temperatura central o las respuestas termorreguladoras fisiológicas a los cambios en la temperatura ambiental y, por lo tanto, parecen anticiparse a los cambios en el estado térmico del cuerpo. Esta característica anticipatoria resultaría ventajosa debido a que reduciría la necesidad de pequeños ajustes conductuales frecuentes.

Los mecanismos de defensa térmicos funcionan a través de cambios en la producción de calor y en la pérdida de calor

Los sistemas inanimados comunes de control, como la mayoría de los refrigeradores y los sistemas de calefacción y aire acondicionado, funcionan sólo en dos niveles: encendido y apagado. En un sistema de calefacción típico, por ejemplo, cuando la temperatura dentro de la casa cae por debajo del nivel deseado, el termostato detecta el cambio y enciende la calefacción; cuando la temperatura se restablece al nivel deseado, el termostato apaga la calefacción. En lugar de operar sólo en dos niveles, la mayoría de los sistemas de control fisiológicos producen respuestas graduadas de acuerdo con la magnitud de la alteración en la variable regulada. En muchos casos, los cambios en las variables controladas son proporciona-

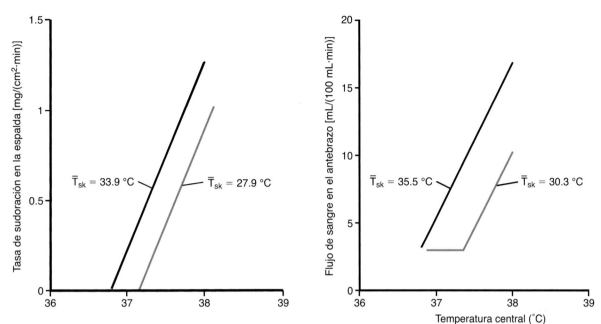

Figura 28-9 **Respuestas de control de disipación de calor.** Estas gráficas muestran las relaciones entre el índice de sudoración en la espalda (escapular) (**izquierda**) y el flujo de sangre en el antebrazo (**derecha**) respecto a la temperatura central y la temperatura cutánea media (T_{sk}). En estos experimentos, el ejercicio aumenta la temperatura central.

les a las alteraciones de la variable regulada respecto a cierto valor umbral.

El control de las respuestas disipadoras de calor es un ejemplo de un sistema de control proporcional. La figura 28-9 muestra cómo el control reflejo de dos respuestas disipadoras de calor, la sudoración y el flujo sanguíneo a la piel dependen de la temperatura corporal central y la temperatura promedio de la piel. Cada respuesta tiene un umbral de temperatura corporal —una temperatura a la cual la respuesta comienza a incrementarse— y este umbral depende de la temperatura promedio de la piel. A cualquier temperatura cutánea determinada, los cambios en cada respuesta son proporcionales al cambio en la temperatura central, e incrementar la temperatura de la piel reduce el nivel umbral de la temperatura central y aumenta la respuesta a cualquier temperatura central determinada. En seres humanos, un cambio de 1 °C en la temperatura central genera una respuesta termorreguladora hasta nueve veces más grande en comparación con el cambio de 1 °C en la temperatura promedio de la piel. (Además de su efecto sobre las señales reflejas, la temperatura de la piel tiene un efecto local que modifica la respuesta de los vasos sanguíneos y las glándulas sudoríparas a la señal refleja, lo que se discute más adelante).

El estrés por frío genera aumento en la producción metabólica de calor a través del temblor y la termogenia que no implica temblor. El **temblor** es un movimiento rítmico oscilatorio de los músculos esqueléticos. A nivel local, el movimiento es descoordinado como lo refleja la actividad electromiográfica rápida (es decir, 250 Hz). Sin embargo, existe una actividad general de "aumento y disminución" de 4 a 8 ciclos/min que es clínicamente aparente durante el temblor intenso. No se comprende bien la red del SNC que genera los estallidos de actividad neuronal motora-α desencadenada por el frío, pero incluye transmisión de señales cutáneas aferentes de frío a través del **núcleo parabraquial**, integración de señales termorreguladoras en el área preóptica (APO), la eliminación de su inhibición, y la activación de neuronas fusimotoras (neuronas motoras β y γ), que depende de neuronas descendentes en la médula rostral ventromedial. Aunque estos impulsos eferentes no son rítmicos, su efecto general es incre-

mentar el tono muscular, aumentando por lo tanto el índice metabólico. Una vez que el tono excede un nivel crítico, la contracción de un grupo de fibras musculares estira los usos musculares en otros grupos de fibras en serie, generando contracciones de esos grupos de fibras a través del estiramiento reflejo, y así sucesivamente; por lo tanto, las oscilaciones rítmicas que caracterizan el temblor franco comienzan.

El temblor ocurre en estallidos y señales de la corteza cerebral que inhiben la "vía del temblor", de modo que la actividad muscular voluntaria y la atención pueden suprimir el temblor. Dado que las extremidades son parte de la coraza en el frío, los músculos del tronco y el cuello son preferencialmente reclutados para el temblor —la centralización del temblor— para ayudar a conservar el calor producido durante el temblor dentro del núcleo del cuerpo; el familiar castañeteo de dientes es uno de los primeros signos de escalofríos. Al igual que con las respuestas para disipar calor, el control de los escalofríos depende tanto de la temperatura central como de la temperatura de la piel, pero no se comprenden con precisión los detalles de este control.

El hipotálamo integra la información térmica desde el núcleo del cuerpo y la piel

Receptores de temperatura en el núcleo del cuerpo y en la piel transmiten información acerca de sus temperaturas a través de nervios aferentes en el tallo cerebral y, en especial, el hipotálamo, donde ocurre mucha de la integración de la información sobre la temperatura. La sensibilidad del sistema termorregulador de la temperatura central le permite ajustar la producción de calor y la pérdida de calor para resistir alteraciones en la temperatura central. La sensibilidad a la temperatura cutánea promedio le permite al sistema responder de forma apropiada a la exposición al calor o al frío leves con cambios pequeños en la temperatura corporal central, de modo que los cambios en el calor corporal como resultado de la temperatura ambiental tienen lugar casi por completo en los tejidos periféricos (*véase* fig. 28-2). Por ejemplo, la temperatura de la piel de una persona que entra a un ambiente caliente puede elevarse y generar sudoración incluso si no hay cambio en la temperatura central. Por otro lado, un aumento en la producción de calor dentro del cuerpo, como durante el ejercicio, genera las respuestas apropiadas de disipación de calor a través de una elevación en la temperatura central.

Los receptores de la temperatura central involucrados en el control de las respuestas termorreguladoras están distribuidos de forma desigual, y se concentran en el área preóptica (APO) del hipotálamo anterior. La mayoría de ellos son sensibles al calor, lo que significa que aumentan su actividad cuando aumenta la temperatura del cerebro. En mamíferos experimentales, los cambios de temperatura de sólo unas décimas de 1 °C en el hipotálamo generan cambios en las respuestas termorreguladoras efectoras. Aunque mucho menos comunes, también existen las neuronas sensibles al frío (es decir, aquellas que aumentan su actividad con una reducción en la temperatura del cerebro). Sin embargo, la sensibilidad al frío en la mayoría de ellas parece deberse a estímulo sináptico inhibidor desde las neuronas sensibles al calor cercanas. Los papeles de las neuronas sensibles al frío y al calor en el APO no son recíprocos. Estudios que involucran estimulación térmica y química de las células en el APO han mostrado que las respuestas autonómicas tanto de defensa contra el frío como de defensa contra el calor son iniciadas por los cambios correspondientes en la actividad de las neuronas sensibles al calor; el aumento de la actividad de las neuronas sensibles al calor en el APO desencadena la respuestas de defensa contra el calor, mientras que la reducción en su actividad desencadena las respuestas de defensa contra el frío. Dado que las neuronas sensibles al calor en la APO muestran una despolarización espontánea de la membrana, estas células son consideradas como marcapasos; su termosensibilidad se debe a corrientes que determinan el índice de despolarización espontánea entre potenciales de acción sucesivos. Más aún, la identificación morfológica de las neuronas termosensibles en el APO ha mostrado que su orientación está idealmente diseñada para recibir proyecciones aferentes de los termorreceptores periféricos a través del haz medial prosencefálico. Además de las neuronas sensibles al frío y al calor en el APO, existen sensores periféricos corporales profundos que responden a cambios en la temperatura central. Éstos están localizados en el esófago, estómago, las venas intraabdominales grandes y otros órganos.

Imagine lo que ocurre cuando alguna alteración, por ejemplo, un aumento en la producción metabólica de calor como resultado del ejercicio, altera el equilibrio térmico. Se almacena calor adicional en el cuerpo y la temperatura central se eleva. El controlador termorregulador central recibe información acerca de estos cambios desde los receptores térmicos y desencadena las respuestas apropiadas de disipación de calor. La temperatura central continúa elevándose, y estas respuestas continúan aumentando hasta que son suficientes para disipar el calor tan rápido como se está produciendo, restableciendo el equilibrio de calor y previniendo posteriores aumentos en las temperaturas corporales. En el lenguaje de la teoría del control, la elevación en la temperatura central que desencadena las respuestas de disipación de calor suficientes para restablecer el equilibrio térmico durante el ejercicio es un ejemplo de un error de carga. El error de carga es característico de cualquier sistema de control proporcional que está resistiendo el efecto de alguna alteración impuesta o "carga". Aunque la alteración en este ejemplo es el ejercicio, el mismo principio aplica si la alteración es una reducción en el índice metabólico o un cambio en el medio ambiente. Sin embargo, si la alteración ocurre en el ambiente, la mayor parte del cambio en la temperatura ocurrirá en la piel y la coraza, en lugar de en el núcleo. Si la alteración produce una pér-

dida neta de calor, el cuerpo restablecerá el equilibrio de calor reduciendo la pérdida de calor y aumentando la producción de calor.

El punto de calibración es el "termostato" interno del cuerpo

La temperatura normal del cuerpo humano oscila entre 36.5 y 37.5 °C (97.7-99.5 °F) y la temperatura central del cuerpo es de alrededor de 37.1 °C (98.8 °F). La temperatura central cambia de forma drástica cuando se producen pérdidas y producción de calor. A temperaturas superiores a este nivel, el ritmo de pérdida de calor es mayor que el de producción de calor, por lo que la temperatura corporal desciende y se aproxima al nivel de 37.1 °C. A temperaturas por debajo de este nivel, la tasa de producción de calor es mayor que la de pérdida de calor, por lo que la temperatura corporal aumenta y se aproxima de nuevo al nivel de 37.1 °C. Este nivel de temperatura crucial se denomina "**punto de ajuste**" (T_{set}) y sirve como "termostato" interno del cuerpo, y los mecanismos de control de la temperatura están diseñados para intentar de manera continua que la temperatura corporal vuelva a este nivel de punto de ajuste.

Las defensas autonómicas primarias contra el calor son la sudoración y la vasodilatación cutánea activa, mientras que las defensas autonómicas primarias contra el frío son la vasoconstricción cutánea y el temblor. La temperatura central, o temperatura de referencia, que desencadena cada respuesta, define su umbral de activación. La temperatura corporal por lo general se mantiene entre los umbrales de sudoración y vasoconstricción, temperaturas que definen el *rango interumbral* (también llamado "zona nula"). El inicio de la sudoración, por lo tanto, suele definir el límite superior de la temperatura corporal normal, y la vasoconstricción cutánea define el límite inferior. Típicamente, el rango interumbral es de solo unas décimas de grado, y por lo tanto es probable que las temperaturas dentro de este rango sean percibidas de forma precisa, pero no generan una señal de error y desencadenan respuestas termorreguladoras. Bajo circunstancias normales, el control termorregulador puede, por lo tanto, ser modelado como un "punto de calibración" (T_{set}) discreto, pero ajustable (fig. 28-10). El que estas respuestas termorreguladoras puedan muy probablemente tener umbrales únicos dentro de la red de integración térmica, es ejemplificado por el hecho de que el umbral para el temblor es característicamente un grado menos que el umbral para la vasoconstricción. El temblor es, por lo tanto, una respuesta de "último recurso", lo cual es apropiado, ya que es metabólicamente ineficiente.

Efecto de los estímulos no térmicos sobre las respuestas termorreguladoras

Cada respuesta termorreguladora puede verse afectada por estímulos diferentes a las temperaturas corporales, y por factores que influyen en el punto de calibración. Ya se ha dicho que la actividad voluntaria afecta el temblor, y ciertas hormonas afectan la producción metabólica de calor. Además, factores no térmicos pueden producir un "estallido" en la sudoración al comenzar el ejercicio, y los efectos emocionales sobre la sudoración y el flujo sanguíneo a la piel son cuestiones experimentadas con frecuencia. El flujo sanguíneo a la piel es la respuesta termorreguladora más influenciada por factores no térmicos, debido a su involucramiento potencial en reflejos que actúan para mantener el gasto cardiaco, la presión arterial, y el suministro de oxígeno a los tejidos bajo una gran variedad de alteraciones, incluyendo el estrés por calor, los cambios posturales, la hemorragia, el ejercicio, el estado de hidratación, el sueño y la narcosis.

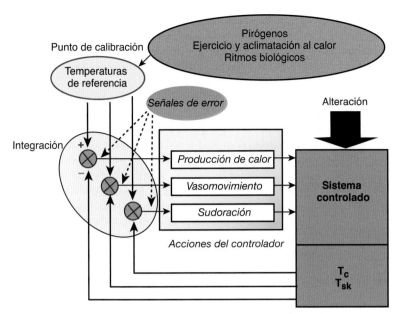

Figura 28-10 **Modelo de sistema de control para la regulación de la temperatura.** Múltiples temperaturas de referencia (una para cada termoefector) conforman el punto de calibración ajustable, y componentes activos (sistema controlador) y pasivos (sistema controlado) forman parte del sistema. Una alteración en el sistema pasivo es detectada por los sensores, y la información desde éstos se compara con temperaturas de referencia. La señal de error resultante impulsa a los termoefectores que comprenden al sistema controlado. El objetivo de este sistema de control de retroalimentación negativa es la minimización de la señal de error. T_c es la temperatura central, y T_{sk} es la temperatura cutánea.

Los ritmos biológicos y los estados psicológicos alterados pueden modificar el punto de calibración termorregulador

La fiebre eleva la temperatura central en reposo, la aclimatación al calor la reduce, y la hora del día y (en mujeres) la fase del ciclo menstrual la modifican en forma cíclica. La temperatura central en reposo varía en una forma aproximadamente sinusoidal de acuerdo con la hora del día. La temperatura mínima se presenta por la noche, varias horas antes de despertar, y la máxima, que es 0.5 a 1 °C más alta, ocurre por la tarde (*véase* fig. 28-3). Este patrón coincide con los patrones de actividad y de alimentación, pero no depende de ellos, y se da incluso durante el reposo en cama en personas en ayuno. Este patrón es un ejemplo de un **ritmo circadiano**, un patrón rítmico en una función fisiológica con un periodo de alrededor de 1 día. Durante el ciclo menstrual, la temperatura central está en su punto más bajo justo antes de la ovulación. Durante los siguientes días, se eleva de 0.5 a 1 °C hasta una meseta que persiste durante la mayor parte de la **fase lútea**. Cada uno de estos factores —fiebre, aclimatación al calor, ritmo circadiano y ciclo menstrual— cambia la temperatura central al modificar el punto de calibración termorregulador, produciendo los cambios correspondientes en los umbrales para todas las respuestas termorreguladoras.

La temperatura de la piel altera el flujo sanguíneo cutáneo y las respuestas de las glándulas sudoríparas

La piel es el órgano más directamente afectado por la temperatura ambiental. La temperatura de la piel influye en las respuestas de pérdida de calor no sólo a través de acciones reflejas (*véase* fig. 28-10), sino también a través de efectos directos sobre los vasos sanguíneos y las glándulas sudoríparas.

Los cambios en la temperatura local actúan sobre los vasos sanguíneos en la piel en al menos dos formas distintas. Primero, el enfriamiento local potencia (y el calentamiento debilita) la constricción de los vasos sanguíneos en respuesta a señales nerviosas y sustancias vasoconstrictoras. (Sin embargo, a temperaturas bajas, la **vasodilatación inducida por el frío [VDIF]** aumenta el flujo sanguíneo, como se discute más adelante). Segundo, en las regiones de la piel donde ocurre la vasodilatación activa, el calor local causa vasodilatación (y el enfriamiento local causa vasoconstricción) a través de una acción directa sobre los vasos, independiente de las

señales nerviosas. El efecto vasodilatador local de la temperatura de la piel es en especial fuerte por encima de los 35 °C; cuando la piel está más caliente que la sangre, el aumento en el flujo sanguíneo ayuda a enfriar la piel y a protegerla del daño por calor, a menos que esta respuesta esté alterada por alguna enfermedad vascular. Los efectos térmicos locales sobre las glándulas sudoríparas son paralelos a los efectos sobre los vasos sanguíneos, de modo que el calor local potencia (y el enfriamiento local disminuye) la respuesta local de las glándulas sudoríparas a la estimulación refleja o a la ACh, y el calentamiento local intenso desencadena directamente la sudoración, incluso en piel cuya inervación simpática ha sido interrumpida quirúrgicamente.

La "fatiga" de las glándulas sudoríparas altera la termorregulación y puede causar sobrecalentamiento

Durante la exposición prolongada al calor (de varias horas de duración) con una sudoración profusa, los índices de sudoración disminuyen de manera gradual, y la respuesta de las glándulas sudoríparas a medicamentos colinérgicos locales disminuye. La reducción en la capacidad de respuesta de las glándulas sudoríparas algunas veces es llamada "fatiga" de las glándulas y puede causar sobrecalentamiento y provocar un derrame cerebral. El humedecimiento de la piel hace que el estrato córneo se edematice, obstruyendo mecánicamente los conductos de las glándulas sudoríparas y provocando una reducción en la secreción de sudor, un efecto llamado **hidromeiosis**. La capacidad de respuesta de las glándulas puede restablecerse, al menos en parte, si el movimiento del aire aumenta o si la humedad disminuye, permitiendo que algo del sudor en la piel se evapore. La fatiga de las glándulas sudoríparas puede involucrar procesos además de la hidromeiosis, ya que la sudoración prolongada también causa cambios histológicos, incluyendo la depleción de glucógeno, en las glándulas sudoríparas.

RESPUESTAS TERMORREGULADORAS DURANTE EL EJERCICIO

Durante el ejercicio físico intenso, la producción metabólica de calor puede aumentar de 10 a 20 veces, y < 30% del calor generado es convertido a energía mecánica. Por consecuencia, más de 70% del calor metabólico generado debe ser transportado a la piel para ser disipado hacia el medio ambiente. El calor comienza a acumularse en el cuerpo cuando los mecanismos disipadores de calor son incapaces de lidiar con la producción metabólica de calor, lo que produce un aumento en la temperatura corporal. Aunque los ambientes calientes también pueden desencadenar respuestas de disipación de calor, el ejercicio es por lo general responsable de las mayores demandas de disipación de calor sobre el sistema termorregulador. El ejercicio es un ejemplo importante de cómo el sistema termorregulador responde a una alteración en el equilibrio de calor. Además, el ejercicio y la termorregulación generan demandas, que compiten entre ellas, sobre el sistema circulatorio, ya que el ejercicio requiere un gran aumento en el flujo sanguíneo hacia el músculo que trabaja, mientras que las respuestas termorreguladoras al ejercicio requieren incrementos en el flujo sanguíneo a la piel. El flujo sanguíneo al músculo durante el ejercicio es varias veces mayor al flujo sanguíneo a la piel, pero el aumento en el flujo sanguíneo a la piel es responsable de las demandas desproporcionadamente grandes sobre el sistema cardiovascular, como se discute más adelante. Por último, si el agua y los electrolitos que se pierden al sudar no se reponen, la reducción resultante en el volumen plasmático eventualmente creará un mayor reto para la homeostasis del sistema cardiovascular.

La temperatura central se eleva durante el ejercicio, desencadenando respuestas de pérdida de calor

Como se mencionó antes, el aumento en la producción metabólica de calor durante el ejercicio causa una elevación en el núcleo temperatura corporal. Este incremento, a su vez, desencadena respuestas de pérdida de calor. La temperatura central continúa elevándose hasta que la pérdida de calor se ha incrementado lo suficiente para equipararse a la producción de calor, y la temperatura central y las respuestas de pérdida de calor alcanzan nuevos niveles de estado estable. Debido a que las respuestas para la pérdida de calor son proporcionales al aumento en la temperatura central, la elevación en la temperatura central en el estado estable es proporcional al índice de producción de calor y, por lo tanto, al índice metabólico.

Un cambio en la temperatura ambiental causa cambios en los niveles de sudoración y en el flujo sanguíneo cutáneo necesarios para mantener cualquier nivel determinado de disipación de calor. Sin embargo, el cambio en la temperatura ambiental también desencadena, a través de efectos directos y reflejos de los cambios acompañantes en la temperatura de la piel, respuestas alteradas en la dirección correcta. Para cualquier índice determinado de producción de calor, existe un cierto rango de condiciones ambientales dentro de las cuales un cambio en la temperatura ambiental desencadena los cambios necesarios en las respuestas de disipación de calor casi enteramente a través de los efectos de los cambios en la temperatura de la piel, con virtualmente un nulo efecto sobre la temperatura central. (Los límites de este rango de condiciones ambientales dependen del índice de producción de calor, y de factores individuales como el área de superficie corporal y el estado de aclimatación). Dentro de este rango, la temperatura central alcanzada durante el ejercicio es casi independiente de la temperatura ambiental. Por este motivo, antes se pensaba que el aumento en la temperatura central durante el ejercicio era causado por un aumento en el punto de calibración termorregulador, como ocurre con la fiebre. Sin embargo, como se comentó antes, el aumento en la temperatura central con el ejercicio es un ejemplo de un error de carga en lugar de una elevación en el punto de calibración.

Esta diferencia entre la fiebre y el ejercicio se muestra en la figura 28-11. Nótese que, aunque la producción de calor puede aumentar de forma considerable (a través del temblor) cuando la

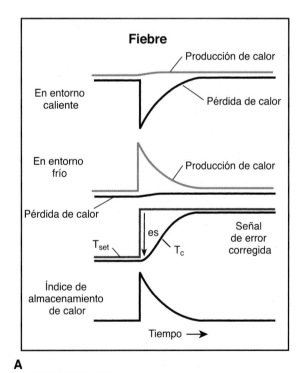

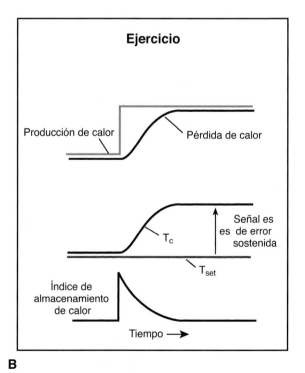

A   **B**

Figura 28-11 **Eventos térmicos durante la fiebre y el ejercicio.** (**A**) El desarrollo de la fiebre. (**B**) El aumento de T_c durante el ejercicio. La es (señal de error o error de carga) es la diferencia entre la T_c y la T_{set}. Al inicio de la fiebre, T_{set} se ha elevado, de modo que T_{set} es mayor que T_c y la es es negativa. En el estado estable, T_c se ha elevado para igualar el nuevo nivel de T_{set} y la es se corrige (es decir, regresa a cero). Al inicio del ejercicio, $T_c = T_{set}$ de modo que la es = 0. En el estado estable, T_{set} no ha cambiado, pero T_c ha aumentado y es mayor que T_{set}, produciendo una es sostenida. (Aquí es se representa con una *flecha* apuntando hacia abajo para $T_c < T_{set}$ y con una *flecha* apuntando hacia arriba para $T_c > T_{set}$).

temperatura central se está elevando al inicio de la fiebre, no debe permanecer elevada para mantener la fiebre. De hecho, regresa casi a niveles aceptables una vez que se ha establecido la fiebre. Sin embargo, durante el ejercicio, un aumento en la producción de calor no sólo causa la elevación de la temperatura central, sino que es necesario para mantenerla elevada. Además, aunque la temperatura central se está elevando durante la fiebre, el índice de pérdida de calor es, si acaso, más bajo de lo que era antes de que comenzara la fiebre. Sin embargo, durante el ejercicio, las respuestas de disipación de calor y el índice de pérdida de calor comienzan a incrementarse al inicio, y continúan aumentando a medida que la temperatura central se eleva.

El ejercicio en ambientes calurosos puede alterar el llenado cardiaco

La elevación en la temperatura central durante el ejercicio aumenta un poco la diferencia de temperatura entre el núcleo y la piel, pero no lo suficiente para igualarse al aumento en la producción metabólica de calor. Por lo tanto, como se mencionó antes, el flujo sanguíneo a la piel debe aumentar para llevar hacia la piel todo el calor que está siendo producido. En un entorno cálido, donde la diferencia en la temperatura entre el núcleo y la piel es relativamente pequeña, el aumento necesario en el flujo sanguíneo a la piel puede ser de varios litros por minuto.

El trabajo de llevarle a la piel el flujo requerido para la termorregulación en el calor puede imponer una pesada carga sobre un corazón enfermo, pero en las personas sanas, la principal carga cardiovascular del estrés por calor es resultado de un retorno venoso alterado. A medida que el flujo sanguíneo a la piel aumenta, el lecho vascular dilatado de la piel se ingurgita con grandes volúmenes de sangre, reduciendo el volumen sanguíneo central y el llenado cardiaco (fig. 28-12). El volumen latido disminuye, y se requiere una frecuencia cardiaca más elevada para mantener el gasto cardiaco. Una reducción en el volumen plasmático, si no llegan a reponerse las grandes cantidades de agua y sal perdidas en el sudor, agrava estos efectos. Ya que el principal catión en el sudor es el sodio, una cantidad desproporcionadamente grande del agua corporal perdida en el sudor es a expensas del líquido extracelular, incluyendo el plasma, aunque este efecto se atenúa si el sudor es diluido.

Respuestas compensadoras durante el ejercicio en el calor

Varios ajustes reflejos ayudan a mantener el llenado cardiaco, el gasto cardiaco y la presión arterial durante el ejercicio y el estrés por calor. El más importante de ellos es la constricción de los lechos vasculares renal y esplácnico. Una reducción en el flujo sanguíneo en estos lechos vasculares permite una correspondiente desviación del gasto cardiaco a la piel y a los músculos que trabajan. Además, ya que los lechos vasculares son complacientes, una disminución en su flujo sanguíneo reduce la cantidad de sangre acumulada en ellos (*véase* fig. 28-12), ayudando a compensar la reducción en el volumen sanguíneo central causada por la disminución del volumen plasmático y la acumulación de sangre en la piel.

El grado de vasoconstricción se gradúa de acuerdo con los niveles de estrés por calor y la intensidad del ejercicio. Durante el ejercicio extenuante en el calor, los flujos sanguíneos esplácnico y renal pueden caer a 20% de sus valores en una persona en reposo en un ambiente fresco. Esta vasoconstricción esplácnica tan intensa puede producir daño isquémico leve al intestino, lo que ayuda a explicar los síntomas intestinales que algunos atletas experimentan luego de competencias de resistencia. Las venas

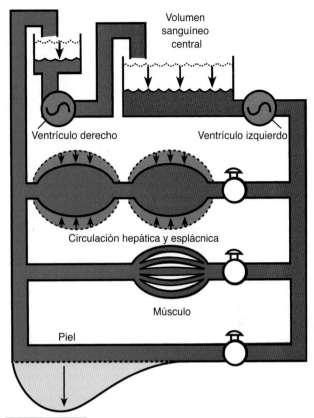

Figura 28-12 Estrés cardiovascular y respuestas compensadoras durante el estrés por calor. Esta figura muestra los efectos de la vasodilatación cutánea sobre la acumulación periférica de sangre y sobre las reservas torácicas con las que se llenan los ventrículos y, segundo, los efectos de los ajustes vasomotores compensadores en la circulación esplácnica. Las válvulas del lado *derecho* representan a los vasos de resistencia que controlan el flujo sanguíneo a través de los lechos vasculares hepáticos/esplácnicos, musculares y cutáneos. Las *flechas* muestran la dirección de los cambios durante el estrés por calor.

cutáneas se constriñen durante el ejercicio; debido a que la mayor parte del volumen vascular se encuentra en las venas, la constricción hace al lecho vascular cutáneo menos distensible, y reduce la acumulación periférica de sangre. Debido al papel esencial del flujo sanguíneo cutáneo en la termorregulación durante el ejercicio y el estrés por calor, el cuerpo compromete preferentemente el flujo esplácnico y renal por el bien de la homeostasis cardiovascular. Sin embargo, por encima de cierto nivel de estrés cardiovascular, también queda comprometido el flujo sanguíneo.

ACLIMATACIÓN AL CALOR

Al igual que en otros mamíferos, la termorregulación es un aspecto importante de la homeostasis en los seres humanos. Hemos sido capaces de adaptarse a una gran diversidad de climas, incluyendo climas calientes, húmedos y secos. Las temperaturas altas representan un grave estrés para el cuerpo humano, poniéndolo en un alto riesgo de daño e incluso de muerte. Para los seres humanos, ajustarse a las condiciones climáticas variantes incluye tanto mecanismos fisiológicos, como un subproducto de la evolución, así como el desarrollo consciente de adaptaciones culturales.

La exposición prolongada o repetida a condiciones ambientales estresantes genera cambios prolongados fisiológicos significativos, denominados **aclimatación**, el proceso por el cual los organismos individuales se ajustan al cambio en su medio ambiente.

La aclimatación se da en un corto tiempo (días o semanas), y puede revertirse una vez que la persona deja de estar expuesto al estrés por el medio ambiente, a diferencia de la **adaptación**, que es permanente y pasa de generación en generación. La *aclimatación al calor* puede definirse como una serie compleja de cambios biológicos que se producen en respuesta al estrés térmico en el transcurso de 7 a 14 días. Estos cambios son beneficiosos para el ejercicio en el calor y permiten al organismo afrontar mejor el estrés térmico. La aclimatación al calor ocurre tanto con la exposición al calor por sí sola, como con el ejercicio extenuante realizado en forma regular, que eleva la temperatura central y provoca respuestas de pérdida de calor. De hecho, la primera onda de calor durante el verano produce la suficiente aclimatación para permitirle a la mayoría de las personas notar un aumento en su nivel de energía y sensación general de bienestar luego de unos cuantos días. Sin embargo, la respuesta de aclimatación es mayor si se combinan la exposición al calor con el ejercicio, causando una mayor elevación en la temperatura interna y una sudoración más profusa. La evidencia de aclimatación aparece en los primeros días de combinar ejercicio con exposición al calor, y la mayor parte de la mejoría en la tolerancia al calor se da en los primeros 10 días. El efecto de la aclimatación al calor sobre el desempeño puede ser drástico, y las personas aclimatadas pueden realizar con facilidad, en el calor, ejercicio que antes era difícil o imposible de realizar.

Con la aclimatación al calor se dan cambios en el metabolismo basal, la frecuencia cardiaca, el flujo sanguíneo cutáneo y el índice de sudoración

Estudios sobre variación estacional en el metabolismo basal indican una relación inversa entre el índice metabólico basal y la temperatura ambiental. Existe una negativa correlación lineal entre el metabolismo basal y la temperatura promedio en el exterior, dentro de un rango de 10 a 25 °C, de modo que una elevación de 10 °C en la temperatura ambiental mensual promedio se acompaña de una caída de 2.5 a 3.0 kcal/m²/h en el metabolismo basal, un cambio ligado a una reducción en los niveles de tiroxina. Durante la exposición a los ambientes calientes, la aclimatación cardiovascular que reduce la frecuencia cardiaca requerida para mantener cierto nivel de actividad en el calor aparece con rapidez y alcanza su desarrollo casi total en un periodo de 1 semana. Los cambios

en la sudoración se desarrollan con mayor lentitud. Luego de la aclimatación, la sudoración comienza de forma más temprana y a una temperatura central más baja (es decir, el umbral de la temperatura del núcleo para la sudoración se reduce). Las glándulas sudoríparas se vuelven más sensibles a la estimulación colinérgica, y una determinada elevación en la temperatura central desencadena un mayor índice de sudoración. Además, las glándulas se vuelven más resistentes a la hidromeiosis y la fatiga, de modo que se pueden mantener índices más altos de sudoración. Estos cambios reducen los niveles de temperatura central y cutánea que se alcanzan durante un periodo de ejercicio en el calor, aumentan el índice de sudoración, y le permiten a la persona ejercitarse durante más tiempo. El umbral para la vasodilatación cutánea se reduce junto con el umbral para la sudoración, de modo que se pueda mantener la transferencia de calor desde el núcleo a la piel. La frecuencia cardiaca más baja, la temperatura central más baja y el índice de sudoración más alto, son los tres signos clásicos de la aclimatación al calor (fig. 28-13).

La aclimatación al calor modifica el equilibrio de líquidos y electrolitos

Durante la primera semana, el agua corporal total y, en especial, el volumen plasmático, aumentan. Estos cambios con seguridad contribuyen a las adaptaciones cardiovasculares. Posteriormente, los cambios en los líquidos parecen disminuir o desaparecer, aunque las adaptaciones cardiovasculares persisten. En una persona no aclimatada, la sudoración ocurre principalmente en el pecho y la espalda, pero durante la aclimatación, en especial en el calor húmedo, la fracción de sudor secretado en las extremidades aumenta para hacer un mejor uso de la superficie de la piel para la evaporación. Una persona no aclimatada que suda demasiado puede perder grandes cantidades de sodio. Con la aclimatación, las glándulas sudoríparas se vuelven capaces de conservar sodio secretando sudor con una concentración de sodio tan baja como 5 mmol/L. Este efecto está mediado por la aldosterona, que es secretada en respuesta a la depleción de sodio, al ejercicio y a la exposición al calor. Las glándulas sudoríparas responden a la aldosterona de forma más lenta que los riñones, requiriendo varios días. A diferencia de los riñones, las glándulas sudoríparas no escapan a la influencia de la aldosterona cuando se ha restablecido el equilibrio de sodio, sino que

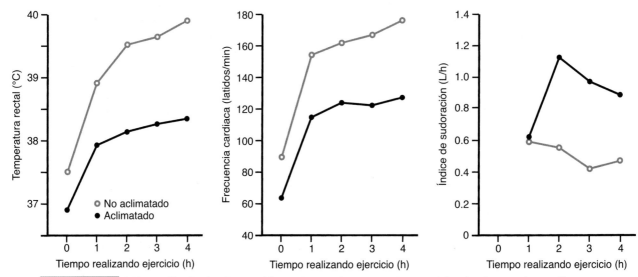

Figura 28-13 Aclimatación al calor. Estas gráficas muestran las temperaturas rectales, las frecuencias cardiacas y el índice de sudoración durante 4 horas de ejercicio (peldaños de banco, 35 W de fuerza mecánica) en calor húmedo (33.9 °C con temperatura seca, 89% de humedad relativa, 35 torr de presión de vapor ambiental) durante el primero y el último día de un programa de aclimatación al calor húmedo de 2 semanas de duración.

TABLA 28-3 **Efecto de la secreción de sudor sobre los compartimentos de líquido corporales y la concentración plasmática de sodio** *

Paciente	Condición	Espacio extracelular		Espacio intracelular		Agua corporal total		Osmolalidad (mOsm/kg)	Sodio en plasma (mmol/L)
		Volumen (L)	Contenido osmótico (mOsm)	Volumen (L)	Contenido osmótico (mOsm)	Volumen (L)	Contenido osmótico (mOsm)		
A	Inicial	15.0	4 350	25.0	7 250	40	11 600	290	140
	Pérdida de 5 L de sudor, 120 mOsm/L, 60 mmol Na⁺/L	11.9	3 750	23.1	7 250	35	11 000	314	151
	Condición previa acompañada de ingesta de 5 L de agua	13.6	3 750	26.4	7 250	40	11 000	275	132
B	Pérdida de 5 L de sudor, 20 mosm/L, 10 mmol Na⁺/L; acompañada de ingesta de 5 L de agua	12.9	4 250	22.1	7 250	35	11 500	329	159
	Condición previa acompañada de ingesta de 5 L de agua	14.8	4 250	25.2	7 250	40	11 500	288	139

*Cada paciente tiene agua corporal total de 40 L. El sudor del paciente A tiene un sodio relativamente alto de 60 mmol/L, mientras que el paciente B tiene una concentración de sodio relativamente baja de 10 mmol/L. Los volúmenes de los espacios extracelular e intracelular se calculan asumiendo que el agua se desplaza entre ambos espacios según se requiera para mantener el equilibrio osmótico.

continúan conservando sodio durante el tiempo que persista la aclimatación. Las membranas celulares son bastante permeables al agua, de modo que el movimiento de agua a través de las membranas celulares corrige con rapidez cualquier desequilibrio osmótico entre los compartimentos intracelular y extracelular (*véase* capítulo 2). Una consecuencia importante de la respuesta conservadora de sal de las glándulas sudoríparas es que la pérdida de un determinado volumen de sudor causa una reducción más pequeña en el volumen del espacio extracelular, que si la concentración de sodio en el sudor fuese alta (tabla 28-3).

La aclimatación al calor es transitoria, desaparece en unas cuantas semanas si no se mantiene mediante una exposición repetida al calor. Los componentes de la aclimatación al calor se pierden en el orden en el que se adquirieron. Los cambios cardiovasculares desaparecen más rápido que la reducción en la temperatura central durante el ejercicio y los cambios en la sudoración.

RESPUESTAS FISIOLÓGICAS AL FRÍO

Cuando el cuerpo se expone a temperaturas frías, la pérdida de calor se minimiza de varias formas: 1) la sudoración se detiene; 2) se contraen músculos minúsculos bajo la piel (**piloerección**), causando "piel de gallina"; 3) las arteriolas cutáneas se constriñen, redirigiendo la sangre lejos de la piel; 4) temblor, que aumenta la producción de calor en los músculos esqueléticos; y 5) la grasa es convertida en energía en las mitocondrias. La grasa parda está especializada para este propósito, y es más abundante en los recién nacidos.

La vasoconstricción arteriolar redirige la sangre lejos de la piel para conservar calor

La reducción en la **conductancia** es el principal medio fisiológico de conservación de calor durante la exposición al frío. La constricción cutánea de las arteriolas reduce el flujo sanguíneo a la piel

y la conductancia de la coraza. Sin embargo, en condiciones de frío extremo, la vasoconstricción excesiva causa adormecimiento y palidez de la piel. El daño por congelamiento ocurre cuando el agua dentro de las células comienza a congelarse; esto destruye a la célula, provocando el daño característico.

La constricción de las venas superficiales de las extremidades mejora la conservación de calor al desviar sangre venosa hacia las venas profundas de las extremidades, que yacen cerca de las arterias principales de las extremidades y no se constriñen en el frío. (Muchas venas penetrantes conectan a las venas superficiales con las venas profundas, de modo que el flujo venoso de cualquier parte de la extremidad puede potencialmente regresar al corazón a través de las venas superficiales o profundas). En las venas profundas, la sangre venosa fría que regresa hacia el núcleo puede extraer calor de la sangre caliente en las arterias profundas adyacentes. Por lo tanto, algo del calor contenido en la sangre arterial, a medida que entra en las extremidades, toma un "cortocircuito" de regreso al núcleo. Cuando la sangre arterial llega a la piel, ya está más fría que el núcleo, de modo que pierde menos calor en la piel de lo que lo haría de otro modo. (Cuando las venas superficiales se dilatan en el calor, la mayor parte de la sangre venosa regresa a través de venas superficiales, a fin de maximizar el flujo de calor del núcleo hacia la piel). La transferencia de calor desde las arterias a las venas mediante este cortocircuito se conoce como **intercambio de calor contracorriente**. Este mecanismo puede enfriar la sangre en la arteria radial en una persona fría, pero confortable, hasta una temperatura tan baja como 30 °C para cuando llega a la muñeca.

Como se mencionó antes, las propiedades aislantes de la coraza aumentan en el frío a medida que los vasos sanguíneos se constriñen y su espesor aumenta. Más aún, la coraza incluye una buena cantidad de músculo esquelético en el frío y, aunque se piensa que el flujo sanguíneo a los músculos no se ve afectado por reflejos termorreguladores, el enfriamiento directo los reduce. En una persona fría, la reducción resultante en el flujo sanguíneo a los músculos aumenta las propiedades aislantes de la coraza. A medida que los vasos sanguíneos en la coraza se constriñen, la sangre se desvía hacia el reservorio de sangre en el tórax. Este desplazamiento produce muchos de los mismos efectos que un aumento en el volumen sanguíneo, incluyendo la llamada **diuresis por frío**, ya que los riñones responden al aumento en el volumen sanguíneo central.

El temblor es un mecanismo de producción de calor en respuesta a la hipotermia

El temblor es una respuesta fisiológica a la hipotermia en los mamíferos. Cuando la temperatura corporal central cae, se desencadena el reflejo del temblor con el objetivo de mantener la homeostasis. El reflejo es mediado a través del hipotálamo y causa que los grupos musculares alrededor de los órganos vitales se contraigan en un intento por generar calor al gastar energía. Existen dos tipos de temblores: el de baja intensidad y el de alta intensidad. Durante el de *baja intensidad*, el temblor ocurre de forma constante a niveles bajos durante periodos prolongados en condiciones de frío. Durante el de *alta intensidad*, el temblor ocurre de forma violenta durante un periodo corto. Ambos procesos consumen energía. El temblor de baja intensidad quema grasa, mientras que con el temblor de alta intensidad se quema glucosa.

Una vez que el flujo sanguíneo a la piel se reduce a cerca de mínimos niveles, la producción metabólica de calor aumenta —casi enteramente a través del temblor en los humanos adultos—. El temblor puede incrementar el metabolismo en reposo más de cuatro veces —esto es, de 350 a 400 W—. Aunque a menudo se establece que el temblor disminuye de manera considerable luego de varias horas, y está alterado por el ejercicio extenuante, este efecto no se comprende bien. En la mayoría de los mamíferos de laboratorio, la exposición crónica al frío también causa **termogenia que no se debe al temblor**, un aumento en el índice metabólico que no es resultado de la actividad muscular. La termogenia que no es por temblor parece ser causada por estimulación simpática y catecolaminas circulantes. Se presenta en muchos tejidos, en especial en el hígado y el **tejido adiposo pardo** (TAP), también llamado *grasa parda*, especializada para la termogenia que no se debe a temblor, y cuyo color se debe a las altas concentraciones de enzimas respiratorias que contienen hierro. El TAP se encuentra en lactantes humanos, y la termogenia no derivada del temblor es importante para su temorregulación. La existencia de TAP y de la termogenia no derivada del temblor es controversial en adultos humanos, pero evidencia reciente sugiere fuertemente la presencia de depósitos funcionales de TAP en una fracción considerable de los humanos adultos. Éstos se localizan simétricamente en las regiones supraclavicular y en el cuello, con algunas localizaciones adicionales paravertebrales, mediastinales, paraaórticas, y suprarrenales (pero no interescapulares), y responden, con un aumento de la actividad, a la estimulación simpática y a la exposición al frío.

La aclimatación al frío es una característica importante en la regulación térmica y para el mantenimiento de la homeostasis

El patrón de aclimatación al frío en los humanos depende de la naturaleza de la exposición al frío. Es en parte por esta razón que la aclimatación al frío en los humanos fue controversial durante mucho tiempo. Nuestro conocimiento acerca de la aclimatación humana al frío proviene de estudios de laboratorio y de estudios en poblaciones cuya ocupación o estilo de vida los expone repetidamente a una temperatura fría.

Cambios metabólicos en la aclimatación al frío

En algún momento se pensó que los humanos debían aclimatarse al frío como lo hacen los mamíferos de laboratorio —aumentando su índice metabólico—. Existen unos cuantos reportes de aumento en el IMB y en la actividad tiroidea en el invierno. Sin embargo, es mucho más común que no se observe un aumento del índice metabólico en los estudios sobre aclimatación al frío en humanos. De hecho, varios reportes indican una respuesta opuesta, que consiste en un menor umbral de la temperatura central para el temblor, con una mayor caída en la temperatura central y una menor respuesta metabólica durante la exposición al frío. Esta respuesta ahorraría energía metabólica y podría resultar ventajosa en un entorno que no es lo suficientemente frío como para que una respuesta metabólica atenuada le permitiera a la temperatura central descender hasta niveles peligrosos.

Aumento del aislamiento tisular en la aclimatación al frío

A menudo se ha reportado una menor conductancia del núcleo a la piel (es decir, aumento del aislamiento de la coraza) en los estudios sobre aclimatación al frío en los que ocurrió una reducción en la respuesta metabólica. Este aumento del aislamiento no es resultado de la grasa subcutánea (de hecho, se ha observado en personas delgadas), sino que aparentemente resulta de un menor flujo sanguíneo en las extremidades o una mejoría en el intercambio de calor contracorriente en personas aclimatadas. En general, el estrés por frío que desencadena una menor conductancia de la coraza luego de la aclimatación involucra ya sea la inmersión en agua fría o la exposición a aire frío, pero que no está lo suficientemente frío como para generar riesgo de congelamiento de las extremidades vasoconstreñidas.

ASPECTOS CLÍNICOS DE LA TERMORREGULACIÓN

La temperatura se regula en el hipotálamo y la regulación es clínicamente importante debido a la presencia de fiebre en muchas enfermedades. La fiebre, llamada pirógeno, afecta a muchos factores sobre la tolerancia al calor o al frío, y altera el estrés por calor o frío en causar o agravan ciertos trastornos. El desencadenamiento de la fiebre provoca la liberación de prostaglandina E2 (PGE2). A su vez, la PGE2 actúa sobre el hipotálamo, que crea una respuesta sistémica en el organismo, provocando efectos generadores de calor para adaptarse a un nuevo punto de ajuste de temperatura más elevado.

La fiebre es una de las respuestas inmunológicas del cuerpo a una infección bacteriana o viral

La fiebre se debe a una elevación en el punto de calibración de la temperatura corporal. Este aumento en el punto de calibración aumenta el tono muscular, el temblor y termogénesis del TAP. Las condiciones infecciosas o no infecciosas (p. ej., procesos inflamatorios como las enfermedades vasculares de colágeno, trauma, neoplasias, hemolisis aguda y trastornos inmunológicamente mediados) pueden causar fiebre. Los **pirógenos** son sustancias que causan fiebre, y pueden ser exógenos o endógenos. Los *pirógenos exógenos* se originan fuera del cuerpo; la mayoría son productos microbianos, toxinas microbianas o microorganismos enteros. El más estudiado es la endotoxina de lipopolisacárido de las bacterias gramnegativas. Los pirógenos exógenos estimulan una variedad de células, en especial a los monocitos y los macrófagos, para liberar *pirógenos endógenos*, polipéptidos que hacen que los termorreceptores en el hipotálamo (y quizá en otros sitios del cerebro) alteren su frecuencia de disparo y la información que envían al controlador termorregulador central, elevando el punto de calibración termorregulador. La síntesis local y liberación de prostaglandina E$_2$ media este efecto de los pirógenos endógenos. La aspirina y otros medicamentos que inhiben la síntesis de prostaglandinas, también reducen la fiebre.

La fiebre acompaña a la enfermedad de forma tan frecuente, y es un indicador tan confiable de la presencia de enfermedad, que la temperatura corporal es probablemente el parámetro clínico medido con más frecuencia. Un grupo de polipéptidos llamados **citocinas** desencadenan muchas de las defensas del cuerpo contra la infección y el cáncer; el pirógeno endógeno por lo general es un miembro de este grupo, **interleucina 1**. Sin embargo, otras citocinas, en particular el **factor de necrosis tumoral**, la **interleucina 6**, y los **interferones**, también son pirogénicos en ciertas circunstancias. La temperatura corporal elevada mejora el desarrollo de estas defensas. No está claro cómo es que las citocinas interactúan con el hipotálamo. Sin embargo, se piensa que cruzan la barrera hematoencefálica por mecanismos de transporte facilitado, se difunden hacia áreas del cerebro donde no existe barrera hematoencefálica, o interactúan con componentes neurales periféricos del sistema inmunológico para enviar señales al hipotálamo para que eleve el punto de calibración térmico. Existe evidencia para apoyar cada uno de estos mecanismos, y parece probable que cada uno contribuya en cierto grado en varias circunstancias. Si se les impide a los animales de laboratorio desarrollar fiebre durante una infección inducida experimentalmente, los índices de sobrevivencia pueden reducirse de manera drástica. (Aunque en este capítulo la fiebre se refiere en específico a una elevación en la temperatura central resultado de pirógenos, algunos autores utilizan el término de forma más general para referirse a cualquier elevación significativa de la temperatura central).

La tolerancia al calor y al frío depende de factores que afectan las respuestas termorreguladoras

El ejercicio físico regular y la aclimatación al calor aumentan la tolerancia corporal al calor y la sensibilidad a la sudoración. El envejecimiento tiene el efecto opuesto; en hombres sanos de 65 años de edad, la sensibilidad de la respuesta de sudoración es la mitad que la de los hombres de 25 años de edad. Muchos medicamentos también inhiben la sudoración, más obviamente los que se utilizan por sus efectos anticolinérgicos, como atropina y escopolamina. Además, algunos medicamentos utilizados para otros propósitos, como glutetimida (un medicamento para inducir sueño), antidepresivos tricíclicos, fenotiazidas (tranquilizantes y medicamentos antipsicóticos) y antihistamínicos, tienen cierta acción anticolinérgica. Todos ellos y varios otros han sido asociados con golpe de calor. La insuficiencia cardiaca congestiva y algunas enfermedades de la piel (p. ej., ictiosis y displasia ectodérmica anhidrótica) alteran la sudoración. En los pacientes con estas enfermedades, la exposición al calor, y en especial al ejercicio en el calor, puede elevar la temperatura corporal a niveles peligrosos. Las lesiones que afectan las estructuras termorreguladoras en el tallo cerebral también pueden alterar la termorregulación. Estas lesiones pueden producir **hipotermia** (una temperatura central anormalmente baja) si alteran las respuestas de conservación de calor. Sin embargo, la **hipertermia** (una temperatura central anormalmente elevada) es un resultado más habitual de las lesiones del tallo cerebral, y suele caracterizarse por una pérdida tanto de la sudoración como del ritmo circadiano de la temperatura central.

Algunos medicamentos, como los barbitúricos, el alcohol y las fenotiazinas, y ciertas enfermedades, como hipotiroidismo, hipopituitarismo, insuficiencia cardiaca congestiva y septicemia, pueden alterar la defensa contra el frío. (La septicemia puede acompañarse de hipotermia, en lugar de la respuesta febril habitual a una infección, en especial en pacientes débiles). Más aún, los recién nacidos y muchos adultos sanos mayores son menos capaces, en comparación con los niños mayores o los adultos jóvenes, de mantener una temperatura corporal adecuada en el frío. Esta falla parece ser resultado de una alteración en la capacidad del cuerpo para conservar calor mediante la reducción de la pérdida de calor y el aumento de la producción metabólica de calor en el frío.

El estrés por calor puede causar trastornos fisiopatológicos

Los efectos dañinos del estrés por calor son ejercidos a través de estrés sobre el sistema cardiovascular, pérdida de líquido y electrolitos y, en especial en el golpe de calor, el daño tisular cuyo mecanismos no se han esclarecido. En un paciente con sospecha de hipertermia secundaria a estrés por calor se debe medir la temperatura rectal, ya que la hiperventilación puede hacer que la temperatura oral sea falsamente baja.

Síncope por calor

El **síncope por calor** es una falla circulatoria resultado de la acumulación de sangre en las venas periféricas, con una consecuente reducción en el retorno venoso y en el llenado diastólico del corazón, resultando en una disminución del gasto cardiaco y una caída de la presión arterial. Los síntomas van desde mareo y vértigo hasta pérdida de la conciencia. Las respuestas termorreguladoras están íntegras, de modo que la temperatura central no suele estar considerablemente elevada, y la piel está húmeda y fría. El gran incremento termorregulador en el flujo sanguíneo a la piel en el calor es con probabilidad la causa principal de la acumulación periférica. El síncope por calor afecta principalmente a aquellos que no están aclimatados al calor, ya que la expansión en el volumen plasmático que acompaña a la aclimatación compensa la acumulación periférica de sangre. El tratamiento consiste en recostar al paciente lejos del calor para reducir la acumulación periférica de sangre y mejorar el llenado diastólico del corazón.

Agotamiento por calor

El **agotamiento por calor**, también llamado *colapso por calor*, es probablemente el trastorno por calor más común, y representa una falla en la homeostasis cardiovascular en un ambiente caliente. El colapso puede ocurrir ya sea en reposo o durante el ejercicio, y puede estar precedido por debilidad, confusión, ansiedad, ataxia, vértigo, cefalea, náusea o vómito. El paciente tiene las pupilas dilatadas y por lo general suda profusamente. Al igual que en el síncope por calor, la reducción en el llenado diastólico del corazón parece tener un papel principal en la patogenia del agotamiento por calor. Aunque la presión arterial puede ser baja durante la fase aguda del agotamiento por calor, las respuestas barorreflejas suelen ser suficientes para mantener la conciencia, y pueden manifestarse con náusea, vómito, palidez, una piel fría e incluso pegajosa, y un pulso rápido. Los pacientes con agotamiento por calor suelen responder bien al reposo en un entorno fresco y a la reposición de líquidos orales. Sin embargo, en casos más graves, puede requerirse la reposición de líquido y sal por vía intravenosa. La temperatura central puede ser normal o estar sólo ligeramente elevada en el agotamiento por calor. Sin embargo, el agotamiento por calor acompañado de hipertermia y deshidratación puede provocar golpe de calor. Por lo tanto, los pacientes deben ser enfriados de forma activa si la temperatura rectal es 40.6 °C (105 °F) o más alta.

Las causas que subyacen a la reducción en el llenado diastólico en el agotamiento por calor no se comprenden del todo. La hipovolemia contribuye si el paciente está deshidratado, pero el agotamiento por calor a menudo se presenta sin una deshidratación significativa. En ratas calentadas hasta el punto del colapso, la vasoconstricción esplácnica compensadora se desarrolla en la fase inicial del calentamiento, pero se revierte poco después de que falla el mantenimiento de la presión arterial. En el agotamiento por calor puede ocurrir un proceso similar.

Golpe de calor

Una temperatura central alta y el desarrollo de alteraciones neurológicas graves con una pérdida de la conciencia y, con frecuencia, convulsiones, caracterizan al trastorno por calor más grave y peligroso. El **golpe de calor** se presenta en dos formas, la forma clásica y la relacionada con el ejercicio. En la forma clásica, el principal factor es el estrés por calor ambiental que sobrepasa a un sistema termorregulador alterado, y la mayoría de los pacientes tienen una enfermedad crónica preexistente. En el golpe de calor por ejercicio, el principal factor es la producción metabólica alta de calor. Los pacientes con golpe de calor por ejercicio tienden a ser más jóvenes y con mejor condición física (por lo general soldados y atletas) en comparación con los pacientes con la forma clásica. La rabdomiolisis, el daño hepático y renal, y las alteraciones de la coagulación sanguínea son factores que acompañan con frecuencia al golpe de calor por ejercicio. Los criterios diagnósticos tradicionales de golpe de calor —coma, piel seca y caliente, y una temperatura rectal por encima de los 41.3 °C (106 °F)— son característicos de la forma clásica. Sin embargo, pueden tener temperaturas rectales algo más bajas y a menudo sudan profusamente. El golpe de calor es una emergencia médica, y es de importancia crítica del tratamiento apropiado y oportuno para reducir la morbilidad y la mortalidad. La disminución rápida de la temperatura central es la piedra angular del tratamiento, y esto se logra de forma más efectiva mediante la inversión en agua fría. Con el enfriamiento oportuno, la hidratación vigorosa, el mantenimiento de una vía aérea adecuada, evitar la broncoaspiración y el tratamiento apropiado de las complicaciones, la mayoría de los pacientes sobreviven, en especial si estaban previamente sanos.

La patogenia del golpe de calor no se comprende bien, pero parece claro que están involucrados factores diferentes a la hipertermia, incluso si la acción de estos otros factores depende parcialmente de la hipertermia. El ejercicio puede contribuir más a la patogenia que simplemente la producción metabólica de calor. Se han reportado niveles plasmáticos elevados de varias citocinas inflamatorias en pacientes que presentan golpe de calor, lo que sugiere un componente inflamatorio sistémico. No se ha establecido un desencadenante para este proceso inflamatorio, aunque existen varios posibles candidatos. Un posible desencadenante es(son) algún(os) producto(s) de la flora bacteriana en el intestino, quizá incluyendo endotoxinas de lipopolisacárido. Varias líneas de evidencias sugieren que la vasoconstricción esplácnica sostenida puede producir cierto grado de isquemia intestinal suficiente para permitir que estos productos "fuguen" hacia la circulación y activen respuestas inflamatorias. Otras causas se relacionan a la desactivación del sistema reticuloendotelial, y a cambios inducidos por el calor en citocinas proinflamatorias y antiinflamatorias.

Las categorías diagnósticas previas son tradicionales. Sin embargo, no son por completo satisfactorias para la enfermedad por calor asociada con el ejercicio, ya que muchos pacientes tienen evidencia del laboratorio de daño tisular y celular, pero son clasificados como con agotamiento por calor, ya que no tienen las alteraciones neurológicas graves que caracterizan al golpe de calor. Algunas publicaciones más recientes utilizan el término daño por calor relacionado con el ejercicio para estos casos. La frontera entre el **daño por calor** relacionado con el ejercicio y el agotamiento por calor por un lado y el golpe de calor por otro, no se han definido de forma clara y consistente, y estas categorías con probabilidad representan partes de un espectro continuo.

La **hipertermia maligna**, un raro proceso desencadenado por agentes bloqueadores neuromusculares despolarizantes o ciertos anestésicos inhalados, se pensó alguna vez que era una forma de golpe de calor, pero hoy se sabe que es un trastorno diferente que se presenta en personas con una mutación en el receptor de rianodina (tipo 1) en el retículo sarcoplásmico. En 90% de las personas susceptibles, el tejido del músculo esquelético obtenido por biopsia se contrae con la exposición a la cafeína o al halotano en concentraciones que tienen poco efecto sobre el músculo normal. La susceptibilidad puede estar asociada con varias miopatías, pero las personas más susceptibles no tienen otras manifestaciones clínicas. El control de la concentración de calcio iónico libre (no unido a proteínas) en el citoplasma del músculo esquelético está gravemente alterada en personas susceptibles, y cuando se desencadena un ataque, la concentración de calcio se eleva de forma anormal, activando a la ATPasa en la miosina y causando proceso hipermetabólico descontrolado que aumenta con rapidez la temperatura central. El tratamiento con dantroleno sódico, que parece actuar reduciendo la liberación de iones de calcio del retículo sarcoplásmico, ha reducido de manera drástica el índice de mortalidad asociado con este padecimiento.

Agravamiento de estados de enfermedad por la exposición al calor

Además de producir trastornos específicos, la exposición al calor agrava varias otras enfermedades. Estudios epidemiológicos muestran que, durante el clima inusualmente caliente, la mortalidad puede ser dos a tres veces mayor de la esperada para los meses en los que se presentan ondas de calor. Las muertes adjudicadas a los trastornos específicos por calor representan sólo una pequeña fracción en el exceso de mortalidad (es decir, el incremento por encima de la mortalidad esperada). Las muertes por diabetes, varias enfermedades del sistema cardiovascular y enfermedades de los órganos que forman sangre, representan la mayor parte de este exceso en la mortalidad.

La caída de la temperatura central resulta en hipotermia

La hipotermia se produce cuando el cuerpo pierde calor más deprisa de lo que puede producirlo, lo que provoca un descenso peligroso de la temperatura central. Continúa la hipotermia cuando el cuerpo se expone al frío y los mecanismos termorreguladores internos no son capaces de reponer el calor que se está perdiendo y la temperatura central desciende por debajo de 35 °C (95 °F). La hipotermia muestra síntomas característicos a medida que la temperatura corporal disminuye, como temblor y confusión mental.

Mucho de lo que se sabe acerca de los efectos fisiológicos de la hipotermia proviene de la observación de pacientes quirúrgicos. Durante las fases iniciales del enfriamiento, la estimulación del temblor a través de reflejos termorreguladores sobrepasa al efecto Q_{10}. En consecuencia, el índice metabólico se incrementa, alcanzando un pico a una temperatura central de 30 a 33 °C. Sin embargo, a temperaturas más bajas, el efecto Q_{10} domina el índice metabólico, y se pierde la termorregulación. Se desarrolla un círculo vicioso, donde una caída en la temperatura central deprime al metabolismo y permite que la temperatura caiga aún más, de modo que, a 17 °C el consumo de oxígeno es alrededor de 15% y el gasto cardiaco de alrededor de 10% de los valores antes del enfriamiento.

La hipotermia que no es inducida para propósitos terapéuticos se denomina **hipotermia accidental**. Se presentan personas cuyas defensas que están alteradas por fármacos (en especial etanol en EUA), enfermedad, otras condiciones físicas, y en personas sanas que son inmersas en agua fría, o que se agotan trabajando o jugando en el frío. La hipotermia a menudo también es inducida durante los procedimientos quirúrgicos, basándose en la idea de que la hipotermia reduce el índice metabólico a través del efecto Q_{10} y prolonga el tiempo que los tejidos pueden tolerar, de forma segura una pérdida de flujo sanguíneo. Dado que el cerebro se daña con la isquemia poco después del paro circulatorio, a menudo se utiliza la *hipotermia controlada* para proteger al cerebro durante procedimientos quirúrgicos en los que se ocluye la circulación o se detiene el corazón (Enfoque clínico 28-2).

ENFOQUE CLÍNICO | 28-2

Hipotermia

La hipotermia se clasifica de acuerdo con la temperatura central del paciente como leve (32 a 35 °C), moderada (28 a 32 °C), o severa (por debajo de los 28 °C). El temblor es por lo general prominente en la hipotermia leve, pero disminuye en la hipotermia moderada y está ausente en la hipotermia severa. La fisiopatología se caracteriza principalmente por el efecto depresor del frío (a través del efecto Q_{10}) sobre múltiples procesos fisiológicos y diferencias en el grado de depresión en cada proceso. Además del temblor, las características más importantes de la hipotermia leve y moderada son resultado de la depresión del sistema nervioso central. Comenzando con cambios en el estado de ánimo (lo más común apatía, aislamiento e irritabilidad), progresan a confusión y letargo, seguidos de ataxia y alteraciones en el habla y en la marcha, que pueden imitar a un ataque cerebrovascular (ictus). En la hipotermia severa, el movimiento voluntario, los reflejos y la conciencia se pierden, y aparece rigidez muscular. El gasto cardiaco y la respiración disminuyen a medida que la temperatura central cae. La irritabilidad miocárdica aumenta en la hipotermia severa, causando un peligro considerable de fibrilación ventricular, y el riesgo aumenta a medida que la temperatura cardiaca cae. El mecanismo principal es presumiblemente que el frío deprime la velocidad de conducción en las fibras de Purkinje más que en el músculo ventricular, favoreciendo el desarrollo de propagación cíclica de potenciales de acción. La hipoxia miocárdica también contribuye. En la hipotermia más profunda, los ruidos cardiacos se vuelven inaudibles, y el pulso y la presión arterial no pueden detectarse debido a la depresión circulatoria; la actividad eléctrica del corazón y el cerebro deja de ser medible, y una rigidez muscular extensa puede imitar al *rigor mortis*. El paciente puede parecer clínicamente muerto, pero hay pacientes que han sido revividos con temperaturas centrales tan bajas como 17 °C, de modo que "nadie está muerto hasta que sea calentado y siga muerto". Las causas habituales de muerte durante la hipotermia son el cese de la respiración y falla de la bomba cardiaca ya sea por fibrilación ventricular o depresión directa de la contracción miocárdica.

La depresión del metabolismo tubular renal por el frío altera la reabsorción de sodio, causando diuresis y deshidratación e hipovolemia. Las alteraciones acidobásicas en la hipotermia son complejas. La respiración y el gasto cardiaco por lo general están deprimidos más que el índice metabólico, y se presenta una acidosis respiratoria y metabólica mixta debido a retención de CO_2 y a acumulación de ácido láctico, y por el desplazamiento, inducido por el frío, de la curva de disociación de la hemoglobina-

CO_2 hacia la izquierda. La acidosis agrava la susceptibilidad a la fibrilación ventricular.

El tratamiento consiste en prevenir el mayor enfriamiento y restablecer el equilibrio de líquidos, electrolítico y acidobásico. Los pacientes con hipotermia leve a moderada pueden calentarse sólo con aislamiento abundante para promover la retención del calor producido metabólicamente; aquellos que están más gravemente afectados requieren recalentamiento activo. La complicación más grave asociada con el tratamiento de la hipotermia es el desarrollo de fibrilación ventricular. La manipulación vigorosa del paciente puede desencadenar este proceso, pero un aumento en la circulación del paciente (p. ej., asociada con el recalentamiento o la actividad del músculo esquelético) puede por sí sola aumentar la susceptibilidad a dicha ocurrencia de la siguiente forma. Los tejidos periféricos de un paciente hipotérmico están, en general, aún más fríos que el núcleo, incluyendo el corazón y los productos ácidos del metabolismo anaerobio se habrán acumulado en los tejidos hipoperfundidos mientras la circulación estuvo más deprimida. A medida que la circulación aumenta, un gran incremento en el flujo sanguíneo a través de los tejidos periféricos fríos y acidóticos puede regresar suficiente sangre fría y ácida al corazón como para causar una caída transitoria en la temperatura y el pH del corazón, aumentando su susceptibilidad a la fibrilación ventricular.

El diagnóstico de hipotermia suele ser bastante directo en un paciente rescatado del frío, pero puede estar mucho menos claro en un paciente en quien la hipotermia es resultado de una alteración grave en las defensas fisiológicas y conductuales contra el frío. Un ejemplo típico es un adulto mayor, que vive solo y que es descubierto en su hogar frío y obnubilado o inconsciente. Este contexto puede no sugerir particularmente hipotermia, y cuando el paciente es llevado en busca de atención médica, el diagnóstico puede pasarse por alto con facilidad debido a que los termómetros clínicos no tienen una graduación lo suficientemente baja (por lo general sólo 34.4 °C) para detectar la hipotermia y, en cualquier caso, no registran temperaturas por debajo del nivel al que se ha agitado el mercurio. Debido al efecto depresor de la hipotermia sobre el cerebro, la condición del paciente puede ser mal diagnosticada como un ataque cerebrovascular u otra enfermedad neurológica primaria. La identificación de esta condición depende de que el médico la considere cuando está examinando a un paciente frío cuyo estado mental está alterado y obtenga una verdadera temperatura central con un termómetro en especial graduado u otro dispositivo. ■

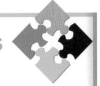

CIENCIAS MÉDICAS INTEGRADAS

Hipotermia terapéutica y manejo dirigido de la temperatura

El paro cardiaco tiene un pronóstico muy malo, y > 50% de los pacientes con paro cardiaco que ocurre fuera del hospital fallece en la escena o unas cuantas horas después del retorno de la circulación espontánea. El índice de mortalidad después de un paro cardiaco en los pacientes ingresados en la unidad de cuidados intensivos (UCI) está determinada principalmente por 1) sus desenlaces neurológicos y 2) la extensión de la lesión del tejido cardiaco relacionada con un aumento en el estrés oxidativo del tejido causado por isquemia/reperfusión (I/R) observado en los primeros minutos tras el retorno de la circulación espontánea. En la década anterior, este índice de mortalidad ha disminuido de manera significativa, en su mayor parte debido a un aumento en la atención a la fase de reanimación cardiopulmonar (RCP), en particular cuando se incluye la **hipotermia terapéutica (HT)**.

Estudios han mostrado que niveles significativos de estrés oxidativo en el corazón luego de un paro cardiaco se derivan de las mitocondrias en los primeros minutos tras la reperfusión. En cardiomiocitos aislados, la I/R simulada induce la generación mitocondrial de especies reactivas de oxígeno, disfunción contráctil, liberación mitocondrial de citocromo C, activación de **caspasa**, apertura del poro de transición de permeabilidad mitocondrial, y finalmente la muerte del cardiomiocito. El manejo dirigido de la temperatura (MDT) mediante la HT es el único tratamiento que en la actualidad se sabe que mejora la sobrevivencia en los pacientes después de un paro cardiaco. Este tipo de enfriamiento está siendo inducido actualmente por el personal de emergencias durante la RCP, antes del retorno de la circulación espontánea, en un intento por mejorar la función y el desenlace cardiovascular. En algunos sobrevivientes de paro cardiaco, el enfriamiento es inducido después del retorno de la circulación espontánea, mientras son transportados a un laboratorio de cateterismo cardiaco para una posible intervención coronaria percutánea por infarto agudo del miocardio (IAM). Aunque el enfriamiento intraisquémico antes de la reperfusión puede ser altamente cardioprotector, el uso general del enfriamiento para los pacientes con IAM (paro no cardiaco) sigue sin demostrarse. Estudios recientes en cardiomiocitos de ratón sugieren que la hipotermia cardioprotectora (una caída de 5 °C en la temperatura) hace más que simplemente enlentecer la generación de especies reactivas de oxígeno por la reperfusión. El enfriamiento de los cardiomiocitos aumenta la fosforilación de la Akt, resultado de la relativa inhibición de las fosfatasas reguladoras. La Akt es una cinasa de sobrevivencia que media la protección mitocondrial al regular la generación de especies reactivas de oxígeno y óxido nítrico (NO). Además, el enfriamiento leve puede alterar la fuerza de los enlaces débiles que determinan la conformación y asociación de proteínas/enzimas individuales que aumentan la función proteica —también se han observado alteraciones, mediadas por la temperatura, en la eficiencia de la traducción del mRNA—. La temperatura ligeramente disminuida, como la que se utiliza en el MDT, parece atenuar las señales proapoptóticas, incluyendo la liberación de citocromo C, la regulación al alza de la Fas y Bax, y la activación de la caspasa, y activa mecanismos antiapoptóticos como la vía de la Erk1/2 y la vía de la Akt. La expresión del p53 aumenta con la hipotermia, promoviendo la reparación tras la isquemia focal. Los niveles de enolasa neuroespecífica, un marcador de muerte neuronal, también se reducen en los pacientes tratados con hipotermia luego de la RCP. La cardioprotección también se asocia con varias vías de señalización de cinasas, incluyendo los receptores ligados a G, la cinasa de salvamento de daño por reperfusión (RISK), y la vía de la JAK STAT. El aumento de la señalización NO-Akt con reducción de especies reactivas de oxígeno independiente GMPc sugiere que el MDT se asocia con señalización de la vía RISK. Esto es de importancia clínica particular debido a que sugiere que los efectos benéficos del MDT pueden ser reemplazados o mejorados dentro de poco tiempo por agentes farmacológicos apropiados dirigidos contra estas vías proteínicas (Vaity *et al. Critical Care* 2015;19:103).

El efecto más benéfico del MDT es la reducción del índice metabólico (en 6 a 10% por grado de hipotermia), lo que provoca una reducción en el consumo de oxígeno. Además, la excitotoxicidad neuronal —donde la entrada de calcio a las neuronas isquémicas y el aumento en la liberación de glutamato se combinan para inducir daño cerebral— puede prevenirse o reducirse mediante el MDT. Más aún, la activación de la respuesta inmunológica fisiológica por el daño tisular, junto con el reclutamiento de leucocitos y macrógafos y la activación del complemento, causa daño adicional en condiciones isquémicas a través de la liberación de radicales libres. El MDT regula estas respuestas mediadas inmunológicamente y reduce el edema cerebral. Estas cascadas destructivas que son consecuencia de la isquemia resultan en una elevación de la temperatura corporal. El edema cerebral, tanto global como localizado, impide la disipación de calor por el flujo venoso y simpático, elevando por lo tanto la temperatura relativa del tejido cerebral isquémico hasta 2 °C, a diferencia de la temperatura corporal. Este concepto, conocido como termoacumulación cerebral, es un factor crítico directamente afectado por el MDT. ■

Resumen del capítulo

- Los seres humanos somos homeotérmicos y regulamos la temperatura dentro de un rango estrecho.
- Procesos físicos y fisiológicos actúan continuamente para equilibrar la producción de calor y la pérdida de calor y para mantener una temperatura corporal constante.
- El cuerpo puede intercambiar energía calorífica con el medio ambiente mediante conducción, convección, radiación y evaporación.
- La conducción interna y la convección circulatoria transfieren calor desde el núcleo del cuerpo hacia la coraza.
- La mayoría de la energía metabólica utilizada en los procesos celulares es convertida a calor dentro del cuerpo, y el índice metabólico es la cantidad de energía de los alimentos convertida en calor por unidad de tiempo.
- El índice metabólico basal es una medida del costo metabólico de la vida, medido bajo condiciones estándar.
- El índice metabólico se calcula por calorimetría indirecta, basado en mediciones del índice de consumo de oxígeno de una persona.
- El intercambio de calor es proporcional al área de superficie y obedece principios biofísicos.
- La sudoración es esencial para la pérdida de calor e involucra la secreción glandular de una solución electrolítica diluida sobre la superficie de la piel que se evapora con rapidez en los ambientes calientes, enfriando el cuerpo.
- La elevación del flujo sanguíneo a la piel lleva la temperatura de la piel más cercana a la temperatura de la sangre, y la reducción del flujo sanguíneo en la piel lleva la temperatura cutánea más cercana a la temperatura ambiental, permitiendo la pérdida de calor por convección y radiación.

- Los seres humanos tienen dos subsistemas diferentes para regular la temperatura corporal: la termorregulación conductual y fisiológica; esta última actúa a través del control graduado de la producción de calor y de las respuestas de pérdida de calor.
- Receptores para temperatura en el núcleo del cuerpo y en la piel transmiten información acerca de sus temperaturas a través de nervios aferentes hacia el tallo cerebral y, en especial, al hipotálamo, donde se da mucha de la integración de la información relacionada con la temperatura.
- Las señales tanto para el reclutamiento de mecanismos para la disipación de calor como para la generación de calor se basan en información acerca de la temperatura del núcleo y de la piel, así como en información no térmica recibida por el sistema nervioso central y en el punto de calibración termorregulador.
- La fiebre eleva la temperatura central en reposo, la aclimatación al calor la disminuye y la hora del día la modifica en forma cíclica al cambiar el punto de calibración termorregulador.
- El ejercicio intenso puede aumentar la producción de calor dentro del cuerpo en 10 veces o más, requiriendo grandes aumentos en el flujo sanguíneo a la piel y en la sudoración para restablecer el equilibrio de calor en el cuerpo.
- La exposición prolongada o repetida a condiciones ambientales estresantes genera cambios fisiológicos que reducen el estrés resultante.
- El cuerpo mantiene la temperatura central en el frío minimizando la pérdida de calor y, cuando esta respuesta es insuficiente, aumentando la producción de calor.
- La fiebre aumenta los mecanismos de defensa, mientras que el estrés por calor y frío puede causar un daño considerable.

Preguntas de revisión del capítulo

1. Una persona inconsciente es sacada de un río congelado y se le encuentra una temperatura cutánea promedio (T_{sk}) de 8 °C. La temperatura central (T_c), medida por vía rectal, es 30 °C. ¿Cuál es la temperatura corporal media (T_b) en esta persona?

    A. 37 °C
    B. 26.9 °C
    C. 21.7 °C
    D. 17.8 °C
    E. 10.6 °C

2. Se sospecha que una paciente tiene hipertiroidismo leve. Su área de superficie corporal estimada es de 1.6 m² y durante una prueba de índice metabólico basal en reposo consume 7.5 L de oxígeno en 30 minutos. Asumiendo que ingiere una dieta mixta (equivalente energético de 4.8 Cal/L O_2), ¿cuál es su índice metabólico?

    A. 18 Cal/m²/h
    B. 24 Cal/m²/h
    C. 36 Cal/m²/h
    D. 45 Cal/m²/h
    E. 54 Cal/m²/h

3. ¿Qué efecto sobre los procesos termorreguladores esperaría usted después infundir N(G)-nitro-L-arginina metil éster

(L-NAME), un inhibidor competitivo de la sintetasa de óxido nítrico (NOS), a 1 mg/kg/h a una persona que realiza ejercicio (corriendo sobre una banda a temperatura ambiente)?

    A. Un aumento en el índice de sudoración; aumento de la vasodilatación cutánea.
    B. Una reducción de sudoración; aumento de la vasodilatación cutánea.
    C. Una reducción en el índice de sudoración; reducción en la vasodilatación cutánea.
    D. Aumento en la activación del área preóptica hipotalámica.
    E. Disminución de la activación del área preóptica hipotalámica.

4. Las siguientes son características de qué trastorno relacionado con el estrés: la elevación rápida de la temperatura central debida a un proceso hipermetabólico descontrolado relacionado con una mutación en el receptor de rianodina en personas susceptibles.

    A. Golpe de calor.
    B. Hipertermia maligna.
    C. Agotamiento por calor.
    D. Síncope por calor.
    E. Distrofia térmica.

5. Cuando una persona se ejercita vigorosamente en un entorno caliente, ¿cuál es la principal causa relacionada con la termorregulación causante de la alteración en el llenado cardiaco?

    A. Vasodilatación cutánea.
    B. Pérdida de sodio a través del sudor.
    C. Pérdida de agua a través del sudor.
    D. Hipertensión pulmonar.
    E. Reducción de la contractilidad ventricular.

6. Un hombre de 45 años, por lo demás normal, presenta una temperatura corporal elevada y es incapaz de producir respuestas termorreguladoras apropiadas a los cambios en su temperatura central y cutánea. Es muy probable que una resonancia magnética del cerebro muestre una lesión que afecte a ¿cuál de las siguientes regiones cerebrales?

    A. Área óptica accesoria (AOA)
    B. Área preóptica (APO)
    C. Núcleo pretectal olivar (NOP)
    D. Núcleo supraquiasmático (NSQ)
    E. Núcleo supraóptico (NSO)

7. Una enfermera de la sala de neonatos se prepara para completar la evaluación inicial de un recién nacido que acaba de ingresar en la sala. La enfermera debe colocar una manta caliente en la mesa de exploración para evitar la pérdida de calor en el recién nacido causada por ¿qué método?

    A. Radiación
    B. Convección
    C. Conducción
    D. Sublimación
    E. Evaporación

8. Una mujer de 59 años presenta hiperhidrosis axilar secundaria. ¿Cuál de los siguientes medicamentos podría estar tomando y causar esta afección?

    A. Fármaco adrenérgico
    B. Fármaco antiadrenérgico
    C. Fármaco colinérgico
    D. Fármaco anticolinérgico
    E. Fármaco muscarínico

1. **La respuesta correcta es B.** Como se muestra en la figura 28-2, en entornos demasiado fríos el espesor de la coraza depende del ambiente térmico y la necesidad del cuerpo de conservar calor. En el río congelado, la coraza se expande en gran medida para mantener la temperatura central tan alta como sea posible, contribuyendo por lo tanto desproporcionadamente a la T_b. Utilizando la fórmula $T_b = 0.65 \times T_c + 0.35 \times T_{sk}$ (en el frío), $19.5 + 2.8 = 22.3\ °C$.

2. **La respuesta correcta es D.** Dado que el IMB está indirectamente determinado por el consumo de oxígeno en condiciones cercanas a las basales y, en este caso, el equivalente energético de dicho consumo es $4.8\ Cal/L\ O_2$, la paciente consumió $36\ L$ de oxígeno durante la medición de 30 min, correspondiendo a 36 Cal. Corrigiendo por su área de superficie corporal, $1.6\ m^2$, y la

media hora de duración, su índice metabólico es de $45\ Cal/m^2/h$. Dado que el IMB típico de una mujer es de un aproximado de 36 $Cal/m^2/h$, la sospecha de hipertiroidismo es correcta.

3. **La respuesta correcta es C.** Como se describió en el capítulo, la producción de óxido nítrico neuronal (NO) mediada por la sintetasa de óxido nítrico (nNOS) está directamente implicada en una porción significativa del retiro del tono adrenérgico simpático y en la activación del sistema vasodilatador simpático activo, así como en la modificación de la sudoración termorreguladora, en especial aumentando el flujo de las glándulas sudoríparas durante el calentamiento del cuerpo. La inhibición de estas acciones durante la hipertermia inducida por el ejercicio mediante la inhibición de la NOS por el L-NAME atenuaría la respuesta tanto en la vasodilatación cutánea termorreguladora como en la sudoración.

4. **La respuesta correcta es B.** La hipertermia maligna es un raro proceso desencadenado por agentes bloqueadores neuromusculares despolarizantes o ciertos anestésicos inhalados. Se pensó alguna vez que era una forma de golpe de calor, pero hoy en día se sabe que es un trastorno diferente que se presenta en personas con una mutación en el receptor de rianodina (tipo 1) en el retículo sarcoplásmico. Los otros padecimientos enumerados son consecuencias ya sea de hipertermia por ejercicio o de la incapacidad de los mecanismos termorreguladores para lidiar con un entorno extremadamente caliente.

5. **La respuesta correcta es A.** En el calor, el flujo sanguíneo a la piel aumenta de forma muy significativa (*véase* fig. 28-13) y el lecho vascular dilatado de la piel se ingurgita con grandes volúmenes de sangre, reduciendo el volumen sanguíneo central y el retorno venoso. El aumento en la pérdida de sodio y agua puede agravar este efecto, pero es secundario. Ni la hipertensión pulmonar ni la reducción de la contractilidad cardiaca ocurren bajo estas condiciones. De hecho, debido a la disminución del retorno venoso, el volumen diastólico con terminal disminuye y puede por lo tanto reducir la contractilidad.

6. **La respuesta correcta es B.** Esta persona no es receptiva a las fluctuaciones de temperatura y parece incapaz de reclutar efectores termorreguladores para contrarrestar estas fluctuaciones. Dado que el APO contiene neuronas termosensibles, recibe entradas termosensibles de receptores periféricos e integra esta información, ésta es la localización más probable de una lesión. Ninguna de las otras regiones tiene nada que ver con la termorregulación.

7. **La respuesta correcta es C.** Como se describe en el capítulo, el calor corporal se transfiere de la piel a otros materiales por conducción. Dado que la cubierta fría de plástico de la mesa de exploración conduciría el calor de la piel del lactante, la colocación de una manta lo evitaría.

8. **La respuesta correcta es C.** Como se ha descrito en el capítulo, tanto las glándulas sudoríparas ecrinas como las apoecrinas reciben inervación colinérgica simpática. Por lo tanto, lo más probable es que la afección de este paciente sea el resultado de tomar un fármaco colinérgico mimético.

Ejercicios de aplicación clínica 28-1

GOLPE DE CALOR

Era mediados de agosto en San Antonio, otra semana de días consecutivos a > 32 °C (90 °F) con un alto nivel de humedad. Sara y Katy estaban utilizando su tiempo libre para visitar a su casero, un adulto mayor, y dejarle la renta. Cuando llegaron a su casa, el casero estaba postrado en su jardín, semiconsciente. Mientras Sara llamaba al 911 en su teléfono celular, Katy intentó moverlo. Respondió levemente, y en un estado confundido, sin sudoración evidente en su cuero cabelludo y sus brazos pálidos y secos. El personal médico de emergencias le aconsejó a Sara poner a la víctima fuera del alcance de los rayos del sol y, de ser posible, mojar su piel con agua, colocarle un paño empapado sobre la frente y abanicarlo. Cuando llegaron a los 10 minutos, los paramédicos encontraron al adulto mayor consciente, confundido, con dolor de cabeza y náusea. En la sala de emergencias, Sara y Katy se enteraron de que su casero había presentado un golpe de calor. El médico las felicitó por actuar con rapidez, diciendo que su intervención con probabilidad le salvó la vida al hombre. Les aseguró que después de la administración intravenosa de líquidos y electrolitos y una noche de observación en el hospital, el señor Leslie se recuperaría por completo.

PREGUNTAS

1. Defina golpe de calor y explique en qué forma difiere del agotamiento por calor.

2. Explique por qué los adultos mayores tienen mayor riesgo de presentar un golpe de calor.

3. Explique por qué rociar agua sobre la piel y abanicar es útil en este caso.

4. Al intentar reducir la temperatura corporal en respuesta a la hipertermia se deben evitar tratamientos que induzcan el temblor o la vasoconstricción. ¿Por qué?

RESPUESTAS

1. La deshidratación puede causar agotamiento por calor, el cual se caracteriza por un aumento de la frecuencia cardiaca, mareo, cefalea, confusión y náusea. La piel puede estar fría/sudada, pero hay signos claros de vasoconstricción en desarrollo, por ejemplo, palidez. Los individuos con agotamiento por calor tienen poca o nula producción de orina, y la que se produce está altamente concentrada. Los calambres pueden asociarse con la deshidratación, y la temperatura rectal puede ser de hasta 40 °C y la víctima puede colapsarse o dejar de realizar actividad. El golpe de calor es similar al agotamiento por calor, pero con una piel seca. El golpe de calor puede darse en una persona que no ha sido identificado que tenga agotamiento por calor y que ha seguido realizando actividades en el calor.

2. La tolerancia al calor y la sensibilidad de la respuesta de sudoración están significativamente reducidas en los adultos mayores. Los mecanismos normales para la regulación de la temperatura actúan causando vasodilatación de los vasos sanguíneos cutáneos cuando la temperatura del cuerpo se eleva por encima del punto de calibración termorregulador. Esto aumenta el flujo sanguíneo cerca de la superficie del cuerpo y permite que el calor desde el núcleo del cuerpo sea llevado por la sangre para que abandone el cuerpo por radiación, convección y evaporación.

3. El calor corporal es transferido al agua sobre la superficie de la piel por conducción. El movimiento de aire que resulta al abanicar aumenta el índice de evaporación. A medida que el agua sobre la superficie de la piel se evapora, extrae calor por el proceso endotérmico de pérdida evaporativa de calor. Éstas son respuestas que ya no están funcionando en la persona, alterando su capacidad para lidiar con el trabajo en un ambiente caliente.

4. El temblor es un mecanismo homeostásico efectivo que genera calor y eleva la temperatura corporal. Como resultado de este mecanismo, también ocurre vasoconstricción periférica, y sirve para disminuir la pérdida de calor a través de la piel, manteniendo por lo tanto sangre caliente en el núcleo del cuerpo. Ambas respuestas pueden darse si el tratamiento para la hipertermia es demasiado intenso y ambas dificultarían la reducción de la temperatura corporal.

Objetivos del aprendizaje activo

Con el dominio del material de este capítulo, usted será capaz de:

- Explicar el concepto de ejercicio para predecir respuestas fisiológicas agudas o crónicas.
- Explicar de qué manera la absorción máxima de oxígeno predice el desempeño en el trabajo.
- Explicar el mecanismo mediante el cual se producen cambios considerables en el flujo sanguíneo regional durante el ejercicio dinámico e isométrico.
- Explicar los efectos del entrenamiento tanto sobre el músculo miocárdico como sobre la circulación coronaria.
- Explicar cómo el aparato respiratorio responde de forma predecible al aumento en el consumo de O_2 y la producción de CO_2 con el ejercicio.

- Explicar de qué manera se produce la fatiga muscular en personas sanas durante el ejercicio.
- Explicar cómo la actividad física crónica afecta la sensibilidad a la insulina y la entrada de glucosa en las células.
- Explicar el papel del ejercicio en la homeostasis del calcio y de los huesos.
- Explicar el papel autocrino, paracrino y endocrino de las mioquinas y la función del músculo esquelético.
- Explicar de qué manera el ejercicio afecta el cerebro.
- Explicar cómo afecta el ejercicio los cambios funcionales relacionados con la edad.

INTRODUCCIÓN

El ejercicio es una actividad corporal que mejora o mantiene la condición física, la salud y el bienestar generales. Se lleva a cabo por varias razones, entre las que se incluyen el fortalecimiento de los músculos y del sistema cardiovascular, el perfeccionamiento de las habilidades atléticas, la pérdida o conservación del peso y la recreación. El ejercicio frecuente y regular refuerza el sistema inmunológico y previene las "enfermedades de afluencia", tales como la enfermedad cardiaca, la enfermedad cardiovascular, la diabetes tipo 2 y la obesidad. También mejora la salud mental, ayuda a prevenir la depresión, colabora para promover o mantener una autoestima positiva y puede incluso mejorar la imagen corporal del individuo. En sus diversas formas, el ejercicio es tan común que rara vez se observa un verdadero "reposo" fisiológico. Durante este tipo de actividades, definidas en última instancia en relación con la contracción del músculo esquelético, el cuerpo debe iniciar ajustes integrados con rapidez en cada sistema de órganos, como parte de una respuesta coordinada frente a las mayores demandas de energía muscular. Del mismo modo, el cuerpo debe ajustarse en esos mismos sistemas a través de respuestas adaptativas frente a periodos de actividad repetidos durante días, semanas o meses. Por lo tanto, la fisiología del ejercicio es la rama de la fisiología que estudia los eventos físicos y bioquímicos que permiten el movimiento físico y que subyacen a las adaptaciones celulares y sistémicas ante la actividad repetida o crónica.

LA ABSORCIÓN DE OXÍGENO Y EL EJERCICIO

La *fisiología del ejercicio* es el estudio de los cambios agudos y crónicos en respuesta a una amplia gama de condiciones de ejercicio. Además se llevan a cabo muchos experimentos para estudiar el efecto del ejercicio sobre la fisiopatología y los mecanismos por los cuales aquel puede reducir o revertir la progresión de la enfermedad. En estos experimentos la absorción de oxígeno se utiliza para cuantificar el gasto de energía y la intensidad del ejercicio.

El ejercicio es tan variado como omnipresente. Una única sesión de ejercicio o ejercicio "agudo" puede provocar respuestas diferentes a las adaptaciones observadas cuando la actividad es crónica, esto es, durante el *entrenamiento*. Las formas de ejercicio también varían: la cantidad de masa muscular que trabaja (un dedo, un brazo, ambas piernas), la intensidad del esfuerzo, su duración y el tipo de contracción muscular (isométrica, rítmica) influyen en las respuestas y adaptaciones del cuerpo.

Estos diversos aspectos del ejercicio implican que su interacción con las enfermedades es multifacética. No existe una respuesta simple a la pregunta de si el ejercicio promueve la salud o cómo lo lleva a cabo. De hecho, la actividad física puede ser saludable, dañina o irrelevante, según el paciente, la enfermedad y el ejercicio específico en cuestión.

La absorción máxima de oxígeno cuantifica el gasto de energía durante el ejercicio dinámico

El **ejercicio dinámico** se define como contracciones del músculo esquelético en longitudes variables y con episodios rítmicos de relajación; la descripción de su intensidad es fundamental para cualquier discusión sobre el ejercicio dinámico. Dado que el músculo que se ejercita de manera dinámica genera principalmente energía a partir del metabolismo oxidativo, un estándar tradicional es medir la absorción de oxígeno ($\dot{V}o_2$) vía oral en una persona que se ejercita. Esta medición se limita al ejercicio dinámico y, por lo general, al estado estacionario, cuando la intensidad del ejercicio y el consumo de oxígeno son estables y no se suministra energía neta de fuentes no oxidativas. Hay tres implicaciones de las mediciones originales del consumo de oxígeno que merecen mención. Primero, la centralidad del uso de oxígeno para la producción de trabajo dio lugar al término ejercicio "aeróbico". En segundo lugar, el aparente exceso en el consumo de oxígeno durante los primeros minutos de recuperación ha sido denominado **deuda de oxígeno** (fig. 29-1).

El "exceso" en el consumo de oxígeno durante la recuperación resulta de una multiplicidad de procesos fisiológicos, y es poca la información útil que puede obtenerse de su medición. En tercer lugar, y de modo más útil, durante el ejercicio dinámico que utiliza una gran masa muscular, cada persona tiene una **absorción máxima de oxígeno** (máx $\dot{V}o_2$). Existe un tope de 20 veces

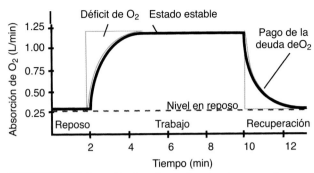

Figura 29-1 Absorción de oxígeno durante el reposo, el ejercicio y la recuperación.

el consumo inicial que no puede ser excedido, aunque puede aumentarse con un entrenamiento apropiado. La máx $\dot{V}_{O_2}$ es la tasa más alta a la que el cuerpo puede absorber y utilizar oxígeno durante el ejercicio intenso; se trata de una de las variables principales en el campo de la fisiología del ejercicio, y se suele utilizar para diagnosticar la condición cardiorrespiratoria. En igualdad de condiciones, la máx $\dot{V}_{O_2}$ disminuye a partir de la edad, el reposo en cama o el aumento en la grasa corporal.

La máx $\dot{V}_{O_2}$ se utiliza también para expresar la capacidad de trabajo relativa. Es obvio que un maratonista de nivel mundial tiene una mayor capacidad para consumir oxígeno que un novato. Sin embargo, cuando ambos se ejercitan a intensidades que exigen dos tercios de sus respectivas máx $\dot{V}_{O_2}$ (el atleta se mueve mucho más rápido al hacer esto, como resultado de una mayor capacidad), ambos se agotan casi al mismo tiempo y por las mismas razones fisiológicas (fig. 29-2). En la discusión que se presenta a continuación, para explicar las respuestas fisiológicas se utilizan tanto las intensidades de trabajo relativas como las absolutas (expresadas como L/min de absorción de oxígeno). Los costos y las demandas relativas de energía de algunas actividades habituales se listan en la tabla 29-1.

¿Qué es lo que hace que la absorción de oxígeno alcance su límite máximo? En términos históricos, muchos argumentos afir-

TABLA 29-1 Costos absolutos y relativos de las actividades diarias

	% de la absorción máxima de oxígeno		
Actividad	**Costo energético (kcal/min)**	**Persona sedentaria de 22 años**	**Persona sedentaria de 70 años**
Dormir	1	6	8
Permanecer sentado	2	12	17
Permanecer de pie	3	19	25
Vestirse, desvestirse	3	19	25
Caminar (3 millas por hora)	4	25	33
Hacer la cama	5	31	42
Bailar	7	44	58
Jardinería y uso de la pala	8	50	67
Subir escaleras	11	69	92
Nadar (50 m/ min)	16	100	
Correr (8 millas por hora)	16	100	

man la primacía de las limitaciones del gasto cardiaco (aporte de oxígeno) o de la capacidad metabólica muscular (uso de oxígeno). Sin embargo, puede ocurrir que cada eslabón de la cadena que lleva oxígeno de la atmósfera a la mitocondria alcance su capacidad casi al mismo tiempo. En términos prácticos, esto quiere decir que cualquier enfermedad pulmonar, cardiaca, vascular o musculoesquelética que reduzca la capacidad de flujo de oxígeno reducirá también la capacidad funcional del paciente. Se ha demostrado que, en personas no entrenadas, el consumo de oxígeno domina la máx $\dot{V}_{O_2}$, mientras que en atletas entrenados para la resistencia el suministro de oxígeno es el principal factor limitante.

En el **ejercicio isométrico** la fuerza se genera a una longitud muscular constante y sin episodios rítmicos de relajación. La intensidad del trabajo isométrico se suele describir como un porcentaje de la **contracción voluntaria máxima (CVM)**, es decir, la fuerza isométrica máxima que se puede generar en un periodo breve para ese ejercicio concreto. De manera análoga a los niveles de trabajo relativos a la máx $\dot{V}_{O_2}$, la capacidad para soportar el esfuerzo isométrico y muchas respuestas fisiológicas ante dicho esfuerzo pueden predecirse cuando el porcentaje de CVM de los individuos se mantiene constante.

RESPUESTAS CARDIOVASCULARES AL EJERCICIO

Sin importar su modalidad, duración o intensidad, todos los tipos de ejercicio requieren un gasto energético mayor que los valores en reposo. El ejercicio dinámico (por ejemplo, correr, andar en bicicleta o nadar) produce una carga sobre la función cardiopulmonar mayor a cualquier esfuerzo realizado en la vida cotidiana.

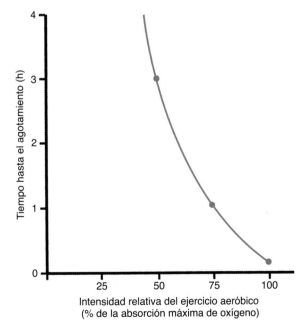

Figura 29-2 Tiempo hasta el agotamiento durante el ejercicio dinámico. El agotamiento se puede predecir a partir de la demanda relativa sobre la absorción máxima de oxígeno.

Gran parte de esta energía necesaria es obtenida por el uso de oxígeno en el proceso de oxidación para convertir los alimentos en energía. Para suministrar los nutrientes y el oxígeno necesarios al músculo en ejercicio, los sistemas cardiovascular y pulmonar deben trabajar en conjunto.

El sistema cardiovascular utiliza una combinación del sistema nervioso central y de mecanismos locales para responder al ejercicio y satisfacer las demandas metabólicas de los músculos activos. El ejercicio aumenta la actividad simpática y reduce la acción parasimpática, lo que incrementa la contractilidad y el volumen sistólico. Los aumentos en el volumen sistólico y en la frecuencia cardiaca elevan el gasto cardiaco. Acompañado de un aumento transitorio de la resistencia vascular sistémica, un gasto cardiaco elevado hace que aumente la presión arterial media.

El flujo sanguíneo es dirigido de manera preferencial al músculo esquelético que trabaja durante el ejercicio

El control local del flujo sanguíneo garantiza que los músculos que trabajan con mayores demandas metabólicas reciban un suministro mayor de sangre y oxígeno. Por ejemplo, si solo las piernas están activas, el flujo sanguíneo muscular en las piernas aumenta, mientras que el de los brazos no presentará cambios o se verá reducido. En reposo, el músculo esquelético recibe solo una pequeña fracción del gasto cardiaco; durante el ejercicio dinámico, tanto el gasto cardiaco total como el gasto absoluto y relativo dirigidos al músculo esquelético activo aumentan de forma drástica (tabla 29-2).

El control cardiovascular durante el ejercicio implica una regulación sistémica (los centros cardiovasculares en el cerebro, con su salida nerviosa autonómica hacia el corazón y los vasos de resistencia sistémica) unida al control local. Durante milenios, nuestros ancestros utilizaron con éxito el ejercicio tanto para escapar de los depredadores como para conseguir alimentos, por lo cual no debería sorprendernos que el control cardiovascular en el ejercicio sea complejo y único. Es como si, cuando comienza el trabajo, se insertara en el cerebro un software llamado "Ejercicio": al inicio, se activa la corteza motora, y la actividad neural total suele ser proporcional a la masa muscular y a su intensidad de trabajo. Esta actividad neural se comunica con los centros de control cardiovascular, lo que reduce el tono vagal del corazón (y aumenta así la frecuencia cardiaca) y restablece los barorre-

ceptores arteriales a un nivel superior. Conforme la tasa de trabajo aumenta aún más, se forma ácido láctico en los músculos que se contraen en forma activa, lo que estimula los nervios musculares aferentes para enviar información al centro cardiovascular. Este último incrementa el flujo de salida simpático hacia el corazón y los vasos de resistencia sistémica. Sin embargo, más allá de esta actividad **quimiorrefleja muscular**, dentro de estos mismos músculos activos la Po_2 disminuye y aumentan el óxido nítrico, los prostanoides vasodilatadores y los factores vasoactivos locales asociados, lo cual dilata las arteriolas a pesar del aumento del tono simpático vasoconstrictor. El aumento del impulso simpático eleva la frecuencia y la contractilidad cardiacas, lo que da como resultado un incremento del gasto cardiaco; la vasodilatación coronaria está mediada por factores locales en los vasos coronarios. El aumento del tono simpático vasoconstrictor en los lechos vasculares renal y esplácnico, así como en el músculo inactivo, reduce el flujo sanguíneo en dichos tejidos. El flujo en estas regiones inactivas puede disminuir en un 75% si el ejercicio es extenuante. El aumento de la resistencia vascular y la disminución del volumen sanguíneo en estos tejidos ayudan a mantener la presión arterial durante el ejercicio dinámico. A diferencia de las reducciones de flujo sanguíneo en las vísceras y en los músculos inactivos, el cerebro autorregula el flujo sanguíneo a niveles constantes, de manera independiente del ejercicio. La piel permanece vasoconstreñida solo si las demandas de termorregulación se encuentran ausentes. La tabla 29-3 muestra cómo coinciden durante el ejercicio dinámico la caída profunda de la resistencia vascular sistémica y la enorme elevación del gasto cardiaco.

En su nivel más intenso, el ejercicio dinámico obliga al cuerpo a elegir entre la máxima dilatación vascular y el mantenimiento de la presión arterial (que, de hecho, se mantiene). La combinación entre el aumento del gasto cardiaco y la estabilidad de la presión arterial frente a la vasodilatación muscular implica una disminución global de la resistencia periférica total. Durante el ejercicio agudo, los incrementos en el volumen sistólico y en la frecuencia cardiaca elevan el gasto cardiaco, lo que, unido a un aumento transitorio de la resistencia vascular sistémica, eleva la presión arterial media. Sin embargo, el ejercicio dinámico a largo plazo puede promover una reducción neta de la presión arterial en reposo. Durante el ejercicio extenuante el impulso simpático puede empezar a limitar la vasodilatación en el músculo activo. Cuando el ejercicio se prolonga en un ambiente cálido el aumento del flujo sanguíneo de la piel y la reducción del volumen plasmático inducida por la sudoración contribuyen al riesgo de hipertermia e hipotensión (agotamiento por calor). Si bien el ejercicio crónico proporciona cierta aclimatación al calor, incluso los atletas mejor entrenados corren el riesgo de presentar hiperter-

TABLA 29-2 Distribución del flujo sanguíneo en un atleta durante el reposo y el ejercicio intenso

Área	Reposo mL/min	Reposo %	Ejercicio intenso mL/min	Ejercicio intenso %
Esplácnica	1 400	24	300	1
Renal	1 100	19	900	4
Cerebral	750	13	750	3
Coronaria	250	4	1 000	4
Músculo esquelético	1 200	21	22 000	86
Piel	500	9	600	2
Otro	600	10	100	0.5
Gasto cardiaco total	5 800	100	25 650	100

TABLA 29-3 Cambios en el gasto cardiaco, la presión arterial media y la resistencia vascular sistémica con el ejercicio

Medición	Reposo	Ejercicio dinámico extenuante
Gasto cardiaco (L/min)	6	21
Presión arterial media (mm Hg)	90	105
Resistencia vascular sistémica [(mm Hg · min)/L]	15	5

mia e hipotensión si el trabajo es prolongado y se retiene el agua en condiciones ambientales exigentes.

El ejercicio isométrico provoca una respuesta cardiovascular algo diferente. El flujo sanguíneo muscular aumenta con relación a la condición en reposo, al igual que el gasto cardiaco, pero la mayor presión intramuscular media limita estos aumentos de flujo mucho más que cuando el ejercicio es rítmico. Dado que el aumento del flujo sanguíneo se ve atenuado dentro del músculo que se contrae de forma estática, las consecuencias de un trabajo intenso con muy poco oxígeno aparecen con rapidez: desplazamiento hacia el metabolismo anaeróbico, producción de ácido láctico, elevación en el índice entre **difosfato de adenosina (ADP)** y **trifosfato de adenosina (ATP)** y fatiga. El mantenimiento de solo un 50% de la CVM resulta extenuante después de alrededor de 1 minuto, y tras 2 minutos suele ser imposible continuar. A largo plazo, el nivel sostenible se ubica alrededor del 20% del valor máximo. Estos porcentajes son mucho menores que sus equivalentes en el trabajo dinámico, definidos en términos de máx $\dot{V}_{O_2}$. Las personas sanas pueden sostener un ejercicio rítmico que requiera el 70% de la máx $\dot{V}_{O_2}$ durante alrededor de 1 hora, mientras que el trabajo al 50% de la máx $\dot{V}_{O_2}$ puede prolongarse durante varias horas (*véase* fig. 29-2).

La dependencia del metabolismo anaeróbico en el ejercicio isométrico desencadena respuestas quimiorreflejas en el músculo isquémico que, en comparación con el trabajo dinámico, provocan un aumento mayor de la presión arterial y un menor incremento del gasto y la frecuencia cardiacos. Es curioso que, durante el ejercicio dinámico, la elevación de la presión arterial es más pronunciada cuando se trabaja una masa muscular de tamaño medio. Esta respuesta resulta de la combinación de una pequeña masa muscular activa y dilatada con un potente impulso vasoconstrictor simpático central. Por lo general, los brazos constituyen una masa muscular mediana, y el acto de palear nieve es un buen ejemplo de un ejercicio fuertemente isométrico que involucra de manera principal esas extremidades. Dicha actividad puede ser riesgosa para quienes tienen peligro de presentar un derrame cerebral o un ataque cardiaco, ya que eleva de modo considerable la presión arterial sistémica. Esta presión elevada pone en riesgo las arterias cerebrales, ya de por sí comprometidas, y le ofrece una poscarga mucho mayor a un corazón isquémico o deficiente.

Las respuestas cardiovasculares difieren según se trate de ejercicio agudo o crónico

En el ejercicio dinámico agudo, el retiro vagal y los incrementos en el flujo de salida simpático elevan la frecuencia y la contractilidad cardiacas de manera proporcional a la intensidad del ejercicio

(tabla 29-4). Los factores que mejoran el retorno venoso ayudan también al gasto cardiaco en el ejercicio dinámico. Estos incluyen la "bomba muscular", que comprime las venas a medida que los músculos se contraen en forma rítmica, y la "bomba respiratoria", que aumenta las oscilaciones respiración a respiración en la presión intratorácica (*véase* el capítulo 18). La importancia de estos factores se hace evidente en pacientes con trasplante cardiaco que carecen de inervación cardiaca extrínseca. El volumen sistólico aumenta en los pacientes con trasplante cardiaco cuando se eleva la intensidad del ejercicio como resultado de un incremento en el retorno venoso, que aumenta a su vez la precarga cardiaca. Además, la epinefrina y la norepinefrina circulantes de la médula suprarrenal, así como la norepinefrina del nervio simpático, aumentan la frecuencia y la contractilidad cardiacas.

El ejercicio dinámico máximo produce una frecuencia cardiaca máxima, lo que implica que un bloqueo vagal adicional (p. ej., a través de medios farmacológicos) no puede elevarla más. El volumen sistólico, por el contrario, alcanza una meseta en el trabajo moderado y se mantiene sin cambios a medida que el ejercicio alcanza su intensidad máxima (*véase* tabla 29-4). Esta meseta se produce ante un tiempo de llenado ventricular cada vez más corto, lo que da testimonio de la creciente eficacia de los mecanismos que mejoran el retorno venoso y de aquellos que promueven la contractilidad cardiaca. La estimulación simpática disminuye el volumen y la presión del ventrículo izquierdo al comienzo de la relajación cardiaca (como resultado del aumento de la fracción de eyección), lo que conduce a un llenado ventricular más rápido al inicio de la diástole. Esto ayuda a mantener el volumen sistólico mientras la diástole se va acortando. Incluso en personas no entrenadas, la fracción de eyección (el volumen sistólico como porcentaje del volumen diastólico terminal) alcanza el 80% durante el ejercicio extenuante.

El aumento de la presión arterial, la frecuencia cardiaca, el volumen sistólico y la contractilidad cardiaca observados en el ejercicio elevan las demandas de oxígeno por parte del miocardio. Dichas demandas son satisfechas durante el ejercicio gracias a un incremento lineal en el flujo sanguíneo coronario, que puede alcanzar un valor cinco veces mayor al inicial. Algunos factores locales vinculados de manera metabólica (óxido nítrico, adenosina y la activación de canales de K^+ sensibles al ATP), que actúan sobre los vasos de resistencia coronarios desafiando el tono simpático vasoconstrictor, impulsan ese aumento en el flujo. La extracción coronaria de oxígeno, que ya es alta durante el reposo, aumenta aún más con el ejercicio (hasta un 80% del oxígeno suministrado). En personas sanas no existe evidencia de isquemia miocárdica bajo ninguna condición de ejercicio y puede producirse una reserva coronaria vasodilatadora incluso durante el ejercicio más intenso (Enfoque clínico 29-1).

El corazón se adapta a la sobrecarga crónica de ejercicio de la misma forma en que lo hace frente a los estados patológicos de alta demanda: mediante el aumento del volumen ventricular izquierdo cuando el ejercicio requiere un flujo sanguíneo alto, y mediante la hipertrofia ventricular izquierda cuando el ejercicio crea una presión arterial sistémica alta (poscarga alta). En consecuencia, los corazones de personas adaptadas al ejercicio rítmico prolongado, que implica una presión arterial relativamente baja, muestran grandes volúmenes ventriculares izquierdos con un grosor normal de la pared cardiaca, mientras que dicho grosor aumenta con un volumen normal en aquellas personas adaptadas a actividades que implican una contracción isométrica y una presión arterial muy elevada, como el levantamiento de pesas.

El mayor volumen del ventrículo izquierdo en personas activas de manera crónica durante el ejercicio dinámico conduce de

Intensidad del ejercicio	Absorción de oxígeno (L/min)	Frecuencia cardiaca (latidos/min)	Volumen sistólico (mL/latido)	Gasto cardiaco (L/min)
Reposo	0.25	72	70	5
Caminata	1.0	110	90	10
Trote	1.8	150	100	15
Carrera rápida	2.5	190	100	19

TABLA 29-4 Respuesta cardiaca aguda al ejercicio gradual en una mujer de 30 años no entrenada

ENFOQUE CLÍNICO | 29-1

Prueba de esfuerzo

Aunque a menudo los médicos registran un electrocardiograma (ECG) para detectar la enfermedad de las arterias coronarias, muchas personas con esa condición presentan resultados normales en reposo. Para aumentar las demandas sobre el corazón y la circulación, se realiza un ECG mientras el paciente se mueve en una caminadora o pedalea en una bicicleta estacionaria, en un examen que suele ser denominado prueba de esfuerzo o de estrés. El ejercicio aumenta la frecuencia cardiaca y la presión arterial sistémica, y estas modificaciones incrementan el trabajo cardiaco y la demanda de flujo sanguíneo coronario. En muchos pacientes el flujo sanguíneo coronario en reposo es adecuado pero, debido a un bloqueo arterial coronario, no puede elevarse lo suficiente como para satisfacer las mayores demandas en el ejercicio. Durante una prueba de esfuerzo, algunos cambios específicos en el ECG pueden indicar que el músculo cardiaco no está recibiendo flujo sanguíneo y suministro de oxígeno suficientes.

A medida que la frecuencia cardiaca aumenta durante el ejercicio, la longitud de cualquier porción del ECG (p. ej., la onda R) se acorta (*véase* la figura).

No obstante, en los pacientes con enfermedad cardiaca isquémica se producen otros cambios. El más común es una depresión anormal entre las ondas S y T, conocida como *depresión del segmento ST* (*véase* la figura). Dicha depresión proviene de las modificaciones de la actividad eléctrica en el músculo cardiaco que subyacen a la falta de flujo sanguíneo y suministro de oxígeno.

Durante la prueba de esfuerzo, el ECG es analizado de manera continua en busca de cambios, al tiempo que se monitorean la presión y la saturación de oxígeno en la sangre arterial. Cuando comienza la prueba, la carga de ejercicio es leve, pero empieza a aumentar a intervalos regulares; el examen finaliza cuando el

paciente se agota, cuando la frecuencia cardiaca alcanza un máximo de forma segura, cuando se produce un dolor significativo o cuando se detectan cambios anormales en el ECG. Bajo una supervisión adecuada, la prueba de esfuerzo es un método seguro para detectar la enfermedad de las arterias coronarias porque, al aumentar la carga de ejercicio en forma gradual, puede ser detenida con la primera señal que podría indicar un problema. ■

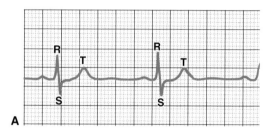

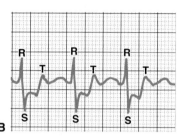

Efecto del ejercicio sobre el electrocardiograma (ECG) en un paciente con enfermedad cardiaca isquémica. (A) El ECG es normal en reposo. **(B)** Durante el ejercicio, el intervalo entre las ondas R se reduce y el segmento entre las ondas S y T del ECG se deprime.

---

modo directo a un mayor volumen sistólico en reposo y en el ejercicio. Un aumento en el tono vagal y una reducción simultánea en la sensibilidad β-adrenérgica, tanto en reposo como durante el ejercicio, aumentan la bradicardia que se observa después del entrenamiento, de modo que, en efecto, el corazón entrenado opera más arriba en la rama ascendente de su relación longitud-tensión. Sin embargo, la bradicardia en reposo es un mal indicador del entrenamiento para la resistencia, ya que los factores genéticos explican mejor que el entrenamiento las variaciones individuales en la frecuencia cardiaca en reposo.

Los efectos del entrenamiento de resistencia sobre el flujo sanguíneo coronario están mediados en parte por cambios en la absorción de oxígeno en el miocardio. Dado que el consumo de oxígeno suele ser proporcional al producto entre frecuencia y presión (frecuencia cardiaca × presión arterial media), y dado que la frecuencia cardiaca cae después del ejercicio a cualquier intensidad absoluta dada, el flujo coronario a una carga de trabajo inferior a la máxima fija se reduce de manera paralela. A pesar de ello, el entrenamiento aumenta el flujo sanguíneo coronario máximo, así como también la densidad capilar en el músculo cardiaco y la capacidad máxima de intercambio capilar. El entrenamiento mejora además la regulación que lleva a cabo el endotelio, la capacidad de respuesta a la adenosina y el control de los iones libres de calcio intracelular dentro de los vasos coronarios. Es probable que la preservación de la función vasodilatadora endotelial sea el principal beneficio de la actividad física crónica sobre la circulación coronaria.

El ejercicio aumenta los niveles de colesterol "bueno" y reduce el colesterol "malo"

El ejercicio dinámico y crónico se asocia con un aumento en los niveles circulantes de **lipoproteínas de alta densidad (HDL)** y una reducción en las **lipoproteínas de baja densidad (LDL)**, de modo que el índice de HDL respecto al colesterol total aumenta. Si el ejercicio es regular, estos cambios en las fracciones del colesterol se producen en cualquier edad. La pérdida de peso y el aumento de la sensibilidad a la insulina, que suelen acompañar el aumento crónico en la actividad física de personas sedentarias, contribuyen con certeza a estas modificaciones en las lipoproteínas del plasma. Sin embargo, en personas cuyos niveles de lipoproteínas las colocan en riesgo de enfermedad coronaria, el ejercicio parece ser un complemento esencial de la restricción dietética y la pérdida de peso para la reducción de los niveles de colesterol LDL. Dado que el ejercicio agudo y crónico mejora el metabolismo de las grasas y las capacidades metabólicas de las células para la β-oxidación de ácidos grasos libres, no sorprende que el ejercicio regular aumente la actividad de la lipoproteína lipasa, tanto en el músculo como en el tejido adiposo. Acompañados del aumento en la actividad de la lecitina-colesterol aciltransferasa y de la síntesis de Apo A-I, los cambios en el comportamiento de la lipoproteína lipasa incrementan los niveles de HDL circulante. La evidencia proveniente de estudios de intervención demuestra de manera persistente la eficacia de una dieta apropiada y del ejercicio en la prevención del síndrome metabólico y la diabetes tipo 2 en una amplia gama de personas.

El ejercicio previene las enfermedades cardiovasculares y reduce la mortalidad

Existe una relación directa entre la actividad física y la mortalidad cardiovascular; la inactividad física, por su parte, constituye un factor de riesgo independiente para el desarrollo de la enfermedad de las arterias coronarias. En comparación con las personas sedentarias, los cambios que la actividad física regular producen en la proporción entre HDL y nivel total de colesterol reducen el riesgo de aterogénesis y de enfermedad de las arterias coronarias en personas activas. La falta de ejercicio es un factor de riesgo para la enfermedad de las arterias coronarias, de magnitud similar a la hipercolesterolemia, la hipertensión y el tabaquismo. Los riesgos disminuyen a partir de los cambios ya señalados en el perfil de lípidos, de una menor necesidad de insulina y una mayor sensibilidad a la misma, y de la reducción de la respuesta cardiaca β-adrenérgica y el incremento del tono vagal. Cuando se produce isquemia coronaria, el aumento del tono vagal puede reducir el riesgo de fibrilación.

A menudo, pero no siempre, el ejercicio regular reduce la presión arterial en reposo; sin embargo, todavía no se sabe con exactitud por qué algunas personas responden a la actividad crónica con una reducción de la presión arterial en reposo y otras no. Las primeras suelen mostrar un tono simpático en reposo disminuido, de modo que la resistencia vascular sistémica cae. En la hipertensión relacionada con la obesidad, la disminución de la secreción de insulina y el aumento de la sensibilidad a la misma producidos por el ejercicio podrían explicar los efectos saludables de combinar el entrenamiento con la pérdida de peso. Sin embargo, dado que algunas personas con obesidad que hacen ejercicio y pierden peso no exhiben cambios en la presión arterial, el ejercicio sigue constituyendo una terapia complementaria para la hipertensión.

La respuesta cardiovascular al embarazo es similar a la del ejercicio crónico

Las demandas y adaptaciones fisiológicas en el embarazo son en cierta forma similares a las que ocurren durante el ejercicio crónico. Ambas incrementan el volumen sanguíneo, el gasto cardiaco, el flujo sanguíneo a la piel y el gasto calórico. El ejercicio podría llegar a dañar al feto: en forma aguda, aumenta la temperatura central del cuerpo, produce vasoconstricción esplácnica (y, por lo tanto, uterina y umbilical) y altera el medio ambiente endocrino; si es crónico, incrementa los requerimientos calóricos. Esta última demanda puede ser devastadora si existe escasez de alimentos: las demandas calóricas superpuestas para un embarazo y una lactancia exitosos se estiman en 80 000 kcal. Sin embargo, en presencia de recursos nutricionales adecuados, existe poca evidencia de otros efectos dañinos que el ejercicio materno pudiera provocar en el desarrollo fetal. El hecho de que el ejercicio no dañe a las embarazadas bien nutridas puede relacionarse en parte con el aumento de la masa y del volumen sanguíneo materno y fetal, lo cual reduce las cargas específicas de calor, modera la vasoconstricción en las circulaciones uterina y umbilical y disminuye la capacidad de la madre para el ejercicio.

Al menos en el caso de mujeres que practicaban antes actividad física, ni siquiera las rutinas de ejercicio más intensas (a menos que se asocien con una pérdida de peso excesiva) alteran la fertilidad, la implantación o la embriogenia, aunque los efectos combinados del ejercicio sobre la sensibilidad a la insulina y la obesidad central pueden restaurar la ovulación en mujeres con obesidad que tienen el síndrome de ovario poliquístico. El ejercicio regular puede reducir el riesgo de aborto espontáneo en un feto normal en términos cromosómicos. El ejercicio continuo durante todo el embarazo suele resultar en bebés que nacen a término tras un breve trabajo de parto. Estos recién nacidos suelen ser normales en longitud y masa corporal magra, pero tienen poca grasa. El ejercicio materno, gracias a una mejor tolerancia a la glucosa, reduce el riesgo de que el bebé adquiera un tamaño demasiado grande para la edad de gestación, peligro que aumenta en las madres con diabetes. En mujeres embarazadas activas pueden verse reducidas las incidencias de enredo del cordón umbilical, frecuencia cardiaca fetal anormal durante el trabajo de parto, líquido amniótico manchado y puntajes bajos de respuesta fetal. Además, cuando son examinados 5 días después de nacer, los bebés de las mujeres que realizan ejercicio se desempeñan mejor en su capacidad para orientarse ante los estímulos ambientales y en su capacidad para calmarse a sí mismos luego de estímulos sonoros y lumínicos, en comparación con los hijos de madres sedentarias con un peso similar.

RESPUESTAS RESPIRATORIAS AL EJERCICIO

Al igual que el sistema cardiovascular, el aumento en el consumo muscular de oxígeno ($\dot{V}_{O_2}$) y en la producción de dióxido de carbono ($\dot{V}_{CO_2}$) que acompaña el ejercicio de todo el cuerpo supone un reto mayor para el mantenimiento del intercambio pulmonar de gases que cualquier otro factor de estrés fisiológico. A pesar de dicho desafío, la respiración se puede controlar muy bien con el ejercicio; al mismo tiempo, las presiones parciales de oxígeno, dióxido de carbono y sangre arterial sistémica, junto con su acidez, son reguladas con precisión durante el ejercicio leve a moderado. La frecuencia respiratoria y el volumen corriente aumentan durante el ejercicio, lo que produce un incremento de la ventilación alveolar, que genera a su vez un aumento concomitante del intercambio gaseoso y del volumen por minuto. Además, el aumento del gasto cardiaco incrementa la circulación pulmonar y, más importante aún, el flujo sanguíneo se redistribuye hacia las zonas media y superior (a través del reclutamiento de capilares pulmonares) y lleva así a una reducción de las diferencias en la equiparación regional entre el intercambio de gases y el flujo sanguíneo.

La ventilación se adapta para satisfacer las demandas metabólicas durante un amplio rango de condiciones de ejercicio

El aumento en la respiración es quizá la respuesta fisiológica más evidente al ejercicio dinámico agudo. La figura 29-3 muestra que la ventilación por minuto (el producto de la frecuencia respiratoria y el volumen corriente), en un inicio, aumenta de forma

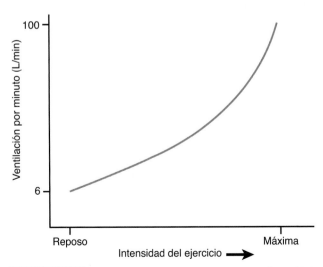

Figura 29-3 La ventilación por minuto depende de la intensidad del ejercicio dinámico. La ventilación aumenta en forma lineal hasta que el ejercicio se acerca a los niveles máximos.

Intensidad del ejercicio	Ventilación (L/min)	Índice ventilación / perfusión	Po$_2$ alveolar (mm Hg)	Po$_2$ arterial (mm Hg)	Pco$_2$ arterial (mm Hg)	pH arterial
Reposo	5	1	103	100	40	7.4
Caminata	20	2	103	100	40	7.4
Trote	45	3	106	100	36	7.4
Carrera rápida	75	4	110	100	25	7.3

TABLA 29-5 Respuesta respiratoria aguda al ejercicio dinámico gradual en una mujer no entrenada de 30 años

lineal con la intensidad del trabajo, y luego se eleva más allá de ese punto. La ventilación que se eleva con el ejercicio está ligada al doble objetivo de incrementar la absorción de oxígeno y eliminar dióxido de carbono. Además, el ejercicio aumenta el consumo de oxígeno y la producción de dióxido de carbono en los músculos activos, y la respuesta pulmonar se calibra con precisión para mantener la homeostasis de estos gases en la sangre arterial. En consecuencia, en el trabajo leve a moderado, la Po$_2$ arterial (y, por lo tanto, el contenido de oxígeno), la Pco$_2$, y el pH no presentan modificaciones respecto a los niveles en reposo (tabla 29-5). Los músculos respiratorios logran este incremento de varias veces en la ventilación, en primer lugar, mediante el aumento del volumen tidal, sin provocar sensaciones de disnea.

El ejercicio más intenso enfrenta los pulmones a desafíos más duros. Cerca del punto medio entre el reposo y el trabajo dinámico máximo, el ácido láctico formado en los músculos activos comienza a aparecer en la circulación. Esto ocurre cuando el NO es producido más rápido de lo que puede eliminarse, es decir, metabolizarse. Este punto, que depende del tipo de trabajo involucrado y del estado de entrenamiento de la persona, se denomina **umbral anaeróbico** o umbral de lactato. La concentración de lactato se eleva de manera gradual con la intensidad del trabajo, ya que cada vez más fibras musculares deberán depender del metabolismo anaeróbico. Cuando se disocia casi por completo, el ácido láctico causa acidosis metabólica. Durante el ejercicio, los pulmones sanos responden a la acidosis láctica mediante un aumento adicional de la ventilación, la disminución de la Pco$_2$ arterial y la conservación de niveles normales de pH. Esta respuesta a la acidosis provoca la elevación supralineal en la ventilación observada con el ejercicio extenuante (*véase* fig. 29-3). A través de los diferentes niveles de ejercicio, el sistema respiratorio compensa del todo los efectos del ácido láctico sobre el pH. Sin embargo, con el tiempo, en el trabajo más duro —casi al punto del agotamiento— la compensación ventilatoria deviene solo parcial y tanto el pH como la Pco$_2$ arterial pueden caer muy por debajo de los valores en reposo (*véase* tabla 29-5). El volumen tidal continúa aumentando hasta que los receptores de estiramiento pulmonar lo limitan, por lo general a la mitad o cerca de la mitad de la capacidad vital. Los aumentos de frecuencia a un volumen tidal más alto producen el resto de los incrementos en el volumen ventilatorio.

La **hipercapnia** relacionada con la producción de dióxido de carbono durante el ejercicio intenso ayuda a mantener la oxigenación arterial. La sangre que regresa a los pulmones durante el ejercicio se vacía más de oxígeno porque los músculos activos con alta extracción de ese gas reciben la mayor parte del gasto cardiaco. Dado que la Po$_2$ pulmonar se ve reducida con el ejercicio, la sangre desviada más allá de las áreas ventiladas puede deprimir mucho el contenido sistémico de oxígeno arterial. Además de su contenido reducido de oxígeno, el flujo sanguíneo arterial pulmonar (gasto cardiaco) se eleva durante el ejercicio. Como compensación, la ven-

tilación aumenta más rápido que el gasto cardiaco: la relación entre la ventilación y la perfusión de los pulmones aumenta desde cerca de 1 en reposo hasta > 4 con el ejercicio extenuante (*véase* tabla 29-5). Las personas sanas mantienen una Po$_2$ arterial casi constante con el ejercicio agudo, aunque sí presentan una elevación en el gradiente de Po$_2$ alveolar a Po$_2$ arterial. Este incremento muestra que, a pesar del aumento en el índice de ventilación/perfusión, todavía se producen áreas de hipoventilación regional y es posible que existan ciertas limitaciones leves para la difusión, incluso en individuos sanos muy bien entrenados.

Los mecanismos de control de la ventilación en el ejercicio aún no se han definido del todo. Allí donde existen estímulos —como en la sangre venosa mixta, que es hipercápnica e hipóxica en proporción a la intensidad del ejercicio— no parece haber receptores. Por el contrario, los sitios con receptores —los cuerpos carotídeos, el parénquima pulmonar o las vías respiratorias y el tallo cerebral bañado por líquido cefalorraquídeo— no presentan un estímulo proporcional a las demandas del ejercicio. De manera paradójica, el quimiorreceptor central se encuentra inmerso en una alcalinidad creciente a medida que el ejercicio se intensifica, como consecuencia de la permeabilidad de la barrera hematoencefálica al CO$_2$ pero no a los iones de hidrógeno. Es probable que el control respiratorio durante el ejercicio sea paralelo al control cardiovascular, con un comando central proporcional a la actividad muscular que estimula de manera directa el centro respiratorio y la regulación por retroalimentación del pulmón, los músculos respiratorios, los mecanorreceptores de la pared torácica y los quimiorreceptores del cuerpo carotídeo.

El entrenamiento tiene efectos mínimos en la mejora de la función pulmonar

Los efectos del entrenamiento sobre un sistema respiratorio sano son mínimos: la capacidad de difusión pulmonar, la mecánica pulmonar e incluso los volúmenes pulmonares cambian poco o nada. La suposición común de que el entrenamiento mejora la capacidad vital es falso; incluso un ejercicio diseñado de modo específico para aumentar la fuerza de los músculos inspiratorios elevará la capacidad vital solo un 3%. Las demandas sobre los músculos respiratorios aumentan su resistencia, y esta adaptación puede reducir la sensación de disnea durante el ejercicio. Sin embargo, los principales cambios respiratorios a partir del entrenamiento son causados por una menor producción de lactato, lo cual reduce las demandas ventilatorias a niveles de trabajo absoluto que antes eran pesados. De cualquier forma, el ejercicio supervisado (que incluye actividad en todo el cuerpo, como el ciclismo o la caminata) es uno de los componentes más importantes de la rehabilitación pulmonar en afecciones respiratorias como la enfermedad pulmonar obstructiva crónica (EPOC), en la cual el entrenamiento puede mejorar la capacidad para el ejercicio y la calidad de vida (Enfoque clínico 29-2).

ENFOQUE CLÍNICO | 29-2

El ejercicio en pacientes con enfisema

Por lo general, el sistema respiratorio no limita la tolerancia al ejercicio. En personas sanas, la saturación arterial de oxígeno, que promedia el 98% en reposo, se mantiene en ese valor o en uno cercano, incluso durante el ejercicio dinámico o isométrico más extenuante. La respuesta saludable incluye la capacidad para aumentar la ventilación más que el gasto cardiaco; la resultante elevación en el índice ventilación/perfusión contrarresta la caída del contenido de oxígeno en la sangre venosa mixta.

En pacientes con enfisema, las limitaciones ventilatorias al ejercicio ocurren mucho antes de que la capacidad oxidativa del músculo esquelético o la capacidad del sistema cardiovascular para llevar oxígeno al músculo activo establezcan límites. Estas limitaciones se manifiestan durante la prueba de esfuerzo sobre la base de tres mediciones principales. En primer lugar, los pacientes con limitaciones ventilatorias suelen dejar de hacer ejercicio a una frecuencia cardiaca relativamente baja, lo que indica que el agotamiento es resultado de factores no relacionados con las limitaciones cardiovasculares. En segundo lugar, su queja principal más habitual es la dificultad para respirar o la disnea; de hecho, los pacientes con enfermedad pulmonar obstructiva crónica a menudo buscan primero una evaluación médica que explique la disnea experimentada durante actividades rutinarias como subir escaleras. En personas sanas, el agotamiento rara vez se asocia solo con disnea. En pacientes enfisematosos, la disnea inducida por el ejercicio se debe en parte a la fatiga de los músculos respiratorios, exacerbada por el aplanamiento del diafragma a partir de la pérdida de retractilidad elástica pulmonar. Por último, una característica de esos pacientes es que la saturación arterial de oxígeno caiga de forma pronunciada y progresiva con el aumento del ejercicio, alcanzando a veces niveles demasiado altos. En el enfisema, la incapacidad de oxigenar por completo la sangre en reposo se ve agravada durante el ejercicio por el aumento de flujo sanguíneo pulmonar y de la extracción de oxígeno, la cual desatura aún más la sangre que regresa a los pulmones. ■

CAMBIOS INDUCIDOS POR EL EJERCICIO EN LA DINÁMICA DEL MÚSCULO ESQUELÉTICO Y EN EL METABOLISMO ÓSEO

Los eventos que se producen con el ejercicio del músculo esquelético son el principal factor para la fatiga y, cuando se repiten durante el entrenamiento, conducen a adaptaciones que aumentan la capacidad para el ejercicio y retrasan la fatiga durante un trabajo similar. La contracción del músculo esquelético también incrementa las tensiones mecánicas ejercidas sobre el hueso, lo que deriva en adaptaciones óseas específicas.

La causa principal de la fatiga muscular es la acumulación de ADP, no de ácido láctico

La *fatiga muscular* se define como una pérdida de potencia muscular que resulta de una disminución tanto en la fuerza como en la velocidad. Esta fatiga difiere de la *debilidad* o el *daño musculares* en el hecho de que la pérdida de potencia con la fatiga es reversible a partir del reposo. Aunque las causas exactas de la fatiga muscular y la importancia relativa de factores particulares siguen generando controversias, está claro que el proceso se ve afectado por la condición física de un individuo, su dieta, la composición del tipo de fibras y la intensidad y duración del ejercicio. Históricamente se pensaba que un aumento del H^+ intracelular (disminución en el pH celular) contribuía a la fatiga muscular por inhibición directa de los puentes cruzados entre la actina y la miosina, lo que conducía a una reducción de la fuerza contráctil. Aunque el ejercicio extenuante puede reducir el pH intramuscular a valores tan bajos como 6.8 (el pH de la sangre arterial podría caer a 7.2), la evidencia sugiere que, aunque sea un factor sustancial en la disminución de la fuerza, la elevación de $[H^+]$ no es la única causa de la fatiga.

El mejor correlato de la fatiga en personas sanas es la acumulación de ADP respecto a un ATP normal o algo reducido, de modo que el índice ADP/ATP sea alto. El ADP está involucrado en la ralentización del ciclo de puentes cruzados. Durante los periodos de alta demanda de energía, la concentración de ATP permanece casi constante al inicio, mientras que el fosfato de creatina (FCr) se descompone en Cr y fosfato inorgánico (Fi). Aunque la Cr tiene poco efecto sobre la función contráctil, el Fi puede causar una marcada disminución de la producción de fuerza miofibrilar y de la sensibilidad al Ca^{2+}, así como de la liberación de Ca^{2+} del retículo sarcoplásmico. De acuerdo con esto, se considera que el aumento de Fi es una de las causas principales de la fatiga. Existe un uso generalizado de la ingesta adicional de Cr entre los atletas, no solo en los de élite sino también en personas que realizan ejercicio de modo recreativo. La Cr ingresa a las células musculares a través de un transportador dependiente de Na^+ en el sarcolema. En el interior de la célula, la Cr es fosforilada por la creatina cinasa, y la relación entre [FCr] y [Cr] depende básicamente del estado energético de la célula. La ingesta adicional de Cr aumenta el contenido muscular total de Cr hasta ~20%. La suplementación con Cr posee un efecto positivo modesto sobre el desempeño muscular durante sesiones cortas de ejercicio de alta potencia (~ 10 segundos), mientras que no mejora la función durante ciertos actividades musculares más prolongadas. Esto corresponde al hecho de que la descomposición del FCr contribuye a una fracción relativamente grande del suministro de ATP durante los primeros segundos de actividad muscular de alta intensidad, mientras que la contribución del FCr es mínima durante el ejercicio prolongado. Debido a que la oxidación completa de la glucosa, glucógeno o ácidos grasos a dióxido de carbono y agua es la principal fuente de energía en el trabajo prolongado, los pacientes con defectos de la glucólisis o el transporte de electrones presentan una capacidad reducida para continuar realizando ejercicio.

Estos defectos metabólicos son diferentes de otro tipo de trastornos ejemplificados por las diversas distrofias musculares, en las cuales la pérdida de masa muscular activa resultante de la infiltración de grasa, de la necrosis celular o de la atrofia reduce la tolerancia al ejercicio a pesar de las capacidades normales (en las fibras sanas) para la producción de ATP. Por este motivo, la suplementación con Cr también se utiliza para intentar mejorar la función muscular perjudicada por estas enfermedades. Otros factores potenciales en la etiología de la fatiga pueden ocurrir a nivel central (el dolor del músculo fatigado puede retroalimentar al cerebro para reducir la motivación y es posible que también para reducir el impulso motor cortical) o a nivel de la neurona motora o la unión neuromuscular. Además, durante el ejercicio, los músculos esqueléticos producen amoniaco, que es absorbido por el cerebro en proporción a su concentración arterial cerebral. En la actualidad se cree que la acumulación de amoniaco es un factor que influye en la sensación de fatiga.

El entrenamiento de resistencia mejora la capacidad oxidativa de los músculos

Dentro del músculo esquelético, las adaptaciones al entrenamiento son específicas para cada forma de contracción muscular. El aumento de la actividad con cargas ligeras resulta en una mayor capacidad metabólica oxidativa sin hipertrofia; el aumento de la actividad con cargas pesadas produce hipertrofia muscular. El incremento de la actividad sin sobrecarga aumenta la densidad capilar y mitocondrial, la concentración de mioglobina y prácticamente toda la maquinaria enzimática para la producción de energía a partir del oxígeno (*véase* tabla 29-6). La coordinación entre los sistemas de producción y consumo de energía en el músculo garantiza que, incluso después de la atrofia, las proteínas contráctiles restantes reciban un sostén metabólico adecuado. De hecho, la fácil fatigabilidad del músculo atrofiado es resultado del requisito de que se recluten más unidades motoras para una fuerza externa idéntica; la fatigabilidad por unidad de área transversal es normal. Los factores externos al músculo limitan la magnitud de la respuesta del músculo esquelético al entrenamiento de resistencia, dado que la inervación cruzada o la estimulación crónica de los músculos en los animales puede producir adaptaciones cinco veces mayores que las creadas por el ejercicio más intenso y prolongado.

Las adaptaciones locales del músculo esquelético a la actividad de resistencia reducen la dependencia de los carbohidratos como combustible y permiten un mayor metabolismo de las grasas, lo que prolonga la resistencia y reduce la acumulación de ácido láctico. La disminución del lactato circulante, a su vez, reduce las demandas ventilatorias del trabajo más pesado. Dado que los metabolitos se acumulan con menor rapidez dentro del músculo entrenado, se produce una reducción en la retroalimentación quimiosensorial al sistema nervioso central para cualquier carga de trabajo absoluta. Esto reduce el flujo de salida simpático hacia el corazón y los vasos sanguíneos, lo cual disminuye las demandas cardiacas de oxígeno a un nivel fijo de ejercicio.

La contracción isométrica estimula la hipertrofia muscular

Es bien sabido que caminar cuesta abajo es más fácil que hacerlo cuesta arriba, pero los mecanismos que subyacen a este fenómeno son complejos. Las fuerzas generadas por los músculos son idénticas en ambas situaciones. Sin embargo, el desplazamiento del cuerpo cuesta arriba, en contra de la gravedad, implica acortamiento muscular o **contracciones concéntricas**, mientras que caminar cuesta abajo implica el desarrollo de tensiones musculares que resisten el alargamiento muscular, o **contracciones excéntricas**. De hecho, todas las formas rutinarias de actividad física implican combinaciones de contracciones concéntricas, excéntricas e isométricas. Debido a que cuando las fuerzas externas alargan el músculo se requiere menos ATP para el desarrollo de la fuerza durante una contracción, el número de unidades motoras activas se reduce y las demandas de energía son menores para el trabajo excéntrico. Sin embargo, quizá porque la fuerza por unidad motora activa es mayor en el ejercicio excéntrico, las contracciones excéntricas pueden causar daño muscular con facilidad. Este daño incluye debilidad (aparente al primer día), dolor y edema (retraso de 1 a 3 días en la magnitud máxima), y elevación de los niveles plasmáticos de enzimas intramusculares (retraso de 2 a 6 días). La evidencia histológica del perjuicio puede persistir hasta por 2 semanas. El daño es acompañado de una reacción de fase aguda que incluye activación del complemento, aumento de las citocinas circulantes, movilización de neutrófilos y aumento de la capacidad de adhesión de las células de los monocitos. La adaptación del entrenamiento a los componentes excéntricos del ejercicio es eficiente; el dolor después de un segundo episodio es mínimo si se produce en las primeras 2 semanas tras el primero.

El daño muscular inducido por la contracción excéntrica y su respuesta posterior pueden ser el estímulo esencial para la hipertrofia muscular. Aunque el ejercicio estándar de resistencia involucra una combinación de tipos de contracción, estudios detallados muestran que, cuando una extremidad trabaja solo en forma concéntrica y la otra solo en forma excéntrica a una fuerza equivalente, la única que se hipertrofia es la extremidad excéntrica. Los cambios inmediatos en la producción de actina y miosina, que conducen a la hipertrofia, están mediados a nivel postraduccional; luego de una semana de ejercicio con carga, el ARNm de estas proteínas se verá alterado. A pesar de que sabemos que la alimentación y el ejercicio de resistencia afectan la síntesis de proteínas en el músculo y el crecimiento de este último, ahora los investigadores han comenzado a estudiar las vías de señalización que se activan en los humanos con cualquiera de los estímulos. Se sabe que proteínas en la vía de la Akt/proteína cinasa B-rapamicina (mTOR)-S6 cinasa participan de la estimulación del ensamblaje ribosómico, la biogénesis y la síntesis

---

TABLA 29-6 Efectos del entrenamiento y de la inmovilización del músculo bíceps braquial humano en una mujer de 22 años

Medición	Después del entrenamiento de fuerza	Después de 4 meses de inmovilización	Sedentarismo	Después del entrenamiento de resistencia
Número total de células	300 000	300 000	300 000	300 000
Área transversal total (cm^2)	10	10	13	6
Fuerza isométrica (% de control)	100	100	200	60
Fibras de contracción rápida (% por número)	50	50	50	50
Fibras de contracción rápida, área promedio ($\mu m^2 \times 10^2$)	67	67	87	40
Capilares/fibra	0.8	1.3	0.8	0.6
Actividad de la succinato deshidrogenasa/unidad de área (% de control)	100	150	77	100

global de proteínas, pero el alcance de la señal para la respuesta dista de ser claro. Corriente arriba de la mTOR se encuentra el complejo de esclerosis tuberosa (TSC), que consiste en un complejo heterodimérico de los productos de los genes TSC1 y TSC2 (hamartina y tuberina, respectivamente). Algunos estudios han mostrado que el heterodímero TSC1/TSC2 regula el crecimiento y la proliferación celulares como un componente corriente abajo de la señalización de la PI3K (fosfoinositida 3-cinasa)-Akt, la cual regula la transducción de señales a través de la mTOR. Se sabe también que los mecanismos celulares para la hipertrofia incluyen la inducción del factor de crecimiento similar a la insulina-1 y la regulación al alza de varios miembros de la familia del factor de crecimiento de fibroblastos; sin embargo, la hipertrofia del músculo esquelético puede producirse como respuesta al aumento de la carga mecánica en ausencia de hormonas hipofisarias circulantes, de insulina o de factores de crecimiento locales. Si bien los eventos biomecánicos reales que vinculan la carga mecánica de un músculo o fibra muscular con la señalización de la mTOR siguen siendo poco claros, es sabido que la carga mecánica o el estiramiento actúan de forma independiente de los aminoácidos y los factores de crecimiento para activar la señalización de la mTOR en el músculo esquelético. La carga mecánica pasiva es suficiente para activar dicha señalización en el músculo esquelético, y algunos estudios han mostrado que el citoesqueleto preciso de la comunicación de la vía de señalización desde el estiramiento mecánico hasta la mTOR. Es probable que esta vía mecánica actúe en sinergia con las modificaciones en la absorción de aminoácidos y la disponibilidad del factor de crecimiento, que contribuyen a la activación prolongada de la señalización de la mTOR luego de contracciones de alta resistencia o sobrecarga mecánica.

El ejercicio desempeña un papel clave en la homeostasis del calcio

La contracción del músculo esquelético actúa a través de las articulaciones y, por lo tanto, ejerce fuerza sobre el hueso. Dado que la arquitectura de la remodelación ósea involucra la activación de osteoblastos y osteoclastos en respuesta a la carga y la descarga, la actividad física es una influencia importante y específica sobre la densidad mineral y la geometría de los huesos. La actividad física repetitiva puede crear una tensión excesiva, lo que lleva a la ineficiencia en la remodelación ósea y a fracturas por estrés; sin embargo, la inactividad extrema favorece el dominio de los osteoclastos y la pérdida de hueso.

El acoplamiento mecánico entre hueso y músculo es algo cotidiano. El ejercicio afecta de modo positivo la masa y la fuerza de los músculos esqueléticos y de los huesos, mientras que el envejecimiento y el desuso tienen efectos nocivos sobre ambos. Cuando se induce un umbral específico de esfuerzo mecánico y, por tanto, de anabolismo óseo, aumenta la densidad y la rigidez del hueso. Esto impide que las fuerzas mecánicas aplicadas, por ejemplo, en un ejercicio de resistencia muy intenso, dañen el hueso. Por el contrario, una tensión mecánica inferior a este umbral provoca fenómenos de reabsorción y debilidad ósea; en las personas mayores, esto se manifiesta como fragilidad física. En consecuencia, los programas de ejercicio para prevenir o tratar la **osteoporosis** o la debilidad ósea relacionada con la edad deben hacer énfasis en las actividades de fuerza y de carga de peso, así como en el entrenamiento de resistencia. Un nivel adecuado de calcio en la dieta es esencial para que el ejercicio tenga efecto: la actividad con pesas mejora la densidad mineral en el hueso espinal en las mujeres posmenopáusicas solo cuando la ingesta de calcio es superior a 1 g/d. Debido a que el ejercicio también puede mejorar la marcha, el

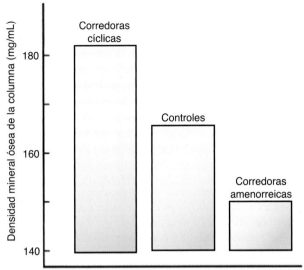

Figura 29-4 El ejercicio mejora la densidad ósea. Este gráfico muestra la densidad ósea de la columna vertebral en mujeres adultas jóvenes que no son atletas (controles), en corredoras de distancia con ciclos menstruales regulares (corredoras cíclicas) y en corredoras de distancia con amenorrea (corredoras amenorreicas). Las diferencias con los controles indican los papeles que tienen en la determinación el ejercicio y los estrógenos en la densidad mineral ósea.

equilibrio, la coordinación, la propiocepción y el tiempo de reacción, incluso en personas mayores y débiles, la actividad crónica reduce el riesgo de caídas y de osteoporosis. De hecho, la incidencia de fractura de cadera se reduce en casi 50% cuando los adultos mayores realizan actividad física de manera regular. Sin embargo, aun cuando la actividad sea óptima, la contribución de los genes a la masa ósea es mayor que la del ejercicio; es posible que el 75% de las variaciones entre individuos se deban al aspecto genético y que el restante 25% sea resultado de diferentes niveles de actividad. Además, en mujeres jóvenes, la contribución predominante del estrógeno a la homeostasis del hueso se hace evidente cuando se presenta amenorrea como consecuencia del ejercicio intenso crónico. Estas mujeres tan activas suelen ser delgadas y exhibir bajos niveles de estrógenos circulantes, baja masa ósea del hueso trabecular, y alto riesgo de fracturas (fig. 29-4).

El ejercicio también juega un rol en el tratamiento de la **osteoartritis**. Algunos estudios clínicos controlados han demostrado que el ejercicio regular y apropiado disminuye el dolor articular y el grado de discapacidad, aunque no consigue eliminar la necesidad de tratamiento con antiinflamatorios. En la **artritis reumatoide (AR)**, el ejercicio también aumenta la fuerza muscular y la capacidad funcional sin incrementar el dolor ni los requerimientos de medicación. No se sabe si el ejercicio altera la progresión de la enfermedad en la AR ni en la osteoartritis.

En respuesta al ejercicio, el músculo esquelético secreta una serie de citocinas y proteínas denominadas mioquinas

Las **mioquinas** son citocinas o péptidos sintetizados y liberados por las fibras musculares en respuesta a la contracción. Estos mensajeros químicos participan en la regulación autocrina del metabolismo muscular y extienden su influencia paracrina o endocrina hacia otros tejidos y órganos, incluido el tejido adiposo, el hígado y el cerebro. La **miostatina**, o factor de diferenciación del crecimiento 8, además de haber sido la primera mioquina en ser identificada, es un miembro muy conservado de la familia de **proteínas TGF-beta** que se expresa en forma abundante en los músculos esqueléticos. La miostatina inhibe la síntesis de proteínas en los tejidos musculares a través de la supresión de la vía de señalización mTOR mediada por Akt, descrita más arriba; su secreción disminuye con el ejercicio, lo que se correlaciona bien con la interleucina-6 (IL-6) plasmática. Otras dos mioquinas, la IL-15 y la decorina, se secretan tras el ejercicio y también promueven la síntesis de proteínas y la hipertrofia de las fibras musculares.

La IL-6 es secretada por las fibras musculares esqueléticas en respuesta a las contracciones musculares, y representa una importante vía endocrina mediante la cual los músculos esqueléticos activos se comunican con los órganos centrales y periféricos. El nivel de IL-6 liberada depende de la intensidad y la duración del ejercicio, y sus principales efectos son la disminución de la inflamación, el aumento de la oxidación de ácidos grasos y glucosa y el aumento de la translocación del miembro 4 de la familia 2 de los transportadores de solutos (transportador facilitado de glucosa, GLUT4). La IL-6 también actúa como un biosensor metabólico de la disponibilidad de nutrientes, y su respuesta adaptativa durante el ejercicio mantiene el equilibrio de glucosa para evitar la fatiga muscular relacionada con el combustible energético. Además, la IL-6 derivada del músculo contrarresta el factor de necrosis tumoral (FNT) producido por el tejido adiposo y las células inflamatorias inmunológicas; de este modo, desempeña un papel crucial contra la aterogénesis y la resistencia a la insulina. En la tabla 29-7 se enumeran los efectos del ejercicio y algunas de las mioquinas más importantes en la mediación de dichos efectos.

El ejercicio es la mejor medicina para el cerebro

La nueva ciencia del ejercicio muestra que, con el ejercicio aeróbico, mejoran de manera notable la plasticidad cerebral y las habilidades cognitivas, así como la prevención de enfermedades degenerativas. Uno de los primeros estudios que demostró una relación causa-efecto entre el ejercicio y la función cerebral se realizó en los años 90 con ratones que hacían ejercicio; los investigadores hallaron una mayor proliferación de las neuronas del hipocampo como consecuencia de una mayor producción de una proteína denominada factor neurotrófico derivado del cerebro (FNDC). Luego se demostró que esta respuesta neurogénica en roedores estaba asociada con un mejor rendimiento en tareas relacionadas con la memoria. Dado que el hipocampo está implicado en las dificultades mnemónicas durante el envejecimiento humano (se produce sobre todo en individuos con enfermedades neurodegenerativas, como la **enfermedad de Alzheimer**), este hallazgo ha intrigado a los neurocientíficos y a los científicos del ejercicio.

En 2011, Kirk Erickson, de la Universidad de Illinois, descubrió que el entrenamiento con ejercicio aeróbico en adultos mayores entre 65 y 67 años elevaba el FNDC hipocampal e invertía con eficacia la pérdida de volumen del hipocampo relacionada con el envejecimiento; todo ello iba acompañado además de una mejora de la memoria. Desde entonces, los investigadores también han observado conexiones entre el ejercicio aeróbico y los beneficios en otras áreas cerebrales, tales como la expansión de las funciones cognitivas y ejecutivas más agudas del córtex prefrontal (que, como la memoria, tienden a disminuir durante el envejecimiento y desaparecen casi del todo en el Alzheimer). Los investigadores sospechan que estos efectos beneficiosos del ejercicio son consecuencia del aumento de las conexiones entre las neuronas existentes, más que del nacimiento de neuronas nuevas. También se cree que, como humanos primitivos, nuestro bipedismo supuso un desafío cognitivo mayor para el movimiento en un entorno complejo, y que el estilo de vida activo de los cazadores-recolectores a larga distancia fomentó esta adaptación evolutiva. De hecho, estudios recientes demuestran que el ejercicio en un entorno enriquecido en términos cognitivos (esto es, que combina la actividad física con exigencias cognitivas en un entorno estimulante) genera aún más neuronas nuevas. Por ejemplo, los corredores universitarios de campo traviesa que entrenan con intensidad en senderos al aire libre presentan una mayor conectividad entre las regiones cerebrales asociadas con las funciones cognitivas ejecutivas en comparación con adul-

TABLA 29-7 Efectos fisiológicos del ejercicio, mecanismos y mioquinas asociadas

Efectos del ejercicio	Mecanismos	Mioquinas
Captación de glucosa, sensibilidad a la insulina, glucólisis (autocrino/endocrino)	↑ expresión de GLUT4, ↑ AMPK, regulación de la vía PI3K/Akt/GSK3, síntesis de NO.	IL-6, irisina, FNDC, METRNL, LIF, follistatina, IL-15, FGF-21
Lipólisis, oscurecimiento de la grasa, termogénesis, β-oxidación (endocrino)	UCP-1, activación de genes termogénicos, ↑ transporte de ácidos grasos y proteínas de unión a ácidos grasos, activación de, PGC1α-PPARα	IL-6, irisina, FNDC, METRNL, follistatina, IL-15, FGF-21
Hipertrofia muscular, ↓ inflamación, ↑ células satélite musculares, biogénesis mitocondrial (autocrino/paracrino)	↑ Factores de transcripción miogénicos, ↓ factores de transcripción atróficos, ↑ Akt/mTORC1/S6K, ↑ biogénesis mitocondrial, ↓ citocinas inflamatorias	IL-6, irisina, LIF, follistatina, IL-15, FGF-21
Neurogénesis, neuroprotección frente a lesiones o degeneración, mejoras en la memoria y la cognición (endocrino)	Proliferación de neuronas del hipocampo, ↑ plasticidad neuronal y sinaptogénesis, ↑ neurotrofina, ↓ neuroinflamación	Irisina, FNDC, IGF-1

IL-6, interleucina-6; FNDC, factor neurotrófico derivado del cerebro; METRNL, similar a la meteorina; LIF, factor inhibidor de la leucemia; IL-15, interleucina-15; FGF-21, factor de crecimiento de fibroblastos-21; GLUT4, transportador de glucosa tipo 4; AMPK, proteína cinasa activada por 5′adenosina monofosfato; PI3K, fosfoinositida 3 cinasa; GSK3, glucógeno sintasa cinasa 3; NO, óxido nítrico; UCP-1, proteína desacoplante-1; PGC1α, coactivador 1-alfa del receptor gamma activado por el proliferador de peroxisomas; PPAR-α, receptor alfa activado por el proliferador de peroxisomas; mTORC1, complejo 1 de la diana de rapamicina en mamíferos; S6K, proteína ribosómica S6 quinasa beta-1; IGF-1, factor de crecimiento similar a la insulina 1.

Adaptado de Kim SK, Choi J-Y, Moon S, et al. Roles of myokines in exercise-induced improvement of neuropsychiatric function. *Pflügers Arch.* 2019;471(3):491–505.

tos jóvenes sanos pero más sedentarios. Si bien estos importantes descubrimientos deben ser mejor investigados, es emocionante su posible aplicación en las enfermedades neurodegenerativas dentro de una población cada vez más envejecida.

OBESIDAD, ENVEJECIMIENTO Y RESPUESTAS INMUNOLÓGICAS AL EJERCICIO

En muchos casos, la obesidad y la diabetes mellitus tipo 2 pueden ser consideradas como enfermedades por inactividad física. El ejercicio regular protege contra la diabetes tipo 2 gracias a sus efectos positivos sobre el manejo del peso y las vías metabólicas involucradas en el control glucémico, que son independientes del peso corporal. El aumento en la actividad física es una estrategia efectiva tanto para la prevención como para el manejo de la diabetes tipo 2. Con el envejecimiento, la inactividad física eleva la acumulación de grasa visceral; esto, a su vez, incrementa el estado inflamatorio general y contribuye a la aparición de enfermedades metabólicas, lo que establece un "círculo vicioso" de inflamación crónica. Debido a la asociación entre envejecimiento e inflamación, se introdujo el término "inflammaging", que combina ambas ideas en inglés. La inflamación describe una condición crónica de mediadores proinflamatorios elevados, incluidos el factor de necrosis tumoral alfa (TNT-α) y la interleucina-1 beta (IL-1β). La IL-6 derivada de la actividad muscular ejerce un efecto antiinflamatorio porque induce la expresión de otras citocinas antiinflamatorias, como la IL-10 y el antagonista del receptor de la interleucina-1 (IL-1RA), que contrarrestan los mediadores proinflamatorios y evitan así que la inflamación progrese.

Diversos estudios han demostrado que el envejecimiento reduce las capacidades máximas para el ejercicio dinámico e isométrico. Sin embargo, existe amplia evidencia de que el entrenamiento puede mitigar de modo considerable la reducción de la fuerza y de la resistencia que aparecen con la edad. Los cambios en la capacidad funcional, así como la protección contra la enfermedad cardiaca y la diabetes, aumentan la longevidad en personas que permanecen físicamente activas.

En pacientes con obesidad, el ejercicio crónico aumenta de manera preferente el gasto calórico sobre el aumento del apetito

La **obesidad** es común en las sociedades sedentarias y aumenta el riesgo de hipertensión, enfermedad cardiaca, ictus y diabetes. A nivel descriptivo, se caracteriza como un exceso en la ingesta calórica por encima del gasto energético. Dado este último aumenta con el ejercicio, el incremento de la actividad física es una piedra angular para el tratamiento de la obesidad.

El costo metabólico del ejercicio es en promedio de 10 kcal/milla caminada. En personas muy activas, el gasto en el ejercicio puede exceder las 3 000 kcal/d, añadidas al gasto energético inicial que, para una mujer de 55 kg, promedia ~ 1 400 kcal/d. A niveles altos de actividad, el apetito y la ingesta de alimento se equiparan con el gasto calórico, aunque nunca se han podido definir los factores biológicos que permiten este preciso equilibrio. En pacientes con obesidad, los ligeros incrementos en la actividad física aumentan el gasto energético a un nivel mayor a la ingesta de alimento, de modo que se puede lograr una pérdida progresiva de peso si se consigue realizar ejercicio en forma regular. Este método de control de peso es superior a una dieta aislada, ya que una restricción calórica significativa (> 500 kcal/d) da como resultado al mismo tiempo un menor índice metabólico inicial y una pérdida considerable de tejido libre de grasa.

El ejercicio también tiene otros efectos positivos más sutiles sobre la ecuación del equilibrio energético. Una única sesión de ejercicio puede aumentar el gasto calórico inicial durante varias horas y el efecto térmico sobre la alimentación. El mayor problema práctico continúa siendo el de poder cumplir por lo menos con el ejercicio "prescripto"; las tasas de abandono de los pacientes, incluso de los de programas de corta duración, suelen superar el 50%.

El ejercicio tiene un gran impacto en la regulación de la glucosa sanguínea de los pacientes con diabetes

Aunque el músculo esquelético es omnívoro, la intensidad y duración de su trabajo, el estado de entrenamiento, las capacidades metabólicas inherentes y la disponibilidad de sustratos determinan sus fuentes de energía. Para el ejercicio a corto plazo, los fosfógenos almacenados (ATP y FCr) son suficientes para la interacción cruzada entre la actina y la miosina. Incluso los esfuerzos máximos que duran de 5 a 10 segundos requieren poca o ninguna producción de energía glucolítica u oxidativa. Cuando la duración del trabajo extenuante es más prolongada, las altas concentraciones intramusculares de ADP estimulan la glucólisis (en particular en las fibras glucolíticas rápidas); esta clase de metabolismo anaeróbico, con su subproducto de ácido láctico, es la principal fuente de energía. Los carbohidratos proporcionados a la glucólisis provienen del glucógeno intramuscular almacenado o de la glucosa transportada por la sangre. El agotamiento por el trabajo en este rango de intensidad (50 a 90% del $\dot{V}o_2$ máx) se asocia con la depleción de esos carbohidratos y, por lo tanto, los factores que aumentan su disponibilidad mejoran la resistencia a la fatiga. Se incluyen aquí dietas previas altas en carbohidratos, adaptaciones al entrenamiento celular que aumentan el potencial enzimático para la oxidación de ácidos grasos (lo que ahorra reservas de carbohidratos) y la ingesta oral de carbohidratos durante el ejercicio. La hipoglucemia rara vez se produce con la actividad física, incluso durante sesiones largas o intensas. Cuando sí aparece, suele estar asociada con el agotamiento de las reservas musculares y hepáticas y con la falta de suplementos de carbohidratos por vía oral.

El ejercicio suprime la secreción de insulina al aumentar el tono simpático en los islotes pancreáticos. A pesar de la caída aguda de los niveles de insulina circulante, la captación de glucosa muscular (dependiente e independiente de la insulina) se eleva durante el ejercicio. Este, cuando es practicado con regularidad, mejora de modo sostenido la sensibilidad a la insulina y la captación de glucosa. Las sesiones agudas de ejercicio también pueden quintuplicar de forma temporal la absorción de glucosa, a través de un mayor transporte de dicha sustancia (independiente de la insulina). A medida que este efecto transitorio desaparece es sustituido por un aumento en la sensibilidad a la insulina y, con el tiempo, estas dos adaptaciones al ejercicio producen una mejora de la capacidad de respuesta y sensibilidad a la insulina por parte del músculo esquelético. El ejercicio recluta transportadores GLUT4 desde sus sitios de almacenamiento intracelular hasta la membrana plasmática de las células activas del músculo esquelético, y el entrenamiento físico es el estímulo más potente para aumentar la expresión de GLUT4 en dicho músculo. Dado que el ejercicio eleva la sensibilidad a la insulina, los pacientes con **diabetes tipo 1** (dependiente de la insulina) requieren menos insulina cuando la actividad aumenta. Sin embargo, este resultado positivo puede ser engañoso, ya que el ejercicio podría acelerar la hipoglucemia y aumentar el riesgo de coma insulínico. El ejercicio crónico, a través de la reducción de los requerimientos de insulina, regula los receptores de esta sustancia. Este efecto parece derivarse menos del entrenamiento que de un simple estímulo agudo repetido; es total después de 2 a 3 días de actividad física regular y puede perderse con la misma rapidez. En consecuencia, las personas sanas y activas presentan una sensibilidad a la insulina bastante mayor que sus contrapartes sedentarias (fig. 29-5). Además, la regulación al alza de los receptores de insulina y la reducción de la liberación de insulina después del ejercicio crónico son la terapia ideal para la diabetes tipo 2 (no insulinodependiente), una enfermedad caracterizada por una alta secreción de insulina y una baja sensibilidad del receptor. En estos pacientes, a partir de una sola sesión de ejercicio se produce una significativa translocación del transportador hacia la membrana plasmática.

El ejercicio afecta el envejecimiento de forma más profunda que la longevidad

La influencia del ejercicio sobre la fuerza y la resistencia es fortísima a cualquier edad. La pérdida progresiva de masa, fuerza y función musculares relacionada con la edad está estrechamente vinculada con resultados adversos y fragilidad física. Aunque la absorción máxima de oxígeno al realizar trabajo disminuye de manera gradual con el envejecimiento, la capacidad para entrenar hasta el máximo apropiado para la edad permanece intacta entre los 20 y los 70 años (fig. 29-6). De hecho, una persona de 70 años muy activa y sana mostrará en general una capacidad absoluta para el ejercicio mayor que la de una persona sedentaria de 20 años. El envejecimiento afecta todos los eslabones de la cadena del transporte de oxígeno. Como resultado, los declives relacionados con la

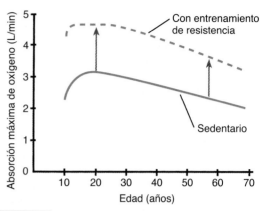

Figura 29-6 **La absorción máxima de oxígeno aumenta con el entrenamiento de resistencia.** Las personas con entrenamiento de resistencia poseen una absorción máxima de oxígeno mayor que la de las personas sedentarias, sin importar la edad.

edad en la elasticidad pulmonar, la capacidad de difusión pulmonar, el gasto cardiaco y el potencial metabólico muscular se producen al mismo tiempo. Por ello, los mecanismos fisiológicos que subyacen a la fatiga son similares en cualquier edad.

La producción y secreción de mioquinas por parte del músculo esquelético dependen de la contracción muscular. Por ello, es muy probable que la inactividad física asociada a un estilo de vida sedentario (falta de ejercicio), al envejecimiento o a ambos provoque un deterioro de la respuesta de las mioquinas; se trata de un mecanismo que liga en potencia la inactividad física con diversas enfermedades crónicas. El ejercicio regular o el entrenamiento intenso y la secreción muscular de IL-6 pueden ayudar a normalizar esta respuesta inflamatoria, que tiene importantes consecuencias en la regeneración y adaptación muscular en los ancianos.

En comparación con la inactividad, el ejercicio dinámico regular aumenta la longevidad en ratas y en humanos. En términos descriptivos, los efectos del ejercicio son ligeros; la mortalidad por cualquier causa se reduce, pero solo en cantidades suficientes para aumentar la longevidad en 1 o 2 años. Estos hechos dejan abierta la posibilidad de que el ejercicio pueda alterar el envejecimiento biológico. Aunque la actividad física incrementa el estrés oxidativo, aumenta de forma simultánea la capacidad antioxidante. Las ratas con restricción de alimentos experimentan una mayor esperanza de vida y exhiben niveles elevados de actividad espontánea, pero no está claro el papel que podría tener el ejercicio en este aparente retraso del envejecimiento en animales.

El ejercicio tiene efectos leves sobre la función inmunológica

En la desnutrición proteico-calórica, el catabolismo de las proteínas para la obtención de energía reduce los niveles de inmunoglobulinas y compromete la resistencia del cuerpo ante una infección. Es claro que, en estas circunstancias, el ejercicio solo acelera el proceso de inanición al aumentar el gasto calórico diario y sería predecible que disminuyese aún más la respuesta inmunológica. Los campos de concentración nazis de principios de la década de 1940 se convirtieron en campos de exterminio, en parte, por las severas restricciones alimentarias y las incesantes demandas de trabajo físico —una combinación que garantiza la inanición.

Con una nutrición adecuada, no está claro si el adoptar un estilo de vida activo o sedentario altera el sistema inmunológico. El ejercicio regular afecta el sistema inmunológico tanto innato (fago-

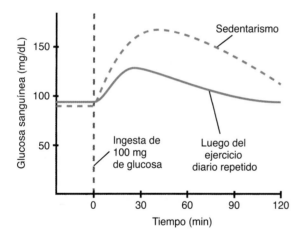

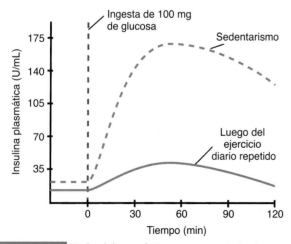

Figura 29-5 **El ejercicio atenúa las respuestas de la glucosa y la insulina en sangre tras la ingesta de glucosa.** El ejercicio repetido disminuye de manera significativa ambas respuestas, lo que demuestra una mayor sensibilidad a la insulina.

citos y células *natural killer*s) como adaptativo (células B y T). La función de los neutrófilos y de las células *natural killers* (células NK) mejora y se produce una mejor migración de los neutrófilos hacia la IL-8. Del mismo modo, la proliferación y la función de las células T mejoran con el ejercicio, y las personas mayores bien entrenadas presentan menos células T senescentes y más células T ingenuas. En personas sanas, una sesión aguda de ejercicio aumenta por un breve lapso la concentración de leucocitos en sangre y mejora de manera transitoria la producción de especies microbicidas reactivas del oxígeno por parte de los neutrófilos. Sin embargo, aún no se ha probado que, con el paso del tiempo, el ejercicio regular reduzca la frecuencia o la intensidad de, por ejemplo, las infecciones de las vías respiratorias superiores (IVRS). En hombres con el virus de inmunodeficiencia humana (VIH), o con SIDA y atrofia muscular avanzada, el entrenamiento de fuerza y de resistencia genera ventajas normales. También hay evidencia incompleta de que el entrenamiento podría retardar la progresión al SIDA en hombres VIH positivos, con el correspondiente incremento de los linfocitos CD4. A diferencia de la actividad física moderada o intermitente, los esfuerzos prolongados y muy intensos se asocian con numerosos cambios en el sistema inmunológico que reflejan estrés y supresión fisiológicos.

Estudios recientes sugieren que la relación entre el ejercicio y las IVRS sigue una curva en forma de "J". El ejercicio moderado y regular mejora la capacidad para resistir infecciones, pero el ejercicio intenso y agudo, así como el crónico, disminuyen dicha respuesta. De ello se desprende de manera natural que los atletas de resistencia sean más vulnerables a las enfermedades hasta 72 horas después de completar una carrera. Esto se conoce como la "hipótesis de la ventana abierta" propuesta por Pedersen y Brunnsgaard, que coincide con el periodo en que el número y la función de las células inmunológicas están deteriorados. Además, la repetición de sesiones únicas de ejercicio extenuante, sin una recuperación adecuada, puede prolongar esta ventana abierta y culminar en una inmunodepresión crónica. La inmunodepresión inducida por el ejercicio tiene un origen multifactorial que depende de mecanismos relacionados con los sistemas neurológico, inmunológico y endocrino. Los periodos prolongados de entrenamiento intenso pueden conducir a niveles altos para los neutrófilos y bajos para los linfocitos, a un deterioro de la función fagocítica y neutrofílica, y a una disminución de la actividad del estallido oxidativo, de la actividad citolítica de las células *natural killer* y de los niveles de inmunoglobulinas en las mucosas. Un entrenamiento muy intenso también puede aumentar la liberación de citocinas proinflamatorias relacionadas con la lesión. Sin embargo, queda todavía por determinar si estas observaciones poseen relevancia para la deficiencia inmunológica clínica.

CIENCIAS MÉDICAS INTEGRADAS

La actividad ambulatoria inducida por el ejercicio tiene un efecto positivo en los resultados de los pacientes de una cirugía posoperatoria

Gracias a la disminución de la mortalidad por enfermedades críticas en los últimos años, ha surgido un nuevo enfoque en los resultados de los pacientes luego del alta hospitalaria. Algunas consideraciones destacables son 1) la mejoría en la recuperación luego de una artroplastia total de cadera o rodilla y 2) las estancias prolongadas en la unidad de cuidados intensivos (UCI). Las artroplastias totales de cadera (ATC) y de rodilla (ATR) provocan estresores fisiológicos acompañados de una cascada proinflamatoria que conduce a complicaciones posquirúrgicas y a una rehabilitación y recuperación prolongadas; se trata de un proceso de curación multifactorial que incluye factores biológicos, psicológicos y sociales. Una de las intervenciones posoperatorias simples de efecto positivo sobre todos estos factores, además de reducir el tiempo de recuperación, es la actividad ambulatoria temprana. La movilización del paciente (en las primeras 24 horas) para la ACT y ACR predice una estancia intrahospitalaria más corta, menos complicaciones posoperatorias y una reducción de los costos, y se asocia con menores tasas de trombosis venosa profunda y de embolismo pulmonar. Por otro lado, un entrenamiento de fuerza progresivo y temprano (día posoperatorio 1 o 2) es seguro y mejora tanto la fuerza de extensión de la rodilla como la velocidad máxima al caminar. Es bien sabido que una sola sesión de ejercicio altera la actividad de unión al ADN de diversos factores de transcripción, incluidos MEF2, HDAC y NRF; por su parte, la hipometilación transitoria del ADN en las regiones promotoras específicas del gen precede a los aumentos en la expresión de ARNm en respuesta al ejercicio agudo. Estas adaptaciones inmediatas contrarrestan los procesos atróficos que, de otro modo, se producirían y derivarían en desgaste y debilidad musculares. Las estancias prolongadas en la unidad de cuidados intensivos (UCI) suelen asociarse con el desarrollo de debilidad neuromuscular persistente y, a menudo, grave. En el desarrollo de la debilidad adquirida en la UCI es prominente la inmovilidad relacionada con el reposo en cama prolongado. Ciertos estudios sobre poblaciones de pacientes no relacionados y con diferentes valores clínicos han demostrado que el ejercicio moderado es beneficioso para contrarrestar las afecciones inflamatorias y la atrofia asociadas con la inmovilidad, así como para mejorar la fuerza y la función física musculares. El reposo en cama prolongado derivado de una enfermedad crítica suele atenuar la síntesis de proteínas, aumentar la excreción urinaria de nitrógeno (lo que indica catabolismo muscular) y disminuir la masa muscular, en especial la de las extremidades inferiores. Este tipo de inmovilidad conduce a un estado proinflamatorio a raíz de un aumento en la inflamación sistémica causada por citocinas proinflamatorias (como la IL-1β, IL-2) y el interferón-γ. Esto potencia la producción de especies reactivas del oxígeno (ERO), junto con la reducción de las defensas antioxidantes y la activación de las vías de señalización del factor nuclear κB y la FOXO, lo que da como resultado la pérdida de proteínas. Estudios recientes en la UCI han demostrado mejores resultados clínicos con la movilización temprana que incluye ambulación y terapia física. Se demostró también que la movilización temprana y la reducción en el uso de sedantes ofrecen un beneficio sinérgico a pacientes con ventilación mecánica. Su aplicación se asoció con una menor duración de la estancia en la UCI y en el hospital, con una tendencia hacia una menor duración de la ventilación mecánica, lo que derivó en mejorías generales en la función física y en la calidad de vida de los sobrevivientes de la UCI. Por último, los pacientes que ingresan a la UCI completamente sedados experimentan un desgaste muscular más extenso. La estimulación eléctrica neuromuscular (EENM) previene la atrofia de las fibras musculares en pacientes en estado crítico y comatosos durante las estancias prolongadas en la UCI, y es probable que mejore la sobrevivencia y la subsecuente rehabilitación. ■

Resumen del capítulo

- El ejercicio consiste en la realización de alguna actividad que involucre contracción muscular y flexión o extensión de las articulaciones; dicha actividad ejerce un estrés único sobre los sistemas de órganos en el cuerpo.
- El método más común para cuantificar el ejercicio dinámico es la medición de la absorción máxima de oxígeno.
- El exceso de consumo de oxígeno durante los primeros minutos de la recuperación se denomina deuda de oxígeno.
- Durante el ejercicio, el flujo sanguíneo se dirige de manera preferencial al músculo esquelético activo.
- Durante el ejercicio, aumentan la presión arterial, la frecuencia cardiaca, el volumen sistólico y la contractilidad cardiaca.
- Los corazones de las personas adaptadas al ejercicio rítmico y prolongado que involucra presión arterial baja exhiben volúmenes ventriculares izquierdos grandes y un espesor normal de la pared; en aquellos adaptados a actividades que involucran contracción isométrica y presión arterial elevada, el espesor de la pared aumenta al volumen normal.
- El ejercicio crónico y dinámico está asociado con elevados niveles circulantes de lipoproteínas de alta densidad (HDL) y con la disminución de lipoproteínas de baja densidad, de modo que aumenta el índice entre HDL y colesterol total.
- El ejercicio cumple un papel en la prevención y recuperación de varias enfermedades cardiovasculares.
- El embarazo comparte muchas características cardiovasculares con el estado de entrenamiento.
- Durante el ejercicio, la ventilación pulmonar aumenta en proporción a la demanda de O_2 y a la necesidad de eliminación de CO_2.
- En la enfermedad pulmonar, las limitaciones respiratorias aparecen como dificultad para respirar o como disminución del contenido de oxígeno en la sangre arterial y se vuelven más evidentes durante el ejercicio que durante el reposo.
- La fatiga muscular se define como una reducción inducida por el ejercicio en la capacidad de fuerza máxima del músculo y es independiente del ácido láctico.
- La actividad de resistencia con cargas bajas aumenta la capacidad oxidativa del músculo sin hipertrofia, mientras que el aumento de la actividad con cargas pesadas produce hipertrofia muscular.
- Los músculos esqueléticos activos segregan un conjunto de citocinas y proteínas denominadas mioquinas.
- En el cerebro, el ejercicio mejora la plasticidad, las habilidades cognitivas y la prevención de enfermedades degenerativas.
- Aunque los efectos del ejercicio sobre la función gastrointestinal siguen siendo poco conocidos, la actividad física crónica juega un papel importante en el control de la obesidad y la diabetes tipo 2.
- A medida que las personas envejecen, los efectos del ejercicio sobre el envejecimiento funcional son más profundos que su efecto sobre la longevidad.
- El ejercicio moderado y regular mejora la función inmunológica, mientras que el ejercicio intenso agudo o crónico la suprime.

Preguntas de revisión del capítulo

1. En un esfuerzo por fortalecer algunos músculos seleccionados contra la atrofia (derivada de una cirugía y de la posterior inmovilización), se recomienda el ejercicio isométrico. La intensidad de este ejercicio puede cuantificarse mejor:

   A. En relación con la absorción máxima de oxígeno.
   B. Como leve, moderado o extenuante.
   C. Como porcentaje de la contracción voluntaria máxima.
   D. En términos de metabolismo anaeróbico.
   E. Sobre la base de la masa muscular total involucrada.

2. Una persona muy bien entrenada y una sin entrenamiento, ejercitándose cada una al 75% de la absorción máxima de oxígeno, se fatigan:

   A. Por motivos fisiológicos similares.
   B. Muy lentamente.
   C. En diferentes momentos.
   D. Mientras se desempeñan igual de bien durante al menos un periodo corto de tiempo.
   E. A pesar de niveles mucho más altos de ácido láctico circulante en la persona entrenada.

3. Un paciente completa una prueba de esfuerzo dinámica y gradual en una caminadora, mientras exhibe un ligero incremento (25%) en la presión arterial media. Por el contrario, durante el nivel más alto de ejercicio al final de la prueba, un método indirecto muestra que el gasto cardiaco ha aumentado un 300% en comparación con el estado en reposo. Estos resultados indican que, durante el ejercicio dinámico gradual hasta el agotamiento, la resistencia vascular sistémica:

   A. Es constante.
   B. Se eleva ligeramente.
   C. Cae solo si el trabajo es prolongado.
   D. Cae de manera drástica.
   E. No puede medirse.

4. Un paciente con enfermedad intestinal inflamatoria y función renal comprometida pregunta si el ejercicio alterará el flujo sanguíneo al tracto gastrointestinal o a los riñones. La respuesta es que la vasoconstricción en los lechos vasculares renal y esplácnico durante el ejercicio:

   A. Rara vez ocurre.
   B. Ocurre solo después de un entrenamiento prolongado.
   C. Ayuda a mantener la presión arterial.
   D. Permite que los flujos renal y esplácnico estén equiparados con el flujo sanguíneo cerebral.
   E. Se equilibrará con la dilatación local en estos lechos vasculares.

5. Una persona joven, saludable y bien entrenada participa en una maratón (40 km) durante un día cálido y húmedo (32° C, 70% de humedad). El mejor consejo médico para este individuo es estar atento a la posibilidad de:

   A. Agotamiento por calor.
   B. Isquemia coronaria.
   C. Isquemia y anoxia renales.
   D. Hipertensión.
   E. Isquemia de la mucosa gástrica y mayor riesgo de úlcera gástrica.

6. Una mujer muy activa está embarazada por primera vez y pregunta qué beneficios puede aportar la actividad física continua durante el embarazo. ¿Cuál de los siguientes es un efecto predecible del ejercicio crónico y dinámico durante el embarazo?

   A. Aumento de la duración media de la gestación.
   B. Aumento del peso fetal a término.
   C. Menor riesgo de diabetes gestacional materna.
   D. Mayor riesgo de aborto espontáneo durante el primer trimestre.
   E. Disminución de las puntuaciones de respuesta neonatal.

7. Durante un estudio clínico que estudia los efectos del ejercicio, se evalúa a hombres de entre 20 y 30 años antes y durante una sesión de 15 minutos en una caminadora. La frecuencia cardiaca media durante los últimos 2 minutos de la sesión es de 175 latidos/min. Durante el último minuto de ejercicio se realizan varias mediciones. En comparación con la medición previa al ejercicio, ¿cuál de las siguientes es más probable que disminuya?

   A. El gasto cardiaco.
   B. El consumo de oxígeno.
   C. El volumen sistólico.
   D. La presión arterial sistólica.
   E. La resistencia periférica total.

8. Con base en la "hipótesis de la ventana abierta" de la inmunodepresión, ¿qué consejo le daría a un atleta que se entrena para una competición de Iron Man en plena temporada de gripe?

   A. Aumentar la intensidad de los entrenamientos para mejorar la función inmunológica.
   B. Moderar tanto la intensidad como la frecuencia de los entrenamientos para mejorar la función inmunológica.
   C. Aumentar tanto la intensidad como la frecuencia de los entrenamientos para mejorar en forma óptima la función inmunológica.
   D. Aumentar la frecuencia de los entrenamientos a 7 días por semana para mejorar la función inmunológica.
   E. Dejar de entrenar por completo.

1. La respuesta correcta es C. Una contracción voluntaria que involucre músculos idénticos en una forma idéntica de contracción proporciona la base más precisa y cuantificable para la normalización de la intensidad del ejercicio isométrico. La opción A es incorrecta porque la base de la comparación implica un ejercicio rítmico y dinámico. Las demás opciones también contradicen el principio de que el ejercicio solo puede compararse con otro que involucre los mismos músculos y los mismos tipos de contracción muscular.

2. La respuesta correcta es A. Las respuestas fisiológicas al ejercicio dinámico son predecibles cuando los individuos sanos con diferentes capacidades para el ejercicio de resistencia se comparan con niveles equivalentes de demanda relativa de transporte de oxígeno. El ejercicio al 75% de la absorción máxima de oxígeno conducirá a la fatiga en alrededor de 1 a 2 horas, lo que hace que la opción B sea incorrecta. La persona mejor entrenada presentará una mayor producción de trabajo a pesar de fatigarse casi al mismo tiempo que la persona con menor capacidad; esto convierte las opciones C y D en incorrectas. El entrenamiento reduce la producción de ácido láctico en cualquier uso fraccional equivalente a la absorción

máxima de oxígeno, por lo que la opción E es incorrecta.

3. La respuesta correcta es A. La vasodilatación muscular activa durante el ejercicio dinámico es mucho mayor en términos cuantitativos que la vasoconstricción neta en el intestino, la piel, los riñones y el músculo inactivo. Las opciones B, C y D contradicen esta respuesta. La resistencia vascular sistémica total se puede medir, aunque de manera indirecta, a partir de los valores de la presión arterial sistémica y del gasto cardiaco.

4. La respuesta correcta es C. Esta respuesta supone que la vasoconstricción se produce en estos lechos vasculares y que sus efectos son ayudar a equilibrar la vasodilatación en los músculos esqueléticos activos y prevenir la hipotensión sistémica inducida por el ejercicio. Dichos efectos son omnipresentes en todos los individuos durante todas las formas de ejercicio dinámico, por lo que las opciones B, C y E son incorrectas. El flujo sanguíneo cerebral se mantiene constante durante todas las formas de ejercicio, a diferencia del flujo sanguíneo renal o esplácnico.

5. La respuesta correcta es A. Incluso las personas muy entrenadas y aclimatadas a un ambiente cálido corren el riesgo de presentar enfermedades relacionadas con el calor si el ejercicio es lo suficientemente prolongado y si las condiciones ambientales son lo suficientemente adversas. En las personas sanas, durante el ejercicio, la capacidad de vasodilatación coronaria es adecuada, las reducciones del flujo sanguíneo renal son del todo seguras en cuanto a la salud, y las reducciones del flujo sanguíneo en la mucosa gástrica se toleran con facilidad. En el ejercicio prolongado en un ambiente cálido, el posible riesgo cardiovascular es la hipotensión y no la hipertensión.

6. La respuesta correcta es C. La actividad materna reduce el riesgo de diabetes gestacional materna como resultado de los mismos mecanismos que reducen el riesgo y la gravedad de la diabetes tipo 2 en todas las personas (aumento de la captación de glucosa muscular dependiente e independiente de la insulina). No se conocen efectos negativos del ejercicio materno sobre el curso del embarazo ni sobre su resultado, y tampoco altera la duración de la gestación ni el peso fetal a término.

7. La respuesta correcta es E. El ejercicio dinámico, en su nivel más intenso, obliga al organismo a elegir entre la dilatación vascular muscular máxima y el mantenimiento de la presión arterial. De hecho, la presión arterial se mantiene. La combinación de aumento del gasto cardiaco y presión arterial estable frente a la vasodilatación muscular implica una disminución general de la resistencia periférica total. Todos los demás parámetros enumerados aumentan.

8. La respuesta correcta es B. El ejercicio prolongado y muy intenso se asocia con estrés fisiológico y supresión del sistema inmunológico. El ejercicio moderado y regular mejora la capacidad de una persona para resistir las infecciones, y el ejercicio intenso agudo o crónico la disminuye. Los atletas son más vulnerables a las enfermedades hasta 72 horas después de completar una carrera, periodo durante el cual el número y la función de las células inmunológicas están mermados. Además, la repetición de sesiones únicas de ejercicio extenuante sin una recuperación adecuada puede prolongar esta ventana abierta y culminar en una inmunodepresión crónica.

Ejercicios de aplicación clínica 29-1

UN PACIENTE CON DISNEA DURANTE EL EJERCICIO

Un hombre de 56 años se queja de dificultad para respirar y dolor torácico al subir escaleras o podar el césped. Se le realiza una prueba de esfuerzo con monitorización no invasiva de la frecuencia cardiaca, la presión arterial, la saturación arterial de oxígeno y la actividad eléctrica cardiaca. Su frecuencia cardiaca en reposo es de 73 latidos/min, la presión arterial de 118/75 mm Hg, la saturación de oxígeno de 96%, y el ECG es normal. Luego de 3 minutos y medio de ejercicio cada vez más intenso, se finaliza la prueba porque el sujeto presenta disnea severa. Su frecuencia cardiaca es de 119 latidos/min (su frecuencia cardiaca máxima predecible, ajustada por edad y sexo, es de 168 latidos/min), la presión arterial es de 146/76 mm Hg, la saturación arterial de oxígeno es de 88% y el ECG es normal.

PREGUNTAS

1. ¿Cuáles son las tres líneas de evidencia para la limitación ventilatoria del ejercicio de esta persona?

2. ¿Por qué la saturación de oxígeno en la sangre arterial disminuyó durante el ejercicio?

3. ¿Por qué el agotamiento se produjo antes de alcanzar la frecuencia cardiaca máxima?

4. ¿Por qué se elevó la presión del pulso durante el ejercicio?

5. ¿Por qué es probable que el entrenamiento con ejercicios de resistencia aumente la capacidad de este individuo para el ejercicio?

RESPUESTAS

1. La limitación ventilatoria queda evidenciada por la disnea severa como síntoma principal en el ejercicio, la disminución de la oxigenación de la sangre arterial y la finalización del ejercicio a una frecuencia cardiaca relativamente baja.

2. La saturación de oxígeno en la sangre arterial disminuyó durante el ejercicio porque el aumento del gasto cardiaco (aumento del flujo sanguíneo pulmonar) y la reducción del contenido de oxígeno en la sangre arterial pulmonar (resultado del aumento de la extracción de oxígeno en el músculo esquelético) aumentan las demandas de oxigenación en los pulmones con una capacidad de difusión inadecuada.

3. El agotamiento se produjo antes de alcanzar la frecuencia cardiaca máxima debido a que la enfermedad pulmonar causa disnea grave incluso con el ejercicio moderado.

4. La presión del pulso se elevó durante el ejercicio porque la estimulación simpática y el retorno venoso mejorado aumentan el volumen sistólico con una distensibilidad arterial constante.

5. El entrenamiento con ejercicios de resistencia tendría poco efecto sobre cualquier aspecto de la función pulmonar. Sin embargo, el entrenamiento sí provocaría adaptaciones dentro del músculo en ejercicio, las cuales aumentarían la capacidad oxidativa del músculo y reducirían la producción de ácido láctico. Al reducir las demandas ventilatorias del ejercicio, estos cambios aumentarían la capacidad de esta persona para el ejercicio.

30 Mecanismos de control endocrino

Objetivos del aprendizaje activo

Con el dominio del material de este capítulo, usted será capaz de:

- Explicar cómo, además de enfermedades endocrinas específicas, otras enfermedades importantes, incluyendo la ateroesclerosis, e incluso los trastornos psiquiátricos, tienen con probabilidad un componente endocrino subyacente.
- Explicar cómo los receptores hormonales, la distribución restringida de las hormonas y los procesos de activación de las hormonas determinan los tejidos blanco para una hormona específica.
- Explicar cómo las relaciones de retroalimentación normales permiten los diagnósticos clínicos de sistemas endocrinos funcionales y disfuncionales.

- Explicar cómo se utilizan clínicamente los secretagogos para proporcionar información diagnóstica significativa.
- Explicar cómo las diferencias químicas entre las hormonas influyen en su funcionalidad endocrina.
- Explicar cómo las respuestas hormonales alteradas en los tejidos blanco, reflejadas en las curvas de dosis-respuesta, pueden proporcionar información clínica útil en relación con la causa subyacente de una enfermedad en particular.

INTRODUCCIÓN

La **endocrinología** es la rama de la fisiología y medicina relacionada con la producción y secreción de hormonas. Las **hormonas** son mensajeros químicos involucrados en la regulación e integración de la función celular y orgánica. El diagnóstico y tratamiento de muchas enfermedades endocrinas son aspectos importantes en toda práctica médica general. Algunas enfermedades endocrinas, como la diabetes mellitus, los trastornos tiroideos y los trastornos reproductivos, son bastante comunes en la población general; por lo tanto, es muy probable que, en la práctica de la medicina, se enfrenten con frecuencia a estas enfermedades.

Además, debido a que las hormonas afectan, ya sea de manera directa o indirecta, a virtualmente todas las células y tejidos del cuerpo, algunas otras enfermedades importantes que no se clasifican principalmente como enfermedades endocrinas, pueden tener un componente endocrino importante. La ateroesclerosis, determinadas formas de cáncer, e incluso algunas enfermedades psiquiátricas, son ejemplos de condiciones en las que una alteración endocrina puede contribuir a la progresión o gravedad de la enfermedad.

CONCEPTOS GENERALES ENDOCRINOS

La palabra "hormona" se deriva del griego *hormaein*, que significa "excitar" o "provocar". Las glándulas que conforman el sistema endocrino producen hormonas. La principal característica morfológica de todas las glándulas endocrinas es que carecen de conductos; esto es, liberan sus productos secretados directamente al torrente sanguíneo y no a un sistema de conductos. La figura 30-1 ilustra las glándulas endocrinas clásicas. También existen muchas otras glándulas "no clásicas" productoras de hormonas. Éstas incluyen el sistema nervioso central, los riñones, el estó-

mago, el intestino delgado, la piel, el corazón, los pulmones y la placenta. Los avances recientes en la biología celular y molecular continuamente amplían el conocimiento del sistema endocrino. Por ejemplo, la investigación relacionada con la obesidad descubrió la leptina, una hormona formada en los adipocitos que envía señales al sistema nervioso central para regular el apetito y el gasto de energía. En este capítulo se presentarán los temas y principios generales que sustentan la funcionalidad del sistema endocrino en su totalidad.

Las hormonas son mensajeros químicos, liberados por una célula, que regulan varias funciones biológicas

Las hormonas actúan como químicos homeostáticos que viajan en la sangre para regular y coordinar varias funciones biológicas. Son moléculas orgánicas altamente potentes y especializadas, producidas por células endocrinas en respuesta a estímulos específicos, y ejercen sus acciones sobre células blanco específicas. Estas células blanco están equipadas con receptores que se unen a las hormonas con una gran afinidad y especificidad; cuando se unen, inician respuestas biológicas características en la célula blanco.

Aunque los efectos de las hormonas son muchos y muy variados, sus acciones están involucradas en 1) la regulación del balance de agua; 2) la respuesta a condiciones adversas, como la infección, el trauma y el estrés emocional; 3) la integración secuencial de características del crecimiento y el desarrollo; 4) contribuyen a procesos básicos de reproducción, incluyendo la producción de gametos, la **fertilización**, la nutrición del embrión y el feto, el parto y la nutrición del recién nacido; y 5) la digestión, utilización y almacenamiento de nutrientes.

En el pasado, las definiciones o descripciones de las hormonas solían incluir una frase que indicaba que estas sustancias eran secretadas al torrente sanguíneo y transportadas por la sangre a

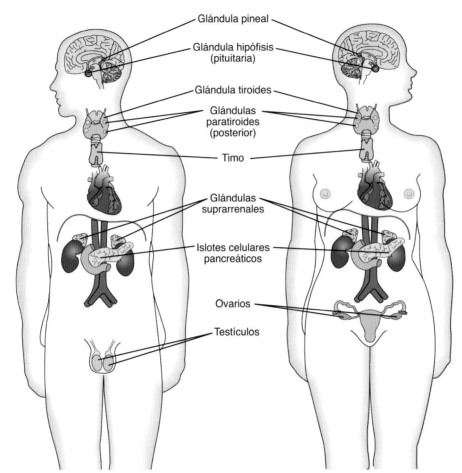

Glándula pineal

Glándula hipófisis
(pituitaria)

Glándula tiroides

Glándulas
paratiroides
(posterior)

Timo

Glándulas
suprarrenales

Islotes celulares
pancreáticos

Ovarios

Testículos

Figura 30-1 Localización de varias glándulas endocrinas, órganos que contienen tejido endocrino y estructuras asociadas.

un tejido blanco distante. Aunque muchas hormonas viajan por este mecanismo, en la actualidad sabemos que existen muchas hormonas y sustancias similares a hormonas que tienen papeles importantes en la comunicación entre células y que no son secretadas de forma directa al torrente sanguíneo. En lugar de ello, estas sustancias llegan a sus células blanco por difusión a través del líquido intersticial. Recuerde la discusión sobre los mecanismos autocrinos y paracrinos en el capítulo 2.

Las hormonas inician la respuesta celular al unirse a receptores específicos

En el sistema endocrino, una molécula de hormona secretada a la sangre es libre de circular y tener contacto con casi cualquier célula en el cuerpo. Sin embargo, solo las **células blanco**, aquellas células que poseen receptores específicos para la hormona, responderán al contacto con la misma. Como se presentó en el capítulo 2, un **receptor hormonal** es la entidad molecular (por lo general una proteína o glucoproteína), ya sea fuera o dentro de una célula, que identifica y se une a una hormona en particular. Cuando una hormona se une a su receptor, se inician los efectos biológicos característicos de dicha hormona. Por lo tanto, en el sistema endocrino, la base para la especificidad en la comunicación entre las células yace a nivel del receptor. Para los mecanismos de comunicación autocrino y paracrino aplican conceptos similares.

La distribución restringida de algunas hormonas asegura un cierto grado de especificidad. Por ejemplo, varias hormonas producidas por el hipotálamo regulan la secreción de hormonas en la hipófisis anterior. Estas hormonas son transportadas en

pequeñas vesículas directamente desde el hipotálamo a la hipófisis anterior, antes de entrar a la circulación sistémica general. Por lo tanto, la hipófisis anterior está expuesta a concentraciones considerablemente más altas de estas **hormonas hipotalámicas** que el resto del cuerpo; como resultado, las acciones de estas hormonas se enfocan en las células de la hipófisis anterior.

Otro mecanismo que restringe la distribución de hormona activa es la transformación local de una hormona dentro de su tejido blanco, de una forma menos activa, a una forma más activa. Un ejemplo es la formación de dihidrotestosterona a partir de la testosterona, que ocurre en tejidos blanco de los andrógenos como la glándula prostática. La dihidrotestosterona es un andrógeno mucho más potente que la testosterona. Dado que la enzima que cataliza esta conversión se localiza solo en ciertos sitios, su distribución celular o tisular limita parcialmente las acciones de los andrógenos a estos sitios. Por lo tanto, aunque la distribución de receptores es el principal factor para determinar los órganos blanco de una hormona en específico, otros factores también pueden enfocarse en las acciones de una hormona sobre un tejido en particular.

La regulación hormonal se da a través del control por retroalimentación

El sistema endocrino está regulado por mecanismos de retroalimentación, al igual que muchos otros sistemas fisiológicos. El mecanismo es por lo general la retroalimentación negativa, aunque se conocen unos cuantos mecanismos de retroalimentación positiva. Ambos tipos de control por retroalimentación ocurren

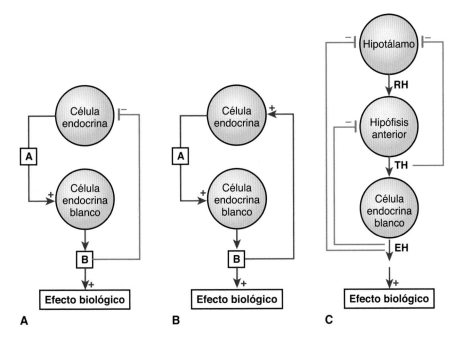

Figura 30-2 **Mecanismos de retroalimentación negativos, positivos y complejos en el sistema endocrino.** (**A**) Asa de retroalimentación negativa. (**B**) Asa de retroalimentación positiva. (**C**) Un asa de retroalimentación multinivel compleja: el eje hipotalámico-hipofisario-glándula blanco. Las *líneas rojas* indican efectos estimuladores; las *líneas azules* indican efectos inhibidores de retroalimentación negativa. EH, hormona de célula endocrina; RH, hormona liberadora; TH, hormona trófica.

debido a que la célula endocrina, además de sintetizar y secretar su propio producto hormonal, tiene la capacidad para detectar las consecuencias biológicas de la secreción de dicha hormona. Esto le permite a la célula endocrina ajustar su tasa de secreción hormonal para producir el nivel de efecto deseado, asegurando el mantenimiento de la homeostasis.

En la forma más simple, la retroalimentación negativa es un asa cerrada en la que la hormona A estimula la producción de la hormona B, que a su vez actúa sobre las células que producen la hormona A para reducir su tasa de secreción (fig. 30-2A). En el sistema de retroalimentación positiva, menos común, la hormona B estimula aún más la producción de la hormona A en lugar de reducirla (fig. 30-2B). Existen muchos ejemplos de regulación por retroalimentación negativa, y se discuten a lo largo de los capítulos sobre endocrinología. Un ejemplo típico de un asa de retroalimentación positiva es el que existe entre la hormona luteinizante (LH) y el estradiol. Como se detalla en el capítulo 37, se requiere la retroalimentación positiva por el estradiol para generar un incremento súbito en la secreción de hormona luteinizante durante el ciclo menstrual. Los sistemas de control endocrinos también tienen asas de control previo, que pueden ser negativas o positivas, y que dirigen el flujo de información hormonal. A diferencia de la retroalimentación negativa, que promueve la estabilidad, el control previo anticipa el cambio. Recuerde la discusión sobre la regulación fisiológica en el capítulo 2.

Más comúnmente, la regulación por retroalimentación en el sistema endocrino es compleja, involucrando asas de retroalimentación de segundo o tercer orden. Por ejemplo, pueden estar involucrados múltiples niveles de retroalimentación en la regulación de la producción hormonal por varias glándulas endocrinas bajo el control de la hipófisis anterior (fig. 30-2C). La regulación de la secreción de las hormonas en la glándula blanco, como los esteroides suprarrenales o las hormonas tiroideas, comienza con la producción de una **hormona liberadora** por el hipotálamo. La hormona liberadora estimula la producción de una **hormona trófica** por la hipófisis anterior, que a su vez estimula la producción de la hormona por la célula endocrina blanco en la glándula blanco. Como lo indican las líneas azules en la figura 30-2C, la hormona de la célula endocrina blanco puede tener efectos de retroalimentación negativa para inhibir la secreción tanto de la

hormona trófica en la hipófisis anterior como de la hormona liberadora en el hipotálamo. Además, la hormona trófica puede inhibir la secreción de la hormona liberadora en el hipotálamo, y en algunos casos, la hormona liberadora puede inhibir su propia secreción por el hipotálamo.

La forma de regulación multinivel más compleja parece proporcionar algunas ventajas en comparación con el sistema más simple. En teoría, permite un mayor grado de afinamiento de la secreción hormonal, y la multiplicidad de los pasos reguladores minimiza los cambios en la secreción de la hormona en caso de que alguno de los componentes del sistema no esté funcionando de forma adecuada.

Las relaciones normales de retroalimentación que controlan a cada hormona individual se discuten en los siguientes capítulos. Los diagnósticos clínicos a menudo se basan en la evaluación de los pares de hormona-receptor en relación con las relaciones de retroalimentación normales. Por ejemplo, en el caso de las hormonas de la hipófisis anterior, medir tanto la concentración de la hormona trófica como la de la hormona de la glándula blanco proporciona información importante para ayudar a determinar si existe un defecto en la producción de la hormona a nivel de la hipófisis o a nivel de la glándula blanco. La mayoría de las pruebas dinámicas sobre la función endocrina realizadas clínicamente se basan en el conocimiento de estas relaciones de retroalimentación. Las pruebas dinámicas involucran una alteración prescrita en la(s) relación(es) de retroalimentación. El rango de respuesta en una persona sana está bien establecido, mientras que una respuesta fuera del rango normal es indicativa de una función anormal en algún nivel, y mejora en gran medida la información obtenida de las mediciones estáticas de las concentraciones de las hormonas.

La amplificación de la señal es parte del mecanismo de acción general de las hormonas

Otra característica importante del sistema endocrino es la amplificación de la señal, un mecanismo que aumenta la amplitud de la señal. Por ejemplo, las concentraciones de hormonas son excesivamente bajas, por lo general 10^{-9} a 10^{-12} mol/L. Incluso a concentraciones más altas de 10^{-9} mol/L, solo hay una molécula de hormona presente por aproximadamente cada

50 billones de moléculas de agua. Por lo tanto, para que las hormonas sean reguladores efectivos de los procesos biológicos, la amplificación debe ser parte del mecanismo de acción general de las hormonas.

Como se presentó en el capítulo 2, la amplificación por lo general resulta de la activación de una serie de pasos enzimáticos involucrados en la acción hormonal. En cada paso se generan muchas veces más moléculas de señal de las que estaban presentes en el paso anterior, provocando una cascada de números cada vez más altos de moléculas de señal. La naturaleza automultiplicadora de las vías de acción de las hormonas establece la base molecular para la amplificación del sistema endocrino.

Las hormonas pueden tener múltiples acciones y compartir algunas con otras hormonas

La mayoría de las hormonas tienen múltiples acciones en sus tejidos blanco y, por lo tanto, se dice que tienen efectos **pleiotróficos**. Este fenómeno ocurre cuando una sola hormona regula varias funciones en un tejido blanco. Por ejemplo, en el músculo esquelético, la insulina estimula la captación de glucosa, estimula la glucólisis, estimula la glucogenia, inhibe la glucogenólisis, estimula la captación de aminoácidos, estimula la síntesis de proteínas e inhibe la degradación de proteínas.

Además se sabe que algunas hormonas tienen diferentes efectos en varios tejidos blanco diferentes. Por ejemplo, la testosterona promueve la formación de esperma normal en los testículos, estimula el crecimiento de las glándulas sexuales accesorias, como la próstata y las vesículas seminales, y promueve el desarrollo de varias **características sexuales secundarias**, como el crecimiento de la barba y la voz grave.

La capacidad de distintas hormonas para regular una sola función biológica se conoce como multiplicidad de la regulación. La entrada de información desde diversas fuentes permite una respuesta altamente integrada, que resulta en un beneficio fundamental para el animal en su totalidad. Por ejemplo, diferentes hormonas como la insulina, el glucagón, la adrenalina, las hormonas tiroideas y el cortisol regulan el metabolismo hepático del glucógeno.

Muchas hormonas son secretadas en un patrón rítmico definido

La secreción hormonal a menudo se produce en patrones rítmicos. Estos ritmos pueden tomar varias formas. Por ejemplo, pueden ser picos episódicos, pulsátiles, en la secreción que duran solo unos cuantos minutos, o pueden seguir un cambio diario, mensual, o estacional en el patrón general. Puede ocurrir secreción pulsátil junto con otros patrones de secreción más prolongados.

Por estos motivos, una sola muestra de sangre tomada al azar para determinar la concentración de una determinada hormona puede ser de poco o nulo valor diagnóstico. Una prueba dinámica de la función endocrina en la que un agente conocido estimula en específico la secreción de la hormona a menudo proporciona información mucho más significativa (Enfoque clínico 30-1).

NATURALEZA QUÍMICA DE LAS HORMONAS

Las hormonas pueden categorizarse de acuerdo con varios criterios. Es práctico agruparlas de acuerdo con su estructura química ya que, en muchos casos, las hormonas con estructuras similares también utilizan mecanismos similares para producir sus efectos biológicos. Además, los tejidos con orígenes embrionarios similares suelen producir hormonas con estructuras químicas similares. Las tres clases químicas incluyen 1) hormonas derivadas de aminas, 2) hormonas derivadas de polipéptidos y 3) hormonas derivadas de colesterol.

ENFOQUE CLÍNICO | 30-1

Hormona de crecimiento y secreción pulsátil de hormonas

La **hormona de crecimiento** (**GH**) es una hormona proteínica de 191 aminoácidos sintetizada y secretada por somatótrofos en el lóbulo anterior de la glándula hipófisis. Como se describe en el capítulo 31, la GH tiene un papel en la regulación del crecimiento óseo y el metabolismo de la energía en el músculo esquelético y el tejido adiposo. Una deficiencia en la producción de GH durante la adolescencia resulta en enanismo, y una sobreproducción resulta en gigantismo. Las mediciones de hormona de crecimiento circulante son, por lo tanto, deseables en niños cuya tasa de crecimiento no es apropiada para su edad. Sin embargo, al igual que con muchas otras hormonas, debe considerarse la naturaleza pulsátil de la secreción de GH.

La mayoría de los niños sanos experimentan episodios o "explosiones" de secreción de GH durante el día, más prominentemente durante las primeras horas de sueño. Para obtener información confiable acerca de la secreción de hormona de crecimiento, se requiere la inserción de una bomba de extracción continua o un catéter patentado, más la ingesta de alimento y actividad física sin restricciones. Aumentar la frecuencia de las muestras de cada 20 minutos a cada 5 minutos,

o el segundo muestreo a intervalos de 30 segundos mejora el umbral para detectar más pulsos por hora. Aunque es complejo y costoso, este método elimina el error de un pico aislado o por mediciones que podrían de otra forma obtenerse con una muestra única o muestras múltiples al azar para medir la GH.

Un abordaje menos complicado con un poder de discriminación similar para diagnosticar deficiencia de GH involucra medir los niveles de GH en sangre poco después de una estimulación hipofisaria apropiada. Agentes farmacológicos que estimulan la secreción de GH incluyen la L-dopa, clonidina, propanolol, glucagón, insulina y arginina. Al alterar el sistema en forma bien prescrita, el endocrinólogo es capaz de obtener información importante acerca de la secreción de hormona del crecimiento, lo cual no sería posible si se utilizase una muestra de sangre al azar. Como se presentará más adelante en el Enfoque clínico 31-2, una forma alternativa de evaluar la deficiencia de GH es medir los niveles de factor de crecimiento semejante a la insulina 1 y la proteína de unión IFG-3 en la sangre, ya que ambas predicen la presencia de GH. ■

Las hormonas derivadas de aminas consisten en uno o dos aminoácidos modificados

Las hormonas derivadas de uno o dos aminoácidos son pequeñas en tamaño y a menudo hidrofílicas. Estas hormonas se forman por conversión de un aminoácido común; la **norepinefrina** y la **tiroxina**, por ejemplo, se derivan de la tirosina (fig. 30-3A). Cada una de estas hormonas es sintetizada por una secuencia particular de enzimas que se localizan principalmente en la glándula endocrina involucrada en su producción. Muchos agentes ambientales y farmacológicos pueden influir en la síntesis de hormonas derivadas de aminoácidos en forma relativamente específica. Los pasos involucrados en la síntesis de estas hormonas se discuten a detalle en capítulos posteriores.

Las hormonas derivadas de polipéptidos son diversas en cuanto a tamaño y complejidad

Las hormonas en el grupo de los polipéptidos pueden ser tan pequeñas como la **hormona liberadora de tirotropina (TRH)**, un tripéptido, o tan grandes como la **gonadotropina coriónica humana**, que está compuesta por subunidades α y β separadas, tiene un peso molecular de ~ 34 kDa, y es una glucoproteína cuyo

peso está compuesto de 16% de carbohidrato. La figura 30-3B muestra ejemplos de esta segunda categoría de hormonas polipeptídicas y proteínicas.

Dentro del grupo de la clase de hormonas polipeptídicas se encuentran muchas familias de hormonas, algunas de las cuales se listan en la tabla 30-1. Las hormonas pueden agruparse en estas familias como resultado de una homología considerable en relación con su secuencia de aminoácidos y su estructura. Presumiblemente, la similitud en la estructura en estas familias es resultado de la evolución de una única hormona ancestral hacia cada una de las hormonas diferentes. En muchos casos, también hay una homología considerable entre los receptores para las hormonas dentro de una familia.

Las hormonas polipeptídicas se sintetizan y almacenan antes de que sean requeridas. Al igual que otras proteínas destinadas para la secreción, las hormonas polipeptídicas se sintetizan con un *prepéptido* o *péptido señal*, en su extremo aminoterminal, que dirige la cadena peptídica en crecimiento hacia la cisterna del retículo endoplásmico rugoso (RER). Por otra parte, la mayoría, si no es que todas las hormonas polipeptídicas, se sintetizan como parte de un precursor aún más grande o **preprohormona**. El péptido es escindido al entrar la preprohormona al RER, para formar la

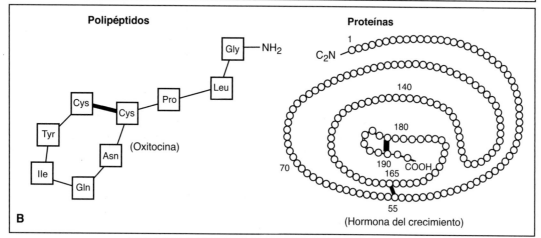

Figura 30-3 **Ejemplos de diferentes estructuras químicas de hormonas. (A)** Hormonas tipo amina. **(B)** Hormonas peptídicas. **(C)** Hormonas esteroideas.

TABLA 30-1 Ejemplos de familias de hormonas peptídicas

Familia de insulina	Familia de glucoproteínas	Familia de la hormona de crecimiento	Familia de secretina
Insulina	Hormona luteinizante	Hormona de crecimiento	Secretina
Factor de crecimiento semejante a la insulina 1	Hormona folículo estimulante	Prolactina	Péptido inhibidor vasoactivo
Factor de crecimiento semejante a la insulina 2	Hormona estimulante de tiroides	Lactógeno placentario humano	Glucagón
Relaxina	Gonadotropina coriónica humana		Péptido inhibidor vasoactivo

prohormona. Dado que la prohormona es procesada a través del aparato de Golgi y empaquetada en vesículas secretoras, es escindida proteolíticamente en uno o más sitios para generar la hormona activa. En muchos casos, las preprohormonas pueden contener las secuencias para varias moléculas biológicamente activas diferentes. En algunos casos, estos elementos activos pueden estar separados por segmentos espaciadores inactivos del péptido. Como se presenta en el Enfoque clínico 30-2, una región espaciadora inactiva (péptido C) de la prohormona insulina proporciona una importante evaluación clínica de la salud metabólica. Los mecanismos específicos de la síntesis, almacenamiento y procesamiento de las hormonas polipeptídias se discuten en capítulos posteriores.

Las hormonas esteroideas se derivan del colesterol

Los esteroides son moléculas liposolubles, hidrofóbicas, sintetizadas a partir del colesterol. Ejemplos incluyen **aldosterona**, **cortisol** y **andrógenos** secretados por la corteza (zona externa) de las glándulas suprarrenales, **testosterona**, secretada por los testículos, y **estrógeno** y **progesterona**, secretados por los ovarios. Estas hormonas esteroideas suprarrenales y gonadales contienen un núcleo de esteroide intacto, como se ilustra para el caso del cortisol en la figura 30-3C. Por el contrario, otros derivados hormonales del colesterol, como la vitamina D y sus metabolitos, tienen núcleos de esteroide fracturados (el anillo B) (*véase* fig. 30-3C). Las hormonas esteroideas se sintetizan y

ENFOQUE CLÍNICO | 30-2

Importancia clínica del procesamiento biosintético de la proinsulina

Las células β del páncreas humano producen y secretan la hormona derivada del polipéptido **insulina**. El producto del gen de la insulina es un péptido conocido como proinsulina. Al igual que con otros péptidos secretores, el prepéptido o péptido señal, es escindido de forma temprana en el proceso de biosíntesis, generando proinsulina. La proinsulina es una proteína de 86 aminoácidos que es subsecuentemente escindida en dos sitios para producir insulina y un péptido de 31 aminoácidos llamado **péptido C**. La insulina y el péptido C están, por lo tanto, localizados dentro de la misma vesícula secretora y se secretan en forma conjunta al torrente sanguíneo. Una vez secretadas, tanto la insulina como el péptido C pasan por el hígado. En el hígado, el ~60% de la insulina secretada se degrada en 5 a 10 minutos. El péptido C, por su parte, tiene una degradación limitada en el hígado y es degradado por los riñones. Por lo tanto, la semivida del péptido C es de 30 a 35 minutos. Como resultado, aunque la insulina y el péptido C se secretan en concentraciones equimolares, la relación molar entre la insulina circulante y el péptido C es < 1.

Como se detalla en el capítulo 34, la obesidad está relacionada de manera estrecha con el desarrollo de resistencia a la insulina, que es una característica etiológica central de la diabetes mellitus tipo 2 (DMT2). A diferencia de la diabetes mellitus tipo 1 (DMT1), que es el resultado de una destrucción autoinmune de las células β y una pérdida de insulina, la resistencia a la insulina en la DMT2 temprana se asocia con un aumento de la insulina circulante. Por esta razón, las mediciones de los niveles circulantes de péptido C proporcionan un enfoque útil para discriminar entre la pérdida de células β en la DMT1 y la resistencia a la insulina en la DMT2. La concentración fisiológica normal de péptido C en ayunas es de 0.9 a 1.8 ng/mL. Un nivel más alto indicaría resistencia a la insulina, insulinoma o enfermedad renal. Un nivel más bajo indicaría DMT1 y posiblemente una fase posterior de DMT2 cuando

las células β han perdido su capacidad funcional para compensar la resistencia a la insulina. Aunque la incidencia de la DMT2 en niños y adolescentes era rara, ahora es más frecuente debido al aumento de la prevalencia de la obesidad, que provoca resistencia a la insulina en este grupo de edad. Ya que el pronóstico a largo plazo de la DMT1 y la DMT2 depende de un tratamiento farmacológico rápido, la medición del péptido C en suero proporciona un diagnóstico urgente y correcto.

Más allá del uso del péptido C como medio para discriminar entre la DMT1 y la DMT2, el análisis histológico de los páncreas de donantes junto con la medición del péptido C sérico en estudios de cohortes clínicos ha cuestionado la idea de que todas las células β acaban destruyéndose en la DMT1. Estos hallazgos han planteado una serie de preguntas sobre cómo las células β restantes han escapado a la destrucción inmunológica en personas con DMT1 de larga evolución, si los grupos de células β "durmientes" o disfuncionales podrían rejuvenecerse y si existe potencial para un nuevo crecimiento de células β. Desde el punto de vista clínico, las mediciones del péptido C también se utilizan para evaluar la remisión de la DMT2 después de una cirugía bariátrica, un procedimiento que demuestra una notable mejoría y, en algunos casos, la resolución completa de la diabetes relacionada con la obesidad.

Más allá del importante papel del péptido C en el correcto plegamiento de la insulina y la formación de puentes disulfuro antes de que se separe de la proinsulina, existe un considerable interés nuevo por la posible actividad biológica del péptido C. Varios estudios han sugerido de forma interesante que el péptido C puede provocar vías de señalización y procesos intracelulares en varios tipos de células. Por lo tanto, existe un interés clínico nuevo y considerable por la biología del péptido C, su evasivo receptor y sus efectos biológicos en los seres humanos. ■

secretan sobre demanda (los mecanismos específicos se discuten en capítulos posteriores).

MEDICIÓN DE HORMONAS CIRCULANTES

Las cantidades de diferentes hormonas están reguladas por varios mecanismos en la sangre y los tejidos blanco. Por ejemplo, en el torrente sanguíneo, la unión de una hormona a una proteína plasmática tiene varios efectos, incluyendo su inactivación. En la periferia, algunas hormonas se vuelven más activas mediante varias transformaciones.

Las hormonas pueden circular ya sea en forma libre o unidas a proteínas transportadoras

La mayoría de las hormonas derivadas de aminas y polipéptidos son solubles en el plasma y, por lo tanto, no se requieren mecanismos especiales para su transporte. Las hormonas esteroideas y tiroideas son relativamente insolubles en el plasma. Existen mecanismos que promueven su solubilidad en la fase acuosa de la sangre y su llegada final a la célula blanco.

En la mayoría de los casos, 90% de las hormonas esteroideas y tiroideas en la sangre están unidas a proteínas plasmáticas. Algunas de las proteínas plasmáticas que se unen a las hormonas son especializadas, en el hecho de que tienen una afinidad considerablemente mayor por una hormona sobre otra, mientras que otras, como la albúmina sérica, se unen a muchas hormonas hidrofóbicas. El grado en el que una hormona se une a las proteínas, y el grado en el que se une a proteínas transportadoras específicas frente a las no específicas, varían entre una hormona y otra. Las principales proteínas transportadoras involucradas en el transporte específico y no específico de hormonas esteroideas y tiroideas se listan en la tabla 30-2. El hígado sintetiza y secreta estas proteínas, y su producción se ve influida por cambios en varios factores nutricionales y endocrinos.

Por lo general, para las hormonas que se unen a proteínas transportadoras, solo 1 a 10% de la hormona total presente en el plasma existe libre en solución. Sin embargo, solamente esta hormona libre es biológicamente activa. La hormona unida no puede interactuar de forma directa con su receptor y, por lo tanto, es parte de una reserva temporalmente inactiva. Sin embargo, la hormona libre y la hormona unida a proteínas transportadoras están en equilibrio dinámico una con otra (fig. 30-4). El tamaño de la reserva de hormona libre y, por lo tanto, la cantidad disponible para la unión

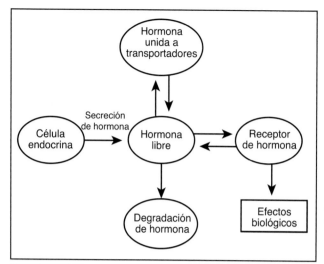

Figura 30-4 **Relación entre la secreción de hormonas, la unión a proteínas transportadoras y la degradación de hormonas.** Esta relación determina la cantidad de hormona libre disponible para la unión al receptor y la producción de efectos biológicos.

de la hormona a los receptores, está influida no solo por cambios en el índice de secreción de la hormona, sino también por la cantidad de proteínas transportadoras disponibles y de la tasa de degradación o eliminación de la hormona del plasma.

Además de aumentar la cantidad total de hormona que puede ser transportada en el plasma, las proteínas transportadoras también proporcionan una reserva relativamente grande de hormona que amortigua los cambios rápidos en las concentraciones de hormona libre. A medida que la hormona libre abandona la circulación y entra a las células, una cantidad adicional de hormona se disocia de las proteínas transportadoras y reemplaza a la hormona libre que se pierde de la reserva de hormona libre. De forma similar, luego de un incremento rápido en la secreción de una hormona, o la administración terapéutica de grandes dosis de una hormona, la mayor parte de la hormona de nueva aparición se une a proteínas transportadoras debido a que, en la mayoría de los casos, éstas están presentes en un exceso considerable. La unión a proteínas enlentece en gran medida el índice de depuración de las hormonas del plasma. No solo hace lenta la entrada de las hormonas a las células, reduciendo la tasa de degradación de las hormonas, sino que también previene la pérdida por filtración en los riñones.

Desde un punto de vista diagnóstico, es importante saber que la mayoría de las pruebas hormonales se reportan en términos de concentración total (es decir, la suma de hormona libre y unida a proteínas), no solo la concentración de hormona libre. Se sabe que la cantidad de proteínas transportadoras y el contenido total de hormona en el plasma cambian bajo ciertas condiciones fisiológicas y patológicas, mientras que la concentración de hormona libre puede permanecer relativamente normal. Por ejemplo, durante el embarazo, existe un aumento de las concentraciones de proteínas transportadoras, y en determinadas formas de enfermedad hepática o renal se observan concentraciones reducidas. Las pruebas de concentración total de hormonas pueden ser engañosas, ya que las concentraciones de hormona libre pueden estar dentro de un rango normal. En estos casos es útil determinar la extensión de la unión a proteínas, de modo que se puedan estimar las concentraciones de hormona libre.

Las proporciones de una hormona que se encuentran libres, unidas a proteínas transportadoras específicas, y unidas a albúmina, varían dependiendo de la solubilidad de la hormona, su

---

TABLA 30-2 Proteínas transportadoras circulantes

Proteína transportadora	Hormona(s) transportadora(s) principal(es)
Específica	
Globulina transportadora de corticoesteroide (transcortina)	Cortisol, aldosterona
Globulina transportadora de tiroxina	Tiroxina, triyodotironina
Globulina transportadora de hormonas sexuales	Testosterona, estrógeno
No específica	
Albúmina sérica	La mayoría de los esteroides, tiroxina, triyodotironina
Transtiretina (prealbúmina)	Tiroxina, algunos esteroides

afinidad relativa para las dos clases de proteínas transportadoras, y la abundancia relativa de proteínas transportadoras. Por ejemplo, la afinidad del cortisol por la **globulina fijadora de corticoesteroides (CBG)** es más de 1 000 veces mayor que su afinidad por la albúmina, pero la albúmina está presente en concentraciones mucho más altas que la CBG. Por lo tanto, alrededor de 70% del cortisol en el plasma está unido a la CBG, 20% está unido a la albúmina, y 10% restante se encuentra en forma libre en solución. La aldosterona también se une a la CBG, pero con una afinidad mucho menor, de modo que solo 17% está unida a CBG, 47% se asocia con la albúmina, y 36% se encuentra libre en solución.

Como lo indica este ejemplo, más de una hormona puede ser capaz de unirse a una proteína transportadora específica. Cuando varias hormonas de este tipo están presentes en forma simultánea, compiten por un número limitado de sitios de unión en estas proteínas transportadoras. Por ejemplo, el cortisol y la aldosterona compiten por los sitios de unión en la CBG. El aumento en el nivel plasmático de cortisol resulta en un desplazamiento de la aldosterona de los sitios de unión en la CBG, aumentando la concentración de aldosterona libre (activa) en el plasma. De forma similar, la prednisona, un corticoesteroide sintético ampliamente utilizado, puede desplazar alrededor de 35% del cortisol normalmente unido a la CBG. Como resultado, con el tratamiento con prednisona, la concentración de cortisol libre es mayor de lo que podría predecirse a partir de las concentraciones medidas de cortisol total y CBG.

Los tejidos periféricos transforman, degradan y excretan hormonas

Como regla general, las hormonas son producidas en su forma activa por la glándula endocrina o el tejido de origen. Sin embargo, salvo por unas cuantas notables excepciones, la actividad de la hormona es aumentada o requiere transformación periférica. Transformaciones bien conocidas son la conversión de la testosterona a dihidrotestosterona, como se mencionó antes y se detalla en el capítulo 36, y la conversión de tiroxina a triyodotironina (*véase* capítulo 32). Otros ejemplos son la formación del octapéptido angiotensina II a partir de su precursor, el angiotensinógeno (*véase* capítulo 33), y la formación de 1,25-dihidroxicolecalciferol a partir del colecalciferol (*véase* capítulo 35). Las transformaciones específicas de las hormonas pueden estar alteradas debido a deficiencias congénitas de enzimas o a la inhibición, inducida por medicamentos, de la actividad enzimática, resultando en anormalidades endocrinas.

Como en cualquier sistema de control regulador, la señal hormonal debe disiparse o desaparecer una vez que se ha transferido la información apropiada y ha cesado la necesidad de mayor estímulo. Como se describió antes, no solo la tasa de secreción, sino también la tasa de degradación, determinan las concentraciones plasmáticas de la hormona en estado estable. Por lo tanto, cualquier factor que altere de manera significativa la degradación de una hormona puede potencialmente alterar su concentración circulante. Sin embargo, con frecuencia, mecanismos secretores pueden compensar la degradación alterada, de modo que las concentraciones plasmáticas de hormona permanezcan dentro de un rango normal. Los procesos de degradación hormonal muestran, si acaso, poca o nula regulación; las alteraciones en las tasas de síntesis o secreción de hormona, en la mayoría de los casos, proporcionan el mecanismo primario para alterar las concentraciones circulantes de hormonas.

Para la mayoría de las hormonas, el hígado es, cuantitativamente, el principal sitio de degradación; para otras cuantas, los riñones también tienen un papel significativo. Las enfermedades del hígado y los riñones pueden, por lo tanto, influir de manera indirecta el estatus endocrino como resultado de alteración en las tasas a las que las hormonas son eliminadas de la circulación. Varios medicamentos también alteran las tasas normales de degradación de hormonas; por lo tanto, también existe la posibilidad de anormalidades endocrinas de manera indirecta inducidas por medicamentos. Además del hígado y los riñones, los tejidos blanco también pueden captar y degradar cantidades cuantitativamente menores de hormona. En el caso de las hormonas derivadas de aminas y polipéptidos, esto sucede a través de endocitosis mediada por receptores.

La naturaleza de la(s) modificación(es) estructural(es) específica(s) en la inactivación y degradación de las hormonas difiere para cada clase de hormona. Sin embargo, como regla general, están involucradas reacciones específicas catalizadas por enzimas. La inactivación y degradación pueden involucrar el metabolismo incompleto de la hormona a productos enteramente diferentes, o puede estar limitada por un proceso más simple que involucre uno o dos pasos, como la modificación covalente para inactivar la hormona. La orina es la principal vía de excreción de productos de degradación de las hormonas, pero también pueden aparecer en la orina pequeñas cantidades de hormona íntegra. En algunos casos, medir el contenido urinario de una hormona o del metabolito de una hormona, proporciona un medio útil, indirecto y no invasivo, para evaluar la función endocrina.

La degradación de hormonas tipo amina y polipeptídicas ha sido estudiada solo en unos cuantos casos. Sin embargo, parece ser que el ataque proteolítico inactiva a estas hormonas en muchos tejidos. El primer paso parece involucrar el ataque por **peptidasas** específicas, resultando en la formación de varios fragmentos diferentes de hormonas. Después, varias peptidasas no específicas metabolizan estos fragmentos para dar lugar a los aminoácidos constituyentes, que pueden ser reutilizados.

El metabolismo y la degradación de las hormonas esteroideas ha sido estudiado mucho más a detalle. El principal órgano involucrado es el hígado, aunque cierta parte del metabolismo se lleva a cabo en los riñones. El metabolismo completo de los esteroides por lo general involucra una combinación de una o más de cinco clases generales de reacciones: reducción, hidroxilación, escisión de cadenas laterales, oxidación y esterificación. Las reacciones de reducción son las principales reacciones involucradas en la conversión de esteroides biológicamente activos a formas que tienen poca o nula actividad. Las reacciones de esterificación (o conjugación) también son particularmente importantes. Los grupos añadidos en las reacciones de esterificación son principalmente glucoronato y sulfato. La adición de estas fracciones cargadas aumenta la hidrosolubilidad de los metabolitos, facilitando su excreción. Los metabolitos de los esteroides son eliminados del cuerpo principalmente a través de la orina, aunque hay pequeñas cantidades que entran también en la bilis y abandonan el cuerpo en las heces.

En ocasiones, la información cuantitativa en relación con la tasa del metabolismo hormonal es clínicamente útil. El **índice de depuración metabólica (IDM)** es un índice de la tasa a la cual la hormona es eliminada de la sangre. La depuración metabólica de una hormona es análoga a la depuración renal (*véase* capítulo 22). El IDM es el volumen de plasma del cual se depura la hormona en cuestión por unidad de tiempo, expresada en mililitros de plasma/minuto. Se calcula a partir de la siguiente ecuación:

$$IDM = \frac{\text{Hormona eliminada por unidad de tiempo (mg/min)}}{\text{Concentración plasmática (mg/mL)}} \quad (1)$$

MECANISMOS DE ACCIÓN HORMONALES

La unión de una hormona a su receptor con la subsecuente activación del receptor es el primer paso en la acción de la hormona, y también es el punto en el cual se determina la especificidad dentro del sistema endocrino. El segundo paso en la acción de una hormona implica la transducción, mediada por el receptor, del mensaje extracelular a una señal intracelular o segundo mensajero. Existen muchas cascadas de señalización intracelular (recuerde la discusión de la señalización celular en el capítulo 2). En la fisiopatología de muchas enfermedades endocrinas están involucradas interacciones anormales de las hormonas con sus receptores o alteraciones en la señalización celular y, por lo tanto, se ha puesto considerable atención a estos aspectos de la acción de las hormonas. Aquí, la discusión se reducirá a principios clave de la interacción entre hormona y receptor.

La respuesta biológica está determinada parcialmente por la cinética de la unión de la hormona al receptor

La probabilidad de que ocurra una interacción entre hormona y receptor se relaciona tanto con la abundancia de receptores celulares como a la afinidad del receptor por la hormona en relación con la concentración relativa de dicha hormona en el entorno. Entre más receptores disponibles haya para interactuar con una determinada cantidad de hormona, mayor es la probabilidad de que haya una respuesta. De igual forma, entre mayor sea la afinidad del receptor por la hormona, mayor es la probabilidad de que ocurra interacción entre hormona y receptor. Por supuesto, la concentración de hormona circulante está en función de la tasa de secreción de la hormona en relación con la degradación de dicha hormona.

La asociación de una hormona con su receptor por lo general se comporta como si fuese una reacción química reversible simple que puede describirse con la siguiente ecuación cinética:

$$[H] + [R] \leftrightharpoons [HR] \tag{2}$$

donde [H] es la concentración de hormona libre, [R] es la concentración de receptor sin ser ocupado por la hormona, y [HR] es el *complejo hormona-receptor* (también denominado *hormona unida* o *receptor ocupado*). Asumiendo un equilibrio químico simple, se deriva que:

$$K_a = [HR]/[H] \times [R] \tag{3}$$

donde K_a es la constante de asociación. Si R_0 se define como el número total de receptores (es decir, [R] + [HR]), entonces, luego de sustituir y reconfigurar, obtenemos la siguiente relación:

$$[HR]/[H] = -K_a[HR] + K_aR_0 \tag{4}$$

Traducido en forma literal, esta ecuación establece que:

$$\frac{\text{Hormona unida}}{\text{Hormona libre}} = -K_a \times \text{Hormona unida} + K_a \times \text{Número total de receptores} \tag{5}$$

Nótese que las ecuaciones 4 y 5 tienen la forma general de una ecuación para una línea recta: $y = mx + b$.

Para obtener información en relación con un sistema particular de hormona-receptor, se incuban *in vivo* un número fijo

de células (y, por lo tanto, un número fijo de receptores) en una serie de tubos de ensayo con cantidades cada vez mayores de hormona. En cada concentración mayor de hormona, la cantidad de hormona unida al receptor aumenta hasta que la hormona ocupa todos los receptores. Se puede obtener el número de receptores y la afinidad utilizando las relaciones establecidas por la ecuación 5, y graficando los resultados como el índice de hormona unida al receptor respecto a la hormona libre ([HR]/[H]) en función de la cantidad de hormona unida ([HR]). Este tipo de análisis se conoce como **gráfica de Scatchard** (fig. 30-5). En teoría, la gráfica de Scatchard de la unión en equilibrio simple es una línea recta (*véase* fig. 30-5A), con la pendiente de la línea siendo igual al negativo de la constante de asociación ($-K_a$), y el intercepto x siendo igual al número total de receptores (R_0). Se pueden utilizar otros métodos matemáticos y gráficos igualmente válidos para analizar las interacciones entre hormona y receptor, pero probablemente la más utilizada es la gráfica de Scatchard.

En la práctica, las gráficas de Scatchard no siempre son líneas rectas, sino que son curvilíneas (*véase* fig. 30-5B). La insulina es un ejemplo clásico de una hormona que genera gráficas curvas de Scatchard. Una interpretación de este resultado es que las células contienen dos clases separadas y diferentes de receptores, cada uno de los cuales tiene una diferente afini-

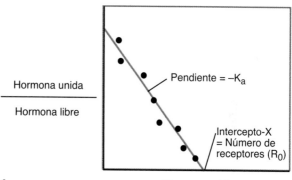

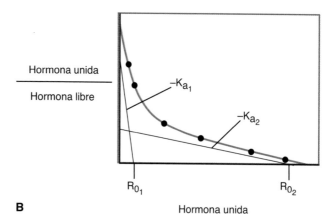

Figura 30-5 **Gráficas de Scatchard sobre datos de la unión hormona-receptor.** (**A**) Gráfica de línea recta típica de la unión de una hormona a una sola clase de receptores. (**B**) Gráfica de Scatchard curvilínea típica de algunas hormonas. Se han propuesto varios modelos para justificar la no-linealidad de las gráficas de Scatchard. K_a, constante de asociación; R_0, número total de receptores. (*Véase* el texto para mayores detalles).

dad de unión. Por lo general, la población de un receptor tiene mayor afinidad, pero un menor número en comparación con la segunda población. Por lo tanto, como se indica en la figura 30-5B, $K_{a1} > K_{a2}$ pero $R_{02} > K_{01}$. A menudo se requiere un análisis computarizado para ajustar de forma precisa las gráficas de Scatchard curvilíneas a un modelo de dos sitios.

Otra explicación para las gráficas de Scatchard curvilíneas es que los receptores ocupados influyen en la afinidad de receptores adyacentes no ocupados por **cooperatividad negativa**. De acuerdo con esta teoría, cuando una molécula de hormona se une a su receptor, causa una reducción en la afinidad de los receptores no ocupados cercanos, haciendo más difícil que moléculas adicionales de la hormona se unan. Entre mayor sea la cantidad de hormona unida, menor es la afinidad de los receptores no ocupados. Por lo tanto, como se muestra en la figura 30-5B, a medida que la hormona unida aumenta, la afinidad (pendiente) disminuye de forma constante. La información estructural avanzada sobre la molécula de insulina y su receptor ha identificado una serie de puntos de unión a la insulina en el receptor de insulina. Los análisis de Scatchard han revelado que estos puntos de unión coexistentes son de alta y baja afinidad. La tasa de disociación de la insulina preligada se acelera con la presencia de insulina no marcada, incluso en una dilución "infinita", lo que indica que existe una cooperatividad negativa entre estos puntos de unión. Curiosamente, las curvas dosis-respuesta para esta disociación acelerada tienen forma de campana (autoantagonismo) y muestran una pérdida de la aceleración de la disociación a altas concentraciones de insulina.

Las curvas de dosis-respuesta determinan los cambios en la respuesta y sensibilidad

Los efectos de una hormona por lo general no son fenómenos de todo o nada —esto es, no suelen pasar de un "encendido total" a un "apagado total" y viceversa—. En lugar de ello, las células blanco muestran respuestas graduadas proporcionales a la concentración presente de hormona libre. La relación dosis-respuesta para una hormona generalmente muestra una forma sigmoidea cuando se grafica como la respuesta biológica en el eje *y versus* el logaritmo de la concentración de la hormona en el eje *x* (fig. 30-6).

Sin importar la vía biológica o el proceso que se esté considerando, las células suelen mostrar un *nivel basal* intrínseco de actividad en ausencia de hormona añadida, incluso mucho después de cualquier exposición previa a la hormona. A medida que la concentración de la hormona rodeando a las células aumenta, debe haber una **concentración umbral** antes de que se pueda producir cualquier aumento medible en la respuesta celular. A concentraciones hormonales más altas, se produce una **respuesta máxima** en la célula blanco, y el aumentar la concentración de la hormona no puede generar una mayor respuesta. La concentración de la hormona requerida para producir una respuesta a medio camino entre las respuestas máxima y basal, la **dosis media efectiva (ED_{50})**, es un índice útil de la sensibilidad de la célula blanco para esa hormona en particular (*véase* fig. 30-6).

Para algunas hormonas peptídicas, puede ocurrir una respuesta máxima cuando solo un pequeño porcentaje (5 a 10%) de la población total del receptor está ocupada por la hormona. El 90 a 95% restante de los receptores se conocen como receptores de repuesto, debido a que a la inspección inicial no parecen necesarios para producir una respuesta máxima. El término es inadecuado, ya que los receptores no son "de repuesto" en

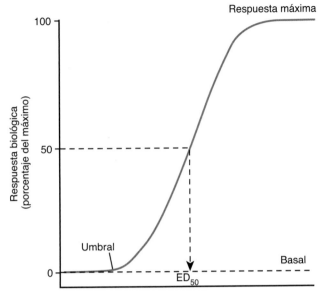

Figura 30-6 **Curva dosis-respuesta normal de la actividad de una hormona.** ED_{50}, dosis media efectiva.

el sentido de su utilización. Aunque en cualquier momento determinado solo 5 a 10% de los receptores están ocupados, las interacciones entre hormona y receptor están en un proceso de equilibrio, y las hormonas en forma constante se disocian y reasocian con sus receptores. Por lo tanto, comparando un momento determinado con otro, pueden estar ocupados diferentes subgrupos de la población total de receptores, pero presumiblemente todos los receptores participan de igual forma en la producción de la respuesta biológica.

Las alteraciones fisiológicas y fisiopatológicas en las respuestas de los tejidos blanco a las hormonas pueden darse en una de dos formas generales, como lo indican los cambios en las curvas dosis-respuesta de las hormonas (fig. 30-7). Aunque los cambios en las curvas de dosis-respuesta no son evaluados de forma rutinaria en el contexto clínico, pueden servir para diferenciar entre un defecto en el receptor o un defecto posreceptor en la acción de la hormona, proporcionando información útil en relación con la causa subyacente de un estado de enfermedad en particular. Los cambios en la respuesta están indicados por un aumento o disminución de la respuesta máxima del tejido blanco, y pueden ser resultado de uno o más factores (*véase* fig. 30-7A). Las respuestas alteradas pueden ser causadas por un cambio en el número de células blanco funcionales en un tejido, por un cambio en el número de receptores por célula para la hormona en cuestión, o si la propia función del receptor no limita la acción de la hormona, por un cambio en el paso posreceptor específico que limita el índice de respuesta en la vía de acción de la hormona.

Un cambio en la sensibilidad se refleja como un desplazamiento hacia la izquierda o hacia la derecha en la curva de dosis-respuesta y, por lo tanto, un cambio en la ED_{50}; un desplazamiento hacia la derecha indica disminución de la sensibilidad, y un cambio hacia la izquierda indica un aumento en la sensibilidad para dicha hormona (*véase* fig. 30-7B). Los cambios en la sensibilidad reflejan 1) una alteración en la afinidad del receptor o, en presencia de concentraciones submáximas de la hor-

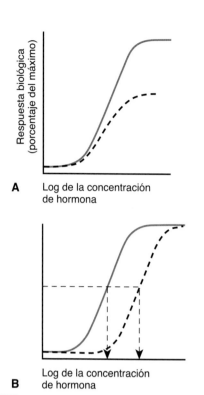

A Log de la concentración de hormona

B Log de la concentración de hormona

Figura 30-7 **Respuestas alteradas en los tejidos reflejadas por las curvas de dosis-respuesta. (A)** Disminución de la respuesta del tejido blanco. **(B)** Disminución de la sensibilidad del tejido blanco.

mona, 2) un cambio en el número de receptores. Las curvas de dosis-respuesta también pueden reflejar combinaciones de cambios en la sensibilidad y respuesta en las que hay desplazamiento de la curva tanto a la derecha como a la izquierda (un cambio en la sensibilidad), y un cambio en la respuesta biológica máxima a un nivel más bajo o más alto (un cambio en la respuesta).

Las células pueden regular su número de receptores o la función de los mismos en varias formas. Exponer a las células a un exceso de hormona durante un periodo sostenido suele resultar en una reducción en el número de receptores para esa hormona por cada célula. A este fenómeno se le conoce como **regulación a la baja**. En el caso de las hormonas peptídicas, que tienen receptores en las superficies celulares, por lo general ocurre una redistribución de los receptores en la superficie celular a sitios intracelulares, como parte del proceso de regulación a la baja. Por lo tanto, puede haber pocos receptores totales por célula y un porcentaje más pequeño disponible para que la hormona se una a la superficie de la célula. Aunque es algo menos prevalente que la regulación a la baja, puede ocurrir **regulación a la alta** cuando determinadas condiciones o tratamientos causan un aumento en el número de receptores respecto a lo normal. Los cambios en las tasas de síntesis de receptores también pueden contribuir a la regulación a la baja o al alta a largo plazo.

Además de cambiar el número de receptores, muchas células blanco pueden regular la función de los receptores. La exposición crónica de las células a una hormona puede hacer que las células respondan menos a la exposición subsecuente a la hormona, mediante un proceso llamado **desensibilización**. Si la exposición de las células a la hormona tiene un efecto desensibilizador sobre la acción generada por la misma hormona, a este efecto se le denomina **desensibilización homóloga**. Si la exposición de las células a una hormona tiene un efecto de desensibilización en relación con la acción de una hormona diferente, el efecto se conoce como **desensibilización heteróloga**.

CIENCIAS MÉDICAS INTEGRADAS

Páncreas artificial

De gran importancia para el médico practicante es el número cada vez mayor de pacientes con **diabetes mellitus**. Como se describe en el capítulo 34, la diabetes mellitus es un padecimiento endocrino de la desregulación del metabolismo, más notablemente una desregulación en el metabolismo de la glucosa. En pacientes con diabetes tipo 1, el control de la glucosa puede prevenir las complicaciones a largo plazo. Desafortunadamente, alcanzar un control de la glucosa cercano a lo normal es algo muy difícil, y la incidencia de hipoglucemia aumenta cuando el control de la glucosa se aproxima a niveles normales de glucosa. Con el paso de los años, los ingenieros biomédicos han estado intentando desarrollar un "páncreas artificial". Ahora, con los avances en la *bomba de insulina* y las tecnologías de *vigilancia continua de la glucosa*, se han desarrollado sistemas de páncreas artificiales que imitan la secreción de insulina en el torrente sanguíneo en respuesta a los cambios en los niveles de glucosa en sangre del organismo.

Este sistema mecánico de asa cerrada determina los niveles de glucosa de forma continua, a través de sensores subcutáneos, y transmite la información a una bomba de insulina. Los sistemas de páncreas artificiales del futuro pueden tener muchos sensores fisiológicos para determinar el inicio de una comida, determinar el nivel y la duración de la actividad física y medir las concentraciones de insulina en la sangre. Estas mediciones adicionales mejorarán el algoritmo computarizado dentro de la bomba para proporcionar la tasa apropiada de secreción de insulina en el momento adecuado.

Más aún, nuevos sistemas de páncreas artificial que se están desarrollando incluyen múltiples hormonas peptídicas pancreáticas, ya que el páncreas endocrino sano controla la glucosa sanguínea a través de la liberación equilibrada y coordinada de insulina, glucagón, **amilina**, somatostatina y otras hormonas pancreáticas (*véase* capítulo 34). En este sentido, el desarrollo de un sistema de asa cerrada que libere tanto insulina como glucagón, con base en lecturas continuas de la glucosa en sangre, ha demostrado proporcionar una vía factible de controlar la glucosa sanguínea y evitar hipoglucemia que requiera tratamiento. Dado que la amilina por lo general se secreta en conjunto con la insulina y aumenta funcionalmente la acción de la insulina, y ya que la somatostatina reduce el requerimiento de insulina para las personas con diabetes, también se podría utilizar la coadministración de amilina o somatostatina con una menor dosis de insulina para reducir el riesgo de hipoglucemia. ∎

Resumen del capítulo

- El sistema endocrino integra la función orgánica a través de hormonas que son secretadas de glándulas endocrinas clásicas, y también de órganos cuya función primaria no es endocrina.
- Las hormonas pueden señalizar a las células que las producen (autocrinas) o a las células vecina (paracrinas), pero clásicamente se definen como compuestos que viajan en la sangre que señalizan a tejidos blanco distantes.
- La identificación de las hormonas por la célula blanco depende de receptores específicos, con alta afinidad, que pueden estar localizados en la superficie celular, dentro del citoplasma o en el núcleo de la célula blanco.
- Las señales hormonales son organizadas en una jerarquía de sistemas de retroalimentación, cascadas de amplificación de millones de veces y a menudo patrones de secreción definibles.

- La mayoría de las hormonas muestran efectos pleiotrópicos y comparten su capacidad para controlar parámetros fisiológicos vitales junto con otras hormonas.
- Químicamente, las hormonas pueden ser metabolitos de un solo aminoácido, péptidos, o metabolitos de colesterol y, dependiendo de su solubilidad, son transportados ya sea en forma libre en la sangre (hormonas peptídicas y aminas) o unidas a proteínas transportadoras (esteroides y hormonas tiroideas).
- Las alteraciones en la señalización celular y las interacciones anormales de las hormonas con sus receptores pueden producir anormalidades endocrinas.

Preguntas de revisión del capítulo

1. Un desplazamiento a la derecha en la curva biológica de actividad-respuesta para una hormona sin un cambio acompañante en la respuesta máxima indica:

   A. Una reducción en la respuesta y una reducción en la sensibilidad.
   B. Un aumento en la respuesta.
   C. Una reducción en la sensibilidad.
   D. Un aumento en la sensibilidad y una reducción en la respuesta.
   E. Un aumento en la sensibilidad.

2. Dentro del sistema endocrino, la especificidad de comunicación está determinada por:

   A. La naturaleza química de la hormona.
   B. La distancia entre la célula endocrina y su(s) célula(s) blanco.
   C. La presencia de receptores específicos en las células blanco.
   D. Las conexiones anatómicas entre las células endocrinas y las células blanco.
   E. La afinidad de unión entre la hormona y su receptor.

3. La capacidad de las hormonas para ser reguladores efectivos de la función biológica, a pesar de circular a concentraciones muy bajas, es resultado de:

   A. La multiplicidad de sus efectos.
   B. Proteínas de transporte.
   C. Efectos pleiotróficos.
   D. Amplificación de la señal.
   E. Unión competitiva.

4. La norepinefrina y la melatonina representan un subconjunto de hormonas conocidas como aminas. La norepinefrina se deriva de la transformación de:

   A. Melatonina.
   B. Glucagón.
   C. Insulina.
   D. Triptófano.
   E. Tirosina.

5. En el plasma, la mayor parte del cortisol está:

   A. Unido a la albúmina.
   B. Unido a CBG.
   C. Libre en solución.
   D. Unido a la transtiretina.
   E. Conjugado.

1. **La respuesta correcta es C.** El desplazamiento hacia la derecha o hacia la izquierda en las curvas de dosis-respuesta indica cambios en la sensibilidad. Los cambios en la respuesta biológica máxima indican cambios en la respuesta. Dado que no hay un cambio en la respuesta máxima, la respuesta correcta debe relacionarse con un cambio solo en la sensibilidad. Un desplazamiento hacia la derecha indica reducción de la sensibilidad.

2. **La respuesta correcta es C.** Las hormonas producen sus efectos sobre las células blanco al interactuar con receptores específicos. La unión de una hormona a su receptor por lo general inicia una cascada de eventos que provoca efectos biológicos en la célula blanco.

3. **La respuesta correcta es D.** Las hormonas por lo general circulan a concentraciones que van de 10^{-9} a 10^{-12} M. Producen cambios mucho más grandes en varios parámetros biológicos como resultado de la amplificación de la señal, en la que una señal hormonal relativamente débil es amplificada a una mayor respuesta biológica.

4. **La respuesta correcta es E.** Las hormonas derivadas de aminas constan de uno o dos aminoácidos modificados. La norepinefrina se sintetiza a partir del aminoácido tirosina mediante una serie de pasos enzimáticos en la médula suprarrenal y en las neuronas posganglionares del sistema nervioso simpático..

5. **La respuesta correcta es B.** La afinidad del cortisol por la globulina fijadora de corticoesteroides (CBG) es más de 1 000 veces mayor que su afinidad por la albúmina, pero la albúmina está presente en concentraciones mucho mayores que la CBG. Por lo tanto, alrededor de 70% del cortisol plasmático está unido a la CBG, 20% está unido a la albúmina y 10% restante está libre en solución.

Ejercicios de aplicación clínica 30-1

Un estudio buscó determinar el efecto de la edad y el sexo sobre la secreción de hormona del crecimiento. Se generó un perfil secretor de GH de 24 horas mediante muestras cada 20 minutos en 10 mujeres jóvenes (entre 15 y 30 años de edad) y 10 hombres jóvenes (entre 15 y 30 años de edad). La concentración integrada de GH fue significativamente mayor en las mujeres que en los hombres, y mayor en personas jóvenes que en los de mayor edad. La amplitud media del pulso, la duración y la fracción de GH secretada en pulsos fueron todos mayores en los jóvenes, pero no significativamente diferentes entre los sexos. La frecuencia media de pulso no se vio afectada por la edad ni el sexo.

PREGUNTAS

1. ¿Por qué se midió la secreción de GH mediante una bomba de extracción continua?

2. ¿Cuál sería un abordaje más sencillo para diagnosticar deficiencia de GH?

RESPUESTAS

1. La mayoría de los niños sanos experimentan episodios o "estallidos" de secreción de GH durante el día, más prominentemente durante las primeras horas de sueño. Para obtener información confiable acerca de la secreción de hormona de crecimiento, se requiere la inserción de una bomba de extracción continua o un catéter patentado, más la ingesta de alimento y actividad física sin restricciones. Aumentar la frecuencia de las muestras de cada 20 minutos a cada 5 minutos, o el segundo muestreo a intervalos de 30 segundos mejora el umbral para detectar más pulsos por hora. Aunque es complejo y costoso, este método elimina el error de un pico aislado o por mediciones que podrían de otra forma obtenerse con una muestra única o muestras múltiples al azar para medir la GH.

2. Un abordaje menos complicado con un poder de discriminación similar para diagnosticar deficiencia de GH involucra medir los niveles de GH en sangre poco después de una estimulación hipofisaria apropiada. Agentes farmacológicos que estimulan la secreción de GH incluyen l-dopa, clonidina, propanolol, glucagón, insulina y arginina. Al alterar el sistema en forma bien prescrita, el endocrinólogo es capaz de obtener información importante acerca de la secreción de hormona del crecimiento, lo cual no sería posible si se utilizase una muestra de sangre al azar.

Objetivos del aprendizaje activo

Con el dominio del material de este capítulo, usted será capaz de:

- Describir los procesos por los cuales la anatomía funcional del eje hipotálamo-hipofisario resulta en mecanismos de síntesis y secreción diferentes entre las hormonas hipofisarias posteriores y las anteriores.
- Explicar el mecanismo a través del cual la hormona liberadora de corticotropina actúa sobre los corticotrofos hipofisarios para regular la liberación de glucocorticoides desde la corteza suprarrenal.
- Explicar el mecanismo a través del cual la hormona liberadora de tirotropina actúa sobre la hipófisis para regular la liberación de triyodotironina y tiroxina desde la glándula tiroides.
- Explicar el concepto de retroalimentación negativa en lo que respecta a la síntesis y liberación de hormonas de la hipófisis anterior.

- Describir el eje hipotálamo-hipófisis-hormona del crecimiento y explicar la respuesta de los somatotrofos hipofisarios a la hormona liberadora de la hormona del crecimiento y al factor inhibidor de la liberación de somatotropina.
- Predecir los efectos de la hormona del crecimiento, del factor de crecimiento similar a la insulina, del envejecimiento y del sueño sobre la secreción de la primera.
- Explicar de qué manera la hormona del crecimiento regula el crecimiento óseo y altera el metabolismo del tejido adiposo y muscular.
- Describir los efectos de la deficiencia de hormona del crecimiento en el organismo de niños y adultos.
- Comparar los efectos del exceso de hormona del crecimiento entre el cuerpo de niños y de adultos.

L a **hipófisis** o **pituitaria** es una glándula endocrina que sobresale de la parte baja del hipotálamo, en la base del cerebro. Está constituida por los lóbulos anterior y posterior, que se vinculan de manera funcional con el hipotálamo mediante el tallo hipofisario. De este modo, el hipotálamo regula la secreción de las hormonas de la hipófisis.

Esta glándula secreta diversas hormonas peptídicas que regulan casi todos los aspectos de la función corporal: algunas influyen en procesos celulares clave para conservar el volumen y la composición de los líquidos corporales, mientras que otras producen cambios en las funciones corporales que permiten crecer, reproducirse y responder de forma apropiada al estrés y a los traumatismos. Las hormonas hipofisarias pueden actuar de manera directa sobre sus células diana o estimular otras glándulas endocrinas para que secreten hormonas que, a su vez, realizan cambios en la función corporal.

ESTRUCTURA DEL EJE HIPOTÁLAMO-HIPÓFISIS

La hipófisis, ubicada en la base del cerebro y conectada con el hipotálamo mediante un tallo, se aloja en una depresión del hueso esfenoides del cráneo, llamada **silla turca**. La hipófisis humana está constituida por dos glándulas que difieren en forma y función: la adenohipófisis y la neurohipófisis (*véase* fig. 31-1). La **adenohipófisis** o *hipófisis anterior* consta de una **parte tuberal**, que forma la cubierta externa del tallo hipofisario, y una **parte distal** o **lóbulo anterior**. La **neurohipófisis** o *hipófisis posterior* comprende el **infundíbulo** (que forma la parte interna del tallo), la **apófisis infundibular** o **lóbulo posterior**, y la **eminencia media** del hipotálamo. Esta última es una zona importante, a través de la cual las hormonas se retroalimentan para regular la función hipotalámica hipofisaria, tal como se analiza en detalle en los siguientes capítulos. En la mayoría de los vertebrados, la hipófisis

contiene un tercer lóbulo de diferente anatomía: la **parte intermedia** o **lóbulo intermedio**. En humanos adultos solo se encuentra un vestigio del lóbulo intermedio, constituido por una región delgada y difusa de células entre los lóbulos anterior y posterior.

La adenohipófisis y la neurohipófisis tienen diferentes orígenes embriológicos: la primera se forma por una evaginación del ectodermo oral llamada **bolsa de Rathke**, mientras que la segunda surge como una extensión del hipotálamo en desarrollo, que se fusiona con la bolsa de Rathke conforme se desenvuelve. El lóbulo posterior, por lo tanto, está compuesto de tejido nervioso y es una parte funcional del hipotálamo.

Las neuronas hipotalámicas terminan en el lóbulo posterior para secretar hormonas hipofisarias posteriores

El infundíbulo de la hipófisis contiene haces de fibras nerviosas no mielinizadas que terminan en el lecho capilar del lóbulo posterior. Estas fibras son los axones de las neuronas que se originan en los **núcleos supraópticos** y **paraventriculares** del hipotálamo. Los cuerpos celulares de estas neuronas son grandes en comparación con los de otras hormonas hipotalámicas, de allí su nombre de **neuronas magnocelulares**. Las **hormonas arginina vasopresina** (**AVP**) y **oxitocina** se sintetizan en los cuerpos de esas neuronas como parte de prohormonas precursoras más grandes, que luego se empaquetan en gránulos y se procesan de manera enzimática para producir AVP y oxitocina. El flujo axoplásmico transporta los gránulos por los axones para ser acumulados en las terminales axónicas en el lóbulo posterior.

Los eventos que ocurren dentro o fuera del cuerpo generan estímulos para la secreción de hormonas desde el lóbulo posterior. El sistema nervioso central (SNC) procesa estos estímulos, y la señal para la secreción de AVP u oxitocina se transmite luego hacia las neuronas neurosecretoras del hipotálamo.

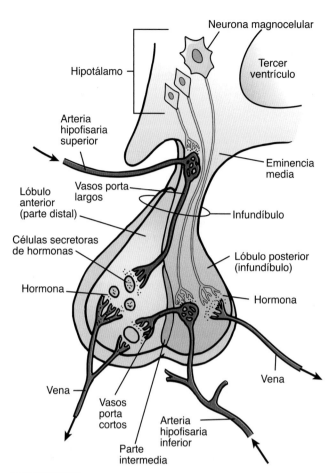

Figura 31-1 **La hipófisis humana.** La neurona magnocelular (cuerpo celular grande de color amarillo) libera arginina vasopresina u oxitocina desde sus terminales axónicas hacia los capilares que dan origen al drenaje venoso del lóbulo posterior. Las neuronas con cuerpos celulares más pequeños secretan factores de liberación en las redes capilares que dan origen a los vasos porta hipofisarios largos y cortos, respectivamente. La imagen muestra cómo las hormonas liberadoras llegan a las células secretoras de hormonas del lóbulo anterior a través de los vasos porta.

A continuación, los gránulos secretores que contienen la hormona se liberan en la circulación capilar cercana, desde la cual es transportada hacia la circulación sistémica.

Distintos tipos de células dentro del lóbulo anterior de la hipófisis sintetizan seis hormonas diferentes

El lóbulo anterior de la hipófisis contiene grupos de células de tipos histológicos diferentes estrechamente asociadas con sinusoides sanguíneos que drenan hacia la circulación venosa. Estas células producen las seis hormonas de la hipófisis anterior y las secretan en los sinusoides sanguíneos. Los **corticotrofos** sintetizan y secretan la **hormona adrenocorticotrópica (ACTH)**, también conocida como **corticotropina**; los **tirotrofos** producen la **hormona estimulante de la tiroides (TSH)**; los **somatotrofos** secretan la **hormona del crecimiento (GH)**; los **lactotrofos** sintetizan y secretan la **prolactina (PRL)**, y los **gonadotrofos** producen la **hormona foliculoestimulante (FSH)** y la **hormona luteinizante (LH)**. Del número total de células secretoras en la hipófisis anterior, se estima que entre 15 y 20% son corticotropas, entre 10 y 15% gonadotropas y entre 10 y 15% lactotropas.

Los somatotrofos constituyen la población celular más numerosa (50% del total), y el tipo celular menos común es el de los tirotrofos, que comprende el 10% de las células secretoras de la hipófisis anterior.

Las células que producen las hormonas de la hipófisis anterior no están inervadas, sino que son las **hormonas liberadoras** (llamadas **hormonas hipofisiotrópicas** y sintetizadas por los cuerpos neuronales en el hipotálamo) las que regulan la actividad secretora de las células de la hipófisis anterior. Las terminales axónicas de esas neuronas están localizadas en lechos capilares en la eminencia media del hipotálamo y la parte baja del infundíbulo. Estas redes capilares dan origen al suministro principal de sangre al lóbulo anterior de la hipófisis.

En la figura 31-1 se muestra la irrigación sanguínea de la hipófisis anterior. Las arterias hipofisarias superior e inferior conducen sangre a la región hipotálamo-hipofisaria. Las **arterias hipofisarias superiores** dan origen a una rica red capilar en la eminencia media. Los capilares convergen en venas largas que transcurren por el tallo hipofisario y se vacían en los sinusoides del lóbulo anterior. Estas últimas son consideradas venas porta porque conducen sangre a la hipófisis anterior en lugar de unirse a la circulación venosa que la lleva de regreso al corazón; es por ello que se denominan **vasos porta hipofisarios largos**. Las **arterias hipofisarias inferiores** suministran sangre arterial al lóbulo posterior y también penetran en la parte baja del infundíbulo, donde forman otra importante red capilar. Los capilares de esta red convergen en **vasos porta hipofisarios cortos,** que también vierten sangre en los sinusoides de la hipófisis anterior. El suministro especial de sangre al lóbulo anterior de la hipófisis se conoce como **circulación portal hipofisaria**.

Las neuronas hipotalámicas secretan factores de liberación en la circulación portal hipofisaria en pequeñas ráfagas episódicas. Las hormonas liberadoras tienen una breve vida media de algunos minutos, porque son inactivadas con rapidez por las enzimas de la circulación portal hipofisaria. Sin embargo, hay tiempo suficiente para que la hormona liberadora recorra la corta distancia que existe hasta entrar en contacto con su célula diana en el lóbulo anterior y degradarse a continuación. Debido a la pequeña cantidad secretada y a su rápida degradación, las hormonas liberadoras son casi indetectables en la sangre sistémica.

Las hormonas liberadoras pueden estimular o inhibir la síntesis y secreción de una hormona de la hipófisis anterior

Los eventos o cambios externos que ocurren dentro del propio cuerpo generan señales en el SNC que dan lugar a la secreción de hormonas liberadoras. La excitación de los nervios sensoriales, el estrés emocional o físico, los ritmos biológicos, los cambios en los patrones de sueño o en el ciclo sueño-vigilia, y los de las cifras circulantes de ciertas hormonas o metabolitos, son todos factores que modifican la secreción de hormonas particulares de la hipófisis anterior. Las señales generadas en el SNC por tales eventos se transmiten a las neuronas neurosecretoras del hipotálamo. Dependiendo de la naturaleza del suceso y de la señal generada, puede estimularse o inhibirse la secreción de una hormona liberadora en particular (*véase* tabla 31-1). A su vez, esa respuesta afecta la velocidad de secreción de la hormona hipofisaria anterior correspondiente. Por ejemplo, la **hormona liberadora de corticotropina (CRH)** es secretada en forma continua por las neuronas hipotalámicas. El estrés puede aumentar la secreción de CRH, lo que provoca una mayor liberación de ACTH de la

TABLA 31-1 Hormonas liberadoras hipotalámicas

Hormona	Factores que regulan la síntesis y la liberación*	Receptor en la hipófisis anterior†	Acciones sobre la hipófisis anterior
Hormona liberadora de corticotropina (CRH)	Los glucocorticoides inhiben; el estrés estimula	Receptor de la hormona liberadora de corticotropina tipo 1 (CRHR-1)	Estimula la secreción de ACTH y la expresión del gen POMC en los corticotrofos
Hormona liberadora de tirotropina (TRH)	Las hormonas tiroideas inhiben	Receptor-1 de la hormona liberadora de tirotropina (TRHR1)	Estimula la secreción de TSH y la expresión de los genes para las subunidades α y β de TSH en los tirotrofos; estimula la síntesis de PRL por parte de los lactotrofos
Hormona liberadora de la hormona luteinizante (LHRH)	Los andrógenos, el estradiol y la progesterona inhiben	Receptor de la hormona liberadora de hormona luteinizante (LHRHR)	Estimula la secreción de FSH y LH por parte de los gonadotrofos
Hormona liberadora de la hormona del crecimiento (GHRH)	GH e IGF-1 inhiben	Receptor de la hormona liberadora de la hormona del crecimiento (GHRHR)	Estimula la secreción de GH y la expresión del gen de GH en los somatotrofos
Somatostatina (SST)	GH e IGF-1 estimulan; las hormonas tiroideas estimulan	Receptores de somatostatina 1, 2, 3, 5 (SSTR1, -2, -3, -5)	Inhibe la secreción de GH por parte de los somatotrofos y la de TSH por parte de los tirotrofos
Dopamina	La lactancia materna inhibe	Receptor de dopamina D2 (D2R)	Inhibe la síntesis y la secreción de PRL por los lactotrofos

*La síntesis y la secreción ocurren de manera espontánea, y otros factores actúan luego para aumentar o disminuir la liberación.

†Puede haber formas diferentes de receptores en otros tejidos, sobre todo en el cerebro.

ACTH, hormona adrenocorticotrópica; FSH, hormona foliculoestimulante; GH, hormona del crecimiento; ILG-1, factor de crecimiento 1 similar a la insulina; LH, hormona luteinizante; POMC, proopiomelanocortina; PRL, prolactina; TSH, hormona estimulante de la tiroides.

hipófisis anterior y un aumento de glucocorticoides en la sangre, que inhibirán luego la liberación de CRH de las neuronas hipotalámicas.

Por lo general, las hormonas liberadoras estimulan la síntesis y secreción de hormonas hipofisarias por parte la hipófisis anterior. Las **hormonas liberadoras de tirotropina (TRH)** y **de GH (GHRH)** estimulan respectivamente la síntesis y secreción de TSH y GH (*véase* tabla 31-1). La **hormona liberadora de LH (LHRH)**, también conocida como **hormona liberadora de gonadotropinas (GnRH)**, estimula la síntesis y secreción de FSH y LH. Como se ha mencionado antes, la CRH estimula la liberación de ACTH. En contraste, la **somatostatina (SST)**, también llamada **factor inhibidor de la liberación de somatotropina (SRIF)**, inhibe la secreción de GH, mientras que la dopamina inhibe la liberación de prolactina. La catecolamina **dopamina** es la única hormona liberadora que no es un péptido. Las hormonas liberadoras pueden sintetizarse de modo farmacológico y usarse en el diagnóstico y tratamiento de las enfermedades del sistema endocrino (por ejemplo, la GnRH sintética se usa para tratar la infertilidad femenina).

HORMONAS DE LA HIPÓFISIS POSTERIOR

Las neuronas magnocelulares de los núcleos supraópticos y paraventriculares del hipotálamo producen AVP (históricamente conocida como *hormona antidiurética*) y oxitocina. Cada una de las neuronas sintetiza AVP u oxitocina, pero no ambas. Sus axones forman el infundíbulo y terminan en la red capilar del lóbulo posterior, donde descargan AVP y oxitocina en la circulación sistémica.

AVP y oxitocina son pequeños péptidos muy relacionados, cada uno de los cuales consta de nueve residuos de aminoácidos. Aunque ambas difieren en solo dos de esos residuos, sus diferencias estructurales son suficientes para dar a estas dos moléculas actividades hormonales distintas. Sin embargo, al mismo tiempo son lo suficientemente similares como para que la AVP posea una ligera actividad oxitócica y la oxitocina presente una ligera actividad antidiurética.

Los genes para la síntesis de AVP y oxitocina se localizan cerca uno de otro en el cromosoma 20 y codifican prohormonas mucho más grandes que contienen secuencias de aminoácidos para AVP y oxitocina y un péptido de 93 aminoácidos llamado **neurofisina**. Las mutaciones en la porción neurofisina del gen de AVP se vinculan con la **diabetes insípida hipotalámica** (también llamada *diabetes insípida central*), una extraña afección genética en la que la secreción de AVP se ve alterada. Como ya se dijo, las prohormonas de AVP y oxitocina se sintetizan en los cuerpos de neuronas magnocelulares y se transportan en gránulos secretores hacia las terminales axónicas del lóbulo posterior. Durante el pasaje de los gránulos desde el aparato de Golgi hasta las terminales axónicas, algunas enzimas proteolíticas fragmentan las prohormonas para producir AVP u oxitocina y sus neurofisinas asociadas.

El hipotálamo y la hipófisis posterior actúan como una unidad funcional para la secreción de AVP y oxitocina. Cuando las neuronas magnocelulares reciben señales para tal efecto se generan potenciales de acción que desencadenan la liberación de AVP u oxitocina y de neurofisina desde las terminales axónicas. Estas sustancias se difundirán luego hacia los capilares cercanos e ingresarán a la circulación sistémica.

La arginina vasopresina aumenta la reabsorción de agua por parte de los riñones

Son dos las señales fisiológicas que generan el estímulo del SNC para la secreción de AVP: el aumento en la osmolalidad de la sangre y la disminución del volumen sanguíneo. Los mediadores químicos de la liberación de AVP incluyen catecolaminas, angiotensina II y el **péptido natriurético auricular** (**PNA**). La principal acción fisiológica de la AVP es aumentar la reabsorción de agua por parte de los conductos colectores de los riñones. El resultado es una menor excreción de agua y la formación de orina osmóticamente concentrada (*véase* el capítulo 22). Esta acción de la AVP contrarresta las circunstancias que estimulan su secreción. Por ejemplo, una menor pérdida de agua en la orina limita un mayor aumento de la osmolalidad de la sangre y conserva el volumen sanguíneo. Los niveles bajos de AVP en sangre provocan diabetes insípida y producción excesiva de orina diluida (*véase* el capítulo 23).

La oxitocina estimula la contracción del músculo liso en las glándulas mamarias y en el útero

La secreción de oxitocina por parte de las neuronas magnocelulares del hipotálamo se ve estimulada por dos señales fisiológicas. La primera es la del amamantamiento, que estimula las células sensoriales en el pezón. Los impulsos nerviosos aferentes ingresan al SNC para estimular las neuronas magnocelulares que secretan oxitocina. Estas neuronas emiten descargas en sincronía y liberan una carga de oxitocina en la corriente sanguínea. La oxitocina estimula la contracción de las **células mioepiteliales** que rodean los alveolos cargados de leche en la glándula mamaria, lo que ayuda a su expulsión.

La segunda señal se refiere a la estimulación de la secreción de oxitocina por parte de los impulsos neurológicos del aparato reproductor femenino durante el trabajo de parto. La dilatación del cuello uterino antes del inicio de dicho trabajo estimula los receptores de distensión locales. Los impulsos nerviosos aferentes pasan a través del SNC hacia las neuronas secretoras de oxitocina, cuya función estimula la contracción de células del músculo liso en el útero durante el parto y ayuda al alumbramiento. En el capítulo 38 se abordarán mejor las acciones de la oxitocina sobre las glándulas mamarias y el aparato reproductor femenino.

HORMONAS DE LA HIPÓFISIS ANTERIOR

La hipófisis anterior secreta seis hormonas proteínicas, todas pequeñas, con un peso molecular que va de 4.5 a 29 kDa (tabla 31-2). Cuatro de las hormonas de la hipófisis anterior generan efectos sobre la morfología y la actividad secretora de otras glándulas endocrinas, y se las denomina hormonas *trópicas* (del griego, "cambiar a") o *tróficas* ("que nutren"). Por ejemplo, la ACTH mantiene el tamaño de ciertas células en la corteza suprarrenal y las estimula para sintetizar y secretar las **hormonas glucocorticoides** cortisol y **corticosterona**. De manera similar, la TSH conserva el tamaño de las células de los folículos tiroideos y las estimula para producir y secretar las hormonas tiroideas tiroxina (T_4) y triyodotironina (T_3). Las otras dos hormonas trópicas, FSH y LH, se denominan **gonadotropinas** porque actúan sobre ovarios y testículos. La primera estimula el desarrollo de los folículos en los ovarios y regula el proceso de la **espermatogenia** en los testículos, mientras que la LH provoca la ovulación y luteinización del folículo ovulado y estimula la producción de las hormonas sexuales femeninas estrógeno y progesterona por parte del ovario. En el hombre, la LH estimula las células de Leydig de los testículos para producir y secretar la hormona sexual masculina, la testosterona.

TABLA 31-2 Hormonas de la hipófisis anterior

Hormona	Factores que regulan la síntesis y la liberación	Tejido diana y receptor	Acciones fisiológicas
Adrenocorticotrópica (ACTH, corticotropina)	La hormona liberadora de corticotropina (CRH) estimula; los glucocorticoides inhiben	Glándula suprarrenal Receptor de ACTH o receptor de melanocortina tipo 2 (MC2R)	Estimula la producción de glucocorticoides y andrógenos por parte de la corteza suprarrenal, mantiene el tamaño de sus zonas fasciculada y reticular
Estimulante de la tiroides (TSH, tirotropina)	La hormona liberadora de tirotropina (TRH) estimula; la T_3 y la T_4 inhiben	Glándula tiroides Receptor de tirotropina o receptor de TSH (TSHR)	Estimula la producción de hormonas T_4 y T_3 en la glándula tiroides por parte de sus células foliculares, cuyo tamaño conserva
Foliculoestimulante (FSH)	La hormona liberadora de hormona luteinizante (LHRH) y la activina estimulan; el estradiol, la progesterona, los andrógenos, la inhibina y la folistatina inhiben	Ovarios, testículos Receptor de FSH (FSHR)	Estimula el desarrollo de los folículos ováricos, regula la espermatogenia en los testículos
Luteinizante (LH)	La hormona liberadora de la hormona luteinizante (LHRH) y la activina estimulan; el estradiol, la progesterona, el andrógeno, la inhibina y la folistatina inhiben	Ovarios, testículos Receptor de LH (LHR) o receptor de LH/coriogonadotropina (LHCGR)	Produce la ovulación y la formación del cuerpo amarillo; estimula la producción de estrógeno y progesterona en los ovarios y la de testosterona en los testículos
Del crecimiento (GH)	La hormona liberadora de la hormona del crecimiento estimula; la somatostatina (SRIF) y el IGF-1 inhiben	Principalmente hígado, músculo y tejido adiposo Receptor de GH (GHR)	Estimula el crecimiento corporal posnatal y la lipólisis de triglicéridos; inhibe la acción de la insulina sobre los carbohidratos y el metabolismo de los lípidos

Las dos hormonas restantes de la hipófisis anterior, GH y PRL, no suelen considerarse trópicas porque sus principales órganos diana no son otras glándulas endocrinas. Sin embargo, esas dos hormonas tienen efectos que pueden considerarse "trópicos": la principal acción fisiológica de la GH es la de estimular el crecimiento del cuerpo durante la niñez, mientras que la PRL es indispensable para la síntesis de leche por parte de las glándulas mamarias durante la lactancia (Enfoque clínico 31-1).

La ACTH regula la función de la corteza suprarrenal

Las glándulas suprarrenales se ubican en la parte alta de los riñones pero no participan de su función. Cada glándula suprarrenal está separada en dos unidades funcionales: la corteza y la médula.

La *corteza suprarrenal* produce las hormonas glucocorticoides cortisol y corticosterona en las células de sus dos zonas internas, la **fasciculada** y la **reticular**. Estas células también sintetizan **andrógenos**, u hormonas sexuales masculinas, de los cuales el principal es la **dehidroepiandrosterona**.

Los glucocorticoides alteran la transcripción génica en muchas células diana diferentes, y permiten adaptaciones metabólicas durante el ayuno que previenen el desarrollo de **hipoglucemia** (bajo nivel de glucosa en sangre). También juegan un papel esencial en la respuesta del cuerpo al estrés físico y emocional. Otras acciones de los glucocorticoides incluyen la inhibición de la inflamación, la supresión del sistema inmunológico y la regulación de la capacidad de respuesta vascular a la norepinefrina.

ENFOQUE CLÍNICO | 31-1

Síndromes del hipotálamo e hipopituitarismo

El **eje hipotálamo-hipofisario** controla un importante número de órganos endocrinos y de funciones corporales esenciales para la vida. Los síndromes hipotalámicos que afectan el sistema endocrino dan lugar a una sobreproducción de hormonas liberadoras hipotalámicas específicas o a trastornos de pérdida de función que provocan hipopituitarismo.

Las lesiones activadoras del hipotálamo dan lugar a la pubertad precoz central, la acromegalia y la enfermedad de Cushing. Estos síndromes se deben al desarrollo de tumores o a otro crecimiento tisular aberrante en el cerebro. La pubertad precoz es el desarrollo puberal con aparición temprana de caracteres sexuales secundarios en niñas menores de 8 años o niños menores de 9. El crecimiento de un **hamartoma** o **glioma** cerca del hipotálamo ejerce presión sobre las neuronas hipotalámicas, lo que provoca la liberación de GnRH y el inicio prematuro de la pubertad (*véase* el capítulo 38). Como se discute en este capítulo, la liberación excesiva de GHRH de los tumores hipotalámicos puede impulsar la producción de GH de los somatotrofos de la hipófisis anterior, lo que conduce a la acromegalia. La producción excesiva de glucocorticoides por la glándula suprarrenal se produce en la enfermedad de Cushing (*véase* el capítulo 33). Aunque por lo general es causada por un tumor hipofisario secretor de ACTH, ha habido casos de enfermedad de Cushing como resultado de un exceso de liberación de CRH a partir de neoplasias hipotalámicas. El denominador común de las lesiones activadoras del hipotálamo es la producción excesiva de hormonas liberadoras que estimulan la sobreproducción de hormonas hipofisarias anteriores.

Las lesiones inactivadoras del hipotálamo provocan una disminución de la función hipofisaria. El síndrome de Kallmann es la forma más común de deficiencia congénita aislada de gonadotropinas y se caracteriza por la ausencia de desarrollo de las neuronas hipotalámicas productoras de GnRH. El diagnóstico del síndrome de Kallmann suele producirse en el momento esperado de la pubertad, cuando las gonadotropinas no inducen el desarrollo de los caracteres sexuales secundarios (*véase* el capítulo 37). Los defectos estructurales congénitos en el hipotálamo también pueden afectar las neuronas productoras de GHRH y dar lugar en consecuencia a una deficiencia de la hormona del crecimiento. La destrucción de las neuronas magnocelulares productoras de ADH por traumatismo o crecimiento tumoral generan la diabetes insípida central (*véase* el capítulo 23). La hiperprolactinemia es la única afección resultante de una lesión inactivadora

en el hipotálamo, por lo general un tumor, que aumenta la liberación de una hormona hipofisaria anterior. Esto se debe a que la lesión interrumpe la liberación de dopamina del hipotálamo, el cual, en circunstancias normales, inhibe de modo continuo la producción de prolactina por parte de los lactotrofos hipofisarios.

El hipopituitarismo es la deficiencia de una o más hormonas hipofisarias, y resulta de defectos en la producción de hormonas en la hipófisis anterior o, como ya se dijo, de síndromes hipotalámicos. La mayoría de estos pacientes presenta deficiencias hormonales hipofisarias múltiples y la causa más común es o bien el adenoma hipofisario, o bien su tratamiento con cirugía o radioterapia, que pueden dañar la hipófisis anterior. Aunque son poco frecuentes, algunos defectos genéticos pueden provocar anomalías en el desarrollo de las células productoras de hormonas en la hipófisis anterior.

Las causas más comunes de hipopituitarismo son las lesiones cerebrales traumáticas, la **hemorragia subaracnoidea** y la hipofisitis, un trastorno inflamatorio crónico de la glándula. La **apoplejía hipofisaria** es un síndrome clínico caracterizado por la aparición súbita de cefalea intensa, deterioro visual y pérdida de hormonas hipofisarias. Es causada por la rápida destrucción del tejido hipofisario debido a un infarto o hemorragia en la glándula hipofisaria, destrucción que suele ser precipitada por un tumor subyacente. El **síndrome de Sheehan** es un infarto hipofisario muy infrecuente que se produce como consecuencia de una pérdida de sangre posparto grave y una insuficiencia circulatoria.

Si el desarrollo del hipopituitarismo es abrupto, como en el caso de la apoplejía hipofisaria, es probable que el principal signo clínico sea la hipotensión por deficiencia de ACTH (*véase* el capítulo 33). Si, en cambio, se desarrolla con lentitud a partir de una masa en expansión o como resultado de la radioterapia, se da una evolución característica que comienza con la pérdida de secreción de GH, continúa con la secreción de LH y FSH y finaliza en la deficiencia de la secreción de ACTH y TSH. Debido a la falta de cortisol, el déficit de ACTH es el componente de la enfermedad con mayor potencial de mortalidad. El tratamiento del hipopituitarismo se dirige al proceso patológico subyacente (es decir, la resección del tumor) y a la sustitución hormonal.

Los adenomas hipofisarios también pueden provocar una sobreproducción de hormonas hipofisarias anteriores. Algunos ejemplos son la enfermedad de Cushing (véase el capítulo 33), el hipertiroidismo (*véase* el capítulo 32) y la acromegalia (*véase* este capítulo). ∎

La otra hormona importante en términos fisiológicos sintetizada por la corteza suprarrenal es la **aldosterona**, que es producida por las células de la zona externa o **glomerular** de la corteza y actúa para estimular la reabsorción de sodio por parte de los riñones.

La ACTH es el regulador fisiológico de la síntesis y secreción de glucocorticoides en las zonas fasciculada y reticular. Estimula la síntesis de estas hormonas esteroides y promueve la expresión de los genes de las diversas enzimas involucradas en la **esteroidogenia**. También conserva el tamaño y la integridad funcional de las células en las zonas fasciculada y reticular. La ACTH no es un regulador importante de la síntesis y secreción de aldosterona.

La ACTH se sintetiza por la escisión enzimática de la proopiomelanocortina

La ACTH es sintetizada por los corticotrofos como parte de una prohormona más grande, de 30 kDa: la **proopiomelanocortina** (**POMC**). La fragmentación enzimática de la POMC por parte de la **prohormona convertasa 1/3** en la hipófisis anterior da como resultado la ACTH, una proteína aminoterminal, y la **β-lipotropina** (fig.31-2), que tiene efectos sobre el metabolismo de los lípidos pero cuya función fisiológica en humanos no ha sido aun establecida. Aunque la POMC puede fragmentarse en otros péptidos, como la β-endorfina, solo la ACTH y la β lipotropina se producen a partir de POMC en los corticotrofos humanos. El procesamiento proteolítico de POMC ocurre después de que se empaqueta en gránulos secretores; por ello, cuando el corticotrofo recibe una señal para secretar, tanto la ACTH como la β-lipotropina se liberan en la corriente sanguínea en una proporción molar de 1:1.

Las células del lóbulo intermedio de la hipófisis y las neuronas del hipotálamo también sintetizan POMC. En el lóbulo intermedio, la secuencia de ACTH de la POMC es escindida por la **prohormona convertasa 2** para liberar un pequeño péptido, la **hormona estimulante de los melanocitos α (α-MSH)**, y en consecuencia se produce poca ACTH. En los vertebrados inferiores, la α-MSH produce cambios temporales en el color de la piel por dispersión de los gránulos de melanina en las células pigmentarias. Como se señaló antes, el adulto humano tiene solo un lóbulo intermedio vestigial y no produce ni secreta cantidades significativas de α-MSH u otras hormonas derivadas de la POMC. Sin embargo, puesto que la ACTH contiene la secuencia de aminoácidos de α-MSH en su extremo N-terminal, presenta una actividad estimulante de los melanocitos cuando su concentración es alta en la sangre. Los humanos con altos niveles de ACTH en sangre como resultado de la **enfermedad de Addison** o de un tumor que la secreta presentan a menudo hiperpigmentación. Las neuronas hipotalámicas también transforman la POMC en α-MSH, que actúa como un neurotransmisor peptídico importante en la regulación del comportamiento alimentario (*véase* el capítulo 7).

Las **neuronas parvocelulares** en el núcleo paraventricular del hipotálamo sintetizan la hormona liberadora de corticotropina (CRH) y la secretan en la circulación portal hipofisaria para ser transportada hasta la hipófisis anterior. La CRH se une al receptor tipo 1 de la hormona liberadora de corticotropina en las membranas plasmáticas de los corticotrofos, lo que incrementa la actividad de la adenililciclasa que cataliza la formación del monofosfato cíclico de adenosina (AMPc). El aumento del AMPc en el corticotrofo activa la proteína cinasa A (PKA), que luego fosforila las proteínas celulares (fig. 31-3). La CRH estimula la secreción de ACTH y β-lipotropina a través de la fosforilación mediada por PKA de los canales de calcio dependientes de voltaje. La producción de AMPc estimulada por la CRH en el corticotrofo también aumenta la expresión del gen de POMC en estas células (*véase* fig. 31-3). Por lo tanto, la CRH estimula la secreción de ACTH y también mantiene la capacidad del corticotrofo para sintetizar su precursor.

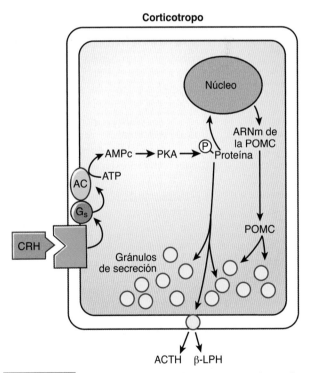

Figura 31-3 **Acción de la hormona liberadora de corticotropina (CRH) sobre un corticotrofo.** La CRH se une a receptores de la membrana, acoplados con la adenililciclasa (AC) por proteínas G estimulantes (G$_s$). El monofosfato cíclico de adenosina (AMPc) aumenta dentro de la célula y activa la proteína cinasa A (PKA), que fosforila luego proteínas (proteínas P) que estimulan la secreción de la hormona adrenocorticotrópica (ACTH) y la expresión del gen de la proopiomelanocortina (POMC). β-LPH, β-lipotropina.

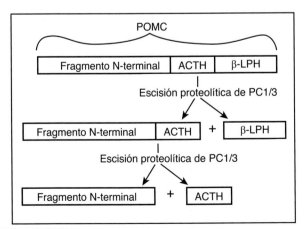

Figura 31-2 **Procesamiento proteolítico de la hormona adrenocorticotrópica (ACTH) a partir de su prohormona, la proopiomelanocortina (POMC), en el corticotrofo humano.** PC1/3, prohormona convertasa 1/3; β-LPH, β-lipotropina.

En el capítulo 33 se describirán las acciones de la ACTH sobre la síntesis y secreción de glucocorticoides, así como los detalles de sus efectos fisiológicos.

La TSH regula la función de la glándula tiroides

La glándula tiroides posee dos lóbulos y está constituida por cúmulos de células foliculares que se forman a partir de una sola capa celular. Dichas células producen y secretan T_4 y T_3, hormonas tiroideas que son derivados yodados del aminoácido tirosina. Las hormonas tiroideas controlan el índice metabólico de base del cuerpo, la producción de calor, la síntesis de proteínas y el crecimiento y desarrollo del SNC. Actúan sobre muchas células, donde cambian la expresión génica y la producción de proteínas particulares.

La TSH es el regulador fisiológico de la síntesis y secreción de T_4 y T_3 en la tiroides. La TSH también promueve la síntesis de ácidos nucleicos y proteínas en las células de los folículos tiroideos y mantiene su tamaño e integridad funcional. La molécula de TSH se compone de una subunidad α y una subunidad β vinculadas entre sí por enlaces no covalentes. Ninguna de las subunidades presenta por sí misma actividad significativa de la TSH, y ambas deben combinarse en una proporción de 1:1 para formar una hormona activa. Las gonadotropinas FSH y LH también están constituidas por dos subunidades combinadas de manera no covalente. Las subunidades α de TSH, FSH y LH derivan todas del mismo gen y son idénticas, pero la subunidad β otorga a cada hormona su conjunto particular de actividades fisiológicas.

Los tirotrofos sintetizan las cadenas peptídicas de las subunidades α y β de la TSH desde las moléculas de ARNm separadas, que se transcriben a partir de dos genes diferentes. Las cadenas peptídicas de las subunidades α y β se combinan y presentan glucosilación en el retículo endoplásmico rugoso (RER), procesos que concluyen conforme las moléculas de TSH pasan a través del aparato de Golgi y se empaquetan en gránulos secretores. Por lo general, los tirotrofos forman más subunidades α que β y, como resultado, los gránulos secretores contienen un exceso de las primeras. Cuando un tirotrofo es estimulado para secretar TSH, libera tanto TSH como subunidades α libres en el torrente sanguíneo; las subunidades β, por el contrario, son escasas en la sangre.

La síntesis de TSH es estimulada por la secreción continua de TRH en el hipotálamo

La TRH, que consta de solo tres residuos de aminoácidos, es producida por las neuronas del hipotálamo y secretada en la circulación portal hipofisaria a una velocidad constante o tónica. Por lo tanto, los tirotrofos están expuestos de manera continua a la TRH.

La TRH se une al receptor-1 de TRH (TRHR1) en las membranas plasmáticas de los tirotrofos, y ese receptor se acopla a la fosfolipasa C (PLC) mediante proteínas G (fig. 31-4). La unión de TRH con su receptor activa la PLC, lo que provoca la hidrólisis del PIP_2 de la membrana y la liberación de los mensajeros intracelulares IP_3 y DAG. El IP_3 aumenta la concentración de Ca^{2+} en el citosol, lo que estimula la secreción de TSH hacia la sangre. El aumento del Ca^{2+} citosólico y del DAG activan la PKC, que fosforila proteínas para promover la secreción de TSH. La TRH también estimula la expresión génica de las subunidades α y β de TSH en el tirotrofo para mantener relativamente constante la producción de esta última (*véase* fig. 31-4).

Pueden encontrarse más detalles acerca de las acciones de la TSH sobre la síntesis y secreción de las hormonas tiroideas, así como de sus efectos fisiológicos, en el capítulo 32.

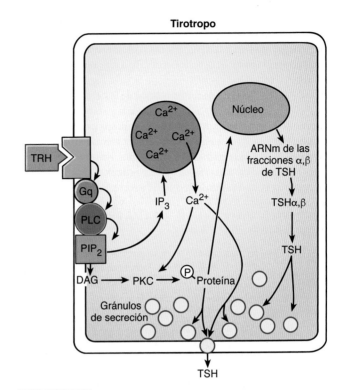

Figura 31-4 Acción de la hormona liberadora de tirotropina (TRH) sobre un tirotrofo. La TRH se une a los receptores de membrana acoplados a la fosfolipasa C (PLC) mediante proteínas G (G_q). La PLC hidroliza el fosfatidilinositol 4,5-bifosfato (PIP_2) de la membrana plasmática, lo cual genera trifosfato de inositol (IP_3) y diacilglicerol (DAG). El primero de ellos moviliza las reservas intracelulares de Ca^{2+}, cuyo incremento impulsa la secreción de la hormona estimulante de la tiroides (TSH). El Ca^{2+} y el DAG activan la proteína cinasa C (PKC), que fosforila proteínas (proteínas P) que, a su vez, estimulan la secreción de TSH y la expresión génica de las subunidades α y β de TSH.

La LH y la FSH regulan el desarrollo sexual y la función reproductiva

Los testículos y los ovarios tienen dos funciones esenciales en la reproducción humana. La primera es la producción de espermatozoides y óvulos, respectivamente. La segunda es la producción de un conjunto de hormonas esteroides y peptídicas que influyen en casi cualquier aspecto del proceso de reproducción. Las hormonas gonadotrópicas FSH y LH regulan ambas funciones, mientras que la LHRH hipotalámica promueve la producción y secreción de gonadotropinas en la hipófisis anterior. La regulación de la reproducción humana a partir de este **eje hipotálamo-hipófisis-gónada** se discute en los capítulos 36 y 37. En este, en cambio, se describen la química y la formación de las gonadotropinas.

Al igual que la TSH, la FSH y la LH humanas están formadas por dos subunidades de glucoproteínas diferentes en términos estructurales, α y β, que se mantienen juntas mediante enlaces no covalentes. Como con la TSH, las subunidades individuales de las gonadotropinas no tienen actividad hormonal y para presentar actividad deben combinarse entre sí en una relación de 1:1. Aquí también es la subunidad β la que da a la molécula de gonadotropina su actividad de FSH o LH, ya que las subunidades α son idénticas.

Los mismos gonadotrofos en la hipófisis anterior producen FSH y LH. En ellos hay genes separados para las subunidades α y β, por lo cual las cadenas peptídicas de estas subunidades se traducen a partir de moléculas de ARNm separadas. La glucosilación de estas cadenas comienza a medida que se sintetizan y antes de que se liberen del ribosoma. El plegamiento de los péptidos de las subunidades en su estructura tridimensional final, la combinación de una subunidad α y una β, y la finalización de la glucosilación se producen cuando estas moléculas atraviesan el aparato de Golgi y se empaquetan en gránulos secretores. Al igual que el tirotrofo, el gonadotrofo produce un exceso de subunidades α respecto de las subunidades β de FSH y LH. Es por eso que se considera que la tasa de producción de subunidades β es el paso limitante de la velocidad en la síntesis de gonadotropinas. Los capítulos 36 y 37 presentan información detallada sobre la regulación de la síntesis y secreción de gonadotropinas.

La prolactina regula la secreción de leche por parte de la glándula mamaria

La lactancia es la fase final del proceso de la reproducción humana. Durante el embarazo, las células alveolares de las glándulas mamarias desarrollan la capacidad para sintetizar leche en respuesta a la estimulación proveniente de muchas hormonas esteroides y peptídicas. La síntesis de leche por parte de estas células se inicia poco después del parto. Para continuar sintetizando leche, la PRL debe estimular de manera periódica estas células, y se cree que es esta su principal función fisiológica en la mujer. No se ha definido todavía actividad alguna para la PRL en el hombre; se sabe que tiene algún efecto de apoyo sobre la acción de las hormonas androgénicas en el aparato reproductor masculino, pero no se ha establecido si se trata de una función fisiológica importante.

La PRL humana es una proteína globular que consta de una sola cadena peptídica con tres puentes disulfuro intracatenarios. Guarda, además, un parecido estructural considerable con la GH humana y con la hormona similar a la PRL producida por la placenta, el *lactógeno placentario* (*hPL*). Se cree que estas hormonas se relacionan en términos estructurales porque sus genes evolucionaron desde un gen ancestral común durante el curso de la evolución de los vertebrados. Debido a su similitud estructural con la PRL humana, la GH humana tiene una actividad sustancial similar a la primera, denominada actividad lactogénica. Sin embargo, la PRL y la hPL tienen poca actividad similar a la GH. En el capítulo 38 se describe con mayores detalles el lactógeno placentario humano.

La PRL es sintetizada y secretada por los lactotrofos en la hipófisis anterior. Los estrógenos y otras hormonas, como la TRH, aumentan la expresión génica de la PRL y estimulan su síntesis y secreción. Sin embargo, la dopamina inhibe la síntesis de PRL. Las neuronas hipotalámicas producen dopamina y tienen un rol importante en la regulación de la síntesis y secreción de PRL por el eje hipotálamo-hipófisis. En el capítulo 38 se describe la regulación de la síntesis y secreción de PRL y sus acciones fisiológicas.

Las hormonas del tejido diana se retroalimentan para inhibir la síntesis y liberación de hormonas de la hipófisis anterior

Las hormonas liberadas por la hipófisis anterior actúan sobre diversos tejidos endocrinos para estimular la liberación de otras hormonas (*véase* tabla 31-2). Estas hormonas de *producto final* proporcionan entonces una señal de retroalimentación negativa para reducir la síntesis y liberación de hormonas de la hipófisis

anterior. Por ejemplo, la hipófisis anterior segrega ACTH, que estimula la corteza suprarrenal para que sintetice y libere glucocorticoides. Un aumento en la concentración de glucocorticoides en sangre inhibirá luego la secreción de ACTH por la hipófisis anterior. Por lo tanto, los glucocorticoides tienen un efecto de retroalimentación negativa sobre la secreción de ACTH que, a su vez, disminuye la tasa de secreción de glucocorticoides por parte de la corteza suprarrenal. Si la concentración sanguínea de glucocorticoides empieza por algún motivo a caer, el efecto de retroalimentación negativa disminuye, lo que estimula la secreción de ACTH y restablece la concentración de glucocorticoides sanguíneos. Esta asa de control asegura que la concentración de glucocorticoides en sangre se mantenga relativamente estable en reposo, aunque existe una variación diurna para su secreción.

El efecto de retroalimentación negativa de las hormonas de producto final sobre la secreción de hormonas hipofisarias es resultado de acciones sobre el hipotálamo y sobre la célula productora de hormonas en la hipófisis anterior (*véase* fig. 31-5). Cuando la concentración en sangre de la hormona de producto final aumenta, la secreción de la hormona liberadora del hipotálamo se inhibe. Como resultado se reduce el efecto estimulante de la hormona liberadora sobre la célula secretora de la hipófisis anterior, cuya tasa de secreción cae también. Las hormonas de producto final pueden actuar de modo directo sobre las neuronas hipotalámicas para inhibir la secreción de la hormona liberadora, o de modo indirecto sobre las neuronas de otras áreas del cerebro que se proyectan sobre las hipotalámicas y las regulan. En la hipófisis anterior, las hormonas de producto final inhiben la capacidad de las hormonas liberadoras para estimular la secreción hormonal de la hipófisis anterior. Las acciones de retroalimentación negativa de las hormonas de producto final son esenciales para el normal funcionamiento de los ejes hipotálamo-hipófisis-órgano

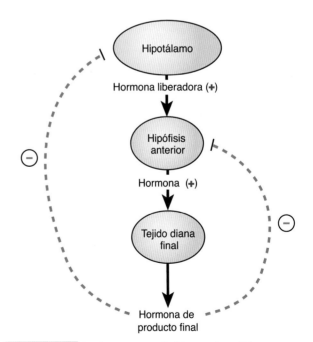

Figura 31-5 **Las hormonas producidas por los tejidos en respuesta a las hormonas de la hipófisis anterior ejercen una retroalimentación negativa sobre el hipotálamo y la hipófisis anterior.** Las hormonas de los tejidos diana inhiben la producción de hormonas liberadoras del hipotálamo e inhiben también la síntesis y secreción de las hormonas de la hipófisis anterior que señalan su producción.

diana. En capítulos posteriores se abordarán algunos ejemplos de enfermedades que podrían producirse con la interrupción de dicha retroalimentación.

REGULACIÓN HIPOTÁLAMO-HIPOFISARIA DEL CRECIMIENTO

La hipófisis anterior secreta GH, una hormona peptídica que promueve el crecimiento del cuerpo humano a lo largo de la vida. La GH no estimula el crecimiento fetal ni es un factor de crecimiento importante durante los primeros meses posteriores al nacimiento, pero es indispensable para la velocidad normal del crecimiento corporal durante la niñez y la adolescencia.

En términos fisiológicos, gracias a la regulación de muchos aspectos del metabolismo de carbohidratos, lípidos y proteínas, la GH tiene importantes efectos en los adultos después de que se ha detenido el crecimiento. Es, por ejemplo, uno de los factores fisiológicos que contrarresta las acciones metabólicas de la insulina sobre el hígado, los músculos y el tejido adiposo.

La GHRH y la somatostatina regulan la síntesis y secreción de la GH por parte de los somatotrofos

La GH es una proteína globular de 22 kDa sintetizada en el RER como una preprohormona más grande que se procesa hacia una prohormona que consta de un péptido señal N-terminal y de la hormona de 191 aminoácidos. El péptido-señal se escinde de la prohormona a medida que atraviesa el aparato de Golgi y la GH es empaquetada en gránulos secretores.

Dos hormonas liberadoras hipotalámicas opuestas regulan la secreción de GH por parte de los somatotrofos. La GHRH estimula la secreción de GH, mientras que la somatostatina la inhibe al impedir que la primera actúe. El efecto neto de estas hormonas con acciones opuestas sobre los somatotrofos determina la tasa de secreción de GH: cuando predomina la GHRH, la secreción de GH es estimulada; cuando predomina en cambio la somatostatina, dicha secreción es inhibida.

La GHRH humana es un péptido de cadena sencilla de 44 residuos de aminoácidos, sintetizados en los cuerpos de las neuronas de los **núcleos arqueados** y **ventromediales** del hipotálamo. Los axones de estas neuronas se proyectan hacia las redes capilares que dan origen a los vasos portales y, cuando reciben un estímulo para la secreción de GHRH, la descargan desde sus terminales axónicas hacia la circulación portal hipofisaria.

La GHRH se une a los receptores en las membranas plasmáticas de los somatotrofos, acoplados mediante proteínas G estimulantes (G$_s$) a la adenililciclasa (fig. 31-6). Esta unión entre la GHRH y su receptor activa la adenililciclasa para aumentar el AMPc; esto activa a su vez la PKA, que fosforila las proteínas que estimulan la secreción de GH y la expresión de su gen. La unión de GHRH a su receptor también aumenta el Ca^{2+} intracelular, lo que estimula la secreción de GH.

La somatostatina es un pequeño péptido constituido por 14 residuos de aminoácidos. Las neuronas que la producen son abundantes sobre todo en la **región periventricular anterior** (cerca del tercer ventrículo), aunque también hay neuronas en otras partes del hipotálamo que también la generan. Los axones de estas células terminan en las redes capilares que dan origen a la circulación portal hipofisaria, donde liberan somatostatina hacia la sangre.

La somatostatina se une a los receptores en las membranas plasmáticas de los somatotrofos, acoplados a la adenililciclasa por

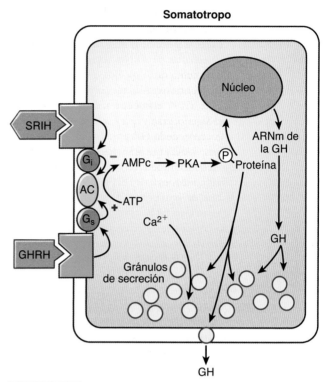

Somatotropo

Figura 31-6 **Acción de la hormona liberadora de la hormona del crecimiento (GHRH) y de la somatostatina (SRIF) sobre un somatotrofo.** La GHRH se une a los receptores de membrana acoplados por proteínas G estimulantes (G$_s$) a la adenililciclasa (AC). El monofosfato cíclico de adenosina (AMPc) aumenta dentro de la célula y activa la proteína cinasa A (PKA), que fosforila luego proteínas (proteínas P) que estimulan la secreción de la hormona del crecimiento (GH) y la expresión de su gen. El Ca^{2+} también facilita la secreción de GH. En la figura no se muestra la posible participación de la vía del fosfatidilinositol en la acción de la GHRH. La SRIF se une a receptores de membrana acoplados a la adenililciclasa por proteínas G inhibidoras (G$_i$), que inhiben la estimulación de la GHRH por parte de la adenililciclasa.

una proteína G inhibidora (*véase* fig. 31-6). Esa unión disminuye la actividad de la adenililciclasa, que reduce el AMPc intracelular, y hace caer la concentración de Ca^{2+} intracelular, que conduce a una menor secreción de GH.

La regulación principal de la GH es estimulante porque la sección del tallo hipofisario para bloquear el flujo sanguíneo portal del hipotálamo hacia la hipófisis provoca una menor secreción de GH. Sin embargo, cuando el somatotrofo se expone tanto a la somatostatina como a la GHRH, los efectos de la primera son dominantes y la secreción de GH disminuye.

La hormona tiroidea, que estimula la expresión del gen de la GH, también es un factor importante en la regulación de la producción de GH por parte de los somatotrofos. Una persona con deficiencia de la hormona tiroidea también tendrá deficiencia de GH. Esta importante acción será discutida con más detalle en el capítulo 32.

La GH estimula la producción del factor 1 de crecimiento similar a la insulina (IGF-1) y de la proteína de unión a IGF por parte del hígado

La GH no es una hormona trófica tradicional que estimule de modo directo el crecimiento de su tejido diana; más bien promueve la producción de una hormona trófica llamada **factor 1 de crecimiento similar a la insulina (IGF-1 o IGF-I)**, un potente **agente mitógeno** que media la acción promotora del crecimiento de la GH.

El IGF-1 es una proteína de 7.5 kDa constituida por una sola cadena de 70 aminoácidos. Aunque muchas células del cuerpo pueden producir IGF-1, el que se encuentra presente en la sangre proviene del hígado, gracias a la acción de la GH sobre dicho órgano. Allí, la unión de la GH a su receptor activa una tirosina cinasa asociada (JAK2) que no forma parte integral del receptor de GH. La activación de JAK2 da como resultado la fosforilación de las vías de señalización intracelular y de las proteínas nucleares, lo que estimula en última instancia la transcripción, síntesis y secreción de IGF-1.

El IGF-1 en sangre puede ser considerado como IGF-1 endocrino, ya que circula hacia todos los tejidos; esto permite diferenciarlo del IGF-1 producido de manera local y que actúa de forma autocrina o paracrina. La mayoría del IGF-1 en sangre se acopla a proteínas específicas de unión de IGF-1, que también son producidas por la acción de la GH en el hígado; solo una pequeña cantidad de IGF-1 circula en forma activa libre. La **proteína 3 de unión al factor de crecimiento similar a la insulina (IGFBP3)** es la principal proteína de unión a IGF-1. La IGFBP3 prolonga la vida media del IGF-1, lo transporta a los tejidos diana y facilita sus interacciones con el receptor de IGF.

El **factor 2 de crecimiento similar a la insulina (IGF-2 o IGF-II)** presenta una estructura similar a la del IGF-1 y posee importantes efectos sobre el crecimiento, la migración y la diferenciación de las células durante el desarrollo embrionario y fetal. En el embrión en desarrollo, el IGF-2 es producido por muchos tipos celulares diferentes, pero después del nacimiento proviene sobre todo del hígado. A diferencia del IGF-1, la síntesis y secreción de IGF-2 depende menos de la GH, por lo cual el primero es el mediador más importante de la acción de esta hormona. Sin embargo, al unirse al receptor IGF-1, el IGF-2 puede provocar muchas de las mismas acciones metabólicas y mitogénicas que el IGF-1.

Tanto la GH como el IGF-1 inhiben la secreción de la GH por parte de los somatotrofos

El aumento de la concentración de GH en sangre tiene efectos de retroalimentación negativa directos sobre su propia secreción, de manera independiente de la producción de IGF-1. La GH inhibe la secreción de GHRH y estimula la de somatostatina por parte de las neuronas hipotalámicas (fig. 31-7). La GH circulante en sangre puede ingresar a los espacios intersticiales de la eminencia media del hipotálamo porque en esa zona la barrera hematoencefálica es porosa.

El IGF-1 también tiene un efecto de retroalimentación negativa sobre la secreción de GH (*véase* fig. 31-7); actúa de modo directo sobre los somatotrofos para inhibir la acción estimulante de la GHRH en la secreción de GH. El IGF-1 inhibe también la secreción de GHRH y estimula la de somatostatina por parte de las neuronas del hipotálamo. Mediante la estimulación de la producción de IGF-1, la GH inhibe su propia secreción. Esta relación interactiva, que involucra GHRH, somatostatina, GH e IGF-1, constituye el eje hipotálamo-hipófisis-GH.

La liberación de la hormona del crecimiento es pulsátil y cambia con la edad

La GH se secreta en ráfagas periódicas que producen picos altos pero de corta duración en la concentración de GH en sangre. Entre

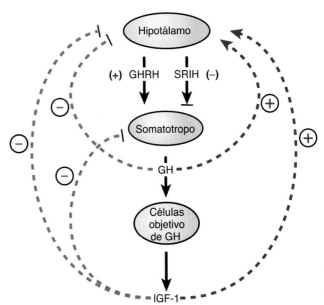

Figura 31-7 El eje hipotálamo-hipófisis-GH. Mediante sus acciones directas sobre el somatotrofo, la secreción de la hormona del crecimiento (GH) se ve estimulada por la hormona liberadora de la hormona del crecimiento (GHRH) e inhibida por la somatostasina (SRIF). Las asas de retroalimentación negativa, que se muestran en *azul*, inhiben la secreción de GHRH y la acción del somatotrofo, lo que da lugar a un decremento en la secreción de GH. Las asas de retroalimentación positiva, pintadas de *rojo*, estimulan la secreción de somatostatina y causan un decremento de la secreción de GH. IGF-1, factor 1 de crecimiento similar a la insulina.

estos episodios de secreción elevada de GH, los somatotrofos liberan cantidades pequeñas y su concentración en sangre llega a bajos niveles. Estos estallidos periódicos en la secreción de GH se deben al aumento en la tasa de secreción de GHRH y a la caída en la de somatostatina, mientras que una mayor secreción de somatostatina provoca los intervalos entre ráfagas, durante los cuales la secreción de GH se encuentra suprimida. Los cambios en la secreción de estas sustancias son el resultado de la actividad neurológica en otras áreas del cerebro, que regulan la actividad secretora de las neuronas productoras de GHRH y de somatostatina en el hipotálamo.

Las ráfagas de secreción de GH se presentan durante los periodos de vigilia y de sueño en el día, pero alcanzan su punto máximo por la noche. Las producidas durante el sueño suelen presentarse en la primera hora posterior al inicio de su fase profunda (etapas 3 y 4 del sueño de ondas lentas). Los niveles medios de GH en sangre son máximos durante la adolescencia (con un cenit en la pubertad tardía) y declinan en los adultos. La disminución de la GH sanguínea con el envejecimiento es resultado sobre todo de una disminución del tamaño de la ráfaga de secreción de GH, no del número de pulsos (fig. 31-8).

Muchos factores afectan la tasa de secreción de GH al modificar la secreción neuronal hipotalámica de GHRH y somatostatina. El estrés emocional o físico aumenta en gran medida la tasa de secreción de GH, al igual que el ejercicio intenso. La obesidad disminuye la secreción de GH, que también se ve afectada por modificaciones en los niveles circulantes de ciertos metabolitos. Un descenso de la glucosa en sangre estimula la secreción de GH, en tanto la hiperglucemia la inhibe. Por último, la secreción de GH también es estimulada por un aumento en la concentración en sangre de los aminoácidos arginina y leucina.

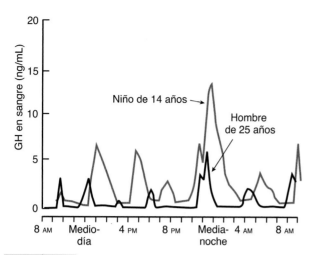

Figura 31-8 **Secreción pulsátil de la hormona del crecimiento (GH) en un adolescente y en un adulto.** En el adulto, los niveles de GH disminuyen como resultado de un menor ancho y amplitud de los pulsos, y no por una disminución en su número.

El IGF-1 media la mayor parte de los efectos promotores del crecimiento por parte de la GH

El receptor IGF-1 se expresa en la mayoría de las células del organismo, y está compuesto por dos péptidos de unión al ligando extracelular (denominados subunidades alfa) y dos subunidades transmembrana (beta), unidas por enlaces disulfuro. Las subunidades beta de este receptor presentan una actividad tirosina quinasa intrínseca. La unión del ligando a las subunidades alfa induce un cambio conformacional que provoca que las tirosina cinasas de las beta se fosforilen entre sí, lo que da lugar a una actividad tirosina cinasa sostenida en el receptor. El receptor activado inicia cascadas de fosforilación intracelular que, en última instancia, dan lugar a la expresión de genes para la síntesis de ADN, el crecimiento celular y la diferenciación (*véase* el capítulo 2 para un análisis de la señalización y crecimiento de la tirosina cinasa).

El IGF-1 endocrino, que es producido por el hígado y está presente en la sangre, alcanza sus niveles más altos durante la pubertad, cuando el índice de crecimiento es máxima. Esta relación refuerza el concepto de que el IGF-1 endocrino es un importante factor de señalización del crecimiento corporal. Algunos estudios con ratones en los que se reduce o elimina la síntesis hepática de IGF-1 indican que el IGF-1 endocrino es necesario para el crecimiento óseo normal. La infusión a corto plazo de IGF-1 en humanos produce un aumento de la formación ósea.

La GH también estimula el crecimiento al actuar de manera directa sobre las células progenitoras o madre para inducirlas a diferenciarse y a producir IGF-1. Por ejemplo, la GH estimula los **precondrocitos** de las placas de crecimiento óseo y las **células satélite** del músculo esquelético para que se diferencien en células con la capacidad de dividirse y expresar IGF-1. El IGF-1 liberado por estas células ejerce su efecto mitogénico de forma autocrina y paracrina, lo que estimula la división celular y el crecimiento tisular (fig. 31-9).

La GH actúa en el hígado, los músculos y el tejido adiposo para regular el metabolismo de estos tejidos

La GH tiene importantes efectos sobre el metabolismo de las grasas y los carbohidratos. Su principal acción sobre el metabolismo de las grasas consiste en estimular la movilización de triglicéridos desde los depósitos de tejido adiposo del organismo. Este proceso, conocido como **lipólisis**, implica la hidrólisis de los triglicéridos en ácidos grasos y glicerol por parte de diversas lipasas, incluida la **lipasa sensible a las hormonas**. Los ácidos grasos y el glicerol se liberan de los adipocitos y pasan al torrente sanguíneo para

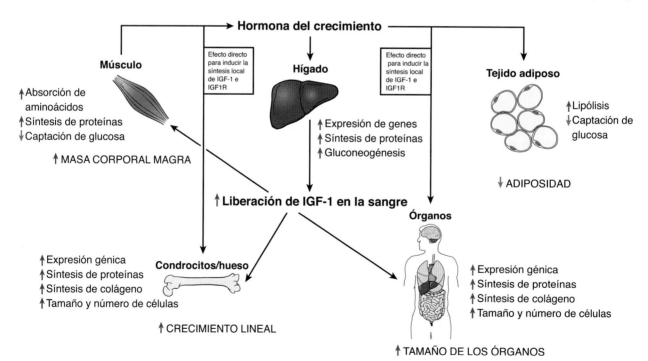

Figura 31-9 **La hormona del crecimiento (GH) tiene efectos pleiotrópicos en el organismo.** La GH estimula la síntesis y liberación de IGF-1 desde el hígado, lo que impulsa el crecimiento de huesos, músculos y órganos internos. La GH también actúa de modo directo sobre los tejidos para estimular la producción local de IGF-1 y de su receptor (IGF1R), que actúa de forma autocrina y paracrina para estimular el crecimiento. La GH ejerce efectos anti-insulínicos al estimular la gluconeogénesis hepática y la lipólisis en el tejido adiposo, así como mediante la inhibición de la captación de glucosa en el músculo y el tejido adiposo.

ser metabolizados por el hígado y el músculo. Cuando hay ácidos grasos para metabolizar en el músculo, este reduce la captación y catabolismo de la glucosa. La GH estimula la lipólisis mediante la señalización a través del receptor de GH en el adipocito, y este proceso no involucra IGF-1. La GH activa de manera directa la lipasa sensible a las hormonas para promover la lipólisis y bloquea las acciones antilipolíticas de la insulina para almacenar ácidos grasos en forma de triglicéridos en las células adiposas. La GH provoca también que los adipocitos respondan mejor a otros estímulos lipolíticos, como las catecolaminas.

La GH es una de las hormonas contrarreguladoras que se oponen a las acciones de la insulina sobre el músculo, el tejido adiposo y el hígado. Ella aumenta la producción de glucosa por parte del hígado e inhibe la captación y el metabolismo de la glucosa en el músculo y el tejido adiposo. Estos efectos de la GH son opuestos a los de la insulina (*véase* el capítulo 34). Las cascadas de señalización intracelular activadas por la GH también atenúan la señalización de la insulina en las células musculares y adiposas, lo que genera que estos tejidos sean resistentes a la acción de la insulina. Todos estos efectos son mediados por la GH de manera directa y no implican una señalización mediante el IGF-1, que tiene acciones similares a la insulina en el metabolismo de la glucosa. La infusión aguda de IGF-1 incrementa la captación de glucosa, sobre todo en el músculo, debido a la similitud estructural entre el primero y la insulina. El efecto de oposición a la acción de la insulina sobre el metabolismo de la glucosa ha sido denominado **acción diabetogénica** de la GH (*véase* fig. 31-9).

La GH estimula la síntesis proteica de todo el organismo e inhibe en menor medida la proteólisis. El efecto sobre la síntesis proteica puede alcanzarse mediante la infusión de IGF-1, aunque esto no genera consecuencias sobre la proteólisis. La estimulación de la síntesis proteica por parte de la GH es muy importante para la función muscular. En adultos con niveles insuficientes de GH (deficiencia de GH), su administración aumenta la masa muscular y la fuerza. La GH también tiene efectos positivos en la síntesis de colágeno del tejido conjuntivo. Su capacidad para estimular el crecimiento muscular en individuos con deficiencia de GH ha llevado a su abuso en deportes de competición (Enfoque clínico 31-2).

La deficiencia de GH perjudica el crecimiento de los niños y altera la composición corporal de los adultos

Los defectos en el eje hipotálamo-hipófisis-GH durante la infancia pueden provocar una disminución del ritmo de crecimiento corporal, lo que se traduce en una baja estatura. Si no es tratada, la deficiencia de GH provoca **enanismo hipofisario**. Los individuos pueden presentar solo una deficiencia de GH o bien múltiples deficiencias de la hormona hipofisaria anterior. Es importante recordar que existen múltiples causas para el retraso del crecimiento en los niños, y todas ellas deben ser exploradas al considerar si existe deficiencia de GH.

La deficiencia congénita de GH puede ser el resultado de mutaciones en los genes que codifican la GH o en los factores de transcripción que apoyan la expresión del gen GH. Aunque no se conocen defectos genéticos para la GHRH, se han documentado mutaciones inactivadoras en su receptor. La deficiencia congénita de GH también puede producirse por defectos estructurales en el cerebro. Los defectos adquiridos que provocan deficiencia de GH incluyen lesiones cerebrales traumáticas, **craneofaringioma** e irradiación del SNC por tumores cerebrales sólidos, y todos provocan daños en el hipotálamo o en la hipófisis.

En los *síndromes de insensibilidad a la GH (GHI)*, los pacientes presentan una secreción adecuada de GH pero los tejidos periféricos son incapaces de responder de manera normal a la hormona. Existen varias causas para ello, incluidos los defectos hereditarios en el receptor de GH (antes denominado *enanismo de Laron*), en moléculas de señalización intracelular posteriores al receptor, en la síntesis de IGF-1 o en las acciones del IGF-1. El fenotipo clínico de la GHI incluye un grave retraso del crecimiento posnatal con una disminución de la concentración de IGF-1 en sangre.

La deficiencia de GH puede producirse en adultos más allá de las condiciones congénitas ya discutidas, y sus principales causas son los tumores hipofisarios, otros tumores cerebrales y los traumatismos. Los adultos con insuficiencia de GH desarrollan un aumento de la grasa corporal, una reducción de la masa muscular y una disminución de la fuerza y la forma física. Por lo general, la estatura no se ve afectada porque los efectos de la GH sobre el crecimiento óseo cesan una vez que el individuo completa la pubertad y alcanza la estatura adulta.

La GH recombinante para uso terapéutico empezó a estar disponible en 1985, antes de lo cual su utilización estaba muy limitada porque tenía que ser aislada *postmortem* a partir de hipófisis humanas. Cuando se inicia temprano y las dosis se ajustan de modo adecuado, los niños que reciben terapia de reemplazo con GH alcanzan una estatura normal dentro de su potencial genético, si bien existe una variabilidad considerable según la población y el género. En los adultos con deficiencia de GH, su reemplazo produce pérdida de peso, aumento de masa muscular y mejora de la capacidad para el ejercicio. Estos efectos están mediados por las acciones ya conocidas de la GH para aumentar la lipólisis en el tejido adiposo, estimular la síntesis de proteínas y disminuir la oxidación de proteínas. La infusión de IGF-1 se ha utilizado para tratar algunos casos de insensibilidad a la GH

El exceso de GH provoca gigantismo en los niños y acromegalia en los adultos

La secreción excesiva de GH suele ser resultado de un tumor somatotrofo en la hipófisis anterior. Algunas causas poco frecuentes y no hipofisarias para el exceso de GH pueden provenir de un tumor hipotalámico que segregue GHRH en exceso o de la secreción de GHRH o GH por parte de un tumor no endocrino. La liberación excesiva de GH aumenta los niveles de IGF-1 en sangre. En los niños, el aumento de IGF-1 estimula el crecimiento de la **placa epifisaria** de los huesos largos, lo que da lugar a alturas de más de 2 desviaciones estándar por encima de la media para la edad y el género. Esta condición en los niños se denomina **gigantismo**.

En los adultos, el exceso de producción de GH no aumenta la estatura como en el caso de los niños porque las placas de crecimiento de los huesos largos se han calcificado (o cerrado). Sin embargo, el IGF-1 elevado estimula el crecimiento de otros huesos de las manos, los pies y la mandíbula y promueve la proliferación desigual del cartílago, lo que da lugar a articulaciones mecánicamente inestables. Dado que la GH es un potente antagonista de la acción de la insulina, la glucosa en sangre suele elevarse hasta niveles similares a la diabetes. El exceso de GH en adultos se denomina **acromegalia**.

La cirugía para extirpar el tumor hipofisario anterior secretor de GH es el tratamiento más inmediato y eficaz para los tumores pequeños bien definidos. Sin embargo, la imposibilidad de extirpar todo el tejido de los tumores más grandes, sobre todo si están contiguos a otras estructuras como las arterias, puede dar como resultado una producción excesiva y continua de GH. La octreotida, un ligando receptor de somatostatina, constituye una terapia

ENFOQUE CLÍNICO | 31-2

La hormona del crecimiento y sus usos no indicados

En los últimos 20 años se ha producido un aumento significativo en el **uso no indicado** de testosterona, hormona del crecimiento y hormona tiroidea. Entre los factores que contribuyen a estos usos no indicados o indebidos se encuentran la publicidad directa al consumidor, los sitios web que afirman ofrecer información médica legítima y los centros con fines de lucro que promueven terapias para la salud y contra el envejecimiento. El uso de hormonas en individuos sin un diagnóstico establecido tiene riesgos conocidos y desconocidos, y genera miles de millones de dólares en costos innecesarios para los consumidores y el sistema sanitario.

La Food and Drug Administration (FDA) ha aprobado el uso de GH en niños y adultos con deficiencia de la hormona del crecimiento y para el tratamiento de algunas condiciones no deficientes, como la emaciación y caquexia asociadas con el VIH, la estatura baja idiopática, los síndromes de Noonan, Prader-Willi y de intestino corto, la estatura baja asociada con insuficiencia renal crónica, la asociada con haploinsuficiencia del gen SHOX (pequeño para la edad gestacional sin crecimiento de recuperación) y el **síndrome de Turner**.

La deficiencia de GH se establece de manera inequívoca mediante **pruebas de provocación** de la secreción de dicha hormona. La más recomendable es la prueba de tolerancia a la insulina porque distingue entre la secreción reducida de GH debida a la deficiencia de GH y la debida al envejecimiento y la obesidad. Para ello se inyecta insulina al paciente con el objetivo de reducir la glucemia a 40 mg/dL o menos; este nivel de hipoglucemia estimula de forma confiable la liberación de GH en la sangre, y los pacientes normales alcanzan 5 mg/L o más. La ACTH también puede ser cuantificada aquí para evaluar la insuficiencia suprarrenal secundaria (*véase* el capítulo 33). La prueba debe realizarse en una unidad endocrina experimentada a causa de los peligros de tener una hipoglucemia grave. Otras pruebas de provocación utilizan GHRH, pero en tanto tales no serían capaces de detectar la deficiencia de GH causada por una enfermedad hipotalámica.

Los marcadores bioquímicos de la acción de la GH pueden utilizarse como sustitutos de las pruebas de provocación. El IGF-1 es el mejor validado y puede apelarse a él cuando se dispone de intervalos de referencia normales ajustados a la edad. La separación entre los valores de IGF-1 en un sujeto con deficiencia de GH y los de uno normal es mayor en los jóvenes; sin embargo, el IGF-1 se vuelve menos confiable como marcador bioquímico de dicha deficiencia en los sujetos mayores de 50

años, dado que sus valores se solaparán con los de sujetos normales que presentan un descenso esperado del IGF-1 con la edad. Aunque la GH y el IGF-1 disminuyen con la edad, existen pocas pruebas de que la administración de GH pueda mejorar la función corporal o mitigar el proceso de envejecimiento.

Los efectos de la GH en individuos con deficiencia incluyen la disminución de la masa grasa y el aumento de la masa muscular y de la tolerancia al ejercicio. Existen datos limitados de estudios controlados de los efectos de la GH sobre el rendimiento deportivo en individuos sanos. Algunos de ellos sugieren que la administración de GH puede aumentar la masa muscular y la capacidad de *sprint* en atletas recreativos masculinos, y que su efecto es mayor si se la administra junto con testosterona. Sin embargo, es difícil extrapolar estos resultados a los atletas de élite, en los que se utilizan dosis mucho mayores de GH y de otros factores.

La detección del **dopaje** con GH en los deportistas de élite es difícil debido a la liberación fisiológica intermitente y pulsátil de la GH endógena, así como a los efectos del ejercicio, el estrés y la nutrición en la alteración de la secreción. Dos pruebas han sido desarrolladas para esto: la primera utiliza biomarcadores séricos de la acción de la GH, y mide la producción de IGF-1 en el hígado y el procolágeno tipo III (un marcador de la síntesis de colágeno) para crear un índice de las concentraciones de proteína. La administración de GH exógena aumenta este índice por encima del observado durante la variación fisiológica normal o la inducida por el ejercicio. El segundo método aprovecha el hecho de que la hipófisis secreta varias isoformas menores, diferentes de la proteína GH principal de 22 kDa. La GH recombinante está disponible solo como la isoforma de 22 kDa. La administración exógena de GH recombinante suprime la secreción endógena de GH, lo que conduce a niveles reducidos de las isoformas menores y a un aumento de la isoforma de 22 kDa en la sangre.

Las preocupaciones sobre la seguridad del uso inadecuado de GH pueden derivarse de estudios controlados. Hasta 44% de los adultos sanos que reciben GH en ensayos clínicos desarrollan edema, síndrome del túnel carpiano, artralgias y mialgias. La intolerancia a la glucosa o la diabetes podrían deberse a los efectos antiinsulínicos de la GH. También existen informes que documentan casos en los que se desarrolló acromegalia a partir del tratamiento con GH. En atletas que se dopan, todavía se desconocen los efectos de exposiciones suprafisiológicas aisladas o en combinación con otros agentes. ■

---

farmacológica eficaz que inhibe la secreción somatotrofa de GH y suprime de modo directo la producción hepática de IGF-1. El pegvisomant, antagonista del receptor de GH, inhibe de modo directo la acción de la GH sobre sus tejidos diana y suprime la producción de IGF-1. El objetivo terapéutico es reducir las acciones del exceso de GH para prevenir la mortalidad por hipertensión, insuficiencia cardiaca y diabetes.

La hormona tiroidea, las hormonas sexuales y los glucocorticoides también influyen en el crecimiento

Además del eje hipotálamo-hipófisis-GH, existen otras hormonas importantes para el crecimiento y el desarrollo adecuados, y nuestra comprensión de sus efectos está determinada a menudo por condiciones patológicas. La hormona tiroidea es un importante factor

promotor del crecimiento cuya deficiencia impide que el individuo experimente un desarrollo normal en la infancia, ya que estimula la expresión del gen GH en el somatotrofo y promueve la expresión de genes necesarios para el crecimiento y la función de tejidos como el corazón, el hígado y el músculo esquelético (*véase* el capítulo 32).

El aumento de la secreción de hormonas sexuales inicia el estirón puberal. El estrógeno posee un efecto de estimulación directa sobre la producción de GH e IGF-1, y junto con los andrógenos estimulan el crecimiento óseo, la remodelación ósea y el crecimiento epifisario. Sin embargo, el estrógeno también es responsable del cierre epifisario. En consecuencia, si un niño entra en la pubertad de manera prematura, puede acortar el tiempo de crecimiento de los huesos largos del esqueleto y generar así una baja estatura. El desarrollo puberal será tratado en detalle en el capítulo 37.

Si los glucocorticoides se encuentran presentes en niveles superiores a los normales, el crecimiento lineal se ve inhibido, lo cual puede deberse a tumores hipofisarios o suprarrenales (*véase* el capítulo 33) o a glucocorticoides exógenos administrados para tratar enfermedades como el asma. Los niveles elevados de glucocorticoides inhiben la secreción de GH al estimular la liberación de somatostatina desde el hipotálamo. Los glucocorticoides también reducen la expresión de GHR e IGF-1 en la placa de crecimiento del hueso, lo que perjudica las acciones de la GH y del IGF-1 para promover el crecimiento óseo.

CIENCIAS MÉDICAS INTEGRADAS

Regulación hipotálamo-hipofisaria de la ingesta y el gasto energéticos

El peso corporal en los adultos es bastante estable durante muchos años, a pesar de las grandes fluctuaciones en la ingesta calórica; esto demuestra que la ingesta y el gasto energéticos están coordinados con precisión. El sistema nervioso central (SNC), sobre todo el hipotálamo, se encarga de equiparar la ingesta y el gasto energéticos y de recibir información importante para el equilibrio energético a través de señales metabólicas, neurológicas y hormonales. Algunas de esas señales regulan la ingesta energética durante periodos breves, por ejemplo al actuar para concluir un episodio de alimentación, mientras que otras están activas en la regulación a largo plazo de la ingesta energética, lo que asegura el mantenimiento de reservas adecuadas de energía. La leptina es una hormona que provee información al hipotálamo sobre la cantidad de energía almacenada en el cuerpo en forma de tejido adiposo.

La leptina es una proteína de 16 kDa producto del gen *LEP* (originalmente denominado *gen ob*), que tiene su máxima expresión en el tejido adiposo pero que también es detectable en tejidos como los de los músculos y la placenta. La leptina sérica aumenta conforme lo hace la masa de tejido adiposo, por lo que su concentración es mucho mayor en personas con obesidad que en las personas sin obesidad.

El receptor de leptina es detectable en varias áreas del SNC, pero se expresa de modo más intenso en el núcleo arqueado del hipotálamo (*véase* figura). La activación de los receptores de leptina reduce la expresión de neuropéptidos que estimulan la ingesta de alimentos (neuropéptido Y y la proteína relacionada con el agutí) y aumenta la de neuropéptidos que disminuyen la alimentación (hormona estimulante de melanocitos α). La administración de leptina exógena para aumentar los niveles séricos ha sido probada como terapia para la pérdida de peso en humanos, pero solo tuvo efectos moderados sobre el apetito y el peso corporal.

Además de regular la ingesta de alimentos, la señalización de la leptina en el hipotálamo también modifica la secreción de hormonas de la hipófisis anterior para influir en el gasto de energía. La ingesta calórica reducida y la inanición inician una compleja serie de adaptaciones bioquímicas y conductuales para promover la supervivencia, una de las cuales es la reducción del gasto energético total en el cuerpo. Aunque la leptina circula en la sangre en proporción a la cantidad de grasa corporal, su cifra sérica disminuye con rapidez a partir de la restricción de la ingesta alimentaria, lo que envía una señal al hipotálamo para conservar las reservas de energía del cuerpo. Las hormonas tiroideas estimulan el metabolismo y elevan el uso de energía (discutidos con detalle en el capítulo 32); así, la disminución de los niveles de hormonas tiroideas durante periodos de ingesta insuficiente de alimentos es un proceso adaptativo. Tanto el crecimiento como la capacidad reproductiva son procesos intensivos desde el punto de vista energético que también se reducen durante la inanición. La ACTH es la única hormona hipofisaria que aumenta cuando la leptina disminuye; ese aumento estimula la glándula suprarrenal para que produzca cortisol, que ayudará al cuerpo a lidiar con el estrés del ayuno (véase el capítulo 33). La evidencia de que la leptina coordina la respuesta hipotálamo-hipofisaria a la inanición se derivó en un principio de experimentos de reemplazo en roedores; la infusión de proteínas recombinantes, destinada a prevenir la caída de leptina inducida por la inanición, obstaculizó la reducción de las hormonas gonadales, suprarrenales y tiroideas que se producirían en ratones hambrientos bajo condiciones normales. Algunos experimentos de reemplazo similares han demostrado que la leptina puede regular la secreción hormonal de la hipófisis anterior en el ser humano, por lo cual podría ser útil en el tratamiento de enfermedades causadas por la disminución de la función hipotálamo-hipofisaria. Esta disminución subyace a la reducción de la masa de tejido adiposo por lipodistrofia o gasto excesivo de energía, como ocurre en atletas mujeres muy entrenadas. ■

Regulación de la función del eje hipotálamo-hipofisario por parte de la leptina. TRH, hormona liberadora de tirotropina; GnRH, hormona liberadora de gonadotropinas; CRH, hormona liberadora de corticotropina; SRIF, factor inhibidor de la liberación de somatotropina; DA, dopamina; NPY, neuropéptido Y; POMC, proopiomelanocortina; GHRH, hormona liberadora de la hormona del crecimiento.

Fisiología endocrina

Resumen del capítulo

- El eje hipotálamo-hipófisis está constituido por el hipotálamo, el infundíbulo y las hipófisis posterior y anterior.
- La arginina vasopresina y la oxitocina se sintetizan en neuronas hipotalámicas cuyos axones terminan en la hipófisis posterior.
- La arginina vasopresina aumenta la reabsorción de agua en el riñón como respuesta a un aumento de la osmolalidad sanguínea o a un decremento del volumen sanguíneo.
- La oxitocina estimula la bajada de la leche a la mama (en respuesta a la succión) y la contracción muscular del útero (en respuesta a la dilatación del cuello uterino durante el trabajo de parto).
- Las hormonas liberadoras hipotalámicas en la circulación portal hipofisaria regulan la síntesis y secreción de hormonas de los corticotrofos, tirotrofos, somatotrofos, lactotrofos y gonadotrofos, que son tipos celulares diferentes situados en la hipófisis anterior.
- La hormona hipotalámica liberadora de corticotropina (CRH) estimula la secreción de la hormona adrenocorticotrópica (ACTH) de los corticotrofos, la cual estimula a su vez la liberación de glucocorticoides de la corteza suprarrenal para conformar el **eje hipotálamo-hipófisis-suprarrenal**.
- La hormona hipotalámica liberadora de tirotropina (TRH) estimula la secreción de la hormona estimulante de la tiroides (TSH) de los tirotrofos; a su vez, esto estimula la secreción de triyodotironina y tiroxina de los folículos tiroideos para completar el **eje hipotálamo-hipófisis-tiroides**.
- La hormona liberadora de la hormona luteinizante (LHRH) estimula la secreción de las hormonas foliculoestimulante (FSH) y luteinizante (LH) de los gonadotrofos (que, a su vez, modifican las funciones de ovarios y testículos) para constituir el eje hipotálamo-hipófisis-reproductivo.
- La dopamina hipotalámica inhibe la secreción de prolactina de los lactotrofos en la hipófisis anterior.
- La prolactina regula la producción de leche en la mama.
- Las hormonas de la hipófisis anterior estimulan la producción de hormonas en los tejidos diana, que inhiben a su vez la liberación de hormonas de la hipófisis anterior.
- La hormona hipotalámica liberadora de la hormona del crecimiento (GHRH) aumenta la secreción de la hormona del crecimiento (GH) por parte de los somatotrofos, y la somatostatina (SRIF) hipotalámica la disminuye.
- La regulación hipotalámica de la liberación de GH por parte de los somatotrofos, que estimula a su vez la secreción del factor 1 de crecimiento similar a la insulina (IGF-1) desde el hígado y otras células diana, constituye el **eje hipotálamo-hipófisis-hormona del crecimiento**.
- Tanto la GH como el IGF-1 se retroalimentan para inhibir la secreción de GH por parte de los somatotrofos.
- El IGF-1 interviene en la mayoría de los efectos promotores del crecimiento de la GH.
- La GH estimula la lipólisis en el tejido adiposo, inhibe la absorción de glucosa por los músculos y por el tejido adiposo, y favorece la síntesis de proteínas en todo el organismo.
- La deficiencia de GH afecta el crecimiento de los niños y provoca una mala condición corporal en los adultos.
- El exceso de GH da como resultado un mayor crecimiento de huesos y tejidos, tanto en niños como en adultos.
- La hormona tiroidea, las hormonas sexuales y los glucocorticoides también influyen en el crecimiento.

Preguntas de revisión del capítulo

1. Las hormonas liberadas por la hipófisis anterior estimulan los tejidos para que secreten otras hormonas que, a su vez, regulan el eje hipotálamo-hipofisario. En presencia de una baja concentración sanguínea de una hormona de producto final (tejido diana), la hipófisis anterior secreta una cantidad de hormona estimulante muy pequeña. ¿Cuál es la razón más probable de la baja concentración en sangre de la hormona de producto final?

   A. Un defecto en la secreción de hormonas en el órgano diana.
   B. Un bajo nivel sanguíneo de la proteína de unión a la hormona de producto final.
   C. Una secreción insuficiente de la hormona liberadora en el hipotálamo.
   D. Una regulación a la baja del receptor de la hipófisis anterior para la hormona liberadora hipotalámica.
   E. Una alta depuración de la hormona de producto final por parte del riñón.

2. Un paciente llega a la sala de emergencias con cefalea intensa y visión doble borrosa que aparecieron en las últimas 2 horas. Se le realiza de manera inmediata una resonancia magnética que confirma la existencia de un macroadenoma hipofisario con hemorragia aguda. ¿Qué condición es la más preocupante en lo inmediato para el médico tratante?

   A. Deficiencia aislada de la hormona de crecimiento
   B. Hipernatremia
   C. Exceso de IGF-1
   D. Hiperprolactinemia
   E. Hipopituitarismo

3. Una mujer de 30 años completó hace 6 meses un embarazo de rutina con un parto sin complicaciones que alumbró a una bebé de tamaño normal. En la actualidad, la mujer experimenta galactorrea (secreción persistente de fluidos similares a la leche materna) y aún no ha vuelto a tener periodos menstruales regulares. La bebé ha sido alimentada con biberón desde que nació. ¿Cuál es la explicación más probable para la galactorrea?

   A. Respuesta posparto normal
   B. Exceso de secreción de PRL
   C. Secreción insuficiente de TSH
   D. Secreción disminuida de GH
   E. Aumento de la síntesis de dopamina en el hipotálamo

4. Un paciente acude a una consulta médica quejándose de sed excesiva y necesidad constante de orinar y sus análisis sanguíneos detectan niveles bajos de neurofisina. ¿Cuál es la razón más probable para las quejas de este paciente?

A. Falta de secreción de AVP de la hipófisis posterior.

B. Producción excesiva de dopamina hipotalámica.

C. Falta de secreción de aldosterona por parte de la glándula suprarrenal.

D. Secreción excesiva de oxitocina por parte de la hipófisis posterior.

E. Falta de ACTH que provoca la pérdida de la zona glomerulosa.

5. Un hombre de 50 años se queja de disminución de la fuerza muscular y de la libido, así como de intolerancia al ejercicio. El examen revela una disminución de 10% en la masa corporal magra y un aumento de la grasa corporal, localizada sobre todo en la región abdominal. Los niveles de la hormona tiroidea son normales. ¿Qué diagnóstico es más consistente con estos síntomas?

A. Deficiencia de glucocorticoides

B. Enfermedad de Addison

C. Deficiencia de GH

D. Deficiencia de PRL

E. Acromegalia

1. **La respuesta correcta es C.** Si la secreción de la hormona liberadora hipotalámica es insuficiente, la hipófisis anterior no se verá estimulada para secretar hormonas que actúen sobre el órgano diana y aumenten la síntesis y liberación de la hormona de producto final. Un defecto en la secreción de hormonas del órgano diana resultaría en un aumento de la secreción de hormonas de la hipófisis anterior. Un nivel bajo de la proteína de unión a la hormona de producto final daría como resultado concentraciones libres más altas de la hormona de producto final, las cuales estimularían el hipotálamo y la hipófisis para aumentar la secreción hormonal. La regulación a la baja del receptor de la hormona liberadora de la hipófisis anterior sería poco probable porque la hormona diana final se encuentra disminuida. La eliminación de la hormona de producto final indicaría al hipotálamo y a la hipófisis que aumentaran la secreción hormonal.

2. **La respuesta correcta es E.** El paciente acude a la sala de emergencias con síntomas de apoplejía hipofisaria, que se confirma por la hemorragia aguda observada en la resonancia magnética. El hipopituitarismo, o la pérdida de la mayor parte de la liberación de hormonas de la hipófisis anterior, es la consecuencia principal de la apoplejía hipofisaria. La sola pérdida de la liberación de la hormona de crecimiento y la hiperprolactinemia no se produciría. El IGF-1 será eventualmente bajo a causa de la deficiencia de GH. La mayoría de los pacientes con apoplejía hipofisaria presentan hiponatremia causada por la pérdida de la acción de los glucocorticoides para estimular la eliminación de agua libre por parte de los riñones.

3. **La respuesta correcta es B.** La galactorrea suele estar asociada con tumores hipofisarios que secretan un exceso de PRL. Aunque la prolactina es importante para mantener la producción de leche en la mama después del parto, se diagnostica galactorrea cuando se hace presente más de 6 meses después del parto en una mujer que no amamanta. La combinación de galactorrea y amenorrea indica la existencia de un tumor secretor de PRL. Por lo general, la TSH tiene poco efecto sobre la secreción de PRL. La GH tiene actividad lactogénica cuando su nivel es alto, no cuando es bajo. La dopamina hipotalámica inhibe la secreción de PRL, y no se trata de una respuesta normal tras el parto.

4. **La respuesta correcta es A.** El paciente presenta síntomas de diabetes insípida, que pueden deberse a la falta de secreción de AVP o a la incapacidad renal para responder a ella. La neurofisina se procesa con la AVP a partir de una prohormona, y las dos proteínas son secretadas desde la hipófisis posterior. Un nivel disminuido de neurofisina sugiere una baja liberación de AVP. La dopamina hipotalámica inhibe la liberación de prolactina desde la hipófisis anterior. Ni la prolactina ni la oxitocina regulan la homeostasis del agua. La aldosterona puede favorecer la retención de agua, pero la neurofisina baja indica una falta de AVP. Por último, la ACTH no constituye una hormona trófica para la zona glomerulosa suprarrenal.

5. **La respuesta correcta es C.** La deficiencia de la hormona del crecimiento en los adultos se caracteriza por una disminución de la fortaleza muscular e intolerancia al ejercicio, así como una reducción en la sensación de bienestar (incluidos los efectos sobre la libido). En esta condición se pierde masa corporal magra (músculo) y se produce un exceso en el depósito de grasa corporal en la región abdominal. El reemplazo de GH puede revertir estos efectos. La disfunción de la tiroides se puede descartar a partir de las cifras normales de la hormona tiroidea. La deficiencia de glucocorticoides suele ser un producto de la insuficiencia suprarrenal primaria, tal como ocurre en la enfermedad de Addison. Los síntomas clínicos incluyen una disminución en la sensación de bienestar, trastornos gastrointestinales y un metabolismo anormal de la glucosa. La insuficiencia suprarrenal primaria también se caracteriza por niveles altos de ACTH en sangre, que pueden causar hiperpigmentación por la actividad estimulante de los melanocitos de la porción aminoterminal de la ACTH. Dicha insuficiencia no suele estar asociada a una redistribución de la grasa corporal hacia los depósitos centrales. La prolactina no parece tener un efecto fisiológico importante en los hombres. Por último, debido a que la acromegalia es producto de una secreción excesiva de GH en un adulto, los síntomas no son compatibles con ella.

Ejercicios de aplicación clínica 31-1

¿POR QUÉ MI HIJO ES MÁS BAJO QUE SUS COMPAÑEROS?

Un niño de 6 años es llevado a la clínica de endocrinología para ser examinado por una deficiencia de GH. Su estatura se encuentra entre 2 y 3 desviaciones estándar por debajo del promedio para su edad. El examen físico inicial descarta traumatismo craneoencefálico, enfermedad crónica y desnutrición. Los antecedentes familiares no sugieren una estatura similar en los parientes inmediatos y las hormonas tiroideas se encuentran en un nivel normal.

1. ¿Qué tipo de prueba debe solicitarse para diagnosticar el déficit de la hormona del crecimiento?

2. ¿Podría usted analizar el nivel de IGF-1 en sangre?

3. La concentración de IGF-1 en la sangre del paciente está por debajo del rango normal. ¿Qué sugiere este hallazgo?

4. ¿Qué es la resistencia a la GH y qué prueba solicitaría usted para descartar que el paciente presente ese síndrome?

5. ¿Por qué es importante tratar la deficiencia de GH y la baja estatura antes del inicio de la pubertad?

6. ¿Por qué la resistencia a la acción de la insulina es un posible efecto secundario de la administración de dosis farmacológicas demasiado altas de GH durante periodos prolongados?

1. Debe realizarse una prueba de provocación para la secreción de GH. La más rigurosa sería la prueba de tolerancia a la insulina, en la que la glucosa en sangre se reduce a ~ 40 mg/dL, lo que estimula de manera confiable la liberación de GH en sujetos normales. Una prueba de provocación alternativa es la infusión de GHRH para estimular la liberación de GH.

2. La GH induce la síntesis y secreción de IGF-1, que se puede detectar en el suero con facilidad. Un nivel bajo de IGF-1 en sangre indicaría una secreción insuficiente de GH. Sin embargo, los valores deben compararse con los valores de referencia correspondientes a la edad y al género.

3. La GH estimula la síntesis y secreción de IGF-1 e IGFBP3 en el hígado. En la mayoría de los casos, los niveles bajos de estas moléculas en sangre indicarían una liberación insuficiente de GH; sin embargo, esos niveles bajos también podrían deberse a un defecto en el receptor de GH que genera una resistencia a la hormona.

4. La resistencia a la GH se caracteriza por un crecimiento deficiente con niveles muy bajos de IGF-1 e IGFBP3 en sangre. Los defectos en el receptor de GH, que impiden que esta estimule la producción de IGF-1 e IGFBP3, son una causa frecuente de resistencia a la GH. En ausencia de producción de IGF-1, no existe retroalimentación negativa sobre la producción de GH, por lo que los niveles en sangre serían elevados en un paciente con resistencia a la hormona.

5. La GH y el IGF-1 estimulan el crecimiento de la placa epifisaria de crecimiento de los huesos largos. La placa epifisaria se fusiona varios años después de la pubertad, momento en el cual la GH y el IGF-1 ya no pueden estimular el crecimiento óseo. Por lo tanto, cuanto antes se inicie el tratamiento con GH, mayor será la probabilidad de lograr una estatura adulta normal antes de que se detenga el crecimiento de los huesos largos.

6. La GH induce la gluconeogénesis hepática e inhibe la captación de glucosa en el músculo y el tejido adiposo; estas acciones se oponen a los efectos de la insulina. Por lo tanto, dosis crónicas elevadas de GH pueden causar resistencia a la insulina, una condición en la que los tejidos del cuerpo no responden demasiado bien a ella.

Glándula tiroides

Objetivos del aprendizaje activo

Con el dominio del material de este capítulo, usted será capaz de:

- Explicar los procesos moleculares necesarios para la síntesis de hormonas tiroideas en la célula folicular tiroidea.
- Describir el mecanismo molecular para la secreción de la hormona tiroidea de la glándula, desde la endocitosis de la tiroglobulina hasta el transporte a través de la membrana basolateral.
- Explicar la función de la hormona estimulante de la tiroides en la regulación de la síntesis y secreción de las hormonas tiroideas.
- Predecir el efecto de los cambios en la concentración de hormonas tiroideas circulantes sobre la liberación de la hormona estimulante de la tiroides desde la hipófisis anterior.

- Explicar la función de las desyodasas de los tejidos periféricos en la síntesis de la hormona tiroidea fisiológicamente activa, la triyodotironina.
- Describir de qué manera la triyodotironina interactúa con su receptor y activa la transcripción de los genes diana.
- Explicar los efectos de las hormonas tiroideas en el desarrollo del sistema nervioso central, en la liberación de la hormona del crecimiento y en tejidos diana como los huesos.
- Describir de qué forma la hormona tiroidea regula el índice metabólico de base y el metabolismo intermediario.
- Predecir los efectos del exceso y de la deficiencia de hormonas tiroideas sobre el índice metabólico, el estado mental y el peso corporal.

A nivel celular, el índice de los procesos metabólicos está regulada de manera estricta. La célula no solo satisface sus necesidades metabólicas básicas de "mantenimiento", sino que también permanece preparada para realizar su propio trabajo en el cuerpo, como conducir los impulsos nerviosos, contraerse, absorber y secretar. Durante su vida, la célula continúa produciendo las proteínas enzi-máticas y estructurales que aseguran el mantenimiento de un índice metabólico apropiado.

Las hormonas tiroideas, **tiroxina** (T_4) y **triyodotironina** (T_3), juegan un rol fundamental en la regulación del desarrollo corporal y rigen la velocidad a la que se produce el metabolismo en las células individuales. Estas hormonas no son esenciales para la vida pero, sin ellas, el mantenimiento celular se mueve a un ritmo mucho más lento, lo que acaba por alterar la capacidad de cada célula para llevar a cabo sus funciones fisiológicas. Las hormonas tiroideas ejercen sus funciones regulatorias al influir en la expresión génica, lo cual afecta el programa de desarrollo y los constituyentes celulares necesarios para el índice metabólico normal.

SÍNTESIS, SECRECIÓN Y METABOLISMO DE LAS HORMONAS TIROIDEAS

La glándula tiroides humana consta de dos lóbulos unidos por tejido conectivo a cada lado de la tráquea. Una banda de tejido tiroideo, el istmo, yace justo debajo del cartílago cricoides y conecta los dos lóbulos. La tiroides es una de las glándulas endocrinas más grandes del cuerpo, con un peso aproximado de 20 g en un adulto sano.

Cada lóbulo de la tiroides recibe su suministro de sangre desde las arterias tiroideas superior e inferior, que nacen de las arterias carótida externa y subclavia, respectivamente. La sangre abandona los lóbulos de la tiroides a través de una serie de venas tiroideas que drenan hacia la vena yugular externa y la vena braquiocefálica. Esta circulación proporciona un rico flujo sanguíneo a la glándula tiroides, lo que le otorga una tasa de flujo sanguíneo por gramo mayor incluso que la de los riñones.

La glándula tiroides recibe inervación adrenérgica de los ganglios cervicales e inervación colinérgica del nervio vago, las cuales regulan la función vasomotora para aumentar el suministro de **hormona estimulante de la tiroides** (TSH), yoduro y sustratos metabólicos hacia la glándula. El sistema adrenérgico también puede afectar la función tiroidea a través de sus efectos directos sobre las células.

Los lóbulos de la glándula tiroides constan de grupos de muchos **folículos** esféricos revestidos por una sola capa de células epiteliales (fig. 32-1). La membrana apical de las células epiteliales foliculares está cubierta de microvellosidades y seudópodos que se extienden hacia el lumen del folículo. Estas células foliculares están conectadas entre sí por uniones estrechas, que proveen un sello para el contenido folicular, y por uniones en hendidura, que permiten la comunicación entre las células. Las membranas basolaterales de estas células foliculares se ubican cerca de la rica red capilar que penetra el estroma entre los folículos.

Además de las células epiteliales, la pared del folículo tiroideo contiene algunas **células parafoliculares** (*véase* fig. 32-1), ubicadas dentro de la lámina basal que rodea el folículo pero cuya membrana plasmática no forma parte de la pared del lumen. Estas células producen y secretan la hormona calcitonina, que participa en la regulación del metabolismo del calcio (*véase* el capítulo 35).

El lumen del folículo contiene una sustancia gelatinosa proteica de alta viscosidad denominada **coloide** (*véase* fig. 32-1) y cuyo contenido principal es la **tiroglobulina** (**Tg**), una proteína grande que funciona como sitio de almacenamiento de las hormonas tiroideas.

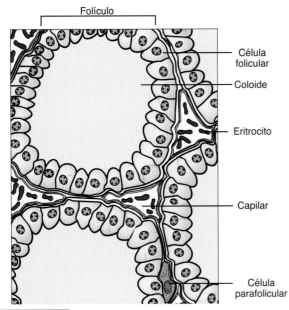

Folículo

Célula folicular

Coloide

Eritrocito

Capilar

Célula parafolicular

Figura 32-1 **Vista transversal de una porción de la glándula tiroides humana.** (*Véase* el texto para más detalles).

Las hormonas tiroideas se fabrican mediante el yodado y el almacenamiento de tiroglobulina en el lumen folicular

El folículo tiroideo sintetiza y secreta dos hormonas tiroideas, T_4 y T_3, cuyas estructuras moleculares se muestran en la figura 32-2. Ambas son derivados yodados del aminoácido tirosina y se forman a partir de un enlace éter entre los anillos fenólicos de dos moléculas de tirosina yodada. La estructura resultante se denomina **yodotironina**.

La T_4 contiene cuatro átomos de yodo en las posiciones 3, 5, 3' y 5' de la estructura anular de la tironina, mientras que la T_3 tiene solo tres átomos de yodo en las posiciones 3, 5 y 3' del anillo (*véase* fig. 32-2). Por esta razón, la tiroxina suele abreviarse como T_4 y la triyodotironina como T_3.

El folículo tiroideo no sintetiza de manera directa T_4 y T_3 en su forma final; más bien, ellas se forman por la modificación química de las moléculas de tirosina en la estructura peptídica de la Tg, a medida que las células foliculares las secretan hacia el lumen. Así pues, la T_4 y la T_3 formadas a partir de esta modificación química son en realidad parte de la secuencia de aminoácidos de la Tg.

El primer paso en la formación de T_4 y T_3 es la síntesis de la proteína precursora de la Tg (fig. 32-3). Esta glicoproteína

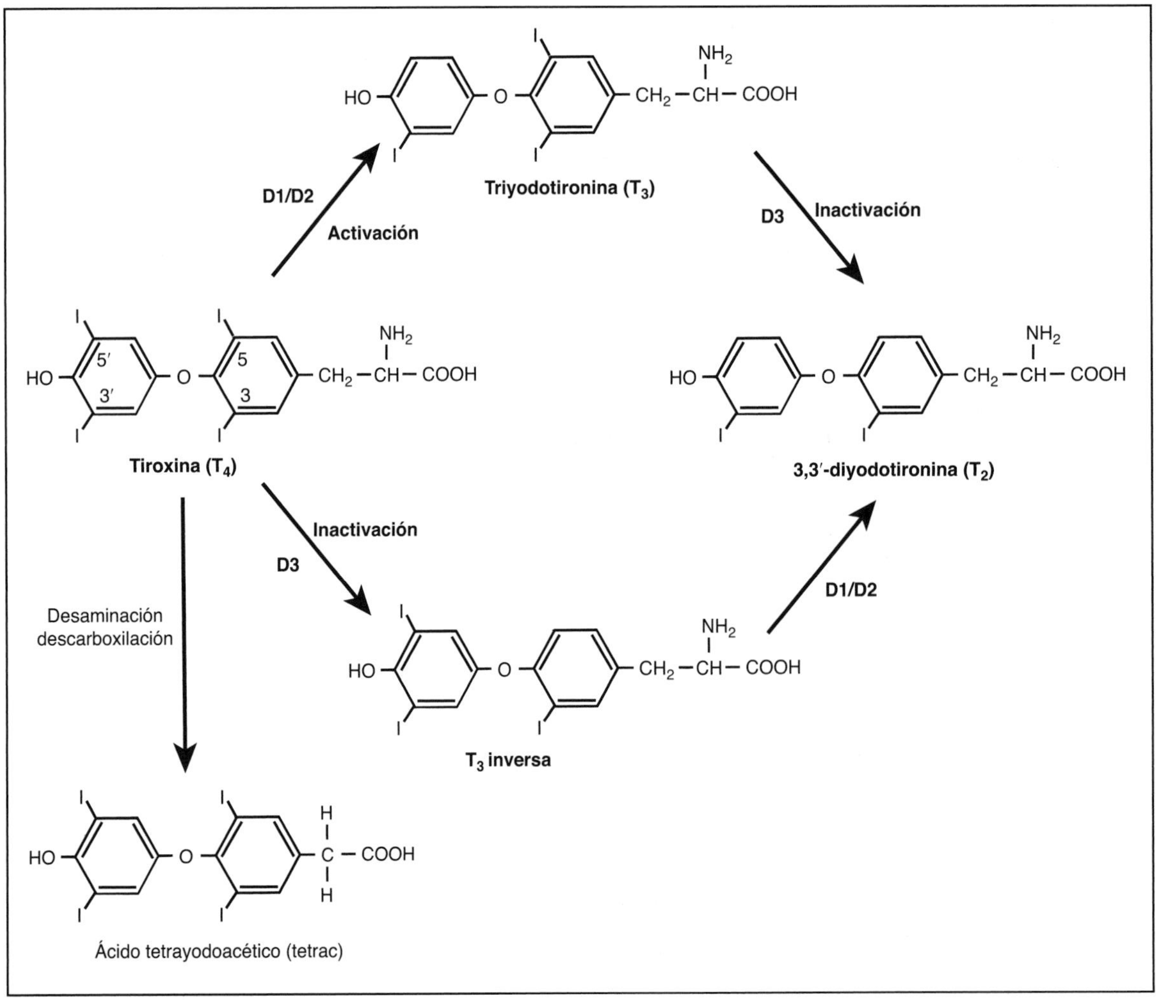

Triyodotironina (T_3)

D1/D2

Activación

D3 Inactivación

5' 5

3' 3

Tiroxina (T_4)

3,3'-diyodotironina (T_2)

Desaminación descarboxilación

Inactivación

D3

T_3 inversa

D1/D2

Ácido tetrayodoacético (tetrac)

Figura 32-2 **El metabolismo de la tiroxina.** La desyodasa tipo 1 (D1) y tipo 2 (D2) desyodan la tiroxina (T_4) en la posición 5' (desyodación del anillo externo) para formar la triyodotironina (T_3), la forma fisiológicamente activa de la hormona tiroidea. La desyodasa tipo 3 (D3) desyoda la T_4 en la posición 5 (desyodación del anillo interno) para formar el metabolito inactivo, la T_3 inversa. D3 también deyoda la T_3 para generar la yodotironina inactiva T_2. D1 y D2 eliminan el yoduro de la T_3 inversa para crear la T_2. Una pequeña cantidad de T_4 se degrada por descarboxilación o desaminación para formar ácido tetrayodoacético (tetrac), que luego se desyoda para ser excretado.

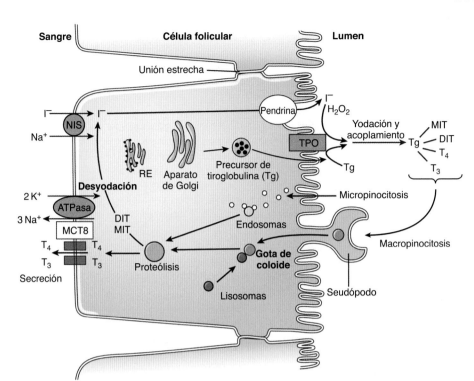

Figura 32-3 **Síntesis y secreción de las hormonas tiroideas.** (*Véase* el texto para más detalles.) ATPasa, trifosfatasa de adenosina; DIT, diyodotirosina; MCT8, transportador de monocarboxilato 8; MIT, monoyodotirosina; NIS, cotransportador unidireccional de sodio-yoduro; T_3, triyodotironina; T_4, tiroxina; TPO, peroxidasa tiroidea.

de 660 kDa está constituida por dos subunidades similares de 330 kDa que se mantienen juntas por puentes disulfuro. Los ribosomas sintetizan las subunidades en el retículo endoplásmico (RE) rugoso, y experimentan luego dimerización y glicosilación en el RE liso. El aparato de Golgi empaca la glicoproteína sintetizada en vesículas, las cuales migran hacia la membrana apical de la célula folicular y se fusionan con ella. A continuación, la proteína precursora de la tiroglobulina es extruida sobre la superficie apical de la célula, donde ocurre la yodación.

El yoduro utilizado para la yodación de la proteína precursora de la tiroglobulina proviene de la sangre que perfunde la glándula tiroides. El **cotransportador unidireccional de sodio-yodo** (**NIS**) se localiza en la membrana plasmática basal de la célula folicular, cerca de los capilares que irrigan el folículo (*véase* fig. 32-3). El NIS utiliza un gradiente de sodio a través de la membrana basal para transportar un átomo de yoduro y dos iones de Na^+ hacia el citosol de la célula folicular. Aunque el NIS no requiere ATP para transportar el yoduro, sí se necesita la Na^+/K^+-ATPasa para bombear el Na^+ de retorno fuera de la célula y mantener su gradiente. El NIS también transporta, a través de la membrana basal, otros aniones como el bromuro, el tiocianato y el perclorato, que pueden ser usados para disminuir la captación de yoduro por parte de la glándula. Mediante la actividad del NIS, la célula folicular presenta una concentración de yoduro mucho mayor que la sanguínea, y es por ello que las células foliculares son eficientes extractoras de la pequeña cantidad de yoduro que circula en la sangre. Una vez dentro de las células foliculares, los iones de yoduro se difunden con rapidez hacia la membrana apical, donde la **pendrina** los transporta al folículo para efectuar la yodación del precursor de la tiroglobulina.

La enzima **peroxidasa tiroidea** (**TPO**) cataliza la adición de átomos de yodo a moléculas específicas de tirosina en la proteína precursora de tiroglobulina, en un proceso denominado **organificación**. La TPO se une un ion de yoduro y a una molécula de tirosina en el precursor de la tiroglobulina, y los acerca así a la membrana apical de la célula folicular. La enzima oxida el ion de yoduro y la molécula de tirosina a radicales libres de vida corta, mediante el uso del peróxido de hidrógeno que se ha generado dentro de las mitocondrias de las células foliculares. Luego, los radicales libres se suman para formar una molécula de **monoyodotirosina** (**MIT**), que permanece en enlace peptídico dentro de la estructura de la tiroglobulina. Este mismo proceso enzimático puede agregar un segundo átomo de yodo a la MIT y formar así la molécula de **diyodotirosina** (**DIT**).

Las moléculas de tirosina yodadas, cercanas entre sí en el precursor de la tiroglobulina, presentan una **reacción de acoplamiento** que origina la estructura de la yodotironina. La TPO cataliza dicha reacción mediante la oxidación de las moléculas adyacentes de tirosina yodada en radicales libres de vida breve, que se unen para producir una molécula de yodotironina y un **fragmento de dehidroalanina** que permanecen en enlace peptídico en la estructura de la Tg. Por ejemplo, cuando dos moléculas vecinas de DIT se acoplan mediante este mecanismo, se forma T_4. Después de ser yodada, la molécula de Tg se almacena como parte del coloide en el lumen del folículo (*véase* fig. 32-3).

Solo un 20 a 25% de las moléculas de DIT y MIT en la Tg se acoplan para formar yodotironinas. En consecuencia, una molécula típica de Tg contiene de cinco a seis moléculas desacopladas de DIT y de dos a tres de T_4. Sin embargo, la T_3 se forma solo en una de cada cinco moléculas de Tg, razón por la cual la glándula tiroides produce mucha más T_4 que T_3.

Las células foliculares fagocitan e hidrolizan la tiroglobulina para secretar hormonas tiroideas

Cuando la glándula tiroides es estimulada para secretar hormonas, se produce una vigorosa pinocitosis en la membrana apical de las células foliculares. Los seudópodos de la membrana apical alcanzan el lumen del folículo y engullen fragmentos del coloide (*véase* fig. 32-3), y las vesículas endocíticas formadas por esta actividad pinocítica migran hacia la porción basal de la célula folicular. Los lisosomas, localizados sobre todo en la región basal de las células foliculares en reposo, migran hacia la región apical de las células estimuladas, donde se fusionan con la gota que contiene Tg y la hidrolizan a sus aminoácidos constituyentes. Como resultado, T_4, T_3 y los otros aminoácidos yodados se liberan en el citosol. Las T_4 y T_3 formadas a partir de la hidrólisis de Tg son transportadas fuera de la célula folicular por el transportador de monocarboxilato 8 (MCT8) y entran en la circulación capilar cercana. Las DIT y MIT generadas por la hidrólisis de la Tg son desyodadas muy rápido, y el yoduro liberado se reutiliza para la yodación continua de la Tg (*véase* fig. 32-3).

La mayoría de las moléculas de T_4 y T_3 que ingresan a la corriente sanguínea (~ 70 y ~ 80%, respectivamente) se unen de forma no covalente a la **globulina fijadora de tiroxina (TBG)**, una glucoproteína de 54 kDa sintetizada y secretada por el hígado. Cada molécula de TBG tiene un único sitio de unión para una molécula de hormona tiroidea. Las T_4 y T_3 restantes en la sangre se unen a la **transtiretina** o a la albúmina. Menos del 1% de T_4 y T_3 en la sangre se encuentra en forma libre y en equilibrio con la fracción unida a proteínas grandes. Es esta pequeña cantidad de hormona tiroidea libre la que interactúa con las células diana.

Las T_4 y T_3 unidas a proteínas representan un gran reservorio de hormona preformada, que puede restituir la pequeña cantidad de hormona libre circulante a medida que se elimina de la sangre. Este reservorio proporciona al cuerpo un sistema de amortiguación contra aquellos cambios drásticos en los niveles circulantes de hormonas tiroideas que podrían resultar de alteraciones repentinas en la tasa de secreción de T_4 y T_3. Las moléculas de T_4 y T_3 unidas a proteínas también están protegidas de la inactivación metabólica y la excreción en la orina, y es por ello que las hormonas tiroideas presentan una vida media prolongada en la corriente sanguínea. La vida media de T_4 es de alrededor de 7 días, y la de T_3 de alrededor de 1 día.

La desyodación en los tejidos periféricos activa e inactiva las hormonas tiroideas

La glándula tiroides secreta solo el 20% de la T_3 que utiliza cada día el organismo. La conversión de la T_4 circulante en T_3 por parte de las desyodasas de los tejidos periféricos aporta el 80% restante de las necesidades diarias de T_3. La T_4 se convierte en la T_3 fisiológicamente activa mediante la eliminación enzimática del átomo de yodo en la posición 5´ de la estructura anular de tironina. Esta reacción se denomina **desyodación del anillo externo** (fig. 32-2) y es catalizada por la **desyodasa tipo 1 (D1)**, ubicada en la membrana plasmática de las células del hígado, los riñones y la glándula tiroides. Al mismo tiempo, la reacción también es catalizada por la **desyodasa tipo 2 (D2)**, que se ubica en el RE de las células del músculo esquelético, el sistema nervioso central (SNC), la glándula hipófisis, la placenta y muchos otros tejidos. La ubicación intracelular de la D2 en el RE, muy cerca del núcleo celular, permite que la T_3 generada por la D2 tenga fácil acceso a los receptores nucleares de la hormona tiroidea. La actividad tanto de D1 como de D2 contribuye a la reserva de T_3 circulante en la sangre. Se cree que, a pesar de su localización intracelular, la D2 es la principal fuente de T_3 circulante, ya que presenta una mayor afinidad y acción sobre la T_4 que la D1.

Además de generar hormona tiroidea activa, las reacciones de desyodación también pueden inactivar las hormonas tiroideas. La **desyodasa tipo 3 (D3)** cataliza una reacción de **desyodación del anillo interno**, mediante la eliminación del yodo de la posición 5 tanto de la T_4 como de la T_3 para inactivar las hormonas (*véase* fig. 32-2). La desyodación del anillo interno de la T_4 genera T_3 **inversa (rT_3)**, que no puede unirse al receptor de la hormona tiroidea. La D3 se expresa en gran medida en la membrana plasmática de las células del cerebro en desarrollo y la placenta, pero sus niveles en las células adultas son bajos. La D1 también puede catalizar la desyodación del anillo interno, eliminando el yodo de la posición 5 de la rT_3 y las formas sulfatadas de la T_4 y la T_3 para degradar la hormona tiroidea inactivada y recuperar el yodo para su reciclaje. En el centro activo de la enzima, todas las desyodasas contienen **selenocisteína**, un raro aminoácido cuyas propiedades lo hacen ideal para la catálisis de las reacciones de oxidorreducción.

Las desyodasas son reguladas por múltiples factores hormonales, ambientales y nutricionales, y las propias hormonas tiroideas tienen efectos significativos en la transcripción y traducción de las desyodasas. La deficiencia de hormonas tiroideas (hipotiroidismo) disminuye de manera significativa los niveles de D1 y D3 y aumenta la actividad de D2. El exceso de hormonas tiroideas (hipertiroidismo) tiene el efecto contrario, ya que aumenta los niveles de D1 y D3 y reduce la actividad de D2. Tanto el ayuno como las enfermedades inhiben la actividad de D1; esto disminuye su degradación de rT_3, cuya concentración en sangre aumenta.

Las hormonas tiroideas se degradan por modificación enzimática

La T_4 y, en menor medida, la T_3 se catabolizan por conjugación con sulfato o ácido glucurónico. Las hormonas tiroideas sulfatadas son desyodadas por D1 para recuperar el yodo, y luego se descomponen aún más. Las hormonas tiroides conjugadas con ácido glucurónico se secretan hacia la bilis y se eliminan en las heces. Hay también otros tejidos que catabolizan hormonas tiroideas al modificar la cadena lateral de tres carbonos de la estructura de yodotironina mediante descarboxilación y desaminación. Los derivados formados a partir de la T_4, como el **ácido tetrayodoacético** (tetrac), también se someten a desyodación para reciclar el yodo antes de ser excretados (*véase* fig. 32-2).

El hipotálamo y la hipófisis regulan la producción de hormonas tiroideas por parte de la glándula tiroides

El hipotálamo segrega la **hormona liberadora de tirotropina (TRH)**, que estimula los tirotrofos en la hipófisis anterior para que liberen la hormona estimulante de la tiroides (TSH; *véase* el capítulo 31 para más detalles). La TSH actúa sobre la glándula tiroides para estimular la síntesis y secreción de hormonas tiroideas. Este sistema de control se denomina eje hipotálamo-hipófisis-tiroides (fig. 32-4).

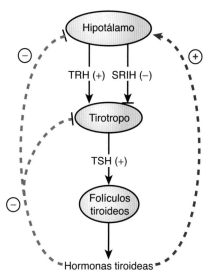

Figura 32-4 **El eje hipotálamo-hipófisis-tiroides.** Al actuar de modo directo sobre el tirotrofo, la hormona liberadora de tirotropina (TRH) estimula y la somatostatina (SRIF) inhibe la liberación de la hormona estimulante de la tiroides (TSH). Las asas de retroalimentación negativa, que se muestran en *azul*, inhiben la secreción de TRH y su acción sobre el tirotrofo, lo que provoca una disminución de la secreción de TSH. Las asas de retroalimentación, que se muestran en *rojo*, estimulan la secreción de somatostatina y causan así una reducción de la secreción de TRH. SRIF, factor inhibidor de la liberación de la somatostatina o somatotropina.

Las hormonas tiroideas ejercen un efecto directo de retroalimentación negativa sobre la secreción de TSH. Por ejemplo, cuando su concentración sanguínea es elevada, las hormonas tiroideas actúan sobre el tirotrofo para inhibir la síntesis y secreción de TSH y para reducir la sensibilidad del tirotrofo a la TRH. Una menor liberación de TSH de la hipófisis anterior disminuye el efecto estimulante de la TSH sobre las células foliculares de la tiroides, lo que resulta en una disminución de la secreción de T_4 y T_3. Cuando los niveles circulantes de T_4 y T_3 son bajos, su efecto de retroalimentación negativa sobre la liberación de TSH se reduce y los tirotrofos secretan más TSH, lo que aumenta la tasa de secreción de hormonas tiroideas.

Las hormonas tiroideas también ejercen una retroalimentación negativa sobre el hipotálamo, al reducir la síntesis del ARNm y de la prohormona de la TRH para disminuir la liberación de esta última desde las neuronas que la secretan. Además, las hormonas tiroideas aumentan la liberación de somatostatina desde el hipotálamo, y la somatostatina (SRIF) inhibe la liberación de TSH del tirotrofo (*véase* fig. 32-4).

La T_3 genera los efectos de retroalimentación negativa de las hormonas tiroideas sobre los tirotrofos, que captan moléculas libres de T_4 y T_3 y permiten que D1 y D2 desyoden T_4 a T_3. Las moléculas de T_3 recién formadas y las que se toman de modo directo de la sangre ingresan al núcleo, donde se unen a los receptores de la hormona tiroidea en la cromatina y modifican la expresión génica para disminuir la síntesis y secreción de TSH. La T_3 también reduce la síntesis de los receptores de TRH y aumenta la actividad de las enzimas degradantes de TRH, lo cual reduce la sensibilidad tirotropa a dicha hormona.

Como ocurre con la mayoría de las hormonas hipofisarias, la liberación de TSH es pulsátil, y el eje hipotálamo-hipófisis-ti-

roides también presenta un ritmo diurno. La secreción máxima de TSH se produce a última hora de la tarde y a primera hora de la mañana (entre las 23:00 y las 05:00 horas), y el mínimo se alcanza alrededor del mediodía. El estrés físico y emocional pueden alterar la secreción de TSH, pero sus efectos sobre el eje hipotálamo-hipófisis-tiroides no son demasiado relevantes.

La TSH estimula la liberación de hormonas tiroideas y el crecimiento de las células foliculares

El receptor de TSH es una glicoproteína de siete hélices transmembrana ubicada en la membrana plasmática basal de la célula folicular de la tiroides. Las proteínas G_s acoplan el receptor de TSH a la vía del segundo mensajero de la proteína cinasa A (PKA) de la adenililciclasa-monofosfato cíclico de adenosina (AMPc). Las proteínas G_q acoplan el receptor a la señalización intracelular de fosfolipasa C (PLC)–trifosfato de inositol (IP_3)–diacilglicerol (fig. 32-5).

El aumento de la actividad de la PKA inducido por la TSH estimula la síntesis y secreción de hormonas tiroideas. La PKA

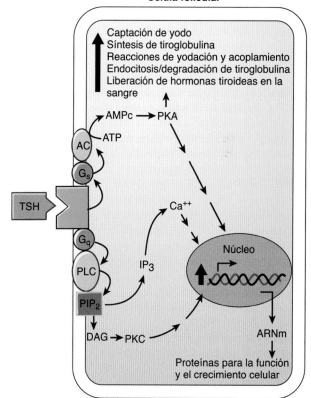

Figura 32-5 **Acción de la TSH sobre la célula folicular.** La TSH se une al receptor de TSH, que se acopla a la adenililciclasa (AC) mediante proteínas G estimulantes (G_s). El receptor también está acoplado por proteínas G (G_q) a la fosfolipasa C (PLC). El aumento intracelular del monofosfato de adenosina cíclico (AMPc) activa la proteína cinasa A (PKA), que fosforila las proteínas. La PKA activa la síntesis y secreción de hormonas tiroideas, y estimula también la transcripción de genes para el crecimiento y la función celular. La señalización de PLC a través del aumento de inositol trisfosfato (IP_3), calcio (Ca^{++}), diacilglicerol (DAG) y proteína cinasa C (PKC) también estimula la transcripción de genes para producir proteínas para la función y el crecimiento de las células foliculares.

aumenta la expresión de NIS y la captación de yoduro por parte de las células foliculares, así como la yodación de las moléculas de tirosina en el precursor de la tiroglobulina y el acoplamiento de las tirosinas yodadas para formar yodotironinas. La PKA promueve también la pinocitosis del coloide por parte de las membranas apicales, lo que da como resultado un gran aumento de la endocitosis y la hidrólisis de la tiroglobulina. El resultado general de estos efectos de la TSH es una mayor liberación de T_4 y T_3 en la sangre.

La TSH estimula la transcripción de genes en las células foliculares a través de la activación de PKA, IP_3, calcio y PKC (*véase* fig. 32-5). El aumento de la expresión génica y de la síntesis de proteínas mantiene el tamaño y la integridad estructural de las células foliculares. La evidencia de este efecto trófico de la TSH puede hallarse en pacientes con hipofisectomía, en quienes la glándula tiroides se atrofia como resultado de una reducción en la altura de las células foliculares. Por el contrario, la exposición crónica a cantidades excesivas de TSH produce un aumento en la altura y el número de las células foliculares, lo que deriva en un agrandamiento de la glándula tiroides denominado **bocio**.

El yoduro de los alimentos es indispensable para la síntesis de hormonas tiroideas

Para la síntesis de T_4 y T_3 se requiere un aporte continuo de yoduro. Si la alimentación presenta una deficiencia importante de esta sustancia, como sucede en algunas partes del mundo, la cantidad disponible para la glándula tiroides limita la síntesis de ambas hormonas. Como resultado, las concentraciones de T_4 y T_3 en sangre decrecen y provocan una estimulación crónica de la secreción de TSH que, a su vez, da origen al bocio. El agrandamiento de la glándula tiroides aumenta su capacidad para acumular yoduro de la sangre y sintetizar T_4 y T_3. Sin embargo, el grado en que la glándula agrandada puede producir hormonas tiroideas para compensar su deficiencia en sangre depende de la gravedad de la deficiencia alimentaria de yoduro. Para prevenir tanto la deficiencia como la formación subsiguiente de bocio, en los países desarrollados se añade yoduro a la sal de mesa (sal yodada).

Si la ingesta de yoduro en la dieta o en un medicamento es demasiado alta, su concentración en la glándula tiroides alcanza un nivel que suprime la síntesis de hormonas tiroideas. Este fenómeno se denomina **efecto Wolff-Chaikoff**, y se cree que es resultado de la producción de moléculas yodadas que inhiben la actividad de la TPO y de las desyodasas en las células foliculares. La expresión reducida del gen NIS reduce la captación de yoduro y se asocia con escape del efecto Wolff-Chaikoff que se produce en la mayoría de los individuos.

EFECTOS DE LAS HORMONAS TIROIDEAS EN EL ORGANISMO

La mayoría de las células del cuerpo son dianas para la acción de las hormonas tiroideas. La sensibilidad o la capacidad de respuesta de una célula particular a dichas hormonas se correlaciona de manera aproximada con el número de receptores correspondientes. El hígado, el corazón y el cerebro expresan niveles del **receptor de la hormona tiroidea (TR)** mayores que otros tejidos, y reciben también extensos efectos de las hormonas.

La triyodotironina (T_3) se une a un receptor nuclear para regular la transcripción de genes

La mayoría de los receptores de hormonas tiroideas (TR) se localiza en los núcleos de las células diana, unidos a los **elementos de respuesta a las hormonas tiroideas** (TRE) en el ADN. Los TR son proteínas de ~ 50 kDa con una estructura similar a la de los receptores nucleares de hormonas esteroides y a la de la vitamina D. En los seres humanos, dos genes TR (*THRA* y *THRB*) se ubican en dos cromosomas distintos y codifican tres proteínas receptoras diferentes (TRα1, TRβ1 y TRβ2). Los TR se expresan de manera específica para cada tejido, lo cual permite que se produzcan efectos diferentes sobre tejidos diversos. Cuando los TR se unen a los TRE en ausencia de T_3, reprimen la expresión génica en lo que se considera un modelo clásico de acción hormonal. Sin embargo, una propiedad única de los receptores tiroideos es que también pueden promover la expresión de genes en ausencia de T_3. Así pues, la unión de esta hormona a su receptor puede activar o desactivar la expresión génica, dependiendo de la acción del TR en ausencia de ligando.

Las células captan de la sangre las formas libres de T_3 y T_4 mediante transportadores específicos. Dado que transporta solo hormonas tiroideas, el más específico es el **transportador de monocarboxilato 8 (MCT8)**, que también facilita la exportación de la hormona fuera de la célula folicular tiroidea (*véase* fig. 32-3). Otros transportadores (como el transportador de monocarboxilato 10 [MCT10], el polipéptido transportador de aniones orgánicos [OATP1C1], el transportador de aminoácidos tipo L [LAT1] y el transportador de ácidos biliares) son menos específicos, ya que llevan a las células hormonas tiroideas y otras moléculas. La presencia de estos transportadores en las diferentes células del cuerpo garantiza que todas las células puedan responder a la hormona tiroidea.

Dentro de la célula, la desyodasa tipo 2 convierte la T_4 en T_3, que ingresa al núcleo celular junto con la T_3 que se absorbió y se une a su receptor en la cromatina. El TR con T_3 unida forma un complejo (denominado *heterodímero*) con otro receptor nuclear, el **receptor retinoide X (RXR)**. El TR puede también crear complejos con otros TR para producir homodímeros y activar la transcripción. Los coactivadores y correpresores de la transcripción también forman complejos con el heterodímero u homodímero de TR, lo que aumenta o disminuye la producción de ciertos ARNm (fig. 32-6). La T_3 controla la diferenciación, el crecimiento y el metabolismo celulares al regular los tipos de proteínas producidas por sus células diana.

La respuesta de transcripción a la T_3 es lenta; por eso, cuando se administra T_4 (la forma farmacológica de la hormona tiroidea) a un animal o a un humano, transcurren varias horas antes de que se puedan detectar sus efectos fisiológicos. Esta acción retardada refleja el tiempo necesario para que se produzcan los cambios transcripcionales y la consiguiente síntesis de proteínas clave. Otros efectos de las hormonas tiroideas sobre las células ocurren demasiado rápido como para resultar de la transcripción y la traducción, y no parecen estar mediados por el TR nuclear. Dichos efectos se observan en las vías de transducción de señales que alteran la respiración celular, la morfología celular, el tono vascular y la homeostasis iónica. Se cree que estos efectos están mediados, al menos en parte, por un receptor de la hormona tiroidea asociado con la proteína estructural de la membrana plasmática integrina αvβ3.

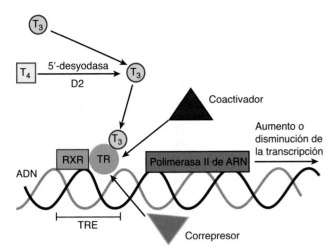

Figura 32-6 **Regulación de la transcripción por parte de las hormonas tiroideas.** La triyodotironina (T$_3$) y la tiroxina (T$_4$) son absorbidas por la célula. La T$_4$ se desyoda a T$_3$, que se une luego al receptor de la hormona tiroidea (TR). El TR activado forma heterodímeros con un segundo factor de transcripción, el receptor 9-*cis* del ácido retinoico (RXR), y se une al elemento de respuesta a las hormonas tiroideas (TRE). La unión de TR/RXR al TRE recluta coactivadores o represores adicionales para la transcripción, dependiendo del gen y de otros cofactores. El resultado final es la activación o inhibición de la polimerasa II del ARN para regular la transcripción del gen diana.

Las hormonas tiroideas son cruciales para la maduración del cerebro durante el desarrollo fetal

En el cerebro fetal en desarrollo, la neurogénesis comienza unas 5 semanas después de la concepción, mientras que los receptores cerebrales de hormonas tiroideas pueden detectarse a partir de la octava semana de gestación. Estudios en animales han demostrado que las hormonas tiroideas regulan la migración, diferenciación y maduración de las células progenitoras, el encaminamiento y la mielinización de los axones, y el desarrollo de la matriz extracelular que rodea las células neurales. Estos efectos de la hormona tiroidea provienen de su capacidad para regular la expresión génica.

La glándula tiroides del feto no empieza a funcionar hasta alrededor de las 18 a 20 semanas de gestación, y no madura del todo hasta que el nacimiento está cerca. Por lo tanto, el feto depende por completo del suministro materno de hormonas tiroideas. La T$_4$ materna atraviesa la placenta y entra en cerebro fetal con mayor facilidad que la T$_3$. La T$_4$ es desyodada por D2 y D3 en función del tiempo y la región, lo que garantiza que la T$_3$ esté disponible para el área de desarrollo adecuada en el momento correcto. El nivel de T$_4$ en la circulación fetal aumenta de manera constante a lo largo de la gestación y alcanza niveles adultos en el tercer trimestre. Sin embargo, durante toda la gestación las cifras de T$_3$ permanecen muy bajas.

Si durante la gestación y el periodo posnatal existe deficiencia de hormonas tiroideas, se producirá retraso mental; para evitarlo, estos niños deben recibir un tratamiento con hormonas tiroideas durante los primeros meses de vida posnatal. El inicio del tratamiento tiroideo después de la aparición de déficits conductuales no será capaz de revertir el problema porque la hormona tiroidea debe estar presente cuando ocurre el normal desarrollo neuronal. La deficiencia de hormonas tiroideas durante la infancia también provoca un deterioro del crecimiento, tal como se analiza a continuación. En la actualidad, el retraso en el desarrollo por deficiencia de hormonas tiroideas rara vez ocurre, ya que la enfermedad es detectada en los recién nacidos y el tratamiento hormonal puede administrarse en el momento oportuno.

El crecimiento y el desarrollo del cuerpo requieren de las hormonas tiroideas

Las hormonas tiroideas son factores importantes en la regulación del crecimiento de todo el cuerpo. Por ejemplo, una persona con deficiencia de estas hormonas que no las recibe como tratamiento durante la niñez no alcanzará una estatura adulta normal.

Las hormonas tiroideas promueven el crecimiento corporal normal al estimular la expresión del gen de la hormona del crecimiento (GH) en los somatotrofos de la hipófisis anterior. En una persona con deficiencia de hormonas tiroideas, la síntesis de GH por parte de los somatotrofos se reduce mucho y la secreción de dicha hormona se ve alterada; de este modo, estas personas presentarán también una deficiencia de GH. Si esta condición aparece en un niño, su crecimiento se verá retardado (*véase* el capítulo 31).

En tejidos como el músculo esquelético, el corazón y el hígado, las hormonas tiroideas tienen efectos directos sobre la síntesis de muchas proteínas estructurales y enzimáticas. Por ejemplo, estimulan la síntesis de proteínas estructurales de las mitocondrias, así como la formación de muchas enzimas involucradas en el metabolismo intermediario y en la fosforilación oxidativa.

Las hormonas tiroideas también promueven el crecimiento y la calcificación de los huesos en el esqueleto. Su deficiencia en etapas tempranas de la vida conduce a un desarrollo retrasado y anormal de los huesos y puede causar enanismo. El efecto de las hormonas tiroideas en la regulación del crecimiento óseo está mediado en parte por sus efectos sobre la síntesis de GH y del factor 1 de crecimiento similar a la insulina (IGF-1).

Las hormonas tiroideas son un determinante primordial del índice metabólico basal

Cuando el cuerpo se encuentra en reposo, casi la mitad del ATP producido por sus células se usa para fomentar aquellos procesos de transporte de membrana que requieren energía. El resto se utiliza en la actividad muscular involuntaria (como los movimientos respiratorios, el peristaltismo y la contracción cardiaca) y en reacciones metabólicas que requieren ATP (como la síntesis de proteínas). Cuando el ATP se hidroliza para realizar trabajo en el cuerpo, ~ 60% de la energía en la molécula de ATP es liberada en forma de calor.

Las mitocondrias producen ATP por la fosforilación oxidativa del **difosfato de adenosina** (**ADP**), y la tasa de dicha fosforilación depende de la provisión de ADP para el transporte de electrones. Este suministro de ADP, a su vez, es una función de la cantidad de ATP utilizado para realizar el trabajo. Por ejemplo, cuando se lleva a cabo más trabajo por unidad de tiempo, se usa más ATP y se genera más ADP, lo que aumenta la tasa de fosforilación oxidativa. La velocidad a la que ocurre este proceso refleja la cantidad de oxígeno consumido por el cuerpo, ya que este gas es el aceptor final de los electrones al término de su cadena de transporte.

Las actividades que se presentan cuando el cuerpo no está en reposo, como los movimientos voluntarios, utilizan ATP adicional para el trabajo involucrado. La cantidad total de oxígeno consumido y el calor corporal producido en un periodo de 24 horas es la combinación entre el que se necesita en reposo y el que se requiere durante la actividad.

Las hormonas tiroideas regulan la tasa basal a la que se produce la fosforilación oxidativa en las células y, como resultado, establecen las tasas de base de producción de calor corporal y de oxígeno consumido por el cuerpo; esto se denomina **acción termogénica** de las hormonas tiroideas.

Los niveles de hormonas tiroideas en sangre deben estar dentro de los límites normales para que el metabolismo basal avance al ritmo necesario para una economía energética equilibrada en el cuerpo. Si existe un exceso de hormonas tiroideas, la fosforilación oxidativa se acelera y la producción de calor y el consumo de oxígeno resultan demasiado altos. Lo contrario ocurre cuando las concentraciones sanguíneas de T_4 y T_3 son menores de lo normal. El hecho de que las hormonas tiroideas modifiquen la cantidad de oxígeno consumido por el cuerpo se ha utilizado en la clínica para evaluar el estado de la función tiroidea. La cantidad de oxígeno consumida por el cuerpo en condiciones de reposo se denomina **índice metabólico basal (IMB)** y supone una función tiroidea normal. Un IMB mayor al esperado en una persona con función tiroidea normal indicaría que las concentraciones de T_4 y T_3 son más altas de lo normal.

No todos los tejidos son sensibles a la acción termogénica de las hormonas tiroideas. Los tejidos y órganos que sí responden incluyen el músculo esquelético, el corazón, el hígado y los riñones, en los que abundan los TR. El cerebro, la piel, los órganos linfáticos y las gónadas de los adultos muestran poca respuesta termogénica a las hormonas tiroideas y, con la excepción del cerebro adulto, esos tejidos contienen menos TR.

La acción termogénica de las hormonas tiroideas a nivel molecular es poco conocida. El efecto termogénico tarda muchas horas en aparecer tras la administración de hormonas tiroideas a un humano o a un animal, debido al tiempo requerido para los cambios en la expresión génica. Se sabe que la T_3 estimula la síntesis de citocromos, oxidasa de citocromos y Na^+/K^+-ATPasa en ciertas células, lo que sugiere que la T_3 podría estar regulando varias unidades respiratorias en dichas células y afectando así su capacidad para llevar a cabo la fosforilación oxidativa. Una mayor tasa de dicha fosforilación da como resultado una mayor cantidad de calor.

Las hormonas tiroideas también estimulan la síntesis de la **proteína 1 de desacoplamiento (UCP-1)** en el tejido adiposo pardo. La **sintetasa de ATP** produce ATP en las mitocondrias cuando los protones fluyen a favor de su gradiente electroquímico. La UCP-1 actúa como un canal en la membrana mitocondrial para disipar el gradiente iónico sin producir ATP. A medida que los protones descienden por su gradiente electroquímico *desacoplados* de la síntesis de ATP, la energía se libera en forma de calor. Los humanos adultos no parecen contar con suficiente tejido adiposo pardo como para que la UCP-1 contribuya de manera significativa a la oxidación de nutrimentos o a la producción de calor corporal. Sin embargo, los bebés nacen con reservas de grasa parda más grandes, que generan calor para mantener la temperatura corporal hasta que la masa muscular sea suficiente para que la termogénesis por escalofríos contribuya al mantenimiento de la temperatura corporal.

El metabolismo de carbohidratos, grasas y proteínas es regulado por la hormona tiroidea

Además de regular el índice basal del metabolismo energético, las hormonas tiroideas influyen en la tasa a la que operan la mayoría de las vías del metabolismo intermediario en sus células diana. Cuando existe deficiencia de hormonas tiroideas, el meta-

TABLA 32-1	Acciones fisiológicas de las hormonas tiroideas
Categoría	**Acción específica**
Desarrollo del sistema nervioso central	Estimular la proliferación y migración de células progenitoras
	Estimular el crecimiento de los cuerpos neuronales y la ramificación de las dendritas
	Estimular la mielinización axónica
	Regular el depósito de matriz extracelular
Crecimiento corporal	Estimular la expresión del gen de la hormona del crecimiento en los somatotrofos
	Estimular la síntesis de muchas proteínas estructurales y enzimáticas
	Promover la calcificación de los huesos
Gasto inicial de energía	Regular las tasas iniciales de la fosforilación oxidativa, la producción de calor corporal y el consumo de oxígeno
Metabolismo intermediario	Estimular las vías sintéticas y degradativas del metabolismo de carbohidratos, lípidos y proteínas
Secreción de la hormona estimulante de la tiroides (TSH)	Inhibir la secreción de TSH al disminuir la sensibilidad de los tirotrofos a la hormona liberadora de tirotropina

bolismo de carbohidratos, lípidos y proteínas se ralentiza y la respuesta de estas vías a otras hormonas reguladoras disminuye. En contraste, cuando hay un exceso de hormonas tiroideas estas vías metabólicas actúan a un ritmo más alto de lo normal. Por lo tanto, las hormonas tiroideas pueden ser consideradas como amplificadores de la actividad metabólica celular; su efecto amplificador sobre el metabolismo intermediario está mediado por la transcripción de enzimas que codifican los genes involucrados en estas vías metabólicas. En la tabla 32-1 se resumen las acciones fisiológicas de las hormonas tiroideas antes descritas.

ANOMALÍAS DE LA FUNCIÓN TIROIDEA EN ADULTOS

Una deficiencia o un exceso de hormonas tiroideas produce cambios característicos en el cuerpo, que resultan de la desregulación de la actividad del sistema nervioso, de la alteración de la función tisular y de los cambios en el metabolismo energético de todo el cuerpo (Enfoque clínico 32-1).

El hipertiroidismo aumenta el gasto de energía y provoca pérdida de peso

La causa más frecuente de producción excesiva de hormonas tiroideas en humanos es la **enfermedad de Graves**, un trastorno autoinmune causado por anticuerpos dirigidos contra el receptor de TSH en la membrana plasmática de las células foliculares de la tiroides. Estos anticuerpos se unen al receptor de TSH, lo que aumenta la actividad de la adenililciclasa, los niveles de AMPc y la producción

ENFOQUE CLÍNICO | 32-1

Pruebas de la función tiroidea

El diagnóstico preciso de la enfermedad de la tiroides requiere una comprensión de su fisiología y de su fisiopatología. Dado que la anamnesis y el examen físico no son suficientes para un diagnóstico preciso (a causa de los numerosos hallazgos inespecíficos asociados a la enfermedad tiroidea), es necesario entonces realizar pruebas de la función tiroidea. La medición de los niveles de TSH y de hormonas tiroideas en sangre son las pruebas más comunes para detectar esta enfermedad. Se pueden medir la T_4 y la T_3, tanto libres como totales (esto es, las libres y las unidas a proteínas transportadoras), aunque las segundas son más consistentes entre laboratorios y ensayos. Si fuera necesario afinar aún más el diagnóstico, también se pueden determinar la TRH, la T_3 inversa, los autoanticuerpos tiroideos, los productos yodados de la degradación de la hormona tiroidea y la globulina fijadora de tiroxina (TBG) en sangre.

La concentración habitual de T_4 sérica total en adultos oscila entre 5 y 12 µg/dL (64 y 154 nmol/L). Las concentraciones por encima de este rango se asocian por lo general con tirotoxicosis, y las concentraciones inferiores con hipotiroidismo. Sin embargo, es importante considerar que los valores pueden caer fuera del rango en individuos eutiroideos, en general como resultado de cambios en la TBG. Un ejemplo se da durante el embarazo, cuando los niveles elevados de estrógenos estimulan la síntesis de TBG y aumentan la glicosilación de la proteína, lo que provoca una reducción en su eliminación. La mayor concentración de TBG en la sangre eleva la T_4 total en un individuo fisiológicamente eutiroideo.

Las concentraciones séricas normales de T_3 total en adultos oscilan entre 80 y 190 ng/dL (1.2 a 2.9 nmol/L). Afecciones como la tirotoxicosis provocan una elevación de la T_3 total, mientras que el hipotiroidismo se caracteriza por su reducción. Sin embargo, en ambas afecciones la proporción de T_3 total a T_4 total es elevada en comparación con los individuos eutiroideos, debido a un aumento desproporcionado de la T_3 total en la tirotoxicosis y a su menor reducción en el hipotiroi-

dismo. Así pues, la prueba más sensible para la tirotoxicosis es la medición de la T_3 total, mientras que para el hipotiroidismo la más sensible es la evaluación de la T_4 total.

La TSH es el principal marcador de diagnóstico de la función tiroidea, con un rango de referencia en adultos que oscila entre ~ 0.4 y 4.0 mUI/mL. Valores de TSH muy por encima de 4.0 mUI/mL indican con claridad hipotiroidismo y valores muy por debajo de 0.4 mUI/mL apoyan el diagnóstico de hipertiroidismo, en particular cuando las medidas de hormonas tiroideas en sangre concuerdan. Diversos factores pueden influir en los niveles de TSH y deben tenerse en cuenta durante la evaluación de los trastornos tiroideos. La TSH aumenta con la edad y es más elevada en las mujeres y en personas con obesidad. Los niveles de TSH disminuyen durante el embarazo, así como por la utilización de diferentes fármacos (como la metformina, que se usa para tratar la diabetes de tipo 2, o la administración exógena de glucocorticoides).

Se habla de hipotiroidismo subclínico cuando los niveles séricos de TSH están elevados fuera del rango de referencia pero los niveles séricos de hormonas tiroideas están dentro de él. Se trata de un diagnóstico bioquímico basado solo en las pruebas de la función tiroidea. Se estima que el 10% de la población tiene este diagnóstico, con mayor prevalencia en mujeres y ancianos. La calidad de vida y los síntomas no difieren de los de los individuos eutiroideos, pero los efectos sobre la función cardiaca y el aumento de la lipidemia respaldan el tratamiento con suplementos de hormonas tiroideas en aquellas personas con los niveles más altos de TSH, en particular si son de mediana edad.

La T_4 elevada con TSH baja o indetectable debería impulsar la prueba de autoanticuerpos del receptor de TSH característicos de la enfermedad de Graves, que constituye la causa más frecuente de hipertiroidismo en áreas con alto contenido de yodo. Otra de las posibilidades en el diferencial podría ser un nódulo que funcionara de manera independiente en la glándula que produce la hormona tiroidea (*véase* Enfoque clínico 32-2). ∎

---

de efectos similares a los de la TSH. La glándula tiroides se agranda hasta formar un **bocio tóxico difuso,** que sintetiza y secreta hormonas tiroideas a un ritmo acelerado y provoca así su elevación crónica en la sangre. También se pierde la inhibición por retroalimentación de la producción de hormonas tiroideas por parte de ellas mismas.

Las causas menos frecuentes de las elevaciones crónicas en las hormonas tiroideas circulantes incluyen adenomas en la glándula que secretan hormonas tiroideas y una secreción excesiva de TSH provocada por una disfunción del eje hipotálamo-hipófisis-tiroides. Las patologías que aparecen como respuesta a la secreción tiroidea excesiva se caracterizan por abundantes cambios en la función corporal, y se las denomina **hipertiroidismo** o **tirotoxicosis**.

Las personas con hipertiroidismo son nerviosas y emocionalmente irritables, con una compulsión por el movimiento constante. Sin embargo, también experimentan debilidad física y fatiga debido a la pérdida de masa muscular. El IMB se acelera y produce más calor corporal; como mecanismos compensatorios para disipar este calor excesivo, se producen vasodilatación de la piel y sudor. También aumentan la frecuencia y el gasto cardiacos, el metabolismo energético y el apetito. Sin embargo, a pesar del aumento en la ingesta de alimentos, se produce una degradación neta de las reservas de proteínas y lípidos, lo que resulta en pér-

dida de peso. El **exoftalmos** o protrusión anormal del globo ocular se produce en enfermedades graves a partir de la inflamación del tejido que rodea el ojo. Todos estos cambios pueden ser revertidos mediante medicamentos que disminuyan la velocidad de secreción de las hormonas tiroideas o mediante la remoción de la glándula con cirugía o ablación radiactiva (Enfoque clínico 32-2).

El hipotiroidismo disminuye el metabolismo y causa aumento de peso

La deficiencia de hormonas tiroideas en los humanos se debe a muchas causas. Por ejemplo, su producción puede verse reducida por falta de yoduro, y algunos trastornos autoinmunes, como la **enfermedad de Hashimoto** (también conocida como *tiroiditis de Hashimoto*, en la que se desarrollan anticuerpos contra la tiroglobulina o la TPO), provocan la destrucción de la glándula por parte de las células inmunológicas. Otras causas de la deficiencia incluyen defectos hereditarios que alteran su biosíntesis y enfermedades hipotalámicas o hipofisarias que interfieren con la secreción de TRH o TSH. Es evidente que la ablación con yodo radioactivo o la extirpación quirúrgica de la glándula tiroides también causan deficiencia. El **hipotiroidismo** es el estado patológico resultante de la deficiencia de hormonas tiroideas, y los efectos en el cuerpo son opuestos a los causados por su exceso.

ENFOQUE CLÍNICO | 32-2

Escaneo de la tiroides

Los nódulos tiroideos son bultos sólidos o llenos de líquido que se forman dentro de la tiroides. Según los hallazgos de ecografías y autopsias, la prevalencia de los nódulos tiroideos en la población general es de ~ 60%, pero la incidencia de malignidad es relativamente baja: entre 1.6 y 12%. Los nódulos más grandes pueden presionar la tráquea o el esófago y causar así molestias o dificultad para respirar o tragar. Sin embargo, la mayor parte de ellos son mucho más pequeños y, a menudo, se advierten de manera incidental durante escaneos de resonancia magnética (RM) llevados a cabo por otros motivos.

Las técnicas específicas de evaluación por imágenes de la tiroides pueden facilitar el diagnóstico y tratamiento de los nódulos tiroideos. La gammagrafía utiliza yoduro radiactivo u otros compuestos para brindar información sobre la anatomía funcional de la glándula tiroides, los nódulos y las metástasis. La ecografía puede evaluar la forma y el volumen del tejido tiroideo, identificar y evaluar el tamaño de los nódulos y guiar la aspiración con aguja fina para la citología. La tomografía computarizada, la resonancia magnética y la tomografía por emisión de positrones (PET) se utilizan para evaluar de manera más completa las circunstancias clínicas específicas, como el cáncer de tiroides.

La gammagrafía tiroidea es una indicación clínica habitual para pacientes hipertiroideos con o sin bocio y pacientes eutiroideos con un nódulo solitario. Por lo general, se utiliza yoduro de ^{123}I radiactivo o pertecnetato de ^{99m}Tc, ya que proporcionan a la glándula tiroides la menor exposición radiactiva. El primero se administra por vía oral y las imágenes pueden obtenerse entre 4 y 24 horas después de la ingesta. El pertecnetato de ^{99m}Tc se administra por vía intravenosa y la obtención de imágenes puede comenzar entre 15 y 30 minutos después de la inyección.

Como se muestra más abajo en las exploraciones representativas de absorción de yoduro radiactivo (RAIU), la tiroides de una persona con enfermedad de Graves capta más yoduro radiactivo, lo que genera una imagen más oscura que en una tiroides normal. Esto se debe a que los anticuerpos activadores del receptor de TSH están sobreestimulando la función fisiológica normal de absorción de yoduro y síntesis de hormonas tiroideas por parte de la glándula. También se ilustran allí un nódulo *caliente* y un nódulo *frío*, definidos de una u otra manera en función de la cantidad de radiactividad que absorben en relación con el tejido tiroideo normal circundante.

Existen dos tipos de nódulos *calientes*, ambos con bajo riesgo de cáncer. Muchos de estos nódulos se producen en respuesta a niveles elevados de TSH en una glándula tiroides que falla. Estos nódulos compensatorios se denominan nódulos hiperplásicos. En presencia de TSH baja, los nódulos calientes son nódulos autónomos, y dicho tejido funciona de manera independiente porque el receptor de la TSH ha mutado y ya no se la requiere para estimular la producción de hormonas tiroideas, la proliferación celular ni el crecimiento del nódulo.

Los nódulos fríos indican un área hipofuncionante dentro de la glándula tiroides. Aunque los tumores tiroideos malignos concentran menos yodo radiactivo que el tejido normal, también lo hace la mayoría de los tumores benignos y de los nódulos no tumorales. Por esta razón es preciso un ensayo secundario para determinar si un nódulo frío es maligno. La PET con 18-fluorodesoxiglucosa (^{18}FDG) puede utilizarse para detectar tumores malignos que concentran la glucosa marcada a partir de su estado hipermetabólico. También se puede llevar a cabo una biopsia por aspiración con aguja fina (BAAF).

Las exploraciones con RAIU que muestran muy poca captación de yodo radiactivo indican tiroiditis, o inflamación de la glándula, la cual provoca una reducción de la función. La tiroiditis de Hashimoto es la causa más común de hipotiroidismo. La **tiroiditis posparto**, que provoca durante un tiempo niveles elevados de hormonas tiroideas en la sangre, es una causa frecuente de hipotiroidismo temporal. La tiroiditis también puede observarse en pacientes que toman medicamentos como interferón y amiodarona. ■

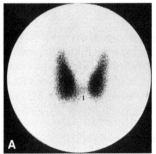
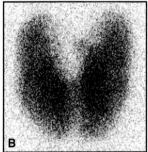
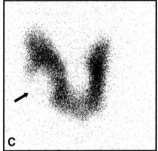
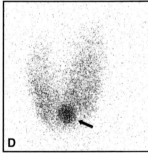

Exploraciones con **captación de yodo radiactivo (RAIU) que ilustran (A)** una tiroides normal; **(B) la hiperfunción en la enfermedad de Graves; (C)** un nódulo frío; **(D)** un nódulo caliente. (**A**, extraído de Klein J, Vinson EN, Brant WE, Helms CA. *Brant and Helms' Fundamentals of Diagnostic Radiology.* 5th ed. Wolters Kluwer; 2019; **B–D,** extraído de Nikiforov YE, Biddinger PW, Thompson LD. *Diagnostic Pathology and Molecular Genetics of the Thyroid.* 3rd ed. Wolters Kluwer; 2019).

La deficiencia de hormonas tiroideas afecta la función de la mayoría de los tejidos corporales. Como ya se dijo, si la deficiencia se produce al nacer y no se trata durante los primeros meses, provoca retraso mental irreversible. Además, una deficiencia que se presenta en edades posteriores también influye en la función del sistema nervioso. Por ejemplo, todas las funciones cognitivas, incluidas el habla y la memoria, se ralentizan y los movimientos corporales pueden llegar a ser torpes.

El metabolismo también se encuentra reducido en personas con deficiencia de hormonas tiroideas. Al disminuir el IMB, la producción de calor corporal se deteriora, frente a lo cual se produce una vasoconstricción cutánea como mecanismo compensatorio para conservar el calor. La frecuencia y el gasto cardiacos disminuyen, los procesos sintéticos y degradativos del metabolismo intermediario se hacen más lentos, y aparece un aumento de peso a pesar de que disminuya la ingesta de alimentos. En el hipotiroidismo severo, una sustancia constituida por ácido hialurónico y sulfato de condroitina (en un complejo con proteínas) se deposita en los espacios extracelulares de la piel, lo que hace que el agua se acumule de forma osmótica. Este efecto da una apariencia hinchada a la cara, las manos y los pies, que se denomina **mixedema**. Todos los trastornos antes mencionados en los adultos pueden normalizarse gracias al tratamiento con hormonas tiroideas.

La resistencia a las hormonas tiroideas perjudica su acción

Definida de modo amplio, la **resistencia a las hormonas tiroideas** abarca desórdenes en la captación celular, en el metabolismo intracelular y en la acción de dichas hormonas. Estos trastornos poco frecuentes ilustran la importancia de cada paso de la acción de la hormona tiroidea en los tejidos diana. Los defectos en el receptor TRβ dan como resultado niveles elevados de hormonas tiroideas con TSH normal, y estos sujetos pueden presentarse como eutiroideos o con algunos rasgos hipertiroideos. Los defectos en el TRα provocan un crecimiento reducido, retraso en el desarrollo y displasia esquelética. Las mutaciones en el transportador de membrana MCT8 causan un trastorno ligado al cromosoma X, denominado síndrome de Allan-Herndon-Dudley y caracterizado por retraso mental y psicomotor grave, que refleja la falta de acción de la hormona tiroidea en el SNC. La pérdida de actividad de la desyodasa debida a mutaciones en el complejo proteico necesario para incorporar el selenio a estas enzimas reduce la conversión intracelular de T_4 en T_3. La administración de T_3 puede normalizar a veces los niveles bajos de esta sustancia y mejorar el crecimiento.

En enfermedades graves se producen descensos significativos de T_3 y T_4

En un paciente enfermo de gravedad, los niveles de T_3 libre pueden reducirse hasta un 90% y los de T_3 inversa (rT_3) aumentar varias veces. A medida que la enfermedad avanza con el tiempo, las reducciones de T_4 se vuelven evidentes, con niveles bajos o normales de TSH. Estos cambios patológicos en la función tiroidea se han denominado *síndrome de enfermedad eutiroidea*, *síndrome de enfermedad no tiroidea* o *síndrome de T_3 baja*. Desde el punto de vista mecánico, se caracteriza por alteraciones en la actividad de la desyodasa, en la secreción de TRH y TSH, en las proteínas plasmáticas de unión a hormonas tiroideas, en la captación de hormonas tiroideas por parte de las células y en la actividad de los receptores de hormonas tiroideas, que se producen en diferentes momentos durante la progresión de la enfermedad.

Todavía no se conoce si estos cambios en el estado de la tiroides representan una adaptación fisiológica a la ingesta calórica reducida con una enfermedad grave o si son patológicos e indican un estado hipotiroideo, pero está claro que la probabilidad de muerte aumenta a medida que disminuyen los niveles de T_4. En pacientes de cuidados intensivos, cuando la T_4 cae por debajo de 4 μg/mL, la probabilidad de muerte es de ~ 50%. Pequeños estudios sugieren que la infusión de T_3 tiene beneficios cardiovasculares, pero no hay evidencia contundente de que la administración de hormonas tiroideas mejore la supervivencia.

Fisiología endocrina

CIENCIAS MÉDICAS INTEGRADAS

La neoplasia endocrina múltiple tipo 2 y el carcinoma medular de tiroides

La neoplasia endocrina múltiple (NEM) es un trastorno poco frecuente en el que se desarrollan tumores en dos o más glándulas endocrinas de un mismo paciente. Existen cuatro formas principales de NEM, denominadas tipos 1 a 4. La NEM 1 se caracteriza por tumores en las glándulas paratiroides, los islotes pancreáticos y la hipófisis anterior. El **carcinoma medular de tiroides (CMT)** es la principal característica distintiva de la NEM 2, que se presenta solo en tres variantes clínicas: NEM 2A, NEM 2B y CMT. La variante más frecuente es la NEM 2A, en la que el CTM se asocia con feocromocitoma y tumores paratiroideos (50 y 30% de los casos, respectivamente). En la NEM 2B, el CMT se presenta con feocromocitoma, pero los tumores paratiroideos son raros. Otras características de la NEM 2B incluyen **neuromas** mucosos, **ganglioneuromas** del tracto gastrointestinal y **hábito marfanoide**. La prevalencia de NEM 2 en Estados Unidos es de ~ 1 en 30 000 a 50 000. Se estima que el 90% de los portadores de genes relacionados con la NEM 2 acabarán presentando evidencias de CMT.

El CMT suele ser la primera manifestación en pacientes con NEM 2 y aparece a una edad temprana, con mayor prevalencia en la tercera década. El CMT es un tumor de la glándula tiroides derivado de la hiperplasia de las células C parafoliculares productoras de calcitonina, y es causado por mutaciones puntuales en el protooncogén reordenado durante la transfección (RET). Este protooncogén RET codifica un receptor de tirosina cinasa transmembrana que regula la proliferación, diferenciación y migración celular. En la NEM 2A, las mutaciones en el dominio extracelular permiten que el receptor se dimerice y active la tirosina cinasa intracelular en ausencia de ligando. En la NEM 2B se producen mutaciones en el dominio de la tirosina cinasa del receptor que alteran la especificidad de la cinasa para los sustra-

tos, lo que genera una señalización descendente. Ambas clases de mutación estimulan el crecimiento aberrante de las células C.

Los pacientes con CMT pueden presentar un nódulo tiroideo palpable o síntomas de exceso de calcitonina, que incluyen diarrea y sofocos. Los nódulos sospechosos aparecen en la ecografía como **hipoecoicos**, sólidos, con bordes lisos y de forma redonda u ovalada. El diagnóstico definitivo se logra mediante la tinción positiva con calcitonina en las muestras de biopsia obtenidas por aspiración con aguja fina (BAAF). Los pacientes positivos para CMT deben someterse a un análisis de ADN para detectar mutaciones de RET en la línea germinal y a una evaluación en búsqueda de feocromocitoma e hiperparatiroidismo. A los familiares de primer grado se les debe ofrecer un asesoramiento genético apropiado.

El tratamiento de elección es la extirpación quirúrgica de todo el tejido neoplásico, que suele incluir la glándula tiroides entera y los ganglios linfáticos del cuello; esto se debe a que, por lo general, la enfermedad ya habrá hecho metástasis al momento del diagnóstico. Los tumores agresivos pueden diseminarse a huesos, pulmones e hígado, aunque solo el 5% de los pacientes con CMT presentan una enfermedad tan severa. La calcitonina en sangre es un útil biomarcador del éxito en la extirpación del tumor y de su posible recurrencia.

La tiroidectomía profiláctica se recomienda para la NEM 2 familiar, y el tipo de mutación RET dicta la edad a la que se debe realizar la cirugía. Las mutaciones en el dominio de la tirosina cinasa del receptor (NEM 2B) se asocian con el cáncer más agresivo, y la tiroidectomía es recomendable durante el primer año de vida. La curación completa puede lograrse antes de que la enfermedad se extienda a los ganglios linfáticos, y los estudios actuales no documentan ninguna enfermedad detectable en forma clínica entre 5 y 7 años después de la cirugía. ∎

Resumen del capítulo

- La glándula tiroides consta de dos lóbulos unidos a cada lado de la tráquea; su función principal es la síntesis y secreción de tiroxina y triyodotironina.
- La glándula tiroides también produce calcitonina, que desempeña un papel en la homeostasis del calcio.
- El cotransportador unidireccional de sodio-yoduro (NIS) en la membrana basal de la célula folicular tiroidea transporta yoduro al interior de la célula y la pendrina lo transporta al lumen folicular.
- Las hormonas tiroideas se sintetizan por yodación y acoplamiento de tirosinas dentro de la tiroglobulina, en reacciones catalizadas por la enzima peroxidasa tiroidea.
- La proteólisis de la tiroglobulina dentro de las células foliculares libera hormonas tiroideas, que son transportadas fuera de la célula por el transportador de monocarboxilato 8.
- La hormona estimulante de la tiroides regula la síntesis y liberación de hormonas tiroideas mediante la activación de la adenililciclasa y la generación de AMPc.
- Las hormonas tiroideas circulantes en sangre están unidas a proteínas de transporte. Solo una pequeña fracción de las hormonas circulantes es libre (no unida) y activa desde el punto de vista biológico.
- La concentración de hormonas tiroideas en la circulación regula la liberación de la hormona estimulante de la tiroides desde la hipófisis anterior.
- En los tejidos periféricos, las desyodasas tipo 1 y tipo 2 desyodan la tiroxina a la hormona fisiológicamente activa triyodotironina.
- En los tejidos diana, la triyodotironina se une al receptor de hormonas tiroideas (TR), que se asocia luego con el receptor del ácido retinoico o con un segundo TR para regular la transcripción.
- El TR regula la transcripción al unirse a elementos específicos de respuesta de la hormona tiroidea en genes diana y al interactuar con coactivadores y correpresores específicos de la transcripción.
- Las células cerebrales son un blanco principal para la triyodotironina, que tiene un rol crucial en la maduración neuronal durante el desarrollo fetal.
- Las hormonas tiroideas estimulan el crecimiento al regular la liberación de la hormona del crecimiento de la hipófisis y al actuar de manera directa sobre los tejidos diana, como el hueso.
- Las hormonas tiroideas regulan el índice metabólico basal y el metabolismo intermediario a través de sus efectos sobre la síntesis de ATP mitocondrial y de la expresión de genes que codifican enzimas metabólicas.
- El exceso de hormonas tiroideas (hipertiroidismo) produce nerviosismo, aumento del índice metabólico y pérdida de peso.
- La deficiencia de hormonas tiroideas (hipotiroidismo) produce disminución del índice metabólico y aumento de peso.
- La resistencia de los tejidos a la hormona tiroidea afecta sus acciones para regular la transcripción.
- Las hormonas tiroideas se ven reducidas en enfermedades graves.
- Las pruebas de la función tiroidea y de la captación de yodo radiactivo (RAIU) se utilizan para diagnosticar la enfermedad de la tiroides.
- El carcinoma medular de tiroides es una característica central de la neoplasia endocrina múltiple tipo 2 (NEM 2).

Preguntas de revisión del capítulo

1. ¿Mediante qué acción sobre la tiroglobulina la TSH aumenta la liberación de hormonas tiroideas desde la glándula tiroides?

   A. Hidrólisis de la tiroglobulina por endocitosis del coloide.
   B. Estimulación de la captación de yoduro a partir de la tiroglobulina almacenada en el coloide.
   C. Hidrólisis de la tiroglobulina en el lumen del folículo.
   D. Estimulación de la unión de T_4 y T_3 a la globulina de unión a la tiroxina.
   E. Hidrólisis del precursor de la tiroglobulina en el citosol de la célula folicular.

2. Un niño nace con un raro trastorno en el que la glándula tiroides no responde a la TSH. ¿Cuáles serían los efectos previstos sobre la capacidad mental, el índice de crecimiento corporal y el tamaño de la glándula tiroides para cuando el niño cumpla 6 años?

   A. La capacidad mental se vería afectada, el índice de crecimiento corporal se ralentizaría y el tamaño de la glándula tiroides sería más grande de lo normal.
   B. La capacidad mental no se vería afectada, el índice de crecimiento corporal se ralentizaría y el tamaño de la glándula tiroides sería más pequeño de lo normal.
   C. La capacidad mental se vería afectada, el índice de crecimiento corporal se ralentizaría y el tamaño de la glándula tiroides sería más pequeño de lo normal.

   D. Ni la capacidad mental ni el índice de crecimiento corporal se verían afectados, y el tamaño de la glándula tiroides sería más pequeño de lo normal.
   E. La capacidad mental se vería afectada, el índice de crecimiento corporal se ralentizaría y el tamaño de la glándula tiroides sería normal.

3. Si el niño de 6 años descrito en la pregunta anterior no es tratado con hormonas tiroideas, ¿cómo se verían afectadas su capacidad mental, su velocidad de crecimiento corporal y el tamaño de su glándula tiroides?

   A. La capacidad mental permanecería afectada, el índice de crecimiento corporal mejoraría y el tamaño de la glándula tiroides sería más pequeño de lo normal.
   B. La capacidad mental y el índice de crecimiento corporal mejorarían, y el tamaño de la glándula tiroides sería normal.
   C. La capacidad mental permanecería afectada, el índice de crecimiento corporal mejoraría y el tamaño de la glándula tiroides sería normal.
   D. La capacidad mental permanecería afectada, el índice de crecimiento corporal mejoraría y el tamaño de la glándula tiroides sería más grande de lo normal.
   E. La capacidad mental mejoraría, el índice de crecimiento corporal se mantendría lenta y el tamaño de la glándula tiroides sería normal.

4. ¿Qué propiedad de la desyodasa tipo 2 (D2) hace que esta enzima sea la desyodasa más relevante para la acción de la hormona tiroidea desde el punto de vista fisiológico?

    A. Tiene mayor afinidad por la T_3 que la D3, y se localiza en la membrana plasmática.

    B. Durante la deficiencia de hormonas tiroideas, su actividad disminuye para conservarlas.

    C. Puede desyodar hormonas tiroideas sulfatadas para recuperar yodo.

    D. Cataliza la desyodación del anillo interno de la T_4 para generar T_3.

    E. Se localiza a nivel intracelular y tiene mayor afinidad por la T_4 que la D1.

5. En la consulta de endocrinología usted atiende a una paciente que le informa que un genetista le ha diagnosticado una mutación incapacitante en el gen de la *pendrina*. Usted debería examinar a esta paciente en busca de síntomas de:

    A. Resistencia a la hormona tiroidea.

    B. Síndrome de enfermedad eutiroidea.

    C. Tormenta tiroidea.

    D. Hipotiroidismo.

    E. Enfermedad de Graves.

1. La respuesta correcta es A. La TSH estimula la endocitosis del coloide por parte de la membrana apical de la célula folicular. La tiroglobulina del coloide se hidroliza luego en las vesículas lisosómicas para liberar T_3 y T_4. La TSH estimula la captación de yoduro de la sangre, no del coloide. La hidrólisis de la tiroglobulina no se produce en el lumen del folículo. La TSH no tiene ningún efecto directo sobre la unión de T_3 y T_4 a la globulina de unión a la tiroxina. El precursor de la tiroglobulina en el citosol celular no contiene hormonas tiroideas, por lo que la hidrólisis no produce hormonas tiroideas para su liberación desde la célula.

2. La respuesta correcta es C. Las hormonas tiroideas son importantes para el desarrollo normal del SNC y para el crecimiento corporal. La TSH estimula la síntesis y secreción de hormonas tiroideas, así como el crecimiento de la glándula tiroides. En un trastorno en el que la glándula tiroides no responde a la TSH, la producción de hormonas tiroideas disminuirá y provocará así un desarrollo deficiente del SNC y un retraso en el crecimiento corporal. La TSH tampoco sería capaz de estimular el crecimiento de la glándula tiroides, lo que daría como resultado una glándula pequeña.

3. La respuesta correcta es A. La administración de hormonas tiroideas al niño mejoraría su crecimiento corporal, pero no su capacidad mental, ya que dichas hormonas tienen una importancia fundamental para el desarrollo del SNC durante la gestación y el periodo inmediatamente posterior al nacimiento. La administración de hormonas tiroideas cuando el niño tiene 6 años se produciría demasiado tarde como para mejorar el SNC. El tamaño de la glándula tiroides permanecería más pequeño de lo normal porque las hormonas tiroideas no tienen efecto trófico sobre la glándula: solo la TSH tienen un efecto tal.

4. La respuesta correcta es E. La desyodasa D2 se localiza en el retículo endoplásmico, muy cerca de los receptores nucleares de hormonas tiroideas. La D2 tiene una afinidad mayor que la D1 por la T_4, por lo que es responsable de la mayor parte de la conversión de T_4 a T_3. La actividad de la desyodasa D2 aumenta durante la deficiencia de hormonas tiroideas para proporcionar más T_3 activa. La desyodasa D3 actúa sobre la hormona tiroidea sulfatada para recuperar el yodo. La desyodación del anillo interno forma T_3 inversa, no T_3.

5. La respuesta correcta es D. La pendrina participa en el transporte de yoduro hacia el lumen del folículo tiroideo. Un defecto en el gen provocaría una menor síntesis de hormonas tiroideas e hipotiroidismo. El síndrome de enfermedad eutiroidea se produce en pacientes hospitalizados muy enfermos y se caracteriza por un nivel bajo de T_3. La tormenta tiroidea es una forma de tirotoxicosis. La enfermedad de Graves es una afección hipertiroidea causada por la activación de anticuerpos contra el receptor de TSH.

Ejercicios de aplicación clínica 32-1

PÉRDIDA DE PESO E IRRITABILIDAD

Una mujer de 35 años acude a la clínica de endocrinología para ser evaluada por enfermedad tiroidea, y se queja de pérdida de peso y de una irritabilidad e inquietud mayores. El examen físico revela agrandamiento de la glándula tiroides, debilidad para mantener la pierna extendida, piel húmeda y caliente, y taquicardia. A partir de los antecedentes familiares, se detecta que la madre de la paciente presentó hipotiroidismo después del nacimiento de su hijo y que una tía sufrió enfermedad de Hashimoto.

PREGUNTAS

1. Con base en los antecedentes y el examen físico, ¿qué diagnóstico inicial sería más razonable?

2. A partir de una muestra de sangre, ¿qué concentraciones de hormonas debería medir el laboratorio, y qué resultados esperaría usted?

3. ¿Qué titulaciones de anticuerpos debería determinar el laboratorio? ¿Cuál de esas titulaciones es la más útil para el diagnóstico de la enfermedad de Graves?

4. ¿Qué indicaría el aumento de anticuerpos contra la TPO?

5. Las titulaciones de anticuerpos indican que la paciente tiene la enfermedad de Graves. ¿Qué tratamiento sería el adecuado para ella?

RESPUESTAS

1. Los datos físicos, que incluyen la presencia de bocio, sugieren que la paciente podría tener hipertiroidismo. Sin embargo, el bocio también puede presentarse en el hipotiroidismo. Dado que la enfermedad tiroidea autoinmune "corre en las familias", los antecedentes familiares de tiroiditis posparto sugieren que la tiroiditis en cuestión podría deberse a una respuesta autoinmune. La paciente podría tener entonces la enfermedad de Graves.

2. Los resultados de laboratorio deberían incluir los niveles de hormonas tiroideas (T_4 y T_3) y de TSH, y las primeras deberían aparecer elevadas. La TSH puede aumentar en una etapa temprana en la progresión de la enfermedad de Hashimoto, o disminuir si la paciente tiene la enfermedad de Graves.

3. Los anticuerpos contra el receptor de TSH, la peroxidasa tiroidea y la tiroglobulina pueden estar elevados en la enfermedad de Graves. Sin embargo, la presencia de anticuerpos contra el receptor de TSH es diagnóstica.

4. Los anticuerpos contra la peroxidasa tiroidea (TPO) están elevados al máximo en la enfermedad de Hashimoto.

5. Primero, debería usarse un compuesto de tionamida para inhibir la síntesis de hormonas tiroideas. Este tratamiento aliviaría los síntomas de hipertiroidismo y podría causar la reducción de la respuesta inmunológica. El medicamento puede retirarse después de varios meses de tratamiento para determinar si la enfermedad está en remisión. Si las hormonas tiroideas aumentan con la interrupción del fármaco, sería recomendable una intervención quirúrgica para extirpar la glándula tiroides.

33 Glándula suprarrenal

Objetivos del aprendizaje activo

Con el dominio del material de este capítulo, usted será capaz de:
- Describir la anatomía funcional de la glándula suprarrenal y señalar qué zona, histológicamente distinta, sintetiza y secreta glucocorticoides, aldosterona y andrógenos.
- Explicar los mecanismos utilizados por las células de la corteza suprarrenal para obtener colesterol para la síntesis de esteroides.
- Describir las reacciones iniciales de la esteroidogénesis y explicar cuál es la que limita la velocidad.
- Explicar por qué sólo las células de la zona glomerulosa producen aldosterona.
- Explicar la función de las proteínas de unión para aumentar la semivida de los esteroides en la circulación.
- Describir cómo se inactivan y degradan los esteroides suprarrenales.
- Explicar los pasos de señal intracelular por los que la hormona adrenocorticotrópica aumenta la síntesis de glucocorticoides y andrógenos en las células de la corteza suprarrenal.
- Explicar cómo los glucocorticoides proporcionan retroalimentación negativa para limitar su síntesis.
- Describir cómo los glucocorticoides regulan la transcripción de genes en las células diana.
- Explicar cómo los glucocorticoides regulan la homeostasis de la glucosa.
- Describir los efectos antiinflamatorios e inmunosupresores de los glucocorticoides.
- Describir los efectos de los glucocorticoides en el SNC, el riñón y la presión arterial.
- Explicar los efectos de las catecolaminas en el hígado, el músculo y el tejido adiposo, que previenen la hipoglucemia.

Para permanecer vivos, órganos y tejidos del cuerpo humano deben tener un ambiente extracelular finamente regulado, que debe contener la concentración correcta de iones para mantener el volumen de líquidos corporales y permitir a las **células excitables** funcionar, así como una provisión adecuada de sustratos metabólicos para que las células generen trifosfato de adenosina (ATP). La pérdida continua de sales, agua y otras sustancias orgánicas del cuerpo por transpiración, respiración y excreción, por lo general son restituidas por la ingesta de alimentos y líquidos. Sin embargo, una persona puede sobrevivir durante semanas con algo más que agua, debido a que las glándulas suprarrenales tienen una participación clave en el ajuste de las funciones de órganos y tejidos, para conservar el volumen y la composición de los líquidos corporales. Esto se observa con facilidad en un animal con suprarrenalectomía, que no puede sobrevivir al ayuno prolongado. Su aporte de glucosa sanguínea disminuye, la generación de ATP por las células se torna inadecuada para sostener la vida y el animal, en un momento dado, fallece. Incluso si recibe una alimentación normal, un animal con suprarrenalectomía, por lo general, pierde sodio corporal y agua con el transcurso del tiempo y, en un momento dado, muere por colapso circulatorio. Su muerte es causada por una carencia de hormonas esteroides producidas por la corteza de la glándula suprarrenal.

SÍNTESIS, SECRECIÓN Y METABOLISMO DE LAS HORMONAS ESTEROIDES SUPRARRENALES

Las glándulas suprarrenales humanas, de forma piramidal, son órganos pares localizados en los polos superiores de los riñones. La glándula suprarrenal es en realidad una combinación de dos órganos endocrinos separados, uno dentro del otro, cada uno con secreción de hormonas diferentes y regulado por mecanismos diversos. La porción externa, o **corteza**, de la glándula suprarrenal rodea por completo a la porción interna, o **médula**, y constituye su mayor parte. Durante el desarrollo embrionario, la corteza se forma a partir del mesodermo; la médula, a partir del ectodermo neural.

La corteza suprarrenal incluye tres zonas que producen y secretan diferentes hormonas

En el adulto humano, la corteza suprarrenal consta de tres zonas histológicamente distintivas o capas (fig. 33-1). La más externa, que yace inmediatamente debajo de la cápsula se denomina, **zona glomerular**, y consta de pequeños cúmulos de células que producen el mineralocorticoide, aldosterona. La **zona fasciculada** es la capa intermedia y más gruesa de la corteza, y consta de cordones de células que se orientan en forma radial hacia el centro de la glándula. La capa interna, llamada **zona reticular**, está constituida por bandas entrelazadas de células. Las zonas fasciculada y reticular producen ambas los glucocorticoides fisiológicamente importantes, cortisol y corticosterona. Estas capas de la corteza producen el andrógeno **dehidroepiandrosterona** (DHEA).

Como todos los órganos endocrinos, la corteza suprarrenal está altamente vascularizada. Muchas arterias pequeñas que se ramifican desde la aorta, y las arterias renales, ingresan a la corteza. Estos vasos dan origen a capilares que cursan en forma radial a través de la corteza y terminan en senos venosos de la célula reticular y en la médula suprarrenal; por lo tanto, las hormonas producidas por las células de la corteza tienen un fácil acceso a la circulación.

Se encuentran solo pequeñas cantidades del glucocorticoide, aldosterona y de andrógenos suprarrenales, en las células corticales suprarrenales, porque producen y secretan estas hormonas a demanda, más que almacenarlas. Los seres humanos secretan casi 10 veces más cortisol que corticosterona durante un día promedio (20 mg *vs.* 2 mg); por lo tanto, se considera al cortisol el glucocorticoide fisiológicamente importante en los seres humanos. En comparación con los glucocorticoides, cada

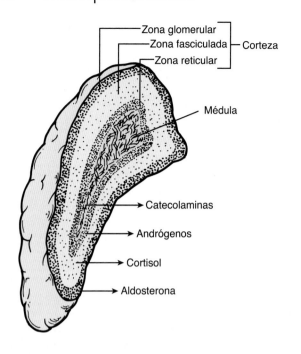

Figura 33-1 **Las tres zonas de la corteza suprarrenal y las hormonas correspondientes que secretan.** Casi 80 a 90% de la glándula corresponde a la corteza, con ~ 10 a 20% que corresponde a la médula.

día se secreta una cantidad mucho menor de aldosterona (0.1 mg). Como ya se ha mencionado, el cortisol y la aldosterona son esenciales para la vida (Enfoque clínico 33-1).

El DHEA, en sus formas libre y sulfatada (DHEAS), es el principal andrógeno secretado por la corteza suprarrenal de hombres y mujeres, si bien también se producen menos cantidades de otros andrógenos. La corteza suprarrenal es la principal fuente de andrógenos en las mujeres. En los hombres, tanto los testículos como la corteza suprarrenal vierten andrógenos a la circulación. En mujeres y niños, los andrógenos suprarrenales por lo general tienen poco efecto fisiológico, además de participar en el desarrollo antes de la pubertad, porque la actividad de hormonas sexuales masculinas de los andrógenos suprarrenales es débil. Son excepciones las que se presentan en personas que producen cantidades inapropiadamente grandes de ciertos andrógenos suprarrenales, como resultado de enfermedades que afectan las vías de biosíntesis de esteroides en la corteza suprarrenal.

Las células corticales suprarrenales sintetizan colesterol y lo toman de la sangre, para la esteroidogénesis

El colesterol es el material de partida en la síntesis de todas hormonas esteroides. La fuente inmediata del colesterol usado en la biosíntesis de hormonas esteroides la constituyen las gotitas lipídicas abundantes dentro de las células corticales suprarrenales, que contienen ésteres de colesterol (moléculas únicas de colesterol esterificadas con moléculas únicas de ácidos grasos).

ENFOQUE CLÍNICO | 33-1

Insuficiencia suprarrenal primaria: enfermedad de Addison

La insuficiencia suprarrenal puede ser causada por destrucción de la corteza (insuficiencia suprarrenal primaria), la secreción baja de hormona adrenocorticotrópica por la hipófisis (insuficiencia arterial secundaria) o una liberación hipotalámica deficiente de la hormona liberadora de corticotropina (insuficiencia suprarrenal terciaria). La enfermedad de Addison (insuficiencia suprarrenal primaria) es producto de la destrucción de la glándula suprarrenal por microorganismos o una enfermedad autoinmune. Cuando Addison describió por primera vez la insuficiencia suprarrenal primaria, a mediados de la década de 1800, la destrucción suprarrenal primaria por la tuberculosis era la causa más frecuente de la enfermedad. Actualmente, la destrucción autoinmune contribuye con 70 a 90% de los casos en los países desarrollados, con el resto producto de infecciones, cáncer o hemorragia suprarrenal. La prevalencia de la insuficiencia suprarrenal primaria en países desarrollados es de casi 40 a 110 casos por millón de adultos.

En la insuficiencia suprarrenal primaria suelen participar las tres zonas de la corteza suprarrenal. El resultado es una secreción inadecuada de glucocorticoides, mineralocorticoides y andrógenos. Los síntomas principales no suelen detectarse hasta que está destruido 90% de la glándula. Los primeros síntomas, en general, tienen un inicio gradual, con solo una deficiencia de glucocorticoides parcial, que causa un aumento inadecuado de cortisol en respuesta al estrés. La deficiencia de mineralocorticoides puede solo aparecer como una hipotensión postural leve. El progreso hasta la deficiencia completa de glucocorticoides da como resultado una menor sensación de bienestar y un metabolismo anormal de la glucosa. La falta de mineralocorticoides lleva a una menor secreción de potasio renal y la disminución de la retención de sodio, cuya pérdida causa hipotensión y deshidratación. La carencia combinada de glucocorticoides

y mineralocorticoides puede llevar al colapso vascular, el choque y la muerte. La deficiencia de andrógenos suprarrenales se observa en las mujeres exclusivamente (los hombres derivan la mayoría de sus andrógenos de los testículos), como disminución del vello púbico y axilar y decremento de la libido.

Los anticuerpos que reaccionan con las tres zonas de la corteza suprarrenal se identificaron en pacientes con suprarrenalitis autoinmune y son más frecuentes en mujeres que en hombres. La presencia de anticuerpos parece preceder al desarrollo de la insuficiencia suprarrenal por varios años. Los anticuerpos contra la suprarrenal se dirigen principalmente a las enzimas esteroidogénicas: la enzima de escisión de la cadena lateral del colesterol (CYP11A1), la 17α-hidroxilasa (CYP17) y la 21-hidroxilasa (CYP21A2), aunque pueden estar presentes también anticuerpos contra otras enzimas esteroidogénicas. En las etapas iniciales de la enfermedad, las glándulas suprarrenales pueden estar crecidas, con infiltración linfocítica extensa. La susceptibilidad genética a la insuficiencia suprarrenal autoinmune tiene fuerte vínculo con los alelos HLA-DR3 y HLA-DR4 del complejo principal de histocompatibilidad humano.

El inicio de la insuficiencia suprarrenal a menudo es insidioso, y no se hace el diagnóstico hasta que se presenta una crisis aguda durante otra enfermedad. La crisis constituye una urgencia médica constituida por hipotensión e insuficiencia circulatoria aguda. El tratamiento de la insuficiencia suprarrenal aguda debería dirigirse a la reversión de la hipotensión y las anomalías de los electrolitos. Deben administrarse grandes volúmenes de solución salina al 0.9% o glucosada al 5% en solución salina, tan pronto como sea posible. También debe administrarse dexametasona o una forma soluble de cortisol inyectable. La restitución diaria de glucocorticoides y mineralocorticoides permite al paciente llevar una vida normal y activa. ■

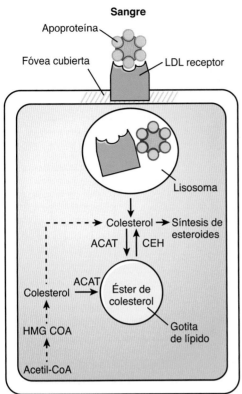

Sangre

Apoproteína

Fóvea cubierta

LDL receptor

Lisosoma

Colesterol → Síntesis de esteroides

ACAT ↓ ↑ CEH

Colesterol → ACAT → Éster de colesterol

HMG COA

Acetil-CoA

Gotita de lípido

Célula cortical suprarrenal

Figura 33-2 **Fuentes de colesterol para la biosíntesis de esteroides por la corteza suprarrenal.** La mayor parte del colesterol proviene de partículas de lipoproteínas de baja densidad (LDL) en la sangre, que se unen a receptores en la membrana plasmática y son captadas por endocitosis. El colesterol en la partícula de LDL se usa directamente para la esteroidogenia o se almacena en gotitas de lípidos para su uso posterior. Algo de colesterol se sintetiza directamente a partir de acetil-CoA. ACAT, acil-CoA: aciltransferasa de colesterol; CEH, hidrolasa de ésteres de colesterol; CoA, coenzima A.

La **esterasa de colesterol** (**hidrolasa de ésteres de colesterol [CEH]**), hidroliza el enlace éster, con generación de colesterol libre para la biosíntesis de esteroides dentro de las mitocondrias localizadas cerca de la gotita de lípidos. El proceso de síntesis de las hormonas esteroides a partir de colesterol se inicia cuando éste ingresa a la mitocondria (fig. 33-2).

El colesterol que se retiró de las gotitas de lípidos para la biosíntesis de hormonas esteroides es restituido en dos formas: captación desde la sangre y síntesis *nueva* a partir de acetil-CoA (*véase* fig. 33-2). La mayor parte del colesterol que se convierte en hormonas esteroides por la glándula suprarrenal humana proviene de partículas de **lipoproteínas de baja densidad** (**LDL**) circulantes en la sangre. Las partículas de LDL constan de un núcleo de ésteres de colesterol, rodeado por una capa de colesterol y fosfolípidos. La **apolipoproteína B-100** (**ApoB-100**), de 400 kDa presente en la superficie de la partícula de LDL es reconocida por los receptores de LDL localizados en las fóveas cubiertas de la membrana plasmática de las células de la corteza suprarrenal. Los **receptores de LDL** se unen a la ApoB-100 y la célula capta la partícula de LDL por endocitosis. La vesícula endocítica que contiene las partículas de LDL se fusiona con un lisosoma, y las partículas se degradan, liberando colesterol para la síntesis de esteroides. La enzima **acil-CoA: colesterol aciltransferasa** (**ACAT**) convierte cualquier colesterol no usado de inmediato por la célula en su derivado éster. Los ésteres se almacenan en las gotitas de lípidos de la célula para usarse más tarde. Cuando está en proceso la biosíntesis de esteroides a una elevada velocidad, el colesterol enviado a la célula suprarrenal puede usarse directamente para la producción de esteroides, más que esterificarse y almacenarse.

El colesterol que se ha sintetizado *de novo* a partir de acetil-CoA por las glándulas suprarrenales y constituye una fuente significativa, pero menor, de colesterol. La enzima **3-hidroxi-3-metilglutaril-CoA reductasa** (**reductasa de HMG-CoA**) cataliza el paso limitante de la reacción en este proceso. El colesterol recién sintetizado se incorpora entonces a estructuras celulares, como las membranas, o se convierte a ésteres de colesterol por la actividad de ACAT, y se almacena en gotitas de lípidos (*véase* fig. 33-2.).

El cortisol y los andrógenos se sintetizan en la zona fasciculada y la zona reticular

Las enzimas del citocromo P450 (CYP) forman una gran familia de enzimas oxidativas, con un máximo de absorción a 450 nm cuando forma un complejo con monóxido de carbono. Las CYP suprarrenales a menudo se conocen por sus nombres triviales, lo que denota su función en la biosíntesis de esteroides (tabla 33-1).

La conversión de colesterol en hormonas esteroides se inicia con la formación de colesterol libre a partir de los ésteres del mismo almacenados en gotas de lípidos intracelulares. Entonces, la **proteína reguladora esteroidogénica aguda** (**StAR**) facilita el flujo de colesterol libre al interior de las mitocondrias. Una vez ahí, las moléculas aisladas de colesterol se unen a la **enzima de escisión de la cadena lateral del colesterol** (**CYP11A1**) embebida en la membrana interna de la mitocondria, que cataliza la primera reacción limitante de su velocidad en la esteroidogenia, de remodelado de la molécula de colesterol en el producto esteroideo intermedio de 21 carbonos, **pregnenolona,** con liberación de **ácido isocaproico** (fig. 33-3). Las moléculas de pregnenolona se disocian del mitocondrial CYP11A1 e ingresan al retículo endoplásmico (RE) liso, donde se unen a la enzima

Nombre común	Forma previa	Forma actual	Gen
Enzima de escisión de la cadena lateral del colesterol	$P450_{SCC}$	CYP11A1	$CYP_{11}A_1$
Deshidrogenasa de 3β-hidroxiesteroides	3β-HSD	3β-HSD II	HSD_3B_2
17α-hidroxilasa	$P450_{C17}$	CYP17	CYP_{17}
21-hidroxilasa	$P450_{C21}$	CYP21A2	$CYP_{21}A_2$
11β-hidroxilasa	$P450_{C11}$	CYP11B1	$CYP_{11}B_1$
Aldosterona sintasa	$P450_{C11AS}$	CYP11B2	$CYP_{11}B_2$

TABLA 33-1 **Nomenclatura de las enzimas esteroidogénicas**

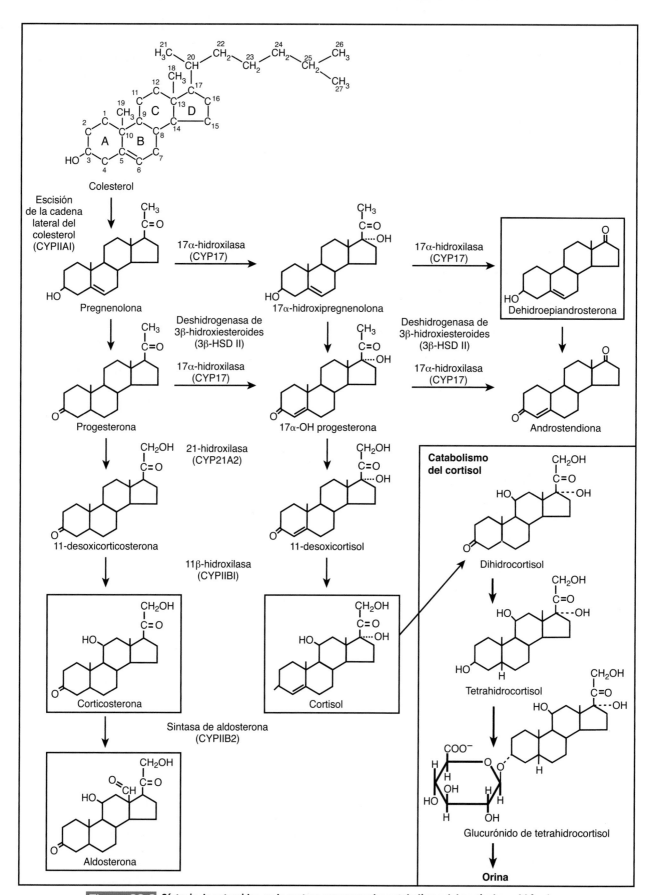

Figura 33-3 **Síntesis de esteroides en la corteza suprarrenal y catabolismo del cortisol en el hígado.** Se muestran las enzimas que catalizan cada paso, y se incluyen en recuadros los principales productos esteroidogénicos. Nótese la estructura química del colesterol, en la parte *superior izquierda*, cómo los cuatro anillos tienen letras asignadas (*A-D*), y cómo se numeran los carbonos. Se omiten en la figura los átomos de hidrógeno de los carbonos que constituyen los anillos. *Recuadro inferior derecho:* el cortisol se reduce y conjuga con el glucurónido en el hígado, y se excreta en la orina.

17α-hidroxilasa (**CYP17**), que añade un grupo hidroxilo a el carbono 17 y da lugar al producto **17α-hidroxipregnenolona** (*véase* fig. 33-3).

Una acción enzimática adicional de la CYP17 es que puede lisar (escindir) la cadena lateral de carbonos 20-21 de la 17α-hidroxipregnenolona para formar el esteroide de 19 carbonos, DHEA. Esta acción de CYP17 es indispensable en las gónadas para la formación de los andrógenos (esteroides de 19 carbonos) y los estrógenos (esteroides de 18 carbonos), que carecen de la cadena lateral de carbonos 20-21. La adrenal CYP17 no ejerce actividad significativa de ligasa en niños menores de 7 u 8 años de edad. Como resultado, no secretan cantidades significativas de andrógenos suprarrenales. La aparición de secreción suprarrenal significativa en los niños de ambos sexos se denomina adrenarquia, que normalmente se presenta antes de la activación del eje hipotálamo-hipófisis-gónada, que da principio a la pubertad. Los andrógenos suprarrenales producidos como resultado de la adrenarquia estimulan el crecimiento del vello púbico y axilar.

Aquellas moléculas de la 17α-hidroxipregnenolona que se disocian de CYP17, se unen a continuación, a la enzima del RE, la **deshidrogenasa de 3β-hidroxiesteroides (3β-HSD II)**, que actúa sobre la molécula para de la **17α-hidroxiprogesterona** (*véase* fig. 33-3). Este intermediario se une a otra enzima, la **21-hidroxilasa (CYP21A2)**, que la hidroxila en el carbono 21 para formar el **11-desoxicortisol**, precursor inmediato del cortisol.

Para convertirse en cortisol, la molécula de 11-desoxicortisol debe transferirse de retorno al interior de la mitocondria para que actúe sobre ella la **11β-hidroxilasa (CYP11B1)** embebida en la membrana mitocondrial interna, enzima que hidroxila al 11-desoxicortisol en el carbono 11, y lo convierte en cortisol. El grupo hidroxilo 11β es la característica molecular que confiere actividad de glucocorticoide a la sustancia esteroidea. A continuación se secreta el cortisol hacia la corriente sanguínea.

Algunas de las moléculas de pregnenolona generadas en las células de las zonas fasciculada y reticular se unen primero a la 3β-HSD II cuando ingresan al RE. Como resultado, se convierten en **progesterona**. La CYP21A2 hidroxila algo de estas moléculas de progesterona para formar el mineralocorticoide **11-desoxicorticosterona (DOC)** (*véase* fig. 33-3). La DOC formada puede secretarse o transferirse de retorno a la mitocondria, donde la CYP11B1 actúa sobre ella para formar la corticosterona, que después se secreta a la circulación. La progesterona puede también ser objeto de 17α-hidroxilación en las zonas fascicular y reticular, para convertirse en cortisol, o el andrógeno suprarrenal, **androstendiona**.

La aldosterona es el resultado de la esteroidogénesis en la zona glomerulosa

En las células de la zona glomerular no hay 17α-hidroxilasa (CYP17), por lo tanto, la pregnenolona no presenta 17α-hidroxilación ahí, y no se forman cortisol y andrógenos suprarrenales. En su lugar, sigue la vía enzimática para la síntesis de aldosterona (*véase* fig. 33-3). Las enzimas en el RE convierten la pregnenolona en progesterona y DOC. Este último compuesto se desplaza entonces al interior de la mitocondria, donde se convierte en aldosterona, cambio que implica tres pasos: hidroxilación del carbono 11 para formar corticosterona; hidroxilación del carbono 18 para formar 18-hidroxicorticosterona, y la oxidación del grupo 18-hidroximetilo para formar aldosterona. Estas tres reacciones son catalizadas por una sola enzima, la **aldosterona sintasa (CYP11B2)**, una isoenzima de la CYP11B1,

expresada solo en las células de la capa glomerular. La enzima CYP11B1, que se expresa en las zonas fasciculada y reticular, si bien estrechamente relacionada con CYP11B2, no puede catalizar las tres reacciones involucradas en la conversión de DOC en aldosterona; por lo tanto, no se sintetiza aldosterona en las zonas fasciculada y reticular de la corteza suprarrenal.

Los defectos genéticos heredados pueden causar deficiencias relativas o absolutas de las enzimas biosintéticas de las hormonas esteroides. Las consecuencias de tales defectos son cambios en el tipo y cantidad de las hormonas esteroides secretadas por la corteza suprarrenal, que dan origen a enfermedades (Enfoque clínico 33-2).

Las proteínas de unión aumentan la semivida de los esteroides en la circulación

Las hormonas esteroides no se almacenan en grado alguno por las células de la corteza suprarrenal, sino que se sintetizan y secretan de manera continua. La tasa de secreción puede cambiar de manera drástica, dependiendo del estímulo recibido por las células de la corteza suprarrenal. La acumulación de productos finales de las vías esteroidogénicas crea un gradiente de concentración para la difusión de hormonas esteroides a través de las membranas plasmáticas y hacia la circulación.

Una fracción importante de los esteroides suprarrenales que ingresan a la corriente sanguínea se une de manera no covalente con las proteínas plasmáticas. La **globulina fijadora de corticoesteroides (CBG)**, una glucoproteína producida por el hígado se une tanto a glucocorticoides como a la aldosterona, pero tiene mayor afinidad por los primeros. La albúmina sérica es una proteína de unión débil y elevada capacidad para los esteroides. La unión de una hormona esteroide a una molécula proteínica circulante impide que sea captada por las células o excretada en la orina.

Las moléculas de hormonas esteroides circulantes que no se unen a las proteínas plasmáticas se encuentran libres para interactuar con los receptores dentro de las células y, por lo tanto, se eliminan de la sangre. Conforme esto ocurre, la hormona unida se disocia de su proteína y restituye el cúmulo circulante de hormona libre. Las hormonas esteroides suprarrenales tienen semividas prolongadas en el cuerpo, que van de muchos minutos a horas, por su unión a las proteínas plasmáticas.

Los esteroides suprarrenales son degradados y eliminados del cuerpo en la orina

Las hormonas esteroides suprarrenales se modifican estructuralmente para destruir su actividad hormonal y aumentar su solubilidad en el agua, principalmente en el hígado. Las modificaciones estructurales más frecuentes implican la reducción del doble enlace en el anillo A y la conjugación del grupo hidroxilo resultante formado en el carbono 3, con el ácido glucurónico. En la figura 33-3 (abajo a la derecha) se muestra el cortisol, así modificado para producir el metabolito de excreción importante, **glucurónido de tetrahidrocortisol**.

El cortisol también es inactivado para formar cortisona por la 11β-deshidrogenasa 2 (11HSD2). Esta enzima está altamente expresada en el riñón, el colon y la placenta, y en niveles más bajos en muchos otros tejidos. Una función principal de la 11HSD2 es proteger al receptor mineralocorticoide de la activación por el cortisol, que está presente en la circulación en concentraciones mucho más altas que la aldosterona.

Hiperplasia cortical suprarrenal

La hiperplasia cortical suprarrenal es un agrandamiento no maligno de las glándulas suprarrenales que puede dividirse en tres grandes categorías: ACTH-dependiente, ACTH-independiente e **hiperplasia suprarrenal congénita** (**HSC**). Estas enfermedades pueden diferenciarse por sus características clínicas y de laboratorio únicas. Tanto la hiperplasia cortical suprarrenal dependiente de ACTH como la independiente de ACTH pueden aparecer en el síndrome de Cushing, que se trata en detalle en el recuadro de Ciencias médicas integradas. La HSC es un trastorno autosómico recesivo que causa la pérdida parcial o absoluta de las enzimas biosintéticas de hormonas esteroideas y se caracteriza por grados variables de deficiencia de mineralocorticoides y cortisol. La falta de cortisol interrumpe la inhibición por retroalimentación negativa de la secreción de ACTH por la hipófisis, lo que causa la hiperplasia de la corteza suprarrenal y al aumento de la producción de precursores de esteroides en la vía de síntesis del cortisol, la mayoría de los cuales se convierten en andrógenos.

La HSC se presenta con mayor frecuencia en el periodo perinatal con genitales ambiguos en las mujeres y pérdida de sal tanto en hombres como en mujeres. Las formas más leves pueden presentarse más tarde en la pubertad. La gran mayoría de los casos, hasta 75% de los niños afectados, son causados por una deficiencia total de CYP21A2, la enzima 21-hidroxilasa. Con la reacción de 21-hidroxilación bloqueada, la pregnenolona se convierte en andrógenos suprarrenales en cantidades inadecuadamente altas. La presencia de estos andrógenos en la hembra genética causa el desarrollo de genitales ambiguos (*véase* el capítulo 38 para la discusión del desarrollo fetal). La falta de aldosterona deteriora la capacidad del riñón para retener sodio, que se pierde en la orina (de ahí el nombre de perdedora de sal). Los síntomas aparecen a los pocos días o semanas del nacimiento, y puede producirse la muerte si no se interviene de manera adecuada.

La HSC virilizante simple, que representa 25% de los casos, se caracteriza por una deficiencia parcial de la enzima 21-hidroxilasa, que provoca síntomas más leves. El aumento de ACTH y la hiperplasia suprarrenal producen niveles de cortisol casi normales, con aumento de la secreción de aldosterona y menos pérdida de sal. Las niñas pueden seguir presentando genitales ambiguos.

La HSC no clásica o de aparición tardía es el resultado de una deficiencia muy leve de la enzima 21-hidroxilasa, con niveles normales de cortisol y aldosterona. Las glándulas suprarrenales suelen tener un aspecto normal, no hay pérdida de sal ni ambigüedad genital al nacer, y la mayoría de los síntomas están relacionados con el exceso de andrógenos. La pubarquia prematura (antes de los 8 años en niñas y antes de los 9 en niños), la aceleración de la velocidad de crecimiento lineal en la infancia y la maduración esquelética avanzada que causa una estatura inferior a la de los padres son características comunes. Otras características son la masculinización, menstruaciones anormales y ovarios poliquísticos en las niñas. Algunas personas tienen HSC no clásica y nunca lo saben debido a los síntomas leves.

Los defectos en la 21-hidroxilasa comentados antes representan 95% de todos los pacientes con HSC. Pueden producirse defectos adicionales en la esteroidogénesis suprarrenal, aunque son muy raros y pueden o no causar hiperplasia suprarrenal. Se han documentado mutaciones en CYP11A1, CYP17, 3β-HSD II, CYP21A2, CYP11B1, CYP11B2 y la proteína StAR en poblaciones y áreas geográficas específicas.

La HSC está incluida en la lista de trastornos que el Department of Health and Human Services (HHS) recomienda detectar a los estados como parte de sus programas de cribado neonatal. Los bebés con genitales ambiguos deben ser observados con atención para detectar síntomas y signos de pérdida de sal mientras se establece el diagnóstico. El tratamiento de la HSC incluye la reposición de cortisol y aldosterona. Los pacientes que presenten deshidratación, hiponatremia o hiperpotasemia deben recibir un bolo intravenoso (IV) de solución isotónica de cloruro sódico según sea necesario para restablecer el volumen intravascular y la presión arterial. ■

Los andrógenos suprarrenales se conjugan con ácidos sulfúrico o glucurónico, antes de excretarse, y constituyen la mayor parte de los **17-cetoesteroides** en la orina. Antes del desarrollo de métodos específicos para medir los andrógenos en los fluidos corporales, los 17-cetoesteroides en la orina se usaban en la clínica como un indicador burdo de la producción de estos esteroides androgénicos por parte de la glándula suprarrenal.

La síntesis y secreción de hormonas esteroideas suprarrenales están controladas por la hipófisis anterior

El hipotálamo segrega la **hormona liberadora de corticotropina** (**CRH**), que estimula a los corticotropos de la hipófisis anterior para que liberen la **hormona adrenocorticotrópica** (**ACTH**) (para más detalles, *véase* capítulo 31). La ACTH actúa sobre las células corticosuprarrenales de la zona fasciculada y la zona reticular para promover la síntesis y secreción de glucocorticoides y andrógenos. La ACTH solo tiene un efecto débil sobre la producción de aldosterona por las células de la zona glomerulosa.

Los principales estímulos para la liberación de aldosterona son la angiotensina II y el aumento de las concentraciones plasmáticas de potasio (*véanse* capítulos 22 y 23). Los glucocorticoides producidos por la corteza suprarrenal después de la estimulación por ACTH retroalimentan al hipotálamo y la hipófisis para reducir la liberación de ACTH. Los andrógenos y la aldosterona no ejercen efectos de retroalimentación negativa sobre la secreción de ACTH. Este sistema de control se denomina eje hipotalámico-hipofisario-suprarrenal (HPA) (fig. 33-4).

Los glucocorticoides tienen efectos de retroalimentación negativos inmediatos y a largo plazo sobre la liberación de ACTH. Cuando aumenta la concentración de glucocorticoides en la sangre, se inhibe rápido la secreción de CRH del hipotálamo. Como resultado, se reduce el efecto estimulador de la CRH sobre el corticotropo y disminuye la tasa de secreción de ACTH. Los glucocorticoides actúan directo sobre las neuronas parvicelulares para inhibir la liberación de CRH e indirectamente a través de las neuronas del hipocampo que se proyectan al hipotálamo, para afectar a la actividad de las neuronas parvicelulares.

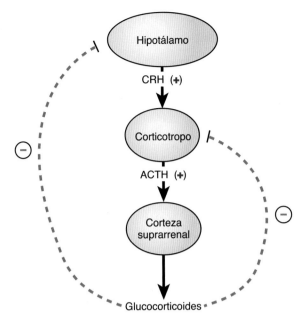

Figura 33-4 **El eje hipotálamo-hipófisis-suprarrenal.** *Las líneas discontinuas azules* indican las acciones de retroalimentación negativa de los glucocorticoides sobre el corticotropo y el hipotálamo. ACTH, hormona adrenocorticotrópica; CRH, hormona liberadora de corticotropina.

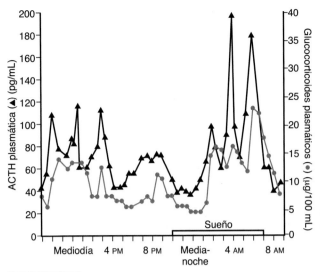

Figura 33-5 **Secreción de la hormona adrenocorticotrópica y el ciclo de sueño-vigilia.** Los cambios pulsátiles en la concentración de ACTH y glucocorticoides en sangre de una persona joven, en un periodo de 24 horas. Nótese que la amplitud de los pulsos de ACTH y glucocorticoides es menor durante las horas de la tarde y aumenta mucho en las primeras horas de la mañana, lo que ilustra la oscilación diurna del eje hipotálamo-hipófisis-suprarrenal.

Los glucocorticoides también actúan directo sobre el corticotropo para inhibir la secreción de ACTH estimulada por CRH.

Si la concentración sanguínea de glucocorticoides se mantiene elevada durante un periodo prolongado, se reduce la expresión del gen POMC en el corticotropo y disminuye la producción de ACTH y de los demás péptidos POMC. Los glucocorticoides inhiben de manera directa la expresión del gen POMC en el propio corticotropo e indirectamente al suprimir la secreción de CRH.

En circunstancias normales, el eje hipotálamo-hipófisis-suprarrenal funciona de manera pulsátil, con el resultado de varios brotes de actividad secretora durante un periodo de 24 horas, un patrón resultante de la actividad rítmica del SNC que causa secreción de CRH en brotes y, a su vez, de ACTH y glucocorticoides (fig. 33-5). También existe un ritmo circadiano de liberación de ACTH y glucocorticoides vinculado al "reloj" primario situado en el núcleo supraquiasmático. En personas despiertas durante el día y que duermen en la noche, la concentración de glucocorticoides sanguíneos empieza a aumentar en las primeras horas de la mañana, alcanza el máximo alrededor de las 6 de la mañana y después decrece de manera gradual durante el día hasta su más baja cifra alrededor de la medianoche (*véase* fig. 33-5). Este patrón es inverso en personas que duermen durante el día y permanecen despiertas en la noche. Este ritmo biológico inherente se superpone al funcionamiento normal del eje HPA.

Diferentes tipos de estrés, como ejercicio, enfermedad aguda, cirugía, hemorragia e hipoglucemia, estimulan el eje HPA. El estrés emocional, como la depresión, también puede tener un efecto activador. El SNC integra una serie de entradas procedentes de diversas áreas cerebrales para aumentar la liberación de CRH por las neuronas hipotalámicas, estimulando la secreción de ACTH y la producción de glucocorticoides suprarrenales. La expresión intrahipofisaria de citocinas durante periodos estresantes actúa directo sobre los corticotropos para aumentar la síntesis de ACTH.

Las neuronas parvicelulares de los núcleos paraventriculares hipotalámicos producen arginina vasopresina (AVP) además de CRH. La AVP activa la señalización de la fosfolipasa C en el corticotrofo para aumentar la síntesis y liberación de ACTH. Actuando junto con la CRH, la AVP amplifica el efecto estimulador de la CRH sobre la secreción de ACTH, en especial en momentos de estrés.

La ACTH regula la captación de colesterol y la expresión de enzimas esteroidogénicas en células corticales suprarrenales

La ACTH se une al receptor 2 de la melanocortina en las células suprarrenocorticales en la zona fasciculata y la zona reticularis, que está acoplada a la adenililciclasa por proteínas G estimulantes (proteínas G_s; fig. 33-6). La ACTH aumenta el AMPc y activa a la proteína cinasa A (PKA), que entonces fosforila proteínas que regulan la disponibilidad de colesterol y esteroidogenia.

La fosforilación de la proteína StAR se produce inmediatamente después de la activación por ACTH de la señalización intracelular. Esto ocasiona un rápido transporte de colesterol libre a la mitocondria, proporcionando abundante sustrato para el paso limitante de la esteroidogénesis catalizado por la enzima de escisión de la cadena lateral. La activación por PKA de la colesterol esterasa aumenta la liberación de colesterol de las gotas lipídicas, haciéndolo disponible para su transporte por la proteína StAR. Los efectos a más largo plazo de la ACTH incluyen la estimulación de la actividad de la HMG-CoA reductasa y el aumento de la expresión de los receptores LDL, para aumentar la síntesis de colesterol *de novo* y la captación de colesterol de la sangre, respectivamente.

La ACTH estimula la transcripción de los genes de la enzima de escisión de la cadena lateral, CYP17, CYP21A2, y CYP11B1. Debido a la pulsátil secreción de ACTH (*véase* fig. 33-5), la expresión de las enzimas esteroidogénicas se mantiene bastante constante.

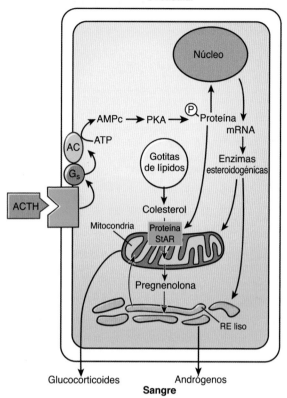

Células de las zonas fasciculada o reticular

Figura 33-6 **Principales acciones de la hormona adrenocorticotrópica (ACTH) sobre la esteroidogenia.** La ACTH se une al receptor de melanocortina-2, que está acoplado a la adenilil ciclasa (AC) por proteínas G estimulantes (G^s). El aumento intracelular del monofosfato cíclico de adenosina (AMPc) activa a la proteína cinasa A (PKA), que entonces fosforila proteínas (proteínas-P) que estimulan la expresión de genes para las enzimas esteroidogénicas. La PKA también fosforila a la proteína reguladora de la esteroidogenia (StAR), que media la transferencia del colesterol al interior de las mitocondrias para la esteroidogenia.

La importancia de la expresión del gen inducida por la ACTH es evidente en personas con hipofisectomía. La carencia crónica de ACTH disminuye transcripción del gen de la esteroidogenia y deficiencia de las enzimas esteroidogénicas en las suprarrenales. La administración de ACTH a esas personas no puede estimular el marcado aumento en la secreción de glucocorticoides característica de personas normales. La disminución de la expresión de enzimas esteroidogénicas suprarrenales también puede ocurrir en una persona con una hipófisis intacta que recibe tratamiento a largo plazo con glucocorticoides. El glucocorticoide exógeno actuaría sobre la hipófisis para disminuir la secreción de ACTH, lo que provoca una reducción de la expresión de la enzima esteroidogénica suprarrenal. Estas personas pueden tener una deficiencia grave de glucocorticoides si se interrumpe de manera abrupta el tratamiento hormonal, ya que las suprarrenales no pueden sintetizar de forma correcta el cortisol. El retiro gradual del tratamiento con glucocorticoides proporciona el tiempo para que la secreción de ACTH aumente y restablezca a lo normal las cifras de enzimas esteroidogénicas.

Las células de las zonas fasciculada y reticular también dependen de la ACTH para mantener su tamaño y estructura. En las personas con hipofisectomía o deficiencia de ACTH, las células de estas dos zonas internas se atrofian. La estimulación crónica de estas células con ACTH causa su hipertrofia.

EFECTOS DE LOS GLUCOCORTICOIDES EN EL ORGANISMO

Casi todas las células en el organismo son un objetivo para las acciones de los glucocorticoides; así, se han usado de manera amplia los glucocorticoides en la terapéutica y se sabe mucho acerca de sus efectos farmacológicos (tabla 33-2). Los glucocorticoides son absolutamente esenciales para que el organismo se adapte al estrés físico o psicológico. Los glucocorticoides influyen lentamente en los procesos fisiológicos porque sus acciones requieren la transcripción y traducción de genes en células y tejidos.

Los glucocorticoides libres en sangre se difunden a través de las membranas plasmáticas de células objetivo para unirse a los glucocorticoides receptores presentes en el citoplasma (fig. 33-7). En ausencia de ligando, el receptor de glucocorticoides en el citoplasma se asocia con proteínas chaperonas. Cuando el glucocorticoide se une a su receptor, las proteínas chaperonas se disocian del complejo, y el receptor activado se transloca al núcleo. El complejo glucocorticoide-receptor activado se une por parejas a una región específica del ADN, llamada **elemento de respuesta de glucocorticoides (ERG)**, para estimular o inhibir la transcripción de genes objetivo. El receptor glucocorticoide unido al ERG puede regular la transcripción directamente o interactuando con

TABLA 33-2	Efectos de los glucocorticoides
Proceso o tejido	**Acción**
Homeostasis de la glucosa	Estimulan la gluconeogénesis hepática y la glucogenólisis
	Aumentan la liberación de sustratos gluconeogénicos del tejido muscular y adiposo
	Promueven la lipólisis del tejido adiposo para liberar ácidos grasos libres
	Inhiben la utilización de glucosa por el músculo y el tejido adiposo
Inflamación	Inhiben la fosfolipasa A$_2$
	Inhiben la producción de citocinas y quimiocinas
	Inhiben la migración de leucocitos al lugar de la lesión
Sistema inmunológico	Disminuyen las células T y B circulantes
	Disminuyen los anticuerpos circulantes
SNC	Influyen en el estado de ánimo y el comportamiento, favorecen la respuesta al estrés
	Regulan la excitabilidad y la actividad eléctrica de las neuronas
Vasculatura	Promueven la síntesis de receptores de hormonas vasoactivas para favorecer la regulación de la presión arterial
Riñón	Aumentan el flujo sanguíneo renal, la tasa de filtración y la diuresis de agua
	Aumentan la reabsorción de sodio y la excreción de potasio y ácido
	Inhiben la liberación y la acción de la arginina

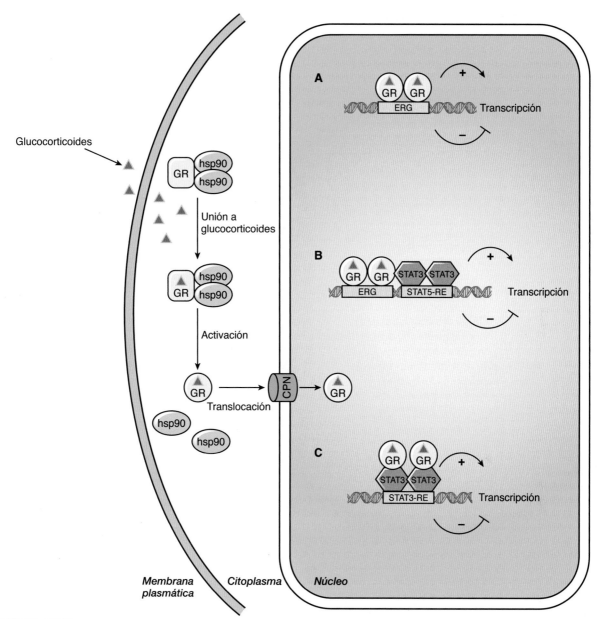

Figura 33-7 **Regulación de la transcripción por glucocorticoides.** El receptor de glucocorticoides (GR) reside en el citoplasma unido a proteínas chaperonas. El glucocorticoide entra en la célula y se une al GR, lo que provoca la disociación de las proteínas chaperonas. El GR con el glucocorticoide unido se transloca al núcleo a través del complejo de poro nuclear (CPN). El GR nuclear regula la transcripción de tres maneras: (*A*) uniéndose al elemento de respuesta a glucocorticoides (ERG) e iniciando o inhibiendo la transcripción, (*B*) uniéndose al ERG e interactuando con otros factores de transcripción unidos al ADN, o (*C*) no uniéndose directamente al ERG pero interactuando con otros factores de transcripción unidos al ADN. hsp90, proteína de choque térmico 90; STAT3 o 5, transductor de señales y activador de la transcripción 3 o 5; STAT3RE o 5RE, transductor de señales y activador del elemento de respuesta de la transcripción 3 o elemento de respuesta de la transcripción 5.

factores de transcripción unidos a sitios vecinos en el ADN (*véase* fig. 33-7). Una tercera forma en que el receptor activado regula la transcripción es uniéndose directamente a factores de transcripción unidos al ADN, sin interactuar con un ERG. Las múltiples formas en que los glucocorticoides pueden regular la transcripción permiten que la hormona influya en muchos aspectos diferentes de la función celular y tisular.

La homeostasis de la glucosa durante el ayuno está regulada por la acción de los glucocorticoides en múltiples tejidos

El almacenamiento de energía durante la época de abundancia de alimentos y el uso eficiente de las reservas energéticas durante

los periodos de disponibilidad limitada de alimentos fue un desarrollo evolutivo crucial para la supervivencia. La hormona pancreática insulina es el principal regulador del almacenamiento de energía cuando se ingieren calorías alimentarias (*véase* capítulo 34). En cambio, los glucocorticoides son esenciales para el uso adecuado de las reservas energéticas durante los periodos en los que no hay alimentos disponibles.

La principal adaptación metabólica durante los periodos de ayuno entre los de consumo de alimentos es el mantenimiento de la concentración de glucosa en sangre para su utilización por el cerebro. Durante la vida diaria, muchas de las adaptaciones para mantener la normoglucemia no se expresan por completo porque se produce el siguiente episodio de ingesta de alimentos antes de que se desarrollen por completo. La expresión completa de estos cambios se observa solo después de varios días o semanas de ayuno.

Al inicio de un ayuno prolongado hay una declinación gradual de la concentración de glucosa en sangre a medida que se agota el suministro limitado de glucosa procedente de la degradación del glucógeno hepático. En 1 a 2 días la concentración de glucosa en sangre se estabiliza en 60 a 70 mg/dL, cifra que se mantiene constante si el ayuno es prolongado durante muchos días (fig. 33-8). La producción de glucosa por el hígado (gluconeogénesis) y, hasta cierto grado, en los riñones, combinado con la restricción de su uso por los tejidos, además del cerebro, estabilizan la concentración de glucosa en sangre. A medida que el ayuno continúa, la concentración de cuerpos cetónicos y ácidos grasos en la sangre aumenta para proporcionar fuentes adicionales de energía para el cerebro y otros tejidos (fig. 33-8). Los glucocorticoides son esenciales para que se produzcan todos estos cambios metabólicos durante un ayuno prolongado.

La gluconeogénesis en el hígado y el riñón utiliza aminoácidos del músculo esquelético y glicerol del tejido adiposo para sintetizar glucosa. Las proteínas en el músculo esquelético comienzan a descomponerse luego de varias horas de ayuno. La insulina normalmente inhibe la fragmentación de proteínas del músculo esquelético, pero con niveles bajos de insulina durante el ayuno este efecto inhibitorio se pierde. Conforme se degradan las proteínas, los glucocorticoides inhiben la reutilización de los aminoácidos para la nueva síntesis de proteínas en el músculo, promoviendo la liberación de estos aminoácidos en la sangre.

Los glucocorticoides son requeridos para la expresión de enzimas gluconeogenéticas en el hígado y los riñones, incluyendo transaminasas, carboxilasa de piruvato, **carboxicinasa de fosfoenolpiruvato**, fructosa 1, 6 difosfatasa, fructosa 6 fosfatasa y glucosa 6 fosfatasa. En una persona con deficiencia de glucocorticoides sin tratamiento, las cantidades de estas enzimas en el hígado disminuyen demasiado. Como consecuencia, no puede responder al ayuno con un aumento de la gluconeogénesis, y muere por hipoglucemia.

Cuando la concentración de caída de insulina durante el ayuno, la lipólisis en el tejido adiposo aumenta. La **lipasa de**

triglicéridos del tejido adiposo (ATGL), la **lipasa sensible a hormonas (HSL)** y **monoacilglicerol lipasa (MGL)** hidrolizan los triglicéridos almacenados con ácidos grasos libres y glicerol como productos que se vierten a la sangre. El hígado utiliza los ácidos grasos libres para fabricar cuerpos cetónicos, principal fuente de energía para el SNC, y el glicerol para sintetizar glucosa. El uso de ácidos grasos libres como fuente de combustible alternativa a la glucosa por parte del músculo y otros tejidos deja glucosa en la sangre para su uso por el cerebro. Los glucocorticoides estimulan la expresión de ATGL, HSL, MGL y otras proteínas en el tejido adiposo que promueven la lipólisis. Así, el aumento de la lipólisis no se presenta cuando una persona con deficiencia de glucocorticoides se encuentra en ayuno.

Una acción adicional de los glucocorticoides que es importante para mantener la glucemia durante el ayuno se produce en realidad durante los periodos de ingesta de alimentos. Durante el periodo posprandial, los glucocorticoides promueven la síntesis hepática de glucógeno, proporcionando así una fuente de glucosa que se utilizará al principio del periodo de ayuno.

En resumen, los glucocorticoides actúan para mantener o aumentar los niveles de glucosa en sangre y la supervivencia durante el ayuno mediante 1) la estimulación de la gluconeogénesis hepática, 2) el aumento de la liberación de sustratos gluconeogénicos desde el músculo y el tejido adiposo, 3) la inhibición del uso de glucosa por parte del músculo y otros tejidos, y 4) la estimulación de la síntesis hepática de glucógeno durante los periodos de ingesta y digestión de alimentos. Es importante señalar que cuando los glucocorticoides están presentes en cantidades excesivas, también se producen estas adaptaciones metabólicas, lo que provoca resistencia a la insulina, una afección que contribuye a la diabetes tipo 2 (*véase* capítulo 34).

Los efectos antiinflamatorios e inmunosupresores de los glucocorticoides regulan la respuesta a las lesiones

La lesión tisular desencadena un mecanismo complejo, llamado **inflamación**, que precede a la reparación real del tejido dañado. Las células vecinas, los vasos sanguíneos adyacentes y las células fagocíticas que migran hacia el sitio del daño liberan una multitud de mediadores químicos a la región dañada, que incluyen **prostaglandinas, leucotrienos, cininas, histamina, serotonina** y **linfocinas**, sustancias que ejercen una multitud de acciones en el sitio de lesión y, directa o indirectamente, promueven la vasodilatación local, el aumento de la permeabilidad capilar y la formación de edema, que caracterizan a la respuesta inflamatoria (*véanse* capítulos 9 y 10).

Los glucocorticoides inhiben la respuesta inflamatoria a las lesiones; por lo tanto, se usan de manera amplia en la terapéutica como antiinflamatorios. El cortisol inhibe la acción de la fosfolipasa A$_2$, que impide la producción de prostaglandinas y leucotrienos, limitando la vasodilatación y el edema. El cortisol también reduce la producción de quimiocinas y citocinas, que atraen a los leucocitos al tejido lesionado. Como resultado, se suprime la migración de células inmunológicas al tejido lesionado y la activación de estas células una vez presentes.

Cuando se administran en grandes dosis durante un periodo prolongado, los glucocorticoides pueden suprimir la formación de anticuerpos e interferir en la inmunidad mediada por células. Las elevadas concentraciones de glucocorticoides pueden eliminar células T inmaduras en el timo, así como linfocitos T y B inmaduros en los ganglios linfáticos, con disminución del número de los circulantes. La destrucción de linfocitos T y B inmaduros por

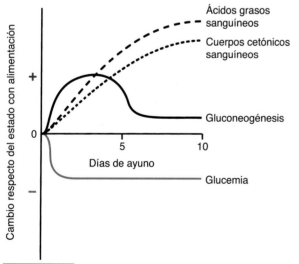

Figura 33-8 Adaptaciones metabólicas durante el ayuno. En esta gráfica se muestran los cambios en la concentración de glucosa sanguínea, ácidos grasos y cuerpos cetónicos, así como la velocidad de la gluconeogénesis, durante un ayuno prolongado. Se indica solo la *dirección* del cambio con respecto al tiempo, no su magnitud: aumento (+) o disminución (–).

los glucocorticoides puede causar una disminución de tamaño del timo y los ganglios linfáticos. Estos efectos inmunosupresores de los glucocorticoides subyacen a su uso terapéutico para prevenir el rechazo de órganos y tejidos de trasplante quirúrgico.

Los glucocorticoides son esenciales para el funcionamiento normal del SNC

Los glucocorticoides influyen en el comportamiento, el estado de ánimo, la excitabilidad y la actividad eléctrica de las neuronas. Además de su papel en la regulación de la respuesta a una lesión física, los glucocorticoides son necesarios tanto para el funcionamiento normal del cerebro como para la adaptación al estrés psicológico.

Tanto los receptores de glucocorticoides como los de mineralocorticoides están presentes en las neuronas y otras células del cerebro. La actividad de la 11HSD2, que convierte el cortisol en cortisona para evitar que el glucocorticoide se una al receptor de mineralocorticoides, es baja en el cerebro. Por lo tanto, las acciones del cortisol en el cerebro están mediadas por la unión a ambos receptores. Los receptores mineralocorticoides abundan en las zonas límbicas responsables de las emociones y el aprendizaje, como el hipocampo y la amígdala. La gran afinidad del receptor mineralocorticoide por el cortisol hace que estos receptores se activen de manera continua y ejerzan efectos tónicos sobre la función cerebral. Los receptores glucocorticoides están distribuidos por todo el cerebro y tienen una menor afinidad de unión por el cortisol. Por lo tanto, estos receptores están disponibles para unirse al cortisol cuando este aumenta durante la respuesta al estrés.

Los glucocorticoides son necesarios para el mantenimiento de la arquitectura neuronal y la densidad sináptica. El aprendizaje y la memoria dependientes del hipocampo se ven perjudicados por la ausencia de glucocorticoides, lo que compromete los cambios de comportamiento necesarios para adaptarse al estrés psicológico. El estrés piscológico crónico puede inducir a cambios epigenéticos por glucocorticoides en el cerebro, que pueden tornarse de inadaptación y requieren intervención terapéutica.

Los glucocorticoides favorecen la presión arterial y la homeostasis electrolítica

En condiciones fisiológicas normales, un efecto importante de los glucocorticoides es el aumento permisivo de la reactividad vascular a agentes vasoactivos como la angiotensina II y la norepinefrina (NE), lo que permite mantener una presión arterial normal. Los glucocorticoides ejercen este efecto induciendo la expresión de receptores para las hormonas vasoactivas en las células musculares lisas vasculares.

En el riñón, los glucocorticoides aumentan el flujo sanguíneo renal, la tasa de filtración glomerular y la diuresis hídrica. Los glucocorticoides endógenos aumentan la reabsorción de sodio y la excreción de iones de potasio y H^+. El cortisol también inhibe la secreción y la acción de la AVP. Los efectos de los glucocorticoides sobre estos procesos se observan con mayor facilidad en condiciones de exceso o deficiencia de glucocorticoides.

Los glucocorticoides pueden tener acciones mineralocorticoides, pero sólo en la enfermedad o con tratamiento farmacológico

Debido a las similitudes en la estructura de sus receptores, el cortisol puede tener actividad mineralocorticoide y, a la inversa, la aldosterona puede tener actividad glucocorticoide. Sin embargo, en condiciones fisiológicas normales, los glucocorticoides no son mineralocorticoides importantes, y la aldosterona no funciona como glucocorticoide. Como se ha comentado antes, la 11HSD2 convierte el cortisol en cortisona para impedir que se una al receptor mineralocorticoide y lo active. Los niveles circulantes de aldosterona, mucho más bajos que los de cortisol, disminuyen la probabilidad de que actúe sobre el receptor glucocorticoide. Sin embargo, en condiciones patológicas como el síndrome de Cushing, la capacidad de la 11HSD2 para inactivar los niveles elevados de cortisol puede verse desbordada, y el cortisol puede activar el receptor mineralocorticoide, imitando los efectos de la aldosterona (*véase* recuadro de Ciencias médicas integradas).

Los glucocorticoides exógenos se prescriben para muchas afecciones diferentes. Dependiendo del esteroide y de la dosis utilizada, debe tenerse en cuenta la posibilidad de que se produzcan efectos mineralocorticoides. Los glucocorticoides sintéticos prednisolona y dexametasona tienen muy poca actividad mineralocorticoide; sin embargo, la fludrocortisona (9α-fluorocortisol) tiene ~ 10 veces más actividad mineralocorticoide que glucocorticoide. Por este motivo, la fludrocortisona se utiliza para sustituir a la aldosterona en diversas formas de insuficiencia suprarrenal.

CATECOLAMINAS SUPRARRENALES

Las catecolaminas, epinefrina y norepinefrina (NE), son las dos hormonas sintetizadas por las **células cromafines** de la médula suprarrenal humana, que es la única fuente de epinefrina circulante, segregando casi cuatro veces más epinefrina que NE. Las neuronas simpáticas posganglionares también producen y secretan NE a la circulación, pero no producen epinefrina.

La médula suprarrenal es un ganglio simpático modificado

La médula suprarrenal consta de cúmulos y bandas de **células cromafines**, distribuidas entre los senos venosos. La epinefrina y NE que se almacenan en los gránulos de las células cromafines se descargan hacia los senos venosos de la médula cuando se estimulan las ramas suprarrenales de los nervios esplácnicos. Las catecolaminas entonces se difunden hacia los capilares y se transportan en la corriente sanguínea. Los estímulos, como lesiones, ira, ansiedad, dolor, frío, ejercicio extenuante e hipoglucemia, generan impulsos en las fibras preganglionares colinérgicas, que causan una secreción rápida de las catecolaminas hacia la corriente sanguínea. *Véase* en el capítulo 6 el análisis de la médula suprarrenal en relación con el sistema nervioso simpático. Los efectos cardiovasculares de las catecolaminas se tratan en el capítulo 17; aquí revisaremos de manera breve los efectos metabólicos de estas hormonas.

Las catecolaminas protegen contra la hipoglucemia

La secreción de catecolaminas se inicia cuando la concentración de glucosa en sangre disminuye hasta el extremo bajo del rango fisiológico (60 a 70 mg/dL) y las declinaciones adicionales producen liberación notoria de catecolaminas. Los receptores del SNC que vigilan la glucosa sanguínea son activados por la hipoglucemia, lo que estimula a las fibras nerviosas que inervan las células cromafines y las terminales nerviosas posganglionares simpáticas.

Las catecolaminas estimulan la liberación de glucosa del hígado por activación de la fosforilasa de glucógeno, que da como resultado la hidrólisis del almacenado. Las catecolaminas también activan a la fosforilasa de glucógeno en músculo esquelético y adipocitos por generación de AMPc. La glucosa 6 fosfato generada en estos tejidos se metaboliza intracelularmente a través de la vía glucolítica, generando lactato, el cual se libera a la sangre. El lactato es captado por el hígado, se convierte en glucosa por la vía gluconeogénica y se vierte a la circulación.

En los adipocitos, el aumento del AMPc producido por las catecolaminas aumenta la HSL, que estimula la hidrólisis de triglicéridos y libera ácidos grasos y glicerol a la corriente sanguínea. Estos ácidos grasos proporcionan un sustrato alternativo para el metabolismo energético en otros tejidos, principalmente el músculo esquelético, y bloquean la fosforilación y el metabolismo de la glucosa.

En el páncreas, las catecolaminas estimulan la secreción de glucagón por las células α e inhiben la secreción de insulina por las células β (*véase* capítulo 34). En la tabla 33-3 se resumen las respuestas ante la hipoglucemia de los principales tejidos metabólicos, mediadas por catecolaminas.

Los feocromocitomas producen cantidades excesivas de catecolaminas

Los feocromocitomas son tumores poco frecuentes que, si no se tratan de manera adecuada, pueden resultar mortales. Cerca de 85% de los feocromocitomas se originan en el tejido cromafín de la médula suprarrenal. El restante 15% se origina en los paraganglios parasimpáticos de la cabeza y el cuello o en el tejido cromafín adyacente a los ganglios simpáticos del abdomen y

TABLA 33-3	Respuestas a la hipoglucemia mediadas por catecolaminas
Tejido objetivo	**Acción**
Hígado	Estimulación de la glucogenólisis
	Estimulación de la glucogenólisis
Músculo esquelético	Estimulación de la glucogenólisis
Tejido adiposo	Estimulación de la glucogenólisis
	Estimulación de la lipólisis de triglicéridos
Islotes pancreáticos	Inhibición de la secreción de insulina por las células β
	Estimulación de la secreción de glucagón por las células α

se denominan paragangliomas. La presentación clínica incluye hipertensión, cefalea, sudoración excesiva y arritmias. El tratamiento óptimo del feocromocitoma es la extirpación quirúrgica del tumor.

CIENCIAS MÉDICAS INTEGRADAS

Exceso de glucocorticoides: enfermedad de Cushing

Se da el nombre de **síndrome de Cushing** al conjunto de signos y síntomas relacionados con la exposición prolongada a glucocorticoides inapropiadamente elevados. El uso de glucocorticoides en la definición cubre tanto las elevaciones endógenas de cortisol, como el aumento de glucocorticoides relacionado con fuentes exógenas (p. ej., tratamiento con prednisolona o dexametasona). El síndrome de Cushing endógeno puede ser dependiente o independiente de ACTH. La denominación *enfermedad de Cushing* se reserva para condiciones dependientes de ACTH, por lo general, causadas por un adenoma de corticotropos que secreta ACTH excesiva y estimula a la corteza suprarrenal para producir grandes cantidades de cortisol. El síndrome de Cushing independiente de ACTH es, en general, resultado de un adenoma suprarrenocortical que secreta grandes cantidades de cortisol.

El aumento de peso y la obesidad son los signos clínicos más frecuentes del síndrome de Cushing. En los adultos, ocurre aumento de peso central, con exceso de depósito adiposo visceral (grasa profunda que rodea los órganos), y se puede usar para distinguir en un inicio el síndrome de Cushing de la obesidad generalizada. Los pacientes también desarrollan depósitos de grasa sobre la columna vertebral toracocervical (giba de bisonte) y sobre los carrillos, con el resultado de una cara de luna. Con frecuencia se encuentran **estrías** rojo púrpura > 1 cm de ancho en el abdomen. En los niños, el exceso de glucocorticoides con frecuencia causa un fenotipo que carece del depósito central de grasa, pero corresponde a una obesidad generalizada total. Así, es necesario descartar el síndrome de Cushing en los niños con obesidad antes de iniciar su tratamiento.

La exposición prolongada del cuerpo a grandes cantidades de glucocorticoides causa la degradación de las proteínas del músculo esquelético, una mayor producción de glucosa por el hígado y la movilización de lípidos desde los depósitos de grasa. La mayor movilización de lípidos proporciona abundantes ácidos grasos para el metabolismo y su mayor oxidación por los tejidos aminora su capacidad de uso de la glucosa. La subutilización de la glucosa por el músculo esquelético, junto con una mayor producción de glucosa por el hígado, produce hiperglucemia, que, a su vez, estimula el páncreas para secretar insulina. Sin embargo, el aumento en la insulina no es eficaz para disminuir la concentración de glucosa en sangre, porque su captación y uso disminuyen en el músculo esquelético y el tejido adiposo. El resultado neto es que la persona se vuelve insensible o resistente a la acción de la insulina y se retira poca glucosa de la sangre, a pesar de la cifra elevada de insulina circulante. La hiperglucemia persistente estimula de manera continua al páncreas para secretar insulina, con el resultado de una forma de "diabetes" parecida a la de tipo 2 (*véase* capítulo 34).

La prueba de supresión por dexametasona es útil para el diagnóstico del síndrome de Cushing de cualquier origen. En personas normales, la administración de dosis suprafisiológicas de glucocorticoides produce la supresión de ACTH y la secreción de cortisol. En los pacientes con síndrome de Cushing, no hay supresión de ACTH y cortisol.

El tratamiento del síndrome de Cushing depende de la causa. La exéresis de adenomas suprarrenales conlleva una tasa de curación de 100%. La intervención quirúrgica transesfenoidal ante adenomas hipofisarios también es razonablemente exitosa, dependiendo del tipo (micro o macro). Las características del síndrome de Cushing desparecen después de 2 a 12 meses. ■

Resumen del capítulo

- La glándula suprarrenal incluye una corteza externa, que rodea a una médula interna. La corteza contiene tres zonas histológicamente diferentes (de fuera hacia adentro): glomerular, fasciculada y reticular.
- Las hormonas secretadas por la corteza suprarrenal incluyen glucocorticoides, aldosterona y andrógenos.
- Los glucocorticoides, cortisol y corticosterona se sintetizan en las zonas fasciculada y reticular de la corteza suprarrenal.
- El mineralocorticoide aldosterona se sintetiza en la zona glomerular de la corteza suprarrenal.
- El colesterol usado para la esteroidogénesis en las células corticales suprarrenales se deriva de partículas de lipoproteínas de baja densidad que circulan en la sangre y por síntesis *de novo* a partir de acetil-CoA. El colesterol se almacena en gotas de lípidos en estas células como ésteres de colesterol.
- La conversión de colesterol a pregnenolona en las mitocondrias es el primer paso común en la síntesis de todos los esteroides suprarrenales y ocurre en las tres zonas de la corteza.
- El hígado es el principal sitio de metabolismo de los esteroides suprarrenales, que se conjugan con ácido glucurónico y se excretan en la orina.
- La hormona adrenocorticotrópica (ACTH) aumenta la síntesis de glucocorticoides y andrógenos en células de las zonas fasciculada y reticular de la corteza suprarrenal por aumento del AMPc. La ACTH también tiene un efecto trófico en esas células.
- Los glucocorticoides, pero no los andrógenos, proporcionan una retroalimentación negativa al hipotálamo y a la hipófisis anterior para reducir la síntesis de glucocorticoides por parte de la glándula suprarrenal.
- La angiotensina II estimula la síntesis de aldosterona en las células de la zona glomerular.
- Los glucocorticoides se unen a receptores de glucocorticoides en el citosol de las células objetivo. El receptor unido al glucocorticoide se transloca al núcleo para ambos aumentar y disminuir la transcripción, dependiendo del gen objetivo.
- El GR activado regula la transcripción uniéndose a un elemento de respuesta a glucocorticoides en el ADN o interactuando con otros factores de transcripción unidos al ADN.
- Los glucocorticoides son indispensables para la adaptación del cuerpo a lesiones físicas y al estrés.
- Los glucocorticoides regulan la homeostasis de la glucosa mediante acciones en múltiples tejidos.
- Las acciones antiinflamatorias e inmunosupresoras de los glucocorticoides son útiles en el tratamiento de lesiones.
- Los glucocorticoides tienen importantes efectos reguladores sobre el SNC, el riñón y la presión arterial.
- Los niveles extremadamente altos o muy bajos de glucocorticoides causan enfermedades.
- Las células cromafines de la médula suprarrenal sintetizan y secretan las catecolaminas, epinefrina y norepinefrina.
- Para contrarrestar la hipoglucemia, las catecolaminas estimulan la producción de glucosa en el hígado, la liberación de lactato del músculo y la lipólisis en el tejido adiposo.

Preguntas de repaso del capítulo

1. ¿Cuál es la principal fuente de colesterol para mantener la esteroidogénesis suprarrenal, cuando ocurre a gran velocidad durante un tiempo prolongado?

   A. Síntesis *de novo* de colesterol a partir de acetil-CoA.
   B. Colesterol en partículas de LDL.
   C. Colesterol en la membrana plasmática.
   D. Colesterol en gotitas de lípidos dentro de las células de la corteza suprarrenal.
   E. Colesterol en el retículo endoplásmico.

2. Un niño de 7 años de edad es llevado a la unidad de endocrinología pediátrica para la valoración de su peso corporal excesivo. La revisión de sus cartas de crecimiento indica aumento de peso sustancial en los últimos 3 años, pero poco incremento de la talla. Para diferenciar entre la aparición de obesidad y el síndrome de Cushing, se toman muestras de sangre y orina. ¿Cuál perfil de sangre y orina sería el dato de mayor utilidad diagnóstica para el síndrome de Cushing?

   A. Aumento de la ACTH sérica, disminución del cortisol sérico y aumento del cortisol libre urinario.
   B. Disminución de la ACTH sérica, aumento del cortisol y de la insulina séricos.
   C. Aumento de la ACTH, el cortisol y la insulina séricos.
   D. Aumento de la ACTH sérica, disminución del cortisol y de la insulina séricos.

   E. Aumento de la ACTH sérica, disminución del cortisol sérico y del cortisol libre urinario.

3. ¿La hiperplasia suprarrenal congénita es resultado de un defecto en qué proteína?:

   A. Defectos en 21-hidroxilasa.
   B. Defectos en la proteína StAR.
   C. Defectos en ACTH.
   D. Defectos en la globulina unidora de corticoesteroides.
   E. Defectos en la aldosterona sintasa.

4. ¿Cómo aumentan las catecolaminas la concentración de glucosa en sangre para invertir la hipoglucemia?

   A. Las catecolaminas estimulan a la fosforilasa de glucógeno para liberar glucosa del músculo.
   B. Las catecolaminas inhiben la glucogenólisis en el hígado.
   C. Las catecolaminas estimulan la liberación de insulina por el páncreas.
   D. Las catecolaminas inhiben la liberación de ácidos grasos del tejido adiposo.
   E. Las catecolaminas estimulan la gluconeogénesis en el hígado.

5. Un paciente, que recibe glucocorticoides a largo plazo como tratamiento, planea someterse a una operación de restitución de la articulación de la cadera. ¿Cómo debe

ajustarse el tratamiento glucocorticoide del paciente antes de la intervención y por qué?

A. Deben disminuirse los glucocorticoides para prevenir la hipoglucemia grave durante la recuperación.

B. Deben aumentarse los glucocorticoides para compensar el mayor estrés relacionado con la intervención quirúrgica.

C. Deben disminuirse los glucocorticoides para llevar al mínimo las interacciones potenciales con los anestésicos.

D. Deben aumentarse los glucocorticoides para estimular la secreción de ACTH durante la intervención quirúrgica y así promover la cicatrización de la herida.

E. Deben disminuirse los glucocorticoides para prevenir una respuesta vascular inadecuada a las catecolaminas durante la recuperación.

1. **La respuesta correcta es B.** Los ésteres de colesterol en fuentes de LDL son el recurso más importante de colesterol para mantener la esteroidogénesis suprarrenal cuando se presenta a gran velocidad durante un periodo prolongado. Este colesterol se puede usar de manera directa después de su escisión de LDL y no almacenarse. La síntesis *de novo* de colesterol a partir de acetato es una fuente menor en los seres humanos. El colesterol de la membrana plasmática y el retículo endoplásmico no se usa para la esteroidogenia. Deben usarse primero los ésteres de colesterol en las gotitas de lípidos dentro de las células de la corteza suprarrenal y consumirse durante periodos de síntesis elevada de hormonas esteroides suprarrenales.

2. **La respuesta correcta es C.** El aumento en el peso corporal con poco crecimiento lineal sugiere que el paciente presenta enfermedad de Cushing, más que obesidad general, ya que el crecimiento lineal suele continuar en los síndromes que cursan con obesidad. Los datos de laboratorio en el síndrome de Cushing incluyen elevación de ACTH, cortisol sérico y urinario e insulina sérica (por la resistencia a la acción de la insulina inducida por el cortisol en los tejidos periféricos).

3. **La respuesta correcta es A.** La hiperplasia suprarrenal congénita es (HSC) resultado de defectos genéticos que alteran a las enzimas esteroidogénicas suprarrenales, con el resultado de una formación alterada de cortisol. El defecto más frecuente es el de la 21-hidroxilasa, que representa 95% de los casos. Los defectos en la proteína StAR pueden causar HSC, pero son extremadamente raros. El cortisol sérico bajo, un defecto primario en la HSC, es un estímulo para la secreción de ACTH del hipotálamo. La globulina unidora de corticoesteroides se une de manera no covalente con las hormonas esteroides en el plasma; los defectos en esta proteína no se relacionan con la hiperplasia suprarrenal. La síntesis de aldosterona es regulada por el sistema renina-angiotensina. La síntesis defectuosa de aldosterona, por lo tanto, no causaría aumento de ACTH e hiperplasia suprarrenal.

4. **La respuesta correcta es E.** Las catecolaminas estimulan la glucogenólisis y la gluconeogénesis en el hígado, lo cual produce la síntesis de glucosa y su liberación hacia la sangre. Las catecolaminas estimulan a la fosforilasa de glucógeno en el músculo para liberar y utilizar glucosa libre. Las catecolaminas inhiben la liberación de insulina por el páncreas. La insulina sería contraproducente para un intento de aumento de la glucemia. Las catecolaminas aumentan la secreción de ácidos grasos a partir del tejido adiposo para usarse en la gluconeogénesis por el hígado.

5. **La respuesta correcta es B.** Los pacientes bajo tratamiento a largo plazo con glucocorticoides deben ser objeto de aumento de la dosis antes de la intervención quirúrgica, para disminuir al mínimo los efectos del estrés de la operación. Estos pacientes no pueden generar su propia respuesta al estrés, debido a la carencia de secreción de cortisol suprarrenal. No es probable la hipoglucemia inducida por glucocorticoides o interacciones con los anestésicos, y estas preocupaciones son secundarias a la estimulación de la respuesta al estrés quirúrgico. Los glucocorticoides inhiben la secreción de ACTH. Los glucocorticoides aumentan la respuesta de los vasos sanguíneos a las catecolaminas.

Ejercicios de aplicación clínica 33-1

NUESTRO BEBÉ ESTÁ ENFERMO Y NO SE ALIMENTA

Se llama al endocrinólogo pediatra para la consulta de una recién nacida de 1 semana de edad, cuyo alumbramiento fue en casa, y ahora se atiende en la sala de urgencias porque parece lánguida y no se ha amamantado en absoluto en las últimas 24 horas. Los padres informan que la recién nacida se ha tornado cada vez más letárgica y menos proclive al amamantamiento desde que nació. A la exploración física muestra signos de **virilización** (aparición de vello púbico) y disminución de volumen.

PREGUNTAS

1. Con base en la exploración física, los antecedentes y lo que usted sabe de la esteroidogénesis suprarrenal, ¿cuál sería una hipótesis inicial razonable?

2. ¿Cuál es el defecto congénito más probable de las enzimas esteroidogénicas suprarrenales que explicaría los hallazgos en esta recién nacida?

3. Los análisis de sangre del laboratorio indican que la bebé está hiponatrémica (sodio plasmático bajo) e hiperpotasémica (potasio plasmático alto). ¿Apoyan estas medidas un diagnóstico más definitivo?

4. ¿Cuál esperaría que sea el nivel en sangre de hormonas?

5. ¿Cuál sería el reemplazo de tratamiento apropiado?

RESPUESTAS

1. Una hipótesis inicial razonable es que la recién nacida tiene una forma de hiperplasia suprarrenal congénita. La virilización (aparición de vello púbico) sugiere la presencia de una producción excesiva de andrógenos por la glándula suprarrenal.

2. Las mutaciones en *CYP21A2*, que codifica a la 21-hidroxilasa, contribuyen con más de 95% de los casos de hiperplasia suprarrenal relacionada con un exceso de la producción de andrógenos.

3. La presencia de hiponatremia e hiperpotasemia sugieren falta tanto de cortisol como de aldosterona. Esta sería la forma más grave de HSC.

4. Los andrógenos suprarrenales estarían significativamente elevados en pacientes con formas virilizantes de la hiperplasia suprarrenal congénita. El cortisol y la aldosterona serían muy bajos o indetectables. La ACTH estaría elevada por ausencia de retroalimentación negativa por la carencia de cortisol.

5. Los pacientes que presenten deshidratación, hiponatremia o hiperpotasemia deben recibir un bolo intravenoso (IV) de solución isotónica de cloruro de sodio según sea necesario para restablecer el volumen intravascular y la presión arterial. Los glucocorticoides para sustituir el cortisol faltante, lo que suprimiría la secreción de ACTH. Con menor estimulación de la producción de esteroides de la glándula suprarrenal por la ACTH, podría disminuir el hiperandrogenismo. Se administran mineralocorticoides para tratar el "consumo de sal", que ocurre en ausencia de aldosterona.

Fisiología endocrina

Objetivos del aprendizaje activo

Con el dominio del material de este capítulo, usted será capaz de:
- Explicar cómo las células del páncreas exocrino y endocrino se coordinan para dirigir muchos procesos relacionados con la digestión, absorción y uso de energéticos metabólicos.
- Explicar cómo las uniones celulares, el aporte vascular y la inervación de los islotes influyen en su funcionalidad.
- Explicar cómo un mecanismo clave de la secreción de insulina llevó al desarrollo de las sulfonilureas.
- Explicar cómo la amilina y el polipéptido pancreático actúan en conjunción con la insulina para regular el metabolismo energético durante periodos de alimentación.

- Explicar los aspectos moleculares de la biosíntesis de proinsulina que tienen importancia clínica.
- Explicar cómo los aspectos mecánicos del efecto de la incretina han llevado a una nueva clase de fármacos contra la diabetes.
- Explicar cómo la etiología del desarrollo de la diabetes es diferente entre sus tipos.
- Explicar cómo los factores genéticos y no genéticos pueden alterar la capacidad de respuesta a la insulina.
- Explicar cómo además de promover complicaciones de la diabetes, una serie de variables relacionadas con el síndrome metabólico aparentemente empeoran la sensibilidad a la insulina.

INTRODUCCIÓN

El desarrollo de mecanismos para el almacenamiento de grandes cantidades de energéticos metabólicos fue una adaptación importante en la evolución de los organismos complejos. Los procesos involucrados en la digestión, el almacenamiento y el uso de los energéticos requieren de un alto grado de regulación y coordinación. Las porciones exocrina y endocrina del páncreas tienen una participación vital en esos procesos. Las células del **páncreas exocrino** producen y secretan enzimas digestivas y fluidos hacia la parte superior del intestino delgado. Las células del **páncreas endocrino**, una porción anatómica pequeña del órgano (1 a 2% de su masa total), producen hormonas involucradas en la regulación del almacenamiento y uso de energéticos. Este capítulo se dedica a las hormonas del páncreas endocrino que coordinan y dirigen muchos procesos relacionados con la digestión, absorción y el uso de energéticos metabólicos.

ISLOTES DE LANGERHANS

El páncreas endocrino consta de numerosos grupos bien definidos de células, conocidos como **islotes de Langerhans**, se localizan en el órgano, pero son abundantes en su cola. El páncreas humano contiene en promedio casi un millón de islotes, que varían en tamaño de 50 a 300 μm de diámetro. Una vaina de tejido conectivo separa cada islote del tejido acinar circundante. Los islotes están constituidos por cinco tipos celulares principales productores de hormonas: las **células** α, secretoras de glucagón, las **células** β, secretoras de insulina y amilina, las **células** δ, secretoras de somatostatina, las **células** F secretoras del **polipéptido pancreático** (**PP**) y **células** ε, secretoras de **ghrelina**.

Las células de los islotes de Langerhans muestran una elevada organización

A principios de la década de 1900, M. A. Lane estableció un método histoquímico con el que podían distinguirse dos tipos de células de los islotes. Él encontró que los fijadores a base de alcohol disolvían los gránulos de secreción de la mayoría de las células de los islotes, pero los conservaban en unas cuantas. Los fijadores a base

de agua tenían el efecto opuesto. Él nombró a las células que contenían gránulos insolubles en alcohol, células α, y a las que contenían gránulos solubles en alcohol, células β. Muchos años después, las técnicas de inmunofluorescencia mostraron que las células α producen glucagón y las β, insulina. Además, la tinción inmunofluorescente ha mostrado que los tipos de células α, β, δ, F y ε, están dispuestos en cada islote con un patrón que sugiere una comunidad celular altamente organizada, donde las influencias paracrinas pueden tener participación importante en la determinación de las velocidades de secreción hormonal. Como se ilustra en la figura 34-1, las células α, en general, se localizan cerca de la periferia del islote, donde forman una corteza que rodea a las células β, de localización más central. Las células β, productoras de insulina, constituyen el tipo más numeroso en el islote, pues forman de 70 a 90% de sus células. Las células δ de los islotes pancreáticos, que producen somatostatina, suelen localizarse en la periferia, a menudo entre las células β y el manto circundante de células α. Las células F son las secretoras menos abundantes de los islotes y representan solo alrededor de 1% de la población celular total. La distribución de células F, en general, es similar al de las células δ. Los estudios realizados principalmente en roedores sugieren que las células ε son reguladas de acuerdo con el desarrollo, pues aparecen en etapas tempranas y después se disipan conforme aparecen las células β. Es interesante que el número de células ε esté aumentada en modelos de ratón con deficiencia de células β. En páncreas de roedores y seres humanos neonatos y adultos, se mantienen unas cuantas células ε visibles en las zonas marginales de los islotes. Aunque siguen los estudios de indagación de la participación exacta de las células ε secretoras de ghrelina en el páncreas, el bloqueo de la hormona o su acción en los islotes pancreáticos, aumentan de manera notoria la secreción de insulina inducida por la glucosa.

Conexiones celulares, vasculares y neurales que posiblemente contribuyan a la funcionalidad de los islotes

Las células de los islotes presentan tanto uniones comunicantes como herméticas u ocluyentes, lo que sugiere que la comunicación

Islote de Langerhans

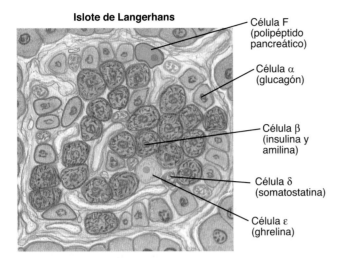

Célula F
(polipéptido
pancreático)

Célula α
(glucagón)

Célula β
(insulina y
amilina)

Célula δ
(somatostatina)

Célula ε
(ghrelina)

Figura 34-1 **Principales tipos celulares en un islote de Langerhans típico.** Note la disposición anatómica distintiva de los diversos tipos celulares.

intercelular dentro del islote puede tener participación en la regulación de la secreción hormonal. Las uniones comunicantes enlazan diferentes tipos celulares dentro del islote y potencialmente proveen un medio para la transferencia de iones, nucleótidos o corriente eléctrica, entre las células. La presencia de uniones ocluyentes entre las capas externas de la membrana de células contiguas podría dar como resultado la formación de microdominios en el espacio intersticial, que pueden también ser importantes para la comunicación paracrina. Aunque está bien documentada la existencia de uniones comunicantes y herméticas en los islotes pancreáticos, no se ha definido por completo su función exacta.

La disposición del riego vascular de los islotes también es compatible con la participación paracrina en la regulación de la secreción. Los vasos sanguíneos aferentes penetran casi hasta el centro del islote antes de ramificarse y regresar a la superficie. Las células más internas del islote, por lo tanto, reciben sangre arterial, en tanto las más cercanas a la superficie reciben sangre que contiene secreciones de las células internas. Debido a que hay un arreglo anatómico definitivo de las células dentro del islote (*véase* fig. 34-1), un tipo de ellas puede afectar la secreción de otros. En general, el efluente de los islotes más pequeños pasa a través del tejido acinar pancreático vecino antes de ingresar al sistema venoso porta. En contraste, el efluente de los islotes más grandes pasa directo al sistema venoso sin perfundir primero el tejido acinar adyacente. Por lo tanto, las hormonas de los islotes arriban en concentraciones elevadas al interior de algunas zonas del páncreas exocrino, antes de alcanzar los tejidos periféricos. Sin embargo, se desconoce el significado fisiológico exacto de estas distribuciones.

Los impulsos neurales de ingreso también influyen en la secreción hormonal de las células de los islotes, que tienen inervación simpática y parasimpática. Ocurren respuestas a esos impulsos de ingreso como resultado de la activación de varios receptores adrenérgicos y colinérgicos (descritos más adelante). Los neuropéptidos secretados junto con los neurotransmisores también pueden participar en la regulación de la secreción hormonal.

MECANISMOS DE LA SÍNTESIS Y SECRECIÓN DE HORMONAS DE LOS ISLOTES

Es de gran importancia y significancia clínica para la salud metabólica comprender los mecanismos por los que las hormonas de los islotes se sintetizan y secretan.

La glucosa es un factor fisiológico importante que regula la síntesis y secreción de la insulina

La síntesis y secreción de la insulina se estimulan cuando los islotes se exponen a la glucosa. Aparentemente el metabolismo de la glucosa por la célula β desencadena ambos sucesos. En tanto los pasos moleculares por los que los metabolitos de la glucosa regulan la secreción de insulina ya se definieron, no está por completo clara la base de la síntesis de insulina regulada por la glucosa. No obstante, los estudios documentan que minutos después de un aumento de la cifra de la glucosa plasmática, la velocidad de síntesis de proinsulina aumenta de 5 a 10 veces. En el ámbito molecular se observa una mayor eficacia de inicio de la traducción del ARN de proinsulina en la célula β después de la exposición a la glucosa.

El gen de la insulina se localiza en el brazo corto del cromosoma 11 en los seres humanos. Como otras hormonas y proteínas de secreción, la insulina se sintetiza primero por los ribosomas en el retículo endoplásmico rugoso (RER) como un péptido precursor más grande, que después se convierte en la hormona madura, antes de su secreción (*véase* capítulo 30). El producto del gen de insulina es un péptido de 110 aminoácidos, la preproinsulina. La proinsulina consta de 86 aminoácidos (fig. 34-2); del 1 al 30 de estos constituyen lo que forma la cadena β de la insulina y del 31 al 65 forman el péptido conector, en tanto aquellos del 66 al 86 forman la cadena A. (Note que no debe confundirse el "péptido conector" con el "péptido C"). En el proceso de conversión de proinsulina a insulina, dos pares de aminoácidos básicos se escinden de la molécula de proinsulina con la formación resultante de insulina y el **péptido C**, que finalmente se secretan de la célula β en cantidades equimolares. Además, se secretan pequeñas cantidades de proinsulina intacta y de productos intermedios de su conversión. La proinsulina y sus productos intermedios de conversión relacionados se pueden detectar en la circulación, donde constituyen 20% de la inmunorreactividad similar a insulina circulante total. *In vivo*, la proinsulina tiene una potencia biológica que es solo de un aproximado de 10% de la de insulina y la potencia de los productos intermedios escindidos de la proinsulina se encuentra entre los de proinsulina e insulina.

Es de importancia clínica que la insulina y el péptido C se secreten juntos en cantidades equivalentes. La determinación de la concentración periférica tiene valor clínico limitado porque el hígado extrae 50 a 60% de la insulina antes de que alcance la circulación sistémica. En contraste, el hígado no extrae el péptido C. Debido a que el péptido C se secreta en concentraciones equimolares con la insulina y no es extraído por el hígado, se pueden calcular las velocidades de secreción de la célula β. Una ventaja de medir el péptido C es que la medición de la insulina en sangre no distingue entre endógena y exógena, lo que la convierte en una medida ineficaz de la función de las células β en un paciente con diabetes tratado con insulina. Un aspecto clínicamente importante de la producción de péptidos C, como se discutió en el capítulo 30, es que los niveles de péptido C proporcionan un enfoque valioso para discriminar entre la pérdida de células β en la DT1 y la resistencia a la insulina en la DT2, así como una evaluación de la capacidad funcional de las células β durante el desarrollo de la enfermedad y las estrategias terapéuticas de reversión (*véase* Enfoque clínico 30-1).

La secreción de insulina estimulada por la glucosa tiene relación con la dosis. Se han observado aumentos de la secreción de insulina dependiente de la dosis después de cargas orales e intravenosas de glucosa. La respuesta secretora de insulina es mayor después de la administración oral de glucosa que de la intravenosa, respuesta conocida como **efecto de incretina**, que se ha interpretado como índice de la absorción de glucosa a través del sistema

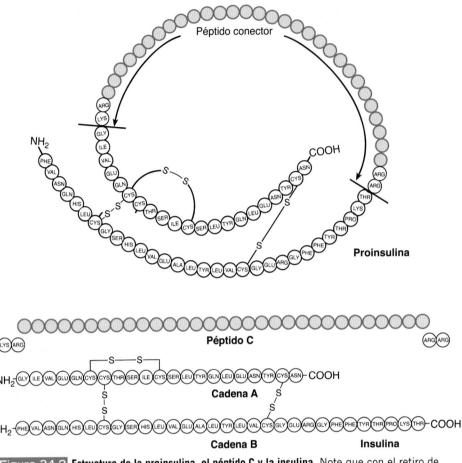

Figura 34-2 **Estructura de la proinsulina, el péptido C y la insulina.** Note que con el retiro de dos pares de aminoácidos básicos la proinsulina se convierte en insulina y péptido C.

digestivo que estimula la secreción de hormonas y el mecanismo que finalmente aumenta la sensibilidad de la célula β a la glucosa (*véase* abajo). La relación de la concentración de glucosa con la velocidad de la secreción de insulina sigue una curva sigmoidea, con un umbral que corresponde a las cifras de glucosa normalmente observadas en condiciones de ayuno y con la porción de mayor declive de la curva de dosis-respuesta que corresponde a un rango posprandial normal de las cifras de glucosa (fig. 34-3 A). Cuando se administra glucosa por vía intravenosa a una velocidad constante, se observa una respuesta bifásica de secreción de insulina, que consta de una temprana rápida, seguida por una segunda, más lenta en su ascenso (fig. 34-3 B). En contraste con el incre-

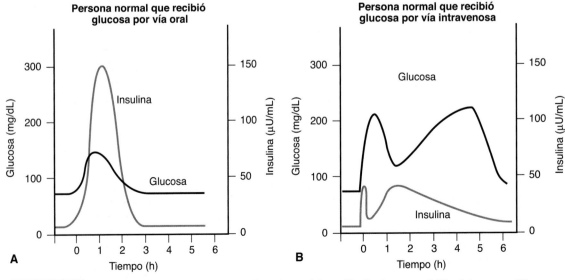

Figura 34-3 **Glucosa e insulina plasmáticas después de la administración de glucosa oral (A) o intravenosa (B).**

mento lento de la concentración de glucosa plasmática después de su administración oral, la glucosa administrada por vía intravenosa promueve un incremento rápido en la concentración de glucosa plasmática (compare las figs. 34-3 A y B). Al percibir un incremento rápido en la concentración de glucosa plasmática, las células β primero secretan sus reservas de insulina presintetizada. Después de esta fase aguda, empiezan a secretar insulina de reciente síntesis en la fase crónica, que dura tanto como la administración de glucosa. En estudios *in vitro* de células aisladas de los islotes y el páncreas perfundido se identificó una tercera fase de secreción de insulina que comienza de 1.5 a 3.0 horas posteriores a la exposición a la glucosa y se caracteriza por una declinación espontánea de 15 a 25% en la cantidad durante la secreción máxima: una concentración que se mantiene durante más de 48 horas.

Hay varios pasos mecanicistas de la secreción estimulada por la glucosa (fig. 34-4). Recuerde de la descripción previa del transporte de membrana (*véase* capítulo 2), que el movimiento de la glucosa al interior de una célula requiere un sistema de trans-

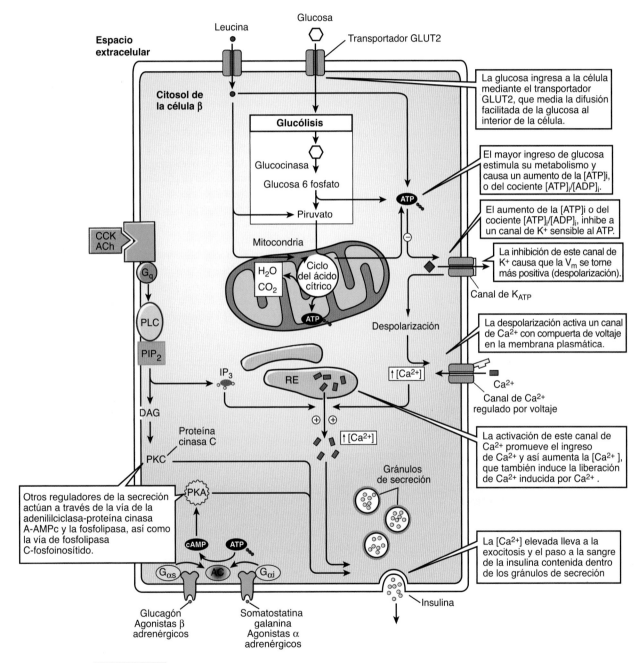

Figura 34-4 **Estímulo y señales que median la secreción de insulina por la célula β pancreática.**
AC, adenililciclasa; [ADP]$_i$, concentración de difosfato de adenosina intracelular; ATP, trifosfato de adenosina; [ATP]$_i$, concentración de trifosfato de adenosina intracelular; AMPc, monofosfato cíclico de adenosina; CCK, colecistocinina; DAG, diacilglicerol; Gα$_i$, proteína α de unión de nucleótidos de guanina de la subclase inhibitoria; Gα$_s$, proteína de unión del nucleótido de guanina α subclase estimulante; G$_q$, proteínas G; GLUT2, transportador de glucosa; IP$_3$, trifosfato de inositol; K$_{ATP}$, canal de K$^+$ dependiente de ATP; PIP$_2$, 4,5 difosfato de fosfatidilinositol; PKA, proteína cinasa A; PKC, proteína cinasa C; PLC, fosfolipasa C; V$_m$, diferencia de potencial eléctrico a través de la membrana; RE, retículo endoplásmico.

porte. El transportador de glucosa, **GLUT2**, media su transferencia al interior de la célula β. En el citosol, la glucosa se convierte en piruvato por glucólisis en una serie de pasos enzimáticos; el primero, limitante de la reacción en este proceso, es la fosforilación de la glucosa a glucosa 6 fosfato por la acción de enzima, **glucocinasa**. Hay pruebas considerables, por determinación de la velocidad de la **glucólisis**, de que la glucocinasa funciona como el sensor de la glucosa en la célula β y constituye el mecanismo principal por el que la tasa de secreción de insulina se adapta a los cambios en la glucemia. El **trifosfato de adenosina (ATP)** se sintetiza durante este proceso e incluso se produce más durante la oxidación subsiguiente del piruvato dentro de la mitocondria. El aumento del ATP citosólico es una señal clave que inicia la secreción de insulina, al causar bloqueo del **canal de K⁺ dependiente de ATP (K$_{ATP}$)** en la membrana de la célula β. El bloqueo de este canal induce la despolarización de la membrana, que activa a los canales de Ca^{2+} regulado por voltaje. El ingreso de Ca^{2+} asociado, aumenta el Ca^{2+} citosólico e impulsa además de su concentración a través del desencadenamiento de la secreción de Ca^{2+} inducida por Ca^{2+}. El aumento en el Ca^{2+} citosólico es el principal impulso para la exocitosis, proceso por el que los gránulos secretores que contienen insulina se fusionan con la membrana plasmática y llevan a la secreción de la hormona hacia la circulación.

De manera interesante, además de la participación inicial del ATP en la exocitosis (p. ej., cierre de K$_{ATP}$ mediado por ATP), también sirve como principal factor permisivo de la transferencia de gránulos de insulina y para estimulación previa de la exocitosis. La participación esencial de los canales de K$_{ATP}$ en la secreción de insulina es la base para la actividad de las **sulfonilureas**, una clase de fármacos usados por vía oral para el tratamiento de la **diabetes tipo 2**. Los canales de K$_{ATP}$ incluyen a los receptores de sulfonilureas, una clase de fármacos que se usan por vía oral como **secretagogos** de insulina en el tratamiento de la DT2.

Además de la glucosa, varios otros factores, como aminoácidos, hormonas y la comunicación neural, sirven como reguladores importantes de la secreción de insulina (tabla 34-1). Entre los aminoácidos, leucina, arginina y lisina son potentes secretagogos. Los efectos de arginina y lisina sobre la célula β parecen ser más potentes que los de la leucina. Desde el punto de vista mecanicista, los aminoácidos parecen desencadenar la secreción de insulina a través de la producción de ATP generada por su metabolismo. Varios lípidos y sus metabolitos también tienen impacto sobre la secreción de insulina. De manera aguda, los lípidos y sus metabolitos incrementan la secreción de insulina estimulada por la glucosa. Sin embargo, la exposición a largo plazo de los islotes a los lípidos altera la biosíntesis y secreción de insulina estimulada por la glucosa, lo que potencialmente contribuye a la insuficiencia de la célula β.

Muchas hormonas peptídicas gastrointestinales, incluyendo el **péptido insulinotrópico dependiente de glucosa**, la **colecistocinina** y el **péptido 1 similar a glucagón (GLP1)**, facilitan la secreción de insulina desde la célula β después de una comida. Estas hormonas se liberan desde células del intestino delgado después de una comida y transcurren en la sangre para alcanzar las células β, donde actúan a través de segundos mensajeros para incrementar la sensibilidad a la glucosa de estas células de los islotes. En general, estas hormonas no son en sí secretagogas, y sus efectos son evidentes solo en presencia de hiperglucemia. Note que la cantidad total de insulina que se secreta es mayor después de la administración oral de glucosa, en contraposición a la intravenosa (*véase* fig. 34-3).

Otras hormonas peptídicas intestinales, incluidas PIV, secretina y gastrina, pueden también influir en la respuesta secretora de insulina posprandial, pero en la actualidad no se ha definido su participación exacta. Las hormonas de las células vecinas de los islotes pancreáticos α y δ también regulan la secreción de insulina por las células β. En tanto el glucagón tiene un efecto estimulante a través de la activación de la Gα$_s$ de la adenililciclasa, la somatostatina suprime este efecto por la participación de Gα$_{ii}$ (*véase* fig. 34-4). Otras hormonas de que se informa ejercen un efecto estimulante sobre la secreción de insulina incluyen la de crecimiento, los glucocorticoides, la prolactina, el lactógeno placentario y los esteroides sexuales.

Las divisiones simpática y parasimpática del sistema nervioso autónomo inervan ricamente los islotes. La activación de los α suprarrenorreceptores inhibe la secreción de insulina, en tanto la estimulación de los β suprarrenorreceptores la aumenta. La norepinefrina liberada por las neuronas simpáticas del páncreas estimula más a los suprarrenorreceptores α que a los suprarrenorreceptores β. Esta respuesta parecería apropiada porque durante los periodos de estrés y secreción alta de catecolaminas la respuesta deseada es de movilización de la glucosa y otras reservas de nutrimentos. La inyección directa de acetilcolina en solución a la circulación pancreática estimula la secreción de insulina, reflejo de la participación de la inervación parasimpática en su regulación.

La hipoglucemia estimula la secreción de glucagón

A semejanza de la insulina, el glucagón se sintetiza en primer término como parte de una proteína precursora más grande. Muchos de los factores que regulan la secreción de insulina también lo hacen con la secreción de glucagón. En la mayoría de los casos, sin embargo, estos factores tienen un efecto opuesto sobre la secreción de glucagón.

El glucagón es un péptido simple de 29 aminoácidos. El producto génico inicial para la obtención de glucagón, el preproglucagón, es un péptido mucho mayor. Como con otras hormonas peptídicas, el fragmento "pre" se retira en el RER y la prohormona

TABLA 34-1	Factores que regulan la secreción de insulina y glucagón	
	Insulina	**Glucagón**
Agentes o condiciones estimulantes	Hiperglucemia	Hipoglucemia
	Aminoácidos	Aminoácidos
	Ácidos grasos (en especial los de cadena larga)	Acetilcolina
		Norepinefrina
		Epinefrina
	Hormonas gastrointestinales (p. ej., GLP1)	
	Acetilcolina	
	Sulfonilureas	
Agentes o condiciones inhibitorios	Somatostatina	Ácidos grasos
	Norepinefrina	Somatostatina
	Epinefrina	Insulina

se convierte en una hormona madura, conforme se empaqueta y procesa en los gránulos de secreción. Dentro de las células α del páncreas, el proglucagón se escinde en dos posiciones para dar tres péptidos, como se ilustra en la figura 34-5 (izquierda). En contraste, en otras células del sistema digestivo donde también se produce proglucagón, la molécula se escinde en tres posiciones diferentes, de modo que se producen **glicentina**, el **péptido 1 similar a glucagón** y el **péptido 2 similar a glucagón** (*véase* fig. 34-5, derecha).

En la tabla 34-1 se listan los principales factores que influyen en la secreción de glucagón. El más importante es la glucosa sanguínea; en específico, cuando la glucemia decrece por debajo de 72 mg/dL las células α se activan y secretan glucagón hacia la sangre. Los aminoácidos son también secretagogos importantes; sin embargo, las concentraciones de aminoácidos requeridas para provocar la secreción de glucagón *in vitro* son mayores que las generadas *in vivo*, observación que sugiere que otros factores neurales o humorales modifican la respuesta *in vivo*, de manera análoga a los efectos de las incretinas sobre la secreción de la insulina. La somatostatina inhibe la secreción de glucagón, como lo hace la secreción de insulina.

La hiperglucemia y el glucagón estimulan la secreción de somatostatina

Como se describió antes, la somatostatina se sintetiza primero como el péptido precursor más grande, presomatostatina. El hipotálamo también produce esta proteína, pero la regulación de su secreción es independiente de la de las células δ pancreáticas. Al insertarse la preprosomatostatina en el RER, en un inicio se

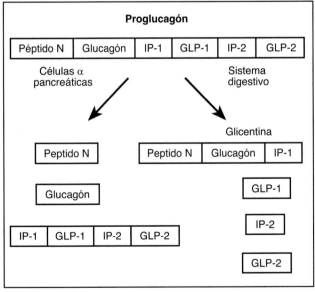

Figura 34-5 **El procesamiento diferencial del proglucagón.**
En las células α del páncreas (**izquierda**), el principal producto bioactivo formado a partir del proglucagón es el glucagón mismo. No se sabe en la actualidad si se procesan otros péptidos para producir moléculas biológicamente activas. En las células intestinales (**derecha**), el proglucagón se escinde para producir los cuatro péptidos que se muestran. La glicentina es el principal péptido que contiene glucagón en el intestino. GLP1, péptido similar a glucagón 1; GLP2, péptido similar a glucagón 2; IP-1, péptido intermedio 1; IP-2, péptido intermedio 2.

escinde y se convierte en prosomatostatina. La prohormona se convierte en la hormona activa durante su empaquetado y procesamiento en el aparato de Golgi. Los factores que estimulan la secreción pancreática de somatostatina incluyen hiperglucemia, glucagón y aminoácidos. La glucosa y el glucagón, en general, se consideran los reguladores más importantes de la secreción de somatostatina.

La participación exacta de la somatostatina en la regulación de las secreciones de los islotes no se ha establecido de manera completa. Cuando se administra en forma exógena, la somatostatina claramente inhibe la secreción tanto de glucagón como de insulina por las células α y β del páncreas, respectivamente. Las relaciones anatómicas y vasculares de las células δ, α y β sugieren además que la somatostatina, puede tener participación en la regulación de la secreción tanto del glucagón como de la insulina. Si bien muchos de estos datos son circunstanciales, se acepta en general que la somatostatina tiene una participación paracrina en la regulación de la secreción de insulina y glucagón por el páncreas.

La secreción y acción del polipéptido pancreático son reguladas por varios factores

Nutrimentos, hormonas, **neurotransmisores**, distensión gástrica, hipoglucemia inducida por insulina y estimulación directa del nervio vago regulan la secreción del PP, en tanto que la hiperglucemia, la bombesina y la somatostatina la inhiben. Además, ahora se sabe que el receptor llamado Y4, acoplado a la proteína G que inhibe la acumulación del **monofosfato de adenosina cíclico** (**AMPc**), media las acciones del PP. El receptor Y4 se expresa en el estómago, el intestino delgado, el colon, el páncreas, la próstata y el sistema nervioso intestinal, así como en neuronas seleccionadas del sistema nervioso central. Las pruebas sugieren que el PP disminuye la secreción gástrica de ácido y aumenta el tiempo de tránsito intestinal, por disminución del vaciamiento gástrico y mayor motilidad intestinal. El PP también parece inhibir la secreción pancreática exocrina posprandial a través de una vía dependiente del nervio vago. Los ratones transgénicos que sobreexpresan el PP muestran aumento de peso y velocidad de vaciamiento gástrico menores, así como disminución de la masa grasa, hallazgos que ciertamente merecen una mayor investigación relacionada con el PP.

La función de la amilina es mitigar la entrada de glucosa en la circulación

La amilina es un péptido de 37 aminoácidos que se expresa casi exclusivamente dentro de las células β pancreáticas, donde se coempaca con la insulina en los gránulos de secreción. En consecuencia, la amilina normalmente se cosecreta con la insulina, y las concentraciones plasmáticas de las dos hormonas muestran un patrón diurno similar, de cifras bajas en ayuno, y aumentos rápidos y notorios en respuesta a las comidas. Datos preclínicos indican que la amilina actúa como hormona neuroendocrina que complementa las acciones de la insulina en la homeostasis de la glucosa posprandial a través de varios mecanismos, que incluyen una supresión de la secreción de glucagón posprandial y una disminución de la velocidad a la que se transfieren los nutrimentos del estómago al intestino delgado para su absorción. El efecto neto de estas acciones es mitigar el ingreso de glucosa endógena (derivada del hígado) y exógena (derivada de las comidas) a la circulación y, por lo tanto, ajustar mejor la velocidad de depuración de la glucosa mediada por la insulina de la circulación.

ACCIÓN DE LA INSULINA Y EL GLUCAGÓN

Las dos principales hormonas del páncreas endocrino, que dirigen el almacenamiento y uso de energéticos durante periodos de abundancia de nutrimentos (estado alimentado) y de su deficiencia (ayuno), son insulina y glucagón. La insulina se secreta en estado alimentado y se denomina "hormona de la abundancia de nutrimentos". Por contraste, el glucagón se secreta en respuesta a un déficit total del aporte de nutrimentos. Debe señalarse, como se mencionó antes, que las otras hormonas de los islotes tienen actividades auxiliares muy importantes.

Las señales del receptor de insulina son complejas y controlan varias respuestas biológicas

El receptor de insulina (RI) es un heterotetrámero constituido por un par de complejos de subunidades α/β, mantenidos juntos por enlaces disulfuro (fig. 34-6). Las subunidades α de los RI son extracelulares y contienen varios sitios de unión de insulina. Las subunidades β del RI se distribuyen en la membrana plasmática y actúan acoplando el suceso extracelular de unión de insulina a sus acciones intracelulares. Una acción intracelular clave, estimulada por la unión de insulina, es la autofosforilación de la subunidad β, que implica la fosforilación de unas cuantas moléculas de tirosina seleccionadas en la porción intracelular, suceso que activa también a la porción tirosinasa de la subunidad β y lleva a la fosforilación de la tirosina de múltiples proteínas, que incluyen miembros de la familia del sustrato del receptor de insulina (IRS) (IRS-1, IRS-2, IRS-3, IRS-4, IRS-5 e IRS-6), Gab-1, Shc, p62^{dok}, c-Cbl, SIRP (miembros de la familia de proteínas reguladoras de señal y la proteína adaptadora APS, que tiene homología de pleckstrin y del dominio 2 de Src). Ocurre una serie de sucesos de fosforilación y desfosforilación, generación de segundos mensajeros e interacciones proteína-proteína, y lleva a varias actividades celulares que incluyen la expresión génica y el crecimiento, la síntesis de proteínas, la antiapoptosis, la antilipólisis, la síntesis de glucógeno y el transporte de glucosa, por mencionar algunos. Note que la interiorización o desfosforilación por las fosfatasas de tirosina de proteínas (PTP) del RI terminan su actividad. La fosfatasa de tirosina proteínica 1B (PTP1B) y las fosfatasas relacionadas con el antígeno leucocítico (LAR) son dos PTP que se demostró atenúan la actividad del RI. En una sección posterior sobre la diabetes mellitus se recalca que hay varias formas de la enfermedad (**prediabetes**, diabetes tipo 2 y diabetes gestacional) que son complejas y multifactoriales, donde las interacciones entre múltiples genes y factores ambientales finalmente dan como resultado la resistencia a la acción de la insulina. A ese respecto, se ha comunicado que tanto PTP1B como LAR están elevadas en los pacientes que muestran **resistencia a la insulina**. Además de obstaculizar la función de amortiguación del RI por la actividad de fosfatasa de tirosina, también se sugirió que la fosforilación de serina-treonina de la subunidad β del RI disminuía la capacidad del receptor de presentar autofosforilación. Muchas isoformas de proteína cinasa C que catalizan la fosforilación de serina o treonina del RI están elevadas en tejidos resistentes a la insulina de animales y seres humanos.

La insulina estimula el transporte, el almacenamiento y el metabolismo de la glucosa

En los tejidos muscular y adiposo, la insulina promueve el retiro de la glucosa excesiva circulante, al regular el tráfico subcelular del transportador de glucosa, **GLUT4**, que reside en vesículas de membrana intracelulares (*véase* fig. 34-6). Bajo la capacidad normal de respuesta a la insulina, esta promueve el retiro del exceso de glucosa de la circulación por estimulación del reclutamiento exocítico de las vesículas intracelulares que contienen GLUT4 hacia la membrana plasmática. Esta redistribución estimulada de las vesículas da como resultado la acumulación de la GLUT4 en la membrana plasmática, que facilita la captación celular de glucosa. La activación de la translocación de vesículas de GLUT4 por insulina requiere una señal de la cinasa 3 del

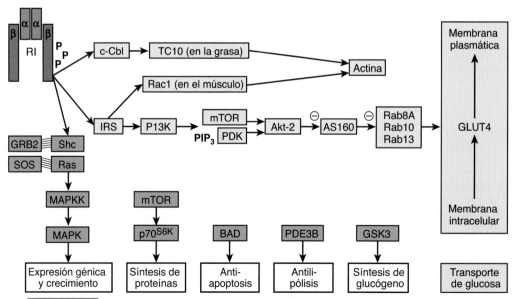

Figura 34-6 Repaso de la complejidad de la red de señales de insulina y varias respuestas biológicas. Se muestran en *negro* y *amarillo* los mediadores intracelulares que participan en el transporte de glucosa regulado por el GLUT4 en el músculo y el tejido adiposo.

fosfatidilinositol (PI3K) que involucra a los activadores del RI retrógrado y el IRS y la enzima objetivo, Akt anterógrada. La PI3K genera el fosfatidilinositol (PI) 3,4,5-trifosfato (P_3)-(PIP_3) que incluye a la cinasa dependiente de PI (PDK) y mTORC2, para fosforilar/activar a la Akt cinasa de serina/treonina (en particular la isoforma 2). Como se muestra en la figura 34-6, la Akt2 tiene numerosos objetivos, pero la fosforilación del sustrato Akt de 160 kDa (AS160) que media Akt2, una proteína activadora de la GTPasa (GAP) hacia pequeñas proteínas G, inhibe la actividad de GAP, lo que permite la activación de las proteínas G Rab. Los estudios sugieren que Rab8A y Rab13 en las células musculares y Rab10 en los adipocitos, regulan la translocación de GLUT4. En paralelo, en ambas, las células musculares y adiposas, la insulina desencadena señales diferentes que regulan al citoesqueleto de actina, que es indispensable para la translocación de GLUT4 (*véase* fig. 34-6).

La resistencia a la insulina se asocia con un reclutamiento insuficiente de GLUT4 en la membrana plasmática, dato que recalca la importancia de comprender los mecanismos moleculares de la translocación de GLUT4 regulada por insulina y la captación de glucosa, de manera que se puedan dilucidar las perturbaciones celulares asociadas con la resistencia a la insulina y se diseñen estrategias de tratamiento y preventivas eficaces para evadir o aliviar la resistencia a la insulina.

Además de promover la captación de glucosa por las células musculares y grasas, la insulina promueve su almacenamiento. El carbono de la glucosa se almacena en el cuerpo en dos formas principales: como **glucógeno** y (por conversión metabólica) como triglicéridos. El glucógeno constituye una forma de almacenamiento a corto plazo que tiene participación importante en el mantenimiento de la concentración normal de la glucosa sanguínea. Los principales sitios de almacenamiento del glucógeno son el hígado y el músculo esquelético; otros tejidos, como el adi-poso, también almacenan glucógeno, pero en cantidades cuantitativamente pequeñas. La insulina promueve el almacenamiento del glucógeno principalmente mediante dos enzimas (fig. 34-7). Activa a la **sintetasa de glucógeno** e inactiva concomitantemente a la **fosforilasa de glucógeno**, por promoción de su desfosforilación. El resultado es que la síntesis de glucógeno se promueve y se inhibe su fragmentación.

Además de aumentar la captación de glucosa y proveer un estímulo de acción en masa para la glucólisis, la insulina activa a las enzimas **glucocinasa** (hígado), **hexocinasa** (músculo), **fosfofructocinasa, piruvato cinasa** y **piruvato deshidrogenasa** de la vía glucolítica (*véase* fig. 34-7). También se muestra la inhibición de la gluconeogenia por la inhibición de la **fructosa 1,6 difosfato fosfoenolpiruvato carboxilasa** por la insulina y la **carboxilasa de piruvato**.

La insulina tiene efectos lipogénicos y antilipolíticos importantes

En el tejido adiposo y el hígado, la insulina promueve la **lipogenia** e inhibe la **lipólisis** (fig. 34-8), y tiene actividades similares en el músculo, pero debido a que éste no es un sitio importante de almacenamiento de lípidos, la descripción aquí se enfoca en las acciones dentro del tejido adiposo y el hígado. Por promoción del flujo de productos intermedios a través de la glucólisis, la insulina promueve la formación del fosfato de α glicerol y los ácidos grasos necesarios para la formación de triglicéridos. Además, estimula a la **sintetasa de ácidos grasos**, que lleva directo a un aumento de la síntesis de ácidos grasos. La insulina inhibe la fragmentación de los triglicéridos por inactivación de la **lipasa sensible a hormonas**, que es activada por muchas hormonas

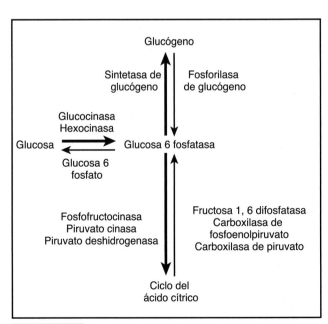

Figura 34-7 **Estimulación de la síntesis de glucógeno y el metabolismo de la glucosa por la insulina.** La insulina promueve la captación de glucosa en los tejidos objetivo, estimula la síntesis de glucógeno e inhibe la glucogenólisis. Además, promueve la glucólisis en sus tejidos objetivo. Las *flechas gruesas* indican procesos estimulados por la insulina; las *flechas delgadas* indican procesos inhibidos por la insulina.

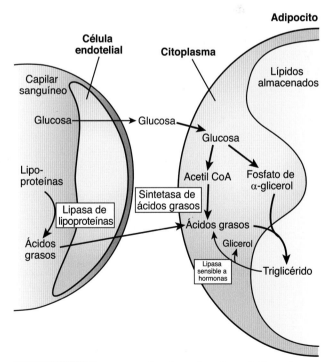

Figura 34-8 **Efectos de la insulina sobre el metabolismo de lípidos en los adipocitos.** La insulina promueve la acumulación de lípidos (triglicéridos) en los adipocitos, por estimulación de los procesos que se muestran con las *flechas delgadas* y la inhibición de procesos que se muestran por las *flechas delgadas*. Ocurren efectos estimulantes e inhibitorios similares en las células hepáticas.

contrarregulatorias, como la epinefrina y los glucocorticoides suprarrenales. Por la inhibición de esta enzima, la insulina promueve la acumulación de triglicéridos en el tejido adiposo.

Además de promover la síntesis *de novo* de ácidos grasos en el tejido adiposo, la insulina aumenta la actividad de la **lipoproteinlipasa**, que tiene participación en la captación de ácidos grasos de la sangre por el tejido adiposo. Como resultado, el tejido adiposo capta lipoproteínas sintetizadas en el hígado, y por último se almacenan ácidos grasos como triglicéridos.

La insulina aumenta la síntesis y suprime la degradación de proteínas

La insulina promueve la acumulación de proteínas en sus tejidos objetivo primarios, hígado, adiposo y muscular, en tres formas específicas. Primero, estimula la captación de aminoácidos. En segundo término aumenta la actividad de diversos factores involucrados en la síntesis de proteínas. Por ejemplo, aumenta la actividad de los factores de iniciación de la síntesis de proteínas, promoviendo el inicio de la traducción y aumentando la eficacia de la síntesis de proteínas. La insulina también aumenta la cantidad de la maquinaria de síntesis de proteínas en las células por promoción de la formación de ribosomas. En tercer lugar, la insulina inhibe la degradación de proteínas por decremento de la actividad de los lisosomas y es posible que también otros mecanismos.

El glucagón ejerce sus acciones metabólicas principalmente a través de señales del AMPc en el hígado

Se han documentado numerosos efectos del glucagón en varios tejidos, principalmente el adiposo, cuando se ha agregado la hormona a concentraciones altas no fisiológicas, en situaciones experimentales. Si bien estos efectos podrían participar en ciertas situaciones anormales, los efectos cotidianos normales del glucagón se presentan principalmente en el hígado. El glucagón inicia sus efectos biológicos por interacción con uno o más tipos de receptores de membrana celular. Los receptores del glucagón están acoplados con proteínas G y promueven el aumento del AMPc intracelular a través de la activación de la adenililciclasa o el aumento del calcio citosólico, como resultado de la fragmentación de fosfolípidos para formar el trifosfato de inositol.

El glucagón promueve la producción hepática de glucosa acoplada con la eliminación de amoniaco

El glucagón es un regulador importante de la producción de glucosa hepática. Tiene un efecto neto de fragmentación del glucógeno (**glucogenólisis**) por aumento de la concentración intracelular del AMPc, que inicia una serie de sucesos de fosforilación que finalmente causan la fosforilación y activación de la fosforilasa de glucógeno (fig. 34-9). De manera similar, el glucagón promueve la fragmentación neta del glucógeno, por inactivación de su sintetasa, y, además, estimula la producción de glucosa (**gluconeogenia**) hepática. Lo hace principalmente por aumento de la transcripción del código del ARN mensajero para la carboxicinasa de fosfoenolpiruvato (PEPCK), una enzima clave, limitante de la velocidad de la reacción en la gluconeogenia. El glucagón también estimula el transporte de aminoácidos en las células hepáticas y la degradación de proteínas del hígado, ayudando a proveer sustratos para la gluconeogenia (*véase* fig. 34-9). La conversión de aminoácidos en glucosa, impulsada por el glucagón, lleva a una mayor formación de amoniaco, que el glucagón

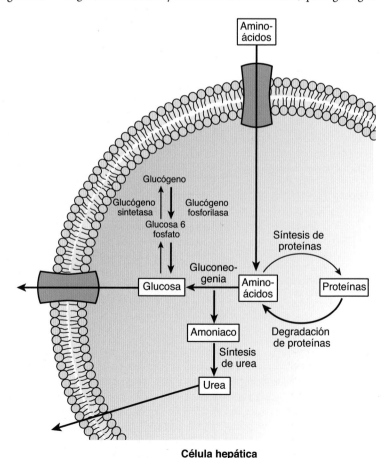

Figura 34-9 **Participación del glucagón en la producción de glucosa por las células hepáticas.** Las *flechas gruesas* indican procesos estimulados por el glucagón; las *flechas delgadas* indican procesos inhibidos por el glucagón.

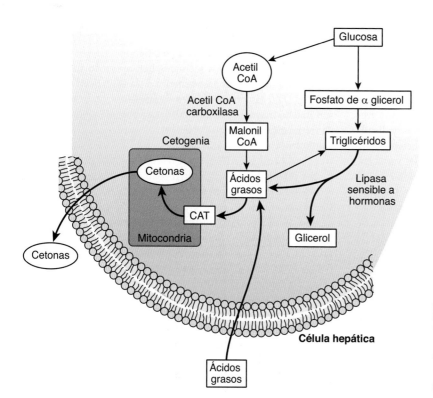

Figura 34-10 **Participación del glucagón en la lipólisis y la cetogenia en las células hepáticas.** Las *flechas gruesas* indican procesos estimulados por el glucagón; las *flechas delgadas* indican procesos inhibidos por el glucagón.

alivia al aumentar la actividad de las enzimas del ciclo de la urea y la **ureagenia**.

El glucagón promueve la oxidación de grasas y la cetogenia en el hígado

El glucagón también tiene participación regulatoria en el metabolismo de lípidos hepático (fig. 34-10). Desde el punto de vista mecanicista, el glucagón inhibe la actividad de la carboxilasa de acetil CoA, lo que disminuye la cifra de **malonil CoA**, un metabolito que inhibe la actividad del sistema de la aciltransferasa de carnitina (CAT), que media la transferencia de ácidos grasos a través de la membrana mitocondrial. Por lo tanto, el glucagón aumenta de manera indirecta el aporte de ácidos grasos a las mitocondrias, donde se oxidan para producir energía para el hígado en forma de ATP. Si la tasa de transporte de ácidos grasos al interior de la mitocondria rebasa a las necesidades energéticas del hígado, estos se usan en la producción de **cetonas**, que son una fuente importante de energía para las células musculares y cardiacas durante periodos de inanición, conservando la glucosa sanguínea para otros tejidos que son sus usuarios obligados, como el sistema nervioso central. Durante la inanición prolongada, el cerebro adapta su metabolismo para usar las cetonas como fuente energética, lo que disminuye la necesidad total de producción hepática de glucosa.

El cociente insulina/glucagón determina el estado metabólico

En la mayor parte de los casos, la insulina y el glucagón producen efectos opuestos. Por ello, la concentración relativa de ambas hormonas en el plasma sanguíneo, o **cociente insulina/glucagón** (**cociente I/G**), determina la respuesta fisiológica neta. Dicho cociente es máximo en estado alimentado, y mínimo durante el ayuno. El cociente I/G puede variar 100 veces o más, porque puede variar de manera considerable la concentración plasmática de cada hormona en diferentes estados nutricionales. En el estado alimentado el cociente molar I/G es ~ 30. Después de un ayuno

nocturno puede decrecer hasta casi dos, y con el ayuno prolongado podría descender tan bajo como 0.5.

Un buen ejemplo de la profunda influencia del cociente I/G sobre el estado metabólico se encuentra en la DT1 (*véase* más adelante). La concentración de insulina es baja, por lo que las vías que esta hormona estimula actúan en un nivel reducido. Sin embargo, la insulina también es necesaria para que las células α perciban de forma apropiada la glucosa sanguínea; en ausencia de insulina, la secreción de glucagón se eleva de manera inapropiada. El resultado es un desequilibrio en el cociente I/G y una acentuación de los efectos del glucagón, bastante por arriba de lo que se observaría en estados normales de insulina baja, como el ayuno.

DIABETES MELLITUS

La **diabetes mellitus** es una enfermedad sistémica en la que el cuerpo no produce o responde a la insulina, y se caracteriza de la manera más notable por **hiperglucemia**. Además del metabolismo anormal de la glucosa, los trastornos del metabolismo de lípidos y proteínas intensifican la gravedad del padecimiento. Se agregan a los trastornos del metabolismo de carbohidratos, grasas y proteínas, lesiones microvasculares específicas en la retina, los glomérulos renales y los nervios periféricos. La diabetes sin tratamiento causa ceguera, insuficiencia renal, amputación y úlceras en los pies, enfermedad cardiovascular (ECV) y mayor riesgo de cáncer. De estos procesos patológicos, la ECV es la más sobresaliente. Por ejemplo, más de 65% de las personas con diabetes muere por cardiopatía. De hecho, los adultos con diabetes tienen índices de mortalidad por cardiopatía casi dos a cuatro veces mayores que aquellos sin diabetes. Además, el ictus contribuye con ~ 20% de las muertes relacionadas con diabetes, y el riesgo de presentarlo también es dos a cuatro veces mayor en las personas con esa enfermedad. La causa de la diabetes sigue siendo un misterio, aunque tienen participación significativa los factores genéticos y ambientales, la obesidad y la falta de ejercicio tienen una intervención significativa.

Datos de los Centers for Disease Control and Prevention National Diabetes Statistical Report emitidos en el año 2017 señalaron que había 30.3 millones de niños y adultos en Estados Unidos, o 9.4% de la población, afectados por la diabetes en 2015. La enfermedad tiene varias formas clínicas, cada una con etiología, cuadro clínico y evolución distintos. El diagnóstico de diabetes mellitus no es difícil. Los síntomas suelen incluir micción frecuente, aumento de la sed y del consumo de alimentos, y disminución de peso. La diabetes mellitus es un trastorno heterogéneo, con causas, síntomas y evoluciones médicas generales variables. Hay cuatro clases principales de diabetes: 1) diabetes tipo 1 (DT1) a causa de la falta de la producción de insulina corporal, 2) prediabetes, resultante de la resistencia a la insulina, 3) diabetes tipo 2 (DT2), secundaria a la resistencia a la insulina e insuficiencia de células β, y 4) la **diabetes gestacional**, por resistencia a la insulina durante el embarazo.

Una afección inmunológica subyace a la diabetes tipo 1

La DT1 es una de las afecciones inmunológicas más intensamente estudiadas. Si bien la mayoría de los casos es consecuencia de una destrucción autoinmune inapropiada de células β, recientemente se describió un subtipo de DT1 independiente de la autoinmunidad, y se han hecho recomendaciones para dividir la DT1 en subtipos 1A (de mediación inmunológica) y 1B (otras formas de diabetes con deficiencia grave de insulina). La **diabetes subtipo 1B** parece ser una forma rara de DT1, en la que el estudio histopatológico de cortes del páncreas muestra inflamación, pero no anticuerpos contra los islotes.

Están en proceso estudios para obtener un mayor discernimiento de la diabetes del subtipo 1B en la actualidad; se sabe que la **diabetes del subtipo 1A** es resultado de la destrucción selectiva de células β dentro de los islotes. También existe un subtipo de diabetes de tipo 1A que tiene un inicio latente en adultos, y los datos recientes sugieren que su diagnóstico correcto y tratamiento insulínico ajustado pueden retrasar el avance y el empeoramiento de la enfermedad (*véase* Enfoque clínico 34.1). El desarrollo de la diabetes del subtipo 1A suele dividirse en una serie de etapas, con inicio con la susceptibilidad genética y fin, con una destrucción

esencialmente completa de las células β. De manera medular a la alteración patológica, se encuentra la **insulinitis**, una lesión de las células β que implica un ataque linfocítico.

Estudios de gemelos idénticos han aportado información importante acerca de la base genética de la DT1. Si en un gemelo aparece DT1, las probabilidades de que el segundo la presente son mucho mayores que para cualquier persona de la población en forma aleatoria, incluso si los gemelos crecen separados, bajo condiciones socioeconómicas diferentes. Además, las personas con ciertos antígenos leucocitarios humanos de superficie celular portan un mayor riesgo de enfermedad que otros.

También participan factores ambientales, porque la aparición de DT1 en un gemelo predice solo 50% o menos probabilidad de que el segundo presente la enfermedad. No se han identificado factores ambientales específicos, aunque muchas pruebas involucran a los virus. Por lo tanto, parece que una combinación de genética y ambiente constituye un factor contribuyente a la aparición de DT1.

Debido a que un defecto primario en la DT1 es la incapacidad de las células β de secretar cantidades adecuadas de insulina, estos pacientes deben tratarse con inyecciones de la hormona. En un intento por ajustar las concentraciones de insulina en sangre con los requerimientos metabólicos de la persona, se han desarrollado diversas fórmulas de la hormona con diferentes duraciones de acción. Los pacientes se inyectan una cantidad apropiada de estas diferentes formas de insulina para ajustarse a sus requerimientos alimentarios y de estilo de vida. Nuevas tecnologías, como las bombas de insulina y los aparatos de vigilancia continua de la glucosa, no solo han ayudado al tratamiento sino también prepararon el camino hacia un páncreas artificial (*véase* capítulo 30, recuadro Ciencias médicas integradas).

El control a largo plazo de la DT1 depende de mantener un equilibrio entre varios factores, que incluyen insulina, alimentación y ejercicio, así como la posibilidad de incluir hormonas auxiliares, como la amilina. Para controlar la glucemia, se recomienda a los pacientes vigilar estrictamente su glucosa en sangre, alimentación y grado de actividad física, así como la dosis de insulina a lo largo del día. El ejercicio, de manera muy parecida a la insulina,

ENFOQUE CLÍNICO | 34-1

Más allá de las diabetes tipos 1 y 2

Cada vez es más aparente que las principales formas de diabetes: tipo 1 (DT1) y tipo 2 (DT2), tienen subtipos que requieren un diagnóstico correcto. Un subtipo de nueva preocupación se denomina *diabetes autoinmune latente en adultos* ([*DALA*], aunque algunos autores prefieren llamarla de *tipo 1.5),* revelada por primera vez en la década de 1970 mientras se probaba un método para identificar autoanticuerpos en la sangre de personas con DT1. Los científicos encontraron que los autoanticuerpos relacionados con DT1 estaban virtualmente ausentes en la población general, pero se encontraron en hasta 10% de las personas con diagnóstico de DT2, que no es una enfermedad autoinmune. Si bien hay mucha controversia en cuanto a si la DALA es diferente de DT1, los investigadores están trabajando ahora en un conjunto de criterios para su diagnóstico: 1) la presencia de autoanticuerpos en sangre, 2) la edad adulta al inicio y 3) la ausencia de necesidad de tratamiento con insulina en los primeros 6 meses que siguen al diagnóstico. El primer criterio distingue a DALA de DT2 por la presencia de autoan-

ticuerpos en sangre, y el tercer criterio difiere de DT1, porque en esta los pacientes afectados requieren iniciar la insulina de inmediato. Sabemos ahora que quienes tienen DT1 presentan cifras más altas y más tipos de autoanticuerpos que aquellos con DALA, lo que quizá sea el motivo por el que las células β se destruyen más rápido en la DT1 que en la DALA.

De manera importante, en un estudio japonés reciente se encontró que el tratamiento temprano con insulina de los adultos con DALA puede ayudarlos a evitar la total dependencia de la insulina. En ese estudio también se comparó el uso de la insulina con el tratamiento con una sulfonilurea (frecuente en personas con DT2, que aumenta la producción de insulina por las células β), y encontraron que, a diferencia de los tratados con insulina, quienes recibieron una sulfonilurea perdieron más rápido la función de las células β y avanzaron más rápido a la dependencia de insulina. Por lo tanto, está saliendo a la luz que un mejor tratamiento de este subtipo de diabetes podría ser el insulínico, no con sulfonilureas. ■

aumenta la captación de glucosa por el músculo. Los pacientes afectados por diabetes deben de tomar esto en cuenta y hacer los ajustes apropiados a la alimentación o la insulina, siempre que el grado de ejercicio general cambie de manera notoria.

La resistencia a la insulina es un aspecto subyacente de la prediabetes, la diabetes tipo 2 y la diabetes gestacional

La DT2 es la forma predominante de diabetes en todo el mundo y se sabe que su desarrollo se prolonga durante muchos años con consecuencias perjudiciales (*véase* Enfoque clínico 34-2). Esta epidemia de DT2 está en proceso en países desarrollados y subdesarrollados. Incluso de manera más alarmante, se calcula que el doble de personas tiene prediabetes, una condición que ocurre cuando las cifras de glucosa sanguínea de una persona son mayores de lo normal, pero no lo suficiente para el diagnóstico de DT2. La investigación reciente ha mostrado que algo del daño a largo plazo del cuerpo, en especial del corazón y el aparato circulatorio, puede ya estar ocurriendo durante la prediabetes. Se diagnostica a una persona prediabetes si su glucosa plasmática en ayuno (FPG) es de 100 a 125 mg/dL, si una curva de tolerancia de glucosa (OGTT), donde se mide la concentración de glucosa sanguínea antes y 2 horas después de beber una solución que contiene 75 a 100 g de glucosa, es de 140 a 199 mg/dL, o si su A1C (a veces llamada hemoglobina A1C, HbA1C o glucohemoglobina), que mide el porcentaje de glucosa adherida a la hemoglobina, es de 5.7 a 6.4. Puesto que los eritrocitos están en constante formación y eliminación, pero por lo general viven casi 3 meses, la A1C refleja el promedio de la concentración de glucosa sanguínea de una persona en los últimos 3 meses. A mayor porcentaje de A1C, mayores han sido las cifras de glucosa sanguínea de la persona. Una cifra normal de A1C es menor de 5.7%. Las personas con A1C > 6.5% se diagnostican con DT2 y esto equivale a una FPG de 126 mg/dL o mayor, o un parámetro de OGTT de 200 mg/dL o mayor.

Es medular para la prediabetes y la DT2 la resistencia a la insulina, denominación que indica la presencia de una respuesta biológica alterada a la administración exógena o la secreción endógena de insulina. La resistencia a la insulina se manifiesta por un transporte de glucosa y su metabolismo en el tejido adiposo y el **músculo esquelético** menores estimulados por la hormona, así como alteración de la supresión de la secreción de glucosa hepática.

Es claro que la etiología molecular de la resistencia a la insulina implica múltiples mecanismos genéticos y no, que contribuyen al fenotipo final. Además, la hiperglucemia resultante del síndrome y el aumento compensatorio en la insulina, a su vez exacerban la resistencia a la hormona, contribuyendo significativamente a la patogenia de la enfermedad. Se agrega al contexto la contribución negativa del estado de obesidad. Las nuevas lecciones aprendidas de efectos adversos del tratamiento con estatinas para reducir el colesterol en el metabolismo de la glucosa sugieren una participación aparente del colesterol celular en la etiología de la resistencia a la insulina y la DT2 (*véase* el recuadro de Ciencias médicas integradas). Aunque señalar el sitio de la anomalía es aún un tema intensivo de investigación actual, las pruebas sugieren fuertemente que los defectos es probable que se presenten en diferentes lugares de la red de señales de insulina.

Las mutaciones en el RI se asocian con formas raras de resistencia a la insulina. Dichas mutaciones afectan el número, el empalme, el tráfico, la unión y la fosforilación del RI. Los pacientes afectados muestran resistencia intensa a la insulina, incluidos los síndromes de tipo A, de Donohue, de Rabson-Mendenhall y la diabetes lipoatrófica.

ENFOQUE CLÍNICO | 34-2

El largo y peligroso camino hacia la T2D

La diabetes tipo 2 es una enfermedad importante en el mundo actual, que afecta a alrededor de 425 millones de adultos (de 20 a 79 años), y para 2045 se espera que aumente a 629 millones, según la International Diabetes Foundation. La caracterización de las trayectorias de la glucosa en ayunas y poscarga, la sensibilidad a la insulina y la secreción de insulina en personas que desarrollan una DT2 han demostrado que la resistencia a la insulina se manifiesta más de una década antes del diagnóstico de DT2 y, lo que es aún más alarmante, incluso antes de que se reconozca la prediabetes.

Estudios clínicos recientes han descubierto que los pequeños aumentos tempranos de la glucosa plasmática preceden al desarrollo de la prediabetes y la DT2. Por ejemplo, estudios longitudinales con cohortes de personas sanas en los que se midió la glucosa plasmática a lo largo de muchos años muestran que la progresión hacia la prediabetes y la DT2 conlleva un periodo prolongado en el que los niveles de glucosa plasmática aumentan de forma lineal, seguido de un periodo en el que los niveles aumentan de forma exponencial. En las personas sin DT2 al inicio del estudio, las que evolucionaron a DT2 presentaron un aumento lineal moderado de la glucosa plasmática en ayunas, de 5.47 mM 13 años antes del diagnóstico a 5.79 mM 3 años antes del diagnóstico. La glucosa plasmática en ayunas en las personas que no evolucionaron a DT2 se mantuvo esencialmente sin cambios a los 13 años de seguimiento (5.26 *vs.* 5.31 mM).

Es importante señalar las personas que acabaron desarrollando una DT2 alcanzaron el punto de corte diagnóstico de la prediabetes (5.6 mM de glucosa en ayunas) a los 7 años aproximadamente del periodo en el que la glucosa aumentaba linealmente de 5.47 a 5.79 mM.

Se calcula que entre 5 y 10% de las personas con prediabetes desarrollan una DT2 cada año. Los datos sugieren que el riesgo de desarrollar una DT2 en función de la glucosa plasmática en ayunas es similar al definido por la concentración de HbA1c. Según la American Diabetes Association, hasta 70% de las personas con prediabetes acabarán desarrollando DT2. En un ensayo chino de prevención de la diabetes, la incidencia acumulada a los 20 años de DT2 en personas con prediabetes fue incluso superior (> 90%) a la prevista por estudios anteriores. Desafortunadamente, las lesiones de los sistemas circulatorio y nervioso que tradicionalmente se consideraban complicaciones crónicas de la DT2 se manifiestan ahora en personas con prediabetes. Por ejemplo, antes de desarrollar la DT2, las personas con prediabetes muestran daños concomitantes en ojos, riñones, vasos sanguíneos y corazón. Desde el punto de vista de la salud pública, está claro que comprender los cambios fisiopatológicos que causan resistencia a la insulina y la disfunción de las células β en la fase más temprana posible tendría implicaciones de gran alcance para desacelerar la enorme incidencia mundial de la DT2 y sus complicaciones asociadas. ■

En algunos casos la resistencia a la insulina es producto de la secreción de hormonas contrarreguladoras en un estado normal (p. ej., embarazo) o fisiopatológico (p. ej., síndrome de Cushing). Durante el embarazo muchas mujeres se vuelven resistentes a la insulina y desarrollan diabetes gestacional, que suele desaparecer después del parto. Quienes presentaron diabetes gestacional, no obstante, tienen mayor riesgo de desarrollar DT2 más adelante en su vida.

La obesidad tiene estrecho vínculo con la resistencia a la insulina

El notorio aumento en la prevalencia de la obesidad ha tenido intervención importante en la prevalencia de la diabetes. De acuerdo con datos de la National Health and Nutrition Examination Survey, 66% de los hombres y mujeres adultos en Estados Unidos con diagnóstico de DT2 tenía un **índice de masa corporal** (IMC) de 27 kg/m² o mayor, que se calcula dividiendo el peso (en kilogramos) entre la altura (en metros al cuadrado). Hay una relación curva sólida entre el IMC y la masa relativa de grasa corporal. Se considera a hombres y mujeres con un IMC de 25.0 a 29.9 kg/m² con sobrepeso y aquellos con uno de 30 kg/m² o mayor, con obesidad.

Cambios del estilo de vida y múltiples clases de fármacos constituyen intervenciones terapéuticas

De manera temprana, en casos leves, la dieta, la disminución de peso y el ejercicio pueden ser en extremo eficaces para el tratamiento de diabetes y el único necesario. Por lo general, sin embargo, la intervención en el estilo de vida se complementa mediante el tratamiento con uno o más fármacos orales, de los que múltiples clases abordan de manera independiente diversas características fisiopatológicas que contribuyen al desarrollo de la DT2. Los fármacos antidiabéticos orales disponibles se pueden dividir por su mecanismo de acción en: sensibilizantes a la insulina con acción primaria en el hígado (p. ej., **biguanidas**), o con acción primaria en tejidos periféricos (p. ej., **glitazona**), secretagogos de insulina (p. ej., sulfonilureas), los que enlentecen la absorción de los carbohidratos (p. ej., **inhibidores de la α glucosidasa**), los análogos de hormonas incretinas de acción prolongada (p. ej., agonistas de GLP1), los que aumentan la concentración de hormonas incretinas (p. ej., inhibidores de la dipeptidilpeptidasa IV) y los que bloquean la resorción de glucosa por el riñón (p. ej., inhibidores del cotransportador de glucosa sódico). En algunos casos las personas con DT2 se pueden tratar con insulina, al igual que los pacientes con DT1. Si bien la insulinoterapia aparentemente provee algún beneficio para la diabetes tipo 2, este abordaje parece limitado en el control de la concentración de la glucosa elevada o de la obesidad, que predisponen a la enfermedad.

La diabetes mellitus ocasiona la disfunción de órganos y el daño tisular

Sin tratamiento o con un mal control de la glucemia, la diabetes lleva a complicaciones agudas que pueden resultar fatales; sin embargo, incluso con un control razonablemente bueno de la glucemia durante un periodo de años, la mayoría de los pacientes con diabetes desarrolla complicaciones secundarias que causan daño tisular que afecta sobre todo a los sistemas cardiovascular y nervioso.

La naturaleza de las complicaciones agudas que se desarrollan en la diabetes tipos 1 y 2 difiere. Las personas con DT1 mal controlada suelen presentar hiperglucemia, **glucosuria**, deshidratación y **cetoacidosis diabética**. Aparece glucosa en la orina

conforme la glucemia aumenta respecto del umbral plasmático renal. Como resultado de efectos osmóticos, el agua acompaña a la glucosa, lo que lleva a la **poliuria**, una pérdida excesiva de líquidos corporales y la deshidratación. Con la pérdida de líquidos, el volumen de sangre circulante disminuye y compromete la función cardiovascular, lo que puede llevar a una insuficiencia circulatoria.

La formación excesiva de cetonas lleva a la acidosis y el desequilibrio electrolítico a las personas con DT1. Si no se controlan, las cetonas (acetoacetato, β-hidroxibutirato) pueden elevarse en sangre, a tal grado que se nota un olor a **acetona** (un producto de descomposición espontánea del acetoacetato) en el aire exhalado. La producción de las principales cetonas, ácidos β **hidroxibutírico** y **acetoacético**, provoca la generación de un exceso de iones hidrógeno y acidosis metabólica. Las cetonas se pueden acumular en sangre hasta tal grado que rebasen la capacidad de transporte renal y aparezcan en la orina. Como resultado de los efectos osmóticos, también se pierde agua en la orina. Además, el pK de las cetonas es tal, que incluso con la orina más ácida un riñón normal puede producir casi la mitad de las cetonas excretadas en forma de sal (o base). Para asegurar la neutralidad eléctrica, deben acompañarse de un catión, por lo general, sodio o potasio. La pérdida de cetonas en la orina, por lo tanto, también causa una pérdida importante de electrolitos. La producción en exceso de cetonas en la DT1 causa acidosis, pérdida de cationes y de líquidos. Los procedimientos en servicios de urgencias se dirigen a la corrección inmediata de estos problemas agudos y suelen involucrar la administración de bases, líquidos e insulina.

En la figura 34-11 se muestra la compleja secuencia de sucesos que puede resultar de la DT1 no controlada. Sin tratamiento, muchas de estas complicaciones pueden tener un efecto aditivo para empeorar la gravedad del estado patológico.

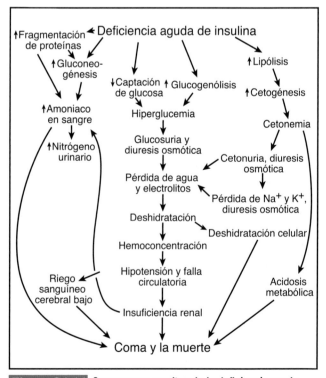

Figura 34-11 Sucesos que resultan de la deficiencia aguda de insulina en la diabetes mellitus de tipo 1. Sin tratamiento, la deficiencia de insulina lleva a diversas complicaciones, que podrían ser aditivas o efectos de confusión, que finalmente causen la muerte.

Las personas con DT2, en general, no presentan cetosis ni desarrollan acidosis o los desequilibrios electrolíticos característicos de la DT1. La hiperglucemia lleva a la pérdida de líquidos y deshidratación. Los casos graves pueden causar un síndrome hiperglucémico no cetósico hiperosmolar. El objetivo inicial del tratamiento en estas personas es la administración de líquidos electrolitos e insulina para normalizar los niveles de glucosa en sangre y los volúmenes de líquidos.

Con buen control de su enfermedad, la mayoría de los pacientes con diabetes puede evitar las complicaciones agudas antes descritas; sin embargo, es raro que no presenten alguna forma de complicación secundaria crónica. En la mayor parte de los casos estas complicaciones finalmente llevan a una menor expectativa de vida.

La mayoría de las lesiones se presenta en el aparato circulatorio, si bien también se afecta a menudo el sistema nervioso. Se dañan tanto los vasos pequeños como los grandes de la circulación sistémica, produciendo lo que se conoce como complicaciones microvasculares y macrovasculares, respectivamente, tanto de DT1 como de DT2. El dato más frecuente en los vasos afectados es un engrosamiento de la membrana basal, circunstancia que lleva a la alteración de la provisión de nutrimentos y hormonas a los tejidos y el retiro inadecuado de los productos de desecho, con el resultado de un daño tisular irreparable. Es interesante que las complicaciones micro y macrovasculares no se presenten en la circulación pulmonar, que si bien recibe todo el gasto cardiaco así como la misma concentración de insulina y glucosa que la circulación sistémica, es refractaria al daño vascular inducido por la diabetes.

La denominación "complicaciones microvasculares" corresponde a la definición de los efectos de la diabetes sobre los vasos sanguíneos pequeños, que incluyen lo siguiente: deterioro del flujo sanguíneo de la retina vascular, que causa **retinopatía** y ceguera; deterioro del flujo sanguíneo de las extremidades, que en algunos casos causa la necesidad de amputación del pie o la pierna; el deterioro de la filtración glomerular de los riñones, que lleva a la insuficiencia renal. La denominación "complicaciones macrovasculares" define el efecto de la diabetes sobre los vasos sanguíneos grandes. La enfermedad es una causa importante de infarto del miocardio, ictus y ECV. Son frecuentes los factores de riesgo reconocidos de ECV (p. ej., hipertensión, triglicéridos altos, colesterol de lipoproteínas de alta densidad bajo) en las personas con diabetes, en especial la DT2. Los pacientes que muestran múltiples de estos trastornos se han designado como con el **síndrome metabólico**.

Otra complicación frecuente de la diabetes de larga duración es la **neuropatía diabética**, un trastorno que afecta a los nervios sensoriales periféricos, también conocida como *neuropatía periférica*. Se cree que la neuropatía diabética es una lesión microvascular que afecta a los pequeños vasos sanguíneos que riegan a los nervios. La neuropatía diabética afecta a todos los nervios periféricos (fibras de transmisión del dolor y neuronas motoras) y los nervios autonómicos.

Muchos pacientes con diabetes experimentan una menor percepción sensorial en las extremidades, en especial pies y piernas, lo que complica el problema de disminución del riego sanguíneo en esas zonas. A menudo, la alteración de la función nerviosa sensorial es resultado de una falta de percepción en ulceraciones graves del pie causadas por disminución del flujo sanguíneo. Los hombres pueden presentar disfunción eréctil, que lleva a la impotencia, y tanto hombres como mujeres presentan alteración de la función intestinal y vesical. Desafortunadamente, los pacientes con cáncer (en especial de colon) presentan de alguna neuropatía periférica como efecto secundario de la radiación/quimioterapia y manifiestan los mismos síntomas.

CIENCIAS MÉDICAS INTEGRADAS

COLESTEROL Y CONTROL GLUCÉMICO

A pesar de la importancia inequívoca del tratamiento hipocolesterolemiante en la prevención de las enfermedades cardiovasculares, está demostrado que el tratamiento con estatinas conlleva un riesgo moderado de DT2. Dos décadas de ensayos controlados aleatorizados y metaanálisis han establecido este modesto riesgo de desarrollo de DT2 asociado con las estatinas como clase; sin embargo, estos análisis sugieren que el riesgo de DT2 no es el mismo entre las estatinas. Además, los metaanálisis en red, así como un estudio Delphi que recabó la opinión de médicos de atención primaria y especialistas con experiencia en el tratamiento de la dislipidemia, han clasificado las distintas estatinas por orden de diabetogenicidad, en donde atorvastatina, simvastatina y rosuvastatina son las más diabetógenas, lovastatina y fluvastatina las que presentan un riesgo intermedio, y pravastatina y pitavastatina las menos diabetógenas. De hecho, los datos sugieren que estas estatinas menos diabetógenas, en especial pitavastatina, pueden incluso mostrar un efecto positivo sobre el metabolismo de la glucosa. En nuestra comprensión de por qué y cómo las estatinas influyen negativa o positivamente en la salud glucémica intervienen una serie de factores, como las características de los pacientes y los mecanismos de control integradores de la regulación del colesterol. También se reconoce ahora que la alta potencia, las dosis elevadas y la larga duración del tratamiento aumentan la diabetogenicidad de las estatinas.

En consonancia con la acción de las estatinas (es decir, la inhibición de la HMG-CoA reductasa [HMGR], la enzima que limita la tasa de biosíntesis del colesterol), la diabetogenicidad de las estatinas se corresponde con estudios que muestran mayor riesgo de DT2 con mutaciones de pérdida de función en el gen de la HMGR. Aunque se desconoce el mecanismo por el que la inhibición del HMGR podría causar la DT2, el colesterol y los intermediarios de la vía de biosíntesis del colesterol, que se reducirían con la inhibición del HMGR, son esenciales para los procesos de señalización y transporte que median la translocación de GLUT4 estimulada por la insulina y el tráfico de gránulos secretores de insulina estimulado por la glucosa. Sin embargo, en contraste con el efecto perjudicial de la reducción del colesterol celular o de los intermediarios de

(Continúa)

la vía de biosíntesis del colesterol sobre el metabolismo de la glucosa, los datos de estudios celulares, animales y humanos han demostrado que el aumento de los niveles de colesterol celular en los adipocitos, las fibras musculares esqueléticas y las células β pancreáticas perjudica la acción de la insulina y su secreción. Hallazgos clínicos recientes se suman a esta noción al encontrar una mayor susceptibilidad a la DT2 en personas con alteraciones en una variedad de genes del metabolismo del colesterol que producirían un perfil molecular que se espera que aumente el colesterol intracelular.

Recuerde que en el capítulo 9 se describió que el colesterol de las lipoproteínas de baja densidad (LDL-C) transporta el colesterol a las células y que el colesterol de las lipoproteínas de alta densidad (HDL-C) elimina el colesterol de las células. Cuando esto se considera a la luz de los resultados de los estudios de la población humana que muestran una asociación entre los niveles bajos de estas lipoproteínas plasmáticas y un mayor riesgo de desarrollar DT2, se deduce que un factor etiológico del desarrollo de DT2 puede ser el aumento de la entrega o la reducción de la eliminación de colesterol de estas células que desempeñan un papel instrumental en la regulación de la glucosa en sangre. Por ejemplo, en el Multi-Ethnic Study of Atherosclerosis se observó que el aumento de la expresión del receptor de LDL (LDLR) y la disminución de la expresión de la proteína que interactúa con la cadena ligera reguladora de la miosina (MYLIP), que promueve la degradación del LDLR, estaban asociados con la DT2. Éste y otros estudios también han revelado que las mutaciones genéticas en los componentes del sistema regulador de HDL tienden a aumentar el riesgo de desarrollar DT2. Por ejemplo, la susceptibilidad a la DT2 en mexicanos está asociada con una mutación de pérdida de función en el transportador de casetes de unión ATP subfamilia A miembro 1 (ABCA1) que media en el paso que limita la biogénesis de HDL-C mediante el eflujo de colesterol celular a la apolipoproteína A1 (ApoA1). Además, las mutaciones de pérdida de función en los genes de la ApoA1, la proteína de transferencia de ésteres de colesterol (CETP) y el receptor scavenger de clase B, tipo 1 (SR-B1), que afectan de manera negativa a la funcionalidad de las HDL a la hora de aceptar el colesterol libre de las células, tienden a aumentar

el riesgo de DT2 del portador. Las mutaciones de eflujo en el cromosoma 9q31 en personas con la enfermedad de Tangier conducen a transportadores ABCA1 defectuosos y muchos de estos pacientes manifiestan alteraciones en la acción y la secreción de insulina.

En apoyo del papel beneficioso de la reducción de los niveles de colesterol celular, ensayos clínicos aleatorizados controlados con placebo han demostrado que el aumento agudo de los niveles de HDL-C y ApoA-I con una única infusión de HDL reconstituidas compuestas de ApoA-I complejada con fosfatidilcolina, o el aumento crónico de los niveles de HDL-C y ApoA-I mediante la inhibición de la actividad de la CETP, mejora el control de la glucemia en personas con DT2. Si bien estos efectos beneficiosos de reducción del colesterol celular están en discordancia con la diabetogenia de las estatinas, de las que cabría esperar que disminuyeran el exceso de colesterol celular en los adipocitos, las fibras musculares esqueléticas y las células β pancreáticas, cabe señalar, no obstante, que la inhibición del HMGR provoca una cascada de respuestas compensatorias destinadas a mantener un nivel funcional de colesterol celular y de intermediarios biosintéticos del colesterol. Por lo tanto, existe la posibilidad de que esta compensación aumente el colesterol celular al aumentar el influjo de colesterol y disminuir el eflujo. Por ejemplo, al igual que la regulación al alza de los LDLR que se produce en el hígado con la inhibición del HMGR por las estatinas, los LDLR musculares y la captación de LDL-C aumentan en los ratones tratados con dosis elevadas de simvastatina. También se ha observado que la captación de LDL-C en el músculo esquelético aumenta en los ratones tratados con estatinas que sobreexpresan la lipoproteína lipasa (LPL) en el músculo esquelético. Estos datos sugieren que la LPL (la principal enzima para la hidrólisis intravascular de triglicéridos [TG]) también podría ser un importante mediador de la captación de colesterol por el músculo esquelético al aumentar la disponibilidad de LDLC a partir de la conversión de lipoproteínas de muy baja densidad (VLDL) y lipoproteínas de densidad intermedia (IDL). En particular, las estatinas aumentan la masa sérica y la actividad de la LPL en la DT2. Quizá estos hallazgos ofrezcan una explicación alternativa de por qué las estatinas aumentan, aunque modestamente, el riesgo de DT2. ■

Resumen del capítulo

- La distribución relativa de células α, β, δ, F y ε en cada islote de Langerhans muestra un patrón distintivo, y sugiere que puede haber alguna regulación paracrina de la secreción.
- La glucosa plasmática es el principal regulador fisiológico de la secreción de insulina y glucagón, pero también participan los aminoácidos, los ácidos grasos y algunas hormonas gastrointestinales.
- La insulina tiene efectos anabólicos sobre el metabolismo de carbohidratos, lípidos y proteínas en sus tejidos objetivo, donde promueve el almacenamiento de nutrimentos.

- Los efectos del glucagón sobre el metabolismo de carbohidratos, lípidos y proteínas se presentan principalmente en el hígado y son de naturaleza catabólica.
- La diabetes mellitus tipo 1 es resultado de la destrucción de las células β; en tanto la prediabetes, la diabetes tipo 2 y la diabetes gestacional son resultantes de una falta de respuesta a la insulina circulante.
- La diabetes mellitus puede producir tanto complicaciones agudas, como la cetoacidosis y las crónicas secundarias, así como enfermedad microvascular y macrovascular, neuropatía y nefropatía.

Preguntas de repaso del capítulo

1. ¿Cuál de las siguientes estimula la secreción de insulina y glucagón por el páncreas?

   A. Acetilcolina
   B. Aminoácidos
   C. Epinefrina
   D. Sulfonilureas
   E. Ambos, acetilcolina y aminoácidos

2. Los efectos de la insulina incluyen:

   A. Inhibición de la captación de aminoácidos en el músculo esquelético.
   B. Estimulación de la captación de glucosa en todos los tejidos corporales.
   C. Inhibición de la degradación de proteínas en el músculo esquelético.
   D. Estimulación de la lipasa sensible a hormonas en el tejido adiposo.
   E. Estimulación de la glucogenólisis.

3. Un hombre de 55 años de edad fue diagnosticado con diabetes tipo 1A a los 8 años de edad. ¿Qué sería lo más característico de esta forma de enfermedad?

   A. Ausencia de autoanticuerpos contra islotes
   B. Resistencia a la insulina
   C. Tratamiento con sulfonilureas
   D. Tratamiento con insulina exógena
   E. Virtual ausencia de complicaciones secundarias

4. A un paciente que presenta una relación insulina-glucagón (I/G) en ayunas anormalmente baja (< 2) se le predeciría una reducción de:

   A. Glucogenolisis
   B. Síntesis de lípidos
   C. Gluconeogénesis
   D. Oxidación de grasas
   E. Cuerpos cetónicos

5. Una prueba de laboratorio clínico utilizada para determinar el control crónico de la diabetes en una persona es a/una:

   A. Prueba de glucosa plasmática en ayunas
   B. Prueba de hemoglobina A1C
   C. Prueba de radioinmunoanálisis de insulina
   D. Prueba de tolerancia a la insulina
   E. Prueba de tolerancia oral a la glucosa

1. **La respuesta correcta es E.** La acetilcolina y los aminoácidos estimulan, ambos, la secreción de insulina y glucagón. La epinefrina promueve la secreción de glucagón, pero inhibe la de insulina. Las sulfonilureas estimulan la secreción de insulina.

2. **La respuesta correcta es C.** La insulina estimula la absorción de aminoácidos por el músculo esquelético, la absorción de glucosa específicamente en el tejido adiposo y el músculo esquelético, e inhibe la degradación de proteínas, la lipasa sensible a hormonas en el tejido adiposo y la glucogenólisis.

3. **La respuesta correcta es D.** Las personas con diabetes tipo 1A presentan autoanticuerpos contra los islotes, en tanto aquellas con diabetes tipo 1B no. Ambos pacientes, con diabetes tipo 1A y 1B, presentan deficiencia de insulina, no resistencia, y se tratan con insulina exógena. Las personas con diabetes tipo 2 se tratan con sulfonilureas. Es difícil evitar las complicaciones secundarias en cualquier forma de diabetes.

4. **La respuesta correcta es B.** Una relación I/G anormalmente baja resultaría en una disminución de la lipogénesis que la insulina estimula y el glucagón suprime. La glucogenólisis, la gluconeogénesis, la oxidación de las grasas y la cetogénesis son procesos inhibidos y activados por la insulina y el glucagón, respectivamente, por lo que una relación I/G anormalmente baja provocaría un aumento de la producción de glucosa a través de la glucogenólisis y la gluconeogénesis, una mayor oxidación de las grasas y la generación de cuerpos cetónicos.

5. **La respuesta correcta es B.** Una prueba de hemoglobina A1C mide el porcentaje de glucosa unido a la hemoglobina. Debido a que los glóbulos rojos se forman y mueren de forma constante, pero suelen vivir alrededor de 3 meses, una prueba de hemoglobina A1C refleja la media de los niveles de glucosa en sangre de una persona durante los últimos 3 meses. Cuanto más alto sea el porcentaje de A1C, más altos habrán sido los niveles de glucosa media en sangre de una persona durante un periodo de 3 meses. Un nivel normal de A1C es inferior a 5.7%. Por el contrario, los resultados de una prueba de glucosa plasmática en ayunas o de una prueba de tolerancia a la glucosa oral sólo proporcionarán los valores de glucosa presentes en el momento de la prueba. Una prueba de radioinmunoanálisis de insulina mide los niveles circulantes de insulina y una prueba de tolerancia a la insulina mide la sensibilidad a la insulina y no proporcionan una medida clínica del control crónico de la diabetes.

Ejercicios de aplicación clínica 34-1

DIABETES NEONATAL TRANSITORIA

Se envió a un lactante masculino de 21 días de nacido a un hospital pediátrico especializado para el tratamiento de la hiperglucemia que se detectó en el día 1 de vida, con una cifra de glucosa sanguínea inicial de 16 mmol/L. En el momento del diagnóstico, tanto la insulina inmunorreactiva (IRI) como el glucagón inmunorreactivo (IRG) plasmáticos se encontraban por debajo del rango de referencia de los neonatos normales. El IRG, no así la IRI, se normalizó en el primer mes. Se inició un esquema de insulina a diario. De manera interesante, de los días 41 a 47 el lactante no recibió insulina y se mostró un control rudimentario de la glucosa sanguínea. Las cifras máximas de glucosa sanguínea mayores de 20 mmol/L fueron seguidas por un descenso en las concentraciones < 2 mmol/L sin administrar insulina. Sin embargo, debido a las cifras de glucemia insatisfactorias, se reinició la administración diaria de insulina. Se dio de alta al lactante del hospital en el día 50 y se discontinuó la administración de insulina sin problemas a los 9 meses. Al año, el control de la glucemia era normal.

PREGUNTAS

1. ¿Cuál podría ser la base de la crisis reversible de hiperglucemia de este lactante?

2. Además de la hiperglucemia, el paciente probablemente presentó ¿qué?

3. ¿Las personas con diabetes tipo 1 mal controlada muestran IRG inapropiado?

RESPUESTAS

1. Los datos indican una función inmadura de células α y β en el momento del diagnóstico, con las α en proceso de maduración dentro del primer mes y las β con recuperación posterior. No se conoce el mecanismo exacto que explique esta entidad clínica, pero hay varios postulados que incluyen desequilibrio hipotalámico transitorio, infección, trastornos suprarrenocorticales, resistencia a la insulina e inmadurez de las enzimas de la gluconeogenia hepática. Sin embargo, los más aceptados son hipoinsulinismo con hipoplasia de células β y retraso temporal en la maduración de las células β.

2. El lactante (aunque era de término) podría esperarse que fuese pequeño para su edad de gestación, con las manifestaciones de deshidratación y consunción, en presencia de ingestión normal y ausencia de vómito o heces sueltas.

3. La diabetes tipo 1 es consecuencia de una destrucción autoinmune inapropiada (tipo 1A) o en menor grado, de destrucción no inmune (tipo 1B) de las células β. Como la insulina también es necesaria para que las células α perciban apropiadamente la glucemia, en ausencia de insulina o con un esquema insulínico insuficiente, la secreción de glucagón se eleva de manera inapropiada. El resultado es un desequilibrio en el cociente I/G y una acentuación de los efectos del glucagón bastante por arriba de lo que se observaría en estados normales de insulina baja, como el ayuno.

35 Regulación endocrina de calcio, fosfato y la homeostasis ósea

Objetivos del aprendizaje activo

Con el dominio del material de este capítulo, usted será capaz de:
- Explicar cómo se regulan los cambios típicos cotidianos de calcio y fósforo entre diferentes compartimentos tisulares en el adulto sano.
- Explicar cómo los condrocitos, osteoblastos, osteocitos y osteoclastos regulan la formación y resorción óseas.

- Explicar cómo la hormona paratiroidea, la calcitonina y el 1,25 dihidroxicolecalciferol modifican el metabolismo del calcio y fosfato.
- Explicar los mecanismos subyacentes a la osteogenia imperfecta, la osteoporosis, la osteomalacia, el raquitismo y la enfermedad de Paget.

INTRODUCCIÓN

La concentración plasmática de calcio es de los parámetros fisiológicos más estrechamente regulados del cuerpo. Por lo general, varía por solo 1 a 2% al día, o incluso por semana. Tal regulación estricta en un sistema biológico siempre implica que el parámetro tiene una participación importante en uno o más procesos críticos. El fosfato también tiene muchas actividades importantes en el cuerpo, aunque su concentración no sea tan precisamente regulada como la de calcio. Muchos de los factores involucrados en la regulación del calcio también modifican al fosfato.

VISIÓN GENERAL DE CALCIO Y FOSFATO EN EL ORGANISMO

El calcio es el mineral más abundante en el cuerpo y tiene participación clave en muchos procesos fisiológicamente importantes. El adulto promedio contiene ~ 1 kg de calcio en el cuerpo y se localiza en tres grandes reservas del organismo: 1) el calcio intracelular, 2) la sangre y el líquido extracelular y 3) el calcio óseo. En el hueso, 99% está contenido en forma de fosfato de calcio. El 1% restante puede intercambiarse rápidamente entre los otros dos compartimentos. Una disminución significativa en el calcio plasmático puede llevar a la muerte en forma rápida. Un aumento crónico en el calcio plasmático puede llevar a la calcificación de los tejidos blandos y la formación de cálculos. El fosfato también tiene funciones importantes en el cuerpo, y debido a que es un componente primordial del hueso, junto con el calcio, la homeostasis de ambos está estrecha y hormonalmente acoplada.

El calcio y el fosfato son elementos importantes del hueso y de las principales funciones celulares

El calcio modifica la excitabilidad nerviosa y muscular, la liberación de neurotransmisores desde terminales axónicas y el acoplamiento de la excitación-contracción en las células musculares. Sirve como segundo o tercer mensajero en varias vías de transducción de señal intracelulares. Algunas enzimas utilizan el calcio como cofactor, incluyendo algunas en la cascada de coagulación sanguínea. Por último, el calcio es el principal constituyente del hueso. De todas estas funciones, la que demanda la regulación más cuidadosa del calcio plasmático es su efecto sobre la excitabilidad nerviosa. El calcio modifica la permeabilidad al sodio de las membranas nerviosas, lo que influye en la facilidad con que se desencadenan potenciales de acción. El calcio bajo en plasma (**hipocalcemia**) puede llevar a la generación de potenciales de acción espontáneos en los nervios. Cuando las neuronas motoras se afectan, puede ocurrir tetania de los músculos de la unidad motora. Esta circunstancia se denomina **tetania por hipocalcemia.** Ciertos signos importantes para el diagnóstico pueden revelar una tetania latente. El **signo de Trousseau** es un espasmo característico de los músculos del antebrazo que causa flexión de la muñeca y el pulgar y extensión de los dedos. Puede ocurrir espontáneamente o despertarse por el inflado de un manguito de presión arterial colocado en el brazo. El **signo de Chvostek** es un espasmo unilateral de los músculos de la cara que se puede despertar por percusión del nervio facial en el punto en el que cruza el ángulo de la mandíbula. Aunque rara, la hipocalcemia también influye en la función miocárdica, por cambios del intervalo QT o los segmentos QRS y ST, que pueden simular un infarto miocárdico agudo o anomalías de la conducción. Una disminución considerable del calcio sérico puede llevar a la aparición de **convulsiones generalizadas** o **laringoespasmo.**

El fósforo (por lo general, como fosfato) también es un constituyente clave del hueso. Además, el fosfato es un componente importante de la amortiguación del pH intracelular y el metabolismo energético de la célula, como parte de la molécula del trifosfato de adenosina. El fosfato es un constituyente de muchas otras macromoléculas, como los fosfolípidos y las fosfoproteínas.

Las distribuciones de calcio y fosfato difieren en el hueso y las células

En la tabla 35-1 se muestran las distribuciones relativas de calcio y fosfato en el adulto sano. El cuerpo del adulto contiene en promedio ~ 1 a 2 kg de calcio, 99% en los huesos. A pesar de su función crítica en el acoplamiento de la excitación-contracción, solo aproximadamente 0.3% del calcio corporal total se localiza en los músculos. Alrededor de 0.1% de calcio total se encuentra en el líquido extracelular. De los casi 600 g de fósforo en el cuerpo, la mayoría se encuentra en los huesos (86%). En comparación con el calcio, un porcentaje mucho mayor de fósforo se localiza dentro de las células (14%). La cantidad de fósforo en el líquido extracelular es baja (0.08% del contenido corporal).

Los huesos también incluyen un porcentaje relativamente alto del contenido corporal total de varias otras sustancias inor-

TABLA 35-1	Contenido óseo y distribución tisular de calcio y fósforo en un adulto sano		
Región		Calcio	Fósforo
Contenido corporal total (g)		1 300	600
Distribución relativa en los tejidos (% del contenido corporal total)			
Huesos y dientes		99	86
Líquido extracelular		0.1	0.08
Líquido intracelular		1.0	14

gánicas (tabla 35-2). Casi 80% del carbonato total en el cuerpo se localiza en los huesos y se puede movilizar hacia la sangre para combatir la acidosis; por lo tanto, el hueso participa en la amortiguación del pH corporal. La acidosis no corregida de larga duración puede causar pérdida considerable de los minerales óseos. Porcentajes significativos del magnesio y sodio corporales y casi 10% del contenido total de agua se encuentran en los huesos.

El calcio y el fósforo se encuentran en el plasma en varias formas

En los seres humanos, la concentración normal de calcio en el plasma es de 9.0 a 10.5 mg/dL; el calcio plasmático se encuentra en tres formas: ionizado o calcio libre (50% del total), calcio unido a proteínas (40%) y calcio unido a aniones difusibles pequeños, como citrato, fosfato y bicarbonato (10%). La asociación del calcio con proteínas plasmáticas depende del pH. A un pH alcalino se une más calcio; lo opuesto ocurre ante un pH ácido.

La concentración de fósforo en el plasma puede fluctuar significativamente durante un día (±50% del valor promedio) en cualquier persona en particular. En los adultos, el rango normal de concentraciones plasmáticas es de 3.0 a 4.5 mg/dL; el fósforo circula en el plasma principalmente como **ortofosfato (PO$_4$)** inorgánico. En un pH sanguíneo normal de 7.4, 80% del fosfato se encuentra en forma de HPO_4^{2-} y 20% en la de $H_2PO_4^-$. Casi todo el fosfato inorgánico plasmático es ultrafiltrable. Además del ortofosfato libre, hay pequeñas cantidades de fosfato en forma orgánica en el plasma, como los fosfatos de hexosas o lípidos.

TABLA 35-2	Constituyentes inorgánicos del hueso
Constituyente	Porcentaje del contenido corporal total presente en el hueso
Calcio	99
Fosfato	86
Carbonato	80
Magnesio	50
Sodio	35
Agua	9

La regulación de calcio y fósforo involucra al tracto GI, los riñones y el hueso

Tanto el calcio como el fosfato se obtienen de los alimentos. En la figura 35-1 se muestra la distribución tisular aproximada y el flujo diario promedio de calcio entre los tejidos de un adulto sano. Su ingestión en los alimentos puede variar ampliamente, pero una dieta "promedio" contiene ~1 000 mg/día de calcio. Por lo general, la ingesta hasta del doble de esa cantidad suele ser bien tolerada, pero la ingesta excesiva de calcio puede causar calcificación de los tejidos blandos o cálculos renales. Solo aproximadamente 33% del calcio ingerido en realidad se absorbe del tracto GI; el resto se excreta en las heces. La eficacia de la captación de calcio del tracto GI varía de acuerdo con el estado fisiológico de la persona. La captación porcentual de calcio puede aumentar en niños pequeños en crecimiento y embarazadas o mujeres que lactan, mientras que por lo regular disminuye en los adultos mayores.

La figura 35-1 también indica que ~150 mg/día de calcio en realidad ingresan al tracto GI desde el cuerpo. Este componente del flujo de calcio es resultado parcial de la descamación

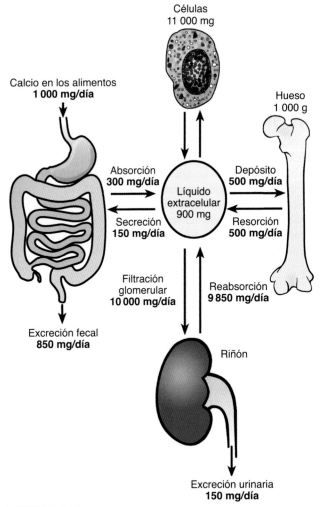

Figura 35-1 Intercambios diarios típicos del calcio entre los diferentes compartimentos tisulares en un adulto sano. Se muestran los flujos de calcio (mg/día) *con negritas*. El contenido de calcio total en cada compartimento se muestra con *redondas*. Note que la mayoría del calcio ingerido se elimina del cuerpo en las heces.

de células de las mucosas que revisten el tracto GI y también del calcio que acompaña a varias secreciones hacia su interior. Este componente del metabolismo del calcio es relativamente constante, de manera que el determinante principal de la captación *neta* de calcio del tracto GI es su absorción. La absorción intestinal es importante para la regulación de la homeostasis del calcio.

El hueso de una persona promedio contiene ~1 000 g de calcio. El mineral óseo se reabsorbe constantemente y se deposita en el proceso de remodelado. Tanto como 500 mg/día de calcio pueden fluir al interior y exterior de los huesos. Debido a que el calcio óseo sirve como reservorio, tanto la reabsorción como la formación del tejido óseo son importantes para regular la concentración de calcio en el plasma.

En el equilibrio total del calcio, su captación neta del tracto GI representa una carga diaria que en algún momento requerirá eliminarse. La principal vía de eliminación es la urinaria y, por lo tanto, los riñones tienen participación importante en la regulación de la homeostasis del calcio. Los 150 mg/día de calcio que se excretan en la orina representan solo aproximadamente 1% del calcio inicialmente filtrado por los riñones; el 99% restante se reabsorbe y regresa a la sangre. Por lo tanto, pequeños cambios en la cantidad de calcio reabsorbido por los riñones pueden tener un impacto espectacular en su homeostasis.

En la figura 35-2 se muestra el flujo total diario de fosfato en el cuerpo. Un adulto típico ingiere ~1 400 mg/día de fósforo. En notorio contraste con el calcio, la mayor parte (1 300 mg/día) de este fósforo se absorbe del tracto GI, por lo general, como fosfato inorgánico. Hay una contribución obligatoria del fósforo corporal al contenido del tracto GI (casi 200 mg/día), de manera muy parecida al calcio, con el resultado de una captación neta de fósforo de 1 100 mg/día y una excreción de 300 mg/día por las heces. Así, la mayor parte de fosfato ingerido se absorbe del tracto GI y muy poco se expulsa en las heces. Debido a que la mayor parte del fosfato ingerido se absorbe y el fosfato circulante se filtra rápidamente en los riñones, la resorción tubular del fosfato es un proceso importante de regulación de su homeostasis.

METABOLISMO DEL CALCIO Y EL FOSFATO

El calcio y el fosfato son fundamentales para la fisiología humana (p. ej., la función neuromuscular y la mineralización del esqueleto). Los mecanismos responsables de introducir calcio y fosfato al cuerpo, manteniendo cifras normales de estos minerales en sangre, y transportarlos al interior de la célula y nuevamente al exterior, son de vital importancia. La comprensión de los mecanismos homeostáticos responsables del metabolismo de estos minerales es esencial para el funcionamiento normal, así como para el diagnóstico y tratamiento de los trastornos de los niveles de calcio y fósforo, al igual que de las enfermedades metabólicas del esqueleto.

El calcio y fosfato se absorben principalmente en el intestino delgado

La absorción de calcio en el intestino delgado ocurre tanto por transporte activo como por difusión. La contribución relativa de cada proceso varía con la región y con la ingestión total de calcio. La captación de calcio por transporte activo predomina

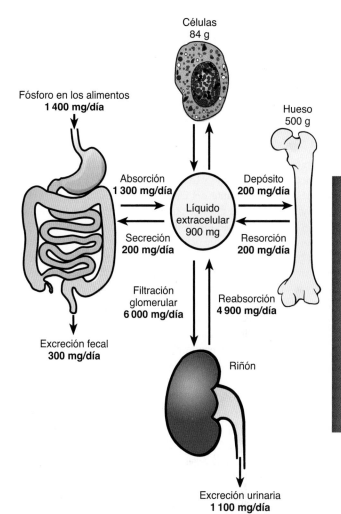

Figura 35-2 Intercambios típicos cotidianos de fósforo entre diferentes compartimentos tisulares en el adulto sano. Se muestran los flujos de fósforo (mg/día) *con negritas* y el contenido total de fósforo en cada compartimento con *redondas*. Note que la mayoría del fósforo ingerido se absorbe y, en un momento dado, se elimina del cuerpo a través de la orina.

en el duodeno y yeyuno; en el íleon prevalece la difusión pasiva. La importancia relativa del transporte activo en el duodeno y yeyuno, en comparación con la difusión pasiva en el íleon, depende de varios factores. Ante cifras elevadas de ingestión de calcio, los procesos de transporte activo se saturan y gran parte de la captación se presenta en el íleon debido, entre otras cosas, a su mayor longitud, en comparación con otros segmentos intestinales. Sin embargo, con una ingestión moderada o baja de calcio predomina el transporte activo, porque el gradiente de difusión es bajo. El transporte activo es la variable regulada del control de la captación de calcio por el intestino delgado. Los metabolitos de la vitamina D proveen una señal regulatoria de aumento de la absorción intestinal de calcio. Bajo la influencia del 1,25-dihidroxicolecalciferol, las proteínas de unión de calcio en las células de la mucosa intestinal aumentan de número, lo que incrementa su capacidad de transporte activo.

El intestino delgado también es un sitio primario de absorción de fosfato, cuya captación ocurre por transporte activo y difusión pasiva, pero el primero es el principal. Como se indica en la figura 35-2, el fosfato se absorbe eficazmente del intestino delgado; por lo general, 80% o más del ingerido. Sin embargo, se regula en un grado menor. El transporte activo de fosfato se acopla con el de transporte de calcio y, por lo tanto, cuando el transporte activo de calcio es bajo, como ante una deficiencia de vitamina D, la absorción de fosfato también.

Los riñones tienen participación importante en la regulación de calcio y fosfato plasmáticos

El calcio filtrable constituye casi 60% del total en plasma. Consta de iones de calcio libres y calcio unido a pequeños aniones difusibles. El 40% restante del calcio total está unido a proteínas plasmáticas y no es filtrable por los glomérulos. Por lo general, 99% del calcio filtrado se reabsorbe por los túbulos renales y retorna al plasma, lo que ocurre tanto en los túbulos contorneados proximales como distales y en el asa de Henle. Aproximadamente 60% de calcio filtrado se reabsorbe en el túbulo proximal, 30% en el asa de Henle y 9% en el túbulo distal; el 1% restante se excreta en la orina. La excreción de calcio renal es regulada principalmente en la parte final del túbulo distal; la hormona paratiroidea estimula la reabsorción de calcio ahí, al promover la retención de este y disminuir el calcio urinario. Como se detalla más adelante, la hormona paratiroidea es reguladora importante de la concentración de calcio en plasma.

La mayor parte del fosfato ingerido se absorbe del tubo GI y la principal vía de su excreción es la orina. De ordinario, casi 85% del fosfato filtrado se reabsorbe por transporte activo y 15% se excreta en la orina, principalmente en el túbulo proximal, donde se reabsorbe 65 a 80% del filtrado. La hormona paratiroidea inhibe la reabsorción de fosfato en el túbulo proximal y tiene un importante efecto regulador sobre su homeostasis. Aumenta su excreción urinaria, lo que lleva a la condición de **fosfaturia,** con una disminución acompañante en la concentración plasmática de fosfato.

El calcio y el fosfato óseos se encuentran en flujo continuo

Aunque el hueso se puede considerar un material relativamente inerte, tiene actividad metabólica. Cantidades considerables de calcio y fosfato ingresan y salen del hueso cada día y este proceso es regulado por las hormonas. Se puede describir al hueso maduro simplemente como de mineral inorgánico depositado en una red orgánica. La porción mineral del hueso está constituida en gran parte por fosfato de calcio en forma de **cristales de hidroxiapatita**, con la fórmula general $Ca_{10}(PO_4)_6(OH)_2$. Por lo general, la porción mineral del hueso constituye casi 25% de su volumen, pero debido a su elevada densidad, la fracción mineral comprende aproximadamente la mitad del peso del hueso. El hueso contiene cantidades considerables de carbonato, magnesio y sodio corporales, además de calcio y fosfato (*véase* tabla 35-2).

La matriz orgánica del hueso sobre la que se deposita el mineral se denomina **osteoide**. La **colágena de tipo I** es el principal constituyente del osteoide, del que forma 95% o más. La colágena en el hueso es similar a la de piel y tendones, pero muestra algunas diferencias bioquímicas que le imparten mayor fortaleza mecánica. La porción restante, no colagenosa (5%), de la materia orgánica, se conoce como **sustancia fundamental**, constituida por diversos **proteoglucanos,** compuestos de alto peso molecular formados por diferentes tipos de polisacáridos. Por lo general, cuentan con 95% o más de carbohidratos.

El estudio del hueso por microscopia electrónica revela cristales de hidroxiapatita fusiformes, que yacen paralelos a las fibras de colágena, asociación ordenada de los cristales y fibras que se encarga de la fortaleza y dureza características del hueso. Una pérdida de mineral óseo o de matriz orgánica afecta mucho las propiedades mecánicas del hueso. La desmineralización completa del hueso deja una malla de colágena flexible y el retiro completo de la matriz orgánica deja un hueso con su forma original, pero extremadamente frágil. La **osteogenia imperfecta** o enfermedad de huesos frágiles, es un trastorno genético caracterizado por la presencia de huesos que se rompen fácilmente como resultado de defectos en la producción de la matriz de colágena fibrilar.

Osteoblastos, osteocitos y osteoclastos constituyen los principales tipos de células óseas

Los **osteoblastos** se localizan en la superficie ósea y se encargan de la síntesis de osteoide (fig. 35-3). Como muchas células que sintetizan activamente proteínas para su exportación, los osteoblastos tienen un retículo endoplásmico rugoso y un aparato de Golgi abundantes. Las células involucradas activamente en la síntesis de osteoide son cúbicas, en tanto las menos activas son aplanadas. Numerosas prolongaciones citoplásmicas conectan a los osteoblastos adyacentes en la superficie ósea y a estos con los osteocitos en ubicación más profunda del hueso. El osteoide producido por los osteoblastos se secreta en el espacio adya-

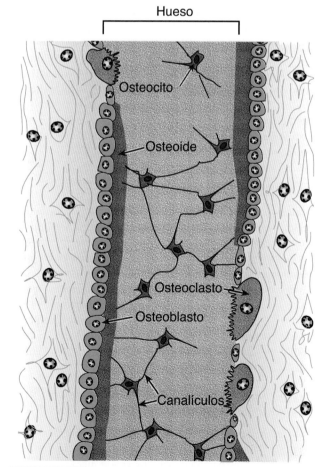

Figura 35-3 **Localización y relación de los tres principales tipos celulares involucrados en el metabolismo óseo.**

cente al hueso. Eventualmente, el osteoide nuevo se mineraliza, y en el proceso el hueso mineralizado rodea a los osteoblastos.

Conforme se incorporan progresivamente osteoblastos al hueso mineralizado, pierden gran parte de su capacidad de formación de hueso y se mantienen latentes. En este punto se denominan **osteocitos**. Muchas de las conexiones citoplásmicas en la etapa de osteoblasto se mantienen en la etapa de osteocito, y se tornan en conductos visibles o **canalículos** que proveen contacto directo en la profundidad del hueso con otros osteocitos y con la superficie ósea. En general, se cree que estos canalículos proveen un mecanismo para la transferencia de nutrimentos, hormonas y productos de desecho entre la superficie del hueso y su interior.

Los **osteoclastos** son células grandes, multinucleadas, localizadas en la superficie de los huesos, que se encargan de la resorción ósea. Los osteoclastos promueven la resorción ósea por secreción de ácido y enzimas proteolíticas hacia el espacio adyacente a la superficie ósea. Las superficies de los osteoclastos frente al hueso son onduladas para aumentar su superficie y promover la resorción ósea, proceso que ocurre en dos pasos: primero, los osteoclastos crean un ambiente ácido local que aumenta la solubilidad del mineral de la superficie ósea; en segundo lugar, las enzimas proteolíticas secretadas por los osteoclastos degradan la matriz orgánica ósea.

La formación de hueso se inicia con el desarrollo neonatal y continúa a lo largo de la vida

En etapas tempranas del desarrollo fetal, el esqueleto consta de poco más que un modelo cartilaginoso, que posteriormente formará el esqueleto óseo. El proceso de sustitución de este modelo cartilaginoso con hueso maduro mineralizado se inicia en el centro del cartílago y progresa hacia los dos extremos de lo que posteriormente constituirá el hueso. Conforme avanza la mineralización, el hueso aumenta en grosor y longitud.

La **placa epifisaria** es una región de hueso en crecimiento de particular interés, porque es ahí donde ocurren la elongación y el crecimiento de los huesos después del nacimiento. Histológicamente, la placa epifisaria muestra diferencias considerables entre sus bordes de avance y arrastre. El borde de avance consta principalmente de **condrocitos,** que participan activamente en la síntesis de cartílago de la placa epifisaria. Estas células son rodeadas gradualmente por su propio cartílago y sustituidas por nuevas en la superficie, lo que permite que el proceso continúe. El cartílago se calcifica gradualmente y los condrocitos embebidos mueren. El cartílago calcificado empieza a erosionarse y los osteoblastos emigran hacia la región, secretan osteoide, que un momento dado se mineraliza, y se forma nuevo hueso maduro. En la placa epifisaria, por lo tanto, el proceso continuo de síntesis, calcificación, erosión del cartílago y su invasión por los osteoblastos da lugar a una zona de formación activa de hueso, que se aleja de la parte media o central hacia sus extremos.

Las hormonas regulan a los condrocitos de las placas epifisarias. El factor I de crecimiento similar a insulina, producido principalmente por el hígado en respuesta a la hormona de crecimiento, sirve como estimulador primario de la actividad de los condrocitos y, finalmente, del crecimiento óseo. La insulina y las hormonas tiroideas proveen estímulo adicional a la actividad de los condrocitos.

Unos cuantos años después de la pubertad, las placas epifisarias de los huesos largos (como piernas y brazos) gradual-mente presentan menos respuesta a los estímulos hormonales y, en un momento dado, carecen por completo de ella, fenómeno que se conoce como cierre de las epífisis. En la mayoría de las personas el cierre de las epífisis concluye a los 20 años de edad; en ese momento se alcanza la talla del adulto, porque es imposible un crecimiento lineal adicional. No todos los huesos presentan ese cierre. Por ejemplo, los de los dedos, los pies, el cráneo y la mandíbula se mantienen con respuesta, lo que contribuye a los cambios del esqueleto que se observan en la acromegalia, un estado de sobreproducción de la hormona de crecimiento (*véase* el cap. 31).

El flujo de calcio y fosfato al interior y fuera del hueso que acontece día tras día refleja un recambio de mineral óseo y cambios de la estructura, que son generalmente conocidos como **remodelado óseo**, el cual ocurre sobre la mayor parte de la superficie externa del hueso y la hace más gruesa o más delgada, según se requiera. En los huesos largos también puede ocurrir remodelado en la cara interna de la diáfisis ósea, cerca de la cavidad medular. El remodelado es un proceso adaptativo que permite al hueso reestructurarse para cumplir con las demandas mecánicas cambiantes que presenta el esqueleto. También permite al cuerpo almacenar o movilizar calcio con rapidez.

REGULACIÓN DEL CALCIO Y EL FOSFATO EN EL PLASMA

Entre los mecanismos reguladores del calcio se incluyen aquellos no hormonales rápidos, con capacidad limitada, y otros más lentos, regulados por hormonas, con una mucho mayor capacidad. También participan mecanismos similares en la regulación de la concentración de fosfato.

El calcio libre en el plasma puede regularse rápidamente por mecanismos no hormonales

El calcio unido a las proteínas plasmáticas y una pequeña fracción de aquel en mineral óseo pueden ayudar a prevenir un rápido decremento de la concentración de calcio en el plasma. La asociación del calcio con las proteínas es un proceso de equilibrio químico simple, reversible. Las proteínas unen calcio, por lo tanto, tienen la capacidad de servir como amortiguadoras de la concentración de calcio plasmático libre. Este efecto es rápido y no requiere vías de señal complejas; sin embargo, la capacidad es limitada y el mecanismo no puede tener una función a largo plazo en la homeostasis del calcio.

Recuerde que ~99% del calcio corporal total está presente en los huesos y un adulto sano contiene casi 1 a 2 kg del mineral. La mayoría del calcio en los huesos existe como mineral óseo maduro, endurecido, que no es fácil intercambiar, pero que puede movilizarse hacia el plasma por mecanismos hormonales (descritos más adelante). Sin embargo, ~1% (o 10 g) del calcio en los huesos está en equilibrio químico simple con el calcio plasmático. Esta fuente de calcio fácilmente intercambiable está localizada principalmente en la superficie de huesos recién formados. Cualquier cambio en el calcio libre plasmático o el líquido extracelular da como resultado una desviación de calcio al interior o fuera del mineral óseo, hasta que se alcanza un nuevo equilibrio. Si bien este mecanismo, como el descrito antes, provee una defensa rápida contra cambios en la concentración del calcio libre, es de capacidad limitada y puede proveer solo ajustes a corto plazo.

La regulación a largo plazo del calcio y el fosfato plasmáticos se encuentra bajo control de la hormona paratiroidea, la calcitonina y el 1,25 dihidroxicolecalciferol

Los mecanismos hormonales tienen una gran capacidad para hacer ajustes a largo plazo en los flujos de calcio y fosfato, pero no responden de manera instantánea. Pueden requerirse varios minutos u horas para que ocurra la respuesta y se hagan los ajustes. No obstante, estos son los principales mecanismos que regulan las concentraciones plasmáticas de calcio y fosfato.

Uno de los principales reguladores de la concentración de calcio en el plasma es la **hormona paratiroidea** (**PTH**), que es un polipéptido de 84 aminoácidos producido por las glándulas paratiroides. Los péptidos sintéticos que contienen los primeros 34 extremos amino terminales son tan activos como la hormona natural. Hay dos pares de glándulas paratiroides, localizadas en la cara dorsal de los lóbulos derecho e izquierdo de la glándula tiroides. Debido a su estrecha proximidad, una causa común de hipocalcemia crónica es la exéresis quirúrgica de todo tejido paratiroideo, ya sea durante una tiroidectomía o por la exéresis de cánceres relacionados con el cuello, o después de la interrupción inadvertida del flujo sanguíneo de las glándulas paratiroides durante las operaciones quirúrgicas de cabeza y cuello. El hipoparatiroidismo es una rara complicación de la destrucción por yodo radiactivo de la glándula tiroides en la **enfermedad de Graves**.

El principal estímulo fisiológico para la secreción de PTH es una disminución del calcio plasmático. En la figura 35-4 se muestra la relación entre la concentración sérica de PTH y la de calcio plasmático total. Un decremento en la concentración de calcio ionizado en realidad desencadena un aumento de la secreción de PTH. El efecto neto de la PTH es aumentar el flujo de calcio hacia el plasma y retornar a lo normal la concentración de calcio en plasma.

Las **células parafoliculares** de la glándula tiroides producen un polipéptido de 32 aminoácidos llamado **calcitonina** (**CT**), también conocido como tirocalcitonina (*véase* fig. 32-1). A diferencia de la actividad de PTH, para la que solo se requiere el segmento aminoterminal inicial, la actividad de la CT requiere del polipéptido completo. La CT de salmón difiere de la humana en 9 de los 32 aminoácidos y es 10 veces más potente en su efecto de hipocalcemia, esto tal vez debido a una mayor afinidad por los receptores y una menor degradación en los tejidos periféricos. A menudo se usa CT en la clínica como péptido sintético que semeja la secuencia de la CT de salmón.

En contraste con la PTH, la secreción de CT es estimulada por un aumento del calcio en plasma (*véase* fig. 35-4). Las hormonas del tracto GI, en especial la gastrina, también promueven la secreción de CT. Debido a que el efecto neto de la CT es promover el depósito de calcio en el hueso, la estimulación de la secreción de CT por hormonas gastrointestinales provee un mecanismo adicional para facilitar la captación de calcio hacia el hueso después de ingerir una comida.

La tercera hormona clave que se muestra en la figura 35-5 como partícipe de la regulación del calcio plasmático es la **vitamina D₃** (colecalciferol). De manera más precisa, un metabolito de la vitamina D₃, el 1,25-dihidroxicolecalciferol, actúa como hormona en la homeostasis del calcio. Las vitaminas D, un grupo de compuestos liposolubles derivado del colesterol, se conocen desde hace mucho tiempo como eficaces para la prevención de ciertas enfermedades óseas, como el raquitismo (que se describe más adelante). La investigación durante los últimos

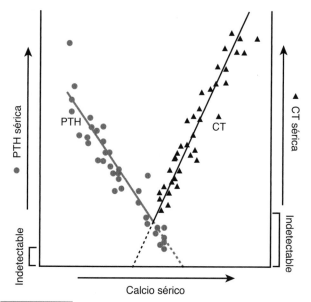

Figura 35-4 **Efecto de los cambios del calcio plasmático sobre la secreción de hormona paratiroidea (PTH) y calcitonina (CT).**

30 años indica que la vitamina D ejerce sus efectos por un mecanismo hormonal. Un compuesto relacionado, la **vitamina D₂** (también conocida como ergocalciferol), es la forma que normalmente se encuentra en plantas y levaduras, y suele usarse como complemento de alimentos humanos debido a su disponibilidad relativa y bajo costo (*véase* fig. 35-5). Aunque es menos potente, con una base molar, la vitamina D₂ presenta los mismos pasos de conversión metabólica y finalmente produce los mismos efectos biológicos que la vitamina D₃. Las acciones fisiológicas de la vitamina D₃ también son aplicables a la vitamina D₂.

La vitamina D₃ se puede proveer en los alimentos o formarse en la piel por acción de la luz ultravioleta sobre su precursor, el **7 dehidrocolesterol,** derivado del colesterol (*véase* fig. 35-5). En muchos países donde los alimentos no se complementan en forma sistemática con vitamina D, esta vía provee su mayor fuente. Debido al número de variables involucradas es difícil especificar un tiempo de exposición mínimo. Sin embargo, la exposición a una luz solar moderadamente brillante durante 30 a 120 min/día suele proveer suficiente vitamina D para satisfacer las necesidades corporales, sin ningún complemento alimentario.

Las vitaminas D₃ y D₂ son en sí mismas relativamente inactivas. No obstante, presentan una serie de transformaciones en el hígado y los riñones que las convierten en poderosas hormonas reguladoras del calcio (fig. 35-6). El primer paso ocurre en el hígado e implica la adición de un grupo hidroxilo en el carbono 25 para formar el 25-hidroxicolecalciferol (25-OH D₃). Esta reacción es en gran parte no regulada, aunque ciertos fármacos y enfermedades hepáticas pueden modificarla. A continuación, el 25-OH D₃ se libera a la sangre y presenta una segunda reacción de hidroxilación en el carbono 1 en el riñón. El producto es el **1,25 dihidroxicolecalciferol**, también conocido como 1,25 dihidroxivitamina D₃ (1,25-(OH)₂D₃) o calcitriol, la forma principal hormonalmente activa de la vitamina. La actividad biológica del 1,25-(OH)₂D₃ es ~ 100 a 500 veces mayor que la de la 25-OH D₃. La enzima 1α-hidroxilasa, localizada en las células tubulares, cataliza la reacción en el riñón.

El paso final en la formación del 1,25-(OH)₂D₃ es altamente regulado. La actividad de 1α-hidroxilasa es regulada principalmente por la PTH, que estimula su actividad. Por lo tanto, si el

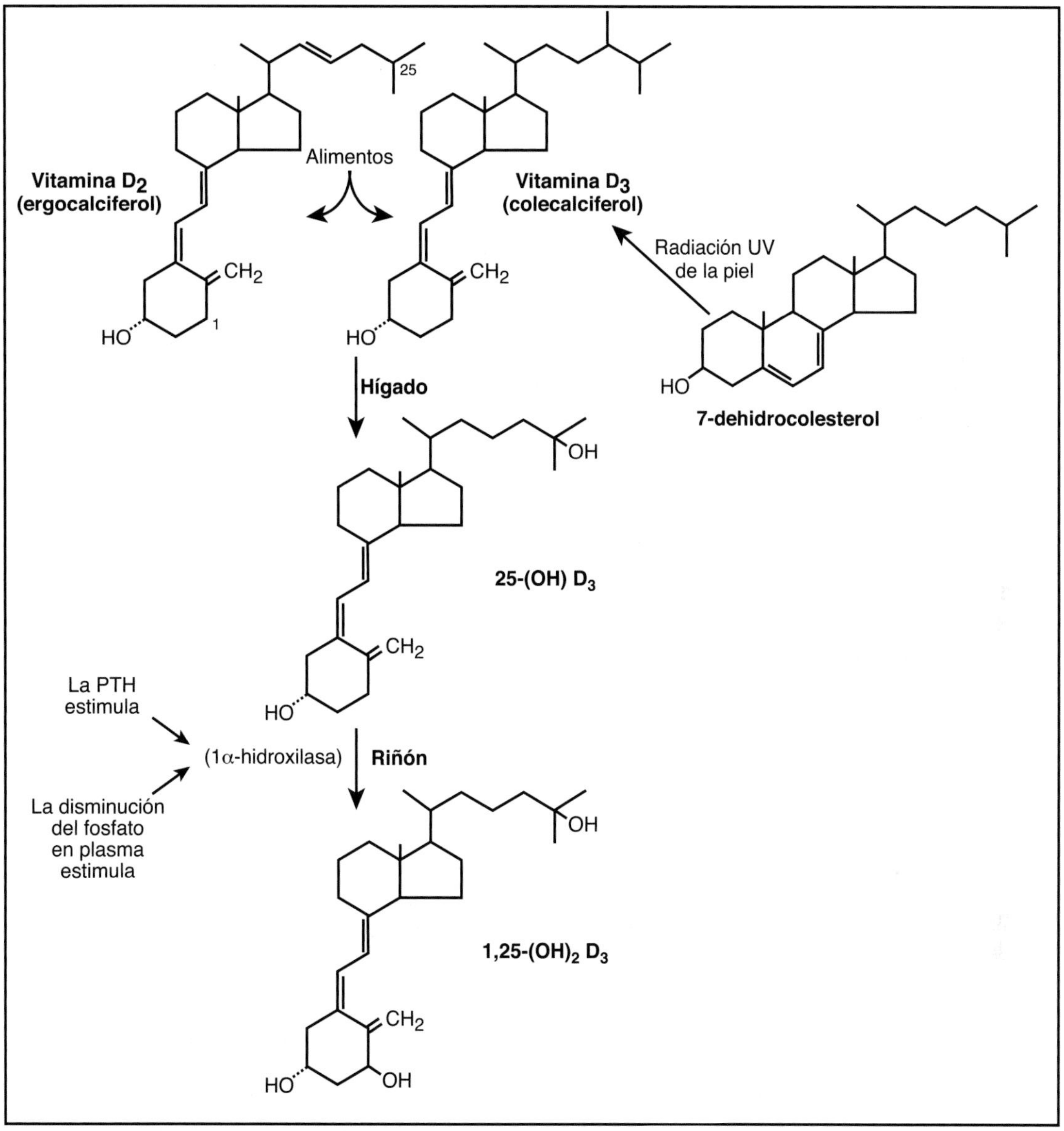

Figura 35-5 **Estructuras de las vitaminas D₃ y D₂ y la vía de conversión de la primera en 1,25-dihidroxicolecalciferol [1,25-(OH)₂D₃].** Note que difieren solo por un doble enlace en los carbonos 22 y 23, y un grupo metilo en la posición 24. 25-OH D₃, 25-hidroxicolecalciferol; PTH, hormona paratiroidea.

nivel de calcio en plasma decrece, la secreción de PTH aumenta; a su vez, la PTH promueve la formación de 1,25-(OH)₂D₃. Además, la actividad enzimática aumenta en respuesta a una disminución del fosfato plasmático, lo que no parece involucrar ninguna señal hormonal intermedia, pero aparentemente implica la activación directa de la enzima o las células donde se localice. Ambos, una diminución del calcio plasmático que desencadena la secreción de PTH y un decremento en el fosfato circulante, dan como resultado la activación de la 1 α-hidroxilasa y un aumento de la síntesis de 1,25-(OH)₂D₃.

El calcio y el fosfato plasmáticos están regulados por la PTH, la CT y la 1,25-(OH)₂D₃

La PTH es indispensable para la vida. La ausencia completa de PTH causa la muerte por tetania hipocalcémica en unos cuantos días. Esta condición se puede evitar con tratamiento de restitución hormonal. En la figura 35-6 se muestran los efectos netos de la PTH sobre el calcio y el fosfato plasmáticos y sus sitios de acción. La PTH causa un aumento del calcio plasmático al tiempo que disminuye el fosfato en plasma. Este decremento en el fosfato es importante en relación con la homeostasis del calcio. A concentraciones plasmáticas normales, el calcio y el fosfato se encuentran en niveles de saturación química o cercanos a ello. Si la PTH aumentara las concentraciones tanto de calcio como de fosfato, estas sustancias simplemente se cristalizarían en el hueso o en los tejidos blandos como fosfato de calcio, y no ocurriría el incremento necesario del calcio plasmático. Por lo tanto, el efecto de la PTH de disminución del fosfato plasmático es un aspecto importante de su participación en la regulación del calcio en el plasma.

En los riñones, la PTH estimula la reabsorción de calcio en la rama ascendente gruesa y la porción final del túbulo contorneado distal, con disminución del calcio urinario y aumento del plasmático (*véase* fig. 35-6). También inhibe la reabsorción de

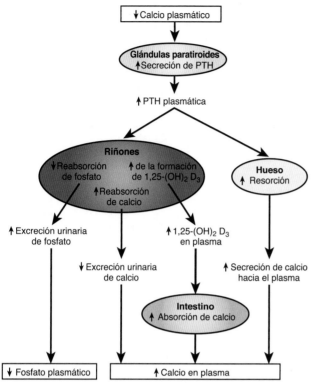

Figura 35-6 **Efectos de la hormona paratiroidea (PTH) sobre el metabolismo del calcio y el fosfato.** 1,25-OH D_3, 1,25-dihidroxicolecalciferol.

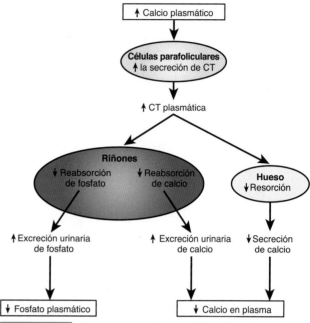

Figura 35-7 **Efectos de la calcitonina (CT) sobre el metabolismo del fosfato y el calcio.**

fosfato en el túbulo proximal, lo que lleva a una mayor excreción de fosfato urinario y a una disminución de los niveles de este en plasma. Otro efecto importante de la PTH es el aumento de la actividad de la 1α-hidroxilasa en el riñón que participa en la formación de la 1,25-$(OH)_2D_3$.

En el hueso, la PTH activa a los osteoclastos para aumentar la resorción ósea y el aporte de calcio desde el hueso hacia el plasma (*véase* fig. 35-6). Además de estimular a los osteoclastos activos, la PTH estimula la maduración de los osteoclastos inmaduros, que los hace activos y maduros. La PTH también inhibe la síntesis de colágena por los osteoblastos, con disminución de la formación de matriz ósea resultante y un menor flujo de calcio del plasma al mineral óseo. Todas estas acciones de la PTH, que promueven la resorción ósea, son aumentadas por el 1,25-$(OH)_2D_3$.

La PTH no parece tener ningún efecto directo importante sobre el tracto GI. Sin embargo, debido a que aumenta la formación de vitamina D activa, finalmente incrementa la absorción de calcio y fósforo del tracto GI (*véase* fig. 35-6).

La CT es importante en varios vertebrados inferiores, pero a pesar de sus múltiples efectos biológicos demostrados en los seres humanos, parece tener solo una participación menor en la homeostasis del calcio, conclusión que surge en su mayor parte de dos líneas de pruebas. Primero, la pérdida de CT después de la exéresis quirúrgica de la glándula tiroides (y por lo tanto la eliminación de las células parafoliculares que secretan CT) no conduce a anomalías clínicas manifiestas de la homeostasis del calcio. En segundo lugar, la hipersecreción de CT, como en tumores tiroideos que involucran a las células parafoliculares, no causa problema manifiesto alguno. En una base cotidiana, la CT probablemente solo ajusta el sistema regulador del calcio.

La acción general de la CT es disminuir tanto la concentración de calcio como de fosfato en el plasma (fig. 35-7). El principal objetivo de la CT es el hueso, aunque también ocurren algunos efectos menores en los riñones, donde la CT disminuye la reabsorción tubular de calcio y fosfato; esto produce un aumento de la excreción urinaria de ambos, y finalmente, la disminución de su concentración en el plasma. En los huesos, la CT se opone a la acción de la PTH sobre los osteoclastos mediante la inhibición de su actividad, lo que lleva a una menor resorción ósea y un transporte neto total de calcio del plasma hacia el hueso. La CT tiene poco o ningún efecto directo sobre el tracto GI.

El efecto neto del 1,25-$(OH)_2D_3$ es aumentar las concentraciones tanto de calcio como de fosfato en el plasma (fig. 35-8). La forma activa de la vitamina D influye en primer término en el tracto GI, aunque también tiene acciones en los riñones y huesos. En los riñones, el 1,25-$(OH)_2D_3$ aumenta la reabsorción tubular de calcio y fosfato, lo que promueve la retención de ambos iones en el cuerpo. Sin embargo, este es un débil y probablemente solo menor efecto de la hormona. En los huesos, como se mencionó antes, el 1,25-$(OH)_2D_3$ promueve acciones de la PTH sobre los osteoclastos, con aumento de la resorción ósea (*véase* fig. 35-8). En el tracto GI, el 1,25-$(OH)_2D_3$ estimula la absorción de calcio y fosfato por el intestino delgado, lo que incrementa las concentraciones plasmáticas de ambos iones, efecto que es mediado por la mayor producción de proteínas de transporte del calcio, resultante de la transcripción génica, y que suele requerir varias horas para aparecer.

DISFUNCIÓN ÓSEA

Hay varias **enfermedades metabólicas**, todas tipificadas por la alteración constante del proceso normal de formación o resorción ósea. Las afecciones clínicas más frecuentes son la osteoporosis, la osteomalacia, el raquitismo y la enfermedad de Paget. También ocurren enfermedades óseas genéticas, como la osteogenia imperfecta. Aunque la asociación entre las enfermedades renales y las

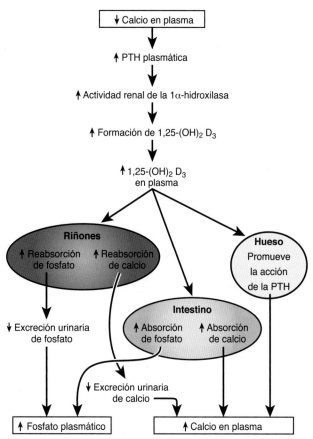

Figura 35-8 **Efectos del 1,25-dihidroxicolecalciferol [1,25-(OH)$_2$D$_3$] sobre el metabolismo de calcio y fosfato.** PTH, hormona paratiroidea.

anomalías óseas se remonta a finales de la década de 1880 y entonces se denominaba "raquitismo renal" en pacientes con albuminuria y deformidades óseas, la Fundación Kidney Disease-Improving Global Outcomes (KDIGO) ha recomendado recientemente un término más amplio, enfermedad renal crónica-trastorno mineral y óseo (ERC-TMO; *véase* Enfoque clínico 35-1).

La osteoporosis lleva a una disminución de la densidad ósea y un aumento del riesgo de fracturas

La **osteoporosis** es un importante problema de salud, en particular porque los adultos mayores son susceptibles a padecerlo y la edad promedio de la población está aumentando (Enfoque clínico 35-2). La osteoporosis implica una disminución de la masa ósea total, con una pérdida equivalente tanto de mineral óseo como de matriz orgánica. Se conocen varios factores que contribuyen directamente a la osteoporosis. La deficiencia de la ingesta de calcio a largo plazo puede llevar a la osteoporosis, porque se moviliza mineral óseo para mantener las cifras plasmáticas de calcio. La deficiencia de vitamina C también puede causar una pérdida ósea neta, porque se requiere esta vitamina para la síntesis de colágena. Un defecto en la producción de matriz y la incapacidad de producir hueso nuevo en un momento dado produce pérdida ósea neta. Por motivos que aún no se entienden, una disminución del estrés mecánico sobre el hueso puede llevar a su pérdida. La inmovilización o el desuso de una extremidad, como cuando se coloca dentro de un aparato de yeso o por parálisis, puede causar osteoporosis localizada de la extremidad afectada. Los vuelos espaciales producen un tipo de osteoporosis por desuso resultante de las condiciones de ausencia de peso.

ENFOQUE CLÍNICO | 35-1

Enfermedad renal crónica-trastorno mineral y óseo (ERC-TMO)

En el capítulo 23 se señaló que la hiperfosfatemia es una consecuencia de la pérdida progresiva de nefronas en pacientes con enfermedad renal crónica (ERC). Esto ocurre porque la pérdida de nefronas disminuye la filtración glomerular de fosfato y el fosfato tubular filtrado reducido se reabsorbe más completamente. La hiperfosfatemia disminuye el calcio de la circulación en forma de fosfato cálcico insoluble. Además, dado que un aumento del fosfato circulante reduce la actividad de la 1α-hidroxilasa y la síntesis de 1,25-(OH)$_2$D$_3$, la hiperfosfatemia tiene un efecto supresor sobre la absorción de calcio por el intestino delgado. La hipocalcemia resultante desencadena una respuesta paratiroidea compensatoria que aumenta la PTH, lo que se conoce como hiperparatiroidismo secundario. Debido a ello, la mayoría de los pacientes con ERC corren un mayor riesgo de desarrollar alteraciones del metabolismo mineral y óseo. Una serie de lesiones óseas asociadas con la ERC, que antes se denominaban raquitismo renal y luego osteodistrofia renal (ODR), se manifestaban como dolor óseo, rotura musculotendinosa, prurito y alta incidencia de fracturas. Se reconoció entonces que los individuos con ODR también estaban predispuestos a la calcificación cardiovascular, con altos índices de morbilidad y mortalidad asociadas. Para incluir con mayor pre-

cisión las manifestaciones extraesqueléticas de la ODR, la Fundación Kidney Disease-Improving Global Outcomes (KDIGO) recomendó un término más amplio, ERC-trastorno mineral y óseo (ERC-TMO) definido como un trastorno sistémico del metabolismo mineral y óseo debido a la ERC manifestada por uno de los siguientes o una combinación de estos: 1) anomalías del metabolismo del calcio, el fósforo, la PTH o la vitamina D; 2) anomalías del recambio óseo, la mineralización, el volumen, el crecimiento lineal o la fuerza, o 3) calcificación vascular o de otros tejidos blandos.

En la ERC avanzada, el fosfato retenido conduce a una tríada bien conocida de estímulos para la secreción de PTH que incluye hiperfosfatemia, 1,25-(OH)$_2$D$_3$ baja e hipocalcemia que, a su vez, aumenta la excreción de fosfato y el desarrollo de hiperparatiroidismo secundario. Sin embargo, algunos estudios han observado una deficiencia de 1,25-(OH)$_2$D$_3$ en las primeras fases de la ERC antes de la hiperfosfatemia y la hipocalcemia, lo que sugiere que los niveles bajos de 1,25-(OH)$_2$D$_3$ pueden ser el principal iniciador del hiperparatiroidismo secundario. La comprensión de este complejo proceso se transformó con el descubrimiento del factor de crecimiento de fibroblastos 23 (FGF23) y de que los niveles de este se elevaban con el

(Continúa)

empeoramiento progresivo de la función renal, lo que probablemente ocurre antes de los cambios observados en el fosfato y la PTH. La función del FGF23 plasmático elevado en el desarrollo temprano de la ERC es atenuar la hiperfosfatemia aumentando la excreción de fosfato en el túbulo renal proximal al disminuir la expresión de transportadores luminales dependientes de sodio. Además, el FGF23 suprime la actividad de la 1α-hidroxilasa y la síntesis de $1,25\text{-}(OH)_2D_3$, lo que disminuye la absorción intestinal tanto de fosfato como de calcio, y la pérdida temprana de absorción de calcio inicia el desarrollo de hiperparatiroidismo secundario. A medida que progresa la ERC, los bajos niveles de calcio y $1,25\text{-}(OH)_2D_3$ y la hiperfosfatemia potencian aún más la secreción excesiva de PTH y la resorción ósea. Durante el empeoramiento de la ERC, los receptores de la glándula paratiroides para el $1,25\text{-}(OH)_2D_3$ y el calcio se vuelven menos sensibles, lo que da lugar a una mayor producción de PTH. Además, la ERC disminuye la expresión paratiroidea del receptor 1 del FGF (FGFR1) y de klotho, una proteína transmembrana responsable de convertir el FGFR1 en un receptor específico para el FGF23.

El tratamiento de la ERC-TMO tiene como objetivo prevenir la hiperfosfatemia y tratar el hiperparatiroidismo secundario, en dado caso. Puesto que el tratamiento de la hiperfosfatemia no mejora varios resultados clínicos adversos, la Fundación KDIGO recomienda la prevención en pacientes con ERC avanzada. La prevención de la hiperfosfatemia incluye la restricción dietética de fosfato, el uso de agentes reductores de fosfato y la diálisis para pacientes con enfermedad renal terminal. El tratamiento del hiperparatiroidismo secundario podría ser útil, aunque se desconoce el nivel óptimo de PTH en pacientes con ERC. Las directrices actuales recomiendan el uso de calcimiméticos, $1,25\text{-}(OH)_2D_3$ o análogos de la vitamina D, o una combinación de los mismos. Los calcimiméticos controlan la liberación de PTH aumentando la sensibilidad del receptor sensor de calcio a los iones de calcio extracelular, con lo que disminuyen los niveles de PTH inmediatamente después de su administración. Una nueva opción terapéutica emergente son los quelantes de fosfato sin calcio a base de hierro. Además de su efecto reductor del fosfato, también son eficaces para corregir la anemia en la ERC y atenuar la calcificación vascular. Asimismo, se está empezando a evaluar la eficacia de los suplementos de klotho para prevenir o revertir el hiperparatiroidismo secundario. De forma similar, se está evaluando el uso de anticuerpos monoclonales anti-FGF23 para neutralizar los efectos perjudiciales de niveles elevados de FGF23. Sin embargo, aunque la neutralización del FGF23 se caracterizó por una mejoría del hiperparatiroidismo secundario, se asoció con un aumento de los niveles de fosfato sérico, calcificación aórtica y mayor riesgo de mortalidad. Por este motivo, aún no se ha establecido la aplicabilidad terapéutica de los anticuerpos anti-FGF23 en humanos. ∎

Por lo general, la osteoporosis se relaciona con la edad avanzada en hombres y mujeres, y no se puede asignar a una causa definible específica (*véase* el recuadro de Ciencias médicas integradas). Por varios motivos, las mujeres en la posmenopausia son más susceptibles a presentar la enfermedad que los hombres. En la figura 35-9 se muestra el contenido promedio de calcio óseo de hombres y mujeres, en relación con la edad. Hasta cerca del momento de la pubertad, hombres y mujeres tienen un calcio óseo similar. Sin embargo, en la pubertad los hombres empiezan a adquirir calcio óseo a una mayor velocidad; la masa ósea máxima en los hombres puede ser ~ 20% mayor que el de las mujeres. La masa ósea máxima se alcanza entre los 30 y 40 años de edad, después de lo cual tiende a disminuir en ambos sexos. Inicialmente esto ocurre con una tasa equivalente, pero las mujeres empiezan a experimentar la pérdida de calcio óseo de manera más rápida en el momento de la menopausia (cerca de los 45 a 50 años). Esta pérdida parece resultar de la declinación en la secreción de estrógenos que ocurre a partir de la menopausia. Los complementos de estrógenos a dosis baja para mujeres en la posmenopausia suelen ser eficaces para retardar la pérdida ósea, sin causar efectos adversos. Este estado de mayor pérdida ósea en las mujeres después de la menopausia se llama **osteoporosis posmenopáusica**. Junto con los mecanismos endocrinos, ahora se sabe que los componentes del sistema inmunológico también tienen impacto sobre la pérdida ósea en la osteoporosis de la posmenopausia.

La osteomalacia y el raquitismo son trastornos de mineralización ósea defectuosa

La **osteomalacia** y el **raquitismo** se caracterizan por la mineralización inadecuada de la matriz ósea nueva, de tal manera que disminuye el cociente de mineral óseo y matriz. Como resultado, los huesos pueden tener menor fortaleza y son susceptibles a la distorsión en respuesta a las cargas mecánicas. Cuando la enfermedad se presenta en adultos se denomina **osteomalacia**; en los niños se conoce como raquitismo, en quienes el trastorno a menudo produce encorvamiento de los huesos largos de las piernas. En los adultos suele asociarse con un dolor óseo intenso. La principal causa de osteomalacia y raquitismo es una deficiencia de la actividad de la vitamina D. Puede haber deficiencia de vitamina D en los alimentos; es posible que el intestino delgado no la absorba adecuadamente; tal vez no se convierta a su forma hormonalmente activa, o los tejidos blanco tal vez no respondan adecuadamente a la hormona activa (tabla 35-3). En general, la deficiencia alimentaria no es un problema en Estados Unidos, donde se agrega vitamina D a muchos alimentos; sin embargo, constituye un problema de salud importante en otras partes del mundo. Debido a que el hígado y los riñones participan en la conversión de vitamina D_2 y D_3 en $1,25\text{-}(OH)_2D_3$, la enfermedad primaria de cualquiera de esos órganos puede causar deficiencia de la vitamina D. La alteración de la actividad de la vitamina D es algo rara, pero puede producirse por ciertos fármacos. En particular, algunos anticonvulsivos usados para el tratamiento de la epilepsia pueden producir osteomalacia o raquitismo.

La enfermedad de Paget es un trastorno crónico que lleva al crecimiento y la deformación de los huesos

La **enfermedad de Paget** se diagnostica rara vez en pacientes menores de 40 años. Los hombres se afectan más que las mujeres y la prevalencia de la enfermedad de Paget en mayores de 40 años es de casi 1%. Se tipifica por la formación y resorción (remodelado) desordenada de hueso y puede ocurrir en un sitio

ENFOQUE CLÍNICO | 35-2

La cuota de la osteoporosis

La osteoporosis a menudo se denomina la "enfermedad silente", porque inicialmente ocurre pérdida ósea sin síntomas. Las personas tal vez no sepan que presentan una pérdida ósea significativa hasta que sus huesos se tornan tan débiles que un esfuerzo súbito, choque o caída causa una fractura. La osteoporosis es una amenaza importante para la salud pública, con cálculo de 54 millones de estadounidenses afectados, de los cuales 50% son personas mayores de 50 años de edad. Se calcula que en Estados Unidos 10 millones presentan la enfermedad y otros 44 millones más tienen densidad ósea baja, lo que los coloca en un mayor riesgo de osteoporosis. Una de dos mujeres y hasta uno de cada cuatro hombres mayores de 50 años se romperá un hueso por osteoporosis. Si bien a menudo se considera la osteoporosis como una enfermedad de viejos, puede presentarse a cualquier edad. Los inicios de la osteoporosis a menudo se observan en la infancia y se requiere toda una vida de esfuerzos prevenirla. Un número atemorizantemente creciente de niños no hace suficiente ejercicio ni ingiere vitamina D o calcio para asegurar la protección de presentar la enfermedad en etapas posteriores de la vida.

La osteoporosis es responsable de un estimado de dos millones de fracturas al año, incluyendo 300 000 de cadera. En EUA, los gastos directos nacionales calculados en su atención (incluidos hospitales, asilos y servicios externos) por fracturas osteoporóticas son mayores de 19 mil millones de dólares al año. Las pérdidas adicionales en salarios y productividad aumentan mucho esta cifra. Casi 25% de las personas con fracturas de cadera termina en asilos en un año, y casi 25% de los pacientes con fractura de cadera mayores de 50 años muere en el año siguiente a la fractura. Para 2025, los expertos predicen que la osteoporosis será responsable de tres millones de fracturas, con un costo de 25 300 millones de dólares.

¿Qué causa la osteoporosis y qué se puede hacer para prevenirla o tratarla? Aunque se sabe que una alimentación baja en calcio y vitamina D, ciertos medicamentos, como los glucocorticoides y los anticonvulsivos, y la ingestión excesiva de antiácidos que contienen aluminio pueden causar osteoporosis, en la mayoría de los casos se desconoce la causa exacta. No obstante, varios factores de riesgo identificados en relación con la enfermedad incluyen los siguientes: el ser mujer (en especial en la posmenopausia), de raza blanca o amarilla, de edad avanzada, el tener antecedente familiar de la enfermedad, cifras bajas de testosterona (hombres), un estilo de vida inactivo, fumar cigarrillos y el uso excesivo de alcohol.

Un programa exhaustivo para ayudar a prevenir la osteoporosis incluye una alimentación balanceada con alto contenido en calcio y vitamina D, ejercicio regular con soporte de peso, un estilo de vida saludable sin tabaquismo o uso excesivo de alcohol, junto con pruebas de densidad ósea y medicamentos, cuando sean apropiados. Existen muchos medicamentos para tratar la osteoporosis y reducir el riesgo de fractura. Se dividen en dos categorías básicas: antirresortivos y anabolizantes. Los fármacos antirresortivos incluyen bisfosfonatos (alendronato, ibandronato, risedronato y ácido zoledrónico), denosumab, calcitonina, estrógeno/estrógeno-progestina, un agonista/antagonista de estrógenos (raloxifeno) y un complejo estrogénico específico del tejido (estrógeno/bazedoxifeno). Los fármacos antirresortivos actúan ralentizando la parte de resorción o descomposición del ciclo de remodelación. Los anabolizantes estimulan la parte de formación del proceso de remodelación. Se forma más hueso del que se elimina. El resultado es un hueso más fuerte y menos propenso a romperse. La teriparatida (un análogo de la hormona paratiroidea), la abaloparatida (un análogo de la proteína relacionada con la hormona paratiroidea) y el romosozumab-aqqg (un inhibidor de la esclerostina) son los medicamentos anabolizantes con aprobación por la FDA disponibles en este momento. Todos estos fármacos reducen la probabilidad de sufrir fracturas por fragilidad. Se presentan en diversas formulaciones, desde comprimidos diarios hasta infusiones intravenosas anuales. No existe un medicamento idóneo que se aplique a todo el mundo en general. El que funcione para usted depende de muchos factores. Hay que tener en cuenta su historial médico y sus preferencias. ∎

---

local único o en múltiples partes del cuerpo. Las radiografías del hueso afectado a menudo muestran mayor densidad, pero la estructura anormal hace al hueso más débil de lo normal. Con

frecuencia, quienes presentan la enfermedad de Paget experimentan dolor considerable, y en casos avanzados, las deformidades incapacitantes pueden llevar a complicaciones neurológicas graves. No se conoce bien la causa de la enfermedad. Al parecer son relevantes tanto los factores genéticos como los ambientales (probablemente víricos). Se dispone de varios tratamientos para la enfermedad, incluyendo la CT, pero esta suele ofrecer solo alivio temporal del dolor y las complicaciones.

La osteogénesis imperfecta es un trastorno genético caracterizado por huesos frágiles

La mayoría de los pacientes con osteogénesis imperfecta tienen defectos en los genes de la colágena de tipo I. Se ven afectados los huesos, los ligamentos, la piel, la esclerótica y los dientes. Afecta a huesos, ligamentos, piel, esclerótica y dientes. Se calcula que este trastorno puede afectar a unas 50 000 personas en Estados Unidos. Hay al menos cuatro formas reconocidas (tipos I a IV), que representan un rango de severidades. La osteogenia imperfecta de *tipo I* es la forma más frecuente y leve, resultante de la disminución de la producción de colágena, pero con

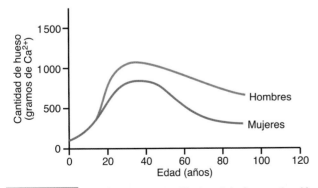

Figura 35-9 Cambios en el contenido de calcio óseo en función de la edad en hombres y mujeres. Estos cambios se pueden extrapolar de manera burda con cambios en la masa y la fortaleza óseas.

TABLA 35-3	Causas de osteomalacia y raquitismo
Tipo de defecto	**Causa**
Disponibilidad inadecuada de vitamina D	Deficiencia alimentaria o falta de exposición a la luz solar
	Absorción deficiente de vitaminas hidrosolubles
Defectos en la activación metabólica de la vitamina D	25-hidroxilación (hígado)
	Enfermedad hepática
	Ciertos anticonvulsivos, como el fenobarbital
	1-hidroxilación (riñón)
	Insuficiencia renal
	Hipoparatiroidismo
Alteración de la función del 1,25-dihidroxicolecalciferol en tejidos blanco	Ciertos anticonvulsivos
	Defectos del receptor de 1,25-dihidroxicolecalciferol
	Uremia

una estructura molecular normal. Las formas más graves, los *tipos II y III,* implican mutaciones en la molécula de colágena que impiden su ensamblaje normal. La osteogenia imperfecta *de tipo II,* suele ser letal al nacer o poco después, a menudo como resultado de problemas respiratorios. Estos pacientes presentan numerosas fracturas, deformidad ósea importante y baja estatura. Los pacientes afectados por el *tipo III* manifiestan deformidad progresiva de los huesos, por lo general con intensidad moderada al nacer. La osteogenia imperfecta de *tipo IV* se ubica entre los tipos I y III en cuanto a su gravedad.

CIENCIAS MÉDICAS INTEGRADAS

Nuevos tratamientos anabólicos de la osteoporosis

La osteoporosis es un problema de salud importante, con fracturas por fragilidad como consecuencia significativa. El tratamiento principal de esta enfermedad es con fármacos que disminuyen la *resorción* ósea y estabilizan la arquitectura del hueso y la incidencia de fracturas por osteoporosis. Aunque el tratamiento contra la resorción se ha usado en la osteoporosis ósea, no puede restablecer la estructura que se ha perdido a causa de un mayor remodelado. Un nuevo discernimiento de los mecanismos de formación del hueso puede proveer novedosos *tratamientos anabólicos* para la osteoporosis. Por ejemplo, se han identificado **proteínas morfogénicas óseas** (PMO) y Wnt, encontrándose que inducen la diferenciación de células mesenquimatosas hacia osteoblastos. También se ha demostrado que el factor de crecimiento semejante a la insulina tipo I (IGF-1) aumenta la función de los osteoblastos maduros. Además de regular la síntesis y la unión a receptores, en los estudios se encontró que las actividades de PMO, Wnt e IGF-1 son controladas estrechamente por proteínas reguladoras específicas extra e intracelulares. Por lo tanto, el aumento de la síntesis o la actividad de PMO, Wnt o IGF-1, o el dirigirse a proteínas específicas extracelulares e intracelulares que regulan PMO, Wnt o IGF-1, pudiese proveer una nueva estrategia terapéutica para aumentar la formación ósea en la osteoporosis.

Un ejemplo interesante es una proteína llamada *esclerostina,* que tiene propiedades antagonistas de PMO y Wnt. Se expresa por osteoblastos y osteocitos. Es interesante que la síntesis de esclerostina se suprima por la hormona paratiroidea (PTH), y el estudio sugiere que es el aumento de la señal de Wnt el que contribuye al efecto anabólico de la PTH en el hueso. Junto con estas observaciones, los hallazgos clínicos en el *síndrome de masa ósea alta* indican que la inactivación o neutralización de la esclerostina pudiese usarse como abordaje para aumentar las señales de Wnt y obtener una respuesta anabólica en el hueso. Además, en estudios de animales, los anticuerpos monoclonales humanizados contra la esclerostina causan aumento de la señal de Wnt y de la masa ósea. De importancia terapéutica potencial, los estudios clínicos han demostrado que los anticuerpos antiesclerostina pueden aumentar la densidad de la masa ósea y los marcadores bioquímicos de la formación ósea en seres humanos. Con respecto al IGF-1, la declinación de su secreción con la edad puede tener participación en la patogenia de la osteoporosis. Nuevos estudios sugieren que, a dosis baja, el IGF-1 aumenta la formación de hueso sin efectos sobre la resorción ósea. Como este último efecto se observa con dosis mayores de IGF-1, el tratamiento con dosis bajas puede constituir un medio para incrementar la función de los osteoblastos sin el efecto concomitante sobre la resorción ósea. ∎

Resumen del capítulo

- Cuando las cifras de calcio en plasma descienden de lo normal, se pueden generar potenciales de acción espontáneos en los nervios, lo cual propicia tetania de los músculos que, cuando es grave, puede causar la muerte.
- Casi la mitad del calcio circulante se encuentra en forma libre o ionizada, aproximadamente 10% se une a aniones pequeños y 40% se une a las proteínas plasmáticas. La mayor parte del fósforo circula libre como ortofosfato.
- La mayor parte del calcio ingerido no es absorbido por el tracto gastrointestinal (GI) y abandona el cuerpo por las heces; en contraste, el fosfato se absorbe casi por completo del tracto GI y abandona al cuerpo, sobre todo, a través de la orina.
- Una disminución del calcio ionizado en plasma estimula la secreción de hormona paratiroidea (PTH), una hormona polipeptídica producida por las glándulas paratiroides. La PTH tiene participación vital en la homeostasis del calcio y fosfato y actúa en los huesos, riñones e intestino para

elevar la concentración de calcio y disminuir la de fosfato en el plasma.
- Las reacciones secuenciales de hidroxilación en el hígado y los riñones convierten la vitamina D en la hormona activa 1,25-dihidroxicolecalciferol, que estimula la absorción de calcio intestinal y, por lo tanto, aumenta la concentración de calcio plasmático.
- La calcitonina, una hormona polipeptídica producida por células parafoliculares localizadas en la glándula tiroides, tiende a disminuir el calcio plasmático, pero se ha cuestionado su importancia fisiológica en los seres humanos.
- La osteoporosis, la osteomalacia, el raquitismo y la enfermedad de Paget son las formas más frecuentes de enfermedad ósea metabólica.
- La osteogénesis imperfecta es un trastorno genético caracterizado por huesos que se rompen con facilidad, y la mayoría de los pacientes presentan defectos en los genes del colágeno de tipo I.

Preguntas de revisión del capítulo

1. Como parte de una exploración física sistemática se determinaron los electrolitos séricos de un paciente. Entre las mediciones se precisó que la concentración plasmática total de calcio era de 10.2 mg/dL. ¿Qué porcentaje del calcio plasmático total está presente normalmente como ion Ca^{2+}?

   A. 25%
   B. 50%
   C. 60%
   D. 75%
   E. 100%

2. La principal vía por la que el fosfato ingerido abandona el cuerpo es:

   A. Bilis
   B. Heces
   C. Sudor
   D. Orina
   E. Bilis y heces

3. Se puede formar 1,25-dihidroxicolecalciferol en el cuerpo por metabolismo del colesterol. ¿Cuál de los siguientes órganos no está involucrado directa o indirectamente en la formación del 1,25-dihidroxicolecalciferol?

   A. Hueso
   B. Piel
   C. Riñón
   D. Hígado
   E. Riñón e hígado

4. ¿Qué debe hacer una mujer posmenopáusica de 55 años con antecedentes familiares de osteoporosis para prevenir la enfermedad?

   A. Seguir una dieta equilibrada rica en calcio y vitamina D.
   B. Realizar regularmente ejercicio con pesas.
   C. Dejar de fumar.
   D. Limitar el consumo excesivo de alcohol.
   E. Todas las anteriores.

5. Se espera que un paciente con una falta primaria de secreción de hormona paratiroidea tenga una disminución de:

   A. La concentración plasmática de calcio.
   B. La concentración plasmática de calcitonina.
   C. Absorción de calcio por el intestino.
   D. La excreción urinaria de fosfato.
   E. Todas las anteriores.

1. **La respuesta correcta es B.** La mitad (50%) del calcio plasmático total se encuentra libre o ionizado.

2. **La respuesta correcta es D.** La mayor parte del fosfato ingerido se absorbe del tracto GI y abandona el cuerpo por la orina.

3. **La respuesta correcta es A.** Piel, riñón e hígado pueden todos participar en la formación del metabolito activo de la vitamina D, el 1,25-dihidroxicolecalciferol. El hueso no sintetiza esta hormona, pero sí es blanco de sus acciones.

4. **La respuesta correcta es E.** Aunque se sabe que una dieta pobre en calcio o vitamina D; ciertos medicamentos, como los glucocorticoides y los anticonvulsivantes, y la ingestión excesiva de antiácidos que contienen aluminio pueden causar osteoporosis, en la mayoría de los casos se desconoce la causa exacta. Sin embargo, un programa integral para ayudar a prevenir la osteoporosis incluye una dieta equilibrada rica en calcio y vitamina D, ejercicio regular con pesas, un estilo de vida saludable sin fumar ni consumir alcohol en exceso, y pruebas de densidad ósea y medicación cuando proceda.

5. **La respuesta correcta es E.** La hormona paratiroidea desempeña un papel vital en la homeostasis del calcio y el fosfato y actúa sobre los huesos, los riñones y el intestino para elevar la concentración plasmática de calcio y disminuir la concentración plasmática de fosfato. Por lo tanto, una pérdida de PTH disminuiría la concentración plasmática de calcio y la excreción urinaria de fosfato. Además, la absorción de calcio por el intestino disminuiría porque la PTH la estimula. La concentración plasmática de calcitonina disminuiría como consecuencia de la reducción de la concentración plasmática de calcio.

Ejercicios de aplicación clínica 35-1

Dos hermanos no gemelos acuden con antecedente de dolor dorsal. Las radiografías mostraron disminución de la densidad ósea lumbar y múltiples fracturas de compresión en los segmentos vertebrales torácico y lumbar de ambos pacientes. Uno tiene una estatura corta moderada y pérdida auditiva neurosensorial leve. Los estudios de proteínas mostraron un tipo electroforéticamente anormal de colágena tipo I en las muestras de ambos niños. La fragmentación enzimática de híbridos ARN:ARN identificó una disparidad en el ARNm tipo I de la colágena α2 (COL1A2). La secuenciación de subclonas del ADN de COL1A2 DNAc definió a la disparidad como una mutación de una sola base (1715G → A) en ambos niños. Esta mutación predice la sustitución de arginina por glicina en la posición 436 (G436R) en el dominio helicoidal de la cadena α2 (I). En el análisis del ADN genómico se identificó una mutación en el padre, que de manera asintomática presumiblemente es portador de un mosaico de línea germinativa.

PREGUNTAS

1. ¿Cuál es el trastorno más probable?

2. ¿Cómo puede tratarse a estos gemelos?

RESPUESTAS

1. Las mutaciones en los genes de colágena de tipo I se identificaron como causa de los cuatro tipos de osteogenia imperfecta (OI). El tipo I de OI es el más frecuente y más leve, resultado de una disminución de la producción de colágena, pero con estructura molecular normal. Las formas más graves, tipos II y III, implican mutaciones en la molécula de colágena que impiden su ensamblaje normal. La OI de tipo II suele ser letal al nacer o poco después, a menudo por problemas respiratorios. Estos pacientes presentan numerosas fracturas, deformidad grave de huesos y estatura baja. Aquellos con el tipo III muestran huesos con deformidad progresiva, por lo general moderada al nacer. La OI de tipo IV se encuentra entre los tipos I y III, en cuanto a intensidad. El análisis al microscopio reveló que unas personas que se clasifican dentro del tipo IV tienen un patrón distinto al de sus huesos; sin embargo, no muestran datos de mutaciones en los genes de colágena de tipo I. Estos individuos se han designado como de tipos V y VI de OI. Con base en los datos clínicos, bioquímicos y moleculares, estos gemelos pueden presentar la OI de tipo III o una nueva variación, con solo manifestaciones de columna vertebral y estatura corta variable en la adolescencia.

2. El tratamiento se dirige a prevenir o controlar los síntomas, llevar al máximo la movilidad independiente y desarrollar una masa ósea y fortaleza muscular óptimas. Suele recomendarse la atención de las fracturas, procedimientos extensos quirúrgicos y odontológicos, y la fisioterapia para las personas con OI. El uso de sillas de ruedas, abrazaderas y otros auxiliares de la movilidad es frecuente, en particular (aunque no de manera exclusiva) en personas con los tipos más graves de OI. Es común considerar un procedimiento quirúrgico llamado "envarillado", que implica la inserción de cilindros de metal en toda la longitud de los huesos largos para reforzarlos y prevenir o corregir deformidades. Se están explorando varios medicamentos y otros tratamientos para su uso potencial en la OI. Por ejemplo, el tratamiento contra la resorción con pamidronato IV ha demostrado disminuir las fracturas en niños con OI grave, incluso antes de los 3 años de edad.

36 Aparato reproductor masculino

Objetivos del aprendizaje activo

Al dominar el material de este capítulo, usted deberá ser capaz de:
- Explicar cómo el hipotálamo, la hipófisis anterior y los testículos, regulan interactivamente la función testicular.
- Explicar cómo la castración causa un gran aumento de los niveles de hormona luteinizante y por qué la restitución de testosterona no corrige por completo los niveles de hormona foliculoestimulante.
- Explicar cómo el plexo pampiniforme y el músculo cremáster mantienen los testículos a una temperatura más baja que el resto del cuerpo.

- Explicar cómo la mitosis, la meiosis y la espermatogenia coordinan mecánicamente la producción continua de espermatozoides nuevos.
- Explicar cómo la cabeza del espermatozoide, así como su parte media y la cola, funcionan de manera mecánica para alcanzar, reconocer y fecundar a un óvulo.
- Explicar cómo se sintetiza y funciona la testosterona.
- Explicar cómo la espermatogenia normal casi nunca ocurre ante la presencia de esteroidogenesis defectuosa, pero puede haber esteroidogenia normal con espermatogenia defectuosa.

INTRODUCCIÓN

El aparato reproductor está diseñado tan solo para el propósito de la supervivencia de la especie. Aunque no contribuye a la homeostasis y las defensas individuales, tiene una participación importante en la fisiología y la conducta. El aparato reproductor incluye a las gónadas, los conductos y las glándulas accesorias de la reproducción. La función general del aparato reproductor masculino es de producción de espermatozoides y la transferencia de estos a la mujer. Los testículos producen gametos masculinos maduros, que se conocen como **espermatozoides**, cuya función es fecundar a la contraparte femenina, el **ovocito**, durante la concepción. Esta fecundación, a su vez, produce un individuo unicelular conocido como **cigoto**. Tales procesos constituyen la piedra angular de la reproducción sexual. Este capítulo se dedica a los aspectos funcionales del aparato reproductor masculino.

GLÁNDULAS ENDOCRINAS DEL APARATO REPRODUCTOR MASCULINO

En la figura 36-1 se presenta un diagrama de la regulación de la reproducción en el hombre. El sistema está dividido en factores que modifican dicha función: centros cerebrales, que controlan la secreción de hormona hipofisaria y la conducta sexual; estructuras gonadales, que producen espermatozoides y hormonas; un sistema de conductos, donde se almacenan y transportan los espermatozoides, y glándulas accesorias encargadas de la viabilidad de los espermatozoides. Las estructuras endocrinas del aparato reproductor masculino incluyen 1) hipotálamo, 2) hipófisis anterior y 3) testículos. El hipotálamo procesa la información obtenida del ambiente externo e interno con uso de neurotransmisores que regulan la secreción de la **hormona liberadora de gonadotropinas (GnRH)**, la cual transita por el sistema porta hipotálamo-hipofisario y estimula la secre-

ción de la hormona luteinizante (LH) y la hormona foliculoestimulante (FSH) por los gonadotropos de la hipófisis anterior. En los testículos, la LH se une a los receptores en las **células de Leydig** y la FSH se une a receptores en las **células de Sertoli**. Las células de Leydig residen en el intersticio testicular, entre los túbulos seminíferos, y producen **testosterona**. Las células de Sertoli se localizan dentro de los túbulos seminíferos, respaldan la espermatogenia, contienen receptores de FSH y testosterona, y producen estradiol, si bien a cifras bajas. Las células de Sertoli también producen las hormonas glucoproteínicas —activina, folistatina e inhibina—, que regulan la secreción de hormona foliculoestimulante.

FUNCIÓN Y REGULACIÓN DE LOS TESTÍCULOS

El testículo desempeña dos funciones básicas, la producción de espermatozoides y la secreción de testosterona. El término espermatogénesis describe e incluye todos los procesos. LH y FSH regulan la función testicular. La LH regula la secreción de testosterona por las células de Leydig, y la FSH, en sinergia con la testosterona, la producción de espermatozoides.

La GnRH hipotalámica regula la secreción de ambas, LF Y FSH

Las neuronas hipotalámicas producen GnRH, también llamada hormona liberadora de LH (LHRH, por sus siglas en inglés), un decapéptido que regula la secreción de LH y FSH. La GnRH se origina a partir de una gran molécula precursora llamada pre-proGnRH (fig. 36-2), constituida por un péptido señal, la GnRH natural y un péptido asociado con GnRH (GAP, por sus siglas en inglés). El péptido señal (o secuencia líder) permite a la proteína atravesar la membrana del retículo endoplásmico rugoso (RER). No obstante, el péptido señal y el GAP son fragmentados enzimáticamente en el RER antes de la secreción de GnRH. Aunque las neuronas que producen GnRH se pueden locali-

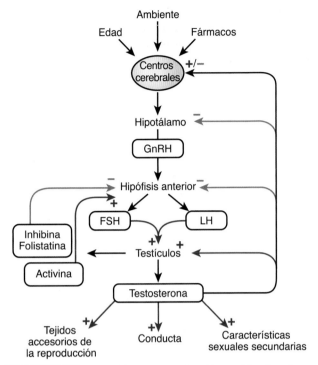

Figura 36-1 **Regulación de la reproducción en el hombre.** Se muestran las principales hormonas de la reproducción en *recuadros*. Los signos *más* y *menos* señalan las regulaciones positiva y negativa, respectivamente. FSH, hormona folículo estimulante; GnRH, hormona liberadora de gonadotropinas; LH, hormona luteinizante.

zar en diversas zonas del cerebro, su máxima concentración se encuentra en el hipotálamo medial basal, en la región del infundíbulo y el núcleo arqueado.

La GnRH ingresa al sistema porta hipotálamo-hipofisario y se une a los receptores en las membranas plasmáticas de las células hipofisarias, con síntesis y secreción de LH y FSH como resultado. Se han identificado tres células hipofisarias distintas que secretan LH y FSH: 1) los **gonadotropos**, que secretan LF, 2) los que secretan FSH y 3) los que secretan tanto LH como FSH. La GnRH puede inducir la secreción de ambas hormonas en forma simultánea, porque todos estos tipos celulares tienen receptores de GnRH.

Muchas señales externas e internas influyen en la secreción de GnRH, LH y FSH. Por ejemplo, las cantidades de GnRH, FSH y LH secretadas cambian con la edad, el grado de estrés y el estado hormonal. Además, diversos estados patológicos llevan a la hiposecreción de GnRH. Existe poca, si acaso alguna secreción de GnRH hipotalámica en los pacientes con **hipopituita-**

rismo prepuberal, con el resultado de un fracaso del desarrollo de los testículos, principalmente secundario a la carencia de LH, FSH y testosterona.

Los pacientes masculinos con **síndrome de Kallmann** presentan hipogonadismo por una deficiencia de la secreción de LH y FSH secundaria a un fracaso de las neuronas que producen GnRH para migrar desde los bulbos olfatorios, su sitio de origen embriológico. Esta falla produce una fuente hipotalámica insuficiente de GnRH para mantener la secreción de LH y FSH, y los testículos no presentan desarrollo significativo.

LH y FSH regulan la secreción de testosterona y la producción de espermatozoides

La LH y la FSH contienen cada una dos subunidades polipeptídicas, conocidas como cadenas α y β, de aproximadamente 15 kDa en sus dimensiones. Estas hormonas cuentan con la misma subunidad α, pero diferente subunidad β. Cada una es glucosilada antes de su secreción a la circulación general. La glucosilación regula la semivida, el plegamiento de las proteínas para reconocer su receptor y la actividad biológica.

La LH y la FSH regulan la función testicular. Se unen a receptores acoplados con la proteína G en las células de Leydig y Sertoli, respectivamente, lo que aumenta el AMPc. En su mayor parte, el AMPc puede encargarse de todas las acciones de LH y FSH en las células testiculares a través de la activación de factores de transcripción mediada por PKA, como el factor 1 esteroidogénico (SF-1) y la respuesta de la proteína de unión del elemento de AMPc (CREB, por sus siglas en inglés). Estos factores activan a la región promotora de los genes de las enzimas esteroidogénicas que controlan la producción de testosterona en las células de Leydig. Ocurren señalamientos similares en las células de Sertoli, que regulan la producción de estradiol. Los testículos convierten la testosterona y algunos otros andrógenos en estradiol por el proceso de aromatización, si bien la producción de estradiol en los hombres es baja.

Otra de las funciones principales de los testículos es la producción de espermatozoides maduros y varias proteínas reguladoras (activina, proteína de unión a andrógenos [ABP, por sus siglas en inglés], folistatina e inhibina), cuyas características se detallarán en las siguientes secciones.

Los pulsos de GnRH de baja frecuencia producen la secreción de FSH, en tanto los correspondientes de alta frecuencia estimulan la secreción de LH

La GnRH se secreta de manera pulsátil, lo que finalmente es necesario para el funcionamiento apropiado de los testículos, porque regula la secreción de FSH y LH, que también son liberadas de manera pulsátil (fig. 36-3). La exposición continua de

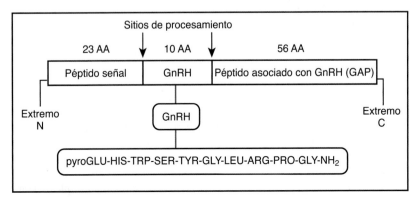

Figura 36-2 **La molécula precursora, preproGnRH, que contiene hormona liberadora de gonadotropina (GnRH).** En la parte baja se señala la secuencia de aminoácidos de GnRH, un decapéptido.

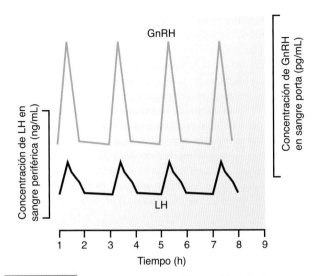

Figura 36-3 **Diagrama de la secreción pulsátil de la hormona liberadora de gonadotropina (GnRH) en la sangre porta y la hormona luteinizante en la sangre periférica.** Conc., concentración.

los gonadotropos a la GnRH produce desensibilización de sus receptores, lo que propicia una disminución de la secreción de LH y FSH. Por lo tanto, el patrón pulsátil de secreción de GnRH tiene una función fisiológica importante. La administración de GnRH a una frecuencia inapropiada da como resultado la disminución de la concentración de LH y FSH circulantes.

La mayoría de las pruebas de los pulsos de GnRH proviene de estudios en animales, porque para cuantificarse en sangre porta hipotálamo-hipofisaria es extremadamente difícil la obtención de muestras de sangre en los seres humanos. Debido a que diferentes pulsos de LH siguen a pulsos separados de GnRH, las mediciones de LH directamente en el suero indican que los pulsos de GnRH ya se presentaron. A diferencia de la secreción de LH, aquella de FSH no siempre es pulsátil, e incluso cuando lo es, solo hay una concordancia parcial entre los pulsos de LH y FSH. En numerosos estudios de seres humanos con medición de la secreción de LH y FSH en sangre periférica a diversas horas se obtuvo gran parte de la información acerca de la participación de LH y FSH en la regulación del desarrollo y la función testiculares. No obstante, se desconoce la relación exacta entre los pulsos de GnRH endógena y la secreción de LH y FSH en los seres humanos.

Los hombres **eunucoides** con hipogonadismo muestran cifras bajas de LH en suero y no presentan secreción pulsátil de esta. Las inyecciones pulsátiles de GnRH restablecen la secreción de LH y FSH y aumentan las cifras espermáticas. Los pulsos de FSH tienden a ser de amplitud más pequeña que los de LH, principalmente porque la FSH tiene una semivida más prolongada que la de la LH en la circulación.

Si bien no se ha definido qué genera la pulsatilidad de la GnRH, la actividad del generador de pulsos se encuentra bajo control por retroalimentación negativa por los esteroides gonadales a nivel del hipotálamo y la hipófisis. Por ejemplo, la castración causa un gran aumento en la cifra de LH basal en el suero, como se evidencia por un incremento en la frecuencia y amplitud de los pulsos de LH, lo que indica que un sistema de retroalimentación negativa de los esteroides gonadales regula al generador de pulsos de GnRH. Tanto la testosterona como el estradiol proveen retroalimentación negativa. Los estudios indican que la retroalimentación negativa de esteroides gonadales regula a la LH a nivel hipotalámico. La evidencia también respalda el concepto de que la testosterona ejerce un control de retroalimentación negativa directa sobre la secreción de LH a nivel hipofisario. Además del estradiol, la dihidrotestosterona, otro metabolito activo de la testosterona, ejerce control de la secreción de LH por retroalimentación negativa, lo que sugiere que la testosterona no necesita ser convertida a estradiol.

Los esteroides y polipéptidos de los testículos inhiben la secreción de LH y FSH

La testosterona, el estradiol, la inhibina, la activina y la folistatina son las principales hormonas testiculares que regulan a secreción de LH y FSH. La testosterona inhibe la secreción de LH por decremento de la secreción de GnRH y, en menor grado, por disminución de la sensibilidad del gonadotropo a la GnRH. El estradiol formado a partir de testosterona por actividad de la **aromatasa** también tiene un efecto inhibitorio sobre la secreción de GnRH. El tratamiento agudo con testosterona no modifica la capacidad de respuesta hipofisaria a la GnRH, pero la exposición prolongada la disminuye en forma significativa.

La exéresis de los testículos produce aumento de las cifras circulantes de la LH y la FSH. El tratamiento de restitución con dosis fisiológicas de testosterona restablece la cifra de LH hasta la previa a la castración, pero no corrige por completo la de FSH. Esta observación llevó a la investigación de un factor gonadal que inhibiese específicamente la secreción de FSH. En un momento dado se aisló la hormona polipeptídica **inhibina** del líquido seminal, que es producida por las células de Sertoli, constituida por dos subunidades disímiles, α y β, que se mantienen juntas por fuentes de disulfuro. Hay dos formas de subunidad β, llamadas A y B. La inhibina B consta de la subunidad α unida por un puente de disulfuro a la subunidad β y constituye la forma fisiológicamente importante de inhibina en el hombre. La inhibina actúa directamente sobre la hipófisis anterior e inhibe la secreción de FSH, no así la de LH.

La **activina** es producida por las células de Sertoli, estimula la secreción de FSH, tiene un peso molecular aproximado de 30 kDa y múltiples formas basadas en las subunidades βA y βB de la inhibina. Las múltiples formas de activina se denominan activina A (dos subunidades βA unidas por puente disulfuro), activina B (dos subunidades βB) y activina AB (una subunidad βA y una subunidad βB). Actualmente se desconoce cuál es la principal forma de activina en el hombre, aunque tanto las células de Sertoli como las de Leydig se han involucrado en su secreción.

La **folistatina** es una hormona proteínica unicatenaria, con varias isoformas, que se une a la activina y la desactiva. Así, la desactivación de la activina por unión a la folistatina disminuye la secreción de FSH. La folistatina es producida por las células de Sertoli y actúa como factor paracrino sobre el desarrollo de las células espermáticas.

El testículo es el sitio de formación de espermatozoides y líquido seminal

Durante etapas embrionarias del desarrollo, los testículos yacen adosados a la pared abdominal posterior. Conforme el embrión se elonga, los testículos se desplazan hacia el anillo inguinal. Entre el séptimo mes del embarazo y el nacimiento, los testículos descienden por el conducto inguinal hacia el escroto. Es importante esta localización de los testículos para la producción de espermatozoides, que es óptima a temperaturas de 2 a 3 °C por debajo de la temperatura central corporal.

Existen dos sistemas ayudan a mantener los testículos a una temperatura más fresca. Uno es el constituido por el **plexo pam-**

piniforme de vasos sanguíneos, que sirve como intercambiador de calor a contracorriente entre la sangre arterial tibia que alcanza los testículos y la sangre venosa, más fresca, que los abandonan. El segundo es el **músculo cremáster** que responde a los cambios de temperatura desplazando los testículos más cerca o más lejos del cuerpo. La exposición prolongada de los testículos a una temperatura elevada, fiebre o disfunción de la termorregulación, puede llevar a la esterilidad temporal o permanente como resultado de fracaso de la espermatogenia, sin alteración de la esteroidogenia.

Una capa gruesa de tejido conectivo fibroso, la túnica albugínea, encapsula a los testículos, cada uno de los cuales contiene cientos de **túbulos seminíferos** estrechamente empaquetados, con un diámetro de entre 150 y 250 μm y una longitud de entre 30 y 70 cm. Los túbulos se disponen en lobulillos, separados por extensiones de la túnica albugínea y abiertos en ambos extremos hacia la red testicular en el ser humano. El examen del corte transversal de un testículo revela diferente compartimentalización morfológica. La producción de espermatozoides se realiza en los túbulos seminíferos, avasculares. Cada túbulo seminífero está compuesto por dos tipos de células somáticas (mioides y de Sertoli) y células germinativas. Una membrana basal (lámina basal) con células mioides en su perímetro, que define su límite externo, rodea al túbulo seminífero. En el interior de la membrana basal se encuentran células de Sertoli grandes, de forma irregular, que se extienden desde la membrana basal hasta la luz (fig. 36-4). Las células de Sertoli se adosan entre sí cerca de su base por uniones herméticas (fig. 36-5). Las uniones herméticas dividen cada túbulo en un compartimento basal, cuyos constituyentes están expuestos a los agentes circulantes,

y un compartimento adluminal que está aislado de los elementos sanguíneos. Las uniones herméticas limitan el transporte de líquidos y macromoléculas del espacio intersticial a la luz tubular, lo que constituye la barrera hematotesticular.

Localizadas entre las células de Sertoli no proliferativas, se encuentran células germinativas en diversas etapas de división y diferenciación. Las mitosis de las **espermatogonias** (diploides de las que se derivan los espermatozoides) ocurren en el compartimento basal del túbulo seminífero (*véase* fig. 36-5). Las células meióticas tempranas (espermatocitos primarios) se trasladan por los complejos de unión hacia el compartimento adluminal, donde maduran hasta espermatozoides o **gametos** después de la meiosis. El compartimento adluminal protege a los espermatozoides del sistema inmunológico, que no los reconoce como "propios", ya que se desarrollan en el compartimento adluminal. Si el compartimento adluminal se ve afectado, se permite que los espermatozoides entren en contacto con células inmunológicas de la circulación y el hombre puede desarrollar anticuerpos contra sus propios espermatozoides, con infertilidad resultante. A menudo se encuentran anticuerpos antiespermatozoides después de la vasectomía o de lesiones testiculares, y en algunas enfermedades autoinmunológicas en las que el compartimento adluminal pierde su continuidad.

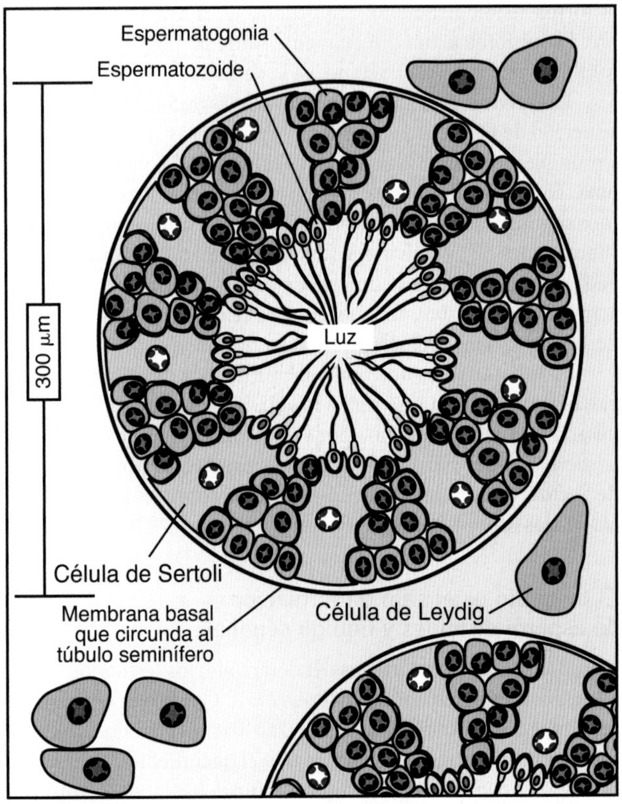

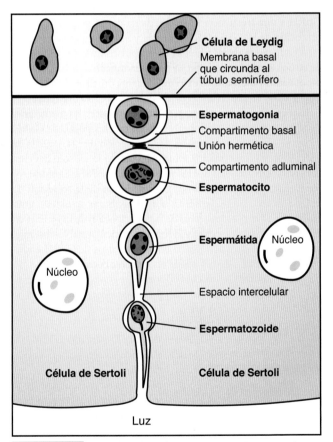

Figura 36-4 El testículo. Esta vista de un corte transversal muestra la relación anatómica entre las células de Leydig, la membrana basal, los túbulos seminíferos, las células de Sertoli, las espermatogonias y los espermatozoides.

Figura 36-5 Células de Sertoli. Están conectadas por uniones herméticas, que dividen el espacio intercelular en compartimentos basal y adluminal. Las espermatogonias se localizan en el compartimiento basal y los espermatozoides en proceso de maduración en el adluminal. Se forman espermatocitos a partir de espermatogonias, y atraviesan las uniones herméticas hacia el compartimento adluminal, donde maduran hasta convertirse en espermatozoides.

Las células de Sertoli ayudan en el desarrollo de las células espermáticas durante la espermatogenia

Las células de Sertoli son críticas para el desarrollo de las células germinativas, como se indica por su estrecho contacto. Tantas como 6 a 12 espermátidas pueden estar unidas a una célula de Sertoli, que fagocita cuerpos residuales (el citoplasma excesivo resultante de la transformación de espermátidas a espermatozoides) y células germinativas dañadas, proveen respaldo estructural y nutrición a las células germinativas, secretan líquidos, y ayudan a la **espermiación** —el desprendimiento final de los espermatozoides maduros de la célula de Sertoli hacia la luz—. La espermiación puede involucrar al **activador del plasminógeno**, que convierte el plasminógeno en plasmina, una enzima proteolítica que ayuda a la liberación del espermatozoide maduro hacia la luz del túbulo. Las células de Sertoli también sintetizan grandes cantidades de transferrina, una proteína de transporte de hierro importante para el desarrollo espermático.

Durante el periodo fetal, las células de Sertoli y los gonocitos forman los túbulos seminíferos, conforme las primeras presentan numerosos ciclos de división celular. Poco después del nacimiento, las células de Sertoli dejan de proliferar, y durante la vida, el número de espermatozoides producido tiene relación directa con el número de células de Sertoli. En la pubertad aumenta la capacidad de las células de Sertoli de unir FSH y testosterona. A través de las señales de los mecanismos de AMPc y PKA antes mencionados, la FSH ejerce múltiples efectos sobre la célula de Sertoli (fig. 36-6). La FSH estimula la producción de la ABP y de activador del plasminógeno, aumenta la secreción de inhibina e induce la actividad de aromatasa para la conversión de andrógenos en estrógenos. El receptor de la testosterona se encuentra dentro del núcleo de la célula de Sertoli.

La **proteína de unión a andrógenos (ABP)** es una proteína de 90 kDa, constituida por dos cadenas, una pesada y una ligera, con elevada afinidad de unión con la dihidrotestosterona y la testosterona. Es similar en función a otra proteína de unión con cierta homología en estructura, la **globulina de unión de hormonas sexuales (SHBG)**, sintetizada en el hígado. La ABP se encuentra a concentración alta en el testículo y el epidídimo humanos. Actúa como transportadora de testosterona en las células de Sertoli, como proteína de almacenamiento de andró-genos en los túbulos seminíferos, y como transportadora de la testosterona de los testículos al epidídimo. Recuerde que los otros productos de la célula de Sertoli incluyen inhibina, folistatina y activina. Mientras que la activina estimula la secreción de FSH, la inhibina y la folistatina la disminuyen suprimiendo la liberación de FSH desde los gonadotropos hipofisarios y reduciendo la secreción de la misma inducida por la activina, respectivamente.

La hormona luteinizante estimula a las células de Leydig para producir testosterona

Las células de Leydig son células poliédricas grandes que a menudo se encuentran en grupos cerca de vasos sanguíneos en el intersticio de los túbulos seminíferos. Están equipadas para producir esteroides porque cuentan con numerosas mitocondrias, un retículo endoplásmico liso (REL) prominente y gotitas de lípidos bien definidas. Las células de Leydig presentan cambios significativos en cantidad y actividad durante la vida. En el feto humano, el periodo de las semanas 8 a 18 se caracteriza por la esteroidogenia activa, obligatoria para la diferenciación de los conductos genitales masculinos. En esa etapa, las células de Leydig son prominentes y activas, con alcance de su máxima actividad esteroidogénica alrededor de las 14 semanas, cuando constituyen más de 50% del volumen testicular. Debido a que el eje hipotálamo-hipófisis fetal aún está subdesarrollado, la **gonadotropina coriónica humana (hCG)** de la placenta, en lugar de la LH de la hipófisis fetal, regula la esteroidogenia (*véase* el capítulo 38); la LH y la hCG se unen al mismo receptor. Después de este periodo, las células de Leydig involucionan en forma lenta. Aproximadamente a los 2 a 3 meses de vida posnatal, los lactantes masculinos presentan un aumento significativo de la producción de LH y testosterona (secreción súbita de testosterona del lactante). La regulación y la función de esta secreción súbita y breve siguen sin dilucidarse; no obstante, ello es claramente independiente de los esteroides sexuales. Las células de Leydig se mantienen latentes durante la niñez, pero aumentan en número y actividad al inicio de la pubertad.

Las células de Leydig no cuentan con receptores de FSH, pero esta puede aumentar el número de células de Leydig en desarrollo por estimulación de la producción de estimuladores de crecimiento de las células de Sertoli, con aumento sub-

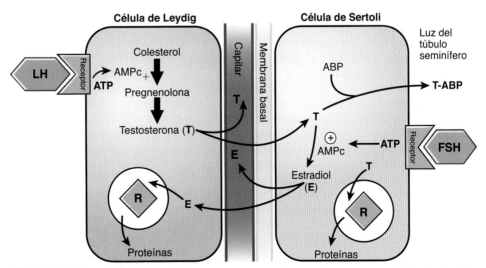

Figura 36-6 **Regulación de los productos hormonales e interacciones entre las células de Leydig y Sertoli.** ABP, proteína de unión a andrógenos; ATP, trifosfato de adenosina; AMPc, monofosfato cíclico de adenosina; E, estradiol; FSH, hormona foliculoestimulante; LH, hormona luteinizante; R, receptor; T, testosterona.

Fisiología de la reproducción

siguiente de la proliferación de células de Leydig. Además, los andrógenos estimulan la proliferación de las células de Leydig en desarrollo. Hay receptores de estrógenos en las células de Leydig, que disminuyen su proliferación y actividad. Las células de Leydig tienen receptores de LH, y el principal efecto de esta hormona es estimular la secreción de andrógenos por un mecanismo dependiente de AMPc (*véase* fig. 36-6). El principal producto de las células de Leydig es la testosterona, pero también se producen otros dos andrógenos de menor actividad biológica, la dehidroepiandrosterona (DHEA) y la androstendiona.

Hay interacciones bidireccionales entre las células de Sertoli y Leydig (*véase* fig. 36-6). La célula de Sertoli es incapaz de producir testosterona, pero contiene receptores de testosterona, así como aromatasa dependiente de FSH. La célula de Leydig no produce estradiol, pero contiene receptores de estradiol y este puede suprimir su respuesta a LH. La testosterona se difunde desde la célula de Leydig, atraviesa la membrana basal, ingresa a la célula de Sertoli y se une a la ABP. Como resultado, las cifras de andrógenos pueden alcanzar una elevada concentración local en los túbulos seminíferos. La testosterona es indispensable para la espermatogenia y el funcionamiento apropiado de las células de Sertoli, donde también sirve como precursora de la producción de estradiol. No se ha definido la participación cotidiana del estradiol en la función de las células de Leydig, pero pudiese regular la respuesta a LH. Por ejemplo, la exposición de las células de Leydig a LH o hCG lleva a su desensibilización respecto de ambas. Los estudios muestran que el estradiol se eleva en los 30 minutos que siguen a la administración de hCG y que los antagonistas de estrógenos pueden bloquear el fenómeno de regulación descendente inducido por la hCG.

El sistema de conductos interviene en la maduración de los espermatozoides, su almacenamiento y transporte

Después de la formación en los túbulos seminíferos, los espermatozoides se trasladan a la red testicular y, de ahí, por los conductos eferentes, hacia el **epidídimo**. El movimiento de los cilios en los conductillos eferentes, la contracción muscular y el flujo de líquido intervienen en el desplazamiento de los espermatozoides.

En la figura 36-7A se muestra un corte sagital de la pelvis masculina. Los dos principales elementos de la anatomía sexual masculina son las gónadas (p. ej., testículos) y los órganos accesorios sexuales (p. ej., el epidídimo, el conducto eferente, las vesículas seminales, el conducto eyaculador, la próstata, las glándulas bulbouretrales o de Cowper, la uretra y el pene). El epidídimo es un conducto único muy enrollado, de 4 a 5 m de longitud, constituido por cabeza, cuerpo y cola (fig. 36-7B). Las funciones del epidídimo son de almacenaje, protección, transporte y maduración de los espermatozoides. La maduración en este punto incluye un cambio en la capacidad funcional de los espermatozoides, conforme pasan por el epidídimo. Los espermatozoides adquieren la capacidad del movimiento anterógrado durante la migración por el cuerpo del epidídimo. Un porcentaje significativo de la maduración de los espermatozoides se realiza en su cabeza, en tanto la cola sirve como sitio de almacenamiento.

Las eyaculaciones frecuentes producen una disminución del número de espermatozoides y una mayor cantidad de espermatozoides inmóviles en el eyaculado. La cola se conecta con el conducto deferente, el cual forma un tubo dilatado antes de su ingreso a la próstata, llamado ampolla, que también sirve como sitio de almacenamiento de espermatozoides. La vasectomía, que consiste en el corte y ligadura del conducto deferente, es un

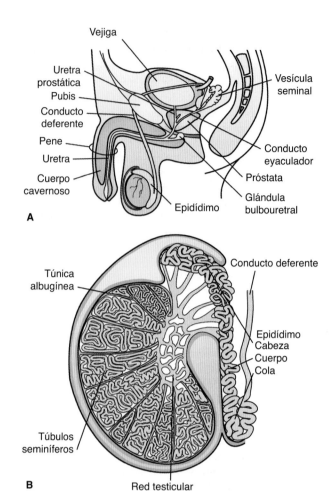

A

B

Figura 36-7 **Órganos reproductores masculinos. (A)** La *ilustración superior* corresponde a una vista lateral general. **(B)** El *recuadro con aumento en la parte inferior* muestra un corte sagital del testículo, el epidídimo y el conducto deferente.

método eficaz de anticoncepción masculina. Debido a que los espermatozoides se almacenan en la ampolla, los hombres siguen siendo fecundos durante 4 a 5 semanas después de la vasectomía.

La erección y eyaculación se encuentran bajo control neurológico

La erección se relaciona con la excitación sexual, que emana de estímulos psíquicos o físicos relacionados con el sexo. Durante la estimulación sexual, los impulsos de los genitales junto con señales nerviosas que se originan en el sistema límbico, despiertan impulsos motores en la médula espinal. Los nervios parasimpáticos en la región sacra de la médula espinal conducen estos impulsos neuronales a través de ramas del nervio cavernoso del plexo prostático, que ingresan al pene. Esas señales causan vasodilatación de las arteriolas del músculo liso y los cuerpos cavernosos. Un regulador bioquímico importante de la relajación arterial y cavernosa es el **óxido nítrico (NO)**, que se deriva de las terminales nerviosas de los cuerpos cavernosos, el revestimiento endotelial de las arterias penianas y los senos cavernosos. Las acciones del NO sobre el músculo liso cavernoso y el flujo sanguíneo arterial son mediadas por activación de la ciclasa de guanililo y la producción del **monofosfato de guanosina cíclico (GMPc)**, que causa relajación del músculo liso por disminución del calcio intracelular y dilata los vasos sanguíneos, que entonces empiezan a ingurgitarse con sangre. El aumento de volumen de las arteriolas y los cuerpos cavernosos al llenarse de sangre comprime a las venas de pared delgada, restringiendo el flujo sanguíneo. El resultado es una disminución del flujo de salida de sangre del pene, que se atrapa en el tejido eréctil circundante y lleva a su ingurgitación, rigidez, elongación y erección.

La **disfunción eréctil (DE)**, antes denominada impotencia, es la incapacidad repetida de alcanzar o mantener una erección suficientemente firme para el coito. La palabra "impotencia" también puede usarse para describir otros problemas que interfieren con el coito y la reproducción, como la falta de deseo sexual y problemas con la eyaculación o el orgasmo. El uso del término DE deja claro que no participan esos otros problemas.

El **semen**, constituido por los espermatozoides y los líquidos asociados, se expulsa por un reflejo neuromuscular que se divide en dos fases secuenciales: 1) emisión y 2) eyaculación. En la emisión seminal, los espermatozoides y líquidos asociados en la cola del epidídimo y el conducto deferente se desplazan hacia la uretra. El último proceso implica estímulos eferentes que se originan en las regiones lumbares (L1 y L2) de la médula espinal, mediados por nervios simpáticos adrenérgicos (hipogástricos) que inducen la contracción de los músculos lisos del epidídimo y el conducto deferente, acción que impulsa a los espermatozoides a través de los conductos eyaculadores y hacia la uretra. La descarga simpática también cierra el esfínter uretral interno, lo que impide la eyaculación retrógrada hacia la vejiga. La **eyaculación** es la expulsión violenta del semen desde la uretra peniana; se inicia después de la emisión. El llenado de la uretra con espermatozoides inicia las señales sensoriales a través de los nervios pudendos, que viajan hacia la región sacra de la médula espinal. Un mecanismo reflejo raquídeo que induce contracciones rítmicas de los músculos estriados bulboesponjosos sobre la uretra produce la propulsión del semen a través de la punta del pene.

Las secreciones de las glándulas accesorias promueven la supervivencia y fecundidad de los espermatozoides. Las glándulas accesorias que contribuyen a las secreciones son: vesículas seminales, próstata y bulbouretrales. El semen contiene solo 10% de espermatozoides por volumen, con el resto constituido por las secreciones combinadas de las glándulas accesorias. El volumen normal del semen de 3 mL, con 20 a 50 millones de espermatozoides por mililitro; se considera normal la presencia de más de 20 millones de espermatozoides por mililitro. Las vesículas seminales contribuyen con casi 75% del volumen del semen; su secreción contiene fructosa (el principal sustrato para la glucólisis de los espermatozoides eyaculados), ácido ascórbico y prostaglandinas. De hecho, las concentraciones de prostaglandinas son altas y se describieron por primera vez en el semen, pero erróneamente se consideraron producto de la próstata. Las secreciones de las vesículas seminales se encargan también de la coagulación del semen segundos después de la eyaculación. Las secreciones de la próstata (~ 0.5 mL) incluyen a la fibrinolisina, encargada de la licuefacción del semen coagulado 15 a 30 min después de la eyaculación, con liberación de espermatozoides.

ESPERMATOGENIA

Es el proceso por el cual gametos masculinos maduros (espermatozoides) se desarrollan a partir de células germinales. La espermatogénesis comienza en la pubertad y tiene lugar en los túbulos seminíferos, y actúa para fecundar a la contraparte femenina, el ovocito. En los seres humanos, la espermatogénesis se presenta en los testículos y el epidídimo de una manera gradual durante ~ 64 días. El desarrollo del esperma es un proceso continuo que implica mitosis de las células germinativas masculinas, que presentan cambios morfológicos extensos y, por último, la meiosis para producir espermatozoides haploides.

La espermatogenia, la transformación de las células germinales masculinas en espermatozoides, se produce en tres fases

Aunque la producción de espermatozoides continúa a lo largo de la vida, declina con el paso del tiempo, teniendo inicio en la pubertad. La espermatogenia es el proceso de transformación de las células germinativas masculinas en espermatozoides, el cual se puede dividir en tres fases distintivas: proliferación celular por **mitosis**, dos divisiones de reducción por **meiosis** para producir espermátidas haploides, y la diferenciación celular por un proceso llamado **espermiogénesis**, donde las espermátidas se diferencian en espermatozoides (fig. 36-8). La espermatogenia se inicia poco antes de la pubertad, bajo la influencia de niveles crecientes de gonadotropinas y testosterona, y continúa a lo largo de la vida, con una ligera declinación a edad avanzada.

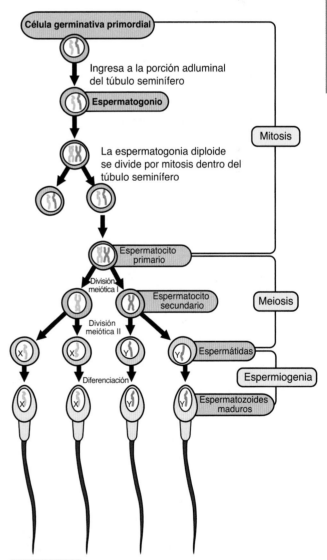

Figura 36-8 **Proceso de la espermatogenia, que muestra divisiones celulares sucesivas y el remodelado que lleva a la formación de espermatozoides haploides.**

El tiempo requerido para producir espermatozoides maduros, desde la etapa más temprana del espermatogonio es de 65 a 70 días. Ocurren varias etapas del desarrollo de las células espermatogénicas durante este lapso y colectivamente se conoce como ciclo de espermatogenia. Hay un desarrollo sincronizado de los espermatozoides dentro de los túbulos seminíferos y cada etapa es morfológicamente distinta. Una espermatogonia se convierte en espermatozoide maduro después de pasar por varias divisiones mitóticas, un par de divisiones meióticas y unas cuantas semanas de diferenciación. Las hormonas pueden alterar el número de espermatozoides, pero en general no modifican la duración de la espermatogenia, que se presenta a lo largo de cada túbulo seminífero en ciclos sucesivos. Los nuevos ciclos se inician a intervalos temporales regulares (cada 2 a 3 semanas) antes de que concluyan los previos. Como resultado, células en diferentes etapas están espaciadas a lo largo de cada túbulo en la "onda espermatogénica", sucesión que asegura la producción continua de espermatozoides nuevos. Se producen aproximadamente 200 millones de espermatozoides al día en los testículos humanos del adulto, lo que es casi el mismo número de los presentes en un eyaculado normal.

La espermatogénesis es sensible a las lesiones y al estrés ambiental

Debido que las células espermáticas se encuentran en rápida división y en proceso de meiosis, son sensibles a agentes externos que alteran la división celular. Los carcinógenos químicos, los agentes quimioterapéuticos, ciertos fármacos, toxinas ambientales, la irradiación y las temperaturas extremas son factores que pueden disminuir el número de células germinativas en división o causar anomalías cromosómicas en las células individuales. Si bien el sistema inmunológico normalmente detecta y destruye a las células somáticas defectuosas, la barrera hematotesticular aísla a las células germinativas avanzadas de la detección inmune.

Si una lesión o infección rompe la barrera hematotesticular y se exponen las células espermáticas del interior de la barrera a las células inmunológicas circulantes, pueden aparecer anticuerpos contra las primeras. Anteriormente se pensaba que el desarrollo de anticuerpos antiespermatozoides pudiese llevar a la infecundidad masculina, y al parecer los hombres con cifras altas de dichos anticuerpos pueden presentar algunos problemas de infecundidad. Sin embargo, de acuerdo con estudios, los hombres que desarrollaron cifras bajas o moderadas de anticuerpos antiespermáticos después de la vasectomía y que fueron objeto de reconexión del conducto deferente, presentan fecundidad normal si la vasectomía duró un tiempo relativamente breve. La vasectomía no parece cambiar la producción de hormonas o espermatozoides por los testículos. No obstante, en algunos casos, una concentración elevada de anticuerpos antiespermatozoides en hombres y mujeres produce infecundidad.

Las espermatogonias sufren varios ciclos de división mitótica antes de ingresar a la fase meiótica

Las espermatogonias se dividen por mitosis para producir espermatocitos primarios que, a su vez, presentan meiosis para convertirse en espermátidas (*véase* fig. 36-8). Las espermatogonias permanecen en contacto con las células de Sertoli, emigran alejándose del compartimento basal cerca de las paredes de los túbulos seminíferos, y pasan al compartimento adluminal del túbulo (*véase* fig. 36-5). A continuación, las células se diferencian en espermatocitos, antes de presentar meiosis. La primera división meiótica de los **espermatocitos primarios** da origen a los **espermatocitos secundarios**, diploides (2*n* de cromosomas).

La segunda división meiótica produce células haploides (con un juego de cromosomas), llamadas **espermátidas**. De cada cuatro células espermáticas que emanan de un espermatocito primario, dos contienen cromosomas X y dos cromosomas Y (*véase* fig. 36-8). Debido a las numerosas divisiones mitóticas y dos ciclos de meiosis, cada espermatogonia que pasa por la meiosis debería dar origen a 256 espermátidas si todas las células sobreviven.

Hay numerosos trastornos del desarrollo de la espermatogenia. El más frecuente es el **síndrome de Klinefelter**, que causa hipogonadismo e infecundidad en los hombres. Los pacientes con el trastorno presentan un cromosoma X accesorio, causado por la no disyunción meiótica. El cariotipo usual es 47 XXY, pero hay varios mosaicos cromosómicos. El volumen testicular está disminuido > 75%, y el eyaculado contiene pocos espermatozoides, si es que contiene. La diferenciación de las células espermatogénicas más allá de la etapa de espermatocito primario es rara.

La formación de un espermatozoide maduro requiere un remodelado celular extenso

Las espermátidas son células pequeñas, redondas, y no distintivas. Durante la segunda mitad del ciclo de espermatogenia, presentan considerable reestructuración para formar espermatozoides maduros. Los cambios notorios incluyen modificaciones del núcleo, la formación de la cola y una pérdida masiva de citoplasma. El núcleo se torna excéntrico y disminuye de volumen, mientras que la cromatina se condensa. El **acrosoma**, una estructura similar a un lisosoma, exclusiva de los espermatozoides, protruye desde el aparato de Golgi, se aplana y cubre la mayor parte del núcleo. Los centriolos, localizados cerca del aparato de Golgi, emigran al polo caudal y forman un filamento axil constituido por nueve microtúbulos periféricos pares que rodean a un par central (el llamado "arreglo 9 + 2"), que se transforma en el **axonema**, o la porción mayor de la cola. Por este proceso de nueva formación, el contenido del citoplasma se redistribuye y desecha. Durante la espermiación, la mayor parte del citoplasma restante se descama en forma de cuerpos residuales.

Los motivos para este proceso prolongado y metabólicamente costoso se hacen aparentes cuando se consideran las funciones únicas de esta célula. A diferencia de otras, los espermatozoides no tienen un propósito aparente en el organismo. Su única función es alcanzar, reconocer y fecundar a un ovocito; por lo tanto, deben cumplir con varios prerrequisitos: poseer un aporte energético y medio de locomoción, ser capaces de soportar un ambiente extraño e incluso hostil, poder reconocer y penetrar un ovocito y portar toda la información genética necesaria para crear una nueva persona.

El espermatozoide maduro muestra un grado notorio de especialización estructural y funcional, bien adaptada para llevar a cabo estas funciones. La célula es pequeña, compacta y aerodinámica; es de casi 1 a 2 μm de ancho y puede rebasar las 50 μm de longitud en los seres humanos. Se empaca con orgánulos especializados y fibras axiales largas, pero contiene solo unos cuantos de los constituyentes citoplásmicos normales, como ribosomas, RE y aparato de Golgi. Cuenta con un núcleo prominente, una cola flexible, numerosas mitocondrias y un conjunto de enzimas proteolíticas.

El espermatozoide consta de tres partes principales: una cabeza, una pieza intermedia y una cola. Los dos componentes principales en la cabeza son la cromatina condensada y el acrosoma. La cromatina haploide es inactiva desde el punto de vista transcripcional durante la vida del espermatozoide hasta la fecundación, cuando el núcleo se descondensa y se convierte en pronúcleo. El acrosoma contiene enzimas proteolíticas, como hialuronidasa, acrosina, neuraminidasa, fosfolipasa A y esterasas, las cuales son inactivas hasta que ocurre la **reacción acrosómica** al contacto de la cabeza del espermatozoide con el óvulo (*véase* el cap. 38). Su acción proteolítica permite al espermatozoide penetrar a través de las membranas del ovocito. La pieza intermedia contiene vainas espirales de mitocondrias que proveen energía para el metabolismo y la locomoción del espermatozoide. La cola está constituida por arreglo de microtúbulos 9 + 2, que es típico de los cilios y flagelos, y está rodeada por una vaina fibrosa que le provee alguna rigidez. La cola impulsa al espermatozoide por medio de un movimiento giratorio, que implica interacciones entre las fibras de tubulina y las extensiones laterales de dineína, y requiere ATP y magnesio.

La testosterona es indispensable para la producción y maduración de los espermatozoides

La espermatogenia requiere cifras elevadas de testosterona intratesticular, secretada por las células de Leydig estimuladas por la LH. La testosterona se difunde a través de la membrana basal del túbulo seminífero, cruza la barrera hematotesticular y forma un complejo con la ABP. Las células de Sertoli, no así las espermatogénicas, contienen receptores de testosterona y también de FSH. La función de la FSH en el hombre no es evidente, pero tal vez medie el desarrollo de los espermatozoides a partir de espermátidas, en conjunción con la testosterona, en especial porque la espermatogenia fallida conlleva cifras elevadas de FSH. Se desconocen las acciones de la FSH y la testosterona en cada punto de la producción de espermatozoides. Al ingresar a la meiosis, la espermatogenia parece depender de la disponibilidad de FSH y testosterona. Se cree que en el hombre la FSH es necesaria para el inicio de la espermatogenia, antes de la pubertad. Cuando ya se alcanzó una producción adecuada de espermatozoides, la LH (por estimulación de la producción de testosterona) o la testosterona sola son suficientes para mantener la espermatogenia.

FUNCIÓN ENDOCRINA DE LOS TESTÍCULOS

Una función secundaria de los testículos es la esteroidogenia, la producción de las hormonas esteroides. La testosterona es la principal hormona de la esteroidogenia, que es secretada principalmente por los testículos del hombre y los ovarios de la mujer. En los hombres, la producción de testosterona es casi 10 veces mayor que en las mujeres y tiene participación clave en el desarrollo de los testículos y la próstata, así como en la promoción de las características sexuales secundarias, como aumento del crecimiento de pelo y de las masas muscular y ósea. También es indispensable para la salud y el bienestar, así como la prevención de la osteoporosis. La testosterona se convierte en **dihidrotes-**

tosterona (DHT), el andrógeno con máxima actividad biológica, y **estradiol**, el estrógeno de máxima actividad biológica.

La testosterona, el principal esteroide producido por las células de Leydig en los testículos

La corteza suprarrenal, los ovarios, los testículos y la placenta producen hormonas esteroides a partir del colesterol, un esteroide de 27 carbonos (C27), que se puede obtener de los alimentos o sintetizado en el cuerpo a partir del acetato. Cada órgano utiliza una vía biosintética similar de esteroides, pero la cantidad relativa de los productos finales depende del subgrupo particular de la hormona adrenocorticotrópica-estimulante de células específicas en su interior. El principal esteroide producido por los testículos es la testosterona, y se deriva del colesterol, a través de varios pasos enzimáticos. También produce otros andrógenos, como el androstendiol y la androstendiona, la DHEA, y una pequeña cantidad de estradiol.

El colesterol de las lipoproteínas se libera en las células de Leydig y se transporta de la membrana mitocondrial externa a la interna, un proceso realizado por la **proteína reguladora aguda de la esteroidogenia**. Bajo la influencia de LH, con AMPc como segundo mensajero, la enzima de escisión de la cadena lateral del colesterol (CYP11A1), que retira los seis carbonos unidos en la posición 21, convierte al colesterol en **pregnenolona** (C21). La pregnenolona es un producto intermedio clave de todas hormonas esteroides en diversos órganos esteroidogénicos (fig. 36-9; *véase* también fig. 33-3). Proteínas transportadoras específicas transfieren la pregnenolona fuera de la mitocondria, que se desplaza por difusión hasta el SER, donde ocurre el resto de la biosíntesis de las hormonas sexuales.

La pregnenolona puede convertirse en testosterona a través de dos vías, la δ5 y la δ4. En la primera, el doble enlace se encuentra en el anillo B; en la segunda, en el anillo A (*véase* fig. 36-9). Los productos intermedios de la vía δ5 incluyen 17α-hidroxipregnenolona DHEA y androstendiol, en tanto los de la δ4 son progesterona, 17α-hidroxiprogesterona y androstendiona.

La conversión de esteroides C21 (progestágenos) en andrógenos (esteroides C19) procede en dos pasos: primero, 17α-hidroxilación de la pregnenolona (para formar la 17α-hidroxipregnenolona), y segundo, la escisión de C17,20; por lo tanto, se retiran dos carbonos de la DHEA. Una sola enzima, la 17α-hidroxilasa o 17,20-ligasa (CYP17), realiza esta hidroxilación y escisión. Otra reacción enzimática de dos pasos convierte la DHEA en androstendiona: deshidrogenación en la posición 3 (catalizada por la deshidrogenasa de 3β-hidroxiesteroides [3β-HSD]) y el cambio del doble enlace del anillo B al anillo A (catalizado por la δ4,5-isomerasa de cetoesteroides); estas dos pueden ser la misma enzima. La reductasa 17-cetoesteroides (deshidrogenasa de 17β-hidroxiesteroides) realiza la reacción final que da lugar a la testosterona por sustitución del grupo ceto en la posición 17 con un grupo hidroxilo. A diferencia de todas las reacciones previas, este es un paso reversible, pero tiende a favorecer a la testosterona.

Si bien los estrógenos son solo productos menores de la esteroidogenia testicular, normalmente se encuentran en concentración baja en el hombre. La acción del complejo enzimático de aromatasa (CYP19) convierte los andrógenos (C19) en estrógenos (C18). La aromatización implica el retiro del grupo metilo en

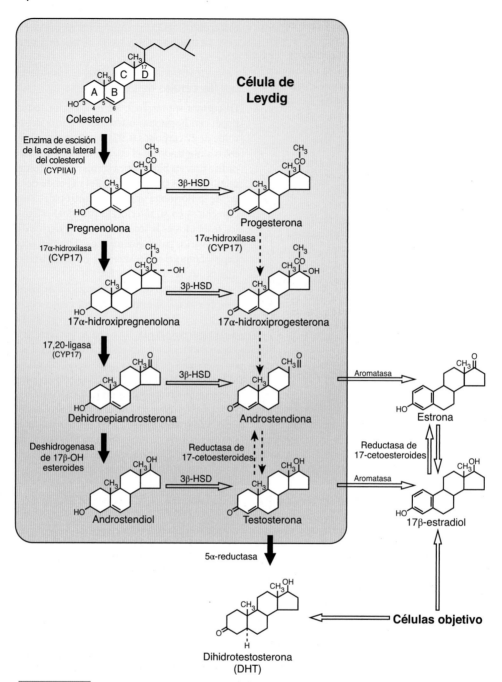

Figura 36-9 **Esteroidogenia en las células de Leydig y modificaciones adicionales de los andrógenos en sus células objetivo.** Las *flechas en negritas* representan la vía δ5. Las *flechas discontinuas* representan la δ4. 3β-HSD, deshidrogenasa de 3β-hidroxiesteroides.

la posición 19 y el rearreglo del anillo A en uno aromático insaturado. Los productos de aromatización de la testosterona y la androstendiona son estradiol y **estrona**, respectivamente (*véase* fig. 36-9). En los testículos, las células de Sertoli son el principal sitio de aromatización, estimulada por la FSH; sin embargo, también puede ocurrir aromatización en tejidos periféricos que carecen de receptores de FSH (p. ej., tejido adiposo).

El AMPc regula la hormona luteinizante que, a su vez, regula el número de células de Leydig

La LH se produce y libera en la hipófisis anterior. La acción de LH sobre las células de Leydig es mediada a través de receptores específicos de LH en la membrana plasmática. Una célula de

Leydig cuenta con casi 15 000 receptores de LH y la ocupación de < 5% de ellos es suficiente para la esteroidogenia máxima, lo cual es un ejemplo de "receptores de reserva" (*véase* el cap. 30). Los receptores en exceso aumentan la sensibilidad de la célula blanco a las cifras bajas de hormonas circulantes mediante el incremento de la probabilidad de que se ocupen suficientes receptores para inducir una respuesta. Después de la exposición a una elevada concentración de LH, el número de receptores de LH y testosterona disminuye. Sin embargo, en respuesta a la LH inicial alta, la testosterona aumenta en un inicio y después disminuye. A continuación, los retos subsiguientes con LH no producen respuesta, o muestran una menor respuesta, la llamada *desensibilización,* que implica una pérdida de receptores de superficie de LH como resultado de su interiorización y modificación por fosforilación.

Hay un único receptor de LH y es proteínico de 93 kDa, acoplado a una proteína G. La unión al receptor de LH estimula: la activación de las proteínas G_s, la actividad adenililciclasa, la producción de AMPc y la activación de la PKA (fig. 36-10). Las dosis bajas de LH pueden estimular la producción de testosterona, sin cambios detectables en la concentración total del AMPc celular. Sin embargo, la cantidad de AMPc unido a la subunidad reguladora de la PKA aumenta en respuesta a tales dosis bajas de LH. Esta respuesta enfatiza la importancia de la compartimentación de ambas enzimas y sustratos en la mediación de la acción hormonal. Otros mediadores, como el fosfatidilinositol o el calcio, participan en la regulación de la esteroidogenia por la célula de Leydig, pero al parecer predomina la vía de la PKA.

Las proteínas fosforiladas por la PKA son específicas para cada tipo celular. Algunas de ellas, como CREB, que actúa como proteína de unión al ADN, regulan la transcripción de la enzima de escisión de la cadena lateral de colesterol (CYP11A1), limitante de la reacción en la conversión de colesterol a pregnenolona. La **fosfodiesterasa** inactiva al AMPc y lo convierte en AMP, enzima que tiene una participación importante en la respuesta de regulación de la LH (y, posiblemente, FSH) porque la estimulación de la gonadotropina la activa. El aumento en la fosfodiesterasa disminuye la respuesta a la LH (y a la FSH). Ciertos fármacos pueden inhibir la fosfodiesterasa; las respuestas de las gonadotropinas aumentarán de manera notoria en su presencia. La LH estimula la esteroidogenia por dos activaciones principales. Una es la fosforilación de la esterasa de colesterol, que libera colesterol desde sus reservas intracelulares. La otra es la activación de la CYP11A1.

Las células de Leydig también contienen receptores para la **prolactina (PRL)**. La hiperprolactinemia en hombres con tumores hipofisarios, por lo general microadenomas, se relaciona con menores cifras de testosterona. Esta condición es producto de un efecto directo de elevación de los niveles de PRL circulante en las células de Leydig, reduciendo el número de receptores de LH o inhibiendo los eventos de señalización anterógrados. Además, la hiperprolactinemia puede disminuir la secreción de LH al aminorar la naturaleza pulsátil de su secreción. Bajo condiciones no patológicas, sin embargo, la PRL puede actuar en forma sinérgica con la LH para estimular la producción de testosterona por aumento del número de receptores de LH.

ACCIÓN DE LOS ANDRÓGENOS Y DESARROLLO MASCULINO

La DHT aumenta el desarrollo del aparato reproductor masculino, los conductos accesorios y glándulas acompañantes, y las características sexuales masculinas, incluida la conducta. Una falta de secreción de andrógenos o de su acción produce feminización.

La testosterona no se almacena, pero circula y se metaboliza en tejidos periféricos

La testosterona se difunde a la sangre de inmediato después de su síntesis en las células de Leydig. Un varón adulto produce de 6 a 7 mg de testosterona diarios, cantidad que declina lentamente después de los 50 años y alcanza casi 4 mg/día en el séptimo decenio de la vida. Por lo tanto, los hombres no presentan un cese súbito de la producción de esteroides sexuales al envejecer, como ocurre en las mujeres en su periodo posmenopáusico, cuando se consumen por completo los ovocitos.

La testosterona circula unida a proteínas plasmáticas, con solo 2 a 3% presente como hormona libre. Aproximadamente de 30 a 40% está unida a albúmina y el resto a la SHBG, que une tanto estradiol como testosterona, con una mayor afinidad por esta última. Debido a que su producción aumenta por los estrógenos y disminuye por los andrógenos, la concentración de SHBG plasmática es mayor en las mujeres que en los hom-

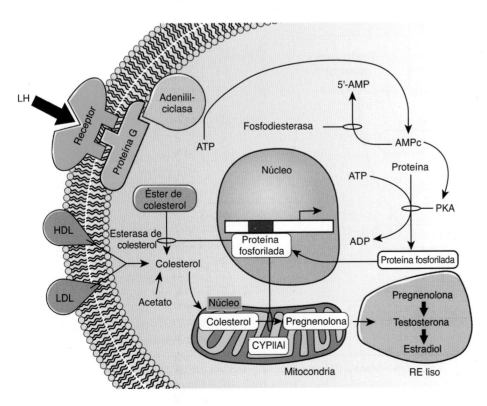

Figura 36-10 **Un mecanismo intracelular propuesto, por medio del cual la hormona luteinizante estimula la síntesis de testosterona.** ADP, difosfato de adenosina; AMP, monofosfato de adenosina; AMPc, monofosfato cíclico de adenosina; ATP, trifosfato de adenosina; RE, retículo endoplásmico; HDL, lipoproteínas de alta densidad; LDL, lipoproteínas de baja densidad; LH, hormona luteinizante; PKA, proteína cinasa A; StAR, proteína reguladora aguda esteroidogénica.

bres. La SHBG actúa como reservorio de testosterona y, por lo tanto, una declinación súbita en la testosterona recién formada tal vez no sea evidente por el gran cúmulo unido a las proteínas. La SHBG, en efecto, desactiva a la testosterona, porque solo la hormona no unida puede ingresar a la célula. También prolonga la semivida de la testosterona circulante, porque esta se elimina de la circulación mucho más lentamente si está unida a una proteína. Cualquier tipo de lesión o enfermedad hepática, en general, disminuirá la producción de SHBG. Esto último puede alterar el equilibrio hormonal entre la LH y la testosterona. Por ejemplo, si la SHBG declina de manera aguda, entonces la testosterona libre puede aumentar, mientras la cantidad total de testosterona circulante disminuye. En respuesta al aumento de testosterona libre, los niveles de LH declinarían en un intento homeostático de disminuir la producción de testosterona.

Una vez que la testosterona se secreta a la circulación, su destino es variable. En la mayoría de los tejidos blanco, la testosterona actúa como prohormona y se convierte en los derivados de DHT biológicamente activos, por medio de la **5α-reductasa,** o en estradiol, por conducto de la aromatasa (fig. 36-11). La piel, los folículos pilosos y la mayor parte del aparato reproductor masculino contiene una 5α-reductasa activa, enzima que cataliza de manera irreversible la reducción del doble enlace en el anillo A y genera DHT (*véase* fig. 36-9). La DHT tiene una elevada afinidad de unión por el receptor de andrógenos y es 2 a 3 veces más potente que la testosterona.

La deficiencia congénita de la 5α-reductasa en los hombres da lugar a genitales ambiguos que tienen características femeninas y masculinas, porque la DHT es crítica para dirigir el desarrollo normal de los genitales externos masculinos durante la vida embrionaria (*véase* el cap. 38). Sin DHT, puede predominar la vía femenina, aunque el sexo genético sea masculino y se encuentren testículos pequeños, no descendidos, en la región inguinal. La DHT no es aromatizable y no se puede convertir en estrógenos.

Actualmente se usan fármacos que inhiben la 5α-reductasa para aminorar la hipertrofia prostática, porque la DHT induce hiperplasia de las células epiteliales de la glándula. Además, los análogos de GnRH, ya sean agonistas o antagonistas, pueden administrarse a los pacientes para disminuir la secreción de andrógenos en tumores o cánceres dependientes de andrógenos. En el caso de los antagonistas de GnRH, este análogo bloquea la secreción de LH. En contraste, los agonistas de GnRH administrados en grandes cantidades inicialmente inducen la secreción de LH (y andrógenos). No obstante, se presenta la regulación descendente del receptor de GnRH en los gonadotropos de la hipófisis, y da como resultado la declinación de la LH y los andrógenos circulantes.

La aromatización de algunos andrógenos a estrógenos ocurre en las células de la grasa, el hígado, la piel y el cerebro. Los niveles circulantes de estrógenos totales (estradiol más estrona) en los hombres pueden acercarse a las de mujeres en su fase folicular temprana. Los hombres se protegen de la feminización mientras la producción de andrógenos y la respuesta tisular a ellos sean normales. El tratamiento de los hombres con hipogonadismo con altas dosis de análogos de testosterona aromatizables (o testosterona), el uso de esteroides anabólicos por atletas, las disminuciones anormales de la secreción de testosterona, los tumores testiculares productores de estrógenos y la insensibilidad de los tejidos a los andrógenos pueden llevar a la **ginecomastia** o crecimiento de las mamas. Todas estas condiciones se caracterizan por un descenso de la proporción testosterona/estradiol.

Los andrógenos se metabolizan en el hígado hasta convertirse en derivados hidrosolubles biológicamente inactivos, apropiados para su excreción por los riñones. Los principales productos del metabolismo de la testosterona son dos 17-cetoesteroides, androsterona y etiocolanolona, las cuales al igual que la testosterona natural, se conjugan en la posición 3 para formar sulfatos y glucurónidos hidrosolubles, que se excretan en la orina (*véase* fig. 36-11).

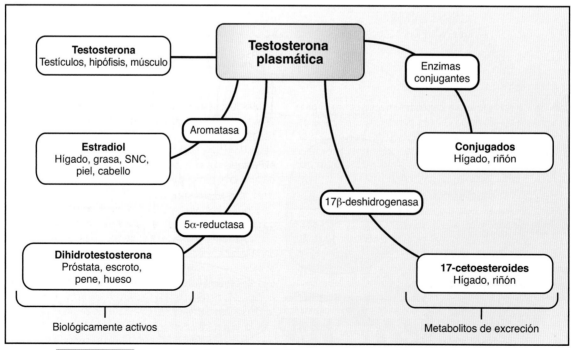

Figura 36-11 **Conversión de la testosterona a diferentes productos en sitios extratesticulares.**
SNC, sistema nervioso central.

Los tejidos reproductivos y los no reproductivos son blanco de los andrógenos

Un andrógeno es una sustancia que estimula el crecimiento del aparato reproductor masculino y el desarrollo de las características sexuales secundarias. Los andrógenos tienen efectos en casi todo tejido, incluidas las modificaciones de las estructuras sexuales primarias (p. ej., los testículos y las vías genitales), la estimulación de las estructuras sexuales secundarias (p. ej., glándulas accesorias) y el desarrollo de las características sexuales secundarias de que depende la expresión del fenotipo masculino. Los andrógenos también modifican tanto la conducta sexual como la no sexual. El rango de potencia relativa de los andrógenos es como sigue: DHT > testosterona > androstendiona > DHEA. La acción de las hormonas esteroides sexuales sobre tejidos somáticos, como el músculo, se conoce como "anabólica" porque el resultado final es un aumento del volumen de este. Los mismos mecanismos moleculares que producen la virilización median esta acción.

Entre la semana 8 y 18 de la vida fetal, los andrógenos median la diferenciación de los genitales masculinos. La testosterona que alcanza estos tejidos blanco por difusión, más bien que por vía sistémica, influyen directamente en la organogenia de los conductos de Wolff (mesonéfricos) en el epidídimo, el conducto deferente y las vesículas seminales. La diferenciación del seno urogenital y el tubérculo genital en pene, escroto y próstata depende de que la testosterona se convierta en DHT. Para el final de la vida fetal, la testosterona y las hormonas similares a la insulina de las células de Leydig promueven el descenso de los testículos al escroto (*véase* el cap. 38).

La actividad androgénica aumentada marca el inicio de la pubertad. Los andrógenos causan el crecimiento del pene y el escroto, estimulan el crecimiento y la actividad secretora del epidídimo y las glándulas accesorias, y aumentan la pigmentación de los genitales. El aumento de volumen de los testículos ocurre bajo la influencia de LH y FSH. La espermatogenia depende de la presencia de cantidades adecuadas de testosterona. Durante la edad adulta, los andrógenos se encargan de mantener la integridad estructural y funcional de todos los tejidos de la reproducción. La castración de un hombre adulto causa regresión del aparato reproductor e involución de las glándulas accesorias (Enfoque clínico 36-1).

Los andrógenos se encargan de las características sexuales secundarias y la masculinidad

Los andrógenos impactan la distribución del cabello, la textura de la piel, el tono de la voz, el crecimiento óseo y el desarrollo muscular. El cabello se clasifica por su sensibilidad a los andrógenos de la manera siguiente: no sexual (cejas y extremidades); ambisexual (axila), que responde a niveles bajos de andrógenos, y sexual (cara, tórax y triángulo púbico), que responden solo a cifras altas de andrógenos. Los folículos pilosos metabolizan la testosterona en DHT o androstendiona. Los andrógenos estimulan el crecimiento del vello facial, torácico y axilar; sin embargo, junto con factores genéticos, también promueven la recesión y pérdida temporal del cabello. El crecimiento normal del vello axilar y púbico en las mujeres también está bajo control androgénico, en tanto que la producción excesiva de andrógenos en ellas causa proliferación excesiva del pelo sexual (**hirsutismo**).

El crecimiento y la actividad secretora de las glándulas sebáceas en la cara, la parte alta del dorso y el tórax, son estimulados por los andrógenos, principalmente la DHT, e inhibidos por los estrógenos. La mayor sensibilidad de las células blanco a la acción androgénica, en especial durante la pubertad, es causa del **acné vulgar** en hombres y mujeres. La piel derivada de la cresta urogenital (p. ej., de prepucio, escroto, clítoris y labios mayores) permanece sensible a los andrógenos durante toda la vida y contiene una 5α-reductasa activa. El crecimiento de la laringe y el engrosamiento de las cuerdas vocales son también dependientes de andrógenos. Los individuos eunucos mantienen una voz de tono alto, típica de los niños prepúberes, porque se castraron antes de la pubertad.

ENFOQUE CLÍNICO | 36-1

Cáncer de próstata

Algunos cánceres de próstata dependen mucho de los andrógenos para la proliferación celular; por lo tanto, los médicos tratan de eliminar por completo la secreción de andrógenos por los testículos. En general, dos opciones para estos pacientes son la castración ya sea quirúrgica o química. La castración quirúrgica es irreversible y requiere la exéresis de los testículos, en tanto que la castración química es reversible.

Una opción para el tratamiento químico de estos pacientes es el uso de análogos de la hormona liberadora de gonadotropina (GnRH), que regula la secreción de las hormonas luteinizante (LH) y foliculoestimulante (FSH). Los agonistas o antagonistas de GnRH de acción prolongada disminuyen la secreción de LH y FSH por diferentes mecanismos. Los agonistas de GnRH reducen la secreción de gonadotropinas por desensibilización de los gonadotropos hipofisarios a la GnRH, lo que lleva a una menor secreción de LH y FSH. Los agonistas de GnRH inicialmente estimulan a los receptores de GnRH en las células hipofisarias, pero finalmente disminuyen su número. Los antagonistas de GnRH se unen a receptores de GnRH en las células hipofisarias, impiden que la GnRH endógena se una a tales receptores, y luego disminuyen la secreción de LH y FSH. Poco después del tratamiento, las concentraciones testiculares de andrógenos declinan debido a los niveles bajos de LH y FSH circulantes. La expectativa es que las células de cáncer dependientes de andrógenos cesen su proliferación o la hagan más lenta, y finalmente mueran.

Los agonistas de GnRH (acetato de leuprolida [nombre comercial, Lupron]) pueden usarse en combinación con otros fármacos para bloquear de manera más eficaz la actividad androgénica. Por ejemplo, uno de los fármacos que bloquea los andrógenos incluye a inhibidores de la 5α-reductasa, que impiden la conversión de testosterona en el andrógeno altamente activo, dihidrotestosterona. Además, los antiandrógenos, como la flutamida, se unen a los receptores de andrógenos e impiden la unión de andrógenos endógenos. Algunos cánceres de próstata son independientes de los andrógenos, y su tratamiento requiere alternativas no hormonales, que incluyen quimioterapia y radiación. ■

Una interacción compleja entre andrógenos, GH, nutrición y factores genéticos influye en el brote de crecimiento de los adolescentes, que incluye el de vértebras, huesos largos y hombros. No se ha definido el mecanismo por el que los andrógenos (posiblemente DHT) alteran el metabolismo óseo. Los andrógenos aceleran el cierre de las epífisis en los huesos largos, lo que en un momento dado limita un mayor crecimiento. Debido a esto último, la pubertad precoz se relaciona con una talla final de adulto corta, en tanto la pubertad tardía y el eunucoidismo, por lo general, dan como resultado una estatura alta. Los andrógenos tienen múltiples efectos sobre el músculo esquelético y cardiaco. Debido a que la actividad de la 5α-reductasa en las células musculares es baja, la acción androgénica es producto de la testosterona. La testosterona estimula la hipertrofia muscular, incrementando la masa muscular; sin embargo, tiene efecto mínimo o nulo sobre la hiperplasia muscular. La testosterona, en sinergia con la GH, produce un incremento neto de la proteína muscular.

Los andrógenos afectan, de manera directa o indirecta, a otros órganos y sistemas no reproductores, que incluyen hígado, riñones, tejido adiposo y los sistemas hematopoyético e inmunológico. Los riñones son más grandes en los hombres, y los andrógenos inducen a algunas enzimas renales (p. ej., β-glucuronidasa y descarboxilasa de ornitina). En los hombres, los niveles de HDL son menores y la concentración de triglicéridos mayor, en comparación con las mujeres en la premenopausia, un hecho que puede explicar la mayor prevalencia de aterosclerosis en ellos. Los andrógenos aumentan la masa eritrocítica (y, por lo tanto, los niveles de hemoglobina) por medio de la estimulación de la producción de eritropoyetina y del aumento de la proliferación de los mieloblastos.

Los andrógenos participan en la diferenciación sexual del cerebro

Muchos sitios en el cerebro contienen receptores de andrógenos, con máxima densidad en el hipotálamo, el área preóptica, el tabique transparente y la amígdala. La mayoría de esas regiones también contiene aromatasa, y muchas de las acciones androgénicas en el cerebro son resultado de la aromatización de andrógenos a estrógenos. La hipófisis también tiene abundancia de receptores de andrógenos, pero no aromatasa. La enzima 5α-reductasa está distribuida en forma amplia en el cerebro, pero su actividad, en general, es mayor durante el periodo prenatal que en la edad adulta. Recientemente se reconoció el dimorfismo sexual en cuanto al tamaño, número y ramificación de las neuronas en el área preóptica, la amígdala y los ganglios cervicales superiores en los seres humanos.

A diferencia de la mayoría de las especies, que se aparean solo para producir descendencia, en los seres humanos la actividad sexual y la procreación no tienen un vínculo estrecho. Además de los mecanismos reproductores básicos dictados por las hormonas, hay numerosos factores psicológicos y sociales. En los hombres normales no se encuentra correlación entre las cifras de testosterona circulantes y el impulso sexual, la frecuencia del coito y las fantasías sexuales. De manera similar, no hay correlación entre las cifras de testosterona y la impotencia o la homosexualidad. La castración de hombres adultos produce una declinación lenta del interés y la actividad sexuales, pero no su eliminación completa.

TRASTORNOS DEL APARATO REPRODUCTOR MASCULINO

Las disfunciones reproductivas masculinas pueden ser producto de alteración endocrina, cambios morfológicos en el aparato reproductor, neuropatología y mutaciones genéticas. Varias pruebas médicas, incluidas las mediciones de hormonas séricas, la exploración física de los órganos de la reproducción y el recuento de espermatozoides son importantes para precisar las causas de la disfunción reproductiva.

El hipogonadismo lleva a una disminución de la espermatogénesis y del crecimiento y desarrollo masculino

El **hipogonadismo** masculino puede ser producto de defectos en la espermatogenia, la esteroidogenia o ambos. Quizá se trate de un defecto primario en los testículos o secundario a disfunción hipotálamo-hipofisaria. La determinación de si el inicio de la insuficiencia gonadal ocurrió antes o después de la pubertad es importante para establecer la causa. Sin embargo, deben considerarse varios factores. En primer término, la espermatogenia normal casi nunca ocurre en presencia de esteroidogenia defectuosa, pero puede haber esteroidogenia normal con espermatogenia defectuosa. En segundo lugar, la insuficiencia testicular primaria elimina la inhibición por retroalimentación del eje hipotálamo-hipófisis, con el resultado de aumento de las gonadotropinas plasmáticas. En contraste, la disminución de la concentración de las gonadotropinas y esteroides y el menor tamaño de los testículos casi siempre acompañan a la insuficiencia hipotalámica e hipofisaria. En tercer lugar, la insuficiencia gonadal antes de la pubertad produce ausencia de características sexuales secundarias, lo que da origen a un cuadro clínico distintivo llamado **eunucoidismo**. En contraste, los hombres con insuficiencia testicular pospuberal conservan las características masculinas, pero muestran cifras bajas de espermatozoides o una capacidad menor de producir espermatozoides funcionales.

Para establecer la(s) causa(s) de disfunción reproductiva, se realiza exploración física e interrogatorio médico, análisis del semen, determinaciones hormonales, pruebas de estimulación hormonal y análisis genético. La exploración física debe establecer si hay características eunucoides (p. ej., aspecto infantil de los genitales externos y desarrollo insuficiente o nulo de las características sexuales secundarias). En hombres con disfunción reproductiva de inicio en el adulto, la exploración física puede descubrir problemas como la *criptorquidia* (testículos no descendidos), lesión testicular, *varicocele* (una anomalía de la vascularidad espermática), tumores testiculares, inflamación de la próstata o ginecomastia. Los antecedentes médicos y familiares ayudan a determinar la pubertad tardía, anosmia (incapacidad de oler, a menudo vinculada con una disfunción de GnRH), fecundidad previa, cambios en el desempeño sexual, trastornos eyaculatorios o impotencia.

Un paso en la evaluación de la fecundidad es el análisis del semen, que se hace en muestras colectadas después 3 a 5 días de abstinencia sexual, ya que el número de espermatozoides se mantiene bajo durante un par de días después de la eyaculación. La exploración inicial incluye la determinación de la viscosidad, la licuefacción y el volumen del semen. Luego, los espermatozoides se cuentan y se califica el porcentaje de los que muestran movilidad anterógrada; asimismo, se valoran morfológicamente, con atención a la configuración anormal de la cabeza y defectos en la cola. El análisis químico puede proveer información sobre la actividad secretora de las glándulas accesorias, que se considera anormal si el volumen de semen es muy bajo o se altera la movilidad de los espermatozoides. Se determinan las concentraciones de fructosa y prostaglandinas para valorar la función de las vesículas seminales, lo mismo que las concentraciones de zinc, magnesio y fosfatasa ácida para valorar la próstata. Los términos usados en la evaluación de la fecundidad incluyen: aspermia (ausencia de formación o emisión de semen), hipoespermia e hiperespermia (un volumen muy pequeño o muy grande de espermatozoides), azoospermia (ausencia de espermatozoides), y oligozoospermia (disminución de los espermatozoides).

Las mediciones de la testosterona, el estradiol, la LH y la FSH séricas se realizan por radioinmunoanálisis. Deben cuantificarse los niveles de testosterona libre y total; debido a la naturaleza pulsátil de la secreción de LH, se requieren varias muestras de sangre consecutivas. Las pruebas de estimulación dinámica de hormonas son de máxima utilidad para establecer el sitio de la anomalía. Una ausencia de aumento de la secreción de LH bajo tratamiento con **clomifeno**, un antiestrógeno, indica la posibilidad de una anomalía hipotalámica. El clomifeno bloquea los efectos inhibitorios de los estrógenos y la testosterona sobre la secreción de GnRH endógena. Una ausencia de testosterona aumento brusco de esta después de la inyección de hCG sugiere un defecto testicular primario. El análisis genético se utiliza cuando se sospechan defectos congénitos. La cariotipificación de linfocitos periféricos en cultivo o la detección directa de antígenos Y en la superficie celular pueden revelar la presencia del cromosoma Y.

La mayoría de los trastornos reproductivos masculinos se debe al hipogonadismo o hipergonadismo

Los factores endocrinos intervienen en ~50% de los casos de hipogonadismo o infecundidad. Los restantes son de causa desconocida o producto de lesiones, deformidades y factores ambientales. El hipogonadismo relacionado con cuestiones endocrinológicas puede clasificarse como de defectos hipofisarios-hipotalámicos (hipogonadotrópicos, por la carencia de LH y FSH), defectos gonadales primarios (hipergonadotrópicos, porque las gonadotropinas están elevadas como resultado de

ausencia de retroalimentación negativa desde el testículo), y por la acción defectuosa de los andrógenos (por lo general, resultante de la ausencia de receptores de andrógenos o 5α-reductasa). Cada uno de ellos se subdivide adicionalmente en varias categorías, pero aquí solo se estudian unos cuantos ejemplos.

El **hipogonadismo hipogonadotrópico** puede ser congénito, idiopático o adquirido. La forma congénita más frecuente es el síndrome de Kallmann, producto de la disminución o ausencia de secreción de GnRH, como se mencionó antes. A menudo se vincula con anosmia o hiposmia, y se transmite como rasgo autosómico dominante. Los pacientes no presentan desarrollo puberal y tienen características eunucoides. Los niveles de LH, FSH y testosterona plasmáticos son bajos, y los testículos son inmaduros y sin espermatozoides. No hay respuesta al clomifeno, pero el tratamiento intermitente con GnRH puede producir la maduración sexual y espermatogenia completa.

Otra categoría de hipogonadismo hipogonadotrópico es **panhipopituitarismo** o insuficiencia hipofisaria, que puede ocurrir antes o después de la pubertad y suele acompañarse de una deficiencia de otras hormonas hipofisarias. La **hiperprolactinemia**, que sucede por un trastorno hipotalámico o un adenoma hipofisario, a menudo causa disminución de la producción de GnRH, un estado hipogonadotrópico, impotencia y disminución de la libido. Se puede tratar con agonistas dopaminérgicos (p. ej., bromocriptina), que suprimen la secreción de PRL (*véase* el cap. 37). El exceso de andrógenos puede también ser producto de la supresión del eje hipotálamo-hipofisario, resultando en niveles menores de LH y alteración de la función testicular, trastorno que a menudo es producto de la **hiperplasia suprarrenal congénita** y el aumento de la producción de andrógenos suprarrenales por deficiencia de la 21-hidroxilasa (CYP21A2) (*véase* el cap. 33).

El **hipogonadismo hipergonadotrópico** suele ser producto de una alteración de la producción de testosterona, congénita o adquirida. El trastorno más frecuente es el síndrome de Klinefelter, como se discutió antes (Enfoque clínico 36-2).

Los trastornos de la diferenciación sexual son una paradoja reproductiva resultante de la insensibilidad a los andrógenos

Se utiliza el término   cuando gónadas de un sexo y genitales de otro se manifiestan en la misma persona. En las hembras se

---

ENFOQUE CLÍNICO | 36-2

Efectos de la administración de testosterona

Si bien la testosterona tiene participación en la estimulación de la espermatogenia, los hombres infértiles con una cifra baja de espermatozoides no se benefician de su uso terapéutico. A menos que se administre a dosis suprafisiológicas, la testosterona exógena no puede alcanzar las concentraciones altas locales, requeridas en el testículo. Una función de la proteína de unión de andrógenos en el testículo es secuestrar la testosterona, lo que aumenta significativamente su concentración local.

La testosterona exógena administrada a hombres normalmente inhibiría a la hormona luteinizante (LH) endógena por un efecto de retroalimentación negativa sobre el eje hipotálamo-hipofisario, y llevaría a la supresión de la producción de

testosterona por las células de Leydig, así como a una disminución adicional de la concentración de testosterona testicular. Por último, puesto que las cifras de LH decrecen cuando se administra testosterona exógena, el tamaño de los testículos disminuye, según ha sido reportado por hombres que abusan de los andrógenos.

Los andrógenos elevados tienen un efecto anabólico sobre el tejido muscular, que lleva al aumento de su masa, fortaleza y desempeño, un resultado deseado para los fisicoculturistas y los atletas. El abuso de andrógenos se ha vinculado con una conducta anormalmente agresiva y el potencial de aumento de la incidencia de tumores hepáticos y cerebrales. ∎

determina un trastorno de la diferenciación sexual cuando está presente un testículo, y en hombres cuando está presente un ovario. El término hermafrodita se reserva para los casos muy raros en los que encuentran tejidos tanto ováricos como testiculares. Una de las causas más interesantes de las anomalías de la reproducción masculina es la insensibilidad del órgano terminal a los andrógenos. El síndrome mejor caracterizado es el de feminización testicular, un trastorno recesivo ligado a X, causado por un defecto en el receptor de testosterona. En su forma clásica, los pacientes masculinos tienen un fenotipo femenino y un genotipo masculino XY. Presentan testículos en el abdomen, que secretan testosterona, pero no hay genitales internos de ningún sexo

(*véase* el cap. 38). Por lo general, sus genitales externos son femeninos, pero con una vagina corta que termina en un saco ciego. El desarrollo mamario es típico de una mujer (como resultado de la aromatización periférica de la testosterona), pero los vellos axilar y púbico, que dependen de los andrógenos, son escasos o están ausentes. Los niveles de testosterona son normales o elevados, los de estradiol mayores del rango normal masculino, y las gonadotropinas circulantes están elevadas. Los testículos de localización inguinal, por lo general tienen que extirparse por un mayor riesgo de cáncer. Después de la orquiectomía, los pacientes se tratan con estradiol para mantener el fenotipo femenino.

CIENCIAS MÉDICAS INTEGRADAS

Infecundidad masculina y una llamada de potencial preocupación

Un área activa de investigación de laboratorio busca una mejor comprensión de la causa de infecundidad masculina con un objetivo fundamental de mejorar la calidad del semen y las posibilidades de embarazo. Se calcula que la infecundidad afecta a 1 de cada 6 parejas que intentan concebir, con cerca de la mitad de los casos siendo resultado de la incapacidad del hombre de iniciar el embarazo. Las causas de infecundidad masculina incluyen la producción o función anormal de los espermatozoides, la alteración en su aporte, aspectos de salud y de estilo de vida generales, y la exposición a ciertos factores ambientales. Es de preocupación reciente el hallazgo de un factor ambiental de la vida moderna, el teléfono celular, que por lo general se transporta cerca de los testículos (p. ej., en una bolsa del pantalón o con un gancho en el cinturón), lo cual puede disminuir el potencial de fecundación de un hombre.

Estudios recientes han resaltado que los espermatozoides de hombres infecundos tienen un mayor grado de daño del ADN, que afecta de manera adversa su capacidad de alcanzar a reconocer y fecundar un óvulo. Desde el punto de vista de los mecanismos, un factor clave que contribuye al daño del ADN en el espermatozoide parece ser el estrés oxidativo, resultante de un desequilibrio de **especies reactivas de oxígeno (ERO)** y antioxidantes. Los espermatozoides inmaduros con citoplasma residual producen ERO por exceso de hidrógeno del difosfato de nicotinamida adenina generado a través de la deshidrogenasa de glucosa-6-fosfato. Contrarrestando el efecto lesivo del exceso de producción de ERO se encuentran los antioxidantes, presentes en el eyaculado sano normal.

Los datos que sugieren que las ondas electromagnéticas (OEM) emitidas por los teléfonos celulares pueden impactar negativamente en el equilibrio de ERO/antioxidantes del semen, representan una nueva preocupación moderna. Cada vez hay más pruebas de que la exposición a CEM durante la espermatogénesis induce una mayor producción de ERO que se asocia con una menor actividad de eliminación de ERO. Numerosos estudios han puesto de manifiesto los efectos perjudiciales de los CEM procedentes de teléfonos móviles, ordenadores portátiles y otros dispositivos eléctricos sobre la calidad del esperma y han demostrado que la principal causa de los daños provocados por los CEM es la fuga de electrones de la cadena de transporte de electrones mitocondrial. En los sistemas reproductores femeninos, también se reporta la contribución del estrés oxidativo a los daños inducidos por los CEM y de las pruebas del origen mitocondrial de la sobreproducción de ERO.

En un gran estudio prospectivo realizado por investigadores de la Cleveland Clinic, se valoraron los efectos de OEM emitidas por teléfonos celulares (900 a 1 900 MHz) sobre diversos marcadores de la calidad de los espermatozoides, como su cifra, movilidad, morfología y viabilidad. Los estudios de muestras de semen eyaculado revelaron que la exposición a los teléfonos celulares disponibles en el comercio durante 1 hora causaba una disminución significativa de la movilidad y viabilidad de los espermatozoides, aumento de las cifras de ERO y disminución de la capacidad antioxidante de ERO total cuando fueron comparados con los del semen puro de un grupo no expuesto.

Como lo señala de manera importante este equipo de investigación, muchos hombres que portan sus teléfonos celulares en una bolsa del pantalón (o con gancho en el cinturón) exponen sus testículos a la alta potencia de OEM. Como no se saben los efectos de la frecuencia de uso, la distancia del teléfono respecto de la fuente y la duración de las conversaciones sobre los espermatozoides, en los estudios actuales por estos investigadores se emplea ahora un modelo anatómico bidimensional del tejido para extrapolar los efectos observados bajo condiciones *in vitro* a la vida real. ■

Resumen del capítulo

- En los testículos, la LH regula la síntesis de testosterona por las células de Leydig, y la FSH aumenta la producción de la proteína de unión a andrógenos, la inhibina y los estrógenos por las células de Sertoli.
- Los espermatozoides se producen dentro de los túbulos seminíferos de ambos testículos. El esperma se desarrolla a partir de espermatogonias a través de una serie de etapas de desarrollo que incluyen espermatocitos y espermátidas.
- Los espermatozoides maduran y se almacenan en el epidídimo. En el momento de la eyaculación, las contracciones musculares del epidídimo y el conducto deferente transfieren los espermatozoides por los conductos eyaculadores hacia la uretra prostática. Por último, los espermatozoides se expulsan del cuerpo a través de la uretra peniana.

- La GnRH regula la secreción de LH y FSH por la hipófisis anterior.
- La testosterona principalmente disminuye la secreción de LH, en tanto que la inhibina lo hace con la de FSH. Las hormonas testiculares completan un asa de retroalimentación negativa con el eje hipotálamo-hipófisis.
- Los andrógenos cuentan con varios órganos blanco y participan en la regulación del desarrollo de las características sexuales secundarias, la libido y la conducta sexual.
- El andrógeno natural más potente es la DHT, que la 5α-reductasa produce a partir de testosterona.
- La disfunción reproductiva masculina a menudo es resultado de la carencia de secreción de LH y FSH o de una morfología testicular anormal.

Preguntas de repaso del capítulo

1. Un factor causal importante de algunos casos de hipogonadismo es:

   A. La menor secreción de hormona liberadora de gonadotropinas (GnRH).
   B. La hipersecreción de la LH y la FSH hipofisarias, como resultado de un aumento de GnRH.
   C. La secreción excesiva de activina testicular por las células de Sertoli.
   D. La insuficiencia del hipotálamo para responder a la testosterona.
   E. El mayor número de receptores de FSH en los testículos.

2. La principal función de la folistatina es:

   A. Unirse a FSH y aumentar su secreción.
   B. Inhibir la producción de líquido seminal.
   C. Reducir la secreción de testosterona por las células de Leydig.
   D. Estimular la producción de espermatogonias.
   E. Unirse a la activina y así disminuir la secreción de FSH.

3. Una función importante del epidídimo:

   A. Almacenamiento y transporte de espermatozoides maduros.
   B. Inicio del desarrollo de los espermatozoides.
   C. Secreción de estrógenos.
   D. Producción de inhibina.
   E. Secreción de líquidos que contribuye al semen.

4. Un joven de 16 años es remitido a la clínica por ginecomastia (aumento del tejido mamario). Al examinarlo, usted observa que, además del desarrollo mamario, tiene dos testículos descendidos inusualmente pequeños. Sus niveles de testosterona son bajos y sus gonadotropinas altas. Estas características son las más compatibles con:

   A. Síndrome de Kallmann.
   B. Síndrome de Turner.
   C. Síndrome de Klinefelter.

   D. Disgenesia gonadal mixta.
   E. Deficiencia de 5α-reductasa.

5. A un jugador de futbol americano de escuela secundaria se le administró testosterona de forma ilícita en un intento de mejorar su rendimiento. ¿Cuál de las siguientes no sería consecuencia de la administración de testosterona?

   A. Desarrollo de acné.
   B. Pérdida de peso debido al catabolismo proteico.
   C. Inhibición de la secreción de LH.
   D. Disminución del tamaño testicular.
   E. Inhibición de la liberación de GnRH.

1. **La respuesta correcta es A.** La menor secreción de GnRH dará como resultado niveles en extremo bajos de LH y FSH circulantes, que producen atrofia testicular, como en el síndrome de Kallmann. La hipersecreción de LH y FSH, el aumento de la activina y el mayor número de receptores de FSH llevan todos a la hiperfunción de los testículos, no a la hipofunción. Una insuficiencia del hipotálamo en su respuesta a la testosterona aumenta la LH, lo que conduce a un aumento de los andrógenos en las células de Leydig y a la hipertrofia testicular.

2. **La respuesta correcta es E.** La folistatina es una proteína de unión de activina. La activina no puede aumentar la secreción de FSH cuando la folistatina está unida a ella, por lo que la secreción de FSH disminuye. La folistatina no se une a la FSH, no inhibe la producción de líquido seminal ni la secreción de testosterona por las células de Leydig, y no estimula la producción de espermatogonias.

3. **La respuesta correcta es A.** El epidídimo y el conducto deferente son los sitios principales de almacenamiento de espermatozoides, que se desarrollan dentro de los túbulos seminíferos. Las células de Sertoli, no el epidídimo, secretan estrógenos e inhibina. La próstata, las vesículas seminales y las glándulas bulbouretrales secretan los líquidos seminales.

4. La respuesta correcta es C. Los pacientes con síndrome de Klinefelter tienen un cromosoma X accesorio causado por una no disyunción meiótica. El cariotipo típico es 47 XXY, pero existen otros mosaicos cromosómicos. Las características principales son infertilidad y testículos pequeños y poco funcionales. Los síntomas suelen notarse en la pubertad e incluyen músculos más débiles, mayor estatura, mala coordinación, menos vello corporal, crecimiento de las mamas y menos interés por el sexo. En el síndrome de Kallmann, las gonadotropinas serían bajas debido a la disminución de la producción de la hormona liberadora de gonadotropina por el hipotálamo. El síndrome de Turner es una condición genética en la que a la mujer le falta parcial o totalmente el cromosoma X. La disgenesia gonadal mixta es un trastorno raro del desarrollo sexual y los individuos con deficiencia de 5α-reductasa tienen genitales masculinos normales, genitales ambiguos o genitales femeninos normales, pero normalmente tienden a una apariencia femenina.

5. La respuesta correcta es B. La pérdida de peso debida al catabolismo proteico no se produciría, ya que los andrógenos tienen un efecto anabólico sobre el tejido muscular, lo que conduce a un aumento de la masa muscular, la fuerza y el rendimiento, un resultado deseado para culturistas y atletas. La testosterona exógena administrada a los hombres normalmente inhibiría la liberación endógena de la hormona luteinizante (LH) a través de un efecto de retroalimentación negativa sobre la liberación de GnRH en el eje hipotalámico-hipofisario y conduciría a una supresión de la producción de testosterona por las células de Leydig y a una mayor disminución de las concentraciones de testosterona testicular. En última instancia, dado que los niveles de LH disminuyen cuando se administra testosterona exógena, el tamaño testicular disminuye, como ha sido reportado por los hombres que abusan de los andrógenos. Esta administración también provocaría acné al promover el crecimiento y la actividad de las glándulas sebáceas de la cara, la parte superior de la espalda y el pecho.

Ejercicios de aplicación clínica 36-1

DESARROLLO SEXUAL

Un paciente masculino de 20 años de edad acudió con ausencia de desarrollo sexual. A la exploración, su aspecto era eunucoide y de hipogonadismo, y las pruebas de función olfatoria mostraron anosmia. Las pruebas bioquímicas demostraron hipogonadotropismo. Su aspecto era muy diferente de quien al parecer era su gemelo idéntico, quien había tenido una pubertad normal y niveles estándar de testosterona y gonadotropinas en plasma. Sin embargo, el gemelo tenía hiposmia. Las pruebas de identificación genética confirmaron que los gemelos eran idénticos. No tiene explicación el porqué el síndrome se expresó de manera incompleta en uno de ellos. Los padres y una hermana con menstruación normal presentaban función olfatoria normal.

PREGUNTAS

1. ¿Cuál es el síndrome que aflige a uno de los gemelos?

2. ¿Cuál es la base para los niveles bajos de gonadotropinas?

RESPUESTAS

1. Síndrome de Kallmann.
2. El síndrome es producto de la disminución o ausencia de secreción de GnRH. A menudo se asocia con anosmia o hiposmia y se transmite como rasgo autosómico dominante. Los pacientes no presentan desarrollo puberal y tienen características eunucoides. Las cifras plasmáticas de LH, FSH y testosterona son bajas, en tanto que los testículos son inmaduros, sin espermatozoides.

Objetivos del aprendizaje activo

Con el dominio del material de este capítulo, usted será capaz de:

- Explicar el mecanismo a través del cual los pulsos de la hormona liberadora de gonadotropina hipotalámica regulan la secreción de la hormona luteinizante y de la hormona foliculoestimulante, así como el efecto de estas dos gonadotropinas sobre el desarrollo folicular, la esteroidogénesis, la ovulación y la formación del cuerpo lúteo.
- Describir cómo las hormonas luteinizante y foliculoestimulante regulan la secreción del estradiol folicular en coordinación con las células ováricas de la teca y la granulosa.
- Explicar de qué manera el estradiol proporciona retroalimentación negativa para reducir la liberación de gonadotropinas desde la hipófisis anterior.
- Explicar cómo se produce la retroalimentación positiva del estradiol folicular en el eje hipotálamo-hipofisario, y cómo este mecanismo induce los picos de hormonas luteinizante y foliculoestimulante para provocar la ovulación.

- Describir los pasos a través de los cuales un folículo primordial madura hasta convertirse en un folículo de Graaf, e incluir el papel de las hormonas luteinizante y foliculoestimulante en este proceso.
- Predecir el efecto de la supresión de gonadotropinas sobre el desarrollo folicular.
- Describir los efectos del estradiol y la progesterona en el ciclo endometrial.
- Describir los cambios que el inicio de la pubertad produce en la función secretora del hipotálamo y que aumentan la secreción de hormonas luteinizante y foliculoestimulante, mejoran la función ovárica y conducen a la primera ovulación.
- Describir la secuencia de cambios en la secreción hormonal que se producen al inicio de la pubertad y las modificaciones resultantes sobre el desarrollo.
- Explicar el mecanismo que provoca la menopausia y describir las complicaciones médicas de este estado para las mujeres mayores.

La fecundidad de la mujer es cíclica, ya que en ella se libera un óvulo maduro alrededor de una vez al mes. La secreción pulsátil de **hormona luteinizante (LH)** y de **hormona foliculoestimulante (FSH)** desde la hipófisis regula la producción de hormonas esteroides ováricas y la liberación de un óvulo durante el ciclo menstrual. Los cambios cíclicos en la secreción de hormonas esteroides del ovario provocan modificaciones significativas en la estructura y función del útero, y lo preparan así para recibir un óvulo fecundado. En diferentes etapas del ciclo menstrual, la progesterona y el estradiol ejercen efectos de retroalimentación negativa y positiva sobre el hipotálamo y las gonadotropas hipofisarias, lo cual genera el patrón cíclico de liberación de LH y FSH característico del sistema reproductor femenino. Los eventos hormonales durante el ciclo menstrual se encuentran en una delicada sincronización, por lo que el estrés y ciertos factores ambientales, psicológicos y sociales pueden afectar el proceso con facilidad.

ÓRGANOS REPRODUCTORES FEMENINOS

El aparato reproductor femenino tiene dos componentes principales: los ovarios y el sistema ductal. Los primeros producen óvulos maduros y secretan progesterona, estradiol y andrógenos. El sistema de conductos proporciona un lugar para la unión del óvulo con el espermatozoide, y mantiene el producto de la concepción durante su desarrollo y hasta el parto. La morfología y función de estas estructuras cambian de manera cíclica bajo la influencia de las hormonas reproductivas.

Los ovarios se ubican en la porción pélvica de la cavidad abdominal, a ambos lados del útero, y están anclados por ligamentos (fig. 37-1). Un ovario adulto pesa de 8 a 12 g y consta de una corteza externa y de una médula interna, sin demarcación nítida entre ellas. La corteza contiene ovocitos encerrados en **folículos** de diversos tamaños, **cuerpos lúteos, cuerpos blancos** y células del estroma, mientras que la médula contiene células del estroma y tejidos conjuntivo e intersticial, así como vasos sanguíneos, linfáticos y nervios.

El **oviducto** (trompa de Falopio) recibe el óvulo enseguida después de la ovulación y proporciona un ambiente para la fecundación y el desarrollo temprano del embrión. Los oviductos miden entre 10 y 15 cm de largo y están compuestos por tres regiones secuenciales, llamadas **infundíbulo, ampolla** e **istmo**. El primero se abre hacia la cavidad peritoneal adyacente al ovario y capta el óvulo en el momento de la rotura folicular mediante proyecciones digitiformes denominadas **fimbrias**. Los cilios que cubren las paredes del infundíbulo facilitan la captación y el movimiento del óvulo a través de esta región. La fecundación ocurre en la ampolla, que consta de una musculatura delgada y una superficie mucosa bien desarrollada. Los oviductos transportan las células germinativas en dos direcciones: los espermatozoides ascienden hacia la ampolla y el cigoto desciende hacia el útero. Este proceso requiere coordinación entre la contracción del músculo liso, el movimiento ciliar y la secreción de líquidos, todo lo cual se encuentra bajo control hormonal y neuronal.

El **útero** está situado entre la vejiga urinaria y el recto: de cada uno de sus lados superiores sale un oviducto hacia el lumen uterino, y su parte inferior se conecta con la vagina. El útero consta de dos tipos de tejidos: la porción externa es el **miometrio,** que contiene múltiples capas de músculo liso; la interna, que reviste el lumen del útero, es el **endometrio,** que contiene una **capa de estroma** profunda junto al miometrio y una capa epitelial superficial. El estroma es permeado por arterias espirales y contiene mucho tejido conjuntivo. Las glándulas uteri-

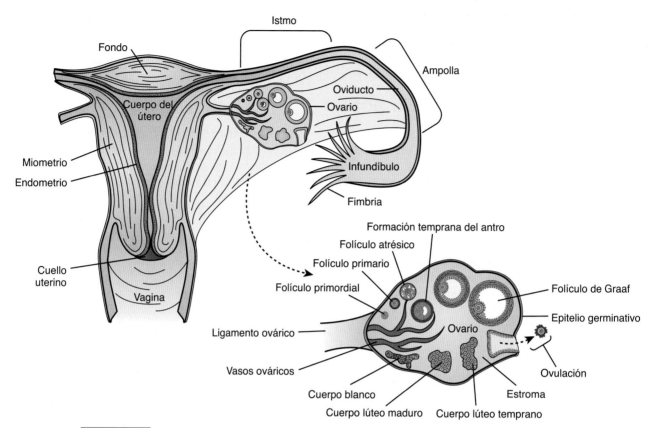

Figura 37-1 **Anatomía de los órganos reproductores femeninos.** (*Véase* el texto para más detalles.)

nas presentes en el estroma y en la capa epitelial producen una secreción viscosa regulada por los estrógenos y por la progesterona. El útero proporciona un ambiente para desarrollo del feto y, en un momento dado, el miometrio generará contracciones rítmicas que ayudarán a expulsar el feto durante el parto.

El **cérvix** (cuello uterino) es un conducto muscular estrecho que conecta la vagina con el cuerpo del útero; se dilata en respuesta a las hormonas para permitir la expulsión del feto y posee numerosas glándulas que producen moco bajo control del estradiol. A medida que se producen mayores cantidades de estradiol durante la fase folicular del ciclo, el moco del cuello uterino cambia de un material viscoso y escaso a una sustancia abundante, acuosa y muy elástica llamada **filancia**. La viscosidad de la filancia se puede comprobar tocándolo con una pieza de papel y levantándolo de manera vertical. El moco puede formar una hebra de hasta 6 cm bajo la influencia de la elevación de estradiol que se produce justo antes de la ovulación. Si se coloca una gota de moco cervical en una laminilla y se deja secar, formará un patrón típico de *helecho* cuando esté bajo la influencia del estradiol.

La **vagina** tiene una inervación cuantiosa y un rico aporte de sangre, y está revestida por varias capas de epitelio que cambian su constitución histológica durante el ciclo menstrual. Cuando los niveles de estradiol son bajos, como durante los periodos prepuberal y posmenopáusico, el epitelio vaginal es delgado y las secreciones son escasas, lo que da como resultado una región seca y susceptible a las infecciones. El estradiol induce la proliferación y la **cornificación** (**queratinización**) del epitelio vaginal, en tanto la progesterona se opone a estas acciones e induce el ingreso de leucocitos polimorfonucleares a los líquidos vaginales. El estradiol también activa las glándulas vaginales que producen líquidos lubricantes durante el coito.

PUBERTAD

La **pubertad** es el periodo durante el cual el sistema endocrino pasa de una función quiescente a una función cíclica que permite la reproducción, el desarrollo de caracteres sexuales adultos maduros y el crecimiento acelerado o estirón. La pubertad implica un aumento de la secreción de andrógenos suprarrenales, gonadotropinas hipofisarias y esteroides ováricos, así como el comienzo de los ciclos menstruales (**menarquia**).

Los signos físicos de la pubertad femenina incluyen la telarquia, la pubarquia y el estirón

Los primeros signos físicos de la pubertad en las niñas son la **telarquia** (crecimiento de los senos) y la aparición de vello púbico. La telarquia se inicia por un aumento de la producción ovárica de estradiol y se produce a una edad promedio de 10 a 11 años, mientras que la aparición del primer vello púbico (**pubarquia**) ocurre unos 6 meses después. El pico de crecimiento se da entre 1 y 2 años después de la telarquia. En promedio, la menarquia aparece alrededor de los 12.8 años, y los primeros ciclos suelen ser anovulatorios (fig. 37-2).

La aparición de vello púbico y axilar en las niñas se debe sobre todo al aumento en la producción suprarrenal de DHEA y DHEAS. El aumento de estos esteroides suprarrenales se denomina adrenarquia y representa la maduración de la zona reticular que se produce entre los 6 y 8 años de edad. La maduración de la zona reticular se asocia con un patrón de expresión de enzimas esteroidogénicas que favorece la producción de andrógenos. La adrenarquia se produce de manera independiente de la gonadarquia (que consiste en la maduración de los ovarios en las mujeres o de los testículos en los hombres) y la precede en ~ 2 años.

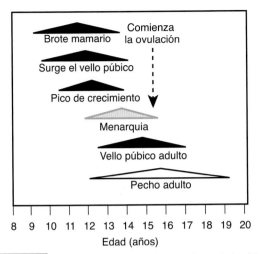

Figura 37-2 **Niveles de gonadotropinas a lo largo de la vida.**
Los niveles de LH y FSH alcanzan su punto máximo durante
la vida fetal y otra vez durante la primera infancia. Durante la
niñez los niveles de gonadotropinas son muy bajos, pero con el
inicio de la pubertad la LH y la FSH comienzan a aumentar y
muestran un ritmo cíclico pulsátil que permite la reproducción.
En la menopausia, la falta de retroalimentación negativa de
los esteroides ováricos da lugar a niveles muy elevados de
gonadotropinas. Los paneles sobre las curvas de gonadotropina
ilustran el patrón de secreción diaria de LH. Con el inicio de
la pubertad, los pulsos fuertes de LH ocurren por primera vez
durante la noche. Republicada con permiso de Hall JE. *Trastornos
del aparato reproductor femenino*. En: Hauser SL, Fauci AS,
Kasper DL, Hauser SL, Longo DL, Loscalzo J, eds. Harrison's
Principles of Internal Medicine, 20th ed. McGraw-Hill; 2018;
permisos concedidos a través de Copyright Clearance Center, Inc.

El estirón de la pubertad requiere de las acciones del estradiol
del ovario en desarrollo, de la GH y del IGF-1. Las concentraciones plasmáticas de GH e IGF-1 aumentan de modo significativo
durante la pubertad y sus niveles máximos se observan antes en las
niñas que en los niños. El estradiol actúa sobre todo mediante el

incremento de la liberación hipofisaria de GH, que estimula la producción de IGF-1 en el hígado y otros tejidos (*véase* el capítulo 31).

Un aumento en la liberación pulsátil de gonadotropina estimula la gonadarquia al comienzo de la pubertad

La hormona liberadora de gonadotropina (GnRH; también llamada **hormona liberadora de hormona luteinizante [LHRH]**),
secretada por las neuronas en el núcleo arcuato del hipotálamo,
estimula la secreción de LH y FSH de la hipófisis anterior (*véase* el
capítulo 31). Como se muestra en la figura 37-3, durante el desarrollo fetal y otra vez al inicio de la primera infancia hay un aumento de la secreción de LH y FSH. Sin embargo, alrededor de los
6 meses de edad, las gonadotropinas en sangre caen a niveles muy
bajos y permanecen así hasta el inicio de la pubertad. Estos bajos
niveles de gonadotropinas se deben a la inhibición de la liberación
de GnRH por parte de factores neurales en el SNC. Durante este
periodo las neuronas GnRH también son muy sensibles a la inhibición por retroalimentación negativa de la pequeña cantidad de
esteroides ováricos producidos por el ovario inmaduro.

Con el inicio de la pubertad, el hipotálamo empieza a secretar más GnRH y provoca así una mayor liberación de LH y FSH
de la hipófisis anterior. Las gonadotropinas actúan sobre el ovario
para estimular su maduración (**gonadarquia**) y la producción de
estrógenos, que favorecen el desarrollo mamario y el estirón. El
aumento en la liberación de GnRH es resultado de una reducción
en la inhibición del generador de impulsos de GnRH por parte
del SNC y de una disminución en la sensibilidad hipotalámica a
los esteroides sexuales, de modo que se necesitan niveles más elevados para inhibir la liberación de GnRH. Los mecanismos subyacentes a la reducción de la inhibición central no se conocen por
completo, pero implican la estimulación de las neuronas GnRH
por parte de la kisspeptina, los aminoácidos excitatorios, el neuropéptido Y y las prostaglandinas.

La liberación pulsátil de LH se detecta por primera vez
durante la noche (*véase* fig. 37-3). Aunque durante la infancia
existe liberación pulsátil de GnRH y LH, sus niveles son muy
bajos, por lo que los pulsos son difíciles de detectar. Sin embargo,

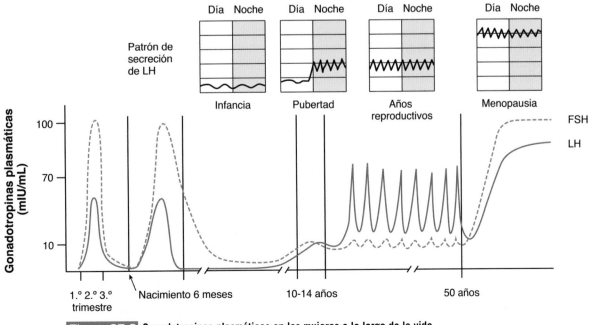

Figura 37-3 Gonadotropinas plasmáticas en las mujeres a lo largo de la vida.

a medida que avanza la pubertad, la cantidad de LH liberada en cada pulso aumenta y da como resultado una mayor amplitud en los niveles sanguíneos. En los primeros años, la secreción pulsátil de GnRH y LH ocurre solo durante el sueño; este periodo coincide con un desarrollo folicular ovárico mayor pero asincrónico y con un aumento en la secreción de estradiol. Con el tiempo, los pulsos de LH se producirán tanto de día como de noche, y este patrón se mantendrá a lo largo de los años reproductivos. La FSH también se libera de forma pulsátil en respuesta a la GnRH pero, dado que la eliminación de la FSH de la sangre es mucho más lenta que la de LH, es más difícil detectar pulsos discretos de la primera.

Tras el establecimiento de ciclos menstruales funcionales y regulares que incluyen la ovulación, los pulsos de LH cambian de manera cíclica mensual (*véase* fig. 37-3). Al comienzo de la fase folicular del ciclo menstrual (descrito con detalle más adelante), la cantidad de LH liberada en un pulso es pequeña, por lo que la amplitud del pulso es menor. A la mitad del ciclo, las gonadotropas se tornan más sensibles a la GnRH y liberan más LH por pulso, lo que da como resultado amplitudes de pulso mayores. En mujeres posmenopáusicas cuyos ovarios carecen de un desarrollo folicular sostenido y exhiben una baja secreción de estradiol, la LH media circulante aumenta a niveles más altos que durante el pico de la mitad del ciclo.

El inicio de la pubertad se ve influido por factores genéticos y ambientales

No se ha definido un mecanismo molecular exacto para el inicio de la pubertad, y algunos estudios poblacionales sugieren que está muy regulado por factores genéticos. En Estados Unidos, la edad de la menarquia en las niñas afroamericanas es inferior a la de las niñas blancas no hispanas y mexicoamericanas. El inicio de la pubertad también obedece a antecedentes familiares: las hijas de madres que entraron en la pubertad más tarde que sus pares, por ejemplo, también lo harán más tarde.

A lo largo de los últimos 150 años, la edad de inicio de la pubertad ha disminuido cada década entre 2 y 3 meses debido a las mejoras en la nutrición y en la salud en general. La hormona del tejido adiposo leptina tiene un efecto permisivo en el inicio de la pubertad, ya que proporciona al SNC una señal de que existen suficientes reservas de energía para apoyar la reproducción. Las personas con deficiencia de leptina derivada de mutaciones en el gen que la codifica no avanzan hasta la pubertad, pero lo harán si son tratadas con hormonas exógenas. *Véase* el recuadro de Ciencias médicas integradas del capítulo 31 para una discusión en profundidad sobre el papel de la leptina en la regulación de los ejes hipotálamo-hipofisarios.

Los defectos en la función hipotálamo-hipofisaria pueden alterar el momento en que inicia la pubertad

La presencia de signos de maduración sexual secundaria a una edad de 2 desviaciones estándar o más por debajo de la media para el inicio de la pubertad se conoce como **pubertad precoz**. Los datos actuales indican que el límite inferior de la pubertad en niñas de raza blanca normales es de 7 años y, en las de raza negra, de 6.

Se reconocen dos tipos de precocidad sexual. Si hay evidencia de reactivación prematura del generador de pulsos de GnRH hipotalámica, el trastorno se denomina *precocidad isosexual completa, pubertad precoz real* o *pubertad precoz central*. En esta condición se da una secreción pulsátil de LH que imita la que se observa en la pubertad, y dicha hormona aumenta en respuesta a la administración de LHRH. Por otro lado, si la secreción extrahipofisaria de gonadotropinas o la secreción de esteroides gonadales ocurre en forma independiente de la generación pulsátil de GnRH, el trastorno se denomina *precocidad isosexual incompleta,* **pubertad seudoprecoz** o *pubertad precoz independiente de LHRH*. En este trastorno no existe secreción pulsátil de LH, como sí ocurre en la pubertad, y la LH no aumenta en respuesta a la administración de LHRH. En ambas formas de precocidad sexual, la mayor secreción de esteroides gonadales produce un mayor índice de crecimiento lineal, de desarrollo somático y de maduración esquelética.

Los hamartomas, malformaciones congénitas constituidas por una masa heterótrofa de tejido nervioso (localizada en general en el piso del tercer ventrículo o adosada al tuber cinereum), parecen ser una causa importante de pubertad precoz central. Los hamartomas no son neoplásicos y no progresan ni aumentan de tamaño; en ellos se han encontrado células liberadoras de LHRH que parecen soltarla de manera pulsátil, sin las restricciones de los mecanismos del sistema nervioso central (SNC) que inhiben el generador normal de pulsos de LHRH. También se ha sugerido que los hamartomas liberan factores como el de crecimiento transformante α (TGF-α), que impulsan la secreción de LHRH desde las neuronas normales en el hipotálamo. La pubertad precoz central puede deberse a gliomas, infección o radiación sobre el SNC, y traumatismos craneoencefálicos.

La pubertad precoz independiente de LHRH resulta de la secreción inapropiada de esteroides suprarrenales o gonadales o de la exposición a esteroides exógenos. La hiperplasia suprarrenal congénita (*véase* el capítulo 33) provoca andrógenos elevados y masculinización de niños y niñas. El **síndrome de McCune Albright**, que deriva de mutaciones de ganancia de función en la activación de proteínas G acopladas a receptores de gonadotropinas, da como resultado una mayor síntesis de estrógenos ováricos en las niñas y un aumento de la síntesis de testosterona testicular en los niños. Los quistes foliculares secretores de estrógenos son la causa ovárica más frecuente de precocidad en las niñas.

La definición de **pubertad retrasada** consiste en la ausencia de signos físicos para cuando una niña ha cumplido 13 años. Este trastorno puede deberse a un retraso constitucional del crecimiento en el que las infantes se sitúan por debajo del tercer percentil de estatura y presentan un retraso en la maduración del esqueleto. También puede deberse a la falta de desarrollo gonadal y de producción de esteroides. El **hipogonadismo hipogonadotrópico** se refiere a condiciones en las que la GnRH hipotalámica, las gonadotropinas hipofisarias, o ambas, son deficientes o están inactivas. En alrededor del 30% de los casos se han identificado defectos de un único gen. El **síndrome de Kallmann** es un ejemplo de deficiencia de GnRH que resulta de un defecto en el gen KAL, el cual dirige la migración neuronal de GnRH durante la embriogénesis.

REGULACIÓN HORMONAL DEL APARATO REPRODUCTOR FEMENINO

En las mujeres, la liberación de gonadotropinas desde la hipófisis anterior, la ovulación y la secreción de hormonas y esteroides por parte del ovario siguen un ciclo de 28 días en condiciones normales. Este ritmo mensual, denominado ciclo menstrual, refleja la compleja interacción entre el cerebro, la hipófisis y el ovario (fig. 37-4).

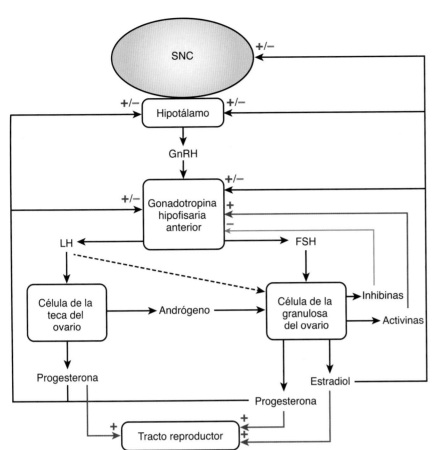

Figura 37-4 El eje hipotálamo-hipófisis-gonadal. La GnRH hipotalámica estimula la liberación de LH y FSH desde la hipófisis anterior. La LH actúa sobre las células de la teca para estimular la producción de andrógenos y progesterona. La FSH actúa sobre las células de la granulosa para estimular la síntesis de progesterona y promover la conversión de andrógenos en estradiol, ambos con efectos positivos sobre el aparato reproductor. La FSH también estimula las células de la granulosa para que produzcan activinas e inhibinas, las cuales retroalimentan la hipófisis anterior para estimular o inhibir, respectivamente, la liberación de FSH. El estradiol y la progesterona proporcionan retroalimentación negativa en la liberación de gonadotropinas durante la mayor parte del ciclo menstrual. Durante la fase folicular tardía el estradiol y la progesterona ofrecen una retroalimentación positiva para aumentar la liberación de LH (aumento de LH), lo que a su vez estimula la ovulación. La flecha discontinua ilustra el efecto de la LH para promover la esteroidogénesis en las células de la granulosa durante la fase folicular tardía.

La liberación pulsátil de GnRH es esencial para regular la secreción de LH y FSH

La GnRH es un decapéptido producido por las neuronas en el núcleo arcuato del hipotálamo y la región preóptica durante el pico de LH (del que se hablará más adelante), y se libera en forma pulsátil hacia la circulación portal hipofisaria. Los pulsos secretores de GnRH ocurren alrededor de una vez por hora y la vida media del péptido en sangre es de 2 a 4 minutos; por este motivo, la concentración de GnRH en la sangre portal exhibe claras oscilaciones. La liberación pulsátil de la GnRH hipotalámica es regulada también por otras zonas del cerebro: los neurotransmisores epinefrina y norepinefrina estimulan la secreción de GnRH, mientras que la dopamina y la serotonina la inhiben. Los esteroides y péptidos ováricos también se retroalimentan para regular la secreción de GnRH, tal como se expone a continuación.

La GnRH estimula las gonadotropas hipofisarias para que secreten LH y FSH al unirse a un receptor de GnRH de alta afinidad, lo que activa las señales intracelulares de fosfoinosítido-proteína cinasa C (*véase* el capítulo 2 para más detalles). La tasa de síntesis y secreción de LH y FSH depende del patrón de estímulo de GnRH: los pulsos rápidos promueven la LH y los pulsos más lentos favorecen la síntesis de FSH. El receptor de GnRH se interioriza y se degrada de manera continua, o bien se recicla de nuevo hacia la membrana plasmática. La liberación pulsátil de GnRH es necesaria para la expresión normal de los receptores de GnRH gonadotróficos de la membrana plasmática. La administración continua de GnRH regula a la baja la expresión de los receptores de GnRH y la liberación de gonadotropinas, y puede utilizarse de modo terapéutico para tratar la endometriosis y otros trastornos del aparato reproductor (Enfoque clínico 37-1).

La LH y la FSH promueven la síntesis de hormonas por parte del ovario

La LH y la FSH actúan sobre células específicas del folículo en desarrollo para promover la esteroidogénesis. Las células de la teca expresan receptores de la primera, mientras que las células de la granulosa expresan receptores para ambas hormonas. Bajo el estímulo de la LH, las células de la teca producen progesterona y andrógenos (*véase* fig. 37-4). La FSH estimula las células de la granulosa para convertir los andrógenos de las células de la teca en estrógenos. Por este motivo, tanto las células de la granulosa como las de la teca son necesarias para la producción de estrógenos (como se describe en detalle a continuación). Los receptores de LH en las células de la granulosa estimulan la esteroidogénesis durante la fase folicular tardía. Los receptores de LH y de FSH emiten señales a través de la vía intracelular de adenililciclasa-cAMP-PKA (*véase* el capítulo 2) para aumentar la expresión de enzimas esteroidogénicas y del receptor de LDL para facilitar la captación de colesterol.

Además de regular la síntesis de esteroides en las células de la granulosa, la FSH también las estimula para que produzcan activinas, inhibinas y folistatina. Estas hormonas peptídicas regulan por retroalimentación la liberación de FSH por parte de las gonadotropas de la hipófisis anterior, y ejercen efectos autocrinos/paracrinos en el ovario. Las inhibinas suprimen la síntesis y secreción de FSH, mientras que las activinas la promueven. La folistatina es una proteína fijadora de la activina que reduce la capacidad de esta para promover la síntesis de FSH. La propia síntesis de activina y folistatina en la gonadotropa hipofisaria anterior sugiere que la activina y la folistatina ováricas podrían no actuar de forma endocrina. En particular, estas hormonas no tienen ningún efecto sobre la síntesis y liberación de LH. Dentro del ovario, las inhibinas reducen la síntesis de estrógenos y las activinas la promueven.

ENFOQUE CLÍNICO | 37-1

Amenorrea de origen hipotalámico

La amenorrea secundaria consiste en la ausencia de menstruación durante tres o más ciclos en una mujer que antes presentaba menstruaciones cíclicas, o bien en menos de nueve ciclos en un año en una mujer que ya presentaba menstruaciones irregulares. La **amenorrea hipotalámica** es la causa más frecuente de amenorrea secundaria y resulta de alteraciones en el patrón secretor de GnRH.

El diagnóstico de amenorrea hipotalámica se realiza tras excluir anomalías hipofisarias u ováricas. Las mujeres con esta afección presentan niveles bajos de gonadotropina que responden a la administración de GnRH. Para describir esta afección, caracterizada por baja gonadotropina y desarrollo folicular deficiente, también puede utilizarse el término **hipogonadismo hipogonadotrópico**. Las causas más frecuentes son la angustia emocional o estrés, el ejercicio excesivo, una ingesta calórica insuficiente o la pérdida rápida de peso. Los atletas y los bailarines de alto rendimiento a menudo exhiben ingestas de energía que son insuficientes para cubrir su elevado consumo. Los trastornos alimentarios como la **anorexia nerviosa** o la **bulimia** provocan una ingesta insuficiente de energía que conduce a la pérdida de peso. En ambos casos, los bajos niveles de leptina (la hormona del tejido adiposo) indican al hipotálamo que las reservas de energía son bajas, lo que reduce la liberación de GnRH. Esta reducción se debe a una disminución en la frecuencia del pulso y a su amplitud no uniforme, lo que sugiere una inhibición opiácea del generador de pulsos de GnRH en el hipotálamo. La administración de bloqueadores de los receptores de opiáceos puede restaurar la liberación de GnRH a su frecuencia normal en el 60% de las mujeres. Dependiendo de la causa del problema, otra terapia podría consistir en la modificación del estilo de vida.

La prolactina sérica elevada también puede interferir con la liberación de GnRH en el hipotálamo. La **hiperprolactinemia** suele ser causada por un prolactinoma hipofisario y se asocia a menudo con la **galactorrea**, una secreción persistente parecida a la leche materna en el pezón de hombres y de mujeres que no están amamantando. Otras causas de estos niveles elevados de prolactina son los trastornos hipotalámicos, los traumatismos en el tallo hipofisario y algunos medicamentos, todos los cuales reducen la liberación de dopamina hipotalámica y disminuyen la inhibición de la producción de prolactina en la hipófisis anterior. Dado que la prolactina reduce la frecuencia y la amplitud de los pulsos de GnRH a través de un mecanismo dependiente de opiáceos, la administración de bloqueadores de los receptores de opiáceos puede restablecer la liberación de GnRH a una frecuencia normal. La hiperprolactinemia de origen hipofisario anterior se trata mediante extirpación quirúrgica o intervención farmacológica con bromocriptina, un agonista de dopaminérgico que disminuye el tamaño y número de los lactotrofos hipofisarios.

El síndrome de ovario poliquístico (SOP) es un trastorno heterogéneo asociado con niveles excesivos de andrógenos, LH elevada con FSH normal, ovarios con quistes múltiples, hirsutismo, resistencia a la insulina y obesidad. Se ha demostrado que la síntesis excesiva de andrógenos tiene un origen predominantemente ovárico. Una posible causa del SOP es la secreción persistente de GnRH de frecuencia rápida, lo que provoca una liberación excesiva de LH y potencia así la síntesis ovárica de andrógenos y el fracaso de la maduración folicular. Se ha planteado la hipótesis de que la liberación excesiva de LH podría deberse a la incapacidad del estradiol y la progesterona para inhibir el generador de pulsos de GnRH, lo que podría provenir de algún efecto de los andrógenos. La pérdida de peso y las intervenciones para aminorar la resistencia a la insulina pueden ser de alguna utilidad terapéutica en ciertas personas. ∎

La retroalimentación ovárica positiva y negativa regula la secreción de gonadotropinas

El estradiol y la progesterona ejercen una retroalimentación tanto positiva como negativa sobre el hipotálamo y la hipófisis, aunque sus efectos prioritarios se dan sobre la liberación hipotalámica de GnRH (*véase* fig. 37-4). Durante la mayor parte del ciclo menstrual, el estradiol y la progesterona ejercen un efecto negativo para reducir la liberación de gonadotropinas.

El efecto inhibitorio del estradiol y la progesterona sobre las neuronas secretoras de GnRH es indirecto, y se produce mediante acciones de dichas hormonas sobre las que expresan kisspeptina, opiáceos y GABA en el hipotálamo. La kisspeptina estimula las neuronas GnRH para que secreten esta hormona, mientras que la unión de opiáceos y GABA disminuye su liberación. El principal efecto inhibitorio de los estrógenos y la progesterona sobre la liberación de GnRH se produce en el núcleo arcuato, donde inhiben las neuronas kisspeptina y estimulan las que expresan opiáceos, que actúan luego para inhibir la actividad de las neuronas GnRH. En el área preóptica, el estradiol y la progesterona tienen un efecto estimulante menor sobre las interneuronas que expresan GABA, las cuales actúan sobre las neuronas GnRH para inhibir la liberación de GnRH.

El efecto estimulante del estradiol y la progesterona sobre la liberación de GnRH está mediado por las neuronas kisspeptina y GnRH del área preóptica del hipotálamo. Ambas aumentan la expresión de kisspeptina en las neuronas preópticas correspondientes a dicha sustancia. Al liberarse, la kisspeptina actúa sobre las neuronas GnRH preópticas para estimular la liberación de GnRH, y este efecto de retroalimentación positiva es importante para inducir el pico de LH que favorece la ovulación (discutido en detalle más adelante).

Los periodos prolongados de estradiol elevado, como ocurre en la etapa folicular tardía, tienen un efecto de retroalimentación positiva sobre las gonadotropas hipofisarias para aumentar la liberación de LH. El estradiol aumenta la expresión del receptor de GnRH, la cantidad de LH secretada por pulso y el número de gonadotropas secretoras de LH. El estradiol también aumenta la expresión del receptor de progesterona de la gonadotropa, lo que aumenta la síntesis y liberación de LH estimulada por GnRH. El estradiol elevado inhibe la síntesis y liberación de FSH.

SÍNTESIS DE ESTEROIDES OVÁRICOS

Las células ováricas de la teca y la granulosa producen estrógenos, andrógenos y progesterona, y ambos tipos celulares son necesarios para la síntesis de estradiol. Las lipoproteínas de baja densidad (LDL) constituyen la principal fuente de colesterol para la esteroidogénesis ovárica.

Las células de la teca sintetizan andrógenos y progesterona

Las células de la teca están presentes en los folículos ováricos fuera de la membrana basal que rodea el ovocito en desarrollo (fig. 37-5),

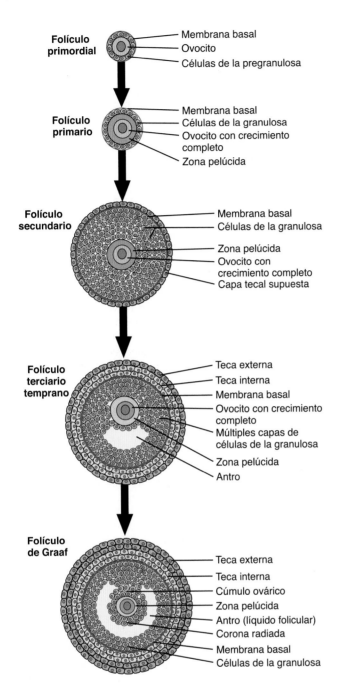

Folículo primordial
- Membrana basal
- Ovocito
- Células de la pregranulosa

Folículo primario
- Membrana basal
- Células de la granulosa
- Ovocito con crecimiento completo
- Zona pelúcida

Folículo secundario
- Membrana basal
- Células de la granulosa
- Zona pelúcida
- Ovocito con crecimiento completo
- Capa tecal supuesta

Folículo terciario temprano
- Teca externa
- Teca interna
- Membrana basal
- Ovocito con crecimiento completo
- Múltiples capas de células de la granulosa
- Zona pelúcida
- Antro

Folículo de Graaf
- Teca externa
- Teca interna
- Cúmulo ovárico
- Zona pelúcida
- Antro (líquido folicular)
- Corona radiada
- Membrana basal
- Células de la granulosa

Figura 37-5 Maduración del folículo ovárico. La progresión del folículo primordial al primario es relativamente constante e independiente de las gonadotropinas. El crecimiento de un folículo primario a un folículo de Graaf maduro requiere LH y FSH.

por lo cual están expuestas a la médula altamente vascularizada del ovario y tienen acceso al colesterol LDL circulante en sangre. Por esta razón, la esteroidogénesis estimulada por LH en esas células sucede a un ritmo elevado.

El receptor de LH en las células de la teca se acopla a la adenililciclasa mediante proteínas estimulantes fijadoras de nucleótidos de guanina. La LH aumenta el AMPc, que activa la proteína cinasa A (PKA) y da lugar a la fosforilación de proteínas intracelulares. La LH estimula la expresión de enzimas esteroidogénicas y aumenta la expresión del ARNm del receptor de LDL, la captación de colesterol LDL, y el transporte de colesterol desde la membrana mitocondrial externa hacia la interna facilitado por la **proteína reguladora aguda esteroidogénica (StAR)**. El proceso que limita la velocidad de la esteroidogénesis ovárica, esto es, la

conversión de colesterol a pregnenolona por la **enzima de escisión de la cadena lateral del colesterol**, se produce en la membrana interna de las mitocondrias (fig. 37-6). Una vez formada, la pregnenolona se difunde fuera de las mitocondrias e ingresa al retículo endoplásmico (RE), donde se producirá la esteroidogénesis posterior. El inicio de la esteroidogénesis por LH en las células de la teca es similar a la inducida por la ACTH en las de la corteza suprarrenal (*véase* fig. 33-6 para una ilustración detallada).

Los principales esteroides producidos por las células de la teca son los andrógenos androstenediona y testosterona. Las células de la teca producen también una pequeña cantidad de progesterona, pero no pueden producir estrógenos porque carecen de la enzima aromatasa, que convierte los andrógenos en estrógenos. La androstenediona y la testosterona se difunden en forma libre desde la célula de la teca hacia el torrente sanguíneo y las células de la granulosa.

Las células de la granulosa sintetizan estradiol a partir de los andrógenos de las células de la teca

Las células de la granulosa están presentes en los folículos ováricos, dentro de la membrana basal que rodea el ovocito en desarrollo (*véase* fig. 37-5); por esta razón, no están expuestas a la médula altamente vascularizada del ovario. Debido a ello, las células de la granulosa dependen de la síntesis de colesterol *de novo*, un proceso mucho menos eficiente que limita la tasa de esteroidogénesis dependiendo del colesterol presente en dichas células.

El receptor de la FSH en la célula de la granulosa se acopla a la adenililciclasa mediante proteínas estimulantes fijadoras de nucleótidos de guanina (*véase* fig. 37-6). La FSH aumenta el AMPc, que activa la PKA para fosforilar proteínas intracelulares. La señalización de la FSH aumenta la síntesis de colesterol *de novo* y estimula la esteroidogénesis al aumentar la expresión de enzimas esteroidogénicas, incluida la aromatasa, de la que carecen las células de la teca.

La esteroidogénesis en las células de la granulosa solo puede proceder mediante la síntesis de progesterona debido a que carecen de 17α-hidroxilasa y no pueden procesar la progesterona a compuestos androgénicos (*véase* fig. 37-6). Sin embargo, la presencia de aromatasa permite que las células de la granulosa tomen los andrógenos producidos por la célula de la teca y los conviertan en estrógenos. La aromatasa modifica la androstendiona y la testosterona para producir estradiol y estrona, respectivamente (*véase* fig. 37-6). Luego, la estrona se convierte en estradiol mediante la deshidrogenasa de 17β-hidroxiesteroide presente en las células de la granulosa. Esta cooperación entre las células de la granulosa y de la teca para producir estradiol se denomina **hipótesis de las dos células y las dos gonadotropinas**.

Además de proporcionar un precursor para la síntesis de estrógenos, los andrógenos de las células de la teca también tienen una acción local a bajas concentraciones para mejorar la actividad de la aromatasa en las de la granulosa, lo que promueve la producción de estrógenos. Sin embargo, a altas concentraciones, los andrógenos son convertidos por la 5α-reductasa en dihidrotestosterona, un andrógeno más potente. Cuando los andrógenos avasallan los folículos, el ambiente androgénico intrafolicular antagoniza la proliferación de células de la granulosa y conduce a la apoptosis de dichas células, así como a la atresia folicular subsiguiente.

Tras la ovulación, la progesterona es el principal producto esteroideo del cuerpo lúteo

El cuerpo lúteo se forma a partir del folículo posovulatorio en el momento en que se rompe la membrana basal que rodea las células de la granulosa y los vasos sanguíneos invaden las capas

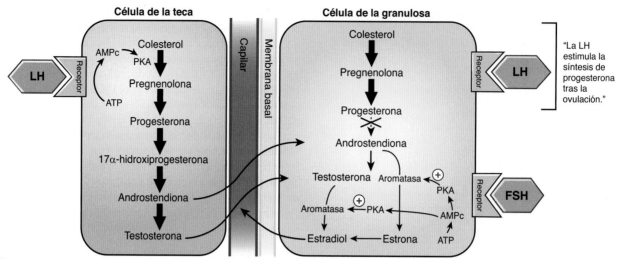

Figura 37-6 **La hipótesis de las dos células y las dos gonadotropinas.** Las células foliculares de la teca, bajo control de la LH, producen andrógenos que se difunden hacia las células de la granulosa folicular, donde se convierten en estrógenos mediante una reacción de aromatización estimulada por la FSH. Las células de la teca carecen de aromatasa y no pueden convertir los andrógenos en estrógenos. Las células de la granulosa carecen de la enzima 17α-hidroxilasa y no pueden convertir la progesterona en androstendiona (indicado con una X). La LH estimula las células de la granulosa para que sinteticen progesterona tras la ovulación y la formación del cuerpo lúteo.

de células de la granulosa y de la teca (*véase* más adelante para más detalles). El aumento de la vascularización facilita el suministro de colesterol LDL a las células de la granulosa-luteína. Al igual que en las células de la teca, la LH estimula las células de la granulosa-luteína para que expresen receptores de LDL, aumenten la captación de colesterol LDL y transporten el colesterol de la membrana mitocondrial externa a la interna. Los receptores de LH aparecen en las células de la granulosa durante las últimas fases del desarrollo folicular, cuando la FSH estimula la síntesis de estos receptores. El resultado neto del cambio en la expresión de los receptores de gonadotropinas y la disponibilidad de sustrato es que las células de la granulosa-luteína producirán grandes cantidades de progesterona (*véase* fig. 37-6). Las células de la teca-luteína continúan produciendo andrógenos, que se convierten en estrógenos gracias a la aromatasa presente en las células de la granulosa-luteína.

Los esteroides ováricos circulan en asociación con proteínas fijadoras en la sangre y se degradan en el hígado

Los estrógenos y andrógenos en sangre están unidos a la **globulina de unión de hormonas sexuales** (**SHBG**) o a la **albúmina**, aunque con menor afinidad hacia esta última. La progesterona circulante se une a la **proteína fijadora de corticoesteroides** (**transcortina**) plasmática y también a la albúmina. Las proteínas fijadoras prolongan la vida útil de los esteroides sexuales, que en un momento dado serán eliminados de la circulación por parte del hígado, mediante su conversión a glucurónidos o sulfatos que después se excretarán en la orina (*véase* el capítulo 33).

CICLO OVÁRICO

Cada mes se desarrolla un solo ovocito (óvulo maduro), que es liberado desde uno de los ovarios. El ovocito crece dentro de una estructura funcional denominada folículo, que se desarrolla a través del proceso de la **foliculogénesis** (*véase* fig. 37-5). La mayoría de los folículos del ovario sufren atresia, pero algunos se desarro-

llan hasta convertirse en folículos maduros que producirán esteroides y ovularán. A medida que maduran los folículos, también lo hacen los ovocitos al entrar en la meiosis, la cual produce una cantidad adecuada de cromosomas en preparación para la fecundación. Después de su rotura, el folículo se convierte en cuerpo lúteo.

Las ovogonias producen un ovocito que es detenido en la meiosis

Las células germinativas femeninas (**ovogonias**) se desarrollan en el **saco vitelino** del embrión y migran hacia la cresta genital, donde son necesarias para el desarrollo del ovario. Las ovogonias se dividen por mitosis en forma activa solo durante el periodo prenatal (tabla 37-1), y al cesar la división se denominan ovocitos. En el nacimiento, los ovarios contienen alrededor de un millón de ovocitos, la mayoría de los cuales degenera y es eliminada en un proceso llamado **atresia**. Al llegar a la pubertad, solo persisten alrededor de 200 000 ovocitos; a los 30 años solo quedan 26 000 y para el momento de la menopausia se encuentra casi ausentes de los ovarios.

Cuando las ovogonias se convierten en ovocitos ingresan al ciclo meiótico para prepararse para la producción de un óvulo haploide; se detienen luego en la profase de la primera división meiótica y permanecen así hasta que mueren o se convierten en ovocitos maduros en el momento de la ovulación (tabla 37-1). El ovocito inmaduro comienza a desarrollarse en un **folículo primordial** rodeado por una sola capa de **células de la pregranulosa**, aplanadas y encerradas dentro de una membrana basal que separa las células de la granulosa del estroma ovárico. Los folículos primordiales se localizan en la corteza o en las regiones periféricas del ovario (*véase* fig. 37-1).

Los folículos primarios se desarrollan en forma independiente de las gonadotropinas

La progresión desde el folículo primordial que no crece hasta la siguiente etapa del desarrollo (un folículo primario) se produce a una tasa relativamente constante durante la vida fetal, juvenil, prepuberal y adulta. Una vez que los folículos primarios

TABLA 37-1 Diferentes etapas del desarrollo de un óvulo y un folículo

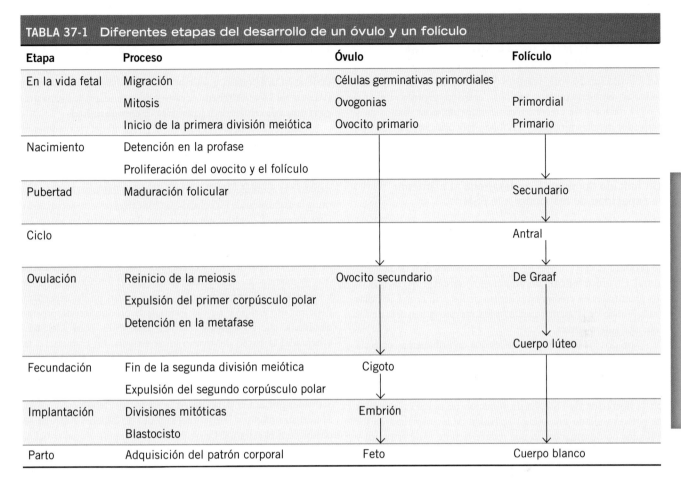

Etapa	Proceso	Óvulo	Folículo
En la vida fetal	Migración	Células germinativas primordiales	
	Mitosis	Ovogonias	Primordial
	Inicio de la primera división meiótica	Ovocito primario	Primario
Nacimiento	Detención en la profase		
	Proliferación del ovocito y el folículo		
Pubertad	Maduración folicular		Secundario
Ciclo			Antral
Ovulación	Reinicio de la meiosis	Ovocito secundario	De Graaf
	Expulsión del primer corpúsculo polar		
	Detención en la metafase		
			Cuerpo lúteo
Fecundación	Fin de la segunda división meiótica	Cigoto	
	Expulsión del segundo corpúsculo polar		
Implantación	Divisiones mitóticas	Embrión	
	Blastocisto		
Parto	Adquisición del patrón corporal	Feto	Cuerpo blanco

abandonan el grupo en reposo, quedan comprometidos para un mayor desarrollo o para la atresia. La conversión de folículos primordiales a primarios es independiente de las gonadotropinas hipofisarias. Se cree que el comienzo del desarrollo del folículo primordial se produce por las señales entre el ovocito y las células de la granulosa circundantes, que producen un notorio crecimiento del primero.

El primer signo de que un folículo primordial está entrando en la fase de crecimiento que producirá un folículo primario es la progresión que se da desde las células aplanadas de la pregranulosa hasta las células cúbicas de la granulosa. Estas proliferan para formar una sola capa celular continua que rodea el ovocito, cuyo diámetro cambia de 20 μm en la etapa primordial a 140 μm. En esta etapa, el ovocito secreta productos para formar la **zona pelúcida**, una membrana vítrea que rodea el ovocito y sirve como medio de unión a través del cual las células de la granulosa se comunican con él (*véase* fig. 37-5).

La LH y la FSH estimulan el desarrollo del folículo de Graaf maduro

El folículo secundario o **folículo preantral** resulta de la proliferación de las células de la granulosa en varias capas, tiempo durante el cual el ovocito completa su crecimiento final. A medida que el folículo secundario se adentra más en la corteza ovárica, las células del estroma cerca de la membrana basal se diferencian en capas denominadas **teca interna** y **teca externa**. Dentro de las capas de las células de la teca se crea un suministro sanguíneo con vasos linfáticos y nervios, pero la capa de células de la granulosa dentro de la membrana basal permanece avascular. A medida

que las células de la teca interna maduran, comienzan a sintetizar andrógenos. Las células de la granulosa adquieren receptores de FSH y comienzan a aromatizar los andrógenos de las células de la teca en pequeñas cantidades de estradiol (*véase* la sección anterior sobre la esteroidogénesis ovárica). La teca externa permanece fibroblástica y brinda respaldo estructural al folículo en desarrollo.

La FSH y la LH promueven el desarrollo y conversión del folículo primario en un folículo de Graaf maduro. Este proceso comienza en la pubertad y continúa de manera cíclica a lo largo de los años reproductivos. A medida que el folículo sigue creciendo hasta convertirse en un folículo terciario, la LH estimula la expansión de las capas de la teca y comienza a desarrollarse un **antro** (espacio lleno de líquido) dentro de la capa de células de la granulosa (*véase* fig. 37-5). La FSH y el estradiol estimulan la proliferación de células de la granulosa y, conforme se eleva el nivel de estas, aumentan también de modo significativo la producción de estrógenos, la capacidad de fijación de la FSH, el tamaño del folículo y el volumen de su líquido.

Un **folículo de Graaf** (también llamado folículo preovulatorio) se forma a medida que el antro aumenta de tamaño, lo que impulsa el ovocito hacia la periferia de un folículo grande, de entre 2 y 2.5 cm de diámetro (*véase* fig. 37-5). En el folículo de Graaf se hacen evidentes tres compartimentos distinguibles de células de la granulosa: las **células de la granulosa cumular** rodean el ovocito, las **células de la granulosa antral** revisten la cavidad antral y las **células de la granulosa mural** se asocian con la membrana basal. Las dos últimas producen esteroides a un ritmo mayor que las primeras.

Los folículos maduros terciarios y de Graaf están expuestos tanto a las hormonas en sangre como al líquido folicular del antro, que contiene LH, FSH, esteroides, péptidos y factores de crecimiento. Las concentraciones de estradiol y progesterona dentro del folículo son 20 veces mayores que las de la sangre. El líquido folicular también contiene inhibina, activina, péptido similar a GnRH, factores de crecimiento, péptidos opioides, oxitocina y activador del plasminógeno. Un fluido folicular enriquecido con todos estos factores contribuye a la selección del folículo dominante y a su función durante la ovulación.

Un folículo dominante se desarrolla al mantener la capacidad de responder a la FSH

Después del reclutamiento de la reserva de reposo de los folículos primordiales, el desarrollo de un folículo secundario puede tardar hasta 1 año. Luego, a lo largo de varios ciclos menstruales, se produce el crecimiento de los pequeños folículos de la etapa antral. Un único **folículo dominante** emerge del grupo de folículos preantrales en crecimiento dentro de los primeros 5 a 7 días tras el inicio de la menstruación, mientras que la mayoría de los folículos sufren atresia.

Son dos los factores principales que contribuyen a la atresia de los folículos no dominantes. En primer lugar, la síntesis y liberación de estradiol e inhibina por parte del folículo dominante proporciona retroalimentación negativa a la hipófisis para inhibir la liberación de FSH. La disminución de la FSH plasmática da como resultado una menor actividad de la aromatasa en los folículos no dominantes, lo que reduce la síntesis de estradiol y ralentiza la proliferación de células de la granulosa. Por otro lado, en ausencia de aromatasa, los andrógenos de las células de la teca se convierten en dihidrotestosterona que, a su vez, promueve la atresia de las células de la granulosa. El folículo dominante está protegido de la caída de los niveles de FSH circulante porque el estradiol que produce estimula la expresión de los receptores de FSH en las células de la granulosa y la FSH se acumula en el líquido folicular antral.

Conforme crece el folículo dominante, también aumenta la vascularización de la capa de la teca. En el noveno o décimo día del ciclo, la vascularización del folículo dominante duplica la de los otros folículos antrales, lo que permite un aporte más eficiente de colesterol a las células de la teca para la esteroidogénesis y una mejor exposición a la LH y la FSH circulantes. Esta última hormona es necesaria para las células de la granulosa.

La liberación de estradiol del folículo dominante desencadena el pico de LH a mitad del ciclo, lo que conduce a la maduración del ovocito y a la ovulación

El pico de LH a mitad del ciclo se produce como resultado del aumento en los niveles de estradiol circulante, que tienen un efecto de retroalimentación positiva sobre el eje hipotálamo-hipofisario (*véase* la sección sobre esteroidogénesis ovárica). Aunque la FSH también aumenta en la mitad del ciclo, no es indispensable para la ovulación; sin embargo, solo los folículos que han sido preparados de manera adecuada con FSH ovulan, ya que contienen una cantidad suficiente de receptores de LH para llevar a cabo el proceso.

Todos los ovocitos en el ovario se detienen en la profase de la primera meiosis, que ocurrió durante la vida fetal. Con el pico de LH, el **ovocito primario** completa su primera meiosis y el resultado de esta primera división es un **primer cuerpo polar** pequeño y un **ovocito secundario** más grande. Tanto el ovocito secundario como el corpúsculo polar, así como los espermatocitos secunda-

rios (*véase* fig. 36-8), tienen un número haploide de cromosomas duplicados (22 somáticos y 1 cromosoma X). El primer cuerpo polar degenera o se divide para formar células no funcionales. El ovocito secundario empieza su segunda división meiótica y se detiene en la metafase, donde permanecerá hasta la fecundación (*véase* tabla 37-1). Alrededor del ovocito secundario se forma una capa única de células de la granulosa: la **corona radiada**.

Dentro del folículo, el pico de LH a mitad del ciclo aumenta la liberación de sustancias vasodilatadoras como histamina, bradicinina y prostaglandinas, que median el incremento del flujo sanguíneo. El folículo dominante muy vascularizado se hincha debido a la acumulación de sangre y líquido folicular. La LH estimula la expansión de las células que rodean el ovocito secundario para formar el *cumulus oöphorus*, que flota dentro del antro. La membrana basal que separa las células de la teca y las de la granulosa comienza a desintegrarse; estas últimas empiezan a luteinizarse y su compartimento es penetrado por los vasos sanguíneos.

A medida que se acerca la ovulación, el folículo se agranda y sobresale de la superficie del ovario en un punto específico denominado estigma. La LH estimula la producción de prostaglandinas, que activan las enzimas lisosomales para adelgazar y degradar la pared del ovario en el estigma. En respuesta a la FSH, las células de la granulosa liberan un **activador del plasminógeno** que lo convierte en **plasmina**. La enzima proteolítica plasmina actúa sobre la pared folicular junto con las **colagenasas** activadas por la LH para digerir la matriz del tejido conjuntivo. El adelgazamiento y la eventual ruptura de la pared folicular se produce en el estigma. La ovulación y la expulsión del ovocito, de células asociadas y de líquido folicular se ve facilitada por la contracción del músculo liso que estimulan las prostaglandinas.

El cuerpo lúteo se forma a partir del folículo posovulatorio

Después de la ovulación, la pared del folículo de Graaf se colapsa y se vuelve contorneada, los vasos sanguíneos discurren a través de las capas de células de la granulosa y de la teca, y la cavidad antral se llena de sangre. La estructura sólida formada del folículo roto se llama **cuerpo lúteo** o **amarillo**, y el proceso mediante el cual la LH estimula los numerosos cambios bioquímicos y morfológicos que le dan lugar se conoce como **luteinización**. Las células de la granulosa y de la teca en el cuerpo lúteo se denominan respectivamente **células luteinizadas de la granulosa** y **células luteinizadas de la teca**.

El cuerpo lúteo es una estructura endocrina transitoria que sirve como fuente principal de progesterona y estradiol circulantes durante la fase lútea o posovulatoria del ciclo menstrual. La estimulación continua de la LH es necesaria para asegurar que las células lúteas se mantengan saludables y secreten progesterona. Si la fecundación no se produce, la regresión del cuerpo lúteo comienza unos 13 días después de la ovulación. Las células lúteas del *corpus* sufren apoptosis y necrosis, en un proceso denominado **luteólisis** o **regresión lútea**. El tejido fibroso reemplaza las células luteinizadas y crea así una estructura no funcional llamada **cuerpo blanco** (*véase* fig. 37-1).

El cuerpo lúteo es indispensable para mantener el embarazo durante el primer trimestre. Si la fecundación se produce, el trofoblasto embrionario produce gonadotropina coriónica humana (GCh), una hormona similar a la LH que evita que el cuerpo lúteo degenere (*véase* el capítulo 38). La GCh se une a los receptores de LH en el cuerpo lúteo para mantener la secreción de progesterona (Enfoque clínico 37-2).

ENFOQUE CLÍNICO | 37-2

Insuficiencia lútea

En ciertas ocasiones el cuerpo lúteo no produce suficiente progesterona para mantener el embarazo durante sus primeras etapas. Los signos iniciales de interrupción espontánea del embarazo incluyen calambres pélvicos y hemorragia vaginal, similares a las que aparecen con la menstruación. Si el cuerpo lúteo es realmente deficiente, entonces la fecundación podrá ocurrir alrededor del día 14 idealizado (ovulación), el embarazo terminará durante la fase lútea deficiente y la menstruación comenzará de acuerdo a lo esperado. Dado que los ciclos menstruales regulares no se han interrumpido, la mujer no sabrá que ha estado embarazada si no se miden sus niveles de gonadotropina coriónica humana (GCh).

El análisis de la regulación de la secreción de progesterona por parte del cuerpo lúteo ofrece información sobre este problema clínico. Existen varios motivos para la **insuficiencia lútea**. En primer lugar, el número de células luteinizadas de la granulosa en el cuerpo lúteo puede ser insuficiente debido a la ovulación de un folículo pequeño o a la ovulación prematura de un folículo que no estaba desarrollado por completo. Un segundo motivo es el número insuficiente de receptores de hormona luteinizante (LH) en las células luteinizadas de la granulosa en el folículo de Graaf y en el cuerpo lúteo en desarrollo. Los receptores de LH median la acción de esta hormona que estimula la secreción de progesterona. Un número insuficiente de receptores de LH podría ser producto de un cebado insuficiente del folículo en desarrollo con la FSH, ya que es bien sabido que esta aumenta el número de receptores de LH en el folículo. En tercer lugar, la secreción súbita de LH podría haber sido inadecuada para inducir la luteinización completa del cuerpo lúteo, aunque su cantidad haya sido suficiente para inducir la ovulación. Se estima que se requiere solo 10% del pico de LH para la ovulación, pero se desconoce la cantidad requerida para la luteinización completa y para la secreción de una cantidad de progesterona adecuada para mantener el embarazo.

Si los valores de progesterona son bajos en ciclos consecutivos durante la fase media lútea y no coinciden con las biopsias endometriales, se puede administrar progesterona exógena para evitar la interrupción temprana del embarazo durante un ciclo fértil. Otras opciones incluyen la inducción del desarrollo folicular y la ovulación con clomifeno y GCh. Es probable que este tratamiento produzca un folículo de Graaf grande y saludable que secrete estrógenos y posea suficientes receptores de LH para la luteinización. La GCh exógena se administra para complementar el pico de LH endógena y para garantizar la estimulación completa del folículo de Graaf, la ovulación, la producción adecuada de progesterona y la luteinización del cuerpo lúteo en desarrollo. ∎

Fisiología reproductiva

CICLO MENSTRUAL

El **ciclo menstrual** se refiere a los cambios coordinados de manera mensual en el ovario y el revestimiento endometrial del útero de mujeres en edad reproductiva. El ciclo comienza con el inicio de la menstruación, esto es, con el flujo de sangre desde el útero a través de la vagina que se produce cuando se desprende el revestimiento uterino. La duración media del ciclo menstrual en mujeres adultas es de 28 días (*véase* fig. 37-7), y el rango oscila entre 25 y 35 días. El intervalo que transcurre entre la ovulación y el inicio de la menstruación es relativamente constante; el promedio para la mayoría de las mujeres es de 14 días, y está dictado por la vida fija del cuerpo lúteo. Por el contrario, el intervalo entre el inicio de la menstruación y la ovulación (la fase folicular) es más variable y explica las diferencias en la duración del ciclo entre las mujeres que ovulan.

Ya se han discutido los mecanismos que regulan la síntesis y secreción de estradiol y progesterona del ovario, así como los cambios de desarrollo que ocurren durante el ciclo ovárico. Ahora se analizará todo el conjunto en términos de secuencia e interacción, y se incluirán los efectos del estradiol y la progesterona para preparar el útero para el embarazo.

Durante la fase folicular, el folículo dominante madura y la esteroidogénesis ovárica aumenta

La fase folicular del ciclo ovárico (días 0 a 13) comienza con el inicio de la menstruación (*véase* fig. 37-7). Durante este lapso, los niveles de LH, estrógenos, progesterona e inhibina son bajos debido a la pérdida del cuerpo lúteo del ciclo anterior y a los bajos niveles de esteroidogénesis en los folículos inmaduros. Los niveles plasmáticos de FSH están relativamente elevados por la eliminación de la retroalimentación negativa de los estrógenos, la progesterona y la inhibina. Estas cifras elevadas actúan sobre un grupo de folículos reclutados del cúmulo en reposo 20 a 25 días antes. Estos folículos (de 4 a 6 mm de ancho) son estimulados entre los días 3 y 5 para crecer hasta la etapa preantral. La FSH promueve la proliferación de células de la granulosa y aumenta la actividad de la aromatasa, lo que hace que los niveles de estradiol plasmático comiencen a aumentar entre los días 3 y 7. El folículo dominante designado se selecciona entre los días 5 y 7 y aumenta de tamaño y de actividad esteroidogénica. Entre los días 8 y 10, las cifras de estradiol en plasma aumentan de modo considerable y, alrededor del día 12, alcanzan un máximo superior a 200 pg/mL, que se mantiene durante unas 24 a 36 horas para iniciar el pico de LH.

Durante la fase folicular temprana, el carácter pulsátil de la LH exhibe amplitud y frecuencia bajas que coinciden con los pulsos de GnRH que ocurren una vez por hora. A medida que aumentan los niveles de estradiol se incrementan la frecuencia del pulso de GnRH y los pulsos de LH. El aumento consecuente de LH en plasma apoyará aún más la esteroidogénesis folicular porque la FSH habrá aumentado el número de receptores de LH en los folículos en crecimiento.

Durante la fase folicular media a tardía, el aumento de estradiol e inhibina del folículo dominante suprime la liberación de FSH. La disminución de FSH, junto con la acumulación de andrógenos no aromatizados a estrógenos, induce atresia en los folículos no seleccionados. El folículo dominante se salva de ello en virtud de su alta densidad de receptores de FSH, de la acumulación de FSH en su líquido folicular y de la adquisición de receptores de LH por parte de sus células de la granulosa.

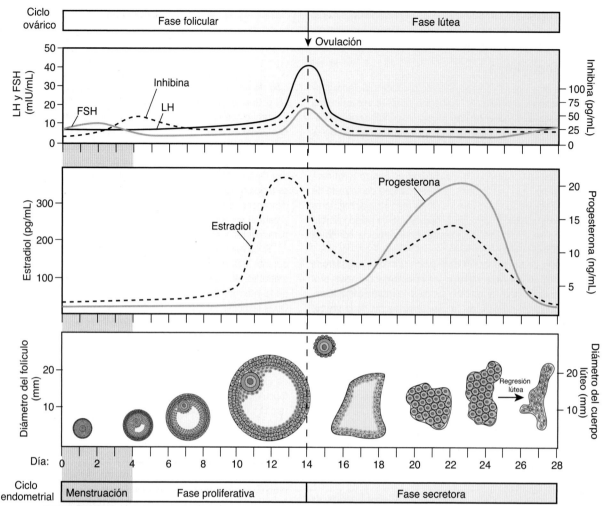

Figura 37-7 **Eventos hormonales y ováricos durante el ciclo menstrual.** La LH y la FSH liberadas de la hipófisis anterior (*panel superior*) promueven el desarrollo folicular (*panel inferior*) y la esteroidogénesis folicular (*panel intermedio*). La inhibina liberada por el folículo en desarrollo reduce los niveles de FSH. Durante la fase folicular, el estradiol proporciona retroalimentación positiva para inducir el pico de LH requerido para la ovulación. Durante la fase lútea, el cuerpo lúteo libera cantidades significativas de progesterona y mantiene la liberación de estradiol. Debe tenerse en cuenta que el estradiol se mide en pg/mL, mientras que para la progesterona se lo hace en ng/mL (1 000 veces más).

El aumento de la producción de estradiol estimula el pico de LH a mitad del ciclo, lo que induce la ovulación

El pico de LH a mitad del ciclo se produce en los días 13 a 14 del ciclo ovárico y es de corta duración (entre 24 y 36 horas; *véase* fig. 37-7). Para que dicho pico se produzca, el estradiol debe mantenerse antes en una concentración crítica de alrededor de 200 pg/mL durante un tiempo suficiente (36 a 48 horas). Si no se alcanza esa concentración o si su duración es muy corta, el pico de LH puede reducirse o no producirse en absoluto e impedir así la ovulación.

Como ya se ha descrito, los mecanismos que transforman el estradiol de un regulador negativo de las acciones de la LH a uno positivo ocurren en el área preóptica del hipotálamo y en las gonadotropas de la hipófisis anterior. El estradiol estimula las neuronas kisspeptina del área preóptica para que secreten dicha sustancia; ella, a su vez, estimula las neuronas GnRH del área preóptica para que liberen la hormona correspondiente. En la

hipófisis, las concentraciones elevadas de estradiol aumentan el número de receptores de GnRH en las gonadotropas, lo que hace que la glándula responda mejor a la GnRH. El estradiol también aumenta la cantidad de LH secretada por pulso y el número de gonadotropas secretoras de LH.

Antes del pico de LH se produce un pequeño pero claro aumento de la progesterona, que es importante para incrementar dicho pico. Ese pequeño aumento combinado con el estradiol promueven un incremento concomitante de la FSH. El pico de FSH a mitad del ciclo es relevante porque permite la inducción de suficientes receptores de LH para la luteinización en las células de la granulosa y la estimulación del activador del plasminógeno para la ruptura folicular y la liberación de ovocitos, así como la activación de un conjunto de folículos destinados a desarrollarse en el siguiente ciclo.

Durante el pico de LH, la progesterona continúa aumentando y el estradiol cae con rapidez; esto muestra que la LH posee efectos sobre la luteinización de las células de la granulosa y sobre las modificaciones de la esteroidogénesis para favorecer la síntesis de progesterona. La exposición prolongada a niveles elevados de LH durante el pico también regula a la baja la expresión del receptor de LH de la célula de la teca, lo que reduce la producción de andrógenos necesaria para la síntesis de estradiol.

El cuerpo lúteo produce la progesterona y los estrógenos de la fase lútea

La fase lútea del ciclo ovárico tiene lugar entre los días 14 y 28 (*véase* fig. 37-7). A medida que el cuerpo lúteo madura tras la ovulación, la producción de progesterona aumenta y la de estradiol se reinicia hasta alcanzar concentraciones plasmáticas elevadas de ambas sustancias en los días 20 a 23, alrededor de 1 semana después de la ovulación. Los niveles elevados de esteroides suprimen los de FSH circulante. La frecuencia del pulso de la LH disminuye durante la fase lútea temprana, pero su amplitud es mayor que durante la fase folicular. La LH es importante en este momento para mantener la función del cuerpo lúteo y la producción sostenida de esteroides. En la fase lútea tardía, una supresión del generador de pulsos de GnRH, mediada por opioides y dependiente de la progesterona, reduce tanto la frecuencia como la amplitud del pulso de LH.

Después de la desaparición del cuerpo lúteo en los días 24 a 26, las cifras de estradiol y progesterona se desploman y provocan el retiro del soporte del endometrio uterino, que culmina entre 2 y 3 días después con la menstruación. Por último, la disminución de los esteroides ováricos actúa de manera central para eliminar la inhibición por retroalimentación, la concentración de FSH empieza a aumentar y se inicia un nuevo ciclo.

El estradiol y la progesterona preparan el útero para el embarazo

El endometrio o *mucosa uterina* que recubre el útero está constituido por una capa superficial de células epiteliales y una capa de estroma subyacente. La capa epitelial contiene glándulas que penetran la estromal y que están revestidas por un epitelio cilíndrico secretor. A lo largo de todo el **ciclo endometrial** se producen cambios significativos en la función y la histología del endometrio uterino (fig. 37-8).

La **fase proliferativa** del ciclo endometrial coincide con la fase folicular media a tardía del ciclo ovárico. Bajo la influencia del aumento en las concentraciones plasmáticas de estradiol, las capas estromal y epitelial del endometrio uterino experimentan hiperplasia e hipertrofia, esto es, incrementan su volumen y grosor. Las glándulas endometriales se alargan y son revestidas por epitelio cilíndrico. El endometrio se vasculariza y se desarrollan más arterias espirales para proporcionar un abundante aporte sanguíneo a la región. El estradiol también induce la expresión de receptores de progesterona y aumenta la excitabilidad y la contractilidad del miometrio.

La **fase secretora** del ciclo endometrial comienza el día de la ovulación y coincide con la fase lútea temprana a media del ciclo ovárico. Bajo la acción combinada de la progesterona y los estrógenos, las glándulas endometriales se enrollan, almacenan glucógeno y secretan grandes cantidades de moco rico en carbohidratos. El estroma aumenta su vascularización y se torna edematoso, y las arterias espirales se vuelven tortuosas (*véase* fig. 37-8). Los picos

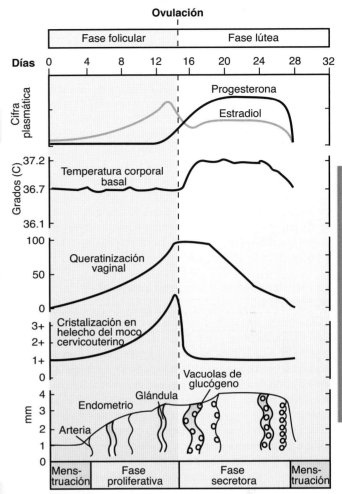

Figura 37-8 Cambios en el útero, el cuello uterino, la vagina y la temperatura corporal en relación con los esteroides ováricos y la ovulación durante el ciclo menstrual.

máximos en la actividad secretora, la formación de edema y el grosor total del endometrio se alcanzan en los días 6 a 8 después de la ovulación, en preparación para la implantación del blastocito. La progesterona antagoniza el efecto de los estrógenos sobre el miometrio para reducir sus contracciones espontáneas.

El estradiol y la progesterona preparan el sistema de conductos para apoyar la fecundación e indicar la ovulación

Además de regular los cambios cíclicos en el endometrio, los esteroides ováricos tienen efectos sobre el sistema de conductos (*véase* fig. 37-8). El estradiol mantiene la naturaleza ciliada del epitelio y aumenta la motilidad de los oviductos para facilitar la captación del ovocito después de la ovulación y el movimiento de los espermatozoides y el cigoto.

El moco cervicouterino también sufre cambios cíclicos en su composición y volumen que son importantes para el transporte de esperma. Durante la fase folicular, los estrógenos aumentan la cantidad, alcalinidad, viscosidad y elasticidad del moco cervicouterino. En el momento de la ovulación, la elasticidad del moco o filancia es máxima y los espermatozoides pueden pasar con facilidad a través de esta mucosidad dominada por estradiol. A medida que la progesterona aumenta después de la ovulación y durante el embarazo, se opone a los efectos del estradiol y la cantidad y elasticidad del moco cervicouterino disminuyen, lo que dificulta el paso de los espermatozoides pero provee también una mejor protección contra las infecciones.

El epitelio vaginal prolifera bajo el efecto de los estrógenos al principio de la fase folicular. Luego se cornifica (queratiniza) de manera progresiva y alcanza su máximo en el periodo preovulatorio. Durante la fase posovulatoria, la progesterona induce la formación de moco espeso, el epitelio se infiltra con leucocitos y la cornificación disminuye.

En el momento de la ovulación, el incremento de la progesterona promueve un aumento pequeño pero detectable de la temperatura corporal basal, el cual puede utilizarse para controlar la ovulación en un intento de maximizar o minimizar las posibilidades de fecundación y embarazo. La eficacia de este enfoque, sin embargo, ha sido cuestionada.

La menstruación se produce en ausencia de fecundación

Si no existe fecundación, durante la **fase menstrual** (*catamenial*) del ciclo endometrial se produce la descamación y el desprendimiento de toda la capa funcional del endometrio. Este proceso comienza con isquemia en el tejido endometrial iniciada por la disminución de los niveles de progesterona y estradiol que resultan de la regresión del cuerpo lúteo. A medida que colapsa, el epitelio secretor experimenta cambios necróticos y abundante apoptosis. Las arterias se contraen y disminuyen así el flujo sanguíneo al endometrio superficial, mientras que los leucocitos y macrófagos invaden el estroma y empiezan a fagocitar el tejido isquémico. Los primeros persisten en grandes cantidades a lo largo de la menstruación, lo que provee resistencia contra las infecciones en la superficie endometrial denudada.

A nivel celular, la disminución de los esteroides desestabiliza las membranas lisosómicas de las células endometriales, lo que resulta en la liberación de enzimas proteolíticas y en una mayor producción de prostaglandinas vasoconstrictoras como la F2. Estas sustancias inducen el vasoespasmo de las arterias espirales, y el tejido es digerido por las enzimas proteolíticas. En un momento dado, los vasos sanguíneos se rompen y liberan sangre y desechos celulares.

El tejido endometrial se expulsa a través del cuello uterino y de la vagina junto con sangre de las arterias rotas. El flujo menstrual dura de 4 a 5 días, tiene un volumen promedio de entre 30 y 50 mL y no se coagula debido a la presencia de fibrinolisina liberada por el tejido endometrial necrótico.

La menopausia es el cese de la función ovárica y de los ciclos reproductivos

A priori, una mujer se encuentra en la menopausia 12 meses después de la finalización de su último periodo menstrual. A medida que se acerca a su menstruación final, los ciclos y el sangrado se vuelven irregulares, y los primeros son más cortos debido a la falta de un desarrollo folicular completo. Los ovarios se atrofian y se caracterizan por la presencia de pocos o ningún folículo sano.

La declinación de la función ovárica se asocia con una disminución de la secreción de estrógenos y un aumento concomitante de LH y FSH, que se pueden usar como herramienta de diagnóstico (tabla 37-2). La LH elevada estimula las células del estroma ovárico para que continúen produciendo androstendiona. Conforme aumentan los andrógenos, algunas mujeres presentan hirsutismo. La falta de estrógenos provoca cambios atróficos en las mamas y en el aparato reproductor acompañados de sequedad vaginal, que suele producir dolor e irritación durante el coito.

Los sofocos, que resultan de la pérdida del tono vasomotor, de la osteoporosis y de un mayor riesgo de enfermedad cardiovascular, son trastornos médicos importantes para las mujeres que se acercan o que ya están en la menopausia. Se producen en especial durante la transición a la menopausia y se caracterizan por aumentos episódicos en la temperatura de la piel y la parte superior del cuerpo, vasodilatación periférica y sudoración. Los sofocos ocurren de manera simultánea con los pulsos de LH pero, dado que no aparecen en mujeres con hipofisectomía, no son causados por las gonadotropinas. Se cree que reflejan alteraciones temporales en los centros termorreguladores del hipotálamo que, de alguna manera, están vinculados al generador de pulsos de GnRH.

La osteoporosis aumenta el riesgo de fractura de cadera, mientras que la terapia de reemplazo de estrógenos lo reduce. Los estrógenos antagonizan la movilización de calcio inducida por la PTH, pero aumentan la retención de dicho mineral en el riñón, que también es estimulada por la PTH. Los estrógenos promueven además la absorción intestinal de calcio a través de la 1.25 dihidroxivitamina D_3. *Véase* el recuadro de Ciencias médicas Integradas para un abordaje detallado de la terapia de reemplazo hormonal (TRH) durante la menopausia.

TABLA 37-2 Niveles de gonadotropina y esteroides en el plasma de mujeres premenopáusicas y posmenopáusicas				
	Ciclo menstrual			
Hormona	**Folicular**	**Preovulatorio**	**Luteínico**	**Posmenopausia**
LH (mIU/mL)	2.5–15	15–100	2.5–15	20–100
FSH (mIU/mL)	2–10	10–30	2–6	20–140
Estradiol (pg/mL)	70–200	200–500	75–300	10–60
Progesterona (ng/mL)	≤ 0.5	≤ 1.5	4–20	≤ 0.5

FSH, hormona foliculoestimulante; LH, hormona luteinizante.

TRASTORNOS DEL APARATO REPRODUCTOR FEMENINO

Los trastornos del aparato reproductor femenino pueden producirse en el eje hipotálamo-hipofisario o en los órganos reproductores, y pueden afectar la salud, el bienestar y la fertilidad de la mujer.

La **amenorrea** es el síntoma más común y fácil de detectar a partir de una serie de anomalías endocrinas, fisiológicas o anatómicas. La amenorrea primaria se define como la ausencia de menstruación a los 16 años de una paciente con o sin desarrollo de caracteres sexuales secundarios. Las anomalías hipotalámicas hereditarias pueden ocurrir en los genes autosómicos responsables del desarrollo, la migración y la secreción normales de las neuronas GnRH, tal como se analiza en la sección sobre defectos hipotálamo-hipofisarios que alteran el inicio de la pubertad. Los trastornos congénitos en el desarrollo de las gónadas son abordados en el capítulo 38.

La amenorrea secundaria consiste en la ausencia de menstruación durante tres o más ciclos en una mujer que antes presentaba menstruaciones cíclicas, o en la aparición de menos de nueve ciclos en un año en una mujer cuyas menstruaciones ya eran irregulares. Las causas anatómicas adquiridas incluyen la estenosis cervical y las adherencias intrauterinas (cicatrización). Para un análisis de las causas hipotalámicas de la amenorrea secundaria, *véase* el Enfoque clínico 37-2.

La **insuficiencia ovárica prematura** se define como el agotamiento temprano de los folículos antes de los 40 años, y deriva en un estado de hipogonadismo hipogonadotrópico. Las pacientes atraviesan la pubertad con ciclos menstruales subsiguientes variables antes del cese de la menstruación. Los hallazgos clínicos incluyen niveles bajos de estrógenos y FSH elevada, con síntomas similares a los de la menopausia, incluidos sofocos y un mayor riesgo de osteoporosis. La etiología es variable e incluye anomalías cromosómicas, enfermedades autoinmunes y lesiones por irradiación, quimioterapia o infecciones virales.

El **síndrome de ovario poliquístico** es la forma más común del exceso de andrógenos en las mujeres y, por lo general, se busca tratamiento para el hirsutismo, el acné, la infertilidad y el restablecimiento de los ciclos menstruales. Se trata de un trastorno heterogéneo asociado con LH elevada y FSH normal, ovarios con quistes múltiples, resistencia a la insulina y obesidad (aunque el SOP puede darse en mujeres con IMC normal). Se ha demostrado que la síntesis excesiva de andrógenos tiene un origen predominantemente ovárico y se debe a una desregulación de la esteroidogénesis. La evidencia sugiere que las células de la teca son hipersensibles a la estimulación con LH, lo que provoca un exceso en la producción de andrógenos. Las células de la granulosa, que también son más sensibles a la LH, liberan estradiol en una fase demasiado temprana del desarrollo folicular y se luteinizan de manera prematura. Las hormonas producidas en el ovario, como IGF-1 e inhibina, pueden interferir con la regulación a la baja de la esteroidogénesis y contribuir a la afección. Además, la insulina amplifica los efectos de la LH sobre la esteroidogénesis; por lo tanto, en el SOP los niveles de insulina circulante son elevados debido a la resistencia a sus efectos hipoglucemiantes en el tejido muscular y adiposo.

El tratamiento del hirsutismo y el acné se centra en reducir la producción excesiva de andrógenos y puede incluir anticonceptivos combinados de estrógenos y progesterona o la administración continua de GnRH. La infertilidad se trata con anticonceptivos para producir un desprendimiento endometrial regular y con clomifeno para inducir la ovulación. Para reducir las anomalías metabólicas se recomienda la pérdida de peso e intervenciones para reducir la resistencia a la insulina.

La endometriosis es un trastorno inflamatorio crónico que resulta de la presencia de glándulas endometriales y estroma en localizaciones no uterinas (ectópicas); su aparición es más frecuente en los ovarios, el peritoneo pélvico y el intestino. Esta condición, que se da sobre todo durante la edad reproductiva, depende de las hormonas esteroideas y se manifiesta en dismenorrea, dolor pélvico crónico e infertilidad. Una teoría para explicar la afección es que deriva de la diseminación de células endometriales hacia sitios ectópicos por parte de los vasos linfáticos o de la sangre. Una explicación alternativa es que el transporte retrógrado de tejido endometrial desprendido a través de las trompas de Falopio permite que las células sensibles a los esteroides se implanten fuera del útero. En cualquier caso, la presencia de tejido endometrial en el peritoneo provoca una reacción inflamatoria que se traduce en dolor. El tratamiento en los casos en que la fertilidad no es motivo de preocupación se centra en suprimir la producción cíclica de estradiol en los ovarios o en las lesiones, y se pueden utilizar anticonceptivos orales o agonistas de la GnRH. La extirpación quirúrgica de las lesiones puede llevarse a cabo en mujeres con una enfermedad menos avanzada que deseen quedar embarazadas.

Los **miomas uterinos** (leiomiomas) son el tumor benigno más frecuente en las mujeres. Estos tumores son sensibles a las hormonas esteroideas y necesitan estrógenos y progesterona para crecer, y la evidencia sugiere que se trata de tumores monoclonales derivados de un solo miocito. La principal queja de las mujeres que buscan tratamiento es el sangrado menstrual abundante y prolongado o el sangrado en intervalos irregulares entre las menstruaciones esperadas. La cirugía es la única terapia aprobada en nuestros días, ya que las intervenciones médicas tienen efectos secundarios indeseables.

La **esterilidad** se define como la incapacidad para concebir después de 1 año de relaciones sexuales sin protección, y debería considerarse como un problema médico para los dos integrantes de la pareja. Como ya se ha dicho, los trastornos del SNC y las anomalías hipofisarias y ováricas pueden interferir con el desarrollo folicular y la ovulación. Si se presenta una ovulación normal, los problemas estructurales, patológicos o endocrinos asociados con el oviducto o el útero pueden impedir la fecundación, el transporte o la implantación del embrión y, en última instancia, podrían también interferir con el establecimiento o mantenimiento del embarazo. El manejo de la afección en las mujeres puede abarcar desde la evaluación de la función menstrual y anatómica hasta la estimulación ovárica o la fecundación *in vitro*.

CIENCIAS MÉDICAS INTEGRADAS

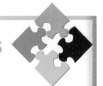

La terapia de reemplazo hormonal y el papel del regulador selectivo del receptor de estrógeno en la menopausia

Las características cíclicas de la menopausia se pueden dividir entre aquellas con un vínculo más estrecho con la transición a dicha etapa (como sofocos, sudores nocturnos, sequedad vaginal e irritación) y aquellas complicaciones a largo plazo, como la pérdida ósea y la enfermedad cardiovascular. La terapia de reemplazo hormonal (TRH), que consiste en estrógeno o en la combinación de estrógeno y progestina, ha demostrado a partir de importantes estudios clínicos disminuir los sofocos y las molestias vaginales en la mayoría de las mujeres. La progestina se administra junto con estrógenos para proteger el endometrio de la hiperplasia o del carcinoma inducidos por los segundos. La TRH reduce las fracturas de columna y cadera que resultan de la osteoporosis, en especial si se administra durante los primeros 3 años de la menopausia. Los riesgos reconocidos de la TRH incluyen un pequeño aumento en la incidencia de cáncer mamario, una mayor incidencia establecida de cáncer endometrial y un incremento moderado en la aparición de trombosis venosa profunda.

Durante mucho tiempo se pensó que los estrógenos protegían a las mujeres contra la aterosclerosis y las enfermedades cardiovasculares. En las premenopáusicas, el colesterol total y el LDL son más bajos, el HDL es más alto y el infarto de miocardio es seis veces menos común que en los hombres de la misma edad. Durante la menopausia, los niveles de colesterol total y de LDL aumentan, al igual que el riesgo de enfermedades cardiovasculares. La estrogenoterapia en mujeres posmenopáusicas tiene un impacto favorable en el perfil lipídico, ya que reduce el colesterol total y el LDL. Este hallazgo respalda la conclusión de que el uso de estrógenos en la menopausia protegería contra las enfermedades cardiovasculares. Sin embargo, la Women´s Health Initiative, un amplio estudio aleatorio sobre la estrogenoterapia, debió interrumpirse de manera temprana por un aumento pequeño pero significativo de enfermedades cardiovasculares y cáncer mamario en las pacientes. El análisis de los datos de este y otros ensayos sugiere que la TRH puede aumentar el riesgo cardiovascular en mujeres de edad avanzada que inician el tratamiento muchos años después de la menopausia, así como en aquellas que han recibido la terapia durante muchos años; sin embargo, el riesgo no se incrementa en pacientes que inician la terapia para aliviar los síntomas desde el comienzo de la menopausia. Por ello, aunque en nuestros días se recomienda usar TRH para los síntomas de la transición a esta etapa, a largo plazo esta opción debe ser sopesada frente a otros recursos terapéuticos que son más efectivos para disminuir el riesgo cardiovascular.

Los reguladores selectivos del receptor de estrógenos (MSRE) son agentes sintéticos no esteroides que, según el tejido, actúan de manera agonista o antagonista hacia los estrógenos. Estos reguladores son activadores del receptor de estrógenos (RE) en algunos tejidos (huesos, hígado y sistema cardiovascular), inhibidores en otros (cerebro y mamas) e inhibidores/activadores mixtos en el útero. El propósito de la terapia con MSRE es no solo simular los efectos benéficos de los estrógenos en los huesos y el corazón sino también inhibir la actividad de los estrógenos en la mama y el útero, lo que minimiza los efectos nocivos sobre dichos tejidos. Los MSRE aprobados por la FDA incluyen el tamoxifeno para prevenir o tratar el cáncer mamario, el raloxifeno para tratar la osteoporosis y el ospemifeno para la atrofia vaginal en la posmenopausia.

Existen dos RE (REα y REβ) que difieren en la región N-terminal, la cual es importante para el inicio de la transcripción. Estos receptores también exhiben diferentes patrones de expresión: el REα se halla sobre todo en la mama, el útero y la vagina, mientras que el REβ se expresa en tejidos del SNC, el sistema cardiovascular, el sistema inmunológico, el sistema gastrointestinal, los riñones, los pulmones y los huesos.

Se han propuesto varios mecanismos para explicar la capacidad de los MSRE de ser estrogénicos en algunos tejidos y antiestrogénicos en otros. Los MSRE pueden bloquear la unión de estrógenos a su receptor para inhibir la transcripción o pueden promover la interacción del dominio N-terminal del RE con otros coactivadores que dan como resultado la activación de la transcripción. Los MSRE también pueden reclutar diferentes coactivadores y coinhibidores en tejidos diferentes a aquellos en los que suelen actuar los estrógenos. Por último, las acciones de los MSRE pueden diferir según la isoforma de RE a la que se unan: funcionan como antagonistas puros a través de REβ en genes que contienen elementos de unión a RE, pero pueden actuar como agonistas parciales cuando operan sobre ellos a través de REα. Una investigación continua debería llevar a una mejor compresión de los mecanismos de acción de los MSRE y al desarrollo de nuevas moléculas diseñadas para acciones específicas y benéficas sobre los tejidos sensibles a los estrógenos. ■

Resumen del capítulo

- Los órganos reproductores femeninos incluyen los ovarios, los conductos, el útero, el cuello uterino y la vagina.
- Durante la pubertad, el sistema endocrino pasa de una función inactiva a una función cíclica que permite la reproducción, el desarrollo de los caracteres sexuales secundarios y el estirón.
- El primer signo físico de la pubertad en las niñas es la telarquia.
- El generador de pulsos de GnRH se vuelve más activo al inicio de la pubertad debido a una reducción en la inhibición del SNC y a una disminución en la sensibilidad hipotalámica a los esteroides sexuales.
- El momento de inicio de la pubertad se ve influido por factores genéticos y ambientales.
- Los pulsos de la GnRH hipotalámica estimulan la secreción de LH y FSH que, a su vez, regulan el desarrollo folicular, la esteroidogénesis, la ovulación y la formación del cuerpo lúteo.
- El hipogonadismo hipogonadotrópico se refiere a aquellas condiciones en las que la GnRH hipotalámica o las gonadotropinas hipofisarias, o ambas, son deficientes o están inactivas.
- La LH y la FSH, en coordinación con las células ováricas de la teca y de la granulosa, regulan la secreción del estradiol folicular.
- La ovulación se produce como resultado de una retroalimentación positiva del estradiol folicular sobre el eje hipotálamo-hipofisario, que induce aumentos repentinos (picos) de LH y FSH.
- Las neuronas kisspeptina del área preóptica hipotalámica estimulan la liberación de GnRH en respuesta al aumento de estradiol.

- El desarrollo de los folículos primarios es independiente de las gonadotropinas, pero los pasos restantes que dan lugar al folículo de Graaf maduro requieren LH y FSH.
- El folículo dominante se selecciona manteniendo la capacidad de respuesta a la FSH y al estradiol, mientras que la atresia folicular es resultado del retiro del soporte de las gonadotropinas.
- La rotura del folículo (ovulación) requiere la coordinación en el momento adecuado de los picos de LH y FSH, que inducen reacciones de inflamación en el folículo de Graaf y llevan a la disolución de su pared por parte de enzimas ováricas.
- La formación de un cuerpo lúteo funcional requiere la presencia de un pico de LH, un número adecuado de receptores de LH y suficientes células de la granulosa.
- El cuerpo lúteo es la fuente de secreción de progesterona durante la fase lútea del ciclo menstrual.
- El estradiol y la progesterona regulan el ciclo endometrial; el primero induce la proliferación del endometrio uterino y la segunda induce a las glándulas endometriales a secretar moco rico en carbohidratos.
- El estradiol y la progesterona preparan el sistema de conductos para apoyar la fecundación y señalar la ovulación.
- La menopausia se caracteriza por la ausencia de ovocitos en el ovario y el posterior fracaso del desarrollo folicular y la secreción de estradiol. Los niveles de LH y FSH aumentan por la falta de retroalimentación negativa por parte del estradiol.
- Los trastornos del aparato reproductor femenino pueden producirse en el eje hipotálamo-hipofisario o en los órganos reproductores.

Preguntas de repaso del capítulo

1. El efecto más importante de la FSH en la esteroidogénesis del folículo de Graaf es:

   A. La activación de la proteína StAR en la célula de la teca.
   B. La estimulación de la aromatasa en la célula de la granulosa.
   C. La activación de la 17α-hidroxilasa en la célula de la granulosa.
   D. La estimulación de la expresión del receptor de LDL en la célula de la granulosa.
   E. La estimulación de la liberación de estradiol de la célula de la granulosa.

2. El aumento de la progesterona en el periodo posovulatorio inmediato estimula un aumento de:

   A. La proliferación del endometrio uterino.
   B. La elasticidad de la filancia.
   C. La motilidad del sistema de conductos.
   D. La temperatura corporal basal.
   E. Las contracciones espontáneas del miometrio uterino.

3. Los cambios hormonales que caracterizan la menopausia incluyen:

   A. Un aumento del estradiol sérico.
   B. Una disminución de la GnRH sérica.
   C. Un aumento de los andrógenos séricos.
   D. Una disminución de la hormona paratiroidea sérica.
   E. Un aumento de la FSH sérica.

4. ¿Qué cambios hormonales y fisiológicos aparecerían luego de la alteración del sistema portal hipotálamo-hipofisario?

   A. Altos niveles circulantes de PRL, bajos niveles de LH y FSH y atrofia ovárica
   B. Mejor desarrollo folicular como resultado del aumento de los niveles circulantes de PRL
   C. Ovulación seguida de un aumento de los niveles circulantes de progesterona
   D. Reducción de los niveles de inhibina ovárica, seguida de un aumento de la FSH circulante
   E. Producción excesiva de andrógenos por parte de los ovarios

5. ¿La síntesis de qué hormona y la aparición de qué signo físico se inician con la liberación de GnRH del hipotálamo al comienzo de la pubertad?

   A. Liberación hipofisaria de LH, que favorece el desarrollo del vello púbico
   B. Síntesis suprarrenal de estradiol, que favorece el estirón
   C. Síntesis ovárica de andrógenos, que favorece el desarrollo del vello púbico
   D. Síntesis ovárica de estradiol, que favorece el desarrollo de las mamas
   E. Síntesis suprarrenal de andrógenos, que favorece el desarrollo del vello púbico

1. **La respuesta correcta es B.** La aromatasa está presente solo en las células de la granulosa y está regulada en primer lugar por la FSH. La proteína StAR es activada por la LH en la célula de la teca. Las células de la granulosa carecen de 17α-hidroxilasa y no pueden sintetizar andrógenos a partir de la progesterona. La expresión del receptor de LDL es estimulada por la LH en las células de la teca. La secreción de estradiol no requiere liberación, y el esteroide se difunde desde la célula de la granulosa siguiendo un gradiente de concentración.

2. **La respuesta correcta es D.** La progesterona tiene un efecto termogénico sobre el hipotálamo, dado que aumenta la temperatura corporal basal durante unos días después de la ovulación. En ocasiones, a las mujeres que tienen dificultad para quedar embarazadas se les pide que registren su temperatura oral diaria para buscar un aumento de la temperatura corporal basal, que indica un incremento de la progesterona y señala así la ovulación. Los estrógenos inducen la proliferación del endometrio uterino, el desarrollo de la filancia y la motilidad del sistema ductal durante la fase proliferativa. La progesterona disminuye las contracciones espontáneas del miometrio uterino.

3. **La respuesta correcta es E.** Una de las consecuencias bioquímicas de la menopausia es el aumento en la concentración sérica de FSH (y LH), que indica una falta de función ovárica. Con la insuficiencia ovárica, la síntesis de estradiol y andrógenos se reduce, mientras que la GnRH aumenta debido a la falta de retroalimentación negativa. La hormona paratiroidea aumenta en la menopausia y puede contribuir a la osteoporosis.

4. **La respuesta correcta es A.** La alteración del sistema portal hipotálamo-hipofisario provoca que la dopamina y la GnRH no lleguen a la hipófisis. Debido a que la primera inhibe la secreción de PRL, los niveles de PRL aumentan. La falta de GnRH conducirá a la reducción de la secreción de LH y FSH y de la función ovárica, así como a la atrofia del ovario. La PRL no tendrá ningún efecto sobre el ovario ni inhibirá el desarrollo del folículo ovárico. Con un desarrollo folicular reducido, los niveles de inhibina disminuirán, pero la FSH no aumentará porque no la GnRH no puede llegar a la hipófisis desde el eje interrumpido. El exceso de andrógenos ováricos suele producirse en presencia de una secreción excesiva de LH o de un tumor productor de andrógenos en el ovario.

5. **La respuesta correcta es D.** La liberación de GnRH de las neuronas hipotalámicas al inicio de la pubertad estimula la gonadarquia, lo que da lugar a la producción de estradiol que favorece el desarrollo de los caracteres sexuales secundarios, incluidas las mamas. La liberación hipofisaria de LH aumenta pero no estimula el desarrollo del vello púbico. La glándula suprarrenal no es el sitio principal de la síntesis de estrógenos que impulsa el estirón. La síntesis ovárica de andrógenos aumenta, pero no es responsable del desarrollo del vello púbico. La síntesis suprarrenal de andrógenos comienza de manera independiente de la liberación de GnRH y favorece el desarrollo del vello púbico.

Ejercicios de aplicación clínica 37-1

ESTERILIDAD

Una mujer de 38 años acudió con su ginecoobstetra quejándose de que no podía quedar embarazada. Al consultarle por su historial, el médico supo que durante el último año la paciente presentó ciclos regulares de 28 a 30 días y tuvo relaciones sexuales sin protección; no fuma y no consume cafeína, drogas ni alcohol. En general, parece gozar de buena salud, y sus ovarios y útero tienen dimensiones normales para su edad. Las pruebas de laboratorio indican que su estradiol preovulatorio es de 40 pg/mL en la fase folicular tardía (el normal es de 200 a 500 pg/mL) y la progesterona de la fase lútea media es de 3 ng/mL (la normal es de 4 a 20 ng/mL). El recuento de espermatozoides de su marido es de 30 millones/mililitro.

PREGUNTAS

1. Explique qué información sobre esta paciente indica que no existen problemas y qué información podría indicar un problema de fertilidad.

2. Para los hallazgos que sugieren un problema de esterilidad, explique la base fisiológica de la observación.

3. ¿Cuáles son algunas posibles opciones de tratamiento para esta paciente?

RESPUESTAS

1. La información de la paciente que sugiere ausencia de problemas de fertilidad se refiere a los ciclos menstruales de duración normal y a las relaciones sexuales sin protección; además, los ovarios y el útero son de tamaño normal y la paciente goza de buena salud. Sin embargo, hay dos pruebas de laboratorio que indican un problema: la baja concentración plasmática de estradiol en la fase folicular tardía y la baja concentración plasmática de progesterona en la fase lútea media.

2. El nivel bajo de estradiol podría deberse al desarrollo de un pequeño folículo de Graaf dominante con un número insuficiente de células de la granulosa. El número reducido de estas células no contendría suficiente aromatasa para sintetizar los altos niveles de estradiol requeridos durante la fase folicular tardía. Además, el estradiol bajo podría deberse a receptores de FSH inadecuados en las células de la granulosa o a una secreción insuficiente de FSH. Dicho nivel bajo de estradiol podría explicarse también por

la falta de estimulación de la LH en la producción de andrógenos de la teca a partir del pequeño folículo dominante (es probable que esto sea resultado de receptores de LH inadecuados en las células de la teca o de bajos niveles de LH). La progesterona baja durante la fase lútea podría deberse a la ovulación de un pequeño folículo o a la ovulación prematura de un folículo que no estaba desarrollado del todo. El número de receptores de LH en las células luteinizadas de la granulosa en el folículo de Graaf y el cuerpo lúteo en desarrollo puede ser insuficiente, o tal vez exista una deficiencia en la secreción de LH. Los receptores de LH median la acción de esta hormona, que estimula la secreción de progesterona. Un número insuficiente de receptores de LH podría ser el resultado de una estimulación insuficiente del folículo en desarrollo por parte de la FSH. Por último, el pico de FSH podría ser insuficiente para la secreción máxima de progesterona.

3. En la teoría, una opción terapéutica para la paciente podría ser la administración de progesterona exógena durante la fase lútea; esto elevaría la progesterona circulante total a niveles compatibles con el mantenimiento del embarazo y, de esta manera, permitiría la implantación del embrión. Otra opción sería usar FSH exógena para estimular el desarrollo folicular y obtener folículos más grandes con secreción de estradiol y receptores de LH suficientes. Los folículos con receptores de LH adecuados responderían al pico de LH con un aumento de la progesterona dentro del rango normal. Una opción adicional es la administración de GCh durante el periodo ovulatorio para inducir la ovulación y la luteinización completa. Esto último contrarrestaría cualquier deficiencia en el pico de LH endógena. Por último, el uso del antiestrógeno clomifeno aumentaría la secreción de FSH (y LH) en la fase folicular y, luego, induciría el desarrollo folicular con suficiente estradiol para producir un pico completo de LH. Se podría administrar GCh exógena durante la **fase de ovulación** para asegurar una luteinización completa del cuerpo lúteo con suficiente progesterona para mantener el embarazo.

Fisiología reproductiva

Fecundación, embarazo y desarrollo fetal

Objetivos del aprendizaje activo

Con el dominio del material de este capítulo, usted será capaz de:

- Comenzando con la ovulación y la deposición del esperma en la vagina, describir los pasos requeridos para la unión del espermatozoide y el óvulo y así lograr la fecundación.
- Describir el proceso a través del cual el blastocisto se implanta en la pared uterina.
- Explicar cómo se desarrolla la placenta a partir de las células trofoblásticas invasoras del blastocisto.
- Describir la síntesis de la gonadotropina coriónica humana y su participación en la función del cuerpo amarillo en las etapas tempranas del embarazo.
- Describir cómo los compartimentos fetal y materno cooperan con la placenta para sintetizar progesterona y estrógenos durante el embarazo.
- Explicar la participación de progesterona y estrógenos en la preparación del oviducto y el útero para recibir al embrión en desarrollo.
- Describir cómo las hormonas peptídicas placentarias dirigen los nutrientes maternos al feto.
- Explicar cómo se altera la función cardiovascular, pulmonar y renal materna durante el embarazo.

- Describir las alteraciones de la función endocrina materna que se producen para mantener el estado de gestación.
- Describir el desarrollo de la glándula mamaria durante el embarazo y explicar las funciones específicas de la prolactina y la oxitocina en la lactancia.
- Explicar cómo las hormonas maternas y el ciclo menstrual se ven alterados por la lactancia.
- Explicar los mecanismos que dan lugar al parto, incluida la participación de CRH, cortisol, oxitocina, estrógenos y prostaglandinas.
- Describir los cambios fisiológicos maternos que se producen durante el puerperio.
- Describir ejemplos de alteraciones cromosómicas y hormonales que dan como resultado trastornos del desarrollo sexual en hombres y mujeres.
- Explicar la ventaja de que el sistema endocrino fetal se desarrolle de manera precoz durante la gestación.
- Explicar la importancia de los factores de crecimiento similares a la insulina y de la insulina en el crecimiento fetal.

El embarazo en una mujer comienza cuando un espermatozoide fecunda un óvulo. El óvulo fecundado, o cigoto, empieza a dividirse de inmediato, produciendo, en un momento dado, un **blastocisto**, que se implanta en el útero. Los esteroides gonadales preparan el endometrio uterino para facilitar la **implantación** del blastocisto, momento en el cual las células del trofoblasto de la placenta embrionaria temprana empiezan a producir **gonadotropina coriónica humana** (HCG), una hormona que señala el cuerpo lúteo para continuar produciendo progesterona, la principal hormona requerida para el mantenimiento de la gestación. La placenta regula el aporte de oxígeno y energéticos al feto, así como el retiro de los desechos; también produce hormonas necesarias para el desarrollo fetal y el mantenimiento del embarazo.

El paso final de la gestación es el **parto**, la expulsión del feto por completo formado desde el útero. El inicio del parto se desencadena por señales tanto de la madre como del feto que inducen cambios bioquímicos y mecánicos en el miometrio y el cuello uterino. Después del parto, las glándulas mamarias maternas desarrolladas por completo secretan leche para proveer nutrición al recién nacido. El acto de succión del bebé estimula la producción de leche. Los ciclos ovulatorios vuelven al final del periodo de lactancia.

FECUNDACIÓN, IMPLANTACIÓN Y DESARROLLO DE LA PLACENTA

La fecundación (concepción) es la fusión de los gametos masculino y femenino (espermatozoide y óvulo), que lleva a la formación de un embrión y el desarrollo de un nuevo organismo. El oviducto facilita el desplazamiento de los gametos para reunirse, y después de la fecundación provee nutrimento al embrión en desarrollo mientras lo transporta hacia el útero.

Los cilios y el músculo liso del aparato genital femenino transportan los gametos entre sí

Durante el coito, un hombre fecundo depositará en la vagina de una mujer de 2 a 6 mL de **semen**, el líquido eyaculado que contiene de 20 a 30 millones de espermatozoides por mL. Solo alrededor de 50 a 100 espermatozoides llegarán a la ampolla de la trompa de Falopio para la fecundación. Ocurren pérdidas importantes de espermatozoides en la vagina por su pH ácido, en el útero por fagocitosis por leucocitos y en la unión uterotubaria. Los espermatozoides que sobreviven alcanzan la ampolla de 5 a 10 minutos después del coito. La movilidad espermática, las contracciones musculares de la vagina, el cuello y el cuerpo del útero, el movimiento de los cilios, la actividad peristáltica y el flujo del líquido en los oviductos ayudan a transportar los espermatozoides hacia la ampolla. Los espermatozoides se mantienen móviles durante hasta 4 días dentro del aparato reproductor femenino; sin embargo, su capacidad de fecundación se limita a 1 o 2 días.

Los espermatozoides presentan su maduración final, denominada **capacitación**, dentro del oviducto. Durante la capacitación, las glucoproteínas de la superficie que estabilizó los espermatozoides en el epidídimo masculino se retiran, se consume el colesterol de la membrana, lo que aumenta su fluidez, y se aumenta la velocidad de los espermatozoides. La capacitación puede ocurrir en cualquier lugar del aparato reproductor femenino donde el pH esté elevado. Los espermatozoides pueden también presentar capacitación en un medio químico definido, durante el procedimiento de fecundación *in vitro*.

Un ovocito secundario detenido en metafase de la segunda meiosis se libera del ovario aproximadamente cada 28 días, en respuesta a la secreción de LH (*véase* tabla 37-1). Las **fimbrias**, proyecciones digitiformes ciliadas, sujetan al óvulo y lo impulsan hacia el interior del oviducto (*véase* fig. 37-1). El estradiol sintetizado por el ovario estimula el movimiento ciliar y las contracciones musculares del oviducto. El óvulo humano tiene máxima viabilidad para la fecundación durante casi 24 h, que ocurre en los 2 días que siguen a la ovulación. Si los oviductos no captan de manera activa al óvulo cuando es liberado del ovario, puede ingresar a la cavidad abdominal y dan lugar a un **embarazo ectópico**, si se fecunda un óvulo dentro del abdomen (*véase* fig. 37-1).

La fecundación se inicia con la unión del espermatozoide a la zona pelúcida, iniciando la reacción acrosómica

Cuando un espermatozoide entra en contacto con su receptor glicoproteico en la zona pelúcida, un aumento del calcio intracelular inicia la **reacción acrosómica** del esperma (fig. 38-1). El acrosoma, una gran vesícula secretora que contiene enzi-

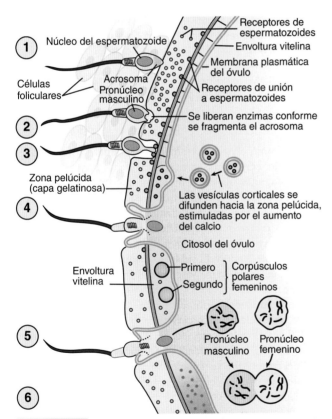

Figura 38-1 El proceso de la fecundación. *1*) El espermatozoide oscila para atravesar células foliculares hasta los receptores correspondientes en la zona pelúcida. *2*) El calcio intracelular aumenta en los espermatozoides, que inician la reacción acrosómica. *3*) Las enzimas proteolíticas liberadas del acrosoma digieren la zona pelúcida. *4*) El espermatozoide penetra el ovolema, estimulando un aumento del calcio intracelular en el óvulo, que inicia la reacción cortical. *5*) El aumento en el calcio intracelular inicia la conclusión de la segunda división meiótica, la generación del pronúcleo femenino y el segundo corpúsculo polar. *6*) La cabeza del espermatozoide aumenta de volumen para convertirse en el pronúcleo masculino, que se fusiona con el pronúcleo femenino.

mas hidrolíticas, se fusiona con la membrana plasmática de la cabeza del espermatozoide. La zona pelúcida se disuelve liberando enzimas proteolíticas y el espermatozoide utiliza la fuerza de propulsión de su cola para desplazarse hacia la membrana del ovocito. La cabeza del espermatozoide entonces se ancla a la membrana plasmática del óvulo (**ovolema**), a través de un segundo conjunto de receptores de espermatozoides y sus membranas plasmáticas se fusionan. Microvellosidades desde la ovolema engullen al espermatozoide, incorporando la cabeza y la cola al **ovoplasma**.

Conforme el espermatozoide ingresa al óvulo, el calcio intracelular aumenta, iniciando la **reacción cortical** del huevo. Organelos similares a lisosomas localizados apenas debajo del ovolema se fusionan con la membrana, con inicio en el punto de adhesión y la propagación del espermatozoide a través de la superficie completa del óvulo. Los **gránulos corticales** liberan enzimas que se difunden a través del **espacio perivitelino** y actúan sobre las glucoproteínas de la zona pelúcida, haciendo que se endurezcan, en un proceso que se denomina **reacción zonal.** La zona pelúcida endurecida impide que otros espermatozoides tengan acceso al óvulo, lo que así evita la poliespermia, que es letal (*véase* fig. 38-1).

El aumento en el calcio intracelular iniciado por el ingreso del espermatozoide al ovoplasma también desencadena la conclusión de la segunda división meiótica, resultando en la mitad de la cromatina en proceso de extrusión como **segundo corpúsculo polar** pequeño. El núcleo haploide restante con sus 23 cromosomas se transforma en el **pronúcleo femenino** (*véase* fig. 38-1). Conforme se desintegra la envoltura nuclear del espermatozoide, se forma el **pronúcleo masculino** y aumenta de volumen de cuatro a cinco veces. Las contracciones de los microtúbulos y los microfilamentos, visibles de 2 a 3 horas después del ingreso del espermatozoide al óvulo, dirigen los dos pronúcleos hacia el centro de la célula. Se inicia la replicación de los cromosomas haploides en ambos pronúcleos, que después se fusionan para restablecer el complemento de 46 cromosomas normal y se inicia el desarrollo de un embrión.

La primera división mitótica produce dos **blastómeras** de 24 a 36 h después de la fecundación. Las divisiones sucesivas producen estructuras de cuatro y ocho blastómeras. Se forma la **mórula**, una esfera sólida de al menos 12 blastómeras, para las 96 h siguientes a la fecundación. Las células del embrión en desarrollo se tornan de forma progresiva más pequeñas como ocurre división celular sin crecimiento. La mórula permanece encerrada en la zona pelúcida, la cual la protege de daños, adhesión a la pared uterina y el rechazo inmunológico por la madre. El desarrollo hasta la etapa de mórula ocurre dentro del oviducto, debido a que las contracciones del músculo liso del istmo impiden el avance del producto de la concepción hacia el útero, mientras el endometrio se prepara para la implantación.

Tras la implantación del blastocisto en la pared uterina se forma la placenta

La mórula ingresa al útero de 4 a 6 días después de la fecundación y flota en su cavidad durante 2 a 3 días, bajo división celular continua, nutrida por los constituyentes del líquido uterino. En la etapa de 20 a 30 células aparece una cavidad llena de líquido (blastocele) y crece hasta que el embrión se convierte en una esfera hueca, llamada **blastocisto**. La única capa externa del blastocisto, constituida por células del ectodermo extraembrionario llamada el **trofoblasto**, que facilita la implantación, forma

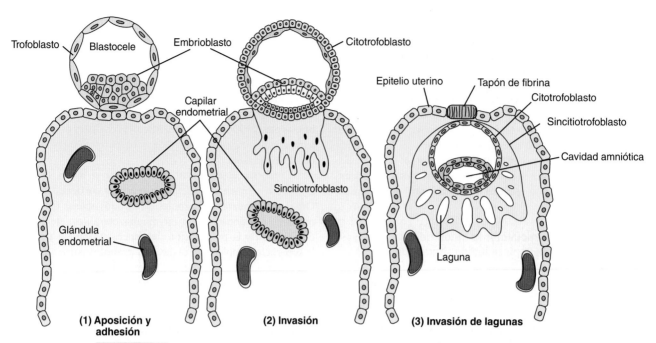

Figura 38-2 **Implantación del embrión e inicio del desarrollo placentario.** *1*) El blastocisto se asocia con el endometrio laxamente (aposición), al que después se adhiere por fijación entre **moléculas de adhesión celular.** *2*) El trofoblasto se diferencia en sincitiotrofoblasto y citotrofoblasto. El primero invade al epitelio hasta alcanzar el estroma uterino. *3*) El blastocisto se incrusta por completo en la pared uterina. Se forman lagunas dentro del sincitiotrofoblasto y se llenan con sangre materna. En un momento dado, las lagunas se fusionan en el espacio intervelloso y se forman las vellosidades coriónicas, lo que da origen a la placenta desarrollada por completo.

la contribución embrionaria a la placenta y las membranas, y produce HCG, además de proveer nutrición al embrión. Un conjunto de células más pequeñas de localización central forma el **embrioblasto**, o masa celular interna, que se diferenciará en ectodermo, endodermo y mesodermo, y da origen al feto.

Antes de la implantación, la zona pelúcida degenera, con ayuda de las proteasas liberadas desde el blastocisto y el endometrio, y el blastocisto asociado con la pared endometrial, en un proceso llamado **aposición** (fig. 38-2). El blastocisto secreta citocinas y hormonas que promueven la receptividad endometrial, y el endometrio responde mediante la secreción de señales que aumentan la producción de proteasas del trofoblasto, lo cual resulta en la **adhesión** entre las dos estructuras.

Después de la adhesión, el trofoblasto se diferencia en células del **citotrofoblasto**, que rodean al blastocisto, y una capa exterior de células del **sincitiotrofoblasto** (*véase* fig. 38-2). Las células del sincitiotrofoblasto emiten prolongaciones entre las células epiteliales uterinas, que digieren la membrana basal y estimulan la transición de las células estromales uterinas a células deciduales, un proceso iniciado por los estrógenos y la progesterona. Como las células del estroma endometrial se convierten en las deciduas, se hipertrofian y desarrollan grandes almacenes de glucógeno y lípidos proporcionando alimento al feto en desarrollo. La decidua es nombrada con base en su localización anatómica, con aquella justo bajo el embrión en proceso de implantación, denominado la **decidua basal**. La región entre el embrión y la cavidad uterina es llamada la **decidua capsular**. La **decidua parietal** cubre la pared uterina lejos del embrión (fig. 38-3).

Conforme el sincitiotrofoblasto continúa invadiendo el endometrio, empiezan a formarse cavidades llenas de líquido llamadas **lagunas**, que en un momento dado se llenan de sangre materna al penetrar el sincitiotrofoblasto las venas pequeñas, y después, las arterias espirales, dentro del endometrio (*véase* fig. 38-2). Las células mesenquimatosas del mesodermo embrionario protruyen hacia las lagunas y forman vasos sanguíneos fetales, estableciendo **vellosidades coriónicas**, la comunicación funcional entre el sistema vascular del embrión en desarrollo y la sangre materna.

Las vellosidades coriónicas en un inicio se dispersan sobre toda la superficie del **saco coriónico**, la capa más externa que rodea al embrión en desarrollo. No obstante, para el tercer mes del desarrollo, las vellosidades coriónicas se confinan a una zona del corion directamente en oposición a la decidua basal. Esta última y la placa coriónica juntas, constituyen a la placenta apropiada (*véase* fig. 38-3).

Conforme se forma la placenta, la decidua capsular que rodea al feto y la decidua parietal se fusionan para ocluir la cavidad uterina, y se desarrollan las membranas extraembrionarias. A partir del cuarto mes el feto está por completo rodeado por **amnios** y **corion** conectados con la placenta por el **cordón umbilical.** Dos arterias umbilicales se ramifican en capilares dentro de las vellosidades coriónicas, trayendo sangre desoxigenada a la placenta. Oxígeno y nutrimentos de la placenta proceden al feto a través de una sola vena umbilical. Las circulaciones fetal y materna se mantienen separadas por las vellosidades coriónicas, donde la sangre materna rodea al endotelio fetal. Un desarrollo inadecuado de la placenta puede provocar una afec-

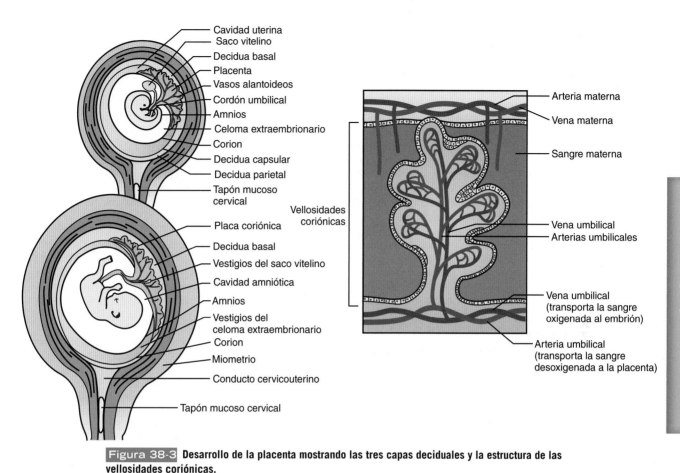

Vellosidades coriónicas

Figura 38-3 **Desarrollo de la placenta mostrando las tres capas deciduales y la estructura de las vellosidades coriónicas.**

ción potencialmente mortal para la madre y el feto denominada preeclampsia (Enfoque clínico 38-1).

Las circulaciones materna y fetal intercambian oxígeno, nutrientes y desechos a través de la placenta

El oxígeno se difunde de la sangre materna a la fetal de acuerdo con un gradiente de 60 a 70 mm Hg inicial. La hemoglobina fetal tiene mayor afinidad por el oxígeno que la hemoglobina materna, por lo que aumenta su capacidad de transporte por la sangre fetal. La P_{CO_2} de la sangre arterial fetal es 2 a 3 mm Hg mayor que la de la sangre materna, lo que permite la difusión del dióxido de carbono hacia el compartimento materno. La glucosa, los aminoácidos, los ácidos grasos libres, los electrolitos, las vitaminas y algunas hormonas, se transportan por difusión simple, facilitada, o pinocitosis. Las hormonas esteroides liposolubles pasan con facilidad a través de la placenta. Algunas inmunoglobulinas, virus y fármacos también pueden transferirse, a través de la **barrera hematoplacentaria**, de la madre al feto. Los productos de desecho, incluyendo urea y creatinina, se difunden de acuerdo con sus gradientes de concentración, del feto al líquido amniótico. Los riñones fetales maduran a las 10 a 12 semanas, después de lo cual producen 75% del líquido amniótico. El tubo digestivo fetal, el amnios y los pulmones, retiran líquido amniótico y envían los productos de desecho al compartimento materno (fig. 38-4).

La placenta produce HCG, LPh y otras hormonas peptídicas para favorecer el embarazo

La HCG es una hormona glucoproteína, similar desde el punto de vista estructural a LH, FSH y TSH, con las que comparte la subunidad α idéntica. La subunidad β de HCG simula a la correspondiente de LH, pero con una extensión de 24 aminoácidos en el extremo C terminal. Debido a la extensa N-ligado y O-ligado glucosilación, la semivida de la HCG en la circulación es mayor que la de LH. La principal función de la HCG en los primeros días del embarazo es proporcionar una señal para el **reconocimiento materno del embarazo** que prolonga la vida del cuerpo lúteo y estimula la esteroidogenia lútea. La HCG es producida primero por la mórula, después por las células sinciotrofoblásticas de la placenta, y es detectable en la circulación materna entre 6 y 8 días después de la fecundación.

Las cifras de HCG en el plasma materno se duplican cada 2 a 3 días durante etapas tempranas del embarazo y alcanzan su máximo alrededor de las 10 a 15 semanas de gestación, correlacionadas con el establecimiento del flujo sanguíneo materno en la placenta (fig. 38-5). Las concentraciones fetales de HCG son ~10% de los niveles maternos y siguen un patrón similar. La HCG regula el desarrollo de las suprarrenales fetales en ambos sexos, y de los testículos en los varones. La supresión de la secreción de HCG durante la segunda mitad del embarazo es producto de la retroalimentación negativa por la progesterona placentaria.

ENFOQUE CLÍNICO | 38-1

Preeclampsia

La preeclampsia es la presencia de hipertensión y proteinuria después de 20 semanas de gestación en una mujer previamente normotensa. La afección se caracteriza por una tensión arterial sistólica ≥ 140 mm Hg o diastólica > 90 mm Hg en dos ocasiones, con 4 horas de diferencia, con proteinuria ≥ 300 mg/24 horas después de recolección de orina. Hay una serie de síntomas adicionales que incluyen elevación de las enzimas hepáticas, disminución de las plaquetas, elevación de la creatinina, edema pulmonar o problemas cerebrales o visuales de nueva aparición, que pueden ocurrir antes de que la proteinuria sea evidente. Así, el diagnóstico puede establecerse con una presión arterial elevada y uno o más de estos otros síntomas graves. La preeclampsia afecta a entre 5 y 7% de todas las mujeres embarazadas y es la principal causa de morbilidad materna, cesárea y parto prematuro en Estados Unidos. Puede producirse la muerte de la madre y el feto. La obesidad materna, la diabetes de tipo 2, la hipertensión crónica y las lesiones renales agudas previas se asocian con un mayor riesgo de preeclampsia.

La preeclampsia es una enfermedad placentaria que comienza con una placentación anormal al principio del primer trimestre, seguida de complicaciones maternas en el segundo y tercer trimestres. Durante el desarrollo normal de la placenta, los citotrofoblastos migran profundamente hacia las arterias espirales uterinas maternas a nivel del miometrio, lo que provoca una amplia remodelación de las arteriolas espirales maternas en vasos de alta capacitancia y alto flujo. En las placentas que desarrollarán preeclampsia, los citotrofoblastos no se transforman en un subtipo invasivo, lo que conduce a una remodelación incompleta de las arterias espirales y a la formación de vasos estrechos, propensos a la aterosclerosis. Esto da lugar a una placenta isquémica que se agrava a medida que macrófagos cargados de lípidos y otras células se infiltran en los vasos. La placenta hipóxica libera en la circulación materna factores solubles que provocan inflamación, disfunción endotelial y enfermedad sistémica materna.

Una importante proteína antiangiogénica liberada por la placenta en la circulación materna es la tirosina cinasa soluble similar al FMS 1 (sFLT-1), una variante del receptor del FCEV que carece del dominio transmembrana y citosólico. El sFLT-1 se une a los factores proangiogénicos **factor de crecimiento endotelial vascular** (FCEV) y factor de crecimiento placentario (FCP) para inhibir sus efectos vasodilatadores. Un segundo factor antiangiogénico es la endoglina soluble (sENG), que se une al factor de crecimiento transformante β1 (FCT-β1) y bloquea sus efectos para mantener un endotelio sano. El aumento de los factores vasoconstrictores sobre los vasodilatadores conduce a la ruptura de la barrera celular endotelial, lo que da lugar a la activación de la coagulación, la fuga vascular y el edema. También hay una respuesta inflamatoria materna que se cree que se inicia por microvesículas y exosomas liberados por los sincitiotrofoblastos.

El tratamiento de la preeclampsia incluye asesoramiento preconcepcional y control de la tensión arterial elevada. En las mujeres de alto riesgo se recomienda el tratamiento con altas dosis de aspirina para reducir la inflamación. En pacientes con menos de 34 semanas de gestación, puede utilizarse betametasona para favorecer la maduración pulmonar del feto y sulfato de magnesio parenteral para reducir el riesgo de convulsiones. La extracción del feto y la placenta es el tratamiento más eficaz.

La hipertensión posparto (hipertensión > 48 horas o más después del parto) que se produce de forma espontánea o tras una preeclampsia se está convirtiendo en un importante factor de riesgo de morbilidad materna, que puede deberse a un aumento de los factores antiangiogénicos circulantes como se observa en la preeclampsia. Las mujeres que sufren preeclampsia tienen un mayor riesgo de padecer enfermedades cardiovasculares en etapas posteriores de su vida. ■

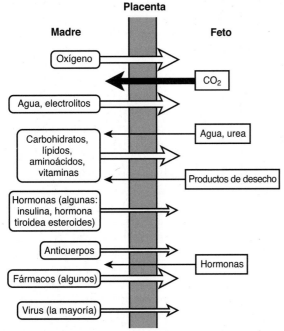

Figura 38-4 La placenta facilita el intercambio de gases, nutrientes y otros factores entre los compartimentos fetal y materno. El tamaño de las *flechas* indica la cantidad de intercambio entre los compartimentos.

El **lactógeno placentario humano** (**LPh**; también denominado somatomamotropina coriónica) es una hormona polipeptídica de una sola cadena con estructura y función parecida a las de la prolactina y la hormona de crecimiento. El LPh es sintetizado por células del sincitiotrofoblasto, y secretado hacia la circulación materna donde su concentración aumenta de manera gradual a partir de la tercera semana del embarazo y hasta el término (*véase* fig. 38-5).

El LPh regula la disponibilidad de energéticos para el feto promoviendo la resistencia a la insulina materna, lo que reduce el consumo de glucosa materno y aumenta la movilización de grasa, haciendo que estos sustratos estén disponibles para ser utilizados por el feto y almacenados por la placenta. Los efectos diabetogénicos del LPh son similares a los de la GH, pero el LPh no tiene actividad promotora del crecimiento. El LPh no contribuye al desarrollo ni a la maduración de las mamas, pero estimula la secreción de leche; su carencia no altera el embarazo.

La placenta produce todas las hormonas liberadoras fabricadas por el hipotálamo, así como GH, péptido relacionado con la hormona paratiroidea (PTHrP) y otros factores de crecimiento. La CRH placentaria aumenta hacia el final de la gestación (*véase* fig. 38-5) y desempeña un papel en el parto, como se verá más adelante. La GH promueve la liberación de IGF-1, que favorece la resistencia materna a la insulina, desviando la glucosa al feto. La PTHrP impulsa un aumento de la 1,25-dihi-

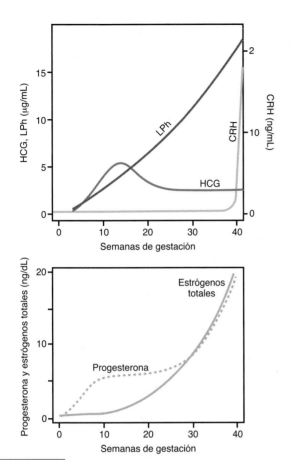

Figura 38-5 **Concentraciones de gonadotropina coriónica humana (HCG), lactógeno placentario humano (LPh), hormona liberadora de corticotropina (CRH), progesterona, estrógenos totales y estrógeno total en la sangre materna durante la gestación.** Los estrógenos totales representan a estrona y estriol.

droxivitamina D materna, aumentando la absorción intestinal de calcio. La PTHrP también promueve el transporte transplacentario de calcio y el crecimiento óseo fetal.

La unidad materno-placentaria-fetal produce progesterona y estrógeno durante el embarazo

El cuerpo amarillo es la principal fuente de progesterona y estrógenos durante las primeras ~8 semanas del embarazo, pero conforme se desarrolla la placenta, las células del trofoblasto se tornan de forma gradual en el principal sitio de producción de progesterona y estrógenos. Las concentraciones maternas de progesterona aumentan de forma gradual durante etapas tempranas del embarazo, alcanzan una meseta en el periodo de transición de la producción por el cuerpo amarillo a la placentaria y entonces suben rápidamente hasta el término (*véase* fig. 38-5). Los estrógenos aumentan de manera gradual durante las primeras 10 a 12 semanas de embarazo, pero también aumentan de modo significativo en la última parte del embarazo debido a la síntesis por la placenta.

Para sintetizar progesterona y estrógenos, la placenta depende de precursores e intermediarios esteroidogénicos proporcionados por la madre y el feto; una cooperación denominada **unidad esteroidogénica materno-placentaria-fetal**. Las células del trofoblasto placentario sintetizan progesterona a partir del colesterol LDL materno, limitado solo por la disponibilidad de partículas LDL en la sangre materna. El paso inicial de la esteroidogénesis placentaria no está regulado por el transporte de colesterol de la membrana mitocondrial externa a la interna por la proteína StAR, como ocurre en las suprarrenales y las gónadas. La placenta carece de 17α-hidroxilasa y, por lo tanto, no puede transformar la progesterona en andrógeno. La progesterona producida por la placenta entra en la circulación materna (fig. 38-6), donde parte es convertida por la glándula suprarrenal materna en el precursor androgénico, **sulfato de dehidroepiandrosterona** (DHEAS). La

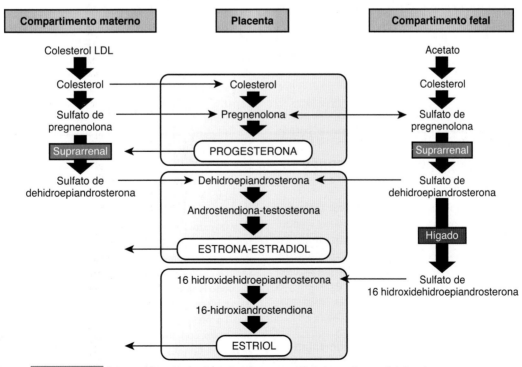

Figura 38-6 **Interacción entre la placenta y los compartimentos materno y fetal en la esteroidogenia.** La progesterona y los estrógenos son producidos por la placenta. El estriol es detectable solo durante el embarazo y es producto de la esteroidogénesis que ocurre en la suprarrenal y el hígado fetales, y la placenta.

conjugación de los precursores androgénicos en sulfato asegura una mayor solubilidad en agua, ayuda al transporte y reduce la actividad biológica mientras está en la circulación. El DHEAS vuelve a entrar en la placenta, se desulfata a dehidroepiandrosterona y, a continuación, se convierte en androstenediona y testosterona. La placenta tiene una aromatasa activa que convierte la testosterona en estradiol y estrona, que entran en la circulación materna.

El feto sintetiza con facilidad el colesterol de novo a partir de acetato y también absorbe colesterol LDL de la circulación materna. La suprarrenal fetal sintetiza sulfato de pregnenolona, o lo recibe de la placenta, y lo convierte en DHEAS para uso placentario. Dentro del hígado fetal, la 16α-hidroxilasa convierte la DHEAS en 16-hidroxidehidroepiandrosterona sulfato (16-OH-DHEAS), que entra en la placenta, se aromatiza a **estriol** y se libera a la circulación materna (*véase* fig. 38-6). El estriol es un estrógeno débil que es indetectable en mujeres no embarazadas. Los niveles de estriol en plasma, líquido amniótico y orina materna se utilizaban en el pasado como un índice imperfecto del bienestar fetal, ya que el precursor de este estrógeno solo puede ser producido por el feto.

Es importante señalar que el feto, al igual que la placenta, no sintetiza progesterona, estrógenos ni testosterona directamente a partir del colesterol, lo que le protege de los efectos de niveles elevados de estas hormonas reproductivas. El feto carece de la enzima que convierte la pregnenolona en progesterona. También carece de las enzimas para fabricar andrógenos más allá de la DHEA y la 16-OH-DHEA, mientras que la placenta proporciona un sumidero que aleja estos andrógenos débiles del feto. Por último, los esteroides del feto se conjugan con sulfato, lo que reduce su actividad biológica.

La progesterona y los estrógenos tienen numerosas funciones durante la gestación. Los estrógenos aumentan el tamaño del útero y su flujo sanguíneo, son críticos para la programación de la implantación del embrión en la pared uterina, inducen la formación de receptores uterinos para la progesterona y la oxitocina, impulsan el desarrollo de órganos fetales, estimulan la producción de proteínas hepáticas maternas, y aumentan la masa de la mama y los tejidos adiposos maternos. La progesterona es indispensable para mantener el útero y el embrión temprano, inhibe las contracciones miometriales y suprime la respuesta inmunológica materna ante antígenos fetales. La progesterona también sirve como precursora de la producción de esteroides por las glándulas suprarrenales fetales y participa en el inicio del parto.

ADAPTACIÓN MATERNA DURANTE Y DESPUÉS DEL EMBARAZO

La embarazada presenta ajustes significativos en sus aparatos y sistemas pulmonar, cardiovascular, renal, metabólico y endocrino, para sustentar a su feto en crecimiento. Estos cambios se llevan a cabo por las cifras crecientes de estrógenos, progesterona, LPh y otras hormonas placentarias, así como por factores mecánicos, como las dimensiones en expansión del útero y el desarrollo de las circulaciones uterina y placentaria. Estos cambios se analizan a continuación y se resumen en la tabla 38-1.

El gasto cardiaco y el volumen sanguíneo aumentan durante el embarazo

El volumen sanguíneo comienza a aumentar de forma gradual en el primer trimestre del embarazo, luego se expande con rapidez en el segundo trimestre y alcanza una meseta cerca de la semana 30 de gestación. La expansión del volumen sanguíneo se debe

TABLA 38-1	Cambios en la fisiología materna durante el embarazo
Factor fisiológico	**Dirección del cambio**
Cardiovascular	
Volumen vascular	Aumento
Resistencia periférica	Disminución
Volumen sistólico	Aumento
Frecuencia cardiaca	Aumento
Gasto cardiaco	Aumento
Respiratorio	
Volumen tidal	Aumento
Pco_2	Disminución
Capacidad residual funcional	Disminución
Volumen de reserva espiratorio	Disminución
Renal	
Flujo sanguíneo	Aumento
TFG	Aumento
Depuración de creatinina	Aumento
Nitrógeno ureico en sangre	Disminución
Frecuencia urinaria	Aumento
Endocrino	
Hipófisis	Aumento
Gonadotropinas	Disminución
IGF-1	Aumento
Glándula tiroides	Aumento
T_4	Aumento
Glándula paratiroides	Aumento
PTH	Aumento
Cortisol	Aumento

sobre todo a un aumento de 50% del volumen plasmático. El aumento de estrógenos estimula el sistema renina-angiotensina, elevando los niveles de aldosterona, lo que favorece la reabsorción de sodio y la retención de agua. También hay un aumento de 30% en el volumen de eritrocitos, que se cree que es el resultado de los efectos del LPh y la progesterona para estimular la eritropoyesis. El aumento del volumen sanguíneo es necesario para satisfacer la demanda del incremento de la vasculatura dentro del útero y protege a la madre de los efectos adversos de la pérdida de sangre con el parto. El aumento de la eritropoyesis puede provocar anemia ferropénica si no se suministra hierro suplementario.

El gasto cardiaco aumenta 40% durante el primer trimestre y se mantiene en este nivel durante el resto del embarazo; este incremento se debe sobre todo a un aumento del volumen sistólico, aunque la frecuencia cardiaca también aumenta. A término, la frecuencia cardiaca en reposo es, de media, 15 latidos más por minuto que en el estado no gestante. En general, el gasto cardiaco es resistente a los cambios posturales, pero en el tercer trimestre puede reducirse en posición supina. Esto se debe a la compresión de la vena cava por el útero grávido, que reduce el retorno venoso al corazón. El cambio a la posición decúbito lateral puede aliviar los efectos sobre el retorno venoso y restablecer el gasto cardiaco.

La presión arterial media disminuye un poco durante el embarazo, con un mayor descenso de la presión diastólica. Esto se debe a una disminución de la resistencia vascular periférica mediada por los efectos vasodilatadores de los estrógenos y la progesterona. La presión venosa aumenta de manera progresiva en las piernas y puede provocar edemas. Esto se debe a la compresión de la vena cava inferior y las venas iliacas comunes por el útero grávido.

El flujo sanguíneo aumenta hacia el útero, los riñones, la piel y las mamas. El flujo sanguíneo uterino aumenta a medida que avanza la gestación y puede alcanzar niveles cuatro veces superiores a los valores no gestacionales debido a la resistencia relativamente baja de la circulación uteroplacentaria. El flujo sanguíneo aumenta hacia la piel para facilitar el intercambio de calor y hacia la mama para favorecer el desarrollo mamario.

La progesterona y el aumento del tamaño del útero alteran la función pulmonar

El aumento de progesterona al principio del embarazo aumenta la sensibilidad del centro respiratorio cerebral al dióxido de carbono, lo que provoca un aumento del volumen corriente. La frecuencia respiratoria no se altera de manera significativa, pero la progesterona relaja el tono de las vías respiratorias, lo que produce broncodilatación. Estos efectos de la progesterona aumentan la ventilación minuto ~ 50%, mucho más de lo necesario para el aumento del consumo de oxígeno de la madre y del feto en desarrollo. El efecto neto es una disminución de la Pco_2 materna, un pequeño aumento de la Po_2 arterial y una alcalosis respiratoria leve. Se cree que el aumento de la ventilación materna protege al feto del CO_2 elevado, que podría afectar de forma negativa el desarrollo de los mecanismos de control respiratorio.

A medida que el útero aumenta de tamaño, el diafragma se eleva ~ 4 a 5 cm y aumentan las dimensiones de la caja torácica. El desplazamiento del diafragma hacia arriba aumenta la presión pleural negativa, lo que provoca el cierre precoz de las vías respiratorias más pequeñas y una reducción de la capacidad residual funcional y del volumen de reserva espiratorio. La capacidad pulmonar total solo disminuye un poco debido a la expansión de la caja torácica.

El aumento del flujo sanguíneo renal resulta en una disminución de la creatinina plasmática, el nitrógeno sanguíneo y la osmolalidad

El flujo sanguíneo renal aumenta a lo largo del primer y segundo trimestres hasta alcanzar tasas entre 60 y 80% superiores a los valores previos al embarazo, debido a una reducción de la resistencia vascular renal mediada por la progesterona. La tasa de filtración glomerular (TFG) aumenta 25% en la segunda semana después de la fecundación, entre 40 y 65% al final del primer trimestre y se mantiene elevada hasta el parto. El aumento de la TFG incrementa la depuración renal de creatinina y nitrógeno ureico en sangre, lo que da lugar a valores séricos maternos inferiores a los de las mujeres no embarazadas. La mayor TFG también provoca glucosuria en más de la mitad de las embarazadas, lo que aumenta la susceptibilidad a las infecciones del tracto urinario. Aunque la actividad de la renina y la síntesis de angiotensina II aumentan debido a los efectos de los estrógenos sobre el hígado, la hipertensión no se debe a un aumento de la vasodilatación mediado por la progesterona.

La angiotensina II estimula la secreción de aldosterona, que junto con la vasopresina estimulan la retención de sal y agua. El resultado neto de la acción de estas dos hormonas es una disminución de 5 mEq/L en la concentración plasmática de sodio y una reducción de 10 mOsm/kg en la osmolalidad plasmática. La placenta produce vasopresinasa, que degrada la vasopresina. La hipófisis suele compensar aumentando la liberación de vasopresina, pero si esto no ocurre puede producirse una diabetes insípida transitoria.

Al principio del embarazo, los estrógenos y la progesterona contribuyen a aumentar la frecuencia urinaria. A medida que el útero se agranda, desplaza la vejiga hacia arriba, lo que aumenta la frecuencia urinaria más adelante en la gestación.

La función endocrina y el metabolismo materno cambian para favorecer el crecimiento del feto

Los elevados niveles de progesterona y estrógenos durante el embarazo suprimen el eje hipotálamico-hipofisario-ovárico; por lo tanto, las gonadotropinas circulantes son bajas y no se produce la ovulación. Los estrógenos elevados también estimulan la hiperplasia y la hipertrofia de los lactótrofos hipofisarios que sintetizan prolactina, lo que provoca el agrandamiento de la hipófisis y un aumento de 10 veces en los niveles de prolactina plasmática a término. Los somatotropos hipofisarios disminuyen la producción de hormona del crecimiento (GH, por sus siglas en inglés) porque la placenta sintetiza y secreta una isoforma que difiere de la GH hipofisaria en solo 13 aminoácidos. La GH y el LPH placentarios se convierten en los principales estímulos para la producción de IGF-1 materno. Aunque el IGF-1 no atraviesa la placenta, influye en el crecimiento fetal regulando la función placentaria y desviando los nutrientes maternos hacia el feto.

La glándula tiroides crece durante el embarazo, pero las cifras de TSH se mantienen dentro del rango normal. Los niveles circulantes de T_4 aumentan debido a los efectos de los estrógenos para aumentar la síntesis de la globulina unidora de tiroxina; sin embargo, libre T_3 y T_4 no difieren de los niveles previos al embarazo. La presencia de anticuerpos contra la TPO durante el embarazo predice el desarrollo de tiroiditis posparto (Enfoque clínico 38-2).

Las glándulas paratiroides aumentan de volumen y la secreción de PTH se incrementa en el tercer trimestre. La PTH estimula la movilización de calcio desde las reservas óseas maternas para cubrir la demanda de calcio fetal para el crecimiento. Aunque los niveles de calcio materno descienden un poco debido a una hipoalbuminemia leve, el calcio ionizado se mantiene en niveles normales durante todo el embarazo.

El cortisol total en plasma se multiplica por tres en el tercer trimestre, debido en parte a que los estrógenos aumentan la producción de la globulina unidora de cortisol. La placenta también libera CRH, que estimula la producción materna de ACTH y un aumento de la síntesis de cortisol en las glándulas suprarrenales. El resultado neto es una duplicación de los niveles de cortisol libre. A pesar de que los niveles de cortisol son casi tan elevados como los del síndrome de Cushing, los signos de hipercortisolismo se limitan a la resistencia a la insulina y la aparición de estrías.

El uso de sustratos energéticos materno también responde a las demandas nutricionales crecientes del feto. Al principio del embarazo, la secreción de insulina aumenta sin que se produzcan cambios en la sensibilidad a la insulina. El LPh estimula las células beta de los islotes pancreáticos para que aumenten de tamaño y permitan una mayor liberación de insulina. El efecto neto de la insulina elevada es aumentar las reservas de energía de la madre. Más adelante en el embarazo, la madre presenta resistencia a la insulina por los efectos de GH, IGF, LPh y cortisol, que cambian el metabolismo materno de almacenamiento de combustible a disponibilidad de combustible. Sin embargo, no se desarrolla hiperglucemia porque la secreción de insulina en respuesta a los niveles de glucosa en sangre sigue siendo elevada. La madre pasa a la oxidación de ácidos grasos y cetonas, proporcionando así glucosa y aminoácidos para el crecimiento fetal.

El aumento de peso durante el embarazo puede influir en los resultados tanto para la madre como para el feto. El aumento de peso recomendado para las mujeres con un peso normal o

ENFOQUE CLÍNICO | 38-2

Tiroiditis posparto

La tiroiditis posparto es una enfermedad autoinmune destructiva que suele aparecer entre 3 y 12 meses después del parto, en una mujer sin antecedentes de enfermedad tiroidea. Se asocia con la presencia de anticuerpos contra la peroxidasa tiroidea (TPO), y en su forma más común se caracteriza por una tirotoxicosis transitoria inducida por destrucción (hipertiroidismo), seguida de un periodo de hipotiroidismo que dura varios meses. Las mujeres embarazadas que presentan anticuerpos TPO al principio del embarazo tienen entre 30 y 52% de probabilidades de desarrollar tiroiditis posparto. Las mujeres con anticuerpos contra la TPO en el tercer trimestre tienen 80% de probabilidades de desarrollar la enfermedad.

La tirotoxicosis transitoria se caracteriza por irritabilidad, palpitaciones, fatiga e intolerancia al calor. A menudo solo puede observarse la fase hipotiroidea de la enfermedad, ya que es más sintomática e incluye estreñimiento, piel seca, fatiga, problemas de concentración, intolerancia al frío y parestesia. La enfermedad puede aparecer en mujeres que se sabe que padecen la enfermedad de Graves antes del embarazo, y la prevalencia aumenta en mujeres con antecedentes familiares o diabetes de tipo 1. La aparición del trastorno después del parto es quizás el resultado de un aumento de la función del sistema inmunológico tras la supresión de su actividad durante el embarazo.

Se calcula que entre 5 y 10% de las mujeres desarrollan tiroiditis posparto. La prevalencia de la enfermedad ha impulsado la recomendación clínica de medir la función tiroidea (niveles séricos de TSH) a los 3 y 6 meses del posparto en todas las mujeres con anticuerpos TPO o síntomas sugestivos de disfunción tiroidea. Las pacientes que han experimentado un episodio de tiroiditis posparto también deben considerarse en riesgo de recurrencia después del embarazo.

El tratamiento de la tiroiditis posparto depende del momento del diagnóstico. Si los síntomas durante el periodo de tirotoxicosis transitoria son graves, puede administrarse un β-bloqueante como el propranolol. Las tioamidas, fármacos que inhiben la oxidación y la unión orgánica del yoduro tiroideo, no suelen ser eficaces para esta tirotoxicosis transitoria porque la liberación de un exceso de hormona tiroidea no es consecuencia de la síntesis hormonal sino de la destrucción de la glándula. La sustitución de la hormona tiroidea (levotiroxina) es necesaria para tratar el hipotiroidismo que se produce más tarde en la progresión de la enfermedad. Para determinar si el estado hipotiroideo es permanente o transitorio, la levotiroxina puede reducirse de forma gradual a partir de los 12 meses después del parto, midiendo la TSH cada 6 a 8 semanas. ∎

---

con sobrepeso (IMC de 25 a 30 kg/m²) es de 11 a 16 kg. Muchas mujeres comienzan el embarazo con sobrepeso y aumentan demasiado peso durante el embarazo, lo que puede provocar un incremento pequeño pero significativo del riesgo de anomalías en el desarrollo del bebé y de diabetes en la madre.

La glándula mamaria se desarrolla para nutrir al recién nacido

El proceso de síntesis y expulsión de leche se denomina **lactancia**. La prolactina (PRL) es la principal hormona que promueve el crecimiento mamario, el inicio de la secreción de leche y el mantenimiento de su producción (**galactopoyesis**), una vez establecida. La oxitocina activa la **expulsión** o **bajada de la leche**, proceso por el cual la leche almacenada se desaloja de las glándulas mamarias.

Las **glándulas mamarias** se diferencian *dentro del útero*, maduran más tarde en la pubertad y luego sufren cambios significativos durante el embarazo. Los **conductos galactóforos** (conductos primarios de la leche) proliferan, y las **células alveolares** se diferencian en células secretoras bajo la estimulación de PRL, estrógeno, progesterona, LPh, insulina, cortisol y otros factores de crecimiento. Una sola capa de células alveolares rodea un lumen en el que se depositan los componentes de la leche. Las **células mioepiteliales** presentes en el lado basolateral de las células alveolares se contraen cuando son estimuladas para forzar la entrada de leche en los conductos (fig. 38-7). La PRL es fundamental para la **lactogénesis**, ya que actúa en sinergia con la insulina y los glucocorticoides para promover la división y diferenciación de las células alveolares y aumentar la síntesis de los componentes de la leche.

La capacidad de producir leche (lactogénesis) comienza durante el quinto mes de gestación, pero solo se produce **calostro**. Este tiene un mayor contenido de proteínas, sodio y cloro, pero menos lactosa y potasio que la leche normal. También contiene inmunoglobulina A, macrófagos y linfocitos, que proveen **inmunidad pasiva** al recién nacido. Aunque la progesterona sinergiza con la PRL para estimular el crecimiento mamario, la progesterona antagoniza las acciones de la PRL para promover la secreción de leche durante la gestación.

La lactogénesis se expresa por completo después del parto, cuando descienden los niveles de estrógeno y progesterona. Las mujeres que lactan producen hasta 600 mL de leche al día, que aumenta a 800 y 1 100 mL/día para el sexto mes posparto. La leche es isoosmótica con respecto al plasma y sus principales constituyentes son proteínas (caseína y lactoalbúmina), lípidos y lactosa. Durante las 2 o 3 primeras semanas después del parto, el contenido de proteínas de la leche disminuye, mientras que aumenta el de lípidos, lactosa y vitaminas hidrosolubles.

La estimulación de nervios sensoriales de la mama por el lactante inicia el **reflejo de succión**. Receptores sensoriales en el pezón inician los impulsos nerviosos en respuesta a la estimulación mamaria, que viajan a través de fibras ascendentes en la médula espinal hasta el mesencéfalo, que en un momento dado alcanzan a los núcleos supraóptico y paraventricular del hipotálamo para desencadenar la liberación de oxitocina de la hipófisis posterior hacia la circulación general (fig. 38-8). La oxitocina induce la contracción de las células mioepiteliales de la glándula mamaria, lo que aumenta la presión intramamaria y fuerza la leche hacia los conductos colectores principales. El reflejo de expulsión láctea puede ser condicionado, presentándose en previsión al amamantamiento o en respuesta al llanto del lactante.

Las cifras sanguíneas de PRL, elevadas al final de la gestación, declinan por 50% en la primera semana posparto, alcanzando cifras casi pregestacionales a los 6 meses. La succión despierta un aumento rápido y significativo de la PRL plasmática, en proporción con la intensidad y duración de la estimulación del pezón. La succión inhibe la secreción de dopamina desde el núcleo arqueado, lo que alivia la inhibición de los lacto-

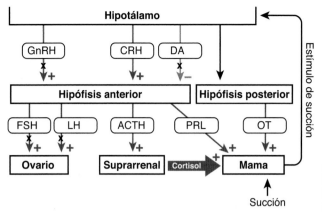

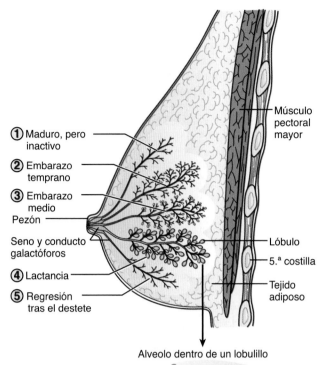

① Maduro, pero
inactivo

② Embarazo
temprano

③ Embarazo
medio

Pezón

Seno y conducto
galactóforos

④ Lactancia

⑤ Regresión
tras el destete

Músculo
pectoral
mayor

Lóbulo

5.ª costilla

Tejido
adiposo

Alveolo dentro de un lobulillo

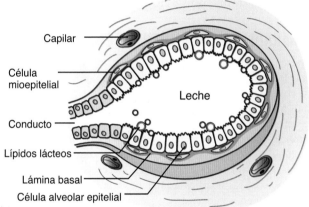

Capilar

Célula
mioepitelial

Conducto

Lípidos lácteos

Lámina basal

Célula alveolar epitelial

Leche

Figura 38-7 **Maduración de la glándula mamaria durante el embarazo.** Los lobulillos compuestos por alvéolos productores de leche rodean el conducto galactóforo. Las células productoras de leche dentro del alvéolo (*panel inferior*) están rodeadas de células mioepiteliales que se contraen cuando son estimuladas por la oxitocina para expulsar la leche hacia los conductos.

Figura 38-8 **Efecto de la succión sobre las hormonas hipotalámicas, hipofisarias y suprarrenales.** Las señales neurológicas iniciadas por la succión estimulan la secreción de ACTH y prolactina de la hipófisis anterior, y oxitocina de la pituitaria posterior, para promover producción y la secreción de la leche. Obsérvese que la liberación de prolactina aumenta al inhibirse la liberación de dopamina por el hipotálamo. Las señales neurológicas inhiben la secreción de GnRH para prevenir el retorno del ciclo menstrual normal durante la lactancia.

tropos para permitir una secreción súbita de PRL. Los agonistas dopaminérgicos que disminuyen la PRL, o la discontinuación de la succión, dan por concluida la lactancia.

La lactancia se relaciona con la supresión de los ciclos menstruales y la **anovulación**, aunque estos efectos son moderados en los seres humanos. Las señales neurales de la succión inhiben directamente la secreción pulsátil de GnRH por el hipotálamo (*véase* fig. 38-8). La PRL puede también inhibir la secreción pulsátil de GnRH y suprimir la capacidad de respuesta hipofisaria a ella. Si bien la lactancia disminuye la fecundidad, son más confiables otros numerosos métodos de anticoncepción.

Factores placentarios y fetales señalan el inicio del parto

El parto es la culminación de un embarazo y se presenta en promedio 270 ± 14 días después del momento de la fecundación. Las contracciones uterinas no coordinadas se inician casi 1 mes antes del término de la gestación. Las contracciones rítmicas

fuertes (*trabajo de parto*) que pueden durar varias horas y, en un momento dado, generar la suficiente fuerza para expulsar al feto, dan conclusión al embarazo. Hay varios mecanismos que se cree contribuyen al parto en humanos.

La progesterona mantiene al útero quieto durante la mayor parte del embarazo, por disminución de la expresión de receptores de estrógeno y proteínas contráctiles, e hiperpolarización de las células miometriales, un proceso denominado **bloqueo por la progesterona**. También evita la secreción de fosfolipasa A_2, la enzima limitante de la velocidad de la reacción en la síntesis de prostaglandinas (*véase* más adelante). En muchas especies, una declinación aguda de la progesterona a término induce contracciones uterinas; sin embargo, en los seres humanos la progesterona no decrece de manera significativa antes del parto. Los humanos expresan dos isoformas de un receptor de progesterona: un receptor activo de longitud completa PGR-B y un receptor truncado PGR-A, que antagoniza las acciones de PGR-B. Al principio del embarazo, se expresa de forma predominante la isoforma PGR-B, pero en el momento del parto aumenta la expresión de PGR-A. Este cambio en la expresión del receptor reduce la señalización de la progesterona, retirando el bloqueo por la progesterona para que pueda producirse el parto.

Las prostaglandinas producidas por las células deciduales uterinas tienen una participación clave en el inicio en el trabajo de parto. Las prostaglandinas $F_{2\alpha}$ y E_2 estimulan las contracciones uterinas en una forma paracrina y potencian las contracciones inducidas por oxitocina, al promover la formación de uniones comunicantes entre las células de músculo liso uterino. Las prostaglandinas también causan reblandecimiento, adelgazamiento y dilatación del cuello uterino. El miometrio, la decidua y el corion producen prostaglandinas, y poco antes del inicio del parto su concentración en el líquido amniótico aumenta de manera abrupta.

El crecimiento fetal hacia el final del embarazo puede también contribuir al inicio del parto. La distensión uterina, inducida por la tensión creciente sobre la pared uterina, lleva a la contracción de músculo liso, que podría producirse con la eliminación del bloqueo de la progesterona. El estiramiento también aumenta la expresión de los receptores de oxitocina.

La **oxitocina** materna no participa en el inicio del trabajo de parto, pero sí tiene una función importante en el mantenimiento de las contracciones uterinas después. Las cifras crecientes de estrógenos aumentan de manera significativa los receptores de oxitocina en el miometrio y el tejido decidual placentario durante las últimas semanas de la gestación. La **relaxina**, una gran hormona polipeptídica producida por el cuerpo amarillo y la decidua también aumentan los receptores de oxitocina. La distensión del cuello uterino inicia brotes de secreción de oxitocina desde la hipófisis posterior materna, que estimulan las contracciones miometriales. La oxitocina se usa en la clínica para facilitar el trabajo de parto y disminuir la hemorragia posparto.

La CRH producida por la placenta aumenta de manera exponencial en la circulación materna cerca del final de la gestación (*véase* fig. 38-5) y pueden ser una señal coordinadora para iniciar el trabajo de parto. En la placenta, el cortisol estimula la síntesis de CRH, a diferencia del cortisol, que inhibe la síntesis de CRH en el hipotálamo. La CRH placentaria estimula la hipófisis fetal para liberar ACTH, que aumenta la síntesis de cortisol por la suprarrenal fetal. Este cortisol actúa sobre la placenta en una asa de retroalimentación positiva para aumentar la síntesis de CRH. Además, a medida que se acerca el parto, se produce una disminución de la síntesis de la proteína de unión de la CRH, lo que conduce a un aumento de la CRH libre en la circulación materna.

Se requiere la maduración del pulmón fetal para la supervivencia del feto después del nacimiento. El cortisol producido por la suprarrenal fetal actúa sobre los pulmones fetales para promover la maduración. En la madre, la CRH libre también aumenta los niveles de ACTH, lo que provoca la síntesis de cortisol y andrógenos maternos. La placenta convierte los andrógenos maternos en estrógenos. El aumento de estrógenos actúa sobre el miometrio para inducir proteínas contráctiles y aumentar las contracciones. La CRH también puede influir en la expresión de isoformas del receptor de progesterona en el miometrio al final del embarazo, contribuyendo a la eliminación del bloqueo de progesterona.

Durante el puerperio, el cuerpo de la madre vuelve al estado anterior al embarazo

El periodo posparto, o puerperio, dura ~ 6 semanas durante las cuales se invierten los cambios fisiológicos del embarazo. Justo después del parto, el lugar en el que la placenta se adhirió a la pared uterina se contrae para favorecer la hemostasia, y el útero empieza a reducir su tamaño. El cuello uterino, la vagina y los músculos de la región pélvica también recuperan de forma gradual su estado anterior al embarazo.

Durante la primera semana posparto, se produce una pérdida de líquido de 2 L, compuesta sobre todo por líquido extracelular, con una pérdida adicional de 1.5 L durante las 5 semanas siguientes. Aunque se pierde sodio durante este tiempo, la disminución relativa de líquido es mayor, lo que da lugar a un aumento del sodio y el potasio plasmáticos. La falta de inhibición de la aldosterona por la progesterona también puede contribuir al aumento del sodio plasmático. El efecto neto es que aumenta la osmolalidad plasmática. El volumen sanguíneo disminuye desde el valor anteparto de 5 a 6 L, a 4 L en la 3ª semana posparto, con ~ 1/3 de esta reducción ocurriendo durante el parto. El gasto cardiaco disminuye durante las 2 primeras semanas posparto, sobre todo debido a una reducción del volumen sistólico, y la frecuencia cardiaca también disminuye durante este periodo.

La función pulmonar comienza a cambiar justo después del parto. La capacidad pulmonar total aumenta debido a la disminución de la presión abdominal sobre el diafragma. En ausencia de progesterona, la tasa de ventilación disminuye y la P_{CO_2} aumenta hasta alcanzar los valores normales de la no gestante al cabo de unos días. Se produce un aumento gradual del pH, alcanzándose niveles normales a las 3 semanas posparto.

El nivel plasmático de las hormonas placentarias disminuye rápido después del parto. El LPh es indetectable a las 24 horas y la HCG alcanza el límite de detección cerca del 11° día. El estradiol desciende a su nivel más bajo en el día 7 posparto, elevándose a niveles de fase folicular en los días 19 a 21 en mujeres no lactantes. En las mujeres lactantes, los niveles normales de estradiol se alcanzan en el día 60 a 80 posparto. La tasa de eliminación de progesterona es alta, lo que resulta en progesterona por debajo de los niveles luteínicos al tercer día del puerperio.

La LH y la FSH séricas son bajas durante los primeros 10 a 12 días posparto y luego aumentan de forma gradual a niveles de fase folicular durante la tercera semana posparto. Los niveles bajos justo después del parto se deben a la falta de liberación de GnRH durante el embarazo, lo que provoca que las reservas de gonadotropinas en la hipófisis sean muy bajas. El momento de la primera ovulación tras el embarazo es variable, con un ~ 30% de mujeres que ovulan en los 90 días posteriores al parto.

DESARROLLO Y CRECIMIENTO FETAL

El **sexo cromosómico** o **genético** se determina en el momento de la fecundación por la unión aleatoria de un óvulo que porta un cromosoma X con un espermatozoide que porta uno X o uno Y. Durante la vida embrionaria temprana, las gónadas se desarrollan masculinas o femeninas. Las hormonas gonadales entonces actúan en momentos críticos para regular la diferenciación de los órganos genitales internos y externos. El proceso de desarrollo sexual es incompleto al nacer, con activación de las características sexuales secundarias y la función del aparato reproductor en la pubertad.

El crecimiento de un feto comienza con una sola célula y termina con un recién nacido que pesa ~ 3 kg. El crecimiento fetal depende del suministro de oxígeno y nutrientes adecuados por parte de la placenta y se ve facilitado por numerosos factores de crecimiento que actúan en concierto con la genética. Al principio de la gestación predominan los factores genéticos, mientras que los factores ambientales maternos contribuyen más al crecimiento al final de la gestación.

Los cromosomas sexuales determinan el desarrollo de las gónadas fetales

Ya sea con cariotipo 46,XX o 46,XY, todo embrión pasa por una **etapa ambisexual** inicial y tiene el potencial de adquirir características masculinas o femeninas. El embrión de 4 a 6 semanas humano posee gónadas, hipófisis, hipotálamo y centros encefálicos elevados, indiferenciados. Las gónadas indiferenciadas constan de una **cresta genital**, derivada del epitelio celómico y el mesénquima subyacente, y células germinativas primordiales que migran desde el saco vitelino hasta dicha cresta. De acuerdo con de la programación genética, el **tejido medular** interno se convierte en un componente testicular y el **tejido cortical** externo se convierte en un ovario. Las células germinativas primordiales se convierten en ovogonias o espermatogonias. En un feto

46,XY los testículos se diferencian entre las semanas 6 y 8 de gestación, conforme la corteza involuciona, la médula crece y los túbulos seminíferos se tornan distinguibles. Las células de Sertoli revisten la membrana basal de los túbulos y las células de Leydig presentan rápida proliferación. El desarrollo testicular requiere un cromosoma Y y se produce incluso en presencia de dos o más cromosomas X. El gen **SRY** (región determinante del sexo, cromosoma Y) regula la determinación del **sexo gonadal**. Situado en el brazo corto del cromosoma Y, *SRY* codifica un factor de transcripción HMG-box. El desarrollo del ovario empieza hasta las semanas 9 a 10 de la gestación. Los folículos primordiales, constituidos por ovocitos rodeados por una sola capa de células de la granulosa, son discernibles en la corteza ovárica entre las semanas 11 y 12 y alcanzan su máximo desarrollo para las semanas 20 a 25.

Las hormonas de los testículos fetales regulan la diferenciación de los órganos genitales internos y externos

Durante la etapa indiferenciada, los conductos genitales primordiales son los **mesonéfricos** (**conductos de Wolff**) y los **paramesonéfricos** (**conductos de Müller**) pares. En el feto genéticamente masculino, los conductos de Wolff dan origen al epidídimo, el conducto deferente, las vesículas seminales y los conductos eyaculatorios, en tanto los de Müller se vuelven vestigiales. En el feto genéticamente femenino, los conductos de Müller se fusionan en la línea media y dan origen a los oviductos, el útero, el cuello uterino y la porción superior de la vagina, en tanto los conductos de Wolff involucionan (fig. 38-9). El mesonefros, presente en una etapa indiferenciada, se convierte en el riñón embrionario.

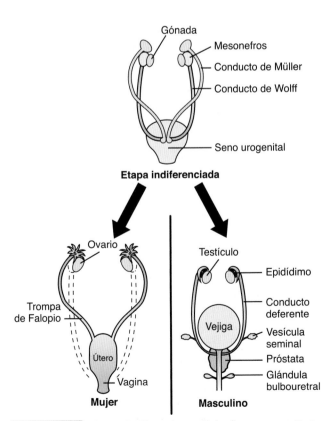

Figura 38-9 Diferenciación de los genitales internos a partir de un sistema de conductos sexuales indiferenciados.

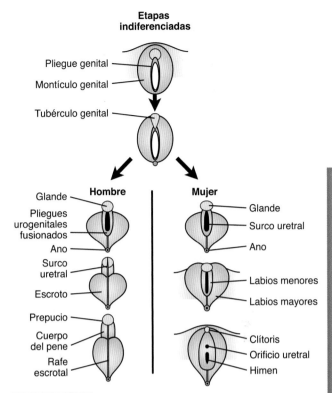

Figura 38-10 Diferenciación de los genitales externos a partir de estructuras primordiales indiferenciadas.

Entre las semanas 6 y 8 de gestación, las células de Leydig inician la producción de testosterona. Las células de Sertoli también se activan y producen dos proteínas. La **hormona antimülleriana** (**AMH**), una glucoproteína grande, que inhibe la división celular e induce la apoptosis, con involución resultante de los conductos de Müller. La segunda proteína es la **proteína de unión de andrógenos** (**ABP**), que se une a la testosterona. La producción máxima de estos compuestos ocurre entre las semanas 9 y 12, coincidente con el momento de diferenciación de los genitales internos en dirección masculina. El ovario no produce hormonas que regulen la diferenciación de los genitales internos.

Los genitales externos primordiales incluyen al tubérculo genital, los montículos genitales, los pliegues uretrales y el seno urogenital. La diferenciación de los genitales externos ocurre entre las semanas 8 y 12 de gestación, es determinada por la presencia o ausencia de hormonas sexuales masculinas, y requiere de la **5α-reductasa** activa, que convierte la testosterona en dihidrotestosterona (DHT). Sin DHT, al margen del sexo genético, gonadal u hormonal, los genitales externos se desarrollan con un patrón femenino. En las figuras 38-10 y 38-11 se ilustra el desarrollo de los genitales externos masculinos y femeninos a partir de estructuras primordiales, y se incluye un resumen de la diferenciación sexual durante la vida fetal. La diferenciación dependiente de andrógenos ocurre solo durante la vida fetal y por lo tanto es irreversible después. Sin embargo, la exposición antes o después del nacimiento puede causar hipertrofia del clítoris. El descenso de los testículos al escroto, que ocurre durante el tercer trimestre, también está bajo control de los andrógenos.

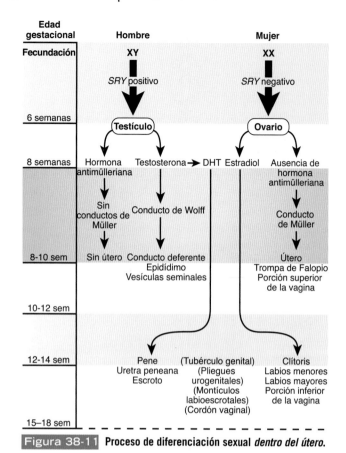

Figura 38-11 **Proceso de diferenciación sexual *dentro del útero*.**

Los **TDS 46,XY** ocurren por defectos en el desarrollo de los testículos o trastornos de la síntesis y actividad de andrógenos. El fenotipo externo puede variar desde la completa ausencia de genitales masculinos hasta la androgenización inadecuada de los genitales externos (p. ej., micropene). Varios defectos genéticos pueden alterar el desarrollo testicular, con la subsecuente pérdida de la producción de andrógenos. Los defectos de la vía de síntesis de andrógenos también alteran la producción de la hormona 5α reductasa. La deficiencia de 5α reductasa, un trastorno autosómico recesivo, da lugar a la incapacidad de convertir la testosterona en DHT. Los lactantes con deficiencia de 5α reductasa presentan genitales externos ambiguos o femeninos e internos normales masculinos. Los individuos afectados a menudo se crían como mujeres, pero presentan una pubertad completa o parcial dependiente de la testosterona, incluyendo crecimiento del clítoris como si fuese un pequeño pene, descenso de testículos y desarrollo de una conducta sicosexual masculina. Pueden ocurrir cambios de la identidad de género en la pubertad.

La insensibilidad a los andrógenos es resultado de defectos en el receptor de andrógenos. El síndrome de insensibilidad completa a andrógenos da lugar a un fenotipo femenino completo en un individuo 46,XY, con testículos normalmente formados y producción apropiada de testosterona para la edad. La insensibilidad parcial o mínima a los andrógenos puede dar lugar al desarrollo parcial de genitales externos masculinos.

Los **TDS 46,XX** ocurren por defectos en el desarrollo ovárico, trastornos en la síntesis de andrógenos y otras condiciones. El síndrome de Turner (46,X), como se refirió antes, es el más frecuente defecto en el desarrollo ovárico. La **hiperplasia suprarrenal congénita** (HSC) es la causa más frecuente de exceso de andrógenos en las mujeres. Esta anomalía heredada en la biosíntesis suprarrenal de esteroides resulta con frecuencia máxima por deficiencia de la 21 hidroxilasa (CYP21), pero también por ausencia de 11β hidroxilasa (*véase* capítulo 33). Una mujer con HSC tendrá ovarios y genitales externos normales, pero con grados crecientes de androgenización de estos últimos, hasta un fenotipo masculino completo sin testículos palpables, resultantes de la exposición excesiva a andrógenos *dentro del útero*. En la HSC, la producción de cortisol es baja, lo que da lugar a una producción aumentada de ACTH por el eje hipotálamo-hipófisis activado (fig. 38-12). La ACTH elevada induce hiperplasia suprarrenal y una producción anormal de precursores de andrógenos y corticoesteroides. Cuando las cifras de aldosterona también se afectan, ocurre una enfermedad de consumo de sal que pone en riesgo la vida.

El sistema endocrino fetal se desarrolla de forma temprana para regular su homeostasis

La barrera placentaria excluye a la mayoría de las proteínas y hormonas polipeptídicas del feto; por lo tanto, el sistema endocrino materno tiene efectos directos limitados sobre el feto. Más bien, es bastante autosuficiente en sus requerimientos hormonales, con excepción de las hormonas esteroides producidas por la unidad fetoplacentaria, que cruzan con facilidad entre los diferentes compartimentos para realizar funciones integradas en el feto y la madre. En general, las hormonas fetales realizan las mismas funciones en el feto que en el adulto, pero también participan en procesos únicos, como la diferenciación sexual y el inicio del trabajo de parto.

Ocurren trastornos del desarrollo sexual cuando los cromosomas, las gónadas o la anatomía de los órganos de la reproducción son atípicos

Los **trastornos del desarrollo sexual** (TDS) son condiciones congénitas en las que no coinciden los sexos cromosómico, gonadal o genital. Estas condiciones se pueden definir de manera amplia en tres categorías: TDS de cromosomas sexuales, trastornos del desarrollo de los testículos y androgenización (TDS 46,XY), y trastornos del desarrollo ovárico y exceso de andrógenos (TDS 46,XX).

Ocurren **TDS de cromosomas sexuales** cuando el número de estos difiere de la distribución normal XX o XY por errores en la primera o segunda divisiones meióticas. Los dos trastornos más frecuentes son el síndrome de Klinefelter (47,XXY) y el síndrome de Turner (45,X). Los individuos con un cariotipo 47,XXY tienen función testicular normal *dentro del útero*, produciendo testosterona y AMH, sin ambigüedad de genitales al nacer. Sin embargo, el cromosoma X adicional interfiere con el desarrollo de los túbulos seminíferos y la proliferación de las células de Leydig. Estos varones presentan testículos pequeños, azoospermia y a menudo muestran algunos rasgos eunucoides. En el síndrome de Turner (45,X) no hay desarrollo gonadal durante la vida fetal y al nacer los genitales externos son femeninos. Los niños con síndrome de Turner crecen con normalidad hasta cerca de los 3 años, pero a partir de entonces el ritmo de crecimiento se ralentiza, lo que se traduce en una estatura baja. Dada la ausencia de folículos ováricos, estos pacientes tienen cifras bajas de estrógenos y amenorrea primaria, y no presentan el desarrollo puberal normal, que es cuando se diagnostica el síndrome. La falta de desarrollo ovárico recalca la importancia de la presencia de dos cromosomas X en este proceso.

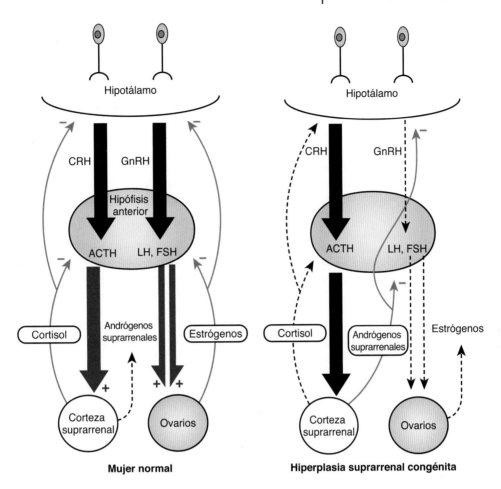

Figura 38-12 Los ejes hipotálamo-hipófisis-suprarrenal e hipotálamo-hipófisis-ovario en el desarrollo femenino normal y con hiperplasia suprarrenal congénita. Las *flechas discontinuas* indican una producción baja de la hormona. Las *flechas continuas* indican aumento de la producción de la hormona. Los signos + y – indican efectos positivos y negativos.

Los núcleos hipotalámicos fetales se desarrollan y expresan con la secreción de hormonas, como TRH y GnRH, para las ~ 12 semanas de gestación. La hipófisis anterior está presente para la semana 8, y casi todas sus hormonas se pueden identificar. La hipófisis posterior está presente para la semana 14 y se pueden detectar arginina vasopresina (AVP) y oxitocina. En conjunto, el eje hipotálamo hipófisis es funcional para las 12 a 17 semanas de gestación, si bien la maduración del sistema vascular portal continúa hasta las semanas 30 a 35 de la gestación. Ocurre secreción de las hormonas hipofisarias antes de la maduración completa del sistema portal, lo que sugiere que las hormonas liberadoras hipotalámicas se difunden hacia los sitios de síntesis hipofisarios desde ubicaciones hipotalámicas.

La tiroides del feto es capaz de concentrar yodo en la semana 12 de gestación. Sin embargo, el feto depende de las hormonas tiroideas maternas hasta ~ 16 a 20 semanas para su correcto desarrollo, en especial del cerebro (*véase* capítulo 32). Durante el segundo trimestre, la TRH, la TSH y la T_4 libre están presentes en el feto en desarrollo y desempeñan un papel en el crecimiento somático.

Las glándulas suprarrenales fetales están presentes como órganos distintivos para las 8 semanas de gestación, y constituidas por tres zonas funcionales. La zona externa definitiva sintetiza glucocorticoides y mineralocorticoides, con la transicional que produce cortisol. La zona fetal interna, que es mucho mayor que las otras dos, sintetiza cantidades significativas de DHEAS, que es usado por la placenta para sintetizar estrógenos (*véase* fig. 38-6). Las glándulas suprarrenales fetales crecen con rapidez durante la gestación y, al nacer, son 10 a 20 veces más grandes que las del adulto. En etapa posnatal, la glándula suprarrenal presenta una rápida involución, por la regresión de la zona fetal interna, que para los 6 meses está ausente. La ACTH es un estímulo potente para la esteroidogenia suprarrenal fetal y se requiere para el crecimiento de las suprarrenales, según se evidencia por la observación de que los fetos anencefálicos, con ACTH baja, experimentan involución de la zona fetal a las 15 semanas de gestación. La médula suprarrenal se desarrolla para la semana 10 y es capaz producir epinefrina y norepinefrina. El cortisol tiene múltiples funciones en el feto, como la estimulación de la maduración de páncreas y pulmón, la inducción de la expresión de enzimas hepáticas y la promoción de la citodiferenciación del tubo digestivo.

El calcio tiene gran demanda, por el rápido crecimiento y la gran cantidad de formación de hueso fetal. La placenta cuenta con una bomba de calcio especializada que transfiere el ion al feto, con el resultado de aumentos sustanciales de calcio y fosfato durante el embarazo. La PTH y la calcitonina son notorias en el feto cerca de la semana 12 de la gestación e importantes para promover la captación placentaria y el anabolismo del calcio y hueso, respectivamente. La PTH fetal también actúa sobre el riñón del feto para promover la síntesis de 1,25 dihidroxivitamina D, que estimula el crecimiento del cartílago y hueso. Al final de la gestación, las concentraciones de calcio y fosfato en el feto son mayores que las maternas. Sin embargo, después del parto, las cifras de calcio neonatal disminuyen y las de PTH aumentan, para elevar las concentraciones séricas de calcio.

Se requieren los factores de crecimiento similares a insulina e insulina para el crecimiento fetal

Las hormonas que regulan el crecimiento después del nacimiento, como la tiroxina, la hormona del crecimiento y los esteroides gonadales, tienen efectos relativamente limitados sobre el crecimiento fetal. El LPh placentario tiene un papel limitado en la promoción del crecimiento embrionario temprano. Los principales reguladores del crecimiento fetal y placentario son los factores de crecimiento similares a insulina (IGF-1 e IGF-2). La ausencia de estas hormonas o sus receptores produce un retardo significativo del crecimiento y placentas pequeñas. El LPh y el estado nutricional de la madre, más que la hormona del crecimiento, regulan la expresión de IGF-1 e IGF-2 que son producidos por la mayoría de los tejidos fetales. La GH aumenta en el feto hasta la mitad de la gestación pero después declina. La GH desempeña un papel menor en el crecimiento fetal, como refleja el menor peso al nacer de los niños con resistencia a la GH (enanismo de Laron).

La insulina también es necesaria para el crecimiento fetal y es producida por el páncreas fetal a una velocidad relativamente constante para la semana 10 de gestación. Aunque la glucosa es el principal combustible metabólico utilizado por el feto, no se requiere insulina para la captación de glucosa por sus tejidos, ya que la madre provee un aporte de glucosa relativamente constante. Sin embargo, al final de la gestación, la insulina del feto puede aumentar la captación de glucosa y la lipólisis en sus tejidos. Los hijos de madres con **diabetes mellitus** incontrolada son de mayor dimensión, con un depósito más importante de tejido adiposo porque el aumento de la glucosa materna estimula al páncreas fetal a producir insulina en exceso. Aquellos con hiperinsulinemia congénita también son de mayor peso al nacer. En las mujeres que desarrollan **diabetes gestacional**, que causa elevación crónica de la glucosa sanguínea, la producción de insulina fetal también aumenta (para más detalles, *véase* recuadro de Ciencias integradas). En contraste, las mutaciones del receptor de insulina en los seres humanos llevan a un importante retardo del crecimiento intrauterino.

Hay un gran número de factores adicionales que participan en el crecimiento y desarrollo fetales, incluidos los de crecimiento epidérmico, nervioso, derivados de plaquetas, derivados de fibroblastos, angiogénicos, y los miembros de la familia de transformación del factor de crecimiento β. La expresión de mutaciones de pérdida y ganancia de función de estos factores en el feto o la placenta pueden causar anomalías del desarrollo.

CONTRACEPCIÓN

La fecundidad se puede regular por interferencia de la asociación entre espermatozoide y óvulo, por prevención de la ovulación o implantación, o por interrupción de un embarazo temprano. Los métodos más frecuentes regulan la fecundidad en las mujeres, con disposición de solo unos cuantos métodos anticonceptivos para el hombre.

Los enfoques conductuales y mecánicos pueden prevenir el contacto entre el óvulo y el espermatozoide

Los métodos para prevenir el contacto entre las células germinativas incluyen la interrupción del coito (retiro antes de la eyaculación), el método del ritmo (sin coito en momentos del ciclo menstrual cuando hay presencia de un óvulo en el oviducto) y los métodos de barrera. Los métodos del ritmo requieren vigilancia meticulosa de los ciclos menstruales y la temperatura corporal, o las características del moco cervicouterino, pero todavía pueden fallar como resultado de la duración impredecible de la fase folicular del ciclo menstrual. Tanto el coito interrumpido como el método del ritmo requieren cooperación y disciplina de ambos integrantes de la pareja. Los métodos de barrera incluyen condones, diafragmas y dispositivos intrauterinos (DIU). El método de barrera más eficaz es el DIU, que disminuye la viabilidad de espermatozoides y óvulos, y crea una inflamación local en el endometrio que impide la implantación. Los condones son los anticonceptivos reversibles de uso más amplio por los hombres, pero presentan una elevada tasa de fallas si no se usan de manera apropiada. También proveen protección contra la transmisión de enfermedades venéreas y el SIDA. Los diafragmas y los capuchones cervicales sellan la abertura del cuello uterino. Las duchas poscoito con espermaticidas no constituyen un método eficaz de anticoncepción, porque los espermatozoides pueden pasar rápidamente al útero y el oviducto.

Los métodos quirúrgicos de anticoncepción, en general, se consideran irreversibles. La vasectomía, corte quirúrgico de los dos conductos deferentes, impide que pasen espermatozoides hacia el eyaculado. La ligadura tubaria es el cierre o sutura de los oviductos. La intervención quirúrgica para revertir una ligadura tubaria o una vasectomía puede realizarse, pero su éxito es variable.

Los métodos hormonales utilizan la progesterona y el estrógeno para evitar la ovulación y la implantación

Los esteroides anticonceptivos orales (píldoras de control natal) impiden la ovulación por disminución de la secreción de LH y FSH por retroalimentación negativa. La disminución de LH y FSH retarda el desarrollo folicular e impide la ovulación. Las píldoras de control natal también pueden afectar de manera adversa el ambiente dentro del aparato reproductor, pues lo hacen poco favorable para el embarazo, incluso si fuese a ocurrir fecundación. Los estrógenos y la progesterona exógenos alteran el desarrollo endometrial normal y la progesterona espesa el moco cervicouterino y disminuye el peristaltismo del oviducto, lo que impide el transporte de los gametos.

Los beneficios no anticonceptivos de la anticoncepción oral incluyen una disminución de la hemorragia menstrual excesiva, el alivio del síndrome premenstrual y alguna protección contra la enfermedad inflamatoria pélvica. Además, los anticonceptivos orales dan como resultado una disminución significativa en la incidencia de carcinoma endometrial y ovárico. Los efectos adversos de la anticoncepción oral comunicados con más frecuencia incluyen náusea, cefalea, hipersensibilidad mamaria, retención de agua y aumento de peso, algunos desaparecen después del uso prolongado. La hemorragia intermenstrual es también de esperar en hasta 30% de las mujeres durante los primeros 3 meses de su uso. Las píldoras de control natal están contraindicadas en mujeres con antecedentes de tromboembolias, aterosclerosis y carcinoma mamario, por los efectos de los estrógenos sobre estos procesos patológicos.

La anticoncepción de urgencia puede utilizarse después del coito para prevenir el embarazo

Las mujeres pueden usar anticoncepción de urgencia para prevenir el embarazo después del fracaso conocido o que se sospecha del control natal, o de un coito sin protección. Se dispone de fórmulas por prescripción y preparativos de venta libre. El mecanismo de acción de la anticoncepción de urgencia es similar al de los anticonceptivos orales estándar: prevención de la ovulación, función insuficiente del cuerpo amarillo e inducción de un ambiente adverso en el aparato reproductor femenino. La anticoncepción de urgencia tiene máxima eficacia cuando se inicia en las primeras 72 h que siguen a un coito sin protección. Así, se ha recomendado que los médicos provean una prescripción con antelación.

CIENCIAS MÉDICAS INTEGRADAS

Diabetes gestacional

La diabetes gestacional (DMG) es la alteración metabólica más frecuente durante el embarazo. Se define como niveles anormales de glucosa en sangre durante el embarazo en una mujer sin diagnóstico previo de diabetes. Se calcula que la prevalencia en Estados Unidos es de 9%, con un rango de 1 a 25% según la etnia de la madre y los criterios diagnósticos utilizados. El aumento de la prevalencia del sobrepeso y la obesidad ha provocado un incremento concomitante de la prediabetes y la diabetes de tipo 2 en mujeres en edad fértil, así como un mayor número de mujeres embarazadas con diabetes de tipo 2 sin diagnosticar. Por lo tanto, se ha sugerido que las mujeres diagnosticadas de diabetes en el primer trimestre se clasifiquen como pacientes con diabetes tipo 2 y no como DMG, reservando esta clasificación para la diabetes diagnosticada en el segundo o tercer trimestre. La definición de diabetes fuera del embarazo de la Organización Mundial de la Salud (glucemia en ayunas ≥ 7.0 mmol/L [126 mg/dL], glucemia a las 2 horas durante una prueba de tolerancia a la glucosa oral (PTGO) de 75 g, o glucemia aleatoria ≥ 11.0 mmol/L [198 mg/dL] o HbA1c ≥ 48 mmol/mol [6.5%]) es aplicable al diagnóstico de diabetes tipo 2 cuando se realizan pruebas en el primer trimestre.

El cribado de la DMG se realiza entre las semanas 24 y 28 de gestación utilizando una carga de glucosa de 75 g en la PTGO. El diagnóstico de DMG se realiza si se cumple uno o más de los siguientes criterios: glucemia en ayunas ≥ 5.1 mmol/L (92 mg/dL), glucemia en la PTGO de 1 hora ≥ 10.0 mmol/L (180 mg/dL), o glucemia en la PTGO de 2 horas ≥ 8.5 mmol/L (153 mg/dL). Estos umbrales son inferiores a los del diagnóstico de la diabetes de tipo 2 y se establecieron basándose en un cociente de probabilidades de 1.75 de que los efectos sobre el peso al nacer y el porcentaje de peso corporal del lactante > 90 percentil se produjeran con estas concentraciones de glucosa o superiores.

Durante un embarazo normal se desarrolla resistencia a la insulina en los tejidos metabólicos diana (músculo y tejido adiposo) y aumenta la producción hepática de glucosa. Esto ocurre como resultado de factores placentarios que actúan para dirigir la glucosa y los lípidos hacia el feto en desarrollo. Para compensar el aumento de la resistencia a la insulina, las células β del páncreas aumentan la secreción de insulina y la glucemia se mantiene en el rango normal. En la DMG, las células β no responden de forma adecuada y la secreción de insulina no aumenta para compensar la mayor resistencia a la insulina. Los estudios han demostrado que, antes de quedarse embarazadas, la capacidad de las células β para secretar insulina en respuesta a la glucosa está alterada en las mujeres que desarrollarán DMG. Así pues, el embarazo pone de manifiesto una falla de las células β no reconocida previamente.

Varios factores de riesgo predicen el desarrollo de la DMG, como la obesidad, la edad avanzada, los antecedentes familiares de diabetes de tipo 2 y el origen étnico (mayor prevalencia en las mujeres del sur de Asia, Oriente Medio y las caribeñas negras). Se han identificado genes implicados en el desarrollo, la función y la supervivencia de las células β. El riesgo de DMG aumenta en los hijos de madres con diabetes, lo que sugiere que el entorno intrauterino induce cambios epigenéticos en el feto.

Las complicaciones fetales de la DMG incluyen macrosomía (gran tamaño al nacer), parto prematuro, lesiones en el parto, distocia de hombros (una complicación de emergencia del parto), hipoglucemia neonatal y dificultad respiratoria. Aunque no son definitivas, las consecuencias a largo plazo en la descendencia pueden incluir un mayor IMC y un mayor riesgo de prediabetes/diabetes y enfermedades circulatorias.

Las complicaciones perinatales de la DMG para la madre incluyen hipertensión, preeclampsia, polihidramnios (cantidad excesiva de líquido amniótico) y cesárea. Se calcula que el riesgo de diabetes tipo 2 es de 50% o más en los 5 a 10 años siguientes a un embarazo con DMG. La obesidad materna, la edad gestacional más temprana en el momento del diagnóstico de la DMG y la intolerancia posparto a la glucosa son factores predictivos del desarrollo de diabetes de tipo 2.

El tratamiento de la DMG se centra en reducir la hiperglucemia y el riesgo de resultados adversos. Las modificaciones del estilo de vida incluyen la reducción de la ingesta calórica, el aumento de la actividad física y la limitación del aumento de peso materno durante la gestación. Estas recomendaciones deben adaptarse a cada persona para optimizar los resultados maternos y fetales. El tratamiento farmacológico puede incluir múltiples inyecciones diarias de insulina, metformina oral (reduce la producción hepática de glucosa) o gliburida oral (estimula la secreción de insulina de la célula β). Las mujeres con DMG deben someterse a un cribado (glucosa en ayunas o PTGO) entre 4 semanas y 6 meses después del parto para excluir la diabetes. El cribado sistemático de la diabetes debe ofrecerse cada 1 a 3 años. ■

Resumen del capítulo

- Los espermatozoides presentan capacitación hasta su maduración completa y la reacción acrosómica para penetrar la zona pelúcida que rodea al ovocito.
- La reacción cortical ocurre después de que un espermatozoide penetra al óvulo, para así prevenir la **polizoospermia**.
- El blastocisto transcurre por el oviducto, ingresa al útero, fragmenta la zona pelúcida y se implanta en la pared uterina alrededor del día 7 de gestación. La progesterona y los estrógenos liberados por el ovario preparan al útero para recibir al blastocisto.
- Las células del trofoblasto de la placenta en desarrollo producen gonadotropina coriónica humana, la cual estimula al cuerpo amarillo para continuar produciendo progesterona y mantener el embarazo.
- Después de la implantación, la placenta se desarrolla a partir de células embrionarias y maternas, y se convierte en el principal órgano secretor de esteroides durante el embarazo.
- Las principales hormonas esteroides producidas por la unidad fetoplacentaria son progesterona, estradiol, estrona y estriol. La placenta coopera con los compartimentos materno y fetal para llevar a cabo la esteroidogénesis.
- La placenta produce las hormonas peptídicas gonadotropina coriónica humana (HCG) y lactógeno placentario humano (LPh). La HCG señala la presencia de un óvulo fecundado y mantiene el cuerpo lúteo. El lactógeno placentario humano regula el metabolismo del combustible materno para proporcionar nutrientes al feto.
- El gasto cardiaco y el volumen sanguíneo maternos aumentan durante el embarazo.
- La respiración minuto aumenta durante el embarazo debido a los efectos de la progesterona, lo que provoca una alcalosis respiratoria leve.
- El flujo sanguíneo renal aumenta y la osmolalidad plasmática disminuye durante el embarazo.

- La función endocrina materna cambia para respaldar al feto en desarrollo.
- La embarazada se torna resistente a la insulina durante la segunda mitad del embarazo para disminuir el consumo materno de glucosa, lo que hace disponible el carbohidrato para el feto en desarrollo.
- La lactogénesis (producción de leche) requiere prolactina (PRL), insulina y glucocorticoides. La galactopoyesis es el mantenimiento de una lactancia ya establecida y requiere PRL y otras hormonas.
- La oxitocina liberada por el reflejo de succión produce contracción de las células mioepiteliales que circundan a las células alveolares productoras de leche, para expulsarla hacia los conductos alveolares.
- La lactancia suprime el ciclo menstrual a través de una señal neurológica que aminora la secreción de GnRH.
- Entre los factores que inducen el parto se encuentran la reducción del bloqueo de progesterona, el estiramiento uterino inducido por el crecimiento del feto y el aumento de CRH placentaria.
- El cuerpo de la madre vuelve a su estado anterior al embarazo durante el puerperio.
- Ocurren trastornos de desarrollo sexual cuando los cromosomas, las gónadas o la anatomía de la reproducción son atípicos.
- La testosterona de los testículos fetales regula la diferenciación de los genitales internos y externos y requiere una 5α-reductasa activa para su correcto desarrollo.
- El sistema endocrino fetal se desarrolla de manera temprana en la gestación para regular la homeostasis fetal.
- Los factores de crecimiento similares a la insulina son necesarios para el crecimiento fetal y están regulados por el LPh y la nutrición materna. La insulina también es necesaria para el crecimiento fetal.
- La contracepción puede lograrse por medios conductuales, mecánicos u hormonales.

Preguntas de repaso del capítulo

1. El reflejo de succión estimula la producción de leche materna:

   A. Aumentando la liberación de oxitocina del hipotálamo.
   B. Disminuyendo la liberación de gnrh del hipotálamo.
   C. Aumentando la liberación de prolactina de la hipófisis posterior.
   D. Disminuyendo la liberación de dopamina por el hipotálamo.
   E. Aumentando la liberación de ACTH por la hipófisis posterior.

2. La función principal de los sincitiotrofoblastos durante la formación de la placenta es:

   A. Formar la decidua parietal.
   B. Formar los vasos sanguíneos fetales.
   C. Digerir las células deciduales.
   D. Formar las vellosidades coriónicas.
   E. Permeabilizar las arterias espirales.

3. La penetración del espermatozoide dentro del óvulo se logra por la iniciación de:

   A. La reacción acrosómica.
   B. La reacción de capacitación.
   C. La reacción de zona.
   D. La reacción 5α-reductasa.
   E. La reacción cortical.

4. Durante el embarazo, el volumen sanguíneo materno aumenta ~ 50%. En estas condiciones, ¿qué ocurre con la presión arterial media y por qué?

   A. Aumenta con el incremento del gasto cardiaco.
   B. Disminuye debido a los efectos de la progesterona y los estrógenos.
   C. Aumenta con el desarrollo normal de la placenta.
   D. Disminuye debido al menor aumento de la frecuencia cardiaca.

E. Aumenta en las extremidades inferiores cuando la madre está en decúbito supino

5. El nivel de estriol en el plasma materno se utilizaba antes como índice del bienestar fetal durante el embarazo. ¿Qué indica la síntesis de este estrógeno sobre el feto?

   A. El estriol es indetectable en mujeres no embarazadas, por lo que si está presente indica que la placenta funciona de manera correcta.
   B. El estriol indica que la placenta está produciendo suficiente estrona para la esteroidogénesis fetal.
   C. La placenta produce estriol a partir de un andrógeno hepático fetal, lo que indica que el feto se está desarrollando.
   D. El estriol indica que la placenta está produciendo suficiente progesterona para la esteroidogénesis fetal.
   E. El estriol es producido por la 17-cetosteroide reductasa a partir de estradiol en la suprarrenal fetal indicando que la suprarrenal fetal es funcional.

1. **La respuesta correcta es D.** La succión implica componentes hormonales y neuronales. Cuando el lactante succiona se transmiten señales neurológicas del pezón a través de los nervios hacia la médula espinal y ascienden por el encéfalo, donde inhibe la liberación de dopamina por el hipotálamo. Esto alivia la inhibición de los lactótrofos hipofisarios por la dopamina, permitiendo la secreción de prolactina. La succión aumenta la liberación de oxitocina del hipotálamo/hipófisis posterior, pero su acción sobre el pecho no es la síntesis de leche, sino la bajada de leche. El amamantamiento inhibe la liberación de GnRH del hipotálamo, pero esto no tiene ningún efecto sobre la producción de leche de la mama. La prolactina y la ACTH son liberadas por la hipófisis anterior.

2. **La respuesta correcta es E.** Los sincitiotrofoblastos invaden el endometrio uterino y acaban permeando las arterias espirales para establecer el flujo sanguíneo materno a las vellosidades coriónicas. Si este proceso se ve afectado o no se completa por completo, puede producirse preeclampsia. La decidua parietal se forma a partir de la decidua uterina en la pared uterina, lejos del feto en desarrollo. Los vasos sanguíneos fetales están formados por células mesenquimales procedentes del mesodermo embrionario y establecen las vellosidades coriónicas. Los sincitiotrofoblastos estimulan la reacción decidual iniciada por el estrógeno y la progesterona, haciendo que las células estromales uterinas se conviertan en células deciduales para proporcionar nutrientes al feto en desarrollo.

3. **La respuesta correcta es A.** La reacción acrosómica causa fusión de la membrana plasmática del ovocito y la acrosómica del espermatozoide, con liberación subsiguiente de enzimas proteolíticas que ayudan al espermatozoide a ingresar al óvulo. La reacción de zona ocurre después de que el espermatozoide ingresó al óvulo para evitar la polispermia. La capacitación es la maduración del espermatozoide y se produce en el oviducto, antes de que el espermatozoide llegue al óvulo, y se considera independiente de la reacción acrosómica. La reacción cortical es la fusión de gránulos corticales en el óvulo, liberando enzimas que promueven la reacción zonal. La 5α-reductasa no interviene en el proceso de fecundación.

4. **La respuesta correcta es B.** La progesterona y los estrógenos tienen efectos vasodilatadores que reducen la resistencia periférica y disminuyen la presión arterial media. El gasto cardiaco aumenta y podría aumentar la presión arterial si no disminuyera la resistencia vascular periférica. La presión arterial se ve afectada por un desarrollo anormal de la placenta, lo que conduce a la preeclampsia. La frecuencia cardiaca aumenta un poco en el embarazo, pero esto aumentaría la presión. La presión venosa aumenta en las extremidades inferiores cuando la madre está en posición supina, pero esto no aumenta la presión arterial media.

5. **La respuesta correcta es C.** La placenta produce estriol a partir del precursor androgénico 16-OH-DHEAS, que se produce en el hígado fetal. La presencia de estriol en la circulación indica que la placenta está convirtiendo el 16-OH-DHEAS de manera adecuada, no puede hacerlo a menos que se lo suministre el feto. El feto no utiliza estrona ni progesterona en sus vías esteroidogénicas. El estriol no es producido por la 17 cetosteroide reductasa que actúa sobre el estradiol, esta enzima convierte el estradiol en estrona y la estrona en estradiol.

Ejercicios de aplicación clínica 38-1

GENITALES AMBIGUOS

Nace un bebé de una pareja joven. Los padres están sanos y tienen un peso normal. El parto no tuvo complicaciones. La pareja esperaba una niña, pero los genitales del bebé parecían un pene muy pequeño. Las pruebas cromosómicas inmediatas indican que el niño es 46,XX.

PREGUNTAS

1. Dado que el bebé es genéticamente femenino, ¿cuál es la causa más probable de los genitales ambiguos y cuál es la explicación molecular más probable?

2. Si se realizara una ecografía de los genitales internos, ¿qué se observaría?

3. ¿Qué hormonas querría medir para comprender plenamente el estado de este bebé?

4. En su caso, ¿qué terapia habría que iniciar?

5. ¿Por qué mueren niños de esta enfermedad antes de las pruebas de cribado neonatal?

RESPUESTAS

1. Este bebé genéticamente femenino ha estado expuesto a un exceso de andrógenos *en el útero*. La causa más común del exceso de andrógenos en las mujeres es la hiperplasia suprarrenal congénita (HSC). La explicación molecular más probable es un defecto en la 21-hidroxilasa, que bloquea la conversión de 17α-OH progesterona en desoxicortisol, desviando la 17α-OH progesterona a la producción de androstenediona (un andrógeno). Los defectos en la 3β-hidroxiesteroide deshidrogenasa y la 11β-hidroxilasa también pueden dar lugar a la producción de andrógenos.

2. En los bebés 46,XX con HSC, los genitales internos se desarrollan de forma normal, por lo que la ecografía indicaría un útero y ovarios.

3. El cortisol y la aldosterona son dos hormonas que deben medirse para conocer el alcance del defecto en la esteroidogénesis. La falta de aldosterona puede poner en peligro la vida debido a la pérdida de sal.

4. Todos los sujetos con HSC necesitarán reemplazo de cortisol. Si la producción de aldosterona también está bloqueada, entonces también será necesario administrar mineralocorticoides.

5. Los genitales externos de un recién nacido varón no se verán afectados por el exceso de andrógenos y tendrán un aspecto normal. Antes del cribado neonatal de los defectos de la 21-hidroxilasa, esos bebés eran enviados a casa y podían morir por una pérdida de sal que no era reconocida y tratada.

39 Fisiología del envejecimiento y funcionamiento de los órganos

Objetivos del aprendizaje activo

Con el dominio del material de este capítulo, usted será capaz de:

- Distinguir entre la pérdida de función de los órganos debida al envejecimiento y un estilo de vida poco saludable.
- Describir el envejecimiento cronológico frente al funcional.
- Describir los mecanismos subyacentes que regulan la función de los órganos por encima del nivel del gen.
- Definir el envejecimiento.
- Distinguir la diferencia entre gerontología y geriatría.

- Describir el término longevidad y su uso para distinguir entre duración de la salud y duración de la vida.
- Describir la epigenética y su importancia en el proceso de envejecimiento.
- Describir el acortamiento de los telómeros y su efecto en el envejecimiento.
- Describir la interrelación entre el medio ambiente, el estilo de vida, la dieta y los cambios relacionados con la edad.

INTRODUCCIÓN

La especie humana es en extremo adaptable y nuestra capacidad de adaptación se debe sobre todo a los mecanismos homeostáticos del organismo. Una característica distintiva de la homeostasis es la capacidad de adaptarse al cambio. Como se ha visto en capítulos anteriores, los mecanismos homeostáticos actúan a todos los niveles —celular, tisular, orgánico y sistémico— para mantener el funcionamiento normal durante los cambios en los entornos externo e interno.

El envejecimiento es uno de los principales cambios vitales que afectan el funcionamiento de los órganos y nuestro bienestar. En este capítulo se analizan los recientes cambios que se están produciendo en la ciencia del envejecimiento. Se examina la conexión entre los cambios relacionados con la edad, la función de los órganos y la salud. En particular, se hace una distinción entre la pérdida de función de los órganos debida al proceso normal de envejecimiento y aquella debida a una mala nutrición, a una agresión medioambiental o a un estilo de vida poco saludable. Discutimos algunos de los avances recientes en el envejecimiento que han tenido un impacto significativo en la función de los órganos. También se consideran algunos enfoques eficaces, "fuera de la caja de la ciencia médica", para mantenerse más joven a nivel funcional y vivir una vida más vibrante.

DEFINICIÓN DE ENVEJECIMIENTO

Aunque el envejecimiento es un proceso que dura toda la vida y comienza a una edad temprana, la ciencia médica aún está aprendiendo qué es el envejecimiento. Podemos observar lo que ocurre. Los signos reveladores del envejecimiento se hacen evidentes y suelen empezar a los 30 años. Primero son los cambios físicos, con algunos signos evidentes como la pérdida o el encanecimiento del cabello, la necesidad de gafas graduadas, las arrugas y una postura un poco encorvada. Luego empiezan los cambios cognitivos, que es la versión del cerebro de trabajar con menos eficacia. Algunos ejemplos son los "olvidos de la tercera edad", la pérdida de las llaves, la lentitud para encontrar palabras o recordar nombres y la disminución de la capacidad de aten-

ción. La pérdida de eficiencia es gradual, pero lo más importante es que no implica una enfermedad neurodegenerativa. En cambio, en las afecciones neurodegenerativas (p. ej., la enfermedad de Alzheimer) se produce un daño neuronal. Con el envejecimiento cognitivo, las neuronas siguen siendo muy funcionales, pero trabajan con menos eficacia.

Aunque se reconocen muchos signos físicos y mentales evidentes, eso no significa que comprendamos el proceso de envejecimiento. Además, el envejecimiento se complica cuando miramos a otras especies y observamos que algunas envejecen mucho más despacio que los humanos o no parecen envejecer en absoluto. Podemos observar, por ejemplo, que la tortuga envejece mucho más despacio que los humanos, pero seguimos sin saber cómo se regula el proceso de envejecimiento.

La capacidad del organismo para adaptarse a los cambios disminuye con la edad

El envejecimiento puede definirse como una disminución gradual de la función de los órganos y de la capacidad para adaptarse a los cambios. Dicha disminución relacionada con la edad se denomina **senescencia**. La rama de la medicina que se ocupa de los trastornos relacionados con el envejecimiento es la *geriatría*, y la que se encarga de la ciencia del envejecimiento es la *gerontología*. El campo de esta última, con su enfoque multidisciplinar, estudia los aspectos físicos del envejecimiento, así como sus efectos emocionales y sociales. La geriatría, en cambio, se centra en los aspectos médicos del envejecimiento, incluidos los mecanismos que conducen a la pérdida de función de los órganos y a la disminución de la capacidad para compensar los cambios a medida que envejecemos.

Los estudios sobre el desarrollo en la edad adulta permitieron comprender mejor cómo envejecer con éxito

La fisiología se encuentra en una encrucijada en lo que respecta a los mecanismos de los cambios relacionados con la edad y su repercusión en las funciones de los órganos. Gran parte de nuestra información inicial sobre el envejecimiento procedía de estudios sobre el desarrollo humano en los que las dos disciplinas, gerontología y geriatría, seguían los cambios relacionados con la edad a medida que los individuos envejecían. En lugar de investigar los mecanismos subyacentes, estos estudios tenían un carácter descriptivo.

Uno de los estudios prospectivos más largos y conocidos sobre el desarrollo humano fue el Estudio Grant. Fue iniciado en la Universidad de Harvard por dos jóvenes médicos que recibieron una subvención de un filántropo, William T. Grant, para estudiar el desarrollo saludable y seguir los cambios físicos y mentales a medida que los individuos envejecían. El Proyecto Grant se convirtió en un estudio prospectivo de 60 años en el que se registraban los acontecimientos a medida que sucedían. El estudio comenzó en 1938 y contó con la participación de graduados de Harvard nacidos alrededor de 1920 y finalizó en 2000. Desde entonces, se han realizado otros dos importantes estudios humanos: el Inner City Cohort y el Terman Women study. El primero analizó el desarrollo humano de individuos que crecieron en el centro de la ciudad, y el de las mujeres analizó el desarrollo humano de individuos superdotados que asistieron a la Universidad de Stanford.

Estos estudios sentaron las bases para comprender cómo cambia el funcionamiento de los órganos y el bienestar de las personas a medida que avanza la edad. Además, de estos estudios surgieron los conceptos de **duración de la vida** y **duración de la salud**. Ambos distinguían entre la alteración de la función de los órganos debida al proceso normal de envejecimiento y aquella debida a un estilo de vida poco saludable.

Todo el mundo quiere vivir más, pero nadie quiere envejecer

Gracias a las mejoras sanitarias, la mejor alimentación y la medicina moderna, las personas viven más tiempo. Pero nadie quiere vivir más si la calidad de vida se desintegra hasta el punto de sufrir enfermedades crónicas como hipertensión, enfisema, demencia, Alzheimer, Parkinson, ictus o cáncer. Cualquiera que haya visto a un colega o familiar sucumbir poco a poco ante una enfermedad crónica sabe que vivir más años no siempre es el "Santo Grial" para envejecer. Envejecer de forma saludable no es un oxímoron, y la clave está en mantenerse más joven a nivel funcional.

Longevidad, que viene de la palabra latina *longaevitās*, es el término que se utiliza cuando los individuos viven mucho tiempo. Recién la sociedad médica ha definido la longevidad en términos de *esperanza de vida media*, que es la medida estadística del tiempo medio que se espera que viva un individuo. El término se basa en el año de nacimiento y la edad actual de una persona. Por ejemplo, el bebé medio nacido en 1900 vivía alrededor de medio siglo, mientras que un niño nacido en Estados Unidos en 2000 tiene una esperanza de vida media de ~ 79 años (81 años para las mujeres y 76 años para los hombres). En comparación con otros países y regiones, Estados Unidos sale relativamente mal en este aspecto. Aunque dicho país ocupa el primer lugar en costos sanitarios, se sitúa en el puesto 36 en esperanza de vida, ya que los individuos nacidos en 2018 tienen una esperanza media de 78.9 años (tabla 39-1).

Los científicos médicos también distinguen entre otros dos parámetros de la longevidad. La distinción es entre la edad cronológica (el periodo entre el nacimiento y la muerte) y la edad funcional. La edad cronológica se denomina *duración de la vida* y la edad funcional, *duración de la salud* y esta última puede definirse como el periodo de la vida durante el cual un individuo permanece en esencia sano y libre de enfermedades crónicas. Muchas de estas enfermedades crónicas son el resultado de años de abandono y se vuelven debilitantes más adelante en la vida.

La diferencia entre duración de la vida y duración de la salud ha dado lugar a la frase popular "80 son los nuevos 60", que alude a un individuo con una edad cronológica de 80 años pero con un cuerpo que funciona como el de una persona de 60 años en plena forma. Si el proceso de envejecimiento se acelera de algún modo, la duración de la salud del individuo puede verse comprometida de manera considerable. Por ejemplo, un fumador empedernido de 60 años podría tener un periodo de salud en el que su cuerpo funcionara como el de una persona de 85 años.

CIENCIA DEL ENVEJECIMIENTO

En el nuevo milenio, los adultos mayores se ven bombardeados por prejuicios e información contradictoria sobre el envejecimiento. Con más personas destinadas a vivir hasta los 80 años y más, la necesidad de comprender la fisiología del envejecimiento es de vital importancia. La ciencia moderna nos ha dado un poder extraordinario para cambiar la forma en que elegimos vivir, pero nuestra sociedad se enfrenta a una paradoja del envejecimiento. Estados Unidos es uno de los países más avanzados en ciencia, ingeniería, medicina y tecnología. La paradoja es que ese país gasta más en sanidad que ningún otro y, sin embargo, la longevidad de su población está muy por detrás de la de otros países; por ejemplo, ocupa el primer lugar en enfermedades cardiacas. Dos tercios de su población mayor de 50 años tienen sobrepeso, y el país se enfrenta a una epidemia de obesidad y diabetes. Igual sorprende que, con su moderna tecnología y avances en ciencia e ingeniería, se haya convertido en el país más sobrecargado de trabajo, estrés y sedentarismo del mundo.

¿Cómo se ha producido esta paradoja en la que la esperanza y calidad de vida de los estadounidenses van a la zaga de las de otros países? Podría argumentarse que uno de los principales factores se debe a su cultura de abundancia y exceso, en constante evolución desde la Segunda Guerra Mundial. En un breve espacio de tiempo, esa sociedad ha pasado de una dieta sana a una poco saludable que ha dado lugar a un exceso de indulgencia y a comer "chatarra" (bebidas carbonatadas, azúcar refinada y alimentos artificiales y procesados). En lugar de tener un estilo de vida activo y saludable, las personas nos hemos vuelto pasivas y dependientes de los medicamentos recetados y de la medicina moderna. Con nuestra dependencia de los medicamentos recetados y nuestra actitud pasiva, hemos confiado en la medicina moderna para arreglar lo que nos aqueja. Pasamos por alto los hábitos saludables y las medidas preventivas en el cuidado de nosotros mismos. Como resultado, esperamos hasta que surja un problema de salud importante y, entonces, confiamos en el último medicamento o procedimiento quirúrgico para solucionarlo.

Investigaciones recientes demuestran que la mala alimentación, las agresiones medioambientales y los estilos de vida poco saludables son los principales factores que aceleran el proceso de envejecimiento. Como consecuencia, se ha producido un cambio en la forma en que los profesionales de la salud han empezado a considerar el envejecimiento saludable. Desde el año 2000, una serie de notables estudios de investigación han identificado mecanismos de regulación biológica que influyen de manera profunda en el proceso de envejecimiento. Los mecanismos no están controlados por los genes, sino que se regulan por encima del nivel del gen. La buena noticia es que estos nuevos estudios demuestran que llevar un estilo de vida saludable tiene un gran impacto en el proceso de envejecimiento que se traduce en una prolongación significativa de la longevidad y la vitalidad de los órganos. La mala noticia es que un estilo de vida poco saludable funciona a través de las mismas vías biológicas y acelera el proceso de envejecimiento.

Ninguno de estos descubrimientos está cerca de proporcionar una "fuente de la juventud", pero las nuevas investigaciones conducirán a enfoques innovadores que prolongarán la longe-

TABLA 39-1 Esperanza de vida por países

Rango	País	Esperanza de vida en años	Rango	País	Esperanza de vida en años
1	Hong Kong	85.29	24	Finlandia	82.48
2	Japón	85.03	25	Bélgica	82.17
3	Macao	84.68	26	Austria	82.05
4	Suiza	84.25	27	Alemania	81.88
5	Singapur	84.07	38	Eslovenia	81.85
6	Italia	84.01	29	Reino Unido	81.77
7	España	83.99	30	Reunión	81.55
8	Australia	83.94	31	Chipre	81.51
9	Islas del Canal	83.60	32	Dinamarca	81.40
10	Islandia	83.52	33	Islas Vírgenes de E.U.	81.17
11	Corea del Sur	83.50	34	Taiwán	81.04
12	Israel	83.49	35	Costa Rica	80.94
13	Suecia	83.33	36	Chile y Guam	80.74
14	Francia	83.13	37	Qatar	80.73
15	Malta	83.06	38	Puerto Rico	80.69
16	Canadá	82.96	39	Guayana Francesa	80.53
17	Noruega	82.94	40	Maldivas	79.89
18	Irlanda	82.81	41	Mayotte y República Checa	79.85
19	Nueva Zelanda	82.80	42	Barbados	79.64
20	Luxemburgo	82.79	43	Curazao	79.41
21	Países Bajos	82.78	44	Polonia y Líbano	79.27
22	Guadalupe	82.74	45	Cuba	79.18
23	Portugal	82.65	46	Estados Unidos	79.11

Los datos se basan en la esperanza de vida al nacer. Se combinaron los países que tenían la misma esperanza de vida.

Datos de: *Life Expectancy of the World Population. Worldometers*.info. Disponible en https://www.worldometers.info/demographics/life-expectancy/. Consultado el 14 de agosto de 2021.

vidad y mejorarán la calidad de vida. Además, estos enfoques innovadores serán independientes de la manipulación genética o del desarrollo de otro medicamento de venta con receta.

La epigenética es la nueva ciencia del envejecimiento saludable

En el mundo de la medicina moderna, que hasta ahora parecía regido por la genética y la predestinación, ha surgido la *epigenética*, un campo de la biología que está cambiando nuestra forma de concebir el funcionamiento de los órganos y el envejecimiento. La epigenética, el estudio de los cambios hereditarios causados por la activación y desactivación de genes sin cambiar la secuencia de ADN subyacente de la célula, está provocando un cambio de paradigma en nuestra comprensión de la regulación celular y de cómo los órganos individuales pueden ajustarse a los cambios a medida que envejecemos.

Hasta hace unos 15 años se sostenía el dogma de que la genética controlaba el funcionamiento de los órganos y el proceso de envejecimiento. Esta creencia se extendía también a nuestra salud física y emocional, que se consideraba predeterminada sobre todo por los genes que heredábamos. Sin embargo,

la epigenética ha demostrado que no es así y que otros factores, como el estilo de vida, las emociones, la nutrición y el entorno, pueden ser más importantes.

El ADN es la molécula maestra de la célula

El ADN (ácido desoxirribonucleico) desempeña un papel fundamental en la función celular. La molécula de ADN, como se ha mostrado antes, se encuentra dentro del núcleo y está formada sobre todo por ácidos nucleicos. El ADN desempeña un papel fundamental en la coordinación y regulación de la síntesis de las proteínas celulares. Son estas proteínas las que llevan a cabo todas las funciones de los órganos y definen la singularidad del organismo. Una propiedad importante del ADN es su capacidad para replicarse y hacer copias exactas de sí mismo durante la división celular. A medida que el cuerpo prospera y continúa desarrollándose, las células somáticas se dividen de forma constante y copian su ADN exacto. Por desgracia, a veces se producen errores que crean mutaciones genéticas, que son alteraciones permanentes en la secuencia del ADN. Dichas mutaciones también pueden estar causadas por un agente físico o químico, como las toxinas químicas (p. ej., la asbestosis) o la radiación. No todas las mutaciones genéticas son perjudiciales, y muchas pueden ser muy beneficiosas para la adaptación y la supervivencia humanas (p. ej., el color de la piel y los ojos, las glándulas sudoríparas, la termogénesis y la masa muscular).

Las células disfuncionales se autodestruyen mediante un importante proceso denominado *apoptosis*, que garantiza el funcionamiento óptimo de los órganos. Cuando las mutaciones anulan la capacidad de la célula para someterse a la apoptosis, las células se vuelven malignas y crecen sin control. Dos importantes mecanismos subyacentes que pueden hacer que las células pierdan el control y se vuelvan malignas son el estrés crónico y la inflamación crónica, los cuales conducen a un sistema inmunológico debilitado y pueden explicar por qué el cáncer parece ser más frecuente a medida que envejecemos.

La epigenética es la ciencia que estudia los mecanismos reguladores de las funciones de los órganos que están por encima del nivel del gen

La ciencia sigue desentrañando los misterios del envejecimiento. La epigenética puede ser la clave para comprender la interacción entre la genética, el estilo de vida y los efectos ambientales, nutricionales y emocionales sobre el funcionamiento de los órganos a nivel celular.

Los cambios epigenéticos, a diferencia de los genéticos, son reversibles y no cambian la secuencia de ADN de la célula, sino la forma en que el organismo lee una secuencia de ADN. El término es de origen griego y a nivel fisiológico significa regulación por encima del nivel del gen. El concepto muestra cómo las elecciones diarias (p. ej., el ejercicio, la dieta, el estrés, el tabaco y las toxinas) pueden modificar la expresión génica y cambiar la función de los órganos. Estos factores afectan a los **interruptores moleculares** situados en la superficie externa del ADN de la célula, que de manera colectiva se denominan **epigenoma**. El cuerpo humano contiene alrededor de un billón de células con un ADN en esencia idéntico. Lo que diferencia a las células (nerviosas, musculares, óseas, hepáticas, etc.) es su epigenoma. El tipo y la cantidad de proteína producida por una célula están controlados por su epigenoma, que a su vez determina no solo el tipo de célula, sino también su crecimiento y función. La epigenética ha demostrado que el epigenoma de la célula puede verse alterado por cambios en el estilo de vida y factores ambientales. Los estudios demuestran que los patrones de modificaciones epigenéticas explican por qué gemelos idénticos, con la misma huella genética, que son separados al nacer pueden ser tan diferentes más tarde en la vida.

Estudios recientes demuestran que cerca de 20% de los cambios relacionados con la edad está controlado por la genética y 80% por factores como el estilo de vida, la nutrición y el medio ambiente. Cada vez hay más estudios que demuestran que, a medida que envejecemos, la pérdida de función de los órganos no es inducida por la edad, sino por enfermedades crónicas que se manifiestan más tarde en la vida. La nueva ciencia del envejecimiento demuestra que no estamos condenados por nuestros genes.

El envejecimiento comienza a nivel celular

A pesar de que cada vez se investiga más en este campo, siguen quedando muchas preguntas sin respuesta sobre los mecanismos celulares del envejecimiento. Sin embargo, podemos afirmar con razonable certeza que el proceso de envejecimiento se produce, al menos en parte, con el paso del tiempo, por el daño celular inducido y acumulado en *biomoléculas* clave como proteínas, lípidos, ADN y ARN. De forma progresiva, esto conduce a una reducción de la función de tejidos y órganos. Una vez que este daño alcanza una masa crítica, las células empiezan a deteriorarse, dejan de replicarse y mueren, por apoptosis, o se vuelven anormales y dan lugar a peligrosas formaciones tumorales. Varios mecanismos celulares se han relacionado con el envejecimiento y parecen estar implicados en los mecanismos causantes del envejecimiento prematuro. Cuando se previenen, ralentizan el proceso de envejecimiento y frustran la mayor parte de las disfunciones relacionadas con la edad. Este campo está plagado de teorías, pero muchos científicos han relacionado los siguientes componentes con la aceleración del proceso de envejecimiento.

Especies reactivas de oxígeno

Las especies reactivas del oxígeno (ERO) son un grupo de moléculas muy inestables que dañan la función celular y producen mutaciones genéticas. En condiciones normales, el sistema de defensa antioxidante del organismo neutraliza rápidamente las ERO. Sin embargo, cuando se produce un exceso de ERO (p. ej., por la radiación, los contaminantes ambientales y el tabaquismo), abruman el sistema de defensa antioxidante y la función celular se ve comprometida.

Glicación

La glicación es otra reacción química que tiene lugar en el organismo y que se cree acelera el proceso de envejecimiento. En la glicación, las moléculas de azúcar y proteínas se combinan para formar lo que se denomina *productos finales de glicación avanzada* (*AGE*, por sus siglas en inglés), que interfieren en las funciones moleculares y celulares básicas. La mayoría de los AGE se producen al freír y asar alimentos. Se ha demostrado que los AGE están relacionados con el envejecimiento de la piel (arrugas y flacidez), la arteriosclerosis, las cataratas y las enfermedades neurodegenerativas, como la ELA, la enfermedad de Parkinson y la enfermedad de Alzheimer. El organismo dispone de mecanismos de protección contra los AGE, pero si se produce un exceso de ellos a causa de una dieta poco saludable, el sistema se ve comprometido.

Acortamiento de los telómeros

Dentro del núcleo de la célula, los genes se disponen a lo largo de dobles cadenas retorcidas de moléculas de ADN de los cromosomas. Al final de los cromosomas se encuentran unas piezas de ADN llamadas *telómeros*, los cuales protegen la integridad de los genes durante la división celular. Los telómeros se han comparado con las puntas de plástico de los cordones de los zapatos, porque evitan que los extremos de los cromosomas se deshilachen, lo que interferiría en la transmisión de la información genética durante la división celular. El problema es que cada vez que la célula se divide, los telómeros se acortan. Cuando los telómeros se acortan demasiado, la célula deja de dividirse y se vuelve inactiva o muere. Para evitar que los telómeros se acorten, las células jóvenes producen la enzima *telomerasa* para contrarrestar el desgaste de los telómeros. Se cree que este mecanismo de protección cromosómica es uno de los factores clave para prevenir el envejecimiento prematuro.

El descubrimiento de los telómeros y su insólita función fue realizado por Elizabeth Blackburn, becaria posdoctoral de la Universidad de Yale, junto con Joseph Gall (1978). El impacto de la función de los telómeros en la división celular fue de tal magnitud que en 2009 Blackburn junto con Carol Greider y Jack Szostak fueron galardonados con el Premio Nobel de Fisiología o Medicina por su descubrimiento pionero de cómo los cromosomas están protegidos por los telómeros y su enzima telomerasa.

Genética

Tener una vida sana depende de los antecedentes genéticos. Se han identificado una serie de genes que parecen controlar la predisposición de una persona a padecer enfermedades específicas relacionadas con la edad (p. ej., ictus, cáncer y enfermedades renales). Algunos de los genes identificados también son beneficiosos para alargar la vida y la longevidad.

Aunque uno no puede salir de los genes que ha heredado, hay pruebas convincentes de que la nutrición, el estilo de vida y las agresiones ambientales desempeñan un papel fundamental en el proceso de envejecimiento y determinarán en gran medida lo bien que se envejece y la calidad de la salud que se tendrá más adelante en la vida. La dieta, el ejercicio, la interacción social y el mantenimiento de buenos hábitos de salud (no fumar, restringir el consumo de alcohol, reducir el estrés, descansar bien por la noche, etc.) no solo desempeñan un papel importante en el proceso de envejecimiento, sino que también pueden modificar la función de los genes y mantenerle fisiológicamente más joven.

CAMBIOS FISIOLÓGICOS Y ENVEJECIMIENTO

El envejecimiento es una verdad universal que todos experimentamos y, cada vez más, la edad global de la población mundial avanza. Según las estimaciones actuales, el número de adultos mayores de 65 años alcanzará los 89 millones en 2050, lo que supondrá una mayor demanda para los proveedores de asistencia sanitaria y los sistemas hospitalarios.

Los mecanismos regenerativos y adaptativos se pierden a medida que envejecemos. Estas pérdidas provocan una serie de cambios en todos los sistemas del organismo con el paso del tiempo. Casi todos los sistemas orgánicos están implicados en los cambios funcionales asociados con el envejecimiento.

La fisiología del envejecimiento distingue entre el proceso normal de envejecimiento y los cambios patológicos que se producen con las enfermedades crónicas. Estos últimos son notablemente más drásticos debido a la disminución o pérdida total de los mecanismos compensatorios. En este capítulo se intenta caracterizar algunos de los aspectos más importantes asociados con el proceso normal de envejecimiento. Se destacan los sistemas orgánicos que presentan problemas clínicos y fisiopatológicos comunes asociados con el envejecimiento. Entre ellos se incluyen los sistemas neurológico, cardiovascular, respiratorio, musculoesquelético, endocrinológico, urológico/ginecológico, sensorial y gastrointestinal (GI).

Los cambios del sistema neurológico relacionados con la edad repercuten en las actividades de los sistemas orgánicos del cuerpo

La vida no es justa. Cuando uno cree que puede jubilarse y empezar a disfrutar de la vida, la mente empieza a jugar malas pasadas. No puede recordar dónde ha colocado las gafas, el reloj o dónde ha aparcado el coche. Antes podía hacer malabarismos con tres cosas a la vez; ahora le cuesta concentrarte en una. Relájese. Las pérdidas de memoria son normales con la edad. Algunos problemas de memoria pueden estar relacionados con circunstancias médicas como ciertos fármacos, la depresión y la hipertensión. La pérdida de memoria derivada de estas afecciones suele ser reversible.

Los sistemas nervioso y endocrino controlan e integran en conjunto todas las actividades del organismo. Los cambios relacionados con el envejecimiento suelen manifestarse al inicio como un declive gradual de la función cognitiva. Dado que el declive está influido, en parte, por la nutrición, el entorno, el estilo de vida y los factores genéticos, los cambios cognitivos tienden a producirse de forma algo diferente en cada individuo. El principal cambio cognitivo es la pérdida de eficacia funcional. La disminución de la eficiencia es gradual, pero lo más importante es que el deterioro cognitivo no es una enfermedad, este no implica neurodegeneración ni daños neurológicos significativos, mientras que el Alzheimer, el Parkinson y otras enfermedades neurológicas provocan que el tejido nervioso se dañe gravemente y acabe muriendo. En una persona mayor con envejecimiento cognitivo, el tejido neuronal está básicamente bien; lo que ocurre es que el cerebro no funciona con la misma rapidez o eficacia que antes. Aunque en el envejecimiento cognitivo estos procesos no funcionan tan bien, el deterioro no debería mermar la capacidad de una persona mayor para realizar tareas cotidianas o vivir de forma independiente.

Con la edad avanzada aparecen varias afecciones. Una de ellas es que nuestros reflejos no son tan buenos como cuando éramos más jóvenes. La *disminución de las respuestas reflejas* comienza alrededor de los 60 años y sigue disminuyendo como parte del proceso de envejecimiento. Esto incluye la ausencia de reflejos espasmódicos de los músculos del tobillo, la rodilla, el bíceps y el tríceps. El otro es *una disminución de las respuestas autonómicas.* El sistema nervioso autónomo es responsable de regular la temperatura corporal, el pulso y el control de los esfínteres anal y uretral. Con el envejecimiento avanzado, resulta más difícil mantener una temperatura corporal normal durante periodos de calor o frío extremos, recuperar un pulso normal después de hacer ejercicio y mantener el control de la orina y la materia fecal.

El *insomnio* es otro trastorno que aparece con frecuencia con la edad. Es un trastorno del sueño que dificulta conciliar el sueño o permanecer dormido, o provoca despertarse temprano y no poder volver a dormirse. El trastorno puede ser agudo (dura días o semanas) o crónico (dura meses o más). El insomnio puede minar no solo su energía, sino también su rendimiento laboral y su salud. Existen dos tipos de insomnio. Un tipo es el *insomnio primario,* en el que el trastorno del sueño está relacionado con una disfunción neurológica y no con ningún otro problema de salud. El segundo tipo es el *insomnio secundario,* que significa que el trastorno está relacionado con un problema de salud como la depresión, la artritis, el cáncer, una infección respiratoria, un medicamento recetado o el abuso de sustancias (p. ej., el consumo excesivo de alcohol).

En la actualidad es difícil determinar en qué medida el deterioro neurológico de las personas mayores se debe a la edad o a un estilo de vida poco saludable. Como ya se ha mencionado, estudios recientes reconocen ahora la fuerte interacción entre la mente, el cuerpo y las emociones. Por ejemplo, hasta la década de 1960, la comunidad médica no creía que el estrés estuviera relacionado con las enfermedades cardiovasculares (ictus, hipertensión e infartos de miocardio) o con la pérdida de memoria. La comunidad científica comprende ahora que estas interacciones no solo desempeñan un papel importante en el funcionamiento de los órganos, sino que a menudo son la causa subyacente de disfunciones y enfermedades orgánicas. Cada vez hay más pruebas de que muchos cambios neurológicos no se deben a la edad, sino a un entorno, una dieta o un estilo de vida inadecuados. Informes recientes demuestran que el estrés crónico puede aumentar el colesterol LDL sérico (colesterol malo) más que el consumo de alimentos grasos. En consecuencia, el estrés crónico se considera ahora un importante factor de riesgo de ictus. El estado de enfermedad se origina cuando se interrumpe el flujo sanguíneo a una región del cerebro, lo que provoca el deterioro de la zona y a menudo causa daños permanentes. Los ictus de gran magnitud pueden causar parálisis, demencia o incluso la muerte. El índice de mortalidad por ictus, hipertensión e infarto de miocardio aumenta de manera drástica en personas de 65 años o más con antecedentes de un entorno, una dieta o un estilo de vida poco saludables.

La función cardiovascular cambia con la edad

No morimos de envejecimiento, sino de una enfermedad crónica. En la actualidad, las enfermedades cardiovasculares son la principal causa de muerte en Norteamérica. Dichas enfermedades incluyen la hipertensión, el infarto de miocardio, la fibrilación auricular, el ictus, la insuficiencia cardiaca congestiva, la estenosis aórtica y la aterosclerosis. Por desgracia, la mayoría de la gente relaciona estas enfermedades con el envejecimiento. Aunque suelen manifestarse en personas mayores, al igual que la mayoría de las demás enfermedades crónicas, las enfermedades cardiovasculares no están inducidas por la edad, sino que la mayoría de las veces están causadas por entre 15 y 25 años de abandono. Además, este descuido crónico (es decir, llevar un estilo de vida poco saludable, una dieta inadecuada o agresiones medioambientales) es el principal factor que acelera el proceso de envejecimiento.

Con la edad por lo regular se producen ciertos cambios fisiológicos en el corazón y los vasos sanguíneos. Estos cambios son bastante sutiles, en especial en individuos que mantienen un estilo de vida saludable. Con una actividad normal, el corazón de una persona mayor funciona de forma similar al de un corazón más joven, con la diferencia de que las frecuencias son un poco inferiores. En consecuencia, al hacer ejercicio, el corazón que ha envejecido no puede bombear tanta sangre como el corazón joven, lo que provoca una disminución del gasto cardiaco durante el ejercicio aeróbico. Las válvulas cardiacas también tienden a cambiar con la edad y se vuelven un poco más gruesas y rígidas. Estos cambios estructurales alteran la permeabilidad de las válvulas cardiacas, lo que a menudo provoca un soplo cardiaco en los adultos mayores. Además, en estas personas se producen cambios en la actividad eléctrica del corazón, que a veces aparecen en un electrocardiograma (ECG) como latidos saltados. Esto no es lo mismo que un ritmo anormal (arritmias), como la fibrilación auricular. Las arritmias están causadas por tejido cardiaco enfermo.

La propia sangre cambia ligeramente con la edad. El envejecimiento normal provoca una reducción del agua corporal total, lo que se traduce en una disminución del volumen sanguíneo circulante. La cantidad de médula ósea roja también disminuye con la edad, provocando un descenso en la producción de nuevos eritrocitos, leucocitos, plaquetas y neutrófilos, lo que potencialmente puede provocar anemia y una disminución de la capacidad para combatir infecciones. Estos cambios no suelen causar problemas, pero pueden llegar a serlo cuando el organismo se ve sometido a exigencias adicionales.

Los mecanismos cardioprotectores y compensatorios se alteran con el envejecimiento

Con la edad, el sistema cardiovascular se vuelve vulnerable a las enfermedades. Esto se debe sobre todo a la pérdida de mecanismos cardioprotectores y compensatorios que, de otro modo, ayudarían a prevenir el desarrollo de enfermedades cardiacas graves. Por ejemplo, la rigidez vascular, el aumento del grosor de la pared ventricular izquierda, la fibrosis miocárdica y la calcificación de las válvulas y sus estructuras relacionadas hacen que el corazón sea más vulnerable a las enfermedades, así como la disminución de la tolerancia aeróbica.

ENVEJECIMIENTO Y CAMBIOS RESPIRATORIOS

Los cambios relacionados con la edad en el sistema respiratorio se producen sobre todo como consecuencia de la pérdida de elasticidad y la disminución de la distensibilidad de la pared torácica. Estos cambios provocan un aumento del trabajo res-

piratorio y del aire atrapado en los pulmones. Estos últimos cambios se traducen en un aumento del volumen pulmonar residual (VPR) y de la capacidad residual funcional (CRF). Los volúmenes pulmonares anormales reflejan un aumento del aire del espacio muerto con una disminución concomitante de la cantidad de aire fresco respirado por minuto. Además, la disminución de la fuerza y la pérdida de músculo respiratorio se observan en los individuos a medida que envejecen. Estos cambios combinados relacionados con la edad no solo disminuyen el intercambio gaseoso a través de la membrana alveolar/capilar, sino que también reducen la capacidad del paciente para compensar una enfermedad aguda o una insuficiencia respiratoria. Como resultado, las personas mayores corren un mayor riesgo de sufrir infecciones pulmonares (p. ej., neumonía y bronquitis), falta de aire, hipoxemia y patrones respiratorios anormales que pueden conducir a la apnea del sueño.

Aunque con la edad el sistema respiratorio experimenta diversos cambios estructurales y funcionales, existe una gran variación en las distintas medidas entre los adultos mayores. La variación generalizada dificulta la construcción de un cuadro "normal" que diferencie una enfermedad de un estado normal. El cuadro respiratorio se complica aún más por las respuestas variables a los fármacos disponibles en el tratamiento de las enfermedades pulmonares.

La cavidad torácica se debilita en las personas mayores

Tanto los músculos respiratorios como la caja torácica se alteran con la edad. Al igual que otros músculos, los respiratorios se debilitan con la edad. Los músculos respiratorios que intervienen en la respiración son el diafragma y los músculos intercostales. El diafragma, el mayor y más esencial, interviene tanto en el inflado como en la espiración. Cuando este músculo en forma de cúpula se contrae, la parte central se desplaza hacia abajo y los lados periféricos hacia arriba, creando una presión negativa y haciendo que los pulmones se inflen. Los músculos intercostales se sitúan entre las costillas y ayudan a mover la pared torácica hacia arriba y hacia fuera, contribuyendo así al inflado de los pulmones. Los músculos abdominales también pueden ayudar a respirar expulsando el aire durante la espiración. Cuando estos músculos se debilitan con la edad, la respiración se hace más difícil y los volúmenes pulmonares se alteran. Por ejemplo, tanto la capacidad pulmonar total como la capacidad vital forzada se utilizan para evaluar hasta qué punto se alteran los músculos respiratorios con la edad.

El parénquima pulmonar pierde elasticidad con la edad

El parénquima pulmonar comprende los alvéolos, los conductos alveolares y los bronquiolos respiratorios. El parénquima tiene un componente elástico que disminuye con la edad. El componente elástico más afectado es el *retroceso elástico*, que es la capacidad de un parénquima estirado para retroceder. Como consecuencia, los pulmones se vuelven menos flexibles (menor capacidad para retroceder). Los alveolos también pierden su forma, aumentan de tamaño y se asemejan a una media de nailon que pierde su elasticidad. Se vuelven "holgados". Los cambios alveolares dificultan mucho más la espiración y provocan gases atrapados en los alvéolos. En consecuencia, el proceso respiratorio es menos eficaz y requiere más trabajo. Y lo que es más importante, la cantidad de aire fresco que entra en los pulmones reduce la captación de oxígeno por la sangre, lo que puede provocar hipoxemia.

La alteración de la función del parénquima suele ser el resultado de una agresión ambiental que irrita el revestimiento epitelial de las vías respiratorias. En respuesta, el pulmón produce un exceso de mucosidad para proteger los pulmones. Un efecto secundario del exceso de producción es la tos crónica. Las pequeñas vías respiratorias se obstruyen y la tos crónica produce una contrapresión que daña o rompe los alvéolos. El tabaquismo es una de las principales causas de la enfermedad pulmonar obstructiva crónica (EPOC). La EPOC incluye un grupo de enfermedades pulmonares (asma, bronquitis y enfisema) que bloquean el flujo de aire y dificultan la respiración. El enfisema y la bronquitis crónica son las afecciones más comunes que componen la EPOC. El daño pulmonar causado por la EPOC es irreversible. Los síntomas son falta de aire, sibilancias y tos crónica.

Las agresiones ambientales alteran el sistema inmunológico del pulmón

El pulmón es uno de los órganos expuestos directamente al ambiente exterior y con frecuencia es blanco de agentes patógenos o irritantes tóxicos. De manera inevitable, el aire que toman los pulmones para el intercambio gaseoso contiene partículas potencialmente nocivas y gases tóxicos. Las partículas, como el polvo, el moho, los hongos, las bacterias y los virus, se depositan en las vías respiratorias y las superficies alveolares. Por fortuna, el sistema respiratorio dispone de mecanismos de defensa inmunológica muy activos para limpiar y proteger las vías respiratorias y los alvéolos de daños colaterales intolerables. La primera línea de defensa es la *capa de moco* que atrapa los patógenos (microorganismos potencialmente infecciosos) y otras partículas, impidiendo que lleguen a los alvéolos. Los alvéolos no están protegidos por moco o cilios porque el moco espeso interferiría con el intercambio gaseoso de oxígeno y dióxido de carbono. El *macrófago alveolar*, un tipo de leucocito, es otro mecanismo de defensa. Los macrófagos alveolares barren la superficie alveolar y engullen las partículas. Cuando los pulmones están expuestos a una infección potencialmente dañina, se reclutan leucocitos adicionales de la sangre, en concreto *neutrófilos*, para que ayuden a ingerir y eliminar los patógenos. Por ejemplo, se producen más macrófagos y neutrófilos para combatir una infección respiratoria.

El líquido del lavado broncoalveolar (LBA) cambia con la edad. El LBA es un procedimiento mínimamente invasivo en el que se inyecta una solución salina estéril en los pulmones, seguida de aspiración y recolección para su análisis. El procedimiento se utiliza sobre todo como herramienta de diagnóstico para evaluar los cambios en la función del tracto respiratorio inferior. El análisis del LBA en sujetos sanos de edad avanzada ha mostrado de manera sistemática una mayor proporción de neutrófilos y un menor porcentaje de macrófagos en comparación con los adultos más jóvenes. Además, existe un aumento asociado con la edad de las inmunoglobulinas IgA e IgM en el líquido del LBA. La proporción de linfocitos CD4+/CD8+ también aumenta con la edad en el líquido del LBA, lo que sugiere la presencia de formación de células T cebadas. Además, la liberación de anión superóxido de los macrófagos alveolares en respuesta a estímulos aumenta en los adultos mayores. Es probable que estos cambios representen el efecto combinado de estímulos antigénicos repetitivos derivados de la exposición ambiental y la disminución relacionada con la edad de la respuesta a la exposición antigénica. La inflamación persistente de bajo grado en el tracto respiratorio inferior puede causar lesiones proteolíticas y mediadas por oxidantes en la matriz pulmonar. La lesión de la matriz pulmonar inducida por la inflamación da lugar a la pérdida de unidades alveolares y al deterioro del intercambio gaseoso a través de la membrana alveolo-capilar.

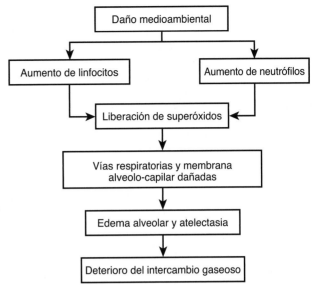

Figura 39-1 **Una agresión ambiental activa el sistema inmunológico del pulmón.** La exposición a un oxidante (p. ej., ozono, óxido nitroso) estimula la secreción de linfocitos y neutrófilos y aumenta la liberación de superóxidos en el líquido de lavado broncoalveolar (LBA), lo que da lugar a daños en el parénquima pulmonar, las vías respiratorias y los alvéolos. Como resultado, tanto la esperanza de vida como la de salud se acortan por la exposición a un entorno tóxico.

Además, el FEB es rico en antioxidantes (cantidades elevadas de superóxido dismutasa, catalasa, proteínas de unión a metales, glutatión y vitaminas C y E) como mecanismo de defensa para minimizar las lesiones inducidas por la oxidación en el epitelio respiratorio. Se produce una reducción de los niveles de antioxidantes en el ELF cuando los pulmones se exponen al ozono, al óxido nitroso y a las partículas. Se produce un patrón similar en la composición del ELF con la edad. Como resultado, los cambios en la composición aumentan la susceptibilidad de las personas mayores a las agresiones ambientales (fig. 39-1).

ENVEJECIMIENTO Y CAMBIOS MUSCULOESQUELÉTICOS

El sistema musculoesquelético sufre una degeneración gradual con la edad; los músculos esqueléticos pierden fuerza y masa. El hueso sufre descalcificación, desmineralización y pérdida de densidad ósea. La pérdida de función muscular se conoce como *sarcopenia*, e incluye una disminución de la fuerza y la función. La sarcopenia es un componente importante que conduce al desarrollo de la fragilidad con la edad avanzada (Enfoque clínico 39-1).

La degeneración musculoesquelética hace que los individuos mayores sean más propensos a la sarcopenia, la osteoporosis, la artrosis, la osteoartritis y las caídas. Como consecuencia, se vuelven más propensos a sufrir caídas y fracturas. Estas personas también son más propensas a desarrollar una curvatura encorvada de la columna vertebral.

La degeneración musculoesquelética que se produce con el avance de la edad está causada por muchos factores

Son muchos los factores que influyen en el modo en que los huesos y los músculos del esqueleto cambian con la edad. Muchos estudios demuestran que los efectos combinados de la nutri-

ENFOQUE CLÍNICO | 39-1

Pérdida de masa muscular asociada con la edad: sarcopenia

El sistema musculoesquelético experimenta un declive gradual de sus funciones con la edad. Los músculos esqueléticos de los adultos mayores pierden fuerza y masa. La masa muscular empieza a disminuir alrededor de los 40 años. Aunque las tasas pueden variar según los individuos, la disminución media es de alrededor de 3 a 8% por década. Sin embargo, la pérdida de tejido muscular puede progresar más rápido cerca de los 60 años. Esta pérdida rápida de masa muscular relacionada con la edad se conoce como **sarcopenia**. Con la sarcopenia, la disminución de la masa muscular también incluye una disminución de la función (fuerza y eficacia).

Los cambios fisiológicos y morfológicos que se observan en la sarcopenia con el avance de la edad se caracterizan por una reducción general tanto del tamaño como del número de fibras musculares, sobre todo de tipo 2 (de contracción rápida), y una infiltración significativa de tejido fibroso y adiposo en el músculo esquelético. Aunque los cambios biológicos relacionados con la edad impulsan la sarcopenia, estudios recientes demuestran que la obesidad y la infiltración de grasa en el músculo esquelético desempeñan un papel importante en la fisiopatología de la sarcopenia. Se ha demostrado que el aumento de la masa grasa asociado con la sarcopenia disminuye la calidad muscular y acelera la pérdida de masa corporal magra.

Los cambios hormonales pueden ser el mecanismo subyacente que conduce a la disminución de la masa muscular relacionada con la edad. Por lo regular, los niveles de testosterona y factor de crecimiento similar a la insulina (IGF-1) promueven el crecimiento muscular y la masa muscular. Ambas hormonas disminuyen con la edad. Aunque los cambios hormonales relacionados con la edad pueden ser un factor importante en la aparición de la sarcopenia, hay otros factores que también contribuyen a la pérdida de masa muscular y a la atrofia. Entre ellos se incluyen los siguientes

- *Llevar un estilo de vida sedentario*: las personas que hacen poco o ningún ejercicio de forma regular corren un mayor riesgo de desarrollar sarcopenia a medida que envejecen. El ejercicio es importante para mantener la masa muscular, así como para mejorar el tono y la eficiencia. Además, el entrenamiento de resistencia fortalece huesos, ligamentos y tendones, todo lo cual es bueno para la destreza, el equilibrio y la coordinación. El mejor ejercicio para mejorar la masa muscular es el entrenamiento de fuerza, el cual consiste en utilizar la resistencia (pesas, bandas elásticas o máquinas de ejercicios) para inducir la contracción muscular.
- *Hábitos alimentarios poco saludables*: los malos hábitos alimentarios también contribuyen al desarrollo de la sarcopenia. Los hábitos alimentarios poco saludables incluyen 1) comer en exceso; 2) seguir una dieta abundante; 3) tener antojos; y 4) comer "chatarra" (bebidas carbonatadas, azúcares refinados, alimentos artificiales y alimentos procesados). Aunque la mala alimentación es posible a cualquier edad, tiene un mayor efecto en los adultos mayores, en especial en la tasa de obesidad/diabetes de inicio en la edad adulta y en la tasa de disminución de la masa muscular. Los estudios demuestran que tanto los hombres como las mujeres mayores de 50 años consumen menos proteínas de las recomendadas al día.

Una buena fuente de proteínas de origen cárnico son las aves sin piel y los cortes magros de ternera. La trucha y el salmón también son buenas fuentes de proteínas de origen marino, mientras que el tofu, las lentejas, las alubias y la quinoa son una buena fuente de proteínas de origen vegetal.

Dado que la masa muscular representa hasta 60% de la masa corporal total, los cambios fisiopatológicos en el músculo activo a nivel metabólico pueden tener un profundo efecto en una serie de resultados adversos para la salud de los adultos mayores. La combinación de menos fibras y más pequeñas hace que el músculo esquelético se atrofie o se encoja. Como resultado, la sarcopenia es un factor importante que conduce al desarrollo de debilidad y fragilidad general con la edad avanzada. La sarcopenia suele afectar a la capacidad de una persona para realizar actividades cotidianas como caminar, subir escaleras o levantar objetos. Estas personas también son más propensas a presentar caídas y fracturas y a desarrollar una curvatura encorvada de la columna vertebral.

Los síntomas descritos suelen utilizarse para diagnosticar la sarcopenia en los pacientes. Con frecuencia, los diagnósticos se confirman con otras dos pruebas. Una consiste en examinar al paciente con una absorciometría de rayos X de doble energía (DXA) y la otra con una prueba de velocidad de la marcha. La prueba DXA combinada con la de velocidad de marcha se utiliza para evaluar la gravedad de la sarcopenia. La prueba DXA también mide la densidad ósea y ofrece la ventaja de poder diagnosticar también la osteoporosis.

En la actualidad, la U.S. Food and Drug Administration no ha aprobado medicamentos para el tratamiento de la sarcopenia. Se están realizando algunos ensayos clínicos para estudiar el uso potencial de la testosterona y las hormonas del crecimiento para mantener la masa muscular. Sin embargo, la terapia hormonal suele tener efectos secundarios graves y se necesitan más estudios antes de que las hormonas puedan aprobarse para tratar la sarcopenia. En la actualidad, el mejor tratamiento para la sarcopenia es desarrollar un estilo de vida saludable que implique menos estrés, buenos hábitos alimentarios y un régimen de actividad física (caminar y entrenamiento de resistencia). ■

---

ción, el medio ambiente y el estilo de vida tienen un mayor efecto sobre la degeneración musculoesquelética que la genética o el proceso de envejecimiento. Y lo que es más importante, la pérdida de masa ósea, la osteoporosis y la fragilidad pueden revertirse con ejercicio y un estilo de vida saludable.

Preservar la integridad estructural y funcional del sistema musculoesquelético es esencial para mantener una buena salud e inhibir la progresión hacia la fragilidad. Los factores importantes implicados incluyen 1) la actividad física, 2) la absorción de calcio y los niveles de vitamina D, 3) la hormona del crecimiento, y 4) los niveles de estrógeno en las mujeres y de testosterona en los hombres. Además, una dieta inadecuada, el tabaquismo y el estrés crónico son factores importantes. En conjunto, el sedentarismo, el tabaquismo, una dieta poco saludable y el estrés crónico son responsables de 80% de la degeneración musculoesquelética en las personas mayores, mientras que la genética y el envejecimiento son responsables de 20%.

ENVEJECIMIENTO Y CAMBIOS GASTROINTESTINALES

La función principal del sistema GI es descomponer de manera mecánica y química los alimentos en componentes simples que puedan ser absorbidos y asimilados por el organismo. Los órganos accesorios del intestino también desempeñan un papel importante en la eliminación de subproductos indigeribles, pigmentos biliares, toxinas y exceso de sal.

El sistema GI también desempeña una importante función inmunológica al proteger al organismo contra las infecciones virales y bacterianas y contra los contaminantes tóxicos de la dieta y el medio ambiente. Los problemas del sistema GI en las personas mayores incluyen pérdida del olfato y el gusto, disminución del apetito, acidez estomacal, estreñimiento, diarrea, hinchazón y calambres musculares. El principal problema relacionado con la edad en personas de 60 años o más es el estreñimiento.

Las personas mayores tienen trastornos digestivos comunes

El sistema GI dispone de una gran reserva. En consecuencia, el aparato digestivo no se ve tan afectado como otros órganos con el avance de la edad. No obstante, las personas mayores sufren varios trastornos comunes. Un problema en particular es el efecto drástico que tienen ciertos fármacos en la aceleración de los cambios relacionados con la edad en el sistema digestivo.

Por ejemplo, la sequedad bucal (*xerostomía*) es frecuente en sujetos sanos de 70 años o más. En muchos casos, esta se debe a los efectos adversos de enfermedades como la diabetes. En particular, es más probable que la boca seca se produzca en aquellos individuos que toman medicamentos con receta. Entre las categorías de fármacos que pueden causar sequedad bucal se encuentran los diuréticos, los antihipertensivos, los antibióticos, los broncodilatadores y los antidepresivos.

Otro problema frecuente en las personas de 70 años o más es la deglución de los alimentos. Con la edad, las contracciones musculares que inician la deglución se vuelven más lentas, lo que puede provocar dificultades para tragar (disfagia), las cuales aumentan de modo significativo el riesgo de atragantamiento o la sensación de que la comida está atorada en la garganta.

La función estomacal se altera con la edad

Con la edad, el estómago pierde elasticidad y no puede expandirse tan bien para acomodar los alimentos. El estómago también produce menos ácido gástrico y pepsina, lo que puede interferir en la digestión. Además, con la edad disminuye la producción de bicarbonato gástrico y mucosa, lo que puede provocar la pérdida de la barrera protectora que recubre el estómago. Como consecuencia, el estómago se vuelve más propenso a sufrir daños como lesiones y úlceras. Esto es en especial problemático tras la ingestión de antiinflamatorios no esteroideos, que suelen tomar las personas mayores.

La acidez estomacal es otro problema común del tracto gastrointestinal superior. Al tomar un bocado de pizza caliente de pepperoni, el estómago entra en acción y segrega una mezcla clorhídrica diluida para ayudar a descomponer el alimento. En muchas personas, un esfínter defectuoso entre el esófago y el estómago no se cierra de manera correcta, y el contenido del estómago se filtra hacia el esófago, desencadenando una sensación de ardor conocida como acidez. Si esta se produce más de dos veces por semana, se diagnostica como ERGE (enfermedad por reflujo gastroesofágico). La edad tiende a debilitar el esfínter, pero hay varias afecciones que agravan el problema, como comer fritos, comer en exceso, cenar tarde por la noche y tomar medicamentos para la tensión arterial. La obesidad es en especial problemática debido al exceso de presión que se ejerce sobre el esfínter cuando las personas están en posición supina.

La edad influye poco en la función intestinal

La función principal del intestino delgado es digerir y absorber los alimentos. El intestino delgado, ayudado por el páncreas y el hígado, produce una amplia gama de enzimas que intervienen en el proceso digestivo. La edad parece tener un efecto menor en la función del intestino delgado. Como resultado, el movimiento y la absorción de la mayoría de los nutrientes no cambian mucho en los individuos mayores. Sin embargo, la producción de lactasa, una enzima del intestino delgado que ayuda a descomponer la lactosa (azúcar de la leche) en glucosa, suele disminuir con la edad. Como consecuencia, se produce una intolerancia a la lactasa de los productos lácteos que se traduce en una producción excesiva de gases intestinales, hinchazón y diarrea. El crecimiento excesivo de ciertas bacterias (*síndrome de sobrecrecimiento bacteriano*) también es más frecuente en las personas mayores, lo que puede provocar dolor, hinchazón y pérdida de peso. El crecimiento excesivo de bacterias también puede causar una menor absorción de ciertos nutrientes, como la vitamina B_{12}, el hierro y el calcio.

El estreñimiento es un problema frecuente en las personas mayores

El intestino grueso de la población que envejece se ralentiza y puede provocar deposiciones difíciles, dolorosas o infrecuentes con heces duras y secas. En muchos casos, el estreñimiento no se debe a la edad, sino a los medicamentos y a los cambios en el estilo de vida. Las personas mayores (a partir de 60 años) toman mucha más medicación, y muchos de estos fármacos pueden causar estreñimiento. Algunos de los más comunes son los diuréticos, la medicación para la tensión arterial y los analgésicos. Además, las personas mayores suelen ser menos activas y no consumen suficientes líquidos. Esto último es en particular problemático para quienes toman diuréticos y padecen edemas o hipertensión. También se producen cambios relacionados con la edad en las capas mucosa y muscular del colon. Estos cambios ralentizan el peristaltismo y contribuyen al estreñimiento. La dieta es otro factor que contribuye al estreñimiento, en especial una dieta baja en fibra.

Además de la alteración del peristaltismo, las paredes del colon se debilitan con la edad y tienden a combarse, lo que provoca la formación de bolsas (*divertículos*). Estas bolsas se agrandan debido a la mayor presión que se ejerce al defecar; no causan los síntomas, pero se inflaman e infectan (*diverticulitis*), lo que produce los síntomas. El esfuerzo para eliminar las heces también puede ejercer una presión adicional sobre las paredes debilitadas de los vasos sanguíneos, dando lugar a las *hemorroides*.

ENVEJECIMIENTO Y SISTEMA ENDOCRINO

Las hormonas actúan como mensajeros que controlan y coordinan las actividades funcionales de todo el organismo. La mayoría de los niveles hormonales circulantes disminuye con la edad, pero algunos permanecen invariables. Otras incluso aumentan y presentan niveles que suelen ser superiores a los de los adultos más jóvenes. Por ejemplo, las hormonas que muestran un aumento son la hormona foliculoestimulante (FSH), la hormona luteinizante (LH), las catecolaminas (epinefrina y norepinefrina) y la hormona paratiroidea. Las hormonas que suelen permanecer en esencia inalteradas son el cortisol, la insulina y la hormona tiroidea.

Varias hormonas que disminuyen con la edad alteran el funcionamiento del organismo; por ejemplo, la disminución de los niveles de la hormona del crecimiento a menudo provoca una reducción de la masa muscular y la fuerza. La disminución de los niveles de melatonina también puede afectar a los ciclos normales de sueño-vigilia (ritmos circadianos) con la edad. Dos hormonas en particular tienen un gran impacto en el funcionamiento del organismo. En las mujeres, la disminución de los niveles de estrógenos conduce a la *menopausia*, y en los hombres, los niveles de testosterona disminuyen de forma gradual, y los efectos secundarios no son tan graves.

La terapia hormonal sustitutiva se ha anunciado como beneficiosa para las personas mayores con una función disminuida. Sin embargo, dicha terapia no parece revertir los síntomas ni aumentar la longevidad. En algunos casos, la sustitución hormonal (p. ej., la de estrógenos en mujeres mayores) puede ser potencialmente perjudicial.

ENVEJECIMIENTO Y SISTEMA SENSORIAL

La forma en que el sistema sensorial (es decir, oído, vista, gusto, olfato y tacto) proporciona información sobre el entorno cambia con la edad. Los sentidos pierden agudeza. Por ejemplo, los cambios sensoriales pueden dificultar la comunicación, el gusto y el olfato. También se hace más difícil prestar atención a los detalles, y estos cambios pueden hacer que las personas se separen emocionalmente de amigos y familiares. Además, la discapacidad sensorial puede cambiar el estilo de vida y provocar aislamiento, soledad y depresión.

Por lo regular, la audición y la visión se ven más afectadas en las personas mayores. En el caso de la audición, intervienen dos funciones: una es detectar y distinguir las ondas sonoras, y la otra implica equilibrio y balance. Con la edad, las estructuras anatómicas del oído interno cambian y su función disminuye. Como consecuencia, se reduce la capacidad de detectar sonidos y la de mantener el equilibrio al sentarse, levantarse o caminar. Esto es en especial problemático en las alturas (p. ej., al subir o ponerse de pie en una escalera), donde cambia el sentido del equilibrio.

Los cambios en la estructura ocular pueden afectar a la visión con la edad

Muchas estructuras del ojo cambian con la edad. La córnea se vuelve menos sensible a la luz y es más propensa a las lesiones. Las pupilas cambian y reaccionan con más lentitud a la luz brillante y a la oscuridad. Como resultado, la adaptación a la oscuridad o a la luz brillante se vuelve problemática. Las dificultades con el deslumbramiento y la luminosidad pueden dificultar la conducción nocturna. Además, las pupilas se hacen más pequeñas y disminuyen hasta cerca de un tercio del tamaño que tenían a los 20 años. El cristalino se vuelve menos flexible y un poco opaco. Las almohadillas de grasa que sostienen los ojos disminuyen, y estos tienden a hundirse en sus órbitas.

Con la edad, la nitidez de la visión (agudeza visual) disminuye de manera gradual, lo que provoca dificultades para enfocar objetos de cerca. Esta afección se denomina *presbicia*, que puede corregirse con gafas de lectura, lentes bifocales o de contacto. Con la edad, el líquido gelatinoso *(vítreo)* del interior de los ojos empieza a reducirse, creando pequeñas partículas llamadas *moscas volantes (miodesopsias)* que pueden interferir en su campo de visión. La visión periférica (visión lateral) también se ve afectada con la edad y puede hacer más peligrosa la con-

ducción. La sequedad ocular es otra afección que suele aparecer con la edad. Es el resultado de la disminución de la producción de lágrimas por los conductos lagrimales. Si no se trata, los ojos pueden inflamarse, infectarse o arañarse.

Algunos trastornos oculares comunes no están relacionados con la edad (*véase* más abajo). Estos trastornos se vuelven prevalentes con la edad avanzada, pero son el resultado de los efectos combinados de un entorno tóxico, una dieta deficiente o un estilo de vida poco saludable.

- *Cataratas*: opacidad del cristalino.
- *Glaucoma*: aumento de la presión del líquido ocular.
- *Degeneración macular*: pérdida de visión debida a la enfermedad de la mácula (Enfoque clínico 39-2).
- *Retinopatía*: enfermedad de la retina causada por la diabetes o la hipertensión.

Los sentidos del olfato, el gusto y el tacto cambian con la edad

Los sentidos del gusto y el olfato están muy relacionados. La mayoría de nuestros gustos está relacionada con los olores, y el sentido del olfato comienza en las terminaciones nerviosas de la mucosa nasal. El olfato y el gusto no solo desempeñan un papel en el disfrute de la comida, sino que también son importantes en la seguridad alimentaria. El olfato y el gusto pueden detectar alimentos en mal estado y prevenir intoxicaciones alimentarias.

La sensibilidad a los cinco sabores (dulce, salado, ácido, amargo y **umami**) suele disminuir en torno a los 60 años. Las personas mayores tienden a mantener su capacidad para detectar los dulces, pero tienen mayores dificultades para detectar los sabores agrio, salado y amargo. Además, se produce menos saliva, lo que puede provocar sequedad bucal, que también afectará al sentido del gusto. El sentido del olfato disminuye y suele aparecer más tarde, a menudo después de los 70 años. Algunas de las preocupaciones asociadas con la pérdida del olfato son la capacidad para detectar el olor corporal, la comida en mal estado o el humo. Esto último se convierte en un problema de seguridad si las personas son incapaces de detectar el gas natural o el humo de un incendio. Otros factores importantes, como las prótesis dentales, los medicamentos y el tabaquismo, pueden acelerar la pérdida del gusto y el olfato. Como resultado, las personas mayores tienden a elegir alimentos que contienen sabores distintivos o fuertes. La preocupación es que estas selecciones puedan conducir a una dieta que no sea equilibrada o saludable.

Con la edad disminuye la sensibilidad al tacto y al dolor

Las terminaciones nerviosas (receptores) de la piel, los músculos, los tendones, las articulaciones y los órganos internos detectan la sensación del tacto. El sentido del tacto proporciona información sobre el dolor, la temperatura, la presión física y la posición del cuerpo. Las pequeñas habilidades motoras, como abrir un tarro pequeño o manejar cubiertos, pueden volverse más difíciles con la pérdida del tacto. La pérdida de pequeñas habilidades motoras puede ser aún más difícil en personas con artritis, diabetes o enfermedades vasculares.

La disminución del flujo sanguíneo periférico y de la integridad de la piel son dos factores importantes que afectan a los receptores sensoriales. Ambos factores disminuyen con la edad, y la sensibilidad al tacto suele disminuir con el avance de la edad. En consecuencia, la disminución de la sensibilidad que se

ENFOQUE CLÍNICO | 39-2

Degeneración macular asociada con la edad

Son muchos los cambios que se producen en los ojos como parte del proceso normal de envejecimiento. Con la edad, aumenta el riesgo de padecer diversas enfermedades oculares. La degeneración macular asociada con la edad (DMAE) es un buen ejemplo y es una enfermedad que empeora con el tiempo. La DMAE es una de las principales causas de deterioro de la visión en personas mayores de 60 años. Aunque rara vez causa ceguera total, esta enfermedad puede conducir a la pérdida de visión nítida y central y provocar una pérdida de visión permanente. Esta última se convierte en un problema importante en las personas mayores, porque conlleva la pérdida de independencia y de la capacidad de conducir.

La retina es el componente neurológico encargado de percibir la luz y está situada en la parte posterior del ojo. La DMAE se produce cuando la pequeña porción central de la retina (llamada mácula) se desgasta. Existen dos tipos principales de DMAE: la forma seca y la forma húmeda. La forma seca hace que se formen depósitos amarillos (llamados drusas) en la mácula. A medida que las manchas amarillas se agrandan y se hacen más numerosas con la edad, distorsionan la visión y hacen que el centro de la retina se haga más fino y, por último, la mácula se deteriore. En la forma húmeda (neovascular), los vasos sanguíneos se forman bajo la retina y dejan escapar sangre y líquido a la retina. La visión se vuelve borrosa y distorsionada. Además, los puntos ciegos que se forman provocan la pérdida de la visión central. Los vasos sanguíneos y la hemorragia acaban formando cicatrices que provocan la pérdida permanente de la visión central.

La visión borrosa es un problema clave en ambos tipos de DMAE. La mayoría de las personas con DMAE padece la forma seca, pero esta puede derivar en la forma húmeda. Cerca de 10% de los pacientes diagnosticado de DMAE adquiere la forma húmeda. Los pacientes que sufren pérdida de visión central con degeneración macular seca tienen un alto riesgo de depresión, aislamiento social y soledad. Si la pérdida de visión es profunda, pueden sufrir alucinaciones visuales (síndrome de Charles Bonnet).

La detección temprana y el autocuidado retrasarán la pérdida de visión por degeneración macular seca. En la actualidad se desconoce la causa de la DMAE, pero las investigaciones indican que intervienen una combinación de factores hereditarios y ambientales, como el tabaquismo, la obesidad y la dieta. Hay una serie de factores que aumentan el riesgo de padecer la enfermedad. Entre ellos figuran los siguientes:

- Antecedentes familiares y genética. La DMAE tiene un componente hereditario, y se han identificado varios genes relacionados con la enfermedad.
- Raza. La DMAE es más frecuente en caucásicos.
- Tabaquismo. Fumar o estar expuesto al humo aumenta de manera significativa el riesgo de padecer DMAE.
- Obesidad. Las investigaciones actuales indican que los pacientes con DMAE diagnosticados de obesidad aumentan las probabilidades de que la DMAE evolucione a una forma más grave de la enfermedad.
- Enfermedades cardiovasculares. Los pacientes a los que se les ha diagnosticado alguna enfermedad cardiovascular tienen un riesgo mucho mayor de degeneración macular. ∎

---

produce en las personas mayores puede no estar inducida por la edad. Las enfermedades crónicas, como la neuropatía periférica, también pueden provocar una disminución de la sensibilidad. La diabetes y los efectos secundarios de la quimioterapia son dos causas importantes de neuropatía periférica.

Los síntomas de la parálisis nerviosa por neuropatía varían en función de la causa. La disminución de la sensibilidad a la temperatura puede dificultar la distinción entre frío y frío y entre calor y calor. Un problema de la pérdida de sensibilidad térmica es el mayor riesgo de lesiones por congelación, hipotermia o quemaduras. Otro problema de la pérdida del tacto es el mayor riesgo de tropezar debido a la menor capacidad de percibir dónde está el cuerpo en relación con el suelo. Esta pérdida de percepción espacial empieza a producirse en torno a los 60 años y aumenta de manera considerable el riesgo de caídas.

ENVEJECIMIENTO Y SISTEMA URINARIO

Con la edad se produce un declive gradual de los componentes estructurales y funcionales. Se produce una disminución constante del peso de los riñones. Las arterias renales se estrechan y pueden dejar de suministrar suficiente sangre para unos riñones de tamaño normal. Además, las paredes de las pequeñas arterias que suministran sangre a los glomérulos se engrosan, lo que repercute en la función de los glomérulos.

Estas pérdidas van acompañadas de una disminución de la capacidad de las nefronas para excretar el exceso de ácido,

concentrar o diluir la orina, o excretar productos de desecho. A pesar de estos cambios, la función renal se mantiene lo suficiente como para satisfacer las necesidades diarias del organismo. Además, es posible que los cambios que se producen con la edad no sean en sí mismos la causa de la pérdida, sino que se deban a la cantidad de reserva disponible para la función renal. En otras palabras, una enfermedad leve o un daño en uno o ambos riñones pueden provocar la pérdida de la función renal.

La función de la vejiga se altera con la edad

No todos los componentes del sistema urinario cambian con la edad. Por ejemplo, los uréteres no cambian mucho en las personas mayores, mientras que la vejiga y la uretra sufren varios cambios funcionales. El volumen máximo que puede contener la vejiga disminuye, así como la capacidad de retrasar la micción tras sentir la necesidad de orinar. La cantidad de orina que permanece en la vejiga una vez finalizada la micción (*orina residual*) aumenta con la edad. Como consecuencia, las personas tienden a orinar con más frecuencia y tienen un mayor riesgo de sufrir una infección de las vías urinaria (IVU). Las contracciones esporádicas de los músculos de la pared de la vejiga son otro cambio funcional que se convierte en un problema en las personas mayores. Estas contracciones esporádicas se producen al margen de cualquier necesidad de orinar y están bajo control autonómico. En un adulto joven normal, las contracciones esporádicas están bloqueadas. Sin embargo, con la edad, estas contracciones esporádicas no se bloquean y provocan incontinencia urinaria, la cual se agrava por la noche durante el sueño. Las personas mayores que sufren neuropatía periférica por diabetes o quimioterapia también presentan un aumento de la incidencia de incontinencia.

En las mujeres, la uretra se acorta y el revestimiento se vuelve más fino. Como consecuencia, estos cambios estructurales impiden que el esfínter se cierre de forma hermética, lo que aumenta el riesgo de incontinencia urinaria. El desencadenante de estos cambios estructurales en la uretra de la mujer está relacionado con la disminución del nivel de estrógenos durante la menopausia.

El crecimiento de la próstata es una parte normal del envejecimiento

La próstata es la pequeña glándula del hombre responsable de la producción de semen; rodea parte de la uretra y, a partir de los 25 años, empieza a agrandarse lentamente. Esta afección se denomina *hiperplasia prostática benigna* (HPB). No está claro qué mecanismo desencadena la HBP, pero sí que alrededor de los 50 años la próstata empieza a crear problemas con el flujo de orina. Los hombres pueden tener que ir al baño con más urgencia y frecuencia, sobre todo por la noche. Cuando van, les cuesta arrancar y luego es difícil vaciar por completo la vejiga.

Con la HBP, muchos hombres también tienen un menor deseo sexual y problemas para mantener una erección. La relación entre la HBP y estos problemas sexuales no se conoce del todo. Sea cual sea el motivo, cuanto más grave es la HBP, más problemas tienen los hombres en el dormitorio.

CONCLUSIÓN

El proceso de envejecimiento es un fenómeno natural que se produce debido a diversos mecanismos que no se conocen bien; comienza a nivel celular con el acortamiento de los telómeros, que a su vez estimula las vías proapoptóticas. A continuación, la apoptosis desencadena mediadores inflamatorios y la liberación de ERO perjudiciales. Además, la capacidad del organismo para mantener un mecanismo homeostático fisiológico disminuye con la edad. Por otra parte, la capacidad del organismo para regenerar nuevas células y tejidos sanos también se reduce con la edad.

Aunque el proceso de envejecimiento comienza con cambios fenotípicos, incluida la degradación de los mecanismos homeostáticos, estos cambios pueden ser anulados por la epigenética, en la que los mecanismos reguladores de la función celular se producen por encima del nivel del gen. Con la aparición de la epigenética es esencial reconocer que la fisiología del envejecimiento implica una gran interacción entre el estilo de vida, la dieta, el medio ambiente y la genética. Las personas que mantienen un estilo de vida saludable, tienen acceso a una atención médica y exámenes adecuados y llegan a la edad adulta tardía con un estado de salud impecable experimentarán un proceso de envejecimiento muy diferente al de las personas que no se cuidan. En esta última categoría se encuentran las personas sedentarias, con una dieta inadecuada y un estilo de vida poco saludable y expuestas a un entorno tóxico. Además, han convivido con una o más enfermedades crónicas antes de entrar en la edad adulta avanzada. Estos individuos no solo sufrirán un envejecimiento prematuro, sino que también se enfrentarán a importantes problemas de salud.

CIENCIAS MÉDICAS INTEGRADAS

La enfermedad silenciosa de los adultos mayores

Un policía de 64 años se jubiló hace un año y ahora se dedica a pintar por encargo. Está casado y celebró con su mujer su 50 aniversario de boda hace 6 meses. Fue fumador en el pasado (una cajetilla al día), pero dejó de fumar hace unos 15 años. Es un bebedor moderado y toma unas dos copas (cerveza o vino) a la semana.

Hace unas 3 semanas el paciente empezó a tener dolores de espalda y recién los dolores de espalda han empeorado. El paciente no toma ningún medicamento y no tiene antecedentes de traumatismos. En la exploración física, su peso era de 80 kg (3 kg más que hace un año) y su altura de 180 cm (1 cm menos que hace 1 año). Su índice de masa corporal estaba en el rango normal para su edad, peso y altura. No padecía ninguna otra enfermedad. Dado que presentaba riesgo de pérdida ósea, se solicitó una densitometría ósea. En la prueba se utilizó una absorciometría de energía dual (DEXA) para medir la densidad de los huesos de las muñecas, las caderas y la columna vertebral. Estas son las tres zonas con mayor riesgo de sufrir cambios en la densidad ósea. Los resultados de la prueba fueron positivos para osteoporosis.

La osteoporosis es una enfermedad ósea que se desarrolla cuando el mineral óseo y la masa ósea disminuyen. El hueso se rompe y se reemplaza de manera constante. La osteoporosis se produce cuando la formación de hueso nuevo no es suficiente para compensar la pérdida de hueso con envejecimiento. Esta enfermedad hace que los huesos se vuelvan débiles y quebradizos. Como consecuencia, una caída o un esfuerzo leve pueden provocar una fractura (hueso roto). La osteoporosis es una enfermedad silenciosa porque los síntomas no suelen aparecer hasta que se produce una fractura. Las fracturas pueden ser en cualquier hueso, pero lo más frecuente es que se produzcan en los huesos de la muñeca, la cadera o la columna vertebral. Una vez que los huesos se han debilitado por la osteoporosis, empiezan a aparecer signos y síntomas, como dolor de espalda (causado por una vértebra fracturada o debilitada), disminución de la estatura con el tiempo, postura encorvada y fracturas que se producen con más facilidad de lo esperado.

La osteoporosis afecta a hombres y mujeres de todas las razas, y la tasa aumenta de manera significativa con la edad. Según la National Osteoporosis Foundation, casi la mitad de las mujeres mayores de 50 años presentarán una o más fracturas debido a la osteoporosis, y ~ 27% de los hombres mayores de 50 años sufrirá una fractura ósea. Algunas fracturas óseas son un problema muy grave para los adultos mayores. Por ejemplo, las fracturas de cadera provocan una pérdida de movilidad e independencia y requieren asistencia profesional. Alrededor de 25% de todos los casos provocan la muerte en el año siguiente a la lesión.

El estilo de vida desempeña un papel importante en la salud ósea. He aquí una serie de medidas que pueden mejorar la salud ósea y ayudar a prevenir la pérdida de masa ósea:

- Mantenerse físicamente activo. Caminar, saltar a la cuerda, bailar y levantar pesas resultan en especial útiles. Los ejercicios de resistencia (ejercicios con pesas) son en particular útiles para fomentar el equilibrio y una buena postura.
- Beba alcohol con moderación. El consumo regular de más de dos copas al día aumenta el riesgo de osteoporosis.
- Consumo de tabaco. Fumar acelera el proceso de envejecimiento y contribuye a la pérdida de masa ósea y a las fracturas.

- Seguir una dieta sana. Comer alimentos ricos en calcio y vitamina D ayuda a mantener la densidad ósea. Comer carne rica en proteínas aumenta la absorción de calcio del intestino al sistema circulatorio.
- Evite algunas actividades físicas. Los pacientes a los que se ha diagnosticado osteoporosis deben evitar actividades que impliquen torcer la columna o inclinarse hacia delante desde la cintura, como las sentadillas convencionales, tocarse los dedos de los pies o mover un bate o un palo de golf.
- Medicamentos. Los pacientes diagnosticados de osteoporosis deben tomar suplementos de calcio y vitamina D3 para ayudar a mantener la densidad ósea. Tanto para hombres como para mujeres, los medicamentos para la osteoporosis más recetados son los bifosfonatos (p. ej., Fosamax, Atelvia y Boniva), que disminuyen la tasa de reabsorción ósea y previenen la pérdida de hueso. ■

Resumen del capítulo

- El envejecimiento es un acontecimiento vital importante que afecta a la fisiología de los órganos.
- El envejecimiento se define como una disminución gradual de la función de los órganos (*senescencia*) y de la capacidad del organismo para adaptarse a los cambios.
- La geriatría es la disciplina que se ocupa de la ciencia del envejecimiento, y la gerontología es la rama multidisciplinar que estudia los efectos físicos, emocionales y sociales del mismo.
- La longevidad se define como la esperanza media de vida.
- Un individuo tiene dos edades: la edad cronológica (el periodo entre el nacimiento y la muerte) y la edad funcional (periodo de la vida en el que un individuo está en esencia sano y libre de enfermedades crónicas).
- La epigenética es la ciencia que investiga el control de la función de los órganos por mecanismos reguladores que están por encima del nivel del gen.
- La aparición de la epigenética demuestra que la fisiología del envejecimiento es muy diferente en las personas que mantienen un estilo de vida saludable, comen sano y evitan las toxinas ambientales comparadas con aquellas que no se cuidan.
- El deterioro cognitivo inducido por la edad no implica neurodegeneración ni daños neurológicos significativos.

- No morimos de envejecimiento, sino de enfermedades crónicas. Las enfermedades cardiovasculares son la principal causa de muerte en Norteamérica.
- Los cambios en el sistema respiratorio relacionados con la edad se deben sobre a cambios en la elasticidad y la distensibilidad de la pared torácica.
- Las agresiones ambientales afectan al sistema inmunológico del pulmón y pueden acelerar el proceso de envejecimiento del sistema respiratorio.
- El músculo esquelético pierde fuerza y masa con la edad.
- Alrededor de 80% de los cambios observados en el músculo esquelético y la función ósea con la edad se deben a un estilo de vida sedentario, el tabaquismo, una dieta poco saludable y el estrés crónico, y 20% a la genética y los cambios inducidos por el envejecimiento.
- El sistema GI tiene una gran reserva y puede amortiguar muchos de los cambios que se producen con la edad avanzada.
- Los cambios inducidos por la edad que se observan en el sistema sensorial afectan sobre todo la visión y la audición.
- La vejiga y la uretra del sistema urinario son los órganos más afectados por la edad.

Preguntas de repaso del capítulo

1. Existe un aumento de los trastornos neurológicos relacionados con la edad en las personas mayores. ¿Cuál de las siguientes enfermedades relacionadas con la edad no se debe a un tejido neurológico dañado?

   A. Demencia
   B. Enfermedad de Alzheimer
   C. Enfermedad de Parkinson
   D. Cognitiva y memoria
   E. Todas las anteriores

2. ¿Cuál de los siguientes constituye el mayor factor de riesgo para el desarrollo de osteoporosis en hombres de edad avanzada?

   A. Obesidad
   B. Diabetes
   C. IMC (índice de masa corporal) bajo
   D. Fumar
   E. Sedentarismo

3. La enfermedad de Parkinson está relacionada con la edad, pero rara vez es inducida por ella. El factor de riesgo más importante, que es el principal mecanismo subyacente para el desarrollo de la enfermedad de Parkinson es:

   A. Toxinas ambientales
   B. Abuso de sustancias
   C. Dieta poco saludable
   D. Estrés emocional crónico
   E. Sedentarismo

4. Los telómeros desempeñan un papel importante en la biología del envejecimiento. ¿Cuál de las siguientes opciones describe mejor los efectos del acortamiento de los telómeros en el proceso de envejecimiento?

   A. Inhibe la producción de ERO (especies reactivas del oxígeno).
   B. Retrasa la apoptosis.
   C. Inhibe la enzima telomerasa.
   D. Potencia la expresión del gen del envejecimiento.
   E. Estimula el envejecimiento prematuro.

5. Con la edad, los individuos pierden fuerza en su músculo esquelético. El cambio relacionado con la edad se debe sobre todo a la pérdida de masa muscular, pero también a la pérdida de potencia, la cual depende de:

   A. Fuerza de contracción.
   B. Velocidad de acortamiento.
   C. Una combinación de fuerza y velocidad de contracción.
   D. La fuerza de contracción cuando la velocidad es baja.
   E. La velocidad de acortamiento cuando la fuerza es baja.

1. **La respuesta correcta es D.** Las respuestas A, B y C son el resultado de un daño neurológico debido a una enfermedad previa. El deterioro cognitivo y de la memoria se debe a la pérdida de eficacia. Con el envejecimiento cognitivo, el tejido neurológico está básicamente sano; solo que el cerebro no funciona con la misma rapidez o eficacia que al principio de la vida.

2. La **respuesta correcta es E.** La incidencia de la osteoporosis está aumentando en los hombres mayores. Todos los factores de riesgo enumerados contribuyen a la osteoporosis, pero el principal es un estilo de vida sedentario, ya que este contribuye de manera significativa a la disminución de la densidad ósea y a la pérdida de masa muscular.

3. **La respuesta correcta es A.** Todas las opciones son factores de riesgo relacionados con el desarrollo de la enfermedad de Parkinson, pero las toxinas ambientales son el principal factor de riesgo. Las personas que trabajan en la agricultura y están expuestas a varios tipos de herbicidas y pesticidas tienen una incidencia en extremo alta de Parkinson. Quienes trabajan cerca o están expuestos al combustible de aviones también tienen una incidencia elevada. El tercer grupo representa a individuos expuestos a vapores orgánicos (pintura y disolventes) como parte de su profesión (pintores, soldadores, técnicos de investigación o técnicos en la fabricación de medicamentos); ellos también tienen una alta incidencia de Parkinson.

4. **La respuesta correcta es E.** Los telómeros son el mecanismo protector de los cromosomas y son factores clave para prevenir el envejecimiento prematuro. Las células se vuelven más vulnerables cuando los telómeros se acortan demasiado, lo que provoca un envejecimiento prematuro. El acortamiento de los telómeros no inhibe las ERO, en todo caso, estimula de forma indirecta su producción. Cuando las células no están protegidas, son más vulnerables al estrés crónico, lo que a su vez provoca un aumento de la producción de ERO. El acortamiento de los telómeros estimula la enzima telomerasa e impide la apoptosis. Hasta la fecha no se ha identificado un gen específico del envejecimiento.

5. **La respuesta correcta es C.** La potencia de cada músculo depende tanto de la fuerza de contracción como de la velocidad de contracción. Las respuestas D y E son distractores.

Ejercicios de aplicación clínica 39-1

EL CASO DE UNA ENFERMEDAD MAL DIAGNOSTICADA

Peter Saunders lleva 15 años jubilado y cumplió 80 en mayo de 2021. El señor Saunders se mantiene físicamente activo y es un ávido jugador de golf. Tiene una vida social activa, y él y su esposa celebraron su 53 aniversario de boda este año.

Hace alrededor de un mes, el señor Saunders empezó a sentir entumecimiento y hormigueo en la mano y el brazo derechos. Al principio pensó que se había hecho un esguince de muñeca, pero los síntomas persistieron y pidió cita con su internista. El Sr. Saunders tiene un ligero sobrepeso y toma un medicamento hipertensivo (hidralazina, un fármaco vasodilatador) para controlar la tensión arterial. En la exploración, su tensión arterial era de 148/90 y su temperatura era normal; no presentaba otros síntomas cardiovasculares ni padecía ninguna otra enfermedad crónica.

Tras examinar la mano del señor Saunders, su médico le informó de que padecía el síndrome del túnel carpiano. También le explicó que dicho síndrome estaba causado por un nervio pinzado en la muñeca y que podía corregirse con una intervención quirúrgica menor. En consecuencia, su médico procedió y concertó una cita para que el señor Saunders viera a un especialista en manos en 2 semanas. Sin embargo, al cabo de una semana el señor Saunders empezó a tener los mismos síntomas en la mano izquierda. Cuando el señor Saunders se entrevistó con el especialista en ortopedia se llegó a la conclusión de que no padecía el síndrome del túnel

carpiano, sino que el problema se debía a una calcificación alrededor de los nervios del cuello, que interfería en la neurotransmisión.

Cuando los resultados de las pruebas estuvieron disponibles, el cirujano ortopédico llamó al señor Saunders y le dijo que las radiografías no mostraban ninguna irritación o daño en el cuello e informó al señor Saunders de que quería hacerle radiografías de la parte baja de la espalda. Mientras tanto, el señor Saunders empezó a sentir dolor en las caderas y cuando fue a hacerse la segunda serie de radiografías tenía tanto dolor que le costaba sentarse. Las radiografías de la zona lumbar también dieron negativo y el señor Saunders fue remitido a un reumatólogo.

El análisis de sangre dio positivo para lupus y mostró un recuento elevado de leucocitos con un aumento preferente de linfocitos. Se le informó al señor Saunders que tenía lupus, que este no tiene cura y que los tratamientos solo ayudan a controlar los síntomas.

El lupus es una enfermedad autoinmune que se produce cuando el sistema inmunológico del cuerpo ataca a sus propios tejidos y órganos. La inflamación causada por el lupus afecta sobre todo a las articulaciones, la piel, los riñones, las células sanguíneas, el cerebro, el corazón y los pulmones. La insuficiencia renal es una de las principales causas de muerte entre las personas diagnosticadas de lupus. El signo más distintivo del lupus es una erupción facial.

PREGUNTAS

1. ¿Por qué fue tan difícil diagnosticar el lupus en este caso?

2. ¿Qué características presentaba este caso que lo hacían único?

RESPUESTAS

1. El lupus puede ser difícil de diagnosticar porque los signos y síntomas a menudo imitan los de otras dolencias. Además, no hay dos casos de lupus iguales. Los signos y síntomas pueden aparecer de repente o desarrollarse con más lentitud. Los síntomas también pueden ser leves o graves, temporales o permanentes. El signo más característico del lupus es una erupción facial que suele cubrir las mejillas. Los otros signos más frecuentes son la fiebre y la fatiga; el señor Saunders no presentaba ninguno. El diagnóstico se confundió aún más por los síntomas que imitan el síndrome del túnel carpiano.

2. El caso del señor Saunders es único por varias razones. En primer lugar, más de 90% de las personas a las que se diagnostica la enfermedad son mujeres, lo que sugiere que la causa subyacente está relacionada con los estrógenos. El caso también es único porque es raro que se diagnostique lupus a un varón blanco; 10% son principalmente varones africanos, asiáticos y nativos americanos. Estas poblaciones tienen una incidencia de lupus mucho mayor que la población masculina blanca. La otra característica significativa del caso es la edad del paciente. La mayoría de los casos se diagnostica entre los 24 y los 45 años. Un diagnóstico a los 80 años es en extremo raro.

Abreviaturas frecuentes en fisiología

σ	coeficiente de reflexión
φ	coeficiente osmótico
λ	constante de longitud (espacio); longitud de onda
τ	constante de tiempo
ρ	densidad
μ	potencial electroquímico
π	presión osmótica; 3.14 (pi)
η	viscosidad
5-HT 5	hidroxitriptamina (serotonina)
5-HTP	5-hidroxitriptófano
A	área; cantidad
A	alveolar
a	arterial; ambiente
ABP	proteína fijadora de andrógenos
AC	adenilato ciclasa
CA	anhidrasa carbónica
ACh	acetilcolina
AChE	acetilcolinesterasa
ACT	agua corporal total
ACTH	corticotropina (hormona adrenocorticótropa)
ADH	vasopresina (hormona antidiurética)
ADN	ácido desoxirribonucleico
ADP	difosfato de adenosina
AMP	monofosfato de adenosina
AMPc	monofosfato de adenosina cíclico
AQP	acuaporina
A_r	superficie radiante efectiva
ARV	aumento regulatorio del volumen
ASRI	albúmina sérica radioyodada
ATP	trifosfato de adenosina
A-V	arteriovenoso
AV	auriculoventricular
AVP	arginina vasopresina (hormona antidiurética o ADH)
aw	vía aérea
B	basal
B	barométrico/a
b	cuerpo; sangre
BS	espacio urinario de la cápsula de Bowman
BSC	cotransportador (Na^+-K^+-$2Cl^-$) sensible a la bumetanida
C	caloría; capacidad; capacitancia; concentración; conductancia; distensibilidad
C	pérdida de calor por convección
c	núcleo
CaBP	proteína de unión al calcio
CaM	calmodulina
CAM	complejo de ataque de la membrana
CCK	colecistocinina
CDR	cantidad diaria recomendada
CFC	coeficiente de filtración capilar
CGRP	péptido relacionado con el gen de la calcitonina
CHCM	concentración de hemoglobina corpuscular media
CIA	actividad inspiratoria central; comunicaciones interauriculares
CIC	células intersticiales de Cajal
C_L	distensibilidad del pulmón
CMK	proteína cinasa dependiente de la calmodulina
CMM	complejo motor migratorio
CO	monóxido de carbono
COX	ciclooxigenasa
CPT	capacidad pulmonar total
CR	cociente respiratorio
CRF	capacidad residual funcional

CRH	corticoliberina (hormona liberadora de corticotropina)
CT	calcitonina
CVM	contracción voluntaria máxima
CVP	cardiovasculopatía
CVP	complejo ventricular prematuro
CYP	enzima citocromo P-450
D	difusión
D	espacio muerto
DAG	diacilglicerol
DHEAS	sulfato deshidroepiandrosterona
DHT	dihidrotestosterona
DIT	diyodotirosina
D_L	capacidad de difusión pulmonar de CO
DMT	transportador de metal divalente
DPG	difosfoglicerato
DPPC	dipalmitoilfosfatidilcolina
DRV	disminución regulatoria del volumen
E	extracción (cociente de extracción)
E	calor perdido por evaporación
E	espiratorio
e	emisividad
ECA	enzima convertidora de la angiotensina
ECaC	canal de calcio epitelial
ECG	electrocardiograma
ECL	célula enterocromafín
ED_{50}	dosis efectiva media
EEG	electroencefalograma
E_{ion}	potencial de equilibrio para un ion específico
EJP	potencial de unión excitatorio
ELISA	enzimoinmunoanálisis de adsorción
E_m	potencial de membrana
ENaC	canal epitelial de sodio
EPOC	enfermedad pulmonar obstructiva crónica
EPP	punto de igual presión
ERG	elemento de respuesta a glucocorticoides
ERH	elemento de respuesta hormonal
ERO	especies reactivas de oxígeno
F	concentración fraccional de gas; constante de Farad; faradio; flujo
f	frecuencia
FC	frecuencia cardiaca
FCE	factor de crecimiento epidérmico
FCEV	factor de crecimiento endotelial vascular
FE	fracción de eyección
F_ECO_2	concentración fraccionada del dióxido de carbono espirado
FEF	flujo espiratorio forzado
FEV	volumen espiratorio forzado
FEV_1	volumen espiratorio forzado en 1 s
FGF	factor de crecimiento fibroblástico
F_I	composición fraccionaria de cualquier gas en una mezcla
FL	distancia focal
FM	frecuencia modulada
$F_{máx}$	fuerza máxima
FNT	factor de necrosis tumoral
FPR	flujo plasmático renal
FRDE	factor de relajación derivado del endotelio
FS	flujo sanguíneo
FSH	folitropina (hormona foliculoestimulante)
FSR	flujo sanguíneo renal
g	conductancia iónica

GABA	ácido γ-aminobutírico
GAP	péptido asociado a la gonadoliberina
GC	gasto cardiaco
GC	capilar glomerular
GDP	difosfato de guanosina
GH	somatotropina (hormona del crecimiento)
GHRH	somatoliberina (hormona liberadora de somatotropina)
GI	gastrointestinal
GLP	péptido similar al glucagón
GLUT	transportador de glucosa
GMPc	monofosfato de guanosina cíclico
GnRH	gonadoliberina (hormona liberadora de gonadotropina)
GPCR	receptor acoplado a proteína G
GRP	péptido liberador de gastrina
GTP	trifosfato de guanosina
GUC	globulina de unión a corticoesteroides/globulina fijadora de corticoesteroides
Hb	hemoglobina
h_c	coeficiente de transferencia de calor por convección
hCG	gonadotropina coriónica humana
HCM	hemoglobina corpuscular media
HDL	lipoproteínas de alta densidad
h_e	coeficiente de transferencia de calor por evaporación
HF	flujo de calor
HGF	factor de crecimiento de hepatocitos
hPL	lactógeno placentario humano (somatomamotropina coriónica humana)
HR	complejo hormona-receptor
HSL	lipasa sensible a hormonas
I	inspiratorio
IC	capacidad inspiratoria
IGF-1	factor de crecimiento similar a la insulina de tipo 1 (somatomedina C)
I_{ion}	flujo de iones
IL	interleucina
IP_3	1,4,5-trifosfato de inositol
ISRS	inhibidores selectivos de la recaptación de serotonina
J	flujo de soluto o agua; Joule
K	pérdida de calor por conducción
kcal	kilocaloría
K_f	coeficiente de ultrafiltración
K_h	conductividad hidráulica del agua
L	pulmón
l	longitud (espacio) constante; longitud de onda
LCF	líquido cefalorraquídeo
LDL	lipoproteínas de baja densidad
L-DOPA	L-3,4-dihidroxifenilalanina
LEC	líquido extracelular
LH	lutropina (hormona luteinizante)
LHRH	luliberina (hormona liberadora de lutropina)
LIC	líquido intracelular
L_o	longitud óptima
M	tasa metabólica
MAP	proteína asociada a microtúbulos; proteína cinasa activada por mitógenos
MCH	miocardiopatía hipertrófica
MIT	monoyodotirosina
MLCK	cinasa de las cadenas ligeras de la miosina
MLCP	fosfatasa de la cadena ligera de miosina
MOR	movimientos oculares rápidos
MSH	melanotropina (hormona estimulante de melanocitos)
NA	noradrenalina
NANC	no adrenérgico no colinérgico
NaPi	transportadores de fosfato acoplado al sodio
NHE	intercambiador de Na^+/H^+
NIS	cotransportador unidireccional de sodio y yoduro
NK	linfocito citolítico natural
NMDA	N-metil-D-aspartato
NO	óxido nítrico

NOS	óxido nítrico sintasa
NR	número de Reynolds
NUS	nitrógeno ureico en sangre
OAT	transportador de anión orgánico
OCT	transportador de catión orgánico
OTG	órgano tendinoso de Golgi
P	concentración plasmática; permeabilidad; piel; plasma; presión; presión parcial
P_{50}	P_{O_2} en la que 50% de la hemoglobina se encuentra saturada
P_{ACO_2}	presión parcial del dióxido de carbono en alveolos
P_{aco_2}	presión parcial del dióxido de carbono en sangre arterial
PAH	p-aminohipurato
P_{AO_2}	presión parcial de oxígeno en alveolos
P_{ao_2}	presión parcial de oxígeno en sangre arterial
$P_{AO_2}-P_{ao_2}$	diferencia alveolar-arterial en presión parcial de oxígeno
Pc'	capilar pulmonar terminal
P_{CO_2}	presión parcial del dióxido de carbono
PCr	fosfocreatina
PDE	fosfodiesterasa
PEF	flujo espiratorio máximo
PG	prostaglandina
PI	fosfatidilinositol
P_i	fosfato inorgánico
PIF	flujo inspiratorio máximo
PIG	péptido inhibidor gástrico (péptido insulinotrópico dependiente de la glucosa)
PIP_2	4,5-bisfosfato de fosfatidilinositol
PIV	péptido intestinal vasoactivo
PK	proteína cinasa
PKA	proteína cinasa A
PKC	proteína cinasa C
PKG	proteína cinasa dependiente de GMPc
pl	pleural
PLC	fosfolipasa C
PNA	péptido natriurético auricular
P_{O_2}	presión parcial de oxígeno
POC	presión osmótica coloidal
POMC	proopiomelanocortina
PPSE	potencial postsináptico excitatorio
PPSI	potencial postsináptico inhibitorio
PRL	prolactina
PTH	hormona paratiroidea
PUI	potencial de unión inhibitorio
PUR	proteína de unión a retinol
P_{VCO_2}	presión parcial de dióxido de carbono venoso
pw	cuña pulmonar
$\dot{Q}$	símbolo genérico de flujo de cualquier tipo
R	constante universal de los gases; índice de intercambio respiratorio; resistencia
R	pérdida de calor por radiación
r	ambiente radiante; radio
RCTFQ	regulador de la conductancia transmembrana de la fibrosis quística
RE	retículo endoplásmico
Relación I/G	relación insulina/glucagón
rh	humedad relativa
RIA	radioinmunoanálisis
RVS	resistencia vascular sistémica (resistencia periférica total)
s	derivación
S	saturación; Siemens
S	velocidad de almacenamiento de calor en el organismo
SA	sinoauricular
S_{ao_2}	saturación de oxígeno de la hemoglobina en sangre arterial
SDRA	síndrome de deficiencia respiratoria aguda

SDRN	síndrome de dificultad respiratoria neonatal	TRH	tiroliberina (hormona liberadora de tirotropina)
SF-1	factor esteroidógeno 1	TSC	complejo de esclerosis tuberosa; cotransportador sensible a la tiazida (Na^+-Cl^-)
SGLT	proteína cotransportadora de Na^+ y glucosa		
SHBG	globulina de unión de hormonas sexuales	TSH	hormona estimulante de la tiroides
SIADH	síndrome de secreción inapropiada de hormona antidiurética	TTP	tiempo de tromboplastina parcial
		Túbulo T	túbulo transverso
SIM	sustancia inhibidora mülleriana (hormona antimülleriana)	U	concentración urinaria
		UCP	proteína desacoplada
SN	nefrona única	UDP	difosfato de uridina
SNA	sistema nervioso autónomo	UFC-M	unidad formadora de colonias de macrófagos
SNC	sistema nervioso central	UP	gradiente de presión de ultrafiltración
SNE	sistema nervioso entérico	URP	unidad de resistencia periférica
SNP	sistema nervioso periférico	$\dot{V}$	flujo de orina; ventilación minuto; volumen de gas por unidades de tiempo (flujo de aire)
SPCA	acelerador de la conversión de la protrombina sérica		
SRAA	sistema renina-angiotensina-aldosterona	V	vacuolar; vasopresina; venoso; volt; voltaje; volumen; volumen de gas
SRIF	factor inhibidor de la liberación de somatotropina (somatostatina)		
		v	velocidad; venoso
SRY	región determinante del sexo, cromosoma Y	$\dot{V}_A$	ventilación alveolar
StAR	proteína reguladora de la esteroidogenia aguda	$\dot{V}_A/Q$	relación ventilación alveolar/perfusión
T	corriente	VC	capacidad vital
T	tensión; temperatura; tiempo	VCF	capacidad vital forzada
t	tiempo	VCM	volumen corpuscular (o globular) medio
T_3	triyodotironina	V_D	volumen de espacio muerto en el pulmón (es decir, volumen de aire que no participa en el intercambio de gases)
T_4	tiroxina		
ta	vía de tránsito		
TBG	globulina fijadora de tiroxina	V_D/V_T	relación volumen de espacio muerto/volumen corriente
TC	tomografía computarizada	VDF	volumen diastólico final
TDM	tasa de depuración metabólica	$\dot{V}_E$	ventilación minuto espirada (*nota:* la ventilación minuto y la ventilación minuto espirada son lo mismo)
TF	líquido tubular		
TFG	tasa de filtración glomerular		
TGF	factor de crecimiento transformante	VLDL	lipoproteínas de muy baja densidad
TK	tirosina cinasa	$V_{máx}$	velocidad máxima
Tm	transporte tubular máximo	$\dot{V}O_2$	consumo de oxígeno por minuto
tm	transmural	VR	volumen residual
TMB	tasa metabólica basal (metabolismo basal)	VR/CPT	proporción de volumen residual/capacidad pulmonar total
Tn-C	troponina C		
Tn-I	troponina I	VRE	volumen de reserva espiratorio
Tn-T	troponina T	VRI	volumen de reserva inspiratorio
TP	tiempo de protrombina	VS	volumen sistólico
tp	transpulmonar	VSAE	volumen sanguíneo arterial efectivo
tPA	activador del plasminógeno tisular	VSG	velocidad de sedimentación globular
TR	receptores de las hormonas tiroideas	*W*	índice de calor perdido por trabajo mecánico
TRE	elementos de respuesta a las hormonas tiroideas	w	humectación
		z	valencia de un ion

Valores normales en sangre, plasma o suero

Internacional	Fluido*	Intervalo de referencia (US)	Intervalo de referencia (SI)
1,25-dihidroxivitamina D	S	16-42 pg/mL	38-101 pmol/L
25-hidroxivitamina D	S	8-80 ng/mL	20-200 nmol/L
Ácido úrico	S	3.0-8.2 mg/dL	0.18-0.49 mmol/L
Alanina aminotransferasa	S	80-20 U/L	0.13-0.33 mkat/L
Aldosterona (ingesta normal de sodio de 100-200 mEq/día)	S	Decúbito supino: < 16 ng/dL	< 444 pmol/L
Aldosterona (ingesta normal de sodio de 100-200 mEq/día)		Erguido: 4-31 ng/dL	111-860 pmol/L
Arginina vasopresina	P	1.0-13.3 pg/mL	1.0-13.3 ng/L
Aspartato aminotransferasa	S	9-40 U/L	0.15-0.67 mkat/L
Bicarbonato arterial	P	22-26 mEq/L	22-26 mmol/L
Bilirrubina total	S	0.1-1.0 mg/dL	2-17 µmol/L
Calcio	S	8.4-10.2 mg/dL	2.1-2.6 mmol/L
Cloruro	P, S	95-105 mEq/L	95-105 mmol/L
Colesterol asociado a HDL, como factor de riesgo importante	S	< 35 mg/dL	< 0.91 mmol/L
Colesterol asociado a LDL deseable	S	< 130 mg/dL	< 3.36 mmol/L
Colesterol recomendado	S	< 200 mg/dL	< 5.2 mmol/L
Contenido arterial de oxígeno	B	17-21 mL/dL	0.17-0.21 L/L
Cortisol	S	08:00 h: 5-23 µg/dL	138–635 nmol/L
		16:00 h: 3-15 µg/dL	82–413 nmol/L
		20:00 h: < 50% del valor de las 08:00 h	< 0.50 del valor de las 08:00 h
Creatina cinasa	S	Mujeres: 10-70 U/L	0.17-1.17 µkat/L
		Hombres: 25-90 U/L	0.42-1.50 µkat/L
Creatinina	S	0.6-1.2 mg/dL	53-106 µmol/L
Dióxido de carbono (Pco_2) arterial	B	35-45 mm Hg	4.7-6.0 kPa
Estradiol	P, S	Mujeres:	
		Prepubertad: < 20 pg/mL	< 73 pmol/L
		Premenopausia: 23-361 pg/mL	84-1325 pmol/L
		Posmenopausia: < 30 pg/mL	< 110 pmol/L
		Hombres: < 50 pg/mL	< 184 pmol/L
Ferritina	S	Hombres: 15-200 ng/mL	15-200 µg/L
		Mujeres: 12-150 ng/mL	12-150 µg/L

Internacional	Fluido*	Intervalo de referencia (US)	Intervalo de referencia (SI)
Folitropina (hormona foliculoestimulante)	S	Hombres: 4-25 mIU/mL	4-25 U/L
		Mujeres:	
		Premenopausia: 4-30 mIU/mL	4-30 U/L
		Mitad de ciclo: 10-90 mIU/mL	10-90 U/L
		Posmenopausia: 40-250 mIU/mL	40-250 U/L
Fosfatasa alcalina	S	20-70 U/L	0.33-1.17 µkat/L
Fósforo inorgánico	S	3.0-4.5 mg/dL	1.0-1.5 mmol/L
Glucagón	P	50-200 pg/mL	50-200 ng/L
Glucosa	S	En ayunas: 70-110 mg/dL	3.9-6.1 mmol/L
		2 h posprandial: < 140 mg/dL	< 7.8 mmol/L
Hierro	S	50-170 µg/dL	9-30 µmol/L
Hormona estimulante de la tiroides	S	0.5-5.0 µU/mL	0.5-5.0 mU/L
Hormona paratiroidea	P	10-60 pg/mL	10-60 ng/L
Insulina	S	0-29 µU/mL	0-208 pmol/L
Lactato deshidrogenasa	S	100-190 U/L	1.7-3.2 µkat/L
Lutropina (hormona luteinizante)	S	Hombres: 6-23 mIU/mL	6–23 U/L
		Mujeres:	
		Fase folicular: 5-30 mIU/mL	5-30 U/L
		Mitad de ciclo: 75-150 mIU/mL	75-150 U/L
		Posmenopausia: 30-200 mIU/mL	30-200 U/L
Magnesio	S	1.5-2.0 mEq/L	0.75-1.0 mmol/L
Nitrógeno ureico en sangre (NUS)	S	7-18 mg/dL	2.5-6.4 mmol urea/L
Osmolalidad	P, S	275-295 mOsm/kg H_2O	275-295 mOsm/kg H_2O
pH, arterial	B	7.35-7.45 [H^+]	35-45 nmol/L
Potasio	S	3.5-5.0 mEq/L	3.5-5.0 mmol/L
Presión arterial de oxígeno (PaO_2)	B	75-100 mm Hg	10.0-13.3 kPa
Prolactina	S	Mujeres:	
		Sin embarazo: 3-30 ng/mL	3-30 µg/L
		Embarazo: 10-209 ng/mL	10-209 µg/L
		Posmenopausia: 2-20 ng/mL	2-20 µg/L
		Hombres: 2-18 ng/mL	2-18 µg/L
Proteínas			
Totales	S	6.0-7.8 g/dL	60-78 g/L
Albúmina	S	3.5-5.5 g/dL	35-55 g/L
Globulina	S	2.3-3.5 g/dL	23-35 g/L
Saturación arterial de oxígeno	B	96-100%	0.96-1.00 mol/mol
Sodio	S	136-145 mEq/L	136-145 mmol/L
Somatotropina (hormona del crecimiento)	P	2.0-6.0 ng/mL	2.0-6.0 mg/L

Internacional	Fluido*	Intervalo de referencia (US)	Intervalo de referencia (SI)
Testosterona total (mañana)	P	Hombres: 300-1,100 ng/dL	10.4-38.1 nmol/L
		Mujeres: 20-90 ng/dL	0.7-3.1 nmol/L
Tiroxina (T_4) total	S	5-12 μg/dL	64-155 nmol/L
Triglicéridos en ayuno	S	35-160 mg/dL	0.4-1.8 mmol/
Triyodotironina (T_3)	S	115-190 ng/dL	1.8-2.9 nmol/L
Valores hematológicos			
Concentración de hemoglobina corpuscular media		31-36 g/dL	4.81-5.58 mmol Hb/L
Hematocrito		Hombres: 41-53%	0.41-0.53
		Mujeres: 36-46%	0.36-0.46
Hemoglobina, sangre		Hombres: 13.5-17.5 g/dL	2.09-2.71 mmol/L
		Mujeres: 12.0-16.0 g/dL	1.86-2.48 mmol/L
Hemoglobina A_{1c}		≤ 6% de hemoglobina total	≤ 0.06 de hemoglobina total
Hemoglobina corpuscular media		25.4-34.6 pg/célula	0.39-0.54 fmol/célula
Índice de distribución de los eritrocitos		11.5-14.5%	0.115-0.145
Recuento de eritrocitos		Hombres: $4.3\text{-}5.9 \times 10^6/mm^3$	$4.3\text{-}5.9 \times 10^{12}/L$
		Mujeres: $3.5\text{-}5.5 \times 10^6/mm^3$	$3.5\text{-}5.5 \times 10^{12}/L$
Recuento de leucocitos y diferencial			
Recuento de leucocitos		$4\,500\text{-}11\,000/mm^3$	$4.5\text{-}11.0 \times 10^9/L$
Neutrófilos segmentados		45%-74%	0.45-0.74
Bandas		0%-4%	0.00-0.04
Eosinófilos		0%-7%	0.00-0.07
Basófilos		0%-2%	0.00-0.02
Linfocitos		16%-45%	0.16-0.45
Monocitos		4%-10%	0.04-0.10
Recuento de plaquetas		$150\,000\text{-}400\,000/mm^3$	$150\text{-}400 \times 10^9/L$
Recuento de reticulocitos		0.5-1.5% de los eritrocitos	0.005-0.015
Tiempo de protrombina		11-15 s	11-15 s
Tiempo de tromboplastina parcial activada		25-40 s	25-40 s
Velocidad de sedimentación globular		Hombres: 0-15 mm/h	0-15 mm/h
		Mujeres: 0-20 mm/h	0-20 mm/h
Volumen corpuscular (globular) medio		80-100 mm^3	80-100 fL
Volumen plasmático		Hombres: 25-43 mL/kg de peso corporal	0.025-0.043 L/kg de peso corporal
		Mujeres: 28-45 mL/kg de peso corporal	0.028-0.045 L/kg de peso corporal
Volumen sanguíneo		Hombres: promedio 69 mL/kg de peso corporal	
		Mujeres: promedio 65 mL/kg de peso corporal	

*B, sangre (*blood*); P, plasma; S, suero.

GLOSARIO

1,25-Dihidroxicolecalciferol   Sustancia que aumenta la absorción de calcio y fosfato por el intestino delgado y los moviliza hacia los huesos; la forma activa de vitamina D; también conocida como *1,25-dihidroxicolecalciferol o calcitriol.*

11β-Hidroxilasa (CYP1 1B1)   Enzima que hidroxila al 11-desoxicortisol para formar cortisol.

11-*cis*-retinal   Forma aldehídica de la vitamina A_1 (retinal); cromóforo que inicia el proceso de fotoisomerización de la retina para la visión.

11-Desoxicorticosterona (DOC)   Mineralocorticoide formado a partir de la progesterona por la 21-hidroxilasa.

11-Desoxicortisol   Precursor inmediato de la síntesis de cortisol.

17α-hidroxilasa (CYP17)   Sustancia que hidroxila la pregnenolona para formar 17 α-hidroxipregnenolona.

17α-hidroxipregnenolona   Producto intermedio de la síntesis de esteroides.

17α-hidroxiprogesterona   Producto intermedio en la síntesis de esteroides.

17-Cetoesteroides   Metabolitos de excreción formados por la escisión de la cadena lateral de carbonos 20 a 21 de los esteroides de 21 carbonos.

21-Hidroxilasa (CYP2 1A2)   Sustancia que convierte la 17 α-hidroxiprogesterona en 11-desoxicortisol.

3 Hidroxi-3 metilglutaril CoA reductasa (reductasa de HMG-CoA)   Sustancia que cataliza el paso limitante de la velocidad de la reacción en la síntesis *de novo* de colesterol.

3 β-deshidrogenasa de hidroxiesteroides (3 β-HSD II)   Sustancia que actúa sobre la 17 α-hidroxipregnenolona para producir la 17 α-hidroxiprogesterona.

5 α-reductasa   Enzima esteroidogénica que convierte la testosterona en dihidrotestosterona.

5-hidroxitriptamina (5-HT)   Neurotransmisor monoamínico; también conocido como serotonina.

7-dehidrocolesterol   Provitamina D; cuya presencia en la piel humana permite la fabricación de vitamina D_3 a partir de los rayos ultravioleta de la luz solar mediante un isómero intermedio, la provitamina D_3.

ABCA1   Miembro 1 del transportador dependiente de la unión a ATP codificado por el gen ABCA1   Regulador importante de la homeostasis celular del colesterol y los fosfolípidos.

Abducción   Movimiento que se aleja de la línea media.

Abetalipoproteinemia   Estado en el que no puede ocurrir la síntesis de apoproteína B, por lo que se bloquea la producción y secreción de las lipoproteínas de muy baja densidad en el hígado; se hace notoria por la acumulación de grandes gotas de lípidos en el citoplasma de los hepatocitos.

Acalasia   Ausencia de relajación del esfínter esofágico inferior; en la práctica clínica la acalasia se refiere con mayor frecuencia a una circunstancia específica en la que el esfínter esofágico inferior no se relaja.

Acantocitos   Glóbulos rojos anormales con puntas de distintos tamaños que sobresalen de la membrana superficial a intervalos diferentes.

Acción de tamizado   Vaciamiento gástrico selectivo de partículas de acuerdo con su tamaño, donde las más pequeñas se vacían antes.

Acción diabetógena   Efecto de la hormona de crecimiento que se opone a las acciones de la insulina.

Acción termogénica   Acción de las hormonas tiroideas que regula la tasa basal de producción de calor corporal y el oxígeno consumido.

Acetilcolina (ACh)   Uno de los dos principales neurotransmisores del sistema nervioso autónomo; la molécula de transmisión presente en las sinapsis colinérgicas y la unión mioneural; neurotransmisor presente en sinapsis colinérgicas del encéfalo; principal neurotransmisor para la función cognitiva, el aprendizaje y la memoria.

Acetilcolinesterasa (AChE)   Enzima que hidroliza la acetilcolina y concluye su acción como sustancia neurotransmisora.

Acetiltransferasa de colina   Enzima que cataliza la síntesis de acetilcolina a partir de acetilCoA y colina.

Acetona   Sustancia química formada por la sangre cuando el cuerpo utiliza grasa en lugar de glucosa (azúcar) para obtener energía.

Acidemia   Estado en el que el pH de la sangre arteriales < 7.35

Acidez estomacal   Indigestión resultante de la hipersecreción de ácido en el estómago, sinónimo de pirosis.

Ácido   Sustancia que puede liberar o donar iones hidrógeno.

Ácido acetoacético   Ácido inestable que se encuentra en cantidades anormales en sangre y orina en algunos casos de alteración metabólica (como la diabetes mellitus o la inanición).

Ácido araquidónico   Ácido graso que se libera de los fosfolípidos en la membrana cuando los receptores regulados por ligando activan a la fosfolipasa A2.

Ácido clorhídrico (HCl)   Importante constituyente del ácido gástrico que ayuda a la digestión de los alimentos; secretado por las células parietales y encargado del cambio en la composición de electrolitos del jugo gástrico.

Ácido cólico   Ácido biliar primario.

Ácido débil   Ácido con una constante de disociación baja que, en consecuencia, está mal ionizado en solución.

Ácido desoxicólico   Ácido biliar secundario.

Ácido docosahexaenoico   Ácido graso omega 3 que se encuentra en abundancia en los mariscos; se presenta en partes del cerebro y la retina, y es indispensable para el desarrollo normal de la visión en los neonatos.

Ácido eicosapentaenoico   Ácido graso omega 3 que se encuentra en los peces, indispensable para el desarrollo normal de la visión en los neonatos.

Ácido fólico   Vitamina hidrosoluble indispensable para la formación de los ácidos nucleicos, la maduración de los eritrocitos y el crecimiento.

Ácido fuerte   Aquel con una elevada constante de disociación que, en consecuencia, está muy ionizado en solución.

Ácido γ-aminobutírico (GABA)   Neurotransmisor inhibidor.

Ácido isocaproico   Producto de la escisión de la cadena lateral del colesterol.

Ácido láctico   Producto final de la glucólisis que se acumula bajo condiciones anaerobias y se oxida en el ciclo de Krebs en el músculo.

Ácido litocólico   Ácido biliar secundario carcinogénico, derivado del ácido quenodesoxicólico.

Ácido pirúvico   Producto terminal de la vía glucolítica.

Ácido quenodesoxicólico   Ácido biliar primario.

Ácido tetrayodacético   Derivado formado por la degradación de la tirosina.

Ácido titulable   Ácido que participa en la fisiología renal; este término se usa para explícitamente descartar al amoniaco (NH_4^+) como fuente de ácido, y es parte del cálculo para la excreción neta de ácidos.

Ácido β hidroxibutírico   Ácido que se encuentra en la sangre y la orina en algunos pacientes con alteración del metabolismo.

Ácido γ aminobutírico (GABA)   Neurotransmisor inhibitorio.

Ácidos biliares   Uno de los principales componentes de la bilis que se forma en el hígado a partir de colesterol y tienen una cara polar y otra no polar que les permite formar micelas en un medio acuoso. Hay dos tipos de ácidos biliares: primarios y secundarios.

Ácidos grasos esenciales   Aquellos que los seres humanos y otros animales deben ingerir para su funcionamiento celular normal, debido a que no los pueden sintetizar a partir de otros alimentos; los tres ácidos grasos esenciales son linolénico, linoleico y araquidónico.

Acidosis   Estado en el que el pH de la sangre es menor de 7.35, también conocida como acidemia.

Acidosis metabólica   Condición anormal en la que la sangre se vuelve muy ácida y causa disminución del pH   La acidosis es resultado de cualquier causa diferente a la elevación de la concentración del dióxido de carbono.

Acidosis respiratoria   Condición anormal causada por la acumulación de dióxido de carbono, que hace que la sangre se torne muy ácida, con una disminución concomitante del pH.

Acil-CoA: aciltransferasa de colesterol (ACAT)   Enzima encargada de la esterificación del colesterol.

Aciltransferasa de lecitina-colesterol (LCAT)   Enzima plasmática encargada de la esterificación del colesterol en el plasma para formar su éster con el ácido graso derivado de la posición 2 de la lecitina.

Acino   Saco ciego que contiene sobre todo células piramidales, que se encuentran en las glándulas salivales de los seres humanos y los animales y ayudan a la secreción de saliva.

Aclimatación   1) Cambio funcional en la respuesta a un estresor ambiental; los cambios no son permanentes y se pueden revertir cuando se elimina el estresor ambiental; 2) Proceso por el que un organismo se ajusta a los cambios en su ambiente, que a menudo involucra la temperatura o el clima; suele presentarse en un lapso breve en la vida de un organismo.

Acné vulgar   Enfermedad de la piel caracterizada por la presencia de comedones, pústulas, pápulas, nódulos y quistes; con mayor frecuencia en los adolescentes y adultos jóvenes.

Acomodación   1) Proceso de enfoque del ojo para ajustarse a diversas distancias de los objetos; 2) disminución de la frecuencia del potencial de acción sensorial con el establecimiento de un potencial generador constante.

Acoplamiento electromecánico   En el músculo liso, despolarización del potencial eléctrico de membrana que causa la abertura de canales de calcio regulados por voltaje, seguida por elevación del calcio citosólico, que a su vez activa a las proteínas contráctiles.

Acoplamiento excitación-contracción   Serie de pasos que se inicia con la despolarización de una membrana de célula muscular y los eventos mecánicos de la contracción.

Acoplamiento farmacomecánico   Mecanismo de los músculos lisos en los que la unión de un ligando a su receptor ubicado en la membrana del músculo lleva a la apertura de los canales de calcio y al aumento del calcio citosólico, sin cambio alguno en el potencial eléctrico de membrana; los ligandos pueden ser sustancias químicas liberadas como señales desde los nervios (neurocrinas), desde células no nerviosas en proximidad estrecha al músculo (paracrinas), o desde células endocrinas, como hormonas, que son llevadas al músculo por la sangre.

Acromegalia   Engrosamiento de los huesos de la cara, las manos y los pies e hipertrofia hepática resultantes de un exceso de hormona de crecimiento en el adulto.

Acrosoma   Estructura similar a una cubierta que rodea la cabeza del espermatozoide y contiene enzimas que le ayudan a la penetración del ovocito.

Actina   Proteína globular que en su forma filamentosa polimérica constituye la mayor parte de los miofilamentos delgados en el músculo y otros sistemas contráctiles.

Activador del plasminógeno tisular (APT)   Sustancia que tiene la capacidad de fragmentar el plasminógeno y convertirlo en plasmina, su forma activa.

Activador del plasminógeno   *Véase* Activador del plasminógeno tisular.

Actividad contráctil   Contracción del músculo liso del intestino o de los vasos sanguíneos, ya sea de corta duración (contracciones fásicas) o sostenida (contracciones tónicas).

Activina   Regulador no esteroide constituido por dos subunidades β con unión covalente que se sintetiza en la hipófisis y las gónadas y estimula la secreción de la hormona estimulante del folículo; las acciones de las activinas son opuestas a las de las inhibinas.

Acuaporina (AQP)   Proteína integral pequeña (30 kDa) de la membrana que actúa como canal de agua y explica el movimiento rápido de moléculas polares de agua a través de la bicapa lipídica de las membranas plasmáticas.

Adaptación   Cambio genético que aumenta la capacidad del cuerpo de ajustarse al ambiente; los cambios (p. ej., glándulas sudoríparas) se transmiten a la siguiente generación.

Adaptación del receptor   Pérdida general de la eficacia de una respuesta mediada por el receptor después de su estimulación sostenida.

Adaptación lenta   Proceso en receptores sensoriales estáticos, donde se mantiene el estímulo de salida al sistema nervioso central (o decrece lentamente), en tanto el estímulo aplicado conserva su intensidad.

Adaptación rápida   Proceso en receptores sensoriales fásicos, donde los impulsos de salida al sistema nervioso central disminuyen con rapidez, en tanto el estímulo aplicado se mantiene en su intensidad.

Adenililciclasa (AC)   Enzima que cataliza la síntesis del monofosfato cíclico de adenosina a partir del trifosfato de adenosina.

Adhesión   Tejido cicatricial que une tejidos que normalmente no están conectados.

Adenohipófisis   Hipófisis anterior.

Adenosina   Neurotransmisor inhibitorio que se cree participa en la promoción del sueño y la supresión del despertar, con concentraciones crecientes en cada hora en que un organismo se encuentra despierto; también un vasodilatador metabólico.

Adhesiones focales   Cuerpos densos involucrados en la unión de una célula a su sustrato en el músculo liso.

Adrenarquia   Maduración suprarrenal durante el desarrollo puberal en niños y niñas.

Adrenérgico   Caracterizado por nervios que liberan o tejidos que responden a las catecolaminas, norepinefrina o epinefrina.

Aducción   Movimiento hacia la línea media.

Adventicia   Capa elástica externa de arterias y venas que le da alguna integridad estructural a los vasos sanguíneos, pero más en las arterias que en las venas.

Aerobio   Perteneciente al proceso bioquímico fisiológico que requiere O_2 para funcionar.

Afasia   Pérdida de la capacidad de usar o comprender el lenguaje, por lo general resultante de una lesión o ataque cerebrovascular.

Afecto   Impresión psicológica del grado de "placer" de un estímulo.

Aferente   De conducción anterógrada.

Agente mitógeno   Agente que estimula la proliferación de tejidos y el crecimiento celular.

Agonista   1) Molécula farmacológica sintética que se une selectivamente a un receptor específico y desencadena una respuesta de señalización en las células; los agonistas simulan la acción de las moléculas bioquímicas endógenas, como hormonas o neurotransmisores, que se unen al mismo receptor; 2) músculo que produce el movimiento deseado.

Agotamiento térmico   Enfermedad más común relacionada con el calor, que implica una disfunción leve a moderada del control de la temperatura relacionada con la temperatura ambiente elevada o el ejercicio extenuante, que causa deshidratación y pérdida de sal. Puede evolucionar con rapidez a choque térmico cuando los mecanismos termorreguladores del cuerpo se ven sobrepasados y presentan falla.

Agua corporal total (ACT)   Volumen de agua en el organismo.

Agujero oval Abertura entre las aurículas derecha e izquierda del corazón fetal. Desvía sangre oxigenada de la aurícula derecha a la izquierda del feto.

Albúmina Principal proteína plasmática y reguladora clave de la presión oncótica de la sangre.

Albuminuria Presencia de albúmina sérica en la orina.

Alcalemia Condición en el que el pH de sangre arterial es > 7.45.

Alcalosis Condición en que el pH de la sangre es mayor de 7.45; también conocida como alcalemia.

Alcalosis metabólica Proceso anormal caracterizado por la ganancia de una base fuerte o bicarbonato, o pérdida de ácido (diferente al carbónico), que da como resultado un aumento del pH de la sangre arterial.

Alcalosis respiratoria Proceso anormal caracterizado por la pérdida de demasiado CO_2 que incrementa el pH de la sangre arterial.

Aldosterona Hormona mineralocorticoide producida por la zona glomerulosa de la corteza suprarrenal que estimula la resorción tubular de sodio y la secreción de iones de potasio e hidrógeno en los riñones.

Aldosterona sintasa (CYP11B2) Enzima que produce aldosterona a partir de pregnenolona.

Alergia Trastorno de hipersensibilidad inmediata de tipo I.

Alfa-1-antitripsina Inhibidor prototípico de la proteasa que protege el tejido pulmonar del daño proteolítico inhibiendo la elastasa de neutrófilos.

Alfa globulina Grupo de proteínas de la sangre fabricadas por el sistema inmunológico del hígado.

Almacenamiento de calor Diferencia entre la producción y la pérdida neta de calor.

Aloinjerto Trasplante entre personas genéticamente diferentes.

Alteraciones patológicas de los canales Enfermedades causadas por disfunción de los canales iónicos.

Alucinación Percepción en ausencia de un estímulo.

Alveolos Pequeños sacos aéreos donde se intercambia el oxígeno y el dióxido de carbono entre la atmósfera y la sangre capilar pulmonar.

Amenorrea Ausencia de menstruación.

Amenorrea hipotalámica Una amplia variedad de trastornos, que dan como resultado una secreción insuficiente de gonadotropinas y cese de la menstruación.

Amígdala Región del encéfalo involucrada en los componentes viscerales de las respuestas emocionales.

α-amilasa Enzima digestiva secretada tanto por las glándulas salivales como por el páncreas y que participa en la digestión de los carbohidratos.

Amilasa gástrica Enzima que digiere el almidón que no sufrió cambios en la boca; es de poca importancia en el estómago.

Amilasa pancreática Sustancia que continúa la digestión de los carbohidratos residuales en el punto donde la amilasa salival se detiene. Las secreciones pancreáticas deben primero neutralizar el quimo para que la amilasa funcione mejor a un pH neutro. Los productos de digestión de polisacáridos por la amilasa pancreática son maltosa, maltotriosa y dextrinas alfa límite.

Amilina Hormona formada por células β del páncreas que regula el momento de la liberación de glucosa hacia la corriente sanguínea después de comer por enlentecimiento del vaciado gástrico; también conocida como *péptido amiloide asociado con los islotes*.

Aminoácidos esenciales Aminoácidos que no se pueden sintetizar por el hígado y, por lo tanto, son provistos por los alimentos consumidos, los aminoácidos esenciales incluyen histidina, metionina, treonina, triptófano, isoleucina, leucina, valina, fenilalanina y lisina.

Aminoácidos no esenciales Aminoácidos que se requieren para la síntesis normal de proteínas y que el cuerpo sintetiza a partir de otros; incluyen 9 de los 20 aminoácidos totales que forman los bloques de construcción de las proteínas.

Amnesia anterógrada Pérdida de memoria de los eventos que ocurren después de un traumatismo.

Amnios Membrana extraembrionaria que forma un saco cerrado lleno de líquido que rodea al embrión y feto.

Amortiguación de glucosa Proceso por el que el hígado mantiene una cifra normal de glucemia; su capacidad de almacenar glucógeno permite al órgano retirar el exceso de glucosa de la sangre, y después, retornarla, cuando su concentración empieza a disminuir.

Amortiguador Agente que disminuye al mínimo el cambio del pH producido cuando se agrega un ácido o una base.

Amortiguador químico de pH Mezcla de un ácido débil y su base conjugada (o una base débil y su ácido conjugado).

Ampolla Extremo del oviducto que recibe al ovocito después de que pasa a su interior por acción de la fimbria.

Anaerobio Perteneciente a un proceso bioquímico fisiológico que no requiere O_2 para funcionar.

Anafilaxia Condición resultante de una reacción alérgica grave que se caracteriza por vasodilatación intensa local, y a veces sistémica, que causa un estado de choque; la histamina liberada durante la reacción dilata las arteriolas y aumenta la permeabilidad capilar; la pérdida de líquido por filtrado transcapilar contribuye a la pérdida de volumen plasmático que exacerba el choque causado por dilatación arteriolar.

Análisis de inmunoabsorción ligada a enzima (ELISA) Técnica bioquímica usada principalmente en inmunología para detectar la presencia de un anticuerpo o un antígeno en una muestra. Hace uso de dos anticuerpos. Uno específico para el antígeno y el otro acoplado a una enzima. Este segundo anticuerpo da al análisis su nombre de "ligada a enzima" y causa que un sustrato cromogénico o fluorogénico produzca una señal.

Análisis de unión competitiva Análisis en que un agente de unión biológicamente específico compite por un compuesto con marca radiactiva o no, usado específicamente para medir la concentración de receptores hormonales en una muestra por introducción de una hormona con marca radiactiva.

Anastomosis arteriovenosa En general, una conexión directa entre la luz de una arteria y la de una vena, que evita el lecho capilar de un órgano; en la piel las anastomosis arteriovenosas tienen una inervación importante por el sistema simpático que vincula a las arteriolas con plexos venosos subcutáneos, lo que sirve para conducir el calor o restringir su pérdida desde la superficie de la piel; estas anastomosis tienen, por lo tanto, participación en la regulación de la temperatura corporal.

Andrógeno Tipo de hormona que promueve el desarrollo y mantenimiento de las características sexuales masculinas.

Androstendiona Andrógeno suprarrenal formado por la 17α-hidroxilación de la progesterona; sirve como precursor de la síntesis de los estrógenos en los ovarios.

Anemia Disminución de eritrocitos o hemoglobina que causa una disminución de la capacidad de acarreo de oxígeno en la sangre.

Anemia aplástica Destrucción de hemocitoblastos en la médula ósea que provoca menor producción de leucocitos, plaquetas y eritrocitos.

Anemia de la inflamación Trastorno prolongado que se caracteriza por un número menor del normal de G eritrocitos saludables, también llamada *anemia de la enfermedad crónica*.

Anemia hemolítica Anemia causada por destrucción de los eritrocitos, que rebasa a su velocidad de generación.

Anemia megaloblástica Condición de maduración anormal de eritrocitos en la médula ósea, tal vez resultante de la deficiencia de vitamina B_{12} o ácido fólico.

Anemia perniciosa Anemia crónica progresiva que se encuentra en los adultos mayores como resultado de la absorción deficiente de la vitamina B_{12}, por lo general, resultante de la falta de secreción de factor intrínseco. La anemia perniciosa se caracteriza por entumecimiento y hormigueo, debilidad, diarrea, disminución de peso y fiebre.

Anemia por deficiencia de hierro Condición caracterizada por disminución de la cifra de eritrocitos saludables por una deficiencia de hierro en los alimentos y, por lo tanto, de la hemoglobina funcional.

Aneurisma Debilitamiento de la pared arterial que causa su protrusión al exterior, escape de sangre y, en un momento dado, la rotura del vaso.

Anfipática Condición en la que hay regiones hidrofílica e hidrofóbica en la misma molécula, por ejemplo, en los fosfolípidos, y sales biliares.

Anfótero Capaz de actuar como ácido o como base.

Angiogenia Formación de nuevos vasos sanguíneos.

Angiotensina I Decapéptido inactivo que se forma durante la fragmentación del angiotensinógeno.

Angiotensina II Hormona peptídica formada por la proteólisis de la angiotensina I por la enzima convertidora de angiotensina en los pulmones; potente sustancia vasoconstrictora; aumenta la eficacia de la estimulación nerviosa simpática en los vasos sanguíneos y promueve la retención de sal y agua en el cuerpo, principalmente por estimulación de la secreción de aldosterona por la corteza suprarrenal.

Angiotensinógeno Globulina α_2 producida por el hígado, que es sustrato de la renina.

Ángulo anorrectal De ~90 grados entre el recto y el canal anal; se vuelve más obtuso durante la defecación y más agudo cuando se retienen voluntariamente las heces; formado por la contracción del músculo puborrectal.

Anhidrasa carbónica (CA) Enzima que cataliza la reacción reversible $CO_2 + H_2O \rightleftharpoons H_2CO_3$ o, más correctamente, $CO_2 + OH^- \rightleftharpoons HCO_3^-$.

Anión Ion con carga negativa, en especial el que emigra al ánodo en la electrólisis.

Anisocitosis Variación importante en el tamaño de los eritrocitos.

Anorexia nerviosa Trastorno conductual grave relacionado con la falta de ingestión de alimentos, desnutrición extrema y cambios endocrinos secundarios a trastornos psicológicos y nutricionales.

Anorexígeno El que causa pérdida del apetito.

Anovulación Periodo en el que no hay ovulación.

Antagonista Músculo que se opone al movimiento deseado. También se utiliza para describir cualquier agente que estimule un receptor celular específico.

Anterógrada Término general utilizado para describir el movimiento de una señal eléctrica, la transmisión celular o cualquier transporte masivo de sustancias lejos o "corriente adelante" de su punto de origen.

Anticoagulante Sustancia que previene la coagulación.

Anticuerpo Proteína secretada que puede unirse a antígenos.

Anticuerpo policlonal Anticuerpo obtenido de diferentes linfocitos B; también forma una combinación de moléculas de inmunoglobulinas secretadas contra un antígeno específico, cada uno identifica un diferente epítopo.

Antígeno Sustancia que se une a los receptores de antígenos y anticuerpos.

Antígeno leucocitario humano (ALH) Antígeno que se encuentra en la superficie de los leucocitos y de casi todas las células del individuo.

Antígenos específicos de tumor Moléculas presentes sólo en las superficies de células tumorales, para ser reconocidas por linfocitos T citotóxicos o linfocitos B.

Antimicótico Medicamento utilizado para tratar las micosis, como el pie de atleta o la tiña, y las infecciones fúngicas más sistémicas, como la meningitis o la neumonía.

Antioxidante Molécula capaz de inhibir la oxidación de otra; por ejemplo, la enzima catalasa reduce el superóxido a oxígeno y agua.

Antipsicóticos atípicos Fármacos para tratar los síntomas tanto positivos como negativos de la esquizofrenia.

Antiviral Agente que mata un virus o suprime su capacidad de replicación.

Antro Porción de un folículo ovárico llena de líquido folicular. También los 2/3 distales del cuerpo del estómago responsables de la digestión mediada por el estómago.

Aorta La arteria más grande del cuerpo; única salida arterial del ventrículo izquierdo.

Aparato de Golgi Organelo eucariótico que procesa y empaca proteínas, lípidos y otras moléculas después de su síntesis.

Aparato vestibular Estructura sensorial del oído interno que se encarga de la percepción de la posición del cuerpo y de la aceleración lineal y rotacional.

Aparato yuxtaglomerular Estructura del riñón conformada por la mácula densa, células mesangiales extraglomerulares y células granulares, localizadas donde el extremo de la rama gruesa ascendente del asa de Henle entra en contacto con las arteriolas aferente y eferente de su glomérulo de origen.

Apetito por el sodio Deseo intenso de sal.

Apnea Cese temporal de la respiración.

Apnea del sueño Trastorno grave del sueño que ocurre cuando la respiración se interrumpe. Hay dos tipos de apnea del sueño: 1) apnea obstructiva y 2) apnea central. La primera es con mucho la más frecuente de las dos y es causada por bloqueo de la vía aérea, que suele ocurrir en el tejido blando del dorso de la faringe que se colapsa durante el sueño. Con la apnea central, las vías aéreas no están bloqueadas, pero se debe a una disfunción del centro de control respiratorio en el cerebro que falla en su señal para que los músculos respiratorios se contraigan.

Apocrina Glándula exocrina en la que se libera la porción apical de la célula secretora junto con otros productos de secreción, por ejemplo, glándulas sudoríparas.

Apocrinas Glándulas sudoríparas híbridas en la axila, con estructuras secretoras similares a las encontradas en glándulas apocrinas y ecrinas, pero funcionalmente similar a estas últimas; secretan casi 10 veces más sudor como glándulas ecrinas.

Apoferritina Proteína de almacenamiento que se encuentra en el citoplasma de los enterocitos y se une al hierro y lo almacena.

Apolipoproteína B$_{100}$ Proteína de 400 kDa presente en la superficie de las partículas de lipoproteínas de baja densidad (LDL) y que es detectada por sus receptores.

Apoplejía hipofisaria Enfermedad rara pero grave que se produce por una hemorragia de la hipófisis.

Apoproteínas Las principales proteínas relacionadas con quilomicrones y lipoproteínas de muy baja densidad.

Apoproteínas B Clase de apolipoproteínas componentes de partículas de lipoproteínas de muy baja densidad sintetizadas en el hígado. La apoB48 producida por el intestino delgado y la apoB100 producida exclusivamente por el hígado, son las formas circulantes de las apoproteínas B.

Apoptosis Tipo deliberado de muerte celular programada mediado por una vía de señal intracelular; un tipo de *muerte celular programada*; que no desencadene una inflamación inmunológica en contraste con la necrosis.

Aposición Posición de las cosas o condición de estar una al lado de la otra o una cerca de la otra.

Árbol vascular Ramificaciones de los vasos sanguíneos y se extienden hacia adelante de su origen.

Área de Broca Región del lóbulo frontal del cerebro involucrada en el control motor del habla, por lo general en el hemisferio izquierdo.

Área de Wernicke Área de la unión de los lóbulos temporal y parietal del cerebro involucrada en la percepción sensorial del lenguaje, por lo general en el hemisferio izquierdo.

Área postrema Zona de la pared lateral del cuarto ventrículo que es una de las pocas localizaciones del encéfalo donde la barrera hematoencefálica está abierta; contiene redes neurales que desencadenan el vómito.

Área prefrontal media Región de la corteza cerebral del lóbulo frontal involucrada en la coordinación de las respuestas autonómicas a los estímulos olfatorios y emotivos.

Área premotora Región del cerebro apenas anterior a la corteza motora primaria; sirve como corteza de asociación para el sistema motor encargado de coordinar los movimientos de una articulación.

Arginina vasopresina (AVP)   Sustancia producida por neuronas magnocelulares en los núcleos supraóptico y paraventricular del hipotálamo que regula la resorción renal de agua (también conocida como ADH u hormona antidiurética).

Aromatasa   Enzima que modifica el anillo A de la testosterona y la androstendiona para retirar un carbono y dar origen a los estrógenos, hormonas de 18 carbonos.

Arrastre de solventes   Un mecanismo por el que se absorbe sodio por el duodeno y el yeyuno.

Arreflexia   Ausencia de reflejos de estiramiento muscular.

Arritmia   Anomalía de la frecuencia cardiaca; irregularidad en ritmo o patrón cardiacos.

Arritmia sinusal respiratoria   Incremento y decremento repetitivos de la frecuencia cardiaca que se observa con la inspiración y espiración.

Arteria   Vaso sanguíneo que conduce sangre que se aleja del corazón y constituido por tres capas: una externa elástica y rígida adventicia, una intermedia compuesta por capas circulares de músculo liso y un revestimiento de una sola capa de células epiteliales llamada endotelio, con rigidez estructural porque conserva la forma circular incluso sin presión transmural positiva alguna.

Arteria pulmonar   Arteria única que transmite toda la sangre bombeada del ventrículo derecho a los pulmones, cuya sangre esta desoxigenada pues es venosa, proveniente de órganos periféricos.

Arterias espirales   Arterias especializadas que llevan sangre a los senos placentarios maternos.

Arterias hipofisarias inferiores   Arterias que proveen sangre arterial al lóbulo posterior de la hipófisis.

Arterias hipofisarias superiores   Las que dan origen a una rica red capilar en la eminencia media.

Arterias umbilicales   Vasos sanguíneos fetales que transportan sangre que contiene residuos y CO_2 del feto hacia la placenta fetal.

Arterioesclerosis   Un trastorno de distensibilidad disminuida de las grandes arterias por lo general causada por pérdida de la organización de las fibras elásticas en la adventicia como resultado natural del proceso de envejecimiento.

Arteriogénesis   Crecimiento de arteriolas colaterales preexistentes.

Arteriolas   Pequeñas arterias de ~ 10 a 1 000 μ de diámetro que se unen con arterias más grandes para formar redes capilares de órganos; presentan la misma estructura de la pared que las arterias más grandes, pero tienen, en general, paredes más gruesas y diámetros más pequeños de la luz y son el sitio primario de cambios en la resistencia vascular y la distribución del flujo sanguíneo dentro del aparato cardiovascular; también participan en el control de la presión hidrostática intracapilar.

Artritis reumatoide (AR)   Considerada tradicionalmente una enfermedad autoinmune inflamatoria crónica que causa que el sistema inmune ataque las articulaciones. Es una condición inflamatoria incapacitante y dolorosa que puede causar pérdida sustancial de la movilidad como resultado del dolor y la destrucción articular.

Asa de Henle   Porción de la nefrona desde el túbulo recto proximal hasta el túbulo contorneado distal; su principal función es crear un gradiente osmótico vertical de concentración en la médula renal: un sistema multiplicador contracorriente que usa bombas de sodio para crear una zona de alta concentración cerca del canal colector; el agua presente en el filtrado del canal colector fluye saliendo a través de canales de acuaporinas y trasladándose pasivamente de acuerdo con su gradiente de concentración; en este proceso se resorbe agua y se crea una orina concentrada para su excreción.

Asas de presión-volumen (asas PV)   Cambios en la presión y el volumen intraventriculares durante el ciclo cardiaco.

Ascitis   Cúmulo de líquido que rodea a los órganos de la cavidad abdominal.

Asma   Enfermedad caracterizada por la contracción espasmódica del músculo liso en los bronquios que ocasiona la obstrucción de las vías aéreas; sus síntomas incluyen respiración difícil acompañada especialmente por sibilancias, tos y por una sensación de constricción torácica; se desencadena por la hiperreactividad ante diversos estímulos (como alérgenos o un rápido cambio en la temperatura del aire).

Astigmatismo   Defecto visual causado por un globo ocular con un radio diferente de su curvatura en orientaciones diversas, causa que las líneas verticales y horizontales tengan distancias focales distintas.

Astrocitos   Células gliales en el SNC que ayudan a formar la barrera hematoencefálica y que respaldan las funciones neuronales.

Ataxia   Incapacidad de coordinar la actividad muscular durante el movimiento voluntario; con frecuencia debido a trastornos en el cerebelo o las columnas posteriores de la médula espinal; puede afectar las extremidades, la cabeza o el tronco.

Atelectasia   Ausencia de intercambio de gases en los alveolos por su colapso o la consolidación del fluido que contienen.

Atención   Capacidad de concentrarse en un solo estímulo.

Ateroesclerosis   Engrosamiento de las paredes arteriales por la formación de placas de colesterol que posiblemente lleve al bloqueo.

ATPasa   Enzima o sistema de transporte de membrana que hidroliza el trifosfato de adenosina (ATP) en difosfato de adenosina y fosfato libre. Las ATPasas de tipo P son fosforiladas durante la hidrólisis del ATP y se encuentran en la membrana plasmática; las ATPasas de tipo V se encuentran en estructuras vacuolares intracelulares; las ATPasas de tipo F se localizan en la membrana interna de la mitocondria y sintetizan ATP, más bien que hidrolizarlo.

ATPasa de actomiosina   Entidad enzimática formada por la interacción de actina y miosina que hidroliza el trifosfato de adenosina y convierte su energía química en un cambio mecánico.

ATPasa de H⁺   (Bomba de protones) localizada en las membranas de los lisosomas y el aparato de Golgi, que impulsa protones del citosol a los organelos para mantener su interior más ácido que el citoplasma; clasificadas como ATPasas de tipo V porque fueron descubiertas por primera vez en estructuras vacuolares intracelulares; ahora se sabe que también existen en las membranas plasmáticas.

ATPasa de H⁺/K⁺   Bomba iónica presente en la membrana de la célula parietal apical (luminal), que participa en la secreción de ácido clorhídrico por el estómago.

ATPasa de Na⁺/K⁺   Proteína de la membrana plasmática que utiliza la energía de la hidrólisis del trifosfato de adenosina para transportar tres iones de Na⁺ fuera de la célula, en tanto ingresa dos iones de K⁺; es una ATPasa de tipo P porque la proteína se fosforila durante el ciclo de transporte.

ATPasa de tipo F   Bomba de protones localizada en la membrana mitocondrial interna que sintetiza trifosfato de adenosina con uso de la energía almacenada en un gradiente de protones que cruza la membrana mitocondrial interna de afuera al interior de acuerdo con su gradiente electroquímico; también llamada sintasa de ATP.

ATPasa de tipo P   *Véase* ATPasa.

ATPasa de tipo V   *Véase* ATPasa.

Atresia   Degeneración de los folículos del ovario.

Aumento del volumen regulatorio (AVR)   Mecanismo por el que entran agua y solutos a la célula para corregir una disminución previa de volumen resultante de la salida osmótica de agua.

Aurícula derecha   Cámara superior derecha del corazón que recibe todo el aporte venoso sanguíneo que retorna de los órganos, aparatos y sistemas del cuerpo. Se vacía en el ventrículo derecho a través de la válvula tricúspide.

Aurícula izquierda   Cámara muscular superior izquierda del corazón que recibe sangre de las venas pulmonares y la envía a través de la válvula mitral hacia el ventrículo izquierdo.

Autoinjerto   Tejido de la misma persona trasplantado a una nueva posición.

Autoinmunidad   Trastorno del organismo en el que se establece un ataque contra sus propias células y tejidos.

Automaticidad   Propiedad de las células cardiacas que les dota de la capacidad de generar sus propios potenciales de acción.

Autorreceptor   Receptor que se encuentra en la membrana presináptica y responde al neurotransmisor liberado por la neurona, por lo general relacionado con la regulación de la síntesis o secreción de neurotransmisores por retroalimentación.

Autorregulación En el aparato cardiovascular, la capacidad de un órgano de mantener un flujo sanguíneo casi normal ante cambios de la presión de perfusión.

Autotolerancia *Véase* Tolerancia inmunológica.

Axón posganglionar Neuroeje de una neurona autónoma posganglionar.

Axón preganglionar Neuroeje de una neurona autónoma preganglionar.

Axonema Principal centro de un flagelo, constituido por dos microtúbulos centrales rodeados por nueve pares de microtúbulos.

Axones Fibras que transportan impulsos desde el pericarion de una neurona.

Axones secundarios (de tipo II) Axones aferentes de fibras nucleares del huso muscular de diámetro más pequeño que las terminaciones primarias (de tipo I).

Azul de metileno Componente decolorante sanguíneo, como la tinción de Wright.

Bajada de leche Reflejo que se desencadena cuando un lactante succiona el pecho y en el que los pequeños nervios que rodean el pezón se estimulan para liberar la leche de los conductos.

Balsas de lípidos "Microdominios" muy organizados que flotan libremente dentro de la membrana plasmática y corresponden a agregados de esfingolípidos y colesterol; sirven para compartimentar prolongaciones celulares actuando como centros de organización para el ensamblaje de moléculas señal, que influyen en la fluidez y el tránsito de proteínas de la membrana y regula la neurotransmisión y el traslado de receptores.

Banda A Franja de un miofilamento muscular que se observa oscura al microscopio y contribuye al aspecto estriado de los músculos; contiene miosina y proyecciones superpuestas de actina.

Banda I Banda de miofilamentos de actina en el músculo que muestra baja densidad al microscopio y contribuye al aspecto estriado; isotrópica.

Barorreceptores Término general en fisiología cardiovascular que se aplica a los receptores sensoriales utilizados por el organismo para la detección de cambios en la presión intravascular o camerular. Funcionalmente son receptores de estiramiento que se localizan en el arco aórtico, los senos carotídeos, la aurícula derecha, la vena cava y las arterias pulmonares. El aumento de la elasticidad provocado por un aumento de la presión arterial estira los receptores y aumenta su frecuencia de disparo. Actúan como sensores de alta presión que intervienen en el control de la presión arterial en la circulación sistémica y como sensores sustitutos del control del volumen sanguíneo en el lado derecho de la circulación.

Barorreceptores aórticos Terminaciones nerviosas dispersas en la pared del arco aórtico que perciben la distensión y, por lo tanto, sirven como receptores sensoriales de los cambios en la presión arterial.

Barorreceptores cardiopulmonares Receptores localizados en el lado derecho de la circulación, que perciben cambios en el volumen sanguíneo circulante o central a través de los efectos del volumen sobre la distensión de los receptores. Desencadenan mecanismos para estimular la pérdida de sal y agua siempre que el volumen sanguíneo central sea excesivo; también conocidos como receptores de "baja presión o volumen".

Barorreceptores del seno carotídeo Terminales nerviosas dispersas en la pared del seno carotídeo, que perciben la distensión y, por lo tanto, sirven como receptores sensoriales de cambios en la presión arterial.

Barrera de filtración glomerular Estructuras que separan el plasma sanguíneo y el espacio urinario de la cápsula de Bowman, a saber, endotelio capilar más membrana basal glomerular más podocitos. Esta barrera es clave para evitar que la mayoría de las proteínas plasmáticas y todos los elementos celulares de la sangre pasen del plasma a la orina.

Barrera hematoencefálica Sistema de barreras anatómicas y de transporte que controla el ingreso y la velocidad de transporte de sustancias hacia el espacio extracelular cerebral desde el lecho capilar.

Barrera hematoplacentaria Barrera entre las membranas de las vellosidades placentarias y la acumulación de sangre materna subyacente que yace sobre el revestimiento uterino erosionado bajo la placenta que regula la transmisión de sustancias de la circulación materna al feto.

Base Sustancia que se puede unir a un ion hidrógeno o aceptarlo.

Basófilos Granulocitos de la serie mieloide que participan en la inflamación y las reacciones alérgicas inmediatas.

Basolateral Sitio de la célula o membrana plasmática en interacción con el aporte sanguíneo.

Benzodiacepinas Fármacos usados para tratar la ansiedad, que pueden actuar sobre receptores del neurotransmisor ácido γ aminobutírico.

Beriberi Trastorno del sistema nervioso y el corazón caracterizado por anorexia debida a una deficiencia de tiamina.

Beta globulina *Véase* β globulina.

Bicapa lipídica Estructura formada por el ensamblaje espontáneo de moléculas anfipáticas de lípidos en una solución acuosa; las regiones hidrofóbicas o ácidos grasos se ocultan en el interior y los grupos de cabezas hidrofílicas se encuentran en el exterior, en contacto con la solución.

Biguanidas Clase de fármacos que se usa en el tratamiento de la diabetes tipo 2, que disminuyen la glucosa plasmática debido a sus efectos sobre los tejidos periféricos; principalmente el hígado.

Bilirrubina El principal pigmento de la bilis; compuesto de color naranja, producto terminal de la fragmentación de la hemoglobina en el sistema monocito-macrófago del bazo, la médula ósea y el hígado.

Bilis Líquido alcalino oscuro, de color marrón verdoso, que contiene micelas de sales biliares que solubilizan el colesterol, las vitaminas liposolubles, los ácidos grasos libres y 2 monoglicéridos. Son necesarios para la absorción de moléculas grasas por el intestino delgado.

Biliverdina Metabolito verde producto del catabolismo de la hemoglobina.

Biotina Coenzima de las enzimas carboxilasa, transcarboxilasa y descarboxilasa, que tiene una participación importante en el metabolismo de lípidos, glucosa y aminoácidos.

Biselado En la fisiología renal, el redondeo en la esquina de la gráfica que relaciona la resorción tubular o la secreción de una sustancia con su concentración plasmática arterial, resultado en parte del hecho de que algunas nefronas alcanzan su máximo tubular antes que otras.

Blastocisto Etapa en el desarrollo embrionario después de la de mórula, que consta de una masa celular interna, una capa trofoblástica externa y un blastocele.

Blastocito multipotencial Como el hematoblasto hematopoyético, puede dar origen a diferentes células especializadas.

Blastómeras Células producidas por la división mitótica de un cigoto.

Bloqueo auriculoventricular completo Cualquier trastorno donde ningún potencial de acción de las aurículas alcanza los ventrículos. Suele surgir por impedimento del paso del estímulo en el ámbito del nodo auriculoventricular y da como resultado que las aurículas y los ventrículos tengan dos ritmos diferentes.

Bloqueo auriculoventricular de segundo grado Cualquier condición en la que algunos potenciales de acción de las aurículas, no todos, alcanzan los ventrículos. Suele surgir por bloqueo en el ámbito del nodo auriculoventricular y da como resultado una frecuencia cardiaca irregular.

Bloqueo cardiaco de primer grado Transmisión más lenta de lo normal de los potenciales de acción de las aurículas a los ventrículos. Se revela en un registro electrocardiográfico como un intervalo PR > 0.2 segundos, pero con cada onda P seguida por un complejo QRS.

Bloqueo cardiaco de segundo grado Bloqueo parcial de las señales eléctricas del nodo SA a los ventrículos.

Bloqueo de difusión Aumento anormal de la distancia de difusión entre la membrana alveolocapilar o disminución en la permeabilidad alveolocapilar que causa disminución de la captación de oxígeno por los pulmones (hipoxemia); el edema pulmonar es una de las principales causas de bloqueo de la difusión y se caracteriza por una Pao_2 baja, elevación de $Paco_2$ y un gradiente alto $A\text{-}ao_2$.

Bloqueo de la progesterona Mantenimiento de la quietud uterina durante la gestación por la progesterona, para prevenir el parto prematuro.

Bloqueo de rama derecha del haz de His Condición en que la transmisión de potenciales de acción está bloqueada en la rama derecha del haz de His.

Bloqueo de rama izquierda del haz de His Condición en que se bloquea la transmisión de los potenciales de acción en la rama izquierda del haz de His.

Bocio Glándula tiroides crecida.

Bocio tóxico difuso Crecimiento de la glándula tiroides que secreta hormonas tiroideas a una velocidad acelerada.

Bolsa de Rathke Evaginación del ectodermo bucal a partir de la cual se forma la adenohipófisis.

Bomba antral Es la principal porción de órgano digestivo del estómago. Segrega HCl, pepsinógeno y gastrina. El bombeo antral se refiere a la acción de propulsión/retropulsión hacia delante y hacia atrás del contenido del estómago, denominada trituración, que mezcla mecánicamente y descompone físicamente los alimentos en el estómago.

Bomba de calcio Estructura enzimática que utiliza la energía generada por la hidrólisis del trifosfato de adenosina para transferir iones de calcio fuera del citoplasma, o en el caso de las células musculares, del citoplasma al retículo sarcoplásmico; también conocida como ATPasa de Ca^{2+}.

Bomba de protones *Véase* ATPasas de H^+.

Bomba iónica Proteína integral de la membrana que usa energía derivada de la hidrólisis del trifosfato de adenosina para promover el movimiento de iones a través de la membrana contra un gradiente electroquímico, por ejemplo, ATPasa de Na^+/K^+.

Botón La terminación axónica especializada de las neuronas, donde se liberan los neurotransmisores; también *terminal presináptico*.

Bradicardia Ritmo cardiaco más lento de lo normal.

Bradicardia sinusal Disminución de la frecuencia cardiaca causada por efectos fisiológicos normales en el nodo sinoauricular.

Bradicinina Hormona nanopeptídica que causa contracción de desarrollo lento del músculo liso intestinal y bronquiolos, vasodilatación y aumento de la excreción del sodio renal.

Brecha aniónica Diferencia (en mEq/L) entre el $[Na^+]$ y la suma de $([Cl^-] + [HCO_3^-])$ en el plasma.

Brecha osmótica Diferencia entre la osmolalidad real del plasma medida en un laboratorio clínico y la estimación dada por los cálculos osmóticos.

Bronquio Bifurcación de la vía aérea o de las dos divisiones primarias de la tráquea, que conducen, respectivamente, hacia los pulmones derecho e izquierdo.

Bronquiolos Pequeñas y delgadas vías aéreas que carecen de cartílago y están sujetas a las presiones pulmonares; son ramas de los bronquios y terminan con ingreso a los sacos circulares llamados alveolos.

Bronquiolos terminales Las vías aéreas más pequeñas en la zona de conducción.

Bronquitis Inflamación de los bronquios.

Bulbo olfatorio Estructura de arquitectura neuronal compleja de estratos múltiples localizada en el cerebro anterior, que sirve como estación de relevo para transmitir información de la nariz al cerebro.

Bulbos linfáticos Extremos ciegos de los tubos linfáticos de donde se originan los vasos linfáticos en la microcirculación.

Bulimia Un trastorno conductual que implica la distorsión de la imagen corporal y un deseo obsesivo por disminuir de peso, donde las crisis de abuso extremo de alimentos son seguidas por depresión y vómito autoinducido, purgas o ayuno.

Cadena simpática Componente del sistema nervioso autónomo compuesto por axones aferentes y eferentes viscerales generales que permite el control involuntario de las funciones corporales a través del hipotálamo.

Cadenas ligeras esenciales Pequeños constituyentes proteínicos de la molécula de miosina necesarios para su función (pero no para su regulación).

Cadenas ligeras regulatorias Pequeños constituyentes proteínicos de la molécula de miosina que regulan su interacción con la actina.

Caja costal La formada por 12 pares de costillas unidas a la columna vertebral.

Calciferoles Vitaminas liposolubles que ayudan al organismo a absorber el calcio y el fósforo.

Calcitonina (CT) Hormona secretada por la tiroides que disminuye el calcio sanguíneo; también conocida como tirocalcitonina.

Cálculo biliar Concreción cristalina formada en la vesícula por acumulación de componentes biliares; estos cálculos se forman en la vesícula, pero pueden expulsarse distalmente hacia otras partes de las vías biliares, como el canal cístico, el canal biliar común, el canal pancreático o la ampolla de Vater.

Calicreína Proteasa de serina que actúa sobre péptidos endógenos presentes en los líquidos corporales para liberar lisil-bradicinina (calidina), que causa dilatación de los vasos sanguíneos.

Calidina *Véase* Lisil-bradicinina.

Calmodulina (CaM) Pequeña proteína de unión a calcio que le confiere a éste la capacidad de señalización intracelular, por ejemplo, el complejo de calcio-calmodulina se une a la cinasa de la cadena ligera de miosina en el músculo liso para promover su activación.

Calor latente de evaporación Energía requerida para contrarrestar las fuerzas moleculares de atracción entre las partículas de un líquido y llevarlo al estado de vapor, donde estas atracciones son mínimas.

Calorimetría directa Medición del índice metabólico de un organismo por cuantificación de la cantidad de energía liberada como calor en un periodo determinado.

Calorimetría indirecta Medición del índice metabólico de un organismo por cálculo de su captación de oxígeno, asumiendo que quemar una caloría (kilocaloría) requiere 208.06 mL de oxígeno.

Calostro Líquido poco espeso, amarillo, lechoso, secretado por las glándulas mamarias unos cuantos días antes o después del parto.

Canal aniónico dependiente del voltaje (CADV) Canal mitocondrial para la difusión de metabolitos a través de la membrana externa del organelo.

Canal aniónico dependiente del voltaje mitocondrial (CADVM) Canal para la difusión de metabolitos a través de la membrana externa de la mitocondria.

Canal arterioso Conexión entre vasos arteriales fetales que desvía la sangre proveniente de la arteria pulmonar hacia la aorta.

Canal de K^+ dependiente de ATP (K_{ATP}) Familia de canales de K^+ que se inhiben por la unión del trifosfato de adenosina intracelular.

Canal de liberación de calcio Canal de membrana en el retículo sarcoplásmico a través del cual los iones de calcio salen hacia el citoplasma.

Canal de sodio epitelial (ENaC) Canal a través del cual el Na^+ ingresa a la célula del canal colector durante la regulación de K^+.

Canal intercalado Uno de los tres que contribuyen al salivón de la glándula submandibular humana. Estos canales intercalados se conectan con el canal estriado que en un momento dado se vacía en el canal excretor.

Canal iónico Poro a través de la membrana plasmática, constituida por varias subunidades polipeptídicas que se extienden a través de la membrana y contienen una compuerta que determina si el canal está abierto o cerrado; regula el flujo de iones a través de la membrana en todas las células.

Canal venoso Conexión de vasos sanguíneos fetales entre las venas umbilical y cava inferior, que desvía sangre oxigenada hacia la última sin pasar por el hígado.

Canales de Ca^{2+} de tipo L Canales regulados por voltaje que conducen principalmente corrientes de Ca^{2+} despolarizantes hacia las células miocárdicas y el tejido nodal durante la fase 2 del potencial de acción. Las compuertas se abren y cierran por despolarización de la membrana en una forma análoga a la observada en los canales de sodio regulados por voltaje, excepto que su cinética de abertura y cierre es más lenta.

Canales de calcio activados por distensión Canales exclusivos del calcio que se encuentran en la membrana plasmática de células de músculo liso vasculares, que se abren cuando la célula o arteria que los contiene se distiende. Esto da como resultado la entrada de calcio y la contracción del músculo liso de la arteria. Este canal es una entidad separada de ligando o canales de calcio regulados por voltaje en el músculo liso y se cree encargada en la respuesta contráctil miógena en las arterias, cuando se exponen a un aumento de la presión en su interior.

Canales de escape Canales que siempre están abiertos y permiten el paso de iones de sodio (Na^+) y potasio (K^+) a través de la membrana, para mantener el potencial de membrana en reposo a -70 mV; también llamados *canales pasivos*.

Canales de potasio con rectificación al exterior Canales iónicos en la membrana miocárdica encargados de establecer corrientes hiperpolarizantes de K^+ o de salida en las células miocárdicas, que dan como resultado la repolarización celular durante la fase 3 del potencial de acción de las células miocárdicas.

Canales de potasio de rectificación interna Canales iónicos encargados de establecer corrientes de potasio hiperpolarizantes que constituyen la principal determinante del potencial de membrana en reposo en células miocárdicas. La denominación "interna" es una convención electrofisiológica que se refiere al hecho de que los canales dan lugar a corrientes de potasio con mayor facilidad al interior que al exterior, aunque estas corrientes de potasio al interior nunca ocurren en las células miocárdicas.

Canales excretores Parte de la red de canales de las glándulas salivales revestida por células cilíndricas y que participa en la modificación de la composición iónica de la saliva.

Canales galactóforos Principales canales lácteos.

Canales iónicos de potencial receptor transitorio (PRT) Familia de canales iónicos débilmente relacionados, con una permeabilidad iónica no selectiva a los cationes, incluidos sodio, calcio y magnesio.

Canales iónicos dependientes de ligando Canales iónicos presentes en los receptores de membrana que abren (o cierran) cuando se une un ligando.

Canales iónicos regulados por voltaje Poros selectivos para iones ubicados en la membrana de células excitables, que abren (o cierran) en respuesta a un cambio en el potencial de membrana.

Canales iónicos no regulados Poros en la membrana que permiten que los iones fluyan de acuerdo a factores electroquímicos.

Canales mesonéfricos (de Wolff) Canales que dan origen al epidídimo, el canal deferente, las vesículas seminales y los canales eyaculadores en el hombre.

Canales paramesonéfricos (de Müller) Canales que se fusionan en la línea media y se desarrollan en oviductos, útero y cuello uterino y la porción superior de la vagina.

Canales semicirculares Tres tubos llenos de líquido con orientación ortogonal en el aparato vestibular.

Canalículos Pequeños canales rellenos que se infiltran en las placas óseas en remodelación (osteoide). Contienen osteocitos que transfieren calcio del interior del hueso al líquido extracelular mediante un proceso denominado osteólisis osteocítica.

Canalitos Detritos u otolitos en la luz de uno de los canales semicirculares, que con frecuencia causan vértigo.

Capa de agua sin agitar Estrato de fluido poco agitado que cubre la superficie de las vellosidades intestinales y disminuye la absorción de productos de la digestión de lípidos.

Capa de gel mucoso Capa que cubre la superficie de la mucosa gástrica que contiene bicarbonato y neutraliza el ácido, evitando así el daño de las células de la mucosa.

Capa del estroma Parte del endometrio uterino, la más cercana al miometrio.

Capa granulosa Estrato nuclear de la corteza cerebral rico en interneuronas.

Capa leucocítica Fracción de una muestra de sangre anticoagulada después de la centrifugación, que contiene la mayoría de los leucocitos y plaquetas.

Capacidad de difusión (CD) Valor calculado utilizado para caracterizar la capacidad general de los pulmones para absorber gases de los alveolos. Se determina midiendo la captación difusional de CO por los pulmones (una molécula de difusión limitada) en la "prueba de respiración única". La prueba es sensible a cualquier factor que altere la difusión de gases en los pulmones, como la pérdida de alveolos, el aumento de la distancia de difusión entre los alveolos y los capilares pulmonares o la reducción del número de capilares alveolares perfundidos. Las reducciones de la capacidad de difusión se producen con el neumotórax, el cáncer de pulmón, las enfermedades pulmonares infiltrativas, las neumonías, el edema pulmonar y la extirpación quirúrgica de partes del pulmón.

Capacidad de difusión pulmonar Un medio para medir los cambios en la capacidad de difusión de los gases en general a través de la membrana respiratoria. Suele determinarse mediante la prueba de respiración única para la capacidad de difusión de CO. La disminución de la capacidad indica una reducción de la superficie alveolar o capilar o un aumento de las distancias de difusión pulmonar, estas últimas causadas con mayor frecuencia por edema pulmonar e infiltrados infecciosos.

Capacidad de fijación de hierro no saturado (UIBC) Cantidad calculada de transferrina no ocupada por el hierro; la UIBC equivale a la capacidad total de unión de hierro menos el hierro.

Capacidad de transporte de oxígeno (CTO) Cantidad máxima de oxígeno (mL/dL) que se arrastra en 100 mL de sangre.

Capacidad funcional residual (CFR) Volumen de aire restante en los pulmones al final de una respiración normal.

Capacidad pulmonar total (CPT) Volumen total de aire en los pulmones al final de la inspiración máxima.

Capacidad total de fijación de hierro (TIBC) Prueba de análisis de la cantidad de hierro necesaria para unirse a toda la transferrina.

Capacidad vital (CV) Máximo volumen de aire que se puede exhalar; la suma de los volúmenes de reserva espiratoria, de ventilación pulmonar y de reserva inspiratoria (nótese que esta cifra es la misma que la capacidad vital forzada).

Capacidad vital forzada (CVF) Máximo volumen de aire que se exhala de manera forzada después de una inhalación máxima.

Capacitación Maduración de los espermatozoides en el aparato genital femenino, que implica la pérdida de la glucoproteína de superficie, lípidos y un aumento de motilidad.

Capacitancia Capacidad de una estructura de almacenar o mantener una carga eléctrica El capacitor biológico es la bicapa lipídica de la membrana plasmática que separa dos regiones conductoras, los líquidos extracelular e intracelular.

Capacitancia vascular Medida del volumen contenido en un segmento de un vaso sanguíneo o varios, por unidad, medida en mL/mm Hg, de la presión transmural.

Capilares Los elementos más pequeños del sistema vascular, constituidos por una sola capa de células endoteliales. Son el principal sitio de transporte entre la circulación sanguínea y el líquido extracelular que rodea a los tejidos. Los capilares se pueden unir estrechamente o presentar aberturas intermitentes en su pared, dependiendo del órgano del que provengan.

Cápsula de Bowman Parte inicial de la nefrona que forma un saco en forma de copa que rodea el glomérulo.

Cápsula interna Vía para las neuronas del haz corticoespinal dentro de la materia blanca cerebral profunda.

Captación de oxígeno Transferencia de oxígeno de los capilares a los tejidos de los órganos sistémicos y de los alveolos a la sangre capilar pulmonar.

Caracol o cóclea Estructura ósea del oído interno que contiene el órgano de Corti, que es el transductor organizado de las vibraciones sonoras en impulsos nerviosos.

Características sexuales secundarias Estructuras externas típicas del sexo masculino y el femenino.

Carbaminohemoglobina Compuesto de hemoglobina y dióxido de carbono, una de las formas en que se transporta este último por la sangre.

Carbohidrato plasmático Fuente de energía unida covalentemente a una molécula lipídica como las que se encuentran en las membranas celulares.

Carboxicinasa de fosfoenolpiruvato (PEPCK) Enzima de la vía gluconeogénica que cataliza la conversión de oxalacetato a fosfoenolpiruvato.

Carboxihemoglobina (Hbco) Hemoglobina unida al monóxido de carbono.

Carboxilasa de fosfoenolpiruvato Enzima de la familia de las carboxilasas que cataliza la adición de un bicarbonato al fosfoenolpiruvato para formar el compuesto de cuatro carbonos, oxalacetato.

Carboxilasa de piruvato Enzima de la clase ligasa que cataliza la carboxilación irreversible del piruvato para formar oxalacetato.

Carboxipeptidasa A Proteasa pancreática exopeptídica que se encuentra en el jugo pancreático y es específica en su acción de escisión o corte en el terminal carboxilo de polipéptidos para producir los productos finales de la digestión de proteínas, aminoácidos y pequeños péptidos.

Carboxipeptidasa B Proteasa pancreática exopeptídica que se encuentra en el jugo pancreático y es específica en su acción de escisión o corte en el terminal carboxilo de polipéptidos, para producir los productos finales de la digestión de proteínas, aminoácidos y pequeños péptidos.

Carboxipolipeptidasa Enzima pancreática que convierte péptidos en aminoácidos.

Carcinoma medular de tiroides (CMT) Forma de carcinoma tiroideo que se origina en las células parafoliculares (células C), que producen la hormona calcitonina. Los tumores medulares son los terceros más frecuentes de todos los cánceres de tiroides y, en conjunto, representan alrededor de 3% de todos los casos de cáncer de tiroides.

Carga filtrada Cantidad de una sustancia por unidad de tiempo que se filtra por los glomérulos y, por lo tanto, se presenta en los túbulos; para una sustancia libremente filtrable es equivalente al producto de su concentración plasmática y la tasa de filtración glomerular.

Cascada de la coagulación Par de vías (intrínseca y extrínseca) donde una serie de reacciones finalmente da como resultado un coágulo de fibrina estable.

Cascada de señales Serie de reacciones bioquímicas en las que los productos de una reacción se consumen en la siguiente.

Caspasas Familia de proteasas de cisteína-ácido aspártico, involucradas en la apoptosis, la necrosis y la muerte celular.

Catalasa Enzima que protege a las células por catálisis del peróxido de hidrógeno.

Catarata Aumento de la opacidad del cristalino ocular.

Catecol-*O*-metiltransferasa (COMT) Enzima que degrada a las catecolaminas por metilación del grupo 3-OH de su anillo catecol.

Catéter manométrico La manometría intestinal es la medición de las presiones intraluminales en un segmento del intestino para estudiar su función motora: las contracciones de los músculos dentro o alrededor de la pared intestinal producen ondas de presión intraluminal que se detectan por manometría.

Catión Ion o grupo de ellos con una carga positiva y que característicamente se dirigen hacia el electrodo negativo en la electrólisis.

Caveolas Microdominios o balsas de lípidos que contienen la proteína caveolina y forman una invaginación en la membrana plasmática.

Caveolina Miembro de una familia de proteínas integrales de membranas, presentes en balsas de lípidos (denominadas caveolas) e involucradas en la endocitosis independiente de receptor.

Cavidad torácica Cavidad que aloja a los pulmones.

CD Conjunto de diferenciación; formado por diversas moléculas de la membrana plasmática utilizadas como marcadores celulares.

Célula α Uno de los cinco tipos de células que se encuentran en los islotes de Langerhans del páncreas endocrino; produce la hormona glucagón.

Célula β Uno de los cinco tipos de células que se encuentran en los islotes de Langerhans del páncreas endocrino; produce las hormonas insulina y amilina.

Célula δ Uno de los cinco tipos de células que se encuentran en los islotes de Langerhans del páncreas endocrino; produce la hormona somatostatina.

Célula bastón Uno de los dos tipos de células fotorreceptoras de la retina del ojo.

Célula bipolar Como parte de la retina se encuentra entre los fotorreceptores (conos y bastones) y las células ganglionares, y actúa directa o indirectamente para transmitir señales de los fotorreceptores a las células ganglionares.

Célula cebada Célula del tejido conectivo en el intestino que libera señales paracrinas, como la histamina, que actúan en los receptores de neuronas intestinales; funcionalmente se parece a un basófilo.

Célula de Burr Glóbulos rojos que presentan una membrana celular anormal con picos cortos y espaciados de manera uniforme en su superficie; también se denominan *equinocitos*.

Célula de Langerhans Células epidérmicas dendríticas presentes en los ganglios linfáticos y otros órganos.

Célula de memoria Linfocito T o B que reconoce antígenos con los que tuvo contacto antes.

Célula de Schwann Célula glial en el SNP que produce una vaina de mielina alrededor de axones neuronales en la periferia.

Célula de Sertoli Célula que se encuentra en grandes cifras revistiendo los túbulos del testículo que produce espermatozoides, provee respaldo y nutrición a los espermatozoides en desarrollo.

Célula dendrítica Fagocito; célula presentadora de antígenos en epitelios y sangre.

Célula ε Uno de los cinco tipos de células que se encuentran en los islotes de Langerhans del páncreas endocrino; produce ghrelina.

Célula ganglionar Tipo de neurona localizada cerca de la cara interna (la capa de células ganglionares) de la retina ocular que recibe la información visual desde fotorreceptores a través de células bipolares y amacrinas.

Célula I Tipo de célula endocrina del intestino delgado que libera colecistocinina.

Célula mesangial Célula especializada que se encuentra entre asas capilares en el glomérulo, que tiene funciones de sostén, fagocíticas y contráctiles.

Célula multipolar Célula que se asemeja a una célula embrionaria y no tiene una característica morfológica o funcional específica.

Célula plasmática Aquella derivada de un linfocito B que secreta anticuerpos.

Célula satélite La precursora de una célula muscular.

Célula T Tipo de linfocito con receptores de membrana específicos para reconocer antígenos peptídicos.

Células acinares Las principales células que se encuentran en el páncreas exocrino y participan activamente en la producción de enzimas.

Células alfa *Véase* célula α.

Células alveolares Células que secretan leche en la glándula mamaria.

Células amacrinas Interneuronas en la retina que se encargan de 70% de los estímulos de ingreso a las células ganglionares y que regulan a las células bipolares, que se encargan del otro 30% de estímulos de ingreso a las células ganglionares de la retina.

Células asesinas naturales (NK) Linfocito citotóxico y componente principal del sistema inmune; tiene una participación importante en el rechazo de tumores y de células infectadas por virus; elimina a las células al liberar perforina y granzima, que causan su muerte por apoptosis.

Células beta *Véase* célula β.

Células blanco 1) Eritrocito anormal con tinción central y una zona circundante pálida a manera de blanco de tiro; también conocida como codocito o leptocito; 2) célula que posee receptores específicos para una hormona particular.

Células caliciformes Células que sirven para secretar varias mucinas (mucoproteínas) que se encuentran en las secreciones intestinales.

Células centroacinares Las que revisten la luz de los acinos, que modifican la composición de los electrolitos de las secreciones pancreáticas.

Células ciliadas Ubicadas dentro del órgano de Corti y el aparato vestibular, son células mecanosensibles.

Células cromafines Células de la médula suprarrenal que sintetizan y liberan epinefrina.

Células cuasienterocromafines (CCE) Células neuroendocrinas especiales localizadas sobre todo en las regiones secretoras de ácido del estómago, que se cree son fuente de histamina.

Células D Células endocrinas en el antro que producen somatostatina, una hormona gastrointestinal que inhibe la secreción de gastrina y, por lo tanto, la de ácido, por el estómago.

Células de Ito Aquellas perisinusoidales que contienen gotitas de lípidos en el citoplasma y que actúan para el almacenamiento de grasa en el hígado. Durante un proceso inflamatorio estas células tienen la capacidad de transformarse en miofibroblastos, que secretan colágeno hacia el espacio de Disse y regulan la presión porta sinusoidal por contracción o relajación. Las células de Ito pueden involucrarse en la fibrosis patológica del hígado; también conocidas como células estrelladas.

Células de Kupffer Uno de los tipos celulares que revisten los sinusoides hepáticos; macrófagos residentes del "sistema fijo monocito-macrófago" que actúan para retirar por endocitosis de la circulación todo material no deseado (bacterias, partículas virales etc.).

Células de la granulosa antrales Aquellas que revisten la cavidad antral de un folículo de Graaf.

Células de la granulosa del cúmulo ovárico Las células de la granulosa que rodean al ovocito en un folículo de Graaf.

Células de la granulosa luteinizadas Células que se encuentran en el cuerpo amarillo y se forman a partir de las células de la granulosa.

Células de la pregranulosa Células que rodean al ovocito en un folículo primordial.

Células de Leydig Células de los túbulos seminíferos de los testículos que producen testosterona.

Células de Paneth Localizadas en el tracto digestivo, contienen zinc y lisozima, así como grandes gránulos eosinofílicos y refractantes dentro de su citoplasma apical; se desconoce su función exacta, pero debido a la presencia de lisozima es posible que las células de Paneth contribuyan a las defensas del hospedador y la protección de células inmaduras intestinales; cuando son expuestas a bacterias o sus antígenos, las células de Paneth secretan varias lisozimas hacia la luz de la cripta, contribuyendo así al mantenimiento de la barrera gastrointestinal.

Células de Purkinje Las neuronas más grandes del cerebelo, fuente de axones cerebelosos eferentes.

Células del epéndimo Gliocitos que ayudan a formar la barrera hemato-LCR.

Células delta *Véase* Célula δ.

Células endocrinas Células especializadas que segregan hormonas a la sangre.

Células enterocromafines Células enteroendocrinas localizadas en el epitelio de la mucosa del tubo digestivo y las vías respiratorias que secretan casi toda la serotonina del cuerpo; las células son estimuladas a nivel del borde en "cepillo" de la mucosa para liberar 5-hidroxitriptamina como señal paracrina para las neuronas del sistema nervioso intestinal.

Células enteroendocrinas Células que se encuentran en todo el tubo digestivo y producen hormonas y señales paracrinas dirigidas a las neuronas intestinales y sensoriales.

Células épsilon *Véase* célula ε.

Células estrelladas hepáticas Células especializadas que almacenan vitamina A y se localizan en el espacio de Disse del hígado.

Células excitables Células como las neuronas y las musculares, con membranas capaces de dar origen a potenciales de acción y la propagación de impulsos.

Células F Uno de los cinco tipos de células que se encuentran en los islotes de Langerhans del páncreas endocrino; éstas producen el polipéptido pancreático.

Células G Células neuroendocrinas presentes en el estómago y localizadas predominantemente en el antro, que sintetizan la hormona gastrina, que estimula la secreción de ácido por el estómago.

Células gliales Células no neuronales del sistema nervioso que median funciones metabólicas y de mielinización.

Células granulares Pericitos modificados de las arteriolas glomerulares; también conocidas como *células yuxtaglomerulares*.

Células horizontales Neuronas con interconexión lateral en la capa plexiforme externa de la retina de los ojos de mamífero que ayuda a integrar y regular los impulsos que ingresan desde múltiples células fotorreceptoras; encargadas de permitir que los ojos se ajusten a ver bien bajo luz brillante y tenue, así como otras funciones.

Células intercaladas Células en los túbulos conectores y colectores de las nefronas de los riñones que participan en el balance o equilibrio acidobásico.

Células intersticiales de Cajal (CIC) Células especializadas de origen mesodérmico que se cree constituyen marcapasos para las ondas eléctricas lentas intestinales.

Células madre hematopoyéticas Células inmaduras que pueden convertirse en diferentes células sanguíneas, como eritrocitos, leucocitos y plaquetas.

Células mioepiteliales Células que rodean a las células alveolares secretoras de leche, que se contraen y la expulsan del canal galactóforo en respuesta a la oxitocina.

Células mucosas Células que revisten toda la superficie de la mucosa gástrica y las aberturas de las glándulas cardiaca, pilórica y oxínticas del estómago; secretan moco y bicarbonato para proteger la superficie gástrica del ambiente ácido.

Células mucosas del cuello Uno de los varios tipos de células en las glándulas oxínticas. La región del cuello de la glándula es donde las células mucosas son más numerosas. Las células de la mucosa del cuello secretan moco.

Células murales de la granulosa Células adheridas a la membrana basal en un folículo de Graaf.

Células neurosecretoras (neuroendocrinas) Neuronas especializadas que convierten directamente una señal nerviosa en una señal hormonal.

Células osmorreceptoras Neuronas en el hipotálamo anterior estimuladas por el aumento de la osmolaridad de líquido extracelular; estimulan la liberación de arginina vasopresina y la sed cuando se encogen.

Células parafoliculares Células embebidas en la pared del folículo tiroideo que producen y secretan calcitonina.

Células parietales (oxínticas) Una de dos fuentes primarias de secreción gástrica; secretan ácido clorhídrico y factor intrínseco, un péptido crucial para la absorción de la vitamina B_{12}.

Células principales Células que residen en las glándulas oxínticas del estómago y secretan pepsinógeno.

Células propioespinales Interneuronas que conducen potenciales de acción entre segmentos espinales adyacentes.

Células S Tipo de células endocrinas en la mucosa intestinal que liberan secretina, inducida por la entrada de quimo ácido proveniente del estómago hacia el intestino delgado durante la fase intestinal de la digestión.

Células serosas Células que se encuentran en las glándulas salivales, contienen una abundancia de retículo endoplásmico rugoso y secretan enzimas digestivas.

Células tecaluteínicas Células que se encuentran en el cuerpo amarillo, formadas a partir de las células de la teca.

Células unipolares Células neuronales con sólo una prolongación que emana del soma.

Centro cardioacelerador Grupo de neuronas de la médula del que surgen los nervios simpáticos que envía impulsos a lo largo de estos nervios liberando norepinefrina que aumenta el ritmo y la fuerza de la contracción cardiaca.

Centro cardioinhibitorio Centro de control en el cerebro que disminuye la frecuencia cardiaca y la contractilidad activando los nervios parasimpáticos del corazón, aunque el efecto inotrópico negativo es pequeño y principalmente en las aurículas.

Centro de la sed Localizado en el hipotálamo anterior, cerca de las neuronas que producen y controlan la secreción de arginina vasopresina, donde se relevan impulsos a la corteza cerebral, de modo que la sed se convierta en una sensación consciente.

Centro vasomotor Porción del bulbo raquídeo que interviene en la regulación de la presión arterial sistémica.

Centros apneústicos Centro nervioso situado en la protuberancia inferior que controla la respiración normal.

Centros neumotóxicos Centro neuronal situado en la parte superior de la protuberancia que envía impulsos inhibitorios al centro respiratorio, que termina la inspiración y regula el volumen pulmonar inspiratorio y la frecuencia respiratoria.

Cerebelo Estructura del tronco encefálico importante para la coordinación de los movimientos.

Cerebrocerebelo Región de la corteza cerebelosa que recibe impulsos de la corteza cerebral, con actividad en el control de los músculos de las extremidades.

Cetoacidosis Condición patológica que se presenta en pacientes con diabetes, caracterizada por la presencia de grandes cantidades de ácido β-hidroxibutírico en sangre.

Cetoacidosis diabética Condición en la que las cifras extremadamente altas de glucosa junto con una falta importante de insulina dan como resultado la movilización de ácidos grasos y glicerol desde tejido graso con fines energéticos, junto con la consecuente acumulación de cetonas en sangre y orina.

Cetogenia Proceso por el que se producen cuerpos cetónicos como resultado del catabolismo de los ácidos grasos.

Cetonas Sustancias acidas producidas cuando el cuerpo utiliza grasa, en lugar de carbohidratos, para obtener energía.

Cetosis Condición observada en pacientes con diabetes y durante periodos de ayuno prolongado, que se hace notoria por cifras muy elevadas de cuerpos cetónicos circulantes.

Chispa de calcio Pequeña liberación localizada de calcio intracelular después de la activación de un canal de calcio dependiente de voltaje a nivel de la membrana plasmática: par de canales de liberación del calcio reticular sarcoplásmico.

Choque anafiláctico Reacción grave a un alérgeno (p. ej., alimentos, medicamentos, látex, veneno de insectos o vacunas).

Choque cardiogénico Enfermedad potencialmente mortal en la que el corazón es repentinamente incapaz de bombear suficiente sangre para satisfacer las necesidades del organismo.

Choque compensado Etapa del estado de choque donde los mecanismos normales dentro del cuerpo diseñados para elevar la presión arterial y restablecer volumen plasmático lo corrigen sin necesidad de intervención externa.

Choque de potencia Cambio conformacional en la molécula de miosina (puente cruzado) que provee la fuerza impulsora para la contracción muscular.

Choque distributivo Vasodilatación sistémica masiva que provoca una disminución del flujo sanguíneo al cerebro, el corazón y los riñones; también denominado shock vasodilatador. El volumen sanguíneo total no se ve comprometido, sino que se desplaza dentro de los compartimentos sanguíneos del organismo.

Choque espinal Disminución de la presión arterial resultado del traumatismo físico de la médula espinal.

Choque hipovolémico Pérdida grave de líquido o sangre del organismo que hace que el corazón sea incapaz de bombear sangre a los órganos vitales.

Choque irreversible Estado de choque donde la función de los órganos necesarios para mantener el gasto cardiaco y la presión arterial (corazón y cerebro) está tan comprometida, que la persona no puede sobrevivir incluso con una intervención médica rápida e intensiva.

Choque neurogénico Forma de colapso circulatorio provocado por la pérdida de tono neurogénico de venas y arterias secundaria a la inhibición o disfunción del SNC.

Choque obstructivo Choque circulatorio causado por una obstrucción aguda del flujo sanguíneo en los vasos centrales del corazón y los pulmones.

Choque progresivo Etapa del estado de choque en la que las funciones de los órganos necesarios para mantener el gasto cardiaco y la presión arterial (corazón y cerebro) está afectada, pero la persona puede sobrevivir con una intervención médica rápida e intensiva.

Choque séptico Disminución de la presión arterial asociada con la sobreproducción de óxido nítrico en el tejido afectado. Se caracteriza por flujo sanguíneo elevado innecesario hacia los órganos afectados, a expensas del de otros órganos corporales.

Choque térmico Hipertermia extrema, por lo general mayor de 40 °C, relacionada con una respuesta inflamatoria sistémica que provoca daño de órgano terminal con afección universal del sistema nervioso central. Por lo general se divide en variedades de ejercicio y clásica, que se definen por la causa subyacente, pero son clínicamente indistinguibles.

Cianosis Coloración azulosa de la piel y las membranas mucosas por la presencia de un exceso de hemoglobina desoxigenada en los vasos sanguíneos cerca de la superficie cutánea; es causada por una concentración baja de hemoglobina (> 5 g/dL) o por respirar una cantidad baja de oxígeno (hipoxia).

Ciclasa de guanililo (GC) Enzima que cataliza la conversión del trifosfato de guanosina a 3′,5′ monofosfato cíclico de guanosina y pirofosfato.

Ciclo de Krebs Serie de reacciones químicas mitocondriales que produce trifosfato de adenosina en presencia de O_2, un proceso denominado fosforilación oxidativa.

Ciclo de puentes cruzados Conjunto de reacciones que producen trabajo entre actina y miosina, consumen trifosfato de adenosina y dan origen a la contracción muscular.

Ciclo endometrial Ciclo vital del revestimiento endometrial del útero constituido por cuatro partes.

Ciclo menstrual Ciclo reproductivo mensual en el que ocurre una pérdida sanguínea uterina periódica.

Ciclooxigenasa (COX) Enzima que cataliza la conversión del ácido araquidónico en prostaglandinas.

Ciencia cognitiva Estudio interdisciplinario de cómo la información (p. ej., la concerniente a la percepción, el lenguaje, el habla, el razonamiento y la emoción) se representa y transforma en el cerebro.

Cifra de leucocitos Medida de la concentración de glóbulos blancos en la sangre, como índice del estado de estrés inmunológico del cuerpo.

Cifra de plaquetas (Plt) Se usa como punto de inicio para el diagnóstico de la hemostasis.

Cifra diferencial de leucocitos Porcentaje de los diferentes tipos de glóbulos blancos circulantes.

Cinasa de la cadena ligera de miosina (MLCK) Enzima dependiente del complejo calcio/calmodulina, que fosforila las cadenas ligeras de la miosina del músculo liso e inicia la contracción. En el músculo liso la fosforilación regula la tensión durante la contracción.

Cinasa de piruvato Enzima que cataliza la transferencia de un grupo fosforilo del fosfoenolpiruvato al difosfato de adenosina y da origen a una molécula de piruvato.

Cinasa de proteína G (PKG) *Véase* Cinasa de proteína dependiente de GMPc.

Cinesina Proteína motora que interacciona con los microtúbulos que participan en el transporte axónico anterógrado de organelos y vesículas (del extremo proximal al más distal de los microtúbulos), con base en la hidrólisis del trifosfato de adenosina.

Cininas   Mediadoras de la respuesta inflamatoria.

Cininógeno   Péptido endógeno presente en líquidos corporales que libera lisilbradicinina (calidina).

Circulación bronquial   Circulación que lleva sangre oxigenada a la zona de conducción (p. ej., las primeras 17 ramificaciones de las vías aéreas pulmonares), se origina en la aorta descendente y drena hacia la vena pulmonar.

Circulación enterohepática   Reciclado de sales biliares entre el intestino delgado y el hígado.

Circulación porta hipofisaria   Flujo sanguíneo especial del lóbulo anterior de la glándula hipófisis.

Circulación pulmonar   Circulación de los pulmones que perfunde la zona respiratoria y participa en el intercambio de gases alveolar.

Circulación sistémica   Circulación sin incluir la pulmonar.

Circunvolución   Eminencia sinuosa en la superficie cerebral.

Circunvolución del cíngulo   Zona de la corteza cerebral involucrada en el sistema límbico.

Cirrosis   Hepatopatía crónica caracterizada por la sustitución del tejido hepático normal por uno fibroso, como resultado de la transformación de las células estrelladas en miofibroblastos secretores de colágeno. Las células estrelladas depositan colágeno en los sinusoides, lo que causa pérdida de hepatocitos funcionales.

Cisternas terminales   Regiones laterales del retículo sarcoplásmico del músculo estriado, de las que se libera calcio y donde se almacena durante el reposo muscular; también llamadas sacos laterales.

Cistinuria   Trastorno autosómico recesivo relacionado con un defecto en el transporte de resorción de la cistina y los aminoácidos dibásicos, ornitina, arginina y lisina, por el riñón. La cistinuria también afecta al transportador en el intestino delgado.

Cisura   Hendidura en la superficie cerebral.

Cisura de Silvio   Un surco profundo en la cara externa de la corteza cerebral que separa al lóbulo frontal del parietal.

Cisura lateral (de Silvio)   Cisura profunda que separa al lóbulo temporal del frontal y los lóbulos parietales del cerebro.

Citocinas   Grupo de compuestos de señalización proteínicos similares a hormonas y neurotransmisores que se usan ampliamente en la comunicación intercelular.

Citocromo P-450   Complejo de proteínas que contienen hierro, encargadas de las reacciones de oxidación-reducción, que transforman un compuesto xenobiótico no polar en uno que es más polar, por introducción de uno o más grupos polares a la molécula. Este complejo particular contiene la enzima NADPH-citocromo P-450 reductasa, que se encarga de la reducción del complejo citocromo P-450 en proceso de metabolismo. Más recientemente denominado CYP.

Citocromo P-450 reductasa de NADPH (citocromo C reductasa de NADPH)   La enzima en el complejo del citocromo P-450 encargada de las reacciones de fase I de la biotransformación de fármacos Específicamente reduce al fármaco combinado con el citocromo P-450 para convertirlo en un compuesto más polar.

Citoesqueleto   Malla interna de proteínas adyacentes y adosadas a la membrana plasmática de la célula, que mantiene su forma y otras funciones.

Citosol   Líquido o matriz que se encuentra dentro de una célula viva.

Citotrofoblasto   Componente celular del trofoblasto, da origen al corion.

Clausura   Incapacidad para absorber proteínas intactas como resultado de la maduración intestinal.

Clomifeno   Fármaco para promoción de la fecundidad que estimula la producción de uno o más folículos y, por lo tanto, aumenta la posibilidad de un embarazo.

Coagulación   Proceso por el que la sangre se vuelve más viscosa y se espesa formando una masa coherente (coágulo sanguíneo).

Coagulación intravascular diseminada (CID)   Activación patológica de los mecanismos de coagulación que causa la formación de pequeños coágulos de sangre dentro de los vasos sanguíneos del cuerpo, causando isquemia tisular alterando así la coagulación normal y causando hemorragia anormal y posible disfunción de órganos.

Coágulo sanguíneo   Aglomeración gelatinosa de sangre que se forma cuando se produce una lesión en un vaso sanguíneo y actúa como tapón.

Cociente de intercambio respiratorio (R)   Relación entre el volumen de dióxido de carbono exhalado y el de oxígeno captado.

Cociente de tetania/contracción   Comparación entre la máxima contracción tetánica y la de una contracción aislada.

Cociente de ventilación/perfusión   Relación de la ventilación alveolar con el flujo sanguíneo alveolar-capilar en cualquier parte del pulmón; debido a que ambas, ventilación y perfusión, se expresan por unidad de volumen tisular y de tiempo, que se cancelan, las unidades se convierten en litros de gas por litros de sangre.

Cociente insulina/glucagón (I/G)   Respuesta fisiológica neta determinada por la concentración relativa de insulina y glucagón en el plasma sanguíneo.

Coeficiente de filtración capilar (CFC)   Constante que relaciona las fuerzas de Starling con el movimiento de agua a través de los capilares. Es una medida de cuánta agua puede fluir por unidad de tiempo por la presión positiva neta que desplaza líquido fuera de los capilares.

Coeficiente de partición   Medida de la solubilidad de una molécula en aceite, en comparación con la correspondiente en agua. El valor será elevado para una molécula liposoluble y bajo para una hidrosoluble.

Coeficiente de permeabilidad   Número que expresa la facilidad con que un soluto puede atravesar una membrana plasmática. Incluye factores como el grosor de la membrana y la liposolubilidad del soluto.

Coeficiente de reflexión   Medida de la permeabilidad relativa de una membrana particular a un soluto específico; se calcula como el cociente de la presión osmótica observado con el calculado a partir de la ley de van't Hoff; también equivalente a 1 menos el cociente de las superficies eficaces de poros disponibles para solutos y solventes.

Coeficiente de ultrafiltrado glomerular (K_f)   Producto de ambas, la conductividad hidráulica (permeabilidad a líquidos) y la superficie capilar, de la barrera de filtrado glomerular.

Coeficiente respiratorio (CR)   Cociente de estado estable del dióxido de carbono producido por el metabolismo tisular, respecto del oxígeno consumido en el mismo; para todo el cuerpo, normalmente de alrededor de 0.82 bajo condiciones basales; en el estado estable, el coeficiente respiratorio es igual al cociente de intercambio respiratorio.

Coeficiente superficial de permeabilidad   Coeficiente que caracteriza qué tanto material por unidad de tiempo puede pasar a través de los capilares por difusión, para un gradiente de concentración determinado a través de la membrana. Es función de la superficie capilar sobre la que ocurre la difusión, así como de la permeabilidad de la membrana capilar a la sustancia en difusión correspondiente.

Colagenasa   Enzima que digiere la matriz de tejido conectivo.

Colágeno de tipo I   Tipo de sustancia química proteínica que es el principal sostén de la piel, los tendones, el hueso, el cartílago y el tejido conectivo.

Colangiocitos   Células epiteliales que revisten al canal biliar.

Colecistocinina (CCK)   Hormona producida por el intestino delgado que se encarga de la contracción de la vesícula biliar, así como de la secreción de jugo pancreático rico en enzimas en respuesta a las grasas en el duodeno; señal de saciedad producida por las células endocrinas de la pared intestinal mediada a través del vago.

Colesterol   Esterol derivado exclusivamente de la grasa animal.

Colículo superior   Estructura estratificada donde las capas superficiales son sensoriales y reciben impulsos de los ojos, así como otros sistemas; las capas profundas son motoras, capaces de activar movimientos oculares, así como otras respuestas; las intermedias presentan células multisensoriales y propiedades motoras.

Colinérgicas   Neuronas que liberan acetilcolina como neurotransmisor.

Colipasa   Péptido en el jugo pancreático, necesario para digestión normal de la grasa por la lipasa pancreática.

Coloide Gel proteináceo espeso localizado en el folículo tiroideo.

Comisuras Haces de axones que conectan neuronas de los dos lados del encéfalo.

Compartimentos transcelulares Espacios revestidos de células epiteliales en zonas como el intestino y la vejiga urinaria que contienen líquido.

Complejo de ataque de membrana (CAM) Proteínas del complemento que forman un canal en la membrana de la célula blanco.

Complejo de poro nuclear Abertura de la membrana que rodea al núcleo, formada por un gran ensamblaje de proteínas a través del cual las moléculas viajan del citoplasma hacia el núcleo.

Complejo de unión Unidad funcional en el músculo que abarca a receptores tanto dihidropiridínicos como de rianodina.

Complejo mayor de histocompatibilidad (CMH) Conjunto de genes que codifican proteínas involucradas en la presentación de antígenos.

Complejo mioeléctrico migratorio (CMM) Secuencia organizada y bien definida de propagación cíclica, recurrente y distal de la actividad contráctil del estómago, intestino delgado y colon proximal durante el ayuno; también llamado *complejo motor migratorio.*

Complejo nuclear vestibular Grupo de neuronas en la protuberancia anular y el bulbo raquídeo, que reciben axones aferentes de la porción vestibular del oído interno.

Complejo QRS Deflexión compleja positiva en gran parte con picos en el electrocardiograma, resultante de la despolarización de los ventrículos.

Complejo vagal dorsal Estructuras combinadas del núcleo motor vagal dorsal, el núcleo del haz solitario y el área postrema de la médula oblongada (tronco encefálico).

Complemento Conjunto de proteínas séricas que puede activarse y conducir a la lisis celular, la formación de opsoninas y la regulación de la inflamación.

Compresión Primer paso en el proceso de codificación de las señales eléctricas para envío al sistema nervioso central, que incluye aumentar su cuantía en un medio; contraria a la rarefacción.

Compuerta de activación Compuerta molecular en los canales de sodio dependientes de voltaje que se cierra con despolarización continua después de que se abre el canal, y se mantiene cerrada hasta que la membrana se repolariza.

Compuertas de los canales iónicos Componente de un canal iónico que regula la apertura y cierre por cambios en el voltaje, la sensibilidad mecánica o la unión de ligandos transmembrana.

Comunicación interauricular (CIA) Perforación del tabique interauricular que permite la comunicación directa de la sangre entre las aurículas izquierda y derecha. Esto suele provocar un flujo de sangre de la izquierda a la aurícula derecha, lo que puede causar una sobrecarga de volumen de las cavidades derechas del corazón.

Concentración media de hemoglobina corpuscular (CMHC) Índice promedio de hemoglobina en los eritrocitos circulantes.

Concentración micelar crítica Determinado punto de concentración de sales biliares en la luz intestinal, en el que las sales se agregan para formar micelas.

Concentración sérica de hierro Prueba de medición de la concentración de hierro en la sangre, como parte de estudio del metal.

Concentración umbral Concentración que debe rebasarse para iniciar un efecto determinado, un resultado o una respuesta.

Condrocito Célula cartilaginosa sin capacidad de división, que ocupa una laguna dentro de la matriz del cartílago.

Conducción Transferencia de energía a través de la materia, de una partícula a otra; transferencia y distribución de la energía calorífica de un átomo a otro dentro de una sustancia; el proceso de mover impulsos eléctricos a través de tejidos excitables como músculos y nervios.

Conducción electrotónica Dispersión local de la actividad eléctrica dentro de un grupo de células por flujos de corriente iónica que no involucran mecanismos de potencial de acción; también conocida como conducción pasiva.

Conducción ósea Tipo de audición en el que las vibraciones sónicas se transportan al oído interno a través de la vibración de los huesos del cráneo.

Conducción pasiva Diseminación de una señal eléctrica neutral sobre segmentos cortos del axón.

Conducción saltatoria Proceso en un nervio mielinizado por el que los potenciales de acción se generan exitosamente desde nódulos de Ranvier vecinos y, por lo tanto, el potencial de acción parece saltar de un nódulo a otro.

Conductancia 1) Facilidad con que los iones fluyen a través de la membrana por sus canales; 2) propiedad de un material que indica su capacidad de conducir calor.

Conductividad hidráulica del agua Parámetro de resistencia hidráulica a través de una red capilar; la conductividad elevada significa que el agua pasa fácilmente a través de la red. Es una medida de qué tanta agua se puede transportar en masa a través de los capilares por minuto por cada mm de Hg de presión de impulso.

Conducto colector Conducto que recibe y concentra la orina procedente del túbulo contorneado distal de la nefrona que la descarga en la pelvis renal.

Conducto estriado Conducto revestido por células cilíndricas que es parte de la red de los que constituyen las glándulas salivales, cuya principal función es modificar la composición iónica de la saliva.

Conexina Proteína con cuatro dominios transmembrana, que, en un grupo de seis, forma un hemiconducto llamado conexón.

Conexón Ensamblaje de seis proteínas llamadas conexinas que forman un conducto denominado unión de hendidura entre el citoplasma de dos células adyacentes.

Conjunto de pruebas metabólicas básicas (PMB) Estudio de la química sanguínea que incluye la determinación de las concentraciones plasmáticas de glucosa Ca^{2+}, Na^+, K^+, CO_2 (o HCO_3^-) Cl^-, nitrógeno de urea sanguínea y creatinina.

Cono Célula de la retina que se encarga de la percepción visual (fotópica, cromática) del color. Hay conos separados para las longitudes de onda de la luz roja, azul y verde.

Cono axónico Segmento inicial del axón, adyacente al cuerpo neuronal; excepto en neuronas seudounipolares, la región del axón que inicia el potencial de acción; también conocida como segmento inicial o zona de disparo.

Constante de disociación ácida (K_a) Cifra fija de ionización de un ácido.

Constante de espacio (λ) Longitud que se requiere de una membrana para que un potencial de membrana electrotónico decaiga a 37% de su valor máximo; también llamada constante de longitud.

Constante de tiempo (t) Lapso requerido para que el potencial de membrana decaiga a 37% de su valor máximo inicial, después del ingreso de iones; una función de la resistencia y la capacitancia de la membrana.

Contenido cuántico Número total de quantums (vesículas llenas con un cierto número de moléculas de neurotransmisor) liberados cuando se activa la sinapsis.

Contenido de oxígeno Oxígeno (mL/dL) unido en la hemoglobina en 100 mL de sangre.

Contracción auricular prematura (CAP) Activación eléctrica precoz de cualquier porción de la aurícula fuera del nodo sinoauricular; un foco ectópico auricular.

Contracción excéntrica Contracción caracterizada por la participación de la elongación de fibras musculares mientras mantienen la tensión contráctil; los movimientos relacionados con frecuencia implican deceleración y elevada tensión pasiva.

Contracción fásica Contracción del músculo liso que no se mantiene mucho tiempo (transitoria), en contraste con una contracción tónica.

Contracción hiperosmótica Se produce cuando se pierde líquido hipoosmótico del compartimento extracelular, cuando el organismo es incapaz de producir HAD o los riñones no responden a la HAD.

Contracción hipoosmótica Es el resultado de un deterioro de la reabsorción renal de sodio que reduce la osmolalidad del líquido extracelular (LEC) al tiempo que reduce su volumen a medida que el agua se desplaza del LEC al líquido intracelular (LIC) para crear un equilibrio osmótico.

Contracción hiposmótica Término utilizado para describir una perturbación del equilibrio hídrico y osmolar en el organismo que provoca una reducción del volumen de líquido extracelular y de la osmolalidad en el equilibrio final. Se produce cuando se pierden solutos del volumen del LEC en exceso de agua (p. ej., en la insuficiencia de mineralocorticoides).

Contracción isométrica Contracción a una longitud muscular constante que produce fuerza, pero no acortamiento muscular.

Contracción isosmótica Se produce cuando se pierde líquido isosmótico del compartimento de líquido extracelular (p. ej., diarrea).

Contracción isotónica Contracción de un músculo que desarrolla fuerza constante y que produce un cambio en su longitud.

Contracción isovolumétrica Porción de la sístole donde se cierran las válvulas y, por lo tanto, no entra ni sale sangre del corazón.

Contracción miogénica Contracción imitada dentro del propio músculo y no dependiente de estimulación neural, como el músculo cardiaco, que puede modificarse por estimulación neural u hormonal.

Contracción tónica Grado de tensión, firmeza o contracción mantenida en un músculo, en contraste con la contracción fásica.

Contracción ventricular prematura (CAV) Activación eléctrica precoz de cualquier porción de los ventrículos o un foco ectópico ventricular.

Contracción voluntaria máxima (CVM) La fuerza isométrica más alta que puede generarse brevemente para un ejercicio específico; se usa como índice de la función muscular y más específicamente, de la intensidad del trabajo isométrico.

Contracciones concéntricas Contracciones que permiten que el músculo se acorte porque la carga sobre él es menor que la tensión máxima que es capaz de generar.

Contracciones mixtas Contracciones del músculo esquelético que se inician de manera isométrica y se tornan isotónicas conforme la fuerza es suficiente para superar la poscarga.

Contracorriente Flujo en una dirección opuesta.

Contractilidad Sinónimo del estado inotrópico cardiaco.

Control por retroalimentación Tipo de sistema que reacciona a cambios en el ambiente, por lo general para mantener algún estado deseado.

Convección Transferencia de calor por el movimiento real de la materia calentada (o enfriada). La convección es la transferencia de energía calórica en un gas o líquido por el movimiento de sus corrientes.

Convertasa de prohormona 1/3 Enzima codificada por el gen PCSK1, que escinde de manera diferencial la proopiomelanocortina en hormona adrenocorticotrópica y β lipotropina.

Convertasa de prohormona 2 (PC2) Enzima encargada del primer paso en la maduración de muchos péptidos neuroendocrinos a partir de sus precursores, como la conversión de proinsulina a formas intermedias de insulina.

Convulsión Descarga súbita anormal, sincronizada, de actividad eléctrica en el cerebro.

Convulsión de tipo gran mal *Véase* Convulsión tonico clónica.

Convulsión generalizada Convulsión amplia que afecta a ambos hemisferios cerebrales de manera simultánea.

Convulsiones parciales Convulsiones precedidas por una alteración aislada de una función cerebral, como las fasciculaciones de una extremidad.

Convulsiones tonicoclónicas Tipo de convulsiones generalizadas que afectan a todo el cerebro; caracterizadas por espasmos musculares generalizados y pérdida del estado de vigilia, con mucha frecuencia en relación con la epilepsia; antes llamadas convulsiones de tipo gran mal.

Cooperatividad negativa Cooperatividad en que la constante de disociación de cada ligando sucesivo unido es mayor que la del precedente, por lo que la afinidad de unión disminuye en forma exitosa.

Corazón Órgano hueco de cuatro cámaras constituido principalmente por músculo estriado, que se encarga de bombear sangre hacia los pulmones y la circulación sistémica. Constituido por dos cámaras superiores, las aurículas derecha e izquierda, y dos cámaras inferiores más grandes, llamadas ventrículos derecho e izquierdo. La aurícula derecha recibe sangre de las venas periféricas y la impulsa a través de la válvula tricúspide en dirección del ventrículo derecho. El ventrículo derecho bombea la sangre a través de la válvula pulmonar hacia la circulación pulmonar. La sangre que retorna de la circulación pulmonar arriba a la aurícula izquierda, donde se bombea a través de la válvula mitral hacia el ventrículo izquierdo, cámara que impulsa la sangre a través de la válvula aórtica hacia la aorta y así, en dirección de la circulación sistémica. Con este arreglo, las porciones derecha e izquierda del corazón son en realidad dos bombas dispuestas en serie.

Cordón umbilical Cordón que conecta la circulación fetal con la placenta.

Corion Membrana extraembrionaria que forma la porción fetal de la placenta.

Córnea Cubierta externa transparente de la parte frontal del globo ocular.

Corona radiata Capa más interna de las células del *cumulus oophorus* directamente adyacente a la zona pelúcida.

Corpúsculo de Pacini Receptor de adaptación rápida encargado de la sensibilidad a la presión, así como al dolor.

Corriente axial Tendencia de las células y los elementos sanguíneos a compactarse en el centro, donde la velocidad de flujo es máxima, cuando la sangre fluye a través de una arteria y da como resultado el fenómeno de secuestro del plasma, porque los elementos celulares de la sangre se impulsan lejos de la pared de vaso dejándola expuesta a un plasma esencialmente libre de células.

Corriente excitatoria local Corriente a través de la membrana de un axón creada por el potencial generador, que provee el enlace entre la formación del potencial generador y la excitación de la membrana de la fibra nerviosa.

Corteza Porción externa de un órgano, como el riñón, que se diferencia de la interna o porción medular.

Corteza auditiva Región cerebral encargada del procesamiento de las señales auditivas.

Corteza cerebral 1) el estrato de tejido neural más externo del cerebro de los mamíferos que tiene una participación clave en la memoria, la atención, la alerta perceptual, el pensamiento, el lenguaje y la conciencia; 2) la capa más externa del cerebro que contiene los cuerpos celulares de las neuronas.

Corteza de asociación Región cortical involucrada en el procesamiento de nivel elevado de la información.

Corteza de asociación parieto-temporo-occipital Interfaz entre los lóbulos parietal, temporal y occipital del cerebro, que integra los estímulos visuales, somatosensoriales, auditivos y cognitivos.

Corteza de asociación prefrontal Región del cerebro encargada de la función ejecutiva (toma de decisiones) y, por virtud de sus conexiones con el sistema límbico, de la coordinación emocional de las conductas motivadas.

Corteza parietal posterior Región del cerebro que interviene en la atención espacial y los movimientos oculares.

Corteza prefrontal La región más anterior del cerebro.

Corteza premotora Región cortical relacionada con el movimiento, localizada en la cara lateral del lóbulo frontal, delante de la corteza motora primaria.

Corteza somatosensorial primaria R(M1) Región de la corteza cerebral que se ajusta a todos, los cuatro parámetros de una región motora cortical, y se localiza por delante de la cisura de Rolando.

Corteza somatosensorial primaria (S1) Región de la corteza cerebral que recibe impulsos táctiles y se localiza detrás del surco central.

Corteza suprarrenal Porción externa de la glándula suprarrenal.

Corticosterona Hormona producto de la corteza suprarrenal; regula la respuesta corporal al ayuno, las lesiones y el estrés.

Corticotropo Célula localizada en la hipófisis anterior que secreta hormona adrenocorticotrópica.

Cortisol Producto de la corteza suprarrenal que regula la respuesta corporal al ayuno, las lesiones y el estrés movilizando las reservas de glucosa, estimulando la gluconeogénesis y reduciendo las respuestas inflamatorias.

Cortocircuito anatómico   Sangre que evade los alveolos y no se oxigena.

Cortocircuito fisiológico   Músculo liso, cantidad total de la mezcla venosa proveniente de cortocircuitos anatómicos y regiones con cocientes bajos de ventilación/perfusión.

Cotiledones   Grupos de vellosidades coriónicas rodeados por sangre materna.

Cotransportador anterógrado de sodio-yoduro (NIS)   Proteína localizada en la membrana plasmática basal de la célula folicular tiroidea que transporta yodo a su interior.

Cotransportador Na⁺/Cl⁻ (NCC)   Sistema de transporte que utiliza el gradiente positivo de Na^+ hacia el interior de la célula para transportar Cl^- hacia el interior.

Cotransportadores Na⁺/K⁺/Cl⁻   Sistema de transporte que utiliza el gradiente positivo de Na+ hacia el interior de la célula para transportar K^+ y Cl^- hacia el interior.

Cotransporte bidireccional o contratransporte   Proceso de transporte de membrana donde el ion impulsor (por lo general Na^+) y el soluto se desplazan en direcciones opuestas.

Cotransporte unidireccional de sales biliares-sodio   Mecanismo de la secreción de ácidos biliares y del flujo biliar, que implica la captación de sales biliares libres y conjugadas por el hepatocito mediada por calcio y dependiente de él.

COVID-19   Enfermedad respiratoria muy contagiosa causada por el virus SARS CoV-2.

Craneofaringioma   Malformación congénita que se desarrolla a partir de restos de la bolsa de Rathke.

Craneosacra   Localización regional de las neuronas preganglionares parasimpáticas.

Creatinina   Anhídrido de la creatina, producto terminal de su metabolismo, que se encuentra en el músculo y la sangre y se excreta en la orina.

Cresta genital   Reborde embrionario en la pared dorsal de la cavidad abdominal a partir del cual se forman las gónadas.

Criptas de Lieberkühn   Glándulas tubulares localizadas en las bases de las vellosidades del intestino delgado. Las células en las criptas de Lieberkühn secretan un líquido alcalino isotónico.

Cristales de hidroxiapatita   Forma de fosfato de calcio en la porción mineral del hueso.

Criterios de Sokolow-Lyon   Indicador de hipertrofia ventricular izquierda basado en el ECG que establece que existe hipertrofia ventricular izquierda si la suma de la onda s en V1 y la onda r en V5 es > 35 mm (o 3.5 mv).

Cromóforo   Parte de una molécula encargada de su color.

Cronotropo   Relacionado con efectos sobre la frecuencia cardiaca.

Cuarto ruido cardiaco   Sonido cardiaco extra grave que se produce durante la diástole tardía y se debe a la contracción auricular que fuerza el paso de la sangre a los ventrículos al final de la diástole.

Cuello uterino   Canal muscular estrecho que conecta a la vagina con el cuerpo del útero.

Cuerpo amarillo   Glándula endocrina amarilla formada a partir de la pared de un folículo ovárico.

Cuerpo blanco   Estructura llena de tejido conectivo; vestigio del cuerpo amarillo involucionado.

Cuerpo calloso   Haz de fibras axónicas del cerebro que conecta a los dos hemisferios.

Cuerpos aórticos   Nódulos con inervación especial localizados en la aorta, que perciben la P_{O_2} y el pH bajos, así como la P_{CO_2} alta; envían impulsos a la zona medular del encéfalo para despertar la activación refleja de sistema nervioso simpático para aumentar la presión arterial. También se activan por hipotensión una vez que la presión arterial media cae por debajo de 80 mm Hg.

Cuerpos carotídeos   Nódulos inervados especializados que se localizan en la bifurcación de las arterias carótidas externa e interna, que perciben la P_{O_2} y el pH bajos, así como la P_{CO_2} elevada. Envían impulsos a la zona bulbar del cerebro para desencadenar la activación refleja del sistema nervioso simpático y aumentar la presión arterial. No responden a la presión arterial baja, a menos que esté disminuida lo suficiente para afectar su aporte de oxígeno (< 80 mm Hg).

Cuerpos de inclusión laminar   Estructuras electrodensas que se encuentran en las células epiteliales de tipo II de los alveolos, que son sitio de almacenamiento del surfactante pulmonar.

Cuerpos de inclusión proteínicos   Agregados de proteínas que, por lo general, representan sitios de replicación viral en las bacterias; pueden también señalar enfermedades, como la de Parkinson.

Cuerpos densos   Complejos proteínicos intracelulares en los bordes de las células de músculo liso que sirven como puntos de adhesión entre la actina intracelular y el tejido conectivo extracelular.

Cuerpos densos asociados con la membrana   Cuerpos relacionados con los márgenes de las células que sirven como anclas para los filamentos delgados y transmiten la fuerza de contracción a las células adyacentes; también llamados adhesiones focales.

Cúmulo de ácidos biliares total   Cantidad total de ácidos biliares en el cuerpo, primarios o secundarios, conjugados o libres, en cualquier momento.

Cúmulo de fosfato de creatina   Reservorio celular de fosfatos de alta energía que pueden refosforilar el trifosfato de adenosina consumido en las contracciones musculares.

Curare   Sustancia que actúa como inhibidor competitivo de la acetilcolina en la unión mioneural.

Curva de equilibrio de la oxihemoglobina   Curva que refleja la relación entre la saturación de oxígeno y su presión parcial.

Curva de equilibrio del dióxido de carbono   Curva que refleja la relación entre el contenido de dióxido de carbono y su presión parcial en la sangre.

Curva de flujo-volumen   Curva que refleja el flujo de aire durante una espiración y una inspiración forzadas.

Curva de fuerza-velocidad   Expresión de la relación inversa entre la fuerza y el acortamiento de un músculo.

Curva de función cardiaca   Relación que muestra cómo el gasto cardiaco varía en función de la presión venosa central.

Curva de función vascular   Relación que muestra cómo la presión venosa central varía en función del gasto cardiaco.

Curva de longitud-tensión   Expresión de la fuerza isométrica que un músculo puede producir a diferentes longitudes fijas.

Curva de presión-volumen   En los pulmones, curva generada por la medición de la presión pleural requerida para inflar los pulmones hasta un volumen determinado. La pendiente de la curva de presión-volumen provee una medida de la distensibilidad pulmonar.

Dacrocitos   Célula con forma de lágrima que se observa en la sangre periférica y que es indicativa de una enfermedad de la médula ósea.

Decibel (dB)   Unidad logarítmica que indica el cociente de una cantidad física con relación a una referencia específica o implícita de grado, ampliamente conocida como medida del nivel de intensidad del sonido.

Decidua   Sitio de implantación y contribución materna a la placenta.

Decidua basal   Parte materna de la placenta.

Decidua capsular   Parte del endometrio que prolifera sobre el feto y lo cubre.

Decidua parietal   Endometrio de la gestación no contenido en la placenta.

Dedo de zinc   Pequeña estructura proteínica granular que puede coordinar iones de zinc y moléculas de cisteína para ayudar a estabilizar sus pliegues; se pueden clasificar en familias y por lo general actúan como moléculas de interacción que se unen a ADN, ARN, proteínas o pequeñas moléculas.

Defensinas   Proteínas antibacterianas que pueden entrar a los fagosomas.

Deficiencia inmunológica   Enfermedad resultante de la ausencia o el funcionamiento deficiente de componentes inmunológicos.

Degeneración macular relacionada con la edad (DME)   Disminución de la agudeza de la visión central, en especial bajo luz brillante; condición progresiva cuyas causas se desconocen y para la que no se dispone de curación.

Dehidroepiandrosterona (DHEA)   Precursor androgénico de la síntesis de estrógenos y testosterona producido por los ovarios y testículos.

Demencia   Pérdida progresiva de la función cerebral que incluye la memoria, la conducta y la cognición.

Dendritas   Fibras que reciben los impulsos sinápticos y transmiten señales eléctricas hacia el pericarion de una neurona.

Densidad   Masa por unidad de volumen.

Depresión mayor   Una de las clases de enfermedad marcadas por la regulación anormal del talante, signos y síntomas asociados denominadas trastornos afectivos del estado de ánimo. La depresión mayor puede ser tan intensa que provoque el suicidio.

Depuración   Retiro por completo de sustancias de un volumen de plasma por unidad de tiempo. Aplicado como evaluación de la capacidad del riñón para eliminar sustancias del plasma.

Depuración de agua libre   Cantidad de agua libre de solutos excretada al día por los riñones.

Depuración de creatinina endógena   Eliminación renal de la creatinina endógena (p. ej., no administrada) que se usa para calcular la tasa de filtración glomerular.

Depuración de inulina   Procedimiento por el que se determina la capacidad de filtración de los glomérulos renales al medir la tasa a la que la inulina, sustancia de estudio, se depura del plasma sanguíneo.

Depuración renal   Cantidad de volumen plasmático que se elimina completamente de una sustancia determinada por unidad de tiempo.

Derivación (pulmonar)   Desviación de sangre lejos de los alveolos.

Derivación de derecha a izquierda   Desviación anatómica de la sangre directamente de la arteria pulmonar a la vena pulmonar sin pasar por los alveolos. La sangre derivada no está oxigenada.

Derivaciones aumentadas   Sistema de tres derivaciones unipolares del plano frontal en el registro clínico estándar de un electrocardiograma (ECG), orientadas hacia el hombro derecho, el hombro izquierdo y los pies, que se designan como aVR, aVL y aVF, respectivamente; los registros de ECG en estas derivaciones se amplifican o "aumentan" con relación a las derivaciones del plano bipolar frontal estándar.

Derivaciones precordiales   Conjunto de seis derivaciones unipolares del electrocardiograma orientadas en el plano horizontal del cuerpo al nivel del corazón. Se denominan V_1 a V_6 y se colocan en semicírculo alrededor del hemitórax izquierdo desde la derecha del esternón hasta el punto axilar medio izquierdo.

Desensibilización   Proceso por el que las células efectoras se tornan menos reactivas o no reactivas ante un estímulo dado.

Desensibilización heteróloga   Proceso por el que las células efectoras se tornan menos reactivas o no reactivas ante un estímulo determinado, por un estímulo diferente.

Desensibilización homóloga   Pérdida de la sensibilidad sólo a la clase de un agonista usado para desensibilizar el tejido.

Desgranulación   Liberación de gránulos de células, como las cebadas y los basófilos.

Deshidratación   Pérdida de agua.

Deshidrogenasa de piruvato   Enzima alostérica que transforma el piruvato en acetil CoA, que entonces se usa en el ciclo del ácido cítrico.

Desmayo en aguas poco profundas   Condición en la que una persona pierde el estado de vigilia bajo el agua por hipoxia cerebral.

Desnaturalización   Cambio estructural en las macromoléculas causado por condiciones extremas, por ejemplo, la de las proteínas por calor excesivo.

Desoxihemoglobina   Hemoglobina que no está unida con el oxígeno.

Desplazamiento del cloro   Ingreso de iones de cloro al eritrocito acoplado con la salida correspondiente de HCO_3^- para mantener su neutralidad eléctrica Este es el principal mecanismo por el que el CO_2 se absorbe de los tejidos, se convierte en H_2CO_3 y luego se transporta como bicarbonato en el torrente sanguíneo.

Despolarización   Cambio en el potencial eléctrico en la dirección de un potencial más positivo dentro de las células; en aquellas excitables, la despolarización hasta un potencial umbral desencadena un potencial de acción.

Despolarizar   Cuando el potencial de membrana se torna más positivo (menos negativo).

Desviación alcalina   Fenómeno que ocurre cuando la sangre que proviene del estómago durante su secreción activa de ácido contiene una sobreabundancia de bicarbonato.

Desviación del eje derecho   QRS desplazado entre 90° y 180° rama derecha del haz.

Desviación del eje izquierdo   Situación en la que el eje eléctrico medio de la contracción ventricular del corazón se encuentra en la dirección del plano frontal entre -30° y -90° de la rama izquierda del haz de His.

Desviación extrema del eje derecho   Desplazamiento del eje del QRS en el plano frontal entre +180 y +270.

Desyodación del anillo interno   Retiro enzimático de un átomo de yodo en la posición 5 de la estructura anular de la tironina, durante la formación e inactivación de la hormona tiroidea

Desyodasa de tipo 1 (D1)   Enzima localizada en el hígado, los riñones y la glándula tiroides, que cataliza la desyodación del anillo externo durante el ciclo de la hormona tiroidea.

Desyodasa de tipo 2 (D2)   Enzima que se cree actúa principalmente para generar la T_3 intracelular en los tejidos objetivo.

Desyodasa de tipo 3 (D3)   Enzima que cataliza las reacciones de desyodación del anillo interno durante la fragmentación de hormonas tiroideas.

Deuda de oxígeno   Tasa aumentada y medible del consumo de oxígeno después de una actividad extenuante. El oxígeno adicional se usa en el proceso que restablece al cuerpo a un estado de reposo y lo adapta al ejercicio apenas realizado (equilibrio de hormonas, restitución de reservas de combustible, reparación celular, inervación y anabolismo); también conocida como consumo de oxígeno excesivo posejercicio.

Diabetes gestacional   Forma de diabetes que puede presentarse durante el embarazo en mujeres que no la presentaban antes.

Diabetes insípida   Trastorno caracterizado por la excreción de un gran volumen de orina osmóticamente diluida, resultante de la producción o secreción deficiente de ADH.

Diabetes insípida hipotalámica   Condición en la que se altera la secreción de ADH.

Diabetes insípida nefrógena   Condición caracterizada por falta de respuesta de los túbulos colectores del riñón a la arginina vasopresina.

Diabetes insípida neurogénica   Condición caracterizada por producción o secreción deficiente de ADH; también llamada *diabetes insípida central*, *hipotalámica* o *hipofisaria*.

Diabetes mellitus   Enfermedad con una regulación defectuosa de la concentración de glucosa plasmática por deficiencia de insulina o disminución de la respuesta de su célula blanco.

Diabetes tipo 1 (DT1)   Trastorno autoinmune en el que el sistema inmune ataca a las células β de los islotes de Langerhans, con el resultado de una ausencia completa o disminución de la producción y secreción de insulina; antes conocida como diabetes juvenil o de la infancia o diabetes dependiente de insulina.

Diabetes tipo 1 A   Subclase de la diabetes tipo 1 caracterizada por ser de mediación inmune.

Diabetes tipo 1 B   Subclase de la diabetes tipo 1 caracterizada por no tener mediación inmune.

Diabetes tipo 2 (DT2)   Trastorno metabólico caracterizado por resistencia a la insulina, deficiencia relativa de la hormona e hiperglucemia; antes conocida como diabetes mellitus tipo II, diabetes no insulinodependiente (NIDDM), diabetes relacionada con la obesidad o diabetes del adulto.

Diacilglicerol (DAG)   Segundo mensajero intracelular generado por hidrólisis del 4,5 difosfato de fosfatidilinositol.

Diafragma   Hoja cupuliforme de músculo esquelético interno, que se extiende en el fondo de la caja costal y separa la cavidad torácica (corazón, pulmones y costillas) de la abdominal; es el principal músculo de la respiración inervado por los nervios frénicos.

Diafragma de hendidura   Unión celular especial con propiedades de señalización, parte esencial del filtro glomerular del riñón.

Diálisis   Separación de moléculas más pequeñas respecto de las grandes en solución, por difusión de las primeras a través de membranas selectivamente permeables; se usan con frecuencia dos métodos de diálisis para tratar a los pacientes con insuficiencia renal grave irreversible ("de etapa terminal"); ver también diálisis peritoneal ambulatoria continua (DPAC) y hemodiálisis.

Diálisis peritoneal ambulatoria continua (DPAC)   Procedimiento en el que la membrana peritoneal que reviste a la cavidad abdominal actúa como membrana de diálisis: se introducen de 1 a 2 litros de solución glucosada/salina estéril a la cavidad abdominal y las pequeñas moléculas (p. ej., K^+ y urea) se difunden hacia la solución introducida, que entonces es drenada y desechada; el procedimiento, por lo general, se hace varias veces al día para eliminar toxinas y metabolitos plasmáticos en pacientes con riñones poco funcionales por enfermedad renal grave.

Diapédesis   Movimiento de las células desde los vasos sanguíneos hacia los tejidos durante la inflamación aguda.

Diarrea secretora neurógena   Diarrea acuosa que refleja una actividad estimulada de las neuronas motoras secretomotoras del plexo submucoso.

Diástole   Periodo en que el corazón se encuentra en fase de relajación.

Dicloruro de 1,1'-dimetil-4,4'-bipiridilo   Compuesto que se encuentra en los herbicidas y es tóxico para el tejido pulmonar y la piel.

Diencéfalo   Región del sistema nervioso central que incluye al tálamo e hipotálamo.

Difosfato de adenosina (ADP)   Nucleótido liberado por la activación plaquetaria, que causa su agregación; producto de la desfosforilación del trifosfato de adenosina (ATP) por ATPasas; el ADP se convierte nuevamente en ATP por acción de las sintasas de ATP.

Difosfato de guanosina (GDP)   Producto de la desfosforilación o hidrólisis del trifosfato de guanosina.

Difusión   Movimiento aleatorio de partículas, como iones y solutos, en solución, causando la mezcla y eliminación de gradientes de concentración.

Difusión de un gas   Movimiento aleatorio pasivo de moléculas de gas en el espacio. La difusión neta siempre se produce desde zonas de alta concentración hacia zonas de baja concentración.

Difusión facilitada   *Véase* Transporte pasivo.

Difusión limitada   Condición en que el transporte de una sustancia entre los tejidos y el plasma capilar está limitado por la capacidad de difusión de la sustancia entre los tejidos y los capilares. Suele observarse en condiciones patológicas que reducen la densidad capilar, la superficie capilar, las diferencias de concentración entre los tejidos y el plasma capilar.

Difusión mediada por acarreador   *Véase* transporte pasivo.

Digoxina   Sustancia que se une a la porción extracelular de la subunidad alfa de la ATPasa de Na^+/K^+ y disminuye la función de transporte de la bomba, a menudo usada para tratar la fibrilación o el aleteo auricular, también conocida como digital.

Dihidrotestosterona (DHT)   Andrógeno potente derivado de la testosterona.

Dimerización   1) Agregación de dos monómeros de una proteína (p. ej., receptor), usualmente mediada por la unión de un ligando; 2) reacción química en la que dos monómeros se combinan para formar un dímero.

Dímero   Entidad química o biológica constituida por dos subunidades estructuralmente similares que se unen por enlaces débiles o fuertes.

Dineína   Proteína asociada con microtúbulos involucrada en el transporte axónico retrógrado de organelos y vesículas (de los extremos positivo a negativo de los microtúbulos) a través de la hidrólisis del trifosfato de adenosina.

Dipalmitoilfosfatidilcolina (DPPC)   Material reductor de tensión superficial que reviste los alveolos responsable de la disminución del tensión superficial alveolar retroceso mediado y del aumento de la distensibilidad del pulmón.

Diplopía   Visión doble causada por fracaso parcial del mecanismo de convergencia, dependiente de los músculos extraoculares.

Dipolo   Diferencia en la polaridad eléctrica entre dos puntos físicos.

Disco óptico   Región de la retina donde el nervio óptico abandona al ojo; la carencia de fotorreceptores en esta región produce un punto ciego.

Disfagia   Dificultad para deglutir.

Disfunción eréctil (DE)   Imposibilidad de alcanzar o mantener una erección adecuada para la penetración.

Disminución del volumen regulatorio (DVR)   Mecanismo por el cual solutos y agua abandonan las células para corregir un incremento previo de volumen resultante del ingreso osmótico de agua.

Dismotilidad   Afección en la que los músculos del aparato digestivo se deterioran, lo que provoca cambios en la velocidad, la fuerza y la coordinación del tracto gastrointestinal.

Dismutasa de superóxido (SOD)   Enzima antioxidante que neutraliza los iones superóxido en las células, por catálisis de la fragmentación de superóxido en oxígeno y peróxido de hidrógeno (H_2O_2).

Disnea   Dificultad respiratoria; respiración deficiente.

Displasia ectodérmica anhidrótica   Trastorno hereditario que se caracteriza por desarrollo anormal de la piel, el pelo, las uñas, los dientes y las glándulas sudoríparas y en donde estas últimas son escasas o están ausentes; los adultos afectados no pueden tolerar un ambiente cálido y requieren medidas especiales para mantener la temperatura corporal normal.

Distensibilidad   1) Cambio de volumen en un segmento de un vaso sanguíneo o varios por unidad de cambio en la presión transmural o $\Delta V/\Delta P$; 2) capacidad de una región intestinal de adaptarse a un mayor volumen intraluminal; 3) medida de la fuerza requerida para estirar un material.

Distensibilidad estática   En la fisiología pulmonar, curva de distensibilidad (complianza) generada sin flujo de aire.

Distensibilidad pulmonar (CL)   Medida de la distensibilidad del pulmón representada por $\Delta_{volumen}/\Delta_{presión}$.

Distensibilidad regional   Relación de presión-volumen en una región específica del pulmón (p. ej., el ápex y la base); la distensibilidad o compliancia es la capacidad de los pulmones de estirarse durante un cambio de volumen relacionado con la aplicación de un cambio de presión.

Distensión capilar   Dilatación pasiva de los lechos, con presión intracapilar aumentada. Medio habitual de aumentar la superficie capilar para la difusión de gases en los pulmones en respuesta a un aumento del gasto cardiaco.

Distrofia muscular de Duchenne (DMD)   Debilidad muscular con rápido deterioro causada por un gen defectuoso de la distrofina (una proteína muscular); si bien heredada, también se presenta en personas sin antecedente familiar del padecimiento.

Distrofina   Proteína filamentosa muscular que yace apenas dentro del sarcolema y participa en la transferencia de fuerza de un sistema contráctil del exterior de las células a través de integrinas.

Diuresis   Tasa de flujo urinario, eliminación de orina.

Diuresis de acuosa   Excreción de un gran volumen de orina diluida.

Diuresis por frío   Aumento de la producción de orina por la exposición al frío, como resultado de la vasoconstricción periférica que provoca un aumento transitorio del volumen sanguíneo central y, en consecuencia, un aumento de la tasa de filtración glomerular.

Diuresis por presión   Respuesta del riñón para aumentar la excreción de sales y agua siempre que la presión arterial esté elevada. Tiene la capacidad de continuar aumentando la excreción hasta que la presión arterial retorna al nivel establecido por el cuerpo para su cifra media. Se cree que es un mecanismo por el que el riñón ajusta el punto de presión arterial media a largo plazo en el cuerpo, alrededor del cual funcionan todos los reflejos cardiovasculares.

Diurético osmótico   Soluto excretado en la orina que aumenta la excreción urinaria de Na^+, K^+ y agua.

Divergencia   Tendencia para la separación de las respuestas simpáticas de un número menor de neuronas preganglionares a uno mayor de las posganglionares.

División simpática   División del sistema nervioso autónomo con un flujo de salida del sistema nervioso central desde los segmentos toracolumbares y ganglios que forman un par de cadenas a cada lado de la médula espinal, y en un agrupamiento de tres ganglios (celiaco y mesentéricos superior e inferior) en el abdomen.

División toracolumbar   División análoga a la división simpática del sistema nervioso autónomo; también llamada división simpática.

Diyodotirosina (DIT)   Producto intermedio de la biosíntesis de hormonas tiroideas.

Dolor referido   Dolor en estructuras viscerales que se percibe en una región superficial remota al origen real; la zona donde se aprecia el dolor es inervada por el mismo segmento espinal que la estructura profunda; también conocido como dolor reflejo.

Dolor somático   Sensación dolorosa que surge de partes no viscerales del cuerpo.

Dolor visceral   Sensación de dolor que surge de las vísceras (p. ej., órganos internos) corporales; a menudo percibido como de origen en estructuras somáticas.

Dominio SH2   Sitio proteínico estructuralmente conservado contenido en las proteínas de transducción de señal intracelulares, que "ayuda" a una proteína a encontrar su camino hasta otra por reconocimiento de la tirosina fosforilada que contiene.

Donador universal   Persona con sangre de tipo O que, por lo tanto, puede donar a todos los grupos sanguíneos.

Dopaje   Administración de fármacos para mejorar el rendimiento deportivo.

Dopamina (DA)   Catecolamina usada como neurotransmisor, importante para la función motora y las vías límbicas; también inhibe la síntesis y secreción de prolactina.

Dosis efectiva mediana (ED$_{50}$)   Concentración de una sustancia (p. ej., hormona) requerida para producir la mitad de una respuesta entre la máxima y la basal.

Drepanocitemia   Trastorno heredado que produce una producción anormal de eritrocitos.

Drepanocitos   Células falciformes que se forman como consecuencia de la presencia de hemoglobina S en el glóbulo rojo.

Drusas   Depósitos localizados de detritos celulares cuya acumulación distorsiona la forma de la retina en la degeneración macular relacionada con la edad.

DSD de cromosomas sexuales   Trastornos del desarrollo sexual que se producen cuando el número de cromosomas sexuales difiere de la distribución normal XX o XY, como consecuencia de errores en la primera o segunda división meiótica.

Duodeno   Primera parte del intestino delgado, inmediatamente después del estómago, que desemboca en el yeyuno.

Duración de la salud   Duración de la vida de una persona durante la cual goza de una salud razonablemente buena.

Duración de la vida   Periodo de tiempo comprendido entre el nacimiento y la muerte de un individuo.

Ecocardiografía   Clasificación general de técnicas no invasoras mediante el uso de ecos ultrasonográficos para obtener la imagen de la pared del corazón, sus cámaras y el movimiento de las valvas durante el ciclo cardiaco.

Ecocardiografía bidimensional   1) Se usa para revisar las cámaras ventriculares y el movimiento *in situ* de las válvulas del corazón activo; 2) tipo de imagen ultrasonográfica transversa del corazón que usa para medir el grosor de la pared ventricular, el movimiento y las anomalías de las válvulas, así como el movimiento de la pared durante el ciclo cardiaco. A menudo se usa para calcular la fracción sistólica del ventrículo izquierdo.

Ecocardiografía de modo M   Estudio ultrasonográfico del corazón que se usa para revisar el movimiento de las paredes ventriculares, los cambios en las dimensiones de las cámaras y el movimiento de las valvas durante el ciclo cardiaco.

Ecografía Doppler   Técnica de imagen por ultrasonido que actúa de manera similar a los dispositivos de detección de velocidad por radar. En las evaluaciones cardiológicas provee una imagen ecográfica del corazón, pero se usa principalmente para detectar anomalías de la velocidad del flujo a través de las válvulas del corazón y en la aorta.

Ecrina   Glándula sudorípara ordinaria o simple de tipo merocrino   Estas glándulas tubulares ensortijadas, sin ramificaciones, se distribuyen sobre casi toda la superficie corporal y promueven el enfriamiento por la evaporación de su secreción.

Ecuación de gases alveolares   Fórmula usada para calcular la presión parcial de oxígeno en los alveolos.

Ecuación de Goldman   Método de estimación del valor del potencial de membrana cuando todos los iones permeables participan. En su forma usual muestra la relación entre las concentraciones intra y extracelulares de Na^+, K^+, y Cl^-, la permeabilidad de la membrana plasmática a estos iones y el potencial de membrana.

Ecuación de Henderson-Hasselbalch   Forma logarítmica de la ecuación de disociación de un ácido.

Ecuación de Nernst   La igualdad química que permite el cálculo del potencial de equilibrio de cualquier ion.

Ecuación de Starling-Landis   Ilustra la intervención de fuerzas hidrostáticas y oncóticas en el movimiento de líquido a través de las membranas capilares, que puede ocurrir por difusión, filtración o pinocitosis: $J_v = Kh\,A\,[(P_c - P_t) - \sigma\,(COP_p - COP_t)]$.

Edema   Aumento clínicamente aparente del volumen de líquido intersticial.

Edema alveolar   Acumulación anormal de líquido en los alveolos pulmonares.

Edema cerebral de grandes altitudes   Inflamación del cerebro por edema y elevación del volumen sanguíneo   El edema cerebral de grandes altitudes es resultado del ascenso rápido a una altitud importante (1 640 m sobre el nivel del mar o mayor) y es causada por hipoxemia. Los síntomas iniciales incluyen cefalea, insomnio, náusea, somnolencia y pérdida de coordinación.

Edema cerebral   Acumulación de líquido en el cerebro que causa un aumento de la presión intracraneal y da como resultado la restricción del flujo sanguíneo.

Edema generalizado   Acumulación amplia de sales y agua en los espacios intersticiales del cuerpo.

Edema intersticial   Edema pulmonar causado por la acumulación de líquido en los espacios extracelulares.

Edema pulmonar   Acumulación anormal de líquido en el pulmón, que puede inundar los alveolos y alterar el intercambio de gases.

Edema pulmonar de grandes altitudes   Una forma no cardiógena de edema pulmonar resultante del escape a través de la membrana capilar alveolar. El edema es causado por vasoconstricción arterial pulmonar inducida por la hipoxia y se presenta por exposición breve a altitudes superiores a 2 000 m sobre el nivel del mar.

Efecto Bohr   Desviación a la derecha de la curva de equilibrio del oxígeno, resultante de un aumento de iones hidrógeno y dióxido de carbono en la sangre.

Efecto de incretina   Principio que declara que el estímulo glucémico derivado de los nutrimentos intestinales ejerce una mayor respuesta insulinotrópica que un reto isoglucémico comparable alcanzado por la administración parenteral de glucosa.

Efecto Haldane   Efecto del oxígeno sobre la curva del equilibrio del dióxido de carbono que causa su desviación hacia la izquierda. Fenómeno por el que una mayor presión de oxígeno tiende a desplazar al dióxido de carbono de la hemoglobina.

Efecto linfagógico   Incremento notorio del flujo de linfa que tiene participación importante en la transferencia de lipoproteínas de los espacios intercelulares al canal quilífero central.

Efecto térmico de los alimentos   Aumento en el gasto de energía con respecto al índice metabólico basal, resultante del costo de procesar alimentos para su almacenamiento y uso; uno de los componentes del metabolismo total, junto con el índice metabólico en reposo y el componente de ejercicio; también conocido como acción dinámica específica.

Efecto único   Establecimiento de un gradiente osmótico leve en cualquier sitio del asa de Henle, que se desarrolla hacia uno más grande en dirección del eje del asa por multiplicación a contracorriente.

Efecto Wolff-Chaikoff   Respuesta autorreguladora a niveles sanguíneos elevados de yoduro, que inhibe la organificación en la glándula tiroides, lo que da lugar a una menor formación y liberación de hormonas tiroideas.

Efector   Pequeña molécula usada para el relevo de señales dentro de una célula. Los efectores se unen a una proteína y modifican su actividad.

Eferente   Que transporta una señal a distancia.

Eflujo   Transporte de material del interior al exterior de una célula.

Eje hipotálamo-hipofisario   Conexión funcional entre el cerebro y la hipófisis en la que el hipotálamo tiene una función clave: el cerebro se comunica con la glándula hipófisis a partir de sucesos que ocurren dentro o fuera del cuerpo, lo que requiere cambios en la secreción de las hormonas hipofisarias.

Eje hipotálamo-hipófisis-gónada   Relación interactiva de regulación de las cifras de gonadotropinas en sangre.

Eje hipotálamo-hipófisis-hormona de crecimiento   Relación interactiva que regula la concentración de la hormona de crecimiento en el cuerpo.

Eje hipotálamo-hipófisis-suprarrenal   Relación interactiva que regula las concentraciones de glucocorticoides en sangre.

Eje hipotálamo-hipófisis-tiroides   Relación interactiva que regula la concentración de hormonas tiroideas en sangre.

Ejecución   Coordinación de una secuencia sensorial y motora compleja en una vía continua para un propósito.

Ejercicio   Realización de alguna actividad que involucra contracción muscular y flexión o extensión de las articulaciones. En general, cualquier forma de actividad muscular esquelética distinta del reposo total.

Ejercicio dinámico   Ejecución de alguna actividad que involucra la contracción muscular y flexión o extensión de articulaciones, en contraste con el ejercicio estático, en el que no hay movimiento de las articulaciones.

Ejercicio isométrico   Forma de ejercicio que implica una contracción de un músculo sin acortamiento del ángulo de la articulación.

Elastasa   Una de las tres endopeptidasas presentes en el jugo pancreático que ataca enlaces peptídicos con un carboxilo alifático neutro terminal.

Elasticidad   Capacidad de un material distendido de regresar a su posición original (p. ej., un globo), propiedad que difiere de la plasticidad (capacidad de ser objeto de distensión, pero sin regreso a la posición normal, p. ej., arcilla).

Electrocardiograma (ECG)   Registro de la señal eléctrica del corazón para evaluar la función cardiaca.

Electroencefalografía   Medición de la actividad eléctrica del cerebro.

Electroencefalograma (EEG)   Registro de la actividad eléctrica del cerebro.

Electroforesis de proteínas séricas   Prueba de separación de las proteínas sanguíneas.

Electrogénico   Que produce un cambio en el potencial eléctrico de una célula.

Electrolito   Sustancia ionizada en solución y que, por lo tanto, se torna capaz de conducir electricidad.

Electroneutralidad   Principio que señala que en una solución electrolítica las concentraciones de todas las especies iónicas son tales que en su totalidad resulta neutra.

Electrotónica   Forma en que la actividad eléctrica se disemina dentro de un grupo de células por flujos de corrientes iónicas que no involucran mecanismos de potencial de acción.

Elementos de la respuesta glucocorticoide (ERG)   Regiones específicas del ADN que se unen al receptor de glucocorticoides.

Elementos de respuesta de hormonas tiroideas (ERT)   Secuencia de ADN en un gen que se une al receptor de hormona tiroidea.

Elementos de respuesta hormonal (ERH)   Secuencia corta de ADN que suele estar dentro de las regiones del promotor o represor de los genes y se une a un complejo hormona/receptor específico para regular la transcripción del gen.

Elementos formes   Componentes de la sangre formados por eritrocitos, leucocitos y trombocitos.

El volumen anula el principio de tonicidad   La tonicidad plasmática está controlada por la vasopresina y se desencadena por un aumento de la concentración de sodio (es decir, pérdida de agua); el mecanismo se anula cuando la concentración de sodio permanece constante con un cambio en el volumen de líquido extracelular (p. ej., hemorragia, infusión isotónica).

Embarazo ectópico   Implante de un embrión fuera del útero.

Embolia pulmonar (EP)   Movimiento de un coágulo sanguíneo u otro tipo de tapón desde las venas sistémicas a través de las cavidades cardiacas derechas en dirección de la circulación pulmonar, donde se aloja en una o más ramas de la arteria pulmonar; la mayoría de los émbolos pulmonares se origina de trombosis en las venas de las extremidades pélvicas, pero pueden también provenir de las extremidades torácicas; otras fuentes principales de embolias pulmonares incluyen las burbujas de aire introducidas durante inyecciones intravenosas, hemodiálisis, colocación de catéteres centrales, embolias grasas (producto de fracturas óseas múltiples), células tumorales, líquido amniótico (secundario a las contracciones uterinas fuertes), parásitos y diversos materiales extraños en quienes abusan de los fármacos intravenosos.

Émbolo pulmonar   Coágulo sanguíneo alojado en la microcirculación, o más adelante en la circulación arterial pulmonar; gran émbolo pulmonar que impide el llenado de las cavidades cardiacas izquierdas hasta el grado en que ocurre la muerte.

Émbolos   Coágulos que se forman dentro de la corriente sanguínea.

Embrioblasto   Conjunto de células pequeñas de localización central dentro del blastocisto que da origen al feto.

Emesis   Vómito.

Emetropía   Visión normal, sin errores de refracción.

Eminencia media   Región del piso del hipotálamo que permite la liberación de neurohormonas y el acceso al hipotálamo de sustancias presentes en la circulación sanguínea.

Emisión seminal   Movimiento de espermatozoides y sus fluidos asociados desde la cola del epidídimo y el conducto deferente hacia la uretra.

Emisividad   Cociente de la energía radiada por un cuerpo negro a la misma temperatura. Es una medida de la capacidad de un material de absorber e irradiar energía. Un cuerpo negro real tendría $\varepsilon = 1$, en tanto que un objeto real tendría $\varepsilon < 1$.

Enanismo hipofisario   Disminución en la velocidad de crecimiento corporal como resultado de una deficiencia de la hormona de crecimiento.

Encefalinas   Ligandos endógenos que se unen a los receptores de opioides para regular la nocicepción.

Endocanabinoides   Ligandos endógenos para los receptores que median los efectos del componente sicoactivo de la mariguana, Δ^9-tetrahidrocanabinol.

Endocitosis   Invaginación de la membrana plasmática para captar e interiorizar sustancias que de otra manera no podrían atravesarla. Algunos mecanismos de endocitosis implican unión del soluto extracelular a una proteína receptora de membrana específica (endocitosis mediada por receptor).

Endocitosis de fase líquida   *Véase* Exocitosis.

Endocitosis mediada por el receptor   *Véase* Exocitosis.

Endocrinología   Rama de la fisiología encargada de la descripción y caracterización de los procesos involucrados en la regulación e integración de células y sistemas orgánicos por sustancias químicas especializadas llamadas hormonas.

Endógeno   Que se origina o produce dentro del cuerpo.

Endolinfa   Líquido que llena la escala media del caracol y los canales semicirculares del aparato vestibular.

Endometrio   Membrana interna de revestimiento de la luz del útero.

Endometriosis   Trastorno inflamatorio crónico resultante de la presencia de glándulas y estroma endometriales en localizaciones no uterinas (ectópicas).

Endopeptidasas   Una de las dos clasificaciones de las proteasas pancreáticas; incluyen tripsina, quimotripsina y elastasa, presentes en el jugo pancreático; hidrolizan determinados enlaces peptídicos internos de las proteínas o polipéptidos para liberar péptidos más pequeños.

Endorfinas Neurotransmisores opioides endógenos que pueden producir una sensación de bienestar.

Endotelina Es un vasoconstrictor potente en extremo, producido por el endotelio, en especial en estados de enfermedad cardiovascular; es el vasoconstrictor más fuerte que se conoce.

Endotelio Revestimiento epitelial delgado de todo vaso sanguíneo y la cara interna de las cámaras cardiacas. Contiene factores anticoagulantes, como la heparina, y forma una superficie no trombótica en las arterias. También es una barrera entre la corriente sanguínea y el tejido vascular interno. El endotelio es la principal fuente de óxido nítrico y PGI_2, que tienen propiedades vasodilatadoras, antitrombóticas y antiaterogénicas, así como antimitógenas, sobre el músculo liso vascular subyacente. El endotelio también produce factores de crecimiento que se piensa se encargan de la angiogenia y de la reparación de la íntima en los vasos sanguíneos. El endotelio y su capacidad de producir óxido nítrico están alterados en todas las formas conocidas de enfermedad cardiovascular, en especial aquellas relacionadas con hipertensión, ateroesclerosis y diabetes.

Endotoxina Sustancia producida por bacterias gramnegativas relacionada con lipopolisacáridos.

Enfermedad de Addison Trastorno caracterizado por hipotensión, disminución de peso, anorexia, debilidad y, a veces, una hiperpigmentación melanótica similar al bronceado en la piel; es producto de la deficiencia primaria de la función de la corteza suprarrenal y la secreción inadecuada de aldosterona y cortisol.

Enfermedad de Alzheimer (EA) La forma más frecuente de demencia caracterizada por la presencia de placas y redes de neurofibrillas; los síntomas incluyen confusión, pérdida de la memoria a largo plazo, irritabilidad y agresividad, cambios del estado de ánimo, fragmentación del lenguaje y declinación sensorial; la enfermedad es incurable, degenerativa y terminal.

Enfermedad de Chagas Degeneración neuropática de las neuronas autonómicas resultante del ataque autoinmune en pacientes infectados por el parásito hematológico *Trypanosoma cruzi*.

Enfermedad de Crohn Tipo de enfermedad inflamatoria intestinal que provoca la inflamación del tubo digestivo, con dolor abdominal, diarrea intensa, fatiga y pérdida de peso.

Enfermedad de Graves Trastorno inmunológico causado por anticuerpos dirigidos contra el receptor de la hormona estimulante del tiroides.

Enfermedad de Hartnup Trastorno genético muy raro del acarreador de membrana de aminoácidos neutros (p. ej., triptófano), que presenta defectos.

Enfermedad de Hashimoto Afección autoinmune resultante de la alteración de la síntesis de las hormonas tiroideas; también conocida como tiroiditis de Hashimoto.

Enfermedad de Hirschsprung Dilatación e hipertrofia congénita del colon, resultado de la ausencia de sistema nervioso entérico (aganglionosis) en el recto y una longitud variable pero continua de intestino por arriba.

Enfermedad de Huntington Afección de los ganglios basales que produce movimientos espontáneos incontrolables.

Enfermedad de injerto *vs* hospedador (EIVD) Trastorno en que los linfocitos T del injerto atacan al tejido del receptor como extraño.

Enfermedad de Ménière Trastorno del oído interno que puede afectar la audición y el equilibrio en grado diverso y se caracteriza por episodios de vértigo y acufenos, y por pérdida progresiva de la audición, por lo general, en un oído.

Enfermedad de Paget Condición en la que el hueso se resorbe, con sobrecrecimiento simultáneo de nuevo hueso irregular, mal calcificado.

Enfermedad de Parkinson (EP) Afección neurológica caracterizada por temblor de manos y movimientos corporales lentos, resultante de la pérdida de neuronas en la sustancia negra.

Enfermedad granulomatosa crónica Enfermedad causada por la ausencia de oxidasa de NADPH en los fagocitos y se caracteriza por infecciones bacterianas y micóticas recurrentes que ponen en riesgo la vida.

Enfermedad poliquística renal (EPR) El trastorno heredado más frecuente que pone en riesgo la vida, donde aparecen numerosos quistes en ambos riñones y causan un crecimiento masivo de estos órganos, y finalmente, dan lugar a una insuficiencia renal completa.

Enfermedad por reflujo gastroesofágico (ERGE) Conjunto de síntomas o daño crónico de la mucosa producidos por el reflujo anormal de ácido gástrico hacia el esófago, por lo general acompañado de pirosis (acidez gástrica).

Enfermedad pulmonar obstructiva crónica (EPOC) Clasificación de las enfermedades pulmonares (p. ej., asma, bronquitis y enfisema) que obstruyen el flujo de salida de aire del pulmón.

Enfermedad renal crónica (ERC) Trastorno de progresión lenta que da como resultado un ambiente interno anormal y la pérdida eventual de la función del riñón, por lo general, un trastorno de evolución lenta que da como resultado un ambiente interno anormal.

Enfermedad ulceropéptica Caracterizada por lesiones ulcerativas en el tracto digestivo producto de la menor secreción de bicarbonato y, en muchas circunstancias, mayor secreción de ácido por un número aumentado de las células parietales gástricas, que parecen tener mayor sensibilidad a la gastrina. La velocidad de vaciamiento gástrico está muy aumentada en los pacientes con úlceras duodenales.

Enfermedades metabólicas óseas Afecciones caracterizadas por alteración constante de los procesos normales en la formación o resorción de hueso.

Enfisema Trastorno pulmonar crónico que causa distensibilidad alveolar anormal, como resultado del estiramiento y la rotura eventual de alveolos con pérdida progresiva de la elasticidad de los pulmones; sus síntomas incluyen disnea, con o sin tos.

Enterocinasa Enzima proteolítica secretada por la mucosa duodenal que convierte el tripsinógeno pancreático inactivo en tripsina.

Enterocitos Células epiteliales especializadas en el intestino delgado que captan los productos de la digestión de nutrimentos para su transporte a la circulación porta o el sistema linfático.

Enterogastrona Hormona liberada por el intestino delgado que inhibe la motilidad y secreción gástricas.

Enterooxintina Hormona presente en las células endocrinas intestinales, cuya secreción es estimulada por la distensión del intestino; estimula la secreción de ácido.

Enteropeptidasa Enzima que se encuentra en la superficie luminal de los enterocitos y convierte al tripsinógeno en tripsina cuando el jugo pancreático ingresa al duodeno; también conocida como enterocinasa.

Enzima fragmentadora de la cadena lateral del colesterol (CYP11A1) Enzima limitante de la velocidad de esteroidogenia.

Eosina Colorante anaranjado usado en las tinciones policromas.

Eosinófilo Granulocito de la serie mieloide involucrado en las reacciones alérgicas y la defensa contra parásitos.

Epidídimo Tubo delgado donde se colectan los espermatozoides después de abandonar al testículo.

Epigenética Un mecanismo regulador en el que los genes pueden activarse o desactivarse sin modificar su código genético.

Epigenoma La estructura externa del gen que actúa como interruptor para activar o desactivar el DNA de la célula.

Epilepsia Trastorno neurológico del cerebro caracterizado por repetidas descargas espontáneas de actividad eléctrica (convulsiones).

Epinefrina (EPI) Catecolamina neurotransmisora liberada por la médula suprarrenal.

Epineurio Capa fibrosa que rodea a los axones del SNP para formar los nervios.

Epítopo Parte de la molécula que es detectado por el sistema inmune.

Equilibrio Situación estable que ocurre cuando los procesos internos de un sistema están balanceados y no presenta cambio total.

Equilibrio glomerulotubular Cambio proporcional en la resorción de sodio por el túbulo contorneado proximal y el asa de Henle cuando cambia la tasa de filtración glomerular. Es una forma de regulación de retroalimentación de ajuste fino del nivel de TFG en nefronas individuales.

Equinocito   Eritrocito espinoso; también conocido como crenocito.

Equivalente   En química, una unidad de medida que contiene el número de Avogadro (o un mol) de cargas positivas o negativas, cada una la cantidad de electricidad que posee un protón o un electrón.

Eritroblasto   Célula inmadura comprometida para diferenciarse en eritrocito.

Eritrocito   *Véase* Glóbulo rojo.

Eritropoyesis   Proceso por el que se producen eritrocitos en tejidos hematopoyéticos.

Eritropoyetina   Hormona producida por el riñón que estimula a la médula ósea para producir eritrocitos (como en la hipoxia).

Escalofríos   Función corporal en respuesta a la hipotermia temprana en animales de sangre caliente. Cuando la temperatura corporal central desciende, se desencadena el reflejo de escalofrío. Los grupos musculares alrededor de órganos vitales empiezan a agitarse en movimientos pequeños en un intento por crear calor por gasto de energía. El escalofrío también puede ser respuesta a la fiebre, ya que una persona puede sentirse fría, aunque su temperatura central en realidad esté elevada.

Escape de aldosterona   Fenómeno que se produce cuando se administran grandes dosis de aldosterona, provocando a menudo una disminución inicial de la excreción urinaria de sodio que conduce a la retención renal de sodio; la compensación renal provoca un aumento de la excreción urinaria de sodio para equilibrar la ingesta de sodio antes de que se desarrolle un edema detectable.

Escape de mineralocorticoide   Limitación de la retención de sal por efecto de hormonas con acción mineralocorticoide (como la aldosterona), cuya manifestación consiste en una mayor excreción de sodio por vía renal, a pesar de la presencia continua de cifras elevadas de mineralocorticoides.

Escape vagal   Respuesta del corazón tras el cese de los latidos cardiacos causada por una actividad vagal elevada y sostenida o por la exposición del corazón a fuertes estímulos muscarínicos. Cualquiera de estos factores produce una fuerte inhibición del nodo SA de forma que el latido cesa temporalmente. Sin embargo, al cabo de unos segundos, se restablece una nueva frecuencia cardiaca regular, pero más lenta, por la aparición de un marcapasos secundario en la vía de conducción del corazón por debajo del nodo SA. Esto puede ocurrir en el nodo AV o en el sistema de fibras de Purkinje. Estos tejidos tienen un automatismo natural que normalmente queda enmascarado por la mayor frecuencia del nodo SA. Durante la asistolia previa a la salida, el corazón continúa llenándose de sangre que regresa de la periferia. Así, el primer latido de la aparición del marcapasos secundario provoca un enorme volumen sistólico y un pulso de presión arterial, que son consecuencias hemodinámicas del escape vagal.

Esclerosis múltiple   Enfermedad autoinmune desmielinizante.

Escorbuto   Trastorno caracterizado por debilidad, fatiga, anemia y hemorragia de encías, causado por deficiencia de la vitamina C.

Escotopsina   Molécula proteínica de los bastones retinianos, que se combina con 11-cis-retinal para formar la rodopsina.

Esferocitos   Eritrocito anormal de forma esférica.

Esferocitosis hereditaria   Forma de esferocitosis transmitida genéticamente (autosómica dominante) caracterizada por la producción de eritrocitos de forma esférica y, por lo tanto, más susceptibles a la hemolisis.

Esfigmomanómetro   Dispositivo externo no invasivo para medir la presión arterial al hacer presión externa sobre una extremidad y que se determina por una columna de mercurio o un indicador calibrado.

Esfínter anal externo   Anillo de músculo esquelético que rodea al canal anal y se puede contraer voluntariamente para posponer la defecación.

Esfínter anal interno   Formado por el músculo liso que rodea al canal anal y provee una barrera pasiva al escape de líquido y gases del recto.

Esfínter de Oddi   Anillo de músculo liso que rodea la abertura de los conductos biliares en el duodeno y regula el reflujo de bilis y jugo pancreático hacia este e impide el reflujo del contenido intestinal hacia los conductos pancreáticos.

Esfínter esofágico inferior   Haz de músculo liso que separa al esófago del estómago.

Esfínter esofágico superior (EES)   Zona del tubo digestivo superior que forma una barrera entre el esófago y la faringe.

Esfínter ileocecal   Válvula que impide el reflujo del contenido del colon hacia el íleon; su incompetencia puede permitir el ingreso de bacterias al íleon desde el colon y condicionar una sobreproliferación bacteriana; también llamado *esfínter ileocólico* o la *válvula ileocecal*.

Esfínter pilórico   Esfínter en el límite del píloro gástrico y el duodeno.

Esófago de Barrett   Metaplasia precancerosa relacionada con una exposición anormal de la mucosa del esófago al reflujo del contenido gástrico.

Esófago de cascanueces   Conducción en la que se encuentran fuerzas de contracción esofágica con amplitudes anormalmente altas durante las pruebas manométricas; puede ser fuente de un dolor similar al de la angina de pecho.

Espacio intersticial   En los pulmones, paredes de los alveolos pulmonares y espacios que rodean los vasos sanguíneos y las pequeñas vías respiratorias.

Espacio perisinusoidal (de Disse)   Espacio entre los hepatocitos y los sinusoides en los lóbulos hepáticos que se continúa con el pericelular y está separado del sinusoide por una capa de células endoteliales sinusoidales.

Espacio perivitelino   Región entre la zona pelúcida y la membrana vitelina de un ovocito.

Espacio pleural   Espacio lleno de líquido entre la pared torácica y los pulmones.

Espasmo esofágico difuso   Se hace el diagnóstico de espasmo difuso cuando el registro manométrico de la motilidad esofágica muestra que el acto de deglutir da como resultado contracciones simultáneas a toda la longitud de la región del músculo liso del cuerpo esofágico.

Espasticidad   Falla en el desempeño del músculo esquelético que ocurre en trastornos del sistema nervioso central con impacto en forma de una lesión de neurona motora superior, cuando hay pérdida de la inhibición descendente desde el cerebro a la médula espinal porque los músculos se tornan hiperactivos, puede causar un grado creciente de contracción muscular con disminución de la capacidad del individuo afectado para su control voluntario y la percepción de mayor resistencia al estiramiento pasivo.

Especies reactivas de oxígeno (ROS)   Término usado de forma general para referirse a radicales libres (radical hidroxilo, ion superóxido y peróxido de hidrógeno).

Espectrina   Proteína del citoesqueleto que reviste la cara intracelular de la membrana plasmática con una participación importante en el andamiaje para el mantenimiento de la integridad de la membrana plasmática y la estructura del citoesqueleto.

Espermátides   Cualquiera de las cuatro células haploides formadas por la meiosis en un organismo masculino, que se desarrollan en espermatozoides sin mayor división.

Espermatocito primario   Espermatocito que se divide en dos espermatocitos secundarios.

Espermatocitos secundarios   Aquellos que se dividen para originar los espermátidas.

Espermatogenia   Proceso de producción de espermatozoides en las gónadas masculinas.

Espermatogonias   Cualquiera de las células de las gónadas en organismos masculinos que son progenitoras de espermatocitos.

Espermatozoides   Células espermáticas maduras.

Espermiación   Liberación de espermatozoides maduros de la superficie de la célula de Sertoli hacia la luz de túbulo seminífero.

Espermiogenia   Proceso por el que las espermátidas maduran hasta espermatozoides.

Espinocerebelo Porción del cerebelo encargada de la coordinación de la función motora axial y de extremidades proximales.

Espirograma Registro del espirómetro, un instrumento para estudiar los movimientos respiratorios.

Espirometría Medición de los volúmenes pulmonares en un espirómetro.

Esprúe celiaco (enteropatía sensible al gluten) Enfermedad frecuente que implica una lesión primaria de la mucosa intestinal causada por la sensibilidad del intestino delgado al gluten, que da como resultado la absorción deficiente de todos los nutrimentos como resultado del acortamiento o la pérdida total de las vellosidades intestinales, que disminuyen en la mucosa las enzimas para la digestión de nutrimentos y la absorción en su superficie.

Esquistocito Fragmento eritrocítico generado conforme la célula transcurre a través de vasos dañados.

Esquizofrenia Enfermedad psiquiátrica notoria por pensamientos desordenados, ilusiones (creencias falsas fijas), una respuesta emocional inapropiada, alucinaciones auditivas, aislamiento social y letargo.

Estado activo Estado de un canal de sodio dependiente de voltaje en el que se encuentra abierto y permite el flujo de iones de sodio.

Estado de ánimo Estado emocional generalizado y persistente.

Estado de pestillo Modificaciones del ciclo de enlace cruzado en el músculo liso que produce contracciones prolongadas con poco gasto de energía.

Estado de reposo Estado de un canal de sodio regulado por voltaje que está cerrada, pero es capaz de abrirse.

Estado digestivo Conducta motora gastrointestinal (patrón de mezcla/segmentación) en efecto cuando hay presencia de nutrimentos en la parte alta del intestino.

Estado estable Estado de un sistema en el que un desempeño de reciente observación continuará en el futuro.

Estado inactivo Estado de un canal de sodio dependiente de voltaje que no permite el paso de iones sin estar en ocupando una configuración de cerrado.

Estado inotrópico Propiedad contráctil del músculo cardiaco independiente de los efectos de su condición de carga; una función de los factores que modifican la fuerza contráctil del músculo cardiaco en el ámbito celular.

Estado interdigestivo Ayuno en el tubo digestivo alto que se inicia con la absorción de todos los nutrimentos y se caracteriza por el patrón de conducta motora compleja de migración.

Estallido oxidativo Generación y liberación celular de especies reactivas de oxígeno antimicrobianas; también conocido como estallido respiratorio.

Estallido respiratorio Liberación celular rápida de especies reactivas de oxígeno, también conocido como estallido oxidativo.

Estatina Fármaco usado para disminuir la concentración del colesterol plasmático; inhibe a la reductasa de HMG-CoA, la enzima limitante de la velocidad de la reacción de la vía del mevalonato de síntesis de colesterol.

Esteatorrea Excreción de lípidos no absorbidos en las heces causada por deficiencia pancreática que disminuye en forma significativa la capacidad del páncreas exocrino de producir enzimas digestivas. Normalmente se excretan casi 5 g/día de grasa en las heces humanas, pero se pueden excretar hasta 50 g/día en el caso de la esteatorrea.

Estenosis aórtica (EA) Estrechamiento de la válvula aórtica; uno de los tipos más frecuentes de valvulopatía cardiaca.

Estenosis mitral (EM) Situación en la que se produce un estrechamiento de la válvula mitral del corazón, lo que impide que se abra correctamente y bloquea el flujo sanguíneo hacia el ventrículo izquierdo del corazón.

Éster de forbol Alcohol original de los cocarcinógenos, que son diésteres 12,13 (9, 9a) del forbol, que se encuentra en el aceite de crotón; el esqueleto hidrocarbonado es un ciclopropabenzazuleno; los ésteres de forbol simulan al 1,2-diacilglicerol como activadores de la proteína cinasa C.

Éster de retinilo Producto de la reesterificación del retinol por la enzima lecitina: retinol aciltransferasa El éster retinilo se incorpora a los quilomicrones y es captado por el hígado.

Esterasa de colesterol Enzima pancreática que hidroliza al éster de colesterol.

Estereocilios Proyecciones apicales cilíndricas de la célula caracterizadas por su longitud y carencia de motilidad; se encuentran en el oído interno, en el conducto deferente y el epidídimo.

Ésteres de colesterol Moléculas aisladas de colesterol esterificado con moléculas de un solo ácido graso.

Esternocleidomastoideos Músculos pares de las capas superficiales de la cara anterior del cuello que además de producir flexión y rotación de la cabeza actúan como músculos accesorios para elevar la caja costal durante la inspiración forzada, junto con los músculos escalenos del cuello.

Esteroidogenia Proceso de producción de hormonas esteroides.

Estigma Sitio específico donde la pared folicular se adelgaza por deterioro celular y protruye para después romperse.

Estímulo Señal que actúa sobre un receptor sensorial y que produce una respuesta o señal de salida característica.

Estímulo adecuado Estímulo biológicamente ideal para un receptor sensorial determinado.

Estradiol Esteroide con 18 carbonos.

Estrés de cizallamiento Efecto de fricción o frotamiento en las paredes de un cilindro como resultado del fluido en su interior. Esta fuerza tiende a torcer o deformar la porción interna de la pared en dirección del flujo. En las arterias, las fuerzas de cizallamiento tienen una influencia importante en la función del endotelio y en la localización del desarrollo de placas ateroescleróticas.

Estrés de la pared Fuerza ejercida sobre la pared de una estructura cilíndrica, modificada por el grosor de la pared de la estructura, que tendría la tendencia a dañar la pared como resultado de una presión transmural positiva. Es directamente proporcional a ambas, la presión transmural y el radio del cilindro, pero inversamente proporcional al grosor de la pared. El estrés de la pared es menor en vasos de pared gruesa que en los de pared delgada del mismo radio interno, cuando se exponen a la misma presión transmural. Este principio se aplica tanto a vasos sanguíneos como a otros órganos huecos, como el corazón y la vejiga.

Estrés oxidativo Desequilibrio entre la producción y degradación de especies reactivas de oxígeno.

Estría vascular Epitelio vascularizado cilíndrico seudoestratificado que contiene melanocitos, que ayuda a mantener una concentración alta de potasio de la endolinfa que se produce ahí.

Estriado Núcleo caudado y putamen de los ganglios basales.

Estrías Zonas irregulares de la piel que se observan como bandas líneas o franjas rojas o púrpura.

Estriol Principal estrógeno producido por la placenta.

Estrógeno Esteroide que promueve la maduración de los órganos de la reproducción y las características sexuales secundarias femeninas.

Estroma medular Tejido de la médula ósea que no participa directamente en la hematopoyesis, pero provee el microambiente necesario y los factores en su respaldo.

Estrona Estrógeno secretado por los ovarios, la placenta y la grasa.

Estructuras sensoriales accesorias Estructuras que aumentan la sensibilidad específica de un receptor sensorial o bien eliminan estímulos no deseados, como el cristalino ocular.

Estructuras subcorticales Colecciones de cuerpos celulares neuronales en el cerebro que se localizan profundamente con respecto a la corteza.

Estudios de lípidos sanguíneos Pruebas en sangre que incluyen colesterol total, de lipoproteínas de baja densidad (LDL), de lipoproteínas de alta densidad (HDL), el cociente LDL/HDL y triglicéridos totales.

Etapa ambisexual Periodo del desarrollo cuando el embrión tiene el potencial de adquirir características masculinas o femeninas.

Etapa folicular terciaria Etapa caracterizada por un gran folículo ovárico que contiene una cavidad antral.

Eunucoide   Persona con deficiencia sexual; en especial aquella que carece de diferenciación sexual y tiende a un estado intersexual.

Eunucoidismo   Hipogonadismo masculino; el estado de ser eunuco (ya sea por carencia de testículos o porque no se desarrollaron).

Excreción   Eliminación de una sustancia del cuerpo en la orina o las heces.

Exocitosis   Fusión de una vesícula secretora con la membrana plasmática y expulsión de su contenido hacia el líquido extracelular.

Exoftalmos   Protrusión anormal del globo ocular.

Exopeptidasas   Sustancias presentes en la secreción pancreática que podrían ser una carboxipeptidasa o una aminopeptidasa, dependiendo de que liberen un aminoácido del extremo carboxilo o el grupo amino del extremo de los péptidos.

Expansión clonal   Característica de la inmunidad adaptativa humana que implica la producción de células hijas que surgen originalmente de una sola célula.

Expansión hiperosmótica   Se produce cuando se añade un soluto al líquido extracelular que provoca un aumento de la osmolaridad.

Expansión hiposmótica   Término utilizado para describir una alteración del equilibrio hídrico y osmolar en el organismo que provoca un aumento del volumen de líquido extracelular con una reducción de la osmolalidad del LEC en el equilibrio final. Se produce cuando se añade rápidamente agua pura al ECF (p. ej., al consumir rápidamente de 1 a 2 L de agua pura).

Expansión isosmótica   Se produce cuando se añade líquido isosmótico al compartimento de líquido extracelular (p. ej., infusión de solución salina isotónica).

Expulsión de leche   Secreción de leche almacenada en las glándulas mamarias por efecto de la oxitocina; también conocido como bajada o liberación de leche.

Extensión   Movimiento que aumenta el ángulo entre dos partes móviles del cuerpo.

Extensores   Músculos esqueléticos cuyas acciones amplían una extremidad o porción corporal.

Exteroceptores   Receptores sensoriales clasificados por "punto de ventaja" en el cuerpo; detectan estímulos del exterior.

Extracción (E) o cociente de extracción   Cantidad de sustancia retirada de la corriente sanguínea de arteriolas a vénulas por los capilares.

Exudado   Fluido tisular que escapa de los vasos sanguíneos hacia el tejido inflamatorio.

Eyaculación   Descarga abrupta de líquido; la expulsión del fluido seminal desde la uretra del pene durante el orgasmo.

Factor de crecimiento 1 similar a insulina (IGF-1)   Hormona trófica potente cuya secreción es estimulada por la hormona de crecimiento; también se conoce como somatomedina C.

Factor de crecimiento 2 similar a insulina (IGF-2)   Hormona trófica.

Factor de crecimiento de fibroblastos 23 (FGF-23)   Hormona proteínica producida principalmente por las células óseas que inhibe la resorción tubular de fosfato, la actividad de 1α-hidroxilasa y la secreción de PTH, cuyo resultado es una menor concentración de fosfato en plasma.

Factor de crecimiento derivado de plaquetas (FCDP)   Citocina involucrada en la cicatrización de heridas; estimula la proliferación del músculo liso vascular y las células endoteliales.

Factor de crecimiento endotelial vascular (FCEV)   Sustancia encargada de la proliferación de vasos sanguíneos (angiogenia) en muchos sitios del cuerpo.

Factor de crecimiento epidérmico (FCE)   Sustancia en la saliva que estimula la proliferación de la mucosa gástrica y de las células epiteliales en la piel y otros órganos.

Factor de crecimiento nervioso   Molécula proteínica que promueve el desarrollo de las células nerviosas y estimula el crecimiento de los axones.

Factor de necrosis tumoral (FNT)   Citocina importante (TNF-α, caquexina o caquectina) involucrada en la inflamación sistémica y en la respuesta de fase aguda; secretado por leucocitos, endotelios y varios otros tejidos durante una lesión, por ejemplo, por infección. Su liberación estimula la fiebre.

Factor de relajación derivado del endotelio (FRDE)   Un compuesto producido y liberado por el endotelio que promueve la relajación del músculo liso; óxido nítrico.

Factor de seguridad   En la unión mioneural, la cantidad por la que la sustancia transmisora liberada rebasa a la necesaria para la transmisión eficaz.

Factor de von Willebrand   Una glucoproteína importante para la coagulación.

Factor estabilizante de fibrina (XIII)   Factor de la coagulación que cataliza la formación de enlaces covalentes entre las hebras de fibrina polimerizada, estabilizando y dando solidez al coágulo sanguíneo.

Factor III   *Véase* Tromboplastina tisular.

Factor inducible por hipoxia   Activador transcripcional dependiente del oxígeno que desempeña un papel integral en la respuesta del organismo a las bajas concentraciones de oxígeno y en la angiogénesis y el desarrollo.

Factor intrínseco   Glucoproteína secretada por las células parietales en el estómago, que se une fuertemente con la vitamina B$_{12}$ para formar un complejo, que se absorbe en el íleon terminal a través de un proceso mediado por receptor.

Factor rhesus (Rh)   Proteína en la superficie del eritrocito de algunas personas.

Factor X   *Véase* Protrombinasa.

Factor XIII   *Véase* Factor estabilizador de fibrina.

Factores de crecimiento similares a insulina (IGF)   Clase de pequeños péptidos encargados de mediar algunas de las acciones de la hormona de crecimiento, que aumentan la velocidad de síntesis de cartílago por promoción de la captación de sulfato y la síntesis de colágena; también conocidos como somatomedinas.

Factores de crecimiento tisulares   Mensajeros químicos que influyen en la división, diferenciación y supervivencia celulares; pueden ejercer efectos en forma autocrina, paracrina o endocrina.

Factores de crecimiento   Proteínas naturales capaces de estimular la proliferación y diferenciación celulares, así como otras respuestas.

Factores de la coagulación   Conjunto de 13 proteínas (de I a XIII) sintetizadas en el hígado, que circulan en el plasma de forma inactiva.

Factores de liberación   *Véase* Hormonas liberadoras.

Factores estimulantes de colonias   Sustancias que estimulan la producción de glóbulos rojos.

Fagocito   Célula capaz de engullir partículas de material.

Fagocitosis   Ingestión de grandes partículas extracelulares y microorganismos por expansión de la membrana plasmática alrededor para, en un momento dado, cercarlas. Un ejemplo típico es la destrucción de las bacterias invasoras por los macrófagos.

Fagosoma   Vacuola fagocítica para la eliminación de los entes patógenos incluidos.

Fármaco procinético   Agente farmacológico que actúa sobre las terminaciones nerviosas del intestino para aumentar la propulsión de su contenido y que pueden actuar por estimulación muscular directa, secreción de neurotransmisores motores o bloqueo de los neurotransmisores inhibitorios.

Fascículos   Grupos de miles de fibras musculares rodeadas por una capa de tejido conjuntivo llamada endomisio.

Fase ascendente   La porción del potencial de acción donde el potencial de membrana se acerca a 0 mV.

Fase cefálica   Una de las etapas de estimulación de la secreción de ácido durante la ingestión de una comida, involucra al sistema nervioso central y es inducida por el simple proceso de olfacción, masticación, deglución y pensamiento en los alimentos. La fase cefálica contribuye con casi 40% de la secreción total de ácido.

Fase de carga   Porción plana de la curva de equilibrio del oxígeno, que refleja la carga del gas en la hemoglobina sanguínea.

Fase de descarga   La porción más pendiente de la curva de equilibrio del oxígeno que refleja su descarga de la hemoglobina.

Fase de expulsión rápida   Porción del ciclo cardiaco que se inicia inmediatamente después de la abertura de la válvula aórtica, donde se expulsa sangre hacia la aorta por la contracción ventricular izquierda, y continúa hasta el pico de flujo sistólico y la presión sistólica aórtica máximas; abarca el primer tercio de la fase sistólica de la contracción ventricular, durante la cual se expulsa 70% del volumen sistólico.

Fase folicular Parte del ciclo menstrual durante la que ocurre el desarrollo del folículo.

Fase gástrica Una de las tres fases que estimula la secreción de ácido resultante de la ingestión de alimentos. La secreción ácida durante la fase gástrica es principalmente resultado de la distensión del estómago y los péptidos digeridos presentes en su luz. La fase gástrica contribuye con ~50% de la secreción de ácido gástrica total.

Fase intestinal Una de las tres fases de digestión. Durante la fase intestinal los productos de la digestión de proteínas en el duodeno estimulan la secreción de ácido gástrico por acción de los aminoácidos circulantes sobre las células parietales. La distensión del intestino delgado estimula la secreción de ácido. La fase intestinal constituye casi 10% de la secreción total de ácido gástrico. La última fase intestinal de la digestión inhibe la motilidad gástrica, la secreción ácida, la secreción de gastrina y el vaciado gástrico, y está causada por el bajo pH en el duodeno para liberar secretina y la competencia por los receptores de gastrina por parte de la colecistocinina (CCK) liberada por las grasas en el intestino.

Fase lútea Parte del ciclo menstrual durante el cual se produce la progesterona; dura 14 días.

Fase menstrual o menstruación Fase de pérdida sanguínea del ciclo menstrual o el ciclo endometrial que dura casi 5 días.

Fase ovulatoria Parte del ciclo menstrual durante la cual se libera un óvulo; dura 24 horas.

Fase proliferativa Fase del ciclo endometrial donde las capas de estroma y epiteliales del endometrio uterino presentan hiperplasia.

Fase secretora La del ciclo endometrial durante la cual las glándulas se hacen más espirales, almacenan glucógeno y secretan grandes cantidades de moco rico en carbohidratos. El estroma aumenta su vascularidad y se torna edematoso, y las arterias espirales se hacen tortuosas.

Fase sistólica disminuida Etapa de expulsión del ciclo cardiaco en la que el flujo de salida ventricular empieza a disminuir. Corresponde a la última fase de la sístole.

Fecundación Fusión de los gametos masculino y femenino (espermatozoide con óvulo) que forma un embrión y el desarrollo de un nuevo organismo, también conocida como concepción.

Fenómeno todo o nada Una vez que se alcanza el umbral se genera un potencial de acción completo.

Ferritina Proteína intracelular que se une al hierro y lo almacena.

Ferroportina Proteína de membrana para el transporte de hierro del citoplasma al intersticio.

Fibra posganglionar Fibras que van del ganglio al órgano efector.

Fibra preganglionar Fibras colinérgicas del sistema nervioso autónomo que conectan el SNC con los ganglios.

Fibras ascendentes Las aferentes de neuronas de la oliva inferior de la médula oblongada al cerebelo, que hacen sinapsis con células de Purkinje.

Fibras de contracción rápida Fibras musculares esqueléticas especializadas para las contracciones rápidas.

Fibras de descarga lenta Fibras musculares esqueléticas especializadas para la actividad de larga duración, con uso del metabolismo aerobio.

Fibras de la cadena nuclear Tipo de fibras musculares intrafusales.

Fibras de Purkinje Conjunto especializado de fibras miocárdicas modificadas que revisten el endocardio y proveen una rápida diseminación de la excitación eléctrica a los ventrículos.

Fibras en bolsa nuclear Tipo de fibra muscular intrafusal.

Fibras musculares Células contráctiles de un músculo.

Fibras musculares circulares Fibras dispuestas concéntricamente alrededor de una abertura, como un esfínter, que contraen la abertura al contraerse los músculos.

Fibras musculares extrafusales Grupo de fibras musculares que producen fuerza durante una contracción.

Fibras musculares intrafusales Fibras dentro del huso muscular, cuya contracción cambia la actividad de sus terminaciones sensoriales.

Fibras musculares longitudinales Fibras musculares que discurren longitudinalmente a lo largo del eje del músculo.

Fibras musgosas Axones aferentes dirigidos al cerebelo desde los núcleos pontinos.

Fibras paralelas Axones de células granulares cerebelosas dirigidas a las dendritas de las células de Purkinje.

Fibrilación auricular Activación eléctrica aleatoria y caótica de las células musculares auriculares, que con frecuencia da origen a la activación eléctrica irregular de los ventrículos.

Fibrilación ventricular Activación eléctrica caótica aleatoria de todas las células del músculo ventricular, en las que el corazón ya no se puede contraer eficazmente. Produce la muerte de una persona si no se abole con alguna intervención.

Fibrina Proteína fibrilar que forma coágulos sanguíneos estables.

Fibrinógenos Proteína soluble que es un factor de coagulación (factor 1) esencial para iniciar un coágulo sanguíneo.

Fibrinólisis Proceso por el que se fragmenta un coágulo de fibrina.

Fibroma uterino Leiomioma; tumor uterino benigno frecuente en las mujeres que surge de un solo miocito.

Fibrosis pulmonar (FP) Grupo de enfermedades conocidas con mucha frecuencia como intersticiales; el nombre fibrosis significa cicatrización e intersticial señala que la condición ocurre en la zona del pulmón entre los alveolos. Es la cicatrización del tejido entre los alveolos que interfiere con la capacidad de respirar de un paciente. En la mayor parte de los casos se desconoce la causa y se diagnostica como fibrosis pulmonar idiopática (FPI).

Fibrosis quística Enfermedad hereditaria prevalente en especial en poblaciones caucásicas, que aparece por lo general en la infancia temprana. Se hereda como rasgo monogénico autosómico recesivo, implica un trastorno funcional de glándulas exocrinas que reduce notablemente la secreción de Cl⁻ y agua de las células de los bronquios, el páncreas y el tubo digestivo y da lugar a la formación de una mucosidad muy viscosa y pegajosa que obstruye las vías respiratorias y los sistemas dúctiles, y se hace notar por la digestión defectuosa por deficiencia de enzimas pancreáticas, por dificultad para respirar por una secreción excesiva de moco y su acumulación en las vías aéreas, así como pérdida excesiva de sal en el sudor.

Filamentos intermedios Constituyentes celulares de músculo liso que forman parte del citoesqueleto.

Filancia Elasticidad del moco cervicouterino.

Filopodios Protrusiones largas delgadas y transitorias que contienen actina, de los conos en crecimiento.

Filoquinona Vitamina K que se deriva de vegetales verdes.

Filtración glomerular Producida por una presión neta positiva de filtración capilar glomerular, proceso dentro de los glomérulos renales donde se impulsa un filtrado esencialmente libre de proteínas, hacia el espacio urinario de la cápsula de Bowman.

Fimbrias Proyecciones digitiformes del borde del infundíbulo de cada oviducto.

Fisostigmina (eserina) Bloqueador de la unión neuromuscular que inhibe la acción de la acetilcolinesterasa.

Flexión Movimiento que disminuye el ángulo entre dos partes del cuerpo en movimiento.

Flexores Músculos esqueléticos cuya acción retrae una extremidad o una porción corporal.

Flujo Transporte de iones o solutos en disolución libre o a través de la membrana.

Flujo espiratorio forzado (FEF$_{25-75}$) Máxima cantidad de aire (L/s) forzada fuera de los pulmones entre dos volúmenes pulmonares determinados (25 y 75%).

Flujo espiratorio máximo (FEM) La corriente de aire de salida más alta durante una espiración forzada, que disminuye en proporción con la gravedad de la obstrucción de las vías aéreas, como en el asma.

Flujo laminar Movimiento relativo de los elementos de un fluido por vías paralelas, que se presenta con cifras bajas del número de Reynolds.

Flujo plasmático renal (FPR) Volumen de plasma sanguíneo que fluye por los riñones por unidad de tiempo.

Flujo sanguíneo renal (FSR) Volumen de sangre enviado a los riñones por unidad de tiempo.

Flujo turbulento Movimiento aleatorio del fluido en un tubo (vía aérea o vaso sanguíneo).

Focos ectópicos Porciones del miocardio que descargan sus propios potenciales de acción y que causan activación del corazón desde una zona diferente al nodo sinoauricular.

Folículo de Graaf Folículo preovulatorio maduro.

Folículo dominante Un folículo del grupo de folículos en desarrollo que llegará a la ovulación.

Folículo preantral Estructura secundaria que resulta de la proliferación de las células de la granulosa en varias capas, durante la cual el ovocito completa su crecimiento final.

Folículo primordial Folículo constituido por un ovocito primario rodeado por una capa de células de la pregranulosa, en el ovario.

Foliculogenia Desarrollo folicular.

Folículos Estructuras que contienen a un ovocito en el ovario.

Folistatina Hormona proteínica de una sola cadena con varias isoformas, que se une a la activina y la inactiva.

Fondo gástrico Curvatura superior del órgano; no interviene mucho en la digestión mecánica o química, sino que sirve de almacén receptivo de los alimentos ingeridos.

Formación reticular Región de la porción central del tronco encefálico donde conjuntos de células nerviosas regulan funciones integrativas autónomas y espinales reflejas, así como niveles coordinados de conciencia y atención.

Fosfatasa de la cadena ligera de miosina (FCLM) Enzima que cataliza la desfosforilación de las cadenas ligeras regulatorias del músculo, en particular las de la miosina del músculo liso.

Fosfatidilinositol 4,5-difosfato (PIP$_2$) Lípido de membrana que se encuentra en todas las células eucarióticas y regula muchos procesos celulares importantes, incluida la actividad de los canales iónicos.

Fosfaturia Exceso de fosfatos en la orina.

Fosfodiesterasa (PDE) Enzima que fragmenta los enlaces fosfodiéster para producir un fosfomonoéster y un grupo hidroxilo libre; por ejemplo, el monofosfato cíclico de adenosina (AMPc) es inactivado hasta 5′ AMP por acción de la fosfodiesterasa; esta fragmentación es mediada por una enzima fosfodiesterasa cíclica de nucleótido.

Fosfofructocinasa Enzima que cataliza la conversión de fructuosa 6-fosfato a fructuosa 1, 6-difosfato.

Fosfolamban Proteína reguladora que inhibe las bombas de Ca^{2+} del retículo sarcoplásmico Sus efectos inhibitorios se eliminan cuando es fosforilada.

Fosfolipasa A$_2$ Principal enzima pancreática para la digestión de fosfolípidos, por la que se forman lisofosfolípidos y ácidos grasos.

Fosfolipasa C (PLC) Lipasa que hidroliza al fosfatidilinositol 4,5-difosfato.

Fosfolípido Subclase de molécula lipídica basada en el glicerol 3-fosfato, al que se adicionan dos ácidos grasos de cadena larga (hidrofóbicos), por ejemplo, ácido palmítico, y un grupo polar o cargado (hidrofílico), por ejemplo, colina o inositol.

Fosforilación Transferencia del fosfato terminal del trifosfato de adenosina a una proteína bajo el control de una enzima de tipo cinasa.

Fosforilación oxidativa Generación del trifosfato de adenosina por las reacciones del ciclo de Krebs en presencia de O$_2$.

Fosforilasa de glucógeno La enzima que actúa en primer término para la fragmentación del glucógeno a glucosa, encargada de la producción de glucosa 1-fosfato a partir del sustrato, glucógeno, que subsecuentemente se convierte en glucosa. La enzima actúa sobre la unión glucosídica α 1,4 y origina polímeros de glucosa.

Fotón Quantum de interacción electromagnética y la unidad básica de la luz y todas las demás formas de radiación electromagnética.

Fotorreceptores Receptores sensoriales que responden a los estímulos visuales.

Fóvea cubierta Región especializada de la membrana celular constituida por fóveas de la proteína clatrina.

Fracción de filtración Fracción del plasma que fluye por los riñones que se filtra; el cociente de la tasa de filtrado glomerular con respecto al flujo plasmático renal.

Fracción sistólica Cantidad de sangre expulsada durante una sístole por el ventrículo izquierdo, expresada como porcentaje del final diastólico volumen; se usa para detectar clínicamente alteraciones del desempeño del ventrículo izquierdo.

Frecuencia cardiaca Número de veces que se contrae el corazón en 1 minuto; en un individuo sano, según su estado de actividad, puede variar entre 50 y 180 contracciones por minuto.

Frecuencia de fusión tetánica Frecuencia de estimulación más allá de la cual ya no se distinguen las contracciones musculares individuales.

Frenado diurético Disminución de la respuesta de un paciente a un diurético tras un uso continuado de 4-6 semanas de duración.

Frente de actividad Segmento intestinal con un límite oral y uno aboral, ocupado por el mensaje o complejo que avanza (emigra) a lo largo del intestino a una velocidad que progresivamente disminuye conforme se alcanza el íleon.

Frotis sanguíneo Extendido de una gota de sangre para su análisis al microscopio.

Fructosa 1,6-difosfatasa Enzima focal en la gluconeogenia que cataliza la conversión de fructosa 1,6-difosfato (FDP) a fructuosa 6-difosfato (F-6-P), lo que permite la producción endógena de glucosa a partir de aminoácidos gluconeogénicos (p. ej., alanina y glicina), glicerol o lactato.

Fuerza de reposo Fuerza presente en un músculo antes de su estimulación.

Fuerza pasiva Componente de la fuerza muscular dependiente de la longitud, producida por el estiramiento de un músculo inactivo.

Fuerzas de Starling Todas las fuerzas hidrostáticas y osmóticas dentro del plasma capilar y el intersticio que determinan la dirección y velocidad de la transferencia masiva de fluido entre la sangre capilar y el intersticio.

Galactopoyesis Mantenimiento de la lactancia regulada por la prolactina.

Galactorrea Secreción persistente de un material similar a la leche por el pezón en personas que no lactan.

Gameto Célula especializada de la reproducción sexual, por la que los padres transmiten cromosomas a su descendencia; un espermatozoide o un óvulo.

Ganglio Agrupación de cuerpos celulares neuronales en el sistema nervioso periférico.

Ganglio celiaco Parte de la cadena simpática prevertebral, involucrado en el control gastrointestinal.

Ganglio cervical superior El más superior de los ganglios simpáticos localizados en el cuello. Inervado por el sistema nervioso simpático, mediante fibras que surgen de los segmentos torácicos superiores de la médula espinal y hacen sinapsis en él. Las fibras posganglionares abandonan el ganglio cervical superior e inervan acinos, conductos y vasos sanguíneos, con el resultado de un incremento pequeño y breve de la secreción salival.

Ganglio ciliar Sitio de sinapsis entre neuronas parasimpáticas preganglionares y posganglionares del ojo.

Ganglio linfático Órgano linfático lleno de leucocitos.

Ganglio mesentérico inferior El más caudal de los tres ganglios simpáticos prevertebrales del abdomen.

Ganglio mesentérico superior El más superior de los ganglios simpáticos prevertebrales localizado en el abdomen.

Ganglio nodoso Localización de los cuerpos celulares neuronas vagales aferentes.

Ganglio ótico Localización de sinapsis pre y posganglionares de neuronas parasimpáticas del núcleo salivatorio inferior a través del nervio craneal IX, que participan en el control de la glándula parótida.

Ganglio pterigopalatino   Localización de sinapsis pre a posganglionares de neuronas parasimpáticas del núcleo salivatorio superior a través del nervio craneal VII, que participan en el control de las glándulas lagrimales y nasales.

Ganglio submandibular   Sitio de sinapsis entre neuronas pre y posganglionares parasimpáticas del núcleo salival superior a través del nervio craneal VII, que participan en el control de las glándulas submandibulares.

Ganglioneuromas   Tumores neurogénicos benignos.

Ganglios   Agrupación de cuerpos de células nerviosas situado fuera del sistema nervioso central.

Ganglios basales   Grupos subcorticales de neuronas involucradas con el control motor.

Ganglios colaterales   Nombre colectivo de tres ganglios simpáticos prevertebrales de la cavidad abdominal.

Ganglios simpáticos paravertebrales   Colecciones de neuronas simpáticas localizadas en ubicación paralela a la médula espinal; sitio de la mayoría de las sinapsis entre las neuronas simpáticas pre y posganglionares.

Ganglios simpáticos prevertebrales   Ganglios que yacen frente a la columna vertebral (celiaco, aorticorrenal y mesentéricos superior e inferior) diferentes de los del tronco simpático (ganglios paravertebrales); estos ganglios se presentan sobre todo alrededor del origen de las ramas principales de la aorta abdominal y todos se encuentran en la cavidad abdominopélvica; las neuronas incluidas en los ganglios envían fibras simpáticas postsinápticas al intestino.

Gasto cardiaco (GC)   Flujo total de salida del corazón, a menudo expresado como L/min o mL/min, que por lo general es de 4 a 5 L/min en los individuos adultos   Puede también definirse como la suma de todos los flujos sanguíneos de órganos individuales en el cuerpo.

Gastrina   Hormona que estimula la secreción de ácido por el estómago.

Gastroenterología   Estudio del funcionamiento normal y de las enfermedades del sistema gastrointestinal.

Gastroparesia   Debilidad de las contracciones fásicas de propulsión de la bomba antral, que da como resultado un retraso del vaciamiento gástrico.

Generador del patrón central (GPC)   Grupo de neuronas que producen potenciales de acción rítmicos e importantes para los movimientos.

Ghrelina   Molécula señal producida por el epitelio del estómago y el intestino delgado que estimula la ingesta de alimentos por activación de las neuronas NPY en el núcleo arqueado del hipotálamo.

Gigantismo   Aumento excesivo de la talla como resultado de concentraciones anormalmente altas de hormona de crecimiento.

Ginecomastia   Desarrollo excesivo de las mamas masculinas.

Glándula cardiaca   Uno de los principales tipos de glándula que se encuentran en el revestimiento mucoso del estómago, específicamente en una pequeña zona adyacente al esófago y revestida por células cilíndricas productoras de moco que lo secretan además de iones de bicarbonato que protegen al órgano del ácido presente en su luz.

Glándula parótida   La más grande de las salivales, que se encuentra rodeando a la rama de la mandíbula y secreta saliva hacia la cavidad bucal para facilitar la masticación y la deglución.

Glándula pineal   La localizada en ubicación superficial del mesencéfalo dorsal y el tálamo dorsal posterior, que produce melatonina en respuesta a señales del núcleo supraquiasmático del hipotálamo, con relevo a través del sistema nervioso simpático.

Glándula pituitaria   órgano neuroendocrino que regula el crecimiento, la lactancia, la reproducción, el metabolismo y la respuesta al estrés   También denominado hipófisis.

Glándulas de Brunner   Órganos situados en la submucosa del duodeno que segregan un líquido alcalino que contiene mucina, que protege la mucosa del contenido ácido del estómago.

Glándulas Ebner   Glándulas salivales situadas a ambos lados de la cavidad bucal que segregan dos enzimas digestivas, lipasa y amilasa, para iniciar la descomposición de los alimentos en la boca.

Glándulas endocrinas   Aquellas que secretan sus productos (hormonas) directamente a la corriente sanguínea (glándulas sin canal) o las liberan (paracrinas) para modificar sólo la actividad de células blanco, cercanas a su sitio de secreción.

Glándulas exocrinas   Aquellas que secretan sus productos (excluidas las hormonas y otros mensajeros químicos) hacia canales que llevan directamente al ambiente externo; en contraste con glándulas endocrinas.

Glándulas gástricas   *Véase* Glándulas oxínticas.

Glándulas mamarias   Estructuras pares en la pared torácica de ambos sexos que en las mujeres secretan leche.

Glándulas pilóricas   Uno de los tres principales tipos de glándulas en el revestimiento mucoso del estómago, que contienen células mucosas que secretan moco y iones de bicarbonato que protegen al órgano del ácido en su luz. Las glándulas pilóricas se localizan en una zona más grande adyacente del duodeno y contienen células similares a las de cuello de mucosa. Las glándulas pilóricas constan de muchas células que producen gastrina, llamadas células G.

Glándulas salivales   Grupo heterogéneo de glándulas exocrinas que producen saliva; inervadas por las divisiones parasimpática y simpática del sistema nervioso autónomo. La estimulación parasimpática de las glándulas salivales produce un aumento de la secreción salival   Las glándulas parótida, submandibular (submaxilar) y sublingual son las principales de tipo salival, drenadas por conductos individuales hacia la boca.

Glándulas salivales mayores (glándulas extrínsecas)   Glándulas exocrinas que producen saliva a través de un sistema de conductos; los seres humanos tienen tres glándulas salivales pares (parótida, submandibular y sublingual).

Glándulas salivares menores (glándulas intrínsecas)   Glándulas exocrinas que producen saliva a través de un sistema de conductos, situados en toda la submucosa oral.

Glándulas sublinguales   Glándulas salivales que vacían saliva en la boca; localizadas delante de la glándula submandibular bajo la lengua, detrás de la membrana mucosa del piso de la boca.

Glándulas submandibulares (submaxilares)   Pares, localizadas debajo del piso de la boca y que contribuyen con 70% del volumen de saliva.

Glaucoma   Trastorno resultante de la alteración del drenaje del humor acuoso ocular, que hace aumentar la presión en la cámara anterior y comprime las estructuras internas, lo que ocasiona daño del nervio óptico que finalmente puede causar ceguera.

Glía   Células de soporte neuronal.

Glicentina   Fragmento peptídico desprendido del proglucagón por la enzima convertasa.

Glicina (GLY)   Aminoácido usado como neurotransmisor inhibitorio.

Glioma   Tipo común de tumor que se origina en el cerebro y la médula espinal.

Globo pálido (GP)   Grupo de células nerviosas en los ganglios basales, cuyos estímulos de salida influyen en el tálamo y la corteza cerebral, dividido en un segmento externo y un interno.

Globulina fijadora de corticoesteroides (CBG)   Glucoproteína producida por el hígado, que se une a glucocorticoides y aldosterona en la sangre.

Globulina fijadora de hormonas sexuales (GFHS)   Sustancia que se une a los esteroides sexuales en la sangre.

Globulina fijadora de tiroxina (GUT)   Glucoproteína sintetizada y secretada por el hígado, que se une a la hormona tiroidea en la sangre.

β globulina   Grupo de proteínas que se encuentran en el plasma y que funcionan en el transporte del hierro en la sangre.

Globulina gamma   *Véase* Globulinas γ.

Globulinas   Proteínas plasmáticas que incluyen anticuerpos, enzimas, transportadores y acarreadores.

Globulinas γ Proteínas séricas electroforéticamente similares que incluyen a los anticuerpos.

Glóbulos rojos Las células más numerosas en la sangre y principal medio de transporte de oxígeno a las células por el sistema circulatorio; también conocidos como eritrocitos.

Glomérulo En el riñón, el penacho de capilares rodeado por la cápsula de Bowman donde se filtra la sangre.

Glomerulonefritis Enfermedad caracterizada por proteinuria o hematuria, hipertensión e insuficiencia renal, que progresa durante el transcurso de los años, causada con mayor frecuencia por un ataque inflamatorio contra la barrera de filtración glomerular.

Glomerulonefritis posestreptocócica Estado nefrítico que puede seguir a una faringitis causada por ciertas cepas de estreptococos; el daño celular endotelial, la acumulación de leucocitos y la liberación de sustancias vasoconstrictoras, disminuyen la superficie del glomérulo y su permeabilidad a líquidos, y aminoran su flujo sanguíneo, lo que causa disminución de la tasa de filtración glomerular.

Glucagón Hormona producida por las células α del páncreas que aumenta la concentración de glucosa en sangre.

Glucocinasa Enzima que facilita la fosforilación de la glucosa a glucosa 6 fosfato en las células del hígado, el páncreas, el intestino y el cerebro de los seres humanos, y casi todos los demás vertebrados.

Glucogenia Se presenta principalmente en el hígado, proceso por el que el glucógeno se sintetiza a partir de la glucosa, el lactato y el piruvato circulantes, después de la ingestión de una comida.

Glucógeno Polisacárido que constituye la forma principal de almacenamiento de carbohidratos en los animales y se presenta principalmente en los tejidos hepático y muscular; fácilmente convertible en glucosa.

Glucogenólisis Proceso por el que el glucógeno se fragmenta hasta glucosa6-fosfato, y después, glucosa, para la liberación subsiguiente a la circulación. La reacción es específica del hígado.

Glucolípido Molécula lipídica que contiene una o más unidades de monosacárido.

Glucólisis Proceso metabólico de generación del trifosfato de adenosina de la mayoría de las células, en la que los carbohidratos se convierten en ácido pirúvico y láctico.

Gluconeogenia Proceso que se presenta principalmente en el hígado y los riñones, con producción de glucosa dependiente de energía a partir de fuentes no carbohidratos, como grasa, aminoácidos y lactato; para este proceso la energía se deriva de la oxidación β de los ácidos grasos.

Glucoproteína Proteína que contiene una o más unidades de monosacárido.

Glucosa Azúcar simple (monosacárido) y un carbohidrato importante usado por las células como fuente de energía e intermediario metabólico.

Glucosa 6-fosfatasa Enzima presente exclusivamente en el hígado que cataliza la fragmentación del glucógeno hasta moléculas de glucosa para su liberación a la circulación.

Glucosa-6-fosfato Producto intermedio en la conversión de glucosa a glucógeno y en la fragmentación de glucógeno a glucosa.

Glucósido cardiaco Clases de fármaco usado para el tratamiento de la insuficiencia cardiaca congestiva y las arritmias cardiacas; *Véase* también digoxina.

Glucosuria Presencia de glucosa en la orina.

Glucurónido de tetrahidrocortisol Principal metabolito de excreción en la fragmentación del cortisol.

GLUT2 Transportador facultativo de glucosa que se expresa en el páncreas, el hígado, el intestino y el riñón.

GLUT4 Transportador facultativo de glucosa con respuesta a insulina que se expresa en los músculos y el tejido adiposo.

GLUT5 Transportador de fructosa que se expresa en el borde apical de los enterocitos del intestino delgado.

Glutamato (GLU) Aminoácido usado como neurotransmisor excitatorio.

Glutamina Precursora del glutamato.

Gonadarquia Maduración gonadal durante el desarrollo puberal en niños y niñas.

Gonadotropina coriónica humana (hCG) Proteína secretada por el blastocisto y la placenta; de acción biológica similar a la de la hormona luteinizante.

Gonadotropinas Productos de los gonadotropos de la hipófisis anterior; hormonas luteinizante y foliculoestimulante.

Gonadotropos Células localizadas en la hipófisis anterior que secretan las hormonas luteinizante y foliculoestimulante.

Gota Trastorno en que el ácido úrico del plasma está elevado y se precipita en cristales de urato en las articulaciones, lo que causa dolor e inflamación y edema (a menudo del primer dedo del pie).

Gradiente de difusión de oxígeno Diferencia de la presión parcial del oxígeno a través de la membrana alveolocapilar.

Gradiente de oxígeno alveoloarterial (gradiente A–a O2) Diferencia de presión parcial de oxígeno alveolar y la correspondiente arterial.

Gráfica de Scatchard Escala utilizada para encontrar la constante de equilibrio en una reacción como [H] + [R] ⇌ [HR] ([HR]/[H]) vs. [HR], o cualquier función proporcional a estas cantidades; la magnitud de la pendiente de la gráfica es la constante de equilibrio.

Granulocito Célula madura de la serie mieloide, que incluye neutrófilos, eosinófilos y basófilos; también conocida como leucocito polimorfonuclear.

Gránulos corticales Gránulos en las vesículas corticales del borde del citoplasma del ovocito; la penetración del espermatozoide hace que estos gránulos liberen proteasas e inhibidores para prevenir que más de ellos penetren al ovocito.

Gránulos de cimógeno Gránulos que se encuentran en la región apical de las células acinares, que almacenan la amilasa salival.

Gránulos de hemosiderina Cuerpos con hierro almacenado como ferritina.

Granzima Familia de enzimas presentes en los gránulos de los linfocitos T citotóxicos y los linfocitos citolíticos naturales.

Gravedad específica Masa de un líquido por unidad de volumen. En fisiología se mide en la sangre y la orina.

Grupo de estudios analíticos metabólicos completos (GMC) Incluye las pruebas del grupo básico de estudios analíticos metabólicos (*véase* también grupo de estudios básicos metabólicos) y las siguientes pruebas adicionales: albúmina, proteínas totales, fosfatasa alcalina, transaminasa de alanina, transaminasa de aspartato y bilirrubina.

Grupo de estudios del hierro Pruebas sanguíneas que incluyen hierro sérico, ferritina, capacidad total de unión de hierro, transferrina y su saturación.

Grupo respiratorio dorsal (GRD) Conjunto de células neuronales localizadas en la porción dorsal de la médula oblongada, activo durante la inspiración.

Grupo respiratorio pontino Conjunto de células en la protuberancia anular encargado de integrar las señales y actuar como "apagador" de la inspiración y espiración.

Grupo respiratorio ventral (GRV) Conjunto de neuronas localizadas en la porción ventral de la médula, activa durante la inspiración y espiración.

Guanilina Hormona polipeptídica producida por el intestino delgado que aumenta la excreción renal de sales.

Gustducina Proteína G relacionada con la detección de estímulos químicos (p. ej., sabor amargo) en el sistema gustativo.

Hábito marfanoide Constelación de síntomas parecidos a los del síndrome de Marfan, que incluye extremidades largas, con una envergadura de brazos que es al menos 1.03 de la estatura del individuo, y un maxilar oral apiñado, a veces con un arco alto en el paladar, aracnodactilia e hiperlaxitud.

Hamartoma Malformación congénita no neoplásica constituida por una masa heterotópica de tejido nervioso, por lo general localizada en el piso del tercer ventrículo o adherida al tuber cinereum.

Hapteno   Molécula de unión de anticuerpos no inmunogénica, a menos que se vincule con una molécula acarreadora.

Haptoglobina   Gran glucoproteína (peso molecular de 100 000 Da) que se une a la hemoglobina libre en la sangre formando un complejo de hemoglobina-haptoglobina que se retira rápidamente de la circulación por el hígado, conservando así el hierro corporal.

Haustración   Proceso de formación de un haustro (saco) en el colon.

Haz de His   Tejido de conducción especializado que recibe impulsos del nodo auriculoventricular. Se ramifica en ramas derecha e izquierda, que a su vez dan lugar al sistema de fibras de Purkinje.

Haz medial del cerebro anterior   Paquete de fibras que interconecta el tronco encefálico (en especial el tegmento del cerebro medio) con el hipotálamo, el núcleo accumbens y el cerebro anterior basal.

Haz solitario   Estructura del tronco encefálico que transporta y recibe sensaciones viscerales y del gusto, desde los nervios craneales facial (VII) glosofaríngeo (IX) y vago (X).

Hema(to)   Referente a la sangre.

Hematocrito (Hct)   Porcentaje de la sangre completa constituido por los eritrocitos.

Hematólogo   Especialista en enfermedades de la sangre.

Hematopoyesis   Generación de células sanguíneas.

Hematopoyesis extramedular   Formación de glóbulos rojos que ocurre fuera de la médula ósea.

Hematopoyetinas   Subclase de citocinas que regulan la hematopoyesis.

Hemocromatosis   Trastorno causado por sobrecarga de hierro, que se caracteriza por cantidades excesivas de hemosiderina en los hepatocitos, que los torna defectuosos e incapaces de desempeñar normalmente sus funciones esenciales. El exceso de hierro se almacena en los órganos, en especial el hígado, el corazón y el páncreas, causa daño y conduce a enfermedades que ponen en riesgo la vida, como cáncer, complicaciones cardiacas o hepatopatías.

Hemocromatosis hereditaria (HH)   Trastorno heredado en el que aumenta la cantidad de hierro que absorbe el cuerpo del intestino y causa que se deposite un exceso del metal en múltiples órganos corporales; el exceso de hierro en el hígado produce cirrosis (que puede evolucionar hacia cáncer); los depósitos de hierro en el páncreas pueden causar diabetes y las reservas excesivas de hierro también pueden causar cardiomiopatía, pigmentación de la piel y artritis.

Hemodiálisis   Procedimiento que suele hacerse tres veces a la semana (4 a 6 horas por sesión) en una instalación médica o en casa, en la que la sangre del paciente con insuficiencia renal se bombea a través de un riñón artificial; la sangre se separa de una solución salina equilibrada por una membrana similar a un celofán y las pequeñas moléculas pueden difundir a través de ella; se puede retirar el exceso de líquido aplicando presión a la sangre y filtrándolo.

Hemodinámica   Estudio de la física de la contención y el movimiento de la sangre en el aparato cardiovascular.

Hemofilia   Trastorno hemorrágico hereditario.

Hemoglobina (Hb)   Proteína de transporte de oxígeno de los eritrocitos.

Hemoglobina corpuscular media (HCM)   Índice de hemoglobina promedio por eritrocito.

Hemoglobina fetal (FH)   Principal hemoglobina del feto que muestra una afinidad mucho mayor por el O_2 que la hemoglobina del adulto; también conocido como *hemoglobina F* o $\alpha_2\gamma_2$.

Hemoglobinas embrionarias (EH)   Proteína transportadora de oxígeno de los eritrocitos de los embriones de mamíferos que tiene una gran afinidad para unirse al oxígeno.

Hemoglobinopatías   Enfermedades causadas por mutación de la hemoglobina.

Hemólisis   Estallido de eritrocitos (lisis) que provoca la liberación de la hemoglobina.

Hemopexina   Proteína sintetizada en el hígado que se encarga del transporte del grupo hemo libre en la sangre, con el que forma un complejo que el hígado retira rápidamente.

Hemorragia   Pérdida sanguínea importante.

Hemorragia subaracnoidea   Tipo de ictus potencialmente mortal causado por una hemorragia en el espacio que rodea el cerebro.

Hemosiderina   Proteína de almacenamiento de hierro relacionada con la ferritina.

Hemostasia   Cese de la hemorragia que ocurre en cuatro pasos: 1) compresión y vasoconstricción; 2) formación de un tapón temporal laxo de plaquetas (también llamada hemostasia primaria); 3) formación de un coágulo estable de fibrina (también llamada hemostasia secundaria) y 4) retracción y disolución del coágulo.

Hendidura de filtrado   Espacio entre podocitos glomerulares adyacentes de casi 40 nm de ancho, conectado por un diafragma compuesto por nefrina.

Hendidura sináptica   Espacio extracelular que separa las membranas presináptica y postsináptica en una sinapsis química.

Heparina   Anticoagulante inyectable.

Hepatocitos   Células muy especializadas dispuestas a lo largo de los sinusoides hepáticos, que facilitan el intercambio rápido de moléculas ya que poseen numerosas proyecciones digitiformes que se extienden hacia el espacio perisinusoidal, aumentando así la superficie sobre la cual están en contacto con el líquido perisinusoidal.

Hepcidina   Hormona producida por el hígado que regula la homeostasis del hierro inhibiendo la ferroportina.

Heterorreceptor   Receptor presináptico que regula la liberación de un neurotransmisor diferente.

Hexocinasa   Enzima que facilita la fosforilación de glucosa a glucosa-6-fosfato en células de levaduras y músculo.

Hidratación   Combinación con agua.

Hidrofílico   Altamente soluble en agua, por ejemplo, iones y moléculas polares.

Hidrofóbico   Que tiene baja solubilidad en agua, por ejemplo, las moléculas no polares.

Hidrolasa de ésteres de colesterol (HEC)   Sustancia que hidroliza el enlace éster del colesterol esterificado para generar colesterol libre.

Hidromeiosis   Condición causada por humidificación excesiva de la piel e interferencia posterior con el flujo libre de sudor ecrino, durante el ejercicio en condiciones húmedas; puede complicarse por fatiga de las glándulas sudoríparas como resultado de una ausencia de neurotransmisores.

Hidroxilasa de tirosina   Enzima limitante de la velocidad de reacción en la síntesis de catecolaminas, que promueve la conversión de l-tirosina a l-3, 4-dihidroxifenilalanina.

Hiperaldosteronismo   Condición médica caracterizada por exceso de aldosterona, producida por las glándulas suprarrenales, que puede ocasionar la disminución de la concentración de potasio en sangre.

Hipercalciuria   Exceso de calcio en la orina.

Hipercapnia   Presión parcial alta de dióxido de carbono en sangre (> 45 mm Hg) a causa de la ventilación insuficiente del pulmón.

Hipercinesia   Movimiento excesivo.

Hipercolesterolemia familiar   Trastorno en el que el hígado no produce el receptor de lipoproteínas de baja densidad (LDL) indispensable para su depuración del plasma. El trastorno se caracteriza por cifras elevadas de LDL plasmáticas que, por lo general, predisponen a cardiopatía coronaria temprana.

Hiperemia activa   Aumento del flujo sanguíneo en respuesta a un mayor metabolismo tisular o a la disminución del contenido de oxígeno en la sangre.

Hiperemia de absorción   Aumento del flujo sanguíneo intestinal que acompaña a la digestión; respuesta local al incremento del metabolismo tisular.

Hiperemia reactiva   Respuesta de un tejido a un periodo de isquemia o ausencia de flujo sanguíneo, en la que el flujo rebasa el valor observado antes de la isquemia o la detención del flujo, una vez que se resuelven.

Hiperfosfatiemia   Condición en la que la concentración del fosfato plasmático está elevada.

Hiperglucemia   Presencia de una concentración anormalmente alta de glucosa en sangre.

Hiperopía   (Hipermetropía) condición causada porque el globo ocular es físicamente demasiado corto para enfocar objetos cercanos.

Hiperosmótica *Véase* Presión osmótica.

Hiperplasia suprarrenal congénita (HSC) Trastorno heredado que afecta a las glándulas suprarrenales; las mujeres con hiperplasia suprarrenal congénita clásica nacen con aspecto masculino de sus genitales externos, pero con órganos sexuales internos femeninos; los hombres con hiperplasia suprarrenal congénita clásica tienen aspecto normal al nacer; hombres y mujeres con hiperplasia suprarrenal congénita clásica posiblemente tengan problemas con relación a la retención de sal, un trastorno que puede poner en riesgo la vida.

Hiperpnea Aumento de la ventilación minuto por incremento de la profundidad y frecuencia de la respiración (a diferencia de la taquipnea, que es rápida y poco profunda) para cumplir las demandas metabólicas aumentadas (como durante o después del ejercicio); la ventilación aumenta proporcionalmente con la producción de dióxido de carbono, pero la Paco$_2$ se mantiene igual lo que es la característica distintiva de la hiperpnea (a diferencia de la hiperventilación, donde la Paco$_2$ está muy disminuida y produce alcalosis).

Hiperpolarización Cambio en el potencial eléctrico en dirección más negativa dentro de la célula; disminuye la excitabilidad de la célula al alejar el potencial de membrana del umbral de descarga de un potencial de acción.

Hiperpolarizado Cuando el potencial de membrana se torna más negativo que el potencial de membrana en reposo.

Hiperpotasemia Trastorno en el que la cifra de K$^+$ plasmático es > 5.0 mEq/litro.

Hiperprolactinemia Aumento de la secreción de prolactina por la hipófisis que causa amenorrea.

Hipersensibilidad Respuesta inmunológica lesiva a los alérgenos, que da como resultado inflamación y disfunción de órganos.

Hipersensibilidad de desnervación Reactividad aumentada de un órgano a un neurotransmisor después de su desnervación.

Hipertensión arterial pulmonar (HAP) Aumento de la presión arterial pulmonar media > 25 mm Hg en reposo o > 30 mm Hg durante el ejercicio y una presión capilar pulmonar en cuña < 15 mm Hg.

Hipertensión porta Presión arterial elevada en la vena porta y sus tributarias; a menudo definida como gradiente de presión porta (la diferencia de presión entre la vena porta y las venas hepáticas) de 10 mm Hg o mayor.

Hipertensión pulmonar Enfermedad potencialmente grave caracterizada por aumento de la presión arterial en la vasculatura pulmonar que incluye a la arteria, la vena y los capilares pulmonares; sus síntomas incluyen disnea, somnolencia, desmayo y otras, todas se pueden exacerbar por el ejercicio; puede presentarse tolerancia notoriamente disminuida al ejercicio e insuficiencia cardiaca.

Hipertensión sistólica Una subclasificación de la presión arterial alta crónica que afecta a la cifra sistólica, pero no a la diastólica, que suele observarse en el adulto mayor como resultado de la declinación general de la distensibilidad arterial asociada con el proceso de envejecimiento.

Hipertermia Condición aguda que ocurre cuando el cuerpo produce o absorbe más calor del que puede disipar.

Hipertermia maligna Enfermedad potencialmente mortal debida a una sensibilidad genética de los músculos esqueléticos a los anestésicos volátiles y a los fármacos despolarizantes bloqueantes neuromusculares que se produce durante o después de la anestesia y que hace que los músculos se contraigan y tensen de forma incontrolada, generando así cantidades excesivas de calor.

Hipertiroidismo Secreción excesiva de hormona tiroidea; también *tirotoxicosis*.

Hipertónico *Véase* Tonicidad.

Hipertrofia ventricular derecha (HVD) Masa muscular anormalmente aumentada del ventrículo derecho. Se presenta en respuesta a cualquier factor que aumente de manera crónica la tensión de la pared sobre el ventrículo derecho, como la hipertensión pulmonar o una estenosis de la válvula pulmonar.

Hipertrofia ventricular izquierda (HVI) Masa muscular anormalmente aumentada en el ventrículo izquierdo que ocurre en respuesta a cualquier factor que aumente de manera crónica el estrés sobre la pared del ventrículo, como la hipertensión arterial sistémica o una válvula aórtica con estenosis.

Hiperventilación Estado de respiración más rápida o más profunda de lo necesario, que causa eliminación excesiva de dióxido de carbono; puede ser resultado de un estado psicológico, como un ataque de pánico, de una condición fisiológica como la acidosis metabólica, o se puede producir por ventilación forzada voluntaria y se caracteriza por aumento de la ventilación minuto con disminución concomitante en la Paco$_2$; también se conoce como sobreventilación.

Hipervitaminosis A Condición resultante del consumo de cantidades masivas de vitamina A, que a menudo se relaciona con hepatotoxicidad y que en un momento dado causa hipertensión portal y cirrosis.

Hipoaldosteronismo Condición caracterizada por disminución de las cifras de aldosterona, que puede dar como resultado hiperpotasiemia y pérdida de sodio urinario, que produce disminución de volumen e hipotensión.

Hipocalcemia Deficiencia de calcio en sangre.

Hipocampo Estructura cortical de tres capas en el lóbulo temporal que participa en el aprendizaje y la memoria.

Hipocapnia Condición caracterizada por una baja presión parcial de dióxido de carbono en sangre (< 35 mm Hg) como resultado de la sobreventilación pulmonar.

Hipocinesia Condición caracterizada por un grado de movimiento menor del normal.

Hipocromía Condición en la que hay menos hemoglobina por célula de lo normal.

Hipoecoico Hallazgo ecográfico en el que las ondas sonoras rebotan y aparecen de color gris oscuro, lo que muestra un crecimiento maligno, a menudo en el hígado y el tejido mamario.

Hipófisis Glándula ubicada dentro del hueso esfenoides y conectada con el hipotálamo; también denominada pituitaria

Hipoglucemia Condición caracterizada por una cifra baja de glucosa sanguínea.

Hipogonadismo Condición en la que los órganos sexuales, como los testículos u ovarios, están hipoactivos.

Hipogonadismo hipergonadotrópico Desarrollo defectuoso de los ovarios o testículos; asociado con secreción excesiva de gonadotropinas hipofisarias; da como resultado un desarrollo sexual y un crecimiento tardíos.

Hipogonadismo hipogonadotrópico Ausencia o disminución de las gónadas, los testículos masculinos o los ovarios femeninos, causado por la carencia de las hormonas hipofisarias estimulantes gonadales, las hormonas foliculoestimulante y luteinizante.

Hiponatremia Condición en la que la concentración plasmática de Na$^+$ es < 135 mEq/litro de plasma.

Hipoosmótico *Véase* Presión osmótica.

Hipopituitarismo Deficiencia de una o más hormonas de la glándula hipófisis.

Hipopotasemia Condición en la que la concentración plasmática de K$^+$ es < 3.5 mEq/litro de plasma.

Hipoprotrombinemia Deficiencia de protrombina (factor II), que causa prolongación del tiempo de coagulación sanguínea.

Hipotálamo Región del encéfalo que integra las respuestas autonómicas a la temperatura y el hambre.

Hipotensión Condición caracterizada por una presión arterial menor de la normal.

Hipotermia accidental Descenso de la temperatura central del cuerpo por debajo de los 35 °C no inducido con fines terapéuticos, se presenta en personas con alteración por ingestión de drogas o etanol, enfermedad u otros estados físicos, y en personas sanas que se sumergen en agua fría o el frío las deja exhaustas.

Hipotermia terapéutica (HT) Tratamiento médico que aminora la temperatura corporal de un paciente para ayudar a disminuir su riesgo de lesión isquémica tisular que sigue a un periodo de flujo sanguíneo insuficiente; también llamada hipotermia controlada.

Hipotermia Descenso de la temperatura central por abajo de 35 °C.

Hipótesis de dos células, dos gonadotropinas Esteroidogenia completada por la cooperación entre células de la granulosa y de la teca.

Hipotiroidismo Condición caracterizada por una producción inadecuada de hormonas tiroideas, o bien por cifras circulantes bajas de hormonas tiroideas.

Hipotonía Disminución del grado de resistencia normal en un músculo que se somete a distensión pasiva.

Hipotónico *Véase* Tonicidad.

Hipoventilación Disminución de la ventilación alveolar por debajo de la necesaria para el metabolismo oxidativo. Da lugar a un aumento de la P_{CO_2} arterial.

Hipoventilación generalizada Trastorno en el que todo el pulmón está subventilado y causa una ventilación alveolar baja.

Hipoventilación regional Condición en la que una región del pulmón se encuentra subventilada con respecto a una adyacente.

Hipovolemia Condición caracterizada por un volumen sanguíneo circulante anormalmente bajo.

Hipoxemia Condición caracterizada por un contenido anormalmente bajo de oxígeno o una P_{O_2} baja en la sangre arterial.

Hipoxia Condición en la que el oxígeno inspirado está por debajo de lo normal, lo que provoca una tensión de oxígeno anormalmente baja en los tejidos.

Hipoxia generalizada Trastorno donde el pulmón completo se expone a temperaturas muy bajas P_{O_2}, en contraposición a solo una región local.

Hipoxia regional Condición de una parte particular del pulmón con deficiencia de oxígeno, en contraste con la hipoxia generalizada; *véase* Hipoxia generalizada.

Hirsutismo Aumento excesivo de proliferación pilosa, que a veces provoca un patrón masculino en la mujer.

Histamina Mediador inflamatorio liberado por células cebadas y basófilos.

Hojas Pliegues de la corteza cerebelosa.

Homeostasis Propiedad de un organismo vivo de regular su medio interno para mantener un estado estable constante mediante múltiples ajustes de equilibrio dinámico controlados por mecanismos de regulación interrelacionados.

Homeotermos Animales de sangre caliente que mantienen su temperatura central corporal en una cifra casi constante, independientemente de la temperatura ambiental circundante.

Hormona Mensajero químico o proteínico sintetizado por una célula endocrina, que sirve como señal para una célula blanco.

Hormona adrenocorticotrópica (ACTH) Producto hormonal de los corticotropos, localizados en hipófisis anterior; también conocida como corticotropina.

Hormona antidiurética (ADH) Péptido sintetizado en el hipotálamo anterior y liberado desde la hipófisis posterior, cuya principal actividad es aumentar la permeabilidad de los túbulos colectores renales al agua; ahora se conoce como arginina vasopresina (AVP).

Hormona antimülleriana (HAM) Mensajero químico que desempeña un papel importante en el desarrollo de los órganos sexuales del feto; en los varones, desempeña un papel fundamental en la regresión de los conductos müllerianos; su ausencia hace que los conductos müllerianos se desarrollen en órganos reproductores femeninos.

Hormona corticotropina Producida en la hipófisis que actúa sobre la porción externa de la glándula suprarrenal para regular la liberación de hormonas corticoesteroides.

Hormona de crecimiento (GH) Producto de los somatotropos localizados en la hipófisis anterior.

Hormona esteroide Hormona de origen lipídico que se sintetiza a partir del colesterol en las gónadas y glándulas suprarrenales, y puede atravesar libremente la membrana plasmática para ingresar al citoplasma, así como a membranas de otros organelos, como el núcleo, que se transporta en sangre unida a una proteína acarreadora específica.

Hormona estimulante del tiroides (TSH) Producto hormonal de los tirotropos, localizados en la hipófisis anterior.

Hormona foliculoestimulante (FSH) En las mujeres, la hormona hipofisaria encargada de la estimulación de las células foliculares del ovario para proliferar, desencadenar el desarrollo del óvulo y la producción de la hormona femenina, estrógeno; en el hombre, la hormona hipofisaria que viaja a través de la corriente sanguínea a los testículos y ayuda a estimularlos para la producción de espermatozoides.

Hormona inhibidora de la secreción de somatotropina (SRIF) *Véase* Somatostatina.

Hormona liberadora de corticotropina (CRH) Polipéptido hipotalámico que estimula la secreción de la hormona adrenocorticotrópica de la pituitaria anterior.

Hormona liberadora de gonadotropinas (GnRH) Hormona sintetizada por el hipotálamo que causa que la hipófisis sintetice las hormonas luteinizante y foliculoestimulante, que participan en la reproducción; también llamada hormona liberadora de la hormona luteinizante (LHRH).

Hormona liberadora de hormona luteinizante (LHRH) Polipéptido hipotalámico que estimula la secreción de las hormonas foliculoestimulante y luteinizante; también conocida como hormona liberadora de gonadotropinas (GnRH).

Hormona liberadora de la hormona de crecimiento (GHRH) Polipéptido del hipotálamo que estimula la secreción de la hormona de crecimiento.

Hormona liberadora de tirotropina (TRH) Polipéptido del hipotálamo que estimula la secreción de la hormona estimulante de la tiroides.

Hormona luteinizante (LH) Hormona secretada por la hipófisis, que estimula la proliferación y maduración de óvulos en las mujeres y de espermatozoides en los hombres.

Hormona paratiroidea (PTH) Hormona formada por las glándulas paratiroides que ayuda al cuerpo a almacenar y usar calcio; también se conoce como parathormona o paratirina.

Hormona α-estimulante de los melanocitos (α-MSH) Hormona derivada de la proopiomelanocortina que regula la producción de melanocitos y la ingesta de alimento en humanos.

Hormonas glucocorticoides Productos esteroides glucocorticoides y mineralocorticoides de la corteza suprarrenal.

Hormonas hipofisiotrópicas Hormonas liberadoras sintetizadas por cuerpos neuronales en el hipotálamo y que regulan la secreción de las hormonas de la hipófisis anterior.

Hormonas hipotalámicas Hormonas liberadas por el hipotálamo hacia el lóbulo anterior de la hipófisis, por un sistema portal de capilares; diseñadas como hormonas liberadoras porque pueden regular la secreción de varias hormonas del sistema endocrino.

Hormonas liberadoras Hormonas hipotalámicas que alcanzan el lóbulo anterior de la hipófisis por un sistema porta de capilares y regulan la secreción de casi todas las hormonas del sistema endocrino; también conocidos como factores liberadores.

Hormonas peptídicas Mensajeros químicos secretados hacia la corriente sanguínea y que tienen funciones endocrinas.

Hormonas tróficas Hormonas producidas y secretadas por la glándula hipófisis anterior que tienen como objetivo glándulas endocrinas.

Humedad relativa Cantidad de vapor de agua que existe en una mezcla gaseosa de aire y agua.

Humor acuoso Líquido transparente diluido que llena la cámara anterior del globo ocular.

Humor vítreo Material gelatinoso espeso y transparente que llena casi completamente al globo ocular; provee sostén a la forma de dicho globo y sus estructuras retinianas; también conocido como cuerpo vítreo.

Ictérico Pigmentación amarillenta de la piel y los líquidos corporales causada por un exceso de pigmento biliar e indicativa de ictericia.

Ideas delirantes Creencias falsas fijas.

Ig Inmunoglobulina; una proteína de unión a antígenos, unida a la membrana o soluble.

Íleo fisiológico Ausencia normal de motilidad de una región del tracto gastrointestinal; requiere de un sistema nervioso entérico intacto.

Íleo paralítico Obstrucción del intestino resultante de la parálisis de su pared, por lo general después de una operación abdominal abierta, por peritonitis o estado de choque; a veces se llama íleo adinámico.

Íleo patológico   Ausencia prolongada de la motilidad propulsiva asociada a la obstrucción intestinal.

Implantación   Adhesión del blastocisto a la superficie de las células endometriales de la pared uterina, que inicia en los días 7 a 8 después de la fecundación.

Inactivación   Estado del canal de sodio dependiente de voltaje que presenta en una configuración que evita el flujo de iones, y que es distinto al del estado cerrado.

Incisura   Pequeña muesca que aparece en forma de onda y representa la presión aórtica cuando se cierra la válvula homónima.

Incontinencia   Falta de control voluntario sobre la micción y la defecación.

Índice cardiaco   Gasto cardiaco normalizado para la superficie corporal.

Índice de distribución de los eritrocitos (IDE)   Medida del grado de dispersión del tamaño promedio de los eritrocitos y que indica así el grado de anisocitosis.

Índice de masa corporal (IMC)   Cifra derivada de las mediciones de peso y talla, información general respecto de si el peso se encuentra dentro de un rango saludable.

Índice metabólico basal (IMB)   Consumo de oxígeno corporal que se mide bajo condiciones de reposo.

Índices sanguíneos   Los que incluyen la concentración media de hemoglobina corpuscular, la hemoglobina corpuscular media, el volumen corpuscular medio y la capacidad de transporte de oxígeno.

Inervado   Provisto con nervios intactos.

Infarto del miocardio   Condición patológica en la que el tejido miocárdico se necrosa Suele ser producto de la exposición prolongada del tejido a una condición de isquemia.

Infertilidad   Incapacidad de concebir en el plazo de 1 año tras mantener relaciones sexuales sin protección.

Inflamación   Proceso patológico que incluye cambios citológicos, infiltrado celular y liberación de mediadores; también conocida como respuesta inflamatoria.

Influjo   Transferencia del material del exterior al interior de una célula.

Infundíbulo   Extremo distal del oviducto que recibe al óvulo del ovario; presenta fimbrias.

Inhibición externa   Capacidad de una neurona excitada para disminuir la actividad de sus vecinas.

Inhibición presináptica   Inhibición por la que los receptores suprimen la liberación de neurotransmisores por las terminales axónicas en las sinapsis neurales y las uniones neuroefectoras.

Inhibición recíproca   Patrón sináptico que causa inhibición de los músculos antagonistas durante la contracción de un agonista.

Inhibidores de la apoptosis (IAP)   Familia de proteínas relacionadas estructural y funcionalmente, que sirven como inhibidores endógenos de la muerte celular programada; hay ocho IAP humanas.

Inhibidores de la monoaminooxidasa (IMAO)   Clase de fármacos antidepresivos potentes.

Inhibidores de la α glucosidasa   Medicamentos orales usados para tratar la diabetes tipo 2, que aminoran la absorción de carbohidratos en el intestino delgado.

Inhibidores selectivos de la recaptación de serotonina (ISRS)   Clase de compuestos que suelen usarse como antidepresivos para tratar la depresión, trastornos de ansiedad y algunos trastornos de personalidad.

Inhibina   Sustancia secretada por los testículos y ovarios que regula la concentración de hormona foliculoestimulante.

Injerto   Trasplante de tejidos u órganos de un donador a un receptor.

Inmunidad adaptiva   Con componentes de interacción específicos del antígeno; también llamado sistema inmune adquirido.

Inmunidad celular   Mediada por linfocitos T activados.

Inmunidad humoral   Parte de la inmunidad adaptativa mediada por factores solubles, en especial anticuerpos.

Immunidad innata   Mecanismo de defensa inespecífico, también llamado inmunidad inespecífica o natural.

Inmunidad pasiva   Transmisión de anticuerpos de la madre al feto por transporte intrauterino y al lactante a través del calostro materno, líquido poco espeso amarillento lecho secretado por las glándulas mamarias unos días antes o después del parto. La absorción de inmunoglobulinas (predominantemente IgG) tiene una participación importante en la transmisión de inmunidad pasiva desde la leche materna al recién nacido en varias especies animales.

Inmunógeno   Sustancia que provoca una respuesta inmunológica.

Inmunoglobulinas   Grupo de proteínas presentes en el suero y en el sistema inmunológico que funcionan como anticuerpos.

Inmunosenescencia   Deterioro gradual del sistema inmune por el avance de la edad.

Inmunoterapia   Tipo de tratamiento contra el cáncer que estimula el sistema inmunológico para combatirlo.

Inmunoterapia del cáncer   Uso terapéutico del sistema inmune corporal para luchar contra el cáncer.

iNOS   Sintasa de óxido nítrico inducible; una enzima que convierte L-arginina a L-citrulina y óxido nítrico, que no se expresa de manera constitutiva en los tejidos. Su aparición en tejidos como el músculo liso vascular y los leucocitos ocurre después de la exposición de los tejidos a un factor de inducción, como endotoxinas y lipopolisacáridos.

Inotropismo   Efecto de alterar la fuerza y la velocidad de contracción del músculo cardiaco; los agentes inotrópicos como la dobutamina y la dopamina se utilizan para mejorar el rendimiento.

Insuficiencia cardiaca diastólica   Rigidez del ventrículo izquierdo que disminuye la cantidad de sangre que puede retener durante la diástole, lo que reduce la cantidad de sangre bombeada al organismo.

Insuficiencia lútea   Condición en la que el cuerpo amarillo no produce suficiente progesterona para mantener el embarazo en sus etapas tempranas.

Insuficiencia ovárica prematura   Consumo precoz de los folículos antes de los 40 años de edad, un estado de hipogonadismo hipogonadotrópico.

Insulina   Hormona producida por las células β del páncreas que disminuye la concentración de glucosa en sangre.

Insulinitis   Penetración de linfocitos a los islotes pancreáticos de Langerhans que produce una respuesta inflamatoria o autoinmune, y da como resultado la destrucción de las células β del páncreas.

Integración   Proceso de ensamblado de partes para formar un todo; una red neural de procesamiento que da como resultado un estímulo de salida como función del impulso de ingreso de otro; la organización del desempeño de los sistemas efectores digestivos individuales en una función armoniosa de todo el órgano.

Integrador de la actividad inspiratoria central (AIC)   Grupo de células en la médula oblongada que activa la inspiración.

Integrinas   Proteínas importantes para la adhesión plaquetaria en la hemostasia.

Intención   Conformación de una conducta de acuerdo con la motivación interna y el contexto interno.

Intercambiador de bicarbonato y cloro   Mecanismo que permite a los eritrocitos absorber bicarbonato manteniendo la neutralidad eléctrica por intercambio de Cl^- por HCO_3^-.

Intercambiador Na^+/Ca^{2+} (NCX)   Sistema antipuerto que utiliza el gradiente positivo de Na^+ en la célula para desplazar el Ca^{2+} fuera de la célula.

Intercambiador Na^+/H^+   Sistema antipuerto que utiliza el gradiente positivo de Na^+ en la célula para mover el $H+$ fuera de la célula.

Intercambio a contracorriente   Permuta pasiva de solutos, agua o calor entre dos corrientes adyacentes con dirección opuesta como en los vasos rectos del riñón.

Intercambio de calor a contracorriente   Intercambio entre dos corrientes separadas que fluyen en direcciones opuestas, por lo general, usado para disminuir al mínimo la pérdida de calor del sistema circulatorio por su transferencia de las arterias a las venas.

Intercambio de gases   En fisiología respiratoria, se refiere a transferencia de oxígeno y dióxido de carbón entre la atmósfera y la sangre a través de los alveolos.

Interfaz sangre-gas   Interface entre la atmósfera y la sangre, que abarca a la membrana alveolocapilar; sitio de intercambio de gases en el pulmón.

Interferón-γ (INF-γ)   Proteína de señalización liberada por las células huésped en respuesta a la presencia de un virus para inhibir su replicación.

Interferones   Clases de proteínas naturales producidas por las células del sistema inmune en respuesta a agentes extraños como virus, bacterias, parásitos y células tumorales. Los interferones pertenecen a la gran clase de glucoproteínas conocidas como citocinas.

Interleucina   Citocina formada por un leucocito que actúa sobre otro.

Interleucina-1   Citocina secretada por macrófagos, monocitos y células dendríticas como parte de la respuesta inflamatoria ante una infección. Permite la transmigración de leucocitos a los sitios de infección y reajusta el centro termorregulador hipotalámico, lo que causa aumento de la temperatura corporal (fiebre), por lo que actúa como pirógeno endógeno.

Interleucina-6   Citocina proinflamatoria secretada por los linfocitos T y macrófagos para estimular la respuesta inmunológica ante traumatismos, en especial quemaduras u otro daño tisular que lleve a la inflamación. La IL-6 es uno de los mediadores más importantes de la fiebre.

Interleucina-8   Miembro de la familia de las quimiocinas secretado por varios tipos de células que atrae a los neutrófilos a los focos de inflamación.

Interneurona   Neurona internuncial sensorial que no es motora y que conecta a una neurona con otra.

Interruptor molecular   Proteína intracelular que puede hacer la transición de estados "encendido" y "apagado" en respuesta a estímulos celulares (p. ej., proteína G).

Intervalo PR   El segmento temporal del electrocardiograma entre el inicio de la onda P y el inicio del complejo QR. Corresponde a un estimado del tiempo que requieren los potenciales de acción para avanzar de las aurículas a los ventrículos y es reflejo primario del retraso de la conducción por el nodo auriculoventricular.

Intervalo QRS   Intervalo relacionado con la despolarización ventricular y representado por el intervalo temporal del complejo QRS en el electrocardiograma.

Intervalo QT   Espacio temporal relacionado con la despolarización y repolarización de los ventrículos   Corresponde al intervalo temporal entre el inicio de la onda Q y el final de la onda T en el electrocardiograma, y a veces se le da el nombre de sístole eléctrica.

Intolerancia a la lactosa   Condición en que la ingesta de productos lácteos provoca una diarrea osmótica intensa debido a la falta de lactasa en la mucosa intestinal necesaria para desdoblar la lactosa de la dieta.

Inulina   Polímero de fructosa cuya depuración renal se usa para medir la tasa de filtración glomerular.

Inversión de la fase potencial   Parte del potencial de acción en el que el interior de la célula se torna positivo con respecto al compartimento extracelular.

Ion superóxido ($O_2^{\bullet-}$)   Radical libre que se forma durante el uso de oxígeno en las mitocondrias. Se trata de un radical libre, molécula de oxígeno con un electrón impar.

Ionotrópico   Tipo de receptor de membrana que constituye un ion canal que se abre (o cierra) cuando éste se une a un ligando.

Islotes de Langerhans   Grupos celulares en el páncreas que forman la parte endocrina del órgano y secretan insulina y otras hormonas.

Isoeléctrico   En la fisiología cardiovascular, porción del electrocardiograma donde el trazo representa un potencial de cero o casi, que ocurre en los intervalos PR y ST.

Isoinjerto   Trasplante entre personas genéticamente idénticas.

Isoosmótico   *Véase* Presión osmótica.

Isotónico   Referente a una solución que no hace que las células se encojan o se hinchen debido a cambios osmóticos en el volumen de agua intracelular. No siempre es lo mismo que una solución isosmótica.

Isquemia miocárdica   Cualquier trastorno en el que el aporte de oxígeno al tejido miocárdico no puede cubrir su demanda.

Istmo   Porción del oviducto que conecta a la ampolla con el útero.

Kilocaloría   Unidad de medición de la energía que se aproxima a la energía calórica necesaria para aumentar la temperatura de 1 kg de agua 1 °C, equivalente a la "caloría" de los alimentos.

Kinocilio   Estructura inmóvil semejante a un cilio presente en cada célula ciliada del oído humano, que participa en la conversión del movimiento mecánico de la endolinfa en señales eléctricas.

Lactancia   Secreción de leche.

Lactoferrina   Proteína que une hierro.

Lactogenia   Producción de leche por células alveolares; también conocida como actividad lactogénica.

Lactógeno placentario humano (LPh)   Sustancia sintetizada por la placenta cuya estructura y función simulan las de la prolactina y la hormona de crecimiento.

Lactotropos   Células localizadas en la hipófisis anterior que secretan prolactina.

Lagunas   Espacios llenos de sangre formados en el endometrio.

Laminina   Proteína muscular filamentosa externa que forma un enlace entre las integrinas y la matriz extracelular.

Laringoespasmo   Constricción intensa de la laringe en respuesta a la introducción de agua, alérgenos o estímulos nocivos.

Lavado pulmonar   Procedimiento médico en el que se introduce un broncoscopio a través de boca o nariz a los pulmones y se vierte líquido hacia una parte pequeña y después se recolecta para su estudio; a menudo referido como lavado bronquioalveolar.

Lente cóncava   Lente que causa divergencia de los rayos luminosos.

Lentes convexas   Lentes que enfocan los rayos de luz; pueden formar una imagen real.

Leptina   Hormona anorexígena liberada por las células adiposas (adipocitos) blancas cuya concentración aumenta conforme lo hacen las reservas de grasa.

Lesión por isquemia-reperfusión   Daño tisular causado por el retorno del flujo sanguíneo al tejido tras un periodo de isquemia y falta de oxígeno.

Lesión térmica por ejercicio   Síndrome que ocurre en relación con la actividad física agotadora, caracterizado por hipertermia, con extenuación o colapso que se acompaña de evidencias de daño de tejidos y órganos.

Leucemia   Cáncer de médula ósea resultante de la proliferación incontrolada de los leucocitos.

Leucemia mieloide crónica (LMC)   Cáncer de leucocitos caracterizado por aumento de una proliferación clonal no regulada de células mieloides en la médula ósea, resultado de una anomalía cromosómica heredada que involucra una translocación recíproca o intercambio de material genético entre los cromosomas 9 y 22, y fue el primer cáncer que se vinculó con una anomalía genética.

Leucocito   *Véase* Glóbulo blanco.

Leucocito (CBS)   Célula enviada por la sangre a sitios de infección o rotura de tejidos, donde defiende al cuerpo contra los microorganismos infectantes y agentes externos, en conjunción con anticuerpos y cofactores proteínicos; sus cinco tipos principales son neutrófilos, eosinófilos, basófilos, linfocitos y monocitos; también conocidos como glóbulos blancos.

Leucocito mononuclear   Agranulocito: linfocito o monocito.

Leucocito polimorfonuclear   Granulocito con un núcleo segmentado o lobulado.

Leucocitosis   Condición caracterizada por una cifra mayor de lo normal de leucocitos circulantes.

Leucopenia   Condición caracterizada por un número menor del normal de leucocitos circulantes.

Leucotrienos   Mediadores de la respuesta inflamatoria.

Ley de Boyle   Señala que a temperatura constante el volumen ocupado por un gas es inversamente proporcional a la presión que lo rodea.

Ley de Charles   Establece que a una presión constante el volumen de gas varía de manera proporcional a la temperatura.

Ley de Dalton La presión barométrica es equivalente a la suma de las presiones parciales de los gases individuales.

Ley de Fick Ley que establece que la cantidad de un gas que se difunde a través de una membrana biológica por minuto es directamente proporcional a la superficie (A_s), el coeficiente de difusión (D) y el gradiente de presiones parciales (ΔP) del gas, e inversamente proporcional al grosor de la membrana (T); también conocida como Ley Fick.

Ley de Henry Ley que establece que la cantidad de un gas disuelto en un líquido a una temperatura determinada es directamente proporcional a su solubilidad y presión parcial.

Ley de Laplace Establece que la tensión que separa la pared de una estructura hueca es función del producto de la presión transmural en la estructura y el radio interno de la estructura. Relación matemática entre la tensión que ejerce la pared de un vaso de pared delgada con la presión transmural a través de ella. Se obtiene por $T = P_r$ donde T es la tensión de la pared y r es el radio interno del vaso.

Ley de Poiseuille Ley que cuantifica la relación entre presión, flujo y resistencia en el aparato cardiovascular. Señala que el flujo de sangre es proporcional a la diferencia de presión a través de dos puntos en un sistema vascular e inversamente proporcional a la resistencia al flujo. También se puede usar para demostrar que la presión en cualquier lugar del sistema cardiovascular es el producto directo del flujo sanguíneo y la resistencia vascular. El trabajo de Poiseuille mostró que la resistencia vascular es proporcional a la longitud del vaso y la viscosidad de la sangre, pero inversamente proporcional a la cuarta potencia del radio interno del vaso.

Ley de Starling del corazón Ley que establece que el volumen sistólico aumenta cuando el llenado ventricular lo hace y disminuye cuando decrece.

Ley general de los gases Principio que combina las leyes de Charles y Boyle.

Liberación del calcio inducida por calcio (LCIC) Liberación de calcio desde el retículo sarcoplásmico como consecuencia del ingreso de calcio a través de canales de calcio dependientes de voltaje presentes en la membrana plasmática.

Ligando Molécula que se une a otra, esto es, una hormona o un neurotransmisor que se une a un receptor.

Línea M Línea delgada a la mitad de la zona H del músculo.

Línea marcada Concepto por el que el sistema nervioso central identifica una sensación particular con base en la vía por la que arriba el cerebro.

Línea Z Estructura oscura que cruza el centro de la banda I en el músculo, a veces llamada disco Z, para recalcar su naturaleza tridimensional.

Linfa Líquido transparente ligeramente amarillo que se encuentra en los vasos linfáticos y se deriva del líquido tisular.

Linfoblasto Célula inmadura destinada a diferenciarse en linfocito.

Linfoblasto citolítico activado por linfocinas (LAK) Célula derivada de los linfocitos citolíticos naturales.

Linfocina Citocina que sintetizan los linfocitos.

Linfocito Leucocito agranular: linfocito B, linfocito T o linfocito nulo; que participa en las defensas corporales contra la enfermedad.

Linfocito B Aquel con inmunoglobulinas en la superficie de la membrana celular.

Linfocito T efector Célula ejecutora de respuestas inmunológicas; en la inmunidad adaptativa: las plasmáticas, los linfocitos T auxiliares y T citotóxicos.

Linfoma Cáncer del sistema linfático.

Lipasa de lipoproteínas Enzima encargada de la hidrólisis de las moléculas de triacilglicerol empaquetadas y transportadas en partículas de lipoproteínas de muy baja densidad hasta ácidos grasos, que entonces pueden a su vez fragmentarse en el metabolismo para fines energéticos.

Lipasa de triglicéridos del tejido adiposo (ATGL) Enzima que cataliza el retiro del primer ácido graso del glicerol durante la hidrólisis de los triglicéridos.

Lipasa dependiente de colipasa Lipasa pancreática que necesita un cofactor para poder unirse a micelas que contienen lípidos. Sin el anclaje de la colipasa, la lipasa pancreática es arrastrada por la bilis en el duodeno, lo que provoca una deficiencia en la digestión y absorción de lípidos en la vía intestinal.

Lipasa gástrica Lipasa ácida secretada por las células principales del estómago en la mucosa del fondo con un pH óptimo de 3 a 6; las lipasas acidas no requieren ácidos biliares o colipasa para su actividad óptima, y se encargan de casi 30% de la hidrólisis de lípidos que ocurre durante la digestión en el adulto humano, donde la lipasa gástrica contribuye con la mayor parte de las dos lipasas ácidas.

Lipasa lingual Enzima digestiva (triglicerol lipasa) secretada en la boca que actúa sobre los lípidos de la dieta.

Lipasa pancreática Sustancia que hidroliza lípidos, específicamente la molécula de triglicéridos, hasta un 2-monoglicérido y dos ácidos grasos en la luz intestinal.

Lipasa sensible a hormonas Enzima que tiene participación importante en el control del equilibrio de la energía por fragmentación de grasas.

Lípidos plasmáticos Ácidos grasos libres, triglicéridos y ésteres de colesterol que son transportados por la sangre.

Lipogenia Conversión de carbohidratos y ácidos orgánicos en grasa.

Lipólisis Movilización de ácidos grasos desde triglicéridos almacenados en el tejido adiposo.

Lipopolisacárido (LPS) Componente principal de la membrana de las bacterias gramnegativas.

Lipoproteínas Complejos o compuestos que contienen lípidos y proteínas. El intestino produce dos clases principales de lipoproteínas: quilomicrones y lipoproteínas de muy baja densidad.

Lipoproteínas de alta densidad (HDL) Partículas circulantes en la sangre que contienen ésteres de colesterol; retiran el colesterol de las células y lo transportan de regreso al hígado para su excreción o reutilización; también conocido como colesterol bueno.

Lipoproteínas de baja densidad (LDL) Complejo que contiene una sola molécula de apolipoproteína B 100, ácidos grasos y colesterol, que transporta a este último y los ácidos grasos hacia las células, también conocido como colesterol malo.

Lipoproteínas de densidad intermedia (IDL) Partículas circulantes sanguíneas que contienen ésteres de colesterol; se ubican entre las lipoproteínas de baja y muy baja densidad.

Lipoproteínas de muy baja densidad (VLDL) Una de las dos principales clases de lipoproteínas producidas por el intestino; ricas en triglicéridos con densidad < 1.006 g/mL y fabricadas continuamente por el intestino delgado durante fases de ayuno e ingestión alimentaria.

β-lipotropina Sustancia derivada de la proopiomelanocortina, que puede tener efectos sobre el metabolismo de los lípidos.

Líquido extracelular (LEC) Líquido que se encuentra fuera de las células.

Líquido intersticial Líquido en el exterior de los vasos sanguíneos que baña directamente a casi todas las células corporales.

Líquido intracelular (LIC) Líquido en el interior de las células.

Líquido transcelular Líquido extracelular especializado separado del plasma sanguíneo no sólo por un endotelio capilar, sino también por una capa continua de células epiteliales. Incluye al humor acuoso, el líquido cefalorraquídeo, las secreciones digestivas, el sudor, el líquido sinovial, el líquido tubular renal y la orina.

Lisilbradicinina Potente vasodilatador sanguíneo en las glándulas salivales; también conocida como calidina.

Lisis Descomposición o destrucción de células por anticuerpos llamados lisinas.

Lisozima Enzima bacteriolítica.

Llenado ventricular disminuido   Fase de llenado del ciclo cardiaco en el que la tasa de llenado ventricular empieza a disminuir. Corresponde a la última fase de la diástole.

Llenado ventricular rápido   Primer tercio del llenado del ventrículo durante la diástole.

L_0   Longitud muscular óptima en reposo a la que el músculo puede producir una contracción isométrica única máxima.

Lóbulo anterior   Glándula endocrina principal de la hipófisis que regula varios procesos fisiológicos, como el estrés, el crecimiento, la reproducción y la lactancia.

Lóbulo frontal   Región localizada en la parte más anterior del cerebro, que controla las funciones motora y cognitiva.

Lóbulo hepático   Unidad funcional básica del hígado, hexagonal y estructurada alrededor de una vena central.

Lóbulo intermedio   Porción de la hipófisis formada por células uniformes que sintetizan y secretan la hormona estimulante de los melanocitos.

Lóbulo occipital   Región posterior del cerebro que contiene la corteza visual.

Lóbulo parietal   Región posterolateral del cerebro.

Lóbulo posterior   Porción del cerebelo situada por debajo de la fisura primaria y mucho más grande que el lóbulo anterior.

Lóbulo temporal   Región inferior y lateral del cerebro.

Locus cerúleo   Colección de neuronas noradrenérgicas en la parte rostral de la protuberancia anular, que inerva zonas amplias del cerebro, el tronco encefálico y la médula espinal.

Longitud de onda   Periodo espacial de la onda, distancia en la que se repite la forma de onda.

Longitud de reposo   La correspondiente de un músculo no estimulado; su longitud natural en el cuerpo.

Longitud focal (LF)   Distancia detrás de una lente positiva (convergente) donde los rayos paralelos provenientes de un objeto distante se dirigen a un foco.

Longitud óptima (L_o)   Longitud pasiva en reposo que corresponde a la fuerza isométrica máxima de la contracción muscular.

Luteinización   Maduración del cuerpo amarillo.

Luteólisis   Proceso de involución del cuerpo lúteo, también conocido como regresión lútea.

Macrocítico   Estado en el que los glóbulos rojos son más grandes de lo normal.

Macrocito   Un eritrocito más grande de lo normal.

Macrófago   Célula fagocítica tisular derivada de los monocitos.

Mácula   Estructura sensorial de cada órgano otolítico del aparato vestibular que se encarga de percibir la aceleración lineal.

Mácula densa   Conjunto densamente empaquetado de células con tinción intensa en el epitelio tubular distal de una nefrona en aposición directa con las células yuxtaglomerulares; puede funcionar como quimiorreceptor o barorreceptor, que provee información a las células yuxtaglomerulares.

Mácula lútea   Zona de la retina de casi 1 mm² de superficie especializada en la visión de color muy definida.

Mal de montaña agudo (MMA)   Estado fisiopatológico causado por la exposición aguda a una elevada altitud (por hipoxia resultante de una disminución de la tensión de oxígeno, no por una disminución del porcentaje de oxígeno en el aire inspirado); también conocido como mal de las alturas.

Malabsorción de glucosa-galactosa (GGM)   Trastorno metabólico hereditario que causa que el intestino delgado no pueda absorber la glucosa y la galactosa.

Malonil CoA   Producto de condensación del ácido malónico con la coenzima A, intermediario en la síntesis de ácidos grasos.

Manométrico   Relacionado con las mediciones de presión (en este contexto, dentro de la luz intestinal).

Mapas somatotrópicos   Agrupamientos bien definidos de neuronas motoras o sensoriales, asociados con funciones de regiones específicas del cuerpo.

Marcapasos secundario   Originado en focos ectópicos que activan repetitivamente al miocardio, tomando así una frecuencia diferente a la establecida por el nodo sinoauricular.

Marea ácida   Condición en la que la sangre del páncreas es ácida, como resultado de secreción de bicarbonato en el jugo pancreático.

Marginación   Adherencia laxa de los leucocitos a las células endoteliales.

Materia blanca   Porción del SNC que histológicamente se observa blanca por contener prolongaciones mielinizadas.

Materia gris   Porción del SNC que histológicamente se observa gris por la presencia de cuerpos neuronales y sus prolongaciones no mielinizadas.

Matriz del tejido conectivo   Sustancia fundamental compleja entre y dentro de las células, que provee integridad mecánica a un tejido, también llamada estroma.

Máxima captación de oxígeno ($\dot{V}_{O_2}$ máx.)   La tasa más alta a la que se puede captar oxígeno y usarse para el ejercicio. Su descripción es V = volumen por tiempo, O_2 = oxígeno y máx = máximo; se expresa como tasa absoluta (L/min) o como tasa relativa (mL/kg/min) y esta última expresión a menudo se usa para comparar el desempeño de resistencia de los atletas de deportes de alto rendimiento.

Mecanismo de retroalimentación tubuloglomerular   Mecanismo de control del flujo sanguíneo que actúa en los riñones y limita los cambios en la tasa de filtración glomerular.

Mecanismo de transporte activo primario   *Véase* Transporte activo.

Mecanismo miógeno   Mecanismo regulatorio por el cual las arterias o venas se contraen en respuesta a un aumento a la presión transmural. Se relaciona con la activación de los canales del calcio que actúan por estrés en el músculo liso mismo, que se abren con la distensión, aumentando así el ingreso de calcio a las células y produciendo contracción del músculo liso vascular   Es un mecanismo encargado de la capacidad de los órganos de autorregular su flujo sanguíneo ante cambios en la presión de perfusión.

Mecanorreceptores   Receptores sensoriales que responden ante deformaciones físicas externas e internas.

Media del QRS   Vector promedio que representa la onda de despolarización de los ventrículos.

Médula   Porción más interna de un órgano o estructura.

Médula suprarrenal   Porción interna de la glándula suprarrenal.

Megacariocito   Célula precursora de plaquetas en la médula ósea.

Megaloblasto   Eritrocito nucleado grande, anormal.

Meiosis   Proceso de dos divisiones celulares consecutivas en las células sexuales progenitoras diploides, resultando en cuatro más que en dos células hijas, cada una con un conjunto haploide de cromosomas.

Melanina   Pigmento que en los seres humanos es el determinante primario del color de la piel; en el epitelio pigmentado del ojo la melanina ayuda a hacer más nítida una imagen al prevenir la dispersión de la luz.

Melatonina   Hormona liberada por la glándula pineal en la oscuridad; el mecanismo por el que el núcleo supraquiasmático del hipotálamo regula las diversas funciones en una forma diurna.

Membrana   Bicapa de lípidos que actúa como límite respecto de diversas estructuras celulares o el ambiente.

Membrana apical   La superficie de la membrana plasmática de una célula polarizada que tiene un frente hacia la luz del órgano componente o tejido (p. ej., el lumen del túbulo renal o el lumen del tracto alimentario).

Membrana basal   Una fina matriz de gel rellena de fibras que suele compartimentar las capas de células en los tejidos de otras estructuras y del entorno extracelular dentro del cuerpo. Interviene en la integridad de las capas tisulares y en la regulación de la señalización entre las células tisulares y otros entornos circundantes.

Membrana basilar   Membrana vibratoria de la cóclea, a lo largo de la cual se detectan las diferentes frecuencias del sonido.

Membrana basolateral   Superficie de la membrana plasmática de una célula polarizada que forma con sus regiones basal y lateral, frente al intersticio y alejada de la luz.

Membrana de la placa terminal   Membrana postsináptica especializada en la unión mioneural que contiene los receptores de acetilcolina.

Membrana plasmática   Superficie externa de la célula que separa su contenido del líquido extracelular.

Memoria a corto plazo   Información recién adquirida que puede recordarse sólo durante unos cuantos minutos.

Memoria a largo plazo   Memoria que puede durar tan poco como unos cuantos días o tanto como decenios; incluye los subtipos *declarativo* y *no declarativo*.

Memoria de trabajo   Mecanismo por el que se procesan nuevas experiencias, referentes a destrezas, como el lenguaje y la capacidad matemática, para integrar nueva información al aprendizaje previamente adquirido.

Memoria declarativa   Memoria de sucesos (episódica) o hechos (semántica), también conocida como memoria explícita.

Memoria episódica   Aquella de sucesos.

Memoria procedimental   Memoria para nuevas destrezas y procedimientos; a veces conocida como *memoria implícita*.

Menaquinonas   Derivados de la vitamina K de las bacterias en el intestino delgado.

Menarquia   Inicio de los ciclos menstruales durante el desarrollo puberal de las niñas.

Menopausia   Última menstruación al concluir el ciclo reproductivo de la mujer.

Mensajero   Molécula difusible de bajo peso molecular usada para la transducción de señales dentro de una célula.

Meseta   En la fisiología cardiovascular, la zona plana despolarizada extendida en la fase 2 del potencial de acción de las células miocárdicas. Es la base del prolongado periodo refractario que se observa en las células musculares de ventrículos y aurículas y es el motivo de que no se puedan producir en estas células las contracciones tetánicas.

Metabotrópico   Receptores que no forman un canal iónico y en su lugar causan modificaciones indirectas en la permeabilidad iónica a través de mecanismos de transducción de señales o que originan solo cambios metabólicos.

Metahemoglobina (metHb)   Hemoglobina anormal con hierro férrico oxidado.

Metilación   Modificación epigenética que consiste en unir pequeños grupos metilo a segmentos de ADN.

Método de indicador-dilución   Técnica que se usa para determinar el gasto cardiaco con base en la disminución de la concentración de un indicador con el transcurso del tiempo.

Mezcla venosa   Combinación de sangre venosa con sangre oxigenada.

Miastenia grave   Enfermedad autoinmune que produce debilidad por disminución del número de receptores de acetilcolina postsinápticos en el músculo esquelético.

Micción   Vaciamiento fisiológico de la vejiga.

Micela   Agregado de moléculas de surfactante dispersas en un coloide líquido.

Micela simple   Micela en la que están solas las sales biliares.

Micelas mixtas   Sustancias que ayudan a hacer hidrosolubles los productos de la digestión de lípidos. Las micelas mixtas se difunden a través de la capa de agua sin agitar y llevan los productos de digestión de lípidos a los enterocitos para su absorción.

Microcirculación   Región de la circulación involucrada en el control de la presión arterial, el flujo sanguíneo y el transporte transcapilar de sustancias, constituido por arteriolas terminales, capilares y vénulas.

Microcítico   Condición en la que los glóbulos rojos son más pequeños de lo normal.

Microcito   Eritrocito inusualmente pequeño asociado a ciertos tipos de anemia.

Microfilamentos   Elementos del citoesqueleto neuronal constituidos por actina, de 4 a 5 nm de ancho y aproximadamente una micra de longitud (excepto en conos de crecimiento, donde pueden ser mucho mayores) y que se concentran en espinas dendríticas, conos de crecimiento y terminales presinápticas.

Microglia   Células gliales en el SNC que tienen una función inmunológica similar a la de los macrófagos.

Microtúbulos   Elementos del citoesqueleto neuronal encargados del movimiento rápido de material en los axones y las dendritas; constituidos por un centro polimérico de 50 kDa, de subunidades de tubulina que se alinean para formar protofilamentos, varios de los cuales se unen a los lados para formar un tubo hueco cuyo diámetro es de aproximadamente 23 nanómetros.

Microvellosidades   Numerosas proyecciones digitiformes empaquetadas que cubren los enterocitos para amplificar aún más su área de absorción, aumentando así la superficie del intestino delgado.

Midriasis   Dilatación pupilar.

Mielina   Estructura lipídica formada por los oligodendrocitos en el sistema nervioso central o las células de Schwann en el sistema nervioso periférico, que envuelve axones neuronales y sirve para aumentar la velocidad con la que conducen potenciales de acción.

Mieloma múltiple   Cáncer de células plasmáticas, por lo general, incurable.

Miliequivalente (mEq)   Un milésimo de un equivalente; se calcula a partir del producto de milimoles por valencia.

Mineralocorticoide   Hormona esteroide producida por la corteza suprarrenal que participa en la regulación del equilibrio de electrolitos y agua.

Miocinas   Péptidos cuasiendocrinos que se liberan durante la contracción muscular y ejercen un efecto local sobre el metabolismo del músculo, su reparación, regeneración tisular e inmunorregulación.

Mioclonía   Fasciculación muscular breve e involuntaria que suele ocurrir durante el sueño ligero.

Miofibrillas   Columnas longitudinales de sarcómeras conectadas en serie en un músculo esquelético.

Miógeno   Que se origina en el tejido muscular.

Mioglobina   Proteína de unión al oxígeno en el músculo esquelético que facilita la difusión del gas.

Miometrio   Parte externa del útero constituida por múltiples capas de músculo liso.

Miopatía   Enfermedad del músculo.

Miopía   Condición causada por un globo ocular demasiado largo.

Miosina   Dímero de proteínas fibrosas que constituye tanto porciones estructurales como químicamente activas de los filamentos gruesos en el músculo.

Miosis   Constricción pupilar.

Miostatina   Proteína secretada por el tejido muscular que regula el crecimiento.

Mitocondria   Organelo que provee energía en forma de trifosfato de adenosina a las células.

Mitógeno   Agente que induce la proliferación celular; muchos factores de crecimiento y hormonas son de este tipo.

Mitosis   Replicación de una célula para formar dos hijas con idénticos conjuntos de cromosomas.

Mixedema   Alteración que da aspecto hinchado a la cara, las manos y los pies, como resultado del hipotiroidismo.

Moco cervicouterino   Sustancia viscosa en la superficie del cuello uterino, constituida por mucopolisacáridos y agua.

Modalidad sensorial   Tipo específico de actividad sensorial; el tipo de sensación.

Modelo de mosaico fluido   Modelo concebido por S.J Singer y G Nicolson en 1972 para describir las características estructurales de las membranas biológicas.

Molécula de MHC de clase I   Aquella que se encuentra en toda célula nucleada del cuerpo, que se une a péptidos principalmente generados por la degradación de proteínas del citosol. *Véase* también Complejo mayor de histocompatibilidad.

Molécula de MHC de clase II Aquella que se encuentra sólo en células presentadoras de antígeno (dendríticas, macrófagos y linfocitos B). *Véase* también Complejo mayor de histocompatibilidad.

Moléculas de adhesión celular Glucoproteínas de la membrana plasmática que promueven la adherencia entre las células.

Moléculas de reconocimiento de antígenos Receptores de linfocitos T, de linfocitos B y proteínas del complejo principal de histocompatibilidad.

Monoacilglicerol lipasa (MGL) Enzima que cataliza una reacción química para eliminar el único ácido graso de cadena larga restante del esqueleto de glicerol de un triglicérido.

Monoaminérgica Tipo de neurona que utiliza una catecolamina o indolamina como neurotransmisor.

Monoaminooxidasa (MAO) Una enzima mitocondrial que degrada las catecolaminas al retirarles el grupo amino.

Monoblasto Célula inmadura con el destino de diferenciarse en monocito.

Monocina Citosina sintetizada por monocitos.

Monocito Leucocito fagocítico agranular precursor de macrófagos.

Monofosfato cíclico de adenosina (AMPc) Segundo mensajero importante en muchos procesos biológicos; derivado del trifosfato de adenosina y usado para la transducción intracelular de señales en muchos organismos diferentes.

Monofosfato cíclico de guanosina (GMPc) Segundo mensajero intracelular derivado del trifosfato de guanosina, que causa relajación del músculo liso por disminución del calcio intracelular.

Monoyodotirosina (MIT) Tirosina yodada con enlace peptídico a la estructura de la tiroglobulina.

Mórula Esfera sólida de células que se desarrolla a partir de un óvulo fecundado e ingresa al útero en el día 3 a 4 después de la fecundación.

Motilidad (intestinal) Cinética dentro del tubo digestivo que abarca los fenómenos de actividad contráctil, actividad mioeléctrica, tono, distensibilidad, tensión parietal y tránsito en su interior.

Motilidad gastrointestinal Aplicación organizada de fuerzas de contracción muscular que da como resultado un movimiento fisiológicamente significativo o nulo del contenido intraluminal.

Motilina Péptido señal liberado por células enteroendocrinas en el duodeno y el yeyuno, relacionado con el inicio del complejo motor migratorio.

Motoneurona gamma *Véase* Neuronamotora γ.

Movedor primario Músculo en contracción que contribuye al máximo al movimiento.

Mucina Una de las dos principales proteínas (una glucoproteína con alto contenido de carbohidratos) presente en la saliva que forma geles en solución; la más abundante y producida principalmente por las glándulas salivales, sublingual y submandibular. Las mucinas lubrican la superficie de la mucosa y la protegen del daño mecánico por las partículas de alimentos sólidos. Las mucinas también constituyen una barrera física en el intestino delgado contra el ingreso de microorganismos a la mucosa.

Mucosa gástrica Membrana mucosa de la pared del estómago (una de cuatro capas) que contiene las glándulas y las fóveas gástricas; tiene ~ 1 mm de grosor y su superficie es lisa, suave y aterciopelada; consta de epitelio, lámina propia y muscular de la mucosa.

Multiplicación a contracorriente Proceso que requiere energía y establece un gradiente de solutos (osmótico) en toda la longitud de dos corrientes que fluyen en dirección opuesta como se encuentra en el asa de Henle.

Muramidasa Lisozima que puede lisar el ácido murámico de ciertas bacterias (p. ej., *Staphylococcus*); presente en pequeñas cantidades en la saliva.

Murmullos Sonidos sibilantes o silbantes que se oyen durante un latido cardiaco, causados por un flujo sanguíneo turbulento.

Muscular externa Músculo longitudinal y circular de la pared gástrica (una de cuatro); yace sobre la submucosa y difiere de la de otros órganos gastrointestinales, porque tiene tres capas de músculo liso en lugar de dos.

Músculo cardiaco Tejido muscular estriado que incluye los elementos contráctiles del corazón en forma de aurículas y ventrículos, derechos e izquierdos. Es un tejido excitable que puede contraerse y generar fuerza cuando es activado intrínsecamente por un potencial de acción que inicia desde el nodo SA o, en condiciones anormales, de cualquier otra célula miocárdica. No requiere de nervios para su activación, pero su contracción es modificada por ambas ramas del sistema nervioso autónomico. Histológicamente se trata de un sincicio funcional por el que las células del músculo cardiaco se conectan entre sí eléctricamente, a diferencia de la construcción de unidades motoras, del músculo esquelético.

Músculo cremáster Músculo con origen en el ligamento del oblicuo interno y el arco crural, con inserción en la túnica eritroide y la espina del pubis e inervado por el nervio genitocrural, cuya acción eleva el testículo; en el hombre, el músculo rodea al cordón espermático y al testículo; en la mujer, rodea al ligamento redondo del útero.

Músculo elevador del ano Músculo compuesto del piso pélvico formado por los músculos pubococcígeo e iliococcígeo, que actúa para resistir las fuerzas de prolapso y llevar el ano hacia arriba después de la defecación; sostiene a las vísceras pélvicas.

Músculo esquelético Tejido muscular estriado que se asocia con el esqueleto, así como el diafragma, partes del esófago y algunos esfínteres voluntarios (p. ej., el esfínter anal externo). Es un tejido excitable que puede contraerse y generar fuerza cuando es activado eléctricamente por neurotransmisores liberados desde su neurona motora asociada.

Músculo liso Tejido muscular que carece del aspecto microscópico estriado del esquelético y el cardiaco. Es el más diverso y complejo de todos los tejidos musculares, con capacidad para generar patrones de contracción complejos ante una multitud de estímulos físicos, químicos, hormonales, paracrinos y de neurotransmisores A diferencia de los músculos esquelético y cardiaco, puede lograrse en forma activa que el músculo liso se relaje.

Músculo liso de tipo unitario Tipo predominante de músculo liso en el tracto gastrointestinal; se contrae espontáneamente, en respuesta a la distensión, y no presenta uniones neuromusculares estructuradas; en contraste con el *músculo liso de tipo multiunitario*.

Músculo liso multiunitario Músculo que predomina en la pupila ocular y la vejiga; no se contrae espontáneamente, no se activa por distensión y expresa uniones neuromusculares estructuradas; en contraste con el *músculo liso de tipo unitario*.

Músculo liso unitario Tipo de músculo liso que se encuentra en el útero, el tracto gastrointestinal y la vejiga y que contiene uniones en hendidura para sincronizar la despolarización de la membrana y la contracción, de modo que el músculo se contrae como una sola unidad.

Músculo puborrectal Músculo en hamaca, que se ancla a la sínfisis del pubis por delante, rodea al recto para formar el ángulo anorrectal; este músculo es importante para la continencia de heces.

Músculos escalenos Tres músculos esqueléticos accesorios pares en la cara lateral del cuello que elevan la caja costal durante la inspiración forzada.

Músculos extraoculares Músculos dentro de la órbita, pero fuera del globo ocular, incluyendo cuatro músculos rectos (superior, inferior, externo e interno), dos oblicuos (superior e inferior) y el elevador del párpado superior.

Músculos intercostales Músculos entre las costillas, que participan en la ventilación forzada.

Músculos intercostales externos Músculos localizados entre las costillas, que participan en la inspiración forzada.

Músculos respiratorios accesorios Músculos que se activan durante la inspiración y espiración forzadas.

Narcolepsia   Trastorno neurológico caracterizado por somnolencia excesiva en el día, cataplejia (pérdida súbita del tono muscular) y alucinaciones vívidas al inicio del sueño o al despertar.

Natriuresis   Aumento de la excreción renal de sodio.

Necrosis   Muerte celular no programada, menos ordenada que la apoptosis, resultante de lesión tisular aguda: inicia una respuesta inmunológica para eliminar detritos celulares (inmunogénica).

Nefrolitiasis   Enfermedad renal por cálculos.

Nefrona   Unidad básica de la estructura y función renales, constituida por un corpúsculo renal y su túbulo anexo.

Nefrona distal   Túbulo contorneado distal, túbulo conector y túbulo colector, considerados como una unidad funcional.

Nefrona yuxtaglomerular   Nefrona con sus glomérulos profundos dentro de la corteza, cercanos a la médula renal y que tienen asas de Henle largas.

Neovascularización coroidea (NVC)   Creación de nuevos vasos sanguíneos en la capa coroidea del ojo, síntoma frecuente de la degeneración macular relacionada con la edad.

Nervio aferente (aferentes)   Fibra nerviosa (por lo general sensorial) que transporta impulsos de un órgano o tejido hacia el sistema nervioso central o los centros de procesamiento de información del sistema nervioso intestinal; son ejemplos los aferentes vagales y medulares.

Nervio eferente   Fibra nerviosa que transporta impulsos que se alejan del sistema nervioso central y causan contracción muscular y secreción glandular (nervios eferentes inhibitorios).

Nervio óptico   Transmite información visual de la retina al cerebro; también llamado par craneal II.

Nervios craneales   12 pares de nervios que se originan directamente del encéfalo.

Nervios esplácnicos   Nervios mixtos en el mesenterio que tienen fibras ambas eferentes simpáticas y aferentes sensoriales.

Neumocitos   Células superficiales que recubren los alveolos y que consisten en dos tipos, tipo I y tipo II.

Neumocitos de tipo II   Células cúbicas granulosas que suelen encontrarse en la unión alveolo septal que cubren una superficie mucho menor que las células de tipo I ($< 5\%$), pero son mucho más numerosas; se encargan de la producción y secreción de surfactante (la mayor parte del cual corresponde a la dipalmitoilfosfatidilcolina), un grupo fosfolípidos que reduce la tensión superficial alveolar y se almacena en los neumocitos de tipo II dentro de cuerpos laminares (vesículas especializadas exclusivas de las células de tipo II).

Neumonía   Enfermedad de los pulmones caracterizada por inflamación y consolidación de sus tejidos y que se acompaña de fiebre, calosfríos, tos y dificultad respiratoria; causada principalmente por infección y que se clasifica como bronconeumonía, neumonía lobar o neumonía típica primaria.

Neumotórax   Pulmón colapsado.

Neuroendocrino   Tanto neural como endocrino en su estructura y función.

Neuroendoinmunología   Estudio de la interacción entre los sistemas nervioso, endocrino e inmunológico.

Neurofilamentos   Filamentos intermedios del citoesqueleto en las neuronas, que se encuentran tanto en los axones como en las dendritas y se cree les proveen rigidez estructural. Los neurofilamentos están compuestos por una proteína central de 70 kDa, tienen casi 10 nm de ancho y forman filamentos a manera de cuerdas de varias micras de longitud.

Neurofisina   Parte del gen de arginina vasopresina; importante para el procesamiento y la secreción de arginina vasopresina.

Neurogastroenterología   Subdisciplina de la gastroenterología que abarca todos los aspectos básicos y clínicos de la participación del sistema nervioso en las funciones y las sensaciones digestivas normales y alteradas.

Neurogénico   Contracción muscular estimulada por la llegada de un impulso nervioso.

Neurohipófisis   Porción neural de la hipófisis; también conocida como hipófisis posterior.

Neurohormona   Neurotransmisor con efectos endocrinos.

Neurolépticos   Clase de fármacos usados para tratar la esquizofrenia y otros trastornos psicóticos; también conocidos como antipsicóticos típicos.

Neuroma   Tumor formado en la vaina de una célula nerviosa, frecuentemente asintomático pero ocasionalmente maligno.

Neuromodulador   Péptido liberado en una sinapsis que modifica la respuesta de un neurotransmisor central especializado que interactúa con su propio receptor en la sinapsis.

Neuromoduladores   Neuropéptidos que regulan las acciones postsinápticas de un neurotransmisor primario.

Neurona motora   Célula nerviosa que envía un axón a un músculo o, por extensión, a cualquier órgano efector.

Neurona motora α   Célula nerviosa que inerva a las fibras musculares extrafusales que se encargan de la generación de fuerza.

Neurona motora γ   Célula nerviosa que controla la contracción de las células musculares intrafusales.

Neurona motora inhibitoria   Neurona que libera un neurotransmisor que suprime la conducta contráctil o secretora en el tracto gastrointestinal.

Neurona musculomotora   Neurona que inerva la musculatura gastrointestinal.

Neurona noradrenérgica   Neurona cuyo neurotransmisor es la noradrenalina (norepinefrina).

Neurona posganglionar   Neuronas del sistema nervioso autónomo cuyas fibras atraviesan del ganglio a los órganos efectores.

Neurona preganglionar   Conjunto de fibras nerviosas del sistema nervioso autónomo que conectan el SNC con los ganglios.

Neurona purinérgica   Neurona intestinal que hace uso de un nucleótido de purina (p. ej., trifosfato de adenosina o adenosina) como neurotransmisor.

Neurona secretomotora   Neurona motora en el plexo submucoso que inerva las glándulas intestinales y estimula su secreción.

Neurona sensorial   Neurona que conduce impulsos que surgen de un órgano de los sentidos en terminaciones nerviosas sensoriales.

Neurona serotoninérgica   Tipo de neurona que usa la serotonina como neurotransmisor.

Neuronas   Células del sistema nervioso.

Neuronas dopaminérgicas   Relacionadas con las neuronas o fibras que emplean a la dopamina como su neurotransmisor.

Neuronas GABAérgicas   Neuronas que usan ácido γ-aminobutírico (GABA) como su neurotransmisor; en la mayoría de los casos son inhibitorias.

Neuronas magnocelulares   Neuronas hipotalámicas con grandes cuerpos celulares que sintetizan arginina vasopresina y oxitocina.

Neuronas parvocelulares   Neuronas localizadas en los núcleos paraventriculares del hipotálamo, que sintetizan la hormona liberadora de corticotropina.

Neuronas simpáticas posganglionares   Neuronas que abandonan los ganglios prevertebrales en dirección de órganos sistémicos.

Neuronas simpáticas preganglionares   Neuronas en la columna de células intermediolateral de la médula espinal, que proyectan axones para hacer sinapsis con uno de los tres ganglios simpáticos prevertebrales (celiaco, mesentérico superior y mesentérico inferior).

Neuropatía   Enfermedad de los nervios periféricos que provoca entumecimiento o debilidad.

Neuropatía diabética   Conjunto de trastornos nerviosos causado por la diabetes, también conocido como neuropatía periférica.

Neuropéptido Y (NPY)   Neurotransmisor secretado por el hipotálamo, relacionado con varios procesos fisiológicos cerebrales, incluyendo la regulación del equilibrio energético, la memoria y el aprendizaje y la epilepsia, pero su principal efecto es incrementar la ingesta de alimento y disminuir la actividad física

Neurotransmisor Sustancia química liberada por las células nerviosas en una sinapsis, que representa una señal entre neuronas o entre neuronas motoras y órganos efectores.

Neurotransmisores excitatorios Neurotransmisores resultantes en la despolarización en la membrana.

Neurotransmisores inhibitorios Aquellos que producen hiperpolarización de la membrana.

Neutrófilo El tipo más frecuente de granulocito que destruye a los entes patógenos por fagocitosis y estallido respiratorio.

Neutrófilos polimorfonucleares (PMN) Células inmunológicas circulantes más abundantes que representan la primera línea de defensa contra las infecciones.

Niacina Vitamina hidrosoluble que se absorbe por el intestino delgado mediante transporte facilitado por un acarreador dependiente del calcio a bajas concentraciones y por difusión pasiva en altas concentraciones. La niacina tiene participación importante en las coenzimas que intervienen en muchas reacciones de oxidación-reducción que implican transferencia de hidrógeno. Se ha usado para tratar la hipercolesterolemia, para la prevención de la enfermedad arterial coronaria por disminución del colesterol plasmático total y de lipoproteínas de baja densidad, y por el aumento de lipoproteínas de alta densidad en el plasma.

Nicotina Compuesto que se encuentra en el tabaco y activa receptores de acetilcolina conocidos como receptores nicotínicos.

Nicotinamida adenina dinucleótido fosfato (NADPH) Donante de electrones esencial para el organismo que proporciona el poder reductor para el metabolismo anabólico.

Nistagmo Reflejo representado por el movimiento lateral de los globos oculares que permite la fijación visual durante la rotación de la cabeza. Ocurre en respuesta a la información proveniente del aparato vestibular.

Nitrógeno ureico en sangre (NUS) Medida del contenido de nitrógeno en la sangre debido a la urea, que es un producto de descomposición del amoniaco procedente del catabolismo de las proteínas. La urea es excretada por el riñón y el nivel de NUS es un mecanismo de evaluación de la función renal general.

No adrenérgicas no colinérgicas (NANC) Neuronas autónomas que no liberan norepinefrina o acetilcolina.

Nocicepción Detección de un estímulo lesivo en contraste con una sensación placentera.

Nociceptores Receptores que perciben estímulos desagradables o lesivos, externos e internos.

Nodo auriculoventricular (AV) Tejido de conducción especializado en el tabique entre las aurículas y los ventrículos, única vía normal por la que se disemina la activación eléctrica de las aurículas a los ventrículos; también retrasa la activación de los ventrículos durante la activación cardiaca normal, aumentando así el tiempo que tienen los ventrículos para llenarse con sangre durante la diástole.

Nodo sinoauricular (SA) "Marcapaso" normal del corazón. Puede generar sus propios potenciales de acción en forma repetitiva y se encarga de establecer la frecuencia cardiaca intrínseca. Es la primera zona del corazón que muestra actividad eléctrica durante el ciclo cardiaco.

Nodos de Ranvier Pequeñas áreas sin mielina en un axón mielinizado, donde se localiza una alta concentración de canales de Na^+ dependientes de voltaje.

Norepinefrina (NE) Catecolamina producida por la médula suprarrenal, axones simpáticos posganglionares y neuronas centrales, en especial las del *locus* cerúleo.

Normoblasto Precursor nucleado de los eritrocitos maduros.

Normocítico Describe una célula de tamaño normal.

Normocrómico Eritrocito con una concentración normal de hemoglobina.

Núcleo accumbens Grupo neuronal colinérgico en la base del cerebro anterior involucrado en las vías de recompensa; parte del "centro de placer cerebral".

Núcleo ambiguo Columna de neuronas aferentes en la médula oblongada ventrolateral, del que salen fibras junto con los nervios vago y glosofaríngeo e inervan a las fibras de músculo estriado de la faringe, parte del esófago y los músculos de las cuerdas vocales en la laringe.

Núcleo caudado Uno de los ganglios basales que recibe impulsos de la corteza cerebral.

Núcleo de Edinger-Westphal Región del núcleo del III par craneal donde se originan las neuronas parasimpáticas.

Núcleo del haz solitario Localizado en la médula oblongada, contiene cuerpos neuronales de segundo orden en vías sensoriales aferentes vagales.

Núcleo dentado El más grande de los cuatro núcleos cerebelosos profundos, encargado de la planeación, el inicio y el control de los movimientos voluntarios; recibe sus impulsos aferentes de la corteza premotora y la corteza motora complementaria y sus impulsos eferentes se proyectan por el pedúnculo cerebeloso superior a través del núcleo rojo hacia el tálamo ventrolateral.

Núcleo fastigial Se encarga de los grupos musculares contra la gravedad y otras sinergias involucradas con la bipedestación y el caminar; recibe impulsos aferentes de la vermis cerebelosa y la mayor parte de las conexiones aferentes viajan a través del pedúnculo cerebeloso inferior hacia los núcleos vestibulares.

Núcleo interpuesto Núcleo profundo del cerebelo constituido por los núcleos globoso y emboliforme; recibe su aporte aferente del lóbulo anterior del cerebelo y envía estímulos de salida a través del pedúnculo cerebeloso superior hacia el núcleo rojo; regula los reflejos de distensión de grupos musculares distales.

Núcleo motor dorsal del vago Lugar en la médula oblongada (tronco encefálico) que contiene los cuerpos celulares de las fibras eferentes vagales (motoras) para el tubo digestivo con exclusión de parte del esófago.

Núcleo parabraquial Localización de neuronas en la parte superior de la protuberancia anular, que coordina las funciones cardiaca y respiratoria.

Núcleo rojo Grupo de neuronas en el mesencéfalo que recibe impulsos de la corteza cerebral y el cerebelo para producir estímulos de salida hacia la médula espinal a través de vía rubroespinal.

Núcleo salival inferior Región de la médula donde se localizan las neuronas que participan en el control de las glándulas submandibulares, sublinguales y parótidas.

Núcleo salival superior Región de la protuberancia anular donde se localizan las neuronas preganglionares parasimpáticas involucradas en el control de las glándulas lagrimales y nasales.

Núcleo subtalámico Grupo de neuronas en los ganglios basales que recibe impulsos de otros grupos de ganglios basales y provee salida hacia el globo pálido interno.

Núcleos arqueados (ARC) Núcleos hipotalámicos que sintetizan la hormona liberadora de hormona de crecimiento y regulan la alimentación.

Núcleos basales del cerebro anterior Grupos subcorticales de neuronas colinérgicas localizadas en la base del cerebro anterior que participan en la cognición.

Núcleos motores dorsales Región de la médula oblongada donde se localizan las neuronas parasimpáticas involucradas en las funciones cardiaca, respiratoria y digestiva.

Núcleos paraventriculares Porción del hipotálamo donde se encuentran los cuerpos celulares de las neuronas magnocelulares.

Núcleos septales Grupo de neuronas colinérgicas localizadas en la región basal del cerebro anterior, con conexiones recíprocas con el hipocampo.

Núcleos supraópticos Porción del hipotálamo donde se encuentran los cuerpos celulares de las neuronas magnocelulares.

Núcleos supraquiasmático (NSQ) Colección de neuronas en el hipotálamo encargada de la generación de ritmos circadianos corporales y el ingreso al ciclo de día-noche.

Núcleos ventromediales Núcleos hipotalámicos donde se sintetiza la hormona liberadora de hormona de crecimiento.

Número de Reynolds (Re) Unidad calculada usada para predecir cuándo ocurrirá una turbulencia en el movimiento de un fluido.

Toma en cuenta la contribución del flujo del fluido, su viscosidad y la geometría del tubo a través de la cual ocurre el flujo.

Obesidad Resultado de un exceso en la ingestión calórica sobre el gasto de energía.

Obstrucción mecánica En el intestino pertenece a cualquier obstáculo físico al movimiento caudal del contenido intestinal, incluidos tumores, tejido cicatricial o vólvulos (giros); se distingue de una obstrucción funcional, que es producto de la ausencia de contracciones intestinales o su anormalidad.

Oído interno Porción del oído que contiene el caracol, donde ocurre la transducción sensorial del sonido.

Oído medio Porción del oído que contiene los osículos y acopla los movimientos del tímpano con las estructuras sensoriales del oído interno.

Olfacción Proceso de percepción de olores.

Oligodendrocitos Células gliales en el SNC que producen una vaina de mielina alrededor de axones neuronales.

Oncogenes Genes que transforman células en tumorales.

Onda A Onda de pulso venoso creada por el flujo retrógrado hacia la vena cava superior después de la contracción de la aurícula derecha; se amplifica ante la estenosis de la válvula auriculoventricular derecha.

Onda C Oscilación del pulso venoso desde la protrusión de la válvula auriculoventricular derecha hacia la vena cava superior durante la sístole, se amplifica cuando la válvula presenta insuficiencia (no cierra).

Onda lenta Potencial eléctrico de membrana que aparece y desaparece en forma rítmica en el tracto gastrointestinal; la onda lenta determina el momento de la contracción, pero no es suficiente para producir una contracción en ausencia de una descarga de potenciales en espiga, desencadenados por la liberación de un neurotransmisor.

Onda P Pequeña deflexión positiva inicial del electrocardiograma, resultado de la despolarización de las aurículas.

Onda Q Primera deflexión descendente (negativa) del electrocardiograma, después de su intervalo isoeléctrico que sigue a la conclusión de la onda P.

Onda R En el corazón normal es la deflexión de amplitud más alta aguda positiva del complejo QRS del electrocardiograma (ECG); se asocia con una deflexión positiva en todas las derivaciones frontales del ECG, excepto aVR causada por la despolarización ventricular durante la activación eléctrica del corazón.

Onda S Primera deflexión descendente (negativa) del electrocardiograma después de la onda R.

Onda T Representa la repolarización de los ventrículos en la electrocardiografía.

Onda V Aumento gradual de la presión en la aurícula derecha durante la sístole reducida y relajación isovolumétrica seguida de una disminución de la presión durante la fase de llenado rápido del ciclo.

Ondas α Patrón del electroencefalograma con un ritmo que va de 8 a 13 Hz que se observa cuando la persona está despierta, pero relajada con los ojos cerrados.

Ondas β Patrón ondulatorio del electroencefalograma con un ritmo que va de 13 a 30 Hz que se observa cuando la persona está despierta, pero relajada, con los ojos abiertos.

Ondas δ Patrón ondulatorio del electroencefalograma con un ritmo que va de 0.5 a 4 Hz, observado cuando la persona se encuentra en el sueño más profundo.

Ondas θ Patrón ondulatorio del electroencefalograma con un ritmo que va de 4 a 7 Hz, observado durante el sueño.

Ondas eléctricas lentas Forma omnipresente de la actividad eléctrica (despolarización y repolarización rítmicas) en las células musculares gastrointestinales.

Opioides Péptidos endógenos que se unen a receptores de opiáceos.

Opsonina Molécula que cubre a entes patógenos para facilitar su fagocitosis.

Órbita Cavidad ósea para el globo ocular.

Orexígeno Que estimula el apetito.

Organificación Adición de uno o dos átomos de yodo a moléculas de tirosina en la proteína precursora de tiroglobulina.

Organización tonotópica Discriminación de frecuencia específica del lugar considerada a lo largo de la membrana basal en el órgano de Corti.

Órgano de Corti Estructura sensorial compleja y organizada del oído interno que transforma los estímulos sonoros en potenciales de acción.

Órganos circunventriculares Regiones del sistema nervioso central que no tienen una barrera hematoencefálica y, por lo tanto, pueden percibir señales a través de la sangre.

Órganos linfáticos Órganos que incluyen la médula ósea y el timo (primarios) y los folículos linfáticos, ganglios linfáticos, el bazo, el timo y las amígdalas (secundarios).

Órganos linfáticos primarios *Véase* Órganos linfáticos.

Órganos linfáticos secundarios *Véase* Órganos linfáticos.

Órganos otolíticos Utrículo y sáculo en el aparato vestibular, encargados de la percepción de la posición y aceleración lineal del cuerpo.

Órganos tendinosos de Golgi (OTG) Receptores sensoriales localizados en los tendones, que perciben la fuerza de la contracción muscular.

Orina Líquido final que sale del riñón tras la filtración renal y el procesamiento tubular.

Ortofosfato (PO$_4$) Término de base química que se refiere a un fosfato orgánico unido en la posición orto a un anillo de benceno.

Osmol Número de Avogadro (o mol) de partículas de soluto.

Osmolalidad Concentración total de solutos en una solución expresada como osmoles por kilogramo de H_2O.

Osmolaridad Concentración total de soluto expresada como osmoles o partículas osmóticamente activas moles por litro de solución.

Osmorregulación Regulación del potencial del agua en un organismo por promoción de su retención o secreción, dependiendo de la condición fisiológica o influencia ambiental.

Ósmosis Movimiento pasivo de agua o solvente a través de una membrana en respuesta a un gradiente de presión. El agua siempre pasa de la región de menor presión (baja concentración de solutos) a la de mayor presión (alta concentración de solutos). El agua atraviesa las membranas celulares por medio de proteínas que constituyen conductos de agua (acuaporinas). Sólo los solutos que no pueden atravesar la membrana celular ejercen plenos efectos osmóticos sobre el movimiento del agua.

Osteoartritis Artritis caracterizada por la erosión del cartílago articular ya sea primaria o secundaria a traumatismos u otros trastornos que se torna blanda, raída y adelgazada eburnación del hueso subcondral y proliferación de osteofitos marginales; ocurren dolor y pérdida de función; afecta principalmente a articulaciones de soporte de peso; más frecuente en personas de edad avanzada.

Osteoblasto Célula que forma hueso al producir una matriz que después se mineraliza; la masa ósea se mantiene por un equilibrio entre las actividades de los osteoblastos, que forman hueso, y otras células llamadas osteoclastos, que lo fragmentan.

Osteocito Célula ramificada, embebida en la matriz del tejido óseo que funciona como transportador del calcio liberado del hueso al líquido extracelular.

Osteoclasto Célula multinucleada grande que fragmenta hueso y se encarga de la resorción ósea.

Osteogenia imperfecta Enfermedad hereditaria caracterizada por huesos frágiles anormalmente fáciles de fracturar.

Osteoide Matriz ósea no calcificada, producto de osteoblastos.

Osteomalacia Reblandecimiento de los huesos como resultado en una deficiencia de vitamina D; también conocida como raquitismo del adulto.

Osteoporosis Enfermedad ósea en la que la densidad mineral del hueso disminuye, la microarquitectura se pierde y la cantidad y variedad de proteínas no colagenosas cambia; los huesos osteoporóticos son más susceptibles a las fracturas.

Osteoporosis de la posmenopausia Pérdida ósea resultante de una deficiencia de estrógenos asociada con la menopausia; también conocida como osteoporosis de tipo 1.

Otolitos   Pequeñas partículas constituidas por una combinación de matriz gelatinosa y carbonato de calcio en el líquido viscoso del sáculo y utrículo del oído; la inercia de estas pequeñas partículas causa que estimulen a las células ciliadas cuando se mueve la cabeza.

Oviducto   Trompa de Falopio que recibe al óvulo inmediatamente después de ser expulsado.

Ovocito   Óvulo inmaduro.

Ovocito primario   Ovocito detenido en la primera división meiótica.

Ovocito secundario   Gameto haploide producido por la conclusión de la segunda división meiótica.

Ovogonia   Célula germinativa.

Ovolema   Membrana plasmática del óvulo.

Ovoplasma   Citoplasma del óvulo.

Ovulación   Liberación de un óvulo por un folículo ovárico.

Oxidasa de NADPH (NOX)   Enzima productora de superóxido, como parte de un estallido respiratorio.

Oxidasa de xantinas   Enzima que cataliza la reacción de xantina a urato. Durante la lesión por isquemia-perfusión, la hipoxantina se acumula y en presencia de oxígeno se convierte en xantina. La oxidasa de xantinas neutraliza a la xantina al convertirla en urato.

Óxido nítrico (NO)   Autacoide (factor biológico que actúa como una hormona local) endotelial, relajador potente del músculo liso vascular; se libera del endotelio en respuesta a la activación de la enzima NO sintasa por el calcio (la activación por calcio puede ocurrir en respuesta a la activación de diversos receptores en la célula endotelial por medio de agonistas circulantes y por la deformación de las células endoteliales debido al aumento del flujo de sangre); neurotransmisor inhibitorio putativo liberado por las neuronas motoras intestinales hacia los músculos gastrointestinales; antes llamado factor de relajación derivado del endotelio (FRDE).

Óxido nítrico sintasa endotelial (eNOS)   Enzima que convierte la L-arginina en L-citrulina y óxido nítrico.

Oxigenasa del grupo hemo   Enzima microsómica encargada de la liberación del hierro del grupo hemo. El metal ingresa después al depósito de hierro libre celular y se puede almacenar como ferritina o liberarse hacia la corriente sanguínea.

Oxihemoglobina (Hbo$_2$)   Forma de hemoglobina saturada con oxígeno.

Oxitocina   Sustancia producida por las neuronas magnocelulares en los núcleos supraóptico y paraventricular del hipotálamo y que estimula la contracción del músculo liso en las glándulas mamarias y el útero.

Palmitoiltransferasa   Complejo dimérico del retículo endoplásmico que cataliza la S- palmitoilación, adición de palmitato (C16:0) u otro ácido graso de cadena larga, a una molécula de cisteína de las proteínas.

Páncreas endocrino   Porción del páncreas que secreta hormonas, como insulina, glucagón y somatostatina, hacia la corriente sanguínea.

Páncreas exocrino   Porción del páncreas que secreta enzimas digestivas y HCO$_3^-$ hacia la luz intestinal.

Panel electrolítico   Análisis de sangre que mide el nivel de electrolitos y dióxido de carbono en la sangre venosa.

Panhipopituitarismo   Disminución generalizada o particularmente grave de la función hipofisaria, que en su forma completa causa ausencia de función gonadal e insuficiencia tiroidea y corticosuprarrenal. Pueden presentarse enanismo, regresión de las características sexuales secundarias, pérdida de la libido, disminución de peso, fatiga, bradicardia, hipotensión, palidez, depresión y muchas otras manifestaciones; también se conoce como insuficiencia hipofisaria.

Papilas gustativas   Estructuras organizadas localizadas en la lengua y la faringe, que sustentan el sentido del gusto.

Pared abdominal   Formada por músculos del abdomen involucrados en la espiración forzada.

Pars distal (parte distal)   Porción principal de la adenohipófisis; también conocida como lóbulo anterior.

Pars intermedia (parte intermedia)   Región difusa y delgada de células entre los lóbulos anterior y posterior de la hipófisis en los seres humanos, también conocida como lóbulo intermedio.

Pars reticulada (SNr)   Grupo de neuronas en la sustancia negra que producen un estímulo de salida inhibitorio hacia las regiones de control del movimiento ocular del mesencéfalo.

Pars tuberal   Extensión ascendente del lóbulo hipofisario anterior que rodea el tallo infundibular; sus células, principalmente gonadotropinas, se disponen en cordones y cúmulos; es regada por las arterias hipofisarias superiores y contiene el primer lecho capilar y las vénulas de un sistema porta, que traslada las hormonas neurosecretadas del hipotálamo a un segundo lecho capilar en la adenohipófisis, donde regula la secreción de sus hormonas.

Parto   Nacimiento.

Patógeno   Agente, principalmente un microorganismo, que causa una enfermedad.

Patrón de motilidad mixta   Motilidad del estado de digestión.

Patrón digestivo   Visión general del sistema gastrointestinal que describe el camino que siguen los alimentos.

Patrón interdigestivo   Patrón diferenciado de actividad electromecánica observado en el tracto gastrointestinal en un ciclo regular durante el ayuno.

Pausa compensadora   Pausa que sigue a una extrasístole en el corazón cuando es suficientemente prolongada para compensar la prematurez de una extrasístole, el ciclo breve termina con la extrasístole más la pausa después de ella juntas equivalentes a dos de los ciclos regulares.

Pelagra   Deficiencia grave de niacina caracterizada por dermatitis, demencia y diarrea.

Pendrina   Proteína que transporta yodo al interior del folículo de la glándula tiroides para usarse en la yodación de la tiroglobulina.

Pepsina   Endopeptidasa del jugo gástrico que fragmenta moléculas de proteínas desde el interior, con el resultado de la formación de péptidos más pequeños La digestión de la proteína se inicia en el estómago con la acción de la pepsina, secretada como proenzima y activada por el ácido gástrico.

Pepsinógeno   Sustancia secretada por las células principales, precursora de la enzima pepsina y que se encuentra en el jugo gástrico.

Peptidasa   Cualquier enzima capaz de hidrolizar uno de los enlaces de un péptido.

Péptido natriurético auricular (PNA)   Hormona peptídica que se libera de la aurícula derecha cuando se estira, generalmente por un aumento del volumen sanguíneo; favorece la pérdida de sodio e, indirectamente, de agua por el riñón, ayudando así a restablecer el volumen sanguíneo normal.

Péptido 1 similar a glucagón (GLP-1)   El generado a partir del proglucagón, que es una de las incretinas más potentes.

Péptido C   Aquel formado cuando la proinsulina se divide y lo libera, además de insulina, de la célula β pancreática hacia la sangre. Los niveles plasmáticos se utilizan como marcador de la capacidad de liberación de insulina pancreática en los pacientes con diabetes que toman insulina exógena como parte de su tratamiento para la diabetes.

Péptido inhibitorio gástrico (PIG)   Enterogastrona producida por las células endocrinas del intestino delgado que inhibe la secreción de ácido por células parietales del estómago. Recientemente se denominó péptido insulinotrópico dependiente de la glucosa.

Péptido insulinotrópico dependiente de la glucosa (PIG)   Hormona intestinal secretada por el duodeno que estimula la secreción de insulina.

Péptido intestinal vasoactivo (PIV)   Neurotransmisor inhibitorio putativo liberado por neuronas musculomotoras intestinales hacia los músculos gastrointestinales; también un neurotransmisor excitatorio putativo que es potente estimulante de la secreción intestinal por activación parasimpática para aumentar el flujo sanguíneo hacia las glándulas salivales.

Péptido liberador de gastrina (PLG)   Péptido liberado por los nervios, que estimula a las células G para secretar gastrina, que a su vez incita la secreción de ácido por las células parietales en el estómago. El PLG es resistente a la atropina, lo que indica que actúa a través de una vía no colinérgica.

Péptido natriurético auricular (PNA)   Hormona peptídica que se libera de la aurícula derecha cuando se distiende, por lo general por aumento del volumen sanguíneo, promueve la pérdida de sodio e indirectamente del agua del riñón, ayudando así a restablecer el volumen sanguíneo normal.

Péptido natriurético cerebral (PNC)   Hormona peptídica producida en el cerebro y los ventrículos cardiacos, que aumenta la excreción renal de sodio.

Péptido similar a glucagón 2 (GLP-2)   Aquel generado a partir de proteoglucanos, que no es una incretina y cuyas acciones biológicas se desconocen.

Pérdida de función   Pérdida asociada con la inflamación aguda.

Pérdida insensible de agua   Pérdida de agua que ocurre en la piel y los pulmones que no es percibida conscientemente por el individuo. También son componentes de la pérdida obligatoria de agua del organismo.

Pérdidas obligatorias de agua   Pérdidas de agua del organismo que no pueden evitarse. Incluyen el agua perdida en la transpiración, la evaporación respiratoria, el sudor y las pérdidas fecales y urinarias; cantidad mínima de pérdida de líquido del organismo que puede producirse.

Perforina   Proteína de las células asesinas y de los linfocitos T citotóxicos citolíticos naturales y que forma un poro en las células blanco.

Perfusión limitada   Igual que la difusión con flujo limitado.

Pericarditis   Inflamación del pericardio que a menudo restringe la capacidad de llenado de los ventrículos durante la diástole.

Perilinfa   Líquido que llena las escalas vestibular y timpánica, con concentración elevada de sodio y baja de potasio.

Periodo de latencia   Aquel entre el inicio del estímulo y la aparición de la respuesta.

Periodo refractario absoluto   Lapso durante un potencial de acción en el cual tejidos excitables no pueden generar un potencial de acción, sin importar qué tan fuerte sea el estímulo.

Periodo refractario relativo   Periodo después de un potencial de acción durante el cual se requiere un estímulo mayor que el usual para desencadenar otro potencial de acción.

Peristalsis primaria   Propulsión peristáltica en el esófago, iniciada por la deglución.

Peristalsis secundaria   Propulsión en el esófago por un bloqueo inicial del movimiento anterógrado de un bolo deglutido o por la presencia de ácido en el esófago.

Peristaltismo   Contracción coordinada de las capas musculares circular interna y longitudinal del tracto digestivo que impulsa un bolo alimentario en dirección distal.

Peroxidasa tiroidea (TPO)   Sustancia que cataliza la yodación de la tiroglobulina.

Peroxidasas   Enzimas que neutralizan a los peroxinitritos.

Peróxido de hidrógeno (H_2O_2)   Especies reactivas de oxígeno que no son radicales libres y que dañan la estructura y función celulares.

Peroxinitrito   Radical libre formado en presencia de un ion superóxido y el óxido nítrico.

pH   Medida de la acidez o alcalinidad de una solución que equivale al logaritmo negativo (de base 10) de la concentración de iones hidrógeno (esta última, medida en mol/L).

Piloerección   Mecanismo por el que los animales peludos pueden aumentar el grosor de su cubierta y las propiedades aislantes, al hacer que los pelos se levanten en un extremo, respuesta con una contribución mínima a la conservación de calor en los seres humanos que se manifiesta como "piel de gallina".

Píloro   La menor de las cuatro porciones gástricas, que facilita el vaciamiento hacia el intestino delgado.

Pinocitosis   Proceso por el que una célula ingiere líquido extracelular y su contenido por formación de conductos estrechos a través de su membrana, que pellizcan vesículas y se fusionan con lisosomas, que hidrolizan su contenido.

Pirógenos   Sustancias exógenas y endógenas que inducen fiebre, como la sustancia bacteriana LPS y la interleucina-1, ambas aumentan el punto de ajuste termorregulatorio en el hipotálamo. Los pirógenos endógenos pueden también provenir directamente de la necrosis tisular.

Pirosis   1) Ardor retroesternal episódico. 2) Sensación de ardor del tórax que suele asociarse con reflujo esofágico; también llamada acidez estomacal.

Placa   El nombre que se da a una lesión aterosclerótica avanzada en la íntima de las grandes arterias, constituida por un centro necrótico fibroso de células cargadas de lípidos, cristales de colesterol y depósitos de calcio, cubiertos por una capa fibrosa inestable. Las placas se pueden romper y exponer materiales trombogénicos a la sangre, lo que entonces causa una trombosis local, que a su vez, puede ocluir la arteria.

Placa epifisaria   Región de cartílago (hialino) (entre las epífisis y las diáfisis óseas) que permite el crecimiento longitudinal de un hueso. En la pubertad el crecimiento rápido de esta región provoca aumento de estatura, y después se osifica en el adulto.

Placa terminal motora   *Véase* Unión mioneural.

Placenta   Estructura compuesta por tejidos maternos y fetales adherida a la cara interna del útero.

Plaqueta   Fragmento anuclear irregular discoide de los megacariocitos, importante para la hemostasia.

Plasma   Porción líquida de la sangre; un líquido extracelular.

Plasma fresco congelado (PFC)   Producto sanguíneo que se congela en las 6 horas que siguen a su obtención.

Plasmaféresis   Recambio terapéutico del plasma.

Plasmina   Enzima proteolítica que degrada la fibrina de los coágulos sanguíneos.

Plasminógeno   Proenzima inactiva que se convierte en plasmina por la acción del activador del plasminógeno tisular, que se libera por células endoteliales activadas.

Plasticidad cerebral   Capacidad del cerebro para cambiar y adaptarse recableándose a sí mismo; también llamada *neuroplasticidad*.

Pleiotrópico   Que produce más de un efecto.

Plexo coroideo   Región de las cavidades ventriculares del cerebro donde se forma el líquido cefalorraquídeo.

Plexo de Auerbach   Red ganglionar del sistema nervioso entérico situada entre las capas longitudinal y circular de la muscular externa del tubo digestivo, también conocida como plexo mientérico.

Plexo de Meissner   Nombrado en honor de Georg Meissner (1829 a 1905) un histólogo alemán; *véase también* Plexo submucoso.

Plexo mientérico   Plexo ganglionar del sistema nervioso entérico situado entre las cubiertas longitudinal y circular de la muscular externa del tracto digestivo; también conocido como plexo de Auerbach.

Plexo pampiniforme   Plexo venoso que acompaña a la arteria testicular hasta el anillo inguinal superficial, por donde pasa para participar en el mantenimiento de los testículos alrededor de 3 °C debajo de la temperatura corporal. Se forma a partir de las venas que drenan el testículo y el epidídimo en el mediastino de la gónada y se conjunta dentro del canal inguinal para formar las venas testiculares izquierda y derecha.

Plexo submucoso   Plexo ganglionar del sistema nervioso entérico o intestinal situado entre la mucosa y la túnica muscular circular del intestino delgado y grueso; consta de un plexo ganglionar interno, llamado plexo de Meissner, y uno externo, llamado plexo de Schabadasch.

Pliegues posunión   Invaginaciones de la membrana de la placa terminal que aumentan su superficie.

Podocitos   Células epiteliales con extensiones que terminan en procesos similares a un pie, que se apoya en la cara externa de la membrana basal del glomérulo renal.

Poiquilocito   Eritrocito de forma irregular.

Poise   Unidad de viscosidad de un fluido   Las unidades de agua, sangre y plasma son más pequeñas y se denominan cP por centipoise.

Policitemia Aumento anormal de la proporción del volumen sanguíneo ocupado por eritrocitos o un aumento en la masa de éstos (policitemia absoluta) o por disminución del volumen del plasma (policitemia relativa); los porcentajes del volumen sanguíneo se pueden medir como hematocrito.

Polidipsia Sed extrema en respuesta a una pérdida excesiva de líquido. Las causas frecuentes de pérdida importante de líquido son ejercicio riguroso, diarrea, vómito, sudoración profusa, hemorragia y ciertos medicamentos prescritos. También puede ocurrir aumento de la sed como resultado de una glucemia alta, y a menudo es uno de los primeros síntomas tanto de la diabetes mellitus como de la diabetes insípida.

Polimorfismo de un solo nucleótido (PSN) Variación de la secuencia de ADN que ocurre cuando un solo nucleótido en el genoma difiere entre los miembros de una especie o en un par de cromosomas de un individuo.

Polipéptido pancreático (PP) Péptido de 36 aminoácidos secretado por las células de los islotes del páncreas en respuesta a una comida; de función fisiológica desconocida.

Polipéptidos de transporte de aniones orgánicos (PTAO) Con elevada expresión en el hígado, el riñón y el cerebro, los PTAO, por lo general, transportan sustancias químicas aniónicas y catiónicas, esteroides y esqueletos peptídicos en las células.

Poliuria Condición caracterizada por la excreción excesiva de orina diluida, por ejemplo, en la diabetes insípida.

Polizoospermia Fecundación de un óvulo por más de un espermatozoide.

Porfirina Grupo de compuestos que rodean un átomo de hierro en un grupo hemo.

Poro de transición de la permeabilidad mitocondrial (PTPM) Conducto proteínico formado en las membranas de las mitocondrias bajo ciertas circunstancias patológicas; la inducción de PTPM puede causar edema mitocondrial y la muerte celular.

Poro gustativo Abertura diminuta de una papila gustativa en la superficie de la mucosa oral a través de la cual se proyectan los microcilios gustativos de las células gustativas neuroepiteliales.

Poros En el aparato cardiovascular, las compuertas entre células endoteliales que permiten el paso de agua y solutos entre los tejidos y la sangre capilar.

Poscarga Fuerza que experimenta un músculo (ejerce) después de que ha empezado a acortarse.

Posdespolarización tardía (PDT) Se presenta tardíamente en la fase 3 o en la fase 4 del potencial de acción ventricular y se relaciona con la función de los miocitos, que pueden entonces despolarizar la membrana celular hasta el umbral de un potencial de acción.

Posdespolarizaciones tempranas (PDT) Aquellas de las células del miocardio que ocurren en la fase 2 avanzada o principios de la fase 3 del potencial de acción ventricular y tienen más probabilidad de ser inducidas por factores que prolongan la duración del potencial de acción, de manera que los canales del calcio lentos tengan tiempo de recuperarse y, por lo tanto, liberen un potencial de acción adicional de baja amplitud.

Posprandial Después de las comidas.

Posthiperpolarización Periodo transitorio de aumento del potencial de membrana que sigue a la fase de repolarización del potencial de acción.

Postura de descerebración Causada por una lesión en la parte superior del tronco encefálico, describe la extensión involuntaria de las extremidades superiores, con la cabeza arqueada hacia atrás los brazos y codos se extienden a los lados, las piernas se extienden y rotan hacia dentro, y el paciente se encuentra rígido, con los dientes apretados; estos signos pueden ser solo de un lado del cuerpo o en ambos y podrían presentarse únicamente en las extremidades superiores y ser intermitente.

Postura decorticada Postura anormal del cuerpo (puños cerrados y piernas estiradas) que refleja una lesión cerebral.

Potenciación Interacción entre dos o más fármacos o sustancias con el resultado de una respuesta farmacológica mayor que la suma de respuestas individuales a cada fármaco o sustancia.

Potenciación a largo plazo Aumento de la excitabilidad sináptica y alteración del estado químico en la estimulación sináptica repetida, con persistencia más allá del cese de la estimulación

eléctrica: se cree que subyace al aprendizaje y la memoria y es dependiente del ingreso de Ca^{2+} por activación de receptores de N-metil-D-aspartato.

Potencial de acción Respuesta de tipo todo o nada del potencial de membrana de una célula nerviosa o muscular que surge cuando la despolarización gradual de la membrana alcanza el umbral para abrir canales de sodio dependientes de voltaje; por lo general, se convierte en un potencial de acción propagado en la célula nerviosa o muscular; también se conoce como potencial en espiga.

Potencial de equilibrio Potencial de membrana en el que hay un balance entre las fuerzas por el gradiente de concentración del ion y el gradiente eléctrico a través de la membrana.

Potencial de equilibrio de Nernst Valor de la diferencia del potencial eléctrico a través de la membrana plasmática necesario para que un ion específico se encuentre en equilibrio a través de la membrana (sin transporte neto).

Potencial de inversión Potencial de membrana necesario para invertir el flujo de un ion determinado que se desplaza a través de la membrana celular según su potencial de equilibrio de Nernst.

Potencial de membrana Diferencia entre el voltaje medido dentro de la célula y el valor (0) detectado por un electrodo de referencia localizado en el líquido extracelular.

Potencial de membrana en reposo Potencial de una célula excitable en estado no estimulado. Es negativa con relación a líquido extracelular y se trata de un potencial de estado estable, definido por los gradientes electroquímicos de iones que pueden pasar por los conductos de escape en la membrana y la contribución de una bomba electrogénica.

Potencial de placa terminal Despolarización proporcional de la membrana de la placa terminal causada por la permeabilidad a los iones de Na^+ y K^+ resultante de la unión de acetilcolina.

Potencial de unión inhibitorio (PUI) Hiperpolarización de membrana que provoca una menor excitabilidad en los músculos gastrointestinales; desencadenada por la liberación y acción de neurotransmisores inhibitorios desde neuronas motoras intestinales.

Potencial del receptor Registro eléctrico característico de un receptor sensorial; un potencial generador específico de un órgano determinado, como el electrorretinograma o la microfonía coclear.

Potencial eléctrico Energía necesaria para mover una carga contra un campo eléctrico.

Potencial electroquímico (gradiente) Efecto combinado de gradientes eléctrico y químico que determina la dirección del movimiento de iones y solutos con carga.

Potencial electrotónico Potencial no propagado en una membrana nerviosa o muscular generado por el flujo de iones a través de la membrana.

Potencial generador Actividad eléctrica local de un receptor sensorial que es proporcional a la intensidad de un estímulo. La magnitud del potencial generador controla la frecuencia de los potenciales de acción en un nervio sensorial.

Potencial postsináptico inhibitorio (PPSI) Hiperpolarización de la membrana neuronal en el lado postsináptico de una sinapsis resultante de los iones que fluyen a través de los canales que se abren cuando el neurotransmisor liberado por la terminal presináptica se une a su receptor.

Potencial propagado Resultante de la propiedad de los potenciales de acción de regenerarse y propagarse por las prolongaciones nerviosas.

Potencial químico Gradiente creado por concentraciones diferentes de un soluto a través de ambos lados de una membrana.

Potencial umbral El potencial de membrana en el que se genera un potencial de acción.

Potenciales de unión excitatorios (PUE) Despolarizaciones del potencial de membrana muscular de origen neural.

Potenciales postsinápticos excitatorios (PPSE) Despolarización de la membrana neuronal en el lado postsináptico como resultado de iones que fluyen a través de los canales que se abren cuando el neurotransmisor liberado de la terminal presináptica se une a su receptor.

Potenciales postsinápticos inhibitorios Respuestas hiperpolarizantes de la membrana neuronal de la célula postsináptica que resulta del flujo de iones a través de canales que se abren cuando el neurotransmisor liberado desde la terminal presináptica se une a su receptor.

Precarga Distensión pasiva en un músculo antes de una contracción activa; la longitud pasiva inicial a la que el músculo se distiende antes del inicio de una contracción.

Precondrocito Precursor de condrocitos en los discos de crecimiento óseos.

Prediabetes Condición que ocurre cuando la cifra de glucosa sanguínea de una persona es mayor de lo normal pero no lo suficiente para el diagnóstico de diabetes de tipo 2.

Pregnenolona Precursora de la síntesis de hormonas esteroides derivada del colesterol.

Preprohormona Forma precursora de una hormona proteínica extendida en el extremo amino por una secuencia de aminoácidos hidrofóbica llamada péptido líder o señal y que, además, contiene los sitios de escisión interna que durante la acción enzimática producen péptidos bioactivos diferentes.

Presbiopía Condición caracterizada por disminución de la potencia de convergencia (acomodación) del ojo, causada por la rigidez creciente del cristalino debida a la edad.

Presión Técnicamente la fuerza sobre una superficie específica y expresada como fuerza por unidad de área (p. ej., kg sobre cm cuadrado); en sistemas fisiológicos se mide como la fuerza requerida para elevar una columna de agua o de mercurio a una distancia determinada vertical contra la gravedad y se expresa en mm Hg o cm de H_2O.

Presión barométrica La presión atmosférica que nos rodea; a nivel del mar la presión barométrica es de 760 mm Hg.

Presión alveolar (P_A) Presión de gas en el interior de los alveolos.

Presión coloidosmótica Presión osmótica resultante de la presencia de proteínas en el agua.

Presión de distensión La requerida para estirar el material (p. ej., la necesaria para inflar el pulmón).

Presión de perfusión Fuerza de impulso de la sangre a través de la circulación de un órgano; por lo general, sinónimo de la presión arterial del flujo sanguíneo de un órgano o tejido.

Presión de pulso Diferencia entre las presiones arteriales sistólica y diastólica. Corresponde al cambio de presión relacionado con cada ciclo cardiaco y es función de la distensibilidad arterial y el volumen sistólico.

Presión de retroceso ($P_{retroceso}$) Presión alveolar menos presión pleural rectoesfinteriana.

Presión diastólica Presión en el ventrículo o el sistema arterial durante la relajación del corazón o diástole.

Presión diastólica terminal ventricular izquierda (PDTVI) Presión arterial dentro del ventrículo izquierdo al final de la diástole; es función tanto del volumen contenido dentro del ventrículo como de su distensibilidad.

Presión media de llenado circulatorio (PMC) Presión de equilibrio en todos los componentes del sistema vascular cuando el gasto cardiaco es cero.

Presión oncótica Presión osmótica ejercida por los coloides en una solución; también llamada presión arterial coloidosmótica.

Presión osmótica Propiedad de una solución definida como aquella presión necesaria para detener el movimiento neto de agua a través de una membrana selectivamente permeable que separa la solución del agua pura; una solución hiperosmótica tiene una mayor concentración de solutos y ejerce mayor presión que otra con un menor concentración de solutos.

Presión parcial Presión independiente ejercida por un gas individual dentro de una mezcla gaseosa.

Presión pleural (P_{pl}) Presión entre la pared del tórax y los pulmones (p. ej., el espacio pleural).

Presión pulmonar en cuña (PPC) Presión medida por un catéter de Swan-Ganz con punta de globo acuñado en los vasos pulmonares pequeños. Es una medida indirecta de la presión en la aurícula izquierda y, por tanto, una medida de la presión de llenado del corazón.

Presión relativa Presión con relación a la presión atmosférica.

Presión sistólica La presión arterial en el ventrículo o sistema arterial durante la contracción del corazón o sístole.

Presión trans-vía aérea Diferencia de presión entre las vías aéreas (presión de vía aérea-presión pleural).

Presión transmural Literalmente aquella "a través de la pared"; la diferencia de presión entre el interior y el exterior de una estructura hueca en el cuerpo.

Presión transpulmonar (P_L) Diferencia de presión en el pulmón (p. ej., presión alveolar-presión pleural).

Presión venosa central Aquella de la aurícula derecha, representativa del efecto de los cambios en el volumen sanguíneo central.

Primer corpúsculo polar Célula haploide pequeña producida por una división meiótica no equivalente del ovocito.

Primer ruido cardiaco Serie de ruidos de bajo tono que siguen al inicio de la contracción ventricular, creados por las vibraciones en las cuerdas tendinosas y la sangre dentro de los ventrículos causado por el cierre de las válvulas mitral y tricúspide.

Primeros mensajeros Mensajeros que se unen a un receptor para iniciar la serie de señales, son ejemplos las hormonas, los péptidos, gases como el óxido nítrico o el CO, iones como Ca^{2+} y el trifosfato de adenosina. Nótese que algunos primeros mensajeros, como el Ca^{2+}, pueden también ser segundos mensajeros, dependiendo de que inicien o amplifiquen la serie de señales.

Principio de Bernoulli Aquel derivado del hecho de que la energía total en un sistema no puede crearse ni destruirse, sino sólo transferirse en diferentes formas. En el sistema cardiovascular es el principio que describe la transferencia de las energías cinética (de la velocidad de flujo) y potencial (de la presión lateral). El principio predice que conforme la velocidad de flujo de un fluido en un tubo aumenta, la presión lateral en su pared disminuye.

Principio de Fick Principio basado en la conservación de la masa que utiliza el contenido de oxígeno de la sangre y su consumo en la sangre completa para medir el gasto cardiaco.

Principio del tamaño Patrón de activación muscular donde se activan primero las neuronas motoras más pequeñas y las unidades motoras asociadas, y después, conforme se necesita más potencia, se activan las neuronas de mayor tamaño.

Principio isohídrico Idea de que todos los sistemas amortiguadores en una solución están en equilibrio con la misma concentración de iones hidrógeno.

Proceso infundibular Parte principal de la neurohipófisis; también conocida como lóbulo posterior.

Progesterona Principal progestágeno natural que promueve la función secretora del útero.

Prohormona Forma precursora de una hormona proteínica extendida en el extremo amino por una secuencia de aminoácidos hidrofóbicos llamada péptido líder o señal.

Prolactina (PRL) Producto hormonal de los lactotropos, localizados en la hipófisis anterior.

Prolapso de la válvula mitral Condición por la que la válvula mitral protruye o sus valvas se abren en retroceso hacia la vena pulmonar durante la sístole. En el último caso la sangre fluye de retorno a la circulación pulmonar desde el ventrículo izquierdo durante la sístole.

Pronúcleo Núcleo haploide (con 23 cromosomas). Aparecen un pronúcleo femenino y uno masculino en un óvulo, 2 a 3 horas después de la penetración del espermatozoide, y se fusionan para formar el núcleo de un óvulo fecundado.

Pronúcleo femenino Núcleo que permanece en un gameto femenino tras la división meiótica y que contiene la mitad de los cromosomas.

Pronúcleo masculino Núcleo del espermatozoide después de haber penetrado en el óvulo fecundado.

Proopiomelanocortina (POMC) Prohormona de la que se derivan la hormona adrenocorticotrópica, la β lipotropina y la hormona α estimulante de los melanocitos.

Propiorreceptores Receptores sensoriales que proveen información en cuanto a la posición del cuerpo y las extremidades, la fuerza muscular y propiedades similares dentro del cuerpo.

Propulsión Movimiento controlado de los alimentos y líquidos ingeridos, las secreciones gastrointestinales y las células descamadas de la mucosa por el tracto digestivo.

Propulsión de potencia Patrón de motilidad intestinal asociado con condiciones de defensa y patológicas; impulso rápido del contenido luminal sobre grandes longitudes de intestino.

Prostaciclina Lípido bioactivo liberado por las células endoteliales vasculares que funciona como un potente vasodilatador y un inhibidor de la agregación plaquetaria.

Prostaglandina Producto derivado del ácido araquidónico que suele actuar como hormona local con muchas funciones, como aquellas sobre el flujo sanguíneo y la inflamación.

Prostaglandina E$_2$ Sustancia liberada por las paredes de los vasos sanguíneos en respuesta a la infección o inflamación y que actúa en el cerebro para inducir fiebre. La enzima mPGES-1 participa en la producción de la prostaglandina E$_2$ y es un importante "interruptor" de la activación de la respuesta febril.

Proteicinasa dependiente de GMPc Enzima que requiere del monofosfato cíclico de guanosina para fosforilar sustratos objetivos potenciales, como las bombas de calcio en el retículo sarcoplásmico o el sarcolema, lo que causa disminución de la concentración citoplásmica de calcio y, a su vez, a la relajación muscular; también conocida como proteína cinasa G.

Proteína C Zimógeno que, en su forma activada, desempeña un papel importante en la regulación de la anticoagulación, la inflamación y la permeabilidad de los vasos sanguíneos vasculares.

Proteína cinasa A (PKA) *Véase* Proteína cinasa dependiente de AMPc.

Proteína cinasa C (PKC) Cinasa dependiente de fosfolípidos y calcio, que cuando es activada fosforila la serina o la treonina en proteínas blanco para regular su función.

Proteína 1 de desacoplamiento Proteína mitocondrial que desacopla el gradiente protónico de membrana de la síntesis de trifosfato de adenosina.

Proteína de intercambio aniónico (AE1) Proteína de transporte encargada de mediar el intercambio electroneutro de cloro (Cl⁻) por bicarbonato (HCO$_3^-$) a través de la membrana plasmática.

Proteína de unión a andrógenos (ABP) La producida por las células de Sertoli que fija a la testosterona.

Proteína de unión a retinol (RBP) Proteína sintetizada por el hígado que se une con el retinol en respuesta a cifras decrecientes de vitamina A. La secreción de RBP depende de la disponibilidad de vitamina A.

Proteína 3 de unión al factor de crecimiento similar a la insulina (IGFBP3) La principal proteína transportadora en la sangre que une y transporta el IGF-1.

Proteína de unión de Ca²⁺, calbindina D (CaBP) Proteína que se une con el calcio en el duodeno y el yeyuno, y ayuda a la absorción de calcio.

Proteína de unión de corticoesteroides (transcortina) Proteína fijadora de progesterona en la sangre.

Proteína de unión de vitamina D Proteína de unión en plasma que transfiere la vitamina D$_3$ durante el metabolismo de los quilomicrones.

Proteína integral de membrana (intrínseca) Proteína embebida o que se extiende por completo en la región de bicapa de fosfolípidos de una membrana celular; por ejemplo, las proteínas de transporte de membrana y los canales iónicos.

Proteína periférica Proteína unida a la bicapa de fosfolípidos de una membrana celular, pero sin penetrarla, por ejemplo, la espectrina en el eritrocito.

Proteína reguladora aguda de la esteroidogenia (StAR) Proteína que facilita el transporte del colesterol al interior de las mitocondrias.

Proteína relacionada con el agutí (AgRP) Un neuropéptido sintetizado en neuronas que contienen el neuropéptido Y en el núcleo arqueado del hipotálamo; aumenta el apetito.

Proteína TGF beta Citocina implicada en los fibroblastos pulmonares fibrogénicos en respuesta a la bleomicina.

Proteínas carbamínicas Aquellas que se unen con dióxido de carbono.

Proteínas completas Aquellas que proveen todos los aminoácidos esenciales en cantidades suficientes para respaldar el crecimiento normal y el mantenimiento corporal, como las de huevos, aves de corral y pescado.

Proteínas incompletas Proteínas que no proveen todos los aminoácidos esenciales en cantidades suficientes para el crecimiento y el mantenimiento corporal normales, como las que se encuentran en la mayoría de los vegetales y granos.

Proteínas integrales Un tipo de proteínas que se adhieren permanentemente a la membrana biológica.

Proteínas morfogenéticas óseas (PMO) Factores de crecimiento que inducen la diferenciación de células mesenquimatosas en osteoblastos, así como la organización de la arquitectura tisular en el cuerpo.

Proteínas sanguíneas de fase aguda Proteínas séricas que se elevan durante la inflamación aguda.

Proteínas transportadoras (MRP) asociadas a resistencia a múltiples fármacos Clase de transportadores ABC que interfieren con el tratamiento antibiótico y la quimioterapia transportando activamente el agente fuera de la célula.

Proteínas vinculadas con los microtúbulos (MAP) Proteínas accesorias relacionadas con los microtúbulos que se unen a la tubulina y, en las neuronas, se cree son requeridos para la clasificación específica de materiales hacia axones o dendritas.

Proteincinasa dependiente del AMPc Enzima cuya actividad (como la regulación de glucógeno, el metabolismo de azúcares y lípidos) depende del monofosfato cíclico de adenosina, también conocida como *proteicinasa A*.

Proteinuria Condición caracterizada por la presencia de proteínas en la orina.

Proteoglucanos Complejos de macromoléculas formadas por proteínas y azúcares, que son los bloques de construcción del cartílago.

Proteómica Estudio a gran escala de las proteínas, que representan las moléculas funcionales reales de la célula.

Protooncogenes Genes normales que cuando son alterados por una mutación se convierten en oncogenes.

Prueba de una sola respiración Prueba para determinar la capacidad de difusión de los pulmones en un paciente con uso de una sola inspiración de monóxido de carbono a baja concentración.

Prueba de provocación Una prueba de provocación es una forma de prueba médica por la que se expone a los participantes a una sustancia que provoca una respuesta.

Ptosis Caída del párpado como resultado de la pérdida de activación simpática del músculo de Müller palpebral.

Pubarquia Desarrollo del vello púbico durante la pubertad en niños y niñas.

Pubertad Desarrollo de las características físicas secundarias de la maduración sexual.

Pubertad precoz Conjunto de signos físicos de maduración sexual antes de los 7 años en las niñas y de 9 en los niños.

Pubertad seudoprecoz Desarrollo temprano de las características sexuales secundarias en ausencia de gametogenia. Es producto de la exposición de niños inmaduros a andrógenos o de niñas inmaduras a estrógenos.

Pubertad tardía Condición en la que no se han presentado los signos básicos de la pubertad a los 13 años en las niñas y a los 14 en los niños.

Puente cruzado Estructura transitoria en el músculo formada por las cabezas de miosina que se proyectan desde filamentos gruesos y se unen a sitios de adhesión en el filamento delgado de actina.

Puente cruzado de rigor Enlace cruzado de miosina que lo une fuertemente con la actina y que carece de trifosfato de adenosina.

Punción del talón Procedimiento por el que se incide el talón de un bebé y después se colecta una pequeña cantidad de sangre, por lo general mediante un tubo de vidrio de calibre estrecho ("capilar") o un papel filtro.

Punto de ajuste (T$_{set}$) Uno de varias cantidades o variables fisiológicas (p. ej., peso o temperatura corporales) que el cuerpo trata de mantener en una cifra particular o un estado de constancia dinámica.

Punto de presión equivalente (PPE) Lugar en la vía aérea donde la presión del interior equivale a la externa.

Púrpura trombocitopénica inmunológica (PTI) Trastorno autoinmune frecuente causado por autoanticuerpos contra las plaquetas formadas en el bazo y por agregados de plaquetas-anticuerpos que se destruyen en ese órgano.

Putamen Uno de los ganglios basales que recibe impulsos de la corteza cerebral.

Q_{10} Fenómeno por el que la frecuencia de un proceso biológico aumenta cuando la temperatura se incrementa 10 °C; cifra que se obtiene utilizando la siguiente fórmula: Q_{10} = frecuencia en (T + 10 °C)/frecuencia en T, donde T = temperatura de inicio; para los sistemas biológicos el valor de Q_{10} resulta, en general, de entre 1.5 y 2.5.

Quantum Número de moléculas de neurotransmisor presentes en una sola vesícula sináptica liberada por exocitosis.

Queratinización Formación de un grupo de filamentos intermedios en las células epiteliales.

Quiasma óptico Parte de cerebro donde los nervios ópticos (nervio craneal II) se cruzan parcialmente, localizado inmediatamente debajo del hipotálamo.

Quilomicrones La menos densa de las cuatro clases de lipoproteínas (< 0.95 g/mL) producidas por el intestino delgado; su producción aumenta durante la ingestión de una comida que contiene grasa. Los quilomicrones actúan en el transporte de lípidos a la corriente sanguínea.

Quimioatrayentes Citocinas que atraen leucocitos.

Quimiocina Citocina que atrae y activa leucocitos.

Quimiorreceptores Terminaciones neurosensitivas que responden a cambios en los gases sanguíneos (oxígeno, dióxido de carbono y pH).

Quimiorreceptores centrales Neuronas quimiosensibles localizadas junto al complejo de grupos respiratorios dorsal y ventral, que responden a H⁺ provenientes del líquido intersticial circundante. Intervienen en el control de la ventilación y la P_{CO_2}.

Quimiorreceptores periféricos Terminaciones neurosensibles que responden a cambios en la química sanguínea y se localizan en las arterias carótida y aorta.

Quimiorreflejo muscular Reflejo iniciado por estimulación de terminaciones nerviosas quimiosensibles, como resultado de una discordancia entre el flujo sanguíneo del músculo esquelético y un aumento en los metabolitos estimulantes.

Quimo Material semilíquido producido por la digestión gástrica de alimentos que resulta parcialmente de la conversión de grandes partículas de sólidos en otras más pequeñas, a través de movimientos peristálticos combinados del estómago y la contracción del esfínter pilórico.

Quimotripsina Una de las tres endopeptidasas presentes en el jugo pancreático, que atacan los enlaces peptídicos con un extremo carboxilo aromático.

Radiaciones ópticas Colecciones de axones de neuronas de relevo en el núcleo geniculado lateral del tálamo que transportan información a la cisura calcarina de la corteza visual; hay una de estas vías a cada lado del cerebro; también conocidas como vías geniculoestriadas.

Radical hidroxilo (·OH) Especie reactiva de oxígeno dañina para la estructura y función celulares.

Radical libre Átomo o molécula con electrones impares, que daña a la estructura y función celulares.

Raquitismo Trastorno de la osificación ósea normal que se manifiesta por distorsión de los movimientos óseos durante la actividad muscular. El raquitismo es causado por una deficiencia de vitamina D.

Rarefacción Reducción de la densidad de un medio; opuesta a compresión.

Ras Proteína (del sarcoma RAt) de la subfamilia de GTPasas, en general, encargadas de liderar la transducción de señal.

Reacción acrosómica 1) Fusión de la membrana acrosómica externa de la cabeza del espermatozoide con su membrana plasmática, que forma una membrana compuesta con aberturas a través de las cuales atraviesan las enzimas acrosómicas necesarias para la penetración del espermatozoide al ovocito. 2) Paso crucial durante la interacción de los gametos que permite a los espermatozoides penetrar en la zona del ovocito.

Reacción cortical Proceso dependiente del calcio iniciado durante la fecundación por la liberación de gránulos corticales del óvulo que impide la polispermia, la fusión de varios espermatozoides con un óvulo.

Reacción de acoplamiento Reacción que forma la estructura de la yodotironina a partir de tirosinas yodadas.

Reacción de colocación Reflejo cortical que produce movimiento de una extremidad provocado en una que cuelga, en contacto con una superficie horizontal.

Reacción de deshidratación En el metabolismo de los carbohidratos, reacción química en la que se retira un átomo de hidrógeno del extremo de una molécula que originalmente presentaba un hidroxilo; el O restante del OH original del que solo se tomó el H, se une después con otro monosacárido; el H y el OH se liberan entonces como molécula de agua (H_2O).

Reacción de hidratación Reacción química que, por lo general, ocurre en una solución ácida fuerte, donde el grupo hidroxilo y el catión hidrógeno (un protón ácido) se agregan a dos átomos de carbono.

Reacción de salto Reflejo de la extremidad que promueve el movimiento anterógrado automático de una extremidad que soporta peso.

Reacción zonal Modificación de la zona pelúcida que bloquea la polizoospermia; las enzimas liberadas por gránulos corticales digieren a la proteína receptora de espermatozoides, de manera que ya no puede unir a los gametos.

Reacciones de fase I Reacciones en la que un compuesto original xenobiótico se biotransforma en uno más polar por la introducción de uno o más grupos polares, por lo general hidroxilo (OH) o carboxilo (COOH). Suele acompañarse de la oxidación del compuesto original.

Reacciones de fase II Reacciones en las que los productos de fase I se conjugan con diversos productos posibles (p. ej., ácido glucurónico, catalizado por glucuronil transferasas), que da lugar a un compuesto más hidrofílico terminal.

Reactividad cruzada Reactividad por la que un anticuerpo reacciona con un antígeno similar a aquel que indujo su formación.

Receptor colinérgico Aquel que interactúa con la acetilcolina.

Receptor de hormonas tiroideas (RT) Receptor localizado en los núcleos de las células, que se unen a hormonas tiroideas para facilitar su acción sobre la transcripción.

Receptor de linfocitos B (BCR) Molécula de reconocimiento de antígenos de los linfocitos B.

Receptor de linfocitos T (RLT) Molécula de reconocimiento de proteínas del complejo mayor de histocompatibilidad de los linfocitos T.

Receptor de rianodina (RyR) Canal de calcio regulable en el retículo sarcoplásmico del músculo que permite la liberación del calcio.

Receptor de tipo Toll Proteína transmembrana que reconoce microorganismos patógenos, activa las respuestas inmunológicas innatas y regula las respuestas inmunológicas adaptativas.

Receptor hormonal Entidad molecular (por lo general una proteína o glucoproteína) fuera o dentro de la célula, que reconoce a una hormona particular y se le une.

Receptor ionotrópico Receptor acoplado directamente a canales iónicos; los potenciales postsinápticos excitatorios rápidos en el sistema nervioso son mediados por receptores ionotrópicos.

Receptor metabotrópico (mGLUR) Tipo de receptor acoplado a proteínas G con la producción intracelular de 1,2-diacilglicerol e inositol 1,4,5-trifosfato.

Receptor muscarínico Receptor de tipo metabotropo para la acetilcolina.

Receptor nicotínico Receptor de tipo ionótropo para acetilcolina.

Receptor nicotínico de acetilcolina (ACh) Proteína postsináptica que funciona como canal iónico activado por ligando presente en la unión mioneural y en las sinapsis de los sistemas nerviosos central y autónomo; su canal asociado se hace permeable a los iones de Na^+ y K^+ cuando la ACh se une; estimulada de manera selectiva por la nicotina.

Receptor NMDA　Receptor de glutamato, nombrado respecto de su análogo sintético que lo activa específicamente, el *N*-metil-D-aspartato, un receptor ionotrópico que es un conducto catiónico no selectivo permeable a Na^+, K^+ y Ca^{2+}.

Receptor retinoide X (RRX)　Receptor nuclear de hormonas que se une a otros semejantes para formar heterodímeros, que activan la transcripción.

Receptor sensorial　Célula, o parte de ella, especializada y normalmente funcionando para convertir estímulos ambientales a impulsos nerviosos o alguna respuesta, que a su vez originan impulsos nerviosos; la mayoría de las células receptoras sensoriales son neuronas, pero algunas células no nerviosas también pueden serlo (p. ej., células enteroendocrinas intestinales); un método de clasificación de los receptores es por la forma del estímulo adecuado: quimiorreceptores, osmorreceptores y mecanorreceptores son estimulados normalmente por sustancias químicas, diferencias de presión osmótica y sucesos mecánicos, en ese orden.

Receptor similar a D$_1$　Receptor de dopamina acoplado con proteínas G estimulantes, que activan a la adenilato ciclasa.

Receptor similar a D$_2$　Receptor de dopamina acoplado con proteínas G inhibitorias, que inhabilita a la adenilato ciclasa.

Receptor universal　Persona con un grupo sanguíneo AB que, por lo tanto, puede recibir sangre de alguien con cualquier tipo.

Receptores　Integrantes del sistema de señalización que reside en la membrana plasmática o en el interior de la célula y que se activan por una variedad de señales extracelulares o primeros mensajeros, que incluyen péptidos, hormonas proteínicas y factores de crecimiento, esteroides, iones, productos metabólicos, gases y diversos agentes químicos o físicos (p. ej., la luz); divididos en dos categorías: receptores de la superficie celular (los acoplados a proteínas G, los vinculados con conductos iónicos y con enzimas), y receptores intracelulares (los de esteroides y hormonas tiroideas).

Receptores a irritantes　Receptores de adaptación rápida que se encuentran en las vías de conducción grandes y que son sensibles a la irritación por sustancias químicas nocivas.

Receptores acoplados a proteínas G (GPCR)　Extensa familia de proteínas receptoras transmembrana que se unen a moléculas fuera de la célula y activan vías de transducción de señales para finalmente producir respuestas celulares internas; estos receptores de superficie celular están involucrados en muchas enfermedades y son objetivo de casi 30% de los tratamientos farmacológicos.

Receptores capilares yuxtaglomerulares　*Véase* Receptores J.

Receptores de adaptación rápida　Terminales sensoriales de fibras aferentes mielinizadas que se encuentran en vías aéreas de conducción grandes; también referidos como receptores a irritantes.

Receptores de dihidropiridina (DHRP)　Moléculas proteínicas sensibles al voltaje, que responden a cambios en la membrana de los túbulos T del músculo esquelético como paso importante en el proceso de acoplamiento de la excitación-contracción.

Receptores de distensión pulmonar　Receptores de adaptación lenta localizados en el músculo liso de las vías aéreas de conducción.

Receptores de la cinasa de tirosina　Familia de receptores, cada uno con un dominio de cinasa de tirosina (que fosforila proteínas en las moléculas de tirosina), un dominio de unión de hormona y un segmento carboxilo terminal con múltiples tirosinas para autofosforilación.

Receptores de LDL　Los de lipoproteínas de baja densidad; presentes en la superficie de células productoras de esteroides y otras; se unen en la sangre a partículas de LDL que contienen colesterol.

Receptores H$_2$　Aquellos receptores de histamina que se encuentran en las células parietales, cuya estimulación causa una mayor secreción de ácido por el estómago.

Receptores inhibitorios presinápticos　Receptores sobre axones que suprimen la liberación de neurotransmisores en las sinapsis neurales y las uniones neuroefectoras.

Receptores J　Fibras nerviosas C no mielinizadas que se localizan junto a los alveolos y son estimuladas por la distensión; también conocidas como receptores capilares yuxtapulmonares o terminaciones de fibras C.

Reclutamiento capilar　Abertura de un lecho de capilares con incremento de la presión de perfusión o por dilatación arteriolar.

Reconocimiento materno del embarazo　Proceso por el cual ocurre la secreción de la gonadotropina coriónica humana por el embrión implantado y en desarrollo para el mantenimiento del cuerpo lúteo.

Recuento completo de células sanguíneas (CCS)　Prueba sanguínea que incluye la cuenta de leucocitos, eritrocitos, plaquetas, hemoglobina, hematocrito, volumen corpuscular medio, concentración de hemoglobina corpuscular media, e índices plaquetarios, también conocido como recuento hematológico completo (RHC).

Recuento relativo de glóbulos blancos　Recuento sanguíneo diferencial que da el porcentaje relativo de cada tipo de glóbulo blanco, utilizado para revelar glóbulos blancos anormales.

Redes neurales　Agregados de neuronas interconectadas que producen una variedad de conductas relacionadas con los sistemas nervioso central e intestinal.

Reductasa de HMG CoA　*Véase* Reductasa de 3-hidroxi-3-metilglutaril CoA.

Reflejo　Suceso neuronal que ocurre fuera de la voluntad; en neurofisiología es una respuesta conductual relativamente simple de un efector, producida por el ingreso de impulsos aferentes sensoriales a un centro neural y producto de impulsos eferentes de retorno a la periferia del efector (p. ej., músculo); el centro neural puede constar de interneuronas; el circuito reflejo más simple consta sólo de una neurona sensorial y una motora.

Reflejo acústico　Contracción automática de los músculos estapedio y tensor del tímpano, que protegen al oído de ruidos excesivamente intensos.

Reflejo barorreceptor　Término amplio usado para describir la organización por el sistema nervioso autónomo del corazón, las arterias, las venas, la médula suprarrenal y el riñón (secreción de renina), para contrarrestar cambios en la presión arterial. También a veces se llama reflejo amortiguador porque impide grandes desviaciones en la presión arterial por cambios de un momento a otro en el ambiente interno o externo del cuerpo.

Reflejo de buceo　Reflejo que ocurre cuando se sumerge la cara en agua y que se encuentra en todos los mamíferos (incluidos los seres humanos, aunque menos pronunciado). El reflejo pone al cuerpo en un modo de ahorro de oxígeno para llevar al máximo el tiempo que puede pasar bajo el agua. El reflejo incluye bradicardia, vasoconstricción periférica y un menor índice metabólico. Tiene el propósito de conservar el oxígeno para el cerebro y el corazón, cuando son sumergidos bajo el agua.

Reflejo de Cushing　Reflejo nervioso simpático iniciado por un aumento de la presión intracraneal. Eleva significativamente la presión arterial al causar constricción intensa, a veces oclusiva, de las arteriolas en órganos sistémicos. Es un mecanismo de defensa que ayuda a mantener el flujo sanguíneo cerebral ante la elevación de la presión intracraneal al forzar la abertura de los vasos sanguíneos; también llamada respuesta isquémica del SNC.

Reflejo de estiramiento muscular　Contracción del músculo esquelético provocada por el estiramiento súbito de su tendón.

Reflejo de Hering Breuer　Reflejo que implica a receptores de distensión pulmonar y que impide el sobreinflado de los pulmones; también conocida como reflejo de inflado pulmonar.

Reflejo de inflado pulmonar　*Véase* Reflejo de Hering Breuer.

Reflejo de retiro flexor　Reflejo complejo espinal desencadenado por estímulos cutáneos que dan lugar al retiro de la parte corporal respecto del estímulo.

Reflejo de succión　Reflejo donde la estimulación de nervios sensoriales de la mama por el lactante inicia una señal neurológica al hipotálamo que da como resultado la secreción de oxitocina para estimular la eyección de la leche.

Reflejo gastrocólico　Movimiento masivo de las heces en el colon que, en general, es precedido por uno similar en el intestino delgado que a menudo se presenta de inmediato después de ingerir una comida.

Reflejo miotático Otro nombre del reflejo de estiramiento muscular.

Reflejo miotático inverso Tipo de reflejo de distensión muscular que ayuda a regular la tensión del músculo en contracción.

Reflejo peristáltico Reflejo mediado neuralmente en el intestino delgado y el colon que impulsa el quimo.

Reflejo rectosfintérico Relajación del esfínter anal interno en respuesta a un movimiento masivo de distensión por heces de la región rectosigmoidea del intestino grueso.

Reflejo vestibuloocular (RVO) Movimiento ocular reflejo que estabiliza las imágenes en la retina durante el movimiento de la cabeza, al producir un movimiento ocular en dirección opuesta, conservando así la imagen en el centro del campo visual.

Reflejos de asa larga Reflejos que requieren el procesamiento por varios niveles espinales o más altos.

Reflejos vagovagales Correspondientes a un proceso donde se usan fibras vagales tanto aferentes como eferentes; durante la fase gástrica de secreción de ácido, la distensión del estómago estimula a los mecanorreceptores, que a su vez estimulan a las células parietales directamente por reflejos cortos locales (intestinales) y reflejos largos, vagovagales.

Reflujo gastroesofágico Flujo retrogrado del contenido gástrico hacia el esófago.

Región de inicio del impulso Aquella de la membrana del receptor que es lugar de formación del potencial de acción en la neurona y constituye un vínculo importante en los procesos sensoriales.

Región periventricular anterior Porción del hipotálamo cercana al tercer ventrículo.

Regresión luteínica Degradación estructural y funcional del cuerpo lúteo.

Regulación ascendente Aumento del número de receptores en la superficie de células blanco, que las hace más sensibles a las hormonas u otros agentes.

Regulación descendente Proceso por el que una célula disminuye la cantidad de uno de sus componentes, como una proteína, en respuesta a una variable externa.

Regulación ligada a actina Sistema de control muscular basado en la alteración controlada de los constituyentes de los filamentos de actina.

Regulación ligada a miosina Sistema de control muscular que se basa en la modificación controlada de los constituyentes de los filamentos de miosina.

Regulador de la conductancia transmembrana de la fibrosis quística (RCTFQ) Canal iónico que pertenece a la familia de proteínas con dominio de unión a trifosfato de adenosina, cuya principal función es expulsar iones de cloro de las células, lo que provee cloro en la luz para que sea eficaz el intercambio de cloruro-bicarbonato lo que provoca una menor secreción de cloruro y agua que da lugar a la producción de una mucosa hiperviscosa.

Regurgitación Retorno del alimento no digerido hacia el esófago sin expulsión forzada.

Regurgitación aórtica (RA) Reflujo turbulento de sangre durante la diástole desde la aorta hacia el ventrículo izquierdo causado por una válvula aórtica que no sella durante la diástole. Provoca un soplo diastólico anormal.

Regurgitación mitral (RM) Afección en la que la válvula mitral del corazón no se cierra correctamente, permitiendo que la sangre vuelva a la aurícula izquierda.

Relación de presión-volumen sistólica terminal (RPVST) Considerada la medida ideal del estado inotrópico del corazón, esta línea directa establece el límite de la contracción de todo el corazón, ya que genera presión y disminuye el volumen durante la sístole. Se forma a partir de todos los puntos de volumen y presión al final de la sístole en todo el corazón, generada por múltiples contracciones precarga y poscarga diferentes. La posición o pendiente de esta línea es independiente de las condiciones de carga del miocardio, pero se desvía por influencias inotrópicas positivas o negativas del corazón.

Relación longitud-tensión Describe la cantidad de tensión producida por un músculo en función de su longitud.

Relación isométrica longitud-tensión Fuerza que un músculo puede producir mientras se mantiene en una serie de longitudes discretas.

Relajación adaptativa Reflejo vagovagal desencadenado por receptores de distensión en la pared gástrica, la transmisión por aferentes vagales al complejo vagal dorsal y por fibras vagales eferentes de retorno a neuronas inhibitorias musculomotoras en el sistema nervioso entérico gástrico.

Relajación de retroalimentación Implica tanto conexiones reflejas locales entre receptores en el intestino delgado y el sistema nervioso entérico (SNE) del estómago, u hormonas que se secretan desde células endocrinas en la mucosa del intestino delgado y se transportan por la sangre como señal para el SNE gástrico estimulando la descarga de terminales aferentes vagales en el estómago.

Relajación isovolumétrica Porción de la diástole donde todas las válvulas están cerradas y, por lo tanto, no ingresa ni sale sangre del corazón.

Relajación receptiva Reflejo en el fondo del estómago desencadenado por estimulación de mecanorreceptores en la faringe, seguido por su transmisión sobre aferentes hacia el complejo vagal dorsal y la activación de fibras vagales aferentes hacia neuronas musculomotoras inhibitorias en el sistema nervioso entérico gástrico.

Relaxina Hormona polipeptídica producida por el cuerpo amarillo y la decidua que ayuda al parto por relajación del cuello uterino y aumento de los receptores de oxitocina.

Reloj biológico Marcapasos circadiano localizado en el hipotálamo que regula el sueño y el despertar, así como las vías metabólicas.

Remodelación maligna Término utilizado para describir la hipertrofia anormal del músculo liso cardiaco y vascular resultante de una exposición prolongada a la angiotensina II y la norepinefrina. Se observa con mayor frecuencia en la ICC y da lugar a una miocardiopatía dilatada que provoca una pérdida progresiva de la fuerza de contracción del miocardio.

Remodelado óseo Recambios de mineral óseo y modificaciones de su estructura por el flujo diario de calcio y fosfato a su interior y fuera. Suele presentarse en la mayor parte de la superficie externa del hueso, que lo hace más delgado o más grueso, según se requiera.

Renina Enzima proteolítica producida por células granulares del riñón que cataliza la formación de angiotensina I a partir del angiotensinógeno.

Reología Estudio de las propiedades de fluido de la sangre, que es una suspensión y, por lo tanto, heterogénea.

Reperfusión posisquemia Condición en la que se restringe el flujo sanguíneo, seguida por su restablecimiento, causando la formación de especies reactivas de oxígeno que a menudo producen daño tisular.

Repolarización Cambio en el potencial de membrana que devuelve a este a un valor negativo después de la fase de despolarización de un potencial de acción, que antes cambió al potencial de membrana en dirección positiva.

Reserva coronaria Cantidad posible de flujo sanguíneo en la circulación coronaria por arriba de las cifras en reposo; a veces se usa para referirse a la capacidad de dilatación de la circulación coronaria más allá de sus valores en reposo.

Reservorio gástrico Reservorio constituido por el fondo y alrededor de una tercera parte del cuerpo del órgano; los músculos del reservorio gástrico se adaptan para mantener un tono contráctil continuo (contracción tónica) y no se contraen de manera fásica.

Residuo de dehidroalanina Como parte de la formación de las hormonas tiroideas, producto de la reacción de radicales libres para producir una molécula de yodotironina.

Residuos de quilomicrones Vestigios de partículas de quilomicrones después de fragmentarse por el metabolismo. Pueden eliminarse con rapidez de la circulación por el hígado a través de los receptores de residuos de quilomicrones.

Resistencia Capacidad de la membrana que inhibe el flujo de los iones que la atraviesan. También se refiere a la resistencia al flujo sanguíneo en el sistema CV y a la resistencia al flujo de aire en los pulmones.

Resistencia a la hormona tiroidea (RTH) Síndrome raro en el que las cifras de hormonas tiroideas están elevadas, pero no se suprime la concentración de hormona estimulante del tiroides.

Resistencia a la insulina Incapacidad de respuesta de los tejidos a la insulina endógena o exógena para aumentar la captación de glucosa en un individuo, a diferencia de los que ocurre en el organismo sano.

Resistencia a múltiples fármacos Insensibilidad de diversos tumores ante una variedad de químicos relacionados con fármacos contra el cáncer; mediada por un proceso de inactivación del fármaco y su retiro de las células tumorales blanco.

Resistencia de vías aéreas Resistencia al movimiento de aire en las vías aéreas resultante de un flujo de aire turbulento.

Resistencia vascular periférica total (RPT) Resistencia con oposición al flujo creado por todos los segmentos vasculares sistémicos en el aparato cardiovascular, desde el origen de la aorta hasta la entrada de la aurícula derecha. Cuantitativamente, este valor tiene predominio de la contribución de la resistencia del lado arterial de la circulación que es mucho mayor que la del flujo atribuido a las venas. La RPT se usa en la ley de Poiseuille para calcular la presión arterial media o el gasto cardiaco en el sistema cardiovascular como PAM = CO × RPT.

Resorción tubular Transporte de materiales por el epitelio del túbulo renal, fuera de la orina tubular.

Respiración Proceso de intercambio de oxígeno y dióxido de carbono en las células.

Respiración celular Etapa final de la respiración donde las moléculas de alimentos son fragmentadas en la célula, liberando dióxido de carbono y oxígeno.

Respiración de Cheyne Stokes Patrón ventilatorio anormal caracterizado por periodos de actividad con aumento gradual y disminución del volumen ventilatorio, entremezclado con periodos de apnea.

Respiración de Kussmaul Ventilación laboriosa y profunda que acompaña a la diabetes mellitus mal controlada.

Respuesta amortiguadora arterial hepática Fenómeno en el que la disminución del aporte de sangre porta al hígado se compensa por un incremento en su provisión desde la arteria hepática, y viceversa.

Respuesta anamnésica Aumento de la respuesta inmunológica ante la exposición repetida a un antígeno.

Respuesta de hospedador *vs.* injerto Condición en la que el sistema inmune de quien recibe un trasplante de leucocitos los ataca.

Respuesta de lucha o huida Reacción cardiovascular al temor o estrés similar al reflejo de barorreceptores, excepto que a su inicio ocurre vasodilatación en la circulación del músculo esquelético en lugar de vasoconstricción.

Respuesta gradual Reacción sensorial que se aproxima en proporción a la intensidad del estímulo.

Respuesta máxima La mejor, más completa o de mayor intensidad.

Respuesta miogénica Tendencia del músculo liso vascular a contraerse en respuesta al aumento de la presión de distensión y a relajarse en respuesta a la disminución de la presión de distensión.

Respuesta presora al frío Incremento reflejo de la frecuencia cardiaca, el gasto cardiaco, la resistencia vascular y la presión arterial media, después del dolor relacionado con una exposición súbita, por lo general, de una mano o una extremidad al frío extremo. Es resultado de la activación simultánea del sistema nervioso simpático y la menor actividad del parasimpático en el corazón.

Respuesta venosa-arteriolar Aumento en la constricción arteriolar en respuesta a un incremento de la presión de las vénulas poscapilares Es un mecanismo que ayuda a prevenir el aumento excesivo de la presión hidrostática capilar.

Retículo endoplásmico rugoso (RER) Organelo de las células eucariotas que forma una red interconectada de túbulos, vesículas y cisternas dentro de las células; participa en la síntesis de proteínas.

Retículo sarcoplásmico Disposición del retículo endoplásmico muscular que contiene, libera y capta el calcio para el control de la contracción.

Reticulocito Eritrocito joven con material nuclear residual.

Retinol Principal forma de la vitamina A; tiene participación primaria en la visión, así como en la proliferación y diferenciación. Se obtiene directamente de fuentes animales o por conversión del betacaroteno (que se encuentra abundantemente en las zanahorias) en el intestino delgado.

Retinopatía Deterioro de los vasos sanguíneos de la retina que provoca la ceguera.

Retracción del coágulo Fenómeno que puede presentarse en minutos u horas después de la formación de un coágulo, que se compacta y hace tracción de los bordes de un vaso para coaptarlos y disminuir la hemorragia residual, así como estabilizar el sitio de la lesión; requiere la actividad de las plaquetas, que contienen actina y miosina; disminuye el tamaño de la zona lesionada y hace más fácil que los fibroblastos, las células de músculo liso y las células endoteliales inicien su curación.

Retracción elástica Grado hasta el cual el material distendido regresa a su posición original.

Retroalimentación negativa Tipo de retroinformación en el que el sistema responde en dirección opuesta a la perturbación.

Retroalimentación positiva Retroacción que aumenta el ingreso y responde en la misma dirección que la perturbación y que involucra el regreso de algo del gasto del sistema como entrante, lo que ayuda a controlar el proceso.

Retropulsión Movimiento del contenido luminal del tubo digestivo en dirección bucal.

Reversión de la epinefrina Fenómeno por el que se bloquean las acciones vasoconstrictivas de la epinefrina con el resultado de la manifestación de sus efectos vasodilatadores.

Rigidez cadavérica (*rigor mortis*) Dureza muscular posterior a la muerte, secundaria al establecimiento de los puentes cruzados debida a la ausencia de trifosfato de adenosina.

Ritmicidad Propiedad de todas las células cardiacas por la que pueden generar sus propios potenciales de acción en una manera repetitiva, uniforme o rítmica. Naturalmente se presenta en el tejido nodal del corazón sano y se encarga de establecer la frecuencia cardiaca intrínseca, pero puede manifestarse en focos ectópicos y así causar arritmias cardiacas.

Ritmo circadiano Ciclo de casi 24 horas en los procesos fisiológicos del organismo Los ritmos circadianos se generan de manera endógena y son regulados por señales externas, como la luz del sol y la temperatura.

Ritmo diurno Ciclo de 24 horas de actividad dependiente del ciclo día-noche.

Rodamiento Movimiento lento de los leucocitos en los vasos sanguíneos a lo largo del endotelio.

Rodopsina Pigmento de la retina encargado tanto de la formación de las células fotorreceptoras como de los primeros sucesos en la percepción de la luz; también conocida como púrpura visual.

Saciedad Sensación de plenitud o de estar bien provisto de alimento.

Saciedad precoz Sensación de que el estómago se llena con rapidez después de iniciar una comida; está fuera de proporción con las dimensiones de lo ingerido, de modo que no se puede terminar el alimento.

Saco amniótico Estructura que forma el amnios alrededor del feto en desarrollo.

Saco coriónico Membrana fetal más externa en el embrión humano; la parte vellosa del saco se convierte en la placenta fetal.

Saco vitelino Membrana extraembrionaria que contiene una ligera cantidad de vitelo.

Sacudida simple Contracción breve única de un músculo como resultado de un solo potencial de acción.

Sales biliares Ácidos biliares que se conjugan con taurina o glicina para aumentar su solubilidad en agua. Son esencialmente detergentes. Se trata de principal forma de sales biliares en micelas en el tubo digestivo.

Salivón   Unidad básica de la glándula submandibular humana constituida por el acino, el conducto intercalado, el conducto estriado y el conducto excretor (colector), la red de acinos y conductos que constituye las glándulas salivales.

Sarcolema   Membrana plasmática de una célula muscular junto con la red de tejido conectivo fino fibrilar.

Sarcómera   Unidad contráctil organizada fundamental del músculo esquelético o cardiaco; incluye miofilamentos que se superponen entre las dos líneas Z.

Sarcopenia   Síndrome caracterizado por una pérdida progresiva y generalizada de masa y fuerza muscular esquelética estrictamente correlacionada con debilidad corporal y discapacidad física; enfermedad principalmente de las personas mayores, su desarrollo está vinculado a la obesidad y a un estilo de vida sedentario.

SARS-2   *Véase* SARS-CoV-2.

SARS-CoV-2   Virus altamente contagioso y potencialmente mortal que da lugar al COVID-19 y se propaga por microgotas de aire espirado; también denominado SARS-2.

Saturación de oxígeno   Cociente de la cantidad de oxígeno unido a hemoglobina respecto de la capacidad de transporte de oxígeno (contenido de O_2/capacidad de O_2).

Saturación de transferrina   Cociente entre la concentración sérica de hierro y la capacidad de unión total de hierro.

Secreción tubular   Transporte de materiales por el epitelio del túbulo renal hacia la orina tubular.

Secretagogo   Sustancia que estimula la secreción.

Secretina   Hormona secretada por la mucosa duodenal y del yeyuno que cuando es expuesta al quimo ácido estimula la secreción pancreática rica en iones de bicarbonato. La secretina inhibe la secreción de gastrina.

Sed   Sensación consciente relacionada con el deseo de beber, de ordinario interpretada como deseo de agua.

Segmentación   Patrón específico de motilidad del intestino delgado que inicia con la ingestión de una comida y logra la mezcla del contenido en la luz; también llamada motilidad digestiva.

Segmento de propulsión   Porción del intestino identificada por la contracción de la capa circular de músculo detrás de un segmento receptor, donde se encuentra inhibida, y la capa de músculo longitudinal contraída para producir que expanda su luz un segmento.

Segundo corpúsculo polar   Pequeña célula haploide producida por una segunda división meiótica dispar de un ovocito.

Segundo mensajero   Molécula intermediaria generada como consecuencia de la unión de un primer mensajero a un receptor. Se produce en grandes cantidades y esto amplifica la señal iniciada por el primer mensajero. Son ejemplos de segundos mensajeros, el monofosfato cíclico de adenosina, el monofosfato cíclico de guanosina, el calcio, el 1, 4, 5-trifosfato de inositol y el diacilglicerol.

Segundo ruido cardiaco   El segundo sonido normalmente audible de contracción del corazón, causado por vibraciones establecidas en la cámara ventricular después del cierre abrupto de las válvulas aórtica y pulmonar, al inicio de la relajación ventricular (diástole); su intensidad es proporcional a la del cierre de la válvula y aumenta siempre que la presión aórtica o pulmonar esté normalmente alta; por lo tanto, se toma como índice clínico de una posible hipertensión sistémica o pulmonar, respectivamente.

Selección clonal   Colección de linfocitos específicos agrupados por estimulación o inhibición de su proliferación (selección positiva o negativa).

Selección negativa   Proceso por el cual los linfocitos T que reconocen moléculas propias del CMH (complejo mayor de histocompatibilidad) con alta afinidad, se eliminan del repertorio celular y producen tolerancia central, además de prevenir la autoinmunidad; ocurre después de la selección positiva.

Selección positiva   Proceso por el cual se reclutan las células por un receptor de linfocitos T capaz de unir moléculas de clase I y II del complejo mayor de histocompatibilidad (CMH) con al menos una débil afinidad, eliminando así (en "muerte por abandono") aquellos linfocitos T que no serían funcionales debido a su incapacidad de unir CMH.

Selenocisteína   Aminoácido raro con propiedades que lo hacen ideal para la catálisis de reacciones de oxidorreducción.

Semen   Combinación de espermatozoides, líquido seminal y otras secreciones del aparato reproductor masculino.

Senescencia   Estado de deterioro general del organismo que se produce con la edad.

Seno carotideo   Ligera dilatación de la arteria carótida primitiva en su bifurcación en carótidas interna y externa; contiene barorreceptores que cuando son estimulados causan disminución de la frecuencia cardiaca, vasodilatación y un descenso de la presión arterial, inervado principalmente por el nervio glosofaríngeo.

Sentidos especiales   Sentidos con órganos especializados para el efecto (p. ej., audición, vista, olfato y gusto).

Señales paracrinas   Señales en que la sustancia señal se libera hacia el ambiente local y se traslada a los receptores en células blanco por difusión en el medio extracelular.

Señalización autocrina   Forma de señalización en la que la célula secreta un mensajero químico que regula la secreción de la misma célula.

Septicemia   Infección de la corriente sanguínea que causa inflamación excesiva.

Serosa   Una de las cuatro capas de la pared del estómago; yace sobre la muscular externa, constituida por capas de tejido conectivo que se continúan con el peritoneo.

Serotonina   Mediador de la respuesta inflamatoria y un neurotransmisor usado por neuronas centrales y periféricas, también conocida como 5 hidroxitriptamina o 5-HT.

Seudohiperpotasemia   Elevación espuria de la concentración sérica de potasio que ocurre cuando se libera *in vitro* de las células en una muestra sanguínea colectada para cuantificación de potasio.

Seudohiponatremia   Disminución artificial del Na^+ plasmático resultante de cifras muy elevadas de lípidos o proteínas en plasma.

Seudoobstrucción neuropática   Falla patológica de la propulsión en el tracto digestivo relacionada con neuropatía intestinal y pérdida de los mecanismos de control nervioso.

Seudoobstrucción   Falla patológica de propulsión en el tracto gastrointestinal, en ausencia de obstáculo mecánico.

Sexo cromosómico   Sexo determinado por los cromosomas; también conocido como sexo genético.

Sexo genético   El determinado por los cromosomas; también conocido como sexo cromosómico.

Sexo gonadal   Sexo de las estructuras producidas por los gametos.

SIDA   Síndrome de inmunodeficiencia adquirida; enfermedad causada por el virus de la inmunodeficiencia humana.

Signo de Chvostek   Espasmo de los músculos faciales producido por la percusión del nervio facial en la región de la glándula parótida y que se presenta en la tetania.

Signo de Trousseau   Índice de tetania latente donde ocurre espasmo del carpo cuando el brazo se comprime, como con un torniquete.

Silla turca   Depresión en el hueso esfenoides del cráneo.

Simpaticomimético indirecto   Sustancia química que produce activación del sistema nervioso simpático por aumento de la liberación de norepinefrina.

Simportador   Proceso de transporte de membrana, en el que el ion conductor (por lo general Na^+) y el soluto se mueven en la misma dirección.

Sinapsina   Una clase de proteínas en la terminal nerviosa, que se ancla a vesículas que contienen neurotransmisores dentro del citoplasma.

Sinapsis   Conexión funcional (no citoplásmica) entre neuronas, constituida por un sitio presináptico de liberación de un transmisor químico y uno postsináptico de acción del neurotransmisor liberado.

Sinapsis eléctrica Sitio de comunicación entre neuronas mediada por el desplazamiento de iones de una a otra a través de uniones en hendidura.

Sinapsis inmunológica Unión compleja entre un linfocito T y una célula presentadora de antígeno.

Sinapsis química Sitio de comunicación entre una neurona y otra, o con una célula objetivo, mediada por la liberación de un neurotransmisor químico.

Sinaptobrevina Proteína integral SNARE presente en la membrana vesicular.

Sinaptotagmina Proteína integral de la membrana vesicular que actúa como sensor de Ca^{2+} y se une a proteínas que causan que las vesículas se anclen y se unan a la membrana terminal presináptica.

Sincicio eléctrico Propiedad de un tejido (p. ej., muscular, digestivo y cardiaco) en el que las células están acopladas eléctricamente entre sí en sus aposiciones, que no incluyen continuidad citoplásmica; contribuye a la diseminación tridimensional de la estimulación de los tejidos excitables.

Sincicio funcional Conjunto de células con la propiedad, creada por conexiones de uniones de hendidura entre las células, que permite que todo el músculo cardiaco se active después de la generación de un potencial de acción en cualquiera de sus células.

Sincitiotrofoblasto Componente sincial del trofoblasto que carece de límites celulares definidos.

Síncope térmico Síncope por temperatura superior a 40 °C con desmayo o debilidad, pero sin confusión mental; es resultado del fracaso circulatorio a consecuencia de una acumulación venosa periférica, con la disminución consiguiente en el retorno venoso. El sincope térmico es causado por sobrecalentamiento leve con inadecuada ingesta de agua o sal.

Síncope vasovagal Pérdida del estado de vigilia por temor intenso o estrés emocional; los sucesos cardiovasculares acompañantes incluyen bradicardia notoria inducida por el parasimpático y depresión del tono de vasoconstricción simpática en reposo, que causan un descenso espectacular en la frecuencia cardiaca, el gasto cardiaco, la resistencia vascular sistémica, y así, la presión arterial media.

Síndrome de apnea del sueño Trastorno del sueño caracterizado por pausas anormales de la ventilación que duran de unos cuantos segundos a minutos.

Síndrome de Bartter Raro trastorno heredado que afecta la función del asa gruesa ascendente del riñón que se cree es causado por un defecto en la capacidad de resorción de sodio, que produce un aumento en la aldosterona y, en consecuencia, disminución del potasio y alcalosis hipopotasemica.

Síndrome de choque tóxico Complicación poco frecuente y potencialmente mortal causada por bacterias que liberan toxinas en el torrente sanguíneo.

Síndrome de Cushing Conjunto de síntomas y signos asociados con la exposición prolongada a una concentración inapropiadamente elevada de glucocorticoides; la afección puede ser resultado del exceso de secreción de la hormona adrenocorticotrópica por la hipófisis (específicamente la llamada enfermedad de Cushing) que estimula la producción de cortisol por la glándula suprarrenal, o de un adenoma suprarrenocortical, que secreta grandes cantidades de cortisol.

Síndrome de deficiencia respiratoria aguda (SDRA) Lesión pulmonar difusa que se caracteriza por distensibilidad anormalmente baja, edema pulmonar y atelectasias focales.

Síndrome de dificultad respiratoria neonatal Síndrome en neonatos prematuros donde la insuficiencia de producción de surfactante durante el desarrollo y la inmadurez estructural de los pulmones causan edema y atelectasia; también conocido como síndrome de dificultad respiratoria neonatal o SDRN.

Síndrome de Eaton-Lambert Enfermedad en la que el sistema inmunológico ataca las uniones neuromusculares.

Síndrome de evacuación gástrica rápida Aquel que ocurre después de una comida por la rápida transferencia del quimo gástrico hacia el duodeno, caracterizado por rubor, sudor, mareo, debilidad y colapso vasomotor, resultado del paso acelerado de grandes cantidades de alimento hacia el intestino delgado, con un efecto osmótico que retira el líquido del plasma y causa hipovolemia.

Síndrome de Gitelman Defecto heredado en el túbulo contorneado distal de los riñones que causa que se pierdan sodio, magnesio, cloro y potasio en la orina, en lugar de permitir su reabsorción hacia la corriente sanguínea.

Síndrome de Horner Trastorno raro resultante del daño del sistema nervioso simpático que afecta a los nervios que se dirigen al ojo y la cara, y produce disminución de la sudoración en el lado afectado de la cara, ptosis palpebral, hundimiento del globo ocular y pupila pequeña (contraída).

Síndrome de intestino irritable (SII) Grupo de trastornos intestinales funcionales donde el malestar o dolor abdominal se asocia con diarrea o estreñimiento.

Síndrome de Kallmann Síndrome caracterizado por la ausencia congénita de hormona liberadora de gonadotropinas en el hipotálamo (que causa en las mujeres amenorrea primaria y anovulación, y en los hombres, retraso de la pubertad) en combinación con la ausencia congénita del sentido del olfato.

Síndrome de Klinefelter Anomalía congénita de hombres donde hay un cromosoma X supernumerario; los afectados por este trastorno suelen ser estériles.

Síndrome de Liddle Trastorno autosómico dominante caracterizado por hipertensión relacionada con una baja actividad de la renina plasmática, alcalosis metabólica debida a hipopotasemia e hipoaldosteronismo; una de las diversas condiciones con este conjunto de inusuales características conocido colectivamente como seudohiperaldosteronismo.

Síndrome de McCune Albright (SMA) Raro trastorno multisistémico caracterizado por la sustitución del tejido óseo normal por zonas de proliferación fibrosa anormal (displasia fibrosa), parches de pigmentación cutánea anormal (p. ej., zonas de piel pardo claro [manchas café con leche] con bordes aserrados) y anomalías en las glándulas que regulan la tasa de crecimiento corporal, el desarrollo sexual y otras ciertas funciones metabólicas (disfunción endocrina múltiple).

Síndrome de muerte súbita infantil (SMSI) Deceso súbito de un lactante, inesperado de acuerdo con los antecedentes y que no se puede explicar después de una necropsia exhaustiva: también conocido como muerte de cuna.

Síndrome de Ogilvie Trastorno caracterizado por la dilatación aguda del colon en ausencia de una lesión anatómica que obstruya el flujo del contenido intestinal.

Síndrome de ovarios poliquísticos Grupo heterogéneo de trastornos caracterizados por amenorrea o hemorragia anovulatoria, un cociente hormona luteinizante-folículo estimulante elevado, concentraciones altas de andrógenos, hirsutismo y obesidad.

Síndrome de Pickwick Trastorno del sueño inducido por la obesidad y caracterizado por hipoxia alveolar e hipercapnia.

Síndrome de QT largo Intervalo QT largo anormal tras la corrección de la frecuencia cardiaca que crea una condición en la que el ritmo cardiaco puede potencialmente causar latidos rápidos y caóticos.

Síndrome de Sheehan Afección que afecta a las mujeres que pierden una cantidad de sangre potencialmente mortal en el parto o que tienen la presión baja durante o después del parto; la falta de oxígeno provoca daños en la hipófisis.

Síndrome de Turner Anomalía congénita causada por la no disyunción de uno de los cromosomas X, que da como resultado un cariotipo 45 XO.

Síndrome del enfermo eutiroideo Estado de adaptación/disregulación del control de retroalimentación con la triyodotironina o tiroxina a concentraciones bajas, pero con cifras normales de la hormona estimulante del tiroides.

Síndrome del intestino permeable   Afección en la que las uniones estrechas de la pared intestinal se vuelven permeables, lo que provoca que los intestinos se vuelvan hiperpermeables.

Síndrome metabólico   Conjunto de condiciones que a menudo se presentan juntas e incluyen obesidad, glucosa sanguínea alta, hipertensión y triglicéridos altos, que puede causar enfermedad cardiovascular.

Síndrome miasténico de Lambert Eaton (SMLE)   Trastorno presináptico raro de la transmisión neuromuscular, donde se altera la secreción de acetilcolina y causa un conjunto exclusivo de características clínicas que incluyen debilidad muscular proximal, depresión de los reflejos tendinosos, potenciación postetánica y cambios autonómicos.

Síndrome nefrótico   Trastorno renal caracterizado por edema, proteinuria, hipoproteinemia y, por lo general, cifras elevadas de lípidos.

Síndrome paraneoplásico   Degeneración neuropática de neuronas autonómicas resultante del ataque autoinmune en pacientes con carcinoma pulmonar de células pequeñas.

Sinergista   Músculo que actúa en concordancia con el músculo de movimiento primario.

Sintasa   Enzima que cataliza la síntesis de neurotransmisores en el sistema nervioso entérico.

Sintasa de ácidos grasos   Complejo multienzimático requerido para convertir los carbohidratos en ácidos grasos.

Sintasa de ATP   *Véase* ATPasa de tipo F.

Sintasa de glucógeno   Enzima que cataliza la transferencia de glucosa del difosfato de uridina glucosa al glucógeno.

Sistema de palanca   Aquel de huesos y articulaciones que confiere una ventaja mecánica (o desventaja) en un músculo esquelético.

Sistema de recompensa   Circuito cerebral involucrado en la percepción de placer, que incluye proyecciones desde neuronas en la zona tegmentaria ventral del mesencéfalo hasta el núcleo accumbens en el cerebro y otras estructuras límbicas.

Sistema del complemento   Término colectivo utilizado para identificar la familia de factores inmunológicos que complementan las reacciones inmunológicas celulares del organismo.

Sistema electrogénico   Sistema en que hay un movimiento neto de carga.

Sistema electroneutro   Sistema en el que no hay movimiento neto de la carga.

Sistema estándar de derivaciones frontales   Sistema de tres derivaciones bipolares frontales desarrollado por Einthoven, que consta de la derivación I, en la que el brazo derecho tiene polaridad negativa y el izquierdo es positivo; una derivación II donde el brazo derecho es de polaridad negativa y el pie izquierdo positivo; y una derivación III donde el brazo izquierdo tiene polaridad negativa y el pie izquierdo es positivo.

Sistema fusimotor   Sistema de neuronas motoras y fibras musculares intrafusales.

Sistema integrativo central   Región cerebral involucrada en las actividades coordinadas de la conducta humana.

Sistema límbico   Conjunto de estructuras interconectadas en el sistema nervioso central relacionadas con la olfación, las emociones, la motivación y la conducta; incluye amígdala, circunvolución del cuerpo calloso, hipocampo, hipotálamo, corteza olfatoria y tálamo.

Sistema mesolímbico/mesocortical   Proyección de neuronas dopaminérgicas del área tegmental ventral del cerebro medio hacia el sistema límbico, especialmente la corteza prefrontal, el núcleo accumbens y el hipotálamo.

Sistema nervioso autónomo (SNA)   División del sistema nervioso que regula las funciones involuntarias o vegetativas.

Sistema nervioso central (SNC)   Encéfalo y médula espinal.

Sistema nervioso entérico (SNE)   División del sistema nervioso autónomo situado en las paredes del tubo digestivo y que participa en el control neural integrativo, independiente de las funciones digestivas.

Sistema nervioso parasimpático (SNP)   División del sistema nervioso autónomo con impulsos de salida desde sistema nervioso central a través de ciertos nervios craneales y sacros, y que tiene sus ganglios dentro o cerca de las vísceras inervadas. En general, se encarga de mantener el funcionamiento orgánico normal, conocido como sistema de "reposo y digestión".

Sistema nervioso periférico (SNP)   Constituido por ganglios y nervios localizados fuera del SNC; división del sistema nervioso localizada fuera del cerebro y la médula espinal, constituida por nervios y ganglios.

Sistema nervioso simpático (SNS)   División del sistema nervioso autónomo que regula la función de órganos durante etapas de vigilia, estrés y riesgo, conocido como sistema de "lucha y huida".

Sistema neuroendocrino   Sistema que coordina la interacción de los sistemas endocrino y nervioso para proveer un control doble en la regulación de la homeostasis y muchos procesos fisiológicos en el cuerpo humano.

Sistema nigroestriado   Proyección de neuronas dopaminérgicas de la sustancia negra del mesencéfalo al cuerpo estriado (núcleo caudado y putamen) en el cerebro, e involucrado en el control de los movimientos; la pérdida de estas proyecciones da lugar al parkinsonismo.

Sistema renina-angiotensina-aldosterona (SRAA)   Sistema de conservación de sal o soluto.

Sistema reticular activador ascendente   Conjunto de neuronas en el tronco encefálico que se proyecta hacia el tálamo y participa en el despertar y la motivación.

Sistema reticuloendotelial (SRE)   El formado por células fagocíticas en el tejido conectivo, encargadas de eliminar células antiguas, detritos y entes patógenos de la corriente sanguínea.

Sistema tuberoinfundibular   Sistema de neuronas localizadas en el hipotálamo, con cuerpos celulares en el núcleo arqueado y los núcleos periventriculares, y terminales en la eminencia media sobre la superficie ventral del hipotálamo; encargado de la secreción de hormonas de liberación hipotalámicos hacia el sistema porta, que las transporta por el tallo hipofisario hacia el lóbulo anterior de la hipófisis.

Sistemas efectores   Musculatura, epitelio secretor y vasculatura linfática-sanguínea del tubo digestivo.

Sístole   Periodo en el que el corazón se encuentra en fase de contracción.

SNARES   Proteínas que se encuentran en ambas, la vesícula sináptica y la membrana plasmática, y hacen que la vesícula sináptica se fije y una a la membrana terminal presináptica.

Solución isotónica   *Véase* Tonicidad.

Soma   Cuerpo de la célula neuronal; también conocido como pericarion.

Somatomedinas   Clase de pequeños péptidos encargados de la mediación de algunas acciones de la hormona de crecimiento que aumentan la velocidad de síntesis de cartílago por promoción de la captación de sulfato y la síntesis de colágena. También conocidos como factores de crecimiento similares a insulina.

Somatostatina (SST)   1) Hormona gastrointestinal secretada por células endocrinas en el antro gástrico que inhibe la liberación de gastrina y la secreción ácida consecuente, cuando el pH de la luz intestinal decrece por abajo de 3; 2) polipéptido del hipotálamo que inhibe la secreción de hormona de crecimiento; también conocido como hormona inhibidora de la secreción de somatotropina (SRIH).

Somatostatina gástrica   Hormona producida por muchos tejidos, principalmente en el sistema nervioso y digestivo, que inhibe la inducción, producción, liberación o secreción de otras hormonas u otros procesos celulares; inhibe la secreción y motilidad gástricas.

Somatotropos   Células localizadas en la hipófisis anterior que secretan hormona de crecimiento.

Sonidos de Korotkoff   Aquellos que corresponden al flujo turbulento de sangre a través de una arteria conforme se libera lentamente de su compresión Se detectan con el estetoscopio durante la medición de la presión arterial con el esfigmomanómetro y se usan como índice de la presión sistólica máxima.

Soplo cardiaco Ruido del corazón que se oye sobre el tórax con un estetoscopio a causa del flujo turbulento en su interior, en la aorta o en la circulación pulmonar, por lo general resultante de estenosis o incompetencia de válvulas.

Soplos Ruidos cardiacos anormales.

Sordera de conducción Alteración auditiva por interrupción de las vibraciones del sonido en el oído externo o medio, que no alcanzan al oído interno y sus terminaciones nerviosas.

Sordera sensorineural Alteración de la audición por daño de las terminaciones nerviosas del oído interno, la porción coclear del octavo nervio craneal, el nervio vestibulococlear o el centro de audición cortical.

SRY Región de determinación del sexo, ubicada en el cromosoma Y; el gen codifica un factor de transcripción requerido para el desarrollo de los testículos.

Submucosa Capa de tejido conectivo denso irregular en la pared del estómago (una de sus cuatro capas) o tejido conectivo laxo que sostiene a la mucosa, y la une a la masa de músculo liso subyacente (fibras circulares dentro de una capa longitudinal de músculo).

Succinilcolina Bloqueador de la unión mioneural que causa despolarización sostenida de la membrana de la placa terminal motora.

Sudoración insensible Pérdida de agua por evaporación de las superficies húmedas del cuerpo (como la piel y el árbol respiratorio) que no son resultado de la actividad secretora de las glándulas.

Sueño de movimientos oculares no rápidos (noREM) *Véase* Sueño MOR.

Sueño de movimientos oculares rápidos (MOR) *Véase* Sueño MOR.

Sueño de ondas lentas (SOL) Cuatro etapas de sueño progresivamente más profundo durante las cuales el electroencefalograma se torna progresivamente más lento en frecuencia y de mayor amplitud.

Sueño MOR Sueño con movimientos oculares rápidos; una fase en la que el movimiento ocular se torna rápido y las ondas del registro electroencelografico se desincronizan, acompañado de pérdida del tono músculo esquelético.

Sueño paradójico Etapa del sueño también conocida como de MOR (movimientos oculares rápidos) donde el electroencefalograma muestra ondas no sincronizadas de alta frecuencia y baja amplitud, similares a las del estado despierto o de vigilia y, sin embargo, el sujeto tiene dificultad para despertar como en la etapa 4, de sueño de ondas lentas (sueño profundo).

Suero Plasma sanguíneo sin factores de coagulación.

Sulfato de dehidroepiandrosterona (DHEAS) Sal sulfatada de la dehidroepiandrosterona.

Sulfonilureas Cualquiera de un grupo de fármacos hipoglucemiantes que actúa sobre las células β del páncreas para aumentar la secreción de insulina.

Sumación de la unidad motora *Véase* Sumación espacial.

Sumación espacial Sumación de dos o más potenciales de membrana generados en diferentes sitios. En el músculo esquelético, también se le llama *sumación de unidades motoras*.

Sumación temporal Adición de fuerza muscular en respuesta a la estimulación repetida con relación al tiempo: la suma de dos o más potenciales de membrana generados en la misma localización en rápida sucesión.

Superficie motora complementaria (SMC) Región cortical de la cara medial de los hemisferios cerebrales activa en el control motor.

Surfactante Material reductor de la superficie (lipoproteína) que reviste a los alveolos.

Surfactante pulmonar Una lipoproteína secretada por las células epiteliales alveolares tipo II que revisten la cara interna de los alveolos; sus principales funciones son disminuir la tensión superficial en la interfaz aire-líquido alveolar y mantener la estabilidad alveolar ante volúmenes pulmonares bajos.

Sustancia fundamental Material intercelular donde están embebidas las células y fibras del tejido conectivo.

Sustancia negra Grupo de neuronas en la porción alta del tronco encefálico donde se localizan las neuronas dopaminérgicas, importantes para la enfermedad de Parkinson.

Sustancia P Neuropéptido usado como neurotransmisor por células de los ganglios de la raíz dorsal pequeñas que envían señales de dolor.

T_3 reversa (rT_3) Triyodotironina reversa; una sustancia generada por la desyodación del anillo interno de la tiroxina.

Tálamo Colección de cuerpos neuronales profundos en el cerebro, adyacentes a la línea media, que relevan información hacia y desde la corteza.

Talasemias Trastornos hereditarios de la sangre caracterizados por hemoglobina transportadora de oxígeno y menos glóbulos rojos de lo normal.

Taponamiento cardiaco Constricción de los ventrículos resultante de hemorragia bajo el pericardio. Disminuye la distensión pasiva del ventrículo durante su llenado.

Taquicardia de reingreso Tipo de taquicardia ventricular causada por recirculación o reciclado continuo de potenciales de acción conducidos a través de una vía anormal en el corazón.

Taquicardia sinusal Elevación de la frecuencia cardiaca causada por los efectos fisiológicos normales sobre el nodo sinoauricular.

Taquicardia supraventricular Frecuencia cardiaca anormalmente alta resultante de un foco ectópico en una región anatómicamente superior a los ventrículos, por lo general, las aurículas.

Taquicardia ventricular Frecuencia cardiaca extremadamente alta resultante de focos ectópicos en cualquier zona de los ventrículos.

Taquicardias Frecuencias cardiacas superiores a 100 latidos/min.

Taquifilaxia Rápida disminución a la respuesta a un fármaco después de dosis repetidas en un periodo breve; el aumento de la dosis del fármaco no aumentará la respuesta farmacológica.

Taquipnea Aumento de la ventilación a caracterizada por una ventilación rápida y superficial (p. ej., aumento de la frecuencia respiratoria).

Tasa de depuración metabólica (TDM) Volumen de plasma que se limpia de una sustancia, como una hormona, por unidad de tiempo.

Tasa de filtración glomerular (TFG) Tasa con la que los riñones filtran el plasma.

Teca externa Capa de tejido conectivo vascular denso externo de la teca.

Teca interna Capa de tejido conectivo vascular denso interno de la teca.

Tejido adiposo pardo Uno de los dos tipos de tejido adiposo (el otro es el tejido adiposo blanco) presentes en muchos mamíferos recién nacidos o en hibernación; en contraste con los adipocitos blancos (células grasas), que contienen una sola vacuola grande de grasa, los adipocitos pardos contienen varias vacuolas, más pequeñas, un número mucho mayor de mitocondrias y más capilares, porque su necesidad de oxígeno es mayor que la de la mayoría de los tejidos, también llamado grasa parda.

Tejido cortical Parte de la gónada indiferente del embrión que se desarrolla en un ovario.

Tejido medular Parte de la gónada indiferenciada del embrión que se convertirá en componentes testiculares.

Telarquia Desarrollo de las yemas mamarias en las niñas durante la pubertad.

Telómeros Estructuras compuestas que contienen proteínas especiales en los extremos de los cromosomas para proteger el genoma de la degradación.

Tensión 1) Presión parcial de un gas disuelto en un líquido; 2) fuerza ejercida sobre la pared de una estructura cilíndrica que tendrá la tendencia a desgarrarla como resultado de una presión transmural positiva de desgarro. Es directamente proporcional a la presión transmural y el radio del cilindro, de modo que, de dos cilindros expuestos a la misma presión transmural, aquel con el radio interno más grande experimenta una mayor tensión de la pared. Este principio se aplica a los vasos sanguíneos y otros órganos huecos, como el corazón y la vejiga.

Tensión activa Componente de la fuerza muscular que surge de las interacciones de puentes cruzados.

Tensión de un gas Presión parcial de un gas individual, se usa como sinónimo de la presión parcial de oxígeno y dióxido de carbono (p. ej., tensión de oxígeno = P_{O_2}; tensión de dióxido de carbono = P_{CO_2}).

Tensión venosa mixta de oxígeno Retorno de la tensión de oxígeno al lado derecho del corazón.

Teoría del filamento deslizable Esquema de la contracción muscular que implica un movimiento relativo de filamentos de actina y miosina impulsado por la acción de puentes cruzados de miosina.

Terapia de puntos de control inmunológicos Procedimiento para bloquear unas proteínas llamadas puntos de control con el fin de evitar que la respuesta inmunológica sea demasiado fuerte y que las células T destruyan las células cancerosas.

Tercer ruido cardiaco Sonido S3 que se produce cuando la válvula mitral se abre al chocar una gran cantidad de sangre con un ventrículo izquierdo muy complaciente.

Terminaciones de fibras C Neuronas sensoriales no mielinizadas que se localizan adyacentes a los alveolos y pequeños bronquiolos, sensibles a la distensión y que tienen una función de protección del pulmón.

Terminal postsináptica Terminación nerviosa dendrítica especializada para recibir información.

Terminal presináptica Terminación nerviosa axónica desde la que se liberan los neurotransmisores; también *pie terminal.*

Termodilución En la fisiología cardiovascular, una técnica usada para medir el gasto cardiaco por dilución de un indicador, donde se usa la temperatura como tal.

Termogenia sin escalofrío Mecanismo que involucra la generación de calor en el tejido adiposo pardo, como resultado del desacoplamiento de la fosorilación oxidativa en las mitocondrias; también conocida como termogenia inducida por alimentos.

Termoneutralidad Rango de temperaturas ambientales en las que el gasto de energía es mínimo y no se requiere calor metabólico para mantener la temperatura corporal; el equilibrio térmico se mantiene sin escalofrío o sudoración.

Termorreceptores Receptores sensoriales que responden a una variación en la temperatura ambiental; grupos separados de receptores sirven para percibir las sensaciones de calor y frío.

Testosterona Principal esteroide que produce las características sexuales secundarias masculinas.

Tetania Contracción muscular sostenida causada por la alta frecuencia de estimulación sobre un músculo antes de que éste concluya su relajación mecánica.

Tetania fusionada Serie de contracciones del músculo esquelético que ocurren en una sucesión tan rápida que no hay relajación interpuesta.

Tetania hipocalcémica Condición caracterizada por un calcio sérico bajo, que causa convulsiones.

Tiazida Tipo de fármaco diurético que aumenta el flujo de orina.

Tiempo de protrombina (TP) Prueba para vigilar la vía de coagulación extrínseca.

Tiempo de tránsito El requerido para que los eritrocitos pasen por los capilares alveolares; bajo condiciones normales en reposo, el tiempo de tránsito es de 0.75 segundos.

Tiempo de tromboplastina parcial activada (TTPa) Estudio con el que se evalúan las vías de coagulación intrínseca y común.

Timo Órgano linfático donde maduran los linfocitos T.

Tiroglobulina (Tg) Proteína de gran tamaño que permite el almacenamiento de las hormonas tiroideas.

Tiroiditis posparto La que suele ocurrir entre los 3 a 12 meses después de un nacimiento, enfermedad caracterizada por tirotoxicosis (hipertiroidismo) inducida por una destrucción transitoria, a menudo seguida por un periodo de hipotiroidismo que dura varios meses; muchas pacientes en un momento dado retornan al estado eutiroideo.

Tirotoxicosis Secreción excesiva de hormona tiroidea. *Véase también* hipertiroidismo.

Tirotropos Células localizadas en la hipófisis anterior, que secretan hormona estimulante del tiroides.

Tiroxina (T$_4$) Hormona peptídica producida por la glándula tiroides, precursora de la triyodotironina.

Tocoferol Clase de compuestos orgánicos que representan las principales formas de vitamina E.

Tolerancia inmunológica Proceso por el que el sistema inmune no ataca antígenos e incluye la autotolerancia (en la que el cuerpo no monta una respuesta inmunológica contra antígenos propios) y la tolerancia inducida (donde se puede crear tolerancia a antígenos externos por manipulación del sistema inmune); las tres formas de tolerancia son central, periférica y adquirida.

Tonicidad Calidad de una solución relacionada con su concentración de solutos no penetrantes, esto es, aquellos que no atraviesan la membrana plasmática de una célula. Las células colocadas en una solución hipotónica acumularán agua y su volumen se incrementará. Las células colocadas en una solución hipertónica perderán agua y disminuirán su volumen. El volumen celular no cambia en una solución isotónica, porque no hay movimiento neto de agua al interior o fuera de la célula.

Tono simpático Concepto que sugiere la existencia de un cierto grado de actividad neuronal de las neuronas simpáticas, incluso en un estado de aparente reposo.

Toxina botulínica Producida por la bacteria *Clostridium botulinum*, que en pequeñas concentraciones impide la liberación del transmisor presináptico en la unión mioneural.

Tracto gastrointestinal inferior Última parte del tubo digestivo que consta del intestino grueso, el recto y el ano.

Tracto gastrointestinal superior Primera parte del sistema gastrointestinal que consta de la boca, el esófago, el estómago y la primera parte del intestino delgado (duodeno).

Tracto reticuloespinal lateral (medular) Formación reticular en la médula que desciende bilateralmente con preponderancia ipsilateral en la sustancia blanca de la médula espinal adyacente al asta anterior; facilita la respuesta voluntaria y refleja e influye en el tono muscular.

Tracto reticuloespinal medial (pontino) Vía motora compuesta por el tracto medial (pontino) y el tracto lateral (medular) que es responsable principalmente de la locomoción y el control postural.

Transcobalamina Proteína a la que se une la vitamina B$_{12}$ y por la que es transportada a la sangre porta.

Transducción de señal Proceso por el que una célula convierte un tipo de señal o estímulo en otra a través de una serie de reacciones bioquímicas que a menudo están vinculadas con segundos mensajeros que sirven para amplificar el estímulo inicial.

Transducción sensorial Proceso por el que las señales ambientales (radiación, fuerzas mecánicas o cantidad de sustancias químicas) se transforman en una serie de impulsos nerviosos.

Transducina Proteína G heterotrimérica con expresión natural en los bastones de la retina y conos de los vertebrados, por activación de la fosfodiesterasa de GMPc efectora, que degrada el GMPc a 5′ GMP.

Transductor Cualquier dispositivo que cambia una forma de energía (p. ej., del ambiente) a una señal para su procesamiento adicional (p. ej., por el sistema nervioso central).

Transferrina Molécula que actúa en el transporte de hierro en el plasma y en el mantenimiento de la homeostasis de la concentración de hierro circulante. Las concentraciones de transferrina en plasma son inversamente proporcionales a la carga de hierro en el cuerpo.

Transmigración *Véase* Diapédesis.

Transmisión sináptica rápida Neurotransmisión mediada por la activación de receptores regulados por ligando.

Transportador 8 de monocarboxilato (MCT8) Proteína transportadora activa que en el ser humano está codificada por el gen SLC16A2.

Transportador de aniones inorgánicos impulsado por el sodio Transportador de la membrana plasmática que desplaza fosfato inorgánico o bicarbonato contra su gradiente de concentración utilizando el gradiente positivo de sodio.

Transportador de glucosa dependiente de sodio (SGLT1) Familia de transportadores de glucosa que se encuentran en la mucosa intestinal (enterocitos) del intestino delgado (SGLT1) y en el túbulo proximal de la nefrona (SGLT2).

Transportadores de la familia de casetes de unión (ABC) Superfamilia de transportadores con dominio de unión al trifosfato de adenosina constituida por dos dominios transmembrana y dos dominios de unión de nucleótidos en el citosol; los dominios transmembrana reconocen solutos específicos y los transportan a través de la membrana con el uso de varios mecanismos diferentes, incluidos los cambios de conformación.

Transportadores de proteínas asociados a MDR Clase de transportadores ABCC que interfieren con los antibióticos y la quimioterapia limitando la absorción de fármacos en el intestino; favorecen la eliminación de fármacos a través de los riñones, el hígado y el intestino; regulan la captación de fármacos en las células.

Transporte activo Transporte de solutos o iones por la membrana en contra de un gradiente químico o eléctrico que requiere de energía metabólica, generalmente en forma de trifosfato de adenosina (ATP); cuando el movimiento de solutos está acoplado directamente con la hidrólisis de ATP el proceso se denomina transporte activo primario, en tanto el transporte activo secundario de solutos es impulsado por un gradiente iónico (por lo general Na^+), que se mantiene por un proceso de transporte activo primario separado (por lo general por la ATPasa de Na^+/K^+).

Transporte activo secundario Véase Transporte activo.

Transporte anterógrado Véase Anterógrado.

Transporte axoplásmico Mecanismo impulsor molecular para transportar proteínas, lípidos, vesículas sinápticas y otros organelos del cuerpo celular hacia el axón y sus terminales; también usado para el transporte de lisosomas y factores tróficos de la parte terminal del axón al cuerpo celular.

Transporte axoplásmico rápido Mecanismo de traslado de proteínas, organelos y otros materiales celulares, necesarios para el mantenimiento a todo lo largo de los axones.

Transporte de membrana por difusión Véase Transporte pasivo.

Transporte limitado por difusión Transporte de sustancias a través de los capilares, donde la velocidad de difusión limita a la de transporte.

Transporte limitado por el flujo Transporte de materiales a través de los capilares que no es limitado por la difusión, sino en su lugar, por la velocidad a la que los materiales pueden transportarse por el flujo sanguíneo hacia la red capilar de un órgano.

Transporte pasivo Transferencia de un soluto o ion a través de una membrana de acuerdo con el gradiente electroquímico prevaleciente. El movimiento de solutos disipa el gradiente y en un momento dado se alcanza el grado de equilibrio, en el que cesa todo movimiento neto. Puede ocurrir transporte pasivo de solutos liposolubles sin una proteína transportadora (transporte de membrana por difusión). El transporte pasivo de iones ocurre a través de proteínas que forman conductos iónicos, y los solutos polares hidrofílicos deben usar una proteína transportadora, ejemplos de la difusión facilitada.

Transporte retrógrado Trasporte de componentes celulares desde la terminal nerviosa al soma neuronal.

Transporte transcelular Transporte de moléculas a través de una célula epitelial, en general, del lado apical al basolateral.

Transporte tubular máximo (Tm) Velocidad máxima a la que se resorbe una sustancia particular (p. ej., glucosa) o se secreta (p. ej., p-aminohipurato) por los túbulos renales.

Transtiretina Une a tiroxina y triyodotironina en la sangre.

Tráquea Principal vía aérea a través de la cual se conduce aire respiratorio a los pulmones; se mantiene abierta por hasta 20 anillos de cartílago con forma de C, e impide el colapso de la vía aérea durante espiración forzada.

Trastorno acidobásico mixto Presencia simultánea de dos o más trastornos acidobásicos primarios.

Trastorno bipolar Alteración psiquiátrica del estado de ánimo en donde hay periodos de depresión profunda seguidos por otros de manía, con un patrón cíclico; antes conocida como psicosis maniacodepresiva.

Trastorno funcional de la motilidad gastrointestinal Trastorno para el que no se puede determinar una causa física o bioquímica de los síntomas del paciente.

Trastorno restrictivo Disminución de la elasticidad pulmonar que provoca una disminución del volumen pulmonar total.

Trastornos afectivos Enfermedades caracterizadas por una regulación anormal del talante y signos y síntomas relacionados; también conocidos como trastornos del estado de ánimo.

Trastornos del desarrollo sexual (TDS) Condiciones congénitas donde el sexo cromosómico no coincide con el gonadal o el genital.

Trastornos del estado de ánimo Véase Trastornos afectivos.

Triacilglicerol Véase Triglicéridos.

Tríada Estructura en los músculos esqueléticos formada por un túbulo transverso (T) rodeado por retículo sarcoplásmico (incluidas dos cisternas terminales).

Triángulo de Einthoven Triángulo teórico en el plano frontal del cuerpo, formado por electrodos interconectados que constituyen el sistema de derivaciones bipolares estándar del electrocardiograma.

Trifosfato de adenosina (ATP) Nucleótido importante para el transporte de energía dentro de las células para su metabolismo.

Trifosfato de guanosina (GTP) Nucleótido que provee la fuente de energía para la síntesis de proteínas, indispensable para la transducción de señal de las proteínas G, por conversión a difosfato de guanosina a través de GTPasas.

Trifosfato de inositol (IP₃) Segundo mensajero intracelular generado por hidrólisis del 4,5 difosfato de fosfatidilinositol.

Triglicéridos Los lípidos más abundantes de los alimentos, constituidos por un esqueleto de glicerol esterificado en tres posiciones con ácidos grasos (más de 90% de los lípidos ingeridos a diario están en forma de triglicéridos); también conocidos como triacilgliceroles.

Trígono cerebral Haz de fibras en el cerebro que contiene axones de neuronas del hipocampo que se proyectan al hipotálamo y el prosencéfalo basal y axones de neuronas en esas regiones, que se proyectan al hipocampo.

Tripsina Una de las tres endopeptidasas presentes en el jugo pancreático que convierte proenzimas en enzimas activas. La tripsina escinde los aminoácidos básicos a partir del carboxilo terminal de una proteína.

Trituración Proceso de fragmentación y molido del alimento ingerido por la bomba gástrica.

Triyodotironina (T₃) Hormona peptídica producida por la glándula tiroides, que regula el crecimiento, el desarrollo y el metabolismo.

Trofoblasto Capa externa única del blastocito, constituida por células del ectodermo embrionario.

Trombina Proteína de la coagulación.

Trombocito Célula que tiene un papel primordial en la coagulación sanguínea; en los mamíferos, los trombocitos son fragmentos celulares anucleados llamados *plaquetas*.

Trombocitopenia Condición caracterizada por un número menor del normal de plaquetas circulares.

Trombomodulina Proteína expresada en la superficie de las células endoteliales que se une a la trombina y convierte la proteína C en una proteasa activa.

Tromboplastina tisular Sustancia extrínseca sanguínea, que se libera del tejido lesionado durante la hemostasia; también llamada factor tisular.

Trombopoyetina Hormona hepática/renal que regula la producción de trombocitos.

Trombos Glóbulos de grasa o burbujas de aire que se forman en la corriente sanguínea y actúan como coágulos y bloquean el flujo sanguíneo vital.

Tromboxano A2 Prostanoide liberado por las plaquetas que se combina con el ADP junto con el factor von Willebrand expuesto y el colágeno de la pared vascular para estimular una mayor activación, agregación y secreción plaquetaria, formando finalmente un tapón plaquetario.

Tronco encefálico Región del sistema nervioso central entre la médula espinal y el diencéfalo, que abarca al mesencéfalo, médula oblongada y la protuberancia anular.

Tronco infundibular Parte interna del tallo hipofisario.

Tropomiosina Molécula de proteína fibrosa constituyente de los filamentos de actina, que participa en la regulación de la contracción del músculo estriado.

Troponina Proteína compleja en los filamentos delgados del músculo estriado que se une al calcio y al actuar a través de la tropomiosina permite la interacción entre la actina y la miosina.

Túbulo conector Sección tubular del riñón que se extiende desde la mácula densa hasta el sistema de conductos colectores.

Túbulo contorneado distal Porción entre el asa de Henle y el conducto colector.

Túbulo proximal Parte del túbulo renal más próxima al glomérulo, responsable de la reabsorción de aproximadamente 70% del filtrado glomerular y de la eliminación de urea, metabolitos en exceso y sustancias tóxicas.

Túbulos seminíferos Conductos pequeños del testículo donde se producen, proliferan y maduran los espermatozoides.

Túbulos transversos (túbulos T) Invaginaciones unidas a la membrana superficial del músculo estriado que conducen actividad eléctrica al interior, como parte del proceso de acoplamiento de excitación-contracción.

Tumor Aumento de volumen asociado con inflamación aguda.

Turbulencia Movimiento caótico aleatorio de partículas en el flujo de una corriente. Se presenta cuando el componente cinético del flujo rebasa a las fuerzas viscosas que mantienen juntos los elementos del fluido. En el sistema cardiovascular, la turbulencia disipa más energía por presión que el flujo laminar de una magnitud cuantitativa similar.

UDP glucosa Glucosa uridindifosfato; una molécula involucrada en la biosíntesis de glucoproteínas o glucolípidos.

Ultrafiltración Filtrado a través de una membrana selectivamente permeable que permite el paso de pequeñas moléculas, pero restringe el de las grandes, como las proteínas.

Ultrafiltrado Filtrado formado por ultrafiltración.

Umami Una de las cinco principales sensaciones gustativas, a la que se refiere como "carnosa" o sabrosa.

Umbral Grado de intensidad de un estímulo por debajo del cual no es posible percibir una sensación. Las estructuras y los procesos accesorios pueden hacer variar su valor.

Umbral anaerobio Intensidad del ejercicio en el que se empieza a acumular lactato (ácido láctico en la sangre) y sucede cuando se produce más rápido de lo que puede eliminarse (por el metabolismo).

Umbral de glucosa Concentración plasmática a la que aparece por primera vez glucosa en orina.

Unidad de resistencia periférica (URP) Unidad de resistencia vascular sistémica expresada como la presión (mm Hg) dividida por el flujo sanguíneo (mL/min).

Unidad esteroidogénica materno-placentaria-fetal Cooperación entre la madre, el feto y la placenta para sintetizar los esteroides progesterona, estradiol, estrona y estriol durante el embarazo.

Unidad motora Neurona motora α, su axón y todas las fibras musculares controladas por ella.

Unidad respiratoria terminal Fusión de conductos alveolares y sus alveolos con los capilares pulmonares adyacentes.

Unión estrecha Unión formada por zonas íntimamente relacionadas de dos células, cuyas membranas se unen para formar una barrera virtualmente impermeable a los fluidos.

Unión mioneural *Véase* Unión neuromuscular.

Unión neuromuscular (UNM) Sinapsis nicotínica excitatoria entre una terminal nerviosa motora y una fibra de músculo esquelético; también conocida como placa terminal motora o unión mioneural.

Uniones de compuerta 1) canales proteínicos especializados en la membrana plasmática, constituidos por conexinas, que forman un conexón; permiten el flujo de iones (corriente eléctrica) de una célula a otra, 2) aposiciones membrana a membrana en el músculo liso gastrointestinal que median el acoplamiento electrotónico y permiten que pase una corriente eléctrica (iónica) de una fibra muscular a otra.

Ureagenia Formación de urea, en especial por el metabolismo de aminoácidos.

Uréter Tubo que conduce la orina desde la pelvis renal a la vejiga; consta de una porción abdominal y una pélvica, revestida por epitelio transicional rodeado por músculo liso (tanto circular como longitudinal) y cubierta externamente por una túnica adventicia.

Uretra Tubo que transporta orina de la vejiga al exterior del cuerpo.

Urodilatina Péptido producido por los riñones, que aumenta la excreción renal de sodio.

Uroguanilina Hormona polipeptídica producida por el intestino delgado que aumenta la excreción renal de sodio.

Uso fuera de indicación Utilización de un medicamento aprobado por la FDA para un uso no aprobado para tratar una enfermedad o afección médica.

Útero Órgano piriforme localizado en el abdomen de una mujer; sitio del embarazo.

Vacuna Ente patógeno debilitado o muerto o uno de sus fragmentos que se administran para estimular la inmunidad.

Vagina Tubo que se extiende del cuello uterino al vestíbulo.

Vaina de mielina La cubierta lipídica que rodea las prolongaciones axónicas y las aísla.

Válvula aórtica Estructura delgada flexible con tres valvas que separa la aorta del ventrículo izquierdo, se abre al interior de la aorta durante la sístole y se cierra a su salida, cuando se relaja el ventrículo izquierdo.

Válvula de compuerta Denominación usada para describir los efectos de la contracción del músculo puborrectal para interferir con el movimiento de las heces o los flatos en dirección del ano; un componente de los mecanismos que mantienen la continencia fecal.

Válvula mitral Estructura bivalva flexible, delgada, que separa la aurícula del ventrículo izquierdo. Se abre en el ventrículo izquierdo durante la diástole, pero cierra la aurícula izquierda cuando se contrae el ventrículo izquierdo.

Válvula pulmonar Estructura con tres valvas flexible que separa al ventrículo derecho de la arteria pulmonar. Se abre en la arteria pulmonar durante la sístole, pero se cierra durante la diástole.

Válvula tricúspide Una estructura delgada flexible de tres hojas que separa la aurícula derecha del ventrículo derecho. Se abre hacia el ventrículo derecho durante la diástole, pero cierra la aurícula derecha cuando el ventrículo derecho se contrae.

Várices esofágicas Venas varicosas que se presentan en la base del esófago y forman un mecanismo compensador para la mayor resistencia al flujo venoso porta (y, por lo tanto, notoriamente disminuido). Las circunstancias en la base del esófago (incluyendo una cantidad mínima de tejido conectivo de respaldo y la presión intratorácica negativa asociada en la región) junto con la mayor demanda de estos vasos para soportar una carga creciente de flujo sanguíneo, llevan a la tendencia a su rotura, un estado que conduce a la morbilidad en 30% de los casos.

Varicosidades Regiones especializadas en los axones posganglionares desde las que ocurre la liberación del neurotransmisor.

Vasoconstricción pulmonar inducida por la hipoxia Fenómeno en el que los vasos pulmonares pequeños se constriñen ante un oxígeno bajo, lo que es apenas opuesto a lo que ocurre en la circulación sistémica.

Vasodilatación inducida por el frío (VDIF) Aumento local agudo del flujo sanguíneo cutáneo causado por el efecto vasodilatador directo de la baja temperatura sobre el músculo liso vascular cutáneo.

Vasodilatación mediada por el flujo Dilatación de arterias y arteriolas después de un aumento en el flujo sanguíneo. Es causada por aumentos en la estimulación del estrés de cizallamiento de la liberación del óxido nítrico desde el endotelio arterial.

Vasos colaterales   Conexiones vasculares entre arterias adyacentes, de modo que si una se obstruye, la zona que normalmente irriga es provista de sangre a través de colaterales de la arteria vecina.

Vasos extraalveolares   Pequeños vasos pulmonares que no son parte de los vasos sanguíneos que rodean a los alveolos.

Vasos largos portahipofisarios   Vasos que conducen sangre a la hipófisis anterior.

Vasos linfáticos   Vasos predominantemente endoteliales flexibles, que drenan el intersticio del filtrado plasmático desde los capilares y lo envían de retorno al lado venoso de la circulación en el ámbito de la aurícula derecha. Los vasos más grandes contienen válvulas unidireccionales que se dirigen lejos de los tejidos hacia el corazón. Las células musculares en los extremos bulbares de los vasos ayudan al flujo anterógrado del líquido hacia vasos linfáticos más grandes.

Vasos porta hipofisarios cortos   Vasos que vierten sangre a los sinusoides de la hipófisis anterior.

Vasos sanguíneos portales hipotálamo-hipofisarios   Sistema de vasos sanguíneos en el tallo hipofisario donde las neuronas dentro de núcleos específicos del hipotálamo secretan hormonas liberadoras, que entonces se transportan a la hipófisis anterior donde estimulan la secreción de otras hormonas.

Vejiga urinaria   Bolsa muscular situada en la pelvis, justo encima y detrás del hueso púbico, que almacena la orina hasta que la vejiga se vacía a través de la uretra.

Vellosidades   Proyecciones digitiformes de la superficie mucosa que aumentan la del intestino delgado casi 30 veces.

Vellosidades coriónicas   Proyecciones digitiformes del corión que entran en contacto con la sangre materna.

Velocidad de conducción   La propagación de impulsos en un nervio periférico o las fibras que lo componen, en general, expresada en metros por segundo.

Velocidad de flujo   Medida de qué tan rápido la sangre se traslada de un punto al siguiente dentro del aparato cardiovascular en forma anterógrada. Se mide en unidades de cm/s y es una determinante importante de la presión lateral, el estrés de cizallamiento de la íntima y la turbulencia del flujo cuando la sangre corre dentro de los vasos sanguíneos.

Velocidad inicial   La velocidad constante más temprana de un músculo en contracción.

Vena   Cualquier vaso sanguíneo que transporta sangre hacia el corazón. Está constituida por tres capas: la más externa, adventicia elástica, una intermedia constituida por estratos circulares de músculo liso y un revestimiento de células epiteliales en una sola capa llamado endotelio. Las venas son más delgadas que las arterias de diámetro externo similar. No presentan rigidez estructural y se colapsan sin ninguna presión positiva transmural.

Vena cava inferior (VCI)   Principal y única vena que colecta sangre de las extremidades inferiores y los órganos abdominales, y que se vacía en la aurícula derecha.

Vena cava superior (VCS)   La principal vena y única que colecta sangre proveniente del cerebro, la cabeza y las extremidades superiores, y se vacía en la aurícula derecha.

Vena porta   Importante vena grande que colecta la sangre proveniente de órganos esplácnicos como estómago, páncreas, intestino delgado y porciones del intestino grueso. Envía sangre a la circulación hepática, donde se mezcla con la proveniente de la arteria hepática.

Venas endometriales   Venas que drenan el material de senos llenos de sangre de la placenta.

Venas umbilicales   Vasos sanguíneos fetales que captan oxígeno del seno placentario y trasportan sangre oxigenada hacia el feto.

Venopunción   Proceso de acceso al interior de una vena, con fines de tratamiento intravenoso o de obtención de una muestra de sangre venosa.

Ventilación   Movimiento de aire entre la boca y los alveolos.

Ventilación alveolar   Cantidad de aire fresco (L/min) que se introduce a los alveolos.

Ventilación minuto   Cantidad de aire respirado por minuto.

Ventilación minuto de espiración (E)   Volumen del aire exhalado de los pulmones en un minuto.

Ventrículo derecho   Cámara inferior derecha del corazón que recibe sangre de la aurícula derecha a través de la válvula tricúspide y la bombea a través de la válvula pulmonar hacia la arteria pulmonar.

Ventrículo izquierdo   Cámara muscular inferior izquierda del corazón que recibe sangre de la aurícula izquierda y la transfiere a través de la válvula aórtica hacia la aorta.

Vénulas   Pequeñas venas, de ~ 10 a 1 000 μm de ancho, que drenan las redes capilares y conducen sangre hacia venas más grandes en la circulación. También participan en el control de la presión hidrostática intercapilar y tienen alguna función de transporte entre la corriente sanguínea y el líquido extracelular que rodea a todos los tejidos, en especial en presencia de histamina.

Vértigo   Sensación de movimiento, incluso mientras la persona se mantiene estacionario, debido a una disfunción del sistema vestibular en el oído interno; a menudo relacionada con náusea y vómito, así como dificultades para la bipedestación o la marcha.

Vértigo posicional paroxístico benigno (VPPB)   Tipo de vértigo intenso con incidencia creciente conforme avanza la edad; se cree que es resultante de la presencia de otolitos o detritos en la luz de uno de los canales semicirculares.

Vesículas   Estructuras esféricas pequeñas delimitadas por membrana llenas de neuortransmisor y ubicadas en las terminales nerviosas cuyo contenido se libera en la hendidura sináptica al estimular un nervio.

Vesículas endoteliales   Aquellas pinocíticas usadas para transportar sustancias que son demasiado grandes para atravesar las membranas capilares y los poros.

Vestíbulocerebelo   Porción medial del cerebelo activa en el control de los movimientos oculares y el equilibrio.

Vía corticoespinal   Conjunto de axones que surgen del área motora cortical.

Vía de coagulación extrínseca   Vía en la que se coagula la sangre en respuesta a una lesión tisular.

Vía de coagulación intrínseca   Vía de coagulación sanguínea en respuesta a una pared vascular dañada.

Vía directa   Vía de ganglios basales para axones que pasan del núcleo caudado directamente al globo pálido interno.

Vía glucolítica (o glucólisis)   Serie de reacciones químicas citoplásmicas que fragmentan moléculas de glucosa y producen trifosfato de adenosina para los procesos celulares que requieren energía.

Vía hipotálamo-hipofisaria   Constituida por axones dentro del tallo hipofisario, derivados de neuronas magnocelulares cuyos cuerpos están localizados en los núcleos supraóptico y paraventricular del hipotálamo; representa ramas eferentes de reflejos neuroendocrinos que causa secreción de las hormonas vasopresina y oxitocina hacia la sangre de la hipófisis posterior.

Vía indirecta   Vía de ganglios basales donde los axones del núcleo caudado hacen sinapsis en el globo pálido externo antes de alcanzar el globo pálido interno.

Vía mamilotalámica   Vía neuroanatómica del sistema límbico que conecta las neuronas en los cuerpos mamilares del hipotálamo con el núcleo anterior del tálamo.

Vía reticuloespinal bulbar   Vía descendente inhibitoria del tronco encefálico hacia interneuronas espinales, que se origina en la médula.

Vía reticuloespinal pontina   Vía descendente del tronco encefálico que conduce impulsos excitatorios a las interneuronas espinales de la protuberancia anular.

Vía retinohipotalámica   Proyección de axones de células ganglionares retinianas oculares hacia el núcleo supraquiasmático del hipotálamo.

Vía rubroespinal   Vía de control motora desde los axones del núcleo rojo hacia la médula espinal.

Vía δ 4   Vía esteroidogénica predominante en las células de la granulosa y el cuerpo amarillo.

Vía δ 5   Vía esteroidogénica predominante en las células de la teca.

Vías de fibras interganglionares   Haces de fibras nerviosas que conectan ganglios adyacentes del sistema nervioso intestinal.

Vías ópticas   Continuaciones del nervio óptico que transcurren desde el quiasma (donde la mitad de la información de cada ojo se cruza y la mitad permanece en el mismo lado) hacia el núcleo geniculado lateral.

Vigilancia inmunológica   Teoría de que el sistema inmune reconoce y destruye células tumorales que surgen constantemente durante la vida del individuo.

Virilización   Efectos de masculinización por la secreción excesiva de andrógenos suprarrenales en las mujeres.

Viscosidad   Medida de la propiedad de la sangre que ofrece resistencia al flujo.

Visión escotópica (nocturna)   Visión sin color, mediada por los bastones de la retina.

Visión fotópica (diurna)   Visión de color que realizan los conos de la retina.

Vitamina A   Vitamina liposoluble importante para la visión y para la proliferación normal de la piel.

Vitamina B_1 (tiamina)   Aquella hidrosoluble que tiene participación importante en el metabolismo de carbohidratos; se absorbe pasivamente en el yeyuno y por un proceso activo mediado por acarreador.

Vitamina B_2 (riboflavina)   Vitamina hidrosoluble que tiene participación importante en el metabolismo. Se absorbe por un sistema de transporte específico activo saturable, localizado en la parte proximal del intestino delgado.

Vitamina B_6 (piridoxina)   Vitamina hidrosoluble que participa en el metabolismo de aminoácidos y carbohidratos; se absorbe del intestino delgado por difusión simple.

Vitamina B_{12} (cobalamina)   Vitamina hidrosoluble que contiene cobalto y participa de manera importante en la producción de eritrocitos.

Vitamina C (ácido ascórbico)   Vitamina hidrosoluble que se encuentra en los vegetales verdes y los frutos, tiene participación importante en muchos procesos oxidativos al actuar como coenzima o cofactor; se absorbe principalmente por transporte activo a través de transportadores en el íleon; el proceso de su captación depende del sodio.

Vitamina D   Grupo de compuestos liposolubles conocido colectivamente como calciferoles que tiene una participación importante indirecta en la absorción de calcio por el tracto gastrointestinal y es indispensable para el desarrollo y la formación normales de huesos y dientes; derivada de la piel, que contiene una fuente abundante de 7-dehidrocolesterol que se convierte rápidamente a colecalciferol cuando es expuesto a la luz ultravioleta y la vitamina D_3 de los alimentos; se absorbe en el intestino delgado en forma pasiva y se incorpora a los quilomicrones.

Vitamina D_2   Forma de la vitamina D generada por irradiación del ergosterol; también conocida como ergocalciferol.

Vitamina D_3   Forma de vitamina D normalmente sintetizada en la piel, donde la luz ultravioleta activa al compuesto 7-dehidrocolesterol.

Vitamina E   Vitamina que se absorbe por el intestino delgado mediante difusión pasiva, se incorpora a los quilomicrones y transporta a la circulación en asociación con lipoproteínas y eritrocitos; potente antioxidante que impide la peroxidación de lípidos.

Vitamina K   Vitamina derivada de vegetales verdes en los alimentos o en la flora intestinal y que se incorpora a los quilomicrones, de donde rápidamente es captada por el hígado y secretada junto con lipoproteínas de muy baja densidad; esencial para la síntesis de diversos factores de coagulación en el hígado.

$V_{máx}$ Velocidad máxima hipotética de acortamiento en una contracción muscular isotónica; también la velocidad teórica obtenida por acortamiento de un músculo con poscarga cero; este valor es esencialmente constante en un músculo esquelético determinado, pero se puede alterar por influencias fisiológicas y fisiopatológicas en el músculo cardiaco y el liso.

Volumen corpuscular medio (VCM)   Índice de volumen promedio de los eritrocitos.

Volumen de espacio muerto alveolar   Fracción de aire en los alveolos que no participa en el intercambio de gases; se presenta porque el flujo sanguíneo regional y el flujo de aire no están emparejados de manera homogénea (inequidades de ventilación/perfusión).

Volumen de espacio muerto (Vd)   Todo aquel que se inhala por el pulmón, pero no toma parte del intercambio de gases, debido a que no todo el gas de cada inspiración puede usarse para dicho intercambio y representa el de la zona de conducción. Alrededor de una tercera parte de cada respiración en reposo se exhala exactamente como ingresó al cuerpo (en los adultos, por lo general, dentro del rango de los 150 mL).

Volumen de reserva espiratoria (VRE)   Máximo volumen de aire exhalado al final del volumen ventilatorio pulmonar.

Volumen de ventilación pulmonar   Volumen de aire inhalado con cada ventilación.

Volumen del espacio muerto anatómico   Cantidad de aire que se encuentra en las vías aéreas pulmonares que no participa en el intercambio de gases.

Volumen del espacio muerto fisiológico   El de aire desperdiciado que no participa en el intercambio de gases y corresponde a la suma de los espacios muertos anatómico y alveolar.

Volumen diastólico terminal   Volumen dentro del ventrículo al final de la diástole.

Volumen diastólico terminal ventricular izquierdo (VDTVI)   Volumen de la sangre dentro del ventrículo al final de la diástole y apenas antes del inicio de la contracción ventricular, que determina la distensión pasiva sobre el miocardio antes de la contracción y, por lo tanto, se considera equivalente de la precarga muscular del corazón *in situ*.

Volumen espiratorio forzado (FEV$_1$)   Máxima cantidad de aire (L) forzada fuera de los pulmones en 1 segundo después de una inspiración máxima.

Volumen espiratorio forzado en 1 segundo (FEV$_1$)   El volumen de aire exhalado durante el primer segundo de una maniobra de espiración forzada, que se inicia con la capacidad pulmonar total. El FEV$_1$ constituye la prueba de uso más frecuente para valorar la obstrucción de las vías aéreas, la broncoconstricción o broncodilatación.

Volumen plaquetario medio (VPM)   Valora el tamaño de las plaquetas.

Volumen residual (VR)   Volumen restante de sangre en el ventrículo al final de la sístole.

Volumen sanguíneo arterial efectivo (VSAE)   Volumen que corresponde al grado de plenitud del sistema arterial que determina la perfusión de los tejidos corporales.

Volumen sanguíneo central   Volumen teórico de la sangre contenida en las venas de la cavidad torácica. Suele medirse como la presión en la aurícula derecha.

Volumen sanguíneo extratorácico   Volumen dentro de las venas de la circulación sistémica.

Volumen sistólico   Volumen de sangre que expulsa el corazón en una sístole.

Volumen sistólico terminal   El de la sangre contenida en el ventrículo (por lo general se refiere al izquierdo) al final de la sístole; aunque a veces se llama volumen residual, en realidad representa mejor el volumen dentro del ventrículo al final de la sístole más que al inicio de la diástole.

Volumen terminal de ventilación pulmonar   Volumen del aire medido al final de un volumen ventilatorio.

Wright-Giemsa   Colorante doble de uso frecuente en frotis de sangre periférica y de médula ósea.

Xenobióticos   Compuestos hidrofóbicos extraños al cuerpo, algunos de ellos tóxicos, que se metabolizan en el hígado. Los xenobióticos se convierten en compuestos hidrofílicos que se absorben y secretan por los riñones.

Xenoinjerto   Trasplante en el que se usa tejido animal para sustituir órganos humanos.

Yeyuno   Parte del intestino delgado situada entre el duodeno y el íleon.

Yodotironina Molécula formada por el acoplamiento de anillos fenilo de dos moléculas de tirosina yodada en un enlace éter como parte de la síntesis de la hormona tiroidea.

Zigoto Óvulo fecundado.

Zona activa Región especializada de las terminales presinápticas donde las vesículas se anclan, se fusionan con la membrana presináptica y liberan su neurotransmisor.

Zona de conducción Zona de las primeras 16 divisiones de las vías aéreas (de la tráquea a los bronquiolos terminales) con su propia circulación individual (circulación bronquial). Tiene como principal función la de conducir aire a las partes más profundas del pulmón.

Zona fasciculada Región interna de la corteza suprarrenal que produce las hormonas glucocorticoides: cortisol y corticosterona.

Zona glomerular Región externa de la corteza suprarrenal que produce aldosterona.

Zona H Región pálida de la banda A que contribuye al aspecto del músculo estriado.

Zona insular Región de la corteza cerebral temporal involucrada en la coordinación de los estímulos olfatorios y gustativos para funciones autonómicas.

Zona pelúcida Membrana acelular entre el ovocito y la capa granulosa de un folículo ovárico que rodea al óvulo expulsado antes de su implantación.

Zona respiratoria Parénquima pulmonar que incluye los bronquiolos respiratorios, los conductos alveolares y los alveolos y es el lugar del intercambio gaseoso.

Zona reticular Estrato interno de la corteza suprarrenal que produce las hormonas glucocorticoides: cortisol y corticosterona.

Zonación metabólica Término aplicado para describir las diferencias en los procesos metabólicos de los hepatocitos a lo largo de los acinos hepáticos. El suministro de sangre al principio de los acinos consiste en sangre portal enriquecida por la adición de sangre arterial hepática altamente oxigenada. Las funciones hepáticas altamente aeróbicas con bioquímica implicada tienen lugar en la zona de los acinos al principio de los acinos, mientras que los procesos menos exigentes en oxígeno tienen lugar en la zona que comprende el final de los acinos.

Zonas Diversas regiones del pulmón (p. ej., ápice, base) a través de las cuales fluye la sangre con respecto a las presiones arterial pulmonar, venosa pulmonar y alveolar.

ÍNDICE ALFABÉTICO DE MATERIAS

Nota: los números de página en *cursiva* indican figuras; los seguidos de "*t*", tablas; los seguidos de "*r*", recuadros.

A

A1C, 753
ABCA1, 20
abducción, definición, 93
abetalipoproteinemia, 613
absceso, 231
absorción, 606-607
absorción de agua, 620-621, 621*t*
  ósmosis, 621
absorción de gases limitada por perfusión, 423
absorción de lípidos, 609-613
absorción de oxígeno, 421, 423*f*
absorción deficiente de hexosas, 23
acalasia, 557, 561
accidentes cerebrovasculares, 6-7
acción de la angiotensina II, 732
acción diabetógena, 707
acción tamizadora, del estómago, 564-566
ACE2, 528*r*
acetil-CoA carboxilasa, 751
acetilcolina (ACh), 52, 164, 591
  fibras posganglionares autonómicas, 123
  neuronas posganglionares parasimpáticas, 119-123
  orígenes e inervaciones, 119, 121*t*
  síntesis y degradación, 122*f*
acetilcolinesterasa (AChE), 119-120, 132*r*, 164-166
acetona, 754
acidemia, 428-429, 545
acidez estomacal, 837
ácido
  débil, 534
  definición, 533-534
  fuerte, 534
ácido acetoacético, 754
ácido araquidónico, 54-55
ácido β-hidroxibutírico, 754
ácido carbónico, 427, 533, 535
ácido carboxílico, 492
ácido clorhídrico (HCl), 587-588
ácido cólico, 597
ácido débil, homeostasis acidobásica, 534
ácido desoxicólico, 597
ácido fuerte, homeostasis acidobásica, 534
ácido glutámico, 628-629
ácido glutámico descarboxilasa (GAD), 54
ácido láctico, 172
ácido litocólico, 597
ácido pirúvico o piruvato, 172
ácido quenodesoxicólico, 597
ácido tetraiodoacético, 714*f*, 716
ácido titulable, homeostasis acidobásico, 540
ácido γ-aminobutírico (GABA), 54
ácidos biliares, 597
  sistemas de transporte, 598, 598*f*
acidosis
  homeostasis acidobásico, 533
  metabólica, 547-548
  respiratoria (*véase* respiratoria, acidosis)

acidosis metabólica, 458, 458*f*, 547-548
  brecha aniónica en, 548
  diabetes mellitus y, 549*r*
acidosis respiratoria, 456-458, *458f*
  amortiguación química celular, 546-547
  definición, 546
  niveles alterados de PaCO$_2$, 546
  pulmones y riñones compensan, 547
acidosis respiratoria aguda, 546
acidosis respiratoria crónica, 547, 551
acil-CoA colesterol aciltransferasa (ACAT), 729
acinos, 585
aclimatación, 63, 63*f*, 463
  al calor, 656
  al frío, 658
  cardiovascular, 463
  ventilatoria, 463
aclimatación al calor, 655-657, 656*f*
aclimatación al frío, 658
aclimatación del receptor, 373
aclimatación inducida por ventilación, 463
acné vulgar, 785
acoplamiento excitación-contracción, 163-170
acoplamiento farmacomecánico, 183-184
acortamiento de los telómeros, 832
acromegalia, 707-708
actina, 161-162
actina filamentosa (F-actina), 161-162, 162*f*
activación de las proteínas del complemento, 220
activador del plasminógeno, 777, 800
activador plasminógeno tisular (APT), 213
actividad antifúngica, 586
actividad antiviral, 586
actividad parasimpática, 123, 128
actividad quimiorrefleja muscular, 668
actividad sexual
  papel del hipotálamo en, 151
  sistema límbico y, 151
activina, 773, 795
acuaporinas, 16, 22
adaptación a la oscuridad, en la visión, 73
adenililciclasa (AC), 27, 190
adenosina, 476
adherencias focales, 181
adicción, 52*r*
adipocitos, 737-738
ADN, 3
ADN (ácido desoxirribonucleico), 3, 831-832
adrenalina, 123
adrenarquia, 731, 792
adventicia, de los vasos sanguíneos, 247
afasias, 155-156
afecto, 143
agente mitógeno, 704-705
agentes anticolinérgicos (bloqueadores), 190*r*
agentes antiobesidad, 156*r*
agentes bloqueadores neuromusculares, 163*r*
agentes vasoactivos renales, 476
agonistas β-adrenérgicos, 190*r*
agonistas de GLP1, 754
agonistas, definición, 130

agotamiento por calor, 659-660
agresión, mediación del sistema límbico, 150-151
agua corporal
  en compartimentos líquidos, 505-511
  líquido extracelular (LEC) en, 505-506, 508-509
  líquido intracelular (LIC) en, 505-506, 508-509
  total
    distribución de, 505-506
    medición de, 507-508
    por edad, 507
agua corporal total, 505-506
agua, plasma
  composición electrolítica de, 508*t*
  medición de, 508
agua plasmática, composición electrolítica de, 508*t*
agujero oval, 361
albúmina, 198, 783-784, 798
alcalemia, 428-429
alcalemia, homeostasis acidobásica, 545
alcalosis
  definición, 456-457
  homeostasis acidobásica, 533
  metabólica, 544-545, 549*t*
  respiratoria, 456-457
alcalosis metabólica, 544-545, 549*t*
  compensación en, 548-550
  definición, 548
  vómito en, 550*r*
alcalosis respiratoria, 456-457
  amortiguación química celular, 546-547
  definición, 546
  niveles alterados de PaCO$_2$, 546
  pulmones y riñones compensan, 547
aldosterona, 369, 490, 688-690, 701, 731
  acción de angiotensina II, 737
  formación de angiotensina II, 732
aldosterona sintasa (CYP11B2), 731
alergias, 235*r*, 237
alfa (α) globulinas, 198-199
α-amilasa, 586, 606
17α-hidroxilasa (CYP17), 729-731
17α-hidroxipregnenolona, 729–731
almacenamiento de calor, 646
aloinjertos, 235
alteración de la secreción de lipasa y bilis, 613
alteraciones mixtas acidobásicas, 551
alucinaciones, 152
alveolos
  consideraciones anatómicas, 390*f*
  definición, 390-391
  estabilidad, 407-408, 407*f*
  presiones parciales, 393*t*
  tensión superficial, 407-408
amenorrea
  infertilidad, 805
  lactancia, 818
amenorrea de la lactancia, 822